PERINATOLOGIA MODERNA

Visão Integrativa e Sistêmica

2 Neonatologia

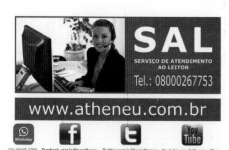

PERINATOLOGIA MODERNA

Visão Integrativa e Sistêmica

2 Neonatologia

EDITORES

Abimael Aranha Netto

Helaine Maria Besteti Pires Mayer Milanez

Sérgio Tadeu Martins Marba

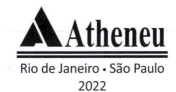

Rio de Janeiro • São Paulo
2022

EDITORA ATHENEU

São Paulo	— *Rua Maria Paula, 123 – 18º andar* *Tel.: (11) 2858-8750* *E-mail: atheneu@atheneu.com.br*
Rio de Janeiro	— *Rua Bambina, 74* *Tel.: (21) 3094-1295* *E-mail: atheneu@atheneu.com.br*

PRODUÇÃO EDITORIAL: Equipe Atheneu
CAPA: Equipe Atheneu
DIAGRAMAÇÃO: Know-How Editorial

CIP-BRASIL. CATALOGAÇÃO NA PUBLICAÇÃO
SINDICATO NACIONAL DOS EDITORES DE LIVROS, RJ

P522

Perinatologia moderna : visão integrativa e sistêmica : volume 1 - obstetrícia,
volume 2 - neonatologia / editores Abimael Aranha Netto ... [et al.]. - 1. ed. - Rio de
Janeiro : Atheneu, 2021.
2580 p. : il. ; 28 cm.

Inclui bibliografia e índice
ISBN 978-65-5586-178-5

1. Perinatologia. 2. Obstetrícia. 3. Neonatologia. 4. Recém-nascidos -
Cuidado e tratamento. I. Netto, Abimael Aranha.

21-72213	CDD: 618.32
	CDU: 618.2

Camila Donis Hartmann - Bibliotecária - CRB-7/6472

23/07/2021   23/07/2021

ARANHA NETTO, A.; MILANEZ, H. M. B. P. M.; MARBA, S. T. M.
Perinatologia Moderna – Visão Integrativa e Sistêmica – Volume 2 – Neonatologia

© Direitos reservados à EDITORA ATHENEU – Rio de Janeiro, São Paulo, 2022

Editores

Abimael Aranha Netto   Doutor e Mestre em Pediatria pela Faculdade de Ciências Médicas da Universidade Estadual de Campinas (FCM-Unicamp). Professor Doutor do Departamento de Pediatria da FCM-Unicamp e da Divisão de Neonatologia do Hospital da Mulher "Prof. Dr. José Aristodemo Pinotti" – Centro de Atenção Integral à Saúde da Mulher – CAISM, Unicamp. Coordenador Médico do Serviço de Neonatologia do Hospital Vera Cruz, Campinas.

Helaine Maria Besteti Pires Mayer Milanez   Doutora e Mestre em Tocoginecologia pela Faculdade de Ciências Médicas da Universidade Estadual de Campinas (FCM-Unicamp). Professora Doutora do Departamento de Tocoginecologia da FCM-Unicamp. Diretora da Divisão de Obstetrícia do Hospital da Mulher "Prof. Dr. José Aristodemo Pinotti" – Centro de Atenção Integral à Saúde da Mulher – CAISM, Unicamp.

Sérgio Tadeu Martins Marba   Professor Titular, Livre-Docente e Doutor em Pediatria pela Faculdade de Ciências Médicas da Universidade Estadual de Campinas (FCM-Unicamp). Professor Titular do Departamento de Pediatria da FCM-Unicamp e da Divisão de Neonatologia do Hospital da Mulher "Prof. Dr. José Aristodemo Pinotti" – Centro de Atenção Integral à Saúde da Mulher – CAISM, Unicamp. Consultor Neonatal e do Método Canguru da Coordenação de Saúde da Criança e Aleitamento Materno do Ministério da Saúde. Membro do Grupo Executivo do Programa de Reanimação Neonatal da Sociedade Brasileira de Pediatria (SBP) e do Conselho Superior da Rede Brasileira de Pesquisas Neonatais. Assessor de Políticas Públicas da SBP.

Colaboradores

Adriana Aparecida Siviero-Miachon   Doutora e Mestre em Ciências pela Universidade Federal de São Paulo (Unifesp). Professora Adjunta e Médica do Setor de Endocrinologia, Disciplina de Especialidades Pediátricas, do Departamento de Pediatria da Escola Paulista de Medicina (EPM-Unifesp).

Adriana Gut Lopes Riccetto   Doutora e Mestre em Saúde da Criança e do Adolescente pela Faculdade de Ciências Médicas da Universidade Estadual de Campinas (FCM-Unicamp). Professora Doutora I do Departamento de Pediatria da FCM-Unicamp. Especialização em Pediatria pela Sociedade Brasileira de Pediatria (SBP), em Medicina Intensiva com Habilitação em Pediatria pela Associação de Medicina Intensiva Brasileira (AMIB) e em Pediatria com Atuação em Alergia e Imunologia Pediátrica.

Adriana Maria Alves De Tommaso   Doutora em Saúde da Criança e do Adolescente pela Faculdade de Ciências Médicas Universidade Estadual de Campinas (FCM-Unicamp). Médica Assistente do Serviço de Gastroenterologia, Hepatologia e Nutrição do Hospital de Clínicas da Unicamp. Especialista em Pediatria e Gastroenterologia Pediátrica pela Sociedade Brasileira de Pediatria (SBP) e pela Federação Brasileira de Gastroenterologia (FBG).

Alan Araújo Vieira   Doutor e Mestre em Saúde da Criança e da Mulher pelo Instituto Fernandes Figueira (IFF)/Fundação Oswaldo Cruz (Fiocruz). Professor Associado do Departamento Materno Infantil da Universidade Federal Fluminense (UFF). Chefe Clínico da Neonatologia do Hospital Universitário Antônio Pedro (Huap). Experiência na área de Pediatria e Neonatologia, com ênfase em Nutrição Neonatal.

Alexandre Esteves de Souza Lima   Mestre em Saúde da Criança e do Adolescente pela Faculdade de Ciências Médicas da Universidade Estadual de Campinas (FCM-Unicamp). Médico Assistente da Equipe Multiprofissional de Terapia Nutricional (EMTN) do Hospital de Clínicas (HC) da Unicamp. Especialista em Terapia Intensiva Pediátrica pela Associação de Medicina Intensiva Brasileira (AMIB). Nutrólogo pela Associação Brasileira de Nutrologia (ABRAN) e Sociedade Brasileira de Nutrição Parenteral e Enteral (BRASPEN/SBNPE). Coordenador Clínico da Equipe Multidisciplinar de Terapia Nutricional (EMTN) do Hospital Centro Médico de Campinas. Coordenador Clínico da UTI Pediátrica do Hospital Municipal Dr. Mário Gatti de Campinas.

Aline Nunes Grise   Mestre em Ciências da Saúde pela Faculdade de Enfermagem (FEnf) da Universidade Estadual de Campinas (Unicamp). Enfermeira e Supervisora do Serviço de Pacientes Externos do Hospital da Mulher "Prof. Dr. José Aristodemo Pinotti" – Centro de Atenção Integral à Saúde da Mulher – CAISM, Unicamp.

Ana Cristina Lavôr Holanda de Freitas   Doutora em Oftalmologia pela Faculdade de Medicina de Ribeirão Preto da Universidade de São Paulo (FMRP-USP). Médica pela Universidade Estadual de Campinas (Unicamp). Residência Médica em Oftalmologia no Instituto de Oftalmologia Tadeu Cvintal (IOTC) e com especialização em retina e vítreo.

Ana Paula Damiano   Mestre em Ciências da Saúde pela Universidade de São Paulo (USP). Médica Cardiologista Pediátrica do Hospital da Mulher "Prof. Dr. José Aristodemo Pinotti" – Centro de Atenção Integral à Saúde da Mulher da Universidade Estadual de Campinas – CAISM, Unicamp. Cardiologista Pediátrica pelo Instituto do Coração (InCor). Ecocardiografista Pediátrica pela Beneficiência Portuguesa de São Paulo. Coordenadora do Programa de Residência Médica em Cardiologia Pediátrica da Unicamp.

Ana Paula de Carvalho Panzeri Carlotti   Livre-Docente e doutora pela Faculdade de Medicina de Ribeirão Preto da Universidade de São Paulo (FMRP-USP). Professora Associada III do Departamento de Puericultura e Pediatria da FMRP-USP. Coordenadora do Centro de Terapia Intensiva Pediátrica do Hospital das Clínicas da FMRP-USP.

Ana Silvia Scavacini   Doutora em Ciências da Saúde pelo Departamento de Pediatria da Escola Paulista de Medicina da Universidade Federal de São Paulo (EPM-Unifesp). Mestre em Ciências da Saúde, Disciplina de Pneumologia, pelo Departamento de Medicina da EPM-Unifesp. Fisioterapeuta Coordenadora da UTI Neonatal do Hospital São Paulo – Hospital Universitário da Unifesp.

André Henrique Lott Duarte   Mestre em Saúde da Criança e do Adolescente pela Faculdade de Medicina de Ribeirão Preto da Universidade de São Paulo (FMRP-USP). Professor Auxiliar de Medicina da Universidade Federal de Pernambuco, Núcleo de Ciências da Vida, Centro Acadêmico do Agreste (UFPE-NCV-CAA). Residência em Pediatria pela Universidade Federal da Bahia (UFBa). Residência em Neonatologia pela FMRP-USP.

Andrea Araujo Zin   Doutora em Saúde da Criança e da Mulher pelo Instituto Nacional de Saúde da Criança, da Mulher e do Adolescente Fernandes Figueira (IFF)/Fundação Oswaldo Cruz (Fiocruz), Rio de Janeiro. Pesquisadora da Unidade de Pesquisa Clínica do IFF-Fiocruz. Coordenadora do Programa de Detecção e Tratamento de Retinopatia da Prematuridade do IFF-Fiocruz.

Andréa Eliana Cassone Lovato   Médica Assistente da Divisão de Neonatologia do Hospital da Mulher "Prof. Dr. José Aristodemo Pinotti" – Centro de Atenção Integral à Saúde da Mulher da Universidade Estadual de Campinas – CAISM, Unicamp.

Andreza Viviane Rubio   Especialista em Psicologia Hospitalar pela Faculdade de Medicina de Marília (FAMEMA) e em Psico-Oncologia pela Faculdade de Ciências Médicas de Minas Gerais (FCM-MG). Psicóloga pela Universidade Estadual Paulista "Júlio de Mesquita Filho" (Unesp). Psicóloga do Hospital da Hospital da Mulher "Prof. Dr. José Aristodemo Pinotti" – Centro de Atenção Integral à Saúde da Mulher da Universidade Estadual de Campinas – CAISM, Unicamp e do Grupo de Cuidados Paliativos em Neonatologia do CAISM, Unicamp. Membro do Phoenix – Centro de Estudos e Aconselhamento em Psicologia da Saúde e Tanatologia.

Angela Maria Spinola-Castro   Doutora em Pediatria e Ciências Aplicadas a Pediatria e Mestre em Medicina na área de Endocrinologia Clínica, pela Universidade Federal de São Paulo (Unifesp). Professora Adjunta do Setor de Endocrinologia, Disciplina de Especialidades Pediátricas, do Departamento de Pediatria da Escola Paulista de Medicina da Unifesp (EPM-Unifesp). Chefe do Setor de Endocrinologia Pediátrica da EPM-Unifesp.

Anniele Medeiros Costa   Doutora em Ciências pelo Instituto Nacional da Saúde da Mulher, da Criança e do Adolescente Fernandes Figueira (IFF)/Fundação Oswaldo Cruz (Fiocruz). Fisioterapeuta do Laboratório de Função Pulmonar Neonatal do IFF-Fiocruz.

Antônio Fernando Ribeiro   Livre-Docente e Doutor pela Faculdade de Ciências Médicas da Universidade Estadual de Campinas (FCM-Unicamp). Professor Associado do Departamento de Pediatria e do Curso de Pós-Graduação em Saúde da Criança e do Adolescente da FCM-Unicamp. Coordenador do Laboratório de Fibrose Cística (LAFIC) no Centro de Investigações em Pediatria (CIPED) da FCM-Unicamp.

Arlenio Pereira da Costa   Mestre em Pediatria pela Universidade Federal do Rio Grande do Sul (UFRGS). Médico Neonatologista do Hospital de Clínicas de Porto Alegre (HCPA). Médico Consultor da Neonatologia na Comissão de Controle de Infecção Hospitalar do HCPA.

Arnaldo Costa Bueno   Doutor em Saúde da Criança e da Mulher pela Fundação Oswaldo Cruz (Fiocruz). Mestre em Ciências Médicas pela Universidade Federal Fluminense (UFF). Professor Associado de Pediatria da UFF. Professor e Membro do Colegiado do curso de Especialização em Pediatria da UFF. Professor Convidado do curso de Pós-Graduação em Pediatria da Pontifícia Universidade Católica do Rio de Janeiro (PUC-Rio). Consultor do Método Canguru no Ministério da Saúde do Brasil. Membro do Departamento de Perinatologia da Sociedade de Pediatria do Estado do Rio de Janeiro (SOPERJ).

Aya Fukuda   Médica pela Faculdade de Ciências Médicas da Universidade Estadual de Campinas (Unicamp). Residência Médica em Radiologia e Diagnóstico por Imagem no Hospital de Clínicas da Unicamp.

Beatriz Pera de Almeida-Hamasaki   Mestre em Ciências da Saúde pela Faculdade de Enfermagem da Universidade Estadual de Campinas (FEnf-Unicamp). Enfermeira Assistencial do Serviço de Neonatologia do Hospital da Mulher "Prof. Dr. José Aristodemo Pinotti" – Centro de Atenção Integral à Saúde da Mulher da Universidade Estadual de Campinas – CAISM, Unicamp.

Beatriz Regina Alvares   Doutora em Medicina, área de concentração em Radiologia, pela Universidade Federal do Rio De Janeiro (UFRJ) e Mestre em Medicina, área de concentração em Radiologia, pela UFRJ. Professora Doutora da Faculdade de Ciências Médicas da Universidade Estadual de Campinas (FCM-Unicamp) com atuação em Radiologia Neonatal no Hospital da Mulher "Prof. Dr. José Aristodemo Pinotti" – Centro de Atenção Integral à Saúde da Mulher da Universidade Estadual de Campinas – CAISM, Unicamp. Pós-Doutorado no King's College Hospital, University of London, Reino Unido. Especialista em Radiologia pelo Colégio Brasileiro de Radiologia (CBR).

COLABORADORES

Bettina Duque Figueira   Mestre em Perinatologia pelo Instituto de Assistência Médica ao Servidor Público Estadual de São Paulo (IAMSPE). Médica Neonatologista da Unidade de Terapia Intensiva Neonatal e Preceptora do Programa de Residência Médica em Pediatria do Hospital Municipal Dr. Carmino Caricchio, São Paulo. Membro do Departamento de Neonatologia da Sociedade de Pediatria de São Paulo (SPSP). Instrutora do Programa de Reanimação Neonatal da Sociedade Brasileira de Pediatria (SBP).

Camila de Almeida Silva   Doutoranda no Programa de Doenças Infecciosas e Parasitárias de Faculdade de Medicina da Universidade de São Paulo (FMUSP). Especialista em Controle de Infecção Hospitalar pelo Hospital das Clínicas da USP. Infectologista pelo Instituto de Infectologia Emílio Ribas (IIER).

Carlos Alberto Bhering   Doutor em Ciências pela Fundação Oswaldo Cruz (Fiocruz). Professor Titular de Saúde da Criança e do Adolescente da Universidade de Vassouras, Rio de Janeiro. Médico do Departamento de Neonatologia do Instituto Fernandes Figueira (IFF) da Fiocruz.

Carlos Eduardo Steiner   Doutor e Mestre pelo Instituto de Biologia da Universidade Estadual de Campinas (Unicamp). Professor Associado do Departamento de Medicina Translacional da Faculdade de Ciências Médicas da Unicamp (FCM-Unicamp). Especialista pela Sociedade Brasileira de Genética Médica (SBGM). Residência em Genética Médica pelo Departamento de Genética Médica da FCM-Unicamp. Médico pela Universidade Federal do Paraná (UFPR).

Carlos Eduardo Vasconcelos Miranda   Neurocirurgião pela Universidade Estadual de Campinas (Unicamp). Membro Titular da Sociedade Brasileira de Neurocirurgia (SBN).

Carolina Araújo Moreno   Doutora em Ciências Médicas, área de Genética Médica, pela Faculdade de Ciências Médicas da Universidade Estadual de Campinas (FCM-Unicamp). Médica Geneticista e Pesquisadora Pós-Doutora no Departamento de Medicina Translacional, área de Genética Médica, da FCM-Unicamp.

Carolina Lino Novelli   Mestre e Doutoranda em Ciências, Área de Concentração em Saúde da Criança e do Adolescente, da Faculdade de Ciências Médicas da Universidade Estadual de Campinas (FCM-Unicamp). Especialista em Audiologia pelo Conselho Federal de Fonoaudiologia (CFFa). Fonoaudióloga pela Unicamp.

Caroline Donadon   Mestre em Ciências na Área de Saúde da Criança e do Adolescente pela Faculdade de Ciências Médicas da Universidade Estadual de Campinas (FCM-Unicamp). Fonoaudióloga pela Unicamp.

Cássio Rodrigues Ferrari   Médico Assistente da área de Nefrologia Pediátrica do Hospital de Clínicas da Universidade Estadual de Campinas (HC-Unicamp).

Cecília Maria Draque   Doutora em Ciências pela Escola Paulista de Medicina da Universidade Federal de São Paulo (EPM-Unifesp). Professora Afiliada da Disciplina de Pediatria Neonatal da EPM-Unifesp. Chefe do Ambulatório de Icterícia Neonatal do Centro de Incentivo e Apoio ao Aleitamento Materno da EPM-Unifesp.

Celso Moura Rebello   Doutor em Pediatria pela Faculdade de Medicina da Universidade de São Paulo (FMUSP). Médico da UTI Neonatal e do Instituto de Ensino e Pesquisa do Hospital Israelita Albert Einstein (HIAE).

Cláudia Bezerra de Almeida   Mestre em Ensino de Ciências da Saúde no Centro de Desenvolvimento de Ensino Superior em Saúde (CEDESS) pela Universidade Federal de São Paulo (Unifesp). Especialista em Pediatria e Nutrologia Pediátrica pela Sociedade Brasileira de Pediatria (SBP), Pós-Graduação em Homeopatia pela Associação Brasileira de Reciclagem e Assistência em Homeopatia (ABRAH). Pós-Graduação em Psicanálise pela Faculdade Álvares de Azevedo (FAATESP). Coordenadora do PRONAP, SBP. Secretária do Comitê da Criança e do Adolescente da BRASPEN. Membro do Departamento Científico de Suporte Nutricional da Sociedade de Pediatria de São Paulo (SPSP). Atua em Neonatologia no Hospital e Maternidade Jesus, José e Maria (HMJJM) e no Hospital Estadual Vila Alpina (HEVA); e em Nutrologia Pediátrica na Unifesp, no Hospital do Coração (HCor) e no HMJJM.

Cláudia Lúcia Carneiro   Professora Aposentada do Departamento de Pediatria da Faculdade de Medicina da Universidade Federal de Uberlândia (UFU). Médica do Serviço de Neonatologia do Hospital de Clínicas da UFU.

Cléa Rodrigues Leone   Livre-Docente e Doutora pela Faculdade de Medicina da Universidade de São Paulo (FMUSP). Professora Associada do Departamento de Pediatria da FMUSP. Diretora de Publicações da Sociedade de Pediatria de São Paulo (SPSP). Editora do Programa de Atualização em Neonatologia (PRORN) da Sociedade Brasileira de Pediatria (SBP).

Cleiton Formentin   Doutorando em Ciências Médicas na Universidade Estadual de Campinas (Unicamp). Neurocirurgião pela Unicamp.

Clery Bernardi Gallacci   Doutora e Mestre em Pediatria pelo Instituto da Criança do Hospital das Clínicas da Faculdade de Medicina da Universidade de São Paulo (ICr-HC-FMUSP). Professora de Neonatologia da Faculdade de Ciências Médicas da Santa Casa de São Paulo (FCMSC-SP). Médica Neonatologista da Santa Casa de Misericórdia de São Paulo. Médica Responsável pelos Berçários Setoriais do Hospital Maternidade Santa Joana.

IX

Conceição Aparecida de Mattos Segre Livre-Docente em Pediatria Neonatal pela Escola Paulista de Medicina da Universidade Federal de São Paulo (EPM-Unifesp). Coordenadora do Grupo sobre os Efeitos do Álcool na Gravidez no Feto e no Recém-Nascido da Sociedade de Pediatria de São Paulo (SPSP). Coordenadora de Campanhas da Sociedade Brasileira de Pediatria (SBP).

Cristina Gardonyi Carvalheiro Doutora em Ciências Médicas pela Faculdade de Medicina de Ribeirão Preto da Universidade de São Paulo (FMRP-USP). Docente Colaboradora do setor de Neonatologia do Departamento de Puericultura e Pediatria da FMRP-USP. Pós-Doutorado no Laboratory of Parasitic Diseases, National Institute of Allergy and Infectious Diseases (NIAID), National Institutes of Health (NIH).

Cristina Terumy Okamoto Doutora pelo Programa de Ciências da Saúde da Pontifícia Universidade Católica do Paraná (PUCPR). Professora Titular e Coordenadora da Disciplina de Pediatria da Universidade Positivo. Professora Adjunta da Faculdade Evangélica Mackenzie de Medicina do Paraná. Coordenadora Adjunta do Serviço de Neonatologia do Hospital do Trabalhador. Especialista em Pediatria pela Sociedade Brasileira de Pediatria (SBP). Título de Área de Atuação em Neonatologia pela Universidade de Osaka-Japão.

Cynthia Magluta Doutora em Saúde da Criança e da Mulher pelo Instituto Fernandes Figueira (IFF)/Fundação Oswaldo Cruz (Fiocruz). Tecnologista do IFF-Fiocruz. Médica Sanitarista.

Daniel Garros Professor Clínico Titular de Pediatria da Faculdade de Medicina, Departamento de Pediatria da Divisão de Cuidados Intensivo e Professor Adjunto do Centro de Bioética Jon Dossedor da University of Alberta, Canadá. Intensivista da UTI Pediátrica do Stollery Children's Hospital, Canadá. Diretor de Segurança e Qualidade e Responsável pelo Banco de Dados do Comitê de Humanismo do Stollery Children's Hospital.

Daniela Marques de Lima Mota Ferreira Doutora em Ciências da Saúde pela Universidade Federal de Uberlândia (UFU). Professora do Departamento de Pediatria da Faculdade de Medicina da UFU. Chefe do Serviço de Neonatologia do Hospital de Clínicas da UFU.

Danielle Cintra Bezerra Brandão Mestre em Pediatria pela Universidade Federal de São Paulo (Unifesp). Professora Assistente do Departamento de Pediatria da Universidade Federal de Pernambuco, Núcleo de Ciências e Vida, Centro Acadêmico do Agreste (UFPE-NCV-CAA). Membro do grupo executivo do Programa de Reanimação Neonatal da Sociedade Brasileira de Pediatria e Preceptora da Residência Médica do Instituto de Medicina Integral Professor Fernando Figueira (IMIP).

Délio José Kipper Doutor em Pediatria pela Pontifícia Universidade Católica do Rio Grande do Sul (PUCRS). Professor Titular de Pediatria e de Bioética da Escola de Medicina da PUCRS.

Denise Pontes Cavalcanti Livre-Docente e Doutora em Ciências Médicas pela Faculdade de Ciências Médicas da Universidade Estadual de Campinas (FCM-Unicamp). Mestre em Ciências Biológicas pela Universidade de São Paulo – Ribeirão Preto. Professora Associada e Coordenadora do Programa de Genética Perinatal do Departamento de Medicina Translacional, área de Genética Médica, da FCM-Unicamp.

Dušan Kostić Doutor em Ciências pela Faculdade de Medicina da Universidade de São Paulo (FMUSP). Médico Pediatra pela Sociedade Brasileira de Pediatria (SBP). Nefrologista infantil pela Sociedade Brasileira de Nefrologia (SBN). Professor Assistente do Núcleo de Ciências e Vida (NCV) no Centro Acadêmico do Agreste (CAA) da Universidade Federal de Pernambuco (UFPE). Médico Assistente da Unidade de Nefrologia Pediátrica do Instituto da Criança do Hospital das Clínicas da Universidade de São Paulo (ICr-HCFMUSP).

Edna Maria de Albuquerque Diniz Livre-Docente e Doutora pela Universidade de São Paulo (USP). Professora Associada do Departamento de Pediatria da Faculdade de Medicina da USP. Coordenadora de Ensino e Pesquisa na Divisão de Clínica Pediátrica do Hospital Universitário da USP.

Elenice Valentim Carmona Livre-Docente pela Faculdade de Enfermagem da Universidade Estadual de Campinas (FEnf--Unicamp) e Doutora em Ciências pela Universidade Federal de São Paulo (Unifesp). Pós-Doutorado em Enfermagem Neonatal pela University of Texas, Estados Unidos. Professora Doutora da FEnf-Unicamp.

Elisa Nunes Secamilli Médica Assistente da Disciplina de Dermatologia da Faculdade de Ciências Médicas da Universidade Estadual de Campinas (FCM-Unicamp).

Elizabete Punaro Médica pela Faculdade de Ciências Médicas da Universidade de Estadual de Campinas (FCM-Unicamp). Residência Médica em Radiologia e Diagnóstico por Imagem no Hospital de Clínicas da Unicamp.

Elizete Aparecida Lomazi Doutora e Mestre pela Faculdade de Ciências Médicas da Universidade Estadual de Campinas (FCM-Unicamp). Professora Doutora do Departamento de Pediatria e do Curso de Pós-Graduação em Saúde da Criança e do Adolescente da FCM-Unicamp. Coordenadora da Área de Gastroenterologia Pediátrica da FCM-Unicamp.

COLABORADORES

Enrico Ghizoni   Doutor em Fisiopatologia Médica, área de concentração em Neurociências, pela Faculdade de Ciências Médicas da Universidade Estadual de Campinas (FCM-Unicamp). Professor Doutor da Disciplina de Neurocirurgia da FCM-Unicamp. Neurocirurgião do Hospital Infantil Boldrini e do Hospital Sobrapar Crânio e Face. *Visiting Professor of Pediatric Neurosurgery* do Kaiser Permanente Hospital, Estados Unidos.

Erich Vinicius de Paula   Doutor em Fisiopatologia Médica pela Faculdade de Ciências Médicas da Universidade Estadual de Campinas (FCM-Unicamp). Professor da Disciplina de Hematologia da FCM-Unicamp. Especialista em Hematologia pela Associação Brasileira de Hematologia, Hemoterapia e Terapia Celular (ABHH).

Fabiano Reis   Livre-Docente em Neurorradiologia e Doutor em Fisiopatologia Médica pela Faculdade de Ciências Médicas da Universidade Estadual de Campinas (FCM-Unicamp). Professor Doutor do Departamento de Radiologia da FCM--Unicamp. Chefe do Setor de Neurorradiologia da FCM-Unicamp. Professor Orientador da Pós-Graduação em Ciências Médicas da Unicamp. Curso de Aperfeiçoamento em Neurorradiologia pela Santa Casa de Misericórdia de São Paulo e Johns Hopkins University, Baltimore, Estados Unidos. Membro Titular do Colégio Brasileiro de Radiologia (CBR). Membro da Sociedade Norte-Americana de Neurorradiologia (RSNA).

Fabio Carmona   Livre-Docente e Doutor pela Faculdade de Medicina de Ribeirão Preto, da Universidade de São Paulo (FMRP-USP). Pós-Doutorado em Terapia Intensiva Cardíaca Pediátrica no Children's Hospital Boston, Harvard Medical School, Estados Unidos. Professor Associado no Departamento de Puericultura e Pediatria da FMRP-USP.

Fernando Antoniali   Mestre em Cirurgia pela Universidade Estadual de Campinas (Unicamp). Membro Especialista da Sociedade Brasileira de Cirurgia Cardiovascular (SBCCV). Presidente do Departamento de Cirurgia Cardiovascular Pediátrica da SBCCV – 2020-2021. Coordenador do Serviço de Cirurgia Cardíaca Infantil e ECMO da Clínica Cardio Cirúrgica Campinas e da Pontifícia Universidade Católica de Campinas (PUC-Campinas).

Flávia de Souza Barbosa Dias   Doutora em Ciências da Saúde pela Faculdade de Enfermagem da Universidade Estadual de Campinas (FEnf-Unicamp). Mestre em Saúde da Criança e do Adolescente pela Faculdade de Ciências Médicas da Unicamp.

Francisco Mezzacappa Filho   Professor do Departamento de Pediatria da Faculdade de Ciências Médicas da Universidade Estadual de Campinas (FCM-Unicamp) e da Divisão de Neonatologia do Hospital da Mulher "Prof. Dr. José Aristodemo Pinotti" – Centro de Atenção Integral à Saúde da Mulher da Universidade Estadual de Campinas – CAISM, Unicamp. Médico do Serviço de Neonatologia do Hospital Vera Cruz, Campinas.

Gabriel Fernando Todeschi Variane   Doutor em Ciências da Saúde pela Faculdade de Ciências Médicas da Santa Casa de São Paulo (FCMSCSP). Médico Assistente da Neonatologia do Departamento de Pediatria da Santa Casa de São Paulo. Coordenador da UTI Neonatal Neurológica da Irmandade da Santa Casa de Misericórdia de São Paulo (ISCMSP). Médico Neonatologista do Grupo Santa Joana. Presidente da empresa Protecting Brains & Saving Futures. Fundador do Instituto Protegendo Cérebros Salvando Futuros. Membro-Fundador da Newborn Brain e Co-Chair Communication and Networking Committee. Membro do Educational Committee.

Gabriel Hessel   Professor Titular, Livre-Docente e Doutor em Pediatria pela Faculdade de Ciências Médicas da Universidade Estadual de Campinas (FCM-Unicamp). Professor Titular do Departamento de Pediatria da FCM-Unicamp. Coordenador do Ambulatório de Hepatologia Pediátrica do Hospital de Clínicas da Unicamp.

Gabriela Maset Faria   Médica Neonatologista responsável pela Unidade de Alojamento Conjunto do Hospital da Criança e Maternidade da Faculdade Regional de Medicina de São José do Rio Preto (Famerp). Médica Responsável pelo Ambulatório de Icterícia e Amamentação do Hospital da Criança e Maternidade da Famerp. Professora convidada da Famerp.

Gil Guerra-Júnior   Professor Titular, Livre-Docente e Doutor em Pediatria pela Faculdade de Ciências Médicas da Universidade Estadual de Campinas (FCM-Unicamp). Professor Titular do Departamento de Pediatria da FCM-Unicamp. Coordenador do Grupo Interdisciplinar de Estudos da Determinação e Diferenciação do Sexo (GIEDDS) da FCM-Unicamp. Coordenador do Laboratório de Crescimento e Desenvolvimento (LabCreD) do Centro de Investigação em Pediatria (CIPED) da FCM-Unicamp.

Giovana Martini   Mestre pelo Programa de Saúde da Criança e do Adolescente da Faculdade de Ciências Médicas da Universidade Estadual de Campinas (FCM-Unicamp). Terapeuta Ocupacional pela Universidade Federal de São Carlos (UFSCar).

Giselle Mendes de Oliveira   Residência em Pediatria e Neonatologia pela Faculdade de Ciências Médicas da Universidade Estadual de Campinas (FCM-Unicamp). Médica Neonatologista do Hospital Estadual Mario Covas, Hospital Estadual de Sumaré e do Serviço de Neonatologia do Hospital Vera Cruz, Campinas.

Gisely Pereira Vetuche Enfermeira de Controle de Infecção Hospitalar do Hospital e Maternidade Santa Joana, São Paulo.

Gislayne Castro e Souza de Nieto Mestre em Educação nas Ciências da Saúde pelas Faculdades Pequeno Príncipe, Curitiba. Professora de Medicina das Faculdades Pequeno Príncipe e da Universidade Positivo, Curitiba. Chefe Médica da UTI Neonatal do Hospital e Maternidade Santa Brígida, Curitiba. Médica pela Faculdade Evangélica Mackenzie de Medicina do Paraná. Especialista em Pediatria pela Sociedade Brasileira de Pediatria (SBP) e em Neonatologia pelo Centro de Prematuros do Estado do Rio de Janeiro (CEPERJ). Título de Área de Atuação em Neonatologia pela SBP.

Gladys Gripp Bicalho Doutora e Mestre pela Faculdade de Ciências Médicas da Universidade Estadual de Campinas (FCM-Unicamp). Professora Doutora I do Departamento de Pediatria da FCM-Unicamp e da Divisão de Neonatologia do Hospital da Mulher "Prof. Dr. José Aristodemo Pinotti" – Centro de Atenção Integral à Saúde da Mulher da Universidade Estadual de Campinas – CAISM, Unicamp. Instrutora do Programa de Transporte e Reanimação Neonatal da Sociedade Brasileira de Pediatria (SBP). Tutora do Ministério da Saúde para o Método Canguru. Assessora da Estratégia QualiNeo da Coordenação de Saúde da Criança e do Aleitamento Materno no Ministério da Saúde.

Grace Caroline van Leeuwen Bichara Especialista pela Sociedade Brasileira de Cardiologia (SBC). Cardiologista Intervencionista e Pediátrica pelo Instituto do Coração do Hospital das Clínicas da Faculdade de Medicina da Universidade de São Paulo (InCor-HCFMUSP). Médica Coordenadora da Cardiologia e Diretora do Programa de Oxigenação Extracorpórea por Membrana (ECMO) do Sabará Hospital Infantil. Médica Assistente de Hemodinâmica da Beneficência Portuguesa de São Paulo (BP).

Guilherme Sant'Anna Professor Titular de Pediatria e Membro Associado do Departamento de Medicina, Divisão de Medicina Experimental da McGill University, Canadá. Doutor em Saúde da Criança e da Mulher pela Fundação Oswaldo Cruz (Fiocruz). Doutor pela McGill University, Canadá.

Hamilton Robledo Especialista em Pediatria pela Sociedade Brasileira de Pediatria (SBP), Associação Paulista de Medicina (APM) e Conselho Nacional de Medicina (CRM). Membro do Departamento de Aleitamento Materno da Sociedade de Pediatria de São Paulo (SPSP). Professor da Faculdade de Medicina da Universidade de Mogi das Cruzes (UMC).

Helder José Lessa Zambelli Doutor em Ciências Médicas pela Faculdade de Ciências Médicas da Universidade Estadual de Campinas (FCM-Unicamp). Especialista em Neurocirurgia Pediátrica pela Università Cattolica di Roma, Itália. Neurocirurgião do Hospital de Clínicas da Unicamp. Neurocirurgião do Hospital da Mulher "Prof. Dr. José Aristodemo Pinotti" – Centro de Atenção Integral à Saúde da Mulher da Universidade Estadual de Campinas – CAISM, Unicamp. Neurocirurgião do Hospital Estadual de Sumaré (HES).

Helenice de Paula Fiod Costa Mestre em Pediatria pela Universidade Federal de São Paulo (Unifesp). Diretora do Serviço de Neonatologia do Hospital do Servidor Público Estadual (IAMSPE). Supervisora Técnica da UTI Neonatal do Hospital Maternidade Santa Joana, São Paulo. Membro dos Departamentos de Neonatologia da Sociedade Brasileira de Pediatria (SBP) e de Pediatria de São Paulo (SPSP).

Heloisa Gagheggi Ravanini Gardon Gagliardo Doutora em Ciências Biomédicas e Mestre em Ciências Médicas pela Faculdade de Ciências Médicas da Universidade Estadual de Campinas (FCM-Unicamp). Professora Doutora do Departamento de Desenvolvimento Humano e Reabilitação da FCM-Unicamp. Terapeuta Ocupacional pela Pontifícia Universidade Católica de Campinas (PUC-Campinas).

Heloísio dos Reis Mestre em Ciências da Saúde pela Universidade Federal de Uberlândia (UFU). Médico do Serviço de Neonatologia do Hospital de Clínicas da UFU.

Humberto Belém de Aquino Doutor em Ciências Médicas, área de Neurologia, pela Universidade Estadual de Campinas (Unicamp). Neurocirurgião Pediátrico da Santa Casa de São José dos Campos.

Isabella da Costa Gagliardi Ortopedista pela Universidade Estadual de Campinas (Unicamp). Membro da Sociedade Brasileira de Ortopedia e Traumatologia (SBOT).

Jamil Pedro de Siqueira Caldas Mestre e Doutor pela Faculdade de Ciências Médicas da Universidade Estadual de Campinas (FCM-Unicamp). Professor Doutor I do Departamento de Pediatria da FCM-Unicamp. Diretor da Divisão de Neonatologia do Hospital da Mulher "Prof. Dr. José Aristodemo Pinotti" – Centro de Atenção Integral à Saúde da Mulher da Universidade Estadual de Campinas – CAISM, Unicamp. Membro do Grupo Executivo Programa de Reanimação Neonatal da Sociedade Brasileira de Pediatria e da Rede Brasileira de Pesquisas Neonatais (RBPN). Membro da Estratégia QualiNeo da Coordenação de Saúde da Criança e do Aleitamento Materno no Ministério da Saúde.

Jaques Belik Professor Emérito de Pediatria e Fisiologia da University of Toronto, Canadá. Cientista do Instituto de Pesquisas do Hospital for Sick Children, Toronto, Canadá.

COLABORADORES

João Cesar Lyra   Livre-Docente pela Universidade Estadual Paulista "Júlio de Mesquita Filho" (Unesp) e Doutor em Ciências, área de Pediatria, pela Universidade de São Paulo (USP). Professor da Disciplina de Neonatologia do Departamento de Pediatria da Faculdade de Medicina de Botucatu da Unesp. Membro do Grupo Executivo do Programa de Reanimação Neonatal da Sociedade Brasileira de Pediatria (SBP).

Joaquim Eugenio Bueno Cabral   Médico Neonatologista do Hospital São Luiz, São Paulo.

Joaquim Murray Bustorff-Silva   Professor Titular, Livre-Docente e Doutor em Ciências da Cirurgia pela Faculdade de Ciências Médicas da Universidade Estadual de Campinas (FCM-Unicamp). Professor Titular da Disciplina de Cirurgia Pediátrica do Departamento de Cirurgia da FCM-Unicamp. *Research Fellow* no Serviço de Cirurgia Pediátrica da UCLA School of Medicine, Los Angeles, Estados Unidos.

Jorge David Aivazoglou Carneiro   Doutor em Ciências pelo Departamento de Pediatria da Faculdade de Medicina da Universidade de São Paulo (USP). Médico Pediatra Hematologista do Instituto da Criança e do Centro de Hemofilia do Hospital das Clínicas da Faculdade de Medicina da Universidade de São Paulo (FMUSP).

Jorge Yussef Afiune   Doutor em Medicina, área de Pediatria, pela Universidade de São Paulo (USP). Diretor da Divisão de Cardiologia Pediátrica do Instituto de Cardiologia do Distrito Federal (ICDF).

José Henrique Silva Moura   Doutor em Saúde da Criança e do Adolescente pela Universidade Federal de Pernambuco (UFPE). Médico do Departamento de Neonatologia do Hospital das Clínicas da UFPE. Membro do Comitê Executivo do Programa de Reanimação Neonatal da Sociedade Brasileira de Pediatria (SBP). Coordenador da Unidade Neonatal do Hospital Memorial São José, Recife.

José Roberto de Moraes Ramos   Doutor em Ciências pelo Instituto Nacional de Saúde da Mulher, da Criança e do Adolescente Fernandes Figueira (IFF)/Fundação Oswaldo Cruz (Fiocruz). Médico Neonatologista e Chefe do Laboratório de Função Pulmonar Neonatal do IFF-Fiocruz. Membro do Grupo Executivo do Programa de Reanimação Neonatal da Sociedade Brasileira de Pediatria (SBP).

Josy Davidson   Doutora em Ciências da Saúde pelo Departamento de Pediatria da Escola Paulista de Medicina da Universidade Federal de São Paulo (EPM-Unifesp). Coordenadora do curso de Pós-Graduação em Fisioterapia Hospitalar do Centro Universitário São Camilo.

Jucille do Amaral Meneses   Doutora em Saúde Materno Infantil pelo Instituto de Medicina Integral Professor Fernando Figueira (IMIP) e Mestre em Saúde da Criança e do Adolescente pela Universidade Federal de Pernambuco (UFPE). Professora Adjunta de Pediatria da UFPE. Coordenadora Clínica da Unidade Neonatal do Instituto de Medicina Integral Professor Fernando Figueira (IMIP). Membro do Departamento Científico de Neonatologia da Sociedade Brasileira de Pediatria (SBP).

Júlia Dutra Rossetto   Doutora e Mestre em Oftalmologia pela Escola Paulista de Medicina da Universidade Federal de São Paulo (EPM-Unifesp). Médica Oftalmologista Pediátrica pelo Instituto de Puericultura e Pediatria Martagão Gesteira (IPPMG) da Universidade Federal do Rio de Janeiro (UFRJ). *Fellowship* em Estrabismo e Oftalmopediatria no Bascom Palmer Eye Institute, Estados Unidos.

Juliana Paula Ferraz dos Santos   Mestre em Ciências da Saúde, área de concentração em Saúde Materna e Perinatal da Faculdade de Ciências Médicas da Universidade Estadual de Campinas (FCM-Unicamp). Médica Assistente Neonatologista no Hospital Estadual Sumaré e no Hospital Vera Cruz, Campinas.

Juliana Policastro Grassano Borges   Mestre em Ciências Médicas e Biológicas pela Universidade Federal de São Paulo (Unifesp). Médica Assistente da Disciplina de Pediatria Neonatal do Departamento de Pediatria da Escola Paulista de Medicina (EPM) da Unifesp.

Juliana Yumi Massuda Serrano   Mestre em Clínica Médica, área de concentração em Ensino em Saúde, da Faculdade de Ciências Médicas da Universidade Estadual de Campinas (FCM-Unicamp). Médica Assistente da Disciplina de Dermatologia da FCM-Unicamp.

Jussara de Lima e Souza   Mestre em Pediatria pela Faculdade de Ciências Médicas da Universidade Estadual de Campinas (FCM-Unicamp). Médica Assistente da Divisão de Neonatologia do Hospital da Mulher "Prof. Dr. José Aristodemo Pinotti" – Centro de Atenção Integral à Saúde da Mulher da Universidade Estadual de Campinas – CAISM, Unicamp. Especialista em Pediatria com área de atuação em Neonatologia e Medicina Paliativa. Membro da Câmara Técnica de Cuidados Paliativos do Conselho Federal de Medicina (CFM). Membro da Sociedade Brasileira de Pediatria (SBP). Membro da diretoria da Academia Nacional de Cuidados Paliativos (ANCP).

Katia Maria Ribeiro Silva Schmutzler   Doutora e Mestre em Medicina, área de Neurologia, pela Universidade Federal de São Paulo (Unifesp). Médica Assistente do Departamento de Neurologia da Faculdade de Ciências Médicas da Universidade Estadual de Campinas (FCM-Unicamp) e da Divisão de Neonatologia do Hospital da Mulher "Prof. Dr. José Aristodemo Pinotti" – Centro de Atenção Integral à Saúde da Mulher da Universidade Estadual de Campinas – CAISM, Unicamp.

Leni Márcia Anchieta Doutora e Mestre em Medicina – Pediatria – pela Universidade Federal de Minas Gerais (UFMG). Professora Associada II da Disciplina Neonatal da Faculdade de Medicina da UFMG (FM-UFMG). Orientadora do curso de Pós-Graduação em Ciência da Saúde da Criança e do Adolescente da FM-UFMG. Especialista em Pediatria e Habilitação na área de Neonatologia pela Sociedade Brasileira de Pediatria (SBP). Membro do Grupo Executivo do Programa de Reanimação Neonatal da SBP.

Lélia Cardamone Gouvêa Doutora e Mestre em Pediatria pela Universidade Federal de São Paulo (Unifesp). Professora de Pediatria da Universidade de Santo Amaro (UNISA). Docente do Centro de Desenvolvimento do Ensino Superior em Saúde da Unifesp. Título de Nutrologia Pediátrica pela Sociedade Brasileira de Pediatria (SBP). Membro do Departamento de Aleitamento Materno da Sociedade de Pediatria de São Paulo (SPSP).

Lícia Maria Oliveira Moreira Professora Titular, Doutora e Mestre em Medicina pela Universidade Federal da Bahia (UFBA). Professora Titular do Departamento de Pediatria e Neonatologia da UFBA. Membro da Sociedade Brasileira de Pediatria (SBP). Coordenadora do Ambulatório de Infecções Congênitas do Hospital Universitário Professor Edgard Santos (HUPES) da UFBA. Coordenadora da UTI Neonatal do Hospital Santo Amaro – Fundação José Silveira.

Lígia Maria Suppo de Souza Rugolo Livre-Docente pela Universidade Estadual Paulista "Júlio de Mesquita Filho" (Unesp) e Doutora em Pediatria e Ciências Aplicadas à Pediatria pela Universidade Federal de São Paulo (Unifesp). Professora Adjunta do Departamento de Pediatria da Faculdade de Medicina de Botucatu da Unesp (FMB-Unesp). Chefe da Disciplina de Neonatologia e da Unidade Neonatal da FMB-Unesp. Membro do Grupo Executivo do Programa de Reanimação Neonatal e da Rede Brasileira de Pesquisas Neonatais (RBPN).

Lilian Beani Doutora em Ciências da Saúde pela Faculdade de Medicina de São José do Rio Preto (Famerp). Mestre em Educação Médica pela Universidade de Salud Pública de Havana, Cuba. Professora Adjunta do Departamento de Pediatria da Famerp. Pediatra Responsável da Unidade de Cuidados Intermediários Neonatal Canguru do Hospital da Criança e Maternidade da Famerp.

Lilian dos Santos Rodrigues Sadeck Doutora em Pediatria pelo Departamento de Pediatria da Faculdade de Medicina da Universidade de São Paulo (FMUSP). Médica Assistente do Centro de Terapia Intensiva Neonatal 1 do Hospital das Clínicas (HC) da FMUSP. Diretora de Cursos e Eventos da Sociedade Brasileira de Pediatria (SBP) e da Sociedade de Pediatria de São Paulo (SPSP). Secretária do Departamento Científico de Neonatologia da SBP e da SPSP.

Liliane Cristina Rodrigues Augusto Mestre em Saúde da Criança e da Mulher pela Fundação Oswaldo Cruz (Fiocruz). Especialista em Informática em Saúde pelo Instituo de Ensino e Pesquisa do Hospital Sírio-Libanês (HSL). Consultora Nacional da Organização Pan-Americana da Saúde/Organização Mundial da Saúde (OPAS/OMS). Enfermeira Obstetra pela Universidade Federal de Minas Gerais (UFMG).

Livia Lopes Soares de Melo Médica Assistente da Disciplina de Pediatria Neonatal do Departamento de Pediatria da Escola Paulista de Medicina da pela Universidade Federal de São Paulo (EPM-Unifesp). Médica da UTI Neonatal do Hospital e Maternidade Santa Joana e Pro Matre Paulista.

Lívio Augusto Andrade Vilela Dias Médico Infectologista da Maternidade Pro Matre Paulista.

Lorena de Melo Haefeli Mestre em Pesquisa Aplicada à Saúde da Criança e da Mulher pelo Instituto Nacional de Saúde da Criança, da Mulher e do Adolescente Fernandes Figueira (IFF)/Fundação Oswaldo Cruz (Fiocruz). Médica Oftalmologista e Especialista em Estrabismo pela Universidade Federal de Minas Gerais (UFMG).

Lourenço Sbragia Neto Livre-Docente e Doutor em Ciências da Cirurgia pela Faculdade de Ciências Médicas da Universidade Estadual de Campinas (FCM-Unicamp). Professor Associado III de Cirurgia Pediátrica do Departamento de Cirurgia e Anatomia da Faculdade de Medicina de Ribeirão Preto da Universidade de São Paulo (FMRP-USP). *Research Fellow* na University of California, São Francisco, Fetal Treatment Center, Fetal Center-Katholiek Universiteit Leuven e Fetal Care Center Cincinnati Children's Hospital.

Lucia Helena Leite Bueno Médica Assistente da Divisão de Neonatologia do Hospital da Mulher "Prof. Dr. José Aristodemo Pinotti" – Centro de Atenção Integral à Saúde da Mulher da Universidade Estadual de Campinas – CAISM, Unicamp e do Hospital Vera Cruz, Campinas.

Luis Eduardo de Figueiredo Vinagre Doutorando e Mestre em Saúde da Criança e do Adolescente pela Faculdade de Ciências Médicas da Universidade Estadual de Campinas (FCM-Unicamp). Médico Assistente da Divisão de Neonatologia do Hospital da Mulher "Prof. Dr. José Aristodemo Pinotti" – Centro de Atenção Integral à Saúde da Mulher da Universidade Estadual de Campinas – CAISM, Unicamp. Responsável pelo Setor de Ultrassonografia Neonatal do CAISM, Unicamp.

Luís Eduardo Mateus Duarte Médico Assistente da Divisão de Neonatologia do Hospital da Mulher "Prof. Dr. José Aristodemo Pinotti" – Centro de Atenção Integral à Saúde da Mulher da Universidade Estadual de Campinas – CAISM, Unicamp. Especialização em Retina e Vítreo pela Unicamp. Residência Médica em Oftalmologia pela Unicamp. Médico pela Universidade Federal de Pernambuco (UFPE).

COLABORADORES

Luiza Maceira de Almeida Neves   Doutoranda em Pesquisa Aplicada à Saúde da Criança e da Mulher pelo Instituto Nacional de Saúde da Criança, da Mulher e do Adolescente Fernandes Figueira (IFF)/Fundação Oswaldo Cruz (Fiocruz). Mestre em Pesquisa Aplicada à Saúde da Criança e da Mulher pelo IFF-Fiocruz.

Manoel Antonio da Silva Ribeiro   Doutor em Pediatria pela Pontifícia Universidade Católica do Rio Grande do Sul (PUCRS). Professor Assistente de Pediatria da Escola de Medicina da PUCRS.

Márcio Lopes Miranda   Doutor e Mestre pela Faculdade de Ciências Médicas da Universidade Estadual de Campinas (FCM-Unicamp). Professor Doutor da Disciplina de Cirurgia Pediátrica e Coordenador da Urologia Pediátrica da FCM-Unicamp.

Maria Albertina Santiago Rego   Doutora e Mestre em Ciências da Saúde da Criança e do Adolescente pela Universidade Federal de Minas Gerais (UFMG). Professora Adjunta IV da Disciplina Neonatal da Faculdade de Medicina da UFMG. Presidente do Departamento Científico de Neonatologia da Sociedade Brasileira de Pediatria (SBP) e da Sociedade Mineira de Pediatria (SMP).

Maria Angela Bellomo Brandão   Doutora e Mestre em Saúde da Criança e do Adolescente, pela Faculdade de Ciências Médicas da Universidade Estadual de Campinas (FCM-Unicamp). Professora Doutora do Departamento de Pediatria da FCM-Unicamp). Especialista em Pediatria e Gastroentrologia Pediátrica pela Sociedade Brasileira de Pediatria (SBP) e pela Federação Brasileira de Gastroenterologia (FBG). Coordenadora do Ambulatório de Transplante Hepático Pediátrico do Hospital de Clínicas da Unicamp.

Maria Aparecida Brenelli   Doutora e Mestre em Pediatria pela Faculdade de Ciências Médicas da Universidade Estadual de Campinas (FCM-Unicamp). Professora Doutora do Departamento de Pediatria da FCM da Unicamp e da Divisão de Neonatologia do Hospital da Mulher "Prof. Dr. José Aristodemo Pinotti" – Centro de Atenção Integral à Saúde da Mulher da Universidade Estadual de Campinas – CAISM, Unicamp. Título de Pediatria e Neonatologia pela Sociedade Brasileira de Pediatria (SBP). Ex-Coordenadora Médica do Serviço de Neonatologia do Hospital Vera Cruz, Campinas.

Maria Aparecida Marques dos Santos Mezzacappa   Doutora e Mestre em Pediatria pela Faculdade de Ciências Médicas da Universidade Estadual de Campinas (FCM-Unicamp). Professora Doutora do Departamento de Pediatria da FCM-Unicamp e da Divisão de Neonatologia do Hospital da Mulher "Prof. Dr. José Aristodemo Pinotti" – Centro de Atenção Integral à Saúde da Mulher da Universidade Estadual de Campinas – CAISM, Unicamp.

Maria Auxiliadora de Souza Mendes Gomes   Doutora em Saúde da Mulher e da Criança pelo Instituto Fernandes Figueira (IFF)/Fundação Oswaldo Cruz (Fiocruz). Pesquisadora e Docente da Pós-Graduação em Saúde da Criança e da Mulher do IFF-Fiocruz. Consultora das Coordenações de Saúde da Mulher e da Criança e Aleitamento Materno do Ministério da Saúde. Médica Pediatria e Sanitarista.

Maria Cândida Ferrarez Bouzada Viana   Doutora pela Universidade Federal de Minas Gerais (UFMG). Professora Associada do Departamento de Pediatria da Faculdade de Medicina da UFMG. Médica Pediatra Neonatologista pela UFMG.

Maria Cecilia Knoll Farah   Doutora em Ciências pelo Instituto do Coração do Hospital das Clínicas da Faculdade de Medicina da Universidade de São Paulo (InCor-HC-FMUSP) e Mestre em Saúde e Ambiente pelo Instituto de Saúde Coletiva da Universidade Federal de Mato Grosso (UFMT). Especialista em Pediatria pela Sociedade Brasileira de Pediatria (SBP) e em Cardiologia Pediátrica pelo InCor-HC-FMUSP. Título de Área de Atuação em Cardiologia Pediátrica pela Sociedade Brasileira de Cardiologia (SBC) e SBP. Médica pela Universidade Estadual de Londrina (UEL). Professora de Medicina da Faculdades Pequeno Príncipe, Curitiba. Médica do Serviço de Cardiologia Pediátrica do Hospital Pequeno Príncipe, Curitiba. Professora Adjunta Aposentada da Faculdade de Medicina da UFMT.

Maria Cecilia Marconi Pinheiro Lima   Doutora em Ciências Médicas pela Universidade Estadual de Campinas (Unicamp) e Mestre em Special Education pela University of Southern California, Estados Unidos. Professora Doutora do Departamento de Desenvolvimento Humano e Reabilitação da Faculdade de Ciências Médicas da Universidade Estadual de Campinas (FCM-Unicamp). Professora Fonoaudióloga pela Pontifícia Universidade Católica de Campinas (PUC-Campinas).

Maria Cristina Passos Fleury Guimarães   Médica Neonatologista Plantonista da Unidade de Cuidados Intermediários do Hospital da Criança e Maternidade da Faculdade de Medicina de São José do Rio Preto (Famerp). Professora Convidada da Famerp.

Maria Elisabeth Lopes Moreira   Doutora em Saúde da Criança pela Faculdade de Medicina de Ribeirão Preto da Universidade de São Paulo (FMRP-USP). Pesquisadora das áreas Saúde Perinatal do Instituto Fernandes Figueira (IFF)/Fundação Oswaldo Cruz (Fiocruz) e Neonatologia da Clínica Perinatal Laranjeiras.

Maria Fernanda Branco de Almeida   Doutora e Mestre pela Universidade Federal de São Paulo (Unifesp). Professora Associada da Disciplina de Pediatria Neonatal do Departamento de Pediatria da Escola Paulista de Medicina da Unifesp (EPM-Unifesp). Coordenadora do Programa de Reanimação Neonatal da Sociedade Brasileira de Pediatria (SBP). Membro do International Liaison Committee on Resuscitation (ILCOR) – Neonatal Taslk Force. Coordenadora Científica da Rede Brasileira de Pesquisas Neonatais (RBPN).

XV

Maria Francisca Colella-Santos Livre-Docente pela Universidade Estadual de Campinas (Unicamp) e Doutora em Distúrbios da Comunicação Humana pela Universidade Federal de São Paulo (Unifesp). Professora Associada e Chefe do Departamento de Desenvolvimento Humano e Reabilitação da Faculdade de Ciências Médicas da Universidade Estadual de Campinas (FCM-Unicamp). Fonoaudióloga pela Universidade Federal de São Paulo (Unifesp).

Maria Helena Baena de Moraes Lopes Professora Titular pela Faculdade de Enfermagem da Universidade Estadual de Campinas (FEnf-Unicamp). Doutora e Mestre em Ciências pelo Instituto de Biologia da Unicamp. Pós-Doutorado na área de Informática em Enfermagem pela Universidade Federal de São Paulo (Unifesp). Professora Titular da FEnf-Unicamp). Diretora da FEnf-Unicamp. Especialista em Enfermagem Obstétrica pela Unifesp. Estomaterapeuta pela Unicamp.

Maria José Guardia Mattar Especialista em Ciências da Saúde pela Secretaria de Estado de Saúde de São Paulo. Médica Pediatra/Neonatologista pela Sociedade Brasileira de Pediatria (SBP). Coordenadora da Rede Paulista de Banco de Leite Humano (BLH) e da Comissão Estadual de BLH-SES. Consultora da Rede Global em BLH-Fiocruz. Assessora Técnica da Rede de Proteção à Mãe Paulistana/Rede Cegonha pela Secretaria Municipal da Saúde de São Paulo (SMS). Membro do Departamento Científico de Aleitamento Materno da Sociedade de Pediatria de São Paulo (SPSP).

Maria Otília Bianchi Médica Neonatologista. *Fellow* em *Research Neonatology* pela University of Alberta, Canadá. Especialista em Neonatologista pela Universidade Estadual de Campinas (Unicamp).

Maria Regina Bentlin Livre-Docente e Doutora pela Universidade Estadual Paulista "Júlio de Mesquita Filho" (Unesp). Professora Adjunta e Chefe do Departamento de Pediatria da Faculdade de Medicina de Botucatu da Unesp (FMB-Unesp). Chefe da UTI Neonatal do Hospital das Clínicas da FMB-Unesp. Presidente do Departamento de Neonatologia da Sociedade de Pediatria de São Paulo (SPSP).

Maria Valeriana Leme de Moura-Ribeiro Professora Titular de Neurologia Infantil do Departamento de Neurologia da Faculdade de Ciências Médicas da Universidade Estadual de Campinas (FCM-Unicamp). Livre-Docente e Doutora pela Universidade de São Paulo (USP). Professora Associada do Departamento de Neurociências e Ciências do Comportamento da Faculdade de Medicina de Ribeirão Preto da Universidade de São Paulo (FMRP-USP).

Marília Maria Vasconcelos Girão Pós-Graduada em Diagnóstico por Imagem pelo Hospital Israelita Albert Einstein (HIAE). Radiologista pela Universidade Estadual de Campinas (Unicamp). Médica pela Universidade Federal do Ceará (UFC). Membro Titular do Colégio Brasileiro de Radiologia (CBR). Radiologista e Preceptora da Residência Médica em Radiologia e Diagnóstico por Imagem do Hospital Universitário Walter Cantídio (HUWC) da UFC.

Marina Vanzela Lania Teles Médica Neonatologista responsável pela Unidade de Cuidados Intermediários do Hospital da Criança e Maternidade da Faculdade de Medicina de São José do Rio Preto (Famerp). Professora Convidada da Famerp.

Marta Maria Galli Bozzo Mataloun Doutora e Mestre em ciências pela Universidade de São Paulo. Membro do Departamento Científico de Neonatologia – Sociedade de Pediatria de São Paulo.

Marynéa Silva do Vale Mestre em Ciências Aplicadas em Pediatria pela Universidade Federal de São Paulo (Unifesp). Médica Pediatra Neonatologista do Hospital Universitário da Universidade Federal do Maranhão (UFMA). Chefe da Unidade de Cuidados Intensivos Perinatais do Hospital Universitário da UFMA. Membro do Grupo Executivo do Programa de Reanimação Neonatal da Sociedade Brasileira de Pediatria (SBP). Consultora do Método Canguru da Coordenação de Saúde da Criança e Aleitamento Materno do Ministério da Saúde.

Maura M. Fukujima Goto Doutora e Mestre em Ciências Médicas, área de Neurologia, pela Faculdade de Ciências Médicas da Universidade Estadual de Campinas (FCM-Unicamp). Médica Assistente do Departamento de Pediatria da FCM-Unicamp. Pediatra do Centro de Referência em Fibrose Cística da Unicamp e do Ambulatório de Triagem Neonatal de Hipotiroidismo Congênito do Hospital das Clínicas da Unicamp.

Maurício Abujamra Nascimento Doutor em Ciências Médicas pela Universidade Estadual de Campinas (Unicamp). Membro Titular da Classificação Brasileira de Ocupações (CBO) e da Sociedade Brasileira de Retina e Vítreo (SBRV).

Mauricio Magalhães Mestre em Medicina pela Faculdade de Ciências Médicas da Santa Casa de São Paulo (FCMSCSP). Professor Assistente da FCMSCSP. Chefe do Serviço de Neonatologia do Departamento de Pediatria da Santa Casa de São Paulo. Neonatologista do Departamento Materno-infantil do Hospital Israelita Albert Einstein (HIAE). Diretor Científico da Protegendo Cérebro e Salvando Futuros (PBSF).

Mayco José Reinaldi Serra Endocrinologista Pediátrico pela Escola Paulista de Medicina da Universidade Federal de São Paulo (EPM-Unifesp). Professor de Pediatria do Curso de Medicina do Centro Universitário Lusiada (UNILUS).

Mayra de Barros Dorna Mestre em Ciências da Saúde pelo Departamento de Pediatria da Faculdade de Medicina da Universidade de São Paulo (FMUSP). Médica Assistente da Unidade de Alergia e Imunologia do Instituto da Criança do Hospital das Clínicas da (HC-FMUSP).

COLABORADORES

Michelle Marchi de Medeiros Médica Assistente Neonatologista e Intensivista Pediátrica no Hospital Vera Cruz e na UTI Pediátrica e na Unidade de Emergência do Hospital das Clínicas da Universidade Estadual de Campinas (HC-Unicamp).

Milena Silva Garcia Médica Especialista em Cirurgia do Aparelho Digestivo pela Faculdade de Ciências Médicas da Universidade Estadual de Campinas (Unicamp).

Milton Harumi Miyoshi Mestre pela Universidade Federal de São Paulo (Unifesp). Professor Assistente e Chefe da Disciplina de Pediatria Neonatal do Departamento de Pediatria da Escola Paulista de Medicina da Unifesp (EPM-Unifesp). Consultor Médico da UTI Neonatal do Grupo Santa Joana.

Mônica Aparecida Pessoto Mestre e Doutora pela Faculdade de Ciências Médicas da Universidade Estadual de Campinas (FCM-Unicamp). Professora Doutora I do Departamento de Pediatria da FCM-Unicamp e da Divisão de Neonatologia do Hospital da Mulher "Prof. Dr. José Aristodemo Pinotti" – Centro de Atenção Integral à Saúde da Mulher da Universidade Estadual de Campinas – CAISM, Unicamp. Coordenadora do Banco de Leite Humano do CAISM, Unicamp.

Mônica Bognar Especialista em Fisioterapia Respiratória Pediátrica-Neonatal pela Faculdade de Ciências Médicas da Santa Casa de São Paulo (FCMSCSP).

Natascha Silva Sandy Mestranda em Ciências da Saúde no Hospital Sírio-Libanês (HSL). *Fellow* em Gastroenterologia Pediátrica no Hospital Sick Kids – University of Toronto, Canadá. Membro do "Comité de Investigación" da Sociedade Latinoamericana de Gastroenterologia e Nutrição Pediátrica (LASPGHAN). Especialista em Nutrologia pela Associação Brasileira de Nutrologia (ABRAN). Especialista em Gastroenterologia Pediátrica pela Faculdade de Ciências Médicas da Universidade Estadual de Campinas (Unicamp). Pós-Graduada em Emergências Pediátricas pelo Hospital Israelita Albert Einstein (HIAE). Preceptora da Enfermaria de Especialidades do Instituto da Criança do Hospital das Clínicas da Faculdade de Medicina da Universidade de São Paulo (ICr-HCFMUSP).

Navantino Alves Filho Professor Titular de Pediatria da Faculdade de Ciências Médicas de Minas Gerais. Ex-Presidente da Sociedade Brasileira de Pediatria (SBP). Neonatologista do Hospital Vila da Serra, Belo Horizonte.

Nelson Diniz de Oliveira Doutor em Medicina pela Universidade Federal de São Paulo (Unifesp). Mestre em Pediatria pela Unifesp. Especialista em Pediatria, em Neonatologia e em Terapia Intensiva Pediátrica pela Sociedade Brasileira de Pediatria (SBP)/Associação Médica Brasileira (AMB).

Nicole Oliveira Mota Gianini Doutora e Mestre em Saúde da Criança pelo Instituto Fernandes Figueira (IFF)/ Fundação Oswaldo Cruz (Fiocruz). Especialista em Nutrição Parenteral e Enteral pela Sociedade Brasileira de Nutrição Parenteral e Enteral (SBNPE). Especialista em Pediatria e Habilitação em Neonatologia e Nutrição pela Sociedade Brasileira de Pediatria (SBP). Coordenadora Médica do Centro de Tratamento Intensivo Neonatal (CETRIN) do Hospital Maternidade Santa Lúcia, Rio de Janeiro. Coordenadora de Neonatologia da Secretaria Municipal de Saúde do Rio de Janeiro. Membro do Comitê de Neonatologia da Sociedade de Pediatria do Estado do Rio de Janeiro (SOPERJ). Consultora do Método Canguru da Coordenação de Saúde da Criança e do Adolescente do Ministério da Saúde.

Norma Mejias Quinteiro Mestre em Saúde Materna e Perinatal pela Faculdade de Ciência Médicas da Universidade Estadual de Campinas (FCM-Unicamp). Enfermeira Assistencial do Serviço de Neonatologia do Hospital da Mulher "Prof. Dr. José Aristodemo Pinotti" – Centro de Atenção Integral à Saúde da Mulher da Universidade Estadual de Campinas – CAISM, Unicamp.

Patrícia Franco Marques Mestre em Saúde Materno-Infantil pela Universidade Federal do Maranhão (UFMA). Médica Pediatra Neonatologista e Diarista da Unidade de Cuidados Intensivos Perinatais do Hospital Universitário da UFMA.

Paula Maria Martins-Duarte Doutora em Ciências na área da Saúde da Criança e do Adolescente pela Faculdade de Ciências Médicas da Universidade Estadual de Campinas (FCM-Unicamp). Fonoaudióloga pela Unicamp.

Paulo de Jesus Hartmann Nader Doutor pela Universidade Luterana do Brasil (Ulbra) e Mestre em Saúde da Criança e do Adolescente pela Universidade Federal do Rio Grande do Sul (UFRGS). Professor Adjunto de Pediatria do curso de Medicina da Ulbra. Chefe do Serviço de Neonatologia do Hospital Universitário (HU) Canoas, Rio Grande do Sul. Coordenador da Comissão de Residência Médica da Ulbra. Membro do Grupo Executivo do Programa de Reanimação Neonatal da Sociedade Brasileira de Pediatria (SBP).

Paulo Henrique Manso Doutor e Mestre em Saúde da Criança e do Adolescente pela Universidade de São Paulo (USP). Professor Doutor do Departamento de Puericultura e Pediatria da Faculdade de Medicina de Ribeirão Preto da Universidade de São Paulo (FMRP-USP). Coordenador da Cardiologia Pediátrica do Hospital das Clínicas da FMRP-USP.

Paulo Roberto Margotto Doutor em Perinatologia pelo Centro Latinoamericano de Perinatología y Desarrollo Humano (CLAP)/Organização Pan-Americana de Saúde (OPAS)/Organização Mundial de Saúde (OMS), Montevidéu, Uruguai. Estágio de Aperfeiçoamento em Ecografia Cerebral Doppler na Universidade Estadual de Campinas (Unicamp) e na Unité de Soins Intensifs de Port-Royal (Centre Hospitalier Universitaire Cochin St Vincent de Paul, Université René Descartes), Paris, França. Ultrassonografista Cerebral do Hospital Maternidade Brasília, da UTI Neonatal do Hospital Santa Lúcia e, como visitante, da Unidade de Neonatologia do Hospital Materno Infantil de Brasília (HMIB) da Secretaria Estadual de Saúde do Distrito Federal.

Paulo Roberto Pachi   Doutor e Mestre em Medicina pela Faculdade de Ciências Médicas da Santa Casa de São Paulo (FCMSCSP). Professor e Chefe Adjunto de Clínica do Departamento de Pediatria da Santa Casa de São Paulo. Responsável pelo Ambulatório de Seguimento de Prematuros da Santa Casa de São Paulo. Membro do Departamento de Neonatologia da Sociedade Brasileira de Pediatria (SBP). Neonatologista da Maternidade Pro Matre Paulista.

Pollyanna Martins Silva   Mestranda em Ciências da Saúde a Escola Paulista de Enfermagem da Universidade Federal de São Paulo (EPE-Unifesp). Especialista em Prevenção e Controle de Infecção pela Unifesp. Enfermeira do Serviço de Controle de Infecção do Hospital e Maternidade Santa Joana, São Paulo.

Priscila Cezarino Rodrigues   Médica Pediatra e Hematologista do Hospital das Clínicas da Universidade Federal de Minas Gerais (UFMG).

Priscila Coimbra Roma   Residência em Pediatria e Neonatologia pela Faculdade de Ciências Médicas da Universidade Estadual de Campinas (FCM-Unicamp). Médica Neonatologista do Serviço de Neonatologia do Hospital Vera Cruz, Campinas.

Rafaella Dini Miyaoka   Médica Assistente e Coordenadora da Cirurgia Neonatal da Divisão de Neonatologia do Hospital da Mulher "Prof. Dr. José Aristodemo Pinotti" – Centro de Atenção Integral à Saúde da Mulher da Universidade Estadual de Campinas – CAISM, Unicamp.

Rebecca Christina Kathleen Maunsell   Doutora e Mestre em Ciências Médicas, área de concentração em Otorrinolaringologia, pela Universidade Estadual de Campinas (Unicamp). Professora Doutora do Departamento de Oftalmologia/Otorrinolaringologia da Faculdade de Ciências Médicas da Unicamp (FCM-Unicamp). Responsável pelo Setor de Otorrinolaringologia Pediátrica da FCM-Unicamp.

Regina Paula Guimarães Vieira Cavalcante da Silva   Doutora e Mestre em Saúde da Criança e do Adolescente pela Universidade Federal do Paraná (UFPR). Professora Associada do Departamento de Pediatria da UFPR. Especialista em Neonatologia pela Sociedade Brasileira de Pediatria (SBP).

Renata Ferreira Magalhães   Doutora em Clínica Médica pela Faculdade de Ciências Médicas da Universidade Estadual de Campinas (FCM-Unicamp). Professora Doutora da Disciplina de Dermatologia no Departamento de Clínica Médica da FCM-Unicamp. Chefe do Serviço de Dermatologia do Hospital de Clínicas da Unicamp. Coordenadora dos Cursos de Extensão e de Graduação da Disciplina de Dermatologia da Unicamp. Membro da Comissão de Título de Especialista da Sociedade Brasileira de Dermatologia (SBD).

Renata Germano Borges de Oliveira Nascimento Freitas   Doutora e Mestre em Saúde da Criança e do Adolescente pela Universidade Estadual de Campinas (Unicamp). Pós-Doutoranda da Faculdade de Saúde Pública da Universidade de São Paulo (USP). Nutricionista pelo Centro Universitário de Volta Redonda (UNIFOA).

Renata Mascaretti   Doutora em Ciências Médicas pela Faculdade de Medicina da Universidade de São Paulo (FMUSP). Médica do Hospital Israelita Albert Einstein (HIAE).

Renato Soibelmann Procianoy   Professor Titular do Departamento de Pediatria da Universidade Federal do Rio Grande do Sul (UFRGS). Doutor e Mestre em Medicina pela Universidade de São Paulo (USP). Pós-Doutorado em Neonatologia pela Baylor College of Medicine, Houston, Estados Unidos. Membro Titular da Academia Brasileira de Pediatria (ABP). Preceptor da Residência de Neonatologia do Hospital de Clínicas de Porto Alegre (HCPA). Editor-Chefe do *Jornal de Pediatria*.

Rita de Cassia Silveira   Doutora e Mestre em Saúde da Criança e Adolescente pela Universidade Federal do Rio Grande do Sul (UFRGS). Professora Associada do Departamento de Pediatria da Faculdade de Medicina da UFRGS. Coordenadora do Ambulatório de Alto Risco da Neonatologia do HCPA. Chefe da UTI Neonatal do HCPA. Residência em Pediatria e Neonatologia pelo Hospital das Clínicas de Porto Alegre (HCPA).

Rita de Cássia Xavier Balda   Doutora em Medicina pela Escola Paulista de Medicina da Universidade Federal de São Paulo (EPM-Unifesp). Professora Afiliada da Disciplina de Pediatria Neonatal da EPM-Unifesp.

Roberta Borges Correia de Albuquerque   Especialista em Pediatria e em Gestão de Sistemas e Serviços de Saúde pela Universidade Federal do Maranhão (UFMA). Título de Especialista em Neonatologia pela Sociedade Brasileira de Pediatria (SBP). Médica da UFMA/MEC. Consultora Nacional do Método Canguru pelo Ministério da Saúde. Preceptora do Programa de Residência Médica, na especialidade de Pediatria e Neonatologia, do Hospital Universitário da UFMA.

Roberto Gomes Chaves   Doutor em Pediatria pela Universidade Federal de Minas Gerais (UFMG). Especialista em Pediatria pela Sociedade Brasileira de Pediatria (SBP). Nutrologia Pediátrica pela SBP e a Associação Brasileira de Nutrologia (ABRAN). Médico pela Faculdade de Ciências Médicas de Minas Gerais (FCM-MG). Professor Titular de Pediatria do Curso de Medicina da Universidade de Itaúna, Minas Gerais. Membro do Departamento Científico de Aleitamento Materno da Sociedade Mineira de Pediatria (SMP).

COLABORADORES

Roberto José Negrão Nogueira   Doutor e Mestre em Saúde da Criança e do Adolescente pela Faculdade de Ciências Médicas da Universidade Estadual de Campinas (FCM-Unicamp). Professor da Pós-Graduação em Saúde da Criança e do Adolescente da FCM-Unicamp. Professor Doutor da Faculdade de Medicina São Leopoldo Mandic. Nutrólogo, Pediatra, Intensivista Pediátrico e Especialista em Nutrição Parenteral e Enteral. Coordenador Clínico da Equipe Multidisciplinar de Terapia Nutricional (EMTN) do Hospital das Clínicas (HC) da Unicamp.

Rosana Richtmann   Doutora em Medicina pela University of Freiburg, Alemanha. Médica Infectologista do Instituto de Infectologia Emílio Ribas, São Paulo. Presidente da Comissão de Controle de Infecção Hospitalar (CCIH) do Hospital e Maternidade Santa Joana e Pro Matre Paulista.

Roseli Calil   Doutora em Pediatria pela Faculdade de Ciências Médicas da Universidade Estadual de Campinas (FCM-Unicamp). Médica Assistente da Divisão de Neonatologia do Hospital da Mulher "Prof. Dr. José Aristodemo Pinotti" – Centro de Atenção Integral à Saúde da Mulher da Universidade Estadual de Campinas – CAISM, Unicamp. Gerente de Risco e Coordenadora do Núcleo de Segurança do Paciente do CAISM, Unicamp.

Ruth Guinsburg   Professora Titular, Livre-Docente e Doutora em Ciências Aplicadas à Pediatria pela Universidade Federal de São Paulo (Unifesp). Professora Titular da Disciplina de Pediatria Neonatal da Escola Paulista de Medicina da Unifesp (EPM-Unifesp). Coordenadora da UTI Neonatal do Hospital São Paulo – Hospital Universitário da EPM-Unifesp. Coordenadora do Programa de Reanimação Neonatal da Sociedade Brasileira de Pediatria (SBP). Coordenadora Científica da Rede Brasileira de Pesquisas Neonatais. Editora-Chefe da *Revista Paulista de Pediatria*.

Saskia Maria Wiegerinck Fekete   Doutora e Mestre em Pediatria pela Universidade Estadual Paulista "Júlio de Mesquita Filho" (Unesp). Pediatra pela Universidade Federal de São Paulo (Unifesp). Neonatologista do Hospital das Clínicas da Unesp, Botucatu.

Silvia Maria Monteiro da Costa   Médica Assistente da Divisão de Neonatologia do Hospital da Mulher "Prof. Dr. José Aristodemo Pinotti" – Centro de Atenção Integral à Saúde da Mulher da Universidade Estadual de Campinas – CAISM, Unicamp. Título de Especialista em Pediatria pela Associação Médica Brasileira (AMB). Título de Especialista em Pediatria com Habilitação em Neonatologia pela AMB. Título de Especialista em Cuidados Paliativos pela AMB. Título de Especialista em Acupuntura pela AMB. Responsável pelo Ambulatório de Neonatologia Seguimento Ambulatorial do CAISM, Unicamp.

Stefânia Lucizani Pacífico   Médica Assistente da Divisão de Neonatologia do Hospital da Mulher "Prof. Dr. José Aristodemo Pinotti" – Centro de Atenção Integral à Saúde da Mulher da Universidade Estadual de Campinas – CAISM, Unicamp. Consultora do Método Canguru e Assessora da Estratégia QualiNeo da Coordenação de Saúde da Criança e Aleitamento Materno do Ministério da Saúde

Sumara Zuanazi Pinto Rigatto   Doutora e Mestre em Saúde da Criança e do Adolescente pela Faculdade de Ciências Médicas da Universidade Estadual de Campinas (FCM-Unicamp). Professora Doutora do Departamento de Pediatria e Nefrologia Pediátrica da FCM-Unicamp.

Taís Daiene Russo Hortencio   Doutora em Ciências Médicas e Mestre em Saúde da Criança e do Adolescente pela Faculdade de Ciências Médicas da Universidade Estadual de Campinas (FCM-Unicamp). Professora Doutora da Faculdade de Medicina São Leopoldo Mandic.

Tarita De Losso da Silveira Bueno   Mestre em Ciências, na área de Saúde da Criança e do Adolescente, pela Faculdade de Ciências Médicas da Universidade Estadual de Campinas (FCM-Unicamp). Médica Assistente na Divisão de Neonatologia do Hospital da Mulher "Prof. Dr. José Aristodemo Pinotti" – Centro de Atenção Integral à Saúde da Mulher da Universidade Estadual de Campinas – CAISM, Unicamp. Instrutora do Programa de Reanimação Neonatal da Sociedade Brasileira de Pediatria (SBP). Tutora do Método Canguru da Coordenação de Saúde da Criança e Aleitamento Materno do Ministério da Saúde.

Thais Antonelli Diniz-Hein   Doutora em Ciências na Área da Saúde da Criança e do Adolescente pela Faculdade de Ciências Médicas da Universidade Estadual de Campinas (FCM-Unicamp). Fonoaudióloga do Hospital da Mulher "Prof. Dr. José Aristodemo Pinotti" – Centro de Atenção Integral à Saúde da Mulher da Universidade Estadual de Campinas – CAISM, Unicamp. Fonoaudióloga pela Universidade Federal de São Paulo (Unifesp).

Vagner de Castro   Doutor em Ciência Médica pela Faculdade de Ciências Médicas da Universidade Estadual de Campinas (FCM-Unicamp). Pós-Doutorado em Imunologia Plaquetária pela Justus-Liebig-University, Alemanha. Médico Hematologista e Hemoterapeuta do Hospital das Clínicas da Unicamp. Diretor do Serviço de Coleta e Responsável pelo Laboratório de Imunologia Plaquetária do Hemocentro da Unicamp. Coordenador do Programa de Plaquetas do Consortium for Blood Group Genes (CBGG) Proficiency Program.

Vera Lúcia Jornada Krebs   Livre-Docente e Doutora em Medicina pela Faculdade de Medicina da Universidade de São Paulo (USP). Médica Assistente da equipe de Neonatologia do Instituto da Criança do Hospital das Clínicas da Faculdade de Medicina da USP. Professora do Curso de Pós-Graduação do Departamento de Pediatria da Faculdade de Medicina da USP.

Vera Maria Santoro Belangero   Livre-Docente e Doutora pela Faculdade de Ciências Médicas da Universidade Estadual de Campinas (FCM-Unicamp). Professora Associada do Departamento de Pediatria, área de Nefrologia Pediátrica, da FCM-Unicamp.

Vitoria Regia Pereira Pinheiro   Doutoranda do Programa da Saúde da Criança e do Adolescente da Faculdade de Ciências Médicas Universidade Estadual de Campinas (FCM-Unicamp). Residência Médica em Hematologia e Hemoterapia no Hospital de Base do Distrito Federal. Residência Médica em Onco-Hematologia Pediátrica do Centro Infantil Dr. Domingos A. Boldrini. Médica pela Escola Bahiana de Medicina e Saúde Pública, Salvador. Coordenadora do Centro Integrado de Pesquisas Onco-Hematológicas na Infância (CIPOI/FCM) da Unicamp. Coordenadora do Serviço de Referência em Triagem Neonatal da Unicamp.

Walusa Assad Gonçalves Ferri   Doutora e Mestre em Saúde da Criança e do Adolescente pela Faculdade de Medicina de Ribeirão Preto da Universidade de São Paulo (FMRP-USP). Pós-Doutorado pelo Bio-Cell Fetal Laboratory Vall d'Hebron Research Institute (VHIR)/Vall d'Hebron Barcelona Hospital Campus – Universidad Autónoma de Barcelona (UAB), Catalunha, Espanha. Professora Doutora do Departamento de Puericultura e Pediatria da FMRP-USP. Instrutora do Programa de Reanimação Neonatal da Sociedade Brasileira de Pediatria.

Werther Brunow de Carvalho   Professor Titular pela Universidade de São Paulo (USP). Livre-Docente e Doutor pela Universidade Federal de São Paulo (Unifesp). Professor Titular do Departamento de Pediatria na Área de Neonatologia/Terapia Intensiva do Hospital das Clínicas da Faculdade de Medicina da Universidade de São Paulo (HC-FMUSP). Coordenador da Pediatria do Hospital Santa Catarina, São Paulo.

William Dias Belangero   Professor Titular, Livre Docente e Doutor em Ciências da Cirurgia pela Faculdade de Ciências Médicas da Universidade Estadual de Campinas (FCM-Unicamp). Professor Titular do Departamento de Ortopedia e Traumatologia (DOT) da FCM-Unicamp. Responsável pelo Grupo de Ortopedia Pediátrica do DOT da FCM-Unicamp. Sócio-Fundador da Sociedade Brasileira de Ortopedia Pediátrica (SBOP). Membro da Sociedade Brasileira de Ortopedia e Traumatologia (SBOT).

Zeni Carvalho Lamy   Doutora e Mestre em Saúde da Criança e da Mulher pelo Instituto Fernandes Figueira/Fiocruz. Professora Associada do Departamento de Saúde Pública da Universidade Federal do Maranhão (UFMA). Professora do Programa de Pós-Graduação em Saúde Coletiva (UFMA). Coordenadora do Núcleo de Estudos sobre Saúde e Subjetividade NESS. Consultora Nacional da Coordenação de Saúde da Criança e Aleitamento Materno do Ministério da Saúde. (COCAM-MS). Coordenadora do Método Canguru da COCAM-MS.

Prefácio

Hoje, tenho a honra de ter recebido o convite para prefaciar este excelente livro, que chega em muito boa hora e que, pelos temas que aborda, seguramente terá grande importância para estudantes de Medicina em seu internato e para os residentes de Pediatria, especialmente os interessados em recém-nascidos, bem como para neonatologistas e pediatras que labutam em nosso País.

Cumprimento a todos os autores, pela oportunidade de trazer mais esta contribuição ao conhecimento da medicina neonatal e perinatal. Fico feliz e orgulhoso de ver muitos ex-alunos da Pediatria da UNICAMP estarem como convidados a escrever capítulos interessantíssimos sobre a neonatologia. Entre eles, os autores deste livro: Professores Abimael Aranha Netto e Sérgio Martins Tadeu Marba. Dois amigos e dois especialistas de grande atividade, exclusiva, dedicada à Neonatologia. Sérgio pelo seu trabalho altamente reconhecido em todo o Brasil como Professor e Pesquisador de inquestionável qualidade e Abimael, pela atividade incansável não só no Hospital da Mulher Prof. Dr. Aristodemo Pinotti no CAISM (Centro de Assistência Integral à Saúde da Mulher), mas também no Hospital Vera Cruz, um dos mais importantes hospitais de Campinas, com um serviço de Neonatologia de alto valor. Sinto-me honrado em prefaciar uma obra com esse valor e com tais signatários.

Ao ler os resumos e o sumário com os indicadores dos temas que estão sendo apresentados neste compêndio, posso ver, com muita alegria, grandes nomes da neonatologia brasileira, entre eles vários companheiros da Sociedade Brasileira de Pediatria que me honrou com o Título de Especialista em Neonatologia.

Esta obra me remete à trajetória da minha carreira e nos diversos concursos que prestei, quando eram poucos os livros que tratavam especificamente da Neonatologia. Na maioria das vezes, encontrávamos capítulos que tratavam do recém-nascido em livros de Pediatria geral ou artigos internacionais. Com certeza, um livro como este teria sido de grande valia na minha própria ascensão profissional.

Ter uma literatura atualizada e farta é fator fundamental para o crescimento dos profissionais da saúde e foram peças imprescindíveis na minha formação desde a Faculdade de Medicina de Ribeirão Preto, onde me graduei, passando pelos tempos de recém-formado e, mais tarde, quando trabalhei por 21 anos no Setor de Pediatria ("berçário") da Santa Casa de Campinas da Faculdade de Medicina da Unicamp e também na Maternidade de Campinas.

Fico orgulhoso em ver consolidado em vários capítulos temas que foram objeto de minha especialização na área neonatal e motivo da minha ascensão não só na Universidade de Campinas (Unicamp), onde me tornei primeiro Professor Titular de Neonatologia, além de Reitor, mas também fora dela, onde andei percorrendo muitos lugares de nosso País e mesmo no exterior, falando e trabalhando, como no Instituto de Alimentação e Nutrição do Ministério da Saúde, no incentivo ao aleitamento materno, banco de leite humano e alojamento conjunto, questões às quais dediquei grande parte da minha vida.

Tudo isso para ressaltar a importância de um material didático robusto, sem o qual nada disso poderia ter sido feito e que agora vejo reunido neste tratado. Muita leitura, muito estudo, pesquisa, ensino e a experiência clínica na assistência direta ao recém-nascido.

Parabenizo a todos e recomento e incentivo aos colegas pediatras e especialmente aos neonatologistas, para que conheçam a obra e a divulguem. Muito boa sorte a este nascimento tão especial. Espero que surja com excelentes condições, com Apgar 10 não só no primeiro minuto de vida, mas por muitos anos.

Parabéns a todos!

José Martins Filho
Professor Emérito da Universidade Estadual de Campinas (Unicamp)

Sumário

Seção I – Introdução

1. Organização da Assistência Neonatal no Brasil 3
- *Sérgio Tadeu Martins Marba* ▪ *Cynthia Magluta* ▪ *Liliane Cristina Rodrigues Augusto*
- *Maria Auxiliadora de Souza Mendes Gomes*

2. Epidemiologia no Período Neonatal 13
- *Vera Lúcia Jornada Krebs*

3. Reconhecimento do Recém-Nascido de Risco 19
- *Leni Márcia Anchieta*

4. Exame Físico e Neurológico do Recém-Nascido 27
- *Mônica Aparecida Pessoto*

5. Local de Nascimento e Ressuscitação do Recém-Nascido > 34 Semanas 37
- *Tarita De Losso da Silveira Bueno*

6. Estabilização Inicial do Recém-Nascido Normal e Prematuro (*Golden Hour*) 43
- *Gladys Gripp Bicalho*

7. Transporte Neonatal 49
- *Jamil Pedro de Siqueira Caldas*

8. Unidade de Terapia Intensiva, Cuidados Intermediários e Alojamento Conjunto – Conceitos e Normas 55
- *Sérgio Tadeu Martins Marba*

9. Método Canguru 67
- *Zeni Carvalho Lamy* ▪ *Roberta Borges Correia de Albuquerque*

10. Segurança na Assistência ao Paciente Neonatal 75
- *Roseli Calil*

Seção II – Metabolismo no Período Perinatal

11. Mudanças na Composição Corporal no Período de Transição Feto/Recém-Nascido e Sua Importância para o Balanço Eletrolítico do Recém-Nascido 89
- *Maria Elisabeth Lopes Moreira*

12. Metabolismo do Sódio e do Potássio no Prematuro e no Recém-Nascido a Termo 95
- *Dušan Kostić*

13. Balanço do Volume de Líquidos e Eletrólitos nas Primeiras Semanas de Vida do Prematuro 103
- *André Henrique Lott Duarte* ▪ *Danielle Cintra Bezerra Brandão*

PERINATOLOGIA MODERNA – VISÃO INTEGRATIVA E SISTÊMICA

14. Metabolismo do Cálcio, Fósforo e Magnésio no Período Neonatal 109

- *Cléa Rodrigues Leone*

15. Equilíbrio Acidobásico no Feto e no Recém-Nascido 113

- *Bettina Duque Figueira*

16. Hipoglicemia no Período Neonatal 117

- *Mayco José Reinaldi Serra* ▪ *Adriana Aparecida Siviero Miachon* ▪ *Angela Maria Spinola-Castro*

17. Hiperglicemia e Diabetes *Mellitus* Neonatal 127

- *Adriana Aparecida Siviero Miachon* ▪ *Angela Maria Spinola-Castro*

18. Recém-Nascido Filho de Mãe Diabética 131

- *Navantino Alves Filho*

Seção III – Nutrição e Doenças do Trato Gastrointestinal

19. Desenvolvimento da Motilidade, Digestão e Absorção Gastrointestinal 137

- *Elizete Aparecida Lomazi* ▪ *Natascha Silva Sandy*

20. Microbiota Intestinal e Desenvolvimento da Imunidade do Recém-Nascido 143

- *Cléa Rodrigues Leone* ▪ *Mayra de Barros Dorna*

21. Fisiologia da Lactação 149

- *Lélia Cardamone Gouvêa* ▪ *Hamilton Robledo* ▪ *Cláudia Bezerra de Almeida*

22. Alergia, Atopia e Intolerância Alimentar 153

- *Adriana Gut Lopes Riccetto*

23. Requerimentos Nutricionais do Recém-Nascido a Termo 161

- *Helenice de Paula Fiod Costa*

24. Requerimentos Nutricionais do Recém-Nascido Prematuro e Prematuro Extremo 167

- *Helenice de Paula Fiod Costa*

25. Uso de Probióticos e Prebióticos na Nutrição Neonatal 173

- *Marta Maria Galli Bozzo Mataloun*

26. Princípios da Alimentação Enteral do Recém-Nascido Normal e de Alto Risco 177

- *Arnaldo Costa Bueno* ▪ *Alan Araújo Vieira*

27. Dificuldade de Transição Alimentar do Prematuro Extremo 181

- *Mônica Aparecida Pessoto*

28. Métodos de Alimentação do Recém-Nascido Prematuro 185

- *Nicole Oliveira Mota Gianini*

29. Características do Leite Humano e Fórmulas Infantis 189

- *Mônica Aparecida Pessoto*

30. Banco de Leite Humano 195

- *Maria José Guardia Mattar*

31. Aleitamento Materno – Importância e Aspectos Práticos 205

- *Lilian Beani* ▪ *Maria Cristina Passos Fleury Guimarães* ▪ *Marina Vanzela Lania Teles* ▪ *Gabriela Maset Faria*

32. Drogas e Aleitamento Materno 213

- *Roberto Gomes Chaves*

33. Infecções e Leite Materno e Humano 225

- *Roseli Calil* ▪ *Jamil Pedro de Siqueira Caldas*

SUMÁRIO

34. Nutrição em Situações Especiais – Cardiopatias, Nefropatias e Broncodisplasia 229
- *Roberto José Negrão Nogueira* ▪ *Renata Germano Borges de Oliveira Nascimento Freitas*
- *Alexandre Esteves de Souza Lima*

35. Alimentação Parenteral 237
- *Mônica Aparecida Pessoto*

36. Medidas de Avaliação Nutricional 241
- *Taís Daiene Russo Hortencio* ▪ *Roberto José Negrão Nogueira*

37. Radiologia do Trato Gastrointestinal – Aspectos Normais e das Principais Doenças Obstrutivas 245
- *Beatriz Regina Alvares* ▪ *Elizabete Punaro* ▪ *Aya Fukuda*

38. Refluxo Gastroesofágico 261
- *Maria Aparecida Marques dos Santos Mezzacappa*

39. Enterocolite Necrosante 265
- *Arlenio Pereira da Costa* ▪ *Renato Soibelmann Procianoy*

40. Síndromes Obstrutivas Gastrointestinais 271
- *Joaquim Murray Bustorff-Silva* ▪ *Lourenço Sbragia Neto*

41. Insuficiência Hepática Aguda no Período Neonatal.. 277
- *Gabriel Hessel* ▪ *Adriana Maria Alves De Tommaso*

42. Defeitos de Fechamento da Parede Abdominal 283
- *Joaquim Murray Bustorff-Silva*

43. Síndrome do Intestino Curto 287
- *Gabriel Hessel* ▪ *Milena Silva Garcia* ▪ *Roberto José Negrão Nogueira* ▪ *Maria Ângela Bellomo Brandão*

44. Síndromes Diarreicas 293
- *Antônio Fernando Ribeiro* ▪ *Natascha Silva Sandy* ▪ *Elizete Aparecida Lomazi*

Seção IV – Sistema Respiratório

45. Desenvolvimento Normal e Anormal dos Pulmões 301
- *Joaquim Eugenio Bueno Cabral* ▪ *Jaques Belik*

46. Fatores Antenatais de Proteção e Injúria ao Pulmão do Recém-Nascido.. 305
- *Werther Brunow de Carvalho* ▪ *Edna Maria de Albuquerque Diniz*

47. Mecânica e Fisiologia da Respiração, Transporte e Entrega de Oxigênio.. 311
- *Francisco Mezzacappa Filho*

48. Mecanismos de Lesão Pulmonar 315
- *Joaquim Eugenio Bueno Cabral* ▪ *Jaques Belik*

49. Surfactante – Características e Protocolos de Utilização.. 323
- *Manoel Antonio da Silva Ribeiro*

50. Avaliação da Função Pulmonar.. 327
- *José Roberto de Moraes Ramos* ▪ *Anniele Medeiros Costa*

51. Aspectos Radiológicos Normais e das Principais Doenças no Tórax do Recém-Nascido 331
- *Beatriz Regina Alvares* ▪ *Flávia de Souza Barbosa Dias*

52. Síndrome do Desconforto Respiratório do Recém-Nascido 345
- *José Henrique Silva Moura*

53. Taquipneia Transitória do Recém-Nascido 351
- *Jucille do Amaral Meneses*

PERINATOLOGIA MODERNA – VISÃO INTEGRATIVA E SISTÊMICA

54. Síndrome de Aspiração de Mecônio 355
- *Walusa Assad Gonçalves Ferri*

55. Pneumonia Neonatal – Precoce e Tardia 365
- *Roseli Calil*

56. Displasia Broncopulmonar 377
- *Marynéa Silva do Vale* • *Patrícia Franco Marques*

57. Hipertensão Pulmonar Persistente do Recém-Nascido 385
- *Joaquim E. B. Cabral* • *Jaques Belik*

58. Hemorragia Pulmonar 397
- *João Cesar Lyra*

59. Síndrome de Escape de Ar 401
- *Celso Moura Rebello* • *Renata Mascaretti*

60. Hérnia Diafragmática Congênita – Aspectos Cirúrgicos 407
- *Lourenço Sbragia Neto*

61. Hérnia Diafragmática Congênita – Aspectos Clínicos 411
- *Walusa Assad Gonçalves Ferri*

62. Outras Patologias Torácicas Cirúrgicas 421
- *Lourenço Sbragia Neto*

63. Doenças das Vias Aéreas Superiores e Inferiores 425
- *Rebecca Christina Kathleen Maunsell*

64. Oxigenoterapia no Período Neonatal 437
- *João Cesar Lyra*

65. Uso do CPAP em Neonatologia 443
- *Carlos Alberto Bhering* • *Guilherme Sant'Anna*

66. Ventilação Mecânica – Invasiva e Não Invasiva (Princípios, Modalidades, Estratégias e Indicações) 453
- *Milton Harumi Miyoshi* • *Juliana Policastro Grassano Borges* • *Livia Lopes Soares de Melo* • *Josy Davidson*
- *Ana Silvia Scavacini* • *Mônica Bognar*

67. Apneia no Período Neonatal 487
- *Paulo de Jesus Hartmann Nader*

Seção V – Sistema Cardiovascular

68. Ecocardiografia no Diagnóstico Pré-Natal das Cardiopatias Congênitas 493
- *Ana Paula Damiano*

69. Uso da Ecocardiografia na Avaliação Hemodinâmica Não Invasiva do Recém-Nascido 497
- *Jorge Yussef Afiune*

70. Diagnóstico e Tratamento Clínico das Principais Cardiopatias Congênitas Cianóticas e Acianóticas 505
- *Ana Paula Damiano*

71. Tratamento Cirúrgico e Mediado por Cateter das Principais Cardiopatias Congênitas no Período Neonatal 511
- *Fernando Antoniali*

72. Cuidados Pré e Pós-Operatórios nas Cardiopatias Congênitas 523
- *Fabio Carmona* • *Paulo Henrique Manso* • *Ana Paula de Carvalho Panzeri Carlotti*

73. ECMO – Princípios Teóricos e Práticos e Sua Utilização no Período Neonatal 533
- *Fernando Antoniali*

SUMÁRIO

74. Insuficiência Cardíaca 545

  ▪ *Maria Cecilia Knoll Farah* ▪ *Gislayne Castro e Souza de Nieto* ▪ *Cristina Terumy Okamoto*

75. Choque Neonatal 555

  ▪ *Lígia Maria Suppo de Souza Rugolo* ▪ *Maria Regina Bentlin* ▪ *Maria Otília Bianchi*

76. Persistência do Canal Arterial no Recém-Nascido Prematuro 565

  ▪ *Lilian dos Santos Rodrigues Sadeck*

77. Arritmias Cardíacas do Período Neonatal – Patogênese, Diagnóstico e Tratamento 573

  ▪ *Ana Paula Damiano*

78. Alterações Hemodinâmicas e Injúria Cerebral 577

  ▪ *Mauricio Magalhães*

79. Hidropsia Fetal 581

  ▪ *Jamil Pedro de Siqueira Caldas*

Seção VI – Trato Geniturinário

80. Desenvolvimento do Rim e do Trato Urinário no Período Perinatal 585

  ▪ *Vera Maria Santoro Belangero*

81. Avaliação da Função Renal no Feto e no Recém-Nascido 591

  ▪ *Daniela Marques de Lima Mota Ferreira* ▪ *Heloísio dos Reis* ▪ *Cláudia Lúcia Carneiro*

82. Edema – Origem e Tratamento 597

  ▪ *Daniela Marques de Lima Mota Ferreira* ▪ *Cláudia Lúcia Carneiro*

83. Insuficiência Renal Aguda no Período Neonatal 603

  ▪ *Vera Maria Santoro Belangero* ▪ *Cássio Rodrigues Ferrari*

84. Malformações Congênitas do Trato Urinário 611

  ▪ *Márcio Lopes Miranda* ▪ *Rafaella Dini Miyaoka*

85. Hipertensão Arterial Sistêmica no Recém-Nascido 619

  ▪ *Sumara Zuanazi Pinto Rigatto*

86. Diuréticos no Recém-Nascido – Usos e Controvérsias 629

  ▪ *Paulo Roberto Margotto*

Seção VII – Sistema Hemocitopoiético

87. Desenvolvimento Eritropoiético no Período Fetal e Neonatal 639

  ▪ *Abimael Aranha Netto*

88. Patogênese e Diagnóstico Diferencial das Anemias no Recém-Nascido 643

  ▪ *Vitoria Regia Pereira Pinheiro*

89. Anemia do Prematuro 649

  ▪ *Maria Cândida Ferrarez Bouzada Viana* ▪ *Priscila Cezarino Rodrigues*

90. Trombocitopenias e Outras Alterações Plaquetárias 653

  ▪ *Vagner de Castro*

91. Coagulopatias Hereditárias e Adquiridas no Período Neonatal 661

  ▪ *Jorge David Aivazoglou Carneiro* ▪ *Erich Vinicius de Paula*

92. Uso de Hemoderivados no Período Neonatal 669

  ▪ *Giselle Mendes de Oliveira* ▪ *Priscila Coimbra Roma* ▪ *Lucia Helena Leite Bueno*

93. Policitemia Neonatal 673

  ▪ *Abimael Aranha Netto*

Seção VIII – Síndromes Ictéricas no Período Neonatal

94. Icterícia no Período Neonatal – Metabolismo da Bilirrubina, Fisiopatogenia, Aspectos Clínicos e Repercussão... 679
- *Cecília Maria Draque* ▪ *Maria Fernanda Branco de Almeida*

95. Tratamento da Icterícia por Hiperbilirrubinemia Indireta no Período Neonatal 689
- *Clery Bernardi Gallacci*

96. Doença Colestática 693
- *Maria Ângela Bellomo Brandão* ▪ *Gabriel Hessel*

Seção IX – Sistema Nervoso

97. Desenvolvimento do Sistema Nervoso no Período Perinatal... 699
- *Saskia Maria Wiegerinck Fekete*

98. Asfixia e Síndrome Hipóxico-Isquêmica 707
- *Regina Paula Guimarães Vieira Cavalcante da Silva*

99. Tratamento da Encefalopatia Hipóxico-Isquêmica – Uso de Hipotermia e Outros Fatores de Neuroproteção 723
- *Mauricio Magalhães*

100. Avaliação Ecográfica Morfológica e da Circulação Cerebral nas Diversas Patologias no Período Neonatal 727
- *Paulo Margotto*

101. Hemorragia Peri-Intraventricular 753
- *Sérgio Tadeu Martins Marba* ▪ *Luis Eduardo de Figueiredo Vinagre*

102. Leucomalácia Periventricular 759
- *Sérgio Tadeu Martins Marba* ▪ *Luis Eduardo de Figueiredo Vinagre*

103. Hidrocefalia e Defeitos da Circulação Liquórica – Causas, Diagnóstico e Estratégias de Manuseio 763
- *Cleiton Formentin* ▪ *Enrico Ghizoni* ▪ *Carlos Eduardo Vasconcelos Miranda* ▪ *Luis Eduardo de Figueiredo Vinagre*
- *Humberto Belém de Aquino*

104. Malformações do Sistema Nervoso Central e Defeitos do Fechamento do Tubo Neural 771
- *Cleiton Formentin* ▪ *Helder José Lessa Zambelli*

105. Convulsões – Causas, Diagnóstico e Tratamento 779
Katia Maria Ribeiro Silva Schmutzler

106. Síndrome do Recém-Nascido Hipotônico 791
- *Mônica Aparecida Pessoto* ▪ *Maria Valeriana Leme de Moura-Ribeiro*

107. Acidente Vascular Cerebral no Recém-Nascido 793
- *Maria Valeriana Leme de Moura-Ribeiro* ▪ *Mônica Aparecida Pessoto*

108. Monitorização por Amplitude Integrada EEG na UTI Neonatal 797
- *Gabriel Fernando Todeschi Variane*

109. Uso da Ressonância Magnética na Avaliação do Recém-Nascido com Risco de Injúria Cerebral 807
- *Fabiano Reis* ▪ *Marília Maria Vasconcelos Girão*

110. Nascimento Prematuro e Suas Repercussões sobre o Desenvolvimento do Sistema Nervoso Central 817
- *Gabriel Fernando Todeschi Variane* ▪ *Mauricio Magalhães*

111. Acompanhamento do Neurodesenvolvimento em Longo Prazo do Prematuro Extremo 823
- *Rita de Cassia Silveira*

Seção X – Olho, Vias Lacrimais e Sistema Auditivo

112. Desenvolvimento do Olho e da Visão 833
- *Giovana Martini* ▪ *Heloisa Gagheggi Ravanini Gardon Gagliardo*

113. Avaliação Ocular no Recém-Nascido Normal e Prematuro 839
- Luís Eduardo Mateus Duarte • Maurício Abujamra Nascimento • Ana Cristina Lavôr Holanda de Freitas

114. Principais Patologias dos Olhos e Anexos no Período Neonatal 843
- Andrea Araujo Zin • Júlia Dutra Rossetto • Lorena de Melo Haefeli

115. Retinopatia da Prematuridade 855
- Andrea Araujo Zin • Júlia Dutra Rossetto • Luiza Maceira de Almeida Neves

116. Sistema Auditivo e Principais Causas Congênitas e Adquiridas da Perda Auditiva no Período Neonatal 863
- Maria Francisca Colella-Santos • Paula Maria Martins-Duarte • Carolina Lino Novelli

117. Triagem Auditiva no Período Neonatal 871
- Maria Francisca Colella-Santos • Thais Antonelli Diniz-Hein • Caroline Donadon • Maria Cecilia Marconi Pinheiro Lima

Seção XI – Pele

118. Lesões Traumáticas Relacionadas ao Parto 879
- Juliana Paula Ferraz dos Santos • Lucia Helena Leite Bueno • Maria Aparecida Brenelli • Michelle Marchi de Medeiros

119. Principais Características da Pele do Recém-Nascido e Sua Importância no Controle Térmico e Metabólico no Período Neonatal 887
- Elisa Nunes Secamilli • Juliana Yumi Massuda Serrano • Renata Ferreira Magalhães

120. Manutenção da Integridade da Pele no Recém-Nascido Prematuro 895
- Aline Nunes Grise • Elenice Valentim Carmona • Norma Mejias Quinteiro • Beatriz Pera de Almeida-Hamasaki
- Maria Helena Baena de Moraes Lopes

121. Dermatoses do Recém-Nascido 909
- Stefânia Lucizani Pacífico • Andréa Eliana Cassone Lovato • Elisa Nunes Secamilli • Renata Ferreira Magalhães

Seção XII – Infecções

122. Uso do Hemograma e dos Biomarcadores na Detecção de Sepse Precoce e Tardia 921
- Jamil Pedro de Siqueira Caldas

123. Sepse Bacteriana no Período Neonatal – Causas, Fatores Predisponentes, Aspectos Clínicos e Tratamento 925
- Maria Regina Bentlin • Ligia Maria Suppo de Souza Rugolo

124. Protocolo de Profilaxia para *Streptococcus* do Grupo B 935
- Roseli Calil • Jamil Pedro de Siqueira Caldas

125. Meningite – Fatores de Risco, Diagnóstico e Opções Terapêuticas 939
- Maria Regina Bentlin

126. Infecções Localizadas 947
- Jamil Pedro de Siqueira Caldas

127. Controle da Infecção e da Resistência Bacteriana na Unidade de Cuidados Intensivos 951
- Rosana Richtmann • Lívio Augusto Andrade Vilela Dias • Pollyanna Martins Silva • Gisely Pereira Vetuche

128. Sífilis Congênita 957
- Maria Aparecida Marques dos Santos Mezzacappa

129. Toxoplasmose Congênita 963
- Cristina Gardonyi Carvalheiro

130. Infecções Virais – Diagnóstico, Tratamento e Considerações sobre Prevenção 969
- Licia Maria Oliveira Moreira

131. Infecções Fúngicas na Unidade de Terapia Intensiva – Detecção, Tratamento e Prevenção 977
- Rosana Richtmann • Camila de Almeida Silva

PERINATOLOGIA MODERNA – VISÃO INTEGRATIVA E SISTÊMICA

132. Doença do Coronavírus (COVID-19) no Período Neonatal 985

- *Jamil Pedro de Siqueira Caldas* ▪ *João Cesar Lyra* ▪ *Maria Regina Bentlin* ▪ *Sérgio Tadeu Martins Marba*

Seção XIII – Sistema Endócrino e Metabólico

133. Erros Inatos do Metabolismo.. 993

- *Carlos Eduardo Steiner*

134. Endocrinopatias no Período Neonatal – Distúrbios da Hipófise, Adrenal e Tireoide............. 999

- *Angela Maria Spinola-Castro* ▪ *Adriana Aparecida Siviero Mıachon*

135. Desenvolvimento Sexual Normal... 1017

- *Gil Guerra-Júnior*

136. Distúrbios do Desenvolvimento Sexual 1021

- *Gil Guerra-Júnior*

Seção XIV – Sistema Osteomuscular

137. Displasias Esqueléticas... 1029

- *Denise Pontes Cavalcanti*

138. Luxação do Quadril e Outras Alterações das Extremidades 1035

- *William Dias Belangero* ▪ *Isabella da Costa Gagliardi*

Seção XV – Doenças Genéticas

139. Avaliação do Recém-Nascido Malformado 1045

- *Denise Pontes Cavalcanti* ▪ *Carolina Araújo Moreno*

140. Principais Síndromes Genéticas – Aspectos Clínicos e Laboratoriais.................................. 1051

- *Carlos Eduardo Steiner*

Seção XVI – Prematuridade

141. Definição e Aspectos Epidemiológicos da Prematuridade... 1059

- *Maria Albertina Santiago Rego*

142. Cuidados em Sala de Parto ao Recém-Nascido Pré-Termo 1067

- *Ruth Guinsburg* ▪ *Maria Fernanda Branco de Almeida*

143. Intervenções Protetivas e Limites da Assistência ao Prematuro Extremo 1075

- *Jussara de Lima e Souza*

144. Futuro da Assistência ao Prematuro 1081

- *Nelson Diniz de Oliveira*

145. Seguimento Ambulatorial do Prematuro 1087

- *Silvia Maria Monteiro da Costa*

146. Consequências Tardias da Prematuridade e do Baixo Peso ao Nascer................................ 1091

- *Paulo Roberto Pachi*

Seção XVII – Tópicos Relacionados ao Cuidado Integral do Recém-Nascido

147. Abordagem da Dor no Recém-Nascido... 1099

- *Rita de Cássia Xavier Balda* ▪ *Ruth Guinsburg*

148. Triagem Neonatal Biológica 1115

- *Maura M. Fukujima Goto*

149. Bioética no Período Neonatal.. 1121

- *Délio José Kipper*

XXX

150. Cuidado Paliativo Perinatal 1129

- *Jussara de Lima e Souza* ▪ *Daniel Garros* ▪ *Andreza Viviane Rubio* ▪ *Grace Caroline van Leeuwen Bichara*

151. Drogas na Gestação e Seus Agravos – Do Feto ao Adulto 1137

- *Conceição Aparecida de Mattos Segre*

152. Efeitos do Álcool sobre o Feto e o Recém-Nascido 1141

- *Conceição Aparecida de Mattos Segre*

Apêndice I – Medicações mais Usadas no Período Neonatal 1147

- *Mônica Aparecida Pessoto* ▪ *Jamil Pedro de Siqueira Caldas*

Apêndice II – Índice dos Valores de Normalidade 1159

- *Mônica Aparecida Pessoto* ▪ *Jamil Pedro de Siqueira Caldas*

Índice Remissivo 1183

Seção I
Introdução

Organização da Assistência Neonatal no Brasil

Sérgio Tadeu Martins Marba
Cynthia Magluta
Liliane Cristina Rodrigues Augusto
Maria Auxiliadora de Souza Mendes Gomes

O cuidado ao parto, ao nascimento e ao recém-nascido (RN) tem integrado a agenda de prioridades em perspectiva mundial, tendo sido incluído como estratégia central para o alcance dos Objetivos do Milênio (2000) referentes à saúde materna e infantil, assim como dos Objetivos de Desenvolvimento Sustentável – ODS (2015). O compromisso com os ODS ressalta a urgência de que os países reduzam a mortalidade neonatal, principal componente da mortalidade infantil, propondo, para 2030, a meta de menos de 12 mortes por 1.000 nascidos vivos.

Em nosso país, o cuidado neonatal é parte integrante do Sistema Único de Saúde (SUS) (Portaria GM n. 4.279 de 2010), que busca implementar modelos de redes locais as compreendendo como "arranjos organizativos de ações e serviços de saúde, de diferentes densidades tecnológicas, que, integradas por meio de sistemas de apoio técnico, logístico e de gestão, buscam garantir a integralidade do cuidado", garantindo ainda a equidade e o acesso oportuno.

Neste contexto, a organização da assistência perinatal necessariamente deve seguir os preceitos de uma rede hierarquizada e regionalizada, em que, uma vez identificado o risco, toda gestante e todo recém-nascido devem ser atendidos adequadamente dentro da complexidade exigida para sua condição. Essa construção formada a partir da hierarquização permite otimização de recursos dirigidos para necessidades individuais. As redes locais, assim organizadas, possibilitam uma linha de cuidado em que a atenção básica assume a responsabilidade de porta de entrada e organiza o acesso aos níveis de maior complexidade na atenção obstétrica e neonatal num processo de referência e contrarreferência.

A implantação do sistema assim planejado, com oferta de leitos e serviços dimensionada de acordo com as necessidades da população e orientada pelos princípios de efetividade (práticas baseadas em evidências científicas) e da relação efetividade e custo, tem sido responsável por redes de saúde com essa lógica de serviços regionalizados e hierarquizados. Países que conseguiram oferecer às gestantes e aos RN um sistema de serviços preventivos integrados aos curativos de forma hierarquizada têm obtido melhores resultados perinatais, com menores índices de mortalidade perinatal e sobrevida com qualidade de vida.

Em 2018, a Sociedade Brasileira de Pediatria, em seu documento *Nascimento Seguro*, definiu os seguintes componentes integrados de estrutura, processos e resultados, no contínuo do cuidado perinatal:

- Identificação evolutiva do risco gestacional materno-fetal e neonatal.
- Pontos de atenção ambulatorial e hospitalar, de risco habitual e alto risco gestacional e ou feto-neonatal, integrados em rede, para assegurar continuidade e abrangência do cuidado.
- Processos assistenciais organizados em ambiente com estrutura e recursos tecnológicos capazes de responder às demandas clínicas risco-dependentes, das mulheres e RN, nos pontos de atenção ambulatorial e hospitalar.
- Prontuário clínico eletrônico com registro sistematizado da informação relevante e essencial para melhores práticas no período neonatal.
- Sistemas de apoio: diagnóstico, terapêutico e assistência farmacêutica.
- Regulação de leitos obstétricos e neonatais em nível pré-hospitalar para garantia de assistência ao parto e ao nascimento na maternidade de referência da gestante.
- Sistema de transporte em saúde para gestantes e recém-nascidos com acesso regulado.
- Sistema de informação integrado, para comunicação e monitoramento da assistência, em rede.

SEÇÃO I – INTRODUÇÃO

Este capítulo apresenta os principais elementos e atributos que caracterizam a organização do cuidado neonatal, com ênfase na atenção ao recém-nascido de risco, tanto em perspectiva conceitual como em relação ao contexto brasileiro.

Marcos históricos da organização do atendimento perinatal no Brasil

Os marcos históricos da organização do atendimento perinatal coincidem com a própria trajetória do desenvolvimento de cuidados especiais para as crianças na medida em que promover a saúde e reduzir a mortalidade infantil sempre esteve no centro das políticas de saúde pública. No Brasil, esse movimento começa a ganhar força nos anos 1970 até 1990, com o sistema de saúde, suas unidades de atendimento, pesquisadores e profissionais preocupados com a sobrevivência na infância, prevenção de agravos nutricionais e de infecções e a diminuição da morbimortalidade por causas evitáveis que se concentravam no período pós-neonatal. No final da década de 1990 e ao longo das primeiras décadas do século XXI, consolida-se a inversão na distribuição dos óbitos no 1º ano, com o componente neonatal da mortalidade infantil predominando em todas as regiões brasileiras. Nesse cenário, paralelamente à crescente visibilidade dos óbitos neonatais, instala-se também uma preocupação para além da sobrevida, reafirmando-se como metas das políticas públicas a garantia da melhor qualidade no cuidado ao recém-nascido. Ao longo de todo esse período, encontramos as iniciativas voltadas para a atenção materna e neonatal, incluídas com maior ou menor organização e força, em diferentes ações e programas das políticas do Ministério da Saúde, algumas das quais, por sua especificidade, serão elencadas a seguir.

Na década de 1970, o Programa de Saúde Materno-Infantil (PSMI) com ações que incluíam o pré-natal, controle dos partos domiciliares e do puerpério e promoção da saúde da criança, antecedeu o Programa de Atenção à Saúde da Mulher (PAISM) e o Programa de Atenção Integral à Saúde da Criança (PAISC), instituídos em meados da década de 1980. Nesse momento, que coincide com os movimentos da Reforma Sanitária e com as definições constitucionais do SUS, as principais prioridades em termos de morbimortalidade entre menores de 1 ano ainda estavam voltadas para as causas evitáveis ligadas ao componente pós-neonatal da mortalidade infantil. Assim, considerando-se o cenário de deficiências nutricionais ainda muito prevalentes, índices muito baixos de aleitamento materno e elevadas taxas de óbitos por doenças imunopreveníveis, diarreias e infecções respiratórias, as então denominadas "ações básicas do PAISC" estavam concentradas no Acompanhamento do Crescimento e Desenvolvimento, Programa Nacional de Imunização (PNI), Promoção do Aleitamento Materno e no tratamento das infecções respiratórias agudas e diarreias, com a implantação da terapia de reidratação oral (TRO).

Embora a assistência à gestação e ao nascimento estivesse no escopo do PAISM, a definição operacional ainda era incipiente. As ações estavam ligadas mais a procedimentos relativos à assistência pré-natal, ao parto, ao puerpério e ao RN, visando acompanhar os processos fisiológicos, prevenir e atender às intercorrências, com o objetivo de preservar a saúde da mãe e do recém-nascido.

O primeiro documento referente à assistência à saúde perinatal, elaborado pelo Ministério da Saúde, foi apresentado no Programa de Assistência à Saúde Perinatal (PRO-ASP/1991), definida como os "cuidados oferecidos à unidade mãe-feto nos períodos pré-natal, parto, pós-parto, e ao recém-nascido para facilitar a sua adaptação ao meio ambiente e promover seu crescimento e desenvolvimento normais. Engloba ainda os cuidados referentes ao período pré-concepcional, procurando assegurar a fecundação em momento de homeostase". Este documento foi pioneiro na defesa da organização da assistência perinatal de forma hierarquizada e regionalizada, indicando o alojamento conjunto para os recém-nascidos "normais" e "berçários" para aqueles de risco. Esse documento, embora não atrelado a outras iniciativas federais que tivessem desdobramentos operacionais em abrangência nacional, apresentava também diretrizes bastante estratégicas para a organização do cuidado perinatal, como:

- Elaboração e a atualização de normas técnicas da assistência perinatal e a garantia de sua disponibilidade e adequação às realidades epidemiológicas locais.
- Valorização e a capacitação de recursos humanos com enfoque interdisciplinar.
- Melhoria da qualidade da assistência ao parto institucional e domiciliar.
- Redução na incidência de complicações inerentes ao parto, conscientizando a equipe e a população sobre as vantagens do parto normal.
- A melhoria da qualidade da assistência ao RN, promovendo o alojamento conjunto e reservando os berçários para os recém-nascidos de risco.
- Incentivo ao aleitamento materno.
- Orientação para o planejamento familiar e a supervisão e avaliação do atendimento por meio de um sistema de informação perinatal.

A década de 1990 é um período no qual se observa uma importante variação na constituição e organização das redes de cuidado perinatal entre estados e regiões brasileiros. Outro elemento que caracteriza esse período foi a crescente preocupação de gestores, profissionais e pesquisadores com um padrão excessivo de intervenções, sem base em evidências científicas, na atenção ao parto e ao nascimento, das quais o elevado percentual de cesarianas era apenas o elemento mais visível. Assim sendo, a busca e a implementação de estratégias para a redução dos partos cirúrgicos sem indicação clínica passaram a integrar a agenda de prioridades das políticas de saúde no país.

Com relação à atenção ao recém-nascido de baixo peso, a partir de uma prática iniciada na Colômbia com a "posição canguru" e de experiências localizadas no Brasil, como a do Hospital Guilherme Álvaro em Santos/SP e no então Instituto Materno-Infantil de Pernambuco em Recife (IMIP), o Ministério da Saúde (MS), em junho de 1999, por intermédio de sua Área Técnica de Saúde da Criança, inicia a discussão e formulação do que posteriormente foi definida como "Atenção Humanizada ao Recém-Nascido de

Baixo Peso – Método Canguru" (AHRNBR-MC). Ao longo desse período, o MC foi implementado e fortalecido por intermédio de manuais e normas técnicas e de estratégias de descentralização que incluíram a constituição de Centros de Referência Nacionais e Estaduais e a formação de tutores em todos os estados brasileiros.

A partir de 2012, a segunda etapa da AHRNBP-MC foi legitimada no cenário do Cuidado Intermediário Neonatal, uma vez que a Unidade de Cuidado Intermediário Neonatal passou a ter, no Brasil, duas tipologias: a Convencional (UCINCo) e a Canguru (UCINCa). Embora portarias e diretrizes anteriores já tivessem normatizado a concepção da Unidade Canguru para esse momento do cuidado para recém-nascidos elegíveis, a Portaria n. 930/2012 (ainda vigente e definidora dos componentes neonatais) representou um marco significativo tanto no campo conceitual como no campo operacional da atenção ao recém-nascido pré-termo

O Programa de Humanização no Pré-natal e Nascimento (PNHPN), lançado em 2000, foi outro marco no contexto da atenção perinatal, no âmbito do SUS, por proposições mais concretas e de caráter nacional na medida em que definiu, entre outras normativas de custeio, que os hospitais devam dispor de recursos humanos, físicos, materiais e técnicos necessários à adequada assistência ao parto além de assegurar a assistência médica e de enfermagem ao recém-nascido, sem, entretanto, a abordagem operacional das questões ligadas ao recém-nascido de risco.

Em 2004, o Pacto Nacional de Redução da Mortalidade Materna e Neonatal trouxe, para a agenda de prioridades das políticas de saúde do MS, pontos fundamentais da organização do atendimento perinatal como: organização do acesso por meio da integração dos níveis de atenção, garantia da continuidade do cuidado e vinculação da gestante no pré-natal ao serviço que atenderá ao parto, garantia de leitos de unidades de terapia intensiva (UTI), e transferência em situação de risco, criação das centrais de leito e consultas/exames, adequação da oferta de serviços, regionalizando a assistência ao parto, de forma hierarquizada, com ampliação do cadastro de leitos de UTI, neonatal e adultos para as gestantes, implantação de leitos de UTI e semi-intensivo nos hospitais de referência para gravidez de alto risco.

Nos marcos técnico-políticos desse período, temos ainda, em 2005, a publicação da Agenda de Compromissos com a Saúde Integral da Criança e a Redução da Mortalidade Infantil com foco nas diretrizes para que Estados e Municípios trabalhassem para organização de uma rede única e integrada de assistência à criança. As ações ligadas ao cuidado perinatal integravam com destaque esse documento e seu processo de disseminação.

Em 2008, tem início o Programa de Qualificação das Maternidades (PQM) e Redes Perinatais do Nordeste e da Amazônia Legal, organizado e coordenado pela Política Nacional de Humanização (PNH) em conjunto com as então Áreas Técnicas de Saúde da Criança e Aleitamento Materno (ATSCAM) e da Mulher (ATSM), hoje denominadas "Coordenações". Os marcos conceituais e diretrizes da PNH, com ênfase na indissociabilidade da gestão e do cuidado, na perspectiva da clínica ampliada, da gestão colegiada e da importância da ambiência nos espaços de cuidado em

saúde foram fundamentais para o desenho do PQM. Outro ponto importante nessa experiência foi a utilização do dispositivo de apoio às maternidades prioritárias e aos estados incluídos, buscando a revisão das práticas assistenciais e de gestão e a organização das redes locais, com ênfase na atenção ao parto e ao nascimento de risco habitual.

O modelo de atenção à saúde, estruturado em redes temáticas, foi regulamentado pela Portaria MS/GM n. 4.279, de 30 de dezembro de 2010, pautado nos princípios da qualidade: equidade, integração e abrangência do cuidado, efetividade e eficiência. Nesse contexto, em 2011, a Rede Cegonha foi instituída pela Portaria MS/GM n. 1.459, como uma das 5 Redes Prioritárias para as políticas de saúde e definida como uma estratégia em busca de renovação de esforços para implementar uma rede de cuidados com vistas a assegurar às crianças o direito ao nascimento seguro e, às mulheres, o direito ao planejamento reprodutivo e a atenção humanizada à gravidez, ao parto e ao nascimento, ao puerpério e à criança nos dois primeiros anos de vida. Partindo da perspectiva de decisão política em termos da agenda de prioridade do governo federal, a Rede Cegonha, com base na experiência do PQM, definiu objetivos, financiamento e processos de governança para a organização da rede de atenção perinatal na lógica dos territórios de saúde. Para tanto, também se baseou em apoiadores institucionais (maternidades) e aos estados e incentivou a implantação de espaços colegiados no âmbito dos estados e municípios (Grupo Condutor, Fórum Perinatal), integrados por atores-chave dos diferentes componentes do cuidado perinatal – Atenção Básica, Pré-Natal de Risco, Maternidades, Centros de Parto Normal, Regulação e controle social. Esses espaços eram entendidos como instâncias responsáveis pela elaboração, condução e monitoramento dos Planos de Ação Regional (PAR), elaborados a partir de dados populacionais, da oferta de serviços existentes e do cálculo de leitos necessários para a garantia do cuidado adequado à gestação, ao parto e ao nascimento e ao recém-nascido.

A discussão e elaboração da Política Nacional de Atenção Integral à Saúde da Criança (PNAISC), lançada em 2015, incluiu como o primeiro dos sete Eixos Estratégicos definidos na composição da política de Atenção Humanizada e Qualificada à Gestação, ao Parto, ao Nascimento e ao Recém-Nascido. O Eixo 1 da PNAISC se apresenta com o objetivo de melhorar o acesso, a cobertura, a qualidade e a humanização da atenção obstétrica e neonatal, integrando as ações do pré-natal e o acompanhamento da criança na Atenção Básica com aquelas desenvolvidas nas maternidades, conformando-se uma rede articulada de atenção. As ações priorizadas são:

- Prevenção da transmissão vertical do HIV e da sífilis.
- Atenção humanizada e qualificada ao parto e ao recém-nascido no momento do nascimento, com capacitação das parteiras tradicionais e dos profissionais de enfermagem e médicos para prevenção da asfixia neonatal.
- Atenção humanizada ao recém-nascido de baixo peso, com a utilização do MC.
- Qualificação da atenção neonatal na rede de saúde materna, neonatal e infantil, com especial atenção aos recém-nascidos graves ou potencialmente graves, internados

SEÇÃO I – INTRODUÇÃO

em unidade neonatal, com cuidado progressivo entre a UTI Neonatal (UTIN), a unidade de cuidado intermediário neonatal convencional (UCINCo) e a unidade de cuidado intermediário canguru (UCINCa).

- Alta qualificada do recém-nascido da maternidade, com vinculação da dupla mãe-bebê à Atenção Primária, de forma precoce, para continuidade do cuidado.
- Seguimento do recém-nascido de risco após a alta da maternidade, de forma compartilhada, entre a Atenção Especializada e a Atenção Básica.
- Triagens Universais.

Duas novas estratégias do Ministério da Saúde, programadas para o período 2017–2020, foram inseridas no contexto da Rede Cegonha: Aprimoramento e Inovação no Cuidado e Ensino em Obstetrícia e Neonatologia (APICE ON); e Plano de Qualificação do Cuidado Neonatal (QUALINEO). O APICE ON tem como foco os profissionais das áreas de ensino e atenção de cerca de cem hospitais universitários e de ensino situados em todas as regiões brasileiras. Esse foco específico foi definido a partir do entendimento da importância estratégica desses hospitais na formação profissional para o cuidado ao parto e ao nascimento e ao recém-nascido, com ênfase nos temas relacionados ao modelo de atenção obstétrica e ao neonatal nas situações de risco habitual, saúde sexual e reprodutiva e atenção a mulheres em situação de abortamento ou de violência. O QUALINEO definiu como alvo prioritário de suas ações um conjunto em torno 30 maternidades situadas nos 10 estados brasileiros com maiores índices de mortalidade

neonatal. Como ações prioritárias, foram definidas iniciativas de melhoria das práticas clínicas na atenção ao nascimento e nas unidades neonatais e a implementação de um Sistema de Monitoramento de Práticas e Resultados Neonatais. Um aspecto estratégico do QUALINEO foi trabalhar de forma articulada as diferentes iniciativas e ações do MS para a melhoria da atenção neonatal. As duas iniciativas, APICE ON e QUALINEO, embora sob a coordenação do MS, buscaram estreita articulação com as instâncias locais (maternidades), municipais (Secretarias Municipais de Saúde) e estaduais (Secretarias Estaduais de Saúde), considerando o objetivo de constituição e fortalecimento das redes de atenção, princípios centrais da Rede Cegonha.

Esses marcos nas ações e programas do Ministério da Saúde foram acompanhados, ao longo desse período 2017-2020, por normativas com alguma referência, relevância e/ou impacto sobre o cuidado neonatal. Em uma análise documental baseada nas portarias emitidas pelo MS nesse período, realizada por Augusto (2017), foram encontradas desde a Lei Orgânica da Saúde, que institui o SUS (Lei n. 8.080 de 1990), 26 normativas e, mais especificamente, sobre o Cuidado Intensivo Neonatal, quatro Resoluções de Diretoria Colegiada (RDC/Anvisa) até 22 portarias editadas pelo Ministério da Saúde que tratavam da organização do cuidado perinatal, incluindo menção ao cuidado intensivo neonatal ou à instituição da terapia intensiva, também incluindo a neonatal. Entre esses documentos, seis portarias abordam exclusivamente o cuidado intensivo neonatal. As principais portarias são apresentadas no Quadro 1.1.

Quadro 1.1 Portarias Ministeriais – Principais Assistência Neonatal (1990-2018).	
Portaria GM/MS n. 1.016/1993	Estabelece como obrigatório em todo o território nacional o Alojamento Conjunto (atualizada pela Portaria n. 2.068/2016)
Portaria GM/MS n. 1.153/1994	Implanta a Iniciativa Hospital Amigo da Criança (atualizada pela Portaria n. 1.153/2014)
Portaria GM/MS n. 3.432/1998	Estabelece os critérios de categorização para as UTI (tipos I, II e III)
Portaria GM/MS n. 3.477/1998	Define a infraestrutura de funcionamento para unidade de assistência neonatal (equipamentos mínimos e recursos humanos)
Portaria GM/MS n. 1.091/1999	Atribui recursos para unidades neonatais
Portaria MS/SAS n. 72/2000	Inclui o procedimento "Atendimento ao Recém-nascido de Baixo Peso" na tabela de Procedimentos do SIH-SUS
Portaria MS/SAS n. 569/2000	Institui o Programa de Humanização no Pré-natal e Nascimento, no âmbito do SUS
Portaria GM/MS n. 693/2000	Aprova a Norma de Orientação para a Implantação do Método Canguru (atualizada pela Portaria GM/MS n. 1.683/2007)
Portaria MS/GM n. 399/2006	Divulga o Pacto pela Saúde que estabelece metas de redução da mortalidade infantil e materna
Portaria SAS n. 7/2008	Inclui o Atendimento ao RN no Momento do Nascimento como procedimento a ser financiado (cuidado qualificado e presença do pediatra na sala de parto)
Portaria MS/GM n. 1.459/2011	Instituiu, no âmbito do SUS – a Rede Cegonha (atualizada pela Portaria n. 2.351/2011)
Portaria GM/MS n. 930/2012	Define as diretrizes e os objetivos para a organização da atenção integral e humanizada ao RN grave ou potencialmente grave e os critérios de classificação e habilitação de leitos de unidade neonatal no SUS (atualizada pela Portaria GM/MS n. 3.389/2013)
Portaria SAS/MS n. 1.300/2012	São criadas as habilitações de UTI neonatal (UTI Neonatal, UTI II Neonatal e UTI III Neonatal) segundo os parâmetros estabelecidos pela Portaria n. 930/2012, bem como o financiamento dos leitos
Portaria MS/GM n. 1.130/2015	Institui a Política Nacional de Atenção Integral à Saúde da Criança (PNAISC) no âmbito do SUS

UTI: unidade de terapia intensiva; SUS: Sistema Único de Saúde; RN: recém-nascido; MS: Ministério da Saúde; SIH: Sistema de Informações Hospitalares; GM: gabinete do ministro.

Fonte: Desenvolvido pela autoria.

Desafios e perspectivas atuais na organização da assistência neonatal no Brasil

Dimensionamento da necessidade de leitos neonatais

A organização da assistência perinatal no Brasil segue o conceito de diversos níveis de complexidade dos leitos da unidade neonatal. Para a Academia Americana de Pediatria, a classificação dos cuidados neonatais consiste em cuidados básicos (nível I), cuidados especiais (nível II) e cuidados intensivos com subespecialidades (níveis III e IV).

Seguindo essa lógica, em nosso meio, o atendimento neonatal está hoje delineado por três portarias que desenham os caminhos pelos quais o recém-nascido pode percorrer (Figura 1.1), no ambiente hospitalar a saber: seu local de nascimento; alojamento conjunto; e unidade neonatal:

- **Local de nascimento:** a Portaria GM/MS n. 371/2014 institui diretrizes para a organização da atenção integral e humanizada ao RN no SUS e diz que o "atendimento ao recém-nascido consiste na assistência por profissional capacitado, médico (preferencialmente pediatra ou neonatologista) ou profissional de enfermagem (preferencialmente enfermeiro obstetra ou neonatal), desde o período imediatamente anterior ao parto, até que o RN seja encaminhado ao alojamento conjunto com sua mãe, ou à unidade neonatal (Unidade de Terapia Intensiva Neonatal, Unidade de Cuidado Intermediário Neonatal Convencional ou da Unidade de Cuidado Intermediário Neonatal Canguru), ou ainda, no caso de nascimento em quarto de pré-parto, parto e puerpério (PPP), seja mantido junto à sua mãe, sob supervisão da própria equipe profissional responsável pelo PPP". Suas especificidades serão tratadas em capítulo sobre o tema reanimação neonatal.
- **Alojamento conjunto:** a Portaria GM/MS n. 2.068/2016 institui diretrizes para a organização da atenção integral e humanizada à mulher e ao recém-nascido no alojamento conjunto e o define como o local em que a mulher e o recém-nascido sadio, logo após o nascimento, permanecem juntos, em tempo integral, até a alta e possibilita a atenção integral à saúde do binômio mãe-filho por parte dos serviços de saúde. Assim, o alojamento conjunto deverá contar com recursos humanos e físicos, além de equipamentos, materiais e medicamentos para atendimento às mulheres clinicamente estáveis e sem contraindicações para a permanência junto ao seu filho. Os recém-nascidos devem ser clinicamente estáveis, com boa vitalidade, capacidade de sucção e controle térmico, ter peso maior ou igual a 1.800 g e idade gestacional maior ou igual a 34 semanas. Ainda poderão permanecer em alojamento conjunto aqueles recém-nascidos com acometimentos sem gravidade, como: icterícia, necessitando de fototerapia; malformações menores; investigação de infecções congênitas sem acometimento clínico, com ou sem microcefalia; e aqueles em complementação de antibioticoterapia para tratamento de sífilis ou sepse neonatal após estabilização clínica na UTI ou UCI neonatal.
- **Unidade neonatal:** a Portaria GM/MS n. 930/2012 está orientada no sentido de prestar o cuidado integral ao recém-nascido grave ou potencialmente grave, dotado de estruturas assistenciais que tenham condições técnicas adequadas à prestação de assistência especializada, incluindo instalações físicas, equipamentos e recursos humanos. Ela é dividida em UTIN e Unidade de Cuidado Intermediário Neonatal (UCIN), que, por sua vez é tipificada em Unidade de Cuidado Intermediário Neonatal Convencional (UCINCo) e a Unidade de Cuidado Intermediário Neonatal Canguru (UCINCa), de modo a favorecer um trabalho na lógica do cuidado progressivo e possibilitando a adequação entre a capacidade instalada e a condição clínica do RN. Atualmente, as UTIN são constituídas por ambientes terapêuticos de alta complexidade assistencial.

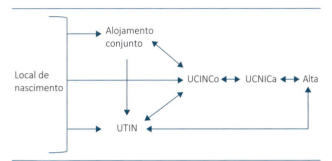

Figura 1.1. Diferentes locais onde o recém-nascido pode permanecer no ambiente hospitalar.
UTIN: unidade de terapia intensiva neonatal; UCIN: unidade de cuidado intermediário neonatal; UCINCo: unidade de cuidado intermediário neonatal convencional; UCINCa: unidade de cuidado intermediário neonatal canguru.
Fonte: Desenvolvida pela autoria.

Uma das maneiras de se obter as necessidades de leitos de terapia intensiva foi apresentada por Swyer (1970) levando em conta as taxas de mortalidade neonatal e o número absoluto de nascidos vivos.

$$\text{leitos UTIN} = \frac{3 \times \text{mortalidade neonatal (\textperthousand)} \times \text{nascidos vivos (milhares)}}{60}$$

Nessa fórmula, o número 3 é uma constante (o número de crianças internadas em UTI é considerado três vezes maior do que o número daquelas que vêm a evoluir para óbito) e 60 a divisão do número de dias do ano pelo número médio de dias de permanência em UTIN. Devemos estar atentos, pois esses números podem variar a depender da região demarcada.

Em estudo realizado pela Sociedade Brasileira de Pediatria, por meio do seu Departamento Científico de Neonatologia, foi sugerido que o quantitativo de leitos de UTI neonatal obedeça à proporção de no mínimo quatro leitos para cada mil nascidos vivos, distribuídos de forma regionalizada e em um sistema hierarquizado de assistência perinatal. Para esse fim, foi utilizada a fórmula descrita a seguir e levado em consideração o total anual de nascidos vivos com idade gestacional maior ou igual a 22 semanas, os agravos/morbidades com indicação de cuidados intensivos neonatais e suas prevalências, a partir das quais é obtido o número absoluto anual de nascidos vivos portadores de cada agravo/morbidade e a média de permanência na UTI neonatal em torno de 17 dias.

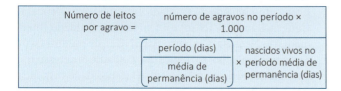

O Ministério da Saúde, em sua Portaria n. 930/2012, prevê a oferta de dois leitos de UTIN, dois leitos de UCINCo e um leito de UCINCa para cada mil nascidos vivos (NV). Esta recomendação estabelece um parâmetro populacional. Essa proporção de leitos de UTIN/UCIN está abaixo do recomendado internacionalmente que é de cinco a seis leitos de UCIN para cada leito UTIN, a depender da taxa de sobrevida local.

O Brasil conta atualmente com 8.565 leitos de unidade neonatal, distribuídos nos três tipos de leitos estabelecidas na Portaria GM/MS n. 930 de 2012. Leitos de UTIN correspondem a mais da metade desse total de leitos (56%), leitos de UCINCo vêm em segundo lugar (37% dos leitos neonatais) e leitos de UCINCa correspondem a apenas 7%.

Analisando a evolução do quantitativo de hospitais que registraram internações em leitos neonatais credenciados ao SUS, nota-se um aumento expressivo entre 2006 e 2011 (30%) e entre 2011 e 2016 bastante menor (9%). Uma possível explicação para este comportamento seria a diminuição dos hospitais de pequeno porte ao longo dos anos e a redistribuição dos tipos de leitos.

Considerando-se uma análise de série histórica construída para o período de 2007 a 2016, cada tipo de leito e as regiões brasileiras, os leitos de UTIN são os que mais se aproximam de uma suficiência, enquanto os leitos de UCINCo ficam na faixa dos 60% da suficiência e os UCINCa ficam entre 30 e 40%.

Temos ainda de considerar que a ocupação das diferentes tipologias de leitos determinadas pela Portaria n. 930 de 2012 nem sempre segue um critério clínico. Por conta de um subfinanciamento de leitos de UCINCo/ca, muitas vezes um recém-nascido de condição clínica compatível com o cuidado intermediário ocupa um leito de terapia intensiva, o que dificulta em muito as análises quanto à suficiência ou à insuficiência de leitos neonatais em nosso país.

Regionalização da atenção neonatal

A inserção dos locais para atenção ao parto e ao nascimento em modelos de serviços hierarquizados e regionalizados em diferentes níveis e capaz de aliar a adequação à complexidade de cada recém-nascido com menor custo, sendo, portanto, ideal para o atendimento neonatal, tem levado a resultados expressivos em termos de queda da mortalidade neonatal, além de concentrar esforços no sentido da prevenção de sequelas remanescentes. Formigli et al. (1996) reforçaram que a organização e a qualificação dos serviços de saúde têm estreita relação com a evitabilidade dos óbitos maternos, neonatais e perinatais, o que torna imperativo um eficiente processo de regionalização e hierarquização que possibilite a ampliação da cobertura dos serviços nas áreas de maior incidência do óbito materno e infantil.

Segundo Sinclair (1993), regionalização seria "um programa cooperativo visando, através do esforço coordenado dos prestadores de serviço de saúde de uma determinada região, intervir no processo reprodutivo, colocando à disposição do recém-nascido o nível de cuidado médico adequado à sua morbidade ou risco de vida".

Um programa de regionalização só pode ser realizado com a criação de serviços de referência com recursos especializados concentrados (UTIN/UCICo/UCINCa), estrategicamente colocados e amplamente disponíveis aos serviços dotados de menos recursos de uma determinada região.

Com relação à gestante, os objetivos principais de um programa de regionalização são: intervir precocemente em eventuais fatores de risco ou intercorrências, reduzindo a morbidade e encaminhar aquelas com doenças mais graves para que sejam tratadas nos centros de maior complexidade. Com isso, deve se reduzir consideravelmente a mortalidade materna.

Com relação ao recém-nascido, devemos ter como meta o nascimento de crianças mais sadias e menos imaturas, reduzindo sua mortalidade; possibilitar o nascimento dos RN mais graves nos centros dotados de melhores recursos; permitir a rápida remoção e em condições seguras, dos RN graves eventualmente nascidos em centros de menor complexidade.

Para que o processo de regionalização ocorra de forma adequada é necessário:
- Definir, analisar e compreender a área atendida contemplada nesse sistema. Esta demarcação servirá para que seja feito o levantamento de todas as maternidades dessa região, apurando-se, então, o número total de partos, incidência de RN de baixo peso e de muito baixo peso e de mortalidade neonatal hospitalar e, principalmente, para se verificar os diferentes níveis de cuidado já existentes ou mesmo planejar ações para a habilitação de novas unidades ou de leitos específicos de cada local. Também é importante observar, além das questões demográficas populacionais, as condições climáticas e a malha viária da região.
- Determinar e pactuar entre gestores, serviços e profissionais as necessidades de leitos e as responsabilidades nos diferentes níveis de cuidado apontados. A necessidade de UTIN varia entre diferentes países e regiões de um mesmo país, pois levam em conta o número de nascidos vivos, a qualidade da assistência pré-natal, a frequência de nascimentos prematuros e de RN de baixo peso e do tempo de permanência dessas crianças sob cuidados intensivos neonatais.

Como já foi dito, inicialmente a regionalização é um sistema cooperativo e não simplesmente a instalação de leitos especializados com a transferência de pacientes de centros menos complexos. É fundamental a colaboração de toda a rede de saúde da região. A regionalização, apesar de ser uma diretriz operacional do SUS desde seu surgimento, tem sido um aspecto desafiador no Brasil. Ao longo dos 30 anos do SUS, inúmeras iniciativas operacionais e de incentivos financeiros têm sido implementadas com o objetivo de formar, organizar e consolidar as redes de atenção. Conforme mencionado anteriormente, a Rede Cegonha vem trabalhando com ênfase importante nesse aspecto e apontando dispositivos e "modos de fazer" para que as etapas de diagnóstico situacional, planos de ação e pactuação integrem os cotidianos de gestores e profissionais de saúde nas Secretarias de Saúde e nos serviços. Embora com avanços e experiências importantes registradas em diferentes localidades brasileiras, as insuficiências e fragmentação persistem.

Uma experiência exitosa foi a relatada pela Divisão de Neonatologia do Hospital da Mulher do Centro de Assistência Integral à Saúde da Mulher (CAISM) da Universidade de Campinas (Unicamp) e executada a partir de 1998. Na época, foi realizado um estudo populacional, localizados e classificados os diferentes prestadores de serviços hospitalares neonatais nas suas diferentes competências (UTIN e UCIN), em um raio de 150 Km ao redor da cidade de Campinas. Nesse momento foram feitas as pactuações com os diferentes gestores e a Divisão Regional de Saúde (DRS) sobre o papel de cada unidade.

Assim, eram encaminhados ao CAISM os casos de maior complexidade nas especialidades médicas de competência. No momento em que o RN se encontra em condição clínica estável e em cuidados intermediários, este era transferido de volta para a sua região de origem em um sistema de contrarreferência, com passagem discussão prévia do caso e relatório médico completo. Nesse fluxo os pais eram informados e era solicitada a autorização da transferência. Cabe dizer que esse modo de funcionar persiste nos dias de hoje frequentes atualização dos desenhos de rede estabelecidos pela Divisão Regional de Saúde da Secretaria de Estado de São Paulo, o que vem permitindo que a unidade neonatal do CAISM mantenha níveis de taxa de ocupação aceitáveis e bons resultados neonatais.

Nessa construção coletiva, temos que destacar a importância atual da Portaria n. 1.020 de 29 de 2013 que institui as diretrizes para a organização da Atenção à Saúde na Gestação de Alto Risco e define os critérios para a implantação e habilitação dos serviços de referência à Atenção à Saúde na Gestação de Alto Risco, incluída a Casa de Gestante, Bebê e Puérpera (CGBP), em conformidade com a Rede Cegonha.

É importante ressaltar que durante a internação do RN na UTIN, estando a mãe nas CGBP, ou mesmo no momento da transferência de RN aos serviços de contrarreferência, ocorre a redução da distância percorrida pelos usuários no deslocamento de familiares ou mesmo do deslocamento dos pais ao hospital e também a redução dos custos com o transporte, contribuindo para maior constância no contato com o RN e para a integração com a equipe, fatores que colaboram para a formação de vínculo e o incentivo ao aleitamento.

Nesse processo, a atuação da equipe multiprofissional, com especial destaque para o Serviço Social, tem o importante papel de interpretar os aspectos sociais e realizar as articulações com instituições e serviços de saúde para legitimar as parcerias pactuadas pelos gestores de saúde, colaborando na sistematização de rotinas e na efetivação de uma assistência mais humanizada.

Estrutura, processos de cuidado e monitoramento na unidade neonatal

Uma primeira perspectiva, que se apresenta simultaneamente como um desafio, é a dificuldade, em termos nacionais, para seguir uma recomendação da Sociedade Brasileira de Pediatria em seu documento Nascimento Seguro, que é o de se "utilizar o termo Unidade Perinatal porque a tipologia e perfil das maternidades devem responder às demandas clínicas da gestante-parturiente-puérpera-RN em um alinhamento de conceito voltado para redução de mortes maternas e neonatais, por causas potencialmente evitáveis". Apesar do destaque e de ações propositivas para a consolidação dessa orientação (cuidado neonatal como um dos elos da cadeia de eventos perinatais) existente nos objetivos do Programa de Assistência Perinatal (1991), na Rede Cegonha (2011) e na Política Nacional de Atenção Integral à Saúde da Criança (PNAISC) (2015), a efetiva disponibilidade da rede atenção perinatal ainda não é uma realidade em termos nacionais.

Em que pese a existência de algumas importantes e significativas experiências locais de redes efetivamente constituídas com continuidade do cuidado, ainda persiste no país uma importante variação no acesso aos serviços e na integração entre os diferentes pontos de atenção que garantiriam uma linha de cuidado integral.

Especificamente em relação à estrutura necessária para o cuidado neonatal, apesar dos marcos legais e diretrizes existentes (portarias, resoluções, normas técnicas) e da expansão no número de leitos ocorrida nas últimas décadas, persistem ainda, no Brasil, importantes insuficiências e diferenças regionais. Estudos, relatórios de redes colaborativas, informações de bases de dados e visitas técnicas de profissionais de unidades de referência e de consultores do Ministério da Saúde a diferentes unidades neonatais em todo o país ainda apontam para processos de incorporação inadequada de tecnologias sem a efetiva capacidade e disponibilidade de equipamentos e insumos inerentes ao cuidado ao recém-nascido de risco. Assim sendo, aspectos como a disponibilidade da nutrição parenteral em tempo oportuno, quando indicada, nem sempre é garantida em alguns serviços. Como um outro exemplo, o acesso ao exame oftalmológico para neonatos com fatores de risco para a retinopatia da prematuridade, assim como o tratamento, quando necessário, também não tem um padrão de alcance homogêneo em todo o país. Ainda em relação à estrutura, o seguimento de recém-nascidos de risco após a alta da maternidade persiste como uma lacuna em nosso meio. Em um estudo realizado por Cruz (2015) com coordenadores de Saúde da Criança de estados e capitais brasileiras, foi encontrado um padrão de desconhecimento, indefinições e insuficiências nos modelos de atenção voltados para esse grupo específico.

A disponibilidade de equipe suficiente e habilitada para o cuidado neonatal seguro e de qualidade, nesse mesmo contexto, tem se apresentado como um desafio com importantes variações regionais e sazonais. Do ponto de vista regional, incluída aqui a perspectiva de unidades situadas no entorno das grandes capitais, encontramos ainda situações de unidades neonatais com alta rotatividade profissional e fragilidade na equipe horizontal, ou seja, responsável pela continuidade e coordenação do cuidado ao longo da semana, no que é comumente denominado "rotina". Nesses cenários, os profissionais estão predominantemente organizados e distribuídos em escalas de trabalho fragmentadas em plantões, com prejuízo para a definição consistente de planos terapêuticos singulares e centrados no RN e sua família. Na dimensão sazonal, as fragilidades com o quantitativo e o modo de organização dos profissionais se acentuam em períodos de "superlotação" que ainda são relatados em maternidades e unidades neonatais brasileiras, com impacto negativo comprovado nos resultados neonatais.

A análise do documento "Nascimento Seguro da SBP" também aponta para um importante fundamento do cuidado obstétrico e neonatal que é o cuidado centrado na família e na segurança da parturiente, puérpera e RN, durante o percurso clínico, em todos os componentes críticos da assistência. O alcance desse objetivo depende fundamentalmente da existência, qualificação e integração da equipe multiprofissional, aspecto central da estrutura necessária ao cuidado neonatal.

Na última década, podemos identificar algumas iniciativas consistentes e conduzidas nacionalmente, visando a qualificação de equipes responsáveis pelo cuidado neonatal. Podemos citar, como exemplo, entre outras, a capacitação para reanimação neonatal, sob responsabilidade da SBP, formação de tutores e profissionais na atenção humanizada ao recém-nascido de baixo peso, capacitações para a promoção do aleitamento materno nas situações de risco neonatal, ações de matriciamento para a melhoria de práticas entre instituições de ensino e pesquisa (em geral unidades neonatais de hospitais universitários) e maternidades estratégicas por sua posição na rede perinatal e por seus indicadores assistenciais. Entretanto, considerando as dimensões continentais no Brasil, o processo de expansão de leitos para o cuidado neonatal, a rotatividade profissional e a descontinuidade de ações e iniciativas de qualificação profissional no âmbito local e regional, a manutenção e intensificação de estratégias com esse objetivo devem estar mantidas na agenda de prioridades da saúde da criança em nosso meio.

Mais recentemente, como já mencionado, a estratégia QUALINEO tem como objetivo central a implantação e a garantia de boas práticas no cuidado neonatal, trabalhando com metodologias ativas, apoio presencial e, pior meio de plataforma virtual, enfatizando a importância da estreita articulação entre profissionais e gestores locais e regionais para a estrutura e os processos adequados.

A disponibilidade e a adesão a diretrizes clínicas (DC), compreendidas como ferramentas que sistematizam a evidência científica relevante para qualidade do cuidado, são estratégias reconhecidas por seu impacto positivo nos resultados neonatais. As DC colaboram para planos terapêuticos adequados às necessidades de cada RN, no uso racional dos leitos de UTIN, UCINCo e UCINCa e na melhoria dos indicadores hospitalares e neonatais. A superação da lacuna entre o conhecimento estabelecido e sistematizado em diretrizes clínicas e a prática dos serviços de saúde é um desafio para a qualidade do cuidado, e diversas estratégias para ampliação de seu uso podem ser identificadas na literatura: distribuição de material educacional; encontros para a capacitação; revisão das práticas; visita de especialistas; e lembretes. Em estudo realizado por Gomes (2012), encontramos uma análise de tais estratégias na perspectiva de 53 chefias (médica e de enfermagem) de UTIN públicas. Os entrevistados relataram a utilização concomitante de várias atividades/estratégias, concordando com posicionamentos da literatura. Cerca de 40% dos chefes consideraram que a distribuição de material escrito incentiva a adesão dos profissionais. A maioria dos gestores relatou que utilizava frequentemente as reuniões para discussão de diretrizes clínicas, sendo esta uma atividade recomendada por mais de 95% deles. No contexto estudado, verificou-se que as estratégias para ampliar a disseminação do conhecimento dependem dos próprios profissionais e serviços, não havendo apoio institucional formal para sua viabilização. Experiências e relatos em várias regiões brasileiras indicam que esse é ainda um ponto que merece especial atenção. Duas ações podem ser citadas como fundamentais nesse contexto do apoio da instituição nos processos de definição, disseminação e adesão às diretrizes clínicas: disponibilidade de tempo na carga horária contratual dos profissionais para participação nas diferentes iniciativas; e apoio em termos de estrutura para o acesso ao conhecimento (participação em sessões clínicas e eventos científicos, material em papel, material em meio digital, plataformas virtuais etc.).

Por fim, mencionar uma característica presente em países que têm melhores resultados neonatais: a valorização e utilização de informações sobre o perfil dos RN atendidos, ou seja, quem estamos atendendo, processos de cuidado (como estamos atendendo) e resultados em termos de morbimortalidade. Na ausência desse monitoramento, as impressões sobre perfil de gravidade ou padrão de práticas e desfechos ficam baseadas em percepções seletivas e sujeitas às limitações da memória. Sistemas de monitoramento do cuidado neonatal com base nos registros hospitalares têm sido utilizados como norteadores dos processos de melhoria, tanto por gestores dos sistemas de saúde quanto pelos serviços e equipes multiprofissionais. Existem também inúmeras redes colaborativas para pesquisa e processos de melhoria, entre as quais temos, no Brasil, a Rede Brasileira de Pesquisas Neonatais (RBPN), integrada por hospitais universitários e de ensino de diferentes regiões brasileiras. Além da RBPN, houve algumas experiências pontuais e limitadas no monitoramento do cuidado neonatal em maternidades selecionadas pelo MS e, atualmente, a estratégia QUALINEO vem trabalhando com o monitoramento de práticas e resultados nas maternidades integrantes. De qualquer forma, em dimensão nacional e diante dos esforços para a redução da mortalidade neonatal e infantil, há que se investir na implantação, confiabilidade e abrangência de um sistema de monitoramento do cuidado neonatal.

Considerando as perspectivas e desafios aqui apresentados, entende-se a importância de articulação entre gestores (das instâncias do SUS e dos serviços), profissionais e pesquisadores para que os princípios que norteiam a organização do cuidado neonatal de qualidade estejam, de fato, na base concreta para a rede de atenção perinatal. Embora partindo de diferentes formações e pontos de inserção (gestão, clínica, formação e produção de conhecimento), o aporte conceitual e a conjunção de olhares, saberes e experiências é fundamental para que diretrizes e marcos legais se traduzam em benefícios concretos para a saúde do RN e de sua família. Nesse entendimento, o papel das instâncias estadual e municipal é imprescindível para o planejamento e execução das soluções nos diferentes territórios, em um amplo leque de requisitos – da estrutura física aos modelos de contratação e gestão das equipes, passando pela garantia das boas práticas à beira do leito. A formação e consolidação de equipes técnicas nos estados e municípios, vinculadas à gestão da linha de cuidado perinatal e com competências e inserção nas políticas e modelos de cuidado para mulheres e crianças é uma tarefa importante para que esse papel seja efetivo.

Considerações finais

- O sistema de organização do cuidado perinatal de forma regionalizada e hierarquizada é a melhor maneira de assegurar que cada gestante/recém-nascido seja atendido segundo a suas necessidades e competências. Além disso, otimiza os custos operacionais considerando-se área física, recursos humanos e materiais/equipamentos.
- Essa organização facilita o processo de descentralização proposto pelo SUS e define diferentes responsabilidades nos âmbitos municipal, estadual e federal.
- Ao garantir a assistência neonatal de qualidade e a sua continuidade mediante articulação com Unidades Básicas de Saúde e serviços especializados para recém-nascidos de risco, estamos oferecendo à criança a oportunidade de que ela desenvolva todo o seu potencial de crescimento e desenvolvimento, valorizando a humanização e qualidade de vida.
- A garantia de estrutura adequada, os processos de atenção baseados nas boas práticas e o cuidado centrado no recém-nascido e na sua família promovem melhores resultados e o uso racional dos leitos
- A regionalização, hierarquização, garantia da linha de cuidado perinatal, estrutura adequada e a implementação de boas práticas dependem da atuação conjunta e articulada da equipe multiprofissional das maternidades e unidades neonatais, gestores e pesquisadores desse campo. Para que isso ocorra, as equipes técnicas das secretarias de estado e dos municípios têm papel fundamental.

LEITURAS COMPLEMENTARES

Augusto LCRA. Implantação do cuidado intensivo neonatal: análise da oferta de leitos no SUS [dissertação de mestrado]. Rio de Janeiro: Instituto Nacional de Saúde da Mulher, da Criança e do Adolescente Fernandes Figueira/Fundação Oswaldo Cruz; 2017.

Brasil. Presidência da República. Lei n. 8.069, de 13 de julho de 1990: Dispõe sobre o Estatuto da Criança e do Adolescente e dá outras providências. [Acesso 2019 jan 15]. Disponível em: http://www.planalto.gov.br/ccivil_03/LEIS/L8069.htm.

Cruz AP. Seguimento especializado de recém-nascidos egressos de unidade neonatal no Sistema de Saúde Brasileiro: desafios e perspectivas [dissertação]. Rio de Janeiro: Instituto Nacional de Saúde da Mulher, da Criança e do Adolescente Fernandes Figueira; 2015.

Facchini FP, Marba STM, Salcedo EAC. Regionalização da assistência neonatal. In: Marba STM, Mezzacappa Filho F (orgs.). Manual de Neonatologia Unicamp. Rio de Janeiro: Editora Revinter; 2009. p.3-8.

Formigli VLA et al. Avaliação da atenção à saúde através da investigação de óbitos infantis. Caderno de Saúde Pública. 1996;12(Supl.2):33-41.

Gomes MAM. Organização da assistência perinatal no Brasil. In: Moreira MEL, Lopes JMA, Carvalho M (orgs.). O recém-nascido de alto risco: teoria e prática do cuidar. Rio de Janeiro: Editora Fiocruz; 2004. p.20-48. [Acesso 2019 jan 15]. Disponível em: http://books.scielo.org/id/wcgvd/pdf/moreira-9788575412374-02.pdf.

Gomes MASM, Wuillanume SM, Magluta C. Conhecimento e prática em UTI neonatais brasileiras: a perspectiva de seus gestores sobre a implementação de diretrizes clínicas. Physis [online]. 2012;22(2):527-43. Disponível em: http://dx.doi.org/10.1590/S0103-73312012000200007.

Lamy Filho F. Carga de trabalho e falhas inespecíficas de processo nos cuidados intensivos neonatais [tese de doutorado em Saúde da Mulher e da Criança]. Rio de Janeiro: Instituto Fernandes Figueira/Fundação Oswaldo Cruz; 2001.

Salcedo EAC, Marba STM. Programa de regionalização na assistência neonatal uma visão do serviço social na atenção à saúde. Serviço Social & Saúde. 2005;4(4):121-33.

Segre CAM, Santoro Jr. M, Rugolo LMSS. Regionalização da assistência e recomendações do Departamento de Neonatologia da SPSP. In: Rugolo LMSS (org.). Manual de Neonatologia da Sociedade de Pediatria de São Paulo – Departamento de Neonatologia. Rio de Janeiro: Editora Revinter; 2000. p.3-5.

Segre CAM. Organização da Assistência Perinatal. In: Procianoy RS, Leone CR (orgs.). Sociedade Brasileira de Pediatria. PRORN Programa de Atualização em Neonatologia: Ciclo 5. Sistema de Educação Continuada à Distância. Porto Alegre: Artmed Panamericana; 2008;3:31-62.

Sinclair JC. Management of the thermal environment. In: Sinclair JC (ed.). Effective care of the newborn infant. New York: Oxford University Press; 1993. p.40-56.

Sociedade Brasileira de Pediatria. Departamento de Neonatologia. Relação do número de leitos de UTI neonatal por 1.000 nascidos vivos; 2012. [Acesso 2019 jan 15]. Disponível em: http://www.sbp.com.br/fileadmin/user_upload/2015/02/numero_leitos_uti.pdf.

Sociedade Brasileira de Pediatria. Departamento de Neonatologia. O nascimento seguro. [Acesso 2019 jan 28]. Disponível em: http://www.sbp.com.br/fileadmin/user_upload/Neonatologia_-_20880b-DC_-_Nascimento_seguro__003_.pdf.

Swyer PR. The regional organization of special care for the neonate. Pediat. Clin. North Am. 1970;17(4):761-76.

Epidemiologia no Período Neonatal

Vera Lúcia Jornada Krebs

Introdução

Apesar dos avanços técnico-científicos observados nos últimos 30 anos na medicina, a diminuição da morbidade e mortalidade infantil representa um dos maiores desafios na atenção à saúde, especialmente nos países em desenvolvimento.

Para o planejamento, gestão e avaliação de políticas e ações de saúde voltadas para a atenção pré-natal, parto e proteção da saúde infantil, utilizam-se os indicadores de saúde. Apresentaremos a seguir a definição de indicadores importantes no estudo da morbidade e da mortalidade infantil e seus componentes.

Conceitos epidemiológicos importantes em Neonatologia

Nascimento vivo

Expulsão ou extração completa do corpo da mãe, independentemente da duração da gravidez, de um produto de concepção que, depois da separação, respire ou apresente qualquer outro sinal de vida, como batimentos cardíacos, pulsações do cordão umbilical ou movimentos efetivos dos músculos de contração voluntária, estando ou não cortado o cordão umbilical e estando ou não desprendida a placenta.

Óbito fetal

Morte de um produto da concepção, antes da sua expulsão ou da sua extração completa do corpo da mãe, independentemente da duração da gravidez; indica o óbito o fato de o feto, depois da separação, não respirar nem apresentar nenhum outro sinal de vida, como batimentos do coração, pulsações do cordão umbilical ou movimentos efetivos dos músculos de contração voluntária.

Idade gestacional

Duração da gestação medida a partir do 1º dia do último período menstrual normal. É expressa em dias ou semanas completas (p. ex., o período de 280 a 286 dias após o início do último período menstrual normal corresponde a 40 semanas de gestação).

Peso ao nascer

Primeira medida de peso do feto ou do recém-nascido obtida após o nascimento. Para nascidos vivos, o peso ao nascer deve ser medido de preferência na 1ª hora de vida, antes que ocorra perda de peso pós-natal significativa.

Coeficiente de mortalidade infantil

Número de óbitos de menores de 1 ano de idade, por mil nascidos vivos, na população residente em determinado espaço geográfico, no ano considerado.

$$CMN = \frac{\text{N. de óbitos de crianças} < 1 \text{ ano}}{\text{N. de nascidos vivos}} \times 1.000$$

Esse indicador avalia o risco de morte de nascidos vivos durante o 1º ano de vida e reflete a qualidade e o acesso aos serviços de saúde pela população. Em sua composição participam três componentes referentes a subgrupos de idade:

Coeficiente de mortalidade neonatal

Número de óbitos de 0 a 27 dias de vida completos, por mil nascidos vivos, na população residente em determinado espaço geográfico, no ano considerado.

$$CMN = \frac{\text{N. de óbitos de crianças de 0 a 27dias}}{\text{N. de nascidos vivos}} \times 1.000$$

Estima o risco de morte entre 0 e 27 dias de vida e sub-divide-se em dois componentes – mortalidade neonatal precoce e mortalidade neonatal tardia –, conforme a idade do recém-nascido.

Coeficiente de mortalidade neonatal precoce

Número de óbitos na idade de 0 a 6 dias de vida completos, por mil nascidos vivos, na população residente em determinado espaço geográfico, no ano considerado.

$$CMNP = \frac{\text{N. de óbitos de crianças de 0 a 6 dias}}{\text{N. de nascidos vivos}} \times 1.000$$

Reflete as condições socioeconômicas e de saúde materna, a assistência pré-natal e no parto e os cuidados ao recém-nascido. Relaciona-se também a fatores de risco biológico representados por condições mórbidas preexistentes na vida intrauterina (p. ex., malformações congênitas, infecção, restrição de crescimento fetal).

Coeficiente de mortalidade neonatal tardia

Número de óbitos de 7 a 27 dias de vida completos, por mil nascidos vivos, na população residente em determinado espaço geográfico, no ano considerado.

$$CMNT = \frac{\text{N. de óbitos de crianças de 7 a 27 dias}}{\text{N. de nascidos vivos}} \times 1.000$$

Traduz, de maneira geral, as condições socioeconômicas e de saúde da mãe, bem como a inadequada assistência pré--natal, ao parto e ao recém-nascido. Além dos fatores já mencionados na mortalidade neonatal precoce, outros agravos de aparecimento mais tardio, como infecções e fatores de risco sociais, desempenham um papel importante neste indicador.

Coeficiente de mortalidade pós-neonatal

Número de óbitos de 28 a 364 dias de vida completos, por mil nascidos vivos, na população residente em determinado espaço geográfico, no ano considerado. Reflete o de-senvolvimento socioeconômico, a infraestrutura ambiental, o acesso e a qualidade de recursos disponíveis para atenção à saúde materno-infantil.

$$CMPN = \frac{\text{N. de óbitos de crianças de 28 a 364 dias}}{\text{N. de nascidos vivos}} \times 1.000$$

Período perinatal

Período que começa em 22 semanas completas de gestação (154 dias), época em que o peso fetal é normalmente de 500 g, e estende-se até 6 dias completos de vida (período neonatal precoce).

Coeficiente de mortalidade perinatal

Número de óbitos ocorridos no período perinatal por mil nascimentos totais (nascidos vivos e óbitos fetais) na população residente em determinado espaço geográfico, no ano considerado.

$$CMP = \frac{\text{N. de óbitos fetais a partir de 22 semanas +}\ \text{N. de óbitos neonatais até 6 dias de vida}}{\text{N. de nascidos vivos e natimortos}} \times 1.000$$

Este indicador relaciona-se a fatores vinculados à gestação e ao parto, como doenças maternas (p. ex., hipertensão, diabetes, corioamnionite), ao peso de nascimento, ao acesso a serviços de saúde e à qualidade da assistência pré-natal, ao parto e ao recém-nascido.

Morte materna

Morte de uma mulher durante a gestação ou até 42 dias após o término da gestação, independentemente da duração ou localização da gravidez, decorrente de qualquer causa relacionada com a gravidez ou agravada por esta ou por medidas em relação a ela. Não é considerada morte materna aquela provocada por causas acidentais ou incidentais.

Razão de mortalidade materna

Número de óbitos maternos, por 100 mil nascidos vivos, de mães residentes em determinado espaço geográfico, no ano considerado. Estima a frequência de óbitos maternos ocorridos até 42 dias após o término da gravidez, atribuídos a causas ligadas à gravidez, ao parto e ao puerpério, em relação ao número total de nascidos vivos, utilizado como uma aproximação do número total de mulheres grávidas. Este indicador avalia a qualidade da atenção à saúde da

$$RMM = \frac{\text{N. de óbitos de mulheres residentes por causas e}\ \text{condições consideradas de morte materna}}{\text{N. de nascidos vivos de mães residentes}} \times 100.000$$

mulher, ao planejamento familiar e à assistência pré-natal, ao parto e ao puerpério.

Morte materna tardia

Morte de uma mulher por causas obstétricas diretas (complicações obstétricas) ou indiretas (doenças já existentes ou que se desenvolveram na gestação) entre 43 dias e menos de 1 ano após o término da gravidez.

Classificação do recém-nascido

O peso ao nascer e a duração da gestação são indicadores importantes de saúde na população. O tempo de gestação humana normal é de 37 a 41 semanas completas, entre 259 e 293 dias. Conforme a idade gestacional e o peso de nascimento, o recém-nascido é classificado em diferentes categorias (Tabelas 2.1 e 2.2), que se comportam de forma distinta com relação a complicações e mortalidade. Em razão da taxa elevada de cesarianas e da maior morbidade nos extremos da idade gestacional entre 37 e 42 semanas, o Colégio Americano de Obstetras e Ginecologistas recomendou recentemente a classificação deste grupo de recém-nascidos em quatro subgrupos: termo precoce; termo completo; termo tardio; e pós-termo.

Tabela 2.1. Classificação do recém-nascido conforme o peso ao nascer.

Peso ao nascer	Classificação
Inferior a 2.500 g (até 2.499 g)	Recém-nascido de baixo peso
Inferior a 1.500 g (até 1.499 g)	Recém-nascido de muito baixo peso
Inferior a 1.000 g (até 999 g)	Recém-nascido de extremo baixo peso
Maior ou igual a 4.000 g	Recém-nascido macrossômico

Fonte: Modificada de Narvey e Mac Donald, 2015.

Tabela 2.2. Classificação do recém-nascido conforme a idade gestacional.

Idade gestacional	Classificação do recém-nascido
Entre 37 e 41 semanas	A termo
Entre 37 e 38 semanas	A termo precoce
Entre 39 e 40 semanas	A termo completo
Entre 41 a 41 semanas	A termo tardio
Igual ou superior a 42 semanas	Pós-termo
Inferior a 37 semanas	Pré-termo
Entre 34 e 36 semanas	Pré-termo tardio
Entre 31 e 33 semanas	Pré-termo moderado
Entre 28 e 30 semanas	Muito pré-termo
Inferior a 28 semanas	Pré-termo extremo

Fonte: Modificada de Definition of term pregnancy. Committee Opinion n. 579. American College of Obstetricians and Gynecologists, 2013.

Para estimar se o recém-nascido está com crescimento normal, isto é, dentro da média para a sua idade gestacional, são utilizadas as curvas de crescimento fetal. Existem várias curvas construídas com dados antropométricos de diferentes populações de recém-nascidos e abrangendo gestacionais distintas. Os valores antropométricos correspondentes à normalidade situam-se entre os percentis 10 e 90, sendo o recém-nascido classificado em três categorias, conforme a localização na curva (Tabela 2.3). A variação antropométrica entre os grupos populacionais e a possibilidade de inexatidão na determinação da idade gestacional constituem limitações para o uso destas curvas, apesar de sua importância. Recentemente, para avaliar o crescimento do feto e do recém-nascido a partir da idade gestacional de 27 semanas, foi produzida a curva-padrão internacional de crescimento pós-natal *Intergrowth*, com medidas de crianças de oito países, incluindo o Brasil. Nesta curva são apresentados os percentis 3, 10, 50, 90 e 97 de acordo com a idade gestacional. Seu uso complementa a utilização das curvas de crescimento pós-natal recomendadas pela Organização Mundial da Saúde (OMS).

Tabela 2.3. Classificação do recém-nascido conforme o percentil na curva de crescimento.

Percentil na curva	Classificação do recém-nascido
Inferior ao percentil 10	Pequeno para a idade gestacional (PIG)
Entre os percentis 10 e 90	Adequado para idade gestacional (AIG)
Superior ao percentil 90	Grande para idade gestacional (GIG)

Fonte: Modificada de Aschner et al., 2015.

Mortalidade neonatal

A diminuição da mortalidade infantil foi uma das "Metas do Milênio", definidas no ano 2000, por 195 países das Nações Unidas. Em 1990, os óbitos neonatais correspondiam a 37% da mortalidade em crianças menores de 5 anos em todo o mundo, gerada principalmente por causas preveníveis, como prematuridade, asfixia e infecções. A avaliação por meio de indicadores pactuados entre os países mostrou redução de 40% da mortalidade neonatal de 1990 até 2013. O coeficiente de mortalidade neonatal global diminuiu de 33 óbitos por mil nascidos vivos, em 1990, para 20 óbitos por mil nascidos vivos, em 2013. Porém, na maioria das regiões do mundo, houve aumento da proporção de óbitos neonatais na população de crianças com idade inferior a 5 anos, passando de 37%, em 1990, para 44%, em 2013, correspondendo a 2,9 milhões de óbitos.

No Brasil, embora a meta de reduzir a mortalidade infantil em dois terços até o ano de 2013 tenha sido atingida, a mortalidade neonatal não mostrou diminuição expressiva, sobretudo no seu componente precoce, de 0 a 6 dias de vida. A porcentagem de óbitos neonatais precoces na mortalidade infantil aumentou progressivamente de 1980 a 2013 (Gráfico 2.1). Dados de 2013 mostram que a mortalidade infantil foi de 14,5 óbitos por mil nascidos vivos e a mortalidade neonatal foi de 10,1 óbitos por mil nascidos vivos, evidenciando a importância do óbito neonatal na mortalidade infantil.

A prematuridade e o baixo peso ao nascer destacam-se como causas indiretas importantes de mortalidade neonatal em todos os países. Foram notificadas um milhão de mortes neonatais de prematuros no mundo em 2013. Entre todas as mortes neonatais, o peso de nascimento inferior a

SEÇÃO I – INTRODUÇÃO

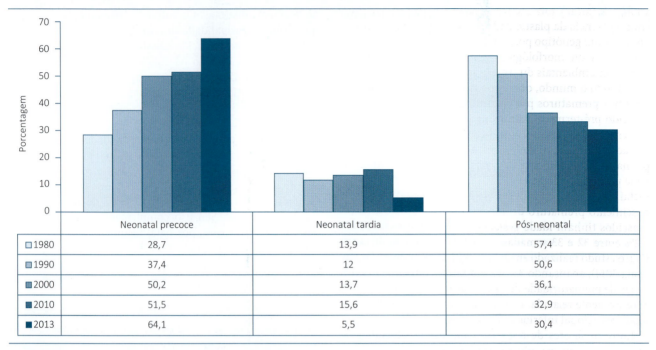

Gráfico 2.1. Mortalidade infantil no Brasil: distribuição percentual dos óbitos de 1980 a 2013 segundo grupos de idade.
Fonte: Modificado de Brasil. Ministério da Saúde. Resumo executivo Saúde Brasil 2014: Uma análise da situação de saúde e das causas externas, 2015.

2.500 g contribuiu para 60 a 80% dos óbitos. A taxa de natimortos também é elevada, com mais de 2,6 milhões de natimortos por ano no mundo, sendo 45% durante o nascimento e correspondendo a mais de 15 mil natimortos por dia, ou 10 óbitos a cada minuto. Entre as principais causas de mortalidade fetal estão: complicações intraparto; infecções maternas na gestação; doenças maternas, principalmente hipertensão arterial e diabetes; restrição de crescimento intrauterino; e malformações congênitas. Cerca da metade dos óbitos fetais ocorre durante o parto e está associada à falta de cuidados qualificados para as gestantes.

No Brasil, as principais causas de morte neonatal são prematuridade, malformações congênitas, infecção, fatores maternos e asfixia ou hipóxia perinatal, e a maioria destes óbitos ocorre nas primeiras 24 horas de vida. Com relação aos componentes da mortalidade, dados de 2013 mostram que as principais causas de óbito neonatal precoce foram prematuridade, fatores perinatais e maternos, malformações congênitas e asfixia ou hipóxia, com destaque para a prematuridade, presente em 75% dos casos. As infecções perinatais foram a principal causa básica de morte neonatal tardia, em 26,8% dos casos.

Observa-se em nosso país que, embora partos ocorram principalmente em hospital, os resultados são insatisfatórios em comparação a outros países com menor mortalidade neonatal e infantil, configurando o chamado "paradoxo perinatal brasileiro". Entre as possíveis causas desta condição, citam-se a intensa medicalização do parto e do nascimento, as taxas elevadas de morbimortalidade materna e perinatal e as taxas elevadas de cesarianas, que correspondem a mais de 50% dos partos.

As malformações congênitas representam atualmente uma das principais causas de mortalidade infantil no Brasil, passando de 11,4% das causas de óbito infantil, em 2000, para 20,7%, em 2013. Além de sua frequência elevada na população, constituem um grupo de causas de morte difícil de prevenir. Desde o ano 2000, foi incluído o campo 34 na declaração de recém-nascido vivo, emitida pelas maternidades para o registro civil da criança. O preenchimento correto deste campo é fundamental para a notificação sistemática de anomalias congênitas detectadas no feto e no recém-nascido.

Principais morbidades neonatais

O baixo peso ao nascer está fortemente associado à mortalidade fetal, neonatal e pós-neonatal; à morbidade neonatal e infantil; e ao aparecimento de sequelas em longo prazo. A prevalência global de baixo peso ao nascer é de 15,5%, havendo cerca de 20 milhões de nascimentos destes neonatos por ano, principalmente nos países em desenvolvimento. No Brasil, 38% dos óbitos de crianças menores de 1 ano são de recém-nascidos de muito baixo peso. O baixo peso ao nascer está relacionado à duração da gestação e à velocidade de crescimento fetal, podendo ocorrer na prematuridade e/ou no recém-nascido pequeno para a idade gestacional. Nesta última categoria estão incluídos os recém-nascidos com crescimento intrauterino restrito. Estudos epidemiológicos evidenciaram que a restrição de crescimento intrauterino está associada ao aparecimento de doenças na idade adulta: doença cardiovascular; hipertensão; diabetes tipo 2; anormalidades no perfil lipídico; obesidade. Este fenômeno é chamado "programação fetal", ou seja, sob condições ambientais desfavoráveis na vida intrauterina, com desnutrição fetal prolongada, o feto sobrevive às custas de efeitos adversos no organismo, que se manifestam mais tardiamente. Os mecanismos que concorrem para este processo ainda não foram totalmente esclarecidos. É provável que, em decorrência da plasticidade do organismo em desenvolvimento, um genótipo possa dar origem a diferentes estados fisiológicos ou morfológicos como resposta a diferentes condições ambientais durante o desenvolvimento.

Em todo o mundo, ocorrem cerca de 15 milhões de nascimentos prematuros por ano, ou seja, mais de um recém-nascido pré-termo a cada 10 nascimentos, observando-se que esta proporção está aumentando. Esta tendência é observada no Brasil, onde houve aumento da prevalência de prematuridade, principal causa de morte no 1º ano de vida. Uma pesquisa realizada em 266 hospitais (Leal et al., 2016), incluindo 24.061 nascidos vivos, mostrou prevalência de nascimento prematuro de 11,5%. Destes, 1,8% dos recém-nascidos tinham idade gestacional inferior a 32 semanas; 1,2% entre 32 e 33 semanas; e 8,5% entre 34 e 36 semanas. Outro estudo realizado em 20 hospitais de referência (Passini et al., 2014), analisando 33.740 nascimentos, mostrou prevalência de prematuridade de 12,3%, levemente superior à taxa anteriormente relatada. Houve 7,4% de recém-nascidos com idade gestacional inferior a 28 semanas.

Entre os fatores de risco para parto prematuro, destacam-se: gestação na adolescência; baixa escolaridade materna; cuidado pré-natal inadequado; nascimento anterior de pré-termo; gestação múltipla; placenta prévia; infecção materna; malformação fetal; baixo índice de massa corpórea materna; ganho de peso insuficiente durante a gestação; e sangramento vaginal.

Paralelamente ao aumento da prevalência de prematuridade, avanços importantes na assistência terciária neonatal nas últimas décadas possibilitaram a maior sobrevida de recém-nascidos pré-termo de muito baixo peso. Entre eles, destacam-se o maior conhecimento da fisiologia neonatal, a regionalização da assistência perinatal e de recém-nascidos de risco, o uso de medicamentos como corticosteroide antenatal, surfactante pulmonar, indometacina, ibuprofeno, metilxantinas, o aperfeiçoamento nas modalidades de assistência ventilatória e os progressos na área de nutrição.

A prematuridade está diretamente relacionada a maior risco de complicações e sequelas. Podem ocorrer morbidades relacionadas à imaturidade orgânica, às dificuldades de nutrição, à contaminação no ambiente hospitalar e ao estresse causado por procedimentos invasivos, como coleta de exames com dor e manipulação e pelo ambiente da UCIN, com excesso de luzes e ruídos.

O risco de morbidades está relacionado à imaturidade orgânica, ou seja, depende do grau de prematuridade. As complicações mais frequentemente observadas são: distúrbios respiratórios; disfunção cardiovascular; persistência de canal arterial; icterícia; sepse bacteriana; sepse fúngica; hemorragia intracraniana; leucomalácia periventricular; enterocolite necrosante; desnutrição; anemia; distúrbios metabólicos; retinopatia da prematuridade; displasia broncopulmonar; e doença metabólica óssea.

Na evolução em longo prazo, as sequelas neurológicas e o atraso de desenvolvimento ocorrem em cerca de 7% de todos os sobreviventes nascidos pré-termo. Considerando-se a idade gestacional, 52% daqueles com menos de 28 semanas de gestação que sobrevivem apresentam algum grau de atraso de desenvolvimento neuropsicomotor, 24% daqueles nascidos entre 28 e 31 semanas de gestação e 5% daqueles com idade gestacional de 32 a 36 semanas. Entre os recém-nascidos pré-termo extremo, 25% apresentam sequelas sensoriais, com comprometimento visual como cegueira ou miopia relacionadas à retinopatia da prematuridade, ou aumento da taxa de hipermetropia e miopia. A frequência de deficiência auditiva neste grupo de crianças é de 5 a 10%. Doença pulmonar crônica de gravidade variável acomete 40% desses, podendo surgir também doenças cardiovasculares, hipertensão, diminuição da função pulmonar, asma, falha de crescimento e obesidade na adolescência.

Conforme a idade gestacional e a qualidade dos cuidados recebidos, os recém-nascidos pré-termo poderão apresentar alterações de desenvolvimento neurológico em grau leve, moderado ou grave. O grau leve inclui problemas específicos de aprendizado ou dislexia. No atraso moderado e grave, a criança poderá apresentar comprometimento cognitivo, atraso motor e paralisia cerebral.

A prematuridade está relacionada também ao aparecimento de alterações psiquiátricas na infância e distúrbios de comportamento, como déficit de atenção, comportamento hiperativo, ansiedade e depressão.

Os efeitos familiares e na sociedade refletem o impacto emocional do nascimento prematuro sobre a dinâmica familiar, os custos no sistema de saúde e o efeito intergerações, isto é, o maior risco de nascimento de outro filho pré-termo. Estes eventos variam conforme a presença de fatores predisponentes e as condições socioeconômicas da família.

Prevenção da morbimortalidade neonatal

Como 75% dos óbitos neonatais ocorrem na 1ª semana de vida, ações para prevenir as causas de óbitos precoces, como asfixia, prematuridade, infecções e malformações congênitas, devem ser implementadas e monitorizadas. Constituem estratégias relevantes a melhoria dos cuidados da mãe e do recém-nascido, da qualidade da assistência ao parto e do cuidado pós-natal precoce e o aleitamento materno exclusivo até os 6 meses de idade.

Com relação às malformações, as ações de prevenção são difíceis em virtude da complexidade dos fatores envolvidos. São sugeridas a imunização da população contra infecções causadoras de malformações congênitas, com coberturas vacinais nos níveis preconizados pelo Ministério da Saúde e pela OMS, a assistência pré-natal capacitada para identificar doenças maternas e outros fatores de risco teratógenos, com disponibilidade de exames no Sistema Único de Saúde, a estruturação da rede pública para detecção e aconselhamento genético clínico e o acompanhamento domiciliar da criança.

Entre as perspectivas futuras, a OMS criou, em 2014, o grupo "Every Newborn Study Group", com o objetivo de eliminar os óbitos neonatais preveníveis e natimortos no mundo até o ano de 2035 e estabelecer padrões avançados na qualidade de cuidado neonatal, notificação de nascimentos e óbitos e acompanhamento de resultados. Foi estabelecida a meta de reduzir a taxa de mortalidade neonatal global de 21 óbitos neonatais por mil nascidos vivos para 10 óbitos neonatais por mil nascidos vivos até o ano de 2035.

LEITURAS COMPLEMENTARES

Aschner JL, Patrick SW, Stark AR, Lee SK. The Scope and Organization of Neonatology: North American and Global Comparisons. In: Mac Donald MG; Seshia MMK (eds.). Avery's Neonatology – Pathophysiology and Management of the Newborn.7th ed., 2015, p.1-19.

Brasil. Resumo executivo Saúde Brasil 2014: Uma análise da situação de saúde e das causas externas/Ministério da Saúde, Secretaria de Vigilância em Saúde, Departamento de Vigilância de Doenças e Agravos Não Transmissíveis e Promoção da Saúde. Brasília: Ministério da Saúde; 2015.

Brown L. Endocrine regulation of fetal skeletal muscle growth: Impact on future metabolic health. J Endocrinol. 2014;221(2):R13-R29.

Cousens S, Blencowe H, Stanton C, Chou D, Ahmed S, Steinhardt L et al. National, regional and worldwide estimates of stillbirth rates in 2009 with trends since 1995: A systematic analysis. The Lancet. 2011;377:1319-30.

Definições. http://www.datasus.gov.br/cid10/V2008/WebHelp/definicoes.htm

Definition of term pregnancy. Committee Opinion n. 579. American College of Obstetricians and Gynecologists. Obstet Gynecol. 2013;122:1139-40.

Gomes MR, da Costa JS. Mortalidade infantil e as malformações congênitas no Município de Pelotas, Estado do Rio Grande do Sul. Brasil: estudo ecológico no período 1996-2008. Epidemiol Serv Saúde. 2012; 21(1):119-28.

Intergrowth. Disponível em: https://intergrowth21.tghn.org/articles/new-intergrowth-21st-international-postnatal-gro-wth-standards-charts-available/.

Lansky S, Friche AA, da Silva AA, Campos D, Bittencourt SDA, de Carvalho ML, de Frias PG, Cavalcante RS, da Cunha AJ. Birth in Brazil survey: Neonatal mortality, pregnancy and childbirth quality of care. Cad Saúde Pública. 2014;30(Suppl.1):S192-S207.

Leal MD, Esteves-Pereira AP, Nakamura-Pereira M, Torres JA, Theme-Filha M, Domingues RM et al. Prevalence and risk factors related to preterm birth in Brazil. Reprod Health. 2016;13(Suppl 3):127.

March of Dimes, PMNCH, Save the Children, WHO. Born too soon: The global action report on preterm birth. In: Howson CP, Kinney MV, Lawn JE (eds.). Geneva, Switzerland: World Health Organization; 2012.

Mason E, McDougall L, Lawn JE, Gupta A, Claeson M, Pillay Y, Presern C, Lukong MB, Mann G, Wijnroks M, Azad K, Taylor K, Beattie A, Bhutta ZA, Chopra M. Lancet Every Newborn Study Group; Every Newborn Steering Committee. From evidence to action to deliver a healthy start for the next generation. The Lancet. 2014(2);384 (9941):455-67.

Narvey MR, Mac Donald MG. Physical Assessment and Classification. In: Mac Donald MG, Seshia MMK (eds.). Avery's Neonatology – Pathophysiology and Management of the Newborn. 7th ed., 2015, p.557-611.

Passini R Jr, Cecatti JG, Lajos GJ, Tedesco RP, Nomura ML, Dias TZ, Haddad SM, Rehder PM, Pacagnella RC, Maria L. Costa ML, Maria H. Sousa MH, and for the Brazilian Multicentre Study on Preterm Birth study group. Prevalence and Factors Associated with Spontaneous Preterm Birth. PLoS One. 2014;9(10):e109069.

Reconhecimento do Recém-Nascido de Risco

Leni Márcia Anchieta

Recém-nascidos (RN) de risco são aqueles que, independentemente da idade gestacional e do peso de nascimento, apresentam maior incidência de morbidade e de mortalidade, que pode ser atribuída à presença de um determinado fator de risco. É importante compreender que o risco corresponde à probabilidade condicional (condicionada pelo fator de risco) de ocorrência de um determinado evento indesejável. Assim, ao se identificar um fator de risco, a ideia que deve vir sempre acoplada é a da associação ao dano, e não de causalidade. Por isso, é de extrema importância que toda vez que se faça referência a risco, pense-se no dano que está implícito e em como evitá-lo ou minimizá-lo.

Neste contexto, são fatores de risco quaisquer condições que ocorram durante os períodos pré-natal, perinatal e pós-natal e que ameacem a vida e a saúde do feto/RN. O período de risco inicia-se a partir da viabilidade fetal (período em que o recém-nascido sobrevive fora do útero) até 28 dias após o nascimento. Nesta perspectiva, há dois cenários assistenciais nos quais os RN de risco podem ser identificados: intra-hospitalar e ambulatorial.

Reconhecendo a continuidade da vida fetal e neonatal, a transitoriedade dos cuidados hospitalares e a continuidade dos cuidados a nível ambulatorial, para que sejam alcançados melhores resultados perinatais e neonatais, é fundamental que a melhoria dos cuidados clínicos e obstétricos, juntamente com os avanços dos cuidados aos RN, estejam sempre associados a uma estreita cooperação entre os profissionais envolvidos com os cuidados da mulher grávida e do feto e os responsáveis pelos cuidados do RN. Pois os melhores cuidados são construídos com conhecimentos diferentes, em uma prática clínica na qual todos podem e devem participar, por meio de parcerias, trabalhando de maneira integrada. Ressalta-se também a importância de se considerar os pais do RN, não só como fonte de informação sobre ele, mas também como cuidadores, assegurando sua participação no planejamento das ações.

Sistematização do reconhecimento do recém-nascido de risco

Sabe-se que um processo padronizado e uniforme de atendimento e uma abordagem abrangente da equipe podem melhorar a segurança do RN e, consequentemente, os resultados neonatais. A organização deste modelo de cuidado pode ser feita considerando-se os principais objetivos que estão envolvidos nos cuidados de um recém-nascido:
- Antecipar os problemas que possam surgir.
- Reconhecer os problemas quando eles ocorrem.
- Agir com rapidez e eficácia.
- Reavaliar a situação clínica e as ações tomadas.

Os profissionais de saúde que fornecem cuidados para os recém-nascidos devem antecipar problemas potenciais com o objetivo de desenvolver um plano de cuidados específicos (Figura 3.1). É fundamental que se utilizem de todas as informações disponíveis, que procurem por informações adicionais e que interpretem e respondam às situações que se apresentam. Além disso, uma busca atenta por sinais e sintomas no recém-nascido deve ser realizada. Para um apropriado reconhecimento dos problemas, é essencial que se dê atenção a eles, focando no problema central, mas sem negligenciar as condições gerais, monitorando-as e priorizando as mais importantes. Um trabalho em equipe, com distribuição das tarefas, deve garantir que o conhecimento e as habilidades adequadas sejam compartilhados. A execução das ações necessárias aos cuidados requer presteza e uma comunicação efetiva, além de expertise; com a habilidade de solicitar ajuda sempre que necessária. E, por fim, é extremamente importante que se faça uma reavaliação, sumarizando os achados e as ações, para que se planejem novas etapas no plano de cuidados. Ainda dentro deste modelo assistencial, ao avaliar qualquer recém-nascido, é essencial que os princípios do cuidado centrado na família sejam seguidos e respeitados: dignidade e respeito; compartilhamento de informações; participação e colaboração.

Identificação do recém-nascido de risco

O reconhecimento precoce de fatores de risco na história materna e de achados significantes no RN permite sua classificação com base em risco. E, se riscos são identificados, a equipe pode se preparar para lidar com os problemas antecipados do RN durante o parto e o curso hospitalar e/ou ambulatorial subsequentes (monitorando e tratando em momento oportuno e apropriado) ou intervir de modo rápido e efetivo para estabilizá-lo, se ele estiver criticamente doente. Além disso, a classificação baseada em risco também possibilita ao recém-nascido receber o nível de cuidado específico para suas necessidades exclusivas.

História materna

A saúde materna, que pode ser comprometida por diferentes fatores, afeta o bem-estar do feto no decorrer de uma gestação e esses fatores pré-natais podem continuar a ter efeitos no curso pós-natal do recém-nascido. Doenças agudas ou

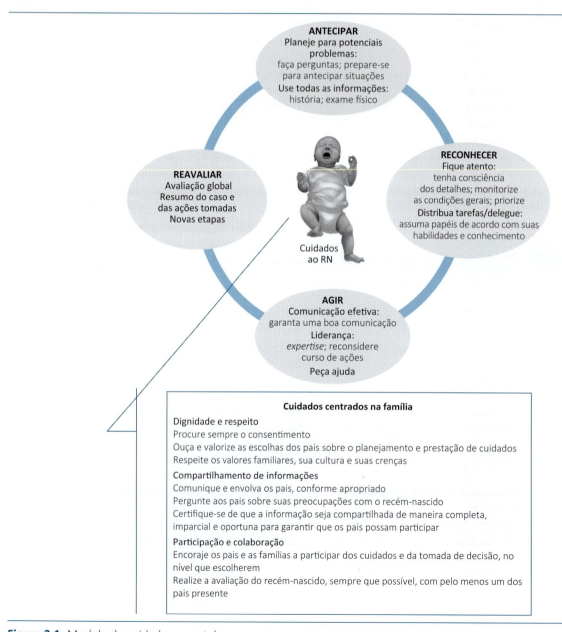

Figura 3.1. Modelo de cuidado neonatal.
Fonte: Desenvolvida pela autoria.

crônicas, medicações, fumo, drogas ilícitas, entre outros, podem afetar desfavoravelmente a embriogênese, o crescimento, a maturação e o desenvolvimento fetal. Algumas condições obstétricas também podem contribuir para afetar o feto/RN, bem como fatores intraparto, incluindo a via de parto.

É essencial obter uma história materna completa, preferencialmente antes do nascimento, para saber com antecedência se o recém-nascido será ou não de risco, e assim se preparar para tal (Quadro 3.1). Os registros maternos devem ser revistos, compreendendo o prontuário hospitalar da admissão e evolução na maternidade, incluindo o periparto e, conforme disponível, da assistência pré-natal. As discussões com as equipes assistenciais são essenciais para esclarecer o estado materno/fetal e do RN.

Exame físico e história neonatal

Todo recém-nascido requer um breve exame físico nos primeiros minutos após o nascimento e, em seguida, uma avaliação completa e detalhada nas próximas 48 horas, antes da alta hospitalar e no acompanhamento ambulatorial. A avaliação inicial sempre deve ser realizada, mas deve ser flexível e não restringir o contato pele a pele. É importante avaliar se o RN faz uma bem-sucedida transição para a vida extrauterina ou se há alguma condição, como uma anomalia congênita, que exigirá atenção imediata.

A avaliação de rotina do RN, ou seja, o exame físico completo e detalhado, entre diferentes objetivos, oferece uma oportunidade para identificar o recém-nascido que está bem,

mas apresenta fatores de risco, ou aquele que está agudamente doente e requer intervenção imediata (Figura 3.2).

A história do nascimento deve ser revista principalmente no que se refere aos cuidados recebidos, neles incluídos os procedimentos de reanimação, o escore de Apgar, o incentivo à amamentação, o contato pele a pele, entre outros. Desde o nascimento até o momento da avaliação, buscar informações sobre o uso de medicações, alimentação, diurese, evacuação e evolução clínica.

Classificação do recém-nascido com base em risco

Todos os recém-nascidos, de maneira geral, podem ser classificados em um dos três grupos, tendo como referências a história (materna e neonatal) e o exame físico (Quadro 3.2).

Entre os RN de alto risco cabe destacar que eles estão aparentemente bem, mas apresentam uma chance muito maior do que a maioria dos recém-nascidos de desenvolver um problema clínico no período neonatal. Normalmente, estes RN são classificados de acordo com o peso ao nascer, idade gestacional e problemas fisiopatológicos predominantes e podem estar em mais de uma categoria. Os problemas mais comuns estão intimamente associados ao estado de maturação do recém-nascido como os relacionados ao estado fisiológico (distúrbios metabólicos: hipoglicemia, hipocalcemia) e decorrentes de órgãos e sistemas imaturos (hiperbilirrubinemia, dificuldade respiratória, hipotermia). Portanto, o melhor cuidado para esse grupo de recém-nascidos é a abordagem passo a passo para: identificar um possível problema;

Quadro 3.1		
Revendo a história materna e identificando riscos associados (alguns exemplos).		
Médica, obstétrica, social e familiar	<ul><li>Idade materna (< 16 ou > 40 anos); histórico social (vulnerabilidades); história de saúde mental, incluindo avaliação de depressão; violência</li><li>Doenças maternas crônicas e tratamentos associados</li><li>Uso de cigarro, álcool e drogas ilícitas</li><li>Uso de medicamentos e seus efeitos no feto</li><li>Gestações anteriores incluindo complicações e resultados: aborto, natimorto, neomorto; malformação congênita; restrição de crescimento intrauterino; prematuridade; aloimunização; icterícia neonatal; condições genéticas; entre outros</li></ul>	<ul><li>Cromossomopatia</li><li>Macrossomia</li><li>Restrição de crescimento intrauterino (RCIU)</li><li>Anomalias congênitas</li><li>Prematuridade</li><li>Baixo peso ao nascer</li><li>Síndrome fetal alcoólica</li><li>Síndrome de abstinência</li><li>Hidropisia</li><li>Anemia</li></ul>
Gestação atual	<ul><li>Rotinas do pré-natal: data da última menstruação, estimativa da idade gestacional; início do pré-natal, periodicidade das consultas; classificação do risco gestacional</li><li>Exames do pré-natal: tipagem sanguínea; glicemia; sorologias; ultrassonografia; urocultura e outros</li><li>Corionicidade em gemelar</li><li>Procedimentos diagnóstico como a amniocentese</li><li>Complicações gestacionais como diabetes, hipertensão</li></ul>	<ul><li>Infecções perinatais</li><li>Sepse</li><li>Síndrome transfusional</li><li>Hipoglicemia</li><li>Policitemia</li><li>Pequeno para a idade gestacional</li><li>Icterícia</li></ul>
Parto e nascimento	<ul><li>Evolução do parto: início, duração, intervenções durante o parto; temperatura materna; terceiro estágio</li><li>Evidências de estado fetal não tranquilizador como gasometria de cordão</li><li>Apresentação e via de parto</li><li>Condições de nascimento: reanimação; escore de Apgar</li><li>Medicações desde o nascimento: vitamina K; vacina/imunoglobulina para hepatite B; outros</li></ul>	<ul><li>Tocotraumatismos</li><li>Asfixia</li><li>Aspiração de mecônio</li><li>Depressão respiratória</li><li>Hipotermia</li><li>Atraso do desenvolvimento</li><li>Hipertensão pulmonar</li><li>Hipotensão arterial</li></ul>

Fonte: Desenvolvido pela autoria.

SEÇÃO I – INTRODUÇÃO

Aparência geral
- Integridade da pele; coloração
- Estado de alerta
- Atividade; movimentação espontânea
- Postura; tônus muscular

Crescimento
- Medidas antropométricas; uso de gráficos
- Classifcação; uso de gráfico

Cabeça, face, pescoço
- Forma da cabeça; tamanho, suturas, fontanelas
- Tamanho dos olhos, posição, estrutura
- Tamanho do nariz, posição, estrutura
- Posição, forma da orelha
- Boca, palato, dentes descíduos, gengivas, língua e freio
- Tamanho da mandíbula

Ombros, braços, mãos
- Tamanho, simetria, proporção
- Estrutura, número de dedos

Tórax
- Tamanho, forma, simetria, movimentação
- Glândula mamária
- Sons cardíacos, frequência e pulso
- Sons respiratórios, frequência
- Oximetria de pulso

Abdome
- Tamanho, forma, simetria
- Palpação de fígado, baço, rins
- Umbigo

Geniturinário
- Masculino: pênis, prepúcio, testículos
- Femino: clitóris, lábios, hímen
- Posição anal, patência
- Eliminação de urina e fezes

Quadril, pernas, pés
- Manobras de Ortolani e Barlow
- Comprimento das pernas, proporção, simetria e dedos

Dorso
- Coluna vertebral, pele
- Simetria das escápulas
- Nádegas

Neurológico
- Comportamento, postura
- Tônus muscular, movimentos espontâneos
- Choro
- Reflexos: mouro, sucção, preensão

Discutir, registrar, referir
- Discustir achados com os pais
- Registrar em prontuário
- Referenciar de acordo com nível de cuidado, se indicado

Requer investigação
- *Requer intervenção imediata*

Dismorfismo

Baixo peso

Pré-termo

Pós-termo

Pequeno para idade gestacional

Grande para a idade gestacional

Perda excessiva de peso

Palidez, hemangioma

Céfalo-hematoma

Fenda palatina/lábio leporino

Micro/macrocefalia
- *Vômitos biliosos*
- *Icterícia < 24 horas*
- *Cianose central*
- *Atresia de coanas*

Taquipneia, mas respiração regular

Sopro cardíaco

Umbigo com < 3 vasos

Hérnia inguinal

Hipospadia
- *Esforço respiratório*
- *Apneia*
- *Pulso finos ou ausentes*
- *Gastrosquise/Onfalocle*
- *Genitália ambígua*
- *Torção testicular*

Ortolani positivo

Fosseta sacral com tufos de pelo
- *Convulsão*
- *Alteração do estado de consciência*

Figura 3.2. Avaliação de rotina do recém-nascido e identificação de riscos associados.

Fonte: Adaptada de Queensland Clinical Guidelines, 2014.

CAPÍTULO 3 – RECONHECIMENTO DO RECÉM-NASCIDO DE RISCO

Quadro 3.2 Classificação do recém-nascido com base em risco.		
	Características	*Abordagem*
Recém-nascido de baixo risco (bem)	<ul><li>Nascido a termo (entre 39 semanas e 41 semanas e 6 dias)</li><li>Peso adequado para idade gestacional</li><li>Históricos da gravidez, parto, nascimento e período pós-nascimento normais</li><li>Sinais vitais normais e exame físico aparentemente sem alterações</li></ul>	<ul><li>Cuidados de rotina</li></ul>
Recém-nascido de alto risco	<ul><li>Pré-termo ou pós-termo</li><li>Baixo peso ao nascer</li><li>Excesso de peso</li><li>Baixo peso ou excesso de peso para a idade gestacional, ou seja, pequeno ou grande para idade gestacional</li><li>Má-nutrição fetal</li><li>Baixo índice de Apgar no 1º minuto; reanimados</li><li>Mães com complicações na gravidez e/ou parto e/ou nascimento</li><li>RN que apresentam um ou mais de um problema clinico desde o nascimento</li><li>RN que estiveram doentes, mas que no momento estão bem</li></ul>	<ul><li>Identificação precoce dos problemas que estão em risco de se desenvolverem; portanto, os problemas podem ser antecipados</li><li>Esforços devem ser feitos para prevenir o problema, ou seja, evitar que eles ocorram</li><li>Se a prevenção não for possível, monitore cuidadosamente o recém-nascido para que o problema possa ser identificado tão logo ele apareça, permitindo o tratamento precoce</li><li>Geralmente não necessitam de tratamento imediato</li></ul>
Recém-nascido doente	<ul><li>Alterações da frequência cardíaca:<ul><li>> 160 bpm (taquicardia)</li><li>< 120 bpm (bradicardia)</li></ul></li><li>Alterações da respiração:<ul><li>taquipneia (frequência respiratória > 60 rpm)</li><li>apneia ou *gasping*</li><li>respiração lenta, superficial e irregular</li><li>esforço respiratório: gemidos, retrações</li></ul></li><li>Alterações da cor:<ul><li>pálido</li><li>pletórico</li><li>cianótico</li><li>ictérico intenso</li></ul></li><li>Alterações da temperatura:<ul><li>hipotermia</li><li>hipertermia</li></ul></li><li>Alterações da atividade:<ul><li>hipotônico</li><li>hipoativo</li><li>letárgico e pouco responsivo</li><li>dificuldade de sucção/recusa alimentar</li><li>movimentos anormais</li></ul></li></ul>	<ul><li>Intervenção imediata que varia desde a necessidade de reanimação até a indicação de oxigênio</li><li>Monitore cuidadosamente os sinais vitais</li><li>Busque pelo diagnóstico etiológico; trate a causa tão logo possível</li></ul>

Fonte: Adaptado de Perinatal Education Programme, 2014.

adotar medidas para preveni-lo; monitorar para detectar precocemente sinais iniciais do problema; e, finalmente, tratar o problema, se as medidas anteriores falharem.

Os recém-nascidos doentes são aqueles que parecem que não vão bem e apresentam sinais clínicos alterados; podem ter sido previamente classificados como um recém-nascido bem ou de alto risco. Geralmente aqueles recém-nascidos são identificados por apresentarem alterações dos sinais vitais, mas podem ser reconhecidos por outros sinais, menos comuns, mas anormais, no exame clínico, como: distensão abdominal; hemorragia; edema. Os recém-nascidos portadores de anomalia congênita maior também são classificados como recém-nascidos doentes, mesmo que estejam bem ao exame clínico.

Atenção especial deve ser data a esta população – recém-nascido de alto risco e recém-nascido doente –, que é dependente do ambiente em que está sendo cuidada, mas ao mesmo tempo vulnerável. Estes recém-nascidos, por um lado, dependem da estrutura de unidade de cuidado intermediário convencional e/ou de unidade de terapia intensiva neonatal (UTIN) para sua monitorização e algumas vezes para a manutenção de suas funções fisiológicas. Por outro lado, tornam-se vulneráveis a todos os estressores presentes nestas unidades que podem comprometer a sua trajetória de recuperação, crescimento e desenvolvimento. Portanto, medidas que possam minimizar esses estressores devem ser encorajadas, como controle da dor, da luminosidade, do barulho, da manipulação e outras.

Abordagem organizada e sistematizada do recém-nascido de risco

Uma vez classificado o recém-nascido como de alto risco ou doente, uma abordagem sistematizada e organizada ao cuidar dele permite o reconhecimento das principais condições clínicas que se apresentam, bem como propicia a melhor intervenção em momento oportuno. Esta abordagem se inicia com a impressão inicial do recém-nascido seguida por seu componente básico, que é o processo contínuo sequencial de avaliar, identificar e intervir (Figura 3.3), o qual sempre deve ser aplicado até que o recém-nascido esteja estável, mas especialmente a cada intervenção realizada e quando o quadro clínico se modificar.

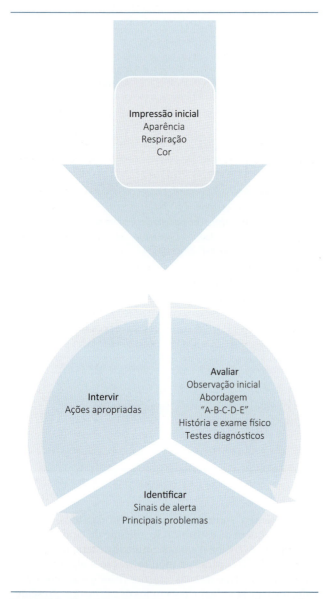

Figura 3.3. Abordagem organizada e sistematizada do recém-nascido.
Fonte: Desenvolvida pela autora.

Impressão inicial

A observação inicial consiste na avaliação visual e global do neonato, no cenário em que ele se encontra, com o objetivo de se ter uma impressão inicial de sua condição clínica e das medidas de intervenção até então instituídas. Desse modo, avalia-se o estado geral pela observação da aparência por meio de sua atividade (alerta, irritado), tônus (bom tônus, hipotonia) e choro; a respiração, observando-se o aumento ou diminuição da respiração, a presença ou não de esforço respiratório, sons como gemido, estridor, e se está ou não recebendo algum suporte respiratório; a cor, observando se há palidez, cianose ou moteamento da pele. Além disso, devem ser observados o cenário e o que está nele incluído: berço comum; incubadora; bomba de infusão; ventilador; entre outros. Se for identificada uma condição ameaçadora da vida (não responsivo, apneia, cianose), procedimentos de reanimação podem estar indicados. Caso contrário, prossiga com a aplicação do componente básico: avaliar-identificar-intervir.

Avaliar – Identificar – Intervir

A avaliação é desenvolvida em três etapas. A primeira delas é a abordagem "ABCDE" que consiste no "ABC" da reanimação: "A" (*airway*) – manter as vias aéreas não obstruídas; "B" (*breathing*) – manter a respiração; "C" (*circulation*) – manter a circulação sanguínea, ou seja, avaliar as vias aéreas, a função respiratória e a cardíaca, acrescido da avaliação da condição neurológica ("D" (*disability*) – disfunção) e da monitorização da exposição ("E" (*exposure*) – exposição) e do ambiente, incluindo a avaliação e manutenção da temperatura corporal e verificação de lesões cutâneas. Esta etapa também compreende a avaliação dos sinais vitais e da saturação arterial de oxigênio. Geralmente, nesta fase identificam-se os sinais de alerta que possibilitam um diagnóstico sindrômico, o qual orienta as intervenções. Contudo cabe ressaltar que, se a cada avaliação é identificada alguma condição que coloque o recém-nascido em risco maior, deve-se proceder à intervenção necessária para então prosseguir com a sequência de avaliação.

A segunda etapa consiste em obter uma história mais dirigida, bem como realizar um exame físico específico; e, a terceira, em solicitar exames complementares que ajudem a identificar a presença e a gravidade da disfunção clínica. A partir de então, é possível tentar fazer o diagnóstico etiológico, para iniciar o tratamento específico.

Como visto, a cada avaliação deve-se tentar **identificar** os sinais de alerta e o problema que se apresenta (sindrômico e etiológico) em qualquer uma das funções fisiológicas, mas geralmente uma das seguintes: respiratória; cardiovascular; controle de temperatura; nutrição; renal e neurológico. As **intervenções** são realizadas com ações apropriadas, com base nos problemas identificados e podem incluir:

- Estabelecer e/ou continuar a monitorização.
- Observar cuidadosamente, com especial atenção para sinais vitais.
- Manipular o recém-nascido o mínimo necessário.
- Controlar a temperatura corporal.
- Prevenir infecções por meio de higienização adequada das mãos.
- Fornecer oxigenação e ventilação adequadas.
- Fornecer suporte à perfusão tecidual e à função cardiovascular.
- Corrigir desequilíbrios de ácido-base e eletrolíticos.
- Manter a concentração de glicose adequada.
- Assegurar analgesia e sedação adequadas.
- Discutir os problemas com os pais.

- Decidir o melhor nível de cuidado para o recém-nascido.

Outro aspecto importante a ser considerado na abordagem sistematizada e organizada é o registro orientado por problema. Toda vez que o recém-nascido for avaliado, deve-se perguntar "quais são os problemas do recém-nascido." E, cada um dos problemas identificados deve ser listado, juntamente com as ações realizadas e seus resultados, bem como as investigações realizadas. Com esta forma de registro, o problema é enfatizado, dando-se a ele especial atenção e facilitando a sua compreensão por diferentes membros da equipe.

A meta desta abordagem de participação e intervenção ativas é prevenir o desenvolvimento ou progressão de enfermidades mais sérias e minimizar o risco de morbidade e mortalidade no recém-nascido de risco e ou doente.

Contudo, vale ressaltar que muitos problemas perinatais e neonatais podem ser antecipados. É conhecido que o acompanhamento pré-natal, nele incluída a possibilidade de tratamento intrauterino de algumas condições fetais; o monitoramento do trabalho de parto; e o acesso aos serviços de saúde com estrutura necessária para fornecer o tipo de assistência demandada tanto pela gestante quanto pelo feto/recém-nascido reduzem a incidência de mortalidade perinatal e neonatal.

Acompanhamento ambulatorial

Para assegurar a continuidade da assistência ao recém-nascido (classificados como de risco e/ou doentes) e à sua família, é fundamental que haja um trabalho articulado com a rede de atenção primária à saúde, em que a criança tenha atendimento prioritário. O Programa de Vigilância ao Recém-Nascido de Risco (PVRNR) tem o intuito de reduzir a mortalidade infantil no Brasil, garantindo o acompanhamento do recém-nascido após a alta hospitalar. O Ministério da Saúde preconizou que o recém-nascido é considerado de risco quando apresenta baixo nível socioeconômico; reduzido peso ao nascer; asfixia grave; história familiar de morte de crianças menores de 5 anos; prematuridade; explicitamente indesejado; filho de mãe: adolescente; com baixa instrução; HIV positivo; portadora de deficiência ou distúrbio psiquiátrico; dependência de drogas. Este programa propõe um acompanhamento ambulatorial

para assegurar a continuidade da assistência, avaliar o equilíbrio psicoafetivo entre criança e sua família, detectar e intervir em situações de risco, como ganho de peso inadequado, sinais de refluxo gastresofágico, infecções, apneias, entre outros, assegurando que a criança receba toda a assistência necessária.

LEITURAS COMPLEMENTARES

Altimier L, Phillips R. The Neonatal integrative developmental care model: Advanced clinical applications of the seven core measures for neuroprotective family-centered developmental care. Newborn Infant Nurs Ver. 2016;16(4):230-44.

American Heart Association. Systematic approach to the seriously ill or injured child. In: Pediatric Advanced Life Support. EUA: Provider Manual eBook. 2016:29-66.

Askin DF, Wilson D. The high-risk newborn and Family. In: Hockenberry MJ, Wilson D. Evolve Resources for Wong's Nursing Care of Infants and Children. 9th Ed. EUA: Mosby. 2015:314-89.

Brasil. Ministério da Saúde. Secretaria de Atenção à Saúde. Departamento de Ações Programáticas e Estratégicas. Agenda de compromissos para a saúde integral da criança e redução da mortalidade infantil. Brasília, DF; 2004 [Acesso 2017 nov 10]. Disponível em: http://www.ministerio. saude. bvs.br/html/pt/pb_assuntos/saude_crianca.htm.

Engle WA, Tomashek KM, Wallman C et al. Late-preterm infants: A population at risk. Pediatrics. 2007;120(6):1390-401.

Institute for Patient and Family-Centered Care. Advancing the practice of patient and familycentered care in hospitals; 2017. [Acesso 2017 out 10]. Disponível em: http://www.ipfcc.org.

Karlsen K. Quality improvement. In: Karlsen K. The S.T.A.B.L.E. Program: Post-resuscitation/Pre-transport stabilization care of sick infants – Guidelines for neonatal healthcare provides. 6th Ed. EUA: March of dimes. 2013:289-96.

Levy J, D'Harlingue AE. Recognition, stabilization, and transport of the high-risk newborn. In: Fanaroff AA, Fanaroff JM. Care of the High-Risk Neonate. 6th Ed. EUA: Elsevier. 2013:314-89.

Perinatal Education Programme. Care of high-risk and sick infants In: Perinatal Education Programme. Newborn Care: Managing normal and high-risk infants in the newborn nursery. EUA: Eletric Book Works Ltd. 2014:147-78.

Queensland Clinical Guidelines. Routine newborn assessment. Guideline n. MN14.4.V4.R19. Queensland Health; 2014. [Acesso 2017 nov 10]. Disponível em: http://www.health.qld.gov.au/qcg/.

Exame Físico e Neurológico do Recém-Nascido

Mônica Aparecida Pessoto

O exame físico do recém-nascido (RN) deve ser realizado considerando-se as características próprias de sua anatomia e fisiologia, integrado à história materna e à evolução clínica da criança. O exame, de preferência, deve ser conduzido num ambiente tranquilo, aquecido, iluminado, respeitando-se o estado de saúde da criança, evitando manipulações excessivas, principalmente nas que são mais imaturas ou que estejam muito doentes. A avaliação deve ser delicada, breve, porém completa. Pode ser tarefa difícil se, no momento do exame, o RN estiver irritado ou necessitando de recursos especiais para a manutenção da vida. Examinar o RN no intervalo das mamadas, inteiramente despido, seguindo sequência que evite mudanças exageradas de decúbito e manobras bruscas. Utilizar os recursos propedêuticos habitualmente empregados em crianças maiores: inspeção; palpação; ausculta; e percussão. Deixar os procedimentos desagradáveis ou dolorosos, que provocam o choro, para o final do exame, obtendo, assim, a "colaboração" da criança por maior tempo.

O exame pode ser diferenciado dependendo do tempo de vida do RN. Assim, na 1ª hora de vida é realizada a primeira avaliação na sala de parto e, por volta das 12 horas de vida, o exame físico mais abrangente e detalhado.

Avaliação na sala de parto

Na primeira avaliação do RN realizada na sala de parto, procura-se determinar a vitalidade e os fatores de risco e fazer a detecção precoce de malformações congênitas, de traumas obstétricos e de distúrbios cardiorrespiratórios que possam comprometer a saúde do neonato.

A primeira etapa desta avaliação inicia-se antes do nascimento e consiste em adequada e detalhada anamnese com dados maternos e gestacionais, como: idade da mãe; número de gestações; paridade; tipos de parto; número de abortamentos e de filhos; consanguinidade; realização de pré-natal; amenorreia; doenças pregressas e gestacionais; uso de medicações; consumo de drogas ilícitas; fumo e álcool; resultados de exames laboratoriais e de ecografias; monitorização fetal; trabalho de parto; anestesia etc. Conhecer esses dados permite a detecção antecipada de situações de risco que pode auxiliar na recepção e na assistência do RN.

Desse modo, após o nascimento, procede-se ao primeiro exame físico que deve ser objetivo e rápido, incluindo a avaliação dos seguintes itens:

- **Condições vitais:** deve ser realizada concomitantemente às manobras de recepção ao RN em que são apreciadas a integridade cardiorrespiratória e a neuromuscular. Para se demonstrar as condições de nascimento, é estabelecido o índice de Apgar no 1º e 5º minutos de vida que inclui a avaliação da frequência cardíaca, esforço respiratório, tono muscular, irritabilidade reflexa e cor.
- **Desconforto respiratório:** avaliar o esforço e ritmo respiratório. A presença de dificuldade respiratória pode revelar tanto comprometimento pulmonar (síndrome do desconforto respiratório, aspiração de mecônio, pneumotórax etc.) como extrapulmonar (acidose, malformação cardíaca, hérnia diafragmática, atresia de coanas etc.).
- **Traumas obstétricos:** procurar por lesões de pele e de partes moles, fraturas e lesões do sistema nervoso central (SNC), do sistema nervoso periférico (SNP) e lesões viscerais.
- **Defeitos externos:** verificar a presença de malformações externas que exigem atendimento de urgência, como onfalocele, gastrosquise, extrofia de bexiga, meningomielocele e de síndrome de Pierre-Robin e registrar com detalhes outras alterações dismórficas encontradas no RN.

- **Exame dos orifícios:** verificar a permeabilidade dos orifícios naturais do corpo para o diagnóstico imediato de fenda palatina, atresia de coanas, de esôfago e anomalias da genitália externa e anorretais.
- **Exame da placenta e do cordão umbilical:** as alterações grosseiras na placenta e no cordão umbilical podem auxiliar no cuidado neonatal e contribuir para o esclarecimento diagnóstico de situações como desnutrição, asfixia, infecções etc.
- **Medidas do RN:** juntamente com o exame físico sumário, deve-se proceder à mensuração do peso ao nascimento, comprimento, perímetro cefálico e torácico e comparar essas medidas com curvas padrões, por exemplo a curva do projeto Intergrowth-21st.
- **Determinação da idade gestacional:** a estimativa da idade gestacional permite a classificação do RN como a termo, pré-termo, ou pós-termo e auxilia no estabelecimento de risco de comprometimento neonatal ou de desenvolvimento em longo prazo. Esta estimativa é feita por meio do cálculo da amenorreia, que pode ser confirmada por vários métodos como a ecografia fetal, avaliação clínica e/ou neurológica. A discrepância da idade gestacional entre os vários métodos impõe a necessidade de se considerar a melhor avaliação. Entre as várias possibilidades, a primeira escolha se baseia na amenorreia, desde que confirmada, seguida por ecografia fetal precoce (antes de 13 semanas) e pela avaliação clínica.
  Os métodos de avaliação clínica mais utilizados em nosso meio são o de Capurro, de fácil e rápida execução, o de Dubowitz, mais complexo e demorado, e o New Ballard.

Roteiro do exame físico neonatal

O exame físico mais abrangente com o objetivo de se avaliar o bem-estar e a normalidade física da criança deve ser realizado entre 12 e 24 horas de vida, portanto após o término do período de transição. Nesse período, ocorre uma série de alterações para a recuperação dos estresses causados pelo trabalho de parto, pelo nascimento e pela adaptação às exigências do meio extrauterino. Essa transição requer ajustes do RN para tolerar a mudança de um meio líquido, relativamente estável, para ambiente no qual ele deve ser muito mais independente fisiologicamente. Os neonatos a termo completam esse período em poucas horas, entretanto nos RN prematuros esse período pode ser mais longo e alguns podem necessitar de assistência especializada.

A seguir, os itens que não podem faltar no exame neonatal:

Avaliação geral

Dados antropométricos

Em geral, o peso e o comprimento do neonato e seu perímetro cefálico já foram verificados ao nascimento. Entretanto, dependendo da época da realização do exame, são necessárias novas medidas para analisar variações com o tempo de vida decorrido e o crescimento. Como são procedimentos irritantes para o RN, devem ser realizados ao final do exame.

Avaliação da idade gestacional

Os métodos para avaliação da idade gestacional, citados anteriormente, podem ser utilizados ainda na sala de parto ou nas primeiras horas após o nascimento, preferencialmente com 12 horas de vida.

Avaliação nutricional

A denominação "pequeno para a idade gestacional" (PIG) não é sinônimo de desnutrição fetal. Pode acontecer de o RN ser avaliado como PIG sem que apresente sinais de desnutrição, ou de um RN adequado à idade gestacional mostrar sinais de comprometimento nutricional. A desnutrição é um diagnóstico clínico que independe da adequação do peso ao nascimento e da idade gestacional. As principais evidências clínicas da desnutrição incluem sinais progressivos da redução do tecido subcutâneo e do muscular. Entre esses sinais, destacam-se: bochechas gradativamente encovadas; queixo magro sem pregas gordurosas; pescoço fino com pele enrugada e frouxa; pregueamento da pele dos braços e pernas, com pele frouxa e fácil de ser levantada nos cotovelos, na parte inferior das coxas, nos joelhos e na região pré-tibial; espaços intercostais afundados e desaparecimento do tecido adiposo no dorso; pele frouxa e fácil de levantar e pouca quantidade de gordura com pele enrugada sobre o abdome e nádegas.

Sinais vitais

- **Temperatura:** pode estar alterada em decorrência da temperatura ambiente, do tipo e quantidade de vestimentas, por alterações infecciosas ou neurológicas.
- **Frequência respiratória:** avaliar por ausculta ou por observação direta os movimentos respiratórios durante, no mínimo, 1 minuto. A frequência normal no RN a termo varia de 40 a 60 por minuto.
- **Frequência cardíaca:** pode se alterar dependendo da atividade e do estado do RN. A variação normal em RN saudáveis é de 120 a 160 bpm e, no prematuro, geralmente a frequência fica mais próxima dos 160 bpm.
- **Pressão arterial:** pode ser aferida com monitorização intravascular direta ou por aparelhos oscilométricos ou de Doppler. Nos métodos não invasivos, é importante a escolha adequada do tamanho do manguito que deve ter largura de 50 a 67% do comprimento do braço. A porção inflável do manguito deve circular completamente o membro. Existem várias referências para os valores de normalidade da pressão sistólica, média e diastólica para as diferentes idades – gestacional, pós-natal e pós-conceptual –, que podem ser comparados com os valores encontrados nas aferições.

Estado geral

- **Estado de alerta:** É um importante indicador de bem-estar da criança e, segundo Prechetl, compreende os seguintes estados ou níveis:
  - **Estado 1 (sono quieto):** olhos fechados, respiração regular, sem movimentos grosseiros.

- **Estado 2 (sono ativo):** olhos fechados, respiração irregular, com ou sem movimentos grosseiros.
- **Estado 3 (alerta quieto):** olhos abertos, respiração regular, sem movimentos grosseiros.
- **Estado 4 (alerta ativo):** olhos abertos, respiração irregular, com movimentos grosseiros, sem chorar.
- **Estado 5 (choro):** olhos abertos ou fechados, chorando.
- **Estado 6 (outro estado):** descrever (p. ex., coma).

- O nível de alerta pode ser modificado várias vezes durante o exame dependendo de fatores como idade gestacional, tempo da última mamada, intensidade dos estímulos etc.
- **Atividade espontânea:** observar expressão facial, qualidade, amplitude, quantidade e simetria de movimentos nos vários estados de alerta da criança.
- **Choro:** deve ser audível, de timbre variável e harmônico. A qualidade do choro, assim como a intensidade de estímulos para consolar a criança, também é fator que deve ser registrado. O choro excessivo, com acalmar difícil, deve ser considerado irritabilidade anormal.
- **Fácies:** observar sinais de estresse, dor e características típicas ou sugestivas de síndromes genéticas.
- **Padrão respiratório:** avaliar o ritmo e esforço respiratório (gemência, batimento de aletas nasais, retrações intercostais e subdiafragmática), que podem refletir anormalidades respiratórias, cardíacas, metabólicas e infecciosas.
- **Postura:** pode variar com idade gestacional, posição intraútero e tono. Habitualmente, o RN a termo assume postura assimétrica com a cabeça voltada para um dos lados, o que desencadeia o reflexo tonicocervical assimétrico, com extensão do membro superior para o qual a face está voltada e flexão do lado oposto, que se modifica com a rotação lenta da cabeça para o outro lado. Na posição centrada da cabeça, o RN de termo deve manter postura simétrica com flexão de membros superiores e inferiores. Nas situações de compressão intraútero, oligoamnio e/ou posição pélvica, a postura do RN pode estar modificada.

Exame físico específico

Pele e anexos

Normalmente a pele do RN é rosada com perfusão rápida. Pode apresentar icterícia leve nos primeiros dias de vida ou cianose de extremidades decorrente de temperatura ambiental baixa ou durante exame prolongado. Estar atento para alterações de pele como pletora, palidez, má perfusão, rendilhado cutâneo, cianose generalizada, icterícia intensa ou de aparecimento nas primeiras 24 horas de vida, descamação, edema, lesões, hematomas, equimoses, petéquias, alterações de pigmentação e tumorações. São comuns nos primeiros dias de vida a presença de *milium* sebáceo e o eritema tóxico na pele dos RN. A primeira alteração consiste de pequenos pontos branco-amarelados, localizados nas aletas nasais e regiões genianas, decorrentes de obstrução por secreções e distensão das glândulas sebáceas, e a segunda se apresenta como pequenas lesões eritematopapulosas esparsas, em geral em pequeno número, que desaparecem em poucos dias.

Cabeça e pescoço

Crânio

Verificar não só o tamanho e forma da cabeça, mas também a proporcionalidade com o rosto e o restante do corpo, o aspecto e as dimensões das suturas e das fontanelas, além da presença de lesões.

Dependendo da duração do trabalho de parto e do tipo de parto, a cabeça pode apresentar aspecto "moldado". Para uma apresentação cefálica, a distância biparietal está diminuída e a dimensão occipitomental aumentada. Na apresentação pélvica, poderá ocorrer aumento da distância occipitofrontal, achatamento dos parietais, aparente aumento da região frontal e proeminência da região occipital.

- **Suturas:** ao nascimento, podem estar acavalgadas. Se houver soldadura precoce de uma ou mais suturas (craniossinostose), ocorrerá alteração da forma do crânio (dolicocefalia ou escafocefalia, braquicefalia, plagiocefalia, trigonocefalia, acrocefalia).
- **Fontanelas:** devem ser palpadas com o RN tranquilamente sentado. Existe ampla variação de tamanho da fontanela anterior ou bregmática, podendo variar de 1 a 4 cm em qualquer direção. Se houver acavalgamento de suturas nas apresentações cefálicas, ela pode ser menor. A fontanela posterior ou lambdoide não costuma ser maior de 0,5 cm ao nascimento e fecha-se no 1º mês de vida. O aumento da tensão da fontanela bregmática pode ser decorrente de aumento da pressão intracraniana, como nas hidrocefalias e nas meningites.
- **Bossa serossanguínea (*caput succedaneum*):** alteração mais frequentemente encontrada após o nascimento. Caracteriza-se por edema de couro cabeludo, depressível, de limites imprecisos que inicialmente se restringe à área de apresentação do parto e que pode se deslocar para outras regiões dependendo do decúbito.
- **Céfalo-hematoma:** coleção sanguínea subperiostal, que se desenvolve após o parto e expande-se durante o 1º dia de vida à medida que o sangue se acumula. É arredondado e limitado a um osso. Ocasionalmente pode haver fratura subjacente.
- **Hematoma subgaleal:** hemorragia abaixo da aponeurose epicraniana que conecta os componentes frontal e occipital dos músculos fronto-occipitais. Apresenta-se como massa de consistência firme à flutuante, às vezes se estendendo para o pescoço ou fronte, sua borda é bem definida e a palpação pode apresentar crepitação, principalmente na periferia.

Cabelos

Observar quantidade, comprimento, espessura, implantação, distribuição, cor, posição, número de redemoinhos e áreas de alopecia.

Face

Atenção especial deve ser dada para a face do RN, observando-se a harmonia, simetria e proporcionalidade dos componentes da face. Procurar características faciais peculiares que auxiliam no diagnóstico de síndromes genéticas, como nas síndromes de Down, Potter, Crouzon, Apert.

- **Olhos:** ao se examinar os olhos do RN, observar simetria, tamanho, forma, posição do olho em relação a órbita, cor e aspecto da conjuntiva, esclera, córnea, íris e pupila, tamanho e inclinação das pálpebras e movimento ocular. Nas primeiras 48 horas, em virtude do uso de nitrato de prata, são comuns o edema palpebral e a presença de pequena quantidade de secreção ocular. Com um oftalmoscópio, pesquisar o reflexo vermelho. Reflexo pupilar branco (leucocoria) pode ser causado por catarata, retinoblastoma, hemorragia vítrea, entre outros. A constatação de qualquer anormalidade nos olhos exige exame oftalmológico completo.
- **Nariz:** avaliar forma, tamanho, simetria, permeabilidade, ruídos e secreção nasal.
- **Orelhas:** observar o formato, tamanho, inclinação, implantação, presença de meato acústico externo e anomalias. O comprimento do pavilhão auricular é medido no eixo vertical da borda mais superior do hélix até a ponta do lobo e deve ser comparado com gráficos de percentis específicos. Grosseiramente, o comprimento da orelha é o mesmo da distância entre o arco da sobrancelha e a base da aleta nasal. A posição da orelha deve ser igual nos dois lados, sua implantação é considerada baixa se estiver situada abaixo do plano horizontal que passa pelo canto interno dos olhos. A inclinação do pavilhão auricular é de aproximadamente 15° posterior ao eixo verdadeiro da cabeça. Um ângulo maior de 20° indica rotação posterior.
- **Boca:** examinar a boca, região perioral, orofaringe com relação a coloração, formato, tamanho e continuidade do filtro, lábios, gengivas, palato mole e duro, úvula, mucosa oral, língua, presença de anquiloglosia, massas e quantidade de salivação.

Pescoço

Em geral, o RN apresenta pescoço um pouco curto dificultando a avaliação. Para examinar essa região, é necessário promover rotação, extensão e flexão, testando mobilidade, simetria da musculatura cervical e facilitando a visualização de massas, fendas, cistos e bócio.

Tórax e abdome

Tórax

- **Forma e tamanho:** normalmente o tórax do RN é simétrico, levemente arredondado, com a distância anteroposterior maior do que sua largura. Como as costelas são flexíveis, pode haver alguma assimetria decorrente de compressões intraútero exercidas pelo braço do RN ou alguma parte do corpo de um irmão gêmeo. A circunferência torácica no RN a termo, em geral, é de 1 a 2 cm menor do que o perímetro cefálico. Essa diferença pode ser maior nas crianças prematuras, inexistente ou inversa nos grandes para a respectiva idade gestacional.
- **Glândula mamária e mamilos:** o tamanho das mamas varia com o peso e a idade gestacional. Geralmente são maiores em crianças grandes e nutridas e menores nas prematuras e desnutridas. A distância entre os mamilos também se modifica com a idade gestacional e com a circunferência torácica. A relação entre a distância intermamilar e a circunferência torácica deve ser menor do que 0,28. O ingurgitamento mamário, assim como a descarga de leite provocada pela resposta aos hormônios maternos, pode ocorrer no final da 1ª semana. Deve-se observar ainda a presença de mamilos extranumerários na linha mamária primitiva e sinais inflamatórios.
- **Padrão respiratório e movimento torácico:** o ritmo respiratório varia com as fases do sono e com a atividade do RN. No sono ativo, a respiração é mais irregular do que no sono quieto, porém a irregularidade respiratória pode estar presente em qualquer estado da criança. A respiração é considerada periódica quando há pausas respiratórias de pelo menos 3 segundos em cada ciclo respiratório de 10 a 18 segundos. Movimento torácico assimétrico pode indicar paralisia ou hérnia diafragmática.
- **Retrações:** as subcostais e intercostais discretas podem ser normais em RN saudáveis em virtude da elasticidade da parede torácica. Se mais intensas, podem refletir alteração do parênquima pulmonar ou de via respiratória baixa. As retrações supraesternais e as supraclaviculares nunca são normais e geralmente decorrem de obstrução respiratória alta.
- **Ausculta:** requer paciência uma vez que a respiração pode ser superficial dificultando a ausculta. Aguardar que a criança faça inspirações mais profundas para uma melhor avaliação. Na identificação de sons anormais, auscultar as vias aéreas extratorácicas, pois podem refletir transmissão de sons extrapulmonares (estridor ou chiado).

Sistema cardiovascular

Iniciar o exame pela avaliação de sinais gerais como cianose generalizada, ou durante o choro, dispneia, taquipneia e perfusão periférica. Palpar e comparar a amplitude dos pulsos periféricos e, no precórdio, analisar frêmitos e o íctus cardíaco. Na ausculta, observar a frequência, ritmo, intensidade das bulhas cardíacas e a presença de sopros.

Abdome

Observar seu formato, tamanho, simetria, coloração, lesões de pele, circulação colateral, distensão, tumorações e ondas peristálticas visíveis. Lembrar que o abdome é ligeiramente proeminente quando comparado com o tórax, levemente arredondado, com o diâmetro acima do umbigo maior do que o abaixo. É comum a presença de diástase dos retos abdominais. O cordão umbilical normalmente apresenta duas artérias e uma veia e está localizado, aproximadamente, entre a metade da distância do apêndice xifoide à sínfise púbica. Realizar a palpação abdominal suavemente, com as mãos aquecidas e, de preferência, quando o RN estiver calmo ou dormindo, situações em que o abdome estará mais flácido, facilitando a avaliação. O fígado, em geral, é palpável de 1 a 3,5 cm abaixo do rebordo costal direito, na linha hemiclavicular, e sua borda é mole e fina. O baço habitualmente não é palpável. Em menos de 20% das crianças podem ser sentidos até 2 cm do rebordo costal esquerdo com consistência amolecida. Os lóbulos inferiores dos rins podem ser palpados quando o abdome é bem flácido.

Genitália

Genitália masculina

Avaliar o tamanho do pênis, a posição do meato uretral, o prepúcio, a posição dos testículos e o aspecto da bolsa escrotal. O comprimento do pênis é variável com a idade gestacional, devendo ter no mínimo 2,5 cm em RN com 40 semanas. Em crianças "obesas", o pênis pode estar retraído e coberto pela gordura suprapubiana. É comum a aderência bálano-prepucial, o que dificulta a exposição do meato uretral. Ao nascimento, aproximadamente 4% dos RN de termo apresentam descida incompleta dos testículos e 60%, algum grau de hidrocele.

Genitália feminina

Observar o tamanho e localização dos grandes e pequenos lábios, do clitóris, do meato uretral, da abertura da vagina e da distância anovulvar.

Sistema musculoesquelético

Coluna

Examinar o RN em decúbito ventral visualizando e palpando toda a extensão da coluna e região para vertebral. Observar desvios, deformidades, tumorações e alterações cutâneas.

Membros

Com o RN em decúbito dorsal, verificar a movimentação dos membros com a atividade espontânea e em reposta a estímulos. Observar o trofismo muscular; a proporção tronco/membros; a simetria no comprimento e a largura dos membros superiores, inferiores, mãos e pés; o número, tamanho e simetria dos dedos das mãos e pés; distribuição das pregas palmares, plantares e digitais; aspecto das unhas; presença de sindactilia, polidactilia; mobilidade das articulações observando limitações articulares, artrogriposes ou luxações; avaliar com cuidado a clavícula para detecção de fratura e os quadris à procura de luxação. Para avaliar a presença de luxação congênita de quadril, realizar as manobras de Ortolani e de Barlow. Ambas as manobras devem ser realizadas com o RN em decúbito dorsal sobre uma superfície firme. Na manobra de Ortolani, flexionar o joelho e quadril em 90 graus, segurar com as mãos as pernas e as coxas do RN apoiando o polegar na face medial da coxa, na altura do pequeno trocanter e o dedo médio no grande trocanter. Promover a abdução das coxas e, se a cabeça do fêmur estiver luxada, ocorrerá o deslizamento desta para dentro do acetábulo provocando um ressalto na mão do examinador; no movimento de adução da coxofemural, a cabeça do fêmur deslizará para fora e para trás, dando novamente a constatação de ressalto. Na manobra de Barlow, com os quadris em abdução média, enquanto uma mão segura a coxa com o polegar no pequeno trocanter e o dedo indicador na face lateral da coxa apoiado no grande trocanter, a outra mão estabiliza o quadril. Havendo instabilidade articular, ocorrerão: 1) a entrada da cabeça do fêmur no acetábulo quando se pressionar o grande trocanter; e 2) sua saída com a pressão do polegar na região inguinal sobre a cabeça femoral.

Mecônio e urina

Apesar de não fazer parte do exame físico, a avaliação da urina e do mecônio sempre deve ser realizada, pois alterações nas respectivas eliminações assim como alterações do aspecto, cor e odor podem auxiliar no diagnóstico de patologias, por exemplo, no diagnóstico clínico de erro inato do metabolismo, que habitualmente é difícil no período neonatal. Além de sinais e sintomas inespecíficos que sugerem algum erro metabólico, o odor que exala da urina, ou do próprio corpo do RN, constitui sinal valioso encontrado em determinados distúrbios metabólicos.

Exame neurológico

Uma vez que as alterações neurológicas são causas importantes de morbimortalidade, no período neonatal é fundamental a avaliação detalhada do exame neurológico. Para essa avaliação, é necessário conhecer os aspectos da maturação neurológica nas diversas idades gestacionais para poder diagnosticar corretamente os desvios da normalidade.

O exame físico neurológico do RN deve ser realizado considerando-se as características próprias da idade integradas à sua evolução clínica e à história materna. Manter a cabeça da criança centrada na linha média para anular o reflexo tonicocervical assimétrico e repetir as manobras várias vezes para se obter como resultado a resposta predominante.

Estar atento para algumas condições que podem influenciar o exame neurológico como sepse, distúrbio metabólico ou cardiorrespiratório; uso de medicações como sedativos, hipnóticos, analgésicos; idade gestacional e idade pós-conceptual.

O exame neurológico deve estar integrado ao exame físico geral e específico do RN e deve contemplar as seguintes avaliações:

1. Avaliação global do RN.
2. Avaliação do crânio e face.
3. Avaliação da coluna e extremidades.
4. Estado comportamental.
5. Nervos cranianos.
6. Exame motor:
   - tono muscular e postura de membros;
   - motilidade e força muscular;
   - reflexos osteotendinosos.
7. Reflexos primitivos.
8. Sensibilidade.

A avaliação global do RN, do crânio e face, da coluna e extremidades, estado comportamentais já foram descritos.

Nervos cranianos

Para a avaliação da integridade dos nervos cranianos, examinar o RN analisando:

Olfato (I)

Aproxime do nariz do RN um cotonete embebido com uma substância de odor forte como hortelã, menta, cravo da índia ou alho. Observe a resposta da criança como movimentos de sugar, caretas, modificação da atividade. Se

Visão (II)

A resposta visual varia de acordo coma a maturação da criança. Com 26 semanas, o RN pisca em resposta à exposição ao estímulo luminoso. Com 32 semanas, enquanto se mantém o estímulo luminoso, a criança persiste com os olhos fechados, nesta idade também tem a capacidade de fixar o olhar com um estímulo visual. Com 34 semanas, aproximadamente 90% das crianças têm a capacidade de seguir estímulo visual. Ao termo, a capacidade de fixar o olhar e seguir um estímulo visual está bem desenvolvida. Para testar a resposta visual (fixar e seguir), utilizar cartões com contraste claro/escuro ou objeto colorido como uma pequena bola vermelha.

Pupila (III)

O tamanho da pupila no RN pré-termo é aproximadamente de 3 a 4 mm e é um pouco maior do que no RN a termo. A reação à luz começa a aparecer por volta de 30 semanas, mas não é consistente até 32 a 35 semanas.

Movimentos extraoculares (III, IV, VI)

Observar a posição ocular, o movimento espontâneo dos olhos e o movimento ocular desencadeado pelo reflexo de olhos de boneca. Esta resposta já pode ser observada desde 25 semanas de idade gestacional.

Sensibilidade facial e capacidade de mastigação (V)

Uma das maneiras de se avaliar a sensibilidade facial é realizar uma estimulação com picada de agulha na região facial. A resposta esperada é a de caretas do RN.

A intensidade da mastigação, que envolve o masseter e o pterigoide, é dependente da função do nervo trigêmeo e pode ser analisada pela sucção e pela força da pressão positiva quando se testa a sucção com o dedo.

Motilidade facial (VII)

Observar o aspecto da face em repouso, na movimentação, amplitude e simetria com os movimentos espontâneos e provocados.

Audição (VIII)

Avaliar a resposta a estímulos auditivos com a criança no estado de sono quieto ou alerta quieto, sem qualquer outro estímulo. Podem ser usados guizos, sinos ou a própria voz do examinador. Observar reflexo de moro, mudanças de estado, modificação da frequência respiratória ou choro. Realizar o reflexo cócleo-palpebral e algum tipo de avaliação de triagem auditiva como emissões otoacústicas ou potencial evocado auditivo de tronco encefálico (PEATE).

Sucção e deglutição (V, VII, IX, X, XII)

A sucção depende dos V, VII e XII nervos cranianos e a deglutição dos IX e X nervos cranianos. Se a criança está se alimentando extremamente bem, há pequena necessidade de se avaliar a função desses nervos, entretanto se houver dificuldade na alimentação via oral está indicada a avaliação do RN. A sucção e a deglutição envolvem grupos musculares responsáveis pela movimentação da mandíbula, da língua e finalmente da deglutição da com a interrupção da respiração. No RN a termo saudável, a coordenação da sucção, deglutição e da respiração pode levar 48 horas para apresentar um padrão e ritmo maduro. No pré-termo, esse período pode ser mais longo e apenas com 34 a 35 semanas há sinais consistentes de maturidade na coordenação sucção deglutição. O RN pré-termo tem menor habilidade para coordenar a respiração com a sucção e tem menor força de propulsão da língua. A avaliação neurológica completa da sucção deve ser testada primeiro com a pesquisa do reflexo de voracidade que induz a criança a abrir a boca; a seguir, introduzir o dedo enluvado com a polpa digital voltada para cima e avaliar o vedamento labial, a pressão positiva, a pressão negativa e a movimentação da língua. O reflexo de náusea, que depende dos IX e X nervos, pode ser testado com a introdução mais profunda do dedo na boca do RN ou com uma haste de algodão. Avaliar a cavidade oral com a ajuda de um abaixador de língua e observar a movimentação da língua, contração do palato mole, movimentação da úvula e da musculatura da faringe posterior. Problemas na coordenação da sucção, deglutição e respiração podem estar relacionados com imaturidade, insuficiência respiratória, malformações da região oral, síndromes genéticas, uso de medicações e hipotonia.

Atividade do esternocleidomastóideo (XI)

A função do esternocleidomastóideo é a de fletir e rodar a cabeça para o lado oposto.

A atividade deste músculo é de difícil avaliação no RN, principalmente no prematuro. Uma manobra útil é a de estender a cabeça para o lado com a criança em posição supina. A rotação passiva da cabeça revela a configuração e o volume do músculo, e a função pode ser estimada se a criança tenta fletir a cabeça.

Motilidade da língua (XII)

Avaliar o tamanho, a simetria, a atividade em repouso e a movimentação da língua.

Paladar (VII, IX)

É raramente avaliado no exame neurológico neonatal. É dependente da função do VII nervo (2/3 anteriores da língua) e IX nervo (1/3 posterior da língua). O RN é capaz de discriminar paladares e demonstrar satisfação pela expressão facial, frequência de sucção, ou alteração da frequência cardíaca. Pode-se testar o paladar tocando-se a porção anterior e posterior da língua com hastes de algodão embebidas em algumas soluções com sabores diversos.

Exame motor

Os principais itens a serem avaliados no exame motor são o tono muscular, a postura, a motilidade, a força muscular e os reflexos osteotendinosos.

O tono reflete tanto a tensão como a resistência muscular. Pode ser avaliado pela resistência à manipulação passiva do membro com a cabeça da criança centrada na linha média e deve ser descrito como normal, aumentado ou diminuído. Várias manobras de manipulação passiva dos membros ou segmentos corporais podem ser utilizadas para quantificar o tono como movimento do tipo calcanhar orelha, cachecol, flexão-extensão, abdução-adução, rotação, retorno à flexão depois da extensão de cotovelo ou joelho. Outro recurso para a quantificação do tono é o balanço passivo do membro, quanto maior a amplitude de movimento, menor é o tono.

O tono ativo também pode ser analisado por meio da observação da movimentação da criança ou da resposta reflexa a vários estímulos como apoio plantar, marcha, movimentação e controle de cabeça, puxar para sentar, reflexo plantar.

Tanto o tono ativo como o passivo variam com a idade gestacional e a idade pós-natal (Figuras 4.1 e 4.2). Com a maturação da criança, há progressão do tono flexor no sentido caudocefálico. Com 28 semanas, há mínima resistência à manipulação passiva em todos os membros. Com 32 semanas, começa a aparecer o tono flexor em membros inferiores. Com 36 semanas, o tono flexor é proeminente em membros inferiores e palpável em membros superiores. Com 40 semanas, o tono é flexor em todas as extremidades. A postura da criança reflete essas alterações.

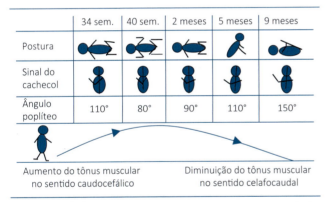

Figura 4.1. Variação do tono passivo de acordo com a idade.
Fonte: Adaptada de Samir-Tison, 1987.

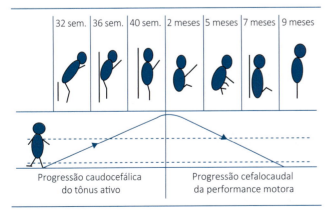

Figura 4.2. Variação do tono ativo de acordo com a idade.
Fonte: Adaptada de Samir-Tison, 1987.

Para avaliar a simetria do tono entre os dois dimídios, deve-se comparar as respostas de ambos os lados nas manobras já descritas e nas manobras de rechaço para membro superior e inferior. Tal manobra, para membro superior, é realizada com o RN em supino e o examinador, segurando simultaneamente as mãos da criança na altura do ombro contralateral, solta ao mesmo tempo as mãos do RN, a resposta esperada é a de queda dos membros ao mesmo tempo. Para membro inferior, a manobra de rechaço consiste em fletir na linha média os pés sobre as pernas, as pernas sobre a coxa e as coxas sobre o abdome, a seguir o examinador solta ao mesmo tempo os membros inferiores e a resposta esperada é a queda simultânea destes.

O reflexo osteotendinoso é dependente da integridade das fibras nervosas sensoriais aferentes e eferentes, das sinapses da medula espinal, das fibras nervosas motoras eferentes, da junção neuromuscular e da fibra muscular.

A pesquisa dos reflexos é basicamente a mesma que se realiza em crianças maiores. Deve ser realizada com RN relaxado em posição supina. Analisar a resposta reflexa com relação à velocidade, força, amplitude e variação de movimentos produzidos além da duração da contração muscular e do aumento da área reflexógena. Graduar a resposta em ausente, hipoativo; normal, hiperativo e reduplicado com resposta clônica.

Clono de pés com 5 a 10 batidas pode ser um achado normal em RN desde que simétrico e sem outros sinais de anormalidade neurológica.

Reflexos primitivos

Também são conhecidos como reflexos arcaicos ou primários. A seguir, são descritos os principais reflexos a serem pesquisados.

Reflexo de preensão palmar

Pressionar a face palmar da mão do RN com o dedo do examinador ou com lápis ou caneta. A resposta é a flexão dos dedos. A resposta deve ser simétrica. O início do aparecimento da resposta a esse reflexo é às 28 semanas de idade gestacional.

Reflexo de preensão plantar

Pressionar a face plantar do pé do RN com o dedo do examinador, lápis ou caneta. A resposta é a flexão dos dedos. A resposta deve ser simétrica.

Reflexo cutâneo plantar em extensão

Estimular a face lateral da planta do pé. A resposta esperada é a abertura em leque dos dedos ou a abertura do primeiro dedo.

Reflexo de voracidade

Também conhecido como reflexo de busca ou dos pontos cardeais. Estimular os lábios do RN em várias posições (direita, esquerda, acima e abaixo) com o dedo enluvado do examinador ou com a própria mão do RN. A resposta esperada é a abertura da boca, desvio da cabeça e movimentação da língua em direção ao estímulo. É mais bem obtido com o RN acordado e com fome, a resposta pode estar diminuída nos prematuros.

Reflexo de sucção

O toque dos lábios da criança com o dedo enluvado provoca movimento involuntário de abertura da boca e preensão do dedo. A língua cânula e faz movimentos ondulatórios anteroposteriores.

Reflexo de Babkin

A compressão da palma das mãos simultaneamente provoca a abertura da boca, abertura ocular e movimento da cabeça para frente, na linha média. Desaparece com 3 a 4 meses de vida.

Reflexo tonicocervical assimétrico

Também conhecido como "reação de Magnus-Kleijn" ou "espadachim". Com RN em decúbito dorsal, manter o tronco centrado e promover a rotação e manutenção da cabeça para um dos lados. A resposta normal é a extensão dos membros do lado da face e a flexão dos membros do lado occipital. A resposta pode ser parcial ou incompleta. A resposta aparece com 35 semanas de idade gestacional, sendo mais proeminente com 1 mês pós-termo.

Reflexo de Moro

Pode ser obtido por abrupto estímulo sonoro, luminoso ou sinestésico. Com o RN em posição supina, tracionar rapidamente o lençol sob o RN ou provocar abalo súbito no plano do leito ou tracionar levemente o bebê pelos braços a poucos centímetros do leito e soltar os braços permitindo que ele retorne ao leito. A resposta esperada consiste na abertura das mãos e extensão e abdução dos membros superiores, seguida pela flexão anterior dos membros superiores (abraçar) e choro. A abertura das mãos está presente com 28 semanas de gestação; a extensão e abdução, com 32 semanas; e a flexão anterior, com 37 semanas. O choro aparece com 32 semanas. O reflexo de Moro desaparece com 6 meses de idade.

Reflexo de apoio plantar

Sustentar o RN na posição ereta tocando a planta dos pés no leito. Esta manobra provoca uma contração dos músculos antigravitários, o que facilita a sustentação mantida. Com 32 semanas, a reação de endireitamento progride até membros inferiores, com 36 semanas até o tronco e com 40 semanas até o pescoço permitindo que a criança mantenha a cabeça ereta por poucos segundos.

Reflexo de marcha

É realizado em seguida ao reflexo de apoio plantar. Após o endireitamento do tronco, inclinar levemente a criança para frente, o que desencadeará movimentos sucessivos de marcha dos membros inferiores de modo simétrico.

Reflexo de Galant

Também conhecido como encurvamento do tronco. Pode ser pesquisado com RN em decúbito ventral ou suspenso pela mão do examinador sob a face anterior do tronco. Realizar um estímulo cutâneo com o dedo no sentido longitudinal a 3 cm ao lado da linha média vertebral desde a coluna lombar até a cervical. A resposta obtida é o encurvamento do tronco com a concavidade para o lado estimulado. A resposta deve ser simétrica.

Sensibilidade

A avaliação da sensibilidade raramente faz parte do exame neurológico de rotina. Pode ser testada com estímulos com picadas de agulha e a resposta a ser observada compreende latência, movimento dos membros, movimentos faciais, choro e habituação. Pode ser útil na avaliação de comprometimento da sensibilidade nas crianças com mielomeningocele.

Terminada a avaliação neurológica, é possível concluir o exame enquadrando-o como normal ou com alterações que podem caracterizar algumas das seguintes síndromes neurológicas:

Síndrome apática

O RN permanece sonolento a maior parte do tempo, chora pouco, a atividade espontânea está muito diminuída. Os reflexos miotáticos são hipoativos; a movimentação é lenta, os reflexos arcaicos são débeis e o tono é diminuído.

Síndrome de hiperexcitabilidade

O RN permanece irritado, apresenta trepidações, tremores grosseiros exacerbados com estímulos sensitivos. Os reflexos miotáticos são exaltados, pode haver clono de pés.

Síndrome hipertônica

O RN apresenta aumento exagerado na resistência à movimentação passiva das articulações e o balanço passivo dos membros é diminuído. Os reflexos miotáticos podem estar aumentados e a musculatura pode estar moldada, bem definida.

Síndrome hipotônica

Caracteriza-se por diminuição da resistência às manobras de mobilização articular e há menor consistência das massas musculares. O RN permanece com os membros em extensão, podendo adquirir a postura em batráquio, com os quatro membros afastados do tronco.

Hemissíndrome

Caracteriza-se pela presença de assimetria na motilidade, no sistema motor, na postura ou nas respostas.

Considerações finais

A avaliação neonatal exige muita atenção, perspicácia e conscientização do que é importante procurar. Todos os achados devem ser anotados com detalhes no prontuário da criança. Nunca subestimar o significado de certos sinais. Considerá-los erroneamente como normais pode comprometer o diagnóstico precoce de certas patologias, retardar terapêuticas ou deteriorar o estado de saúde do RN. Na dúvida sobre algum sinal ou diagnóstico, não hesitar em procurar profissionais ou especialistas com maior experiência para poder esclarecê-los.

LEITURAS COMPLEMENTARES

Amiel-Tison C. Neuromotor status. In: Taeusch HW, Yogman MW. Follow-up management of the high-risk infant. Boston: Little, Brown and Company; 1987. p.115-26.

Apgar VA. A proposal for a new method of evuluation of the newborn infant. Curr Res Anesth Analg. 1953;32:260-7.

Ballard JL, Khoury JC, Wedig K et al. New Ballard score, expanded to include extremely premature infants. J Pediatr. 1991;119(3):417-23.

Carakushansky G. Semiologia básica do recém-nascido. Rio de Janeiro: Editora Interamericana; 1979.

Dubowitz L, Ricci D, Mercuri E. The Dubowitz neurological examination of the full-term newborn. Ment Retard Dev Disabil Res Rev. 2005;11:52-60.

Dubowitz LM, Dubowitz V, Goldberg C. Clinical assessment of gestational age in the newborn infant. J Pediatr. 1970;77(1):1-10.

Fletcher MA. Physical assessment and classification. In: Avery GB, Fletcher MA, MacDonald MG. Neonatology: pathophysiology and management of the newborn, 5.ed. Philadelphia: Lippincott-Willimas & Wilkins; 1999. p.301-20.

Fletcher MA. Physical diagnosis in neonatology. Philadelphia: Lippincott-Raven Publishers; 1998.

Gherpelli JLD. Exame neurológico do recém-nascido a termo. In: Segre CAM, Costa HPF. Perinatologia fundamentos e prática. 3.ed. ampl e atual. São Paulo: Sarvier; 2015. p.671-5.

Lomax A. Examination of the newborn: An evidence-based guide. Wiley-Blackwell. West Sussex; 2011. 284p.

Mercuri E, Ricci D, Pane M, Baranello G. The neurological examination of the newborn baby. Early Hum Dev. 2005;81:947-56.

Metcoff J. Clinical assessment of nutritional status at birth. Fetal malnutrition and SGA are not synonymous. Pediatr Clin North Am. 1994;41(5):875-91.

Moura-Ribeiro MVL, Gonçalves VMG. Neurologia do desenvolvimento da criança. Rio de Janeiro: Livraria e Editora Revinter; 2006.

Phibbs R. Delivery room management. In: Avery GB, Fletcher MA, MacDonald MG. Neonatology: pathophysiology and management of the newborn. 5nd ed. Philadelphia: Lippincott-Willimas & Wilkins; 1999. p.279-99.

Prechtl H; Beintema D. The neurological examination of the full-term newborn infant. London: William Heinemann Medical Books LTD.; 1964.

Saint-Anne Dargassies S. Desarrollo neurolgico del recien nacido de termino y prematuro. Buenos Aires: Editorial Medica Panamericana; 1977.

Segre CAM. Avaliação e exame neurológico do recém-nascido. In: Segre CAM, Costa HPF. Perinatologia fundamentos e prática. 3.ed. ampl e atual. São Paulo: Sarvier; 2015. p.666-70.

Thomas R, Harvey D. Colour Guide Neonatology. London: Churchill Livingstone; 1992.

Villar J, Cheikh Ismail L, Victora CG, Ohuma EO, Bertino E, Altman DG, Lambert A, Papageorghiou AT, Carvalho M, Jaffer YA, Gravett MG, Purwar M, Frederick IO, Noble AJ, Pang R, Barros FC, Chumlea C, Bhutta ZA, Kennedy SH. International Fetal and Newborn Growth Consortium for the 21st Century (Intergrowth-21st). International standards for newborn weight, length, and head circumference by gestational age and sex: The Newborn Cross-Sectional Study of the Intergrowth-21st Project. Lancet. 2014 Sep 6;384(9946):857-68.

Villar J, Giuliani F, Fenton TR, Ohuma EO, Ismail LC, Kennedy SH; Intergrowth-21st Consortium. Intergrowth-21st very preterm size at birth reference charts. Lancet. 2016 Feb 27;387(10021):844-5.

Volpe JJ. Neurological Examination: Normal and Abnormal Features. In: Volpe JJ, Inder TE, Darras BT, de Vries LS, du Plessis AJ, Neil JJ, Perlman JM (ed). Volpe's neurology of the newborn. 6th ed. Philadelphia, PA: Elsevier; 2018. p.191-221.

Yang M. Newborn neurologic examination. Neurology. 2004;62:15-17.

Local de Nascimento e Ressuscitação do Recém-Nascido > 34 Semanas

Tarita De Losso da Silveira Bueno

Dados do Datasus de 2013 revelam que aproximadamente 20% dos óbitos neonatais, ou seja, 4 mil óbitos, decorrem da asfixia perinatal. O óbito de 12 recém-nascidos (RN) ao dia ou de um RN a cada 2 horas, com peso superior a 2.500 g e sem malformações associadas, poderia ser evitado.

Esse cenário vem melhorando nos últimos 10 anos consequentemente às intervenções em saúde pública para atendimento de gestantes e à sistematização do atendimento ao RN no local do nascimento mediante treinamento dos profissionais envolvidos.

Sabe-se que ao nascimento, aproximadamente 10% dos RN necessitam de alguma ajuda para iniciar a respiração efetiva, 1% necessita ser intubado e 0,1% necessita de massagem cardíaca e/ou de medicações. Sabe-se também que, quanto maior a demora para iniciar a reanimação, mais difícil esta se torna e mais elevado é o risco de lesão cerebral. O risco de morte ou morbidade aumenta em 16% a cada 30 segundos de demora para iniciar a ventilação com pressão positiva até o 6º minuto de vida, de modo independente do peso ao nascer, da idade gestacional ou de complicações na gravidez ou no parto.

As práticas da reanimação no local do nascimento baseiam-se na publicação do International Liaison Committee on Resuscitation (ILCOR), feita a cada 5 anos, sendo a última em 2015.

Preparo para a assistência

O preparo para a assistência inclui a realização da anamnese materna detalhada, a verificação da disponibilidade e funcionamento do material necessário e a presença de uma equipe treinada para o atendimento.

Na anamnese materna, devem constar todas as condições perinatais que elevam o risco de a transição respirató-

ria e cardiocirculatória ao nascer ser inadequada. O parto cesárea, entre 37 e 39 semanas, mesmo sem outros fatores de risco, aumenta a chance de que seja necessária a ventilação ao nascer.

O equipamento deve ser checado antes de cada nascimento e está destinado a manter a normotermia, avaliar o RN, aspirar vias aéreas, ventilar com pressão positiva, intubar, ministrar medicações e cateterizar a veia umbilical.

Com relação à equipe, deve haver pelo menos um profissional de saúde capaz de realizar os passos iniciais e a ventilação com máscara facial em cada nascimento, e cuja única responsabilidade seja atender o RN. Diante do risco de asfixia, devem estar presentes 2 a 3 profissionais capacitados, um deles médico, de preferência pediatra, aptos a realizar todos os procedimentos de reanimação. Antes do nascimento, a equipe deverá decidir quem será o líder e as funções de cada um, de forma que a atuação seja organizada, obtendo melhor qualidade ao atendimento.

Clampeamento do cordão

Ao nascer, se o RN estiver com bom tônus, chorando ou respirando, o clampeamento do cordão pelo obstetra deverá ser feito tardiamente, ou seja, entre 1 e 3 minutos de vida. Esta conduta otimiza os índices hematimétricos entre 3 e 6 meses de vida, apesar de aumentar a necessidade de fototerapia na 1ª semana de vida.

Se o RN tiver idade gestacional entre 37 e 41 semanas e se mantiver vigoroso após o clampeamento do cordão, independentemente do aspecto do líquido amniótico, deverá ser colocado em contato pele a pele com a mãe, a fim de estimular a amamentação na 1ª hora de vida. Sua vitalidade deverá ser avaliada de maneira contínua e a temperatura do ambiente deverá estar entre 23 e 26 ºC.

SEÇÃO I – INTRODUÇÃO

Caso o RN tenha entre 34 e 36 semanas, ou mais que 42 semanas, após o clampeamento do cordão, mesmo que se mantenha vigoroso, deverá ser levado ao local de recepção.

Ainda, independentemente da idade gestacional, se ao nascer, o RN não estiver vigoroso (hipotônico ou sem respirar), o clampeamento do cordão deverá ser imediato e a criança deverá ser levada ao local de recepção.

Passos iniciais

Quando o RN chegar ao local de recepção, deverão ser realizados os cinco passos iniciais, nesta ordem:

1. Colocar o RN em berço aquecido para prover calor e manter temperatura axilar entre 36,5 e 37,5 °C (normotermia).
2. Posicionar a cabeça com leve extensão do pescoço para manter vias aéreas pérvias.
3. Aspirar vias aéreas, se necessário, com sonda traqueal número 8 ou 10, pressão negativa máxima de 100 mmHg e movimentos suaves a fim de evitar o indesejado reflexo vagal.
4. Secar e desprezar os campos úmidos.
5. Reposicionar a cabeça.

Após esses procedimentos, deverá ser avaliada a frequência cardíaca (FC) em 6 segundos, multiplicando-se por dez mediante ausculta cardíaca e verificado se o RN apresenta movimentos respiratórios regulares. Se FC > 100 e respiração regular, o RN poderá ser encaminhado para contato pele a pele com a mãe. Caso FC < 100 e/ou respiração irregular e/ou apneia e/ou *gasping*, deverá ser prontamente iniciada a ventilação com pressão positiva (VPP) e máscara. Durante toda a reanimação, a FC norteará os procedimentos.

Ventilação com máscara

Quando a VPP com máscara estiver indicada, deve ser iniciada antes do final do 1º minuto de vida, o chamado *golden minute*. Neste momento, o auxiliar da reanimação deverá colocar o monitor cardíaco no RN (na região proximal dos ombros e coxa esquerda) e posicionar oxímetro de pulso no punho direito (pré-ductal).

A ventilação deve ser iniciada em ar ambiente, sendo a necessidade de oxigênio excepcional. Os incrementos na fração inspirada de O_2 devem ser de 20%, realizados a cada 30 segundos e de acordo com a saturação do RN. Lembrando-se que os valores de saturação pré-ductais desejáveis de acordo com o tempo de vida são: 70 a 80% até 5 minutos de vida; 80 a 90% de 5 a 10 minutos de vida; e 85 a 95%, com mais de 10 minutos de vida.

Para a realização da VPP, podem ser utilizados o balão autoinflável com capacidade de 240 a 750 mL, ou o ventilador mecânico manual em T, ambos com a mesma eficácia. No entanto, apesar do primeiro ser de fácil manuseio e baixo custo, não é possível controlar adequadamente a pressão inspiratória (PIP), nem fornecer pressão expiratória positiva (PEEP). Já o segundo é mais seguro e permite determinar a PIP e PEEP. Recomenda-se que, inicialmente (cinco primeiras ventilações), as crianças sejam ventiladas com PIP de 20, PEEP de 5 e no ritmo "aperta ou oclui/solta/solta", o que fornece uma frequência respiratória de 40 a 60 movimentos por minuto.

Após ciclo de 30 segundos de ventilação com pressão positiva e máscara, se o RN melhorar (FC > 100 e respiração espontânea), a VPP poderá ser suspensa e o RN deverá permanecer em observação. Só deverá ser oferecido O_2 inalatório se a VPP foi feita com O_2, respeitando-se a oximetria de pulso e com retirada gradual do mesmo. Caso o RN não melhore, deve-se verificar se a técnica da ventilação está correta e, se necessário, corrigi-la. Atentar para os seguintes possíveis erros:

a) Inadequação da máscara à face do RN por mau posicionamento desta ou pela não vedação. A máscara de tamanho ideal deve cobrir ponta do queixo, boca e nariz do RN.
b) Ausência de permeabilidade das vias aéreas decorrente de mau posicionamento da cabeça e/ou da presença de secreção.
c) Expansibilidade pulmonar insuficiente; neste caso deve-se aumentar a PIP.

Se mesmo assim, o RN não melhorar, considerar a intubação traqueal.

Ventilação com cânula traqueal

A indicação da intubação está relacionada com a habilidade e experiência do profissional responsável pelo procedimento, já que se estima que o sucesso ocorra em cerca de 50% das tentativas apenas.

São indicações para intubar o RN:

a) Ventilação com máscara facial não efetiva: após a correção de possíveis problemas técnicos, a FC permanece < 100 bpm.
b) Ventilação com máscara facial prolongada: quando RN não assume respiração espontânea.
c) Aplicação de massagem cardíaca.
d) RN com suspeita de hérnia diafragmática que necessite de VPP.

O laringoscópio deve sempre ser segurado com a mão esquerda, posicionado na valécula, evitando-se a manobra de báscula. Utilizar lâmina reta 1 e cânulas de tamanho 3,5 ou 4. Para fixar a cânula, a marca em cm no lábio superior deverá ser o peso estimado do RN em kg somado a 6. Caso a idade gestacional seja conhecida, pode-se usar o seguinte critério:

a) 7,5 cm para RN com 34 sem.;
b) 8 cm para RN com 35 a 37 sem.;
c) 8,5 cm para RN com 38 a 40 sem.;
d) 9 cm para RN ≥ 41 sem.

O tempo máximo entre o início da intubação orotraqueal (IOT) e o início da VPP é de 30 segundos. Para verificar se a posição da cânula está correta, o que é obrigatória e prioritária para RN que permanecem bradicárdicos deve-se: observar se a FC se eleva; observar elevação da caixa torácica e ausência de distensão abdominal; auscultar entrada de ar simétrica nos pulmões e ausência de ruído no estômago. Entretanto, como esses procedimentos levam de 30 a 60 segundos para serem concluídos, o padrão-ouro é o detector de CO_2 expirado ou método colorimétrico, cuja avaliação é imediata.

A técnica da ventilação com cânula é a mesma da ventilação com máscara. A FiO_2 inicial recomendada é a utilizada no último ciclo de VPP com máscara. Os ciclos permanecem de 30 segundos, com os mesmos parâmetros ventilatórios iniciais e incrementos de 20% na FiO_2, de acordo com oxímetro de pulso e saturação de O_2 ideal para tempo de vida do RN.

Caso após 30 segundos, o RN melhore (FC > 100 e respiração espontânea), ele pode ser extubado. Deverá ser oferecido O_2 inalatório e este ser retirado gradualmente de acordo com a oximetria de pulso. Caso não melhore, deve-se checar a técnica da VPP, atentando-se para a possibilidade de o RN não estar intubado ou a cânula estar em posição inadequada.

Se, mesmo após a correção de possíveis falhas técnicas, o RN permanecer com FC < 60, está indicada a massagem cardíaca.

Massagem cardíaca

Está indicada quando, após 30 segundos de VPP com cânula traqueal com técnica adequada, a FC permanecer < 60 bpm.

A partir deste momento, os ciclos passam a ser de 60 segundos (tempo mínimo para que haja perfusão coronariana), a FiO_2 deve ser de 100% (considera-se que o tempo de hipóxia é prolongado) e o RN, mesmo que assuma respiração espontânea, deverá ser encaminhado para a unidade de terapia intensiva (UTI) intubado.

A massagem cardíaca deve ser realizada de maneira sincronizada com a ventilação. A técnica a ser utilizada é a dos dois polegares sobrepostos, pois é a que gera maior pico de pressão sistólica, maior pressão de pulso e menor possibilidade de lesão em pulmão e fígado.

Serão necessários dois reanimadores. Aquele que estiver posicionado na cabeceira do paciente fica responsável pela massagem cardíaca e o que estiver ao lado do berço, pela ventilação. Deve-se comprimir 1/3 do diâmetro anteroposterior do tórax e posicionar os polegares no terço inferior do esterno, imediatamente acima do apêndice xifoide. O ritmo a ser seguido é: 1 e 2 e 3 e ventila, em que os números correspondem às compressões. Com isso, serão feitos 120 eventos em 1 minuto, com 90 compressões e 30 ventilações.

Se após 60 segundos, o RN não melhorar, a técnica da massagem cardíaca deve ser verificada e a intubação/ventilação checadas. Se a técnica estiver correta e o RN permanece bradicárdico, com FC < 60 bpm, está indicada a realização de adrenalina.

Medicações

A adrenalina está indicada quando o RN permanece com FC < 60 após ser realizada massagem cardíaca sincronizada com VPP com cânula e FiO_2 a 100%.

A adrenalina deve ser sempre administrada diluída em soro fisiológico (SF) 0,9% na proporção de 1 mL da medicação para 9 mL de soro (1:10.000). Ao ser indicada, enquanto o médico realiza a cateterização da veia umbilical, pode-se realizar uma única dose de 0,5 a 1 mL/kg na cânula traqueal. Assim que a veia estiver cateterizada, administra-se adrenalina 0,1 a 0,3 mL/kg, seguido de 0,5 a 1 mL de SF 0,9%.

Para a cateterização umbilical, pode-se utilizar cateter umbilical ou sonda n. 4, devendo a introdução desses dispositivos ser apenas até 1 a 2 cm após ânulo, mantendo o cateter periférico para evitar sua localização no nível hepático.

A adrenalina pode ser administrada em bolus a cada 3 a 5 minutos, devendo a massagem cardíaca e VPP com cânula permanecer sincronizadas durante todo o tempo.

Se mesmo após a adrenalina, o RN permanecer com FC < 60 bpm, com todos os procedimentos sendo realizados com técnica correta, pode ser feita a expansão volumétrica. Para tanto, utilizar SF 0,9% na dose de 10 mL/kg e administrar em 5 a 10 minutos. Esse procedimento pode ser repetido uma vez.

Aspectos éticos

O local do nascimento não é o melhor local para se decidir quando iniciar ou interromper a reanimação. Sempre que possível, isso deve ser feito antes do nascimento, em conjunto com os pais e outros colegas. Na situação específica de assistolia desde o nascimento (Apgar 0-0-0), considerar interromper a reanimação aos 10 minutos de vida.

Líquido amniótico meconial

Quando o líquido amniótico for meconial, independentemente de sua viscosidade, a aspiração das vias aéreas ao desprendimento do polo cefálico do concepto não deve ser realizada. O tempo de clampeamento do cordão e a indicação de encaminhar o RN para o local da reanimação são os mesmos que para líquido amniótico claro. As diferenças são:

a) Se houver indicação de encaminhar o RN para o local de reanimação, durante os passos iniciais, deve-se, obrigatoriamente, aspirar as vias aéreas superiores.

b) Se houver indicação de ventilar intubado, deve-se, primeiramente, aspirar traqueia com a cânula uma única vez e só depois reiniciar a ventilação.

Diretriz brasileira sobre cuidados ao recém-nascido no momento do nascimento

A Portaria n. 371 de 7 de maio de 2014 institui diretrizes para a organização da atenção integral e humanizada ao recém-nascido (RN) no Sistema Único de Saúde (SUS) considerando a necessidade de organização e melhoria da qualidade da atenção ao recém-nascido no momento do nascimento, com vistas à redução da morbimortalidade neonatal.

Artigo 1º, parágrafo único – o atendimento ao recém-nascido consiste na assistência por profissional capacitado, médico (preferencialmente pediatra ou neonatologista) ou profissional de enfermagem (preferencialmente enfermeiro obstetra ou neonatal), desde o período imediatamente anterior ao parto, até que o RN seja encaminhado ao Alojamento Conjunto com sua mãe, ou à Unidade Neonatal (Unidade de Terapia Intensiva Neonatal, Unidade de Cuidado Intermediário Neonatal Convencional ou Unidade de Cuidado Intermediário Neonatal Canguru) ou, ainda, no caso de nascimento em quarto de pré-parto, parto e puerpério

SEÇÃO I – INTRODUÇÃO

(PPP), seja mantido junto à sua mãe, sob supervisão da própria equipe profissional responsável pelo PPP.

Artigo 2º – para prestar este atendimento o profissional médico ou de enfermagem deverá exercitar as boas práticas de atenção humanizada ao recém-nascido apresentadas nesta Portaria e respaldadas pela Organização Mundial de Saúde e Ministério da Saúde e ser capacitado em reanimação neonatal.

Artigo 3º – considera-se como capacitado em reanimação neonatal o médico ou profissional de enfermagem que tenha realizado treinamento teórico-prático, conforme orientação a ser publicizada, por expediente específico, pela Coordenação Geral de Saúde da Criança e Aleitamento Materno (CGS-CAM) do Ministério da Saúde (Nota técnica 14/2012).

Artigo 4º – para o RN a termo com ritmo respiratório normal, tônus normal e sem líquido meconial, recomenda-se:

- Assegurar o contato pele a pele imediato e contínuo, colocando o RN sobre o abdome ou tórax da mãe de acordo com sua vontade, de bruços, e cobri-lo com uma coberta seca e aquecida. Verificar a temperatura do ambiente, que deverá está em torno de 26 graus para evitar a perda de calor.
- Proceder ao clampeamento do cordão umbilical, após cessadas suas pulsações (aproximadamente de 1 a 3 minutos), exceto em casos de mães isoimunizadas ou HIV

HTLV-positivas, nesses casos o clampeamento deve ser imediato.

- Estimular o aleitamento materno na primeira hora de vida, exceto em casos de mães HIV ou HTLV-positivas.
- Postergar os procedimentos de rotina do recém-nascido nessa primeira hora de vida. Entende-se como procedimentos de rotina: exame físico, pesagem e outras medidas antropométricas, profilaxia da oftalmia neonatal e vacinação, entre outros procedimentos.

Artigo 5º – para o RN pré-termo ou qualquer RN com respiração ausente ou irregular, tônus diminuído e/ou com líquido meconial, seguir o fluxograma do Programa de Reanimação da Sociedade Brasileira de Pediatria (ver capitulo correspondente à reanimação neonatal).

Artigo 6º – o estabelecimento de saúde que mantenha profissional de enfermagem habilitado em reanimação neonatal na sala de parto deverá possuir em sua equipe, durante as 24 (vinte e quatro) horas, ao menos 1 (um) médico que tenha realizado treinamento teórico-prático conforme previsto anteriormente.

Artigo 7º – o estabelecimento de saúde deverá dispor, no ambiente de parto (sala ou quarto de parto) ou em ambiente próximo, de materiais e equipamentos necessários para reanimação neonatal, acessíveis e prontas para uso, constantes no Quadro 5.1.

Quadro 5.1
Material e condições necessárias para reanimação neonatal no local do nascimento.

Local de reanimação com temperatura ambiente de 23 a 26 °C:
- mesa de reanimação com acesso por 3 lados
- fontes de oxigênio umidificado e de ar comprimido, com fluxômetro
- *blender* para mistura oxigênio/ar – aspirador a vácuo com manômetro
- relógio de parede com ponteiro de segundos

Material para manutenção de temperatura:
- fonte de calor radiante
- termômetro ambiente digital
- campo cirúrgico e compressas de algodão estéreis
- saco de polietileno de 30 × 50 cm para prematuro
- touca de lã ou algodão
- colchão térmico químico 25 × 40 cm para prematuro

Material para avaliação:
- estetoscópio neonatal
- oxímetro de pulso com sensor neonatal
- monitor cardíaco de três vias com eletrodos
- bandagem elástica para fixar o sensor do oxímetro e os eletrodos

Material para aspiração:
- sondas: traqueais n. 6, 8 e 10 e gástricas curtas n. 6 e 8
- dispositivo para aspiração de mecônio – seringas de 10 mL

Material para ventilação:
- reanimador manual neonatal (balão autoinflável com volume máximo de 750 mL, reservatório de O_2 e válvula de escape com limite de 30 a 40 cmH_2O e/ou manômetro)
- ventilador mecânico manual neonatal em T com circuitos próprios
- máscaras redondas com coxim n. 00, 0 e 1
- máscara laríngea para recém-nascido n. 1

Material para intubação traqueal:
- laringoscópio infantil com lâmina reta n. 00, 0 e 1
- cânulas traqueais sem balonete, de diâmetro interno uniforme 2,5/3/3,5 e 4 mm
- material para fixação da cânula: fita adesiva e algodão com SF
- pilhas e lâmpadas sobressalentes para laringoscópio
- detector colorimétrico de CO_2 expirado

Medicações:
- adrenalina 1/10.000 em uma seringa de 5 mL para administração única endotraqueal
- adrenalina 1/10.000 em seringa de 1 mL para administração endovenosa
- expansor de volume (soro fisiológico) em duas seringas de 20 mL

(continua)

(continuação)

| Quadro 5.1 |
| Material e condições necessárias para reanimação neonatal no local do nascimento. |

Material para cateterismo umbilical:
- campo fenestrado esterilizado, cadarço de algodão e gaze
- pinça tipo Kelly reta de 14 cm e cabo de bisturi com lâmina n. 21
- porta agulha de 11 cm e fio agulhado mononylon 4.0
- cateter umbilical 3,5 F, 5 F e 8 F de PVC ou poliuretano
- torneira de três vias

Outros materiais:
- luvas e óculos de proteção individual para os profissionais de saúde
- gazes esterilizadas e álcool etílico
- cabo e lâmina de bisturi
- tesoura de ponta romba e clampeador de cordão umbilical

Fonte: Adaptado com base nos dados do PRN/2016.

Nota Técnica n. 16 de 2014: trata-se da normatização técnica para capacitação de profissionais médicos e de enfermagem em reanimação neonatal para atenção a recém-nascido no momento do nascimento em estabelecimentos de saúde no âmbito do SUS.

A referida capacitação deverá consistir em treinamento teórico-prático, com as seguintes características:

1. No caso do profissional médico:
   a) abordagem dos temas referentes aos passos iniciais da reanimação neonatal, ventilação com pressão positiva com reanimadores manuais com máscara facial, intubação traqueal, massagem cardíaca e indicação de medicações, de acordo com os protocolos e manuais adotados pelo Ministério da Saúde, atualizados a cada 5 (cinco) anos, neles incluindo o PRN/SBP;
   b) carga horária mínima de 8 (oito) horas;
   c) certificado de aprovação expedido pela Sociedade Brasileira de Pediatria.

2. No caso de profissional de enfermagem:
   a) abordagem dos temas referentes aos passos iniciais da reanimação neonatal e da ventilação com pressão positiva com reanimadores manuais com máscara facial, auxílio à intubação traqueal e administração de medicações, de acordo com os protocolos e manuais adotados pelo Ministério da Saúde, atualizados a cada 5 (cinco) anos, neles incluindo o PRN/SBP;
   b) carga horária mínima de 8 (oito) horas;
   c) certificado de aprovação expedido pela SBP.

Além de normatizar a capacitação em reanimação neonatal para diferentes categorias profissionais a norma técnica ainda diz:

1. Tendo em vista a urgência de maciça capacitação de profissionais médicos e de enfermagem no país, agora apoiada pela Portaria SAS/MS 371, várias alternativas podem e devem ser sornadas, visando a oferta de cursos. Além de iniciativas do Ministério da Saúde, de implementação de cursos através do PRN-SBP, o país já conta com muitas experiências exitosas de parcerias de gestões estaduais, municipais ou mesmo de estabelecimentos de saúde com filiadas da Sociedade Brasileira de Pediatria. A Coordenação Geral de Saúde da Criança e Aleitamento Materno-CGSCAM também sugere aos hospitais que possuam em seus quadros profissionais instrutores em reanimação neonatal, que aproveitem o potencial destes profissionais, para, de forma ágil e prática, capacitarem os colegas de trabalho, bastando para tal uma negociação de reorganização de escalas de trabalho destes médicos, a exemplo de vários hospitais do SUS que já desenvolvem esta alternativa exitosa.

2. Considerando a necessidade de acompanhamento dos resultados de todos os processos de capacitação de profissionais do SUS promovidos/apoiados pelo Ministério da Saúde, a CGSCAM desenvolverá acompanhamento mensal das capacitações realizadas pelos Hospitais, SBP e filiadas.

3. O cumprimento pelos estabelecimentos de saúde, da diretriz de garantir a oferta de pessoal médico e de enfermagem capacitado em reanimação neonatal conforme previsto nesta Nota Técnica, bem como das demais boas práticas de atenção neonatal elencadas na Portaria em tela (clampeamento de cordão após cessadas as pulsações, contato pele a pele, estímulo ao aleitamento na primeira hora de vida e postergação dos procedimentos de rotina nesta primeira hora), será objeto do monitoramento da implementação da Rede Cegonha, por parte dos respectivos gestores municipais ou estaduais e pelo Ministério da Saúde.

4. A Portaria SAS/MS n. 371, de 7 de maio de 2014, constitui importante instrumento de enfrentamento da morte neonatal pela asfixia e da qualificação e humanização da atenção ao Recém-nascido no momento do nascimento, no Brasil, em conformidade com os objetivos da Rede Cegonha. Para tal, a CGSCAM/DAPES/SAS/MS estará apoiando ampla mobilização interfederativa no SUS, envolvendo gestores, trabalhadores da saúde, entidades de Pediatria e da sociedade civil em geral.

LEITURAS COMPLEMENTARES

Brasil. Ministério da Saúde. Agência Nacional de Vigilância Sanitária [homepage na internet]. Pediatria: prevenção e controle de infecção hospitalar; 2006. [Citado em 2013 Jan 10]. Disponível em: http://www.anvisa.gov.br/servicosaude/manuais/manual_pediatria.pdf.

Brasil. Ministério da Saúde. Portal da Saúde [homepage na internet]. Datasus: Estatísticas vitais. [Acesso em 2015 Out 2]. Disponível em: http://www2.datasus.gov.br/DATASUS/index.phd?area=0205.

Dawson JA, KamLin CO, Vento M, Wong C, Cole TJ, Donath SM et al. Defining the reference range for oxygen saturation for infants after birth. Pediatrics. 2010;125:e1340-7.

Dawson JA, Morley CJ. Monitoring oxygen saturation and heart rate in the early neonatal period. Semin Fetal Neonatal Med. 2010;15:203-7.

de Almeida MFB, Guinsburg R, Sancho GA. Rede Brasileira de Pesquisas Neonatais. Hipotermia na primeira hora de vida aumenta o risco de óbito neonatal precoce: coorte prospectiva multicêntrica. Curitiba, PR: Anais do 21º Congresso Brasileiro de Perinatologia; 2012 Out 14-17.

Hillman NH, Kallapur SG, Jobe AH. Physiology of transition from intrauterine to extrauterine life. Clin Perinatol. 2012;39:769-83.

Johnston KL, Aziz K. The self-inflating resuscitation bag delivers high oxygen concentrations when used without a reservoir: implications for neonatal resuscitation. Respir Care 2009;54:1665-70.

Kasdorf E, Laptook A, Azzopardi D, Jacobs S, Perlman JM. Improving infant outcome with a 10 min Apgar of 0. Arch Dis Child Fetal Neonatal Ed. 2015;100(2):F102-5.

O'Donnell CP, KamLin CO, Davis PG, Morley CJ. Feasibility of and delay in obtaining pulse oximetry during neonatal resuscitation. J Pediatr. 2005;147:698-9.

Perlman JM, Kattwinkel J, Wyckoff MH, Aziz K, Guinsburg R et al. Part 7: Neonatal resuscitation: 2015 International Consensus on Cardiopulmonary Resuscitation and Emergency Cardiovascular Care Science with Treatment Recommendations. Circulation. 2015;132(16 Suppl 1):S204-41.

Perlman JM, Wyllie J, Kattwinkel J, Wyckoff MH, Aziz K, Guinsburg R et al. Part 7: Neonatal resuscitation: 2015 International Consensus on Cardiopulmonary Resuscitation and Emergency Cardiovascular Care Science with Treatment Recommendations (Reprint). Pediatrics. 2015;136 (Suppl 2):S120-66.

Rabe H, Diaz-Rossello JL, Duley L, Dowswell T. Effect of timing of umbilical cord clamping and other strategies to influence placental transfusion at preterm birth on maternal and infant outcomes. Cochrane Database Syst Rev. 2012;8:CD003248.

Solevåg AL, Dannevig I, Wyckoff M, Saugstad OD, Nakstad B. Return of spontaneous circulation with a compression:ventilation ratio of 15:2 versus 3:1 in newborn pigs with cardiac arrest due to asphyxia. Arch Dis Child Fetal Neonatal Ed. 2011;96:F417-21.

Thio M, Bhatia R, Dawson JA, Davis PG. Oxygen delivery using neonatal self-inflating resuscitation bags without a reservoir. Arch Dis Child Fetal Neonatal Ed. 2010;95:F315-9.

Weiner GM, Niermeyer S. Medications in neonatal resuscitation: epinephrine and the search for better alternative strategies. Clin Perinatol. 2012;39:843-55.

Wyckoff MH, Aziz K, Escobedo MB, Kapadia VS, Kattwinkel J, Perlman JM et al. Part 13: Neonatal Resuscitation: 2015 American Heart Associatiom guidelines update for Cardiopulmonary Resuscitation and Emergency Cardiovascular Care. Circulation. 2015;132 (18 Suppl 2):S543-60.

Wyllie J, Perlman JM, Kattwinkel J, Wyckoff MH, Aziz K, Guinsburg R et al. Part 7: Neonatal resuscitation: 2015 International Consensus on Cardiopulmonary Resuscitation and Emergency Cardiovascular Care Science with Treatment Recommendations. Resuscitation. 2015; 95:e169-201.

Estabilização Inicial do Recém-Nascido Normal e Prematuro (*Golden Hour*)

Gladys Gripp Bicalho

O nascimento é um processo que envolve mudanças fisiológicas de grande importância. Implica uma transição da vida intrauterina fetal para a vida extrauterina, com mudanças especialmente circulatórias e pulmonares. É um momento de adaptação que pode exigir horas e até dias.

Durante a 1ª hora há um período crítico. Acontece uma sequência de eventos que define a morbimortalidade do recém-nascido (RN). É considerada uma "hora de ouro" e uma oportunidade única para definir o prognóstico.

É necessário identificar se o recém-nascido está em um momento de estabilização/adaptação ou se necessita de reanimação e de intervenções para o início da respiração regular e para a estabilização da circulação. Há casos, especialmente entre os pré-termos, em que a estabilização não se completa na sala de parto e a assistência precisa ter continuidade na unidade de terapia intensiva neonatal (UTIN).

Adaptação circulatória e pulmonar ao nascer

O pinçamento ou a constrição espontânea das artérias umbilicais, que se dirigem à placenta, aumentam a resistência periférica de modo que a pressão sistêmica se eleva. Há eliminação de líquidos pulmonares e expansão dos pulmões. O aumento da pressão alveolar de oxigênio diminui a resistência vascular pulmonar, resultando em um aumento do fluxo de sangue pelos pulmões e em uma queda na pressão nas artérias pulmonares. Como resultado, há uma reversão fisiológica por meio do forame oval e do ducto arterial, de direita-para-esquerda para esquerda-para-direita. Esses *shunts* normalmente fecham no nascimento ou logo após, de modo que as circulações sistêmica e pulmonar, a partir desse momento, estarão em série.

O recém-nascido normal tem no choro o estímulo necessário para realizar as mudanças do nascimento. O desafio está em facilitar a transição do RN de alto risco e/ou prematuro, que frequentemente não têm habilidade suficiente para atingi-la, sem o devido suporte.

Ao nascer, 10% dos recém-nascidos com idade gestacional de 34 semanas ou mais necessitam de alguma intervenção para iniciar a respiração efetiva, 1% de intubação traqueal e 1 a 2 a cada 1.000 requer reanimação avançada. No entanto, a maioria dos pré-termos precisa de auxílio para iniciar a transição cardiorrespiratória, necessária para a vida extrauterina. A necessidade de intervenções é maior quanto menor for a idade gestacional. Há uma expectativa de que aproximadamente 80% dos RN com menos de 28 semanas ou abaixo de 1.000 g necessitem ventilação mecânica e 70% de surfactante.

O pré-termo requer auxílio por suas características e necessidades especiais por imaturidade de sistemas, musculatura torácica vulnerável, deficiência de surfactante, fragilidade capilar, imaturidade de sistema nervoso central (SNC), imaturidade imunológica, dificuldade de adaptação volêmica, entre outros. Há termogênese de controle ineficiente e poucos estoques energéticos. Esses fatores são limitantes para uma ventilação adequada, facilitam hemorragias e ensejam maior suscetibilidade à lesão hipoxicoisquêmica, geram propensão à hipotensão e contribuem para um maior risco infeccioso.

O RN submetido à reanimação avançada passa por um processo de estresse grave e aumenta o risco de disfunção de órgãos. Requer monitorização em UTIN, independentemente de ainda estar necessitando ou não suporte ventilatório. As complicações mais comuns incluem hipertensão pulmonar, acidose metabólica, hipotensão, convulsões, distúrbios eletrolíticos, hipoglicemia e hipotermia.

Golden hour

"Hora de ouro" ou momento de "grande oportunidade" definem a *golden hour* como uma estratégia de atendimento para estabilização inicial do RN, que depende de protocolos baseados em evidências e em procedimentos organizados. Não se restringe ao que foi oferecido em sala de parto, mas se estende ao atendimento inicial na UTIN, onde condutas de pós-reanimação terão igual importância. Envolve assistência individualizada, menos invasiva e com proteção rápida e em equipe, evitando improvisações.

Embora seja um atendimento destinado especialmente ao recém-nascido de extremo baixo peso, deve ser entendido como um protocolo de qualidade para qualquer um que necessite de cuidados neonatais que auxiliem a transição cardiorrespiratória fisiológica a ser estabelecida.

Esta assistência aplica-se principalmente aos serviços terciários que disponibilizem recursos e equipe multiprofissional treinada e experiente para a assistência neonatal intensiva.

Há pontos principais a serem considerados na estabilização do recém-nascido, dentro da 1ª hora de vida. Esta estratégia deve incluir:

- treinamento da equipe assistencial multiprofissional;
- antecipação de necessidades;
- assistência adequada em sala de parto;
- controle térmico;
- transporte adequado;
- proteção cerebral;
- suporte respiratório;
- suporte cardiovascular;
- suporte nutricional;
- prevenção de infecção;
- exames complementares;
- monitorização;
- registros das condutas; e
- assistência à família.

Há vários protocolos, em diferentes instituições, priorizando a ventilação não invasiva, evitando hipotermia e retardando o clampeamento do cordão umbilical. Outros têm se preocupado com a vigilância da glicemia, temperatura na admissão, acesso venoso rápido para infusão de glicose e aminoácidos precoces. Igual importância tem sido dada ao manejo da sepse e da hipotensão, assim como a realização precoce da reposição de surfactante. Também deve ser incluída na 1ª hora a comunicação com a família. O protocolo pode ser iniciado com algumas prioridades e ser ampliado assim que possível.

Na 1ª hora de vida, as necessidades devem ser antecipadas, e é preciso priorizar especialmente o acesso venoso, fluídos (glicose e aminoácidos), ventilação adequada, antibióticos, drogas vasoativas e monitorização. Tudo realizado dentro dos padrões de boas práticas, de forma efetiva e com uma sequência organizada de intervenções.

A descrição das condutas e as respostas obtidas devem ser anotadas e cronometradas, e discussões posteriores com a equipe assistencial poderão contribuir para adequar os próximos atendimentos.

Equipe assistencial

A equipe multiprofissional deve ser formada por médicos, enfermeiros e fisioterapeutas. Profissionais cujo foco seja unicamente o recém-nascido.

A equipe deve conhecer as necessidades e distribuir tarefas. Deve haver padronização de procedimentos e colaboração multiprofissional, com responsabilidades e funções definidas.

A distribuição das tarefas entre os participantes da equipe deve ser estabelecida previamente com o objetivo de completar a admissão do RN dentro da 1ª hora de vida. Envolve treinamento e comunicação, busca por excelência em realizar intervenções integradas.

As tarefas podem ser repartidas e sinalizadas em lâminas explicativas sobre a função de cada membro da equipe, desde a sala de parto até o fim da 1ª hora.

Preparo para a assistência

Antes do parto, deve-se conhecer os detalhes da história familiar e gestacional e todo o material deve estar preparado.

É necessário antecipar o que for possível, como:

- Material para a assistência e reanimação neonatal, conforme orientações da Sociedade Brasileira de Pediatria.
- Comunicar à UTIN para preparar o leito, material para cateterismo umbilical, aparelhos para monitorização e ventilação, oxigenoterapia e outras necessidades individualizadas.
- Disponibilizar aminoácidos e surfactante no setor.
- Adiantar papéis e documentos.
- Planejar a prescrição antes do nascimento, com base nas necessidades previstas para a idade gestacional e o peso fetal.

Sala de parto

O preparo para a assistência em sala de parto e as diretrizes recomendadas pelo International Liaison Committee on Resuscitation (ILCOR) e a Sociedade Brasileira de Pediatria devem ser implementados e utilizados de forma sistemática. O Ministério da Saúde considera essas recomendações norma de assistência a ser desenvolvida em todo o país.

O foco está em priorizar a ventilação como a conduta principal, que não pode ser atrasada e as condutas de reanimação devem ser direcionadas para facilitar o período pós-reanimação.

Clampeamento do cordão

Para o RN com idade gestacional de 34 semanas ou mais, que nascer vigoroso, o clampeamento do cordão umbilical está sendo recomendado com 1 a 3 minutos de vida. Conduta que pode contribuir para evitar anemia e corrigir a hipovolemia presente ao nascer.

Embora se considere que o clampeamento do cordão em partos de idade gestacional abaixo de 34 semanas deva ser tardio, o melhor momento ainda é controverso. Sugere-se que deva acontecer até 60 segundos e que melhore a pressão arterial e diminua a necessidade de transfusões.

CAPÍTULO 6 – ESTABILIZAÇÃO INICIAL DO RECÉM-NASCIDO NORMAL E PREMATURO (*GOLDEN HOUR*)

O clampeamento deve ser imediato, independentemente da idade gestacional se houver alterações da circulação placentária, ou do próprio cordão umbilical.

Prevenção de hipotermia e hipoglicemia

A termorregulação do RN depende de termorreceptores periféricos (em toda a superfície cutânea, particularmente na face e nas vias aéreas), termorreguladores centrais (tálamo, medula espinhal e órgãos abdominais), centro regulatório hipotalâmico, córtex cerebral e tecido adiposo marrom (termogênese química).

A temperatura corporal é o resultado do balanço entre os mecanismos de produção e de eliminação do calor. No RN, sobretudo no pré-termo, pode haver desequilíbrio dos mecanismos envolvidos, resultando em hipotermia, com maior frequência do que no RN a termo. Há perda por evaporação, radiação, convecção e condução. Observam-se aumento da perda por maior área corporal, epiderme não queratinizada, maior porcentagem de água extracelular, maior quantidade de tecido subcutâneo e menor capacidade de vasoconstrição cutânea.

A faixa de normalidade da temperatura corporal do recém-nascido é considerada entre 36,5 e 37,5 ºC. Ao nascer e se não houver intervenção, a temperatura do RN cai rapidamente, 0,3 ºC por minuto, e observa-se um aumento de 28% na mortalidade hospitalar a cada 1 ºC de redução da temperatura.

Entre os RN de extremo baixo peso, a hipotermia chega a acontecer até próximo de 80% e significa um forte preditor de mortalidade.

As repercussões clínicas da hipotermia envolvem diminuição da produção de surfactante, aumento do consumo de oxigênio, acidose metabólica, hipoglicemia, diminuição do débito cardíaco, aumento da resistência vascular periférica, aumento da atividade simpática, com liberação de noradrenalina, resultando em vasoconstrição pulmonar e periférica. Há aumento do consumo de oxigênio, do metabolismo basal e do metabolismo no tecido adiposo marrom, podendo evoluir com necrose tecidual, disfunção de múltiplos órgãos, insuficiência renal, insuficiência respiratória, hipoglicemia, sepse tardia, coagulopatias, hipertensão pulmonar, hemorragia peri-intraventricular e lesão cerebral.

Há estratégias para evitar a perda de calor incluindo temperatura ambiente entre 23 e 26 ºC (de preferência mais próximo a 25 e 26 ºC), manter as portas da sala de parto fechadas, temperatura materna dentro da normalidade, recepção em campos aquecidos, fonte de calor radiante, desprezar campos úmidos, envolver o RN menor de 34 semanas em saco plástico (mesmo sem enxugar a pele e que só deve ser retirado após atingir a estabilização térmica na UTIN), dupla touca (plástico e lã ou algodão), bolsa de aquecimento químico (em especial para RN de peso abaixo de 1.000 g), incubadora de parede dupla, evitar fluxo de ar frio na pele e/ou mucosas e contato com superfície fria.

Na UTIN, o recém-nascido deve ser mantido em berço de calor radiante ou incubadora aquecida, a qual deve ter parede dupla para pré-termos extremos. A assistência ventilatória deve ter gases aquecidos. O exame físico deve ser breve, e a incubadora deve ser fechada assim que possível.

Mesmo todas essas medidas podem não ser suficientes, e a temperatura precisa ser aferida tão logo possível para que ajustes sejam realizados.

É igualmente necessário evitar a hipertermia iatrogênica, que pode resultar em depressão respiratória, injúria pulmonar, acidose, entre outros.

A temperatura de admissão na UTIN é considerada pelo ILCOR como indicador de qualidade assistencial e fator prognóstico. A meta é manter normotermia. Para esta monitorização, pode ser usado um termômetro contínuo, em projeção de fígado, cuja leitura mostrará valores que se aproximam das medidas da temperatura central.

Há conduta especial e específica a ser considerada para o recém-nascido com indicação de hipotermia terapêutica.

Transporte

É preciso preparar o transporte e a incubadora com antecedência, deixá-la aquecida e próxima à sala de parto, facilitando o transporte imediatamente ao estabilizar o RN.

O Programa de Reanimação Neonatal da SBP recomenda que o transporte para a UTIN aconteça após a estabilização inicial (frequência cardíaca maior que 100), entre 15 e 30 minutos de vida.

Não interromper a assistência iniciada na sala de parto durante o transporte. Devem ser disponibilizados cuidados especiais para manter a normotermia (incubadora aquecida, de preferência com parede dupla, com colchão aquecido e saco plástico), vias aéreas pérvias, suporte respiratório e acesso venoso, caso já tenha sido indicado.

Chegada à UTIN

A chegada à UTIN deve ser prevista e organizada. A unidade precisa estar avisada e preparada para as necessidades do recém-nascido a ser atendido.

O médico realizará o cateterismo umbilical; a enfermagem, os auxílios, cuidados de admissão e preparo de medicamentos; e o terapeuta respiratório ou um segundo médico instalará o suporte respiratório necessário. Alguém da equipe deverá estar ocupado com as anotações e com conversar com a família. No mínimo quatro profissionais estarão atuando, sendo três assistindo diretamente o RN.

É importante organizar o atendimento de forma a receber o RN na UTIN e rapidamente iniciar os cuidados essenciais, concentrando os procedimentos. É preciso otimizar o tempo, para que dentro da 1ª hora o RN receba atendimento em seu leito e complete o protocolo previsto.

Proteção cerebral

Para proteção cerebral, é necessário evitar manipulação excessiva, hipóxia e hiperóxia; manter pressões de vias aéreas baixas, não realizar infusão rápida de líquidos endovenosos e de soluções hipertônicas, como bicarbonato de sódio.

É preciso evitar que a cabeça do RN fique mais baixa do que o resto do corpo, evitando aumento da pressão intracraniana. A mesa de reanimação deve estar plana e a cabeça mantida em posição neutra.

Suporte respiratório

É importante identificar quando as intervenções serão oportunas, qual o melhor suporte respiratório, quais equipamentos são necessários, como e quanto de oxigênio deve ser usado e quando administrar o surfactante. O ponto crítico do sucesso da reanimação neonatal é uma ventilação adequada. O objetivo é suprir as necessidades, da melhor maneira possível, sem excessos e respeitando a fragilidade que faz parte das características do pré-termo.

Desde a sala de parto, preferir o uso de um reanimador que disponibilize limite de pressão inspiratória e pressão expiratória positiva (reanimador manual em T) em vez da bolsa de reanimação autoinflável. O reanimador manual em T estabelece a capacidade residual funcional, aumenta a pressão de vias aéreas, preserva o surfactante e melhora o recrutamento alveolar. Ele possibilita o início de pressão positiva contínua na via aérea (*Continuous Positive Airway Pressure* – CPAP) em sala de parto, com máscara.

Há três situações a serem consideradas, dando continuidade à assistência respiratória já iniciada em sala de parto:

1. Não haver necessidade de suporte respiratório ou oxigenoterapia.
2. Apresentar respiração espontânea e desconforto respiratório ou saturação de oxigênio baixa, sendo necessário manter ou iniciar o uso de CPAP.
3. Manter-se em apneia e/ou respiração irregular, precisando ficar em ventilação mecânica.

É recomendável evitar hiperóxia ou hipóxia e a meta deve considerar a saturação de oxigênio pelos minutos de vida: até 5 minutos, 70 a 80%; de 5 a 10 minutos, 80 a 90%; e após 10 minutos, 85 a 95% de saturação pré-ductal. Ajustar a oferta utilizando um *blender*.

A reposição de surfactante pulmonar deve ser efetuada dentro das primeiras 2 horas de vida, de preferência na 1ª hora, na UTIN. Pode ser realizada pelo tubo traqueal ou pelo método minimamente invasivo.

Suporte cardiovascular

O suporte cardiovascular inclui avaliação imediata da frequência cardíaca e manter a perfusão e a pressão arterial.

A hipotensão neonatal é definida como a pressão arterial média abaixo do percentil 10 para a idade gestacional, peso ao nascer e idade pós-natal. Pode decorrer de asfixia, sepse, síndrome de escape de ar, anestesia materna, arritmias fetais, sangramentos e transfusão feto-fetal no caso de gêmeos.

Embora a idade gestacional seja habitualmente utilizada como um valor aproximado de pressão arterial média de referência, quando abaixo de 30 mmHg é associada a um pior resultado neurológico e deve ser considerada como a pressão mínima tolerada para o RN pré-termo extremo.

É preciso avaliar a necessidade de correção da hipotensão. Na presença de hipovolemia, preferir cristaloide e, na necessidade de vasopressor, dopamina (1ª escolha) e/ou dobutamina. A epinefrina pode ser iniciada por veia periférica e a dopamina deve ser por vaso central.

Instalar o acesso vascular umbilical precocemente (venoso e/ou venoso e arterial) para infusão de fluidos, drogas vasoativas e outros suportes, monitorização laboratorial e de pressão arterial.

O choque do RN pode ser agravado por infecção materna, resultando em hipertensão pulmonar no RN séptico, com aumento do trabalho e falência do ventrículo direito.

Suporte nutricional

O suporte nutricional deve ser prioridade na 1ª hora de vida porque a queda da glicemia é rápida e os estoques de energia e de proteínas são baixos.

Glicose e aminoácidos precisam ser iniciados precocemente para evitar o catabolismo e minimizar a hiperglicemia, por estimular a secreção de insulina endógena. Essas infusões exigem acesso venoso rapidamente instalado, o qual pode ser usado mesmo enquanto aguarda-se a radiografia para confirmar sua localização.

Iniciar a dieta enteral para os recém-nascidos estáveis, de preferência com o leite da própria mãe. O objetivo é manter a glicemia entre 50 e 110 mg/dL.

O início da alimentação enteral deve ser adiado se o comprometimento perinatal foi significativo.

Prevenção de infecção

Atenção especial deve ser dirigida para a possibilidade de infecção, pois o trabalho de parto prematuro pode ter sido desencadeado por corioamnionite, que está associada à infecção fetal.

Há de se considerar também que a sepse neonatal é a maior causa de morbimortalidade entre os pré-termos extremos.

Ao atender o RN na UTIN, colher hemocultura e administrar a primeira dose de antibióticos, quando indicado, dentro da 1ª hora.

Não só o tratamento da infecção deve ser iniciado precocemente, como os procedimentos da reanimação, embora urgentes, devem seguir as orientações para a assepsia necessária.

Monitorização

Na sala de parto, utilizar oxímetro de pulso e monitor cardíaco.

Durante o transporte, a monitorização mínima deve ser realizada pelo aparelho de oximetria e que forneça também a frequência cardíaca.

Na UTIN, instalar os monitores e avaliar os sinais vitais imediatamente à chegada do RN.

Monitorar: frequência cardíaca e respiratória, padrão respiratório, pressão arterial, glicemia capilar, temperatura, oximetria, diurese e outros, direcionados à necessidade do caso em questão.

Exames complementares

A coleta de exames de sangue, que pode ser realizada ao passar o cateter umbilical, deve incluir gasometria, hemocultura, glicemia e outros, individualizados para o caso.

Solicitar radiografia de tórax e de abdome, avaliando a posição da cânula traqueal, sonda gástrica e dos cateteres umbilicais.

Registros

Os tempos das intervenções e suas respostas devem ser registrados. A ficha de admissão deve incluir informações maternas e do RN, descrição da reanimação, temperatura e outros dados vitais de admissão na UTIN, o tempo de vida em que foi administrado o surfactante e realizado o cateterismo umbilical. De igual importância é registrar a posição do tubo traqueal, cateteres umbilicais e sonda gástrica.

Comunicação com a família

Conversar com a família é uma parte importante a ser considerada dentro da *golden hour*. É preciso comunicar em que condições o RN se apresenta e o plano terapêutico a ser desenvolvido; ouvir os pais, conhecer suas expectativas e responder suas perguntas. Permitir aos pais fotografar seu filho deveria ser considerado pela equipe.

Outros cuidados

Outros cuidados podem colaborar para esta assistência, como contenção no leito, manter a integridade da pele e promover manipulação mínima.

A pesagem imediata pode ser dispensada e utilizada a idade gestacional como guia inicial para as condutas ou o peso estimado pela ultrassonografia fetal.

Procedimentos para completar medidas antropométricas, vacina e outros podem ser adiados para após a 1ª hora.

Proposta de protocolo de *golden hour* neonatal

A distribuição de condutas a serem realizadas dentro da 1ª hora, favorecendo a estabilização inicial do recém-nascido, pode ser planejada inicialmente como a seguir e ajustada ao perfil de assistência da unidade neonatal e individualmente, pelas necessidades do RN em questão:

- **Aproximadamente 30 minutos antes do parto:** avaliar e adequar a temperatura da sala de parto, checar todo o material para a reanimação e prevenção de perda de calor, ver estoque de aminoácidos e surfactante, preencher fichas com as informações maternas e gestacionais, adiantar prescrições e prever necessidades especiais. Deixar a incubadora de transporte aquecida, pronta e próxima à sala de parto.
- **0 a 10 ou 15 minutos de vida:** atendimento em sala de parto conforme as recomendações do ILCOR e SBP e realizar a identificação do RN.
- **10 a 15 minutos de vida:** transporte para a UTIN.
- **20 a 45 minutos de vida:** monitorização inicial (temperatura de admissão, oximetria e outros dados vitais), instalar aparelho para o suporte ventilatório, realizar o cateterismo umbilical (artéria e veia, conforme as necessidades), coletar exames laboratoriais (o que pode ser feito durante o cateterismo umbilical), solicitar radiografias e preparar as medicações.
- **45 a 55 minutos de vida:** iniciar infusão de glicose, aminoácidos, drogas vasoativas e antibióticos (ou Nutrição parenteral se disponível).
- **55 a 60 minutos de vida:** conversar com a família.

Avaliar a necessidade de reposição de surfactante pulmonar e iniciar seu aquecimento para administração precoce, até 2 horas de vida.

Resultados esperados

Hospitais que utilizam protocolos de *golden hour*, para estabilização inicial do RN, têm observado menor frequência de doença pulmonar crônica e de retinopatia da prematuridade, menos hipoglicemia e mais normotermia, menos alterações respiratórias, hemorragia intracraniana e sepse, redução no tempo de início das infusões endovenosas e antibióticos, assim como a administração mais precoce do surfactante, da glicose e dos aminoácidos.

Este protocolo favorece também uma melhor interação com os pais.

Considerações finais

O protocolo de *golden hour* é visto como um projeto de qualificação assistencial, ainda está em fase de implantação em vários serviços, mas há questionamentos e a necessidade de seguir as recomendações baseadas em evidências.

Como possibilitar a efetivação de tantas condutas na 1ª hora? É preciso avaliar o que é possível e o que se pretende melhorar. Deve haver eleição de condutas a serem trabalhadas e resolvidas, acrescentando novos itens gradativamente. É preciso conhecer as limitações que podem atrasar a assistência e propor as modificações necessárias.

Conclusão

A equipe que assiste ao recém-nascido, em especial o pré-termo, deve implantar o protocolo de *golden hour*, considerando-o uma "oportunidade de ouro" para facilitar a estabilização inicial e atingir maior qualidade do atendimento e do prognóstico.

LEITURAS COMPLEMENTARES

Almeida MFB, Guinsburg R. Programa de Reanimação Neonatal da Sociedade Brasileira de Pediatria (coord.). Reanimação Neonatal em Sala de Parto. Documento Científico do Programa de Reanimação Neonatal da Sociedade Brasileira de Pediatria [internet]. SBP; 2016. [Acesso 2017 nov 5]. Disponível em: www.sbp.com.br/reanimacao.

American Academy of Pediatrics (AAP) and American Heart Association (AHA). Manual de Reanimação Neonatal. Kattwinkel, J (ed.). Guinsburg R, de Almeida MFB (org., trad. e rev. téc.). 6.ed. São Paulo: Universidade Federal de São Paulo; 2013. p.237-81.

Ashmeade TL, Haubner L, Collins S, Miladinovic B, Fugate K. Outcomes of a Neonatal Golden Hour Implementation Project. American Journal of Medical Quality. 2014;31(1):73-80.

Brasil. Ministério da Saúde. Secretaria de Atenção à Saúde. Departamento de Ações Programáticas Estratégicas. Atenção à saúde do recém-nascido: guia para os profissionais de saúde/Ministério da Saúde. 2.ed. atual. Brasília: Ministério da Saúde; 2014. 4 v. p.11-27.

Castrodale V; Rinehart S. The Golden Hour. Improving the Stabilization of the Very Low Birth-Weigh Infant. Advances in Neonatal Care. 2014;1(14):9-14.

Davis AL et al. American College of Critical Care Medicine Clinical Practice Parameters for Hemodynamic Support of Pediatric and Septic Shock. Critical Care Medicine. 2017;45(6):1061-93.

Doyle KJ, Bradshaw WT. Sixty Golden Minutes. Neonatal Network. 2012;31(5):289-94.

Jain, L. The Neonatal Golden Hour. Clin Perinatol. 2012;29:XII-XIV.

Lambeth TM, Rojas MA, Holmes AP, Dail RB. First Golden Hour of Life. A Quality Improvement Initiative. Advances in Neonatal Care. 2016;16(4):264-72.

McGrath JM. Is evidence-based practice routine in the golden hour? J Perinat Neonatal Nurs. 2012;26(2):109-11.

Sadeck LSR, Rebello CM, A golden hour do recém-nascido pré-termo. In: Sociedade Brasileira de Pediatria. Procianoy RS, Leone CR (org.). PRORN – Programa de Atualização em Neonatologia: Ciclo 12. Porto Alegre: Artmed Panamericana; 2015. p.9-58. (Sistema de Educação Continuada a Distância, v. 3).

Sharma D. Golden 60 minutes of newborn's life: Part 1 preterm neonate, The Journal of Maternal-Fetal & Neonatal Medicine. 2017;30(22):2716-27.

Silbernagl S. Coração e circulação. In: Silbernagl S. Fisiopatologia: texto e atlas/Stefan Silbernagl, Florian Lang. Capp E, da Silva ISB (trad.). Porto Alegre: Artmed; 2006. p.202-04.

Silva RPGVC, Venzon PS. Controle térmico do recém-nascido. In: Sociedade Brasileira de Pediatria. Procianoy RS, Leone CR (org.). PRORN – Programa de Atualização em Neonatologia: Ciclo 14. Porto Alegre: Artmed Panamericana; 2016. p.49-95. (Sistema de Educação Continuada a Distância, v. 1).

Vonderen JJ, Roest AAW, Siew ML, Walther FJ, Hooper SB, Pas AB. Measuring physiological changes during the transition to life after birth. Neonatology. 2014;105(3):230-42.

Wyckoff MH. Initial resuscitation and stabilization of the periviable neonate: The Golden-Hour approach. Seminars in Perinatology. 2014;34:12-6.

Transporte Neonatal

Jamil Pedro de Siqueira Caldas

Em um sistema de saúde perinatal com a devida regionalização de prestação de serviço, a meta principal é que gestantes e recém-nascidos (RN) sejam atendidos em unidades hospitalares que supram as suas necessidades de tratamento, de acordo com a complexidade exigida. Desse modo, classicamente, os serviços neonatais são divididos em três níveis de atendimento: nível I contempla aqueles que ofereçem cuidados básicos; nível II compreende serviços nos quais são oferecidos tratamento a recém-nascidos moderadamente graves; e nível III abrange serviços equipados a oferecer tratamento de crianças graves, incluindo aquelas de muito baixo peso. Mesmo nos países desenvolvidos, a meta de regionalização pode não ser atingida, e estima-se que cerca de 33% dos RN de muito baixo peso na região metropolitana de Toronto, Canadá, nasçam fora de unidades neonatais terciárias.

Estudo de revisão (Lasswell et al., 2010) sobre a importância da regionalização demonstrou que, em RN pré-termo extremos e naqueles de muito baixo peso, o nascimento fora de unidades neonatais terciárias aumenta o risco de morte intra-hospitalar em 55 a 62%, respectivamente. Assim, o transporte intrauterino se impõe, uma vez que, por mais que a mãe ou o feto estejam em situações de risco, as condições de temperatura, metabólicas, de oxigenação e circulatórias, entre outros, ainda são melhores do que após o nascimento.

Infelizmente, nem todas as situações de risco neonatais podem ser detectadas antecipadamente em tempo suficiente para permitir a referência da gestante para um centro de complexidade adequada. Estima-se que cerca de 30 a 50% dessas situações serão diagnosticadas durante o parto ou imediatamente após o nascimento.

Desse modo, o transporte neonatal precisa ser considerado parte do sistema de regionalização do atendimento perinatal. No entanto, ele em si pode aumentar os riscos de uma criança, além da gravidade inerente da doença de base. Portanto, o transporte neonatal, como todos os demais tipos de remoção de pacientes graves, deverá ser feito de modo padronizado e com equipe devidamente treinada, garantindo um tratamento adequado e diminuindo as chances de dano.

Além do transporte inter-hospitalar, há também de se fazer referência ao modo intra-hospitalar do transporte, ou seja, aquele que se realiza dentro do ambiente da instituição e que, no caso da neonatologia, é realizado para a transferência do RN do centro obstétrico para a unidade de internação, na realização de exames de imagens e na ida ao centro cirúrgico e no retorno deste. O transporte intra-hospitalar também oferece risco e a ele se aplicam quase todas as recomendações do modo inter-hospitalar.

Indicações de transferência inter-hospitalar

A depender da estruturação dos serviços regionalizados de saúde, crianças com maior ou menor complexidade necessitarão ser transferidas para outra unidade de saúde mais especializada. Nesse sentido, a Sociedade Brasileira de Pediatria (SBP) estabelece critérios para indicação do transporte inter-hospitalar e listadas a seguir:

1. Prematuridade: idade gestacional menor do que 34 semanas de gestação e/ou peso ao nascer menor do que 1.500 g.
2. Problemas respiratórios: sinais de insuficiência respiratória com necessidade de uso de fração inspirada de O_2 maior do que 0,4 ou de uso de pressão positiva contínua em vias aéreas (CPAP) ou de ventilação mecânica.

3. Asfixia perinatal grave com repercussões sistêmicas e/ou neurológicas, incluindo aqueles com indicação de hipotermia terapêutica.
4. Quadros convulsivos de qualquer natureza.
5. Sepse viral ou bacteriana ou infecções com acometimento do sistema nervoso central (meningite ou encefalite).
6. Necessidade de tratamento cirúrgico.
7. Distúrbios hemorrágicos e da coagulação.
8. Hiperbilirrubinemia com necessidade de exsanguineotransfusão.
9. Cardiopatia congênita complexa ou recém-nascido com sinais de choque ou hipertensão arterial.
10. Hipoglicemia persistente ou outros distúrbios metabólicos que necessitem de investigação e de tratamento especializado.
11. Anomalias congênitas complexas que necessitam de avaliação diagnóstica e/ou de terapêuticas especializadas.

Veículos para o transporte

Os veículos destinados para o transporte do RN são a ambulância, a aeronave de asa fixa, a aeronave de asa móvel (helicópteros) e o veículo motorizado aquaviário (lanchas adaptadas). A escolha do veículo dependerá de vários fatores, como: as condições clínicas do recém-nascido; a distância entre os hospitais; distúrbios climáticos (p. ex., enchentes); as condições de trânsito (p. ex., engarrafamento ou rodovias em reforma); e disponibilidade e condições específicas de cada veículo.

Independentemente do tipo de veículo, alguns aspectos precisam ser observados para que o transporte se realize adequadamente. São eles: altura interna suficiente para comportar a incubadora de transporte e a altura média de um adulto; trava para fixação dos rodízios da incubadora; armários para guarda de material e suprimentos rotineiros; espaço interno para permitir manuseio da criança e conforto da equipe; iluminação interna adequada para visualização do paciente e realização de procedimentos; fontes múltiplas de força elétrica e com tomadas apropriadas para os equipamentos; controle térmico (condicionador de ar); estoque de oxigênio e de ar comprimido com reserva para cerca de duas vezes o tempo de transporte; bancos ergonômicos para equipe e com cintos de segurança. As ambulâncias mais modernas devem ter chassis apropriados e com bom desempenho para diminuir impacto, no seu interior, provocado por aceleração, frenagem, ruídos e vibração. As características dos veículos motorizados aquaviários são as mesmas da ambulância.

As ambulâncias para o transporte são denominadas do "tipo D", são bastante eficientes para distâncias de até 160 km e os veículos mais comumente utilizados nos transportes.

O helicóptero é capaz de reduzir à metade ou a um terço o tempo de transporte gasto com ambulância e é útil para transportes em distâncias de até 160 a 240 km ou por locais com trânsito pesado ou de difícil acesso, que impedem a remoção rápida de pacientes críticos. Apresenta, no entanto, as seguintes desvantagens: custo elevado; espaço interno reduzido; acomoda menor número de pessoas; e apresenta níveis de ruído e vibração importantes. Além disso, em decorrência da altitude, pode haver maior risco de hipotermia e a cabine não é pressurizada.

O transporte por aeronave de asa fixa (aeronaves para transporte médico tipo "E") está indicado para transferência com distâncias longas, não dispensando, porém, o uso da ambulância para o transporte hospital-aeroporto. Além do seu custo elevado, apresenta outros inconvenientes relacionados ao voo em altitudes elevadas: aumento da necessidade de oxigênio; e, em virtude da tendência à expansão de gases em altas altitudes de cruzeiro, poderá haver aumento do volume de gases em cavidades corporais e, assim, pequenos escapes aéreos como pneumotórax, pneumoperitônio e pneumericárdio podem se avolumar e tornarem-se ameaçadores à estabilidade cardiorrespiratória do paciente. Em RN com obstrução intestinal, o aumento de tensão gasosa pode culminar em isquemia, necrose e perfuração de alças.

Equipe

O transporte de pacientes graves ou de risco deverá ser sempre acompanhado de equipe composta por tripulação mínima de um médico, um profissional de enfermagem e motorista, conforme orientações do Conselho Federal de Medicina. A Sociedade Brasileira de Pediatria orienta que o transporte neonatal só deve ser feito por médico apto a realizar todos os procedimentos para dar assistência ao RN gravemente doente, preferencialmente um pediatra ou neonatologista, acompanhado por profissional de enfermagem familiarizado com o cuidado de recém-nascidos, incluindo uso dos equipamentos, medicações, administração de fluidos e ter a capacidade de rapidamente detectar situações de risco de vida e atuar de modo imediato. Na América do Norte e na Europa, as equipes de transporte são compostas por outros profissionais, com treinamento intensivo e especializado no manuseio de crianças criticamente doentes.

Materiais e equipamentos para o transporte

Os equipamentos necessários para o transporte neonatal devem ter como características essenciais: peso leve permitindo que os equipamentos sejam carregados sem dificuldades; portáteis; compactos; duráveis; capazes de resistir à força de aceleração e de desaceleração; fáceis de limpar; de manutenção simples; e resistentes à vibração, à força gravitacional e à interferência eletromagnética e de temperatura. Os equipamentos eletrônicos devem ter bateria recarregável com autonomia de funcionamento de, no mínimo, o dobro do tempo do transporte e ser alimentados por cabo acessório de 12V e, além disso, devem ter alarmes visuais e sonoros.

O Quadro 7.1 apresenta a lista de equipamentos e materiais utilizados no transporte de RN de alto risco.

CAPÍTULO 7 – TRANSPORTE NEONATAL

Quadro 7.1 Lista de equipamentos e materiais necessários para o transporte neonatal.	
Manutenção da temperatura	• Incubadora de dupla parede • Filme transparente de PVC ou saco plástico transparente de polietileno. Touca de lã ou de malha tubular
Monitoração*	• Termômetro digital • Estetoscópio neonatal • Aparelho de glicemia capilar • Oxímetro de pulso • Monitor cardíaco (opcional)
Aspiração	• Sonda de aspiração traqueal (n. 8 e 10) e gástricas n. 6, 8 e 10 • Seringa de 20 mL para aspiração**
Oxigenoterapia	• Extensões de plástico para conexão às fontes gasosas • Cilindros de oxigênio e ar comprimido de 0,5 ou 1 m³ e fluxômetro acoplados à incubadora • Halo/capuz/capacete de O_2 • Cateter nasal de O_2 modelo infantil
Reanimação	• Balão autoinflável com volume máximo de 750 mL com reservatório, válvula de escape de 30 a 40 cm H_2O e manômetro • Ventilador manual mecânico com peça em T • Máscaras faciais transparentes ou semitransparentes com coxim n. 00,0 e 1, redondas para RN pré-termo e anatômicas para RN a termo
Ventilação mecânica	• Ventilador mecânico eletrônico • Umidificador aquecido ou umidificador condensador higroscópico neonatal (HME)
Permeabilidade de vias aéreas	• Compressa branca ou fralda para coxim • Travesseiro de gel ou ar • Cânulas de Guedel n. 0 e 1 • Máscara laríngea n. 1
Intubação traqueal	• Laringoscópio com lâmina reta n. 00/0 e 1 e pilhas sobressalentes • Cânulas traqueais sem balonete n. 2,5/3/3,5 e 4 • Bandagem elástica adesiva
Drenagem torácica	• Dreno tubular torácico n. 10/12 • Caixa de material cirúrgico estéril • Válvula de Heimlich
Administração de fluidos	• Bomba de infusão perfusora • Seringas (5, 10, 20 e 50 mL) • Tubo extensor
Acesso vascular	• Cateter intravenoso agulhado (escalpe) n. 25 e 27 e cateter intravenoso flexível n. 22 e 24
	• Cateter umbilical n. 3,5 e 5 • Campos estéreis e cadarço de algodão ou gaze estéril • Caixa com material cirúrgico estéril • Torneira de três vias • Fita métrica
Acesso intraósseo	• Agulha para punção intraóssea ou agulha espinhal n. 18G ou agulha hipodérmica ou escalpe n. 18G • Torneira de três vias • Tala para fixação do membro
Miscelânea	• Agulhas 25/7 e 20/5 • Seringas de 1/3/5 e 10 mL • Tubo seco, frasco com EDTA e frasco de hemocultura • Saco coletor de urina infantil • Caixa de isopor • Frasco de álcool etílico 70% ou de clorexedina • Fita adesiva microporosa e esparadrapo • Algodão e gaze estéril • Luvas de procedimentos e estéreis • Pulseira de identificação • Tesoura

* O monitor multiparamétrico contém a função de oximetria, monitor cardíaco e de pressão arterial. No entanto, em virtude da vibração provocada pelo deslocamento da ambulância, a leitura mais confiável é a do oxímetro de pulso.

** Se houver disponível: aspirador portátil acoplado à ambulância.

EDTA: do inglês *ethylenediamine tetraacetic acid*, ou ácido etilenodiamino tetra-acético.
Fontes: Marba, 2006; e Marba, 2017.

Os medicamentos devem ser acondicionados de modo apropriado em uma maleta e identificados; e as drogas para a reanimação, como o soro fisiológico e a adrenalina, devem estar previamente preparados antes do início do transporte. Os medicamentos que devem compor a maleta para o transporte podem ser divididos de acordo com a sua finalidade em:

SEÇÃO I – INTRODUÇÃO

a) Para a reanimação cardiorrespiratória: adrenalina, soro fisiológico.

b) Para o suporte hidreletrolítico: cloreto de sódio 10 e 20%, cloreto de potássio 19,1%, gluconato de cálcio 10%, soro fisiológico 0,9% e soro glicosado 5 e 10%.

c) Drogas de efeito cardiovascular: dopamina, dobutamina, adrenalina, milrinona, alprostadil, adenosina e amiodarona.

d) Anticonvulsivantes e analgésicos-sedativos: fenobarbital, fenitoína, midazolam e fentanil.

e) Antibióticos: de acordo com o caso clínico.

f) Miscelânea: hidrocortisona, vitamina K, heparina, aminofilina, água para diluição, surfactante pulmonar.

Procedimentos de preparo para o transporte do RN

- **Solicitação de vaga:** a solicitação de vaga preferencialmente a uma central reguladora de vagas ou de urgências, ou, na ausência desta, diretamente ao médico ou diretor técnico do hospital de destino.

- **Relatório médico:** item obrigatório no transporte, deve conter todas as informações maternas e do RN, bem como as suspeitas diagnósticas e os procedimentos e tratamentos realizados e, ainda, cópias dos exames laboratoriais, de imagem e do cartão do pré-natal.

- **Solicitação de consentimento:** deverá ser feita à mãe ou a outro responsável pela criança. Na eventualidade de doença psiquiátrica materna, risco de morte e impossibilidade de localização dos responsáveis pela criança, o termo de consentimento poderá ser dispensando, documentando-se o fato no prontuário.

- **Verificar:** veículos, medicações, materiais e equipamentos, conforme já descrito.

- **Calcular o risco de transporte:** no transporte inter-hospitalar, o risco do procedimento pode ser avaliado antes e ao término da transferência mediante escores. O mais utilizado mundialmente é o Ca-TRIPS (*Transport Risk Index of Physiologic Stability*) e os valores, quando plotados em curva específica, mostram a associação com o risco de óbito em até 7 dias de vida.

Para o transporte intra-hospitalar, o escore de risco para o transporte intra-hospitalar neonatal (ERTIH-Neo) estima o risco de intercorrências clínicas durante o transporte, como bradicardia, dessaturação de O_2, cianose e distermia. Valores acima de 20 representam um risco de 57% de esses eventos ocorrerem.

- **Estabilização pré-transporte:** a estabilização do RN antes de iniciar o transporte é essencial para o sucesso da transferência e o transporte só deve ser iniciado com a criança devidamente estabilizada para não aumentar o risco de morbidade e de óbito.

- **São pontos cruciais na estabilização:** manutenção da temperatura corporal; garantir a permeabilidade das vias aéreas e a oxigenação; acessos vasculares adequados; estabilidade metabólica e hidroeletrólitica; manutenção hemodinâmica; avaliação de dor e desconforto e avaliação infecciosa. Os cuidados e observações a respeito desses pontos encontram-se no Quadro 7.2.

Quadro 7.2 Relação de cuidados durante o transporte e os equipamentos e materiais relacionados.		
Cuidado	*Equipamento/Material*	*Observações*
Manutenção da temperatura	• Incubadora aquecida • Touca de lã ou de malha em RN pré-termo ou portadores de hidrocefalia • Saco plástico poroso de polietileno em RN pré-termo	• Manter a pele sem secreções. • Não utilizar bolsas térmicas ou luvas com água aquecida – risco de queimaduras • Só iniciar o transporte com temperatura axilar entre 36,6 e 37,1 °C
Permeabilidade de vias aéreas	• Coxim sob as escápulas Travesseiro de gel ou ar sob a cabeça – diminuir impacto sobre o colchão • Sonda gástrica aberta para evitar distensão abdominal • Considerar uso de cânula de Guedel ou máscara laríngea – obstrução de vias aéreas superiores	• Manter a cabeça do RN em leve extensão • Aspirar excesso de secreção em vias aéreas
Oxigenoterapia	• Capuz de O_2 • Cateter nasal de O_2 • Uso de peça nasal para pressão positiva contínua em vias aéreas (CPAP)	• Oxigenoterapia inalatória: padrão respiratório regular, necessidade baixa de oxigênio, e gasometria com pH > 7,25, $PaCO2$ < 50 mmHg e PaO_2 entre 50 e 70 mmHg com fração inspiratória de O_2 em 0,4 • CPAP: RN pré-termo com respiração regular e necessidade de fração inspirada de O_2 < 0,4 antes do transporte. O principal inconveniente é a manutenção da peça nas narinas e possibilidade de hipoxemia
Ventilação mecânica	• Balão autoinflável • Ventilador mecânico manual com peça em T • Ventilador mecânico	• Via preferencial de intubação: nasotraqueal • Indicações de intubação traqueal: suspeita de obstrução de vias aéreas suspeitas; ritmo respiratório irregular ou episódios recorrentes de apneia há menos de 12 horas; necessidade de fração inspiratória ≥ 0,4 para manter saturação de O_2 entre 88 e 93%; $PaCO_2$ > 50 mmHg, peso ao nascer < 1.000 g; e uso de opioide para analgesia
Acesso vascular	• Se criança estável: um acesso periférico calibroso e outro de reserva • Acesso venoso central: se sinais de choque ou acesso venoso periférico inadequado	• Modos: cateterização umbilical, por flebotomia ou punção percutânea, PICC • Acesso intraósseo: considerado acesso central • Confirmação radiológica da extremidade é obrigatória

(continua)

52

CAPÍTULO 7 – TRANSPORTE NEONATAL

(continuação)

Quadro 7.2 Relação de cuidados durante o transporte e os equipamentos e materiais relacionados.		
Cuidado	*Equipamento/Material*	*Observações*
Estabilização metabólica e eletrolítica	• Manter glicemia capilar maior do que gasometria: não iniciar se pH < 7,25	• Administração de fluidos preferencialmente por bomba de infusão do tipo perfusora • Contraindicado o uso de bombas tipo peristálticas e o de equipo de microgotas • Evitar infusão de gluconato de cálcio em vaso periférico por risco de extravasamento e necrose cutânea
Estabilização hemodinâmica	• Monitor multiparamétrico • Oxímetro de pulso • Coletor de diurese	• Se sinais de choque: correção com expansão volumétrica e drogas vasoativas, conforme o caso • Não iniciar transporte com RN bradicárdico (exceto se a bradicardia é o motivo da transferência) • Alprostadil – se cardiopatia congênita dependente de fluxo pelo canal arterial
Avaliação da dor	• Escala de dor – *Neonatal Infant Pain Scale*	• Se houver indicação de uso de opioide, pode ser necessária a intubação traqueal em virtude do risco de apneia

Fonte: Desenvolvido pela autoria.

Cuidados no transporte propriamente dito

Após a estabilização do RN, ele deve ser cuidadosamente colocado na incubadora e na ambulância de transporte, com toda a atenção para não haver perda de acesso vascular e de outros dispositivos. Nesse momento, conferir toda a documentação e ligar para o hospital de destino, informando as condições clínicas da criança e a previsão de chegada e ainda conversar com a mãe ou familiares e verificar o termo de autorização.

Os pais ou familiares podem acompanhar o transporte e em condução própria ou, caso desejem e haja espaço adequado na ambulância, podem ir junto ao filho.

Durante o transcurso do transporte propriamente dito, observar os seguintes cuidados: rodízios da incubadora travados no trilho específico; verificar a fixação adequada dos cintos de segurança da criança ao leito; atentar para a fixação do acesso vascular e das conexões do ventilador; observar e corrigir o posicionamento da cabeça e pescoço; verificar continuamente o funcionamento de todos os equipamentos, especialmente os eletrônicos; medir a temperatura axilar a cada 30 minutos e a glicemia capilar antes do transporte e a cada 60 minutos e ao final do transporte.

Intercorrências graves durante o transporte não são eventuais e podem ocorrer extubação acidental obstrução de vias aéreas, pneumotórax, parada cardiorrespiratória, perda de acesso vascular. Em todas essas situações, deve-se parar a ambulância para a devida avaliação da criança e tomar as medidas necessárias. O motorista deve sinalizar o local da parada do veículo e acionar as luzes de sinalização.

Quanto à velocidade de deslocamento, não há necessidade de velocidades excessivas de deslocamento, sendo 60 km/h uma velocidade suficientemente segura, sem necessidade, em geral, de utilização de vias de contramão, ultrapassagens perigosas ou desrespeito à sinalização de semáforos.

Ao final do transporte, preencher um relatório do transporte, assiná-lo e anexá-lo ao prontuário do RN e passar o caso ao médico do hospital de origem, à beira do leito. Em caso de óbito durante o transporte ou à chegada ao hospital de destino, o médico transportador é o responsável pelo encaminhamento ao serviço de verificação de óbitos.

LEITURAS COMPLEMENTARES

American Academy of Pediatrics. Section on Transport Medicine. 4th Ed. Elk Grove Village, Illinois: American Academy of Pediatrics; 2016. 488p.

Bossley C, Balfour-Lynn IM. Is this baby fit to fly? Hypoxia in aeroplanes. Early Hum Dev. 2007 Dec;83(12):755-9.

Conselho Federal de Medicina. Transporte inter-hospitalar: Resolução CFM n. 1.672/2003. DOU.003 Jul (144 Seção 1):78.

Gould JB, Danielsen BH, Bollman L, Hackel A, Murphy B. Estimating the quality of neonatal transport in California. J Perinatol. 2013 Dec;33(12):964-70.

Lasswell SM, Barfield WD, Rochat RW, Blackmon L. Perinatal regionalization for very low-birth-weight and very preterm infants: A meta-analysis. JAMA. 2010 Sep 1;304(9):992-1000.

Marba STM, Caldas JPS, Nader PJH, Ramos JRM, Machado MGP, Guinsburg R et al. Transporte do recém-nascido de alto risco: Diretrizes da Sociedade Brasileira de Pediatria. 2.ed. Rio de Janeiro: Sociedade Brasileira de Pediatria; 2017. 48p.

Marba STM, Guinsburg R, Almeida MFB. Transporte neonatal seguro. In: Procianoy RS, Leone CR (ed.). PRORN – Programa de Atualização em Neonatologia. Porto Alegre: Panamericana; 2006. p.9-47.

McNamara PJ, Mak W, Whyte HE. Dedicated neonatal retrieval teams improve delivery room resuscitation of outborn premature infants. J Perinatol. 2005 May;25(5):309-14.

Moreno Hernando J, Thió Lluch M, Salguero García E, Rite Gracia S, Fernández Lorenzo JR, Echaniz Urcelay I et al. Comisión de Estándares de la Sociedad Española de Neonatología. Recomendaciones sobre transporte neonatal. An Pediatr (Barc). 2013 Aug;79(2):117.e1-7.

Schierholz E. Flight physiology: Science of air travel with neonatal transport considerations. Adv Neonatal Care. 2010 Aug;10(4):196-9.

Vieira AL, Santos AM, Okuyama MK, Miyoshi MH, Almeida MF, Guinsburg R. Predictive score for clinical complications during intra-hospital transports of infants treated in a neonatal unit. Clinics (Sao Paulo). 2011;66(4):573-7.

Unidade de Terapia Intensiva, Cuidados Intermediários e Alojamento Conjunto – Conceitos e Normas

Sérgio Tadeu Martins Marba

Conforme discutido no Capítulo 1 – Organização da Assistência Neonatal no Brasil, o cuidado ao recém-nascido está hoje delineado por portarias que abordam os locais nos quais o recém-nascido pode permanecer, no ambiente hospitalar, ou seja: Alojamento Conjunto e Unidade Neonatal. A criança pode também permanecer, ainda que por tempo breve, no local do nascimento, que será tratado no Capítulo 5 – Local de Parto e Ressuscitação do Recém-Nascido > 34 Semanas.

A seguir serão transcritos os pontos mais importantes das portarias e regulamentações desses locais.

Alojamento conjunto

A Portaria n. 2.068, de 21 de outubro de 2016, institui diretrizes para a organização da atenção integral e humanizada à mulher e ao recém-nascido no Alojamento Conjunto.

Artigo 1º – ficam instituídas as diretrizes para atenção integral e humanizada à mulher e ao recém-nascido no Alojamento Conjunto.

Parágrafo único – as diretrizes dispostas nesta Portaria aplicam-se ao Alojamento Conjunto de serviços de saúde, públicos e privados, inclusive das Forças Armadas, de hospitais universitários e de ensino.

Artigo 2º – o Alojamento Conjunto é o local em que a mulher e o recém-nascido sadio, logo após o nascimento, permanecem juntos, em tempo integral, até a alta.

Parágrafo único – o Alojamento Conjunto possibilita a atenção integral à saúde da mulher e do recém-nascido, por parte do serviço de saúde.

Artigo 3º – a manutenção da mulher e do recém-nascido em Alojamento Conjunto apresenta as seguintes vantagens:
- favorece e fortalece o estabelecimento do vínculo afetivo entre pai, mãe e filho;
- propicia a interação de outros membros da família com o recém-nascido;
- favorece o estabelecimento efetivo do aleitamento materno com o apoio, promoção e proteção, de acordo com as necessidades da mulher e do recém-nascido, respeitando as características individuais;
- propicia aos pais e acompanhantes a observação e os cuidados constantes ao recém-nascido, possibilitando a comunicação imediata de qualquer anormalidade;
- fortalece o autocuidado e os cuidados com o recém-nascido, a partir de atividades de educação em saúde desenvolvidas pela equipe multiprofissional;
- diminui o risco de infecção relacionada à assistência em serviços de saúde;
- propicia o contato dos pais e familiares com a equipe multiprofissional por ocasião da avaliação da mulher e do recém-nascido, e durante a realização de outros cuidados.

Artigo 4º – o Alojamento Conjunto destina-se a:
- mulheres clinicamente estáveis e sem contraindicações para a permanência junto ao seu bebê;
- recém-nascidos clinicamente estáveis, com boa vitalidade, capacidade de sucção e controle térmico; peso maior ou igual a 1.800 g e idade gestacional maior ou igual a 34 semanas;
- recém-nascidos com acometimentos sem gravidade, como por exemplo: icterícia, necessitando de fototerapia, malformações menores, investigação de infecções congênitas sem acometimento clínico, com ou sem microcefalia;
- recém-nascidos em complementação de antibioticoterapia para tratamento de sífilis ou sepse neonatal após estabilização clínica na UTI ou UCI neonatal.

Observação:
- Cabe ao serviço de saúde realizar a gestão eficiente de leitos de forma que mulheres em outras situações ginecológicas

SEÇÃO I – INTRODUÇÃO

e obstétricas, especialmente em situação de perda gestacional, não permaneçam no mesmo quarto ou enfermaria com puérperas e recém-nascidos.

- Incumbe ao serviço de saúde evitar que puérperas que não podem amamentar por doença de base ou uso de medicamentos, permaneçam junto com mulheres que amamentam.

Artigo 5º – o Alojamento Conjunto contará com os seguintes recursos humanos mínimos:

Enfermagem:

- profissional de nível superior para função de coordenação, preferencialmente com habilitação em neonatologia/obstetrícia ou 2 (dois) anos de experiência profissional comprovada na área, com jornada horizontal diária mínima de 4 (quatro) horas;
- profissional de nível superior para assistência, preferencialmente com habilitação em neonatologia/obstetrícia ou 2 (dois) anos de experiência profissional comprovada na área para cada 20 (vinte) binômios mãe-RN ou fração em cada turno;
- profissional de nível técnico para cada 8 (oito) binômios mãe-RN ou fração em cada turno.

Pediatria:

- profissional médico para função de responsabilidade técnica com jornada horizontal diária mínima de 4 (quatro) horas, preferencialmente com habilitação em neonatologia ou título de especialista em pediatria fornecido pela Sociedade Brasileira de Pediatria ou residência médica em pediatria ou em neonatologia, reconhecida pelo Ministério da Educação;
- profissional médico para assistência com jornada horizontal diária mínima de 4 (quatro) horas, preferencialmente com habilitação em neonatologia ou título de especialista em pediatria fornecido pela Sociedade Brasileira de Pediatria ou residência médica em pediatria ou em neonatologia, reconhecida pelo Ministério da Educação para cada 20 (vinte) recém-nascidos ou fração;
- profissional médico plantonista preferencialmente com habilitação em neonatologia ou título de especialista em pediatria fornecido pela Sociedade Brasileira de Pediatria ou residência médica em neonatologia ou residência médica em pediatria, reconhecida pelo Ministério da Educação para cada 20 (vinte) recém-nascidos ou fração. Plantonista do alojamento conjunto poderá ser profissional da equipe da Unidade de Cuidados Intermediários Convencional ou Canguru (UCINCo ou UCINCa), prevista na Portaria n. 930/GM/MS, de 10 de maio de 2012, ou, ainda, da equipe de assistência ao recém-nascido no nascimento quando o estabelecimento não disponibilizar de leitos UCINCo/UCINCa.

Obstetrícia:

- profissional médico para função de responsabilidade técnica com jornada horizontal diária mínima de 4 (quatro) horas, preferencialmente com habilitação em Ginecologia e Obstetrícia, ou título de especialista ou residência médica em Ginecologia e Obstetrícia;
- profissional médico para assistência, com jornada horizontal diária mínima de 4 (quatro) horas, preferencialmente com habilitação em Ginecologia e Obstetrícia, ou

título de especialista ou residência médica em Ginecologia e Obstetrícia para cada 20 (vinte) puérperas ou fração;

- profissional médico plantonista, preferencialmente com habilitação em Ginecologia e Obstetrícia, ou título de especialista ou residência médica em Ginecologia e Obstetrícia. Plantonista do Alojamento Conjunto poderá ser profissional da equipe de obstetras de plantão.

Observação:

- O profissional de Enfermagem de nível superior e o médico poderão acumular as funções de coordenação e assistência.
- Os serviços de saúde que realizam 500 (quinhentos) partos por ano ou menos poderão estabelecer outros arranjos de jornadas de trabalho, desde que seja garantida assistência integral e presencial à mulher e ao recém-nascido pelas equipes multiprofissionais.
- Outras categorias profissionais poderão ser necessárias na assistência à mulher e ao recém-nascido no Alojamento Conjunto, conforme necessidades específicas, como profissionais de Ortopedia, Neurologia, Oftalmologia, Cirurgia Geral e Infantil, Assistente Social, Psicologia, Nutrição, Fisioterapia e Fonoaudiologia.

Artigo 6º – cabe à equipe multiprofissional no Alojamento Conjunto:

- avaliar as puérperas diariamente, com atenção aos sinais de alerta para complicações no período pós-parto, como sangramento vaginal aumentado, febre, dor exacerbada, edema assimétrico de extremidades, sinais inflamatórios de ferida cirúrgica, sinais de sofrimento psíquico e depressão pós-parto;
- promover e proteger o aleitamento materno sob livre demanda, apoiando a puérpera na superação de possíveis dificuldades de acordo com suas necessidades específicas e respeitando suas características individuais;
- garantir à mulher o direito a acompanhante, de sua livre escolha, durante toda a internação e a receber visitas diárias, inclusive de filhos menores;
- estimular e facilitar a presença do pai sem restrição de horário, inclusive de genitor socioafetivo;
- oferecer à mulher orientações relativas à importância de não ofertar ao recém-nascido nenhum outro alimento ou bebida, além do leite materno, exceto em situações especiais com prescrição médica ou de nutricionista, destacando que, nesses casos, deverá ser oferecido, preferencialmente, leite humano pasteurizado de Banco de Leite Humano;
- oferecer à mulher orientações relativas à importância de não usar protetores de mamilo e não oferecer bicos artificiais ou chupetas ao recém-nascido;
- oferecer à mulher orientações sobre os riscos da amamentação cruzada, amamentar outro recém-nascido que não seja o próprio filho, e da proibição desta prática no Alojamento Conjunto;
- apoiar, incentivar e orientar a participação da mãe e do pai nos cuidados ao recém-nascido, bem como de outros familiares, de acordo com o desejo dos pais da criança;
- orientar e estimular o contato pele a pele, posição canguru, pelo tempo que a mãe e o pai considerarem oportuno e prazeroso, especialmente quando se tratar de recém-nascido com peso inferior a 2.500 g;

- realizar o exame clínico do recém-nascido em seu próprio berço ou no leito materno, preferencialmente na presença da mãe e do pai;
- realizar o banho do recém-nascido na cuba de seu próprio berço ou banheira e assegurar a limpeza e a desinfecção entre o uso de acordo com padronização da Comissão de Controle de Infecção Hospitalar das respectivas maternidades. Durante o banho, orientar os cuidados necessários para a prevenção de hipotermia, incentivando a participação materna e paterna ou de outro acompanhante;
- avaliar o peso do recém-nascido de acordo com necessidades individuais;
- adotar técnicas não farmacológicas de prevenção/redução da dor para a coleta de sangue e outros procedimentos dolorosos. Recomenda-se a sucção ao seio materno previamente, durante a realização de procedimentos;
- identificar e enfatizar os recursos disponíveis na comunidade e na rede de saúde local para atendimento continuado das mulheres e das crianças, referindo-as ou agendando-as para acompanhamento no serviço de saúde na primeira semana após o parto;
- realizar atividades de educação em saúde, preferencialmente em grupo, com o objetivo de: ampliar o autocuidado das mulheres e de cuidados com os recém-nascidos; desfazer mitos relacionados à maternidade, à paternidade, ao aleitamento materno, ao puerpério, ao retorno à vida sexual, entre outros, e oferecer orientações quanto aos cuidados de saúde, nutrição, higiene, saúde sexual e reprodutiva, destacando o direito a uma vida sexual livre, prazerosa e segura e o direito à escolha sobre a reprodução se, quando e quantas vezes engravidar, com esclarecimento sobre métodos contraceptivos disponíveis e importância do uso do preservativo masculino ou feminino;
- ofertar a inserção de método contraceptivo de longa duração e alta eficácia antes da alta, caso seja escolha da mulher.

Parágrafo único – a equipe de saúde deverá conferir atenção ao estabelecimento de vínculo entre a mãe e o recém-nascido, a riscos e a vulnerabilidades particulares, bem como manter observação e escuta qualificada para esclarecer dúvidas e apoiar a mulher nesse período.

Artigo 7º – o Alojamento Conjunto contará com os seguintes recursos físicos:
- os quartos devem ser ambientes destinados à assistência à puérpera e ao recém-nascido com capacidade para um ou dois leitos, com banheiro anexo;
- as enfermarias devem ser ambientes destinados à assistência à puérpera e ao recém-nascido com capacidade para 3 (três) a 6 (seis) leitos, com banheiro anexo, conforme normativas vigentes da Anvisa;
- para cada leito materno, deve ser disponibilizado um berço para o recém-nascido e uma poltrona para acompanhante. O berço do recém-nascido deve ficar ao lado do leito da mãe e deve ser respeitada a distância mínima de 1 (um) metro entre leitos ocupados;
- os quartos devem ter tamanho adequado para acomodar mulher e recém-nascido, de acordo com as normas vigentes da Anvisa.

Parágrafo único – medidas que assegurem a privacidade da mulher devem ser adotadas, assim como a observação do conforto luminoso para as puérperas, os recém-nascidos e acompanhantes, quando instalados em quartos ou enfermarias com mais de um leito.

Artigo 8º – o serviço de saúde responsável pelo Alojamento Conjunto deverá dispor dos seguintes equipamentos, materiais e medicamentos para atendimento à mulher e ao recém-nascido listados no Quadro 8.1.

> **Quadro 8.1**
> **Equipamentos, materiais e medicamentos para atendimento à mulher e ao recém-nascido.**
>
> - Berço de material de fácil limpeza, desinfecção e que permita a visualização lateral.
> - Bandeja individualizada com termômetro, material de higiene e curativo umbilical.
> - Estetoscópio clínico e esfigmomanômetro.
> - Balança.
> - Balança para recém-nascido.
> - Régua antropométrica e fita métrica inelástica de plástico.
> - Aparelho de fototerapia, um para cada 10 (dez) berços.
> - Oftalmoscópio.
> - Otoscópio.
> - Aspirador com manômetro e oxigênio.
> - Glicosímetro.
> - Analgésicos, anti-inflamatórios, antibióticos, anti-hipertensivos e outras medicações de uso comum no puerpério e no período neonatal.
> - Material de emergência para reanimação, um para cada posto de enfermagem, composto por desfibrilador, carro ou maleta contendo medicamentos, ressuscitador manual com reservatório, máscaras, laringoscópio completo, tubos endotraqueais, conectores, cânulas de Guedel e fio-guia estéril, apropriados para adultos e recém-nascidos. O carro ou maleta de emergência pode ser único para atendimento materno e ao recém-nascido.

Fonte: Adaptado de Brasil. Ministério da Saúde. Portaria n. 2.068, 2016.

Artigo 9º – a alta da mulher e do recém-nascido deverá ser realizada mediante elaboração de projeto terapêutico singular, considerando-se, para o tempo de alta, as necessidades individuais.

Parágrafo único – recomenda-se a permanência mínima de 24 horas em Alojamento Conjunto, momento a partir do qual a alta pode ser considerada, desde que preenchidos os critérios listados a seguir:
- puérpera: em bom estado geral, com exame físico normal, sem sinais de infecção puerperal/sítio cirúrgico, com loquiação fisiológica; sem intercorrências mamárias como fissura, escoriação, ingurgitamento ou sinais de mastite, e orientada nas práticas de massagem circular e ordenha do leite materno; com recuperação adequada, comorbidades compensadas ou com encaminhamento assegurado para seguimento ambulatorial de acordo com as necessidades; bem orientada para continuidade dos cuidados em ambiente domiciliar e referenciada para Unidade Básica de Saúde (retorno assegurado até o 7º dia após o parto); estabelecimento de vínculo entre mãe e bebê; com encaminhamento para unidade de referência para acesso a ações de saúde sexual e reprodutiva e escolha de método anticoncepcional, caso a mulher não receba alta já em uso de algum método contraceptivo, ou para seguimento pela atenção básica da prescrição ou inserção de método pela equipe da maternidade;
- recém-nascido (ver Quadro 8.2).

SEÇÃO I – INTRODUÇÃO

> **Quadro 8.2**
> Critérios para alta do recém-nascido em alojamento conjunto.
>
> - RN a termo e com peso adequado para a idade gestacional.
> - Sem comorbidades e com exame físico normal.
> - Com ausência de icterícia nas primeiras 24 horas de vida.
> - Com avaliação de icterícia, preferencialmente transcutânea, e utilização do normograma de Bhutani para avaliar a necessidade de acompanhamento dos níveis de bilirrubina quando necessário.
> - Apresentando diurese e eliminação de mecônio espontâneo.
> - Com controle térmico adequado.
> - Com sucção ao seio com pega e posicionamento adequados, com boa coordenação sucção/deglutição, salvo em situações em que há restrições ao aleitamento materno.
> - Em uso de substituto do leite humano/fórmula láctea para situações em que a amamentação é contraindicada de acordo com atualização OMS/2009 "Razões médicas aceitáveis para uso de substitutos do leite".
> - Com a revisão das sorologias da mulher realizadas durante a gestação ou no momento da internação para o parto, assim como investigação de infecções congênitas no recém-nascido, conforme necessidade. Entre as sorologias, merecem destaque: sífilis, HIV, toxoplasmose e hepatite B. Outras doenças infectocontagiosas, como citomegalovírus, herpes simples e infecções por arbovírus deverão ser investigadas se houver história sugestiva durante a gestação e/ou sinais clínicos sugestivos no recém-nascido.
> - Com a realização de tipagem sanguínea, Coombs da mãe e do recém-nascido, quando indicado.
> - Com oximetria de pulso (teste do coraçãozinho) e Triagem Ocular (Teste do Reflexo Vermelho ou teste do olhinho) realizados.
> - Com Triagem Auditiva (teste da orelhinha) assegurada no 1º mês de vida e Triagem Biológica (teste do pezinho) assegurada preferencialmente entre o 3º e 5º dia de vida; com avaliação e vigilância adequadas dos recém-nascidos para sepse neonatal precoce com base nos fatores de risco da mãe e de acordo com as diretrizes atuais do Ministério da Saúde para a prevenção de infecção pelo estreptococo do grupo B.
> - A mãe, o pai e outros cuidadores devem ter conhecimento e habilidade para dispensar cuidados adequados ao recém-nascido e reconhecer situações de risco como a ingestão inadequada de alimento, o agravamento da icterícia e eventual desidratação nos primeiros 7 dias de vida.
> - Avaliação do serviço social para os fatores de risco psíquicos, sociais e ambientais, como o uso de drogas ilícitas, alcoolismo, tabagismo, antecedentes de negligência, violência doméstica, doença mental, doenças transmissíveis e situações de vulnerabilidade social.
> - Agenda com a Atenção Básica, o retorno da mulher e do recém-nascido entre o 3º e o 5º dia de vida (5º Dia de Saúde Integral).
> - Preenchimento de todos os dados na Caderneta da Gestante e na Caderneta de Saúde da Criança.

Fonte: Adaptado de Brasil. Ministério da Saúde. Portaria n. 2.068, 2016.

Artigo 10 – no momento da alta, a equipe multiprofissional fornecerá à mulher as seguintes orientações:

- procurar a Unidade Básica de Saúde ou o pronto-atendimento caso a mulher apresente sinais de infecção (febre, secreção purulenta vaginal, por ferida operatória ou nas mamas), sangramento com odor fétido ou com volume aumentado, edema assimétrico de extremidades, dor refratária a analgésicos, sofrimento emocional, astenia exacerbada ou outros desconfortos;
- procurar a Unidade Básica de Saúde se o recém-nascido apresentar problemas com aleitamento materno, icterícia ou qualquer outra alteração;
- em caso de intercorrências com as mamas, os Bancos de Leite Humano poderão oferecer a assistência referente às boas práticas da amamentação, e orientações sobre a doação de leite humano;
- realizar vacinação conforme calendário vacinal;
- higienizar as mãos antes e após o cuidado com o recém-nascido;
- evitar ambientes aglomerados ou com pessoas apresentando sinais e sintomas de doenças infectocontagiosas, como gripe e resfriado;
- prevenir a morte súbita do recém-nascido por meio dos seguintes cuidados: deixar a criança em posição supina, manter a amamentação ao seio e evitar o tabagismo materno ou outra forma de exposição da criança ao fumo;
- transportar o recém-nascido de forma segura e prevenir acidentes domésticos;
- para crianças filhos de mães cuja amamentação é contraindicada de acordo com razões médicas aceitáveis/OMS/2009, orientar o preparo correto da fórmula láctea e higienização dos utensílios utilizados para preparo e oferta desse alimento.

Unidade neonatal

A Portaria n. 930, de 10 de maio de 2012, define as diretrizes e objetivos para a organização da atenção integral e humanizada ao recém-nascido grave ou potencialmente grave e os critérios de classificação e habilitação de leitos de Unidade Neonatal no **âmbito do Sistema Único de Saúde (SUS)**. Posteriormente esse documento foi atualizado pela Portaria n. 3.389 de 30 de dezembro de 2013 visando pequenos ajustes necessários a criação de pequenas unidades neonatais, mantendo a essência da portaria anterior.

Artigo 1º – esta Portaria define as diretrizes para a organização da atenção integral e humanizada ao recém-nascido grave ou potencialmente grave e os critérios de classificação e habilitação de leitos de Unidades Neonatal no âmbito do Sistema Único de Saúde (SUS).

Artigo 2º – para os fins desta Portaria, considera-se recém-nascido a criança com idade entre 0 (zero) a 28 (vinte e oito) dias de vida.

Capítulo I: itens que tratam das diretrizes e objetivos da atenção integral e humanizada ao recém-nascido grave ou potencialmente grave

Artigo 3º – são diretrizes para a atenção integral e humanizada ao recém-nascido grave ou potencialmente grave:

- o respeito, a proteção e o apoio aos direitos humanos;
- promoção da equidade;
- integralidade da assistência;
- atenção multiprofissional, com enfoque nas necessidades do usuário;
- atenção humanizada;
- estímulo à participação e ao protagonismo da mãe e do pai nos cuidados ao recém-nascido.

Artigo 4º – são objetivos da atenção integral ao recém-nascido grave ou potencialmente grave:
- organizar a Atenção à Saúde Neonatal para que garanta acesso, acolhimento e resolutividade;
- priorizar ações que visem à redução da morbimortalidade perinatal e neonatal e que possibilitem o desenvolvimento saudável do recém-nascido e sua integração na família e sociedade;
- garantir acesso aos diferentes níveis da assistência neonatal, por meio da melhoria da organização do acesso aos serviços e ampliação da oferta de leitos em unidades neonatal;
- induzir a formação e qualificação de recursos humanos para a atenção ao recém-nascido, que deverá ultrapassar exclusivamente a preocupação técnica/tecnológica, incorporando os referenciais conceituais e organizacionais do SUS;
- induzir a implantação de mecanismos de regulação, fiscalização, controle e avaliação da assistência prestada aos recém-nascidos graves ou potencialmente graves no SUS.

Capítulo II: itens que tratam da organização dos leitos de unidades neonatal

Artigo 5º – a Unidade Neonatal é um serviço de internação responsável pelo cuidado integral ao recém-nascido grave ou potencialmente grave, dotado de estruturas assistenciais que possuam condições técnicas adequadas à prestação de assistência especializada, incluindo instalações físicas, equipamentos e recursos humanos.
- As Unidades Neonatais devem articular uma linha de cuidados progressivos, possibilitando a adequação entre a capacidade instalada e a condição clínica do recém-nascido.
- Os recém-nascidos que necessitem dos cuidados específicos de Unidade Neonatal e que se encontrem em locais que não disponham destas unidades devem receber os cuidados necessários até sua transferência para uma Unidade Neonatal, que deverá ser feita após estabilização do recém-nascido e com transporte sanitário adequado, realizado por profissional habilitado.

Artigo 6º – as Unidades Neonatais são divididas de acordo com as necessidades do cuidado, nos seguintes termos:
- Unidade de Terapia Intensiva Neonatal (UTIN);
- Unidade de Cuidado Intermediário Neonatal (UCIN), com duas tipologias;
- Unidade de Cuidado Intermediário Neonatal Convencional (UCINCo);
- Unidade de Cuidado Intermediário Neonatal Canguru (UCINCa).

Parágrafo único – poderá ser implantada, alternativamente, uma Unidade Neonatal de 10 (dez) leitos com um subconjunto de leitos, na proporção de 4 (quatro) leitos de UTIN para 4 (quatro) leitos de UCINCo e 2 (dois) leitos de UCINCa (item incluído pela Portaria n. 3.389 de 2013).

Artigo 7º – o número de leitos de Unidades Neonatais atenderá ao seguinte parâmetro de necessidade populacional: para cada 1.000 (mil) nascidos vivos, poderão ser contratados 2 (dois) leitos de UTIN, 2 (dois) leitos de UCINCo e 1 (um) leito de UCINCa.
- A UCINCa somente funcionará em unidade hospitalar que conte com UCINCo, de forma anexa ou como subconjunto de leitos de uma UCINCo.

- O conjunto de leitos de Cuidados Intermediários, UCINCo e UCINCa, conterá, no mínimo, 1/3 (um terço) de leitos de UCINCa (item incluído pela Portaria n. 3.389 de 2013).
- A Unidade Neonatal que contar com leitos de UTIN, UCINco e UCINca deverá contar com, no mínimo, 10 (dez) leitos totais em ambiente contíguo, compartilhando a mesma equipe prevista para UTIN de que tratam os artigos 13 e 14 (item incluído pela Portaria n. 3.389 de 2013).
- Na abertura de Unidades Neonatais que contarem com leitos de UTIN, UCINco e UCINca com módulos de 10 (dez) leitos, deverá ser considerada a proporção prevista no parágrafo único do artigo 6º (item incluído pela Portaria n. 3.389 de 2013).
- A Unidade Neonatal terá custeio de acordo com a tipologia de cada leito, na proporção de 4 (quatro) leitos de UTIN para 4 (quatro) leitos de UCINCo e 2 (dois) leitos de UCINCa (item incluído pela Portaria n. 3.389 de 2013).

Artigo 8º – para novos estabelecimentos de saúde que disponham de maternidade e que possuam também UTIN ou UCIN, é obrigatória a previsão, no projeto arquitetônico de sua área física, de alojamento para as mães cujos recém-nascidos estiverem internados em UTIN ou UCIN, de forma a garantir condições para o cumprimento do direito do recém-nascido a acompanhante em tempo integral.

Artigo 9º – serão habilitadas pelo Ministério da Saúde as novas Unidades Neonatais, bem como as já existentes que se adequarem aos requisitos desta Portaria.

Serviço de Unidade de Terapia Intensiva Neonatal (UTIN)

Artigo 10 – UTIN são serviços hospitalares voltados para o atendimento de recém-nascido grave ou com risco de morte, assim considerados:
- recém-nascidos de qualquer idade gestacional que necessitem de ventilação mecânica ou em fase aguda de insuficiência respiratória com FiO_2 maior que 30% (trinta por cento);
- recém-nascidos menores de 30 semanas de idade gestacional ou com peso de nascimento menor de 1.000 g;
- recém-nascidos que necessitem de cirurgias de grande porte ou pós-operatório imediato de cirurgias de pequeno e médio porte;
- recém-nascidos que necessitem de nutrição parenteral; e
- recém-nascidos que necessitem de cuidados especializados, como uso de cateter venoso central, drogas vasoativas, prostaglandina, uso de antibióticos para tratamento de infecção grave, uso de ventilação mecânica e Fração de Oxigênio (FiO_2) maior que 30% (trinta por cento), exsanguinotransfusão ou transfusão de hemoderivados por quadros hemolíticos agudos ou distúrbios de coagulação (item modificado pela Portaria n. 3.389 de 2013).

Artigo 11 – as UTIN deverão cumprir os seguintes requisitos de Humanização:
- controle de ruído;
- controle de iluminação;
- climatização;
- iluminação natural, para as novas unidades;
- garantia de livre acesso à mãe e ao pai, e permanência da mãe ou do pai;
- garantia de visitas programadas dos familiares;

SEÇÃO I – INTRODUÇÃO

- garantia de informações da evolução dos pacientes aos familiares, pela equipe médica, no mínimo, uma vez ao dia.

Artigo 12 – para fins de habilitação como UTIN, o serviço hospitalar deverá dispor de equipe multiprofissional especializada, equipamentos específicos próprios e tecnologia adequada ao diagnóstico e terapêutica dos recém-nascidos graves ou com risco de morte (item incluído pela Portaria n. 3.389 de 2013).

Parágrafo único – a UTIN poderá ser dos tipos II e III.

UTIN Tipo II

Artigo 13 – para habilitação como a UTIN tipo II, o serviço hospitalar deverá contar com a seguinte estrutura mínima:

- funcionar em estabelecimento hospitalar cadastrado no Sistema de Cadastro Nacional de Estabelecimentos de Saúde (SCNES) e que possua no mínimo 80 (oitenta) leitos gerais, dos quais 20 leitos obstétricos, com a seguinte estrutura mínima: centro cirúrgico, serviço radiológico convencional, serviço de ecodopplercardiografia, hemogasômetro 24 horas e Banco de Leite Humano ou unidade de coleta;
- contar com ambiência e estrutura física que atendam às normas estabelecidas pela Agência Nacional de Vigilância Sanitária (Anvisa);
- dispor de materiais, equipamentos, serviços listados nos Quadros 8.3 e 8.4.

Quadro 8.3
Materiais e equipamentos para habilitação de leitos de UTIN tipo II.

- Material e equipamento para reanimação: 1 (um) para cada 5 (cinco) leitos, de acordo com o estabelecido na Portaria n. 371 de 2014.
- Monitor de beira de leito para monitorização contínua de frequência cardíaca, cardioscopia, oximetria de pulso e pressão não invasiva, frequência respiratória e temperatura: 1 (um) para cada leito.
- Ventilador pulmonar mecânico microprocessado: 1 (um) para cada 2 (dois) leitos, com reserva operacional de 1 (um) equipamento para cada 5 (cinco) leitos, devendo dispor cada equipamento de, no mínimo, 2 (dois) circuitos completos.
- Ventilador pulmonar específico para transporte, com bateria: 1 (um) para cada 10 (dez) leitos ou fração.
- Equipamento para infusão contínua e controlada de fluidos ("bomba de infusão"): 3 (três) equipamentos por leito, com reserva operacional de 1 (um) para cada 3 (três) leitos.
- Conjunto de nebulização, em máscara: 1 (um) para cada leito.
- Conjunto padronizado de beira de leito contendo estetoscópio, fita métrica, ressuscitador manual tipo balão autoinflável com máscara e reservatório: 1 (um) conjunto para cada leito, com reserva operacional de 1 (um) para cada 2 (dois) leitos.
- Bandejas contendo material apropriado para os seguintes procedimentos: punção lombar; drenagem liquórica em sistema fechado, diálise peritoneal, drenagem torácica com sistema fechado; traqueostomia; acesso venoso profundo, incluindo cateterização venosa central de inserção periférica (PICC), flebotomia, cateterismo de veia e artéria umbilical; exsanguinotransfusão; punção pericárdica; cateterismo vesical de demora em sistema fechado e curativos em geral.
- Eletrocardiógrafo portátil disponível na unidade.
- Materiais e equipamentos para monitorização de pressão arterial invasiva.
- Oftalmoscópio e otoscópio: no mínimo 2 (dois).
- Negatoscópio, foco auxiliar portátil e aspirador cirúrgico portátil: 1 (um) por UTIN.
- Equipamento para aferição de glicemia capilar, específico para uso hospitalar: 1 (um) para cada 5 (cinco) leitos ou fração.
- Estadiômetro ou fita métrica: 1 por unidade (item modificado pela Portaria n. 3.389 de 2013).
- Pontos de oxigênio e ar comprimido medicinal com válvulas reguladoras de pressão e pontos de vácuo para cada leito.
- Equipamento para ventilação pulmonar não invasiva:1(um) para cada 5 (cinco) leitos, quando o ventilador pulmonar microprocessado não possuir recursos para realizar a modalidade de ventilação não invasiva.
- Materiais de interface facial para ventilação pulmonar não invasiva (máscara ou pronga); 1 (um) por leito, devendo a UTIN dispor de todos os tamanhos: 00, 0, 1, 2, 3, e 4.
- Fototerapia, capacete/capuz de acrílico e tenda para oxigenoterapia: 1 (um) para cada 3 (três) leitos/fração, com reserva operacional de 1 (um) para cada 5 (cinco) leitos.
- Incubadora com parede dupla: 1 (um) por paciente de UTIN, dispondo de berços aquecidos de terapia intensiva para no mínimo 10% (dez por cento) dos leitos.
- Incubadora para transporte completa, com monitorização contínua, suporte para equipamento de infusão controlada de fluidos, com bateria, de suporte para cilindro de oxigênio, cilindro transportável de oxigênio e *kit* ("maleta") para acompanhar o transporte de pacientes graves, contendo medicamentos e materiais para o atendimento às emergências: 1 (uma) para cada 10 (dez) leitos ou fração.
- Balança eletrônica portátil: 1 (uma) para cada 10 (dez) leitos.
- Poltronas removíveis, com revestimento impermeável, para acompanhante: 1 (uma) para cada 4 (quatro) leitos ou fração.
- Refrigerador com temperatura interna de 2 a 8 °C, de uso exclusivo para guarda de medicamentos, com conferência e registro de temperatura a intervalos máximos de 24 (vinte e quatro) horas: 1 (um) por UTIN.
- Materiais para aspiração traqueal em sistemas aberto e fechado.

Fonte: Adaptado de Brasil. Ministério da Saúde. Portaria n. 930, 2012; e Portaria n. 3.389, 2013.

Quadro 8.4
Serviços necessários para habilitação de leitos de UTIN tipo II.

Serviços necessários à beira do leito
- Assistência nutricional
- Terapia nutricional (enteral e parenteral)
- Assistência farmacêutica
- Assistência clínica vascular e cardiovascular
- Assistência clínica neurológica
- Assistência clínica ortopédica
- Assistência clínica urológica
- Assistência clínica gastrenterológica
- Assistência clínica nefrológica, incluindo terapia renal substitutiva (item incluído pela Portaria n. 3.389 de 2013)

(continua)

CAPÍTULO 8 – UNIDADE DE TERAPIA INTENSIVA, CUIDADOS INTERMEDIÁRIOS E ALOJAMENTO CONJUNTO – CONCEITOS...

(continuação)

Quadro 8.4 Serviços necessários para habilitação de leitos de UTIN tipo II.

- Assistência clínica hematológica
- Assistência clínica hemoterápica
- Assistência clínica oftalmológica
- Assistência clínica otorrinolaringológica
- Assistência clínica de infectologia
- Assistência clínica cirúrgica pediátrica
- Assistência psicológica
- Assistência endocrinológica
- Serviço de laboratório clinico, incluindo microbiologia e hemogasometria
- Serviço de radiografia móvel
- Serviço de ultrassonografia portátil
- Serviço de endoscopia digestiva alta e baixa
- Serviço de fibrobroncoscopia
- Serviço de diagnóstico clínico e notificação compulsória de morte encefálica
- Serviço de eletroencefalografia
- Serviço de assistência social (item incluído pela Portaria n. 3.389 de 2013)

Serviços necessários no próprio estabelecimento hospitalar ou em outro com acesso formalizado
- Cirurgia cardiovascular
- Cirurgia vascular
- Cirurgia neurológica
- Cirurgia ortopédica
- Cirurgia urológica
- Ressonância magnética
- Tomografia computadorizada
- Anatomia patológica
- Agência transfusional 24 horas
- Assistência clínica de genética

Fonte: Adaptado de Brasil. Ministério da Saúde. Portaria n. 930, 2012; e Portaria n. 3.389, 2013.

A equipe mínima deverá ser formada nos seguintes termos:
- um médico responsável técnico com jornada mínima de 4 horas diárias com certificado de habilitação em Neonatologia ou Título de Especialista em Medicina Intensiva Pediátrica fornecido pela Sociedade Brasileira de Pediatria ou Residência Médica em Neonatologia reconhecida pelo Ministério da Educação ou Residência Médica em Medicina Intensiva Pediátrica reconhecida pelo Ministério da Educação;
- um médico com jornada horizontal diária mínima de 4 (quatro) horas, com certificado de habilitação em Neonatologia ou Título de Especialista em Pediatria (TEP) fornecido pela Sociedade Brasileira de Pediatria ou Residência Médica em Neonatologia ou Residência Médica em Medicina Intensiva Pediátrica reconhecida pelo Ministério da Educação ou Residência Médica em Pediatria, reconhecida pelo Ministério da Educação, para cada 10 (dez) leitos ou fração;
- um médico plantonista com Título de Especialista em Pediatria (TEP) e com certificado de habilitação em Neonatologia ou Título de Especialista em Pediatria (TEP) fornecido pela Sociedade Brasileira de Pediatria ou Residência Médica em Medicina Intensiva Pediátrica reconhecida pelo Ministério da Educação ou Residência Médica em Neonatologia ou Residência Médica em Pediatria, reconhecida pelo Ministério da Educação, para cada 10 (dez) leitos ou fração, em cada turno.
- um enfermeiro coordenador com jornada horizontal diária de 8 (oito) horas com habilitação em neonatologia ou no mínimo 2 (dois) anos de experiência profissional comprovada em terapia intensiva pediátrica ou neonatal;
- um enfermeiro assistencial para cada 10 (dez) leitos ou fração, em cada turno;
- um fisioterapeuta exclusivo para cada 10 (dez) leitos ou fração, em cada turno;

- um fisioterapeuta coordenador com, no mínimo, 2 (dois) anos de experiência profissional comprovada em unidade terapia intensiva pediátrica ou neonatal, com jornada horizontal diária mínima de 6 (seis) horas;
- técnicos de enfermagem, no mínimo, 1 (um) para cada 2 (dois) leitos em cada turno;
- um funcionário exclusivo responsável pelo serviço de limpeza em cada turno;
- um fonoaudiólogo disponível para a unidade.

O mesmo profissional médico poderá acumular, na mesma unidade neonatal, a responsabilidade técnica e o papel de médico com jornada horizontal de 4 (quatro) horas, previstos nos incisos I e II do "caput" (item modificado pela Portaria n. 3.389 de 2013). O coordenador de fisioterapia poderá ser um dos fisioterapeutas assistenciais.

Artigo 14 – para habilitação como UTIN tipo III, o serviço hospitalar deverá contar com toda a estrutura mínima prevista no artigo 13 e mais o seguinte:
- no mínimo 50% (cinquenta por cento) dos plantonistas devem ter certificado de habilitação em Neonatologia ou Título de Medicina Intensiva Pediátrica;
- enfermeiro coordenador com título de especialização em terapia intensiva/terapia intensiva neonatal ou no mínimo 5 (cinco) anos de experiência profissional comprovada de atuação na área;
- um enfermeiro plantonista assistencial por turno, exclusivo da unidade, para cada 5 (cinco) leitos ou fração;
- coordenador de fisioterapia com título de especialização em terapia intensiva pediátrica ou neonatal ou em outra especialidade relacionada à assistência ao paciente grave;
- bombas de infusão: 4 (quatro) por leito ou fração;
- ventilador mecânico microprocessado: 1 (um) para cada leito.

SEÇÃO I – INTRODUÇÃO

Serviço de Unidade de Cuidado Intermediário Neonatal Convencional (UCINCo)

Artigo 15 – as UCINCo, também conhecidas como Unidades Semi-Intensiva, são serviços em unidades hospitalares destinados ao atendimento de recém-nascidos considerados de médio risco e que demandem assistência contínua, porém de menor complexidade do que na UTIN.

Parágrafo único – as UCINCo poderão configurar-se como unidades de suporte às UTIN ou de forma independente, obedecendo à rotina de cada serviço.

Artigo 16 – as UCINCo serão responsáveis pelo cuidado de recém-nascidos nas seguintes condições:

- recém-nascido que após a alta da UTIN ainda necessite de cuidados complementares;
- recém-nascido com desconforto respiratório leve que não necessite de assistência ventilatória mecânica ou CPAP ou Capuz em Fração de Oxigênio (FiO_2) elevada ($FiO_2 > 30\%$);
- recém-nascido com peso superior a 1.000 g e inferior a 1.500 g, quando estável, sem acesso venoso central, em nutrição enteral plena, para acompanhamento clínico e ganho de peso;
- recém-nascido maior que 1.500 g, que necessite de venóclise para hidratação venosa, alimentação por sonda e/ou em uso de antibióticos com quadro infeccioso estável;
- recém-nascido em fototerapia com níveis de bilirrubinas próximos aos níveis de exsanguinotransfusão;
- recém-nascido submetido a procedimento de exsanguinotransfusão, após tempo mínimo de observação em UTIN, com níveis de bilirrubina descendentes e equilíbrio hemodinâmico;
- recém-nascido submetido à cirurgia de médio porte, estável, após o pós-operatório imediato em UTIN.

Artigo 17 – para habilitação como UCINCo, o serviço hospitalar deverá contar com a seguinte estrutura mínima:

- funcionar em estabelecimento de saúde cadastrado no SCNES, com garantia de referência para serviços de maior complexidade, para o atendimento de recém-nascido que necessite de cuidados de tratamento intensivo e cirurgia pediátrica;
- contar com ambiência e estrutura física que atendam às normas estabelecidas pela Anvisa;
- dispor de materiais e equipamentos listado no Quadro 8.5. A equipe mínima deverá ser formada nos seguintes termos:
- um responsável técnico com jornada mínima de 4 (quatro) horas diárias, com certificado de habilitação em neonatologia fornecido pela Sociedade Brasileira de Pediatria (SBP) ou título de especialista em pediatria fornecido pela SBP ou residência médica em neonatologia ou residência médica em pediatria, reconhecidas pelo Ministério da Educação; permitido acumular responsabilidade técnica ou coordenação no máximo em duas unidades como UCINCo e UCINCa ou UTIN, podendo acumular a função de médico com jornada horizontal;
- um médico com jornada horizontal diária mínima de 4 (quatro) horas, preferencialmente com habilitação em neonatologia ou título de especialista em pediatria fornecido pela Sociedade Brasileira de Pediatria ou residência médica em neonatologia ou residência médica em pediatria, reconhecidas pelo Ministério da Educação, para cada 15 (quinze) leitos ou fração;
- um médico plantonista com habilitação em neonatologia ou título de especialista em pediatria (TEP) fornecido pela Sociedade Brasileira de Pediatria ou residência médica em neonatologia ou residência médica em pediatria, reconhecidas pelo Ministério da Educação, para cada 15 (quinze) leitos ou fração em cada turno.

Quadro 8.5
Lista dos equipamentos necessários para a habilitação de leitos de UCINCo.

- Berço de calor radiante em no mínimo 10% dos leitos.
- Incubadoras simples em no mínimo 60% dos leitos.
- Berços de acrílico em no mínimo 30% dos leitos.
- Monitor multiparâmetros: um para cada 5 (cinco) leitos (item modificado pela Portaria n. 3.389 de 2013).
- Ressuscitador manual tipo balão autoinflável com reservatório e válvula e máscaras para prematuros e recém-nascido a termo: 1 (um) para cada 3 (três) recém-nascidos.
- Capacetes/capuz para oxigênio: 1 (um) para cada 4 (quatro) leitos.
- Termômetro digital individual: 1 (um) para cada leito.
- Estetoscópio individual: 1 (um) para cada leito.
- Esfignomanômetro: 1 (um) para cada 15 (quinze) leitos ou menor fração.
- Otoscópio e oftalmoscópio – 1 (um) para cada 15 (quinze) leitos ou menor fração.
- Material e equipamento para reanimação: 1 (um) para cada 15 (quinze) leitos, de acordo com o estabelecido na Portaria n. 371/2014.
- Conjunto de nebulizador e máscara: 1 (um) para cada 4 (quatro) leitos
- Aspirador portátil: 1 (um) por unidade.
- Bomba de infusão: 1 (uma) para cada leito.
- Aparelhos de fototerapia: 1 (um) para cada 4 (quatro) leitos.
- Balança eletrônica: 1 (uma) para cada 15 (quinze) leitos.
- Negatoscópio ou sistema informatizado para visualizar radiografia.
- Relógios e calendário de parede visíveis.
- Poltronas removíveis, com revestimento impermeável: 1 (uma) por leito (para realização de contato pele a pele/posição canguru).
- Oxímetro de pulso: um para cada leito (item incluído pela Portaria n. 3.389 de 2013).
- Termômetro: um para cada leito (item incluído pela Portaria n. 3.389 de 2013).

Fonte: Adaptado de Brasil. Ministério da Saúde. Portaria n. 930, 2012; e Portaria n. 3.389, 2013.

CAPÍTULO 8 – UNIDADE DE TERAPIA INTENSIVA, CUIDADOS INTERMEDIÁRIOS E ALOJAMENTO CONJUNTO – CONCEITOS...

- um enfermeiro coordenador, preferencialmente com habilitação em neonatologia ou no mínimo 2 (dois) anos de experiência profissional comprovada, com jornada horizontal diária mínima de 4 (quatro) horas, podendo acumular responsabilidade técnica ou coordenação de, no máximo, duas unidades como UCINCo e UCINCa;
- um enfermeiro assistencial, para cada 15 (quinze) leitos ou fração, em cada turno;
- um técnico de enfermagem para cada 5 (cinco) leitos, em cada turno;

- um fisioterapeuta para cada 15 (quinze) leitos ou fração em cada turno;
- um fonoaudiólogo disponível para a unidade;
- um funcionário responsável pela limpeza em cada turno.

Parágrafo único – em unidades hospitalares que disponham de UCINCo e UTIN, o responsável técnico médico e o enfermeiro coordenador responderão pelas duas unidades, favorecendo a linha de cuidado progressivo.

Artigo 18 – quando não fizer parte de uma Unidade Neonatal com UTIN, a UCINCo deverá contar ainda com os equipamentos e serviços listados nos Quadros 8.6 e 8.7.

Quadro 8.6
Materiais e equipamentos necessários para habilitação de UCINCo quando não fizer parte de uma Unidade Neonatal com UTIN.

- Ventilador pulmonar microprocessado: 1 (um) para 15 (quinze) leitos.
- Bandejas para procedimentos de punção lombar, drenagem torácica, curativos, flebotomia, acesso venoso, sondagem vesical e traqueostomia.
- Incubadora de transporte com cilindro de oxigênio e ar comprimido.
- Equipamento para ventilação pulmonar não invasiva: (1) um para cada 15 (quinze) leitos, quando o ventilador pulmonar microprocessado não possuir recursos para realizar a modalidade de ventilação não invasiva.
- Materiais de interface facial para ventilação pulmonar não invasiva (máscara ou pronga); um por leito, devendo a UCINCo dispor de todos os tamanhos: 00, 0, 1, 2, 3, e 4.

Fonte: Adaptado de Brasil. Ministério da Saúde. Portaria n. 930, 2012; e Portaria n. 3.389, 2013.

Quadro 8.7
Serviços necessários para habilitação de UCINCo quando não fizer parte de uma Unidade Neonatal com UTIN.

Serviços necessários à beira do leito*
- Assistência nutricional
- Terapia nutricional (enteral e parenteral)
- Assistência farmacêutica
- Assistência clínica vascular e cardiovascular
- Assistência clínica neurológica
- Assistência clínica ortopédica
- Assistência clínica urológica
- Assistência clínica gastroenterológica
- Assistência clínica nefrológica, incluindo hemodiálise
- Assistência clínica hematológica
- Assistência clínica hemoterapica
- Assistência clínica oftalmológica
- Assistência clínica otorrinolaringológica
- Assistência clínica de infectologia
- Assistência clínica cirúrgica pediátrica
- Assistência psicológica
- Assistência endocrinológica
- Serviço de laboratório clínico (microbiologia e hemogasometria)
- Serviço de radiografia móvel
- Serviço de ultrassonografia portátil
- Serviço de endoscopia digestiva alta e baixa
- Serviço de fibrobroncoscopia
- Serviço de diagnóstico clínico e notificação compulsória de morte encefálica
- Serviço de eletroencefalografia
- Serviço de assistência social (item modificado pela Portaria n. 3.389 de 2013)

Serviços necessários no próprio estabelecimento hospitalar ou em outro com acesso formalizado:
- Cirurgia cardiovascular
- Cirurgia vascular
- Cirurgia neurológica
- Cirurgia ortopédica
- Cirurgia urológica
- Ressonância magnética
- Tomografia computadorizada
- Anatomia patológica
- Agência transfusional 24 (vinte e quatro) horas
- Assistência clínica de genética

* Serviços necessários no próprio estabelecimento hospitalar ou em outro com acesso formalizado.
Fonte: Adaptado de Brasil. Ministério da Saúde. Portaria n. 930, 2012; e Portaria n. 3.389, 2013.

SEÇÃO I – INTRODUÇÃO

Artigo 19 – A UCINCo cumprirá os seguintes requisitos de Humanização:

- controle de ruído;
- controle de iluminação;
- climatização;
- iluminação natural, para as novas unidades;
- garantia de livre acesso à mãe e ao pai, e permanência da mãe ou do pai;
- garantia de visitas programadas dos familiares;
- garantia de informações da evolução dos pacientes aos familiares, pela equipe médica, no mínimo, uma vez ao dia.

Serviço de Unidade de Cuidado Intermediário Neonatal Canguru (UCINCA)

Artigo 20 – as UCINCa são serviços em unidades hospitalares cuja infraestrutura física e material permita acolher mãe e filho para prática do método canguru, para repouso e permanência no mesmo ambiente nas 24 (vinte e quatro) horas por dia, até a alta hospitalar.

Parágrafo único – as UCINCa possuirão suporte assistencial por equipe de saúde adequadamente treinada, que possibilite a prestação de todos os cuidados assistenciais e a orientação à mãe sobre sua saúde e a do recém-nascido.

Artigo 21 – as UCINCa serão responsáveis pelo cuidado de recém-nascidos com peso superior a 1.250 g, clinicamente estável, em nutrição enteral plena, cujas mães manifestem o desejo de participar e tenham disponibilidade de tempo.

Artigo 22 – a UCINCa somente funcionará em unidade hospitalar que conte com UCINCo.

Artigo 23 – para habilitação como UCINCa, a unidade hospitalar deverá contar com a estrutura física mínima prevista pela Portaria n. 1.016/GM/MS, de 26 de agosto de 1993, atualizada pela Portaria n. 2.068, de 21 de outubro de 2016.

Além da estrutura física mínima prevista no "caput", a UCINCa deverá dispor dos equipamentos listados no Quadro 8.8.

Quadro 8.8
Materiais e equipamentos necessários para habilitação da UCINCa.

- Incubadoras simples em pelo menos 20% dos leitos.
- Berços de acrílico em pelo menos 80% dos leitos.
- Ressuscitador manual tipo balão autoinflável com reservatório e válvula e máscaras para prematuros e recém-nascido a termo: 1 (um) para cada 5 (cinco) recém-nascidos.
- Termômetro digital individual: 1 (um) para cada leito.
- Estetoscópio individual: 1 (um) para cada leito.
- Material e equipamento para reanimação: 1 (um) para cada 15 (quinze) leitos, de acordo com o estabelecido na Portaria n. 371 de 2014.
- Aspirador portátil: 1 (um) para cada 15 (quinze) leitos.
- Balança eletrônica: 1 (uma) para cada 15 (quinze) leitos.
- Relógios e calendários de parede visíveis.
- Poltronas removíveis, com revestimento impermeável: 1 (uma) por leito.

Fonte: Adaptado de Brasil. Ministério da Saúde. Portaria n. 930, 2012; e Portaria n. 3.389, 2013.

Materiais como a incubadora de transporte, o esfignomanômetro, o otoscópio, o oftalmoscópio e o conjunto de nebulizador e máscara poderão ser compartilhados entre as UCINCo e UCINCa, guardando a proporção em relação ao número de leitos.

Artigo 24 – o atendimento na UCINCa será feito pela(s) equipe(s) responsável(eis) pela UCINCo.

Parágrafo único – para fins de formação da equipe mínima da UCINCo, nos termos do artigo 17, serão somados os leitos de UCINCo e de UCINCa disponíveis na mesma unidade hospitalar.

Artigo 25 – a UCINCa cumprirá os mesmos requisitos de Humanização previstos para a UCINCo, conforme artigo 19 desta Portaria.

Processo de habilitação

Artigo 26 – o processo de habilitação das Unidades Neonatais, de qualquer das tipologias descritas nesta Portaria, seguirá o seguinte fluxo:

- envio do pedido de habilitação pela unidade hospitalar ao respectivo gestor de saúde municipal (Municípios em gestão plena), estadual ou distrital;
- análise do pedido pela Secretaria de Saúde Municipal (Municípios em gestão plena), Estadual ou do Distrito Federal;
- em caso de análise favorável, encaminhamento de proposta pelo gestor de saúde municipal (Municípios em gestão plena), estadual ou distrital à Coordenação Geral de Atenção Hospitalar do Departamento de Atenção Especializada da Secretaria de Atenção à Saúde (CGHOSP/DAE/SAS), com a seguinte documentação:
  a) declaração assinada pelo gestor de saúde responsável, comprovando o cumprimento das exigências de habilitação previstas nesta Portaria e atestando que o estabelecimento de saúde cumpre com as normativas sanitárias ou que foi pactuado um plano de ações corretivas com cronograma de adequação entre o estabelecimento de saúde e a vigilância sanitária competente (item modificada pela Portaria n. 3.389 de 2013);
  b) aprovação do credenciamento da Unidade Neonatal interessada pela Comissão Intergestores Regional (CIR), se houver, e pela Comissão Intergestores Bipartite (CIB);
  c) atualização das informações referentes ao estabelecimento hospitalar no SCNES;
- análise da proposta e da respectiva documentação pela CGHOSP/DAE/SAS/MS, que poderá realizar vistoria *in loco* para a habilitação ou a qualquer tempo;
- em caso de análise favorável, publicação de portaria de habilitação pela SAS/MS.

No caso de processo formalizado por Secretaria de Saúde de Município em gestão plena, deverá constar, além do parecer do gestor de saúde municipal, o parecer do gestor de saúde estadual, que será responsável pela integração da Unidade Neonatal à rede estadual/regional, com a definição dos fluxos de referência e contrarreferência dos pacientes.

A análise do pedido pela Secretaria de Saúde responsável ficará na posse do gestor de saúde estadual, disponível ao Ministério da Saúde para fins de supervisão e auditoria.

LEITURAS COMPLEMENTARES

Brasil. Ministério da Saúde. Gabinete do Ministro. Portaria n. 2.068, de 21 de outubro de 2016: Institui diretrizes para a organização da atenção integral e humanizada à mulher e ao recém-nascido no Alojamento Conjunto. [Acesso 2019 jan 15]. Disponível em: http://bvsms.saude.gov.br/bvs/saudelegis/gm/2016/prt2068_21_10_2016.html.

Brasil. Ministério da Saúde. Gabinete do Ministro. Portaria n. 3.389, de 30 de dezembro de 2013: Altera, acresce e revoga dispositivos da Portaria n. 930/GM/MS, de 10 maio de 2012, que define as diretrizes e objetivos para a organização da atenção integral e humanizada ao recém-nascido grave ou potencialmente grave e os critérios de classi-ficação e habilitação de leitos de Unidade Neonatal no âmbito do Sistema Único de Saúde (SUS). [Acesso 2019 jan 15]. Disponível em: http://bvsms.saude.gov.br/bvs/saudelegis/gm/2013/prt3389_30_12_2013.html.

Brasil. Ministério da Saúde. Gabinete do Ministro. Portaria n. 930, de 10 de maio de 2012: Define as diretrizes e objetivos para a organização da atenção integral e humanizada ao recém-nascido grave ou potencialmente grave e os critérios de classificação e habilitação de leitos de Unidade Neonatal no âmbito do Sistema Único de Saúde (SUS). [Acesso 2019 jan 15]. Disponível em: http://bvsms.saude.gov.br/bvs/saudelegis/gm/2012/prt0930_10_05_2012.html.

9

Método Canguru

Zeni Carvalho Lamy
Roberta Borges Correia de Albuquerque

O método canguru (MC), no Brasil, é uma política nacional de saúde, conceituado como o modelo de atenção perinatal voltado para a qualificação e humanização do cuidado ao recém-nascido, seus pais e sua família, que envolve o contato pele a pele precoce e prolongado e reúne estratégias de intervenção biopsicossocial e de cuidados com o ambiente (Figuras 9.1 e 9.2), como referido no *Manual Técnico do Ministério da Saúde: Atenção Humanizada ao Recém-Nascido – Método Canguru.*

Este método, reconhecido como uma tecnologia leve, é uma das estratégias utilizadas para a redução da mortalidade neonatal. Integra um conjunto de ações que serão descritas neste capítulo, como cuidados clínicos, medidas protetoras para o neurodesenvolvimento, formação e fortalecimento de vínculos entre o recém-nascido (RN), seus pais e familiares, principalmente avós e irmãos, fortalecimento das redes sociais de apoio e integração entre profissionais da equipe da unidade neonatal (UN) e das unidades básicas de saúde (UBS).

O método canguru (MC) foi criado pelos pediatras Edgar Rey Sanabria e Hector Martinez, no Instituto Materno Infantil de Bogotá, na Colômbia, no ano de 1978. Naquela ocasião, o hospital enfrentava superlotação da UTI neonatal (UTIN), falta de incubadoras e elevadas taxas de infecção hospitalar. Com o objetivo de melhorar os cuidados prestados aos recém-nascidos internados, chamaram as mães e as estimularam a manter seus filhos em contato pele a pele. Essa experiência começou a demonstrar resultados favoráveis, especialmente quanto ao fortalecimento do vínculo. Depois deste contato íntimo e prolongado, as mães passaram a demonstrar interesse em estar cada vez mais presentes e em levar os filhos para casa após a alta hospitalar, diminuindo o índice de abandono.

Os primeiros estudos sobre o MC foram coordenados pelo Fundo das Nações Unidas para a Infância (Unicef).

A partir daí a experiência começou a despertar o interesse de outros países e a se disseminar pelo mundo.

No Brasil, os primeiros relatos da utilização do MC são de 1992, no Hospital Guilherme Álvaro (HGA), em Santos (São Paulo) e, em 1993, no Instituto Materno Infantil de Pernambuco (IMIP). Nos anos seguintes, outros hospitais brasileiros passaram a utilizar o MC, o que motivou o Ministério da Saúde a propor uma normatização para o seu uso.

Desse modo, o MC foi instituído como política pública pela Norma de Atenção Humanizada ao Recém-Nascido de Baixo Peso – Método Canguru, publicada pela Portaria GM/MS n. 693 de 5 de julho de 2000 que determinou as diretrizes de cuidado e atenção aos recém-nascidos internados em unidades neonatais. Esta portaria esteve vigente durante 7 anos, tendo sido revogada e atualizada com a publicação da Portaria GM/MS n. 1.683 de 12 de julho de 2007. Esta foi revisada em 2021 e aguarda publicação.

No entanto, somente em 2012, o leito canguru foi instituído e passou a receber financiamento com a publicação da Portaria GM/MS n. 930 de 10 de maio de 2012, que definiu objetivos e diretrizes para a regulamentação da atenção integral e humanizada ao recém-nascido grave ou potencialmente grave e os critérios de classificação e habilitação de leitos de unidade neonatal no âmbito do Sistema Único de Saúde (SUS).

Esta Portaria adotou o termo "unidade neonatal", conceituado como o setor hospitalar responsável pela internação neonatal, dividida em: unidade de terapia intensiva neonatal (UTIN), unidade de cuidado intermediário neonatal convencional (UCINCo) e unidade de cuidado intermediário neonatal canguru (UCINCa), com seus respectivos graus de complexidade, articulando uma linha de cuidados progressivos.

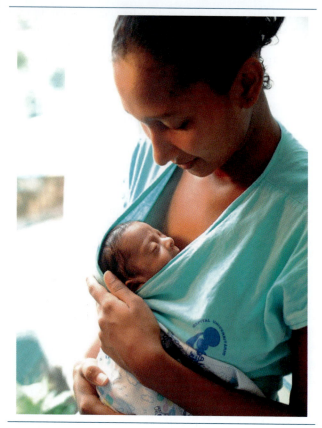

Figura 9.1. Posição canguru com a mãe.
Fonte: Acervo de Merval de Jesus Gonçalves Filho.

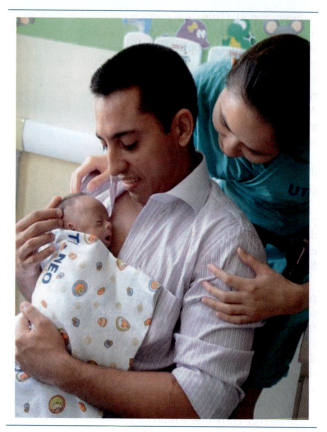

Figura 9.2. Posição canguru com o pai.
Fonte: Acervo de Merval de Jesus Gonçalves Filho.

Em 2015, com a publicação da Política de Atenção Integral à Saúde da Criança (PNAISC), no âmbito do SUS (Portaria n. 1.130 de 5 de agosto de 2015), o método canguru foi incorporado em um de seus sete eixos – o Eixo I: Atenção Humanizada e Qualificada ao Parto e Nascimento.

Essas portarias organizam e sistematizam a aplicação do MC no Brasil.

Fundamentos

É necessário compreender a diferença entre método canguru e posição canguru. A posição canguru consiste em manter o RN em contato pele a pele, somente de fraldas, na posição vertical junto ao peito dos pais pelo tempo máximo que entenderem ser prazeroso e suficiente, guardando o tempo mínimo necessário para respeitar a estabilização do RN. Deve ser realizada de maneira orientada, segura e acompanhada de suporte assistencial por uma equipe de saúde adequadamente capacitada. Dessa maneira, a posição canguru é parte do método canguru.

A prática do MC é, essencialmente, interprofissional e busca garantir, a partir do processo de trabalho interdisciplinar, atenção integral e cuidado individualizado.

Pilares do método canguru

Ao longo dos anos, a disseminação e o fortalecimento do MC contribuíram para a consolidação de seus fundamentos básicos:

- acolhimento ao recém-nascido, seus pais e sua família;
- respeito às individualidades do recém-nascido e de seus pais;
- promoção do contato pele a pele o mais precoce possível e por tempo prolongado;
- garantia de livre acesso e permanência dos pais na UN;
- cuidado com os cuidadores.

Vantagens do método canguru

Muitas vantagens têm sido atribuídas ao MC, entre as quais destacam-se:
- redução do tempo de separação mãe/pai-filho;
- facilitação do vínculo afetivo mãe/pai-filho;
- estímulo ao aleitamento materno;
- controle térmico adequado;
- redução do risco de infecção hospitalar;
- redução do estresse e da dor;
- melhor relacionamento da família com a equipe de saúde;
- maior competência e confiança dos pais no cuidado com o seu filho;
- estimulação sensorial adequada;
- melhor desenvolvimento neuropsicomotor.

Estas vantagens têm sido apontadas em diversos trabalhos científicos. Uma revisão sistemática com metanálise sobre o MC, publicada em 2016 por Conde-Agudelo et al., mostrou evidências de diminuição da mortalidade, da infecção hospitalar/sepse, da hipotermia e do tempo de permanência hospitalar e aumento de algumas medidas do crescimento infantil, da amamentação e do apego entre a mãe e o seu filho.

Boundy et al. (2016), em outra revisão sistemática sobre o MC, encontraram também diminuição na mortalidade, sepse, hipotermia, hipoglicemia e de reinternação hospitalar; maior crescimento do perímetro cefálico; aumento do aleitamento materno exclusivo; melhor controle de temperatura e da dor; e maiores níveis de saturação de oxigênio. Athanasopoulou et al. concluíram que o MC pode ainda melhorar o humor da mãe e promover melhor interação entre os pais e o RN.

Cong et al. (2015) concluíram que o contato pele a pele da mãe e do pai com o seu filho pré-termo ativou a liberação de ocitocina, reduzindo estresse e ansiedade.

Lamy-Filho et al. (2015) mostraram que o contato pele a pele pode ser um método seguro e eficaz para promover a descolonização de RN colonizados por *Staphylococcus aureus* e *Staphylococus epidermidis* resistentes à meticilina (MRSA/MRSE), diminuindo assim os riscos de infecção.

Pode-se ainda destacar que recém-nascidos em contato pele a pele choram menos, atingem mais rapidamente estados comportamentais calmos e tendem a ter redução da frequência cardíaca em menor tempo após estímulo doloroso; que o cuidado canguru tem efeito significante na redução das respostas dolorosas autonômicas em recém-nascido pré-termo (RNPT); que a posição canguru produz maior efeito analgésico e melhora o tônus muscular flexor de RNPT, favorecendo o seu desenvolvimento motor; que o contato pele a pele precoce entre mãe e filho melhorou significativamente o sucesso da primeira mamada, o tempo de aleitamento materno exclusivo e a construção do papel materno.

Diretrizes para o uso da posição canguru

A posição canguru deve ser realizada com o objetivo de proporcionar ao recém-nascido experiência de proteção e de continuidade vital e afetiva e, aos pais, a construção da parentalidade e competência para cuidar de seu filho.

Para o uso da posição canguru, são necessários cuidados e atenção especial às seguintes recomendações:

- Quem pode colocar o recém-nascido em posição canguru?

A posição canguru deve ser realizada pela mãe e pelo pai, não sendo recomendada sua prática por outra pessoa, uma vez que se configura um contato íntimo e primitivo com o recém-nascido e, portanto, proporciona uma intensa troca de sensações físicas que se transformam em representações afetivas. Reforça, assim, na mulher e no homem, experiências positivas que favorecem a construção da maternagem e da paternagem como foi mostrado por Uvnäs-Moberg e por Shorey et al.

- Que recém-nascido pode ser colocado em posição canguru?

Todos os recém-nascidos, independentemente de peso, idade gestacional e tempo de vida podem se beneficiar das vantagens da posição canguru. Originalmente, o cuidado canguru foi idealizado para os recém-nascidos pré-termo, mas ao longo dos anos seus benefícios têm sido descritos, também, para os recém-nascidos a termo.

- Quando o recém-nascido pode iniciar a posição canguru?

A posição canguru deve ser iniciada o mais precocemente possível desde o nascimento. Tão logo o recém-nascido demonstre estabilidade para ser conduzido da incubadora para o peito de sua mãe ou pai, a equipe deve fazer a sua indicação e a posição canguru pode ser prescrita. Ventilação pulmonar mecânica, medicações, nutrição parenteral não são, a princípio, contraindicação. O importante é que a manipulação seja feita de forma cuidadosa para não trazer agravos.

- Que parâmetros devem ser avaliados para o uso da posição canguru?

A temperatura do recém-nascido deve sempre ser verificada antes e depois da posição canguru e, de acordo com as condições clínicas, devem, também, ser verificadas a frequência cardíaca, respiratória e saturação de oxigênio.

- Em que local o RN pode ser colocado em posição canguru?

No local em que o recém-nascido se encontrar, podendo ser UTIN, UCINCo, UCINCa, Alojamento Conjunto ou domicílio. O local deve dispor de uma cadeira segura e confortável, preferencialmente uma poltrona com local para descanso dos pés.

- Qual é o tempo ideal de permanência na posição canguru?

O tempo de realização da posição canguru ainda é divergente em diferentes países, variando desde a determinação de 1 a 2 horas por dia até 24 horas. No Brasil, recomenda-se incentivar e encorajar os pais a utilizarem a posição canguru pelo maior tempo possível, desde que seja prazeroso e suficiente para os pais e seu filho, não sendo determinado o número máximo de horas. No entanto, cada vez que o recém-nascido for colocado em posição canguru, é necessário garantir a permanência por um tempo mínimo necessário para sua reorganização, relaxamento e sono. Esse tempo ideal parece ser em torno de 2 horas, e um período menor do que 1 hora não é recomendado.

- Quais são os passos para colocar o RN na posição canguru?
  1. Verificar se a posição canguru foi indicada pela equipe. Em caso de RN em suporte ventilatório, é necessário que a posição canguru esteja prescrita em prontuário.
  2. Cuidados especiais devem ser seguidos antes, durante e após a transferência do RN para a posição canguru, especialmente na primeira vez e em RN potencialmente graves, destacando-se os cuidados com a monitorização dos parâmetros ventilatórios e hemodinâmicos.
  3. Verificar a necessidade de cuidados prévios como aspiração de tubo ou troca de fralda e se há previsão de algum procedimento que não pode ser realizado na posição ou postergado.
  4. Após a verificação dos três itens anteriores, retirar as roupas do recém-nascido (se for o caso), deixando apenas a fralda descartável. Em lugares frios, pode-se usar meias e toucas, considerando que o polo cefálico e os pés são áreas de menor contato. Luvas não são recomendadas para que o bebê possa tocar o colo de seus pais.
  5. A mãe ou o pai devem se sentar em local próximo à incubadora, berço aquecido ou berço comum, dependendo de onde o recém-nascido se encontre, em poltrona confortável. A segurança e o conforto para os pais e o RN devem ser garantidos, devendo-se disponibilizar poltrona com suporte para os braços na UTIN e UCINCo. Na UCINCa pode ser a poltrona ou cama com cabeceira elevada a 45 graus.

SEÇÃO I – INTRODUÇÃO

6. Não é necessário que os pais usem uma roupa especial, mas é importante conversar anteriormente sobre o tipo de roupa que pode facilitar colocar o recém-nascido em contato pele a pele e, na hora, certificar-se de que a roupa que estão usando possibilita essa prática. Em caso contrário, a equipe deve oferecer avental ou jaleco de uso hospitalar. Lembrar que a mãe deve retirar o sutiã.

7. Transferir o RN para a posição canguru envolvido em coberta aquecida (mantida dentro da incubadora ou junto ao corpo da mãe), evitando-se a perda de calor. Se o RN estiver em uso de respirador, bomba de infusão e/ou outros equipamentos, serão necessários, pelo menos, dois profissionais para realizar a transferência, garantindo, para sua segurança, cuidados com tubo traqueal, acessos vasculares, sensor de oximetria, cabos e circuitos.

8. Colocar o RN em decúbito prono, posição vertical, com a cabeça lateralizada, membros superiores e inferiores flexionados e abduzidos, em contato pele a pele. Evitar hiperflexão e hiperextensão do pescoço, assim como a abdução exagerada do quadril. Envolver a díade com uma faixa ou top de algodão ou malha (que devem ser confortáveis) visando à segurança do recém-nascido.

9. Se o RN estiver internado na UTIN, durante a posição canguru, a mãe ou o pai devem ficar na poltrona ao lado da incubadora do filho, que necessariamente está ligado a equipamentos, no mínimo para monitorização. Se o local de internação for a UCINCo, dependendo da estabilidade do RN, pode ser avaliada a possibilidade de deslocamento e participação da díade em outras atividades na unidade neonatal. Na UCINCa, os pais ficam livres e com autonomia para o deslocamento no espaço reservado para eles e para a participação nas atividades sugeridas pela equipe. No alojamento conjunto e no domicílio, essa autonomia se amplia, devendo respeitar sempre a segurança do filho.

10. O uso da faixa ou top é obrigatório para garantir a segurança do RN. Quando em repouso, é frequente que, assim como o RN, os pais fiquem sonolentos e durmam com o filho em posição canguru. Assim, a faixa evita o deslocamento da criança que pode ocasionar, além de queda, sufocamento por asfixia.

Aplicação do método canguru

Segundo o *Manual Técnico Atenção Humanizada ao Recém-Nascido – Método Canguru* do Ministério da Saúde do Brasil, o método é desenvolvido em três etapas. A primeira etapa pode começar no pré-natal e envolve a internação na UTIN e UCINCo, a segunda etapa é realizada na UCINCa e a terceira etapa começa após a alta hospitalar e se estende até que o recém-nascido atinja 2.500 g e 40 semanas de idade gestacional corrigida.

Para que os pais tenham uma boa adesão às etapas do método canguru, é importante que conheçam, o mais precocemente possível, os benefícios deste método. Portanto, devem ser informados sobre o método canguru desde o início da gravidez, no pré-natal. Durante a internação na UTIN, é necessário retomar as informações sobre o método e sobre a posição canguru. A equipe deve ficar disponível para esclarecer dúvidas, sempre que surgirem. Nem sempre os pais compreendem tudo o que se fala. Ouvir suas expectativas e anseios pode ajudar e facilitar sua adesão. Importante destacar que, apesar das vantagens já apresentadas, sua participação não deve ser imposta.

Em cada etapa, são necessários alguns cuidados específicos que serão definidos oportunamente. No entanto, destacamos inicialmente os cuidados que devem ser observados em todas as etapas:

- Diminuir os níveis de estímulos ambientais adversos, como ruídos, luzes e odores, orientando, inclusive, os membros da equipe a não utilizarem aparelhos celulares na UN.
- Garantir poltrona adequada para a permanência da mãe e/ou do pai e para realização da posição canguru.
- Garantir ao recém-nascido medidas de proteção para estresse, garantir medidas de controle da dor antes, durante e após os procedimentos desconfortáveis e dolorosos, agrupar os cuidados neonatais possíveis sem causar sobrecarga, respeitar o descanso e o sono.
- Adequar o cuidado ao recém-nascido de acordo com suas necessidades individuais, garantindo posicionamento adequado, propiciando maior conforto e organização e favorecendo seu desenvolvimento neuropsicomotor.
- Oferecer orientação e suporte à amamentação.
- Possibilitar a visita dos irmãos, com acompanhamento de um membro da equipe, preferencialmente o psicólogo.
- Possibilitar a visita dos avós.
- Na ausência do pai e de avós, possibilitar a entrada de outra pessoa da rede social de apoio da mãe que lhe ofereça suporte.

Primeira etapa

A primeira etapa deve se iniciar no pré-natal, na Atenção Primária, com a identificação da gestação de risco e encaminhamento dessa gestante ao pré-natal especializado. Envolve também a assistência durante o parto/nascimento, seguida da internação do recém-nascido em UTIN e/ou em UCINCo.

Cuidados importantes na primeira etapa

- Detectar, junto às equipes de pré-natal especializado, mulheres cujos filhos poderão necessitar de internação em unidade neonatal.
- Acolher os pais e a família durante o pré-natal e fornecer orientações sobre o método canguru.
- Orientar o direito à presença do companheiro da mulher ou de um acompanhante de sua escolha durante o parto e nascimento.
- Possibilitar que o pai ou acompanhante materno acompanhe o RN em seu deslocamento até a UN para receber apoio e orientações sobre a internação do bebê.
- Fornecer informações à mãe sobre a situação do RN, enquanto estiver impossibilitada de ir à UN.
- Acolher os pais e a família na unidade neonatal, estimulando o acesso livre e precoce, bem como sua permanência, sem restrições de horário.

- Garantir que o primeiro encontro dos pais com o bebê seja acompanhado por um profissional da equipe.
- Estimular o contato pele a pele precoce respeitando as condições clínicas do recém-nascido e a disponibilidade e desejo dos pais.
- Estimular e orientar a participação da mãe e do pai nos cuidados do RN, estimulando suas competências.
- Orientar os pais na detecção de sinais de alerta emitidos pelo bebê, como hipotermia, apneia, refluxo gastroesofágico, letargia e mudanças de comportamento, para prepará-los para a segunda etapa.
- A alta para a segunda etapa deve acontecer em consenso entre mãe, familiares e profissionais de saúde.

Critérios de transferência para a segunda etapa

Critérios de elegibilidade da mãe:
- Desejo e disponibilidade para participar.
- Apoio de rede de apoio para sua permanência no hospital, em período integral, junto ao filho internado.
- Estar motivada e segura para realizar a posição canguru pelo maior tempo possível.
- Capacidade de reconhecer os sinais de comunicação do filho relativos a conforto e estresse, bem como os sinais de risco.
- Ausência de doença infecciosa que inviabilize sua permanência.
- Ter recebido alta da maternidade.
Critérios de elegibilidade do recém-nascido:
- Estabilidade clínica.
- Nutrição enteral plena.
- Peso mínimo de 1.250 g.

A idade cronológica e a idade gestacional não são critérios de elegibilidade. Assim como a utilização de sonda gástrica, medicações orais, medicações intramusculares ou endovenosas intermitentes, fototerapia, cateter de oxigênio ou impossibilidade materna de amamentar não contraindicam o encaminhamento do recém-nascido para a segunda etapa.

Segunda etapa

A segunda etapa é realizada na UCINCa. Todos os cuidados iniciados na primeira etapa deverão ser mantidos, com atenção especial ao aleitamento materno. A mãe permanece de maneira contínua com seu bebê e a posição canguru deve ser realizada pelo maior tempo possível. A presença do pai deve ser estimulada, assim como sua participação nos cuidados com o bebê.

Cuidados importantes na segunda etapa

- Orientar e auxiliar a mãe nos cuidados com o filho e estimular a participação do pai, preparando o casal para a alta.
- Avaliar e dar suporte às mães que necessitarem se ausentar em alguns períodos da UCINCa.
- Realizar atividades educativas e recreativas com as mães, respeitando a disponibilidade.
- Estimular a visita de familiares e da rede social de apoio às mães em ambiente fora da UCINCa.

- Realizar reunião da equipe interprofissional com os pais e familiares.

Critérios de transferência para a terceira etapa

Critérios familiares:
- Mãe segura, bem orientada e motivada para continuar os cuidados do bebê em casa.
- Rede de apoio familiar e social presente e ativa. Familiares conscientes quanto às necessidades e cuidados adequados ao bebê.
- Compromisso materno e paterno de realizar a posição canguru pelo maior tempo possível no domicílio.
- Acompanhamento compartilhado entre a equipe da Atenção Hospitalar e a equipe da Atenção Primária.
- Condição de rápido acesso aos serviços de saúde em caso de necessidade.
Critérios do bebê:
- Peso mínimo de 1.600 g.
- Sucção exclusiva ao peito, exceto em situações especiais.
- Ganho de peso adequado nos 3 dias que antecedem a alta.

Terceira etapa

A terceira etapa tem início após a alta hospitalar e é caracterizada pelo acompanhamento compartilhado entre as equipes da Atenção Especializada e da Atenção Primária, que deve ser realizado na maternidade de origem ou em local de referência, na UBS e no domicílio, com abordagem individualizada e integral à criança e à família por equipe interprofissional.

Cuidados importantes na terceira etapa

- Visita domiciliar realizada pela equipe da Estratégia Saúde da Família;
- Garantir três consultas na 1ª semana, duas consultas na 2ª semana e, a partir da 3ª semana, uma consulta semanal até a alta da terceira etapa. Essas consultas podem acontecer na atenção especializada e/ou na atenção primária, de acordo com as condições clínicas da criança. A primeira consulta deve ocorrer até 48 horas após a alta hospitalar.
- Realizar exame físico completo do bebê, observando características clínicas gerais como atividade, cor da pele e avaliar o peso, considerando a idade gestacional corrigida.
- Estimular e orientar a posição canguru (pai e mãe) pelo maior tempo possível.
- Avaliar, proteger e apoiar o aleitamento materno no domicílio.
- Avaliar e intervir em situações de risco, como ganho de peso inadequado, sinais de doença do refluxo, infecção, problemas respiratórios, entre outras.
- Observar o equilíbrio psicoafetivo da família e, quando necessário, oferecer orientação e suporte. Em caso de identificação de situação de vulnerabilidade psicossocial, solicitar apoio dos órgãos competentes, se necessário.
- Estimular a busca ou a manutenção de uma rede social de apoio.
- Orientar sobre puericultura e esquema adequado de imunizações.

- Acompanhar tratamentos especializados, se necessário.
- Garantir a reinternação, quando necessária, na maternidade de origem ou em locais de referência da rede de atenção especializada.

A alta da terceira etapa ocorre quando a criança atinge o peso de 2.500 g e 40 semanas de idade gestacional corrigida. Neste momento, deve ser realizada uma avaliação de risco, considerando-se os dados obtidos a partir da caderneta da criança e as informações adicionais do resumo de alta da internação na UN. As crianças que apresentarem indicadores de risco para alterações no seu crescimento e desenvolvimento devem ser encaminhadas para programas de seguimento, ou intervenção, que são serviços especializados no acompanhamento dessas crianças, sem, no entanto, abrir mão do cuidado compartilhado com a Atenção Primária.

A Estratégia Saúde da Família se constitui grande aliada nesse período para garantir a continuidade da assistência prestada ao bebê e à sua família, por meio de visitas domiciliares e atendimento na UBS, garantindo o retorno da criança às consultas hospitalares previamente agendadas, identificando e referindo aquelas que necessitarem de avaliação e seguimento especializado. Assim, antes da alta hospitalar, são necessárias estratégias de comunicação entre a equipe da atenção especializada e as equipes da Atenção Primária, para garantir o melhor cuidado à criança.

O acesso a exames e atendimentos especializados em tempo oportuno permite que agravos e necessidades específicas sejam atendidas e supridas nos momentos-chave do crescimento e desenvolvimento da criança. Assim, faz-se necessário que elas sejam acompanhadas de forma longitudinal e por meio de seguimento (*follow-up*) adequado para que sejam identificados sinais precoces de alterações no desenvolvimento e, caso necessária, a inclusão em programas de intervenção e de estimulação.

O MC vem mudando paradigmas da assistência neonatal, incluindo o cuidado humanizado, especialmente para os RN pré-termo e/ou de baixo peso. Esse cuidado se inicia antes mesmo do nascimento e se prolonga até a terceira etapa, quando a criança já está no seu ambiente familiar (Figura 9.3). As evidências científicas vêm confirmando que o MC, de maneira geral, é efetivo para redução da morbidade e da mortalidade dessas crianças, proporcionando um melhor desenvolvimento e melhor qualidade de vida.

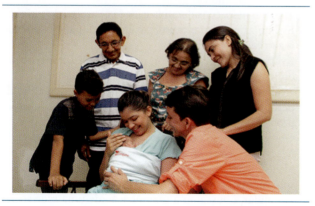

Figura 9.3. Apoio familiar para a realização do contato pele a pele – posição canguru.
Fonte: Acervo de Merval de Jesus Gonçalves Filho.

LEITURAS COMPLEMENTARES

Andersen-Carlsson A, Lamy ZC, Tingvall M, Eriksson M. Parental experiences of providing skin-to-skin care to their newborn infant: A qualitative meta-synthesis. Int J Qual Stud Health and Well-being. 2014;9:24907.

Athanasopoulou E, Fox JR. Effects of kangaroo mother care on maternal mood and interaction patterns between parents and their preterm, low birth weight infants: a systematic review. Infant Ment Health J. 2014 May-Jun;35(3):245-62.

Boundy EO, Dastjerdi R, Spiegelman D, Fawzi WW, Missmer SA, Lieberman E et al. Kangaroo Mother Care and Neonatal Outcomes: a Meta-analysis. Pediatrics. 2016 Jan;137.

Brasil. Ministério da Saúde. Política Nacional de Atenção Integral à Saúde da Criança (PNAISC). Portaria GM n. 1.130, de 5 de agosto de 2015. Institui a Política Nacional de Atenção Integral à Saúde da Criança (PNAISC) no âmbito do Sistema Único de Saúde. Disponível em: bvsms.saude.gov.br/bvs/saudelegis/gm/2015/prt1130_05_08_2015.html.

Brasil. Ministério da Saúde. Portaria GM n. 1683, de 12 de julho de 2007. Definem na forma de anexo, Normas de Orientação para a Implantação do Método Canguru. Disponível em: http://bvsms.saude.gov.br/bvs/saudelegis/gm/2007/prt1683_12_07_2007.html.

Brasil. Ministério da Saúde. Portaria GM n. 930, de 10 de maio de 2012. Define as diretrizes e objetivos para a organização da atenção integral e humanizada ao recém-nascido grave ou potencialmente grave e os critérios de classificação e habilitação de leitos de Unidade Neonatal no âmbito do Sistema Único de Saúde (SUS). Disponível em: http://bvsms.saude.gov.br/bvs/saudelegis/gm/2012/prt0930_10_05_2012.html.

Brasil. Ministério da Saúde. Secretaria de Atenção à Saúde. Departamento de Ações Programáticas e Estratégicas. Atenção Humanizada ao Recém-Nascido: Método Canguru (Manual Técnico). 3.ed. Brasília: MS, 2017.

Brasil. Ministério da Saúde. Secretaria de Atenção à Saúde. Departamento de Ações Programáticas e Estratégicas. Método Canguru: Diretrizes do Cuidado [recurso eletrônico]. Brasília: MS, 2018.

Charpak N, Gabriel Ruiz J, Zupan J, Cattaneo A, Figueroa Z, Tessier R, Cristo M, Anderson G, Ludington S, Mendoza S, Mokhachane M, Worku B. Kangaroo Mother Care: 25 years after. Acta Pædiatrica. 2005;94:514-22.

Conde-Agudelo A, Díaz-Rossello JL. Kangaroo mother care to reduce morbidity and mortality in low birthweight infants. Cochrane Database Syst Rev. 2016 Aug 23;(8):CD002771.

Cong X, Ludington-Hoe SM, Hussain N, Cusson RM, Walsh S, Vazquez V et al. Parental oxytocin responses during skin-to-skin contact in pre-term infants. Early Hum Dev. 2015 Jul;91(7):401-6.

Cong X, Cusson RM, Walsh S, Hussain N, Ludington-Hoe SM, Zhang D. Effects of skin-to-skin contact on autonomic pain responses in preterm infants. J Pain. 2012 Jul;13(7):636-45.

Diniz KT, Cabral-Filho JE, Miranda RM, Lima GMS, Vasconcelos DA. Effect of the kangaroo position on the electromyographic activity of preterm children: a follow-up study. BMC Pediatr. 2013 May 16;13:79.

Freire NB, Garcia JB, Lamy ZC. Evaluation of analgesic effect of skin-to-skin contact compared to oral glucose in preterm neonates. Pain. 2008 Sep 30;139(1):28-33.

Hake-Brooks SJ, Anderson GC. Kangaroo care and breastfeeding of mother-preterm infant dyads 0-18 months: a randomized, controlled trial. Neonatal Netw. 2008 May-Jun;27(3):151-9.

Kostandy R, Anderson GC, Good M. Skin-to-skin contact diminishes pain from hepatitis B vaccine injection in healthy full-term neonates. Neonatal Netw. 2013 Jul-Aug;32(4):274-80.

Lamy ZC, Gomes MASM, Gianini NOM, Hennig M de AES. Atenção Humanizada ao recém-nascido de baixo peso – Método Canguru: a proposta brasileira. Ciência & Saúde Coletiva. 2005;10(3):659-68.

Lamy ZC, Morsch DS, Marba STM, Lamy Filho F. O Método Canguru nos dias atuais. In: Procianoy RS, Leone CR (org.). Sociedade Brasileira de Pediatria. PRORN – Programa de Atualização em Neonatologia: Ciclo 14. Porto Alegre: Artmed Panamericana; 2017. p.11-41. (Sistema de Educação Continuada a Distância, v.3).

Lamy-Filho F, de Sousa SH, Freitas IJ, Lamy ZC, Simões VM, da Silva AA et al. Effect of maternal skin-to-skin contact on decolonization of Methicillin-Oxacillin-Resistant Staphylococcus in neonatal intensive care units: a randomized controlled trial. BMC Pregnancy Childbirth. 2015 Mar 19;15:63.

Mahmood I, Jamal M, Khan N. Effect of mother-infant early skin-to--skin contact on breastfeeding status: a randomized controlled trial. J Coll Physicians Surg Pak. 2011 Oct;21(10):601-5. Hake-Brooks SJ1.

Shorey S, Hong-Gu H, Morelius E. Skin-to-skin contact by fathers and the impact on infant and paternal outcomes: an integrative review. Midwifery. 2016;40:207-17.

Uvnäs-Moberg K. Short-Term and Long-Term Effects of Oxytocin Released by Suckling and of Skin-to-Skin Contect in Mothers and Infants. In: Evolution, Early Experience and Human Development. Navaez D, Panksepp J, Schopenhauer AN (org). New York: Oxford University Press; 2003.

Segurança na Assistência ao Paciente Neonatal

Roseli Calil

Para a Organização Mundial da Saúde (OMS), a segurança do paciente corresponde à redução ao mínimo aceitável do risco de dano desnecessário associado ao cuidado de saúde.

Segurança do paciente é definida como a **prevenção de erros** na atenção à saúde e a **redução das repercussões** destes na vida e na saúde dos pacientes.

A segurança do paciente é influenciada pelo **ambiente de trabalho, dimensionamento dos profissionais** envolvidos, questões individuais e coletivas dos trabalhadores, **aspectos institucionais**, entre outros.

O erro pode ser definido como toda ocasião em que uma **sequência planejada** de atividades mentais ou físicas **não consegue atingir o resultado pretendido** e essas falhas não podem ser atribuídas à intervenção de um agente acidental.

Na abordagem sistêmica, a educação, os protocolos e as diretrizes clínicas, mudanças no sistema são recursos que funcionam como uma barreira ao erro (*Reason J. Human Error*. London: Cambridge University Press; 2003), muitas vezes as redundâncias são necessárias. A abordagem sistêmica parte da premissa de que o erro do profissional faz parte do sistema. A gestão por meio da abordagem sistêmica procura, por um lado, mitigar os fatores contribuintes que resultam no erro e, por outro, criar barreiras para impedir que o erro chegue a causar um incidente com dano (evento adverso) ao paciente.

As situações em que ocorrem erros ou falhas são denominadas incidentes e podem ou não provocar danos no paciente (Figura 10.1).

Evento adverso é o incidente que atingiu o paciente e resultou em um dano ou lesão, podendo representar um prejuízo temporário ou permanente e até mesmo a morte entre os usuários dos serviços de saúde

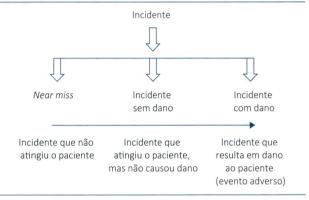

Figura 10.1. Classificação de incidente relacionado à assistência à saúde.
Fonte: Brasil, Anvisa. Série Segurança do Paciente, 2017.

Diante da dimensão do problema e da gama de processos envolvidos para se alcançar um cuidado seguro, a Organização Mundial da Saúde (OMS) lançou em 2004 a Aliança Mundial para a Segurança do Paciente e, em uma parceria com a Comissão Conjunta Internacional (Joint Commission International – JCI), vem incentivando a adoção das Metas Internacionais de Segurança do Paciente (MISP), como uma estratégia para orientar as boas práticas para a redução de riscos e eventos adversos em serviços de saúde.

As seis primeiras MISP são direcionadas para prevenir situações de erros de identificação de pacientes, falhas de comunicação, erros de medicação, erros em procedimentos cirúrgicos, infecções associadas ao cuidado e quedas dos pacientes

Meta 1 – Identificar os pacientes corretamente:
- Falhas no processo de identificação dos pacientes podem causar erros graves como a administração de medicamentos e cirurgias em "pacientes errados".

Meta 2 – Melhorar a efetividade da comunicação entre profissionais da assistência:
- Erros de comunicação entre os profissionais da assistência podem causar danos aos pacientes.

Meta 3 – Melhorar a segurança de medicações de alta vigilância (*high-alert medications*):
- Soluções de eletrólitos em altas concentrações para uso endovenoso são potencialmente perigosas.

Meta 4 – Assegurar cirurgias com local de intervenção correto, procedimento correto e paciente correto:
- Cirurgias ou procedimentos invasivos em locais ou membros errados são erros totalmente preveníveis decorrentes

Meta 5 – Reduzir o risco de infecções associadas aos cuidados de saúde:
- A OMS estima que entre 5 e 10% dos pacientes admitidos em hospitais adquirem uma ou mais infecções. **A higiene das mãos**, de acordo com as diretrizes atuais da OMS ou do Center for Disease Control, **é uma medida primária preventiva.**

Meta 6 – Reduzir o risco de lesões aos pacientes, decorrentes de quedas:
- Quedas são eventos potencialmente evitáveis, porém a ocorrência é responsável por danos ao paciente. Em pediatria e neonatologia, muitas quedas ocorrem no ambiente hospitalar durante o cuidado dos próprio pais, muitas vezes por estarem cansados ou em ambiente desconhecido.

Processos falhos de identificação do paciente estão entre as causas mais comuns de eventos adversos na administração de medicamentos, de sangue e hemoderivados, nos exames diagnósticos, nos procedimentos cirúrgicos e na entrega de recém-nascidos.

Grande parte dos erros que ocorrem na administração de medicamentos está associada a problemas de identificação. Estudo (Opitz 2006) realizado em um hospital da região Norte do Brasil apontou que, na administração de medicamentos, em 61,2% das doses não houve identificação do paciente.

A predominância de falhas nos processos de comunicação institucional é apontada também como fonte de risco para a ocorrência de eventos adversos em outras situações durante a internação. Suspensões de cirurgias, de procedimentos e de exames são comuns quando a comunicação não é efetiva entre as equipes médicas, de enfermagem e de nutrição.

Adicionalmente, falhas na comunicação entre as equipes do serviço de farmácia, enfermagem e médica elevam o risco de eventos adversos associados ao uso de medicamentos. Situações de falhas de redação e interpretação de prescrição médica assim como a dispensação e preparo de medicamentos são momentos anteriores ao processo de administração de medicamentos que podem induzir a equipe de enfermagem ao erro. Um estudo (Gimenes et al. 2011) que realizou a análise de itens da prescrição médica em cinco hospitais universitários brasileiros demonstrou que 91,3% das prescrições continham siglas ou abreviaturas, 22,8% não continham dados do paciente e 4,3% não apresentavam data ou continham rasuras, as quais poderiam ter contribuído para os erros detectados de via na administração de medicamentos. Estudo internacional (Leape et al., 1995) também aponta uma estimativa de que 39% dos eventos adversos a medicamentos resultam de erros de prescrição, e cerca de 23% acontecem durante a transcrição e dispensação de medicamentos.

Outro aspecto do processo de comunicação que pode ser considerado crítico para a ocorrência de eventos adversos com os pacientes é a forma como estão estruturadas as trocas de informações entre os turnos de trabalho nos serviços de saúde.

Nesse contexto, merece também destaque no Brasil a necessidade de organização da regionalização do cuidado neonatal visando a redução da morbimortalidade materna e neonatal. Os benefícios da regionalização estão bem documentados; RN prematuros ou de baixo peso ao nascer têm uma chance maior de sobrevivência quando nascem em instalações apropriadas a complexidade do caso. Ainda assim, a regionalização vem com desafios significativos, incluindo a ansiedade que pode gerar nos hospitais participantes. Falhas no encaminhamento das informações no momento da solicitação de vaga ou na transferência são algumas das dificuldades que contribuem com a piora dos resultados.

O Brasil é membro e signatário das ações preconizadas pela Aliança Mundial para Segurança do Paciente/OMS e, ao longo dos anos, o Ministério da Saúde (MS-Brasil) e a Agencia Nacional de Vigilância Sanitária (Anvisa) têm estabelecido estratégias e publicado resoluções e portarias com o objetivo de desenvolver a cultura de segurança nos serviços de saúde e o monitoramento dos eventos adversos relacionados à assistência.

O Programa Nacional de Segurança do Paciente derivou da experiência iniciada por intermédio do "Projeto Rede Hospitais Sentinela", em 2002, seguido pela implantação da Rede Hospitais Sentinela/Anvisa. Trata-se de uma estratégia de vigilância para a pós-comercialização de produtos de saúde, visando o aprimoramento da assistência com foco no uso racional e monitoramento dos eventos adversos relacionados a medicamentos (farmacovigilância), uso racional de tecnologias e monitoramento de eventos adversos relacionados ao uso de materiais, equipamentos médico-hospitalares e exames laboratoriais (tecnovigilância), uso racional de hemoderivados e monitoramento de eventos adversos relacionado a derivados do sangue (hemovigilância). O gerenciamento de risco frente às tecnologias em saúde é, então, o objetivo dessa rede de hospitais participantes, no sentido de prover o Sistema Nacional de Vigilância em Saúde (SNVS) com informações essenciais sobre o desempenho das tecnologias, contribuindo para a qualidade do cuidado e a segurança do paciente.

Para o estabelecimento da rotina de notificação, foi desenvolvido o sistema de notificação de eventos adversos e desvios da qualidade (Notivisa), utilizado inicialmente por hospitais membros da Rede Sentinela/Anvisa e gradativamente teve o uso ampliado para todos os estabelecimentos de saúde públicos e privados do país. Em 2020 a ANVISA passou a disponibilizar o sistema VIGIMED para a notificação de eventos adversos de medicamentos e vacinas, substituindo o Notivisa nestes casos. É destinado para cidadãos em geral, profissionais de saúde, serviços de saúde, vigilância sanitária e detentores de registro de medicamentos.

Na estratégia para implementação do Programa Nacional de Segurança do Paciente no Brasil, merece destaque em termos de marco regulatório a publicação da RDC n. 63/Anvisa-2011, referente às Boas Práticas de funcionamento dos serviços de saúde, seguida, em 2013, pela Portaria MS 529 que oficializa a criação do Programa Nacional de Segurança do Paciente, e a RDC n. 36/Anvisa que institui ações para a segurança do paciente em serviços de saúde e estabelece outras providências como a obrigatoriedade de implantação dos Núcleos de Segurança do Paciente e o estabelecimento de um Plano de Segurança por todos os estabelecimentos de saúde (Figura 10.2).

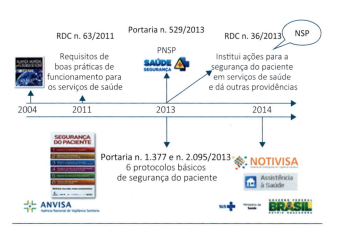

Figura 10.2. Linha do tempo da segurança do paciente.
Fonte: Adaptada de Anvisa/MS, 2013-2014.

Com base nas seis metas internacionais de segurança do paciente, foram estabelecidos para o Brasil, em 2013, os seis protocolos básicos:
1. identificação do paciente;
2. prevenção de lesão por pressão;
3. segurança na prescrição, uso e administração de medicamentos;
4. cirurgia segura;
5. prática de higiene das mãos em serviços de saúde;
6. prevenção de quedas.

Todos os cuidados preconizados nesses protocolos são relevantes no contexto do atendimento seguro do binômio mãe/recém-nascido, desde o nascimento, em alojamento conjunto ou unidade de internação neonatal (unidade de terapia intensiva neonatal [UTIN], unidade de cuidado intermediário neonatal [UCIN] e unidade de cuidado intermediário neonatal canguru [UCINCa]).

> O momento do nascimento é o início da prática do cuidado seguro na assistência neonatal em que praticamente todos os protocolos são aplicáveis.
>
> A utilização de uma lista de verificação *"checklist* de nascimento seguro" durante o pré-parto, parto e nascimento favorece a adesão às boas práticas de atendimento seguro ao binômio.

Identificação do binômio

A gestante, desde a admissão para o parto, deve ser identificada com pulseira em um dos braços contendo nome completo, número do registro de prontuário e data de nascimento. A identificação do RN deve ser realizada imediatamente após o nascimento com pulseira contendo informações do nome da mãe, número de registro da mãe e data de nascimento do bebê; uma segunda pulseira deve ser colocada em outro membro contendo as informações: RN de "nome da mãe" e um número de registro do RN e sua data de nascimento. É desejável que a colocação da primeira pulseira seja feita imediatamente após o nascimento em sala de parto mediante conferência pela mãe ou acompanhante. Toda gestante e todo RN devem permanecer com pulseira de identificação até a alta hospitalar.

A solicitação de exames de imagem ou laboratoriais do RN deve ser feita informando-se o nome do RN ou constando "RN de 'nome da mãe'" e com o número de registro hospitalar do bebê; portanto, nunca utilizar o número de registro do prontuário da mãe. Para evitar erros de identificação, é importante conferir os dados da solicitação, da pulseira de identificação no momento da realização do exame de imagem ou de coleta de exames laboratoriais, assim como os dados da etiqueta de identificação de frascos contendo material biológico para o referido exame. A adoção de rotina de dupla checagem desses pontos críticos minimiza a ocorrência de erros de identificação. O uso de rastreabilidade com código de barra das pulseiras de identificação, de identificação de etiquetas e de solicitação de exames é uma tecnologia adicional que pode minimizar a ocorrência de erros e vem sendo adotada gradativamente nos serviços de saúde.

Prevenção de infecções relacionadas à assistência à saúde (IRAS)

Entrada na unidade de internação

A entrada de profissionais, pais e familiares na unidade de internação neonatal deve ser triada em relação à presença ou risco de doenças infectocontagiosas. Neste aspecto, atenção especial deve ser dada a visitas de irmãos, uma vez que crianças têm um risco maior para estas doenças. Nenhuma pessoa com infecções respiratórias, cutâneas ou diarreia deve ter contato direto com o recém-nascido.

Ao entrar na unidade, alguns cuidados são necessários como ter as unhas curtas; prender os cabelos quando longos; retirar pulseiras, anéis, aliança e relógio. Após esses cuidados, deve-se proceder à higienização das mãos.

Higienização das mãos

A lavagem das mãos visa à remoção da flora transitória, de células descamativas, de suor, da oleosidade da pele e, ainda quando associada a um antisséptico, promove a diminuição da flora residente.

Atenção para os cinco momentos preconizados pela OMS (Figura 10.3) e também para outras situações da assistência ao RN:
- Sempre que entrar ou sair da unidade de internação ou quartos de isolamento.
- Quando as mãos estiverem sujas.
- Antes e após o contato com o paciente.
- Antes dos procedimentos invasivos.
- Após contato com secreções e fluidos corporais.
- Sempre que manipular materiais ou equipamentos que estão ou que estiveram conectados aos pacientes e após contato com áreas próximas ao paciente.
- No preparo de materiais ou equipamentos.
- Antes do preparo e administração de medicações.

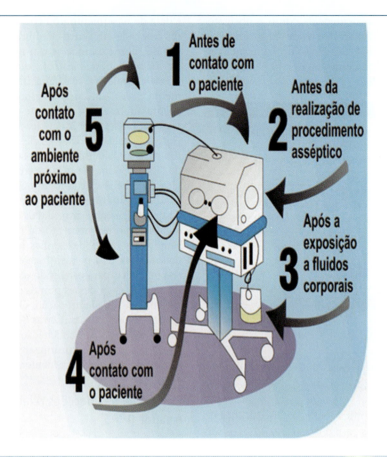

1	Antes do contato com o paciente	**Quando:** higienize as mãos antes de entrar em contato com o paciente. **Por quê?** para a proteção do paciente, evitando a transmissão de micro-organismos presentes nas mãos do profissional e que podem causar infecções.
2	Antes da realização de procedimento asséptico	**Quando:** higienize as mãos imediatamente antes da realização de qualquer procedimento asséptico. **Por quê?** para a proteção do paciente, evitando a transmissão das mãos do profissional para o paciente, incluindo os micro-organismos do próprio paciente.
3	Após risco de exposição de fluidos corporais	**Quando:** higienize as mãos imediatamente após risco de exposição a fluidos corporais (e após a remoção de luvas). **Por quê?** para a proteção do profissional e do ambiente de assistência imediatamente próximo ao paciente, evitando a transmissão de micro-organismos do paciente a outros profissionais ou pacientes.
4	Após contato com o paciente	**Quando:** higienize as mãos após contato com o paciente, com as superfícies e objetos próximos a ele e ao sair do ambiente de assistência ao paciente. **Por quê?** para a proteção do profissional e do ambiente de assistência à saúde, incluindo as superfícies e os objetos próximos ao paciente, evitando a transmissão de micro-organismos do próprio paciente.
5	Após contato com as áreas próximas ao paciente	**Quando:** higienize as mãos após tocar qualquer objeto, mobília e outras superfícies nas proximidades do paciente – mesmo sem ter tido contato com o paciente. **Por quê?** para a proteção do profissional e do ambiente de assistência à saúde, incluindo superfícies e objetos imediatamente próximos ao paciente, evitando a transmissão de micro-organismos do paciente a outros profissionais ou pacientes.

Figura 10.3. Os cinco momentos para a higienização das mãos.
Fonte: Adaptada de Veronesi-Focaccia, 2021.

Como lavar as mãos (Figura 10.4):
- Friccionar as mãos com água e sabão líquido ou solução antisséptica degermante por aproximadamente por 40 a 60 segundos pelas diferentes faces, espaços interdigitais e unhas.
- Proceder também à lavagem de antebraços.
- Enxaguar com água corrente.
- Enxugar em papel toalha.
- Em **procedimentos cirúrgicos,** as mãos devem ser lavadas com solução antisséptica degermante durante 5 minutos e enxugadas com compressa estéril.

CAPÍTULO 10 – SEGURANÇA NA ASSISTÊNCIA AO PACIENTE NEONATAL

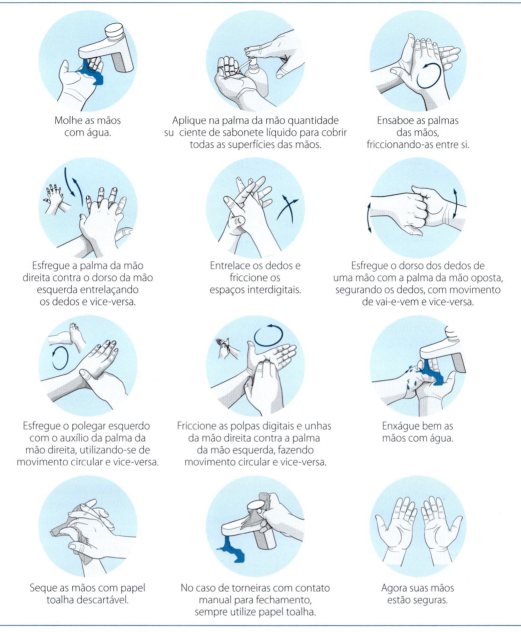

Figura 10.4. Técnica de lavagem das mãos com água e sabão ou antisséptico degermante.
Fonte: Adaptada de Veronesi-Focaccia, 2021.

Fricção antisséptica das mãos com preparação alcoólica

A higienização das mãos com solução de álcool com glicerina à 2%, álcool gel ou em espuma pode substituir a lavagem das mãos com água e sabão quando não houver sujidade aparente, especialmente nos procedimentos de baixo risco para infecção ou em situações emergenciais. O tempo de duração desse procedimento é de 20 a 30 segundos, sendo importante garantir que o produto alcoólico seja friccionado nas diferentes faces da mão, espaço interdigital e dedos, deixando-as secar espontaneamente.

Constitui uma importante estratégia no controle de infecção por ser um procedimento simples e que diminui o risco de danos nas mãos do profissional da saúde por lavagem repetida com água e sabão.

Observação: o uso de luvas não substitui a higienização das mãos que deve ser realizada antes e após da retirada das luvas.

Antissépticos padronizados

- **Sabão líquido Triclosan Irgasam DP 300:** classificado como sabão líquido de baixa ação antisséptica, sendo utilizado para lavagem das mãos em áreas de baixo risco para infecção como alojamento conjunto e ambulatório.
- **Álcool:** na concentração a 70% é efetivo, causa menos dermatites por ressecar menos a pele. Tem excelente ação bactericida contra formas vegetativas de micro-organismos Gram-positivos e Gram-negativos, porém inativo contra esporos; apresenta boa atividade contra o bacilo da tuberculose; atuando ainda contra muitos fungos e

vírus, incluindo vírus sincicial respiratório, o vírus da hepatite B e o HIV. Pode ser utilizado na higienização do coto umbilical, na antissepsia da pele para punção venosa e coleta de sangue arterial ou venoso. Para higienização das mãos o álcool à 70 é associado a um emoliente para não ressecar as mãos.

- **Gluconato de clorexidina:** apresenta efeito bactericida para cocos Gram-positivos e bacilos Gram-negativos, efeito viruscida contra vírus lipofílicos (influenza, citomegalovírus, herpes, HIV) e ação fungicida, mesmo na presença de sangue e demais fluidos corporais; seu efeito residual é de aproximadamente 6 a 8 horas por ação cumulativa. Está disponível sob a forma de solução degermante, alcoólica e aquosa com as seguintes indicações:
  - **Gluconato de clorexidina degermante (2%):** lavagem de mãos na unidade de internação neonatal como substituto do sabão líquido; lavagem de mãos pré-procedimentos invasivos; degermação da pele nos procedimentos cirúrgicos; banho de recém-nascido internado, especialmente em situações de surtos de infecção por cocos Gram-positivos, como o *Staphylococcus aureus.*
  - **Solução alcoólica de clorexidina (1%):** utilizada na antissepsia complementar da pele no campo operatório, na antissepsia da pele para coleta de culturas, podendo ser ainda uma opção na antissepsia da pele para punção venosa e para coleta de sangue arterial ou venoso.
  - **Solução aquosa de clorexidina (0,5%):** antissepsia para cateterismo vesical, utilizada também na antissepsia complementar em procedimentos invasivos em RN prematuros extremos para os quais existe o risco de queimadura química com o uso de soluções alcoólicas.

  Observação: a solução de PVPI pode ser uma opção de antisséptico na falta de clorexidina, no entanto é evitado o seu uso em neonatologia por ser menos tolerada pela pele dos recém-nascidos e dos profissionais da saúde, além de que o uso frequente de PVPI pode provocar alterações do hormônio da tireoide em recém-nascidos.

Procedimentos invasivos

São aqueles que resultam no rompimento de barreira epitelial ou que entrem em contato com mucosa como coleta de exames, punção venosa, cateterismo de vasos umbilicais, drenagem de tórax e outros.

Coleta de exames

Seguir cuidados de precauções-padrão e o antisséptico padronizado:
- **Punção venosa, arterial ou sangue arterializado:** utilizar luva de procedimento e realizar a antissepsia da pele com álcool a 70% ou solução alcoólica de clorexedina (0,5%).
- **Coleta de hemoculturas, líquido cefalorraquiano (LCR) e urocultura por punção suprapúbica:** utilizar luvas de procedimento estéril e fazer a antissepsia da pele com solução alcoólica de clorexidina (0,5%) ou PVPI.

Sondagem vesical

- Utilizar técnica asséptica,

- Lavar as mãos com **solução degermante de clorexidina** e utilizar luva de procedimento estéril, antes de sondar o recém-nascido,
- Realizar antissepsia com **solução aquosa de clorexedina (1%) ou PVPI.**
- Na sondagem de demora, deve ser utilizado coletor de drenagem fechada.
- Lavar cuidadosamente as mãos antes e após manipular o sistema.

Troca de cateter vesical e do sistema coletor

Não há limite preestabelecido, devendo-se proceder à troca nas seguintes situações:
- Obstrução ou funcionamento inadequado do sistema.
- Violação do sistema fechado.
- Mudança do aspecto da urina com o aparecimento de sedimentos.
- Aquisição de infecção do trato urinário (ITU) por fungos durante o uso do cateter vesical.
- Sepse sem outro foco ou febre de origem indeterminada, sem outro fator de risco identificado.

Procedimentos cirúrgicos

Nos pequenos procedimentos realizados na unidade de terapia intensiva (UTI), seguir as recomendações de técnica asséptica para cirurgia:
- Lavagem das mãos e dos antebraços com clorexidina degermante ou PVPI degermante.
- Utilizar paramentação completa com gorro, máscara, avental e luvas estéreis.
- Utilizar campo estéril e instrumentos esterilizados
- Realizar antissepsia da pele com solução degermante de clorexedina (2%) ou PVPI, remover com soro fisiológico (NaCl 0,9%) e complementar a antissepsia com solução alcoólica de clorexedina (0,5%) ou PVPI tintura. Em recém-nascidos prematuros extremos, a complementação da antissepsia pode ser feita com solução aquosa de clorexedina (1%), reduzindo riscos de queimaduras químicas.

Em procedimentos cirúrgicos programados no centro cirúrgico, realizar banho pré-operatório com clorexidina degermante, sempre que possível.

Antibiótico profilático, quando indicado, deve ser administrado por ocasião da indução anestésica. O objetivo principal é reduzir o risco de infecção de ferida cirúrgica mediante redução do número de patógenos presentes na ferida operatória durante o ato cirúrgico

Prevenção das lesões por pressão e distermia

Em RN prematuros ou com lesão neurológica, pode ocorrer lesão por pressão, porém as lesões relacionadas à escoriação são mais frequentes em unidades neonatais.

Desde o nascimento, devem ser observados os cuidados referentes ao controle de temperatura para evitar hipotermia ou hipertermia; assim como o cuidado com a pele do RN para evitar lesões.

A adoção de cuidados simples pode ser efetiva na prevenção de lesão de pele:
- Evitar movimento de fricção da pele, ao secar o RN ou fazer antissepsia da pele.

- Evitar a remoção brusca de eletrodos ou fitas utilizadas para fixar sensor em berço aquecido, sondas, tubo traqueal e curativos.
- Utilizar produtos adequados para auxiliar na remoção de adesivos.
- Alternar os locais de fixação de sensores do oxímetro de pulso.
- Fixar adequadamente a peça nasal utilizada para CPAP de modo a não pressionar as narinas e columela nasal.
- Realizar posicionamento adequado do RN para evitar pontos de pressão.
- Estabeleça uma padronização de rotina para o banho, hidratação da pele e para antissepsia da pele em procedimentos invasivos com produtos adequados e validados pela Comissão de Prevenção e Controle de Infecção Relacionada a Assistência à Saúde (CPCIRAS).

Segurança no uso de medicamentos e vacinas

O uso de medicamentos como vitamina K, nitrato de prata para o Credé ocular, droga vasoativa utilizada na reanimação neonatal, assim como vacina para hepatite B merecem atenção pela equipe que atua em sala de parto; devendo ser assegurada atenção às normas de segurança quanto ao armazenamento correto, incluindo controle de temperatura e luminosidade das drogas; prescrição da droga em dose correta, diluição correta, administração no paciente correto e registro das informações. A adesão às boas práticas no uso de medicamentos por profissionais que cuidam do RN deverá ser mantida durante toda a permanência hospitalar.

Para a promoção do uso seguro de medicamentos, algumas estratégias são fundamentais.

- Integração do processo assistencial entre serviço de farmácia, enfermagem e equipe médica (prescritor).
- Estabelecimento de protocolos clínicos e padronização de medicamentos com base nas melhores evidências disponíveis.
- Padronizar doses, intervalos de dose, diluentes compatíveis e concentração da diluição de cada droga.
- Rotina padronizada de armazenamento e dispensação de medicamentos.
- Protocolo de preparo e administração de medicamentos com técnica asséptica e observação de compatibilidade das drogas de uso EV.
- Adotar dupla checagem nos pontos críticos de maior risco de erro humano: prescrição, preparo e administração.
- Monitoramento de eventos adversos relacionados ao uso de medicamentos.

> Antes de administrar qualquer medicamento, verificar se todas as informações relacionadas ao procedimento estão corretas de acordo com os nove certos:
> - Paciente certo (utilizar dois identificadores para cada paciente)
> - Medicamento certo (confirmar o medicamento com a prescrição e conferir três vezes o rótulo)
> - Dose certa
> - Via certa
> - Hora certa
> - Compatibilidade medicamentosa
> - Orientação certa ao paciente, ou responsável legal
> - Direito a recusar o medicamento (paciente ou responsável legal)
> - Anotação certa

Cirurgia segura

Para os RN que necessitam de tratamento cirúrgico, é importante o planejamento do procedimento pela equipe de neonatologistas e do cirurgião da especialidade envolvida. Faz parte desse planejamento a adesão pela equipe aos cuidados referentes ao pré-operatório incluindo avaliação pré-anestésica, solicitação e verificação dos exames pré-operatórios, reserva de concentrado de hemácias, tempo adequado de jejum; garantia de acesso venoso adequado; prescrição e administração, até 60 minutos antes da cirurgia, do antibiótico padronizado para profilaxia de infecção de sitio cirúrgico de acordo com o procedimento cirúrgico e aplicação da lista de verificação *checklist* de cirurgia segura" padronizada pela OMS e divulgada pela Anvisa em manual especifico. Adicionalmente, a garantia de normotermia, a hidratação e a ventilação adequadas durante todo o procedimento cirúrgico são aspectos importantes a serem considerados visando a segurança da morbimortalidade associada ao procedimento cirúrgico.

Prevenção de quedas e transporte seguro

A prevenção de quedas é um ponto de atenção importante na assistência ao RN. O cansaço da puérpera após o parto e a baixa vigilância da equipe de saúde, muitas vezes decorrente da desproporção de recursos humanos, podem favorecer a ocorrência de quedas do RN.

Após o parto, se as condições clínicas permitirem, a mãe deve receber auxílio de um profissional da equipe de enfermagem e acompanhante para realização do "contato pele a pele" e início da amamentação.

O transporte do RN para UTI ou UCI neonatal deve ser realizado em incubadora ou em berço de transporte, e nunca no colo do profissional da saúde. O transporte do RN para o alojamento conjunto geralmente é feito em berço de transporte ou com a mãe em maca.

No alojamento conjunto, é importante reforçar as orientações para prevenção de quedas, entre elas: evitar a prática do coleito, orientar a mãe a colocar o RN no berço após amamentar e, se estiver com sono, que ela peça auxílio ao profissional da saúde ou ao acompanhante para amamentação ou cuidados com o RN.

Prevenção de mortes associada ao sono

A Academia Americana de Pediatria recomenda que as crianças sejam colocadas na posição supina em camas firmes e não compartilhadas com pais ou outras crianças. Os profissionais de saúde entendem cada vez mais que muitos pais em diversos países do mundo não seguem essas recomendações, mas existe pouca pesquisa sobre as reações do provedor a essa não conformidade. Um estudo (Gaydos et al., 2015) realizado nos Estados Unidos com mães afro-americanas de baixa renda mostrou que, mesmo entre pais que receberam as orientações, as principais razões para a não conformidade incluíram segurança percebida, conveniência, qualidade do sono do filho e informações conflitantes dos membros da família.

Feldman-Winter (National Institute for Children's Health Quality/ NICHQ and Safe Sleep Improvement and

Innovation Network/NAPPSS-IIN), pediatra norte-americana e especialista em segurança do sono e aleitamento materno, argumenta que "apesar dos benefícios para a amamentação, permanece o fato de que há um risco cinco vezes maior de morte infantil quando o compartilhamento de camas ocorre quando a criança tem menos de 3 meses de idade". "Este risco claro significa que é necessário encontrar maneiras de promover a amamentação, garantindo que isso aconteça em um ambiente de sono seguro." Começa por desenvolver conversas significativas entre profissionais de saúde e mães. Essas conversas podem ajudar as mães e os cuidadores a entender melhor os riscos do compartilhamento de camas, ao mesmo tempo em que reforçam as vantagens da amamentação.

Embora alguns estudos tenham demonstrado que dormir com a mãe maximiza a amamentação, que é protetora contra a morte súbita infantil, existe um grupo de crianças que foi associado a um aumento do risco de morte infantil e de acidentes de sono fatais em certas circunstâncias. Estes perigos incluem tabagismo parental, drogas sedativas ou medicação e consumo de álcool antes de dormir e situações de compartilhamento de cama ou sofá.

Por se tratar o compartilhamento de leitos de um assunto controverso em diversos países do mundo e culturas; o grupo de trabalho de prevenção de morte súbita e subcomitê na amamentação da Sociedade Argentina de Pediatria emitiu recomendações atualizadas sobre o assunto. Esse documento orienta os profissionais da saúde em não dizer simplesmente aos pais que eles "nunca devem dormir com seu filho", e sim melhorar essa comunicação ao dar conselhos equilibrados aos pais para permitir tomada de decisão, enfatizando o conceito de que compartilhamento de quarto dos pais sem compartilhamento de cama é mais seguro para recém-nascidos e crianças dormirem.

Registro de informação e comunicação efetiva

Além da adesão aos protocolos mínimos de segurança do paciente, já listados, é fundamental o registro de informações em prontuário, checagem de medicamentos e procedimentos realizados, comunicação efetiva na passagem de plantão visando garantir a continuidade do cuidado de acordo com o plano terapêutico, emissão de relatórios com informações precisas por ocasião de transferência ou alta hospitalar buscando a continuidade do cuidado.

A transmissão de informações verbalmente, face a face, entre as equipes, com auxílio de registros padronizados, é considerada uma das formas mais efetivas para que a comunicação ocorra de forma clara e precisa. No entanto, é importante considerar que as condições do local, o respeito aos horários, o tempo de duração e a participação das equipes sigam uma estrutura sistematizada com o apoio de relatórios de dados objetivos, preferencialmente informatizados sobre as mudanças e evolução do quadro clínico dos pacientes.

A comunicação assertiva é elemento fundamental de um trabalho efetivo em equipe. Como já demonstrado, falhas na comunicação podem representar um dos fatores mais importantes envolvidos na ocorrência de eventos adversos. Durante uma situação de emergência, na transição de cuidados, na passagem de plantões, na solicitação de uma interconsulta ou um parecer, a comunicação efetiva e de qualidade pode contribuir sobremaneira para melhorar a segurança do paciente.

O **mnemônico SCAR** significa "Situação, Contexto, Avaliação e Recomendação" e é uma forma padronizada de comunicar informações críticas e importantes.

- **Situação:** o que está acontecendo com a paciente?
- **Contexto:** qual é o contexto clínico (história atual, pregressa)?
- **Avaliação:** o que eu acho que o problema é?
- **Recomendação:** o que eu faria para corrigir isso ou gostaria que você fizesse?

O uso do SCAR pode contribuir para melhorar a comunicação entre os membros da equipe, evitando-se lapsos de informações que podem ser críticos para a segurança do paciente.

Outra estratégia é a **comunicação em alça:** a comunicação em alça fechada quer dizer que o indivíduo que recebeu a mensagem confirma que a recebeu e responde àquele que a enviou o que escutou, permitindo que o outro confirme se a mensagem está correta ou não.

A comunicação em alça fechada quer dizer que o indivíduo que recebeu a mensagem confirma que a recebeu e responde àquele que a enviou o que escutou, permitindo que o outro confirme se a mensagem está correta ou não.

Segurança nutricional

Embora esse assunto não faça parte dos protocolos mínimos de segurança do paciente, trata-se de um tópico de extrema relevância na assistência neonatal e engloba os aspectos da segurança na oferta de nutrição parenteral e enteral.

Nutrição parenteral

A nutrição parenteral (NPP), desde o 1º dia de vida ao RN prematuro extremo, assim como para RN prematuros ou a termo com necessidade de jejum prolongado, é considerada uma boa prática no cuidado neonatal. No entanto, para que essa prática seja efetiva, além da prescrição correta pelo médico neonatologista, é necessária a adesão integral pelo serviço de farmácia hospitalar ou terceirizada e equipe de enfermagem neonatal às boas práticas na produção e na administração da NPP. A adesão às boas práticas no serviço de farmácia inclui a seleção e armazenamento da matéria-prima, preparo em fluxo laminar com técnica asséptica, armazenamento e transporte em temperatura adequada da NPP até a unidade neonatal. Na unidade neonatal, deve ser mantido a adesão à técnica asséptica na inserção do equipo de infusão na bolsa de NPP, à instalação em acesso venoso central e ao controle da infusão por enfermeiro treinado para essa atividade.

Nutrição enteral

O aleitamento materno é o alimento de 1ª escolha sempre que as condições clínicas da mãe e do RN permitirem.

No entanto em RN prematuros ou enfermos, quando o aleitamento ao seio materno não é possível, é necessária a garantia de adesão às boas práticas para a administração segura de leite humano da própria mãe ou procedente de banco de leite humano (BLH); ou oferta de formula láctea por via oral ou sonda gástrica ou jejunal. Para isso, é necessária a integração do processo de trabalho que envolve, além do médico prescritor, as equipes de enfermagem neonatal, serviço de nutrição responsável pelo lactário e equipe do BLH de modo a garantir a oferta de um alimento livre de contaminação por micro-organismos patogênicos. Cabe a essas equipes atenção a todos os pontos críticos desse processo de trabalho que inclui a seleção e o armazenamento da matéria-prima (leite humano ou fórmula láctea), armazenamento, preparo, porcionamento, transporte, armazenamento e administração de leite humano ou fórmula láctea

Eventos adversos relacionados à assistência

As situações em que ocorrem erros ou falhas são denominadas incidentes e podem ou não provocar danos no paciente. Evento adverso é o incidente que atingiu o paciente e resultou em um dano ou lesão, podendo representar um prejuízo temporário ou permanente e até mesmo a morte entre os usuários dos serviços de saúde.

Os eventos adversos decorrentes de IRAS, embora durante muito tempo estivessem sob os olhos da epidemiologia hospitalar e integrassem as estatísticas das CPCIRAS, atualmente têm sido considerados um tema da segurança do paciente. Infecções de sítio cirúrgico, pneumonia associada à ventilação mecânica, infecções associadas a cateteres e infecções do trato urinário associadas ao uso de sondas estão entre os principais tipos de eventos destacados na literatura pertinente.

No âmbito mundial, a prevenção desses eventos está contemplada na **Meta Internacional de Segurança n. 5 – "Reduzir o risco de infecções associadas aos cuidados em saúde"**, pois estimativas da OMS apontam que entre 5 e 10% dos pacientes que utilizam os serviços hospitalares adquirem uma ou mais infecções; na assistência neonatal, essas taxas são ainda mais elevadas, especialmente em países em desenvolvimento.

Embora o primeiro desafio global para a Segurança do Paciente – "cuidado limpo é cuidado seguro" – tenha como carro chefe a higiene das mãos, outros tópicos também fazem parte do escopo dessa estratégia como procedimentos clínicos seguros, segurança do sangue e de hemoderivados, administração segura de injetáveis e de imunobiológicos, segurança da água e manejo de resíduos. É oportuno comentar que, apesar de classificados no grupo dos eventos relacionados a infecções, alguns desses tópicos também podem estar relacionados a outras situações, por exemplo: a segurança na administração de sangue e de hemoderivados que pode estar relacionada a eventos concernentes à identificação de pacientes; administração de injetáveis e de vacinas ligada a eventos relativos à medicação, entre outros.

Portanto, é importante a integração das ações da CPCIRAS, Gerência de Risco e Núcleo de Segurança do Paciente, visando a análise dos eventos adversos relacionados à assistência e para o estabelecimento de ações corretivas.

Monitoramento de eventos adversos relacionados à assistência

O monitoramento de eventos adversos relacionados à assistência e ao estabelecimento de indicadores pode ser realizado a partir das notificações de forma voluntária por profissionais da saúde ou por meio de busca ativa pela equipe do Núcleo de Segurança do Paciente.

De acordo com a OMS, a característica de um sistema de segurança do paciente de sucesso tem por base os seguintes princípios:

- **Sistema não punitivo:** notificadores devem estar livres do medo de retaliação ou de punição.
- **Confidencial:** a identidade do notificador, do paciente e da instituição nunca deve ser revelada.
- **Independente:** o sistema deve ser independente de toda autoridade com poder de punir o notificador ou organização.
- **Avaliação por especialistas:** peritos compreendem as circunstâncias clínicas e são treinados para reconhecer causas subjacentes dos sistemas.
- **Confiável:** os notificadores devem confiar nos resultados do sistema.
- **Pronta avaliação:** avaliar o mais breve possível e promover recomendações rápidas para aqueles que necessitam saber, especialmente quando sérios perigos são identificados.
- **Orientado a sistemas:** focalizar em mudanças nos sistemas, processos, ou produtos, melhor do que focar no desempenho individual.
- **Responsivo:** deve notificar a Agência de Vigilância para disseminar recomendações sempre que possível.

São exemplos de indicadores

1. Eventos adversos/1.000 pacientes por dia:
   - Número total de eventos adversos/total de dias de internação do paciente (DI) $\times$ 1.000, dos registros revisados.
2. Eventos adversos/100 internações:
   - Número total de eventos adversos/total de registros revisados $\times$ 100.
3. Porcentagem de internações com eventos adversos:
   - Número de internações com pelo menos um evento adverso/total de registros revisados $\times$ 100.

É importante a participação de representantes da equipe multiprofissional da neonatologia no Núcleo de Segurança do Hospital visando o auxílio no monitoramento dos incidentes relacionados à assistência na unidade neonatal e no alojamento conjunto e o desenvolvimento da cultura de segurança por intermédio de medidas educativas junto a equipe.

A análise da ocorrência dos incidentes relacionados à assistência com dano ao RN (evento adverso) ou incidente sem dano (*near miss*), dentro do princípio de cultura justa (não punitiva), e o monitoramento de indicadores com *feed back* para a equipe assistencial constituem-se em oportunidades para rever a prática, identificar fragilidades e promover a revisão dos processos de trabalho, visando o estabelecimento de uma assistência ao RN cada vez mais segura.

Referente a vigilância, monitoramento e notificação de eventos adversos, o capítulo III da RDC n. 36 Anvisa 2013 prevê as seguintes atribuições aos serviços de saúde:

Artigo 9º – O monitoramento dos incidentes e eventos adversos será realizado pelo Núcleo de Segurança do Paciente – NSP.

Art. 10° – A notificação dos eventos adversos, para fins desta Resolução, deve ser realizada mensalmente pelo NSP, até o 15º (décimo quinto) dia útil do mês subsequente ao mês de vigilância, por meio das ferramentas eletrônicas disponibilizadas pela Anvisa e Vigimed.

Parágrafo único – Os eventos adversos que evoluírem para óbito devem ser notificados em até 72 horas a partir do ocorrido.

Os eventos-sentinela ou incidentes deverão ser notificados, investigados e analisados profundamente em busca das suas causas e determinantes, ou análise de causa-raiz. Entre estes, são absolutamente prioritárias a análise e a notificação das mortes maternas, fetais e neonatais, assim como os casos graves de asfixia neonatal que produzem sequelas permanentes.

São exemplos de eventos adversos a ser notificados:

- Mortes fetais e neonatais com peso ≥ 500 g.
- Nascimento de uma criança com < 32 semanas em uma instituição sem UTIN.
- Transferência de um recém-nascido para uma UTIN em outra instituição.
- Escore de Apgar < 7 no 5º minuto.
- Tocotraumatismo.
- Lesão fetal em cesariana.
- Convulsões neonatais.
- Recém-nascido com mais de 2.500 g admitido em UTIN.
- Anomalia fetal não diagnosticada.
- Queda de RN no alojamento conjunto, sala de parto ou unidade neonatal.

Transparência na divulgação de eventos adversos

Os pacientes e suas famílias preferem transparência e divulgação/revelação aberta quando ocorre um erro médico ou evento adverso evitável. As divulgações são sempre eticamente apropriadas. Um pedido de desculpas é parte integrante da divulgação. Transparência e divulgação aberta também têm o potencial de reduzir a responsabilidade pelo risco para as instituições. As divulgações são mais bem feitas por equipes treinadas do que por um único indivíduo.

As discussões de divulgação devem ser vistas como processos, não como estratégias de gerenciamento de risco.

A experiência de unidades de saúde que vêm promovendo divulgações e compensação justa mostram que essa prática tem reduzido custos do litígio, acelerado a resolução das reclamações e gerado menos reclamações e ações judiciais. Pesquisas adicionais são necessárias para melhorar as práticas de divulgação e entender a ligação entre divulgações apuradas e segurança do paciente.

Participação de pais e familiares nas estratégias de segurança do paciente na unidade neonatal e no alojamento conjunto

O Serviço de Atenção Materna e Neonatal deve organizar a sua assistência em bases que permitam a participação dos pacientes e de seus familiares nos cuidados, ou seja, uma assistência centrada na família. Pais orientados e atentos podem ser uma barreira adicional na ocorrência de erros relacionados à assistência.

Iniciativas voltadas à educação, à conscientização e ao engajamento de pacientes e familiares são aspectos importantes a serem considerados nos planos de ação das instituições para promover a qualidade dos serviços e a segurança do paciente. Pais e familiares deverão receber informações desde a admissão na unidade neonatal até a alta hospitalar e devem ser orientados por meio de informação individual ou atividades educativas, sobre alguns assuntos relevantes que impactam no cuidado do RN, como exemplo:

1. Prevenção de infecção (durante internação e após alta hospitalar).
2. Higiene das mãos.
3. Tosse com etiqueta.
4. Uso seguro de medicamentos e vacinas.
5. Higiene pessoal e do RN.
6. Prevenção de quedas.
7. Prevenção de morte associada ao sono.
8. Importância de área livre de tabaco após alta hospitalar.

Desenvolvimento da cultura de segurança em serviço de atenção materna e neonatal

O Serviço de Atenção Materna e Neonatal deve desenvolver ações no sentido de estabelecer uma política de qualidade envolvendo estrutura, processo e resultado na gestão dos serviços, utilizando a garantia da qualidade como ferramenta de gerenciamento, em prol da redução dos riscos inerentes à prestação de serviços de saúde.

Os conceitos de Garantia da Qualidade e Boas Práticas de Funcionamento estão inter-relacionados e são de suma importância para o funcionamento dos serviços, sendo considerados prerrequisitos para o funcionamento:

a) Capacidade de ofertar atendimento dentro dos padrões de qualidade exigidos, de acordo com o padrão de complexidade para o qual está habilitado, com adesão aos requisitos das legislações e regulamentos vigentes.

b) Disponibilidade de recursos necessários, incluindo:
   - quadro de pessoal qualificado, devidamente treinado e identificado;
   - ambientes identificados;
   - equipamentos, materiais e suporte logístico;
   - procedimentos e instruções aprovados e vigentes.

A implementação de diretrizes clínicas com base em evidências deve fazer parte de qualquer programa de promoção da qualidade na assistência à saúde. Na atenção materna e neonatal, não deve ser diferente. Há uma grande diversidade de práticas clínicas nos diversos ambientes de atenção e, frequentemente, também ocorre uma grande variedade de condutas destinadas ao manejo de situações semelhantes.

A padronização das rotinas é de fundamental importância para a promoção de uma assistência segura; incluindo protocolos relacionados à prevenção de transmissão cruzada de micro-organismos no ambiente hospitalar (higienização das mãos e normas de precaução), boas práticas em procedimentos invasivos e uso racional de antibióticos. Todos esses aspectos são importantes na prevenção das IRAS no período neonatal e outros eventos adversos relacionados à assistência.

Além da padronização de rotinas quanto à assistência direta, é relevante a atenção voltada à organização da estrutura necessária para essa assistência, incluindo a padronização da rotina de limpeza e desinfecção do ambiente, dos materiais e equipamentos utilizados no cuidado com o RN.

Também é fundamental a organização dos processos de trabalho em serviços de saúde que garantam a segurança no uso de medicamentos e de nutrição parenteral e enteral do RN, oferta de insumos e equipamentos apropriados para o atendimento neonatal, suporte de laboratório para diagnóstico em tempo oportuno e equipe treinada em quantidade suficiente e que se comporte como equipe de verdade com foco na atenção ao cliente.

Esses prerrequisitos alinhados ao trabalho de equipe genuíno, com foco no cliente, compõem o conjunto de estratégias necessárias para o desenvolvimento da cultura de segurança.

Enfim, todos esses aspectos voltados à melhoria do processo de trabalho e ao monitoramento dos eventos adversos relacionados à assistência, visando à segurança da assistência neonatal, são fundamentais para a redução de mortes e morbidades decorrentes de infecções e de outros eventos adversos relacionados à assistência

Onde buscar informações referentes à segurança do paciente?

O assunto segurança do paciente é extremamente amplo, em contínuo aprimoramento, o que impede a oferta de toda a informação em um capítulo de livro.

Existe uma vasta literatura publicada em revistas nacionais internacionais e livros sobre o assunto. No entanto, um bom começo é conhecer os documentos oficiais e publicações da Organização Mundial da Saúde (OMS), Organização Panamericana de Saúde (OPAS), Ministério da Saúde (MS-Brasil e Agência Nacional de Vigilância Sanitária (Anvisa).

Após a publicação da portaria MS n. 529 e da RDC n. 36 em 2013, a Anvisa publicou uma série intitulada "Segurança do Paciente", com seis fascículos e, em 2014, publicou um manual contendo particularidades da segurança do paciente em maternidades, o "Serviços de Atenção Materna e Neonatal: Segurança e Qualidade".

Em 2017, publicado pela OPAS (versão *on-line*), o "Guia de Prevenção de IRAS Neo", com orientações atualizadas, quanto aos cuidados ao RN incluindo prevenção da transmissão cruzada de micro-organismos, boas práticas em procedimentos invasivos, cuidado com a pele, normas de segurança relacionadas ao uso de medicamentos, nutrição parenteral e nutrição enteral são alguns exemplos do conteúdo oferecido.

Outra publicação que merece destaque é o "Guia Curricular de Segurança do Paciente da Organização Mundial da Saúde: Edição Multiprofissional", com tradução para vários idiomas incluindo a língua portuguesa.

O conhecimento adquirido por meio dessas publicações constitui-se em uma importante estratégia para profissionais da saúde, gestores e educadores, objetivando a elaboração do Plano de Segurança do Paciente nos Serviços de Saúde e o desenvolvimento da cultura organizacional com foco na segurança do paciente.

LEITURAS COMPLEMENTARES

© Association of State and Territorial Health Officials 2014 2231 Crystal Drive, Ste 450, Arlington, VA Perinatal Regionalization 202-371-9090 www.astho.org. [Acesso 2018 dez 26]. Disponível em: http://www.astho.org/Programs/ASTHO-Perinatal-Regionalization-Fact-Sheet/.

Brasil. Agência Nacional de Vigilância Sanitária (Anvisa). RDC n. 63, de 25 de novembro de 2011, que dispõe sobre os Requisitos de Boas Práticas de Funcionamento para os Serviços de Saúde. [Acesso 2018 nov 22]. Disponível em: http://www.anvisa.gov.br/hotsite/seguranca-dopaciente/documentos/rdcs/RDC%20N%C2%BA%2063-2011.pdf.

Brasil. Agência Nacional de Vigilância Sanitária (Anvisa). Assistência Segura: Uma Reflexão Teórica Aplicada à Prática. 2.ed. Agência Nacional de Vigilância Sanitária. Brasília: Anvisa; 2017. p. 26.

Brasil. Agência Nacional de Vigilância Sanitária (Anvisa). Resolução – RDC n. 36, de 25 de julho de 2013, que institui ações para a segurança do paciente em serviços de saúde e dá outras providências. [Acesso 2018 nov 20]. Disponível em: http://bvsms.saude.gov.br/bvs/saudelegis/anvisa/2013/rdc0036_25_07_2013.html.

Brasil. Agência Nacional de Vigilância Sanitária (Anvisa). Serviços de atenção materna e neonatal: Segurança e Qualidade. Brasília: Anvisa. 2014;103:il. (Tecnologia em serviços de saúde).

Brasil. Ministério da Saúde Portaria n. 529, de 1º de abril de 2013. Institui o Programa Nacional de Segurança do Paciente (PNSP). Diário Oficial da República Federativa do Brasil de 02 de abril de 2013. [Acesso 2018 nov 20]. Disponível em: http://www.saude.pr.gov.br/arquivos/File/0SEGURANCA_DO_PACIENTE/Portaria5292013_1.pdf.

Brasil. Ministério da Saúde. Documento de referência para o Programa Nacional de Segurança do Paciente/Ministério da Saúde; Fundação Oswaldo Cruz; Agência Nacional de Vigilância Sanitária (Anvisa) – Brasília: Ministério da Saúde; 2014. [Acesso 2018 nov 20]. Disponível em: http://bvsms.saude.gov.br/bvs/publicacoes/documento_referencia_programa_nacional_seguranca.pdf.

Carpenter R, McGarvey C, Mitchell EA, Tappin DM, Vennemann MM, Smuk M, Carpenter JR. Bed sharing when parents do not smoke: is there a risk of SIDS? An individual level analysis of five major case-control studies. BMJ Open. 2013 May 28;3(5).

Gaydos LM, Blake SC, Gazmararian JA, Woodruff W, Thompson WW, Dalmida SG. Revisiting safe sleep recommendations for African-American infants: why current counseling is insufficient. Matern Child Health J. 2015 Mar;19(3):496-503.

Gimenes FRE, Marques TC, Teixeira TCA, Mota MLS, Silva AEBC, Cassiani SHDB. Medication wrong-route adiminstrations in relationship to medical prescriptions. Ribeirão Preto: Revista Latino-Americana de Enfermagem. 2011;19(1):11-7.

Griffin FA, Resar RK. IHI Global Trigger Tool for Measuring Adverse Events (Second Edition). IHI Innovation Series white paper. Cambridge, MA: Institute for Healthcare Improvement; 2009. [Acesso 2018 dez 26]. (Disponível em: www.IHI.org. http://app.ihi.org/webex/gtt/ihiglobaltriggertoolwhitepaper2009.pdf.

Hauck FR, Thompson JM, Tanabe KO, Moon RY, Vennemann MM. Breastfeeding and reduced risk of sudden infant death syndrome: a meta-analysis. Pediatrics. 2011Jul;128(1):103-10.

Institute for children's Health Quality. NICHQ. Bedsharing, Breastfeeding and Babies Dying: A Conversation Worth Having. Disponível em: https://www.nichq.org/insight/bedsharing-breastfeeding-and-babies-dying-conversation-worth-having.

Leape LL, Bates DW, Cullen DJ, Cooper J, Demonaco HJ, Gallivan T, Hallisey R, Ives J, Laird N, Laffel G, et al. Systems analysis of adverse drug events. ADE Prevention Study Group. JAMA. 1995 Jul 5;274(1):35-43.

Miasso AI, Silva AEBC, Cassiani SHB, Grou CR, Oliveira RC, Fakih FTO. Processo de preparo e administração de medicamentos: identificação de problemas para propor melhorias e prevenir erros de medicação. Rev. Latinoam Enfermagem. 2006 maio-junho; 14(3):354-63.

OPITZ, SP. Sistema de medicação: análise dos erros nos processos de preparo e administração de medicamentos em um hospital de ensino. 2006. Tese (Doutorado em Enfermagem Fundamental) – Escola de Enfermagem de Ribeirão Preto, Universidade de São Paulo, Ribeirão Preto, 2006. doi:10.11606/T.22.2006.tde-11092008-163213. Acesso em: 2021-09-17.

Organização Mund National da Saúde – Guia curricular de segurança do paciente da Organização Mundial da Saúde: edição multiprofissional. Marra VN, Sette ML (org.). Rio de Janeiro: Autografia, 2016. 270 p. [Acesso 2018 nov 20]. Disponível em: http://apps.who.int/iris/bitstream/handle/10665/44641/9788555268502-por.pdf;jsessionid=52522D4031E3DC80F116195F9DB48DD7?sequence=32.

Organização Mundial da Saúde. Segundo desafio global para a segurança do paciente: Cirurgias seguras salvam vidas (orientações para cirurgia segura da OMS)/Organização Mundial da Saúde. Nilo MS, Durán IA (trad.). Rio de Janeiro: Organização Pan-Americana da Saúde; Ministério da Saúde; Agência Nacional de Vigilância Sanitária; 2009. 211 p. [Acesso 2018 nov 20]. Disponível em: http://bvsms.saude.gov.br/bvs/publicacoes/seguranca_paciente_cirurgias_seguras_salvam_vidas.pdf.

Organização Pan-Americana da Saúde. Centro Latino-Americano de Perinatologia, Saúde da Mulher e Reprodutiva. Prevenção de infecções relacionadas à assistência à saúde em neonatologia. Montevidéu: CLAP/SMR-OPS/OMS; 2017. p.1613-03.

Raju TN, Suresh G, Higgins RD. Patient safety in the context of neonatal intensive care: Research and educational opportunities. Pediatr Res. 2011 Jul;70(1):109-15.

Silva AEBC, Cassiani SHB, Miasso AI, Opitz SP. Problemas na comunicação: Uma possível causa de erros de medicação. Acta Paul Enferm. 2007;20(3):272-6.

Subcomisión de Lactancia Materna. Grupo de Trabajo de Muerte Súbita e Inesperada del Lactante. Jenik A, Conti R. Bedsharing at home, breastfeeding and sudden infant death. Recommendations for health professionals. Arch Argent Pediatr. 2017 Oct 1;115(5): s105-s110.

Veronesi-Focaccia. Tratado de infectologia. In: Focaccia R (editor científico); Siciliano RF (editor adjunto). 6.ed. Rio de Janeiro: Atheneu. 2021;6:60e62.

VigiMed Agencia Nacional de Vigilancia Sanitaria (Anvisa) [Acesso 2021 out 31]. Disponível em: https://www.gov.br/anvisa/pt-br/assuntos/fiscalizacao-e-monitoramento/notificacoes/vigimed

World Health Organization (WHO). Patient safety. Safe Childbirth Checklist; 2013. [Acesso 2018 nov 20]. Disponível em: http://www.who.int/patientsafety/implementation/checklists/background_document.pdf.

WHO Draft Guidelines for Adverse Event Reporting and Learning Systems. From information to action. WHO; 2005. 77 p. [Acesso 2018 dez 26]. Disponível em: https://www.jeder-fehler-zaehlt.de/lit/further/Reporting_Guidelines.pdf.

SEÇÃO II
Metabolismo no Período Perinatal

Mudanças na Composição Corporal no Período de Transição Feto/Recém-Nascido e Sua Importância para o Balanço Eletrolítico do Recém-Nascido

Maria Elisabeth Lopes Moreira

Durante os primeiros dias de vida, a distribuição de fluidos no corpo muda rapidamente. Essa mudança varia entre os indivíduos e entre as idades gestacionais e é responsável pela maior parte da redução de 10 a 15% no peso corporal nos primeiros dias de vida.

No recém-nascido a termo, as necessidades de fluidos para substituir as perdas fisiológicas normais são geralmente bem conhecidas e qualquer desequilíbrio pode ser rapidamente corrigido pelo rim normal. No pré-termo, entretanto, a manutenção do equilíbrio hídrico pode ser uma tarefa complexa e difícil. A função renal é frequentemente ineficiente em termos de desenvolvimento e clinicamente comprometida e, portanto, pode não compensar os desequilíbrios. Os pré-termos, em função de sua maior relação área/peso superficial e pele altamente permeável, também apresentam um grau maior de perda de água insensível, muitas vezes, imprevisível. Como resultado, o status hídrico pode mudar rapidamente trazendo sérias consequências.

Quando comparados com bebês nascidos a termo, os bebês pré-termos apresentam um risco maior de desidratação por ingestão inadequada de líquidos, e também, no outro extremo, um risco maior de sobrecarga hídrica nas ofertas altas de volume. O desequilíbrio de fluidos pode resultar em aumento da morbidade e mortalidade no bebê prematuro. O grande desafio é que os sinais físicos do desequilíbrio hídrico podem ser de difícil reconhecimento em bebês muito pequenos.

Atualmente, o manejo de fluidos depende da interpretação de medidas indiretas do estado hídrico, incluindo peso corpóreo, ingestão de líquidos, produção de urina e fezes, eletrólitos séricos, osmolaridade da urina, frequência cardíaca e pressão arterial. Além disto, é importante o reconhecimento de que o ambiente onde o recém-nascido é cuidado pode influenciar neste equilíbrio (p. ex., incubadora, berço de calor radiante, fototerapia etc.). Todas estas informações podem fazer da interpretação do verdadeiro equilíbrio de fluidos, um processo complexo. Pequenos aportes hídricos podem resultar em insuficiência renal e grandes aportes podem acarretar displasia broncopulmonar, enterocolite necrosante e persistência do canal arterial.

Portanto, a existência de um método confiável de monitoramento não invasivo do estado hídrico melhoraria o tratamento médico de bebês com muito baixo peso ao nascer, com possíveis melhorias no resultado. Além disso, o conhecimento da composição corporal pode ajudar a individualizar a dosagem para medicamentos que são distribuídos principalmente em água corporal total (ACT) ou água extracelular (AEC). Uma outra questão é que a combinação de instabilidade hemodinâmica associada a aumentos nos hormônios relacionados ao estresse, influenciam o equilíbrio de fluidos. Portanto, a imaturidade de alguns sistemas de controle pode resultar em mudanças rápidas e imprevisíveis no equilíbrio hídrico com efeitos negativos na evolução clínica do recém-nascido.

O feto de referência

A maioria das informações sobre massa muscular, água corporal total, massa óssea e outros componentes corporais em fetos e recém-nascidos foram obtidas a partir de estudos em animais e em fetos e neonatos mortos que foram descritos como feto de referência na década de 1970. Nesta época, já era descrito que a idade gestacional influenciava na água corporal total, ou melhor, quanto menor a idade gestacional maior era o conteúdo de água corporal. Posteriormente, novos métodos de avaliação da composição corporal foram introduzidos e testados considerando estes antigos parâmetros descritos.

Ao nascimento, aproximadamente 11% do peso é de gordura e 89% é de massa livre de gordura, que é composta de 11% de proteína, 75% de água, 2,5% de minerais, carboidratos e nitrogênio não proteico. Cerca de 61% da água corporal total é de água extracelular (AEC) e 39% de intracelular (AIC), em uma razão de AEC-AIC de 1,5% nos fetos.

Compartimentos de água corporal

A água corporal é distribuída em dois compartimentos: espaços intracelulares e extracelulares (intersticial e espaços vasculares). Ambos os compartimentos perdem água à medida que o feto cresce e a idade gestacional progride, e o compartimento extracelular corresponde a aproximadamente 40% do peso corporal do recém-nascido ao nascer. A diminuição no conteúdo de água durante a gestação não é uniforme e uma diminuição na água extracelular e um aumento na água intracelular, em direção ao final da gestação, foram descritos por Friis-Hansen em 1983. Modificações nas proporções de água extracelular e intracelular ocorrem no corpo humano da vida intrauterina à idade adulta.

Durante a vida intrauterina, o feto em crescimento possui predominância de água em seu peso corporal. O maior conteúdo de água do feto deve-se à grande velocidade de crescimento e divisão celular durante o período intrauterino da vida. À medida que as células aumentam em número e se tornam maiores, a água intracelular diminui e a proporção de água corporal total também diminui. A aquisição de massa sólida, principalmente proteína, gordura e minerais, forma como o corpo fetal está sendo construído, responde por essa modificação na composição corporal durante a vida intrauterina até o fim da gestação. Embora haja uma redução na velocidade de crescimento após o nascimento, este ainda é muito rápido no 1º ano de vida, e até 2 anos de idade há mudanças importantes na composição corporal em função da aquisição de massa sólida.

Mecanismos do fluxo de água

Durante a gestação, o volume de água é dividido entre o feto, a placenta e o líquido amniótico. Modificações da proporção de água do feto até o termo são iguais às alterações no volume e composição do líquido amniótico. Estas mudanças dinâmicas dependem da produção da urina fetal, que começa logo entre 7 e 8 semanas de gestação, com taxas de filtração glomerular fetal aumentando durante o último trimestre de gestação; no líquido secretado ativamente pelos pulmões fetais; e da deglutição fetal, que começa com a completa embriogênese e é funcional até o fim da gestação; e no fluxo intramembranoso através do âmnio entre o feto e a cavidade amniótica. O fluxo de água é regulado, em parte, por membranas biológicas, quer transcelularmente ou paracelularmente. A composição do fluido que atravessa as membranas depende do tipo de fluxo. Existem duas vias para o fluxo transcelular: através da bicamada lipídica (baixa) ou através dos poros ou canais (aquaporinas) das membranas. As aquaporinas permitem a passagem de água livre e algumas pequenas moléculas. No fluido paracelular, o fluxo ocorre através de espaços amplos entre as células e tanto a água como os solutos atravessam as membranas, embora grandes moléculas sejam excluídas.

A água também pode atravessar a membrana via difusão em resposta a diferenças de pressão osmótica ou hidrostática. As diferenças osmóticas são determinadas pela concentração de soluto em ambos os lados das membranas, que são dependentes da função renal, e do transporte ativo de solutos e íons (principalmente sódio) através da membrana. As diferenças de pressão hidrostática estão relacionadas ao débito cardíaco e hormônios, assim como aos hormônios adrenérgicos e os sistemas adrenal e renina-angiotensina-aldosterona

Adaptações pós-natais da água corporal

Recém-nascidos saudáveis perdem aproximadamente 5 a 10% do seu peso corporal durante a 1ª semana de vida. Essa perda no peso ao nascer é atribuída à flutuação da água corporal total. Após o nascimento, o compartimento extracelular de água contrai, seguido de natriurese, diurese e perda de peso. Nos pré-termos extremos adequados para a idade gestacional, as modificações na composição corporal podem ser mais importantes

Aqueles a termo possuem significativamente mais água corporal total do que bebês prematuros quando atingem a idade do termo extra-útero, mas quando a proporção de água para o peso corporal foi comparada, os valores encontrados foram semelhantes e não significativamente diferentes.

Perda de peso inicial

A perda inicial de peso em recém-nascidos é consequência da perda de água, principalmente da pele e dos rins e é uma boa estimativa da depleção do volume extracelular. A perda de água transepidérmica é inversamente relacionada à idade gestacional durante as primeiras 4 semanas de vida e é maior em prematuros do que em termos, diminuindo gradualmente após o nascimento. Perda de água insensível através da pele desempenha um papel importante na depleção de água. Também foi mostrado que a perda de água insensível através da pele é mais pronunciada em bebês prematuros do que em bebês nascidos a termo e, durante os primeiros dias de vida, seu volume excede o da produção de urina (Hammarlund et al., 1983).

Hipotetiza-se que a pele pode servir como uma rota importante de depleção de água e volume extracelular que diminui após o nascimento em recém-nascidos muito pré-termo. Esta perda de água epidérmica é uma consequência da falta de queratina na pele de bebês prematuros, que representa uma barreira epidérmica. Em recém-nascidos com extremo baixo peso ao nascer, a pele se queratiniza apenas após a 1ª semana de vida, (entre as semanas 2 e 3), explicando a vulnerabilidade desses bebês à perda insensível de água.

Composição corporal

O corpo humano é um organismo complexo que muda à medida que o corpo se desenvolve, amadurece e envelhece. Mudanças importantes na distribuição de água do feto para o recém-nascido e depois da infância para a idade adulta são agora conhecidas. Embora o conhecimento sobre os principais compartimentos corporais e composição corporal tenham aumentado, alguns aspectos do fluxo de água entre esses espaços permanecem pouco compreendidos.

Em bebês prematuros, esses eventos fisiológicos ocorrem em um corpo em que os órgãos ainda não estão totalmente desenvolvidos. A tecnologia melhorou a sobrevivência de muito recém-nascidos pré-termos, alguns dos quais com uma severa restrição de crescimento intrauterino que podem ter consequências em longo prazo na vida adulta (obesidade, hipertensão e diabetes).

Pesquisas estão sendo conduzidas para entender como as mudanças na composição corporal estão associadas ao funcionamento renal, perdas de água insensível, distribuição de água nos diferentes órgãos, fisiologia do fluxo de água e ganho de peso, e como estas mudanças na composição corporal em fases precoces da vida influenciam na incidência das doenças crônicas não transmissíveis na vida adulta.

Por isto, manter um crescimento consistente e equilibrado em bebês nascidos pré-termo é um problema clínico significativo. O 3º trimestre da gravidez é um período de crescimento máximo do feto e maturação de muitos sistemas de órgãos. Para manter o desenvolvimento normal, a Academia Americana de Pediatria recomenda que o crescimento do bebê prematuro imite o do feto no útero, tanto antropometricamente quanto em termos de composição corporal. No entanto, atualmente, o crescimento só pode ser facilmente monitorado em termos de peso corporal e a ênfase das estratégias nutricionais tem sido maximizar o peso. Sabe-se que os prematuros com idade corrigida no termo tendem a ser menores que os bebês a termo. Entretanto, mais recentemente, tornou-se evidente que a composição corporal também é anormal, com prematuros com maior massa gorda e uma massa livre de gordura menor (FFM) do que os recém-nascidos a termo. Os regimes nutricionais atuais não são ideais, resultando em um crescimento desequilibrado, o que pode estar associado ao desenvolvimento anormal de órgãos e doenças crônicas em longo prazo. No entanto, a melhoria ou individualização das estratégias nutricionais é dificultada pela falta de um método barato, não invasivo e confiável para monitorar a natureza composicional do crescimento infantil.

Métodos para avaliação da composição corporal e água corporal

Medidas precisas do estado do fluido podem ser obtidas a partir de técnicas de diluição; entretanto, essas técnicas são invasivas, exigindo pelo menos duas amostras de sangue por medição. Como os bebês só podem ser estudados uma ou duas vezes em um curto período de tempo usando essas técnicas, a determinação de mudanças dinâmicas ao longo do tempo não é possível. Medidas antropométricas, como peso corporal ou medidas dinâmicas da espessura da dobra da pele, não são invasivas e podem ser medidas repetidamente durante um curto período de tempo. No entanto, elas exigem observadores altamente treinados, ferramentas muito precisas e manuseio repetido do bebê. As informações fornecidas podem não ser muito precisas. A bioimpe-

dância elétrica pode dar importantes informações sobre a água corporal total, mas não existem algoritmos validados para o período neonatal para as medidas de massa de gordura e massa livre de gordura. A absorciometria por raios X de dupla energia, ressonância magnética e contagem total de potássio corporal podem fornecer informações mais precisas, mas todas exigem que o bebê permaneça imóvel (difícil de alcançar sem sedação) e geralmente exigem que o bebê seja afastado do ambiente de cuidados intensivos neonatais. A pletismografia por deslocamento de ar é agora aceita como uma medida padrão-ouro em crianças, e, embora o equipamento necessário seja portátil, é dispendioso e não pode ser usado em neonatos que necessitem de suporte ventilatório ou intravenoso.

Bioimpedância elétrica (BIA)

A BIA é ideal para as medições da água corporal total. Sua natureza não invasiva e portátil significa que pode ser usada com segurança em recém-nascidos sem a necessidade de coleta de sangue ou manuseio excessivo desses bebês frágeis e sem a necessidade de removê-los da unidade de terapia intensiva neonatal para avaliação. As medições são simples e rápidas e, portanto, poderiam ser incorporadas em um dispositivo de monitoramento contínuo.

Uma das dificuldades associadas às medidas de BIA em recém-nascidos em um ambiente de terapia intensiva é a presença de cateteres limitando o acesso à posição ideal dos eletrodos. Entretanto, contrariamente aos achados em adultos, parece não haver diferença na impedância medida no lado direito ou esquerdo do corpo; além disso, a colocação ipsilateral dos eletrodos dos membros superiores e inferiores não dá um resultado diferente ao posicionamento contralateral. Há também uma necessidade de determinar se o uso de eletrodos de tamanho reduzido, para caber nos pequenos membros neonatais, tem um efeito sobre a impedância medida.

A reprodutibilidade das medidas dentro de um indivíduo parece ser boa e o erro interobservador é baixo; no entanto, grande cuidado é necessário na colocação precisa do eletrodo, e pequenas alterações na posição resultam nas diferenças significativas na impedância medida. Parece não haver interferência dos monitores cardiorrespiratórios, desde que as medições não sejam feitas na frequência exata usada pelos eletrodos respiratórios.

Várias abordagens têm sido exploradas na aplicação da BIA em recém-nascidos, incluindo a derivação empírica de equações de predição, o uso da teoria da mistura de Hanai e a análise vetorial. Não existe um algoritmo ideal, mas atualmente temos usado o algoritmo de Tang para cálculo da água corporal total usando equipamentos com uma baixa corrente elétrica 50 kHz.

$$ACT\ (l) = \frac{0,135 + 0,516\ peso + 4,074\ comprimento^2}{Resistência}$$

Ultrassonografia fetal

A ultrassonografia é usada para estimar o peso fetal, o tamanho e a composição corporal no útero. A avaliação da massa livre de gordura e massa de gordura por ultrassonografia pode auxiliar na determinação de fetos anormalmente pequenos ou grandes pela detecção de espessura anormal do tecido (espessura do tecido adiposo subcutâneo abdominal menor que 5 mm pela ultrassonografia às 38 semanas). As estimativas da composição corporal ultrassonográficas são baseadas em modelo de dois compartimentos. Entretanto, nenhum estudo de validação comparou as medidas ultrassonográficas com padrões-ouro. Portanto, não está claro o quão precisas são as medidas de ultrassonografia para a composição corporal fetal. Os coeficientes de variação inter e entre observadores ainda são muito ruins e a técnica não foi incorporada.

Os principais locais de medição são a parede subcutânea do abdome, braço e coxa. As medidas da espessura do tecido adiposo da extremidade podem ser estimadas usando imagens de ultrassonografia axial, subtraindo a área magra central (músculo e osso) do total.

Antropometria

A antropometria inclui o comprimento, peso corporal, circunferências de regiões do corpo, largura do esqueleto e espessura das pregas cutâneas. Quando usados para estimar FM, MLG e % de gordura, as medidas antropométricas geralmente têm grandes erros no nível individual e menores erros no nível de grupos. Isso depende da equação de predição usada por causa do grande erro de medição comparado com medidas de critério como diluição de deutério.

A composição corporal é estimada pela aplicação das variáveis medidas nas equações de predição derivadas de populações similares à que está sendo estudada. Tais equações são baseadas em estudos com métodos de composição corporal mais precisos, como densitometria, hidrometria ou DXA. As equações de predição são específicas da população e, portanto, assume-se que as equações desenvolvidas podem ser generalizadas para populações semelhantes. Tais medidas geralmente fornecem estimativas confiáveis de gordura corporal regional (p. ex., tecido adiposo subcutâneo nas extremidades e no tronco).

Equações de predição pediátrica validadas estão disponíveis para a estimativa de % massa de gordura, massa livre de gordura e densidade corporal com base na espessura das dobras cutâneas. As equações são predominantemente baseadas nas dobras cutâneas tricipital e subescapular. Para recém-nascidos e lactentes, há controvérsias em virtude de grandes variações na água corporal e baixa correlação entre dobras cutâneas e estimativas de gordura corporal por métodos mais precisos, incluindo hidrometria e ressonância magnética.

As circunferências fornecem informações relacionadas ao tamanho e proporções corporais. Em lactentes e crianças, as circunferências do braço, cintura, quadril e coxa fornecem informações sobre a distribuição da gordura corporal e a circunferência da cabeça prediz o rebote da adiposidade. Combinação de pregas e circunferências (circunferência muscular do meio do braço) também é usada para predição de massa livre de gordura.

A vantagem da antropometria é que ela pode ser aplicada em configurações que exigem equipamentos pequenos e baratos. As limitações da antropometria incluem o seguinte: 1) as medidas devem ser realizadas por um técnico treinado para obter alta precisão (baixa variabilidade intraobservador); e 2) um desafio da técnica para uso em populações pediátricas, especialmente recém-nascidos (0 a 1 mês), crianças (com 1 a 12 meses de idade) e as crianças devem ser calmas e cooperativas – caso contrário, pode resultar em erro em função do movimento de uma criança faminta, com sede ou nervosa.

Pletismografia por deslocamento de ar

A pletismografia por deslocamento de ar é uma técnica densitométrica que se baseia no uso das leis de gases de Boyle e Poison para estimar o volume corporal deslocando o ar dentro de uma câmara fechada. É considerado um método preciso para avaliação da composição corporal baseado em um modelo de dois compartimentos. O PeaPod (Cosmed®) usa esta abordagem para crianças entre 6 e 8 kg, que calcula a porcentagem de massa de gordura usando constantes de densidade específicas por idade e sexo. Diferentemente do BodPod (Cosmed®), no qual o volume de gás torácico é estimado pela inalação de ar através de um tubo firmemente inserido na boca, em crianças, o volume torácico residual é estimado, já que uma medida direta seria invasiva.

As vantagens do PeaPod incluem o seguinte: um método rápido e seguro não invasivo e não requer sedação. As limitações do PeaPod incluem o seguinte: um limite superior de peso de 6 kg (aproximadamente 5 meses de idade) não pode ser avaliado e o equipamento não fornece medidas de água corporal. O BodPod pode ser usado em crianças maiores, de preferência acima de 3 anos, e necessita da cooperação da criança. Portanto, existe um *gap* para avaliação de crianças entre 6 e 15 kg.

Absortometria de raio X de dupla energia (DXA)

A DXA usa um tubo de raio X com um filtro que divide um feixe de raios X em picos de baixa e alta densidade. Os tecidos podem ser diferenciados pela capacidade de atenuação de acordo com sua densidade radiográfica. As limitações são a questão da irradiação (embora pequena) e ao fato de que ainda se usa *softwares* de pequenos animais para estudo de composição corporal em recém-nascidos.

Ressonância magnética

A grande vantagem da ressonância magnética é sua capacidade de identificar a distribuição de gordura, mas o uso rotineiro é caro, exige saída do recém-nascido da UTI neonatal e, portanto, a metodologia é indisponível no dia a dia do neonatologista.

Considerações finais

Estudos de composição corporal têm sido atualmente usados para avaliação da adequação do crescimento e da nutrição no período neonatal especialmente em pré-termos, mas ainda não existe um método ideal que possa ser usado rotineiramente nas unidades neonatais. A bioimpedância elétrica é o melhor método para avaliação da água corporal total, mas funciona melhor como exame repetido em comparações longitudinais do estado hídrico. As fórmulas atualmente validadas muitas vezes ultrapassam os 100% do peso corporal em pré-termos extremos. A antropometria, especialmente as pregas cutâneas e a circunferência muscular do meio do braço, podem ser úteis no acompanhamento nutricional. O método mais usado atualmente para avaliação de composição corporal é a pletismografia por deslocamento de ar que é não invasivo, mas infelizmente ainda disponível apenas em ambientes de pesquisa pelo seu alto custo.

LEITURAS COMPLEMENTARES

Brace RA. Fluid distribution in the fetus and neonate. In: Polin RA, Fox WW (ed.). Fetal and Neonatal Physiology. Philadelphia: W.B. Saunders Co.; 1992. p.1288-98.

Comym VC, Macedu YS, Neves EK, Bueno AC, Fernandez HC, Moreira ME, Vieira AA. Interference of heart and transcutaneous oxygen monitoring in the measurement of bioelectrical impedance analysis in preterm newborns. J Pediatr (Rio J). 2016 Sep-Oct;92(5):528-31.

da Silva Martins A, Barbosa Baker Méio MD, Gomes SCS, Lima PAT, Milanesi BG, Moreira MEL. Growth and body composition in preterm newborns withbronchopulmonary dysplasia: a cohort study. J Perinat Med. 2018 Oct25;46(8):913-8.

Demerath EW, Johnson W, Davern BA, Anderson CG, Shenberger JS, Misra S, Ramel SE. New body composition reference charts for preterm infants. Am J Clin Nutr. 2017 Jan;105(1):70-7.

Eriksson B, Löf M, Eriksson O, Hannestad U, Forsum E. Fat-free mass hydration in newborns: assessment and implications for body composition studies. Acta Paediatr. 2011 May;100(5):680-6.

Fomon SJ, Haschke F, Ziegler EE, Nelson SE. Body composition of reference children from birth to age 10 years. Am J Clin Nutr. 1982 May;35(5 Suppl):1169-75.

Fomon SJ, Nelson SE. Body composition of the male and female reference infants. Annu Rev Nutr. 2002;22:1-17.

Forsum E, Olhager E, Törnqvist C. An Evaluation of the Pea Pod System forAssessing Body Composition of Moderately Premature Infants. Nutrients. 2016 Apr 22;8(4):238.

Gianni ML, Roggero P, Mosca F. Growth and body composition in the premature infant. Minerva Pediatr. 2010;62:83-5.

Lingwood BE, Storm van Leeuwen AM, Carberry AE, Fitzgerald EC, Callaway LK, Colditz PB et al. Prediction of fat-free mass and percentage of body fat in neonates using bioelectrical impedance analysis and anthropometric measures: validation against the PEA POD. Br J Nutr. 2012;107:1545-52.

Liotto N, Roggero P, Bracco B, Menis C, Morniroli D, Perrone M, Giannì ML, Mosca F. Can Basic Characteristics Estimate Body Composition in Early Infancy? J Pediatr Gastroenterol Nutr. 2018 Mar;66(3): e76-e80.

Méio MD, Sichieri R, Soares FV, Moreira ME. Total body water in small – andappropriate – for gestational age newborns. J Perinat Med. 2008; 36(4):354-8.

National Institutes of Health. Bioelectrical impedance analysis in body composition measurement: National Institutes of Health Technology Assessment Conference Statement. Am J Clin Nutr. 1996;64:524S-5232S.

Roggero P, Giannì ML, Piemontese P, Amato O, Agosti M, Mosca F. Effect of nutrition on growth and body composition in infants born preterm. J Matern Fetal Neonatal Med. 2012 Oct;25(Suppl 3):49-52.

Sesmero MA, Mazariegos M, Pedron C, Jones J, Solomons NW. Bioimpedance electrical spectroscopy in the first six months of life: some methodologic considerations. Nutrition. 2005;21:567-73.

Tang W, Ridout D, Modi N. Assessment of total body water using bioelectrical impedance analysis in neonates receiving intensive care. Arch Dis Child Fetal Neonatal Ed. 1997;77:F123-6.

Toro-Ramos T, Paley C, Pi-Sunyer FX, Gallagher D. Body composition duringfetal development and infancy through the age of 5 years. Eur J Clin Nutr. 2015 Dec;69(12):1279-89.

Verma RP, Shibli S, Fang H, Komaroff E. Clinical determinants and utility of early postnatal maximum weight loss in fluid management of extremely low birthweight infants. Early Hum Dev. 2009 Jan; 85(1):59-64.

Villela LD, Méio MDBB, de Matos Fonseca V, de Abranches AD, Junior SG, da Costa ACC, Murta MM, Nehab SRG, Soares FVM, Moreira MEL. Growth and body composition of preterm infants less than or equal to 32 weeks: Cohort study. Early Hum Dev. 2018 Feb;117:90-95.

Villela LD, Méio MDBB, Gomes Junior SCS, de Abranches AD, Soares FVM, Moreira MEL. Body composition in preterm infants with intrauterine growth restriction: a cohort study. J Perinat Med. 2018 Sep 25;46(7):804-10.

Wells JC. Toward body composition reference data for infants, children, and adolescents. Adv Nutr. 2014 May 14;5(3):320S-9S.

Ziegler EE, O'Donnell AM, Nelson SE, Fomon SJ. Body composition of the reference fetus. Growth. 1976 Dec;40(4):329-41.

Metabolismo do Sódio e do Potássio no Prematuro e no Recém-Nascido a Termo

Dušan Kostić

A nefrogênese nos recém-nascidos a termo (RNT) se completa antes do nascimento, no entanto, o desenvolvimento do túbulo renal continua durante o 1º ano de vida. As anormalidades do sódio e do potássio plasmáticos são eventos frequentes em recém-nascidos (RN), especialmente nas unidades de terapia intensiva neonatal (UTIN). Com o aumento da sobrevida dos recém-nascidos pré-termos (RNPT) com muito baixo peso (MBP), os distúrbios importantes de metabolismo de água e eletrólitos se tornaram mais prevalentes nesta população.

Uma das principais características da vida fetal é o excesso de água corpórea total (ACT). Com a maturação fetal ocorre uma gradual redução deste excesso através do deslocamento do líquido do espaço extracelular (EEC) para o espaço intracelular (EIC). Este processo continua após o nascimento. Os princípios fisiológicos renais de adultos e RN são os mesmos, porém existem diferenças importantes em relação à capacidade de manutenção da homeostase da água e dos eletrólitos. A mais importante dessas diferenças é o baixo ritmo de filtração glomerular (RFG) do rim neonatal. Para os RNPT hígidos, com idade gestacional (IG) entre 27 e 31 semanas, a RFG pode ser menor que 10 mL/min/1,73m^2 na 1ª semana de vida, chegando a 15,5 mL/min/1,73m^2 com 4 semanas de vida.

A capacidade de concentração urinaria é completa apenas no final do 2º ano de vida. Portanto, todos os RN possuem algum grau de diabetes *insipidus* nefrogênico fisiológico, com a máxima concentração urinaria até 300 mOsm/kg em RNT. Esta é a principal razão pela qual o uso rotineiro de soro fisiológico (SF) não é recomendado nas UTIN, sendo tipicamente hipertônico em comparação com a tonicidade urinaria destes bebês podendo, desta maneira, induzir hipernatremia. A incapacidade do rim neonatal, particularmente em RNPT, para manter a homeostase dos eletrólitos e da água se reflete em valores amplos de referência de normalidade dos eletrólitos séricos (p. ex., níveis séricos de sódio considerados normais nesta faixa etária são de 125 a 150 mmol/L). Os fatores que contribuem para essa variabilidade, específicos para transição da vida intrauterina para extrauterina, são:

- Perda excessiva extrarrenal da água em função da desproporção entre a grande superfície e pequena massa corpórea, uso do calor radiante, fototerapia, pele imatura e mais permeável para água.
- Alteração da composição e distribuição da água durante a gestação. No último trimestre e no período neonatal ocorre uma importante contração do volume de fluido extracelular (VFEC) observado como perda fisiológica de peso do RN (Tabela 12.1).

Tabela 12.1. Alterações do conteúdo e distribuição da água corpórea total na vida fetal e após o nascimento.

Idade	Água corpórea total (% da massa corpórea)	Água extracelular (%)	Água intracelular (%)
16 sem. da gestação	90	65	25
25 sem. da gestação	85	60	25
40 sem. da gestação	75	45	30
14 dias de vida	69	36	33
1 ano de vida	61	28	33
Adulto	60	20	40

Fonte: Cortesia do Prof. Dr. Melvin Bonilla-Félix, conforme artigo: Suarez-Rivera e Bonilla-Felix, 2014.

SEÇÃO II – METABOLISMO NO PERÍODO PERINATAL

Após o nascimento, a estrutura mais importante para garantir a integridade e proteger da desidratação e das infecções é o *stratum corneum* da pele, considerado formado com 34 semanas gestacionais. Este é um dos principais fatores responsáveis pela elevada perda insensível através da evaporação em RNPT. Em condições normais os RNT perdem em torno de 5% da sua massa corpórea, enquanto os RNPT podem perder de 10 a 15% na 1ª semana de vida. A incapacidade renal para concentrar urina nesta fase de vida contribui para estas perdas. Apesar de valores normais de arginina vasopressina (AVP) em RN, os dutos coletores são resistentes a sua ação, principalmente por motivos de baixa expressão de aquaporina-2 e baixa tonicidade do interstício medular. O conhecimento do fenômeno da contração do VFEC, principalmente nos RNPT, com IG < 32 semanas, alerta sobre as reposições hídricas e eletrolíticas potencialmente excessivas nesta fase de transição (> 160 mL/kg/dia na 1ª semana de vida), uma vez que são associadas às morbidades como persistência do canal arterial com repercussão hemodinâmica, enterocolite necrosante e displasia broncopulmonar.

Metabolismo de sódio

O teor total do sódio no corpo de adultos representa aproximadamente 80 mmol/kg do peso corpóreo livre de gordura. Esta proporção é maior em RN, lactentes e crianças pequenas. O sódio é um componente dietético essencial para os RN, necessário para o crescimento adequado, especialmente nos casos de RNPT e/ou com MBP. Em adultos, de 30 a 50% do sódio encontra-se no esqueleto. Como esta proporção é menor em lactentes, um balanço positivo de sódio é essencial para constituir o esqueleto e promover o crescimento mais adequado. O sódio tem papel importante na proliferação e crescimento das células, síntese de proteínas, aumento da massa muscular e desenvolvimento neural.

Os estudos em adultos indicam que a necessidade diária de sódio é 2 a 3 mmol/kg do peso corpóreo, uma quantidade que nos RNT e RNPT com MBP é 2 a 3 vezes maior. Isso ocorre em função da imaturidade do túbulo renal e aumentada necessidade de sódio para manter a alta taxa de crescimento no início da vida. As necessidades aumentam mais ainda nesta faixa etária no caso de presença de fatores internos (p. ex., diarreia, defeitos genéticos no transporte de sódio no túbulo renal etc.) ou externos (o uso de diuréticos) que promovem perdas de sódio. Não há estudos pediátricos que associem a ingesta do sódio e o risco cardiovascular e renal. Portanto, não é possível definir a quantidade diária mais adequada que previne doenças renais e cardiovasculares na vida adulta.

O sódio é o principal determinante do volume extracelular. Aproximadamente 99% do sódio filtrado é reabsorvido ao longo do néfron. Em adultos, 60 a 65% do sódio filtrado é reabsorvido no túbulo proximal, por meio de Na^+/K^+-ATPase basolateral, trocador Na^+/H^+ e transporte paracelular passivo. Na porção ascendente espessa da alça de Henle 25 a 30% do sódio filtrado é absorvido através de transportador $Na^+/K^+/2Cl$. No túbulo distal cotransportador de Na^+/Cl^- sensível a tiazidas é reabsorvido 5 a 7% do sódio filtrado. O restante (2 a 5%) passa pelo canal epitelial de sódio (ENaC) nas células principais do duto coletor, sob a regulação de aldosterona.

No período neonatal, o balanço do sódio é negativo nos RNPT e positivo nos RNT. Comparado aos lactentes mais velhos e às crianças, a fração de excreção de sódio (FENa) é relativamente alta na vida fetal (Tabela 12.2). A FENa pode ser obtida através da equação:

$$FENa(\%) = \frac{100 \quad [Na^+]_u \quad Cr_s}{[Na^+]_s \quad Cr_u}$$

Na qual $[Na^+]_u$ e $[Na^+]_s$ representam a concentração do sódio na urina e no sangue respectivamente, e Cr_s e Cr_u representam a concentração da creatinina sérica e urinária respectivamente.

Tabela 12.2. Alterações da fração de excreção de sódio (FENa) durante o desenvolvimento fetal e neonatal.

Idade gestacional (em semanas)	FENa (%)
< 30	> 15
30 a 37	5 a 10
38 a 40	1 a 3
> 40	< 1%

Fonte: Cortesia do Prof. Dr. Melvin Bonilla-Félix, conforme artigo: Suarez-Rivera e Bonilla-Felix, 2014.

A reabsorção do sódio no período neonatal é ineficiente em geral. No túbulo proximal imaturo isso ocorre em função da expansão do VFEC e baixa atividade de Na^+/K^+-ATPase. Apesar da alta atividade do sistema renina-angiotensina-aldosterona no período neonatal e, portanto, alta excreção urinária de aldosterona em ambos, RNT e RNPT, o duto coletor, pela sua imaturidade, apresenta resistência à ação de mineralocorticoides. A maturação da porção distal do néfron envolve gradual diminuição da permeabilidade passiva do transporte do sódio, e o aumento do transporte ativo sendo o papel principal do ENaC neste processo. A expressão do ENaC é presente nos RNT, porém reduzida ou ausente em prematuros, limitando a reabsorção de sódio mais ainda. Com 40 semanas de gestação o rim desenvolve habilidade para reabsorver o sódio, porém mantem a capacidade limitada para excretar maiores concentrações de sódio de origem externa e recebidas de forma aguda, o que resulta em hipervolemia.

As anormalidades de sódio sérico representam distúrbios hidreletrolíticos encontrados mais frequentemente em neonatos e estão associadas ao aumento da morbidade e ao pior desfecho neurológico em longo prazo.

Hiponatremia

Um dos fenômenos que frequentemente é encontrado nos RN admitidos na UTIN é a pseudo-hiponatremia. Em outras palavras, nas amostras séricas com alto teor proteico ocorre uma superestimação do nível sérico de sódio, e vice-versa. Isso se deve ao método laboratorial que envolve o uso do eletrodo íon-seletivo indireto para determinação do nível sérico do sódio e precisa de altas diluições para minimizar as interferências proteicas. Este fato deve ser levado em consideração na avaliação do balanço hidreletrolítico, principalmente se o paciente apresenta hipoproteinemia e o laboratório utiliza o método em questão. Portanto, recomenda-se a utilização dos analisadores *point-of-care*, considerados mais acurados, e sem influência da proteinemia.

A principal questão a ser considerada é a etiologia da hiponatremia. A hiponatremia real pode ocorrer em função do excesso de volume (p. ex., terapia tocolítica, ingestão materna excessiva de líquidos, uso de fármacos anti-inflamatórios não esteroides etc.) ou déficit real do sódio (p. ex., em asfixia perinatal, desconforto respiratório, pneumotórax bilateral, hemorragia intraventricular etc.), sendo a primeira causa mais comum. O reconhecimento da depleção de volume intravascular em RN pode ser um desafio. Com a redução da pressão arterial (nas condições como: insuficiência cardíaca congênita, sepse, insuficiência hepática, hipoalbuminemia etc.) os barorreceptores sinalizam a liberação de AVP. Este é um dos principais mecanismos para desenvolvimento de hiponatremia no período neonatal. Nas ocasiões em que a secreção da AVP ocorre apesar da euvolemia, gerando urina mais concentrada e rica em sódio, na presença de hiponatremia, trata-se da síndrome de secreção inapropriada de hormônio antidiurético (SIADH). As causas principais desta condição são doenças do sistema nervoso central (hipóxia cerebral, hipertensão intracraniana etc.), doenças pulmonares e medicamentos (barbitúricos, carbamazepina, indometacina, oxitocina materna etc.). Pacientes com lesão renal aguda (LRA) frequentemente desenvolvem hiponatremia em função da retenção de água e perda tubular de sódio. Outras causas da perda urinária de sódio podem ser encontradas em condições como o uso indiscriminado de diuréticos, síndrome de Fanconi, diurese osmótica, displasia renal, uropatias obstrutivas, síndrome de Bartter, Pseudo-hipoaldosteronismo-tipo 1 (PHA-1) etc.

Abordagem da hiponatremia

Nos primeiros dias de vida a perda de peso (5 a 10% do peso do nascimento em RNT, até 15% em RNPT) é fisiológica e associada à hiponatremia, acompanhada de estado volêmico clinicamente normal (pressão arterial estável, turgor da pele preservado, perfusão periférica mantida etc.). Portanto, a estimativa inicial do estado volêmico (do EEC) em RN inclui avaliação dos sinais vitais, massa corpórea, perfusão periférica, tensão da fontanela anterior, presença de edema, ausculta pulmonar etc. (Quadro 12.1).

Após a avaliação clínica inicial, uma análise laboratorial de sódio, creatinina e osmolaridade séricos e urinários pode ajudar no raciocínio clínico e na decisão terapêutica (Quadro 12.2). No rim neonatal, como já foi mencionado, a capacidade para concentrar urina é limitada, o que dificulta a interpretação dos índices bioquímicos urinários. Vale ressaltar que a osmolaridade urinária quando igual a osmolaridade sérica pode refletir a concentração máxima atingida pelo rim imaturo neonatal, porém não discrimina um estado patológico do normal. Por este motivo as interpretações isoladas da bioquímica urinária são difíceis ou até inviáveis.

Quadro 12.1
Parâmetros clínicos potencialmente comprometidos em disnatremias.
• Peso
• Pressão arterial
• Turgor da pele
• Perfusão periférica
• Tipo e volume das soluções administradas
• Perdas insensíveis de água fototerapia, calor radiante
• Diurese
• Ultrassonografia renal

Fonte: Modificado de Bockenhauer e Zieg, 2014.

Quadro 12.2 Hiponatremia dilucional.						
Condição clínica	*Vol. (EC)*	*FENa*	*Osm. (U)*	*Osm. (S)*	*Vol. (U)*	*Tratamento*
Desidratação hipovolêmica	↓	↓ (< 0,1%)	↑	↓	↓	Expansão com cristaloides
SIADH	↔	↑ (2 a 3%)	↑	↓	↓	Restrição hídrica
ICC, insuficiência hepática, hipoalbuminemia	↑	↓ (< 0,1%)*	↑	↓	↓*	Diuréticos, restrição de sal, restrição hídrica, uso de coloides
LRA	↑	↑ (se não oligúrica) (> 3% em 32 sem. IG) (> 6% em 28 a 31 sem. IG)	↑	↓	↓	Restrição hídrica

* Exceto quando em uso de diurético.
Vol. (EC): volume extracelular; FENa: fração de excreção de sódio; Osm. (U): osmolaridade urinária; Osm. (S): osmolaridade sérica; Vol. (U): volume urinário; SIADH: síndrome de secreção inapropriada do hormônio antidiurético; ICC: insuficiência cardíaca congestiva; LRA: lesão renal aguda; sem. IG: semanas da idade gestacional.
Fonte: Cortesia do Prof. Dr. Melvin Bonilla-Félix, conforme artigo: Suarez-Rivera e Bonilla-Felix, 2014 (adaptado).

Tratamento da hiponatremia

A abordagem terapêutica depende do grau e do tipo da hiponatremia identificados na avaliação clínico-laboratorial e do tempo do seu desenvolvimento e evolução.

Em RN sintomáticos (com $[Na^+] < 120$ mmol/L e desenvolvimento agudo) deve-se administrar cristaloide, independente da causa de base, utilizando 2 a 5 mL/kg do NaCl a 3% em 4 a 5 horas, repetindo caso necessário.

No caso de RN assintomático, com excesso presumido de VFEC é necessário calcular o conteúdo da água corpórea em excesso através da fórmula:

$$\text{Água em excesso (L)} = \text{Peso (kg)} \times \text{ACT} \times \frac{(130 - [Na^+]_e)}{130}$$

Na qual ACT é igual ao conteúdo de água corpórea total, conforme consta na Tabela 12.1, e $[Na^+]_e$ representa a concentração do sódio sérico encontrado no paciente. O volume em excesso obtido se subtrai da cota hídrica programada para RN para as próximas 24 a 48 horas. Esta correção deve normalizar a concentração sérica de sódio. No entanto, os fatores como perdas insensíveis de água e diurese devem ser levados em consideração.

Quando o déficit real de sódio é presumido (< 135 mmol/L) em RN assintomático, com desenvolvimento gradual e mais lento da hiponatremia, a correção deve ser feita conforme o tempo da evolução da condição. Geralmente, para as concentrações séricas entre 120 e 135 mmol/L a restrição hídrica será suficiente, considerando que o VFEC é normal. Quando $[Na^+]_e < 120$ mmol/L é necessário calcular o déficit de sódio através da formula:

$$[Na^+]_{déficit}(\text{mmol}) = \text{Peso (kg)} \times \text{ACT} \times (130 - [Na^+]_e)$$

Na qual ACT é igual ao conteúdo de água corpórea total, conforme consta na Tabela 12.1, e $[Na^+]_e$ representa a concentração do sódio sérico encontrado no paciente. O valor obtido deve ser administrado no período de 24 a 48 horas, sendo a concentração máxima recomendada de 10 a 12 mmol/L por dia.

Hipernatremia

Apesar da concentração do sódio sérico elevada acima de 145 mmol/L, o total do sódio no corpo pode ser reduzido, normal ou aumentado. Excluindo a possibilidade de pseudo-hipernatremia pela metodologia laboratorial já mencionada, a principal questão sobre a possível causa da hipernatremia é: há déficit de água ou excesso do sódio (Quadro 12.3)?

A hipernatremia real é mais frequentemente associada ao desequilíbrio da água (p. ex., aumentadas perdas insensíveis), e em seguida às fontes ocultas de sódio (p. ex., lavagem de acessos vasculares, lavagens brônquicas, diluições dos medicamentos com SF etc.). Existem dois mecanismos que protegem da hipernatremia no corpo humano: a sede e concentração de urina. Em RNPT o risco para desenvolver hipernatremia é maior em função das grandes perdas insensíveis, impossibilidade de acesso livre à água e baixa capacidade de concentrar urina. Nestes casos a prevenção da desidratação (déficit de água livre e hipernatremia) se baseia em monitorização cautelosa do balanço hídrico e do peso nos lactentes internados. Em RNT sadios a causa mais frequente de hipernatremia é associada às dificuldades no aleitamento materno.

Abordagem e tratamento da hipernatremia

Os sintomas da hipernatremia são raros e inespecíficos: fraqueza muscular, irritabilidade, choro excessivo e letargia. Em casos de hipernatremia severa ($[Na^+] > 160$ mmol/L) existe o risco aumentado de hemorragia cerebral, convulsões, paralisias e encefalopatia.

O tratamento exige ou o aumento da oferta de água livre ou a redução gradual da administração do sódio, utilizando as mesmas fórmulas para cálculo da volemia do RN e para déficit do sódio (ou excesso). Primeiro deve-se fazer uma estimativa do déficit de água corpórea livre através da fórmula:

$$\text{Déficit de água livre (L)} = \text{Peso (kg)} \times \text{ACT} \times \left(1 - \frac{[Na^+]_d}{[Na^+]_e}\right)$$

Quadro 12.3
Causas da hipernatremia em recém-nascidos.

Perda de água livre:
- Administração inadequada de fluidos em pacientes internados
- Falha na técnica do aleitamento materno
- Diarreia

Aumento das perdas insensíveis:
- prematuridade
- febre
- fototerapia
- calor radiante
- taquipneia
- defeitos da pele (p. ex., onfalocele, gastrosquise)

Diabetes *insipidus*:
- central
- nefrogênico:
  - origem genética
  - anomalias congênitas renais:
    - rins policísticos
    - rins displásicos
    - uropatias obstrutivas
- adquirido:
  - lesão renal aguda
  - hipocalemia, hipercalcemia
  - medicamentoso (p. ex., anfotericina B)

Excesso de sódio
Medicamentoso: diluições com cristaloides hipertônicos; uso de bicarbonato de sódio

Fonte: Cortesia do Prof. Dr. Melvin Bonilla-Félix, conforme artigo: Suarez-Rivera e Bonilla-Felix, 2014 (adaptado).

Na qual ACT é a água corpórea total, conforme consta na Tabela 12.1, $[Na]_d$ é a concentração do sódio sérico desejado e $[Na]_e$ é a concentração do sódio sérico encontrado.

A reposição de água livre é administrada lentamente, acima de 48 horas, corrigindo $[Na^+]$ com velocidade máxima: 0,5 a 1 mmol/L/h (15 mmol/L/24h), utilizando NaCl 0,2 a 0,33%.

Como a hipernatremia induz a gliconeogênese, a monitorização dos níveis glicêmicos é necessária pelo risco elevado da hiperglicemia. A redução rápida da concentração sérica do sódio eleva o risco de edema e herniação cerebral.

Em RN com diabetes *insipidus*, que frequentemente apresentam hipernatremia, quando de origem central, deve-se considerar o uso de desmopressina e, quando de origem renal, o uso de diuréticos (tiazidas, amilorida) e de indometacina em combinação.

Metabolismo de potássio

Potássio é o cátion mais importante do EIC com a sua concentração entre 100 e 150 mmol/L. Representa o componente-chave para diversas funções celulares (p. ex., crescimento e divisão celular, síntese da DNA, proteínas, enzimas etc.). A maior parte do potássio corporal (98%) encontra-se nos fluidos intracelulares (principalmente nos músculos esqueléticos). O restante (2%) é presente nos fluidos extracelulares, com a concentração normal para RN entre 4 e 6,5 mmol/L, sendo mais alta em comparação com as crianças e os adultos. A excreção do potássio diminui no período neonatal. Em RN com MBP (< 1.500 g) ou pré-termos com IG < 32 semanas as concentrações séricas podem variar entre 5,5 e 6,7 mmol/L na 1ª semana de vida. O baixo RFG nestes prematuros (< 25 mL/min/1,73m²) na 1ª semana e, às vezes, durante o 1º mês de vida, limita a filtração do potássio. Outros fatores limitantes são a resistência à aldosterona e a baixa expressão de canais do K^+ no duto coletor que contribuem para a baixa excreção do potássio neste período em geral. A capacidade renal para excreção do potássio permanece reduzida até 10 ou 11 anos de vida, quando comparada à excreção em adultos.

O rim mantém a homeostase do potássio através dos processos de filtração glomerular, reabsorção e secreção tubular. Aproximadamente 90% do potássio filtrado é absorvido no túbulo proximal e na porção ascendente espessa da alça de Henle, sendo Na^+/K^+-ATPase o principal regulador desse processo, que atinge a sua máxima atividade (equivalente ao de adulto) na sétima semana de vida em RNT. No duto coletor, o potássio é secretado através dos canais de K^+, dependendo da carga negativa gerada na luz do duto pela absorção do sódio. Além da excreção, na porção distal do néfron (principalmente no duto coletor cortical) ocorre a reabsorção do potássio através da K^+/H^+-ATPase apical nas células intercaladas, contribuindo, desse modo, para o balanço positivo do potássio nos RN e lactentes, necessário durante o crescimento somático. Ao mesmo tempo, a absorção intestinal nesta fase de vida é maximizada. Apenas 5 a 10% do potássio corporal é excretado pelas vias extrarrenais (p. ex., intestino).

Com o aumento da sensibilidade à aldosterona, aumenta a secreção do potássio, representando um potente indutor da excreção de potássio.

Existem diversos fatores que podem interferir no balanço interno do potássio, causando seu deslocamento entre os EIC e EEC:

- Estado acidobásico: em acidose ocorre deslocamento do potássio do EIC para EEC e vice-versa em alcalose.
- Hormônios e medicamentos que interferem com a atividade de Na^+/K^+-ATPase, por exemplo, insulina, adrenalina, digitálico etc.

Na avaliação dos distúrbios do potássio (Quadro 12.4) é necessário identificar a sua origem: distúrbio do balanço interno (o deslocamento do potássio) ou distúrbio do balanço externo (o desequilíbrio entre a ingesta e a excreção).

Quadro 12.4
Parâmetros clínicos potencialmente comprometidos em diskalemias.

Eletrocardiograma:
- onda T, onda U, intervalo QT

Estado acidobásico

Análise bioquímica sérica completa:
- outros distúrbios eletrolíticos
- função renal
- enzimas musculares
- (suspeita de rabdomiolise)

Ingesta excessiva oculta de potássio:
- líquidos e alimentos ingeridos ricos em K^+

Excreção urinária de potássio:
- concentração urinária de K^+
- volume urinário

Perdas extrarrenais de potássio:
- fezes, sondas, drenos cavitários etc

Medicação

Ultrassonografia do aparelho urinário:
- nefrocalcinose, uropatias obstrutivas

Fonte: Modificado de Bockenhauer e Zieg, 2014.

Hipocalemia

O passo inicial na abordagem do paciente com achado laboratorial de hipocalemia ($[K^+]$ < 3,5 mmol/L) é verificar a lista de medicamentos em uso. Diversos medicamentos comumente utilizados em UTIN interferem no balanço interno do potássio (p. ex. aminofilina, cafeína, agonistas dos receptores β2 etc.) ou causam perdas urinárias excessivas (p. ex., anfotericina B, diuréticos de alça etc.). Descartadas estas possibilidades, deve-se pensar em desordens hereditárias (p. ex., síndrome de Bartter, acidose tubular renal, síndrome de Fanconi e cistinose nefropática, como a sua forma mais comum, hiperplasia adrenal congênita com retenção de sal, etc.). As perdas do potássio podem ser extrarrenais (p. ex., vômitos, diarreia, pela sonda oro/nasogástrica/enteral etc.), como em casos de enterocolite necrosante, e anomalias congênitas do trato intestinal, que requerem abordagem cirúrgica. Todas as potenciais causas de hipocalemia são apresentadas no Quadro 12.5.

SEÇÃO II – METABOLISMO NO PERÍODO PERINATAL

Quadro 12.5
Etiologia de hipocalemia em neonatos.

Baixa ingesta:
- jejum prolongado
- baixa cota na nutrição parenteral

Perda renal excessiva:
- excesso de mineralocorticoides
- síndrome de Bartter, síndrome de Gitelman
- acidose tubular renal
- deficiência de magnésio

Perda intestinal excessiva:
- vômitos, diarreia, fistulas, estomas

Medicamentos:
- anfotericina B, aminoglicosídeos
- tiazidas, diuréticos de alça
- esteroides

Redistribuição (deslocamento interno):
- alcalose
- insulina, teofilina, cafeína
- tireotoxicose
- agonistas β2, adrenalina

Fonte: Cortesia do Prof. Dr. Melvin Bonilla-Félix, conforme artigo: Bonilla-Félix, 2017.

Os sintomas ocorrem geralmente abaixo do nível sérico de 3 mmol/L e incluem fraqueza muscular, constipação, íleo, rabdomiolise, arritmias, parada cardíaca e/ou respiratória (em casos extremos). As alterações eletrocardiográficas frequentes são: achatamento da onda T, prolongamento do intervalo QT e aparecimento da onda U.

Nos casos de distúrbio do balanço de potássio externo (ingesta ou perda excessiva), a análise bioquímica em plasma e urina pode diferenciar as perdas renais das extrarrenais, por meio do cálculo da fração de excreção de potássio (FEK) pela fórmula:

$$FEK(\%) = \frac{100 \times \left[K^+\right]_u \times Cr_s}{\left[K^+\right]_s \times Cr_u}$$

Na qual $[K^+]_u$ e $[K^+]_s$ representam a concentração do potássio na urina e no sangue respectivamente, e Cr_s e Cr_u representam a concentração da creatinina sérica e urinária respectivamente. FEK acima de 15% sugere perda de origem renal. Outro instrumento mais específico para avaliação do balanço e da origem do distúrbio do potássio é o cálculo do gradiente transtubular do potássio (TTKG) que avalia a secreção do potássio no túbulo coletor. A fórmula do cálculo de TTKG é:

$$TTKG = \frac{\dfrac{\left[K^+\right]_u}{Osm_u}}{\dfrac{\left[K^+\right]_s}{Osm_s}}$$

Na qual $[K^+]_u$ e $[K^+]_s$ representam a concentração do potássio na urina e no sangue respectivamente, e Osm_s e Osm_u representam osmolaridade sérica e urinária respectivamente. Quanto maior TTKG, mais K^+ é secretado no túbulo. TTKG ≤ 2 indica ausência da secreção do K^+. Em RN, os valores de referência para TTKG são: 5,65 a 18,22. Em prematuros este valor costuma ficar menor em função da imaturidade tubular, especialmente naqueles com IG < 30 semanas. Os fatores limitantes para a interpretação do cálculo do TTKG incluem a necessidade de regime antidiurético do rim. Isto é a osmolaridade urinária maior que a sérica (urina hipertônica) e adequada concentração do sódio na urina (> 25 mEq/L). Além disso, o TTKG não correlaciona com os níveis séricos de aldosterona e fica alterado em algumas condições clínicas (p. ex., ventilação mecânica), especialmente em prematuros, limitando o seu uso nestes pacientes.

Como diskalemias, em geral, são acompanhadas de outros distúrbios hidreletrolíticos, é necessário realizar a análise bioquímica completa, principalmente a dosagem da concentração do magnésio sérico. A hipomagnesemia é um achado frequente em pacientes com hipocalemia. Se a hipomagnesemia for desconsiderada e persistentemente não corrigida, a hipocalemia nestes pacientes pode-se tornar refrataria ou até agravar. Hipocalemia é frequentemente acompanhada de poliuria.

Tratamento da hipocalemia

No caso de desequilíbrio do balanço interno, deve-se encontrar e eliminar a causa de base. Uma vez removida a condição que causou a hipocalemia, é necessário atenção ao subsequente desenvolvimento da hipercalemia.

Quando se trata de desequilíbrio do balanço externo (o real déficit do potássio), há necessidade de suplementação do potássio e eliminação da causa de base. Os casos de hipocalemia leve (3 a 3,5 mmol/L) podem ser corrigidos utilizando-se suplemento oral de potássio, como a forma mais segura. A dose recomendada é 1 a 2 mmol/kg/dia de cloreto de potássio (KCl) na forma de solução oral a 10% (1,3 mmol/mL) ou como comprimido de 500 mg (6,7 mEq).

A suplementação emergencial, nos casos em que há presença de sintomas e sinais (p. ex., arritmias, depressão respiratória etc.), envolve aplicação de KCl a 19,1% na dose de 0,3 a 0,5 mmol/kg (dose máxima 40 mmol/L pelo acesso venoso periférico e, na falha terapêutica, 60 a 80 mmol/L pelo acesso venoso central) administrado por mais de uma hora. Nos casos de hipocalemia severa (< 1,5 mmol/L) pode ser administrado 0,75 a 1 mmol/kg de KCl a 19,1% diluído em SF a 0,9% em 1 a 2 horas. A administração exige a monitorização cardíaca contínua em função da possibilidade de induzir arritmias. O potássio não deve ser diluído em soro glicosado, pois estimula o seu deslocamento intracelular. Na presença de hipocalemia acompanhada de alcalose e hipertensão arterial sistêmica, deve-se pensar em aldosteronismo glicocorticoide-dependente que, se não corrigido, pode resultar em complicações cerebrovasculares.

Hipercalemia

Hipercalemia é definida como concentração sérica de potássio acima de 6 mmol/L para RNT, acima de 6,5 mmol/L para RNPT com IG > 32 semanas e acima de 6,7 mmol/L

CAPÍTULO 12 – METABOLISMO DO SÓDIO E DO POTÁSSIO NO PREMATURO E NO RECÉM-NASCIDO A TERMO

quando IG < 32 semanas, durante a 1ª semana de vida. A principal consequência desta condição é o risco elevado de arritmias cardíacas. As causas mais frequentes da hipercalemia em RN são apresentadas no Quadro 12.6.

Quadro 12.6
Etiologia de hipercalemia em neonatos.

Pseudo-hipercalemia:
- flebotomia prolongada, traumática
- hemólise

Carga excessiva do potássio:
- dieta
- hemotransfusões
- hemorragias:
  - gastrointestinais, intraventricular
- necrose tecidual, lise celular
- penicilina

Excreção renal reduzida:
- lesão renal aguda, doença renal crônica
- deficiência ou resistência de aldosterona
- acidose tubular renal tipo IV
- uropatias obstrutivas

Medicamentos:
- espronolactona, amilorida
- trimetoprima
- indometacina
- IECA

Redistribuição (deslocamento interno):
- acidose
- hipercalemia não oligúrica
- digitalis, bloqueadores beta-2-adrenérgicos.

IECA: inibidores da enzima de conversão da angiotensina.
Fonte: Cortesia do Prof. Dr. Melvin Bonilla-Félix, conforme artigo: Bonilla-Félix, 2017.

Nos pacientes assintomáticos deve-se pensar na possibilidade de pseudo-hipercalemia que comumente ocorre em função da hemólise após as flebotomias traumáticas e prolongadas. Excluindo estas possibilidades, a hipercalemia real pode ser induzida por diversos fatores e mecanismos:

- Desequilíbrio no balanço interno do potássio, associado à acidose metabólica ou uso de medicações, por exemplo digitálico, succinilcolina ou bloqueadores beta-2-adrenérgicos (por meio da inibição de Na^+/K^+-ATPase). No caso da acidose, a redução de 0,1 unidade de pH aumenta a concentração sérica de potássio de até 1,5 mmol/L.
- Desequilíbrio no balanço externo do potássio requer o cálculo da FEK e do TTKG para distinguir entre a administração e/ou ingesta excessiva (quando FEK e TTKG são altos) e o comprometimento da eliminação do potássio (quando FEK e TTKG são baixos). O balanço externo positivo do potássio pode ocorrer nas situações de lise celular (p. ex., hemorragias, necrose tecidual, hemólise etc.). Os bebês prematuros são especialmente suscetíveis ao desenvolvimento de hipercalemia em função da imaturidade tubular com a secreção inapropriada de potássio. Em RNPT extremos e de extremo baixo peso (< 1.000 g) em mais da metade dos casos é encontrada hipercalemia não oligúrica. Especial atenção deve ser dada nos casos de necessidade de hemotransfusão e de uso de medicamentos que contenham sais de potássio (p. ex., penicilinas) ou de medicamentos que induzam

hipercalemia (p. ex., espironolactona – antagonista dos mineralocorticoides; indometacina – reduz RFG e causa hiporeninemia; inibidores de enzima conversora de angiotensina – induzem hipoaldosteronismo; amilorida e trimetoprima – bloqueiam ENaC etc.).

- Doença renal parenquimatosa, uma vez que o RNPT com MBP caracteriza alta suscetibilidade para desenvolvimento da LRA ou doença renal crônica, e junto com algumas condições hereditárias como PHA-1 e hiperplasia adrenal congênita, subsequentemente leva a diversos graus de acidose metabólica, perda de sódio urinário e hipercalemia.

O uso de eletrocardiograma ajuda na avaliação da gravidade da possível hipercalemia, indicando hipercalemia real quando encontradas ondas T apiculadas, intervalo PR prolongado, ausência da onda p, alargamento QRS com depressão do segmento ST e, em estádios mais avançados, taquicardia e fibrilação ventricular. A avaliação inicial inclui ainda a monitorização da pressão arterial e a estimativa da volemia. No caso de presença de hipercalemia factual, é necessária a avaliação dos demais eletrólitos, estado acido-básico, hemograma completo e medida da função renal com o cálculo do RFG estimado. Se o RFG é normal e sem outra causa aparente, possivelmente trata-se de hipoaldosteronismo. Neste caso, hiponatremia e acidose metabólica são achados frequentes.

O cálculo do TTKG pode ajudar a distinguir entre as causas renais e extrarrenais. No caso de hipercalemia extrarrenal o TTKG é alto (> 11). Em hipoaldosteronismo e PHA, o TTKG é extremamente baixo (1,4 a 4,1) e exige confirmação através da dosagem dos níveis séricos de renina, aldosterona e de cortisol.

Tratamento da hipercalemia neonatal

Hipercalemia sintomática representa emergência médica que exige administração endovenosa de gluconato de cálcio a 10% (0,5 mL/kg via endovenosa por 5 a 15 minutos) para reduzir a excitabilidade e estabilizar a membrana dos miócitos. Pode ser repetida em 5 minutos caso não haja melhoria do padrão eletrocardiográfico e clínico.

Em RN não oligúricos, o uso de agonistas dos receptores β2 (400 µg a 2,5 mg de salbutamol + 2 mL de SF a 0,9% via inalatória ou 4 µg/kg via endovenosa por mais de cinco minutos) e de glicose (de 0,5 a 1 g/kg/h até 5 a 10 mL/kg/h de SG a 10%) com insulina (0,1 a 0,6 U/kg/h) é preconizado como primeira escolha. Nos casos oligúricos, as resinas retais para a remoção do potássio em longo prazo (poliestireno sulfato de sódio – Kayexelate® na dose de 1 g/kg como pó ou enema) podem ser utilizadas, além dos métodos dialíticos. No entanto, o uso de resinas em RNPT (< 32 semanas) e nos casos com enterocolite necrosante é contraindicado, uma vez que é associado com o risco elevado da perfuração e obstrução intestinal. Nos casos de acidose metabólica, a administração de bicarbonato de sódio (dose habitual é 1 mmol/kg diluído em água destilada na proporção 1:4 e administrado via endovenosa em mais de 1 hora) favorece deslocamento do potássio para EIC, porém deve ser avaliado o risco-benefício em prematuros uma vez que a sua hiperosmolalidade é associada com alto risco de hemorragia intracraniana. No caso de hipercalemia persistente e refratária ao tratamento conservador, o tratamento da substituição renal será necessário.

Em RN com hipercalemia assintomática e de caráter crônico, deve-se corrigir a causa principal da condição (p. ex., acidose metabólica, medicação etc.). A administração de diuréticos de alça pode aumentar a excreção de potássio nestes casos.

O potássio sérico deve ser monitorizado durante as primeiras 72 horas de vida em todos os RNPT com IG < 32 semanas visto que estes pacientes são suscetíveis ao desenvolvimento da hipercalemia não oligúrica com potenciais complicações. O tratamento pré-natal com esteroides estimula a maturação da Na^+/K^+-ATPase e assim previne a hipercalemia não oligúrica sem o comprometimento da excreção do potássio.

LEITURAS COMPLEMENTARES

Avner ED, Harmon WE, Niaudet P, Yoshikawa N, Emma F, Goldstein SL. Pediatric Nephrology. 7th ed. Berlin Heidelberg: Springer-Verlag; 2016.

Bockenhauer D, Zieg J. Electrolyte disorders. Clin Perinatol; 2014.

Bonilla-Félix M. Potassium regulation in the neonate. Pediatr Nephrol; 2017.

Engorn B, Flerlage J. The Harriet Lane Handbook. 20th ed. Philadelphia: Saunders – Eslevier Inc.; 2015.

Feld LG, Kaskel FJ. Nutrition and Health: Fluid and Electrolytes in Pediatrics. Humana Press; 2010.

Kelly CR, Landman J. The Netter Collection of Medical Illustrations – Urinary System. 2nd ed. Saunders: Elsevier Inc.; 2012.

Oh W. Fluid and electrolyte management of very low birth weight infants. Pediatr Neonatol; 2012.

Penido MGMG, Tavares MS. Nefrologia Pediátrica – Manual Prático – Uso Diário Ambulatorial e Hospitalar. São Paulo: Balieiro; 2015.

Suarez-Rivera M, Bonilla-Felix M. Fluid and electrolyte disorders in the newborn: Sodium and potassium. Curr Pediatr Ver; 2014.

Balanço do Volume de Líquidos e Eletrólitos nas Primeiras Semanas de Vida do Prematuro

André Henrique Lott Duarte
Danielle Cintra Bezerra Brandão

O ambiente uterino é essencialmente líquido e o preparo para um ambiente gasoso de baixa umidade acontece no transcorrer da gestação. A interrupção abrupta desta adaptação coloca sob cuidado do neonatologista um indivíduo com um sistema renal imaturo e capaz de perdas insensíveis elevadíssimas. O manejo hidreletrolítico adequado do recém-nascido prematuro torna-se um desafio de extrema importância para a sobrevivência desta nova vida.

Logo ao nascimento, o recém-nascido prematuro é exposto ao ambiente totalmente diferente da vida intrauterina. A temperatura ambiente, a umidade, a imaturidade da pele e dos órgãos regulatórios da temperatura precipitam a perda de água insensível, assim como a imaturidade renal com grande e desregulada excreção de água e eletrólitos pelas vias urinárias nos primeiros dias de vida. E quanto mais imaturo o bebê, maior a chance de desequilíbrio hidreletrolítico quando comparado ao recém-nascido a termo. Dessa maneira, o recém-nascido prematuro é suscetível à significativa morbimortalidade relacionada à administração dos fluidos e eletrólitos, principalmente nos primeiros dias de vida, quando a oferta de volume, de eletrólitos e as medidas de proteção às perdas insensíveis não são realizadas de maneira adequada.

O balanço da água no recém-nascido prematuro

A água corporal total do feto sofre grande alteração durante a gestação. Diminuindo de impressionantes 90% da massa fetal, com 24 semanas, para 75% da massa de um recém-nascido a termo, em parte, em função do acúmulo de tecido adiposo. A água corporal total é subdividida em dois compartimentos com condições e papéis fisiológicos distintos assim como seus mecanismos regulatórios.

O líquido intracelular (LIC) tem como principal íon o potássio, enquanto o líquido extracelular (LEC) revolve em torno da regulação do sódio. O LEC inclui outras subdivisões: volume intravascular, extravascular e "terceiro espaço". O volume intravascular sofre contração no decorrer da vida diminuindo de 160 mL/kg no 2º trimestre gestacional para 85 a 100 mL/kg no recém-nascido, decaindo para 60 a 70 mL/kg em adultos.

O balanço de água é primariamente controlado pelo hormônio antidiurético através da absorção de água a nível de ducto distal do néfron. A regulação da homeostasia da água no organismo irá depender da relação entre água disponível e perdas. Dentre os fatores que influenciam o aporte de líquido temos a oferta enteral e parenteral que são controladas pelo médico assistente e a geração de água metabólica. Esta via metabólica resulta entre 5 e 15 mL/kg de água, considerando aporte adequado de nutrientes. Nos primeiros dias de vida a via enteral não será capaz de prover volume suficiente pela restrição e dificuldade de progressão da dieta em recém-nascidos prematuros. O conhecimento dos mecanismos de perda de líquido e eletrólitos, de acordo com a idade gestacional e com a imaturidade do prematuro, é fundamental para um adequado manejo hidreletrolítico.

Perdas insensíveis de água

A perda de água transepidérmica ocorre, principalmente, por evaporação da água através da pele e do trato respiratório.

O processo de formação do estrato córneo se inicia com 18 semanas de forma lenta, de maneira que na 26ª semana gestacional esta camada ainda é muito fina. Este processo se intensifica no 3º trimestre e encontramos já na 34ª semana uma camada bem desenvolvida quando já é possível considerá-la totalmente diferenciada. Ao estrato córneo corresponde a função de barreira cutânea, assim sua imaturidade irá resultar em um aumento da perda de água transepidérmica. A perda de água insensível em recém-nascidos a termo situa-se abaixo de 10 g/m²/h, enquanto em prematuros pode alcançar taxas 10 a15 vezes maiores dependendo da idade gestacional, sendo inversamente proporcional a esta. Recém-nascidos pequenos para a idade gestacional apresentam perdas insensíveis de água pela pele menores que seus pares adequados para a idade gestacional.

Quando comparamos uma criança nascida de 23 semanas com 4 semanas de idade pós-natal encontramos uma perda insensível de água menor que de um recém-nascido de 27 semanas no seu 1º dia de vida, porém ainda maior que a de um recém-nascido a termo também no 1º dia de vida. Dessa maneira, os prematuros extremos são mais vulneráveis às perdas insensíveis de água e mais sujeitos às morbidades ocasionadas pelo balanço hídrico negativo como desidratação, hipovolemia que podem refletir em danos renais com a insuficiência pré-renal e hemorragia periventricular. Contudo, ofertas de líquido em excesso podem ser danosas ao neonato imaturo com risco aumentado de descompensação da persistência do canal arterial, maior probabilidade de enterocolite necrosante e desenvolvimento da broncodisplasia a partir de 28 dias de vida e/ou 36 semanas de idade gestacional corrigida.

Ao avaliarmos as perdas, encontramos os seguintes fatores: pele e respiração, diurese, perdas fecais e crescimento. A perda fecal corresponde a 5 a 10 mL/kg/dia quando a criança recebe dieta plena, porém pouco contribui nos primeiros dias de vida. A perda relacionada ao trato respiratório corresponde a 1/3 das perdas totais de água alcançando 0,8 a 0,9 mL/kg/h em recém-nascidos prematuros e 0,5 mL/kg/h em crianças a termo. O uso de incubadoras capazes de alta umidificação (85 a 100%) em ambiente termoneutro reduz consideravelmente esta perda. Alguns estudos demonstraram a eficácia do ambiente altamente umidificado na redução do aporte hídrico e menos alterações no balanço hidreletrolítico em crianças a partir de 24 semanas, enquanto no grupo das crianças entre 22 e 23 semanas, suspeita-se que a imaturidade cutânea tenha implicação maior com as perdas hídricas.

As perdas relacionadas ao crescimento correspondem a 12 mL de água para um ganho de peso de 15 g/kg/dia além da necessidade de um balanço positivo de sódio.

Fatores que influenciam o balanço hidreletrolítico no recém-nascido pré-termo

Alguns fatores podem influenciar na perda de água insensível no prematuro.

Corticoide antenatal

Alguns trabalhos sugerem que o corticoide antenatal parece atuar na pele do feto *imatur*. Acredita-se que o uso do glicocorticoide antenatal ocasione queratinização e citodiferenciação mais rápidas e atue na maturação da epiderme. Estas observações foram percebidas em modelos animais, porém dados em humanos foram controversos.

Idade gestacional, pós-natal e temperatura corporal

O nascimento de neonatos prematuros extremos entre 23 e 24 semanas ocasiona uma perda de água transepidér-

mica muito elevada nos primeiros 2 dias de vida com redução significativa já no 3º dia de vida. Nesse grupo, em função da imaturidade extrema da pele, a perda pode ser esperada até a quarta semana de vida. Outro fator importante para diminuir a perda de líquido transepidérmica é a manutenção da temperatura corporal do recém-nascido prematuro.

O desafio da normotermia inicia-se na sala de parto. O recém-nascido prematuro, principalmente os de extremo baixo peso, apresentam perda de calor e, consequentemente de água, por mecanismos evaporativos. Para prevenir a perda abrupta de água na sala de parto e nos primeiros dias de vida boas práticas relacionadas à assistência ao prematuro são necessárias. Recomenda-se ao nascimento uma equipe treinada com um líder definindo todas as atividades da equipe, desde medidas da temperatura ambiente em torno de 26 ºC, berço e campos previamente aquecidos, uso do saco plástico de etileno e touca para cobrir a cabeça do recém-nascido prematuro. Uma boa assistência ao recém-nascido reduz a perda de calor e água do prematuro, com isso há a diminuição dos riscos de óbito e hipotermia na 1ª semana de vida.

Umidade relativa do ar e calor irradiante

O avanço da tecnologia e dos conhecimentos da fisiopatologia das morbidades neonatal levaram ao desenvolvimento de equipamentos específicos para manter a temperatura do recém-nascido na incubadora umidificada. O ambiente umidificado diminui o limiar de perdas insensíveis de água no recém-nascido prematuro. Quanto menor a idade gestacional do recém-nascidos, maior a umidificação do ambiente da incubadora (Tabela 13.1). Recomenda-se que recém-nascidos prematuros com idade gestacional menor que 30 semanas permaneçam em incubadora de dupla parede e altamente umidificada.

Tabela 13.1. Umidificação da incubadora de dupla parede para prematuros menores que 30 semanas de idade gestacional.

Idade gestacional	Umidificação inicial
≤ 25 semanas	90 a 95%
25 a 27 semanas	85 a 95%
28 a 29 semanas	70 a 85%

Fonte: Desenvolvida pela autoria.

A redução da umidificação deve ser individualizada de acordo com as perdas insensíveis do neonato e a presença de hipernatremia da criança. Sugere-se que seja suspenso o uso deste artifício quando a umidificação estiver abaixo de 50%. Crianças entre 22 e 24 semanas necessitam, por vezes, permanecer mais de 2 semanas em ambiente umidificado. A equipe neonatal deve ficar atenta aos cuidados na prevenção das infecções nosocomiais ocasionadas por bactérias e/ou fungos.

Os berços de calor radiante produzem maior evaporação da água nos neonatos do que as incubadoras. O uso de cobertura com filmes plásticos nos berços pode ser uma estratégia para reduzir a perda de água no prematuro. É prática comum nos bebês prematuros o uso de fototerapia.

Dependendo da lâmpada utilizada, há maiores perdas insensíveis da pele. As lâmpadas fluorescentes e halógenas emitem uma maior quantidade de calor quando comparadas com as lâmpadas LED. Logo para diminuir a perda de água no prematuro, a utilização de fototerapia com lâmpadas LED é uma vantagem em relação aos equipamentos com outras lâmpadas produtoras de calor radiante.

Perda de líquido e eletrólitos por imaturidade renal e hormonal

A nefrogênese inicia-se ainda no 1º trimestre e se encerra entre a 32ª e a 36ª semana de gestação, passando por uma fase de rápida proliferação no período entre 20 e 28 semanas. Após o nascimento prematuro, é possível que ainda ocorra formação de novos néfrons, porém suspeita-se que esta população apresente um déficit do seu número total. A internação em UTI neonatal costuma expor este órgão imaturo a inúmeras substâncias tóxicas o que prejudicaria ainda mais o seu funcionamento adequado.

Após o nascimento prematuro a taxa de filtração glomerular aumenta significativamente nas primeiras 24 horas de vida, porém em ritmo muito mais lento do que no recém-nascido a termo. Paralelo a isto também ocorre um aumento progressivo da capacidade de concentração urinária. O recém-nascido a termo é capaz de concentrar urina até 700 mOsm enquanto o prematuro concentra até 550 mOsm, para efeito de comparação, o adulto concentra urina até 1.400 mOsm e este valor é habitualmente alcançado entre 6 e 12 meses de idade.

Ao nascimento a creatinina sérica reflete os níveis maternos e seu declínio é mais lento nos prematuros. O aumento do seu nível sérico após 2 dias de vida sugere disfunção renal e deve ser prontamente investigado.

Por fim, a fração excretada de sódio (FeNa) é inversamente proporcional à idade gestacional e reflete o grau de imaturidade tubular com menor reabsorção de sódio e consequentemente maior excreção deste íon.

O recém-nascido a termo costuma ter uma boa adaptação renal após o nascimento, porém a criança prematura passa por três fases distintas de homeostasia de fluidos. Foi relatada a ocorrência de resistência renal à aldosterona resultando em alteração na reabsorção do sódio no período neonatal.

A primeira fase acontece nos primeiros 7 dias de vida sendo inicialmente marcada por um período oligúrico, com diurese entre 1 e 2 mL/kg/h, sempre menor que o aporte e costuma durar 48 horas. A seguir ocorre uma intensa contração do LEC com perda de sódio e água e aumento da diurese para valores frequentemente acima de 5 mL/kg/h e esta perda parece não depender do aporte hídrico. Neste momento a criança está sob maior risco de distúrbios do sódio. Esta fase diurética costuma durar 2 a 3 dias. Finalmente, na fase pós-diurética, o rim passa a responder ao volume ofertado com maior controle da diurese que gira em torno de 1 a 3 mL/kg/h e encerra a 1ª semana de vida. Neste momento espera-se a perda de peso máxima esperada.

A fase dois engloba o início do crescimento com ganho de peso da criança. Para que este crescimento ocorra é preciso garantir um balanço positivo de sódio e aporte adequado de nutrientes. Ela é caracterizada por diminuição do débito urinário, excreção renal de sódio e, da perda insensível de água, em grande parte em função da queratinização cutânea.

A fase três é caracterizada por ganho de peso continuo desde que ocorra balanço positivo de sódio e água.

Lesões de contiguidade da pele, queimaduras, malformações congênitas e outras morbidades

As lesões de pele, queimaduras, defeitos da pele congênitos como epidermólise bolhosa e ictiose congênita, defeitos de parede, como onfalocele e gastrosquise, são patologias que aumentam as perdas insensíveis e dificultam o manejo do balanço hídrico nos recém-nascidos prematuros. Neonatos com malformação renal obstrutiva como a válvula de uretra posterior, quando sondados, apresentam perda aguda de líquido retido com desequilíbrio do líquido e eletrólitos do recém-nascido (Quadro 13.1).

Quadro 13.1 Fatores que afetam a perda insensível de água no recém-nascido.	
Aumentam a perda de água	*Diminuem a perda de água*
<ul><li>Prematuridade extrema</li><li>Incubadora com umidade baixa</li><li>Hipertermia</li><li>Temperaturas elevadas</li><li>Defeitos de parede (onfalocele, gastrosquise)</li><li>Doenças congênitas de pele (ictiose congênita e epidermólise congênita)</li><li>Fototerapia com lâmpadas fluorescentes e/ou halógenas</li></ul>	<ul><li>Prematuridade moderada</li><li>Incubadora com umidade alta</li><li>Normotermia</li><li>Idade pós-natal mais tardia</li><li>Umidificação e aquecimento de gases no suporte ventilatório</li></ul>

Fonte: Adaptado de Oh, 2012.

Patologias frequentes na fase inicial de vida do recém-nascido prematuro: asfixia perinatal, persistência do canal arterial e síndrome do desconforto respiratório

Os recém-nascidos prematuros, especialmente os de extremo baixo peso, apresentam maior risco de hipóxia ao nascimento e necessitam mais frequentemente de manobras de reanimação em sala de parto quando comparados aos recém-nascidos a termo.

A utilização de gases umidificados e de uma equipe treinada em boas estratégias de assistência em sala de parto evitam a perda de calor e revertem o comprometimento do quadro da asfixia. Quando o recém-nascido prematuro desenvolve o quadro de asfixia importante vários órgãos ficam comprometidos. O rim imaturo sofre agressão e a injúria do parênquima renal com necrose tubular aguda acompanha um quadro de oligúria ou anúria.

A síndrome do desconforto respiratório é uma das patologias pulmonares mais frequente no recém-nascido prematuro. O desenvolvimento do desconforto respiratório precoce ocorre já na sala de parto e a necessidade de suporte ventilatório ao nascimento e nos primeiros dias de vida com gases umidificados diminui as perdas insensíveis do

SEÇÃO II – METABOLISMO NO PERÍODO PERINATAL

trato respiratório. Além disso, a adaptação pós-natal da diurese nesses recém-nascidos prematuros pode ser mais tardia, portanto, as crianças com síndrome de desconforto respiratório apresentam maior risco de retenção hídrica. Em paralelo à doença pulmonar, na fase inicial da adaptação da vida extrauterina pode ocorrer instabilidade hemodinâmica no recém-nascido prematuro. O volume aumentado de líquido ofertado para o prematuro, durante os primeiros dias de vida, está associado ao aumento das repercussões clínicas do canal arterial e enterocolite necrosante.

Portanto, na presença de insuficiência renal aguda, da sintomatologia da persistência do canal arterial e da síndrome do desconforto respiratório, a restrição hídrica é uma estratégia importante para evitar o excesso de volume no prematuro.

Manuseio hidreletrolítico no recém-nascido prematuro

Na condução clínica do volume hídrico necessário para a criança, deve-se levar em consideração os seguintes fatores: perda de peso, diurese, sódio sérico, idade pós-natal, morbidades associadas e umidificação do ambiente e do trato respiratório quando em uso de suporte ventilatório. O uso indiscriminado de tabelas prontas com valores precisos não é apropriado, pois as características de cada unidade e de cada paciente devem ser levadas em consideração para a prescrição da cota hídrica (Tabela 13.2). O equipamento disponível, idade gestacional, rotina da enfermagem e a condição clínica do paciente interferem com o volume final de líquido indicado para a criança. A seguinte fórmula ajuda a estimar a perda insensível diária de água para auxílio do cálculo da necessidade hídrica: [total de volume infundido (no dia anterior) – diurese (no dia anterior) + Δ peso corporal]/peso corporal do dia.

Tabela 13.2. Oferta hídrica para recém-nascidos (mL/kg/dia) nos primeiros 7 dias de vida de acordo com a idade gestacional.

	0 dia	1 a 3 dias	3 a 7 dias
< 28 semanas	80 a 120	100 a 150	140 a 160
29 a 33 semanas	80 a 100	100 a 150	120 a 160
> 34 semanas	70 a 80	80 a 100	90 a 120

Fonte: Adaptada de Nemerosfsky e Capello, 2010.

O recém-nascido pré-termo apresenta perda ponderal esperada entre 10 e 15% do peso de nascimento na 1ª semana de vida, alcançando até 25%, na população próxima ao limite da viabilidade, e esta perda é inversamente relacionada com a idade gestacional. Ganho de peso ou ausência de perda de peso podem representar excesso de infusão ou excreção diminuída de sódio e água. Nos primeiros dias de vida do recém-nascido imaturo, o objetivo é diminuir a perda de peso e manter o volume intravascular dentro da normalidade com a finalidade de equilibrar a pressão arterial, a frequência cardíaca, o debito urinário e os níveis séricos de eletrólitos e ácido básico.

Revisão da Cochrane, em 2014, encontrou que a restrição hídrica reduziu significativamente os riscos de enterocolite necrosante e abertura do canal arterial e, possivelmente, de broncodisplasia pulmonar, hemorragia periventricular e morte. A determinação da natremia tem utilidade na determinação da homeostasia hídrica do recém-nascido, porém a frequência de sua determinação depende de fatores como a idade gestacional, a condição clínica do paciente e a sua idade pós-natal.

Alterações no padrão de normalidade do sódio sérico devem ser evitadas. A diminuição de sua concentração sugere excesso de água e sua elevação déficit de líquido. A diurese completa os parâmetros necessários para avaliação da hidratação do paciente. Oligúria (diurese < 1 mL/kg/h) sempre indica investigação, assim como débito urinário entre 6 e 7 mL/kg/h. Diurese entre 2 e 4 mL/kg/h, após o 5º dia de vida, sugere hidratação adequada.

O aporte de sódio deve começar tão logo a perda de peso alcance 6% ou no 2º dia de vida e o aporte de potássio deve ser atrasado até que a criança apresente diurese, pois em prematuros é comum acontecer hipercalemia nos primeiros dias de vida, provavelmente pela imaturidade renal e hemólise. O magnésio também deve ser iniciado nos primeiros dias de vida, exceto quando a mãe recebeu magnésio suplementar antes do parto, e nesta situação recomenda-se dosar o magnésio sérico da criança antes do início da infusão. A dose de cálcio recomendada varia de 400 a 600 mg/kg/dia com início de infusão no 1º dia vida.

Considerações finais

Desde o nascimento, o recém-nascido prematuro é bastante frágil e complexo. A literatura fala da *golden hour* que está baseada nas necessidades e nos cuidados da assistência a partir de protocolos direcionados à melhoria dos cuidados neonatais. Uma boa assistência na hora do nascimento, assim como nas primeiras semanas de vida, é fundamental para a sobrevivência e diminuição das morbidades do prematuro. O manuseio hidreletrolítico adequado nesses pacientes é uma estratégia importante para reduzir as taxas de mortalidade, assim como modificar as prevalências das morbidades, reduzindo danos neurológicos, pulmonares e cardiovasculares.

LEITURAS COMPLEMENTARES

August D, Kandasamy Y. The effects of antenatal glucocorticoid exposure on fetal and neonatal skin maturation. J Perinat Med. 2017;45(8):969-75.

Bell EF, Acarregui MJ. Restricted versus liberal water intake for preventing morbidity and mortality in preterm infants. Cochrane Database SystRev. 2014;(12).

de Almeida MF, Guinsburg R, Sancho GA, Rosa IR, Lamy ZC, Martinez FE, da Silva RP, Ferrari LS, de Souza Rugolo LM, Abdallah VO, Silveira Rde C. Brazilian Network on Neonatal Research. Hypothermia and early neonatal mortality in preterminfants. J Pediatr. 2014;164(2):271-5.

Fusch C, Jochum G. Water, Sodium, Potassium and Chloride. In: Nutritional Care of Preterm Infants: Scientific Basis and Practical Guidelines. Vol 110 World Rev Nutr Diet. Basel, Karger: 99-120, 2014

Hartnoll G, Bétrémieux, Modi N. Body water content of extremely preterm infants at birth. Arch Dis Child Fetal Neonatal 83. F56-F59, 2000.

Lindower JB. Water balance in the fetus and neonate. Seminars in Fetal & Neonatal Medicine. 2017;22:71-5.

Martin RJ, Fanaroff AA, Walsh MC. Fluid, eletrolyte, andacid-basehomeostasis. In:Dell KM, Davis ID. Volone. 8th ed. Philadelphia: Ed Elsevier Mosby; 2006. p.695-711.

Modi N. Management of fluid balance in the very immature neonate. Arch Dis Child Fetal Neonatal. 2004;89:F108-F111.

Nemerosfsky SL, Campbell DE. Special Situations in the NICU. In: Fluid and Electrolytes in Pediatrics: A Comprehensive Handbook. New York: Humana Press; 2010. p.369-93.

Oh W. Fluid and electrolyte management of very low birth weight infants. Pediatr Neonatol. 2012;53(6):329-33.

Rosenblum S, Pal A, Reidy K. Renal development in the fetus and premature infant. Seminars in Fetal & Neonatal Medicine. 2017;22:71-5.

Rutter N, Hull D. Water loss from the skin of term and preterm babies. Arch Dis Childhood. 1979;54:858-68.

Segar JL. Renal adaptive changes and sodium handling in the fetal-to-newborn transition. Seminars in Fetal & Neonatal Medicine. 2017;22:58-66.

Sulemanji M, Vakili K. Neonatal renal physiology. Seminars in Pediatric Surgery. 2013;22:195-8.

Sung SI, Ahn SY, Seo HJ, Yoo HS, Han YM, Lee MS, Chang YS, Park WSP. Insensible water loss during the first week of life of extremely birth weight infants less than 25 gestational weeks under high humidification. Neonatal Med. 2013;20:51-7.

Verma RP, Shibli S, Fang H, Komaroff E. Clinical determinants and utility of early postnatal maximum weight loss in fluid management of extremely low birth weight infants. Early Human Development. 2009;85:59-64.

Visscher MO, Adam R, Brink S, Odio M. Newborn infant skin: Physiology, development, and care. Clinics in dermatology. 2015;33:271-80.

Wada M, Kusuda S, Takahashi N, Nishida H. Fluid and electrolyte balance in extremely preterm infants <24 weeks of gestation in the first week of life. Pediatr Int. 20086;50(3):331-6.

Metabolismo do Cálcio, Fósforo e Magnésio no Período Neonatal

Cléa Rodrigues Leone

No período perinatal, o equilíbrio da homeostase mineral é importante para garantir que não ocorram distúrbios de seus componentes cálcio (Ca), fósforo (P) e magnésio (Mg) no momento de transição da vida intra para a extrauterina e que esta ocorra da forma mais fisiológica possível. Para tal, é necessário que a disponibilização desses minerais ao intestino, rins e ossos e seu controle metabólico pelo meio hormonal perinatal sejam realizados de forma harmônica.

No entanto, algumas situações de desequilíbrio podem resultar em distúrbios da concentração desses minerais, tanto no período pós-natal imediato, quanto ao longo da evolução neonatal de recém-nascidos (RN), especialmente aqueles considerados de risco.

Os efeitos decorrentes podem ser mais bem compreendidos, se considerarmos a importância das ações desses minerais nos períodos fetal e neonatal.

Importância do Ca, P e Mg no feto e no recém-nascido

Considerando-se que o Ca é o mineral presente em maior quantidade no corpo humano, sua deposição com P nos ossos constitui seu maior componente inorgânico.

Contudo, o Mg é o cátion intracelular em maior quantidade. Juntamente com o Ca, garante que funções celulares muito importantes sejam realizadas, como: divisão e adesão celulares, integridade de membrana celular, secreção de proteínas, contração muscular, excitabilidade neuronal, além de metabolismo intermediário e coagulação. Estes são componentes necessários para a realização de várias funções fisiológicas, o que os torna muito importantes para que estas funções possam ser exercidas plenamente.

A regulação da homeostase destes minerais tem características diferentes, dependendo do período considerado: fetal ou neonatal. Por esse motivo, serão abordadas separadamente.

Metabolismo do Ca, P e Mg no período perinatal

Durante o período fetal, a placenta é a responsável pelo fornecimento e remoção de minerais ao feto, enquanto após o nascimento a regulação do metabolismo desses minerais passa a ser dependente da ação dos hormônios calciotrópicos. Em função disto, as características do metabolismo desses elementos irão depender da fase de desenvolvimento considerada e suas necessidades, que serão diferentes nos períodos fetal, neonatal e fase adulta.

Regulação do metabolismo no período fetal

Durante o período fetal, a formação do esqueleto inicia-se precocemente, entre 8 e 12 semanas, quando se formam os primeiros centros de ossificação em vértebras e esqueleto apendicular, mas o 3º trimestre é o período no qual ocorre uma mineralização e formação óssea mais consistente, em função da maior disponibilidade de Ca e P, decorrente da intensificação do transporte ativo desses elementos pela placenta a partir da mãe, além do Mg.

Esse transporte é feito contra gradientes de concentração e eletroquímico, estimulado pela ação da proteína relacionada ao hormônio da paratireoide (PTHrP). Do mesmo modo, a placenta também retorna à circulação materna os excessos de minerais e produtos a serem eliminados pela mãe. É importante colocar que, sendo o feto uma prioridade, mesmo em situações de baixas concentrações maternas desses elementos, o transporte ativo em direção ao feto se mantém, independentemente das consequências metabólicas maternas. Estudos de perfusão placentária *in vitro* têm indicado estimativas de que o transporte de Ca corresponda a aproximadamente 1/3 do fluxo placentário materno-fetal.

As informações obtidas sobre o metabolismo fetal desses elementos ainda são limitadas, tendo em vista que se baseiam em estudos experimentais em animais, no entanto alguns aspectos dessa fase já são bem definidos, como os que se seguem.

A dinâmica mãe-placenta-feto nesse período resulta em concentrações fetais de Ca, P e Mg bem mais elevadas do que os níveis maternos e os de adultos. Isto ocorre particularmente em relação às concentrações de Ca sérico e ionizado, caracterizando um estado chamado de "hipercalcemia fetal", que poderá ser detectado a partir de 15 semanas de gestação. A não ocorrência de aumento das calcificações de forma generalizada nesse período, conforme seria esperado, decorre da rápida utilização de Ca para a formação do esqueleto, que se encontra em desenvolvimento, constituindo uma prioridade nessa fase.

Esse cenário pode ser visualizado na Figura 14.1, na qual a circulação de Ca na unidade placenta-fetal e provavelmente também a circulação de P e Mg, é direcionada para o feto e neste, para o osso, embora ainda se mantenha um pequeno fluxo retrógrado para a mãe. Já os rins irão filtrar o sangue e excretar os minerais para o líquido amniótico, que será deglutido posteriormente e seu conteúdo mineral absorvido em nível intestinal. O ciclo rim-líquido-amniótico-intestinos é considerado um componente parcial da homeostase mineral nessa fase, associado a uma reabsorção óssea em menor intensidade. Se houver uma redução do transporte placentário, ocorre um hiperparatireoidismo secundário, com consequente aumento da reabsorção óssea a partir do esqueleto fetal, desmineralização e aumento do risco de fraturas durante o parto.

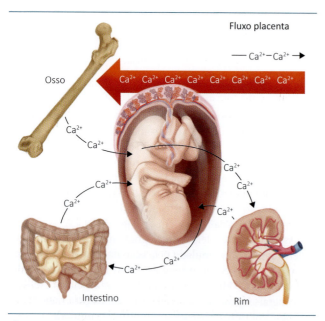

Figura 14.1. Circulação de minerais na unidade feto-placenta.
Fonte: Adaptada de Kovacs, 2014.

O transporte placentário de minerais intensifica-se no 3º trimestre de gestação, correspondendo de 90 a 130 mg/kg/dia de Ca, 65 a 75 mg/kg/dia de P e 2,9 a 4,8 mg/kg/dia de Mg, podendo atingir 150 mg/kg/dia de Ca segundo alguns autores. Se isto não ocorrer, o recém-nascido (RN) chegará ao termo com desmineralização óssea. Além disso, o esqueleto também contribui para manter os níveis elevados de Ca, por meio de manutenção da reabsorção óssea.

No entanto, maiores níveis de Ca poderão ser necessários para manter o equilíbrio metabólico do RN nas primeiras 48 horas de vida, quando a oferta pós-natal ainda é insuficiente para suas necessidades, reduzindo o risco de ocorrência de hipocalcemia, que poderá causar arritmias e até tetanias, se não houver correção do distúrbio.

No período fetal, as concentrações do hormônio da paratireoide (PTH) estão muito baixas e sua secreção irá depender de produção a partir das paratireoides fetais, considerando-se que o PTH materno não atravessa a placenta. Do mesmo modo, os níveis do metabólito ativo da vitamina D (1,25 (OH)$_2$ D) estão baixos.

Medidas da concentração desses hormônios em cordão umbilical indicam uma baixa concentração de PTH, embora tenha sido detectada uma elevada bioatividade relacionada ao PTH. Isto corre porque a atividade da PTHrP encontra-se elevada e cumpre essa função.

Já a calcitonina (Calc), que é decorrente de síntese pela tireoide fetal e placenta, tem aproximadamente o dobro da concentração materna.

Em síntese, verifica-se no período fetal níveis elevados de Ca, P e Mg e baixas concentrações de PTH, 1,25 (OH)$_2$ D e dos esteroides sexuais, enquanto as atividades de PTHrP e Calc encontram-se elevadas. A placenta é a responsável pelo transporte ativo desses minerais, que ocorre contra gradientes de concentração e eletroquímico, estimulado pela ação da PTHrP.

Controle no período neonatal

Após o nascimento, a perda da regulação metabólica pela placenta desencadeia mudanças consideráveis no metabolismo mineral e sua regulação. Com o início da alimentação do recém-nascido, o intestino passa a ser o responsável pela absorção e fonte principal de minerais, e os rins passam a ser responsáveis pela reabsorção destes. A manutenção das concentrações minerais passa a ser dependente de *turn over* ósseo. Também o principal conteúdo de Ca corpóreo encontra-se no tecido ósseo e corresponde a 99% deste, enquanto o 1% restante se distribui entre o sangue, fluido extracelular e tecidos moles. Já o Mg tem distribuição variável, de acordo com o grau de mineralização óssea e o crescimento dos tecidos.

Com o início da respiração pulmonar ocorre uma elevação do pH sanguíneo e consequente redução das concentrações de Ca sérico e iônico fetais. Estudos mostram uma diminuição de suas concentrações da ordem de 20 a 30% nas primeiras 12 a 24 horas de vida. Outros fatores são relacionados a uma maior queda, como parto cesáreo e uso de alimentação por fórmula. Considera-se que a maior concentração de P nas fórmulas, em relação ao leite materno (LM), resultaria na necessidade de aumentar a eliminação de Ca, a fim de equilibrar a relação Ca/P na circulação.

Após a queda inicial, o Ca sérico e iônico eleva-se lentamente até atingir os níveis do adulto, enquanto o P se eleva nas primeiras 24 a 48 horas.

Sugere-se que esse período de modificações na concentração dos minerais seja decorrente do tempo necessário para que se estabeleça o controle metabólico deles pelo PTH, caracterizando o período chamado de hipoparatireoidismo fisiológico transitório do recém-nascido, e este irá atingir valores mais elevados somente após 48 horas de vida. O PTH, a seguir, assume seu papel na regulação da homeostase mineral e óssea, aumentando a concentração sérica de Ca, reduzindo a de P, estimulando a síntese do metabólito ativo da vitamina D e inibindo seu catabolismo, aumentando a reabsorção de Ca nos túbulos renais e regulando a formação óssea.

A Calc se eleva em aproximadamente dez vezes em 48 horas, em relação aos níveis de cordão umbilical, reduzindo-se a seguir até valores do adulto.

A concentração de PTHrP se reduz logo após o nascimento, retornando aos níveis de cordão umbilical em 48 horas. É possível que o LM tenha influência sobre essa evolução, pois possui elevadas concentrações deste hormônio.

Já o fator de Crescimento de Fibroblastos-23 (FGF-23) eleva sua concentração nos primeiros 4 dias de vida. No período neonatal, irá atuar sobre o metabolismo mineral, reforçando a ação do PTH na redução da reabsorção renal de P, contribuindo para uma maior perda de P e terá efeito contrário à ação de $1,25(OH)_2D$, metabólito ativo da vitamina D.

O $1,25(OH)_2D$, resultante de hidroxilação hepática e renal da vitamina D para se tornar ativa metabolicamente, aumenta lentamente após o nascimento em resposta à elevação do PTH. Suas ações ocorrerão predominantemente no intestino, aumentando a reabsorção de Ca, e no osso, a reabsorção de Ca e P. Nos rins, reduzindo a reabsorção de P e aumentando sua excreção.

A Calc eleva-se em cerca de dez vezes as concentrações de cordão umbilical, ocorrendo estabilização em menores níveis após 48 horas de vida do recém-nascido. Quando ocorre aumento das concentrações de Ca e Mg, a Calc é secretada e o inverso ocorre em situações de hipocalcemia. Sua ação sobre o metabolismo de Ca é oposta à do PTH, sendo possível que sua ação seja moduladora da do PTH nos órgãos alvo.

Acompanhando as modificações nas concentrações dos hormônios reguladores das concentrações de Ca e P e seus efeitos sobre os órgãos alvo, verifica-se um aumento progressivo da excreção urinária de Ca após a 1ª semana de vida, acompanhada por aumento lento da excreção de P.

Quanto à absorção intestinal de Ca, ocorre inicialmente por mecanismo passivo, não saturável, a favor de gradiente de concentração e não necessita de vitamina D. À medida que ocorre a maturação das funções no recém-nascido, a absorção torna-se ativa e dependente da vitamina D, a partir de aumento da expressão de receptores da vitamina, genes e proteínas transportadoras de Ca nos enterócitos. Quando a oferta de Ca e P for adequada a partir da dieta, o $1,25(OH)_2D$ mantem a mineralização óssea, por meio de suas ações em intestino e rins, aumentando a disponibilidade desses minerais para formação óssea.

Nas situações em que a oferta mineral por via digestiva for insuficiente, ocorrem modificações na regulação metabólica, que aumentam a reabsorção óssea, para maior liberação de Ca e P. O $1,25(OH)_2D$ estimula a absorção intestinal de Ca e P e a reabsorção renal de Ca. Além disso, estimula osteoclastos para intensificar a atividade de reabsorção óssea, mobilizando o Ca a partir desses estoques para a circulação.

Outros hormônios também agem sobre o transporte renal de Ca e Mg, como o glucagon e a vasopressina, participando da regulação renal dos níveis desses minerais.

Essas modificações na concentração e controle metabólico de minerais no período neonatal precoce elevam o risco de ocorrência de distúrbios metabólicos precoces, decorrentes de alterações das concentrações de Ca, P e/ou Mg.

Concentrações de Ca e Mg no período neonatal

As monitorizações das concentrações de Ca e Mg no período neonatal precoce são importantes, pois variações da normalidade poderão se traduzir em manifestações clínicas, especialmente em recém-nascidos de risco: pré-termo, com asfixia perinatal, infecções e muitas outras alterações. A ocorrência destas poderá inclusive desestabilizar o equilíbrio metabólico desses recém-nascidos que apresentam também outros distúrbios, como os hemodinâmicos e respiratórios.

A detecção dessas variações necessita de conhecimento dos níveis de normalidade desses elementos em suas diferentes formas na circulação dos recém-nascidos, como exposto a seguir.

O Ca apresenta-se na circulação sob três formas: cerca de 40% ligado à albumina, 10% quelado e 50% sob a forma iônica (Ca_i).

Considera-se que a forma iônica seja a que melhor reflete a atividade fisiológica de Ca, e esta se reduz quando ocorrem elevações da albumina sérica, P, bicarbonato e heparina. Também se relaciona inversamente com o pH sanguíneo e aumenta com a elevação do Mg.

Em recém-nascidos de termo, a média de Ca_i é de 1,25 mmol/L (5 mg/dL), com intervalo de confiança de 1,1 a 1,4 mmol/L (4,4 a 5,6 mg/dL). As variações da concentração de Ca_i nas primeiras 24 horas, em geral, acompanham as de Ca total.

Os níveis considerados adequados de Ca total são os correspondentes a 2 mmol/L (8 mg/dL) ou superiores em recém-nascidos de termo, e 1,75 mmol/L (7 mg/dL) em recém-nascidos pré-termo com o Ca_i inferior a 1 a 1,1 mmol/dL (4 a 4,4 mg/dL).

Quanto ao Mg, 30% da concentração sérica encontra-se ligada a proteínas (1 mmol/L = 2,4 mg/dL), estando o restante na porção ultrafiltrada e, desta, 70 a 80% na forma iônica. Os níveis de Mg total adequados correspondem a concentrações iguais ou superiores a 0,6 mmol/L (1,5 mg/dL).

Concluindo, o metabolismo do Ca, P e Mg no período perinatal é muito complexo e seu conhecimento, a partir do desenvolvimento de novas técnicas laboratoriais e dos recursos da genética, na identificação de marcadores celulares e suas participações na resposta de órgãos alvo à ação de diferentes hormônios, poderá trazer novas informações que serão muito úteis ao neonatologista na assistência precoce a esses recém-nascidos.

SEÇÃO II – METABOLISMO NO PERÍODO PERINATAL

LEITURAS COMPLEMENTARES

Christmann V, de Grauw AM, Visser R, Hatthijsse RP, van Goudoever JB, van Heyjst AI. Early postnatal calcium and phosphorus metabolismo in preterm infants. J Gastroenterol Nutr. 2014;58:398-403.

Christmann V, Gradussen CJ, Kornmann MN, Roelevend N, van Goudoever JB, van Heyjst AI. Changes in biochemical parameters of the Calcium-Phosphorus homeostasis in relation to nutritional intake in very-low-birth-weight infants. Nutrients. 2016;8.pii.E764.

Koo WWK, Tsang RC. Calcium and magnesium homeostasis. In: Mac Donald MG, Seshia MMK (ed.). Avery's Neonatology. Pathophysiology & Management of the Newborn. 7th edition. Philadelphia/Baltimore/New York/London/Buenos Aires/Hong Kong/Sydney/Tokyo: Wolters Kluwer; 2015. p.646-69.

Kovacs CS. Bone development and mineral homeostasis in the fetus and neonate: Roles of the calciotropic and phosphotropic hormones. Physiol Rev. 2014;94:1143-218.

Kovacs CS. Bone development in the fetus and neonate: role of the calciotropic hormones. Curr Osteoporos Rep. 2011;9:274-83.

Kovacs CS. Calcium, phosphorus, and bone metabolism in the fetus and newborn. Early Human Development. 2015;91:623-8.

Mimoune F, Mandel D, Lubetzky R, Senterre T. Calcium, Phosphorus, magnesium and Vitamin D requirements of the Preterm Infant. In: Koletzko B, Poindexter B, Uauy R (ed.). Nutritional care of Preterm Infants: Scientific Bais and Practical Guidelines. World Rev Nut Diet. Basel, Karger. 2014;110:140-51 (DOI: 10.1159/000358463).

Pieltain C, Senterre Th, de Halleux V, Rigo J. Ca, P et Mg: metabolism postnatal et besoins nutritionnels chez le premature en alimentation parentérale ou entérale. Rev Med Liège. 2015;70:629-37.

Takaiwa M, Aya K, Miyai T et al. Fibroblast growth factor 23 concentrations in healthy term infants during the early postpartumperiod. Bone. 2010;47:256.

Tuchman S. Disorders of mineral metabolism in the newborn. Curr Pediatr Rev. 2014;10:133-41.

Equilíbrio Acidobásico no Feto e no Recém-Nascido

Bettina Duque Figueira

O crescimento normal e o desenvolvimento do feto e do recém-nascido são criticamente dependentes da manutenção de um meio interno favorável, que inclui uma concentração de hidrogênio iônico adequada, capaz de manter o pH extracelular em uma faixa de valores que permita ao metabolismo ocorrer dentro da normalidade fisiológica. Esse controle se dá de forma rigorosa, visando conservar o pH na faixa de 7,35 a 7,45 que corresponde à concentração de hidrogênio iônico de 44,7 a 37,2 mmol/L. A concentração de íons hidrogênio sanguíneo maior que 44,7 mmol/L define acidemia e menor que 37,2 mmol/L define alcalemia. Esses termos não devem, no entanto, ser confundidos com acidose e alcalose os quais se referem aos eventos fisiopatogênicos que podem resultar nas modificações do pH sanguíneo.

A regulação da concentração de íons hidrogênio é feita pelos sistemas tampões intra e extracelular e pelos mecanismos de compensação respiratório e renal. Sob circunstâncias fisiológicas, os ácidos voláteis e fixos gerados pelo metabolismo normal, são excretados, mantendo o pH estável. O ácido volátil mais comum produzido é o carbônico o qual é excretado pelos pulmões na forma de dióxido de carbono. Os ácidos fixos como o ácido lático, os cetoácidos, o ácido fosfórico e o ácido sulfúrico são tamponados principalmente pelo bicarbonato no compartimento extracelular. O rim participa da homeostase acidobásica regulando a concentração de bicarbonato por meio da absorção tubular e excretando os ácidos fixos por meio da formação de amônia ($NH4+$) ou na forma de acidez titulável (união do $H+$ com fosfatos e sulfatos).

O funcionamento desses sistemas e mecanismos regulatórios diferem no recém-nascido, em relação a crianças e adultos, bem como no feto e recém-nascido, de acordo com o grau de maturidade. A formação do néfron está completa até 34 semanas de gestação. No entanto, a sua maturação e mudanças funcionais continuam durante o 1º ano de vida, e o controle renal da homeostase acidobásica alcança o nível adulto de funcionamento aos 2 anos de idade. A imaturidade relativa do rim é mais pronunciada em prematuros e afeta o estado acidobásico e a resposta às cargas adicionais de ácido e álcalis. Durante as primeiras horas de vida, o equilíbrio acidobásico sofre mais influência de estresse perinatal e fatores ambientais como a temperatura e dieta. Até o final da 3ª semana de vida, os neonatos apresentam um estado de acidose metabólica branda, podendo o pH, em alguns recém-nascidos, ser menor que 7,25 ou a deficiência de base exceder 8 mEq/L[3]. A causa dessa acidose metabólica é multifatorial, estando relacionada ao menor limiar de reabsorção do bicarbonato no túbulo proximal, à menor taxa de filtração glomerular, reduzindo a disponibilidade de fosfato e outros tampões e diminuindo a formação e excreção de ácidos tituláveis, além de estar relacionada à imaturidade tubular, resultando numa superfície secretória tubular reduzida para secreção ácida orgânica. Recém-nascidos prematuros, em particular aqueles com menos de 34 semanas de idade gestacional, também são incapazes de acidificar a urina ao máximo, exibindo um pH mínimo urinário de 6 em contraste com os neonatos de termo e adultos cujo pH na urina pode alcançar 4,5.

Mecanismos compensatórios diversos são utilizados na manutenção da concentração de íons hidrogênio de forma rápida frente às alterações agudas ou na manutenção crônica do equilíbrio acidobásico. A compensação aguda se dá por meio dos chamados sistemas tampão, existentes tanto no espaço intra como extracelular. O sistema tampão intracelular é representado pelas proteínas como a hemoglobina, pelos fosfatos orgânicos e principalmente pela hidroxiapati-

SEÇÃO II – METABOLISMO NO PERÍODO PERINATAL

ta óssea, e é capaz de dar conta de 47% da sobrecarga ácida aguda ou até mais, no caso de episódios prolongados de acidose. Nos ossos a compensação se dá por meio de perdas de sódio, potássio, cálcio, carbonato e reabsorção óssea. Esse efeito é responsável, em parte, pela falha de crescimento invariavelmente associada à acidose no recém-nascido. Para ter acesso aos tampões intracelulares, os íons hidrogênio cruzam a membrana celular em troca por íons sódio ou potássio e o íon carbônico pode cruzar a membrana celular em permuta pelo íon cloro. Assim, acidose aguda pode resultar em hiperpotassemia, ao passo que alcalose pode reduzir significativamente o potássio extracelular.

O principal sistema **tampão extracelular** é o do bicarbonato/ácido carbônico.

$$H^+ \quad HCO_3^- \underset{AC}{\overset{AC}{\rightleftarrows}} H_2CO_3 \underset{AC}{\overset{AC}{\rightleftarrows}} H_2O \quad CO_2$$

AC: anidrase carbônica.

Na presença da anidrase carbônica, o ácido carbônico (H_2CO_3) está em equilíbrio com o CO_2. A adição ou aumento da produção de ácido (H+) resulta em consumo de bicarbonato (HCO_3^-) e aumento de H_2CO_3 e CO_2 que cruzam a barreira hematoencefálica estimulando os quimiorreceptores do sistema nervoso central, ocasionando um aumento na frequência respiratória e consequente decréscimo na concentração de CO_2. Essa redução se dá de forma rápida dentro de 12 a 24 horas. A regulação da excreção de CO_2 pelo sistema respiratório melhora enormemente a eficiência do sistema tampão bicarbonato/ácido carbônico. A resposta respiratória a uma situação de acidose metabólica ocorre de forma previsível e pode ser representada pela equação de Winters para o cálculo do PCO_2 esperado.

$$PCO_2 = (1{,}5 \times HCO_3) + 8 \pm 2$$

Um resultado de PCO_2 superior ao esperado indica a presença de distúrbio misto com acidose respiratória associada, um valor dentro da faixa esperada indica compensação adequada, ao passo que um valor inferior ao calculado aponta para presença de alcalose respiratória associada.

A manutenção da concentração de íons hidrogênio (compensação crônica) depende do equilíbrio entre a produção ou ingestão de ácidos e seus mecanismos de metabolização e excreção. A maior parte da sobrecarga ácida do organismo provém do metabolismo e uma pequena parte é oriunda da nutrição/alimentação. Grande parte da produção ácida consiste em CO_2 que é carreado aos pulmões ligado à hemoglobina e excretado pela respiração. É o denominado ácido volátil, e a hiperventilação ou hipoventilação resulta em alcalose ou acidose respiratória, respectivamente. A atividade metabólica basal produz aproximadamente 1 a 2 mEg/kg/dia de ácidos não voláteis, representados principalmente pelo ácido sulfúrico, resultante do metabolismo dos aminoácidos que contêm enxofre: metionina e cisteína. Esses ácidos não voláteis são excretados por via renal.

Na vida intrauterina, a placenta é a responsável primária pela homeostase acidobásica do feto. O pH do sangue fetal é 0,1 a 0,2 menor que o materno e a PCO_2 é 10 a 15 mmHg mais elevada, não havendo diferença nos níveis de bicarbonato.

Acidose respiratória

Na vida intrauterina, o dióxido de carbono difunde-se através da placenta, por meio de difusão livre e, em condições de normalidade, é eliminado pelos pulmões maternos. Quando ocorre hipoventilação materna prolongada como na asma, obstrução de vias aéreas, superdosagem de narcóticos, anestesia ou intoxicação pelo sulfato de magnésio, pode haver acúmulo de CO_2 no feto e consequente acidose respiratória. Apesar de também responder com um aumento nos movimentos respiratórios, a principal resposta fetal à acidose respiratória consiste no aumento da recaptação de bicarbonato pelo rim, no intuito de restaurar a proporção fisiológica (20:1) entre bicarbonato e ácido carbônico.

Na vida pós-natal, a acidose respiratória ativa imediatamente o mecanismo de compensação pulmonar levando a um aumento na eliminação de dióxido de carbono, resultando na redução da sua concentração e normalização do pH. A ativação rápida do mecanismo de compensação respiratório é resultado da movimentação livre do dióxido de carbono através da barreira hematoencefálica, resultando na mudança na concentração de hidrogênio iônico no líquido cérebro-espinhal e no fluido intersticial cerebral. Prematuros com síndrome do desconforto respiratório, nos quais a eliminação de dióxido de carbono pelos pulmões é usualmente limitada pela imaturidade e por doenças parenquimatosas coexistentes, são mais frequentemente acometidos de acidose respiratória. Nessa situação, o organismo do prematuro responde de forma semelhante ao fetal, com os rins recuperando mais bicarbonato em resposta à acidose respiratória, especialmente durante as primeiras 2 semanas de vida.

Alcalose respiratória

No recém-nascido, alcalose respiratória pode ocorrer como resultado de assistência ventilatória excessiva ou por hiperventilação de origem central, secundária à lesão do sistema nervoso central e mais raramente secundária à desordem metabólica no ciclo da ureia. A sua correção se dá por meio da regulação renal com redução da reabsorção de bicarbonato e da excreção de ácidos, trazendo o pH extracelular de volta aos limites da normalidade.

O controle da eliminação do CO_2 no feto, se dá pela difusão através da placenta para o sangue materno e daí para eliminação pelos pulmões. Durante a gravidez, a gestante desenvolve hiperventilação fisiológica que resulta numa redução compensatória do bicarbonato sérico para aproximadamente 22 mm³ sem efeito aparente no feto. A hiperventilação materna aguda, no entanto, resulta em redução do fluxo sanguíneo placentário, ocasionando a vasoconstricção uterina e acidose metabólica fetal. Nesse caso, a normalização do PCO_2 materno, corrige rapidamente tanto o fluxo sanguíneo uterino como o distúrbio acidobásico fetal.

Alcalose metabólica

Pode ser causada pela perda de ácidos, ingestão de bases ou contração do volume extracelular, com perda de fluido com maior conteúdo de cloreto que bicarbonato. Apesar do rim ser altamente eficiente na eliminação do excesso de álcali, algumas situações dificultam a excreção, impedindo a correção da alcalose, por exemplo, a contração do volume extracelular.

A alcalose metabólica ocorre mais frequentemente em prematuros em uso prolongado de diuréticos para tratamento de displasia broncopulmonar e pode também resultar em perda de conteúdo corporal mais rico em cloreto que bicarbonato, como é o caso dos vômitos resultantes da atresia de piloro.

A correção da causa básica facilita a ação renal que consiste na redução da absorção de bicarbonato e na excreção de ácidos no túbulo distal, retornando o pH sérico aos níveis normais.

Na vida fetal, a ocorrência de alcalose metabólica é rara, mas pode se dar como resultado de hiperemese gravídica, em que a perda de cloreto de hidrogênio pelo organismo materno resulta em compensação renal com retenção de bicarbonato visando manter o equilíbrio iônico na mãe. Como o transporte do bicarbonato através da placenta se dá de forma lenta, a alcalose metabólica fetal ocorre posteriormente à materna. Contudo, a compensação materna por hipoventilação e consequente hipercapnia, consegue restaurar rapidamente o pH fetal, visto que o CO_2 é transportado rapidamente através da placenta.

Acidose metabólica

Acidose metabólica é um problema comum no recém-nascido criticamente enfermo. Pode resultar tanto do excesso de produção de ácidos ou redução na sua excreção renal, como da perda de bases. A diferenciação dos dois grupos pode ser feita por meio do cálculo do hiato iônico ou *anion gap* que se mostra aumentado no caso de aumento da produção, adição ou retenção de ácidos e resulta normal quando se deve à perda de bicarbonato ou à adição de ácido contendo cloreto.

Hiato aniônio ou *anion gap* é a diferença entre os cátions presentes no líquido extracelular e os ânions. Para que a eletroneutralidade do organismo seja mantida, a soma de todos os cátions do corpo deve ser igual à soma de todos os ânions. O principal cátion do organismo é o sódio e os principais ânions são o bicarbonato e o cloro. No entanto, a soma do cloro com o bicarbonato não se iguala ao valor do sódio. Essas unidades faltantes são os ânions não mensuráveis, ou seja, não medidos pelas dosagens sanguíneas rotineiras. Essa diferença que falta para igualar a soma de cátions e ânions (que corresponde aos ânions não mensuráveis) recebe o nome de *anion gap*, hiato iônico ou intervalo aniônico. Considera-se o valor normal de *anion gap* entre 11 e 14.

Hiato iônico = $Na^+ - (HCO_3^- + Cl^-)$

A hipoxemia e isquemia resultante da asfixia perinatal constitui a causa mais frequente de acidose metabólica no recém-nascido, ao lado de distúrbios vaso regulatórios e disfunção miocárdica causados por sepses, imaturidade ou asfixia, doença pulmonar grave, com ou sem hipertensão pulmonar, doenças estruturais cardíacas, depleção de volume e doenças metabólicas congênitas (Quadro 15.1).

Quadro 15.1
Causas mais frequentes de acidose metabólica em recém-nascidos.

Hiato iônico aumentado:
- Hipoxemia
- Isquemia
- Choque
- Sepse
- Disfunção miocárdica
- Doenças metabólicas congênitas
- Falência renal

Hiato iônico normal:
- Perda de bicarbonato: diarreia aguda, drenagem do tubo do intestino delgado
- Drenagem biliar ou pancreática; drenagem de fístula digestiva
- Acidose tubular renal
- Deficiência de mineralocorticoide
- Administração de componentes contendo cloro, fórmula alimentar com alta quantidade de proteína
- Inibidores da anidrase carbônica (acetazolamida)
- Diluição do compartimento de líquido extracelular

Fonte: Adaptado de Davis et al., 2002.

No feto, a causa mais frequente de acidose metabólica é a hipoxemia resultante de anormalidades na função uteroplacentária e/ou do fluxo sanguíneo. Menos frequentemente, pode ser causada por hipoxemia materna primária ou acidose metabólica secundária à diabetes, sepses ou anormalidade tubular renal da mãe. De forma semelhante à acidose respiratória, a resposta regulatória inicial do feto à acidose metabólica consiste na eliminação de CO_2 pelos pulmões fetais ou, de forma mais eficiente, por meio da difusão para o sangue materno e daí sendo eliminado pelos pulmões da mãe. O ambiente plasmático mais alcalino apresentado pela gestante em função da redução do CO_2 plasmático e de ácidos fracos pode servir como proteção contra uma redução brusca no pH fetal, facilitando a difusão do CO_2 fetal através da placenta. A hipoxemia fetal provoca uma mudança no metabolismo de aeróbio para anaeróbio, resultando no acúmulo de grande quantidade de ácido lático. Ocorre a partir daí o tamponamento dos íons hidrogênio pelos sistemas tampões intra e extracelulares e a queda no pH e no bicarbonato plasmático. Diferentemente do CO_2, o lactato e outros ácidos fixos atravessam a placenta mais lentamente de forma que na acidose metabólica, a compensação pelos rins maternos tem início mais retardado. Os rins fetais também exercem papel na manutenção do equilíbrio acidobásico. Evidências indicam que o rim fetal é capaz de excretar ácidos e gerar bicarbonato. No entanto, essa capacidade é limitada quando comparada com a vida pós-natal. Além disso, a carga ácida excretada pela urina fetal permanece no ambiente fetal imediato, precisando ser eliminado pela placenta ou metabolizado pelo feto.

Tratamento da acidose metabólica no recém-nascido

O tratamento da acidose deve priorizar sempre a identificação e correção da causa básica. A administração de álcali como o bicarbonato deve ser utilizada apenas em situações graves nas quais o pH sanguíneo muito baixo é capaz de comprometer o bom funcionamento dos órgãos e sistemas, uma vez que pode resultar em vários efeitos adversos como hipernatremia, sobrecarga de volume, aumento de PCO_2, acidose intracelular paradoxal, entre outros. Estudos demonstram que pH inferior a 7,20 é capaz de comprometer a função miocárdica de recém-nascidos e esse tem sido o nível de risco considerado para que se administre bicarbonato. Antes da administração de bicarbonato, é imprescindível assegurar apoio ventilatório adequado e correção de eventual acidose respiratória. A quantidade de bicarbonato a ser administrada pode ser calculada de diversas formas. No Quadro 15.2 estão exemplificadas as mais comumente utilizadas.

Quadro 15.2
Cálculo da quantidade de bicarbonato de sódio a ser administrada na acidose metabólica.

Fórmula de Mellengard-Astrup:
Bicarbonato a ser administrado (mEq) = peso × excesso de base (BE) × 0,3
Onde: **Excesso de base (BE)** expressa o que teria de acrescentar (BE NEGATIVO) ou subtrair (BE POSITIVO) de bases para que o organismo mantenha o seu pH, corrigindo a anormalidade.

Ou pela fórmula:
Bicarbonato a ser administrado (mEq/L) = (Bic desejado − Bic atual) × 0,3 × peso.
Bic desejado: valor de bicarbonato que se quer atingir.

Fonte: Desenvolvido pela autoria.

O valor de bicarbonato obtido por meio dos cálculos, deve ser dividido em 2 ou 3 partes sendo uma parte infundida em 2 horas numa solução a 1,4% e o restante distribuído nas 24 horas seguintes. Essa quantidade de bicarbonato não será suficiente para alcalinizar todo o sistema, mas permitirá um aumento do pH a níveis seguros enquanto se atua na causa básica da acidose e medidas de maior impacto são estabelecidas como melhora da perfusão, apoio inotrópico e estabelecimento da diurese.

Algumas medidas no manejo obstétrico e neonatal podem também apresentar impacto na homeostase acidobásica do recém-nascido: A administração de betametasona à mãe pode provocar acidose metabólica no feto, o clampeamento tardio do cordão umbilical pode colaborar para a eliminação de metabólitos anaeróbios produzidos durante o trabalho de parto e o parto e acumulados em órgãos não vitais, o tipo de anestesia utilizado para o parto cesárea exerce influência no pH sanguíneo do recém-nascido, sendo a anestesia geral relacionada com pH mais baixo e menor vitalidade ao nascimento. Também algumas medicações utilizadas em recém-nascidos criticamente doentes podem afetar o equilíbrio acidobásico como a dopamina que reduz o limiar de reabsorção do bicarbonato, os inibidores da anidrase carbônica que limitam a formação de bicarbonato, a furosemida que aumenta a excreção de ácidos tituláveis e amônia, e a espironolactona que inibe a al-

dosterona e, portanto, reduz a excreção de hidrogênio iônico no túbulo distal.

Distúrbios acidobásicos específicos podem manifestar-se no período neonatal como a acidose tubular renal, a síndrome de Bartter e a acidose metabólica tardia. Essa última, atribuída à oferta excessiva de proteína nas fórmulas lácteas ofertadas a recém-nascidos prematuros, atualmente é menos comum, possivelmente em virtude de maior utilização de leite humano na alimentação desses recém-nascidos.

Os recém-nascidos, particularmente os prematuros, encontram-se em desvantagem no que se refere ao equilíbrio acidobásico, quando comparados às crianças maiores e adultos, uma vez que apresentam limitação na capacidade ventilatória e excreção renal de H+ e, no entanto, geram mais CO_2 e ácidos endógenos do que em qualquer outra fase da vida. Situações de doença e prematuridade, bem como algumas estratégias de abordagem perinatais, são capazes de ameaçar essa homeostase e comprometer o seu equilíbrio, colocando em risco não apenas a sobrevida imediata, mas também interferindo no crescimento e desenvolvimento do feto e do recém-nascido.

LEITURAS COMPLEMENTARES

Asch MJ, Dell RB, Williams GS, Cohen M, Winters RW. Time course for development of respiratory compesation in metabolic acidosis. J Lab Clin Med. 1969;73(4)610-5.

Blechner JN. Maternal-fetal acid-base, physiology. Clin Obstet Gynecol. 1993;36:3.

Carlotti APCP. Abordagem clínica dos distúrbios do equilíbrio ácido-base. Medicina (Ribeirão Preto). 2012;45(2):244-62.

Carmody JB, Norwood VF. A Clinical Aproach to paediatric acid-base disorders. Post Grad Med J. 2012;88:143-51.

Davis ID, Stork JE, Avner ED. Acid-Base Physiology and Disorders in the Neonate. In: Neonatal-Perinatal Medicine. Diseases of the Fetus and Infant. 7th Ed. St Louis, Missouri, Mosby; 2002. p.627-34.

Dell KM. Homeostase de líquidos, eletrólitos e ácido-base. In: Fanaroff & Martin. Medicina Neonatal e Perinatal (tradução). 10.ed. Rio de Janeiro: Elsevier; 2017. p.585-99.

Furoni RM, Pinto Neto SM, Giorgi RB; Enio Marcio Maia Guerra EMM. Distúrbios do equilíbrio ácido-básico. Revisão. Sorocaba: Rev. Fac. Ciênc. Méd. 2010;12(1):5-12.

Ganetzky RD, Cuddapah SR. Neonatal Lactic Acidosis: A Diagnostic and Therapeutic Approach. Neoreviews; 2017. [Acesso 2017 dez 3]. Disponível em: http://neoreviews.aappublications.org/by 339478.

Martins OJF. Equilibrio Ácido-Básico- Abordagem Fisiopatogênica. In: Medicina Neonatal. Rio de Janeiro: Revinter; 2006. p.381-410.

Matsumoto T, Cordeiro AMG. Distúrbios acidobásicos da criança. In: Terapia intensiva adulto-pediatria/RN. São Paulo: Elsevier; 1997. p.144-50.

Seri S. Acid-base Homeostasis in the fetus and newborn. In: Nephrology and Fluid/Electrolyte Physiology, Neonatology Questions and Controversies. 2nd ed. Saunders-Elsevier; 2012. p.105-13.

Shenhav S, Volodarsky M, Anteby EY, Gemer O. Fetal acid-base balance after betamethasone administration: Relation to fetal heart rate variability. Arch Gynecol Obstet; 2008. p.287-333.

Tonni G, Ferrari B, De Felice C, Ventura A. Fetal acid-base and neonatal status after general and neuraxial anesthesia for elective cesarean section. Int J Gynecol Obstet; 2007. p.97-143.

Wiberg N, Kallen K, Olofsson P. Delayed umbilical cord clamping at birth has effects on arterial and venous blood gases and lactate concentrations. BJOG; 2008. p.115-697.

16

Hipoglicemia no Período Neonatal

Mayco José Reinaldi Serra
Adriana Aparecida Siviero Miachon
Angela Maria Spinola-Castro

Regulação do metabolismo de glicose no período neonatal

A glicose é o substrato energético primário para o desenvolvimento e metabolismo do sistema nervoso central (SNC). O encéfalo constitui 2% do peso corporal de um humano adulto e o consumo de glicose corresponde a 20% do total de glicose utilizada como substrato energético. No período neonatal, a importância da glicose como substrato energético é ainda maior, uma vez que o encéfalo corresponde de 10 a 12% do peso corporal de um recém--nascido (RN).

No período fetal, o aporte de glicose é determinado, em sua maior parte, pela glicemia materna, sendo a glicemia fetal ligeiramente menor e respeitando uma correlação linear que é mantida apesar de eventos hipo ou hiperglicêmicos maternos. Em contrapartida, o metabolismo contra-insulínico está presente em fases precoces da vida fetal, como pode ser observado pela presença de enzimas relacionadas à glicogenólise hepática, apesar de o estoque hepático de glicogênio se tornar mais expressivo apenas próximo ao termo. O glicogênio hepático do RN a termo em algumas espécies corresponde a duas vezes o glicogênio hepático no adulto, o que ajuda a compreender a importância deste órgão na homeostase da glicose após o nascimento.

A interrupção do aporte de glicose transplacentária após o nascimento contempla o momento em que os mecanismos reguladores de glicemia endógena são prontamente testados para manter a euglicemia nas primeiras horas de vida. Esta adaptação metabólica no ambiente extrauterino é orquestrada por meio de mudanças na secreção de determinados hormônios, na regulação de receptores e na atividade de sistemas enzimáticos. A glicemia do recém-nascido tem seu nadir por volta de 2 a 3 horas após o nascimento, e geralmente não fica abaixo de 40 mg/dL, estabilizando-se entre 45 e 80 mg/dL, por volta de 6 a 8 horas de vida. A glicogenólise hepática tem papel importante como fonte de glicose nas primeiras 8 a 12 horas de vida e, posteriormente, é seguida pela neoglicogênese, tendo como substratos o lactato, o glicerol e os aminoácidos. A liberação de catecolaminas e cortisol pela adrenal é, provavelmente, um dos maiores reguladores imediatos da glicemia nos primeiros minutos de vida, fato comprovado em estudos realizados com fetos de animais que foram submetidos à adrenalectomia, em que foi observada hipoglicemia persistente por comprometimento da neoglicogênese, com retardo no aumento das concentrações séricas de ácidos graxos livres. No RN a termo, o estresse envolvendo o trabalho de parto desencadeia aumento nas concentrações séricas de cortisol que, por sua vez, estão associadas não só à neoglicogênese nas primeiras horas de vida, mas também atuam sinergicamente ao hormônio triiodotironina (T_3), ativando os transportadores de sódio responsáveis pela depuração do líquido amniótico intra-alveolar. O glucagon sérico pode aumentar em até cinco vezes nos primeiros minutos após o parto e desempenha papel central na atividade das enzimas glicogênio-sintase e glicogênio-fosforilase, promovendo glicogenólise hepática e liberação rápida de glicose.

O resultado do aumento dos hormônios contra-insulínicos, em detrimento da insulinemia, resulta também em neoglicogênese, com formação de corpos cetônicos. Este é o segundo substrato energético neuronal. Por fim, o lactato, o piruvato e os aminoácidos se tornam os últimos substratos energéticos no metabolismo neuronal.

Definição de hipoglicemia

A definição de hipoglicemia no período neonatal ainda é um tema controverso. A hipoglicemia poderia ser definida como a glicemia capaz de provocar sintomas ou desfechos neurológicos em longo prazo ou por meio de dados epidemiológicos obtidos das glicemias em estudos populacionais. Entretanto, nenhum destes métodos é completamente satisfatório. A possibilidade da hipoglicemia determinar sintomas neuroglicopênicos pode sofrer interferência da presença de outros substratos energéticos utilizados pelo SNC, bem como pela ocorrência de insultos hipoglicêmicos prévios, em que concentrações mais baixas de glicemia são necessárias para desencadear sintomas neuroglicopênicos. Além disso, uma amostra isolada pode estar sujeita aos artefatos técnicos, desde a coleta e transporte, até o processamento da amostra. A fim de diminuir os problemas técnicos, a glicemia deve ser coletada em tubo com fluoreto de sódio (tubo cinza) para diminuir o risco de falso-positivo, uma vez que este atua como inibidor de glicólise. É importante destacar que a glicemia capilar pode ainda ser útil no monitoramento do paciente, mas a hipoglicemia deve ser sempre confirmada com amostra sérica, uma vez que a discrepância dos resultados entre glicemia capilar e sérica pode variar em uma faixa de 10 a 15%, podendo ser, infelizmente, maior em vigência de hipoglicemia.

A Sociedade de Endocrinologia Pediátrica Americana (do inglês Pediatric Endocrine Society – PES) propõe que a confirmação da hipoglicemia deve variar de acordo com a idade e sintomatologia do paciente. Em crianças maiores ou adultos, deve abranger o valor sérico de glicemia capaz de provocar sintomas neuroglicopênicos, que são reversíveis com a normalização da mesma; tal definição contempla a tríade de Whipple: hipoglicemia, sinais e sintomas compatíveis com hipoglicemia e melhora dos mesmos após a administração de glicose. Em crianças menores e lactentes, que são incapazes de comunicar sinais e sintomas de forma clara, a glicemia abaixo de 60 mg/dL deve ser confirmada e investigada. Em RN, a hipoglicemia que persiste a partir de 48 horas de vida deve ser investigada a fim de afastar causas de hipoglicemia persistente antes da alta da maternidade, não existindo um ponto de corte específico nesta faixa etária, o que ainda carece de um consenso. Alkalay et al. (2006), em uma metanálise envolvendo 723 RNs a termo, definiu o percentil 5 da glicemia de acordo com os seguintes períodos: 1 a 2 horas, 3 a 23 horas, 24 a 47 horas e 48 a 72 horas, encontrando, respectivamente, os seguintes pontos de corte: 28, 40, 41 e 48 mg/dL, respeitando, assim, o nadir fisiológico das primeiras horas de vida. A maioria dos autores concordam em definir e tratar hipoglicemia com um ponto de corte de 40 mg/dL (2,2 mmol/L).

Epidemiologia

A incidência de hipoglicemia no período neonatal varia de acordo com o método utilizado para sua definição e a população estudada, com valores de 1 a 5 para cada 1.000 nascidos vivos na população geral. Quando se considera um RN com fatores de risco para hipoglicemia neonatal, essa incidência torna-se mais elevada, por volta de 30%. Harris et al. (2012), ao avaliarem 514 RNs com idade gestacional igual ou maior a 35 semanas e com fatores de risco para hipoglicemia neonatal (definida como glicemia menor que 2,6 mmol/L ou 47 mg/dL), encontraram incidência de hipoglicemia de 51%, 19% apresentaram hipoglicemia grave (menor que 36 mg/dL) e 19% apresentaram mais que um episódio. Bromiker et al. (2017) avaliaram 3.595 RNs com mais de 36 semanas, admitidos em alojamento conjunto, encontrando uma incidência de hipoglicemia variando de 3,4 a 12,1%, ao utilizar como ponto de corte, respectivamente, 40 mg/dL e 47 mg/dL.

Quadro clínico

A hipoglicemia no período neonatal, na maioria dos casos, é assintomática, sendo muitas vezes, diagnosticada por meio da triagem dos RNs considerados de risco. Se sintomática, os sintomas são, frequentemente, variados e inespecíficos, incluindo o sistema respiratório, com apneia ou taquipneia; o sistema cardiovascular, com taquicardia ou bradicardia e o sistema neurológico, com letargia, hipotonia, dificuldade de sucção, reflexo de Moro exagerado, instabilidade térmica, mioclonias ou convulsões. Dentre os diagnósticos diferenciais estão a sepse neonatal, distúrbios eletrolíticos e hemorragia peri-intraventricular. Na criança maior, podem aparecer sintomas autonômicos, como palidez, sudorese, náuseas, vômitos, dor abdominal e fraqueza, bem como sintomas neuroglicopênicos, como confusão, irritabilidade, cefaleia, alterações visuais, mudanças de comportamento, convulsões e coma, além da presença da tríade de Whipple.

Causas de hipoglicemia no período neonatal

As hipoglicemias no período neonatal podem ser divididas em transitórias e permanentes (refratárias).

1. Hipoglicemia neonatal transitória:
   a) **Associada à diminuição do estoque de glicogênio hepático e/ou imaturidade dos sistemas enzimáticos:** nos prematuros e/ou pequeno para a idade gestacional (PIG).
   b) **Hiperinsulinismo transitório:** nos RNs filho de mãe diabética (FMD), asfixia perinatal grave, eritroblastose fetal ou uso de simpaticomiméticos na tocólise em gestantes.
   c) **Mecanismos mistos:** síndrome do desconforto respiratório do RN grave, hipotermia, asfixia perinatal grave e sepse materna.
2. Hipoglicemia neonatal persistente:
   a) **Estados hiperinsulinêmicos:** hiperinsulinismo congênito, síndrome de Beckwith-Wiedemann e insulinoma.
   b) **Deficiências hormonais:** pan-hipopituitarismo, deficiência isolada de hormônio do crescimento (GH), deficiência de glucagon e deficiência de epinefrina.
   c) **Erros inatos do metabolismo:** distúrbios da oxidação dos ácidos graxos, distúrbios do metabolismo dos aminoácidos, galactosemia, intolerância hereditária à frutose e glicogenoses.
   d) **Doenças autoimunes:** doença de Hirata.

Triagem neonatal para hipoglicemia

A triagem para hipoglicemia neonatal não deve ser realizada rotineiramente em RN a termo sem comorbidades. A monitorização glicêmica após o nascimento deve ser realizada para todos os RN que contemplam uma das condições a seguir:

1. PIG ou grande para idade gestacional (GIG);
2. prematuridade ou pós-termo;
3. gemelaridade discordante (diferença de peso ao nascer superior a 10%);
4. FMD;
5. baixo peso ao nascimento (peso ao nascer inferior a 2.500 g);
6. estresse perinatal (acidose grave, síndrome de aspiração meconial, síndrome hipóxico-isquêmica);
7. hipotermia;
8. policitemia (hematócrito venoso > 70%);
9. eritroblastose fetal;
10. síndrome de Beckwith-Wiedemann;
11. micropênis ou defeitos da linha mediana;
12. suspeita de infecção;
13. desconforto respiratório;
14. suspeita ou diagnóstico de erro inato do metabolismo ou doenças endócrinas;
15. uso de fármacos maternos (terbutalina, propranolol e hipoglicemiantes orais).

Hipoglicemia neonatal persistente (ou refratária)

A hipoglicemia que persiste após 48 horas de vida ou inicia-se a partir de 48 horas geralmente está associada a causas endocrinológicas ou metabólicas. As causas de hipoglicemia transitória no recém-nascido podem até, ocasionalmente, ultrapassar 48 horas de vida. Entretanto, episódios que duram de 5 a 7 dias devem ser considerados como hipoglicemia persistente e investigados. Pode-se, ainda, chamar a hipoglicemia persistente de refratária, quando requer velocidade ou taxa de infusão de glicose (VIG ou TIG) acima de 12 mg/kg/min.

Na avaliação do RN, lactente ou criança com suspeita de hipoglicemia persistente, a anamnese deve ser minuciosa, buscando determinar tolerância ao jejum, fatores desencadeantes, sintomatologia associada, antecedentes familiares, uso de medicamentos hipoglicemiantes nos familiares e consanguinidade. O exame físico pode ocasionar suspeitas de erros inatos do metabolismo, na presença de hepatomegalia, miopatia, miocardiopatia ou neuropatias periféricas; a presença de hemi-hipertrofia, macroglossia e macrossomia podem resultar em diagnóstico da síndrome de Beckwith-Wiedemann; a macrossomia fetal sugere hiperinsulinismo; déficit de crescimento, micropênis, icterícia prolongada e anomalias da linha mediana podem estar associados ao hipopituitarismo.

Em determinadas situações, a PES recomenda a investigação de hipoglicemia neonatal persistente antes da alta da maternidade, conforme o Quadro 16.1. A avaliação inicial requer a coleta de amostra crítica em vigência de hipoglicemia, contemplando os seguintes exames: glicemia, insulinemia, cetonemia, gasometria com lactato, ácidos graxos livres, amônia, GH, cortisol, tubo seco para cromatografia de ácidos orgânicos e aminoácidos e amostra urinária para cromatografia de ácidos orgânicos e aminoácidos. A investigação diagnóstica inicial começa sempre pela gasometria arterial ou venosa com lactato e cetonemia (Figura 16.1), cujos resultados podem direcionar o diagnóstico para determinados grupos de erros inatos do metabolismo, que devem ser prontamente suspeitados. Em crianças maiores, um teste de tolerância ao jejum de 6 a 8 horas pode ainda ser realizado, para a coleta de amostra para investigação laboratorial, na qual uma glicemia acima de 70 mg/dL permite a alta hospitalar com segurança. No período neonatal, de acordo com a PES, o alvo glicêmico antes da dieta é acima de 50 mg/dL (antes de 48 horas de vida) e acima de 60 mg/dL (após 48 horas de vida).

Quadro 16.1
Situações clínicas que indicam investigação para hipoglicemia neonatal persistente.

1. Hipoglicemia grave, com necessidade de infusão endovenosa de glicose.
2. Incapacidade de manter a glicemia pré-prandial acima de 50 mg/dL (até 48 horas de vida) ou acima de 60 mg/dL (após 48 horas de vida).
3. História familiar de hipoglicemia de etiologia genética.
4. Suspeita de síndromes genéticas associadas.

Fonte: Adaptado de Thornton et al., 2015.

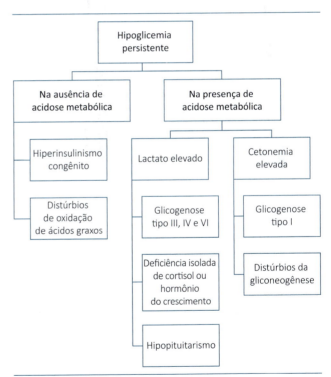

Figura 16.1. Fluxograma da investigação inicial da hipoglicemia persistente.
Fonte: Adaptada da Diretriz da Sociedade Brasileira de Pediatria, 2014.

Hipoglicemias hiperinsulinêmicas

As hipoglicemias hiperinsulinêmicas da infância fazem parte de um grupo de doenças que podem ter evolução transitória ou persistente, caracterizadas por elevação sérica da insulina basal, associada à hipoglicemia.

Dentre as causas de hipoglicemia hiperinsulinêmica transitória (HHT), o FMD é o principal representante. A fisiopatologia da hipoglicemia no FMD está centrada no controle glicêmico materno. A hiperglicemia materna aumenta a difusão facilitada de glicose ao feto, ocasionando hiperglicemia fetal que, por sua vez, aumenta a secreção de insulina para normalizar a glicemia. A principal manifestação clínica decorrente do hiperinsulinismo no período fetal é a macrossomia, podendo estar associada ainda com policitemia, maior risco de icterícia neonatal, deficiência de surfactante, hipomagnesemia e hipocalcemia. Estes RN, portanto, estão mais sujeitos à asfixia perinatal que, em associação com a hipoglicemia, pode repercutir negativamente no desenvolvimento neuropsicomotor.

Além do FMD, a presença de asfixia perinatal grave, eritroblastose fetal, restrição de crescimento fetal, infusão de glicose contínua na gestante durante o trabalho de parto e o uso de simpaticomiméticos na tocólise também devem ser considerados como possíveis etiologias de HHT. A fisiopatologia da HHT ainda não está bem esclarecida. Sabe-se ainda que os RNs com restrição do crescimento fetal (PIG) ou que tiveram asfixia perinatal podem ter quadros protraídos, sendo possível levar meses para resolução completa dos episódios de hipoglicemia, necessitando de tratamento de manutenção com diazóxido, como indicado nos casos de hiperinsulinismo persistente (HP).

Hiperinsulinismo persistente

O HP abrange um grupo de diversas etiologias que envolvem transtornos congênitos, neoplasias, doenças autoimunes, erros inatos do metabolismo, estados pós-operatórios gastrointestinais e iatrogenias (Quadro 16.2).

Quadro 16.2
Etiologia do hiperinsulinismo persistente.

- **Hiperinsulinismo congênito:** heranças autossômicas dominantes ou recessivas.
- **Neoplasias:** insulinoma esporádico ou associado à neoplasia endócrina múltipla tipo 1 (NEM 1).
- **Associado a síndromes genéticas:** Beckwith-Wiedemann, Sotos, Kabuki, Usher, Timothy, Costello, Patau (trissomia do 13), Turner com mosaicismo, Simpson-Golabi-Behmel.
- **Erros inatos do metabolismo:** tirosinemia, desordens congênitas da glicosilação tipo 1 A/B/D.
- **Iatrogenia** por administração exógena de insulina (síndrome de Munchausen por transferência).
- **Outros:** síndrome de Dumping, mutações no gene do receptor de insulina, doença de Hirata.

Fonte: Adaptado de Liberatore-Junior e Martinelli-Junior, 2011.

O insulinoma é uma entidade rara na infância, podendo se apresentar isoladamente ou como componente da neoplasia endócrina múltipla tipo 1 (NEM 1). A ocorrência de insulinoma associado à NEM 1 acontece em 6% dos casos. Cerca de 5 a 10% dos insulinomas são malignos. Padidela et al. (2014) avaliaram nove crianças com diagnóstico de insulinoma em um centro europeu, entre os anos de 2000 a 2012, com idade, ao diagnóstico, variando entre 2 e 14,5 anos, média de 10 meses entre o início dos sintomas e o diagnóstico, e todas as crianças apresentaram sintomas

neuroglicopênicos e a tolerância ao jejum variou de 2,5 a 6 horas. O diagnóstico normalmente é realizado com a ressonância magnética e o tratamento consiste em ressecção tumoral, sendo a recorrência incomum.

A síndrome de Munchausen por transferência tem uma de incidência de dois casos em 250, representando 0,8% dos casos de HP. Pode ser decorrente da administração exógena de insulina e/ou hipoglicemiantes orais na tentativa de promover hipoglicemia. Na administração exógena de insulina, existe aumento da relação insulina/peptídeo C, enquanto na administração exógena de sulfonilureias essa relação pode ser normal. Sinais que sugerem hiperinsulismo factício: presença de longos períodos livres de sintomas, episódios frequentes de hipoglicemia grave e recorrência de hipoglicemia no pós-operatório de ressecção pancreática parcial, especialmente quando a biópsia de congelação intra-operatória não mostra alterações.

Dentre as síndromes genéticas associadas ao hiperinsulinismo congênito, a mais prevalente é a síndrome de Beckwith-Wiedmann, que acomete 1 a cada 12.000 nascidos vivos. A maioria dos casos são esporádicos e estão associados a alterações em genes da região 11p15, que regula o crescimento fetal normal. A suspeita clínica é realizada já no período neonatal, em RN com macrossomia, macroglossia e defeitos da parede abdominal. O sintoma clínico mais prevalente é a macroglossia, podendo ser observada em mais de 80% dos casos e que pode ocasionar transtornos respiratórios e alimentares nos primeiros anos de vida, mas que tendem a ser menos sintomáticos com o crescimento mandibular e das outras estruturas cranianas. A macrossomia é observada em 75% dos casos, e estas crianças tendem a manter o peso e a estatura acima do percentil 90 até o final da fase pré-escolar. Algumas alterações faciais são frequentes como proeminência occipital, alterações anatômicas nas orelhas e manchas em vinho do porto. Os defeitos da parede abdominal como onfalocele, hérnia umbilical e diátese do músculo reto do abdome acometem 80% dos casos. A hemihipertrofia aparece em uma pequena parcela dos casos, porém está associada a um maior risco de desenvolvimento de tumores de origem embrionária. As síndromes de Simpson-Golabi-Behmel, Perlman e Sotos são os principais diagnósticos diferenciais.

A doença de Hirata foi descrita pela primeira vez na década de 1970 e é caracterizada pela presença de episódios de hipoglicemia associados ao hiperinsulinismo e à presença de anticorpos anti-insulina endógena, geralmente da classe IgG, em paciente nunca exposto à insulina ou fármacos hipoglicemiantes. É a terceira causa de hipoglicemia persistente na população japonesa, em função da associação com HLA DRB1*0406, sendo rara na população não japonesa, havendo apenas 60 casos já descritos na população caucasiana. A incidência é maior após a quarta década de vida e tem associação com uso prévio de metimazol. A fisiopatologia ainda não é totalmente compreendida, mas é caracterizada por episódios de hipoglicemia pós-prandial, momento em que a insulina endógena tende a se dissociar de seu autoanticorpo, ocasionado um aumento inapropriado da insulina livre com consequente hipoglicemia. Entretanto, alguns pacientes também podem experimentar episódios de hipoglicemia em jejum.

Hiperinsulinismo congênito

O hiperinsulinismo congênito (HC) é uma das causas mais comuns de hipoglicemia hiperinsulinêmica persistente na infância, com taxa de incidência de 1:50.000 nascidos vivos. As mutações genéticas relacionadas ao HC interferem no funcionamento normal da célula β-pancreática. Os critérios diagnósticos que definem o HC estão resumidos no Quadro 16.3.

Quadro 16.3
Critérios diagnósticos para hiperinsulinismo congênito.

1. Hipoglicemia no teste de jejum (glicemia menor que 50 mg/dL)
2. Cetonemia negativa no jejum e pós-prandial
3. Insulina sérica dosável
4. Necessidade de TIG superior a 10 mg/kg/min para manter glicemia acima de 54 mg/dL
5. Teste de estímulo com glucagon positivo

TIG: taxa de infusão de glicose.

Fontes: Adaptado da Diretriz da Sociedade Brasileira de Pediatria, 2014; Stanley, 2016; e Goel e Choudhury, 2012.

O termo "insulina sérica dosável" foi proposto, pois há relatos de casos de HC em que não é detectada a insulinemia maior que 3 mUI/L. O teste de estímulo do glucagon é realizado com a infusão de 0,03 mg/kg de glucagon por via endovenosa ou intramuscular, seguido pela monitorização da glicemia a cada 10 minutos, durante 40 minutos. Caso a glicemia se eleve mais que 30 mg/dL, o resultado sugere hiperinsulinismo.

A liberação de insulina pela célula β-pancreática ocorre por estímulo de dois substratos energéticos: glicose ou aminoácido. O consumo destes substratos eleva a relação adenosina trifosfato/adenosina difosfato (ATP/ADP) intracelular, desencadeando o fechamento dos canais de potássio sensíveis ao ATP (K_{ATP}), o que eleva o potencial transmembrana celular e ativa os canais de cálcio voltagem-dependente (CaVD), completando a despolarização celular. O aumento do cálcio intracelular resulta na liberação de insulina para o meio extracelular por meio da degranulação dos grânulos citoplasmáticos que armazenam insulina. Todos os genes associados ao HC atuam em algum ponto desta via de liberação de insulina, desde o metabolismo intracelular da glicose ou aminoácidos até o canal K_{ATP}. Até hoje, foram identificadas onze mutações genéticas responsáveis pelo HC, envolvendo os seguintes genes: 1) ABCC8, que codifica a subunidade do receptor tipo 1 da sulfonilureia (SUR1); 2) KCNJ11, que codifica ao canal interno do retificador do K_{ATP} (Kir6.2); 3) GLUD1, que codifica a enzima glutamato desidrogenase (GDH) – hiperinsulinismo/hiperamonemia; 4) glicoquinase (GCK); 5) ACADS, que codifica a 3-hidroxiacil-CoA desidrogenase de cadeia curta (SCHAD); 6) fator nuclear 4-alfa de hepatócito (HNF4A); 7) fator nuclear 1-alfa de hepatócito (HNF1A); 8) SLC16A1, que codifica o transportador 1 de monocarboxilato (MCT1) – hiperinsulinismo induzido pelo exercício; 9) proteína desacopladora mitocondrial (UCP-2); 10) hexoquinase 1 (HK1); 11) fosfoglicomutase (PGM-1) (Quadro 16.4). As duas primeiras mutações genéticas foram descobertas na década de 1990 e envolvem os genes ABCC8/KCNJ11, que atuam no K_{ATP} e representam 45 a 50% dos casos. Cerca de 5 a 10% dos casos restantes estão associados aos outros nove genes, restando quase 50% dos casos em que não se conhece o mecanismo genético definido.

Quadro 16.4
Principais mutações associadas ao hiperinsulinismo congênito.

Forma genética	Gene/Cromossomo	Herança	Fenótipo	Tratamento
K_{ATP}	ABCC8 KCNJ11 11p15.1	AD AR Dissomia uniparenteral	AD: hipoglicemia responsiva ao diazóxido AR: hipoglicemia grave, não responsiva ao diazóxido	Diazóxido Ocreotide + alimentação frequente Pancreatectomia
GDH (hiperinsulinismo/hiperamonemia)	GLUD-1 10q23.2	AD missense	Hipoglicemia menos grave, no jejum e pós-prandial Hiperamonemia assintomática Epilespia/distúrbios de comportamento	Boa resposta ao diazóxido
GCK	GCK 7p13	AD	Fenótipo variável Diabetes MODY	Diazóxido Ocreotide + alimentação frequente Pancreatectomia
SCHAD	HADH 4q25	AR	Hipoglicemia moderada ou grave Perfil de acilcarnitinas alterado	Diazóxido
HNF1A HNF4A	HNF-1A 12q24.2 HNF-4A 20q13.12	AD com perda de função	Hipoglicemia transitória ou persistente Diabetes MODY Síndrome de Fanconi-Bickel-like	HC: diazóxido, quando necessário MODY: sulfonilureias
MCT1 (hiperinsulinismo induzido pelo exercício)	SLC16A1 1p13.2	AD com ganho de função	Hipoglicemia grave induzida por atividade física anaeróbica vigorosa	Diazóxido não previne crises Ingesta de carboidratos durante e após atividades físicas Evitar atividade física vigorosa

K_{ATP}: canal de potássio dependente de ATP; AD: autossômica dominante; AR: autossômica recessiva; GDH: glutamato desidrogenase; GCK: glicoquinase; MODY: diabetes juvenil de início tardio, do inglês *Maturity-onset Diabetes of Young*; SCHAD: 3-hidroxiacil-CoA desidrogenase de cadeia curta; HNF1A: fator nuclear 1-alfa de hepatócito; HNF4A: fator nuclear 4-alfa de hepatócito; HC: hiperinsulinismo congênito; MCT1: transportador 1 de monocarboxilato.

Fonte: Adaptado de Palladino et al., 2008.

Tratamento

A Academia Americana de Pediatria (AAP) sugere que a hipoglicemia sintomática abaixo de 40 mg/dL deve ser conduzida com infusão endovenosa de glicose. Em crianças assintomáticas com glicemia inferior a 40 mg/dL, a conduta depende do tempo de vida e do valor da glicemia (Quadro 16.5). Como citado anteriormente, a PES define os alvos glicêmicos a serem mantidos no período neonatal antes da dieta: acima de 50 mg/dL (antes de 48 horas de vida) e acima de 60 mg/dL (após 48 horas de vida).

Quadro 16.5 Manejo da hipoglicemia neonatal.			
Quadro clínico	Horas de vida	Glicemia (mg/dL)	Conduta
Sintomático	Independente	< 40	Glicose endovenosa
Assintomático	0 a 4 horas – Primeira triagem	< 25	Alimentar RN e reavaliar glicemia após 1 hora
	0 a 4 horas – Avaliações posteriores	< 25	Glicose endovenosa
		25 a 40	Alimentar RN e reavaliar glicemia após 1 hora Administrar glicose endovenosa se não atingir alvo glicêmico
	4 a 24 horas – Primeira triagem	< 35	Alimentar RN e reavaliar glicemia em 1 hora
	4 a 24 horas – Avaliações posteriores	< 35	Glicose endovenosa
		35 a 45	Alimentar RN e reavaliar glicemia após 1 hora Administrar glicose endovenosa se não atingir alvo glicêmico
	24 a 48 horas	< 45	Glicose endovenosa

RN: recém-nascido.
Fonte: Adaptado de Committee On Fetus And Newborn & Adamkin, 2011.

Durante a emergência hipoglicêmica, a realização de glicose endovenosa 10% (na dose de 2 a 4 mL/Kg) ou 25% (1 a 2 mL/kg) é indicada, bem como a infusão inicial contínua de glicose com TIG de 8 mg/kg/min. Controles iniciais de glicemia capilar a cada 30 a 60 minutos são necessários para ajustar a TIG, podendo-se necessitar de acesso venoso central para que soluções de glicose com concentração acima de 12,5% possam ser utilizadas, a fim de evitar sobrecarga hídrica, com o objetivo de manter o controle glicêmico entre 65 e 110 mg/dL. Nos casos refratários ou que exigem TIG elevada, o glucagon é uma opção terapêutica, assim como a administração de glicose contínua via sonda nasogástrica ou nasoenteral. O glucagon é um hormônio polipeptídeo de 29 aminoácidos, fisiologicamente secretado pelas células α-pancreáticas com a finalidade de promover glicogenólise. O glucagon é muito útil no manejo da hipoglicemia grave ou refratária na emergência, não estando indicado no tratamento de manutenção do HC. Sua administração pode ser subcutânea ou intramuscular na dose de 3 a 200 μg/kg/dose, ou ainda endovenosa contínua. Seus principais efeitos colaterais são náuseas, vômitos, hiponatremia e trombocitopenia. O chamado *eritema necrolytic cummigrans* é um fenômeno paraneoplásico raro, relacionado ao uso de altas doses de glucagon.

Os glicocorticoides ativam sistemas enzimáticos envolvidos na neoglicogênese e glicogenólise e inibem a gliconeogênese, além de elevar a resistência à insulina. Portanto, aumentam a glicemia sérica e podem ser usados apenas como uma alternativa ao glucagon na emergência, em função de seus potenciais efeitos adversos, como hipertensão arterial e sangramentos gastrointestinais. O glicocorticoide deve ser utilizado apenas na emergência hipoglicêmica associada à insuficiência adrenal, não havendo evidência do benefício de seu uso na hipoglicemia hiperinsulinêmica.

O tratamento medicamentoso de manutenção do HC engloba duas classes de fármacos: 1) uma primeira classe que atua inibindo a secreção de insulina, representada pelo diazóxido, octreotide e bloqueadores de canal de cálcio; 2) uma segunda classe que contempla os fármacos que antagonizam os efeitos da insulina nos tecidos, representada pelo glucagon e GH recombinante humano (rhGH).

O diazóxido é um benzotiadiazínico não diurético, considerado primeira escolha de tratamento de manutenção do HC, que reduz rapidamente a pressão arterial por relaxamento da musculatura lisa da arteríola periférica, podendo ser usado em emergências hipertensivas na forma endovenosa, única disponível e liberada pela Agência Nacional de Vigilância Sanitária (Anvisa) no Brasil. Seu efeito no HC se dá pela abertura dos canais K_{ATP}, impedindo a despolarização da célula β-pancreática e, portanto, a secreção de insulina. A dose recomendada para tratamento do HC é de 5 a 15 mg/kg/dia, dividida em três doses. Seus principais efeitos colaterais são náuseas, vômitos, hipertricose, reversível com a suspensão da medicação, e retenção hídrica, que pode resultar em insuficiência cardíaca congestiva em casos selecionados, porém, normalmente, com boa resposta à terapia diurética. Em função da ação agonista do diazóxido no canal K_{ATP}, as mutações de genes relacionados a este canal, em geral, não têm boa resposta a esta medicação. Um paciente deve ser considerado como não responsivo ao diazóxido caso ocorra pelo menos dois episódios de hipoglicemia em 24 horas, após a introdução da medicação.

O octreotide é a segunda escolha de tratamento de manutenção do HC, sendo indicado nos casos refratários ao diazóxido ou na indisponibilidade do mesmo. Atua nas células β-pancreáticas inibindo a secreção de insulina pela ativação do receptor-5 da somatostatina e inibe o canal CaVD, impedindo, assim, a despolarização celular. A dose habitual é de 5 a 25 μg/kg/dia (máximo 40 μg/kg/dia), via subcutânea, dividida em 3 a 4 aplicações por dia. Seus efeitos colaterais mais comuns são anorexia, náusea, dor abdominal, distensão abdominal, flatulência, fezes amolecidas, diarreia, litíase biliar, supressão hormonal do GH, hormônio tireotrófico (TSH), hormônio adrenocorticotrófico (ACTH) e glucagon. Raramente, pode resultar em déficit de crescimento pôndero-estatural por supressão do GH. A taquifilaxia, representada pela diminuição do efeito do fármaco em 24 a 48 horas após o início do tratamento, é um potencial limitador da eficácia do octreotide. Portanto, sua eficácia só poderá ser determinada após 48 horas de seu início. A nefrolitíase é um efeito adverso em longo prazo, sendo recomendável o acompanhamento com ultrassonografia de rins e vias urinárias.

A nifedipina é um bloqueador do canal de cálcio que atua no HC inibindo a desgranulação da insulina na célula β-pancreática. A dose preconizada é de 0,25 a 2,5 mg/kg/dia, fracionada em três doses. Geralmente, não é usada em monoterapia. A sua eficácia como terapia adjuvante no HC é questionável e ainda deve ser considerada como experimental. A hipotensão arterial é o evento adverso mais temido, mas é incomum dentro da dose terapêutica. Sua segurança em longo prazo ainda não foi avaliada.

O manejo do HC após o controle da emergência hipoglicêmica (Figura 16.2) consiste em avaliar a resposta clínica ao diazóxido, fármaco de escolha no tratamento de manutenção do HC, a fim de classificar os pacientes em responsivos ao diazóxido ou não responsivos ao diazóxido. Os pacientes responsivos ao diazóxido devem ter a dose ajustada até tolerância ao jejum de até 6 horas. A ausência de hipoglicemia no teste de jejum de 6 horas permite a alta hospitalar, com investigação genética e seguimento ambulatoriais. Caso a avaliação genética indique mutação em um dos nos genes do canal K_{ATP}, a tomografia por emissão de pósitrons com F18-DOPA, um análogo do precursor de dopamina (18F-DOPA PET-scan) deve ser considerada a fim de evidenciar se a doença é focal ou difusa. A presença de doença focal permite a realização de cirurgia curativa, enquanto na doença difusa, caso ocorra falha da terapia com diazóxido, o octreotide e o tratamento cirúrgico poderão ser propostos como segunda linha.

Os pacientes não responsivos ao diazóxido devem ser submetidos à avaliação genética do gene do K_{ATP}. O padrão de herança caracterizado pela dissomia parenteral está relacionado ao comprometimento focal, o que indica a realização de 18F-DOPA PET-scan, a fim de confirmar a presença de doença localizada e possibilidade de remoção cirúrgica. Já o padrão de herança autossômica dominante ou recessiva estão associados à forma difusa de HC, o que indica terapia com octreotide ou pancreatectomia.

Nas formas clínicas mais graves e com padrão difuso, a pancreatectomia extensa (> 95% do pâncreas) pode ser necessária, o que determina evolução para diabetes insulinodependente e insuficiência pancreática exócrina. O manejo terapêutico do HC está resumido na Figura 16.2. O tratamento de acordo com a mutação genética está resumido no Quadro 16.4.

No seguimento ambulatorial destes pacientes, o enfoque deve ser dado ao desenvolvimento neuropsicomotor (DNPM), que é o principal determinante do prognóstico no HC. Outras complicações associadas são diabetes juvenil de início tardio, tipo MODY (do inglês *maturity-onset diabetes of the young*), nas mutações GDH, HNF1A e HNF4A, bem como diabetes insulinodependente e insuficiência pancreática exócrina nos pacientes submetidos a pancreatectomia extensa.

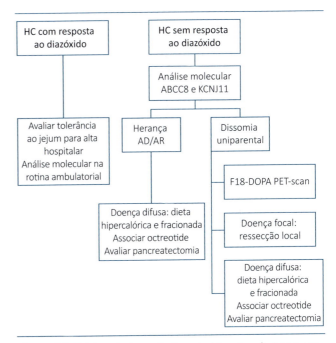

Figura 16.2. Manejo terapêutico do hiperinsulinismo congênito (HC).

AD: autossômica dominante; AR: autossômica recessiva; F18-DOPA PET-scan: tomografia por emissão de pósitrons com F18-DOPA, análogo do precursor de dopamina.

Fonte: Adaptada de Kapoor et al., 2009.

O atraso no DNPM é uma grave complicação associada aos insultos graves ou prolongados de hipoglicemia nos pacientes com HC, sendo mais frequente nos casos que se iniciaram no período neonatal ou que foram tratados com pancreatectomia extensa ou reabordagem cirúrgica pancreática. Meissner et al. (2003), em uma coorte de 144 pacientes com HC, observaram atraso de DNPM em 44% dos casos, sendo grave em 18% dos pacientes, além de epilepsia em 25% dos indivíduos.

Considerações finais

A hipoglicemia é uma emergência metabólica, especialmente no período neonatal, período em que suas formas mais graves devem ser prontamente diagnosticadas e tratadas. A triagem dos RNs de risco e a identificação das formas permanentes/refratárias são de extrema importância para que seja feita uma avaliação e uma conduta terapêutica adequada.

A identificação precoce do HC, assim como o início precoce do tratamento adequado, pode repercutir positivamente na prevenção do atraso do DNPM, ainda sua principal morbidade em longo prazo. A gravidade da doença depende da herança genética, do padrão da lesão no pâncreas, da faixa etária de aparecimento dos sintomas e da necessidade de extensas ou recorrentes ressecções pancreáticas. As mutações associadas a esta patologia estão em estudo constante e novos mecanismos fisiopatológicos vêm sendo descobertos, o que nos faz reconhecer a tremenda complexidade e maestria da célula β-pancreática na homeostase da glicemia.

LEITURAS COMPLEMENTARES

Alkalay AL, Sarnat HB, Flores-Sarnat L, Elashoff JD, Farber SJ, Simmons CF. Population meta-analysis of low plasma glucose thresholds in full-term normal newborns. Am J Perinatol. 2006;23:115-9.

Arnoux JB, Verkarre V, Saint-Martin C, Montravers F, Brassier A, Valayannopoulos V, Brunelle F, Fournet JC, Robert JJ, Aigrain Y, Bellanné-Chantelot C, de Lonlay P. Congenital hyperinsulinism: Current trends in diagnosis and therapy. Orphanet J Rare Dis. 2011;6:1-14.

Bozzetti P, Ferrari MM, Marconi AM, Ferrazzi E, Pardi G, Maslowski EL, Battaglia FC. The relationship of maternal and fetal glucose concentrations in the human midgestation until term. Metabolism. 1988;37:358-63.

Bromiker R, Perry A, Kasirer Y, Einav S, Klinger G, Levy-Khademi F. Early neonatal hypoglycemia: Incidence of and risk factors. A cohort study using universal point of care screening. J Matern Fetal Neonatal Med. 2017;26:1-7.

Bruining GJ. Recent advances in hyperinsulinism and the pathogenesis of diabetes mellitus. Current Opinion in Pediatrics. 1990;2:758-65.

Camps M, Palacín M, Testar X, Zorzano A. Insulin receptor binding activity in skeletal muscle during pregnancy. In: Cuerva JM; Pascual-Leone AM; Pate MS (ed.). Endocrine and Biochemical Development of the Fetus and Neonate. Nova Iorque, EUA: Plenum Press; 1990. p.51-4.

Committee on Fetus And Newborn, Adamkin DH. Postnatal glucose homeostasis in late-preterm and term infants. J Pediatrics. 2011; 127:575-9.

Cornblath M, Hawdon JM, Williams AF, Aynsley-Green A, Ward-Platt MP, Schwartz R, Kalhan SC. Controversies regarding definition of neonatal hypoglycemia: Suggested operational thresholds. Pediatrics. 2000;105:1141-5.

Damiani D, Dichtchekenian V, Setian N. Hipoglicemia na infância – Ainda um desafio. Rio de Janeiro: J Pediatr. 1997;73:321-8.

De Leon DD, Thornton PS, Stanley CA, Sperling MA. Hypoglycemia in the newborn and infant. In: Sperling MA (ed.). Pediatric Endocrinology. 4.ed. Filadélfia, EUA: Elsevier; 2014. p.157-85.

Deshpande S, Ward-Platt M. The investigation and management of neonatal hypoglycaemia. Semin Fetal Neonatal Med. 2005;10:351-61.

Favola O, Al Khayyat H, Hussain, K. Prolonged hyperinsulinaemic hypoglycaemia in newborns with intrauterine growth retardation. Arch Dis Child Fetal Neonatal. 2006;91:467.

Flanagan SE, Kapoor RR, Hussain K. Genetics of congenital hyperinsulinemic hypoglycemia. Semin Pediatr Surg. 2011;20:13-7.

Giurgea I, Ulinski T, Touati G, Sempoux C, Mochel F, Brunelle F, Saudubray JM, Fekete C, de Lonlay P. Factitious hyperinsulinism leading to pancreatectomy: Severe forms of Munchausen syndrome by proxy. Pediatrics. 2005;16:145-8.

Goel P, Choudhury SR. Persistent hyperinsulinemic hypoglycemia of infancy: An overview of current concepts. J Indian Assoc Pediatr Surg. 2012;17:99-103.

Harris DL, Weston PJ, Harding JE. Incidence of neonatal hypoglycemia in babies identified as at risk. J Pediatr. 2012;161:787-91.

Hay WW Jr. Care of the Infant of the diabetic mother. Curr Diab Rep. 2012;12:4-15.

Hillman N, Kallapur SG, Jobe A. Physiology of transition from intrauterine to extrauterine life. Clin Perinatol. 2012;39:769-83.

Hirata Y, Ishizu H, Ouchi N, Motomura S, Abe Y, Hara M et al. Insulin autoimmunity in a case of spontaneous hypoglycemia. J Jpn Diabetes Soc. 1970;13:312-20.

Ichihara K, Shima K, Saito Y, Nonaka K, Tarui S. Mechanism of hypoglycemia observed in a patient with insulin autoimmune syndrome. Diabetes. 1977;26;500-6.

Kapoor RR, Flanagan SE, James C, Shield J, Ellard S, Hussain K. Hyperinsulinaemic hypoglycaemia. Arch Dis Child. 2009;94:450-7.

Kapoor RR, James C, Hussain K. Advances in the diagnosis and management of hyperinsulinemic hypoglycemia. Nat Clin Pract Endocrinol Metab. 2009;5:101-12.

Kumar P, Saini SS. An Update on Neonatal Hypoglycemia, Hypoglycemia. Publicado em: 2011 out 10. Revisado em: 2011 maio 16. [Acesso 2018 abr 21]. Disponível em: https://www.intechopen.com/books/hypoglycemia--causes-and-occurrences/an-update-on-neonatal-hypoglycemia.

Liberatore-Junior RR, Martinelli-Junior CE. Hipoglicemia hiperinsulinêmica da infância. Arq Bras Endocrinol Metab. 2011;55:177-83.

Mathew PM, Young JM, Abu-Osba YK, Mulhern BD, Hammoudi S, Hamdan JA, Sa'di AR. Persistent neonatal hyperinsulinism. Clin Pediatr (Phila). 1988;27:148-51.

Mcgowan JE. Neonatal hypoglycemia. Pediatrics in Review. 1999;20:6-15.

Meissner T, Wendel U, Burgard P, Schaetzle S, Mayatepek E. Long-term follow-up of 114 patients with congenital hyperinsulinism. Eur J Endocrinol. 2003;149:43-51.

Menni F, de Lonlay P, Sevin C, Touati G, Peigné C, Barbier V, Nihoul-Fékété C, Saudubray JM, Robert JJ. Neurologic outcomes of 90 neonates and infants with persistent hyperinsulinemic hypoglycemia. J Pediatr. 2001;107:476-9.

Mergenthaler P, Lindauer U, Dienel GA, Meisel A. Sugar for the brain: The role of glucose in physiological and pathological brain function. Trends Neurosci. 2013;26:587-97.

Ministério da Saúde. Departamento de Ações Programáticas e Estratégicas. Atenção à saúde do recém-nascido: Guia para os Profissionais de Saúde. Volume 3: Problemas respiratórios, cardiocirculatórios, metabólicos, neurológicos, ortopédicos e dermatológicos. Brasília: Ministério da Saúde; 2011 (205 páginas). [Acesso 2018 abr 21]. Disponível em: http://bvsms.saude.gov.br/bvs/publicacoes/atencao_saude_recem_nascido_v1.pdf.

Ministério da Saúde. Nota Técnica n 15/2012. Consultoria Jurídica/Advocacia Geral da União. Brasília; maio de 2012. [Acesso 2018 abr 21]. Disponível em: www.agu.gov.br/page/download/index/id/23701669.

Nold JL, Georgieff MK. Infants of diabetic mothers. Pediatr Clin North Am. 2004;51:619-37.

Ogata ES. Carbohydrate metabolism in the fetus and neonate and altered neonatal glucoregulation. Pediatr Clin North Am. 1986;33:25-35.

Oliveira CF, Falcão MC. Prognóstico da hipoglicemia hiperinsulinêmica persistente da infância – Uma revisão sistemática. Rev Paul Pediatr. 2007;25:271-5.

Oliveira CSV, Furuzawa GK, Reis AF. Diabetes Mellitus do Tipo MODY. Arq Bras Endocrinol Metab. 2002;46:186-92.

Owen L, Ellis M, Shield J. Deliberate sulphonylurea poisoning mimicking hyperinsulinaemia of infancy. Arch Dis Child. 2000;82:392-3.

Padidela R, Fiest M, Arya V, Smith VV, Ashworth M, Rampling D, Newbould M, Batra G, James J, Wright NB, Dunne MJ, Clayton PE, Banerjee I, Hussain K. Insulinoma in childhood: Clinical, radiological, molecular and histological aspects of nine patients. Eur J Endocrinol. 2014;170:741-7.

Palladino AA, Bennett MJ, Stanley CA. Hyperinsulinism in Infancy and Childhood: When an Insulin Level Is Not Always Enough. Clin Chem. 2008;54:56-63.

Persson B, Settergren G, Dahlquist G. Cerebral arterio-venous difference of acetoacetate and D-hydroxybutyrate in children. Acta Paediatr Scand. 1972;61:273-8.

Petty J. Fact sheet: Normal postnatal adaptation to extrauterine life, thermoregulation and glucose homeostasis. J Neonatal Nursing. 2010;16:198-9.

Senniappan S, Arya VB, Hussain K. The molecular mechanisms, diagnosis and management of congenital hyperinsulinism. Indian J Endocrinol Metab. 2013;17:19-30.

Sociedade Brasileira de Pediatria. Diretrizes da Sociedade Brasileira de Pediatria. Hipoglicemia no período neonatal. 2016. [Acesso 2018 abr 21]. Disponível em: http://www.sbp.com.br/fileadmin/user_upload/2016/09/Hipoglicemia-DC-Endocrino-OK.pdf.

Spivey PS, Bradshaw W. Recognition and management of the infant with Beckwith–Wiedemann Syndrome. Adv Neonatal Care. 2009;9;279-84.

Stanley CA. Perspective on the Genetics and Diagnosis of Congenital Hyperinsulinism Disorders. J Clin Endocrinol Metab. 2016; 101:815-26.

Sudano M, Turchi F, Sossai P. Insulin Autoimmune Syndrome (Hirata Disease): Case Report in a Caucasian Patient with New-Onset Diabetes. Clinical Medicine and Diagnostics. 2012;2:51-3.

Thornton PS, Stanley CA, De Leon DD, Harris D, Haymond MW, Hussain K, Levitsky LL, Murad MH, Rozance PJ, Simmons RA, Sperling MA, Weinstein DA, White NH, Wolfsdorf JI; Pediatric Endocrine Society. Recommendations from the Pediatric Endocrine Society for Evaluation and Management of Persistent Hypoglycemia in Neonates, Infants, and Children. J Pediatr. 2015;167:238-45.

Tin W. Defining neonatal hypoglycaemia: A continuing debate. Semin Fetal Neonatal Med. 2014;19:27-32.

Uchigatana Y, Hirata Y, Iwamoto Y. Insulin autoimmune syndrome (Hirata disease): Epidemiology in Asia, including Japan. Diabetol Int. 2010;1:21-5.

Vannucci RC, Nardis EE, Vannucci SJ, Campbell PA. Cerebral carbohydrate and energy metabolism during hypoglycemia in newborn dogs. Am J Physiol. 1981;240:192-9.

Ward-Platt M, Deshpande S. Metabolic adaptation at birth. Semin Fetal Neonatal Med. 2005;10:341-50.

Yadav D. Persistent Neonatal Hypoglycemia. SMGroup. Publicado em: 25/07/2016. [Acesso 2018 abr 21]. Disponível em: http://www.smgebooks.com/hypoglycemia-causes-occurrences/chapters/HG-16-03.pdf.

Hiperglicemia e Diabetes *Mellitus* Neonatal

Adriana Aparecida Siviero Miachon
Angela Maria Spinola-Castro

O diabetes neonatal é uma entidade clínica rara (1:400.000 nascimentos), caracterizada por hiperglicemia, que se manifesta nos primeiros 6 meses de vida, com duração de mais de 2 semanas, necessitando muitas vezes de insulinoterapia. Entretanto, vários destes pacientes já podem ser classificados de acordo com a análise molecular, de tal forma que, no futuro próximo, este diabetes, provavelmente, será agrupado de acordo com esse critério.

Canal de potássio (K_{ATP})

Os canais de potássio (K_{ATP}) ligam o metabolismo celular à atividade elétrica da membrana, por meio da regulação do fluxo de K por intermédio da membrana plasmática. Eles são encontrados em vários órgãos, locais em que desempenham diversos papéis fisiológicos. Nas células β-pancreáticas, os canais K_{ATP} são cruciais para a secreção de insulina dependente de glicose.

Estes canais K_{ATP} são octâmeros complexos compostos por subunidades de Kir6.x (Kir6.1 ou Kir6.2), que formam o poro do canal, cuja abertura e fechamento são reguladas pelas subunidades do canal do receptor, SUR (SUR1, SUR2A ou SUR2B). A ligação de adenosina trifosfato (ATP) ou adenosina difosfato (ADP) ao Kir6.x promove o fechamento do canal, enquanto a ligação de lipídios, como o fosfatidilinositol bifosfato (PIP2) e acil-coenzima (acil-CoA) de cadeia longa, abre o canal (ver Figura 17.1).

Diferentes combinações de Kir6.x e SUR contribuem para a diversidade funcional dos canais de K_{ATP}. Em muitos tecidos, a forma Kir6.2 compõe o poro do canal, com exceção do músculo liso, que é composta pelo Kir6.1. A isoforma SUR2B é encontrada em neurônios e no músculo liso. A SUR2A é encontrada no coração e músculo esquelético, e o SUR1 em outros tecidos como as células β-pancreáticas e muitos neurônios. As variações na composição do SUR são responsáveis pelas diferenças nas sensibilidades metabólicas e às drogas dos canais K_{ATP} nos diferentes tecidos. Nas células β-pancreáticas, o canal K_{ATP} é composto por Kir6.2 e SUR1.

Canal de potássio K_{ATP} nas células β-pancreáticas

O papel do K_{ATP} na secreção de insulina foi estabelecido há mais de 30 anos. No repouso, os canais K_{ATP} estão abertos, o que permite um fluxo de K^+ que hiperpolariza a membrana com o fechamento dos canais de Ca^{2+}. Assim que as concentrações de glicose aumentam no plasma, ela é metabolizada de ADP a ATP pela célula β-pancreática. Isto promove o fechamento do canal, a despolarização da membrana e abertura dos canais de Ca^{2+}, o aumento das concentrações de Ca^{2+} intracelular e a exocitose dos grânulos de insulina (ver Figura 17.1).

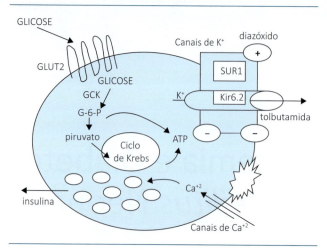

Figura 17.1. Representação esquemática da secreção de insulina mediada pelos canais de potássio K_{ATP} nas células β-pancreáticas. 1) formação de adenosina trifosfato (ATP) pela glicólise e pelo ciclo de Krebs; 2) elevação da relação ATP/adenosina difosfato (ADP) no meio intracelular; 3) fechamento do K_{ATP}; 4) elevação da concentração intracelular de K^+; 5) despolarização da membrana celular; 6) abertura do canal cálcio voltagem dependente; 7) elevação da concentração intracelular de cálcio; 8) exocitose dos grânulos de insulina. O diazóxido e a tolbutamida estimulam e inibem a abertura do canal K_{ATP}, respectivamente.
GLUT-2: transportador de glicose-2; GCK: glicoquinase; G-6-P: glicose-6-fosfato.
Fonte: Adaptada de Reis e Velho, 2000.

Classificação do diabetes neonatal

Tradicionalmente, deve-se fazer a distinção entre o diabetes *mellitus* neonatal transitório (DMNT) e o diabetes *mellitus* neonatal permanente (DMNP). Esta classificação é, muitas vezes, complicada, já que casos "transitórios" podem apresentar recaídas e os casos "permanentes" podem apresentar remissão clínica, a depender da duração do seguimento clínico. Além disso, muitos pacientes apresentam retardo de crescimento intraútero (RCIU) associado à alteração glicêmica.

Existe uma variabilidade no tempo de aparecimento da doença, podendo se iniciar desde o nascimento até os 5 anos de idade. É interessante que a mesma mutação no Kir6.2 possa causar, na mesma família, DMNT, diabetes *mellitus* (DM) de apresentação na infância e DM tipo 2.

O DMNT se resolve entre o 1º e 3º mês de vida. A causa mais comum se associa às anormalidades de *imprinting* no cromossomo 6q24, seguida de mutações em heterozigose no Kir6.2.

O DMNP é causado, em mais de 50% dos casos, por mutações com ganho de função no Kir6.2 ou SUR1, ocasionando uma sensibilidade reduzida do K_{ATP} ao ATP. Em uma pequena porcentagem dos casos, os casos permanentes são causados por uma mutação em heterozigose composta na glicoquinase (GCK), enzima que catabólisa o metabolismo de glicose na célula β-pancreática, por reduzir a produção glicolítica de ATP. Mutações em homozigose no fator promotor de insulina 1, um fator de transcrição envolvido no desenvolvimento pancreático, ou alterações no FOXP3 (do inglês forkhead box P3), são também causas de DMNP, pois reduzem a quantidade de células β-pancreáticas, em função da alteração no desenvolvimento pancreático ou das reações de autoimunidade, respectivamente. Mutações no fator de transcrição pancreático 1-α e no fator iniciador da translação 2-α quinase são outras causas descritas de DMNP.

Diversas mutações de ponto no Kir6.2 foram reportadas, muitas são mutações *de novo*, mas em alguns casos há transmissão familiar. Em todas as famílias analisadas, apenas os pacientes portadores de mutações no Kir6.2 apresentavam diabetes. Um espectro de gravidade de doença tem sido observado e depende das concentrações de peptídeo-C, o que determina a grande variabilidade de hiperglicemia apresentada por estes pacientes. A maioria das mutações no Kir6.2 isolada ocasiona o DMNP, com diminuição na secreção de insulina em resposta à glicose, na ausência de autoanticorpos ou anormalidades no cromossomo 6. Este tipo de diabetes é satisfatoriamente tratado com sulfonilureia e também pode evoluir com remissão de doença. Alguns pacientes têm outros sintomas associados ao diabetes, como fraqueza muscular, dificuldade na marcha e no desenvolvimento da linguagem. Este subgrupo de pacientes com mutações que afetam de uma forma mais grave o K_{ATP} fazem parte da chamada síndrome de DEND, caracterizada por atraso no desenvolvimento motor, intelectual e habilidades sociais, fraqueza muscular, epilepsia, dismorfismos faciais e diabetes neonatal.

Mecanismo molecular da sensibilidade reduzida ao ATP no K_{ATP}

Mutações no Kir6.2 podem afetar a sensibilidade do K_{ATP} ao ATP de duas maneiras: 1) diretamente, por mutações no sítio de ligação do ATP; 2) indiretamente, por aumentar a estabilidade da abertura do canal, reduzindo o tempo em que o canal permanece no estado fechado, estado em que o ATP preferencialmente se liga. Algumas mutações (V59G e I296L) podem afetar a ligação ao ATP e a abertura do canal. Muitos casos de DMNP têm mutações que afetam a porção SUR, local em que resíduos de magnésio ligados ao ATP (MgATP) se ligam no canal. Mutações que afetam a sensibilidade do canal ao PIP2 ainda não foram descritas, mas potencialmente elas também podem ocorrer.

É importante mencionar que não existe correlação entre o mecanismo molecular de alteração da sensibilidade do K_{ATP} e a gravidade da doença. Ao contrário, o que determina a gravidade da doença é a magnitude do canal K_{ATP} aberto e os sintomas extrapancreáticos (p. ex., na síndrome de DEND).

Mutações diabetogênicas na SUR1

A SUR1 tem 17 domínios transmembrana (arranjados em três grupos de 5, 6 e 6 hélices, denominadas TMD0,

TMD1 e TMD2, respectivamente). A primeira mutação a ser identificada foi a F132L (TMD0), que causa a síndrome de DEND, e é uma região que acaba interagindo com a Kir6.2, modulando o canal. Esta mutação aumenta a atividade do canal K_{ATP} e diminui a sua sensibilidade ao MgATP. Outras mutações causam DMNP (L213R e I1424V) e outras cinco causam DMNT (C435R, L582V, H1023Y, R1182 e R1379). A análise funcional de I1424V e H1023Y mostrou um aumento na abertura do canal e na ativação da SUR1 dependente de MgATP no poro Kir6.2. Com exceção da mutação F132L, todos estes canais mutantes respondem ao tratamento com sulfanilureia.

Efeitos da heterozigose na sensibilidade aos canais K_{ATP} com mutações na Kir6.2

Até o momento, todos os pacientes descritos com DMNT causados por mutação na Kir6.2 são heterozigotos. A Kir6.2 é um tetrâmero e as células β-pancreáticas contêm uma população de canais com um número variável de subunidades mutantes (de 0 a 4). A sensibilidade do ATP a cada um destes subtipos de canais vai depender do número de subunidades mutantes que compõem o canal e na contribuição de cada subunidade mutante à sensibilidade do canal ao ATP. Sabe-se que a ligação de uma única molécula de ATP é suficiente para promover o fechamento do canal. Isto significa que uma mutação que reduza a afinidade do ATP ao seu sítio de ligação pode afetar a sensibilidade do canal ao ATP apenas quando todas as 4 Kir6.2 subunidades apresentarem mutações.

Efeito das mutações permanentes nos tecidos extrapancreáticos

A Kir6.2 também é expressa no músculo esquelético, cardíaco e neurônios. Esta distribuição histológica explica o espectro dos sintomas associados à síndrome de DEND. Os sintomas extrapancreáticos são vistos apenas nas mutações que causam uma redução substancial na sensibilidade ao ATP. O motivo deste comportamento se deve a: 1) expressão diminuída dos canais K_{ATP} nos tecidos extrapancreáticos e uma menor contribuição ao potencial de repouso da membrana; 2) associação do Kir6.2 com uma subunidade SUR diferente (SUR2 *versus* SUR1); 3) diferenças celulares específicas no metabolismo e nos reguladores dos canais, incluindo PIP2.

Muito da atividade do K_{ATP} nos neurônios inibitórios pode ocasionar epilepsia, já que uma queda no tônus inibitório pode aumentar a excitabilidade dos neurônios-alvo. É interessante que o eletrocardiograma de pacientes com síndrome de DEND e DMNP é normal. Isto ocorre porque existe uma associação de Kir6.2 com uma SUR2A nos miócitos cardíacos, que aumenta menos a atividade do canal em resposta ao MgATP, se comparado à SUR1. Então, os canais K_{ATP} cardíacos estão fechados em condições de repouso. A Kir6.2 é expressa no músculo esquelético e no terminal nervoso. No entanto, já que a Kir6.2 se associa à SUR2A (e não à SUR1) no músculo esquelético, a fraqueza muscular nos pacientes com DEND parece ser principalmente de origem neuronal. A descoberta de uma mutação causadora de DEND na SUR1 também sustenta a ideia de que a fraqueza muscular e o desenvolvimento motor atrasado da síndrome de DEND é de origem neuronal.

A captação de glicose pelo músculo esquelético e pelo tecido adiposo é influenciada pela atividade do canal K_{ATP}, e as mutações que resultam no DMNP podem prejudicar esta função. A coexpressão de Kir6.2-F333I com SUR2B (a isoforma de SUR encontrada no músculo liso) são **ativadas** (e não inibidas) pelo MgATP, levantando a possibilidade de que as mutações que ocasionam o DMNP podem afetar a função do músculo liso.

Tratamento

Duas classes importantes de fármacos interagem com a SUR no canal K_{ATP}, promovendo sua modulação. As sulfonilureias inibem os canais K_{ATP} e são clinicamente utilizadas para estimular a secreção de insulina em pacientes com DM tipo 2. Em contraste, o diazóxido promove a abertura do canal K_{ATP} e inibe a secreção de insulina.

Até recentemente, o DMNT era tratado com insulinoterapia, pois se acreditava que estes pacientes eram portadores de DM tipo 1. Muitos pacientes necessitavam de insulinoterapia na dose de 0,2 a 1 UI/kg. No entanto, a elucidação de suas bases genéticas e moleculares levou a melhores formas de tratamento para esta condição. O sucesso do tratamento do diabetes neonatal com sulfonilureia por via oral já foi bastante reportado: clorpropamida (sulfanilureia de 1ª geração) e tolbutamida (2ª geração), apesar de ainda ser considerado um tratamento *off-label*.

Pacientes com mutação no Kir6.2 que causam DMNP isolado podem ser controlados exclusivamente com sulfanilureia. Muitos foram transicionados de insulinoterapia para glibenclamida (sulfanilureia de 2ª geração) e apresentaram bom controle glicêmico por mais de 6 meses. Em muitos casos, a dose de sulfanilureia que se necessita é maior que a utilizada em pacientes com DM tipo 2. Há pouca experiência no uso de sulfanilureia em pacientes com DEND, mas parece que existe resposta nos estudos *in vitro*. Nos pacientes com DEND ou DEND intermediário tem-se utilizado insulinoterapia, que, no entanto, não atua nos sintomas extrapancreáticos. Ainda não se sabe o quanto a sulfanilureia poderia ser benéfica para o controle das complicações neurológicas nestes pacientes.

Considerações finais

O diabetes neonatal é uma entidade rara que tende a ser classificada pela alteração molecular. A classificação em transitório ou permanente é relativa. A maior parte decorre de mutações na Kir6.2 SUR1, o que resulta na insensibilidade do canal K_{ATP} ao ATP, abertura do canal e problemas na secreção de insulina. O tratamento de muitas destas formas de diabetes tem sido realizado com sulfanilureia com boa resposta, apesar de ainda ser considerado um tratamento *off-label*.

LEITURAS COMPLEMENTARES

Babenko AP, Polak M, Cavé H, Busiah K, Czernichow P, Scharfmann R, Bryan J, Aguilar-Bryan L, Vaxillaire M, Froguel P. Activating mutations in the ABCC8 gene in neonatal diabetes mellitus. N Engl J Med. 2006;355:456-66.

Biagiotti L, Proverbio MC, Bosio L, Gervasi F, Rovida E, Cerioni V, Bove M, Valin PS, Albarello L, Zamproni I, Grassi S, Doglioni C, Mora S, Chiumello G, Biunno I. Identification of two novel frameshift mutations in the KCNJ11 gene in two Italian patients affected by Congenital Hyperinsulinism of Infancy. Exp Mol Pathol. 2007;83:59-64.

Flechtner I, de Lonlay P, Polak M. Diabetes and hypoglycaemia in young children and mutations in the Kir6.2 subunit of the potassium channel: Therapeutic consequences. Diabetes Metab. 2006; 32:569-80.

Gloyn AL, Pearson ER, Antcliff JF, Proks P, Bruining GJ, Slingerland AS, Howard N, Srinivasan S, Silva JM, Molnes J, Edghill EL, Frayling TM, Temple IK, Mackay D, Shield JP, Sumnik Z, van Rhijn A, Wales JK, Clark P, Gorman S, Aisenberg J, Ellard S, Njølstad PR, Ashcroft FM, Hattersley AT. Activating mutations in the gene encoding the ATP-sensitive potassium-channel subunit Kir6.2 and permanent neonatal diabetes. N Engl J Med. 2004;350:1838-49.

Hattersley AT, Ashcroft FM. Activating mutations in Kir6.2 and neonatal diabetes: New clinical syndromes, new scientific insights, and new therapy. Diabetes. 2005;54:2503-13.

Letourneau LR, Greeley SAW. Congenital forms of diabetes: the beta-cell and beyond. Curr Opin Genet Dev. 2018;50:25-34.

Mlynarski W, Tarasov AI, Gach A, Girard CA, Pietrzak I, Zubcevic L, Kusmierek J, Klupa T, Malecki MT, Ashcroft FM. Sulfonylurea improves CNS function in a case of intermediate DEND syndrome caused by a mutation in KCNJ11. Nat Clin Pract Neurol. 2007;3:640-5.

Reis AF, Velho G. Patologia molecular do receptor de sulfonilureia (SUR1). Arq Bras Endocrinol Metab. 2000;44:382-9.

Rorsman P, Ashcroft FM. Pancreatic β-Cell Electrical Activity and Insulin Secretion: Of Mice and Men. Physiol Rev. 2018;98:117-214.

Seino S, Miki T. Physiological and pathophysiological roles of ATP-sensitive K+ channels. Prog Biophys Mol Biol. 2003;81:133-76.

Shimomura K, Hörster F, de Wet H, Flanagan SE, Ellard S, Hattersley AT, Wolf NI, Ashcroft F, Ebinger F. A novel mutation causing DEND syndrome: A treatable channelopathy of pancreas and brain. Neurology. 2007;69:1342-9.

Shimomura K. The K(ATP) channel and neonatal diabetes. Endocr J. 2009;56:165-75.

Slingerland AS, Hattersley AT. Mutations in the Kir6.2 subunit of the KATP channel and permanent neonatal diabetes: New insights and new treatment. Ann Med. 2005;37:186-95.

Tammaro P. Neonatal Diabetes. In: Congenital Endocrinopathies. New Insights into Endocrine Diseases and Diabetes. Lorini R, Maghinie M, D'Annunzio G, Loche S, Savage MO (ed.). Karger: Suíça; 2007. p.70-82.

18

Recém-Nascido Filho de Mãe Diabética

Navantino Alves Filho

Importância

A incidência de diabetes *mellitus* na gestação (DMG) nos últimos 20 anos subiu de 2,9% para cerca de 8,8%, na América do Norte. Mudanças epigenéticas nos primórdios da vida e/ou dietas mal balanceadas e hipercalóricas da vida atual podem estar contribuindo para esse aumento na prevalência da doença.

A mortalidade neonatal caiu cerca de 30% também nessas últimas décadas, agora mostra-se em torno de 2 a 4% entre FMD (filhos de mães diabéticas) insulinodependentes.

O DMG, cuja incidência é de 8 a 10%, está associado a um risco aumentado de complicações no feto e neonato, além de repercussões em longo prazo durante a vida futura, seja ele pré-concepcional, tipo 1 ou 2 (cerca de 1,8%) ou gestacional (cerca de 7,8%) no total de casos.

O DMG é uma das complicações clínicas mais frequentes na gestação, e o feto na diabética desenvolve-se em um ambiente intrauterino desfavorável, expondo-se a alterações metabólicas diversas, ocasionando uma maior morbimortalidade perinataI.

Nessa situação, a mortalidade perinatal continua a ser 3 a 6 vezes maior que na população geral, porém, o principal problema, ainda hoje, é o inadequado controle metabólico pré-concepcional, que está intimamente ligado às malformações fetais, cerca de 30 a 40% delas em função da hipóxia intrauterina.

Efeitos pré-natais

Um pobre controle do diabetes na gravidez pode ocasionar as seguintes consequências no concepto:
- No 1º trimestre, a hiperglicemia materna pode resultar em embriopatias ou aborto espontâneo, principalmente se é um diabetes pré-gestacional. A incidência geral de malformações na DMG é de 5 a 6%, com prevalência de 10 a12% quando a mãe é insulinodependente. Em um estudo de Correa et al. (2008), com 17.925 FMD, houve cerca de 2,7 vezes mais malformações congênitas nos FMD pré-gestacional.
- No 2º e 3º trimestres, a fetopatia diabética resulta em hiperglicemia, hiperinsulinismo e macrossomia fetais, com metabolismo aumentado, aumento de consumo de O_2, hipoxemia fetal, acidose metabólica, alterações na distribuição de ferro fetal, aumento da eritropoiese e da síntese de eritropoietina, resultando em poliglobulia, alto hematócrito e hiperviscosidade. Está associado também a um aumento de catecolaminas, com hipertensão arterial fetal e hipertrofia cardíaca.

Além disso, observa-se, em um grande número de gestações, uma insuficiência placentária relativa por diminuição de fluxo nas arteríolas espiralares uterinas e uma tendência a abortos e natimortos (20 a 30% em FMD mal controladas).

O hiperinsulinismo resulta em diminuição de surfactante pulmonar, ocasionando aumento da incidência da doença de membrana hialina.

O estresse oxidativo e o excesso de glicose provocam aumento do crescimento fetal, global e especifico (aumento de reservas de glicogênio no fígado, músculo cardíaco e gordura subcutânea), com macrossomia, hepatomegalia, cardiomegalia e outras complicações neonatais, tudo isso resultando em até 47% de admissões na UTI neonatal.

Efeitos pós-natais

Complicações encontradas numa série de 530 recém-nascido FMD gestacional e 177 recém-nascido de mães diabéticas pré-gestacional (Cordero et al., 1998):
- macrossomia (36%);

- anomalias congênitas (5%);
- prematuridade (36%);
- asfixia perinatal (28%);
- injúria do plexo braquial (3%);
- tocotraumatismos (23%);
- doença de membrana hialina (34%);
- hipoglicemia, hipocalcemia e hipomagnesemia (81%);
- policitemia, hiperviscosidade (5%);
- hiperbilirrubinemia (25%);
- cardiomiopatia (2%);
- problemas neuroevolutivos (neuropsicomotores e cognitivos).

Malformações congênitas

O mecanismo teratogênico exato é ainda desconhecido.

Em modelos experimentais, hiperglicemia, hipoglicemia, hipercetonemia, glicolização não enzimática de proteínas, aumento do betahidroxibutirato, alterações do zinco, inibidores de somatomedinas, hiperosmolaridade, distúrbios do metabolismo do ácido araquidônico e do metabolismo progestagênico, parecem implicados.

A hiperglicemia materna, evidenciada pela elevação da hemoglobina glicosilada (HbA 1 c) no momento da concepção e início da gestação, está diretamente correlacionada ao aumento da frequência de malformações, especialmente quando em níveis 2 a 3, desvios-padrão maiores que a média laboratorial de não diabéticas.

Cerca de 50% das mortes perinatais de FMD decorrem de malformações congênitas. 2/3 dessas anomalias estão no sistema cardiovascular ou SNC (3 a 9% e 15 a 30% respectivamente). São transposição dos grandes vasos, CIV, *truncus arteriosus*, atresia tricúspide, PCA, anencefalia, espinha bífida, além de contraturas em flexão dos membros, fenda palatina e anomalias intestinais.

A maioria dos casos da síndrome de regressão caudal ocorre em FMD em que há desenvolvimento incompleto do sacro e vértebras lombares, com hipoplasia dos membros inferiores.

Manejo neonatal

O risco de complicações não evidenciadas no pré-natal varia de acordo com a idade gestacional, o peso do nascimento e o grau e severidade da hiperglicemia materna.

Em nossa prática, fundamentada na medicina baseada em evidências, temos um protocolo de trabalho que determina:

1. No pré-parto, avaliar as necessidades de cuidados especiais na sala de parto.
2. Cuidados imediatos estabelecidos pelos programas de reanimação neonatal.
3. Uso de oximetria de pulso e início da amamentação em sala de parto.
4. Inicio do controle glicêmico com uma hora pós-parto ou antes, se os sintomas sugestivos de hipoglicemia aparecem, monitorando por meio de glicemia capilar, com 1, 2, 4, 8, 12 e 24 horas de vida pós-natal.
5. Valores inferiores a 40 a 45 mg/dL (2,2 a 2,5 mmols/L) exigem intervenção, que pode ser continuada após o 1º dia, caso mantenham-se valores inferiores a 50 mg/dL (2,8 mmol/L).
6. Caso a glicemia sérica seja necessária para validação diagnóstica, deve-se incluir hematócrito, calcemia e magnesemia na amostra.
7. Bilirrubinemia transcutânea controla bem uma eventual icterícia evolutiva.
8. Sempre deve ser lembrado que o hiperinsulinismo vicariante fetal, numa tentativa de controlar a hiperglicemia fetal, persiste por poucos dias no período neonatal e que, portanto, a hipoglicemia é, na maioria das vezes, um quadro transitório de pouca duração.

Hipoglicemia neonatal

A hipoglicemia neonatal é uma morbidade comum da diabete na gestação. Pode ser assintomática (mais comum) ou sintomática. Em geral, os níveis de glicemia fetal correspondem a 70 a 80% dos níveis de glicemia matermos.

A hipoglicemia neonatal é definida como valores de glicemia sérica inferiores a 40 mg/dL no recém-nascido a termo ou pré-termo durante os primeiros 3 dias de vida, entretanto, ela também pode ser definida como uma glicemia plasmática menor que 50 mg/dL após 72 horas de nascimento, ou mesmo caracterizada como sintomática ou não. Sua incidência varia entre 0,5 a 4% na população de recém-nascidos de mães sadias, com peso adequado para idade gestacional (AIG), aumentando para 30 a 50% nos filhos de mães diabéticas. O mecanismo responsável pela hipoglicemia pode ser explicado como sendo decorrente da hiperglicemia crônica materna. Entretanto, muitos autores sugerem, alternativamente, que a hiperglicemia materna, durante o periparto, seja o principal fator etiológico.

Dessa maneira, sugere-se que o controle glicêmico materno durante o parto esteja entre 80 e 120 mg/dL no plasma, e 70 a 110 mg/dL na dosagem capilar.

Bons resultados têm sido encontrados com a manutenção da glicemia plasmática peri-parto entre 70 a 140 mg/dL.

A amamentação precoce dessas crianças, até 3 a 4 horas de vida, pode ser benéfica, evitando uma queda muito importante na glicemia e auxiliando no tratamento.

Torna-se imperativo o controle de glicemia neonatal através de fita reagente 6 a 7 vezes nas primeiras 24 horas e, após, de 8 em 8 horas até completar pelo menos 72 horas de vida, com avaliação clínica periódica, atentando para as manifestações clínicas mais frequentes.

Caso o RN encontre-se bem, instituir alimentação precoce: levar ao seio assim que possível, completando com fórmula láctea, se necessário.

A hipoglicemia constitui uma ameaça mais imediata e constante para esses recém-nascidos, portanto, a alimentação deve ser iniciada precocemente, e o recém-nascido deve ser observado quanto à presença de sinais de hipoglicemia sintomática, com sinais envolvendo o sistema nervoso central como hiperirritabilidade, hipotonia, choro fraco, sonolência, taquipneia, palidez, sudorese, má sucção, tremores e convulsões atípicas.

Outras complicações que podem ocorrer com frequência nessas crianças e que podem ser prevenidas e/ou diagnosticadas precocemente são a policitemia, a síndrome da hiperviscosidade, a icterícia e a sepse.

Administração parenteral de glicose

Para RN sintomático ou não, com hipoglicemia persistente ao tratamento convencional, indica-se o uso de solução de glicose em 5 a 10% endovenosa contínua, numa taxa de infusão (TIG) de 6 a 8 mg/kg/min, respeitando um volume hídrico adequado diário para o peso e idade pós-natal do paciente. Se o quadro persistir e se chegar a uma TIG de 12 mg/kg/min e um volume de 160 mL/kg/dia, outras intervenções devem ser consideradas.

O uso de glucagon pode ser prescrito para raros pacientes refratários, via endovenosa ou subcutânea (20 a 30 mcg/kg/vez), repetidos até de hora em hora, podendo, em algumas situações, alcançar 150 a 200 mcg/kg/dia. A resposta ocorre em 20 a 30 minutos pós-administração e é fugaz. A infusão continua de glicose não é interrompida durante esse novo tratamento.

Outra opção, cada vez menos frequente é a do uso de glicocorticoides (hidrocortisona EV, 2-6 mg/kg/dia) divididos em 2 a 3 doses endovenosas diárias, por não mais que 1 ou 2 dias, onde há estímulo à gliconeogênese e redução da utilização periférica de glicose. Cortisol e insulina séricos devem ser obtidos antes do uso da hidrocortisona e monitorados os efeitos colaterais dos fármacos.

Hipocalcemia e hipomagnesemia

A prevalência de hipocalcemia (cálcio iônico menor que 4 mg/dL) varia de 5 a 30% em series de vários autores. Ocorre geralmente entre 24 a 72 horas de vida, resultando em letargia, tremores, apneia, taquipneia, convulsões, quadro clínico muito semelhante ao da hipoglicemia. Está associado à hiperfostatemia, consequência do quadro de hipoparatireoidismo transitório de causa pouco conhecida e é dependente da severidade e da duração do diabetes materno.

Nos filhos de mãe diabética, a presença comum de hipomagnesemia, definida como magnésio sérico menor que 1,5 mg/dL, é fator contribuinte para a manutenção do hipoparatireoidismo. Ocorre em até 40% dessas crianças nos primeiros 3 dias de vida, associado ao excesso de perdas urinárias do eletrólito. É geralmente transitória e assintomática, mas costuma manter a hipocalcemia se não for corrigida.

Nos casos de hipocalcemia sintomática, o uso de gluconato de cálcio a 10%, (1 mL/kg/EV) em infusão por 5 a 10 minutos com monitoração da frequência cardíaca (pode ser repetida 30 minutos após) é aconselhável.

Já na presença de hipogmagnesemia, recomenda-se o uso de solução de sulfato de magnésio a 50%, 25 a 50 mg/kg ou 0,2 a 0,4 mEq/kg, por dose, EV de 12 em12 horas, até que valores séricos de magnésio ultrapassem 1,5 mg/dL. Importante lembrar que infusões rápidas podem causar arritmias cardíacas.

Doença da membrana hialina e asfixia perinatal

Síndrome do desconforto respiratório (SDR), aqui também chamada de doença da membrana hialina, em filho de mãe diabética está aumentado sua incidência, sendo o risco relativo de 5,6% até a idade gestacional de 38,5 semanas.

Clinicamente, ocorrem sintomas como taquipneia, retração intercostal, hipoventilação, hipóxia e, na radiografia de tórax, há evidência de broncogramas aéreos e densidades granulares finas no parênquima pulmonar, com áreas de atelectasia e de enfisema.

SDR ocorre mais frequentemente em casos de diabetes com controle glicêmico irregular, aumentando de 3% nos casos de bom controle glicêmico para 31%, naqueles de mães mal controladas.

Isso porque a hiperinsulinemia fetal inibe a ação do cortisol no pulmão fetal, o que resulta na baixa produção de dipalmitoillecitina e seus derivados, principalmente fosfatidilglicerol, pelo pneumócito tipo II. O fosfatidilglicerol é um fosfolípide presente no surfactante, que estabiliza o alvéolo pulmonar durante a expiração, e sua diminuição ocasiona a SDR.

Já a asfixia intraparto, ocorre em cerca de 25% dos filhos de mães diabéticas, com maior frequência no diabetes mal controlado. Apesar do mecanismo patogênico ainda não ser bem compreendido, vários fatores interferem com a oxigenação fetal.

Os fatores matemos incluem a hiperglicemia, a hipercetonemia e o tabagismo; os fatores placentários, o espessamento da membrana basal, as alterações das artérias espiraladas e a vasculopatia diabética; e os fatores fetais, a hiperinsulinemia e a macrossomia.

Situação rara, mas importante de ser diagnosticada em associação com a asfixia perinatal é a trombose de veia renal, resultante de um fluxo sanguíneo diminuído nos vasos renais, hiperosmolaridade, hipercoagulabilidade e hiperviscosidade comuns nesses pacientes.

Efeitos em longo prazo

Diabetes *mellitus*

O risco de desenvolvimento da doença durante a vida futura é de 2% para o desenvolvimento de diabetes tipo 1 e de 10 a 40% para diabetes do tipo 2, na dependência de fatores genéticos associados e do ambiente metabólico intrauterino anormal.

Obesidade futura e distúrbios do metabolismo

Dentro do princípio do respeito aos primeiros mil dias de vida, mudanças epigenéticas e programação fetal em ambiente intrauterino hiperglicêmico podem estabelecer maior risco de obesidade, doenças cardiovasculares crônicas, problemas psiquiátricos, distúrbios endócrinos e outras alterações do metabolismo quando adultos, além de dificuldades cognitivas e de aprendizagem. Filhos de pacientes FMD também estão em risco de terem obesidade e alterações do metabolismo da glicose.

LEITURAS COMPLEMENTARES

Adamkin DH. Postnatal glucose homeostasis in late-preterm and term infants. Committee on Fetus and Newborn. Pediatrics. 2011;127(3):575

Alves Filho N, Correa MD, Alves Junior JM, Dias Correa Filho M. Perinatologia básica. 3.ed. Rio de Janeiro: Editora Guanabara Koogan; 2014 (reimp.).

Alves Filho N. Os primeiros 1.000 dias. Determinando o futuro. Brasil, Anais Nestlé; junho 2016.

Becerra JE, Khoury MJ, Cordero JF, Erickson JD. Diabetes mellitus during pregnancy and the risks for specific birth defects: A population-based case-control study. Pediatrics. 1990;85(1):1.

Cordero L, Treuer SH, Landon MB, Gabbe SG. Management of infants of diabetic mothers. Arch Pediatr Adolesc Med. 1998;152(3):249.

Correa A, Gilboa SM, Besser LM, Botto LD, Moore CA, Hobbs CA, Cleves MA, Riehle-Colarusso TJ, Waller DK, Reece AM. Diabetes mellitus and birth defects. J Obstet Gynecol. 2008;199(3):237.e1.

Cowett RM, Susa JB, Giletti B, Oh W, Schwartz R. Glucose kinetics in infants of diabetic mothers. Am J Obstet Gynecol. 1983;146(7):781.

Lappas M, Hiden U, Desoye G, Froehlich J, Hauguel-de Mouzon S, Jawerbaum Antioxid. The role of oxidative stress in the pathophysiology of gestational diabetes mellitus. Redox Signal. 2011 Dec;15(12):3061-100.

Lawlor DA, Lichtenstein P, Långström N. Association of maternal diabetes mellitus in pregnancy with offspring adiposity into early adulthood: Sibling study in a prospective cohort of 280,866 men from 248,293 families. Circulation. 2011;123(3):258.

Mimouni F, Miodovnik M, Siddiqi TA, Khoury J, Tsang RC. Perinatal asphyxia in infants of insulin-dependent diabetic mothers. J Pediatr. 1988;113(2):345.

Mitanchez D, Burguet A, Simeoni U. Infants born to mothers with gestational diabetes mellitus: Mild neonatal effects, a long-term threat to global health. J Pediatr. 2014 Mar;164(3):445-50.

Reece EA, Homko CJ. Infant of the diabetic mother. Semin Perinatol. 994;18(5):459.

Riskin A, Garcia-Prats JA, Nold JL, Georgieff MK. Infant of a diabetic mother. Pediatr Clin North Am. 2004 Jun;51(3):619-37,

Sarikabadayi YU, Aydemir O, Aydemir C, Uras N, Oguz SS, Erdeve O, Dilmen U. Umbilical cord oxidative stress in infants of diabetic mothers and its relation to maternal hyperglycemia. J Pediatr Endocrinol Metab. 2011;24(9-10):671-.

Topcuoglu S, Karatekin G, Yavuz T, Arman D, Kaya A, Gursoy T, OvalıF. The relationship between the oxidative stress and the cardiac hypertrophy in infants of diabetic mothers. Diabetes Res Clin Pract. 2015 Jul;109(1):104-9.

Topcuoglu S, Karatekin G, Yavuz T, Arman D, Kaya A, Gursoy T, OvalıF. The relationship between the oxidative stress and the cardiac hypertrophy in infants of diabetic mothers. Diabetes Res Clin Pract. 2015 Jul;109(1):104-9.

WeindLing AM. Offspring of diabetic pregnancy: Short-term outcomes. Semin Fetal Neonatal Med. 2009;14(2):111.

Seção III
Nutrição e Doenças do Trato Gastrointestinal

Desenvolvimento da Motilidade, Digestão e Absorção Gastrointestinal

Elizete Aparecida Lomazi
Natascha Silva Sandy

O trato gastrointestinal (TGI) tem funções de digestão, absorção, secreção e de barreira. Produz diversos hormônios que controlam a saciedade, as secreções gástricas, intestinais, pancreáticas e biliares e, ainda, regulam a motilidade e a saciedade. A complexidade e a especificidade morfológica e funcional do TGI desenvolvem-se durante a gestação, permitindo ao neonato integridade digestiva, imunológica e endócrina necessárias para a sobrevivência.

Os estágios de desenvolvimento morfofuncional do intestino delgado são similares entre os mamíferos; nesse contexto, as fases de desenvolvimento intestinal do feto humano têm sido exploradas a partir de modelos animais. Comparados aos humanos, os roedores apresentam, ao nascimento, um estágio mais imaturo de desenvolvimento, caracterizando-se também como um modelo útil para melhor entendimento do processo de maturação intestinal em prematuros humanos. Os conhecimentos de maturação digestivo-absortiva do intestino do neonato são basicamente provenientes de observações oriundas de estudos em roedores. Esses estudos foram conduzidos nas últimas décadas dos anos 1990 e na 1ª década após a virada do milênio e compilados por Lebenthal et al. (1999).

A diferenciação anatômica do intestino fetal inicia-se por volta da 10ª semana da gestação e está completa na 20ª, as funções de secreção e de absorção, contudo, desenvolvem-se em velocidades diferentes: os processos de absorção intestinal, em geral, se completam após a 26ª semana de gestação, enquanto as secreções gástrica e pancreática são apenas basais em todo o período gestacional e podem ser estimuladas apenas parcialmente no recém-nascido a termo. Fatores genéticos controlam a cronologia do desenvolvimento gastrointestinal e fatores neuro-humorais exercem

efeitos sobre a ontogenia do intestino, por exemplo, adrenalectomia, hipofisectomia e tireoidectomia retardam o desenvolvimento intestinal, ao passo que glicocorticosteroides ou hormônios tireoidianos, administrados em estágios críticos da maturação, podem antecipar o aparecimento das enzimas intestinais. Êntero-hormônios são também importantes na regulação do desenvolvimento gastrointestinal; a colecistoquinina, a gastrina e a secretina exercem efeito trófico no TGI, assim como substâncias de origem endócrina como a insulina, fator de crescimento insulina-*like* e fator de crescimento epidérmico.

Do ponto de vista morfológico, o intestino aumenta em comprimento cerca de mil vezes entre a 5ª e a 40ª semana de gestação, esse comprimento duplica nas últimas 15 semanas da gestação e, ao nascimento a termo, **o comprimento do intestino delgado varia entre 176 e 305 cm – essa variação significativa relaciona-se a idade gestacional, idade cronológica, peso e estatura (esta última parece ser o principal fator determinante).** As vilosidades desenvolvem-se a partir da 9ª a 10ª semana de gestação, no sentido craniocaudal, aumentando significantemente a superfície de absorção intestinal desde esse período até o nascimento. As vilosidades estão completamente formadas a partir da 16ª semana de gestação, mas a maturação funcional do intestino completa-se apenas no final do 3º trimestre.

A cinética do epitélio intestinal fetal guarda similaridades com a cinética do intestino maduro: diferentes células epiteliais emergem **das células-tronco intestinais, células imaturas ou indiferenciadas (*stem cells*) do fundo das criptas.** Diferentes tipos celulares estão presentes no intestino fetal no terço final da gestação, incluindo enterócitos da superfície de absorção, células de Paneth, envolvidas na secreção de defensinas e outros peptídeos relacionados com a imunidade da mucosa e células de Globet, relacionadas com a secreção de muco que reveste a superfície epitelial e, ainda, outros tipos celulares associados com o sistema neuroendócrino intestinal.

Digestão e absorção

A secreção ácida gástrica pode ser detectada a partir da 24ª semana de gestação, neonatos dessa idade são capazes de produzir e manter um valor de pH intragástrico inferior a 2. No prematuro, o mecanismo de controle da secreção ácida e os efeitos da dieta sobre a secreção gástrica são incompletamente conhecidos. Recém-nascidos (RN) apresentam altos níveis de gastrina sérica, mas baixo débito de produção ácida, parecendo não haver regulação da secreção ácida pela atividade da gastrina, mesmo na presença de células parietais anatomicamente desenvolvidas. A secreção ácida atua como barreira à entrada de micro-organismos no intestino delgado e a supressão ácida está associada à maior incidência de enterocolite necrosante.

A atividade digestiva da pepsina no estômago está desenvolvida ao nascimento. RN a termo apresentam níveis similares de pepsina quando comparados a crianças maiores e adultos. RN prematuros, especialmente aqueles de baixo peso, expressam 50% da atividade.

Coincidindo com a emergência das células de absorção, entre a 9ª e 10ª semanas de gestação, concentrações das enzimas da bordadura em escova (sacarase, aminopeptidases e lactase) começam a ser detectadas. Todas as glicosidases estão presentes no 3º mês de vida intrauterina. Uma elevação da maltase, glicoamilase e da sacaraseisomaltase entre a 26ª e a 34ª semana de gestação permite o aproveitamento de pequenos polímeros de glicose por neonatos prematuros. Entre a 34ª semana e o nascimento, a atividade da sacarase é de 70% da atividade na vida adulta e, no RN a termo, a atividade é igual à do adulto.

A atividade da lactase é baixa antes da 12ª semana e, por volta da 26ª a 34ª semanas, apresenta apenas 30% do nível de um recém-nascido a termo, alcançando o seu máximo após a semana 40 da gestação. A lactose é o principal açúcar do leite humano, é possível que neonatos prematuros, antes das 32 semanas de vida de gestação, apresentem deficiência **relativa** de lactase, mas, em geral, mesmo em prematuros de muito baixo peso, as concentrações são suficientes para permitir a digestão do carboidrato, ainda que sejam encontradas pequenas concentrações de açúcar nas fezes sem um efeito osmótico que determine perda fecal anormal de líquidos, ou seja, **teste de substâncias redutoras nas fezes, se realizado, seria positivo sem significado patológico. O termo "deficiência de lactase do desenvolvimento" é usado para descrever a relativa má absorção de lactose resultante de níveis baixos de lactase como consequência da prematuridade.** Após a primeira mamada, ocorre um rápido aumento da enzima, para proporcionar a digestão de lactose do colostro e do leite materno.

A atividade da lipase gástrica aumenta entre a 26ª e a 35ª semanas de gestação e, ao nascimento, a atividade é semelhante à do adulto. Assim, em prematuros pode haver decréscimo da atividade da lípase e da pepsina e digestão e absorção incompletas de lipídios e proteínas. A concentração luminal de ácidos biliares e o *pool* de sais biliares disponíveis também são reduzidos no prematuro e no recém-nascido a termo – esses valores se elevarão com o tempo, mas podem estar associados à absorção incompleta de lipídios. A perda fecal de gorduras é maior no prematuro comparado ao RN a termo, o que é atribuído aos níveis de atividade mais baixos da lipase pancreática. Embora o leite materno apresente níveis identificáveis de lipase e o RN apresente atividade de lipase lingual e gástrica, a efetiva absorção micelar de lipídios aparecerá mais tarde quando as concentrações de lipase pancreática e sais biliares se elevarem. O pâncreas exócrino humano é funcionalmente imaturo ao nascimento com o desenvolvimento substancial ocorrendo após o nascimento. As enzimas proteolíticas são detectadas precocemente no feto humano entre a 20ª e a 25ª semanas de gestação. A tripsina alcança 90% dos níveis na infância no RN a termo. Uma baixa atividade da lipase pancreática é detectada com 32 semanas de gestação, permanece baixa ao nascimento e aumenta 10 semanas após o nascimento. A lipase lingual e a gástrica são detectadas na 26ª semana de gestação. Ao nascimento, essas lipases são capazes de hidrolisar dois terços da gordura ingerida, mesmo na ausência da lipase pancreática.

As fórmulas para prematuros têm sido moduladas para um trato digestivo imaturo: a lactose compreende cerca de 40% do carboidrato total e polímeros de glicose representam o restante do carboidrato na fórmula. Além disso, 40% da gordura na fórmula provém de triglicérides de cadeia média, o que facilita a digestão e absorção dessas gorduras que é independente da hidrossolubilização pelos sais biliares.

Em correspondência ao aparecimento das enzimas digestivas, passam a ser secretados os hormônios intestinais (insulina, glucagon, peptídeo plasmático YY, gastrina, somatostatina, serotonina, fator de crescimento insulina-*like*, colecistoquinina, secretina e neurotensina), liberados em resposta à presença de nutrientes no lúmen intestinal. Embora esses hormônios enterotróficos sejam identificáveis no líquido amniótico deglutido, o aumento significativo da sua liberação ocorrerá quando houver estimulação decorrente da ingestão de nutrientes.

O colostro e o leite materno contêm um grande número de substâncias bioativas envolvendo peptídeos regulatórios, hormônios e fatores de crescimento estruturalmente idênticos aos endógenos, fornecendo ao neonato não apenas a energia, mas os meios de controle do desenvolvimento hormonal e neural do intestino.

Fetos humanos são capazes de deglutir *in utero* cerca de 500 mL. Experimentos de ligadura esofágica demonstraram que absorção de nutrientes *in utero* determina o crescimento em altura das vilosidades e aumento do peso do intestino. Expressão dos transportadores de glicose dependente de sódio (SGLT1) está presente nos enterócitos a partir da 9ª a 10ª semanas de gestação, a capacidade de absorção intestinal de glicose é máxima ao termo, a expressão do transportador de frutose (GLUT2) está presente ao nascimento em humanos, mas parece ser dependente da dieta do desmame, como nos demais mamíferos. A capacidade de absorção de glicose, oriunda da digestão da lactose, desenvolve-se rapidamente após o nascimento, embora seja inferior à capacidade da criança maior e à do adulto, está presente desde as semanas 17 a 30 da gestação.

A captação de macromoléculas por meio da barreira epitelial é uma importante via pela qual imunoglobulinas, fatores de crescimento e antígenos são absorvidos. O transporte de macromoléculas, por meio da membrana apical e microvilosidades, pode ocorrer por mecanismo de transcitose inespecífica ou por meio de receptores de membrana. Esse transporte é facilitado pela presença de inibidores de protease presentes no colostro materno. Tal via de entrada é especialmente importante em neonatos para obtenção de anticorpos do colostro e do leite humano, uma vez que neonatos podem ser hipoglobulinêmicos. Em humanos, a IgG é transferida a partir da placenta para o feto no 3º trimestre da gestação, quando podem ser detectados receptores para IgG no intestino fetal. Esse movimento de macromoléculas por meio das microvilosidades persiste após o nascimento e, então, gradualmente desaparece.

Motilidade

Embora as capacidades de digestão e absorção habilitem a vida extrauterina mesmo em prematuros, a motilidade intestinal é o fator que limita a alimentação de prematuros (Figura 19.1). Antes da 31ª semana pós-conceptual, a atividade motora pós-prandial não é detectada, entre a 31ª e a 35ª semanas de idade pós-conceptual, uma atividade pós-prandial de padrão desorganizado pode ser induzida pela ingestão de líquidos; apenas após a 35ª semana de idade pós-conceptual, a ingestão de líquidos interrompe a atividade motora de jejum e é substituída por uma atividade pós-prandial contínua e regular. Ainda não foi comprovado se a administração de cortisol pode acelerar a maturidade intestinal.

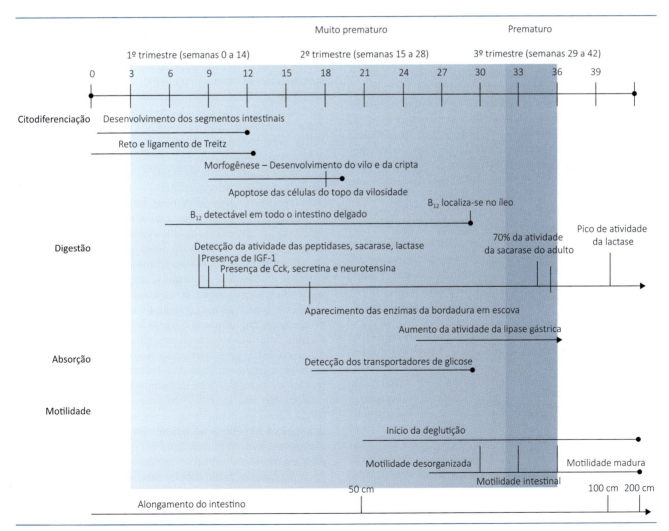

Figura 19.1. Desenvolvimento do intestino infantil.
Fonte: Adaptada de Commare e Tappenden, 2007.

SEÇÃO III – NUTRIÇÃO E DOENÇAS DO TRATO GASTROINTESTINAL

A imaturidade e a disfunção da regulação da motilidade gastrointestinal podem determinar distúrbios alimentares e mesmo dificultar a progressão da dieta e do crescimento pôndero-estatural em neonatos pré-termo e a termo, acometendo até um quarto de todos os recém-nascidos. A ocorrência de asfixia ou encefalopatia hipoxicoisquêmica constitui outro importante fator de risco para a ocorrência de intolerância à dieta, mesmo em recém-nascidos a termo, o que pode ser explicado pela presença de um padrão de motilidade desorganizado.

O retarde de esvaziamento gástrico, caracterizado por sinais de intolerância alimentar como vômitos e distensão abdominal em recém-nascidos prematuros e o refluxo gastroesofágico, também decorre de imaturidade motora. A fisiopatologia subjacente desta dismotilidade é pouco compreendida, os métodos de diagnóstico são pouco sensíveis e as modalidades terapêuticas, limitadas e pouco efetivas.

Vários aspectos da função motora intestinal parecem ser determinantes da intolerância alimentar em recém-nascidos com baixo peso (BP) ao nascer e naqueles com idade gestacional < 34 semanas. A motilidade intestinal desenvolve-se tardiamente na gestação: os padrões de motilidade do intestino delgado são pouco desenvolvidos antes das 28 semanas de gestação. Considera-se que o padrão fetal de motilidade rítmica desenvolva-se em quatro estágios: entre a 25ª e a 30ª semanas, a motilidade intestinal é desorganizada e errática; entre a 30ª e a 33ª semanas, é adquirido um padrão identificável; entre a 33ª e a 36ª semanas, identifica-se o complexo motor migratório; e, finalmente, a partir da 36ª semana, tem-se o padrão de motilidade interdigestiva maduro. Nesse período, há amadurecimento de todas as características das ondas contráteis peristálticas: amplitude; tempo de quiescência; coordenação; número de ondas propagáveis; e atividade de *cluster*. O tempo total de trânsito gastroanal varia de 8 a 96 horas em recém-nascidos prematuros em comparação com 4 a 12 horas em indivíduos adultos.

A coordenação entre sucção e deglutição é estabelecida a partir da 34ª semana de idade gestacional. O tônus do esfíncter gastroesofágico muda significantemente durante o desenvolvimento fetal, sendo significantemente menor em pré-termos comparados aos RN de termo, o que se relaciona à alta incidência de refluxo gastroesofágico nos prematuros, entretanto isso parece ter pouca repercussão em termos de tolerância alimentar.

A dismotilidade intestinal ocorre principalmente, porém não exclusivamente, em lactentes com idade gestacional < 34 semanas, fenômeno que se associa à imaturidade intrínseca do sistema nervoso entérico – a maior duração do tempo de trânsito predispõe ao crescimento bacteriano, à fermentação e à distensão gasosa. É provável que a dismotilidade contribua para outras disfunções do TGI como interação de nutrientes, respostas de defesa imune e respostas inflamatórias. Nutrientes que permanecem por maior tempo em contato com o intestino atuam como quimocinas, ativando a cascata inflamatória e aumentando o risco de enterite necrosante.

Cada vez mais tem se reconhecido a importância dos "insultos precoces" sobre a microbiota no início da vida e o aumento à suscetibilidade a doenças gastrointestinais. O TGI abriga um ecossistema complexo de bactérias que interagem com a mucosa e o sistema nervoso entérico. Evidências de estudos em modelos animais mostram que o uso de antibióticos durante esse período de janela crítica pós-natal tem efeitos significativos perturbando essa via de sinalização bidirecional e impactando de forma negativa o sistema nervoso entérico e a motilidade intestinal. O uso de antibióticos de amplo espectro é bastante comum em recém-nascidos, sobretudo pré-termos, e pode agravar o problema da dismotilidade pre-existente.

Aspectos práticos na progressão da dieta e no manejo da intolerância

A frequência de intolerância à nutrição enteral é maior quanto menor a idade gestacional e peso de nascimento e, ainda hoje, não existe consenso entre neonatologistas ou gastroenterologistas pediátricos quanto à melhor forma de alimentar recém-nascidos prematuros: quando, quanto e como alimentar. Para lactentes com baixo peso ao nascimento, o início precoce de nutrição enteral mínima, 20 mL/kg/dia, do 3º ao 10º dias de vida pós-natal, pode acelerar a maturação dos padrões de motilidade e a liberação de hormônios gastrointestinais, quando comparado a lactentes que não recebem alimentação enteral, associando-se a maior tolerância alimentar, nutrição oral mais precoce e menor tempo de internação hospitalar – esse efeito benéfico parece ser determinado pela presença de nutrientes, sendo menos evidente quando a dieta é diluída.

A progressão da dieta permanece uma questão ainda mais controversa do que a introdução da dieta enteral mínima. A administração de pequenos volumes parece ser tão eficaz para maturação da atividade motora quanto a de volumes maiores.

Poucos ensaios clínicos randomizados avaliaram a taxa ideal de avanço da dieta, sobretudo na população mais crítica – recém-nascidos de extremo baixo peso. Diretrizes de prática clínica recomendam que a oferta seja avançada a uma taxa de 15 a 35 mL/kg/dia, visto que não foi observada diferença entre a progressão lenta de 15 a 20 mL/kg/dia *versus* avanço rápido de 30 a 35 mL/kg/dia em relação aos riscos de enterocolite necrosante, enquanto lactentes manejados com a progressão lenta levaram mais tempo para recuperar o peso ao nascer. Não há controvérsia ou dúvida de que o melhor alimento é o leite humano: o risco de enterocolite necrosante em lactentes alimentados com leite humano é 6 a 10 vezes inferior ao risco entre os alimentados exclusivamente com fórmula e três vezes menor se receberam uma mistura de leite materno e fórmula.

A sucção não nutritiva durante a nutrição enteral por sonda é uma intervenção fácil e segura, que pode ter efeitos fisiológicos benéficos ao desenvolvimento do TGI de recém-nascidos prematuros, uma vez que estimula o esvaziamento gástrico e diminui o número de episódios de refluxo, atuando com um facilitador do estabelecimento de nutrição enteral pós-natal.

Quanto ao manejo farmacológico, um grupo restrito de drogas foi testado nessa população. Pró-cinéticos, utilizados nos contextos de gastroparesia e doença do refluxo gastroesofágico na criança e no adulto, apresentam resultados variáveis, sendo a eritromicina a droga mais estudada **em recém-nascidos e lactentes, incluindo recém-nascidos de extremo baixo peso.** Esse macrolídeo parece agir como potente agonista do receptor de motilina e estimular a peristalse. Há muita variabilidade na dosagem (de 1 a mais de 40 mg/kg), via (oral ou endovenosa) e indicação (profilática *versus* resgate) utilizada nos diversos estudos. Recente revisão desses estudos (Ng 2009) sugere que o uso terapêutico, via oral, e em doses baixas (< 15 mg/kg/dia) pode efetivamente reduzir o tempo para atingir dieta plena naqueles lactentes que apresentam dismotilidade relacionada à prematuridade. Nos diversos ensaios clínicos randomizados realizados com o uso da droga, não foram observados quaisquer eventos adversos – atualmente considera-se fraca a associação previamente reportada entre a estenose hipertrófica de piloro e o uso de eritromicina. São recomendados, entretanto, a preferência pela via oral e o uso após 2 semanas de vida, pois os estudos incluíram pacientes a partir dessa idade.

LEITURAS COMPLEMENTARES

Berseth CL. Early feedings induce functional maturation of the preterm small intestine. J Pediatr. 2012;12:947-53.

Berseth CL. Gastrointestinal motility in the neonate. Clin Perinatol. 1996;23:179-90.

Berseth CL. Gestational evolution of small intestinal motility in preterm and term infants. J Pediatr. 1989;115:646-51.

Commare CE, Tappenden KA. Development of the infant intestine: implications for nutrition support. Nutr Clin Pract. 2007;22(2):159-73.

Drozdowski LA, Clandinin T, T Thomson ABR. Ontogeny, growth and development of the small intestine: Understanding pediatric gastroenterology. World J Gastroenterol. 2010;21,16(7):787-99.

Dumont RC, Rudolph CD. Development of gastrointestinal motility in the infant and child. Gastroenterol Clin North Am. 1994;23:655-71.

Hung LY, Boonma P, Unterweger P, Parathan P, Haag A, Luna RA, Bornstein JC, Savidge TC, Foong JPP. Neonatal Antibiotics Disrupt Motility and Enteric Neural Circuits in Mouse Colon. Cell Mol Gastroenterol Hepatol. 2019;8(2):298-300.e6. doi: 10.1016/j.jcmgh.2019.04.009. Epub 2019 Apr 22.

J Nakajima, D Sunohara, H Kawashima. Efficacy of macrolides on gastric motility in extremely low birth weight infants. J Neonatal Perinatal Med. 2019;12(3):295-300. Doi: 10.3233/NPM-1849.

Lebenthal A, Lebenthal E. The ontogeny of the small intestinal epithelium. JPEN J Parenter Enteral Nutr. 1999;23(5 Suppl):S3-6.

Marie-Chantal Struijs, Ivan R Diamond, Nicole de Silva, Paul W Wales. Establishing norms for intestinal length in children. J Pediatr Surg. 2009 May;44(5):933-8. Doi: 10.1016/j.jpedsurg.2009.01.031.

Montgomery RK, Mulberg AE, Grand RJ. Development of the human gastrointestinal tract: Twenty years of progress. Gastroenterology. 1999;116:702-31.

Neu J, Li N. The Neonatal Gastrointestinal Tract: Developmental Anatomy, Physiology, and Clinical Implications. NeoReviews. 2003;4;7.

Ng PC. Use of oral erythromycin for the treatment of gastrointestinal dysmotility in preterm infants. Neonatology. 2009;95(2):97-104.

Niño DF, Sodhi CP, Hackam DJ. Necrotizing enterocolitis: new insights into pathogenesis and mechanisms. Nat Rev Gastroenterol Hepatol. 2016;13(10):590-600.

Perinatal Nutrition and Gastrointestinal Disorders: Working Group Report of the Second World Congress of Pediatric Gastroenterology, Hepatology, and Nutrition. Kleinman RE, Berseth C, Castillo-Duran C, Cleghorn G, Devane S, Garcia RJ, Ng S, Sanabria MC. J Pediatr Gastroenterol Nutr. 2004;39:S703-S710.

Raul F, Lacroix B, Aprahamian M. Longitudinal distribution of brush border hydrolases and morphological maturation in the intestine of the preterm infant. Early Hum Dev. 1986;13:225-34.

Microbiota Intestinal e Desenvolvimento da Imunidade do Recém-Nascido

Cléa Rodrigues Leone
Mayra de Barros Dorna

O período perinatal constitui uma fase de adaptação ao meio ambiente com o qual o ser humano deverá conviver e interagir de forma a mais harmônica possível ao longo de sua vida pós-natal. Para que isso aconteça, são necessárias muitas mudanças e adaptações de funções e órgãos.

Nesse contexto, o desenvolvimento do microbioma humano constitui um componente essencial desse processo, por se tratar de um ecossistema complexo, no qual micro-organismos e seus DNA localizam-se e interagem em um determinado "habitat" do corpo humano. Esse processo evolutivo de interação hospedeiro × ambiente desenvolve-se ao longo do tempo há muitos anos e, dependendo dos fatores que intervêm nesse processo, resultará em perfis de maior risco de doença ou de "saúde".

Particularmente a microbiota intestinal (MI) tem um papel muito importante nessa definição, por constituir um sistema que resulta das relações estabelecidas ao longo do tempo entre o hospedeiro e os micro-organismos de seu micro e macroambiente, que definirão sua capacidade de promover a "saúde" a partir das funções que exerce e de suas conexões com o funcionamento de outros órgãos, como cérebro e fígado, além dos sistemas respiratório e imunológico.

Na evolução desse conhecimento, o desenvolvimento de novas tecnologias moleculares independentes de cultura associado a métodos computadorizados mais avançados possibilitou a identificação e a taxonomia das bactérias que compõem a MI.

Microbiota intestinal: fatores e suas funções

A MI é composta por 10^{14} células bacterianas por grama de fezes, o que corresponde a mais de 10 vezes o número de células humanas. Daí sua importância para a definição de sua capacidade em estabelecer as inúmeras funções que deverá exercer, como a participação:

- no desenvolvimento e na modulação da resposta inflamatória e na permeabilidade intestinal;
- na defesa contra patógenos;
- na renovação de células epiteliais;
- na mobilidade intestinal;
- na nutrição, síntese de vitamina K, biotina e ácidos graxos de cadeia curta;
- na regulação metabólica de drogas.

A evolução para um perfil de equilíbrio ou não desse sistema complexo poderá definir, em cada hospedeiro, um perfil de maior risco de desenvolvimento de disbioses/doenças ou de "saúde" (Figura 20.1).

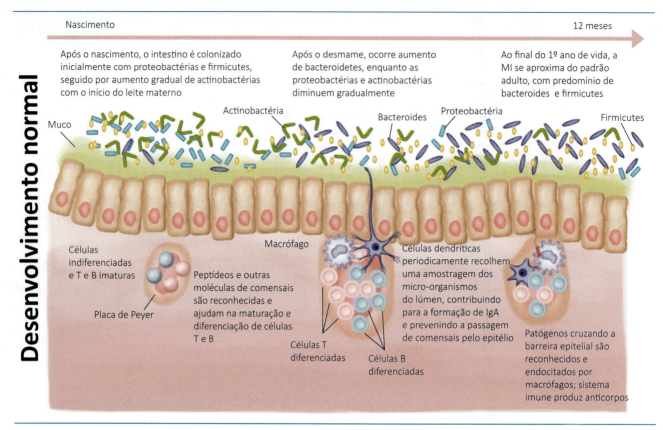

Figura 20.1. Desenvolvimento do microbioma no hospedeiro.
Fonte: Adaptada de Vangay et al., 2015.

Durante o desenvolvimento da MI em recém-nascidos (RN), foram identificados vários fatores que poderão atuar sobre este, como: tipo de parto; tempo de gestação; ambiente da unidade neonatal; internação em alojamento conjunto; unidade semi ou intensiva; idade de início da alimentação; alimentação com leite materno; uso precoce prolongado de antibióticos; realização de procedimentos mais invasivos; entre outros.

Particularmente em relação ao tipo de parto, foram descritos padrões de colonização de acordo com a via de parto. Quando por via vaginal, o início da colonização se faz a partir das bactérias do canal do parto, consideradas protetoras, como lactobacilos e bifidobactérias, sendo considerado que estas bactérias têm papel benéfico na maturação do trato intestinal e sobre a tolerância imunológica neonatal. No entanto, quando parto cesáreo, se faz a partir das bactérias do meio ambiente resultando em uma colonização com menor diversidade bacteriana e menor colonização por derivados de bacteroidetes e mais espécies de estafilococos, propionibactérias e estreptococos, que podem permanecer até os 2 anos de idade. Essa desregulação da MI, inclusive, pode favorecer um enfraquecimento da barreira intestinal, o que aumenta o risco de ruptura e de invasão por bactérias patogênicas, como enterobactérias, que têm o potencial de intensificar reações inflamatórias e, consequentemente, em recém-nascidos mais imaturos, o desenvolvimento de enterocolite necrosante. Além disso, também aumentam o risco de crescimento de bactérias patogênicas, com consequente ocorrência de infecções graves, como a sepse tardia e suas complicações. Quanto aos efeitos em longo prazo associados ao parto cesáreo, estudos epidemiológicos têm evidenciado uma evolução dos recém-nascidos com maior frequência de rinite alérgica, asma, diabetes tipo I e alergias alimentares, além de doenças tardias, como obesidade, deficiências imunes, entre outras.

Já a nutrição enteral precoce constitui um fator fundamental para o desenvolvimento do ecossistema intestinal. A indicação atual de início precoce da nutrição enteral mínima, preferentemente com o leite da própria mãe, baseia-se nesse conhecimento.

Um maior conhecimento da composição do leite humano (LH) evidenciou a presença de elementos bioativos capazes de inibir o crescimento de bactérias patogênicas e vírus, entre estes, a lactoferrina, IgA secretória e o peptídeo formado durante a digestão. Além disso, é fonte de lactobacilos, que têm ação probiótica, e de oligossacarídeos, que têm ação prebiótica, estimulando a formação de uma flora bifidogênica. Recém-nascidos (RN) que recebem leite materno (LM) exclusivo desenvolvem uma flora intestinal com predomínio de bifidobactérias e lactobacilos, considerada protetora. Outros componentes do LM participam dessa ação anti-inflamatória protetora: antioxidantes; fatores de crescimento epitelial (FCE); agentes protetores celulares; e enzimas capazes de degradar mediadores inflamatórios. Também a sua composição de lipídios, com maior proporção de W3, que têm ação anti-inflamatória, em relação aos W6 pró-inflamatórios, também contribuem para essa ação

CAPÍTULO 20 – MICROBIOTA INTESTINAL E DESENVOLVIMENTO DA IMUNIDADE DO RECÉM-NASCIDO

Inúmeros estudos clínicos, realizados em diferentes regiões, têm evidenciado esse maior efeito protetor do LM em recém-nascidos sobre a ocorrência de sepse tardia, enterocolite necrosante (ECN), diarreia e menor uso de antibióticos. Esses efeitos foram observados em recém-nascidos que receberam mais de 50 mL/kg/dia de LM em relação aos que receberam menor volume ou fórmula.

Conforme poderá ser visto na Figura 20.2, a seguir, quando a MI está em equilíbrio, à esquerda, têm papel importante a presença de bactérias benéficas (bifidobactéria e lactobacilos) e os componentes do LM (IgA, oligossacarídeos do leite humano (HMO), fator de crescimento epidérmico (FCE), IL-10, lactoferrina, lisozima, fator transformador do crescimento (TGF-β). Na MI de RNPT, linfócitos intraepiteliais gama-delta (γδ IEL) estão entre as primeiras células imunes residentes, contribuindo para a manutenção da integridade epitelial via IL-17A e FCE. Também células *natural killer* (NK) protegem contra lesões da barreira intestinal e atuam para o seu reparo. Para a colonização inicial, neutrófilos (PMN) podem ser importantes para a formação de uma barreira de transição e proteção contra bactérias patogênicas. Macrófagos (Mφ) e células dendríticas (DC) residentes mantêm a tolerância na MI via produção de IL-10 que, em combinação com TGF-β, induz a produção de células T regulatórias (Treg).

Durante o estabelecimento de ECN em RNPT que recebeu fórmula, a falta dos componentes protetores do LM e a flora disbiótica (p. ex., *Gammaproteobacter*) podem permitir quebra da barreira e consequente translocação bacteriana. Isso resulta na sinalização inata via receptores *toll-like 4* (TLR-4), em resposta ao fator ativador de plaquetas (PAF) e lipopolissacárides (LPS), ocorre resposta da imunidade inata por meio de sinalização a partir dos receptores *toll-like* (TLR-4). Consequentemente, ocorre o recrutamento de neutrófilos e monócitos no intestino, onde essas células, junto com DC residentes, desencadeiam a produção de citocinas pró-inflamatórias, entre as quais IL-1β, fator de necrose tumoral (TNF), IL-8 e IL-12. Em recém-nascidos imaturos, as reações inflamatórias predominam e, em função do balanço entre mediadores inflamatórios e anti-inflamatórios, define-se a evolução dessa patologia.

Do mesmo modo, o uso precoce e prolongado (≥ 72 horas) de antibióticos na vigência de um risco infeccioso ao nascimento, particularmente em recém-nascidos pré-termo, também resulta em uma menor diversidade bacteriana, que constituirá um fator muito importante para definir o risco de doenças infecciosas nesse RN, além da ocorrência de intolerância alimentar e ECN.

É importante lembrar que a colonização inicial após o nascimento constitui a primeira microbiota e tem particular importância para a evolução do sistema imune

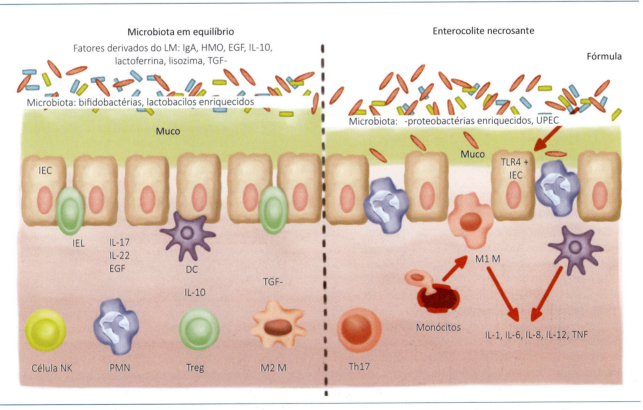

Figura 20.2. Microbiota intestinal em recém-nascido pré-termo em equilíbrio (leite materno) e com enterocolite necrosante.
IEC: células epiteliais intestinais; TLR4: receptor *toll-like 4*; IEL γδ: linfócitos epiteliais gama-delta; IL-17: interleucina 17; IL-22: interleucina 22; EGF: fator de crescimento epidérmico; DC: células dendríticas; TGF-B: fator transformador do crescimento; IL-10: interleucina 10; células NK: células *natural killer*; PMN: neutrófilos polimorfonucleares; Treg: células T reguladoras; M2 MΦ M1 MΦ: macrófagos residentes; IL-1 IL-6 IL-8 IL-12: interleucinas 1, 6, 8 e 12; PAF-AH: fator ativador de plaquetas; AH: acetil-hidrolase; Th: células T *helper*.

Fonte: Adaptada de Denning et al., 2017.

ainda imaturo e, consequentemente, para a definição do risco individual de desenvolvimento de doenças ao longo da vida. Em uma fase mais precoce, podem ocorrer diarreia, sepse, má nutrição e ECN e, ao longo do tempo, obesidade, diabetes, doença de Crohn, alergias, asma e síndrome metabólica.

Além disso, o controle dessa microflora intestinal também dependerá do estabelecimento de uma motilidade intestinal eficiente, que será responsável pela remoção de bactérias em excesso no lúmen.

No entanto, para o estabelecimento dessa função, é necessário que se estabeleça um sistema coordenado entre neurônios extrínsecos, neurônios motores entéricos, células intestinais de Cajal e musculatura lisa. Isso somente será possível a partir do estabelecimento de interações com o cérebro. Este é capaz de atuar sobre os organismos comensais intestinais, via modificações na motilidade, secreção e permeabilidade intestinal ou diretamente pela liberação de sinalizadores, como células cromatínicas, neurônios e células imunes. A comunicação da MI faz-se por células epiteliais, sinalização mediada por receptores e, quando ocorre aumento da permeabilidade, por estímulo direto de células hospedeiras na lâmina própria. Nesse canal de comunicação intestino-cérebro, as células cromafínicas funcionam como transdutoras bidirecionais que regulam esse processo. Uma ruptura dessa integração poderá ocasionar doenças funcionais e inflamatórias, agudas ou crônicas.

Dessa maneira, esse sistema nervoso entérico constitui um cérebro complexo integrativo e foi chamado por alguns autores de "segundo cérebro", por ser capaz de controlar a função intestinal.

Levando-se em conta a importância da formação de uma MI a mais próxima possível da desenvolvida em recém-nascidos considerados sadios, com o objetivo de reduzir os riscos de doenças futuras, as rotinas e as práticas de cada unidade neonatal deverão ser cuidadosamente selecionadas, sobretudo as direcionadas a RN de risco, como os RN pré-termo extremos.

Desenvolvimento do sistema imune do recém-nascido

O sistema imunológico é constituído de múltiplos componentes, muitos dos quais interdependentes, e cuja ação conjunta será responsável pela defesa contra agentes infecciosos. Outro papel de extrema importância do sistema imunológico é o de conferir tolerância, tanto aos antígenos próprios, quanto a uma série de antígenos ambientais, como alimentos e microbiota, mantendo a homeostase.

Na gestação, o processo de tolerância é de extrema importância para que mãe e feto não desencadeiem resposta imune um contra o outro, o que tornaria a gestação inviável. Assim, podemos imaginar o quão complexo é o processo de desenvolvimento imunológico. Além disso, todo o amadurecimento do sistema imune inicial ocorre em um ambiente que em nada reproduz o ambiente que será encontrado na vida extrauterina e, assim sendo, diversas etapas do amadurecimento que dependem do contato com antígenos não próprios só se completarão de maneira efe-

tiva após o nascimento. Esse é o caso da chamada imunidade adaptativa, conferida por linfócitos T e B, e que se caracteriza pela especificidade, diversidade e memória. No 1º trimestre, com o ganho da experiência antigênica, a imunidade adaptativa passa por importante etapa de desenvolvimento, mas seu completo amadurecimento ocorrerá apenas após os primeiros anos de vida. Em decorrência desta falta do contato antigênico, o RN apresenta inicialmente baixo número de células T e B de memória-efetora, que se desenvolverão ao longo do tempo, havendo, então, predomínio de células imaturas ao nascimento e nos primeiros meses de vida.

Nos primeiros 2 meses de vida, os linfócitos T CD4+ do recém-nascido secretam predominantemente citocinas de padrão Th2 e Th17, apresentam fraca resposta Th1 e baixa produção de interferons antivirais do tipo 1, o que determina maior suscetibilidade no início da vida a infecções por agentes intracelulares, como *Listeria monocytogenes*, *Mycobacterium tuberculosis* e vírus herpes simples. RN pré-termo apresentam ainda comprometimento da resposta Th17, aumentando o risco de infecções por *Candida* spp. e *E. coli*.

Com relação aos linfócitos B, seu número relativamente elevado ao nascimento aumenta nas primeiras semanas de vida, com pico entre a 1ª e a 6ª semanas e com gradual redução a partir dos 2 anos de idade. Esses linfócitos B, além de predominantemente imaturos, apresentam baixa concentração de moléculas coestimuladoras CD40.

Ao nascimento, os anticorpos produzidos são predominantemente IgM e têm baixa afinidade pelos antígenos. Com o avançar da idade e os estímulos antigênicos, os linfócitos B passam a amadurecer e produzir de maneira mais adequada seus anticorpos. A produção de anticorpos contra antígenos polissacarídicos, especialmente importantes na defesa contra bactérias encapsuladas, amadurece mais tardiamente do que a reposta contra antígenos proteicos, o que explica a maior suscetibilidade dos lactentes a infecções por *Haemophilus* e *S. pneumoniae*.

Assim, o RN depende para sua defesa, principalmente, de seu sistema imune inato e da imunidade passiva conferida pela IgG materna (passada pela placenta especialmente no 3º trimestre de gestação e que desaparece até o 9º mês de vida), bem como dos diversos componentes imunológicos contidos no colostro e no leite materno, como citocinas, peptídeos antimicrobianos e IgA.

A IgA tem importante papel na defesa da mucosa intestinal do RN, impedindo a adesão e a penetração de micro-organismos, incluindo os da própria flora intestinal, restringindo a ativação imune. Esse mecanismo de proteção sem geração de inflamação é de extrema importância para que possamos conviver com a grande quantidade de antígenos alimentares, de micro-organismos ingeridos e os tantos outros que fazem parte da nossa microbiota. O mesmo papel será exercido pela IgA do próprio recém-nascido que passa a ser produzida nas mucosas na 1ª semana de vida que, gradualmente, será substituída pela IgA secretora (IgAs).

A imunidade inata, por sua vez, é composta pelas barreiras mucosas e epiteliais, citocinas, proteínas do complemento e células, como neutrófilos, monócitos, macrófagos, células dendríticas e NK e caracteriza-se pela capacidade de responder rapidamente aos estímulos infecciosos, mesmo sem prévio contato. Ao nascimento, a criança apresenta número aumentado de neutrófilos, células NK e monócitos, com número de células dendríticas semelhantes ao do adulto. No entanto, essas células apresentam sua função prejudicada. Neutrófilos apresentam defeito na quimiotaxia para o sítio de infecção por menor expressão de receptores para a migração e menor capacidade de se deformar. As células dendríticas apresentam menor expressão de MHCII (complexo maior de histocompatibilidade) e de moléculas coestimuladoras. Monócitos têm sua função de fagocitose e morte intracelular de bactérias, mas sua função de apresentação de antígenos está prejudicada pela menor expressão de MHCII, o que interfere na interação entre a imunidade inata e a adaptativa. Células NK, que estão inicialmente aumentadas ao nascimento, declinam rapidamente em número nos dias seguintes e mais lentamente após, apresentam menor quantidade de grânulos em seu interior e menor capacidade de degranulação, o que reduz sua capacidade citotóxica em relação a crianças mais velhas e adultos. As proteínas do complemento, por sua vez, são produzidas a partir da 20ª semana de gestação e, ao nascimento, um RN de termo tem dois terços dos níveis de complemento que tem um adulto (ainda menores no RN prematuro), só alcançando os mesmos níveis séricos deste por volta dos 12 a 18 meses.

Assim, o período neonatal se caracteriza pela imaturidade do sistema imunológico em geral e, mais especificamente, da imunidade adaptativa, o que confere aos RN maior suscetibilidade a infecções. A exposição a antígenos não próprios estimula o amadurecimento do sistema imunológico e, até que este esteja melhor adaptado, a imunidade passiva conferida pela IgG materna transplacentária e pelos diversos componentes do leite materno e colostro constitui fatores importantes de proteção para o RN.

Microbiota intestinal e sistema imune

O padrão bacteriano da MI após o nascimento, com a definição da colonização bacteriana local e suas interações com o epitélio intestinal e tecido linfoide, terá um efeito importante sobre o desenvolvimento da função imune, particularmente na mucosa intestinal.

À medida que ocorre essa colonização, estabelece-se um sistema de barreira intestinal, que terá a função de defesa contra a invasão por bactérias patogênicas. Ele será constituído por uma camada de muco na superfície, que contém mucinas, peptídeos antimicrobianos não específicos (PAM) e imunoglobulina A secretória (IgAs), apoiada sobre uma camada de células epiteliais conectadas por junções fortes e células dendríticas.

As mucinas constituem fonte de energia e previnem invasões bacterianas, enquanto os PAM têm ações contra amplo espectro de bactérias Gram-positivas e Gram-negativas, fungos, protozoários e vírus envelopados, e alguns são capazes de neutralizar exotoxinas bacterianas.

Dessa maneira, a homeostase intestinal é mantida a partir dessa ação integrada entre PAM e MI, e a presença de bactérias constitui estímulo para a produção de PAM.

Já a IgAs exerce uma ação de controle da colonização do epitélio intestinal, impedindo a absorção de patógenos/antígenos potencialmente perigosos. A MI participa da programação de IgAs, modulando sua produção e também a definição de suas ações, juntamente com outros fatores.

As células epiteliais intestinais, além da função de barreira, também participam na manutenção da homeostase imune intestinal, a partir de ação conjunta com componentes do tecido linfoide associado ao intestino (GALT). Nesse sentido, atuam estimulando respostas imunes contra patógenos e tolerância a bactérias comensais.

Estudos experimentais, usando diferentes metodologias para induzir tolerância oral, chegaram à mesma conclusão quanto ao fato de que somente animais no período neonatal são capazes de desenvolver tolerância imune.

Essas constatações embasaram o conceito de que a colonização adequada da MI inicial, no período neonatal, somente é possível a partir da indução de tolerância imune a bactérias comensais. Isso ocorre porque o sistema imune inato é capaz de reconhecer padrões moleculares associados a micróbios específicos, o que lhe permite uma diferenciação entre comensais e patógenos. A partir disso, são desencadeadas respostas diferenciadas a essas bactérias. Um dos mecanismos dessa regulação da resposta inflamatória ocorre por ativação de um componente inibitório da ativação de NF-kβ.

A realização de novas pesquisas com base em métodos cada vez mais complexos e específicos poderá trazer novo conhecimento ao desenvolvimento da microbiota intestinal e de suas interações com o sistema imunológico no período neonatal. Consequentemente, a partir de uma maior identificação dos mecanismos envolvidos nos processos de doenças em longo prazo associados a esse sistema, será possível realizar uma prevenção precoce e mais efetiva.

LEITURAS COMPLEMENTARES

Caicedo A, Schanler RJ, Li N, New J. The developing ecosystem: Implications for the neonate. Pediatr Res. 2005;58:625-8.

Cassir N, Simeoni U, La Scola B. Gut microbiota and the pathogenesis of necrotizing enterocolitis in preterm neonates. Future Microbiol. 2016;11:273-92.

Denning T, Bhatia AM, Kane AF, Patel RM, Denning PW. Pathogenesis of NEC: Role of the innate and adaptive immune response. Semin Perinatol. 2017;41:15-28.

Dominguez-Bello MG, Costello EK, Contreras M, Magris M, Hidalgo G, Fierer N et al. Delivery mode shapes the acquisition and structure of the initial microbiota across multiple body habitats in newborns. Proc Natl Acad Sci USA. 2010;107:11971-5.

Dowling DJ, Levy O. Ontogeny of early life immunity. Trends Immunol. 2014;35(7):299-310.

Eggesbo M, Botten G, Stigum H, Nafstad P, Magnus P. Is delivery by cesarean section a risk factor for food allergy? J Allergy Clin Clin Immunol. 2003;112:420-26.

Faa G, Gerosa C, Fanni D, Nemolato S, van Eyken P, Fanos V. Factors influencing the development of personal tailored microbiota in the

SEÇÃO III – NUTRIÇÃO E DOENÇAS DO TRATO GASTROINTESTINAL

neonate with particular emphasis on antibiotic therapy. J matern Fetal neonatal Med. 2013;26(Suppl 2):35-43.

Gregory KE. Microbioma aspects of perinatal and neonatal health. J Perinat Neonat Nurs. 2011;25:158-62.

Gronlund MM, Lehtonen O P, Eerola E, Kero P. Fecal microflora in healthy infants born bydifferent methods of delivery: Permanent changes in intestinal flora after cesarean delivery. J Pediatr Gastroenterol Nutr. 1999;28:19-25.

Holt PG, Jones CA. The development of the immune system during pregnancy and early life. Allergy. 2000;55:688-97.

Kumar SK, Bhat BV. Distinct mechanisms of the newborn innate immunity. Immunol Lett. 2016;173:42-54.

Leone CR, Delgado AF. Nutrição na sepse em recém-nascidos pré--termo. In: Pereira GR, Leone CR, Alves Filho N, Trindade Alves O (coord.). Nutrição do recém-nascido pré-termo. Rio de Janeiro: Med-Book Editora Científica Ltda; 2008. p.193-211.

Madan JC, Farzan SF, Hibberd P, Karagas MR. Normal neonatal microbiome variation in relation to environmental factors, infection and allergy. Curr Opin Pediatr. 2012;24:753-59.

Martinez FE, Ferri WAZ, Leone CR, Almeida MF, Guinsburg R, Menezes JA et al. For the Brazilian Neonatal Research Network. Early empiric antibiotic use is associated with delayed feeding tolerance in preterm infants. Journal of Pediatr and Gastroenterol Nutr. 2017;65:107-10.

Negele K, Heinrich J, Borte M, von Berg A, Schaaf B, Lehmann I et al. Mode of delivery and development of atopic disease during the first 2 years of life. Pediatr Allergy Immunol. 2004;15:48-54.

Rhee SH, Pothoulakis C, Mayer EA. Principles and clinical implications of the brain-gut-enteric microbiota axis. Nat Rev Gastroenterol Hepatol. 2009;6:306-14.

Salminen S, Gibson GR, Mc Cartney AL, Isolauri E. Influence of mode of delivery on gut microbiota composition in seven years old children. Gut. 2004;53:1388-9.

Schanler RJ, Schulman RJ, Lau CS et al. Feeding strategies for premature infants: Randomized trial of gastrointestinal priming and tube-feeding method. Pediatrics. 1999;103:434-9.

Strunk T, Currie A, Richmond P, Simmer K, Burgner D. Innate immunity in human newborn infants: prematurity means more than immaturity. J Matern Fetal Neonatal Med. 2011;24:25-31.

Torrazza RM, Neu J. The developing intestinal microbiome and its relationship to health and disease in the neonate. J Perinatol. 2011; 31:S29-S34.

Van Belkum M, Alvarez LM, Neu J. Preterm neonatal immunology at the intestinal interface. Cellular and Molecular Life Sciences. 2020;77:1209-27.

Vangay P, Ward T, Gerber JS, Knights D. Antibiotics, Pediatric dysbiosis, and Disease. Cell Host Microbe & Microbe. 2015;17:553-64.

Weng M, Walker WA. The role of gut microbiota in programming the immune phenotype. J Dev Orig Health Dis. 2013;4(3):203-14. doi:10.1017/S2040174412000712.

Zola H. Immune compromise due to immaturity. In: Sullivan KS, Stiehm ER (ed.). Stiehm1s Immune Deficiencies. Philadelphia: Elsevier Saunders; 2014. p.807-9.

Fisiologia da Lactação

Lélia Cardamone Gouvêa
Hamilton Robledo
Cláudia Bezerra de Almeida

A natureza proveu os mamíferos com glândula mamária para que, após o nascimento, ao ser interrompida a nutrição intrauterina, com a ligadura do cordão umbilical, seus filhos fossem colocados imediatamente junto às mamas de suas mães, para a partir de então, serem alimentados com a secreção láctea espécie-específica, que garantirá seu crescimento e desenvolvimento ideal durante o período de lactação.

Glândula mamária

A glândula mamária forma-se a partir da epiderme, desenvolve-se bilateralmente sob a forma de espessamento ectodérmico, produzindo uma crista denominada "linha mamária", que se estende da axila à região inguinal.

No ser humano, somente uma parte dessa linha se desenvolve, que é a peitoral, formando a glândula mamária.

Anatomia e fisiologia

As mamas estão localizadas uma a cada lado do tórax exatamente sobre os músculos peitorais, estando ligadas a estes músculos pela fáscia.

O tamanho da mama varia muito entre os indivíduos e é determinado pela quantidade de tecido adiposo presente nela e não pela quantidade de tecido glandular propriamente dito, portanto, o tamanho da mama não está relacionado à sua habilidade funcional, que é a lactação.

A mama consiste de tecido glandular, de tecido fibroso de conexão de seus lobos e de tecido gorduroso no intervalo entre os lobos. Somente 10 a 15% do tecido mamário é epitélio, o resto é estroma. O estroma da mama é de natureza fibrogordurosa. O tecido conjuntivo, em muitos lugares, apresenta-se concentrado, formando feixes fibrosos que atravessam a mama, fixando a camada profunda da fáscia subcutânea ao derma da pele. Esses feixes são chamados de ligamentos suspensores da mama ou ligamentos de Cooper.

O mamilo ou papila mamária eleva-se de 5 a 10 mm acima da pele da aréola e contém músculo liso. A aréola é um anel pigmentado mais escuro que circunda o mamilo; este, por sua vez, contêm várias pequenas aberturas de glândulas sebáceas, chamadas glândulas de Montgomery.

Embora seja comum considerar cada mama como uma única glândula, na verdade cada mama é composta por cerca de 15 a 25 glândulas exócrinas do tipo tubuloalveolar composto, denominadas "lobos" e cuja função é secretar leite. A mama é, pois, dividida em 15 a 25 lobos separados por tecido conjuntivo denso e tecido adiposo. Cada lobo é composto por uma parte secretora e seu ducto excretor próprio denominado "ducto lactóforo" ou "lactífero', o qual converge ao mamilo. Abrem-se na papila mamária 15 a 25 orifícios isolados, que correspondem a cada um dos lobos da mama. A parte secretora do lobo mamário é formada por vários lóbulos significativamente variáveis em número e tamanho e têm de 10 a 100 alvéolos ou ácinos, os quais se apresentam atapetados por uma camada de células epiteliais que secretam leite. Cada alvéolo está envolto em um manto de cordões mioepiteliais contráteis entrecruzados, e uma rica rede capilar.

Vasos sanguíneos

Os suprimentos sanguíneos para as glândulas mamárias provêm de diversos vasos intercostais, mamários internos e ramos torácicos das artérias axilares. Esses vasos se subdividem e formam rico plexo capilar em torno dos ductos e alvéolos. A abundância de suprimento sanguíneo varia com a atividade, sendo maior nas glândulas ativas. As veias descrevem um círculo anastomótico ao redor da base do mamilo chamado círculo venoso.

Linfáticos

Os vasos linfáticos das glândulas mamárias são numerosos. O plexo linfático é particularmente bem formado sob a aréola.

Inervação

Os nervos da mama são ramos do 4º, 5º e 6º nervos intercostais, consiste de fibras sensoriais e simpáticas que inervam a musculatura lisa do mamilo e vasos sanguíneos.

A inervação sensorial do mamilo e aréola é extensa e consiste tanto de nervos sensoriais como de autônomos.

A inervação do corpo mamário é mínima e predominantemente autônoma. Não existe nenhuma fibra parassimpática ou colinérgica suprindo a mama.

A norepinefrina contida nas fibras nervosas é abundante entre as células da musculatura lisa do mamilo e na interface entre a camada média e a adventícia das artérias da mama.

A maioria dos nervos da glândula mamária segue as artérias e arteríolas e supre essas estruturas. Poucas fibras saem da ramificação perivascular para as paredes dos ductos, e estas são fibras sensíveis à pressão do leite.

Não foi identificada nenhuma inervação nas células mioepiteliais da mama. Desse modo, pode-se concluir que as atividades secretoras do epitélio acinar dependem da estimulação hormonal, como prolactina e outros hormônios, não sendo estimulados via sistema nervoso diretamente. Embora vários hormônios estejam envolvidos na lactação, a prolactina é o principal hormônio envolvido na produção de leite pela glândula mamária.

Secreção de prolactina

A secreção da prolactina segue o ritmo circadiano. É maior entre meia-noite e 6 horas da manhã e menor ao final do dia. É comum as mães relatarem que parece ter sua produção de leite diminuída ao final do dia, pois seu filho solicita mamadas em intervalos menores, mas pela manhã, nas primeiras mamadas, elas observam um volume maior de leite excedente pós-mamada.

Durante a gravidez, há um importante e fisiológico aumento de prolactina, que chega a 5 a 10 vezes os valores habituais. Apesar dos níveis elevados de prolactina durante a gestação, a lactação não ocorre antes do nascimento porque os hormônios estrógeno e progesterona, que estão elevados durante a gravidez e produzidos principalmente pela placenta, agem localmente no tecido mamário, inibindo a ação periférica da prolactina, por bloquear os seus receptores. Com o parto e a retirada da placenta, os níveis destes hormônios caem e desbloqueiam os receptores de prolactina, estabelecendo, assim, a lactação. Há um aumento discreto na quantidade de leite nas primeiras 48 horas e um grande aumento a partir do 5º dia pós-parto, em média, quando ocorre a apojadura, ou "descida do leite".

Nas primeiras 6 semanas pós-parto, os níveis de prolactina aumentam 15 vezes os valores normais, em média 300 a 600 ng/mL, durante o processo de sucção. Da 6ª semana pós-parto ao 6º mês, os valores de prolactina voltam aos valores basais, mas continuam a aumentar durante as sucções, embora os valores de prolactina aumentem, eles não são tão elevados quanto durante as primeiras 6 semanas pós-parto.

Após o 6º mês de vida, os níveis de prolactina mantêm-se dentro dos valores basais. A secreção de prolactina é controlada pelo hipotálamo.

Durante a amamentação, a sucção da aréola e do mamilo gera uma estimulação das fibras nervosas ou receptores sensoriais, que, por meio de um estímulo reflexo aferente via medular, chega ao hipotálamo, e este determina a liberação de prolactina pela hipófise anterior e, após alguns segundos, há liberação de ocitocina pela hipófise posterior. Este hormônio estimula a contração das células mioepiteliais que rodeiam os alvéolos e ductos lactíferos resultando na liberação do leite já produzido.

A secreção láctea é um fenômeno dinâmico e complexo no qual intervêm fatores neuroendócrinos e a estimulação mecânica produzida pela sucção.

A epiderme da aréola e do mamilo e a pele ao redor são pobremente inervados; contudo, as porções profundas da derme e os elementos contidos nela, musculatura lisa e glândulas sudoríparas são intensamente inervados.

As aberturas dos ductos lactíferos, dentro da papila mamilar, são amplamente inervadas por fibras sensoriais.

Por um lado, a relativa pouca inervação da parte epidérmica da pele da aréola e do mamilo é evidenciada por uma discriminação sensorial limitada; por outro lado, o número relativamente maior de terminações nervosas da derme possibilita uma ampla resposta ao estímulo produzido pelo reflexo de sucção. Enfim, é a sucção do lactente que estimula o mamilo e a aréola, conduzindo impulsos nervosos via aferente ao hipotálamo, e este à hipófise anterior, estimulando a produção de prolactina e, esta, a de leite, pelas células alveolares; portanto, quanto mais frequente for a sucção, maior será a produção de prolactina e, consequentemente, de leite.

Produção do leite materno

A produção do leite humano ocorre em dois estágios: **secreção**; e **ejeção**.

O primeiro estágio da secreção do leite envolve tanto a síntese dos componentes lácteos, como a passagem do produto formado para a luz alveolar.

A ejeção corresponde à entrega do leite produzido via canalicular até a boca do recém-nascido. O leite que sai no início da mamada contém maior teor de água e eletrólitos, é produzido por ação da prolactina entre as mamadas e liberado para os dutos por difusão passiva; em seguida, o leite que, por ação da ocitocina nas células mioepiteliais, é ejetado dos alvéolos e liberado para os dutos com maior teor de gordura e solutos, ao passar pelos dutos, se mistura com o leite inicial, dando um segundo sabor de leite. O leite recebido a seguir, que foi ejetado com maior concentração de gordura e soluto, é denominado "leite posterior", e corresponde a dois terços da mamada. Não existe ao longo da mamada um estágio definido em que o leite materno sofra alterações em sua composição, passando de "leite anterior" para "leite posterior". A maior quantidade de gordura identificada ao final da amamentação, quando comparada ao início da mamada, decorre do fato de a gordura do leite produzido nos alvéolos se aglomerar, com aspecto mais viscoso, formando uma emulsão.

Durante o percurso do leite materno que, com a ejeção, sai dos alvéolos para os dutos até atingir o mamilo, os glóbulos de gordura do leite podem aderir nas paredes dos dutos, serem deslocados e, consequentemente, removidos com o leite. Especialmente após a sucção do lactente e com o esvaziamento completo das mamas, a gordura atinge os dutos maiores e se homogeneíza ao restante do leite materno que está na mama, geralmente ao longo ou ao final da mamada. Outros autores também demonstraram que não existe a produção de dois tipos de leite materno durante a mamada, ou melhor, uma divisão categórica entre leite anterior ou posterior, com menos ou mais gorduras em sua composição. A quantidade de gordura do leite pode variar entre a mama esquerda e a direita, nas diferentes mamadas e ao longo do dia, e também conforme os requerimentos nutricionais específicos de cada lactente, e estes autores não recomendam a divisão categórica de dois tipos de leite. Os recém-nascidos (RN) em aleitamento materno exclusivo podem fazer ao longo do dia de 10 até 12 mamadas, com intervalos de 1,5 a 2 horas e varia conforme a vitalidade e força de sucção. Com o crescimento do lactente, o número de mamadas diário vai diminuindo, uma vez que o lactente, a partir de seu crescimento físico, comporta um maior volume gástrico e tem maior força para sucção do leite materno das mamas. Entre o 3º e 5º mês de vida, o lactente realiza em média entre 6 e 8 mamadas diárias e o número de mamadas noturnas também diminui.

A manutenção da produção do leite é, portanto, dependente da demanda do lactente por mamadas. O apetite do lactente regula a taxa de produção de leite, desencadeando o reflexo hormonal.

Fluxo do leite

O reflexo de ejeção pode ser estudado por ultrassonografia. As crianças amamentadas por 10 minutos, em cada mama, retiram aproximadamente 85% do leite da primeira mama e 75% do leite da segunda mama, nos primeiros 5 minutos de cada mamada.

A liberação do leite é bem mais lenta nas mamadas prolongadas. Parece que, durante as mamadas prolongadas, pelo menos três fatores podem atuar reduzindo a oferta de leite: rápida adaptação dos receptores nervosos do mamilo, *feedback* positivo da ocitocina no cérebro e o efeito que os níveis prolongados de ocitocina podem ter sobre seus receptores.

Os receptores nervosos do mamilo são de adaptação rápida e sensíveis ao alongamento rítmico e intermitente da sucção normal, promovendo um padrão eficaz de estimulação neuronal. Durante a mamada, o bebê combina sucção rápida e pausa em resposta ao fluxo de leite. Quando o fluxo de leite ejetado é intenso, nos primeiros minutos da mamada, observa-se uma sucção mais lenta com deglutição frequente e pausas mais curtas. A pressão negativa é liberada de forma intermitente. Algumas vezes, no início da mamada, observamos episódios esporádicos de engasgos do bebê, quando, então, este larga a mama e podemos notar a ejeção do leite. No final da mamada de curta duração e

durante as mamadas prolongadas, o fluxo de leite é lento e observamos pausas mais longas, em que a alta pressão negativa é mantida entre as sucções. Nesses casos em que a pressão negativa é muito prolongada, o padrão de estimulação neuronal pode ser perdido, enviando apenas um fraco sinal ao hipotálamo. Logo, o padrão de estimulação neuronal é diferente nas mamadas prolongadas e curtas.

Walshaw (2010), com base na fisiologia da lactação, afirma que a baixa frequência de estimulação da neuro-hipófise resulta em fluxo contínuo e baixo de liberação de ocitocina, perde-se o padrão pulsátil de liberação de ocitocina e causa somente contrações assincrônicas e tetânicas das células mioepiteliais da mama, que são ineficazes para trazer o leite que está estocado profundamente na mama para o mamilo (ejeção ineficaz). A meia-vida da ocitocina no fluido cérebro espinhal é 20 vezes maior do que no plasma (1 a 2 minutos). A estimulação contínua da ocitocina resulta nas suas produção e liberação constantes, portanto o bebê deve ficar na mama enquanto em sucção ativa e eficaz.

A ocitocina atua nos receptores de membrana dos fibroblastos, os quais, em sua maioria, se internalizam após 5 a 10 minutos de estimulação e tornam-se indisponíveis. Então, níveis baixos de ocitocina liberados de forma contínua nas mamadas prolongadas resultam em um fluxo anormal de leite ejetado. Como também poderá haver uma menor produção de leite, pois são encontrados mais receptores de ocitocina nas células secretoras de leite do que nas células mioepiteliais. Mamadas curtas com intervalo podem ajudar a manter a função dos receptores de ocitocina. Na observação clínica, mamadas frequentes de curta duração geram maior ganho de peso do que mamadas muito prolongadas.

O papel do fator inibidor da lactação

Quando as mamas não são adequadamente esvaziadas durante a mamada e o leite permanece acumulado nos alvéolos, o tecido glandular passa a sofrer ação de um mecanismo local que controla a sua produção. Esse mecanismo local funciona como protetor do possível efeito danoso do acúmulo do leite na mama. É exercido por um peptídeo denominado "fator inibidor da lactação" (FIL), o qual provoca a interrupção de leite, pois torna as células alveolares distorcidas e impede que a prolactina presente no tecido se una aos receptores de membrana, interrompendo, assim, o ciclo hormonal neuroendócrino. Ele também altera a morfologia do retículo endoplasmático das células mioepiteliais, tornando-as irregulares, vesiculadas e inchadas.

O FIL exerce um papel protetor contra o ingurgitamento mamário. É secretado pelas células epiteliais, exatamente onde ocorre sua ação inibitória. Sua ação é desencadeada quando o leite não é drenado, havendo acúmulo de FIL.

O acúmulo de leite na mama, além de desencadear a ação inibitória da produção de leite pelo FIL, pode facilitar o ingurgitamento mamário, o qual pode evoluir para mastite e suas complicações. Acontece geralmente pelo não esvaziamento da mama, como no caso da oferta de uma única mama por mamada, pular mamadas, amamentação com programação de horários rígidos, produção exacerbada de leite, uso de sutiã apertado ou uso de conchas.

O acúmulo de leite nas mamas durante períodos prolongados pode gerar alterações na composição nutricional, com a diminuição dos níveis de lactose e de potássio, e aumento dos níveis de sódio e cloreto, que é um mecanismo de *feedback* local para evitar mastite. Porém, mesmo após drenagem da mama, esse leite permanecerá com sabor mais salgado durante aproximadamente uma semana e pode fazer o bebê preferir sugar na mama que já vinha sendo mais esvaziada. Com base na fisiologia da lactação, Walshaw (2010) recomenda que a técnica ideal é a oferta de ambas as mamas por mamada. Consideramos a importância de mamadas eficientes em esquema de livre demanda.

Outro fator importante para uma lactação bem-sucedida e que deve ser destacado é que o aleitamento materno exclusivo deve se iniciar como é recomendado, quando mãe e recém-nascido estiverem bem clinicamente, desde a sala de parto até a alta da maternidade. Raihan et al. (2020) encontraram uma chance duas vezes maior de um lactente durante os primeiros 3 dias de vida, que tenha recebido outro alimento que não o leite materno ou medicamentos, de não manter o aleitamento materno exclusivo.

A forma alimentar adotada durante os primeiros 3 dias de vida foi um achado independente e, quando introduzido outro alimento, esteve significativamente associada com a não manutenção do aleitamento materno exclusivo.

Na alta da maternidade, deve-se assegurar o aleitamento materno exclusivo, porém quando, por indicação médica excepcional, for indicado outro alimento além do leite materno, o retorno ambulatorial precoce para reavaliação e suporte técnico adequado possibilitará a recuperação da lactação.

As mães, que tiveram seu leite complementado, sentem-se inseguras e incapazes de amamentar exclusivamente, situação em que o apoio precoce e adequado possibilitará a recuperação da confiança materna em sua habilidade de amamentar exclusivamente.

LEITURAS COMPLEMENTARES

Daly SEJ et al. Frequency and degree of milk removal and the short-term control of human milk synthesis. Experimental Physiology. 1993;81:861-75.

Daly SEJ, Hartmann PE. Infant Demand and Milk Supply. Part 1: Infant Demand and Milk Production in Lactating Women. Journal of Human Lactation. 1995;11(1):21-6.

Erbert I. Percepção de profissionais de saúde quanto a recomendação da técnica de amamentação: Oferta de uma ou duas mamas por mamada [dissertação de Mestrado]. São Paulo: Universidade Federal de São Paulo/Centro e Desenvolvimento do Ensino Superior em Saúde; 2015.

Gimpl G, Fahrenholz F. The oxycitocin receptor system: Structure, function and regulation. Physiology Review. 2001;81(2):629-83.

Gouvêa LC. Aleitamento materno. In: Pessoa JHL. Puericultura: Conquista da saúde da criança e do adolescente. São Paulo: Atheneu; 2013. p.614.

Kent JC et al. Volume and frequency of breastfeedings and fat content of breast milk throughout the day. Pediatrics. 2006;117(3):e387-e395.

Khan S et al. Variation in Fat, Lactose, and Protein Composition in Breast Milk over 24 Hours: Associations with Infant Feeding Patterns. Journal of Human Lactation. 2013;29(1).

Knight CH, Peaker M, Wilde CJ. Local control of mammary development and function. Reviews of reproduction; 1998. v.3.

Lincoln DW, Paisley AC. Neuroendocrine control of milk ejection. Journal of Reproduction and Fertility. 1982;65:571-82.

Lollivier V et al. Oxytocin stimulates secretory processes in lactating rabbit mammary epithelial cells. Journal of Physiology. 2006;570(1):125-40.

Lucas A, Lucas PJ, Baum JD. Pattern of Milk Flow in Breast-Fed Infants. The Lancet; 1979. p.57-8.

Lucas A, Lucas PJ, Baum JD. The nipple-shield sampling system: A device for measuring the dietary intake of breast-fed infants. Early Human Development; 1980. p.365-72.

Neville MC, McFadden TB, Forsyth I. Hormonal regulation of mammary differentiation and milk secretion. Journal of Mammary Gland Biology and Neoplasia. 2002;7(1).

Neville MC. Lactation and its hormonal control. In: Knobil E and Neill JD. The physiology of reproduction. New York: Raven Press; 2006.

Raihan MJ, Choudhury N, Haque MA, Farzana FD, Ali M, Ahmed T. Feeding during the first 3 days after birth other than breast milk is associated with early cessation of exclusive breastfeeding. Matern Child Nutr; 2020. p.e12971. doi: doi.org/10.1111/mcn.12971

Salariya EM, Easton PM, Cater JI. Duration of breast-feeding after early initiation and frequent feeding. The Lancet; 1978. p.1141-3.

Takeda S, Kuwabara Y, Mizuno M. Concentration and origin of oxytocin in breast milk. Endocrinologia Japonica. 1986;33(6):821-6.

Wakerly JB. Milk ejection and its control. In: Knobil E, Neill JD. The physiology of reproduction. New York: Raven Press; 2006.

Walshaw CA et al. Does breastfeeding method influence infant weight gain? Archives of Disease in Childhood. 2008;93:292-6.

Walshaw CA. Are we getting the best from breastfeeding? Acta Paediatrica. 2010;(99):1292-7.

Wilde CJ, Prentice A, Peaker M. Breast-feeding: Matching supply with demand in human lactation. Proceedings of the Nutrition Society; 1995. p.54.

Woolridge MW. The "anatomy" of infant suckling. Mildwifery. 1986;2(4):164-71.

Alergia, Atopia e Intolerância Alimentar

Adriana Gut Lopes Riccetto

Definições

Os termos "atopia", "alergia" e "intolerância" têm sido livremente utilizados nos mais diferentes contextos. A padronização de seu uso, como descrito na literatura médica, permite melhor compreensão e abordagem de todas essas condições.

Atopia

Predisposição genética, que determina ao indivíduo que a apresenta ser capaz de produzir respostas imunológicas exacerbadas a antígenos do ambiente, predominantemente IgE mediadas. As manifestações clínicas (alergias) decorrentes desta predisposição podem ocorrer na pele, nas mucosas, no trato respiratório, trato gastrointestinal (TGI) ou em outros sistemas, isoladamente ou em diferentes associações. Entre as manifestações alérgicas presentes nos indivíduos atópicos, está a alergia alimentar. Essa manifestação alérgica integra também um grupo de sinais e sintomas intitulado de "reações adversas a alimentos". Considera-se alimento qualquer substância destinada ao consumo humano – além dos alimentos sólidos habitualmente ingeridos ao natural ou industrializados, bebidas e suplementos também se incluem nessa denominação. As reações adversas aos alimentos podem ser classificadas em alergias alimentares, intolerâncias e outras reações adversas, podendo todas elas apresentarem manifestações clínicas semelhantes.

Alergia alimentar

Reação adversa a alimentos que resulta de resposta imunológica IgE mediada (na maioria dos casos), não IgE mediada ou de natureza mista. Na alergia alimentar, a resposta imunológica ocorre de maneira padronizada e reprodutível em todos os contatos com o alimento desencadeante, denominado aqui como "alérgeno alimentar".

Intolerância alimentar e outras reações adversas aos alimentos

As reações adversas aos alimentos não mediadas pelo sistema imunológico podem ter diferentes etiologias. As intolerâncias alimentares geralmente têm causas enzimáticas (intolerância à lactose), metabólicas (intolerância ao álcool) ou farmacológicas (intolerância à cafeína). Os sintomas das intolerâncias alimentares têm relação temporal com a ingestão do alimento causador; geralmente se restringem ao TGI (vômitos e diarreia) ou eventualmente podem ser inespecíficos (cefaleia e náuseas); a resolução completa do quadro geralmente se conclui em algumas horas. A intoxicação alimentar se dá pela contaminação do alimento por bactérias ou suas toxinas, cursando com febre, tremores, exantema, vômitos, diarreia, dor abdominal; eventualmente pode evoluir para quadros mais graves como desidratação e sepse. Tanto intolerâncias como intoxicações alimentares podem acometer a gestante, não sendo habitualmente descritos para os recém-nascidos (RN). As medidas profiláticas contemplam a exclusão dos alimentos suspeitos da dieta da gestante (no caso de intolerâncias) e medidas de higiene alimentar e pessoal habituais (no caso de intoxicações alimentares).

Alergia alimentar

Epidemiologia

Incidência e prevalência da alergia alimentar não estão claramente estabelecidas; metodologias utilizadas para seu estudo são muito díspares; a utilização do teste de provocação oral (padrão-ouro) é rara. Entretanto, nas últimas duas décadas têm aumentado na literatura os estudos e relatos a respeito desse tema; considera-se que até 10% da população mundial possa apresentar alergia alimentar; número indeterminado desses indivíduos tem risco de hospitalização por reações anafiláticas associadas. Nos Estados Unidos, de 1999 a 2011, foi reportado o aumento de 50% de casos de alergias alimentares; entretanto, há que se considerar que somente um terço das reações adversas a alimentos são confirmadas como alergia alimentar por teste de provocação oral – revisão sistemática (Mastrorilli et al., 2017) sobre esse assunto mostrou diferença numérica de 10 vezes entre reações reportadas ao médico e prevalência de alergia alimentar verificada por testes de provocação oral.

Fisiopatologia

Tolerância oral aos alimentos

Todos os alimentos consumidos ao longo da vida são processados pelo TGI para que haja reconhecimento de sua estrutura sem consequente desencadeamento de resposta imune – esse processo é denominado "tolerância oral" aos alimentos. Falhas na tolerância poderão dar origem a respostas imunes, desencadeando-se, então, a alergia alimentar. Esse processamento no TGI começa em uma barreira protetora, composta por diferentes fatores, atuando em conjunto (células epiteliais, muco, sais biliares, enzimas, peristaltismo, microbiota, sistema imune da mucosa intestinal). Nessa organização, o sistema imunológico tem papel fundamental no estabelecimento da tolerância oral, destruindo os elementos patogênicos e suprimindo a resposta a alimentos benéficos. Em lactentes, essa barreira protetora é imatura, favorecendo a alergia alimentar nos primeiros anos de vida. Além disso, outros fatores, como a predisposição genética do indivíduo, o tipo de alimento, a dose e a frequência da ingestão, também estão envolvidas no desenvolvimento da alergia alimentar.

Alérgenos alimentares

A alergia alimentar se dá, então, pela ruptura da tolerância oral aos alimentos com consequente desencadeamento de uma resposta imune específica a um determinado alérgeno alimentar. Os alérgenos alimentares são, via de regra, proteínas que podem desencadear diferentes respostas imunológicas, de acordo com sua estrutura e para cada indivíduo em especial. Embora mais de 170 alimentos sejam hoje considerados potencialmente alergênicos, aqueles mais frequentemente associados às alergias alimentares são leite, ovo, amendoim, nozes, soja e trigo para as crianças e amendoim, nozes, peixes, crustáceos, moluscos, frutas e vegetais para os adultos. As proteínas alimentares correspondem a 2 a 5% das proteínas conhecidas; como alguns alimentos apresentam sequências proteicas semelhantes, podem acontecer reações cruzadas, como a que ocorre na síndrome látex-fruta. Nessa síndrome, indivíduos alérgicos ao látex têm reações semelhantes quando entram em contato com morango, banana, kiwi, mandioca ou outros vegetais. Deve-se atentar para o fato que um paciente pode ser alérgico a um alimento e apenas sensibilizado a outro; deve-se indicar com cuidado a exclusão da dieta de alimentos homólogos para que se evitem restrições alimentares exageradas ou desnecessárias. Uma reação cruzada entre alérgenos bastante conhecida e documentada é do leite de vaca e do leite de cabra e de ovelha; assim bebês alérgicos ao leite de vaca devem evitar, a princípio, consumir o leite dos outros dois mamíferos.

Tipos de alergia alimentar

O principal mecanismo imunológico associado ao desenvolvimento de alergia alimentar se dá pela produção de anticorpos da classe IgE. Entretanto, existem alergias alimentares não mediadas por IgE e alergias mistas. Na alergia IgE mediada, há uma fase inicial de sensibilização (produção de IgE sem manifestações clinicas) seguida pela fase efetora, em que contatos com o mesmo antígeno alimentar desencadeiam a ligação dessas moléculas de IgE a receptores de mastócitos e basófilos. Essas ligações provocam a liberação de substâncias intracelulares como histamina, prostaglandinas e leucotrienos, que atuam promovendo vasodilatação, prurido, contração de musculatura lisa e outros efeitos vistos nas reações alérgicas, geralmente em minutos a horas após a ingestão do alimento em questão. O primeiro contato com o alérgeno alimentar pode ocorrer ainda na vida intrauterina: Alérgenos alimentares foram pesquisados no líquido amniótico de 20 gestantes (Pastor-Vargas et al., 2016), e em 8 delas a coleta de líquido amniótico se fez logo após o parto e, em 12 delas, foi utilizado o líquido amniótico colhido entre 15 e 20 semanas de gestação por propósitos diagnósticos variados. Todas as amostras foram analisadas por método *microarray* desenvolvido especificamente para detecção de leite, frutas, ovos, nozes e trigo. Em todas as amostras, foram encontrados alérgenos alimentares – esse contato precoce do feto com esses alérgenos poderia explicar a sensibilização que algumas crianças apresentam para alimentos que nunca ingeriram.

A alergia exclusivamente não IgE mediada é ainda obscura; parece ser desencadeada por linfócitos T, com manifestações relacionadas ao TGI, que aparecem horas ou dias após o contato com o alérgeno alimentar. Já as alergias alimentares mistas são mais conhecidas; ocorrem por mecanismo IgE mediado associado a ações de linfócitos T, eosinófilos e citocinas; os exemplos mais comuns desse tipo de resposta são as doenças eosinofílicas do TGI.

História natural da doença

A alergia alimentar tem, em seu curso, evolução para possível resolução espontânea. Na infância, alergia ao leite, ovo, trigo e à soja tende a se resolver naturalmente com o tempo; com relação especificamente à alergia ao leite de vaca, até há pouco tempo considerava-se que cerca de 80% dos casos se resolveriam até os 5 anos de idade. Entretanto, mais recentemente tem se observado a persistência dessa alergia até a adolescência. Alergia a amendoim, nozes, peixes e mariscos tende a persistir ao longo de toda vida. Pacientes com outras manifestações alérgicas como rinite, asma ou dermatite têm maior risco de persistência de sua alergia alimentar.

Quadro clínico

Nas alergias IgE mediadas, as manifestações cutâneas são as mais comuns; urticária, angioedema, dermatite atópica são os quadros mais frequentes. No TGI, podem ocorrer vômitos, dor abdominal e diarreia, eventualmente associadas a quadros cutâneos ou respiratórios. Outra manifestação associada ao mecanismo IgE mediado é a síndrome da alergia oral, com edema, hiperemia e prurido nos lábios, palato e garganta após ingestão de alimentos crus.

Como já dito, as alergias alimentares mistas se manifestam como as chamadas doenças eosinofílicas do TGI, sendo a forma mais frequente a esofagite. Afeta caracteristicamente crianças mais velhas e adultos; muitas vezes acomete indivíduos com outras manifestações alérgicas como asma, rinite, dermatite. Pode cursar com vômitos, dor abdominal, irritabilidade, tosse crônica, disfagia, dor torácica e má resposta ao tratamento para refluxo gastroesofágico; o diagnóstico se faz por achado de mais de 15 eosinófilos por campo na biópsia por endoscopia digestiva. Outras doenças eosinofílicas como gastrite, enterite e colite podem causar sintomas ainda mais intensos, que muitas vezes se confundem com aqueles presentes na doença inflamatória intestinal; podem desencadear má absorção e desnutrição.

Outras formas de apresentação clínica das alergias alimentares são:

- **Enteropatia induzida por proteína alimentar:** alergia não IgE mediada, caracteristicamente acometendo crianças no 1º ano de vida. Há resposta inflamatória mediada por linfócitos, com consequente atrofia dos vilos intestinais – vômitos, diarreia crônica, esteatorreia e síndrome de má absorção podem ocorrer após ingestão de leite de vaca e de soja principalmente. IgE especifica e pesquisa de eosinófilos na mucosa são negativas; o diagnóstico se faz pelo achado da atrofia vilositária em biópsia.
- **Proctite/Proctocolite induzida por proteína alimentar:** distúrbio benigno, transitório, acometendo bebês em média no 2º mês de vida. Caracteriza-se por inflamação não mediada por IgE, com eosinófilos e linfócitos presentes em cólon e reto. Há sangramento retal de intensidade progressiva, associado ou não a vômitos. Cerca de 50% dos casos acometem bebês em aleitamento materno cujas mães estejam consumindo leite de vaca na dieta. Há resolução do sangramento em algumas semanas com exclusão do leite de vaca da dieta da mãe ou do bebê, com boa resposta às fórmulas extensamente hidrolisadas.
- **Manifestações respiratórias:** tanto rinite como asma muito raramente constituem manifestações isoladas de alergia alimentar; geralmente aparecem em associação com quadros cutâneos ou do TGI. Eventualmente podem se manifestar quando de inalação de partículas voláteis de alimentos, como vapores de cozimento de leite e derivados, por exemplo. A hemossiderose pulmonar ou síndrome de Heiner é manifestação respiratória rara, apresentando-se com pneumonias recorrentes e hemossiderose. Nesse caso, associam-se manifestações do TGI e a alergia alimentar é principalmente ao leite de vaca. A resposta imune é complexa, envolvendo eosinófilos, imunoglobulinas e fatores do complemento; apesar de grave, há resolução completa com dieta de exclusão.

- **Anafilaxia:** reação IgE mediada, aguda e potencialmente fatal, que se inicia minutos após o contato com o alimento suspeito e pode evoluir para choque em cerca de meia hora. Resumidamente, caracteriza-se pelo acometimento de pele e de mucosas, acompanhado do acometimento de um segundo sistema (respiratório ou TGI), eventualmente evoluindo para comprometimento hemodinâmico (hipotensão, lipotimia, choque); cerca de 10% dos pacientes apresentam evolução bifásica em 8 a 12 horas. Fatores de risco para anafilaxia na alergia alimentar incluem presença de asma, ingestão de álcool, uso de certos medicamentos (beta bloqueadores, anti-inflamatórios não esteroides) e mastocitose concomitante. Alguns casos de anafilaxia podem ser induzidos por exercício, 2 a 4 horas após ingestão de determinados alimentos como trigo, crustáceos, álcool, tomate, queijo, amendoim, entre outros. Nesses casos, o alimento associado deve ser evitado por cerca de 6 horas, antes e depois do exercício.

Diagnóstico

Anamnese e exame físico detalhados são fundamentais para a caracterização dos sintomas alérgicos e diagnósticos diferenciais, especialmente de doenças que acometem o TGI. Para as reações alérgicas IgE mediadas, pode ser feita a pesquisa de IgE sérica específica ou o equivalente cutâneo (Prick teste); entretanto, resultados positivos indicam apenas sensibilização – são necessários sinais e sintomas clínicos para se caracterizar alergia. O teste de provocação oral (TPO) com o alimento suspeito é o método diagnóstico mais fidedigno para alergias IgE mediadas e mistas; deve ser realizado em ambiente hospitalar pelo risco de anafilaxia. Pode ser aberto (o mais utilizado), simples-cego ou duplo-cego, sendo este último o padrão-ouro (embora caro e de mais difícil realização).

Tratamento

As medidas terapêuticas indicadas incluem, para todos os pacientes, dieta de exclusão do(s) alimento(s) relacionados à alergia. Devem ser feitas a orientação e a educação de pacientes e responsáveis, inclusive para reconhecimento e conduta frente a possíveis reações anafiláticas e também para tratamento de outras manifestações alérgicas associadas. A exclusão de alimentos não comprovadamente considerados desencadeantes da alergia, de forma profilática, está completamente contraindicada, pelo risco de ensejar restrições nutricionais potencialmente deletérias ao crescimento e desenvolvimento de crianças com alergia alimentar. Não está indicado o uso de qualquer medicação profilática; para os casos de anafilaxia, além da adrenalina intramuscular, estão indicados anti-histamínicos, corticosteroides, hidratação e sintomáticos de acordo com a gravidade dos sintomas e orientações dos *guidelines* vigentes. Muito se tem falado sobre a imunoterapia para indução de dessensibilização e tolerância a diferentes alimentos. Tal fenômeno se daria pela modulação ativa do sistema imunológico, com aumento de células T regulatórias e atenuação da resposta Th2 mediada. A imunoterapia oral tem seu uso limitado por respostas clínicas heterogêneas, altas taxas de

SEÇÃO III – NUTRIÇÃO E DOENÇAS DO TRATO GASTROINTESTINAL

reações adversas e potencial perda do seu efeito protetor quando da interrupção do procedimento. Têm sido propostas diferentes estratégias para aumentar a segurança da imunoterapia oral, como o uso das vias sublingual ou epicutânea, associação a anti-IgE ou probióticos. Entretanto, há que se considerar que a utilização da imunoterapia oral nem sempre representa melhora na qualidade de vida de crianças com alergias alimentares; os efeitos adversos que podem ocorrer durante o processo, a velocidade de aumento das doses e a determinação da dose máxima tolerada causam estresse e podem resultar na percepção de pior qualidade de vida em até 30% dos pacientes. A não resposta sustentada a diferentes alérgenos ainda não foi estudada adequadamente; para amendoim, verificou-se que somente 50% dos pacientes submetidos à imunoterapia permanecem não responsivos após 5 anos de seu término. Assim, são necessários mais estudos e observações para que se chegue à melhor maneira de se administrar a imunoterapia, assim como verificar seus efeitos em longo prazo.

Prevenção da alergia alimentar

Um sem número de artigos despontam todos os dias a respeito deste tema; entretanto, até o momento, nenhuma abordagem foi considerada eficaz e universalmente recomendável para prevenir a alergia alimentar.

Elementos dietéticos

Como a prevalência de doenças alérgicas vem aumentando dramaticamente no mundo todo, o potencial modulatório da nutrição durante a gestação e a lactação vem sendo considerado para profilaxia das doenças alérgicas infantis. Entretanto, os estudos são variados e de difícil comparação entre si. Durante a gestação vários são os fatores considerados de risco para doenças alérgicas no bebê após o nascimento. Alérgenos alimentares são encontrados no fluido amniótico; bebês com IgE positivo para ovo no sangue do cordão umbilical podem desenvolver alergia a ovo anos mais tarde. Alguns estudos intervencionais dizem que dietas restritivas para a gestante não evitam alergias alimentares no bebê; no entanto, outros estudos dizem que o consumo de amendoim, nozes ou leite de vaca (mesmo em pequenas quantidades) durante a gestação pode aumentar o risco do bebê desenvolver alergia alimentar no futuro. Desde a década de 1990, o consumo de ácido fólico tem sido recomendado antes da gestação e no 1º trimestre desta, para reduzir o risco de defeitos do tubo neural. Entretanto, em vários países há suplementação de diferentes alimentos com ácido fólico; desse modo, gestantes continuam a ingerir ácido fólico além do 1º trimestre da gestação. Com isso, sugiram especulações a respeito dessa exposição exagerada para o feto em desenvolvimento; o ácido fólico é um doador metil, podendo atuar como modificar epigenético da expressão de genes. Em estudos animais, o ácido fólico tem sido associado a fenótipos alérgicos nos conceptos, por meio de mudanças da metilação do DNA. Estudo finlandês (Tuokkola et al., 2016) com 4.921 gestantes e 2.940 lactentes mostrou que a ingestão de ácido fólico e de suplementos de vitamina D pela mãe esteve associada a maior risco de aler-

gia ao leite de vaca em seus bebês; todavia, a vitamina D proveniente de alimentos ingeridos pelas mães esteve associada a menor risco de alergia ao leite de vaca nos bebês. Tem sido sugerido também que a ingestão de ácidos graxos poli-insaturados de cadeia longa n-3 (N-3 LC – PUFA) tem atividades anti-inflamatórias capazes de reduzir o risco para doenças alérgicas. Peixes são ricos nesses elementos; metanálise (Zhang et al., 2017) sobre esse assunto mostrou que a ingestão de peixe durante a gravidez não foi capaz de diminuir o risco de manifestações alérgicas nos bebês. Entretanto, outra análise mostrou que o consumo de peixe no 1º ano de vida dos bebês esteve associado a menor risco de eczema e de rinite alérgica. Outra questão muito falada é sobre a microbiota materna e sua influência sobre manifestações atópicas no bebê – principalmente quando a alteração da microbiota intestinal da mãe se dá no início da gestação, pelo uso de antibióticos e hábitos dietéticos específicos, por exemplo. Sabe-se que a diversidade da microbiota é necessária para instruir o sistema imune e regular respostas inflamatórias a elementos do ambiente. Estudos mostraram que microbiota gastrointestinal com uma elevada taxa de *Enterobacteriaceae/Bacteroidaceae* em lactentes pode estar associada à sensibilização para alimentos com 1 ano de idade. Amostras da microbiota intestinal foram coletadas entre 3 e 6 meses de bebês que participaram de um estudo prospectivo (Savage et al., 2017) com mães que receberam vitamina D durante a gestação. A sensibilização para alérgenos alimentares (leite, ovos, amendoim, soja, trigo e nozes) foi avaliada em 225 bebês; entre estes, encontraram-se 87 casos de sensibilização e 14 casos de alergia alimentar. A microbiota intestinal não foi diferente entre os sensibilizados, os alérgicos e os controles. Alguns micro-organismos apareceram em menor número nos pacientes sensibilizados (*Haemophilus, Dialister, Dorea, Clostridium*) e outros em menor número nos indivíduos com alergia alimentar (*Citrobacter, Oscillospira, Lactococcus* e *Dorea*), indicando que possíveis intervenções profiláticas e terapêuticas para a regulação da microbiota possam ser benéficas. O mesmo raciocínio para microbiota e parto cesárea, em que o bebê não entra em contato com as bactérias perineais maternas. Também vale para o uso de antibióticos para o recém-nascido, especialmente se prematuros. Estudos epidemiológicos têm sugerido um maior risco para alergia alimentar na infância em bebês nascidos por parto cesárea. Isso se daria porque o desenvolvimento da microbiota intestinal está atrasado nessas crianças, em um período crucial para o amadurecimento do sistema imunológico, o que elevaria os riscos para o desenvolvimento de doenças alérgicas, metabólicas e inflamatórias. A Organização Mundial Para Alergia frisa, entretanto, que não existem estudos experimentais ou observacionais quanto ao uso de probióticos em gestantes ou lactentes que possibilitem recomendar seu uso como profilaxia para alergias nos bebês. A amamentação também tem sido apontada como uma fonte de sensibilização para alimentos, uma vez que técnicas do tipo *microarray* têm detectado alérgenos alimentares variados no leite materno. Isso poderia explicar por que crianças amamentadas ao seio têm reações a alimentos nunca consumidos antes. Entretanto, até o momento, não há indicação para suspensão de alimentos potencialmente alergênicos da dieta da gestante, a fim de prevenir alergia alimentar futura no bebê. Revisão da literatura (Osborn et al., 2017) também não encontrou evidências de que o uso de fórmulas hidrolisadas pode prevenir alergia, em comparação ao aleitamento materno. Mesmo em pacientes com alto risco para alergia que não são amamentados, não há evidências de que o uso de fórmulas hidrolisadas (tanto parcialmente quanto extensivamente hidrolisadas) reduzam as taxas de alergia ao leite de vaca, quando comparada ao uso de leite de vaca integral. De maneira geral, hoje é consenso que a introdução de alimentos sólidos entre 4 e 6 meses de idade, inclusive aqueles potencialmente alergênicos e também para pacientes com risco elevado para atopia, é benéfica para o estabelecimento natural da tolerância oral aos alimentos. Assim, associações entre padrões dietéticos e doenças alérgicas na infância permanecem incertas. Estudo (Nguyen et al., 2017) com 5.225 crianças holandesas avaliou seu padrão dietético e alergias respiratórias, alimentares, eczema e asma. A dieta foi escrutinada durante a gestação, período de lactente e durante a infância dos pacientes. Na idade de 10 anos, sensibilização alérgica foi avaliada por meio do Prick teste e de um questionário-padrão para os sintomas alérgicos. Não se observou associação entre qualidade e composição da dieta durante a gravidez, sensibilização e manifestações alérgicas variadas. Do mesmo modo, a qualidade e composição da dieta na infância não estiveram associadas a manifestações alérgicas aos 10 anos de idade. Os achados desse estudo não puderam suportar a hipótese de que uma dieta específica no início da vida esteja associada a menor risco de sensibilização ou de manifestações alérgicas posteriormente na infância.

Outro estudo (Loo et al., 2017) examinou a relação entre padrões dietéticos maternos e desenvolvimento de manifestações alérgicas nos bebês após o nascimento. Foram utilizados recordatórios de 24 horas e diários alimentares nas semanas 26 a 28 da gestação. Esse estudo foi chamado *Growing Up in Singapore Towards Healthy Outcomes* (GUSTO). Às 36 semanas de vida do bebê, foram aplicados questionários às mães, a respeito dos sintomas alérgicos presentes no bebê. Na idade de 18 a 36 meses foram realizados Prick testes para inalantes e alérgenos alimentares. Os resultados mostraram que mães com dietas em que havia padrão de consumo de frutos do mar e *noodles* na gestação apresentavam bebês com menor risco de sensibilização aos 18 meses e 36 meses, após ajustes quanto a história familiar de alergia, etnia, sexo e nível de educação materna. Não se encontrou relação entre o consumo de vegetais, frutas, arroz, pastas, queijos e carnes processadas e alergia aos 18 ou 36 meses de vida.

Outros elementos potencialmente associados a alergia alimentar

Estações do ano

Nos países do hemisfério norte se estuda o efeito das estações do ano sobre o risco de alergia nos bebês; quando os nascimentos ocorrem no outono e no inverno, é observada correlação negativa para sensibilização a ovo, leite e trigo nos primeiros 6 meses de idade; a razão para isso é desconhecida. O contrário se dá com bebês com icterícia neonatal que necessitam de fototerapia, em que já se observou maior risco para doenças alérgicas futuras, especialmente rinite alérgica e dermatite atópica.

Etnia

Em uma coorte de 817 crianças norte-americanas avaliadas (Mahdavinia et al., 2017) quanto à alergia alimentar, verificou-se que crianças afro-americanas, quando comparadas a crianças brancas, tinham maior risco para alergia a diferentes alimentos. O mesmo se observou em relação às crianças brancas hispânicas quando comparadas a crianças brancas não hispânicas. Tanto crianças afro-americanas quanto brancas hispânicas apresentaram maiores taxas de visitas ao hospital para tratamento de episódios de anafilaxia.

Estresse e comportamento materno

Estudo (Smejda et al., 2018) com 370 pares de mães e seus bebês de uma clínica polonesa restringiu a análise a mães que trabalharam pelo menos 1 mês durante a gravidez. O nível de estresse das mães foi medido por um questionário qualitativo específico e depois se avaliou, nos bebês aos 12 meses de idade, a presença ou não de dermatite atópica, alergia alimentar, chiado e infecções respiratórias recorrentes. O estudo encontrou associação significativa entre estresse materno e sibilância no bebê, mas não entre estresse e outras manifestações alérgicas. Outro estudo (Elbert et al., 2017) teve por objetivo avaliar se sintomas psiquiátricos maternos durante a gestação podem afetar o desenvolvimento do sistema imune do feto e aumentar o risco de doenças alérgicas na criança até 10 anos de idade. Foram avaliadas 5.205 crianças e suas mães; estas, assim como os pais dos bebês foram inquiridos quanto à presença de sintomas psiquiátricos gerais, depressivos ou ansiosos durante a gravidez e 36 meses após o parto. Foi testada a sensibilização para alérgenos inalados e alimentares por meio de Prick testes e foram avaliados sintomas e sinais de alergias desde o nascimento até 10 anos de idade. Não houve associação entre sintomas psiquiátricos durante a gestação e sensibilização alérgica; houve risco para alergia respiratória e sintomas psiquiátricos maternos quaisquer (OR 1,96) e eczema (OR 1,21), mas não para outras alergias.

Poluição ambiental

Um estudo (Jerzynska et al., 2017) teve por objetivo avaliar a associação da exposição materna a hidrocarbonetos aromáticos policíclicos durante a gestação e doenças alérgicas em seus bebês; também foi avaliada a exposição das crianças a estes compostos nos primeiros 2 anos de vida, pela dosagem urinária dos mesmos. Foram avaliados 455 pares de mães e seus bebês; as mães foram avaliadas em três ocasiões durante a gestação; os bebês foram avaliados entre 10 e 18 meses e também aos 2 anos de idade. O estudo mostrou que mães com altas concentrações desses compostos na urina entre 20 e 24 semanas de gestação têm bebês com maior risco para infecções respiratórias (p = 0,02) no seu 1º ano de vida. Altas concentrações urinárias dos hidrocarbonetos nas crianças estudadas mostraram associação com alergia alimentar nos primeiros 2 anos de vida (p = 0,002).

Pré-eclâmpsia

Estudo dinamarquês (Stokholm et al., 2017) avaliou crianças cujas mães tiveram pré-eclâmpsia durante a gravidez, quanto à presença de asma, eczema e de outras alergias, assim como de sensibilização para diferentes alérgenos nos primeiros 7 anos de vida. A pré-eclâmpsia das mães foi associada a maior risco para asma com necessidade de uso de corticosteroides inalatórios e presença de rinite alérgica aos 7 anos de idade nas crianças. Encontrou-se também maior risco de sensibilização para aeroalérgenos e alérgenos alimentares e níveis mais altos de IgE nessas mesmas crianças.

Fertilização *in vitro*

Os trabalhos publicados até o momento não permitem inferir se há risco aumentado para doenças alérgicas em bebês nascidos por fertilização *in vitro*.

Considerações finais

- Gestantes e nutrizes podem apresentar intolerâncias e intoxicações alimentares, porém seus efeitos transitórios não são perigosos para o concepto e o lactente, via de regra.
- Gestantes e nutrizes podem ser portadoras de alergia alimentar e apresentar sintomas dessas doenças, inclusive reações anafiláticas potencialmente fatais. A correta identificação do alimento envolvido e a consequente dieta de exclusão, assim como pronto reconhecimento e tratamento de eventuais reações anafiláticas, são benéficas e desejáveis para a boa saúde da mãe e do bebê. Adequado controle de outras doenças alérgicas associadas e vigilância quanto ao uso de álcool e medicamentos associados à anafilaxia também são altamente desejáveis.
- Recém-nascidos podem apresentar manifestações alérgicas IgE e não IgE mediadas, devendo ser avaliados com cuidado. A exclusão de alimentos da dieta da nutriz e o uso de fórmula extensamente hidrolisada para o bebê devem ser considerados e orientados adequadamente.
- Não existe recomendação para qualquer dieta de exclusão profilática de alimentos para a gestante, nutriz ou lactente, mesmo para famílias de atópicos; as orientações atuais são de que a alergia alimentar deve ser manejada se e quando de seu aparecimento, e não antes dele.
- O uso de métodos diagnósticos deve ser feito com parcimônia; IgE específica ou Prick teste positivo pode significar somente sensibilização – a interpretação errônea desses resultados pode desencadear a indicação de dietas de exclusão muito restritas com potenciais malefícios à nutrição de gestantes, nutrizes e bebês.
- A orientação à amamentação deve ser imperativa, mesmo para crianças de famílias atópicas; já é consenso que a introdução de alimentos sólidos deve ocorrer entre o 4º e o 6º mês de vida do bebê e que esta medida é favorável ao mecanismo natural de tolerância oral aos alimentos.
- Como para toda e qualquer situação, ambiente saudável durante a gestação, lactação e durante toda a infância pode contribuir significativamente com menor número de doenças ao longo da vida.

LEITURAS COMPLEMENTARES

American College of Allergy, Asthma & Immunology. Food allergy: A practice parameter. Ann Allergy Asthma Immunol Off Publ Am Coll Allergy Asthma Immunol. 2006;96(3 Suppl 2):S1-68.

Anafilaxia. Guia Prático de Atualização. Sociedade Brasileira de Pediatria. [Acesso 2017 nov 26]. Disponível em: http://www.sbp.com.br/fileadmin/user_upload/documentos_cientificos/Alergia-GuiaPratico-Anafilaxia-Final.pdf.

Beyer K, Teuber SS. Food Allergy diagnostic: Scientific and un-proven procedures. Curr Opin Allergy Clin Immunol. 2005;5:261-66.

Burks AW, Tang M, Sicherer S, Muraro A, Eigenmann PA, Ebisawa M et al. ICON: Food allergy. J Allergy Clin Immunol. 2012;129(4):906-20.

Caballer MBH, Sandín MDPI, Salces CC, Gómez MJM, Pastor MCD. Hipersensibilidad a los alimentos no mediada por IgE. In: Tratado de alergología. Madri: Ergon; 2007. p.991-1006.

Cuello-Garcia CA, Fiocchi A, Pawankar R, Yepes-Nuñez JJ, Morgano GP, Zhang Y et al. World Allergy Organization-McMaster University Guidelines for Allergic Disease Prevention (GLAD-P): Prebiotics. World Allergy Organ J. 2016 Mar 1;9:10.

Elbert NJ, Duijts L, den Dekker HT, de Jong NW, Nijsten TE, Jaddoe VW et al. Maternal psychiatric symptoms during pregnancy and risk of childhood atopic diseases. Clin Exp Allergy. 2017;47(4):509-19.

Guerra CB, Quintana LA, Sainz RC, Rins RS-ML, Rivas MF. Síndromes de reactividad cruzada en la alergia alos alimentos. In: Tratado e alergología. Madri: Ergon; 2007. p.915-38.

Jerzynska J, Podlecka D, Polanska K, Hanke W, Stelmach I, Stelmach W. Prenatal and postnatal exposure to polycyclic aromatic hydrocarbons and allergy symptoms in city children. Allergo Immunopathol (Madri). 2017;45(1):18-24.

Johansson SG, Bieber T, Dahl R, Friedmann PS, Lanier BQ, Lockey RF et al. Revised nomenclature for allergy for global use: Report of the Nomenclature Review Committee of the World Allergy Organization, October 2003.J Allergy Clin Immunol. 2004;113(5):832-6.

Loo EXL, Ong L, Goh A, Chia AR, Teoh OH, Colega MT et al. Effect of Maternal Dietary Patterns during Pregnancy on Self-Reported Allergic Diseases in the First 3 Years of Life: Results from the GUSTO Study. Int Arch Allergy Immunol. 2017;173(2):105-13.

Magne F, Puchi Silva A, Carvajal B, Gotteland M. The Elevated Rate of Cesarean Section and Its Contribution to Non-Communicable Chronic Diseases in Latin America: The Growing Involvement of the Microbiota. Front Pediatr. 2017,4;5:192.

Mahdavinia M, Fox SR, Smith BM, James C, Palmisano EL, Mohammed A et al. Racial Differences in Food Allergy Phenotype and Health Care Utilization among US Children. J Allergy Clin Immunol Pract. 2017;5(2):352-57.

Mastrorilli C, Caffarelli C, Hoffmann-Sommergruber K. Food allergy and atopic dermatitis: Prediction, progression and prevention. Pediatr Allergy Immunol. 2017 Nov 8. doi: 10.1111/pai.12831. [Epub ahead of print]

Matsushita M, Hajiro K, Morita Y, Takakuwa, Suzaki T. Eosinophilic gastroenteritis involving the entire digestive tract. Am J Gastroenterol. 1995;90:1868-71.

McStay CL, Prescott SL, Bower C, Palmer DJ. Maternal Folic Acid Supplementation during Pregnancy and Childhood Allergic Disease Outcomes: A Question of Timing? Nutrients. 2017;9;9(2):pii: E123.

Mendonça R, Cocco RR, Sarni ROS, Solé D. Teste de provocação oral aberto na confirmação de alergia ao leite de vaca mediada por IgE: Qual seu valor na prática clínica? Rev Paul Pediatr. 2011;29(3):415-22.

Mocín MSM, Figueroa BG, Larruga MS, Luaces M. Concepto, epidemiología y fisiopatología de la alergia a los alimentos. In: Tratado de alergología. Madri: Ergon; 2007. p.789-806.

Muraro A, Werfel T, Hoffmann-Sommergruber K, Roberts G, Beyer K, Bindslev- Jensen C et al. EAACI food allergy and anaphylaxis guidelines: Diagnosis and management of food allergy. Allergy. 2014; 69(8):1008-25.

Nguyen AN, Elbert NJ, Pasmans SGMA, Kiefte-de Jong JC, de Jong NW, Moll HA et al. Diet Quality throughout Early Life in Relation to Allergic Sensitization and Atopic Diseases in Childhood. Nutrients. 2017 Aug 5;9(8):pii: E841.

NIAID-Sponsored Expert Panel, Boyce JA, Assa'ad A, Burks AW, Jones SM, Sampson HA et al. Guidelines for the diagnosis and management of food allergy in the United States: Report of the NIAID-sponsored expert panel. J Allergy Clin Immunol. 2010;126(6 Suppl):S1-58.

Nwaru BI, McCleary N, Erkkola M, Kaila M, Virtanen SM, Sheikh A. Assisted reproductive technology and risk of asthma and allergy in the offspring: Protocol for a systematic review and meta-analysis. BMJ Open. 2016;22,6(4):e010697.

Osborn DA, Sinn JK, Jones LJ. Withdrawn: Infant formulas containing hydrolysed protein for prevention of allergic disease and food allergy. Cochrane Database Syst Rev. 2017 May 25;5:CD003664.

Pastor-Vargas C, Maroto AS, Díaz-Perales A, Villalba M, Esteban V, Ruiz-Ramos M et al. Detection of major food allergens in amniotic fluid: Initial allergenic encounter during pregnancy. Pediatr Allergy Immunol. 2016 Nov;27(7):716-20.

Sampson HA, Aceves S, Bock SA, James J, Jones S, Lang D et al. Food allergy: A practice parameter update-2014. J Allergy Clin Immunol. 2014;134(5):1016-1025.e43.

Sampson HA, Furlong AM, Campbell RL, Adkinson NF, Bock SA, Branum A et al. Symposium of the definition and management of anaphylaxis: summary report. J Allergy Clin Immunol. 2005;115: 584-91.

Savage J, Johns CB. Food Allergy: Epidemiology and Natural History. Immunol Allergy Clin North Am. 2015;35(1):45-59.

Savage JH, Lee-Sarwar KA, Sordillo J, Bunyavanich S, Zhou Y, O'Connor G et al. A prospective microbiome-wide association study of food sensitization and food allergy in early childhood. Allergy; 2017. p.20. doi: 10.1111/all.13232. [Epub ahead of print]

Sicherer SH, Sampson HA. Food allergy: Epidemiology, pathogenesis, diagnosis, and treatment. J Allergy Clin Immunol. 2014;133(2):291-307. quiz 308.

Sicherer SH. Food allergy: When and how to perform oral food challenges. Pediatr Allergy Immunol. 1999;10:226-34.

Sicherer SH. Oral food challenges for diagnosis and management of food allergies. Up To Date; 2016 Feb.

Smejda K, Polanska K, Merecz-Kot D, Krol A, Hanke W, Jerzynska J et al. Maternal Stress During Pregnancy and Allergic Diseases in Children During the First Year of Life. Respir Care. 2017;17:pii: respcare.05692. [Epub ahead of print]

Solé D, Amancio OMS, Jacob CM, Cocco RR, Sarni RO, Suano F et al. Guia prático de diagnóstico e tratamento da alergia às proteínas do leite de vaca mediada pela imunoglobulina E. Rev Bras Alerg Imunopatol. 2012;35(6):203-33.

Solé D, Silva LR, Rosário Filho NA, Sarni ROS, Pastorino AC, Jacob CMA et al. Consenso Brasileiro sobre alergia alimentar: 2007. Rev Bras Alerg Imunopatol. 2008;31(2):64-89.

Stokholm J, Sevelsted A, Anderson UD, Bisgaard H. Preeclampsia Associates with Asthma, Allergy, and Eczema in Childhood. Am J Respir Crit Care Med. 2017-1;195(5):614-21.

Tuokkola J, Luukkainen P, Kaila M, Takkinen HM, Niinistö S, Veijola R et al. Maternal dietary folate, folic acid and vitamin D intakes during pregnancy and lactation and the risk of cows' milk allergy in the offspring. Br J Nutr. 2016;116(4):710-8.

Turnbull JL, Adams HN, Gorard DA. Review article: The diagnosis and management of food allergy and food intolerances. Aliment Pharmacol Ther. 2015;41(1):3-25.

Venter C, Brown KR, Maslin K, Palmer DJ. Maternal dietary intake in pregnancy and lactation and allergic disease outcomes in offspring. Pediatr Allergy Immunol. 2017;28(2):135-43.

Zhang GQ, Liu B, Li J, Luo CQ, Zhang Q, Chen JL et al. Fish intake during pregnancy or infancy and allergic outcomes in children: A systematic review and meta-analysis. Pediatr Allergy Immunol. 2017 Mar;28(2):152-61.

Requerimentos Nutricionais do Recém-Nascido a Termo

Helenice de Paula Fiod Costa

A nutrição durante o início da vida é hoje reconhecida como o fator determinante para a sobrevida neonatal imediata, crescimento, desenvolvimento neurológico e mental durante a infância e saúde em longo prazo.

A programação epigenética das funções metabólicas e fisiológicas é marcada por experiências que incluem tanto deficiências como excessos de nutrientes no início da vida.

Nos recém-nascidos a termo (RNT) existe uma escassez de dados referentes ao gasto e balanço energético e, como resultado, as necessidades nutricionais foram definidas a partir de medidas de ingestão de forma empírica em vez de determinações por método fatorial.

No método empírico, usa-se a composição do leite materno como base, a oferta de energia e de proteína para avaliar o balanço nitrogenado e estimar as necessidades nutricionais. A comparação com o leite materno (LM) é limitada, visto que a composição do LM varia com a idade gestacional (IG), com as fases da lactação, com a dieta materna, entre outros.

Neste capítulo abordaremos alguns conceitos relacionados à oferta nutricional e utilizados na prática clínica, e as necessidades nutricionais para o RNT de fluidos, energia, hidratos de carbono, proteínas, lipídios, minerais, oligoelementos e vitaminas.

Necessidades nutricionais

A necessidade nutricional foi definida pela Sociedade Europeia Pediátrica de Gastroenterologia, Hepatologia e Nutrição (ESPGHAN) como a "quantidade e forma química de um nutriente necessário para manter a saúde e desenvolvimento normal sem distúrbios no metabolismo de qualquer outro nutriente" estimadas para grupos populacionais saudáveis. Muitas dessas necessidades são estima-

das levando-se em conta indivíduos com ausência de doença e, no caso de RN, adequados para IG e saudáveis.

A correspondente **necessidade dietética clínica** pode ser definida como o aporte de nutriente suficiente para suprir as necessidades fisiológicas.

Necessidades **nutricionais individuais (RNI)** são referentes a um determinado nutriente.

Para determinar a **necessidade média estimada (EAR)**, calcula-se a média das necessidades em um determinado grupo de indivíduos tendo como base critérios pré-determinados considerando-se a variabilidade do grupo e ajustando-os para ela.

A **recomendação diária permitida de um nutriente (RDA)** é o aporte diário desse nutriente que leva em conta as necessidades nutricionais de 97,5% dos indivíduos sadios ou estáveis para uma determinada IG, sexo ou peso de um grupo específico da população. É permitido um desvio de 10 a 15%. O objetivo primário do cálculo da RDA é prevenir doenças provocadas pela deficiência de nutrientes.

A **ingesta diária de referência (DRI)** refere-se a quatro valores de referência de nutrientes ou seja, necessidade média estimada (EAR) + recomendação diária permitida (RDA) + ingesta adequada (AI) e limite superior de ingesta tolerável (máximo) de um nutriente (UL).

O propósito do cálculo da DRI é obter dados para prevenir doenças provocadas pelas deficiências ou excessos de nutrientes e reduzir o risco de doenças crônicas.

Esses quatro valores de referência são parte das novas recomendações do Food and Nutrition Board of the National Academies Institute of Medicine.

Estes têm revisado as RDA para os Estados Unidos e as RNI para o Canadá.

Todos concordam que o melhor alimento para o RN a termo é o leite humano (LH), e a Academia Americana de

SEÇÃO III – NUTRIÇÃO E DOENÇAS DO TRATO GASTROINTESTINAL

Pediatria (AAP) recomenda aleitamento exclusivo até 6 meses de idade e que as necessidades de nutrientes tenham como base o valor médio de proteínas, lipídios e hidratos de carbono ofertados pelo LH.

Necessidades hídricas

A água é portadora essencial de nutrientes e metabólitos e compõe a maior parte do corpo humano em qualquer idade.

As exigências de água e eletrólitos, por massa corpórea, são muito elevadas após o nascimento e diminui com o avançar da idade. As necessidades hídricas para o RNT estão na Tabela 23.1.

Tabela 23.1. Necessidades hídricas para o RN a termo durante a 1ª semana de vida.

Dados	Ingesta de líquidos recomendada (mL/kg/dia)					
Dias após nascimento	1º dia	2º dia	3º dia	4º dia	5º dia	6º dia
RNT	60 a 120	80 a 120	100 a 130	120 a 150	140 a 160	140a 180

Fonte: Adaptada de ESPGHAN, 2005.

O aleitamento materno em livre demanda e adequado supre as necessidades hídricas diárias do RN a termo; entretanto, se a alimentação for por fórmula láctea, é importante verificar sua composição, sua diluição e seu preparo.

Necessidades energéticas

A energia é o componente da dieta fundamental para utilização de nutrientes e realização das funções vitais

As necessidades de energia dependem do balanço energético, estimado pela diferença entre a oferta e o gasto. Considera-se balanço energético positivo quando a oferta energética metabolizada (energia metabolizada = energia digerida – a energia perdida nas fezes e na urina) é maior do que o gasto energético. Quando a energia metabolizável é menor do que o gasto energético, ocorre um balanço negativo e os depósitos de energia são usados para suprir as necessidades.

O consumo calórico total corresponde à somatória do gasto de energia para metabolismo basal, estresse pelo frio, ação dinâmica especifica dos alimentos, atividade, energia para síntese de novos tecidos e energia excretada pelas fezes e urina.

O gasto energético para o metabolismo basal é definido como a quantidade mínima de energia necessária para a manutenção da vida no estado de repouso (respiração, função cardíaca, manutenção da temperatura corpórea e funções teciduais, entre outras).

O dispêndio de energia para a ação dinâmica específica dos alimentos refere-se ao consumo de energia para digestão, absorção, processamento e disponibilidade desses nutrientes. O gasto energético com a atividade nos primeiros dias de vida é muito pequeno. Para a regulação térmica, recomenda-se 10 cal/kg/dia, mas esta deverá ser alterada frente à presença de hipotermia ou hipertermia. Para a

síntese tecidual, estoque e crescimento, são necessários 25 a 30 cal/kg/dia.

As necessidades de energia sugeridas por especialistas do Comitê de Nutrição da Academia Americana de Pediatria (AAP) para o RNT estão no Quadro 23.1.

Quadro 23.1 Necessidades calóricas estimadas para o RN a termo.	
Fatores	*A termo*
Metabolismo basal	50
Atividade intermitente	5 a 10
Estresse pelo frio	10
Ação dinâmica específica dos alimentos	8
Estoque e crescimento	20
Perdas fecais	12
Total	105 a 110

Fonte: Adaptado de American Academy of Pediatrics: Committee on Nutrition, 1985.

Estudos mostraram que os RNT saudáveis em aleitamento materno exclusivo podem apresentar crescimento adequado recebendo 95 a 100 cal/kg/dia.

Necessidades de hidratos de carbono

Os hidratos de carbono (HC) simples ou complexos, na forma de açúcares, são a primeira fonte de energia da dieta humana e representam 40 a 50% da oferta energética total para o RN, o que corresponde a cerca de 12 a 14 g/kg/dia ou 60 g/dia de HC.

Ao nascimento, com a interrupção da oferta de nutrientes através da placenta, o RN necessita utilizar os depósitos de glicose, armazenados como glicogênio. No RNT essa transição costuma ser tranquila porque ele acumulou reservas intraútero e a gliconeogênese ocorre logo após nascimento, contribuindo por 30 a 70% da glicose produzida.

A taxa de utilização da glicose endovenosa (EV) no RNT é de 4 a 6 mg/kg/min. A meta é manter a glicemia após 24 horas de vida entre 55 e 125 mg/dL.

A lactose é o HC presente e predominante no LH e fórmulas lácteas para RNT. Ela é bem digerida pela lactase, a qual facilita a absorção do cálcio e magnésio. O LH contêm oligossacarídeos, que também são bem absorvidos.

Necessidades de proteínas

No período pós-natal imediato, o custo metabólico para o crescimento tem suporte no metabolismo proteico.

As proteínas são necessárias para a síntese de aminoácidos (aa), enzimas e hormônios e são cruciais para o crescimento. O acréscimo proteico é dependente da quantidade e qualidade proteica, do aporte de energia não proteica, estado clínico e medicações.

Alguns aa são considerados essenciais para o RN: leucina; isoleucina; valina; metionina; fenilalanina; treonina; triptofano; e lisina. Outros são considerados condicionalmente essenciais como a taurina, cisteína, tirosina e histidina, mas devem ser considerados essenciais para o RN e suplementados de rotina.

A qualidade da proteína do LH (proteínas do soro) é excepcional em virtude de a maior proporção cisteína/metionina e de a fração de nitrogênio não proteico conterem quantidades elevadas de taurina. A alta qualidade nutricional, fatores imunológicos de defesa, melhor digestão e absorção fazem do Lh o alimento ideal para o RNT.

A quantidade de proteína do LH é menor do que aquela das fórmulas lácteas. É preciso salientar que, com o avançar da lactação, ocorre queda do conteúdo proteico (2 g, 1,8 g e 1,5 g/dL), e estudos mostraram que o RN T cresce bem, sem efeitos adversos, com uma oferta proteica de 1,6 a 2,2 g/kg/dia.

O leite de vaca é rico em caseína, contém grandes quantidades de fenilalanina e tirosina e com digestão mais lenta.

Necessidades de lipídios

Os lipídios são fontes de geração de energia para o metabolismo basal e crescimento do RN, fornecem fosfolipídios para a matriz germinativa e membranas celulares, são veículos para a absorção de vitaminas lipossolúveis, previnem a deficiência de ácidos graxos essenciais (AGE), são precursores dos hormônios esteroides e dos eicosanoides (tromboxanos, prostaglandinas e prostaciclinas), os quais são moduladores da inflamação, da resposta vascular e da agregação plaquetária e importantes para o desenvolvimento da retina e função visual. A maioria dos lipídios é depositada na forma de triglicérides, fosfolípides e colesterol não esterificados.

A composição de gordura do LH aumenta durante a lactação, de tal forma que o conteúdo no colostro é de 2%; no leite de transição, de 2,5 a 3%; e no leite maduro, de 3,5 a 4,5%. O conteúdo do colesterol, porém, diminui no LH maduro. Não há evidências cientificas para se recomendarem ofertas mínimas (3,3 g/kg/dia) e máximas (6 g/kg/dia) deste nutriente. Sugere-se 30 a 50% do total das calorias

Acredita-se que a oferta de ácidos graxos poli-insaturados de cadeia longa (AGPICL) seja essencial para a síntese de estruturas lipídicas, para o desenvolvimento das membranas cerebrais e para a função neurológica em longo prazo. Os seres humanos não são capazes de produzir AGPICL – ácido linoleico (n-6) e ácido linolênico (n-3), sendo estes, portanto, considerados ácidos graxos essenciais (AGE) e devem ser suplementados na alimentação do RN. Recomenda-se uma oferta de ácido linoleico maior do que 4,5 a 10,8% da oferta energética total da dieta com valores que variam de 385 a 1.200 mg/100 kcal. Com relação ao ácido linolênico, recomendam-se 77 a 228 mg/100 cal (0,7 a 2,1% da oferta energética total) para fórmulas infantis que não contenham o ácido docosa-hexaenoico (DHA).

A relação entre ácido linolênico/linoleico é importante, pois ambos competem pelas mesmas enzimas e dão origem aos DHA e araquidônico (AA), respectivamente. O AA é precursor dos leucotrienos e o DHA é incorporado às estruturas lipídicas cerebrais e importante para a função cognitiva e visual.

Os AGE estão presentes no leite materno e devem estar incorporados nas fórmulas lácteas para o RNT. Sugere-se uma relação de 5:1 ou 15:1 de ácido linoleico/ácido linolênico e de AA:DHA de 1:1,5 ou 1:2.

As necessidades sugeridas de macronutrientes e minerais estão no Quadro 23.2.

Quadro 23.2 Sugestões de oferta de macronutrientes e minerais para RNT.	
Nutrientes	A termo
Proteínas (g/kg/dia)	1,5 a 2,2
H Carbono (g/kg/dia)	12
Lipídios (g/kg/dia)	3,3 a 6
Sódio (mEq/L)	1 a 3
Potássio (mEq/L)	1 a 2
Cloro (mEq/L)	2,5

Fonte: Adaptado de Stan et al., 2013.

Necessidades de eletrólitos e minerais

Foram realizados vários estudos de equilíbrio mineral em RNT alimentados com leite humano ou com fórmula láctea. Sabe-se que o cálcio (Ca) e o fósforo (P) são elementos importantes para a mineralização óssea fetal e pós-natal e que a deposição óssea de Ca aumenta exponencialmente entre 24 e 37 semanas, correspondendo a 80% do conteúdo mineral ósseo do RNT. A absorção de Ca depende do tipo de alimentação (maior no leite materno), dos sais de Ca e P ofertados, do nitrogênio sérico e da vitamina D. Em RN alimentados com LM, a proporção de Ca:P é de aproximadamente 2 em termos de massa e 1,5 como razão molar.

A absorção de P é de cerca de 90%. A deposição do P é cerca de metade da de Ca. Nas fórmulas lácteas, dependendo do sal, ela é menor, mas supre as necessidades do RNT

As necessidades sugeridas para os minerais encontram-se no Quadro 23.3.

Quadro 23.3 Necessidades de minerais e oligoelementos para o RN a termo e valores médios fornecidos pelo LH para uma oferta estimada de 150 mL/kg/dia.		
	RN a termo (dose/dia)	Leite humano
Cálcio (mg)	210	37,2
Fósforo (mg)	100	19,2
Magnésio (mg)	30	4,64
Ferro (mg)	0,27	0,18
Zinco (mg)	2	0,51
Iodo (mcg)	110	16,05
Cobre (mcg)	200	96,6
Manganês (mcg)	3	0,9
Selênio (mcg)	15	2,22

Observação: é importante salientar que este cálculo do LH foi feito tendo como base as médias das várias fases da lactação e uma oferta de 150 mL/kg/dia, sendo importante fazer cálculos proporcionais para ofertas superiores ou inferiores.
Fonte: Adaptado de Soares et al., 2015.

Necessidades de oligoelementos e vitaminas

Os oligoelementos são minerais que constituem menos de 0,01% do peso total corporal e exercem funções importantes relacionadas aos processos metabólicos e enzimáticos agindo como componentes de metaloenzimas ou cofatores para enzimas, sendo considerados essenciais para os humanos: ferro; zinco; cobre; flúor; iodo; selênio; manganês; cromo; cobalto; molibdênio. Destes, aqueles com importância clínica para o RN são: zinco; selênio; e ferro.

O zinco é um cofator essencial para muitas enzimas envolvidas no metabolismo do ácido nucleico e da proteína, sendo importante para o crescimento, diferenciação celular, função imune, imunidade celular e humoral.

A concentração de zinco no colostro é alta (5,4 mg/L), no leite de transição é de 4,8 mg/L e diminui para 2,2 mg/L com 1 mês, apresentando queda progressiva nos meses subsequentes e, assim, as reservas de zinco são suficientes até o 2º mês. A oferta de zinco recomendada é de 300 mcg/kg/dia para o RNT, aumentando para 1 mg/kg/dia quando o crescimento começar a estabelecer-se e de 2 mg/kg/dia para os lactentes. Considerando a baixa absorção do zinco ingerido nas fórmulas lácteas, recomenda-se que, nas fórmulas lácteas para RNT, as concentrações sejam de 0,89 a 1 mg/100 cal.

A quantidade de ferro corporal do RNT é cerca de 75 mg/Kg e ele tem reserva de ferro suficiente por 4 a 6 meses. O LH tem pouco ferro, mas ele é bem absorvido de tal forma que o lactente em aleitamento exclusivo está em risco de deficiência somente a partir dos 6 meses. Entretanto, em nosso país, a Sociedade Brasileira de Pediatria recomenda a suplementação do ferro para todos os RNT.

Quanto ao selênio, estudos mostram sua importância crescente como componente das enzimas glutationa peroxidase e superóxido dismutase protegendo o organismo da agressão oxidativa dos radicais livres, na função imunológica e antibacteriana. O teor no LM é influenciado pela dieta materna. A suplementação rotineira para o RNT não tem apoio de evidências científicas até o momento.

As vitaminas são cofatores essenciais nas funções metabólicas normais do organismo. As vitaminas lipossolúveis A, D, E e K precisam da presença de sais biliares e enzimas pancreáticas para sua absorção. Destas, somente a D e a K são essenciais para o RNT.

Para prevenir a deficiência de vitamina D ou o raquitismo em RNT, recomenda-se a suplementação de 400 UI/dia de vitamina D, começando nos primeiros dias de vida. Os RN estão em risco de deficiência de vitamina K pelo baixo transporte placentário, por número reduzido de bactérias intestinais que sintetizam vitamina K e pelo baixo conteúdo no LM. A deficiência de vitamina K causa hipoprotrombinemia e distúrbios hemorrágicos. A prevenção é a aplicação intramuscular de 1 mg de vitamina K1 ao nascimento.

A suplementação rotineira de outras vitaminas não está recomendada para o RNT. Nos RNT de mães vegetarianas, está indicada a suplementação oral de vitamina B12 (5 mcg/dia) desde o nascimento e/ou associada à suplementação materna (35 mcg/dia).

O Quadro 23.4 sintetiza as necessidades de vitaminas do RNT.

Quadro 23.4
Necessidades de vitaminas para o RN a termo e valores médios fornecidos pelo LH para uma oferta estimada de 150 mL/kg/dia.

	RN a termo (dose/dia)	LH (média)
Vitamina A (mcg)	400	175,46
Vitamina D (UI/dia)	400	30
Vit E (αtocoferol) mg	4	1,08
Vitamina K (mcg)	2	0,3
Vitamina B1 (mcg)	200	31,2
Vitamina B2 (mcg)	300	72,45
Niacina (mcg)	2.000	0,23
Ácido pantotênico (mcg)	1.700	270,75
Vitamina B6 (mcg)	100	22,2
Vitamina B12 (mcg)	0,4	0,08
Ácido fólico (mcg)	65	4,95
Biotina (mcg)	5	0,60
Vitamina C (mg)	40	16,05

Observação: é importante salientar que este cálculo do LH foi feito tendo como base as médias das várias fases da lactação e uma oferta de 150 mL/kg/dia, sendo importante fazer cálculos proporcionais para ofertas superiores ou inferiores.
Fonte: Adaptado de Soares et al., 2015.

Considerações finais

O LM fornece quantidade e qualidade adequada de macronutrientes para o RNT. O suprimento de vitaminas e minerais fornecidos pelo LM é suficiente, com exceção das vitaminas K e D.

A vitamina K1 deve ser administrada por via intramuscular na dose de 1 mg até 6 horas pós-natais.

O suplemento oral de vitamina D deve ser de 400 UI/dia, em RNT amamentados ou naqueles que recebem fórmula láctea. A concentração de vitaminas, oligoelementos e minerais no LM apresentam variabilidade no decorrer da lactação. As vitaminas B1, B2, B6, B12 e A, D, selênio e iodo apresentam variação com a ingestão materna durante a lactação e podem ocorrer insuficiências nos RN em estados de carência materna. A secreção de ácido fólico, cálcio, fósforo, cobre e zinco é pouco afetada pela ingestão materna.

No RNT alimentado com fórmula láctea, as necessidades sugeridas são aquelas calculadas a partir das médias fornecidos pelo LM, com exceção da vitamina K1, cuja quantidade na fórmula é mais elevada.

A Tabela 23.2 apresenta uma sugestão para a administração de fluidos e eletrólitos para o RNT.

Tabela 23.2. Sugestão para administração endovenosa de fluidos e eletrólitos para o RN a termo durante a fase intermediária e de manutenção.

Peso de nascimento	Fluidos (mL/kg/d)	Na+ (mEql/kg/d)	K+ (mEq/kg/d)	Cl− (mEq/kg/d)
RNT	140 a 160	2 a 3	1 a 3	2 a 3

Fontes: Adaptada de ESPGHAN, 2005.

LEITURAS COMPLEMENTARES

Agostoni C, Buonocore G, Carnielli VP et al. Enteral nutrient supply for preterm infants. Commentary from European Society of Paediatric Gastroenterology, Hepatology and Nutrition Committee on Nutrition. J Pediatr Gastroenterol Nutr. 2010;50:85-91.

American Academy of Pediatrics: Committee on Nutrition. Nutritional needs of premature infants. Pediatrics. 1985;75(5):976-84.

Bathia J, Mena P, Denne S, Garcia C. Evaluation of adequacy of protein and energy. J Pediatr. 2013;162:S31-36.

Delplanque B, Gibson R, Koletzko B, Lapillonne A, Strandvi K B. Lipid quality in infant nutrition: Current Knowledge and future opportunities. JPGN. 2015;6:8-17.

ESPGHAN. Guidelines on Paediatric Parenteral Nutrition: Fluid and Electrolytes. J Pediatr Gastroenterol Nutr. 2005;41(Suppl 2):S33-8.

Gregory K. Update on Nutrition for Preterm and Full-Term Infants. JOGNN. 2005;34(1):98-108.

Hulzebos CV, Sauer PJJ. Energy requirements. Semin Fetal Neonatal Med. 2007;12(1):2-10.

Institute of Medicine Food and Nutrition Board. Dietary Reference Intakes for Macronutrients. Washington, National Academy Press; 2005.

Soares E, Pereira-da-Silva L, Cardoso M, Castro MJ. Vitaminas minerais e oligoelementos por via entérica no recém-nascido. Revisão do Consenso Nacional. Acta Pediatr Port. 2015;46:159-69.

Stan J, Sauer PJJ, Boehm G. Can we define an infant's need from the composition of human milk? Am J Clin Nutr. 2013;98(Suppl):52 1S-8S.

Uauy R, Koletzo B. Defining the Nutritional Needs of Preterm Infants. In: Kolezko B, Poindexter B, Uauy R (ed.). Nutritional Care of Preterm Infants. Scientific Basis and Practical Guidelines. Basel: Karger; 2014. p.4-10.

Requerimentos Nutricionais do Recém-Nascido Prematuro e Prematuro Extremo

Helenice de Paula Fiod Costa

A sobrevida de recém-nascidos (RN) pré-termos (PT) continua aumentando e isso, em parte, reflete a melhoria no cuidado nutricional combinado com o maior interesse de todos sobre o crescimento e desenvolvimento em longo prazo. Estudos continuam demonstrando a importância da nutrição no início da vida; no entanto, muitos RNPT apresentam falhas no crescimento extrauterino afetados pela própria imaturidade, por doenças perinatais ou por oferta de nutrientes inadequada.

Conhecer as adaptações após o nascimento é fundamental para avaliarmos as necessidades nutricionais. Estas são avaliadas por dois métodos: o empírico; e o fatorial.

No método empírico, a composição do leite materno (LM) com conteúdo energético ou proteico variável é a base, e avaliam-se o balanço nitrogenado e o crescimento para estimar as necessidades nutricionais. Não há apoio na literatura para RNPT de extremo baixo peso (EBP) ou com peso de nascimento (PN) < 1.000 g.

No método fatorial usam-se o padrão de crescimento intrauterino e a formação de novos tecidos de fetos saudáveis com a mesma idade gestacional (IG) como ponto de partida. É um modelo imperfeito porque parte do pressuposto de que a composição corporal do RNPT deve mimetizar a de um feto no qual a fisiologia e o metabolismo são diferentes. É importante assinalar que o crescimento fetal sofre influências da constituição genética, da raça, do gênero, da nutrição da gestante e placentária, entre outros.

Assim as estimativas das necessidades nutricionais no RNPT não são um processo exato porque a meta não é clara, principalmente para os prematuros de extremo baixo peso (EBP) ou com PN < 1.000 g.

Recentemente um grupo de especialistas revisou (Clemison et al., 2016) (Ho e Yen, 2016) as evidências científicas e formulou consensos para o suporte nutricional dos RNPT. A maioria sugere que as recomendações para estes também

sejam aplicadas aos microprematuros e que cada oferta de nutriente seja determinada individualmente levando-se em conta a IG, PN, alterações fisiológicas e metabólicas provocadas pela adaptação à vida pós-natal ou ocasionadas pelas doenças do período neonatal.

Neste capítulo abordaremos as necessidades nutricionais para o RNPT, de fluidos, energia, hidratos de carbono, proteínas, lipídios, minerais, oligoelementos e vitaminas que são os pilares da nutrição humana.

Apesar de todas essas controvérsias, apresentaremos as necessidades desses nutrientes, sugeridas pelas US Life Science Research Office (LSRO), Organização Mundial de Saúde (OMS) e pelos comitês de nutrição da Academia Americana de Pediatria (AAP) e da Sociedade Europeia de Gastroenterologia, Hepatologia e Nutrição Pediátrica (ESPGHAN).

Necessidades nutricionais

Na literatura há poucas recomendações de necessidades nutricionais com forte grau de evidência e avaliadas por IG e PN. As citadas até aqui e o consenso de alguns especialistas como Tsang (2005) e Koletzko et al. (2014) serão apresentados sobre a forma de tabelas. No guia da LSRO, as recomendações foram sugeridas para RN com PN > 1.000 g até a alta com 2.000 g. Nas da OMS, os RNPT tinham PN > 1.000 g em vários períodos (o de até 7 dias; 7 a IG corrigida de 40 semanas e daí até 1 ano). As publicações do ESPGHAN levam em consideração RNPT com PN > 1.500 g, clinicamente estável.

Todos concordam que devemos ofertar 15 a 20% de proteínas, a 50% de hidratos de carbono e 35 a 40% de lipídios.

Do exposto, pode-se concluir que não há consenso para todos os prematuros porque eles não são um grupo homogêneo e as exigências nutricionais, particularmente daqueles com alguma doença e/ou de EBP, são muito debatidas e pouco definidas.

Necessidades hídricas

A quantidade de água corporal total (ACT) diminui acentuadamente entre a vida intrauterina e a idade adulta: a água contribui para 90% do peso corporal nas 24 semanas de gestação, 75% em RN a termo (RNT), e 50% em adultos.

Ao estimarmos as necessidades hídricas e de eletrólitos, bem como a reposição das perdas normais e anormais, devemos fazer o balanço hidreletrolítico diariamente. Este, para que a nutrição seja adequada, deve prover volume suficiente para perda insensível de água (PIA), para termorregulação, produção de urina, formação de fezes e para a síntese de novos tecidos.

É evidente que o balanço hídrico deve atender as necessidades do momento. Recomenda-se como parâmetros o peso corporal, diurese de 24 horas, as PIA, a presença de edema ou desidratação e também o equilíbrio do sódio e de potássio.

Didaticamente, o período de adaptação neonatal pode ser dividido em três grandes fases:

- **Fase I:** transição (duração de horas a 5 dias) (Tabelas 24.1 e 24.2).

Tabela 24.1. Necessidades hídricas para o RNPT durante a 1ª semana de vida.

Dados	Ingesta de líquidos recomendada (mL/kg/dia)					
Dias após nascimento	1º dia	2º dia	3º dia	4º dia	5º dia	6º dia
RNPT > 1.500 g	60 a 80	80 a 100	100 a 120	120 a 150	140 a 160	140 a 160
RNPT < 1.500 g	80 a 90	100 a 110	120 a 130	130 a 150	140 a 160	140 a 160

Fontes: Adaptada de Bell e Acarregui, 2008; e ESPGHAN, 2005.

Tabela 24.2. Recomendações de oferta eletrolítica, de Na, K, Cl (mEq/kg/d), na 1ª semana para RNPT.

*Na+	0 a 3 (5)
**K+	0 a 2
Cl–	0 a 5

* É necessário ajuste criterioso na administração de água e de eletrólitos para o EBP.

** Suplementação deve ser iniciada após diurese franca.

Fontes: Adaptada de Bell e Acarregui, 2008; e ESPGHAN, 2005.

- **Fase II:** fase intermediária (6º a 15º dia) (Tabela 24.3).

Tabela 24.3. Sugestão para administração endovenosa de fluidos e eletrólitos após a 1ª semana de vida.

Peso de nascimento	Fluidos (mL/kg/d)	Na+ (mEql/kg/d)	K+ (mEq/kg/d)	Cl– (mEq/kg/d)
RNPT > 1.500 g	140 a 160	3 a 5	1 a 3	3 a 5
< 1.500 g	140 a 180	2 a 3 (5)	1 a 2	2 a 3

Fontes: Adaptada de Bell e Acarregui, 2008; e ESPGHAN, 2005.

- **Fase III:** crescimento estável (16 º dia ou mais) (Tabela 24.4).

Tabela 24.4. Necessidades hídricas e de Na/K de manutenção para PT durante o 1º mês de vida.

RN	Necessidades hídricas mL/kg/dia	Necessidades sódio mEq/kg/dia	Necessidade potássio mEq/kg/dia
Pré-termo	140 a 170	3 a 5	2 a 5

Fontes: Adaptada de Bell e Acarregui, 2008; e ESPGHAN, 2005.

Necessidades energéticas

A energia é um componente fundamental da dieta para utilização de nutrientes e realização das funções vitais.

As necessidades energéticas dependem do balanço energético, estimado pela diferença entre a oferta e o gasto. A Tabela 24.5 resume as características das necessidades calóricas estimadas para o RNPT.

Tabela 24.5. Necessidades calóricas estimadas para o RN pré-termo.

Fatores	Pré-termo
Metabolismo basal	50
Atividade intermitente	5 a 10
Estresse pelo frio	10
Ação dinâmica específica dos alimentos	8
Estoque e crescimento	30
Perdas fecais	12
Total	120

Fonte: Adaptada de American Academy of Pediatrics: Committee on Nutrition, 1985.

É importante individualizar o RNPT, visto que as variações também ocorrem de acordo com a IG, IG corrigida, presença de crescimento intrauterino restrito, doenças neonatais como a sepse, displasia broncopulmonar (DBP) e o uso de medicações como corticosteroides, metilxantinas, entre outras.

Atualmente, os métodos disponíveis para mensurar o gasto energético são a calorimetria direta, obtida por meio da perda total de calor; a calorimetria indireta, que é realizada pela medida do consumo de oxigênio (O_2) e pela produção de gás carbônico (CO2) é a mais utilizada no período neonatal. E o uso da água duplamente marcada com radioisótopos, deutério e O_2. A produção de água é proporcional ao gasto energético.

Nos RNPT as necessidades energéticas são maiores (120 a 140 cal/kg/dia). Neles, assim que ocorre a recuperação do PN, a oferta calórica deve ser acrescida de 20 a 30 cal/kg/dia para proporcionar o ganho de peso esperado de 15 a 20 g/kg/dia.

Necessidades de hidratos de carbono (HC)

Ao nascimento, com a interrupção da oferta de nutrientes através da placenta, o RN necessita utilizar os depósitos de glicose, armazenados como glicogênio. No RNPT de MBP, os depósitos de glicogênio estão reduzidos, tornando-o dependente de oferta de glicose exógena mediante infusão endovenosa (EV) administrada como dextrose.

O RNPT, principalmente o de EBP, tem necessidades elevadas de glicose em decorrência do tamanho dos órgãos metabolicamente ativos, como cérebro, coração, fígado e rins, em relação à superfície corporal. A taxa de utilização da glicose no RNPT é de 6 a 8 mg/kg/min e, para RNPT de EBP, é de aproximadamente 7 a 10 mg/kg/min. A glicose também é necessária como fonte de calorias não proteicas na quantidade de 2 a 3 mg/kg/min para a utilização de aminoácidos (aa).

A taxa máxima de infusão de glicose é de 11 a 12 mg/kg/min ou 16 a 18 g/kg/dia de glicose. Uma oferta adicional de glicose (20 g/kg/dia ou mais) poderá ser convertida em lipídios, aumentar a produção de CO_2, o gasto energético, e o consumo de O_2. No RNPT, a meta é manter a glicemia entre 60 e 120 mg/dL.

A lactose e os polímeros de glicose são os HC do LM e estão presentes nas fórmulas lácteas (FLPT) para o RNPT. Este, por apresentar atividade reduzida da lactase, enfrenta dificuldade em absorver a lactose. A atividade das glicosidases está em níveis normais, o que facilita a metabolização dos polímeros de glicose com a vantagem adicional de terem menor carga osmótica que a lactose.

Necessidades de proteínas

No período pós-natal imediato, o custo metabólico para o crescimento do RNPT tem suporte no metabolismo proteico. No entanto, é preciso lembrar que o feto acumula proteína na razão de 2 g/kg/dia na IG entre 24 e 32 semanas e diminui para 1,8 kg/dia entre 32 e 36 semanas. Logo, a meta para se conseguir aumento proteico deve ser de mais que 2 g/kg/dia.

Os RNPT nascem com baixas reservas proteicas e perdem nitrogênio até a 2ª semana de vida. Esse catabolismo se estabelece quando o RN recebe pouca ou nenhuma proteína nos primeiros dias.

As proteínas são necessárias para a síntese de aminoácidos (aa), enzimas e hormônios e são cruciais para o cresci-mento. Os aa essenciais e condicionalmente essenciais devem ser suplementados na solução da nutrição parenteral (NP) e constar da composição das FLPT.

A estimativa das necessidades proteicas para o RNPT tem sido reavaliada considerando-se o ganho de massa corpórea magra no feto de mesma IG, a deficiência de proteínas, a proteólise desenvolvida nos primeiros dias de vida e as necessidades para promover recuperação e ganho de peso. É importante ressaltar que a relação energia: proteína é fundamental para a incorporação de proteínas e limitar o depósito de gordura.

A recomendações atual de oferta de proteínas para RNPT, por via parenteral, é de 3 a 4 g/kg/dia e, por via enteral, de 3 a 4,5 g/kg/dia. Outras recomendações de ofertas proteicas podem ser vistas nas Tabelas 24.6 e 24.7.

Necessidades de lipídios

Os RNPT são particularmente vulneráveis ao suprimento insuficiente de lipídios no período neonatal imediato, pois o acréscimo de gordura intraútero somente ocorre no 3º trimestre da gestação. RNPT, particularmente os de MBP, têm baixos depósitos de lipídios e uma taxa de crescimento elevada após o nascimento.

O *clearance* do lipídio depende da atividade das lipases lipoproteica e hepática, da enzima lecitina colesterol acil-transferase, que estão baixas nos prematuros, em particular naqueles de EBP.

Considerando-se que há um depósito de 3 g/kg/dia de gordura e somando-se a isso o consumo para o metabolismo dos triglicérides (TG) e as variações individuais, sugere-se uma oferta de 4,8 a 6 g/kg/dia na alimentação enteral e na NP de 3 g/kg/dia. Quanto ao limite mínimo, recomenda-se a oferta de 0,5 a 1 g/kg/dia por via endovenosa (EV) para evitar deficiência de ácidos graxos essenciais (AGE).

Os AGE estão presentes no leite materno e devem estar incorporados nas FLPT e nas soluções lipídicas EV específicas para o RN.

Tabela 24.6 – Necessidades de nutrientes (para RNPT, recebendo **100 cal/kg/dia**, segundo especialistas e *guidelines* internacionais **(em mg por dia)**.

Nutrientes	Unid.	ESPGHAN, 2010	Tsang et al., 2005 PN < 1.000 g	Tsang et al., 2005 PN > 1.000 g	LSRO, 2002 Pré-termo	WHO PN < 1.000 g 0 até 7 dias	WHO PN < 1.000 g 7 dias até o termo	WHO PN < 1.000 g A termo a 1 ano
Proteína	g	3,5 a 4,5	3 a 3,8	2,6 a 3,8	3 a 4,3	1,3 a 4	2,5 a 3	2
Gordura	g	4,8 a 6,6	4,1 a 6,5	4,1 a 6,5	5,3 a 6,8	0,7 a 4,8	3,8 a 5,7	4 a 6,6
Linolênico	mg	385 a 1.540	467 a 1.292	462 a 1.309	420 a 1.700	–	–	–
a-Linolênico	mg	> 55	–	–	90 a 270	–	–	–
LA:ALA	–	5 a 15	5 a 15	5 a 15	6 a 16	–	–	–
ARA	mg	18 a 42	≥ 22	≥ 22	0 a 34	–	–	–
DHA	mg	12 a 30	≥ 16	≥ 16	0 a 20	–	–	–
HC	g	11,6 a 13,2	6 a 15,4	5,4 a 15,5	11,5 a 15	6,7 a 26,7	6,3 a 12,9	6,8 a 14,1

Fonte: Adaptada de Tudehope et al., 2013.

Necessidades de eletrólitos e minerais

O feto incorpora maiores quantidades de minerais no 3º trimestre de gestação. Foram realizados vários estudos do equilíbrio mineral do cálcio (Ca) e fósforo (P) em RN PT alimentados com LM, LM aditivado e fórmula láctea para pré-termo (FPT). Eles mostraram que a retenção de Ca de 60 a 90 mg/kg/dia, via alimentação enteral garantiu mineralização adequada para o RNPT de MBP. Essa retenção foi melhor com o LM aditivado do que com o LM e a FPT.

Assim, uma oferta de 120 a 140 mg/kg/dia com taxa de absorção de cálcio de 50 a 65% provocará uma retenção de Ca de 60 a 90 mg/kg/dia. A retenção de P está relacionada a do Ca e nitrogênio (N). Uma retenção de N que varie de 350 a 450 mg/kg/dia, de Ca de 60 a 90 mg/kg/dia e ingestão de P sob a forma de fósforo orgânico de 65 a 90 mg/kg/dia mantém uma relação Ca:P entre 1,7 e 2:1.

As necessidades de outros minerais estão nas Tabelas 24.7 a 24.9.

Tabela 24.7. Necessidades de macronutrientes para RNPT, que recebem dieta enteral plena (120 cal/kg/dia), segundo os principais *guidelines* (em g e mg por kg/dia).

Nutrientes	LSRO, 2002	Tsang et al., 2005	ESPGHAN, 2010	Koletzko et al., 2014
Proteínas (g/kg/dia)	3 a 3,4	3 a 3,6	4 a 4,5	3,5 a 4,5
Carboidratos (g/kg/dia)	11,5 a 15	3,8 a 11,8	11,6 a 13,2	11,6 a 13,2
Lipídios (g/kg/dia)	5,3 a 6,8	–	4,8 a 6,6	4,8 a 6,6
Ácido linoleico (mg/kg/dia)	420 a 1.700	–	385 a 1.540	385 a 1.540
Ácido alfalinolênico (mg/kg/dia)	90 a 270	–	> 55	> 55
Ácido araquidônico (mg/kg/dia)	–	–	18 a 42	18 a 45
Ácido docosa-hexaenóico (mg/kg/dia)	–	–	12 a 30	18 a 60

Fontes: Adaptada de LSRO, 2002; Tsang et al., 2005; ESPGHAN, 2010; Uauy e Koletzko, 2014.

Tabela 24.8. Necessidades de minerais e eletrólitos para o RNPT determinadas pelo método fatorial (em mg e mEq/L por kg/dia).

Peso ao nascer	500 a 1.000 g	1.000 a 1.500 g	1.500 a 2.000 g
Ca (mg)	184	178	173
P (mg)	126	124	120
Mg (mg)	6,9	6,7	6,4
Na (mEq/L)	3,3	3	2,6
K (mEq/L)	2,4	2,3	2,2
Cl (mEq/L)	2,8	2,7	2,5

Fonte: Adaptada de Ziegler, 2011.

Tabela 24.9. Necessidades de minerais e oligoelementos para RNPT recebendo oferta de 100 cal/kg/dia, segundo especialistas, e *guidelines* internacionais (em mg e mcg – µg/dia).

Nutrientes	Unid.	ESPGHAN, 2010	Tsang et al., 2005 PN > 1.000 g	Tsang et al., 2005 PN > 1.000 g	LSRO, 2002 Pré-termo	WHO PN > 1.000 g até 7 dias	WHO PN > 1.000 g > 7 d/a termo	WHO PN > 1.000 g A termo/1 ano
Cálcio	mg	110 a 130	67 a 169	77 a 200	123 a 185	80 a 107	134 a 200	253
Fósforo	mg	55 a 80	40 a 108	46 a 127	82 a 109	41 a 62	65 a 98	105
Ca:P	mg	–	–	–	1,7 a 2	–	–	–
Magnésio	mg	7,5 a 13,6	5,3 a 11,5	6,1 a 13,6	6,8 a 17	6,5 a 8,1	4,1 a 8,1	4,4 a 13,3
Ferro	mg	1,8 a 2,7	1,333 a 3,077	1,538 a 3,636	1,7 a 3	0	1,7 a 2,5	1,8 a 2,7
Zinco	mg	1 a 1,8	0,667 a 2,308	0,769 a 2,727	1,1 a 1,5	0,57	0,42 a 0,67	0,89
Manganês	µg	6,3 a 25	0,5 a 5,8	0,5 a 6,8	6,3 a 25	0,7 a 1,5	0,5 a 0,9	0,5 a 1
Cobre	µg	90 a 120	80 a 115	92 a 136	100 a 250	93 a 161	58 a 101	64 a 110
Iodo	µg	10 a 50	6,7 a 46,2	7,7 a 54,5	6 a 35	34	26 a 53	29 a 58
Selênio	µg	4,5 a 9	0,9 a 3,5	1 a 4,1	1,8 a 5	4,2 a 6,3	2,6 a 3,9	2,9 a 4,3
Sódio	mg	63 a 105	46 a 88	53 a 105	39 a 63	31 a 92	48 a 77	42 a 63
Potássio	mg	60 a 120	52 a 90	60 a 106	60 a 160	130 a 182	81 a 114	89 a 124
Cloro	mg	95 a 161	71 a 192	82 a 226	60 a 160	47 a 142	74 a 118	64 a 97
Cromo	µg	0,027 a 1,12	0,07 a 1,73	0,08 a 2,05	–	0,07 a 0,13	0,04 a 0,08	0,05 a 0,09
Mobilidênio	µg	0,27 a 4,5	0,20 a 0,23	0,23 a 0,27	–	0,26 a 0,51	0,16 a 0,32	0,17 a 0,35
Flúor	µg	1,4 a 55	–	–	0 a 25	–	–	–

Fonte: Adaptada de Tudehope et al., 2013.

Necessidades de oligoelementos e vitaminas

Os oligoelementos, embora quantitativamente representem pequena fração do total do conteúdo mineral do corpo humano, apresentam papel importante em várias vias metabólicas. Os RNPT podem apresentar deficiências porque sua incorporação ocorre no 3º trimestre da gestação.

No RNPT, o zinco merece destaque por ser importante para a diferenciação celular e crescimento, atuando no metabolismo das proteínas, HC e lipídios. A necessidade de zinco na NP é de 400 a 500 mcg/kg/dia e, na alimentação enteral, de 500 a 800 mcg/kg/dia aumentando para 1.000 mcg/kg/dia na fase de crescimento rápido.

Estudos recentes mostram a importância do selênio como antioxidante protegendo o organismo da agressão oxidativa e infecciosa e sugerem sua suplementação rotineira para RNPT na NP parenteral com 2 mcg/kg/dia. Na alimentação por via enteral, não há consenso.

Para o ferro é recomendado um suprimento oral de 2 a 4 mg/kg/dia a partir de 2 a 3 semanas de vida, de acordo com o PN, durante todo o 1º ano, ajustando-se a dose.

As vitaminas têm um possível papel na prevenção de doenças relacionadas à prematuridade como a DBP, retinopatia da prematuridade e hemorragia peri-intraventricular. O LM para o RNPT contém quantidade insuficiente de vitaminas. Recomenda-se o suprimento de K_1 ao nascimento e de D e A durante todo o 1º ano. A vitamina K_1 deve ser administrada, por via intramuscular, na dose de 1 mg se PN > 1.000 g e 0,5 mg se PN < 1.000 g.

Para a vitamina D, recomenda-se a oferta de 800 a 1.000 UI desde os primeiros dias.

A vitamina A (retinol), por sua ação no crescimento, na diferenciação das células epiteliais e na manutenção da integridade do epitélio respiratório, o Comitê de Nutrição da AAP, em 2009, recomendou a oferta de 210 a 450 mcg/kg/dia de vitamina A (1 micrograma = 3,33 UI) e Greer (2.000) recomenda para prematuros com PN < 1.000 g, por via enteral, 750 a 1.500 UI/kg/dia e por via parenteral 1.670 UI/kg/dia.

As recomendações e necessidades de oligoelementos e vitaminas para os RNPT estão sumarizadas nas Tabelas 24.10 a 24.12.

Tabela 24.10. Recomendações de minerais e oligoelementos para RNPT que recebem dieta enteral plena (120 cal/kg/dia), segundo os principais *guidelines* internacionais **(mg e mcg por kg/dia)**.

Nutriente	LSRO, 2002	Tsang et al., 2005	ESPGHAN, 2010	Koletzko, 2014
Sódio (mg)	46,8 a 75,6	0 a 23	69 a 115	69 a 115
Potássio (mg)	72 a 192	0 a 39	66 a 132	78 a 195
Cloro (mg)	72 a 192	0 a 35	105 a 177	105 a 177
Cálcio (mg)	148 a 222	120 a 230	120 a 140	120 a 200
Fósforo (mg)	98 a 131	60 a 140	60 a 90	60 a 140
Magnésio (mg)	8,5 a 20,4	7,9 a 15	8 a 15	8 a 15
Ferro (mg)	2 a 3,6	0 a 2	2 a 3	2 a 3
Zinco (mg)	1,32 a 1,8	0,5 a 0,8	1,1 a 2	1,4 a 2,5
Cobre (mcg)	120 a 300	120	100 a 132	100 a 230
Selênio (mcg)	2,2 a 6	1,3	5 a 10	5 a 10
Manganês (mcg)	7,6 a 30	0,75	< 27,5	1 a 15
Flúor (mcg)	–	–	1,5 a 60	1,5 a 60
Iodo (mcg)	7,2 a 42	11 a 27	11 a 55	10 a 55
Cromo (mcg)	–	50	30 a 1.230	30 a 2.250
Molibdênio (mcg)	–	0,3	0,3 a 5	0,3 a 5

Fontes: Adaptada de LSRO, 2002; Tsang et al., 2005; ESPGHAN, 2010; Uauy e Koletzko, 2014.

Tabela 24.11. Recomendações de vitaminas para RNPT recebendo dieta enteral plena, segundo os principais *guidelines* **(mg e mcg por kg/dia)**.

Nutriente	LSRO, 2002	Tsang et al., 2005	ESPGHAN, 2010	Koletzko, 2014
Tiamina (mcg/kg/dia)	36 a 300	180 a 240	140 a 300	140 a 300
Riboflavina (mcg/kg/dia)	96 a 744	250 a 360	200 a 400	200 a 400
Niacina (mg/kg/dia)	0,66 a 6	3,6 a 4,8	0,38 a 5,5	1,5 a 5
Ácido pantotênico (mg/kg/dia)	0,36 a 2,28	1,2 a 1,7	0,33 a 201	0,5 a 2,1
Piridoxina (mcg/kg/dia)	36 a 300	150 a 210	45 a 300	50 a 300
Cobalamina (mcg/kg/dia)	0,096 a 0,84	0,3	0,1 a 0,77	0,1 a 0,8
Ácido fólico (mcg/kg/dia)	36 a 54	25 a 50	35 a 100	35 a 100
Ácido ascórbico (mg/kg/dia)	10 a 45	18 a 24	11 a 46	20 a 55
Biotina (mcg/kg/dia)	1,2 a 44,4	3,6 a 6	1,7 a 16,5	1,7 a 16,5
Vitamina A (mcg/kg/dia)	245 a 456	700	400 a 1.000	400 a 1.100
Vitamina D (UI/dia)	90 a 324	150 a 400	800 a 1.000	400 a 1.000
Vitamina E (mg/kg/dia)	2,4 a 9,6	6 a 12	2,2 a 11	2,2 a 11
Vitamina K (mcg/kg/dia)	4,8 a 30	5	4,4 a 28	4,8 a 28

Fontes: Adaptada de LSRO, 2002; Tsang et al., 2005; ESPGHAN, 2010; Uauy e Koletzko, 2014.

SEÇÃO III – NUTRIÇÃO E DOENÇAS DO TRATO GASTROINTESTINAL

Tabela 24.12. Sugestão de necessidades, por via parenteral, de vitaminas para RNPT < 1.000 g (por kg/dia).

RN estável (em crescimento)	kg/dia
Vitamina A (UI)	700 a 1.500
DBP	1.500
Vitamina D (UI)	40 a 160[b]
Vitamina E (UI)	3,5[a]
Vitamina K (mcg)	8 a 10
Ácido ascórbico (mg)	25
Tiamina (mcg)	350
Riboflavina (mcg)	150
Piridoxina (mcg)	180
Niacina (mg)	6,8
Ac.Pantotênico (mg)	6
Biotina (mcg)	2
Folato (mcg)	56
Vitamina B_{12} (mcg)	0,3

[a] máximo: 7 UI; [b] máximo: 400 UI/dia.
Fonte: Adaptada de Greer, 2000.

Considerações finais

Os partos prematuros estão aumentando em consequência de mudanças demográficas como idade materna mais avançada, reprodução assistida e gemelaridade.

A melhoria da sobrevida dos RNPT em idades cada vez mais baixas, em parte, reflete o cuidado perinatal e nutricional.

Estudos demonstraram a importância da oferta adequada de nutrientes na alimentação do RNPT, indicando que os primeiros dias são uma janela crítica e decisiva para o crescimento, desenvolvimento e programação da saúde em longo prazo.

Pesquisas futuras e ensaios clínicos deverão definir as diferentes necessidades de nutrientes para o RNPT de EBP.

LEITURAS COMPLEMENTARES

Abrams SA and the Committee on Nutrition. American Academy of Pediatrics. Calcium and Vitamin D Requirements of Enterally Fed Preterm Infants. Pediatrics. 2013;131:1676-83.

Agostoni C, Buonocore G, Carnielli VP et al. Enteral nutrient supply for preterm infants. Commentary from European Society of Paediatric Gastroenterology, Hepatology and Nutrition Committee on Nutrition. J Pediatr Gastroenterol Nutr. 2010;50:85-91.

American Academy of Pediatrics: Committee on Nutrition. Nutritional needs of premature infants. Pediatrics, 1985;75(5):976-84.

American Academy of Pediatrics: Committee on Nutrition. Nutritional needs of preterm infant; In: Kleinman RE (ed.). Pediatric Nutrition

Handbook. 6.ed. ELK Grove Village/IL. American Academy of Pediatrics; 2009. p.79-112.

Bathia J, Mena P, Denne S, Garcia C. Evaluation of adequacy of protein and energy. J Pediatr. 2013;162:S31-36.

Bell EF, Acarregui MJ. Restricted versus liberal water intake for preventing morbidity and mortality in preterm infants. Cochrane Database Syst Rev. 2008;1:CD000503.

Clemison JS, Zaleswski SP, Embleton ND. Nutrition in preterm infant: what's new? Curr Opin Clin Nutr Metab Care. 2016;19(3):220-5.

ESPGHAN. Guidelines on Paediatric Parenteral Nutrition: Fluid and Electrolytes. J Pediatr Gastroenterol Nutr. 2005;41(Suppl 2):S33-8.

Goudoever JB, Vlaardingerbroek H, van den Akker, Groof F, Schoor SRD. Amino Acids and Proteins. In: Kolezko B, Poindexter B, Uauy R (ed.). Nutritional Care of Preterm Infants. Scientific Basis and Practical Guidelines. Basel: Karge; 2014. p.49-63.

Greer F. Vitamin Metabolism and requirements in the micropremie. Clin Perinatol. 2000;27:95-118.

Gregory K. Update on Nutrition for Preterm and Full-Term Infants. JOGNN. 2005;34(1):98-108.

Ho MY, Yen YH. Trend of Nutritional Support in Preterm Infants. Pediatrics and Neonatology. 2016;57:365-70.

Institute of Medicine Food and Nutrition Board. Dietary Reference Intakes for Macronutrients. Washington, National Academy Press; 2005.

Klein CJ, Heird WC. Summary and comparison of recommendations for nutrient contents of low birth weight infant formulas. Princeton/NJ. Life Sciences Research Office. LSRO; 2002.

Koletzo B, Poindexter B, Uauy R. Recommend Nutrient Intake Levels for Stable, Fuly Enterally Fed Very Low Birth Weigt Infants. In: Kolezko B, Poindexter B, Uauy R (ed.). Nutritional Care of Preterm Infants. Scientific Basis and Practical Guidelines. Basel: Karger; 2014. p.297-305.

Lapillonne A, Groh-Wargo S, Gonzalez CH, Uauy R. Lipids needs of preterm infants: Updated recommendations. J Pediatr. 2013;163:S37-47.

Thureen PJ, Hay W Jr. Intravenous nutrition and postnatal growth of micropremie. Clin Perinatol. 2000;20:197-219.

Tsang R, Uauy R, Koletzko B, Zlotkin (ed.). Nutrition of the Preterm Infant. Scientific Basis and Pratical Guidelines. Cincinnati, OH: Digital Educational Publishing; 2005.

Tudehope D, Fewtrell M, Kashyap S, Udaeta E. Nutritional needs of the micropreterm infant. J Pediatr. 2013;162:S72-80.

Uauy R, Koletzko B. Defining the Nutritional Needs of Preterm Infants. In: Kolezko B, Poindexter B, Uauy R (ed.). Nutritional Care of Preterm Infants. Scientific Basis and Practical Guidelines. Basel: Karger; 2014. p.4-10.

World Health Organization/WHO. Guidelines on Optimal feeding of low birth-weight infants in low-and middle-income countries. Geneva: WHO; 2011.

Ziegler EE, O'Donnell AM, Nelson SE, Fomon SJ. Body composition of the reference fetus. Growth. 1976;40:329-41.

Ziegler EE. Meeting the Nutritional Needs of the Low-Birth- Weight Infants. Ann Nutr Metabol. 2011;58(Suppl 1):8-18.

Uso de Probióticos e Prebióticos na Nutrição Neonatal

Marta Maria Galli Bozzo Mataloun

O uso de prebióticos e de probióticos é um dos temas mais controversos na nutrição neonatal.

Indubitavelmente, o aleitamento materno é a fonte nutricional primordial para o recém-nascido (RN), contendo nutrientes necessários para o seu crescimento e desenvolvimento, além de favorecer o estabelecimento e o fortalecimento do vínculo entre a mãe e o seu recém-nascido.

O uso do leite materno na nutrição de recém-nascidos prematuros (RNPT) reduz a morbimortalidade desta população, incluindo melhora da intolerância alimentar e dificuldade de progressão de dieta, diminuição da incidência de enterocolite necrosante, sepse neonatal e promove melhor desenvolvimento cognitivo, entre outras.

Esses efeitos ocorrem pela presença de componentes específicos do leite humano, como células não diferenciadas, ácidos graxos de cadeia longa, proteínas, fatores de crescimento, anti-inflamatórios e uma grande quantidade de oligossacarídeos.

O leite humano, em virtude de seus componentes, exerce atividades prebióticas e probióticas, favorecendo o crescimento de flora bacteriana comensal.

Vários autores também observaram que a presença de alguns desses componentes produz uma microbiota característica, que poderia beneficiar a evolução em curto e em longo prazo desses RN.

Neste capítulo discutiremos a microbiota no período neonatal, a importância do manejo da microbiota e os fatores que causam disbiose; resumo de estudos sobre o uso de prebióticos e probióticos na nutrição neonatal.

Microbioma

Acreditava-se, até há pouco tempo, que o feto era estéril, e a sua colonização iniciava-se ao nascimento. No entanto, o desenvolvimento de técnicas utilizando DNA das bactérias tem possibilitado a identificação de micróbios no líquido amniótico. Estes sugerem que a colonização do feto inicia-se ainda intraútero. A aquisição desses micróbios é necessária para o desenvolvimento e para as funções fisiológicas.

Nos primeiros 1.000 dias após o nascimento, existe uma janela de desenvolvimento na qual o microbioma neonatal estabelece padrões para o desenvolvimento subsequente desses RN. Uma abordagem ecológica desse microbioma pode reduzir ou potencializar morbidades em curto prazo, como hiperbilirrubinemia, enterocolite necrosante, sepse neonatal e, em médio ou em longo prazo, como obesidade, diabetes, doenças alérgicas e inflamatórias.

A coleção da microbiota humana composta por bactérias, vírus, fungos e *Archaea*, residente no recém-nascido, com seus genes, representam o seu microbioma. O microbioma tem sido descrito como um novo órgão endócrino, um segundo cérebro e um segundo fígado e considera-se que alterações nessa microbioma (disbiose), ao nascimento, são análogas a um defeito ao nascimento.

Um efeito importante da microbiota, no intestino, é a produção de resistência à colonização de patógenos exógenos e endógenos, por meio de vários mecanismos, como capacidade de depletar nutrientes locais necessários aos patógenos; produção de bacteriocinas, que agem contra certos patógenos específicos, manutenção de barreiras de proteção contra determinados patógenos.

Tanto os probióticos como os prebióticos têm a capacidade de desviar o nível de resistência à colonização. Por exemplo, o leite humano contribui com seus componentes imunes, mas também com oligossacarídeos, que estimulam o crescimento e o amadurecimento de bactérias intestinais que competem com patógenos. Otimizar a resistência à colonização mediante o manejo proativo do microbioma do

RN pode ser uma estratégia preventiva útil. O manejo ativo da microbioma perinatal oferece oportunidades importantes para reduzir os riscos na saúde dos RN, mas também durante toda sua vida.

Vários fatores podem afetar o microbioma, como tipo de parto, antibióticos, prematuridade, dieta materna, probióticos administrados para a mãe e para o RN, bem como tipo de nutrição do RN.

Nos primeiros dias de vida, a microbiota dos RN a termo é fortemente influenciada pelo tipo de parto e tipo de alimentação, não havendo diferenças nas comunidades microbianas neonatais do mecônio, pele, nasofaringe e boca. Observa-se crescimento de enterobactérias e *Streptococcus* spp. e, posteriormente, no final da 1ª semana de vida, bifidobactérias e *Bacterioides* spp. tornam-se bactérias intestinais dominantes, em RN a termo amamentados. Essas bactérias podem ter benefícios potenciais como reduzir respostas inflamatórias e infecções do trato gastrointestinal (TGI), modulando respostas imunes e inflamatórias, nas células epiteliais.

Os RN prematuros têm uma flora bacteriana intestinal, menos diversa, com maiores quantidades de anaeróbios facultativos e menores quantidades de anaeróbios estritos, como *Bifidobacterium* e *Bacteroides*, comparados com RNT (disbiose). Inicialmente há predomínio de *Firmicutes* (estafilococos, enterococos e alguns estreptococos), com posterior predomínio de proteobactérias (enterobactérias). Nos RN alimentados com fórmula, há distribuição heterogênea de *Streptococcus* spp., *Clostridium difficile* e outras espécies de *Clostridium*. Os RN prematuros também têm sua flora intestinal alterada pela maior permanência nas unidades de terapia intensiva neonatais (UTIN) e pela antibioticoterapia.

Estudos têm demonstrado que mesmo pequenas quantidades de fórmula infantil, nos primeiros dias de vida, parecem interromper a colonização intestinal por comensais, promovida pelo leite materno.

A importância da microbiota intestinal para o RNPT, principalmente para o extremo, é evidente, quando consideramos o risco de enterocolite necrosante e de sepse. Provavelmente, o papel da colonização influenciar a resposta imune adaptativa e inata e o seu impacto em longo prazo na interação patógeno-hospedeiro sejam o aspecto mais instigante.

Prebióticos

Prebióticos são ingredientes alimentares não digeríveis que promovem o crescimento de micróbios benéficos ao organismo. Os oligassacarides do leite materno são prebióticos, com estruturas complexas, que só podem ser digeridos por bactérias comensais especificas. Modulam a microbiota do RN mediante o consumo seletivo por bactérias comensais, como substrato metabólico.

Como já vimos, ocorre uma disbiose nos RNPT, sendo um dos principais fatores associados a sua maior morbimortalidade, como enterocolite necrosante e sepse neonatal.

Têm sido realizados alguns estudos para avaliar se o uso de prebióticos na nutrição neonatal altera a evoluçao da enterocolite necrosante em recém-nascidos prematuros.

Autran et al. inicialmente observaram efeitos benéficos da porção fucosilato dos oligossacarídeos, em um modelo experimental de enterocolite necrosante em ratos. Posteriormente realizaram um ensaio clinico randomizado, multicêntrico, para avaliar se a porção disialyllacto-N-tetraose (DSLNT), um oligossacarídeo específico do leite humano, reduziria a incidência de enterocolite necrosante em RNPT. Analisaram 650 amostras de leite, de mães de 200 RN, com peso de nascimento menor que 1.500 g, e observaram que os RN que desenvolveram enterocolite necrosante (8/200) receberam menor quantidade de DSLNT no leite materno de suas mães, sugerindo que o uso dessa porção de oligossacarídeos na nutrição desses recém-nascidos pode fornecer proteção contra o desenvolvimento de enterocolite necrosante.

Estudos mostram que a concentração desses oligossacarídeos protetores pode variar no leite materno e sugerem que RNPT poderiam beneficiar-se da suplementação com estes oligossacarídeos.

Para avaliar os efeitos do uso de prebióticos em recém-nascidos prematuros, sobre a microbiota, incidência de enterocolite, sepse ou tempo para administrar dieta plena foi realizada uma metanálise (Srinivasjois et al., 2013) com sete ensaios clínicos randomizados, utilizando prebióticos (na maioria GOS ou FOS – 0,4 a 1 g/dL ou fórmula ou leite humano) em RNPT. Observaram aumento da concentração de bifidobactérias fecais, mas não ocorreu redução da incidência de ECN, sepse ou tempo para administração dieta enteral plena.

Underwood et al. analisaram em RNPT com Peso de nascimento menor que 1.500 g, e idade gestacional menor que 33 semanas, que estivessem recebendo volume enteral pleno com 7 a 14 dias de vida, o efeito do uso de formulas infantis com galacto-oligossacarídeos (GOS) (grupo 1) ou de fórmulas infantis com adição de um produto produzido com um *pool* de leite humano de doadoras (não disponível comercialmente) (grupo 2), sobre a microbiota nas fezes de RNPT, durante 5 semanas (estudo 1) (12RN). A idade média no momento da entrada no estudo era em torno de 25 a 39 dias. Em um segundo estudo, analisaram também 15 RNPT alimentados com leite materno da própria mãe suplementado com produto LH de doador, concentrado e pasteurizado (grupo 1) ou com aditivo de leite bovino (este não continha prebióticos) (grupo 2). No primeiro estudo, dois RN recebendo GOS apresentaram sangue nas fezes e distensão abdominal, diagnosticados como intolerância alimentar e foram excluídos do estudo. Após suspensão da suplementação com GOS, os sintomas desapareceram.

Observaram-se na análise das fezes: bactérias das classes Proteobactérias (filo *Proteobacteria*) e Bacilli (filo *Firmicutes*) dominantes em todas as amostras. Em todos os quatro grupos, a porcentagem de bifidobactérias foi baixa, comum nesta população. Esses resultados podem ter sido influenciados pelo pequeno número amostral, variabilidade da população e uso de antibióticos. Esses estudos sugerem que a dieta do prematuro parece não ter influência sobre a microbiota intestinal, em razão de alguns fatores relacionados como antibioticoterapia, permanência em UTIN e imaturidade intestinal.

Até o momento, apesar das evidências que o uso de prebióticos na nutrição neonatal pode modular a microbiota e talvez reduzir a incidência de enterocolite necrosante, os estudos têm número amostral pequeno e não são suficientes para podermos afirmar esse benefício.

Alguns estudos estão sendo realizados para avaliar os efeitos da suplementação nutricional de RNPT, com prebióticos, na evolução da icterícia neonatal. Foram incluídos 50 recém-nascidos prematuros, com peso de nascimento menor que 1.500 g e idade gestacional menor do que 34 semanas. Estes foram alimentados com leite materno, suplementados com mistura de GOS e FOS (9:1). Observaram-se redução nos níveis de pico de bilirrubina, maior frequência de evacuação e maior tolerância alimentar no grupo que recebeu a suplementação (Armaniam et al., 2016). Os estudos sugerem que os prebióticos estimulam a secreção de motilina, com consequente aumento do trânsito intestinal.

Com relação aos efeitos dos prebióticos sobre o desenvolvimento neurocognitivo, realizou-se um estudo (Le Couffe et al., 2014) com 93 RNPT, com peso de nascimento menor do que 1.500 g e com idade gestacional menor do que 32 semanas, suplementados com uma mistura de prebióticos (GOS/FOS e oligossacarídeo acídico derivado da pectina) enteral, administrada entre o 3º e o 30º dia de vida. Não se observaram diferenças entre os grupos que receberam a suplementação e os que não receberam com 1 ano de vida de idade gestacional corrigida para a prematuridade.

Os prebióticos comerciais são derivados de plantas ou lactose, têm composição variável, mas não têm a complexidade das estruturas dos oligossacarídeos do leite materno, que são consumidos por bactérias específicas. Consistem de polímeros de frutose (inulina e fruto-oligossacarídeos [FOS]) e de galactose (galacto-oligossacarídeos [GOS]).

Em resumo, há evidências de que o uso de prebióticos na nutrição neonatal parece ter efeitos benéficos, modulando a microbiota para assemelhar-se à produzida pelo leite materno. No entanto, os estudos não demonstraram redução da incidência de enterocolite ou melhora na evolução cognitiva.

Probióticos

Probióticos são organismos vivos que colonizam o TGI e trazem benefícios ao hospedeiro. Os probióticos mais frequentemente utilizados são os lactobacilos e as bifidobactérias.

Nos últimos anos, têm sido realizados vários estudos, com vários tipos de probióticos para analisar os efeitos da administração profilática de probióticos sobre a incidência de enterocolite necrosante no RNPT e na sepse neonatal. É importante ressaltar que enterocolite necrosante é uma importante causa de mortalidade em RN prematuros.

Apesar de vários estudos terem observado redução da incidência de enterocolite necrosante em RN prematuros, com o uso de probióticos, não houve evidência suficiente para analisar se isso ocorre também em prematuros extremos, como também há preocupações em relação ao probiótico a ser utilizado, à dose, ao início e à duração da suplementação. Para melhor elucidar tais questões, várias pesquisas têm sido realizadas.

Costeloe et al. realizaram um ensaio clínico randomizado (PiPS trial) com 1.310 recém-nascidos prematuros com idade gestacional entre 23 e 30 semanas, utilizando *Bifidobacterium* breve, como probiótico, administrado desde o 1º dia de vida até 36 semanas de idade gestacional corrigida para a prematuridade. Não observaram redução da incidência de enterocolite necrosante, de mortalidade ou de sepse nesta população.

Em 2014, realizou-se uma metanálise (AlFaleh e Anabrees, 2014) para analisar os efeitos dos probióticos sobre a incidência de enterocolite grave (estágio II ou III de Bell), mortalidade e sepse, em RN com peso de nascimento menor do que 2.500 g e idade gestacional menor do que 37 semanas. Incluíram-se 24 estudos, compreendendo 2.761 RN tratados com probióticos e 2.768 controles. Observou-se redução da incidência de ECN grave (RR = 0,43; IC – 0,33 – 0,56 NNTB – 30) e da mortalidade (RR = 0,65; IC – 0,52 – 0,81); mas não alterou a incidência de sepse bacteriana ou fúngica. Também foi realizada uma análise em relação à evolução do subgrupo de RN com peso de nascimento menor do que 1.500 g e observou-se uma redução significante na ECN grave (RR = 0,41; IC – 0,31 – 0,56), e da mortalidade (RR = 0,63; IC – 0,5 – 0,81), mas nenhum efeito sobre a incidência de sepse com o uso de probióticos profiláticos nesta população.

Apenas dois estudos analisaram os efeitos dos probióticos sobre a incidência de enterocolite grave, mortalidade e sepse no subgrupo de RN com peso de nascimento menor do que 1.000 g, e não se observou redução da incidência de ECN grave (RR = 0,76; IC – 0,37 – 1,58), sepse (RR = 0,82; IC – 0,63 – 1,08) ou mortalidade (RR = 0,94; IC – 0,58 – 1,53).No entanto, o número amostral desses estudos foi pequeno, não sendo suficiente para detectar diferenças clinicas significantes entre eles. Houve diferenças importantes entre os estudos incluídos na metanálise quanto: ao início da introdução dos probióticos, e nove iniciaram no 1º dia de vida, e a maioria até o final da 1ª semana de vida; duração da administração – 4 a 6 semanas, outros até a alta, e diferentes misturas de probióticos. Concluiu-se que a administração enteral de probióticos reduz a incidência da ECN grave, da mortalidade e da mortalidade associada à ECN. No entanto, os pesquisadores ressaltam que são necessários mais estudos para avaliar a segurança de probióticos de alta qualidade.

Janvier et al. avaliaram o uso de uma mistura de probióticos (*Bifidobacterium* breve, *longum*, *bifidum* e *infantis*) em 294 RN prematuros com idade gestacional inferior a 32 semanas e observaram redução da incidência de enterocolite necrosante nesta população.

Em 2018, Kane AF et al. realizaram estudo de coorte, observacional em 640 RN com peso de nascimento inferior a 1.500 g e idade gestacional média de 28 semanas, para avaliar a suplementação com *Lactobacillus rhamnosus*. Essa suplementação foi iniciada quando o RN tolerava dieta enteral, leite materno ou fórmula (idade média – 6 dias de vida) e administrada até 35 semanas de idade gestacional corrigida para a prematuridade. A evolução primária analisada foi enterocolite necrosante (estágio de ≥ II A). A incidência de ECN foi de 12% e, após análise bivariada, a suplementação com probiótico foi associada a maior risco de ECN (RR = 2,17; IC – 1,33 – 3,53; p = 0,002), permanecendo associada com maior risco de ECN (RR = 2,1; IC – 1,25 – 3,54) após análise multivariada. Como esse estudo foi observacional, os resultados sugerem uma associação entre o uso de probióticos e ECN, mas não a causa. Não se observou sepse causada pelo *Lactobacillus rhamnosus*.

SEÇÃO III – NUTRIÇÃO E DOENÇAS DO TRATO GASTROINTESTINAL

Apesar de evidências de redução de enterocolite necrosante em recém-nascidos que receberam probióticos, questões importantes ainda necessitam ser solucionadas.

Recentemente, a Sociedade Europeia de Gastroenterologia, Hepatologia e Nutrição Pediátrica (ESPGHAN) recomendou, se houver segurança, o uso de *Lactobacillus rhamnosus*, com doses de $1 - 6 \times 10^9$ e, mais recentemente, a mesma sociedade recomendou o uso de *Bifidobacterium infantis*; *Bifidobacterium lactis* e *Streptococcus thermophilus* com o objetivo de reduzir a incidência de enterocolite graus 2 ou 3; apesar da baixa certeza de evidência para ambas as recomendações.

Os probióticos são tratados como alimentos e não como drogas, portanto sua produção não obedece aos padrões de qualidade da indústria farmacêutica. Há descrição de contaminação de misturas desses produtos por outros micro-organismos, como fungos. Existem também alguns relatos de infecções dos recém-nascidos pelas cepas dos probióticos utilizados; esse vento não foi observado nos estudos mencionados.

Portanto, faz-se necessária a produção de um probiótico com padrões de pureza, viabilidade e baixo risco de contaminação. É importante elucidar também qual a melhor cepa a ser utilizada, pois os estudos foram realizados com diferentes misturas.

A importância do microbioma na patogênese da enterocolite é evidente. No entanto, necessitamos de uma maior compreensão em relação a quais populações realmente podem se beneficiar, bem como a produção de um probiótico de melhor qualidade sem risco de contaminação.

LEITURAS COMPLEMENTARES

AlFaleh K, Anabrees J. Probiotics for prevention of necrotizing enterocolitis in preterm infants (Review) – Cochrane Database of Systematic Reviews. 2014;4(CD005496). Doi: 10.1002/ 14651858. CD005496. pub4.

Armaniam AM, Barekatain B, Hoseinzadeh M, Salehimehr N. Prebiotics for the management of hyperbilirubinemia in preterm neonates. J Matern Neonatal Med. 2016;29(18):3009-13.

Autran CA, Schoterman MH, Jantscher-Krenn E, Kamerling JP, Bode L. Sialylated galacto-oligosaccharides and 2'-fucosyllactose reduce necrotising enterocolitis in neonatal rats. Br J Nutr. 2016;116(2):254-9.

Costeloe K, Hardy P, Juszczak E, Wilks M, Millar MR. The Probiotics in Preterm Infants Study Collaborative Group. Lancet. 2016;387:649-60.

Dietent RR. A Focus on Microbiome Completeness and Optimized Colonization Resistance in Neonatology. Neoreviews. 2018;19(2):e78-88.

Harmser HJ, Wildeboer-Veloo AC, Raangs GS et al. Analysis of intestinal flora development in breast-fed and formula-fed infants by using molecular and detection methods. J Pediatr Gastroenterol Nutr. 2000;30(1):61-7.

Janvier A, Malo J, Pharm B, Barrington KJ. Cohort Study of Probiotics in a North American Neonatal Intensive Care Unit. J Pediatr. 2014; 164:980-5.

Kane AF, Bathia A D, Denning PW, Shane A L, Patel RM. Suplementation of Lactobacillus rhamnosus GG and risk of Necrotizing Enterocolitis in Very Low Birth Weight Infants. J Pediatr. 2018;95:73-9.

Kim S, Covington A, Pamer EG. The intestinal microbiota: Antibiotics, colonization resistance, and enteric pathogens. Immunol Rev. 2017;279(1):90-105.

Le Couffe NE, Westerbeek EAM, van Schie PEM, Schaaf VAM, Lafeber HN, van Elburg RM. Neurodevelopmental Outcome during the First year of life in preterm infants after supplementation of a prebiotic mixture in neonatal period: A follow-up study. Neuropediatrics. 2014;45:22-9.

Mackie RI, Sghir A, Gaskins HR. Developmental microbial ecology of neonatal gastrointestinal tract. Am J Clin Nutr. 1999;69(5):1035S-45S.

Miller J, McVeagh P. Human milk oligossacharides: 130 reasons to breast-feed. Br J Nutr. 1999;82(55):333-5.

Mouzarkel S, Bode L. Human milk oligossacharides and the preterm infant. Clin Perinatol. 2017;44(1):193-207.

Neu J. Probiotics and necrotizing enterocolitis. Clin Perinatol. 2014;41:967-78.

Newburg DS, Walker DA. Protection of the neonate by the innate immune system of developing gut and of human milk. Pediatr Res. 2007;61(1):2-8.

Penders J, Thijs C, Vink C et al. Factors influencing the composition of the intestinal microbiota in early infancy. Pediatrics. 2006;118:511-21.

Sisk PM, Lovelady CA, Dillard RG et al. Early human milk feeding is associated with a lower risk of necrotizing enterocolitis in very low birth weight infants. J Perinatol. 2007;27:428-33.

Srinivasjois R, Rao S, Patole S. Prebiotic supplementation in preterm neonates: Updated systematic review and meta-analysis of randomised controlled trials. Clin Nutr. 2013;32:958-65.

Underwood M, Gaerlan S, De Leoz M L A, Dimapasoc L, Kalanetra KM, Lemay DG, German JB, Mills DA, Lebrilla CB- Human milk oligosaccharides in Premature Infant. Pediatr Res. 2015;78(6):670-7.

Underwood M, Kalanetra KM, Bokulich NA, Majid M, Barile D, Tancredi DJ, German B, Lebrilla CB, Mills DA. Prebiotic oligosaccharides in premature infants. JPGN. 2014;58:352-60.

Underwood MA, Sohn K. The microbiota of the extremely preterm infant. Clin Perinatol. 2017;44(2):407-27.

Van den Akker CHP, Van Goudoever JB, Shamir R, Domellöf M, Embleton ND, Hojsak I, Lapillome A, Mihatsch WA, Berni Canani R, Bronsky J et al. Probiotics ande Preterm Infants. Position Paper by the European Society for Paediatric Gastroenterology Hepatology and Nutrition Committee on Nutrition and the European Society for Paediatric Gastroenterology Hepatology and Nutrition Working Group for Probiotics and Prebiotics. Journal of Pediatric Gastroenterology and Nutrition. 2020;70:664-80. doi:10.1097/mpg.0000000000002655.

Vorh BR, Poinexter BB, Dusick AM et al. Beneficial effects of breast milk in neonatal intensive care unit on the developmental outcome of extremely low birth weight infants at 18 months of age. Pediatrics. 2006;118(1):e115-23.

Princípios da Alimentação Enteral do Recém-Nascido Normal e de Alto Risco

Arnaldo Costa Bueno
Alan Araújo Vieira

Durante o período fetal, a placenta desempenha papel fundamental no desenvolvimento orgânico, entre os quais destacamos a oferta de nutrientes e a excreção de metabólitos indesejados. Quando o recém-nascido (RN) nasce prematuramente, esse desenvolvimento terá de ocorrer fora do ambiente ideal, o intrauterino, sem o apoio da placenta, o que gera um grande estresse fisiológico ao novo ser. Quanto mais pré-termo (PT) ou de risco for o RN, maior será sua dificuldade em se adaptar ao ambiente extrauterino, pois, muitas vezes, seus órgãos ainda não estão preparados para a manutenção da homeostase necessária. Em outros casos, quando a maturidade orgânica está presente, pode haver morbidades que impeçam a utilização do trato gastrointestinal (GTI), gerando a necessidade de estratégias para alimentar o RN.

O principal objetivo da adequada nutrição para o RN é fornecer nutrientes em quantidade e qualidade adequadas para o seu crescimento e desenvolvimento em um período de vida em que o crescimento é muito acelerado e qualquer déficit nesta oferta pode gerar sequelas irreversíveis. As principais metas são oferecer nutrientes suficientes para manter um ritmo de crescimento semelhante ao encontrado no ambiente intrauterino, evitar catabolismo endógeno de proteínas e evitar perda ponderal exagerada nos primeiros dias de vida.

Adequado aporte nutricional influencia diretamente, e de forma benéfica, as funções imunológica, hepática, respiratória, hemodinâmica e crescimento e desenvolvimento.

Dificuldades na alimentação do RN normal e de alto risco

Para que o TGI possa ser utilizado, há duas condições básicas:

1. Capacidade de transportar o alimento por todo o TGI e eliminar os dejetos, ou seja, que o reflexo de coordenação da sucção-deglutição-respiração esteja presente, o que normalmente acontece em torno de 34 semanas de idade gestacional corrigida; deve haver permeabilidade de todo o TGI e contrações peristálticas eficientes.
2. Capacidade de exercer as funções de digestão e absorção dos macronutrientes: carboidratos, lipídios e proteínas.

Somando-se a esses fatos, a presença de morbidades relacionadas à prematuridade e a grande variabilidade do estado clínico desses pacientes de risco, muitas vezes com alto grau de estresse metabólico, geram muita dificuldade em adequar a oferta nutricional, com alta probabilidade de desenvolver restrição do crescimento extrauterino (RCEU) (Figura 26.1).

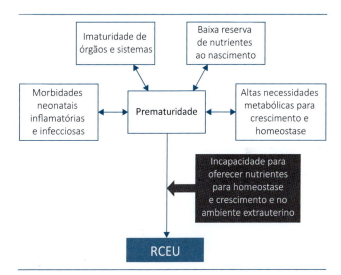

Figura 26.1. Fatores relacionados à restrição do crescimento extrauterino em recém-nascidos pré-termo extremos.
Fonte: Desenvolvido pela autoria.

SEÇÃO III – NUTRIÇÃO E DOENÇAS DO TRATO GASTROINTESTINAL

O uso de nutrição parenteral e de estratégias nutricionais específicas para essa população é essencial para minimizar a provável desnutrição advinda do somatório desses fatores. Além disso, a imaturidade anatômica e fisiológica de vários sistemas e órgãos, particularmente do TGI em prematuros, é outro obstáculo importante à nutrição (Tabela 26.1).

Tabela 26.1. Esquema dos estágios de desenvolvimento do TGI.

Função	IG (semanas)
Deglutição de líquido amniótico	> 18
Reflexo de sucção	18 a 24
Ondas peristálticas organizadas	> 31
Tempo de trânsito intestinal total de até 9 horas	> 32
Coordenação sucção-deglutição-respiração	> 34

Fonte: Adaptada de Romero e Kleinman, 1993.

Ainda não há consenso na literatura sobre as necessidades nutricionais dos RNPT, as recomendações mais aceitas atualmente estão apresentadas na Tabela 26.2.

Tabela 26.2. Recomendações de nutrientes por via enteral para RN pré-termo.

Nutrientes	ESPGHAN, 2010	Tsang et al., 2005, < 1.000 g	Tsang et al., 2005, > 1.000 g
Proteínas (g)	3,2 a 4,1	2,5 a 3,4	2,6 a 3,8
Gordura (g)	4,4 a 6	4,1 a 6,5	4,1 a 6,5
Ácido docosa-hexaenoico (DHA)(mg)	11 a 27	≥ 16	≥ 16
ARA (mg)	16 a 39	≥ 22	≥ 22
Carboidrato (g)	10,5 a 12	6 a 15,4	5,4 a 15,5
Vitamina A (UI)	1.199 a 2.464	467 a 1.154	538 a 1.364
Vitamina D (UI)	800 a 1.000	100 a 308	115 a 364
Vitamina E (UI)	3 a 14,9	4 a 9,2	4,6 a 10,9
Vitamina C (mg)	10 a 42	12 a 18,5	13,8 a 21,8
Vitamina B_6 (µg)	41 a 273	100 a 162	115 a 191
Vitamina B_{12} (µg)	0,08 a 0,7	0,20 a 0,23	0,23 a 0,27
Ácido fólico (µg)	32 a 90	17 a 38	19 a 45
Ferro (mg)	1,8 a 2,7	1,33 a 3,07	1,53 a 3,63
Cálcio (mg)	110 a 130	67 a 169	77 a 200
Fósforo (mg)	55 a 80	40 a 108	46 a 127
Sódio (mg)	63 a 105	46 a 88	53 a 105
Potássio (mg)	60 a 120	52 a 90	60 a 106
Zinco (mg)	1 a 1,8	0,66 a 2,3	0,76 a 2,72

UI: Unidade Internacional; ESPGHAN: European Society for Paediatric Gastroenteroly Hepatology and Nutrition.
Fonte: Adaptada de Tudehope et al., 2013.

Leite materno

Já está bem estabelecida a superioridade do leite materno (LM) para alimentar o RN, porém alguns pontos merecem

discussão mais aprofundada quando alimentamos os pacientes de alto risco.

Quando há a necessidade de afastamento entre o RN e sua mãe, principalmente em relação ao contato com o seio materno, toda a fisiologia da lactação fica prejudicada. A falta de sucção do seio materno diminui a produção de leite e atrasa a apojadura. Portanto, é necessário suporte tanto dos familiares como dos profissionais de saúde para manutenção da produção láctea. A mãe do PT deve ser estimulada a massagear a mama e fazer ordenhas frequentes logo após o parto, mesmo que o seu filho não esteja recebendo nenhuma dieta.

Importante enfatizar as propriedades intrínsecas do LM e a correlação entre o seu uso e a menor incidência de enterocolite necrosante, entre diversas outras vantagens. No entanto, há relatos na literatura de que PT extremos alimentados exclusivamente com LM mantêm velocidade de ganho ponderal baixa, podendo chegar ao termo com RCEU. Além disso, há forte correlação entre ganho ponderal insuficiente e déficit de desenvolvimento neurológico. Todavia, a presença de ganho ponderal acelerado em RN com restrição do crescimento intrauterino está relacionada à ocorrência de síndrome metabólica na vida adulta.

Portanto, criar mecanismos para que o LM seja o alimento de escolha para qualquer RN é essencial. Entender os fatores relacionados à variabilidade de seus macronutrientes (proteínas, carboidratos e lipídios) relacionada à coleta, estocagem e manipulação do LM, além de "aditivar" com micronutrientes, calorias e proteínas, utilizar leite posterior, entre outras práticas, pode determinar uma nutrição mais adequada ao RNPT ou de risco. Por todas estas razões, a utilização de fórmulas lácteas deve ser cogitada somente após consideração de todos esses itens e somente como última opção para alimentação desses pacientes.

Atualmente, muito vem sendo discutido sobre o uso do colostro, a colostroterapia, como forma de estimular precocemente o sistema imunológico do RN, o que demonstra a grande importância desse leite para a nutrição dos PT extremos.

Todos esses aspectos da amamentação se tornam mais importantes quando nos deparamos com índices muito baixos de aleitamento exclusivo nos PT egressos de unidades de tratamento neonatal (UTIN).

Propostas de algumas práticas alimentares para o RN normal e de alto risco

- **Nutrição enteral mínima ou nutrição trófica:** tem como objetivo manter estímulo ao desenvolvimento do TGI prematuro, além de estimular o desenvolvimento de microbioma específico relacionado a melhor prognóstico neonatal. O LM deve ser o de escolha para tal prática, a qual deve ser iniciada o mais precocemente possível, no 1º ou 2º dia de vida, geralmente associada à nutrição parenteral. Inicia-se com volumes baixos (10 a 30 mL/kg/dia), mantidos até maior estabilidade clínica do RN. Admitem-se aumentos graduais deste volume na dependência da tolerância gastrointestinal. Infusões contínuas ou de volumes intercalados são opções para a administração desta prática.

- **Nutrição enteral:** LM deve ser a 1ª escolha sempre que possível. Caso não se observe ganho ponderal adequado, há a alternativa de se usar o leite posterior da própria mãe antes de escolher outro leite. O leite humano do banco de leite pode ser uma opção, desde que, de preferência, seja de mães de RN com idade gestacional (IG) correspondente. Quando esta prática não for possível, deveremos atentar para o valor do crematócrito, desejável acima de 60%, para a escolha adequada do leite.

Na indisponibilidade de LM ou do Banco de Leite, as fórmulas específicas para RN a termo ou PT devem ser prescritas. As fórmulas para PT contêm maior quantidade de proteína quando comparadas com as fórmulas tradicionais para RN a termo e a gordura é predominantemente composta de triglicerídios de cadeia média. Essas fórmulas apresentam também maiores concentrações de sódio, potássio, cálcio e fósforo, além de vitaminas hidro e lipossolúveis.

Vias de administração da dieta enteral

- **Sucção ou via oral:** a mais adequada e fisiológica via de alimentação para os RN é a sucção do seio materno. Geralmente os RNPT alcançam a capacidade necessária para iniciar a sucção com IG corrigida em torno de 34 semanas; portanto, a partir dessa idade, sempre que possível o seio materno deve ser a prioridade. Os RN de alto risco e/ou PT abaixo de 34 semanas poderão receber a dieta por gavagem ou gastróclise. Autores como Simpson et al. (2002) já demonstraram que o início da sucção antes de 34 semanas pode ser realizado sem prejuízos para esses PT.
- **Gavagem simples, intermitente ou bolus:** deve ser indicada quando o RN não tiver condições de sucção. É considerada de mais baixo risco, baixo custo e mais fisiológica quando comparada com gavagem contínua (gastróclise). Podem ser utilizadas sondas com inserção oro ou nasogástricas. Esta via de administração de dieta deve ser preferida em relação à gastróclise, pois induz a resposta hormonal cíclica, fato não observado na alimentação contínua.
- **Gavagem contínua, gastróclise ou infusão contínua:** deve ser reservada para os RN que não toleram o volume programado ou que apresentam tempo de esvaziamento gástrico prolongado, tendo, portanto, indicações muito específicas. Bombas infusoras de seringa deverão ser usadas e devem ser mantidas na posição horizontal; no entanto, quando utilizado leite pasteurizado, há sugestão de que a seringa deva ser mantida com uma inclinação de até 25°, para que a gordura, que coalesce após o processo, não seja a última a ser infundida ou fique presa nos equipos de plástico. As bombas peristálticas devem ser evitadas para tal procedimento porque a gordura pode permanecer no equipo, diminuindo a oferta de calorias ao paciente.
- **Alimentação transpilórica:** indicações muito restritas, pois neste caso há um *by pass* da digestão do estômago, podendo acarretar prejuízos para o RN.
- **Gastrostomia:** quando por motivos específicos não houver possibilidade de nutrição pelas vias anteriormente descritas.

Monitoramento nutricional

Aspecto importante nas estratégias de alimentação nesta faixa etária é o monitoramento constante e rigoroso das estratégias nutricionais utilizadas. Os parâmetros mais frequentemente utilizados são as medidas antropométricas (peso, perímetro encefálico e comprimento), comparando-as aos gráficos de referência:

- Fenton (2013): desde 23 semanas até 50 semanas de IG corrigida.
- Intergrowth (2015): desde 24 semanas até 42 semanas de IG corrigida.
- Curva da OMS: após 50 semanas de IG corrigida até a adolescência.

Espera-se uma velocidade de ganho de peso de 15 g/kg/dia após perda inicial de peso, geralmente na 1ª semana de vida, seguida de recuperação da curva de crescimento em até 15 dias após o nascimento.

Apesar de todas as dúvidas sobre dieta enteral do RN a termo e de alto risco, a certeza de que o LM continua sendo o melhor para alimentar esses pacientes ainda permanece. Importante é monitorar e ajustar a oferta nutricional de forma individualizada, para que não ocorra desnutrição iatrogênica e não se perpetuem sequelas que poderiam ser evitadas.

Sugestões para alimentação enteral do recém-nascido normal ou de alto risco

a) Priorizar sempre o LM.

b) Iniciar nutrição enteral mínima mais precoce possível, com LM ou colostro.

c) Estimular a mãe a fazer retiradas de leite com frequência na tentativa de manter a produção do leite.

d) Dar preferência para dieta em bolus e só usar gavagem contínua quando houver indicação precisa.

e) Se não houver ganho de peso adequado (15 g/kg/dia), atentar para causas clínicas (infecção, acidose, uso de diuréticos e etc.).

f) Afastadas causas clínicas, tentar usar LM posterior ou substituir apenas algumas dietas por fórmula.

g) Discutir necessidade de aditivar LM para RN com peso menor do que 1.500 g.

h) Quando possível, iniciar dieta por sucção, fazendo a transição da gavagem e suspendendo progressivamente a fórmula láctea, com objetivo de que, na alta, o RN esteja alimentando-se exclusivamente ao seio materno.

LEITURAS COMPLEMENTARES

Agostoni C, Buonocore G, Carnielli VP et al. ESPGHAN Committee on Nutrition. Enteral nutrient supply for preterm infants: commentary from European Society of Paediatric Gastroenterology, Hepatology and Nutrition Committee on Nutrition. J Pediatr Gastroenterol Nutr. 2010;50(1):85-9.

American Academy of Pediatrics Commitee on Nutrition: Nutritional needs of low birth weight infants. Pediatrics. 1985;75(5):976-86.

Bhatia J. Growth curves: How to best measure growth of the preterm infant. J Pediat. 2013;162:S2-6.

Bonet M, Forcella E, Blondel E et al. Approaches to supporting lactation and breastfeeding for very preterm infants in the NICU: A qualitative study in three European regions. BMJ Open. 2015;5(6):e006973.

Clark RH, Kelleher AS, Chace DH, Spitzer AR. Gestacional age and age at sampling influence metabolic profile in premature infants. Pediatrics. 2014;134(1):37-46.

Fenton TR, Kim JH. A systematic review and meta-analysis to revise the Fenton growth chart for preterm infants. BMC Pediatric; 2013. p.13-53.

Fush C, Samiee-Zafarghandy S. Promoting healthy growth and nutrition in preterm infants: A challenge for clinicians and researchers. Clin Biochem. 2014;47(9):711-3.

Hay WW Jr. Aggressive nutrition of the preterm infant. Curr Pediatr Rep. 2013;1(4).

Kennedy KA, Tyson JE, Chammanvanakij S. Rapid versus slow rate of advancement of feedings for promoting growth and preventing necrotizing enterocolitis in parenterally fed low-bith-weight infants. Cochrane Review. In: The Cochrane Library, Oxford: update Software; 2005;1.

Kuschel CA, Harding JE. Multicomponent fortified human milk for promoting growth in preterm infants. Cochrane Database System Review. 2004;2.

Leaf A, Winterson R. Breast-milk banking evidence of benefict. Pediat Child Health. 2009;19:395-9.

Meier PP, Bode L. Health, nutrition, and a cost outcomes of human milk feedings for very low birthweight infants. Adv Nutr. 2013;4:670-1.

Romero R, Kleinman RE. Feeding the very low birth weight infant. Pediatr in Ver. 1993;14(4):123-32.

Simpson C, Schanler RJ, Lau C. Early introduction of oral feeding in preterm infants. Pediatr. 2002;110:517-22.

Tudehope D, Fewtrell M, Kashyap S, Udaeta E. Nutritional needs of the micropreterm infant. J Pediatr. 2013;162(3 Suppl)S72-80.

Dificuldade de Transição Alimentar do Prematuro Extremo

Mônica Aparecida Pessoto

Com os avanços tecnológicos e científicos nos últimos anos na assistência perinatal, cada vez mais, tem aumentado a sobrevida de pré-termos extremos e, consequentemente, o neonatologista tem se deparado com situações relacionadas à imaturidade ou complicações clínicas dessas crianças, que dificultam e podem retardar a alta hospitalar da unidade neonatal.

Um dos principais problemas relacionados a essa problemática é a dificuldade de transição alimentar do prematuro extremo.

As atividades motoras para a sucção, deglutição e respiração são essenciais para a alimentação oral da criança e iniciam-se antes de a gestação estar completa. A abertura da boca se inicia com 7 a 8 semanas de gravidez; a protrusão da língua, com 13 semanas; os reflexos orais e de vômito aparecem por volta de 12 a 16 semanas; a sucção, com 15 a 18 semanas; a ingestão de líquido amniótico, com 12 a 14 semanas; e a respiração fetal com 10 semanas.

No desenvolvimento normal da sucção nutritiva, as atividades de sucção, deglutição e respiração atuam de modo conjunto e em sincronia para garantir transporte rápido e seguro do leite da cavidade oral para o estômago.

A sucção é um ato complexo que resulta da interação das atividades musculares dos lábios, bochechas, queixo, língua e palato. É caracterizada pela soma de dois componentes: a pressão negativa; e a pressão positiva. A pressão intraoral negativa é gerada com o fechamento das fossas nasais pelo palato mole, a pressão dos lábios ao redor do mamilo ou do bico da mamadeira e o abaixamento da mandíbula. Sem penetração de ar em um volume aumentado da cavidade oral, o leite é introduzido na boca, uma ação semelhante à sucção de bebida a partir de um canudo. A pressão positiva ou expressão corresponde à compressão do mamilo mamário ou à compressão do bico da mamadeira pela língua

contra o palato duro para ejetar leite na boca. Com o aumento da idade gestacional, as salvas de sucção são mais longas e os intervalos entre as salvas, mais curtos.

Já a deglutição, que se inicia a partir de 13 a 14 semanas de idade gestacional, compreende quatro fases principais: 1) fase oral com o transporte do bolo alimentar para a faringe; 2) desencadeamento do reflexo da deglutição; 3) fase faríngea, transporte do bolo alimentar através da faringe; e 4) fase esofágica, transporte do bolo alimentar através do esôfago para o estômago. Em recém-nascidos e lactentes, todos os quatro componentes da deglutição são reflexivos e involuntários. Mais tarde, na infância, a fase oral é controlada voluntariamente, o que é essencial para permitir que as crianças comecem a mastigar alimentos sólidos

A integração adequada da função respiratória é pertinente à alimentação oral segura. De maneira geral, à medida que os prematuros amadurecem, sua função respiratória também aumenta. Inicialmente, sua frequência respiratória é de 40 a 60 respirações por minuto ou 1,5 a 1 respiração por segundo. Considerando que a deglutição faríngea imatura pode durar de 0,35 a 0,75 segundos, o tempo restante para a troca segura de ar pode ser ameaçado. Além disso, durante a alimentação, a ventilação por minuto diminui, a expiração é prolongada e a inspiração é encurtada. Em conjunto, esses eventos ressaltam ainda mais a importância da rápida passagem de um bolo alimentar através da via faríngea comum, em prol da segurança e da troca adequada de oxigênio/dióxido de carbono.

A maturação da sucção-deglutição e da respiração apresenta ampla variabilidade individual. Com 32 semanas de idade gestacional, já existe limitada habilidade para sugar-deglutir e capacidade de nausear e, assim, proteger reflexamente as vias aéreas. Com 34 semanas, a sucção e a deglutição estão coordenadas. Com 37 semanas, a integração da succção, deglutição e respiração está bem estabelecida, com múltiplas deglutições durante uma única salva de sucção, com relação de 1:1:1 entre sucção/deglutição/respiração, a função respiratória, composta pela inspiração e expiração, também deve estar bem ritmada com todos os outros processos abrangidos pela motricidade orofacial e, assim, evitar a penetração de alimentos na via respiratória e minimizar o gasto desnecessário de energia.

Assim, para a maioria dos recém-nascidos a termo, a alimentação oral não é um problema; sua capacidade de alimentar com segurança e competência por via oral é frequentemente aceita como um sinal de estabilidade e maturação neurocomportamental. Porém, as crianças mais imaturas têm dificuldade de estabelecer a alimentação oral e necessitam ser alimentadas através de uma sonda gástrica até adquirirem essa capacidade, já que os caminhos neurais e fisiológicos são frequentemente imaturos e descoordenados.

O desenvolvimento da alimentação oral requer uma coordenação anatômica e fisiológica complexa. A integração de estruturas envolvendo os lábios, bochechas, mandíbula, língua, palato, faringe e laringe permite que a criança desenvolva uma pressão adequada necessária para a sucção e deglutição durante a alimentação oral. Igualmente, a capacidade de manter funções fisiológicas estáveis, como frequência cardíaca, frequência e função respiratória e saturação de oxigênio, é essencial para evitar variação da oxigenação, bradicardia e respiração irregular durante a alimentação. Entretanto, a coordenação dos subsistemas autônomicos, motores e comportamentais necessários para realizar essas ações pode não estar totalmente desenvolvida no pré-termo, provocando dificuldade em estabelecer um ciclo estável de sucção e deglutição. Assim, a incapacidade dessas crianças em desenvolver um ciclo estável de sucção--deglutição pode estar ligada à imaturidade dos reflexos orais; à força reduzida de sucção; ao número reduzido de sucções por salva; à dificuldade no vedamento labial, no movimento adequado de mandíbula ou de língua; à incoordenação da sucção-deglutição-respiração; à dificuldade de aceitar todo volume por via oral; ou estar relacionada a outros fatores como baixa capacidade motora e postural, múltiplas complicações clínicas ou um sistema nervoso autônomo imaturo.

Outro ponto relevante para a aquisição da prontidão alimentar é a maturação dos estados comportamentais, principalmente o estado de alerta. O desenvolvimento desse processo altamente complexo revela muito sobre a maturação do cérebro em desenvolvimento e as relações entre os índices fisiológicos e comportamentais. A integração sofisticada de sucção, deglutição e respiração com o estado comportamental é considerada o comportamento mais altamente organizado do recém-nascido. Um estado de alerta cada vez mais robusto antes e durante a alimentação afeta positivamente a competência alimentar dos recém-nascidos, especialmente em sua capacidade de gerar um número de sucções e um número de sucções por salva, de tal modo que a avaliação da capacidade de alcançar e manter um estado de alerta robusto poderia ser usado como um parâmetro significativo de prontidão para a alimentação oral.

Destacam-se, ainda, fatores externos como exposições frequentes a estímulos sensoriais nocivos a que essas crianças são submetidas como consequência da prematuridade, a exemplo de intubação traqueal prolongada, aspiração de vias aéreas superiores, uso de sondas de alimentação que resultam em experiência negativa e, consequentemente, a aversão aos estímulos orais; condições ambientais estressantes, incluindo ruído constante, atividade e luz excessiva, que podem agir em conjunto para causar impacto no desenvolvimento do cérebro do prematuro.

Outro grupo de fatores que pode influenciar no desempenho da alimentação dos prematuros é relatado em razão das complicações clínicas associadas à prematuridade como desenvolvimento de doença pulmonar crônica, apneias recorrentes e bradicardia, déficits nutricionais, comprometimento neurológico, doença do refluxo gastroesofágico, entre outras.

Doenças que afetam o padrão respiratório, por exemplo, a displasia broncopulmonar e cardiopatia, também acarretam dificuldades na alimentação. A ausência da coordenação entre sucção, deglutição e respiração e os períodos longos de apneia resultam em desorganização dos movimentos de lábios e mandíbula durante a alimentação. Consequentemente, essas crianças não conseguem alcançar a completa recuperação durante as pausas respiratórias da sucção, tornam-se cansadas e dispneicas antes do término da alimentação, não são capazes de ingerir todo o volume do alimento. O esforço respiratório também ocasiona um alto gasto energético, o que frequentemente conduz a déficits de crescimento quando agravado pela diminuição do consumo energético diário.

Diante da dificuldade de transição alimentar do prematuro extremo, seja decorrente da imaturidade, seja de complicações clínicas, o grande desafio da equipe neonatal é obter conhecimento adequado do desenvolvimento das habilidades de alimentação oral, avaliar cuidadosamente a prontidão alimentar para oferecer a essas crianças uma transição mais segura e suave para a alimentação oral. Muitas vezes, haverá necessidade de intervenções precoces eficazes ou especializadas específicas para cada caso para melhorar o desempenho da alimentação oral dos prematuros extremos.

LEITURAS COMPLEMENTARES

Amaizu N, Shulman R, Schanler R, Lau C. Maturation of oral feeding skills in preterm infants. Acta Paediatr. 2008 Jan;97(1):61-7.

Barlow SM. Oral and respiratory control for preterm feeding. Curr Opin Otolaryngol Head Neck Surg. 2009 Jun;17(3):179-86.

Bertoncelli N, Cuomo G, Cattani S, Mazzi C, Pugliese M, Coccolini E, Zagni P, Mordini B, Ferrari F. Oral feeding competences of healthy preterm infants: A review. Int J Pediatr; 2012. p.896257.

Dodrill P, Gosa MM. Pediatric Dysphagia: Physiology, Assessment, and Management. Ann Nutr Metab. 2015;66(Suppl 5):24-31.

Foster JP, Psaila K, Patterson T. Non-nutritive sucking for increasing physiologic stability and nutrition in preterm infants. Cochrane Database Syst Rev. 2016 Oct 4;10:CD001071.

Gewolb IH, Vice FL. Abnormalities in the coordination of respiration and swallow in preterm infants with bronchopulmonary dysplasia. Dev Med Child Neurol. 2006 Jul;48(7):595-9.

Lau C, Hurst N. Oral feeding in infants. Curr Probl Pediatr. 1999 Apr;29(4):105-24.

Lau C, Smith EO, Schanler RJ. Coordination of suck-swallow and swallow respiration in preterm infants. Acta Paediatr. 2003 Jun; 92(6):721-7.

Lau C, Smith EO. Interventions to improve the oral feeding performance of preterm infants. Acta Paediatr. 2012 Jul;101(7):e269-74.

Lau C. Development of infant oral feeding skills: What do we know? Am J Clin Nutr. 2016 Feb;103(2):616S-21S.

Lau C. Development of Suck and Swallow Mechanisms in Infants. Ann Nutr Metab. 2015;66(Suppl 5):7-14.

Medoff-Cooper B, Rankin K, Li Z, Liu L, White-Traut R. Multisensory intervention for preterm infants improves sucking organization. Adv Neonatal Care. 2015 Apr;15(2):142-9.

Mizuno K, Nishida Y, Taki M, Hibino S, Murase M, Sakurai M, Itabashi K. Infants with bronchopulmonary dysplasia suckle with weak pressures to maintain breathing during feeding. Pediatrics. 2007 Oct; 120(4):e1035-42.

Pagliaro CL, Bühler KE, Ibidi SM, Limongi SC. Dietary transition difficulties in preterm infants: Critical literature review. J Pediatr (Rio J). 2016 Jan-Feb;92(1):7-14.

Silva RNM. Fatores que interferem na sucção/deglutição/respiração do prematuro. In: Lopes SMB, Lopes JMA. Follow up do recém-nascido de alto risco. Rio de Janeiro: MEDSI; 1999. p.275-300.

Simpson C, Schanler RJ, Lau C. Early introduction of oral feeding in preterm infants. Pediatrics. 2002 Sep;110(3):517-22.

28

Métodos de Alimentação do Recém-Nascido Prematuro

Nicole Oliveira Mota Gianini

O trato gastrointestinal (TGI) inicia sua formação por volta da 4ª semana de gestação e, a partir da 16ª, o feto deglute 150 mL/kg/dia de líquido amniótico contendo proteína, gordura e imunoglobulinas, isso é fundamental para a conclusão do seu desenvolvimento. Quando ocorre o nascimento antes do termo, há interrupção desse processo com risco para distúrbio do desenvolvimento do sistema digestivo.

Assim, manter o recebimento de nutrientes na luz do TGI será vital para o desenvolvimento do órgão e terá muitos outros benefícios: aumentar a secreção e o crescimento da mucosa; aumentar a liberação de hormônios e a atividade da dissacaridase; acelerar a maturação da atividade motora; diminuir a permeabilidade da mucosa; estabelecer alterações epigenéticas (modificações do genoma, herdável durante a divisão celular, que não envolve uma mudança na sequência do DNA que modula o desenvolvimento); diminuir a translocação bacteriana; melhorar a tolerância à dieta e o crescimento do recém-nascido (RN); diminuir a necessidade de fototerapia; diminuir a colestase; diminuir osteopenia; melhorar a motilidade intestinal; e diminuir a incidência de enterocolite necrosante.

A despeito de todas as robustas evidências dos benefícios da dieta precoce, há unidades neonatais que postergam a introdução de alimentação pelo TGI em decorrência de Apgar baixo, mãe hipertensa, centralização, presença de cateter umbilical, apneia, ventilação mecânica, CPAP (pressão positiva contínua em vias aéreas) nasal, hipotensão e uso de drogas vasoativas. Uma das principais justificativas é o temor da enterocolite necrosante – e é o oposto, a dieta protege da enterocolite. A desnutrição, as baixas concentrações de arginina, glutamina e outros aminoácidos encontrados em RN com enterocolite necrosante são as evidências de que a nutrição é determinante na prevenção dessa patologia.

Quando avaliamos o tipo de dieta, há mais evidência da importância da nutrição, a incidência é menor no RN que recebe leite humano.

Os requisitos para iniciar dieta são presença de peristalse (lembrar que a peristalse do pré-termo é menos exuberante), TGI pérvio (ter eliminação de mecônio e ter descartado má formação obstrutiva), ausência de distensão abdominal patológica (lembrar que o CPAP nasal pode causar distensão abdominal não patológica – CPAP *belly syndrome*), ausência de sangramento digestivo patológico (quando o sangramento for discreto, lembrar da possibilidade de sangue deglutido do parto ou de trauma de mucosa em aspiração de vias aéreas superiores) e perfusão periférica adequada (mesmo que garantida por aminas vasoativas).

A primeira colonização com microbiota saudável se dá através do parto vaginal (a passagem pelo canal do parto permite o atapetamento da criança pela microbiota materna). Uma criança que nascer antes do termo será internada na unidade neonatal, podendo ser exposta a microbiotas distintas e apresentar disbiose (desequilíbrio da flora, da microbiota intestinal) por conta de uso de antimicrobianos ou ausência de dieta pelo TGI. A possibilidade de minorar o risco da disbiose é a utilização precoce de dieta, de preferência com o leite materno. Além da importância da nutrição para o desenvolvimento do TGI, há, também, a importância para a microbiota intestinal e consequente microbioma do RN.

As primeiras 4 semanas de vida são críticas na terapia nutricional. Essas primeiras semanas serão determinantes na evolução do RN na unidade neonatal e terão impacto em toda a vida adulta. Não há monitores que alertem quando o suporte nutricional está aquém do recomendado, então a unidade neonatal deve estar atenta para esse importante e determinante suporte de boa prática.

Muitos justificam o crescimento insuficiente pela gravidade clínica do paciente e as inúmeras intercorrências que apresentam no curso da internação, mas os estudos evidenciam que a principal causa de crescimento inadequado é o suporte nutricional equivocado em especial pelo TGI e as inúmeras desculpas para tais equívocos não têm alicerce na medicina baseada em evidência.

A alimentação com leite humano exclusivo produz um crescimento menor do que o crescimento com fórmula láctea, mas há muito melhor desempenho cognitivo – que é chamado de **paradoxo do leite humano**. Um dos exemplos da robustez das evidências que o leite humano é o melhor alimento é o fato de que, mesmo após enterocolite necrosante, o leite humano ser o leite indicado. Não há indicação de hidrolisado proteico como dieta inicial pós-enterocolite necrosante.

Prolongar a terapia nutricional parenteral acreditando ser o melhor plano terapêutico é um engano. A introdução e a velocidade do incremento da dieta já foram alvo de muitos estudos e já temos evidência suficiente para concluir que o início precoce e a maior velocidade de incremento da dieta são estratégias melhores (ou seguras).

Colostroterapia/aroma e sabor

O papel do aroma e do sabor no suporte nutricional têm sido descritos em algumas publicações. Já há receptor de sabor com 18 semanas de idade gestacional e de aroma com 24 semanas. Aroma e sabor são importantes para o metabolismo e para a resposta e liberação de hormônios que participam da digestão. Assim, sabor e aroma antes da dieta oferecida diretamente na cavidade gástrica podem diminuir o tempo para atingir a dieta plena, a sucção plena e a alta hospitalar.

A colocação de uma gaze ou *swab* com leite humano (da mãe ou humano pasteurizado) próximo à narina do recém-nascido, antes do oferecimento da dieta pela sonda gástrica, diminuiu o tempo em atingir a dieta plena e melhorou o z-escore do peso com 36 semanas de idade gestacional corrigida.

Na fase inicial da internação, quando os recém-nascidos prematuros estão mais instáveis e as mães ainda não têm uma produção efetiva de leite, devemos instituir a colostroterapia. Essas gotas de colostro, que são colocadas em cada face interna da cavidade oral, têm sido objeto de muitos estudos. Muitas benesses estão sendo listadas nos trabalhos que se debruçam sobre esse tópico.

Não muito recente é o fato de funcionar como um *print* – uma forma de imprimir na mucosa do recém-nascido uma microbiota saudável (a materna) em especial quando foi privado de nascer por parto vaginal (uma forma inicial de atapetar de suma importância para a construção de um microbioma saudável) e tem impacto na epigenética.

Nas primeiras horas de vida, devem ser administrados para os menores de 1.000 g 0,05 mL e, para os entre 1.000 e 1.500 g, 0,1 mL de colostro em cada canto da cavidade oral e manter a oferta a cada 2 horas (dependendo da produção da mãe). Pode ser mantido como "tapete" para a mucosa oral por 5 dias.

Importante ressaltar que a colostroterapia não substitui a estratégia de dieta precoce pelo TGI. Não é uma estratégia ou a outra. As duas são importantes e devem ser instituídas caso a mãe tenha produção de leite suficiente, podendo ser feitas na mucosa oral e pela sonda gástrica. Para as mães que demoram a produzir volumes maiores de leite, podemos manter a colostroterapia e iniciar outro leite pela sonda gástrica. A colostroterapia não deve diminuir a preocupação e o foco de se iniciar a dieta pelo TGI o quanto antes, para garantir seu desenvolvimento e evitar a disbiose (implicada na fisiopatologia da enterocolite necrosante).

Há alguns profissionais que se preocupam com o citomegalovírus, contudo não há respaldo para não fazer a colostroterapia por conta dessa questão.

Gavagem simples ou dieta contínua

A dúvida se a oferta de dieta deve ser em bolus ou em infusão contínua ainda é tema na literatura com muitos *experts* discordando de uma ou outra abordagem. A infusão contínua parece conseguir atingir a dieta plena mais rapidamente e obter um melhor ganho ponderal (o gasto energético para absorção de nutrientes é menor – termogênese induzida pela dieta). A gavagem simples ou alimentação intermitente em bolus é a forma mais comum de alimentar os recém-nascidos de baixo peso. Há uma resposta hormonal cíclica, mesmo em volumes muito pequenos, e mais fisiológica. Além do mais, a gavagem intermitente é fácil de administrar, requer mínimo equipamento e tem baixo risco de precipitação da dieta na sonda.

A dieta em infusão contínua tem indicações pontuais e deve ser avaliada em algumas situações clínicas: quadro respiratório importante; pós-operatório de cirurgia abdominal; refluxo gastroesofágico; e resíduo gástrico persistente. Porém, é menos fisiológica e não deve ser nossa 1ª escolha. Cada vez mais a indicação deve ser criteriosa.

Uma boa alternativa tem sido uma situação intermediária entre a gavagem simples e a contínua – a parcialmente contínua, sendo oferecida a dieta em infusão em 30 a 60 minutos (em bomba de infusão contínua) com uma pausa de uma hora. Importante manter o conceito de abreviar as ofertas. Assim sendo, para aqueles de muito baixo peso, a oferta recomendada é de a cada 2 horas.

Durante a alimentação por gavagem simples, é importante iniciar um programa de estimulação oral, que deve priorizar o contato precoce do recém-nascido ao peito para facilitar a interação e aprendizagem da amamentação entre mãe e filho, sempre procurando respeitar os limites de cada recém-nascido, quanto às condições de prontidão da mamada, disponibilidade do tempo para sucção, entre outros. Em alguns casos, pode-se utilizar também a técnica de sucção não nutritiva, com supervisão da equipe multidisciplinar. Quando possível, a dieta deve ser oferecida na posição canguru.

A sonda gástrica é colocada nos recém-nascidos para garantir a oferta da alimentação. Pode ser nasogástrica ou orogástrica. Por um lado, a nasogástrica é mais fácil de garantir a fixação que a orogástrica (deslocamento da posição pelo movimento da língua); por outro lado, a sonda nasogástrica pode aumentar o esforço respiratório e a energia dissipada para a sucção por haver uma narina parcialmente obstruída. Há momentos no plano terapêutico que uma ou outra será a melhor decisão. Deve ser uma tomada de decisão multidisciplinar e singular para cada RN. Em geral, mantemos orogástrica na fase inicial; e, quando está mais estável e a equipe de fonoaudiologia já está trabalhando a sucção no peito, passamos para nasogástrica.

O incremento da dieta, que já foi objeto de muitas controvérsias, tem o seu plano definido com uma revisão sistemática (Koletzko et al., 2014) apontando que o aumento da dieta em 25 a 35 mL/kg/dia não aumenta a incidência de enterocolite necrosante, promove menor tempo em atingir dieta plena e propicia melhor ganho ponderal.

Outro processo de trabalho revisitado e que mudou a rotina da unidade neonatal foi a aferição de resíduo gástrico antes da oferta da dieta – não mais se recomenda essa prática, inclusive identificada como causadora de postergar o incremento da dieta –, vital para uma melhor terapia nutricional – além de poder causar dano à mucosa gástrica.

Alimentação transpilórica

Não deve ser recomendada rotineiramente, sendo indicada apenas para crianças com refluxo gastroesofágico severo, intolerância gástrica importante e em situações de pós-operatório. Isso porque, ao nascer, já há atividade da lipase lingual e gástrica, o que permite hidrólise de mais de 30% dos triglicerídios ingeridos; assim sendo, não devemos permitir o *bypass* do estômago, sob pena de acarretar má digestão de gordura.

Além da má absorção de gordura, a alimentação transpilórica está associada à má absorção de potássio e à colonização de bactérias no GTI superior.

Recente revisão sistemática (Koletzko et al., 2014) demonstrou que a alimentação transpilórica aumenta a incidência de distúrbios digestivos e aumenta a mortalidade. Logo, a alimentação transpilórica não deve ser a primeira opção, sendo preferível a alimentação por gavagem simples.

Sucção

Alimentar um recém-nascido é um processo complexo que requer a integridade de vários componentes. Envolve comportamento, respostas tácteis, controle motor, função motora oral, controle fisiológico e coordenação entre sucção, deglutição e respiração. Não resta dúvida de que a sucção é a melhor forma de um recém-nascido ser alimentado e ela deve ser escolhida assim que as condições clínicas e fisiológicas estejam estabilizadas.

A decisão de permitir a sucção não pode ser baseada apenas no peso e na idade gestacional. A introdução precoce de alimentação por sucção acelera a passagem da alimentação por sonda para a alimentação por sucção, isso ocorre porque há o desenvolvimento da habilidade de sugar. Os recém-nascidos devem ser avaliados quanto ao seu comportamento de maturação e não apenas quanto à sua idade gestacional.

Com estimulação da sucção, eles desenvolvem a habilidade de sugar mais precocemente e com mais efetividade. Algumas estratégias podem ser utilizadas, a técnica sonda-dedo, por exemplo, mostrou-se um método alternativo de transição alimentar superior em sua eficácia quanto à me-

nor perda de leite e à menor incidência de complicações do que com o copinho.

Não há alteração na performance de ganho de peso – a crença de que sucção causa ganho de peso insuficiente não se comprovou. A estratégia de permitir sucção antes de 33 semanas de idade gestacional corrigida é segura.

Considerações finais

A importância dos 1.000 dias – da gestação até os 2 anos de vida – é cada vez mais reforçada nas revisões sistemáticas. Isso imprime uma responsabilidade enorme nas equipes de saúde. Nossa atuação terá um impacto para toda a vida desses indivíduos. Impacto em tópicos em que outrora não imaginávamos ter participação.

As práticas nutricionais equivocadas têm causado muitos danos. É urgente que esse cenário seja modificado.

Não ter alarme em monitores que chame atenção para uma terapia nutricional insuficiente não pode evitar que não nos preocupemos com o suporte nutricional.

A utilização do leite da mãe e, quando não for possível, o leite humano pasteurizado, apresenta tantas justificativas, que é incompreensível a sua garantia não ser o foco máximo nas unidades. A presença da mãe na unidade, o método canguru e o suporte à lactação deveriam ser estimuladas.

Ultimamente, mais um item nessa enorme lista de benefícios de garantir o leite humano tem merecido a atenção de pesquisadores – o microbioma e a epigenética. Atapetar a superfície do RN, em especial do intestino, com uma microbiota saudável pode ser determinante para a saúde.

Na busca de um cuidado neonatal de qualidade, o método canguru já mereceu muitos artigos e as últimas metanálises o colocam como um "cuidado básico". Um microbioma saudável é garantido pela melhoria na nutrição e imunologia, sendo estas os mais exuberantes e robustos achados.

Mudar o processo de trabalho não é fácil. Manter o que aprendemos na formação acadêmica é mais confortável e parece seguro. Mas não é. E, pior, causa danos.

A neonatologia é a especialidade mais recente na área do conhecimento médico. Os conhecimentos e os conceitos têm mudado a uma velocidade assustadora. Práticas com apenas 5 anos têm sido revistas e modificadas radicalmente. Daí a importância das revisões sistemáticas, dos estudos colaborativos, de estudarmos e nos atualizarmos sempre.

Nada adiantam todos esses estudos se continuarmos a construir nossos planos terapêuticos com base em dogmas e não em ciência. Não é razoável afirmar que não se muda um protocolo porque não se muda o que sempre deu certo. Dieta precoce, leite materno, não aferir resíduo gástrico, uso racional de antimicrobianos, método canguru, entre outras estratégias ainda não estão incorporadas ao cotidiano de muitas unidades neonatais. Isso é uma temeridade. Isso não é responsável. Temos um compromisso com nossa profissão, com nossos pacientes, com suas famílias, com nossa equipe, com nossos alunos. Somos formadores de opinião. Somos os que desenham o plano terapêutico das nossas unidades e, não raro, somos os maestros da equipe multidisciplinar. Uma responsabilidade gigantesca, de imensa relevância e extremamente impactante no desfecho dos cuidados do recém-nascido prematuro.

LEITURAS COMPLEMENTARES

Beker F, Opie G, Noble E, Jiang Y, Bloomfield FH. Smell and Taste to Improve Nutrition in Very Preterm Infants: A Randomized Controlled Pilot Trial. Neonatology. 2017;111:260-6.

Cleminson JS, Zalewski SP and Embleton ND. Nutrition in the preterm infant: what´s new? Curr Opin Clin Nutr Metab Care. 2016;MCO 190306.

Harding JE, Cormack BE, Alexander T, Alsweiler JM, Bloomfield FH. Advances in nutrition of the newborn infant. Lancet. 2017;389:1160-68.

Hay W. Optimizing nutrition of the preterm infant. Clin J Contemp Pediatr. 2017;19(1):1-21.

Ibrahim NR, Kheng TH, Nasir A, RamLi N, Foo JLK, Alwi SHS et al. Two-hourly versus 3-hourly feeding for very low birthweight infants: A randomised controlled trial. Arch Dis Child Fetal Neonatal. E. 2016;0:F1-F5. Doi: 10.1136/achdischild-2015-310246.

Indio F, Martini S, Francavilla R, Corvaglia L, Cristofori F, Mastrolia AS, Neu J et al. Epigenetic Matters: The Link between Early Nutrition, Microbiome, and Long-term Health Development. Front. Pediatr. 5:178. Doi: 10.3389/fped. 2017.00178.

Izquierdo EL, Lobato ES, Pérez IC, Sánchez MSH, Vilaplana LC. Retraso de La adquisición de La succión-deglución-respiración em El pretérmino; efectos de uma estimulación precoz. Nutr Hosp. 2012;27(4):1120-6.

Koletzko B, Poindexter B, Uauy R (eds): Nutrition Care of Preterm Infants: Scientific Basis and Practical Guidelines. World Rev Nutr Diet. Basel, Kanger. 2014;110:201-14. Doi: 10.1159/000358468.

Kumar RK, Singhal A, Vaidya U, Banerjee S, Anwar F and Rao S. Optimizing Nutrition in Preterm Low Birth Weight Infants – Consensus Summary. Front. Nutr. 2017;4:20. Doi: 10.3389/fnut.2017.00020.

Lyu TC, Zhang YX, Hu XJ, Cao Y, Ren P, Wang YJ. The effect of an early oral stimulation program on oral feeding of preterm infants. International journal of nursing sciences 1; 2014. p.42-7.

McNeils K, Fu TT, Poindexter B. Nutrition for the Extremely Preterm Infant. Clin Perinatol. 2017;44:395-406.

Meister AL, Doheny KK, Travagli RA. Necrotizing enterocolitis: It´s not all in the gut. Experimental Biology and Medicine. 2019;0:1-11.

Miyake H, Lee C, Chusilp S, Bhalla M, Pitino M, Seo S, O'Connor DL, Pierro A. Human breast milk exosomes attenuate intestinal damage. Pediatric Surgery International. Doi: 10.1007/s00383-019-04599-7

Moreira C, Silva RPGV, Fujinaga CI, Marson F. Comparison of the finger-feeding versus cup feeding methods in the transition from gastric to oral feeding in preterm infants. J Pediatr (rio J). 2017;93(6):585-91.

Neu J. The Microbiome and Its Impact on Disease in the Preterm Pacient. Curr Pediatr Rep. 2013 December;1(4):215-221. doi:10.1007/s40124-013-0031-7.

Nyqvist KH. Early attainment of breastfeeding compentence in very preterm infants. Acta Paediatrica. 2008;97:776-81.

Parker LA, Weaber M, Torrazza RJ, Shuster J, Li N, Krueger C, Neu J. Effect of Aspiration and Evalutaion of Gastric Residuals on Intestinal Inflammation, Bleeding, and Gastrointetinal Peptide Level. Journal of Pediatrics; 2019. p.1-7.

Rozé JC, Ancel PY, Lepage P, Martin-Marchand L, Nobhani ZA, Delannoy J et al. Nutrition strategies and gut microbiota composition as risk factors for necrotizing enterocolitis in very-preterm infants. Am J Clin Nutr; 2017 June. Doi: 10.3945/ajcn.117.152967.

Salas AA, Kabani N, Travers CP, Phillips V, Ambalavan N, Carlo WA. Short versus Extended Duration of Trophic Feeding to Reduce Time to Achieve Full Enteral Feeding in Extremely Preterm Infants: An Observational Study. Neonatology. 2017;12:211-6.

Simpson C, Schanler R anda Lau C. Early Introduction of Oral Feeding in Preterm Infants. Pediatrics. 2002;110;517-22.

Snyder R, Herdt A, Mejias-Cepeda N, Ladino J, Crowley K, Levy P. Early provisiono of oropharyngeal colostrum leads to sustained breast Milk feendings in preterm infants. Pediatrics and Neonatology; 2017. Doi: 10.1016/j.pedneo. 2017.04.003.

Características do Leite Humano e Fórmulas Infantis

Mônica Aparecida Pessoto

A amamentação por 2 anos ou mais, sendo exclusiva nos primeiros 6 meses de vida, é reconhecida como a recomendação padrão para a alimentação infantil. O leite humano é especialmente adequado para o recém-nascido e lactente, tanto em sua composição nutricional como nos fatores bioativos não nutritivos que promovem a sobrevivência e o desenvolvimento saudável. Além do crescimento somático, o leite materno como fluido biológico apresenta vários outros benefícios, incluindo a modulação da função intestinal pós-natal, a ontogênese imunológica e o desenvolvimento cerebral. Embora a amamentação seja altamente recomendada, a amamentação nem sempre é possível. A fórmula infantil é uma alternativa produzida industrialmente para o consumo infantil. Entretanto, ao contrário da fórmula infantil, que é padronizada dentro de uma faixa muito estreita de composição, a composição do leite humano é dinâmica e varia dentro de uma única mamada, hora do dia, tempo de vida da criança, idade gestacional e entre mães e populações.

Características do leite humano

O leite humano é um fluido biológico extremamente complexo e altamente variável que evoluiu ao longo de milhões de anos para nutrir os recém-nascidos e lactentes e protegê-los de doenças enquanto o seu próprio sistema imunológico amadurece. Sua composição se modifica em resposta a múltiplos fatores, harmonizando-o às exigências da criança de acordo com sua idade e outras características. Assim, acredita-se que a composição do leite materno é especificamente adaptada por cada mãe para refletir com precisão as necessidades do seu filho.

A composição do leite humano se modifica com o tempo pós-parto, a idade da criança, a idade gestacional, fase da mamada, hora do dia, dieta materna, entre outros.

Os mais de 200 constituintes do leite incluem uma enorme variedade de moléculas, cujas descrições continuam a ser refinadas. As publicações científicas têm aumentado significativamente nas últimas décadas e novos componentes ainda estão sendo identificados e suas funcionalidades ainda estão sob investigação ativa em muitos laboratórios em todo o mundo. O impacto da modificação da composição sobre a fisiologia do intestino infantil está começando a ser apreciado. Muitos constituintes têm papéis múltiplos, não apenas na nutrição, mas também na proteção contra infecções, imunidade ou uma série de outros efeitos.

Componentes nutricionais do leite humano

Os componentes nutricionais do leite humano derivam de três fontes: síntese no lactócito; origem alimentar; e estoques maternos. No geral, a qualidade nutricional do leite humano é altamente conservada, mas a atenção à dieta materna é importante para algumas vitaminas e para a composição de ácidos graxos do leite humano.

Proteína

As proteínas representam o terceiro componente sólido mais abundante no leite humano, fornecendo não apenas nutrição, mas também várias funções bioativas. As proteínas são essenciais para permitir o crescimento saudável das crianças; mas também atuam como carreadores de outros nutrientes (lactoferrina, haptocorrina, alfalactalbumina, proteína ligadora de folato, betacaseína), promovem o desenvolvimento intestinal (fatores de crescimento, lactoferrina), atuam na absorção de nutrientes (lipase estimulada pelo sal biliar, amilase, alfa1-antitripsina) e apresentam atividade imune e antimicrobiana (lactoferrina, IgA secretora, osteopontina, citocinas, lisozima etc.).

As proteínas no leite humano também fornecem quantidades adequadas de aminoácidos essenciais para apoiar o crescimento das crianças em fase de amadurecimento. Este sistema altamente adaptado provavelmente é responsável por fornecer muitas das vantagens do leite humano em comparação com a fórmula infantil.

As proteínas presentes no leite podem ser divididas em três grupos: caseínas; proteínas do soro; e mucina. As proteínas do soro e a caseína são classificadas de acordo com a sua solubilidade, com as proteínas solúveis do soro presentes em solução, enquanto as caseínas estão agregadas em micelas. Mucinas estão presentes na membrana do glóbulo de gordura do leite, correspondendo a uma pequena percentagem proteína total do leite, uma porcentagem que provavelmente tem relativa estabilidade ao longo do tempo.

O teor total de proteína no leite humano diminui consistentemente ao longo do tempo. Em um estudo de metanálise (Lönnerdal et al., 2017), a mediana do teor de proteína no leite entre 0 e 5 dias foi de 2,06 g/dL, diminuindo para 1,57 g/dL entre 16 e 30 dias após o parto, atingindo 1,10 g/dL entre 90 e 360 dias. Essas mudanças no conteúdo de proteína estão intimamente ligadas às mudanças nas necessidades de proteína infantil.

Compostos não nitrogenados contendo proteínas, incluindo ureia, ácido úrico, creatina, creatinina, aminoácidos e nucleotídeos compreendem cerca de 25% do nitrogênio do leite humano. É importante ressaltar que os nucleotídeos podem ser considerados nutrientes condicionalmente essenciais. Desempenham papel importante em várias funções celulares, atuando como moduladores metabólicos, modulando atividades enzimáticas e promovendo o desenvolvimento e maturação dos sistemas gastrointestinal e imunológico.

No mesmo estudo de metanálise foi observado que o conteúdo total e essencial de aminoácidos diminui ao longo do tempo. As maiores diminuições ocorrem entre o leite de 0 a 5 dias e o leite de 6 a 15 dias após o parto, e o conteúdo total de aminoácidos no leite materno de 16 a 30 dias após o parto foi menor do que a metade do observado no colostro. Teor total, essencial e não essencial de aminoácidos permanece estável em amostras coletadas 2 semanas após o parto. Embora tenham sido observadas alterações no conteúdo total, essencial e não essencial de aminoácidos, as razões essenciais para os aminoácidos totais parecem estáveis ao longo do tempo.

Muitos estudos demonstraram que a proporção da proteína do soro/caseína varia significativamente ao longo da lactação. No início, as concentrações de proteína do soro são altas e a caseína é muito baixa. No colostro, foram relatadas proporções de soro/caseína de aproximadamente 80:20 e mesmo de 90:10, caindo para 65:35 no leite coletado de 6 a 15 dias após o parto. Nos meses subsequentes (dias 16 a 360), a proporção se estabiliza para aproximadamente 60:40.

Entre as proteínas do soro, destacam-se a lactoferrina, α-lactalbumina e imunoglobulinas, que promovem a imunomodulação, uma função crítica nos recém-nascidos com um sistema imunológico imaturo.

Hidrato de carbono

O hidrato de carbono que predomina no leite humano é a lactose, um β-dissacarídeo composto por dois monossacarídeos, a glicose e a galactose. Entre os mamíferos, o leite humano é o que contém maior quantidade de lactose (6,7 g/dL), correspondendo às altas demandas energéticas do cérebro humano.

O colostro contém baixas concentrações de lactose em comparação com leite maduro. A produção de lactose é maior do 4º ao 7º mês, após o que diminui.

A lactose parece ser específica para o crescimento do RN, melhora a absorção de cálcio e é a fonte primordial de galactose necessária para a produção de galactolipídios, incluindo os galactocerebrosídios, componentes essenciais para o desenvolvimento cerebral.

Outro importante hidrato de carbono presente no leite humano são os oligossacarídeos, o terceiro maior componente no leite materno, totalizando em média 12,9 g/L no leite maduro e 20,9 g/L nos 4 dias pós-parto. Contém entre 3 e 22 unidades de sacarídio por molécula e é composto de cinco açúcares diferentes, encontrados em diferentes sequências e orientações. Os monossacarídios que compõem os oligossacarídeos são L-fucose, D-glicose, D-galactose, N-acetilglucosamina e N ácido-acetilneuramínico. Existem mais de 200 tipos diferentes de oligossacarídeos conhecidos no leite humano, todos com lactose na extremidade redutora. Esse carboidrato não tem função nutricional, não é digerido pela criança e tem importante função imunológica e determinante para a microbiota intestinal.

Lipídios

Os lipídios são a principal fonte de energia no leite humano, contribuindo com 40 a 55% da energia total, dependendo do estado de lactação. Fornecem nutrientes essenciais, como ácidos graxos poli-insaturados de cadeia longa, vitaminas lipossolúveis, lipídios complexos e compostos bioativos. Os lipídios estão presentes como uma emulsão no leite humano. A grande maioria dos lipídios é de triglicerídios, contribuindo com cerca de 98% da fração lipídica, seguidos pelos fosfolipídios (0,8%), colesterol (0,5%) e outros. Os componentes lipídicos são empacotados em glóbulos lipídicos de gordura do leite, com os fosfolipídios formando a maior parte da membrana e os triacilgliceróis encontrados no núcleo.

O leite materno contém mais de 200 ácidos graxos; no entanto, muitos deles estão presentes em concentrações muito baixas, com outros dominando. Por exemplo, o ácido oleico é responsável por 30 a 40 g/100 g de gordura no leite materno. A síntese de novos ácidos graxos é responsável por aproximadamente 17% da gordura total no leite humano. Ácidos graxos poli-insaturados de cadeia longa, moléculas com um comprimento de cadeia de mais de 20 átomos de carbono com dois ou mais ligações duplas, constituem aproximadamente 2% do total de ácidos graxos presentes no leite materno. Tais ácidos graxos afetam positivamente o desenvolvimento funcional da retina e do córtex cerebral em lactentes.

Os ácidos graxos de cadeia curta encontrados no leite materno também são importante fonte de energia, além de serem essenciais para a maturação normal do trato gastrointestinal (TGI). As esfingomielinas, presentes na membrana do glóbulo de gordura do leite, são especialmente importantes para a mielinização do sistema nervoso central (SNC) e têm demonstrado melhorar o desenvolvimento neurocomportamental de crianças de baixo peso de nascimento.

O lipídio é o componente com maior variabilidade do leite humano. Pode variar em cada mamada, ao longo do tempo e entre as mamas. A dieta materna pode modificar a composição dos lipídios, mas não a sua quantidade total. Dieta rica em gorduras poli-insaturadas de cadeia longa produz leite com maior quantidade de gorduras poli-insaturadas de cadeia longa. Mães fumantes e multíparas produzem leite com menor quantidade de lipídios.

Componentes bioativos

Os componentes bioativos do leite humano vêm de uma variedade de fontes; alguns são produzidos e secretados pelo epitélio mamário, alguns são produzidos por células transportadas dentro do leite, enquanto outros são retirados do soro materno e conduzidos através do epitélio mamário por transporte mediado por receptor. Os principais fatores bioativos do leite humano são os macrófagos, células-tronco, imunoglobulinas, citocinas, quimiocinas, inibidores de citocina, antimicrobianos, fatores de crescimento, hormônios, hormônios metabólicos, mucinas, oligossacarídeos e glicanos.

Lactoferrina

Entre as proteínas do soro, a lactoferrina, também conhecida como "lactotransferrina", é um componente dominante. Constitui 20% de proteína verdadeira no leite materno. É uma proteína com múltiplas funções com uma estrutura que a torna resistente a enzimas proteolíticas e, portanto, de difícil digestão. Em recém-nascidos e até mesmo em crianças até os 4 meses de idade, a lactoferrina intacta pode ser encontrada em fezes infantis, sugerindo que a lactoferrina sobrevive e pode ser ativa no intestino delgado. A lactoferrina não digerida pode se ligar a receptores específicos de lactoferrina na superfície das células epiteliais e ser internalizada por endocitose. Uma vez dentro da célula, a lactoferrina entra no núcleo e liga-se a locais promotores específicos, atuando como um fator de transcrição e, portanto, regulando a expressão de muitos genes, incluindo várias citocinas.

A lactoferrina é bactericida e bacteriostática. A forma livre de ferro da lactoferrina, sua forma mais comum no leite materno, pode matar *Streptococcus mutans*, *Streptococcus pneumoniae*, *Escherichia coli*, *Vibrio colera*, *Pseudomonas aeruginosa* e *Candida albicans*. Os efeitos bacteriostáticos da lactoferrina resultam, em parte, da sua capacidade de reter o ferro das bactérias que o requerem para o crescimento. Também exibe atividades antibacterianas, antivirais, antifúngicas e antiprotozoárias, provavelmente independentes da quelação de ferro.

Também é um modulador eficaz de respostas inflamatórias e imunes. Evidências sugerem que aumenta o número e a atividade de linfócitos T, linfócitos B e células *natural killer*, acelera a maturação de células B e T e aumenta a expressão de receptores celulares.

Pesquisas mostram que as concentrações de lactoferrina foram maiores durante o início da lactação (4,91 g/L no leite < 28 dias de lactação) e rapidamente declinaram para níveis essencialmente constantes após 1 mês de lactação (2,1 g/L).

Alfalactoalbumina

Alfalactalbumina é composta de 123 aminoácidos e quatro pontes dissulfídicas e é responsável por 20 a 25% do total de proteínas do leite humano. Como também é uma fonte rica de muitos aminoácidos indispensáveis, uma fração da proteína é bem digerida e o restante produz polipeptídios que exercem atividades antimicrobianas principalmente contra bactérias Gram-positivas e bactérias Gram-negativas. Além disso, uma variante de dobramento de α-lactalbumina também foi encontrada como bactericida contra uma cepa resistente a antibiótico de *Streptococcus pneumoniae*.

As concentrações de α-Lactalbumina são mais elevadas no colostro (4,30 mg/mL), e diminuem lentamente a seguir. Amostras colhidas de 6 a 15 dias após o parto (4,20 mg/mL) foram semelhantes às observadas no colostro, mas começaram a diminuir nas amostras recolhidas 16 a 30 dias (para 3,30 mg/mL) e continuaram a diminuir com o tempo.

Imunoglobulina A

Várias imunoglobulinas (Ig) encontradas no soro também são encontradas no leite humano, incluindo a IgA secretora, IgG e IgM. A IgA secretora é quantitativamente a imunoglobulina mais proeminente, representando 90% do total de imunoglobulinas no leite humano. Ao contrário de outros tipos de IgA, a IgA secretora não é facilmente degradada pelas enzimas proteolíticas no intestino infantil. Como resultado, a imunidade materna contra vários patógenos gerais pode ser transferida através do leite materno via IgA secretora, mediada pela via imune enteromamária. Esse processo aumenta a imunidade do bebê por meio da imunidade adquirida da mãe.

Supõe-se que a IgA secretora funcione como o principal agente protetor do leite materno. No colostro, as concentrações de IgA secretora são em torno de 12 mg/mL, enquanto o leite maduro contém apenas ao redor de 1 mg/mL.

Crianças amamentadas ingerem aproximadamente 0,5 a 1 g de IgA secretora/dia. Essa Ig protege contra patógenos da mucosa por vários mecanismos, ambos imobilizando patógenos, e assim prevenindo a aderência às superfícies das células epiteliais, bem como neutralizando toxinas e fatores de virulência.

SEÇÃO III – NUTRIÇÃO E DOENÇAS DO TRATO GASTROINTESTINAL

O leite materno contém anticorpos IgA específicos para muitos patógenos entéricos e respiratórios. Por exemplo, contra o *Vibrio cholerae*, *Campylobacter*, *Shigella*, *Giardia lamblia* e agentes que provocam infecções do trato respiratório.

Lisozima

A lisozima é outro componente importante da fração de soro no leite humano. É uma enzima capaz de degradar a parede celular externa de bactérias Gram-positivas. Também pode atuar sinergicamente com a lactoferrina para matar bactérias Gram-negativas.

As reais quantidades de lisozima no leite humano ainda não são conhecidas. Há discrepâncias entre os autores, alguns encontraram maiores quantidades no colostro, enquanto outros observaram maior quantidade entre 32 e 60 dias.

Oligossacarídeos

Os oligossacarídeos do leite humano (HMO) funcionam como prebiótico, estimulando o crescimento de certas cepas de bactérias benéficas, como *Bifidobacterium infantis*, dentro do TGI da criança, protegendo-a da colonização por bactérias patogênicas.

A produção de HMO é determinada geneticamente, diferentes perfis de oligossacarídeo de leite surgem como resultado de enzimas transferases específicas expressas nos lactócitos.

Foi observado que o HMO modula as respostas das células epiteliais, além de agir como moduladores imunológicos, alterando o ambiente intestinal, reduzindo o crescimento celular, induzindo diferenciação e apoptose, bem como respostas imunológicas, potencialmente deslocando as respostas celulares para uma produção equilibrada de citocinas Th1/Th2.

Além disso, o HMO e seus conjugados de proteína são reconhecidos como inibidores de ligação a patógenos que funcionam como receptores "chamariz" solúveis para patógenos que têm uma afinidade para a ligação a receptores de oligossacarídeos expressos na superfície intestinal da criança.

A HMO também previne a aderência de *S. pneumoniae* e *Escherichia coli* sugerindo que o HMO é capaz de fornecer proteção contra muitas infecções bacterianas e virais.

Agentes probióticos

O leite humano também foi identificado como o primeiro alimento probiótico na alimentação das crianças, uma vez que contém uma comunidade microbiana diversa, incluindo mais de 200 filotipos. No entanto, não foi claramente elucidado como essas bactérias atingem a glândula mamária e finalmente são incorporadas ao leite humano. Estudos sugerem que uma via enteromamária traz bactérias presentes no intestino materno para a glândula mamária através da circulação linfática e sanguínea

Características das fórmulas infantis

A fórmula infantil destina-se a ser uma alternativa para a alimentação infantil na impossibilidade do aleitamento materno total ou parcial. Diferentemente do leite humano

que tem uma composição dinâmica sujeita a modificações por diversas condições, atendendo as características da criança, a fórmula láctea tem sua composição fixa. Embora a produção de um produto idêntico ao leite materno não seja possível, todos os esforços foram feitos para tentar imitar o perfil nutricional do leite humano para o crescimento e o desenvolvimento infantil normal. Entretanto, praticamente todos os componentes bioativos não estão disponíveis nas fórmulas infantis.

Fórmulas infantis devem incluir quantidades adequadas de água, carboidratos, proteínas, gorduras, vitaminas e minerais. A composição da fórmula infantil é estritamente regulamentada e cada fabricante deve seguir as diretrizes estabelecidas pelos órgãos do governo.

No Brasil, a Agência Nacional de Vigilância Sanitária (Anvisa) é o órgão que dispõe sobre o regulamento técnico que estabelece os requisitos mínimos de identidade, composição, qualidade e segurança para alimentos destinados a lactentes e a crianças de primeira infância, com resoluções específicas para o regulamento técnico para fórmulas infantis para lactentes, de seguimento e as destinadas à necessidades dietoterápicas específicas (RDC n. 42/2011, RDC n. 43/2011, RDC n. 44/2011, RDC n. 45/2011).

A denominação de fórmula infantil para lactente é utilizada para o produto, em forma líquida ou em pó, especialmente fabricado para satisfazer, as necessidades nutricionais dos lactentes sadios durante os primeiros 6 meses de vida (5 meses e 29 dias); a fórmula infantil de seguimento para lactentes e crianças de primeira infância é o produto, em forma líquida ou em pó, para lactentes sadios a partir do 6º mês de vida até 12 meses de idade incompletos (11 meses e 29 dias) e para crianças de primeira infância sadias (crianças de 12 meses até 3 anos de idade, ou seja, até os 36 meses), e fórmulas infantis para lactentes destinadas a necessidades dietoterápicas específicas e fórmulas infantis de seguimento para lactentes e crianças de primeira infância destinadas a necessidades dietoterápicas específicas.

Existem três classes principais de fórmulas infantis: à base de leite de vaca; à base de soja; e fórmula especializada. Elas variam em valores nutricionais, calorias, sabor, digestibilidade e custo. Tipos específicos de fórmulas estão disponíveis para atender a ampla variedade de necessidades. Alguns substitutos do leite de vaca são baseados em aminoácidos ou contêm proteínas de soro ou caseína extensamente hidrolisadas.

O leite bovino é a base para a maioria das fórmulas infantis. Porém, esse tipo de leite contém níveis mais elevados de gordura, minerais e proteínas em comparação com o leite humano. Portanto, o leite de vaca deve ser desnatado e diluído para se parecer mais com a composição do leite humano. A fórmula infantil à base de leite de vaca contém óleos vegetais, vitaminas, minerais e ferro adicionados para consumo pela maioria dos recém-nascidos a termo saudáveis.

Fórmulas feitas a partir de proteínas de soja são opções eficazes para lactentes com galactosemia ou deficiência congênita de lactase. São opções para cólicas e alergia ao leite, no entanto, raramente, os bebês alérgicos ao leite de vaca também podem ser alérgicos ao leite de soja. Os produtos de soja não devem ser usados em lactentes com menos de 6 meses de idade com alergia alimentar. Como os

CAPÍTULO 29 – CARACTERÍSTICAS DO LEITE HUMANO E FÓRMULAS INFANTIS

fitoestrógenos estão presentes na fórmula à base de soja, os usos das fórmulas à base de soja são limitados pela preocupação com possíveis danos para a criança, embora isso permaneça controverso.

As fórmulas de hidrolisado de proteínas destinam-se às crianças incapazes de tolerar leite de vaca ou fórmulas à base de soja. Elas contêm proteína que foi hidrolisada – parcial ou extensivamente – em tamanhos menores daquelas encontradas em produtos à base de vaca ou soja.

As fórmulas de aminoácidos são outra opção para as crianças que têm alergia grave ao leite de vaca com reações ou recusa em ingerir quantidades apropriadas de fórmula extensamente hidrolisada. Elas fornecem proteína na forma de aminoácidos livres sem peptídeos.

O conteúdo mínimo de carboidratos totais deve ser de 9 g/100 kcal (2,2 g/100 kJ) e o máximo de 14 g/100 kcal (3,3 g/100 kJ). Os carboidratos permitidos nas fórmulas infantis são a lactose, a maltose, a sacarose, a glicose, a maltodextrina, o xarope de glicose, o xarope de glicose desidratado e os amidos. Frutose e mel são proibidos.

O conteúdo mínimo de gorduras totais deve ser de 4,4 g/100 kcal (1,05 g/100 kJ) e o máximo de 6 g/100 kcal (1,4 g/100 kJ). Gorduras hidrogenadas e óleos hidrogenados não podem ser utilizados.

Com relação à adição de prebióticos às fórmulas infantis, é possível, segundo a Anvisa, a utilização de fruto-oligossacarídeos (FOS) e galacto-oligossacarídeos (GOS), em quantidade adicionada que não pode ultrapassar o limite de 0,8 g/100 mL em uma combinação de 10% de FOS e 90% de GOS. Outras combinações e níveis máximos de FOS e GOS podem ser utilizados, desde que comprovados cientificamente como seguros e adequados para o crescimento e desenvolvimento dos lactentes, preferencialmente, por meio de revisão sistemática de ensaios clínicos publicada em revistas científicas indexada.

Embora o uso de probióticos esteja agora se estendendo da pesquisa até as recomendações, um esforço científico rigoroso ainda é necessário para validar cepas específicas com potencial antialérgico para aplicações preventivas e terapêuticas.

O fluoreto não pode ser adicionado às fórmulas infantis.

As vitaminas, minerais ou ingredientes opcionais adicionados devem ser utilizados com base nas listas de referência das regulamentações da Anvisa.

Os produtos e seus componentes não podem ser irradiados.

Como as fórmulas infantis em pó têm risco de contaminação por *Enterobacter sakazakii* e *Salmonella* sp. é recomendada a reconstituição do pó em água a 70 °C, que é considerada uma medida eficaz para eliminação desses patógenos no leite e redução significativa do risco.

LEITURAS COMPLEMENTARES

Agostoni C, Domellöf M. Infant formulae: From ESPGAN recommendations towards ESPGHAN-coordinated global standards. J Pediatr Gastroenterol Nutr. 2005 Nov;41(5):580-3.

Akkerman R, Faas MM, de Vos P. Non-digestible carbohydrates in infant formula as substitution for human milk oligosaccharide functions: Effects on microbiota and gut maturation. Crit Rev Food Sci Nutr. 2018 Jan 15:1-12.

Andrade RA, Segre CAM. Aleitamento materno. In: Segre CAM, Costa HPF, Lippi UG (org.). Perinatologia fundamentos e prática. 3.ed. ampl. e atual. São Paulo: Sarvier; 2015. p.676-703.

Andreas NJ, Kampmann B, Mehring Le-Doare K. Human breast milk: A review on its composition and bioactivity. Early Hum Dev. 2015 Nov;91(11):629-35.

Ballard O, Morrow AL. Human milk composition: Nutrients and bioactive factors. Pediatr Clin North Am. 2013 Feb;60(1):49-74.

Bode L. The functional biology of human milk oligosaccharides. Early Hum Dev. 2015 Nov;91(11):619-22.

Brasil. Agência Nacional de Vigilância Sanitária. Gerência-Geral de Alimentos. Perguntas & Repostas. Fórmulas infantis. 2.ed. Brasília, 19 de junho de 2018. [Acesso 2018 nov 20]. Disponível em: http://portal.anvisa.gov.br/documents/33916/2810640/Formulas+infantis/b6174467-e510-4098-9d9a-becd70216afa.

Brasil. Agência Nacional de Vigilância Sanitária. RDC n. 42, de 19 de setembro de 2011. Dispõe sobre o regulamento técnico de compostos de nutrientes para alimentos destinados a lactentes e a crianças de primeira infância. [Acesso 2018 nov 20]. Disponível em: http://bvsms.saude.gov.br/bvs/saudelegis/anvisa/2011/res0042_19_09_2011.htmL.

Brasil. Agência Nacional de Vigilância Sanitária. RDC n. 43, de 19 de setembro de 2011. Dispõe sobre o regulamento técnico para fórmulas infantis para lactentes. [Acesso 2018 nov 20]. Disponível em: http://portal.anvisa.gov.br/documents/33916/394219/RDC%2B43%2Balterada%2Bpela%2B46_2014%2Bok.pdf/faef9da8-6701-414b-b74c-c3c-b61a49371.

Brasil. Agência Nacional de Vigilância Sanitária. RDC n. 44, de 19 de setembro de 2011. Dispõe sobre o regulamento técnico para fórmulas infantis de seguimento para lactentes e crianças de primeira infância. [Acesso 2018 nov 20]. Disponível em: http://bvsms.saude.gov.br/bvs/saudelegis/anvisa/2011/res0044_19_09_2011.htmL.

Brasil. Agência Nacional de Vigilância Sanitária. RDC n. 45, de 19 de setembro de 2011. Dispõe sobre o regulamento técnico para fórmulas infantis para lactentes destinadas a necessidades dietoterápicas específicas e fórmulas infantis de seguimento para lactentes e crianças de primeira infância destinadas a necessidades dietoterápicas específicas. [Acesso 2018 nov 20]. Disponível em: http://bvsms.saude.gov.br/bvs/saudelegis/anvisa/2011/rdc0045_19_09_2011.pdf.

Codex alimentarius. Standard for Infant Formula and Formulas for Special Medical Purposes Intended for Infants. CODEX STAN 72-1981 Formerly CAC/RS 72-1972. Adopted as a worldwide Standard in 1981. Amendment: 1983, 1985, 1987, 2011, 2015 and 2016. Revision: 2007. [Acesso 2018 nov 20]. Disponível em: http://www.fao.org/fao-who--codexalimentarius/sh-proxy/fr/?lnk=1&url=https%253A%252F%252Fworkspace.fao.org%252Fsites%252Fcodex%252FStandards%252FCODEX%2BSTAN%2B72-1981%252FCXS_072e.pdf.

Gidrewicz DA, Fenton TR. A systematic review and meta-analysis of the nutriente content of preterm and term breast milk. BMC Pediatr. 2014 Aug 30;14:216.

Guarino A, Guandalini S. The composition of infant formula: A worldwide approach. J Pediatr Gastroenterol Nutr. 2005 Nov;41(5):578-9.

Haschke F, Haiden N, Thakkar SK. Nutritive and Bioactive Proteins in Breastmilk. Ann Nutr Metab. 2016;69(Suppl 2):17-26.

Koletzko B, Agostoni C, Bergmann R, Ritzenthaler K, Shamir R. Physiological aspects of human milk lipids and implications for infant feeding: a workshop report. Acta Paediatr. 2011 Nov;100(11):1405-15.

Koletzko B, Baker S, Cleghorn G, Neto UF, Gopalan S, Hernell O, Hock QS, Jirapinyo P, Lonnerdal B, Pencharz P, Pyzrembel H, Ramirez-Mayans J, Shamir R, Turck D, Yamashiro Y, Zong-Yi D. Global

SEÇÃO III – NUTRIÇÃO E DOENÇAS DO TRATO GASTROINTESTINAL

standard for the composition of infant formula: Recommendations of an ESPGHAN coordinated international expert group. J Pediatr Gastroenterol Nutr. 2005 Nov;41(5):584-99.

Koletzko B, Shamir R, Ashwell M. Early Nutrition Academy (ENA); European Society for Paediatric Gastroenterology, Hepatology and Nutrition (ESPGHAN). Quality and safety aspects of infant nutrition. Ann Nutr Metab. 2012;60(3):179-84.

Koletzko B. 2.2 Formula feeding. World Rev Nutr Diet. 2015;113:97-103.

Lawrence RA, Lawrence RM. Biochemistry of human milk. In: Lawrence RA, Lawrence RM. Breastfeeding: A guide for the medical profession. 7th ed. Philadelphia: Elsevier Mosby; 2011. p.98-154.

Lawrence RA, Lawrence RM. Host-resistance factors and immunologic significance of human milk. In Lawrence RA, Lawrence RM Breastfeeding: A guide for the medical profession. 7th ed. Philadelphia: Elsevier Mosby; 2011. p.153-95.

Lönnerdal B, Erdmann P, Thakkar SK, Sauser J, Destaillats F. Longitudinal evolution of true protein, amino acids and bioactive proteins in breast milk: A developmental perspective. J Nutr Biochem. 2017 Mar;41:1-11.

Lönnerdal B. Bioactive Proteins in Human Milk: Health, Nutrition, and Implications for Infant Formulas. J Pediatr. 2016 Jun;173 Suppl:S4-9.

Lönnerdal B. Infant formula and infant nutrition: Bioactive proteins of human milk and implications for composition of infant formulas. Am J Clin Nutr. 2014 Mar;99(3):712S-7S.

Martin CR, Ling PR, Blackburn GL. Review of Infant Feeding: Key Features of Breast Milk and Infant Formula. Nutrients. 2016 May 11;8(5).

Mitoulas LR, Kent JC, Cox DB, Owens RA, Sherriff JL, Hartmann PE. Variation in fat, lactose and protein in human milk over 24h and throughout the first year of lactation. Br J Nutr. 2002 Jul;88(1):29-37.

Mosca F, Giannì ML. Human milk: Composition and health benefits. Pediatr Med Chir. 2017 Jun 28;39(2):155.

Organização Mundial da Saúde. Preparação, manipulação e conservação de fórmulas desidratadas para lactentes: Manual de boas práticas/ Organização Mundial da Saúde. Organização das Nações Unidas para a Agricultura e Alimentação (colab.). Instituto Nacional de Saúde Doutor Ricardo Jorge (trad.). Portugal: Instituto Nacional de Saúde Doutor Ricardo Jorge, IP; 2015. 26 p.

Wargo WF. The History of Infant Formula: Quality, Safety, and Standard Methods. J AOAC Int. 2016 Jan-Feb;99(1):7-11.

Wu X, Jackson RT, Khan SA, Ahuja J, Pehrsson PR. Human Milk Nutrient Composition in the United States: Current Knowledge, Challenges, and Research Needs. Curr Dev Nutr. 2018 May 31;2(7):nzy025.

Banco de Leite Humano

Maria José Guardia Mattar

Histórico

No Brasil, o trabalho dos bancos de leite humano (BLH) existe há 78 anos. Ao longo desse tempo, eles passaram a integrar a política de saúde pública brasileira; desde 1985 com a criação do PNIAN (Programa Nacional de Incentivo ao Aleitamento Materno), os BLH passaram a funcionar também com centros de apoio à lactação. Com o "novo modelo", os BLH foram transformados em uma unidade a serviço da amamentação; com suas ações assistenciais objetivando a promoção do aleitamento materno, passaram a ser importante estratégia de política governamental em prol da amamentação.

Desde 2015, com a publicação da Política Nacional de Atenção Integral à Saúde da Criança (PNAISC) na Portaria n. 1.130, de 5 de agosto de 2015, a Rede Brasileira de BLH faz parte do eixo Aleitamento Materno e Alimentação Complementar, sendo uma das estratégias de apoio e manutenção da lactação.

Em 1998, a Secretaria de Políticas de Saúde (Área de Saúde da Criança)/Ministério da Saúde (MS) e do Instituto Fernandes Figueira desenvolveram a Rede Nacional de Bancos de Leite Humano (RNBLH), cuja missão é promover a saúde da mulher e da criança mediante a integração e a construção de parcerias com órgãos federais, unidades da federação, municípios, iniciativa privada e sociedade, no âmbito de atuação dos BLH. A consolidação da rede BLH se efetivou combinada à sua expansão e resultou no reconhecimento internacional pela OMS, na 54ª Assembleia Mundial de Saúde, em 2001, em Genebra, recebendo o prêmio Sasakawa. Em 9 de fevereiro de 2020, a OMS conferiu o prêmio "Dr. Lee Jong-Wook de Saúde Pública" ao pesquisador brasileiro João Aprígio de Almeida pelo trabalho à frente da Rede Brasileira de Banco de Leite Humano, por contribuir na redução da mortalidade infantil. As ações dos bancos de leite no Brasil deixam de ser simplesmente um local de coleta de um produto que era comercializado para se engajarem na promoção do aleitamento materno, constituindo-se em importante estratégia de política governamental em prol da amamentação.

A Rede BLH do Brasil (rBLH-Br) é a maior e mais bem estruturada rede de BLH do mundo, que, por meio de um portal de acesso público e gratuito, disponibiliza vários produtos. Os avanços dessa rede foram além dos limites territoriais e a realização de cooperações internacionais teve como objetivo formar multiplicadores para viabilizar a transferência de tecnologia de BLH a outros países.

Em 2005, criou-se a Rede Latino-americana de BLH, na qual os respectivos países hoje estão implantando seus BLH com toda a tecnologia brasileira. Em 2008, foi instalada, na Fiocruz, a Secretaria Executiva da Rede Ibero-Americana de Bancos de Leite Humano, que é a base para o Programa de Apoio Técnico para a Implantação da Rede Ibero-Americana de Bancos de Leite Humano, para a troca de conhecimento e tecnologia nas áreas de aleitamento materno e BLH.

Esse trabalho de cooperação internacional desenvolvido pela Rede Brasileira de BLH foi ampliado para os países-membros da Comunidade dos Países de Língua Portuguesa (CPLP), com a aprovação do "Projeto para Implantação de Rede de Bancos de Leite Humano nos Países da CPLP", tendo como objetivo apoiar o aleitamento materno e coletar e distribuir LH, contribuindo para a redução da mortalidade infantil. Em 2015, com a expansão para os países africanos de língua portuguesa, passou a se chamar "Rede Global de BLH". Atualmente há quase 30 países que utilizam a tecnologia brasileira. Em 2018, ingressaram na rede Guiné Bissau, Cabo Verde, São Tomé e Príncipe, além de Angola e Moçambique e, em 2019, foi inaugurado o primeiro BLH de Angola. No final de 2019, os países parceiros do BRICS (Brasil, Rússia, Índia, China e África do Sul) se interessaram pela *expertise* brasileira na cooperação internacional com BLH. A Rede Brasileira tem o programa de qualidade e proficiência com o objetivo de promover condições que permitam certificar a qualidade dos produtos e serviços sob a responsabilidade dos BLH em todo o país. A participação dos BLH nesse programa é um processo contínuo de melhoria por meio da monitoração do desempenho analítico, possibilitando a revisão de suas práticas e seus processos. Em 2013, a Rede BLH-Br implantou a certificação dos BLH de acordo com os critérios indispensáveis e recomendáveis para o funcionamento, em relação aos quesitos recursos humanos, equipamentos, manutenção dos dados de produção mensal, tanto da assistência como da tecnologia de alimentos, e os BLH foram certificados em categorias, de acordo com a pontuação em ouro, prata e bronze.

Os BLH no Brasil

Na redeBLH-Br, em outubro de 2020, estavam cadastradas 437 unidades em funcionamento, sendo 222 BLH e 215 postos de coleta de leite humano (PCLH), distribuídos nos 26 estados da federação e no Distrito Federal, sendo São Paulo o estado com maior número de bancos (57 em funcionamento) e dois centros de referência – um no interior e outro na capital – cuja função é assessorar a implantação e a implementação dos BLH/PCLH e treinar a equipe para desenvolver as atividades da rotina operacional diária desde o cadastro e seleção das doadoras até o processamento e controle de qualidade do LHO, além de promover a distribuição de acordo com as necessidades do receptor em relação à sua fase de desenvolvimento.

Para implantação dos BLH e PCLH, o regulamento em vigor é a RDC n. 171/06 da Anvisa, de 5 de setembro de 2006, que determina que todos os BLH devem realizar os seguintes indicadores de qualidade físico-químico como critério classificatório e de seleção: sujidade; cor; *off-flavor*; crematócrito; acidez titulável; e a microbiologia após a pasteurização pelo teste de BGBL. O objetivo dessa avaliação é determinar prováveis alterações que caracterizem o leite humano ordenhado como impróprio para o consumo.

O profissional responsável pela execução das análises físico-químicas, organolépticas do LHOC e microbiológicas do LHOP deve ter capacitação específica para essa atividade, atestada por certificado de treinamento reconhecido pela Rede Brasileira de Bancos de Leite Humano.

Os leites humanos cujos resultados não atendem aos parâmetros aceitáveis devem ser descartados, conforme o disposto na RDC Anvisa n. 306, de dezembro de 2004 para resíduos do Grupo D e de acordo com RDC n. 171/06 da Anvisa.

Quanto menores forem esses índices, maior é o controle de qualidade dinâmico interno do serviço de BLH. Índices aceitáveis pela Rede BLH-BR para LHOP é < 2% para presença de coliformes e para LHOC, acidez < 8 °D.

O **PCLH** é uma unidade fixa ou móvel, intra ou extra-hospitalar, vinculada tecnicamente a um banco de leite humano e administrativamente a um serviço de saúde ou ao próprio banco. O PCLH é responsável por ações de promoção, proteção e apoio ao aleitamento materno e execução de atividades de coleta da produção lática da nutriz e sua estocagem, não podendo executar as atividades de processamento do leite, que são exclusivas do BLH.

O BLH e o PCLH, para funcionar, devem ter licença sanitária atualizada, emitida pelo órgão de vigilância sanitária competente, observadas as normas legais e regulamentares pertinentes divulgados na RDC n. 171/06.

Como o nascimento de cada vez mais prematuros no país, os centros de referência são procurados por equipes da neonatologia de hospitais que cuidam desses recém-nascidos (RN) para implantação de um **posto de coleta de leite materno (PCLM)**, pois o número de nascimentos não é tão grande, não conseguindo justificar para a administração da instituição a implantação de um BLH ou PCLH. Implantando um PCLM, é possível apoiar as nutrizes, cujos filhos estão internados na unidade neonatal de médio e alto risco, a manter a produção do leite materno e a otimizar o uso do leite fresco em até no máximo 12 horas, conforme o Manual Técnico de Banco de Leite Humano: Funcionamento, Prevenção e Controle de Riscos, da Anvisa, de 2008. A publicação da NT 47.18, que preconiza o uso de leite humano cru (mãe para filho) em ambiente neonatal, com extração à beira do leito, segundo as condições higienicossanitárias estabelecidas pela RDC n. 171/06, facilitou os serviços neonatais para o uso de leite da própria mãe para os prematuros, mesmo não havendo um BLH ou PCLH implantado no respectivo serviço hospitalar.

A publicação da Portaria n. 930/12, da Rede Cegonha, e a n. 1.300/12 sobre as habilitações de leitos neonatais, para que o leito de unidade de terapia intensiva neonatal (UTIN) seja habilitado como UTI II ou III, é necessário haver um BLH ou PCLH implantado no respectivo serviço hospitalar.

O PCLH ou PCLM devem estar vinculados a um BLH e ter uma interface com uma Unidade Básica de Saúde para a captação de doadoras, com o objetivo de aumentar o volume de leite doado para ser processado no BLH, submetido ao controle de qualidade para posterior distribuição aos receptores da unidade neonatal ou de outras instituições de acordo com as necessidades do receptor (imunodeprimidos, portadores de doenças crônicas e outras condições se a demanda permitir).

Em decorrência da crescente inserção da mulher no mercado de trabalho, o retorno ao trabalho após a licença-maternidade passa a ser um momento traumático para as mães e seus bebês, além de causar ansiedade para a manutenção do aleitamento materno exclusivo. Os BLH na atuação assistencial devem oferecer todas as orientações, dando o apoio necessário e possibilitando maior tranquilidade e segurança à mãe, a fim de minimizar também as possibilidades do desmame.

A estratégia ministerial da Mulher Trabalhadora que Amamentada (MTA) do eixo Amamentação e Alimentação Complementar da PNAISC fez as empresas implantarem as **Salas de Apoio à Amamentação** para favorecer a manutenção da lactação de suas funcionárias no retorno da licença-maternidade. A **Nota Técnica Conjunta n. 01/2010** tem por objetivo orientar a instalação de salas de apoio à amamentação em empresas públicas ou privadas.

Cabe aos profissionais de saúde, inclusive aos pediatras, saber em que condição essas crianças estarão quando suas mães retornarem ao trabalho. Deve-se facilitar e garantir a manutenção da amamentação, proporcionando a essas crianças condições física, psicológica e social adequada para o próximo milênio.

Funcionamento e recursos humanos

Os BLH e PCLH devem obedecer a RDC n. 171/06 quanto ao funcionamento e aos recursos humanos, manter um programa de educação permanente dos seus profissionais. A redeBLH-BR (www.rblh.fiocruz.br), por meio dos seus Centros de Referência Estaduais, oferece cursos aos profissionais que atuam nos BLH, segundo as atividades desenvolvidas.

O volume de recursos humanos necessário para desenvolver atividades em BLH dependerá do tamanho e da complexidade de assistência do BLH, de acordo com a Portaria n. 698/MS de 9 de abril de 2002. O quadro funcional dos BLH e PCLH deve dispor de profissionais com nível universitário, legalmente habilitados para assumir a responsabilidade das atividades médicas, assistenciais e de tecnologia de alimentos. A equipe interdisciplinar é composta por nutricionistas, médicos, enfermeira, farmacêutico, auxiliares de enfermagem, técnico de laboratório, biólogo, técnicos em microbiologia e engenheiro de alimentos. Podem fazer parte da equipe de apoio outros profissionais da instituição como psicólogos, assistentes sociais, fonoaudiólogos, fisioterapeutas e terapeutas ocupacionais. A composição da equipe pode variar conforme a clientela a ser atendida e a instituição onde trabalha.

Manuseio do leite humano ordenhado (LHO)

As evidências têm demonstrado o efeito protetor do leite materno na prevenção da mortalidade e morbidade infantil, bem como sua importância na promoção da qualidade de vida futura. Todos os profissionais da área da saúde deveriam compreender a importância do leite humano e, particularmente, como deve ser seu manuseio. Orientar, promover e apoiar o aleitamento materno exclusivo por 6 meses e sua continuidade com a introdução da alimentação complementar oportuna até os 2 anos de vida, esclarecendo as dúvidas decorrentes do processo da lactação para conseguir sucesso. O pediatra, por ser o profissional que mais influencia na decisão da mãe no momento de escolher o melhor alimento para seu filho, deve dominar o assunto e estar pronto para responder as dúvidas em relação à estocagem, ao manuseio do leite armazenado, às formas de administração, bem como auxiliar naquelas circunstâncias que requerem a separação da mãe e do bebê ou em que os bebês estão incapacitados de sugar. Para garantir que todas as crianças tenham acesso ao leite da própria mãe, é fundamental que as mães saibam como extrair e estocar seu próprio leite, de forma a garantir a segurança alimentar de seu filho, propiciando crescimento e desenvolvimento plenos e um produto seguro do ponto de vista higienicossanitário.

Sabe-se que o LH é um alimento vivo que contém elementos que ajudam a manter sua integridade e, ao mesmo tempo, protegem a criança. Entretanto, se não forem observadas as boas práticas para o manuseio do LH, ele passa a ser um meio de cultura riquíssimo para os micro-organismos.

Cuidados no manuseio do leite humano

Os cuidados no manuseio do leite humano se iniciam na seleção das doadoras e abrangem até a administração deste leite processado ao receptor. Existe um controle dinâmico de todas as fases e um controle estático dos dois pontos críticos de controle (pasteurização e estocagem para que a liberação do leite humano específico para atender às necessidades do receptor seja seguro e com a qualidade sanitária, imunológica, nutricional adequadas).

Captação do leite humano

A captação do leite humano se dá mediante orientação e motivação de nutrizes que amamentam seus filhos para se tornarem doadoras, desde a maternidade e nos seguimentos de puericultura.

Doadoras e doações

A captação de doadoras de leite humano é um desafio, um processo constante e ininterrupto, já que a amamentação acontece em um período limitado da vida da mulher, muitas vezes ela se dispõe a doar o seu leite excedente nos primeiros meses da lactação e os receptores deste leite processado têm urgência deste alimento para sobreviver.

A divulgação da existência e das atividades de um BLH precisa ser constante, realizada por qualquer profissional de saúde que tenha contato com esta mulher (gestante, puérpera ou nutriz) e já ser feita no pré-natal, ressaltada na maternidade quando ocorre efetivamente a lactação e, durante o seguimento de puericultura, deve-se motivar as nutrizes que tenham leite excedente a realizar este ato de solidariedade da doação, desfazendo-se o mito segundo o qual doar leite fará o filho da doadora passar fome. O papel do BLH no apoio às puérperas e nutrizes faz a diferença no reconhecimento de uma possível doadora. Toda puérpera e nutriz sadias, que estejam amamentando, podem doar leite, desde que apresentem secreção láctea superior às exigências do seu filho e que se disponham a doar, por livre e espontânea vontade, sendo consideradas aptas para doação, que atendem as disposições técnicas da CNBLH sobre triagem, seleção e controle de saúde da doadora. Em tempos de pandemia por COVID-19, as puérperas doentes ou contactantes não poderão doar. As nutrizes assintomáticas aprovadas

SEÇÃO III – NUTRIÇÃO E DOENÇAS DO TRATO GASTROINTESTINAL

pela seleção poderão se tornar doadoras, o que tranquiliza a todos, pois a pasteurização inativa o SARS-CoV-2.

Extração do leite e coleta

A coleta é a primeira etapa da manipulação do leite humano e contempla desde a massagem até a estocagem do leite domiciliar, passando pela extração do leite.

É fundamental que a doadora seja orientada a massagear as mamas antes da extração do leite, pois é mais fácil extrair o leite quando as mamas estão macias do que quando ingurgitadas ou doloridas. As técnicas das massagens e da extração devem obedecer às exigências da RDC n. 171/06 e do manual da Anvisa 2008.

A extração de leite humano, como a coleta, pode ser realizada no BLH, nos postos de coleta, em enfermarias, no domicílio e no trabalho, conforme a RDC n. 171/06 e a Nota Técnica da Rede Global de BLH, publicada em 26 de maio de 2017, sobre os procedimentos para Ordenha, Manipulação e Administração do Leite Humano Cru exclusivo da mãe para o próprio Filho em ambiente neonatal (Revisada na NT. 47.18). Em todos esses locais, os procedimentos padrões de higiene devem ser seguidos, a fim de evitar contaminação e consequente comprometimento da qualidade do LHO.

Conservação do leite humano cru

As principais recomendações da Rede BLH-Br para o adequado armazenamento do LH são:
- Durante a extração, o LH ordenhado cru deve ser estocado em temperatura ambiente por um período de tempo mínimo possível.
- O LH ordenhado cru pode ser estocado em refrigerador por um período máximo de 12 horas, a uma temperatura de até 5 °C.
- O LH ordenhado cru pode ser estocado em congelador ou *freezer* por um período máximo de 15 dias, a uma temperatura de –3 °C ou inferior.

Observação: não é permitida a estocagem do LH pasteurizado em conjunto com o LH cru ou qualquer outro tipo de alimento; uma vez descongelado, o LH deve ser consumido o mais rapidamente possível, não sendo permitido novo resfriamento ou congelamento do produto.
- O LH pasteurizado deve ser estocado sob congelamento a uma temperatura de –18 °C ou inferior; sob as condições descritas, o período máximo de congelamento deve ser de 6 meses.
- O LH pasteurizado liofilizado pode ser estocado em temperatura ambiente por 1 ano, desde que acondicionado em atmosfera inerte.

Segundo a RDC n. 171/06, para bebês prematuros, só é permitida a administração de leite materno ordenhado cru (LMOC) (sem pasteurização) exclusivamente da mãe para o próprio filho quando:
- com extração conduzida sob supervisão;
- coletado em ambiente próprio para esse fim;
- com ordenha conduzida sob supervisão;
- para consumo em no máximo 12 horas, desde que mantida a temperatura máxima de 5 °C.

Observação: o leite extraído em domicílio deve ser obrigatoriamente pasteurizado para que possa ser usado com segurança na maternidade, mesmo que seja destinado ao próprio filho da doadora.

Embalagem/recipiente

A embalagem considerada padrão pela Rede BLH-BR para acondicionamento do LH é qualquer frasco de vidro de boca larga, com tampa plástica rosqueável e autoclavável, com capacidade volumétrica de 50 a 500 mL, resistente à autoclavagem (121 °C/15 min). Esses recipientes devem ser de material inerte e inócuo ao LH, tolerar temperaturas que variem de –18 °C a +70 °C, possibilitar o vedamento perfeito, ser de fácil higienização e resistentes ao processo de esterilização. Encaixam-se nesses critérios os frascos de vidro do tipo dos de maionese ou de café solúvel, comumente encontrados no domicílio da doadora.

Transporte

O leite deve ser transportado em embalagem isotérmica, constituída de material liso, resistente e impermeável, de fácil limpeza, sob cadeia de frio (é recomendado utilizar embalagem com termômetro de cabo extensor). As temperaturas limítrofes para o transporte são:
- Produtos refrigerados: 5 °C (máximo).
- Produtos congelados: –3 °C (máximo).

Para garantir as temperaturas limítrofes descritas, é obrigatório o uso de gelo reciclável na proporção de 3 litros para cada litro de leite. No caso de transporte do LHO refrigerado, poderá ser utilizado o gelo não reciclável. Para assegurar a manutenção da cadeia de frio no decorrer do transporte, o tempo não deverá ultrapassar 6 horas. O veículo para o transporte deve apresentar condições higienicossanitárias e circular em rota exclusiva.

Recepção no BLH

O controle de qualidade se inicia no momento da recepção: transporte (cadeia de frio); integridade do frasco; e sujidade. No ato do recebimento do LHO, deve-se: por meio de uma planilha de temperatura, verificar se o leite foi transportado sob cadeia de frio; verificar a integridade dos frascos e sanitizá-los; conferir as informações contidas no rótulo (nome da doadora, local e data de ordenha); iniciar o processo de seleção verificando a cor do leite e a presença de sujidade. Após esses procedimentos, congelar o LHO em *freezer* exclusivo para leite cru, no prazo máximo de 15 dias.

Observação: o leite ordenhado no domicílio deve ser pasteurizado, não pode ser oferecido cru para doação.

Processamento do leite humano

Consiste nas etapas que vão desde a separação do leite a ser pasteurizado até a estocagem, passando pelo degelo, controle de qualidade físico-químico (seleção e classificação), reenvase, pasteurização, resfriamento e controle de qualidade microbiológico.

Rotulagem

Todo leite processado deverá ser rotulado, contendo todas as informações necessárias para a rastreabilidade do produto, podendo ter código de barras.

Descongelamento

O processo de degelo deve ser realizado em banho-maria a 40 °C ou em micro-ondas. O tempo varia de acordo com o volume de leite, o tipo e o número de frascos. Conforme o leite vai descongelando, os frascos devem ser movimentados para homogeneização do conteúdo. Quando os frascos apresentarem apenas uma pequena "bola" de leite congelado (temperatura de +/– 15 °C), já podem ser retirados.

Para reenvasar o leite, devem-se utilizar frascos esterilizados. O reenvase deverá ser feito em campo de chama ou capela de segurança biológica e uma amostra para controle físico-químico deverá ser coletada e identificada.

Controle de qualidade físico-químico

O controle de qualidade físico-químico faz parte do critério de seleção e classificação do leite humano ordenhado para atender às necessidades nutricionais dos consumidores (RN prematuros, de baixo peso e RN de risco). Atualmente são utilizados dois métodos nos BLH do Brasil como indicadores da qualidade do LHO: a seleção visa o controle sanitário do LHO por meio da acidez Dornic e a classificação se dá pelo aporte energético e imunológico do LHO pela técnica do crematócrito.

Seleção do leite humano

É realizada pela cor, pelo odor, pela presença de sujidade e de acidez titulável (acidez Dornic).

- **Acidez titulável:** indica a acidez desenvolvida no leite pela ação de micro-organismos, que desdobram a lactose em ácido láctico. Os valores de acidez normal variam de 2 a 8 °D. Uma vez avaliada a acidez titulável em graus Dornic (°D), correlacionam-se esses valores à porcentagem de micro-organismos antes da pasteurização, o que passa a ser o indicador sanitário do LHO.

A acidez do leite pode ser dada pelos constituintes do leite, como proteínas, gorduras, sais minerais e solução tampão, que seria a **original**, analisada segundo o pH (valor normal: 6, 8 a 7, 4).

Os leites acidificados são capazes de desestabilizar os constituintes do LHO, precipitando a caseína, cálcio e fósforo, diminuindo o valor nutricional de um alimento destinado principalmente a prematuros em fase de recuperação nutricional, portanto esse leite deve ser desprezado (valores superiores a 8 °D são descartados).

Existem fatores associados à alteração da acidez Dornic, tornando o leite ordenhado impróprio para o consumo. Esses fatores podem variar desde a extração até o processamento e controle de qualidade, englobando higiene pessoal, utensílios e equipamentos utilizados, pré-estocagem e transporte.

Classificação do leite humano

É realizada de acordo com o tempo de lactação, idade gestacional, momento da extração e teor calórico.

Crematócrito

Entre as características que definem o valor nutricional do LHO, destacam-se o teor de gordura e o conteúdo energético realizado por meio da **técnica do crematócrito**, originalmente descrito por Lucas et al., em 1978, e adaptada na rotina operacional dos BLH do país.

O uso do crematócrito em BLH é importante para atender as necessidades do prematuro na unidade neonatal, ajustando a oferta do leite da própria mãe às necessidades inerentes à fase de desenvolvimento. Para tal, é necessário o trabalho integrado com o BLH e os neonatologistas. Essa classificação favorecerá a escolha do melhor leite para ser liberado ao recém-nascido prematuro, baixo peso ou doente, de acordo com o seu estado de saúde e a sua fase desenvolvimento.

Pasteurização

É um tratamento térmico, conduzido a 62,5 °C por 30 minutos, aplicado ao LHO com o objetivo de inativar 100% dos micro-organismos patogênicos e 99,99% da microbiota saprófita, equivalendo a um tratamento 15D para inativação térmica da *Coxiella burnetti*. Ocorre uma perda de +/– 25% do valor biológico do leite, sendo inativados os fatores de proteção termossensíveis, porém permanecendo os demais constituintes sem alterações estatisticamente significantes, ainda assim com a garantia da qualidade do produto que será fornecido aos recém-nascidos. Segundo a legislação vigente, todo produto coletado pelo BLH deve ser obrigatoriamente pasteurizado. A exceção pode ser admitida em situações particulares de doação exclusiva de mãe para o próprio filho, que tenha coletado o leite em ambiente próprio para esse fim com extração conduzida sob supervisão e para consumo imediato. Em um estudo experimental publicado no Lancet em 1987, Eglin & Wilkinson demonstraram que o aquecimento a 56 °C/30 minutos inativa o HIV na forma livre e no interior de células do LHO.

Resfriamento

Imediatamente após o término da pasteurização, deve-se mergulhar os frascos no resfriador ou em uma cuba com gelo reciclável e álcool a 96 °C, a uma temperatura média de 0 °C. O leite deve atingir uma temperatura de 5 a 7 °C em aproximadamente 15 minutos. Esse resfriamento rápido é importante para reduzir as perdas do produto pelo calor residual dos fatores de proteção termossensíveis.

- **Controle de qualidade:** a qualidade dos produtos processados, estocados e distribuídos pelo BLH é avaliada em todas as etapas até a distribuição. É um processo dinâmico, desde a seleção e cadastro da doadora, transporte, recepção, seleção e classificação do leite a ser pasteurizado, durante a pasteurização, controle de qualidade microbiológico, estocagem, distribuição e porcionamento e um controle estático durante a pasteurização e os controles de qualidade físico-químicos e microbiológico. Existem dois pontos críticos de controles que são monitorados com todo o rigor técnico como a estocagem e a pasteurização.
- **Controle microbiológico:** utiliza-se pesquisa de coliformes totais por meio do caldo verde bile brilhante (BGBL), de todos os frascos pasteurizados para validação da pasteurização. Em 1982, Shardinger sugeriu que o grupo de coliformes poderia ser utilizado como índice

de contaminação fecal, uma vez que pode ser detectado mais facilmente do que espécies de salmonela. De acordo com esses critérios, os melhores indicadores de contaminação de origem fecal direta ou indireta têm sido os coliformes totais (coliformes e *E. coli*), pesquisados pela técnica do caldo verde bile brilhante com 2% lactose (BGBL 5% teste presuntivo e BGBL a 4% confirmatório).

Após o resfriamento, realiza-se a coleta de amostra do leite de todos os frascos pasteurizados, para controle microbiológico, que consiste em inocular quatro alíquotas de 1 mL em cada de leite materno pasteurizado (pipetadas independentemente, após agitação em vórtex por 15 segundos), em tubos com 10 mL de BGBL a 5%, com tubos de Durhan em seu interior. Após a inoculação, os tubos devem ser incubados a 36 +/–1 °C por 24 a 48 horas. Na presença de gás no interior do tubo de Durhan, o teste é repetido com (BGBL) a 4%, ficando incubado por mais 48 horas e se persistir o ar no interior do tubo de Durhan, caracteriza-se resultado positivo, ou seja, a presença de micro-organismos do grupo coliforme, o que torna o produto impróprio para o consumo.

Estocagem final

Após o processo de pasteurização, o leite deve ser rotulado e armazenado em *freezer*, aguardando resultado microbiológico em temperatura de –18 °C, com temperatura máxima admitida de –3 °C; controlando-se diariamente as temperaturas atual, máxima e mínima do *freezer* em impresso próprio. Após liberado o resultado microbiológico negativo, separar o LHO pasteurizado de acordo com rotina do BLH (calorias, tipo de leite e doadoras).

O LHO pasteurizado tem validade de até 6 meses. Uma vez descongelado, o LHO pasteurizado tem uma validade máxima de 24 horas, se mantido sob refrigeração a 5 °C.

Distribuição

O fornecimento de LHO pasteurizado a um receptor fica condicionado à obrigatoriedade da inscrição do receptor no BLH, gerando um cadastro que contemple: identificação; prescrição médica ou de nutricionista; CID primário; e o volume demandado. Serão selecionados como receptores, lactentes que apresentem uma ou mais das indicações que seguem:

- recém-nascido prematuro e/ou de baixo peso que não suga;
- recém-nascido infectado especialmente com enteroinfecções;
- imunoterapia com colostro;
- portador de deficiências imunológicas;
- portador de patologias do trato gastrointestinal;
- gemelar;
- casos excepcionais, mediante justificativa médica.

Observação: a distribuição do LH ordenhado pasteurizado (LHOP) para o consumo, de acordo com os critérios de prioridades e necessidades do receptor para posterior porcionamento e administração. Para recém-nascidos prematuros e de muito baixo peso, são liberados os leites humanos com acidez titulável preferencialmente abaixo de 4 °D para facilitar a absorção de caseína, cálcio e fósforo.

Com relação ao conteúdo calórico, o leite humano a ser liberado, vai depender do tipo de nutrição que o RN está recebendo.

Como manter a lactação das mães dos RN doentes e prematuros separados de suas mães

Quando existe a separação mãe-filho, como no caso de internação da mãe ou do recém-nascido, é fundamental o estabelecimento e a manutenção da lactação. Deve-se oferecer às puérperas e nutrizes, além das informações sobre a importância da amamentação e da extração de leite das mamas, o acolhimento, o apoio emocional e a ajuda prática para capacitá-la para a remoção eficaz do leite das mamas. Os principais passos para uma lactação eficaz é iniciar a extração do leite nas primeiras 6 horas após o parto, na frequência mínima de seis vezes ao dia, com duração de 10 a 15 minutos em cada mama, em associação com as manobras de relaxamento e, se possível, o contato pele a pele. Os métodos de extração disponíveis são o manual e o mecânico por extração a vácuo, por meio de bomba de ordenha, manual ou elétrica. A extração manual não tem custo, pode ser realizada em qualquer situação, depende de treinamento da mãe e, se não bem realizada, pode ser ineficaz para a extração do leite posterior. As bombas manuais são as de menor custo e de maior disponibilidade. Os modelos com regulagem da pressão tornam a extração mais confortável e com menor risco de trauma. As bombas elétricas são totalmente automáticas, em que a pressão e a frequência podem ser ajustáveis. Segundo Pessoto (2009), elas são as de escolha para as mães que necessitam manter a lactação por tempo prolongado, pois obtêm melhor esvaziamento da mama e, portanto, maior volume e produção de leite.

A equipe do BLH, PCLH ou PCLM deverá passar todas as orientações sobre os cuidados de paramentação, higienização das mãos, técnica de extração do leite e descarte dos primeiros jatos, rotulagem do frasco conforme o Manual de Normas Técnicas da Rede BLH-BR.

Distribuição do leite humano de acordo com as características do receptor

Com o avanço da neonatologia, cada vez mais recém-nascidos (RN) prematuros, de muito baixo peso, sobrevivem e a nutrição deles, a cada dia, passa a ser um desafio aos neonatologistas, pois quanto menores o peso e a idade gestacional, maiores as necessidades; porém, em razão da imaturidade dos sistemas hepático e renal, podem ocorrer sobrecargas de difícil manejo. A nutrição desses bebês exerce papel relevante na assistência neonatal, pois é responsável tanto pela sobrevida imediata como pelo crescimento e desenvolvimento em médio e longo prazo. Como esses RN são muito vulneráveis, é necessário que o LH fornecido para eles tenha um eficiente controle de qualidade.

Existem evidências científicas que demonstram que o leite da própria mãe do pré-termo é o alimento ideal para alimentá-lo por apresentar alta concentração proteico-calórica, de imunoglobulinas (IgA secretora), de sódio, cloro e baixa concentração de lactose, comportando-se por 4 a 6 semanas como colostro e apresentando fatores de crescimento epitelial do TGI. As mães dos RN em contato pele a pele ou presentes na unidade neonatal se colonizam com bactérias hospitalares, possuindo no seu leite anticorpos contra essas bactérias (produção pelo sistema enteromamário e broncomamário). Há relato de diminuição dos índices de infecção hospitalar em UTIN com o uso de leite materno ordenhado (LMO) pré-termo, principalmente fresco. Furman, em 2003, demonstrou que prematuros de muito baixo peso (MBP), que receberam pelo menos 50 mL/kg/dia de leite da própria mãe, apresentaram menos episódios de sepse tardia durante sua internação.

Muitas vezes, pelas condições clínicas dos RN prematuros, é comum se postergar o início da alimentação, principalmente nos naqueles muito graves e instáveis. A colonização da microbiota intestinal desempenha papel fundamental no desenvolvimento imunológico, nutricional, metabólico e neurológico. A imunoterapia com colostro (colostroterapia) é uma prática segura, viável e bem tolerada até mesmo pelos prematuros menores. Edmond, em 2009, relata que os constituintes do colostro são capazes de promover maturação das células intestinais, instalação de gêneros benéficos na microbiota intestinal e células de defesa contra bactérias patogênicas, um verdadeiro suplemento imunológico com características imunomoduladoras e anti-inflamatórias.

Rodriguez, em 2009, salienta que a colostroterapia é um conjunto de ações que visa otimizar a utilização do colostro em UTIN. Ela deve ser iniciada nas primeiras 4 a 6 horas de vida com o objetivo de atapetar a mucosa imatura com IgA e permitir que as citocinas e os fatores de crescimento epitelial, os agentes antioxidantes e todos os agentes anti-infecciosos cumpram sua função no organismo desses bebês tão vulneráveis, o colostro precoce favoreceria a colonização com uma flora saprófita, dificultando o supercrescimento bacteriano e a translocação.

Já em 2010, Rodriguez Meier et al., em um estudo piloto, demonstraram a segurança e a viabilidade do uso de 0,2 a 0,4 mL (7 a 14 gotas) de colostro fresco ou refrigerado. Administrado na orofaringe a cada 2 a 3 horas/dia, por 48 horas, iniciado nas primeiras 48 horas de vida, mostrou ser uma medida fácil, barata e bem tolerada pelos RNPTMBP.

Em 2013, Galindo e Castilho avaliaram o impacto da colostroterapia na morbidade e permanência hospitalar nos RNPT com fatores de risco e observaram que os prematuros que receberam a colostroterapia tiveram menos complicações gastrointestinais, inclusive enterocolite necrosante neonatal (ECN), e observaram redução do período de internação.

Guilherme, em 2015, considerou que a colostroterapia poderá produzir grande impacto ao diminuir as taxas de infecção, diminuindo o tempo de permanência na UTIN e o aumento da rotatividade de leitos.

A seleção do LHP para a distribuição deverá seguir a prescrição médica com base em: estado clínico e necessidades nutricionais da criança; via de administração; e presença ou ausência da mãe. O leite de escolha para dieta enteral mínima é o da própria mãe, cru ou pasteurizado; na falta deste, pode-se utilizar o leite de BLH com baixo valor calórico (< 500 kcal/L). Caso o RN esteja em nutrição trófica, mas com NPP, poderá receber um leite com 500 a 700 kcal/L

e se já estiver em nutrição trófica plena, necessitando de maior oferta calórica, poderá receber leites com ofertas calóricas (> 700 kcal/L leite posterior ou excedente), de acordo com os estoques do BLH, que favorecerá um ganho ponderal mais rápido.

Os RN de muito baixo peso (RNMBP) alimentados com leite de BLH selecionado apresentam, em relação ao p50, o ganho ponderal de 15,8 g/dia; e em relação ao comprimento, aumento de 1,02 cm/semana e o perímetro cefálico (PC) de 0, 76 cm/semana. Faz-se necessário o acompanhamento da curva de crescimento nesse momento em virtude dos maiores gastos energéticos com a sucção no seio materno. Este é um momento crítico em que as variáveis de volume ofertado por sonda, a produção de leite materno e o ganho de peso determinarão a retirada da sonda e o estabelecimento das mamadas no seio materno em livre demanda.

É de extrema importância que a equipe da neonatologia incentive e apoie essas mães de prematuros na manutenção da lactação, já citado em outro capítulo, e que haja uma interação com a equipe do BLH, tanto para o processamento e armazenamento desse leite (até que o prematuro tenha condições de recebê-lo) como para a prescrição e a liberação do leite que mais atenda às necessidades desse RN, de acordo com a fase de seu desenvolvimento.

Quando a mãe do RN se fizer presente na unidade neonatal, dar preferência ao LMO fresco (extração imediata, de preferência à beira do leito) ou leite materno processado estocado (anterior ou posterior, dependendo da fase de evolução).

Degelo

Durante o degelo, deseja-se transferir calor ao LH ordenhado congelado em quantidade suficiente para que ocorra a liquidificação, mas a temperatura final do leite não pode exceder 5 °C. Os seguintes cuidados devem ser observados: não aquecer ou ferver o leite; o leite humano deverá ser amornado em banho-maria desligado ou em água corrente morna; não descongelar o leite diretamente no fogo; não congelar novamente o leite; não manter o leite em banho-maria após o degelo; não manter o leite em temperatura ambiente.

Porcionamento e administração

O porcionamento é uma etapa que ocorre após a distribuição do LHO pelo BLH e constitui-se na aliquotagem do leite para consumo, de acordo com a prescrição médica e/ou de nutricionista. É considerado um ponto crítico da manipulação do leite ordenhado, principalmente se o consumo deste não for imediato, visto que não há etapas posteriores que possam reduzir ou eliminar uma possível contaminação. Deve ser realizado em locais apropriados e sob campo de chama, como bico de Bunsen, ou capela de segurança biológica (no BLH, lactário ou outro ambiente fechado, próprio, de uso exclusivo), de acordo com a prescrição médica, e mantido sob refrigeração por 24 horas para o uso. Antes do horário de liberação para o consumo na unidade neonatal, deverá ser amornado em banho-maria a 40 °C, no máximo 10 minutos antes do horário a ser administrado, conforme o manual da Anvisa, ou em temperatura ambiente.

Administração do LHOP

O receptor deve seguir o volume, a via e a frequência estabelecidos na prescrição médica ou do nutricionista. O profissional responsável pela administração deve realizar a lavagem das mãos previamente e manipular o leite com luvas.

O LH ordenhado cru só pode ser administrado em situações especiais e desde que seja da própria mãe. Nesses casos, deve ter sido coletado em ambiente próprio para esse fim, com extração conduzida sob supervisão. O LHOC precisa estar devidamente identificado e seu consumo deve ocorrer em no máximo 12 horas, com o leite mantido em temperatura não superior a 5 °C.

Administração do leite materno ordenhado fresco

Deve ser logo após a extração, via de administração de acordo com a prescrição médica, exclusivamente de mãe para filho.

Nas instituições em que não existe BLH, mas há um PCLM ou uma Sala de Apoio à Amamentação para oferecer leite materno exclusivo de mãe para filho, o leite materno fresco poderá ser mantido sob refrigeração por 12 horas para consumo, desde que ordenhado nestes locais, com paramentação e sob supervisão.

Administração do leite materno ou humano processado

A via de administração de acordo com a prescrição médica, deverá ser oferecido quando a mãe está ausente.

A administração poderá ser por sonda oro ou nasogástrica por meio de gavage ou bomba de infusão, não devendo o tempo de exposição do leite à temperatura ambiente durante a administração exceder uma hora. Pode ser oferecido no **copinho**, na ausência materna. Na presença materna, quando o recém-nascido ainda não tem toda a capacidade de sucção, pode ser oferecido pela **técnica de translactação** ou **técnica da relactação**.

Aditivos

O uso de aditivos no LH está relacionado aos avanços nos conhecimentos técnico-científicos da neonatologia. Embora ainda não exista consenso quanto às reais necessidades nutricionais dos bebês prematuros, especialmente dos de muito baixo e extremo baixo peso, nos últimos 20 anos observou-se uma tendência de aditivação de um ou mais nutrientes, por se acreditar que sejam suficientes para manter a média exigida por esses recém-nascidos.

O uso de aditivos no LH ocasiona modificação na osmolaridade, redução na qualidade para absorção de seus constituintes e aumento das ocorrências de infecção por contaminação secundária. Quando há necessidade de suplementação de vitaminas e minerais para atender às demandas resultantes, especialmente das intercorrências neonatais, recomenda-se que esta seja administrada como medicamento, para garantir a integridade e a biodisponibilidade do LH usado na alimentação. É vedada a manipulação do aditivo em BLH, segundo a Anvisa 2008.

Arslanoglu et al., em 2010, também avaliaram a aditivação "individualizada" do LMO com proteínas e minerais para adaptação da composição do leite materno às necessi-dades do prematuro. Ainda ficam muitas dúvidas quanto à qualidade do leite aditivado; além de sua elevada osmolaridade, podem ocorrer as alterações na absorção dos seus constituintes e o risco de contaminação bacteriana. Mais recentemente, foi desenvolvido um aditivo à base de leite humano que pode ser o ideal para a nutrição dos RNMBP. No Brasil, em Ribeirão Preto, há uma pesquisa do BLH do Hospital das Clínicas da Universidade de São Paulo de Ribeirão Preto (HCUSP-RP), em que foi elaborado um concentrado liofilizado com leite humano para ser acrescido ao próprio LH do BLH, destinado à alimentação de prematuros de MBP. A pesquisa determinou o perfil lipídico deste concentrado, observou que houve um predomínio de lipídios totais em relação ao LH do BLH e que não houve mudanças significativas no perfil lipídico quando armazenado. O concentrado com LH liofilizado traz benefícios para o RN, principalmente pela preservação dos nutrientes presentes apenas no LH, mas outros estudos clínicos ainda precisam ser realizados segundo Camelo Jr et al. Recentemente, em setembro 2020, a equipe de Ribeirão Preto apresentou os resultados da fase 1, em que foi evidenciado que o LH liofilizado é seguro e tolerável entre os recém-nascido de muito baixo peso, hemodinamicamente estáveis.

Quintal et al., em 2014, estudaram a densitometria óssea de crianças nascidas prematuras com idade gestacional menor ou igual a 32 semanas e que receberam leite da própria mãe ou de banco de leite humano, comparadas com seus pares a termo nos primeiros meses de vida. Observaram que os RN prematuros apresentavam menor conteúdo mineral ósseo, densitometria mineral óssea e massa magra com 40 semanas de idade pós-concepcional corrigida. Entretanto, houve aceleração no processo de mineralização nos prematuros suficiente para atingirem os valores normais dos recém--nascidos a termo aos 6 meses de idade corrigida.

LEITURAS COMPLEMENTARES

Almeida JA, Guilherme JP, Mattar MJG. Banco de Leite Humano. In: Sociedade Brasileira de Pediatria. Tratado de Pediatria. 3.ed. Barueri: Manole, 2013. p.541-50.

Aprile MM, Feferbaum R, Andreassa N, Leone C. Growth of very low birth weight infants fed with milk from a human milk bank selected according to the caloric and protein value. Clinics [online]. 2010;65(8):751-6. [Citado 2010 sep 10]. Doi: 10.1590/S1807-59322010000800002. ISSN 1807-5932.

Aprile MM, Feferbaum R, Chemelian, MDA. Prescrição médica do Leite Humano. In: Aprile MM, Ferferbaum R (eds.). Banco de Leite humano. São Paulo: Atheneu, 2011. p.113-128.

Aprile, MM, Feferbaum, R. Banco de leite humano e prematuridade. In: Aprile MM, Ferferbaum R (eds.). Banco de Leite humano. São Paulo: Atheneu, 2011. p.91-100.

Arslanoglu S, Moro G, Ziegler EE. Optimization of human milk fortification for preterm infants: New concepts and recommendations. J Perinat Med. 2010;38:1-6.

Bauchspiess NGA, Maia CS, Nogueira MDSP, Alencar SMSM. Porcionamento e Administração. In: Banco de leite humano: funcionamento, prevenção e controle de riscos. Brasília: Anvisa; 2008. p.150-159.

Bonfim, VS, Alves, LG, Jordão Jr, AA, Camelo Junior, JS. Perfil lipídico do concentrado com liofilizado de leite humano para alimentação de recém-nascidos pré-termo de muito baixo peso. Resumo dos anais do

V Congresso Paulista de Bancos de Leite Humano e XV Encontro Paulista de Aleitamento Materno; 2018.

Brasil, Ministério da Saúde, Portaria n. 1.130, de 5 de agosto de 2015. Institui a Política Nacional de Atenção Integral à Saúde da Criança (PNAISC) no âmbito do Sistema Único de Saúde (SUS). [Acesso 2017 nov 20].

Brasil, Ministério da Saúde, Portaria n. 1.300, de 23 de novembro de 2012. Inclui habilitações Tabela de Habilitações do Sistema de Cadastro de Estabelecimentos de Saúde (SCNES), procedimentos na Tabela de Procedimentos, Medicamentos e OPM do SUS e altera atributos referentes a nome, descrição e habilitação dos procedimentos na Tabela de Procedimentos, Medicamentos e OPM do SUS.

Brasil, Ministério da Saúde, Portaria n. 930, de 10 de maio de 2012. Define as diretrizes e objetivos para a organização da atenção integral e humanizada ao recém-nascido grave ou potencialmente grave e os critérios de classificação e habilitação de leitos de Unidade Neonatal no âmbito do Sistema Único de Saúde (SUS).

Brasil, Ministério da Saúde. Rede BLH-Br. Procedimentos Técnicos para Ordenha, Manipulação e Administração do Leite Humano Cru Exclusivo da Mãe para o próprio filho em Ambiente Neonatal. [Publicada 2017 maio 26]. [Atualizada em: 2018].

Brasil, Ministério da Saúde. Rede BLH-Br. Procedimentos Técnicos para Ordenha, Manipulação e Administração do Leite Humano Cru Exclusivo da Mãe para o próprio filho em Ambiente Neonatal. [Publicada 2017 maio 26].

Brasil, Ministério da Saúde/Agência Nacional de Vigilância Sanitária Resolução RDC n. 306, de 7 de dezembro de 2004. Dispõe sobre o Regulamento Técnico para o gerenciamento de resíduos de serviços de saúde; 2004.

Brasil. Agência Nacional de Vigilância Sanitária. In: Banco de leite Humano: Funcionamento, Prevenção e Controle. Brasília: Anvisa; 2008. 160p.

Brasil. Fundação Osvaldo Cruz. [Acesso 2020 set 2]. Disponível em: http://www.rblh.fiocruz.br.

Brasil. Ministério da Saúde. Agencia Nacional de Vigilância Sanitária. Resolução RDC n. 171, de 4 de setembro de 2006. Dispõe sobre o Regulamento Técnico para o funcionamento de Bancos de Leite Humano. Diário Oficial da União; Poder Executivo, de 5 de setembro de 2006.

Brasil. Ministério da Saúde. Nota Técnica conjunta n. O1/2010 – Anvisa, sobre: Sala de Apoio à Amamentação em empresas; 2010.

Brasil. Ministério da Saúde. Portaria n. 698/GM, institui as diretrizes de atuação de A Comissão Nacional de BLH, o Centro de Referência Nacional em BLH e das Comissões Estaduais de BLH CNBLH. [Publicada 2002 abr 9].

Camelo Jr JS, Achcar MC, Carnevale-Silva A, Mussi MM, Carmona F, Aragón DC, Ued F, Oliveira M, Monti LM, Bomfim V, Alves LG, Heck A, Martinez FE, Nogueira-Pileggi V. Project LioNeo: Nutrition of Very Low Birth Weight Newborns Using a Concentrate with Human Milk Lyophilisate Phase 1 Study for Safety and Tolerability Depart. Pediatrics – Ribeirão Preto Medical School – University of São Paulo – Brazil. Am J Perinatol. 2020;37(S02):S89-S100. Doi:10.1055/s-0040-1716981.

Edmond KM, Kirkwood BR, Tawiah CA and Agyei SO. Impact of early infant feeding practices on mortality in low birth weight infants from rural Ghana. Journal of Perinatology. 2008;28:438-44.

Eglin RP, Wilkinson AR. HIV infeccion and pasteurisation of breast milk. Lancet. 1987;i:1093.

Furman L, Taylor G, Minich N, Hack M. The effect of maternal milk on neonatal morbidity of very-low-birth-weight infants. Arch Pediatr Adolesc Med. 2003;157:66-71.

Galindo, MAS, Castilho, VP. Impacto em la morbilidad y estancia hospitalaria en neonatos con factores de riesgo alimentados con colostroterapia. In: redeblh.fiocruz.br. [Acesso 2017 dez 19].

Guilherme JP, Nascimento MBR, Mattar MJG. In: Sociedade Brasileira de Pediatria. Manual de Aleitamento Materno, Santiago LB (org.). Barueri: Manole; 2013. p.257-84.

Guilherme JP. Colostroterapia. In: Aleitamento Materno. 3.ed. Rego JD (ed.). São Paulo: Atheneu; 2015. p.599-613.

Maia PRS, Novak FR, Almeida JAG, Silva DA. Bases Conceituais para uma estratégia de gestão: O caso da rede Nacional de Bancos de Leite Humano. Rio de Janeiro: Cad. Saúde Pública. 2004 nov-dez;20(6):1700-8.

Mattar MJG. Banco de Leite Humano. In: Filho JM, Carvalho SD, Martins Y. Como e porque amamentar. São Paulo: Editora Reflexão; 2014. p.436-75.

Mattar MJG. Banco de Leite Humano. In: Perinatologia fundamentos e prática. Segre CAM, Costa HPF, Lippi UG (coord.). 3.ed.ampl. e atual. São Paulo: Sarvier; 2015. p.795-811.

Modes LC. Técnicas de alimentação de bebês em condições especiais. In: Aprile MM, Ferferbaum R (eds.). Banco de Leite humano. São Paulo: Atheneu; 2011. p.129-36.

Oliveira MM, Aragon DC, Bonfim VS, Trevilato TMB, Alves LG, Heck AR, Martinez FE, Camelo Jr JS. Desenvolvimento de um concentrado de leite humano com liofilizado de leite humano para alimentação de bebês prematuros de muito baixo peso ao nascer: Um estudo experimental pré-clínico. [Publicado 2019 fev 20] Doi: 10.1371/journal.pone.0210999.

Pessoto MA, Marba STM. Avaliação da lactação em mães de recém-nascido pré-termo com peso de nascimento inferior a 1.250 gramas segundo diferentes métodos de ordenha: manual, com bomba manual ou com bomba elétrica [tese de doutorado]. Universidade Estadual de Campinas; 2009. 219p. Disponível em: http:/ /www.bibliotecadigital. unicamp.br/ document/?code/= 000440907.

Pittas TM, Dri CF.O diálogo entre saúde e política externa na cooperação brasileira em bancos de leite humano. Ciência & Saúde Coletiva. 2017;22(7):2277-86.

Quintal VS, Diniz EM, Caparbo VF, Pereira RM. Bone densitometry by dual-energy X-ray absorptiometry (DXA) in preterm newborns compared with full-term peers in the first six months of life. J. Pediatr (RIO J). 2014;90:556-62.

Quintal VS, Mattar MJG, Aprile MM, Prigenzi AMC, Pessoto MA, Santos RG. Como trabalham os Bancos de Leite Humano no Brasil. In: Recomendações n. 65. Departamento Científico de Aleitamento Materno da SPSP; junho 2013. p.9-16.

Rede Iberblh.org. Boletim da Rede de Banco de Leite Humano. Setenta anos de Banco de leite Humano; 08/11/13, n. 171, 26p. [Acesso 2017 nov 27].

Rodriguez NA, Meier PP, Groer MW, Zeller JM. Oropharyngeal administration of colostrum to extremely low birth weight infants: theoretical perspectives. Journal of Perinatology. 2009;29:1-7.

Rodriguez NA, Meier PP, Groer MW et al. A Pilot Study to Determine Safety and Feasibility of Oropharyngeal Administration of Own Mother's Colostrum to Extremely low-Birth- Wcight Infants. Advances in Neonatl Care. 2010;10(4):206-12.

Sharon Unger MD, Natasha Christie-Holmes PhD, Furkan Guvenc HBSc, Patrick Budylowski HBSc, Samira Mubareka MD, Scott D. Gray-Owen PhD, Deborah L. O'Connor PhD RD. Holder pasteurization of donated human milk is effective in inactivating SARS-CoV-2. CMAJ; 2020. Doi: 10.1503/cmaj.201309. [early-released July 9, 2020].

Tonelotto J, Aprile MM. Uso de aditivos no leite humano. In: Aprile MM, Ferferbaum R (eds.). Banco de Leite humano. São Paulo: Atheneu, 2011. p.105-12.

Aleitamento Materno –
Importância e Aspectos Práticos

Lilian Beani
Maria Cristina Passos Fleury Guimarães
Marina Vanzela Lania Teles
Gabriela Maset Faria

O aleitamento materno é um dos fatores de grande contribuição para a promoção da saúde infantil, materna, com fortes justificativas para suas políticas de incentivo, promoção e manutenção.

A Organização Mundial de Saúde (OMS) propôs uma estratégia global para cuidados com o recém-nascido, com a formação do Hospital Iniciativa Amigo da Criança para manutenção, incentivo e proteção do aleitamento materno, que deve ser exclusivo nos primeiros 6 messe de vida, complementar até o 2º ano de vida e iniciado na 1ª hora de vida de todos os recém-nascidos capazes de manter aleitamento.

Muitos estudos comprovam os benefícios do aleitamento sobre a saúde física e mental da criança, do adolescente e do adulto, sobre a saúde materna e sobre os efeitos no desenvolvimento econômico e social do país. Esses benefícios podem ser observados em curto e longo prazo e estão relacionados à duração e ao modo de aleitamento, à intensidade e ao tempo de mamadas.

Benefícios do aleitamento materno

Proteção e imunidade ao recém-nascido

O leite materno promove suporte imunológico por fatores de proteção e outros fatores que estimulam o desenvolvimento do sistema imune do recém-nascido. O colostro tem como principal função a proteção nos primeiros dias de vida, com quantidade elevada de imunoglobulinas (IgA secretora e IgM), lactoferrina, lizosina e células mononuclares.

Além dos anticorpos, encontramos enzimas, citocinas, oligossacarídeos, lipídios e hormônios que ajudam na imunidade passiva e na estimulação do desenvolvimento imunológico.

A lisozina tem ação antimicrobiana importante, também presente na membrana do glóbulo de gordura do leite, com característica bacteriostática e bactericida. Já a lactoferrina, além da ação antibacteriana, tem ação imunomoduladora, estimulando a resposta imune e exercendo proteção contra sepse neonatal e enterocolite necrosante. Outras enzimas também são responsáveis para a promoção de proteção do leite materno.

As citocinas presentes têm importante papel na ação anti-inflamatória e imunorreguladora e encontram-se em grande quantidade no leite materno, com as IL-1, IL-6, IL-10, TNFœ e fatores estimulantes de macrófagos.

Outras substâncias do leite materno também são importantes para promoção de defesa e estimulação do sistema imune como os leucócitos, células epiteliais e células-tronco.

O aleitamento materno também facilita a eliminação do mecônio por estabelecer mais rapidamente a flora intestinal e estimular o crescimento do sistema digestivo (fatores de crescimento). Assim, é importante no estabelecimento da microbiota intestinal, com bactérias não patogênicas e manutenção do seu crescimento, atuando como alimento probiótico.

Redução da mortalidade e doenças infecciosas

A manutenção do aleitamento está relacionada à redução do risco de mortalidade infantil em menores de 5 anos em até 12% em comparação às crianças não amamentadas e de até 70% nas internações por doenças infecciosas, tanto em países desenvolvidos como em países em desenvolvimento. Quando o aleitamento materno é mantido de maneira exclusiva até o 6º mês de vida, seus benefícios são mais evidentes.

SEÇÃO III – NUTRIÇÃO E DOENÇAS DO TRATO GASTROINTESTINAL

Para prevenção de mortalidade em menores de 5 anos por diarreia ou por infecção respiratória, a manutenção do aleitamento é identificada como uma das intervenções de melhor custo-benefício.

A presença de substâncias com propriedades antimicrobianas e imunológicas, baixo risco de contaminação (quando comparado ao uso de mamadeiras e de fórmulas infantis) e melhor estado nutricional das crianças amamentadas são os fatores que justificam a redução da incidência de diarreia e mortalidade por essa condição nessas crianças. Vários estudos analisados concluíram que essas substâncias não variam conforme as condições socioeconômicas, porém o estado nutricional e o risco de contaminação podem sofrer influência. A proteção conferida pelo aleitamento materno é em torno de 80 a 90% para redução da mortalidade e hospitalização e de 50% para morbidades relacionadas à diarreia.

Assim como na prevenção de diarreia, substâncias com propriedades antimicrobianas e imunológicas do leite materno e a melhora do estado nutricional das crianças amamentadas também conferem proteção para infecções respiratórias em menores de 5 anos. Ocorre uma redução de 30% da morbidade, de 50% das internações e em torno de 60% da mortalidade, sugerindo que o aleitamento materno afeta não somente a incidência, como também a gravidade das infecções respiratórias.

Estudos associam o aleitamento materno ou o uso de leite humano para a nutrição enteral em recém-nascidos prematuros com a redução de até 58% na ocorrência da enterocolite necrosante, proporcionando maior sobrevida e menor morbidade para esses recém-nascidos prematuros.

Efeitos protetores em longo prazo

O aleitamento materno reduz a incidência de obesidade tanto no início da vida como em longo prazo em até 10%. Muitos mecanismos são estudados, como a redução da ingesta de proteínas e o metabolismo energético, a resposta hormonal com redução de liberação de insulina e a redução do número de adipócitos. Além disso, a dieta das crianças amamentadas tende a ter maior ingesta de frutas e vegetais quando comparada à das crianças não amamentadas, o que pode ter algum impacto na obesidade também.

A obesidade materna influencia de maneira negativa tanto no tempo de amamentação como na incidência da amamentação, aumentando, assim, o risco de obesidade nos filhos.

A presença de ácido graxos como o LCPUFA (ácidos graxos de cadeia longa polinsaturado), o DHA (ácido docosa-hexaenoico) e o AA (ácido aracdônico) no leite materno são importantes para a estrutura do endotélio vascular, conferindo proteção contra o aumento da pressão arterial. Associação também se dá pela redução da obesidade, que, consequentemente, reduz o nível pressórico. Porém, em decorrência de fatores demográficos e socioeconômicos, a proteção conferida pelo aleitamento é pequena e não traz alterações significativas à saúde, assim como na redução dos níveis séricos de colesterol.

Tal elevada quantidade de ácidos graxos (LCPUFA, DHA e AA) presentes no leite materno eleva as suas quantidades também na membrana muscular esquelética, favorecendo uma redução da glicemia de jejum, da resistência à insulina e da falência de células β, com consequente redução da incidência de diabetes tipo 2. Outros fatores associados à redução da doença em crianças amamentadas seriam a redução da liberação de insulina e a redução da obesidade nessas crianças.

O leite humano, por ser uma solução imunológica complexa com imunidade passiva e ativa, pode ser capaz de reduzir doenças alérgicas. Ocorre redução importante no risco de asma nas crianças até o 2º ano de vida e uma redução da doença em crianças de qualquer idade, principalmente em países em desenvolvimento. A proteção contra rinite alérgica e eczema tem menor qualidade de evidências, porém apresenta redução do risco até os 2 anos de idade. Isso pode ser resultado de grande influência ambiental nessas patologias.

Quanto à alergia alimentar, não foram encontrados estudos que confirmassem a proteção do aleitamento materno. Mas há efeito protetor nas crianças com elevado risco de alergia à proteína do leite de vaca (APLV) quando alimentadas com leite materno exclusivo até o 4º mês de vida. A exposição a pequenas doses de leite de vaca nos primeiros dias de vida do recém-nascido aumenta o risco de APLV.

Efeitos odontológicos

O processo de sucção é diferente nos recém-nascidos amamentados em seio materno daqueles que fazem uso de mamadeiras, com maior atividade muscular facial, o que promove melhor crescimento craniofacial e desenvolvimento ósseo. Outro aspecto importante se relaciona ao desenvolvimento da respiração nasal mais adequada quando em aleitamento materno. Assim, a amamentação apresenta proteção contra a ocorrência de má oclusão dentária, diretamente relacionada ao tempo de amamentação.

O aleitamento materno também oferece proteção contra cáries dentárias, porém quando mantido após os 12 meses, notou-se aumento do risco, principalmente naqueles com amamentação noturna. Contudo, não há estudos que relacionem o tipo de alimentação complementar associada ao aleitamento nas crianças acima de 12 meses e às práticas de higiene oral.

Relação mãe-bebê e desenvolvimento intelectual e emocional das crianças

Durante os primeiros 3 anos da infância, ocorrem a formação do psiquismo, a construção do sujeito e a estruturação das funções mentais. Nessa fase, o aleitamento tem um papel importante, criando vínculo, transmitindo afeto e impactando na saúde emocional e no desenvolvimento cognitivo das crianças e das mães que amamentam.

A identidade do bebê se constrói a partir da relação com a mãe, que inicialmente é sentida por ele com um único ser (mãe e bebê são um só). As funções de alimentar, trocar, aquecer e confortar, dadas à mãe, são de fundamental importância para a formação do novo bebê e da nova mãe.

A amamentação não se torna apenas alimentação, mas sim uma criação de amor e afeto entre os dois seres humanos, promovendo vínculo precoce e melhora do desenvolvimento emocional e físico. Assim, há redução da incidência de depressão pós-parto nas mães que conseguem manter aleitamento.

Por seu efeito benéfico sobre a criação do vínculo mãe-bebê e sobre a sensibilidade materna com o filho, o aleitamento materno constitui um mecanismo adicional ao desenvolvimento cognitivo. O aleitamento materno eleva em até 3,5 pontos a performance das crianças e adolescentes quando realizam os testes de inteligência, mesmo quando excluídos os fatores de confusão como nutrição, ambiente familiar e inteligência materna.

A presença de DHA e de AA é importante para o desenvolvimento do córtex cerebral e da retina e encontram-se aumentada nas crianças amamentadas, melhorando seu desenvolvimento intelectual e visual. O volume cerebral e a substância branca também se relacionam com o aleitamento, sugerindo que essas substâncias promovem alteração estrutural no cérebro em formação.

Efeitos na saúde materna

Para as mães, o aleitamento também é responsável por ganhos na saúde em longo e curto prazo. Vários estudos confirmam uma redução de até 26% no risco de carcinoma de mama nas mulheres que amamentam, especialmente naquelas que o mantém por tempo prolongado (acima de 12 meses, mesmo não sendo contínuos). Há uma associação dessa proteção com o número de gestações. Qualquer tempo de amamentação fornece proteção às mães em relação àquelas mulheres que nunca amamentaram em virtude das alterações hormonais e da presença de maior número de células com menor poder de transformação nas glândulas mamárias das mulheres que amamentaram.

A amamentação por mais de 12 meses também está associada a uma queda de até 35% nos casos de câncer de ovários nas lactantes, quando comparadas às mulheres que nunca amamentaram. A história reprodutiva, como número de gestações, número de partos e idade materna de menarca e menopausa, é fator que se associa ao aleitamento materno para conferir tal proteção, sem redução importante sobre o benefício do aleitamento isolado.

O risco de desenvolver diabetes tipo 2 também é reduzido em até 32% nas mulheres que mantêm aleitamento materno acima de 12 meses, com redução linear de 9% a cada 12 meses de amamentação.

Não foram observadas reduções significativas associadas ao aleitamento materno quanto à osteoporose e à perda de peso. O metabolismo do cálcio fica alterado durante a gestação e lactação, com uma demanda maior desse mineral pela mãe, o que pode torná-la mais suscetível à osteoporose.

A amamentação exclusiva até o 6º mês garante maior tempo de amenorreia nessas mulheres, porém não há comprovação de seu efeito de anticoncepção.

Efeitos na economia

O aleitamento materno é capaz de reduzir os gastos familiares (o leite materno não tem custo e não precisa de qualquer tipo de utensílio para seu uso) e do Estado (melhora da saúde infantil e materna com redução dos gastos em saúde pública e redução de morbidades em longo prazo), gerando uma economia de aproximadamente 1,8 milhão de dólares anuais no Brasil.

Assim, estudos epidemiológicos e biológicos corroboram o fato de que a decisão de não amamentar tem efeitos importantes em longo e curto prazo na saúde da população de modo geral.

Técnicas de amamentação

O recém-nascido (RN) que nasce sem complicações peri e intraparto e de termo (ou prematuros tardios, entre 34 e 36 6/7 semanas) estará alerta e pronto para sugar. Caso não seja possível a mamada neste instante, deve-se estimular o contato olho a olho e o toque com o RN. Quanto mais cedo acontecer a primeira mamada, maior a chance de a amamentação ser bem-sucedida.

Na pega adequada, a boca do bebê deve estar suficientemente aberta, abocanhando a maior porção possível da aréola, com o lábio superior virado para cima e o inferior para fora (Figura 31.1).

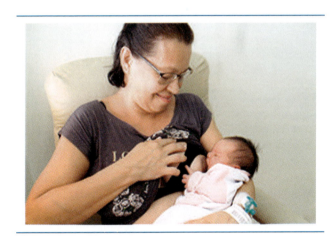

Figura 31.1. Posição tradicional.
Fonte: Acervo da autoria.

Posição tradicional ou posição de berço (*cradle position*)

A mãe deve estar sentada de forma relaxada e confortável. Na postura clássica, o RN fica de frente para a mãe, barriga com barriga, com o queixo encostado na mama. Uma linha reta imaginária deverá estar passando pelas orelhas, acrômio e espinhas ilíacas. O corpo deve estar seguro até, pelo menos, a região glútea (Figuras 31.1 e 31.2).

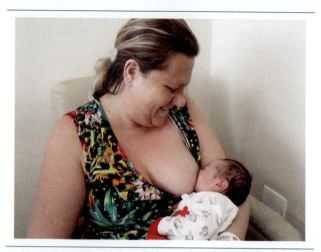

Figura 31.2. Posição tradicional.
Fonte: Acervo da autoria.

Uma variação da posição tradicional pode ser realizada modificando o braço de sustentação do RN, visando melhor apoio (tradicional invertida – *cross-cradle position*), como se observa na Figura 31.3.

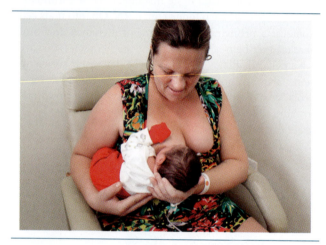

Figura 31.3. Posição tradicional invertida.
Fonte: Acervo da autoria.

Outras posturas podem beneficiar o bebê. Em qualquer posição adotada, ressalta-se que o bebê deve estar bem contido, com suporte de tronco e cabeça. Para uma pega adequada, a boca deve ser posicionada na altura do mamilo.

Posição mãe amamentando deitada

Essa posição é boa para a mãe que fez cesárea e ainda a ajuda a descansar.

Colocar um apoio nas costas do RN para mantê-lo de lado e posicioná-lo, de modo que esteja seguro na cama. A mãe permanece deitada de lado, com um travesseiro nas costas e com as pernas um pouco fletidas. O RN fica de lado (abdome encostado no corpo da mãe), sobre um travesseiro, olhando-a. Todo o corpo fica encaixado no corpo da mãe. O braço da nutriz descansa na cama e puxa o bebê para junto de si.

Posição criança sentada

Essa posição geralmente é adotada por puérperas com mamas grandes, doloridas e mamilos com traumatismos e/ou RN hipotônicos.

A mãe deve estar sentada e bem recostada, com as pernas cruzadas, se assim for mais confortável. O RN deve ser colocado sentado com as pernas entreabertas, a cavaleiro na coxa da mãe. Com a mão em C, a mãe apoia o pescoço do RN. Com a outra mão, oferece a mama (Figura 31.4).

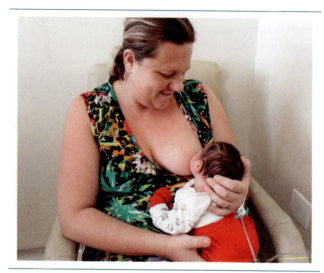

Figura 31.4. Posição criança sentada.
Fonte: Acervo da autoria.

O tempo de permanência na mama em cada mamada não deve ser fixado, haja vista que o tempo necessário para esvaziar uma mama varia para cada dupla mãe/bebê e, numa mesma dupla, pode variar dependendo da fome da criança, do intervalo transcorrido desde a última mamada e do volume armazenado de leite na mama, entre outros.

Recomenda-se que a criança seja amamentada sem restrições de horários. É o que se chama de amamentação em livre demanda. Nos primeiros meses, é normal que a criança mame com frequência e sem horários regulares, uma vez que seu estômago se encontra com tamanho reduzido e há necessidade de manutenção do contato físico entre a mãe e o bebê. Em geral, um bebê em aleitamento materno exclusivo mama de 8 a 12 vezes ao dia.

Problemas mais comuns

Dor e traumas mamilares

É comum que a mãe sinta dor no mamilo nas primeiras 6 semanas da amamentação. A queixa ocorre em 96% das nutrizes. Recentemente foi atribuído à ação hormonal e, desde que o mamilo não apresente rachaduras ou sangramentos, pode ser tida como "normal".

Traumatismo mamilar são todas as soluções de continuidade na pele que ocorrem na superfície do mamilo e/ou na junção mamilo-areolar.

- **Tipos:** escoriação, erosão, lesão vesiculosa, fissura e rachaduras, eritema, edema e equimose.
- **Prevenção:** colocar o RN para mamar o mais precoce possível, orientar o binômio mãe e filho em relação à pega correta, incentivar a livre demanda, usar o próprio leite materno para lubrificar o mamilo, rodiziar as posições do RN em relação à pega do mamilo, evitar uso de bombas de ordenha, manter o mamilo limpo e seco, evitar higiene excessiva do mamilo, evitar uso de conchas e protetores absorventes, evitar o ingurgitamento, evitar o uso de pomadas ou cremes nos mamilos e incentivar o alojamento conjunto.

O tratamento consiste em começar a mamada sempre pela mama que esteja menos lesada; enquanto isso, a outra fica exposta ao ar até secar; promover a pega correta pelo RN; manter a aréola sempre flexível; ordenhar um pouco de leite, reduzindo a pressão nos pontos dolorosos ou áreas machucadas; fazer uma suave expressão ao final da mamada, retirando o colostro que servirá de lubrificante; usar emoliente apropriado (p. ex., lanolina hipoalergênica) para diminuir o processo de ressecamento da pele, já que a hidratação adequada desta deve ser restaurada e mantida para facilitar o fechamento da fissura; uso de analgésicos se houver dor importante, no entanto nada substitui a educação sobre a técnica correta da amamentação.

Ingurgitação mamária

O intumescimento mamário é o primeiro sintoma encontrado pela nutriz na autorregulação da fisiologia da lactação. Algumas vezes, as mamas produzem quantidade de secreção láctea maior do que a demanda da criança, ficando tão cheias que são denominadas "peito empedrado". O ingurgitamento mamário decorre do aumento da vascularização e acúmulo de leite e, secundariamente, pelas congestões linfática e vascular. Surgem sinais como dor, edema intersticial, aumento no volume das mamas, pele brilhante, mamilos achatados, acompanhados ou não de áreas difusas e avermelhadas, elevação da temperatura corporal. Após esvaziamento das mamas, ocorre redução da temperatura.

Deve-se realizar ordenha manual da aréola se ela estiver tensa, antes da mamada para que fique macia, facilitando a pega adequada; promover o aleitamento materno à livre demanda; massagens delicadas das mamas em movimentos circulares principalmente nas regiões mais afetadas; uso de analgésicos sistêmicos e ou anti-inflamatórios; crioterapia em intervalos regulares ou nos intervalos das mamadas, e o tempo de aplicação do gelo não deva exceder 20 minutos em razão do efeito rebote; caso o bebê não sugue, a mama deve ser ordenhada manualmente ou com bomba de sucção.

O esvaziamento é essencial para dar alívio à mãe e diminuir a pressão dentro dos alvéolos. Aumenta a drenagem da linfa e do edema a fim de não comprometer a produção de leite, além de prevenir a ocorrência de mastite.

Mastite

É um processo infeccioso na mama, produzindo localmente dor, calor, rubor associados a reações sistêmicas de infecção.

A partir da fissura mamilar, faz-se uma porta de entrada para os ductos lactóforos, atingindo a drenagem linfática local. Germes mais comuns envolvidos: *Staphylococcus aureus*; *Escherichia coli*; e, mais raramente, estreptococos.

Existem alguns fatores que podem facilitar o surgimento da mastite: drenagem inadequada dos ductos; estresse materno; fadiga materna; esvaziamento mamário insuficiente; obstrução dos ductos; e rachaduras mamilares.

A técnica correta de amamentação é uma das principais formas de prevenção. Além disso, a lavagem correta das mãos antes de amamentar, o suporte materno para se evitar o estresse e a fadiga, a profilaxia de traumatismos e a correta orientação sobre os primeiros sinais e sintomas de mastite podem evitar a instalação da patologia.

O tratamento se faz por meio da posição correta para amamentação; continuidade da amamentação em ambas as mamas, porém aumentando sua frequência; assegurar o completo esvaziamento da mama afetada; repouso materno; uso de compressas; aumento da ingesta hídrica pela mãe; e analgésicos.

Se os sintomas persistirem por 48 a 72 horas depois do início do tratamento adequado, deve-se suspeitar de que haja formação de abscesso, podendo ser necessária a drenagem cirúrgica.

Amamentação em situações especiais

Prematuridade

A alimentação no prematuro é um processo complexo que envolve aspectos físicos, neurológicos, cognitivos e emocionais, que implica adequação de nutrientes, social e formação de apego. O método canguru é uma estratégia de promoção do aleitamento materno entre esses bebês.

É importante orientar a ordenha nas primeiras horas após o nascimento, a sua manutenção durante o período em que o RN não possa alimentar-se direito ao seio e início precoce do contato pele a pele. Para este trabalho, o banco de leite humano é de fundamental importância, atuando de maneira conjunta com as unidades neonatais. A manutenção da mãe dentro da unidade de tratamento intensivo (UTI) em período integral, estímulo e orientação para ordenhas hospitalar e domiciliar, suporte emocional e técnico são ferramentas para a manutenção do aleitamento materno nos recém-nascidos prematuros.

O início precoce da dieta por via oral também contribui de maneira significativa. Para isso, devemos contar com as técnicas como a translactação (utilização de sonda acoplada ao seio materno com passagem de leite pela sonda durante sucção do seio), útil para transição dos RN menores de 1.500 g, e a técnica de mama vazia ou sonda-peito (utilização de sonda acoplada ao seio materno como complementação à mamada) (Figura 31.5).

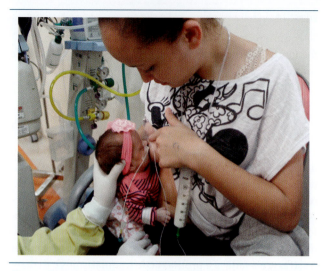

Figura 31.5. Técnica de translactação.
Fonte: Acervo da autoria.

As técnicas e posições das mamadas seguem as mesmas indicações dos RN a termo, porém deve-se lembrar que o reflexo de busca nos recém-nascidos prematuros é mais lento e incompleto, necessitando de estímulo para o início das mamadas. Sabe-se que, para cada 10 mL/kg/dia de leite materno, o índice de desenvolvimento mental aumenta 0,53; o do desenvolvimento motor 0,63; e o comportamental 0,82. Além de todos outros benefícios já citados.

Gemelaridade

Como a produção do leite é dependente da sucção do RN, quanto maior o estímulo, maior será a produção dessa mãe. Assim, é possível manter aleitamento materno exclusivo em gêmeos. Embora essa lactante necessitará de maior apoio da família e da equipe de saúde.

Orienta-se a mamada simultânea dos recém-nascidos. para maior estímulo hormonal, porém pode-se amamentar cada RN separadamente, com rodízio entre as mamas (Figura 31.6).

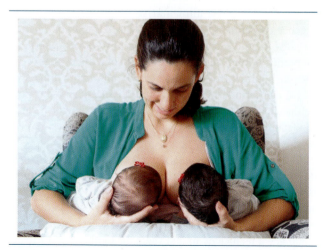

Figura 31.6. Amamentação na gemelaridade.
Fonte: Acervo da autoria.

Parto cesariano

Independentemente da via do parto, a amamentação da 1ª hora de vida deve ser realizada para todos os recém-nascidos com condições. O que também beneficia a mãe, com a produção de ocitocina, que enseja menor risco de sangramento pela involução uterina.

Porém, é importante lembrar que o volume de leite produzido pela mãe após a cesárea é significativamente menor quando comparado à mãe que teve parto normal nos primeiros dias após o parto. Esse volume se equipara em torno do 6º dia pós-parto.

Mães com plástica mamária

Mães que realizaram cirurgia plástica de mama podem apresentar dificuldades durante a amamentação, a partir de 72 horas após início do aleitamento, caindo drasticamente o número de mulheres que fizeram cirurgia e conseguem amamentar.

Os RN de mães submetidas à mamoplastia redutora ganham menos peso do que os de mãe sem cirurgia, devendo este assunto ser discutido previamente à intervenção cirúrgica.

O uso de drogas e de medicamentos e as infecções maternas durante a amamentação são apresentados no Capítulo 32 – Drogas e Aleitamento Materno.

Boas práticas para manutenção da amamentação

1. Aconselhamento e educação dos profissionais de saúde e da comunidade podem resultar em um aumento de até 85% na taxa de amamentação.
2. Educação familiar e social sobre o aleitamento e suporte familiar são importantes na manutenção do aleitamento materno
3. Implementação de hospitais amigos da criança e orientações dos serviços de saúde pública correspondem a um aumento de 66% na amamentação.
4. Orientação constante sobre benefícios da manutenção da amamentação, orientação sobre a importância da amamentação sobre livre demanda (sem horários) e a manutenção da exclusividade até o 6º mês de vida e manutenção até o 2º ano de vida.
5. Iniciar amamentação na 1ª hora de vida e contato pele a pele.
6. Implementação do método canguru nas maternidades.
7. Formação e manutenção de bancos de leite humano.
8. Criação de leis de proteção da maternidade e sobre a comercialização de alimentos para lactentes.
9. Não oferecer a recém-nascidos amamentados alimentos ou líquido que não sejam o leite materno, a menos que indicado clinicamente.
10. Aconselhar a mãe sobre o uso e os riscos de mamadeiras, bicos e chupetas.
11. Orientar que, mesmo se o ganho de peso for um pouco abaixo do esperado, mas o recém-nascido se mantiver saudável, com bom desenvolvimento e com um crescimento adequado (acompanha um mesmo percentil na curva de peso), o leite materno sempre será o melhor alimento, inclusive para os recém-nascidos prematuros.

LEITURAS COMPLEMENTARES

American Academy of Pediatrics Breastfeeding and the use of human milk. Pediatrics. 2012;129(3):827-41.

Andrade RA, Segre CAM. Aleitamento Materno. In: Sagre CAM, Costa HPF, Lippi UG. Perinatologia – Fundamentos e práticas. 3.ed. São Paulo: Sarvier; 2015. p.676-703.

Brasil. Ministério da Saúde. Atenção Humanizada ao Recém-nascido de Baixo Peso – O Método Canguru. Manual Técnico. 2.ed. Brasília; 2014.

Brasil. Ministério da Saúde. Secretaria de Atenção à Saúde. Departamento de Atenção Básica. Saúde da criança: Aleitamento materno e alimentação complementar. Ministério da Saúde. Secretaria de atenção à Saúde. Departamento de Atenção Básica. 2.ed. Brasília: Ministério da Saúde; 2015. p.184.:il. (Cadernos de Atenção Básica, n.23).

Brazelton TB. Momentos decisivos do desenvolvimento infantil. São Paulo: Martins Fontes; 2002.

Britton JR, Britton HL, Granwaldt V. Breastfeeding, sensity and attachment. Pediatrics. 2006;118:1436-45.

Chowdhury R, Sinha B, Sankar MJ et al. Breastfeeding and maternal health outcames: A sistematic review and meta-analysis. Acta Paediatr. 2015;104:96-113.

Drake AJ, Reynolds RM. Impact og maternal obesity on offspring obesity and cardiometabolic disease risk. Reproduction. 2010; 140:387-98.

Grummer-Strawn LM, Rollins N. Summarising the health effects of breastfeeding. Geneve, Switzerland: WHO. 2015;104:1-2.

Heberle ABS, Moura MAM, Souza MA, Nohama P. Avaliação das técnicas de massagem e ordenha no tratamento do ingurgitamento mamário por termografia. Rev Lat Am Enfermagem. 2014 Mar-Apr;22(2):277-85.

Hoppu U, Kalliomaki M, Laiho K, Isolauri E. Breastfeeding milk-immunomodulatory signals against allergic diseases. Allergy. 2001;56(Suppl 67):23-6.

Horta BL, Loret de Mola C, Victora CG. Long-term consequences of breastfeeding on cholesterol, obesity, systolic blood pressure and type 2 diabetes: A systematic review and metanalysis. Act Paediatr. 2015;104:30-7.

Horta BL, Molo CL, Victora CG. Breastfeeding and intellingence: A systematic review and meta-analysis. Acta Paediat. 2015;104:14-9.

IP S, Chung M, Raman G et al. Breastfeeding and maternal and infant health outcomes in developed countries. Rockville MD, USA: Agence of Healthcare Research an Quality; 2007.

Isaaca EB, Fisch BR, Quinn BT et al. Impact of breastmilk on intelligence quotient, brain size and white matter development. Pediatr Res. 2010; 67:357-62.

Jones G, Steketee RW, Black RE, Bhutta ZA, Morris SS. How many child deaths can we prevent this year? Lancet. 2003;362:65-71.

Kovacs CS, Kronenberg HM. Maternal-fetal calcium and bone metabolism during pregnance, puerperium and lactation. Endocr Ver. 1997;18:832-72.

Lawrence RA, Lawrence RM. Brcastfeeding, a guide for the medical profession 7th ed. Maryland Heigth Elsevier-Mosby; 2011.

Lipworth L, Bailey LR, Trichopoulos D. History of breastfeeding in relation to breast cancer risk: a review of the epidemiologic literature. J Natl Cancer Inst. 2000;92:302-12.

Lodge CJ et al. Breastfeeding and asthma and allergies: A systematic review and meta-analysis. Act Paeditric. 2015;104:38-53.

Lopes RDCS, Oliviera DS, Vivian AG et al. Sentimentos maternos frente ao desenvolvimento da criança aos 12 meses: Convivendo com as novas aquisições infantis. Psicol Teor e Pesqui. 2007;23(1):5-15.

McGuire MK, McGuireMA. Human milk: Mother nature's prototypical probiotic food? Adv Nut. 2015;6(1):112-23.

Morris MC, Sack F, Rosner B. Does fish oil lower blood pressure? A meta-analysis og controlled trials. Circulation. 1993;88:523-33.

Muraro A, Halken S, Arshad SH, Beyer K, Dubois AE et al. EAACI Food Allergy nd Anaphylaxis Guidelines. Primary prevention of food allergy. Allergy. 2014;69:590-601.

Narayanan I, Mehta R, Choudhury DK, Jain BK. Sucking on the "emptied" breast: Non-nutritive sucking with a diference. Arch Dis Child. 1991;66:241-44.

Peres KG, Cascaes AM, Nascimento GG, Victora CG. Effect of breastfeeding on malocclusions: A systematic review and meta-analysis. Act Paediat. 2015;104:54-61.

Sankar MJ, Sinha B, Chowdhury R et al. Optimal breastfeeding practices and infant and child mortality. A systematic review and meta-analysis. Act Paediatr. 2015;104(467):3-13.

Santos RL, Elsas MIG. Imunologia do leite materno. In: Carvalho MR, Gomes CF. Amamentação: Bases científicas. 4.ed. Rio de Janeiro: Guanabara Koogan; 2017.

Sinha B, Chowdhury R, Sankar MJ, Martines J, Taneja S et al. Interventions to improve breastfeeding outcomes: A systematic review and mate-analysis. Acta Paediat. 2015;104:114-35.

Smith H et al. Improving expressed breast milk (EBM) provision in the neonatal unit: A rapid and affective quality improvement (QI) intervention. J Neonatal Nurs. 2013;19:149-53.

Sobti J, Mathur GP, Gupta A, WHO. WHO's proposed global strategy for infant and young child feeding: A viewpoint. J Indian Med Assoc. 2002;100: 502-4.

Sueblinvong T, Carney ME. Current understanding of risk factors for ovarian cancer. Curr Treat Options Oncol. 2009;10:67-81.

Tham R et al. Breastfeeding and the risk os dental caries. Act Paediat. 2015;104:62-84.

Van Odijk J et al. Breastfeeding and allergic disease: A multidisciplinary review of the literature (1966-2001) on the mode of early feeding in infancy and its impact on later atopic manifestation. Allergy, Copenhagem, Dinamarc. 2003;58(9):833-43.

Victora CG, Bank RM, Barros ALD, França GVA, Horton S, KRasevec J et al. Breastfeeding in the 21st century: Epidemiology, mechanisms and lifelong effects. Lancet. 2016;387(10033):2089-90.

Victora CG, Horte BL. Short-term effects of breastfeeding: a sistematic review on the benefits of breastfeeding on diarrhoea and pneumonia mortality. Geneve, Switzerland: WHO; 2013.

WHO collaborative Study Team on the Role of Breastfeeding on the prevention on infant mortality. Effects oh breastfeeding on infant and child mortality due to infectious diseases inless developed contries. Lancet. 2000;355:451-5.

Winnicott DW. O papel de espelho da mãe e da família no desenvolvimento infantil. In: Winnicott D.W. O brincar e a realidade. Rio de Janeiro: Imago; 1975. p.153-62.

Drogas e Aleitamento Materno

Roberto Gomes Chaves

A literatura científica é unânime em apontar o leite materno como o melhor e o mais completo alimento para os lactentes, com benefícios de ordem nutricional, imunológica, metabólica, cognitiva, social e econômica. Contudo, textos científicos mostram dados conflitantes sobre a segurança do uso de medicamentos pela mãe que amamenta. Este capítulo objetiva oferecer uma fonte segura e atualizada de informação sobre o tema, auxiliando o profissional de saúde no momento da prescrição e da orientação para a nutriz com necessidade de terapia medicamentosa.

Farmacologia e lactação

A elevada frequência de desmame em razão do uso materno de medicamento é determinada, principalmente, pelo desconhecimento dos profissionais de saúde sobre a farmacologia da lactação. Assim, prescrição ou a orientação sobre a compatibilidade do medicamento com a amamentação exige do profissional de saúde conhecimentos em farmacologia especialmente sobre a segurança do medicamento para a lactante, para o lactente e para a lactação.

Fatores relacionados ao medicamento

A transferência de medicamentos para o leite humano é quase uma regra, embora essa excreção seja muito baixa para a grande maioria dos fármacos. Apenas em raras situações a quantidade transferida para o leite produz doses clinicamente relevantes na criança.

Os principais fatores relacionados ao fármaco que determinam sua segurança para uso na lactação são: a segurança do fármaco para o lactente; a biodisponibilidade do fármaco para o lactente; e a concentração do fármaco no compartimento lácteo que será ingerido pelo lactente.

Fármacos aprovados para uso por lactentes devem ser considerados seguros para uso por nutrizes. Já o uso materno de fármacos com risco potencial de efeitos adversos, em geral, não causa preocupação se as substâncias em questão não são absorvidos pelo trato digestório da criança.

Os fármacos são transferidos para o leite humano quando apresentam:

- elevada concentração no plasma materno;
- baixo peso molecular (< 800 dáltons);
- baixa ligação às proteínas plasmáticas;
- facilidade para alcançar o sistema nervoso central.

No entanto, uma vez que os medicamentos se transferem para o leite humano, outros fatores farmacocinéticos estão envolvidos. Um dos mais importantes é a biodisponibilidade oral da medicação para o bebê. Numerosos medicamentos são destruídos ainda no trato digestório do lactente ou são rapidamente metabolizados pelo fígado.

Fatores relacionados à nutriz

Nos primeiros dias após o parto, as células alveolares das mamas são menores e os espaços intercelulares maiores, permitindo maior passagem de fármacos para o compartimento lácteo. Porém, a dose absoluta dos fármacos recebida pelo recém-nascido é baixa em decorrência do pequeno volume de colostro ingerido (50 a 60 mL/dia). A partir da 2ª semana após o parto, a queda dos níveis séricos de progesterona determina uma redução dos espaços intercelulares entre as células alveolares e consequente diminuição da transferência de fármacos para o leite.

Mulheres com doenças hepáticas e renais podem apresentar menor capacidade de metabolização e excreção dos fármacos, respectivamente. Assim, os níveis séricos de medicamentos metabolizados pelo fígado e excretados pelos rins podem estar elevados, aumentando a exposição do lactente aos fármacos.

Fatores relacionados ao lactente

A idade do lactente e a frequência das mamadas são consideradas as variáveis mais importantes para determinar a segurança do medicamento utilizado pela nutriz. Há risco mais elevado de reações em recém-nascidos e lactentes jovens, menores de 2 meses. Menos de 5% das reações ocorrem em lactentes maiores de 6 meses em virtude da maior maturidade metabólica hepática e de excreção renal, além da menor ingesta láctea após o início da alimentação complementar. Lactentes maiores possuem a barreira hematoencefálica mais desenvolvida e, consequentemente, sofrem menor transferência de fármacos lipossolúveis para o sistema nervoso central (SNC). Thomas Hale considera a idade do lactente em sua classificação sobre o risco dos medicamentos para uso na lactação: baixo risco (lactentes de 6 a 18 meses); risco moderado (lactentes entre 2 e 6 meses); e alto risco (prematuros, recém-nascidos, lactentes clinicamente instáveis ou com função renal debilitada).

Métodos de estimativa de exposição do lactente aos fármacos

A estimativa da exposição do lactente ao fármaco via leite materno é mais uma variável que contribui para a avaliação da segurança do seu uso durante o período de amamentação, principalmente quando a exposição for prolongada. As medidas mais utilizadas para tal fim são a razão leite/plasma e a dose relativa no lactente.

A razão leite/plasma é utilizada para estimar a quantidade de fármaco transferido para o leite. É a razão entre as concentrações do fármaco no plasma e no leite em estado de equilíbrio. Um valor abaixo de 1 indica que o fármaco apresenta maior concentração no sangue que no leite. Conforme descrito na seção anterior, nem sempre valores elevados constituem preocupação, a exemplo de fármacos com baixa biodisponibilidade para o lactente.

A dose relativa no lactente estima a porcentagem da dose materna transferida para o lactente. Estabeleceu-se, de forma arbitrária, que o valor deve ser menor do que 10% para que o fármaco seja considerado seguro para uso durante a lactação. Apresenta a desvantagem de considerar que mãe e filho possuem as mesmas absorção, metabolização e excreção, evento que normalmente não se constata na prática. Para os fármacos considerados seguros na lactação esse cálculo é dispensável.

Os valores da razão leite/plasma e da dose relativa no lactente raramente são informados na maioria das publicações sobre o tema e não estão presentes nas bulas dos medicamentos. Para ter acesso a essas informações, sugerimos o site LactMed (http://toxnet.nlm.nih.gov/newtoxnet/lactmed.htm), site de busca elaborado pela United States National Library of Medicine, disponível também gratuitamente como aplicativo para *smartphones*.

Princípios para a prescrição de medicamentos para a nutriz

O princípio fundamental da prescrição de medicamentos para nutrizes baseia-se, sobretudo, na avaliação do risco *versus* benefício. Os aspectos a serem avaliados incluem os benefícios da amamentação, o alívio dos sintomas e da doença sobre a saúde materna e os riscos da terapêutica para o lactente e para a produção láctea. O Quadro 32.1 apresenta as principais recomendações a serem utilizadas para a prescrição medicamentosa e orientação às nutrizes.

Quadro 32.1
Os 15 princípios para a orientação e a prescrição de medicamentos para nutrizes.

1. Ter em local acessível uma fonte de consulta sobre a compatibilidade dos medicamentos com a lactação.
2. A maioria dos medicamentos disponíveis é segura para uso na lactação. Os riscos das fórmulas infantis são bem conhecidos e documentados.
3. Escolher fármacos comprovadamente seguros para uso na lactação. Evitar, se possível, a prescrição de medicamentos recentemente introduzidos no mercado.
4. Lembrar que medicamentos comprovadamente seguros para uso por lactentes são seguros para uso materno durante a lactação.
5. Considerar a idade do lactente. Prematuros que ainda não atingiram 40 semanas de idade corrigida e recém-nascidos apresentam maior risco para efeitos adversos.
6. Fármacos utilizados nos primeiros 3 a 4 dias pós-parto geralmente produzem níveis desprezíveis no lactente em virtude do pequeno volume de leite materno ingerido.
7. Avaliar o quadro clínico da criança. Lactentes instáveis, com doenças graves estão mais expostos aos efeitos adversos dos medicamentos utilizados pelas mães.
8. Optar por fármacos com meia-vida de eliminação curta, elevada afinidade por proteínas plasmáticas, baixa biodisponibilidade oral e maior peso molecular.
9. Indicar o tratamento por menor duração possível. Os riscos da terapia em longo prazo são sabidamente maior do que os de uma terapia em curto prazo.
10. Evitar a prescrição de medicamentos que podem reduzir a produção do leite materno.
11. Programar o horário de administração do medicamento à mãe a fim de evitar que o pico do medicamento no sangue e no leite materno coincida com o horário da amamentação. Em geral, a exposição do lactente ao fármaco pode ser diminuída, prescrevendo-o para a mãe imediatamente antes ou logo após a mamada. Outra opção é ministrar o medicamento antes do maior período de sono da criança.
12. A maioria dos medicamentos disponíveis é segura para uso na lactação. Os riscos das fórmulas infantis são bem conhecidos e documentados.
13. Levar em consideração o tipo de alimentação do lactente. Aqueles em aleitamento materno exclusivo estarão mais expostos ao medicamento do que aqueles que já iniciaram a alimentação complementar.
14. Recomendar o tratamento de mães que apresentam depressão ou transtornos afins. Os medicamentos utilizados para tratamento dessas doenças são seguros.
15. Estar atento à possibilidade de a recusa do leite materno estar associada ao uso materno de medicamentos que podem alterar o gosto do leite materno.

Fonte: Adaptado de Hale, 2020.

Medicamentos que podem alterar o gosto do leite materno

Medicamentos com sabor desagradável (Quadro 32.2) podem alterar o gosto do leite materno e provocar "greve de amamentação" pelo lactente. Nesses casos, as nutrizes devem ser orientadas a evitar a amamentação no pico de concentração do medicamento no leite que, frequentemente, coincide com o pico sérico. Outra medida relevante é, quando possível, usar o medicamento pelo menor tempo possível.

Quadro 32.2	
Medicamentos com sabor desagradável que podem alterar o gosto do leite materno.	
Aciclovir	Estavudina
Álcool	Famotidina
Anlodipina	Fentermina
Azelastina	Flecainide
Azitromicina	Hidroclorotiazida
Captopril	Imipramina
Cetirizina	Indinavir
Ciprofloxacin	Iodeto de potássio
Claritromicina	Labetolol
Clindamicina	Lamivudina
Clomipramina	Metronidazol
Cloranfenicol	Mexiletina
Cloreto de potássio	Nedocromil
Desipramina	Óleo de fígado de bacalhau
Dextrometorfano	Oxipentifilina
Didadosina	Penicilinas
Dietilpropiona	Prednisolona
Diltiazem	Procainamida
Dissulfiram	Propafenona
Donepezil	Propranolol
Doxepin	Ritonavir
Doxiciclina	Saquinavir
Efavirenz	Sulfametoxazol + Trimetoprima
Emedastina	Tabaco
Enalapril	Tinidazol
Enoxacin	Valaciclovir
Eritromicina	Zidovudina

Fonte: Adaptado de Hale e Rowe, 2017.

Classificação da segurança dos medicamentos para uso pela nutriz

A mais completa e atualizada fonte de informação sobre a segurança dos medicamentos para uso materno durante a lactação foi produzida pela Biblioteca Nacional de Medicina dos Estados Unidos, denominada "LactMed". Trata-se de um serviço gratuito, disponível na língua inglesa, devidamente referenciado e continuamente atualizado. O acesso pode ser realizado por intermédio de aplicativos para os sistemas operacionais Android e IOS ou pelo site https://toxnet.nlm.nih.gov/newtoxnet/lactmed.htm. Os dados para cada fármaco incluem um sumário sobre seu uso, nível de segurança para a criança e para a mulher, possíveis efeitos sobre as crianças amamentadas e sobre a lactação, além de fármacos alternativos a serem considerados.

Na língua portuguesa, uma obra abrangente, porém desatualizada, publicada pelo Ministério da Saúde em 2010, a segunda edição do manual "Amamentação e Uso de Medicamentos e Outras Substâncias", disponível para *download* gratuito no site do Ministério da Saúde: www.bvsms.saude.gov.br/bvs/publicacoes/amamentacao_uso_medicamentos_2ed.pdf.

Uma tradicional, completa e atualizada publicação, disponível em formato de plataforma e aplicativo para celulares, é denominada *Medications and Mother's Milk*, em que o autor, Thomas Hale, classifica a segurança do uso de fármacos na lactação conforme mostrado a seguir:

- **Compatíveis:** medicamentos sem relato de efeitos adversos sobre o lactente. Estudos controlados em mulheres que amamentam não demonstraram risco para as crianças e a possibilidade de danos às crianças que estão sendo amamentadas é remota. Também estão incluídos nessa categoria fármacos com biodisponibilidade oral desprezível.
- **Provavelmente compatíveis:** medicamentos sem estudos controlados em nutrizes. Entretanto, é possível a ocorrência de efeitos indesejáveis para os lactentes, ou estudos controlados mostram apenas efeitos adversos mínimos e não ameaçadores. As drogas devem ser administradas apenas se o benefício justificar o risco potencial para a criança. Novos medicamentos que não têm absolutamente nenhum dado publicado são classificados, de forma automática, nesta categoria, independentemente de quão seguros eles podem ser.
- **Possivelmente perigosos:** existem evidências de risco para o lactente ou para a produção láctea, mas o seu uso pode ser aceitável após a avaliação da relação riscos *versus* benefícios.
- **Perigosos:** estudos em nutrizes demonstraram que há risco significativo e documentado para os lactentes ou o medicamento tem alto risco de causar danos significativos aos lactentes. O risco do uso do medicamento claramente supera qualquer possível benefício da amamentação. O aleitamento materno está contraindicado durante o uso do fármaco.

O Quadro 32.3 mostra a classificação dos principais medicamentos utilizados pelas nutrizes segundo a classe farmacológica e a segurança para uso na lactação, conforme a publicação de Hale e Rowe.

SEÇÃO III – NUTRIÇÃO E DOENÇAS DO TRATO GASTROINTESTINAL

Quadro 32.3
Classificação de risco dos fármacos para uso durante a lactação segundo a classe farmacológica.

Classes farmacológicas	Classificação de risco para uso durante a lactação			
	Compatíveis	Possivelmente compatíveis	Possivelmente perigosos	Perigosos
Fármacos que atuam no sistema nervoso central				
Antidepressivos	Amitriptilina Amoxapina Brexanolona Citalopram Clomipramina Desipramina Estacilopram Fluoxetina Fluvoxamina, Imipramina Nortriptilina, Paroxetina Sertralina Trazodona, Venlafaxina	Bupropiona, Desvenlafaxina, Duloxetina Esquetamina Levomilnacipram Maprotilina, Milnacipran Mirtazapina, Sulpiride, Vilazodona Vortioxetina	Moclobenida, Nefazodona	Doxepin
Antiepiléticos	Carbamazepina, Fenitoína Fosfenitoína, Gabapentina Lamotrigina Levetiracetam	Canabidiol Clonazepam Brivaracetam Etotoína, Lacosamina, Oxcarbazepina Pregabalina Tiagabina, Topiramato, Vigabatrina	Ácido valpróico Etossuximida, Felbamato Fenobarbital Primidona, Trimetadiona Zonizanida	–
Hipnóticos e ansiolíticos	Lormetazepam Midazolam Nitrazepam Oxazepam Propofol Quazepam, Zaleplon Zopiclone	Alprazolam Brexpiprazol Buspirona Butalbital Butabarbital Clobazam Clonazepam Clorazepato Clordiazepóxido Diazepam Estazolam Eszoplicone Halazepam Lorazepam, Meprobamato Hidrato de cloral Pentobarbital Ramelteon Suveroxant Temazepam, Triazolam Zolpidem	Cariprazina Flunitrazepam Flurazepam, Oxibato de sódio, Secobarbital	Ácido gama-aminobutírico
Neurolépticos	Olanzapina, Quetiapina Risperidona, Ziprasidona	Asenapina Aripiprazol, Clorpromazina, Clozapina Flufenazina Flupentixol Haloperidol, Iloperidona, Lurasidona Paliperidona, Perfenazina, Zuclopentixol	Carbonato de lítio Loxapina Mesoridazina Pimozide, Tioridazina Tiotixeno, Trifluoperazina	–
Analgésicos e anti-inflamatórios				
Analgésicos e/ou antipiréticos	AAS Paracetamol	Nefopam	Dipirona	–
Analgésicos opioides	Alfentanil Buprenorfina Butorfanol Fentanil Metadona, Nalbufina Propoxifeno	Codeína Hidromorfona Hidroxicodona Morfina Oxicodona, Oximorfona, Pentazocina Remifentanil, Tapentadol, Tramadol Trolamina	Meperidina	–
Anti-inflamatórios não esteroides (AINES)	Celecoxib Cetoprofeno Cetorolaco, Diclofenaco Fenoprofeno, Flurbiprofeno Ibuprofeno, Piroxicam	Diflusal Etodolaco, Indometacina, Meclofenamato Meloxicam, Mesalamina, Nabumetona Naproxeno, Nepafenac, Olsadazina Oxaprozin Parecoxib Saliciliamida Sulfasalazina Tolmetin	Salsalato	Leflunomida

(continua)

(continuação)

CAPÍTULO 32 – DROGAS E ALEITAMENTO MATERNO

Quadro 32.3
Classificação de risco dos fármacos para uso durante a lactação segundo a classe farmacológica.

Classes farmacológicas	Classificação de risco para uso durante a lactação			
	Compatíveis	Possivelmente compatíveis	Possivelmente perigosos	Perigosos
Corticosteroides	Beclometasona Budesonida Hidrocortisona Metilprednisolona Prednisona, Prednisolona	Betametasona, Ciclesonida Clobetasol Dexametasona Difluprednato Fludocortisona Fluocinolona Flunisolina, Fluticasona Loteprednol Mometasona Prednicarbato Triancinolona	–	–
Fármacos usados na enxaqueca		Almotriptano, Eletriptano Frovatriptano, Isometepteno Naratriptano, Rizatriptano, Sumatriptano Ubrogepant Zolmitriptano	Ergotamina Flunarizina	–
Anestésicos e indutores anestésicos	Benzocaína, Bupivacaína Halotano Lidocaína, Propofol Ropivacaína	Articaína, Benoxinato, Dibucaína, Diclonina Etomidato Quetamina Mentol, Mepivacaína, Metoexital Óxido nitroso, Pramoxina Procaína, Sevoflurano, Tiopental	Fenol	–
Relaxantes musculares	Baclofeno	Carisoprodol, Ciclobenzaprina Cisatracurio Metaxalona, Metocarbamol, Mivacúrio Orfenadrina	Clorzoxazona, Dantrolene Tizanidina	–
Antihistamínicos	Carbinoxamina, Cetirizina Desloratadina Dimenidrinato Difenidramina, Fexofenadina Hidroxizine, Levocetirizina Loratadina Olopatadina Triprolidina	Alcaftadina Azelastina, Bronfeniramina, Cetotifeno Clorfeniramina, Ciproheptadina Dexbronfeniramina, Dexclorfeniramina Doxilamina, Epinastina, Levocabastina Feniramina, Feniltoloxamina Prometazina, Pirilamina	Clemastina, Trimeprazina Tripelenamina	–
Anti-infecciosos				
Antibióticos	Amicacina, Amoxicilina Amoxicilina + Clavulanato de potássio, Ampicilina Ampicilina + Sulbactam Azitromicina, Aztreonam Bacitracina, Carbenicilina Cefadroxil, Cefazolina Cefdinir, Cefditoren Cefepime, Cefixime Cefoperazona, Cefotaxime Cefotetan, Cefoxitina Cefpodoxima, Cefprozil Ceftazidima, Ceftizoxima Ceftriaxona, Cefalexina Cefalotina, Cefapirina Ceftibuten, Cefuroxima Cilastatina, Claritromicina Clindamicina, Cloxacilina Daptomicina, Dicloxacilina Gentamicina, Imipenem Levofloxacin, Metronidazol Mupirocina, Nitrofurantoína Nafcilina, Ofloxacin Oxacilina, Penicilina G Pipercacilina, Polimixina B Sulfisoxazol, Tazobactam Ticarcilina, Tobramicina Trimetoprima, Vancomicina	Cefaclor Ceftarolina Cilastatin Ciprofloxacin, Cloreto de benzalcônio Dalbavancina Dalfoprostin + Quinupristin, Doripenem Doxiciclina Enoxacin Eritromicina Estreptomicina, Fidaxomicina, Fosfomicina Gatifloxacin Gemifloxacin Gramicidina, Hidroxiquinolina Imipenem Lefamulina Linezolida, Lomefloxacin, Meropenem Metenamina Meticilina Minociclina Moxifloxacin, Neomicina, Netilmicina Norfloxacin Omadaciclina Retapamulina, Rifaximina Sefiderocol Sulfadiazina de prata, Sulfametoxazol Tedizolida Telavancina Telitromicina, Tetraciclina Tinidazol	Cloranfenicol, Clorexedina Dapsona Omadaciclina Sareciclina Tigeciclina, Trovafloxacin	–

(continua)

217

SEÇÃO III – NUTRIÇÃO E DOENÇAS DO TRATO GASTROINTESTINAL

(continuação)

Quadro 32.3
Classificação de risco dos fármacos para uso durante a lactação segundo a classe farmacológica.

Classes farmacológicas	Classificação de risco para uso durante a lactação			
	Compatíveis	*Possivelmente compatíveis*	*Possivelmente perigosos*	*Perigosos*
Antifúngicos	Cetoconazol, Clotrimazol Fluconazol, Miconazol Nistatina Violeta genciana	Ácido undecilênico, Anfotericina B Anidulafungin, Butenafina, Butoconazol Capsofungin, Ciclopirox olamina Econazol Epinaconazol Griseofulvina Itraconazol, Micafungin Naftifina, Posaconazol, Sulconazol Tavaborole Terbinafina, Terconazol, Tioconazol, Tolnaftato Voriconazol	Flucitosina	–
Antivirais	Aciclovir, Oseltamivir Valaciclovir Zanamivir	Alvimopan, Amantadina Baloxavir Docosanol Dolutegravir Elbasvir Famciclovir, Ganciclovir Grazoprevir Ledipasvir Penciclovir Remdesivir Rimantadina Simeprivir Sofosbuvir Telbivunida Valganciclovir	Adefovir, Boceprevir Entecavir Interferon alfa 2B Ribavirina	Abacavir* Delavirdina* Didanosina* Efavirenz* Emtricitabina* Estavudina* Etravirina* Foscarnet Indinavir* Lamivudina* Lopinavir* Nevirapina* Raltegravir* Ritonavir* Saquinavir* Tenofovir* Zidovudina*
Anti-helmínticos	Albendazol, Praziquantel	Ivermectina, Mebendazol, Nitaxozanida Pirantel Tiabendazol	–	–
Antiprotozoários	Metronidazol	Atovaquona, Nitaxozanida Pentamidina	Secnidazol	–
Tuberculostáticos	Rifampicina	Ácido aminosalicílico, Etambutol Isoniazida Pirazinamida	Cicloserina Etionamida	–
Antimaláricos	Cloroquina Hidroxicloroquina Mefloquina Primaquina Quinina	Artesunate Proguanil + Atovacoque	Pirimetamina	–
Fármacos cardiovasculares				
Antiarrítmicos	Adenosina, Disopiramida Mexiletina, Propafenona	Dronedarona, Flecainida Isoproterenol Procainamida Quinidina	Encainida Tocainida	Amiodarona
Antilipêmicos**	Colesevelam, Colestipol	Atorvastatina, Ezetimiba Fenofibrato, Fluvastatina, Genfibrozil Lovastatina, Pravastatina, Rosuvastatina Sinvastatina	–	
Anti-hipertensivos	Benazepril, Captopril Enalapril, Hidralazina Labetalol Mepindolol Metildopa, Metoprolol Nicardipina, Nifedipina Nimodipina, Quinapril Propranolol	Acebutolol Aliskiren, Amlodipina, Atenolol, Betaxolol Bisoprolol, Candesartan, Carteolol Carvedilol, Clonidina Diltiazem Doxazosin, Eprosartan Esmolol Felodipina, Fenoldopam, Fosinopril Iloprost Guanfacina Irbesartan, Isradipina Lisinopril Losartan Minoxidil	Ambrisentan, Bosentan Macitentan Nadolol Reserpina Sotalol Telmisartan, Terazosin	–

(continua)

218

(continuação)

CAPÍTULO 32 – DROGAS E ALEITAMENTO MATERNO

Quadro 32.3
Classificação de risco dos fármacos para uso durante a lactação segundo a classe farmacológica.

Classes farmacológicas	Classificação de risco para uso durante a lactação			
	Compatíveis	Possivelmente compatíveis	Possivelmente perigosos	Perigosos
		Nebivolol, Nisoldipina Nitrendipina Olmesartan Perindopril Pindolol Prazosin Ramipril Tandolapril Valsartan		
Cardiotônicos	Digoxina	Digitoxina	–	–
Adrenérgicos e vasopressores	Adrenalina (epinefrina) Desmopressina Dobutamina, Dopamina Metilergonovina	Dextroanfetamina Fenilefrina Midodrina Mirabegron Ritodrina Vasopressina	Atomoxetina, Dexmedetomidina Efedrina	–
Diuréticos	Acetazolamida Hidroclorotiazida Espirolonactona	Ácido etacrínico, Amilorida Bumetamida, Clorotiazida, Eplerenona Furosemida, Indapamida, Manitol Torsemida Trianterено	Bendroflumetazida Clortalidona Pamabron	–
Vasodilatadores	–	Dinitrato de isossorbida, Mononitrato de isossorbida Sildenafil Treprostinil	Milrinona Nitroglicerina Nitroprussiato	–
Fármacos hematológicos				
Anticoagulantes	Dalteparina Enoxaparina Heparina Warfarin	Ácido tranexâmico, Fondaparinux Lepirudina Rivaroxaban, Tinzaparina	Apixaban Argatroban Ticagrelor	–
Antiagregantes plaquetários	AAS	Clopidrogrel Dabigratana Dipiridamol, Eptifibatide	Pasugrel Ticlodipina	–
Fármacos para o aparelho respiratório				
Antiasmáticos	Brometo de ipatrópio Cromoglicato de sódio Isoproterenol, Levalbuterol Neodocromil Salbutamol Salmeterol, Terbutalina	Arformoterol Benralizumab Difilina Formoterol, Pirbuterol Teofilina, Zafirlucaste, Zileuton	Montelucaste	–
Antitussígenos, mucolíticos e expectorantes	–	Alfadornase Dextrometorfano Guaifenesina Pectina	Benzonatato Iodeto de potássio	Carbetapentane
Descongestionantes nasais	–	Eucalipto (extrato), Fenilefrina Nafazolina Oxitemazolina Pseudoefedrina Tetraidrozolina	–	Propilexedrina
Fármacos para o trato digestório				
Antiácidos e antissecretores ácidos	Cimetidina, Deslanzoprazol Esomeprazol, Famotidina Hidróxido de Alumínio Hidróxido de Magnésio Lansoprazol, Nizaditina Omeprazol, Pantoprazol Ranitidina, Sucralfato	Clidinio Hiosciamina Rabeprazol Sais de cálcio	–	*Acorus Calamus*
Antieméticos e gastrocinéticos	Metoclopramida Ondasetrona	Aprepitanta Cinarizina Ciclizina, Dolasetrona Domperidona Droperidol, Granisetrona	Dronabinol Cisaprida	–

(continua)

219

SEÇÃO III – NUTRIÇÃO E DOENÇAS DO TRATO GASTROINTESTINAL

(continuação)

Quadro 32.3
Classificação de risco dos fármacos para uso durante a lactação segundo a classe farmacológica.

Classes farmacológicas	Classificação de risco para uso durante a lactação			
	Compatíveis	Possivelmente compatíveis	Possivelmente perigosos	Perigosos
		Meclizina Nabilona Palonosetrona, Proclorperazina Prometazina, Trimetobenzamida Tropisetrona		
Antiespasmódicos	–	Benzitropina Escopolamina Glicopirrolata Hioscina Metaescopolamina	Diciclomina	–
Laxantes	Bisacodil, Docusato, Psilium Laxantes osmóticos Hidróxido de magnésio Meticelulose Policarbófilo de cálcio Sulfato de magnésio	Dextrina de trigo Glicerina Lactulose Laxantes salinos Óleo de castor Óleo mineral, Polietilenoglicol Prucaloprida Sena	–	–
Hormônios e antagonistas				
Antidiabéticos orais e insulina	Colestipol Insulinas Glipizida, Gliburida Metformina, Miglitol	Acarbose, Clorpropamida, Exenatida Linagliptina, Liraglutida, Nateglinida Pioglitazona PramLintide Repaglinida Rosiglitazona, Sitagliptina, Tolbutamida Vildagliptina	Canaglifozina Dulaglutida Glimepirida	–
Hormônios tireoidianos e antagonistas	Levotiroxina Liotironina Metimazol Propiltiouracil Tirotropina	Carbimazol	Sais de iodo	–
Contraceptivos	Levonorgestrel	Desogestrel Dienogest Dinoprostona, Drospirenona Etinilestradiol Etonogestrel (implante) Levonorgestrel Medroxiprogesterona Mestranol Nonoxinol 9 (espermicida) Norelgestromina Noretindrona Noretinodrel Norgestimato Progesterona Ulipristal	–	–
Imunossupressores e antineoplásicos	Dimetil, Fumarato	Azatioprina Ciclosporina Glatiramer Ifosfamida, Interferon Alfa 2b Mercaptopurina, Ofatumumab Toremifeno Tacrolimus	Aldescleucin Alemtuzumab Altretamina Asparginase Bleomicina, Cetuximab Fluorouracil, Flutamida Gencitabina, Hidroxiureia Imatinib Ioflupana I-123 Lapatinib Metotrexate, Imatinib Nilotinib Ofatumumab Sirolimus Sorafenib Sunitinib Talidomida Teniposida Toremifena	Aminopterin Anastrozol Asparaginase Busulfan Cactinomicina Capecitabina Carboplatina Carmustina Ciclofosfamida Cisplatina Citarabina Cladribina Clorambucil Dacarbazina Dactinomicina Daunorubicina Docetaxel Doxorubicina

(continua)

220

CAPÍTULO 32 – DROGAS E ALEITAMENTO MATERNO

(continuação)

Quadro 32.3
Classificação de risco dos fármacos para uso durante a lactação segundo a classe farmacológica.

Classes farmacológicas	Classificação de risco para uso durante a lactação			
	Compatíveis	*Possivelmente compatíveis*	*Possivelmente perigosos*	*Perigosos*
				Epirubicina Erlotinib Estrontio-89 Etoposida Everolimus Exemestane I-123,125 e 131 Ixabepilona Mefalan Micofenolato Mitomicina Mitoxantrona Oxalipatina Paclitaxel Pazopanib Pentostatin Temozolomida Tiotepa Vimblastina Vincristina\ Vinorelbina
Fármacos para pele e mucosa				
Escabicidas e pediculicidas	Benzoato de benzila Deltametrina, Enxofre Permetrina	Extrato de piretrum Ivermectina Malationa Piperonil Spinosad	Lindano	–
Antiacneicos	Peróxido de benzoíla	Ácido azelaico Adapaleno Resorcinol Tretinoína	Ciproterona	Isotretinoína (oral)
Anti-inflamatórios	Pimecrolimus, Tacrolimus	–	–	–
Antiseborreicos	–	Piritionato de zinco Sulfato de selênio	–	–
Antipruriginosos	Calamina Óxido férrico	Cânfora	Doxepin creme	
Antipsoriáticos	Coal Tar	Alefacept Antralin Calcipotriena Tazarotena	–	Acitretina
Clareadores	–	Hidroquinona	–	–
Fármacos para uso oftalmológico	Olopatadina, Sulfacetamina sódica	Ciclopentolato Fluoresceína Hidroxianfetamina Trifluridina, Tropicamida, Verteporfina	–	–
Antiglaucoma	Dipivefrin Timolol	Bimatoprost, Brimonidina Brinzolamida Dorzolamida, Lapatinib Latanoprost Levobunolol, Pilocarpina	–	–
Vitaminas e análogos	Ácido ascórbico (C) Ácido fólico (B9) Ácido pantotênico (B5) Cianocobalamina (B12) Fitonadiona (K) Piridoxina (B6) Riboflavina (B2) Tiamina (B1) Vitamina D Vitamina E	Betacaroteno Biotina (B7) Calcitriol (D) Coenzima Q10 DHA Doxercalciferol (D) Leucovorin L-Metilfolato Multivitamínicos Niacina (B3) Paricalcitol (D) Vitamina A	–	–

(continua)

SEÇÃO III – NUTRIÇÃO E DOENÇAS DO TRATO GASTROINTESTINAL

(continuação)

	Quadro 32.3 **Classificação de risco dos fármacos para uso durante a lactação segundo a classe farmacológica.**			
Classes farmacológicas	*Classificação de risco para uso durante a lactação*			
	Compatíveis	*Possivelmente compatíveis*	*Possivelmente perigosos*	*Perigosos*
Agentes diagnósticos	11C-WAY 100635 or 11C-Raclopride Ácido iopanoico Carmine índigo Diatrizoato, Gadopentato Diatrizoato Dimeglumina Gadopentetato Iohexol Metirapona Metrizamida, Metrizoato PPD (teste tuberculínico) Scan Hida Sulfato de Bário Xenon	Ácido ioxitalâmico, Gadobenato Gadobutrol, Gadodiamida, Gadoterato Gadoteridol, Gadoversetamida Gadoxetato Gadoterato, Dissódico, Histamina Indocianina verde Inulina Iodamida Iodipamida Iodipamida Iodixanol Iopamidol Iopentol Iopromida, Iotalamato Ioversol Ioxaglato Ioxilan Ipodato Mangafodipir, Metacolina, Proteína Perflutren tipo A Tecnécio 99M Tiopanoato Trissodio de Mangafodipir, Xenônio 133	Azul de metileno Cobalto 57 Fludeoxiglicose –F18 Índio 110 Índio 111 Índio 11, Octreotida Isosulfan azul Metileno azul Octreotide Ragadenoson Tálio-201	Gálio 67 Scan de tireoide
	Drogas de vício e abuso			
Drogas lícitas	–	Nicotina	Álcool	–
Drogas ilícitas	–	–	–	Cocaína Crack Maconha Haxixe Heroína LSD Metanfetamina

*Algumas publicações não recomendam o uso de anti-hiperlipêmicos, inibidores da enzima de hidroximetilgluratil CoA-redutase durante a lactação em virtude da carência de estudos que avaliem a segurança e também em virtude do risco de bloqueio do metabolismo dos lipídios no lactente (Lactmed).
Fonte: Adaptado de Hale e Rowe, 2017.

Uso de drogas de abuso durante a amamentação

Mães usuárias de drogas de abuso devem ser incentivadas a abandonar o vício ainda na gravidez. Essa recomendação deve ser estendida após o parto em virtude do risco de toxicidade das drogas sobre o lactente, além do prejuízo no julgamento acerca dos cuidados com o bebê determinado por drogas psicoativas como a cocaína, o *crack*, as anfetaminas, a maconha, o LSD e o álcool.

O álcool ou etanol é uma droga depressora do SNC. Apesar de uma quantidade significativa ser secretada no leite, essa droga não é considerada perigosa para o lactente em doses e períodos limitados. Porém, mesmo doses baixas têm sido associadas à redução da lactogênese. Um estudo (Mennella e Beauchamp, 1991) mostrou que a ingestão de 0,3 g/kg de álcool, conteúdo presente em uma lata de cerveja (350 mL) pode reduzir em até 23% a ingestão de leite pela criança. Há relatos de alteração do odor e do sabor do leite materno após uso de bebidas alcoólicas, podendo resultar na recusa do leite pela criança. Apesar de a Academia Americana de Pediatria considerar o álcool compatível com a amamentação, deve-se ressaltar que seu uso deve ser desaconselhado principalmente pelas mães que praticam o aleitamento materno exclusivo. Caso utilizado, o consumo deve ser esporádico, em doses baixas e logo antes do período de sono mais prolongado do lactente.

O tabagismo materno também tem sido associado à redução da produção láctea. Há ainda relatos de menor tempo de aleitamento materno e maior risco de síndrome de morte súbita do lactente. Contudo, recomenda-se que nutrizes tabagistas mantenham a amamentação, pois filhos de mulheres tabagistas amamentados apresentam menor risco de doenças respiratórias que filhos de tabagistas não amamentados. Além disso, há evidência de que os efeitos negativos da exposição intrauterina ao tabaco no desempenho cognitivo das crianças aos 9 anos de idade eram limitados às crianças que não foram amamentadas. Assim, acredita-se que a amamentação associada ao tabagismo materno é menos prejudicial à criança do que o uso de fórmulas infantis. Há relatos de alteração do sabor do leite materno e de redução da produção láctea em mães tabagistas. Portanto, o ganho ponderal dos lactentes de mães tabagistas deve ser acompanhado com maior atenção. O uso materno de gomas de mascar ou de adesivos contendo nicotina na tentativa de abandono do vício é considerado seguro durante a amamentação e deve ser incentivado.

O uso de drogas ilícitas em nosso país tem se tornado um grave e crescente problema público com consequências inclusive para o aleitamento materno. As publicações científicas são unânimes em recomendar a suspensão da amamentação pelas usuárias regulares de drogas de abuso. Já as nutrizes usuárias ocasionais devem suspender a amamentação por um período variável, dependendo da droga em questão (Quadro 32.4). Mulheres inseridas em programas de tratamento do abuso de drogas devem ser alertadas para não utilizar essas drogas e apoiadas a amamentar durante a abstinência, conforme a recomendação da Organização Mundial de Saúde. Porém, a baixa qualidade da assistência em saúde aos usuários de drogas lícitas e ilícitas no Brasil não garante que a mãe dependente química fique realmente abstinente das drogas, dificultando a tomada de decisão pelo profissional de saúde no momento da orientação sobre a manutenção do aleitamento materno ou do desmame.

Quadro 32.4
Recomendações sobre o tempo de interrupção da amamentação após o uso de droga de abuso pela nutriz.

Drogas	Período de interrupção da amamentação
Álcool (etanol)	2 horas para cada *drink** consumido
Anfetamina e *ecstasy*	24 a 36 horas
Cocaína e *crack*	24 horas
Fenciclidina	1 a 2 semanas
Heroína e morfina	24 horas
LSD	48 horas
Maconha	24 horas

* Um *drink* corresponde a 340 mL de cerveja, 141,7 mL de vinho, 42,5 mL de bebidas destiladas.
Fonte: Adaptado de Hale, 2005.

Considerações finais

A terapia medicamentosa é, na grande maioria das vezes, compatível com a amamentação. Nos raros casos em que haja necessidade da prescrição de um medicamento possivelmente perigoso, os pais devem ser informados dos riscos e o lactente deve ser monitorado para os possíveis efeitos adversos. Nesses casos, deve-se ponderar a substituição do medicamento por outro mais seguro do mesmo grupo farmacológico. É inaceitável que o médico indique o desmame meramente por desconhecimento acerca da segurança do medicamento para uso na lactação, privando a criança e a mãe dos efeitos positivos da amamentação sobre sua saúde.

LEITURAS COMPLEMENTARES

American Academy of Pediatrics. Breastfeeding and Use of Human Milk. Pediatrics. 2012;129:e827.

American Academy of Pediatrics. Sachs HC and Committee on drugs. The Transfer of Drugs and Therapeutics Into Human Breast Milk: An Update on select topics. Pediatrics; 2013. Disponível em: http://pediatrics.aappublications.org/content/early/2013/08/20/peds.2013-1985.

Anderson PO, Pochop LS, Manoguerra AS. Adverse drug reactions in breastfed infants: Less than imagined. Clin Pediatr (Phila). 2003; 42:325-40.

Batstra L, Neeleman J, Hadders-Algra M. Can breast feeding modify the adverse effects of smoking during pregnancy on the child.s cognitive development? J Epidemiol Community Health. 2003;57:403-4.

Chaves RG, Lamounier JA, César CC. Association between duration of breastfeeding and drug therapy. Asian Pacific Journal of Tropical Disease. 2011;(1)3:216-21.

Chaves RG, Lamounier JA, César CC. Medicamentos e amamentação: atualização e revisão aplicadas à clínica materno-infantil. Rev Paul Pediatr. 2007;25:276-88.

Hale TW. Drug Therapy and Breastfeeding. In: Riordan J (ed). Breastfeeding and Human Lactation. 3.ed. Boston: Jones and Barlett Publishers; 2005.

Hale TW. Medication´s and Mothers Milk 2020.Springer Publishing Company: New York [online]. Disponível em: https://www.halesmeds.com/.

Hale TW, Rowe HE. Medications & Mothers' Milk. Springer Publishing Company: New York [online]; 2017. Disponível em: http://www.meds-milk.com.

LactMed: A Toxnet Database [Homepage on the Internet]. Drugs and Lactation Database. U.S. National Library Medicine. National Institute of Health. Disponível em: http://toxnet.nlm.nih.gov/newtoxnet/lactmed.htm.

Lamounier JÁ, Chaves RG. Uso de medicamentos e outras substâncias pela mulher durante a amamentação. Boletim Científico da Sociedade Brasileira de Pediatria; 2017. Disponível em: http://www.sbp.com.br/fileadmin/user_upload/Aleitamento_-_Uso_Medicam_durante_Amament.pdf.

Mennella JA, Beauchamp GK. The transfer of alcohol to human milk. Effects on flavor and the infant's behavior. N Engl J Med. 1991;325(14):981-5.

Mennella JA. Regulation of milk intake after exposure to alcohol in mother's milk. Alcohol Clin Exp Res. 2001;25:590-3.

Nafstad P, Jaakkola JJK, Hagen JA, Pedersen BS, Qvigstad E, Botten G et al. Weight gain during the first year of life in relation to maternal smoking and breast feeding in Norway. Journal of Epidemiology and Community Health. 1997;51:261-5.

Napierala M, Mazela J, Merritt TA, Florek E. Tobacco smoking and breastfeeding: Effect on the lactation process, breast milk composition and infant development. A critical review. Envion Res. 2016; 151:321-38.

Sociedade Brasileira de Pediatria. Departamento Científico de Aleitamento Materno. Boletim Científico. Lamounier JA, Chaves RG. Uso de Medicamentos e outras substâncias pela mulher durante a amamentação; 2017.

Woodward A, Douglas RM, Graham NM, Miles H. Acute respiratory illness in Adelaide children: Breast feeding modifies the effect of passive smoking. J Epidemiol Community Health. 1990;44(3):224-30.

World Health Organization. Infant and young child feeding: Model Chapter for textbooks for medical students and allied health professionals. Geneva; 2009.

Infecções e Leite Materno e Humano

Roseli Calil
Jamil Pedro de Siqueira Caldas

O leite materno é o alimento ideal e o preconizado para o recém-nascido e lactente. A Organização Mundial de Saúde (OMS) e o Ministério da Saúde do Brasil recomendam a amamentação exclusiva até o 6º mês de vida, e, em seguida, que ela seja associada a outros alimentos complementares até os 2 anos de idade ou mais. Dados de revisão sistemática mostram que a amamentação diminui as chances de infecções na infância, má colusão dentária e diminui o risco de câncer de mama na mãe, além de ser fortemente associada à diminuição de gastos econômicos e prevenção de morte na infância e materna por câncer de mama. A OMS, o Ministério da Saúde e o Fundo das Nações Unidas para a Infância (Unicef) recomendam a implementação dos 10 Passos para o Sucesso da Amamentação como estratégia de proteção, promoção e suporte para a amamentação, com forte impacto sobre as taxas de amamentação.

Poucas são as condições infecciosas maternas nas quais a amamentação é contraindicada, definitiva ou temporariamente. Duas doenças infecciosas maternas contraindicam a amamentação definitiva da criança: a infecção materna pelo vírus da imunodeficiência humana tipo 1 (HIV) e pelo vírus linfotrófico humano de células T tipos 1 e 2 (HTLV), cuja transmissão pelo leite materno e os riscos de aquisição de doença pela criança estão bem documentados. A suspensão temporária da amamentação pode ocorrer na presença de infecção materna pelo citomegalovírus (CMV), herpes-vírus, os vírus das hepatites B e C, e outros agentes, como veremos a seguir.

Vírus da imunodeficiência humana tipo 1 (HIV)

O vírus da imunodeficiência humana (HIV) foi isolado no leite humano e pode ser transmitido à criança pela ama-

mentação, estimando-se entre 7 e 22% o risco de transmissão e renova-se a cada exposição, independentemente de a mãe ser sintomática. A terapia antirretroviral tripla e a profilaxia medicamentosa adequada do recém-nascido diminuem o risco, mas não eliminam completamente o risco de transmissão viral durante a amamentação e, deste modo, o aleitamento materno é contraindicado e o fornecimento de fórmula infantil apropriada é assegurado no Brasil por programas específicos do Ministério da Saúde. De modo complementar, estão contraindicados o aleitamento materno cruzado (amamentação da criança por outra mulher) e a doação de leite pelas mães soropositivas ou doentes pelo HIV.

Vírus linfotrófico humano de células T tipo 1 e 2 (HTLV)

A transmissão materna do HTLV à criança ocorre de forma variável e estima-se um risco pela amamentação entre 13 e 22%, especialmente para o tipo 1. O vírus, endêmico em algumas regiões do mundo, como Japão, Caribe e algumas áreas da América do Sul, foi o primeiro vírus no qual se demostrou haver propriedades oncogênicas e que está associado ao desenvolvimento de neoplasias como leucemia/linfomas de células T e distúrbios neurológicos conhecidos como a mielopatia e as paraparesias espástica tropical associados ao HTLV.

Por esse motivo, no Brasil, o aleitamento materno é contraindicado em mulheres portadoras do vírus HTLV.

Vírus da hepatite B

A transmissão maternofetal com contaminação precoce do recém-nascido constitui uma das principais causas de aquisição da hepatite B, especialmente em áreas de alta endemicidade, onde a transmissão vertical é responsável por 50%

dos casos de infecção e de portadores crônicos da hepatite B. A transmissão vertical pode ocorrer por infecção intrauterina, durante o trabalho de parto (mecanismo principal) e pela amamentação, sendo esta última considerada a via com menor risco de contaminação. Trabalhos realizados previamente à prática universal de vacinação anti-hepatite B ao nascer demonstram que há pouca evidência para suportar a hipótese de que esta via seja a principal ou a mais importante como modo de transmissão ao recém-nascido. Estudos em Taiwan e na Inglaterra em mulheres HBsAg-positivas mostraram que o aleitamento materno não aumentou significativamente o risco de infecção dos recém-nascidos (RN).

Como há outros modos de contaminação da criança a partir da mãe com infecção ou estado de portador crônico da hepatite B, recomenda-se a vacinação universal de todo RN ao nascer e aplicação de imunoglobulina anti-hepatite B logo após o nascimento em virtude do risco importante de aquisição da doença e a prática elimina qualquer risco teórico de transmissão viral pela amamentação. Não há necessidade de retardar a amamentação enquanto se aguarda a imunização da criança.

Além disso, é importante a orientação sobre outras formas de transmissão do VHB como a presença de fissuras em mamilos, situação em que se deve suspender temporariamente o aleitamento, mantendo o estímulo da lactação por meio da extração manual e do descarte do leite.

Hepatite C

Embora tenha sido detectado RNA-VHC no leite materno e no colostro, as evidências disponíveis sugerem até o momento que o HCV não é transmitido pela amamentação. A hipótese para que esta transmissão pela amamentação não ocorra se justifica pela provável inativação do VHC pelo suco gástrico associado aos baixos níveis de RNA-VHC no leite materno.

O Center for Disease Control and Prevention (CDC) e a Academia Americana de Pediatria não contraindicam a amamentação e recomendam que as mães sejam informadas a respeito do risco teórico, ainda não confirmado, de transmissão do vírus para criança via leite humano.

Quando há presença de fissuras e/ou sangramento nos mamilos, há dados insuficientes para se dizer "sim" ou "não" à prática de amamentação. No entanto, como o vírus pode ser transmitido pelo sangue infectado, na presença de fissuras, a mãe deverá interromper a amamentação temporariamente, mantendo o estímulo da lactação por meio da extração manual e do descarte do leite. Após a cicatrização do mamilo e da aréola circunjacente, poderá, então, ser reiniciada a amamentação.

No Brasil, o Ministério da Saúde também não recomenda a suspensão da amamentação em mães com hepatite C, porém, em casos de carga viral elevada ou lesões mamilares, deve-se considerar a interrupção temporária da amamentação até a estabilização do quadro ou até a cicatrização do trauma mamilar.

Citomegalovirose

Há mais de 50 anos foi demonstrada a presença de CMV no leite humano e, curiosamente, a eliminação do vírus pelo leite ocorre por reativação nas glândulas mamárias e não se correlaciona necessariamente com a eliminação viral na urina. Estudos recentes, com o isolamento viral por reação de cadeia de polimerase, demonstraram que a reativação ocorre localmente na mama em uma grande maioria das mulheres soropositivas, com taxas variando de 67 a 97% de mulheres soropositivas lactante.

No caso de recém-nascidos pré-termo, filhos de mães CMV-positivas, a decisão de amamentar deve ser considerada mediante a avaliação de risco da transmissão da doença *versus* os benefícios da amamentação, pois esses RN podem não ter anticorpos protetores e apresentar infecções sintomáticas.

A carga viral de CMV no leite humano é reduzida pelo congelamento do leite humano a –20 °C e o vírus é inativado pela pasteurização, tanto pela pasteurização Holder (aquecimento a 62,5 °C por 30 minutos) como por um processo de pasteurização mais curto à temperatura mais elevada (72 °C por 5 a 10 segundos).

De acordo com a Academia Americana de Pediatria (AAP):

- Não há contraindicação para o aleitamento materno de crianças a termo cujas mães são soropositivas para CMV.
- Embora exista a possibilidade de que a infecção por CMV adquirida pelo leite materno possa se associar com síndrome séptica em RN pré-termo de extremo baixo peso, porém sem associação com anormalidades em longo prazo no neurodesenvolvimento, a AAP considera as vantagens de alimentar tais crianças com leite humano de mães soropositivas para o CMV sobrepuja os riscos de doença clínica. Embora o congelamento e a pasteurização sejam capazes de diminuir ou eliminar a carga viral do leite, respectivamente, o processo pode afetar fatores bioativos e nutrientes e, assim, o leite materno fresco da própria mãe é a alimentação preferível para todos os RN pré-termo.

No Brasil, o Manual de orientações da Rede Brasileira de BLH publicado pela ANVISA ainda recomenda:

- Manter aleitamento dos recém-nascidos com idade gestacional maior do que 32 semanas ou a termo.
- Em RN prematuros, com idade gestacional menor do que 32 semanas ou com imunodeficiências por qualquer etiologia, filhos de nutrizes CMV-positivas, deve-se interromper temporariamente o aleitamento materno. Manter a lactação através da realização de extração manual do leite regularmente.
- A outra opção na situação anterior é oferecer ao recém-nascido o leite da própria mãe pasteurizado ou leite humano ordenhado de banco de leite humano.

Considerando os benefícios do leite materno in natura para prematuros, esse assunto tornou-se controverso passando a ser conduzido de formas distintas pelos serviços de neonatologia do Brasil: alguns serviços tem adotado o ponto de corte de oferta de leite pasteurizado da própria mãe CMV positiva somente para RN com idade gestacional até 28 semanas, outros serviços estão seguindo as normas da Academia Americana de Pediatria e oferecendo leite materno in natura para todos recém-nascidos filhos de mãe com sorologia positiva para CMV. As normas nacionais orientadas pela Rede Brasileira de BLH e publicadas pela ANVISA estão sendo revistas, devendo ser observado essas atualizações.

Herpes-vírus simples

A transmissão ocorre pelo contato com lesões cutâneas. Assim, em casos não localizados na mama, realizar a higiene cuidados das mãos, proteger as lesões onde a criança possa ter contato, usar máscara facial se houver lesões na boca. No entanto, o aleitamento materno está contraindicado nos casos em que a lesão de pele acometa a pele da mama/mamilo até que as lesões estejam cicatrizadas. A amamentação na mama contralateral sem lesões é possível e deve-se proteger a mama afetada para evitar contaminação da criança.

Vírus varicela-zóster

O vírus varicela-zóster pode ser transmitido pelo leite materno, porém os modos principais de transmissão à criança são pela via respiratória e pelo contato direto com as vesículas na pele da mãe. Assim, quando a varicela na mãe se inicia entre 5 dias antes do parto e até 2 dias após, o recém-nascido pode adquirir varicela e a infecção nessas circunstâncias pode ser grave. Desse modo, nessa situação a amamentação esta contraindicada até a fase de crosta da doença materna, quando a doença deixa de ser transmissível. A criança deverá receber imunoglobulina especifica (VZIG), preferencialmente ao nascimento ou até 96 horas de vida, devendo ser seguido as normas de precauções por aerossóis padronizadas para essa doença. A lactação poderá ser estimulada através de extração manual e descarte do colostro ou leite.

Tuberculose

Mulheres lactantes portadoras de tuberculose e com tratamento adequado por pelo menos 2 semanas e com demonstração de pesquisa negativa do bacilo tuberculoso em escarro podem amamentar.

Pelas diretrizes do Ministério da Saúde do Brasil, nos casos sem tratamento ou antes do período citado, deve-se orientar uso de máscara do tipo cirúrgica durante a amamentação até que a mãe se torne não bacilífera, observando-se a aderência do tratamento materno e a realização de quimioprofilaxia com isoniazida ao recém-nascido, desde o primeiro dia de vida, na dose de 10mg/kg/dia, durante 3 meses, fazendo em seguida o teste tuberculínico (PPD).

Nos raros casos de mastite tuberculosa, a amamentação é contraindicada até que o tratamento seja efetuado e não haja mais risco de contágio.

Hanseníase

O modo principal de transmissão ocorre através das secreções respiratórias e lesões da pele e o bacilo pode ser isolado em secreções lácteas nos casos de hanseníase virchowiana não tratada ou com tratamento inferior a 3 meses com sulfona (dapsona ou clofazimina) ou 3 semanas com rifampicina. Assim, está contraindicado o aleitamento materno nesses casos até que o tratamento atinja o tempo necessário para o controle da transmissão.

Lesões de pele mamárias podem ser fonte de infecção para o recém-nascido e, por isso, a amamentação é contraindicada enquanto existir a lesão.

Doença de Chagas

A amamentação está contraindicada na fase aguda da doença, mas não na fase crônica, exceto se houver sangramento mamilar.

LEITURAS COMPLEMENTARES

American Academy of Pediatrics. Recommendations for care of children in special circumstances: human milk. In: Pickering LK, Baker DWK, Long SS (ed.). Red Book; 2018. Report of the committee on Infectious Diseases. 31th ed. Elk Grove Village: American academy of Pediatrics; 2018.

Beasley RP, Stevens CE, Shiao IS, Meng HC. Evidence against breast-feeding as a mechanism for vertical transmission of hepatitis B. Lancet. 1975;2(7938):740-1.

Brasil. Ministério da Saúde. Agência nacional de Vigilância Sanitária. Rede Brasileira de Banco de Leite Humano. Banco de Leite Humano. [Acesso 2018 dez 11]. Disponível em: https://www.anvisa.gov.br/servicosaude/manuais/manual_banco_leite.pdf.

Brasil. Ministério da Saúde. Secretaria de Vigilância em Saúde Secretaria de Atenção à saúde. Manual normativo para profissionais de saúde de maternidades – Referência para mulheres que não podem amamentar. [Acesso 2018 dez 11]. Disponível em http://www.ibfan.org.br/documentos/outras/MSmanualHIVeAM2005.pdf.

Center for Disease Control and Prevention (USA). Recommendations for prevention and control of hepatitis C virus (HCV) infection and HCV-related chronic disease. Centers for Disease Control and Prevention. MMWR Recomm Rep. 1998 Oct 16;47(RR-19):1-39.

Diosi P, Babusceac L, Nevinglovschi O, Kun-Stoicu G. Cytomegalovirus infection associated with pregnancy. Lancet. 1967 Nov 18;2(7525):1063-6.

Funcionamento, Prevenção e Controle de Riscos. [Acesso 2018 dez 11]. Disponível em: http://www.redeblh.fiocruz.br/media/blhanv2008.pdf.

Hayes K, Danks DM, Gibas H, Jack I. Cytomegalovirus in human milk. N Engl J Med. 1972;287(4):177-8.

Kurath S, Halwachs-Baumann G, Muller W, Resch B. Transmission of cytomegalovirus via breast milk to the prematurely born infant: A systematic review. Clin Microbiol Infect. 2010;16(8):1172-8.

Lairmore MD, Haines R, Anupam R. Mechanisms of human T-lymphotropic virus type 1 transmission and disease. Curr Opin Virol. 2012 Aug;2(4):474-81.

Lin HH, Hsu HY, Chang MH, Chen PJ, Chen DS. Hepatitis B virus in the colostra of HBeAg-positive carrier mothers. J Pediatr Gastroenterol Nutr. 1993 Aug;17(2):207-10.

Shi Z, Yang Y, Wang H Ma L, Schreiber A, Li X et al. Breastfeeding of newborns by mothers carrying hepatitis B virus: A metaanalysis and systematic review. Arch Pediatr Adolesc Med. 2011Sep;165(9):837-46.

Townsend CL, Peckham CS, Thorne C. Breastfeeding and transmission of viruses other than HIV-1. Adv Exp Med Biol. 2012;743:27-38.

World Health Organization. Guideline: Protecting, Promoting and Supporting Breastfeeding in Facilities Providing Maternity and Newborn Services. [Acesso 2018 nov 29]. Disponível em: http://apps.who.int/iris/bitstream/handle/10665/259386/9789241550086-eng.pdf.jsessionid=911742FFBEF180EA665675E9110620B0?sequence=1.

Nutrição em Situações Especiais – Cardiopatias, Nefropatias e Broncodisplasia

Roberto José Negrão Nogueira
Renata Germano Borges de Oliveira Nascimento Freitas
Alexandre Esteves de Souza Lima

Cardiopatias

Pacientes com doença cardíaca congênita (DCC) clinicamente significativa são aqueles com insuficiência cardíaca congestiva (ICC), comunicação (shunt) esquerda para a direita, DCC cianótica, regurgitação valvar, função deprimida ou hipertensão pulmonar.

Em crianças com ICC, observam-se taquicardia, taquipneia, hepatomegalia e ingestão calórica insuficiente. Então qualquer comprometimento hemodinâmico é prejudicial. Desse modo, a atuação da equipe multidisciplinar, composta pelo pediatra, cardiologista, nutricionista, fonoaudiólogo e enfermeiro, é essencial para tratamento do quadro clínico e promoção do crescimento e desenvolvimento adequado do recém-nascido (RN) com DCC.

Impacto das cardiopatias no estado nutricional dos neonatos e avaliação do crescimento

A desnutrição é o resultado de um desequilíbrio energético/proteico ocasionado por uma alimentação insuficiente para atender às demandas nutricionais. Estima-se que a necessidade energética aumenta de 30 a 50%, dependendo do grau de estresse, em crianças consideradas criticamente doentes. Nesse sentido, suprir as necessidades nutricionais é fundamental para não exacerbar as respostas catabólicas que ocorrem durante o processo inflamatório, ocasionado por procedimentos cirúrgicos, doença de base e complicações clínicas.

Os RN com DCC, comumente, apresentam peso ao nascer adequado para a idade gestacional, porém a desnutrição é detectada logo nos primeiros meses de vida. Os principais fatores que contribuem para a elevação das demandas nutricionais são: aumento do consumo de oxigênio em repou-

so; da sobrecarga cardíaca; das pressões pulmonares; e da secreção de catecolaminas.

O refluxo gastroesofágico, comumente diagnosticado em pacientes com DCC, também é um fator de risco para o estado nutricional. Além disso, a hipoxemia na ICC, as infecções respiratórias de repetição, as lesões com aumento da circulação pulmonar e outras anomalias congênitas também podem prejudicar o ganho de peso e o crescimento dos pacientes.

Com relação à avaliação do crescimento, os parâmetros não estão bem estabelecidos na literatura para lactentes e crianças com DCC. Sabe-se que o peso e a altura são afetados em lesões cianóticas; porém, quando as lesões são acianóticas, o peso é mais afetado que a altura. O Quadro 34.1 descreve as lesões cianóticas e acianóticas.

Quadro 34.1 Lesões cianóticas e acianóticas.	
Lesões	**Exemplos de lesões**
Cianóticas	Ventrículo único; transposição das grandes artérias; tetralogia de Fallot (TF) com atresia pulmonar; TF sem atresia pulmonar; atresia tricúspide; síndrome do coração esquerdo hipoplásico
Acianóticas	Estenose aórtica; estenose pulmonar; coarctação de aorta; defeito septo ventricular; ducto arterial patente; defeito septo atrial; regurgitação ventrículo atrial; regurgitação válvula semilunar

Apesar da necessidade de suprir as demandas nutricionais e promover o crescimento, a nutrição, via suporte nutricional, geralmente é realizada lentamente e com cautela. Contudo, faltam protocolos e consenso para estabelecimento de condutas.

Intervenção médica

O tratamento clínico é focado na melhora da ICC e na promoção do crescimento. Digoxina, diurético e captopril são medicamentos, comumente utilizados, que auxiliam no controle dos sintomas. Se for verificada hipertensão pulmonar ou hipoxemia, o oxigênio precisa ser utilizado. Em pacientes com refluxo gastroesofágico, a ranitidina ou o omeprazol são usados para prevenir esofagite. Palivizumab pode ser utilizado para prevenir infecções respiratórias. A vacina pneumocócica também é indicada como profilaxia.

Ressalta-se ainda a importância de monitorização de eletrólitos e minerais e de avaliação da sobrecarga renal, desidratação e possíveis intolerâncias alimentares, bem como do estado nutricional. Quando verificada a incapacidade de crescimento ou um platô de crescimento, a antecipação da cirurgia pode ser considerada.

Intervenção nutricional

Como já mencionado, anormalidades genéticas, infecções respiratórias recorrentes, prematuridade e refluxo gastroesofágico são fatores de risco que podem prejudicar o crescimento de recém-nascidos com DCC. É preciso considerar ainda que procedimentos e intervenções cirúrgicas, quando necessários, aumentam ainda mais as necessidades nutricionais. Sendo assim, apesar de ser um grande desafio atender as demandas nutricionais do cardiopata, a nutrição adequada é fundamental por promover o crescimento e contribuir na melhora do quadro clínico que, consequentemente, pode resultar na redução do tempo de internação. Nesse sentido, as seguintes estratégias podem ser utilizadas para atender as demandas nutricionais do recém-nascido:

- fortificação do leite materno ou o uso de fórmulas hipercalóricas;
- aumento do volume ofertado;
- uso do suporte nutricional – nutrição enteral (NE) e ou parenteral (NP).

De maneira geral, se o trato gastrointestinal (TGI) estiver total ou parcialmente funcionante, a oferta de nutrientes por via enteral é priorizada em relação à NP. Afinal, a NE é uma forma de alimentação mais fisiológica, segura e com menor custo financeiro em relação à NP. Além disto, a NE, especialmente no período pós-operatório, contribui na proteção da mucosa intestinal, reduzindo os riscos de translocação bacteriana e, consequentemente, de infecções.

A ingestão calórica recomendada, para recém-nascidos, é de 120 kcal/kg de peso corporal/dia quando houver DCC significativa. Fortificante de leite materno pode ser utilizado para aumentar a densidade energética para 90 a 100 kcal/100 mL.

Quando a alimentação é por fórmula infantil, esta pode ser incrementada com TCM e/ou módulo de proteína (80 a 90 kcal/100 mL). Em alguns casos, é necessário ofertar 150 kcal/kg/dia, principalmente quando houver ICC, estresse e procedimentos cirúrgicos. Em geral, fórmulas de 1 kcal/mL são boas opções quando bem toleradas. A avaliação do crescimento e da tolerância às fórmulas utilizadas pelo neonato precisa ser frequente.

No que diz respeito à lactação, há uma série de fatores que prejudicam a prática, como a separação do neonato de sua mãe logo após o parto, o estresse da mãe com a situação clínica do recém-nascido, a falta de suporte e orientação para lactação. Apesar de o leite humano ser a melhor fonte de nutrição nos primeiros meses de vida, estudos que avaliaram os benefícios do leite humano, em casos de cardiopatias, ainda são escassos. Mesmo assim, recomenda-se o incentivo ao aleitamento materno sempre que possível, inclusive, para neonatos com cardiopatia.

Com relação ao uso de probióticos, apesar de alguns estudos apresentarem resultados interessantes e promissores, ainda são necessárias mais pesquisas para comprovação dos benefícios em cardiopatas.

Em suma, para realização da intervenção nutricional, deve-se considerar: etiologias não cardíacas; manuseio cirúrgico; manuseio clínico; avaliação nutricional (principalmente, o crescimento); aumento da demanda energética; avaliação do fonoaudiólogo (verificação da habilidade de sucção) e do gastropediatra (avaliação da tolerância à dieta); nutrição no TGI (Figura 34.1).

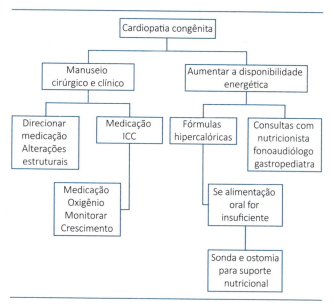

Figura 34.1. Tratamento do paciente com cardiopatia congênita.
Fonte: Adaptada de Steltzer, 2008.

Suporte nutricional

Quando a NE é indicada, utiliza-se sonda nasogástrica (6,5 a 8 French) por até 30 dias. O planejamento alimentar pode ser misto, por via oral e enteral, principalmente, para treinamento das habilidades necessárias para realização da alimentação oral. Primeiramente, a dieta é oferecida por via oral durante 20 a 30 minutos, no máximo. Em seguida, o restante da dieta é administrado por sonda. O tempo total de alimentação deve ser de aproximadamente 60 minutos para esvaziamento gástrico adequado, antes da próxima alimentação.

A remoção da sonda deve ser feita somente após o lactente estar ingerindo por via oral, no mínimo, 50% de suas necessidades calóricas. A participação do fonoaudiólogo, dos pais e do enfermeiro é essencial neste processo de transição.

A alimentação oral deve ser oferecida a cada 2,5 a 3 horas, durante 20 a 30 minutos. Espera-se que o ganho de peso diário do lactente seja de, ao menos, 10 g. Quando os resultados esperados não forem alcançados, a sonda deve ser utilizada novamente e a gastrostomia pode ser necessária. Se houver gastroparesia, a jejunostomia deve ser considerada. A administração da dieta é realizada por infusão intermitente (bolus) ou contínua. Contudo, se a extremidade distal da sonda estiver no jejuno, utiliza-se a infusão contínua.

Quando o TGI não está funcionante ou a alimentação por via enteral não é suficiente para atender as necessidades nutricionais do neonato, a NP é indicada, preferencialmente com acesso central. O início e a evolução da terapia nutricional devem ser realizados com cautela e constante monitoramento clínico e laboratorial. Alguns protocolos de alimentação são utilizados com o objetivo de reduzir a incidência de possíveis complicações. O cálculo e a utilização de NP podem ser observados em outro capítulo deste livro.

Os pacientes com DCC necessitam de cuidados complexos que, frequentemente, podem ser realizados em regime de tratamento domiciliar. Lantin-Hermoso et al. (2017) descreveram diretrizes gerais para pacientes com essa doença que são assistidos em regime domiciliar.

Considerações finais

A alta demanda metabólica, anormalidades genéticas, doenças do TGI e infecciosas e ingestão inadequada são fatores que prejudicam o ganho de peso e favorecem a desnutrição energético-proteica. Essa condição é comumente observada em neonatos e lactentes com cardiopatia. Então, atender as demandas nutricionais do neonato é fundamental para prevenir ou reverter a desnutrição e, consequentemente, promover o crescimento. Neste sentido, a oferta de dieta hipercalórica é uma conduta importante.

A via ou as vias de alimentação (oral, enteral e parenteral) utilizadas para oferta da dieta hipercalórica ao neonato será indicada, prescrita e acompanhada pela equipe multiprofissional composta pelo cardiopediatra cirurgião cardíaco, nutricionista, fonoaudiólogo e gastroenterologista.

Mais estudos são necessários para comprovação dos benefícios do leite materno e do uso de probióticos em cardiopatas.

Nefropatias

As condições de vida intrauterina influenciam na saúde do recém-nascido (RN) ao longo da vida. O baixo ou elevado peso ao nascer, exposição ao diabetes materno, prematuridade e baixa estatura em relação à idade gestacional são considerados fatores de risco para o desenvolvimento de doenças crônicas, como as doenças renais.

Insuficiência renal aguda (IRA)

A IRA é uma doença muito frequente, correspondendo a 23% das internações, caracterizada por uma perda súbita da função renal que pode ou não ser reversível. Pode haver necessidade do uso de terapia de troca (diálise peritoneal

[DP], hemodiálise ou hemofiltração) – indicada por alterações hídricas (hipervolemia), eletrolíticas, minerais e/ou *clearance* de metabólitos.

De maneira geral, durante a IRA, observam-se alterações metabólicas como resistência periférica à insulina e elevação de glucagon e/ou catecolaminas. Assim, há catabolismo proteico com diminuição da síntese de proteínas, tendência à hiperglicemia, gliconeogênese pela resposta inflamatória, hiperlipidemia resultante de redução da ação da lipase lipoproteica, acidose metabólica e oligoanúria.

Em virtude da oligoanúria, haverá hipervolemia e distúrbios de eletrólitos e minerais como hiponatremia, hipercalemia, hipercalcemia, hiperfosfatemia. Poderá haver repercussões cardiovasculares e neurológicas decorrentes de alterações do potencial de membrana.

A acidose metabólica associada ao acúmulo de ácidos e/ou hipoperfusão com hipóxia tecidual e acúmulo de compostos nitrogenados favorece discrasias sanguíneas, encefalopatia e alterações motilidade do TGI.

Diante do quadro clínico descrito, a terapia nutricional deve atender as demandas nutricionais e as necessidades associadas à terapia de troca, sendo utilizada como estratégia para alcançar os seguintes objetivos:

- Prevenir ou reverter o catabolismo.
- Controlar a ingestão de líquidos.
- Contribuir com a normalização dos exames laboratoriais, principalmente ureia, cálcio, fosfato e potássio.
- Contribuir com o restabelecimento do paciente.
- Evitar distúrbios no desenvolvimento e crescimento

O leite humano/materno é o alimento preferencial para alimentação de pacientes com insuficiência renal.

Sempre que possível, a via oral deve ser utilizada, mas, frequentemente, as necessidades nutricionais não são alcançadas por causa das náuseas ou comprometimento neurológico. Nesses casos, a nutrição enteral (NE) é utilizada.

A indicação de nutrição parenteral (NP) existirá se houver intolerância à NE ou quando a oferta nutricional enteral não for suficiente para atingir as demandas nutricionais do paciente.

A oferta adequada de macro e micronutrientes são essenciais para controlar as alterações metabólicas e de fluidos, podendo contribuir no prolongamento do início do processo de terapia de troca por meio de diálise. No Quadro 34.2, seguem-se as recomendações nutricionais adaptadas para tratamento da IRA.

Quadro 34.2 Recomendações nutricionais para pacientes com IRA.	
Hídrico	Varia de acordo com a perda diária de líquidos – perdas insensíveis, urinária e terapia de troca
Energia	Dieta hipercalórica para prevenção e tratamento do catabolismo
Sal	Dieta hipossódica[a]
Proteína	Sem terapia de troca: dieta hipoproteica Com terapia de troca: dieta hiperproteica
Eletrólitos e minerais	Dependendo da utilização ou não da terapia de troca e perdas urinárias

[a] Exceto durante a fase poliúrica da IRA.
Fontes: Adaptado de Rees et al., 2007; e Rees e Guignard, 2008.

Oferta hídrica

Geralmente a restrição hídrica precisa ser realizada pelo aporte das necessidades basais compostas por perdas insensíveis acrescida apenas da reposição de perdas urinárias e fecais. Na Tabela 34.1, seguem-se as recomendações para perdas insensíveis conforme peso ao nascimento.

Tabela 34.1. Perdas insensíveis conforme o peso.

Peso	Perdas insensíveis
< 1.000 g	65 mL/kg/dia
1.000 a 1.500 g	55 a 40 mL/kg/dia
> 1.500 g	15 a 20 mL/kg/dia

Fonte: Adaptada de Tobaldini, 2005.

Oferta energética e de macronutrientes

O aporte calórico ideal para manutenção e crescimento do RN não difere dos pacientes sem comprometimento renal, correspondendo entre 120 e 160 kcal/kg/dia (ou 8 a 12 kcal/cm/dia). Entretanto, essa recomendação pode ser alterada, após avaliação individual das condições clinicas e necessidade de restrição volêmica do paciente. Idealmente, o aporte calórico deve ser calculado, segundo a calorimetria indireta.

É fundamental destacar a importância de evitar a oferta calórica excessiva em virtude do risco de aumento do coeficiente respiratório, esteatose hepática e hiperglicemia. Ressalta-se ainda que o cálculo energético deve ser restrito em 10 a 20% quando os pacientes recebem nutrição por via parenteral – correspondendo ao menor gasto energético para absorção, metabolização e ação dinâmico-específica dos nutrientes ofertados.

No caso de indicação de uma conduta conservadora visando evitar a terapia de troca, devem-se realizar restrição hídrica e nutrição enteral mínima (50 kcal/kg/dia) com necessidade de monitorização da glicemia pelo risco de hipoglicemia.

Em razão da necessidade de restrição hídrica e das alterações metabólicas, é necessário realizar estratégias de melhoria do aporte calórico por meio da restrição de carboidratos e aumento da oferta de lipídios – os quais apresentam uma maior densidade calórica. Devem-se oferecer preferencialmente os ácidos graxos essenciais – ácido linoleico e linolênico (ômega 6 e 3 respectivamente). Entretanto, é importante evitar a oferta excessiva de lipídios em virtude do risco de dislipidemia, esteatose e/ou colestase hepática, complicações nas plaquetas e pulmonares. Se os valores de triglicerídios atingirem 300 a 400 mg/dL, recomenda-se suspensão do aporte de lipídios, principalmente via parenteral.

Quanto à adequação do aporte proteico, o cálculo deve ser realizado de acordo com a necessidade de restrição proteica em função da acidemia e/ou do acúmulo de resíduos nitrogenados. Nesse caso, recomenda-se ofertar de 1 a 3 g/kg/dia de proteína – preferencialmente, aminoácidos essenciais (acrescidos, principalmente, de taurina). Caso haja necessidade de restrição, avaliada conforme quadro clinico e exames laboratoriais, a oferta proteica não deve ser inferior a 0,5 g/kg/dia para evitar desnutrição proteica.

Quando a terapia troca for utilizada, a oferta de proteína deve ser aumentada, de acordo com as perdas proteicas secundárias ao procedimento de terapia de troca. O objetivo inicial é minimizar o balanço nitrogenado negativo e, em uma fase subsequente, tentar positivá-lo para promoção do crescimento e desenvolvimento do RN.

Sugere-se que a distribuição dos macronutrientes deve respeitar uma relação de calorias não proteicas/grama de nitrogênio de 1/150 a 1/200.

Oferta de micronutrientes

De maneira geral, deve-se atentar para inter-relações dos eletrólitos e minerais, com variações relacionadas, principalmente, ao potencial de excitabilidade das membranas. A oferta depende da situação clínica do paciente, de acordo com as seguintes recomendações:

- **Hipernatremia:** ofertar de 1 a 2 mEq/kg/dia de sódio.
- **Hiponatremia (valores séricos < 120 a 125 mEq/L e sintomatologia, especialmente, neurológica):** corrigir rapidamente.
- **Hipercalemia:** restringir ou suspender de aporte.
- **Hipocalemia:** corrigir com cautela, levando em consideração o pH sérico, uso de insulina e/ou diuréticos e a terapia de troca.
- **Hipomagnesemia:** reposição pela utilização de diuréticos, baixa absorção por edema intestinal ou perdas pelo TGI. Pode contribuir em casos de hipocalemia refratária.
- **Hiperfosfatemia:** com exceção dos pacientes que estão realizando terapia de troca e/ou com desnutrição grave, o fósforo sérico geralmente está aumentado e deve ser restrito ou suspenso.
- **O aporte de cálcio faz parte da terapia nutricional:** correções devem estar associadas à dosagem e à administração de vitamina D.

Com relação aos elementos traço e vitaminas, deve-se restringir a oferta de manganês (quando utilizada NP) e vitamina A em função do risco de toxicidade. As reposições devem ser realizadas quando verificada alguma deficiência, especialmente de vitamina D e zinco. Contudo, salienta-se que não existem valores exatos definidos.

Doença renal crônica (DRC)

A definição de DRC em RN é diferente da descrita em crianças com idade superior a 2 anos pela KDIGO (Kidney Disease: Improving Global Outcomes). Durante o período neonatal, a função renal é classificada de acordo com a taxa de filtração glomerular (TFG) ajustada para idade, como: normal; moderadamente reduzida; gravemente reduzida.

O atendimento nutricional é uma estratégia importante para neonatos com doença renal crônica. Afinal, a nutrição adequada será essencial para promoção do ganho de peso, altura e desenvolvimento cerebral do recém-nascido. Contudo, atender as necessidades nutricionais de pacientes com DRC é um desafio que, quando não alcançado, pode prejudicar o crescimento e o desenvolvimento da criança. No início da terapia renal de troca, estima-se que 50% das crianças com DRC estão com a altura abaixo do considerado normal para a idade.

Os principais objetivos da terapia nutricional para o tratamento DRC são:

- Controlar os sintomas da uremia.
- Prevenir ou tratar complicações, como doenças ósseas ocasionadas pela ingestão inadequada de cálcio e fosfato.
- Contribuir para o crescimento com a oferta adequada de macro e micronutrientes.
- Contribuir com preservação dos rins ofertando proteínas em quantidades adequadas.

Em pacientes com DRC crônica, anorexia e vômitos ocorrem comumente em decorrência do esvaziamento gástrico lento e alteração da motilidade gástrica, devendo atentar-se para o risco de desnutrição. Em casos de DRC avançada, a saciedade precoce e a falta de apetite são frequentemente observadas e podem, em parte, ser acarretadas pela alta concentração sanguínea de citocinas. Além disso, a motilidade inadequada e o refluxo gastroesofágico contribuem para a perda de aproximadamente um terço da alimentação, via episódios de vômitos. Nesses casos, a NE é recomendada para atender as necessidades nutricionais do recém-nascido. O uso da NP é indicado em casos com contraindicações absolutas ou relativas associadas ao insucesso da terapia nutricional oral e/ou enteral.

Oferta hídrica

O aporte hídrico deve ser estimado de acordo com as necessidades basais da idade em dias e a adequação dependerá do tratamento indicado para o paciente – terapia de troca ou condutas conservadoras.

Oferta energética e de macronutrientes

Deve-se avaliar a terapia nutricional por meio de um seguimento rigoroso, principalmente, ponderal e estatural do paciente. A oferta calórica necessária para manutenção e crescimento do recém-nascido, geralmente, não difere dos pacientes sem comprometimento renal, correspondendo de 120 a 160 kcal/kg/dia. Ajustes podem ser necessários, principalmente para pacientes em diálise peritoneal (DP), considerando-se a absorção da glicose do dialisado (8 a 12 kcal/kg de peso corporal/dia), em especial quando há ganho excessivo de peso.

Tanto para pacientes com restrição hídrica como para aqueles em uso de terapia de troca, salienta-se que a indicação preferencial é o uso do leite materno. Entretanto, para os casos em que o uso da fórmula infantil é necessário, pode-se utilizar dietas hipercalóricas ou com maior densidade por meio de algumas estratégias: menores diluições na reconstituição de fórmulas infantis; adição de suplementos de carboidratos e/ou lipídios, principalmente na forma de triglicerídios de cadeia media (TCM).

A quantidade de proteína ofertada dependerá da TFG e do uso ou não da terapia de troca. A restrição proteica é indicada no tratamento conservador (≤ 1,5 g/kg/dia). Já na terapia de troca, indica-se aumentar a oferta proteica para reposição de perdas associadas ao procedimento dialítico. Deve-se realizar o seguimento laboratorial com dosagem de ureia sérica e a verificação do balanço nitrogenado, visando incorporação e ganho de massa magra.

A ingestão diária de proteínas para pacientes pediátricos durante os 6 primeiros meses de vida é de aproximadamente 1,8 g/kg/dia; entretanto, em algumas situações, a redução ou aumento da oferta proteica precisa ser considerada. Quando TFG estiver menor do que 25 mL/min por 1,73 m², recomenda-se redução do consumo de proteínas na tentativa de controlar os níveis de ureia em lactentes. Já em casos de diálise, há necessidade de maior aporte proteico para compensação das perdas – que são ainda maiores em pacientes com DP. Especialmente quando há peritonites, a oferta proteica pode chegar até 3 a 4 g/kg/dia conforme as Tabelas 34.2 e 34.3. Outra possibilidade é a indicação de NP intradialítica com reposição especialmente de proteínas (1,3 g/kg/terapia) tendo precaução quanto à hiperglicemia e à dislipidídemia.

Tabela 34.2. Ingestão proteica para crianças com doença renal crônica.

Idade	DRI (g/kg/dia)	Estágio 3 da DRC (g/kg/dia)[a]	Estágios 4 e 5 da DRC (g/kg/dia)[b]	HD[c]	DP[d]
0 a 6 meses	1,5	1,5 a 2,1	1,5 a 1,8	1,6	1,8
7 a 12 meses	1,2	1,2 a 1,7	1,2 a 1,5	1,3	1,5

DRI: *Dietary reference intakes*; DRC: doença renal crônica; HD: hemodiálise; DP: diálise peritonial; [a]: 100 a 140% da DRI; [b]: 100 a 120% da DRI; [c]: DRI + 0,1 g/kg/dia por perdas; [d]: 0,15 a 0,3 g/kg/dia para compensar perdas.
Fonte: Adaptada de KDOQI, 2009.

Tabela 34.3. Recomendação de oferta proteica para crianças em diálise.

Faixa etária	Oferta de proteica (g/kg/dia)	
	Dialise peritoneal	Hemodiálise
Prematuros	3 a 4	3
0 a 6 meses	2,1 a 3	2,1
6 a 12 meses	2 a 3	1,5 a 2

Fontes: Adaptada de Rees et al., 2007; e Rees e Guignard, 2008.

Oferta de micronutrientes

Os eletrólitos e minerais devem ser prescritos de acordo com o quadro clínico e o tratamento utilizado (conservador ou substitutivo). Deve ser realizada a reposição de eventuais perdas renais decorrentes de sequelas renais, principalmente de sódio e potássio, além de correções de distúrbios do equilíbrio acidobásico.

Em consequência da alimentação inadequada, pode ocorrer hipocalemia, indicando a necessidade de aumentar a ingestão calórica. Se ocorrer hipercalemia, recomenda-se adicionar à alimentação uma fórmula com baixo teor de potássio e fosfato.

Quanto ao sódio, sabe-se que as perdas excessivas são verificadas nos lactentes em uso de DP. O leite materno e as fórmulas infantis fornecem de 7 a 8 mmol de sódio/litro – abaixo das necessidades para suprimento das perdas na DP. Recomenda-se a suplementação de, aproximadamente, 3 a 5 mEq/kg/dia para prevenção da hiponatremia e baixo volume intravascular.

Para a prevenção da doença renal óssea, é fundamental controlar os níveis séricos de cálcio e fosfato. A restrição da ingestão de fosfato (< 400 mg/dia para pacientes com peso corporal < 10 kg) é indicada quando a taxa de filtração glomerular está abaixo dos valores de referência. Com relação ao cálcio, sabe-se que a absorção pode estar prejudicada em virtude da inadequada ativação da vitamina D realizada nos rins. Assim, recomenda-se a suplementação da forma ativa da vitamina D de 200 a 1.000 UI/dia.

O aporte de vitaminas deve estar de acordo com as recomendações Dietary Reference Intakes (DRI). A excreção renal da vitamina A está prejudicada, elevando sua concentração. Essa elevação pode estar associada com hipercalcemia, anemia e hiperlipidêmica. Dessa maneira, a oferta de vitamina A deve ser restrita. No que diz respeito à prescrição de vitamina D (na forma ativa), recomenda-se para prevenção de osteodistrofia renal. A dosagem deve ser ajustada regularmente, conforme seguimento laboratorial.

Quanto aos elementos traços, geralmente a restrição do manganês e a suplementação do zinco estão indicadas para pacientes em uso de NP. Ressalta-se a importância da dosagem sérica do zinco e do cobre para monitoramento e ajustes. O ferro deve ser avaliado individualmente, levando-se em consideração a frequente necessidade de transfusão sanguínea, evitando-se a superdosagem e a intoxicação, assim como a virtual necessidade de correção da deficiência de eritropoietina.

De maneira geral, quando há baixa ingestão alimentar dos micronutrientes, sugere-se a suplementação. Em crianças com DP, é necessária a suplementação de ácido fólico, de vitamina C e de piridoxina para reposição das perdas do processo dialítico. A suplementação com ácido fólico também pode ser benéfica para crianças com DRC que apresentam hiper-homocisteinemia.

Recomendações finais

Para pacientes com IRA (sem diálise) recomenda-se:
- Restrição na ingestão de proteína, potássio, fosfato e fluídos, mas ressalta-se que dificilmente será possível atender todas as necessidades nutricionais do paciente com estas restrições.
- Dieta pode ser liberada, caso se utilize terapia de troca.
- Aumento da oferta proteica na DP.
Para pacientes com DRC (com diálise), recomenda-se:
- Prescrição nutricional individualizada, variando de acordo com a gravidade da doença e com o tipo de diálise.
- NE quando a ingestão oral não é suficiente para promover o crescimento e desenvolvimento do lactente.
- Aumento da oferta proteica na DP, especialmente, quando do ocorre peritonite.
- Evitar superdosagem de vitamina A.

Broncodisplasias

Recém-nascidos prematuros (RNPT) que desenvolvem displasia broncopulmonar, também denominada "broncodisplasia" (BDP), constituem um grupo de alto risco para distúrbios de ganho de peso e crescimento, principalmente em razão do aumento das necessidades nutricionais.

Além disso, o pouco crescimento intrauterino e pós-nascimento está associado a uma incidência maior de BDP. Assim os RNPT com BDP constituem um grupo de alto risco para crescimento inadequado.

A nutrição parece ter papel na modulação do desenvolvimento e maturação pulmonar. De fato, pacientes desnutridos estão sob maior risco de desenvolverem complicações e até enfisema pulmonar.

A própria evolução da doença pulmonar frequentemente impõe a necessidade de redução da oferta hídrica, acarretando menor oferta de nutrientes. A tendência para aumentar essa oferta seria ofertar mais líquidos. Porém, muitas vezes, o excesso de fluídos pode resultar no risco de abertura de um ducto arterioso patente.

É sabido que a nutrição ajuda na modulação da estrutura do pulmão. Isso é demonstrado em um estudo (Wemhöner et al., 2011) nos quais os pacientes que receberam menos nutrição enteral nas primeiras 2 semanas de vida desenvolveram mais BDP.

Um fator a ser considerado refere-se à terapêutica habitual na DBP. Os corticosteroides são, frequentemente, utilizados no tratamento de BDP grave e podem ter repercussão no crescimento desses pacientes. Assim, esses pacientes têm dificuldade para crescer adequadamente por fatores ligados à terapêutica (corticosteroides, diuréticos e restrição de fluídos) e à própria necessidade de maior aporte energético e proteico em virtude da doença.

Intervenção nutricional

A indicação tanto da nutrição enteral como da parenteral é a conhecida; porém, ressalta-se que deve ser precoce a fim de evitar agravo do quadro nutricional. Destaca-se ainda que este grupo de pacientes necessita de abordagem multiprofissional.

De modo geral, pode-se dizer que as necessidades de energia serão de 15 a 25% maior do que um RNPT sem BDP.

Quanto aos macronutrientes, necessitam inicialmente de no mínimo um aporte de aminoácidos de 2 g/kg/dia, atingindo 3 a 3,5 g/kg/dia em 48 a 72 horas, podendo atingir valores de até 4 g/kg/dia.

O excesso de carboidratos deve ser evitado para que não haja aumento do coeficiente respiratório (QR) e, portanto, agravo na ventilação e requer aporte de lipídios de 2 g/kg/dia chegando até 3 a 4 g/kg/dia.

É fato que, em virtude da utilização frequente de corticosteroideterapia e de diurético, há possibilidade de litíase biliar e renal e de alteração da mineralização óssea. Assim, para a maioria dos pesquisadores o paciente deve receber:
- 120 a 150 mg/kg/dia de cálcio;
- 60 a 90 mg/kg/dia de fósforo;
- suplementação de vitamina D.

Uma análise retrospectiva (Gadhia et al., 2014) de utilização de óxido nítrico em combinação com vitamina A em RNPT de peso de 750 a 999 g mostrou menor incidência de BDP. Entretanto, outros estudos demonstram que não há utilidade no uso da vitamina A em maiores doses (até 5.000 UI/dia). Assim, essa aplicabilidade rotineira é controversa e não permite sua indicação até o presente momento.

Perspectivas de tratamento nutricional

Há estudos que atestam a utilidade de doses maiores de nutrientes com funções antioxidantes e imunológicas, como o carboidrato inositol, e oligoelementos, como o zinco, cobre, manganês e selênio. Estes teriam um papel relevante para a proteção das vias aéreas inferiores. Porém, ainda há necessidade de mais estudos para a utilização rotineira.

LEITURAS COMPLEMENTARES

Clinical practice guidelines for nutrition in CRF. K/DOQI, National Kidney Foundation. Am J Kidney Dis. 2000;35(Suppl 2):S1-S140.

Dani C, Poggi C. Nutrition and bronchopulmonary dysplasia. J Matern Fetal Neonatal Med. 2012;25(S3):37-40.

Dilli D, Aydin B, Zenciro_glu A et al. Treatment outcomes of infants with cyanotic congenital heart disease treated with synbiotics. Pediatrics. 2013;132(4):e932-8.

Dooley KJ, Bishop L. Medical management of the cardiac infant and child after surgical discharge. Crit Care Nurs. 2002;Q 25:98-104.

Falcão MC. Manual básico de apoio nutricional em Pediatria. In: Terapia nutricional em situações especiais: insuficiência renal no recém-nascido. São Paulo: Atheneu; 1999.

Giannì ML, Roggero P, Colnaghi MR, Piemontese P, Amato O, Orsi A, Morlacchi L, Mosca F. The role of nutrition in promoting growth in pre-term infants with bronchopulmonary dysplasia: A prospective non-randomised interventional cohort study. BMC Pediatr. 2014 Sep 22;14:235.

Groh-Wargo S, Thompson M, Hovasi Cox J (eds.). ADA Pocket Dietitians. Norwood, MA: National Kidney Foundation; Guide to Neonatal Nutrition. Chicago: American Dietetic Association; 2009. p.86-98.

Karpen HE. Nutrition in the cardiac newborns. Clinics in perinatology. 2016;43(1):131-45.

KDOQI clinical practice guideline for nutrition in children with CKD: 2008 update. Executive summary. Am J Kidney Dis. 2009;53(3 Suppl 2):S16-S91.

Kidney Disease: Improving Global Outcomes (KDIGO) 2012 clinical practice guideline for the evaluation and management of chronic kidney disease. Kidney International Supplements. 2013;3(1).

Lantin-Hermoso MR et al. The Care of Children with Congenital Heart Disease in Their Primary Medical Home. Pediatrics. 2017;140(5):pii: e20172607.

Lima AES. Nutrição Enteral. In: Nogueira RJN, Lima AES, Prado CC, Ribeiro AF. Nutrição em Pediatria: Oral, Enteral e Parenteral. São Paulo: Editora Sarvier; 2011. p.87-187 e p.154-155.

Linde LM, Dunn OJ, Schireson R, Rasof B. Growth in children with congenital heart disease. J Pediatr. 1967;70:413-9.

Luyckx VA, Brenner BM. Birth weight, malnutrition and kidney-associated outcomes-a global concern. Nat Rev Nephrol. 2015;11(3):135-49.

Manoj A Biniwale, Richard A Ehrenkranz. Seminars in Perinatology. The Role of Nutrition in the Prevention and Management of Bronchopulmonary Dysplasia. 2006;30:200-8.

Mark R. Corkins. In: The A.S.P.E.N. Pediatric nutrition support core curriculum. 2nd ed.; 2015. p.373.

Marques A. Insuficiência renal aguda. In: Marba Sergio TM, Filho Francisco M. Manual de Neonatologia. Rio de janeiro: Revinter; 1998.

Monika M Gadhia, Gary R. Cutter, Steven H. Abman, and John P Kinsella. Effects of Early Inhaled Nitric Oxide Therapy and Vitamin A Supplementation on the Risk for Bronchopulmonary Dysplasia in Premature Newborns with Respiratory Failure. J Pediatr. 2014 Apr;164(4):744-8.

Park M. Congestive heart failure. In: Craven L. Pediatric Cardiology for Practitioners. 3.ed. St. Louis: Mosby- Year Book; 1996. p.401-11.

Pillo-Blocka F, Adatia I, Sharieff W et al. Rapid advancement to more concentrated formula in infants after surgery for congenital heart disease reduces duration of hospital stay: A randomized trial. J Pediatr. 2004;145:761-6.

Poindexter BB, Martin CR. Impact of Nutrition on Bronchopulmonary Dysplasia Clin Perinatol. 2015 Dec;42(4):797-806.

Qi J, Li Z, Cun Y, Li X. Causes of interruptions in postoperative enteral nutrition in children with congenital heart disease. Asia Pac J Clin Nutr. 2017;26(3):402-5.

Radman M, Mack R, Barnoya J, Castañeda A, Rosales M, Azakie A et al. The effect of preoperative nutritional status on postoperative outcomes in children undergoing surgery for congenital heart defects in San Francisco (UCSF) and Guatemala City (UNICAR). J Thorac Cardiovasc Surg. 2014;147(1):442-50.

Rees L, Guignard JP. Renal Disease. In: Koletzko B. (ed). Pediatric Nutrition in Practice. Basel, Karger; 2008. p.234-8.

Rees L, Webb N, Brogan P (ed). In: Acute Renal Failure in Paediatric Nephrology. Oxford University Press; 2007. p.360-84.

Rees L. Management issues in children with renal disease; growth, nutrition and pubertal development. In: Hodson E, Eddy A (ed). BMJ evidence based publications; 2008.

Rosenthal A. Nutritional considerations in the prognosis and treatment of children with congenital heart disease. In: Suskind RM, Lewinter-Suskind L. Textbook of Pediatric Nutrition. 2.ed. New York: Raven Press; 1993. p.383-91.

Shaw V, Coleman J. Nutritional management of renal disease in childhood. Ann Nestlé. 2003;61:21-31.

Skillman HE, Mehta NM. Nutrition therapy in the critically ill child. Curr Opin Crit Care. 2012;18(2):192-8.

Slicker J, Hehir DA, Horsley M, Monczka J, Stern KW, Roman B, Ocampo EC, Flanagan L, Keenan E, Lambert LM, Davis D. Nutrition algorithms for infants with hypoplastic left heart syndrome; birth through the first interstage period. Congenital heart disease. 2013; 8(2):89-102.

Spinozzi NS, Nelson P. Nutrition support in the newborn in tensive care unit. 153. Council on Renal Nutrition of New England. Intradialytic parenteral nutrition. J Ren Nutr. In: Renal Nutrition Handbook for Renal. 1996;6(4):188-97.

Steltzer M. Heart Disease. In: Koletzko B. Pediatric Nutrition in Practice. Basel, Karger; 2008. p.234-8.

Tobaldini R. Suporte Nutricional de Recém-nascido Doente – Insuficiência Renal. In: Feferbaum, Rubens. Nutrição do recém-nascido/ Rubens Feferbaum, Mário Cícero Falcão. São Paulo: Editora Atheneu; 2005.

Wemhöner A, Ortner D, Tschirch E, Strasak A and Rüdiger M. Nutrition of preterm infants in relation to bronchopulmonary dysplasia. BMC Pulm Med. 2011 Feb 3;11:7.

Zamberlan P, Delgado AF, Leone C, Feferbaum R, Okay TS. Nutrition therapy in a pediatric intensive care unit: indications, monitoring, and complications. JPEN J Parenter Enteral Nutr. 2011;35:523-9.

Zaritsky Jj, Warady BA. Chronic kidney disease in the neonate. Clin Perinatol. 2014;41(3):503-15.

Alimentação Parenteral

Mônica Aparecida Pessoto

A nutrição parenteral (NP) é um modo de proporcionar parcial ou completamente as necessidades nutricionais requeridas para promover um crescimento adequado para todo recém-nascido (RN) impossibilitado de tolerar a alimentação enteral.

O parto prematuro é uma emergência nutricional e a tendência atual com relação à NP é estabelecer uma nutrição agressiva e precoce, na tentativa de alcançar rapidamente ofertas nutricionais adequadas, sem riscos para o RN. O objetivo é compensar a interrupção da transferência de nutrientes via placentária e, com isso, determinar melhores crescimento e desenvolvimento.

A NP em neonatologia é individualizada para cada RN, respeitando-se suas necessidades nutricionais, idade gestacional, tempo de vida, os quadros clínico e hemodinâmico e o perfil laboratorial.

Início da nutrição parenteral

Com a visão de nutrição agressiva, a recomendação é iniciar precocemente a nutrição parenteral, já nas primeiras horas de vida, com rápida progressão da proteína, gordura e glicose. O início precoce resulta em um retorno mais rápido ao peso de nascimento, maior ganho de peso, maior incorporação de nutrientes e menor desnutrição.

Via de administração

Para a escolha da via de administração, deve-se considerar quadro clínico, duração da nutrição parenteral, necessidades nutricionais, dificuldades relacionadas ao acesso venoso, concentração dos nutrientes e osmolaridade da solução.

A via central é recomendada quando houver necessidade de alta oferta de nutrientes, principalmente nos casos de restrição hídrica e/ou concentração de glicose superior a 12%, osmolaridade superior a 900 mOsm/L, tempo prolongado de parenteral e dificuldade de estabelecer acesso venoso.

Independentemente da via de administração, é aconselhável manter uma via exclusiva para a administração da NP. Se houver necessidade de hemoderivados ou de outras medicações, é recomendada a utilização de outro acesso venoso. Com isso, evita-se o risco de contaminação e de incompatibilidade da NP com outras soluções.

Necessidade calórica

Em geral, a necessidade calórica por via parenteral é de 80 a 90% das calorias recomendadas para a via enteral. Assim, o objetivo é alcançar aporte calórico total $\geq$ 90 kcal/kg/dia, balanceada entre carboidrato (máximo 60%), lipídio (máximo 50%) e proteína (máximo 15%).

Necessidade hídrica

Para o cálculo do volume hídrico, avaliar individualmente cada RN com relação ao peso, idade gestacional e quadro clínico. Evitar a restrição de volume ou o fornecimento excessivo de líquidos. Considerar o volume a ser administrado de acordo com a perda insensível de água, perdas intestinais, perda urinária, perda por procedimentos cirúrgicos e crescimento dos tecidos. Quanto menor a idade gestacional, maior a perda insensível de água. Patologias como displasia broncopulmonar, persistência do ducto arterioso, hemorragia intracraniana e enterocolite necrosante podem estar associadas ao excesso de fluidos.

Como sugestão, iniciar o volume hídrico (mL/kg/dia) conforme Tabela 35.1.

SEÇÃO III – NUTRIÇÃO E DOENÇAS DO TRATO GASTROINTESTINAL

Tabela 35.1. Volume hídrico diário.

Peso de nascimento (gramas)	1º dia de vida
500 < 1.000	80 a 100
1.000 < 1.500	70 a 90
≥ 1.500	60 a 70

Fonte: Desenvolvida pela autoria.

Para o aumento do volume hídrico, em geral de 10 a 20% ao dia, observar volume de diurese, densidade urinária, natremia e perda de peso.

Proteínas

A oferta de proteína é essencial para suprir as necessidades para o crescimento, renovação e reparo dos tecidos.

Atualmente, dispomos de soluções específicas para neonatologia, com composição adequada e balanceada de aminoácidos essenciais, condicionalmente essenciais e não essenciais. Tais soluções contêm taurina, portanto mais indicadas para o período neonatal.

A solução de aminoácidos pode ser iniciada nas primeiras horas de vida com 3 g/kg/dia com progressão de 0,5 g/kg/dia até o máximo de 4 g/kg/dia para os prematuros com peso de nascimento inferior a 750 g e 3,5 g/kg/dia nos maiores de 750 g.

Lipídios

As emulsões lipídicas contêm triglicérides (óleo de soja, açafrão, oliva e/ou peixe), pequena quantidade de colesterol envolvida por uma superfície estabilizadora de fosfolípides da gema de ovo e do glicerol. Essas soluções proporcionam alto conteúdo calórico, são isotônicas e podem ser administradas por veia periférica.

As soluções lipídicas fornecem os ácidos graxos essenciais (C18), o ácido linoleico e linolênico, que não podem ser sintetizados e são precursores dos ácidos graxos insaturados de cadeia mais longa (C20). A infusão de 0,5 a 1 g/kg/dia da emulsão lipídica previne a deficiência desses ácidos graxos essenciais.

A administração de lipídios pode ser iniciada, de preferência, nas primeiras 24 horas de vida, com 1 g/kg/dia com progressão de 0,5 a 1 g/kg/dia até o máximo de 3 a 3,5 g/kg/dia. Em prematuros com idade gestacional ≤ 28 semanas, iniciar a infusão com 1 g/kg/dia e com progressão de 0,5 g/kg/dia. Nestas crianças, ter o cuidado de manter os lípides em 2 g/kg/dia, dosar triglicérides e só aumentar a quantidade quando triglicérides normais.

São preferidas as soluções de lipídios a 20%, pois fornecem mais calorias em menor volume e parecem ser depuradas mais rapidamente da corrente sanguínea, com menor probabilidade de causar hipertrigliceridemia e hipercolesterolemia em decorrência de menor relação fosfolipídios/triglicerídios.

A tolerância da administração de lipídios pode ser monitorada por parâmetros bioquímicos. A depuração plasmática dos triglicerídios infundidos pode ser avaliada pela medição das concentrações plasmáticas de triglicérides. No entanto, a concentração normal de triglicérides no plasma não significa a oxidação ideal dos lipídios e não está claro a que nível sérico de triglicérides os efeitos adversos podem ocorrer.

A estabilidade das emulsões lipídicas é mantida por forças repulsivas mecânicas e eletrostáticas que atuam contra a coalescência de micelas de óleo dispersas por agente emulsificante. Um dos principais fatores para a manutenção dessa estabilidade é a quantidade máxima de eletrólitos que pode ser administrada seguramente à mistura sem o risco de separação de fase. Assim, recomenda-se utilizar soluções em que a soma das concentrações de cálcio e magnésio não deve ultrapassar 16 mEq/L.

Carboidratos

O carboidrato é a principal fonte energética para o feto e para o pré-termo recebendo NP.

Recém-nascidos de muito baixo peso tendem a ser mais intolerantes à glicose em razão, principalmente da imaturidade hepática e pancreática, das quantidades elevadas de hormônios hiperglicemiantes circulantes (cortisol, glucagon e catecolaminas) e do uso de drogas que provocam hiperglicemia (corticosteroides, xantinas, dopamina, dobutamina etc.).

Dessa maneira, como a quantidade de glicose tolerada pelo prematuro varia com a idade gestacional, quadro clínico e infusão de aminoácidos, para o início e progressão da infusão de glicose, é necessário avaliar cada criança individualmente de acordo com esses parâmetros, associando-se a isso a monitorização da glicose no sangue e na urina, o que pode ser feito com fita reagente. Habitualmente inicia-se a infusão da glicose na dose correspondente ao metabolismo intrauterino de 4 a 6 mg/kg/min com aumento progressivo de 1 a 2 mg/kg/min, até o máximo de 12 mg/kg/min enquanto é mantida a normoglicemia. O nível máximo de oxidação da glicose parece ser 12,5 mg/kg/min, ofertas de glicose superiores a essa capacidade de oxidação resultam na conversão de glicose em gordura, que pode ser estocada no nível hepático, alteração do metabolismo das gorduras exógenas, podendo provocar complicações metabólicas e respiratórias. Ajuste da infusão de glicose deve ser frequente, ao menos uma vez ao dia. Em casos de intolerância à glicose em que a glicemia atingir níveis superiores a 200 mg/dL, reduzir a infusão de glicose. Ponderar o uso de insulina nos casos de hiperglicemia persistente, com nível superior a 250 mg/dL e com a taxa de infusão de glicose tão baixa quanto 4 mg/kg/min.

Insulina

Diluir a insulina simples em soro fisiológico e infundi-la isoladamente em bomba de infusão no menor gotejamento possível. Iniciar com a dose de 0,05 a 0,1 UI/kg/h.

Para aumentar ou reduzir a insulina, deve-se ter como base o controle rigoroso de glicemia (fita reagente) a cada hora e da glicosúria. Suspender a infusão de insulina quando a glicemia estiver próxima a 150 mg/dL. Manter a taxa de infusão de glicose e o controle rigoroso de glicemia.

238

Eletrólitos

A necessidade de eletrólitos varia amplamente para todos os RN e depende da idade gestacional, função renal, estado de hidratação, estado cardiovascular etc. Assim, na oferta de eletrólitos, deve-se considerar a idade gestacional, o quadro clínico, as perdas eletrolíticas e as dosagens laboratoriais.

Sódio

Pode ser iniciado a partir de 24 horas de vida, na dose de 2 a 4 mEq/kg/dia, se o nível sérico for inferior a 135 a 140 mEq/L.

Quando necessário, o cloreto de sódio pode ser substituído pelo acetato de sódio para auxiliar no equilíbrio acidobásico.

Potássio

A necessidade de potássio no prematuro é variável e depende da aldosterona, excreção de prostaglandina, diuréticos, perdas por drenagens etc.

Em geral, as necessidades diárias estão entre 2 e 3 mEq/kg/dia. A administração de potássio pode ser iniciada a partir de 48 horas de vida, após estabilização da diurese e desde que a kalemia esteja normal.

Cálcio, fósforo e magnésio

Quantidades adequadas de cálcio (Ca), fósforo (P) e magnésio (Mg) devem ser fornecidas para garantir o crescimento ideal e a mineralização óssea.

O pH baixo e a baixa temperatura favorecem a solubilidade do sal monobásico de Ca e de P. O gluconato de cálcio tem melhor solubilidade do que o cloreto, que dissocia mais. A ordem de adição do Ca e do P altera a solubilidade e a solução 3 em 1 pela presença de lipídio na solução pode elevar o pH provocando menor solubilidade; além do mais, a presença de lipídios impossibilita a inspeção visual de precipitados que eventualmente tenham sido formados.

As condições que favorecem a solubilidade com melhor retenção desses minerais são produto CaxP (mEq/L × mEq/L) < 300, relação Ca/P 1,7/1 (76 mg Ca/kg e 45 mg P/kg).

Fórmulas contendo glicerofosfato também podem ser usadas na NP com a vantagem de melhorarem a liberação de cálcio e fósforo, sem o risco de precipitação. Como apresentam grande quantidade de sódio em sua fórmula, estas devem ser consideradas no cálculo total de sódio ofertado.

O excesso de magnésio, principalmente na presença da diminuição da filtração glomerular, enseja a depressão do sistema nervoso central (SNC) e a hipotonia. O déficit deste metal pode ocasionar hiperexcitabilidade e convulsão.

Prematuros com ressecção proximal do jejuno ou RN com diarreia ou ileostomia, por terem maior perda de magnésio, apresentam risco para desenvolver hipomagnesemia.

Oligoelementos

Zinco

Tem importante papel no crescimento e desenvolvimento. Participa do metabolismo dos carboidratos, proteínas e lipídios. Seus níveis tendem a cair após o nascimento e situações como diarreias persistentes e perdas por ostomias podem culminar na perda fecal aumentada de zinco. A deficiência de zinco resulta no declínio da velocidade de crescimento, anorexia, irritabilidade, tremores, alteração do sistema imune com propensão a infecções, *rash* periorificial, diarreia e alopecia.

O crescimento é o maior determinante das necessidades de zinco. A necessidade diária de zinco para o RN pré-termo é 400 μg/kg e para o RN a termo 250 μg/kg.

Selênio

Oligoelemento essencial, componente da glutation-peroxidase que tem ação protetora contra danos oxidativos. Também é conhecido por desempenhar importante papel na imunocompetência. Dose recomendada é de 2 μg/kg/dia para RN termo e 7 μg/kg/dia no RN pré-termo.

Recomendações para administração de oligoelementos

Na utilização da nutrição parenteral para suplementação ou quando limitada a 1 ou 2 semanas, somente a adição de zinco e selênio é necessária. No uso da NP por período superior a 2 a 4 semanas, acrescentar os demais oligoelementos nas seguintes doses: cobre, 20 μg/kg/dia, podendo aumentar 10 μg/kg/dia se jejunostomia ou drenagem biliar; cromo, 0,2 μg/kg/dia; e manganês, 1 μg/kg.

Deve-se evitar o emprego de cobre e manganês se houver colestase, e de cromo se houver insuficiência renal.

Vitaminas

As reais exigências de vitaminas ainda não são conhecidas em toda a sua extensão e até o momento não estão disponíveis preparados comerciais que forneçam as ingestas diárias recomendadas para todas as vitaminas.

Para o prematuro, tem-se sugerido a utilização de 40%/kg/dia das quantidades recomendadas para o RN a termo.

Seguem-se na Tabela 35.2 as recomendações diárias de vitaminas para RN a termo e prematuros.

Tabela 35.2. Recomendações diárias de vitaminas para RN a termo e pré-termo.

Vitaminas	RN a termo	RN Pré-termo
	Dose/dia	Dose/kg/dia
Vitamina A (UI)	2.300	932
Vitamina E (UI)	7	2,8
Vitamina K (μg)	200	80
Vitamina D (UI)	400	160
Ac. Ascórbico (mg)	80	32
Tiamina (mg)	1,2	0,48
Riboflavina (mg)	1,4	0,56
Piridoxina (mg)	1	0,4
Niacina (mg)	17	6,8
Ac. Pantotenico (mg)	5	2
Biotina (μg)	20	8
Folato (μg)	140	56
Vitamina B12 (μg)	1	0,4

Fonte: Adaptada de Greene et al., 1988.

Cuidados na infusão da NP

A administração da NP sempre deve ser realizada por bomba de infusão a fim de que se tenha maior segurança do gotejamento. O controle rigoroso da velocidade de infusão evita complicações iatrogênicas, como excesso ou falta de volume, distúrbios metabólicos e hidreletrolíticos.

Muitos dos componentes da NP são sensíveis à luz, particularmente algumas vitaminas, alguns aminoácidos e as soluções lipídicas. A luz pode induzir a peroxidação dos lipídios e a fotodegradação das vitaminas A e K. Para evitar os efeitos dos peróxidos e deficiências vitamínicas, recomenda-se que a bolsa da NP seja protegida da luz e o equipo de infusão seja fotossensível.

Complicações

A nutrição parenteral não é isenta de risco. As complicações mais frequentemente observadas são as relacionadas com o cateter como infecção local, sepse, hemorragias, trombose e as complicações metabólicas resultantes ou da capacidade metabólica limitada do RN ou da própria infusão e composição das soluções como hipo e hiperglicemia, azotemia, hiperamonemia, distúrbios lipídicos, eletrolíticos, minerais, vitamínicos e hepáticos, principalmente icterícia colestática.

LEITURAS COMPLEMENTARES

Allwood MC. Light protection during parenteral nutrition infusion: is it really necessary? Nutrition. 2000;16:234-5.

Darlow BA, Austin NC. Selenium supplementation to prevent short--term morbidity in preterm neonates. Cochrane Database Syst Rev. 2003;(4):CD003312.

De Curtis M, Rigo J. The nutrition of preterm infants. Early Hum Dev. 2012 Mar;88(Suppl 1):S5-7.

Ehrenkranz, RA. Early, aggressive nutritional management for very low birth weight infants: What is the evidence? Semin Perinatol. 2007;31:48-55.

Farrag HM, Cowett RM. Glucose homeostasis in the micropremie. Clin Perinatol. 2000;27:1-22.

Finch CW. Review of trace mineral requirements for preterm infants: What are the current recommendations for clinical practice? Nutr Clin Pract. 2015 Feb;30(1):44-58.

Fusch C, Bauer K, Bohles HJ et al. Neonatology/Paediatrics- Guidelines on Parenteral Nutrition. Ger Med Sci. 2009;7:1-23. chapter 13.

Greene HL, Hambidge M, Schanler R, Tsang RC. Guidelines for the use of vitamins, trace elementes, calcium, magnesium, and phosphorus in infants and children receiving total parenteral nutrition: Report of the Subcommittee on Pediatric Parenteral Nutrient Reqiuirements from the Committee on Clinical practice issues of the American Society for Clinical Nutrition. Am J Clin Nutr. 1988;48:1324-42.

Greer FR. Vitamin metabolism and requirements in the micropremie. Clin Perinatol. 2000;27:95-118.

Harding JE, Cormack BE, Alexander T, Alsweiler JM, Bloomfield FH. Advances in nutrition of the newborn infant. Lancet. 2017 Apr 22;389(10079):1660-8.

Hartman C, Shamir R, Simchowitz V, Lohner S, Cai W, Decsi T. ESPGHAN/ESPEN/ESPR/CSPEN working group on pediatric parenteral nutrition. ESPGHAN/ESPEN/ESPR/CSPEN guidelines on pediatric parenteral nutrition: Complications. Clin Nutr. 2018 Dec;37(6 Pt B):2418-29. doi: 10.1016/j.clnu.2018.06.956. Epub 2018 Jun 28. PMID: 30033173.

Jochum F, Moltu SJ, Senterre T, Nomayo A, Goulet O, Iacobelli S. ESPGHAN/ESPEN/ESPR/CSPEN working group on pediatric parenteral nutrition. ESPGHAN/ESPEN/ESPR guidelines on pediatric parenteral nutrition: Fluid and electrolytes. Clin Nutr. 2018 Jun 18. pii: S0261-5614(18):31167-1.

Joosten K, Embleton N, Yan W, Senterre T; ESPGHAN/ESPEN/ESPR/CSPEN working group on pediatric parenteral nutrition. ESPGHAN/ESPEN/ESPR guidelines on pediatric parenteral nutrition: Energy. Clin Nutr. 2018 Jun 18. pii:S0261-5614(18):31163-4.

Kapoor V, Malviya MN, Soll R. Lipid emulsions for parenterally fed preterm infants. Cochrane Database Syst Rev. 2019 Jun 4;6(6):CD013163. doi: 10.1002/14651858.CD013163.pub2. PMID: 31158919; PMCID: PMC6953211.

Kapoor V, Malviya MN, Soll R. Lipid emulsions for parenterally fed term and late preterm infants. Cochrane Database Syst Rev. 2019 Jun 4;6(6):CD013171. doi: 10.1002/14651858.CD013171.pub2. PMID: 31158920; PMCID: PMC6953354.

Koletzko B, Poindexter B, Uauy R. Nutritional Care of Preterm Infants: Scientific Basis and Practical Guidelines. Series: World Rev Nutr Diet. Basel, Karger. Basel. 2014;110.

Lapillonne A, Fidler Mis N, Goulet O, van den Akker CHP, Wu J, Koletzko B. ESPGHAN/ESPEN/ESPR/CSPEN working group on pediatric parenteral nutrition. ESPGHAN/ESPEN/ESPR/CSPEN guidelines on pediatric parenteral nutrition: Lipids. Clin Nutr. 2018 Jun 18;pii: S0261-5614(18):31165-8.

Mesotten D, Joosten K, van Kempen A, Verbruggen S. ESPGHAN/ESPEN/ESPR/CSPEN working group on pediatric parenteral nutrition. ESPGHAN/ESPEN/ESPR/CSPEN guidelines on pediatric parenteral nutrition: Carbohydrates. Clin Nutr. 2018 Jun 18. pii:S0261-5614(18):31166-X.

Mihatsch W, Fewtrell M, Goulet O, Molgaard C, Picaud JC, Senterre T. ESPGHAN/ESPEN/ESPR/CSPEN working group on pediatric parenteral nutrition. ESPGHAN/ESPEN/ESPR/CSPEN guidelines on pediatric parenteral nutrition: Calcium, phosphorus and magnesium. Clin Nutr. 2018 Jun 18;pii: S0261-5614(18):31169-5.

Osborn DA, Schindler T, Jones LJ, Sinn JK, Bolisetty S. Higher versus lower amino acid intake in parenteral nutrition for newborn infants. Cochrane Database Syst Rev. 2018 Mar 5;3(3):CD005949. Doi: 10.1002/14651858. CD005949.pub2. PMID: 29505664. PMCID: PMC6494253.

Ostertag SG, Jovanovic L, Lewis B, Auld PAM. Insulin pump therapy in the very low birth weight infant. Pediatrics. 1986;78:625-30.

Patel P, Bhatia J. Total parenteral nutrition for the very low birth weight infant. Semin Fetal Neonatal Med. 2017 Feb;22(1):2-7.

Pelegano JF, Rowe JC, Carey D, LaBarre DJ, Edgren KW, Lazar AM et al. Effect of calcium/phosphorus Ratio on mineral retention in parenterally fed premature infants. J Pediatr Gastroenterol Nutr. 1991;12:351-55.

Rigo J, De Curtis M, Pieltain C, Picaud JC, Salle BL, Senterre J. Bone mineral metabolism in the micropremie. Clin Perinatol. 2000;27:147-70.

Rollins CJ, Elsberry R, Pollack KA, Pollack PF, Udall JN. Three-in-one parenteral nutrition: A safe and economical method of nutritional support for infants. J Parenter Enteral Nutr. 1990;14:290-4.

Silvers KM, Sluis KB, Darlow BA, McGill F, Stocker R, Winterbourn CC. Limiting light-induced lipid peroxidation and vitamin loss in infant parenteral nutrition by adding multivitamin preparations to Intralipid. Acta Paediatr. 2001;90:242-9.

Sunehag AL, Haymond MW. Glucose extremes in newborn infants. Clin Perinatol. 2002;29:245-60.

van Goudoever JB, Carnielli V, Darmaun D, Sainz de Pipaon M. ESPGHAN/ESPEN/ESPR/CSPEN working group on pediatric parenteral nutrition. ESPGHAN/ESPEN/ESPR/CSPEN guidelines on pediatric parenteral nutrition: Amino acids. Clin Nutr. 2018 Jun 18;pii: S0261-5614(18):31164-6.

Ziegler EE, Thureen PJ, Carlson SJ. Aggressive nutrition of the very low birthweight infant. Clin Perinatol. 2002;29:225-44.

Medidas de Avaliação Nutricional

Taís Daiene Russo Hortencio
Roberto José Negrão Nogueira

O crescimento humano é um processo contínuo que assume diferentes características em cada estágio do ciclo de vida e é influenciado por fatores endógenos que compõem determinantes biológicos, genéticos e étnicos e por fatores exógenos como condições nutricionais, culturais, ambientais e sociais.

A velocidade de crescimento é significativamente mais rápida durante os primeiros 2 anos da vida de uma criança. Esse é o período de maior vulnerabilidade aos distúrbios do crescimento, e a avaliação do crescimento com referência à norma é um dos melhores indicadores da saúde infantil.

A falta de diagnóstico ou de avaliação adequada do estado nutricional dos recém-nascidos (RN) pode ocasionar aparecimento de distúrbios nutricionais e metabólicos que afetam negativamente o desenvolvimento e a saúde na infância e na idade adulta.

Os métodos utilizados para a avaliação nutricional dependem das circunstâncias em que ela é realizada e, portanto, podem se basear em história clínica, parâmetros bioquímicos e análise da composição corporal.

Monitoramento do crescimento do bebê a termo – Incremento de peso

Após o nascimento, um recém-nascido (RN) perde cerca de 5 a 10% do seu peso ao nascer. No entanto, em aproximadamente 2 semanas, os RN devem começar a ganhar peso e crescer rapidamente.

Medidas antropométricas

- **Peso:** para RN recomendam-se a avaliação nutricional ao nascimento e o seu monitoramento por aferição do peso diário, e comprimento e perímetro cefálico semanais. O peso de crianças menores de 2 anos deve ser aferido com balança do tipo pesa-bebê, mecânica ou eletrônica, com divisões de 10 g e capacidade de até 16 kg.
- **Estatura:** a aferição do comprimento deve ser realizada com a criança deitada e com o auxílio de régua antropométrica sobre uma superfície plana. Para aferir a medida, a criança deve estar completamente despida e descalça, e o procedimento deve contar com a participação de dois examinadores (mãe e profissional). O Ministério da Saúde sugere os seguintes passos para determinação correta da medida:
- **Passo 1:** deitar a criança no centro do antropômetro, descalça e com a cabeça livre de adereços. Com a ajuda da mãe ou de outra pessoa, posicionar a cabeça apoiada firmemente contra a parte fixa do equipamento, o pescoço reto, o queixo afastado do peito e os ombros totalmente em contato com a superfície de apoio do antropômetro.
- **Passo 2:** os braços estendidos ao longo do corpo.
- **Passo 3:** as nádegas e os calcanhares da criança em pleno contato com a superfície que apoia o antropômetro.
- **Passo 4:** pressionar os joelhos da criança para baixo com uma das mãos, de modo que eles fiquem estendidos. Juntar os pés dela fazendo um ângulo reto com as pernas. Levar a parte móvel do equipamento até a planta dos pés, cuidando para que não se mexam.
- **Passo 5:** fazer a leitura do comprimento, desde que a criança não tenha se movido da posição indicada.
- **Passo 6:** anotar o valor obtido.
- **Circunferência craniana:** a forma adequada de obtenção da medida é o posicionamento da fita métrica na porção posterior mais proeminente do crânio (occipício) e na parte frontal da cabeça (glabela).

SEÇÃO III – NUTRIÇÃO E DOENÇAS DO TRATO GASTROINTESTINAL

Nos primeiros meses de vida, especialmente em lactentes, a avaliação do incremento de peso (gramas/dia) é essencial para a avaliação nutricional e para o estabelecimento de condutas em relação à alimentação (orientação relacionada à amamentação), diurese, evacuação etc. Se a criança é pesada periodicamente, mudanças recentes no processo nutricional podem ser observadas. Assim, uma intervenção eficaz impedirá a continuação do processo de desnutrição, evitando prejuízos para o crescimento linear (estatura) e cefálico. Na prática clínica, é motivo de preocupação o ganho ponderal inferior a 20 g/dia (< 600 g/mês) no 1º trimestre e inferior a 15 g/dia (< 400 g/mês) no 2º semestre.

A Tabela 36.1 mostra uma distribuição em escore Z do ganho ponderal com base no referencial da Organização Mundial da Saúde (OMS).

Tabela 36.1. Distribuição em escore z do incremento de peso (g/dia) em meninos e meninas.

Idade	Sexo	Escore Z		
		−1	0	+1
0 a 1 mês	Meninos			
		24,5	36,5	44
	Meninas			
		22	33,5	41,5

Fonte: OMS, 2006.

Para crianças de 0 a 5 anos, o Ministério da Saúde adota as recomendações das curvas de referência da OMS lançada em 2006 para a avaliação do estado nutricional.

Estas curvas foram produzidas com base em uma amostra de diferentes origens étnicas, proveniente de seis países (entre eles o Brasil). Além de sadias, boa parte das crianças menores receberam aleitamento materno.

Os índices antropométricos mais amplamente usados, recomendados pela OMS e adotados pelo Ministério da Saúde na avaliação do estado nutricional de crianças de 0 a 5 anos, são o peso para idade, peso para estatura, índice de massa corporal (IMC) para idade e a estatura para a idade.

O peso para idade expressa a relação existente entre a massa corporal e a idade cronológica da criança, ela é adequada para o acompanhamento do ganho de peso, mas não diferencia o comprometimento nutricional agudo dos crônicos. O peso para estatura dispensa dados sobre a idade e expressa a harmonia entre as dimensões de massa corporal e estatura. O IMC para idade expressa a relação entre o peso da criança e o quadrado da estatura. O índice estatura para idade expressa o crescimento linear da criança. Aponta o efeito cumulativo de situações adversas sobre o crescimento da criança (desnutrição pregressa).

No endereço eletrônico da OMS (www.who.int/childgrowth/standards/en), é possível ter acesso às tabelas e aos gráficos relativos a crianças com até 5 anos, de ambos os sexos, com os seguintes parâmetros: a) comprimento/estatura para idade; b) peso para idade; c) peso para comprimento/estatura; d) índice de massa corporal para idade; e) perímetro craniano para idade; f) perímetro da porção média do braço para idade; g) prega subcutânea subescapular para idade; h) prega subcutânea tricipital para idade; i) velocidade de ganho de comprimento; j) velocidade de ganho de peso; k) velocidade de ganho de perímetro cefálico. Também está disponível um programa de computador (WHO Anthro) que permite o cálculo desses indicadores, individual ou coletivamente.

Monitoramento do crescimento do RN pré-termo

O crescimento é um dos melhores indicadores de saúde da criança, em razão de sua estreita dependência de fatores intrínsecos (genéticos, metabólicos e malformações, muitas vezes correlacionados, ou seja, podem ser geneticamente determinados) e de fatores extrínsecos, entre os quais destacam-se a alimentação, a saúde, a higiene, a habitação e os cuidados gerais com a criança.

As medidas antropométricas utilizadas na avaliação do crescimento do RN pré-termo são o peso, o comprimento e o perímetro cefálico. Segundo a Sociedade Brasileira de Pediatria, o RN prematuro deve ter sua medida tomada da cabeça aos pés, bem como ter seu perímetro cefálico medido por fita métrica não extensível. Essas medidas devem ser registradas, semanalmente, em curva de crescimento até atingir de 50 a 64 semanas de idade gestacional corrigida, de acordo com a curva selecionada.

Para aferição do peso, recomenda-se que o peso de RN pré-termos seja obtido em balanças com sensibilidade de 5 g. O peso deve ser mensurado e registrado diariamente até sua recuperação e, a partir daí, 2 vezes semanalmente, até a alta hospitalar.

O comprimento deve ser obtido por meio de uma régua que possa ser usada de preferência dentro da incubadora, graduada em centímetros, que apresente uma das extremidades fixa e a outro móvel, ajustando-se a extremidade fixa à cabeça do RN e a parte móvel, nos pés, com uma leve extensão dos joelhos.

Para a obtenção do perímetro cefálico, recomenda-se utilizar fita métrica não extensível e graduada em centímetros. Os pontos de medida devem ser logo acima das sobrancelhas (sulco supraorbitário) e, posteriormente, na proeminência occipital com o ponto zero no lado da cabeça do bebê mais próximo de quem faz a medida.

O peso, comprimento e perímetro cefálico devem ser registrados semanalmente em curva de crescimento até atingir 50 a 64 semanas de idade gestacional corrigida, de acordo com a curva selecionada.

Com relação à meta de ganho de peso diária, os bebês prematuros devem ganhar aproximadamente 16 a 18 g/kg/dia ou 20 a 30 g/dia se a idade gestacional foi corrigida pelo termo. Os ganhos de comprimento são 1 cm/semana e a circunferência da cabeça (perímetro cefálico) também deve aumentar 1 cm/semana.

Curvas de crescimento

A avaliação do estado nutricional de RN a termo é baseado na utilização de gráficos de crescimento. O padrão-ouro de avaliação do crescimento infantil é estabelecido pelas curvas de crescimento da OMS.

Essas curvas foram desenvolvidas com uma amostragem internacional de indivíduos saudáveis, com base em padrões prescritivos, prospectivos, com lactentes alimentados com leite humano de mães não fumantes. Os RN prematuros são medidos na curva do padrão de crescimento da OMS quando atingem o padrão de crescimento corrigido pela idade gestacional corrigido pelo termo. Nesses gráficos, RN com restrição de crescimento intrauterino e lactentes medindo abaixo do percentil 10 são diagnosticados com desnutrição fetal.

Ao contrário dos RN a termo, os pré-termos não contam com metodologia padronizada no monitoramento de seu crescimento. Em vez da medição padrão de peso, comprimento e perímetro cefálico, o acompanhamento do desenvolvimento de um prematuro é feita com base em curvas construídas por diferentes metodologias, que podem ser classificadas em:

- **Curvas de referência que refletem o crescimento intrauterino (cortes transversais de peso, comprimento e perímetro cefálico, de acordo com a idade gestacional):** Lubchenco et al., Fenton et al., NICMC-UK, Horbar et al.
- **Curvas de referência que refletem o crescimento pós-nata, (construídas a partir do acompanhamento longitudinal):** NICHD US – Ehrenkranz, Cole et al.
- **Curva-padrão (longitudinal):** os pré-termos devem ser medidos ao nascerem e o peso deve ser obtido diariamente até a recuperação do peso do nascimento. A partir daí, a pesagem deve acontecer 2 vezes na semana, até a alta hospitalar.

A Sociedade Brasileira de Pediatria recomenda que os RN pré-termo (RNPT) sejam acompanhados com as curvas de crescimento pós-natal do *Intergrowth*, disponíveis em português para peso, comprimento e perímetro cefálico. As curvas do projeto *Intergrowth* são prescritivas e multiétnicas e podem ser usadas até 64 semanas pós-gestacionais, quando o acompanhamento deve ser transferido para as curvas da OMS.

A recomendação atual para o monitoramento do crescimento dos RNPT com menos de 32 semanas de idade gestacional é considerar o canal atingido com a estabilização do peso após a perda inicial, desde que dentro dos limites fisiológicos máximo (15% do peso ao nascer nos RNPT extremos). Sendo assim, a definição do canal de crescimento a ser seguido é dada pelo peso atingido quando recomeça o ganho de peso, e não pelo peso ao nascer.

As necessidades nutricionais de RNPT são estabelecidas pelo método fatorial e cálculos de dados presumidos para manter o crescimento de um bebê de outra forma saudável. O gasto de energia em repouso é estimado em 50 kcal/kg/dia, enquanto a energia necessária para o crescimento é 110 a 130 kcal/kg/dia. Com relação à proteína, para manutenção do balanço nitrogenado recomenda-se de 1 a 1,5 g/kg/dia. A proteína necessária para o crescimento é estimada em 3,5 a 4 g/kg/dia em RNPT.

As curvas para acompanhamento do crescimento pós-natal estão disponíveis no site do International Fetal and Newborn Growth Consortium for the 21st Century, ou INTERGROWTH-21st: https://intergrowth21.tghn.org/articles/new-intergrowth-21st-international-postnatal-growth-standards-charts-available. O percentil e o escore Z podem ser calculados usando o gerador: http://intergrowth21.ndog.ox.ac.uk/en/ManualEntry.

LEITURAS COMPLEMENTARES

Boghossian NS, Geraci M, Edwards EM, Morrow KA, Horbar JD. Anthropometric Charts for Infants Born Between 22 and 29 Weeks' Gestation. Pediatrics. 2016;138(6):e20161641.

Brasil. Ministério da saúde, CGPAN. Incorporação das curvas de Crescimento da Organização Mundial da Saúde de 2006 e 2007 no SISVAN. [Acesso 2018 mar 29]. Disponível em: http://nutricao.saude.gov.br/documentos/curvas-oms-2006-2007.

Cole TJ, Statnikov Y, Santhakumaran S, Pan H, Modi N. Birth weight and longitudinal growth in infants born below 32 weeks' gestation: A UK population study. Arch Dis Child Fetal Neonatal Ed. 2014;99(1):34-40.

Committee on Nutrition American Academy Pediatrics. Nutritional needs of preterm infants. Pediatric Nutrition Handbook. 6th ed. Elk Grove Village, Il: American Academy of Pediatrics; 2009.

Ehrenkranz RA, Younes N, Lemons JA, Fanaroff AA, Donovan EF, Wright LL et al. Longitudinal growth of hospitalized very low birth weight infants. Pediatrics. 1999;104(2 Pt 1):280-9.

Fenton TR, Kim JH. A systematic review and meta-analysis to revise the Fenton growth chart for preterm infants. BMC Pediatrics. 2013;13:59.

Giuliani F, Ismail LC, Bertino E, Bhutta Z, Ohuma E, Rovelli I, Conde-Agudelo A, Villar J, Kennedy SH. Monitoring postnatal growth of preterm infants: present and future. Am J Clin Nutr. 2016;103 (Suppl):635S-47S.

Klein CJ. Nutrient requirements for preterm infant formulas. J Nutr. 2002;132(6 Suppl 1):1395-577.

Leone CR, Barros FC, Moreira ME. Monitoramento do crescimento de RN pré-termos. Sociedade Brasileira de Pediatria; 2017. [Acesso 2018 mar 29]. Disponível em: http://www.sbp.com.br/fileadmin/user_upload/2017/03/Neonatologia-Monitoramento-do-cresc-do-RN-pt-270117.pdf.

Leone CR, Sadeck LSR. Curvas de crescimento intrauterino e extrauterino na avaliação do crescimento de recém-nascidos pré-termo. In: Procianoy RS, Leone CR (org.). Sociedade Brasileira de Pediatria. PRORN – Programa de Atualização em Neonatologia: Ciclo 11. Porto Alegre: Artmed/Panamericana; 2014. p.9-37.

Lubchenco LO, Hansman C, Boyd E. Intrauterine growth in length and head circumference as estimated from live births at gestational ages from 26 to 42 weeks. Pediatrics. 1966;37:403-8.

Neonatal and Infant Close Monitoring Chart. [Acesso 2016 nov 10]. Disponível em: http://www.growthcharts.rcpch. ac.uk/.

Sociedade Brasileira de Pediatria. Avaliação nutricional da criança e do adolescente. Manual de Orientação. Departamento de Nutrologia. São Paulo: Sociedade Brasileira de Pediatria. Departamento de Nutrologia; 2009. [Acesso 2018 mar 29]. Disponível em: http://www.sbp.com.br/fileadmin/user_upload/pdfs/MANUAL-AVAL NUTR2009.pdf.

Villar J, Giuliani F, Bhutta ZA, Bertino E, Ohuma EO, Ismail LC et al. Postnatal growth standards for preterm infants: The Preterm Postnatal Follow-up Study of the INTERGROWTH-21(st) Project. Lancet Glob Health. 2015;3(11):681-91.

World Health Organization. The WHO Child growth standards. [Acesso 2018 mar 29]. Disponível em: www.who.int/childgrowth/ standards/en/.

Radiologia do Trato Gastrointestinal – Aspectos Normais e das Principais Doenças Obstrutivas

Beatriz Regina Alvares
Elizabete Punaro
Aya Fukuda

Aspectos normais

Nas radiografias simples de abdome de recém-nascidos (RN), o ar decorrente da deglutição já pode ser visibilizado no estômago logo após o nascimento, podendo estar presente no reto entre 6 e 8 horas de vida.

Radiologicamente, a bolha gástrica é visível abaixo da hemicúpula diafragmática esquerda, e as alças do intestino delgado situam-se nas porções mais centrais do abdome, apresentando forma poliédrica.

O ceco e o cólon ascendente, transverso e descendente têm uma localização periférica, emoldurando as alças do intestino delgado, e o reto e sigmoide são visíveis na pequena pélvis (Figura 37.1).

As alças intestinais são facilmente comprimidas pelas estruturas anatômicas adjacentes, sobretudo a bexiga urinária quando distendida, o fígado e o baço.

Obstrução intestinal no recém-nascido

Os exames radiológicos simples e contrastados de tórax e abdome representam métodos de imagem extremamente relevantes para o esclarecimento diagnóstico de recém-nascidos com suspeita de obstrução do trato gastrointestinal (TGI), podendo, desse modo, identificar causas cuja intervenção cirúrgica deve ser imediata.

Para tanto, o conhecimento das diversas patologias que podem cursar com os processos obstrutivos do tubo digestivo no RN, bem como as corretas indicações de exames contrastados, são de fundamental importância para este diagnóstico precoce, possibilitando uma orientação direcionada para as condutas clínica e cirúrgica.

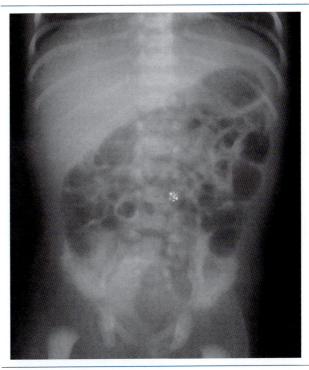

Figura 37.1. Radiografia simples de tórax e abdome realizada em RN com 24 horas de vida, sem evidências de anormalidades.
Fonte: Arquivo Didático do Serviço de Radiologia do Centro de Atenção Integral à Saúde da Mulher (CAISM) da Universidade Estadual de Campinas (Unicamp).

Obstrução intestinal alta no recém-nascido

A obstrução intestinal alta no RN consiste em um conjunto de doenças que acometem o esôfago, estômago, duodeno e íleo proximal, determinando um quadro obstrutivo.

As principais causas de obstrução intestinal alta no RN são: atresia esofágica; estenose hipertrófica do piloro; atresia/estenose duodenal; pâncreas anular; atresia jejuno ileal; má rotação; e volvo intestinal.

O principal sintoma nas primeiras horas de vida é o vômito, o qual pode conter bile caso a obstrução esteja abaixo do esfíncter de Oddi.

Exames radiológicos simples e contrastados ainda representam a principal forma de investigação dessas doenças, sendo fundamental o conhecimento dos achados radiológicos bem como da sequência a ser realizada usando-se esses métodos de imagem.

Atresia esofágica

A atresia do esôfago (AE) decorre, muito provavelmente, do defeito congênito do tubo digestório, ocasionado pela não separação da traqueia primitiva e do esôfago. Nos casos em que ocorre a fístula traqueoesofágica (FTE), tem-se como principal hipótese a necrose focal do esôfago durante a organogênese.

A AE incide em 1:3.000 crianças nascidas vivas, sendo de duas a três vezes mais comum em gemelares. Em 50% dos casos a AE está associada a outras anomalias, incluindo malformações gastrointestinais e ao conjunto de malformações VACTERL (anomalia vertebral, anal, cardíaca, traqueal, esofágica, renal e de membros).

Pode-se suspeitar dessa malformação durante a ultrassonografia pré-natal com o achado de polidrâmnio e a não identificação da câmara gástrica.

Os sintomas mais frequentes são salivação com bolhas de ar e sem retorno de secreção na tentativa de aspiração via sonda gástrica, tosse, cianose e choque.

Os achados de imagem têm como base as radiografias anteroposterior e lateral do tórax, sempre com extensão até o abdome. O exame também pode ser realizado com contraste iodado em pequena quantidade, opacificando a sonda que será introduzida até o segmento proximal, local em fundo cego em que a sonda se enovelará. Com a introdução de pequena quantidade de ar através da sonda, também é possível visibilizar a bolsa esofágica proximal, em fundo cego, em virtude da distensão gasosa. Esses procedimentos poderão ser realizados na própria unidade de terapia intensiva neonatal (UTIN). Caso seja introduzido contraste através da sonda, o exame deverá ser realizado na área de imagem do hospital, mediante acompanhamento fluoroscópico e o contraste imediatamente aspirado após a obtenção das imagens radiológicas.

Pela classificação de Gross, há cinco tipos de AE, sendo a mais comum o tipo C, com 86% dos casos.

O tipo A de Gross apresenta atresia esofágica sem fístula traqueoesofágica (FTE), sendo visibilizada apenas a bolsa esofágica proximal no exame de imagem (Figura 37.2). O tipo B apresenta atresia esofágica com FTE superior, apresentando o mesmo achado de imagem do tipo A nas radiografias simples de tórax e abdome. No tipo C, há atresia esofágica com FTE inferior, portanto apresenta bolsa esofágica e gás nas alças intestinais (Figuras 37.3 e 37.4). O tipo D apresenta FTE superior e inferior, com imagem semelhante ao tipo C. O tipo E apresenta FTE sem atresia esofágica, sendo geralmente diagnosticado após o período neonatal em razão da ocorrência de pneumonias de repetição, tosse à deglutição e abdome distendido.

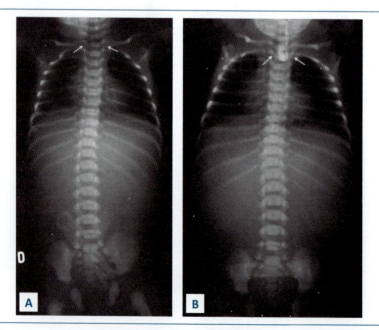

Figura 37.2. (A) Radiografia de tórax e abdome realizada na incidência anteroposterior (AP), com raios verticais, de RN, apresentando suspeita de atresia de esôfago, após tentativa de passagem de sonda nasogástrica, sem sucesso. Observa-se ausência de ar no estômago e alças intestinais. O segmento proximal do esôfago apresenta-se distendido por ar (setas). (B) Radiografia de tórax e abdome realizada em RN com suspeita clínica de atresia de esôfago. Após a introdução de pequena quantidade de contraste opaco, através de sonda locada no segmento proximal do esôfago, o qual se apresenta distendido e em fundo cego. Ausência de ar no estômago e alças intestinais.

Fonte: Arquivo Didático do Serviço de Radiologia do Centro de Atenção Integral à Saúde da Mulher (CAISM) da Universidade Estadual de Campinas (Unicamp).

CAPÍTULO 37 – RADIOLOGIA DO TRATO GASTROINTESTINAL – ASPECTOS NORMAIS E DAS PRINCIPAIS DOENÇAS OBSTRUTIVAS

Atresia e estenose duodenal

A atresia e a estenose duodenal são definidas como defeitos congênitos do tubo digestivo ocasionados pela falha na recanalização do duodeno na vida intrauterina e ocasionando um quadro obstrutivo. Acomete aproximadamente 1:5.000 nascidos vivos, estando comumente associada a outras malformações, como VACTERL, pâncreas anular e, principalmente, a síndrome de Down.

Atualmente, utiliza-se uma classificação que considera três tipos de atresia duodenal sendo o tipo I mais frequente, ocorrendo em 92% dos casos.

- **Tipo I:** atresia duodenal causada por diafragma (membrana mucosa), com dilatação a montante da membrana e afilamento duodenal distal.
- **Tipo II:** cordão fibroso interposto às extremidades do duodeno atrésico.
- **Tipo III:** separação completa dos duodenos atrésicos.

Os principais sintomas são vômitos biliosos após a primeira alimentação, logo após o nascimento, com pouca ou nenhuma distensão abdominal, pois abaixo da ampola de Vater, as 2ª e 3ª porções do duodeno são frequentemente mais acometidas.

No caso de suspeita de atresia duodenal, a forma correta de investigação radiológica é realizar radiografias de abdome nas incidências frontal e perfil, após a introdução de pequena quantidade de ar no estômago, através de sonda gástrica.

O achado radiológico típico é o "sinal da dupla bolha" representada à esquerda pelo estômago (bolha maior), e a outra menor à direita, pelo duodeno proximal dilatado e preenchido por gás, imagens que podem ser visibilizadas nas radiografias simples de abdome e na ultrassonografia pré-natal.

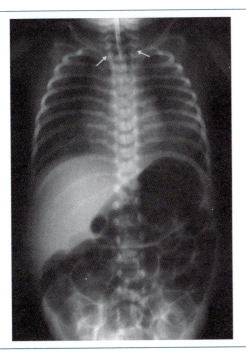

Figura 37.3. Radiografia de tórax e abdome, realizada na incidência AP com raios verticais em RN com suspeita clínica de atresia de esôfago. No segmento proximal do esôfago, distendido e em fundo cego, observa-se sonda opacificada com contraste opaco (setas). Presença de ar no estômago e alças intestinais.
Fonte: Arquivo Didático do Serviço de Radiologia do Centro de Atenção Integral à Saúde da Mulher (CAISM) da Universidade Estadual de Campinas (Unicamp).

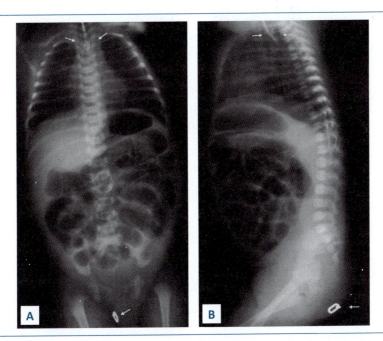

Figura 37.4. (A e B) Radiografias de tórax e abdome AP e P realizadas nas primeiras horas de vida, de RN com imperfuração anal e suspeita clínica de atresia de esôfago. As alças intestinais encontram-se distendidas, porém não se observa presença de ar no reto e sigmoide. Reparo metálico visível em região anal (seta). Sonda opacificada com contraste opaco localizada no segmento proximal do esôfago, distendido por ar e em fundo cego (seta), achados radiológicos compatíveis com atresia de esôfago do tipo C.
Fonte: Arquivo Didático do Serviço de Radiologia do Centro de Atenção Integral à Saúde da Mulher (CAISM) da Universidade Estadual de Campinas (Unicamp).

Somente nos casos de suspeita de estenose duodenal deve-se realizar o exame contrastado do estômago e duodeno, devendo o contraste ser introduzido pela sonda gástrica. Após a realização do exame, o contraste que permaneceu no estômago deve ser removido.

Pâncreas anular

O pâncreas anular ocorre em virtude da formação de banda parenquimatosa a partir da cabeça do pâncreas, com envolvimento circunferencial completo (25% dos casos) ou incompleto (75% dos casos) da 2ª porção do duodeno, ocasionando obstrução intestinal.

É uma causa rara de obstrução, ocorrendo em cerca de 1% das obstruções intestinais neonatais, com frequência populacional ao redor de 1:20.000/nascidos vivos.

Embriologicamente, o pâncreas é formado pelas porções dorsal – que origina corpo e cauda – e a ventral – que dá origem à cabeça pancreática –, fusionadas até a 8ª semana gestacional. Normalmente, há migração da porção ventral para a direita e dorsal ao duodeno; nos casos em que há rotação em sentido contrário, haverá a formação do anel pancreático ao redor do duodeno.

A investigação radiológica deve ser realizada por radiografias de abdome nas incidências frontal e perfil com raios verticais, após a introdução de pequena quantidade de ar no estômago, através de sonda gástrica (Figuras 37.5 e 37.6).

Radiologicamente, aparecerá o sinal da dupla bolha e de ausência de ar nas demais alças intestinais, caracterizando um quadro radiológico de obstrução completa.

O diagnóstico diferencial entre atresia duodenal e pâncreas anular pode ser realizado pelo exame ultrassonográfico, em que o duodeno termina em fundo cego na atresia duodenal, havendo aumento da peristalse gástrica (peristaltismo de luta) e, no pâncreas anular, identificam-se a dupla-bolha e banda hiperecogênica que circunda o duodeno, completa ou parcialmente.

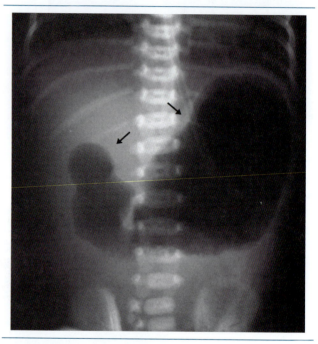

Figura 37.6. Radiografia de tórax e abdome realizada em RN com menos de 24 horas de vida e com diagnóstico ultrassonográfico pré-natal compatível com atresia duodenal. O estômago e a 1ª porção duodenal encontram-se distendidos, após a introdução de ar pela sonda gástrica sem haver progressão deste para as demais alças intestinais (setas).

Fonte: Arquivo Didático do Serviço de Radiologia do Centro de Atenção Integral à Saúde da Mulher (CAISM) da Universidade Estadual de Campinas (Unicamp).

Má rotação intestinal

A má rotação intestinal é definida como posição anormal congênita da junção duodenojejunal, geralmente associada a defeito de fixação do mesentério ou à ausência de fixação de partes do intestino delgado, acompanhada de bandas de tecido fibroso que se estendem deste o ceco até a parede lateral do abdome direito, comprimindo o duodeno e ocasionando um quadro obstrutivo após o nascimento.

Qualquer desvio do eixo de fixação normal do intestino pode ser identificado como má rotação intestinal. O eixo de fixação normal está a 270° no sentido horário com a

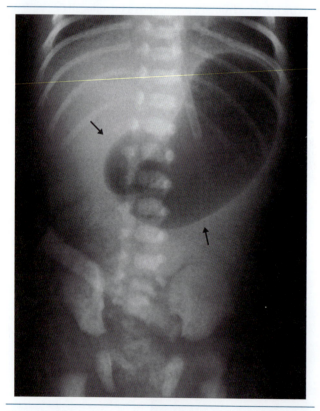

Figura 37.5. Radiografia de tórax e abdome realizada em RN com 20 horas de vida e com diagnóstico ultrassonográfico pré-natal, compatível com obstrução intestinal alta. Através de sonda locada no estômago, foi introduzida pequena quantidade de ar, observando-se distensão do estômago e segmento proximal duodenal, caracterizando o sinal da dupla bolha (setas). Ausência de ar nas demais alças intestinais.

Fonte: Arquivo Didático do Serviço de Radiologia do Centro de Atenção Integral à Saúde da Mulher (CAISM) da Universidade Estadual de Campinas (Unicamp).

2ª porção do duodeno situada à direita da artéria mesentérica superior (AMS); a 3ª porção do duodeno posterior à AMS; e a junção duodeno jejunal à esquerda e posterior à AMS.

Com relação à coluna vertebral, a junção duodeno jejunal normal deverá estar à esquerda dos pedículos vertebrais e no mesmo nível do bulbo duodenal, visibilizado à direita dos pedículos vertebrais.

O diagnóstico de má rotação intestinal frequentemente ocorre até o 1º ano de idade, pois 75% dos casos apresentam sintomas no período neonatal, e 90% até o 1º ano. O sintoma típico no neonato é o vômito bilioso com ou sem distensão abdominal.

O exame radiográfico simples do abdome pode estar normal no quadro obstrutivo inicial; porém evolui com dilatação do estômago com pouca quantidade de gás nas alças intestinais.

O padrão-ouro para diagnóstico de má rotação é a seriografia contrastada do estômago, duodeno e intestino delgado (trânsito intestinal), com sensibilidade diagnóstica de até 100%.

Nos casos em que não se identifica a má rotação no intestino delgado, deve-se aguardar o preenchimento do ceco com contraste, pois em 80% dos casos o ceco estará em localização alterada. Pode-se, também, realizar o enema opaco para identificação do ceco (Figura 37.7).

Estenose hipertrófica de piloro

O piloro está localizado na transição entre estômago e duodeno, apresentando camada muscular circular espessa com diâmetro normal de 1 mm.

A estenose hipertrófica do piloro (EHP), achado quatro vezes mais frequente em RN do sexo masculino, é caracterizada pela hipertrofia e pelo alongamento da camada muscular, com espessamento da mucosa do piloro, determinando estreitamento da luz e retenção do conteúdo gástrico.

O quadro clínico típico consiste em vômitos não biliosos, do tipo "em jato", a partir da 2ª a 6ª semanas de vida, (associados a achados do exame físico, como aumento da peristalse gástrica, distensão do abdome superior e piloro palpável no nível do umbigo ("oliva pilórica"). O tratamento definitivo é cirúrgico.

Os principais métodos de imagem para auxiliar o diagnóstico consistem na seriografia do esôfago, estômago e duodeno (EED) e na ultrassonografia do abdome, com elevada sensibilidade em ambos os métodos. O sinal característico e presente no exame radiográfico e ecográfico é representado pelo afilamento do canal pilórico, caracterizando o "sinal do cordão", com retardo na passagem de líquido/contraste através do piloro.

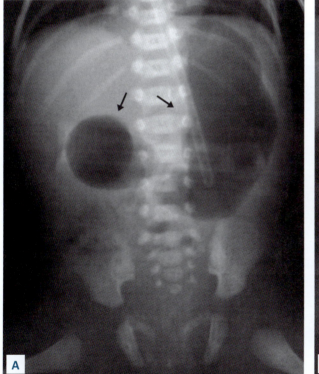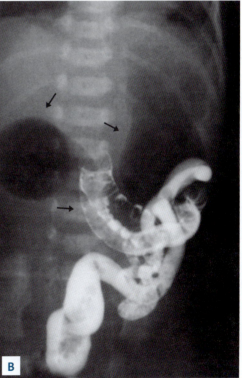

Figura 37.7. (A) Radiografia simples de abdome após injeção de ar no estômago, em RN que apresentou distensão abdominal e drenagem gástrica biliosa nas primeiras 24 horas de vida. Observam-se o sinal da dupla bolha (setas) e ausência de ar nas demais alças intestinais, achados radiológicos compatíveis com obstrução mecânica ao nível da 1ª porção duodenal. (B) Enema opaco demonstrou elevação do ceco e cólon ascendente que, juntamente com o cólon transverso, se encontram desviados para o hemiabdome esquerdo, achados compatíveis com má rotação intestinal (setas). Persiste o sinal da dupla bolha, podendo representar um quadro obstrutivo ocasionado pelas bandas de Ladd (setas).

Fonte: Arquivo Didático do Serviço de Radiologia do Centro de Atenção Integral à Saúde da Mulher (CAISM) da Universidade Estadual de Campinas (Unicamp).

A ultrassonografia é o exame de escolha por ser menos invasivo, não ter radiação ionizante e permitir a direta visualização da morfologia do piloro. Deve-se realizá-lo, preferencialmente, logo após a mamada. Na posição supina, acha-se o piloro, cuja localização típica é posteromedial à vesícula biliar, realizando-se, então, as suas medidas. Logo a seguir, o lactente deve ser colocado na posição oblíqua anterior direita para facilitar o esvaziamento gástrico, sendo possível avaliar a motilidade do piloro. O diagnóstico da EHP é dado quando seu diâmetro excede 3 mm e sua extensão, 12 mm.

O exame radiológico EED representa o segundo método de imagem que pode ser usado para esclarecimento diagnóstico, sendo usado contraste baritado para a visibilização do estômago e duodeno. Esse exame é realizado com o lactente posicionado em decúbito lateral direito, após a passagem de sonda gástrica, injetando-se pequena quantidade de contraste baritado no interior do estômago. Faz-se fluoroscopia intermitente para avaliar a motilidade gástrica, observando-se a passagem filiforme do contraste através do piloro com estenose. Após a obtenção das radiografias, retira-se o contraste residual do estômago.

Os principais achados nos exames radiológicos são distensão gástrica com rarefação gasosa após o piloro (radiografia simples de abdome), hiperperistalse gástrica, alongamento e estreitamento persistentes do canal pilórico, bem como impressão extrínseca na base do bulbo duodenal, ocasionada pela musculatura hipertrofiada do piloro (EED) (Figura 37.8).

Atresia de jejuno e íleo proximal

A atresia jejunoileal, responsável por um terço das obstruções intestinais neonatais, decorre do defeito congênito no desenvolvimento das alças intestinais ou por falha de recanalização no estágio sólido do tubo intestinal ou por isquemia intestinal intrauterina.

Na maioria dos casos, a proporção é igual entre os sexos, com incidência de 1:5.000. A atresia jejunal está relacionada ao baixo peso no nascimento e à prematuridade, apresentando incidência em ascensão secundária à menor duração da gestação e menor peso ao nascimento, bem como maior incidência em gêmeos bivitelinos. Também é descrito aumento no número de casos com atresias múltiplas e maior mortalidade nas atresias jejunais.

Os sinais e sintomas da atresia jejunal proximal são os vômitos biliosos e distensão abdominal acima da obstrução, enquanto a atresia distal pode gerar intensa distensão abdominal causando sintomas respiratórios por elevação do diafragma e obstrução distal, com ausência de evacuação.

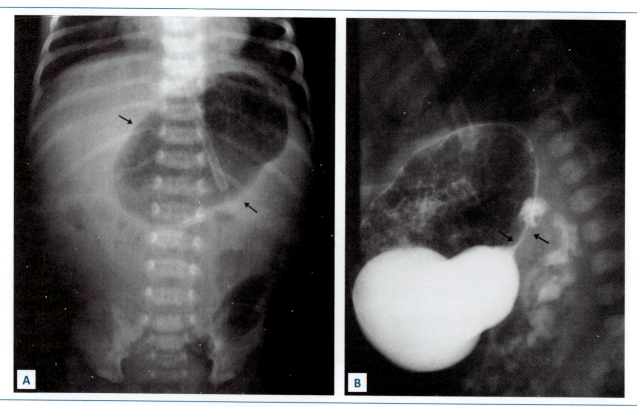

Figura 37.8. (A) Radiografia de tórax e abdome realizada em RN apresentando vômitos deste o nascimento. Após a injeção de ar através de sonda gástrica, observam-se estômago distendido e pequena quantidade de ar em alças intestinais (setas). (B) Radiografia realizada após introdução de contraste opaco pela sonda gástrica, evidenciando estômago opacificado com morfologia normal e canal pilórico estreitado e alongado. Impressão extrínseca na base do bulbo duodenal.
Fonte: Arquivo Didático do Serviço de Radiologia do Centro de Atenção Integral à Saúde da Mulher (CAISM) da Universidade Estadual de Campinas (Unicamp).

Nas atresias ileais, a perfuração pode ocorrer intraútero, causando peritonite meconial, com ou sem formação de cisto meconial, provavelmente em virtude de menor complacência e de vascularização em comparação ao jejuno.

Há cinco tipos de atresia jejunoileal classificadas por Grosfeld et al., em que o tipo I representa uma membrana mucosa; o tipo II, cordão fibroso; tipo IIIa, defeito mesentérico; tipo IIIb, atresia em "casca de maçã"; tipo IV, atresias múltiplas.

A ultrassonografia pré-natal demonstra dilatação de alças de delgado formando o sinal da "tripla ou quádrupla bolha", com intestino grosso de aspecto normal.

Nos casos de distensão abdominal e vômitos biliosos no RN, os exames radiológicos de escolha são sempre a realização de radiografias simples de abdome, nas incidências anteroposterior, evidenciando a distensão aérea das alças intestinais de delgado com ausência de ar no intestino grosso e a incidência em perfil, demonstrando níveis hidroaéreos em diferentes alturas (Figura 37.9). Quanto mais distal for a atresia intestinal, maior será o número de alças distendidas.

O segundo exame de escolha é o enema opaco, realizado sob fluoroscopia, sendo evidenciado microcólon por desuso (Figura 37.10).

Obstrução intestinal baixa no recém-nascido

A obstrução intestinal baixa no recém-nascido (RN) consiste em um conjunto de doenças que determinam um quadro obstrutivo no íleo terminal e no intestino grosso.

Este quadro obstrutivo é caracterizado pela ausência de eliminação de mecônio nas primeiras 24 horas de vida, distensão abdominal progressiva, recusa alimentar e vômitos. O mecônio representa a primeira evacuação do RN, composto por material ingerido durante o período fetal, incluindo células epiteliais, muco, bile e líquido amniótico.

As principais causas de obstrução intestinal baixa no RN são a atresia de íleo, íleo meconial, síndrome da rolha meconial, síndrome do cólon esquerdo pequeno e doença de Hirschsprung. Também podem ser incluídas como uma das causas de obstrução intestinal baixa as complicações tardias da enterocolite necrosante (ECN), caracterizadas por áreas de estenose no intestino grosso.

Atresia de íleo

A etiologia da atresia intestinal é baseada na teoria da isquemia intestinal intrauterina, ocasionando um defeito congênito no desenvolvimento das alças. Sua prevalência está em torno de 3/10.000 nascimentos.

O quadro clínico é caracterizado por vômitos biliosos, distensão abdominal e falha na eliminação meconial.

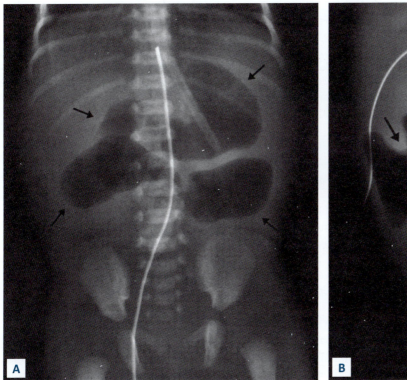 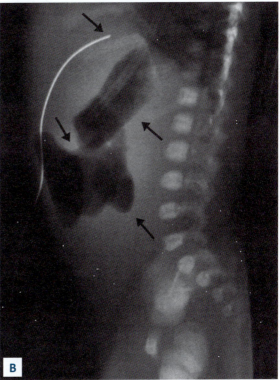

Figura 37.9. (A) Radiografia de abdome AP realizada em decúbito dorsal com raios verticais, em RN com 24 horas de vida, apresentando abdome globoso e distendido, bem como ausência de evacuação. Observam-se presença de ar no estômago, duodeno e jejuno proximal que se encontram distendidos (setas). Ausência de ar nas demais alças intestinais. (B) A radiografia de abdome realizada em P, também evidenciou as alças intestinais proximais distendidas, com ausência de ar no intestino grosso, caracterizando um quadro de obstrução intestinal alta (setas).
Fonte: Arquivo Didático do Serviço de Radiologia do Centro de Atenção Integral à Saúde da Mulher (CAISM) da Universidade Estadual de Campinas (Unicamp).

SEÇÃO III – NUTRIÇÃO E DOENÇAS DO TRATO GASTROINTESTINAL

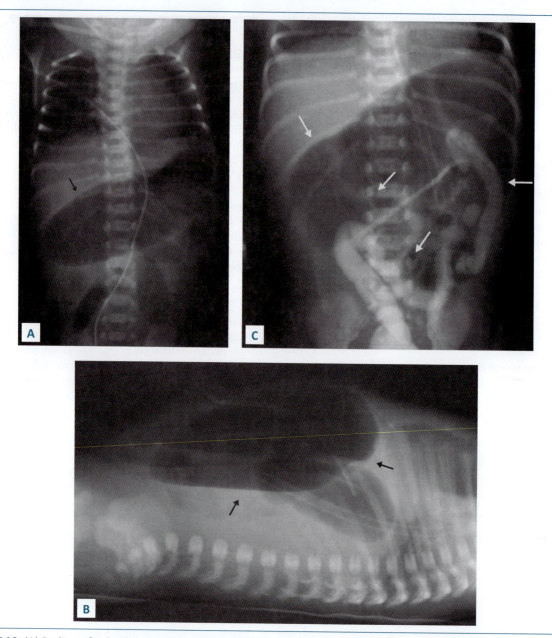

Figura 37.10. (A) Radiografia de abdome realizada em decúbito dorsal com raios verticais, nas primeiras horas de vida de RN apresentando vômitos biliosos após mamadas. Observam-se distensão aérea do estômago e primeiras alças de intestino delgado com ausência de ar nas demais alças intestinais. (B) Radiografia de abdome efetuada em decúbito dorsal com raios horizontais demonstrou as alças intestinais distendidas, com níveis hidroaéreos em diferentes alturas, caracterizando um quadro obstrutivo mecânico (setas). (C) O enema opaco evidenciou alças do intestino grosso com diâmetro reduzido, caracterizando microcólon por desuso, presente nos quadros de obstrução mecânica do intestino delgado (setas). Persistem as alças do jejuno proximal distendidas (setas).
Fonte: Arquivo Didático do Serviço de Radiologia do Centro de Atenção Integral à Saúde da Mulher (CAISM) da Universidade Estadual de Campinas (Unicamp).

O diagnóstico pode ser realizado no período pré-natal, a partir de 18 semanas de idade gestacional, por meio de achados ultrassonográficos característicos da atresia, como polidrâmnio, distensão intestinal com líquido amniótico deglutido e gastrosquise, de forma que algumas atresias jejunoileais e colônicas podem permanecer indetectáveis ao método.

Já no período pós-natal, a investigação radiológica é efetuada por meio de radiografias simples de abdome, realizadas com raios horizontais e verticais e exame radiológico contrastado do intestino grosso, com monitorização da aquisição de imagens por meio de fluoroscopia.

As radiografias simples efetuadas com raios verticais evidenciam distensão de alças de intestino delgado e ausência de ar no intestino grosso.

A incidência radiológica efetuada com raios horizontais demonstra níveis hidroaéreos em diferentes alturas, caracterizando processo obstrutivo (Figura 37.11).

O enema opaco evidencia cólon de calibre reduzido, caracterizando microcólon por desuso, exceto no reto, que mantém seu calibre habitual (Figura 37.12).

O tratamento é individualizado conforme o caso, de acordo com o local da lesão, os achados anatômicos específicos e a associação com condições evidenciadas durante a laparotomia.

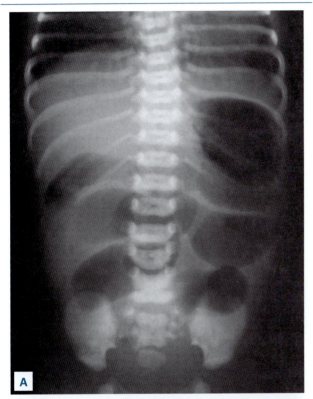

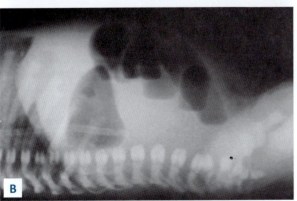

Figura 37.11. (A) Radiografia simples de abdome realizada em decúbito dorsal com raios verticais de RN apresentando vômitos, abdome distendido e doloroso à palpação. Observam-se alças intestinais distendidas acima da pequena pélvis e ausência de ar no intestino grosso. (B) Radiografia efetuada em decúbito dorsal com raios horizontais evidenciou níveis hidroaéreos em diferentes alturas, caracterizando quadro radiológico de obstrução mecânica. O RN foi submetido à laparotomia exploradora, sendo encontrada atresia de íleo.
Fonte: Arquivo Didático do Serviço de Radiologia do Centro de Atenção Integral à Saúde da Mulher (CAISM) da Universidade Estadual de Campinas (Unicamp).

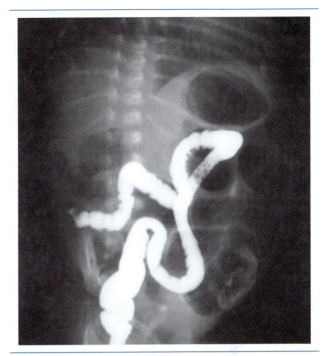

Figura 37.12. Radiografia de abdome após a introdução de contraste opaco em RN com suspeita clínica de quadro obstrutivo. O intestino grosso opacificado até o segmento proximal do cólon transverso apresenta redução em seu diâmetro em contraste com alças distendidas por ar do intestino delgado, caracterizando microcólon por desuso, presente em quadros de obstrução completa do intestino delgado. A laparotomia exploradora constatou atresia de íleo.
Fonte: Arquivo Didático do Serviço de Radiologia do Centro de Atenção Integral à Saúde da Mulher (CAISM) da Universidade Estadual de Campinas (Unicamp).

Íleo meconial

Caracteriza-se por um quadro obstrutivo, determinado pela presença de mecônio espesso no íleo terminal, representando uma manifestação inicial da fibrose cística, também conhecida como "mucoviscidose", que ocasiona alteração na espessura do muco e do mecônio.

Clinicamente, apresenta-se por um quadro obstrutivo típico: vômitos biliosos; distensão abdominal; e falha na eliminação meconial.

O diagnóstico radiológico pode ser feito por meio de radiografias simples de abdome, com raios verticais e horizontais e pelo enema opaco.

As radiografias simples de abdome realizadas com raios verticais evidenciam alças intestinais distendidas e presença de gás permeado por mecônio ("efeito da bolha de sabão"). A incidência radiológica com raios horizontais demonstra escassos níveis hidroaéreos (Figura 37.13).

O enema opaco evidencia um microcólon por desuso associado a falhas de enchimento no nível de íleo terminal e intestino grosso relacionadas ao mecônio impactado (Figura 37.14).

O refluxo do contraste para o íleo terminal, durante este estudo contrastado, possibilita a eliminação do mecônio com regressão do quadro clínico obstrutivo. O enema com o uso de contraste iodado diluído em soro fisiológico tornou-se o tratamento conservador mais aceito atualmente em virtude de sua menor pressão osmótica, contribuindo para uma função emoliente, com uma taxa de sucesso aproximada em 80%, sendo esta intimamente relacionada com o tempo decorrido em relação ao diagnóstico. Casos de insucesso de enema realizados após 14 dias do diagnóstico têm sido descritos na literatura.

O diagnóstico de íleo meconial também pode ser realizado mediante exame ultrassonográfico demonstrando alças intestinais dilatadas por líquido e focos ecogênicos de permeio que representam o mecônio espesso.

O tratamento é individualizado conforme cada caso, de forma que é possível considerar a conduta conservadora (lavagem intestinal, objetivando o refluxo de líquido injetado para o íleo terminal), sendo a conduta cirúrgica indicada em casos específicos, como aqueles associados à perfuração intestinal.

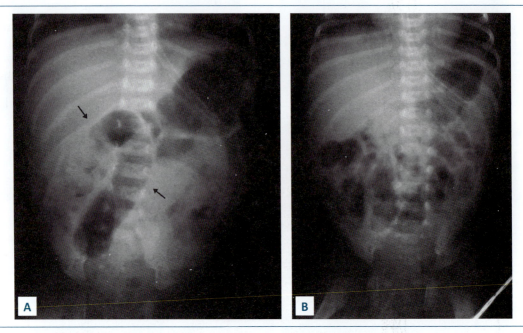

Figura 37.13. (A) Radiografia simples de abdome, realizada em decúbito dorsal com raios verticais em RN apresentando distensão abdominal, vômitos, dor à palpação e redução na frequência das evacuações. Observa-se alça intestinal distendida no hemiabdome direito e pequena quantidade de ar nas demais alças intestinais, sugerindo um quadro de suboclusão intestinal (setas). (B) Radiografia simples de abdome após a realização de clister opaco quando o RN eliminou grande quantidade de fezes endurecidas, não sendo necessária intervenção cirúrgica.
Fonte: Arquivo Didático do Serviço de Radiologia do Centro de Atenção Integral à Saúde da Mulher (CAISM) da Universidade Estadual de Campinas (Unicamp).

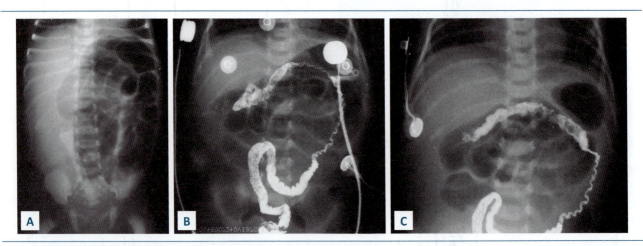

Figura 37.14. (A) Radiografia simples de abdome realizada em decúbito dorsal com raios verticais em RN com 24 horas de vida, apresentando quadro clínico de obstrução intestinal e com confirmação posterior de íleo meconial. Observam-se alças intestinais distendidas no hemiabdome esquerdo e ausência de ar no reto e sigmoide. (B e C) Radiografias de abdome após a realização de enema opaco evidenciaram o intestino grosso com diâmetro reduzido, em contraste com as alças de intestino delgado distendidas, caracterizando microcólon por desuso. Neste caso, não houve passagem do contraste para o íleo terminal.
Fonte: Arquivo Didático do Serviço de Radiologia do Centro de Atenção Integral à Saúde da Mulher (CAISM) da Universidade Estadual de Campinas (Unicamp).

Síndrome da rolha meconial

A síndrome da rolha meconial é definida por uma incapacidade do RN em eliminar mecônio em função da imaturidade das células ganglionares do cólon (plexo nervoso mioentérico).

Clinicamente, é caraterizada por um quadro obstrutivo caracterizado por vômitos biliosos, distensão abdominal e falha na eliminação meconial.

O diagnóstico radiológico pode ser realizado por meio de radiografias simples de abdome e pelo enema opaco. No primeiro, evidenciam-se alças intestinais de delgado distendidas. No segundo, notam-se moldes de mecônio em segmentos colônicos, os quais mantêm o calibre normal.

O enema opaco apresenta ainda uma função terapêutica, contribuindo com a eliminação meconial após a sua realização, com consequente regressão dos sintomas (Figura 37.15).

Síndrome do cólon esquerdo pequeno

A síndrome do cólon esquerdo pequeno consiste em uma variante da síndrome da rolha meconial. Mais de 50% dos RN acometidos são também filhos de mães diabéticas.

O RN apresenta distensão abdominal e incapacidade de eliminar mecônio caracterizando um quadro obstrutivo mecânico que pode regredir por clister ou enema opaco. Em algumas situações, o RN precisará ser submetido a procedimento cirúrgico para a resolução do quadro clínico.

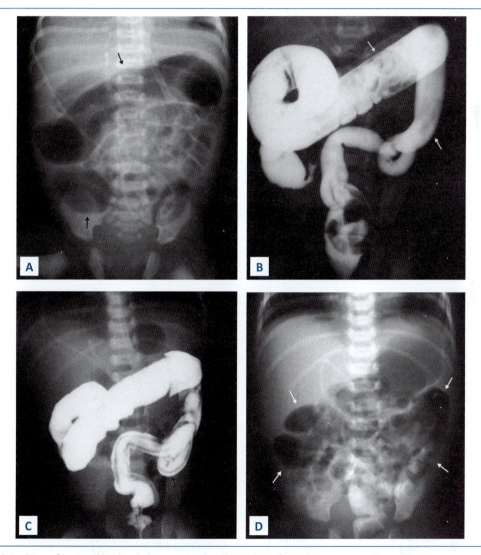

Figura 37.15. (A) Radiografia simples de abdome, em decúbito dorsal com raios verticais em RN, que apresentou distensão abdominal, vômitos biliosos e ausência de evacuação nas primeiras 24 horas de vida. Observa-se meteorismo intestinal generalizado, com distensão do cólon ascendente e transverso (setas). (B e C) Radiografias realizadas por ocasião de enema opaco demonstraram alças de intestino grosso de calibre normal com falhas de enchimento no cólon transverso, descendente e sigmoide (setas). O RN evacuou em grande quantidade após a realização do exame radiológico. (D) Radiografia simples de abdome realizada algumas horas depois demonstrou eliminação de todo o contraste e alças intestinais de calibre normal, sendo confirmado o diagnóstico de rolha meconial (setas).

Fonte: Arquivo Didático do Serviço de Radiologia do Centro de Atenção Integral à Saúde da Mulher (CAISM) da Universidade Estadual de Campinas (Unicamp).

O diagnóstico radiológico pode ser feito por meio de radiografias simples do abdome e de enema opaco. O primeiro evidencia distensão de alças de intestino delgado. Já o segundo evidencia uma redução de calibre do cólon descendente, com uma zona de transição na flexura esplênica estando o reto de calibre normal (Figura 37.16).

Pode ser difícil a diferenciação desta entidade com a doença de Hirschsprung, podendo ser necessária a biópsia retal para tal definição. Na síndrome do cólon esquerdo pequeno, os segmentos colônicos biopsiados têm células ganglionares normais, ao contrário do que ocorre no megacólon congênito.

Doença de Hirschsprung

A doença de Hirschsprung, também conhecida como "megacólon congênito", consiste em uma doença congênita caracterizada por ausência de células ganglionares nos plexos nervosos do intestino, predominando no reto e no sigmoide. O segmento aganglionico fica incapaz de se distender normalmente, resultando em uma obstrução funcional em que o segmento colônico localizado acima da área alterada se torna distendido.

Clinicamente, é caraterizada por um quadro obstrutivo típico (vômitos, distensão abdominal e falha na eliminação meconial). Em crianças mais velhas, pode-se evidenciar constipação severa desde o nascimento associada à distensão abdominal e ampola retal vazia no exame físico.

A investigação radiológica pode ser feita por meio de radiografias simples de abdome e estudo contrastado do cólon (enema opaco).

As radiografias simples do abdome evidenciam múltiplas alças intestinais distendidas e com níveis hidroaéreos, bem como ausência de ar no reto, quando a área de aganglionose localiza-se neste segmento intestinal.

Nesta última situação, um sinal radiológico relevante no enema opaco é a inversão da razão retossigmóidea, estando o diâmetro do reto menor do que o do sigmoide. Em condições normais, o reto apresenta calibre maior do que o calibre do sigmoide, observando-se a inversão desta relação nos RN com aganglionose do reto (Figura 37.17).

O estudo contrastado também pode evidenciar uma zona de transição caracterizada por estreitamento retal, contrações retais irregulares e defecação retardada disfuncional. Nesse sentido, a realização de uma radiografia 24 horas após o enema opaco pode ser relevante para demonstrar essa alteração.

O tratamento de escolha para a doença de Hirschsprung é a ressecção cirúrgica do segmento intestinal aganglionico e, se possível, com preservação dos músculos do esfíncter anal.

Sequela de enterocolite necrosante no intestino grosso

A enterocolite necrosante (ECN) consiste em reações inflamatórias em cascata que evoluem para necrose de coagulação, a partir do acometimento mucoso bacteriano,

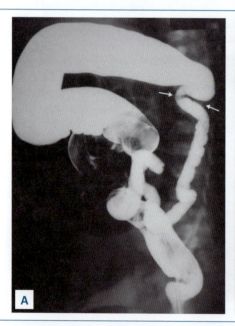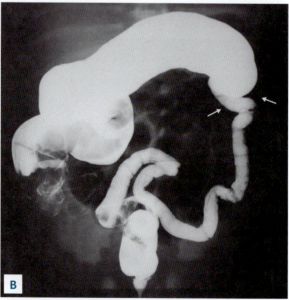

Figura 37.16. (A e B) Enema opaco realizado em RN que apresentou distensão abdominal, vômitos e ausência de evacuação nas primeiras horas de vida. Observa-se dilatação do cólon transverso que apresenta falhas de enchimento em seu interior e redução no calibre do cólon descendente, achados radiológicos compatíveis com a síndrome do cólon esquerdo pequeno (setas).

Fonte: Arquivo Didático do Serviço de Radiologia do Centro de Atenção Integral à Saúde da Mulher (CAISM) da Universidade Estadual de Campinas (Unicamp).

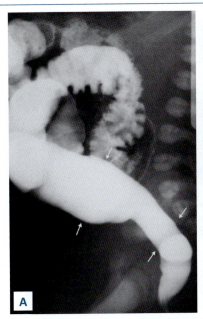 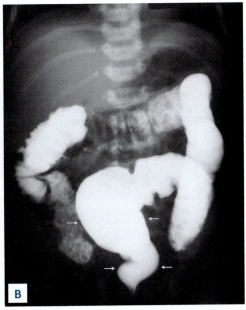

Figuras 37.17. (A e B) Enema opaco de RN apresentando vômitos e distensão abdominal desde as primeiras horas de vida e evacuando somente com a ajuda de clister. O exame radiológico contrastado evidenciou diâmetro do reto menor do que o do sigmoide, caracterizando inversão da razão retossigmóidea, achado radiológico presente nos casos de aganglionose do reto (setas). Grande presença de resíduos nos demais segmentos colônicos que se apresentam distendidos. O diagnóstico de doença de Hirschsprung foi confirmado após biópsia retal.
Fonte: Arquivo Didático do Serviço de Radiologia do Centro de Atenção Integral à Saúde da Mulher (CAISM) da Universidade Estadual de Campinas (Unicamp).

predominando no íleo terminal, cólon ascendente e parte proximal do cólon transverso.

Os RN prematuros são os mais acometidos, de forma que somente 5 a 10% dos casos clássicos dessa doença acometem RN a termo. Quanto aos RN internados em UTIN, estima-se que cerca de 5 a 15% dos RN prematuros e 7% dos RN a termo são acometidos pela doença.

Clinicamente, a ECN costuma se manifestar no final da 1ª semana de vida, variando de sinais inespecíficos (distensão abdominal leve, aumento do resíduo gástrico, letargia e instabilidade térmica) a sinais de gravidade (enterorragia, sinais de peritonite, sepse, choque séptico).

Mesmo com os avanços na assistência ao RN com ECN, não houve alteração do prognóstico e a taxa de mortalidade varia entre 18 e 45%, a depender do grau de prematuridade e da gravidade da infecção. Como complicação tardia, aqueles que sobrevivem apresentam um grande risco de desenvolverem estenoses no segmento intestinal acometido.

As alterações radiológicas variam conforme o grau de gravidade, sendo o achado mais precoce a distensão aérea intestinal generalizada e persistente. Considera-se uma alça distendida quando sua medida ultrapassa a largura do primeiro corpo vertebral lombar. Outro achado precoce é a distensão localizada de alça intestinal (estrutura tubular de paredes espessadas), a qual pode refletir sofrimento de alça.

Os achados radiológicos de maior gravidade são a pneumatose intestinal, ar no sistema porta e pneumoperitônio. A pneumatose é um achado patognomônico da ECN e consiste em ar na parede intestinal, predominantemente na parede do intestino grosso, onde aparece como imagens radiotransparentes curvilíneas, lineares ou bolhosas na parede da alça intestinal sem mobilidade em radiografias subsequentes, diferentes do conteúdo fecal. A pneumatose intestinal pode se difundir para o sistema venoso porta, aparecendo nas radiografias como formações radiotransparentes lineares na projeção hepática, com extensão para a sua periferia. Por fim, o pneumoperitônio consiste em ar livre na cavidade peritoneal, originado da perfuração de víscera oca. Na radiografia simples, o pneumoperitônio aparece como um enegrecimento da cavidade abdominal e visualização da parede intestinal (ar dentro e fora da alça). Classicamente, descreve-se o sinal da bola de futebol americano, formado pelo ligamento falciforme na radiografia simples em decúbito dorsal com raios verticais.

A estenose do intestino grosso é uma importante complicação tardia da ECN, podendo ser confirmada por meio do enema opaco (Figuras 37.18 e 37.19). A técnica adequada de realização do enema requer uso de contraste iodado diluído em soro fisiológico em virtude de risco de ruptura intestinal.

SEÇÃO III – NUTRIÇÃO E DOENÇAS DO TRATO GASTROINTESTINAL

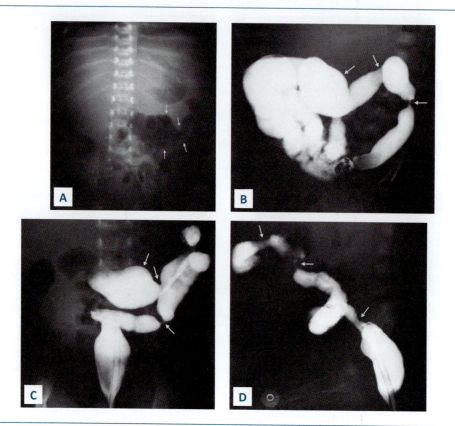

Figura 37.18. (A) Radiografia simples de abdome de lactente com 60 dias de vida, apresentando distensão abdominal após tratamento para enterocolite necrosante (ECN). Presença de ar em algumas alças intestinais observando-se segmento dilatado em topografia de cólon transverso, próximo ao ângulo esplênico (setas). (B, C e D) O enema opaco demonstrou áreas de estenose no cólon transverso, descendente e sigmoide, relacionadas à sequela da ECN (setas).
Fonte: Arquivo Didático do Serviço de Radiologia do Centro de Atenção Integral à Saúde da Mulher (CAISM) da Universidade Estadual de Campinas (Unicamp).

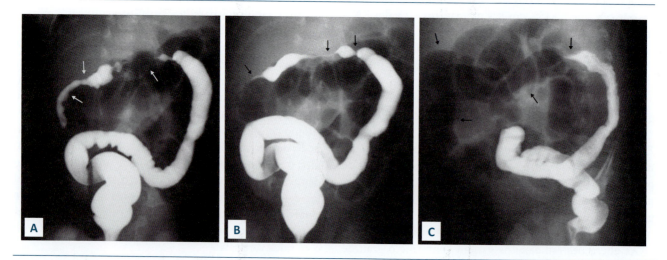

Figura 37.19. (A, B e C) Radiografias realizadas por ocasião de enema opaco, em RN com 40 dias de vida, apresentando abdome distendido e ausência de evacuações há 5 dias, após tratamento para ECN. Presença de várias áreas de estenose no cólon transverso (setas). As alças do intestino delgado apresentam-se distendidas, caracterizando um quadro de obstrução mecânica (setas).
Fonte: Arquivo Didático do Serviço de Radiologia do Centro de Atenção Integral à Saúde da Mulher (CAISM) da Universidade Estadual de Campinas (Unicamp).

LEITURAS COMPLEMENTARES

Alvares BR et al. Padrões intestinais aéreos normais e patológicos no tubo digestivo do recém-nascido. Rev Imagem. 2007;29(4):133-8.

Alvares BR, Martins, Lahan D; Roma RL, Pereira IMR. Aspectos radiológicos relevantes no diagnóstico da enterocolite necrosante e suas complicações. Radiol Bras [online]. 2007;40(2):127-30.

Amodio J, Berdon WE, Abramson SJ et al. Microcolon of prematurity: A form of functional obstruction. AJR. 1986;146:239-44.

Applegate EK, Anderson JM, Klatte EC. Intestinal malrotation in children: A problem-solving approach to the upper gastrointestinal series. RadioGraphics. 2006;26:1485-00.

Arthur RJ. Vomiting in infancy. Imaging. 2004;16(2):85-100.

Barnard JA, Cotton RB, Lutin W. Necrotizing enterocolitis. Variables associated with severity of disease. Am J Dis Child.1985;139:375-80.

Berrocal T et al. Congenital anomalies of the upper gastrointestinal tract. RadioGraphics. 1999;19(4):855-72.

Berrocal T, Gayá F, Pablo L. Aspectos embriológicos, clínicos e radiológicos da má rotação intestinal. Radiología. 2005;47(5):237-51.

Berrocal T, Lamas M, Gutiérrez J et al. Congenital anomalies of the small intestine, colon, and rectum. RadioGraphics. 1999;19(5):1219-36.

Boëchat PR. Patologias cirúrgicas do recém-nascido. In: O recém-nascido de alto risco: Teoria e prática do cuidar. Rio de Janeiro: Editora Fiocruz; 2004. p.403-8.

Briski LE, Von Berg V, Humes JJ. Necrotizing enterocolitis of the newborn. Ann Clin Lab Sci. 1982;12:186-93.

Buonomo C. The radiology of necrotizing enterocolitis. Radiol Clin North Am. 1999; 37:1187-98.

Carlyle BE, Borowitz DS, Glick PL. A review of pathophysiology and management of fetuses and neonates with meconium ileus for the pediatric surgeon. J Pediatr Surg. 2012;47:772-81.

Carroll AG, Kavanagh RG, Leidhin C et al. Comparative effectiveness of imaging modalities for the diagnosis of intestinal obstruction in neonates and infants: a critically appraised topic. Acad Radiol May. 2016;23(5):559-68.

Clark DC. Esophageal atresia and tracheoesophageal fistula. Am Fam Physician. 1999 Feb15;59(4):910-6.

Cleary GM, Wiswell TE. Meconium-stained amniotic fluid and the meconium aspiration syndrome: An update. Pediatr. Clin. North Am. 1998;45(3):511-29.

Costa Dias S, Swinson S, Torrão H et al. Hypertrophic pyloric stenosis: Tips and tricks for ultrasound diagnosis. Insights into Imaging. 2012;3(3):247-50.

Dalla Vecchia LK, Grosfeld JL, West KW, Rescorla FJ, Scherer LR, Engum SA. Intestinal Atresia and Stenosis: A 25-Year Experience With 277 Cases. Arch Surg. 1998;133(5):490-7.

Daneman A, Woodward S, da Silva M. The radiology of neonatal necrotizing enterocolitis (NEC). A review of 47 cases and the literature. PediatrRadiol. 1978;7:70-7.

Dankovcik R, Jirasek JE, Kucera E et al. Prenatal diagnosis of annular pancreas: Reliability of the double bubble sign with periduodenal hyperechogenic band. Fetal DiagnTher. 2008;24(4):483-0.

Denholm TA, Crow HC, Edwards WH et al. Prenatal sonographic appearance of meconium ileus in twins. AJR Am J Roentgenol. 1984;143(2):371-2.

Dimmitt RA, Moss RL. Meconium diseases in infants with very low birth weight. Semin Pediatr Surg. 2000;9:79-83.

Dorfman R, Li W, Sun L et al. Modifier gene study of meconium ileus in cystic fibrosis: Statistical considerations and gene mapping results. Human genetics. 2009;126(6):763-78.

Edwards DK. Size of gas-filled bowel loops in infants. AJR Am J Roentgenol. 1980;135:331-4.

Ellis D, Clatworthy H. The meconium plug syndrome revisited. J Pediatr Surg. 1966;1:54-61.

Escobar MA et al. Duodenal atresia and stenosis: long-term follow-up over 30 years. Journal of Pediatric Surgery. 2004;39(6):867-71.

Figueiredo SS, Araújo Jr CR, Nóbrega BB et al. Estenose hipertrófica do piloro: Caracterização clínica, radiológica e ecográfica. Radiol Bras. 2003;36(2):111-6.

Figueiredo SS, Ribeiro LHV, Nóbrega BB et al. Atresia do trato gastrintestinal: Avaliação por métodos de imagem. Radiol Bras. 2005.38(2): 141-50.

Gamarra E, Helardot P, Morriete G. Necrotizing Enterocolitis in full term neonates. Biol Neonate. 1983;44:185-88.

Gharpure V. Duodenal Atresia. Journal of Neonatal Surgery. 2014;3(1):14.

Gorter RR, Karimi A, Sleeboom C, Kneepkens CM, Heij HA. Clinical and genetic characteristics of meconium ileus in newborns with and without cystic fibrosis. J Pediatr Gastroenterol Nutr. 2010;50:569-72.

Gosalbes MJ, Llop S, Vallès Y, Moya A, Ballester F, Francino MP. Meconium microbiota types dominated by lactic acid or enteric bacteria are differentially associated with maternal eczema and respiratory problems in infants. Clin. Exp. Allergy. 2013;43(2):198-211.

Grosfeld JL, Ballantine TVN, Shoemaker R. Operative management of intestinal atresia and stenosis based on pathologic findings. J Pediatr Surg. 1979;14:368-75.

Gupta AK, Guglani B. Imaging of congenital anomalies of the gastrointestinal tract. Indian J Pediatr. 2005;72(5):405-14.

Hays DM, Greaney EM, Hill JT. Annular Pancreas as a cause of acute neonatal duodenal obstruction. Ann Surg. 1961;153(1):103-12.

Hemming V, Rankin J. Small intestinal atresia in a defined population: occurrence, prenatal diagnosis and survival. Prenat Diagn. 2007;27:1205-11.

Heng Y, Schuffler MD, Haggitt RC, Rohrmann CA. Pneumatosis intestinalis: a review. Am J Gastroenterol. 1995;90:1747-58.

Hernanz-Schulman M. Infantile hypertrophic pyloric stenosis. Radiology. 2003;227:319-31.

Juang D, Snyder CL. Neonatal bowel obstruction. Surgical Clinics of North America. 2012;92(3):685-711.

Kafetzis DA, Skevaki C, Costalos C. Neonatal necrotizing enterocolitis: an overview. Curr Opin Infect Dis. 2003;16:349-55.

Kao SCS, Smith WL, Franken Jr EA, Sato Y, Sullivan JH, McGee JA. Contrast enema diagnosis of necrotizing enterocolitis. Pediatr Radiol. 1992;22:115-7.

Kimura K, Loening-Baucke V. Bilious vomiting in the newborn: rapid diagnosis of intestinal obstruction. Am Fam Physician. 2000;61:2791-8.

Kliegman RM, Fanaroff AA. Neonatal necrotizing enterocolitis: A nine year experience: epidemiology and uncommon observations. Am J Dis Child. 1981;135:603-10.

Kosloske AM, Musemeche A. Necrotizing enterocolitis of the neonate. Clin Perinatol. 1989;16:97-111.

Krasna IH, Rosenfeld D, Salerno P. Is it necrotizing enterocolitis, microcolon of prematurity, or delayed meconium plug? A dilemma in the tiny premature infant. J Pediatr Surg. 1996;31:855-8.

Kreda SM, Davis CW, Rose MC. CFTR, Mucins, and Mucus Obstruction in Cystic Fibrosis. Cold Spring Harbor Perspectives in Medicine. 2012;2(9):a009589.

Kubota A, Imura K, Yagi M et al. Functional ileum in neonates: Hirschsprung's disease-allied disorders versus meconium related ileus. Eur J Pediatr Surg. 1999;9(6):392-5.

Laya BF, Andres MM, Conception NDP, Dizon RH. Patterns of microcolon: imaging strategies for diagnosis of lower intestinal obstruction in neonates. J Am Osteopat Coll Radiol. 2015;4(1):1-11.

Leonard Jr T, Johnson JF, Pettett PG. Critical evaluation of the persistent loop sign in necrotizing enterocolitis. Radiology. 1982;142:385-6.

Leonidas JC, Hall RT. Neonatal pneumatosis coli: a mild form of neonatal necrotizing enterocolitis. J Pediatr. 1976;89:456-9.

Levitt MA, Hamrick MC, Eradi B, Bischoff A, Hall J, Peña A. Trans anal, full-thickness, Swenson-like approach for Hirschsprung disease. J Pediatr Surg. 2013;48:2289-95.

Loening-Baucke V, Kimura K. Failure to pass meconium: Diagnosing intestinal obstruction. Am Fam Physician. 1999;60:v2043-50.

Long FR, Kramer SS, Markowitz RI, Taylor GE. Radiographic patterns of intestinal malrotation in children. RadioGraphics. 1996;16:547-56.

Louw JH, Barnard CN. Congenital intestinal atresia: observations on its origin. Lancet. 1955;269:1065-7.

Maciel R, Reis AP, Casanova J et al. Pâncreas anular: um caso clínico. Rev Ped Cen Hosp Porto. 2013;22(2):101-3.

Miro J, Bard H. Congenital atresia and stenosis of the duodenum: the impact of a prenatal diagnosis. Am J Obstet Gynecol. 1988;158:555- 9.

Molik KA, West KW, Rescorla FJ, Scherer LR, Engum SA, Grosfeld JL. Portal venous air: The poor prognosis persists. J Pediatr Surg. 2001;36:1143-5.

Morrison SC, Jacobson JM. The radiology of necrotizing enterocolitis. Clin Perinatol. 1994;21:347-63.

O'Donovan AN, Habra G, Somers S, Malone DE, Rees A, Winthrop AL. Diagnosis of Hirschsprung's disease. American Journal of Roentgenology. 1996;167:517-20.

Oliveira ND, Miyoshi MH. Avanços em enterocolite necrosante. Pediatr (Rio J). 2005;81(1 Supl):S16-S22.

Paradiso VF, Briganti V, Oriolo L, Coletta R, Calisti A. Meconium obstruction in absence of cystic fibrosis in low birth weight infants: an emerging challenge from increasing survival. Italian Journal of Pediatrics. 2011;37:55.

Pear BL. Pneumatosis intestinalis: a review. Radiology. 1998;207:13-9.

Pickhardt PJ, Bhalla S. Intestinal Malrotation in adolescents and adults: Spectrum of clinical and imaging features. American Journal of Radiology. 2002;179:1429-35.

Reid JR. Practical imaging approach to bowel obstruction in neonates: a review and update. Seminars in Roentgenology. 2012;47(1):21-31.

Rubesin SE, Levine MS, Laufer I, Herlinger H. Double-contrast barium enema examination technique. Radiology. 2000 Jun;215(3):642-50.

Shinohara T, Tsuda M, Koyama N. Management of meconium-related ileus in very low-birth weight infants. Pediatr Int. 2007;49:641-4.

Siddiqui MM, Drewett M, Burge DM. Meconium obstruction of prematurity. Arch Dis Child Fetal Neonatal. 2010;29.

Spitz L. Oesophageal atresia. Orphanet Journal of Rare Diseases. 2007;2:24.

Stoll CA, Lembik Y, Dott B, Roth MP. Evaluation of prenatal diagnosis of congenital gastro-intestinal atresia. Eur J Epidemiol. 1996;12(6):611- 6.

Strouse PJ. Disorders of intestinal rotation and fixation ("malrotation"). Pediatr Radiol. 2004;34(11):837-51.

Swenson O. Hirschsprung's Disease: A Review. Pediatrics. 2002;109(5):914-8.

Swischuk LE. Alimentary tract. In: Swischuk LE, editor. Imaging of the newborn, infant, and young child. 5th ed. Philadelphia: Lippincott Williams & Wilkins; 2004. p.341-589.

Townsend MC Jr, Beauchamp RD, Evers BM, Mattox KL (ed.). Sabiston Textbook of Surgery: The biological basis of modern surgical practice. 19th ed. Canada: Elseviers Saunders; 2012. Colon and rectum; p.1294-380.

Traubici J. The double bubble sign. Radiology Aug; 2001. p.463-4.

Vinocur DN, Lee EY, Eisenberg RL. Neonatal intestinal obstruction. American Journal of Roentgenology. 2012;198(1):W1-W10.

Walsh MC, Kliegman RM. Necrotizing enterocolitis: treatment based on staging criteria. Pediatr Clin North Am. 1986;33:179-84.

Wexler H. The persistent loop sign in neonatal necrotizing enterocolitis: a new indication for surgical intervention? Pediatr Radiol. 1978;126:201-4.

White, H. Meconium ileus: new roentgen sign. Radiology. 1956;66:567-71.

Wilson R, Del Portillo M, Schimidt E. Risk factors for necrotizing enterocolitis in infants weighing more than 2000 g at birth: a case control study. Pediatrics. 1983;71:19-25.

Ziegler MM. Meconium ileus. Curr Probl Surg. 1994;31:731-77.

Zimmer, J. Microcolon: with report of two cases. Acta Radiol. 1948;29:228-36.

Agradecimento: Ao fotógrafo Neder Piagentini do Prado ASTEC/ CAISM-Unicamp, pela realização das fotos incluídas neste capítulo.

Refluxo Gastroesofágico

Maria Aparecida Marques dos Santos Mezzacappa

Define-se como episódio de refluxo gastroesofágico (RGE) o retorno passivo do conteúdo gástrico, alimentar ou secreções para o esôfago, normalmente ocorrendo no período pós-prandial imediato. Define-se como refluxo funcional uma condição benigna que se manifesta com a clínica de vômitos de conteúdo leitoso ou regurgitações (3 a 10 vezes/dia), por 2 dias consecutivos, na ausência de distensão abdominal ou outros sinais de má aceitação alimentar, com evacuações normais e sem repercussões sobre o estado nutricional.

O RGE funcional pode ser diferenciado da intolerância alimentar, muito comum em prematuros com menos de 32 semanas de idade gestacional, já que são recém-nascidos (RN) que já aceitavam bem a alimentação, por via enteral, com 100% das suas necessidades calóricas. Um diagnóstico diferencial imperativo do refluxo funcional são as causas de obstrução ou semioclusão do tubo digestório (membrana gástrica, estenose de piloro, pâncreas anular ou membrana duodenal). Outros diagnósticos diferenciais são os vômitos associados a infecções do trato urinário, galactosemia e alergia à proteína do leite de vaca.

Quando o RGE se associar a complicações clínicas, é denominado "doença do RGE" (DRGE). Doença do RGE é uma condição que tem sido descrita também nas unidades de internação neonatal. A incidência real, entretanto, é desconhecida, existindo apenas estimativas de frequência, que variam de 2,6% das internações neonatais ou 10% dos RN de muito baixo peso. Pode acometer prematuros sadios ou aqueles com doenças neurológicas, com displasia broncopulmonar e após a correção cirúrgica de malformações do tubo digestório (atresia de esôfago, hérnia diafragmática, gastrosquise e onfalocele). Os vômitos consistem na principal manifestação clínica e podem ser tão frequentes ou volumosos que determinam perda ponderal repercutin-

do sobre o crescimento. Essa condição é nitidamente contrastante com a clínica do RGE funcional. Além das manifestações digestivas, outras manifestações denominadas "supraesofagianas" podem ser muito comuns e se caracterizam por manifestações cardiorrespiratórias ou neurológicas da DRGE. As manifestações supraesofagianas podem surgir isoladamente ou associadas como as crises de apneia, cianose ou bradicardia, podendo ou não ser concomitantes com as regurgitações, assim como apresentar ou não relação temporal nítida com as mamadas. As apneias caracterizam-se por ter início tardio (após os 20 dias de vida, frequentemente coincidindo com o término da transição da alimentação parenteral para a enteral), ou por se prolongarem além das 37 semanas de idade pós-menstrual. Ambas as situações não respondem ao tratamento com xantinas. Também podem ser presentes as apneias do tipo quase morte súbita. Fazem parte do quadro as crises de queda de saturação ($SaO_2 < 80\%$, em número de 8 ou mais episódios/dia) ou crises de cianose, que, por serem frequentes, podem determinar uso de oxigenoterapia. Piora inexplicada e recorrente de um quadro pulmonar, com necessidade de suporte ventilatório e dificuldade para a extubação, pode ser também manifestação oculta, compatível com a DRGE. Alguns desses RN, em ventilação assistida, podem demonstrar a piora relacionada ao achado de leite no tubo traqueal. Tosse, sibilos, estridor laríngeo são igualmente manifestações supraesofagianas da DRGE. As posturas anômalas com hiperextensão do pescoço e irritabilidade também podem ocorrer.

É importante atentar que as manifestações supraesofagianas são altamente inespecíficas, muito comuns em RN com displasia broncopulmonar grave e são transitórias na maior parte das vezes. A apneia como manifestação de RGE vem sendo muito questionada; assim, relação temporal

SEÇÃO III – NUTRIÇÃO E DOENÇAS DO TRATO GASTROINTESTINAL

entre apneia e episódios de refluxo é raramente observada em estudos desenhados para investigar essa questão. De forma inversa, o RGE pode ser uma consequência da apneia entre os prematuros, sobretudo em eventos de hipoxemia intensa quando ocorrem o relaxamento do esfíncter esofagiano inferior e episódios de refluxo secundário.

O mecanismo fisiopatológico para a DRGE é multifatorial, mas como em adultos e crianças, o aumento do número de relaxamentos transitórios associados a refluxos ácidos parece ser o principal mecanismo. Os relaxamentos transitórios são episódios de queda na pressão gerada pelo esfíncter esofagiano inferior a níveis muito baixos, não relacionados à deglutição, que ocorrem no período pós-prandial imediato. Outros fatores como retardo do esvaziamento gástrico e comprometimento da motilidade esofágica não são definitivamente associados à DRGE. A presença de insuficiência respiratória, principalmente a displasia broncopulmonar, e o uso prolongado de sonda gástrica são fatores associados à maior ocorrência de episódios de refluxo

Investigação

Para o RGE funcional, nenhuma investigação é recomendada. As manifestações clínicas se resolvem, em 95% dos casos, até os 12 a 18 meses, podendo essas crianças receberem a denominação de "vomitadores alegres", dada a baixa morbidade associada.

Para a DRGE que se expressa com vômitos e baixo ganho ponderal, o diagnóstico é apenas clínico; entretanto, para o diagnóstico diferencial com a obstrução mecânica ou semioclusão do tubo digestório pode ser necessária uma radiografia contrastada do esôfago-estômago e duodeno.

O exame radiológico contrastado do trato digestivo alto constitui a primeira prova diagnóstica e sua principal indicação é afastar a presença de alterações anatômicas do trato digestivo, como a hérnia hiatal e o volvo gástrico. As desvantagens são o tempo de observação limitado pela carga de radiação que pode levar a resultados falso-negativos. Outra limitação do exame é a baixa especificidade, em torno de 40%, que não permite a distinção entre o RGE funcional e refluxos patológicos.

Quando predominam as manifestações supraesofagianas que não respondem ao tratamento conservador não farmacológico, pode-se indicar exames subsidiários como a monitorização prolongada do pH esofágico e a impedanciometria elétrica intraesofágica acoplada à monitorização do pH, mas são exames sem padrões de normalidade bem definidos para RN. Ambos os exames podem ser indicados independentemente do peso ou da idade, mesmo naqueles RN alimentados por sonda gástrica. Nos RN com apneia ou quedas de saturação, o ideal é associar a monitorização da frequência cardíaca e de apneia (estudo poligráfico) ao estudo do pH esofágico ou impedância elétrica. Esses exames permitem quantificar o tempo de exposição da mucosa esofágica ao ácido e relacionar temporalmente a queda do pH à manifestação clínica, caracterizando a relação causa e efeito. Essa associação causal tem sido raramente observada, gerando controvérsias, sobretudo na relação do RGE e a apneia no período neonatal. As condições necessárias para a monitorização do pH são: pelo menos 50% de oferta

alimentar por via enteral; decúbito dorsal horizontal; suspensão de drogas como xantinas e esteroides, pela influência na secreção gástrica de ácido, além da suspensão de procinéticos e antiácidos.

Quando a monitorização do pH resultar em valores da fração do tempo total do exame com pH abaixo de 4, também denominado "índice de refluxo" (IR) entre 0 e 10%, trata-se provavelmente de um refluxo funcional. Quando o IR > a 10%, o diagnóstico de DRGE é provável, pois 10% representam o P90 para uma população de RN a termo, saudáveis.

Impedanciometria elétrica intraesofágica é uma tecnologia nova e é considerada o melhor exame para diagnóstico da DRGE em RN, já que avalia refluxos ácidos e não ácidos que são comuns em RN no período pós-prandial imediato e podem passar desapercebidos apenas com a avaliação da monitorização do pH isolada. Consiste no uso de sonda com vários canais de impedância e um eletrodo de pH na sua extremidade distal. O exame baseia-se em modificações da impedância elétrica entre os diferentes canais, dado pela passagem de líquidos ou gás no interior do esôfago. Tem sido considerado um bom exame para indicar a relação causal entre apneia e episódios de refluxo pós-prandiais. Entretanto estudos de impedância elétrica em prematuros raramente demonstraram essa associação.

Tratamento da DRGE

Na maior parte das vezes, a terapêutica do RGE funcional consiste na tranquilização da família e da enfermagem. Pode ser conveniente a redução do volume de leite e estabelecer menor intervalo entre as mamadas, naqueles RN com volume excessivo de alimentação.

Dada a dificuldade de interpretação dos exames subsidiários, pode-se indicar o tratamento não farmacológico para a DRGE (medidas posturais e dietéticas), partindo-se de um diagnóstico presuntivo da doença com base apenas no quadro clínico. Embora a terapêutica empírica seja frequentemente utilizada, não foi validada para qualquer dos sintomas de RGE, portanto sugere-se o uso por tempo restrito, avaliando a resposta à terapêutica. Se houver melhora clínica, nenhuma conduta adicional é necessária e não está indicada qualquer investigação, dado que o RGE e a DRGE remitem com a maturação da função motora do tubo digestivo.

- **Medidas posturais:** pode-se iniciar o tratamento da DRGE com medidas posturais. A posição prona é a que se associa ao menor número de episódios de refluxo, comparativamente ao decúbito supino e laterais, no entanto tem sido evitada pela associação com a síndrome da morte súbita, de forma que, para o tratamento do RN no domicílio, a relação entre risco e o benefício deve ser ponderada e não é recomendado o uso do decúbito prono. Os decúbitos laterais direito e esquerdo, embora difíceis de manter e com risco de se transformar em dorsal ou ventral, são uma alternativa ao prono. O decúbito lateral esquerdo reduz o número de episódios de refluxo, e o lateral direito facilita o esvaziamento gástrico e pode colaborar para redução no número de episódios em prematuros. A elevação do decúbito não deve ser indicada, já que não existem evidências fortes sobre a sua eficiência nos episódios de RGE em lactentes e RN.

262

- **Medidas dietéticas:** entre as medidas dietéticas propostas estão a redução do volume da dieta, aumento da densidade calórica se baixo ganho de peso com a redução do volume, redução do consumo materno de leite de vaca pela possibilidade de alergia à proteína do leite de vaca ou substituição da fórmula por hidrolisado proteico. Uso de espessamento do leite ou fórmulas com espessantes pode reduzir o número e a altura intraesofágica dos episódios não ácidos, diminuindo os vômitos, mas não reduz o número de episódios de refluxo ácidos, em prematuros. O uso da alimentação gástrica contínua, intercalada com períodos de jejum (contínua parcial), pode ser uma medida terapêutica eficiente. Por fim, nos casos mais graves a alimentação transpilórica ou jejunal pode ser necessária, especialmente nos RN com graves envolvimentos neurológicos.
- **Medidas farmacológicas:** as medidas farmacológicas são muito utilizadas nas unidades neonatais, assim cerca de 25% dos prematuros de extremo baixo peso recebem alta hospitalar em uso de medicações para refluxo, no entanto esse uso carece totalmente de evidências científicas fortes. Entre as medidas farmacológicas pode-se citar: 1) Procinéticos: como metoclopramida e eritromicina melhoram a esvaziamento gástrico e o tônus do esfincter esofagiano inferior, mas não reduzem os relaxamentos transitórios, assim têm uso limitado em prematuros pela incerteza de benefícios e da ocorrência de eventos adversos potenciais. O baclofen receptor agonista do ácido gama-amino butírico tem como mecanismo de ação a inibição dos relaxamentos transitórios, mas não tem indicação bem estabelecida no tratamento da DRGE, com potenciais efeitos adversos como sedação e redução do limiar convulsivo; 2) Supressão ácida com bloqueadores H2: entre eles a ranitidina que é muito usada nas unidades neonatais, mas sem demonstração de eficiência, a não ser em quadros de esofagite erosiva comprovada. A dosagem recomendada é de 0,5 mg/kg/dose via endovenosa (EV), a cada 6 horas ou 1 a 2 mg/kg/dose via oral (VO) a cada 8 a 12 horas. Os inibidores da bomba de prótons são mais eficientes, mas existem poucos estudos em RN. Associação de metoclopramida e ranitidina *versus* placebo em prematuros não

demonstrou efeito na redução de episódios de bradicardia que remitiram espontaneamente. Complicações respiratórias e enterocolite necrosante têm sido associadas à supressão ácida em prematuros. A duração do tratamento não é bem estabelecida; de forma geral, o tratamento medicamentoso deve ser de exceção e deve ser suspenso em uma semana se não houver resposta clínica.

Tratamento cirúrgico

A gastrofundoplicatura é considerada um tratamento de exceção após falha de todas as demais medidas terapêuticas máximas. É indicada para casos de apneia tipo morte súbita e pacientes neurológicos com episódios recorrentes de aspiração pulmonar. No entanto, é descrita recorrência da clínica de DRGE após a cirurgia, especialmente em pacientes neuropatas.

LEITURAS COMPLEMENTARES

Corvaglia L, Monari C, Martini S, Acetti A, Faldella G. Pharmacological therapy of gastroesophageal reflux in preterm Infants. Gastroenterol Res Pract. 2013;213:1-12.

Hasenstab KA, Jadcherla SR. Gastroesophageal reflux disease in the neonatal intensive care unit neonate: controversies, current understanding, and future directions. Clin Perinatol. 2020;47(2):243-63.

Lightdale JR, Gremse, DA, Section on Gastroenterology, Hepatology, and Nutrition. Gastroesophageal reflux: Management guidance for the pediatrician. Pediatrics. 2013;131:e1684-e1695.

Martin R, Hibbs AM. Gastroesophageal reflux in prematures infants. UPTODATE. Last literature review version; 18:3. [Acesso 2020 set 21]. Disponível em: http://www.uptodate.com/gastroesophagealreflux- in -prematures- infants.

Mendes TB, Mezzacappa MA, Toro AA, Ribeiro JD Risk factors for gastroesophageal reflux disease in very low birth weight infants with bronchopulmonary dysplasia. J Pediatr (Rio J). 2008;84(2):154.

Mezzacappa MA, Goulart LM, Brunelli MM. The influence of the supine and prone positions in the esophageal pH monitoring in very low birth weight infants. Arq Gastroenterol. 2004;41(1):42-8.

Psaila K, Foster Jann P. Critical ill infants with gastro-oesophageal reflux disease. In: Rajendram R, Preedy VR, Patel VB. Diet and Nutrition in Critical Care. Springer New York. 2015, p.859-70.

Enterocolite Necrosante

Arlenio Pereira da Costa
Renato Soibelmann Procianoy

A enterocolite necrosante (ECN) é uma doença inflamatória e isquêmica intestinal que afeta principalmente os recém-nascidos (RN) prematuros, e está como uma das causas infecciosas mais comuns e devastadoras neste grupo, com elevadas taxas de mortalidade e morbidade, como colestase e síndrome do intestino curto.

A incidência tem uma alta variabilidade geográfica e entre os diversos centros de terapia intensiva neonatal. Em um estudo multicêntrico (Neu e Walker, 2011) realizado nos Estados Unidos e no Canadá, a prevalência da doença foi de 7% entre os RN com peso ao nascer entre 500 e 1.500 g, com mortalidade oscilando entre 20 e 30% e com índices ainda maiores nos RN que necessitam cirurgia. Existe uma baixa incidência no Japão, Suíça, Itália e Áustria, diferença ainda não bem estabelecida se pelos cuidados, pelo meio ambiente, pelo clima, pela etnia ou por fatores genéticos.

Fatores de risco
- Prematuridade.
- Nutrição enteral com fórmula artificial.
- Hipóxia perinatal.
- Hipotensão arterial.
- Cardiopatia congênita.
- Policitemia.
- Pré-eclâmpsia.
- Retardo de crescimento intrauterino.
- Persistência do *ductus arteriosus*.
- Cateterismo de artéria umbilical.
- Infecção.
- Uso de corticosteroide no recém-nascido.
- Uso de indometacina.
- Uso empírico prolongado de antibióticos.
- Uso de bloqueadores H2.
- Exposição fetal à cocaína.

Patogênese

Embora a fisiopatologia da enterocolite necrosante ainda não seja completamente compreendida, parece consenso que sua patogênese seja multifatorial e quase sempre associada com alimentação enteral, isquemia intestinal e colonização bacteriana.

Os recém-nascidos prematuros possuem uma permeabilidade intestinal aumentada quando comparados com os recém-nascidos a termo porque a barreira mucosa nos prematuros é pobre em células produtoras de mucina e uma ligação entre as células mais fraca. Então, qualquer alteração nesta barreira mucosa, provocando desequilíbrio entre as células pró-inflamatórias (TLR4) e anti-inflamatórias (TLR9) pode aumentar o risco de ECN.

Outro ponto importante é a disbiose microbial, em que há uma rápida alteração da microbiota intestinal. Após o nascimento, a microbiota intestinal que originalmente é derivada da flora materna (enterobactérias, enterococos e estafilococos) se modifica rapidamente, em especial com a introdução da alimentação e o uso de antimicrobianos e de bloqueadores H2.

O início da alimentação enteral permite a proliferação bacteriana em qualquer tempo nesta mucosa danificada, podendo causar necrose da parede com consequente perfuração intestinal ou sepse (quase sempre causada por translocação dos patógenos colonizadores intestinais para o peritônio e/ou sangue). O momento certo de se iniciar e a forma dos aumentos da alimentação ainda não estão bem estabelecidos, mas já foi mostrado que o início precoce da alimentação com leite humano diminuiu o risco para ECN em comparação com o início mais tardio. Ainda são necessários mais estudos para esclarecer se um aumento mais rápido do volume da dieta está associado a um risco maior de ECN.

A secreção do ácido gástrico, que protege o trato gastrointestinal (GTI), parece estar presente após 24 semanas de gestação. Estudos mostraram que o uso de bloqueadores H2 suprimindo esse ácido resulta no aumento dos casos de enterocolite e de sepse porque a acidez gástrica é um fator protetor contra a proliferação e a invasão bacteriana.

Normalmente, o processo inflamatório é precedido por um evento tóxico ou isquêmico provocando dano na mucosa gastrointestinal imatura e perda da integridade dessa mucosa. Situações em que o fluxo sanguíneo mesentérico é afetado (cardiopatia congênita cianótica, aganglionose, malformações intestinais, uso de cocaína pelas mães, policitemia, corioamnionite materna), a patogênese é desencadeada pela hipóxia mesentérica e isquemia que ativarão os fatores de agregação plaquetária e as células pró-inflamatórias (TLR4) promovendo a cascata da apoptose celular com consequente necrose da mucosa intestinal.

A hipóxia e a isquemia controlam o balanço do tônus microvascular em virtude da produção de fatores reguladores vasculares como a endotelina (vasoconstrição) e óxido nítrico (vasodilatação). Sabe-se que há uma diminuição na síntese de óxido nítrico nos casos de hipóxia e isquemia. O desequilíbrio entre esses dois mecanismos pode culminar no desenvolvimento de ECN.

Amostras histológicas de intestino de RN com ECN mostraram necrose e inflamação em adição ao supercrescimento bacteriano. Isso indica que mais do que uma infecção direta, a ECN, pode ser resultado de uma resposta inflamatória secundária aos micro-organismos.

As células intestinais dos RN prematuros têm maiores concentrações de citocinas pró-inflamatórias quando comparadas às células maduras. A interleucina-10 é reduzida no íleo, mas está aumentada no soro de RN com ECN. Outros fatores implicados neste processo são: fator de necrose tumoral alfa; interleucina-18 e interleucina-12; fator de ativação plaquetária (diminuído nos neonatos com ECN).

Ainda não bem esclarecida e controversa é a associação de ECN após transfusão de concentrado de hemácias. Existem alguns mecanismos descritos, como:

- A anemia que determina uma hipóxia na parede celular intestinal causando um estresse oxidativo durante a fase de reperfusão seria o real fator de risco para ECN e não a transfusão em si.
- Após a transfusão, ocorreria uma supressão do fluxo sanguíneo através da artéria mesentérica superior, causando hipoperfusão intestinal e aumentando o risco de ECN.
- Aumento de resposta inflamatória após a transfusão, situação semelhante vista nas lesões pulmonares associadas à transfusão.

Estratégias de proteção

Recém-nascidos alimentados exclusivamente com leite humano apresentam índices menores de ECN quando comparados aos alimentados com fórmula láctea ou alimentação mista (leite materno + fórmula). O leite humano contém açúcares, proteínas, gorduras e citocinas imunorreguladoras que promovem defesa intestinal. O uso de leite humano pasteurizado de mulheres doadoras tem sido uma prática em diversos centros. Revisões mostram uma diminuição de ECN nos prematuros alimentados com leite humano de doadoras quando comparados a alimentados com fórmulas lácteas para prematuros. Embora o efeito direto na ECN não tenha sido demonstrado, recomenda-se a promoção da terapia com colostro oral (ainda são necessários mais estudos para esclarecer tempo de duração e dose; estudos com colostro oral foram iniciados com 48 horas de vida e continuados por 2 a 5 dias). A comparação da adição de fortificante de origem bovina e da adição de fortificante de origem humana ao leite humano mostrou uma taxa menor de ECN (além de menores necessidade de cirurgia) no grupo que recebeu fortificante de origem humana, entretanto essa prática não tem sido empregada de rotina, no momento, por questões econômicas e operacionais.

Alguns estudos têm mostrado o efeito sinérgico benéfico de agentes probióticos (principalmente as formulações contendo espécies de lactobacilos e *Bifidobacterium*) ao leite humano. Os probióticos regulam a flora bacteriana e, consequentemente, melhoram a permeabilidade da mucosa gastrointestinal, aumentando a sua resistência contra a penetração de bactérias mais invasivas. Embora alguns estudos mostrem diminuição dos casos de ECN, a taxa de mortalidade da doença não parece ser menor. Além disso, há relato de aumento dos casos de sepse associada ao uso do probiótico. Estudos mais aprofundados quanto à duração e dose administrada devem ser feitos, além do aprimoramento na sua industrialização.

O clampeamento tardio do cordão umbilical (30 a 120 segundos) mostrou, além de menores necessidades de transfusões sanguíneas e menos hemorragia intraventricular, uma redução dos casos de ECN. A redução nos casos de ECN pode estar relacionada a uma melhor estabilidade hemodinâmica (com menos isquemia e hipóxia tecidual) decorrente das maiores concentrações de hemoglobina.

Evitar ou limitar o uso empírico de antimicrobianos, pois já foi demonstrado que o uso prolongado de antibiótico está associado com enterocolite necrosante (por modificar a flora intestinal habitual, favorecendo o crescimento de germes patógenos e aumentando a resistência bacteriana aos antimicrobianos) e morte em prematuros de muito baixo peso.

Diagnóstico

As manifestações clínicas mais comuns e que aparecem em geral após 10 dias de vida são: intolerância alimentar; resíduo gástrico aumentado; distensão abdominal; vômitos biliosos; presença de sangue nas fezes.

Mais tarde: hipoatividade; apneia; hipotensão arterial; bradicardia; perfusão comprometida; e labilidade térmica. Eritema de parede abdominal sugere o diagnóstico, mas somente é observada em 10% dos pacientes.

Achados laboratoriais servem como auxiliares do diagnóstico, mas não são específicos para ECN: leucopenia; trombocitopenia; hiponatremia; hipocalemia; aumento dos níveis de proteína C-reativa; instabilidade da glicemia; alteração provas de coagulação; acidose mista.

Achados radiológicos:

- alças intestinais dilatadas;
- pouco gás no intestino;

- alças intestinais distendidas de gás que não se alteram em radiografias seriadas ("alças fixas");
- achados patognomônicos na radiografia abdominal:
- pneumatose intestinal (Figura 39.1) e/ou ar no sistema venoso porta (Figura 39.2);
- pneumoperitônio (Figura 39.3) é sinal de perfuração.

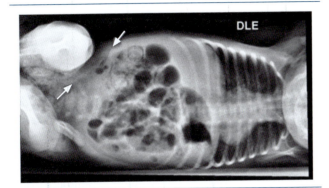

Figura 39.1. Setas mostrando pneumatose.
Fonte: Acervo da autoria.

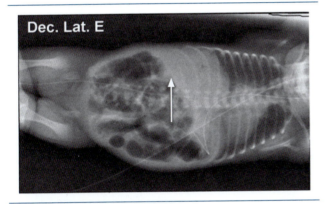

Figura 39.2. Seta mostrando gás em sistema venoso porta.
Fonte: Acervo da autoria.

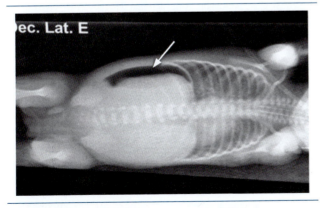

Figura 39.3. Seta mostrando pneumoperitônio.
Fonte: Acervo da autoria.

A ecografia abdominal serve para descrever o líquido abdominal, o espessamento da parede abdominal e a perfusão da parede intestinal.

A Agência Nacional de Vigilância Sanitária (Anvisa) publicou, em 2013, critérios diagnósticos para enterocolite necrosante:
- Pelo menos dois dos seguintes sinais ou sintomas sem outra causa reconhecida: vômitos; distensão abdominal; resíduos pré-alimentares ou sangue nas fezes.
- E pelo menos uma das seguintes alterações radiológicas abdominais: pneumoperitônio; pneumatose intestinal; alças do intestino delgado imóveis (que não se alteram em exames radiológicos seriados).

Um sistema de estadiamento descrito por BELL (1978) e posteriormente refinado por Walsh e Kliegman (1986) serve como orientação no tratamento da enterocolite necrosante (Quadro 39.1).

Quadro 39.1 Classificação de BELL.			
	Sinais sistêmicos	*Sinais intestinais*	*Sinais radiológicos*
Estágio IA	Instabilidade térmica, apneia, bradicardia, letargia	Resíduo gástrico, distensão abdominal, vômitos, sangue nas fezes (microscópio)	Normal ou com distensão leve (similar ao íleo séptico)
Estágio IB	Igual ao IA	Sangue nas fezes, enterorragia/ melena	Igual ao IA
Estágio IIA	Igual ao IA e IB	Igual ao IB mais ausência de ruídos hidroaéreos; com ou sem dor abdominal	Distensão de alças, íleo e pneumatose intestinal
Estágio IIB	Igual ao IIA com acidose metabólica e trombocitopenia leve	Igual ao IIA com dor abdominal; com ou sem celulite de parede; com ou sem massa abdominal	Igual ao IIA com gás no sistema porta; com ou sem ascite
Estágio IIIA	Igual ao IIB com hipotensão, bradicardia, severa apneia, acidose respiratória e metabólica, neutropenia e CIVD	Igual ao IIB mais peritonite, marcada dor abdominal e distensão abdominal	Igual ao IIB com ascite
Estágio IIIB	Igual ao IIIA	Igual ao IIIA	Igual ao IIIA com pneumoperitônio

Fonte: Adaptado de Walsh e Kliegman, 1986.

Tratamento

O tratamento clínico deve ser iniciado tão logo feita a suspeita de ECN e consiste das seguintes medidas:
- Transferir o recém-nascido para UTI – deixar em incubadora para evitar infecção cruzada. Instalar medidas de isolamento de contato.
- Repouso intestinal:
  - NPO;

SEÇÃO III – NUTRIÇÃO E DOENÇAS DO TRATO GASTROINTESTINAL

- passar sonda gástrica calibrosa e deixá-la aberta em frasco.
- Manter ração hídrico diária em 100 a 150% da manutenção prevista.
- Suporte cardiocirculatório conforme necessidade.
- Suporte respiratório.
- Analgesia.
- Coletar exames laboratoriais e culturas (sangue, líquido cefalorraquiano, fezes e urina):
  - corrigir distúrbios hidreletrolíticos e acidose;
  - reposição de hemocomponentes conforme protocolo de transfusão de hemocomponentes.
- Radiografia de abdome agudo (AP + P + decúbito lateral) seriado (a cada 6 ou 8 horas por 2 a 3 dias).
- Ultrassonografia de abdome – a ecografia não é determinante para o diagnóstico de enterocolite necrosante, mas é um auxiliar no diagnóstico.
- Avaliação contínua da cirurgia pediátrica.
- Nas evoluções, colocar o estágio da doença conforme classificação de BELL.
- Iniciar com NPT (nutrição parenteral).
- Iniciar com antibióticos sistêmicos conforme protocolo de sepse para cada unidade e determinado para cada estágio da doença. Importante salientar que estudo (Autmizguine et al., 2015) mostrou um aumento de estreitamento intestinal com a terapia antimicrobiana anaeróbica em comparação a pacientes que não a receberam. Iniciamos com oxacilina e amicacina, caso o paciente apresente alteração liquórica ou quando não é possível a punção lombar deixamos com cefepime. Não utilizamos cefotaxime pelo risco aumentado de resistência bacteriana, principalmente bactérias Gram-negativas produtoras de betalactamase e estafilococo áureo resistente à meticilina, além de ser um fator de risco para candidíase. Os antimicrobianos são ajustados conforme os resultados das culturas sanguíneas.
  - **Estágio IA:** manter antibióticos por 3 dias até o resultado das culturas. Não há indicação neste estágio de cobertura para anaeróbios. Se os sinais e sintomas se resolvem, deve suspender os antibióticos e recomeçar a alimentação.
  - **Estágio IB:** manter antibióticos por 3 dias até o resultado das culturas. Não há indicação neste estágio de cobertura para anaeróbios. Se os sinais e sintomas se resolvem, deve-se suspender os antibióticos e recomeçar alimentação.
  - **Estágio IIA:** manter antibióticos por 10 dias. Não há indicação neste estágio de cobertura para anaeróbios.
  - **Estágio IIB:** manter antibióticos por 10 dias. Não há indicação neste estágio de cobertura para anaeróbios.
  - **Estágio IIIA:** manter antibióticos por 14 dias. Não há indicação neste estágio de cobertura para anaeróbios. Neste estágio, está indicada a realização de paracentese.
  - **Estágio IIIB:** manter antibióticos com cobertura para anaeróbios (metronidazol, meropenem) por 14 dias. Neste estágio, estão indicadas a paracentese e a cirurgia.

Indicações cirúrgicas

- **Absolutas**
  - Pneumoperitônio.
  - Paracentese positiva (presença de fezes, bile, bactérias presentes no Gram).
  - Estágio II de Bell sem melhora clínica.
- **Relativas**
  - Celulite de parede.
  - Alça fixa persistente.
  - Massa abdominal fixa.
  - Pneumatose difusa (quatro quadrantes).
  - Portograma aéreo.
  - Piora clínica – dois ou mais:
    - hipotensão;
    - oligúria;
    - aumento da letargia;
    - aumento dos episódios de apneia e bradicardia;
    - acidose metabólica persistente, apesar de tratamento adequado (pH < 7,2).

Complicações

Além das complicações mais comuns durante a fase aguda da doença (como choque, sepse, alterações metabólicas, insuficiência respiratória, coagulação intravascular disseminada), mais tardiamente podem ocorrer estenose intestinal, colestase, insuficiência hepática e síndrome do intestino curto.

A estenose intestinal é a mais comum complicação tardia e não está relacionada com a gravidade da doença; a maioria das estenoses ocorre na junção do cólon descendente e sigmoide.

A síndrome do intestino curto normalmente ocorre nos casos em que houve necessidade de uma ressecção intestinal mais extensa e pela dificuldade de se conseguir alimentar esses pacientes, que normalmente necessitam de mais tempo de nutrição parenteral e acabam desenvolvendo insuficiência hepática, desnutrição, colestase e maiores riscos de infecções.

LEITURAS COMPLEMENTARES

Autmizguine J, Hornik CP, Benjamin Jr DK, Laughon MM, Clark RH, Cotten M et al. Anaerobic Antimicrobial Therapy After Necrotizing Enterocolitis in VLBW Infants. Pediatrics. 2015;135(1):e117-e125.

Blackwood BP, Hunter CJ, Grabowski J. Surgical Infections. 2017;18(XX):11-6.

Caplan MS, Underwood MA, Modi N, Patel R, Gordon PV, Sylvester KG et al. Necrotizing enterocolitis: using regulatory science and drug development to improve outcomes. J Pediatr. 2019;212:208-5.e1.

Cotten CM, Taylor S, Stoll B, Goldberg RN, Hansen NI, Sanchez PJ et al. Prolonged Duration of initial Empirical Antibiotic Treatment Is Associated with Increased Rates of Necrotizing enterocolitis and death for Extremely Low Birth Weight Infants. Pediatrics. 2009;123:58-66.

Denning TL, Bhatia AM, Kane AF, Patel RM, Denning PW. Pathogenesis of NEC: Role of the Innate and Adaptive Immune response. Semin Perinat. 2017;41:15-28.

Enk I, Jornada I. Enterocolite Necrosante: É Possível Prevenir? ProRN. 2013;3:9-30 (ciclo 10).

Gephart SM, Hanson C, Wetzel CM, Fleiner M, Umberger E, Martin L et al. NEC-zero Recommendations from Scoping Review of Evidence to Prevent and Foster Timely Recognition of Necrotizing Enterocolitis. Maternal Health, Neonatology and Perinatology. 2017;3:23

Haque KN. Necrotizing Enterocolitis – Some Things Old and Some Things New: A Comprehensive Review. J Clin Neonatol. 2016;5:79-90.

Hay S, Zupancic JAF, Flannery DD, Kirpalani H, Dukhovny D. Should We Believe In Transfusion-Associated Enterocolitis? Applying a GRADE to the Literature. Semin Perinat. 2017;41:80-91.

Neu J, Pammi M. Pathogenesis of NEC: Impact of an Altered Intestinal Microbiome. Semin Perinat. 2017;41:29-35.

Neu J, Walker A. Necrotizing Enterocolitis. N Engl J Med. 2011;364:255-64.

Overturf GD, Muller M, Nizet V. Focal Bacterial Infections. In: Remingtm and Klein's Infectious Diseases of the Fetus and Newborn Infant. 8.ed. Philadelphia: Elsevier Saunders; 2016. p.319-49.

Patel AL, Panagos PG, Silvestri JM. Reducing Incidence of Necrotizing Enterocolitis. Clin Perinatol. 2017;44:683-700.

Patel BK, Shah JS. Necrotizing Enterocolitis in Very Low Birth Weight Infants: A Systematic Review. ISRN Gastroenterology; 2012, Article ID 562594, 7 pages.

Shah D, Sinn JKH. Antibiotic Regimens for the Empirical Treatment of Newborn Infants with Necrotisin Enterocolitis (Review). The Cochrane Collaboation. 2012;8:1-17.

Sullivan S, Schanler RJ, Kim JH, Patel AL, Trawoger R, Kiechl-Kohlendorfer U et al. An Exclusively Human Milk-Based Diet is Associated with a Lower Rate of Necrotizing Enterocloitis than a Diet of Human Milk and Bovine Milk-Based Products. J Pediatrics. 2010; 156:562-7.

Terrin G, Passariello A, De Curtis M, Manguso F, Salvia G, Lega L et al. Ranitidina is Associated with Infections, Necrotizing Enterocolitis and Fatal Outcome in Newborns. Pediatrics. 2012;129(1):e40-45.

Thomas JP, Raine T, Reddy S, Belteki G. Probiotics for the Prevention of Necrotizing Enterocolitis in Very Low-Birth-Weight Infants: A Meta-Analysis and Systematic Review. Acta Paediatr. 2017;106:1729-41.

Walsh MC, Kliegman RM. Pediatr Clin North Am. 1986;33:179-201.

Wójkowska-Mach J, Rózanska A, Borszewska-Kornacka M, Domanska J, Gadzinowski J, Gulczynska E et al. Necrotising Enterocolitis in Preterm Infants: Epidemiology and Antibiotic Consumption in the Polish neonatology Network Neonatal Intensive Care Units in 2009. PLoS ONE. 2014;9(3):e92865.

Síndromes Obstrutivas Gastrointestinais

Joaquim Murray Bustorff-Silva
Lourenço Sbragia Neto

Anomalias congênitas do esôfago

A separação do esôfago e da traqueia fetais ocorre por volta da 6ª semana de vida intrauterina, em virtude da septação do intestino proximal fetal. Anomalias desse processo de septação resultam em defeitos congênitos do esôfago que incluem interrupção da luz esofágica, com ou sem a presença de fístulas entre o trato alimentar e a árvore respiratória. Esse espectro de anomalias, que ficou durante muito tempo conhecido genericamente como atresia de esôfago, é composto por cinco tipos principais classificados por GROSS, em 1953:

- **Tipo A:** atresia de esôfago sem fístula – aproximadamente 10% dos casos. Também conhecida na literatura por *long gap esophageal atresia* ou de cotos separados em virtude da grande separação entre os cotos esofágicos, que impede, quase sempre a correção primária.
- **Tipo B:** atresia de esôfago com fístula do coto proximal – cerca de 2 a 3% dos casos. Acredita-se que seja subdiagnosticada em virtude do pequeno calibre da fístula.
- **Tipo C:** atresia de esôfago com fístula do coto distal e do coto proximal em fundo cego – é o tipo mais comum, ocorrendo em cerca de 85% das crianças portadoras de anomalias congênitas de esôfago. Os trabalhos mais recentes se referem a este tipo simplesmente como "fístula traqueoesofágica" (FTE).
- **Tipo D:** atresia da luz esofágica com dupla fístula traqueoesofágica, tanto do coto proximal como do coto distal do esôfago. Assim como o tipo B, é raro, representando menos de 3% dos casos.
- **Tipo E:** fístula traqueoesofágica em H. Neste tipo, bastante raro, não existe interrupção da luz esofágica, apenas a presença de uma fístula traqueoesofágica que normalmente ocorre ao nível do esôfago cervical.

Diagnóstico pré-natal

No período pré-natal, o diagnóstico das anomalias congênitas do esôfago pode ser suspeitado pela presença de polidrâmnio, ausência de bolha gástrica e alterações cardíacas, situações estas facilmente detectáveis pelo exame ecográfico.

Quadro clínico

Com os progressos da ultrassonografia pré-natal, a grande maioria das crianças portadoras de anomalias congênitas do esôfago já tem o seu diagnóstico feito ou suspeitado no momento do parto.

O diagnóstico pode ser confirmado na sala de parto mediante a não progressão de uma sonda orogástrica. Nos casos em que o diagnóstico não foi realizado no período pré-natal ou na sala de parto, o recém-nascido pode apresentar como quadro clínico salivação excessiva, insuficiência respiratória e cianose. Uma vez confirmado o diagnóstico, a criança deve ser colocada em decúbito ventral ou lateral direito, com a cabeça elevada e aspiração do coto proximal do esôfago enquanto se procedem às demais avaliações necessárias.

Investigação diagnóstica

O próximo passo consiste, então, em estabelecer o tipo de anomalia congênita do esôfago e investigar a existência de anomalias associadas. Estas ocorrem em cerca de 50% dos casos, sendo comuns as malformações cardíacas (37%), as intestinais (21%), as do trato urinário (25%) e a clássica associação VATER (anomalia vertebral, atresia anal, fístula traqueoesofágica e anomalias renais ou displasia do rádio).

Esta avaliação pode ser feita pela realização de um exame radiológico simples em AP e perfil, que inclua as regiões cervical e abdominal da criança. Na região cervical, é possível, na maior parte das vezes, observar o coto proximal contrastado com ar, o que fornece informações sobre o tamanho desse coto. O uso de contraste no coto proximal deve ser evitado em virtude do risco de aspiração. Se houver necessidade, pode ser passada apenas uma sonda radiopaca. A presença de fístula distal pode ser inferida pela presença de ar nas alças intestinais. A ausência de ar no abdome é característica das anomalias tipo A ou *long-gap*. A avaliação da distribuição de ar nas alças intestinais pode fornecer informações sobre a eventual ocorrência de atresias intestinais associadas.

A pesquisa de outras malformações associadas pode ser realizada por meio de ecografia abdominal e ecocardiografia. Este último exame se reveste de especial importância no planejamento cirúrgico em razão da possibilidade de avaliar um eventual mal posicionamento do arco aórtico que pode dificultar a abordagem cirúrgica.

Conduta

A conduta inicial visa basicamente evitar a aspiração de conteúdo gástrico por um lado e de saliva do coto superior por outro, enquanto se avalia e se prepara a criança para o tratamento cirúrgico. Assim, além dos cuidados básicos (aquecimento, hidratação, dosagem de eletrólitos, glicemia e administração de vitamina K), é importante que se faça a aspiração contínua do coto esofágico proximal através de uma sonda nasogástrica 12F associada a um sistema de aspiração contínua (sistema de Hilda).

Embora seja controverso, preferimos manter o recém-nascido em decúbito ventral elevado de 30 a 45 graus para evitar refluxo de conteúdo gástrico, até a cirurgia. Nas crianças portadoras de anomalia do tipo A, não é necessário elevar o decúbito. O uso de oxigenoterapia de suporte e de ventilação mecânica dependerá das condições respiratórias do paciente.

Tratamento cirúrgico

Nas anomalias congênitas do esôfago tipo B, C ou D de GROSS

O objetivo do tratamento cirúrgico é a reconstituição da continuidade da luz esofágica e fechamento de quaisquer comunicações entre a traqueia e o esôfago, tão logo seja possível. Na grande maioria das vezes, e principalmente nas anomalias congênitas do esôfago tipo C de GROSS, isto é possível por meio de uma toracotomia (preferencialmente extrapleural), ligadura da fístula traqueoesofágica e anastomose primária dos cotos esofágicos.

Algumas situações como pneumonia aspirativa, cardiopatia grave, prematuridade extrema e quadros sépticos podem retardar a realização da cirurgia. Nestes casos, mais graves, e principalmente quando a criança se encontra sob assistência ventilatória, deve ser discutida a possibilidade de realização de uma gastrostomia provisória para descomprimir o estômago e impedir o refluxo de conteúdo gástrico através da fístula traqueoesofágica.

Cuidados pós-operatórios

A necessidade de ventilação mecânica e de sedação prolongada deve ser discutida entre a equipe cirúrgica e a de neonatologia. Existem evidências que crianças cujas anastomoses foram tecnicamente difíceis ou ficaram sob tensão podem se beneficiar dessa técnica. Outras indicações de assistência ventilatória dependem das condições clínicas do recém-nascido.

O recém-nascido deve ser mantido em jejum oral durante pelo menos 5 dias após a cirurgia. Durante este tempo, a nutrição pode ser assegurada por dois meios: nutrição parenteral prolongada ou, nos casos em que o cirurgião optar por deixar uma sonda transanastomótica, a alimentação pode ser iniciada por sonda tão logo a criança apresente condições clínicas adequadas. Não havendo complicações, a alimentação oral pode ser iniciada no 5º dia pós-operatório sem necessidade de nenhum exame radiológico prévio.

A grande preocupação no pós-operatório é com a integridade da anastomose esofágica. Assim, durante o período pós-operatório, esta é monitorada através de um dreno torácico (que pode ser um dreno de Penrose ou tubular, conforme o caso). A presença de saliva ou conteúdo alimentar no dreno é indicativa de fístula anastomótica. Outros sinais de fístula são deterioramento abrupto do quadro clínico, velamento radiológico do hemitórax direito da criança e, ainda, desenvolvimento de dificuldade respiratória com presença de pneumotórax. Na grande maioria das vezes, a fístula se resolve espontaneamente, em um período de 3 a 7 dias sem necessidade de reintervenção. Os casos mais raros que evoluem com mediastinite ou deiscência completa da anastomose devem ser tratados com esofagostomia cervical e gastrostomia e posterior substituição esofágica.

Nas anomalias congênitas do esôfago tipo A de GROSS

Nestas crianças, a principal característica é a presença de uma grande distância entre os cotos esofágicos que impede normalmente a correção primária. Nestes casos, existem várias técnicas que tentam aumentar o comprimento dos cotos esofágicos durante tempos variáveis com o objetivo de preservar o esôfago nativo da criança. Nos casos em que essas técnicas não são factíveis ou se mostram infrutíferas, a opção é a realização de uma gastrostomia e de uma esofagostomia cervical e substituição do esôfago, mais tarde, utilizando-se cólon ou de estômago.

Nas anomalias congênitas do esôfago tipo E de GROSS

Além de ser uma ocorrência rara, a fístula em H normalmente é diagnosticada mais tardiamente em decorrência de seu pequeno calibre e do fato de que, muitas vezes, a sua orientação é de baixo para cima e do esôfago para a traqueia, sendo, por isso, muitas vezes oligossintomática. O seu tratamento cirúrgico é simples e realizado por intermédio de uma abordagem cervical com ligadura da fístula.

Acompanhamento em longo prazo

As crianças operadas para correção de anomalias congênitas do esôfago devem ser avaliadas periodicamente durante os primeiros 10 anos de vida, em relação ao desenvolvimento pôndero-estatural e cognitivo. Do ponto de vista clínico, é importante acompanhar o desenvolvimento da coluna em razão da possibilidade da ocorrência de desvios secundários à fusão de costelas.

Uma grande parte das crianças apresenta dificuldades alimentares e quadros respiratórios de repetição durante a infância. Naqueles com repercussão clínica significativa, é importante descartar a presença de refluxo gastroesofágico (que ocorre em até 80% das crianças portadoras de anomalias congênitas do esôfago), recidiva da fístula traqueoesofágica (normalmente só detectável por broncoscopia), estenose esofágica que necessite de dilatação e traqueomalácia. Lembrar também que as crianças portadoras de anomalias congênitas do esôfago podem ter anomalias constitucionais no pulmão que predispõem a pneumonias de repetição. A grande maioria desses quadros melhora significativamente no início da adolescência, razão pela qual existe uma tendência a uma conduta mais conservadora na abordagem dessas complicações.

Prognóstico

Do ponto de vista de prognóstico, os recém-nascidos portadores de anomalias esofágicas podem ser classificados em três grupos segundo Waterston (1962) (Quadro 40.1).

Quadro 40.1 Classificação prognóstica das anomalias esofágicas.		
Grupo	*Condições clínicas*	*Sobrevida esperada*
Grupo A	Peso > 2.500 g e sem outras malformações	100%
Grupo B	Peso entre 2.000 e 2.500 g ou presença de outras malformações não cardíacas	85%
Grupo C	Peso < 2.000 g ou malformações cardíacas severas	65%

Fonte: Waterston, 1962.

Obstrução duodenal

A obstrução duodenal no recém-nascido pode ter várias causas, sendo basicamente duas intrínsecas (atresia propriamente dita e membrana duodenal), e duas extrínsecas, resultantes da compressão do duodeno por um pâncreas anular ou pela fixação anômala do ceco sobre o duodeno, formando as chamadas bandas de Ladd na má-rotação intestinal. A embriologia da obstrução duodenal varia, assim, conforme o defeito envolvido.

Diagnóstico ecográfico pré-natal

O diagnóstico pré-natal deve ser suspeitado na presença de polidrâmnio e confirmado pela presença do sinal da dupla bolha na ecografia.

Clínica

O sinal mais característico da malformação é a presença de vômitos biliosos neonatais, normalmente já nas primeiras 12 horas de vida. Quando presente, a distensão abdominal é limitada ao andar superior do abdome. Algumas crianças apresentam icterícia em virtude da alteração no ciclo entero-hepático. Como a obstrução é proximal, a eliminação de mecônio é frequente e não deve afastar o diagnóstico de obstrução duodenal. É muito frequente a associação com síndrome de Down.

Anomalias associadas

As anomalias associadas mais frequentes são as cardíacas (33%), síndrome de Down (33%), outras anomalias intestinais (15%), além das anomalias renais, do sistema nervoso central (SNC) e musculoesqueléticas.

Diagnóstico

A confirmação radiológica é feita com radiografia simples de abdome que mostra o sinal da dupla bolha. Lembrar que nos casos de obstrução incompleta (membrana, má-rotação), pode ser vista uma pequena quantidade de ar na região do intestino delgado. Isso não invalida o diagnóstico de obstrução duodenal (OD). Exames contrastados por via oral são contraindicados. Nos casos em que a correção será adiada por alguma razão, é aconselhável realizar um enema opaco para afastar o diagnóstico de má-rotação intestinal, já que esta deve ser corrigida em regime de urgência.

Conduta

Além dos cuidados basais pertinentes a qualquer RN, a conduta inicial visa a avaliação de risco cirúrgico e prevenção de aspiração. Assim é recomendável a passagem de uma sonda orogástrica para descomprimir o estômago. A realização de exames complementares deve ser determinada pela observação clínica.

O tratamento cirúrgico deve ser realizado o mais rapidamente possível, excetuando-se os casos de prematuridade extrema ou malformação associada grave (p. ex., malformação cardíaca complexa) que aumentem muito o risco cirúrgico. Nesses casos, a criança poderá ser mantida em nutrição parenteral prolongada e descompressão gástrica enquanto se aguardam melhores condições clínicas. Nesses casos, lembrar sempre de investigar a presença de má-rotação intestinal, a qual deverá ser corrigida em regime de urgência.

O tratamento cirúrgico visa restabelecer a continuidade do trânsito por meio de diversas técnicas adaptadas aos achados cirúrgicos (duodeno-duodeno anastomose latero-lateral, duodeno-duodeno anastomose tipo *diamond-shape*, duodeno-jejuno anastomose e ressecção de membrana duodenal).

Evolução pós-operatória

No período pós-operatório imediato, estas crianças devem ser mantidas com sonda orogástrica e nutrição parenteral, pois a desproporção de calibre entre o duodeno proximal e distal à obstrução pode ensejar uma demora de 7 a 10 dias no funcionamento da anastomose. A partir do 5º dia pós-operatório, pode-se começar a estimular o trânsito por

Complicações tardias

A evolução em longo prazo destas crianças costuma ser excelente. No entanto, em algumas pode ocorrer persistência do quadro de vômitos que pode estar associado à presença de alterações como megaduodeno, distúrbio de motilidade duodenal, refluxo alcalino duodeno gástrico, refluxo gastroesofágico, gastrite, ulcera péptica e, mais raramente, cisto de colédoco.

Obstrução jejuno – ileal

É uma obstrução segmentar do intestino, provavelmente resultante de acidente vascular intraútero que provocou isquemia ou necrose do intestino delgado ou seu mesentério. Além da atresia propriamente dita, a obstrução ileal pode ser causada pela presença de mecônio espessado no íleo meconial ou pela ausência de plexos mioentéricos nos casos de aganglionose total do cólon.

Diagnóstico pré-natal

O diagnóstico ecográfico pré-natal pode ser feito pela presença de polidrâmnio (50 %) e dilatação de alças. As anomalias associadas mais frequentes são síndrome de Down (30%), gastrosquise (25%) e cardíacas (10%).

Clínica

A principal manifestação desta obstrução é a distensão abdominal e a presença de vômitos biliosos. Pode haver peristaltismo visível. Os ruídos hidroaéreos estão aumentados e com timbre metálico. A presença de evacuação de mecônio é rara nas obstruções mais distais.

Diagnóstico

O diagnóstico da obstrução é confirmado por uma radiografia simples de abdome que demonstra a presença de alças dilatadas e presença de níveis hidroaéreos disseminados. O diagnóstico diferencial com aganglionose do cólon pode ser feito com a realização de enema opaco.

Conduta

A dilatação no intestino proximal à obstrução pode causar isquemia e necrose com perfuração da parede intestinal. Assim, estas crianças devem ser operadas o mais rapidamente possível, respeitando-se suas condições clínicas. O tratamento consiste na ressecção da parte mais dilatada do intestino (que na maior parte dos casos apresenta dismotilidade intensa) e anastomose termino-terminal dos cotos intestinais.

Quando o achado intraoperatório for compatível com íleo meconial (mecônio espesso no íleo, presença de pérolas fecais no cólon), o melhor tratamento é a confecção de ileostomia em duas bocas para descompressão e lavagem do intestino distal. Pode ser realizada uma técnica conhecida como ileostomia à Bishop-Koop, em que a mesma boca de ileostomia serve para descompressão e lavagem.

Quando o achado intraoperatório for compatível com aganglionose total do cólon, o procedimento a ser adotado deve ser a realização de ileostomia e biópsias de parede intestinal para confirmação diagnóstica.

Evolução pós-operatória

No período pós-operatório imediato, estas crianças devem ser mantidas com sonda orogástrica e nutrição parenteral, pois a desproporção de calibre entre o intestino proximal e distal à obstrução pode causar uma demora de 7 a 10 dias no funcionamento da anastomose. A partir do 5º dia de pós-operatório, pode-se começar a estimular o trânsito pelo meio do fechamento, por períodos progressivamente maiores, da sonda orogástrica. Logo que o resíduo pós-reabertura da sonda seja pequeno o suficiente, pode ser iniciada a alimentação via oral. O tempo de íleo pós-operatório parece ser menor quando se resseca a porção dilatada pré-atresia.

Peritonite meconial

É um quadro obstrutivo secundário à perfuração intestinal pré-natal. A presença de mecônio estéril na cavidade peritoneal resulta em peritonite química, fibrose, formação de granuloma e calcificação. Na sua forma mais grave, forma-se um pseudocisto peritoneal normalmente associado a calcificações, conhecido como "peritonite cística gigante", associada com uma mortalidade de 50%.

Clínica

O recém-nascido apresenta, na maior parte das vezes, quadro clínico de abdome agudo obstrutivo associado à presença de calcificações intra-abdominais e ascite formando pseudocisto.

Diagnóstico

É confirmado por uma radiografia de abdome simples demonstrando sinais de obstrução intestinal associado a calcificações. Também é comum o achado radiológico de velamento da cavidade abdominal (ausência de ar nas alças intestinais), associado a calcificações difusas.

Conduta

Raramente a criança pode se apresentar assintomática. Nestes casos, a conduta é observar a evolução da criança. Nos casos mais comuns em que existe obstrução intestinal, a conduta é laparotomia exploradora para lise de bridas e correção das anomalias subjacentes. É uma cirurgia associada com alta morbidade e mortalidade.

Doença de Hirschsprung

É uma obstrução à passagem do bolo fecal secundária à dismotilidade provocada por ausência de células ganglionares dos plexos mioentéricos intestinais. Embora a aganglionose acometa mais frequentemente a região do retossigmoide, em 10 a 15% dos casos, ela pode se estender até o íleo (aganglionose total do cólon) e, em raríssimos casos, acometer todo o trato gastrointestinal. O aspecto macroscópico do cólon mostra uma área dilatada proximal à obstrução (na qual a histologia é normal ou pode apresentar um grau variado de disganglionose) e uma área distal espástica cuja histologia é compatível com aganglionose.

Seu aparecimento é mais comum no sexo masculino na proporção de 4:1. Em função da variedade sintomática apresentada por esta malformação, só 25% dos casos são diagnosticados no período neonatal.

Fisiopatologia

A doença ocorre por parada da migração dos neurônios da crista neural no sentido craniocaudal, hiperplasia dos nervos colinérgicos causando espasticidade e hiperatividade adrenérgica do segmento aganglionar.

Patologia

Observa-se na macroscopia presença de cone de transição entre uma área dilatada e uma área espástica. Na microscopia, ocorre ausência de plexo mioentérico e submucoso com hipertrofia de troncos nervosos não mielinizados.

Clínica

A suspeita de doença de Hirschprung deve ser pensada em todo o recém-nascido que demore mais de 48 horas para eliminar mecônio. Nesse período, o neonato desenvolve quadro de obstrução intestinal com distensão e vômitos. O toque retal, realizado com uma sonda n. 10 ou 12 alivia a obstrução e ocorre a evacuação explosiva característica desta doença.

Diagnóstico diferencial

Deve ser feito com anomalia anorretal, rolha de mecônio, síndrome do cólon esquerdo, obstrução ileal e, nas crianças prematuras, com imaturidade ganglionar.

Avaliação diagnóstica

O exame radiológico simples do abdome mostra apenas sinais de abdome agudo obstrutivo.

A confirmação diagnóstica deve ser feita mediante realização de enema opaco, o qual deverá evidenciar a "zona de transição" entre as áreas dilatadas e espásticas. Para que seja diagnóstico, o enema opaco deverá ser realizado, no mínimo, 2 horas após a realização de toque retal ou de enema salino. Da mesma maneira, o enema opaco deve ser infundido suavemente, já que a sua injeção sob pressão poderá distender a área espástica e, assim, resultar em um falso-negativo. Nos casos de aganglionose total do cólon, os achados são de um cólon encurtado, sem flexuras e haustrações com um aspecto descrito como cólon em forma de ponto de interrogação.

O diagnóstico definitivo é feito mediante realização de biópsia retal. Esta pode ser feita por aspiração à beira do leito ou por cirurgia (mais raramente). Deve ser feita em dois níveis e pelo menos 1,5 cm e 3 cm acima da linha pectínea.

A histologia realizada com a técnica de hematoxilinaeosina deve mostrar ausência de células nervosas nos plexos mioentéricos e submucoso. Colorações específicas como acetilcolinesterase e outras que marcam presença e maturidade de neurônios podem ser reservadas para avaliação de casos duvidosos.

Outra técnica bastante utilizada no diagnóstico de doença de Hirschprung é a manometria anorretal que pode mostrar falha no relaxamento do esfíncter interno após a insuflação de um balão retal. Em recém-nascidos, principalmente prematuros, este exame deve ser avaliado com cuidado, pois a imaturidade própria dessas crianças pode resultar em falso-positivos.

Conduta

Em virtude das características funcionais da doença, apenas 25% dos casos são diagnosticados ao nascimento. Nos últimos anos, o tratamento da doença de Hirschprung sofreu uma evolução muito grande com o desenvolvimento da técnica de abaixamento transanal de Dellatorre-Mondragon. Antes do desenvolvimento dessa técnica, a conduta inicial consistia na realização de uma colostomia descompressiva e na correção definitiva quando a criança tivesse mais peso. O desenvolvimento do abaixamento transanal possibilitou a correção definitiva já no período neonatal.

Em resultado, a conduta atual, uma vez estabelecido o diagnóstico, é a avaliação de risco e a preparação para o procedimento cirúrgico. A realização de clister diário com solução salina, na dose de 10 mL por kg de peso da criança, possibilita a descompressão do cólon e a realização da cirurgia em carácter eletivo. Nos casos em que haja algum impedimento para a realização imediata da cirurgia (p. ex., prematuridade, baixo peso), esse regime de clister pode ser mantido por meses enquanto se aguardam as condições clínicas ideais.

Uma preocupação nesse período é com o aparecimento da enterocolite do megacolo, que pode ocorrer com mais frequência nos primeiros 2 meses de vida e que se manifesta como diarreia mucossanguinolenta em uma criança com diagnóstico prévio de doença de Hirschprung. O tratamento inicial pode ser clínico, com enemas de salina, antibioticoterapia e manutenção das condições gerais. Nos casos em que houver deterioração progressiva do estado geral, está indicada uma colostomia. No entanto, na maioria dos casos, a resposta clínica é satisfatória e a criança pode ser operada depois, por via transanal em caráter eletivo.

Anomalia anorretal

É um complexo de malformações da região retourogenital resultante da diferenciação anômala da cloaca fetal nos diversos sistemas intestinal, urológico e genital. A sua classificação é complexa e, como tal, o quadro clínico pode ser extremamente diverso.

As anomalias associadas ocorrem em 50% dos casos, sendo mais comum as gastrointestinais (atresia de esôfago, atresia intestinal e má-rotação), as geniturinárias (agenesia renal, hipospádias e extrofia), cardíacas, sacrais e associação VATER.

Clínica

Embora a diversidade de tipos de malformação anorretal resulte em uma variação nas apresentações clínicas, o quadro clínico mais comum consiste na ausência de eliminação de mecônio ou na eliminação de mecônio por outros orifícios que não o retal.

Na maior parte das vezes, o ânus está ausente, embora, em algumas situações, possa haver um orifício anal e obstrução no nível da linha pectínea. Nesses casos, o toque retal com sonda ou cotonete evidenciará o nível de obstrução. A inspeção da região pode mostrar presença de mecônio dentro da vagina em meninas ou a presença de fístulas da rafe mediana em meninos. Algumas vezes, a queixa é de eliminação de mecônio na urina, infecção urinária ou abdome agudo obstrutivo.

Diagnóstico

O diagnóstico de malformação anorretal é realizado apenas por meio da observação e do toque retal. No entanto, para um adequado planejamento cirúrgico, é necessário saber o nível da obstrução intestinal. Este é classificado em alto ou baixo, conforme seja proximal ou distal ao músculo pubo-retal. Assim, a avaliação neonatal visa principalmente o diagnóstico de anormalidades associadas (principalmente as urinárias e as sacrais de elevado valor prognóstico) e no diagnóstico do nível da obstrução intestinal. Aqui também a clínica é valiosa: a presença de fístulas perineais ou do fórnix vaginal são altamente sugestivas de malformações baixas. Complementarmente, vários exames podem ser realizado, de acordo com critérios clínicos; a ultrassonografia abdominal é útil para avaliar malformações do trato urinário. O estudo radiológico avalia muito bem as malformações de coluna lombossacra. No nosso meio, a avaliação da distância entre a pele do períneo e a terminação do reto (nos casos sem fístula perineal) é feita de maneira muito acurada pela ecografia perineal.

Conduta

Nas malformações reconhecidamente baixas, está indicada a anoplastia sem a necessidade de uma colostomia.

Já nas crianças com diagnóstico duvidoso ou nas quais se comprove uma malformação alta, deverá ser realizada uma colostomia em dupla boca para permitir o estudo detalhado da malformação e a sua correção nas melhores condições clínicas possíveis.

Eventuais malformações urinárias devem ser avaliadas concomitantemente e, havendo necessidade de correção cirúrgica, em geral, recomenda-se a correção dessas alterações antes do tratamento definitivo da malformação anorretal.

Evolução em longo prazo

O prognóstico de sobrevida desses pacientes é ótimo. No entanto, o prognóstico de continência é variável e depende de vários fatores. Malformações altas, musculatura da nádega atrofiada (*flat bottom*) e anomalias de vértebras sacrais são indicativas de mau prognóstico de continência. Nessas crianças, após a correção cirúrgica, o acompanhamento deve ser feito até depois da adolescência e, se necessário, outras abordagens devem ser realizadas para permitir a essas crianças uma vida normal.

LEITURAS COMPLEMENTARES

Garat JM, Gosálbez R. Urologia pediátrica. Barcelona: Salvat; 1987.

Harrison MR, Golbus MS, Filly RA (ed.). The unborn patient: Prenatal diagnosis and treatment. 2nd ed. Philadelphia: W. B. Saunders; 1990.

King LR. Urologic Surgery in Neonates & Young Infants. Philadelphia: W. S. Saunders; 1988.

Lister J, Irving IM. In Neonatal Surgery. 3rd ed. London: Butterworths; 1991.

Rowe MI, O'neill JA, Grosfeld JL, Fonkalsrud EW, Coran AG. Essencials in Pediatric Surgery. Missouri: Mosby; 1995.

Welch KJ, Randolph JG, O'neill JA, Rowe MI. In Pediatric Surgery. 4th ed. Chicago: Year Book Medical Association; 1986.

Waterston DJ, Carter RE, Aberdeen E. Lancet. 1962 Apr 1;1(7234):819-22. Doi: 1016/s0140-6736(62)91837-8.

Insuficiência Hepática Aguda no Período Neonatal

Gabriel Hessel
Adriana Maria Alves De Tommaso

A insuficiência hepática aguda (IHA) é rara, mas potencialmente devastadora. A verdadeira incidência na população pediátrica é desconhecida, mas é responsável por 10 a 15% de todos os transplantes hepáticos pediátricos.

Em 1970, Trey & Davidson definiram a IHA em adultos como uma condição potencialmente reversível, consequência de lesão hepática grave, em que o início da encefalopatia hepática seria no prazo de 8 semanas dos primeiros sintomas, na ausência de hepatopatia preexistente. Porém, a definição de IHA em crianças e recém-nascidos (RN) é objeto de controvérsia.

Essa definição é insatisfatória para as crianças, especialmente RN e lactentes, pois é difícil identificar sinais de encefalopatia nessa faixa etária, a encefalopatia pode surgir muito tardiamente no curso da doença e esses pacientes costumam apresentar doença hepática subjacente não reconhecida. Em 1996, Bhaduri e Mieli-Vergani propõem a seguinte definição: desordem multissistêmica rara em que a insuficiência hepática grave, com ou sem encefalopatia, ocorre em associação com necrose hepatocelular em um paciente sem doença hepática crônica subjacente reconhecida.

Classificação

A IHA pode ser classificada de acordo com o intervalo entre aparecimento da icterícia e encefalopatia em: hiperaguda (< 7 dias); aguda (8 a 28 dias); e subaguda (29 dias a 12 semanas); ou fulminante (até 2 semanas); e subfulminante (> 2 semanas e < 3 meses). Recentemente, foi proposta nova classificação: hiperaguda (até 10 dias de duração); aguda (> 10 dias e < 30 dias); e subaguda (> 30 dias e < 6 meses).

Diagnóstico

A IHA não é um diagnóstico, e sim uma síndrome clínica, com perda aguda da função hepática. Apresenta três critérios diagnósticos básicos: ausência de hepatopatia prévia; coagulopatia. e encefalopatia. A coagulopatia reflete o papel central do fígado na manutenção da homeostasia. Há redução na síntese de fatores II, V, VII, X e fibrinogênio; redução na síntese de proteínas anticoagulantes (C, S, antitrombina) e alterações plaquetárias (número e função). A encefalopatia pode se apresentar como confusão leve e desorientação, podendo chegar até ao coma. A gravidade se baseia em parâmetros clínicos (Quadro 41.1) e em eletroencefalográficos e está relacionada à evolução da doença e prognóstico.

Quadro 41.1 Escala de encefalopatia para crianças abaixo de 4 anos.			
Estágio	Sinais clínicos	Reflexos	Sinais neurológicos
I e II	Choro inconsolável, inversão do sono, falta de atenção para tarefas	Hiper-reflexia	Não testável
III	Sonolência, estupor, agitação	Hiper-reflexia	Provavelmente não testável
IV	Coma, desperta com estímulo doloroso (IVa) ou sem resposta (IVb)	Arreflexia	Descerebração ou decorticação

Fonte: Bucuvalas et al., 2006.

A avaliação diagnóstica é um desafio, porém a identificação da causa permite instituir tratamento específico e estabelecer prognóstico em alguns casos. Uma boa anamnese, antecedentes familiares, exame físico, idade e epidemiologia local são de grande importância.

SEÇÃO III – NUTRIÇÃO E DOENÇAS DO TRATO GASTROINTESTINAL

Fazem parte da avaliação diagnóstica: exames bioquímicos (bilirrubina total e frações, aminotransferases e enzimas canaliculares-fosfatase alcalina e gama-glutamil-transferase, albumina, ureia, creatinina, Na, K, Cl, Ca, Pi, Mg, glicose e lactato, gasometria arterial, amônia); exames hematológicos (hemograma completo, tempo de protrombina/RNI, TTPA/R, fator V ou VII, tipagem sanguínea); e avaliação radiológica (radiografia do tórax e ultrassonografia abdominal com Doppler) e neurofisiológica com eletroencefalograma.

Etiologia

As causas da IHA em recém-nascido e lactentes podem ser: infecções virais; erros inatos do metabolismo; isquemia; causas vasculares; linfo-histiocitose hemofagocítica; hemocromatose neonatal; drogas.

Identificar a causa não só fornece indicação de prognóstico, mas também determina abordagem específica.

Infecções virais

Herpes simples

É a etiologia viral mais comum, com alta mortalidade e, raramente, é acompanhada por lesões na pele. Pode ser transmitido durante o parto em decorrência da exposição a secreções genitais maternas infectadas ou a lesões ou após o nascimento, por meio de contatos infectados. Sintomas, geralmente, se desenvolvem após 5º dia de vida. A insuficiência hepática pode ocorrer com doença disseminada (envolvendo a pele, olhos, membranas mucosas, cérebro, pulmões) ou como única manifestação.

Recomenda-se o uso de terapêutica empírica com aciclovir em recém-nascido com suspeita até que seja descartado. No entanto, apesar do tratamento, o prognóstico é ruim.

Echovírus

O enterovírus echovírus, particularmente sorotipo 11, é o vírus mais frequentemente identificado. Provoca infecção grave com envolvimento de múltiplos órgãos, incluindo o fígado, ocorre quase exclusivamente em recém-nascido, em geral, entre 4 e 7 dias. A mortalidade é elevada, mas o tratamento antiviral (com pleconaril) pode melhorar o prognóstico.

Adenovírus

Os adenovírus têm sido associados a infecções do trato respiratório, conjuntivite e, raramente, hepatite. Cerca de metade de todas as infecções é assintomática, mas pode causar infecções fatais em recém-nascidos. Há cerca de 35 diferentes cepas que podem causar infecção no ser humano. O laboratório evidencia aumento de bilirrubinas e aminotransferases. O vírus pode ser isolado em cultura a partir de líquidos corporais (líquido cefalorraquiano, plasma, urina), e a sorologia pode mostrar aumento de, no mínimo, quatro vezes os títulos de anticorpos específicos, uma semana após o início da doença.

O tratamento é de suporte, não estando indicado uso de medicação antiviral específica. Entretanto há relatos de boa resposta à ribavirina, em casos de infecção grave.

Parvovírus B19

A família *Parvoviridae* engloba muitos vírus patogênicos, incluindo vírus adenoassociados que parecem infectar humanos sem causar manifestações clínicas. O parvovírus B19 só pode replicar nos precursores eritroides e em poucas outras células, incluindo fígado fetal. A infecção B19 é globalmente prevalente, sendo muito comum entre as crianças. O vírus se espalha, principalmente, por meio de gotículas respiratórias, e a infecção secundária é por contatos domésticos. Ele também pode ser transmitido como infecção nosocomial e por produtos sanguíneos.

O parvovírus B19 é o agente etiológico do eritema infeccioso (quinta doença), com febre e erupção cutânea na infância. A manifestação sistêmica da infecção inclui envolvimento multissistêmico e síndrome hemofagocítica viral. Pode causar insuficiência hepática aguda, embora de incidência muito rara, dependendo do estado imune do hospedeiro e da gravidade do envolvimento hepático. Esses pacientes apresentam baixa contagem de reticulócitos (0 a 1%) e, em uma crise aplástica, os níveis de hemoglobina cairão abaixo da linha de base do paciente em pelo menos 2 g/dL.

O diagnóstico pode ser feito por sorologia. A biópsia do fígado apresenta colestase celular e canalicular e quantidades variáveis de necrose. O exame de medula óssea revela ausência de células vermelhas maduras com proeminência de pronormoblastos com bolhas citoplasmáticas e inclusões intranucleares. O teste da proteína C-reativa (PCR) para o parvovírus B19 está rotineiramente disponível com alto nível de sensibilidade. Níveis baixos de DNA B19 podem ser detectados por mais de 4 meses no soro após infecção aguda.

Não há tratamento específico e a maioria dos sintomas e elevação das enzimas hepáticas apresentadas durante a fase de infecção se resolvem sem qualquer tratamento. No caso de hepatite aguda e fulminante, foi tentada uma terapia combinada com imunoglobulina e deidrocortisona e injeções subcutâneas de fator estimulante de colônias de granulócitos por 3 meses, em pacientes adultos, com boa resposta.

Erros inatos do metabolismo

Os erros inatos do metabolismo (EIM) são importante causa de IHA no período neonatal e devem ser prontamente investigados porque a manipulação dietética ou tratamento específico da doença podem salvar a vida. As doenças metabólicas mais comuns são: galactosemia; intolerância hereditária à frutose; e tirosinemia.

Galactosemia

A galactose é um carboidrato encontrado, principalmente, no leite, sob a forma de lactose. Três são os erros inatos do metabolismo da galactose conhecidos. São decorrentes da alteração em uma das três enzimas que convertem a galactose em glicose: galactose 1-fosfato uridiltransferase (GALT); galactocinase (GALK); e epimerase (GALE).

A galactosemia clássica é uma doença grave, de herança autossômica recessiva causada pela deficiência da enzima galactose-1-fosfato uridiltransferase (GALT). O início, ge-

278

ralmente, ocorre no período neonatal. O gene está localizado no cromossomo 9 e já existem cerca de 180 mutações descritas, sendo a mutação mais comum a Q188R. No Brasil, a incidência encontrada em São Paulo foi de 1:19984.

Há um acúmulo de galactose e de seus produtos metabólicos, como galactitol e galactose-1-fosfato, os quais são responsáveis pelas alterações sistêmicas (catarata, proteinúria e aminoacidúria, insuficiência hepática podendo evoluir para cirrose, retardo mental, amenorreia primária ou secundária, distúrbios na fala e na escrita). Os principais sinais são vômitos e diarreia que se apresentam já às primeiras ingestões de leite. Podem estar acompanhados de hipotonia e letargia. Baixo ganho ponderal também é comum. A toxicidade da galactose-1-fosfato também pode ocorrer intraútero, podendo ser responsável pelas alterações no desenvolvimento pré-natal do cérebro. A galactosemia deve ser fortemente considerada em recém-nascido com catarata e/ou sepse por *Escherichia coli*.

A presença de açúcares redutores na urina pode ser presuntiva de galactosemia se a criança não tiver ingestão prévia de frutas ou sacarose e se glicofita negativa. A determinação de galactitol na urina é mais específica, mas ainda não é disponível em nosso meio. O padrão de referência para o diagnóstico é a determinação da atividade da GALT nos eritrócitos. Caso o paciente tenha recebido concentrado de hemácias, a coleta deve ser realizada 3 a 4 semanas após. A primeira suspeita pode ser detectada pelo teste do pezinho ampliado.

O tratamento de baseia na eliminação completa de lactose/galactose na dieta. A amamentação está contraindicada. Devem ser utilizadas fórmulas que não contenham lactose ou galactose.

Intolerância hereditária à frutose

De herança autossômica recessiva, é causada pela deficiência da enzima aldolase frutose-1-fosfato, também denominada "aldolase B". Essa enzima catalisa a clivagem reversível da frutose-1-fosfato. Sua incidência varia de 1:20.000 a 1:30.000 nascidos vivos em certas partes da Europa e parece ser muito menos comum na América do Norte. Os sintomas desenvolvem-se quando a frutose é introduzida na dieta, bem como outros açúcares que utilizem a via da aldolase (sacarose, sorbitol).

A ingestão de frutose causa acúmulo de frutose-1-fosfato e depleção das reservas de fosfato e ATP. Consequentemente, há vários efeitos sobre a homeostase metabólica, resultando na diminuição da gliconeogênese e da glicogenólise, culminando na hipoglicemia.

A intensidade dos sintomas depende da idade e da carga de exposição. O sintoma mais frequente é o vômito, que pode ser persistente ou recorrente. A hipoglicemia é predominante e também podem ocorrer icterícia, acidose metabólica, palidez, sudorese, letargia, convulsões. A hepatomegalia pode ser encontrada. Além da hipoglicemia, outras alterações metabólicas podem ocorrer, como hipofosfatemia, hipermagnesemia, hiperuricemia e aumento de lactato.

O diagnóstico requer história nutricional detalhada. A presença de substâncias redutoras na urina, associada à clínica, pode levantar suspeita. A cromatografia de carboidratos permite a identificação do açúcar redutor, no caso a frutose. Pode-se determinar a atividade da enzima em fragmento hepático, porém não é realizado em nosso meio. O teste de tolerância à frutose, em que uma carga oral de frutose resulta primeiro na queda do fosfato sérico e, então, na diminuição da glicose plasmática, deve ser feito em ambiente hospitalar, com equipe capacitada. Alguns autores não o recomendam em virtude do risco que representa. A análise de mutação também pode ser realizada.

A eliminação completa do açúcar resulta em melhora dramática no prazo de 2 dias. A exclusão da frutose, sacarose e sorbitol da dieta deve ser mantida por toda a vida. A dieta deve ser suplementada com vitamina C e ácido fólico, pois muitos alimentos que são fonte dessas substâncias serão eliminados por conter frutose e sacarose. Deve-se tomar cuidado com medicamentos e produtos industrializados que contenham os açúcares proibidos.

Tirosinemia hereditária tipo 1

Doença autossômica recessiva, secundária à deficiência da enzima fumarilacetoacetato-hidrolase com consequente acúmulo de metabólitos tóxicos responsáveis pela disfunção hepática e dos túbulos renais proximais.

Os sinais clínicos de insuficiência hepática se tornam aparentes, geralmente, dentro de 1 a 6 meses de idade. A forma aguda, quase sempre, se apresenta no 1º mês de vida, com disfunção hepática progressiva e síndrome de Fanconi. Também podem ocorrer hepatoesplenomegalia e ascite. A icterícia é incomum na fase inicial. Alguns pacientes apresentam odor de repolho, secundário ao metabólito da metionina. A forma crônica tem início insidioso e os sinais e sintomas têm menor gravidade.

Após o nascimento, o diagnóstico depende da dosagem de succinilcetona em amostra urinária ou sanguínea. A conduta inclui dieta restrita de fenilalanina e tratamento medicamentoso com NTBC, um composto que evita o acúmulo de metabólitos tóxicos, o qual provou ser curativa em 90% dos casos. No entanto, a vigilância em longo prazo é necessário pelo alto risco de carcinoma hepatocelular. Os bebês que não respondem ao NTBC são considerados para transplante de fígado.

Depleção do DNA mitocondrial

Recentemente, defeitos na cadeia respiratória mitocondrial têm sido implicados como um fator etiológico para IHA em lactentes. Geralmente, apresentam-se com hipoglicemia, vômitos, coagulopatia, acidose e elevação de lactato com ou sem sintomas neurológicos. A maioria das crianças tem características extra-hepáticas (sintomas neurológicos, miopatia, disfunção tubular renal proximal, miocardiopatia hipertrófica e desordens hematológicas e gastrointestinais). A disfunção hepática pode, no entanto, preceder envolvimento neurológico por semanas, meses ou anos.

Nos últimos anos, os defeitos moleculares específicos de complexo I, III e IV, deficiências múltiplas e complexas – síndrome depleção do DNA mitocondrial foram identificados, com a promessa de diagnóstico genético e pré-natal.

Deficiência de síntese dos ácidos biliares

A deficiência 5β-redutase Δ4-3-oxosteroide é o principal defeito reconhecido como causa de falência hepática neonatal associada com colestase neonatal e atividade normal da γ-glutamiltransferase. O diagnóstico precoce é importante porque a administração oral de ácido eólico pode ser curativa.

Hemocromatose neonatal

Trata-se de doença rara de armazenamento anormal de ferro associado ao acúmulo de ferro intra e extra-hepático, poupando o sistema reticuloendotelial. Sua causa não está esclarecida, mas decorre provavelmente de aloimunização materno-fetal contra o fígado fetal.

A lesão hepática tem sido identificada tão precoce como 28 semanas de gestação. O recém-nascido é, muitas vezes, prematuro e/ou pequeno para a idade gestacional (PIG). Geralmente, apresenta-se nos primeiros dias ou semanas de vida, com coagulopatia grave, níveis normais de transaminases, ascite e falência de múltiplos órgãos, associada ao acúmulo de ferro em tecidos extra-hepáticos, incluindo pâncreas e coração.

O diagnóstico só pode ser confirmado pela demonstração de depósitos de ferro extra-hepáticos poupando o SRE – biópsia de glândulas salivares no lábio. A deposição de ferro intra-hepática não é diagnóstico porque o fígado neonatal é, fisiologicamente, sobrecarregado de ferro e alto teor de ferro é observado em qualquer forma de doença hepática grave nesta faixa etária. A ressonância magnética pode demonstrar acúmulo de ferro no pâncreas/coração, mas o depósito de ferro é, tipicamente, ausente no baço. O prognóstico é reservado.

O tratamento de quelação é ineficaz para alterar o curso da doença. O tratamento precoce com doses elevadas de IgG intravenosa em combinação com exsanguineotransfusão está associado com uma taxa de sobrevivência de 75% sem o transplante de fígado.

Linfo-histiocitose hemofagocítica

Doença rara que envolve a ativação inadequada de macrófagos. Pode ser primária e familiar ou associada com imunodeficiências. Também pode desenvolver-se após infecções virais ou bacterianas. O manejo inicial inclui quimioterapia, mas a sobrevivência em longo prazo requer um transplante de medula óssea. O transplante de fígado é contraindicado em virtude da recorrência no enxerto.

O diagnóstico baseia-se em cinco de oito critérios seguintes: febre; citopenia de duas linhagens; hipertrigliceridemia e/ou hipofibrinogenemia; hiperferritinemia; hemofagocitose; elevação receptor IL-2 (CD25); diminuição da atividade das células *natural killer*; e esplenomegalia.

Isquemia

A lesão hepática por isquemia pode ocorrer após a parada cardíaca, um período de hipotensão/hipovolemia ou na insuficiência cardíaca congestiva. As aminotransferases são marcadamente elevadas, mas normalizam rapidamente uma vez que o problema circulatório seja estabilizado.

Causas vasculares

A insuficiência cardíaca congestiva de qualquer etiologia pode se apresentar como insuficiência hepática. As condições relatadas incluem hipoplasia do coração esquerdo, coarctação da aorta e insuficiência cardíaca direita. Ascite, hepatomegalia significativa, coagulopatia e hipoalbuminemia estão, muitas vezes, presente.

Drogas

Crianças menores de 1 ano de idade podem apresentar IHA induzida por drogas.

O acetaminofeno é a causa mais identificável em crianças que vivem em países ocidentais. A lesão dos hepatócitos é dose-dependente e relaciona-se com a conversão do paracetamol para o metabólito altamente reativo, N-acetil-*p*-benzoquinona imina, por meio do sistema do citocromo P450/CYP2E1/glutationa. Com a depleção dos estoques de glutationa, há ligação a grupos O-cisteína, formando proteínas hepatotóxicas.

Se houver suspeita de intoxicação, os níveis séricos de paracetamol e seus metabólitos devem ser verificados e terapia específica com N-acetilcisteína deve ser iniciada sem demora.

Manejo da IHA

O manejo da insuficiência hepática inicia-se pelas medidas gerais, como ambiente tranquilo para minimizar o aumento da pressão intracraniana. Bebês com encefalopatia e aqueles sem encefalopatia, mas com RNI maior do que 4, devem ser admitidos em unidade de terapia intensiva (UTI) para contínuo monitoramento.

Também devem ser monitorizados em relação à hemodinâmica e ao gerenciamento de fluido (pressão arterial, diurese), parâmetros metabólicos (eletrólitos, glicemia) e neurológicos (presença de encefalopatia). A sedação deve ser evitada, a menos que o paciente esteja em ventilação mecânica, uma vez que pode interferir no acompanhamento do estado neurológico. Manutenção da nutrição é fundamental.

O conceito de que ingestão de proteínas agrava ou precipita encefalopatia hepática tem sido descartado e quantidade adequada de calorias deve ser oferecida por alimentação oral ou via nasogástrica. A hipoglicemia deve ser evitada. A ingestão total de fluido é restrita a dois terços para manutenção, se o paciente não está desidratado. Investigações para elucidar a possível etiologia deve ser realizada com urgência para iniciar o tratamento adequado.

O uso de N-acetilcisteína pode ter um efeito benéfico mesmo na IHA não induzida pelo acetaminofeno em virtude de sua ação anti-inflamatória e antioxidante. Em um estudo retrospectivo (Kortsalioudaki et al., 2008) com 170 crianças com IHA não induzida pelo acetaminofeno, o uso foi associado a menor tempo de internação, maior incidência de recuperação do fígado nativo sem o transplante e melhor sobrevida após o transplante.

Em suma, a IHA é uma desordem multissistêmica com alta taxa de mortalidade, que deve ser abordada por equipe especializada em centro com transplante hepático, uma vez que o transplante continua a ser o único modo de tratamento eficaz para a maioria dos recém-nascidos.

LEITURAS COMPLEMENTARES

Baker A, Alonso ME, Aw MM, Ciocca M, Porta G, Rosenthal P. Hepatic failure and liver transplant: Working Group report of the second World Congress of Pediatric Gastroenterology, Hepatology, and Nutrition. J Pediatr Gastroenterol Nutr. 2004;39(Suppl 2):S632-9.

Bezerra JA. Distúrbios do metabolismo das proteínas. In: Hepatologia em Pediatria. Barueri-SP; 2012. p.390-405.

Bhaduri, Mieli-Vergani. Fulminant hepatic failure: pediatric aspects. Semin Liver Dis. 1996;16(4):349-55.

Bihari C, Rastogi A, Saxena P, Rangegowda D, Chowdhury A, Gupta N and Sarin SK. Parvovirus B19 Associated Hepatitis. Hepat Res Treat; 2013. p.1-9.

Bucuvalas J, Yazigi N, Squires Jr RH. Acute Liver Failure in Children. Clin Liver Dis. 2006;10(1):149-68.

Devictor D, Tissieres P, Durand P, Chevret L, Debray D. Acute liver failure in neonates, infants and children. Expert Rev Gastroenterol Hepatol. 2011;5(6):717-2.

Dhawan A & Mieli-Vergani G. Acute liver failure in neonates. Early Hum Dev. 2005;81(12):1005-10.

Fagundes EDT, Ferreira AR, Roquete MLV. Distúrbios do metabolismo dos carboidratos. In: Hepatologia em Pediatria. Barueri-SP; 2012. p.363-89.

Ferreira AR, Ottoni CMC, Fagundes EDT. Hepatites por outros vírus. In: Hepatologia em Pediatria. Barueri-SP; 2012. p.155-82.

John Bucuvalas, Yazigi N, Squires Jr RH. Acute Liver Failure in Children. Clin Liver Dis. 2006;10(1):149-68. moc.liamg@amrahsbcrd.

Kortsalioudaki, C., Taylor, R. M., Cheeseman, P., Bansal, S., Mieli-Vergani, G., & Dhawan, A. Safety and efficacy of N-acetylcysteine in children with non-acetaminophen-induced acute liver failure. Liver Transplantation. 2007, 14(1):25-30.

Lee WS, Sokol RJ. Liver disease in mitochondrial disorders. Semin Liver Dis. 2007;27(3):259-73.

Rand EB, Karpen SJ, Kelly S, Mack CL, Malatack JJ, Sokol RJ et al. Treatment of neonatal hemochromatosis with exchange transfusion and intravenous immunoglobulin. J Pediatr. 2009;155(4):566-71.

Squires Jr RH. Acute liver failure in children. Semin Liver Dis. 2008;28(2):153-66.

Trey, Davidson. The management of fulminant hepatic failure. Prog Liver Dis. 1970;3:282-98.

Defeitos de Fechamento da Parede Abdominal

Joaquim Murray Bustorff-Silva

Onfalocele

É um defeito de formação da parede abdominal com a herniação de vísceras dentro da membrana que recobre o cordão umbilical. Caracteriza-se pela presença de membrana amniótica recobrindo as alças (que pode estar rota) e pela presença de cordão umbilical localizado nessa membrana. O defeito embriológico é decorrente da falência do retorno intestinal a cavidade celomática.

Diagnóstico pré-natal

O diagnóstico pré-natal é feito pela visualização ecográfica de vísceras extra-abdominais cobertas por membrana e alças sem contato com líquido amniótico.

Quadro clínico

A via de parto preferencial é a cesariana, procurando não romper a membrana da onfalocele. Ao nascimento, deve ser passada uma sonda orogástrica grossa (maior que 12 F), e deve ser assegurado um acesso venoso seguro. É importante manter a onfalocele protegida. Uma forma de fazer isso é, além de envolvê-la em compressas, colocar toda a parte inferior do corpo da criança dentro de um saco de plástico estéril, o que, além de proteger de contaminação, impede as perdas de água e calor são intensas nessas crianças. Esse método é especialmente útil nos casos em que a criança for transferida para outro hospital.

No exame físico, deve-se avaliar em primeiro lugar o grau de desproporção visceroabdominal e a integridade da membrana amniótica. A presença do fígado dentro do saco herniário é um sinal de mau prognóstico já que dificulta muito a redução das alças para dentro da cavidade, não só em razão de seu tamanho, mas principalmente em razão de alterações na posição da veia cava supra-hepática, que frequentemente fica dobrada durante as tentativas de redução, dificultando muito o retorno venoso.

Além disso, é importante lembrar que anomalias associadas ocorrem em 50% dos casos, sendo as mais comuns as aberrações cromossômicas (principalmente as trissomias dos cromossomos 13, 18 e 21), a síndrome de Beckwith-Wiedemann e as alterações concomitantes no tórax (Pentalogia de Cantrell) e na pelve (extrofia de cloaca). A avaliação genética é imprescindível já que a presença de alterações incompatíveis com a sobrevida tem forte influência nas opções terapêuticas oferecidas a essas crianças.

Tratamento

A abordagem dependerá principalmente de três fatores: grau de desproporção visceroabdominal (tamanho da onfalocele); integridade da membrana amniótica; e presença de malformações graves associadas.

Nas onfaloceles pequenas, o tratamento é sempre cirúrgico com redução primária e fechamento do defeito. A cirurgia é simples e o pós-operatório é normalmente sem intercorrências.

Quando a onfalocele é muito grande, a abordagem inicial depende da integridade da membrana. Se a membrana está rota, a criança deve ser levada ao centro cirúrgico para tentar reduzir as vísceras para dentro do abdome. Caso isso não seja possível, e dependendo da desproporção visceroabdominal, deve ser confeccionado, então, um silo externo ou colocada uma prótese em contacto com as alças e realizado o fechamento da pele por cima dessa prótese.

Caso a membrana esteja íntegra, e a desproporção seja muito grande, existem várias técnicas de tratamento conservador da onfalocele que visam promover a epitelização da membrana amniótica, ou a redução gradual das alças para dentro do abdome por meio de compressão externa. Nesses casos, o fechamento definitivo é feito tardiamente. Essa opção pode ainda ser oferecida às famílias de recém-nascidos que sejam portadores de outra malformação incompatível com a vida e nas quais a cirurgia representaria um sofrimento desnecessário. A seguir, um pequeno fluxograma das opções terapêuticas (Figura 42.1).

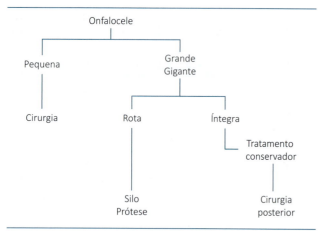

Figura 42.1. Opções terapêuticas nos quadros de onfalocele.
Fonte: Desenvolvida pela autoria.

Evolução pós-operatória

As complicações pós-operatórias incluem, nos casos de fechamento primário, insuficiência respiratória pela compressão abdominal e estase venosa em membros inferiores por compressão de veia cava inferior.

Gastrosquise

É um defeito de fechamento para-umbilical direito da parede abdominal, que resulta em exposição das alças intestinais ao líquido amniótico. Embora a sua etiologia não esteja bem definida, parece estar ligada ou à herniação no local da veia umbilical direita ou a uma ruptura do saco do exonfalo fetal.

Diagnóstico pré-natal

O diagnóstico ecográfico pré-natal é feito pela visualização das alças intestinais em contato com o líquido amniótico e presença de cordão umbilical visível. O prognóstico ecográfico é dado pela idade de diagnóstico, pela associação com outras anomalias (< 10%, geralmente atresias intestinais) e pela dilatação da parede das alças. Estudos recentes têm destacado que o aumento da espessura e da ecogenicidade da parede das alças pode ter valor prognóstico, indicando uma lesão mais intensa destas.

A via de parto preferencial, para aqueles em que existe diagnóstico pré-natal, é por parto operatório.

Quadro clínico

Ao exame físico, encontra-se normalmente o intestino delgado inteiro herniado. Mais raramente o estômago e o fígado estão para fora da cavidade. O cordão umbilical encontra-se intacto, com as alças expostas ao redor. As alças podem estar com aspecto praticamente normal ou, então, edemaciadas, espessadas e recobertas por uma pele fibrosa, resultante da sua exposição prolongada ao líquido amniótico. É importante examinar o intestino procurando por áreas de atresia já que estas estão associadas em grande número de casos.

Exceto pelas atresias intestinais, as malformações associadas são raras na gastrosquise.

Tratamento

A conduta imediata com o paciente inclui os cuidados básicos com o RN, a passagem de sonda nasogástrica calibrosa (> 12 F), a manutenção de jejum com todo aporte hídrico e calórico por via parenteral e manutenção de acesso venoso, de preferência em membros superiores. Se o aspecto das alças for normal, sem espessamento ou edema significativos, deve ser tentada sua redução para a cavidade sob anestesia. Os estudos mais recentes indicam ser possível esta conduta em cerca de 60% dos casos. No nosso serviço, temos empregado um preservativo feminino como protetor das alças nas primeiras horas de vida enquanto se realiza a avaliação clínica completa da criança. A Figura 42.2 traz um breve fluxograma da terapêutica da gastrosquise.

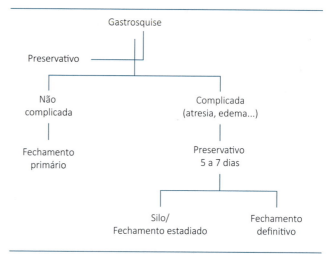

Figura 42.2. Opções terapêuticas nos quadros de gastrosquise.
Fonte: Desenvolvida pela autoria.

Durante esse período, o neonato deve ser mantido em decúbito lateral direito para que não ocorram tração do mesentério e isquemia das alças. Não deve ser feito nenhum esforço para reduzir o conteúdo para dentro da cavidade. O objetivo desta fase é apenas permitir a redução do processo inflamatório das alças. Uma vez que o preservativo é transparente, podem ser observados o aspecto das alças diariamente e avaliada a presença de atresias associadas. Logo que o edema das alças se reduza significativamente (o que costuma ocorrer entre 5 e 7 dias de evolução), devem ser tentados a redução das alças e o fechamento definitivo da cavidade. Caso isso não ocorra dentro desse período, o recém-nascido deve ser levado ao centro cirúrgico e lá, sob anestesia geral, deve ser colocado um silo sintético que permita a redução progressiva forçada das alças no berçário.

No caso de existirem atresias intestinais associadas, elas só devem ser corrigidas após a normalização do aspecto da parede das alças. Nesses casos, é preferível colocar as alças para dentro da cavidade sem corrigir a atresia mesmo que seja necessário reexpolorar a criança mais tarde para efetuar a correção. Também não deve ser feita a correção de atresias enquanto for necessário manter as alças dentro de um silo ou no preservativo.

Evolução pós-operatória

A principal complicação pós-operatória imediata é a síndrome compartimental abdominal resultante do aumento de pressão abdominal, que ocorre quando as alças são forçadas para dentro da cavidade. Os sinais desta síndrome são edema de membros inferiores e oligoanúria. Essa síndrome pode ser evitada tomando-se o cuidado de monitorar a pressão intra-abdominal durante a cirurgia para redução das alças, evitando-se aumentos de pressão acima de 20 cmH$_2$O. Caso ocorra essa síndrome no pós-operatório, o tratamento consiste em abrir a cavidade e refazer um silo aguardando-se melhores condições clínicas.

Outro grande problema que ocorre no pós-operatório da correção de gastrosquise é a dificuldade de introduzir alimentação via oral. Embora se saiba que existe uma dismotilidade intestinal transitória associada à imaturidade dos plexos mioentéricos nessas crianças, o diagnóstico diferencial com obstrução secundária à presença de aderências intestinais permanece difícil já que essas crianças são submetidas a múltiplas operações. É necessário um alto grau de cautela para que essas crianças não sejam submetidas a laparotomias desnecessárias.

Síndrome de *prune belly*

A síndrome de *prune belly*, ou abdome em ameixa, consiste na associação de fraqueza ou ausência da musculatura da parede abdominal, com malformações urinárias de maior ou menor intensidade, dilatação da uretra proximal e criptorquidia. Trata-se de defeito de desenvolvimento embrionário na formação da musculatura da parede abdominal que ocorre entre a 5ª e a 8ª semanas de vida embrionária (mesoderma), acometendo a musculatura estriada abdominal e a musculatura lisa do trato gênito urinário. Incide em 95% casos no sexo masculino. O defeito parece ser resultante de uma falha no desenvolvimento do mesoderma abdominal.

Existem evidências de que esta falha esteja associada à presença de uma uropatia obstrutiva fetal (p. ex., válvula de uretra posterior) que se resolveu espontaneamente.

Diagnóstico pré-natal

O diagnóstico ecográfico pré-natal pode ser feito pela presença de uretero-hidronefrose bilateral, com bexiga de tamanho aumentado e de parede fina, abdome flácido e sem musculatura, cordão umbilical de inserção normal e criptorquidia bilateral. Frequentemente, pode ser visualizada dilatação da uretra posterior, induzindo o diagnóstico errôneo de válvula de uretra posterior. Pode ocorrer associação com outras anomalias como torção do baço (em virtude de ligamentos frouxos), volvo de intestino médio, má-rotação com bandas de Ladd, malformações cardíacas (tetralogia de Fallot).

Quadro clínico

Os achados de exame físico incluem abdome com derme sem musculatura, sendo possível palpar o dilatado sistema urinário; criptorquidia bilateral e alterações ósseas (quadril e joelhos).

Avaliação e tratamento

A avaliação e o tratamento dessas crianças estão ligados à pesquisa e ao tratamento das malformações urinárias associadas. Na maior parte das vezes, a criptorquidia deverá ser tratada por cirurgia a dois tempos, uma vez que os vasos são muito encurtados, impedindo a realização da orquidopexia clássica. A realização de abdominoplastia é controversa e deve ser reservada para casos em que seja limitante para o desenvolvimento normal do paciente.

LEITURAS COMPLEMENTARES

Garat JM, Gosálbez R. Urologia pediátrica. Barcelona: Salvat; 1987.

Harrison MR, Golbus MS, Filly RA (ed.). The unborn patient: Prenatal diagnosis and treatment. 2nd ed. Philadelphia: W. B. Saunders; 1990.

King LR. Urologic Surgery in Neonates & Young Infants. Philadelphia: W. S. Saunders; 1988.

Lister J, Irving IM. In Neonatal Surgery. 3rd ed. London: Butterworths; 1991.

Rowe MI, O'neill JA, Grosfeld JL, Fonkalsrud EW, Coran AG. Essencials in Pediatric Surgery. Missouri: Mosby; 1995.

Welch KJ, Randolph JG, O'neill JA, Rowe MI. In Pediatric Surgery. 4th ed. Chicago: Year Book Medical Association; 1986.

43

Síndrome do Intestino Curto

Gabriel Hessel
Milena Silva Garcia
Roberto José Negrão Nogueira
Maria Ângela Bellomo Brandão

Definição e etiologia

A síndrome do intestino curto (SIC) ocorre em crianças que possuem intestino de tamanho insuficiente para exercer de maneira plena e fisiológica os mecanismos de digestão e absorção de nutrientes, podendo gerar deficiências no desenvolvimento e no crescimento em longo prazo.

Considera-se SIC quando há uma ressecção maior que 50% do jejuno e íleo. Considera-se ultracurto se houver menos de 25% de intestino remanescente do esperado para a idade. Com os avanços na área de nutrição e o auxílio da nutrição parenteral e enteral, atualmente não existe mais uma definição de tamanho mínimo que possa ser medido para essa definição. Também, pode-se estabelecer uma definição funcional quando o paciente tem má-absorção na presença de intestino delgado encurtado. Sendo assim, um intestino é considerado curto quando se comporta como tal a despeito do seu tamanho. Sendo assim, a fisiopatologia da SIC não compreende apenas a área total de superfície absortiva intestinal, mas também as características da mucosa do segmento intestinal restante.

As etiologias mais frequentes em crianças são: enterocolite necrosante; gastrosquise; atresias intestinais; e aganglionose extensa.

Introdução e fisiopatologia

Nos recém-nascidos a termo, o comprimento normal do intestino delgado varia entre 200 e 250 cm. O diâmetro do jejuno proximal é o dobro do íleo distal e, no jejuno, a área de superfície é grandemente aumentada pelas pregas circulares. As vilosidades jejunais são longas, há uma grande superfície de adaptação, alta concentração de enzimas digestórias e transportadoras de proteínas. No epitélio jejunal, ocorre a maior parte da absorção do intestino delgado e é também no jejuno que o fluxo de água e de eletrólitos dos vasos para o espaço intraluminal é mais rápido. O íleo é caracterizado por vilos mais curtos, maior concentração de tecido linfoide e menor capacidade de absorção. A mucosa ileal é relativamente impermeável à água. A absorção da água é feita de forma passiva principalmente pelo duodeno e jejuno.

A absorção de nutrientes é mais rápida no jejuno quando comparada ao íleo, porém é de grande importância saber que a absorção de vitamina B_{12} e de sais biliares ocorre especificamente no íleo. Assim, a perda do jejuno implica alterações na absorção de gorduras e lactose e em menor quantidade de sacarose, amido e proteínas.

Nos pacientes em que o jejuno é preservado há maior tolerância a dietas com altos teores de carboidratos, pois estes são processados pelas oligossacaridases da borda em escova da mucosa jejunal. O íleo é sítio de síntese de muitos hormônios intestinais, especialmente aqueles que afetam a motilidade do intestino delgado como o enteroglucagon e o peptídeo YY. A ressecção de íleo pode prejudicar a regulação da motilidade intestinal, tornando tanto o trânsito jejunal e como o esvaziamento gástrico mais rápidos em comparação ao tempo de trânsito fisiológico. Dessa maneira, pacientes com ressecção do intestino delgado proximal têm melhor função intestinal no pós-operatório do que os que apresentam ressecção distal (íleo).

As proteínas sofrem ação de enzimas pancreáticas e enzimas da borda em escova e são absorvidas na forma de dipeptídeos e tripeptídeos.

Já os lipídios, para serem absorvidos, necessitam estarem na forma de micelas que são formadas pela ação dos sais biliares. Os lipídios são absorvidos na forma de monoglicerídios e ácidos graxos, principalmente no trato digestório superior.

SEÇÃO III – NUTRIÇÃO E DOENÇAS DO TRATO GASTROINTESTINAL

As vitaminas lipossolúveis também são perdidas em grande quantidade e, nas ressecções ileais extensas, a reabsorção de sais biliares pode resultar em depleção desses elementos, redução da concentração micelar e exacerbação da má-absorção.

Outro fator que deve ser considerado limitante é a ressecção da válvula ileocecal. Quando isso ocorre, permite-se refluxo de bactérias para o intestino delgado, resultando em supercrescimento bacteriano, diminuição da superfície de absorção e pode haver aceleração do trânsito intestinal diminuindo o contato com o alimento e, portanto, a absorção. A má-absorção decorrente da SIC resulta inicialmente da perda da superfície de absorção, de enzimas digestórias e de transportadores de proteínas. A presença da válvula ileocecal vem sendo associada a melhor prognóstico e as crianças que a possuem tendem a se adaptar mais rapidamente.

O tamanho do cólon remanescente também afeta o prognóstico final, pois os carboidratos não absorvidos pela mucosa intestinal são fermentados pelas bactérias colônicas, sob a forma de ácidos graxos e acabam por gerar uma importante fonte de calorias para os pacientes.

As adaptações no intestino remanescente podem ser observadas nas primeiras 48 horas depois de uma ressecção intestinal extensa e prolongam-se por mais de 1 ano. A resposta predominante é a hiperplasia da vilosidade, embora todas as camadas da parede intestinal sejam envolvidas. Esta resposta de adaptação sempre é maior no íleo depois da ressecção jejunal, quando comparada à resposta do jejuno após a ressecção ileal.

Quatro mecanismos são envolvidos nesta resposta:
1. Liberação de hormônios: prostaglandinas e poliaminas.
2. Nutrientes intraluminais: a hiperplasia da mucosa não ocorre na ausência da nutrição enteral. Tem-se demonstrado que animais com ressecção intestinal, mantidos em nutrição parenteral exclusiva, apresentam atrofia da mucosa intestinal quando comparados a animais submetidos ao mesmo processo, mas alimentados de forma enteral. O principal nutriente que exerce este efeito trófico é a gordura, sendo os ácidos graxos essenciais mais efetivos do que os saturados e sem efeito os triglicérides de cadeia média.
3. Secreções biliar e pancreática.
4. Fatores de crescimento intestinal.

Após ressecção, o intestino passa por uma fase de adaptação, que perdura por meses ou anos. As alterações microscópicas geradas são observadas com a hiperplasia e a hipertrofia de todas as camadas da mucosa intestinal, aumento da altura das vilosidades, maior profundidade das criptas, com o objetivo de maior absorção dos nutrientes para compensar a perda de função do intestino proximal.

Quadro clínico

Perda de peso, diarreia e má-absorção de nutrientes ocorrem quando o paciente é submetido à ressecção intestinal de grande monta. Se não houver distensão abdominal, o apetite é voraz. Quando há vômitos persistentes deve-se descartar a possibilidade de estenose na anastomose e/ou presença de alça cega. A diarreia comumente se instala logo após a ressecção e, frequentemente, piora com a introdução

rápida de nutrientes por via oral, sendo controlada a partir da adaptação do intestino delgado. Em consequência, no início há uma desnutrição aguda, que pode também ser acompanhada de episódios de desidratação. Na situação de ressecção do jejuno, geralmente ocorre má-absorção de ferro e proteína, provocando anemia e hipoalbuminemia. Má-absorção de gordura se evidenciará por esteatorreia, deficiência de vitaminas lipossolúveis e hipocalcemia. Na ressecção do íleo e da válvula ileocecal, além das alterações já descritas, há aparecimento de anemia por deficiência de vitamina B_{12} e diarreia colerética, que é consequência da ação dos sais biliares sobre a mucosa do cólon.

Como investigar

1. Teste de substâncias redutoras nas fezes, pH fecal e teste de tolerância à lactose devem ser solicitados para avaliar a má-absorção de carboidratos. A positividade de substâncias redutoras nas fezes e/ou presença de pH fecal < 5,5 e/ou curva plana do teste de tolerância à lactose indicam a má-absorção de carboidratos, principalmente da lactose no início do quadro. Porém, sua interpretação deve estar associada à avaliação do quadro clínico; assim, a presença de distensão abdominal, a eliminação de fezes explosivas e a acidez fecal são importantes.
2. Teste de má-absorção de gorduras: pode ser, preferencialmente, semiquantitativo (esteatócrito).
3. Teste de Schilling: avalia a má-absorção de vitamina B_{12}.
4. Presença de sais biliares nas fezes: reforça a suspeita de diarreia colerética.
5. Radiografia contrastada do intestino delgado: avalia a dimensão, diâmetro e o tempo de esvaziamento do intestino delgado remanescente.

Tratamento clínico e nutricional

O tratamento clínico inicial de todos os pacientes com a SIC inclui o controle e a correção dos desequilíbrios hidreletrolíticos. A nutrição parenteral total deve começar precocemente para evitar uma perda ponderal significativa e positivar o balanço nitrogenado.

Pode-se dividir o tratamento nutricional da SIC em três fases: aguda; adaptação; e manutenção.

Fase aguda

Ocorre no pós-operatório imediato e pode durar até 4 semanas. Há má-absorção grave de nutrientes e, em grande monta, de água. Assim, a hidratação intravenosa agressiva, para evitar ou corrigir a desidratação, é fundamental. A nutrição parenteral total deve ser iniciada logo que a alcançada a estabilidade hemodinâmica. A elaboração de nutrição parenteral deve seguir os princípios básicos da formulação desta com a monitorização rígida de eletrólitos e de minerais e adição de vitaminas e oligoelementos. De fato, os eletrólitos e minerais (cálcio iônico, magnésio, fósforo, sódio, potássio, cloro e gasometria) devem ser monitorados diariamente até que atinjam um valor estável por no mínimo 3 dias.

CAPÍTULO 43 – SÍNDROME DO INTESTINO CURTO

É frequente a necessidade de utilização de drogas anti-motilidade, antiácidos e antibióticos. A cicatrização adequada das anastomoses exige jejum, suporte nutricional condizente e equilíbrio hemodinâmico e metabólico. Normalmente este período de cicatrização é de, no mínimo, 10 dias. Trânsito intestinal recuperado e equilíbrio hídrico e eletrolítico, são condições mínimas para o início da nutrição enteral.

Fase de adaptação

De duração extremamente variável de acordo com o grau de ressecção do intestino. Assim, varia de 24 a 48 horas do evento cirúrgico até 1 a 2 anos. Este é o período de adaptação micro e macroscópica do intestino e cólon, associado a um processo adaptativo morfológico e funcional do estômago e pâncreas. A nutrição enteral é muito importante como fator trófico para as células intestinais, associado ao estímulo à liberação de hormônios e de secreções gastrointestinais. Deve ser utilizada uma dieta semielementar ou elementar, por serem mais facilmente absorvidas. Embora pareça óbvio, não há consenso a respeito de sua maior eficácia em comparação com as dietas poliméricas dependendo do grau de ressecção. Quanto maior a quantidade de intestino remanescente, melhor será a tolerância à progressão da dieta enteral, de modo que a nutrição parenteral pode ser reduzida progressivamente em volume e, depois, em frequência (nutrição parenteral cíclica) até que, em alguns casos, possa ser suspensa.

São critérios para suspensão da nutrição parenteral: manutenção do estado de hidratação; ingesta mínima (enteral ou oral) de 80% do aporte calórico e proteico necessários; manutenção do peso; e ausência de distúrbios eletrolíticos, com ou sem suplementação de eletrólitos e minerais. O retorno à nutrição parenteral deve ser decidido se o ganho de peso for insatisfatório nos lactentes ou se houver diminuição do peso nas crianças maiores. Diarreia de difícil controle ou anormalidades hídricas e eletrolíticas também são indicações de retorno à nutrição parenteral.

Na evolução da fase de adaptação, ainda podem ser oferecidas seis refeições sólidas ao dia (dependendo da idade), conforme especificado a seguir, porém se as necessidades calóricas e proteicas não forem atingidas, é necessário associar uma nutrição enteral noturna.

Fase de manutenção

Dependendo do grau de ressecção, infelizmente não são todos os pacientes que conseguem chegar a esta fase. Quando atingida, a capacidade absortiva intestinal é máxima. Embora alguns pacientes necessitem de nutrição parenteral, outros conseguem sua recuperação recebendo alimentação oral exclusiva, inclusive sem restrições dietéticas.

Com cólon remanescente

Em crianças acima de 1 ano de vida, utilizar dieta rica em carboidratos (50 a 60%) e com menos lipídios (30%). Os carboidratos complexos devem ser priorizados, pois são fermentados pelas bactérias colônicas e transformados em ácidos graxos de cadeia curta, que servem como fonte energética e exercem estímulo trófico para os colonócitos. As fibras solúveis devem ser usadas com o mesmo propósito, além de diminuírem o tempo de esvaziamento gástrico e auxiliarem na absorção de água. Em alguns casos, a fermentação láctica bacteriana, causada pelo excesso de carboidratos, pode ocasionar acidose metabólica nos pacientes. Nos menores de 1 ano de idade, as formulações disponíveis no mercado são as mais utilizadas.

A dieta deve ser pobre em ácidos graxos de cadeia longa, pois a presença destes no cólon acarreta diminuição do tempo de trânsito e agrava a diarreia. Os mecanismos adversos dependentes da presença de ácidos graxos são: diminuição da absorção de sódio e água; toxicidade para as bactérias colônicas; redução da fermentação de carboidratos; quelação do cálcio e magnésio e aumento da perda desses minerais nas fezes. Por fim, os ácidos graxos liberam o oxalato de sua ligação com o cálcio, podendo aumentar o risco de hiperoxalúria e litíase renal.

Alimentos como chocolate, chá, cola, espinafre, salsão, cenoura e amendoim são ricos em oxalato e devem ser evitados por aumentar o risco já citado de hiperoxalúria.

Sem cólon remanescente

Deve-se oferecer uma dieta pobre em carboidratos (40 a 50%), principalmente os complexos e fibras solúveis, pois não serão aproveitados e poderão causar efeito osmótico, aumentando o trânsito intestinal. Não há necessidade de restrição de lipídios (até 40%) nesses pacientes, o que melhora a palatabilidade da refeição e aumenta o aporte calórico, sem interferência no trânsito intestinal.

Recomendações aplicáveis aos pacientes em geral

A restrição de lactose é muitas vezes necessária e algumas vezes permanente.

Os triglicerídios de cadeia média apresentam boa absorção pelo intestino delgado e cólon, são uma boa opção para melhorar o aporte calórico dos pacientes, porém sua efetividade foi mais bem comprovada em pacientes com cólon remanescente.

As fibras insolúveis devem ser evitadas por aumentarem a excreção de nitrogênio, cálcio, zinco e ferro, além de aumentarem as perdas fecais

Os líquidos devem ser ingeridos entre as refeições e não nelas, para evitar *dumping*. O esvaziamento de líquidos é maior quando o estômago está repleto.

Evitar bebidas hiperosmolares e cafeína.

Vitaminas e minerais devem ser suplementadas conforme necessidade. Em pacientes com esteatorreia, devem ser suplementadas as vitaminas lipossolúveis (A, D, E, K), além de magnésio perdido por saponificação em virtude da esteatorreia.

Pacientes com ressecção do íleo terminal devem ser monitorizados quanto à necessidade de reposição de vitamina B_{12}. As outras vitaminas lipossolúveis e zinco podem ser repostas por meio de polivitamínicos orais. A suplementação com cálcio é muitas vezes necessária e deve-se avaliar a condição óssea do paciente.

Conduta frente à nutrição enteral

A alimentação enteral deve ser iniciada o mais precocemente possível, em pequenos volumes, utilizando-se fórmulas com baixa osmolaridade, avançando lentamente de acordo com a adaptação intestinal pós-ressecção. Uma opção inicial é de uma fórmula sem lactose. Inicia-se com pequenos volumes (10 mL/kg) e com diluição (0,33 kcal/mL), sendo preferida a administração enteral contínua àquela em bolus, visto que o percentual de absorção de calorias é maior. A infusão enteral contínua deve avançar gradualmente com base em vários parâmetros. Se as perdas fecais aumentam em mais que 50% e são maiores do que 40 a 50 mL/kg/dia, ou o débito da ostomia é fortemente positivo para substâncias redutoras, avanços na nutrição enteral devem ser limitados até que os parâmetros melhorem. Em pacientes com cólon intacto, um decréscimo no pH fecal abaixo de 5,5 também é indicativo de má-absorção de carboidratos e sugere que avanços posteriores na alimentação enteral resultariam em significativa piora da diarreia osmótica. Outra possibilidade é iniciar o uso de hidrolisado proteico seguindo as mesmas regras. Contudo, determinado grupo de pacientes não consegue adaptar-se sequer a esse tipo de fórmula, sendo, então, necessário o uso de dieta elementar com os mesmos cuidados para administração citados anteriormente. No entanto, sabe-se que o estímulo trófico para adaptação intestinal é mais eficaz com o uso de fórmula semielementar quando comparado com fórmula elementar e nutrição parenteral exclusiva.

Pacientes que necessitam de dieta enteral exclusiva, ou como complementação da dieta oral, devem recebê-la preferencialmente através de dispositivo de longa duração (gastrostomia). Assim como pacientes que necessitem de nutrição parenteral exclusiva, ou complementando dieta enteral ou oral, devem ser submetidos à instalação de um cateter venoso central de longa duração.

Complicações crônicas da SIC

As complicações crônicas da SIC incluem os problemas relacionados aos cateteres, septicemia, doença hepática associada à nutrição parenteral prolongada, o supercrescimento bacteriano e a deficiência de micronutrientes.

Os pacientes com insuficiência intestinal, que necessitam de nutrição parenteral de longa duração, sofrem consequências relacionadas com o jejum prolongado. Entre elas, ocorre a hipomotilidade da vesícula biliar, ensejando a formação de barro e de cálculo biliar. A disfunção hepática pode ocorrer consequentemente a diversas causas, como o efeito tóxico da nutrição parenteral no fígado; perda da integridade da barreira imunológica intestinal, permitindo translocação bacteriana no sistema porta; atrofia da mucosa intestinal; hipercrescimento bacteriano; e desbalanço da formulação da nutrição parenteral em relação aos macronutrientes. A esteatose pode estar relacionada ao excesso de calorias fornecidas ou deficiência de ácidos graxos essenciais. Pode haver posterior evolução para esteato-hepatite, colestase, fibrose, cirrose e insuficiência hepática com necessidade de transplante hepático.

Desnutrição e múltiplas deficiências nutricionais podem ocorrer, como deficiência de ácidos graxos essenciais, zinco, cobre, cromo, magnésio, selênio, molibdênio, tiamina e outras vitaminas, nos pacientes que não forem devidamente suplementados.

Doença metabólica óssea e osteoporose são frequentemente encontradas em adultos e crianças, muitas vezes ocorrendo de forma insidiosa, devendo ser adequadamente investigada e tratada.

O uso prolongado de cateteres intravenosos centrais pode favorecer infecções, obstrução do cateter e trombose, piorando o prognóstico do paciente e eventualmente determinar a necessidade de tratamento cirúrgico ou transplante intestinal.

Evolução

O advento da terapia de nutrição parenteral (NP) tornou possível a sobrevivência dos pacientes com SIC e insuficiência intestinal. Equipes multidisciplinares que trabalham na reabilitação intestinal observam que a sobrevida de mais de 90% em longo prazo, sem transplante. Questões multifatoriais estão envolvidas nessa melhora, entre elas destacamos os cuidados em centros especializados, o maior conhecimento da fisiopatologia e das necessidades nutricionais, cuidados interdisciplinares, redução da hepatotoxicidade da nutrição parenteral e das infecções de cateter.

Como as necessidades proteicas e calóricas diminuem com o crescimento, a maioria das crianças com SIC consegue fazer o desmane da nutrição parenteral com sucesso, uma vez que a adaptação ou a capacidade de absorção intestinal aumentam e a criança pode sair da NP. O uso de hormônios promotores do crescimento intestinal (p. ex., teduglutide) promete otimizar ainda mais esse processo.

É difícil prever o momento ideal de se indicar uma cirurgia na SIC. Como regra geral, está indicada quando há incapacidade de progredir a via enteral e/ou quando ocorre complicação da nutrição parenteral, em casos selecionados em que haja a possibilidade do procedimento auxiliar na autonomia intestinal e realizada em um centro especializado. Os dois procedimentos mais usados são de alongamento e de redução gradual do lúmen intestinal, cuja ação mais relevante está relacionada ao efeito de redução gradual que diminui as disfunções relacionadas à dilatação intestinal, incluindo pouca motilidade e supercrescimento bacteriano.

As indicações de transplante intestinal pediátrico na SIC são, atualmente, mais restritas em decorrência dos resultados de reabilitação intestinal. No entanto, até o presente momento, ainda é uma importante opção de manejo.

LEITURAS COMPLEMENTARES

Amin SC, Pappas C, Iyengar H. Short bowel syndrome in the NICU. Clin Perinatol. 2013;40(1):53-68.

Bianchi A. From the cradle to enteral autonomy: the role of autologous gastrointestinal reconstruction. Gastroenterology. 2006;130(2 Suppl 1): 138-46.

Chandra R, Kesavan A. Current treatment paradigms in pediatric short bowel syndrome. Clinical Journal of Gastroenterology. 2018;11:103-12.

Ching YA, Gura K, Modi B, Jaksic T. Pediatric Intestinal Failure: Nutrition, Pharmacologic, and Surgical Approaches. Nutr Clin Pract. 2007;22: 653. Disponível em: http://ncp.sagepub.com/cgi/content/abstract/22/6/653.

Demehri FR, Stephens L, Herrman E. Enteral autonomy in pediatric short bowel syndrome: Predictive factors one year after diagnosis. J Pediatr Surg. 2015;50(1):131-5.

DL. Sigalet Advances in glucagon like peptide-2 therapy. Physiology, current indications and future directions Seminars in Pediatric Surgery. 2018 August;27(4):237-41.

Ramos G, BaeKim GH. Autologous intestinal reconstruction surgery. Seminars in Pediatric Surgery. 2018 August;27(4):261-6. Doi: 10.1053/j.sempedsurg.2018.08.001.

Gonzalez-Hernandez J, Prajapati P, Ogola G, Channabasappa N, Drews B, Piper HG. Predicting time to full enteral nutrition in children after significant bowel resection. Journal of Pediatric Surgery. 2017;52:764-7.

Hollwarth ME. Surgical strategies in short bowel syndrome. Pediatr Surg Int. 2017;33:413-9.

Johnson, LR. Digestion and absorption. In: Johnson LR, Gerwin TA (eds.). Gastrointestinal physiology. EUA: Mosby, Inc. St. Louis Missouri; 2001. p.119-42.

Mayer O, Kerner JA. Management of short bowel syndrome in postoperative very low birth weight infants. Semin Fetal and Neonatal Med. 2017;22:49-56.

Merritt RJ, Cohran V, Raphael BP. Clinical report: Intestinal rehabilitation programs in the management of pediatric intestinal failure and short bowel syndrome. J Pediatr Gastr Nutr. 2017;65:588-96.

Moreno JM et al. The year 2002 national register on home-based parenteral nutrition. Nutr Hosp. 2005;20(4):249-53.

Norsa L, Artru S, Lambe C, Talbotec C, Pigneur B, Ruemmele F, Colomb V, Capito C, Chardot C, Lacaille F, Goulet O. Long term outcomes of intestinal rehabilitation in children with neonatal very short bowel syndrome: Parenteral nutrition or intestinal transplantation. Clin Nutr; 2018 Feb 15. pii: S0261-5614(18)30067-0. Doi: 10.1016/j.clnu.2018.02.004. [Epub ahead of print]

Nucci AM, Ellsworth K, Michalski A. Survey of nutrition management practices in centers for pediatric intestinal rehabilitation. Nutr Clin Pract; 2017. Doi: 10.1177/088453361771 9670.

Olieman JF, Penning C, Ijsselstijn H, Escher JC, Joosten KF, Hulst JM, Tibboel D. Enteral nutrition in children with short-bowel syndrome: Current evidence and recommendations for the clinician. Journal of the American Dietetic Association. 2010;110:420-6.

Quiros-Tejeira RE et al. Long-term parenteral nutritional support and intestinal adaptation in children with short bowel syndrome: A 25-year experience. J Pediatr. 2004;145(2):157-63.

Roy CC, Silverman A. Malabsorption syndrome. In: Roy CC, Silverman A, Alagille D. Pediatric Clinical Gastroenterology. 4.ed. Mosby; 1995. p.299-361.

Oliveira SB, Conrad R. Coleab Insights into medical management of pediatric intestinal failure. 2018 August;27(4):256-60. Seminars in Pediatric Surgery. Doi: 10.1053/j.sempedsurg.2018.07.006Get

Tannuri U et al. Rev. Short bowel syndrome in children – Treatment with home parenteral nutrition. Assoc. Med. Bras. 2004;50(3):330-7.

Vanderhoof JA, Young RJ. Enteral nutrition in short bowel syndrome. Semin Pediatr Surg. 2001;10: 65-71.

Síndromes Diarreicas

Antônio Fernando Ribeiro
Natascha Silva Sandy
Elizete Aparecida Lomazi

Hábito intestinal normal em crianças muitas vezes é difícil de ser caracterizado, já que frequência, consistência e odor das fezes variam muito com idade, condições ambientais, hereditárias e fatores inerentes ao próprio indivíduo, sem caracterizar anormalidades. A cor pode variar do branco (acolia), amarelo, verde, marrom, vermelho e preto, mas somente a acolia (ausência ou diminuição de secreção biliar) e a coloração vermelha ou preta (sangramento intestinal) têm importância clínica.

As anormalidades relativas ao hábito intestinal com significado clínico englobam as síndromes diarreicas, objeto do presente capítulo, a constipação intestinal e as comorbidades relacionadas a elas. As evacuações (cuja frequência e aspecto fecal caracterizam o hábito intestinal) são o resultado final das funções secretoras, digestivas, absortivas e de motilidade sobre a dieta ingerida.

As síndromes diarreicas e suas comorbidades diretas – desidratação e desnutrição – estão associadas a perdas anormais de água e sais (síndrome da diarreia aguda) e perdas anormais de macro nutrientes (síndromes da diarreia persistente e diarreia crônica), apresentando historicamente grande importância como causas de morbimortalidade em todas as faixas etárias, mas principalmente no 1º ano de vida.

O recém-nascido tem maior suscetibilidade às complicações relacionadas à diarreia em decorrência da imaturidade dos sistemas que regulam a homeostase de fluidos e a resposta imunológica, sobretudo no contexto de prematuridade e baixo peso ao nascer. O diagnóstico e o tratamento precoces são fundamentais, pois nessa faixa etária a diarreia pode rapidamente determinar complicações e deixar sequelas. De forma geral, a diarreia é relativamente comum em lactentes jovens e, na maioria dos casos, é leve e autolimitada.

Classificação e etiologia

As principais causas e a prevalência de diarreia diferem bastante entre países desenvolvidos e países com recursos limitados. Nos países subdesenvolvidos ou em desenvolvimento, predominam infecções repetidas em associação com a desnutrição, que se manifestam por enteropatia crônica, com prejuízo da capacidade digestiva, absortiva e de recuperação da mucosa. Onde as condições são melhores, a diarreia crônica é mais frequentemente o resultado de uma doença subjacente que determina prejuízo à digestão ou má-absorção. A diarreia em recém-nascidos e lactentes é mais frequentemente causada por etiologia infecciosa ou alérgica e, nesses casos, requerem intervenções pontuais (exclusão do alérgeno ou apenas terapia de suporte, respectivamente) e não são associadas a sequelas em longo prazo. Entretanto, outras causas como enterocolite necrosante, diarreias e enteropatias congênitas requerem intervenções diagnósticas e terapêuticas mais intensas e duradouras, podendo cursar/determinar falência intestinal, com dependência de nutrição parenteral.

A lista de doenças e mecanismos responsáveis pela diarreia em neonatos é grande e o número de etiologias possíveis é maior quando comparado aos pacientes pediátricos maiores. Poucos estudos epidemiológicos abordam especificamente o período neonatal. Não há, até o presente momento, estudos multicêntricos nacionais. Estudo multicêntrico (Passariello et al., 2010) realizado na América do Norte incluiu mais de 5.800 neonatos, em ambiente de terapia intensiva neonatal e investigou dados demográficos, etiológicos e características da diarreia, manejo nutricional e terapêutico ao longo de 3 anos. Foram identificados 39 casos de diarreia (36 agudas e 3 crônicas) – correspondendo a uma taxa de ocorrência 6,72 por 1.000 recém-nascidos hospitalizados e 3 óbitos foram relacionados à diarreia (7,7% dos casos). Nesse estudo, a diarreia foi a causa principal de hospitalização em

14 dos 39 pacientes (36%) e a etiologia foi definida em 74% dos casos: alergia alimentar (20,5%); infecções gastrointestinais (18%); diarreia associada a antibióticos (12,8%); defeitos congênitos de transporte iônico (5%); síndrome de abstinência (5%); doença de Hirschsprung (2,5%); fibrose cística (2,5%); e distúrbios metabólicos (2,5%). A etiologia infecciosa mais observada no estudo em questão foi o rotavírus, que, em todos os casos identificados, foi adquirido durante a hospitalização: esses achados vão ao encontro da literatura internacional corroborando o fato de que o rotavírus representa a principal causa de diarreia infecciosa na infância e está implicado em até 50% dos episódios de diarreia pediátrica nosocomial. Nos países de primeiro mundo, a capacidade de detectar agentes infecciosos é maior do que na realidade atual do sistema de saúde brasileiro, uma vez que o uso de painéis moleculares para diarreias infecciosas, que permite a pesquisa simultânea de numerosos agentes (bactérias, vírus e parasitas), é mais amplamente disponível nesses locais.

Diarreia aguda

Por definição, é potencialmente autolimitada, com duração não superior a 14 dias, e de origem predominantemente infecciosa. Permanece sendo importante causa de mortalidade em menores de 5 anos. Os agentes etiológicos mais comumente implicados são bactérias e vírus: *E. coli*; shigela, salmonela, Yersínia, *V. cholerae*, rotavírus, adenovírus e outros. Protozoários, helmintos e fungos são menos frequentes em lactentes e recém-nascidos, enquanto rotavírus destaca-se como causa mais comum neste grupo, sobretudo em infecções nosocomiais. O mecanismo fisiopatológico envolvido varia conforme o agente, sendo a diarreia secretora comum a todos os enteropatógenos e alguns patógenos agem por meio de mais de um mecanismo.

O diagnóstico é clínico e a presença e a intensidade das manifestações variam com o mecanismo e o agente.

As diarreias causadas por vírus (rotavírus, adenovírus, calicivírus, norwalkvírus), *E. coli* enteropatogênica e giárdia têm efeito citopático direto, com acometimento predominantemente de intestino delgado e manifestação clínica caracterizada por diarreia aquosa copiosa, desidratação moderada a grave e risco de evolução fatal. Já *V. cholerae, E. coli* enterotoxigênica e enteroagregativa, *Klebsiella pneumoniae* e *Cryptosporidium* apresentam ação enterotoxigênica e manifestações semelhantes ao grupo anterior, porém, em geral, de menor intensidade. Salmonela, shigela, Yersinia, Campylobacter e *Entamoeba hystolitica* têm ação invasiva em íleo distal e cólon, determinando quadro clínico exuberante de disenteria e desidratação em grau variável, assim como os micro-organismos de ação predominantemente colônica e mecanismo citotóxico – *Clostridium difficile* e *E. coli* entero-hemorrágica.

O manejo clínico é de suporte. A identificação do agente é, em geral, desnecessária, sendo reservada para casos selecionados e estudos epidemiológicos. As diarreias por esses agentes são relativamente incomuns em neonatos, mas constituem importante causa de morbimortalidade em lactentes menores de 1 ano. No período neonatal ocorrem, sobretudo, em locais de condições socioeconômicas desfavoráveis e higiene precária, mas são relatados eventuais surtos hospitalares de diarreia em recém-nascidos mesmo em países desenvolvidos.

A suplementação de zinco por 10 a 14 dias é preconizada pelo Ministério da Saúde na dose de 10 mg/dia para crianças de até 6 meses de idade (e 20 mg/dia para maiores de 6 meses). A Sociedade Europeia de Gastroenterologia e Hepatologia pediátrica e o Grupo Ibero-Latino-Americano questionam a recomendação rotineira na diarreia aguda. A prevalência de ingestão inadequada e de deficiência de zinco é alta no Brasil, de modo que a prática orientada pelo Ministério da Saúde deve ser considerada.

Diarreia persistente

Classicamente definida como a diarreia que surge como consequência de uma diarreia aguda infecciosa e persiste por mais de 14 dias. Já foi denominada "diarreia intratável", "diarreia prolongada", "diarreia protraída" ou "diarreia pós-enterite". Constituem fatores de risco para o seu desenvolvimento: idade menor de 2 anos; baixo peso ao nascer; desnutrição; deficiência de micronutrientes (sobretudo vitamina A e zinco); desmame precoce e aleitamento artificial; presença de doença de base e diarreias agudas de repetição. Os principais mecanismos implicados são a lesão de mucosa com perda de dissacaridases, sobretudo a lactase e a perturbação da microbiota local, desencadeando inflamação e potencial supercrescimento bacteriano.

Como no caso da diarreia aguda, o diagnóstico é eminentemente clínico e o tratamento, de suporte. Deve-se tratar a condição de base, caso presente. A suplementação de zinco pode estar indicada caso não tenha sido realizada inicialmente e a restrição temporária de lactose pode ter papel terapêutico, considerando-se as alterações fisiopatológicas associadas.

As sociedades internacionais já questionam essa entidade/nomenclatura "diarreia persistente". O consórcio internacional PediCODE (Pediatric COngenital Diarrhea and Enteropathy Consortium) – dedicado a identificar e descrever causas monogenéticas de crianças com diarreia congênita – já define como crônica a diarreia que persiste por mais de 2 semanas.

Diarreia crônica

É definida por não se originar de processo agudo, mas de causa primária inerente ao doente. Apresenta evolução progressiva, podendo ser contínua ou em surtos frequentes, com ou sem recuperação clínica entre os surtos.

Constituem possíveis causas de diarreia crônica no recém-nascido:

- intolerância à nutrição enteral;
- enteropatia alérgica, alergia à proteína do leite de vaca, doenças gastrointestinais eosinofílicas;
- fibrose cística e outras causas de insuficiência pancreática exócrina;
- enteropatia autoimune e condições inflamatórias do trato digestivo;
- outras causas: síndrome de abstinência, diarreia associada ao uso de antibiótico, supercrescimento bacteriano;

CAPÍTULO 44 – SÍNDROMES DIARREICAS

- diarreias congênitas – entre elas, diarreias secretoras (p. ex., diarreia congênita secretora de sódio), neuroendócrinas, abetalipoproteinemia, doença de retenção de quilomícron;
- doença de Hirschsprung – raramente pode se apresentar com diarreia;
- outras causas raras, como tumores neuroendócrinos que podem causar diarreias secretoras.

A enteropatia alérgica ocorre por resposta imune anormal a proteínas alimentares, que pode causar proctite, colite ou enteropatia. A proteína mais comumente implicada é a do leite de vaca. A proctocolite, em geral, manifesta-se com a presença de sangue e muco em fezes amolecidas, sendo a grande maioria dos casos de alergia à proteína do leite de vaca (APLV) em recém-nascidos e lactentes alimentados com fórmulas ou em aleitamento materno exclusivo. A enteropatia induzida por proteínas alimentares ou a síndrome da enterocolite (FPIES) são menos frequentes, manifestando-se com quadro agudo de palidez, vômitos, diarreia (mais comumente sem produtos patológicos) ou cronicamente com déficit de ganho pôndero-estatural. A gastroenterite eosinofílica não tem sua fisiopatologia completamente esclarecida e nem sempre está associada a um antígeno dietético identificável: manifesta-se com diarreia, mais comumente sem produtos patológicos, déficit de ganho pôndero-estatural, presença de outras manifestações alérgicas/atopia (em quase metade dos pacientes), podendo cursar com aumento IgE sérica ou com presença de anticorpos IgE alimentares específicos (não mandatório).

Na prática, é relativamente comum recém-nascidos e lactentes jovens que apresentem diarreia em ambiente de terapia intensiva ou semi-intensiva neonatal sejam manejados como pacientes com APLV, sem o seguimento adequado do roteiro diagnóstico para tal, que inclui exclusão da proteína com observação da melhora e posterior enfrentamento ou teste de provocação oral para confirmação do diagnóstico e, posteriormente, no âmbito ambulatorial, observa-se que grande parte desses lactentes tolera a fórmula com proteína intacta, sem apresentar sintomas. É importante observar que a substituição da fórmula com proteína intacta por fórmula com proteína extensamente hidrolisada ou fórmula de aminoácidos livres pode associar-se à melhora de um quadro diarreico mesmo quando não há presença de mecanismo imune, visto as diferenças na composição lipídica e na composição dos carboidratos dessas fórmulas.

A fibrose cística (FC) é a principal causa de insuficiência pancreática exócrina em crianças: nas formas graves, a disfunção pancreática é bastante precoce, podendo determinar alterações já no crescimento fetal. Outras causas de insuficiência pancreática exócrina incluem a síndrome de Shwachman-Diamond e outras ainda mais raras – síndromes de Pearson e de Johanson-Blizzard e a deficiência de lipase pancreática. Na presença de insuficiência pancreática, a presença de gordura nas fezes, esteatorreia, é uma característica marcante e pode ser avaliada, de forma semiquantitativa pela solicitação de esteatócrito fecal, ou quantitativa pelo balanço de gordura nas fezes. Para auxiliar a avaliação de forma não invasiva e mais específica da insuficiência pancreática exócrina, pode utilizar-se a dosagem de elastase fecal.

As diarreias congênitas abrangem diferentes distúrbios hereditários do desenvolvimento e função dos enterócitos, da função enteroendócrina, ou da digestão, absorção ou transporte de nutrientes. De modo geral, as diarreias congênitas são tradicionalmente divididas em secretoras e osmóticas, má-absortivas. É importante observar que mesmo as diarreias congênitas podem se apresentar para avaliação inicial em lactentes/fora do período neonatal – esse "atraso" aparente da apresentação pode decorrer da falha de percepção de diarreia pelos pais, em casos em que a perda fecal é confundida com urina. Em geral, nesses casos, as crianças se apresentam com quadro grave, acidose metabólica e múltiplos distúrbios hidreletrolíticos, sendo frequentemente admitidas em unidade de terapia intensiva (UTI). A dificuldade de diferenciar urina das fezes persiste nesses pacientes em ambiente hospitalar, de modo que pode estar indicado, em casos selecionados a cateterização vesical por 24 a 72 horas para permitir adequada quantificação de débito urinário e fecal.

As diarreias congênitas secretoras são caracterizadas por diarreia aquosa profusa, que não diminuem significativamente durante o jejum e que ocorrem a partir do nascimento, podendo ser tão liquidas que podem ser confundidas com urina na fralda. São parte desde grupo: diarreia congênita por cloreto; diarreia congênita por sódio; doença da inclusão de microvilos; displasia intestinal epitelial *tufting enteropathy*. A recomendação mais atual é de que o termo "diarreia secretora", tradicionalmente usado, seja substituído pelo termo "diarreia relacionada ao transporte de eletrólitos", visto que esse grupo de diarreias, com baixo (< 50 mOsm) *gap* osmótico fecal (conceito explicado adiante), inclui não apenas diarreias em que há secreção ativa de íons, mas também quadros em que haja defeitos na absorção intestinal de sódio (como na diarreia congênita por sódio e algumas diarreias virais) – portanto, o termo "relacionado ao transporte de eletrólitos" descreve melhor a fisiopatologia.

Já as diarreias congênitas osmóticas melhoram significantemente ou cessam durante o jejum ou após a exclusão de certos componentes dietéticos específicos que são mal absorvidos ou mal digeridos pelo paciente. São parte desse grupo: má-absorção de glicose e galactose; alactasia congênita, que é a deficiência congênita de lactase; deficiência congênita de sacaraseisomaltase; outros defeitos da absorção de carboidratos; anendocrinose entérica; defeitos congênitos na atividade das enzimas pancreáticas e no tráfico de lipídios. Há também atualmente a recomendação de substituição do termo "diarreia osmótica" pelo termo "diarreia induzida pela dieta", visto que esse grupo, que abrange diarreias com elevado *gap* osmótico fecal (> 100 mOsm), se refere a solutos ou nutrientes que não são absorvidos da dieta. Deve-se lembrar que, em última instância, todas as diarreias incluem forças osmóticas, daí a sugestão de alteração da nomenclatura para "diarreia relacionada ao transporte de eletrólitos" e "diarreia induzida por dieta" em substituição aos termos "diarreia secretora" e "diarreia osmótica", respectivamente.

Existe ainda um grupo de diarreias denominado "mistas", que não são claramente osmóticas/relacionadas ao transporte de eletrólitos ou secretoras/induzidas pela dieta: estas têm um *gap* osmótico fecal intermediário (entre 50 e 100 mOsm) e resultam de uma combinação de mecanismos, em geral relacionados à ingestão de dieta no momento do teste de eletrólitos fecais – que deveriam idealmente ser realizados durante jejum.

Na abordagem inicial de exames complementares na suspeita de diarreia congênita, os eletrólitos séricos e fecais (sódio e potássio fecal), assim como o pH fecal e a pesquisa de substâncias redutoras nas fezes, devem ser avaliados. Uma prova de jejum pode auxiliar o diferencial do mecanismo relacionado ao transporte de eletrólitos *versus* induzido por dieta, sobretudo quando a testagem de eletrólitos fecais não estiver disponível: melhora acentuada durante o jejum e alta osmolaridade das fezes sinaliza o segundo mecanismo, enquanto a persistência de diarreia volumosa durante o jejum sugere o primeiro. A concentração de sódio e potássio nas fezes é a forma mais acurada de classificação do mecanismo da diarreia conforme baixo (< 50 mOsm) × alto (> 100 mOsm) *gap* osmótico fecal pelo cálculo conforme a fórmula:

$$Gap \text{ osmótico fecal} = 290 - 2 \times (Na + K \text{ fecal})$$

Outros testes fecais que fazem parte do arsenal de investigação de diarreia no RN e lactente são: pesquisa de gordura fecal de 72 horas; teste de elastase fecal; sangue oculto nas fezes; alfa-1-antitripsina fecal; marcadores inflamatórios nas fezes (lactoferrina e calprotectina); e pesquisa molecular de agentes infecciosos por reação de cadeia de polimerase. Esses testes não são, porém, amplamente disponíveis em todos os serviços de saúde e devem ter sua indicação individualizada sob a orientação de especialista (gastroenterologista pediátrico).

Em uma etapa posterior da abordagem diagnóstica, a biópsia de mucosa é considerada mandatória. Os achados histológicos variam com a etiologia, podendo ser normais, como na acloridria congênita e na diarreia congênita por sódio ou evidenciar diferente tipos de achados: ausência de células enteroendócrinas na anendocrinose entérica; atrofia vilosa; desorganização dos enterócitos superficiais com aglomeração focal na displasia intestinal epitelial (*tufting enteropathy*); grau variável de atrofia de vilos hipoplásicos sem hiperplasia de criptas, com presença de grânulos PAS-positivos no polo apical de enterócitos na doença de inclusão de microvilosidade; gotículas lipídicas em enterócitos duodenais na doença de retenção de quilomicron. Com crescente uso de técnicas modernas de sequenciamento de DNA, cada vez mais são identificados genes específicos para alguns desses distúrbios. Em termos diagnósticos, o sequenciamento genético (exoma) deve ser reservado a casos selecionados.

A doença inflamatória intestinal (DII) neonatal é condição rara, em geral por herança monogênica e associada a imunodeficiências. Tipicamente, apresenta início gradual de diarreia crônica, com ou sem sangue. Se o acometimento colônico é mais importante, pode ocasionalmente mimetizar colite bacteriana. Apesar da denominação "doença inflamatória intestinal", parece ser um subconjunto distinto dessas doenças, com características clínicas e genéticas distintas em comparação com os casos de DII de início mais tardio.

Enteropatias autoimunes são transtornos raros que podem apresentar-se como diarreia grave nos primeiros 2 anos de vida ou mais tardiamente na infância. A diarreia pode ser isolada ou pode ocorrer em associação com outras doenças autoimunes, como parte da síndrome de IPEX (desregulação imunológica, poliendocrinopatia e enteropatia ligada ao X) por mutações no gene *FOXP3*, ou da síndrome poliendócrina autoimune de tipo 1. Há ainda outras formas de enteropatias autoimunes não caracterizadas geneticamente ou em síndromes.

Tanto a doença inflamatória intestinal neonatal como as enteropatias autoimunes devem ser estudadas por exame endoscópico e biópsias de mucosa duodenal. São doenças em sua maioria de herança monogênica, com seguimento complexo e multidisciplinar, gastroenterologista e imunologista pediátricos, com alta morbimortalidade precoce.

A doença de Hirschsprung (DH), também denominada "aganglionose intestinal congênita" ou "megacólon congênito", e outros transtornos gastrointestinais que cursam com dismotilidade intestinal, obstrução intestinal parcial ou pseudo-obstrução, embora cursem classicamente com constipação, podem cursar com períodos de diarreia e determinar déficit pôndero-estatural. A DH pode progredir em megacólon tóxico com risco de morte. Na suspeita de DH, a radiografia abdominal simples, o enema opaco e a manometria anorretal podem auxiliar o diagnóstico, mas o padrão-ouro para o diagnóstico é a biópsia retal. Em recém-nascidos e lactentes jovens, o enema pode não evidenciar a clássica zona de transição.

A diarreia colerética ocorre em pacientes que têm comprometimento da absorção de ácidos biliares, que, então, chegam ao cólon, ocorrendo no período neonatal mais comumente em recém-nascidos que sofreram enterite necrosante com ressecção do íleo terminal. Pode ocorrer também em pacientes sem vesícula biliar ou por defeitos congênitos raros na absorção de ácido biliar. O manejo desses casos é realizado com o uso diário de resina quelante de ácidos biliares, colestiramina.

Finalmente, a diarreia pode ocorrer dentro do quadro de síndrome de abstinência neonatal, que ocorre pelo uso materno de substâncias ilícitas, gerando quadro de abstinência no RN após o nascimento ou por efeito das drogas utilizadas para sedação durante ventilação assistida, cursa com manifestações neurológicas. São comuns: tremores; irritabilidade (choro excessivo); distúrbios de sono; aumento do tônus muscular; hiperreflexia; convulsões; coriza e espirros; dificuldade de sucção; vômitos; diarreia; desidratação; sudorese; instabilidade térmica. O quadro clínico é florido, sendo a diarreia uma entre diversas manifestações.

Como o diagnóstico diferencial é muito amplo, o consorcio internacional pediátrico de diarreias e enteropatias congênitas propõe algoritmos diagnósticos baseados inicialmente na aparência das fezes, grosseiramente classificada em três grandes categorias: aquosa; gordurosa; e sanguinolenta. Aquosa, como sugerido pelo nome, seria a diarreia muito fluida, com bastante água livre, sendo a que mais frequentemente pode ser confundida com urina. Gordurosa corresponde à esteatorreia, com aparência volumosa/"fofa" e oleosa, classicamente particularmente fétida e de coloração clara/pálida (esbranquiçada ou acinzentada). "Sanguinolenta" seria a denominação reservada às fezes que macroscopicamente contêm sangue misturado com as fezes. Essa classificação grosseira direciona a investigação etiológica da seguinte forma: diarreias aquosas, em geral, tem como etiologia diarreias congênitas secretoras, deficiências enzimáticas ou defeitos da polaridade do enterócito; a diarreia gordurosa, etiologias relacionadas à insuficiência pancreática; e as diarreias sanguinolentas, etiologias inflamatórias, autoimunes e imunodeficiências. É claro que existem nuances e sobreposições de etiologias, mas de fato, os grupos propostos pelo consorcio PediCODE direcionam de forma importante o diagnóstico diferencial.

Entre as categorias propostas por esse grupo, a diarreia aquosa é a que primeiro precisa ser diferenciada quanto ao seu mecanismo/*gap* osmótico fecal seja pela realização de eletrólitos fecais e cálculo do *gap* osmótico fecal, ou pela "prova de jejum"; fezes com aspecto gorduroso são investigadas inicialmente com testes de gordura nas fezes e elastase fecal, e fezes sanguinolentas, com marcadores inflamatórios fecais e avaliação endoscópica. O consórcio preconiza a realização de avaliação endoscópica precoce e, quando possível, também o sequenciamento genético precoce (com a realização de exoma) – a fim de não atrasar o diagnóstico de causas monogênicas de diarreias e enteropatias congênitas. Entretanto, a realização de exoma, pelo seu alto custo, não pode ser feita de forma precoce rotineiramente no nosso país, como é feito nos países de primeiro mundo. A endoscopia digestiva alta (EDA) com biopsia duodenal permite diferenciar as causas de arquitetura normal (relação vilo-cripta normal) *versus* causas predominantemente inflamatórias. Na maioria dos quadros, a avaliação endoscópica pode ser limitada à EDA, sendo a realização de sigmoidoscopia ou colonoscopia reservada a casos de diarreia sanguinolenta.

Considerações finais

O diagnóstico das síndromes diarreicas, na maioria das vezes, é clínico – visto que a imensa maioria dos casos resulta de etiologias comuns (principalmente infecciosas e alérgicas) com quadro leves e autolimitados. A intensidade e duração das manifestações variam com os mecanismo e agentes envolvidos, mas, o manejo terapêutico, na maioria das vezes, é de suporte. Quadros graves e duradouros fogem à regra, tendo amplo diagnóstico diferencial que inclui muitas entidades raras – esses casos exigem avaliação em centros especializados, pois, considerando-se os avanços tecnológicos e do conhecimento científico, associados à necessidade de elucidação diagnóstica precoce dada a importância do período neonatal para o crescimento e desenvolvimento do indivíduo, deve-se buscar todo o suporte diagnóstico, se necessário incluir análise molecular para estabelecimento de tratamento específico, quando possível, e aconselhamento multidisciplinar para os familiares.

LEITURAS COMPLEMENTARES

Al Makadma AS, Al-Akash SI, Al Dalaan I et al. Congenital sodium diarrhea in a neonate presenting as acute renal failure. Pediatr Nephrol. 2004;19:905.

Annalisa Passariello, Gianluca Terrin, Maria Elisabetta Baldassarre, Mario De Curtis, Roberto Paludetto, and Roberto Berni Canani. Diarrhea in neonatal intensive care unit. World J Gastroenterol. 2010 Jun 7; 16(21):2664-8.

Berseth CL. Early feedings induce functional maturation of the preterm small intestine. J Pediatr. 2012;12:947-53.

Berseth CL. Gastrointestinal motilitiry in the neonate. Neonatal Gastroenterology – Clinics in Perinatology. 1996;(2):179-90.

Bhutta ZA, Ghishan F, Lindley K et al. Persistent and chronic diarrhea and malabsorption: Working Group report of the second World Congress of Pediatric Gastroenterology, Hepatology, and Nutrition. J Pediatr Gastroenterol Nutr. 2004;39(Suppl 2):S711.

Binder HJ. Causes of chronic diarrhea. N Engl J Med 2006; 355:236.

Brasil. Ministério da Saúde do Brasil. Disponível em: http://bvsms. saude.gov.br/bvs/cartazes/manejo_paciente_diarreia_cartaz.pdf.

Bronstein MN, Sokol RJ et al. Pancreatic insufficiency, growth, and nutrition in infants identified by newborn screening as having cystic fibrosis. J Pediatr. 1992;120:533-40.

Fanaroff AA, Stoll BJ, Wright LL, Carlo WA, Ehrenkranz RA, Stark AR et al. Trends in neonatal morbidity and mortality for very low birth-weight infants. Am J Obstet Gynecol. 2007;196:147.e1-147.e8.

Fontana M, Zuin G, Pancheri P, Fusco FC, Lambertini A, Berni Canani R. Costs associated with outpatient diarrhoea in infants and toddlers: a nationwide study of the Italian Society of Paediatric Gastroenterology and Hepatology (SIGEP) Dig Liver Dis. 2004;36:523-7.

Gleizes O, Desselberger U, Tatochenko V, Rodrigo C, Salman N, Mezner Z et al. Nosocomial rotavirus infection in European countries: a review of the epidemiology, severity and economic burden of hospital--acquired rotavirus disease. Pediatr Infect Dis J. 2006;25:S12-S21.

Guarino A, Ashkenazi S, Gendrel D, Lo Vecchio A, Shamir R, Szajewska H et al. European Society for Pediatric Gastroenterology, Hepatology, and Nutrition/European Society for Pediatric Infectious Diseases evidencebased. guidelines for the management of acute gastroenteritis in children in Europe: Update 2014. J PediatrGastroenterol Nutr. 2014 Jul;59(1):132-52.

Guarino A, Spagnuolo MI, Russo S et al. Etiology and risk factors of severe and protracted diarrhea. J Pediatr Gastroenterol Nutr. 1995; 20:173.

Jones G, Steketee RW, Black RE, Bhutta ZA, Morris SS. How many child deaths can we prevent this year? Lancet. 2003;362:65-71.

Lam HS, Ng PC. Use of prokinetics in the preterm infant. Curr Opin Pediatr. 2011 Apr;23(2):156-60.

Leonard SA, Nowak-Węgrzyn A. Food Protein-Induced Enterocolitis Syndrome. Pediatr Clin North Am. 2015;62:1463.

Muise AM, Snapper SB, Kugathasan S. The age of gene discovery in very early onset inflammatory bowel disease. Gastroenterology. 2012; 143:285.

Necrotizing Enterocolitis Guideline Team, Cincinnati Children's Hospital Medical Center. Pediatric Evidence-Based Care Guidelines. Cincinnati, OH: Cincinnati Children's Hospital Medical Center Guideline; 2010. v. 28. Evidence-Based Care Guideline for Necrotizing Enterocolitis Among Very Low Birth Weight Infants. p.1-10.

Parkash J, Das N. Pattern of admissions to neonatal unit. J Coll Physicians Surg Pak. 2005;15:341-4.

Salazar-Lindo E, Polanco-Allué I, Gutiérrez-Castrellón P, Grupo Ibero-Latinoamericano sobre el Manejo de la Diarrea Aguda (GILA). Guía de práctica clínica iberolatinoamericana sobre el manejo de la gastroenteritis aguda en menores de 5 años: Tratamiento farmacológico E. An Pediatr (Barc). 2014;80(Supl 1):15-22.

Sherman PM, Mitchell DJ, Cutz E. Neonatal enteropathies: defining the causes of protracted diarrhea of infancy. J Pediatr Gastroenterol Nutr. 2004;38:16-26.

Thiagarajah JR, Kamin DS, Acra S, Goldsmith JD, Roland JT et al – PediCODE Consortium. Advances in Evaluation of Chronic Diarrhea in Infants. Gastroenterology. 2018 Jun;154(8):2045-2059.e6.

Zhao CX, Yue XH, Lu H, Xue XD. Effects of nonnutritive sucking on gastric emptying and gastroesophageal reflux in premature infants. Zhonghua Er Ke Za Zhi. 2004 Oct;42(10):772-6.

SEÇÃO IV
Sistema Respiratório

Desenvolvimento Normal e Anormal dos Pulmões

Joaquim Eugenio Bueno Cabral
Jaques Belik

O sistema respiratório, que consiste dos pulmões, traqueia, vias aéreas condutoras e respiratórias é uma rede vascular associada e essencial para a vida terrestre. Todos os vertebrados, independentemente se vivem na água, no ar ou na terra, necessitam de um contínuo suporte de oxigênio para manter o metabolismo e a vida. A função primária dos pulmões é justamente oferecer este suporte, trocando oxigênio do meio externo com o dióxido de carbono no sistema cardiovascular.

Embora este processo pareça simples, ele é repleto de múltiplas estruturas. Para garantir o sucesso de sua função, os pulmões dependem das seguintes estruturas:
- Um sistema de vias aéreas exclusivamente condutoras (brônquio e bronquíolos), para transporte e retirada do ar das regiões de trocas gasosas, além de ramos pequenos de vias aéreas para trocas gasosas representando o ácino (bronquíolos respiratórios e ductos alveolares).
- Uma área de grande superfície, contendo uma tênue barreira ar-sangue para troca gasosa, localizada dentro do ácino.
- Um efetivo sistema vascular levando sangue para a área de troca, mantendo-o em íntimo contato com o ar.
- Um sistema surfactante para facilitar expansão, diminuir o trabalho da respiração e contribuir para a defesa imune dos pulmões.

O conhecimento do desenvolvimento e maturação dos pulmões é fundamental para o cuidado do RN, principalmente o prematuro, pois a função pulmonar é crítica para a sua sobrevida. O desenvolvimento do pulmão inicia-se na quarta semana de gestação junto com a traqueia a partir do endoderma anterior do intestino primitivo, um tecido que gera inúmeros órgãos, incluindo o sistema respiratório, esôfago, tireoide e fígado. Este desenvolvimento ocorre no sentido craniocaudal, começando com as vias aéreas condutoras e terminando com a formação das regiões de trocas gasosas (Figura 45.1). A fase final (alveolização), que se inicia no nascimento, continua até o começo da vida adulta.

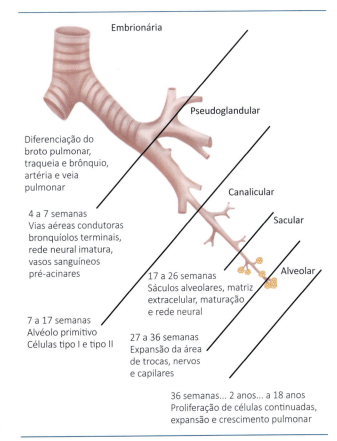

Figura 45.1. Representação diagramática dos estágios do desenvolvimento pulmonar em humanos e suas características. Somente uma etapa do processo de maturação ocorre no período pré-natal.
Fonte: Desenvolvida pela autoria.

SEÇÃO IV – SISTEMA RESPIRATÓRIO

O desenvolvimento pulmonar é dividido em três períodos: embrionário, fetal e pós-natal. A organogênese pulmonar é parte do período embrionário. O período fetal, compreende as fases pseudoglandular, canalicular e sacular, e o período fetal compreende a alveolização e a maturação microvascular (Quadro 45.1).

Fase embrionária (4 a 7 semanas de gestação)

Em humanos, no 26º dia pós-conceptual, dois pulmões rudimentares aparecem como duas bolsas independentes fora da parede ventral do intestino primitivo. Os dois brotos pulmonares estão localizados à direita e à esquerda da traqueia rudimentar e não são resultados da primeira ramificação de um broto único como anteriormente imaginado.

Como os pulmões rudimentares se formam fora do intestino primitivo, os componentes epiteliais do pulmão são derivados do endoderma. O mesoderma, onde os túbulos epiteliais vão se inserir, é obviamente de origem mesodérmica. Esta dupla descendência dos tecidos pulmonares é muito importante, pois a "ramificação morfogênica" é determinada pela interação entre células epiteliais e mesenquimais e pelos fatores que elas produzem. Estes incluem o ácido retinóico, fatores de crescimento fibroblásticos, além de vários fatores genéticos.

A ramificação morfogênica é um processo onde estruturas ramificadas se desenvolvem repetitivamente para aumentar o contato da estrutura com as áreas adjacentes. Neste processo, ambos os brotos pulmonares começam a se alongar e inicia-se um repetitivo ciclo de crescimento e ramificação no mesênquima subjacente (ramificação morfogênica).

O intestino primitivo se divide em esôfago e traqueia após penetração e junção do suco laringotraqueal na sua parede lateral. O processo de vias aéreas lobares se inicia ao redor de 37 dias seguido da progressão para vias aéreas segmentares no 42º dia e brônquio subsegmentar no 48º dia. A

vasculogênese ocorre simultaneamente a este processo, com o desenvolvimento das duas artérias pulmonares a partir do sexto arco aórtico. Posteriormente, elas crescem no mesênquima, circundam os túbulos pulmonares e formam o plexo vascular. Pela sétima semana de gestação, o padrão estrutural adulto, tanto vascular como de vias aéreas, consistindo de ramos lobares e segmentares, já está presente.

Malformações durante a organogênese são muitas vezes relacionadas à formação e desenvolvimento do broto pulmonar, à separação da traqueia e esôfago e à incompleta formação do diafragma. Malformações estruturais como agenesia ou aplasia pulmonar e estenose pulmonar valvar são consideradas incompatíveis com a vida, enquanto outras estão associadas à alta morbidade e à mortalidade neonatal. Exemplos destas incluem a fistula traque esofágica e atresia de esôfago. Um incompleto fechamento do canal pericárdio-peritoneal causa hérnia diafragmática e consequente compressão do pulmão em desenvolvimento resulta em hipoplasia pulmonar.

Fase pseudoglandular (5 a 17 semanas de gestação)

Durante esta fase, o estágio mais precoce do desenvolvimento, tubos epiteliais revestidos de células epiteliais cuboides sofrem intensa ramificação morfogênica e lembram uma glândula exócrina, denominando a fase. Por meio deste processo, as primeiras 15 a 20 gerações de vias aéreas condutoras são formadas entre a 7ª e 18ª semana de gestação, quando as ramificações das vias aéreas estão formadas. Esta primitiva estrutura respiratória é cheia de líquidos e ainda muito imatura e incapaz de suportar uma troca gasosa.

As vias aéreas em desenvolvimento estão revestidas de células cuboides simples que contêm muito glicogênio. Corpos neuroepiteliais e cartilagem aparecem pela 9ª e 10ª semanas. Células ciliadas, mucosas e basais aparecem no epitélio das vias aéreas proximais ao redor da 13ª semana. A diferenciação epitelial ocorre de forma centrífuga, com pro-

	Quadro 45.1 Evolução morfogênica dos pulmões.			
Período	*Estágio*	*Duração*	*Características*	
Embrionário	Embrionário	4 a 7 semanas	Dois pulmões rudimentares; organogênese; formação de vias aéreas e pleuras	
Fetal	Pseudoglandular	5 a 17 semanas	Formação da árvore brônquica e grande parte do parênquima pulmonar; aparecimento do ácino	
Fetal	Canalicular	16 a 26 semanas	Formação das vias aéreas distais resultando em complementação da ramificação broncogênica; primeira barreira ar-sangue; surfactante e ácino são detectáveis em função da diferenciação epitelial	
Fetal	Sacular	24 a 38 semanas	Expansão das futuras vias aéreas respiratórias	
Pós-natal	Alveolização clássica	36 semanas a 3 anos	Formação do septo secundário (septação) resultando na formação do alvéolo. Muitos dos septos alveolares são ainda imaturos e contêm uma dupla camada de rede capilar	
Pós-natal	Alveolização continuada	2 anos a adulto jovem	Formação de septo secundário (septação), mas agora a partir de um septo alveolar maduro contendo uma camada simples de rede capilar	
Pós-natal	Maturação microvascular	A termo a 21 anos de idade	Remodelação e maturação do septo interalveolar e leito capilar (a dupla camada capilar é transformada em uma rede de camada simples)	

Fonte: Adaptado de Schittny, 2017.

CAPÍTULO 45 – DESENVOLVIMENTO NORMAL E ANORMAL DOS PULMÕES

gressiva diferenciação dos túbulos proximais para os mais distais. O mesênquima se diferencia em cartilagem, musculatura lisa e tecido conectivo ao redor dos túbulos epiteliais, enquanto as artérias e veias continuam a se desenvolver.

Durante o estágio pseudoglandular, o desenvolvimento do pulmão depende de estímulo mecânico. Ao redor da 10ª semana de gestação há o início da respiração fetal. Estes movimentos causam estiramento do tecido pulmonar e deslocam o líquido para fora e para dentro do pulmão. Estes estímulos mecânicos também liberam serotonina e promovem proliferação de células epiteliais. As condições que limitam a respiração fetal e a expansão pulmonar como hérnia diafragmática ou desequilíbrio entre pressões extra e intraluminal, como oligohidramnios, têm efeito negativo no desenvolvimento, resultando em hipoplásia pulmonar.

Fase canalicular (16 a 26 semanas de gestação)

O período canalicular é caracterizado pela expansão luminal, formação de estruturas acinares, afilamento do mesênquima e formação do leito capilar que avança em direção aos túbulos acinares, estabelecendo uma íntima aposição entre eles. Nesta fase, a árvore brônquica estará completamente ramificada e os bronquíolos respiratórios começarão a ser formados. Os três maiores eventos que ocorrem neste estágio são o aparecimento do ácino, a diferenciação epitelial, com o desenvolvimento da primeira barreira arsangue, e o começo da síntese do surfactante dentro das células tipo II.

Ácinos são pequenas ramificações das vias aéreas respiratórias que são ventiladas pelas mais distais vias aéreas exclusivamente condutoras (bronquíolos terminais). Em humanos, a presença de bronquíolos respiratórios está associada a um processo em que os ácinos começam a se formar aproximadamente entre 3 e 4 gerações proximais da junção do ducto bronquioloalveolar e terminam quatro gerações além do ducto alveolar distal.

A rede capilar mesenquimal começa a proliferar em função da intensa angiogênese. As vias aéreas que vão se transformar em ductos alveolares começam a crescer em comprimento e diâmetro, mudam suas formas e parecem canalículos, originando o nome da fase. O crescimento das vias aéreas causa uma condensação do mesênquima. A rede capilar que inicialmente estava separada do ácino pelo mesênquima, se aproxima intensamente do epitélio alveolar pela 23ª semana de gestação, formando uma verdadeira barreira arsangue, permitindo, pela primeira vez, uma possibilidade de troca gasosa.

A diferenciação epitelial desta fase permite a diferenciação entre vias aéreas condutoras e respiratórias. Esta diferenciação por sua vez, permite a distinção, pela primeira vez, da unidade acinar/ventilatória e é caracterizada pelo afinamento do epitélio que ocorre no sentido proximal-distal, por meio da transformação das células cuboides em células lisas que revestem os túbulos. Os túbulos crescem em comprimento e diâmetro com a atenuação do mesênquima que está se tornando vascularizado. Durante este estágio, muitas das células são identificadas como intermediárias, pois não são totalmente caracterizadas como células epiteliais tipo I ou tipo II.

Pela 20° semana de gestação as células epiteliais cuboides, até então indiferenciadas, diferenciam-se no futuro ducto alveolar em células epiteliais tipo I e tipo II. Alcançar a fase canalicular é fundamental para a sobrevida dos prematuros, pois nesta fase a primeira barreira arsangue está formada e um mínimo de surfactante é produzido. A sobrevida já é possível, mas somente com suporte avançado de uma unidade de terapia intensiva neonatal.

A displasia alvéolo capilar (DAC) é uma malformação congênita geralmente letal relacionada à alteração do desenvolvimento desta fase. Nestes pacientes, o epitélio alveolar é circundado pelo mesênquima contendo pequenos vasos sanguíneos no lugar dos capilares. Além disto, a DAC é acompanhada de desalinhamento das veias pulmonares. Isto resulta em reduzida densidade capilar e área de interface ar-sangue, espessamento do septo alveolar e hipertensão pulmonar.

Fase sacular (24 a 38 semanas de gestação)

Esta fase representa um estágio intermediário caracterizado pelo término da ramificação morfogênica e pela ausência de alveolização. No período inicial, as vias aéreas terminais (acinares) estão crescendo em comprimento e diâmetro. Elas formam grupos de grandes e largos espaços aéreos chamados sáculos, que denominam esta fase.

A alveolização começa ao redor de 32 semanas de gestação, por meio do aparecimento da septação primária, que se forma no local onde dois espaços aéreos se encontram. O número de alvéolos aumenta rapidamente até o término da gestação, quando o pulmão passa a conter 50 a 150 milhões de alvéolos. O período de maior crescimento alveolar vai até o 1º mês de vida e se estende até aproximadamente os 20 anos de idade, quando o pulmão atinge 500 milhões de alvéolos.

A rede capilar chega muito próxima às superfícies septais e são separadas por uma camada de mesênquima condensado, formando um centro de tecido conectivo. Como resultado, o septo contém uma camada dupla de rede capilar. No nascimento, os alvéolos primitivos são supridos por esta rede dupla de capilar. Dentro de 2 semanas esta rede dupla remodela um sistema capilar simples que facilita a troca gasosa.

Nesta fase, as células epiteliais alveolares são mais claramente diferenciadas em pneumatócitos tipo I e tipo II, carregando os corpos lamelares que contêm surfactante. Sua produção começa na 26ª semana e continua lentamente através do parênquima pulmonar chegando à luz do alvéolo ao redor da 30ª semana de gestação.

Fase alveolar (36 semanas de gestação a adulto jovem)

No nascimento, o número de vias aéreas está completo, enquanto 85% dos alvéolos são formados posteriormente e este processo continua até as primeiras décadas de vida. Nesta fase, os pulmões crescem primariamente por septação, proliferação dos alvéolos e dilatação luminal das vias aéreas condutoras.

A septação é um processo que ocorre no final da fase sacular, quando dois sáculos se encontram para formar um imaturo septo com uma camada dupla de rede capilar separada por um centro de tecido conectivo. Com o amadurecimento, esta dupla rede se remodela em uma camada única para facilitar a troca gasosa.

Durante a alveolização, novos septos são continuamente formados a partir dos septos preexistente. O processo pode ser dividido em duas fases:

- **Alveolização clássica (36 semanas de gestação a 3 anos de idade):** novos alvéolos são formados a partir de septos imaturos com duas camadas de capilares.
- **Alveolização continuada (2 anos a adulto jovem):** novos alvéolos são formados a partir de septos maduros com rede capilar simples.

Os alvéolos são pequenos sacos de paredes finas revestidos por células epiteliais que facilitam a troca gasosa. O epitélio alveolar consiste de dois tipos de células. Células tipo I, que cobrem 90% da superfície, têm uma membrana basal que se funde com a membrana basal da célula endotelial capilar para formar uma barreira ar-sangue. Células tipo II, que cobrem 10% da superfície, carregam os corpos lamelares, responsáveis pela estocagem do surfactante.

Após o nascimento, vários fatores interferem na proliferação alveolar. Estes incluem ventilação mecânica, corticoides, hipóxia, hiperoxia, desnutrição e mediadores inflamatórios. Qualquer fator que diminui o número de alvéolos geralmente está acompanhado de um aumento de seu diâmetro. O processo envolvido nas alterações iatrogênicas e/ou patológicas que interferem com a alveolização pós-natal vai ser discutido no Capítulo 46 – Fatores Antenatais de Proteção e Injúria ao Pulmão do Recém-Nascido.

Em resumo, o desenvolvimento embrionário pulmonar é um processo progressivo e regido por fatores locais, humorais e genéticos. Falhas neste delicado processo ocasiona malformações congênitas que muitas vezes são incompatíveis com a vida pós-natal dada a função essencial de trocas gasosas a nível pulmonar.

LEITURAS COMPLEMENTARES

Burri PH. Structural aspects of prenatal and postnatal development and growth of the lung. In: MJA (editor). Lung Growth and Development. New York: Marcel Dekker, Inc.; 1997. p.1-35.

Cardoso WV, Lu J. Regulation of early lung morphogenesis: questions, facts and controversies. Development. 2006;133(9):1611-24.

Clements JA. Surface tension of lung extracts. Proc Soc Exp Biol Med. 1957;95(1):170-2.

Gehr P, Bachofen M, Weibel ER. The normal human lung: Ultrastructure and morphometric estimation of diffusion capacity. Respir Physiol. 1978;32(2):121-40.

Herriges M, Morrisey EE. Lung development: Orchestrating the generation and regeneration of a complex organ. Development. 2014; 141(3):502-13.

Hislop A, Reid L. Intra-pulmonary arterial development during fetal life-branching pattern and structure. J Anat. 1972;113(Pt 1):35-48.

Kallapur SG, JA. Lung Development and Maturation, in Fanaroff and Martin's Neonatal. Perinatal Medicine. 10th ed. In: Martin AFRJ, Walsh MC (editor). Elsevier Saunders: Philadelphia; 2015. p.1042-59.

Koos BJ, Rajaee A. Fetal breathing movements and changes at birth. Adv Exp Med Biol. 2014;814:89-101.

Kovesi T, Rubin S. Long-term complications of congenital esophageal atresia and/or tracheoesophageal fistula. Chest. 2004;126(3):915-25.

Metzger RJ et al. The branching programme of mouse lung development. Nature. 2008;453(7196):745-50.

Miller MD, Marty MA. Impact of environmental chemicals on lung development. Environ Health Perspect. 2010;118(8):1155-64.

Mullassery D, Smith NP. Lung development. Semin Pediatr Surg. 2015;24(4):152-5.

Pan J. et al. Mechanical stretch-induced serotonin release from pulmonary neuroendocrine cells: Implications for lung development. Am J Physiol Lung Cell Mol Physiol. 2006;290(1):L185-93.

Rogelj S et al. Basic fibroblast growth factor is an extracellular matrix component required for supporting the proliferation of vascular endothelial cells and the differentiation of PC12 cells. J Cell Biol. 1989;109(2):823-31.

Schittny JC. Development of the lung. Cell Tissue Res. 2017;367(3): 427-44.

Schittny JC, Mund SI, Stampanoni M. Evidence and structural mechanism for late lung alveolarization. Am J Physiol Lung Cell Mol Physiol. 2008;294(2):L246-54.

Shannon JM, Hyatt BA. Epithelial-mesenchymal interactions in the developing lung. Annu Rev Physiol. 2004;66:625-45.

Silva DM et al. Recent advances in the mechanisms of lung alveolarization and the pathogenesis of bronchopulmonary dysplasia. Am J Physiol Lung Cell Mol Physiol. 2015;309(11):L1239-72.

Storey WF, Staub NC. Ventilation of terminal air units. J Appl Physiol. 1962;17:391-7.

Tyler WS. Comparative subgross anatomy of lungs. Pleuras, interlobular septa, and distal airways. Am Rev Respir Dis. 1983;128(2 Pt 2):S32-6.

Warburton D et al. Lung organogenesis. Curr Top Dev Biol. 2010; 90:73-158.

Zeltner TB, Burri PH. The postnatal development and growth of the human lung. II. Morphology. Respir Physiol. 1987;67(3):269-82.

Fatores Antenatais de Proteção e Injúria ao Pulmão do Recém-Nascido

Werther Brunow de Carvalho
Edna Maria de Albuquerque Diniz

Cerca de 50% dos óbitos que ocorrem no período neonatal estão relacionados às doenças respiratórias, participando a síndrome de desconforto respiratório (SDR) em 70 a 80% dos casos durante a 1ª semana de vida, principalmente pelo desenvolvimento de displasia broncopulmonar (DBP). Tanto a SDR quanto a DBP têm sua incidência e gravidade relacionadas com a diminuição da idade gestacional e peso ao nascimento. A DBP é a sequela mais comum da prematuridade e ocorre em aproximadamente 45% dos recém-nascidos (RN) com menos de 29 semanas de gestação e peso ao nascer entre 400 e 1.500 g com aproximadamente 10 a 15 mil casos novos ao ano de DBP somente nos Estados Unidos.

A prematuridade constitui o fator principal relacionado à SDR, porém outros fatores de risco podem contribuir na sua evolução como o descolamento prematuro da placenta; a rotura prematura das membranas associada ou não à corioamnionite, a eritroblastose fetal; a asfixia perinatal; o diabetes materno (classes A, B e C segundo a classificação de Priscila White); a gemelaridade; os partos traumáticos; o uso de anestésicos e/ou analgésicos; a cesárea eletiva; a hipovolemia; a hipotermia; as alterações metabólicas (hipoglicemia); o choque e a hipoxemia prolongada.

O reconhecimento e a prevenção desses fatores de risco contribuirão não só para a diminuição da incidência da doença, mas também para uma menor morbidade e mortalidade.

O conhecimento do desenvolvimento pulmonar no humano é importante a fim de compreendermos melhor os fatores de risco ou de proteção que podem ou não interferir com a evolução pulmonar do feto e do recém-nascido (RN).

O desenvolvimento pulmonar do feto ocorre em cinco estágios: embrionário, pseudoglandular, canalicular, sacular e alveolar. O primeiro estágio corresponde ao período embrionário no qual o pulmão surge como um botão da faringe aos 26 dias e vai até o 52º dia após a concepção.

Nesse período, formam-se os dois brotos bronqueais e a traqueia a qual se separa do esôfago através do septo traqueoesofágico. Várias subdivisões vão ocorrendo com o desenvolvimento de vasos e do epitélio respiratório inicial. O estágio pseudoglandular é caracterizado por estruturas arredondadas semelhantes a glândulas, inicia-se no 52º dia e se estende até a 16ª semana de vida. Ocorre subdivisão do sistema aéreo de condução e vários fatores de crescimento e mediadores químicos começam a atuar para a diferenciação do epitélio primordial traqueal em células epiteliais tipo II. As estruturas mais periféricas constituem os bronquíolos terminais, os quais vão se diferenciar em bronquíolos respiratórios e ductos alveolares. O estágio canalicular se inicia na 17ª a 26ª semana de gestação e se caracteriza pelo aparecimento de canais vasculares ou capilares que crescem para formar uma rede de capilares ao redor das vias aéreas. Por volta da 21ª semana aparecem os primeiros corpúsculos lamelares em determinadas células que revestem o epitélio canalicular. O período sacular se inicia na 26ª a 36ª semana de gestação. Neste período, o feto já está melhor preparado para respirar; as células alveolares, maduras, do tipo II, secretam ativamente o surfactante. A alveolarização inicia-se entre a 30ª e 33ª semana de gestação, caracterizada pelo maior número de pneumócitos do tipo I e do tipo II. A maioria dos nascimentos neste período está relacionada com a corioamnionite histológica, cuja incidência é inversamente proporcional à idade gestacional. Da 34ª a 36ª semana de gestação ocorre o período alveolar que se caracteriza por um amadurecimento progressivo cada vez mais acentuado. Alguns fatores de risco podem afetar a função pulmonar como asfixia e alterações no fluxo sanguíneo pulmonar.

No final da gestação as paredes alveolares são constituídas por um plexo de capilares com pouco tecido intersticial, as células alveolares do tipo I estão estreitamente aderidas à

SEÇÃO IV – SISTEMA RESPIRATÓRIO

parede epitelial do capilar entre elas e observa-se as células alveolares do tipo II, com grande quantidade de corpúsculos lamelares, responsáveis pela síntese e armazenamento do surfactante pulmonar (SP).

O surfactante humano é uma mistura complexa composta principalmente de dipalmitoilfosfatidilcolina (DPPC), contendo ainda quatro tipos de proteínas denominadas proteínas A e D (hidrofílicas), B e C (hidrofóbicas), que são exclusivamente associadas ao pulmão.

É bem estabelecido que o RNPT com SDR tem deficiência de surfactante, uma substancia complexa cujos componentes que atuam para reduzir a tensão superficial estão em quantidades deficientes ou ausentes. Alterações genéticas e adquiridas associadas ao sistema surfactante podem causar doenças pulmonares agudas e crônicas. Mutações nos genes que codificam as proteínas surfactantes B e C (SP-B e SP-C) e o transportador de fosfolipídio, $ABCA_3$, estão associadas à dificuldade respiratória e à doença pulmonar intersticial.

Durante a respiração, o dióxido de carbono e a água são exalados na superfície alveolar, criando uma interface líquida com o ar inalado. De acordo com a lei de Laplace ($P = 2 \times TS/R$), esta atração levaria ao colapso alveolar, porém na presença do surfactante as moléculas de água são afastadas na superfície alveolar, prevenindo o colapso alveolar durante a expiração, diminuindo a tensão superficial.

O surfactante endógeno é catabolizado por macrófagos alveolares e células epiteliais tipo II. A síntese, o armazenamento e a secreção de surfactante ocorrem, em geral, em várias horas. O RN a termo tem um *pool* de armazenamento de surfactante de aproximadamente 100 mg/kg, enquanto o RN prematuro tem uma quantidade estimada de 4 a 5 mg/kg ao nascimento. O tratamento com surfactante exógeno (utilizado por mais de três décadas) aumenta agudamente o *pool* do surfactante, melhorando as trocas gasosas.

As principais funções do surfactante pulmonar podem ser vistas no Quadro 46.1.

Quadro 46.1
Funções do surfactante.

- Previne colapso do pulmão durante a deflação (expiração)
- Diminui o trabalho de respiração através de menor consumo de oxigênio
- Melhora a complacência pulmonar
- Protege o epitélio pulmonar por meio de suas propriedades imunológicas
- Diminui o extravasamento de fluido capilar para os alvéolos
- Ações imunológicas contra micro-organismos

Fontes: Diniz e Kernbichler, 2011; Diniz et al., 2020; e Sardesai et al., 2017.

Hipóxia, acidose e hipotermia (problemas comuns no prematuro) constituem fatores de lesão ao pulmão em desenvolvimento do RNPT, podendo reduzir a síntese de surfactante necessária para a respiração adequada após o nascimento. Além disto, o sistema antioxidante pulmonar (fator de proteção) desenvolvido em paralelo ao sistema surfactante está imaturo por ocasião do nascimento de RN prematuro e sua deficiência pode favorecer a doença pulmonar crônica no RNPT.

O uso antenatal de corticosteroides constitui uma terapêutica importante de proteção ao pulmão em desenvolvimento. Os corticosteroides são ministrados primariamente para induzir a maturidade pulmonar, a liberação de surfactante e diminuir a incidência da SDR.

Crowley, em 1990, publicou a primeira revisão estruturada sobre corticosteroides antenatal. Constatou que o corticosteroide administrado antes do nascimento prematuro (experimental ou com risco de parto prematuro) foi eficaz na prevenção da SDR, da mortalidade neonatal e na redução significativa do risco de hemorragia intracraniana. Comentou que os corticosteroides parecem ter efeitos vasoconstritores importantes sobre o fluxo sanguíneo cerebral fetal. Desde então, o uso de corticosteroide antenatal tornou-se rotina em gestantes com risco de parto prematuro sendo amplamente utilizado em obstetrícia para gravidez com risco de parto prematuro precoce. Travers et al. (2018) estudaram a evolução pulmonar e a mortalidade de RN prematuros extremos com a finalidade de determinar se a exposição ao corticoide antenatal estaria associada com uma menor taxa de mortalidade e morbidade pulmonar as 36 semanas de idade gestacional (IG). Os autores examinaram prospectivamente cerca de 11.022 RN de 22 a 28 semanas de IG, com peso de nascimento > 400 g. Concluíram que as crianças cujas gestantes receberam o curso completo de corticosteroide, ou seja, duas doses intramusculares de betametasona administradas com 12 a 24 horas de intervalo ou quatro doses intramusculares de dexametasona administradas com 12 horas de intervalo, apresentaram taxa menor de mortalidade comparada com aqueles sem exposição. A incidência de DBP entre os sobreviventes foi semelhante. A mortalidade em função da SDR, da taxa de uso de surfactante e da taxa de ventilação mecânica foram menores em crianças expostas a qualquer corticosteroide pré-natal em comparação com crianças sem exposição.

Dessa maneira, há forte evidências de que os glicocorticoides reduzem a mortalidade, a incidência de SDR e outras complicações, quando administrados antes da 34ª semana de gestação.

Outros fatores antenatais importantes a destacar são a infecção bacteriana intrauterina que pode ocorrer entre os tecidos maternos e as membranas fetais (dentro do espaço coriodecidual), ou seja, dentro das membranas fetais (o âmnio e o córion); e a corioamnionite (CAM), dentro da placenta, no líquido amniótico, no cordão umbilical ou no próprio feto. A infecção das membranas fetais, conforme documentado por achados histológicos ou cultura, é denominada corioamnionite; a infecção do cordão umbilical é chamada de funisite; e a infecção do líquido amniótico de amnionite (Figura 46.1).

Nas gestantes em trabalho de parto prematuro e membranas intactas, as bactérias mais comumente identificadas são ureaplasma *urealyticum*, micoplasma *hominis* etc., sendo de virulências baixas, enquanto os micro-organismos mais frequentemente associados com CAM e infecção fetal, após ruptura prematura de membranas, são o estreptococo do grupo B e a *escherichia coli*. A CAM clínica afeta entre 16 e 66% dos RNPT < 34 semanas de gestação. O impacto da CAM no desenvolvimento pulmonar fetal e na morbidade respiratória do RN ainda é uma controvérsia. Em uma revisão sistemática realizada por Hartling, Liang e Lacaze-Masmonteil, com 59 estudos sobre a CAM como fator de risco para DBP, os autores constataram que a CAM era realmente um fator de risco significativo para doença pulmonar crônica. Metcalfe et al. (2017) realizaram um primeiro estudo retrospectivo para verificar a associação entre CAM e a incidência de SDR e DBP. Os autores concluíram que a CAM favorece maior vulnerabilidade pulmonar para o desenvolvimento de SDR e lesões pós-natais adicionais, aumentando o risco de DBP. Eles sugerem que as gestantes com CAM

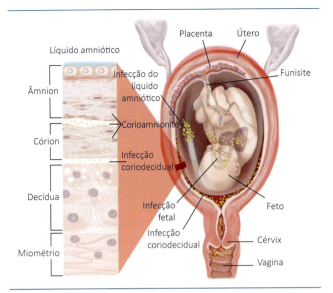

Figura 46.1. Localizações possíveis de infecção bacteriana intrauterina.
Fonte: Adaptada de Goldenberg et al., 2000.

devam ser monitoradas e o RN deve ter facilidades de suporte respiratório e terapêuticas apropriadas.

Lembramos ainda que a presença de infecção intrauterina estimula o tecido pulmonar a produzir mediadores pró-inflamatórios com maior biodisponibilidade da interleucina-6 (IL6) durante a vida fetal, resultando em uma resposta de fase aguda semelhante à observada em pacientes adultos com síndrome de resposta inflamatória sistêmica, uma condição grave caracterizada por falência múltipla de órgãos associada à sepse. A resposta inflamatória fetal pode ser contrabalançada por citocinas anti-inflamatórias e também pelo uso de corticosteroides antenatais.

Outro fator antenatal relacionado ao desenvolvimento do pulmão fetal é o fumo durante a gestação ou mesmo gestante como fumante passiva. A exposição ao fumo passivo no pré-natal ou pós-natal tem sido associada a um aumento de 30 a 70% do risco de sibilância e de 21 a 85% no risco de asma. Pais ou outros familiares da criança que são fumantes podem aumentar significativamente o risco de infecções respiratórias inferiores, particularmente bronquiolite.

As morbidades pulmonares resultantes da influência de fatores antenatais (anteriormente descrito) são representadas na maioria dos casos pela DBP. Recém-nascidos com DBP necessitam, na grande maioria das vezes, de suporte de ventilação mecânica e oxigenoterapia; tempo mais prolongado de hospitalização; além de estarem expostos a outras comorbidades como retinopatia da prematuridade e lesão cerebral. Após a alta da UTIN, as crianças que desenvolvem DBP podem necessitar de readmissões hospitalares frequentes além de consultas de emergência em função, na maioria das vezes, de problemas respiratórios recorrentes, infecções e crises de sibilância.

Manuck et al. (2016) e Morrow et al. (2017) discutiram a importância de influencias durante o pré-natal e pós-natal imediato no crescimento pulmonar da criança particularmente prematura, e as doenças respiratórias tardias na infância, destacando que ainda não é ainda não bem compreendido como fatores ambientais e maternos podem influenciar na evolução respiratória tardia dessas crianças.

Para identificar melhor os fatores de risco pré-natais associados ao risco aumentado de DBP e doença respiratória tardia durante a primeira infância, após nascimento prematuro, e examinar a relação entre o diagnóstico de DBP e doença respiratória após a alta da UTIN, Morrow LA et al. (2017) realizaram um estudo multicêntrico, prospectivo, longitudinal de uma coorte de 587 crianças prematuras, com idade gestacional < 34 semanas e peso de nascimento entre 500 e 1.250 g. Verificaram ainda a relação entre o diagnóstico atual de DBP na 36ª semana de idade gestacional e morbidades respiratórias durante a primeira infância. A presença de tabagismo materno foi associada com a necessidade de ventilação mecânica prolongada e o uso de suporte respiratório durante admissão na UTIN. Fatores de risco adicionais para DBP neste coorte incluíram menor idade gestacional ao nascimento, baixo peso de nascimento, raça branca e hipertensão materna preexistente. O baixo peso de nascimento foi um melhor preditor do desenvolvimento da DBP do que o tabagismo materno. Constataram que cerca de 22% dos bebês diagnosticados com DBP e 34% dos lactentes prematuros sem DBP não apresentavam sinais clínicos de doença respiratória tardia durante o início infância, sugerindo que outros fatores, além do diagnóstico da DBP as 36 semanas de IG, podem também contribuir nos desfechos respiratórios na infância. Crianças com DBP moderada e grave apresentaram maior incidência de hemorragia intraventricular e ligadura cirúrgica do canal arterial do que aquelas sem ou com leve DBP. Os autores comentam que o tabagismo e a hipertensão materna aumentam o risco de DBP após parto prematuro, além disto, o tabagismo materno e a corioamnionite parecem fortemente associados com risco maior de morbidades respiratórias tardia durante a primeira infância.

O Ambroxol tem sido também estudado como um agente potencial para prevenir SDR. Alguns autores avaliaram a sua eficácia e segurança em mulheres grávidas com risco de parto prematuro *versus* placebo, corticosteroides pré-natais (betametasona ou dexametasona) ou nenhum tratamento. Foram incluídas 1.047 mulheres grávidas em risco de parto prematuro com 1.077 recém-nascidos. Os autores verificaram que nessa revisão, nos 14 estudos analisados, as evidências foram muito baixas a moderada. As casuísticas eram pequenas (muitos são publicados na forma de resumos de conferências com detalhes metodológicos mínimos fornecidos). Concluíram que não havia evidências suficientes para apoiar ou refutar a prática de administração de Ambroxol em mulheres em risco de parto prematuro, na prevenção da SDR, na mortalidade perinatal e nos efeitos adversos (Garay et al., 2014). Mais pesquisas são necessárias para avaliar completamente os benefícios e riscos dessa intervenção.

Outro medicamento que tem sido usado em gestantes é o sulfato de magnésio (SMg) com várias indicações obstétricas, incluindo a neuroproteção fetal. De acordo com alguns autores, os fetos expostos apresentam risco de depressão respiratória e necessitam de reanimação na sala de parto. Jesus et al. (2015) realizaram um estudo retrospectivo, comparando o risco de eventos cardiorrespiratórios agudos em prematuros que foram e não foram expostos ao sulfato de magnésio durante a vida intrauterina. Foram avaliadas 1.544 crianças com idade gestacional < 29 semanas (1.091 no grupo SMg e 453 no grupo não exposto). Os autores concluíram que entre os prematuros com idade gestacional < 29 semanas, a exposição ao SMg não foi associada a um aumento nos eventos cardiorrespiratórios no período neonatal precoce. A segurança do SMg, de acordo com a necessidade de intubação na sala de parto ou suporte respiratório no 1º dia de vida, foi comparável entre os grupos.

Outro estudo retrospectivo foi realizado por vários autores, Abdelazim et al. (2017), para estimar a morbidade respiratória associada à cesárea eletiva (CE) e o efeito da exposição pré-natal à ocitocina nessa morbidade. Cerca de 965 RN com idade gestacional ≥ 37 semanas, nascidos por cesariana durante o período de 1 ano, foram incluídos no estudo e classificados em dois grupos de acordo com a exposição à ocitocina antes do parto cesáreo. A morbidade respiratória de cada grupo foi registrada e analisada estatisticamente. Taquipneia transitória do recém-nascido (TTN) foi significativamente mais frequente no grupo II (grupo CE) do que no grupo I (cesariana após a exposição à ocitocina) bem como a ventilação mecânica, a pressão positiva contínua nas vias aéreas (CPAP) e a oxigenoterapia foram significativamente mais frequentes no grupo II do que no grupo I. O número de RN internados na UTIN foi significativamente maior no grupo II do que no grupo I. Surfactante, fluidoterapia e nutrição parenteral foram significativamente mais frequentes no grupo II do que no grupo I. Os autores concluíram que a morbidade respiratória neonatal associada à cesária eletiva diminuiu significativamente após a exposição pré-natal à ocitocina. Eles sugerem que uma redução significativa da morbidade respiratória neonatal seria alcançada se a cesária eletiva fosse realizada após 39 semanas de gestação.

É importante ressaltar que estudos de coorte prospectivos recentes de RN prematuros extremos identificaram fatores antenatais e neonatais precoces como fortes preditores de DBP e doença respiratória tardia durante a infância. O ambiente fetal parece ter uma influência crítica no desenvolvimento de doença pulmonar persistente em recém-nascidos prematuros pré-termo.

Apesar de grandes melhorias nos cuidados perinatais e no nascimento prematuro, as crianças pré-termo permanecem com alto risco de morbidades respiratórias e mortalidade em função do desenvolvimento de DBP. Com a maior sobrevivência de RNPT de muito baixo peso, o uso de surfactante e de corticoides antenatal, além de novas estratégias ventilatórias, os RNPT que desenvolvem DBP atualmente são aqueles de muito baixo peso (MBP). A DBP também está associada a complicações significativas relacionadas à internação na unidade de terapia intensiva neonatal (UTIN), incluindo a necessidade prolongada de ventilação mecânica, suporte respiratório e terapia de oxigênio, maior duração da internação e maiores taxas de comorbidades não respiratórias, como retinopatia de pré-maturação (ROP) e lesão cerebral.

Morrow et al. (2017) comentam que embora fatores pós-natais, como hiperxia, ventilação mecânica prolongada, persistência do canal arterial, sepse, inflamação e outros, aumentem o risco de DBP, estudos epidemiológicos também têm identificado outros fatores antenatais adversos, como corioamnionite, pré-eclâmpsia, transtornos hipertensivos preexistentes, diabetes gestacional e obesidade materna fortemente associados a um aumento do risco de DBP.

Estudos mostram que a prematuridade isoladamente está associada à doença respiratória tardia na infância, porém as relações entre o diagnóstico de DBP na idade corrigida de 36 semanas e a persistência da doença pulmonar crônica na infância permanecem ainda obscuras. Para entender melhor os diversos fenótipos da fisiologia da DBP, são necessárias mais pesquisas clínicas em relação, particularmente, à patogênese da doença.

A Figura 46.2 apresenta uma visão geral sobre as interações entre fatores antenatais, pós-natais, genéticos e epigenéticos que contribuem para interrupção do desenvolvimento pulmonar ou alteram a resposta à injúria pulmonar.

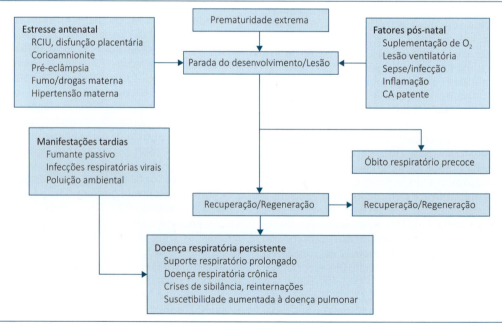

Figura 46.2. Interações entre genética e fatores epigenéticos, estresse antenatal e fatores pós-natais que contribuem para interrupção do desenvolvimento pulmonar ou alteração da resposta à lesão.
RCIU: restrição de crescimento intrauterino; CA: canal arterial.
Fontes: Abman et al., 2017; e Taglauer et al., 2018.

LEITURAS COMPLEMENTARES

Abdelazim I, Farghali MMM, Elbiaa AAM et al. Impact of antenatal oxytocin infusion on neonatal respiratory morbidity associated with elective cesarean section. Arch Med Sci. 2017;13(3):629-34.

Abman SH, Bancalari E, Jobe A. The Evolution of Bronchopulmonary Dysplasia after 50 Years. Am J Respir Crit Care Med. 2017;195(4):421-4.

Bhatt AJ, Amin SB, Chess PR et al. Expression of vascular endothelial growth factor and Flk-1 in developing and glucocorticoid-treated mouse lung. Pediatr Res. 2000;47(5):606-13.

Bhatt AJ, Pryhuber GS, Huyck H et al. Disrupted Pulmonary Vasculature and Decreased Vascular Endothelial Growth Factor, Flt-1, and TIE-2 in Human Infants Dying with Bronchopulmonary Dysplasia Am J Respir Crit Care Med. 2001;164:1971-80.

Booker WA, Gyamfi-Bannerman C. Antenatal Corticosteroids: Who Should We Be Treating? Clin Perinatol. 2018;45(2):181-98.

Bose C, Van Marter LJ, Laughon M et al. Fetal growth restriction and chronic lung disease among infants born before the 28th week of gestation. Pediatrics. 2009;124(3):e450-8.

Burke H, Leonardi-Bee J, Hashim A et al. Prenatal and passive smoke exposure and incidence of asthma and wheeze: systematic review and meta-analysis. Pediatrics. 2012;129(4):735-44.

Cassel G. Ureaplasma infection. In: Hitchoock PJ, MacKay HT, Wasserheit JN et al. (ed). Sexually transmitted diseases and adverse outcomes of pregnancy. Washington DC: ASM Press; 1999. p.175-93.

Coalson JJ, Kuehl TJ, Prihoda TJ et al. Diffuse alveolar damage in the evolution of bronchopulmonary dysplasia in the baboon. Pediatr Res. 1988;24(3):357-66.

Coalson JJ, Winter VT, Siler-Khodr T et al. Neonatal chronic lung disease in extremely immature baboons. Am J Respir Crit Care Med. 1999;160(4):1333-46.

Crowley PA. Antenatal corticosteroid therapy: A meta-analysis of the randomized trials, 1972 to 1994. Am J Obstet Gynecol. 1995;173(1): 322-35.

De Jesus LC, Sood BG, Shankaran S et al. Antenatal magnesium sulfate exposure and acute cardiorespiratory events in preterm infants. Am J Obstet Gynecol. 2015;212(1):94.e1-7.

Diniz EMA, Kernbichler EJ. Distúrbios Respiratórios no Recém-nascido. In: Gilio AE, Escobar AMU, Grisi S. Pediatria Geral: Neonatologia, Pediatria Clínica, Terapia intensiva. Hospital Universitário da Universidade de São Paulo. São Paulo: Atheneu; 2011. 742p.

Diniz EMA, Vaz FAC, Carvalho, WB Síndrome de desconforto respiratório. In: Carvalho, WB; Diniz EMA, Ceccon MEJR, Krebs VLJ, Vaz FAC (ed). Neonatologia (Coleção Pediatria. Instituto da Criança HC-FMUSP). Schvartsman BGS, Maluf Jr. PT, Carneiro-Sampaio M (ed). 2.ed. Barueri: Manole; 2020. p.151-72.

Eriksson L, Haglund B, Odlind V et al. Perinatal conditions related to growth restriction and inflammation are associated with an increased risk of bronchopulmonary dysplasia. Acta Paediatr. 2015;104(3):259-63.

Farstad T, Bratlid D, Medbø S et al. Bronchopulmonary dysplasia – Prevalence, severity and predictive factors in a national cohort of extremely premature infants. Acta Paediatr. 2011;100 (1):53-8.

Gilliland FD, Berhane K, McConnell R et al. Maternal smoking during pregnancy, environmental tobacco smoke exposure and childhood lung function. Thorax. 2000;55(4):271-6.

Goldenberg RI, Hauth JC, Andrews WW. Intrauterine infection and preterm delivery. N Engl J Med. 2000;342(20):1500-7.

Gomez R, Romero R, Ghezzi F et al. The fetal inflammatory response syndrome Am J Obstet Gynecol. 1998;179(1):194-202.

Gonzalez Garay AG, Reveiz L, Velasco Hidalgo L et al. Ambroxol for women at risk of preterm birth for preventing neonatal respiratory distress syndrome. Cochrane Database Syst Rev. 2014 Oct 31;(10):CD009708.

Gyamfi-Bannerman C, Thom EA, Blackwell SC et al. Antenatal Betamethasone for Women at Risk for Late Preterm Delivery. N Engl J Med. 2016;374(14):1311-20.

Hartling L, Liang Y, Lacaze-Masmonteil T. Chorioamnionitis as a risk factor for bronchopulmonary dysplasia: a systematic review and meta-analysis. Arch Dis Child Fetal Neonatal. 2012;97:F8-F17.

Haviv HR, Said J, Mol BW. The place of antenatal corticosteroids in late preterm and early term births. Semin Fetal Neonatal Med. 2018;(18)30112-4:pii: S1744-165X.

Isayama T, Shah PS, Ye XY et al. Adverse Impact of Maternal Cigarette Smoking on Preterm Infants: A Population-Based Cohort Study. Am J Perinatol. 2015;32(12):1105-11.

Islam JY, Keller RL, Aschner JL et al. Understanding the Short- and Long-Term Respiratory Outcomes of Prematurity and Bronchopulmonary Dysplasia. Am J Respir Crit Care Med. 2015;192(2):134-56.

Jobe AH, Goldenberg RL. Antenatal corticosteroids: an assessment of anticipated benefits and potential risks. Am J Obstet Gynecol. 2018;219(1):62-74.

Jobe AH. Surfactant: The Basis for Clinical Treatment Strategies. Bancalari E, Polin, RA (ed). The Newborn Lung: Neonatology Questions and Controversies. Philadelphia: Saunders; 2008. p.73-98.

Jones LL, Hashim A, McKeever T et al. Parental and household smoking and the increased risk of bronchitis, bronchiolitis and other lower respiratory infections in infancy: Systematic review and meta-analysis. Respir Res. 2011 Jan;10;12:5.

Kallapur SG, Jobe AH. Contribution of inflammation to lung injury and Development Arch Dis Child Fetal Neonatal. 2006;91:F132-F5.

Khushdil A, Baqai S, Ahmed M et al. Role of Corticosteroids in Reducing Respiratory Morbidity in Neonates Delivered by Elective Cesarean Section before 39 Weeks. J Coll Physicians Surg Pak. 2018;28(12):906-9.

Krohn MA, Hillier SL, Nugent RP et al. The genital flora of women with intraamniotic infection. Vaginal Infection and Prematurity Study Group. J Infect Dis. 1995;171(6):1475-80.

Lau HCQ, Tung JSZ, Wong TTC et al. Timing of antenatal steroids exposure and its effects on neonates. Arch Gynecol Obstet. 2017;296(6):1091-6.

Li YF, Gilliland FD, Berhane K et al. Effects of in utero and environmental tobacco smoke exposure on lung function in boys and girls with and without asthma. Am J Respir Crit Care Med. 2000;162(6): 2097-104.

Lieu JE, Feinstein AR. Effect of gestational and passive smoke exposure on ear infections in children. Arch Pediatr Adolesc Med. 2002;156 (2): 147-54.

Maniscalco WM, Watkins RH, D'Angio CT et al. Hyperoxic injury decreases alveolar epithelial cell expression of vascular endothelial growth factor (VEGF) in neonatal rabbit lung. Am J Respir Cell Mol Biol. 1997; 16(5):557-67.

Maniscalco WM, Watkins RH, Finkelstein JN et al. Vascular endothelial growth factor mRNA increases in alveolar epithelial cells during recovery from oxygen injury. Am J Respir Cell Mol Biol. 1995; 13(4):377-86.

Manuck TA, Levy PT, Gyamfi-Bannerman C et al. Prenatal and Perinatal Determinants of Lung Health and Disease in Early Life: A National Heart, Lung, and Blood Institute Workshop Report. JAMA Pediatr. 2016 2;170(5):e154577.

McEvoy CT, Jain L, Schmidt B et al. Bronchopulmonary dysplasia: NHLBI Workshop on the Primary Prevention of Chronic Lung Diseases. Ann Am Thorac Soc. 2014;11(Suppl 3):S146-53.

McEvoy CT, Spindel ER. Pulmonary Effects of Maternal Smoking on the Fetus and Child: Effects on Lung Development, Respiratory Morbidities, and Life Long Lung Health. Paediatr Respir Rev. 2017;21:27-33.

McPherson C, Wambach JA. Prevention and Treatment of Respiratory Distress Syndrome in Preterm Neonates. Neonatal Netw. 2018;37(3):169-77.

Metcalfe A, Lisonkova S, Sabr Y et al. Neonatal respiratory morbidity following exposure to chorioamnionitis. BMC Pediatr. 2017;17(1):128.

Morrow LA, Wagner BD, Ingram DA et al. Antenatal Determinants of Bronchopulmonary Dysplasia and Late Respiratory Disease in Preterm Infants. Am J Respir Crit Care Med. 2017;196(3):364-74.

Nan C, Dangor Z, Cutland CL et al. Maternal group B Streptococcus--related stillbirth: a systematic review. BJOG. 2015;122(11):1437-45.

Parra E, Pérez-Gil J. Composition, structure and mechanical properties define performance of pulmonary surfactant membranes and films. Chem Phys Lipids 2015;185:153–75.

Poindexter BB, Feng R, Schmidt B et al. Comparisons and Limitations of Current Definitions of Bronchopulmonary Dysplasia for the Prematurity and Respiratory Outcomes Program. Ann Am Thorac Soc. 2015 Dec;12(12):1822-30.

Roberts D, Brown J, Medley N et al. Antenatal corticosteroids for accelerating fetal lung maturation for women at risk of preterm birth. Cochrane Database Syst Rev. 2017 Mar 21;3:CD004454.

Saccone G, Berghella V. Antenatal corticosteroids for maturity of term or near term fetuses: systematic review and meta-analysis of randomized controlled trials. BMJ. 2016;355:i5044

Sardesai S, Biniwale, M, Wertheimer F., Garingo A, Ramanathan R. Evolution of surfactant therapy for respiratory distress syndrome: past, present, and future Pediatric Research. 2017;81(1):240-8.

Schmidt B, Roberts RS, Davis PG et al. Prediction of Late Death or Disability at Age 5 Years Using a Count of 3 Neonatal Morbidities in Very Low Birth Weight Infants. J Pediatr. 2015;167(5):982-6.e2.

Snodgrass AM, Tan PT, Soh SE et al. Tobacco smoke exposure and respiratory morbidity in young children. Tob Control. 2016;25(e2): e75-e82.

Stoll BJ, Hansen NI, Bell EF et al. Trends in Care Practices, Morbidity, and Mortality of Extremely Preterm Neonates, 1993-2012. JAMA. 2015 Sep 8;314(10):1039-51.

Taglauer E, Abman SH, Keller RL. Recent advances in antenatal factors predisposing to bronchopulmonary dysplasia. Semin Perinatol. 2018; 42(7):413-24.

Travers CP, Carlo WA, McDonald SA et al. Mortality and pulmonary outcomes of extremely preterm infants exposed to antenatal corticosteroids. Am J Obstet Gynecol. 2018;218(1):130.e1-130.e13.

Vieira RA, Diniz EMA. Displasia Broncopulmonar. In: Vaz, FAC; Diniz, EMA, Ceccon, MEJR; Krebs, VLJ (ed). Neonatologia (Coleção Pediatria. Instituto da Criança HC-FMUSP. Schvartsman BGS, Maluf Jr. PT (ed)). Barueri: Manole; 2011. p.155-65.

Wert SE, Whitsett JA, Nogee LM. Genetic disorders of surfactant dysfunction. Pediatr Dev Pathol. 2009;12:253-74.

Mecânica e Fisiologia da Respiração, Transporte e Entrega de Oxigênio

Francisco Mezzacappa Filho

A produção de energia pela via aeróbica depende das adequadas trocas gasosas nos pulmões e nos tecidos. Nas linhas que se seguem apresentamos de forma sucinta as bases da fisiologia da respiração e do transporte de oxigênio para os tecidos.

Fisiologia da respiração

O emprego do oxigênio e do suporte ventilatório, indispensáveis na manutenção da vida em diversas patologias, deve ser pautado pela administração da **menor assistência suficiente** para que se tenha adequada oxigenação e ventilação do paciente e para, além de contribuir com a sobrevivência do recém-nascido, minimizar os riscos de complicações decorrentes do próprio tratamento.

Desenvolvimento pulmonar

Os pulmões começam a se formar por volta da quarta semana de vida embrionária quando ocorre uma evaginação do intestino primitivo em direção ao mesênquima, havendo, a seguir, sua separação do tubo digestivo. A partir desta estrutura inicial passam a ocorrer dicotomizações distais que dão origem, inicialmente, aos brônquios direito e esquerdo, posteriormente, aos brônquios segmentares, e, assim sucessivamente, até que na 16ª semana a árvore brônquica está praticamente toda formada. Também, durante este período, ocorre a diferenciação das células do epitélio de revestimento das vias de condução bem como surge o tecido cartilaginoso e a musculatura lisa dos brônquios.

A partir da 17ª semana de idade gestacional (IG) passa a ocorrer intensa proliferação vascular no pulmão em formação que, em associação com a formação de bronquíolos respiratórios pode se observar aproximação entre as estruturas vasculares e respiratórias que são fundamentais às trocas gasosas. No período que se estende até a 26ª semana de IG ocorre a diferenciação do epitélio nas porções mais distais das vias aéreas com o aparecimento dos pneumócitos tipo I e II, estes últimos os responsáveis pela produção do surfactante.

No período seguinte, que se estende até a 35ª semana de IG, observa-se que as porções mais distais das vias respiratórias apresentam expressiva expansão com a formação de alvéolos, e, conjuntamente com o adelgaçamento do epitélio e a proliferação da rede capilar ocorre um importante aumento das áreas de troca gasosa. Neste período, ainda se observa a maturação dos pneumócitos tipo II, que passam a se mostrar progressivamente mais aptos a produzir e secretar o surfactante.

A partir da 36ª semana, e estendendo-se além do nascimento, ocorre intensa alveolização dos pulmões, o que traz como consequência significativo crescimento da superfície pulmonar. Considera-se que o aumento do número de alvéolos se estenda até os 3 anos, após isto o aumento dos pulmões passa a ocorrer, principalmente, por crescimento em tamanho dos bronquíolos, dos dutos respiratórios e dos alvéolos.

Fisiologia das trocas gasosas

Na ventilação pulmonar convencional, seja ela espontânea ou com o emprego de um respirador, a movimentação de gases se dá por diferença de pressões entre o meio externo e os alvéolos pulmonares, cessando assim que as pressões se igualem.

Ao volume de gases que é movimentado durante uma inspiração/expiração é dado o nome de volume corrente (VC), nem todo ele atingirá as áreas de troca gasosa, pois parte do VC permanecerá no espaço morto compreendido pelas vias de condução e por alvéolos não perfundidos.

A ventilação alveolar sofre influência da complacência pulmonar, ou seja, do grau de elasticidade pulmonar, de tal modo que havendo diminuição da complacência (menor elasticidade) menor volume de ar será movimentado a cada ciclo respiratório, pois mais rapidamente se obterá o equilíbrio de pressões entre o meio externo e os alvéolos pulmonares.

A resistência de vias aéreas também influencia a ventilação alveolar, já que havendo resistência ao livre fluxo de gases será necessário um tempo mais longo para que ocorra o equilíbrio de pressões entre o meio externo e os alvéolos pulmonares.

O produto entre a resistência de vias aéreas e a complacência pulmonar define a constante de tempo necessária ao equilíbrio entre as pressões, o meio externo e os alvéolos pulmonares, a partir do momento que para de ocorrer movimentação de gases nas vias aéreas. Ao ventilarmos com 1 constante de tempo apenas 63% da área pulmonar atinge este equilíbrio de pressões; para a ventilação adequada dos pulmões devemos utilizar de 3 a 5 constantes de tempo, quando teremos equilíbrio de pressão em 96 a 99% da área pulmonar (Figura 47.1).

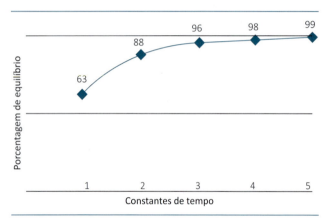

Figura 47.1. Número de constantes de tempo e porcentagem dos pulmões que atingiu equilíbrio de pressão.
Fonte: Adaptada de Chatburn e Lough, 1985.

O volume minuto (V) corresponde à quantidade de gases movimentada nas vias respiratórias em 1 minuto e é o produto do volume corrente pela frequência respiratória (FR).

Ao volume de gases que permanece nos pulmões após uma expiração normal denominamos capacidade residual funcional (CRF), a qual é responsável pela adequada manutenção da aeração pulmonar e das trocas gasosas, estes gases precisam ser continuamente renovados para que se mantenham adequadas as concentrações alveolares de O_2 e CO_2.

A renovação dos gases alveolares sofre influência do volume minuto, de tal modo que a redução do V (hipoventilação) acarretará aumento na concentração de CO_2 e redução na de O_2. A correção desta situação somente será possível por meio da normalização do volume minuto, seja pelo aumento do volume corrente ou pelo aumento da frequência respiratória.

No RN observa-se que a CRF e a complacência pulmonar mantêm estreita relação, de tal modo que havendo diminuição da complacência pulmonar (típico da doença de membrana hialina) se observará redução da CRF e *shunt* intrapulmonar com comprometimento da oxigenação sanguínea. A estratégia para sua correção é o recrutamento alveolar obtido por meio da atuação sobre a pressão média de vias aéreas.

A seguir são apresentados, suscintamente, os meios para realização da oxigenoterapia e assistência respiratória mais habitualmente empregados no RN.

Relação dos gases sanguíneos e parâmetros ventilatórios

Relação com a $paCO_2$

A paCO2 está intimamente relacionada ao volume minuto (volume de gás que é movimentado do meio externo até os alvéolos e vice-versa no período de 1 minuto). O volume minuto é dado pelo produto da frequência respiratória pelo volume corrente (volume de gás que é movimentado do meio externo até os alvéolos e vice-versa a cada respiração).

Nos ventiladores convencionais, interferem no volume corrente a diferença de pressão inspiratória/expiratória (quanto maior a diferença maior o volume corrente) e o tempo inspiratório (tempos muito curtos podem ser insuficientes para a progressão adequada dos gases até as áreas de troca, nos alvéolos). Devemos ventilar nosso paciente utilizando de 3 a 5 constantes de tempo (CT). A CT é dependente da complacência pulmonar e resistência das vias aéreas, de tal modo que nas patologias com diminuição da complacência a constante de tempo é menor enquanto nas situações de aumento da resistência de vias aéreas a CT aumenta.

Nos ventiladores convencionais, mantidos todos os demais parâmetros, tem que se estar alerta aos aumentos de frequência acima de 60 a 80 ciclos por minuto pois tornam os tempos inspiratórios e expiratórios muito curtos e insuficientes para que se obtenha as 3 a 5 constantes de tempo, acarretando diminuição do volume corrente de tal magnitude que produz queda do volume/minuto ao invés do aumento que se pretenderia com a utilização de frequência mais alta.

Relação com a PaO_2

A PaO_2 sofre influência da FiO_2, que influencia diretamente a difusão deste gás dos alvéolos para o capilar pulmonar. Aumento da FiO_2 resulta em aumento proporcional desse gás no alvéolo e, por conseguinte, será maior a sua difusão para o sangue. A elevação da FiO_2 se constitui, geralmente, na primeira medida a ser adotada se a PaO_2 é inferior a 50 mmHg. Resultado oposto se obtém pela redução na FiO_2, o que geralmente se constitui na primeira medida adotada quando a PaO_2 excede os 80 mmHg.

As modificações na pressão média em vias aéreas (média de pressões exercidas durante todo o ciclo respiratório) também alteram a oxigenação, isto se dá por meio de um melhor recrutamento alveolar. A melhora da oxigenação pode ser obtida por meio da elevação da pressão média, que se eleva quando utilizamos pressão inspiratória e/ou pressão expiratória maiores. Também ocorre elevação da pressão média em vias aéreas quando utilizamos tempo inspiratório ou fluxo de gases mais elevados, no entanto, com resultados mais modestos. Cuidado especial deve ser tomado quando do emprego de pressões elevadas pelo risco de barotrauma e/ou patologia pulmonar crônica.

Transporte e entrega de oxigênio

O transporte sanguíneo de oxigênio ocorre de duas maneiras: dissolvido no plasma e ligado à hemoglobina.

A quantidade de oxigênio dissolvido no plasma é de 0,003 mL de oxigênio por 100 mL de sangue para cada mmHg de pressão parcial de O_2. Desta maneira se considerarmos uma PaO_2 de 100 mmHg teremos apenas 0,3 mL de O_2 dissolvido no plasma, claramente insuficiente para manter o suprimento adequado ao metabolismo aeróbico dos tecidos.

A hemoglobina e o oxigênio formam uma ligação facilmente reversível e é a principal forma de transporte do O_2. A quantidade de oxigênio transportada ligada à hemoglobina é de 1,39 mL de O_2 por cada grama de hemoglobina. Se considerarmos hemoglobina de 18 g/100 mL de sangue e houver 100% de saturação desta hemoglobina teremos 25,02 mL de oxigênio transportados desta maneira.

No sangue arterial com pressão de O_2 de 100 mmHg, a saturação de hemoglobina é de aproximadamente 97,5%, enquanto a saturação de hemoglobina no sangue venoso com pressão de O_2 de 40 mmHg é de 75%. Ao passar pelo capilar pulmonar, que está em íntimo contato com os alvéolos pulmonares preenchidos por gases com pressão parcial de O_2 de 100 mmHg, ocorre a rápida difusão do oxigênio para o sangue e sua ligação à hemoglobina. De maneira inversa quando o sangue bem oxigenado passa através dos capilares da periferia e encontra uma baixa pressão parcial de O_2 o oxigênio se desliga da hemoglobina e se difunde para os tecidos.

LEITURAS COMPLEMENTARES

Boros SJ. Variations in inspiratory: Expiratory ratio and pressure wave form during mechanical ventilation: the significance of mean airway pressure. J Pediat. 1979;94(1):114-7.

Carlo WA, Martin RJ. Princípios de Ventilação Assistida Neonatal. Clin Ped Am N. 1986;33:233.

Chatburn RL, Lough MD. Mechanical Ventilation. In Pediatrics Respiratory Therapy. 3rd ed. Lough MD, Doershuk D, Chatburn RL. Chicago: Year Book Medical Publishers; 1985.

Ciszek TA et al. Mean airway pressure-significance during mechanical ventilation in neonates. J Pediat. 1981;99(1):121-6.

Goldsmith JP, Karotkin EH. Assisted ventilation of the neonate. 2nd ed. Philadelphia: Sounders; 1987.

Kirby RR, Banner MJ, Downs JB. Clinical Applications of Ventilatory Support. New York: Churchill Livingstone; 1990.

Lubbers DW, Luft UC, Thews G, Witzleb E. Oxigen Transport in Blood and Tissue. Stuttgart: Georg Thieme Verlag; 1968.

Urban BJ, Weitzner SW. The Amsterdam infant ventilator and the ayre T-piece in mechanical ventilation. Anesthesiology. 1974;40(5):423-32.

Wetzel RC, Gioia FR. High frequency ventilation. Pediatr Clin N Am. 1987;34(1):15-38.

48

Mecanismos de Lesão Pulmonar

Joaquim Eugenio Bueno Cabral
Jaques Belik

Como mostrado no Capítulo 45 – Desenvolvimento Normal e Anormal dos Pulmões, independentemente da idade gestacional do recém-nascido o desenvolvimento pulmonar é um processo que não se encerra com o nascimento. Alterações no desenvolvimento normal dos pulmões, em qualquer de suas fases, podem ocasionar lesões irreversíveis e permanentes na estrutura e na função pulmonar. Evidentemente, quanto mais prematuro ao nascer, maior o risco de lesões pulmonares, principalmente aquelas relacionadas ao tratamento intensivo necessário para manter a sobrevida destes recém-nascidos.

Além dos fatores maternos, imunológicos e genéticos, muitos processos envolvidos nas lesões pulmonares estão relacionados ao cuidado e assistência neonatal, como infecções pós-natais, ventilação mecânica, oxigênio e inflamação. Desta maneira, normas e práticas para reduzir os danos causados pela ventilação mecânica e exposição do recém-nascido a altas concentrações de oxigênio inspiratório devem ser adotadas para minimizar os riscos de injúria pulmonar. A seguir, vamos discutir os principais fatores responsáveis pela lesão pulmonar no período perinatal (Figura 48.1).

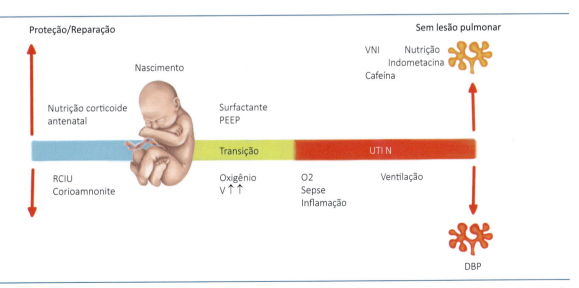

Figura 48.1. Múltiplos fatores influenciam o desenvolvimento pulmonar do RN. No período pós-natal, tanto os fatores de proteção como de injúria são geralmente associados a medidas terapêuticas.
Fonte: Desenvolvida pela autoria.

Oxigênio e estresse oxidativo

Durante a vida fetal, a pressão parcial de oxigênio (PaO2) é inversamente proporcional à idade gestacional e varia de 50 a 28 mmHg entre o 2º e fim do 3º trimestre. Esta concentração de oxigênio na circulação arterial fetal é mais baixa, quando comparada ao período pós-natal. Isto pode ser de importância para a proteção e desenvolvimento do feto, assim com o aumento da PaO2, que normalmente ocorre após o nascimento, é fundamental para o metabolismo, o crescimento e o desenvolvimento do recém-nascido.

O uso e abuso de oxigênio suplementar imediatamente após o nascimento têm atraído grande interesse. Vento et al. alertaram para o risco de altas concentrações de oxigênio suplementar neste vulnerável período, principalmente nos recém-nascidos prematuros. A hiperóxia no período neonatal imediato (hora de ouro), retarda o início da respiração espontânea e potencialmente ocasiona intervenções desnecessárias.

Breves, mas excessivas exposições a concentrações de oxigênio mais altas do que ar ambiente resulta em maior expressão das espécies reativas do oxigênio. Embora muitos tecidos possam ser lesados pela alta concentração de oxigênio, os pulmões são os mais vulneráveis, pois os alvéolos estão diretamente expostos ao gás. O processo associado à toxicidade pulmonar induzida pelo oxigênio depende de muitas variáveis, incluindo tempo e grau de exposição, idade gestacional, estado nutricional e endócrino do recém--nascido, e exposição a outros oxidantes.

Com base em evidência clínica e recomendações de várias entidades médicas internacionais, a saturação arterial de oxigênio deve ser mantida entre 90 e 95%. Porém, mesmo na ausência de hiperoxemia, altas concentrações de oxigênio ao nível alveolar (hiperóxia) ocasiona lesão pulmonar por meio do estresse oxidativo e o baixo nível de enzimas antioxidantes no período neonatal.

A hiperóxia é nociva para os pulmões por meio de dois mecanismos que agem de forma integrada. Primeiramente causando aumento da produção de espécies reativas do oxigênio (ERO) e secundariamente por meio do processo inflamatório e da ativação dos fagócitos.

As ERO são metabólitos derivados do oxigênio e são geradas numa miríade de reações fisiológicas. Mecanismos de produção de ERO incluem: cadeia respiratória mitocondrial, ferro livre e reação de Fenton, inflamação, hipóxia/isquemia, reperfusão e hiperóxia. As ERO podem ser subdivididas em radicais livres e oxidantes. Radicais livres são átomos ou moléculas que contêm um elétron não pareado em sua camada externa, formados a partir da redução incompleta do oxigênio durante o metabolismo aeróbico. Exemplos de radicais livres incluem: superóxido, óxido nítrico, hidroxila e radicais peroxila. Oxidantes contêm elétrons pareados, portanto não são radicais livres, mas são moléculas oxigenadas altamente reativas. Exemplos deste grupo incluem o peróxido de hidrogênio, peroxinitrito e peróxido lipídico. Pela natureza altamente reativa, as ERO podem reagir com componentes celulares alterando sua função e estrutura.

Para proteção celular contra o dano oxidativo, existem antioxidantes endógenos como superóxido dismutase, catalase, glutationa peroxidasse, glutation redutase, peroxiredoxina, tioredoxina redutase, glutationa, bilirrubinas, melatoninas, ácido úrico e ferritina. Alguns outros antioxidantes exógenos como vitaminas C e E, carotenoides, flavonoides, acetilcistena, lecitina de óleo, selênio, zinco magnésio também têm um papel fisiológico importante no período perinatal.

O estresse oxidativo acontece quando a excessiva produção de ERO não pode ser compensada pelo mecanismo de defesa antioxidante. Isto ocorre nos recém-nascidos, principalmente prematuros, pois seus níveis de enzimas antioxidantes são inadequados para proteger os órgãos, principalmente o pulmão, dos danos oxidativos.

O processo de estresse oxidativo inicia modificações estruturais e modulação funcional em ácidos nucleicos, lipídios e proteínas. Destes, os lipídios, que formam a parede celular, são os mais sensíveis à oxidação. A exposição crônica ao oxigênio pode lesar o epitélio pulmonar, causando edema intra-alveolar, inativação do surfactante, espessamento intersticial e, posteriormente, fibrose que eventualmente causa a atelectasia. A hiperóxia promove aumento da diferenciação de fibroblastos protetores pulmonares para miofibroblastos, recrutamento de neutrófilos e aumento da concentração de IL-8 e leucotrienes, resultando em inibição do processo de alveolização.

Inflamação

Vários estímulos pré e pós-natais podem desencadear um processo que envolve estresse oxidativo, recrutamento e ativação de células inflamatórias, e liberação de potentes produtos bioativos que promovem a lesão pulmonar. Entre eles, destacam-se a ventilação mecânica, infecções pré e pós-natais, persistência do canal arterial, enterocolite necrosante, hemorragia craniana peri e intraventricular.

Vários estudos têm demonstrado evidências da inflamação associada à lesão pulmonar por meio da presença de neutrófilos e citoquinas em líquido traqueal de recém--nascidos examinados na sua fase inicial, ou por ocasião do quadro clínico estabelecido da displasia bronco pulmonar (DBP). Aumento das interleucinas associadas ao processo inflamatório como IL-1β, IL-6 e IL-8 e diminuição do conteúdo da anti-inflamatória, IL-10, foram achados no líquido traqueal de crianças que desenvolveram DBP. A liberação de citoquinas de resposta rápida, como fator de necrose tumoral F (TNF-α) e fator de transformação crescimento (TGF-β) pelos macrófagos, pode estimular outras células a recrutar neutrófilos potencializando o processo inflamatório.

Evidências atuais indicam que o processo inflamatório associado a DBP diretamente causa lesões pulmonares independentemente do estresse oxidativo ou do efeito da ventilação. Citoquinas pró-inflamatórias e leucócitos ativados causam quebra da integridade do endotélio capilar e fuga de grandes moléculas para o espaço alveolar. A liberação de elastase e colagenase dos neutrófilos ativados resulta na destruição da elastina e colágeno da sustentação pulmonar. Este mecanismo de lesão pulmonar contribui para a ruptura do septo sacular e/ou alveolar, ocasionando o espessamento da parede vascular e a diminuição da alveolização.

CAPÍTULO 48 – MECANISMOS DE LESÃO PULMONAR

Outros fatores envolvidos no processo inflamatório ligado à lesão pulmonar incluem macrófagos ativados, produtos de degradação lipídica e ativação da α -1 anti-tripsina. Neutrófilos e macrófagos causam liberação adicional de ERO e diversos mediadores inflamatórios que juntos aumentam a injúria pulmonar. Por último, a ativação dos fibroblastos pode ocasionar intensa fibroproliferação e remodelamento das vias aéreas, vasculatura e interstício pulmonar.

Existe uma forte associação entre agentes infecciosos e processo inflamatório pulmonar. Coincidindo com a resposta inflamatória, o fator de transcrição NFkB, um regulador da inflamação e sobrevida celular, está elevado em neutrófilos e macrófagos das vias aéreas de pré-termos colonizados com ureaplasma *urealiticum* e submetidos à ventilação prolongada. A ativação deste fator no pulmão fetal inibe a morfogênese das vias aéreas e a atividade do fator 10 de crescimento do fibroblasto. Este fator é de importância no desenvolvimento pulmonar, assim ligando a inflamação à parada do crescimento pulmonar.

Aparentemente contraditório, diversos modelos animais demonstram que mediadores da inflamação como endotoxinas, fator de necrose tumoral α e fator transformador de crescimento α, aumentam a maturação pulmonar e, desta maneira, são de efeito benéfico. Contudo, estes mediadores têm um efeito maléfico na redução da septação alveolar e remodelação vascular.

Infecções pré e pós-natais

O processo inflamatório associado à infecção pré-natal tem um efeito importante sobre o desenvolvimento dos pulmões. A corioamnionite é um processo de infecção pré-natal das membranas fetais associada a uma resposta inflamatória. A relação da corioamnionite e lesão pulmonar neonatal é bastante controversa.

Em pulmões de ovelhas e ratos com corioamnionite uma resposta inflamatória, caracterizada principalmente por recrutamento de neutrófilos no parênquima pulmonar e aumento na expressão de citoquinas inflamatórias como IL-1, IL-6 e IL-8, foi demonstrada. Tal resposta, entretanto, não evoluiu para pneumonia ou infecção, sugerindo que o feto tem capacidade de suprimir a infecção, porém o processo inflamatório tem um potencial maléfico tanto ao nível do pulmão quanto de outros órgãos como o cérebro.

Ovelhas fetais expostas à endotoxina bacteriana (lipopolisacárido) mostram leucócitos persistentemente ativados nas vias aéreas, que podem resultar em alterações do colágeno e elastina pulmonar com consequente inibição da septação alveolar e espessamento da parede vascular. Macrófagos residentes no tecido pulmonar ativam o NFkB, sinalizador que inibe múltiplos genes responsáveis pelo desenvolvimento pulmonar, ocasionando o espessamento do interstício pulmonar e diminuição da ramificação das vias aéreas. A ativação de NFkB nas células fagocíticas é essencial para liberação de mediadores inflamatórios.

A complexidade da resposta inflamatória fetal é evidente pelos efeitos igualmente positivos. Em modelos animais, a corioamnionite induzida por infecção intra-amniótica de lipopolisacárido de *E. coli* ou mediadores pro inflamatórios ocasiona uma resposta inflamatória aguda que geralmente não se sustenta e pode induzir a maturação pulmonar precoce. Bry et al. demonstraram que a corioamnionite induz maturação precoce dos pulmões de coelhos, indicada pelo aumento de mRNA para as proteínas do surfactante, assim como a melhora da curva pressão-volume. Em pulmões fetais de ratos, Prince demonstrou aumento de células tipo II e expressão de mRNA para proteínas do surfactante via NFkB.

Infecções pós-natais de origem bacterianas e virais estão associadas a inflamações e lesões pulmonares. Nesta última categoria, o citomegalovírus e o vírus sincicial respiratório são relativamente vetores comuns no período neonatal e associados com a alta morbidade e mortalidade. Numerosos estudos associam sepse neonatal, tanto precoce como tardia, com a DBP, sugerindo que a sepse induz uma resposta inflamatória que compromete o desenvolvimento e a reparação pulmonar.

Após uma infecção bacteriana, o recém-nascido responde com o aumento da liberação de IL-6, IL-8 e outros mediadores pro-inflamatórios, assim como com a diminuição da liberação de IL-10 e outros inibidores da cascata inflamatória. Ivarsson et al. encontraram um aumento de IL-8 e molécula de adesão intercelular 1 (ICAM-1) em células pulmonares de recém-nascidos expostos a *S. epidermidis* e *S. aureus*. Beeton et al., examinando o aspirado gástrico de recém-nascidos, demonstraram que a presença de *Ureaplasma* ssp., estava associada a um aumento de IL-6 e IL-8 no fluido pulmonar e desenvolvimento de DBP.

A resposta endotelial sistêmica interage com o epitélio respiratório, resultando em piora da vascularização do leito capilar pulmonar, parada do desenvolvimento alveolar e, finalmente, fibrose pulmonar. O recrutamento de neutrófilos circulantes é o fator principal neste processo. A IL-8 media a migração de leucócitos nos tecidos subjacentes, é a principal responsável pela quimoatração de neutrófilos e é expressada por uma variedade de células, enquanto o ICAM-1 é expressado na superfície de células epiteliais e endoteliais.

Ventilação mecânica

Embora essencial para a sobrevida de muitos recém-nascidos, especialmente aqueles de muito baixo peso, a ventilação mecânica comumente resulta em danos irreparáveis para o pulmão destas crianças. Mesmo períodos muito breves de ventilação invasiva expõem o pulmão dos recém-nascidos à lesão pulmonar induzida pela ventilação (LPIV). Em recém-nascidos, a injúria pulmonar pode começar já na primeira respiração na sala de parto. Isto, em parte, pode estar relacionado ao fato de que comumente se ignora o volume, a concentração de oxigênio e as pressões inspiratórias e expiratórias no momento da reanimação.

A ação mecânica da ventilação invasiva ocasiona o extravasamento de líquidos intersticial, proteínas e sangue para as vias aéreas e alvéolos, acarretando em alterações da mecânica pulmonar, inibição da função do surfactante e inflamação. Diversos mecanismos contribuem para a lesão pulmonar associada à ventilação mecânica. Estes não são exclusivos e normalmente atuam de maneira sinérgica. A hiperdistensão alveolar e as atelectasias cíclicas são as principais desencadeadoras da injuria alveolar durante a ventilação com pressão positiva. Os principais mecanismos da LPIV a serem discutidos neste capítulo incluem: barotrauma, volutrauma, atelectrauma e biotrauma.

Barotrauma

A ventilação com pressões elevadas, a ponto de exceder a complacência do pulmão, ocasiona a síndrome de escape de ar, manifestada como pneumotórax, pneumomediastino ou enfisema intersticial pulmonar. Na verdade, o que resulta na lesão pulmonar é a distensão e a subsequente ruptura alveolar com entrada de gás na camada intersticial (enfisema) e/ou a sua liberação a nível da pleura e mediastino. Altas pressões somente causam lesões pulmonares quando acompanhadas de altos volumes correntes.

A criação de uma fistula, comunicando alvéolos com a pleura, caracteriza o pneumotórax de tensão, enquanto um simples escape de gás causa acúmulo localizado de ar intrapleural que pode se resolver espontaneamente. O uso do termo barotrauma como causador da lesão do parênquima pulmonar ligada ao uso de pressões excessivas deve ser evitado, já que o fator determinante deste processo é a hiperinsuflação alveolar (volutrauma).

Volutrauma

Lesão pulmonar causada pela hiperinsuflação alveolar (Figuras 48.2 e 48.3). Lesão da célula epitelial pulmonar, extravasamento de proteína alveolar, fluxo linfático alterado, formação de membrana hialina e influxo de células inflamatórias podem ser vistas em pulmões de animais ventilados com elevados volumes correntes.

Atectrauma

Lesão pulmonar associada ao colabamento alveolar no final da expiração. Hiperexpansões (durante inspirações) e colapsos (durante expirações) alveolares cíclicos criam forças de cisalhamento que distendem os alvéolos adjacentes e causam injúria, este processo é conhecido como atelectasia cíclica. As unidades mais instáveis do pulmão podem ser mais lesadas por repetidas aberturas e fechamento durante a ventilação. O correto uso de pressão expiratória final positiva (PEEP) previni o dano alveolar, estabilizando as unidades alveolares distais no final da expiração.

Biotrauma

Além das lesões biofísicas causadas pela ventilação, numerosos estudos têm demonstrado que existe uma forma mais sutil de lesão, causada pela liberação de vários mediadores inflamatórios no pulmão, recrutamento pulmonar de leucócitos e iniciação de um processo inflamatório. Esta resposta biológica às concentrações altas de oxigênio inspiratório e aos fatores ligados à ventilação mecânica é conhecida como biotrauma (Figura 48.4). Afora o seu efeito direto sobre os pulmões, mediadores circulantes podem se

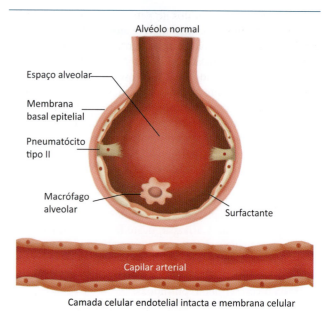

Figura 48.2. Esboço de alvéolo normal sem agressão da ventilação mecânica.
Fonte: Desenvolvida pela autoria.

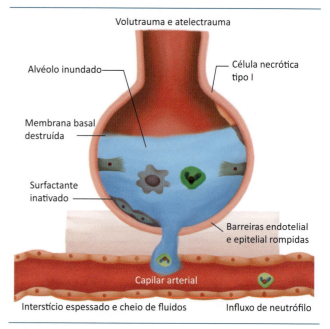

Figura 48.3. Alvéolos lesados pela ventilação mecânica, resultando em injúria endotelial pulmonar e epitelial, inundando o espaço aéreo com edema rico em proteína, macrófagos ativados e neutrófilos.
Fonte: Desenvolvida pela autoria.

transloucar para a circulação sistêmica, resultando em disfunção de vários órgãos.

Como a complacência alveolar de recém-nascidos com patologia pulmonar não é uniforme, mesmo com volumes e pressões adequadas, a ventilação mecânica resulta em relativa hiperdistensão de certos segmentos e hipoventilação/colabamento de outros.

Para melhor explicar este fenômeno considere o seguinte. Se utilizamos, por exemplo, um volume corrente de 5 mL/kg em um pulmão onde somente 1/3 dos alvéolos tem complacência próxima do normal, estas unidades receberão 15 mL/kg, ocasionando em hiperinsuflação e estiramento excessivo desta área. As unidades de baixa complacência têm a tendência a permanecer colabadas (atelectrauma). Por último, é importante lembrar que esta falta de homogeneidade pulmonar e a hiperdistensão de unidades do pulmão com alta complacência libera mediadores inflamatórios por meio de estiramento direto dos alvéolos, endotélio capilar e epitélio distal do pulmão.

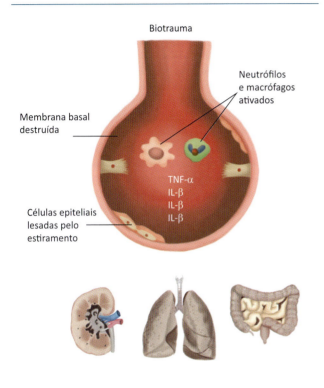

Figura 48.4. Forças mecânicas induzem um aumento nas concentrações de mediadores pró-inflamatórios nos espaços aéreos distais. A perda da compartimentação dos pulmões resulta em liberação destes mediadores na circulação sistêmica ocasionando disfunção de órgãos a distâncias.
Fonte: Desenvolvida pela autoria.

Outros fatores

Além dos já citados, vários fatores podem alterar a maturação pós-natal do pulmão. Alguns de forma direta, outros potencializando um processo inflamatório ou lesão preexistente. Os principais fatores serão discutidos a seguir.

Genéticos

Vários estudos demonstraram uma maior prevalência de DBP em prematuros com história familiar de atopia e asma. Nickerson et al. encontraram uma história familiar positiva para asma em 77% dos recém-nascidos que desenvolveram DBP, comparados com 33% das crianças sem a doença. Dados obtidos de estudos de gemelares indicam uma significante suscetibilidade genética para a DBP.

Existe também uma predisposição genética ao processo inflamatório pulmonar em certos recém-nascidos que evolvem com DBP. Análise genotípica (Floros et al., 2012) identificou dois significantes polimorfismo, rs3771150 e rs3771171 em afro-americanos com DPB. O funcional polimorfismo de NFKBIA que codifica o IkBa, um inibidor de NFkB, está associado com a suscetibilidade à manifestação severa da DBP, assim como a outras doenças inflamatórias pulmonares. Inúmeros estudos estão em andamento para identificar genes e fatores reguladores genéticos que estão envolvidos na patogênese da DBP.

Ambientais

Em países desenvolvidos, e especialmente em grandes cidades, a elevada incidência de problemas respiratórios em crianças tem sido motivo de preocupação. Uma das hipóteses levantadas é a exposição ambiental a substâncias tóxicas durante a fase de desenvolvimento pulmonar. A seguir descrevemos exemplos de fatores ambientais para os quais existe evidência de que afetam o desenvolvimento pulmonar no período pré e/ou pós-natal:

- **Nicotina:** em ratos, a exposição materna à nicotina resultou em supressão da glicólise e glicogenólise nos pulmões de seus fetos. Como a via glicolítica é muito ativa na fase de alveolização, estes distúrbios foram associados à demora da formação septal, à diminuição do número de unidades e ao aumento do volume alveolar.
- **Ozônio:** um dos principais poluentes ambientais. Os efeitos tóxicos dependem da concentração e tempo de exposição. Estudos em humanos usando lavagem bronco alveolar mostraram aumento de células inflamatórias, marcadores da inflamação e alteração de reparação e permeabilidade capilar em adultos expostos ao ozônio. Em pulmões de animais expostos ao O3, as alterações morfológicas ocorreram nas células da interface de ar/tecido durante a alveolização e morfogênese pós-natal.
- **Poluente:** o efeito tóxico da poluição não se restringe a um único fator isolado, mas também está ligado à exposição a uma complexa e possivelmente tóxica mistura de substâncias na atmosfera. Exposição a múltiplos poluentes pode desencadear recrutamento de células inflamatórias e lesão das células epiteliais, injurias estas não esperadas em se lidando com um agente isolado.
- **Arsênico:** exposição ao arsênico no início da vida está associada com doença obstrutiva crônica e câncer do pulmão. Modelos animais indicam que isto está relacionado a alterações aberrantes do desenvolvimento pulmonar, como alteração da ramificação e migração celular, assim como diminuição da elasticidade e suporte estrutural.
- **Alérgenos e endotoxinas:** estes fatores têm um papel relevante no desenvolvimento da doença pulmonar. Tanto os alérgenos presentes principalmente na poeira domésticas como as endotoxinas das bactérias comunitárias têm comprovado impacto trófico no epitélio das vias aéreas condutoras e componentes intersticiais pulmonares.

LEITURAS COMPLEMENTARES

Attar MA, Donn SM. Mechanisms of ventilator-induced lung injury in premature infants. Semin Neonatol. 2002;7(5):353-60.

Beeton ML et al. Role of pulmonary infection in the development of chronic lung disease of prematurity. Eur Respir J. 2011;37(6):1424-30.

Bhandari V et al. Familial and genetic susceptibility to major neonatal morbidities in preterm twins. Pediatrics. 2006;117(6):1901-6.

Blackwell TS et al. NF-kappaB signaling in fetal lung macrophages disrupts airway morphogenesis. J Immunol. 2011;187(5):2740-7.

Bon C et al. Acid-base equilibrium and oxygenation of the human fetus. Study of 73 samples obtained by cordocentesis. Ann Biol Clin (Paris). 1997;55(5):455-9.

Bry K, Lappalainen U, Hallman M. Intraamniotic interleukin-1 accelerates surfactant protein synthesis in fetal rabbits and improves lung stability after premature birth. J Clin Invest. 1997;99(12):2992-9.

Cheah FC et al. Nuclear factor kappaB activation in pulmonary leukocytes from infants with hyaline membrane disease: Associations with chorioamnionitis and Ureaplasma urealyticum colonization. Pediatr Res. 2005;57(5 Pt 1):616-23.

Collins JJ et al. Inflammation in fetal sheep from intra-amniotic injection of Ureaplasma parvum. Am J Physiol Lung Cell Mol Physiol. 2010;299(6):L852-60.

Curley GF et al. Biotrauma and Ventilator-Induced Lung Injury: Clinical Implications. Chest. 2016;150(5):1109-17.

de Wijs-Meijler DP et al. Oxidative injury of the pulmonary circulation in the perinatal period: Short and long-term consequences for the human cardiopulmonary system. Pulm Circ. 2017;7(1):55-66.

Finkelstein JN, Johnston CJ. Enhanced sensitivity of the postnatal lung to environmental insults and oxidant stress. Pediatrics. 2004;113(4 Suppl):1092-6.

Floros J et al. IL-18R1 and IL-18RAP SNPs may be associated with bronchopulmonary dysplasia in African-American infants. Pediatr Res. 2012;71(1):107-14.

Gattinoni L, Pesenti A. The concept of "baby lung". Intensive Care Med. 2005;31(6):776-84.

Gitto E et al. Oxidative stress of the newborn in the pre- and postnatal period and the clinical utility of melatonin. J Pineal Res. 2009;46(2):128-39.

Groneck P et al. Association of pulmonary inflammation and increased microvascular permeability during the development of bronchopulmonary dysplasia: A sequential analysis of inflammatory mediators in respiratory fluids of high-risk preterm neonates. Pediatrics. 1994;93(5):712-8.

Guha Mazumder DN. Arsenic and non-malignant lung disease. J Environ Sci Health A Tox Hazard Subst Environ Eng. 2007;42(12):1859-67.

Hernandez LA et al. Chest wall restriction limits high airway pressure-induced lung injury in young rabbits. J Appl Physiol (1985). 1989;66(5):2364-8.

Ivarsson M, Schollin J, Bjorkqvist M. Staphylococcus epidermidis and Staphylococcus aureus trigger different interleukin-8 and intercellular adhesion molecule-1 in lung cells: Implications for inflammatory complications following neonatal sepsis. Acta Paediatr. 2013;102(10):1010-6.

Jobe AH, Ikegami M. Antenatal infection/inflammation and postnatal lung maturation and injury. Respir Res. 2001;2(1):27-32.

Jobe AH, Ikegami M. Mechanisms initiating lung injury in the preterm. Early Hum Dev. 1998;53(1):81-94.

Kallapur SG et al. Vascular changes after intra-amniotic endotoxin in preterm lamb lungs. Am J Physiol Lung Cell Mol Physiol. 2004;287(6):L1178-85.

Kehrl HR et al. Ozone exposure increases respiratory epithelial permeability in humans. Am Rev Respir Dis. 1987;135(5):1124-8.

Klinger G et al. Outcome of early-onset sepsis in a national cohort of very low birth weight infants. Pediatrics. 2010;125(4):e736-40.

Kordom C, Maritz GS, de Kock M. Maternal nicotine exposure during pregnancy and lactation: I. Effect on glycolysis in the lungs of the offspring. Exp Lung Res. 2003;29(2):79-89.

Koren HS et al. Ozone-induced inflammation in the lower airways of human subjects. Am Rev Respir Dis. 1989;139(2):407-15.

Kotecha S et al. Increase in interleukin-8 and soluble intercellular adhesion molecule-1 in bronchoalveolar lavage fluid from premature infants who develop chronic lung disease. Arch Dis Child Fetal Neonatal Ed. 1995;72(2):F90-6.

Le Cras TD et al. Transient induction of TGF-alpha disrupts lung morphogenesis, causing pulmonary disease in adulthood. Am J Physiol Lung Cell Mol Physiol. 2004;287(4):L718-29.

Mates JM. Effects of antioxidant enzymes in the molecular control of reactive oxygen species toxicology. Toxicology. 2000;153(1-3):83-104.

McCulloch PR, Forkert PG, Froese AB. Lung volume maintenance prevents lung injury during high frequency oscillatory ventilation in surfactant-deficient rabbits. Am Rev Respir Dis. 1988;137(5):1185-92.

Merritt TA et al. Elastase and alpha 1-proteinase inhibitor activity in tracheal aspirates during respiratory distress syndrome. Role of inflammation in the pathogenesis of bronchopulmonary dysplasia. J Clin Invest. 1983;72(2):656-66.

Miller JD, Carlo WA. Pulmonary complications of mechanical ventilation in neonates. Clin Perinatol. 2008;35(1):273-81, x-xi.

Munshi UK et al. Elevation of interleukin-8 and interleukin-6 precedes the influx of neutrophils in tracheal aspirates from preterm infants who develop bronchopulmonary dysplasia. Pediatr Pulmonol. 1997;24(5):331-6.

Nickerson BG, Taussig LM. Family history of asthma in infants with bronchopulmonary dysplasia. Pediatrics. 1980;65(6):1140-4.

Nilsson R, Grossmann G, Robertson B. Lung surfactant and the pathogenesis of neonatal bronchiolar lesions induced by artificial ventilation. Pediatr Res. 1978;12(4 Pt 1):249-55.

O'Donovan DJ, Fernandes CJ. Free radicals and diseases in premature infants. Antioxid Redox Signal. 2004;6(1):169-76.

Ozdemir A, Brown MA, Morgan WJ. Markers and mediators of inflammation in neonatal lung disease. Pediatr Pulmonol. 1997;23(4):292-306.

Ozsurekci Y, Aykac K. Oxidative Stress Related Diseases in Newborns. Oxid Med Cell Longev. 2016;2016:2768365.

Peavy DL, Fairchild EJ. Toxicologic interactions between ozone and bacterial endotoxin. 2nd ed. Environ Res. 1987;42(1):63-71.

Perrone S et al. Oxygen Use in Neonatal Care: A Two-edged Sword. Front Pediatr. 2016;4:143.

Petrucci N, De Feo C. Lung protective ventilation strategy for the acute respiratory distress syndrome. Cochrane Database Syst Rev. 2013;(2):CD003844.

Pierce MR, Bancalari E. The role of inflammation in the pathogenesis of bronchopulmonary dysplasia. Pediatr Pulmonol. 1995;19(6):371-8.

Prince LS et al. Lipopolysaccharide increases alveolar type II cell number in fetal mouse lungs through Toll-like receptor 4 and NF-kappaB. Am J Physiol Lung Cell Mol Physiol. 2004;287(5):L999-1006.

Ramsay PL et al. Early clinical markers for the development of bronchopulmonary dysplasia: Soluble E-Selectin and ICAM-1. Pediatrics. 1998;102(4 Pt 1):927-32.

Rehan V, Torday J. Hyperoxia augments pulmonary lipofibroblast-to-myofibroblast transdifferentiation. Cell Biochem Biophys. 2003;38(3):239-50.

Saugstad OD. Oxidative stress in the newborn a 30-year perspective. Biol Neonate. 2005;88(3):228-36.

Shah J et al. Risk Factors and Outcomes of Late-Onset Bacterial Sepsis in Preterm Neonates Born at < 32 Weeks' Gestation. Am J Perinatol. 2015;32(7):675-82.

Speer CP. Inflammation and bronchopulmonary dysplasia: A continuing story. Semin Fetal Neonatal Med. 2006;11(5):354-62.

Stiskal JA et al. Alpha1-Proteinase inhibitor therapy for the prevention of chronic lung disease of prematurity: A randomized, controlled trial. Pediatrics. 1998;101(1 Pt 1):89-94.

Sweet DG et al. European consensus guidelines on the management of neonatal respiratory distress syndrome in preterm infants-2013 update. Neonatology. 2013;103(4):353-68.

Tremblay LN, Slutsky AS. Ventilator-induced injury: from barotrauma to biotrauma. Proc Assoc Am Physicians. 1998;110(6):482-8.

Turunen R et al. Onset of mechanical ventilation is associated with rapid activation of circulating phagocytes in preterm infants. Pediatrics. 2006;117(2):448-54.

Vento M et al. Preterm resuscitation with low oxygen causes less oxidative stress, inflammation, and chronic lung disease. Pediatrics. 2009;124(3):e439-49.

Verboon-Maciolek MA et al. Clinical and epidemiologic characteristics of viral infections in a neonatal intensive care unit during a 12-year period. Pediatr Infect Dis J. 2005;24(10):901-4.

Ward PA, Lentsch AB. The acute inflammatory response and its regulation. Arch Surg. 1999;134(6):666-9.

Surfactante –
Características e Protocolos de Utilização

Manoel Antonio da Silva Ribeiro

A reposição de surfactante exógeno revolucionou o tratamento da síndrome do desconforto respiratório (SDR) do recém-nascido após sua introdução, em 1980, por Fujiwara et al. Sua utilização mostrou importante redução na mortalidade, na incidência de pneumotórax, de enfisema intersticial e de displasia broncopulmonar, no tempo de suporte ventilatório e de internação hospitalar e nos custos dos cuidados intensivos hospitalar, especialmente nos neonatos com idade gestacional menor do que 30 semanas ou naqueles com peso ao nascer inferior a 1.250 g.

Para a decisão sobre o uso do surfactante, os seguintes pontos devem ser analisados: a seleção da preparação de surfactante, o tempo de administração, as indicações e as técnicas de administração.

Preparações de surfactante

Várias formulações de surfactantes naturais e sintéticos foram desenvolvidas, sendo todas eficazes no tratamento da SDR (Tabela 49.1). Os surfactantes naturais são obtidos de pulmão bovino triturado (Beractanto) ou de lavado broncoalveolar (BLES, Bovactanto e Calfactant) e de extrato de pulmão porcino (Alfaporactante). Esse material é purificado pela extração lipídica que remove os componentes hidrofílicos, incluindo as proteínas surfactantes A e D. A preparação lipídica purificada é composta por proteínas surfactantes B e C, lipídios neutros e quantidades variáveis de fosfolipídios tensoativos (dipalmitoilfosfatidilcolina e fosfatidilglicerol), conforme a preparação comercial. A dipalmitoilfosfatidilcolina é o principal componente que atua na diminuição da tensão superficial alveolar. Os surfactantes sintéticos são representados pelo Colfosceril, composto exclusivamente por dipalmitoilfosfatidilcolina, e pelo Lucinactant, que possui em sua composição dipalmitoiloleil-glicerofosfocolina e sinapultide, um peptídeo que simula a ação da proteína surfactante B, ambos atualmente não estão disponíveis comercialmente.

Os surfactantes naturais são considerados melhores que as formulações sintéticas isentas de proteínas porque apresentam redução significativa na mortalidade, na incidência de pneumotórax e no desfecho combinado morte e displasia broncopulmonar, porém observou-se um risco de enterocolite necrosante um pouco maior. Não foram observadas diferenças entre as preparações de surfactantes quanto à persistência do canal arterial, de septicemia neonatal, de hemorragia intraventricular graus III e IV e de retinopatia da prematuridade. Com relação ao surfactante sintético com proteínas análogas (Lucinactant), alguns ensaios clínicos mostraram resultados similares aos naturais (Beractanto e Alfaporactante). Dentre os surfactantes naturais, o Alfaporactante tem mostrado risco significativamente menor de morte e de displasia broncopulmonar e menor necessidade em ser administrado mais do que uma dose, especialmente quando utilizado na dosagem de 200 mg/kg em comparação com a de 100 mg/kg dele ou de Beractanto.

SEÇÃO IV – SISTEMA RESPIRATÓRIO

Tabela 49.1. Composição e dosagem dos surfactantes naturais e sintéticos.

Nome genérico (comercial)	Concentração de fosfolipídios (mg/mL)	Concentração de proteínas (%)	Dose (mg/kg)	Volume (mL/kg)
Naturais				
Alfaporactante (Curosurf®)	80	1	100 a 200[a]	1,25 a 2,5[b]
Beractanto (Survanta®)	25	<1	100	4
BLES (bovine lipid extract surfactant)[a]	27	0,2 a 0,5	–	–
Bovactanto (Alveofact®)[c]	54	0,6	54	1,2
Calfactant (Infasurf®)	35	0,7	105	3
Sintéticos				
Colfosceril (Exosurf®)[d]	13,5	Isento	67,5	5
Lucinactant (Surfaxin®)[d]	30	0,8	175	5,8

[a]: primeira dose recomendada: 200 mg/kg (2,5 mL/kg); demais doses: 100 mg/kg.

[b]: disponível comercialmente no Canadá.

[c]: disponível na Europa.

[d]: indisponíveis comercialmente.

Fonte: Desenvolvida pela autoria.

Estratégias de administração

A administração de surfactante é baseada no tempo de vida do neonato e pode ser realizada de forma profilática (preventiva) ou terapêutica (de resgate). A administração profilática é realizada em pré-termos de alto risco, antes do estabelecimento da SDR. Normalmente é realizada ainda em sala de parto ou em até 30 minutos após o nascimento. A estratégia terapêutica é realizada somente quando houver a SDR estabelecida, geralmente dentro das primeiras 12 horas de vida. Considera-se como terapêutica precoce quando o surfactante é aplicado nas duas primeiras horas de vida e terapêutica tardia quando a aplicação for após esse período.

Antes do uso precoce do CPAP, a estratégia da administração profilática apresentava menor mortalidade e menor risco de pneumotórax e de enfisema intersticial. Com a aplicação rotineira do CPAP, a terapia profilática não demonstrou essas vantagens e, contrariamente, apresentou maior risco de displasia broncopulmonar e de desfecho combinado de morte ou displasia broncopulmonar nos pré-termos menores de 30 semanas. Por sua vez, foi demonstrado que o uso terapêutico precoce do surfactante apresenta menor prevalência de morte, displasia broncopulmonar e síndrome do escape aéreo quando comparado com a administração de resgate tardia.

A dose e o volume de administração são variáveis entre os surfactantes disponíveis, conforme mostrado na Tabela 49.1. Doses subsequentes de surfactante estão indicadas 4 a 6 horas após a dose inicial nos recém-nascidos que necessitam de FiO_2 igual ou superior a 0,30 nas primeiras 72 horas de vida, pois estão associadas a menores taxas de mortalidade e de morbidades, especialmente nos neonatos com menos de 30 semanas. Não foi demonstrado até o momento que administração de mais de três doses tenha algum benefício adicional.

Técnicas de administração

O surfactante deve ser instilado diretamente nas vias aéreas, o que pode ser realizado de forma invasiva ou não. A técnica invasiva requer a intubação traqueal e um período de ventilação assistida. O surfactante pode ser instilado em bolus ou em pequenas alíquotas, estando o neonato desconectado do ventilador. Durante sua aplicação poderá ocorrer refluxo do mesmo para a cânula. O método Insure (Intubation-Surfactant-Extubation) é uma forma de instilação invasiva que consiste na intubação seguida da aplicação de surfactante com breve ventilação e posterior extubação e colocação em CPAP. Esse modo é utilizado para evitar ou minimizar a duração da ventilação mecânica em recém-nascidos com SDR, podendo diminuir o risco de displasia broncopulmonar.

A administração menos invasiva (Lisa – *Less invasive surfactant administration*) ou a minimamente invasiva (Mist – *Minimally invasive surfactant therapy*) consiste na administração de surfactante intratraqueal através de um cateter fino sob laringoscopia direta, enquanto o paciente é mantido em CPAP e respira espontaneamente. Na técnica Lisa utiliza-se um cateter flexível e uma pinça Magill para posicioná-lo, e na Mist utiliza-se apenas um cateter venoso fino e rígido. A administração de surfactante por aerossol por máscara laríngea ainda não é recomendada para o uso clínico rotineiro.

Complicações do uso de surfactante

Algumas complicações podem ser observadas na administração do surfactante como obstrução das vias aéreas, episódios de quedas de saturação, bradicardia, alterações no fluxo sanguíneo e atividade elétrica cerebral, complicações relacionadas à intubação traqueal e à ventilação manual ou mecânica. Como há um rápido aumento do volume, da capacidade residual e da complacência pulmonar após a instilação do surfactante, é necessário atenção à realização de mudanças nos parâmetros da ventilação mecânica, com o objetivo de minimizar os riscos de lesão pulmonar e de extravasamento de ar.

A terapia de reposição de surfactante não mostrou afetar a incidência de outras morbidades, como retinopatia da prematuridade, infecções relacionadas à assistência respiratória, enterocolite necrosante, *ductus arteriosus* patente, desfechos neurológicos, distúrbios de desenvolvimento e problemas médicos ou educacionais.

Várias substâncias, como mecônio, sangue e albumina, inibem a função surfactante, ocasionando disfunções ou deficiências secundarias e indicando outros usos. Em neonatos intubados com hemorragia pulmonar grave, com síndrome de aspiração de mecônio que necessita de FiO_2 maior do que 0,50, e nos casos de pneumonia neonatal com índice de oxigenação maior do que 15, a reposição de surfactante tem mostrado melhora na oxigenação e redução na necessidade de ECMO. Nos casos de hérnia diafragmática congênita e hipoplasia pulmonar, o surfactante não melhora os desfechos clínicos.

Protocolos e diretrizes

As recomendações quanto ao tratamento da SDR e do uso de surfactante pulmonar exógeno propostas pela Academia Americana de Pediatria, pelas Diretrizes do Consenso Europeu, pela Sociedade Canadense de Pediatra e pela Associação de Medicina Intensiva Brasileira são resumidas a seguir:

1. Aplicar o CPAP imediatamente após o nascimento, com indicação de surfactante de forma seletiva, alternativamente à intubação rotineira para administração profilática nos neonatos pré-termos.
2. O tratamento terapêutico precoce deve ser o padrão para a aplicação de surfactante. Todo pré-termo com idade gestacional inferior a 30 semanas e que necessita de ventilação mecânica assistida em função da SDR ou que necessite de FiO_2 acima de 0,40 para manter uma saturação transcutânea de oxigênio acima de 90% deverá receber surfactante após a estabilização inicial, até 2 horas de vida. O Consenso Europeu indica a instilação de surfactante nos recém-nascidos com menos de 26 semanas de idade gestacional que necessitam de FiO_2 acima de 0,30.
3. O tratamento profilático está indicado nos recém-nascidos com alto risco de desenvolver SDR: pré-termos extremos que necessitam ser intubados para estabilização após o parto. O Consenso Europeu considera a aplicação de surfactante profilático nos pré-termos extremos em que a mãe não recebeu corticoide antenatal. A estratégia ventilatória opcional após a aplicação profilática do surfactante inclui o rápido desmame do ventilador e extubação para CPAP.
4. Utilizar surfactante natural, preferentemente Alfaporactante, na dose inicial de 200 mg/kg.
5. As 2ª e 3ª doses de surfactante, 100 mg/kg, 4 a 6 horas após a dose inicial, estão indicadas se houver evidência de SDR progressiva, como necessidade persistente de FiO_2 igual ou maior do que 0,30 ou de ventilação mecânica até 72 horas de vida.
6. A técnica Insure deve ser a preferida nos recém-nascidos que apresentam falha ao CPAP, deixando-se o modo Lisa ou Mist como alternativa naqueles com respiração espontânea.
7. Outras utilizações do surfactante devem ser consideradas nos casos de insuficiência respiratória hipoxêmica em função da deficiência secundária de surfactante: neonatos intubados com hemorragia pulmonar evoluindo para deterioração clínica; recém-nascidos com síndrome de aspiração de mecônio intubados que necessitam de FiO_2 igual ou maior do que 0,50; recém-nascidos muito graves com pneumonia, que apresentam um índice de oxigenação maior do que 15.
8. É recomendado que os fetos com risco de desenvolver SDR nasçam em centros onde haja pessoas treinadas e equipamento apropriado para manejar estes recém-nascidos adequadamente, especialmente os que necessitam receber surfactante.

LEITURAS COMPLEMENTARES

Davis DJ, Barrington KJ. Canadian Pediatric Society, Fetus and Newborn Committee. Recommendations for neonatal surfactant therapy. Paediatr Child Health. 2005;10:109-16.

Dunn MS, Jefferies AL. Canadian Pediatric Society, Fetus and Newborn Committee. Recommendations for neonatal surfactant therapy – Addendum. Paediatr Child Health. 2012 Mar;17(3):137-8.

Fujiwara T, Adams FH. Surfactant for hyaline membrane disease. Pediatrics. 1980;66:795-8.

Fujiwara T, Maeta H, Chida S, Morita T, Watabe Y, Abe T. Artificial surfactant therapy in hyaline-membrane disease. Lancet. 1980;1:55-9.

Polin RA, Carlo WA, American Academy of Pediatrics, Commitee on Fetus and Newborn. Surfactant replacement therapy for preterm and term neonates with respiratory distress. Pediatrics. 2014;133:156-63.

Polin RA, Carlo WA, American Academy of Pediatrics, Commitee on Fetus and Newborn. Respiratory support in preterm infants at birth. Pediatrics. 2014;133:171-4.

Rebello CM, Procianoy R, Freddi A, Araujo KJ, Queirós Filho H, Mascaretti RS. I Consenso Brasileiro de Ventilação Mecânica em Pediatria e Neonatologia: uso do surfactante no recém-nascido. São Paulo: Associação de Medicina Intensiva Brasileira; 2012 [Internet]. Disponível em: http://www.sbp.com.br/fileadmin/user_upload/pdfs/I_Consenso_Brasileiro_de_Surfactante.pdf.

Sweet DG, Carnielli V, Greisen G, Hallman M, Ozek E, Plavka R et al. European Consensus Guidelines on the management of neonatal respiratory distress syndrome in preterm infants- 2016 update. Neonatology. 2017;111:107-25.

Avaliação da Função Pulmonar

José Roberto de Moraes Ramos
Anniele Medeiros Costa

O teste da função pulmonar é realizado em lactentes e crianças com o objetivo de avaliar o crescimento e o desenvolvimento pulmonar e pode ser uma ferramenta auxiliar para diagnósticos e tratamentos das doenças envolvendo o aparelho respiratório. Naqueles com doença pulmonar estabelecida, a função pulmonar é bastante utilizada para avaliar a progressão da doença e a eficácia da terapia. No entanto, nesta faixa etária os exames não são uma tarefa fácil.

Nos últimos anos, vários equipamentos surgiram, permitindo inclusive detectar pequenas heterogeneidades na função pulmonar, ocasionando uma melhor compreensão da fisiopatologia respiratória desta população.

A comparabilidade entre os diversos equipamentos e centros de pesquisa no mundo é ainda considerada um desafio no estabelecimento de valores de referência para as diversas populações, principalmente em relação aos bebês nascidos prematuramente.

Neste capítulo, descreveremos os métodos comercializáveis para avaliação da função pulmonar, os procedimentos necessários para os exames, os achados clínicos e sua interpretação, bem como as vantagens e as limitações de cada método.

Características gerais da função pulmonar

Um teste de função pulmonar ideal deve ser capaz de distinguir claramente uma alteração, ser seguro, aceitável para crianças (e responsáveis), de simples execução e reprodutível. Uma parte da população pediátrica tem risco elevado para morbidade respiratória e pode se beneficiar de um exame precoce de sua função pulmonar (Quadro 50.1).

Quadro 50.1 Crianças com risco elevado de morbidade respiratória.	
Pré-termo	▪ Aparelho respiratório incompleto ▪ Ausência de anticorpos maternos
Doença pulmonar crônica	▪ Atividade deficiente dos brônquios ▪ Capacidade pulmonar reduzida
Cardiopatias congénitas	▪ Circulação pulmonar deficiente ▪ Hipertensão pulmonar ▪ Fluxo sanguíneo pulmonar aumentado
Doenças neuromusculares	▪ Diminuição da capacidade dos músculos respiratórios
Imunodeficientes	▪ Diminuição das defesas ▪ Baixa capacidade para eliminar o vírus

Fonte: Desenvolvido pela autoria.

A avaliação da função pulmonar em lactentes e crianças até 2 anos de idade é mais desafiadora e geralmente não está incluída nos exames clínicos de rotina, pois pode ser necessária sedação (Godfrey et al., 2003).

Os resultados dos testes de função pulmonar na infância podem ser afetados pelos examinadores, portanto os exames só devem ser realizados por uma equipe devidamente treinada com *expertise* no assunto. Vários fatores devem ser considerados na hora do laudo do exame, como sexo, idade, tamanho corporal, prematuridade e etnia (Braun L, 2015). Alguns pesquisadores tem tentado otimizar os testes de função pulmonar por meio das análises interindivíduos, Kirkby et al. (2013) e Quanjer et al. (2012), mas ainda não existe consenso.

Principais objetivos dos testes de função pulmonar nesta faixa etária:

- detecção e identificação de doença pulmonar (diagnóstico);
- avaliação da progressão da doença (monitoramento da doença);
- análise da eficácia da terapia, medicamentosa ou não.

Métodos de função pulmonar

Pletismografia por indução

É um método não invasivo para determinar a frequência respiratória e estimar o volume corrente, além de permitir medidas de sincronização respiratória e fluxo de ar. É bastante utilizado para detecção de assincronia toracoabdominal.

A mudança de fase entre o tórax e o abdome é uma medida de assincronia toracoabdominal. Os valores aumentados podem ser um sinal de aumento do trabalho de respiração. A assincronia toracoabdominal é encontrada em doenças pulmonares e neuromusculares.

Em um estudo longitudinal de crianças com fibrose cística, a partir de um aumento da assincronia toracoabdominal os pesquisadores acompanharam a progressão da doença (Ren et al., 2012). A pletismografia por indutância também pode ser usada para detecção de apneia em distúrbios obstrutivos do sono ou após cirurgia.

O princípio de medição da pletismografia por indução está nas mudanças relacionadas à ventilação na seção transversal da caixa torácica e do abdome. Duas bandas elásticas são colocadas ao redor do tórax e do abdome. Cada banda contém um fio isolado através do qual passa uma corrente elétrica alternada. O fio é disposto na banda em forma zigue-zague. Cada um forma uma bobina e gera um fraco campo magnético. As mudanças nesse campo são diretamente proporcionais ao volume pulmonar, proporcionando a medida deste.

Em geral, o exame é realizado durante o sono em respiração tranquila e postura supina (Figura 50.1). Segundo Mayer et al. (2003), os resultados são dependentes da posição do corpo e isso deve ser sempre documentado caso a posição protocolar não possa ser adotada ou quando se quer estudar o lactente ou a criança em posição diferenciada.

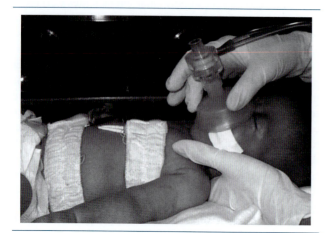

Figura 50.1. Lactante realizando exame de pletismograma por indutância.
Fonte: Acervo da autoria.

Os sinais da pletismografia por indutância podem ser calibrados usando medidas de fluxo respiratório (Sackner et al., 1989) e máscaras faciais não são necessárias (Tabachnik et al., 1981).

A grande vantagem da pletismografia por indutância está no fato de ser um método seguro, totalmente não invasivo, sem riscos conhecidos e que requer apenas uma mínima cooperação, não necessitando de sedação.

Pletismografia de corpo inteiro

A pletismografia do corpo inteiro (Figura 50.2) é o padrão-ouro para a determinação da resistência da via aérea e dos volumes pulmonares. Permite a medição de todo o pulmão (estático e dinâmico), incluindo volume residual (VR), capacidade residual funcional (CRF) e capacidade pulmonar total (CPT).

Um pletismógrafo de corpo inteiro para lactentes e crianças pequenas é uma caixa rígida, de acrílico transparente, no qual os pacientes são examinados em sono profundo (padrão conseguido com uso de sedação) e em posição supina (Stocks et al., 2001).

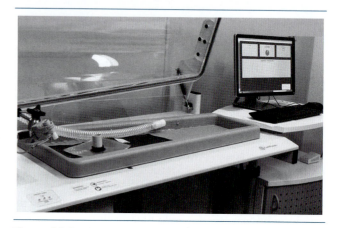

Figura 50.2. MasterScreen Paed/BabyBody®.
Fonte: Acervo da autoria.

Alterar as dimensões torácicas com inflação pulmonar e deflação resulta em mudanças periódicas na pressão dentro da câmara porque o ar na caixa fechada é comprimido e descompactado.

A medida do volume de gás intratorácico (FRCpleth) é baseado na lei de Boyle-Maryotte que preconiza que à temperatura constante, a pressão de um gás é inversamente proporcional ao volume. Quando o volume pulmonar ao final de uma expiração normal é determinado a via aérea é temporariamente ocluída, fechando um obturador localizado perto da máscara; posteriormente a criança continua a respirar contra o obturador fechado. Durante esses esforços respiratórios, o volume de gás intratorácico é comprimido e descompactado e a pressão da via aérea e pletismográficas são gravadas simultaneamente. A pressão medida na boca reflete a alteração na pressão alveolar, e a pressão calibrada do pletismógrafo fornece mudanças de volume durante os esforços respiratórios contra a oclusão, permitindo o cálculo do volume de gás intratorácico. Quando a oclusão é feita ao fim da expiração, a capacidade residual funcional pode ser calculada a partir do volume de gás intratorácico por subtração do espaço morto do aparelho, com isso, o exame nos fornece dados que permitem avaliar o grau de comprometimento pulmonar.

Em lactentes e crianças pequenas, como dito anteriormente, o exame é feito na posição supina e com sedação. Uma máscara facial é colocada e pode ser necessária uma massa em silicone em torno da máscara para evitar qualquer tipo de vazamento.

A avaliação clínica é qualitativa e quantitativa. A forma e a inclinação do *loop* da resistência específica da via aérea são analisadas visualmente em primeiro lugar.

- **Crianças saudáveis:** o ciclo está fechado, sua inclinação durante a inspiração e a expiração é quase a mesma sem histerese e sua forma é minimamente não linear (Nicolai e Griese, 2011).
- **Estreitamento das vias aéreas centrais sem obstrução das pequenas vias aéreas:** ciclo caracterizado por achatamento, alongamento do *looping* e inclinação no sentido horário.
- **Obstrução de via aérea não homogênea com limitação de fluxo expiratório:** anel de resistência aberto, especialmente durante a expiração.
- **Pacientes com paresia diafragmática ou sobrepeso:** ciclo em forma de V.
- **Obstrução dinâmica das vias aéreas:** inclinação do ciclo no sentido horário.
- **Obstrução das vias aéreas extratorácicas:** ciclo com forma pronunciada simulando a letra S.

Os valores absolutos de resistência da via aérea podem distinguir crianças saudáveis de crianças doentes, avaliar o grau de obstrução das vias aéreas e a gravidade da doença pulmonar (Leben e von der Hardt, 1983).

Se o valor da capacidade residual funcional (CRF) detectado pela pletismografia do corpo inteiro não estiver dentro da referência, o alcance e a determinação adicional de CRF com lavagem de gás inerte podem ser úteis. A duração do exame é curta. A pletismografia do corpo inteiro é o método padrão para a determinação de capacidade residual funcional e resistência de vias aéreas. No entanto, este método por si só não é suficiente para a detecção de distúrbios ventilatórios moderados nas pequenas vias aéreas periféricas. O cálculo da resistência da via aérea, bem como do volume residual e da capacidade pulmonar total, depende da medição correta do volume de gás intratorácico, portanto, é necessário que este volume seja adequadamente medido.

Técnica de oclusão da via aérea

Vários métodos utilizam o procedimento de oclusão das vias aéreas para obter informações sobre diferentes aspectos da função pulmonar. A oclusão é realizada em diferentes pontos de tempo do ciclo respiratório. A oclusão das vias aéreas até o final da inspiração permite a avaliação da mecânica do sistema respiratório, de forma passiva (sistema respiratório, resistência e constante de tempo), de uma única respiração. Esse método é chamado de oclusão simples (TOS). A técnica de múltiplas oclusões (TMO) executa as oclusões em diferentes pontos de tempo de expiração.

A técnica de interrupção usa a abordagem da oclusão das vias aéreas iniciada tipicamente durante o fluxo expiratório ou margem de expiração máxima. Este método é aplicado para determinar a resistência do sistema respiratório passivo (Bridge e McKenzie, 2001).

A técnica de oclusão descrita ainda não tem ampla aceitação clínica e é utilizada principalmente na pesquisa clínica.

A TOS é uma breve oclusão das vias respiratórias acima do nível da capacidade residual funcional que provoca o reflexo de Hering-Breuer. Isso resulta em uma curta apneia e relaxamento dos músculos respiratórios. Desde que não haja fluxo durante o relaxamento, a pressão na abertura da via aérea corresponde à pressão nos alvéolos (Merkus et al., 2005), e é igual à pressão de recuo de todo o tórax-pulmão.

A curva de fluxo-volume expiratório permite o cálculo da constante de tempo de expiração a partir da parte linear da relação fluxo-volume. O pré-requisito é que o sistema respiratório se comporte como um único compartimento. O conhecimento da conformidade do sistema respiratório e da constante de tempo permite um cálculo simples da resistência do sistema respiratório. Alternativamente, a resistência pode ser calculada por meio da pressão medida na abertura da via aérea, no momento da oclusão, dividida pelo fluxo extrapolado no início da expiração.

A técnica de oclusão múltipla também se baseia no reflexo de Hering-Breuer repetidamente evocado por várias oclusões breves das vias aéreas durante a expiração. As pressões correspondentes na abertura da via aérea são relacionadas aos respectivos volumes acima da capacidade residual funcional em todos os pontos de tempo das oclusões.

A criança deve sempre estar em posição supina, com a cabeça em linha neutra e com uma discreta extensão do pescoço. A máscara facial deve envolver o nariz e a boca (Childet al., 2001). É essencial que a musculatura respiratória esteja relaxada durante as medidas da mecânica respiratória, por isso uma sedação eficaz é importante.

Aplicabilidade dos testes de função pulmonar

No Quadro 50.2, constam as principais aplicações clínicas dos exames de função pulmonar dentro do 1º ano de vida.

> **Quadro 50.2**
> **Principais aplicações clínicas das provas funcionais em recém-nascidos e lactentes.**
>
> - Avaliar a mecânica ventilatória na fase aguda e crônica.
> - Avaliar movimentos da caixa torácica, principalmente em doenças neuromusculares.
> - Verificar a eficácia de uma intervenção terapêutica, como broncodilatadores, diuréticos e corticoides.
> - Avaliar a reatividade de vias aéreas.
> - Auxiliar na intervenção terapêutica e no desmame das medicações em uso.
> - Avaliar a resolução de uma doença pulmonar aguda.
> - Avaliar a relação do fluxo e volume pulmonar com refluxo gastroesofágico.
> - Acompanhar a evolução de doenças pulmonares, principalmente a DBP.
> - Auxiliar no prognóstico da doença pulmonar crônica.

Fonte: Desenvolvido pela autoria.

A avaliação precisa da função pulmonar em lactentes e crianças pequenas geralmente requer expiração forçada, interrupção do fluxo e, frequentemente, sedação ou anestesia.

Os testes de função pulmonar dentro do 1º ano de vida, particularmente com técnica com fluxos expiratórios forçados, têm sido bastante utilizados principalmente em pesquisa clínica, gerando dados muito importantes sobre o desenvolvimento pulmonar. Poderiam ser usados para diagnóstico e monitoramento precoce de doenças pulmonares, avaliação das intervenções terapêuticas e avaliação do curso da doença, no entanto seu uso permanece restrito a alguns centros de pesquisa em virtude do alto custo dos equipamentos, do tempo gasto para cada exame e da necessidade de equipe extremamente qualificada para sua realização.

Infelizmente, a dificuldade em medir a função pulmonar do nascimento até a primeira infância levou a uma lacuna no conhecimento das mudanças na função pulmonar ao longo do tempo para os bebês prematuros e os sobreviventes da prematuridade.

LEITURAS COMPLEMENTARES

Braun L. Race, ethnicity and lung function: A brief history. Canadian Journal of Respiratory Therapy: CJRT = Revue Canadienne de la Thérapie Respiratoire: RCTR. 2015;51(4):99-101.

Bridge PD, McKenzie SA. Airway resistance measured by the interrupter technique: Expiration or inspiration, mean or median? European Respiratory Journal Mar. 2001;17(3)495-8.

Child F, Clayton S et al. How should airways resistance be measured in young children: Mask or mouthpiece? European Respiratory Journal Jun. 2001;17(6)1244-9.

Di Fiore JM, Carlo WA. Assessment of neonatal pulmonary function. In: Martin RJ, Fanaroff AA, Walsh MC (ed). Fanaroff and Martin's neonatal-perinatal medicine: Diseases of the fetus and infant. 71. Philadelphia: Elsevier/Saunders; 2015. p.1060-73.

Godfrey S, Bar-Yishay E, Avital A, Springer C What is the role of tests of lung function in the management of infants with lung disease? Pediatr Pulmonol. 2003 Jul;36(1):1-9.

Jordan BK, McEvoy CT. Trajectories of Lung Function in Infants and Children: Setting a Course for Lifelong Lung Health. Pediatrics. 2020 Oct;146(4):e20200417. doi: 10.1542/peds.2020-0417. Epub 2020 Sep 16.

Kirkby J, Bonner R, Lum S et al. Interpretation of pediatric lung function: Impact of ethnicity. Pediatric pulmonology. 2013;48(1):20-6.

Leben M, von der Hardt H. Airway resistance, airway conductance, specific airway resistance, and specific airway conductance in children. Pediatr Res. 1983 Jun;17(6):508-13.

Mayer OH, Clayton RG Sr, Jawad AF, McDonough JM, Allen JL. Respiratory inductance plethysmography in healthy 3-to 5-year-old children. Chest. 2003 Nov;124(5):1812-9.

Merkus et al. Respiratory function measurements in infants and children. European Respiratory Monograph. 2005;31(31).

Quanjer PH et al. Multi-ethnic reference values for spirometry for the 3-95-yr age range: The global lung function 2012 equations. Eur Respir J. 2012 Dec;40(6):1324-43.

Ren CL et al. Analysis of the associations between lung function and clinical features in preschool children with Cystic Fibrosis, June 2012. Pediatric Pulmonology. 47(6):574-81.

Sackner MA et al. Calibration of respiratory inductive plethysmograph during natural breathing. J Appl Physiol (1985). 1989 Jan;66(1): 410-20.

Simpson SJ, Turkovic L, Wilson AC, et al. Lung function trajectories throughout childhood in survivors of very preterm birth: a longitudinal cohort study. Lancet Child Adolesc Health 2018; published online March 22. http://dx.doi.org/10.1016/S2352-4642(18)30064-6.

Stocks et al. Plethysmographic measurements of lung volume and airway resistance. ERS/ATS Task Force on Standards for Infant Respiratory Function Testing. European Respiratory Society/American Thoracic Society. Eur Respir J. 2001 Feb;17(2):302-12.

Tabachnik E et al. Measurement of ventilation in children using the respiratory inductive plethysmograph. The Journal of Pediatrics. 1981;99(6):895-9.

Travers Colm P et al. Preterm infants and the lung function testing gap. The Lancet Child & Adolescent Health. 2018;2(5):308-10.

Aspectos Radiológicos Normais e das Principais Doenças no Tórax do Recém-Nascido

Beatriz Regina Alvares
Flávia de Souza Barbosa Dias

A radiologia convencional desempenha um papel relevante no diagnóstico e acompanhamento das doenças congênitas e adquiridas do recém-nascido (RN), sendo por isto considerada um dos métodos de imagem mais usados no período neonatal.

A maior parte dos exames radiológicos não contrastados, realizados em RN, especialmente aqueles que são prematuros, pode ser feita na própria unidade de tratamento intensivo (UTI) neonatal por meio de um aparelho de raio X portátil, evitando o deslocamento destes pacientes e reduzindo os riscos de eventuais complicações.

Apesar dos benefícios diagnósticos obtidos por este método de imagem, como as crianças são mais sensíveis que os adultos à exposição da radiação ionizante, e a mesma é cumulativa no organismo, é de fundamental importância o treinamento adequado dos técnicos de raio X na realização de radiografias de bom padrão técnico, evitando repetições de exames radiológicos e reduzindo, desta maneira, a quantidade de radiação utilizada nos RN.

Do mesmo modo, também é necessária a adequada análise dos achados radiológicos pelo médico interpretador, levando sempre em consideração a idade desde o nascimento e as informações clínicas do RN, possibilitando, assim, o diagnóstico adequado e a rápida aplicação de condutas clínicas pertinentes.

O exame radiológico de tórax representa o principal método de imagem para diagnóstico e acompanhamento das doenças pulmonares neonatais.

Em recém-nascidos (RN) prematuros, as radiografias devem ser realizadas com aparelho portátil na UTI neonatal, com o RN dentro da incubadora e aqueles a termo podem realizar os exames radiológicos na área de imagem do hospital.

Na maioria dos casos, a incidência anteroposterior (AP) do tórax possibilita a realização do diagnóstico, e a incidência em perfil (P) somente deverá ser realizada para esclarecimentos de dúvidas diagnósticas, reduzindo desse modo a quantidade de radiação a que o RN é submetido.

Quando for realizada a primeira radiografia de tórax é importante a inclusão do abdome, especialmente nos RN que não fizeram ultrassonografia pré-natal, para descartar doenças que ocasionam angústia respiratória, como hérnia diafragmática congênita.

A análise do exame radiológico de tórax deve sempre iniciar pela avaliação da qualidade técnica, pois uma radiografia mal feita pode induzir a erros diagnósticos.

O conhecimento das especificidades desta radiografia na faixa etária neonatal também é importante assim como o estudo comparativo com os exames anteriores e as informações clínicas do RN.

Padrão técnico e análise da radiografia

Padrão técnico

Os critérios considerados tecnicamente corretos para avaliar a radiografia de tórax na incidência AP são: posicionamento do RN, grau de penetração dos raios X, grau de insuflação pulmonar, posicionamento do tubo de raios X e nitidez da radiografia. No posicionamento, observa-se a simetria das clavículas e arcos costais em relação à linha média e a ausência de sobreposição da cabeça sobre o terço superior do tórax. O grau de penetração do raio X é considerado adequado pela visibilização dos espaços intervertebrais das vértebras torácicas através do mediastino. O grau de insuflação pulmonar adequado pode ser avaliado por meio da localização da hemicúpula diafragmática direita no nível do oitavo arco costal posterior. O posicionamento correto do tubo de raios X no tórax do RN pode ser constatado pela inclinação caudal dos arcos costais anteriores. E por último, a radiografia não pode estar movida, o que pode ser constatado pela boa definição de todas as estruturas anatômicas do tórax.

Na radiografia em perfil, o RN encontra-se adequadamente posicionado quando o esterno está localizado anteriormente e a coluna torácica posteriormente, sem a sobreposição dos membros superiores que se encontram erguidos acima do tórax. Considera-se o grau de penetração da radiografia adequado quando as estruturas anatômicas podem ser visibilizadas através da interface com suas diferentes densidades e o grau de insuflação correto quando as hemicúpulas diafragmáticas situam-se abaixo da imagem cardíaca. A radiografia não está movida quando pode ser constatada a nitidez de todas as estruturas anatômicas, incluindo as cúpulas diafragmáticas.

Análise da radiografia

A análise da radiografia AP (Figura 51.1A). deve iniciar por meio dos tecidos moles da parede torácica, podendo se observar redução ou aumento em sua espessura, respectivamente nos RN com baixo peso, desnutridos ou edemaciados.

As estruturas ósseas devem ser minuciosamente avaliadas: extremidade proximal dos úmeros, escápulas, clavículas, arcos costais e coluna torácica visando excluir malformações congênitas, traumas ou alterações suspeitas para doenças infecciosas, especialmente lues congênita.

O parênquima pulmonar apresenta-se aerado, quando se observa densidade aérea até a periferia de ambos os pulmões.

Os vasos pulmonares apresentam-se como finas imagens tubulares, com densidade de tecidos moles mais evidentes na região central de ambos os pulmões sendo quase imperceptíveis na periferia pulmonar, representando um achado radiológico normal.

O coração ocupa em torno de 60% do espaço intratorácico o que é normal no período neonatal e apresenta-se encoberto superiormente pela imagem tímica, não sendo possível a visibilização dos grandes vasos da base, nesta faixa etária.

As cúpulas diafragmáticas apresentam forma arqueada e contornos lisos, formando lateralmente ângulos agudos nas paredes laterais do tórax, denominados de seios costofrênicos. Esta configuração exclui a possibilidade de alguma alteração como derrame pleural ou pneumotórax.

Na análise da radiografia de tórax em perfil (Figura 51.1B), pode-se verificar que as estruturas ósseas do esterno apresentam-se separadas, três núcleos de ossificação no corpo e um no manúbrio, o que é normal em RN. Os corpos vertebrais torácicos apresentam densidades radiolucentes centrais representadas pelos foramens de vasos nutrientes. A imagem tímica é visível como um aumento da densidade retroesternal, acima do coração. As hemicúpulas diafragmáticas estão sobrepostas e anteriormente apenas a hemicúpula direita é visibilizada (setas), pois a esquerda encontra-se obscurecida pela sobreposição da imagem cardíaca. Posteriormente, as hemicúpulas sobrepostas estão mais baixas, formando os ângulos costofrênicos posteriores.

Núcleos de ossificação da cintura escapular

Os núcleos de ossificação secundários da cintura escapular podem estar presentes em radiografias de tórax havendo uma relação entre a sua presença e a idade gestacional a termo do RN (Figura 51.2).

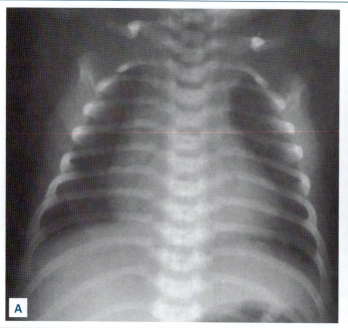 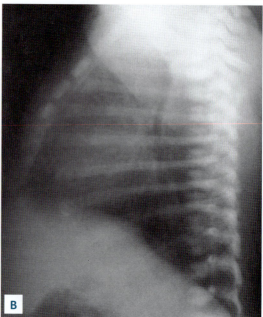

Figura 51.1. Radiografias de tórax AP e P de RN a termo, tecnicamente bem realizadas e sem evidências de anormalidades.
Fonte: Arquivo Didático do Serviço de Radiologia do Centro de Atenção Integral à Saúde da Mulher (CAISM) da Universidade Estadual de Campinas (Unicamp).

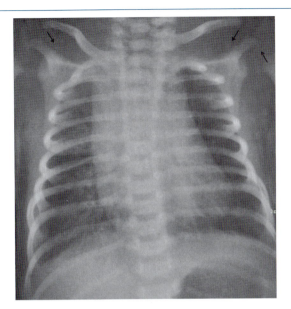

Figura 51.2. Radiografia de tórax de RN a termo, observando-se duas imagens arredondadas, com densidade óssea, junto à extremidade proximal dos úmeros e das apófises coracoides das escápulas (setas), representando os núcleos de ossificação secundários e sendo um aspecto radiológico normal.
Fonte: Arquivo Didático do Serviço de Radiologia do Centro de Atenção Integral à Saúde da Mulher (CAISM) da Universidade Estadual de Campinas (Unicamp).

Imagem tímica

A imagem tímica deve ser analisada por meio de sua localização, diferentes configurações e dimensões, sendo esta análise importante para excluir anormalidades e para avaliar involução acidental ou por estresse.

Configurações do timo

Imagem cardiotímica

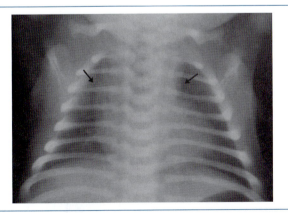

Figura 51.3. Radiografia de tórax AP evidenciando alargamento do mediastino acima do coração, relacionado à imagem tímica (setas). Não é possível identificar separadamente as imagens do timo e do coração, sendo, portanto, esta configuração denominada de imagem cardiotímica.
Fonte: Arquivo Didático do Serviço de Radiologia do Centro de Atenção Integral à Saúde da Mulher (CAISM) da Universidade Estadual de Campinas (Unicamp).

Sinal da onda

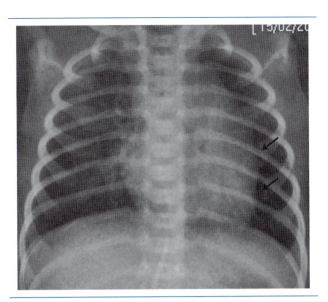

Figura 51.4. Radiografia de tórax AP evidenciando uma leve ondulação no contorno da imagem tímica à esquerda, relacionada à impressão dos arcos costais anteriores sobre esta estrutura anatômica (setas). Este sinal radiológico é definido como o sinal da onda.
Fonte: Arquivo Didático do Serviço de Radiologia do Centro de Atenção Integral à Saúde da Mulher (CAISM) da Universidade Estadual de Campinas (Unicamp).

Sinal da vela

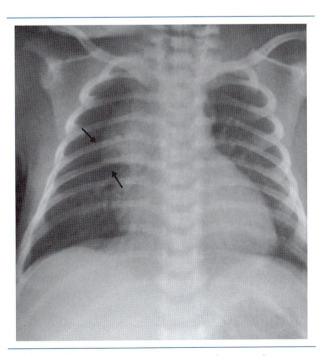

Figura 51.5. Radiografia de tórax AP, observando-se uma configuração do lobo direito do timo, semelhante a uma vela de barco (setas), sendo denominada de sinal da vela.
Fonte: Arquivo Didático do Serviço de Radiologia do Centro de Atenção Integral à Saúde da Mulher (CAISM) da Universidade Estadual de Campinas (Unicamp).

Sinal da incisura ou chanfradura

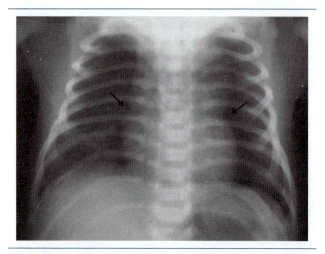

Figura 51.6. Radiografia de tórax AP, observando-se que as junções entre as imagens tímica e cardíaca apresentam uma delimitação característica denominada de sinal da incisura ou chanfradura (setas).

Fonte: Arquivo Didático do Serviço de Radiologia do Centro de Atenção Integral à Saúde da Mulher (CAISM) da Universidade Estadual de Campinas (Unicamp).

Tamanho da imagem tímica

O tamanho da imagem tímica, avaliado na incidência frontal de tórax, é considerado adequado quando a largura da imagem apresenta-se igual ou superior ao dobro da largura da terceira vértebra torácica. As dimensões inferiores a esta caracterizam o timo involuído o que costuma ocorrer nesta faixa etária em função das situações de estresse ocasionadas por doenças cardiopulmonares, febre, desnutrição ou infecções. Esta involução é denominada de acidental ou por estresse e o timo volta a apresentar suas dimensões normais após a resolução do processo patológico (Figura 51.7).

Bossa ductal

Nas primeiras horas de vida do RN, pode ocorrer *shunt* bidirecional através do canal arterial, ainda patente, ocasionando a presença de uma imagem radiológica denominada de bossa ductal. Esta imagem representa um achado radiológico normal e tende a desaparecer a partir do 2º dia de vida do RN. A permanência da bossa ductal após o 1º dia de vida pode sugerir alguma anormalidade no canal arterial, sendo indicada a realização de ecocardiograma para melhor investigação (Figura 51.8).

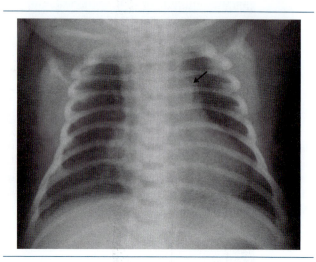

Figura 51.8. Radiografia de tórax de RN a termo efetuada nas primeiras horas de vida. A bossa ductal é visível à esquerda dos corpos torácicos vertebrais de T3 e T4, medialmente ao contorno esquerdo da imagem tímica caracterizada como uma proeminência convexa com densidade de tecidos moles e representando a projeção do canal arterial ainda patente nas primeiras 24 de vida do RN (seta).

Fonte: Arquivo Didático do Serviço de Radiologia do Centro de Atenção Integral à Saúde da Mulher (CAISM) da Universidade Estadual de Campinas (Unicamp).

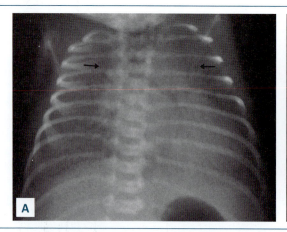
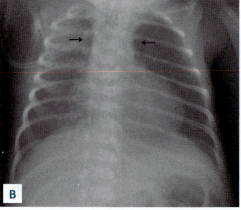

Figura 51.7. (A) Radiografia de tórax de RN prematuro, portador de doença da membrana hialina (DMH). O parênquima pulmonar apresenta um padrão retículo granular com broncogramas aéreos periféricos, característico desta doença. A imagem tímica apresenta dimensões normais, sendo o dobro da largura da terceira vértebra torácica (setas). (B) Radiografia de tórax AP efetuada 6 dias depois, demonstrando redução da largura da imagem tímica, caracterizando a involução acidental ou por estresse (setas).

Fonte: Arquivo Didático do Serviço de Radiologia do Centro de Atenção Integral à Saúde da Mulher (CAISM) da Universidade Estadual de Campinas (Unicamp).

Localização de cateteres umbilicais venoso e arterial, cateter central de inserção periférica, cânula endotraqueal, sonda gástrica e sonda jejunal

Cateteres umbilicais venoso e arterial

O uso de cateterismo umbilical venoso e arterial representa a principal via de acesso vascular no período neonatal imediato com os objetivos de infundir líquidos, medicamentos, realizar trocas sanguíneas e monitorizações.

O exame radiológico de tórax e abdome com o RN em decúbito dorsal com raios verticais deve ser realizado logo após a inserção do cateter venoso e/ou arterial, para avaliar a exata localização de sua extremidade. Incidência complementar com raios horizontais, estando o RN na mesma posição, pode ser realizada, em casos de dúvidas diagnósticas (Figuras 51.9 e 51.10).

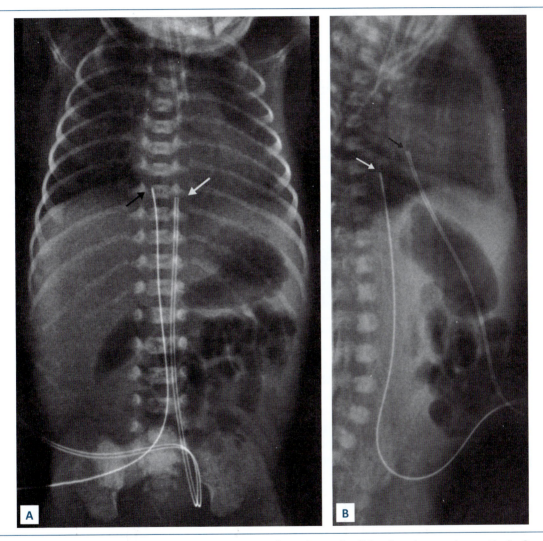

Figura 51.9. (A) Radiografia de tórax e abdome de RN em AP efetuada em decúbito dorsal com raios verticais. O cateter umbilical venoso apresenta uma trajetória retilínea projetada sobre os corpos vertebrais da coluna lombo-sacra e torácica. Sua extremidade é visível sobre o corpo vertebral de T8, localização anatômica da veia cava inferior, estando, portanto, bem locado (seta preta). O cateter umbilical arterial, situado ao lado do cateter umbilical venoso, apresenta uma pequena curvatura, visível na projeção da pequena pélvis, correspondendo à sua passagem através dos vasos ilíacos antes de sua entrada na aorta abdominal. Sua extremidade é visível na altura do limite inferior do corpo vertebral de T8 (seta branca), relacionada à localização anatômica da aorta torácica (localização alta) e estando adequadamente localizada. (B) Radiografia de tórax e abdome de RN em P efetuada em decúbito dorsal com raios horizontais. Após a sua inserção, o cateter umbilical venoso apresenta uma trajetória oblíqua dirigindo-se no interior da veia umbilical em direção ao fígado. Sua extremidade é visibilizada no tórax devendo estar locada em topografia da veia cava inferior, próximo à sua entrada no átrio direito (seta preta). O cateter umbilical arterial segue uma trajetória inicial no sentido caudal e posterior, quando penetra nos vasos ilíacos prosseguindo no interior da aorta em direção ao tórax, e sendo visibilizado anteriormente à coluna vertebral. Sua extremidade, em localização alta é visível posteriormente ao cateter umbilical venoso, em topografia da aorta torácica (seta branca).

Fonte: Arquivo Didático do Serviço de Radiologia do Centro de Atenção Integral à Saúde da Mulher (CAISM) da Universidade Estadual de Campinas (Unicamp).

SEÇÃO IV – SISTEMA RESPIRATÓRIO

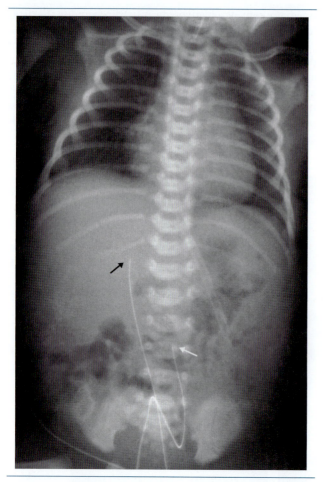

Figura 51.10. Radiografia de tórax e abdome AP realizada em decúbito dorsal com raios verticais. O cateter umbilical arterial apresenta sua extremidade visível sobre o corpo vertebral de L4, em topografia anatômica da aorta abdominal, logo acima da bifurcação das artérias ilíacas (localização baixa), estando, portanto, bem locado (seta branca). O cateter umbilical venoso está em topografia hepática e mal locado (seta preta), sendo indicada a sua remoção. A sonda gástrica é visível no interior do estômago, porém sua extremidade está pressionando a grande curvatura gástrica sendo desejável seu remanejamento para o interior do corpo gástrico. A cânula endotraqueal é visível com sua extremidade no nível do corpo vertebral de T1, estando, portanto, bem localizada.

Fonte: Arquivo Didático do Serviço de Radiologia do Centro de Atenção Integral à Saúde da Mulher (CAISM) da Universidade Estadual de Campinas (Unicamp).

Cateter central de inserção periférica (PICC)

A utilização do PICC em RN internados na UTI neonatal é indicada para casos em que há a necessidade de um acesso venoso por tempo prolongado. A escolha do local da inserção dependerá da disponibilidade da rede venosa do RN, sendo mais indicada nas veias dos membros superiores. Após a colocação do PICC, deve ser realizada radiografia de tórax para confirmação da exata localização da ponta do cateter que deve estar locado na veia cava superior (Figura 51.11).

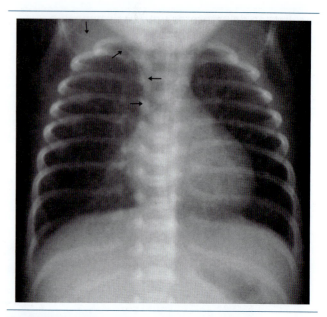

Figura 51.11. Radiografia de tórax de RN pré-termo. Presença de PICC introduzido em veia do membro superior direito, passando pela veia axilar e veia subclávia e com extremidade locada na veia cava superior à direita dos primeiros corpos vertebrais dorsais – localização adequada (setas).

Fonte: Arquivo Didático do Serviço de Radiologia do Centro de Atenção Integral à Saúde da Mulher (CAISM) da Universidade Estadual de Campinas (Unicamp).

Sondas gástrica e jejunal

A utilização da sonda gástrica em RN é muito comum em pacientes internados em UTI neonatal. Sua indicação principal é para alimentação de recém-nascidos prematuros que ainda não podem ser alimentados por via oral. A sonda gástrica também é indicada para descompressão gástrica e administração de medicamentos.

Na avaliação do posicionamento da sonda, a extremidade distal deve ser visibilizada no interior da bolha gástrica, devendo ser evitado a sonda direcionada para o fundo gástrico, a transição gastroduodenal e a sua localização junto das paredes do estômago pelo risco de perfuração deste órgão (Figura 51.12).

A alimentação por sonda jejunal ou pós-pilórica é realizada em situações em que a utilização da sonda gástrica não é recomendada, por exemplo em casos de gastroparesia, refluxo grastroesofágico grave, hérnia de hiato, pós--operatório de cirurgias de grande porte e em casos de necessidade de descanso pancreático.

O local de infusão da alimentação pós-pilórica pode ser o duodeno, mas idealmente na primeira porção do jejuno, na região do ligamento de Treitz (Figura 51.13).

Artefatos de imagem

Representam imagens projetadas na radiografia não relacionadas às estruturas anatômicas e que podem simular anormalidades.

Nas radiografias de tórax do RN os artefatos mais frequentes são a projeção do orifício da incubadora e dobras de pele (Figuras 51.14 e 51.15).

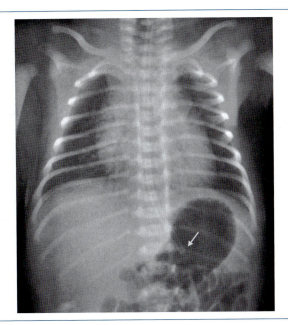

Figura 51.12. Radiografia de tórax de RN a termo, observando-se sonda gástrica com extremidade visível no interior do corpo gástrico, estando bem locada (seta).
Fonte: Arquivo Didático do Serviço de Radiologia do Centro de Atenção Integral à Saúde da Mulher (CAISM) da Universidade Estadual de Campinas (Unicamp).

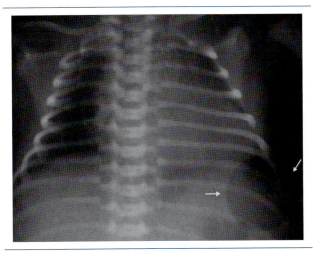

Figura 51.14. Radiografia de tórax e abdome de RN pré-termo. Projetada na base do hemitórax esquerdo, observa-se imagem arredondada e circunscrita, com densidade aérea, correspondendo à projeção do orifício da incubadora (setas). O contorno lateral desta imagem encontra-se localizado fora dos limites do tórax, podendo, deste modo, ser descartada a possibilidade de lesão intrapulmonar.
Fonte: Arquivo Didático do Serviço de Radiologia do Centro de Atenção Integral à Saúde da Mulher (CAISM) da Universidade Estadual de Campinas (Unicamp).

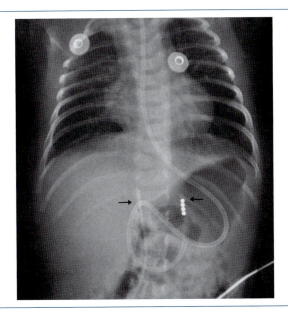

Figura 51.13. Radiografia de tórax e abdome de RN pré-termo. Presença de sonda jejunal com extremidade visível à esquerda do corpo vertebral de T12 em topografia da transição duodeno jejunal, em boa localização (seta). Observa-se que a transição gastroduodenal por onde a sonda passou encontra-se à direita de T12 (seta) e na mesma altura da transição duodeno jejunal, comprovando que estes segmentos do tubo digestivo encontram-se adequadamente posicionados. Também se observa cateter introduzido na veia ilíaca direita com extremidade visível à direita do corpo vertebral de T12, em topografia de veia cava inferior.
Fonte: Arquivo Didático do Serviço de Radiologia do Centro de Atenção Integral à Saúde da Mulher (CAISM) da Universidade Estadual de Campinas (Unicamp).

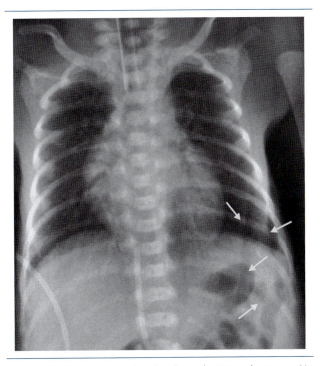

Figura 51.15. Radiografia de tórax de RN pré-termo. Na base do hemitórax esquerdo, observam-se duas imagens lineares, com densidade de tecidos moles, apresentando obliquidades opostas ao seio costofrênico com contiguidade para o abdome, podendo, deste modo, ser descartada a possibilidade de pneumotórax (setas). Estas imagens correspondem a artefatos ocasionados por dobras de pele do tórax do RN.
Fonte: Arquivo Didático do Serviço de Radiologia do Centro de Atenção Integral à Saúde da Mulher (CAISM) da Universidade Estadual de Campinas (Unicamp).

Doenças clinicamente tratáveis no tórax do RN

Doença da membrana hialina

A doença da membrana hialina (DMH representa uma doença que acomete RN prematuros, por deficiente produção da substância surfactante, ocasionando um quadro de dificuldade respiratória nas primeiras horas de vida. A gravidade da doença é inversamente proporcional à idade gestacional (IG) do RN, com incidências de aproximadamente 50% naqueles com IG entre 26 e 28 semanas, e de 5% nos que apresentam IG entre 30 e 31 semanas. Os RN apresentam desconforto respiratório precoce, necessidade de O2 e ausência de outras causas de insuficiência respiratória.

O exame radiológico de tórax, realizado nas primeiras horas de vida, pode apresentar achados característicos da doença, especialmente nos RN que não fizeram uso de substância surfactante. O quadro radiológico caracteriza-se por infiltrados retículos granulares difusos, bilaterais, acompanhados de broncogramas aéreos, medindo em torno de 1 mm de largura e estendendo-se até a periferia pulmonar (Figura 51.16).

Na DMH, o uso de substância surfactante pode ser usado de forma profilática, logo após o nascimento, em prematuros com alto risco para desenvolver esta doença ou de forma terapêutica, após o diagnóstico clínico e radiológico.

Após o uso do surfactante, a regressão das lesões pode ser uniforme (Figura 51.17) ou assimétrica em função das diferenças regionais, má distribuição do mesmo através das vias respiratórias ou uso em quantidade insuficiente.

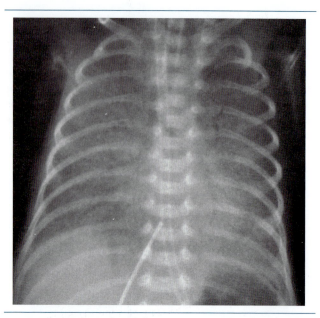

Figura 51.16. Radiografia de tórax de RN pré-termo realizada nas primeiras horas de vida, com quadro clínico de dificuldade respiratória desde o nascimento. Observa-se padrão radiológico característico da DMH em ambos os pulmões, caracterizado por infiltrado retículo granular difuso e bilateral, relacionado à atelectasia alveolar generalizada e broncogramas aéreos periféricos, condicionados à presença de ar nos bronquíolos terminais e ductos alveolares.
Fonte: Arquivo Didático do Serviço de Radiologia do Centro de Atenção Integral à Saúde da Mulher (CAISM) da Universidade Estadual de Campinas (Unicamp).

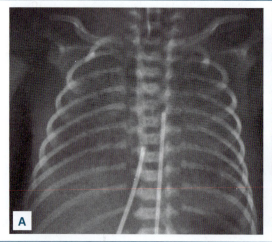
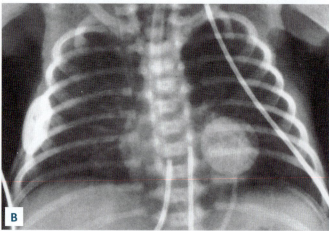

Figura 51.17. (A) Radiografia de tórax e abdome de RN pré-termo, portador da DMH. Observam-se pulmões de pequeno volume com o padrão retículo granular difuso e broncogramas aéreos periféricos, achados radiológicos característicos desta doença. A cânula endotraqueal, cateteres umbilicais e sonda gástrica encontram-se bem locados. (B) Radiografia de tórax e abdome efetuada 5 dias depois, após o uso de substância surfactante, demonstra melhora na aeração em ambos os pulmões.
Fonte: Arquivo Didático do Serviço de Radiologia do Centro de Atenção Integral à Saúde da Mulher (CAISM) da Universidade Estadual de Campinas (Unicamp).

Taquipneia transitória do recém-nascido

A taquipneia transitória do recém-nascido (TTRN) representa uma disfunção respiratória benigna, predominando em RN a termo e ocasionando um quadro de dificuldade respiratória ao nascer. Esta doença ocorre em função de um retardo na eliminação do fluido pulmonar presente nos pulmões durante a vida intrauterina e eliminada através das vias respiratórias do RN logo ao nascer. Em função da persistência de fluido pulmonar nos alvéolos pulmonares logo após o nascimento, isto ocasiona um quadro de dificuldade respiratória no RN que compreende taquipneia, batimento de asas de nariz, grunhidos e leve cianose.

O processo de remoção deste líquido é realizado por meio da absorção pelos vasos linfáticos e veias pulmonares do interstício pulmonar, podendo ser evidenciadas alterações características no exame radiológico de tórax.

Os achados radiológicos compreendem congestão para-hilar uni ou bilateral, hiperaeração leve a moderada, infiltrado cissural, derrame pleural e opacidades alveolares (Figuras 51.18 e 51.19).

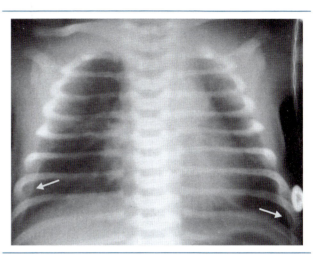

Figura 51.19. Radiografia de tórax de RN a termo, apresentando quadro clínico de dificuldade respiratória ao nascimento. Pulmões discretamente hiperinsuflados com proeminência da trama vascular. Derrame pleural bilateral (setas). Diagnóstico radiológico de TTRN, com boa evolução clínica do RN.

Fonte: Arquivo Didático do Serviço de Radiologia do Centro de Atenção Integral à Saúde da Mulher (CAISM) da Universidade Estadual de Campinas (Unicamp).

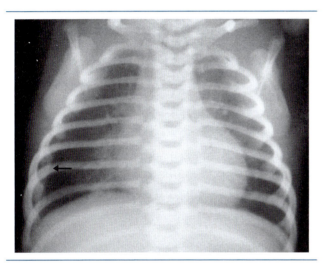

Figura 51.18. Radiografia de tórax de RN a termo, apresentando dificuldade respiratória ao nascer. Os pulmões estão normoinsuflados com presença de infiltrado intersticial bilateral. Opacidades alveolares na base pulmonar direita. A periferia pulmonar encontra-se aerada. Derrame pleural à direita (seta). Quadro radiológico compatível com TTRN. O RN apresentou melhora clínica não sendo necessária a realização de controle radiológico.

Fonte: Arquivo Didático do Serviço de Radiologia do Centro de Atenção Integral à Saúde da Mulher (CAISM) da Universidade Estadual de Campinas (Unicamp).

Síndrome da aspiração de mecônio

A síndrome de aspiração de mecônio (SAM) representa uma disfunção respiratória que acomete predominantemente RN pós-maduros, que apresentaram sofrimento fetal intrauterino, com expulsão prematura de mecônio e posterior aspiração do mesmo para os pulmões, ocasionando um quadro clínico de grave dificuldade respiratória ao nascer.

As partículas de mecônio localizadas nos pequenos brônquios periféricos ocasionam áreas de atelectasia focais, intercaladas com áreas de retenção de ar.

O quadro radiológico vai depender da concentração de mecônio no líquido amniótico aspirado. Em casos leves, a radiografia de tórax pode não evidenciar anormalidades ou apresentar achados semelhantes à TTRN quando a quantidade de mecônio misturada no líquido amniótico aspirado for pequena. Nos casos graves, as alterações radiológicas são bem definidas, caracterizando-se por pulmões hiperinsuflados e opacidades heterogêneas de aspecto nodular bilaterais. A regressão das alterações radiológicas pode ser rápida ou não, dependendo da gravidade do quadro clínico. Em algumas situações o RN pode evoluir para óbito (Figura 51.20).

Achados radiológicos adicionais incluem presença de núcleos de ossificação secundários presentes na cintura escapular indicando a maturidade do RN e fraturas de clavícula, em função de partos difíceis pelo tamanho do feto (Figura 51.21).

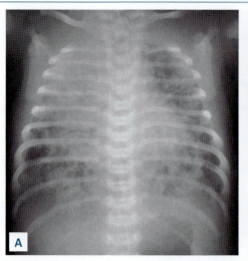 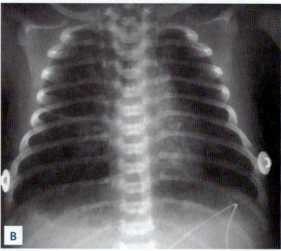

Figura 51.20. (A) Radiografia de tórax de RN a termo que nasceu banhado em mecônio e com grave dificuldade respiratória, sendo necessário o uso de intubação endotraqueal. Os pulmões apresentam-se hiperinsuflados, com opacidades heterogêneas difusas, bilaterais. Cânula endotraqueal com extremidade visível no nível do corpo vertebral de C7, um pouco acima da localização desejável. Quadro radiológico compatível com SAM. As opacidades pulmonares estão relacionadas às áreas de atelectasias focais, em função, principalmente, da obstrução de pequenos brônquios pelo mecônio espesso. (B) Radiografia de tórax efetuada 4 dias depois, demonstrou regressão significativa das opacidades pulmonares, porém persistindo a hiperinsuflação pulmonar. O RN apresentou piora do quadro respiratório, evoluindo para óbito.
Fonte: Arquivo Didático do Serviço de Radiologia do Centro de Atenção Integral à Saúde da Mulher (CAISM) da Universidade Estadual de Campinas (Unicamp).

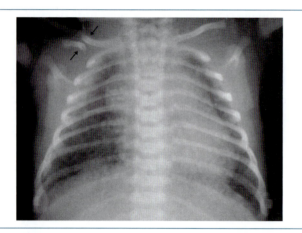

Figura 51.21. Radiografia de tórax de RN a termo com diagnóstico clínico de aspiração de mecônio. Pulmões normoinsuflados com opacidades heterogêneas bilaterais. Observa-se fratura da clavícula direita, achado frequentemente encontrado em radiografias de RN com aspiração de mecônio (setas).
Fonte: Arquivo Didático do Serviço de Radiologia do Centro de Atenção Integral à Saúde da Mulher (CAISM) da Universidade Estadual de Campinas (Unicamp).

Diagnóstico radiológico diferencial entre DMH, TTRN e SAM

As principais alterações radiológicas que devem ser valorizadas no diagnóstico diferencial entre DMH, TTRN e SAM estão sintetizadas a seguir.

Pulmões hipoaerados e de pequeno volume na DMH, hipoinsuflação leve a moderada na TTRN e hiperinsuflação pulmonar, que pode ser significativa na SAM.

Com relação às alterações radiológicas pulmonares mais relevantes, na DMH predomina um padrão retículo granular difuso, bilateral, com broncogramas aéreos periféricos e na TTRN, congestão pulmonar, bilateral, opacidades alveolares, espessamento cissural e derrame pleural. O padrão radiológico característico da SAM é representado por opacidades heterogêneas de aspecto nodular, em ambos os pulmões.

Em algumas situações, quando o exame radiológico é realizado nas primeiras horas de vida pode haver dúvidas quanto ao diagnóstico diferencial entre DMH e TTRN. Neste caso, o controle radiológico em 24 horas é importante, pois neste período, havendo uma melhora do quadro radiológico, isto favorece o diagnóstico de TTRN, doença que tem uma resolução mais rápida do que a DMH.

Diagnóstico radiológico das principais complicações da ventilação mecânica

Os RN portadores de dificuldade respiratória ao nascerem, especialmente aqueles que são prematuros, necessitam, na maioria das vezes, ser submetidos à ventilação mecânica com pressão positiva.

Apesar da ventilação mecânica possibilitar o restabelecimento da atividade respiratória adequada, com troca eficiente de gases no RN, frequentemente a cânula endotraqueal fica locada de maneira inadequada, ocasionando atelectasia pulmonar, ou então a pressão positiva usada durante a ventilação assistida pode representar um fator de risco nestes RN, ocasionando ruptura alveolar, com passagem de ar para o interstício pulmonar, espaço pleural e mediastinal.

Nestas situações, o diagnóstico radiológico é de fundamental relevância para o pronto atendimento do RN com medidas terapêuticas adequadas.

As principais complicações da ventilação mecânica serão relatadas a seguir com radiografias representativas destas complicações.

Pneumotórax

Representa a presença de ar livre no espaço pleural, desencadeado principalmente pela ventilação mecânica com pressão positiva. A pressão elevada ocasiona rompimento alveolar com passagem de ar para o espaço pleural. Os principais achados radiológicos são hemitórax hiperlucente, ausência de imagens vasculares, compressão do parênquima pulmonar e desvio mediastinal contralateral (Figura 51.22).

Pneumomediastino

Representa a presença de ar livre no espaço mediastinal, predominando em RN submetidos à ventilação mecânica com pressão positiva. Ocorrendo o rompimento alveolar há passagem de ar livre para o espaço mediastinal através dos hilos pulmonares.

Radiologicamente, na incidência AP de tórax, observa-se elevação dos lobos do timo, achado radiológico denominado de sinal das asas de anjo. Este achado radiológico pode ser uni ou bilateral. O pneumomediastino também é visibilizado na radiografia de tórax em perfil (Figuras 51.23 e 51.24).

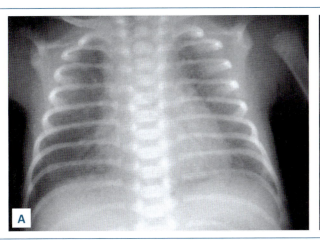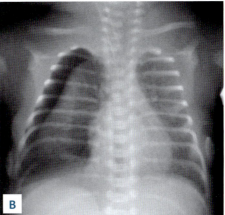

Figura 51.22. (A) Radiografia de tórax de RN com dificuldade respiratória realizada nas primeiras horas de vida, demonstrando discreto infiltrado retículo granular difuso bilateral, compatível com DMH. Na evolução, houve piora do quadro ventilatório e o RN precisou ser submetido à ventilação mecânica. (B) Radiografia de tórax efetuada 24 horas depois evidenciando pneumotórax à direita, caracterizado por hemitórax direito hipertransparente, com compressão pulmonar ipsilateral (setas). O pulmão esquerdo apresenta quadro radiológico de DMH. A cânula endotraqueal é visível na altura do corpo vertebral de C7, acima do nível considerado adequado (corpo vertebral de T1). Após drenagem pleural houve melhora do quadro clínico do RN.
Fonte: Arquivo Didático do Serviço de Radiologia do Centro de Atenção Integral à Saúde da Mulher (CAISM) da Universidade Estadual de Campinas (Unicamp).

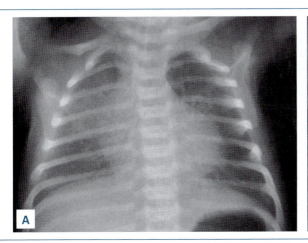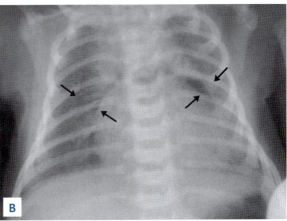

Figura 51.23. (A) RN apresentou quadro de dificuldade respiratória ao nascer, sendo submetido à ventilação mecânica. Radiografia realizada nas primeiras horas de vida, com o RN já intubado, evidenciou infiltrado reticulo nodular difuso bilateral com broncogramas aéreos periféricos. A cânula endotraqueal é visível no nível do corpo vertebral de T4, sendo necessário seu reposicionamento. (B) Radiografia de tórax de controle realizada 7 dias depois, com o RN ainda intubado, evidenciando pneumomediastino bilateral, caracterizado por elevação dos lobos do timo e caracterizando o sinal radiológico "das asas de anjo" (setas). Por ser discreto, não houve necessidade de drenagem mediastinal.
Fonte: Arquivo Didático do Serviço de Radiologia do Centro de Atenção Integral à Saúde da Mulher (CAISM) da Universidade Estadual de Campinas (Unicamp).

SEÇÃO IV – SISTEMA RESPIRATÓRIO

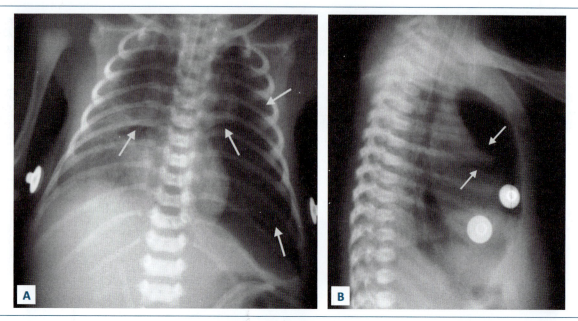

Figura 51.24. (A) Radiografia de tórax de RN submetido à ventilação mecânica, com pneumotórax à esquerda (setas). Presença de pneumomediastino bilateral, com elevação dos lobos do timo (setas). Presença de cânula endotraqueal visível ao nível do terceiro corpo vertebral dorsal, abaixo da localização adequada. (B) Radiografia em perfil evidencia presença de ar retroesternal com elevação da imagem tímica, relacionado ao pneumomediastino (setas).
Fonte: Arquivo Didático do Serviço de Radiologia do Centro de Atenção Integral à Saúde da Mulher (CAISM) da Universidade Estadual de Campinas (Unicamp).

Enfisema pulmonar intersticial

O enfisema pulmonar intersticial (EPI) representa presença de ar livre no interstício pulmonar, decorrente da ruptura alveolar em RN submetidos à ventilação mecânica com pressão positiva.

O aumento na pressão alveolar ocasiona ruptura ao nível da junção bronquíolo alveolar com passagem de ar para os espaços peribrônquicos e perivasculares, estendendo-se para a periferia pulmonar. Podem ocorrer imagens císticas em poucas horas.

Os achados radiológicos podem ser uni ou bilaterais e compreendem imagens radiolucentes tortuosas, com 2 a 3 mm de largura, irradiando-se dos hilos para a periferia pulmonar e não esvaziando na expiração (Figura 51.25).

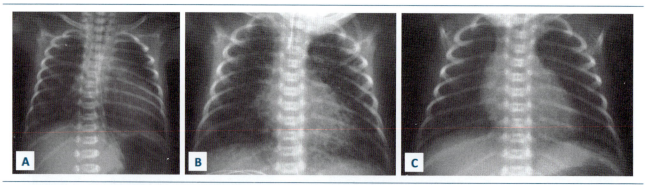

Figura 51.25. (A) Radiografia de tórax de RN pré-termo, realizada nas primeiras horas de vida, apresentando insuficiência respiratória aguda. Observa-se infiltrado retículo granular difuso bilateral, com broncogramas aéreos periféricos, sendo as alterações compatíveis com DMH. Na evolução o RN precisou ser submetido à ventilação mecânica e apresentou piora do quadro respiratório. (B) Radiografia de tórax realizada 24 horas depois evidenciou pulmões hiperinsuflados com imagens radiolucentes tortuosas irradiando-se dos hilos para as regiões periféricas de ambos os pulmões e medindo em torno de 2 mm de largura, compatíveis com enfisema pulmonar intersticial. Importante fazer o diagnóstico diferencial destas imagens com o ar presente nos bronquíolos na DMH, pois o ar do EPI caracteriza-se por imagens radiolucentes de maior diâmetro, algumas formando bolhas e não esvaziando na expiração. (C) O RN apresentou evolução favorável, durante o período de internação. Radiografia de tórax realizada uma semana depois demonstrou regressão completa do enfisema pulmonar intersticial bilateral. A imagem tímica apresenta-se diminuída, caracterizando involução acidental ou por estresse.
Fonte: Arquivo Didático do Serviço de Radiologia do Centro de Atenção Integral à Saúde da Mulher (CAISM) da Universidade Estadual de Campinas (Unicamp).

Atelectasia pulmonar

Consiste no colapso pulmonar associado à hipoventilação, podendo acometer um lobo, segmento ou todo o pulmão, e causando diminuição da relação ventilação/perfusão.

A ventilação mecânica em RN representa um dos principais fatores para o desenvolvimento de atelectasia pulmonar, relacionada ao inadequado posicionamento da cânula endotraqueal ou ao ressecamento de muco presente na árvore traqueobrônquica que posteriormente pode ser deslocado pela pressão do ventilador, obstruindo ramos brônquicos e causando interrupção da ventilação nas vias aéreas distais.

Dessa maneira, o exame radiológico desempenha um papel relevante no diagnóstico desta complicação, especialmente nos casos em que a cânula endotraqueal encontra-se mal locada, pois seu reposicionamento trará resultados imediatos na reexpansão pulmonar.

Os principais achados radiológicos da atelectasia pulmonar compreendem perda volumétrica da área afetada, elevação da pequena cissura quando o lobo superior direito estiver comprometido, elevação diafragmática em direção ao lobo ou segmento pulmonar afetado, desvio mediastinal ipsilateral e hiperinsuflação compensatória do pulmão remanescente. Além disso, as áreas colapsadas apresentam aumento da radiopacidade podendo, em alguns casos, serem visibilizados broncogramas aéreos no interior do segmento ou lobo pulmonar comprometido. Na análise das radiografias é importante verificar a exata localização da cânula endotraqueal (Figura 51.26).

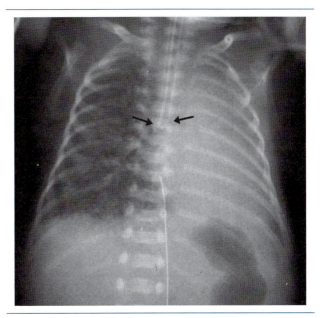

Figura 51.26. Radiografia de RN pré-termo, portador da DMH submetido à ventilação mecânica. A cânula endotraqueal encontra-se em posição baixa, obliterando o brônquio fonte esquerdo e ocasionando atelectasia completa do pulmão adjacente (setas). Radiologicamente, observa-se opacificação completa do hemitórax esquerdo, com desvio ipsilateral das estruturas mediastinais. Observa-se também enfisema pulmonar intersticial no pulmão direito. Após a realização do exame radiológico, a cânula endotraqueal foi realocada sendo restabelecida a expansão pulmonar esquerda.

Fonte: Arquivo Didático do Serviço de Radiologia do Centro de Atenção Integral à Saúde da Mulher (CAISM) da Universidade Estadual de Campinas (Unicamp).

LEITURAS COMPLEMENTARES

Agrons GA, Courtney SE, Stocker T, Markowitz RI. From the archives of the AFIP lung disease in premature neonates: Radiologic-pathologic correlation. RadioGraphics. 2005;25(4):1047-73.

Alvares BR, Dominguez MC. Avaliação da radiografia de tórax no recém-nascido. In: Muglia VC, Macedo T (org). Colégio Brasileiro de Radiologia e Diagnóstico por Imagem. PRORAD – Programa de Atualização em Radiologia e Diagnóstico por Imagem: Ciclo 5. Porto Alegre: Artmed Panamericana; 2015. p.103-53 (Sistema de Educação Continuada à Distância, v.1).

Alvares BR, Mezzacappa MAS, Marba STM. Enfisema pulmonar intersticial neonatal: Descrição de uma série de 11 casos. Rev Imagem. 1997;19:91-5.

Alvares BR, Pereira IMR, Mezzacappa MAM, Stoplglia MS, Pires CS. Atelectasia pulmonar em recém-nascidos: Etiologia e aspectos radiológicos. Scientia Medica. 2012;22(1):43-52.

Alvares BR. Avaliação dos tecidos moles e das estruturas ósseas do tórax de crianças eutróficas e desnutridas na faixa etária de 0 a 5 anos com ênfase particular no estudo radiológico [dissertação]. Rio de Janeiro: Universidade Federal do Rio de Janeiro (UFRJ); 1988.

Alvares BR. Avaliação radiológica do timo e coração em crianças na faixa etária de 0 a 2 anos, condicionada ao estado nutricional [tese]. Rio de Janeiro: Universidade Federal do Rio de Janeiro (UFRJ); 1994.

Alvares BR, Pereira ICMR, Araújo Neto AS, Sakuma ETI. Achados normais no exame radiológico de tórax do recém-nascido. Radiol Bras. 2006;39(6):435-40.

Ares G, Hunter CJ. Central venous access in children: Indications, devices, and risks. Curr Opin Pediatr. 2017 Jun; 29(3):340-6.

Bacsik RD. Meconium aspiration syndrome. Pediatr Clin North Am. 1997;24(3):463-79.

Capriati T, Cardile S, Chiusolo F, Torroni F, Schingo P, Elia D et al. Clinical management of post-pyloric enteral feeding in children. Expert Rev Gastroenterol Hepatol. 2015 Jul;9(7):929-41.

Dias FSB, Emidio SCD, Lopes MHBM, Shimo AKK, Beck ARM, Carmona EV. Procedures for measuring and verifying gastric tube placement in newborns: An integrative review. Rev Lat Am Enfermagem. 2017; 25:e2908.

Dominguez MC, Alvares BR. Atelectasia pulmonar em recém-nascidos com doenças clinicamente tratáveis submetidos à ventilação mecânica: Aspectos clínicos e radiológicos. Radiol Bras. 2018;51(1):20-5.

Dominguez MC, Duarte D, Alvares BR. Bossa ductal (ductus bump) em radiografia de tórax de recém-nascido. Dr. Pixel: Discussão de casos [Internet]. Campinas: Faculdade de Ciências Médicas da Unicamp. [Acesso 2018 abr 10]. Disponível em: https://www.fcm.unicamp.br/drpixel/pt-br/discussao-de-casos/bossa-ductal-ductus-bump-em-radiografia-de-tórax-de-recém-nascido.

Dominguez MC, Pires CS, Alvares BR, Stopiglia MS, Mezzacappa, MA. Enfisema intersticial pulmonar bilateral em recém-nascido pré-termo submetido à pressão positiva contínua das vias aéreas: Correlação clínica e radiológica. Radiol Bras. 2018;51(2): 17-8.

Dominguez MC, Alvares BR. Intubação seletiva em recém-nascido. Dr. Pixel: Discussão de casos [Internet]. Campinas: Faculdade de Ciências Médicas da Unicamp. [Acesso 2018 abr 10]. Disponível em: https://www.fcm.unicamp.br/drpixel/pt-br/discussao-de-casos/intubação-seletiva-em-recém-nascido.

Donoughue VB. Hyaline membrane disease and complications of its treatment. In: Donoughue VB (ed). Radiological imaging of the neonatal chest. Berlin Springer; 2008. p.67-79.

Dutz W, Kohout E, Vessal K. Infantil stress, immune modulation and disease patterns. Pathol Annu. 1976(11):415-54.

Hogan MJ. Neonatal vascular catheters and their complications. Radiol Clin North Am. 1999;37(6):1109-25.

Irving SY, Lyman B, Northington L, Bartlett JA, Kemper C. Novel Project Work Group. Nasogastric tube placement and verification in children: Review of the current literature. Crit Care Nurse. 2014 Jun;34(3):67-78.

Jeng MJ, Lee YS, Tsao PC, Soong WJ. Neonatal air leak syndrome and the role of high-frequency ventilation in its prevention. J Chin Med Assoc. 2012;75 (11):551-9.

Kido RYZ, Alvares BR, Mezzacappa MAM. Cateteres umbilicais em recém-nascidos: Indicações, complicações e diagnóstico por imagem. Sci Med. 2015;25(1):ID192 36.

Lobo L. The neonatal chest. Eur J Radiol. 2006;60(2):152-8.

Madi JM, Edson Morais N, Locatelli E, SRC, Rombaldi RL. Meconium aspiration syndrome: Obstetric and perinatal outcome analysis. Rev Bras Ginecol Obstet. 2003;25(2):123-8.

Peroni DG, Boner Al. Atelectasis mechanisms, diagnosis and management. Pediatric Resp Rev. 2000 Sep;1(3):274-8.

Raeder M, Dominguez MC, Alvares BR. Cateter umbilical venoso mal locado no átrio esquerdo. Dr. Pixel: discussão de casos [Internet]. Campinas: Faculdade de Ciências Médicas da Unicamp. [Acesso 2018 abr 10]. Disponível em: https://www.fcm.unicamp.br/drpixel/pt-br/discussao-de-casos/cateter-umbilical-venoso-mal-locado-no-átrio-esquerdo.

Santos IGG, Alvares BR. Pneumotórax, enfisema pulmonar intersticial e pneumoperitôneo em recém-nascido sob ventilação mecânica: Aspectos radiológicos. Dr. Pixel: Discussão de casos [Internet]. Campinas: Faculdade de Ciências Médicas da Unicamp. [Acesso 2018 abr 10].

Disponível em: https://www.fcm.unicamp.br/drpixel/pt-br/discussao-de-casos/pneumotórax-enfisema-pulmonar-intersticial-e-pneumoperitôneo-em-recém-nascido-sob.

Sarlo LM, Dominguez MC, Alvares BR. Ar no sistema porta relacionado a cateter umbilical venoso mal locado. Dr. Pixel: discussão de casos [Internet]. Campinas: Faculdade de Ciências Médicas da Unicamp. [Acesso 2018 abr 10]. Disponível em: https://www.fcm.unicamp.br/drpixel/pt-br/discussao-de-casos/ar-no-sistema-porta-relacionado-à-cateter-umbilical-venoso-mal-locado.

Schlesinger AE, Braverman RM, Di Pietro MA. Neonates and umbilical venous catheters: Normal appearance, anomalous positions, complications, and potential aid to diagnosis. AJR Am J Roentgenol. 2003;180:1147-53.

Souza ABG, Beck ARM, Dias FSB, Carmona EVC. Cateterização gástrica, enteral e vesical em recém-nascidos. In: Souza ABG. Manual prático de enfermagem neonatal. São Paulo: Atheneu Editora; 2017. p.283-306.

Swichuk LE. Respiratory system. In: Imaging of the newborn and young child. 5th ed. Lippincott Williams Wilkins; 2004. p.1-170.

Teixeira RT, Naves A. Radiografia de tórax em unidade de terapia intensiva neonatal: Um exame transecular, mas ainda essencial no manejo clínico dos recém-nascidos. Radiol Bras. 2018;51(1):VII-VIII.

Wesenberg RL. The newborn chest. Harper & Row Publishers; 1973. p.1-296.

Wiswell TE, Gannon CM, Jacob J, Goldsmith L, Szyld E, Weiss K et al. Delivery room management of the apparently vigorous meconium-stained neonate results of the multicenter, international collaborative trial. Pediatrics. 2000;105(1Pt 1)1:7.

Yurdakök M. Transient tachypnea of the newborn: What is new? J Matern Fetal Neonatal Med. 2010;23(Suppl 3):24-6.

Agradecimento: Ao fotógrafo Neder Piagentini do Prado ASTEC/CAISM-Unicamp pela realização das fotos incluídas neste capítulo.

Síndrome do Desconforto Respiratório do Recém-Nascido

José Henrique Silva Moura

A síndrome do desconforto respiratório (SDR) do recém-nascido (RN) é uma das morbidades mais frequentes do período neonatal e é caracterizada pela insuficiência na produção de surfactante, geralmente ocorrendo em prematuros, associada a um quadro de desconforto respiratório progressivo e alterações radiológicas específicas. Para sua definição é necessária uma avaliação cuidadosa. O diagnóstico é dado, na maioria das vezes, pela avaliação clínica e radiológica.

Etiopatogenia

O cerne da etiopatogenia da SDR, conhecida anteriormente por doença pulmonar da membrana hialina, encontra-se na deficiência do surfactante pulmonar associada à estrutura pulmonar imatura. A deficiência do surfactante pode ser secundária à sua produção; deficiência quantitativa, quando o nascimento ocorre prematuramente ocasionando uma diminuição na produção ou secundária à qualidade; deficiência qualitativa, quando existe uma alteração dos genes responsáveis pela produção estrutural das proteínas ou quando ocorre uma inativação do surfactante produzido ao entrar em contato com outras substâncias tipo mecônio, quando este é aspirado, assim como aspiração de líquido amniótico claro ou quando é inativado por produtos do processo inflamatório nos quadros de pneumonia. O surfactante é uma substância produzida pelos pneumócitos tipo II que se encontram presentes no epitélio alveolar já entre a 20ª e 24ª semana de gestação. Tem a função de reduzir a tensão na superfície dos alvéolos, evitando o colabamento dos mesmos e é composto principalmente por fosfolípides, mas também por colesterol, gorduras neutras e proteínas. Com o desenvolvimento do esqueleto da árvore brônquica assim como o crescimento e amadurecimento celular, a produção do surfactante vai sendo intensificada ao longo da gestação. Defeitos genéticos na biossíntese do surfactante podem ocorrer em casos mais graves da doença. O surfactante produzido na superfície alveolar é excretado dos pneumócitos e banha tanto a superfície dos alvéolos como a árvore brônquica. Parte é expelido, passando pela cavidade oral, para compor o líquido amniótico e posteriormente deglutido pelo feto. O aparecimento dos ácinos (cachos) alveolares e um maior desenvolvimento da rede vascular, diretamente proporcional ao aumento da idade gestacional (IG), permite que a hematose após o nascimento possa ser realizada de modo mais adequado.

Diagnóstico

Diagnóstico clínico

O histórico materno é importante. Gestações que cursem com placenta prévia, pré-eclâmpsia, descolamento de placenta, sofrimento fetal, diabetes e com múltiplos fetos, podem ser identificadas como gestações com risco para terem RN com SDR. A história de outros filhos com problema respiratório severo que faleceram ainda no período neonatal pode direcionar a uma etiologia genética para o RN.

Ao nascer, o quadro é caracterizado geralmente por um prematuro que cursa com desconforto respiratório progressivo. Os sinais clínicos são decorrentes da necessidade de uma melhor oxigenação que é traduzido clinicamente com batimento das asas das narinas (BAN), tiragem intercostal, taquipneia e gemido expiratório. O BAN é um mecanismo de defesa em que ocorre uma dilatação das narinas, promovendo uma maior entrada de ar pelo nariz. A tiragem intercostal é a utilização da musculatura intercostal para aumentar o diâmetro anteroposterior e laterolateral, com entrada maior de ar nos pulmões. A taquipneia proporciona também uma maior entrada de ar para o RN e o gemido

SEÇÃO IV – SISTEMA RESPIRATÓRIO

expiratório resulta em uma adução das cordas vocais na ocasião da gemência, aprisionando mais ar nos pulmões, na tentativa de uma melhor oxigenação, evitando o colabamento alveolar. A intensidade e progressão dos sinais irão depender do nível de prematuridade, amadurecimento pulmonar e da terapêutica instituída.

Diagnóstico laboratorial

Laboratorialmente, o diagnóstico da SDR pode ser auxiliado pela avaliação do líquido amniótico. Esta avaliação pode ser realizada ainda na vida fetal, com punção da cavidade amniótica, ou após o nascimento. A avaliação na vida intrauterina serve para verificação do grau de maturidade pulmonar e para definir a possível interrupção de uma gestação de alto risco. Esta abordagem vem sendo cada vez menos instituída. A avaliação pós-natal é realizada com a análise do aspirado gástrico do RN ou do líquido obtido no momento da ruptura da bolsa amniótica nas cesarianas e nos partos transvaginais. Tecnicamente, a coleta nos partos normais é mais difícil que nas cesarianas.

Alguns testes para predição da SDR avaliam a quantidade de surfactante.

O surfactante produzido pelos pneumócitos tipo II é excretado sob a forma de corpos lamelares (CLS). Estes ficam em contato na superfície alveolar, bronquíolos e brônquios, sendo expelidos passando pela laringe e indo para o líquido amniótico. Os CLS são também deglutidos pelo feto, passando para o estômago. O líquido amniótico e o aspirado gástrico podem ser coletados para a análise quantitativa dos CLS. A aspiração traqueal com a análise do líquido pode também ser realizada para a avaliação dos CLS. O tamanho dos CLS é semelhante ao das plaquetas e eles são quantificados pela leitura nos contadores de células sanguíneas semelhante à contagem das plaquetas. Dependendo da técnica, a leitura pode ser feita diretamente do aspirado ou ser adicionado um diluente. O aspirado não deve conter sangue, pois pode haver mascaramento na contagem e as plaquetas serão confundidas com os CLS. Outro teste para avaliar os CLS consiste na análise visual do líquido, ao microscópio. Após a aplicação da técnica apropriada, o líquido é colocado em uma câmera milimetrada no microscópio e é feita a contagem das microbolhas, sendo estabelecido um ponto de corte para avaliação da gravidade da SDR.

Diagnóstico radiológico

A classificação radiológica da SDR é feita por estágios de gravidade, do grau 1 ao 4. Em 1976, Tudor et al. avaliaram radiografias de 337 RN com SDR e definiram um sistema de graduação capaz de associar prognósticos. O grau 1 (leve) é caracterizado por discreto sombreado miliar (colapso alveolar) difuso, sem broncograma aéreo bem definido. As porções de aeração alveolar são maiores que as áreas de colapso alveolar (sombreamento alveolar). A área cardíaca e o diafragma são bem definidos, assim como boa têm expansibilidade pulmonar. No grau 2 (moderado) se evidencia alguma coalescência do sombreado miliar permeado com aeração alveolar na mesma proporção que as áreas de colapso alveolar e visualização de broncograma nas bases

pulmonares. A área cardíaca e o diafragma são bem definidos e existe uma boa expansibilidade pulmonar. O grau 3 (moderado a severo) é definido como coalescência do colapso alveolar, dando um aspecto de padrão granular grosseiro. O sombreado cardíaco e o diafragma são mal definidos e o broncograma difuso. O grau 4 (severo) apresenta colapso alveolar quase total, dando um aspecto de pulmão branco. A sombra cardíaca e o diafragma são indefinidos e há discreto broncograma, ou mesmo ausência, em função do colabamento quase total dos alvéolos. As imagens da classificação encontram-se na Figura 52.1. O aspecto radiológico pode variar um pouco, dependendo do ciclo respiratório, pois a imagem pode ser realizada na inspiração ou expiração. Deve ser lembrado que os pulmões de um paciente podem apresentar comprometimentos diferentes, não necessariamente tendo a mesma classificação. Tudor et al. relatam também que a mortalidade estava associada à gravidade da doença sendo verificado um percentual de 9% para o grau 1, 27% para o grau 2, 54% para o grau 3 e 87% de mortalidade com o grau 4. Em muitos casos, a SDR não era a única causa da morte, ocorrendo alta incidência de hemorragia cerebral associada.

Com a melhora do suporte respiratório, assim como o uso do surfactante pulmonar no tratamento da síndrome, a mortalidade por SDR e suas complicações vêm diminuindo significativamente, mesmo nos casos graves.

Diagnóstico ultrassonográfico

A utilização do aparelho de ultrassom pelo neonatologista nas UTIN vem se tornando uma prática cada vez mais frequente. A ultrassonografia pulmonar é uma técnica promissora para o diagnóstico dos distúrbios respiratórios do RN. É uma técnica não ionizante, de baixo custo e de fácil realização, podendo ser realizada na beira do leito. Cortes pulmonares longitudinais de regiões anterior e posterior bilaterais são avaliados. Dentre alguns índices avaliados temos na Figura 52.2, sequencialmente, imagens ultrassonográficas de consolidação pulmonar, definidas como áreas de hepatização e broncograma aéreo; linhas "B" que são linhas que se espalham como raio *laser* caracterizando um pulmão mais úmido e linhas "A" que são linhas mais horizontais equidistantes uma das outras o que caracteriza uma aeração pulmonar satisfatória. Baseado na avaliação desses e também com o auxílio de outros índices, alguns autores chegam a apresentar resultados com uma boa sensibilidade, especificidade, valor preditivo positivo e negativo para o diagnóstico da SDR.

Diagnóstico *post-mortem*

Nos casos com evolução para o óbito, a comprovação da SDR pode ser realizada com a evidência histopatológica da formação da membrana hialina.

Estratégias terapêuticas e de manuseio

Tratamento de suporte

Para o tratamento de suporte ao RN que apresente a SDR é necessário uma equipe multidisciplinar bem treinada, bem como a utilização de material adequado. A assistência é importante desde o pré-natal, com a utilização de corticoide na gestante para promover um aumento na produção do surfactante fetal, bem como a escolha do local ideal para uma boa assistência no nascimento onde a monitorização é fundamental.

Na sala de parto, o controle térmico para que o RN prematuro mantenha temperatura entre 36,5 e 37,5 °C é importante para a redução da mortalidade, principalmente nos prematuros menores. Sacos plásticos de polietileno, assim como colchões térmicos são utilizados para esse controle. A monitorização para evitar hipertermia também é necessária, para evitar complicações. Ao nascer, o prematuro com desconforto respiratório deve ser tratado com a instalação de pressão positiva contínua nas vias aéreas (CPAP), o que vai melhorar o coeficiente residual funcional e a estabilidade alveolar, minimizando atelectasias. Esse suporte inicial geralmente é feito com o ventilador manual com peça em T e máscara facial, mas em alguns serviços esse suporte é feito com prongas nasais. A utilização do CPAP melhora a dinâmica pulmonar e reduz a necessidade de intubação na sala de parto. Caso ocorra a necessidade de ventilação com pressão positiva (VPP) deve ser dado a preferência para o uso do ventilador manual com peça em T. O transporte desse RN para a UTIN deve ser feito em incubadora com a temperatura regulada entre 35 e 37 °C para minimizar a perda de calor e que o mesmo chegue na UTIN em normotermia (36,5 a 37,5 °C). A atenção do responsável pela parte respiratória deve ser maximizada para que não ocorra hiperinsuflação ou desconexão da máscara com a face do RN. Deve ser estabelecido o acesso venoso e o arterial, que em alguns serviços é realizado nos RN abaixo de 1.000 g. O início da dieta parenteral deve ser o mais precoce possível e a nutrição enteral deve ser instituída assim que o RN apresente condições. A colostroterapia nos abaixo de 1.500 g também é uma estratégia utilizada. A hidratação deve ser avaliada rigorosamente, pois, quando em excesso, pode ocasionar persistência do canal arterial e, na escassez, pode resultar em quadro de insuficiência renal. Para um ajuste mais adequado, devemos observar a perda de peso entre 10, 12 e 15% nos primeiros 3 a 4 dias e os níveis de sódio sérico. Quando a perda de peso e os níveis de sódio forem acima do esperado, o RN possivelmente estará necessitando de maior aporte hídrico e, caso ocorra ganho de peso inesperado ou sódio sérico baixo, ajustes para a redução da quota hídrica devem ser realizados. O uso de alguns tipos de fototerapia, respiradores e incubadoras umidificadas deve ser ponderado na quantidade de líquido a ser prescrita. O controle hidreletrolítico e a avaliação cardiovascular são importantes, pois podem acarretar, direta ou indiretamente, excesso de líquido pulmonar, comprometendo a dinâmica respiratória.

Tratamento respiratório

O suporte respiratório e o uso de surfactante são estratégias utilizadas com frequência nos quadros moderados a graves da SDR. A estratégia gentil para a ventilação é sugerida para evitar os danos secundários à terapêutica. A intubação endotraqueal era prática frequente em sala de

parto nos RN abaixo de 1.500 g. Alguns estudos avaliaram a intubação na sala de parto comparando com o uso do CPAP, com base na hipótese de que muitos RN estariam sendo intubados desnecessariamente. Em 2008, Morley et al. publicaram estudo comparando o uso do CPAP nasal com a intubação rotineira e administração de surfactante. Posteriormente, uma metanálise demonstrou redução combinada da mortalidade e broncodisplasia pulmonar (BDP) quando o CPAP era utilizado como estratégia inicial na assistência em sala de parto. A partir de então, menos RN vêm sendo intubados em sala de parto e o CPAP vem sendo cada vez mais utilizado. Nem todos os prematuros extremos são candidatos ao uso do CPAP como estratégia ventilatória inicial e tampouco aqueles que iniciam com CPAP permanecerão sem falhar. A identificação dos candidatos torna-se difícil. Existe uma variedade das práticas clínicas, de tipos de interface nasal e cuidados no manejo principalmente para a prevenção do trauma do septo nasal. O Centro Neonatal da Universidade de Columbia, em Nova York, tem uma das menores incidências de BDP e adota uma estratégia gentil de ventilação, assim como o uso precoce do CPAP de bolhas com prongas curvas e curtas há muitos anos.

Em 2005, Ammari et al. apresentaram uma análise retrospectiva de RN com peso abaixo de 1.250 g. Em seguida à ressuscitação e estabilização na sala de parto, eles avaliaram 261 RN abaixo de 1.250 g. Utilizaram o CPAP de bolhas como modalidade inicial para os RN que nasceram com respiração espontânea, instalando-o já com 5 a 10 minutos de vida. Caso os RN necessitassem de ventilação com pressão positiva prolongada ou apresentassem instabilidade cardiorrespiratória eram intubados e colocados em ventilação mecânica. Na unidade de terapia intensiva neonatal (UTIN) era utilizado, como critério de falha do CPAP, uma necessidade de FiO2 acima de 60% ou ventilação inadequada com pH < 7,2 e PaCO2 > 65 mmHg, frequentes episódios de apneias necessitando estimulação táctil repetida ou ventilação com pressão positiva (VPP) com máscara, nas primeiras 72 horas de vida. A falha após 72 horas era incomum e dificilmente relacionada à doença respiratória inicial. Os RN que falhavam eram intubados e colocados em ventilação mecânica, recebendo ou não o surfactante. O surfactante era reservado aos RN intubados que necessitavam de FiO2 > 60% para manter a tensão arterial de oxigênio entre 50 e 70 mmHg ou saturação entre 90 e 95%. Dos 261 RN avaliados, 32 (12%) foram intubados na sala de parto e 229 (88%) iniciaram em CPAP como primeira forma de ventilação. 174 RN (76%) conseguiram permanecer com o CPAP e 55 (24%) dos que iniciaram CPAP falharam e foram intubados. Entre os 31 RN com peso entre 700 g e 799 g, 6 (19%) iniciaram o suporte respiratório em ventilação mecânica e 25 (81%) em CPAP nasal, tendo 17 (68%) obtido sucesso apenas utilizando o CPAP. Entre os 34 RN com peso ao nascer entre 800 e 899 g, 3 (9%) iniciaram ventilação mecânica na sala de parto e 31 (91%) com o CPAP nasal. 26 (84%) deles permaneceram em CPAP (Tabela 52.1). Quando avaliados por idade gestacional, no grupo de 25, 26 e 27 semanas foram tratados, respectivamente, 39, 39 e 26 RN. Os números e percentuais de RN inicialmente tratados com o CPAP na sala de parto foram 29 (74%), 37 (95%) e 24 (92%), com um sucesso de não terem sido intubados de 11 (38%), 25 (68%) e 21 (87%) (Tabela 52.2). Armani et al. relatam que os fatores associados à falha do CPAP precoce foram a idade gestacional inferior a 26 semanas, peso inferior a 750 g, necessidade de ventilação com pressão positiva na sala de parto, severidade da SDR, caracterizada por uma diferença A-a DO2 > 180 mmHg assim como SDR severa na radiografia inicial.

A experiência da equipe multidisciplinar, aliada aos cuidados com a umidificação, aspiração das narinas com pressão de sucção adequada, aquecimento do circuito, ajuste da touca no polo cefálico e interface nasal utilizada, é primordial para o sucesso.

Como critério para falha do CPAP e indicação do surfactante, outros centros indicam quando existe a necessidade de oxigenação com FiO2 ≥ 40%, pH ≤ 7,25 ou PaCO2 ≥ 60 mmHg, episódios frequentes de apneia necessitando ventilação com balão e máscara e acidose metabólica importante não respondendo ao tratamento. A estratégia em colocar o RN em ventilação não invasiva pode ser criteriosamente utilizada em algumas situações para evitar a intubação endotraqueal.

A abordagem tradicional de intubar e ventilar os RN com SDR na falha do CPAP vem sendo substituídas por condutas menos agressivas.

A técnica do Insure que consiste na intubação, aplicação do surfactante e extubação, procura minimizar o tempo de exposição ao trauma ventilatório. Outras estratégias menos agressivas consistem na aplicação do surfactante, diferindo da técnica do Insure, pois não há necessidade da colocação do tubo endotraqueal e ventilação com o balão e máscara minimizando o barotrauma. Com a técnica minimamente (Mist) ou menos invasiva (Lisa) o surfactante é aplicado com uma seringa conectada em uma sonda ou um cateter que é introduzindo por meio da visualização direta com o laringoscópio. A técnica Lisa e Mist são amplamente utilizadas na Europa, porém refluxo do surfactante, bradicardia e hipóxia são observados durante a aplicação.

Outra corrente de tratamento baseia-se na utilização de corticoide inalatório ou na instilação endotraqueal do corticoide em associação com o surfactante. Revisões apontam para uma resposta satisfatória associada à redução da incidência de broco displasia pulmonar (BDP). Estudo multicêntrico Kamlin et al., (em andamento) já em andamento com previsão de avaliação de mais de mil prematuros, tendo como desfecho principal a sobrevivência livre de BDP, ajudará a avaliação da utilização desta terapêutica.

A aplicação do surfactante sob a forma de aerossol também vem sendo investigada em centros na América do Norte e Europa tendo como alguns dos desfechos a necessidade de intubação e incidência de BDP.

Tabela 52.1. Distribuição de RN (n. (%)) em grupos de suporte respiratório por peso ao nascer.

Grupos de suporte respiratório/Peso ao nascer (g) [n. de RN]	< 500 [14]	500 a 599 [23]	600 a 699 [42]	700 a 799 [31]	800 a 899 [34]	900 a 999 [25]	1.000 a 1.099 [34]	1.100 a 1.199 [37]	1.200 a 1.250 [21]	≤ 1.250 [261]
VMA-início (% do total)	7 (50)	9 (39)	5 (12)	6 (19)	3 (9)	1 (4)	0 (0)	1 (3)	0 (0)	32 (12)
CPAP-início (% do total)	7 (50)	14 (61)	37 (88)	25 (81)	31 (91)	24 (96)	34 (100)	36 (97)	21 (100)	229 (88)
CPAP-falha (% do CPAP-início)	3 (43)	8 (57)	21 (57)	8 (32)	5 (16)	3 (13)	4 (12)	2 (6)	1 (5)	55 (24)
CPAP-sucesso (% do CPAP-início)	4 (57)	6 (43)	16 (43)	17 (68)	26 (84)	21 (87)	30 (88)	34 (94)	20 (95)	174 (76)

VMA-início: RN intubados desde a sala de parto e ficando em ventilação mecânica; CPAP-início: RN colocados em CPAP nasal desde a sala de parto; CPAP-falha: RN que falharam no CPAP nasal sendo intubados; CPAP-sucesso: RN que iniciaram CPAP nasal e não foram intubados.
Fonte: Adaptada de Ammari et al., 2005.

Tabela 52.2. Distribuição de RN (n. (%)) em grupos de suporte respiratório por semanas de IG.

IG (sem) [n. de RN]	23 [13]	24 [35]	25 [39]	26 [39]	27 [26]	28 [41]	28 [31]	30 [15]	31 [8]	32 [7]	33 [5]	34 [2]	≤ 34 [261]
VMA-início (% do total)	7 (54)	10 (29)	10 (26)	2 (5)	2 (8)	1 (2)	0 (0)	0 (0)	0 (0)	0 (0)	0 (0)	0 (0)	32 (12)
CPAP-início (% do total)	6 (46)	25 (71)	29 (74)	37 (95)	24 (92)	40 (100)	31 (100)	15 (100)	8 (100)	7 (100)	5 (100)	2 (100)	229 (261)
CPAP-falha (% do CPAP-início)	3 (50)	12 (48)	18 (62)	12 (32)	3 (13)	3 (8)	4 (13)	0 (0)	0 (0)	0 (0)	0 (0)	0 (0)	55 (24)
CPAP-sucesso (% do CPAP-início)	3 (50)	13 (52)	11 (38)	25 (68)	21 (87)	37 (92)	27 (87)	15 (100)	8 (100)	7 (100)	5 (100)	2 (100)	174 (76)

VMA-início: RN intubados desde a sala de parto e ficando em ventilação mecânica; CPAP-início: RN colocados em CPAP nasal desde a sala de parto; CPAP-falha: RN que falharam no CPAP nasal sendo intubados; CPAP-sucesso: RN que iniciaram CPAP nasal e não foram intubados.
Fonte: Adaptada de Ammari et al., 2005.

Complicações da SDR

Frequentemente os casos de SDR se apresentam em RN prematuros e as complicações da prematuridade se confundem com as complicações da SDR.

As complicações respiratórias são decorrentes do barotrauma, atelectrauma e volutrauma secundários à assistência ventilatória do tratamento. As principais complicações respiratórias são a síndrome de escape de ar (pneumotórax, pneumomediastino ou enfisema intersticial) e a BDP quando o RN passa a ficar dependente de oxigênio.

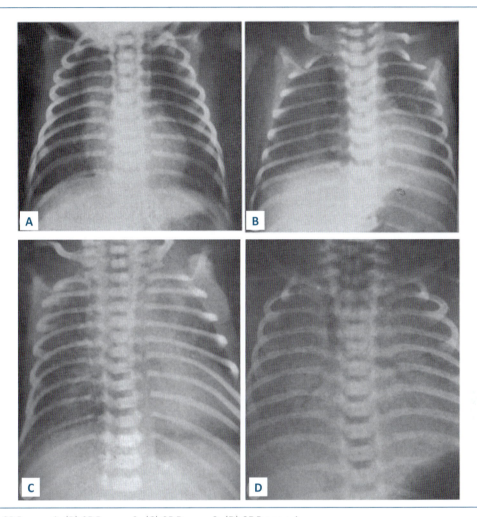

Figura 52.1. (A) SDR grau 1. (B) SDR grau 2. (C) SDR grau 3. (D) SDR grau 4.
Fonte: Adaptada de Tudor et al., 1976.

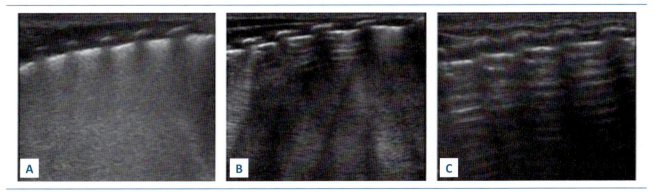

Figura 52.2. Padrões de ultrassonografia pulmonar. (A) Imagem hiperecoica ou pulmão branco. (B) Prevalência de linhas B. (C) Predomínio de linhas A que são repetições da linha pleural em um pulmão aerado.
Fonte: Adaptada de Raimondi et al., 2012.

LEITURAS COMPLEMENTARES

Ammari A, Suri M, Milisavljevic V, Sahni R, Bateman D, Sanocka U, Ruzal-Shapiro C, Wung JT, Polin RA. Variables associated with the early failure of nasal CPAP in very low birth weight infants. J Pediatr. 2005 Sep;147(3):341-7.

Brat R, Yousef N, Klifa R, Reynaud S, Shankar Aguilera S, De Luca D. Lung Ultrasonography Score to Evaluate Oxygenation and Surfactant Need in Neonates Treated with Continuous Positive Airway Pressure. JAMA Pediatr. 2015 Aug;169(8):e151797.

Cummings J. Comparison of Aerosol Delivery of Infasurf to Usual Care in Spontaneously Breathing RDS Patients. NCT03058666. [Atualizado em 2018 abr 15; citado em 2017 fev 23]. Disponível em: https://clinical-trials.gov/ct2/show/NCT03058666?term=NCT03058666&rank=1.

Dani C. A Study to InvestigateThe Safety, Tolerability And Efficacy Of Nebulised Curosurf® In Preterm Neonates With Respiratory Distress Syndrome (RDS). NCT03235986. [Atualizado em 2018 abr 15; citado em 2017 ago 1]. Disponível em: https://clinicaltrials.gov/ct2/show/NCT03235986?cond=inhaled+surfactant&rank=7.

Daniel IW, Fiori HH, Piva JP, Munhoz TP, Nectoux AV, Fiori RM. Lamellar body count and stable microbubble test on gastric aspirates from preterm infants for the diagnosis of respiratory distress syndrome. Neonatology. 2010;98(2):150-5.

Finer NN, Carlo WA, Walsh MC, Rich W, Gantz MG, Laptook AR, Yoder BA, Faix RG, Das A, Poole WK, Donovan EF, Newman NS, Ambalavanan N, Frantz ID, Buchter S, Sánchez PJ, Kennedy KA, Laroia N, Poindexter BB, Cotten CM, Van Meurs KP, Duara S, Narendran V, Sood BG, O'Shea TM, Bell EF, Bhandari V, Watterberg KL, Higgins RD. Early CPAP versus surfactant in extremely preterm infants. N Engl J Med. 2010 May 27;362(21):1970-9.

Guinsburg R, de Almeida MFB, de Castro JS, Gonçalves-Ferri WA, Marques PF, Caldas JPS, Krebs VLJ, Souza Rugolo LMS, de Almeida JHCL, Luz JH, Procianoy RS, Duarte JLMB, Penido MG, Ferreira DMLM, Alves Filho N, Diniz EMA, Santos JP, Acquesta AL, Santos CND, Gonzalez MRC, da Silva RPVC, Meneses J, Lopes JMA, Martinez FE. T-piece versus self-inflating bag ventilation in preterm neonates at birth. Arch Dis Child Fetal Neonatal Ed. 2018 Jan;103(1):F49-F55.

Gupta A, Zheng SL. Genetic disorders of surfactant protein dysfunction: When to consider and how to investigate. Arch Dis Child. 2017 Jan;102(1):84-90.

Gyamfi-Bannerman C, Thom EA, Blackwell SC, Tita AT, Reddy UM, Saade GR, Rouse DJ, McKenna DS, Clark EA, Thorp JM Jr, Chien EK, Peaceman AM, Gibbs RS, Swamy GK, Norton ME, Casey BM, Caritis SN, Tolosa JE, Sorokin Y, VanDorsten JP, Jain L. NICHD Maternal-Fetal Medicine Units Network. Antenatal Betamethasone for Women at Risk for Late Preterm Delivery. N Engl J Med. 2016 Apr 7;374(14):1311-20.

Hascoët JM, Picaud JC, Ligi I, Blanc T, Daoud P, Zupan V, Moreau F, Guilhoto I, RouabahM, Alexandre C, Saliba E, Storme L, Patkai J, Pomedio M, Hamon I. Review shows that using surfactant a number of times or as a vehicle for budesonide may reduce the risk of bronchopulmonary dysplasia. Acta Paediatr. 2017 Nov 28. Doi: 10.1111/apa.14171. [Epub ahead of print].

Kamlin O. Multicentre Randomised Controlled Trial of Surfactant Plus Budesonide to Improve Survival Free of Bronchopulmonary Dysplasia in Extremely Preterm Infants. ACTRN12617000322336. [Atualizado em 2018 abr 15; citado em 2017 jan 10]. Disponível em: https://www.anzctr.org.au/Trial/Registration/TrialReview.aspx?id=372110&isReview=true.

Khare P, Gupta R, Ahuja M, Khare N, Agarwal S, Bansal D. Prevalence of Lung Lesions at Autopsy: A Histopathological Study. J Clin Diagn Res. 2017 May;11(5):EC13-EC16.

Klotz D, Porcaro U, Fleck T, Fuchs H. European perspective on less invasive surfactant administration-a survey. Eur J Pediatr. 2017 Feb;176(2):147-54.

Laptook AR, Bell EF, Shankaran S, Boghossian NS, Wyckoff MH, Kandefer S, Walsh M, Saha S, Higgins R. Generic and Moderate Preterm Subcommittees of the NICHD Neonatal Research Network. Admission Temperature and Associated Mortality and Morbidity among Moderately and Extremely Preterm Infants. J Pediatr. 2018 Jan; 192:53-59.e2.

Lee J, Kim HS, Jung YH, Choi KY, Shin SH, Kim EK, Choi JH. Oropharyngeal colostrum administration in extremely premature infants: An RCT. Pediatrics. 2015 Feb;135(2):e357-66.

Morley CJ, Davis PG, Doyle LW, Brion LP, Hascoet JM, Carlin JB. COIN Trial Investigators. Nasal CPAP or intubation at birth for very preterm infants. N Engl J Med. 2008 Feb 14;358(7):700-8.

Raimondi F, Migliaro F, Sodano A, Umbaldo A, Romano A, ValloneG, Capasso L. Can neonatal lung ultrasound monitor fluid clearance and predict the need of respiratory support? Crit Care. 2012 Nov 14; 16(6):R220.

Sharma D, Farahbakhsh N. Role of chest ultrasound in neonatal lung disease: A review of current evidences. J Matern Fetal Neonatal Med; 2017 Sep 14. p.1-7.

Singh Y, Gupta S, Groves AM, Gandhi A, Thomson J, Qureshi S, Simpson JM. Expert consensus statement 'Neonatologist-performed Echocardiography (NoPE)'-training and accreditation in UK. Eur J Pediatr. 2016 Feb;175(2):281-7.

Subramaniam P, Ho JJ, Davis PG. Prophylactic nasal continuous positive airway pressure for preventing morbidity and mortality in very preterm infants. Cochrane Database Syst Rev. 2016 Jun 14;(6): CD001243.

Tudor J, Young L, Wigglesworth JS, Steiner RE. The value of radiology in the idiopathic respiratory distress syndrome: A radiological and pathological correlation study. Clin Radiol. 1976 Jan;27(1):65-75.

Verder H, Ebbesen F, Brandt J, Dahl M, Esberg G, Eschen C, Grytter C, Kroner J, Nørgaard M, Reinholdt J, Stanchev H; Danish-Swedish Multicenter Study Group for Surfactant Replacement. Lamellar body counts on gastric aspirates for prediction of respiratory distress syndrome. Acta Paediatr. 2011 Feb;100(2):175-80.

Zhang ZQ, Zhong Y, Huang XM, Du LZ. Airway administration of corticosteroids for prevention of bronchopulmonary dysplasia in premature infants: A meta-analysis with trial sequential analysis. BMC Pulm Med. 2017 Dec 15;17(1):207.

53

Taquipneia Transitória do Recém-Nascido

Jucille do Amaral Meneses

A taquipneia transitória do recém-nascido (TTRN) é a causa mais comum de morbidade respiratória do período neonatal, acometendo 1 a 2% de todos os recém-nascidos. No entanto, a incidência é variável, sendo inversamente proporcional com a idade gestacional, acometendo principalmente os recém-nascidos pré-termo tardio e os recém-nascidos a termo precoce.

Trata-se de uma doença benigna e autolimitada, que foi primeiramente descrita em 1966 por Avery et al., sendo conhecida também por desconforto respiratório benigno neonatal, síndrome do pulmão úmido ou síndrome do desconforto respiratório tipo 2. Apesar do seu curso benigno na grande maioria dos casos, existem aqueles considerados graves com necessidade de cuidados intensivos neonatais.

Fisiopatologia

O epitélio pulmonar fetal secreta fluido alveolar precocemente na gestação, sendo o principal responsável pelo crescimento pulmonar fetal. No decorrer da gestação ocorre um aumento progressivo dessa taxa de secreção, resultando em um aumento do volume pulmonar chegando em 25 a 30 mL/kg a termo. Durante os movimentos respiratórios fetais, este líquido pulmonar é eliminado pela traqueia, sendo uma parte deglutido pelo feto e outra parte indo para a cavidade amniótica.

Nas últimas semanas da gravidez e após o início do trabalho de parto, com as mudanças hormonais no ambiente materno-fetal como a liberação de catecolaminas e ocitocina materna, a produção do líquido pulmonar diminui, e, ao mesmo tempo, os canais de sódio do epitélio pulmonar são ativados estimulando a reabsorção deste líquido pulmonar. O sódio é transportado passivamente para dentro do pneumócito tipo 2 através dos canais de sódio que se encontram na membrana apical da célula. Posteriormente através de transporte ativo, via bomba ATPase sódio/potássio, o sódio segue para o interstício pulmonar juntamente com a saída de cloro e água, sendo então absorvido pela circulação pulmonar e linfática.

Este *clearance* pulmonar ocasiona aumento do fluxo pulmonar, que juntamente com a perfusão e a ventilação são essenciais para a otimização das trocas gasosas. Vale salientar que este processo continua mesmo após o nascimento, no decorrer das primeiras 2 a3 horas de vida, finalizando a transição fetal-neonatal. Por conseguinte, qualquer falha deste processo resulta em retardo na reabsorção do líquido, que reduz a complacência pulmonar, aumenta a resistência das vias aéreas e causa a diminuição do volume corrente, comprometendo assim a transição extrauterina do recém-nascido.

Sabe-se que 1 a 2 dias próximo ao parto e durante o trabalho de parto é o período em que ocorre 70% da reabsorção do líquido pulmonar. A compressão torácica fetal que ocorre durante o canal de parto, ao forçar a saída do líquido pulmonar, também auxilia no processo adaptativo, mas em apenas 10% do total do líquido.

Fatores de risco

Existem fatores de risco bem reconhecidos relacionados ao aumento do risco de TTRN, geralmente atribuídos ao retardo na reabsorção do líquido pulmonar fetal (Quadro 53.1).

SEÇÃO IV – SISTEMA RESPIRATÓRIO

Quadro 53.1
Fatores de risco para TTRN.

- Prematuridade
- Parto cesáreo
- Primiparidade
- Sexo masculino
- Gemelaridade
- Policitemia
- Macrossomia
- Asfixia perinatal
- Sedação materna
- Filho de mãe diabética
- Pré-eclâmpsia materna

Fonte: Desenvolvido pela autoria.

Com relação a via de parto, é atribuído à cesariana eletiva, especialmente se idade gestacional menor que 39 semanas, um risco quase três vezes maior. A prematuridade, principalmente os recém-nascidos pré-termo tardios apresentam risco significativo de morbidade respiratória, destacando a TTRN na grande maioria dos casos. Diante desses resultados, é recomendado que nas gestações de prematuro tardio, o corticoide antenatal também pode ser indicado para diminuir esta morbidade.

Estudos têm demonstrado que a pré-eclâmpsia materna é fator de risco para TTRN, pois foram encontrados níveis elevados de peptídeos natriuréticos tipo B tanto nas gestantes como em recém-nascidos com TTRN. Sabe-se que estes peptídeos têm papel fundamental na manutenção do fluido extracelular. Os autores sugerem que as placentas de gestações com pré-eclâmpsia produzem maior quantidade destes peptídeos que são liberados para a circulação fetal. Estes atuam a nível pulmonar fetal, reduzindo o transporte de sódio celular mediado pelos canais de sódio, com consequente retardo na reabsorção de líquido pulmonar.

Quadro clínico

A sintomatologia da taquipneia transitória do RN é predominantemente decorrente do edema pulmonar secundário ao retardo de reabsorção do líquido pulmonar fetal. Inicia-se precocemente, logo após o nascimento, caracterizado por taquipneia (frequência respiratória > 60 ipm), retração intercostal, subcostal, supraestenal e xifoideana, batimento de asas de nariz e gemência. É comum a taquicardia acompanhar o desconforto respiratório.

Geralmente a evolução é benigna, transitória, com resolução espontânea dentro dos primeiros 3 dias de vida. No entanto, um pequeno percentual de casos evoluiu com insuficiência respiratória progressiva e grave com hipertensão pulmonar persistente e insuficiência cardíaca congestiva. Estes casos são mais frequentes na população de recém-nascidos pré-termo tardio ou termo precoce.

Exames complementares

A suspeição do diagnóstico de TTRN é baseada principalmente na anamnese pré-natal, na qual são considerados os fatores de risco envolvidos no quadro clínico do neonato, complementados pelos exames de imagem. Diante de um caso de desconforto respiratório em recém-nascido será sempre importante excluirmos as causas mais graves, que podem cursar com rápida deterioração caso não seja instituída tera-

pêutica em tempo hábil. Dessa maneira, será importante fazer o diagnóstico diferencial com outras afecções respiratórias, principalmente se o quadro clinico persistir além das primeiras 72 horas de vida, como síndrome de aspiração meconial, síndrome de desconforto respiratório do RN, malformações pulmonares e pneumonia neonatal, além de algumas cardiopatias congênitas ou erros inatos de metabolismo.

Os achados típicos da radiografia de tórax incluem: aumento da vascularização pulmonar principalmente peri-hilar bilateral e simétrica, líquido nas cissuras interlobares (cisurite), hiperinsuflação pulmonar com aumento do diâmetro anteroposterior do tórax, retificação de arcos costais e cúpula diafragmáticas planas. Geralmente, observa-se uma discreta cardiomegalia e, em alguns casos, derrame pleural. Em recém-nascidos pré-termo tardio, o quadro radiológico pode simular tanto uma TTRN como também apresentar sinais sugestivos de síndrome do desconforto respiratório do RN.

A gasometria arterial geralmente se apresentará com hipoxemia e hipocapnia leve, secundárias à taquipneia. Em casos de hipercapnia deve-se investigar complicações ou agravamento do quadro. Na presença de cianose com hipoxemia mais acentuada, deve-se solicitar ecocardiografia para afastar cardiopatias congênitas ou hipertensão pulmonar.

Recentemente tem sido avaliada a aplicabilidade da ultrassonografia de pulmão no diagnóstico e manejo de várias comorbidades respiratórias do período neonatal, inclusive a TTRN. Estudos recentes confirmam a acurácia no diagnóstico da TTRN pela ultrassonografia pulmonar, diferenciando-a de outras doenças pulmonares como a síndrome do desconforto respiratório do RN, a síndrome de aspiração meconial e a pneumonia neonatal.

A característica patogênica principal da TTRN é o edema pulmonar que na ultrassonografia se apresenta como a presença de pulmão branco e linhas B compactas, que são linhas densas perpendiculares à linha pleural, sugestivas de aumento do líquido pulmonar, visualizadas principalmente nos casos mais graves. Enquanto a síndrome alvéolo-intersticial e o duplo ponto pulmonar, observado quando existe diferença na ecogenicidade pulmonar entre as áreas pulmonares superiores e inferiores, são sinais encontrados nos casos mais leves. Alterações na imagem da linha pleural e desaparecimento das linhas A, que são linhas hiperecogênicas observadas paralelas à linha pleural, são achados comuns em todos os casos, porém não são específicos da TTRN. As efusões pleurais podem acompanhar os casos de TTRN e são mais bem vistas na ultrassonografia pulmonar quando comparado à radiografia de tórax.

Os autores recomendam e ressaltam as vantagens da ultrassonografia pulmonar por ser um método simples, não invasivo, sem exposição à radiação e com a conveniência da realização à beira do leito. Vale lembrar, contudo, por se tratar de uma avaliação operador-dependente, faz-se necessário treinamento específico.

Tratamento

A evolução natural da doença é a melhora progressiva dos sintomas clínicos à medida que ocorre a reabsorção do fluido pulmonar. E, mesmo que a maioria dos casos sejam autolimitados, estes recém-nascidos necessitarão de admissão na unidade de cuidados neonatais para monitorização contínua e suporte necessário.

A dieta deverá ser avaliada de acordo com a gravidade do quadro respiratório do recém-nascido. A taquipneia significativa requer suspensão de dieta e instalação de venóclise para administração de fluidos. Contudo, quadros de taquipneia menos exuberante podem permitir a administração da dieta através de sonda oro-gástrica.

Com relação à administração de fluidos, apesar de um pequeno estudo (Stroustrup et al., 2012) com 67 pacientes com TTRN não complicada ter evidenciado que a restrição hídrica reduziu o tempo de suporte ventilatório e de hospitalização sem causar desidratação, os autores ressaltam que esta prática necessita ser mais bem avaliada com um maior número de estudos.

A oferta de oxigênio suplementar, quando necessário, é feita preferencialmente pela ventilação não invasiva por meio de suporte respiratório com pressão contínua de vias aéreas (CPAP nasal) ou até mesmo ventilação intermitente não invasiva. Em alguns casos, contudo, havendo progressão da hipoxemia ou da dispneia, pode ser necessário a ventilação mecânica invasiva.

Os antibióticos não constituem parte do tratamento direcionado para TTRN, entretanto, a depender do quadro clínico e da suspeita de infecção, estes podem ser iniciados. Cabe, portanto, estar atento para a suspensão logo que for afastada a hipótese de pneumonia ou sepse neonatal.

Alguns poucos estudos têm avaliado o uso de diuréticos para diminuir o líquido pulmonar e assim reduzir a evolução do quadro respiratório. Recente revisão sistemática (Kassab et al., 2015) da Biblioteca Cochrane (2015) não demonstrou benefícios quanto ao uso de furosemida venosa ou oral para reduzir os sintomas, o tempo de oxigenoterapia ou o tempo de hospitalização.

Dentre as estratégias medicamentosas atualmente avaliadas para a TTRN estão a nebulização com salbutamol ou adrenalina racêmica, baseada no fato que os β-agonistas aceleram a taxa de *clearance* do fluido alveolar. No entanto, as revisões sistemáticas atuais concluem que no momento não existe evidências suficientes para determinar a eficácia e segurança dessas drogas no tratamento da TTRN.

Prognóstico

Como anteriormente destacado, a TTRN é uma afecção na maioria das vezes benigna, cuja resolução é simples e rápida. Raros casos, contudo, podem evoluir com deterioração clínica se associados à hipoxemia grave, falência respiratória, síndromes de escape de ar ou outras complicações.

Recentemente, o resultado de uma grande coorte (Heinonen et al., 2018) populacional durante um período de 20 anos demonstrou que a taxa de hospitalização por vírus sincicial respiratório no 1º ano de vida foi significativamente maior em crianças com história de TTRN comparado com aquelas sem diagnóstico de TTRN, talvez por ambos terem as mesmas características fisiopatológicas.

Em longo prazo, a TTRN está associada com desenvolvimento de síndromes de sibilância e diagnóstico subsequente de asma, sugerindo uma predisposição genética. Ao mesmo tempo, o maior risco de asma na infância está associado com partos cesáreos, portanto são necessários maiores estudos para que se possa avaliar esta possível relação causal.

LEITURAS COMPLEMENTARES

Avery ME, Gatewood OB, BrumLey G. Transient tachypnea of newborn. Possible delayed resorption of fluid at birth.Am J Dis Child.1966;111(4):380-5.

Aydemir O, Aydemir C. Sarikabadayi Y et al. The role of plasma N-terminal pro-B-type natriuretic peptide in predicting the severity of transient tachypnea of the newborn. Early Hum Dev. 2012;88:315-19.

Chang WS, Lin TL, Hsu LC et al. Maternal pregnancy-induced hypertension increases the subsequent risk of transient tachypnea of the newborn: A nationwide population-based cohort study. Taiwan J Obstet Gynecol. 2018;57(4):546-50.

Chen S, Fu W, Liu J et al. Routine application of lung ultrasonography in the neonatal intensive care unit. Medicine. 2017;96(2):1-8.

Dehdashtian M, Aletayeb M, Malakian A et al. Clinical course in infants diagnosed with transient tachypnea of newborn: A clinical trial assessing the role of conservative versus conventional management. Journal of the Chinese Medical Association. 2018;81:183e-86.

Guglani L, Lakshminrusimha S, Ryan RM. Transient tachypnea of the newborn. Pediatr Rev. 2008;29(11):e59-e65.

Hagen E, Chu A, Lew C. Transient Tachypnea of the Newborn. Neoreviews. 2017;18(3):e141-48.

Heinonen S, Süvari L, Gissler M et al. Transient Tachypnea of the Newborn is Associated with an Increased Risk of Hospitalization Due to RSV Bronchiolitis. Pediatr Infect Dis J; 2018. Doi: 10.1097/INF.0000002057. [Epub ahead of print].

Ibrahim M, Omran A, AbdAllah NB et al. Lung ultrasound in early diagnosis of neonatal transient tachypnea and its differentiation from other causes of neonatal respiratory distress. J Neonatal Perinatal Med; 2018. Doi: 10.3233/NPM-181796. [Epub ahead of print].

Kassab M, Khriesat WM, Anabrees J. Diuretics for transient tachypnoea of the newborn. Cochrane Database of Systematic Reviews. 2015;(11):Art. n. CD003064. Doi: 10.1002/14651858.CD003064.pub3.

Kassab M, Khriesat WM, Anabrees J. Diuretics for transient tachypnoea of the newborn. Cochrane Database Syst Rev. 2015;(11). Doi: 10.1002/14651858.CD003063.pub3.

Liem JJ, Huq SI, Ekuma O et al. Transient tachypnea of the newborn may be an early clinical manifestation of wheezing symptoms. J Pediatr. 2007;151(1):29-33.

Liu J, Chen X, Li X et al. Lung Ultrasonography to Diagnose Transient Tachypnea of the Newborn Chest. 2016;149(5):1269-75.

McCray PB Jr, Bettencourt JD, Bastacky J. Developing bronchopulmonary epithelium of the human fetus secretes fluid. Am J Physiol. 1992;262(3 pt 1):L270-L279.

Moresco L, Bruschettini M, Cohen A et al. Salbutamol for transient tachypnea of the newborn. Cochrane Database Syst Rev. 2016;23(5): CD011878. Doi: 10.1002/14651858.CD011878.pub2.

MorescoL, Calevo MG, Baldi F et al. Epinephrine for transient tachypnea of the newborn. Cochrane Database Syst Rev. 2016;23(5):CD011877. Doi: 10.1002/14651858.CD011877.pub2.

Saccone G, Berghella V. Antenatal corticosteroids for maturity of term or near term fetuses: Systematic review and meta-analysis of randomized controlled trials. *BMJ.* 2016;355:i5044.

Stroustrup A, Trasande L, Holzman IR. Randomized controlled trial of restrictive fluid management in transient tachypnea of the newborn. J Pediatr. 2012;160(1):38-43.

Thavagnanam S, Fleming J, BromLey A et al. A meta-analysis of the association between Caesarean section and childhood asthma. Clin Exp Allergy. 2008;38(4):629-33.

Síndrome de Aspiração de Mecônio

Walusa Assad Gonçalves Ferri

Síndrome de aspiração de mecônio (SAM) é uma designação para o desconforto respiratório que ocorre em recém-nascidos provenientes de gestações complicadas por líquido amniótico meconial (LAM), entretanto a definição de SAM é pouco específica e pode refletir um espectro de desordens que ocorrem em recém-nascidos nascidos sob sofrimento fetal. Em razão da falta de uma definição criteriosa, é difícil determinar a incidência exata. Nos Estados Unidos foram registradas mil mortes anuais por SAM, entretanto acredita-se que esse número é muito maior em países em desenvolvimento em função da assistência neonatal menos efetiva. No Brasil, segundo dados do Datasus, o número de nascidos vivos em 2016 foi 2.857.800, entretanto a ocorrência de mortes em razão da síndrome de aspiração meconial foi de 997 pacientes, esses números são divergentes da incidência relatada em países com assistência neonatal mais efetiva, demonstrando, provavelmente, a existência de subnotificação no Brasil.

A frequência descrita de líquido amniótico meconial (LAM) varia entre 4 e 22% de todos os nascimentos, e de 3 a 12% dos bebês nascidos com LAM desenvolvem SAM. Entre os pacientes que apresentam SAM 4% evoluem para óbito. Essa variação nas taxas de ocorrência depende da qualidade dos cuidados obstétricos (incluindo a taxa de cesárea) e do risco populacional. A presença de mecônio (LAM) é incomum em prematuros, mas pode chegar a 38% em pacientes com 41 semanas, portanto, a incidência de SAM aumenta nas gestações após 41 semanas. Houve um declínio na incidência de SAM nos Estados Unidos (de 5,8 a 1,5%) durante o período de 1990 a 1997, que atribuíram a uma redução de 33% nos nascimentos acima de 41 semanas. As medidas obstétricas para redução do nascimento após 41 semanas são a indução do trabalho de parto e a realização de partos cesarianos agendados, mas outras complicações maternas e neonatais estão aumentadas nesse tipo de conduta.

História

O mecônio é o material fecal que se acumula no intestino fetal ao longo da gestação, é um termo derivado do grego *mekoni*, que significa suco de papoula ou ópio. O mecônio é um material estéril, grosso, preto-verde, inodoro, observado no intestino fetal durante o 3º mês de gestação, resulta do acúmulo de detritos, incluindo células descamadas da pele, gastrointestinais, mucina, cabelo, lanugo, vernix caseosa, líquido amniótico e secreções intestinais. Aristóteles foi o primeiro a descrever a associação entre a coloração do líquido amniótico e a depressão neonatal, desde então os que exercem a medicina têm se preocupado com o bem-estar fetal na presença de líquido amniótico meconial.

Sinais e sintomas

Exame físico de pacientes com suspeita de SAM ao nascer

O cordão umbilical e as unhas podem ser tingidos (com coloração alterada, esverdeada) de mecônio, dependendo de quanto tempo a criança foi exposta a LAM no útero. Em geral, as unhas ficarão manchadas após 6 horas e o vernix após 12 a 14 horas de exposição.

O tórax apresenta tipicamente forma de barril, com um aumento do diâmetro anterior-posterior causado por hiperinsuflação. A ausculta pulmonar revela estertores e roncos, e estes sinais geralmente são vistos imediatamente depois do nascimento. As manifestações respiratórias incluem dificuldade respiratória, taquipneia, cianose, aprisionamento de ar e diminuição da complacência pulmonar, ocasionando uma dificuldade ventilatória quando necessário a aplicação de pressão positiva, necessitando, provavelmente, de pressões de pico mais elevadas na sala de parto.

Gravidade

Cleary e Wiswell propuseram critérios para definir severidade da SAM:

- SAM leve é uma doença que requer menos de 40% de oxigênio por menos de 48 horas;
- SAM moderada é doença que requer mais de 40% de oxigênio por mais de 48 horas sem síndrome de escape de ar;
- SAM grave requer assistência ventilatória por mais de 48 horas e é frequentemente associada à hipertensão pulmonar persistente.

Fisiopatologia

A fisiopatologia da SAM é complexa e não esclarecida. Os fatores envolvidos estão relacionados a seguir (Figura 54.2).

Sofrimento fetal e hipoxia

Há muito se observa que existe uma importante associação entre sofrimento fetal e hipóxia com SAM, acredita-se que o sofrimento fetal estimula os movimentos intestinais e os movimentos respiratórios, ocasionando a aspiração, entretanto, nem sempre está associada com o sofrimento fetal, uma vez que 3/4 dos bebês com LAM são vigorosos ao nascimento.

Obstrução de vias aéreas

A obstrução parcial e/ou completa das vias aéreas era considerada o mecanismo fisiopatológico primário para SAM. Resultados da autópsia em alguns lactentes com SAM fatal demonstraram evidência de obstrução das vias aéreas, no entanto, a obstrução das vias aéreas é atualmente considerada apenas um componente dos múltiplos fatores envolvidos na síndrome, porque há pouca correlação entre a presença de mecônio na traqueia e sinais de SAM grave. Outro dado que demonstra que a obstrução das vias aéreas não é o único fator envolvido na SAM é que mesmo realizando a aspiração da via aérea fetal antes da saída dos ombros, não é possível diminuir a gravidade do quadro da SAM.

Inflamação

Diante do fato que algumas crianças com LAM desenvolvem SAM e outras não, investigadores avaliaram a possibilidade de inflamação como um fator patogênico. Foi demonstrado em pacientes com SAM sinais histológicos de funisite e presença de enzima associada à inflamação (metaloproteinase-8) no líquido amniótico. Uma revisão recente (Lindenskov et al., 2015) sobre a patogenia da SAM sugere que o mecônio é potente ativador inflamatório.

Hipertensão pulmonar

Vários pacientes com SAM grave não mostram sinais radiológicos importantes de lesão pulmonar parenquimatosa, e estudos de autópsia demonstram hipertrofia da vasculatura pulmonar, sugerindo que a hipertensão pulmonar é um importante componente na SAM. A incidência de hipertensão pulmonar em pacientes com SAM é aproximadamente 70% e é caracterizada pela alta necessidade de oxigênio, índice de oxigenação maior que 20 e dessaturações frequentes, o diagnóstico deve ser confirmado por meio de exame ecocardiográfico.

Inativação de surfactante

Uma revisão recente (Kopincova e Calkovska, 2016) dos mecanismos de inativação do surfactante sugere que o mecônio pode inativar o surfactante e que inflamação, estresse oxidativo e edema podem ser os fatores causais, mas os mecanismos específicos ainda não são claros. Alguns de seus componentes como sais biliares podem inativar o surfactante, o mecônio pode também produzir toxicidade direta nos pneumócitos tipo II, deslocar o surfactante da superfície alveolar e diminuir as concentrações de proteína A e B.

Prevenção de SAM durante a gravidez

Duração da gravidez

Gestações acima de 41 semanas estão relacionadas com SAM. Uma metanálise recente (Saccone e Berghella, 2015) avaliou gestações únicas a termo, comparando a presença ou não de indução de trabalho de parto e observou que a LAM foi menos frequente no grupo de indução, com uma ocorrência de 4% *versus* 13,5%, com um risco relativo (RR): 0,32 (0,18 a 0,57; IC 95%). Da mesma maneira, uma revisão Cochrane (Gülmezoglu et al., 2012) demonstrou menos casos de SAM com indução de trabalho com 41 semanas completas de gestação. Portanto, o Colégio Americano de Ginecologistas e Obstetras (ACOG) orienta que a indução do trabalho de parto nas gestações de 41 semanas deve ser considerada, e após 42 semanas é fortemente recomendada.

Amnioinfusão

O objetivo da amnioinfusão é diluir o mecônio espesso, uma vez que se supõe que a SAM grave é mais prevalente nessa situação. Uma revisão recente Cochrane (Hofmeyr et al., 2014) avaliou 14 ensaios e incluiu 4.435 mulheres, não observando diferenças na incidência de SAM, nem na morbidade perinatal, materna ou neonatal. No entanto, quando foi avaliado apenas os estudos que foram realizados em locais com manejo perinatal pouco adequado, houve decréscimos na incidência de SAM, na mortalidade perinatal e em morbidades de curto prazo. A revisão conclui que não estão claros os benefícios da amnioinfusão, porque os estudos eram poucos para avaliar os riscos potenciais de complicações maternas em função do procedimento.

Antibióticos maternos

A presença de mecônio aumenta a probabilidade de crescimento bacteriano no líquido amniótico, no entanto, a associação com sepse neonatal é controversa. Corioamnionite, endometrite pós-operatória e infecções puerperais em partos a termo são mais frequentes quando a LAM está presente, entretanto administrar antibióticos profiláticos à mãe durante o trabalho de parto não reduz a incidência de sepse neonatal, a internação em unidade de terapia intensiva

CAPÍTULO 54 – SÍNDROME DE ASPIRAÇÃO DE MECÔNIO

neonatal ou a endometrite pós-parto, apesar de resultar em uma diminuição significativa no risco de corioamnionite, portanto a conduta não é recomendada.

Prevenção da SAM ao nascimento e no período periparto

A obstrução das vias aéreas pelo mecônio foi a principal preocupação na assistência ao paciente com LAM, uma vez que era considerada a causa fundamental da SAM, portanto obstetras e pediatras atuavam conjuntamente para remover o mecônio da via aérea do feto e do recém-nascido e esta forma de ação foi praticada de meados da década de 1970 ao ano de 2005.

Aspiração realizada pelo obstetra

Atualmente, não é recomendada a aspiração de vias aéreas superiores em pacientes com SAM. As recomendações anteriores para aspiração de vias aéreas em pacientes com SAM foram baseadas em estudos pequenos, com falhas metodológicas e sem significância estatística. Vain et al. (2004) realizaram um grande estudo randomizado multicêntrico para avaliar a eficácia da aspiração realizada pelo obstetra antes do desprendimento dos ombros. Foram randomizamos 2.514 bebês a termo com LAM para aspiração intraparto da boca, nariz e hipofaringe *versus* sem aspiração. Não houve diferenças na incidência de SAM (4% *versus* 4%), mortalidade, necessidade de ventilação mecânica ou oxigenoterapia. Também não houve diferenças quando os subgrupos com risco mais elevado de SAM foram analisados (bebês não vigorosos, aqueles nascidos após sofrimento fetal ou aqueles com mecônio espesso), portanto a conclusão foi que não há benefícios da aspiração pré-natal de boca e hipofaringe em lactentes nascidos com LAM. Baseados nesse estudo, a recomendação para aspiração pré-natal em pacientes com LAM foi eliminada das diretrizes internacionais. Contudo, vários autores continuaram a recomendar a aspiração intraparto para LAM, especialmente em áreas com assistência perinatal não adequada. Entretanto, mais recentemente, um estudo randomizado produzido por Nangia et al. (2015) incluiu 509 lactentes e foi realizado em uma comunidade com recursos limitados e também não demonstrou vantagem da aspiração pré-natal *versus* manejo expectante, portanto, atualmente, independente das características do mecônio ou do paciente não é recomendado a aspiração realizada pelo obstetra.

Intubação endotraqueal e aspiração de lactentes vigorosos

A partir da década de 1970, a intubação na sala de parto de pacientes com LAM vigorosos se tornou popular, esse fato foi ocasionado em função de um estudo de Gregory et al. em 1974, que perceberam que a SAM era mais grave em pacientes que o mecônio tinha sido visualizado abaixo das cordas vocais. Entretanto, Linder et al., em 1988, questionaram a utilidade do procedimento; compararam os resultados de 308 lactentes que foram intubados e aspirados por neonatologistas com 264 em que a equipe de ressuscitação optou por não intubar e não observaram diferenças na incidência de SAM, além disso, os autores relataram algumas possíveis complicações na intubação de bebês vigorosos. Wiswell et al., em 2000, realizaram um grande estudo internacional com 2.094 lactentes vigorosos com LAM de qualquer consistência. As incidências de SAM, a necessidade de ventilação mecânica, a mortalidade e quaisquer outros desfechos clínicos importantes não foram diferentes entre os bebês randomizados para intubação em comparação com aqueles no grupo expectante. Com base neste estudo, o Comitê Internacional de Ressuscitação (ILCOR) não recomenda a aspiração de bebês vigorosos. Entretanto, mesmo após as evidências e recomendações estudos observaram que vários serviços de assistência neonatal ainda praticavam a aspiração em pacientes vigorosos com SAM, demonstrando as dificuldades de aplicar as diretrizes na prática clínica diária.

Intubação endotraqueal e aspiração após o nascimento em pacientes deprimidos

Até 2015, as diretrizes do ILCOR recomendavam a intubação endotraqueal e aspiração de lactentes deprimidos com LAM. Dois pequenos estudos (Chettri et al., 2015 e Nangia et al., 2016) randomizados avaliaram o impacto da intubação endotraqueal imediata e aspiração *versus* não intubação em bebês deprimidos nascidos com LAM. Ambos os estudos não observaram diferenças na incidência de SAM, necessidade de ventilação, mortalidade ou quaisquer outras variáveis clínicas. Apesar da escassez de dados suficientemente convincentes, o ILCOR, a Academia Americana de Pediatria e o Colégio Americano de Obstetras e Ginecologistas (National Resuscitation Programme) modificaram as diretrizes em 2015 e atualmente recomendam que neonatos não vigorosos com LAM não sejam intubados. O racional dessas recomendações é que enquanto um procedimento de utilidade não comprovada, como a intubação endotraqueal e aspiração de mecônio é realizado, ocorre atraso na aplicação de ventilação com pressão positiva em bebês deprimidos e este fato poderia gerar mais prejuízos do que benefícios.

SAM na UTIN

Diagnóstico e quadro clínico na UTIN

A síndrome de aspiração de mecônio é um diagnóstico clínico. A presença de desconforto respiratório em uma criança nascida com LAM, com radiografia com achados que não sugerem uma etiologia diferente, é geralmente diagnosticada como SAM. Entretanto, pode haver confusão diagnóstica com outras doenças como taquipneia transitória, pneumonia e até mesmo síndrome do desconforto respiratório (SDR).

O quadro clínico varia de desconforto respiratório leve, com pouca ou nenhuma suplementação de oxigênio e sem retenção de CO2, a desconforto respiratório que requer ventilação mecânica e/ou outras terapias, como ventilação de alta frequência (HFV), óxido nítrico (NOi) e oxigenação por membrana extracorpórea (ECMO). A gravidade da doença está frequentemente relacionada ao grau de hipertensão pulmonar associada (HP).

Em muitos casos, há uma história típica de asfixia perinatal, que poderia ser responsável pela HP, portanto marcadores de asfixia são frequentemente presentes. No entanto, casos de SAM graves foram relatados na ausência de asfixia e também com LAM fina. Uma explicação poderia ser a possibilidade de o mecônio gerar uma cascata inflamatória resultando em hipertensão pulmonar.

Achados radiológicos

O achado radiológico clássico é hiperdistensão dos pulmões com infiltrados irregulares bilaterais com ou sem líquido pleural. Estudos recentes apontam que ultrassonografia pulmonar pode ser usada com acurácia adequada para detectar alterações pulmonares ocasionadas pela SAM, como demonstrado na Figura 54.1.

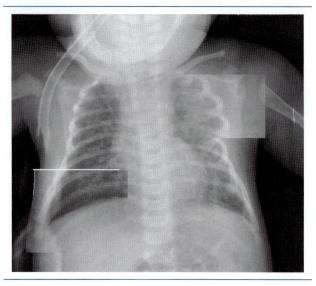

Figura 54.1. Radiografia de paciente com diagnóstico de SAM. Observe padrão atelectásico na parte superior da figura, na parte inferior observamos áreas de hiperinsuflação.
Fonte: Acervo da autoria.

Os achados radiológicos são discordantes do quadro clínico, alguns bebês nascidos com LAM demonstram achados radiológicos de doença parenquimatosa significativa, mesmo quando eles não apresentam sinal clínico de dificuldade respiratória. Outros com menores alterações radiológicas podem desenvolver SAM grave, portanto esse é um argumento para usar o grau de hipertensão pulmonar como um achado prognóstico mais importante do que a magnitude do envolvimento parenquimatoso radiográfico.

Consequências da SAM na mecânica ventilatória

O mecônio é uma substância nociva quando inalada, produzindo uma das piores formas de pneumonite por aspiração encontrada em seres humanos. Uma vez inalado, a migração do mecônio para o interior da árvore traqueobrônquica provoca obstrução das vias aéreas de diâmetro menor, ocasionando um componente considerável de obstrução, "o mecanismo de válvula", com alta resistência ao fluxo de ar na expiração, resultando em aprisionamento de gás distal. Para a maioria das crianças com SAM, a consequência predominante da obstrução das vias aéreas com mecônio é a atelectasia.

O mecônio induz uma combinação de alveolite hemorrágica e inibição do surfactante, é tóxico para o epitélio alveolar, causando ruptura do sistema de barreira alveolocapilar e um edema exsudativo, muito semelhante ao observado na síndrome da insuficiência respiratória aguda. Também prejudica a capacidade do surfactante endógeno em reduzir a tensão superficial, portanto a estabilidade dos alvéolos na expiração final é comprometida e a microatelectasia resultante causa graus variáveis de alteração na ventilação-perfusão e, consequentemente, *shunt* intrapulmonar.

Os efeitos fisiológicos resultantes de lesão meconial são hipoxemia e diminuição da complacência pulmonar. Distúrbios da oxigenação na SAM relacionam-se à atelectasia, hiperdistensão, hipertensão pulmonar ou uma combinação destes. Um aspecto desafiador é discernir qual mecanismo de hipoxemia é o predominante na criança em um determinado momento. Particularmente, onde há obstrução proeminente das vias aéreas ou pronunciada atelectasia, a hipoxemia pode ser acompanhada de acidose com retenção de CO_2 relacionada à hipoventilação.

Em função de todas as alterações citadas a complacência pulmonar está diminuída e a capacidade residual funcional (FRC) está alta, entretanto em pacientes com atelectasia global ou regional, a FRC é normal ou baixa.

Diante dessas alterações na mecânica pulmonar ventilatória, a aplicação de ventilação mecânica é um desafio, uma vez que a aplicação de pressão positiva ocasiona a hiperdistensão das regiões pulmonares não obstruídas que, em função das diferentes constantes de tempo, podem esvaziar de forma incompleta durante ciclo expiratório, especialmente se o paciente apresentar frequências respiratórias elevadas.

Tratamento de SAM

Oxigênio

Pacientes com SAM frequentemente necessitam de oxigênio suplementar. Embora os limites apropriados para o uso de oxigênio em neonatologia tenham sido investigados apenas em prematuros com síndrome do desconforto respiratório, a maioria dos clínicos aceita 90 a 95% de saturação (oximetria de pulso) ou PaO2 50 a 90 mmHg como adequado. Níveis mais altos podem ocasionar produção de radicais livres de oxigênio, e níveis mais baixos podem piorar a hipertensão. Em função da alta frequência do *shunt* da direita para a esquerda e da reatividade vascular pulmonar associada à SAM, alguns autores recomendam metas mais altas para saturação de O2 (94 e 98%) e PaO2 pré-ductal (60 e 100 mmHg). Portanto, não há consenso sobre os níveis de oxigenação ideais para pacientes com SAM.

Ventilação assistida

Quando crianças com SAM exigem aumento das concentrações de oxigênio o uso de suporte ventilatório é frequentemente considerado. Outras indicações para ventila-

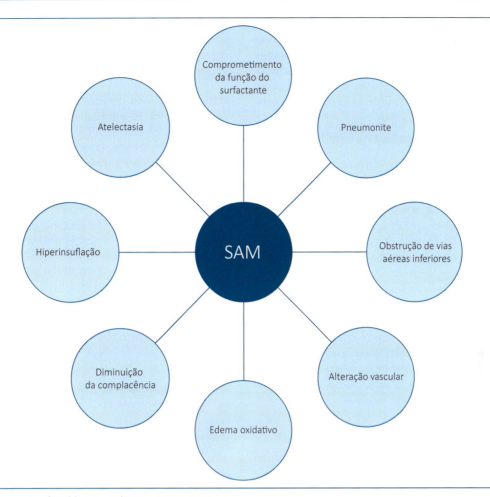

Figura 54.2. Alterações fisiológicas pulmonares na SAM.
Fonte: Desenvolvida pela autoria.

ção mecânica incluem retenção de CO2, apneia, sinais clínicos significativos de hipertensão pulmonar e síndrome de escape de ar (Figura 54.2).

Pressão positiva contínua nas vias aéreas (CPAP)

De todas as crianças que precisam de suporte respiratório mecânico em função de SAM, aproximadamente 10 a 20% são tratadas com pressão positiva contínua das vias aéreas (CPAP). O CPAP pode ser utilizado com pressão de 5 a 8 cmH$_2$O. A tolerância do dispositivo CPAP pode ser limitada, dada a maturidade relativa de crianças, que comumente ficam agitadas ocasionando a exacerbação da hipertensão pulmonar até o ponto em que a intubação torna-se necessária. O assunto ainda é controverso, Pandita et al., em 2018, publicaram um estudo randomizado que avaliou a aplicação de CPAP *versus* capela de oxigênio (5 a 10 L/min) em pacientes com SAM com saturação menor que 90% e observou que o uso de CPAP reduziu a necessidade de ventilação mecânica nos primeiros 7 dias de vida, (3% *versus* 25%); *odds ratio* (OR): 0,09 (IC 95%, 0,02 a 0,43; P = 0,002). Entretanto, mais estudos são necessários para recomendar esse tipo de assistência ventilatória.

Aproximadamente 1/3 dos pacientes com SAM necessitará de ventilação mecânica, entretanto não há consenso sobre as indicações de ventilação mecânica invasiva. Alguns serviços indicam intubação com alta exigência de oxigênio (FiO2 > 0,6 a 0,8); acidose respiratória, com pH arterial persistentemente menor que 7,25; hipertensão pulmonar e/ou má pressão arterial sistêmica e perfusão.

Modo ventilatório

Apesar da relativa escassez de evidências, é prudente usar um modo sincronizado de ventilação com pacientes respirando espontaneamente. Como a SAM pode resultar em um padrão obstrutivo e ter as constantes de tempo alteradas, existe preocupação de que o modo assistido controlado (AC) possa ocasionar PEEP inadvertido com hiperinsuflação resultante, por esta razão, o modo ventilação mandatória sincronizada intermitente (SIMV) parece ser um modo apropriado de ventilação. Com relação ao modo de pressão de suporte (PS), um estudo (Wu et al., 2016) investigou a aplicação de PS *versus* SIMV em pacientes com SAM. Não foram observadas diferenças significativas no tempo de ventilação mecânica, tempo de suprimento de oxigênio ou permanência hospitalar entre os grupos, portanto concluíram que a PS e o SIMV podem ser um modo de ventilação útil para apoiar os neonatos com SAM que necessitam de ventilação. É necessário observar que para obter o mesmo volume minuto, o paciente em PS adota um padrão de respiração rápido e superficial, com menor volume corrente, menor pressão arterial média e menor pressão de pico.

Pressão expiratória final positiva na ventilação mecânica

A PEEP deve equilibrar a capacidade crítica de fechamento do alvéolo, superando a tendência à atelectasia, mas evitando a hiperdistensão. Estudos da década de 1970 sugeriram maior benefício com PEEP entre 4 e 7 cmH_2O, comparados à PEEP de 8 a 14 cmH_2O. Não há estudos clínicos mais recentes, mas princípios fisiológicos permitem a orientação que em pacientes com SAM com predomínio de atelectasia pode haver necessidade de um aumento da PEEP (até um máximo de 10 cmH_2O) objetivando uma melhor oxigenação, enquanto em pacientes com hiperinflação regional ou global é recomendado uma PEEP mais baixa (3 a 4 cmH_2O). Para crianças com atelectasia grave, as configurações de PEEP acima de 10 cmH_2O tendem a aumentar o risco de pneumotórax e nesses casos, modos de ventilação de alta frequência são preferíveis.

Tempo inspiratório

Como na PEEP, a configuração tempo inspiratório na SAM deve levar em conta o equilíbrio entre atelectasia e hiperdistensão. Em pacientes a termo com SAM, se a atelectasia é proeminente, tempos inspiratório mais longos (0,4 a 0,5 s) podem ser úteis para o recrutamento pulmonar durante a inspiração.

Pressão inspiratória de pico ou volume corrente

Em função da complacência reduzida, a pressão inspiratória de pico (PIP) necessária para gerar volume corrente suficiente em SAM é muitas vezes alta (30 cmH_2O ou mais). Tais pressões podem contribuir para uma lesão pulmonar secundária induzida. O volume corrente sugerido é 5 a 6 mL/kg, entretanto um estudo recente (Sharma et al., 2015) sugeriu que volumes correntes elevados podem ser necessários. Os pacientes com SAM necessitaram de volume corrente 26% maior e volume minuto 42% maior em comparação com os controles para manter o $PaCO_2$ igual (35 a 60 mmHg). Portanto, o limite de pressão deve ser ajustado próximo a 30 cmH_2O, entretanto se a PIP necessária for superior a 30 cmH_2O, a ventilação de alta frequência deve ser considerada.

Frequência ventilatória

Pacientes em ventilação espontânea apresentam comumente frequência respiratória elevada, uma vez que necessitam de volumes correntes maiores, e este padrão pode ser tolerado na ventilação não invasiva. Entretanto, em pacientes que necessitam de ventilação mecânica, especialmente se houver padrão obstrutivo, a frequência deve ser menor que 50 rpm, para permitir maior tempo expiratório e evitar auto-PEEP.

Ventilação de alta frequência

Muitos serviços utilizam ventilação de alta frequência como modo de ventilação principal ou de resgate. Com relação aos parâmetros a serem utilizados, a maioria dos pacientes com SAM podem ser estabilizados com uma pressão média nas vias aéreas (MAP) em torno de 16 a 20 cmH_2O, com desmame gradual após estabilização. A escolha da frequência oscilatória é extremamente importante e não deve ser superior a 10Hz e, de preferência, deve ser ajustado em 8 ou até 6 Hz inicialmente, em modelos experimentais de SAM, a alta frequência oscilatória acima de 10 Hz está associada à piora do aprisionamento de gás. Apesar da ventilação de alta frequência ser muito utilizada na SAM, não há dados que estabeleçam benefícios em longo prazo desse modo ventilatório.

Valores gasométricos

Um intervalo de PaCO2 arterial aceitável é de 40 a 60 mmHg e pH 7,3 a 7,4. A alcalose induzida por hiperventilação, que aparentemente parecia reduzir a necessidade de uso de oxigenação extracorpórea por membrana (ECMO), já não é praticada, em parte em função do risco de perda auditiva neurossensorial.

Sedação

Não há estudos significativos sobre o papel da sedação em pacientes com SAM, portanto, em casos com hipertensão pulmonar importante, recomenda-se a sedação de acordo com os protocolos sugeridos para essa patologia.

Suporte ventilatório pós-extubação

Um estudo randomizado (Gao et al., 2017) investigando assistência ventilatória pós-extubação em pacientes com SAM, foram randomizadas 78 pacientes, submetidos ao CPAP após extubação ou cateter nasal de alto fluxo. Não foi observada diferença estatística com relação aos desfechos ventilatórios nos dois grupos, entretanto foi observado menos lesão nasal e distensão abdominal em pacientes que utilizaram cateter de alto fluxo, contudo, não existem muitos estudos sobre o suporte ventilatório pós-extubação em pacientes com SAM.

Administração de surfactante

As várias maneiras pelas quais o mecônio pode inibir a função do surfactante levaram os médicos e investigadores a administrarem surfactante exógeno para lactentes com SAM grave. Há poucos estudos grandes e bem desenhados. Uma revisão Cochrane (El Shahed et al., 2014) incluiu apenas quatro ensaios com desenho aceitável (326 lactentes). O surfactante diminuiu a gravidade da SAM, entretanto, a diminuição da mortalidade não pode ser demonstrada. Sendo assim, o surfactante não pode ser considerado o padrão de cuidados para crianças com SAM, entretanto, pode ser benéfico em casos selecionados.

A lavagem pulmonar com surfactante foi testada com base no seu potencial para remover detritos de mecônio. No entanto, uma revisão Cochrane (Hahn et al., 2013) de quatro pequenos estudos randomizados não conseguiu verificar benefícios e os autores não recomendam o procedimento. Além disso, introduzir e remover grandes volumes de fluidos através do tubo endotraqueal de recém-nascidos gravemente comprometidos é um procedimento arriscado, durante o qual os episódios de hipóxia são altamente prováveis.

Oxidado nítrico inalatório (NOi)

A hipertensão pulmonar pode ser um componente crítico de SAM, atualmente, cerca de 20 a 30% de todos os bebês ventilados com SAM recebem NOi e cerca de 40 a 60% apresenta resposta. O óxido nítrico deve ser usado em pacientes com índice de oxigenação acima de 20. Embora o NOi não tenha sido projetado especificamente para uso em SAM, muitos dos pacientes incluídos nos estudos de NOi para hipertensão pulmonar foram bebês com SAM e esses ensaios demonstraram uma diminuição na morte e na necessidade de ECMO.

A ECMO é o padrão de atendimento para bebês com SAM que não respondem à terapia de ventilação e à administração de NOi. Há relatos de que as taxas de sobrevivência em crianças com SAM são excelentes.

Antibióticos

A presença de mecônio no líquido amniótico pode aumentar a risco de infecção, e triagens infecciosas devem ser rigorosas. No entanto, um recente estudo (Goel et al., 2015) avaliando antibióticos de rotina em crianças nascidas com LAM não mostraram vantagens, uma revisão sistemática (Natarajan et al., 2016) sobre a administração de antibióticos em lactentes com SAM demonstrou que o seu uso não reduziu a mortalidade, sepse, ou qualquer outra variável clínica. Uma revisão Cochrane (Kelly et al. 2017) verificou que não há dados para recomendar a utilização dessa terapia.

Corticosteroides

Como a inflamação pode ser parte da patogênese da SAM, esteroides foram tentados com sucesso variável. Um ensaio clínico recente (Garg et al., 2016) relata alguma melhora em pacientes com SAM após a administração precoce de budesonida nebulizada, mas sem impacto no resultado final. Outro ensaio clínico (Tan et al., 2016) em crianças sugere alguns benefícios positivos na utilização de corticoide associado ao surfactante. No entanto, neste momento, os glicocorticoides não podem ser recomendados para lactentes com SAM rotineiramente.

Suporte hemodinâmico

A assistência cardiocirculatória na SAM está relacionada com a patologia associada. Pacientes com asfixia e/ou hipertensão pulmonar devem receber o suporte hemodinâmico recomendado para essas doenças.

Parâmetros iniciais:

> SAM leve/moderada: CPAP
> Padrão predominantemente de atelectasias: PEEP 4 a 10 cmH$_2$O
> Padrão predominantemente obstrutivo (hiperdistensão): PEEP 3 a 4 cmH$_2$O

> SAM moderada/grave: ventilação mecânica invasiva
> Parâmetros iniciais:
> Modo ventilatório: SIMV
> Frequência respiratória: 40 a 50 rpm
> PIP ≤ 30 cmH$_2$O, suficiente para gerar um volume corrente de 5 a 6 mL/kg
> Tempo inspiratório: iniciar 0,35 seg, entretanto se atelectasia proeminente alterar para 0,4 a 0,5 seg
> PEEP: padrão predominantemente de atelectasias: PEEP 4 a 7 cmH$_2$O
> Padrão predominantemente obstrutivo (hiperdistensão): PEEP 3 a 4 cmH$_2$O

Se PIP > 30 cmH$_2$O para manter PaCO$_2$ arterial entre 40 e 60 mmHg e pH 7,3 a 7,4, considerar ventilação de alta frequência.

> Parâmetros iniciais ventilação de alta frequência:
> MAP 1 a 2 pontos maior que a MAP da ventilação convencional, podendo atingir 16 a 20 cmH$_2$O
> Amplitude: 100%
> Frequência: 6 a 8 Hz, não ultrapassar 10 Hz

Figura 54.3. Sugestão para condução ventilatória inicial em SAM.

Fonte: Desenvolvida pela autoria.

Consequências em longo prazo

As sequelas de muitas crianças com SAM dependem do grau de asfixia associada. Com relação aos aspectos pulmonares, os dados atuais indicam que há um aumento da prevalência de reatividade brônquica anormal entre os sobreviventes do SAM. Atraso no desenvolvimento neurológico foi relatado em 20% das crianças com SAM, mesmo em pacientes que responderam à terapia ventilatória, também foi descrito recentemente uma associação da SAM com autismo, portanto, pacientes com o diagnóstico de SAM manifestam atrasos no desenvolvimento neurológico, mesmo que respondam bem ao tratamento convencional.

Considerações finais

A SAM continua a ser uma causa importante de morbimortalidade para recém-nascidos, especialmente em áreas com pouca assistência obstétrica, com alta taxa de gravidez pós-termo e em áreas com elevada ocorrência de asfixia perinatal. O melhor tratamento para a síndrome é a prevenção por meio de melhorias na assistência perinatal.

LEITURAS COMPLEMENTARES

Aguilar AM, Satragno DS, Vain NE, Szyld EG, Prudent LM. Delivery room practices in infants born through meconium stained amniotic fluid: A national survey. Archs Argent Pediatr. 2010;108:31e9.

Aguilar AM, Vain NE. The suctioning in the delivery room debate. Early Hum Dev. 2011;87(Suppl 1):S13e5.

American College of Obstetricians and Gynecologists. Practice bulletin n. 146. Management of late-term and postterm pregnancies. Obstet Gynecol. 2014;124(2 Pt 1):390e6.

American College of Obstetrics and Gynecology. Committee Opinion n. 379. Management of delivery of a newborn with meconium-stained amniotic fluid. Obstet Gynecol. 2007;110:739.

Beligere N, Rao R. Neurodevelopmental outcome of infants with meconium aspiration syndrome: report of a study and literature review. J Perinatol. 2008;28:S93e101.

Bhutani VK. Developing a systems approach to prevent meconium aspiration syndrome: lessons learned from multinational studies. J Perinatol. 2008;28:S30e5.

Brown BL, Gleicher N. Intrauterine meconium aspiration. Obstet Gynecol. 1981;57:26e9.

Carson BS, Losey RW, Bowes Jr WA, Simmons MA. Combined obstetric and pediatric approach to prevent meconium aspiration syndrome. Am J ObstetGynecol. 1976;15(126):712e5.

Chettri S, Adhisivam B, Bhat BV. Endotracheal suction for nonvigorous neonates born through meconium stained amniotic fluid: a randomized controlled trial. J Pediatr. 2015;166:1208e13.

Cleary GM, Wiswell TE. Meconium-stained amniotic fluid and the meconium aspiration syndrome: An update. Pediatr Clin North Am. 1998;45:511-29.

Dargaville PA, Copnell B. The epidemiology of meconium aspiration syndrome: incidence, risk factors, therapies,and outcome. Pediatrics. 2006;117(5):1712-21.

Dargaville PA, Mills JF, Copnell B, Loughnan PM, McDougall PN, Morley CJ. Therapeutic lung lavage in meconium aspiration syndrome: A preliminary report. Journalof Paediatrics and Child Health. 2007;43(7-8):539-45.

Dargaville PA. Respiratory support in meconium aspiration syndrome: A practical guide. Int J Pediatr. 2012;2012:9651-59.

Donn SM, Dalton J. Surfactant replacement therapy in the neonate: Beyond respiratory distress syndrome. Respir Care. 2009;54:1203e8.

El Shahed AI, Dargaville PA, Ohlsson A, Soll R. Surfactant for meconium aspiration syndrome in term and late preterm infants. Cochrane Database Syst Rev. 2014;(12):CD002054.

Falciglia HS, Henderschott C, Potter P, Helmchen R. Does DeLee suction at the perineum prevent meconium aspiration syndrome? Am J Obstet Gynecol. 1992;167:1243e9.

Falciglia HS. Failure to prevent meconium aspiration syndrome. Obstet Gynecol. 1988;71:349e53.

Fanaroff AA. Meconium aspiration syndrome: historical aspects. Journal of Perinatology. 2008;28:S3-S7.

Fox WW, Berman LS, Downes Jr. JJ, Peckham GJ. The therapeutic application of end expiratory pressure in the meconium aspiration syndrome. Pediatrics. 1975;56(2):214-7.

Gao XY, Feng L, Qiu YF, Pan XN. Application of humidified high-flow nasal cannula in neonates with meconium aspiration syndrome and pulmonary hypertension after extubation. Zhongguo Dang Dai Er Ke Za Zhi. 2017;19(4):393-7.

Garg N, Choudhary M, Sharma D, Dabi D, Choudhary JS, Choudhary SK. The role of early inhaled budesonide therapy in meconium aspiration in term newborns: A randomized control study. J Matern Fetal Neonatal Med. 2016;29: 36e40.

Ghidini A, Spong CY. Severe meconium aspiration syndrome is not caused by aspiration of meconium. Am J Obstet Gynecol. 2001;185:931e8.

Goel A, Nangia S, Saili A, Garg A, Sharma S, Randhawa VS. Role of prophylactic antibiotics in neonates born through meconium-stained amniotic fluid (MSAF) e a randomized controlled trial. Eur J Pediatr. 2015;174:237e43.

Goldsmith JP. Continuous positive airway pressure and conventional mechanical ventilation in the treatment of meconium aspiration syndrome. J Perinatol. 2008;28:S49e55.

Gregory GA, Gooding CA, Phibbs RH, Tooley WH. Meconium aspiration in infants e a prospective study. J Pediatr. 1974;85:848e52.

Gülmezoglu AM, Crowther CA, Middleton P, Heatley E. Induction of labour for improving birth outcomes for women at or beyond term. Cochrane Database Syst Rev. 2012;(6):CD004945.

Gupta A, Rastogi S, Sahni R et al. Inhaled nitric oxide and gentle ventilation in the treatment of pulmonary hypertension of the newborn – A single-center, 5-year experience. Journal of Perinatology. 2002;6:435-41.

Hachey WE, Eyal FG, Curtet-Eyal NL, Kellum FE. High-frequency oscillatory ventilation versus conventional ventilation in a piglet model of early meconium aspiration. Critical Care Medicine. 1998; 26(3):556-61.

Hahn S, Choi HJ, Soll R, Dargaville PA. Lung lavage for meconium aspiration syndrome in newborn infants. Cochrane Database Syst Rev. 2013;(4):CD003486.

Hendricks-Munoz KD, Walton JP. Hearing loss in infants with persistent fetal circulation. Pediatrics. 1988;81(5):650-6.

Hofmeyr GJ, Xu H, Eke AC. Amnioinfusion for meconium-stained liquor in labour. Cochrane Database Syst Rev. 2014;(1):CD000014.

http://tabnet.datasus.gov.br/cgi/tabcgi.exe?sim/cnv/pobt10uf.def. Acesso em 01 de maio de 2018.

International Liaison Committee on Resuscitation (ILCOR) consensus on science with treatment recommendations for pediatric and neonatal patients: Neonatal resuscitation. Pediatrics. 2006;17:e978e88.

Iriondo M, Thio M, Bur on E, Salguero E, Aguayo J, Vento M. A survey of neonatal resuscitation in Spain: Gaps between guidelines and practice. Acta Paediatr. 2009;98:786e91.

Kabbur PM, Herson VC, Zaremba S, Lerer T. Have the year 2000 neonatal resuscitation program guidelines changed the delivery room management or outcome of meconium stained infants? J Perinatol. 2005;25:694e7.

Kattwinkel J, Niermeyer S, Nadkarni V et al. An advisory statement from the pediatric working group of the international Liaison committee on resuscitation. Pediatrics. 1999;103:e56.

Kelly LE, Shivananda S, Murthy P, Srinivasjois R, Shah PS. Antibiotics for neonates born through meconium-stained amniotic fluid. Cochrane Database Syst Rev. 2017 Jun 28;6:CD006183.

Kopincova J, Calkovska A. Meconium-induced inflammation and surfactant inactivation: Specifics of molecular mechanisms. Pediatr Res. 2016;79:514e21.

Lee J, Romero R, Lee KA, Kim EN, Korzeniewski SJ, Chaemsaithong P et al. Meconium aspiration syndrome: a role for fetal systemic inflammation. Am J Obstet Gynecol. 2016;214(366):e1e9.

Lin HC, Wu SY, Wu JM, Yeh TF. Meconium aspiration syndrome: Experiences in Taiwan. J Perinatol. 2008;28:S43e8.

Lindenskov PH, Castellheim A, Saugstad OD, Mollnes TE. Meconium aspiration syndrome: Possible pathophysiological mechanisms and future potential therapies. Neonatology. 2015;107:225e30.

Linder N, Aranda JV, Tsur M et al. Need for endotracheal intubation and suction in meconium-stained neonates. J Pediatr. 1988;112:613e5.

Liu J, Cao HY, Fu W. Lung ultrasonography to diagnose meconium aspiration syndrome of the newborn. J Int Med Res. 2016 Dec;44(6): 1534-42.

Michel F, Nicaise C, Camus T et al. Management of newborns with meconiumstained amniotic fluid: prospective evaluation of practice. Ann Fr Anesth Reanim. 2010;29:605e9.

Miller KM, Xing G, Walker CK. Meconium exposure and autism risk. J Perinatol. 2017 Feb;37(2):203-7.

Murphy JD, Vawter GF, Reid LM. Pulmonary vascular disease in fatal meconium aspiration. J Pediatr. 1984;104:758e62.

Nangia S, Pal MM, Saili A, Gupta U. Effect of intrapartum oropharyngeal (IPOP) suction on meconium aspiration syndrome (MAS) in developing country: A RCT. Resuscitation. 2015;97:83e7.

Nangia S, Sunder S, Biswas R, Saili A. Endotracheal suction in term nonvigorous meconium stained neonates e a pilot study. Resuscitation. 2016;105:79e84.

Natarajan CK, Sankar MJ, Jain K, Agarwal R, Paul VK. Surfactant therapy and antibiotics in neonates with meconium aspiration syndrome: a systematic review and meta-analysis. J Perinatol. 2016;36:S49e54.

Oliveira CPL, Flôr-de-Lima F, Rocha GMD, Machado AP3, Guimarães Pereira Areias MHF. Meconium aspiration syndrome: Risk factors and predictors of severity. J Matern Fetal Neonatal Med. 2017 Dec 8:1-7. Doi: 10.1080/14767058.2017.1410700. [Epub ahead of print].

Pandita A, Murki S, Oleti TP, Tandur B, Kiran S, Narkhede S, Prajapati A. Effect of Nasal Continuous Positive Airway Pressure on Infants With Meconium Aspiration Syndrome: A Randomized Clinical Trial. JAMA Pediatr. 2018 Feb 1;172(2):161-5.

Phattraprayoon N, Tangamornsuksan W, Ungtrakul T. Outcomes of endotracheal suctioning in non-vigorous neonates born through meconium-stained amniotic fluid: A systematic review and meta-analysis. Arch Dis Child Fetal Neonatal Ed. 2020 Jun 19:fetalneonatal-2020-318941. Doi: 10.1136/archdischild-2020-318941.

Romero R, Hanaoka S, Mazor M et al. Meconium-stained amniotic fluid: A risk factor for microbial invasion of the amniotic cavity. Am J Obstet Gynecol. 1991;164:859e62.

Saccone G, Berghella V. Induction of labor at full term in uncomplicated singleton gestations: A systematic review and metaanalysis of randomizedcontrolled trials. Am J Obstet Gynecol. 2015;213:629e36.

Saleh AM, Dudenhausen JW, Ahmed B. Increased rates of cesarean sections and large families: A potentially dangerous combination. J Perinat Med. 2017 Jul 26;45(5):517-21.

Sharma S, Clark S, Abubakar K, Keszler M. Tidal volume requirement in mechanically ventilated infants with meconium aspiration syndrome. Am J Perinatol 2015;32:916e9916-9.

Short BL. Extracorporeal membrane oxygenation: use in meconium aspiration syndrome. J Perinatol. 2008;28:S79e83.

Siriwachirachai T, Sangkomkamhang US, Lumbiganon P, Laopaiboon M. Antibiotics for meconium-stained amniotic fluid in labour for preventing maternal and neonatal infections. Cochrane Database Syst Rev. 2014;(11):CD007772.

Tan XZ, Wu SG, Zhang JH, Li XF, Gao PM, Wang Y. Clinical efficacy of porcine pulmonary surfactant combined with budesonide suspension intratracheal instillation in the treatment of neonatal meconium aspiration syndrome. Zhongguo Dang Dai Er Ke Za Zhi. 2016;18:1237e41.

Tran N, Lowe C, Sivieri EM, Shaffer TH. Sequential effects of acute meconium obstruction on pulmonary function. Pediatric Research. 1980;14(1):34-8.

Tran SH, Caughey AB, Musci TJ. Meconium-stained amniotic fluid is associated with puerperal infections. Am J Obstet Gynecol. 2003; 189:746e50.

Vain NE, Barrington KJ. Feasibility of evaluating treatment of early hypotension in extremely low birth weight infants. J Pediatr. 2012; 161:4e7.

Vain NE, Musante GA, Mariani GL. Meconium stained newborns: Ethics for evidence in resuscitation. J Pediatr. 2015;166:1109e12.

Vain NE, Szyld EG, Prudent LM, Aguilar AM. What (not) to do at and after delivery? Prevention and management of meconium aspiration syndrome. Early Hum Dev. 2009;85:621e6.

Vain NE, Szyld EG, Prudent LM, Wiswell TE, Aguilar AM, Vivas NI. Oropharyngeal and nasopharyngeal suctioning of meconium-stained neonates before delivery of their shoulders: Multicentre, randomised controlled trial. Lancet. 2004;364:597e602.

Vayssiere C, Haumonte JB, Chantry A et al. Prolonged and post-term pregnancies: Guidelines for clinical practice from the French College of Gynecologists and Obstetricians (CNGOF). Eur J Obstet Gynecol Reprod Biol. 2013;169:10e6.

Wiswell TE, Gannon CM, Jacob J et al. Delivery room management of the apparently vigorous meconium-stained neonate: Results of the multicenter, international collaborative trial. Pediatrics. 2000;105(1 Pt 1):1e7.

Wu R, Tian ZF, Zheng GF, Din SF, Gao ZB, Feng ZC. Treatment of neonates with meconium aspiration syndrome by proportional assist ventilation and synchronized intermittent mandatory ventilation: a comparison study. Minerva Pediatr. 2016 Aug;68(4):262-8.

Wyckoff MH, Aziz K, Escobedo MB et al. Part 13: Neonatal Resuscitation: 2015 American heart association guidelines update for cardiopulmonary resuscitation and emergency cardiovascular care. Circulation. 2015;132:S543e60.

Wyllie J, Perlman JM, Kattwinkel J et al. Part 7: Neonatal resuscitation: 2015 international consensus on cardiopulmonary resuscitation and emergency cardiovascular care science with treatment recommendations. Resuscitation. 2015;95:e169e201.

Yeh TF, Harris V, Srinivasan G, Lilien L, Pyati S, Pildes RS. Roentgenographic findings in infants with meconium aspiration syndrome. The Journal of the American Medical Association. 1979;242(1):60-3.

Yeh TF, Lilien LD, Barathi A, Pildes RS. Lung volume, dynamic lung compliance, and blood gases during the first 3 days of postnatal life in infants with meconium aspiration syndrome. Critical Care Medicine. 1982;10(9):588-92.

Yoder BA, Kirsch EA, Barth WH, Gordon MC. Changing obstetric practice associated with decreasing incidence of meconium aspiration syndrome. Obstet Gynecol. 2002;99:731-9.

55

Pneumonia Neonatal –
Precoce e Tardia

Roseli Calil

A pneumonia é importante causa de infecção neonatal e contribui para uma significante morbidade e mortalidade, especialmente em países em desenvolvimento.

A United Nations Children's Fund (Unicef) estima que a pneumonia na população pediátrica mata cerca de 3 milhões de crianças no mundo ao ano. Estas mortes ocorrem quase exclusivamente em crianças com condições clínicas subjacentes, como doença pulmonar crônica da prematuridade, cardiopatia congênita e imunossupressão. Embora a maioria dos casos fatais ocorra em países em desenvolvimento, a pneumonia permanece como uma significante causa de morbidade em nações industrializadas.

Epidemiologia

Em países ricos em recursos, a incidência estimada de pneumonia é < 1% entre recém-nascidos a termo e aproximadamente 10% em prematuros. Contudo, a incidência de pneumonia neonatal na autópsia varia de 20 a 32% dos nascidos vivos e de 15 a 38% dos natimortos.

A pneumonia, inflamação dos pulmões, no feto e no recém-nascido (RN) pode ser classificada em quatro categorias de acordo com o período e modo de aquisição da inflamação:

1. Pneumonia congênita adquirida por via transplacentária: nesse caso a pneumonia é parte da doença congênita generalizada.
2. Pneumonia intrauterina: é a doença inflamatória dos pulmões encontrada na autopsia de natimortos ou lactentes nascidos vivos que morrem nos primeiros dias de vida, inclui causas infecciosas e não infecciosas, em geral associada à infecção intrauterina ou à asfixia fetal.
3. Pneumonia adquirida durante o nascimento: os sinais de pneumonia ocorrem nos primeiros dias de vida e a infecção se deve aos micro-organismos que colonizam o canal de parto materno.

4. Pneumonia adquirida após o nascimento no 1º mês de vida, na unidade neonatal (UTI neonatal ou UCI neonatal) ou em casa: as fontes de infecção incluem contato humano e equipamento contaminado.

A pneumonia de início precoce inclui as infecções congênitas e aquelas adquiridas durante o nascimento, geralmente é associada a um quadro de infecção generalizada, com definição de tempo variável na literatura; com início dos sintomas até 48 horas, inferior a 3 dias de vida ou até 6 dias de vida.

Pode ser difícil distinguir as infecções adquiridas da mãe daquelas contraídas durante a assistência neonatal. Classicamente, é considerada doença neonatal precoce por estreptococo do grupo B (EGB), a infecção com início dos sintomas nas primeiras 24 horas de vida até 6 dias de vida. No entanto, considerando que cerca de 90% das infecções de provável origem materna tem início de sintomas nas primeiras 48 horas de vida, o ponto de corte utilizado pela OPAS/OMS, CDC/NHSN e Anvisa para vigilância epidemiológica das infecções relacionadas à assistência em neonatologia (IRAS NEO) é 48 horas. Sendo assim, para finalidade de vigilância epidemiológica, é considerado pneumonia de início precoce aquelas com manifestação clínica até 48 horas e pneumonia de início tardio a ocorrência após 48 horas de vida e dentro do 1º mês de vida.

Para definição epidemiológica de pneumonia (CDC/NHSN e Anvisa), além das alterações clínicas e laboratoriais há necessidade de confirmação radiológica (Figura 55.1):

- Para RN com doença pulmonar ou cardíaca subjacente, há necessidade de duas radiografias seriadas demonstrando pelo menos um dos seguintes achados: infiltrado novo ou progressivo, consolidação, cavitação ou pneumoatocele.
- Para RN sem doença pulmonar ou cardíaca subjacente, um resultado de teste de imagem definitivo é aceitável.

SEÇÃO IV – SISTEMA RESPIRATÓRIO

Radiografia

RN com doenças de base:
- SDR
- Edema pulmonar
- Displasia broncopulmonar
- Aspiração de mecônio

Realizar 2 ou mais radiografias seriadas com pelo menos 1 dos achados:
- Infiltrado persistente, novo ou progressivo
- Consolidação
- Cavitação
- Pneumatocele

e

RN sem doenças de base (deverá ser realizada 1 ou mais radiografias seriadas com pelo menos 1 dos achados):
- Infiltrado persistente, novo ou progressivo
- Consolidação
- Cavitação
- Pneumatocele

e

Aumento da necessidade de oxigênio e dos parâmetros ventilatórios mais 3 parâmetros a seguir:
- Instabilidade térmica sem outra causa conhecida
- Leucopenia ou leucocitose com desvio à esquerda
- Mudança do aspecto da secreção traqueal, aumento da secreção respiratória ou aumento da necessidade de aspiração e surgimento de secreção purulenta
- Apneia, taquipneia, batimento de asas de nariz orgemência
- Sibilância, roncos
- Tosse
- Bradicardia ou taquicardia

Figura 55.1. Diagnóstico de pneumonia – Critério CDC/Anvisa.
Fonte: Modificada de Critérios Nacionais de IRAS NEO ANVISA

Patogênese

A pneumonia neonatal pode ter início precoce ou tardio. Bactérias são os principais patógenos para ambos os tipos.
- **Via de aquisição:** a forma de aquisição da pneumonia varia com o tempo de início dos sintomas precoce ou tardio.
- **Pneumonia de início precoce:** pode ser adquirida da mãe por uma das três vias:
- aspiração intrauterina de líquido amniótico infectado;
- transmissão transplacentária de organismos da mãe para o feto através da circulação placentária;
- aspiração durante ou após o nascimento do líquido amniótico infectado.

O recém-nascido (RN) pode aspirar micro-organismos vaginais, ocasionando colonização respiratória e, em alguns casos, pneumonia. A colonização vaginal com micro-organismos como o estreptococo do grupo B (EGB) não resulta necessariamente em infecção materna evidente.
- **Pneumonia de início tardio:** pode ocorrer durante a hospitalização ou após a alta hospitalar, geralmente surge por micro-organismos que colonizam as vias aéreas do RN hospitalizado, adquirida de indivíduos infectados ou equipamentos contaminados. Esses micro-organismos podem invadir o pulmão por meio da mucosa traqueal ou brônquica lesionada, ou por meio da corrente sanguínea.

Patologia

As alterações patológicas variam com o tipo de organismo: bacteriano ou viral. A pneumonia bacteriana é caracte-

rizada por inflamação da pleura, infiltração ou destruição do tecido broncopulmonar e exsudato de leucócitos e fibrina nos alvéolos e nos brônquios/bronquíolos. Bactérias geralmente são vistas dentro dos espaços intersticiais, alvéolos e brônquios/bronquíolos.

Os vírus tipicamente causam pneumonia intersticial. A pneumonia induzida pela rubéola, por exemplo, é caracterizada pela infiltração de células mononucleares e linfócitos. A inflamação extensa ocorre ocasionalmente com formação de membrana hialina, seguida por vários graus de fibrose intersticial e cicatrização.

Fatores de risco

Pneumonia de início precoce

Os fatores de risco associados incluem ruptura prolongada das membranas fetais (> 18 horas), amnionite materna, parto prematuro, taquicardia fetal e febre intraparto materna.

Pneumonia de início tardio

- Os RN que necessitam de ventilação assistida correm maior risco de pneumonia com início tardio: estudos evidenciam que o tempo de intubação, a sedação durante intubação, a aspiração excessiva e a equipe de enfermagem reduzida estão entre os fatores associados ao risco de pneumonia associada à ventilação mecânica (PAV).
- Outros fatores de risco incluem:
  - prematuridade;
  - baixo peso ao nascer;
  - anomalias da via aérea (p. ex., atresia de coanas, fístula traqueoesofágica e malformações adenomatoides císticas);
  - doença subjacente grave;
  - hospitalização prolongada;
  - dano neurológico resultando em aspiração do conteúdo gastrointestinal;
  - baixa adesão à higienização das mãos;
  - superlotação;

Microbiologia

Patógenos bacterianos, virais, espiroquetas, protozoários e fungos podem causar pneumonia.

A maioria das informações sobre bacteriologia da pneumonia fetal e neonatal deriva de estudos realizados em autopsias de natimortos e RN com óbitos no 1º mês de vida. Os dados reportados nesse capítulo são de revisão da literatura, sem dados nacionais expressivos sobre o assunto.

Os patógenos bacterianos são a causa mais comum de pneumonia de início precoce e tardio, embora os micro-organismos específicos possam diferir.

Pneumonia de início precoce

Infecções bacterianas

A maioria das pneumonias de início precoce é causada por bactérias aeróbicas presentes no canal de parto materno, embora anaeróbicas, como *Bacteroides* spp., ocasional-

366

mente são recuperadas. O estreptococo do grupo B (EGB) é a causa mais comum de pneumonia de início precoce nos Estados Unidos e em outros países ricos em recursos, embora organismos Gram-negativos sejam causa emergente. Entre os Gram-negativos *Escherichia coli* é o principal micro-organismo e mais raramente *Proteus mirabilis*, *Klebsiella* spp. e *Enterobacter* spp.

Outros patógenos bacterianos menos comuns incluem *Listeria monocytogenes e Mycobacterium tuberculosis*, e ambos podem ser transmitidos por via transplacentária. Embora a infecção transplacentária por *M. tuberculosis* resulte frequentemente em envolvimento primário do fígado, a pneumonia pode ser a única manifestação ou pode acompanhar a doença hepática. A tuberculose ocorre com maior frequência em pacientes infectados pelo vírus da imunodeficiência humana (HIV), e a tuberculose congênita também se tornou mais comum.

Quanto às infecções virais, o vírus herpes simples (HSV) é o agente viral mais comum para causar pneumonia de início precoce, geralmente adquirida da mãe no momento do nascimento. A pneumonia por HSV ocorre em 33 a 54% das infecções disseminadas pelo HSV e geralmente é fatal apesar do tratamento.

Outros vírus podem causar pneumonia, geralmente por transmissão transplacentária de uma mãe que adquire a infecção no fim da gravidez. Exemplos incluem adenovírus, enterovírus e caxumba. A pneumonite intersticial também pode ocorrer na infecção congênita da rubéola e na infecção congênita por citomegalovírus (CMV).

Infecções fúngicas

Candida spp. e outros patógenos fúngicos também são responsáveis pela pneumonia neonatal. Estima-se que aproximadamente 25% dos RNMBP são colonizados por *Candida* no trato gastrointestinal e respiratório, presumivelmente durante o trabalho de parto e o parto. A pneumonia ocorre em aproximadamente 70% dos lactentes com candidíase sistêmica.

Outros patógenos

Ocasionalmente, a pneumonia de início precoce é observada em pacientes com toxoplasmose e sífilis congênita.

Pneumonia de início tardio

Os recém-nascidos hospitalizados geralmente são colonizados por micro-organismos que são diferentes da flora normal e podem causar pneumonia de início tardio. A etiologia dessas infecções adquiridas no hospital e o perfil de resistência são variáveis entre as unidades neonatais.

As informações quanto à etiologia bacteriana das pneumonias tardias adquiridas na comunidade são limitadas; parece haver uma predominância de bactérias Gram-positivas incluindo *Streptococcus pyogenes*, *Staphylococcus aureus*, *Streptococcus pneumoniae*.

Outros patógenos bacterianos têm sido implicados em pneumonias de início tardio, alguns dos quais apresentam particularidades:

- *Staphylococcus aureus* e *Klebsiella pneumoniae* são notáveis por induzir extensa lesão tecidual, formação de abscessos e empiema. Esses e outros patógenos como exemplo, *Escherichia coli*, *Serratia marcescens*, *Enterobacter cloacae*, *S. pneumoniae* e *Pseudomonas aeruginosa* podem causar pneumatoceles.
- *Citrobacter diversus* é frequentemente associado a abscessos cerebrais em recém-nascidos, também pode causar abscesso pulmonar.
- *Bacillus cereus* foi associado à pneumonia necrosante em RN prematuros e à pneumonia secundária a circuitos de ventilador contaminados.
- *Chlamydia trachomatis* tem um longo período de incubação e normalmente está associada à pneumonia que ocorre entre 2 e 4 semanas de idade.

Infecções virais

Geralmente causam uma pneumonia intersticial. Patógenos virais, incluindo adenovírus, parainfluenza, rinovírus, enterovírus, influenza e vírus sincicial respiratório (VSR), causam pneumonia no período neonatal.

Na medida em que se consegue melhorar o diagnóstico etiológico das infecções virais, é observado que vírus respiratórios são uma causa comum de infecções respiratórias adquiridas em unidades de terapia intensiva neonatal, assim como na comunidade onde a maioria das crianças inicialmente são saudáveis, mas têm familiares doentes. O VSR é um dos vírus mais prevalentes e resulta em morbidade e mortalidade significativas.

Infecções fúngicas

A *Candida* spp. causa, ocasionalmente, pneumonia de início tardio, particularmente em recém-nascidos de extremo baixo peso (EBP) que receberam antibioticoterapia prolongada e têm colonização do trato respiratório. A administração de corticosteroides pode aumentar o risco de infecção sistêmica de *Candida* spp. em RN prematuros, aumentando potencialmente o risco de pneumonia.

Uma causa rara de pneumonia é a aspergilose, que frequentemente é fatal. A infecção por *Aspergillus* pode ser causa de surtos de infecção, particularmente durante as reformas hospitalares.

Pneumonia associada à ventilação mecânica (PAV)

A PAV é a principal causa de pneumonia associada aos cuidados de saúde em UTI neonatal. É definida pelo Centro de Controle e Prevenção de Doenças (CDC), pela Rede Nacional de Segurança da Saúde (NHSN) e Anvisa como presença de imagem radiológica de infiltrado novo e persistente, acompanhada de piora das trocas gasosas em RN ventilados por tempo mínimo de 48 horas e até 1 dia da extubação e que apresentam pelo menos três dos seguintes

SEÇÃO IV – SISTEMA RESPIRATÓRIO

critérios: instabilidade de temperatura sem outra causa reconhecida, leucopenia ou leucocitose, alteração na característica de secreções respiratórias, desconforto respiratório e bradicardia ou taquicardia.

A PAV é uma complicação séria em RN com ventilação mecânica e é responsável por 6,8 a 32,2% das infecções associadas aos cuidados de saúde entre os recém-nascidos. Tem um grande impacto na morbidade neonatal, na sobrevida, nos custos hospitalares e duração da permanência em unidade de terapia intensiva neonatal (UTIN). O efeito da PAV nos custos dos cuidados de saúde é especialmente significativo no mundo em desenvolvimento, enquanto a maioria dos estudos de PAV foi realizada em países desenvolvidos.

Dados fornecidos pelo NHSN/Estados Unidos, entre 2006 e 2008, referentes à pneumonia associada à ventilação mecânica (PAV), identificaram *Pseudomonas* spp. (19%) como principal micro-organismos, seguido por *Klebsiella* spp. (15%), *Enterobacter* spp. (12%) e *Staphylococcus aureus* (12%). No entanto, pode haver variabilidade quanto à prevalência do agente etiológico ao longo do tempo, sendo importante o monitoramento de cada serviço de saúde e de cada país com relação ao perfil microbiológico das infecções mais prevalentes, incluindo pneumonia neonatal.

A densidade de incidência (DI) de pneumonia associada à ventilação mecânica é variável, estudo de caso controle (Apisantharak et al., 2003) direcionado para idade gestacional com 211 RN intubados evidenciou DI de 6,5/1.000 ventilador/dia no grupo < 28 semanas e DI de 4/1.000 ventilador/dia no grupo ≥ 28 semanas.

Em um artigo de revisão (Silva et al., 2018), contendo quatro estudos nacionais, a densidade de incidência de PAV em UTIN exclusivamente brasileira variou de 3,2 a 9,2 por 1.000 ventilador/dia.

Patogênese da PAV

Em geral a patogênese da PAV é atribuída a um dos três mecanismos:

- aspiração de secreção;
- colonização do trato respiratório e digestivo;
- uso de equipamento contaminado.

Fatores de risco para PAV

São associados a esses mecanismos patogênicos básicos:

- Características do hospedeiro: prematuridade, baixo peso ao nascer.
- Exposição a instrumentos como intubação endotraqueal, ventilação mecânica, sonda orogástrica e nasogástrica: o tempo de ventilação mecânica, técnica e frequência de aspiração traqueal e uso de opioides são alguns aspectos que interferem nesses resultados.
- Fatores que interferem na colonização do trato respiratório/digestivo incluem o uso de medicamentos como antibióticos, antiácidos, bloqueadores H_2 e equipamentos contaminados.

Manifestação clínica das pneumonias

A pneumonia de aparecimento precoce se apresenta geralmente com desconforto respiratório iniciado logo após o nascimento, associada a outros sinais inespecíficos de infecção como letargia, apneia, taquicardia, instabilidade de temperatura, acidose metabólica, distensão abdominal, má perfusão e, às vezes, com progressão para choque séptico, pode também desenvolver hipertensão pulmonar. Nenhum desses sinais é específico de pneumonia e os sinais de desconforto respiratório podem ser de causa não infecciosa.

A pneumonia de início tardio é caracterizada por alterações do estado geral do RN e pode incluir sinais inespecíficos de sepse como apneia, taquipneia, má aceitação alimentar, distensão abdominal, icterícia, vômitos, desconforto respiratório caracterizado por taquipneia, retrações, grunhidos e hipoxemia, e colapso circulatório. RN dependente de ventilação mecânica pode ter aumento das necessidades de oxigênio e ventilatórias ou da secreção traqueal purulenta.

Qualquer história materna de infecção por *Chlamydia trachomatis* deve ser investigada frente a sintomas clínicos sugestivos de pneumonia no RN.

A gemência em um recém-nascido sugere uma doença do trato respiratório inferior e deve-se à aproximação das pregas vocais, uma vez que tentam aumentar a pressão positiva expiratória final (PEEP) e manter as vias aéreas inferiores abertas.

Após o 1º mês de vida, a tosse é o sintoma mais comum de pneumonia que, nestas crianças, pode ser precedida por sintomas de acometimento de vias aéreas superiores. A gemência pode ser menos comum em lactentes; entretanto, a taquipneia, as retrações e a hipoxemia são comuns e podem ser acompanhadas por tosse persistente, congestão, febre, irritabilidade e diminuição da alimentação.

Os lactentes com pneumonia bacteriana são frequentemente febris, mas aqueles com pneumonia viral ou pneumonia causada por organismos atípicos podem apresentar febre baixa ou afebril. Os cuidadores da criança podem reclamar que a criança está com chiado ou tem respiração ruidosa ou apresenta vômitos.

Diagnóstico

O diagnóstico de pneumonia no período neonatal é realizado a partir da combinação de sinais clínicos, radiológicos e resultados microbiológicos. Os achados de pneumonia não são específicos e por esse motivo recém-nascidos com desconforto respiratório de aparecimento repentino ou outros sinais de infecção devem ser avaliados para pneumonia, incluindo avaliação completa de sepse.

A investigação laboratorial de sepse inclui hemograma completo, proteína C-reativa seriada e coleta de duas amostras de hemoculturas antes do início do antibiótico. Além de testes hematológicos, bioquímica do sangue e pesquisas sobre o micro-organismo agressor. A imagem radiográfica do tórax é considerada um componente essencial para o diagnóstico da pneumonia neonatal, apesar do valor preditivo potencialmente limitado dos achados radiográficos e laboratoriais.

As tentativas de identificar e cultivar os micro-organismos causadores são muitas vezes malsucedidas. A positividade de hemoculturas em pneumonia observada na maioria dos estudos epidemiológicos é baixa, geralmente inferior a 20%, porém quando o agente é isolado, permanece como padrão-ouro para diagnóstico etiológico e adequação do antibiótico com base no perfil de resistência.

Culturas

Culturas de sangue e de líquido cefalorraquidiano devem ser obtidas em RN com suspeita de infecção antes do início do antibiótico.

- **Hemoculturas:** para o diagnóstico etiológico dos quadros bacterianos é o exame mais disponível em nosso meio, embora tenha uma baixa positividade (10 a 20%) é válida a coleta, pois a identificação do micro-organismo e padrão de sensibilidade permitem o direcionamento mais adequado do tratamento.
- **Cultura de líquido pleural:** em pacientes com derrames pleurais, se o líquido pleural é retirado por razões terapêuticas, ele pode ser enviado para coloração de gram e cultura. Micro-organismos identificados a partir da cultura de líquido pleural e obtidos durante a toracocentese ou no momento da inserção do dreno no tórax são considerados agentes etiológicos. Na suspeita de infecção viral ou outra infecção não bacteriana, estudos específicos devem ser obtidos, incluindo reação em cadeia da polimerase (PCR) e culturas virais.
- **Aspirado traqueal:** em crianças que são intubadas, a coloração de gram e a cultura de aspirados traqueais podem ajudar a identificar o patógeno, no entanto os aspirados endotraqueais não são considerados um local normalmente estéril, embora possam conter um micro-organismo que seja um verdadeiro patógeno invasivo. O recrutamento de um aspirado endotraqueal que identificou o patógeno presuntivo em um caso em particular pode não ser útil, porque a colonização pode persistir mesmo se a invasão tecidual for interrompida.

Pesquisa de vírus respiratórios

O diagnóstico de infecção viral em pacientes hospitalizados é benéfico para orientar as precauções de controle de infecção hospitalar e limitar uso inapropriado de antibióticos.

Os vírus podem ser identificados por vários métodos diagnósticos: ensaio imunoenzimático (ELISA), detecção de anticorpos por fluorescência indireta, reação de cadeia de polimerase e cultura do vírus.

Em geral, preferem-se métodos que forneçam o resultado com maior rapidez e que tenham sensibilidade e especificidade aceitáveis (90 e > 95%, respectivamente) à detecção de antígeno viral ao invés de isolamento do vírus através de cultura. Já os testes sorológicos são utilizados quando os métodos de identificação rápida não forem disponíveis.

Radiografia de tórax

A imagem radiológica é importante para estabelecer ou afastar o diagnóstico, assim como para monitorar o progresso da doença e os efeitos das medidas terapêuticas realizadas (Figuras 55.2 e 55.3).

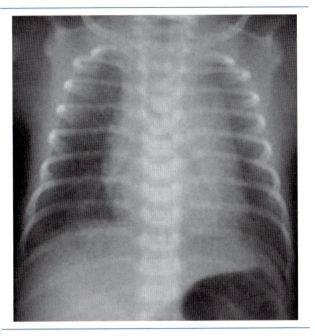

Figura 55.2. Radiografia normal.
Fonte: Acervo do Serviço de Radiologia do Centro de Atenção Integral à Saúde da Mulher (CAISM) da Unicamp.

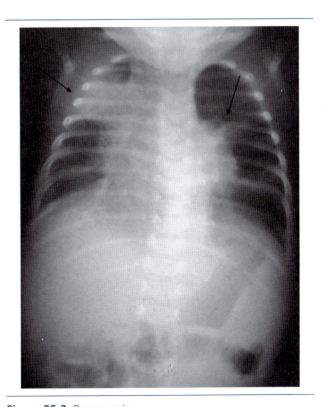

Figura 55.3. Pneumonia.
Fonte: Acervo do Serviço de Radiologia do Centro de Atenção Integral à Saúde da Mulher (CAISM) da Unicamp.

As avaliações radiológicas à beira do leito obtidas com equipamentos portáteis são frequentemente limitadas, mesmo assim podem fornecer muita informação útil quando uma abordagem cuidadosa e detalhada é usada para produzir a imagem radiológica e interpretar os resultados.

As densidades alveolares bilaterais com broncogramas aéreos são características, mas também ocorrem infiltrados irregulares ou, ocasionalmente, um padrão normal.

A pneumonia causada por estreptococos do grupo B (EGB) ou outros patógenos é difícil de distinguir da síndrome do desconforto respiratório (SDR) em RN prematuros.

A presença de efusões pleurais pode ser útil porque ocorre em até 67% dos pacientes com pneumonia, mas raramente é encontrada na SDR. Entretanto, derrames pleurais também podem ser observados em pacientes com taquipneia transitória do recém-nascido, cardiopatia congênita, hidropsia fetal e linfangiectasia congênita.

O *Streptococcus pneumoniae* é, de longe, o patógeno bacteriano mais comum em crianças de 1 a 3 meses e uma causa rara de pneumonia de início precoce e pneumonia necrotizante (Figura 55.4).

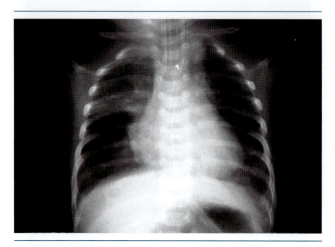

Figura 55.4. Radiografia de tórax: pneumonia por *Streptococcus pneumoniae* de início precoce.
Fonte: Acervo do Serviço de Radiologia do Centro de Atenção Integral à Saúde da Mulher (CAISM) da Unicamp.

Outros exames de imagem

A ecografia tem como vantagem a realização à beira do leito, a avaliação do parênquima pulmonar tem sido descrita, porém trata-se de um exame operador dependente. O exame pode auxiliar a identificação de derrame pleural e auxiliar no procedimento de punção torácica quando indicado.

A tomografia, embora possa oferecer algum detalhamento de imagem, tem como desvantagem o deslocamento e a alta taxa de radiação.

Ressonância magnética tem como vantagem a oferta de detalhes de imagem, livre de radiância, porém tem a desvantagem da necessidade de transporte.

> A radiografia de tórax convencional continua sendo a base do diagnóstico de pneumonia em RN com sintomas respiratórios.

Diagnóstico diferencial

Várias doenças não infecciosas podem simular pneumonia infecciosa, entre elas; síndrome do desconforto respiratório, atelectasia, pneumonia por aspiração, pneumotórax ou pneumomediastino, edema e hemorragia pulmonar, derrame pleural (p. ex., por quilo tórax), doença cística pulmonar, hipoplasia ou agenesia pulmonar, infarto pulmonar e fibrose cística (Figura 55.5).

A aspiração de mecônio para as vias aéreas distais pode produzir pneumonite química ou atelectasia segmentar.

A história clínica, associada ao exame físico, exames complementares laboratoriais e exame seriado radiológico, pode auxiliar no diagnóstico diferencial de pneumonia e atelectasia.

Tratamento

O sucesso do tratamento depende do patógeno, do reconhecimento precoce da infecção e da terapia precoce antes do desenvolvimento de lesão irreversível. De acordo com a intensidade do desconforto respiratório o manejo inicial pode incluir suplementação de oxigênio, ventilação mecânica e terapia empírica com antibiótico.

Indicação de internação

Para casos de pneumonia adquirida na comunidade, está indicada a internação em todas as crianças menores de 2 meses (grau de evidência A). O Consenso Britânico orienta que além dos critérios da OMS, a principal indicação para a hospitalização é a hipoxemia.

Segue os critérios de internação:
- SpO_2 < 92%, cianose;
- FR ≥ 70 rpm;
- dificuldade respiratória;
- apneia intermitente, gemido;
- impossibilidade de se alimentar;
- incapacidade da família em tratar o paciente no domicílio (grau de evidência A).

Indicação para transferência para unidade de terapia intensiva

Está indicada na presença de hipoxemia não responsiva, instabilidade hemodinâmica e na falência respiratória (grau de evidência C):
- SpO2 < 92% com fração inspirada de oxigênio > 60%;
- hipotensão arterial;
- evidência clínica de grave falência respiratória e exaustão;
- apneia recorrente ou respiração irregular.

Todos os pacientes internados em unidade de terapia intensiva devem ser submetidos à pesquisa do agente etiológico (grau de evidência C).

Manejo clínico

O manejo clínico da pneumonia neonatal tem por base os cuidados gerais relacionados ao equilíbrio hemodinâmico,

CAPÍTULO 55 – PNEUMONIA NEONATAL – PRECOCE E TARDIA

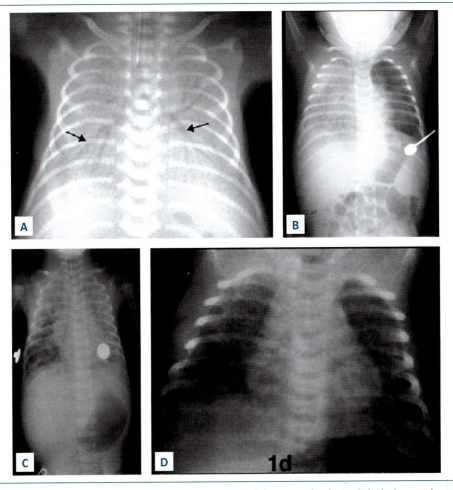

Figura 55.5. Diagnóstico diferencial. (A) DMH. (B) Derrame pleural. (C) Broncodisplasia. (D) Síndrome de aspiração meconial.
Fonte: Acervo do Serviço de Radiologia do Centro de Atenção Integral à Saúde da Mulher (CAISM) da Unicamp.

suporte ventilatório visando à manutenção de normalidade da oxigenação e ventilação, e início do tratamento empírico da infecção o mais breve possível com base no provável agente etiológico.

Oxigenoterapia

Para melhor controle deve ser estimulado o uso de oxímetros nas unidades de saúde. O emprego do oxigênio está indicado para todas as crianças classificadas como tendo pneumonia grave, a saber:
- tiragem subcostal grave;
- taquipneia de acordo com a faixa etária;
- gemência respiratória;
- cianose central;
- incapacidade de deglutição pela dificuldade respiratória.

O oxigênio deve ser dispensado de modo contínuo, na forma mais confortável para a criança, e deve ser capaz de manter uma boa oxigenação e ventilação.

Deve ser fornecido a fração de oxigênio ideal para manter a SpO_2 entre 92 e 94%.

O oxigênio pode ser suspenso quando a criança estiver estável com $SpO_2 > 92\%$ em ar ambiente.

Antibiótico empírico

Na suspeita de infecção bacteriana a escolha do esquema empírico é baseada no início dos sintomas da pneumonia se precoce ou tardio.

O tratamento deve ser iniciado após coleta de culturas e se micro-organismo identificado, a terapia com antibiótico poderá ser modificada se necessário, de acordo com o perfil de suscetibilidade do micro-organismo.

Pneumonia precoce

Para os casos de pneumonia de aparecimento precoce (entre 48 e 72 horas) a escolha do esquema antibiótico empírico tem por base a cobertura das bactérias mais prevalentes nas infecções de provável origem materna; *Streptococcus* do grupo B, *Enterococcus faecalis, E.coli*, e, eventualmente, *Listeria monocytogenes* e *Klebsiella pneumoniae*.

Os esquemas empíricos mais utilizados nos casos de pneumonia de aparecimento precoce são:
- penicilina cristalina associada a um aminoglicosídeo (gentamicina ou amicacina);
- ampicilina associada a um aminoglicosídeo (gentamicina ou amicacina).

371

SEÇÃO IV – SISTEMA RESPIRATÓRIO

Pneumonia tardia

Para pneumonias de aparecimento após 48 horas, adquiridas no ambiente hospitalar, associadas ou não à ventilação mecânica é importante o esquema empírico de antibióticos com cobertura de *Staphylococcus aureus* e bactérias Gram-negativas de acordo com o perfil de resistência da unidade neonatal. Sendo assim, alguns esquemas sugeridos para pneumonia de aparecimento tardio adquirida na unidade neonatal incluem:

- oxacilina e aminoglicosídeo (amicacina): esquema para cobertura empírica de bactérias Gram-positivas, incluindo *Staphylococcus aureus* sensível à meticilina/oxacilina e bactérias Gram-negativas.
- vancomicina associada a aminoglicosídeo ou cefalosporina (3ª ou 4ª geração).

O uso empírico de vancomicina é justificado para o tratamento de pneumonia de aparecimento tardio em unidades neonatais com alta prevalência de infecção por *Staphylococcus aureus* meticilino-resistente.

A vancomicina e outros agentes de amplo espectro são reservados para pacientes com histórico de bactérias resistentes.

A associação de vancomicina às cefalosporinas de 3ª ou 4ª geração tem por objetivo a cobertura de *Staphylococcus aureus* meticilino-resistente e bactéria Gram-negativa, evitando, assim, a associação de dois fármacos potencialmente nefrotóxicos e ototóxicos, especialmente em RN com função renal alterada.

Quando a opção for a associação de vancomicina e aminoglicosídeo é prudente o monitoramento da função renal e dosagem do nível sérico da vancomicina no vale.

Vale lembrar que a amicacina é o aminoglicosídeo mais ativo contra cepas produtoras de betalactamase espectro estendido.

> A amicacina tem se tornado a melhor opção para tratamento em unidades neonatais com elevada prevalência de bactérias Gram-negativas resistentes à gentamicina e às cefalosporinas.

- Meropenem ou imipenem: indicado para o tratamento de pneumonia quando isolado em hemoculturas bactérias Gram-negativas com cepas produtoras de betalactamase espectro estendido (ELBL), exceto aquelas produtoras de carbapenemase.

Pneumonia adquirida na comunidade

Crianças com idade inferior a 2 meses: na suspeita de infecção bacteriana, utilizar penicilina cristalina ou ampicilina associada à amicacina ou à gentamicina.

Nos casos de pneumonia grave, considerar a possibilidade de ampliar cobertura para *Staphylococcus aureus*.

Tempo de tratamento

A duração dos antibióticos deve ser guiada pela compreensão das indicações clínicas e pela obtenção das culturas

necessárias de forma apropriada. Na ausência de uma cultura positiva, a duração do antibiótico deve ser limitada.

A duração da terapia é guiada de acordo com o patógeno infectante e a resposta do paciente. Para os casos de pneumonia não complicada o tempo usual de tratamento é de 7 a 14 dias.

Pneumonia por estreptococos do grupo B (EGB) ou bactérias Gram-negativas entéricas pode ser tratada em geral por 10 dias, enquanto pneumonia por *Staphylococcus aureus* necessita de 3 a 6 semanas de tratamento se houver complicação.

Dose e intervalo de antibióticos

A dose e intervalo de uso dos antibióticos tem por base o peso, função renal, idade gestacional ao nascimento e pós-natal. Essas informações podem ser consultadas no Apêndice I.

Pneumonia por vírus

O tratamento específico para pneumonia viral é limitado. Para a maioria das infecções virais adquiridas no período perinatal ou pós-natal, permanece o tratamento de suporte.

Vírus herpes simples (HSV): na suspeita de pneumonia por HSV utilizar Aciclovir (60 mg/kg por dia dividido em três doses durante 21 dias). O prognóstico é reservado apesar do tratamento, com mortalidade elevada.

Vírus Influenza

De acordo com o Protocolo Influenza 2017 do Ministério da Saúde, os RN sintomáticos deverão ser tratados com oseltamivir durante 5 dias de acordo com a seguinte posologia no período neonatal:

- **Recém-nascido pré-termo:**
  - 1 mg/kg/dose de 12/12 horas até 38 semanas de idade corrigida.
- **Período neonatal:**
  - 1 mg/kg/dose de 12/12 horas < 38 semanas de idade.
  - 1,5 mg/kg/dose de 12/12 horas de 38 a 40 semanas de idade.
  - 3 mg/kg/dose de 12/12 horas em RN com IG > 40 semanas.

A dose para os prematuros é menor que a dose para os RN a termo em função da menor *clearance* de Oseltamivir ocasionada pela imaturidade renal. Estas doses foram recomendadas por dados limitados do *National Institute of Allergy and Infections Diseases Collaborative*.

Complicações

De acordo com o guia da Sociedade Britânica de Tórax (Harris B et al., 2011), criança que permanece febril ou clinicamente instável após 48 horas do início do antibiótico deve ser reavaliada visando a identificação de possíveis complicações.

O seguimento radiológico não é necessário para RN como pneumonia adquirida na comunidade, previamente saudável e com boa recuperação, porém deve ser considerado naqueles com quadro de pneumonia com má evolução ou sintomas persistentes.

Prognóstico

O prognóstico da pneumonia neonatal depende da severidade da doença, idade gestacional do paciente, condições clínicas subjacentes e micro-organismo infectante. O aumento da mortalidade é associado à prematuridade, à doença pulmonar crônica preexistente ou à imunodeficiência. A maioria dos RN a termo atendidos em serviços de saúde com bons recursos têm boa recuperação, livres de sequela em longo prazo.

Possível ligação do *Ureaplasma urealyticum* com doença pulmonar: os lactentes com uma cultura *U. urealyticum* positiva tiveram um risco relativo de 11 (CI 1,6 a 75,5 95%) para a dependência de oxigénio com 36 semanas de idade corrigida.

Crianças com pneumonia severa com empiema e abcesso pulmonar devem ser seguidas após alta hospitalar até recuperação completa, e melhora radiológica próxima ao normal.

Prevenção de pneumonia associada à ventilação mecânica

Poucos estudos têm avaliado a eficácia das estratégias de prevenção de PAV em crianças, desse modo o conjunto de boas práticas para a prevenção de PAV em neonatologia é adaptado de estudos realizados em adultos. A prevenção de PAV, portanto, tem por base a redução dos fatores de risco que incluem:

- utilizar sempre que possível método de ventilação não invasiva;
- minimizar sempre que possível o tempo de utilização de ventilação mecânica;
- técnica de intubação traqueal que deve ser a menos traumática possível, devendo o profissional utilizar óculos de proteção, máscara e luva de procedimento estéril;
- evitar extubação não programada, importante adesão a boas práticas no cuidado;
- proporcionar higiene oral – a higiene oral é recomendada a partir dos primeiros dias de vida, inicialmente por meio da limpeza das gengivas com gaze.

Redução do tempo de intubação e uso de ventilação não invasiva

Para atingir esse objetivo é considerado como boas práticas na assistência perinatal o uso de corticoide antenatal em gestantes em trabalho de parto prematuro, seguido por uso de CPAP em sala de parto em RN com sinais de desconforto respiratório, uso de surfactante precoce quando indicado e remoção do tubo traqueal o mais breve possível, passando para ventilação não invasiva, se necessário.

Prevenção de extubação não programada

Segue algumas orientações de ordem prática:

- conhecer a localização do tubo traqueal, realizar controle radiológico após intubação;
- registro da conduta após exame radiológico, informar em prontuário e na prescrição médica diária o número que o tubo foi fixado;
- sedação adequada, sem exagero;

- controle do ruído e outras medidas não medicamentosas para acalmar o RN;
- manipulação mínima do RN – para controle de peso, trocas de lençol, troca de fixação do tubo traqueal, realizar as atividades em duas pessoas.

> O monitoramento da extubação traqueal não programada e o estabelecimento de medidas de prevenção dessas ocorrências têm se mostrado eficazes na redução das pneumonias associadas à ventilação mecânica.

Aspiração traqueal

Deverá ser realizada somente quando necessário.

- A frequência da aspiração do tubo traqueal deve ser adaptada à condição de cada paciente, considerando-se a quantidade e a qualidade de secreção, os riscos inerentes à desconexão e à redução da pressão nas vias aéreas durante a aspiração.
- O dispositivo de aspiração traqueal em sistema fechado não altera a ocorrência de PAV, o tempo de internação ou a mortalidade, mas a evidência é de baixa qualidade.
- O uso de sistema fechado de aspiração traqueal visa evitar a queda sustentada da pressão positiva na via aérea, quando esta é necessária para o tratamento da doença pulmonar restritiva grave.

Utilizar técnica asséptica de aspiração

- A aspiração do tubo traqueal deve ser realizada somente quando necessária, com técnica asséptica, utilizando-se luvas para procedimento e cateter de aspiração estéril, descartando-os após o uso.
- Proteger os olhos do RN durante esse procedimento evitando a contaminação dos olhos por secreção pulmonar que pode ocasionar a ocorrência de conjuntivite.

Cuidados com o equipamento de ventilação mecânica e acessórios

- Realizar higiene das mãos antes e após manipulação dos dispositivos respiratórios.
- Os copos do umidificador devem ser preenchidos com água estéril utilizando sistema fechado para reposição do volume.
- Mantenha o circuito do ventilador livre de condensado. Garanta a remoção do condensado a cada 2 a 4 horas, de acordo com a necessidade.
- Utilize luvas de procedimento ao remover o condensado dos circuitos, até o descarte do mesmo, e garanta a higienização das mãos logo em seguida.
- A água condensada nos circuitos pode estar colonizada por bactérias patogênicas e deve ser desprezada em saco plástico, fechado e depositado em lixo hospitalar com tampa.
- Nunca retornar a água condensada para o copo do umidificador, nem mesmo desprezar em panos próximo à cabeça do paciente.

SEÇÃO IV – SISTEMA RESPIRATÓRIO

- A troca dos copos do umidificador deve ser feita no momento da troca dos circuitos do respirador ou com mais frequência, conforme a orientação do fabricante.
- A troca dos circuitos do ventilador deve ser realizada sempre entre pacientes. Em um mesmo paciente, na orientação atual, não existe tempo máximo para a troca de circuitos, devendo ser realizada somente quando estiver visivelmente sujo ou com mau funcionamento. Estudo (Kawanishi et al., 2014) realizado em unidade neonatal avaliando troca de circuito com 7 e 14 dias não evidenciou aumento de PAV associado à redução de trocas de circuitos. A densidade de incidência de PAV foi respectivamente de 9,66/1.000 ventilador/dia no grupo de troca a cada 7 dias e 8,08/1.000 ventilador/dia no grupo de troca de 14 dias.

Cuidados na manipulação de secreções

- Devem ser seguidos os princípios de "Precauções Padrão" para evitar a disseminação das secreções no ambiente hospitalar.
- Trocar o dispositivo de aspiração de secreção (sistema fechado) quando estiver sujo ou funcionando mal.
- O conteúdo dos frascos do aspirador deve ser desprezado no expurgo/sala de utilidades, sempre que necessário, de acordo com a quantidade de secreção depositada.
- Trocar o frasco de aspiração, assim como a extensão de látex, a cada 24 horas ou com maior frequência, se necessário.

Cuidados com a sonda gástrica e alimentação enteral

- Evitar distensão gástrica.
- Certificar-se que a sonda gástrica está bem localizada.
- Manter a cabeceira elevada no mínimo entre 15 e 30° para a prevenção de aspiração gástrica. A inclinação de 45°, recomendada para adultos, nem sempre é possível para posicionamento do RN em incubadora.

Uso de antiácido ou antagonista dos receptores para histamina tipo 2

Ponderar a neutralização da acidez gástrica com o uso desses fármacos, uma vez que o aumento do pH gástrico favorece a colonização gástrica bacteriana por bacilos Gram-negativo, aumentando o risco de pneumonia, especialmente nos pacientes em ventilação mecânica.

Prevenção de infecção respiratória viral

De acordo com a via de transmissão dos vírus respiratórios, é importante a adesão dos profissionais de saúde e familiares nas boas práticas de prevenção de infecção por vírus respiratório na unidade de internação neonatal, alojamento conjunto e após a alta hospitalar.

Profissionais da saúde

1. Adesão aos cinco momentos de higienização das mãos.
2. Seguir normas de precauções padrão e especiais em pacientes hospitalizados com suspeita de infecção respiratória. Essas precauções incluem:

- lavagem das mãos antes e após contato com o paciente e seus pertences;
- uso de luvas e avental para manipulação do cliente;
- uso de máscara cirúrgica ou PFF2/N95 e óculos de proteção de acordo com a possibilidade de contato direto com secreções e aerossolização de partículas, como por exemplo durante aspiração de vias aéreas;
- realizar desinfecção das superfícies expostas às secreções corporais; realizar limpeza com água e sabão, seguida por álcool a 70% ou outros produtos, de acordo com a padronização da Comissão de Prevenção e Controle de Infecção Relacionada à Assistência a Saúde (CPCIRAS).

3. Afastar, sempre que possível, os profissionais de saúde da unidade neonatal com infecção do trato respiratório ou recomendar reforço da adesão a higienização das mãos e uso de máscara cirúrgica.
4. Não permitir a entrada de visitantes com infecção do trato respiratório ou sinais e sintomas de pródromo viral.

Pais e familiares

Orientar a higienização das mãos antes e após tocar no RN ou no espaço próximo ao leito.

Orientar os pais e cuidadores, desde a admissão na unidade neonatal e alojamento conjunto, da importância da higienização das mãos e uso de máscara cirúrgica sempre que apresentar sintomas de infecção respiratória ou pródromo viral.

Orientar a importância da adesão à imunização dos pais e familiares para infecções virais como vacinação para influenza e coronavirus, por exemplo.

Essas orientações devem ser reforçadas no momento da alta hospitalar do alojamento conjunto ou unidade de internação, assim como nas consultas de puericultura e seguimento.

Na alta, orientar também que evitem a exposição do RN a locais com aglomeração de pessoas e exposição passiva ao fumo dos pais e familiares.

Vírus sincicial respiratório

Além das orientações acima para a população de RN e crianças com maior risco de complicação pelo VSR é recomendado, durante a sazonalidade, a imunização passiva com anticorpo monoclonal (palivizumabe). A profilaxia com palivizumabe durante a sazonalidade do VSR para a prevenção de infecção do trato respiratório inferior, causada por este vírus em crianças com maior risco de complicação da doença, está disponível no SUS de acordo com os seguintes critérios (Portaria MS n. 522 maio de 2013, Nota Técnica MS n. 5/2015, Portaria Conjunta SCTIE/SAS n. 23/2018 e Nota Técnica n. 45/2019 CGAFME/DAF/SCTIE/MS):

- Crianças prematuras nascidas com idade gestacional ≤ 28 semanas (até 28 semanas e 6 dias) com idade inferior a 1 ano (até 11 meses e 29 dias).

CAPÍTULO 55 – PNEUMONIA NEONATAL – PRECOCE E TARDIA

- Crianças com idade inferior a 2 anos (até 1 ano 11 meses e 29 dias) com doença pulmonar crônica da prematuridade (displasia broncopulmonar) ou doença cardíaca congênita com repercussão hemodinâmica demonstrada.

No Brasil, de acordo com a Portaria n. 522/MS de 2013, o início das doses de palivizumabe, durante a sazonalidade, pode ser realizado durante a internação neonatal para RN que preencha os critérios acima. O número de doses máximo são cinco, com intervalo de 30 dias.

Influenza

Além das medidas gerais de prevenção de infecções respiratórias, a imunização para Influenza da gestante, irmãos, cuidadores e profissionais da saúde é uma importante estratégia de proteção ao RN.

A imunização da gestante fornece proteção ao recém-nascido a termo por passagem de anticorpos. A vacina é capaz de promover imunidade durante o período de maior circulação dos vírus influenza, reduzindo o agravamento da doença.

Além da imunização da gestante é importante a administração de vacina para influenza para irmãos com idade acima de 6 meses até 5 anos e cuidadores. Trata-se de uma estratégia adicional na prevenção de infecção respiratória, especialmente para prematuros cuja passagem de anticorpos maternos através da vacina é insuficiente.

LEITURAS COMPLEMENTARES

American Academy of Pediatrics. Group B streptococcal infections. In: Kimberlin DW, Brady MT, Jackson MA, Long SS (eds). Red Book: 2018 Report of the Committee on Infectious Diseases. 31st ed. American Academy of Pediatrics, Itasca, IL; 2018. p.762.

Apisantharak A, Pazgal GH, Hamvasm A, Olsen MA, Fraser V. Ventilador – Associated Pneumonia in Extremely Preterm Neonates in a Neonatal Intensive Care Unit: Caracteristics, Risk Factors, and outcomes. Pediatrics; 2003. p.1283-9.

Aslam M. Congenital Pneumonia Treatment & Management: Approach Considerations, Antimicrobial Therapy, Respiratory Support Updated: 2016 Mar 1. Disponível em: https: //emedicine.medscape.com/article/978865-treatment#d10.

Azab SF, Sherbiny HS, Saleh SH, Elsaeed WF, Elshafiey MM, Siam AG, Arafa MA, Alghobashy AA, Bendary EA, Basset MA, Ismail SM, Akeel NE, Elsamad NA, Mokhtar WA, Gheith T. Reducing ventilator-associated pneumonia in neonatal intensive care unit using "VAP prevention Bundle": A cohort study. BMC Infect Dis. 2015 Aug 6;15: 314.

Bennett NJ. Pneumonia Pediátrica: Fundamentos da Prática, Histórico, Fisiopatologia. Chief Editor: Steele RW. Updated: 2018 Nov 05. Disponível em: https: //emedicine.medscape.com/article/967822-overview.

Brasil. Agência Nacional de Vigilância Sanitária – Anvisa. Critérios Diagnósticos de Infecções Relacionadas à Assistência à Saúde Neonatologia: Série Segurança do Paciente e Qualidade em Serviços de Saúde; 2013.

Brasil. Ministério da Saúde. Nota Técnica Conjunta n. 05/2015 de maio de 2013. Sazonalidade do VSR no Brasil e esclarecimentos referentes ao Protocolo de uso de Palivizumabe. Brasília; 2015 fev 09. [Acesso 2018 dez 25]. Disponível em: http: //portalarquivos2.saude.gov.br/images/pdf/2015/fevereiro/27/Nota-T--cnica-Conjunta-n---05-2015---Estabelece-a-sazonalidade-do-V--rus-Sincial-Respirat--rio-no-Brasil-e-Estabelece-uso-do-Palivizumabe.pdf.

Brasil. Ministério da Saúde. Nota Técnica n. 45/2019 CGAFME/DAF/SCTIE/MS: alteração da apresentação farmacêutica do medicamento. Disponível em: httpv//Palivizumabe.chrome-extension://efaidnbmnnnibpcajpcglclefindmkaj/viewer.html?pdfurl=https%3A%2F%2Fwww.saude.go.gov.br%2Ffiles%2Fsais%2Fpalivizumabe%2FNota-Tecnican45-2019-Informativa-Palivizumabe-1.pdf&clen=72555&chunk=true.

Brasil. Ministério da Saúde. Portaria Conjunta SCTIE/SAS n. 23/2018. Aprova o Protocolo de Uso do Palivizumabe para a Prevenção da Infecção pelo Vírus Sincicial Respiratório.

Infehttps://www.in.gov.br/materia/-/asset_publisher/Kujrw0TZC2Mb/content/id/44708464/do1-2018-10-10-portaria-conjunta-n-23-de-3--de-outubro-de-2018-44708345

Brasil. Ministério da Saúde. Protocolo de Tratamento de Influenza. Brasília; 2017. [Acesso 2018 nov 20]. Disponível em: <http: //bvsms. saude.gov.br/publicacoes/protocolo_tratamento_influenza_2017.

Brasil. Ministério da Saúde. Secretaria de Atenção à Saúde. Portaria n. 522, de 13 de maio de 2013. Protocolo de uso do Palivizumabe. Diário Oficial da República Federativa do Brasil. Poder Executivo 15 de maio de 2013, Seção 1. p.43. [Acesso 2018 dez 25]. Disponível em: http: //bvsms. saude.gov.br/bvs/saudelegis/sas/2013/prt0522_13_05_2013.html.

Center for Disease Control and Prevention. Criteria for Ventilator-associated pneumonia (VAP) Available at: Center. Disponível em: http: //www.cdc.gov/nhsn/pdf/pscmanual/protocol-updates.pdf.

Center for Disease Control and Prevention. Ventilator-Associated Events (VAE) for NHSN; 2019 January. Disponível em: https: //www.cdc.gov/nhsn/PDFs/pscManual/10-VAE_FINAL.pdf.

Cortajarena MÁ. Streptococcus pneumoniae, an unusual cause of early-onset neonatal sepsis and necrotizing pneumonia. Clin Case Rep. 2018 Jul 2;6(8): 1604-7. Disponível em: https: //www.ncbi.nlm.nih.gov/pmc/articles/PMC6099037/figure/ccr31640-fig-0001/.

Donn SM, Sinha SK. Pulmonary diagnostics. Semin Fetal Neonatal Med. 2017 Aug;22(4): 200-5.

Duke T. Neonatal pneumonia in developing countries. Arch Dis Child Fetal Neonatal Ed. 2005 May;90(3): F211-9.

Harris M, Clark J, Coote N, Fletcher P, Harnden A, McKean M, Thomson A. British Thoracic Society guidelines for the management of community acquired pneumonia in children: Update 2011. Thorax. 2011;66: ii1eii23. Doi: 10.1136/thoraxjnl-2011-200598.

Hooven TA, Polin RA. Pneumonia. Semin Fetal Neonatal Med. 2017 Aug;22(4): 206-213. Doi: 10.1016/j.siny.2017.03.002. [Epub 2017 Mar 24. Review. PubMed PMID: 28343909].

Hua F, Xie H, Worthington HV, Furness S, Zhang Q, Li C. Oral hygiene care for critically ill patients to prevent ventilator-associated pneumonia. Cochrane Database Syst Rev. 2016 Oct 25;10: CD008367.

Ibanez J, Penafiel A, Raurich JM, Marse P, Jorda R, Mata F. Gastroesophageal reflux in intubated patients receiving enteral nutrition: Effect of supine and semirecumbent positions. JPEN. 1992;16(5): 419-22.

Kawanishi F, Yoshinaga M, Morita M, Shibata Y, Yamada T, Ooi Y, Ukimura A. Risk factors for ventilator-associated pneumonia in neonatal intensive care unit patients. J Infect Chemother. 2014 Oct;20(10): 627-30. Doi: 10.1016/j.jiac.2014.06.006. [Epub 2014 Jul 4. PubMed PMID: 25000829].

Klompas M, Branson R, Eichenwald EC, Greene LR, Howell MD, Lee G, Magill SS, Maragakis LL, Priebe GP, Speck K, Yokoe DS, Berenholtz SM. Strategies to prevent ventilator-associated pneumonia in acute care hospitals: 2014 update. Infect Control Hosp Epidemiol. 2014 Sep;35.

Morven SE. Section Editors: Weisman LE, Kaplan SL. Deputy Editor: Armsby. Upto date sepse, clinical features, evaluation, and diagnosis of sepsis in term and late preterm infants. Literature review current through; 2018 Nov. [Acesso 2018 dez 18]. Disponível em https: //www. uptodate.com/contents/clinical-features-evaluation-and-diagnosis-of--sepsis-in-term-and-late-preterm-infants.

Organização Pan-Americana da Saúde. Centro Latino-Americano de Perinatologia, Saúde da Mulher e Reprodutiva. Prevenção de infecções relacionadas à assistência à saúde em neonatologia. Montevidéu: CLAP/SMR-OPS/OMS; 2016. (CLAP/SMR. Publicação Científica, 1613-03).

Organización Panamericana de la Salud. Vigilancia epidemiológica de las infecciones asociadas a la atención de salud en Neonatologia. Washington; 2013. Módulo IV. [Acesso 2018 nov 20]. Disponível em: http://www.paho.org/hq/index.php?option=com_docman&task=doc_download&Itemid=270&gid=23364&lang=en.

Remington, Klein, Doenças Infecciosas do feto e do recém-nascido. 8.ed. (trad). Rio de Janeiro: Elsevier; 2017. Cap.37, p.954-1002.

Remington, Klein. Doenças Infecciosas do feto e do recém-nascido. 8.ed. (trad). Rio de Janeiro: Elsevier; 2017. Cap.7, p.259-73.

Remington, Klein. Doenças Infecciosas do feto e do recém-nascido. 8.ed. (trad). Rio de Janeiro: Elsevier; 2017. Cap.35, p.925-39.

SHEA/IDSA practice recommendation Strategies to Prevent Ventilator-Associated Pneumonia in Acute Care Hospitals: 2014 Update infection control and hospital epidemiology. 2014 August;35(8).

Silva ARAD, Silva TCD, Bom GJT, Vasconcelos RMB, Junior RS. Ventilator-associated pneumonia agents in Brazilian Neonatal Intensive Care Units – A systematic review. Braz J Infect Dis. 2018 Jul-Aug;22(4): 338-44.

Speer ME. Neonatal pneumonia. Section Editors: Garcia-Prats JA, Edwards MS. Deputy Editor: Armsby C. Up to date: Literature review current through; Oct 2018. This topic last updated: 2018 Oct 16. [Acesso 2018 nov 20]. Disponível em: https: //www.uptodate.com/contents/neonatal-pneumonia/contributors.

56

Displasia Broncopulmonar

Marynéa Silva do Vale
Patrícia Franco Marques

Com os avanços na melhoria da qualidade na assistência perinatal nas últimas décadas, recém-nascidos cada vez mais imaturos sobrevivem. Entretanto, houve aumento das complicações e sequelas na evolução desses pacientes. Desde a sua primeira descrição por Northway et al. há 50 anos, a displasia broncopulmonar (DBP) continua sendo a morbidade respiratória mais significativa que afeta recém-nascidos submetidos à oxigenoterapia e à ventilação mecânica nos primeiros dias de vida.

A DBP é uma das principais causas de doença respiratória crônica na infância, com taxa elevada de mortalidade e causa de internações prolongadas, podendo comprometer o crescimento e o desenvolvimento neuropsicomotor com impacto na saúde pública.

Em uma grande revisão em 2001, Jobe e Bancalari propuseram os critérios diagnósticos baseados na gravidade da DBP, os quais incluem a necessidade de oxigênio por 28 dias e a avaliação do suporte respiratório com 36 semanas de idade pós-menstrual, conforme o Quadro 56.1.

Em 2018, no *Executive Summary of a Workshop*, Higgins et al. sugeriram uma nova definição e classificação de acordo com a gravidade da DBP (Quadro 56.2).

Quadro 56.1 Critérios diagnósticos e de classificação da gravidade da DBP.	
RN dependente de O$_2$ suplementar	IG ao nascimento < 32 semanas ≥ 32 semanas
Época da reavaliação* DBP leve DBP moderada DBP grave	36 semanas de IPM, AH† 56DV ou a AH† Ar ambiente Em FiO$_2$ < 0,30§ e em FiO$_2$ < 0,30§ Em FiO$_2$ < 0,30 e/ou em FiO$_2$ < 0,30 CPAP, VM CPAP ou VM

* Na data da reavaliação, a necessidade de oxigênio e/ou suporte ventilatório (CPAP nasal ou VM) suplementar não devem refletir um evento agudo, mas um estado basal em que o paciente esteja recebendo a terapia por vários dias. Além disso, recomenda-se a realização de um teste fisiológico para confirmar a real necessidade da oxigenoterapia e/ou do suporte ventilatório suplementar. Não há, ainda, um consenso sobre a melhor técnica para realizar tal teste.

* Não há relatos do modo pelo qual se faz a mensuração da FiO$_2$.

† Considerar o que ocorrer primeiro.

§ Não considerar os pacientes que recebem oxigênio e/ou suporte ventilatório suplementar para o tratamento de distúrbios não pulmonares (p. ex., apneia central, paralisia diafragmática etc.), a menos que desenvolvam alterações no parênquima pulmonar e desconforto respiratório.

RN: recém-nascido; IPM: idade pós-menstrual; AH: alta hospitalar; DBP: displasia broncopulmonar; FiO$_2$: fração de oxigênio inspirada; CPAP: pressão positiva contínua na via aérea; VM: ventilação mecânica.

Fonte: Jobe et al., 2001.

Quadro 56.2
Nova definição e classificação de acordo com a gravidade da DBP.

Um lactente pré-termo (com idade gestacional < 32 semanas) com DBP tem doença pulmonar parenquimatosa persistente, confirmação radiográfica do parênquima pulmonar e, às 36 semanas, a PMA requer uma das seguintes faixas de FiO_2/concentrações de oxigênio/O_2 por ≥ 3 dias consecutivos para manter a saturação de oxigênio arterial na faixa de 90 a 95%.

Graus	IPPV invasivo*	N-CPAP, NIPPV ou cânula nasal ≥ 3 L/min	Cânula nasal fluxo de 1 a < 3 L/min	Hood O_2	Cânula nasal fluxo de < 1 L/min
I	–	21	–	–	–
II					
III	21	22 a 29	22 a 29	22 a 29	22 a 70
III (A)	> 21	≥ 30	≥ 30	≥ 30	> 70

Morte precoce (entre 14 dias de idade pós-natal e 36 semanas) em função da doença pulmonar parenquimatosa persistente e da insuficiência respiratória que não pode ser atribuída a outras morbidades neonatais (p. ex., enterocolite necrosante, hemorragia intraventricular, redirecionamento de cuidados, episódios de sepse etc.).
* Excluindo lactentes ventilados para doença das vias aéreas primárias ou condições centrais de controle respiratório.
CPAP: pressão positiva contínua nas vias aéreas; IPPV: ventilação com pressão positiva intermitente; N-CPAP: pressão positiva contínua nas vias aéreas nasais; VNIPP: ventilação não invasiva com pressão positiva.
Fonte: Higgins et al., 2017.

Fisiopatologia

A fisiopatologia da DBP é multifatorial. Vários fatores podem contribuir para a agressão ao tecido pulmonar em desenvolvimento ocasionando fibrose, desorganização do processo de maturação normal dos pulmões, e inflamação e lesão pulmonar.

A lesão pulmonar que ocorre na DBP está associada a vários fatores causadores ou agravantes ao pulmão em desenvolvimento, como:

- toxicidade do oxigênio;
- uso de ventilação mecânica;
- mediadores inflamatórios;
- deficiências nutricionais e de fatores antioxidantes;
- sobrecarga hídrica;
- sobrecarga circulatória associada ao canal arterial persistente;
- fatores de crescimento;
- predisposição genética.

O principal mecanismo na fisiopatologia da DBP é a inflamação, com aumento de citocinas pró-inflamatórias (IL-1, IL-6 e IL-8), fator de necrose tumoral e de ativação plaquetária, leucotrieno B4, prostaglandinas, células do epitélio respiratório e células endoteliais 28. Também ocorre aumento da permeabilidade capilar, ativação do sistema complemento (C3a e C5a), perda de proteínas plasmáticas e expressão das moléculas de adesão pelas células endoteliais com migração de leucócitos para os espaços intersticiais e alveolares.

As células envolvidas nas primeiras horas do processo inflamatório são os macrófagos e os neutrófilos (em 6 a 12 horas) e há infiltração de monócitos e macrófagos (em 12 a 48 horas). A elastase, a colagenase e os metabólitos comprometem o arcabouço tissular pulmonar. Após a fase aguda, instala-se a recuperação, porém caso o estímulo à inflamação se mantenha, o processo pode chegar à destruição pulmonar e à fibrose. Os níveis de colagenase e fosfolipase A2 estão aumentados, e as modificações oxidativas resultam na ativação de alfa-1-antiprotease e, consequente lesão pulmonar. Os leucotrienos estão elevados e permanecem até os 6 meses. Estudos observacionais na corioamnionite sugerem uma associação de marcadores inflamatórios no fluido amniótico, placenta e cordão umbilical com a ocorrência de DBP. Os principais mecanismos envolvidos são lesão direta no parênquima pulmonar, interrupção do crescimento e angiogênese pulmonar, além da ativação de um sistema imune ainda imaturo ocasionando uma resposta inflamatória não regulada e exacerbada.

Anteriormente ao uso da terapia com o surfactante, as características anatomopatológicas da DBP apresentavam-se com predomínio de processo inflamatório crônico, fibrose do parênquima pulmonar, metaplasia epitelial escamosa e hipertrofia de músculo liso das vias aéreas.

Nos dias atuais, com o uso de corticoide antenatal, essas alterações da "DBP clássica" são pouco comuns.

Os recém-nascidos pré-termo normalmente apresentam doença respiratória inicial leve, que melhora rapidamente com suporte respiratório não invasivo ou terapia com surfactante. Evoluem com deterioração respiratória progressiva requerendo suporte respiratório prolongado com uso de ventilação mecânica e oxigênio por várias semanas ou meses, mas a grande maioria tem alta hospitalar assintomático. Este processo de doença pulmonar crônica foi denominado como "Nova DBP" (Quadro 56.3).

O exame radiográfico dos bebês com a "nova DBP" geralmente apresenta um padrão relativamente uniforme de opacidades intersticiais grosseiras (Figura 56.1).

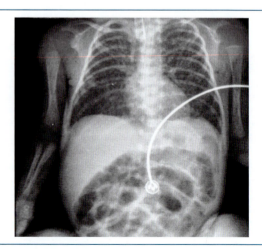

Figura 56.1. "Nova DBP" com opacidade homogênea generalizada e padrão intersticial.
Fonte: Acervo da autoria.

Os pulmões dos RNPT apresentam inibição do processo normal de desenvolvimento e crescimento pulmonar e encontram-se na fase canalicular ou sacular de desenvolvimento. Histologicamente, evidencia-se uma simplificação nas áreas distais, com menor número de alvéolos, menos fibrose, mais tecido elástico e menor grau de lesão de vias aéreas (Figura 56.2).

Quadro 56.3 — Características da "nova" e da "clássica" DBP.

Tipo de DBP	Características
"Nova displasia broncopulmonar"	• Menor hipertrofia da musculatura lisa • Menos fibrose • Metaplasia escamosa menos grave • Menor número e maior diâmetro alveolar (defeito da septação) • Microvasculatura pulmonar dismórfica • Aumento do tecido elástico
"Clássica e/ou velha"	• Metaplasia do epitélio respiratório • Hipertrofia da musculatura lisa • Fibrose significativa • Grandes alterações vasculares

Fonte: Desenvolvido pela autoria.

Fatores de risco e proteção

A principal forma de prevenir a DBP, de acordo com os estudos atuais, é a prevenção do parto prematuro, com acompanhamento pré-natal adequado e uso antenatal de corticosteroide, cujas evidências demonstram redução da incidência de síndrome do desconforto respiratório (SDR), de hemorragia peri-intraventricular e do óbito neonatal. Além disso, os estudos apontam que os efeitos desse fármaco parecem ser ampliados se associado à condução adequada na assistência ao recém-nascido pré-termo logo após o nascimento, diminuindo bastante a necessidade de suporte ventilatório agressivo. O uso do corticosteroide é recomendado para toda gestante que inicie trabalho de parto prematuro com idade gestacional menor que 34 semanas.

A prevalência da DBP é inversamente proporcional à idade gestacional de nascimento, sendo a imaturidade pulmonar um dos fatores mais importantes na etiopatogenia da doença.

A DBP se instala pela resposta dos pulmões imaturos à lesão pulmonar aguda provocada pela exposição ao oxigênio, pela ventilação mecânica e por vários outros fatores.

As enzimas antioxidantes têm menor atividade nos recém-nascidos pré-termo em função da ausência dos sistemas antioxidantes que se desenvolvem apenas no último trimestre da gestação, além de possuírem menores níveis de antiproteases, ocasionando uma reduzida capacidade de controle da inflamação nesses pacientes.

Além desses fatores existem alterações na regulação dos mecanismos de reparação, o que favorece o aparecimento de fibrose nos locais acometidos.

Lesões irreversíveis podem ocorrer no pulmão imaturo, porém ainda não está claro o mecanismo exato do papel da imaturidade pulmonar no processo inflamatório e de reparação.

O oxigênio tem papel importante na etiopatogenia da DBP ocasionando toxicidade pulmonar em decorrência do dano proteolítico em função da inibição do sistema de defesa antiprotease na parede alveolar e do influxo de um grande número de leucócitos polimorfonucleares contendo enzimas proteolíticas.

A produção de radicais tóxicos, como superóxido, peróxido de hidrogênio e radicais livres induzem a lesão pulmonar. O recém-nascido pré-termo é mais suscetível a essas lesões, em decorrência da imaturidade dos sistemas antioxidantes, como catalase e superóxido dismutase. O dano tecidual é causado pelos metabólitos ativos do oxigênio em decorrência da oxidação de enzimas, diminuição da síntese de surfactante, inibição de proteases e peroxidação de lipídios, e também funcionam como fatores quimiotáticos de células inflamatórias.

A ventilação mecânica tem papel importante como fator agressor ao pulmão em desenvolvimento.

A instabilidade alveolar ocasionando atelectasias (atelectrauma) e hiperdistensão regional de alvéolos e vias aéreas (baro/volutrauma) são os principais fatores relacionados à lesão pulmonar induzida pela ventilação mecânica. O atelectrauma é a lesão provocada pelos ciclos repetidos de colapso e reexpansão alveolar durante a ventilação mecânica, podendo causar a lesão pulmonar.

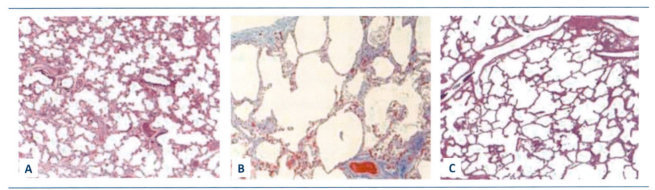

Figura 56.2. Comparação entre cortes histológicos de pulmões de recém-nascido. (A) Pulmão de lactante aos 5 meses, nascido a termo. (B) Pulmão de lactante nascido às 30 semanas de idade gestacional com DBP clássica. (C) Biópsia de pulmão de lactante aos 8 meses de idade, nascido às 28 semanas de idade gestacional, com a "nova DBP". O pulmão do lactante com a "nova DBP" apresenta ductos alveolares alargados e simplificados, com poucas cristas e menor número de alvéolos.

Fontes: (A e C) Adaptadas de Jobe, 2006. (B) American Thoracic Society, 2008.

Além do atelectrauma, o uso de grandes volumes correntes durante a ventilação mecânica pode ocasionar volutrauma pela hiperdistensão das estruturas pulmonares. Este pode causar dano pulmonar em decorrência do "estiramento" dos alvéolos, vias aéreas, membrana basal e do endotélio capilar pulmonar. Esses insultos causam aumento da permeabilidade capilar e extravasamento de fluidos, proteínas e sangue, gerando edema e inflamação. Além disso, também pode ocasionar a quebra da barreira alvéolo--capilar permitindo que mediadores inflamatórios e bactérias penetrem na circulação e provoquem reação inflamatória sistêmica e infecção em outros órgãos.

Existem várias estratégias de proteção pulmonar, como o uso de ventilação menos agressiva, monitoração criteriosa do uso de oxigenoterapia, tolerância de pressões parciais de gás carbônico mais elevadas e saturação de hemoglobina em menores níveis.

A evolução pulmonar desfavorável da DBP em recém--nascidos pré-termo pode ter como fator predisponente a suscetibilidade genética com impacto na variabilidade, na incidência e na gravidade da doença.

Fatores hereditários, adquiridos e ambientais podem influenciar o fator genético. Provavelmente existe alteração qualitativa e quantitativa do surfactante pulmonar em decorrência da redução de apoproteína A nos pulmões dos recém-nascidos com DBP.

Algumas mutações raras causam ausência da apoproteína B resultando em falha respiratória progressiva e alelos dominantes do gene SP-C associados à doença pulmonar crônica.

Manuseio clínico

Nutrição e oferta hídrica

O objetivo da nutrição nos recém-nascidos com DBP é oferecer nutrientes que possam suprir as necessidades específicas, pelo aumento do metabolismo, pelo esforço respiratório e pela supressão das deficiências na doença crônica e eventual uso de drogas como diuréticos e corticosteroides. O suporte nutricional individualizado, com monitoramento regular é importante nessa população.

Os estudos indicam que recém-nascidos com as velocidades de crescimento mais baixas estão associados ao alto risco para DBP. Neste sentido, a nutrição adequada, com micronutrientes e suplementação de vitaminas A, D e C torna-se essencial para o crescimento, desenvolvimento, função e reparação. O crescimento linear é amplamente considerado como a melhor medida para avaliar a adequação da ingestão dietética e está associado à massa corporal magra.

Embora a administração elevada de líquidos no início do curso da prematuridade esteja associada a um aumento do risco de DBP, não há estudos que abordem diretamente o papel da restrição de fluidos na DBP.

De acordo com as recomendações da Academia Americana de Pediatria, o leite materno da mãe deve ser usado nos primeiros 6 meses de vida. O consumo de energia > 130 kcal/kg/dia pode ser necessário nesses lactentes, particularmente durante a fase mais instável da DBP, enquanto lactentes mais velhos, em fase respiratória mais importante

da DBP, podem exigir muito menos dependendo do nível de atividade e estabilidade.

Suporte respiratório e tratamento farmacológico

A etiologia multifatorial da DBP indica que terapias isoladas direcionadas à prevenção da DBP, assim como o manejo de estratégias para a condução do tratamento, são tarefas desafiadoras e dependem da gravidade das lesões existentes. Têm como objetivo principal evitar novas lesões e promover o desenvolvimento de alvéolos e vasculatura pulmonar.

Suporte respiratório

Surfactante não invasivo

A administração de surfactante tradicionalmente requer intubação e ventilação com pressão positiva, intervenções conhecidas por aumentar o risco de DBP. Um método não invasivo de fornecimento de surfactante reduziria a necessidade dessas intervenções. Uma análise recente da Cochrane avaliando administração de surfactante através de nebulização identificou um ensaio randomizado (Berggren et al., 2000) com 32 bebês pré-termos. Nesse estudo, bebês com síndrome do desconforto respiratório utilizaram pressão positiva contínua nas vias aéreas, sendo randomizados para receber o surfactante e outros formaram o grupo controle. Nenhum benefício do surfactante foi identificado. Em outro estudo, Dargaville e colegas investigaram a eficácia de terapia surfactante minimamente invasiva (MIST) que fornece surfactante usando um pequeno cateter inserido na traqueia sob laringoscopia direta. Foram incluídas 61 crianças com menos de 32 semanas de idade gestacional e crianças em grupo de controle; a técnica MIST foi associada a menos dias de oxigênio terapia, mas não houve diferença significativa na incidência de DBP. Estudos multicêntricos que investigam métodos não invasivos de liberação de surfactante são necessários para esclarecer potenciais benefícios em curto e longo prazo.

Ventilação não invasiva

O uso de CPAP (*Continuous Positive Airway Pressure*) na estabilização inicial do recém-nascido pré-termo na sala de parto faz parte das diretrizes da American Heart Association Neonatal Resuscitation 2015, baseadas em estudos que demonstram que essa estratégia reduz o efeito da baixa complacência pulmonar e a deficiência de surfactante.

Entretanto alguns autores apontam que a oferta de pressão expiratória final isolada pode não ser suficiente para minimizar a força muscular inadequada ou a limpeza dos fluidos pulmonares de forma rápida para evitar o volutrauma e o atelectrauma que podem ocorrer em minutos.

Ventilação direcionada por volume

Em artigo de revisão (Peng et al., 2014) os autores demonstram, em uma metanálise com 18 ensaios clínicos, a avaliação do efeito da ventilação a volume e ventilação a pressão em prematuros. O resultado apontou que o uso de modo volume se associou a uma redução na incidência de DBP (RR: 0,61; IC 95%: 0,46 a 0,82), sem diferença na incidência de morte (RR: 0,73; IC 95%: 0,51 a 1,05). Além da redução na hemorragia intraventricular, leucomalácia periventricular e pneumotórax.

Novas estratégias de ventilação

Sabe-se que a lesão pulmonar induzida pelo ventilador é um dos fatores que contribuem para o desenvolvimento da DBP. Novas técnicas direcionadas a reduzir a lesão causada pela pressão positiva estão sob investigação.

Insuflação sustentada

A estratégia de insuflação em pré-termos após o nascimento como proteção pulmonar teoricamente assegura um recrutamento pulmonar eficaz, porém são necessários ensaios clínicos bem controlados para recomendar tal procedimento.

Tratamento farmacológico

Metilxantinas

São estimulantes potentes do sistema nervoso central usados para tratar a apneia da prematuridade e incluem aminofilina, teofilina e cafeína.

Dentre estas, a cafeína é a medicação preferida, pois tem uma gama terapêutica mais ampla, regime de dosagem menos frequente e não requer monitoramento de níveis terapêuticos, além de mostrar capacidade para aumentar a ventilação minuto, ter maior sensibilidade ao CO_2 e melhorar a contratilidade diafragmática. As evidências dos efeitos benéficos da cafeína na DBP foram obtidas com o estudo CAP (*Caffeine for Prematurity Apnea*) (Schmidt et al., 2006). O teste randomizou crianças durante os primeiros 10 dias de vida, com um peso de nascimento de 500 a 1.250 g para receber cafeína ou placebo. A pressão positiva nas vias aéreas foi descontinuada uma semana antes e as taxas de DBP foram reduzidas nas crianças que receberam cafeína em comparação com crianças que receberam placebo (36% *versus* 47%; OR: 0,63; IC 95%: 0,52 a 0,76). Uma análise *post hoc* desse estudo sugeriu que o início mais precoce da cafeína pode ser associado a maiores benefícios. Outro estudo (Henderson-Smart e Davis, 2010) evidenciou que as metilxantinas aumentam a probabilidade de sucesso da extubação em recém-nascidos pré-termo.

Vitamina A

Refere-se a um grupo de compostos lipossolúveis, incluindo retinol, retinaldeído e ácido retinóico, que atuam na diferenciação e manutenção da integridade do epitélio respiratório. Sua deficiência ocasiona a inibição do processo de alveolização e a diminuição do transporte mucociliar com aumento da metaplasia escamosa. Com base nesses dados, algumas pesquisas têm mostrado uma redução na incidência de DBP nos recém-nascidos de risco suplementados com altas doses de vitamina.

Alguns dos fatores limitantes são a disponibilidade limitada de vitamina A, a necessidade de injeções intramusculares ou o pequeno benefício percebido. Há necessidade de mais pesquisas para entender melhor a ação da Vitamina A nos vários estágios da lesão pulmonar e explorar alternativas vias de administração.

Corticosteroides

A corticoterapia pode ser considerada uma alternativa no tratamento da DBP, pois os estudos confirmam sua atuação sobre os mecanismos responsáveis do processo inflamatório ocasionando melhora da função pulmonar e consequente retirada da ventilação mecânica. Porém, muitos dos estudos realizados se revelaram inconsistentes e alguns foram encerrados precocemente.

Dentre os glicocorticoides, a dexametasona foi considerado o fármaco de escolha, pois vários estudos evidenciaram que pode favorecer a redução significativa da incidência de DBP, assim como conferir benefícios na função pulmonar de crianças avaliadas em idade escolar. Porém, os estudos afirmaram que possui efeitos adversos importantes em curto prazo, que incluem sangramento gastrointestinal, perfuração, hipertensão e hiperglicemia, além do aumento do risco de alterações no neurodesenvolvimento. Assim, as evidências são insuficientes para fazer recomendações em relação à terapia tardia ou ainda de baixas doses de dexametasona para DBP.

A presença de efeitos adversos da dexametasona levaram os pesquisadores a investigar corticosteroides alternativos incluindo betametasona, metilprednisolona e hidrocortisona, e a hidrocortisona é o corticosteroide alternativo mais amplamente investigado para o tratamento ou prevenção de DBP. É biologicamente diferente de dexametasona e demonstrou efeitos neurológicos menos adversos em comparação à dexametasona.

Os benefícios da terapia com corticoide, mesmo de forma tardia e em menores doses não assegura a ausência de efeitos adversos, pois os estudos atuais que avaliaram os resultados em longo prazo possuem fragilidade na qualidade metodológica. É prudente reservar a terapia com corticoide a bebês com dificuldade de retirada da VPM, utilizando doses pequenas e por tempo reduzido, de acordo com o protocolo DART, que recomenda a posologia de 0,15 mg/kg/dia a cada 12 horas por 3 dias; a seguir, 0,10 mg/kg/dia a cada 12 horas por 3 dias, e, finalmente, 0,05 mg/kg/dia a cada 12 horas por 3 dias. Em caso de boa resposta, com diminuição dos parâmetros ventilatórios, continua-se o tratamento realizando o esquema completo. Caso não ocorra boa resposta durante os primeiros dias, deve-se suspender a terapêutica.

Quanto ao uso da via inalatória para a administração do corticosteroide em neonatos, alguns autores relataram estudos com a budesonida, em que houve melhora na taxa de extubação e redução da necessidade de corticoterapia sistêmica. Entretanto, estudos recentes apontam que não houve redução da DBP e quando acompanhado o seguimento, foi encontrado aumento da mortalidade geral.

Óxido nítrico inalatório (NOi)

O óxido nítrico é um potente vasodilatador e vem sendo utilizado por via inalatória durante a ventilação mecânica com o objetivo de diminuir o *shunt* pulmonar e a inflamação, tendo sido aprovado para uso em lactentes e bebês a termo com hipertensão pulmonar. Atualmente, estudos pré-clínicos têm apoiado o papel do óxido nítrico no manejo da DBP e motivaram 14 ensaios clínicos randomizados em bebês prematuros. Entretanto, os dados de vários estudos sobre tratamento de resgate precoce com base em critérios de oxigenação não demonstraram efeito significativo sobre mortalidade ou DBP (RR: 0,94; IC 95%: 0,87 a 1,01). Uma declaração de consenso sobre a terapia com óxido nítrico para recém-nascidos pré-termos concluiu que o corpo de evidências disponível não indica seu uso.

Diuréticos

Bebês com DBP estão predispostos a desenvolver edema, pela sobrecarga direita através de *shunt*, persistência de canal arterial ou vazamento capilar em função da inflamação ou ainda associado às lesões pela ventilação pulmonar. Os diuréticos têm sido usados com a expectativa de melhorar tais eventos, entretanto os estudos não demonstraram benefícios em longo prazo, como a redução da mortalidade, duração da ventilação com pressão positiva ou uso de oxigênio, ou redução da internação hospitalar.

Novas estratégias terapêuticas

Montelucaste

O montelucaste, um antagonista dos receptores de leucotrienos, mostra benefício no tratamento da asma e está sendo considerado uma terapia potencial para BPD. A eficácia e a segurança do montelucaste para a prevenção de DBP em prematuros estão sendo investigadas.

Inositol

Inositol é um nutriente essencial que melhora a síntese de secreção do surfactante. Uma metanálise Cochrane (Howlett et al., 2012) recente demonstrou que o inositol suplementar em prematuros com síndrome do desconforto respiratório foi associado à redução de morte neonatal e retinopatia grave da prematuridade, mas não reduz BPD. Mais estudos investigando o inositol em prematuros e seu efeito na DBP estão em andamento.

Células mesenquimais

As células mesenquimais são particularmente atraentes para o tratamento de doenças pela facilidade da sua coleta através do sangue do cordão umbilical.

Há cada vez mais evidências animais e humanas para apoiar a potencial terapêutico das mesmas em inúmeras doenças incluindo DBP. Ensaios clínicos que investigam a eficácia e segurança desta terapia para DBP estão em andamento. Evidências sugerem que o esgotamento ou disfunção dessas populações de células no pulmão em desenvolvimento podem contribuir para a patogênese da DBP.

Dilemas sobre o uso de oxigênio

Um dos pontos mais importantes no tratamento dos pacientes com DBP é a manutenção de níveis adequados de oxigênio arterial. Sabe-se atualmente que o papel da toxicidade do oxigênio é bastante reconhecido na origem das morbidades que acometem os recém-nascidos, em especial dos recém-nascidos pré-termos, inclusive a DBP.

Uma metanálise recente (Saugstad e Aune, 2013) comparou os efeitos da faixa de saturação de oxigênio baixa (85 a 89%) *versus* alta (91 a 95%) em crianças nascidas com menos de 28 semanas de idade gestacional, em que foram incluídos cinco ensaios clínicos randomizados com um total de 4.911 lactentes, e não identificou nenhuma diferença na incidência de DBP (RR: 0,95; IC95%: 0,86 a 1,04). Foi demonstrado risco aumentado de mortalidade (RR: 1,41; IC95%: 1,14 a 1,74) e enterocolite necrosante (RR: 1,25; IC95%: 1,05 a 1,49) no grupo que tolerou saturação de oxigênio baixa.

De acordo com o Consenso Europeu sobre o manejo da síndrome do desconforto respiratório (SDR), publicado em 2017, é recomendada a suplementação de oxigênio de 21 a 30% na reanimação na sala de parto e tolera a saturação de oxigênio na faixa de 89 a 94% para recém-nascidos pré-termos.

LEITURAS COMPLEMENTARES

Abman, SH; Bancalari, E; Jobe A. The Evolution of Bronchopulmonary Dysplasia after 50 Years. Am J Respir Crit Care Med. 2017 Feb 15; 195(4):421-424. doi: 10.1164/rccm.201611-2386ED. PMID: 28199157.

Abman SH, Collaco JM, Shepherd EG, Keszler M, Cuevas-Guaman M, Welty SE et al. Interdisciplinary Care of Children with Severe Bronchopulmonary Dysplasia. The Journal of Pediatrics. 2017Feb;181:12-28.e1. Doi: 10.1016.

Abman SH, Collaco JM, Shepherd EG, Keszler M, Cuevas-Guaman M, Welty SE, Nelin LD. Interdisciplinary Care of Children with Severe Bronchopulmonary Dysplasia. The Journal of Pediatrics. 2017; 181(1):12-28.

Agrons GA, Courtney SE, Stocker JT, Markowitz RI. From the archives of the AFIP: Lung disease in premature neonates: Radiologic-pathologic correlation. RadioGraphics. 2005;25:1047-73.

Alan H. Jobe. The New BPD. NeoReviews Oct. 2006;7(10):531-45.

Bassler, D, Shinwell ES, Hallman M, Jarreau PH, Plavka R, Carnielli V et al. Long-Term Effects of Inhaled Budesonide for Bronchopulmonary Day, CL; Ryan, RM. Bronchopulmonary dysplasia: new becomes old again! Pediatr Res. 2017 Jan;81(1-2):210-213. doi: 10.1038/pr.2016.201. Epub 2016 Sep 28. PMID: 27682969.

Dysplasia. New England Journal of Medicine. 2018;378(2):148-57.

Berggren E, Liljedahl M, Winbladh B, et al. Pilot study of nebulized surfactant therapy for neonatal respiratory distress syndrome. Acta Paediatr 2000; 89(4):460-4.

Donn SM. Bronchopulmonary dysplasia: Myths of pharmacologic management. Seminars in Fetal and Neonatal Medicine. 2017;22(5):354-8.

Henderson-Smart DJ, Davis PG. Prophylactic methylxanthines for endotracheal extubation in preterm infants. Cochrane Database Syst Rev 2010(12):CD000139.

Higgins RD, Jobe AH, Koso-Thomas M, Bancalari E, Viscardi RM, Hartert TV, Ryan RM, Raju TNK. Bronchopulmonary Dysplasia: Executive Summary of a Workshop. Journal of Pediatrics. 2018;197:300-8.

Howlett A, Ohlsson A, Plakkal N. Inositol for respiratory distress syndrome in preterm infants. Cochrane Database Syst Rev 2012; 3: CD000366.

Jain D, Bancalari E. Bronchopulmonary dysplasia: Clinical perspective. Birth Defects Research Part A: Clinical and Molecular Teratology. 2014;100(3):134-44.

Jobe AH, Bancalari E. Bronchopulmonarydysplasia. Am J Respir. Crit-CareMed. 2001;163 (07):1723-9.

Jobe, AH. The new bronchopulmonary dysplasia. Curr Opin Pediatr. 2011 Apr;23(2):167-72. doi: 10.1097/MOP.0b013e3283423e6b. PMID: 21169836; PMCID: PMC3265791.

Keszler M, Sant'Anna G. Mechanical Ventilation and Bronchopulmonary Dysplasia. Clin Perinatol. 2015 Dec;42(4):781-96.

Kinsella JP, Greenough A, Abman SH. Bronchopulmonary dysplasia. The Lancet. 2006;367(9520):1421-31.

Monte LF, Silva Filho LV, Miyoshi MH, Rozov T. J Pediatr (Rio J). 2005;81:99-110.

Northway WH, Rosan RC, Porter DY. Pulmonary Disease Following Respirator Therapy of Hyaline-Membrane Disease. New England Journal of Medicine. 1967;276(7):357-68.

Onland W, De Jaegere AP, Offringa M, Van Kaam A. Systemic corticosteroid regimens for prevention of bronchopulmonary dysplasia in preterm infants. Cochrane Database of Systematic Reviews; 2017.

Peng W, Zhu H, Shi H, Liu E. Volume-targeted ventilation is more suitable than pressure-limited ventilation for preterm infants: a systematic review and meta-analysis. Arch Dis Child Fetal Neonatal Ed. 2014; 99(2):F158-65.

Rademaker KJ, Groenendaal F, Van Bel F, de Vries LS, Uiterwaal CSPM. The DART Study of Low-Dose Dexamethasone Therapy. Pediatrics. 2007;120(3):689-90.

Rede Brasileira de Pesquisas Neonatais. Uso antenatal de corticosteroide e evolução clínica de recém-nascidos pré-termo. J. Pediatr. (Rio J.) [online]. 2004;80(4):277-84.

Saugstad OD, Aune D. Optimal oxygenation of extremely low birth weight infants: a meta-analysis and systematic review of the oxygen saturation target studies. Neonatology 2013;105(1):55-63.

Schmidt B, Roberts RS, Davis P, Doyle LW, Barrington KJ, Ohlsson A, Solimano A, Tin W; Caffeine for Apnea of Prematurity Trial Group. Caffeine therapy for apnea of prematurity. N Engl J Med. 2006; 354(20):2112-21.

Silva Filho LVF. Doença pulmonar crônica neonatal. J Pediatr (Rio J). 1998;74:265-74.

Strueby L, Thébaud B. Advances in bronchopulmonary dysplasia. Expert Review of Respiratory Medicine. 2014;8(3):327-38.

Sweet DG, Carnielli V, Greisen G, Hallman M, Ozek E, Plavka R. European Consensus Guidelines on the Management of Respiratory Distress Syndrome 2016; Update. Neonatology. 2017;111(2):107-25.

Wyckoff MH, Aziz K, Escobedo MB, Kapadia VS, Kattwinkel J, Perlman JM et al. Part 13: Neonatal resuscitation: 2015 American Heart Association Guidelines Update for Cardiopulmonary Resuscitation and Emergency Cardiovascular Care. Circulation. 2015;132(Suppl 2): S543-S560.

Hipertensão Pulmonar Persistente do Recém-Nascido

Joaquim E. B. Cabral
Jaques Belik

A hipertensão pulmonar persistente neonatal (HPPN) normalmente é definida como uma síndrome caracterizada por uma falha em se obter e sustentar a queda normal da resistência vascular pulmonar (RVP) após o nascimento. Isto resulta em hipoxemia pela redução do fluxo sanguíneo pulmonar e a manutenção do *shunt* direito-esquerdo através do forame oval e/ou canal arterial. Esta síndrome é caracterizada não pela pressão arterial pulmonar, mas sim pela presença de *shunt* direito-esquerdo e ausência de anomalias congênitas do coração. Esse conceito é muito importante, pois não somente a elevação da resistência vascular pulmonar, mas também a habilidade do ventrículo direito de manter o fluxo sanguíneo pulmonar constante determina as manifestações clínicas da HPPN.

Enquanto a síndrome de hipertensão pulmonar da criança maior ou adulto ocorre também na presença de disfunção do ventrículo esquerdo ou aumento de pressão de átrio esquerdo, a HPPN na grande maioria dos casos é secundária ao aumento da resistência vascular pulmonar arterial.

A HPPN afeta tanto os recém-nascidos a termo como os prematuros. Pode ocorrer isoladamente, como forma primária, ou associada a outras patologias como hérnia diafragmática congênita, aspiração de mecônio, sepse, pneumonia, asfixia e síndrome do desconforto respiratório.

A prevalência da HPPN em recém-nascidos não está bem caracterizada e possivelmente é subestimada em função da falha na sua detecção quando associada à patologia de parênquima pulmonar. Um estudo recente na Califórnia (Steurer et al., 2017) em recém-nascidos > 34 semanas encontrou uma incidência de 0,18% (3.277 casos/1781.156 nascidos vivos) e uma mortalidade de 7,6%. No Reino Unido, a incidência variou de 0,4 a 0,68/1.000 nascidos vivos. Em prematuros < 34 semanas e peso < 1.500 g, Vyas-Read et al. encontraram em pelo menos um ecocardiograma realizado durante a internação, sinais de HPPN em 92 de 556 crianças estudadas (16%).

Como a HPPN é definida como uma falha na transição da circulação fetal para a pós-natal, antes de discutir sua fisiopatologia, uma abordagem sobre controle dos tônus vascular pulmonar, circulação fetal e pós-natal se faz necessária.

Controle do tônus vascular pulmonar

Diversas vias celulares envolvidas na regulação do tônus vascular pulmonar foram identificadas nas últimas duas décadas. As mais conhecidas são do óxido nítrico (ON), prostaglandinas e endotelinas, embora as relacionadas a rho-A/rho-kinase e radicais livres têm sido também objeto de grande interesse (Figura 57.1). A vasodilatação pulmonar ocorre em resposta à estimulação pelo ON, prostaciclina (PGI2), guanilato ciclase solúvel (sGC) e inibição de fosfodiesterases 3 e 5, endotelina, espécies reativas do oxigênio e rho-kinase.

O óxido nítrico é sintetizado pelo endotélio vascular a partir da L-arginina em resposta a vários estímulos. A enzima sintase do óxido nítrico converte L-arginina para L-citrulina liberando óxido nítrico nesta reação. Existem três isoformas da sintase do óxido nítrico: a endotelial (eNOS), presente nas células endoteliais, e a neural (nNOS), presente nas células musculares, são responsáveis pela produção do óxido nítrico em condições fisiológicas, enquanto a forma induzida (iNOS) é somente ativada durante processos inflamatórios.

O ON exerce sua ação por meio da enzima guanilato ciclase solúvel (sGC) e um segundo importante mensageiro, o cGMP (Figura 57.1). A enzima fosfodiesterase 5 (FDE 5) quebra o cGMP para a forma inativa GMP. Hiperóxia e ânions superóxido inativam eNOS, oxidam sGC, diminuem produção de cGMP e estimulam FDE 5. Em fetos ovinos, os níveis de sCG mRNA são baixos no início da gestação e aumentam significativamente no pré-termo tardio e final da gravidez.

As prostaglandinas são sintetizadas a partir do ácido araquidônico e promovem vasodilatação pulmonar por meio de uma via paralela complementar ao óxido nítrico. Elas ativam a adenilciclase e aumentam a concentração de cAMP nas células da musculatura lisa pulmonar. A fosfodiesterase 3 é uma importante enzima que inativa cAMP na musculatura lisa (Figura 57.1). A exposição ao ON parece aumentar a FDE 3 em estudos animais, e explicaria o aumento da eficácia do milrinone (inibidor da FDE 3) em HPPN resistente ao ON. As prostaglandinas têm um importante papel na transição da circulação pulmonar no nascimento. Em recém-nascidos, elas mediam a vasodilatação pulmonar em resposta à ventilação dos pulmões, mas não à oxigenação.

A endotelina-1, sintetizada pelas células endoteliais, é um potente vasoconstrictor e age por meio de 2 receptores: ET A e ET B (Figura 57.1). Enquanto ET A tem um papel crítico na vasoconstrição, ET B causa vasodilatação por meio da liberação de ON no endotélio vascular.

A rho-kinase também tem um papel importante no controle do tônus vascular pulmonar. Quando ativada, esta molécula tem efeito inibitório sobre as fosfatase das cadeias leves da miosina, impedindo o relaxamento da musculatura lisa vascular (Figura 57.1). A rho-kinase está aumentada em modelos animais da hipertensão pulmonar do recém-nascido e a sua inibição diminui a severidade da doença em vários modelos animais.

Circulação fetal

A circulação fetal é caracterizada por elevada resistência vascular pulmonar e baixa resistência vascular sistêmica. Durante a vida fetal, a placenta garante uma resistência vascular sistêmica mais baixa e recebe 40% do débito cardíaco, o que resulta em baixa pressão sistêmica. Em contraste, a resistência vascular pulmonar é mantida elevada e recebe somente 13 a 21% do débito cardíaco. Vários fatores contribuem para a alta resistência vascular pulmonar no feto, entre eles os mecânicos como compressão de pequenas arteríolas pulmonares pelo pulmão cheio de líquido, falta de distensão alveolar e baixa tensão de oxigênio. Acredita-se que o nascimento esteja associado à liberação de vasodilatadores pulmonares como o óxido nítrico e à inibição de vasoconstritores como endotelina, serotonina e tromboxano.

O forame oval e canal arterial são os dois *shunts* direito-esquerdo presentes durante a vida fetal que permitem que o sangue oxigenado, vindo da placenta, alcance a circulação sistêmica para suprir as necessidades dos órgãos dependentes desta circulação.

Da placenta, o sangue oxigenado flui através da veia umbilical e do duto venoso para a veia cava inferior e então para o ventrículo direito. Aproximadamente 50% do sangue vindo da veia umbilical que entra no ventrículo direito é desviado para o ventrículo esquerdo do coração através do forame oval. O sangue menos oxigenado, oriundo da veia cava superior e da veia cava inferior distal ao duto venoso, flui do átrio direito para o ventrículo direito com uma mínima mistura com o sangue oxigenado do duto venoso. Cerca de 90% do débito cardíaco direito desvia dos pulmões e chega à aorta descendente através do canal arterial.

Transição no nascimento

Diversos eventos respiratórios e circulatórios ocorrem no nascimento para assegurar e permitir a oxigenação e eliminação de CO_2 adequada durante a transição da vida fetal para a neonatal. O clampeamento do cordão umbilical remove a placenta com sua baixa resistência vascular, aumentando a pressão arterial sistêmica. Simultaneamente, vários mecanismos atuam para reduzir a pressão da artéria pulmonar e aumentar o fluxo sanguíneo pulmonar. Provavelmente os mais importantes são a ventilação dos pulmões e o aumento da tensão de oxigênio. Com o início da respiração, os pulmões cheios de líquidos são distendidos com ar e a melhora da oxigenação diminui a RVP. O fluxo sanguíneo pulmonar aumenta ao redor de oito vezes, elevando a pressão do átrio esquerdo que acaba fechando o forame oval. Conforme a resistência vascular pulmonar cai abaixo da sistêmica, o canal arterial começa a contrair ocasionando seu fechamento.

O endotélio vascular pulmonar libera vários produtos vasoativos fundamentais nesta transição. Um deles é a produção do ON, possivelmente ligada a um aumento da atividade ou a uma expressão da enzima sintase endotelial do NO (eNOS). Relacionado ao início da ventilação e não da oxigenação, há também um aumento significativo das prostaglandinas.

Peptídeo natriurético atrial (ANP), peptídeo natriurético tipo B((BNP) e peptídeo natriurético tipo C(CNP) dilatam a vasculatura pulmonar pelo aumento da guanilato ciclase particulada (pGC) que também tem um papel importante nesta transição.

Etiologia e fisiopatologia

Embora tradicionalmente considerada uma doença do recém-nascido a termo e prematuro tardio, a HPPN tem sido cada vez mais diagnosticada em prematuros extremos.

A HPPN pode ser idiopática ou secundária a certas doenças neonatais. Situações pulmonares comuns no período neonatal como taquipneia transitória do recém-nascido, síndrome do desconforto respiratório, síndrome de aspiração de mecônio e hérnia diafragmática congênita podem estar associadas à HPPN. Algumas causas raras, geralmente muito graves ou intratáveis, incluem: displasia alvéolo capilar, doença da membrana hialina causada por mutação do gene da proteína B do surfactante e variações genéticas. Recentemente, Byers notou que uma variação no receptor 1 do hormônio corticotrófico, CRHR 1, estava associada à HPPN.

As características comuns à HPPN incluem a elevação sustentada da RVP e a hipoxemia secundária ao *shunt* extrapulmonar direito-esquerdo através do forame oval e/ou canal arterial. Sua fisiopatologia, portanto, está relacionada aos principais fatores que ocasionam estas condições no período perinatal. Estes fatores podem estar relacionados a alterações da vasculatura pulmonar, como vasoconstrição, remodelação e hipoplasia, ou associados a outras condições, como patologia do parênquima pulmonar e disfunção do ventrículo direito.

Vasoconstrição (má adaptação)

Nesta categoria, o número de vasos, a estrutura e a ramificação vascular pulmonar são normais. Condições adversas perinatais causam vasoconstrição e interferem com a diminuição normal da RVP pós-natal. Há um predomínio das substâncias vasoconstritoras em relação às vasodilatadoras. Geralmente esta categoria está associada a doenças ou condições de caráter agudo, como asfixia perinatal, sepse ou acidose metabólica. O mecanismo do aumento da RVP em infecções bacterianas, especialmente pelo estreptococos do grupo B, é a ativação de mediadores pelos componentes de fosfolípides bacterianos.

Por serem relacionadas à vasoconstrição, as patologias relacionadas a esta forma da HPPN são passíveis de tratamento com vasodilatadores.

Remodelação (mau desenvolvimento)

É uma alteração que ocorre em pulmões que são normalmente desenvolvidos, incluindo ramificação, diferenciação alveolar e número normal de vasos. Ocorre, entretanto, um espessamento da musculatura lisa vascular pulmonar e uma extensão desta camada para artérias intra-acinares que não são normalmente muscularizadas. A matriz extracelular que circunda os vasos pulmonares também está espessada.

Os mecanismos que estimulam o mau desenvolvimento da vasculatura pulmonares são incertos, mas os mediadores vasculares parecem estar envolvidos. Em um artigo (Christou et al., 1997), por exemplo, crianças com HPPN severa, comparadas com controles saudáveis, apresentavam uma maior concentração plasmática de Endotelina-1 e menor concentração de monofosfato cíclico de guanosina, que representa estimulação de guanilato ciclase pelo ON.

Doenças desta categoria têm um caráter crônico que se desenvolve durante a vida fetal, como nos casos de disfunção placentária associada à hipoxemia fetal crônica, fechamento precoce do canal arterial ou exposição a fármacos durante o período fetal. Acredita-se que nestes casos a manutenção da vasoconstrição pulmonar com aumento da pressão arterial pulmonar por tempo prolongado ocasione remodelação da vasculatura. Esta patologia pode também estar presente em recém-nascidos que desenvolvem HPPN somente após o nascimento, como é o caso na displasia broncopulmonar.

A resposta a vasodilatadores em recém-nascidos com remodelação vascular pulmonar é limitada ou ausente e a mortalidade é elevada.

Hipoplasia (pouco desenvolvimento)

A hipoplasia pulmonar está associada a uma variedade de condições, como hérnia diafragmática congênita, malformação adenomatosa cística, agenesia renal, oligoâmnio e restrição do crescimento fetal.

Doenças classificadas nesta categoria mostram alterações importantes em vasculogênese (geração de novos vasos) ou angiogênese (ramificação dos vasos). Estas alterações resultam em hipoplasia do leito vascular pulmonar, e a redução da sua área seccional explica a elevação da RVP pela incapacidade em acomodar o débito cardíaco do ventrículo direito. As alterações de PaO_2 e $PaCO_2$ observadas nestas doenças são secundárias, não somente ao *shunt* direito-esquerdo, mas também à perfusão inadequada do pulmão. Por esta razão, a resposta a vasodilatadores em pacientes com doenças nesta categoria é mínima ou ausente e o prognóstico é reservado.

Patologia do parênquima pulmonar

Para a manutenção da relação ideal entre ventilação alveolar e perfusão e para evitar perfusão de áreas não ventiladas, a circulação pulmonar exibe um processo denominado vasoconstrição pulmonar hipóxica. Este comportamento fisiológico tem um efeito importante sobre a resistência vascular pulmonar. Patologias associadas à diminuição da ventilação alveolar como a pneumonia, a aspiração e a deficiência de surfactante ocasionam um aumento da resistência de capilares, perfundindo as unidades alveolares acometidas por estas doenças.

Para manter as trocas gasosas adequadas, a resistência da vasculatura banhando as unidades alveolares com boa ventilação diminui. Este mecanismo gera a melhor ventilação-perfusão possível nestas doenças de parênquima pulmonar. Se o processo pulmonar envolver uma porcentagem pequena do pulmão, a resistência total vascular pulmonar não se altera. Porém, na presença de doença pulmonar extensa, a resistência vascular total aumenta a ponto de ocasionar a incompetência do ventrículo direito em se esvaziar durante a sístole e o *shunt* direito-esquerdo a nível do forame oval.

O tratamento da hipertensão pulmonar em doenças nesta categoria deve ser voltado à patologia primária e não à vasodilatação pulmonar, já que a vasoconstrição nestes casos tem um efeito protetor na relação ventilação/perfusão.

Disfunção miocárdica do ventrículo direito

Como discutido acima, o ventrículo direito (VD) tem um papel essencial em garantir o fluxo sanguíneo pulmonar durante o período de transição. A habilidade do VD de manter ou aumentar seu desempenho em caso de HPPN é um importante componente da resposta adaptativa. Numa situação de piora do desempenho do VD, relativamente pequenos aumentos da RVP podem ocasionar deterioração importante do fluxo sanguíneo pulmonar. A disfunção do VD, resulta de alterações estruturais ou funcionais como alterações na pré-carga e/ou enchimento diastólico, piora da função miocárdica em função da hipóxia-isquemia, sepse e aumento da pós-carga. Nestas condições, terapias voltadas a um aumento da contratilidade do ventrículo direito ocasionam melhora da oxigenação (diminuição do *shunt*), mesmo que a resistência pulmonar vascular se mantenha elevada.

Diagnóstico e fatores de risco

O diagnóstico da HPPHN deve ser suspeitado quando o grau de hipoxemia do recém-nascido é desproporcional ao seu desconforto respiratório e às alterações radiológicas pulmonares. Recém-nascidos com HPPN exibem labilidade de oxigenação e cianose progressiva nas primeiras horas de vida.

Do ponto de vista prático, o diagnóstico diferencial entre a doença do parênquima pulmonar e a síndrome de HPPH pode ser difícil, especialmente se elas coexistem. As características clínicas mais úteis para o diagnóstico de HPPN são: gravidade da hipoxemia, caracterizada por um índice de oxigenação > 15 a despeito do recrutamento pulmonar, diferença de saturação pré e pós-ductal > 10% e labilidade de oxigenação. Esta última caracterizada por quedas importantes da saturação relacionadas à agitação e manipulação.

O shunt direito-esquerdo, típico da HPPN, quando ocorre exclusivamente através do canal arterial (50% dos casos) pode ser demonstrado pela diferença de oxigenação pré e pós-ductal. Uma diferença de PaO_2 maior do que 20 mmHg entre a artéria radial direita (pré-ductal) e a artéria umbilical é considerada como indicativa de um shunt direito-esquerdo a nível do canal arterial. A mesma medição pode ser obtida de uma forma não invasiva por meio da avaliação comparativa da oximetria de pulso entre áreas pré (membro superior direito) e pós-ductal (extremidades inferiores). Uma diferença maior do que 5% também é indicativa de shunt. A oximetria pós-ductal deve sempre ser aferida nas extremidades inferiores, pois a irrigação arterial do membro superior esquerdo pode ser pré ou pós-ductal. É importante também lembrar que a ausência de uma diferença de oxigenação pré ou pós-ductal somente indica que não há um shunt direito-esquerdo a nível de canal arterial. A presença de um shunt a nível de forame oval é diagnosticada somente pela avaliação ecocardiográfica.

O ecocardiograma com dopplerfluxometria deve sempre ser obtido na suspeita de HPPN. Este é um método não invasivo que não só permite avaliar a presença de shunt a nível do canal arterial e forame oval, mas também confirma a ausência de anomalias congênitas cardíacas e auxilia na avaliação da contratilidade do miocárdio.

A ecocardiografia proporciona uma estimativa da pressão da artéria pulmonar pelo pico de velocidade da regurgitação tricúspide e da resistência vascular pulmonar por meio da relação tempo de aceleração da artéria pulmonar (TAC) e do tempo de ejeção sistólico do ventrículo direito (TEJ). Quanto mais baixa esta relação (TAC/TEJ), mais elevada é a resistência vascular pulmonar. Na ausência da regurgitação tricúspide, que ocorre em 30% dos casos, outro parâmetro que pode auxiliar na estimativa da pressão arterial pulmonar é a medida do fluxo da artéria pulmonar, estimada pela integral velocidade-tempo da artéria pulmonar (VTI pulmonar). A presença de uma pressão de artéria pulmonar supra sistêmica é uma condição necessária e mínima para o diagnóstico da HPPN, porém este somente é confirmado na presença do shunt direito-esquerdo.

A presença de um shunt exclusivo direito-esquerdo no forame ou canal arterial e movimentos septal paradoxais no final da sístole também caracterizam HPPN. Outros sinais sugestivos são shunts bidirecionais e abaulamento septal para a esquerda. Em casos graves, um shunt esquerdo-direito pelo forame oval e direito-esquerdo pelo canal arterial pode ser detectado na presença de disfunção ventricular esquerda. Isto ocorre em função do aumento da pressão do átrio esquerdo e da pressão venosa pulmonar secundária à inabilidade do ventrículo esquerdo esvaziar completamente durante a sístole. Em tais casos, existe o risco do óxido nítrico inalatório ocasionar a piora da oxigenação por favorecer o edema pulmonar.

Alguns fatores têm sido identificados como de risco para HPPN. Um estudo recente (Hernandez-Diaz et al., 2007) demonstrou que fatores maternos, como raça negra e asiática, elevado índice de massa corpóreo (> 27), diabetes e asma estão relacionados à maior incidência de HPPN. Os riscos neonatais incluíam sexo masculino, peso e comprimento classificados como grandes para a idade gestacional, parto cesárea e idade gestacional < 37 semanas ou > 41 semanas.

Dentre os fármacos utilizados pela mãe, anti-inflamatórios não hormonais favorecem à HPPN pelo risco de fechamento precoce do canal arterial pela diminuição de liberação de prostaglandinas, através da inibição das enzimas ciclooxigenase. Provavelmente o fechamento precoce do canal arterial é uma causa infrequente da síndrome de hipertensão pulmonar. Estudos ecocardiográficos fetais mostraram que realmente existe um efeito constritivo quando inibidores da ciclooxigenase são usados e que esse efeito é aumentado quando corticosteroides são também administrados. Este efeito constritor dos inibidores da ciclooxigenase, entretanto, parece ser transitório mesmo durante tratamento contínuo. Mais dados são necessários para determinar o papel do fechamento do canal arterial durante a gravidez na patogenia da HPPN.

Estudos recentes demonstraram uma associação entre antidepressivos utilizados pela mãe no 3º trimestre da gravidez e a síndrome de HPPN. A prevalência em recém-nascidos expostos, durante a vida fetal, a inibidores seletivos da recaptação de serotonina está aumentada em quatro vezes. Um estudo, entretanto, envolvendo 1.104 recém-nascidos de mães que receberam antidepressivos no 3º trimestre e igual número de controles não comprovou esta associação. Mais pesquisas nesta área são necessárias para esclarecer se há uma associação entre HPPN e exposição durante a vida fetal a inibidores seletivos da recaptação de serotonina.

Um fator de risco importante em nosso meio, em função de sua elevada incidência, é o parto cesárea. Recém-nascidos de parto cesárea com ausência de trabalho de parto têm uma chance significativamente maior de desenvolver HPPN do que crianças nascidas de mães com trabalho de parto ou parto normal. O trabalho de parto está associado à interrupção da produção e ao aumento da reabsorção do líquido alveolar, prevenindo assim o desconforto respiratório característico da taquipneia transitória do recém-nascido. Em alguns casos, esta associação ocasiona insuficiência respiratória severa e alta mortalidade neonatal. Uma possível estratégia para prevenir esta situação seria o uso precoce do CPAP em vez do oxigênio.

Tratamento

As manifestações clínicas da HPPN podem variar de leves, com mínimo esforço respiratório, a formas associadas à hipoxemia severa e à instabilidade hemodinâmica, necessitando de cuidados intensivos. Em recém-nascidos com mínimas alterações hemodinâmicas e baixo ou nenhum esforço respiratório, elas são geralmente detectadas por um episódio de dessaturação ou alteração no teste universal de oximetria (saturação pré e pós-ductal). Normalmente estas crianças podem ser tratadas com medidas gerais e oxigenoterapia. É importante, porém uma monitorização continua e rigorosa, pois algumas delas podem deteriorar rapidamente e necessitar de maior suporte respiratório.

Podemos dividir o manuseio da HPPN em aspectos fundamentais como: cuidados gerais, tratamento da doença associada, suporte respiratório e hemodinâmico, assim como o uso de vasodilatadores pulmonares.

Cuidados gerais e tratamento da doença associada

Os cuidados iniciais envolvem manutenção da temperatura corporal e correção de distúrbios hidreletrolíticos e metabólicos. Hipoxemia, hipercapnia e acidose metabólica ocasionam a vasoconstricção pulmonar e devem ser prontamente corrigidas. A exsanguineotransfusão parcial para recém-nascidos com hematócrito venoso central maior de 70 é recomendada para evitar a contribuição da hiperviscosidade sanguínea à resistência vascular pulmonar.

Quando presente, o tratamento específico para qualquer doença associada, principalmente aquelas relacionadas ao parênquima pulmonar, é fundamental. A antibioticoterapia para sepse e pneumonia deve ser imediatamente instituída. Manipulação mínima, junto com uso cauteloso de sedação e analgesia é recomendada. Paralisia deve ser evitada, pois tem sido associada ao aumento da mortalidade.

Uso de surfactante não parece ser efetivo quando a HPPN é de origem primária. Certas causas de HPPN, entretanto, como síndrome de aspiração de mecônio e hérnia diafragmática estão associadas à deficiência ou à diminuição da atividade do surfactante e seu uso em recém-nascidos a termo com insuficiência respiratória grave é de benefício e diminui a indicação de ECMO.

Suporte respiratório

Como a administração de alta concentração de oxigênio, mesmo por curto período, pode causar lesão pulmonar, a concentração de oxigênio deve ser ajustada para manter a saturação pré-ductal entre 90 e 95%. A resposta vasodilatadora pulmonar ao oxigênio está principalmente relacionada à sua concentração alveolar e não arterial. Desse modo, não existe justificativa fisiológica para manter a saturação de oxigênio arterial além dos limites superiores recomendados no tratamento de qualquer recém-nascido.

A estratégia do suporte ventilatório depende da presença ou ausência de doença do parênquima pulmonar. A hipercapnia e a acidose aumentam a resistência vascular pulmonar (RVP) e agravam a HPPN. Contudo, a hipocapnia e a hiperventilação causam lesões pulmonares e neurológicas. Em caso de ventilação mecânica, o ideal, portanto, seria manter uma condição de ventilação e oxigenação normais, isto é, pCO_2 entre 40 e 45 mmHg e saturação de oxigênio entre 90 e 95%.

Em crianças sem doença pulmonar associada, a hipoxemia é causada pelo *shunt* direito-esquerdo e não pela alteração ventilação-perfusão. Nestas circunstâncias, o uso de pressão de ventilação alta além de não melhorar a hipoxemia diminui a perfusão pulmonar e ocasiona a piora do quadro clínico. A melhor estratégia ventilatória nestes casos é minimizar a pressão média de vias aéreas.

Quando a HPPN está associada à doença pulmonar, em que há presença de atelectasia, ou o efeito de impedimento expiratório da aspiração do mecônio, justifica-se o uso de ventilação assistida com PEEP acima do fisiológico. Quando a doença pulmonar é grave, necessitando de altas pressões inspiratórias, a ventilação de alta frequência pode oferecer vantagens por permitir a eliminação do CO_2 com uma pressão de vias aéreas médias menor do que a ventilação convencional. Em uma triagem randomizada de ventilação de alta frequência e óxido nítrico inalatório em pacientes com severa HPPN, a terapia combinada foi mais efetiva que o tratamento individual com uma delas.

A alcalose induzida pela hiperventilação ou infusão de bicarbonato pode produzir uma vasodilatação pulmonar transitória e foi muito utilizada antes da disponibilidade do ON. Entretanto, seu benefício em longo prazo nunca foi documentado e prolongada alcalose pode paradoxalmente piorar o tônus vascular pulmonar, aumentar a permeabilidade e ocasionar edema. Mais importante, a alcalose produz vasoconstrição cerebral e está associada à sequela neurológica, incluindo perda auditiva.

Por último é importante lembrar que a oxigenação tecidual depende não somente da saturação de O_2, mas também, e principalmente, da taxa de hemoglobina e débito cardíaco. Por esta razão a manutenção de hemoglobina entre 15 e 16 g/dL em recém-nascidos com baixa saturação arterial de O_2 auxilia na prevenção de hipóxia tecidual de órgãos vitais.

Suporte hemodinâmico e vasodilatadores pulmonares

A pressão arterial sistêmica (PAS) deve ser mantida em níveis normais para a idade com volume e agentes inotrópicos com objetivo de otimizar a função do cardíaca e a manutenção de transporte de oxigênio. HPPN é frequentemente associada à baixa pressão sistêmica e ao baixo débito cardíaco, em parte por causa do aumento dos pós-carga do ventrículo direito, abaulamento do septo intraventricular, restrição do enchimento do ventrículo esquerdo e disfunção miocárdica.

Como o *shunt* extrapulmonar pode produzir severa hipoxemia, pode ser tentador elevar a resistência vascular sistêmica (RVS) para reverter o *shunt* ductal e melhorar o fluxo sanguíneo pulmonar e oxigenação. Enquanto esta estratégia pode melhorar temporariamente a oxigenação, o VD que não está adaptado a vencer esta elevação aguda da pós-carga pode entrar em falência desde que não haja queda da RVP. É importante também lembrar que o canal arterial é uma válvula de escape do VD em caso de aumento da pós-carga.

É importante salientar que o uso de soluções coloides ou cristaloides para correção da hipotensão, a não ser quando exista evidência de depleção intravascular, deve ser evitado. Isto porque a pressão do átrio direito geralmente está elevada (aumento da resistência vascular pulmonar e disfunção de ventrículo direito). Administração excessiva de fluidos nestas circunstâncias resulta em aumento ainda maior da pressão de átrio direito e exacerbação do *shunt* direito-esquerdo a nível do forame oval e hipoxemia.

Agentes inotrópicos e vasopressores devem ser introduzidos precocemente para tentar otimizar a função cardíaca, estabilizar a pressão arterial sistêmica e reduzir o *shunt* extrapulmonar.

A dopamina é um dos fármacos mais comumente utilizados. Ela estimula os receptores dopaminérgicos, Alfa1, Alfa2 e Beta1 e ocasiona o aumento da pressão arterial sistêmica em neonatos. Entretanto, alguns estudos animais têm demonstrado que altas doses de dopamina promovem vasoconstrição pulmonar, um efeito maléfico no quadro clínico da HPHN.

A dobutamina é um agente tradicionalmente usado em casos de falência cardíaca. Este fármaco melhora a contratilidade miocárdica por meio da estimulação dos receptores Beta1 sendo uma ótima opção terapêutica para pacientes normotensos. Doses acima de 5 a 10 mcg/kg/min podem induzir taquicardia e aumentar o consumo de oxigênio pelo miocárdio.

A epinefrina e/ou a norepinefrina aumentam o inotropismo por meio da estimulação dos adrenoreceptores Beta1, mas também tem um forte efeito vasoconstrictor sistêmico e pulmonar por meio dos receptores Alfa. De grande interesse, mas por meio de mecanismo não esclarecido, a noradrenalina se mostrou eficaz na melhora da oxigenação e na diminuição da resistência vascular pulmonar em recém-nascidos com HPPN.

A vasopressina (AVP), também conhecida como 8-arginina-vasopressina ou hormônio antidiurético, é um hormônio que causa vasoconstrição direta da vasculatura sistêmica mediada pelos receptores V1 e osmorregulação mediada pelos receptores V2 nos rins. Baixas doses de AVP são utilizadas no tratamento de hipotensão refratária em adultos e crianças. Evidências recentes também comprovam seu benefício em prematuros extremos. Estudos experimentais têm demonstrado que baixas doses de AVP causam também vasodilatação seletiva na artéria pulmonar, por meio da estimulação dos receptores V1, que induzem à liberação de ON endotelial. Em uma série de dez casos, Mohamed et al., utilizando uma dose de 0,0002+/-0,0002 U/kg/min, demonstraram que a administração de AVP, em HPPN refratária ao uso de ON, foi associada à melhora do índice de oxigenação sem hipotensão sistêmica. Entretanto, estudos experimentais mostram que o efeito vasodilatador pulmonar é dependente da idade. Em concentrações baixas, a AVP induz vasodilatação pulmonar em ratos adultos e vasoconstrição em artérias de recém-nascidos, possivelmente pela menor expressão de receptores V1 no início da vida.

Vasodilatadores pulmonares

O endotélio vascular pulmonar libera mediadores vasoativos que têm um importante papel na transição cardiopulmonar no nascimento. Muitos destes derivados ou inibidores são utilizados no tratamento da HPPN. Estes mediadores, dependendo de seus mecanismos de ação, podem ser classificados em três categorias: via cGMP, via cAMP e via Endotelinas.

Via cGMP

Óxido nítrico

Quando administrado pela via inalatória o ONi alcança o espaço alveolar e se difunde para a musculatura lisa vascular das artérias pulmonares adjacentes onde causa vasodilatação pelo aumento dos níveis de cGMP. O ONi continua a se difundir, e no lúmen da artéria pulmonar é rapidamente ligado à hemoglobina, restringindo seu efeito à circulação pulmonar. O ONi é preferencialmente distribuído para os segmentos ventilados dos pulmões com aumento da perfusão nessas áreas. Isso resulta em melhora da relação ventilação/perfusão, diminuição do *shunt* intra-alveolar e melhora da oxigenação (Figura 57.2).

Antes se acreditava que o ONi não tinha efeito vasodilatador na circulação sistêmica. Hoje sabe-se que a ligação do ON a certas proteínas e a sua liberação na circulação sistêmica ocasiona efeitos extrapulmonares. Entretanto, o ON é um potente vasodilatador pulmonar, considerado o tratamento padrão da HPPN e o único fármaco aprovado pela Federal Drug Agency (FDA) americana para este uso em recém-nascidos > 34 semanas.

A concentração inicial de ONi atualmente recomendada é de 20 ppm. Doses maiores não são mais efetivas e estão associadas à maior incidência de metahemoglobinemia e formação de dióxido de nitrogênio. Uma vez utilizado o ONi deve ser diminuído gradualmente (redução de 5 ppm/hora até o nível de 5 ppm) e retirado após 1 ppm/4 horas. Com isso tenta-se evitar o fenômeno de vasoconstrição rebote, que pode estar relacionado à diminuição da produção endógena de óxido nítrico.

Durante o uso de óxido nítrico inalatório, deve ser obtida a monitorização contínua do dióxido de nitrogênio que é gerado pela reação do ON com oxigênio e de níveis séricos diários de metahemoglobina. O nível de metahemoglobina deve ser mantido abaixo de 5%.

Efeitos colaterais do ON incluem disfunção plaquetária, edema pulmonar, metahemoglobina e produção de produtos tóxicos como nitratos. Em combinação com superóxido, potencializa a injuria oxidativa formando peroxinitrito.

Baseado nos estudos iniciais, a FDA aprovou a utilização de ONi em RN > 34 semanas de IG com insuficiência respiratória hipoxêmica e HPPN. Embora não recomendado para prevenção da displasia broncopulmonar, a utilização de ONi em certos prematuros com HPPN associada ao oligohidrâmnio, à hipoplasia pulmonar e à sepse deve e pode ser recomendada. A Pediatric Pulmonary Hypertension Network propôs as seguintes recomendações para o uso de ONi em prematuros:

1. ONi não deve ser usado em prematuros para prevenir DBP;
2. ONi pode ser benéfico para prematuros com severa hipoxemia em função da HPPN, particularmente se

associada à rotura prolongada de membranas e aos oligohidrâmnios;

3. ONi é preferível a qualquer outro vasodilatador pulmonar em prematuros.

Desde 1997 diversas triagens clínicas têm demonstrado uma significativa melhora da oxigenação e diminuição da indicação de oxigenação de membrana extracorpórea (ECMO) e/ou mortalidade em recém-nascidos com mais de 34 semanas com insuficiência respiratória grave. Essa melhora ocorre em cerca de 70% dos pacientes, sendo os melhores resultados observados nas formas primárias.

Estas triagens iniciavam o tratamento na forma mais avançada da doença, geralmente quando o índice de oxigenação era maior de 25. Desse modo, a incidência média de ECMO e/ou mortalidade encontrada ainda foi de 40%. Com aumento da experiência e da segurança no seu uso, atualmente recomenda-se início mais precoce do ONi antes da prolongada exposição a altas concentrações de oxigênio e elevados parâmetros ventilatórios. Estudos recentes, entretanto, demonstram que a melhora da oxigenação ainda permanece ao redor de 40% em recém-nascidos a termo com HPPN e insuficiência respiratória hipoxêmica sem hérnia diafragmática congênita.

Existem evidências que a administração de ON com concentrações de 100% de oxigênio, estimula a expressão da fosfodiesterase 3. Nestas situações, a associação ao milrinone (inibidor da FDE3) poderia ser benéfica.

Sildenafil

O Sildenafil produz vasodilatação pela inibição da fosfodiesteras tipo 5 (FDE5). A FDE5 catalisa a degradação de cGMP e é o regulador-chave de seus níveis. Similar à sintase endotelial de ON e à guanilato ciclase solúvel, a expressão de FDE5 nos pulmões alcança um pico no período neonatal imediato em ratos e ovelhas, indicando sua importância no tônus vascular pulmonar na fase de transição. O aumento da atividade de FDE5 é um achado consistente em modelos experimentais de HPPN. Recentemente estudos *in vitro* e *in vivo* têm mostrado que mesmo breves períodos de hiperóxia aumentaram a atividade de FDE5, provavelmente pela ação da espécie reativa de oxigênio. Isto poderia explicar porque algumas crianças não respondem ao ON.

O Sildenafil atualmente é disponível na forma oral e endovenosa nos Estados Unidos e a FDA aprovou sua utilização somente para adultos em HPPN. Estudos têm demonstrado que Sildenafil oral (doses de 0,5 a 3 mg/kg a cada 6 horas) melhora a oxigenação e reduz a mortalidade em centros que não dispõem de ON. Recentemente, uma revisão sistemática (Kelly et al., 2017), metánalise de três estudos que incluíram 77 pacientes, mostrou que o Sidenafil enteral comparado com placebo foi associado à redução da mortalidade e à melhora dos níveis de oxigênio.

O Sildenafil EV mostrou ser efetivo em melhorar a oxigenação em pacientes com HPPN com ou sem o uso prévio de ON. O risco, entretanto, de hipotensão arterial pela vasodilatação sistêmica é alto. Este risco poderia ser minimizado pela diminuição da dose de ataque (0,4 mg/kg durante 3 horas) seguida pela dose de manutenção de 0,07 mg/kg/h.

Via cAMP

Prostaglandinas

Duas classes de prostaglandinas têm aplicações terapêuticas para o tratamento de HPPN: prostaciclina (PGI2) e prostaglandina E1(PGE1). As prostaciclinas atuam como vasodilatadores ativando a adenilciclase e aumentando o nível de cAMP na célula da musculatura lisa da artéria pulmonar. Neonatos com HPPN e resposta inadequada ao ON (ação via cGMP) poderiam se beneficiar da PGI2 que atua via cAMP.

Sua utilização endovenosa é um tratamento estabelecido há muito tempo em adultos com hipertensão pulmonar. A maioria dos estudos em recém-nascidos mostra um efeito semelhante ou superior ao ONi na **diminuição da pressão da artéria pulmonar e na melhora da oxigenação**. Seu uso, entretanto, necessita de um acesso vascular permanente e com frequência resulta em hipotensão arterial, pois não é um vasodilatador pulmonar seletivo. O uso inalatório permite uma vasodilatação pulmonar seletiva, mas com meia vida muito curta o que dificulta sua administração.

Prostaciclinas são atualmente aprovadas para utilização em diferentes formas:

- **Epoprostenol (endovenoso e inalatório):** é a mais utilizada para tratamento de HPPN em adultos. Seu uso, entretanto, em crianças é limitado pela ocorrência frequente de hipotensão arterial sistêmica. Além disto, tem uma meia-vida de seis minutos, necessitando uma administração contínua. Para minimizar o efeito sistêmico, a formulação EV tem sido utilizada na forma inalatória e em estudos animais e triagens clínicas tem melhorado a oxigenação sem hipotensão arterial sistêmica. A experiência em recém-nascidos tem se limitado à descrição de casos ou pequenos estudos, com resultados semelhantes. O Epoprostenol é comumente nebulizado na dose de 50 ng/kg/min.

- **Treprostinil:** é um análogo estável da prostaciclina com experiência limitada em recém-nascidos. Pode ser administrado por via oral, subcutânea e endovenosa. Bo et al. descreveram o uso endovenoso em dois recém-nascidos com sepse e HPPN refratária a vasopressores e ON. De 6 a 12 horas após tratamento houve importante melhora clínica sem efeitos colaterais.

- **Beraprost:** formulação exclusivamente oral, muito pouco utilizado em neonatos. Numa série de casos (Nakwan et al., 2011) de sete crianças com HPPN, refratária à hiperventilação, o Beraprost melhorou a oxigenação, mas com diminuição importante da pressão arterial sistêmica.

- **Iloprost:** É um análogo da prostaglandina com ação mais prolongada e com efeito mais específico na circulação pulmonar. Pode ser administrado na forma EV ou inalatória. Utilizando a forma EV, um estudo (Janjindamai et al., 2013) com 33 crianças mostrou uma redução significativa do índice de oxigenação, mas com utilização de agentes inotrópicos em todas elas. Utilizando a forma inalatória (1 a 2,5 mcg/kg no intervalo de 2 a 4 horas), vários estudos têm demonstrado sua eficácia, mesmo nos casos refratários ao ON.

- **PGE1:** largamente utilizado na forma endovenosa para manutenção do canal arterial é também disponível na forma inalatória. Em crianças com HPPN um pequeno estudo (Sood et al., 2014) mostrou que está forma foi um vasodilatador seguro e eficaz.

Milrinone

Milrinone causa vasodilatação pulmonar pela inibição da FDE 3. Este fármaco também tem um efeito inotrópico e lusitrópico por meio da estimulação dos receptores beta-1-adrenérgicos. Por esta dupla ação é conhecido como inodilatador.

Milrinone aumenta os níveis de cAMP no músculo cardíaco e em células vasculares, melhorando a função cardíaca diretamente, além da redução da pós-carga. Deste modo, em HPPN o uso de milrinone está indicado em caso de disfunção ventricular e como vasodilatador em sinergismo com o ON. Por este seu duplo efeito, também conhecido como inodilatador, tem se mostrado bastante eficaz nos casos de hipertensão pulmonar com disfunção ventricular. O uso deste fármaco no período neonatal, porém, também ocasiona vasodilatação sistêmica e hipotensão.

Lakshminrusimha et al. demonstraram, em um modelo animal de HPPN, que o pré-tratamento com milrinone aumentou o efeito da prostaglandina no relaxamento da artéria pulmonar. Isso explicaria os achados de Basller e MacNamara que, estudando 4 e 9 recém-nascidos respectivamente, demonstraram uma melhora significativa da oxigenação com uso de milrinome após resposta insatisfatória ao ONi. Os mesmos autores realizaram estudo farmacocinético em 11 recém-nascidos a termo e prematuros tardios com uma dose de ataque de 50 mcg/kg em 60 minutos, seguida por infusão continua de 0,33 a 0,99 mcg/kg/min e demonstraram uma melhora da oxigenação, do débito cardíaco e uma redução da pressão da artéria pulmonar estimada pelo ecocardiograma, sem ocorrência de hemorragia intracraniana.

O enoximone é outro inibidor da FDE 3 com efeito e farmacocinética comparável ao milrinone, muito utilizado em crianças maiores em pós-operatórios de cirurgia cardíaca. Em um artigo recente, Van der Lee descreve a eficácia de sua utilização em um recém-nascido com sepse e HPPN.

Via endotelina

- **Inibidores dos receptores da endotelina:** em adultos, o uso de bosentan, um antagonista não específico dos receptores A e B, melhora significativamente os sintomas e a capacidade de exercício em pacientes com hipertensão pulmonar. Em pelo menos um estudo (Rosenberg et al., 1993), os níveis plasmáticos de ET1 se mostraram elevados em recém-nascidos com HPPHN, com uma correlação linear com a gravidade da doença. Estes dados têm estimulado a utilização e a publicação de algumas descrições de casos com o uso de bosentan em neonatos com HPPN. Com o objetivo de avaliar a eficácia, segurança e farmacocinética do bosentan, Steinhorm et al. compararam 21 RN > 34 semanas com HPPN recebendo ON (13 com bosentan e 8 placebos). O uso de bosentan foi bem tolerado, mas não melhorou a oxigenação nem qualquer outra variável. A utilidade destes agentes no tratamento da HPNN ainda necessita maior investigação clínica antes que possa ser recomendada.

- **Outros agentes:** outras terapias e promissores agentes estão atualmente sob investigação para o tratamento da HPPN.
  - **L-citrulina:** a terapia de resgaste com L-citrulina em porcos recém-nascidos tem melhorado a hipertensão pulmonar induzida por hipóxia. A hipóxia reduz a produção de NO no endotélio pelo desacoplamento da eNOS, que é responsável pela síntese de NO a partir da L-arginina. É interessante que embora a suplementação de L-arginina possa melhorar a sinalização de ON, a citrulina oral é mais efetiva em aumentar a concentração plasmática de L-arginina com poucos efeitos colaterais. Presentemente, nenhuma triagem no uso de L-citrulina em neonatos foi publicada.

- **Ativadores e estimuladores da guanilato ciclase solúvel (sGC):** sGC é a enzima alvo do ON (Figura 57.1). A resistência e a tolerância ao NO podem limitar a produção de cGMP na musculatura lisa pulmonar. Isto tem ocasionado o desenvolvimento de estimuladores e ativadores diretos da sGC. O Riociguat é um ativador da sGC e tem se mostrado efetivo como vasodilatador em modelos animais de HPPN, induzido pela ligação do canal arterial.

- **Inibidores da rho-Kinase (ROCK):** A rho-kinase é uma proteína que impede a vasodilatação por meio da inibição da desfosforilação da fosfatase da miosina nas células da musculatura lisa pulmonar. A atividade da ROCK tem sido ligada a diversos efetores da HP, incluindo endotelina-1, serotonina e eSNO. A atividade aumentada da ROCK tem sido demonstrada em diversos modelos animais de HP e o uso de inibidores desta enzima está associado à vasodilatação e regressão da HP. O Fasudil, primeira geração de inibidores da ROCK, tem sido bastante estudado em modelos animais e em alguns casos de HP em humanos. Evidências sugerem que Fasudil promove vasodilatação independente dos mecanismos de vasoconstrição e poderia ser útil em casos de disfunção endotelial.

- **Antioxidantes:** o superóxido dismutase retira da circulação os radicais superóxidos, gerados pelo estresse oxidativo, que ocasionam a vasoconstrição pulmonar pela ligação e competição com o óxido nítrico. Em animais, a administração do superóxido dismutase diminui a pressão da artéria pulmonar e melhora a resposta ao óxido nítrico.

Considerações finais

Em resumo, a síndrome de HPPN é uma doença neonatal grave com alto índice de mortalidade quando não diagnosticada precocemente e tratada de maneira correta. Apesar de o mecanismo responsável por esta síndrome não está totalmente esclarecido, a disponibilidade de ONi e de vários vasodilatadores farmacológicos permite que recém-nascidos sobrevivam com ótimo prognóstico neurológico e de desenvolvimento.

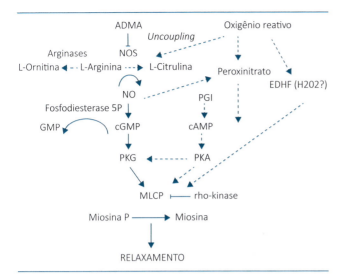

Figura 57.1. Fatores responsáveis pelo relaxamento da vasculatura pulmonar.

ADMA: *asymmetric dimethylarginine*; cAMP: monofosfato cíclico de adenosina; cGMP: monofosfato cíclico de guanosina; EDHF: fator hiperpolarizante do endotélio; GMP: monofosfato de guanosina; H2O2: peróxido de hidrogênio; PGI: prostaciclina; PKA: quinase da proteína A; PKG: quinase da proteína G; MLCP: fosfatase da miosina de cadeias leves; NOS: sintaxe do óxido nítrico.

Fonte: Desenvolvida pela autoria.

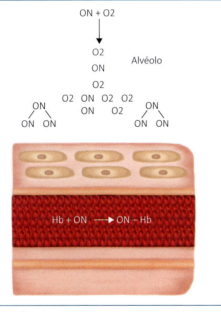

Figura 57.2. Óxido nítrico inalatório e sua ligação com a hemoglobina.

Hb: hemoglobina; ON: óxido nítrico.

Fonte: Desenvolvida pela autoria.

LEITURAS COMPLEMENTARES

Baquero H, Soliz A, Neira F, Venegas ME, Sola A. Oral sildenafil in infants with persistente pulmonary hypertension of the newborn: a pilot randomized blinded study. Pediatrics. 2006;117:1077-83. [PubMed: 16585301].

Barrington KJ, Finer N, Pennaforte T, Altit G. Nitric oxide for respiratory failure in infants born at or near term. Cochrane Database Syst Rev. 2017 Jan 5;1:CD000399. Doi: 10.1002/14651858.CD000399.

Bassler D, Choong K, McNamara P, Kirpalani H. Neonatal persistent pulmonary hypertension treated with milrinone: Four case reports. Biol Neonate. 2006;1:1-5.

Belik J, Kerc E, Pato MD. Rat pulmonary arterial smooth muscle myosin light chain kinase and phosphatase activities decrease with age. Am. J. Physiol Lung Cell Mol. Physiol. 2006;290:L509-L516.

Bidegain M, Greenberg R, Simmons C et al. Vasopressin for refractory hypotension in extremely low birth weight infants. J Pediatr. 2010;157:02-504.

Boden G, Bennett C. The management of persistent pulmonary hypertension of the newborn. Current Paediatrics 2004;14:290-7.

Bos AP, Tibboel D, Koot VC, Hazebroek FW, Molenaar JC. Persistent pulmonary hypertension in high-risk congenital diaphragmatic hernia patients: incidence and vasodilator therapy. J Pediatr Surg. 1993;28:1463-5.

Busch CJ, Graveline AR, Jiramongkolchai K, Liu H, Sanchez LS, Bloch KD. Phosphodiesterase 3A expression is modulated by nitric oxide in rat pulmonary artery smooth muscle cells. J Physiol Pharmacol. 2010;61:663-9. [PubMed: 21224496].

Byers HM, Dagle JM, Klein JM, Ryckman KK, McDonald EL, Murray JC et al. Variations in CRHR1 are associated with persistent pulmonary hypertension of the newborn. Pediatr Res. 2012;71:162-7. [PubMed: 22258127].

Cabral J, Belik J. Persistent pulmonary hypertension of the newborn: recent advances in pathophysiology and treatment. J Peiatr (Rio J). 2013;89(3):226-42.

Chen B, Lakshminrusimha S, Czech L et al. Regulation of Phosphodiesterase 3 in the Pulmonary Arteries During the Perinatal Period in Sheep. Pediatric research; 2009.

Chen B, Lakshminrusimha S, Czech L, Groh BS, Gugino SF, Russell JA et al. Regulation of phosphodiesterase 3 in the pulmonary arteries during the perinatal period in sheep. Pediatr Res. 2009;66:682e7.

Chester M, Seedorf G, Tourneux P et al. Cinaciguat, a soluble guanylate cyclase activator, augments cGMP after oxidative stress and causes pulmonary vasodilation in neonatal pulmonary hypertension. American journal of physiology. Lung cellular and molecular physiology. 2011;301:L755-L764. [PubMed: 21856817].

Chester M, Tourneux P, Seedorf G, Grover TR, Gien J, Abman SH. Cinaciguat, a soluble guanylate cyclase activator, causes potent and sustained pulmonary vasodilation in the ovine fetus. American journal of physiology. Lung cellular and molecular physiology. 2009;297:L318--L325. [PubMed: 19465519].

Cheung PY, Barrington KJ. The effects of dopamine and epinephrine on hemodynamics and oxygen metabolism in hypoxic anesthetized piglets. Crit Care. 2001;5:158e66.

Cheung PY, Barrington KJ: The effects of dopamine and epinephrine on hemodynamics and oxygen metabolism in hypoxic anesthetized piglets. Crit Care. 2001;5:158-66.

Christou H, Adatia I, Van Marter LJ et al. Ffect of inhaled nitric oxide on endothelin-1 and cyclic guanosina 5'-monophosphate plasma concentrations in newborn infants with persisten pulmonar hypertension. J Pediatr. 1997;130:603.

Committee on Fetus and Newborn. Use of Inhaled Nitric Oxide. Pediatrics. 2000;106:344-5.

Curtis J, Kim G, Wehr NB, Levine RL. Group B streptococcal phospholipid causes pulmonar hypertension. Proc Natl Acad Sci USA; 2003;100:5087.

De Jaegere AP, van den Anker JN. Endotracheal instillation of prostacyclin in preterm infants with persistent pulmonary hypertension. European Respiratory Journal. 1998;12:932-4. [PubMed: 9817171].

De Wet CJ, Affleck DG, Jacobsohn E et al. Inhaled prostacyclin is safe, effective, and affordable in patients with pulmonary hypertension, right heart dysfunction, and refractory hypoxemia after cardiothoracic surgery. The Journal of thoracic and cardiovascular surgery. 2004;127:1058-67. [PubMed: 15052203].

Enomoto N, Panj J, Shifrin Y, Belik J. Age dependency of vasopressin pulmonary vasodilatory effect in rats. Peditr Res. 2014;75(2):315-21.

Ewert R, Schaper C, Halank M, Glaser S, Opitz CF. Inhalative iloprost – Pharmacology and clinical application. Expert. Opin. Pharmacother. 2009;10:2195-207.

Ewert R, Schaper C, Halank M, Glaser S, Opitz CF. Inhalative iloprost – Pharmacology and clinical application. Expert. Opin. Pharmacother. 2009;10:2195-207.

Fagan KA, Oka M, Bauer NR, Gebb SA, Ivy DD, Morris KG et al. Attenuation of acute hypoxic pulmonary vasoconstriction and hypoxic pulmonary hypertension in mice by inhibition of Rho-kinase. Am J Physiol Lung Cell Mol Physiol. 2004;287:L656-L664.

Farrow KN, Groh BS, Schumacker PT, Lakshminrusimha S, Czech L, Gugino SF, Russell JA, Steinhorn RH: Hyperoxia increases phosphodiesterase 5 expression and activity in ovine fetal pulmonary artery smooth muscle cells. Circ Res. 2008;102:226-33.

Farrow KN, Lee KJ, Perez M, Schriewer JM, Wedgwood S, Lakshminrusimha S, Smith CL, Steinhorn RH, Schumacker PT: Brief hyperoxia increases mitochondrial oxidation and increases phosphodiesterase 5 activity in fetal pulmonary artery smooth muscle cells. Antioxid Redox Signal. 2012;17:460-70.

Farrow KN, LeeKJ, Perez M et al. Brief Hyperoxia Increases Mitochondrial Oxidation and Increases Pde5 Activity in Fetal Pulmonary Artery Smooth Muscle Cells. Antioxidants & redox; 2012.

Findlay RD, Taeusch HW, Walther FJ. Surfactant replacement therapy for meconium aspiration syndrome. Pediatrics. 1996;97:48-52.

Fornaro E, Li D, Pan J, Belik J. Prenatal exposure to fluoxetine induces fetal pulmonary hypertension in the rat. Am.J. Respir. Crit Care Med. 2007;176:1035-40.

Goissen C, Ghyselen L, Tourneux P, Krim G, Storme L, Bou P et al. Persistent pulmonary hypertension of the newborn with transposition of the great arteries: successful treatment with bosentan. Eur J Pediatr. 2008;167:437-40.

Hamvas A, Cole FS, Nogee LM. Genetic disorders of surfactant proteins. Neonatology. 2007;91:311-7. [PubMed: 17575475].

Hanson KA, Ziegler JW, Rybalkin SD, Miller JW, Abman SH, Clarke WR: Chronic pulmonar hypertension increases fetal lung cGMP phosphodiesterase activity. Am J Physiol. 1998;275:L931-L941.

Hendricks-Munoz KD, Walton JP: Hearing loss in infants with persistent fetal circulation. Pediatrics. 1988;81:650-6.

Hernandez-Diaz S, Van Marter LJ, Werler MM, Louik C, Mitchell AA. Risk factors for persistent pulmonary hypertension of the, newborn. Pediatrics. 2007;120:e272-e282.

Holmes CL, Patel BM, Russel JA et al. Physiology of vasopressin relevant to management of septic shock. Chest. 2001;120:989-1002.

Ivy DD, Kinsella JP, Abman SH. Physiologic characterization of endothelin A and B receptor activity in the ovine fetal pulmopnary circulation. J Clin Invest. 1994;93:2141-8.

Jain A, McNamara PJ. Persistent pulmonary hypertension of the newborn: Advances in dianosis and treatment. Seminars in Fetal & Neonatal Medicine. 2015;20:262-71.

Jain L, Eaton DC. Physiology of fetal lung fluid clearance and the effect of labor. Semin.Perinatol. 2006;30:34-43.

James AT, Corcoran JD, McNamara PJ, Franklin O, El-Khuffash AF. The effect of milrinone on right and left ventricular function when used as rescue therapy for term infants with pulmonary hypertension. Cardiol Young. 2016;26:90-9.

Janjindamai W, Thatrimontrichai A, Maneenil G, Chanvitan P, Dissaneevate S. Effectiveness and safety of intravenous iloprost for severe persistent pulmonary hypertension of the newborn. Indian pediatrics. 2013;50:934-8. [PubMed: 23798625].

Kallen B, Olausson PO. Maternal use of selective serotonin re-uptake inhibitors and persistent pulmonary hypertension of the newborn. Pharmacoepidemiol Drug Saf; 2008 mar 05. p.801-6.

Kelly LE, Ohlsson A, Shah OS. Sildenafil for pulmonar hypertension in neonates. Cochrane Database of Systematic Reviews. 2017;(8):CD005494. Doi: 10.1002/14651858.CD005494.pub4.

Kelly LK, Porta NF, Goodman DM, Carroll CL, Steinhom RH. Inhaled prostacyclin for term infants with persistent pulmonary hypertension refractory to inhaled nitric oxide. Journal of Pediatrics. 2002;141:830-2. [PubMed: 12461501].

Kerbaul F, Rondelet B, Motte S, Fesler P, Hubloue I, Ewalenko P et al. Effects of norepinephrine and dobutamine on pressure load-induced right ventricular failure. Crit Care Med. 2004;32:1035e40.

Keszler M, Carbone MT, Cox C, Schumacher RE. Severe respiratory failure after elective repeat cesarean delivery: a potentially preventable condition leading to extracorporeal membrane oxygenation. Pediatrics. 1992;89(4, pt 1):670-2. [PubMed: 1557250].

Kinsella JP, Steinhorn RH, Krishnan US et al. Recommendations for the Use of Inhaled Nitric Oxide Therapy in Premature Newborns With Severe Pulmonay Hypertension. J Pediatr. 2016;170:312-4.

Kinsella JP, Truog WE, Walsh WF et al. Randomized, multicenter trial of inhaled nitric oxide and high-frequency oscillatory ventilation in severe, persistent pulmonar hypertension of the newborn. J Pediatr. 1997;131:55.

Klinger JR. The nitric oxide/cGMP signaling pathway in pulmonary hypertension. Clin.Chest Med. 2007;28:143-67.

Laffey JG, Engelberts D, Kavanaugh BP. Injurious effects of hypocapnic alkalosisd in the isolated lung. AM J Resp Crit Care Med. 2000;162:399-405.

Lakshminrusimha et al. Semin Perinatol. Author manuscript. Available in PMC; 2017 April 01. p.15.

Lakshminrusimha S, D'Angelis CA, Russell JA, Nielsen LC, Gugino SF, Nickerson PA et al. Ctype natriuretic peptide system in fetal ovine pulmonary vasculature. Am J Physiol Lung Cell Mol Physiol. 2001;281:L361-8. [PubMed: 11435210].

Lakshminrusimha S, Porta NF, Farrow KN, Chen B, Gugino SF, Kumar VH et al. Milrinone enhances relaxation to prostacylin and iloprost in pulmonary arteries isolated from lambs with persistent pulmonary hypertension of the newborn. Pediatr Crit Care Med. 2009;9:106-12.

Lakshminrusimha S, Steinhorn RH.Pulmonary vascular biology during neonatal transition. Clin Perinatol. 1999;26:601-19.

Lakshminrusimhas S, Russel JA, Wedgwood S, Gugino SF, Kazzaz JA, Davis JM et al. Superoxide dismutase improves oxigenation ans reduces oxidation in neonatal pulmonar hypertension. Am J Respir Crit Care Med. 2006;174:1370-7.

Lakshminrusimnha S, Mathew B, Leach CL. Pharmacologic Strategies in Neonatal Pulmonary Hypertension other than Nitric Oxide. Semin Perinatal. 2016 April;40(3):160-73.

Levy R, Matitiau A, Ben AA, Milman D, Or Y, Hagay Z. Indomethacin and corticosteroids: An additive constrictive effect on the fetal ductus arteriosus. Am J Perinatol. 1999;16:379-83.

Levy R, Matitiau A, Ben AA, Milman D, Or Y, Hagay Z. Indomethacin and corticosteroids: an additive constrictive effect on the fetal ductus arteriosus. Am J Perinatol. 1999;16:379-83.

Lotze A, Mitchell BR, Bulas DI et al. Multicenter study of surfactant (beractant) use in the treatment of term infants with severe respiratory failure. Survanta in Term Infants Study Group. J Pediatr. 1998:132:40.

Manja V, Mathew B, Carrion V, Lakshminrusimha S. Critical congenital heart disease screening by pulse oximetry in a neonatal intensive care unit. J Perinatol; 2014.

Marron MJ, Crisafi MA, Driscoll JM, Wung JT, Driscoll YT, Fay TH, Hearing and neurodevelopmentealout come in survivors of persistent pulmonary hypertension of the newborn. Pediatrics. 1992;90:392-6.

McNamara PJ, Laique F, Muang-In S, Whyte HE. Milrinone improves oxygenation in neonates with severe persistent pulmonary hypertension of the newborn. J Crit Care. 2006;21:217-22.

McNamara PJ, Shivananda SP, Sahni M, Freeman D, Taddio A. Pharmacology of Milrinone in Neonates with Persistent Pulmonary Hypertension of the Newborn and Suboptimal Response to Inhaled Nitric Oxide*. Pediatric critical care medicine: A journal of the Society of Critical Care Medicine and the World Federation of Pediatric Intensive and Critical Care Societies; 2012

Mensah E, Morin FC, Russell JA, Taggart TP, Gugino SF, Steinhorn RH. Soluble Guanylate Cyclase mRNA Expression Changes During Ovine Lung Development 1702. Pediatric Research. 1998;43(4):290.

Mikhail G, Gibbs J, Richardson E et al. An evaluation of nebulized prostacyclin in patients with primary and secondary Hypertension. European heart jopurnal. 1997;18:1499-504.

Mohamed A, Nasef N, Shah V, McNamara PJ. Vasopressin as a Rescue Therapy for Refractory Pulmonary Hypertension in Neonates: Case Series. Pediatr Crit Care Med. 23014;15:148-54.

Nair J, Laksshminrusimha S. Update On Pphn: Mechanisms And Treatment. Semin Perinatol. 2014 March;38(2):78-91.

Nakayama T, Shimada H, Takatsuki S, Hoshida H, Ishikita T, Matsuura H et al. Efficacy and limitations of continuous intravenous epoprostenol therapy for idiopathic pulmonary arterial hypertension in Japanese children. Circ.J. 2007;71:1785-90.

Nakayama T, Shimada H, Takatsuki S, Hoshida H, Ishikita T, Matsuura H et al. Efficacy and limitations of continuous intravenous epoprostenol therapy for idiopathic pulmonary arterial hypertension in Japanese children. Circ.J. 2007;71:1785-90.

Nakwan N, Choksuchat D, Saksawad R, Thammachote P. Successful treatment of persistent pulmonary hypertension of the newborn with bosentan. Acta Paediatr. 2009;98:1683-5.

Nakwan N, Nakwan N, Wannaro J. Persistent pulmonary hypertension of the newborn successfully treated with beraprost sodium: a retrospective chart review. Neonatology. 2011;99:32-7. [PubMed: 20588068].

Park BY, Chung SH. Treprostinil for persistente pulmonar hypertension of the newborn, with early onset sepsis in preterm infant. Medicine. 2017;96:26(e7303).

Peterson AL, Deatsman S, Frommelt MA, Mussatto K, Frommelt PC. Correlation of echocardiographic markers and therapy in persistent pulmonary hypertension of the newborn. Pediatr Cardiol. 2009; 30:160-5.

Prsa M, Sun L, van Amerom J et al. Reference ranges of blood flow in the major vessels of the normal human fetal circulation at term by phase-contrast magnétic resonance imaging. Circ Cardiovasc Imaging. 2014;7:663 or Upto Date Caraciolo.

Raja SG, Evaluation of clinical efficacy of fasudil for the treatment of pulmonar arterial hypertension recente pat cardiovase Drug Discovery. 2012 Aug;7(2):100-4.

Ramachandrappa A, Jain L. Elective cesarean section: Its impact on neonatal respiratory outcome. Clin Perinatol. 2008;35:373-93, vii.

Respondek M, Weil SR, Huhta JC. Fetal echocardiography during indomethacin treatment. Ultrasound Obstet.Gynecol. 1995;5:86-9.

Ricachinevsky CP, Amantea SL. Treatment of pulmonary arterial hypertension. J. Pediatr. 2006;82:S153-S165.

Rosenberg AA, Kennaugh J, Koppenhafer SL, Loomis M, Chatfield BA, Abman SH. Elevated immunoreactive endothelin-1 levels in newborn infants with persistent pulmonary hypertension. J Pediatr. 1993;123:109-14.

Russel JA. Bench-to- Bedside Review: Vassopression in the management of septic shock. Crit Care; 2011. p.15-226.

Singh SA, Ibrahim T, Clark DJ, Taylor RS, George DH. Persistent pulmonary hypertension of newborn due to congenital capillary alveolar dysplasia. Pediatr Pulmonol. 2005;40:349-53. [PubMed: 15957181].

Sood BG, Keszler M, Garg M et al. Inhaled PGE1 in neonates with hypoxemic respiratory failure: Two pilot feasibility randomized clinical trials. Trials. 2014;15:486. [PubMed: 25496504].

Steinhorn RH, Fineman J, Pajic KA et al. Bosentan as Adjunctive Therapy for Persistent Pulmonary Hypertensionh of the Newborn: Results ofb the Randomized Multicenter Placebo- Controlled Exploratory Trial. J Pediatr. 2016;177:90-6.

Steinhorn RH, Kinsella JP, Butrous G, Dilleen M, Oakes M, Wessel DL. Intravenous sildenafil in the treatment of neonates with persistent pulmonary hypertension of the newborn. J Pediatr; 2009. In press.

Steinhorn RH. Advances in Neonatal Pulmonary Hypertension. Neonatology. 2016;109:334-44.

Steurer MA, Laura L, Pawlowski J, Baer RJ, Patrick JC, Rogers EE et al. Persistent Pulmonary Hypertension of the Newborn in Late Preterm and Term Infants in California Pediatrics. 2017 Jan;139(1):e20161165.

The Neonatal Inhaled Nitric Oxide Study Group. Inhaled Nitric Oxide in Full-Term and Nearly Full-Term Infants with Hypoxic Respiratory Failure. N Engl J Med.1997;336:597-604.

Tourneux P, Rakza T, Bouissou A, Krim G, Storme L. Pulmonary circulatory effects of norepinephrine in newborn infants with persistent pulmonary hypertension. J Pediatr. 2008;153:345-9.

van der Lee, Peels B. Koopman-EsseboomC PDE3 inhibition with enoximone as first-line therapy for severe persistent pulmonar hypertension of the newborn during neonatal transport: A case report-Clinical Case Reports. 2017;5(1):18-21.

Vargas-Origel A, Gomez-Rodriguez G, Aldana-Valenzuela C, Vela-Huerta MM, Alarcon-Santos SB, Amador-Licona N. The Use of Sildenafil in Persistent Pulmonary Hypertension of the Newborn. Am J Perinatol; 2009.

Vyas-Read S, Kanaan U, Shankar P, Stremming J, Traves C, Carlton D et al. Early charateristics of infants with pulmonary hypertension in a referral neonatal intensive care unit. BMC Pediatrics. 2017;17:163.

Walsh-Sukys MC, Tyson JE, Wright LL et al. Persistent pulmonary hypertension of the newborn in the era before nitric oxide: Practice variation and outcomes. Pediatrics. 2000;105(1, pt 1):14-20. [PubMed: 10617698].

Weiss H, Cooper B, Brook M, Schlueter M, Clyman R. Factors determining reopening of the ductus arteriosus after successful clinical closure with indomethacin. J Pediatr. 1995;127:466-71.

Wooltorton E. Persistent pulmonary hypertension of the newborn and maternal use of SSRIs. CMAJ. 2006;174:1555-6.

58

Hemorragia Pulmonar

João Cesar Lyra

Definição e manifestações clínicas

A hemorragia pulmonar (HP) é definida como a presença de sangramento pela traqueia, acompanhada por descompensação respiratória abrupta com necessidade de suporte ventilatório. É um evento grave, com alta mortalidade, que ocorre tipicamente entre o 2º e o 4º dia de vida em recém-nascidos (RN) a termo ou pré-termo com insuficiência respiratória. Na maioria das vezes o paciente apresenta deterioração clínica importante e a radiografia de tórax pode mostrar infiltrado multilobular ou opacificação total dos campos pulmonares, nos casos de hemorragia maciça (Figura 58.1). Laboratorialmente, pode ser identificada diminuição do hematócrito sérico maior que 10% em relação ao valor basal, sendo o hematócrito do fluido pulmonar hemorrágico 15 a 20 pontos percentuais mais baixo que o hematócrito venoso. Do ponto de vista histopatológico a HP se define como a presença de eritrócitos no espaço intersticial, nos alvéolos ou ambos.

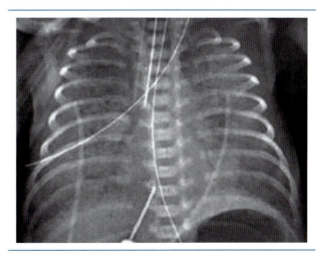

Figura 58.1. Radiografia de tórax de RN com hemorragia pulmonar maciça.
Fonte: Acervo da autoria.

Incidência

A incidência estimada da HP, diagnosticada clinicamente, é bastante variável com taxas que oscilam de 1 a 12/1.000 nascidos vivos (NV). Em prematuros a incidência varia de acordo com o local estudado, com valores que oscilam de 0,5 a 11% entre os RN de muito baixo peso e de 3 a 5% entre aqueles que necessitam de suporte respiratório. Estudos realizados a partir de autópsias mostram a presença de algum grau de hemorragia pulmonar, confirmada pela histopatologia, em 68% de todos os casos e em 19% dos neonatos que morreram na 1ª semana de vida.

Recentemente, um estudo de coorte retrospectivo multicêntrico (Ahmad et al., 2019) (340 unidades de terapia intensiva), realizado nos Estados Unidos, reuniu aproximadamente 596.411 recém-nascidos, acompanhados desde o 1º dia de vida até o óbito ou a alta hospitalar. Nesta população, a incidência geral de HP foi aproximadamente 0,5%, sendo tanto maior, quanto menor a idade gestacional, chegando a 9% nos prematuros entre 23 e 24 semanas de idade gestacional e 2% entre 27 e 28 semanas. Após 32 semanas a incidência permanece estável, com valor entre 0,6 e 1,9 casos/1.000 admissões.

No Brasil, os poucos dados existentes mostram presença de HP em 34% entre as autópsias. No estudo de Malveira et al. a incidência de HP em RN com peso ao nascer inferior a 1.500 g foi de 9%. Ferreira et al. encontraram taxas de 6,7 a cada mil NV, sendo de 8% entre os RN menores que 1.500 g e de 11% entre os menores que 1.000 g.

Fisiopatologia e fatores de risco

A fisiopatologia da HP não está totalmente esclarecida. Acredita-se que possam estar envolvidos diversos fatores que alteram a integridade da barreira epitélio-endotelial do alvéolo ou que alteram a pressão de filtração através dessas membranas. A falência ventricular esquerda, quase sempre causada por hipóxia e acidose, pode também causar aumento da pressão dos capilares pulmonares com consequente rotura ou transudação de vasos sanguíneos.

Desse modo, os fatores de risco para HP incluem as condições que podem causar aumento da pressão de enchimento do VE, aumento do volume sanguíneo pulmonar, comprometimento da drenagem venosa pulmonar ou diminuição da contratilidade cardíaca. Em geral, essas condições são mais frequentemente encontradas em RN de baixo peso e baixa idade gestacional. Em RN a termo os principais riscos para HP são a síndrome de aspiração de mecônio, a hipotensão arterial sistêmica e a necessidade de ventilação com pressão positiva na sala de parto. O Quadro 58.1 mostra os principais fatores de risco para HP e o Quadro 58.2 apresenta as principais situações clínicas associadas a esses fatores.

Quadro 58.1
Fatores de risco para hemorragia pulmonar.

Fatores que alteram a integridade da barreira epitélio-endotelial no alvéolo:
- Isquemia/hipoxemia
- Toxicidade pelo oxigênio
- Infecção/CIVD
- Ventilação mecânica

Fatores que aumentam a pressão de filtração capilar no alvéolo:
- Aumento da pressão capilar
- Diminuição da pressão oncótica
- Diminuição da tensão superficial

Fonte: Desenvolvido pela autoria.

Quadro 58.2
Situações clínicas associadas ao risco para hemorragia pulmonar.

- Ausência de corticoide antenatal
- Necessidade de manobras de reanimação em sala de parto, principalmente intubação
- Asfixia perinatal
- Hipotermia
- Uso de terapia de reposição de surfactante
- Síndrome de desconforto respiratório
- Infecções/sepse
- Cardiopatias congênitas
- Embolia pulmonar
- Persistência do canal arterial (PCA)
- Trombocitopenia/coagulopatias

Fonte: Desenvolvido pela autoria.

Intubação em sala de parto

Recém-nascidos que necessitam de intubação para reanimação em sala de parto frequentemente são prematuros extremos ou asfíxicos, o que por si só, aumenta o risco para HP. Além disso, a ventilação pulmonar com pressão positiva pode causar superdistensão alveolar e comprometimento capilar, contribuindo para a ocorrência de hemorragia.

Administração de surfactante

Estudos da década de 1990, quando a terapia de reposição de surfactante (TRS) se tornou rotineira na prática clínica, mostravam que a administração de surfactante (principalmente sintético) poderia aumentar em 50% o risco para HP em prematuros. Especulava-se que as mudanças abruptas na hemodinâmica e na complacência pulmonar, que ocorrem após a administração do surfactante, poderiam resultar no aumento da perfusão pulmonar, principalmente na vigência de disfunção ventricular esquerda, causando a hemorragia. No entanto, estudos mais recentes, utilizando análise multivariada daqueles resultados, não comprovam esta associação. Além disso, a análise da incidência da HP, comparando as eras pré e pós-surfactante, mostrou que a incidência de HP não aumentou após a introdução da TRS.

Transfusão de hemocomponentes

Recém-nascidos que recebem hemocomponentes apresentam maior risco teórico para HP. O aumento súbito do volume sanguíneo pós-transfusão poderia causar disfunção ventricular esquerda que, associada à lesão da parede capilar com extravasamento de fluidos e proteínas plasmáticas, causaria aumento da pressão capilar pulmonar, com consequente hemorragia.

Persistência do canal arterial e HP

O PCA com comprometimento hemodinâmico e *shunt* esquerda-direita pode causar lesão direta do leito vascular pulmonar em função do aumento da pressão local e do fluxo sanguíneo pulmonar, com maior risco teórico para HP. Embora estudos mais antigos tenham mostrado associação positiva entre PCA e HP, pesquisas mais recentes não a confirmam. Porém, é importante destacar que, em muitos casos descritos de HP, a precocidade do aparecimento dos sintomas e a alta mortalidade impediram a realização do ecocardiograma completo, inviabilizando o estudo dessa associação.

Tratamento

A abordagem do RN com HP requer intervenção imediata com medidas gerais, como: suporte hemodinâmico, assistência ventilatória, controle da acidose e administração de hemocomponentes, quando houver coagulopatia ou trombocitopenia.

Não há um tratamento específico e bem estabelecido para HP. As medidas terapêuticas habitualmente discutidas são baseadas em relatos e experiências individuais e os raros estudos não são controlados e foram realizados com pequeno número de pacientes. Dentre essas medidas, podem ser citadas: aspiração do excesso de sangue da via aérea; uso de pressão expiratória final positiva (PEEP), na tentativa de diminuir o fluxo de líquido hemorrágico para o alvéolo; administração de adrenalina endotraqueal; reposição de surfactante; e instilação endotraqueal de hemocoagulase (Quadro 58.3).

A adrenalina endotraqueal pode ser útil em função do seu efeito vasoconstritor e inotrópico, porém seu uso é bastante controverso em decorrência da falta de estudos controlados que comprovem seus riscos e benefícios.

A terapia de reposição de surfactante na HP baseia-se no fato de que o sangue na luz alveolar pode causar inativação do surfactante pulmonar. A presença de hemoglobina, de lipídios das membranas das células vermelhas e de proteínas séricas causam disfunção do surfactante, com consequente aumento da tensão superficial alveolar e diminuição da complacência pulmonar, o que justifica a terapêutica na tentativa de se obter melhora da mecânica respiratória. Embora não existam ensaios clínicos randomizados que avaliem o papel da reposição de surfactante na HP, estudos retrospectivos mostraram que essa medida pode ser útil como adjuvante no tratamento de RN com HP grave.

A hemocoagulase é uma mistura purificada de enzimas derivadas do veneno de cobra, livre de neurotoxina e com efeito *tromboplastina-like*, capaz de converter a pró-trombina em trombina e o fibrinogênio em fibrina, diminuindo assim o tempo de sangramento e promovendo a coagulação dos sítios de sangramento. Esse tratamento foi testado em um estudo prospectivo (Shi et al., 2005) no qual RN com HP, em ventilação mecânica, foram randomizados para receberem a droga ou simplesmente mantidos em ventilação. No grupo tratado, o controle da hemorragia foi mais rápido, a duração da ventilação mecânica foi menor e a mortalidade foi mais baixa. Apesar desses resultados positivos, o estudo apresenta falhas metodológicas, o que limita sua interpretação. Sendo assim, até que novos ensaios controlados e randomizados sejam realizados, a hemocoagulase pode ser considerada como opção apenas como último recurso, nos casos que não respondam às outras medidas.

Quadro 58.3
Medidas gerais na condução da hemorragia pulmonar.

Suporte respiratório:
- Incialmente manter o paciente em ventilação mecânica convencional (VMC), com PEEP de 6 a 8
- Monitoração rigorosa dos gases sanguíneos e índices de oxigenação
- Se pressão média de vias aéreas (MAP) > 12 cmH_2O, com concentração de oxigênio maior que 60% e/ou acidose respiratória persistente (pH < 7,2) a despeito da VMC, considerar ventilação de alta frequência
- Reposição de surfactante: 100 a 200 mg/kg

Controle do sangramento:
- Após a aspiração do excesso de sangue da via aérea, evitar aspirações frequentes e desnecessárias da cânula traqueal
- Administrar hemocomponentes e vitamina K, se indicado
- Administrar adrenalina (1:10.000) – 0,1 mL/kg via endotraqueal

Fontes: Chen et al., 2012; Yen et al., 2013; Bhandari et al., 1999; e Shi et al., 2005.

Prognóstico

A hemorragia pulmonar é considerada um evento grave com taxas de mortalidade que variam de 38 a 68%. No estudo de Ahmad et al. (2019), a mortalidade geral de prematuros abaixo de 28 semanas foi de 57%. No Brasil, Ferreira et al. relataram taxa de mortalidade de 76%. Neste estudo, o risco de morte entre os RN com HP, comparados aos controles, foi sete vezes maior. Em outro estudo brasileiro (de Castro et al., 2012) sobre a mortalidade de prematuros com idade gestacional inferior a 32 semanas, a HP foi um fator de risco independente para morte.

Recém-nascidos que sobrevivem à HP frequentemente apresentam dano pulmonar grave, com necessidade de suporte ventilatório após o evento, podendo necessitar de ventilação mecânica mais agressiva e tempo de uso de oxigênio prolongado. Estudos mostram que até 60% dos prematuros com HP evoluem com displasia broncopulmonar.

A associação de HP com hemorragia peri e intraventricular (HPIV) grave é descrita em diversos estudos. Embora sua patogênese seja multifatorial, a HP pode precipitar o aparecimento de HPIV como consequência das alterações do fluxo sanguíneo cerebral, distúrbios de coagulação e hipóxia. No estudo de Pandit et al. a HP aumentou em três vezes o risco para HPIV graus 3 e 4. Resultados semelhantes foram encontrados em estudo brasileiro (Ferreira et al., 2014), porém quando os resultados foram corrigidos para fatores de confusão, como uso de corticoide antenatal e escore de risco para gravidade, esta associação não se confirmou. Mais recentemente, em estudo retrospectivo (Scholl et al., 2015) do tipo caso-controle, a taxa de HPIV grave foi significativamente mais alta entre RN com HP, comparados a RN sem hemorragia (38% *versus* 10%).

Ainda com relação ao prognóstico neurológico, também são relatados aumento da incidência de leucomalácia periventricular, paralisia cerebral e déficits cognitivos, com maior risco para convulsões em prematuros avaliados em longo prazo.

LEITURAS COMPLEMENTARES

Ahmad KA, Bennett MM, Ahmad SF, Clark RH, Tolia VN. Morbidity and mortality with early pulmonary haemorrhage in preterm neonates. Arch Dis Child Fetal Neonatal Ed. 2019 Jan;104(1):F63-F68.

Alfaleh K, Smyth JA, Roberts RS, Solimano A, Asztalos EV, Schmidt B. Trial of Indomethacin Prophylaxis in Preterms Investigators. Prevention and 18-month outcomes of serious pulmonary hemorrhage in extremely low birth weight infants: Results from the trial of indomethacin prophylaxis in preterms. Pediatrics. 2008;121(2):e233-e238.

Amizuka T, Shimizu H, Niida Y, Ogawa Y. Surfactant therapy in neonates with respiratory failure due to haemorrhagic pulmonary oedema. Eur J Pediatr. 2003 Oct;162(10):697-702.

Aziz A, Ohisson A. Surfactant for pulmonary hemorrhage in neonates. Cochrane Database Syst Rev. 2012;7:CD005254.

Aziz A, Ohlsson A. Surfactant for pulmonary haemorrhage in neonates. Cochrane Database Syst Rev. 2020 Feb 3;2(2):CD005254. Doi: 10.1002/14651858.CD005254.pub4. PMID: 32012227; PMCID: PMC6996938.

Berger TM, Allred EN, Van Marter LJ. Antecedents of clinically significant pulmonary hemorrhage among newborn infants. J Perinatol. 2000;2:295-300.

Bhandari V, Gagnon C, Rosenkrantz T, Hussain N. Pulmonary hemorrhage in neonates of early and late gestation. J Perinat Med. 1999;27(5):369-75.

Chen YY, Wang HP, Lin SM, Chang JT, Hsieh KS, Huang FK, Chiou YH, Huang YF. Taiwan Premature Infant Development Collaborative Study Group. Pulmonary hemorrhage in very low-birthweight infants: risk factors and management. Pediatr Int. 2012 Dec;54(6):743-7.

de Castro MP, Rugolo LM, Margotto PR. Survival and morbidity of premature babies with less than 32 weeks of gestation in the central region of Brazil. Rev Bras Ginecol Obstet. 2012 May;34(5):235-42.

Ferreira CH, Carmona F, Martinez FE. Prevalence, risk factors and outcomes associated with pulmonary hemorrhage in newborns. J Pediatr (Rio J). 2014;90:316-22.

Finlay ER, Subhedar NV. Pulmonary haemorrhage in preterm infants. Eur J Pediatr. 2000 Nov;159(11):870-1.

Kluckow M, Evans N. Ductal shunting, high pulmonaryblood flow, and pulmonary hemorrhage. J Pediatr. 2000;137:68-72.

Lin TW, Su BH, Lin HC, Hu PS, Peng CT, Tsai CH, Liang WM. Risk factors of pulmonary hemorrhage in very-low-birth-weight infants: a two-year retrospective study. Acta Paediatr Taiwan. 2000 Sep-Oct; 41(5):255-8.

Louis NA. Pulmonary Hemorrage. In: Manual of Neonatal Care. 5th ed. Philadelphia: Lippincott Williams & Wilkins; 2004. p.385-8.

Malveira SS, Moraes NA, Chermont AG, Costa DL, Silva TF. Recém--nascidos de muito baixo peso em um hospital de referência. Rev Para Med. 2006;20:41-6.

Pandit PB, O'Brien K, Asztalos E, Colucci E, Dunn MS. Out-come following pulmonary haemorrhage in very low birth weight neonates treated with surfactant. Arch Dis Child Fetal Neonatal Ed. 1999; 81:F40-4.

Peres LC, Moraes FA, Yukita CM. Contribuição ao estudo das afecções pulmonares nas autópsias pediátricas. Medicina, Ribeirão Preto. 1999;32:303-15.

Polglase GR, Kluckow M, Gill AW, Allison BJ, Moss TJ, Dalton RG et al. Cardiopulmonary haemodynamics in lambs during induced capillary leakage immediately after preterm birth. Clin Exp Pharmacol Physiol. 2010;38:222-8.

Raju TN, Langenberg P. Pulmonary hemorrhage and exogenous surfactant therapy: A metaanalysis. J Pediatr. 1993;123:603-10.4.

Scholl JE, Yanowitz TD. Pulmonary hemorrhage in very low birth weight infants: A case-control analysis. J Pediatr. 2015 Apr;166(4):1083-4.

Shi Y, Tang S, Li H, Zhao J, Pan F. New treatment of neonatal pulmonary hemorrhage with hemocoagulase in addition to mechanical ventilation. Biol Neonate. 2005;88(2):118-21.

Tomaszewska M, Stork E, Minich NM, Friedman H, Berlin S, Hack M. Pulmonary hemorrhage: Clinical course and outcomes among very low-birth-weight infants. Arch Pediatr Adolesc Med. 1999 Jul;153(7):715-21.

Yen TA, Wang CC, Hsieh WS, Chou HC, Chen CY, Tsao PN. Short--term outcome of pulmonary hemorrhage in very-low-birth-weight preterm infants. Pediatr Neonatol. 2013 Oct; 54(5):330-4.

Zahr RA, Ashfaq A, Marron-Corwin M. Neonatal pulmonary hemorrhage. Neo Review. 2012 May;(13):e302-e306.

Síndrome de Escape de Ar

Celso Moura Rebello
Renata Mascaretti

A síndrome de escape de ar é definida pela presença de ar em locais que normalmente não estaria presente, acontece nas mais diferentes fases da vida, inclusive no período neonatal. Apresenta-se de diferentes formas clínicas dependendo da localização anatômica do ar extrapulmonar, como pneumotórax, pneumomediastino, pneumopericárdio e enfisema intersticial. Em situações raras, a síndrome de escape de ar pode estar associada ao enfisema intersticial e ao pneumoperitônio por dissecação do tecido periesofágico em direção ao abdome (Figura 59.1). No período neonatal a forma de apresentação clínica mais comum é o pneumotórax. Em um estudo retrospectivo da Canadian Neonatal Network que avaliou os casos diagnosticados de pneumotórax entre 71.237 recém-nascidos nascidos no período de 2005 a 2011, sendo 24% menores de 32 semanas de idade gestacional, 39% entre 32 e 36 semanas e 37% maiores de 37 semanas, os autores encontraram uma frequência de pneumotórax de 4, 2,6 e 6,7% respectivamente, de acordo com a faixa de idade gestacional. Na rede Vermont Oxford, uma rede que inclui dados de recém-nascidos de muito baixo peso (peso de nascimento < 1.500 g) de mais de mil centros ao redor do mundo (30 instituições participantes no Brasil), com capacidade de coleta de dados de mais de 60 mil recém-nascidos por ano, a incidência de pneumotórax entre 62.286 prematuros nascidos no ano de 2017 foi de 4,2%.

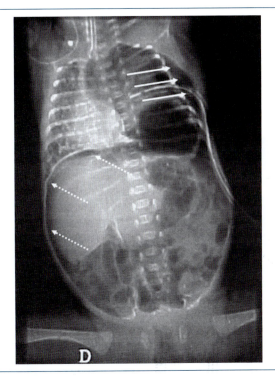

Figura 59.1. Pneumotórax hipertensivo à esquerda (drenado) com enfisema subcutâneo (setas contínuas) e pneumoperitônio (setas tracejadas).
Fonte: Acervo da autoria.

A incidência de pneumomediastino entre os recém-nascidos é bem menor, até mesmo por, frequentemente, ser assintomático e um achado inesperado na radiografia de tórax, estima-se estar em torno de 0,1%.

Os principais fatores de risco são a presença de doença pulmonar e da assistência ventilatória, tanto invasiva como não invasiva. As doenças pulmonares podem ser de apresentação aguda ou não, como a síndrome do desconforto respiratório, a aspiração de líquido amniótico ou meconial, taquipneia transitória do recém-nascido, pneumonia, malformações congênitas com ou sem a presença de hipoplasia pulmonar e displasia broncopulmonar.

Além do pulmão doente, a necessidade do uso de equipamentos para otimizar a oxigenação e a troca gasosa podem estar associados à maior frequência da síndrome de escape de ar. O suporte respiratório envolvido pode ser tanto invasivo, através de cânulas endotraqueais, como não invasivo, através de interfaces nasais. Utiliza-se sistemas geradores de pressão ou fluxo, como ventiladores mecânicos convencionais e de alta-frequência, ventiladores mecânicos manuais (peça-T), CPAP de bolhas ou ventilador e cateter de alto fluxo.

A síndrome de escape de ar é originada por um aumento de pressão nas vias aéreas, resultando na dissecção do ar para dentro do interstício pulmonar e podendo progredir até o espaço pleural onde, dependendo de sua localização, pode gerar o pneumotórax ou o pneumomediastino. O mecanismo subjacente está relacionado à ventilação mecânica ou à aplicação de pressão positiva contínua nas vias aéreas (CPAP), ocasionando hiperdistensão alveolar com ruptura e dissecção das estruturas alveolares e bronquiolares, resultando no extravasamento de ar em maior ou menor intensidade. Em uma situação extrema, o extravasamento do gás do interior da via respiratória para o espaço pleural resulta em um grande acúmulo de gás com elevação de pressão local e desvio do mediastino para o lado oposto. O resultado desta situação é o pneumotórax hipertensivo, que geralmente está associado a um grave comprometimento hemodinâmico por torção dos vasos da base e aumento da pressão torácica com redução do débito cardíaco e da pressão arterial, caracterizando uma situação de emergência. Além de fatores mecânicos, fatores estruturais e maturacionais desempenham um papel importante na ocorrência do enfisema intersticial e do pneumotórax, de acordo com estudos em animais e em humanos.

Pneumotórax

É a síndrome mais comum de vazamento de ar e se caracteriza pela presença de ar entre as pleuras visceral e parietal, resultando em compressão do pulmão afetado, achatamento do diafragma e deslocamento do mediastino para o lado contralateral (Figura 59.2). Contudo, o pneumotórax pequeno, também chamado de pneumotórax laminar, em função da sua expressão radiológica discreta, pode ser difícil de ser diagnosticado na radiografia, particularmente quando o ar se acumula na região anterior do tórax e o diagnóstico apenas se torna possível na radiografia de perfil em decúbito dorsal com raios horizontais.

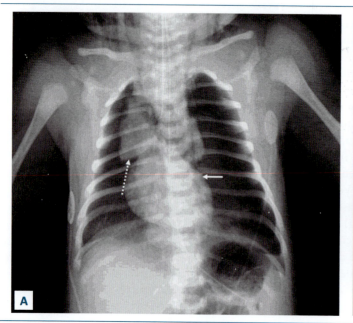
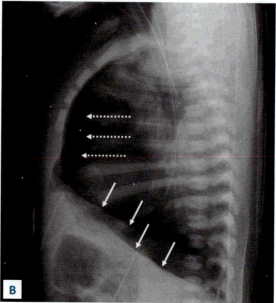

Figura 59.2. Pneumotórax à esquerda associado ao pneumomediastino em recém-nascido intubado sob ventilação mecânica. (A) Imagem em incidência posteroanterior com leve desvio do mediastino para a direita (seta contínua), com o sinal da vela de Spinnaker (seta tracejada). (B) imagem em perfil direito, mostrando a retificação do diafragma (setas contínuas) e a lâmina retroesternal (setas tracejadas).

Fonte: Acervo da autoria.

Quadro clínico

Pode ser assintomático ou sintomático, dependendo da extensão do acometimento e da gravidade da insuficiência respiratória associada. Os sinais clínicos mais frequentes são respiratórios e cardiovasculares, mas raramente pode ser observada a presença de distensão abdominal secundária ao rebaixamento do diafragma. Pneumotórax grandes geralmente requerem descompressão de emergência, enquanto pneumotórax menores, que não causam comprometimento cardiorrespiratório significativo, podem reabsorver espontaneamente sem a necessidade de intervenção. A sintomatologia abaixo, pode estar presente em maior ou menor grau de acordo com a gravidade do quadro clínico:

- **Respiratório:** na inspeção do tórax pode-se identificar a presença de assimetria entre os dois hemitórax, geralmente ocorre aumento da frequência respiratória (taquipneia) embora possa ocorrer também apneia, além da presença de dispneia e gemido. Na ausculta pulmonar pode-se observar a diminuição do murmúrio vesicular unilateral ou bilateral, associado ou não à queda da saturação de oxigênio, acidose respiratória, hipoxemia e hipercapnia.
- **Cardiovasculares:** podemos identificar a presença de cianose, palidez, taquicardia ou bradicardia e abafamento de bulhas na ausculta cardíaca. Assim como pode ocorrer desvio do ictus cardíaco e presença de alteração do traçado eletrocardiográfico do complexo QRS (complexos de baixa voltagem). Em graus mais severos pode-se evidenciar sinais de choque, com hipotensão em função da diminuição do débito cardíaco secundário à diminuição do retorno venoso.

Diagnóstico

O mais frequente é um recém-nascido que já apresentava um quadro respiratório em evolução e que se observa uma piora clínica súbita. Mais raramente o diagnóstico pode ser suspeitado no exame físico de rotina pela observação de diminuição do murmúrio vesicular ou abafamento de bulhas cardíacas. De forma semelhante, o diagnóstico pode ser radiológico pelo achado de ar extrapulmonar em uma criança assintomática.

O diagnóstico pode ser feito das seguintes maneiras:

- **Transiluminação:** método antigo, atualmente com pouco uso, onde uma fonte de luz de alta intensidade é colocada contra a parede torácica e ocorre a maior propagação da luz no lado afetado quando comparado ao lado normal. Podem ocorrer falsos negativos em recém-nascidos com aumento do subcutâneo por gordura ou edema e falsos positivos em casos de enfisema lobar e pneumomediastino. A técnica da transiluminação é considerada de baixa confiabilidade, porém tem o potencial de permitir a suspeita clínica de forma não invasiva que deve ser confirmada por um método radiológico.
- **Radiografia de tórax:** é o método mais utilizado, permitindo a identificação do ar extrapleural, a presença de desvio do mediastino e a retificação do diafragma. As incidências posteroanterior e perfil são complementares, pois evidenciam, em conjunto, a melhor localização de coleções de ar. Em casos de pneumotórax de menor volume, o decúbito lateral com o lado suspeito para cima, pode trazer mais informações com o auxílio da gravidade.
- **Ultrassonografia de tórax:** o uso da ultrassonografia (US) à beira do leito vem aumentando progressivamente nas UTI neonatais, tornando este método rápido e útil para o diagnóstico do pneumotórax. De forma geral a ultrassonografia é segura para o RN, pois tem como características não ser invasiva, não emitir radiação e não ser dolorosa quando feita em condições adequadas. A acurácia do método tem sido alvo de estudos, mas ainda necessita de mais evidências para comprovar a sua especificidade e sensibilidade como método diagnóstico. Cattarossi et al., em 2016, avaliaram 49 recém-nascidos com insuficiência respiratória, destes 23 apresentavam pneumotórax com necessidade de punção pleural ou drenagem torácica, e todos foram avaliados por três métodos: ultrassonografia, radiografia e transiluminação. A sensibilidade e especificidade do diagnóstico de cada método foram, respectivamente, 1 e 1 para ultrassonografia, 0,96 e 1 para radiografia e 0,87 e 0,96 para transiluminação, portanto a ultrassonografia mostrou-se o método com maior acurácia.

Uma ressalva que deve ser feita é que o diagnóstico rápido por US depende da presença do equipamento na unidade neonatal e do treinamento específico dos membros da equipe ou da possibilidade da presença do médico radiologista de prontidão.

Tratamento

A necessidade de tratar o pneumotórax assim como a técnica utilizada dependerá da extensão do ar extrapulmonar e do grau de repercussão clínica que está causando no paciente. O tratamento pode ser conservador com apenas a observação e o acompanhamento, ou com a retirada do gás extrapulmonar por toracocentese ou drenagem pleural. Quando a opção é a realização de intervenção para a retirada do gás, ela pode ser realizada por meio de duas técnicas principais não excludentes, a toracocentese para alívio imediato da pressão intratorácica ou a colocação de tubos pleurais para a manutenção da drenagem constante.

Tratamento conservador

Indicado nos casos assintomáticos ou oligossintomáticos, em que não há deterioração clínica ou gasométrica, com baixo risco para o paciente. Aguarda-se a reabsorção natural do gás sem a necessidade da realização de procedimentos. Geralmente, ocorre a resolução em alguns poucos dias e não há necessidade da suplementação do oxigênio se a saturação do paciente se encontrar dentro do alvo e sem episódios de hipoxemia.

Apesar da baixa evidência alguns centros ainda utilizam como opção manter o RN com suplementação de oxigênio a uma concentração igual ou próxima a 100%, com o objetivo de causar hiperóxia. Esta prática é baseada no conceito de que altas concentrações de oxigênio promoveriam uma lavagem do nitrogênio e consequentemente acelerariam a absorção do gás extrapleural. A hiperóxia reduziria a tensão parcial do nitrogênio alveolar quando comparado ao pleural, resultando na reabsorção do gás por gradiente de difusão. Shaireen et al., em 2014, compararam recém-nascidos com pneumotórax espontâneo tratados com diferentes concentrações de oxigênio ($\geq$ 60%, < 60% e ar ambiente) e não observaram diferença no tempo de evolução. Portanto, não há o efeito desejado de apressar a reabsorção do gás e é possível ocasionar lesão pulmonar secundária pelo oxigênio, sugerindo que nos casos de pneumotórax não haveria indicação de suplementação de oxigênio a não ser que ela seja necessária para a manutenção da saturação alvo.

Toracocentese

É um procedimento de emergência para diagnóstico e tratamento de alívio em um RN com piora clínica abrupta com risco eminente de vida que apresenta quadro clínico e radiológico compatível com pneumotórax. Trata-se da inserção de uma agulha, *scalp* ou cateter vascular no espaço intercostal sob aspiração contínua com seringa.

Drenagem do tórax

Trata-se da colocação de um dreno de tórax no espaço pleural que permite a drenagem constante do ar interpleural. Está indicada nos casos com grandes volumes de ar, pneumotórax hipertensivo e presença de fístulas. Deve ser feita por profissional com experiência pois podem ocorrer complicações graves como hemotórax, perfuração pulmonar, enfisema e abcesso local. O procedimento inclui a colocação de tubo na região pleural anterior, podendo ser tubular ou tipo rabo de porco (*pig tail*), que é mantido sob selo d'água, podendo ser conectado à aspiração contínua em situações de pior evolução clínica.

A comparação entre as duas técnicas, aspiração com agulha *versus* drenagem foi estudada na metanálise publicada em 2016 por Bruschettini et al., onde apenas um trabalho randomizado e controlado com 72 casos foi incluído, não sendo encontrada as diferenças entre os dois grupos quanto à mortalidade ou às complicações e nenhum dos 36 RN que foram submetidos à aspiração com agulha necessitaram de drenagem a seguir. Pelo número restrito de casos e estudos, os autores concluem que as evidências que suportam os achados são baixas e alertam para a necessidade de mais estudos comparando a eficácia e a segurança das duas técnicas.

Com relação à retirada do dreno, está vinculada à parada da drenagem do ar, consolidada após observação por pelo menos 24 horas após o clampeamento do dreno e realização de controle radiológico.

Suporte ventilatório

De modo geral, na presença de pneumotórax de maior gravidade há necessidade de redução das pressões fornecidas no suporte ventilatório, seja invasivo ou não invasivo. Assim, recém-nascidos em uso de CPAP nasal devem utilizar a menor pressão possível e, assim que a situação clínica permitir, o CPAP deverá ser suspenso para evitar a piora do

pneumotórax. Com relação aos recém-nascidos sob ventilação mecânica invasiva com diagnóstico de enfisema intersticial grave ou pneumotórax de difícil controle, particularmente com fístula broncopleural, deve-se dar preferência ao uso da ventilação de alta frequência (VAF), pois é a única situação em que a VAF demonstra resultados superiores à ventilação mecânica convencional (VMC) no período neonatal em relação ao manejo de ar extrapulmonar. Os poucos estudos que compararam a VAF com a VMC nesta situação demonstraram que a perda de ar pelo dreno de tórax é menor com o uso da VAF, fato confirmado em um relato de caso (Donn et al., 1990) e em um estudo experimental (Orlando et al., 1988), em que foi demonstrado benefício com o uso da VAF na situação de fístula traqueoesofágica ou broncopleural.

Em resumo, até o momento os dados disponíveis na literatura confirmam que a VAF é uma modalidade ventilatória segura para uso em neonatologia do manejo do ar extrapulmonar, particularmente na fístula broncopleural, existindo evidências de claro benefício em relação à VMC.

Pneumomediastino

É a presença de ar no interior do mediastino. O diagnóstico geralmente é radiológico e pode haver abafamento das bulhas cardíacas à ausculta. Na radiografia pode ser observado a presença de ar ao redor do coração na incidência posteroanterior (Figura 59.2A) e uma lâmina de ar retroesternal na incidência de perfil (Figura 59.2B), algumas vezes pode ser visto o sinal característico da vela de Spinnaker (em forma de vela de barco), onde o ar fica ao redor do timo e o eleva (Figura 59.2A).

Quadro clínico

O pneumomediastino geralmente é assintomático e raramente pode causar algum grau de comprometimento cardiorrespiratório, observando-se particularmente taquipneia superficial. Pode-se encontrar associação com outros quadros de extravasamento de ar, como pneumotórax.

Tratamento

Raramente necessita de drenagem, apenas quando o ar é de grande volume ocasionando a compressão de estruturas mediastinais e comprometimento do retorno venoso.

Pneumopericárdio

É a presença de ar no interior do pericárdio, sendo uma situação não frequente, e, quando presente, muitas vezes está associada à ventilação mecânica. Pode ser potencialmente grave pela possibilidade de ocasionar tamponamento cardíaco e choque secundário.

Quadro clínico

A história mais frequente é a de um RN sob ventilação mecânica com piora clínica abrupta e abafamento de bulhas cardíacas, mas também podem existir casos assintomáticos onde o diagnóstico é um achado do exame radiográfico. Os sinais clínicos são compatíveis com choque, havendo hipotensão, cianose, queda abrupta da saturação de oxigênio, má perfusão periférica e bradicardia, que podem ser precedidos por taquicardia.

O diagnóstico pela radiografia de tórax pode trazer certa dificuldade em diferenciar pneumomediastino e pneumotórax medial, e a presença de ar na face inferior do coração ou circundando a borda cardíaca, não se estendendo além do reflexo da aorta ou da artéria pulmonar, são achados característicos (Figura 59.3).

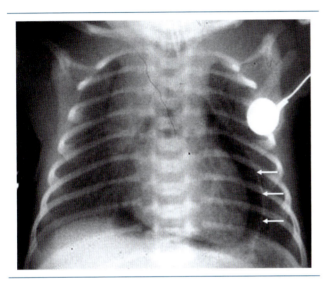

Figura 59.3. Pneumopericárdio com imagem de levantamento pericárdico (setas).
Fonte: Acervo da autoria.

A transiluminação subesternal pode ser útil na urgência, mas a confirmação diagnóstica deve ser feita através da radiografia de tórax ou outro método ultrassonográfico à beira leito (ultrassonografia de tórax ou ecocardiograma). No eletrocardiograma, pode-se observar complexos QRS de baixa voltagem.

Tratamento

Na grande maioria dos casos o tratamento é conservador, necessitando de observação clínica rigorosa dos sinais vitais. Raramente é indicada a pericardiocentese de alívio, que consiste na punção do espaço entre os folhetos do pericárdio ou em casos mais extensos de tamponamento cardíaco que podem necessitar a colocação de dreno pelo cirurgião cardíaco. Estes procedimentos devem, preferencialmente, ser guiados pelo transdutor da ultrassonografia pelo alto risco de complicações.

Enfisema intersticial

Enfisema intersticial é uma consequência da ruptura alveolar no espaço peribronquial com propagação de ar através dos vasos linfáticos dentro do interstício pulmonar, resultando no represamento do ar no parênquima pulmonar, de forma localizada ou generalizada, podendo ser unilateral ou bilateral. Pode ocasionar alteração do volume, da complacência e da resistência pulmonar, podendo haver comprometimento do leito vascular e, consequentemente, alteração da relação ventilação/perfusão. O ar intersticial pode dissecar a periferia das vias aéreas e vasos ocasionando ocorrência de pneumotórax e pneumomediastino. Esta complicação se desenvolve geralmente durante a 1ª semana de vida em recém-nascidos prematuros com síndrome do desconforto respiratório grave tratados com ventilação mecânica. A apresentação clínica geralmente inclui hipoxemia e hipercapnia.

Quadro clínico

Pode ser assintomático, porém o recém-nascido pode apresentar graus variados de insuficiência respiratória com hipoxemia, hipercapnia e acidose respiratória. Geralmente é achado nas radiografias de controle dos RN com sintomas respiratórios sob ventilação mecânica.

Os achados radiológicos podem ser basicamente de dois tipos: cistos e linhas translúcidas que lembram broncogramas aéreos e são a representação radiológica da hiperdistensão pulmonar e do ar dissecando o interstício pulmonar respectivamente (Figura 59.4).

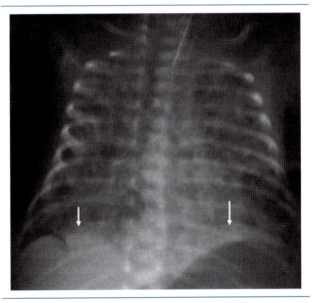

Figura 59.4. Enfisema intersticial grave com retificação diafragmática (setas).
Fonte: Acervo da autoria.

Tratamento

Não há tratamento especifico para os casos de enfisema intersticial, devendo-se, de forma geral, utilizar estratégias ventilatórias que diminuam a lesão pulmonar, tendo como preferência o uso de suporte não invasivo, sempre que possível, evitando o uso de pressões elevadas. Quando for necessário o uso de ventilação invasiva utilizar com conceitos de ventilação protetora, como menores pressões médias de vias aéreas, menores picos de pressão inspiratória e menores diferenças entre pressões inspiratória e expiratória, além de adequar o tempo expiratório para evitar o represamento do ar. Uma opção para os casos refratários ou mais severos é a indicação da ventilação de alta frequência.

Outras formas de extravasamento de ar

Pneumoperitônio

É a presença de ar intra-abdominal que pode ter duas origens: secundário à ruptura de uma víscera abdominal ou a partir da descompressão do ar extrapulmonar. O pneumoperitônio secundário ao extravasamento geralmente não ocasiona a repercussão clínica e não necessita de nenhuma abordagem terapêutica (Figura 59.2, setas tracejadas).

Enfisema subcutâneo

É a presença de ar no tecido subcutâneo, podendo dissecar diferentes regiões, como pescoço, tórax e face. No exame físico se detecta o aumento da região com crepitação à palpação. Raramente, necessitam de abordagem cirúrgica para a drenagem, sendo apenas indicada quando há compressão de estruturas adjacentes com prejuízo da função (p. ex., compressão da traqueia por grandes coleções de ar no pescoço) (Figura 59.2, setas contínuas).

LEITURAS COMPLEMENTARES

Arda IS, Gürakan B, Aliefendioglu D, Tüzün A. Treatment of pneumothorax in newborns: Use of venous catheter versus chest tube. Pediatrics International. 2002;44(1):78-82.

Arya A, Verma A. Trans-illumination in pneumothorax: An useful bedside tool. Indian Pediatr. 2017;54(2):149.

Bhojani S, Bird D, Alok G. Spontaneous diffuse pulmonary interstitial emphysema (PIE) in an unventilated infant. Internet J Pediatr Neonatol. 2008;9(2):1-4.

Bloom BT, Delmore P, Park YI, Nelson RA. Respiratory distress syndrome and tracheoesophageal fistula: Management with high-frequency ventilation. Crit Care Med. 1190;18(4):447-8.

Bruschettini M, Romantsik O, Ramenghi LA, Zappettini S, O'Donnell CPF, Calevo MG. Needle aspiration versus intercostal tube drainage for pneumothorax in the newborn. Cochrane Database of Systematic Reviews. 2016;(1):CD011724. Doi: 10.1002/14651858.CD011724. pub2.

Cattarossi L, Copetti R, Brusa G, Pintaldi S. Lung Ultrasound Diagnostic Accuracy in Neonatal Pneumothorax. Can Respir J; 2016. p.6515069. Doi: 10.1155/2016/6515069.

Corsini L, Dani C. Clinical management of the neonatal pneumomediastinum. Acta Biomed. 2014;85(1):39-41.

Donn SM, Zak LK, Bozynski ME, Coran AG, Oldham KT. Use of high-frequency jet ventilation in the management of congenital tracheoesophageal fistula associated with respiratory distress syndrome. J Pediatr Surg. 1990;25(12):1219-21.

Duong HH, Mirea L, Shah PS, Yang J, Lee SK, Sankaran K. Pneumothorax in neonates: Trends, predictors and outcomes. J Neonatal Perinatal Med. 2014;7(1):29-38.

Gonzalez F, Harris T, Black P, Richardson P. Decreased gas flow through pneumothoraces in neonates receiving high-frequency jet versus conventional ventilation. J Pediatr. 1987;110(3):464-6.

Orlando R, Gluck EH, Cohen M, Mesologites CG. Ultra-high-frequency jet ventilation in a bronchopleural fistula model. Arch Surg. 1988;123(5):591-3.

Shaireen H, Rabi Y, Metcalfe A, Kamaluddeen M, Amin H, Akierman A, Lodha A. Impact of oxygen concentration on time to resolution of spontaneous pneumothorax in term infants: A population based cohort study. BMC Pediatrics. 2014;14:208.

Varano L, Maisels M. Pneumopericardium in the newborn: Diagnosis and pathogenesis. Pediatrics. 1974;53(6):941-5.

Vermont Oxford Network Database. Burlington, VT: Vermont Oxford Network, 2017. Nightingale internet reporting system. [Acesso 2018 May 28]. Disponível em: public.vtoxford.org/databases/very-low-birth-weight/.

Willet KE, Jobe AH, Ikegami M, Newnham J, Sly PD. Pulmonary interstitial emphysema 24 hours after antenatal betamethasone treatment in preterm sheep. Am J Respir Crit Care Med. 2000;162(X): 1087-94.

Hérnia Diafragmática Congênita –
Aspectos Cirúrgicos

Lourenço Sbragia Neto

A hérnia diafragmática congênita de Bochdaleck (HDC) é um defeito que ocorre na formação do músculo diafragma, em sua porção pleuroperitoneal, entre 8ª e 10ª semana de vida embrionária, que pode apresentar-se como agenesia parcial ou total do músculo, o que permite a passagem de órgãos abdominais para a cavidade torácica e ocasiona compressão do pulmão fetal, prejudicando seu desenvolvimento. Ocorre em 1 para 2.500 nascimentos e em 85% dos pacientes acontece na região posterolateral esquerda (Forame de Bochdaleck) e em 15% do lado direito.

O diagnóstico ecográfico pré-natal da HDC pode ser observado pela presença de fígado e estômago no tórax, desvio do coração e polidrâmnio. O prognóstico da HDC pode ser obtido pela razão da medida pulmão-cabeça (LHR – *lung to head ratio)* aferida entre 20 e 25 semanas de idade gestacional e pela posição do fígado fetal. Quando os valores de LHR são < 1 ou quando são medidos acima de 25 semanas, a LHR deve ser ajustada pela medida observada esperada para a idade gestacional (LHR < 23% para a HDC esquerda e < 32% para a HDC direita na 33ª semana de vida fetal). Nesta situação, o LHR associado ao fígado dentro do tórax (*liver up)* apresenta prognóstico muito ruim para a sobrevivência do feto. O prognóstico da doença também piora quando a HDC apresenta malformações cromossômicas como as trissomias do 13, 18 e 21 e alterações cardíacas.

A fisiopatologia está relacionada à compressão das alças intestinais sobre o pulmão e coração. No pulmão ocorre a hipoplasia pulmonar com hipertrofia da camada média das arteríolas no leito vascular, e aumento da resistência vascular pulmonar, além da associação de hipoplasia de câmaras cardíacas direita e esquerda. Em função disto, existe dificuldade de ventilação estabelecendo-se acidose respiratória e metabólica, com sobrecarga ventricular direita que acaba ocasionando um agravamento do quadro de hipertensão pulmonar e persistência do padrão de circulação fetal com posterior morte neonatal.

Clínica

Geralmente o recém-nascido apresenta distúrbio respiratório caracterizado por taquidispneia, o abdome encontra-se escavado, existe dextrocardia pelo desvio do *ictus cordis,* secundária à presença de alças ou fígado dentro do tórax. O tórax possui o aspecto de tonel e é possível encontrar ruídos hidroaéreos audíveis no lado acometido pela HDC.

Exames diagnósticos neonatais

Radiológico

A radiografia simples, nas posições AP e perfil de tórax, demonstra o estômago e/ou o fígado dentro do tórax. Com o auxílio de uma sonda nasogástrica a posição do estômago fica melhor evidenciada.

Ultrassonográfico

Pode auxiliar na visualização do músculo diafragma e/ou presença do estômago e do fígado dentro do tórax, sendo o principal diagnóstico diferencial a malformação adenomatoide cística pulmonar congênita, seguido da hérnia de hiato esofágico e da hérnia diafragmática anterior (Morgani).

Conduta inicial

1. Medidas básicas de cuidados com paciente cirúrgico neonatal.
2. Realizar prova de hiperóxia com recém-nascido em concentração de oxigênio de 100%. No controle

gasométrico a avaliação da PaO2 poderá dar o prognóstico: se PaO2 > 100 mmHg ou PaCO2 < 45 mmHg, bom prognóstico; se PaO2 < 60 mmHg ou PaCO2 > 45 mmHg, mau prognóstico.
3. O tratamento inicial será clínico com suporte ventilatório convencional aplicando a hipercapnia permissiva (*gentle ventilation*) associada ou não ao uso de óxido nítrico inalatório ou ECMO (*extra corporeal membrane oxigenation*) quando disponível.
4. No tratamento cirúrgico é feito o fechamento primário da hérnia ou reparo com prótese tão logo o neonato tenha condições cirúrgicas.

Abordagem cirúrgica

O melhor momento para o ato cirúrgico acaba sendo uma decisão entre a equipe clínica e a equipe cirúrgica neonatal. É preferível operar a HDC quando o neonato atingir a estabilidade clínica e quando houver o controle da hipertensão pulmonar, incluindo os controles gasométricos, circulatórios e ecocardiográficos, especialmente quando o fluxo de pressão da artéria pulmonar for < 80% (PAP). Quando houver instabilidade hemodinâmica e PAP > 80%, a cirurgia deve ser postergada.

Abordagem técnica

Há duas possibilidades da correção da HDC. A primeira, abrindo classicamente o paciente pelo abdome ou tórax e a segunda, utilizando a técnica minimamente invasiva por toracoscopia (MIS). A MIS para a correção da HDC deve ter indicação criteriosa e é mais bem empregada em pacientes com HDC de menor gravidade, pois pode aumentar o risco de recorrência da hérnia em função da dificuldade de manipulação dos instrumentos. A MIS pode causar maior risco de acidose e hipóxia intraoperatória pelo prolongado tempo da manipulação cirúrgica, quando realizada por cirurgiões menos habilitados. Recomenda-se que em todas as HDC operadas devam ser descritas o tamanho da hérnia de acordo com a classificação internacional de HDC em A, B, C e D (Figura 60.1).

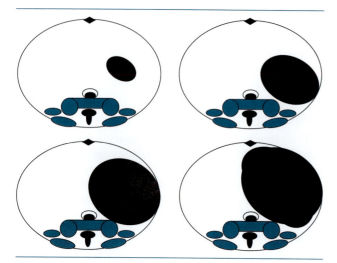

Figura 60.1. Esquema adaptado da classificação do tamanho da HDC.
Fonte: Adaptada de Lally et al., 2013.

Reparo primário ou necessidade de colocação de prótese (PATCH)

Preferencialmente, tenta-se fechar primeiro o orifício da hérnia, especialmente em A e B. Nas HDC classificadas como C e sempre na D (agenesia do diafragma) há necessidade de colocação de prótese. Atualmente as próteses mais utilizadas são as e politetrafluoretileno (PTFE, Gore-Tex) e as de mucosa do intestino delgado de porco (SIS). A utilização de qualquer uma delas apresenta risco de recorrência de 37%, com risco de obstrução intestinal menor nas telas PTFE em relação ao SIS, respectivamente de 13 e 7%. Recomenda-se, no uso da tela de PTFE, que seja feita em forma de paraquedas para diminuir o risco de recorrência da HDC após a colocação da prótese. Outra possibilidade de correção das HDC C e D, com diagnóstico pré-natal confirmado pela RMN, seria a realização de retalho muscular de músculo obliquo interno cujos resultados estéticos e funcionais têm sido bons, além de apresentarem diminuição do risco de recorrência da hérnia. Há que ressaltar que a abertura da parede abdominal deve ser feita por uma incisão transversa para poder descolar o músculo obliquo interno.

Complicações perioperatórias

A complicação cirúrgica mais comum no pré-operatório é o pneumotórax ocasionado pelo volutrauma ou ventilação inadequada quando não se emprega a *gentle ventilation*. No pós-operatório imediato, as complicações são pneumotórax (30%), quilotórax (6%), refluxo gastroesofágico e balanço mediastinal (5%), aumento da pressão intra-abdominal, volvo do intestino. Para o uso de MIS há risco de sangramento caso o fígado ou baço sejam empurrados para a cavidade abdominal. Em longo prazo, as complicações são o refluxo gastroesofágico (30%), a obstrução intestinal por bridas, a broncodisplasia pela insuficiência respiratória crônica, a surdez e a escoliose. Não há consenso quanto à drenagem de tórax no pós-operatório imediato da HDC.

A recorrência da HDC pode ocorrer em 15% dos pacientes, tendo uma incidência bimodal, ocorrendo o primeiro pico entre 1 e 36 meses (mediana de 12 meses) e o segundo pico entre 10 e 36 meses.

Pacientes que permaneceram por longo tempo em ventilação mecânica ou foram submetidos ao ECMO devem ser acompanhados do ponto de vista neurológico para avaliação do desempenho cognitivo e intelectual.

LEITURAS COMPLEMENTARES

Barroso C, Correia-Pinto J. Perioperative Complications of Congenital Diaphragmatic Hernia Repair. Eur J Pediatr Surg. 2018 Apr;28(2):141-7. Doi: 10.1055/s-0038-1632374.

Bos AP, Tibboel D, Koot VC, Hazebroek FW, Molenaar JC. Persistent pulmonar hypertension in high-risk congenital diaphragmatic hernia patients: Incidence and vasodilator therapy. J Pediatr Surg. 1993 Nov; 28(11):1463-5.

Canadian Congenital Diaphragmatic Hernia Collaborative, Puligandla PS, Skarsgard ED, Offringa M, Adatia I, Baird R, Bailey M, Brindle M, Chiu P, Cogswell A, Dakshinamurti S, Flageole H, Keijzer R, McMillan

D, Oluyomi-Obi T, Pennaforte T, Perreault T, Piedboeuf B, Riley SP, Ryan G, Synnes A, Traynor M. Diagnosis and management of congenital diaphragmatic hernia: A clinical practice guideline. CMAJ. 2018 Jan 29;190(4):E103-E112. Doi: 10.1503/cmaj.170206.

Chandrasekharan PK, Rawat M, Madappa R, Rothstein DH, Lakshminrusimha S. Congenital Diaphragmatic hernia – A review. Matern Health Neonatol Perinatol. 2017 Mar 11;3:6. Doi: 10.1186/s40748-017-0045-1.

Das BP, Singh AP, Singh RB. Emergency Corrective Surgery of Congenital Diaphragmatic Hernia with Pulmonary Hypertension: Prolonged Use of Dexmedetomidine as a Pharmacologic Adjunct. Anesth Pain Med. 2016 May 6;6(3):e31880. Doi: 10.5812/aapm.31880.

Deeney S, Howley LW, Hodges M, Liechty KW, Marwan AI, Gien J, Kinsella JP, Crombleholme TM. Impact of Objective Echocardiographic Criteria for Timing of Congenital Diaphragmatic Hernia Repair. J Pediatr. 2018 Jan;192:99-104.

Fishman JR, Blackburn SC, Jones NJ et al. Does thoracoscopic congenital diaphragmatic hernia repair cause a significant intraoperative acidosis when compared to an open abdominal approach? J Pediatr Surg. 2011;46(3):458-61.

Jani J, Keller RL, Benachi A, Nicolaides KH, Favre R, Gratacos E, Laudy J, Eisenberg V, Eggink A, Vaast P, Deprest J. Antenatal-CDH-Registry Group. Prenatal prediction of survival in isolated left-sided diaphragmatic hernia. Ultrasound Obstet Gynecol. 2006 Jan;27(1):18-22.

Jani JC, Nicolaides KH, Gratacós E, Valencia CM, Doné E, Martinez JM, Gucciardo L, Cruz R, Deprest JA. Severe diaphragmatic hernia treated by fetal endoscopic tracheal occlusion. Ultrasound Obstet Gynecol. 2009 Sep;34(3):304-10. Doi: 10.1002/uog.6450.

la Hunt de MN, Madden N, Scott JE, et al. Is delayed surgery really better for congenital diaphragmatic hernia? A prospective randomized clinical trial. J Pediatr Surg. 1996;31(11):1554-6.

Lally KP, Lasky RE, Lally PA, Bagolan P, Davis CF, Frenckner BP, Hirschl RM, Langham MR, Buchmiller TL, Usui N, Tibboel D, Wilson JM. Congenital Diaphragmatic Hernia Study Group. Standardized reporting for congenital diaphragmatic hérnia – An international consensus. J Pediatr Surg. 2013 Dec;48(12):2408-15. Doi: 10.1016/j.jpedsurg.2013.08.014.

Loff S, Wirth H, Jester I, Hosie S, Wollmann C, Schaible T, Ataman O, Waag KL. Implantation of a cone-shaped double-fixed patch increases abdominal space and prevents recurrence of large defects in congenital diaphragmatic hernia. J Pediatr Surg. 2005 Nov;40(11):1701-5.

Moss RL, Chen CM, Harrison MR. Prosthetic patch durability in congenital diaphragmatic hernia: A long-term follow-up study. J Pediatr Surg. 2001 Jan;36(1):152-4.

Moyer V, Moya F, Tibboel R et al. Late versus early surgical correction for congenital diaphragmatic hernia in newborn infants. Cochrane Database Syst Ver. 2002;3:CD001695.

Nasr A, Struijs MC, Ein SH, Langer JC, Chiu PP. Outcomes after muscle flap vs prosthetic patch repair for large congenital diaphragmatic hernias. J Pediatr Surg. 2010;45:151e4.

NioM,Haase G, Kennaugh J et al. A prospective randomized trial of delayed versus immediate repair of congenital diaphragmatic hernia. J Pediatr Surg. 1994;29(5):618-21.

Pober BR. Overview of epidemiology, genetics, birth defects, and chromosome abnormalities associated with CDH. Am J Med Genet C Semin Med Genet. 2007 May 15;145C(2):158-71.

Romao RLP, Nasr A, Chiu PPL et al. What is the best prosthetic material for patch repair of congenital diaphragmatic hernia? Comparison and meta-analysis of porcine small intestinal submucosa and polytetrafluoroethylene. J Pediatr Surg. 2012;47(8):1496-500.

Schlager A, Arps K, Siddharthan R, Clifton MS. Tube Thoracostomy at the Time of Congenital Diaphragmatic Hernia Repair: Reassessing the Risks and Benefits. J Laparoendosc Adv Surg Tech A. 2017 Mar;27(3):311-7.

Skari H, Bjornland K, Haugen G, Egeland T, Emblem R. Congenital diaphragmatic hernia: A meta-analysis of mortality factors. J Pediatr Surg. 2000 Aug;35(8):1187-97.

Tracy S, Chen C. Multidisciplinary long-term follow-up of congenital diaphragmatic hernia: A growing trend. Semin Fetal Neonatal Med. 2014 Dec;19(6):385-91. Doi: 10.1016/j.siny.2014.09.001.

Tsao K, Lally PA, Lally KP. Minimally invasive repair of congenital diaphragmatic hernia. J Pediatr Surg. 2011;46(6):1158-64.

Hérnia Diafragmática Congênita –
Aspectos Clínicos

Walusa Assad Gonçalves Ferri

A HDC é um defeito no diafragma que ocasiona herniação de vísceras abdominais no tórax, resultando em hipoplasia pulmonar. Pode se apresentar como uma lesão isolada ou como parte de uma síndrome. Apesar de a doença ser descrita por Bochdalek em 1848, ainda hoje há muitas dúvidas sobre as melhores condutas terapêuticas. No Brasil, apresenta uma incidência aproximada de 1:25.000, considerando que em função das falhas de diagnóstico do pré-natal, provavelmente este número está subestimado.

A prevalência de HDC em outros países é de 2,3:10.000 nascimentos (IC 95% 2,2 a 2,4) e de 1,6:10.000 (IC 95% 1,6 a 1,7) quando se avalia apenas os casos isolados da doença (HDC não associada a qualquer outra anomalia congênita). A proporção entre homens e mulheres nos casos de HDC é de 1:0,69. Ao longo dos anos houve um pequeno aumento na prevalência de HDC total, mas não houve aumento significativo para os casos isolados.

Nas últimas três décadas houve avanços na assistência neonatal e melhora da sobrevivência (elevação de 50 para 80% de sobrevida). Entretanto, a frequência e gravidade das morbidades associadas ainda são elevadas. O impacto sanitário e econômico das morbidades ocasionou um custo financeiro e pessoal elevado, associado à redução da produtividade e da qualidade de vida das famílias.

A assistência à HDC é complexa e exige integração multidisciplinar no pré-natal, perinatal/pós-natal e infância/adolescente. No Canadá, a necessidade de atuação de vários especialistas e a falta de evidências sobre as práticas adequadas no seguimento da doença ocasionam variação de resultados entre os hospitais infantis canadenses, e isso contribui para desfechos desfavoráveis. Portanto, a HDC é um desafio para todos, necessitando de atualizações constantes e pesquisas para que seja possível melhorar as taxas de morbimortalidade da doença.

Mecanismo de desenvolvimento da HDC

Etiologia

A etiologia parece ser multifatorial, entretanto ainda permanece pouco clara. As possíveis etiologias são fatores genéticos, associados a exposições ambientais e deficiências nutricionais. Estudos em neonatos com HDC mostraram baixo nível de retinol. A maioria dos casos apresenta defeito diafragmático isolado, mas também pode estar associada às anomalias cardíacas, gastrointestinais, geniturinárias ou à aneuploidia cromossômica. São vários os modelos animais usados para a pesquisa em HDC, muitos das informações atuais foram produzidas por meio destes modelos (Figuras 61.1 e 61.2).

SEÇÃO IV – SISTEMA RESPIRATÓRIO

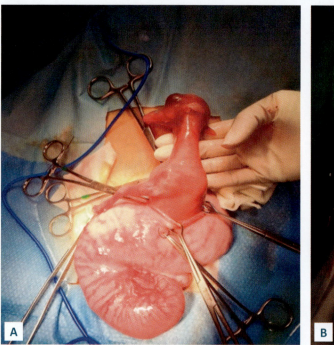
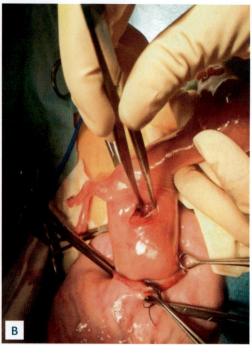

Figura 61.1. (A e B) Modelo de criação cirúrgica de HDC em cordeiros: intervenção fetal para criação de HDC com técnica aberta, posterior rafia do útero e seguimento da gestação. Os estudos com esses fetos serão realizados aproximadamente 4 a 6 semanas depois da intervenção.
Fonte: Acervo da autoria.

Desenvolvimento embrionário

A base embriológica permanece controversa. Uma hipótese é que durante o desenvolvimento do diafragma (4 a 12 semanas) ocorra uma falha de fusão de diferentes partes do músculo, resultando em um canal pleuroperitoneal patente. Outra suposição é que a hipoplasia pulmonar pode ser o fator causal: o inadequado desenvolvimento do broto do pulmão ocasionaria um comprometimento do desenvolvimento da placa mesenquimal, resultando em um diafragma defeituoso.

Diagnóstico e classificação da HDC

Instrumentos para diagnóstico

A ultrassonografia detecta mais de 50% dos casos de HDC com idade gestacional média de 24 semanas (22 a 32 semanas). A ultrassonografia tridimensional, ecocardiografia fetal e ressonância magnética fetal (RMF) são utilizadas na avaliação da gravidade da HDC. A RMF é útil na detecção de anomalias fetais, avaliação da posição do fígado e estimativa do volume pulmonar.

A identificação da HDC do lado esquerdo é relativamente simples, entretanto, a HDC isolada do lado direito é extremamente difícil de diagnosticar por ultrassonografia, principalmente se o fígado for o único órgão que esteja herniado. Sinais indiretos, como deslocamento do eixo cardíaco, identificação da vesícula biliar e investigação da vasculatura no fígado usando Doppler podem ajudar no diagnóstico.

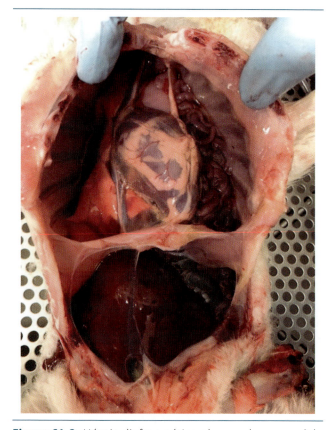

Figura 61.2. Hérnia diafragmática observada em modelo animal (cordeiro).
Fonte: Acervo da autoria.

Classificação

As hérnias são classificadas segundo a localização: as hérnias posterolaterais (Bochdalek) são o tipo mais comum (70 a 75%), com a maioria ocorrendo no lado esquerdo (85%) e menos frequentemente no lado direito (13%) ou bilateral (2%). Os defeitos anteriores ou hérnias de Morgagni (23 a 28%) e as hérnias centrais (2 a 7%) são os outros tipos.

Outra doença do diafragma é a eventração diafragmática, caracterizada por uma fraqueza no diafragma, entretanto, a eventração não apresenta as mesmas alterações fisiopatológicas da HDC, não está associada à hipoplasia pulmonar grave e é mais comum no lado direito.

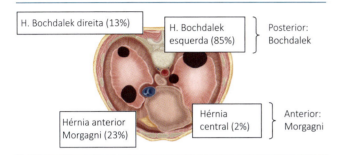

Figura 61.3. Corte do diafragma com as localizações e frequências dos diferentes tipos de hérnia diafragmática.
Fonte: Desenvolvida pela autoria.

Caracterização da gravidade

Por meio da caracterização da gravidade é possível realizar o planejamento terapêutico.

Preditores fetais de desfechos

- Presença de anomalias associadas, especialmente doença cardíaca: a presença de anomalias associadas aumenta o risco relativo associado à mortalidade em 0,7.
- Posição do fígado: a herniação do fígado está associada a um pior prognóstico (sobrevivência diminui de 74 para 45%), também apresenta um alto valor preditivo para ECMO (80% para herniações de fígado *versus* 25% para as não herniações).
- Relação pulmão-cabeça (LHR – *lung head ratio*):
  - O tamanho do pulmão contralateral (mm^2) em comparação com a circunferência da cabeça (mm) estabelece a relação pulmão-cabeça (LHR). A relação LHR é utilizada associada à presença da hérnia de fígado para prever os desfechos da doença:
    a) LHR > 1,35 associada a 100% de sobrevivência;
    b) LHR entre 1,35 e 0,6 associado com 61% de sobrevivência;
    c) LHR < 0,6: sem sobrevivência.
- A relação entre LHR observado e LHR esperado para a idade gestacional (O/E LHR):
  - Entre 12 e 32 semanas de gestação, a área do pulmão fetal aumenta 16 vezes, já a circunferência da cabeça aumenta apenas quatro vezes, portanto alterações na velocidade de crescimento desses órgãos podem caracterizar o grau de comprometimento pulmonar:

    a) O/E LHR < 25% é considerado CDH grave (sobrevivência 10% com herniação de fígado e 25% sem herniação de fígado);
    b) O/E LHR <15% com herniação de fígado: 100% de mortalidade.

Tratamento perinatal da HDC

Manejo obstétrico

Nenhuma vantagem significativa foi relatada em neonatos humanos com HDC que receberam corticoide antenatal, portanto recomenda-se que essa medicação seja realizada apenas nos fetos com HDC, com ameaça de parto prematuro, seguindo as dosagens e intervalos habituais.

Manejo pré-natal cirúrgico (FETO)

Os estudiosos do tema observaram que na doença neonatal CHAOS (*congenital high airway obstruction syndrome*) ocorria crescimento pulmonar, assim, por meio dessa observação desenvolveram a técnica de oclusão traqueal (FETO – *fetoscopic tracheal occlusion*) realizada por meio da colocação, por via fetoscópica, de um balão na traqueia dos neonatos afetados por HDC. A oclusão traqueal impede a saída de fluido produzido normalmente pelo pulmão e, por ação mecânica, ocasiona distensão alveolar, crescimento e aceleração da maturidade e desenvolvimento da vasculatura pulmonar.

A colocação do balão deve ocorrer com a idade gestacional entre 26 e 29 semanas, no fim da fase canalicular do desenvolvimento pulmonar. Este procedimento é indicado para fetos com porcentagens altas de mortalidade, que possuem herniação hepática e LHR < 1. O balão deve ser retirado com 34 semanas, porque um tempo prolongado de oclusão pode lesar os pneumócitos tipo II e ocasionar a diminuição da produção de surfactante.

Em 2016, foi realizada uma metanálise (Junior et al., 2016) sobre oclusão traqueal fetoscópica que demonstrou um aumento na sobrevivência neonatal entre os pacientes com CDH grave. No entanto, o procedimento foi associado a uma maior taxa de ruptura prematura de membranas e diminuição da idade de nascimento em 2 semanas.

No Brasil, a técnica é realizada com sucesso por diferentes grupos (redução da mortalidade em HDC graves de 50 para 4,8%).

Tratamento pós-natal da HDC/ manejo antenatal e sala de parto

Melhor idade gestacional para a realização do parto

O momento ideal para o nascimento da HDC é controverso. Análises recentes sugeriram diminuição da mortalidade com o avanço da gestação. Em uma revisão (Hutcheon et al., 2010) foram analisados 928 pacientes, a mortalidade neonatal em nascidos com 37 semanas esteve entre 25 e 36%, e em pacientes nascidos com 40 semanas esteve entre 17 e 20%. Portanto é recomendado o parto após as 39 semanas de idade gestacional, com o intuito de evitar complicações associadas à prematuridade.

Condutas em sala de parto

Os nascimentos devem ser realizados em centros com experiência em assistência à HDC. A ressuscitação deverá ser baseada no Programa de Reanimação Neonatal (PRN) da Sociedade Brasileira de Pediatria (SBP).

Ao nascimento o paciente necessita de uma sonda orogástrica/nasogástrica para descomprimir o intestino. Para a ventilação é preferível usar um ressuscitador com peça em T para evitar pressões elevadas nas vias aéreas (evitar balão e máscara). A pressão inspiratória máxima (PIP) deve ser abaixo de 25 cmH_2O e o oxigênio deve ser titulado para manter as saturações pré-ductais recomendadas (PRN) nos primeiros dez minutos, após esse tempo saturações > 70% são aceitas durante as primeiras 1 a 2 horas.

Os pacientes submetidos a FETO podem nascer com o balão ainda na traqueia, nestes casos recomenda-se a técnica EXIT (*ex-utero intrapartum treatment*). A EXIT é a retirada da oclusão traqueal por meio de cesariana, quando a cabeça fetal é exteriorizada na incisão, mantendo-se a circulação placentária até a retirada do balão e intubação traqueal, seguido da retirada do feto e clampeamento do cordão fetal.

Unidade de terapia intensiva/aspectos pulmonares

Características fisiológicas

Um defeito no diafragma também ocasiona alterações nos movimentos respiratórios fetais e alterações na maturação pulmonar.

A hipoplasia pulmonar ocorre no lado da herniação, entretanto o lado contralateral também pode ser afetado com intensidade variável, o que ocasiona diminuição da ramificação dos bronquíolos e vasos pulmonares, resultando em hipoplasia acinar. Os bronquíolos terminais diminuem e ocorre espessamento dos septos alveolares.

Também, o leito vascular pulmonar total é reduzido com a diminuição do número de vasos por unidade de pulmão. Além disso, ocorre o remodelamento vascular pulmonar com hiperplasia e extensão periférica da camada muscular em pequenas arteríolas, ocasionando hipertensão pulmonar refratária a tratamento.

Entretanto, também existem componentes de hipertensão pulmonar reversíveis, como a vaso reatividade alterada, possivelmente em função de um desequilíbrio da inervação autonômica (aumento da atividade simpática e diminuição da atividade parassimpática), associada a um desequilíbrio entre mediadores vasoconstritores e vasodilatadores que comprometem o relaxamento do endotélio das artérias pulmonares.

Abordagem ventilatória inicial

A estratégia de ventilação inicial foi investigada pelo CDH EURO Consortium (*VICI-trial, ventilation in Infants with congenital diaphragmatic hernia: an International randomized clinical trial NTR 1310*), que comparou ventilação de alta frequência e ventilação convencional.

Não houve diferença estatisticamente significante no resultado combinado de mortalidade ou displasia bronco-

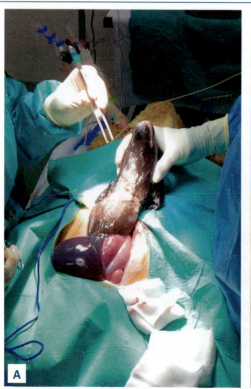 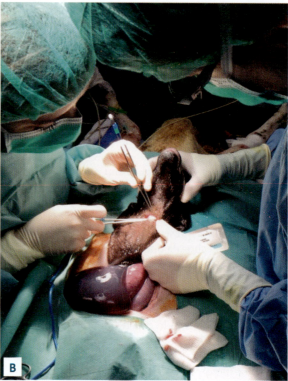

Figura 61.4. Modelo animal (cordeiro) com HDC submetido à técnica EXIT para traqueostomia.
Fonte: Acervo da autoria.

pulmonar (DBP). Pacientes inicialmente ventilados pelo CMV (ventilação convencional) foram ventilados por menos dias (P: 0,03), apresentaram menor necessidade de ECMO (P: 0,007), menor necessidade de óxido nítrico inalatório (P: 0,045), menor necessidade de sildenafil (P: 0,004), menor duração de drogas vasoativas (P: 0,02) e maior porcentagem de tratamento com êxito (P: 0,01) em comparação aos pacientes inicialmente ventilados pela HFOV. Portanto, o CDH EURO Consortium recomenda a ventilação mecânica convencional como estratégia de ventilação inicial.

As configurações ventilatórias iniciais para CMV neste estudo incluíram pressão positiva final expiratória (PEEP) entre 3 e 5 cmH$_2$O e pressão inspiratória de pico (PIP) entre 20 a 25 cmH$_2$O, mas não há consenso sobre os parâmetros inicias e nem o modo ventilatório da ventilação convencional, entretanto a ventilação protetora deve sempre ser utilizada, objetivando volume corrente 4 a 6 mL/kg.

Recomendações de valores gasométricos

Em pacientes com HDC controles gasométricos devem ser programados diariamente, a obtenção de um acesso para pressão arterial invasiva é útil para auxiliar na coleta. Antes da coleta o paciente deve ser aspirado, ventilado de 30 minutos a 1 hora, após a aspiração e a monitorização respiratória (volumes), e o local da coleta deve ser registrado imediatamente.

Nas primeiras 2 horas após o nascimento, níveis de SpO2 pré-ductais próximos a 70% são aceitáveis. Os valores de saturação não devem ser superiores a 94%.

Após 2 horas, os níveis devem se manter entre 85 e 94%. Em casos individuais, no entanto, níveis até 80% podem ser aceitos, desde que a perfusão dos órgãos esteja satisfatória (indicada por um pH > 7,2, lactato < 5 mmol/L e diurese > 1 mL/kg/h). A hipercapnia permissiva na HDC é bem aceita.

O papel do surfactante

Embora estudos em animais sugiram a presença de um pulmão imaturo, com deficiência de surfactante, uma análise retrospectiva (Boucherat et al., 2007) não encontrou qualquer efeito benéfico da terapia de reposição de surfactante em pacientes a termo com CDH. Contudo, estes estudos apresentam limitações. Em função disso, o surfactante ainda é usado em pacientes prematuros com HDC.

Ventilação de alta frequência

A ventilação de alta frequência (VAF) pode ser utilizada como terapia de resgate se a ventilação mecânica convencional falhar. Se PIP ≥ 28 cmH$_2$O para atingir os níveis sugeridos anteriormente, outra modalidade ventilatória deve ser considerada (como ventilação de alta frequência ou ECMO).

A recomendação de parâmetros ventilatórios iniciais da alta frequência para doenças pulmonares não homogéneos, como a HDC é iniciar ventilação com MAP (pressão média de vias aéreas) igual ou 1 a 2 pontos abaixo da MAP máxima utilizada na ventilação convencional. A MAP é ajustada para manter uma inflação adequada do pulmão contralateral (oito espaços intercostais). A frequência inicial da VAF deve ser aproximadamente 7 Hz. Se não houver melhora da oxigenação, a MAP pode ser aumentada 1 a 2 pontos, entretanto, se ainda assim não ocorrer melhora, voltar para a ventilação convencional.

Hipertensão pulmonar (HP)

Em alguns pacientes com HDC na fase pós-natal imediata há um curto período de melhor oxigenação referido como período de "lua de mel", no entanto, posteriormente ocorre uma deterioração progressiva na oxigenação associada à evolução da HP (PSAP aproximadamente ≥ 40 mmHg).

O ecocardiograma é o teste não invasivo disponível mais adequado para avaliar a função cardíaca e pressões pulmonares e geralmente é feito dentro das primeiras 24 horas e conforme necessário, entretanto possui valor preditivo questionável em situações com lesão parenquimatosa intersticial. Na hérnia, em função do *shunt* direita-esquerda, a diferença de saturação pré e pós-ductal pode ser observada, entretanto a ausência de diferença não descarta hipertensão pulmonar em HDC.

Se as saturações pré-ductais diminuírem abaixo de 85%, os parâmetros ventilatórios e os aspectos hemodinâmicos devem ser avaliados antes de iniciar qualquer terapia medicamentosa para HP. Mesmo que a PSAP esteja maior que as pressões arteriais (PA), não há necessidade de aumentar a PA para valores supranormais. Catecolaminas alfa agonistas, além de aumentarem a resistência vascular sistêmica aumentam a resistência vascular pulmonar.

Óxido nítrico inalatório

O óxido nítrico inalatório (NOi) é a primeira alternativa para tratamento da hipertensão pulmonar em pacientes > 34 semanas de gestação. É um vasodilatador pulmonar seletivo que relaxa o músculo liso da vasculatura pulmonar.

Os critérios para iniciar o NOi são determinados pelo índice de oxigenação (IO) (índice de oxigenação (IO) = MAP × FiO2 × 100 ÷ PaO2 pré-ductal). O NOi deve ser utilizado se IO ≥ 20. A dose inicial recomendada é de 20 partes por milhão (ppm) e é considerado uma resposta completa para o NOi se ocorrer um aumento na relação entre pressão arterial parcial de oxigênio e fração de oxigênio inspirado (PaO2/FiO2) em ≥ 20 mmHg pós-terapia com NOi, ou um aumento maior que dez pontos na saturação pré-ductal.

Se não houver resposta ao NOi uma hora após a introdução, mesmo após a otimização da ventilação e do estado hemodinâmico, o NOi deve ser desligado. Alguns pacientes descompensam e se tornam hipoxêmicos com descontinuação abrupta do NOi, nestes casos, a retirada deve ser gradual, 5 ppm a cada 6 horas.

Continuar NOi com alta oferta de oxigênio pode ser prejudicial, uma vez que é um radical livre e pode combinar com ânions superóxido para formar peroxinitrito, que é um vasoconstritor tóxico. Portanto, continuar a terapia com NOi na ausência de resposta não é indicado. Pacientes com HDC corrigida também apresentam risco de apresentar hipertensão.

O papel do NOi na sobrevida da HDC é questionável (Pierro et al., 2014), em um ensaio randomizado não reduziu a necessidade de ECMO ou morte de forma prospectiva, entretanto, a abordagem do paciente neste estudo foi diferente da prática atual.

Outras alternativas para tratar HPP

A **prostaglandina** (PGE1) intravenosa (IV) tem sido utilizada, especialmente se há insuficiência cardíaca direita, mantém o ducto aberto e reduz a carga no ventrículo direito. Entretanto, mais estudos são necessários para esse tratamento.

O **sildenafil** é um inibidor da fosfodiesterase (PDE5) e inibe a degradação de monofosfato cíclico de guanosina (cGMP) ocasionando vasodilatação. O sildenafil oral melhora oxigenação e reduz a mortalidade em HP em centros limitados pela não disponibilidade de NOi e ECMO. Entretanto, não há ensaios para apoiar o uso em pacientes com HDC.

A **milrinona** é um inibidor da fosfodiesterase (PDE3) que aumenta a concentração de monofosfato cíclico de adenosina (cAMP) em músculo liso e miocárdio. Tem ação lusotrópica e propriedades inotrópicas. A terapia de milrinona tem sido utilizada nas situações com HP resistente em lactentes com HDC, apesar do uso do óxido nítrico. A hipotensão é uma preocupação clínica e os bebês devem ser monitorados de perto. Uma dose de ataque (50 μg/kg durante 30 a 60 min) seguida por uma dose de manutenção (0,33 μg/kg por minuto e com possível escalonamento de 0,66 a 1 μg/kg por minuto com base na resposta) são comumente usadas. A dose de ataque aumentará o risco de hipotensão, mas pode atingir níveis plasmáticos mais rapidamente, consequentemente, a dose de ataque não é recomendada na presença de hipotensão sistêmica. Pode ser administrado um bolus de volume (10 mL/kg) antes da dose de ataque para evitar hipotensão.

Um estudo multicêntrico que investiga o uso de milrinona em crianças com CDH foi proposto pelo NICHD Rede de Pesquisa Neonatal e começará a inscrição em breve (NCT02951130).

O **bosentano** é um bloqueador de receptores de endotelina e é ocasionalmente usado como agente oral na gestão de hipertensão pulmonar crônica na HDC. Existe experiência limitada em neonatos.

Oxigenação membranosa extracorpórea (ECMO)

A oxigenação membranosa extracorpórea (ECMO) é considerada como a última opção para neonatos ≥ 34 semanas de gestação ou com peso > 2 kg e sem anomalias letais associadas, mas sua validade está sendo questionada em função das sequelas graves nos pacientes submetidos ao processo.

Os critérios de seleção para ECMO variam entre os centros e permanecem controversos. Os especialistas do CDH EURO Consortium têm critérios publicados para ECMO: 1) incapacidade de manter saturações pré-ductais > 85% ou saturações pós-ductais > 70%; 2) aumento da $PaCO_2$ e acidose respiratória com pH < 7,15, apesar do manejo ideal do ventilador; 3) PIP > 28 cmH_2O ou MAP > 17 cmH_2O para atingir saturações > 85%; 4) oferta inadequada de oxigênio com acidose metabólica; 5) hipotensão sistêmica resistente a fluidos e fármacos vasopressores associados ao débito urinário < 0,5 mL/kg/h por um período de 12 a 24 horas; 6) OI ≥ 40.

Extubação

A extubação deve ser programada quando o paciente apresentar adequada respiração espontânea, sem sedação e não deve ser postergada. Não existem estudos significativos sobre estratégias de desmame em pacientes com HDC. Nós recomendamos realização de testes de respiração espontânea antes da extubação que sejam capazes de avaliar o componente muscular, parenquimatoso e neurológico do sistema respiratório.

O suporte ventilatório pós-extubação não foi estudado na HDC. Sendo assim, em função das limitações da caixa torácica e presença de hipoplasia pulmonar, recomenda-se o uso de suporte ventilatório não invasivo.

Não há estudos suficientes para recomendar o tipo ou os parâmetros ventilatórios não invasivos.

Unidade de terapia intensiva/aspectos hemodinâmicos

Características fisiopatológicas

O componente cardiogênico e hemodinâmico da HDC deve ser continuamente avaliado. A disfunção ventricular direita é observada em alguns pacientes com hipertensão pulmonar grave em função da HDC. Durante a vida fetal, o *ductus arteriosus* serve como uma "válvula pop-off" e limita a pressão no ventrículo direito, entretanto, após o nascimento, com a vasculatura pulmonar remodelada, ocorre uma sobrecarga das câmaras direitas, ocasionando à disfunção do ventrículo direito (VD).

Também, anormalidades do ventrículo esquerdo foram relatadas. Quando comparados a neonatos com outras causas de HP, neonatos com HDC do lado esquerdo apresentaram diferenças cardíacas significativas, como menor massa de ventrículo esquerdo. A massa ventricular esquerda reduzida contribui para a hipoplasia funcional do VE e pode resultar em aumento da pressão atrial esquerda e hipertensão venosa pulmonar (Figura 61.5).

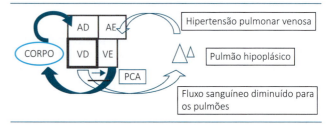

Figura 61.5. Representação esquemática dos aspectos cardiopulmonares da hérnia diafragmática congênita.

AD: átrio direito; VD: hipertrofia de ventrículo direito; AE: átrio esquerdo; VE: hipoplasia de ventrículo esquerdo.

Fonte: Acervo da autoria.

Monitorização

A monitorização deve ser rigorosa e é provável que o paciente se encontre bem nas primeiras 24 a 48 horas (lua de mel), entretanto é recomendado que todos os acessos sejam garantidos imediatamente após a internação, porque posteriormente, com a evolução e a instabilidade hemodinâmica, as dificuldades aumentam.

O acesso venoso central ou periférico calibroso deve ser obtido para administração de fluidos e medicamentos. Embora seja comum a passagem de cateter umbilical (arterial e venoso), é recomendado, assim que possível, obter uma via arterial na radial direita ou na artéria ulnar.

Valores gasométricos da artéria umbilical (PaO2) refletem a condição pós-ductal e a interpretação errônea pode ocasionar um aumento inadequado na fração de oxigênio inspirado (FIO2).

A pressão arterial invasiva em membro superior direito deve ser garantida para verificação de valores gasométricos pré-ductal e medidas pressóricas, uma vez que em pacientes com HDC este modo de mensuração de pressão é o mais adequado. Também é seguro garantir o acesso umbilical arterial, uma vez que a obtenção de pressão arterial invasiva em neonatos pode apresentar dificuldades técnicas, e uma alternativa é ser instalada no cateter umbilical arterial.

A instalação de capnografia e pressão venosa central podem ser utilizadas e são recomendadas, entretanto, o mais seguro é que sejam utilizadas para avaliar os parâmetros de forma comparativa (antes e depois das intervenções), especialmente a capnografia que pode indicar baixo débito cardíaco. Se disponível, utilize NIRS (*near infrared spectroscopy*) para a monitorização cerebral.

Suporte hemodinâmico

O consórcio HDC recomenda a manutenção de pressão arterial em níveis normais para a idade gestacional, se as saturações pré-ductais estiverem entre 80 e 95%.

A realização de ecocardiograma é recomendada. Este exame pode identificar se a causa da instabilidade hemodinâmica é em função da falência miocárdica ou por componente distributivo. A terapêutica hemodinâmica será dependente dessa informação.

Com relação a qual medicação utilizar no manejo hemodinâmico não há consenso sobre os fármacos, e estudos estão sendo realizados. Após o diagnóstico de choque distributivo ou cardiogênico, o mesmo deve ser conduzido de acordo com os *guidelines* referentes a essas patologias no paciente neonatal.

O CDH EURO Consortium recomenda que no caso de hipotensão e perfusão comprometida dos tecidos por componente distributivo, má perfusão tecidual indicada por um pH < 7,2, lactato < 5 mmol/L e diurese > 1 mL/kg/h, a abordagem inicial deve ser a administração de 10 a 20 mL/kg de NaCl 0,9% e se necessário, a expansão pode ser repetida uma vez.

Se não houver sinais de má perfusão não é necessário a administração de aminas vasoativas.

Não existem evidências da ação das aminas vasoativas na HDC, e um estudo em 2014 (Buijs et al., 2014) demonstrou que mesmo após aumento da frequência cardíaca e pressão arterial, não foi observado melhora da microcirculação. A dopamina é a amina mais comumente utilizada em casos de hipotensão arterial. A adrenalina deve ser evitada porque pode aumentar os níveis de lactato e influenciar no manejo clínico.

No choque cardiogênico, a milrinona, um fármaco testado em HDC, demonstrou melhora da função ventricular direita e do índice de oxigenação, entretanto em um estudo (McNamara et al., 2013) com apenas seis pacientes. A dobutamina pode ser utilizada em casos de comprometimento miocárdico, se milrinona não for uma opção.

Corticoide deve ser usado na instabilidade refratária hemodinâmica, estudos demonstraram baixo nível de cortisol, bem como a expressão alterada da ligação da corticotropina, em neonatos com HDC.

Unidade de terapia intensiva/analgesia e sedação

O paciente com hérnia diafragmática congênita deve estar sedado. A sedação e a analgesia devem ser constantemente reavaliadas por escalas de avaliação de sedação em neonatologia, como NIPS ou CONFORT.

Uma ampla gama de práticas sedativas e analgésicas tem sido descrita. A maioria dos centros usa opioides como sulfato de morfina ou fentanil nas doses usuais. A sedação deve ser mantida até estabilidade do paciente e início do desmame ventilatório.

Paralisantes neuromusculares

Os paralisantes neuromusculares devem ser evitados nos pacientes com hérnia diafragmática congênita. Embora não exista dados sobre o uso de bloqueadores neuromusculares em pacientes com hérnia diafragmática, a paralisia neuromuscular está associada à hipoxemia e, portanto, deve ser evitada.

Unidade de terapia intensiva/nutrição

Nutrição parenteral

O paciente deve receber nutrição parenteral logo após o nascimento e imediatamente após a correção cirúrgica da HDC. Só deve ser administrado soro de manutenção durante procedimento cirúrgico. A oferta de aminoácidos, glicose e lipídios devem seguir as normas de nutrição parenteral no paciente neonatal. Os pacientes que foram submetidos à cirurgia de reparo de hérnia diafragmática geralmente são hipermetabólicos, sendo assim, necessitam de uma oferta calórica diária de 125 ± 20 kcal/kg/dia.

Alimentação enteral

A alimentação enteral deve ser iniciada assim que forem observados sinais de trânsito intestinal, como diminuição dos resíduos e ausculta de ruídos hidroaéreos.

Os pacientes devem receber medicações antirrefluxo assim que a dieta for iniciada. Os pacientes com HDC devem receber dieta por via enteral, com progressão da dieta conforme rotina do serviço. A progressão de dieta para neonato mais comumente preconizada é um aumento de 20 mL/kg/dia.

As medicações antirrefluxo administradas não estão bem estabelecidas, entretanto a mais comumente utilizada é a ranitidina 2 mg/kg/dose, de 12/12 horas. O tipo de alimentação enteral a ser oferecida também não está determinado, sendo assim, em função dos inúmeros benefícios, recomenda-se a introdução de leite materno. As condições das alças intestinais devem ser constantemente avaliadas, uma vez que pacientes com correção de HDC apresentam chances aumentadas de patologias intestinais.

Unidade de terapia intensiva/abordagem cirúrgica

Os benefícios da correção cirúrgica são incertos, mas a maioria da literatura apoia a ideia de que a redução do conteúdo visceral da cavidade torácica e o fechamento do defeito diafragmático são importantes em longo prazo, mas proporcionam pouco benefício imediato ao paciente. As reduções dos conteúdos herniados para o abdome permitem a expansão dos pulmões comprimidos, mas não resultam em melhora imediata da HP e hipoxemia (Figura 61.6).

O estresse da operação é frequentemente grave o suficiente para induzir crises hipertensivas nos pacientes mais comprometidos, e, se realizado em um paciente em ECMO, pode ocasionar complicações hemorrágicas. O momento ideal de reparo da HDC pode ser difícil de determinar, particularmente em pacientes instáveis, em função da chance de descompensação. Para pacientes estáveis, o reparo é geralmente realizado após estabilidade clínica, que ocorre depois de 48 a 72 horas após o parto. Os dados sobre a influência do tempo de reparo em resultados são dificultados por números limitados, desenho retrospectivo, heterogeneidade do grupo de pacientes, e, portanto, não servem bem para gerar indicações precisas.

Seguimento

Os pacientes com HDC quando atingem a adolescência frequentemente apresentam doenças obstrutivas pulmonares com intensidade leve a moderada e se beneficiam com terapia broncodilatadora, também apresentam força muscular inspiratória comprometida. Os problemas nutricionais incluem refluxo gastroesofágico, aversão pela alimentação por via oral, problemas de deglutição resultando em necessidade de alimentação por sonda ou gastrostomia. Os problemas neurológicos e de desenvolvimento vão desde incapacidade física até atrasos neurocognitivos e funcionais. A perda auditiva é comum nesses bebês. Também são observados problemas ortopédicos, como deformidades, como pectus e escoliose, observados após reparo de CDH.

Considerações finais

Os relatórios sugeriram tendências crescentes de sobrevivência em crianças com HDC, apesar da etiologia pouco clara e das dúvidas sobre terapêuticas clínicas ao longo das últimas décadas. A normatização do tratamento e a educação médica continuada influenciam diretamente o sucesso da assistência em HDC.

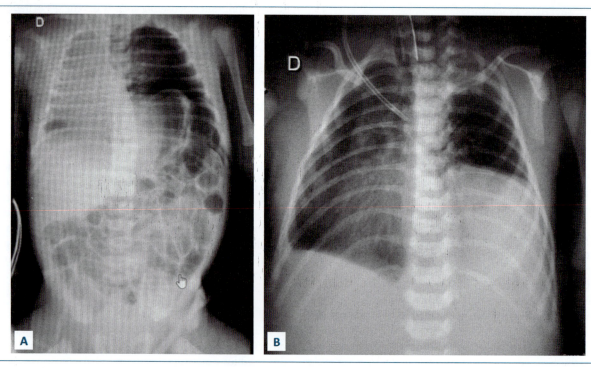

Figura 61.6. Radiografias de tórax de pacientes com HDC antes e após correção cirúrgica. (A) Antes de intervenção cirúrgica. (B) Depois de intervenção cirúrgica. Observar que após cirurgia há preenchimento do espaço ocupado pelas vísceras por derrame pleural, fato esperado e que não necessita de intervenção. Note também que a cirurgia não modifica significativamente a expansão pulmonar do lado afetado.
Fonte: Acervo da autoria.

LEITURAS COMPLEMENTARES

Aranda JV, Carlo W, Hummel P, Thomas R,Lehr VT, Anand KJ: Analgesia and sedation during mechanical ventilation in neonates.Clin Ther. 2005;27:877-99.

Beurskens LW, Tibboel D, Lindemans J, Duvekot JJ, Cohen-Overbeek TE. Retinol status of newborn infants is associated with congenital diaphragmatic hérnia. Pediatrics. 2010 Oct;126(4):712-20. Doi: 10.1542/peds.2010-0521. Epub 2010 Sep 13.

Beurskens LW, Tibboel D, Steegers-Theunissen RP. Role of nutrition, lifestyle factors, and genes in the pathogenesis of congenital diaphragmatic hernia: Human and animal studies. Nutr Rev. 2009;67(12):719-30.

Bhat BV, Plakkal N. Management of Shock in Neonates. Indian J Pediatr. 2015;82(10):923-9.

Boucherat O, Benachi A, Chailley-Heu B,Franco-Montoya ML, Elie C, Martinovic J, Bourbon JR. Surfactant maturation is not delayed in human fetuses with diaphragmatic hernia. PLoS Med. 2007;4:e237.

Brasil. Ministério da Saúde. Datasus. Informações de Saúde. Disponível em: http://www2.datasus.gov.br/DATASUS/index.php.

Buijs EA, Reiss IK, Kraemer U et al. Increasing mean arterial blood pressure and heart rate with catecholaminergic drugs does not improve the microcirculation in children with congenital diaphragmatic hernia: A prospective cohort study. Pediatr Crit Care Med. 2014;15:343-54.

Carter BS, Brunkhorst J. Neonatal pain management. Semin Perinatol. 2017 Mar;41(2):111-6.

Chiu PP, Sauer C, Mihailovic A et al. The price of success in the management of congenital diaphragmatic hernia: Is improved survival accompanied by an increase in long-term morbidity? J Pediatr Surg. 2006;41:888-92.

Farkouh-Karoleski C, Najaf T, Wynn J, Aspelund G, Chung WK, Stolar CJ, Mychaliska GB, Warner BW, Wagner AJ, Cusick RA, Lim FY, Schindel DT, Potoka D, Azarow K, Cotten CM, Hesketh A, Soffer S, Crombleholme T, Needelman H. A definition of gentle ventilation in congenital diaphragmatic hernia: A survey of neonatologists and pediatric surgeons. J Perinat Med. 2017 Dec 20;45(9):1031-8.

Gallindo RM, Gonçalves FL, Barreto CT, Schmidt AF, Pereira LA, Sbragia L. Evaluation of histological changes after tracheal occlusion at different gestational ages in a fetal rat model. São Paulo: Clinics. 2013; 68(1):59-63.

George DK, Cooney TP, Chiu BK, Thurlbeck WM. Hypoplasia and immaturity of the terminal lung unit (acinus) in congenital diaphragmatic hernia. AmRev Respir Dis. 1987;136(4):947-50.

Giliberti P, Mondì V, Conforti A, Lombardi MH, Sgrò S, Bozza P, Picardo S, Dotta A, Bagolan P. Near infrared spectroscopy in newborns with surgical disease. J Matern Fetal Neonatal Med. 2011;24(Suppl 1):56-8.

Grady AJ. Severe left diaphragmatic hernia limits size of fetal left heart morethan right diaphragmatic hernia. Ultrasound Obstet Gynecol. 2015;46:688-94.

Graham G, Devine PC. Antenatal diagnosis of congenital diaphragmatic hernia. Semin Perinatol. 2005;29(2):69-76.

Greer JJ. Current concepts on the pathogenesis and etiology of congenital diaphragmatic hernia. Respir Physiol Neurobiol. 2013;189(2):232-40.

Grover TR, Rintoul NE, Hedrick HL. Extracorporeal membrane oxygenation in infants with congenital diaphragmatic hernia. Semin Perinatol. 2018;42(2):96-103.

Haliburton B, Chiang M, Marcon M, Moraes TJ, Chiu PP, Mouzaki M. Nutritional Intake, Energy Expenditure, and Growth of Infants Following Congenital Diaphragmatic Hernia Repair. J Pediatr Gastroenterol Nutr. 2016 Mar;62(3):474-8.

Harrison MR, Adzick NS, Flake AW, Vander Wall KJ, Bealer JF, Howell LJ et al. Correction of congenital diaphragmatic hernia inutero VIII: Response of the hypoplastic lung to tracheal occlusion. J Pediatr Surg. 1996;31(10):1339-48.

Harrison MR. The fetus with a diaphragmatic hernia: Pathophysiology, natural history, and surgical management. In: The unborn patient fetal diagnosis and treatment. 2nd ed. Philadelphia: W.B. Saunders; 1990. p.259-319.

Hutcheon JA, Butler B, Lisonkova S, Marquette GP, Mayer C, Skoll A, Joseph KS. Timing of delivery for pregnancies with congenital diaphragmatic hernia. BJOG. 2010;117(13):1658-62.

Junior EA, Tonni G, Martins WP, Ruano R. Procedure-Related Complications and Survival Following Fetoscopic Endotracheal Occlusion (FETO) for Severe Congenital Diaphragmatic Hernia: Systematic Review and Meta-Analysis in the FETO Era. Eur J Pediatr Surg; 2016. Doi: 10.1055/s-0036-1587331.

Kamath BD, Fashaw L, Kinsella JP. Adrenal insufficiency in newborns with congenital diaphragmatic hernia. J Pediatr. 2010;156:495-7e491.

Keir GJ, Wort SJ, Kokosi M, George PM, Walsh SLF, Jacob J, Price L, Bax S, Renzoni EA, Maher TM, MacDonald P, Hansell DM, Wells AU. Pulmonary hypertension in interstitial lung disease: Limitations of echocardiography compared to cardiac catheterization. Respirology. 2018 Jan 12. Doi: 10.1111/resp.13250. [Epub ahead of print].

Lally KP, Bagolan P, Hosie S, Lally PA, Stewart M, Cotten CM, Van Meurs KP, Alexander G, Congenital Diaphragmatic Hernia Study G. Corticosteroids forfetuses with congenital diaphragmatic hernia: Can we show benefit? J Pediatr Surg. 2006;41(4):668-74.

Landolfo F, Savignoni F, Capolupo I, Columbo C, Calzolari F, Giliberti P, Chukhlantseva N, Bagolan P, Dotta A. Functional residual capacity (FRC) and lung clearance index (LCI) in mechanically ventilated infants: Application in the newborn with congenital diaphragmatic hernia (CDH). J Pediatr Surg. 2013 Jul;48(7):1459-62.

McGivern MR, Best KE, Rankin J, Wellesley D, Greenlees R, Addor MC, ArriolaL, de Walle H, Barisic I, Beres J et al. Epidemiology of congenital diaphragmatic hernia in Europe: A register-based study. Arch Dis Child FetalNeonatal Ed. 2015;100(2):F137-144.

McNamara PJ, Shivananda SP, Sahni M, Freeman D, Taddio A. Pharmacology of milrinone in neonates with persistent pulmonary hypertension of the newborn and suboptimal response to inhaled nitric oxide. Pediatr Crit Care Med. 2013;14(1):74-84.

Metkus AP, Filly RA, Stringer MD, Harrison MR, Adzick NS. Sonographic predictors of survival in fetal diaphragmatic hernia. J Pediatr Surg. 1996;31(1):148-51.

Mullassery D, Ba'ath ME, Jesudason EC, Losty PD. Value of liver herniation inprediction of outcome in fetal congenital diaphragmatic hernia: A systematic review and meta-analysis. Ultrasound Obstet Gynecol. 2010;35(5):609-14.

Nascidos vivos. Download de arquivos – A partir de 1996 [Internet]. Brasília: Ministério da Saúde; 2014. [Citado 2014 maio 22]. Disponível em: <http://tabnet.datasus.gov.br/cgi/sinasc/dados/.

Partridge EA, Bridge C, Donaher JG, Herkert LM, Grill E, Danzer E, Gerdes M, Hoffman CH, D'Agostino JA, Bernbaum JC et al. Incidence and factors associated with sensorineural and conductive hearing loss among survivors of congenital diaphragmatic hernia. J Pediatr Surg. 2014;49(6):890-4.

Peetsold MG, Kneepkens CM, Heij HA, IJsselstijn H, Tibboel D, Gemke RJ. Congenital diaphragmatic hernia: Long-term risk of gastroesophageal reflux disease. J Pediatr Gastroenterol Nutr. 2010; 51(4):448-53.

Pierro M, Thebaud B. Understanding and treating pulmonary hypertension in congenital diaphragmatic hernia. Semin Fetal 2Neonatal Med. 2014;19(6):357-63.

Puligandla PS, Skarsgard ED. The Canadian Pediatric Surgery Network Congenital Diaphragmatic Hernia Evidence Review Project: Developing national guidelines for care. Paediatr Child Health. 2016;21:183-6.

Puri P, Wester T. Historical aspects of congenital diaphragmatic hernia. Pediatr Surg Int. 1997;12(2-3):95-100.

Ruano R, Yoshisaki CT, da Silva MM, Ceccon ME, Grasi MS,Tannuri U et al. A randomized controlled trial of fetal endoscopic tracheal occlusion versus postnatal management of severe isolated congenital diaphragmatic hernia. Ultrasound Obstet Gynecol. 2012;39(1):20-7.

Russell KW, Barnhart DC, Rollins MD, Hedlund G, Scaife ER. Musculoskeletal deformities following repair of large congenital diaphragmatic hernias. J Pediatr Surg. 2014;49(6):886-9.

Schwartz SM, Vermilion RP, Hirschl RB. Evaluation of left ventricular mass in children with left-sided congenital diaphragmatic hernia. J Pediatr. 1994;125(3):447-51.

Snoek KG, Reiss IK, Greenough A, Capolupo I, Urlesberger B, Wessel L, Storme L, Deprest J, Schaible T, van Heijst A, Tibboel D. CDH EURO Consortium. Standardized Postnatal Management of Infants with Congenital Diaphragmatic Hernia in Europe: The CDH EURO Consortium Consensus – 2015 Update. Neonatology. 2016;110(1):66-74. Doi: 10.1159/000444210.

Stachow R. High-Frequency Ventilation – Basics and Practical Applications. Draguer. ISBN 3-926762-09-8.

The Canadian Congenital Diaphragmatic Hernia Collaborative. Diagnosis and management of congenital diaphragmatic hernia: A clinical practice Guideline. CMAJ 2018 January 29;190:E103-12.

Tibboel D, Lipitz S, Eggink A et al. Observed to expected lung area to head circumference ratio in the prediction of survival in fetuses with isolated diaphragmatic hernia. Ultrasound Obstet Gynecol. 2007;30(1):67-71.

Tsao K, Lally KP. Surgical management of the newborn with ongenital diaphragmatic hernia. Fetal Diagn Ther. 2011;29(1):46-54.

Van den Hout L, Tibboel D, Vijfhuize S, te Beest H, Hop W, Reiss I. CDH EURO Consortium: The VICI-trial: High frequency oscillation versus conventional mechanical ventilation in newborns with congenital diaphragmatic hernia: An international multicenter randomized controlled trial. BMC Pediatr. 2011;11:98.

Veenma DC, de Klein A, Greer JJ, Steegers-Theunissen RP. Retinol status of newborn infants is associated with congenital diaphragmatic hernia. Pediatrics. 2010;126(4):712-20.

Outras Patologias Torácicas Cirúrgicas

Lourenço Sbragia Neto

Malformação congênita das vias pulmonares (CPAM)

Malformações congênitas das vias aéreas pulmonares ou CPAM (anteriormente malformação adenomatoide cística congênita ou CCAM) são raras e correspondem entre 30 e 40% de todas as malformações pulmonares. Elas são caracterizadas por um padrão de desenvolvimento anormal das estruturas brônquico-alveolares distais que ocorre durante a morfogênese da ramificação pulmonar e resultam em áreas pulmonares císticas e/ou adenomatosas. A prevalência é aproximadamente de 1:10.000 fetos nascidos vivos. Os principais diagnósticos diferenciais da CPAM são o sequestro broncopulmonar (SBP), o cisto broncogênico (CB) e o enfisema lobar congênito (ELC). Lesões híbridas são definidas como uma combinação de CPAM e BPS.

Os cistos podem ter tamanhos distintos e são classificados histologicamente de acordo com Stocker em cinco subtipos (0 a IV). Ecograficamente podem ser diagnosticados no exame de rotina pré-natal e classificados de acordo com o tamanho dos cistos em lesões macro e microcísticas (cistos > 5 mm são denominados macrocísticos e os cistos < 5 mm microcísticos). O risco de desenvolver hidropsia fetal pode ser calculado no pré-natal e predizer o prognóstico da CPAM baseado na razão do volume da CPAM denominado CVR que é calculado medindo três dimensões da lesão pulmonar usando a fórmula (comprimento × largura × altura × 0,52) e dividindo pela circunferência craniana afim de corrigir diferenças na idade gestacional. Em um CVR ≥ 1,6 no diagnóstico inicial há risco confiável de hidropsia fetal. A utilização de betametasona em pacientes com diagnóstico de CPAM e CRV ≥ 1,6 pode reverter a hidropsia instalada e aumentar a sobrevivência fetal quando aplicada em menos que 28 semanas.

Clínica

No período neonatal é caracterizado por um desconforto respiratório leve, moderado ou grave na dependência do grau de comprometimento da massa pulmonar. Caso seja assintomático e tenha tido alta no período neonatal, o diagnóstico é feito principalmente após quadro inicial de pneumonia.

Exames de radiologia

CPAM geralmente aparece como uma massa hiperlucente com, algumas vezes, um componente radiopaco à radiografia simples de tórax. Achados incidentais na radiografia ocorrem em 50 a 60% dos pacientes, enquanto 100% são diagnosticados por tomografia computadorizada de tórax, e o local preferencial de acometimento é o lobo inferior esquerdo.

Conduta

A CPAM deve ser sempre removida cirurgicamente. As que apresentam dispneia no período neonatal devem ser operadas de urgência, as demais devem ser operadas eletivamente pelo risco de desenvolver pneumonias de repetição, pneumotórax espontâneo e evolução para desenvolver blastoma pleuropulmonar. A cirurgia preconizada é a lobectomia pulmonar e pode ser realizada por toracotomia ou toracoscopia. O momento mais adequado para a remoção da CPAM nos casos eletivos assintomáticos ainda não está claro na literatura.

Sequestro broncopulmonar (SBP)

Sequestros broncopulmonares são massas císticas microscópicas de tecido pulmonar não funcionante que não

SEÇÃO IV – SISTEMA RESPIRATÓRIO

possuem comunicação com a árvore traqueobrônquica. Tipicamente, o tecido pulmonar em BPS recebe todos ou a maioria de seus suprimentos sanguíneos de uma artéria sistêmica anômala, com a origem desta artéria sendo variável com irrigação própria, em 80% das vezes, com ramos provenientes direto da aorta torácica, e em 20% das vezes a irrigação provém da artéria mesentérica superior localizada no abdome. Existe irrigação do lobo, mas não há formação alveolar adequada para a ventilação, sendo descritos dois tipos: o sequestro extralobar (SEL) e o intralobar (SIL). Embriologicamente, a teoria mais aceita é a que surge um broto pulmonar supranumerário caudal ao broto pulmonar normal que continua migrando juntamente com o esôfago.

Os SEL acometem mais meninos com predominância de 3:1 e, geralmente, estão localizados no lobo inferior esquerdo, cerca de 15% são encontrados abaixo do diafragma, e podem ser confundidos com massas de supra renal, e cerca de 10% das hérnias diafragmáticas congênitas têm SEL associado.

Clínica

No período neonatal é caracterizado por um desconforto respiratório ou quadros de pneumonia e repetição.

Exames de radiologia

Radiografia simples de tórax, ultrassonografia com Doppler para identificar a irrigação ou tomografia computadorizada de tórax. O diagnóstico diferencial dever ser feito com CPAM, hérnia diafragmática congênita e tumores torácicos.

Conduta

SBP deve ser sempre removida cirurgicamente. As que apresentam clínica de dispneia no período neonatal devem ser operadas de urgência, as demais devem ser operadas eletivamente. A cirurgia preconizada é a remoção do SEL ou a lobectomia pulmonar para o SIL, podem ser realizadas por toracotomia ou toracoscopia.

Enfisema lobar congênito (ELC)

ELC é definido pela hiperinsuflação de um ou mais lobos pulmonares na ausência de obstrução brônquica extrínseca. Embriologicamente, resulta de anormalidades brônquicas, defeitos alveolares ou colapso brônquico resultante do suporte cartilaginoso inadequado. Acomete 1:20 a 30 mil nascidos vivos com maior incidência em meninos de raça branca. Os locais anatômicos mais acometidos são o lobo superior esquerdo (40%), lobo médio direito (35%) e lobo superior direito (25%). A malformação associada mais comum são as cardíacas. A fisiopatologia do ELC está relacionada a uma alteração na cartilagem bronquiolar. Esta alteração pode ser de origem obstrutiva bronquial intrínseca, em 33% das vezes, hiperplásica alveolar ou polialveolar, em 33% ou compressiva bronquial extrínseca em 34%.

Clínica

Dispneia ou taquipneia progressiva e cianose.

Exames de radiologia

Radiografia simples, AP e perfil mostrando área hiperluscente, atelectasia do lobo adjacente, herniação para o pulmão oposto e abaixamento da cúpula diafragmática. O diagnóstico diferencial deve ser feito com pneumotórax, pneumatocele, CPAM e atelectasia pulmonar do pulmão acometido do lado oposto.

Conduta

O tratamento é sempre cirúrgico, em geral de urgência ou emergência, com a retirada do lobo acometido por via aberta ou toracoscópica.

Tumores torácicos

Os tumores torácicos são raros no período neonatal. No mediastino anterior os mais observados são os teratomas e timomas, no mediastino posterior encontra-se mais os neuroblastomas e cistos de duplicação esofágica. Muitos deles podem ser visualizados por ecografia no período pré-natal.

Os marcadores tumorais que podem ajudar no diagnóstico diferencial são: alfa-feto-proteína, gonadotrofina coriônica e CEA para os teratomas, e ácido vanil-mandélico, ácido homovanílico e enolase-neuro-específica para os neuroblastomas.

Clínica

Presença de dispneia ou taquipneia.

Exames radiológicos

Radiografia simples de tórax, tomografia axial computadorizada ou ressonância magnética.

Conduta

Depende do tipo histológico tumoral. Teratoma, neuroblastomas em estágios I, II e III e cistos de duplicação esofágica devem ser operados.

Pneumotórax

O pneumotórax é a presença de ar no espaço pleural. Os tipos mais habituais são espontâneo, iatrogênico e hipertensivo. As causas mais comuns de pneumotórax iatrogênico são: volutrauma, excesso de aspiração, ressuscitação e passagem de veia central por punção. O pneumotórax hipertensivo ocasiona compressão cardíaca e mediastinal o que caracteriza uma situação de emergência e requer a drenagem imediata do pulmão acometido. As idades gestacionais menores são as mais acometidas e há alta correlação de pneumotórax com broncodisplasia pulmonar (BDP) e hemorragia intraventricular (HIV) para idade gestacional menor que 32 semanas.

Clínica

Dispneia progressiva, cianose, estase jugular, desvio cardíaco, som hipertimpânico à percussão e transiluminação positiva são sintomas evidentes especialmente no pneumotórax hipertensivo.

Exames radiológicos

Radiografia simples de tórax, transiluminação.

Conduta

Drenagem de urgência.

Quilotórax

Quilotórax é a presença de derrame pleural com linfa. O diagnóstico ecográfico pode ser feito no período pré-natal e a doença está associada à alta morbidade incluindo comprometimento respiratório, desnutrição, imunodeficiência e infecção. As causas mais comuns incluem malformações anatômicas congênitas, síndromes e trauma torácico, em particular de intervenção cirúrgica. A incidência entre o sexo masculino e feminino é de 3:1 e a malformação mais frequentemente associada são as síndromes de Down e de Turner.

Clínica

Dispneia ou taquipneia nas primeiras 24 horas. Ao exame físico o neonato apresenta som maciço à percussão, ausência de murmúrio vesicular e até desvio do mediastino.

Exame radiológico

Radiografia simples, AP e perfil, e ultrassonografia de tórax.

Diagnóstico

Toracocentese com linfa confirmada no exame bioquímico do líquido pleural.

Conduta

Clínica, por meio do manejo da nutrição enteral com a utilização de triglicerídios de cadeia média alta (TCM) ou nutrição parenteral total (NPT) com ou sem administração lipídica intravenosa. Octreotide pode ser utilizado sem muita evidência de melhora.

Cirúrgica por meio de toracocentese (punção) repetitivas, toracostomia (drenagem), cirurgia para ligadura do ducto torácico e *shunt* pleuroperitoneal nos casos de fracasso da drenagem.

Hérnia de hiato esofágico

Presença de estômago no tórax. Os tipos mais comuns são as hérnias de deslizamento e paraesofágica.

Clínica

Dispneia, vômitos, regurgitação e cianose, relacionados às mamadas.

Exame radiológico

Radiografia simples, AP e perfil, seriografia de esôfago, estomago e duodeno, e endoscopia.

Conduta

Tratamento clínico quando é sintomática, e cirúrgico pela realização de uma gastrofundoplicatura por via aberta ou laparoscópica.

LEITURAS COMPLEMENTARES

Adzick NS, Harrison MR, Glick PL, Golbus MS, Anderson RL, Mahony BS, Callen PW, Hirsch JH, Luthy DA, Filly RA et al. Fetal cystic adenomatoid malformation: Prenatal diagnosis and natural history. J Pediatr Surg. 1985 Oct;20(5):483-8.

Andrade CF, Ferreira HP, Fischer GB. Congenital lung malformations. J Bras Pneumol. 2011 Mar-Apr;37(2):259-71.

Azizkhan RG, Crombleholme TM. Congenital cystic lung disease: contemporary antenatal and postnatal management. Pediatr Surg Int. 2008 Jun;24(6):643-57.

Calvert JK, Lakhoo K. Antenatally suspected congenital cystic adenomatoid malformation of the lung: Postnatal investigation and timing of surgery. J Pediatr Surg. 2007 Feb;42(2):411-4.

Carter R. Pulmonary sequestration. Ann Thorac Surg. 1969 Jan;7(1):68-88. Review.

Cataneo DC, Rodrigues OR, Hasimoto EN, Schmidt AF Jr, Cataneo AJ. Congenital lobar emphysema: 30-year case series in two university hospitals. J Bras Pneumol. 2013 Jun-Aug;39(4):418-26.

Chowdhury MM, Chakraborty S. Imaging of congenital lung malformations. Semin Pediatr Surg. 2015 Aug;24(4):168-75.

Crombleholme TM, Coleman B, Hedrick H, Liechty K, Howell L, Flake AW, Johnson M, Adzick NS. Cystic adenomatoid malformation volume ratio predicts outcome in prenatally diagnosed cystic adenomatoid malformation of the lung. J Pediatr Surg. 2002 Mar; 37(3):331-8.

Curran PF, Jelin EB, Rand L, Hirose S, Feldstein VA, Goldstein RB, Lee H. Prenatal steroids for microcystic congenital cystic adenomatoid malformations. J Pediatr Surg. 2010 Jan;45(1):145-50.

Das A, Shah PS. Octreotide for the treatment of chylothorax in neonates. Cochrane Database Syst Rev 2010(9):Cd006388.

Delestrain C, Khen-Dunlop N, Hadchouel A, Cros P, Ducoin H, Fayon M, Gibertini I, Labbé A, Labouret G, Lebras MN, Lezmi G, Madhi F, Thouvenin G, Thumerelle C, Delacourt C. Respiratory morbidity in infants born with a congenital lung malformation. Pediatrics. 2017 Mar;139(3).

Duong HH, Mirea L, Shah PS, Yang J, Lee SK, Sankaran K. Pneumothorax in neonates: Trends, predictors and outcomes. J Neonatal Perinatal Med. 2014;7(1):29-38.

Garvey EM, Ostlie DJ. Hiatal and paraesophageal hernia repair in pediatric patients. Semin Pediatr Surg. 2017 Apr;26(2):61-66.

Glüer S, Reismann M, Ure BM. Congenital lobar emphysema. Ann Thorac Surg. 2008 Feb;85(2):665.

Hall NJ, Stanton MP. Long-term outcomes of congenital lung malformations. Semin Pediatr Surg. 2017 Oct;26(5):311-6.

Hislop A, Reid L. New pathological findings in emphysema of childhood. Polyalveolar lobe with emphysema. Thorax. 1970;25(6):682-90.

Laberge JM, Puligandla P, Flageole H. Asymptomatic congenital lung malformations. Semin Pediatr Surg. 2005 Feb;14(1):16-33.

Lacquet LK, Lacquet AM. Congenital lobar emphysema. Prog Pediatr Surg. 1977;10:307-20.

Landing BH, Dixon LG. Congenital malformations and genetic disorders of the respiratory tract (larynx, trachea, bronchi, and lungs). Am Rev Respir Dis. 1979 Jul;120(1):151-85.

Leblanc C, Baron M, Desselas E, Phan MH, Rybak A, Thouvenin G, Lauby C, Irtan S. Congenital pulmonary airway malformations: State-of-the-art review for pediatrician's use. Eur J Pediatr. 2017 Dec;176(12):1559-1571.

Naito Y, Beres A, Lapidus-Krol E, Ratjen F, Langer JC. Does earlier lobectomy result in better long-term pulmonary function in children with congenital lung anomalies? A prospective study. J Pediatr Surg. 2012 May;47(5):852-6.

Oliveira C, Himidan S, Pastor AC, Nasr A, Manson D, Taylor G, Yanchar NL, Brisseau G, Kim PC. Discriminating preoperative features of pleuropulmonary blastomas (PPB) from congenital cystic adenomatoid malformations (CCAM): A retrospective, age-matched study. Eur J Pediatr Surg. 2011 Jan;21(1):2-7.

Parikh DH, Rasiah SV. Congenital lung lesions: Postnatal management and outcome. Semin Pediatr Surg. 2015 Aug;24(4):160-7.

Peiró JL, Sbragia L, Scorletti F, Lim FY, Shaaban A. Management of fetal teratomas. Pediatr Surg Int. 2016 Jul;32(7):635-47.

Peiró JL, Sbragia L, Scorletti F, Lim FY. Perinatal Management of Fetal Tumors. Curr Pediatr Rev. 2015;11(3):151-63.

Peranteau WH, Wilson RD, Liechty KW, Johnson MP, Bebbington MW, Hedrick HL, Flake AW, Adzick NS. Effect of maternal betamethasone administration on prenatal congenital cystic adenomatoid malformation growth and fetal survival. Fetal Diagn Ther. 2007;22(5):365-71.

Stocker JT. Congenital pulmonary airway malformation: a new name for and an expanded classification of congenital cystic adenomatoid malformation of the lung. Histopathology. 2002;41:424-30.

Tutor JD. Chylothorax in infants and children. Pediatrics. 2014;133(4):722-33.

Warner JO, Rubin S, Heard BE. Congenital lobar emphysema: A case with bronchial atresia and abnormal bronchial cartilages. Br J Dis Chest. 1982;76(2):177-84.

Wasmuth-Pietzuch A, Hansmann M, Bartmann P, Heep A. Congenital chylothorax: Lymphopenia and high risk of neonatal infections. Acta Paediatr. 2004;93(2):220-4.

63

Doenças das Vias Aéreas Superiores e Inferiores

Rebecca Christina Kathleen Maunsell

Os recém-nascidos (RN) são particularmente vulneráveis às patologias das vias aéreas. O caminho das fossas nasais até os alvéolos pulmonares inclui componentes estruturais e dinâmicos necessários para a respiração, para a fala e apresentam elementos com intersecções críticas para a deglutição e proteção da via aérea. Particularmente no neonato a função laríngea de proteção da via aérea é extremamente importante e o retardo na maturação do sistema digestivo e pulmonar pode ter graves consequências.

As alterações do padrão respiratório em neonatos têm repercussões sobre a coordenação da respiração-deglutição que podem ocasionar distúrbios cardiorrespiratórios fatais em decorrência da imaturidade dos reflexos protetores da laringe. Sintomas respiratórios como taquipneia e esforço resultam em maior gasto energético e, quando significativos, comprometem o ganho ponderal além de aumentarem o risco de broncoaspiração e crises de apneia e cianose. Do mesmo modo, distúrbios da deglutição e do reflexo adutor da laringe podem ocasionar episódios de laringoespasmo, apneia e broncoaspiração.

As patologias das vias aéreas costumam ser divididas em congênitas ou adquiridas. Muitos problemas das vias aéreas estão associados a síndromes congênitas e variações anatômicas que ocorrem durante o desenvolvimento. De uma forma didática podemos dividir as patologias das vias aéreas em distúrbios obstrutivos e distúrbios secundários às comunicações anômalas entre a via aérea e a via digestiva.

Com a evolução das práticas em unidade de terapia intensiva neonatal temos visto lesões adquiridas secundárias à manipulação das vias aéreas como intubação traqueal ocasionando, algumas vezes, estenoses laríngeas. Outras intervenções como o uso da ventilação com pressão positiva também têm sido associadas ao desenvolvimento de traqueomegalia e traqueomalácia.

Uma avaliação efetiva da via aérea no RN exige o conhecimento das alterações mais frequentes nesta faixa etária e um exame dinâmico de toda a via aérea. Algumas patologias se manifestam já nas primeiras horas e dias de vida e outras podem ter sintomatologia após os primeiros meses de vida.

Pacientes com obstrução da via aérea extratorácica apresentam estridor inspiratório enquanto obstruções intratorácicas ocasionam estridor bifásico ou expiratório ou expiração prolongada. É importante lembrar que para haver ruído respiratório é necessário que haja movimentação de um volume e fluxo mínimo de ar, por isso, estreitamentos muito significativos como nas estenoses subglóticas adquiridas podem ocorrer com pouco estridor apesar do esforço respiratório. Em alguns casos, o RN pode apresentar pouca sintomatologia que se evidencia com o aumento da atividade e maior volume corrente conforme a criança ganha peso e tônus muscular. Outras vezes, a sintomatologia só fica evidente por ocasião de uma infecção de via aérea superior (VAS) ou na eventual dificuldade de intubação com tubo traqueal de tamanho adequado para a idade. A apresentação tardia de sintomas respiratórios não exclui a presença de uma anomalia congênita da via aérea e/ou aerodigestiva.

A sintomatologia pode ser extremamente variada e por isso o neonatologista e/ou pediatra responsável pela criança nos primeiros 2 anos de vida deve ter um alto grau de suspeição. Os sintomas mais frequentes em recém-nascidos com patologias de vias aéreas são:

- estridor e/ou ruído respiratório recorrente ou persistente;
- retração de fúrcula;
- episódios de cianose recorrentes;
- BRUE;
- distúrbios de deglutição ou baixo ganho ponderal;
- falhas de extubação;
- disfonia ou choro rouco/fraco;

- pneumonias ou sibilância recorrente;
- atelectasias persistentes ou recorrentes.

Com o advento da fibra ótica que permite o exame da via aérea alta à beira do leito, faz-se essencial a interação do pediatra neonatologista com o otorrinolaringologista habituado ao diagnóstico destas patologias que poderá fazer o diagnóstico da maior parte dos quadros obstrutivos da via aérea superior com uma nasofibrolaringoscopia flexível (NFLF) sem anestesia.

A NFLF é um exame que permite a visualização desde as fossas nasais até a região glótica e algumas vezes subglótica. Este exame possibilita o diagnóstico de patologias do nariz e faringe e também das patologias que acometem a região supraglótica e glótica constituindo a maior parte das malformações laríngeas (laringomalácia, paralisia de pregas vocais, cistos da faringe e laringe). Sua realização é imperativa frente a um RN com ruído respiratório persistente.

No caso de inconsistências entre o exame físico, história clínica e a NFLF pode haver necessidade de uma endoscopia respiratória minuciosa em centro cirúrgico sob anestesia geral e também em ventilação espontânea para exame minucioso da laringe e traqueia até a Carina.

Serão enfatizadas a seguir as alterações congênitas particularmente relevantes na avaliação do RN além daquelas adquiridas ainda no período neonatal.

Alterações congênitas do nariz

Ao nascimento a criança é respirador nasal preferencial: a posição elevada da laringe no pescoço faz com que haja uma contiguidade da via respiratória com o véu palatina praticamente tocando a ponta da epiglote. Isto faz com que o RN seja capaz de sugar e respirar simultaneamente com pausas respiratórias rítmicas que permitem a passagem do alimento da cavidade oral para a hipofaringe por meio do relaxamento coordenado do esfíncter superior do esôfago. Além disso, a língua ocupa um volume proporcionalmente maior dentro da cavidade oral dificultando a respiração oral compensatória no caso de obstrução nasal. Sendo assim, as obstruções no nível nasal podem ter graves repercussões tanto respiratórias quanto na coordenação da deglutição e necessitarem de rápida atuação.

Apesar de relativamente infrequente, as anomalias congênitas do nariz são potencialmente graves no período neonatal. Patel e Carr, em uma revisão recente de um período de 10 anos, identificaram apenas 34 crianças menores de 6 meses com queixa de obstrução nasal que procuraram o seu serviço de otorrinolaringologia. Mais de 50% dos recém-nascidos com obstrução nasal podem apresentar dessaturações e consequentemente falência respiratória e dificuldade de ganho ponderal. Os sintomas podem aparecer logo ao nascimento, serem deflagrados por uma infecção de via aérea ou pela presença de outra anomalia congênita.

A dificuldade de passagem da sonda nasofaríngea em sala de parto pode prever uma obstrução nasal congênita e dificuldades respiratórias nas primeiras horas de vida. Sintomas persistentes de obstrução nasal devem ser identificados e investigados. Apesar das possibilidades diagnósticas serem variadas, o período de instalação, a lateralidade e a intensidade dos sintomas podem orientar o raciocínio diagnóstico.

A avaliação clínica começa por uma anamnese detalhada e exame físico que deve incluir uma NFLF. A rinoscopia anterior avalia a porção anterior das fossas narinárias detectando a presença de desvios septais importantes, secreções anômalas ou massas volumosas e pode ser realizada facilmente com um otoscópio (Figura 63.1).

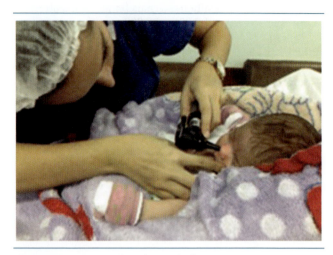

Figura 63.1. RN sendo submetido à rinoscopia anterior com otoscópio.
Fonte: Acervo da autoria.

A avaliação endoscópica deve sempre anteceder a realização de exames de imagem por não exigir anestesia, ser livre de efeitos colaterais e potencialmente elucidativa. A simples dificuldade de passagem do nasofibroscópio flexível infere a presença de uma estenose da região anterior do nariz. Os exames de imagem como tomografia computadorizada (TC) e ressonância nuclear magnética (RNM) estão indicados apenas no caso de incerteza diagnóstica do ponto de obstrução e, principalmente, no planejamento cirúrgico de malformações estenóticas ou tumorais com sintomatologia significante.

Os sintomas mais frequentes são ruído respiratório tipo estertor ou ronco, crises de cianose, estridor, retração esternal e intercostal, rinorreia e apneia. Uma pequena porcentagem dos pacientes necessitará de intervenção cirúrgica, mas quase metade dos pacientes pode necessitar de exames de imagem para elucidação diagnóstica.

As causas de desconforto respiratório congênito por obstrução nasal no período neonatal são variadas e podem ser divididas didaticamente em quatro categorias: inflamatórias, estenóticas, tumorais e anatômicas (Quadro 63.1).

Quadro 63.1 Principais causas de obstrução nasal congênitas no período neonatal.	
Estenóticas	- Atresia de coana - Estenose de abertura piriforme - Estenose médio-nasal (hipoplasia nasal)
Tumorais	- Teratoma - Glioma - Dacriocistocele
Anatômicas	- Desvio septal

Fonte: Desenvolvido pela autoria.

A obstrução congênita pode ser localizada em diferentes regiões do nariz desde a abertura piriforme, a porção média-nasal até a abertura coanal ou ainda envolver todos estes segmentos particularmente nas malformações craniofaciais.

Atresia de coana

A anomalia congênita nasal mais frequente é a atresia de coana que ocorre em 1:5.000 a 1:8.000 nascidos vivos. Trata-se do resultado da falha de estabelecimento da comunicação entre a cavidade nasal e a nasofaringe durante o desenvolvimento embriológico. Ocorre mais frequentemente em meninas, de forma unilateral, e, nestes casos, o lado direito é o mais acometido. É causado pela persistência de uma placa atrésica que pode ser uni ou bilateral. A obstrução pode ser constituída por osso e uma placa membranosa, em 70% dos casos, ou apenas por osso, em 30%. Pode haver ainda um estreitamento da região posterior do nariz representando uma hipoplasia da rinofaringe com medialização da placa medial dos processos pterigoides e alargamento do vômer posteriormente. O estudo com exame de TC é essencial para o planejamento cirúrgico que está indicado precocemente no período neonatal no caso das atresias bilaterais (Figura 63.2).

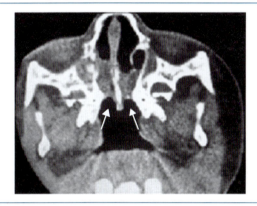

Figura 63.2. Corte axial de TC no nível das coanas demonstrando a obstrução completa bilateral (setas).
Fonte: Acervo da autoria.

A atresia de coana pode ocorrer como malformação isolada ou estar associada a diversas outras condições como síndrome CHARGE, Apert, Crouzon, Pfeiffer, Antley-Bixler, Marshall-Smith, Schinzel-Giedion e Treacher-Collins. Aproximadamente 30% estão associadas à síndrome CHARGE.

No caso das atresias bilaterais a sintomatologia se inicia imediatamente após o nascimento e pode requerer intubação traqueal visto a inabilidade do RN em respirar pela boca. A insuficiência respiratória tem a característica de ser aliviada temporariamente durante o choro. A suspeita é realizada com a impossibilidade de passagem de sonda até a rinofaringe e confirmada com uma NFLF. Nas atresias unilaterais o diagnóstico costuma ser mais tardio pois a sintomatologia obstrutiva é leve associada à rinorreia persistente unilateral crônica, nestes casos a correção cirúrgica não é indicada antes de 1 ano de vida.

Estenose de abertura piriforme

A estenose de abertura piriforme (EAP) é uma entidade rara, sua incidência é desconhecida provavelmente em decorrência de subdiagnóstico. Relato de casos e critérios diagnósticos e terapêuticos têm sido reportados na literatura recente. O conhecimento e suspeição desta malformação é essencial para o neonatologista. Acredita-se que a EAP seja consequência de um crescimento excessivo do processo nasal das maxilas que ocorre por volta do 4º mês de gestação, reduzindo a abertura piriforme e traduzindo-se em um aumento de resistência da via aérea (Figura 63.3).

A EAP pode apresentar-se isoladamente ou (e mais frequentemente) em associação a outras malformações como a holoprosencefalia. A holoprosencefalia ocorre em 1:16.000 nascidos com um amplo espectro de apresentações clínicas que podem incluir fendas palatinas e malformações cerebrais. A presença de um dente incisivo central único é considerada uma manifestação menos severa dentro da holoprosencefalia. Anomalias hipofisárias e distúrbios do eixo hipotálamo-hipofisário devem ser investigados.

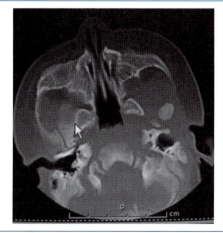 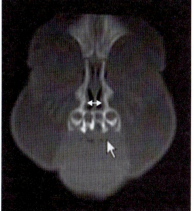

Figura 63.3. Corte axial de TC (à esquerda) e coronal (à direita) evidenciando hiperplasia dos processos nasais das maxilas (setas pretas) com consequente estreitamento da abertura piriforme (seta dupla branca).
Fonte: Acervo da autoria.

A EAP deve ser suspeitada em RN com evidência de obstrução nasal bilateral quando não é possível passar com um nasofibroscópio pediátrico (2,2 mm de diâmetro) pelas narinas. A passagem de sondas de aspiração não exclui o diagnóstico em função do pequeno diâmetro das mesmas e do fato de serem compressíveis. A confirmação diagnóstica é realizada por meio de TC que revela em corte axial uma distância entre os processos nasais do maxilar < 11 mm medida em um plano no nível do meato inferior do nariz (Figura 63.3). Em algumas condições pode haver um estreitamento de toda a fossa nasal caracterizando o que se chama de estenose médio-nasal.

O tratamento depende da intensidade dos sintomas obstrutivos e do prognóstico da criança. O tratamento conservador é prioritário, no entanto há necessidade de um seguimento rigoroso para o controle dos sintomas obstrutivos durante o crescimento da maxila e a expansão da cavidade nasal nos primeiros meses de vida. Indica-se inicialmente a umidificação e a irrigação nasal com solução fisiológica e, algumas vezes, o uso de corticosteroides tópicos nasais como a mometasona aerossol além do uso ocasional de descongestionantes e aspiração a critério médico. Atentar para o uso destas medicações nesta faixa etária, visto que esta indicação não consta em bula. É imperativa a orientação da família a este respeito. Em casos refratários ou nas apresentações iniciais severas pode ser necessário o tratamento cirúrgico que consiste no broqueamento das paredes laterais da abertura piriforme por um acesso sublabial.

Estenoses médio-nasais e tumores

As estenoses médio-nasais frequentemente estão associadas a anomalias craniofaciais e hipoplasias maxilares. Com relativa frequência ocorrem em concomitância com as atresias de abertura piriforme. Podem estar indicados nestes casos realização de procedimentos não habituais em neonatos como a turbinectomia ou turbinoplastia e/ou a fratura de luxação de cornetos com dilatação nasal.

A presença de tumorações na região nasal torna imperativo a realização de TC da região para elucidação diagnóstica e planejamento terapêutico com particular atenção para a avaliação da contiguidade das massas tumorais com o sistema nervoso central. Os tumores mais frequentes nesta faixa etária são os gliomas, cistos dermoides, encefaloceles e os hemangiomas (Figura 63.4).

Alterações congênitas da faringe

As obstruções em nível da faringe no RN habitualmente estão relacionadas às malformações craniofaciais, mas também podem indicar presença de tumores embrionários como os teratomas.

Das malformações craniofaciais a sequência de Pierre Robin ou sequência de Robin (SR) como é frequentemente chamada ocorre em 1:8.500 nascidos vivos. A micrognatia é a alteração primária relacionada à SR, mas outras características mandatórias são a glossoptose e a obstrução da via aérea. Pode haver também a presença de fenda labiopalatina. Centenas de síndromes podem estar associadas a esta

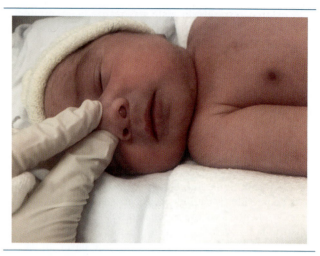

Figura 63.4. Glioma obstruindo fossa nasal esquerda.
Fonte: Acervo da autoria.

condição, em particular devemos lembrar a síndrome de Stickler e a síndrome de Marshall. A microretrognatia e o diagnóstico destas síndromes podem ocorrer mais tardiamente. Nestes casos convém a denominação sequência de Robin com síndrome de Stickler por exemplo. Recomenda-se que crianças com microretrognatia sejam encaminhadas para avaliações genéticas. Na ocorrência de sopro cardíaco a presença de microdeleção 22q11 deve ser descartada assim como uma RNM cerebral deve ser considerada no caso de hipotonia, artrogripose ou microcefalia. A conduta inicial nos casos suspeitos de SR é a avaliação da obstrução da via aérea. A obstrução da via aérea pode ocorrer em graus variados a depender da malformação e eventual associação com outras malformações e síndromes. A obstrução tende a ser mais importante com a criança em posição supina e durante o sono com melhora quando acordada, sugando chupeta ou chorando, no entanto, o risco de distúrbio respiratório do sono é alto. Pode haver a presença de estertor, estridor, esforço respiratório e até cianose e apneia. Ao contrário do que se pode imaginar, a intensidade da microretrognatia não tem correlação definitiva com o grau de glossoptose. Em todos os casos uma NFLF é imperativa para avaliação das condições da oro e hipofaringe particularmente do posicionamento obstrutivo da base da língua, além da eventual presença de outras malformações.

Alterações congênitas da laringe

Diversas afecções da laringe podem provocar estridor e desconforto no RN. É importante que o neonatologista tenha em mente não apenas o diagnóstico mais comum, mas também os diagnósticos diferenciais e as condições associadas.

O estridor é um sintoma de obstrução da VAS determinado por um som agudo produzido pelo fluxo turbulento de ar que passa por um segmento estreitado da via respiratória. Por definição, o estridor está sempre presente na inspiração, seja a causa dele uma obstrução fixa ou dinâmica. Algumas vezes ele pode estar presente também na expiração e então o chamamos de estridor bifásico.

O esforço respiratório visto nas retrações inspiratórias tem maior correlação com a gravidade da obstrução do que a intensidade do ruído.

O estridor deve ser caracterizado pelo momento de surgimento e progressão, relação com as mamadas, choro e postura. Deve-se observar o grau de desconforto respiratório e a história pregressa como: trauma tocoginecológico, intubação traqueal, ganho de peso, refluxo gastroesofágico, quadros pulmonares, síndromes genéticas, condições neurológicas e neuromusculares, histórico de cirurgias neonatais.

A presença de estridor em bebês deve sempre alertar o pediatra para a possibilidade de uma anomalia congênita da laringe, causas mais frequentes de estridor nesta faixa etária. Recém-nascidos com estridor persistente devem ser submetidos a uma NFLF ou encaminhados para avaliação no momento da alta hospitalar. O diagnóstico preciso permite a orientação dos pais e profissionais que podem então antever situações de urgência ou intercorrências respiratórias ou relacionadas à deglutição ainda nas primeiras semanas de vida. As três causas mais frequentes são a laringomalácia, paralisia de pregas vocais e a estenose subglótica congênita (Figura 63.5), duas destas podem ser diagnosticadas com uma simples NFLF.

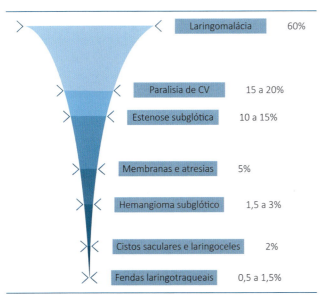

Figura 63.5. Incidência de alterações congênitas da laringe.
Fonte: Adaptada com permissão de Monnier, 2011.

Laringomalácia

A laringomalácia é a causa mais frequente de estridor em bebês e por isso é muitas vezes utilizada erroneamente como sinônimo de estridor. Trata-se de uma patologia provocada por um provável atraso na maturação das cartilagens laríngeas o que provoca um colapso das mesmas para dentro do introito laríngeo durante a inspiração. Estudos histológicos não comprovam a imaturidade anatômica das cartilagens laríngeas e nem tampouco observa-se uma maior ocorrência de laringomalácia em RN prematuros para suportar a hipótese de imaturidade. A hipotonia da laringe observada na laringomalácia é melhor amparada na hipótese de um defeito no suporte neuromuscular das estruturas da hipofaringe e laringe. Esta teoria é bastante bem defendida na constatação das alterações do tônus e funções de integração sensório-motoras em crianças com laringomalácia o que também explica a alta ocorrência de distúrbios de deglutição associados à laringomalácia.

O quadro clínico típico é de um estridor inspiratório que se inicia por volta da 2ª semana de vida. Não é impossível a ocorrência de estridor desde o nascimento, no entanto, como forma de apresentação atípica da laringomalácia na presença de estridor ainda na maternidade é imprescindível a realização de uma NFLF para excluir outras malformações e orientar o seguimento do paciente. O estridor tende a se agravar durante a alimentação e em posição supina. Dificuldades na alimentação estão relacionadas a refluxo gastroesofágico em até 80% dos casos. Em casos moderados e severos podemos observar ainda regurgitação e vômito recorrente, tosse e engasgos e crises de apneia e cianose. Aspiração pode ocorrer em função da incoordenação entre respiração e deglutição durante as mamadas. A severidade dos casos é determinada pela presença de um ou mais dos seguintes sintomas/sinais: baixo ganho ponderal, esforço respiratório severo, episódios de engasgos com cianose e hipotonia, dificuldade de se alimentar por via oral, episódios de apneia ou hipoxia e *cor pulmonale*.

O diagnóstico da laringomalácia é baseado na observação da laringe por meio da NFLF realizada com a criança acordada e sem o uso de anestésico tópico. A realização deste exame é, portanto, mandatório. Podem ser observadas várias alterações anatômicas características como: prolapso da epiglote sobre o ádito laríngeo, prolapso das pregas ariepiglóticas posteriormente, formato tubular da epiglote e encurtamento das pregas ariepiglóticas (Figura 63.6). A suspeita de doença neurológica e Apgar baixo ao nascimento costumam estar associados a quadros mais severos.

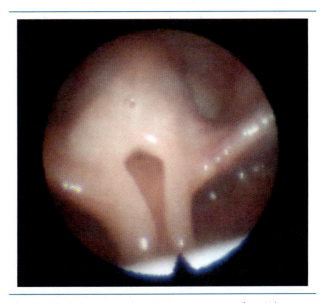

Figura 63.6. Imagem de NFLF em que se vê epiglote em ômega, pregas ariepiglóticas encurtadas caracterizando um estreitamento no nível supraglótico e impossibilitando a visualização das pregas vocais.
Fonte: Acervo da autoria.

A indicação de exame endoscópico da via aérea sob anestesia geral em ventilação espontânea deve ser avaliada caso a caso e reservada para situações de evolução atípica, nos casos moderados a severos para tratamento cirúrgico ou nos casos de crianças com outras malformações. O objetivo do exame é descartar a presença de outras anomalias e realizar o tratamento cirúrgico da laringomalácia quando indicado.

Em cerca de 80% dos casos a sintomatologia será leve. No entanto, é preciso saber identificar os sinais de gravidade para verificar a eventual necessidade de tratamento cirúrgico. O tratamento cirúrgico, chamado supraglotoplastia, envolve a identificação da estrutura obstrutiva e ressecção e/ou fixação da mesma por via endoscópica. O grau de severidade da laringomalácia é dado pela sintomatologia e não pelos achados da nasofibroscopia. O tratamento medicamentoso, nesse caso, é recomendado nos casos moderados e severos em virtude da alta associação reportada de laringomalácia com refluxo gastroesofágico. Ainda que não haja estudos bem desenhados que confirmem relação de causa-efeito, series de casos robustos demonstram que o tratamento medicamentoso para refluxo tem efeito benéfico sobre os sintomas da laringomalácia, podendo evitar a necessidade de tratamento cirúrgico. Essa é hoje a única linha de tratamento medicamentoso com eficácia reportada para laringomalácia (Quadro 63.1).

Quadro 63.1
Graus de severidade da laringomalácia baseado nos sintomas e tratamento apropriado.

Graus de severidade da LM	Sintomas	Tratamento
Leve	Estridor inspiratório isolado	Observação
Moderado	Tosse, engasgos e dificuldades para alimentação	Medidas antirrefluxo, tratamento medicamentosos para refluxo e adequações alimentares
Grave	Apneia, cianose, déficit de ganho pôndero-estatural, hipertensão pulmonar e *cor pulmonale*	Medidas antirrefluxo, tratamento medicamentoso para refluxo, adequações alimentares e supraglotoplastia

Fonte: Adaptado de Carter et al., 2016.

Paralisia de pregas vocais

A paralisia de pregas vocais é a segunda anomalia congênita mais frequente da laringe. Pode ser unilateral ou bilateral. Outras anomalias da via aérea podem estar presentes em até 45% dos casos e, portanto, devem ser excluídas.

As paralisias unilaterais estão relacionadas a lesões periféricas dos nervos laríngeos. Em bebês habitualmente são iatrogênicas, secundárias à trauma dos nervos laríngeos em cirurgias cardiovasculares, de malformações vasculares ou esofágicas.

O quadro clínico é de estridor leve associado a choro fraco e episódios de engasgos sem grandes repercussões ou sintomas respiratórios associados.

O diagnóstico é realizado por meio da NFLF e o tratamento normalmente restringe-se à orientação dos pais e adaptações alimentares transitórias além do seguimento clínico.

Nas paralisias bilaterais o quadro clínico é mais dramático por provocarem um estreitamento da via aérea em nível glótico. O estridor tem um timbre bastante agudo característico e o choro é normal. Episódios de apneia e cianose, retração esternal e intercostal com exacerbações durante o esforço respiratório são observados. Metade dos casos necessitará de uma traqueostomia. Pode haver associação com malformações neurológicas sendo a mais comum a malformação de Arnold-Chiari que ocorre em um terço dos casos. Também pode ocorrer nos casos de mielomeningocele, hidrocefalia e hemorragias intracranianas, portanto a indicação de RNM de crânio e avaliação neurológica frente ao diagnóstico de paralisia bilateral de pregas vocais é imperativa.

O diagnóstico deve ser realizado inicialmente com a NFLF. De 40 a 60% evoluem com resolução espontânea que pode ocorrer tardiamente. No caso de crianças que sofreram intubação traqueal prévia é extremamente importante o diagnóstico diferencial com a estenose glótica posterior que se caracteriza pela presença de uma banda de tecido fibrótico secundário à laringite pós-intubação e que pode limitar a mobilidade das pregas vocais simulando uma paralisia das pregas vocais. Esta diferenciação diagnóstica muitas vezes só é realizada pelo otorrinolaringologista durante uma laringoscopia de suspensão em centro cirúrgico.

Estenose subglótica congênita

A estenose subglótica congênita define-se pela presença de um diâmetro subglótico menor que 4 mm em um recém-nascido a termo ou menor que 3 mm em um prematuro, e decorre de uma malformação da cartilagem cricoide (Figura 63.7).

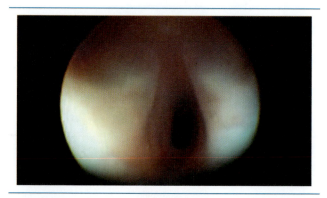

Figura 63.7. Imagem de laringoscopia direta evidenciando ESG congênita, nota-se o formato elíptico anormal da subglote.
Fonte: Acervo da autoria.

A intensidade dos sintomas depende do grau de estenose. Via de regra um estridor bifásico está presente desde o nascimento, no entanto, em casos leves a moderados este pode ser percebido apenas no primeiro episódio de infecção de vias aéreas superiores. A NFLF pode estar normal, pois a visualização da subglote pela NFLF é limitada. É extremamente importante que o neonatologista esteja atento à necessidade de tubos traqueais de menor diâmetro do que o esperado pois pode estar diante desta malformação. Particularmente nas crianças portadoras de síndrome de Down é frequente a ocorrência de estenose subglótica (ESG) congênita ainda que em grau leve, além da dificuldade de progressão de um tubo de tamanho habitual para a idade.

No caso de estenoses com menos de 50% de redução do lúmen é possível a observação e acompanhamento pois pode haver um aumento proporcional da via aérea com o crescimento da criança. Em casos com obstrução de mais de 50% será necessário a correção cirúrgica por via externa que consiste em uma laringotraqueoplastia, normalmente não indicada antes dos 6 meses de vida e a depender das condições clínicas da criança. Nestes casos, pode ser necessário a realização temporária de uma traqueostomia para manter a patência da via aérea.

Cistos ductais e saculares

Cistos ductais são cistos de retenção mucosa por obstrução ductal (Figura 63.8). Ocorrem predominantemente na linha média com predileção pela região das valéculas, devendo ser diferenciados dos cistos do ducto tireoglosso que podem ocorrer na região da base da língua.

Os cistos ductais também podem ocorrer na região subglótica. Neste caso normalmente são secundários a traumas locais habitualmente após intubação traqueal e/ou dilatações.

Os cistos saculares ocorrem mais frequentemente em topografia lateral, acometem a região do ventrículo laríngeo ou a região das bandas vestibulares promovendo uma tumefação destas regiões com graus variados de obstrução (Figura 63.9).

Estes cistos estão presentes ao nascimento e se apresentam clinicamente como estridor, voz abafada e distúrbios de deglutição, além de episódios apneicos e crises de cianose que podem representar risco de vida em recém-nascidos.

A NFLF faz o diagnóstico dessas lesões e o tratamento é cirúrgico por laringoscopia de suspensão quando pode-se confirmar a extensão do cisto, excluir a presença de outras malformações e realizar a exérese do mesmo por via endoscópica.

Membranas e atresias laríngeas

As membranas e atresias laríngeas são malformações raras constituindo menos de 5% das malformações laríngeas, resultam da recanalização incompleta da laringe primitiva e envolvem a região glótica (pregas vocais), mas frequentemente apresentam extensão subglótica. A obstrução pode apresentar-se em graus variados e a sintomatologia obstrutiva depende da intensidade da obstrução. Este tipo de malformação pode estar associado à microdeleção do cromossomo 22q11 ou à síndrome velocardiofacial, portanto, deve-se estar atento para sinais de insuficiência velo-palatina e distúrbios cardíacos.

O sintoma mais marcante das membranas laríngeas é a disfonia que costuma ser mais importante quanto maior a membrana, podendo apresentar-se até como afonia logo ao nascimento. Frente a um bebê sem voz ao choro devemos pensar no diagnóstico de membrana laríngea. Os sintomas obstrutivos irão depender do grau de obstrução podendo

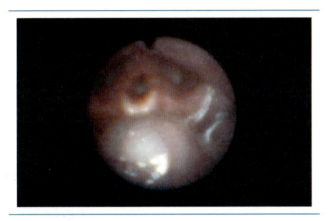

Figura 63.8. Visão de NFLF com cisto volumoso em topografia de valécula.

Fonte: Acervo da autoria.

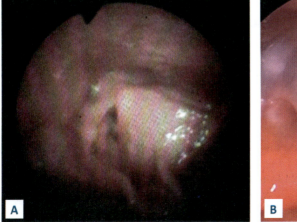 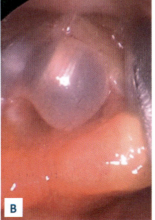

Figura 63.9. (A) Visão de NFLF evidenciando massa submucosa cística volumosa em topografia de prega ariepiglótica direita. (B) visão de laringoscopia direta com cisto sacular projetando-se de ventrículo laríngeo esquerdo obstruindo a luz glótica.

Fonte: Acervo da autoria.

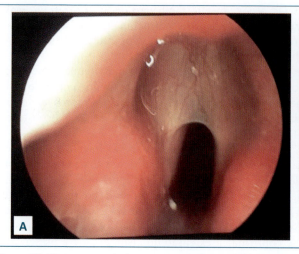 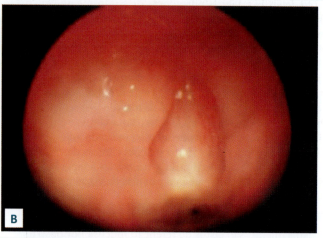

Figura 63.10. Imagens de laringoscopia direta. (A) Membrana laríngea com acometimento de cerca de 50% do lúmen glótico. (B) acometimento de mais de 90% do lúmen.
Fonte: Acervo da autoria.

variar desde nenhuma dificuldade até uma obstrução severa necessitando de traqueostomia ainda em sala de parto em função da impossibilidade de intubação.

O diagnóstico pode ser feito com uma NFLF com a criança acordada, no entanto, uma laringotraqueoscopia sob anestesia será necessária para estadiar o grau de obstrução e a presença de um componente subglótico (Figura 63.10). O grau de obstrução indicará a necessidade de tratamento cirúrgico.

Hemangioma subglótico

São tumores benignos associados à hiperplasia de células endoteliais, mastócitos, periócitos, fibroblastos e macrófagos. Apesar de extremamente raros (representam 1,5% das causas de estridor congênito), os hemangiomas são os tumores mais comuns em pacientes pediátricos e 60% ocorrem na região da cabeça e pescoço.

A concomitância de estridor e hemangioma na região de mento, região cervical anterior e lábio inferior devem chamar atenção para possível presença de hemangioma subglótico. No entanto, o hemangioma subglótico ocorre isoladamente também.

A história típica é de um estridor que começa inspiratório e depois bifásico com tosse ladrante e discreta rouquidão nos primeiros 2 a 4 meses de vida, mas habitualmente não ao nascimento. É frequente a história de "crupe recorrente". Os sintomas tendem a progredir até os 10 a 12 meses de vida para depois involuírem por volta dos 2 anos de vida. O histórico de crupe recorrente ou em episódios prolongados deve alertar o pediatra para este diagnóstico.

A NFLF pode estar normal visto que a tumoração é subglótica e nem sempre bem visualizada neste exame. O histórico de crupe de repetição com uma NFLF normal deve alertar para necessidade de laringoscopia direta sob anestesia para descartar esta possibilidade. A imagem à laringoscopia é bastante típica: lesão submucosa macia que mais frequentemente acomete as porções laterais e as posteriores da subglote (Figura 63.11).

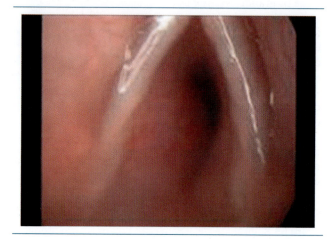

Figura 63.11. Imagem de laringoscopia direta em que se vê abaulamento submucoso característico, reduzindo o calibre da subglote lateral e posteriormente.
Fonte: Acervo da autoria.

O tratamento dos hemangiomas subglóticos mudou radicalmente desde a publicação em 2008 no *New England Journal of Medicine* dos resultados do uso do propranolol em hemangiomas cutâneos. Desde então este tem sido o tratamento de escolha para os hemangiomas subglóticos em detrimento dos tratamentos anteriores: corticoterapia sistêmica e intralesional, ressecção com *laser* de CO2, ressecção por via aberta. Estes tratamentos ficam reservados atualmente para os casos não responsivos ou pouco responsivos ao propranolol.

Fendas laríngeas e laringotraqueais

As fendas laríngeas e laringotraqueais são extremamente raras (0,5 a 1,5%). No entanto, considerada a gravidade desta situação com comunicação em graus variados entre a via aérea e a via digestiva este deve ser um diagnóstico de suspeita, particularmente, em bebês com malformações gastrointestinais, genitourinárias, cardíacas e craniofaciais em que sua prevalência pode chegar a 60%.

Em pacientes não sindrômicos as anomalias mais frequentemente associadas as fendas laringotraqueais são as fístulas traqueoesofágicas e atresias, refluxo gastroesofágico e a broncomalácia.

Algumas síndromes estão particularmente relacionadas à presença de fendas laringotraqueias como Opitz-Frias, Pallister-Hall e as associações VACTERL e CHARGE.

A intensidade dos sintomas vai depender da extensão da comunicação entre a via aérea e a via digestiva que pode ocorrer apenas no nível da laringe ou se estender à traqueia em vários graus.

O diagnóstico diferencial com outras comunicações entre a via aérea e digestiva como as fístulas traqueoesofágicas é imperativo e mais uma vez o exame endoscópico criterioso é diagnóstico.

Alterações congênitas da traqueia

O desenvolvimento da via aérea no feto se inicia precocemente por volta da 5ª a 6ª semana com as estruturas se originando dos arcos branquiais. Uma íntima relação existe entre os grandes vasos e as vias aéreas durante o desenvolvimento dos pulmões com as ramificações das vias aéreas formando uma espécie de molde para a vasculogênese. Por isso, problemas das vias aéreas frequentemente estão associadas a anomalias pulmonares e vasculares.

As anomalias congênitas da traqueia são raras. Estima-se que a incidência de estenoses congênitas da traqueia ocorra em 1:60.000 nascimentos. Explica-se assim a frequente inexperiência no manejo destas situações.

Em decorrência da relação anatômica e embriológica durante o desenvolvimento não é infrequente a associação de anomalias mediastinais envolvendo a traqueia, o esôfago e o sistema cardiovascular.

As malformações que afetam a traqueia podem estar relacionadas às alterações estruturais ou extrínsecas a mesma. Dentre as alterações extrínsecas devemos lembrar: compressões vasculares, anomalias cardíacas, massas mediastinais, atresias esofágicas e fístulas traqueoesofágicas, fendas laringotraqueoesofágicas. Dentre as anomalias estruturais da traqueia temos: traqueomalácia difusa primária, estenose traqueal pela presença de anéis completos (Figura 63.12A) e as atresias traqueais.

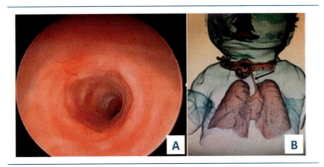

Figura 63.12. Traqueoscopia de estenose traqueal congênita com anéis traqueais completos (A) e tomografia computadorizada com reconstrução de criança (B) com traqueostomia posicionada acima de área de estenose traqueal congênita (seta preta).

Fonte: Acervo da autoria.

Os sintomas respiratórios secundários às patologias que comprimem ou alteram o lúmen traqueal ocorrem quando este está reduzido a menos de 50% do seu lúmen original ou na presença de uma comunicação da via aérea com a via digestiva através de uma fístula traqueoesofágica ou fenda laringotraqueoesofágica.

Os sintomas vão depender da extensão ou grau de compressão das lesões, mas têm em comum a presença de estridor bifásico com componente expiratório tipo estertoroso como "máquina de lavar roupas", tosse ladrante de timbre metálico, retrações intercostais, cianose e crises de apneia, hiperextensão cervical e infecções pulmonares recorrentes. Pode haver ainda dispneia intermitente e, algumas vezes, dificuldades de intubação. A dificuldade de progressão de tubos adequados para a idade e o peso, ou intubação fácil, porém com dificuldade em manter a oxigenação devem ocasionar suspeição de anomalias congênitas da traqueia. Frente a estes sintomas idealmente uma endoscopia da via aérea deve preceder a intubação e uma eventual traqueostomia, visto a eventual dificuldade ou complicação destes procedimentos na presença de uma malformação traqueal não diagnosticada (Figura 63.12B).

A investigação diagnóstica pode ser iniciada com radiografias simples de tórax e esofagogramas contrastados que poderão detectar atelectasias, pneumonias, enfisemas obstrutivos, broncoaspiração, fístulas traqueoesofágicas e algumas compressões extrínsecas de traqueia como aquelas causadas por duplo arco aórtico e artérias subclávias direitas retroesofágicas.

O diagnóstico preciso se faz com exame endoscópico dinâmico da via aérea que pode ser complementado com exames de imagem como as broncografias que são particularmente interessantes para delinear a via aérea em pontos abaixo de estenoses que impedem o exame com endoscópios.

As tomografias computadorizadas helicoidais são muito superiores no que diz respeito ao detalhamento das malformações mediastinais. Nenhum destes exames, no entanto, é capaz de avaliar dinamicamente as malácias traqueias e brônquicas, o que apenas será visualizado em exames endoscópicos sob ventilação espontânea. O exame endoscópico com fibras óticas rígidas e flexíveis sob ventilação espontânea são, portanto, o padrão-ouro para diagnóstico, permitindo avaliar potencial obstruções concomitantes da via aérea além das condições intrínsecas da mucosa respiratória e do arcabouço cartilaginoso, compressões pulsáteis, presença de fístulas.

Traqueomalácia

A presença de traqueomalácia (TM) é definida pelo colapso de 50% do lúmen traqueal durante a expiração e corresponde a 50% das anomalias congênitas da traqueia.

A TM pode ser classificada em primária difusa, que é rara, e secundária localizada, que está relacionada a segmentos colapsáveis traqueais secundários à compressão vascular extrínseca ou à presença de fístulas traqueoesofágicas.

A TM primária difusa decorre de uma fragilidade e alteração estrutural das cartilagens traqueias. Normalmente pode ser observada em RN a termo, mas é mais frequente em prematuros e pode estar relacionada à laringomalácia. Os sintomas são insidiosos nas primeiras semanas de vida, a maioria dos casos apresentará sintomas até os 3 meses de vida e os demais terão sintomas até os primeiros 12 meses de vida. A clínica da TM é marcada por tempo expiratório prolongado com chiadeira, tosse ladrante, crises de cianose e apneia e infecções recorrentes de vias aéreas. Outra característica importante é a grande variabilidade dos sintomas e sua intensidade numa mesma criança. As crises de cianose e apneia costumam estar relacionadas à deglutição, à tosse e ao choro. Os períodos intercrises podem ser completamente assintomáticos com respiração silenciosa, queixa persistente de "secreção na garganta" ou ainda ruído bifásico característico tipo "máquina de lavar". A TM primária difusa costuma melhorar espontaneamente até os 2 anos de vida.

Nos casos leves, excluída a presença de anomalias mediastinais compressivas concomitantes, o tratamento consiste em fisioterapia pulmonar, prevenção e tratamento de refluxo gastroesofágico e das infecções respiratórias. Em casos moderados a severos é necessário o suporte com ventilação com pressão positiva (BiPAP) nos períodos de exacerbação. Em casos severos pode haver necessidade de moldar a traqueia com cânulas de traqueostomia com comprimentos ajustados para ultrapassar segmentos malácicos, e no caso de obstruções distais severas pode estar indicado aortopexia. De uma forma geral, medidas menos invasivas são indicadas em função de potenciais complicações.

As compressões vasculares extrínsecas mais frequentemente associadas à traqueomalácia secundária localizada são os anéis vasculares incompletos, sendo o mais comum a compressão pela artéria inominada aberrante seguido pela artéria subclávia direita aberrante e o *sling* de artéria pulmonar esquerda. Os anéis vasculares completos são mais raros e constituem o duplo arco aórtico e o arco aórtico direito. A localização da compressão pulsátil vista durante o exame endoscópico sugere o diagnóstico (Figura 63.13) e uma angiotomografia computadorizada é capaz de detalhar a anomalia para o planejamento terapêutico.

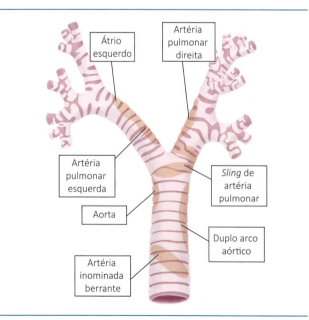

Figura 63.13. Topografia das compressões extrínsecas da traqueia.
Fonte: Adaptada de Monnier, 2011.

É extremamente importante que o neonatologista esteja atento para o fato de que 60% das atresias esofágicas e fístulas traqueoesofágicas (Figura 63.14) podem estar relacionadas à traqueomalácia secundária localizada e, portanto, este deve ser um diagnóstico a ser considerado nestes casos quando a criança apresenta sintomas respiratórios recorrentes como atelectasias ou sibilância de difícil tratamento e controle. Frente à suspeita de atresia esofágico ou fístula traqueoesofágica é imprescindível a realização de laringo-traqueobroncoscopia pré-operatória que além de excluir outras malformações e comunicações da via aérea digestiva pode auxiliar no planejamento de correções para evitar a persistência de sintomas respiratórios secundários à traqueomalácia ou persistência de ressessos traqueais e estenoses sequelares às suturas e anastomoses cirúrgicas.

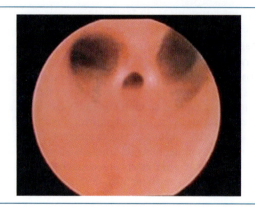

Figura 63.14. Imagem endoscópica de fístula supracarinária em neonato portador de atresia de esôfago.
Fonte: Acervo da autoria.

Lesões adquiridas

Estenose subglótica pós-intubação

Apesar da laringe infantil e particularmente neonatal suportar longos períodos de intubação esta é a causa mais frequente de estenose laríngea e laringotraqueal adquirida. Dificuldades na extubação com sintomas de obstrução de via aérea alta podem indicar a presença de lesões inflamatórias secundárias à intubação. Lesões agudas geralmente caracterizam-se por edema e hiperemia na região posterior da laringe que podem evoluir com a presença de necrose, exposição de cartilagem e formação de tecido de granulação circunferencial. Estas lesões são potencialmente tratáveis em sua fase aguda com tratamento clínico medicamentoso anti-inflamatório e eventualmente antimicrobiano, remoção de tecido de granulação, infiltração de corticosteroide e dilatações para manter a patência das vias aéreas. Na falha deste tratamento pode ser necessário a realização de uma traqueostomia. É essencial que se entenda que a traqueostomia é uma solução temporária nestes casos e não impede a evolução da lesão aguda para uma estenose laríngea crônica (Figura 63.15) que deverá ser abordada tão logo quanto as condições clínicas da criança permitam. A evolução uma estenose crônica na maior parte das vezes envolve a região subglótica da laringe, mas com frequência pode se estender para os primeiros anéis traqueais.

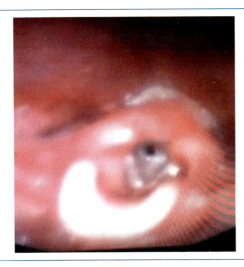

Figura 63.15. Imagem de NFLF em que evidencia-se um significativo estreitamento do lúmen subglótico por estenose cicatricial adquirida pós intubação.
Fonte: Acervo da autoria.

Rouquidão e/ou estridor e esforço respiratório persistentes após 48 a 72 horas de extubação indicam a necessidade de avaliação da via aérea. A NFLF pode bastar para fazer o diagnóstico (Figura 63.15) e orientar o tratamento, no entanto pode haver necessidade de um exame sob anestesia para visualização e quantificação da estenose, tratamento das lesões locais, dilatação e exclusão de outras alterações da via aérea que possam estar contribuindo para a obstrução.

O trabalho coordenado e colaborativo entre o neonatologista e o otorrinolaringologista é essencial para o sucesso do tratamento.

LEITURAS COMPLEMENTARES

Avelino MAG, Maunsell R, Valera FCP, Lubianca Neto JF, Schweiger C, Miura CS et al. First Clinical Consensus and National Reco mmendations on Tracheostomized Children of the Brazilian Academy of Pediatric Otorhinolaryngology (ABOPe) and Brazilian Society of Pediatrics (SBP). Braz J Otorhinolaryngol. 2017 Oct;83(5):498-506.

Breugem CC, Evans KN, Poets CF, Suri S, Picard A, Filip C et al. Best Practices for the Diagnosis and Evaluation of Infants with Robin Sequence. JAMA Pediatr. 2016 Sep 1;170(9):894-9.

Campisi P, Busato G-M. Embryology of Congenital Airway Disorders. In: Disorders of the Neonatal Airway. 5.ed. New York: Springer New York; 2014. p.3-13.

Carter J, Rahbar R, Brigger M, Chan K, Cheng A, Daniel SJ et al. International Pediatric ORL Group (IPOG) laryngomalacia consensus recommendations. International Journal of Pediatric Otorhinolaryngology. 2016;86:256-61.

Downing GJ, Kilbride HW. Evaluation of airway complications in high--risk preterm infants: Application of flexible fiberoptic airway endoscopy. Pediatrics. 1995 Apr;95(4):567-72.

Herrera P, Caldarone C, Forte V, Campisi P, Holtby H, Chait P et al. The current state of congenital tracheal stenosis. Pediatr Surg Int. Springer-Verlag. 2007 Nov;23(11):1033-44.

Hislop AA. Airway and blood vessel interaction during lung development. J Anat. 2002 Oct;201(4):325-34.

Hollinger LD. Evaluation of stridor and wheezing. In: Hollinger LD, Lusk RP, Green CG, editors. Laryngology and Bronchoesophagology. Philadelphia 1997;1.

Léauté-Labrèze C, Dumas de la Roque E, Hubiche T, Boralevi F, Thambo J-B, Taïeb A. Propranolol for severe hemangiomas of infancy. N Engl J Med. Massachusetts Medical Society. 2008 Jun 12;358(24):2649-51.

Maunsell R, Avelino MAG. [Balloon laryngoplasty for acquired subglottic stenosis in children: Predictive factors for success]. Braz J Otorhinolaryngol. 2014 Sep;80(5):409-15.

Monnier P. Pediatric Airway Surgery. Monnier P, editor. Berlin, Heidelberg: Springer Berlin Heidelberg; 2011.

O'Connor DM. Physiology of the airway. In: The pediatric airway: an interdisciplinary approach. Phildelphia. p.18-23.

Patel VA, Carr MM. Congenital nasal obstruction in infants: A retrospective study and literature review. International Journal of Pediatric Otorhinolaryngology. 2017 Aug;99:78-84.

Rutter M, Rutter. VIII Manual de Otorrinolaringologia. In: Lis (ed). Estridor em crianças. São Paulo; 2009.

Serrano TLI, Pfeilsticker L, Silva V, Hazboun I, Paschoal J, Maunsell R et al. Newborn nasal obstruction due to congenital nasal pyriform aperture stenosis. Allergy Rhinol (Providence). 2016 Jan;7(1):37-41.

Thompson DM. Abnormal sensorimotor integrative function of the larynx in congenital laryngomalacia: a new theory of etiology. John Wiley & Sons, Inc. 2007 Jun;117(6 Pt 2 Suppl 114):1-33.

Oxigenoterapia no Período Neonatal

João Cesar Lyra

O oxigênio (O_2) é uma das drogas mais utilizadas em neonatologia. Os recém-nascidos, em função das suas características fisiológicas e grande suscetibilidade para desenvolver distúrbios respiratórios, frequentemente necessitam da administração de O_2, por diferentes meios, para a reversão da hipoxemia.

A oxigenação inadequada dos tecidos aumenta a chance de morte e de comprometimento do desenvolvimento neuropsicomotor. Contudo, o uso indiscriminado do O_2, aumenta o risco de doença pulmonar crônica ou displasia broncopulmonar (DBP) e retinopatia da prematuridade (ROP). Assim, para que a oxigenoterapia seja eficaz e os seus efeitos tóxicos sejam evitados, é importante que se conheçam os conceitos fisiológicos do metabolismo do O_2 e que sua administração seja baseada em critérios bem estabelecidos.

Neste capítulo abordaremos alguns destes conceitos e definições e discutiremos as indicações gerais, as formas de administração e os métodos de monitoração da oxigenoterapia.

Definições de hipoxemia e hipóxia

Hipoxemia é definida como baixo conteúdo de O_2 no sangue arterial. Ocorre nas situações onde o sangue alcança a circulação sistêmica sem antes ter havido oxigenação adequada ao passar pelos alvéolos mal ventilados (*shunt* intrapulmonar). A hipoxemia pode ser decorrente de doenças pulmonares, como por exemplo: pneumonia, síndrome do desconforto respiratório e atelectasia; ou nos casos onde ocorram *shunts* extrapulmonares, como nas cardiopatias congênitas cianogênicas e na hipertensão pulmonar (*shunt* direita-esquerda pelo forame oval e/ou ducto arterioso).

A **hipóxia** se refere à inadequada oferta de O_2 aos tecidos. Ocorre quando a quantidade de O_2 disponibilizada está abaixo do limiar crítico de consumo dos tecidos, causando desbalanço entre oferta e demanda. A oferta de O_2 pode estar comprometida nos casos de baixo débito cardíaco, anemia ou presença de meta-hemoglobina; já o aumento da demanda tecidual pode ser observado na presença de febre ou sepse. Em condições fisiológicas o consumo de O_2 tecidual do recém-nascido (RN) é de aproximadamente 6 mL/kg/min, enquanto a oferta de O_2 pela circulação sistêmica é de 24 mL/kg/min. Deste modo, a oferta é muito maior que a demanda, o que resulta em um reserva natural pelo organismo. Apenas quando a oferta de O_2 for menor que a necessidade do tecido ocorrerá a hipóxia tecidual com consequente desvio do metabolismo para via anaeróbia.

Na avaliação da hipoxemia/hipóxia é importante a aferição da PaO_2. Porém, mais importante do que valores numéricos isolados é a avaliação global do paciente, procurando sinais de metabolismo anaeróbio, presença de acidose láctica e o déficit de bases.

Metabolismo do oxigênio

O O_2 é um dos elementos mais abundantes na natureza e suas propriedades de difusão através das membranas celulares e de ligação às proteínas, como a hemoglobina e os citocromos mitocondriais, garantem a adequada produção de adenosina trifosfato (ATP), suprindo as necessidades energéticas do organismo. Por meio do metabolismo aeróbico, a molécula de O_2 é completamente reduzida, sendo produzida a energia vital que permite o crescimento, o desenvolvimento e a reprodução celular. Algumas células, como os neurônios, são totalmente dependentes do oxigênio, pois são incapazes de armazenar energia e sobrevivem por pouco tempo em situações de hipóxia. Sendo assim, é crucial a suplementação de O_2 ao RN em hipoxemia para que danos neurológicos irreversíveis sejam evitados.

Quando a molécula de O_2 é parcialmente reduzida, ocorre a produção de espécies reativas de oxigênio (superóxido, radical hidroxila e peróxido de hidrogênio), também chamadas de radicais livres, que são capazes de causar danos às células por meio da oxidação das membranas celulares, enzimas, proteínas e ácido nucleico. Os organismos que utilizam o metabolismo aeróbico são capazes de controlar os efeitos deletérios dos radicais livres por meio da produção de agentes antioxidantes, mantendo assim, o equilíbrio biológico. Quando ocorre o desbalanço entre a produção de radicais livres e a capacidade do organismo em neutralizá-los, dá-se o chamado estresse oxidativo, que no período neonatal tem papel relevante, uma vez que em recém-nascidos, principalmente prematuros, as defesas antioxidativas não estão suficientemente desenvolvidas. O estresse oxidativo está associado a uma série de doenças e complicações, como a displasia broncopulmonar, a retinopatia da prematuridade, a enterocolite necrosante, entre outras, que aumentam o risco de morte ou de sobrevida com sequelas.

Desta feita, a administração de oxigênio no período neonatal deve ser criteriosa e orientada pelas reais necessidades do paciente, buscando a reversão da hipóxia, com rigoroso controle da dose e do nível sérico de O_2, evitando-se a hiperóxia e o risco de estresse oxidativo.

A disponibilidade de O_2 aos tecidos depende do conteúdo do gás no sangue arterial e do débito cardíaco. O conteúdo arterial de O_2 é a soma do O_2 ligado à hemoglobina (Hb) com o oxigênio livremente dissolvido no sangue. A pressão parcial de oxigênio (PaO_2) representa a pressão exercida pelo O_2 dissolvido no sangue, e a relação entre a PaO_2 e a saturação de Hb obedece a chamada curva de dissociação da oxi-hemoglobina (CDo-Hb). Essa curva descreve o percentual de Hb saturada com uma dada PaO_2, refletindo, em última análise, a capacidade da Hb em liberar O_2 para os tecidos (Figura 64.1).

Em situação normal e com uma PaO_2 entre 80 e 100 mmHg a Hb é quase totalmente saturada, mas à medida em que os sítios de ligação de O_2 da molécula de Hb são totalmente saturados, a curva se achata. Analisando a CDo-Hb, observa-se que é muito difícil predizer a real PaO_2 quando a saturação de O_2 é elevada. Assim, uma saturação de O_2 de 100% pode corresponder a uma PaO_2 de 80 a 300 mmHg. Esse conceito tem implicações clínicas importantes, pois, ao monitorar o neonato sob oxigenoterapia por meio da oximetria de pulso, quando a saturação é elevada, não se pode predizer precisamente a real PaO_2, ou seja, o paciente pode estar com níveis tóxicos de O_2, com maior risco de hiperóxia e seus efeitos deletérios.

A CDo-Hb pode ser deslocada para direita ou para a esquerda em função de condições que mudam as características de ligação da Hb ao O_2 (Quadro 64.1). Quando a curva desvia para a direita, a Hb liga-se menos ao O_2, liberando o gás mais facilmente para os tecidos. Quando o desvio é para a esquerda a saturação de O_2 da Hb é mantida mais elevada, com uma PaO_2 mais baixa.

Quadro 64.1 Condições que alteram as características de ligação da hemoglobina ao oxigênio.	
Desvio para a direita	*Desvio para a esquerda*
• Maior concentração de 2,3-difosfoglicerato (2,3-DPG) • Concentração de Hb A • Aumento da temperatura • Aumento da $PaCO_2$ • Acidose	• Alcalose metabólica • Baixa $PaCO_2$ • Hipotermia • Presença de Hb fetal • Baixa concentração de 2,3-DPG

Fonte: Goldsmith et al., 2017.

Indicações da oxigenoterapia

O RN em hipoxemia requer cuidados específicos, com monitoração da condição hemodinâmica, aferição contínua dos sinais vitais, buscando a manutenção do estado de hidratação e da homeostase térmica, eletrolítica e glicêmica.

A concentração de O_2 (FiO_2) a ser oferecida deve ser baseada na monitoração contínua da saturação de O_2 ($SatO_2$) e/ou no controle gasométrico, objetivando-se, via de regra, uma saturação-alvo de 90 a 95%, com uma PaO_2 entre 50 e 70 mmHg (ver discussão adiante). Na maioria dos casos esses valores são suficientes para suprir as demandas metabólicas teciduais.

Métodos de administração de O_2

A oxigenoterapia pode ser realizada por diversas formas, de acordo com a condição geral do RN, iniciando-se seja pela via inalatória quando o paciente tem respiração espontânea efetiva e boa capacidade residual funcional; ou como parte dos parâmetros ventilatórios, quando indicadas outras alternativas de suporte respiratório, como CPAP, cateter de alto fluxo ou ventilação mecânica. Neste capítulo, abordaremos exclusivamente a oxigenoterapia por via inalatória, as outras formas poderão ser estudadas nos capítulos específicos.

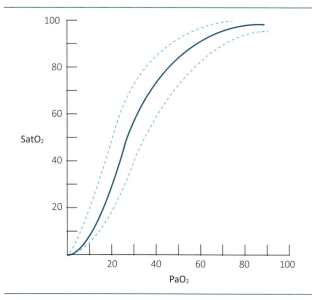

Figura 64.1. Curva de dissociação da oxi-hemoglobina (CDo-Hb).
Fonte: Adaptada de Goldsmith et al., 2017

Ao oferecer O_2 ao paciente o gás deverá ser aquecido e umidificado, preferencialmente com uso de *blender* para melhor controle da FiO_2.

Os métodos de administração mais comumente utilizados são três:

- **Nebulização de O_2 na incubadora:** mais indicada para casos leves e na fase de "desmame" da oxigenação. Na prática clínica a utilização desse método é limitada em função de frequentes oscilações da FiO_2 oferecida, decorrentes da inadequada vedação da incubadora ou mesmo quando as portinholas de acesso ao RN são abertas.
- **Cateter nasal:** a FiO_2 varia em função do peso do RN e do fluxo utilizado. Permite maior mobilidade do paciente e é utilizado mais frequentemente nos casos de uso crônico de O_2. Atenção especial deve ser dispendida aos prematuros com cateter nasal, pois dependendo do peso do RN, fluxos de 1 a 2 L/min podem oferecer FiO_2 próximas a 1.
- **Halo ou capacete de O_2:** permite uso de FiO_2 de 0,21 a 1 com maior segurança que os demais dispositivos. Habitualmente não se utilizam concentrações de $O_2 > 60\%$. Se o paciente requerer concentrações elevadas, indica-se outra forma de suporte respiratório, como CPAP, por exemplo.

Monitoração da oxigenoterapia

Como discutido anteriormente, o uso do oxigênio, principalmente em prematuros, pode causar danos secundários ao estresse oxidativo. Por esse motivo, o RN que recebe essa terapêutica deve ser cuidadosamente monitorado.

Métodos de avaliação da oxigenação

Medida da PaO_2

A PaO_2 representa o oxigênio dissolvido no plasma e, embora essa seja a menor porção do conteúdo arterial de O_2 no sangue, permite uma avaliação objetiva da oxigenação do paciente. Sua aferição deve ser realizada no sangue arterial.

Coleta de amostra de sangue arterial

- **Punção das artérias radial, ulnar, temporal, tibial posterior ou pediosa:** método bastante utilizado na prática clínica, porém deve-se levar em consideração as dificuldades técnicas para punção, principalmente em pequenos prematuros, além do desconforto e dor que o procedimento causa. Mesmo com as medidas de analgesia, a agitação do RN pode causar erros na avaliação da PaO_2, que pode ser subestimada.
- **Coleta de sangue capilar arterializado:** o sangue que flui no leito capilar periférico dilatado apresenta valores dos gases grosseiramente semelhantes ao coletado diretamente da artéria. Para se obter a amostra deve-se proceder a adequada limpeza do local de punção (em geral na região lateral ou medial do calcanhar) e garantir aquecimento cuidadoso da área, afim de se "arterializar" o sangue do capilar. Mesmo com os devidos cuidados, este procedimento está sujeito a variáveis que podem interferir nos resultados, como inadequado aquecimento do local, contato do sangue com o ar ambiente, além de dificuldades relacionadas à inadequada perfusão periférica e às possíveis complicações decorrentes de repetidas punções, como a osteocondrite de calcâneo e a formação de nódulos calcificados no subcutâneo.
- **Cateter arterial umbilical:** via preferida pela maioria das unidades de terapia intensiva neonatais. Não é isenta de risco, mas garante amostras confiáveis do sangue pós-ductal, com maior conforto ao paciente crítico. Afim de minimizar as complicações e riscos inerentes ao procedimento, as unidades devem possuir protocolos específicos para obtenção deste tipo de acesso vascular, com medidas de antissepsia, técnicas de inserção, manutenção e manipulação do cateter, além do tempo de permanência do mesmo.

Monitorização não invasiva da oxigenação

Oximetria de pulso

O uso do oxímetro de pulso é largamente difundido e faz parte da rotina de monitoração de recém-nascidos, fornecendo avaliação confiável e contínua do paciente. A aferição da saturação de O_2, comparada à medida da PaO_2, é considerada melhor indicador do conteúdo arterial desse gás, pois a saturação é a variável que calcula o O_2 ligado à hemoglobina, que contribui com a maior parte do conteúdo de O_2 no sangue, enquanto a PaO_2 representa o gás dissolvido no sangue, que é o componente menos importante do transporte de O_2.

O princípio para seu funcionamento baseia-se nas diferenças com relação à capacidade das hemoglobinas saturada (oxi-hemoglobina) e não saturada (deoxi-hemoglobina) em absorver a luz infravermelha em diversas frequências. Um "probe" consistindo de uma fonte de luz e um sensor fotossensível é ajustado de forma que cada uma das partes fique em lados opostos, com o tecido no meio delas. A luz que passa através do tecido é absorvida de maneira diferente entre a Hb saturada e não saturada, sendo o cálculo da saturação feito por meio das medidas das diferenças na absorção da luz durante a sístole e a diástole.

Em geral os valores aferidos são bastante confiáveis e oferecem uma adequada avaliação do estado de oxigenação do RN. Entretanto, os valores medidos podem sofrer interferência da luz ambiente e da movimentação do paciente e devem ser interpretados com cautela quando a perfusão periférica do paciente estiver comprometida. Na presença de choque, quando a pulsação periférica está comprometida, ou mesmo com edema importante, o oxímetro pode não funcionar adequadamente.

Os oxímetros de pulso perdem acurácia nos extremos de saturação. Assim, quando se lê uma saturação de 100%, a PaO_2 pode estar 80 ou 180 mmHg; do mesmo modo, o equipamento não permite boa correlação com a PaO_2 quando a saturação for menor que 70%. Mesmo dentro de limites mais restritos, os fabricantes relatam a probabilidade de erro de três pontos percentuais, acima ou abaixo do valor de saturação lido pelo oxímetro, quando comparado à saturação do sangue arterial.

SEÇÃO IV – SISTEMA RESPIRATÓRIO

Outro fator a ser considerado se refere à qualidade do equipamento, pois diferentes aparelhos podem utilizar diferentes algoritmos para cálculo da saturação. É importante que os fabricantes façam atualizações frequentes do *software* utilizado.

Alvos de saturação de oxigênio

Um dos maiores desafios da neonatologia diz respeito à concentração adequada de O_2 a ser oferecido e aos alvos de saturação desejados. A despeito dos vários ensaios clínicos realizados, ainda não se dispõe, até o presente momento, de um critério bem estabelecido dos valores de saturação de O_2 considerados seguros, especialmente para prematuros extremos.

Dois estudos clássicos foram realizados com objetivo de investigar os valores "ideais" de saturação: o "STOP-ROP – Supplemental Therapeutic Oxygen for Prethreshold Retinopathy of Prematurity" e o "BOOST – Benefits of Oxygen Targeting". O primeiro utilizou valores de 96 a 99% *versus* 89 a 94%; no segundo os valores foram de 95 a 98% *versus* 91 a 94%. Em ambos, os alvos mais elevados de saturação se associaram com pior prognóstico pulmonar. Posteriormente, outro grande estudo foi realizado com o objetivo de investigar qual o nível de oxigenação adequado para prematuros menores que 28 semanas que garantisse a sobrevida, sem aumentar a morbidade – "The Surfactant, Positive Pressure, and Pulse Oximetry Randomized Trial, (SUPPORT)". Neste grande ensaio, os 1.316 prematuros incluídos foram randomizados para dois alvos de saturação: 85 a 89% ou 91 a 95%. Os resultados mostraram que a ROP foi mais frequente nos recém-nascidos alocados no grupo de maior alvo de saturação comparados àqueles mantidos em valores mais baixos (17,9 *versus* 8,6%). Contudo, a mortalidade foi maior nos neonatos do grupo de saturação mais baixo e se manteve mais elevada quando os pacientes foram avaliados entre 18 e 22 meses de vida (22,1% *versus* 18,2 %; RR: 1,25, IC 95%: 1 a 1,5).

Em uma metanálise (Manja et al., 2015) com inclusão de cinco ensaios clínicos com desenhos metodológicos semelhantes, foram comparados alvos de saturação mais baixos com alvos mais liberais. Não foram encontradas diferenças significativas quanto às taxas de DBP, ROP, perda auditiva ou quanto ao desenvolvimento neuropsicomotor. Porém, os recém-nascidos do grupo de saturação-alvo mais baixo apresentaram maior mortalidade pré-alta (RR: 1,18 [IC 95%: 1,03 a 1,36]) e maior risco para ECN (RR: 1,24 [IC 95%: 1,05 a 1,47]). Apesar disso, baseados em cálculos de qualidade de evidência, os autores concluem que o alvo de saturação ótimo, que seja efetivo e seguro para prematuros extremos, permanece incerto. Em metanálise publicada pela Cochrane em 2017 (Askie et al., 2017), os autores apresentam conclusões semelhantes.

Recentemente foi publicada uma metanálise (Askie et al., 2018) (NeOProM) cujo objetivo foi avaliar especificamente o desfecho combinado de morte ou sequelas graves (cegueira, surdez, paralisia cerebral) avaliado com 18 a 24 meses de idade corrigida. Foram incluídos dados de cinco ensaios clínicos randomizados, com análise de 4.965 recém-nascidos, com média de idade gestacional de 26 semanas e média de peso de 830 g. Foram comparadas duas faixas de satura-

ção (85 a 89% *versus* 91 a 95%). Além do desfecho primário, os dois grupos também foram comparados em relação à incidência de morte, ROP e NEC. Não houve diferença entre os grupos em relação ao desfecho combinado morte ou sequelas graves; o grupo com alvo de saturação **mais baixo** apresentou maior mortalidade (20 *versus* 17% – RR:1,17 [IC 95%: 1,04 a 1,31], P: 0,01), maior incidência de NEC grave (9 *versus* 7% – RR: 1,33 [IC 95%: 1,10 a 1,61], P = 0,003) e menor necessidade de ROP com indicação para tratamento (11 *versus* 15% – RR: 0,74 [IC 95%: 0,63 a 0,86], P < 0,001).

Embora ainda não haja definição consensual dos valores ótimos, alguns conceitos devem ser salientados na definição de alvos fisiológicos de saturação de oxigênio:

1. Os valores devem ser dinâmicos e individualizados, levando-se em consideração a idade gestacional, a cronológica e a doença de base do paciente. Outra variável a ser considerada diz respeito ao estado transfusional do paciente. Um prematuro de extremo baixo peso pode ter concentração de Hb fetal superior a 95%, conseguindo disponibilizar mais oxigênio aos tecidos, com níveis de saturação mais baixos. Essa característica se altera à medida em que o RN recebe transfusões de hemácias, aumentando a concentração de Hb A.
2. Embora não haja definição, os valores alvo de 90 a 95% parecem ser mais seguros.
3. A hiperoxemia deve ser evitada, não tolerando valores de saturação maiores que 95%.

LEITURAS COMPLEMENTARES

Askie LM, Darlow BA, Finer N et al. Association Between Oxygen Saturation Targeting and Death or Disability in Extremely Preterm Infants in the Neonatal Oxygenation Prospective Meta-analysis Collaboration [published correction appears in JAMA. 2018 Jul 17;320(3):308]. JAMA. 2018;319(21):2190-201.

Askie LM, Henderson-Smart DJ, Irwig L, Simpson JM. Oxygen saturation targets and outcomes in extremely preterm infants. N Engl J Med. 2003;349:959-67.

Askie LM, Darlow BA, Davis PG, Finer N, Stenson B, Vento M, Whyte R. Effects of targeting lower versus higher arterial oxygen saturations on death or disability in preterm infants. Cochrane Database of Systematic Reviews. 2017;(4):CD011190.

Cummings JJ, Polin RA. Committee on Fetus and Newborn. Oxygen Targeting in Extremely Low Birth Weight Infants. Pediatrics. 2016 Aug;138(2):pii: e20161576.

Darlow BA, Morley CJ. Oxygen Saturation Targeting and Bronchopulmonary Dysplasia. Clin Perinatol. 2015 Dec;42(4):807-23.

Davis JM, Auten RL. Maturation of the antioxidant system and the effects on preterm birth. Semin Fetal Neonatal Med 2010;15:191-5.

Dawson JA, Bastrenta P, Cavigioli F, Thio M, Ong T, Siew ML, Hooper SB, Davis PG. The precision and accuracy of Nellcor and Masimo oximeters at low oxygen saturations (70%) in newborn lambs. Arch Dis Child Fetal Neonatal Ed. 2014 Jul;99(4):F278-81.

Deschmann E, Norman M. Oxygen-saturation targets in extremely preterm infants. Acta Paediatr. 2017 Jun;106(6):1014.

Goldsmith JP, Karotkin EH, Keszler MS, Suresh G. Assisted ventilation of the neonate: An evidence-based approach to newborn respiratory care. 6th ed. Philadelphia: Elsevier; 2017.

Kayton A, Timoney P, Vargo L, Perez JA. A Review of Oxygen Physiology and Appropriate Management of Oxygen Levels in Premature Neonates. Adv Neonatal Care. 2018;18(2):98-104.

Maltepe E, Saugstad OD. Oxygen in health and disease. Pediatr Res. 2009;65:261-8.

Manja V, Lakshminrusimha S, Cook DJ. Oxygen saturation target range for extremely preterm infants: a systematic review and meta-analysis. JAMA Pediatr. 2015 Apr;169(4):332-40.

Ramji S, Saugstad OD, Jain A. Current concepts of oxygen therapy in neonates. Indian J Pediatr. 2015 Jan; 82(1):46-52.

Saugstad OD, Sejersted Y, Solberg R, Wollen EJ, Bjoras M. Oxygenation of the newborn: A molecular approach. Neonatology. 2012; 101(4):315-25.

Supplemental therapeutic oxygen for prethreshold retinopathy of prematurity (STOP-ROP), a randomized, controlled trial. I: Primary outcomes. Pediatrics. 2000;105:295-310.

SUPPORT Study Group of the Eunice Kennedy Shriver NICHD Neonatal Research Network, Carlo WA, Finer NN, Walsh MC, Rich W, Gantz MG et al. Target ranges of oxygen saturation in extremely preterm infants. N Engl J Med. 2010;362:1959-69.

Vaucher YE, Peralta-Carcelen M, Finer NN, Carlo WA, Gantz MG, Walsh MC et al. Neurodevelopmental outcomes in the early CPAP and pulse oximetry trial. N Engl J Med. 2012;367:2495-504.

Vento M, Escobar J, Cernada M, Escrig R, Aguar M. The use and misuse of oxygen during the neonatal period. Clin Perinatol. 2012 Mar;39(1):165-76.

Uso do CPAP em Neonatologia

Carlos Alberto Bhering
Guilherme Sant'Anna

As últimas décadas foram caracterizadas por uma melhora expressiva nos cuidados intensivos neonatais, contribuindo para um aumento nas taxas de sobrevida dos recém-nascidos prematuros, particularmente aqueles nascidos com muito baixo peso. Grande parte desse avanço resultou da introdução da ventilação mecânica (VM) invasiva. Entretanto, essa intervenção mostrou-se associada a um maior risco de lesão pulmonar, com desenvolvimento de displasia broncopulmonar (DBP), e uma maior incidência de problemas do neurodesenvolvimento. Diferentes tipos de respiradores e estratégias ventilatórias menos agressivas foram investigados ao longo dos últimos 20 anos, porém nenhum se mostrou eficaz em diminuir a incidência de DBP, principalmente nos recém-nascidos prematuros extremos. Alguns estudos demonstraram que o simples fato de se iniciar VM logo após o nascimento pode ocasionar um aumento na incidência de DBP. Por isto, o uso do CPAP (do inglês *continuous positive airway pressure*) como suporte respiratório inicial em recém-nascidos com desconforto respiratório, após o desmame da ventilação mecânica ou como tratamento de apneia da prematuridade é uma excelente opção, pois não requer intubação endotraqueal e VM, resultando numa menor incidência de lesão pulmonar. Este tipo de assistência ventilatória não invasiva foi inicialmente descrito em neonatologia no início da década de 1970, por Gregory et al. (1971) que demonstraram uma melhora na oxigenação de prematuros com síndrome do desconforto respiratório (SDR), bem como um aumento na taxa de sobrevida destas crianças. Ainda no início dos anos 1970, dois estudos controlados também mostraram uma diminuição considerável no tempo de doença respiratória, na duração do uso de

oxigênio e na necessidade de ventilação mecânica com uso precoce do CPAP. Num estudo (Avery et al, 1987), a incidência de DBP de oito centros acadêmicos de atendimento neonatal nos Estados Unidos foi comparada, e a menor incidência foi observada no serviço da Universidade de Columbia em Nova York. Entre os motivos apontados para explicar este achado estavam o uso rotineiro do CPAP em selo d'água por mais de 10 anos, melhores práticas na rotina dos cuidados desses recém-nascidos em CPAP nasal e a sua instituição precoce (ainda na sala de parto, logo após o nascimento) para prematuros com distúrbio respiratório, evitando intubação e ventilação mecânica. Entretanto, durante a década de 1990 e início dos anos 2000 a neonatologia se voltou para o uso de surfactante, com diversos estudos comparando resultados de recém-nascidos prematuros submetidos à ventilação mecânica com ou sem administração de surfactante. Tais estudos forneceram fortes evidências de que intubação e aplicação de surfactante melhoravam a sobrevida e diminuíam a incidência de escape de ar. Porém, o uso disseminado de surfactante não reduziu a incidência de DBP. Mais recentemente, os resultados de diversos estudos clínicos randomizados demonstraram que, em comparação com uso profilático ou precoce de surfactante, o uso de CPAP nasal logo após o nascimento diminuiu a necessidade de ventilação mecânica invasiva e o desfecho combinado de morte ou BPD. O primeiro desses estudos, conhecido como COIN *Trial* (*CPAP or Intubation*), comparou pré-termos com idade gestacional entre 25 e 28 semanas e 6 dias, com respiração espontânea aos cinco minutos de vida e evidência de dificuldade respiratória. O consentimento para participação no estudo foi obtido antes do nascimento e a randomização

SEÇÃO IV – SISTEMA RESPIRATÓRIO

feita logo após o nascimento. Importante ressaltar que nem todos os pré-termos randomizados para intubação receberam surfactante. Outro estudo clínico randomizado e multicêntrico foi o chamado *Surfactant Positive Pressure Oxygenation Randomized Trial* ou SUPPORT *Trial*. Neste estudo, pré-termos com idade gestacional entre 24 e 27 semanas e 6 dias, foram randomizados antes do nascimento para CPAP nasal ou intubação e surfactante profilático. Em ambos estudos o uso precoce de CPAP nasal reduziu significativamente a incidência de DBP (avaliado com 36 semanas de idade gestacional) ou morte. De fato, uma mortalidade reduzida foi observada principalmente no subgrupo de recém-nascidos prematuros com idade gestacional entre 24 e 25 semanas e 6 dias mesmo diante do fato de que a maioria desses recém-nascidos acabaram sendo intubados e submetidos a ventilação mecânica durante a hospitalização na UTI. Posteriormente, grande parte destas crianças foram reavaliadas entre 6 e 18 meses de vida e uma menor incidência de morbidades respiratórias foi observada no grupo de recém-nascidos tratados inicialmente com CPAP nasal. Além desses, outros trabalhos randomizados mostraram resultados semelhantes.

Aspectos gerais

CPAP nasal é a aplicação de pressão positiva contínua nas vias aéreas em um recém-nascido (RN) com respiração espontânea, usando como interface uma pronga binasal ou máscara nasal. Como os recém-nascidos respiram preferencialmente pelo nariz, durante a inspiração o fluxo contínuo de ar oferecido pelo sistema é deslocado através das narinas para as vias aéreas superiores e depois para dentro dos pulmões. Ou seja, o fluxo passa constantemente pela interface na velocidade ajustada (5 a 8 L/min), porém só entra nas vias aéreas quando o RN inspira. A expiração segue o caminho inverso, ou seja, o fluxo de ar é expirado através das narinas para dentro do sistema, encontrando uma resistência, que pode ser uma coluna de água (CPAP em selo d'água) ou uma válvula expiratória (respiradores mecânicos). Como o circuito é fechado e o fluxo é contínuo, gera uma pressão positiva contínua nas vias aéreas superiores, que é transmitida aos alvéolos pulmonares, aumentando o seu diâmetro e evitando o colabamento.

Apesar de trabalhos randomizados e controlados terem mostrado que o uso rotineiro e precoce do CPAP pode diminuir a DBP, o efeito deste tratamento ainda é pequeno e parece estar relacionado às altas taxas de falhas do CPAP e consequente necessidade de ventilação mecânica. Portanto, a melhora nos cuidados de pré-termos em CPAP nasal pode aumentar a eficácia desta terapia e prevenir a lesão pulmonar causada pela ventilação.

Efeitos do CPAP nasal

A utilização da pressão contínua na via aérea em RN que apresentam desconforto respiratório está associada a uma série de vantagens, conforme Quadro 65.1.

Quadro 65.1
Vantagens do uso do CPAP nasal.

Efeitos do CPAP nasal:
- Promove recrutamento alveolar progressivo
- Previne o colabamento de alvéolos instáveis
- Aumenta a área de troca gasosa e reduz o *shunt* intrapulmonar
- Aumenta a capacidade residual funcional
- Otimiza a relação ventilação-perfusão (V/Q)
- Protege e estimula a produção endógena de surfactante
- Diminui a resistência da via aérea pelo aumento do diâmetro da mesma
- Estabiliza o diafragma e a caixa torácica

Resultados:
- Melhora da oxigenação
- Diminuição da vasoconstrição pulmonar
- Queda da resistência vascular pulmonar

Fontes: Diblasi, 2009; e Sandri, 2008.

População-alvo

O CPAP nasal pode ser utilizado em qualquer recém-nascido com desconforto respiratório, durante o período imediatamente após extubação ou em pacientes com apneia da prematuridade. A população que mais se beneficia desta estratégia de assistência respiratória são os pré-termos menores de 32 semanas de idade gestacional com respiração espontânea e desconforto respiratório e os recém-nascidos com síndrome de aspiração meconial. Nos pré-termos esta terapia deve ser iniciada logo após o nascimento, ou seja, já na sala de parto. Se isso não foi possível, deve-se colocar o recém-nascido em CPAP nasal imediatamente após a admissão na unidade neonatal.

Indicações clínicas e contraindicações do uso da terapia com CPAP nasal estão apresentadas no Quadro 65.2.

Quadro 65.2
Indicações e contraindicações do uso do CPAP.

Indicações:
- Condições clínicas que cursam com capacidade residual funcional reduzida (síndrome do desconforto respiratório, taquipneia transitória do RN e edema pulmonar)
- Apneia da prematuridade
- Traqueomalácia e outras anormalidades das vias aéreas inferiores
- Atelectasias (prevenção e tratamento)
- Doenças neuromusculares com respiração espontânea
- Paralisia do nervo frênico

Contraindicações:
Absoluta:
- Hérnia diafragmática congênita não tratada
- Atresia das coanas
- Fístulas traqueoesofágica
- Instabilidade cardiovascular grave
Relativa:
- Doenças do trato gastrointestinal não tratadas ou pós-operatório imediato e recente das mesmas (atresia, má-rotação e volvo)

Fontes: Diblasi, 2009; Martin et al., 2014; e Mockrin et al., 1974.

Importante ressaltar que mesmo que os pré-termos menores de 26 semanas apresentem altas taxas de falha da terapia com CPAP nasal, a demora em se intubar e iniciar a ventilação mecânica nestes recém-nascidos foi demonstrada como um fator positivo na diminuição da mortalidade.

Ou seja, mesmo com altas taxas de falha estes recém-nascidos se beneficiaram de um período inicial em CPAP nasal quando comparado com aqueles que foram intubados e iniciados em VM logo após o nascimento ou eletivamente.

Os seguintes sinais de desconforto respiratório são usados para se iniciar terapia com CPAP nasal: necessidade de O_2 suplementar, ou seja, FiO_2 maior que 21% para manter uma saturação de oxigênio (SpO_2) maior ou igual a 90%; presença de retrações moderadas subesternal e/ou supraesternal; grunhidos e/ou gemência; apneia com bradicardia e cianose.

Tipos de sistemas utilizados

O sistema de CPAP nasal é constituído basicamente de três componentes (Figura 65.1).

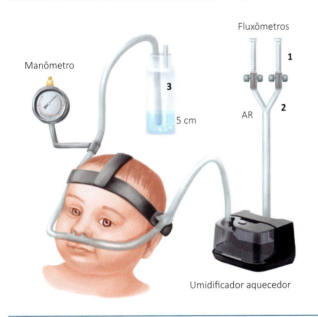

Figura 65.1. Sistema de CPAP nasal em selo d'água. (1) Fonte de fluxo. (2) Interface. (3) Gerador de pressão.
Fonte: Desenvolvida pela autoria.

1. **Fonte de fluxo:** um fluxo contínuo de gases é oferecido por meio do aparelho de ventilação mecânica ou de fluxômetros de parede. Nas décadas de 1970 e 1980, somente o fluxo contínuo era utilizado. Atualmente existem sistemas que usam fluxo variável, porém as vantagens desse tipo de fluxo não foram comprovadas por estudos clínicos.
2. **Interface:** a interface entre o aparelho e o RN é feita por meio do uso de uma pronga binasal curta ou uma máscara nasal. As prongas binasais são de uso simples e seguro, apesar do potencial para causar lesões de septo ou das narinas se aplicadas de modo inapropriado ou mal monitorado. As máscaras nasais podem ser úteis quando as narinas forem muito pequenas para utilização da pronga ou quando da presença de lesão de septo e/ou narinas. Nestes casos, alguns serviços são utilizados em conjunção com a pronga binasal, alternando por um período de algumas horas, na tentativa de minimizar os efeitos da pressão da pronga sobre o septo nasal. Os estudos que compararam o uso de prongas binasais com máscara nasal não mostraram nenhuma diferença entre essas interfaces em relação à eficácia e/ou à segurança de uso. Entretanto, é importante ressaltar que as máscaras nasais são mais suscetíveis a escapes de ar/pressão quando o RN se movimenta ou muda de posição quando comparado às prongas nasais curtas bem fixadas conforme descrito adiante nesse capítulo. Outro problema é que as máscaras nasais precisam ser ajustadas de modo firme para evitar escape e isso pode ocasionar hipoplasia facial da região quando do seu uso prolongado.
3. **Sistema gerador de pressão:** um sistema gerador de pressão, que pode ser a válvula exalatória do aparelho de ventilação mecânica ou a coluna de água do sistema de selo d'água é o que irá gerar pressão contínua nas vias aéreas. O sistema de selo d'água ou de bolhas, também conhecido como *bubble* CPAP, é mais simples, menos invasivo, tem menor custo e um efeito benéfico relacionado às oscilações de pressão com alta frequência, causadas pelo borbulhamento. Este é o método utilizado na Universidade de Columbia desde 1973.

O borbulhamento da água na qual o ramo expiratório do sistema de CPAP fica imerso gera uma oscilação de pressão que é transmitida ao recém-nascido. A frequência dessa oscilação é maior do que a frequência utilizada durante a ventilação de alta frequência invasiva. Lee et al. (1998), em estudo com pré-termos recebendo *bubble* CPAP (8 L/min) através de um tubo orotraqueal (sem escape), demonstraram uma amplitude das ondas de pressão entre 2 e 4 cmH_2O acima da pressão de base e uma frequência que variou entre 15 e 30 Hz. Tais oscilações de pressão em alta frequência são mais eficazes em promover recrutamento pulmonar e aumentar a troca gasosa em pulmões com doença heterogênea, como por exemplo na síndrome do desconforto respiratório ou aspiração meconial, em que existem áreas pulmonares com diferentes complacências. Além disso, com a presença das oscilações em alta frequência são necessárias menores pressões médias nas vias aéreas para se atingir um mesmo nível de volume de recrutamento. Isto pode reduzir o risco de escape de ar e ter menos impacto no fluxo sanguíneo pulmonar, que pode ser afetado quando se utiliza valores altos de pressão positiva nas vias aéreas. Outro efeito positivo observado com o uso de *bubble* CPAP é uma maior produção/secreção de surfactante secundário ao efeito da superposição da oscilação de pressão ocasionado pelo sistema de selo d'água. Além disso, quando comparado ao CPAP de fluxo contínuo do respirador, o *bubble* CPAP mostrou uma redução da ventilação minuto e frequência respiratória com uma melhora na troca gasosa que foi atribuída a uma ventilação mais efetiva com redução do trabalho respiratório se comparado ao sistema de CPAP em respirador.

SEÇÃO IV – SISTEMA RESPIRATÓRIO

Uma revisão sistemática da literatura (Martin et al., 2014), mostrou uma redução nas taxas de falhas (definido como necessidade de intubação e ventilação mecânica) com *bubble* CPAP em comparação ao CPAP de fluxo contínuo do respirador (OR 0,32, 0,16 a 0,67).

Recentemente, outro sistema de CPAP em selo d'água tem sido testado e alguns resultados se mostram encorajadores. O *bubble* CPAP conhecido como Seattle PAP, propõe uma alteração no ângulo de inserção do circuito expiratório dentro do frasco, de 0 para 135º graus. Tal mudança provoca um aumento da pressão de oscilação (amplitude) com redução da frequência de 10 a 20 Hz para 2 a 5 Hz, melhorando assim o nível de suporte ventilatório. Esse novo sistema ainda precisa ser testado em estudos clínicos antes de seu uso disseminado.

Complicações

É importante ressaltar que muitas complicações são preveníveis, ou seja, ocorrem em função da falha nos cuidados com o PMT em uso de pronga nasal e podem ocorrer com diferentes tipos de prongas. As complicações mais frequentes são:

- mucosa nasal com sangramento, infecção ou inflamação;
- obstrução nasal por secreções ou posição inadequada da pronga;
- irritação de pele;
- necrose do septo por pressão;
- distensão abdominal (sonda orogástrica deve ser sempre utilizada e constantemente aspirada com seringa de 10 mL para ajudar a descomprimir o estômago);
- intolerância alimentar;
- pneumotórax, especialmente com aumento dos níveis de CPAP acima de 7 cmH_2O (8 a 10 cmH_2O) em prematuros extremos durante a fase aguda do SDR;
- lesões e/ou deformações da cabeça: alternar posições e checar o sistema a cada 3 a 4 horas.

Ultimamente, muitos serviços têm utilizado uma barreira de proteção, tipo hidrocoloide, na tentativa de amenizar a incidência de lesões nasais e reduzir escape de ar pela narina. Entretanto, é importante ressaltar que existem poucos dados clínicos que avaliam os efeitos protetores deste tipo de barreira. Além do mais, este tipo de material não impede o efeito lesivo se houver pressão local por posicionamento indevido do sistema. Portanto, a melhor maneira de prevenir complicações é fazer com que a equipe multiprofissional trabalhe em conjunto para assegurar que a pronga esteja devidamente posicionada em todos os momentos, evitando o contato com o septo nasal. É importante lembrar que se houver falha no posicionamento, poderá ocorrer lesão do septo e/ou mucosa nasal mesmo que com hidrocoloide. Um outro fator importante é a escolha do tamanho correto da pronga. Prongas pequenas, que não se encaixam de modo adequado nas narinas, ocasionam a um maior escape de pressão e aumento da resistência do sistema respiratório. Além disso, provocam mais lesões da mucosa, pois se deslocam mais constantemente dentro da cavi-

dade nasal. Atualmente todos esses detalhes durante o uso do CPAP nasal se tornou ainda mais importante porque os recém-nascidos menores têm sido mantidos em CPAP nasal por um longo período de tempo. Como dito anteriormente, uma complicação observada com uso prolongado das máscaras nasais é a hipoplasia facial.

Cuidados com o recém-nascido em CPAP nasal

As taxas de sucesso com a utilização de CPAP nasal são altamente variáveis, o que, em parte, pode ser atribuído ao modo como o sistema é utilizado. O sucesso da terapia de CPAP nasal depende muito do uso adequado, atenção aos detalhes e cuidadores experientes à beira do leito. Aly et al. (2004) publicaram a experiência de sua unidade com uso do CPAP nasal em selo d'agua durante um período de 5 anos e mostraram que a incidência de falha, uso de surfactante e DBP teve uma queda significativa com o passar dos anos, sugerindo uma curva de aprendizagem na utilização efetiva do CPAP nasal.

Como já foi dito anteriormente, a escolha correta do tamanho da pronga é essencial para o bom funcionamento do sistema, bem como para evitar a erosão do septo e das cavidades nasais. Prongas muito pequenas deslocam-se com mais facilidade e acabam por fazer fricção contra as paredes internas das cavidades nasais e/ou o septo. Além disso, ocasionam um aumento da resistência inspiratória e expiratória (lembrar que o RN inspira e expira dentro das prongas) e permitem escape de ar no seu entorno, dificultando a manutenção de uma pressão média de vias aéreas adequada. Contudo, se forem muito grandes, elas podem causar isquemia na narina e erosão. Portanto, deve-se usar o tamanho correto, com ajuste firme dentro das narinas, mas sem causar isquemia nasal ou tocar o septo. Para prevenir a pressão sob o septo é recomendado que sempre haja uma distância entre a pronga e o septo nasal, ou seja, o septo deve estar sempre visível. Existem vários modelos e tamanhos de prongas binasais comercialmente disponíveis. As prongas binasais curvas são mais anatômicas e potencialmente melhores na transmissão da pressão e fluxo de ar nas vias aéreas superiores. Deve-se evitar prongas binasais longas e finas, pois estão associadas a um aumento de resistência, maior incidência de obstrução e falha da terapia.

A utilização de uma touca de tamanho apropriado (no máximo um dedo pode ser inserido entre a toca e a cabeça do RN), posicionada acima das sobrancelhas e das orelhas é importante para manter os circuitos corrugados inspiratórios e expiratórios estáveis. Os circuitos devem ser fixados com velcro ou alfinetes em ambos os lados da touca, formando a letra U. Isto é muito importante para que a pronga e o circuito permaneçam estáveis, reduzindo a pressão sobre o nariz e a face da criança. Mais uma vez, quando bem posicionado, o circuito não deve tocar na pele e não deve fazer pressão sobre o septo, deixando sempre um pequeno espaço entre a pronga e o septo (Figura 65.2).

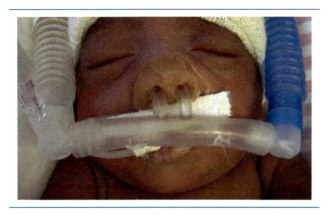

Figura 65.2. Uso da pronga nasal. Notar a distância entre a pronga e o septo nasal, que pode ser visualizado o tempo todo. Observar também a fixação dos tubos corrugados, formando a letra U.
Fonte: Acervo da autoria.

Os cuidados com o recém-nascido em CPAP nasal devem incluir a umidificação do gás, bem como garantir uma temperatura adequada, em torno de 37 °C. O ar frio e seco pode causar alterações na resistência das vias aéreas, além de lesão da mucosa nasal (com sangramento) e da via aérea.

A profilaxia de lesão de pele é feita com uma boa inspeção diária e retirada do protetor de septo somente se estiver descolando. A touca deve ser retirada para inspeção da região posterior das orelhas e da cabeça, com o objetivo de tentar identificar precocemente possíveis lesões por pressão excessiva, tanto da touca quanto da fixação dos circuitos corrugados do sistema, bem como por excesso de umidade e proliferação fúngica atrás das orelhas. Uma rápida inspeção da narina, a cada 3 horas, deve ser feita sem necessidade de retirada do protetor de septo. De preferência, cada narina deve ser aspirada separadamente, sem desconectar o outro lado, de modo a manter alguma pressão positiva contínua nas vias aéreas durante o procedimento. Para aspiração da nasofaringe e cavidade oral, deve-se instilar solução salina fisiológica (2 gotas ou mais) e aspirar a cada 3 a 4 horas ou antes se necessário para crianças com maior acúmulo de secreções e/ou com entrada de ar diminuída. Para este procedimento, é importante enfatizar que a sonda deve ser de maior diâmetro possível, de acordo com tamanho do RN. Evitar a utilização de sondas muito finas (n. 4 ou 5) e ter cuidado na introdução da mesma, procurando o ângulo correto e evitando trauma. Não se deve aumentar o fluxo para compensar vazamentos, pois aumenta a resistência no sistema. Todavia, fluxos inferiores a 5 L/min são insuficientes para gerar pressão adequada. Portanto, o fluxo de ar utilizado deve estar entre 5 e 8 L/min, podendo chegar a 10 L/min em RN maiores e lactentes.

Outro cuidado que deve ser observado é em relação à água que se acumula no sistema em função da condensação, principalmente no ramo expiratório. Esta água pode ocasionar aumento dos níveis pressóricos acima do desejado ou o recém-nascido pode aspirar, resultando em episódios de bradicardia e dessaturação. Não se deve diminuir a temperatura do aquecedor/umidificador se isso estiver acontecendo.

O que se deve fazer é retirar a água acumulada no circuito sempre que necessário.

O circuito deve ser trocado pelo menos uma vez por semana e o líquido utilizado no frasco, no qual o circuito expiratório será mergulhado para gerar a pressão desejada, deve ser água estéril ou ácido acético 0,25%.

Os PMT em CPAP nasal devem ser continuamente monitorados, com o objetivo de se avaliar a resposta ao tratamento proposto, evitar efeitos indesejados relacionados ao sistema utilizado e ao uso de oxigênio e tentar identificar precocemente falhas no tratamento. Para isso, cada centro deve desenvolver e implementar uma lista de cuidados a serem checados pela enfermagem e/ou fisioterapia pelo menos 3 vezes ao dia. Um exemplo dessa lista é mostrado abaixo.

Além do mais, deve-se monitorizar de modo contínuo a frequência respiratória, frequência cardíaca e saturação de oxigênio. É importante a realização de uma radiografia de tórax quando a criança é colocada em CPAP nasal pela primeira vez. A necessidade de radiografias adicionais dependerá da evolução do quadro. A colheita de gasometria deve ser feita após o início da terapia com CPAP nasal e, em seguida, conforme necessidade. Os alarmes de saturação de oxigênio deverão ser ajustados entre 88 e 95% para manter uma saturação alvo entre 91 e 95%. Toda unidade de terapia intensiva neonatal deve desenvolver e implementar um protocolo para o uso de CPAP nasal. Este protocolo deve, necessariamente, envolver de modo intenso todos profissionais da fisioterapia e enfermagem, que são fundamentais para o funcionamento eficaz desse modo de suporte respiratório não invasivo.

Critérios de falhas

Antes de considerarmos que houve uma falha na utilização do CPAP nasal, é importante que sejam afastados os problemas relacionados ao uso inadequado, incluindo tamanho da pronga, obstrução nasal por secreção, obstrução de vias aéreas, posicionamento incorreto do recém-nascido (p. ex., flexão excessiva do pescoço), distensão gástrica ou manuseio exagerado de um prematuro instável. Se o sistema está funcionando corretamente, mas a oxigenação é inadequada, algumas crianças se beneficiam de um aumento da pressão expiratória positiva para um máximo de 8 cmH_2O.

Normalmente, os seguintes critérios são utilizados para caracterizar falha do CPAP nasal e subsequentemente necessidade de intubação:

1. apneias frequentes que não respondem à estimulação e ao tratamento com metilxantina (> 6 episódios que requerem estimulação em 6 horas);
2. apneia grave (1 a 2 eventos) que necessite de ventilação com pressão positiva;
3. insuficiência respiratória progressiva, definida pela necessidade de O_2 suplementar > 0,5 ou 0,6 para manter saturação de oxigênio na faixa desejada (91 a 95%);
4. acidose respiratória grave (pH < 7,20 com PCO_2 > 60).

SEÇÃO IV – SISTEMA RESPIRATÓRIO

CHEKLIST do CPAP	Peso atual: _____	7 a 8 horas	15 a 16 horas	22 a 23 horas
☐	1. Suplementação de AR/O$_2$ com *blender* apropriado			
☐	2. Fluxo entre 5 e 7 lpm. Documentar fluxo aqui			
☐	3. Nível de água do umidificador correto			
☐	4. Excesso de água do circuito (ins/exp) drenado			
☐	5. Tubo do circuito fixado corretamente			
☐	6. Temperatura do umidificador correta (36,9 a 37 °C)			
☐	7. Nível de água do CPAP correto			
☐	8. Borbulhamento contínuo			
☐	9. Posição da cabeça do RN está correta			
☐	10. Rolo atrás do pescoço – tamanho e posição corretos			
☐	11. Toca bem ajustada ≤ 1 dedo de espaço			
☐	12. Cannulaide de tamanho correto e inteiro ☐ Trocar a cada 24 horas ☐ Aderente à pele			
☐	13. Bigode de tamanho e formato corretos, intacto: ☐ Velcro ☐ Curvo *Sem encostar no septo nasal/narinas*			
☐	14. Tamanho da pronga nasal: *se o tamanho estiver incorreto ou as prongas forem trocadas escrever na sessão de comentários* ☐ Tamanho correto em uso? ☐ Qual tamanho da pronga usada? ☐ Qual marca da pronga usada	#	#	#
☐	15. Prongas nasais corretamente posicionadas: *sem encostar no septo ou nas narinas, sem desviar.*			
☐	16. Alterações do septo nasal (marcar todos que se aplicam) Marque as alterações ⟶	☐ Intacta ☐ Pálida ☐ Fina ☐ Eritema ☐ Erosão ☐ Necrose	☐ Intacta ☐ Pálida ☐ Fina ☐ Eritema ☐ Erosão ☐ Necrose	☐ Intacta ☐ Pálida ☐ Fina ☐ Eritema ☐ Erosão ☐ Necrose
☐	17. Alterações narinas (marcar todos que se aplicam) Marque as alterações ⟶	☐ Intacta ☐ Pálida ☐ Fina ☐ Eritema ☐ Erosão ☐ Necrose ☐ Obstruída D/E	☐ Intacta ☐ Pálida ☐ Fina ☐ Eritema ☐ Erosão ☐ Necrose ☐ Obstruída D/E	☐ Intacta ☐ Pálida ☐ Fina ☐ Eritema ☐ Erosão ☐ Necrose ☐ Obstruída D/E
☐	18. Fisioterapia, enfermagem, equipe notificada das alterações do septo/narinas?			
☐	19. Secreções ☐ Clara/branca ☐ Amarela/esverdeada ☐ Com sangue Equipe notificada de mudanças nas secreções?			
☐	20. Data – CPAP precisam ser trocados (cada 72 horas)			
☐	21. Data – circuito do CPAP precisa ser trocado (cada 7 dias)			
☐	COMENTÁRIOS _____ _____ _____ _____ Assinatura da fisioterapeuta ou enfermeira/Iniciais			

CAPÍTULO 65 – USO DO CPAP EM NEONATOLOGIA

Mais uma vez, esses critérios devem ser utilizados após certificar que o sistema está funcionando adequadamente em recém-nascidos já recebendo CPAP de 8 cmH$_2$O. No caso do CPAP nasal precoce em recém-nascidos com síndrome de desconforto respiratório, estudos observacionais avaliando fatores preditores de falha de CPAP nasal sugerem que na maioria das vezes ela ocorre nas primeiras 8 horas de vida em prematuros necessitando de altas concentrações de oxigênio suplementar.

As crianças que falham com CPAP nasal podem ser iniciadas em VNI como uma forma de se tentar prevenir intubação e ventilação mecânica. As taxas de falhas são muito variáveis e dependem da idade gestacional e/ou peso de nascimento. Em recém-nascidos muito pequenos, com peso de nascimento em torno de 750 g observam-se taxas de falha acima de 50%. Entretanto, taxas menores têm sido relatadas em pré-termos com pesos maiores. Portanto, o sucesso com CPAP nasal tem uma relação direta com a idade gestacional. Diversos estudos mostraram que a idade gestacional ≤ 26 semanas é um importante fator preditivo para falha, mas isso não quer dizer que não se deve tentar o CPAP primeiro ou intubar diretamente sem dar chances ao paciente. Lembrar que alguns RN abaixo de 26 semanas conseguem se recuperar somente com CPAP, sem precisar de intubação endotraqueal, surfactante e VM. As principais taxas de falha de CPAP nasal dos principais trabalhos randomizados e controlados estão apresentadas na Tabela 65.1.

Tabela 65.1. Taxas de falha de CPAP.

Autores	N. de crianças envolvidas	Idade gestacional (semanas)	Uso de corticoide antenatal (%)	Falha (%)
Morley et al. (2008)	610	25 0/7 a 28 6/7	94	46
Finer et al. (2010)	1316	24 0/7 a 27 6/7	> 95	51,2
Dunn et al. (2011)	648	26 0/7 a 29 6/7	> 95	45,1

Fonte: Adaptado de Wright et al., 2016.

Importante ressaltar que a manutenção do padrão respiratório espontâneo dos recém-nascidos mais vulneráveis e a redução da lesão pulmonar continuam sendo um grande desafio para os neonatologistas. Os resultados dos grandes estudos randomizados suportam que o uso rotineiro do CPAP nasal pode nos ajudar a atingir estes objetivos. Portanto, as seguintes intervenções podem ser utilizadas para aumentar as chances de sucesso com o uso do CPAP nasal:

- utilização precoce, em sala de parto, para todo os pré-termos com risco de lesão pulmonar;
- utilização meticulosa e monitorização do CPAP nasal utilizado na reanimação em sala de parto, de preferência com *Bubble* CPAP ou, se isso não for possível, com ventilador manual em T;
- uso rotineiro de pressões entre 5 a 8 cmH$_2$O, começando com níveis mais baixos e aumentando conforme necessidade, baseado na oxigenação e esforço respiratório;

- adoção de critérios de falha mais liberal para indicar intubação;
- criação de um ambiente favorável na UTI, de modo que o sucesso na utilização do CPAP nasal seja priorizado por toda a equipe, com atenção aos detalhes que possam reduzir as falhas, incluindo treinamento e atribuições adequadas da equipe de enfermagem, fisioterapeutas e médicos.

Critérios de suspensão

A suspensão do CPAP nasal só deve ser considerada após o recém-nascido pré-termo ter atingido uma idade gestacional (IG) que garanta um crescimento pulmonar razoável. Em pré-termos nascidos com menos de 32 semanas de IG recomenda-se a retirada quando o mesmo atingir em torno de 32 semanas de IG corrigida e estiver em ar ambiente (FiO$_2$: 0,21), sem esforço respiratório, com bom ganho de peso e sem apneia ou bradicardia nas 24 horas anteriores. Contudo, naqueles nascidos com 32 semanas de IG ou mais, podemos avaliar a retirada quando estiverem em ar ambiente e sem apneias nas últimas 24 horas.

Alguns estudos avaliaram a melhor forma de desmame do CPAP nasal, comparando a retirada direta (quando considerado "pronto") com outras duas estratégias: 1) alternando períodos de transição com e sem o CPAP nasal ou 2) alternando períodos com a cânula nasal. Os resultados mostraram que aqueles que fizeram algum tipo de transição permaneceram mais tempo expostos ao oxigênio e aumentaram a duração do suporte respiratório e DBP.

As recomendações da UTI neonatal da Universidade Columbia em Nova York (comunicação pessoal do Dr. J-T Wung) são de tentar sempre retirar diretamente do CPAP para ar ambiente. Se o RN apresentar sintomas rapidamente, ou seja, nas primeiras 24 horas após a retirada do CPAP, recolocar em CPAP e tentar novamente dentro de 3 e 4 dias (falha rápida da retirada do CPAP = pulmão ainda não está totalmente pronto). Se o RN apresentar sintomas de falha após 3 a 4 dias da retirada do CPAP, recolocar em CPAP e tentar novamente dentro de 24 e 48 horas (falha lenta da retirada do CPAP = pulmão quase pronto).

Aplicações clínicas

O uso do CPAP nasal está indicado em inúmeras situações clínicas e em algumas situações específicas. Diversos estudos compararam o uso do CPAP nasal com outras estratégias de suporte respiratório.

CPAP nasal na sala de parto *versus* intubação

Muitos estudos têm avaliado se o uso do CPAP nasal, iniciado logo após o nascimento, reduz a necessidade de ventilação mecânica e a incidência de displasia broncopulmonar (DBP) sem efeitos adversos. Como já citado neste capitulo anteriormente, o COIN *Trial* comparou o uso de CPAP nasal ou intubação na sala de parto em pré-termos que apresentavam respiração espontânea ao nascimento. A taxa de falha foi de 46% para os menores de 750 g com uma **redução de 50% na necessidade de surfactante** no grupo

449

tratado com CPAP nasal. Apesar de mostrar uma menor incidência de óbito e DBP no grupo de CPAP nasal (34% *versus* 39%), essa diferença não foi estatisticamente significativa. Uma maior incidência de pneumotórax foi observada no grupo CPAP nasal (9% *versus* 3%) nos primeiros 2 a 3 dias de vida. Esta complicação não parece estar relacionada em sua totalidade apenas com uma pressão excessiva e sim com uma maior gravidade, o que pode ser indicativo de um pulmão mais doente, com distribuição irregular do volume corrente em função de atelectasias, predispondo hiperinsuflação em algumas áreas com tendência à escape de ar.

No SUPPORT *Trial* pré-termos ainda mais imaturos (24 a 27 semanas e 6 dias) foram randomizados para CPAP nasal ou intubação e surfactante. Os resultados mostraram que os prematuros iniciados em CPAP nasal usaram menos corticosteroide pós-natal, tiveram menor necessidade de intubação, menos dias de ventilação mecânica e maior probabilidade de estarem vivos e extubados no 7º dia de vida. Além do mais, no grupo de pré-termos extremos, entre 24 e 25 semanas de idade gestacional, o uso de CPAP nasal na sala de parto foi associado a uma menor taxa de óbito. Na população em geral não se observou nenhuma diferença nas taxas de óbito, alteração do neurodesenvolvimento e morbidade respiratória aos 18 a 22 meses de idade corrigida.

Baseado nos resultados desses estudos clínicos multicêntricos o CPAP nasal tem sido recomendado logo após o nascimento em todo RN pré-termo que apresente respiração espontânea. Mesmo que esses recém-nascidos venham a falhar com o uso de CPAP nasal e necessitem de intubação e de administração de surfactante mais tarde, isso não se mostrou associado a nenhum problema clinico.

CPAP *versus* ventilação nasal intermitente (VNI) com pressão positiva

A VNI tornou-se uma terapia comum de suporte respiratório em neonatos prematuros, embora existam níveis moderados de evidência quanto à sua superioridade em relação ao CPAP nasal. Uma revisão sistemática (Lemyre et al., 2017) e metanálise da literatura de pré-termos com SDR, não mostrou nenhuma diferença entre VNI e CPAP nasal nos seguintes desfechos: 1) necessidade de intubação e ventilação invasiva durante as primeiras 72 horas de vida (OR: 0.84; CI: 0.60, 1.02); 2) displasia broncopulmonar (OR: 0.92; CI:0.64, 1.32); ou 3) óbito (OR: 0.82; CI: 0.52, 1.30). Em uma outra revisão sistemática (Ferguson et al., 2017) com metanálise, o uso de VNI foi comparado ao CPAP nasal como terapia de suporte respiratório não invasivo durante o período após a extubação. Embora se tenha observado um efeito positivo maior com o uso de VNI para o desfecho de reintubação traqueal (risco relativo: 0.74; CI: 0,64; 0,85), o nível de evidência para tal achado foi considerado baixo em função dos sérios riscos de víeis e falta de precisão dos estudos incluídos. De fato, o único estudo multicêntrico (Kirpalani et al., 2013) e com um grande número de prematuros incluídos não mostrou nenhuma diferença entre VNI e CPAP nasal na prevenção de falha de extubação. Do mesmo modo, nenhuma diferença foi demonstrada entre VNI e CPAP nasal no tratamento da apneia da prematuridade. Um problema metodológico importante em todos os estudos comparando VNI e CPAP nasal foi o fato de que essas duas terapias nunca foram testadas com uso de pressão média das vias aéreas equivalentes. Em todos os estudos os níveis de pressão em CPAP nasal foram entre 4 e 6 cmH_2O, enquanto tais níveis foram consideravelmente mais altos quando VNI foi utilizada. Numa investigação realizada na Universidade de Miami (Buzzella et al., 2014), o CPAP nasal entre 4 e 6 cmH_2O foi comparado com 7 e 9 cmH_2O durante o período após extubação em prematuros extremos. Uma menor incidência de falha de extubação foi observada no grupo que recebeu níveis de CPAP mais altos. Portanto, é preciso um estudo clinico multicêntrico e amplo, usando níveis de pressão média de vias aéreas semelhantes, para que se possa saber, com certeza, se existe qualquer efeito benéfico de utilizar pressões com pico de insuflação e frequência durante suporte respiratório não invasivo ou apenas níveis mais altos de pressão média das vias aéreas, afim de se prevenir intubação traqueal nestes prematuros. Outros problemas metodológicos incluem pequeno número de pacientes de centros únicos, diferenças entre as populações incluídas, diferentes tipos de CPAP e VNI usados, diferentes critérios e definições de falha de extubação que podem alterar significativamente os desfechos avaliados.

Em resumo, após tantos anos de pesquisa e avanços tecnológicos que beneficiaram a prática dos cuidados intensivos em RN, é evidente que tratamentos simples, quando feitos de modo cuidadoso e correto, podem beneficiar imensamente os prematuros. O uso otimizado do CPAP nasal se encaixa nessa linha de conduta. Torna-se cada vez mais importante deixar as intervenções mais agressivas, associadas a maiores taxas de morbidade e mortalidade, para os casos que não respondem ao tratamento mais simples. Isso talvez seja a melhor forma de prevenir e diminuir complicações nessa população.

LEITURAS COMPLEMENTARES

Abdel-Hady H, Shouman B, Aly H. Early weaning from CPAP to high flow nasal cannula in preterm infants is associated with prolonged oxygen requirement: a randomized controlled trial. Early Human Development. 2011;87(3):205-8.

Aly H, Milner JD, Patel K, El-Mohandes AA. Does the experience with the use of nasal continuous positive airway pressure improve over time in extremely low birth weight infants? Pediatrics. 2004;114(3):697-702.

Ammari A, Suri M, Milisavljevic V, Sahni R, Bateman D, Sanocka U, Ruzal-Shapiro C, Wung JT, Polin RA. Variables associated with the early failure of nasal CPAP in very low birth weight infants.J Pediatr. 2005;147(3):341-7.

Avery ME, Tooley WH, Keller JB, Hurd SS, Bryan MH, Cotton RB, Hodson WA. Is chronic lung disease in low birth weight infants preventable? A survey of eight centers. Pediatrics. 1987;79(1):26-30.

Berger TM, Fontana M, Stocker M. The journey towards lung protective respiratory support in preterm neonates. Neonatology. 2013; 104(4):265-74.

Buzzella B, Claure N, D'ugard C, Bancalari E. A randomized controlled trial of two nasal continuous positive airway pressure levels after extubation in preterm infants. J Pediatr. 2014;164(1):46-51.

Courtney SE, Kahn DJ, Singh R, Habib RH. Bubble and ventilator-derived nasal continuous positive airway pressure in premature infants: Work of breathing and gas Exchange. J Perinatol. 2011;31:44.

Dargaville PA, Aiyappan A, De Paoli AG, Dalton RG, Kuschel CA, Kamlin CO, Davis PG. Continuous positive airway pressure failure in preterm infants: Incidence, predictors and consequences. Neonatology. 2013;104(1):8-14.

De Paoli AG, Morley C, Davis PG. Nasal CPAP for neonates: What do we know in 2003? Arch Dis Child Fetal Neonatal Ed. 2003;88: F168-F172.

Diblasi R, Courtney SE. Non-Invasive Respiratory Support. in Goldsmith JP, Karotkin EH, Keszler M, Suresh GK. Assisted Ventilation of the Neonate: An Evidence-Based Approach to Newborn Respiratory Care. 2016. Chp 17, 6th ed, p.162-79.

Diblasi RM: Nasal continuous positive airway pressure (CPAP) for the respiratory care of the newborn infant. Respir Care. 2009;54(9):1209-35.

Dunn MS et al. Randomized trial comparing 3 approaches to the initial respiratory management of preterm neonates. Pediatrics. 2011;128: e1069-76.

Ferguson KN, Roberts CT, Manley BJ, Davis PG. Interventions to improve rates of successful extubation in preterm infants: A systematic review and meta-analysis. Jama Pediatr. 2017;171(2):165-74.

Fischer HS, Bührer C. Avoiding endotracheal ventilation to prevent bronchopulmonary dysplasia: a meta-analysis. Pediatrics. 2013;132(5): 1351-60.

Fuchs H, Lindner W, Leiprecht A, Mendler MR, Hummler HD. Predictor so fearly nasal CPAP failure and effect sof various intubation criteria on the rate of mechanical ventilation in preterm infantsof< 29 weeksgestational age. Arch Dis Child Fetal Neonatal ed. 2011;96:F343-7.

Gregory GA, Kitterman JA, Phibbs RH et al. Treatment of the idiopathic respiratory distress syndrome with continuous positive airway pressure. N Engl J Med. 1971;284:1333-40.

Gupta S, Donn SM. Continuous positive airway pressure: To bubble or not to bubble? Clin Perinatol. 2016;43(4):647-59.

Kirpalani H, Millar D, Lemyre B, Yoder BA, Chiu A, Roberts RS. A trial comparing noninvasive ventilation strategies in preterm infants. N Engl J Med. 2013;369:611-20.

Krouskop RW, Brown EG, Sweet AY. The early use of continuous positive airway pressure in the treatment of idiopathic respiratory distress syndrome. J Pediatr. 1975;87(2):263-7.

Lee KS, Dunn MS, Fenwick M et al. A comparison of underwater bubble continuous positive airway pressure with ventilator-derived continuous positive airway pressure in premature neonates ready for extubation. Biol Neonate. 1998;73(2):69-75.

Lemyre B, Laughon M, Bose C and Davis PG. Early nasal intermittent positive pressure ventilation versus early nasal CPAP for preterm infants. Cochrane Syst Review; 2017. Doi: 10.1002/14651858.CD005384. pub2.

Martin S, Duke T, Davis P. Efficacy and safety of bubble CPAP in neonatal care in low and middle income countries: A systematic review. Archives of Disease in Childhood-Fetal and Neonatal Edition. 2014; 99(6):F495-F504.

McGill University – Installation and Maintenance of Bubble Nasal Continuous Positive Airway Pressure (NCPAP) Therapy in the Neonatal Intensive Care Unit (NICU) and the Resuscitation room in the Birthing Center.

Mockrin L, Bancalari E, Cleveland WW. Continuous negative pressure in hyaline membrane disease: early versus late onset. Pediatr Research. 1974;8(4):448.

Morley C. Continuous distending pressure. Arch Dis Child Fetal Neonatal. 1999;81:F152-F156.

Morley CJ, Davis PG, Doyle LW, Brion LP, Hascoet JM, Carlin JB. Nasal CPAP or intubation at birth for very preterm infants. N Eng J Med. 2008;358(7):700-8.

Natarajan G, Pappas A, Shankaran S, Kendrick DE, Das A, Higgins RD et al. Outcomes of Extremely Low Birth Weight Infants with Bronchopulmonary Dysplasia: Impact of the Physiologic Definition. Early Hum Dev. 2012;88(7):509-15.

Papile LA, Baley JE, Benitz W, Cummings J, Eichenwald E, Kumar P, Wang KS. Respiratory support in preterm infants at birth. Pediatrics. 2014;133(1):171-4.

Poli JA, Richardson CP, DiBlasi RM: Volume oscillations delivered to a lung model using 4 different bubble CPAP systems. Respir Care. 2015;60(3):371-81.

Polin RA, Sahni R. Newer experience with CPAP. In Seminars in Neonatology. WB Saunders. 2002, October;7(5):379-89.

Robertson NJ, McCarthy LS, Hamilton PA et al. Nasal deformities resulting from flow driver continuous positive airway pressure. Arch Dis Child Fetal Neonatal Ed. 1996;75:F209-F212.

Rojas-Reyes MX, Morley CJ, Soll R. Prophylactic vs selective surfactant treatment for neonatal respiratory distress syndrome. Cochrane Database Syst Rev. 2012;11(11):CD0011456.

Sahni R, Schiaratura M, Polin RA. Strategies for the prevention of continuous positive airway pressure failure. Seminars in Fetal and Neonatal Medicine. 2016;21(3):196-203.

Sandri F et al. Prophylactic or early selective surfactant combined with nCPAP in very preterm infants. Pediatrics. 2010;125.6:e1402-e1409.

Sandri F, Plavka R, Simeoni U. The CURPAP study: An international randomized controlled trial to evaluate the efficacy of combining prophylactic surfactant and early nasal continuous positive airway pressure in very preterm infants. Neonatology. 2008;94(1):60-2.

Saunders RA, Milner AD, Hopkin IE. The effects of continuous positive airway pressure on lung mechanics and lung volumes in the neonate. Biology of neonate. 1976;29:178-86. (Diblasi RM: Nasal continuous positive airway pressure (CPAP) for the respiratory care of the newborn infant. Respir Care. 2009;54(9):1209-35).

Stevens TP, Finer NN, Carlo WA et al. Respiratory outcomes of the surfactant positive pressure and oximetry randomized trial. J Pediatr. 2014165:240-249.e4.

Stevens, Timothy P et al. Early surfactant administration with brief ventilation vs. selective surfactant and continued mechanical ventilation for preterm infants with or at risk for respiratory distress syndrome. Cochrane Library syst Rev. 2007;(4):CD003063.

Stevens, Timothy P et al. Respiratory outcomes of the surfactant positive pressure and oximetry randomized trial (SUPPORT). J Pediatr. 2014;165(2):165-240.9.

Subramaniam P, Ho JJ, Davis PG. Prophylactic nasal continuous positive airway pressure for preventing morbidity and mortality in very preterm infants. Cochrane Database of Systematic Reviews. 2016;(6):CD001243. Doi: 10.1002/14651858.CD001243.pub3.

Support Study Group of the Eunice Kennedy Shriver NICHD Neonatal Research Network. Early CPAP versus surfactant in extremely preterm infants. N Engl J Med. 2010;362:1970-199.

Sweet D, Bevilacqua G, Carnielli V, Greisen G, Plavka R, Didrik Saugstad O, Halliday H. European Consensus Guidelines on the Management of Neonatal Respiratory Distress Syndrome. J Perinat Med. 2007;35(3):175-86.

Sweet DG, Carnielli V, Greisen et al. European Consensus Guidelines on the Management of Respiratory Distress Syndrome – 2016 Update. Neonatology. 2017;111:107-125

SEÇÃO IV – SISTEMA RESPIRATÓRIO

Tapia JL et al. Randomized trial of early bubble continuous positive airway pressure for very low birth weight infants. J Pediatr. 2012;161:75-80.

Todd DA, Wright A, Broom M, Chauhan M, Meskell S, Cameron C, Shadbolt B. Methods of weaning preterm babies< 30 weeks gestation off CPAP: A multicentre randomised controlled trial. Arch Dis Child Fetal Neonatal Ed; 2011.

Van Marter LJ, Allred EN, Pagano M et al. Do clinical markers of barotrauma and oxygen toxicity explain interhospital variation in rates of chronic lung disease? Pediatrics. 2000;105:1194-201.

Van Marter, Linda J et al. Do clinical markers of barotrauma and oxygen toxicity explain interhospital variation in rates of chronic lung disease?. Pediatrics. 2000;105.6:1194-201.

Vaucher YE, Peralta-Carcelen M, Finer NN et al. Neurodevelopmental outcomes in the early CPAP and pulse oximetry trial. N Engl J Med. 2012;367:2495-504.

Welty SE. Continuous Positive Airway Pressure Strategies with Bubble Nasal Continuous Positive Airway Pressure. Clin Perinatol. 2016;43(4):661-71.

Woodhead DD, Lambert DK, Clark JM, Christensen RD. Comparing two methods of delivering high-flow gas therapy by nasal cannula following endotracheal extubation: A prospective, randomized, masked, crossover trial. J Perinatol. 2006;26(8):481-5.

Wright CJ, Polin RA, Kirpalani H. Continuous positive airway pressure to prevent neonatal lung injury: How did we get there, and how do we improve? J Pediatr. 2016;173:17-24.

Wung JT, Driscoll Jr JM, Epstein RA, Hyman AI. A new device for CPAP by nasal route. Crit care med. 1975;3(2):76-8.

Wung JT, Koons AH, Driscoll Jr JM et al. Changing incidence of bronchopulmonary dysplasia. J Pediatr. 1979;95:845-7.

Youngquist TM, Richardson CP, Diblasi RM. Effects of condensate in the exhalation limb of neonatal circuits on airway pressure during bubble CPAP. Respir Care. 2013;58(11):1840-6.

Ventilação Mecânica –
Invasiva e Não Invasiva (Princípios, Modalidades, Estratégias e Indicações)

Milton Harumi Miyoshi
Juliana Policastro Grassano Borges
Livia Lopes Soares de Melo
Josy Davidson
Ana Silvia Scavacini
Mônica Bognar

"Muitos profissionais que lidam com recém-nascidos podem se lembrar, não muito tempo atrás, quando a maioria dos bebês recebia oxigênio puro, frio e seco ao nascimento, quando todos os prematuros extremos eram intubados logo ao nascer e recebiam o surfactante, quando ocasionalmente se iniciava com o CPAP na sala de parto e, quando em todo bebê ventilado mexíamos e pensávamos somente na pressão e raramente preocupávamos com o volume."

Ao longo das últimas décadas houve um grande interesse na busca de medidas mais efetivas para o controle da insuficiência respiratória do recém-nascido (RN), como o uso mais consistente do corticoide pré-natal, a diminuição da exposição à ventilação invasiva com pressão positiva contínua nasal (CPAP), o aprimoramento dos ventiladores mecânicos com incorporação da tecnologia de microprocessamento, o refinamento das estratégias de tratamento com surfactante e a melhor compreensão dos fatores responsáveis pela lesão pulmonar. Mudanças substanciais na prática clínica tornaram-se evidentes nos últimos anos, resultando na redução do número de bebês que recebem ventilação invasiva. Hoje, em países de alta renda, poucos bebês morrem primariamente de insuficiência respiratória por doença pulmonar, os óbitos decorrem predominantemente de outras complicações da prematuridade, como sepse, enterocolite necrosante (ECN) e hemorragia peri-intraventricular (HPIV). Embora a redução da mortalidade ainda seja uma meta importante, o foco mudou para o controle da persistente alta incidência da displasia broncopulmonar (DBP). No entanto, em nosso meio a realidade é outra, o sistema de saúde apresenta várias lacunas, com a distribuição desigual de recursos entre as várias regiões do país sendo amplamente prejudicada pela deficiência de recursos humanos. Como resultado, muitos locais não têm capacidade para fornecer tratamento adequado para os bebês nascidos prematuramente, em particular, os que evoluem com síndrome do desconforto respiratório (SDR), mostrando, ainda, índices de mortalidade alarmantes.

O relatório de ação global sobre nascimento prematuro da Organização Mundial da Saúde (OMS), em 2012, – *Born too Soon: The Global Action Report on Preterm Birth* –, aponta a prematuridade como um problema de saúde pública mundial grave e crescente e hoje a prematuridade, e suas complicações, é a primeira causa de morte em crianças abaixo de 5 anos. O Brasil é o 10º país do mundo em número de nascidos vivos prematuros e o 16º em número de óbitos decorrentes de complicações da prematuridade. Em 2018 nasceram quase três milhões de crianças, das quais pouco mais de 300 mil foram prematuras, com cerca de 16 mil bebês com idade gestacional inferior a 28 semanas. Muitos desses bebês morrem nos primeiros dias e muitos sobreviventes enfrentam uma vida inteira de deficiências, incluindo dificuldades de aprendizagem, dificuldades visuais e problemas respiratórios e de audição. Salvar vidas e prevenir deficiências futuras pode ser alcançado com uma gama de intervenções que vão desde cuidados simples, como fornecimento de calor, cuidados de higiene e amamentação até cuidados intensivos sofisticados que envolvem alta tecnologia como cuidados térmicos com controle de umidificação, sistemas de monitoração e investigação laboratorial, ventiladores microprocessados, nutrição parenteral, surfactante, indometacina e cafeína.

Entre os óbitos precoces, a maioria ainda morre em decorrência de dificuldade respiratória por incapacidade de realizar a transição cardiorrespiratória ao nascimento. Desse modo, dentre as ações para melhorar os resultados da prematuridade (*WHO preterm birth guideline, 2015*), a

SEÇÃO IV – SISTEMA RESPIRATÓRIO

OMS destaca como prioritária a implantação de práticas respiratórias para o cuidado do prematuro com SDR, como uso do corticoide antenatal, administração segura do oxigênio, aplicação do CPAP para todos os RN com SDR e administração do surfactante para os RN com SDR intubados e ventilados.

Suporte respiratório não invasivo

Na última década, os neonatologistas perceberam que muitos dos resultados adversos decorrem, pelo menos em parte, do que até recentemente era considerado "uso necessário" no tratamento de bebês prematuros com problemas respiratórios: intubação traqueal, ventilação invasiva, cateter arterial e venoso e medicamentos para sedação. No presente momento, na esteira "do quanto menos é mais", a adequação do suporte respiratório para os bebês em cuidados intensivos continua evoluindo. Abordagens menos intensivas e cuidadosamente direcionadas, que auxiliam em vez de controlarem a ventilação são "mais", pois resultam em menos complicações e melhores resultados. A grande inovação na prática observada nos últimos anos foi o ressurgimento do CPAP nasal; o seu conceito, durante três décadas, ficou camuflado no PEEP com a introdução dos ventiladores de fluxo contínuo limitado à pressão. O CPAP retorna agora para ser o personagem central nas inovações de como melhorar a eficácia das estratégias de suporte respiratório para evitar a intubação traqueal, ventilação mecânica e, por fim, a DBP. Uma variedade de técnicas CPAP equivalentes está sendo avaliada (Quadro 66.1), com destaque para a ventilação com pressão positiva intermitente nasal sincronizada (VPPINs) ou não sincronizada (VPPINns) com os movimentos respiratórios espontâneos e o cateter nasal de alto fluxo umidificado e aquecido. Afora isso, ainda com estudos clínicos limitados, há a ventilação com pressão positiva nasal em dois níveis não sincronizada (BiPAP) e a sincronizada (SiPAP), a ventilação de alta frequência nasal (VAF nasal) e a assistência ventilatória nasal ajustada neuralmente (NAVA nasal). Atualmente, essas inovações são aplicadas para estabilização respiratória logo após o nascimento, suporte respiratório primário da doença respiratória, facilitação da extubação traqueal e, finalmente, como suporte respiratório prolongado de bebês com DBP em evolução.

Quadro 66.1
Tipos de suporte respiratório não invasivo no período neonatal.

Pressão positiva contínua de vias aéreas – CPAP nasal
- Fluxo constante: CPAP de bolhas e CPAP derivado de ventilador
- Fluxo variável
- Ventilação com pressão positiva intermitente nasal (VPPIN)
- Sincronizada (VPPINs)
- Não sincronizada (VPPINns)

Pressão positiva nasal em dois níveis: BiPAPn
- Sincronizada: SiPAP

Assistência ventilatória ajustada neuralmente (NAVA – *Neurally Adjusted Ventilatory Assist*)

Ventilação de alta frequência nasal (VAFn)

Cateter nasal
- Cateter nasal de baixo fluxo
- Cateter nasal de alto fluxo umidificado e aquecido

Fonte: Mahmoud et al., 2010.

CPAP nasal

A utilização do CPAP nasal tem sido aceita como alternativa à intubação traqueal e ventilação mecânica para reduzir o risco de lesão pulmonar e a DBP. O seu emprego é fundamentado nos seguintes efeitos sobre o aparelho respiratório:

- Aumenta a capacidade residual funcional (CRF), adequando os distúrbios da relação ventilação-perfusão. Como resultado diminui o *shunt* intrapulmonar e melhora a oxigenação arterial.
- Previne o colapso alveolar e melhora a complacência pulmonar. Em consequência, aumenta o volume corrente efetivo, estabiliza a ventilação minuto e diminui o trabalho respiratório.
- Estabiliza a caixa torácica e otimiza a atividade do diafragma, adequando a sua contratilidade.
- Preserva a função do surfactante alveolar, prevenindo os ciclos repetidos de colapso e insuflação das vias aéreas distais.
- Redistribui o líquido pulmonar.
- Estabiliza e aumenta o diâmetro das vias aéreas superiores, evitando sua oclusão e diminuindo sua resistência.
- Reduz a resistência inspiratória por dilatação das vias aéreas, o que torna possível a oferta de maior volume corrente para uma determinada pressão, diminuindo, assim, o trabalho respiratório.

Grandes ensaios clínicos, em conjunto, demonstraram um benefício modesto do uso de CPAP nasal logo após o nascimento em relação à necessidade de intubação, ao tratamento com surfactante e ventilação, à redução da incidência de DBP e ao desfecho combinado de morte e DBP, bem como à necessidade do uso de surfactante e ventilação invasiva. Além disso, durante a fase de retirada da ventilação mecânica, o CPAP nasal é superior ao tratamento de suporte em facilitar a extubação traqueal, diminuindo a ocorrência de atelectasia, os episódios de apneia e a necessidade de reintubação.

No sistema-CPAP a pressão positiva é administrada nas vias aéreas de forma contínua, durante todo ciclo respiratório espontâneo do bebê. O sistema tem quatro componentes principais: uma fonte de gás que fornece a mistura ar/oxigênio aquecida e umidificada, um gerador de pressão para criar a pressão positiva, um circuito e uma interface para conectar o circuito às vias aéreas superiores do paciente.

- **Fonte de gás:** o fluxo de gás deve ser o suficiente para gerar a pressão desejada, além de suprir a demanda inspiratória do paciente. Os equipamentos podem fornecer o fluxo de forma contínua (ventilador de fluxo contínuo, CPAP de bolhas ou em selo d'água) ou variável (ventilador de fluxo livre ou de demanda, *infant flow driver*). É fundamental que os equipamentos disponham de dispositivos (*blender*) que controlem a concentração de oxigênio oferecida e um método efetivo de umidificação e aquecimento da mistura dos gases. Uma função crucial das modalidades não invasivas é a capacidade de condicionar os gases, seja pelo aquecimento até a temperatura corporal (36 a 37 °C), seja pela umidificação alcançando taxas de umidade relativa perto de 100% para manter o conforto do paciente e evitar lesões da mucosa nasal, faríngea e das vias aéreas inferiores.

- **Gerador de pressão:** o sistema-CPAP convencional comumente utilizado fornece fluxo de gás contínuo que é direcionado contra uma resistência no ramo expiratório do circuito. A pressão é gerada modulando a válvula exalatória (CPAP derivado de ventiladores neonatais de fluxo contínuo) ou submergindo o ramo expiratório do circuito em uma câmara de água (CPAP de bolhas ou em selo d'água). Nos sistemas de fluxo variável, o ventilador faz autoajustes do fluxo (fluxo de demanda ou livre) e da válvula de resistência localizada no ramo expiratório por meio de transdutores de pressão para assegurar níveis de pressão estáveis. Já, o sistema *infant flow driver* dispõe de um adaptador nasal especialmente projetado com base na tecnologia fluídica para produzir CPAP sem o uso de qualquer válvula inspiratória ou expiratória. A pressão é gerada pela entrada do fluxo de gás através de injetores de alta resistência em uma pequena câmara em frente ao nariz do paciente; o nível de pressão criado é proporcional ao fluxo de gás fornecido (princípio de Bernoulli). Fazendo uso da tecnologia de "giro fluídico" (efeito Coanda), quando o paciente faz um esforço inspiratório espontâneo o fluxo de ar é direcionado para as vias aéreas e para longe das narinas, em direção ao ramo expiratório durante a expiração. Se durante a inspiração a criança aspirar um fluxo adicional, o efeito Venturi dos injetores arrasta o fluxo suplementar do reservatório de gás ou do tubo de exalação. O sistema mantém a pressão estável ao longo do ciclo respiratório e o direcionamento do fluxo de gás resulta em redução do trabalho respiratório.

Embora existam pequenas diferenças nos efeitos fisiológicos entre os diferentes sistemas que fornecem CPAP, até o momento as evidências são limitadas para sugerir superioridade de qualquer um dos sistemas para melhorar os resultados clínicos. A escolha de um dispositivo de CPAP é muitas vezes guiada pela experiência e preferências individuais e não pela evidência. Assim, para fornecer suporte respiratório aos bebês prematuros em contextos de poucos recursos, muitos têm recomendado o CPAP de bolhas por ser uma opção de baixo custo, além de uma possível vantagem em melhorar as trocas gasosas e facilitar o recrutamento alveolar pelo efeito das vibrações no tórax geradas pelo borbulhamento na câmara de água pelo gás exalado.

- **Interface:** as interfaces são os dispositivos que conectam o sistema-CPAP às narinas do bebê e são componentes cruciais no fornecimento do CPAP nasal. Elas devem ter um tamanho adequado e ser cuidadosamente fixadas para evitar aumento do trabalho respiratório, pressão excessiva na pele ou no septo nasal, deslocamento e vazamento excessivo de gás. Diferentes interfaces têm sido utilizadas, sendo as prongas binasais curtas e as máscaras nasais as mais usadas atualmente. As prongas binasais curtas são menos invasivas, impõem menos resistência ao fluxo de gases e resultam em menor trabalho respiratório, facilitam a mobilização do bebê e a alimentação oral e associam-se a uma menor taxa de reintubação do que cânulas nasofaríngeas. As máscaras nasais são tão eficazes quanto as prongas binasais curtas no fornecimento de CPAP nasal; causam menos trauma nasal e não reduzem o diâmetro interno das narinas, o que pode ser um benefício adicional em relação às prongas binasais.

Complicações do CPAP

Embora os riscos associados ao uso do CPAP nasal sejam mínimos, podem haver complicações. A atenção cuidadosa aos detalhes no gerenciamento do sistema de administração e do bebê pode minimizar o risco de eventos adversos.

- **Pneumotórax:** normalmente ocorre na fase aguda da doença respiratória e, em geral, está relacionado ao uso de pressões excessivas. Lembrar que a ocorrência do pneumotórax não é uma contraindicação para continuar a terapia com CPAP.
- **Obstrução nasal:** é uma das principais causas de falha do CPAP e decorre, basicamente, de secreções ou mal posicionamento da pronga nasal. A administração de gás com temperatura e umidificação subótimas e técnicas incorretas de aspiração causam edema, inflamação, lesão/infecção da rinofaringe com aumento de secreção. Para evitar obstruções, as narinas devem ser aspiradas periodicamente com técnica correta e as prongas ajustadas na posição correta.
- **Trauma nasal:** apesar das interfaces nasais serem eficazes na manutenção do CPAP, colocam pressão constante nas narinas, columela, septo nasal, dorso nasal e lábio superior. Estas regiões estão particularmente em risco de lesão por pressão ou fricção do dispositivo, resultando em erosão ou necrose.
- **Distensão gástrica:** ocorre por ingestão de ar sendo mais comum após os primeiros dias da instalação do CPAP; é um achado benigno podendo dificultar a progressão da dieta enteral, porém não há evidências que aumente os riscos de ECN ou perfuração intestinal. A distensão gástrica pode ser controlada com aspiração intermitente do conteúdo estomacal e, nos casos graves, mantendo a sonda gástrica aberta. É importante garantir o posicionamento correto da ponta da sonda gástrica, assegurando que todos os orifícios fiquem no interior do estômago, e que a sonda esteja sempre livre de obstruções, realizando aspirações intermitentes.

Obstáculos para implantação do CPAP nasal em contexto de baixos recursos

> "Atualmente, a melhor evidência disponível para dar ao bebê prematuro a melhor chance de sobreviver livre da DBP é oferecer CPAP nasal imediatamente após o nascimento, mesmo que sua idade gestacional seja inferior a 28 semanas. Os estudos indicam que não há vantagens em realizar a intubação traqueal de rotina e administrar o surfactante profilaticamente mesmo que consiga extubá-lo e colocá-lo de volta para CPAP."

Essa recomendação é apoiada nos estudos realizados em padrões de cuidados baseados no "melhor conhecimento" normalmente executados em países de alta renda. Embora a qualidade da evidência seja baixa, o emprego do CPAP em cenários de cuidados baseados no "melhor disponível", geralmente colocados em prática em países de baixa/média renda, parece melhorar os resultados da prematuridade, reduzindo a necessidade de ventilação invasiva, a falha na extubação traqueal e a mortalidade.

SEÇÃO IV – SISTEMA RESPIRATÓRIO

A implementação do CPAP no manejo de bebês prematuros é complexa, principalmente em países de baixa/média renda. Esses países enfrentam o grande desafio de melhorar a assistência perinatal, já que carregam cerca de 95% da carga global de mortes neonatais, liderada pela prematuridade e as suas consequências. O CPAP de bolhas com configurações de baixo custo, ainda que abaixo do padrão aceitável de operação e monitoramento visto em configurações de alto custo, parece ser uma intervenção promissora em melhorar os resultados da prematuridade mesmo em cenários de recursos limitados. No entanto, para que o uso CPAP nasal seja viabilizado uma série de barreiras deve ser gerenciada (Quadro 66.2). Os dispositivos artesanais de CPAP de bolhas geralmente não possuem sistemas adequados de aquecimento e umidificação para evitar danos à mucosa nasal. Com frequência não dispõem do *blender* para controle da oferta de oxigênio submetendo os prematuros ao oxigênio puro e os riscos associados a ele, como a retinopatia da prematuridade. Além disso, não possuem sistemas de segurança com alarmes e monitoração de pressão, o que pode ocasionar eventos adversos sérios como pneumotórax. Como regra os circuitos, prongas e máscaras nasais são insuficientes e quase sempre reutilizadas, aumentando os riscos de contaminação e transmissão de infecções. Em cenários de recursos limitados, muitas vezes os bebês são cuidados sem monitoramento contínuo dos sinais vitais; e os equipamentos de monitoração auxiliares, como oxímetros de pulso, analisadores de gases sanguíneos, radiografia e ultrassonografia à beira do leito não estão prontamente disponíveis. Isso requer uma vigilância redobrada e mais cuidadosa, exigindo profissionais qualificados e experientes. Porém, dentre as várias limitações no *modus operandi* de um sistema de saúde baseado "no melhor disponível" destaca-se a insuficiência da força de trabalho. Além do déficit, muitas vezes os recursos humanos não são especializados. As equipes, principalmente, de enfermagem frequentemente rodiziam nas diferentes unidades hospitalares para cobertura de escalas, dificultando a retenção de profissionais treinados. Mudanças constantes de pessoal costumam ser problemáticas pois aumentam a demanda por treinamento e a perdas da função de equipe, e geram cuidados subótimos por quebras frequentes no planejamento, que potencialmente podem ocasionar sérios efeitos adversos e piorar os desfechos clínicos.

A administração bem-sucedida do CPAP depende mais das habilidades e do comprometimento da equipe do que do tipo de dispositivo ou da interface do paciente. A chave para o sucesso é a motivação e resiliência das lideranças locais, tanto médicas quanto de enfermagem e fisioterapia. No entanto, não basta uma liderança constantemente motivada com "boa intenção de usar o CPAP", é preciso sempre alinhá-la à busca de melhores resultados, mesmo que abaixo dos padrões de países de alta renda. Desse modo, é fundamental instituir o hábito de monitorar os processos e os resultados acompanhando as taxas de sobrevida neonatal específicas de acordo com diagnóstico e idade gestacional ao nascer, falhas e complicações com uso do CPAP. Portanto, esforços devem ser direcionados na educação e treinamento da equipe nos cuidados de um bebê em CPAP nasal:

1. Estabelecer programas de treinamento multiprofissional em serviço alinhado a avaliações periódicas das habilidades.
2. Desenvolver protocolo institucional com procedimentos específicos no cuidado do bebê prematuro em CPAP nasal de acordo com a realidade local.
3. Fornecer educação continuada para melhorar as habilidades e garantir o uso de técnicas consistentes na aplicação e manutenção dos dispositivos de CPAP.
4. Providenciar ferramentas que auxiliem na manutenção dos treinamentos, por exemplo, *checklist* de verificação das condições de manutenção do CPAP.
5. Distribuir periodicamente material educativo para manter adesão aos protocolos instituídos, por exemplo, material audiovisual e módulos de autoestudo.
6. Motivar os colaboradores no aprimoramento das práticas nos cuidados do bebê em CPAP, fornecendo feedback de pesquisas que documentam benefícios e melhores resultados com uso do CPAP, e promover *rounds* entre as equipes para discutir as práticas e os obstáculos.
7. Instituir um grupo permanente de suporte técnico para resolução de problemas (por exemplo, "Grupo de vigília nasal"). O aconselhamento prontamente disponível, *in loco* ou a distância por meio de comunicação móvel ou eletrônica, sobre como superar os problemas e dúvidas é útil para manter os padrões de cuidados.
8. Incentivar a equipe a assumir e gerenciar o problema do risco de lesões nasais no bebê prematuro em CPAP.
9. Ajudar a equipe a desenvolver paixão pela prevenção das lesões nasais.
10. Documentar e acompanhar os resultados antes e depois da implementação de mudanças; por exemplo, testes de novos dispositivos nasais ou protocolos de cuidados. Sempre relatar os resultados para todos os colaboradores.

Quadro 66.2 Diferenças entre os padrões de cuidados baseados no melhor conhecimento e no melhor disponível.		
	Cuidados baseados no melhor conhecimento	*Cuidados baseados no melhor disponível*
	Cenário de países de alta renda	*Cenário de países baixa/média renda*
Recursos humanos	• Relação enfermeira/paciente alta (1:1 a 1:3). • Enfermagem especializada. • Equipe de enfermagem consistente.	• Relação enfermeira/paciente baixa (> 1:3). • Enfermagem não especializada. • Rodízio frequente entre as unidades dentro do hospital, muitas vezes para cobertura de escalas, necessitando de reciclagem frequentes.

(continua)

CAPÍTULO 66 – VENTILAÇÃO MECÂNICA – INVASIVA E NÃO INVASIVA (PRINCÍPIOS, MODALIDADES, ESTRATÉGIAS E INDICAÇÕES)

(continuação)

Quadro 66.2 Diferenças entre os padrões de cuidados baseados no melhor conhecimento e no melhor disponível.		
	Cuidados baseados no melhor conhecimento	*Cuidados baseados no melhor disponível*
	Cenário de países de alta renda	*Cenário de países baixa/média renda*
Equipamentos	• Concentração de oxigênio titulada de acordo com a saturação-alvo. • Dispositivos com alarme e monitoração da pressão. • Sistemas de umidificação e aquecimento dos gases sofisticados alcançando as temperaturas desejadas (36 a 37 °C) e 100% de umidificação. • Equipamentos de monitoração básica sempre disponíveis: oximetria de pulso, monitor cardíaco, radiografia e US à beira do leito e gasometria. • Suportes ventilatórios de resgate como ventilador mecânico convencional, ventilador de alta frequência, surfactante e NOi sempre disponíveis.	• RN criticamente doentes muitas vezes são tratados com oxigênio a 100% pois normalmente não dispõe de *blender*. • Dispositivos "artesanais" geralmente não dispõem de alarmes e monitoração de pressão. • Normalmente não dispõem de sistema de umidificação e aquecimento. Quando disponível os sistemas são arcaicos não alcançando a temperatura e umidificação desejadas. • Equipamentos de monitoração básica frequentemente indisponíveis ou parcialmente disponíveis. Muitas vezes a monitoração é realizada somente com o exame clínico. • Suporte ventilatório de resgate parcialmente disponível, muitas vezes o CPAP "artesanal" é o último recurso por superlotação da unidade.
Dispositivos	• Circuitos, prongas e máscaras nasais e dispositivos para fixação do sistema geralmente de uso único e com reposição sempre presente.	• Circuitos, prongas e máscaras nasais e dispositivos para fixação do sistema precários, insuficientes e quase sempre reutilizados. Maior risco de contaminação e transmissão de infecções.
Rede de atendimento perinatal	• Normalmente quando utilizado em centros não terciários, a capacidade de transferência para um centro de maior complexidade é sempre presente.	• A transferência para um nível mais alto de assistência quase sempre está indisponível, dadas as restrições geográficas, de infraestrutura insuficiente e má gestão dos leitos de alto risco.
Garantia da boa intenção de usar com os melhores resultados	• Gestão consolidada dos processos de melhoria contínua.	• Baixa adesão aos protocolos institucionais. • Falta de hábito na monitoração dos processos e resultados. • Baixa visão dos riscos e das repercussões em longo prazo.

Fonte: Dawson et al., 2014.

Como o surfactante pode ser usado nos prematuros inicialmente tratados com CPAP?

A descoberta do surfactante foi um dos mais significativos eventos de pesquisa que ocorreu na história da neonatologia. Certamente, o surfactante salvou vidas de bebês prematuros que de outra forma seriam considerados não viáveis e, fica claro também que parte do seu efeito protetor sobre o pulmão imaturo é neutralizado pela ventilação invasiva. Ao limitar a exposição à ventilação invasiva o tratamento com CPAP diminui o risco da criança apresentar DBP. No entanto, o subgrupo de bebês que falha na terapia com CPAP e necessita de intubação e ventilação invasiva num momento posterior perde as vantagens do surfactante precoce e sofre com maior incidência de DBP e HPIV.

Hoje os neonatologistas à beira do leito, diante de um bebê prematuro em CPAP nasal, vivem um grande dilema clínico: em que momento e qual a melhor abordagem para administrar o tratamento com surfactante. De acordo com o Comitê de Feto e Recém-Nascido da Academia Americana de Pediatria e as Diretrizes Europeias de Consenso sobre Manejo da SDR, o surfactante deve ser ministrado como terapia de resgate precoce, preferencialmente entre 2 e 3 horas após o nascimento. Um protocolo sugerido seria tratar os prematuros ≤ 26 semanas de gestação quando a necessidade de oxigênio for superior a 30% e acima de 40% para bebês > 26 semanas. Alguns centros têm utilizado a estratégia *INSURE* (intubar → surfactante → extubar para CPAP) para evitar a ventilação invasiva. Esse método, comparado com o uso seletivo e tardio do surfactante, associou-se com menor necessidade de ventilação mecânica nos primeiros dias de vida e diminuição da incidência de síndrome de escape de ar e DBP. No entanto, a estratégia INSURE não mostrou benefício claro ou associou-se a maior risco de morte ou DBP quando comparada à estabilização precoce com CPAP nasal e posterior administração de surfactante resgate. Além disso, essa estratégia mostrou-se difícil de implementar, principalmente, em prematuros extremos; nesses bebês tratados com o INSURE, cerca de 60% não conseguiu ser extubado até 2 horas após o procedimento. Como alternativa à intubação traqueal nos bebês em CPAP nasal que atingem critérios de tratamento, muitos centros têm adotado a estratégia de administrar o surfactante através de um cateter fino – LISA/MIST (*Less Invasive Surfactant Administration/Minimally Invasive Surfactant Therapy*). Apesar das revisões sistemáticas mostrarem, quando comparado à estratégia INSURE, diminuição da necessidade de ventilação invasiva e aumento de sobrevida de prematuros sem DBP, a qualidade da evidência é baixa dado o pequeno número de pacientes randomizados para esta intervenção, além dos ensaios clínicos incluídos na análise apresentarem critérios de entrada, grupos comparativos e desfechos primários discrepantes. No momento, algumas perguntas permanecem abertas, incluindo o melhor critério de indicação para diferentes idades gestacionais, melhor técnica para executar o procedimento (configurações do cateter e técnica da laringoscopia) e, especialmente, a questão da analgesia/sedação. Ao considerar o seu uso, é importante lembrar que essa técnica deve fazer parte de uma abordagem abrangente de suporte menos invasivo para proporcionar ao bebê prematuro uma adaptação cardiorrespiratória menos agressiva e que se beneficie das vantagens da manutenção da respiração espontânea.

Prática com o CPAP nasal

Falhas no uso do CPAP são comuns porque a sua manutenção é um processo complexo e árduo que requer uma equipe multiprofissional sagaz e motivada. É vital que a equipe entenda que para que a administração do CPAP nasal seja bem-sucedida, cada membro deve estar disposto e ser capaz de apoiar e ajudar uns aos outros.

Indicar o CPAP nasal nas seguintes condições:

- RN com peso inferior a 1.500 g, a qualquer sinal de aumento do trabalho respiratório. Instalar CPAP precocemente, desde o nascimento, após estabilização na sala de parto.
- RN com peso superior a 1.500 g mantendo SpO_2 pré-ductal abaixo de 90% em oxigênio inalatório acima de 40%.
- Após extubação traqueal para todos os RNPT com peso inferior a 1.500 g.
- Apneia neonatal.
- Mantenha o decúbito elevado em cerca de 15 a 30°. O RN pode ser posicionado em supino, prono ou lateral de tal forma que garanta a permeabilidade das vias aéreas. Em RN prematuro de muito baixo peso, nas primeiras 72 horas de vida, recomenda-se o decúbito dorsal. Para manter o pescoço levemente estendido em "posição de inspirar", coloque um pequeno rolo sob o pescoço/ombros. Isso promoverá o alinhamento da faringe posterior, laringe e traqueia facilitando a entrada de ar.
- Aspire previamente a oro e a nasofaringe e instale uma sonda gástrica n. 8 ou 10, mantendo-a sempre aberta para descompressão do estômago (ver item "Gerenciamento das práticas para manter as vias aéreas pérvias").
- Prefira aplicar o CPAP por meio de pronga nasal. Escolha o tamanho da pronga de acordo com peso do bebê (Tabela 66.1). Os tamanhos sugeridos são apenas uma referência, pois os tamanhos das narinas dos bebês variam. Para cada faixa de peso as prongas devem preencher completamente as narinas sem distender a asa nasal ou pressionar o septo. Um branqueamento em torno da asa nasal sugere um tamanho muito grande. Contudo, se a pronga for pequena, além de dificultar a respiração por aumento da resistência, torna a manutenção da pressão mais difícil pelo maior vazamento de ar pelo sistema. A máscara nasal é uma alternativa na presença de lesão nasal (ver item "Gerenciamento das práticas para prevenir lesão nasal"). Não utilize CPAP por meio de cânula traqueal, principalmente no RN de muito baixo peso. Já que a cânula impõe um grande trabalho resistivo, em especial as de menor diâmetro, predispondo à fadiga e, em consequência, a episódios de apneia.

Tabela 66.1. Tamanho da pronga nasal de acordo com peso do recém-nascido.

Peso (g)	Tamanho da pronga nasal
< 700	0
700 a 1.000	1
1.000 a 2.000	2
2.000 a 3.000	3
3.000 a 4.000	4
> 4.000	5

Fonte: Desenvolvida pela autoria.

- Faça proteção das narinas e do lábio superior até as bochechas com curativo hidrocoloide (bigode). *É importante que o comprimento do bigode cubra parte das bochechas e não somente o lábio superior.* Atente para os dois pontos críticos na fixação da pronga:
  - **1º – lábio superior:** corte uma tira de velcro, lado gancho, de cerca de 0,5 cm de largura e um comprimento que cubra toda extensão do bigode. Corte mais duas tiras, lado laço ou veludo, de cerca de 0,5 cm de largura e um comprimento suficiente para cerca de duas voltas na pronga. Cole-as em formato de espiral em cada lado da pronga de forma simétrica. Após umedecer a pronga com solução salina, encaixe-a nas narinas com o lado curvo para baixo. A pronga deve ajustar-se confortavelmente nas narinas sem comprimir a columela (septo nasal). Manter a ponte da pronga 1 a 2 mm distante da columela. A seguir pressione os dois lados do velcro para fixar a pronga no lábio superior. É importante manter essa fixação firme pois o movimento em torção da pronga pode causar danos na mucosa do septo e asa nasal.
  - **2º – touca:** use a touca pré-fabricada (disponível nos kits) ou faça-a utilizando malha tubular. A touca deve ajustar firmemente na cabeça do bebê cobrindo até a altura do lóbulo das orelhas. Posicione os dois circuitos corrugados em ambos os lados da cabeça, pouco acima das orelhas, de forma simétrica e fixe-os na touca utilizando elástico de látex e alfinetes, fitas adesivas ou velcro. Para manter a pronga bem posicionada, é importante fixar firmemente os dois circuitos corrugados na posição simétrica e sem torção.
- Certifique-se que a umidificação e o aquecimento dos gases estão adequados. Se disponível o sistema de umidificação e aquecimento servo-controlado com fio aquecido, procure manter a temperatura do gás em 36 °C. Em nosso meio, a maioria dos sistemas são limitados e alcançam temperatura por volta de 28 a 30 °C. Qualquer que seja o sistema, atente para manter o jarro-umidificador com água destilada, pois o gás quente e seco é muito mais lesivo do que o frio e seco.
- Verifique periodicamente a adaptação da pronga às narinas, a permeabilidade das vias aéreas superiores, a posição do pescoço e o aspecto da asa e do septo nasal quanto à presença de isquemia e necrose. Vigie atentamente a posição da pronga nas narinas, evite que a mesma comprima as narinas na região do septo. Lembre-se que essas intercorrências são as principais causas de falhas no emprego do CPAP (ver item "Gerenciamento dos problemas durante a administração do CPAP nasal").
- Inicie com pressão de 5 cmH_2O, fluxo de 6 L/min e FiO_2 entre 0,30 e 0,40. Logo após a instalação do CPAP, observe os seguintes parâmetros:
  - Caso não haja melhora do desconforto respiratório, cheque o volume pulmonar pela radiografia tórax. Se o volume pulmonar for inferior a oito costelas posteriores, aumente a pressão (máximo de 8 cmH_2O) até atingir o volume pulmonar adequado.
  - Observe a oscilação da pressão de vias aéreas (monitor de pressão) a cada movimento respiratório. Se a oscilação de pressão em relação à linha de base for superior a 2 cmH_2O, aumente o fluxo e a seguir a pressão.

CAPÍTULO 66 – VENTILAÇÃO MECÂNICA – INVASIVA E NÃO INVASIVA (PRINCÍPIOS, MODALIDADES, ESTRATÉGIAS E INDICAÇÕES)

- Se SpO_2 pré-ductal < 90%, aumente a FiO_2 e a seguir a pressão.
- Caso haja algum sinal de comprometimento hemodinâmico, institua medidas para melhorar o desempenho cardiovascular (expansor de volume e/ou drogas vasoativas) e, se necessário, diminua a pressão. Se não houver melhora do quadro inicie a ventilação invasiva.
- Após os ajustes anteriores, realize os reajustes norteados pela análise periódica dos valores da SpO_2 pré-ductal na oximetria de pulso e da gasometria arterial:
  - Se SpO_2 < 90% ou PaO_2 < 50 mmHg, aumente a FiO_2 até 0,60 e, a seguir, se necessário, eleve a pressão em 1 a 2 cmH_2O por vez, até 8 cmH_2O. Certifique se o volume pulmonar na radiografia torácica está adequado e afaste as seguintes situações: pressão e/ou fluxo no circuito insuficiente, pronga de tamanho inadequado, deslocamento da pronga, obstrução de vias aéreas por secreção e perda de pressão em vias aéreas por abertura da boca. Procure corrigir essas causas, se não houver melhora do quadro suspenda o CPAP e inicie a ventilação invasiva.

    Observação: se SpO_2 < 90% em CPAP de 6 cmH_2O e FiO_2 de 0,40 e radiografia de tórax compatível com SDR considerar tratamento com surfactante exógeno.
- Se SpO_2 > 95% ou PaO_2 > 70 mmHg, reduza gradativamente a FiO_2 e a pressão. Suspenda o CPAP, se o RN mantiver respiração espontânea efetiva com SpO_2 entre 90 e 95% em FiO_2 < 0,25 e pressão de 4 cmH_2O;
- Considere falha do CPAP nasal com indicação de ventilação invasiva nas seguintes situações:
  - SpO_2 < 90% ou PaO_2 < 50 mmHg em FiO_2 > 0,60 e pressão de 8 cmH_2O;
  - $PaCO_2$ > 65 mmHg;
  - Dois ou mais episódios de apneia por hora que necessitem de ventilação com pressão positiva para revertê-los;
  - Acidose (pH < 7,10).

Gerenciamento dos problemas durante a administração do CPAP nasal

"A pronga não fica nas narinas!"

- O tamanho da pronga está correto?
- A touca está bem encaixada na cabeça do bebê? A touca é a base de sustentação para a pronga, de modo que uma touca frouxa ou solta permitirá que qualquer movimento da cabeça desloque as prongas.
- Os circuitos corrugados estão firmemente fixos à touca e estão no ângulo correto para manter as prongas no lugar? Se houver torção dos circuitos corrugados, a pressão rotativa é transmitida para as prongas que podem se virar para fora do nariz ou se distorcer e pressionar o septo nasal. Em caso de dúvida, retire a pronga da criança e refaça a fixação:
  - desfaça toda fixação dos circuitos corrugados na touca;
  - deixe os circuitos corrugados na posição natural e corrija as eventuais torções dos mesmos;
  - readapte os cotovelos na pronga e nos circuitos corrugados e, com o sistema montado na posição natural, certifique-se que as prongas não fiquem torcidas;

- verifique se o curativo hidrocoloide e as fitas velcro estão em condições adequadas, se necessário substitua-os;
- reposicione a pronga nas narinas e antes da fixação deixe os circuitos corrugados se acomodarem naturalmente; se necessário corrija a posição dos cotovelos e a rotação do circuito.

"O bebê não se acalma!"

- A pronga está posicionada nas narinas de forma adequada e confortável?
- Será que é necessária a aspiração das vias aéreas? O padrão respiratório do recém-nascido é basicamente nasal. O acúmulo de secreção nasal, mesmo em pequena quantidade, pode causar sofrimento considerável a um bebê cuja respiração já esteja comprometida (ver item "Gerenciamento das práticas para manter vias aéreas pérvias").
- Quando tiver certeza de que as vias aéreas estão limpas, coloque em prática as técnicas habituais de contenção como ajuste do posicionamento no ninho, colocação de panos ou cobertores, chupeta etc.
- Verifique o posicionamento da ponta da sonda gástrica e aspire qualquer excesso de ar ou conteúdo gástrico e, se necessário, mantenha-a aberta para o ar ambiente.
- Se não houver contraindicação, tente posicionar o bebê na posição prona, pois isso ajuda a aliviar a distensão abdominal e a pressão no diafragma. Essa posição requer um apoio no peito; o coxim no peito deve medir desde a clavícula até um pouco abaixo do tórax e não deve ser mais largo do que a distância entre as duas linhas hemiclaviculares.
- Muitas vezes *deixar o bebê em paz por alguns minutos*, especialmente nas primeiras horas de vida, permitirá que ele se adapte e se acomode gradativamente ao CPAP;

"Como podemos evitar a lesão nasal?"

- A prevenção é a chave. O tecido sofrerá lesão se estiver sujeito à pressão contínua, atrito e/ou umidade. Evitar os fatores contribuintes manterá o septo intacto (ver o item "Gerenciamento das práticas para prevenir lesão nasal"):
  - use prongas de tamanho correto, conforme peso do bebê;
  - use touca de tamanho adequado e fixe corretamente os circuitos corrugados com fitas adesivas, velcro ou elástico com alfinetes;
  - assegure o posicionamento correto da pronga nas narinas, fixando-a no lábio superior com fitas à base de velcro;
  - atente para que a pronga não pressione a columela, septo nasal;
  - corrija, sempre que necessário, a torsão da pronga para evitar pressão lateral contra o septo nasal;
  - não use cremes, pomadas ou géis; utilize somente gotas de SF 0,9% para umedecer as narinas para inserção inicial da pronga ou durante aspiração, conforme necessidade;
  - a observação frequente das narinas é essencial. *Lembre-se sempre que a melhor almofada entre o septo nasal e a pronga é o AR.*

SEÇÃO IV – SISTEMA RESPIRATÓRIO

Gerenciamento das práticas para proteção nasal – prevenção e reparação da lesão nasal

Apesar das interfaces nasais (prongas binasais curtas e máscaras nasais) serem eficazes na manutenção do CPAP, colocam pressão constante nas narinas, columela, septo nasal, dorso nasal e lábio superior. Estas regiões estão particularmente sob risco de sofrer lesão por pressão ou fricção do dispositivo, resultando em erosão ou necrose. As lesões nasais podem ser classificadas, segundo a gravidade, em três graus:

- **I – Leve:** presença de eritema ou hiperemia persistente com pele intacta na asa nasal, columela e/ou septo nasal.
- **II – Moderada:** lesão aberta contendo sangue, úlceras ou erosões superficiais com perda parcial da espessura da pele (epiderme e derme) na asa nasal, columela e/ou septo nasal.
- **III – Grave:** presença de escoriação ou necrose com perda total da espessura da pele atingindo o tecido subcutâneo e estruturas de sustentação na asa nasal, columela e/ou septo nasal.

Além disso, a mucosa da rinofaringe pode sofrer inflamação, sangramento e lesão quando exposta a altos fluxos e pressões de gás com condicionamento (temperatura e umidade) subótimo e/ou aspirações com técnicas inadequadas.

Pacote de cuidados baseado em evidências para prevenir a lesão nasal

Avaliações frequentes e focadas nas narinas

- Justificativa: a falta de vigilância pode ocasionar isquemia e necrose nasal.
  - Frequência recomendada: a cada 4 a 6 horas.
  - Pontos de avaliação: asa, columela e septo nasal, além de outros pontos de pressão; observar cor e condição de perfusão.

Alternar prongas binasais curtas com máscara nasal

- Justificativa: a alternância da pronga e máscara nasal para mudar os pontos de pressão pode reduzir a incidência de trauma nasal.
  - Frequência: no mínimo 2 vezes ao dia.
  - Integridade da pele: instituir monitoração rigorosa nos primeiros 3 dias de terapia, já que a lesão nasal por pressão se inicia precocemente.

Aplicação de barreira protetora

- Justificativa: a lesão nasal pode diminuir significativamente com uso de curativo hidrocoloide.
  - Curativo hidrocoloide: é um material macio, flexível e é seguro para uso nos recém-nascidos prematuros.
  - Diminui a pressão na columela distribuindo a pressão ao redor das narinas e reduz o atrito na pele causado pelo dispositivo, além de ajudar na selagem adequada do CPAP.
    Observação: lembrar que o curativo hidrocoloide ajuda a prevenir a lesão, porém não impede a necrose de pressão. Dessa maneira, a vigilância constante nas condições de perfusão dos locais de pressão é fundamental.

Selecionar tamanho adequado dos dispositivos nasais

- Justificativa: a seleção adequada do tamanho dos dispositivos nasais atenua as lesões físicas e funcionais do encaixe inadequado.
  - Prongas nasais grandes: causa maior pressão nos tecidos ocasionando isquemia, erosão e necrose da columela, septo e asa nasal.
  - Prongas nasais pequenas: vedação ineficaz para gerar nível de pressão do CPAP, maior trabalho respiratório por aumento da resistência de vias aéreas e lesão do septo e mucosa nasal por pinçamento.
  - Máscaras nasais adequadamente dimensionadas para evitar deslizamentos e lesões por pressão da ponte nasal, região periorbital, narinas, columela, além de obstrução nasal.

Selecionar tamanho adequado da touca

- Justificativa: a touca é a base de sustentação para a pronga, de modo que uma touca frouxa ou solta permitirá que qualquer movimento da cabeça desloque as prongas.
  - Touca grande: danos na mucosa e septo nasal em função do movimento excessivo das prongas.
  - Touca pequena: aumenta os pontos de pressão e maior moldagem da cabeça, predispondo a plagiocefalia posicional.

Fixar corretamente a pronga nasal e os circuitos corrugados

- Justificativa: a má fixação da pronga nasal no lábio superior e dos circuitos corrugados na touca causam movimentação excessiva do dispositivo e maior risco de lesão.

Manter o posicionamento correto do recém-nascido

- Justificativa: o posicionamento do recém-nascido é fundamental para manter um selo adequado do CPAP, impedir o movimento do dispositivo nasal e reduzir risco de lesão nasal.
  - Intervalo recomendado para mudanças de posição: a cada 3 a 6 horas.
  - Promover a postura em flexão, evitando a posição em extensão com ações voltadas no cuidado desenvolvimental, proporcionando contenção (ninhos e coxins) e conforto, pode impedir o deslocamento e desalojamento do dispositivo nasal e reduzir os riscos de lesão nasal.
  - A movimentação excessiva é especialmente problemática em recém-nascidos prematuros tardios, que frequentemente desalojam o dispositivo nasal. Medidas de conforto como panos, diminuição da estimulação ambiental, contato pele a pele, uso de chupeta e presença dos pais podem acalmar o bebê e evitar mais complicações.

Gerenciamento das práticas para manter as vias aéreas pérvias (Quadro 66.3)

- O procedimento de aspiração não é isento de riscos, pode acarretar uma série de eventos adversos como: apneia e bradicardia por estímulo do reflexo vagal, hipoxemia, hipotensão e hipertensão arterial, alteração do fluxo sanguíneo cerebral e traumas na mucosa oro/nasofaríngea.

CAPÍTULO 66 – VENTILAÇÃO MECÂNICA – INVASIVA E NÃO INVASIVA (PRINCÍPIOS, MODALIDADES, ESTRATÉGIAS E INDICAÇÕES)

- O excesso de secreções estreitará as vias aéreas e aumentará o esforço respiratório, maior necessidade de oxigênio, episódios recorrentes de apneia obstrutiva e bradicardia e até pneumotórax.
- O espessamento de secreções indica necessidade de aumento da umidade e/ou da temperatura do gás inspirado. Contudo, a presença de manchas de sangue pode sugerir que a mucosa está seca.
- Quando aspirar? Verificar a necessidade de aspiração para desobstrução das vias aéreas sempre que o RN apresentar sinais de aumento do esforço respiratório:
  - quedas de SpO_2 e/ou bradicardia;
  - aumento da necessidade de oxigênio;
  - aumento do desconforto respiratório;
  - episódios de apneias recorrentes;
  - secreção visível no interior das prongas;
  - constatação de aumento de secreção nos atendimentos anteriores.
- Equipamentos necessários para o procedimento:
  - luvas de procedimento;
  - sondas de aspiração:

- nasofaringe: n. 4 ou n. 5 Fr para RN < 1.000 g, n. 6 Fr para RN > 1.000 g;
- oral: n. 8 ou n. 10 Fr;
- soro fisiológico 0,9% para lubrificar a sonda e/ou fluidificar secreções;
- aspirador à vácuo com pressão de aspiração ajustada entre 50 e 100 mmHg. Procure sempre utilizar a menor intensidade de pressão necessária para remover as secreções;
- balão autoinflável ou ventilador mecânico manual (VMM) em T conectados à fonte de oxigênio e máscaras de tamanho adequado.
- Frequência de aspiração dependerá da condição do bebê:
  - os bebês sintomáticos, em CPAP, devem ser aspirados pelo menos a cada 2 a 4 horas ou mais frequentemente, se necessário;
  - os bebês estáveis, em CPAP, devem ser aspirados pelo menos a cada 6 horas ou mais, se necessário;
  - após a descontinuação do CPAP, aspirar as narinas pelo menos a cada 6 horas ou mais frequentemente, se for sintomático, durante as primeiras 24 horas. Seguir, conforme necessário, para manutenção das vias aéreas.

Quadro 66.3 Ações e a fundamentação na manutenção da permeabilidade das vias aéreas.	
Ação	*Fundamentação*
- Separe todo equipamento necessário. - Conecte a sonda de aspiração na fonte de vácuo com pressão ajustada entre 50 a 100 mmHg (tenha em mãos solução salina aquecida e abra para uso, se necessário). - Certifique-se de que a fonte de oxigênio e o balão autoinflável ou VMM estejam ao alcance.	- A preparação garante menor tempo de desconexão do bebê com o CPAP.
- Se necessário realize a pré-oxigenação ($\uparrow$ FiO_2 em 5 a 10%) ou administre O_2 inalatório durante a aspiração.	- Utilize esse recurso somente se o bebê apresentar quedas rápidas da SpO_2 ao desconectar do CPAP.
- Prepare a criança para o procedimento. - Se o bebê estiver particularmente ativo e não se acalmar, assegure-se de que um assistente esteja à disposição para conter e apoiar o bebê durante o procedimento. - Coloque um pano ou cueiro sobre a criança. - Considere o uso de solução glicosada a 25% – 1 mL por via oral, na porção anterior da língua, cerca de 2 minutos antes de iniciar o procedimento e mantendo com uma chupeta ou gaze embebida na solução durante o procedimento. - Discuta a necessidade de analgésicos com a equipe médica.	- A aspiração de vias aéreas é um procedimento doloroso e estressante para o bebê, principalmente se a mucosa nasofaríngea estiver inflamada. - A adoção de medidas de conforto e analgesia durante o procedimento garante menor repercussão nos parâmetros fisiológicos e retorno mais rápido para as condições basais.
- Execute a higiene das mãos e realize todo procedimento com luvas não estéreis. - Remova os dispositivos nasais e avalie a vitalidade dos tecidos sob pressão e presença de secreção visível nas narinas. - Aspire inicialmente a orofaringe. - Medir a distância de inserção da sonda: boca – fúrcula. - Inserir delicadamente a sonda até a distância pré-determinada e aplicar sucção quando a sonda for retirada por 5 a 10 segundos, no máximo. - Repetir o procedimento, conforme necessário, para limpar as secreções orais.	- Evitar o contato com sangue e fluidos corporais impede a propagação da infecção. - A vigilância das regiões de risco para lesão por pressão é fundamental para o sucesso do CPAP nasal. - A adesão estrita aos protocolos diminui os riscos de eventos adversos.
- Medida da introdução da sonda na rinofaringe: 1,5 x (entrada das narinas ao pavilhão auricular). - Obs: esta medida é uma estimativa aproximada para garantir que a sonda alcance a nasofaringe.	- A sonda deve ser introduzida o suficiente para limpar as secreções da rinofaringe.
- Retire a pronga do nariz e realize a aspiração da secreção. - Se houver dificuldades em soltar a secreção (secreção espessa) instile 2 gotas ou 0,2 mL de SF 0,9% em cada narina. Este não é um procedimento de rotina.	- Isso ajuda a soltar a secreção e ajuda na aspiração. - Não instilar mais do que as gotas necessárias, pois qualquer excesso só será engolido pelo bebê ou ficará acumulado na orofaringe.
- Introduza a sonda sem a pressão negativa até a distância pré-determinada. A seguir, aplique a sucção segurando-a por alguns segundos antes de remover a sonda. - Remova a sonda girando-a lentamente mantendo a pressão de aspiração.	- Permite tempo para que as secreções sejam aspiradas.

(continua)

SEÇÃO IV – SISTEMA RESPIRATÓRIO

(continuação)

Quadro 66.3 Ações e a fundamentação na manutenção da permeabilidade das vias aéreas.	
Ação	*Fundamentação*
▪ A duração do tempo de cada aspiração dependerá da condição do bebê. ▪ Após aspiração de cada narina, avaliar a necessidade de repetir o procedimento.	▪ O prolongamento do tempo de aspiração pode causar deterioração na condição do bebê. As prongas devem ser reinseridas e a aspiração repetida, se necessário, após estabilização.
▪ Se houver dificuldade na passagem da sonda em função da obstrução nasal por lesão da mucosa nasofaríngea estabelecida com presença de secreção hemorrágica e/ou purulenta, pode-se proceder a aspiração nasofaríngea não traumática retrógrada: 　▪ conecte uma cânula de conta-gotas de plástico sem o bulbo no tubo do vácuo. Ajuste a pressão de aspiração em 150 mmHg; 　▪ aspire 3 mL de solução salina normal estéril com uma seringa de 5 mL; 　▪ instile a solução salina em uma narina e, ao mesmo tempo, aspire a narina contralateral com a ponta da cânula de conta-gotas. Repita o procedimento na outra narina. 　▪ Obs: não instilar a solução salina sob pressão, deixar a ponta da seringa solta e injetar a solução lentamente para evitar danos ao ouvido médio. Durante a aspiração não introduzir a ponta da cânula de conta-gotas nas narinas, deixá-la na borda do vestíbulo nasal; 　▪ A lavagem e a aspiração podem ser realizadas quantas vezes forem necessárias para secreções abundantes e espessas.	▪ Permite que as secreções espessas e hemorrágicas sejam removidas, sem agravar a lesão da mucosa já estabelecida, possibilitando a desobstrução das vias aéreas. ▪ Pode ser mais fácil remover secreções espessas com numerosas aspirações em vez de episódios únicos e prolongados.
▪ Após os procedimentos, retorne a criança para uma posição confortável, segurando-a até que os sinais vitais retornem aos parâmetros normais.	▪ Reduz do estresse no bebê e termina o procedimento com um toque positivo.
▪ Considere realizar o procedimento com dois profissionais para bebês frágeis como: 　▪ RNPT extremo abaixo de 1.000 g; 　▪ RN muito agitados e com histórico de quedas de SpO_2 nos procedimentos prévios; 　▪ crianças dependentes de altas pressões e FiO_2.	▪ Isso otimiza o procedimento, garantindo menor risco assistencial.
▪ Documentar a tolerância do bebê ao procedimento e observar as características das secreções removidas: 　▪ cor e consistência da secreção; 　▪ quantidade: 　　▪ **mínima:** secreção preenche apenas o cateter; 　　▪ **média:** secreção preenche até a válvula; 　　▪ **grande:** secreção ultrapassa a válvula, estendendo até o tubo de conexão do vácuo; ▪ Duração do procedimento.	▪ A documentação na ficha de evolução é valiosa para referência futura, pois: 　▪ auxilia outra equipe a verificar quaisquer alterações nas secreções e frequência de procedimento necessárias; 　▪ permite que outra equipe antecipe a resposta do bebê e reduza o estresse.

Fontes: Sweet, 2017; e Mann, 2013.

Ventilação não invasiva (VNI)

É um modo de suporte ventilatório em que se aplica dois níveis pressóricos (inspiratório e expiratório) de forma intermitente por meio de uma interface nasal. Os níveis de pressão, frequência mandatória e o tempo inspiratório são preestabelecidos e ajustáveis no equipamento. Além disso, alguns aparelhos possibilitam a sincronização entre as frequências mandatórias e as respirações espontâneas por terem em seu sistema sensores que detectam o esforço respiratório do bebê (sincronização a fluxo – Giulia®, Ginevri Medical Technologies, Roma, Itália; sincronização por meio da cápsula de Graseby – Sophie ventilator®, Fritz Stephan, Gackenbach, Alemanha). Apesar dos estudos demonstrarem vantagens do uso de equipamentos que sincronizam a respiração espontânea com a mandatória, nem sempre esses aparelhos estão disponíveis. Mesmo os centros que dispõem do equipamento o recurso ou não é utilizado ou muitos relatam que são malsucedidos em alcançar a sincronização. De fato, atualmente na prática da ventilação não invasiva acredita-se que a maioria dos bebês não consiga realizar a sincronização. A sincronização com interface nasal é complexa e é totalmente diferente da ventilação invasiva; é necessário um tempo de resposta muito rápido, pois a inspiração natural é muito curta e seu modo de início é variável. Em nosso meio, a maioria dos ventiladores não possibilitam a sincronização, alguns equipamentos dispõem de sensores de pressão que podem eventualmente sincronizar no modo não invasivo, no entanto não há estudos que comprovem a efetividade desse tipo de disparo no modo não invasivo.

A VNI, assim como o CPAP nasal, normalmente é administrada por meio de prongas binasais ou máscaras nasais. Mesmo com uma boa vedação entre a interface e a criança ocorrem vazamentos variáveis através da boca do bebê, o que torna a transmissão da pressão menos consistente do que na ventilação invasiva. Além disso, esses vazamentos interferem no disparo dos equipamentos que utilizam sensores de fluxo ou pressão. Outra diferença importante com a ventilação invasiva é que a presença da respiração espontânea é essencial na maioria dos casos para o uso de ventilação não invasiva.

O modo de ação não é totalmente claro. Os picos de pressão não sincronizados da VNI parecem apenas causar um pequeno aumento nos volumes correntes em relação aos observados durante a inspiração espontânea e, ocasionalmente, resultam em insuflação pulmonar durante os períodos de apneia. Alguns estudos demonstram melhora da sincronia toracoabdominal e redução do trabalho respiratório. Além disso, acredita-se que o aumento intermitente da pressão nas vias aéreas superiores regularize o padrão respiratório, estimulando o reflexo paradoxal de Head; assim como, é possível que a insuflação faríngea intermitente ocasione a "lavagem" do espaço morto nasofaríngeo com melhora nas trocas gasosas. Apesar de controvérsias, a VNI precoce parece ser superior à CPAP nasal para o tratamento de bebês prematuros com SDR na diminuição da necessidade de intubação e ventilação invasiva. São necessários estudos adicionais para confirmar esses resultados e para avaliar a segurança no longo prazo da VNI em comparação ao CPAP nasal em uma população maior de pacientes. O resultado mais evidente observado com a VNI, em particular quando sincronizada, foi a redução da taxa de falha de extubação em bebês prematuros quando comparada ao CPAP nasal.

Hoje, observa-se um gradativo aumento do uso da VNI na prática clínica, no entanto, o seu lugar no arsenal terapêutico ainda não está totalmente definido. Existem ainda poucos dispositivos concebidos especificamente para serem utilizados na VNI. Também não há um consenso sobre as melhores configurações do ventilador para serem usadas nessa modalidade.

Prática com a VNI

- *A VNI não substitui a ventilação invasiva.* Ela deve ser vista como uma otimização do CPAP nasal nas situações de apneia sem comprometimento do parênquima pulmonar e após extubação traqueal em RNPT abaixo de 1.250 g.
- Nos RNPT que iniciam o tratamento com CPAP nasal e que evoluem com aumento do trabalho respiratório, procure sempre identificar a sua causa: problemas com a manutenção da interface, piora do quadro pulmonar ou uma causa extrapulmonar como sepse e PCA. Considere sempre a intubação traqueal e ventilação invasiva, não insista em tentar a VNI. Pois isso pode retardar um tratamento mais efetivo como a terapia com o surfactante.

Indicações

- Pós-extubação traqueal em RNPT < 1.250 g.
- RNPT em CPAP nasal com episódios de apneias recorrentes sem comprometimento do parênquima pulmonar.

Procedimentos e ajustes do ventilador

- Inserir uma sonda gástrica e mantê-la aberta para descompressão gástrica.
- Ventilador convencional: modo não invasivo – VNI ou TCPL – IMV.
  - **PIP:** 15 a 20 cmH_2O ou 2 a 5 cmH_2O acima da ajustada durante a ventilação invasiva. Procurar não ultrapassar 25 cmH_2O. Lembrar de sempre checar a PIP ajustada com a PIP monitorada. Na VNI é muito comum o vazamento de gás ao redor da pronga e pela boca. Dessa maneira, quase sempre a PIP ajustada não

é alcançada. Não insistir em aumentar os valores da PIP, pois esse procedimento será inefetivo, além do risco da transmissão de toda pressão nos momentos em que não houver o escape de gás.
  - **PEEP:** 5 a 8 cmH_2O. A PEEP é geralmente escolhida de maneira semelhante à do CPAP. Lembrar que na VNI as insuflações de pressão positiva contribuem para o aumento da MAP além dos valores ajustados de PEEP.
  - **FR:** 10 a 25 cpm, não ultrapassar 40 cpm.
  - **Ti:** 0,3 a 0,5 segundos.
  - **Fluxo:** 8 a 10 L/min.
  - **FiO$_2$:** ajustar para manter SpO_2 pré-ductal entre 90 e 95%.
- Recomendações de suporte ventilatório máximo na VNI:
  - RNPT < 1.000 g: MAP de 14 cmH_2O;
  - RNPT > 1.000 g: MAP de 16 cmH_2O;
  - a VNI não é um substituto para a ventilação invasiva, deve ser vista como um procedimento para "otimizar o CPAP". Se a criança estiver deteriorando, não altere as configurações do aparelho como se estivesse em ventilação invasiva, mas considere a intubação e ventilação invasiva.
- Critérios de falha da VNI:
  - pH < 7,20 e $PaCO_2$ ≥ 60 mmHg;
  - episódios de apneia que necessitem de ventilação com pressão positiva para revertê-los;
  - três ou mais episódios de queda na SpO_2 < 85% após suporte máximo da VNI.
- Parâmetros mínimos da VNI:
  - FR: 20 cpm;
  - PIP: 14 cmH_2O;
  - PEEP: 4 cmH_2O;
  - FiO$_2$ < 0,30;
  - fluxo: 8 a 10 L/min;
  - se parâmetros vitais dentro dos limites normais nas configurações acima, considerar CPAP nasal ou cateter nasal.

Cateter nasal

Cateter nasal de baixo fluxo

O cateter nasal oferece concentração de oxigênio relativamente estável, possibilita maior mobilidade ao paciente facilitando o seu manuseio, podendo ser deslocado para o colo ("mãe canguru"). É o método de escolha na fase de retirada da oxigenoterapia (prematuros após retirada da CPAP nasal e que continuam dependentes de concentrações de oxigênio abaixo de 40%).

- Dispor de um fluxômetro de oxigênio calibrado para baixos fluxos (< 3 L/min).
- Utilizar fluxos de oxigênio no máximo de 2 L/min. Fluxos acima desse nível podem lesar a mucosa nasofaríngea ocasionando aumento de secreção e obstrução nasal.
- A concentração de oxigênio oferecida gira em torno de 40 a 60%, dependendo do fluxo de oxigênio ajustado e do peso do bebê.
- Sempre oferecer oxigênio umidificado e aquecido.

- Cuidado com a condensação do vapor d'água no circuito, pois pode ocasionar obstrução do fluxo de gás.
- Observar atentamente o grau de desconforto respiratório após a instalação do cateter.
- Monitorar periodicamente a presença de secreção em vias aéreas superiores.
- Iniciar com fluxo de oxigênio de 2 L/min. Ajustar periodicamente o fluxo ($\pm$ 0,2 L/min) e/ou FiO_2 para manter a SpO_2 alvo entre 90 e 95%. Se o bebê mantiver a SpO_2 alvo desejada em fluxo de 0,2 L/min e FiO_2 0,21 programar a retirada do cateter.
- Alguns bebês não toleram o processo de diminuição do fluxo de oxigênio, apresentando queda da SpO_2 e hiperóxia quando do retorno do fluxo nos níveis anteriores. Nesse caso, pensar que o bebê está dependente de pressão e não de oxigênio. Manter o fluxo em 1 L/min e ajustar a FiO_2 no *blender* para manter a saturação alvo desejada.

Cateter nasal de alto fluxo umidificado e aquecido

O uso do cateter nasal de alto fluxo tem se tornado popular em vários centros mundiais. O sistema utiliza fluxos entre 4 e 8 L/min. Além dos efeitos positivos na manutenção do tônus faríngeo e da capacidade residual funcional (CRF) em promover a lavagem do espaço morto laríngeo e em dar um suporte para o esforço inspiratório espontâneo, os sistemas de cateter nasal de alto fluxo apresentam um processo sofisticado de umidificação e aquecimento do gás, alcançando 100% de umidade e temperatura de 36 a 37 °C. Esse fato é fundamental para prevenir lesões nasais e preservar funções importantes da nasofaringe e das vias aéreas, como a função mucociliar, melhorando a tolerância e o conforto do bebê, reduzindo o esforço respiratório e a necessidade de reintubação. O uso do cateter nasal de alto fluxo claramente associa-se com menores taxas de trauma nasal quando comparado ao CPAP nasal. As revisões sistemáticas dos estudos controlados realizados até o momento indicam que quando comparado a outras formas de suporte respiratório não invasivo (CPAP e ventilação com pressão positiva intermitente nasal), o cateter nasal de alto fluxo tem taxas de eficácia semelhantes em bebês prematuros para prevenir falhas na extubação traqueal, morte e ocorrência da DBP. Dois consensos (Roehr et al., 2016 e Yoder et al., 2017) realizados recentemente com os principais experts no assunto, consideram que qualquer bebê que apresente lesão nasal na vigência do uso do CPAP nasal deve ser considerado um candidato para receber a terapia de resgate por meio do cateter nasal de alto fluxo. O grande obstáculo para sua implementação em nosso meio é o alto custo do dispositivo e principalmente dos acessórios.

- PrecisionFlow® – VAPOTHERM é composto de uma unidade principal que inclui *blender* eletrônico, controlador de fluxo, bateria interna e sensores de monitoração da temperatura e quantidade da água, da pressão do gás e do escape pelo circuito. Além disso, a unidade contém um cartucho interno com parede permeável às moléculas de vapor d'água que são responsáveis por aquecer e umidificar o gás frio e seco que entrou no sistema. Outra característica desse sistema é o circuito de triplo lúmen, no qual o gás ofertado ao paciente percorre o orifício central, circundado por duas camadas de fluxo de água quente, que mantém a temperatura do gás inspirado, semelhante à ajustada no equipamento em todo o trajeto do circuito, impedindo a condensação no interior do lúmen da cânula nasal, que é desenhada para produzir mínima resistência ao alto fluxo de gás. A umidificação ofertada ao paciente apresenta umidade relativa superior a 95%.
- Optiflow® – FISHER & PAYKEL é composto por uma câmara automática que mantém constante o nível de água, um umidificador aquecido com controle da temperatura servo-controlado e um circuito de fio aquecido que minimiza em cerca de 90% a condensação no sistema. Esse equipamento possui também uma entrada para monitoração de oxigênio e pressão, bem como uma válvula de liberação de pressão, minimizando riscos de oferta de pressão excessiva ao neonato. O circuito é flexível e poroso para reduzir condensação. As interfaces são anatômicas e fixadas à pele por adesivos, assim, são fáceis de ajustar e manter, contribuindo com os cuidados de rotina realizados pela equipe.

As evidências atuais são insuficientes para considerar o cateter nasal de alto fluxo como modo primário de suporte respiratório não invasivo em bebês prematuros. Se disponível, indicar para os casos em que as evidências mostram uma superioridade do cateter de alto fluxo em relação às outras formas de suporte não invasivo. Em geral, nos RNPT após extubação traqueal ou com DBP dependentes de CPAP nasal com pressões acima de 6 cmH_2O e que evoluem com lesão nasal ou atelectasias recorrentes ou edema de glote pós-extubação não responsivo à corticoterapia sistêmica ou apresentam crises de agitação persistente acompanhadas de quedas de saturação de oxigênio e bradicardia.

- Iniciar com fluxo entre 4 a 6 L/min (fluxos acima de 8 L/min devem ser indicados somente em casos individualizados), temperatura entre 34 e 37 °C e umidade de 100%.
- Escolha do tamanho do cateter: ao escolher o cateter atentar para que a pronga não oclua totalmente as narinas. É fundamental que haja escape de gás em volta do cateter. Procure manter a relação entre os diâmetros da pronga e das narinas entre 0,50 a 0,80.
- Após alcançar o fluxo e FiO_2 para manter estável a SpO_2 com mínimo de esforço respiratório, manter os parâmetros por cerca de 12 a 24 horas.
- Reduzir inicialmente a FiO_2 até 0,30, mantendo o fluxo, em seguida diminua o fluxo até 4 L/min.
- Critérios para retirada do cateter: FiO_2 < 0,30 e fluxo entre 1 a 4 L/min.
- Se em FiO_2 > 0,40, fluxo de 8 L/min, o bebê mantém o desconforto respiratório ou os episódios frequentes de apneia, considerar CPAP nasal, VPPIN ou ventilação invasiva.

Suporte respiratório invasivo

A assistência ventilatória neonatal no século XXI continua sendo um grande desafio. Hoje a maioria dos neonatos que recebe ventilação invasiva é muito menor e mais imatura do que aqueles ventilados no passado. Porém, observa-se,

CAPÍTULO 66 – VENTILAÇÃO MECÂNICA – INVASIVA E NÃO INVASIVA (PRINCÍPIOS, MODALIDADES, ESTRATÉGIAS E INDICAÇÕES)

ainda, uma grande diversidade no perfil dos bebês ventilados, por exemplo, uma ampla variação do peso de nascimento de 500 g a 4 kg. Considerando um volume corrente médio a ser ofertado de 5 mL/kg, o ventilador deverá ter uma faixa ótima de trabalho para fornecer volumes entre 2,5 e 20 mL, ou seja, uma variação de 800%. Isso exige um equipamento de alto desempenho com mínima margem de erro. Já que uma margem de erro mínima de 1 mL pode representar quase 50% do volume corrente ofertado. Desse modo, no dia a dia da UTI neonatal, a adequação do suporte ventilatório para reduzir os efeitos indesejados da ventilação exige um esforço contínuo, muitas vezes desgastante, da equipe multiprofissional.

A incorporação da tecnologia baseada em microprocessadores na fabricação dos ventiladores neonatais e o desenvolvimento de sensores de fluxo com mínimo espaço morto capazes de detectar pequenas variações de volume, observados a partir da década de 1990, aprimoraram o desempenho desses equipamentos expandindo enormemente as suas funcionalidades. Hoje, os ventiladores disponibilizam uma série de opções de modos de ventilação, de tipos de disparo, ciclagem do ciclo respiratório e de ajustes na intensidade do apoio ventilatório de acordo com as mudanças na mecânica respiratória e do esforço respiratório espontâneo do bebê. Fornecem, em tempo real, ciclo a ciclo, as curvas de pressão, fluxo e volume, além dos *loops* pressão *versus* volume e fluxo *versus* volume. Como resultado, as capacidades de monitoramento foram estendidas, porém a interface com o usuário tornou-se mais complexa. A maioria dos ventiladores de nova geração incorporou uma tela de computador como base de sua interface com o usuário. Apresenta camadas e camadas de menus, que o usuário deve navegar a fim de fazer mudanças nas definições do aparelho e, muitos exigem várias etapas para fazer uma simples modificação em qualquer parâmetro do ventilador.

Todas essas inovações tornaram possível observar em tempo real como cada recém-nascido interage com os dispositivos utilizados para o apoio respiratório, permitindo ajustes mais finos na estratégia ventilatória. No entanto, esses benefícios podem ser perdidos se mal utilizados, podendo causar sérios danos ao paciente. A curva de aprendizagem de como otimizar o uso desses equipamentos pelo usuário ainda encontra-se em ritmo mais lento do que o da inovação tecnológica. Sabe-se que a capacidade de percepção e retenção de informações do ser humano é limitada, também é fato que a quantidade de dados fisiológicos e funcionais apresentadas nas telas dos ventiladores atuais são claramente excessivas e mal concebidas. Desse modo, o excesso de informações, em vez de esclarecedor, muitas vezes ocasionam o efeito oposto, comprometendo o processo de análise e aumentando os riscos de erros humanos na tomada de decisão, principalmente, em situações críticas. Assim, o grande desafio atual na rotina diária de uma UTI neonatal é o aumento da segurança nas tomadas de decisões. Já que o erro humano é o responsável por grande parte dos acidentes médicos, sendo a maioria deles considerados evitáveis.

Procure individualizar a escolha dos modos ventilatórios e os ajustes dos seus parâmetros considerando sempre a fi-

siopatologia subjacente e sua evolução potencial ao longo do tempo. Estabeleça um plano de metas da ventiloterapia, implementando a estratégia de proteção do pulmão que vise a otimização do volume pulmonar evitando tanto a hiperinsuflação (volutrauma) como a sequência colapso-reinsuflação das vias aéreas (atelectrauma), tolerando a hipercapnia moderada e mantendo os valores de oxigenação arterial dentro de limites estritos, além de adotar uma atitude agressiva para reduzir o suporte ventilatório tendo sempre em mente a extubação traqueal.

Ventilação convencional

Durante cerca de três décadas o modo padrão para o controle da insuficiência respiratória do recém-nascido foi a ventilação mandatória intermitente (IMV) com o conceito de controle da pressão utilizando os ventiladores de fluxo contínuo, limitado a pressão e ciclado a tempo (TCPL). Os avanços na tecnologia de microprocessadores e o desenvolvimento de sensores de fluxo capazes de detectar pequenas variações de volume viabilizaram equipamentos que fornecem uma série de novas modalidades ventilatórias, como assistido-controlado (AC), ventilação mandatória intermitente sincronizada (SIMV) e a ventilação com pressão de suporte (PS).

Apesar das evidências atuais mostrarem que o volutrauma é o principal "vilão" no desencadeamento da lesão pulmonar, a ventilação volume controlado (VCV) ainda não é viável para o recém-nascido. Esse fato se deve à limitação tecnológica dos equipamentos em medir e controlar efetivamente a oferta de um volume de gás na via aérea proximal. Como o ventilador mede o volume necessário na máquina, até que o gás chegue ao paciente ocorre perda pelo volume de compressão do conjunto jarro umidificador-circuito, especialmente quando os pulmões estão rígidos. Além disso, em função das cânulas endotraqueais serem de diâmetro uniforme sem o balonete, quase sempre ocorre algum grau de vazamento ao seu redor. Assim, desenvolveu-se um modo híbrido de ventilação em que o equipamento continua controlando a pressão e com um sistema complexo de microprocessamento monitora continuamente o volume corrente exalado, ajustando os níveis de suporte de acordo com o volume corrente desejado (volume-alvo). Nessa linha, novos modos têm sido viabilizados, destacando-se a ventilação volume garantido (VG) em que o aparelho ajusta automaticamente os níveis de pressão inspiratória de acordo com o volume-alvo desejado.

Pressão limitada *versus* pressão controlada

Sistemas de fluxo contínuo ajustável – ventilação com pressão limitada (TCPL)

A criação de um equipamento que oferece fluxo contínuo no circuito permitiu o desenvolvimento da ventilação mecânica neonatal. Como a frequência respiratória espontânea do recém-nascido é alta em relação às outras faixas etárias, ele necessita de uma fonte de gás fresco para respirar entre os ciclos de pressão positiva. Esse fluxo de gás contínuo e ajustável é definido pelo profissional. Quando a válvula de exalação do ventilador se fecha durante a inspiração, o circuito é pressurizado e o fluxo de gás é desviado para o paciente, insuflando ativamente os pulmões. No final da inspiração, a válvula se abre e os pulmões são passivamente esvaziados pela retração elástica. O fluxo (L/min) deve ser ajustado o suficiente para permitir que a pressão inspiratória (PIP) desejada – pressão limite – seja atingida no tempo inspiratório (Ti) atribuído. Se estiver muito baixo, a PIP desejada pode não ser atingida e o paciente pode desenvolver "fome de ar" aumentando o trabalho respiratório. Se estiver alto demais, a PIP desejada é rapidamente atingida e o fluxo excedente é liberado pela válvula de exalação. Porém, esse alto fluxo pode criar turbulência prejudicando as trocas gasosas, ocasionar auto-PEEP e provocar hiperdistensão dos pulmões.

O sistema de fluxo contínuo utilizado durante a ventilação pressão limitada (TCPL) ainda é o método mais comum de fornecer ventilação mecânica para neonatos. Com o advento da tecnologia baseada em microprocessadores e o desenvolvimento de sensores de fluxo, capazes de detectar pequenas variações de volume, instalados na posição proximal ao paciente (entrada da cânula traqueal) torna-se possível monitorar o comportamento das curvas de fluxos inspiratório e expiratório durante a ventilação pressão limitada (Figura 66.1). Dessa maneira, quando a PIP é rapidamente atingida (curva de pressão quadrada), o fluxo inspiratório acelera bruscamente atingindo o pico no início da inspiração seguida de uma fase de desaceleração rápida até o ponto zero quando ocorre o equilíbrio das pressões proximal e alveolar (Figura 66.1A). À medida que o fluxo no circuito é reduzido ocorre um retardo na pressurização da mesma e na velocidade de alcance da PIP, até o ponto onde o pico de pressão só é atingido ao final do Ti ou pode não ser atingido (curva de pressão triangular ou sinusoidal). Nessas situações, o fluxo inspiratório acelera rapidamente no início e a seguir mantém-se ao longo da inspiração. A fase de desaceleração rápida ocorrerá se, antes do término do Ti, a PIP for atingida. Caso contrário manter-se-á constante até o final do Ti ajustado (Figura 66.1B e C).

Sistemas de fluxo variável livre – ventilação pressão controlada (PCV)

Na ventilação a pressão com fluxo variável o aparelho controla o fluxo inspiratório por meio do uso de válvulas solenoides proporcionais de acordo com os níveis de PIP (pressão controlada) ajustados. Normalmente, nesse modo de ventilação há uma aceleração brusca do fluxo de gás no início da fase inspiratória que resulta em pressurização rápida do circuito com entrega dos picos de pressão e de volume no início da inspiração (curva de pressão quadrada). A seguir o fluxo inspiratório desacelera até o ponto zero ou até o final do Ti (Figura 66.1A). Como o fluxo é variável, alguns equipamentos oferecem uma maneira qualitativa de controlá-lo por meio do ajuste do recurso de tempo de subida da pressão (rampa de subida da pressão em %/s) para alterar a inclinação da curva de pressão inspiratória. Essa inclinação está associada ao fluxo inspiratório, ou seja, quanto maior a inclinação maior o fluxo e vice-versa. De forma semelhante aos equipamentos com sistemas de fluxo contínuo, se a inclinação for muito plana (tempo de subida lento), o paciente pode apresentar "fome de ar" com aumento do trabalho respiratório. Se for muito íngreme, pode ocorrer excesso de pressão (*overshoot*). Este modelo de controle do fluxo inspiratório é utilizado na ventilação pressão controlada e na ventilação de suporte de pressão.

Teoricamente, com base na dinâmica do fluxo de gases e na fisiopatologia da doença pulmonar, a estratégia da Figura 66.1A – fluxo variável, entregando rapidamente o gás para os pulmões e com os picos de pressão e de volume ocorrendo no início da inspiração, poderia ser benéfica nos

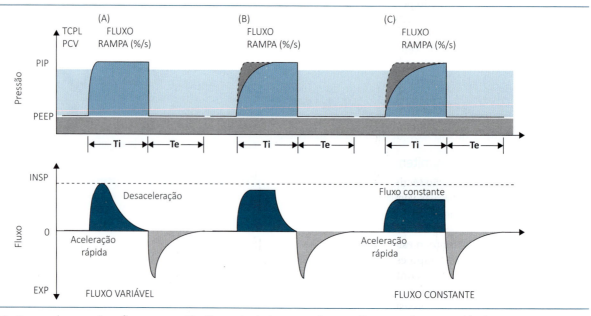

Figura 66.1. Curvas de pressão e fluxo na ventilação controlada a pressão com fluxo contínuo e variável.
Fonte: Desenvolvida pela autoria.

estados fisiopatológicos caracterizados por comprometimento homogêneo dos pulmões (baixa complacência e alta resistência) como na SDR grave, em pneumonias e na hemorragia pulmonar em que há necessidade de alta pressão de abertura. Nas condições caracterizadas por comprometimento pulmonar heterogêneo (SAM e DBP) e por alterações rápidas na mecânica respiratória como ocorre após a administração do surfactante seria mais vantajosa a estratégia da Figura 66.1C – fluxo constante, em que a insuflação mais lenta dos pulmões com os picos de pressão e de volume ocorrendo ao final da inspiração ocasiona uma melhor distribuição do fluxo de gás.

Ventilação sincronizada

Tanto o TCPL como a PCV permitem o sincronismo entre o esforço respiratório espontâneo e os ciclos de pressão positiva ofertados pelo ventilador nos seguintes modos: AC, SIMV e PS. O disparo dos ciclos de pressão positiva fornecidos pelo equipamento pode ser feito por meio de variações de fluxo na entrada da cânula traqueal (sensor de fluxo proximal) – disparo a fluxo ou por queda da pressão no circuito – disparo a pressão. No período neonatal, em particular no prematuro, dá-se preferência pelo disparo a fluxo, pois o sistema exige menos esforço respiratório. No entanto, deve-se atentar para ocorrência do autodisparo decorrente das flutuações do fluxo gasoso provocadas pelo escape exagerado de gases em volta da cânula traqueal ou pelas vibrações do fluxo em função da presença de água condensada no circuito ou secreção pulmonar.

Assistido/controlado

No modo AC, o aparelho fornece um suporte ventilatório com pico de pressão e tempo inspiratório predeterminado em resposta ao esforço respiratório espontâneo (ciclos assistidos). Se, no entanto, o paciente não realiza esforço inspiratório em um determinado período de tempo, o equipamento fornece ventilações mecânicas controladas na frequência predeterminada ou de *backup* (ciclos controlados). Portanto, nesse modo de ventilação, todos os ciclos respiratórios espontâneos são assistidos. A princípio, é o paciente quem comanda a frequência, mas, se a frequência espontânea cair abaixo da "frequência de apoio", o aparelho entra com os ciclos controlados até que a frequência do paciente supere a "frequência de apoio".

Ventilação mandatória intermitente sincronizada

A SIMV é uma modificação técnica da IMV convencional, no qual o aparelho libera as ventilações assistidas com pico de pressão, tempo inspiratório e frequência predeterminados imediatamente após o início do esforço inspiratório do paciente. Se, no entanto, o esforço respiratório não é detectado, dentro de certo tempo estabelecido, o aparelho fornece ventilações mecânicas controladas na frequência predeterminada. Portanto, ao contrário do AC, nesse modo os ciclos respiratórios assistidos são intercalados com as respirações espontâneas que recebem somente o suporte da PEEP.

Ventilação com pressão de suporte

A PS é uma forma de suporte ventilatório que auxilia o paciente durante a respiração espontânea, facilitando o esforço respiratório durante a fase inspiratória, quando o aparelho fornece uma pressão positiva preestabelecida por meio de um sistema de controle de fluxo variável. O disparo é realizado de forma semelhante aos modos AC e SIMV (fluxo ou pressão). Logo no início da fase inspiratória ocorre uma aceleração brusca do fluxo de gás (Figura 66.1A) e em seguida o fluxo inspiratório desacelera. Normalmente, os equipamentos trabalham finalizando a fase inspiratória quando o fluxo de gás atinge 15% do pico de fluxo (ciclado a fluxo), iniciando-se, a partir de então, a fase expiratória. A utilização clínica desta estratégia visa diminuir o trabalho respiratório com uma menor sobrecarga muscular, assim como a possibilidade de fadiga. Atualmente, no período neonatal, essa técnica tem sido empregada em conjunto com a SIMV na fase de retirada da ventilação mecânica, assistindo as respirações espontâneas com objetivo de diminuir os episódios de hipoxemia e bradicardia decorrente do aumento da carga resistiva imposta pela cânula traqueal. Este fato se torna evidente quando a frequência do SIMV é ajustada abaixo de 20 cpm.

Teoricamente esse modo seria superior ao AC por possibilitar o sincronismo tanto inspiratório como expiratório. Porém, na prática clínica, a ocorrência de escape de gás em volta da cânula limita o seu uso pleno. Se o critério de término da inspiração fixado (% do pico de fluxo) for inferior ao montante de escape de gás, a ciclagem por fluxo não ocorrerá, prolongando o Ti indefinidamente ou até um ajuste manual. Tal ajuste é determinado, na maioria dos equipamentos, automaticamente pelo ajuste do Ti no SIMV. Para minimizar o efeito do escape de gás, alguns equipamentos (VN 500® – Dräger) dispõem de sistema de compensação de fuga. Os critérios para o ajuste do nível de PS, ainda, são empíricos. Pode-se iniciar com pressões em torno de 50% do diferencial entre a PIP e a PEEP, ajustadas nos ciclos assistidos (p. ex., se PIP de 20 cmH_2O e PEEP de 5 cmH_2O, então o diferencial será de 15. Nesse caso, ajuste a PS entre 7 a 8 cmH_2O acima da PEEP). Ou, pode-se iniciar com pressões entre 6 e 8 cmH_2O acima da PEEP, ajustando-as, se necessário, para obter um VC em torno de 70% (3 mL/kg) do VC dos ciclos assistidos.

Ao proporcionar melhor interação entre as ventilações controladas e espontâneas, os modos sincronizados teriam vantagens potenciais de oferecer maior conforto ao paciente e de facilitar a retirada da ventilação invasiva, diminuindo, assim, o tempo de ventilação e a incidência de displasia broncopulmonar (DBP). No entanto, a revisão sistemática (Greenough et al., 2016) dos estudos controlados demonstrou que esta estratégia ventilatória diminuiu somente a duração da ventilação, com vantagens para o modo AC sobre o SIMV. Não se observou qualquer benefício quanto à redução de mortalidade, DBP ou lesão cerebral. Apesar da falta de evidência definitiva de superioridade em relação ao IMV tradicional, os benefícios da ventilação sincronizada são geralmente aceitos e a maioria das UTI neonatais tem adotado essas técnicas. A esco-

SEÇÃO IV – SISTEMA RESPIRATÓRIO

lha entre SIMV e AC é, até certo ponto, uma questão de preferência pessoal. Na realidade, há pouca diferença entre os dois na fase aguda da insuficiência respiratória, especialmente no prematuro extremo ou gravemente doente que tem pouco ou nenhum esforço respiratório próprio. Sob essas circunstâncias, estamos na realidade fornecendo ventilação controlada, independentemente da seleção do modo de ventilação. As diferenças entre SIMV, AC e PS tornam-se mais pronunciadas a partir do momento que o bebê apresenta respiração espontânea, em particular, durante a fase do desmame e são especialmente importantes nos prematuros intubados com tubos traqueais estreitos. Ventilação prolongada com baixas frequências no SIMV deve ser evitada nessas crianças, em que se impõe um indesejável aumento do trabalho respiratório por elevada carga resistiva imposta pelo tubo traqueal.

Ventilação volume-alvo

Com o reconhecimento de que o volume e não a pressão inspiratória (PIP) é o principal determinante da lesão pulmonar, a maioria dos profissionais tende agora a manter de forma estrita a monitoração e o controle do VC ofertado. Na ventilação controlada a pressão (TCPL ou PCV) o ajuste do PIP determina o VC que se deseja administrar. No entanto, esse volume irá flutuar de acordo com as variações na mecânica pulmonar, ou seja, um menor volume de gás será entregue nas condições de baixa complacência, enquanto nas situações de melhora da complacência o volume ofertado será maior. É importante lembrar que essas alterações são mais abruptas nas primeiras horas de vida em resposta à reabsorção do líquido pulmonar fetal e após a terapia com surfactante. Além disso, a intensidade do esforço respiratório espontâneo e a sua interação com os ciclos de pressão positiva gerados pelo ventilador interferem no volume de gás ofertado. Por causa dessas mudanças constantes um suporte "ótimo" num dado instante pode ser "péssimo" noutro momento, de modo que é fundamental a presença de um profissional vigilante que ajuste continuamente os parâmetros ventilatórios. A disponibilidade do sensor de fluxo nos ventiladores de nova geração tornou possível a monitoração em tempo real do VC e se transformou em um instrumento valioso no auxílio dos ajustes de PIP, PEEP e tempo inspiratório. Já que, os ajustes do PIP baseados somente na observação clínica da expansibilidade torácica mostraram-se equivocados para avaliar o VC ofertado. A localização do sensor de fluxo é crítica, sendo recomendada para uso neonatal a posição proximal junto à entrada do tubo traqueal.

A escolha do VC ideal, ainda é motivo de estudo. A maioria dos especialistas adota valores entre 4 e 6 mL/kg. VC exalado de 4 a 5 mL/kg é apropriado no prematuro típico com SDR na fase aguda. Bebês prematuros extremos (< 1.000 g) exigem VC próximo de 6 mL/kg para compensar o espaço morto do sensor de fluxo (0,8 a 1,0 mL). Da mesma maneira, volumes entre 6 e 8 mL/kg devem ser mantidos em bebês ventilados cronicamente (> 2 semanas) em função do aumento do espaço morto

anatômico e fisiológico que ocorre com o avançar da idade, podendo chegar a valores entre 10 e 12 mL/kg nos casos que cursam com DBP grave.

Apesar dos avanços do modo TCPL associado ao AC, SIMV, PS e à monitoração do VC, a hipocapnia e a hiperventilação inadvertida continuam sendo um problema comum na prática diária. Nesse sentido, a ventilação "volume-alvo" surge como perspectiva para diminuir a lesão pulmonar e cerebral, evitando o volutrauma e diminuindo os episódios de hipocapnia. A ventilação "volume-alvo" reúne uma variedade de modos híbridos resultantes de modificações da TCPL/PCV que combinam as vantagens da ventilação com controle da pressão com os benefícios de ajustar o VC ofertado. Estes modos são projetados para oferecer e manter um VC predeterminado (volume-alvo) ajustando automaticamente os níveis do PIP ou do tempo inspiratório. Várias formas de ventilação "volume-alvo" têm mostrado serem viáveis e seguras mesmo em prematuros de extremo baixo peso, com destaque para o volume garantido (VG), pressão regulada volume controlado (PRVC), volume assistido pressão de suporte (VAPS) e volume controlado. O modo VG, o mais avaliado em RN, fornece desmame automático da pressão de pico em resposta à melhora da complacência pulmonar e do esforço respiratório (autodesmame). Estudos utilizando esta técnica demonstraram menos oscilações no VC ofertado, necessidade de menor PIP, menos episódios de hipocapnia e menores níveis de citocinas inflamatórias. A revisão sistemática (Klingenberg et al., 2017) dos estudos controlados mostrou vantagens da ventilação "volume-alvo" em reduzir tempo de ventilação, pneumotórax, complicações neurológicas graves (HPIV grave e leucomalácia periventricular), além de aumentar a sobrevida sem DBP. Esses resultados parecem promissores, no entanto, até que tenhamos evidências mais concretas quanto à segurança e à confiabilidade desses equipamentos nas condições de uso prolongado e quanto aos efeitos no longo prazo, é apropriado que essa estratégia seja utilizada judiciosamente somente por aqueles adequadamente treinados para a sua aplicação.

Ventilação com "pulmão aberto"

Também é crítico que o VC ofertado seja distribuído de forma uniforme em um pulmão aerado. Este fato não tem sido muito apreciado na prática diária e exige uma atenção especial. Na presença de áreas persistentes de atelectasia, mesmo os VC considerados fisiológicos entrando na porção de alvéolos ainda abertos conduzirão inevitavelmente à hiperexpansão desta região com subsequente volutrauma e biotrauma. A porção colapsada do pulmão também será danificada como resultado da sequência dos ciclos de colapso-insuflação pelas forças de cisalhamento (atelectrauma). Assim, os benefícios de qualquer estratégia ventilatória não podem ser obtidos sem a garantia de que o volume corrente seja distribuído uniformemente ao longo dos pulmões. Em termos práticos, a adequação do volume pulmonar utilizando o conceito "pulmão aberto" é conseguida por meio da aplicação adequada da PEEP.

Por uma variedade de razões o neonatologista ainda mantém o receio de usar níveis adequados de pressão expiratória final. Lentamente essa cultura da "PEEP-fobia" vai sendo superada, mas ainda permanece como um dos principais obstáculos para otimizar a prática da ventilação mecânica. É importante entender que não existe um único nível de PEEP "seguro". Em vez disso, a pressão expiratória final ideal deve ser adaptada para o grau de lesão pulmonar (isto é, a complacência pulmonar). Para crianças com pulmões normais e, portanto, complacência normal, PEEP de 3 cmH_2O é adequada e PEEP de 5 cmH_2O pode resultar em expansão excessiva dos pulmões, com comprometimento do retorno venoso e do débito cardíaco e em consequência alterações nos fluxos sanguíneos cerebral e sistêmico. Contudo, em pulmões com áreas extensas de atelectasia podem exigir níveis de 8 a 10 cmH_2O ou mais para alcançar um recrutamento alveolar adequado para melhorar o desequilíbrio entre ventilação e perfusão.

A adequação do volume pulmonar por meio do ajuste da PEEP pode ser monitorada em tempo real pela análise da curva pressão-volume (P-V), tomando como base a presença ou ausência do ponto de inflexão inferior (pressão de abertura) no ramo inspiratório da curva. A Figura 66.2 representa a curva P-V com PEEP adequada. A curva começa no nível da PEEP e aumenta durante a inspiração até atingir o pico de pressão inspiratória (PIP), em seguida, retorna de volta para o valor da PEEP durante a expiração. A inclinação da reta que une o início e o fim da inspiração representa a complacência, enquanto as resistências inspiratória e expiratória são mostradas pelas setas vermelhas. A Figura 66.3 mostra o impacto do uso de PEEP insuficiente na curva P-V. O ponto 1 representa o ponto de inflexão inferior ou pressão de abertura. O ponto 2 representa o PIP e o volume corrente correspondente e o ponto 3 a pressão de fechamento. O ponto de inflexão inferior pode ser reconhecido pela mudança brusca na inclinação da curva inspiratória. Abaixo desse ponto, na fase de transição de baixo volume para insuflação pulmonar plena, é necessária muita pressão para produzir alteração no volume corrente. Contudo, acima desse ponto, mais volume entra nos pulmões com menor aumento de pressão. Quando a PEEP é ajustada no nível da pressão de abertura, o ponto de inflexão inferior desaparecerá, resultando em melhor manutenção do volume pulmonar.

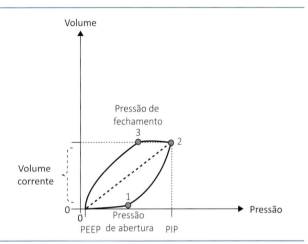

Figura 66.3. Impacto do uso de PEEP insuficiente na curva P-V. O ponto 1 representa o ponto de inflexão inferior ou a pressão de abertura. O ponto 2 o PIP e o volume corrente correspondente, e o ponto 3 a pressão de fechamento.
Fonte: Desenvolvida pela autoria.

Uma vez estabilizado o volume pulmonar, recomenda-se, desde que as condições clínicas permitam, uma atitude agressiva para reduzir o suporte ventilatório, tendo sempre em mente a extubação traqueal. Durante todo o processo, deve-se evitar a hipocapnia e a hiperóxia por estarem associadas ao maior risco de DBP, leucomalácia periventricular e retinopatia da prematuridade. Se o bebê apresentar-se clinicamente estável e com os valores de gases sanguíneos aceitáveis em $FiO_2 < 0,30$ e FR < 20 cpm, a extubação traqueal pode ser bem-sucedida, mesmo em prematuros extremos. As chances de sucesso no processo de retirada da ventilação parecem aumentar com o uso das xantinas e da ventilação não invasiva (VNI/CPAP) pós-extubação.

Prática com a ventilação invasiva

No dia a dia da UTI neonatal, para a maioria dos recém-nascidos que cursa com insuficiência respiratória basta o recurso da ventilação convencional. Para a instalação e a condução da ventiloterapia siga os passos norteados nas Figuras 66.4 a 66.6.

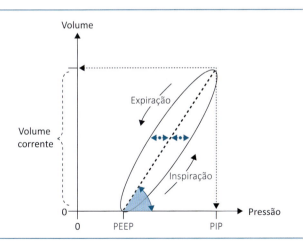

Figura 66.2. Curva pressão-volume (P-V) normal. A pressão é mostrada no eixo X e o volume no eixo Y. A curva começa no nível da PEEP e aumenta, durante a inspiração, até atingir o pico de pressão inspiratória (PIP), em seguida, cai de volta para o valor da PEEP durante a expiração. A inclinação da reta que une o início e o fim da inspiração representa a **complacência**. A **resistência** inspiratória e expiratória são mostradas pelas setas azuis.
Fonte: Desenvolvida pela autoria.

SEÇÃO IV – SISTEMA RESPIRATÓRIO

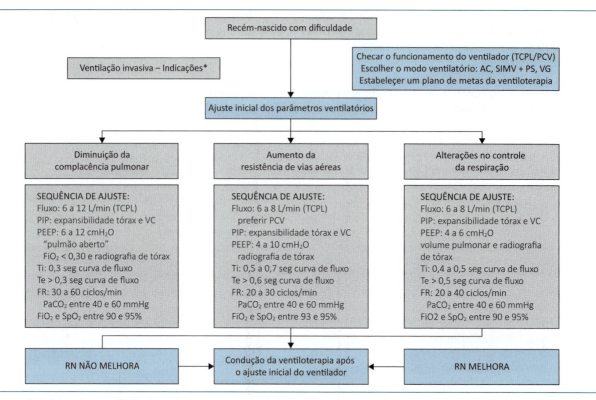

Figura 66.4. Prática de ventilação invasiva.
Em função da ampla variedade de condições clínicas, pesos e idades gestacionais dos pacientes neonatais, não existe uma fórmula simples para definir as indicações para intubação e ventilação mecânica invasiva. Ajuste as indicações do Quadro 66.4 de acordo com as condições de infraestrutura de equipamentos, laboratório, diagnóstico por imagem e de recursos humanos disponíveis.
Fonte: Desenvolvida pela autoria.

Quadro 66.4 Indicações de ventilação invasiva.	
Esforço respiratório inadequado/ausente	• Esforço respiratório espontâneo irregular, débil ou ausente • Apneias recorrentes (> 6 eventos/h) ou ≥ 2 apneias com necessidade de VPP • Encefalopatia hipóxico-isquêmica moderada/grave
Aumento do trabalho respiratório em CPAP ou VNI (relativo)	• Desconforto respiratório grave (boletim *Silverman & Andersen* > 7) • Taquipneia grave persistente (FR > 100/min)
Necessidade de altas concentrações de oxigênio	• FiO_2 > 0,40 a 0,60 em CPAP pressão ≥ 6 cmH_2O para manter SpO_2 90 a 95%
Acidose respiratória grave	• pH < 7,10 na 1ª hora e pH < 7,20 nas horas subsequentes • $PaCO_2$ > 65 mmHg até 3º dia de vida e $PaCO_2$ > 70 mmHg após o 3º dia
Dificuldade respiratória moderada ou grave e contraindicações para o suporte não invasivo	• Obstrução intestinal; perfuração intestinal; cirurgia gastrointestinal recente; íleo; hérnia diafragmática congênita
Obstrução de vias aéreas superiores	• Micrognatia grave, massa orofaríngea, atresia de coanas
Período pós-operatório	• Depressão central por agentes anestésicos; POi de laparotomia
Instabilidade hemodinâmica grave	• Bradicardia persistente (FC < 60 bpm), choque

Fonte: Desenvolvido pela autoria.

Checar o funcionamento do ventilador

O uso do ventilador nunca foi tão seguro, mas também nunca foi tão complicado. Cada ventilador funciona de maneira diferente e é apenas uma ferramenta nas mãos do profissional, uma ferramenta que pode ser bem utilizada ou não. Assim é fundamental que o usuário esteja familiarizado com as características específicas de seu equipamento. Lembre-se, o melhor ventilador é aquele que você dispõe na unidade, oriente-se nos manuais dos respectivos equipamentos!

Organize com a equipe (enfermagem, fisioterapia e médica) uma rotina de trabalho que estabeleça as responsabilidades de cada profissional para garantir que o ventilador esteja em perfeitas condições de uso ao conectá-lo ao paciente. Para checar o funcionamento do aparelho ajuste os parâmetros nos seguintes valores: fluxo de 6 L/min, FiO_2 de 0,40, FR de 20 cpm, tempo inspiratório de 0,3 segundos, pressão inspiratória de 20 cmH_2O, PEEP de 4 cmH_2O e disparo a fluxo (obs.: estes parâmetros-teste foram escolhidos para bebê prematuro com SDR. Após o teste de funcionamento esses parâmetros devem ser modificados de acordo com a faixa de peso, a idade gestacional, e, principalmente, o tipo de comprometimento pulmonar subjacente). Oclua totalmente a via de saída para o paciente no "Y" do circuito, a seguir observe o movimento do mostrador de pressão gerada pelo ventilador e compare os valores das pressões ajustadas e monitoradas pelo aparelho. Se o aparelho dispuser do sensor de fluxo, execute o teste com o sensor conectado ao "Y". Caso não se observe movimento desse mostrador, se a velocidade com que a pressão sai da linha de base e atinge o limite preestabelecido for lenta ou se o limite de pressão não for atingido, cheque os problemas listados abaixo procurando corrigi-los ou, se necessário, troque de aparelho:

- escape de gás pelo circuito ou pelo jarro-umidificador;
- válvula exalatória mal ajustada ou furada;
- sistema elétrico desligado;
- rede de gases com pressão insuficiente para a ciclagem do ventilador. Verifique o funcionamento das válvulas reguladoras de ar comprimido e de oxigênio;
- defeito interno do ventilador por problemas na parte hidráulica ou no sistema de microprocessamento.

Observação: TCPL ou PCV: tradicionalmente utilizamos o TCPL, na maioria dos recém-nascidos prematuros os ajustes habituais com esse modo serão suficientes. Nos bebês que necessitem de altos parâmetros de pressão e frequência é preferível o PCV. Além disso, nas situações de escape exagerado de gás em volta da cânula (acima de 50%) pode-se optar pelo modo PCV. Caso não disponha desse modo, procure ajustar o fluxo no TCPL para suprir essa demanda (fluxo de 8 a 12 L/min). Lembre-se, como o fluxo é contínuo no TCPL, o valor ajustado estará presente tanto na fase inspiratória como na expiratória. Podendo gerar aumento do trabalho para a exalação do gás.

Como discutido anteriormente, o fator mais importante é o padrão de fluxo inspiratório gerado tanto no TCPL como na PCV. Desse modo, procure ajustar os parâmetros para obter padrão de fluxo variável (Figura 66.1A) nas situações que necessitem de altas pressões de abertura com comprometimento pulmonar homogêneo (SDR grave, hemorragia pulmonar). Contudo, nas situações de comprometimento pulmonar heterogêneo (SAM, DBP grave) ajuste os parâmetros para obter um padrão de fluxo constante (Figura 66.1C).

Escolha do modo de ventilação: AC, SIMV + PS, VG

- Opte pelo modo AC na fase aguda da doença, quando é necessário um alto suporte ventilatório. Esse modo permite um melhor sincronismo e uma oferta mais estável do volume corrente. A seguir, após estabilização e quando o paciente permitir a redução dos parâmetros ventilatórios, pode-se utilizar o modo SIMV associado com PS. Se disponível utilize esses modos associados ao VG.

Observação: ao se optar pelo modo sincronizado certifique-se dos seguintes cuidados:

- Fique atento para as condições que aumentam o tempo de compressão do circuito em função do prolongamento do tempo de resposta do sistema. Assim,

procure utilizar circuitos e jarros umidificadores recomendados para recém-nascidos. E observe se não há vazamento de gás pelo circuito e conexões.

- Afaste fatores que podem gerar a autociclagem, como secreção, condensação de vapor d'água no circuito e escape de gás exagerado em volta da cânula traqueal, principalmente se o modo de disparo escolhido for a fluxo.

- Escolha do método de disparo da válvula: os ventiladores para uso neonatal disponibilizam como método de disparo o fluxo e a pressão. Sendo o primeiro o mais utilizado na neonatologia.

- Ajustando a sensibilidade: antes de conectar o aparelho ao paciente, teste a sensibilidade seguindo os seguintes passos:
  - Coloque no modo AC e ajuste o nível da sensibilidade para posição de máxima sensibilidade (valor mínimo de fluxo).
  - Simule o autodisparo manipulando o circuito. A seguir, ajuste (diminua) gradativamente a sensibilidade até que não ocorra mais o autodisparo.
  - Conecte o aparelho ao paciente e, a seguir, examine o padrão respiratório e as condições de oxigenação.
  - Certifique se o paciente desencadeia todos os ciclos respiratórios, observando atentamente o sinal luminoso no visor do aparelho.
  - O paciente deve ficar mais confortável, diminuindo o grau de desconforto respiratório. Inicialmente a frequência ainda permanecerá alta, diminuindo gradativamente à medida que ocorre a estabilização do volume minuto. Caso a frequência respiratória total se mantenha persistentemente acima de 70 ciclos por minuto sem evidência de esforço inspiratório do paciente, deve-se suspeitar de autodisparo. Para se certificar se a taquipneia é causada pelo desencadeamento automático do ventilador, mude brevemente para o modo CPAP e observe o padrão respiratório. Se o autodisparo estiver ocorrendo, a frequência respiratória do paciente cairá imediatamente permanecendo em uma taxa inferior. Cheque novamente os fatores que desencadeiam o autodisparo: água condensada no circuito, fuga de gás em volta da cânula traqueal, secreção pulmonar.
  - Caso persistam os sinais de dificuldade respiratória, cheque o funcionamento do aparelho, posicionamento do bebê e da cânula traqueal (certifique-se que a ponta da cânula traqueal esteja posicionada entre a 1ª e a 2ª vértebras torácicas e que a cânula não esteja pressionando a gengiva superior). Verifique se o nível do suporte de pressão (PIP e PEEP) está adequado para as necessidades do paciente (VC e volume pulmonar).

Observação: não se recomenda ajustar o nível da sensibilidade para uma posição mais baixa, na fase de retirada da ventilação mecânica, com intuito de aumentar o esforço respiratório como estratégia de treinamento da musculatura respiratória. Pois esta manobra pode aumentar o tempo de resposta e propiciar o aparecimento da expiração ativa e assincronia entre as respirações espontâneas e as assistidas.

Estabeleça um plano de metas da ventiloterapia

Adote uma estratégia ventilatória que vise a otimização do volume pulmonar, evitando tanto a atelectasia como a hiperinsuflação, tolerando hipercapnia moderada e mantendo os valores de oxigenação arterial dentro de limites estritos, além de adotar uma atitude agressiva para reduzir o suporte ventilatório tendo sempre em mente a extubação traqueal. Coloque em prática os seguintes princípios de proteção pulmonar:

- sempre que necessário utilize terapias auxiliares, como citrato de cafeína, surfactante e vasodilatador pulmonar;
- procure sempre individualizar a estratégia ventilatória;
- utilize sempre o menor pico de pressão inspiratória para manter o volume corrente desejado. Não existe um limite mínimo seguro;
- limite o tempo de uso de FiO_2 acima de 0,60; não se esqueça da PEEP, ajuste-a para otimizar o volume pulmonar e previna a ocorrência do auto-PEEP;
- aceite a acidose respiratória na fase aguda da doença – "hipercapnia permissiva" ($PaCO_2$ máxima de 65 mmHg desde que pH se mantenha acima de 7,20);
- nunca retarde o início do desmame.

Ajuste inicial dos parâmetros ventilatórios

A escolha dos parâmetros iniciais depende da extensão da doença do parênquima pulmonar e das vias aéreas, do comprometimento da musculatura respiratória e do controle da respiração em nível do sistema nervoso central. Procure direcionar a escolha e o ajuste dos parâmetros ventilatórios considerando três situações padrão: diminuição da complacência pulmonar – comprometimento alveolar difuso (p. ex., SDR, pneumonias congênitas, edema e hemorragia alveolar e hipoplasia pulmonar); aumento da resistência de vias aéreas – doenças pulmonares obstrutivas e/ou de comprometimento heterogêneo (p. ex., SAM, síndrome do pulmão úmido ou taquipneia transitória, DBP grave) e alterações no controle da respiração, seja no nível da musculatura respiratória seja no nível do sistema nervoso central (p. ex., apneia da prematuridade, encefalopatia hipóxico-isquêmica, fármacos depressores do sistema nervoso central, malformações neurológicas, entre outras). A seguir algumas considerações na escolha do suporte ventilatório de acordo com fisiopatologia subjacente.

- **Doença alveolar difusa**
  - RNPT com SDR associada ou não à pneumonia: ↓ complacência pulmonar, ↑ complacência da caixa torácica, microatelectasias, ↓ relação V/Q e alto risco para lesão pulmonar induzida pela ventilação.
  - Ponto-chave: otimizar o volume pulmonar e surfactante. Utilize a manobra de recrutamento tanto na ventilação convencional como na alta frequência. Ajuste a PEEP/MAP para manter FiO_2 < 0,30 com SpO_2 pré-ductal 90 a 95%.
  - PEEP: 6 a 8 cmH_2O, pode-se utilizar transitoriamente valores maiores, principalmente antes da administração do surfactante.
  - VC: 4 a 5 mL/kg. Em RNPT extremo 6 mL/kg.
  - Ti curto (0,3 s) e FR alta ($\cong$ 60 cpm)

- RNPT ou termo com edema pulmonar hemorrágico: inativação do surfactante, ↓ complacência pulmonar, edema intersticial e líquido alveolar, ↓ relação V/Q e alto risco para lesão pulmonar induzida pela ventilação.
  - Ponto-chave: otimizar o volume pulmonar. Utilize a manobra de recrutamento tanto na ventilação convencional como na alta frequência. Ajuste a PEEP/MAP para manter FiO_2 < 0,30 com SpO_2 pré-ductal 90 a 95%.
  - PEEP: 8 a 10 cmH_2O, pode ser necessário valores maiores para tamponar o líquido alveolar.
  - VC: 4 a 6 mL/kg. Em RNPT extremo 6 mL/kg.
  - Ti variável. Pode ser necessário Ti longo (0,5 a 0,6 segundos) para o recrutamento alveolar.
  - Considerar altas doses de surfactante ($\cong$ 200 mg/kg). Critérios de retratamento variável, avaliar caso a caso.
  - Otimizar a função do ventrículo esquerdo. Se necessário iniciar dobutamina ou adrenalina.

- **Hipoplasia pulmonar**
  - RNPT com história de oligoâmnio prolongado e hérnia diafragmática congênita: ↓ complacência relacionada ao baixo volume pulmonar, hipertensão pulmonar e alto risco para hiperinsuflação pulmonar e síndrome de escape de ar.
    - Ponto-chave: evitar hiperinsuflação pulmonar. Manter volume pulmonar na radiografia entre 7 e 8 costelas posteriores.
    - PEEP: 4 a 6 cmH_2O.
    - VC: 4 a 5 mL/kg. Evitar ↑ VC/PIP e hiperinsuflação pulmonar.
    - Considerar VAF se PIP > 25 cmH_2O ou insuficiência hipoxêmica grave (IO > 15 a 20).
    - Considerar vasodilatador pulmonar: NOi e/ou inibidor da fosfodiesterase III (milrinona).
    - Otimizar a função do ventrículo direito. Se necessário iniciar milrinona e/o PGE_2 para manter o canal aberto e diminuir a pós carga do VC.

- **Doenças obstrutivas e/ou comprometimento pulmonar heterogêneo**
  - RNT com SAM: ↑ resistência, ↓ complacência, insuflação e esvaziamento pulmonar heterogêneo, constante de tempo prolongado, hipertensão pulmonar, alto risco para hiperinsuflação pulmonar e síndrome de escape de ar. Se houver predomínio da inativação do surfactante o quadro pode ser de doença alveolar difusa semelhante ao da SDR grave.
    - Ponto-chave: evitar hiperinsuflação dos seguimentos pulmonares não acometidos (auto-PEEP) e atentar para insuficiência de múltiplos órgãos, decorrente da asfixia perinatal.
    - PEEP: 4 a 6 cmH_2O.
    - VC: 5 a 6 mL/kg. Pode ser necessário VC de 6 a 8 mL/kg em função de ↑ do espaço morto.
    - Ti: 0,5 a 0,6 s e FR baixas (< 30 cpm). Procurar manter Te > 0,5 s para evitar o auto PEEP.
    - Considerar VAF se PIP > 25 cmH_2O ou insuficiência hipoxêmica grave (IO > 15 a 20).
    - Considerar vasodilatador pulmonar: NOi e/ou milrinona.

- Considerar altas doses de surfactante ($\cong$ 150 mg/kg). Critérios de retratamento variável, avaliar caso a caso.
- Se o quadro predominante for de disfunção de surfactante com comprometimento alveolar difuso, conduzir de forma semelhante ao descrito para SDR.
- RNPT com DBP grave: $\downarrow$ número de alvéolos e capilares, menor superfície de trocas gasosas, comprometimento pulmonar heterogêneo com alterações de complacência ($\uparrow$, $\downarrow$ ou nl) e resistência ($\uparrow$, $\downarrow$ ou nl) variáveis (áreas de atelectasia e hiperinsuflação), insuflação e esvaziamento pulmonar heterogêneo, constante de tempo prolongado, vias aéreas com tendência ao colapso (tráqueo e broncomalácia) e aumento da resistência vascular pulmonar (hipertensão pulmonar).
  - Ponto-chave: permitir o esvaziamento de todas os segmentos pulmonares e manter SpO_2 93 a 95%. Evitar hiperóxia, pois a formação de radicais livres inibe ação das medicações vasodilatadoras.
  - PEEP: 6 a 10 cmH_2O. Pode ser necessário valores maiores, dependendo do grau de malácia das vias aéreas para mantê-las abertas ao final de expiração. Ajustar os valores da PEEP para otimizar o fluxo expiratório por meio da curva fluxo *versus* volume.
  - VC: 6 a 10 mL/kg. Podem ser necessários valores maiores em função de $\uparrow$ do espaço morto.
  - Ti: 0,6 s e Te > 0,6 s para permitir o enchimento e esvaziamento dos segmentos pulmonares com constante de tempo longo. FR baixas (< 20 cpm).
  - Dê preferência ao modo SIMV (FR < 20 cpm) + PS associado ao VG (volume alvo entre 8 e 10 mL/kg). Ajuste o nível de pressão na PS para obter um VC cerca de 70% do volume-alvo.
  - Considerar vasodilatador pulmonar: NOi e/ou milrinona/sildenafil se hipertensão pulmonar.
  - Indicar VAF com parcimônia, pois pode haver piora das trocas gasosas e do estado hemodinâmico por agravamento do auto-PEEP.
- **Alterações no controle da respiração – apneia**
  - RNPT com apneia da prematuridade: $\downarrow$ *drive* respiratório por imaturidade, função pulmonar normal.
    - Ponto-chave: manter suporte ventilatório mínimo evitando a lesão pulmonar. Atentar para não ofertar altos VC, pois os pulmões não apresentam alterações da complacência.
    - PEEP: 4 a 5 cmH_2O.
    - VC: 4 a 5 mL/kg.
  - Doenças neuromusculares (miastenia gravis): $\downarrow$ força muscular, $\downarrow$ CRF e VC por comprometimento dos músculos respiratórios.
    - Ponto-chave: manter suporte ventilatório mínimo evitando a lesão pulmonar. Atentar para não ofertar altos VC, pois os pulmões não apresentam alterações da complacência.
    - PEEP: 3 a 5 cmH_2O.
    - VC: 4 a 5 mL/kg.
    - Opte por SIMV + PS.

- **Síndrome de escape de ar grave**
  - RNPT com enfisema intersticial: compressão das vias aéreas pelo gás no interstício, $\downarrow$ complacência, $\uparrow$ resistência e hipertensão pulmonar.
  - RNPT ou termo com pneumotórax com fístula de alto débito: compressão pulmonar pelo aumento da pressão intrapleural, fuga de gás pela fístula e hipertensão pulmonar.
    - Ponto-chave: aceitar hipercapnia ($PaCO_2$ 60 a 70 mmHg), evitar VC alto e manter o volume pulmonar.
    - PEEP: 4 a 6 cmH_2O. Ajustar os valores para manter o volume pulmonar. Evitar PEEP baixos, pois pode propiciar o aparecimento de atelectasias com maior necessidade de PIP.
    - VC: 4 a 5 mL/kg.
    - Considerar VAF precoce.
- **Hipertensão pulmonar persistente neonatal**
  - RNPT ou termo com doença do parênquima pulmonar: $\downarrow$ do fluxo sanguíneo pulmonar por aumento da resistência vascular pulmonar secundário ao acometimento do parênquima pulmonar e/ou alterações intrínsecas dos vasos pulmonares.
    - Ponto-chave: otimizar o volume pulmonar, evitar hiperinsuflação pulmonar e lesão pulmonar. Manter SpO_2 93 a 95%. Evitar hiperóxia, pois a formação de radicais livres inibe ação das medicações vasodilatadoras
    - PEEP: 6 a 8 cmH_2O. Ajustar os valores para manter o volume pulmonar de acordo com o grau de acometimento do parênquima. Se acometimento difuso, considerar manobras e recrutamento alveolar.
    - VC: 4 a 6 mL/kg. Ajustar de acordo com o tipo de acometimento do parênquima pulmonar.
    - Considerar vasodilatador pulmonar: NOi e/ou milrinona.
    - Otimizar a função do ventrículo direito. Se necessário iniciar milrinona e/o PGE_2 para manter o canal aberto e diminuir a pós-carga do VC.
  - RNPT ou termo sem doença do parênquima pulmonar: $\downarrow$ do fluxo sanguíneo pulmonar por aumento da resistência vascular pulmonar secundário a alterações intrínsecas dos vasos pulmonares (remodelamento vascular).
    - Ponto-chave: evitar hiperinsuflação pulmonar, $\uparrow$ VC, não corrigir a hipoxemia aumentando o suporte ventilatório, uso precoce de vasodilatador pulmonar. Manter SpO_2 93 a 95%. Evitar hiperóxia, pois a formação de radicais livres inibe ação das medicações vasodilatadoras.
    - PEEP: 4 a 5 cmH_2O. Evitar hiperinsuflação pulmonar.
    - VC: 4 a 5 mL/kg. Evitar hiperventilação.
    - Considerar vasodilatador pulmonar: NOi e/ou milrinona.
- **Doenças cardíacas com hiperfluxo pulmonar (*shunt* esquerdo-direito)**
  - RNPT com PCA e RNT com defeito do septo ventricular grave: $\uparrow$ do fluxo sanguíneo pulmonar, edema intersticial e alveolar, $\downarrow$ complacência e $\uparrow$ resistência.

SEÇÃO IV – SISTEMA RESPIRATÓRIO

- Ponto-chave: evitar hiperventilação para controlar o fluxo sanguíneo pulmonar, tolerar hipercapnia e hipoxemia moderada para aumentar a resistência vascular pulmonar.
- PEEP: 5 a 8 cmH_2O. Ajustar os valores para atenuar o hiperfluxo pulmonar. Manter volume pulmonar na radiografia de tórax entre 8 e 9 costelas posteriores.
- VC: 5 a 6 mL/kg.
- Considerar fechamento farmacológico do PCA.
- Otimizar a função das câmaras esquerdas. Se necessário iniciar dopamina (< 5 mcg/kg/min).

- **Doenças cardíacas com fluxo pulmonar variável**
  - Atresia pulmonar com PCA: fluxo sanguíneo pulmonar variável dependente da pressão intra-alveolar.
    - Ponto-chave: evitar hiperventilação para controlar o fluxo sanguíneo pulmonar, tolerar hipercapnia e hipoxemia moderada para aumentar a resistência vascular pulmonar.
    - PEEP: 3 a 5 cmH_2O. Ajustar os valores para atenuar o hiperfluxo pulmonar. Manter volume pulmonar na radiografia de tórax entre 8 e 9 costelas posteriores, tendendo à hiperinsuflação pulmonar.
    - VC: 5 a 7 mL/kg.
    - Ajustar os parâmetros para manter $PaCO_2$ por volta de 60 mmHg para promover vasoconstrição pulmonar.

- **Suporte ventilatório no pós-operatório**
  - Qualquer RN submetido à incisão cirúrgica dolorosa: ↓ *drive* respiratório em função da analgesia e/ou sedação e esforço respiratório espontâneo limitado pela dor.
    - Ponto-chave: prevenir atelectasia em função da supressão dos suspiros espontâneos, ajustar a FR ($PaCO_2$ entre 40 e 60 mmHg) enquanto permanecer os efeitos da dor e das medicações analgésicas.
    - PEEP: 4 a 6 cmH_2O. Ajustar para manter o volume pulmonar na radiografia de tórax ao redor de oito costelas posteriores.
    - VC: 4 a 5 mL/kg. Não hiperventilar, pois pode agravar a depressão do centro respiratório.
  - Qualquer RN submetido à laparotomia (enterocolite necrosante, defeitos de fechamento da parede abdominal): ↑ pressão abdominal ocasionando restrição da incursão do diafragma.
    - Ponto-chave: manter o volume pulmonar no final da expiração sem comprometer o estado hemodinâmico.
    - PEEP: 6 a 8 cmH_2O. Ajustar para manter o volume pulmonar na radiografia de tórax ao redor de oito costelas posteriores. Ficar atento para as condições hemodinâmicas se não houver comprometimento do parênquima pulmonar.
    - VC: 4 a 5 mL/kg. Pode ser necessário altos níveis de PIP para alcançar o VC desejado.
    - Considerar a VAF se PIP > 25 cmH_2O para alcançar o VC desejado.

Procure sempre lembrar de alguns princípios

- O ajuste da PIP determina o VC que se deseja administrar. Assim, nas situações em que prevalece a diminuição da complacência pulmonar ou aumento da resistência das vias aéreas, o ajuste do limite de pressão deverá ser maior e vice-versa. Tais ajustes devem ser monitorados constantemente por meio da observação clínica do movimento do tórax e do VC ofertado. A PIP adequada deve ser aquela que promova uma amplitude de movimento torácico de aproximadamente 0,5 cm na altura do terço médio do esterno e um VC exalado desejado. VC exalado de 4 a 6 mL/kg é apropriado na fase aguda da maioria das doenças pulmonares que acomete o RN. Bebês prematuros extremos exigem VC próximo de 6 mL/kg para compensar o espaço morto do sensor de fluxo (0,8 a 1 mL). Da mesma maneira, volumes entre 6 e 8 mL/kg são necessários para os bebês ventilados por tempo prolongado (> 2 semanas) em função do aumento do espaço morto anatômico e fisiológico que ocorre com a ventilação crônica, podendo chegar a valores entre 10 e 12 mL/kg nos casos que cursam com DBP grave. Procure não utilizar VC inferior a 3 mL/kg em função do risco de atelectrauma. Esses ajustes são válidos para os ciclos assistidos seja no modo AC seja no SIMV. Os critérios para o ajuste do nível de PS são empíricos. Inicie com pressões entre 6 e 8 cmH_2O acima da PEEP e, em seguida, se necessário, ajuste para obter um VC ao redor de 70% do VC dos ciclos assistidos.
- A PEEP estabiliza o volume pulmonar durante a expiração, evitando a formação de atelectasias e tornando o recrutamento alveolar mais homogêneo durante a inspiração. Diminuindo, desse modo, o desequilíbrio entre ventilação e perfusão. A PEEP a ser selecionada deverá ser o suficiente para manter o volume dos pulmões na fase expiratória no nível da capacidade residual funcional. Na prática, procure ajustar os valores de PEEP de acordo com as avaliações periódicas do grau de desconforto respiratório e do volume pulmonar nas radiografias de tórax. Com a otimização do volume pulmonar, espera-se que haja melhora nos sinais clínicos de desconforto com a redução do trabalho respiratório. Tal efeito é indicado por meio da diminuição das retrações na caixa torácica durante a respiração espontânea. Quanto ao volume pulmonar, considere-o apropriado se na radiografia de tórax a cúpula diafragmática direita alcançar a oitava vértebra torácica (oito espaços intercostais) na linha hemiclavicular. Nos casos onde a diminuição da complacência pulmonar por comprometimento alveolar difuso seja a alteração predominante, o recrutamento alveolar pode ser alcançado aumentando gradativamente os valores de PEEP até que a necessidade de FiO_2 permaneça abaixo de 0,30 para manter a SpO_2 entre 90 e 95% (siga o procedimento descrito na VAF). Vale lembrar que essa regra é falha nas situações em que a insuficiência respiratória decorre predominantemente da hipertensão pulmonar.
- A escolha do tempo inspiratório deve sempre levar em consideração a constante de tempo do sistema respiratório. Assim, para que a pressão aplicada nas vias aéreas proximais se equilibre em toda área pulmonar são necessários cerca de cinco constantes de tempo. Esse tempo é necessário para que ocorra o enchimento completo dos alvéolos, otimizando, assim, as trocas gasosas. Como a constante de tempo é o produto da complacência e da

resistência pulmonar, o ajuste do Ti varia de acordo com a doença de base que indicou a ventilação mecânica. Dessa maneira, nas situações de diminuição de complacência (p. ex., SDR), tempos curtos, ao redor de 0,3 segundos, serão suficientes. Contudo, quando houver aumento da resistência (p. ex., SAM) serão necessários tempos mais prolongados por volta de 0,6 segundos. O ajuste fino do Ti só será possível se dispuser da monitoração da curva de fluxo. Ou seja, escolha valores de Ti para manter o fluxo inspiratório em zero por um mínimo de tempo possível.

- A escolha do tempo expiratório (Te) também deve levar em consideração a constante de tempo do sistema respiratório. Recomenda-se que o Te dure, no mínimo, 3 a 5 constantes de tempo para que o alvéolo se esvazie até o volume determinado pela capacidade residual funcional. Quando se ventila com tempos expiratórios inferiores a 3 a 5 constantes de tempo, a expiração é incompleta e há o aprisionamento de gás no interior dos alvéolos ao término da expiração, sendo este fenômeno denominado de auto-PEEP. A hiperdistensão alveolar decorrente do auto-PEEP desencadeia queda da complacência pulmonar e do volume corrente, além de compressão dos capilares alveolares, com hipoxemia e hipercapnia.

- A frequência respiratória é um dos principais determinantes do volume minuto e, portanto, da ventilação alveolar. Dessa maneira, a seleção da FR relaciona-se diretamente com a manutenção da pressão parcial de gás carbônico alveolar e arterial. Após os ajustes do volume corrente por meio da PIP, do volume pulmonar por meio da PEEP e do tempo de enchimento alveolar por meio do Ti, a escolha da FR depende dos valores da $PaCO_2$ obtidos na gasometria. Ajuste a frequência para manter os níveis de $PaCO_2$ entre 40 e 60 mmHg.

Condução da ventiloterapia após o ajuste inicial

Uma vez ajustados os parâmetros do aparelho, é fundamental verificar se eles estão adequados ao paciente em questão. A adequação dos parâmetros ventilatórios só é possível com a monitoração contínua do paciente, principalmente dos gases sanguíneos e, se possível, da mecânica pulmonar. Logo após conectar o RN ao ventilador, avalie as seguintes condições:

- Verifique periodicamente os níveis de umidificação e aquecimento dos gases e as condições da cânula traqueal, como permeabilidade, fixação e posição da sua ponta nas vias aéreas. A ausculta de ambos os lados do tórax é essencial para detectar a intubação seletiva, atelectasia ou pneumotórax. Os sons baixos podem indicar um grande vazamento gás pela cânula traqueal ou obstrução parcial do tubo contra a carina. Auscultar a região da laringe ou a boca aberta ajudará confirmar a origem do ruído das vias aéreas superiores.

- Sinais clínicos de aumento do trabalho respiratório (agitação e retrações da caixa torácica) e cianose. O aumento persistente do trabalho respiratório pode refletir VC inadequado, ventilação minuto inadequada, obstrução ou mal posicionamento do tubo que devem ser prontamente corrigidos.

- Estado hemodinâmico: pulsos, perfusão periférica, pressão arterial, débito urinário e frequência cardíaca.

- Gases sanguíneos: a análise dos gases sanguíneos (gasometria arterial e oximetria de pulso) aliada aos parâmetros clínicos ainda é o melhor indicador da necessidade de modificações do suporte ventilatório. Observação: confiar exclusivamente na medição dos gases sanguíneos expõe o bebê a períodos de suporte subótimo, algo que geralmente pode ser discernido clinicamente e corrigido antes de obter a gasometria.

- Radiografia de tórax: observe se a ponta da cânula traqueal está entre a 1ª e a 2ª vértebra torácica, se o volume pulmonar atinge entre 8 a 9 costelas posteriores no nível da linha hemiclavicular direita e afaste complicações como enfisema intersticial pulmonar (EIP), pneumotórax (Ptx) e atelectasias. Lembre-se que a radiografia de tórax não é um método confiável para titular a PEEP, pois teoricamente pode ter sido tomada no pico de inflação refletindo o volume pulmonar no final da expiração somado ao volume corrente. A adequação da PEEP é melhor estimada com base no requerimento de oxigênio (FiO_2 para manter a SpO_2 entre 90 e 95%), pois a PEEP é a principal determinante do equilíbrio da relação ventilação/perfusão.

- Volume corrente: ajuste os parâmetros ventilatórios (PIP, PEEP e Ti) para manter o VC expirado dentro do alvo desejado. É importante lembrar que os valores de VC exibidos na tela do ventilador variam constantemente em virtude da respiração espontânea do paciente. A observação clínica da expansibilidade da caixa torácica dá uma estimativa aproximada da adequação do VC. O domínio dessa habilidade exige um tempo de treinamento. Porém, mesmo com observadores experientes, a avaliação da expansibilidade muitas vezes subestima o VC real. Por esse motivo, para inferir se o VC se encontra dentro dos limites desejados, a expansibilidade deve ser apenas perceptível. Uma expansibilidade facilmente visível claramente indica um VC excessivo.

Após checar as situações acima, procure enquadrar o paciente nas seguintes situações: RN não melhora (Figura 66.7) e RN melhora (Figura 66.8).

O que fazer quando o RN não vai bem?

RN persiste com sinais de aumento do trabalho respiratório, apesar da correção da hipoxemia e da hipercapnia

- Verifique as condições de funcionamento do ventilador:
  - confronte os valores dos parâmetros ajustados com os monitorados;
  - funcionamento do sensor de fluxo;
  - tipo de disparo: fluxo ou pressão;
  - afaste as condições que desencadeiam o autodisparo: água condensada no circuito, escape de gás em volta da cânula e secreção de vias aéreas.

- **Verifique a permeabilidade das vias aéreas:** posição da cânula traqueal e secreção.

- **Solicite radiografia de tórax:** avalie o volume pulmonar e afaste síndrome de escape de ar (pneumotórax, enfisema intersticial) ou atelectasia.

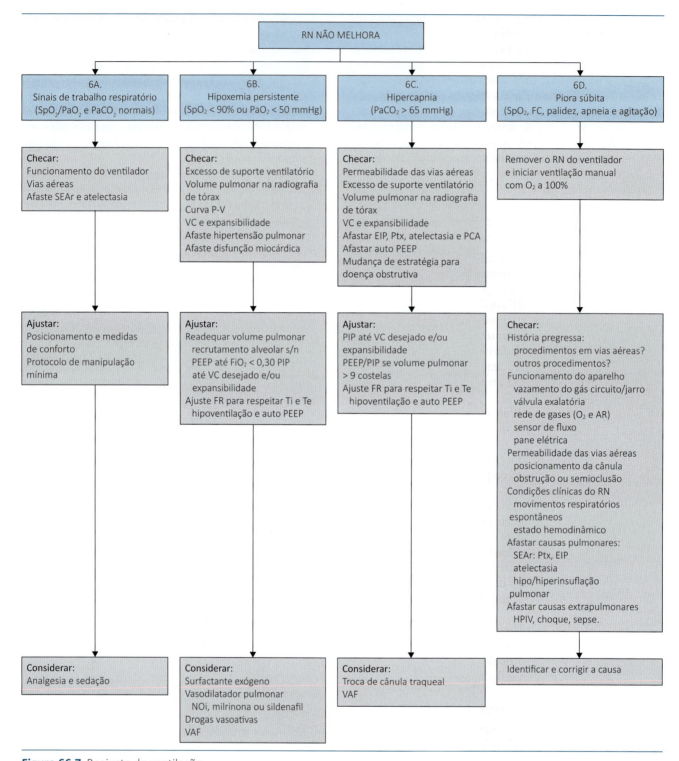

Figura 66.7. Reajuste de ventilação.
Fonte: Desenvolvida pela autoria.

- **Institua protocolo de manipulação mínima.** Ajuste o posicionamento do bebê e institua medidas de conforto.
- **Avalie a necessidade de administrar analgésicos:** fentanil (1 a 2 mcg/kg/h, EV contínuo. Pode-se aumentar a dose, se necessário, a cada 3 dias, até o máximo de 4 mcg/kg/h) ou morfina (dose de ataque: 100 mcg/kg, EV e após uma hora, 10 a 15 mcg/kg/h EV contínuo).
- **Avalie a necessidade de associar sedativos:** midazolan (1 a 5 mcg/kg/h, EV contínuo).

Observação: quando um bebê está "brigando com o ventilador", é tentador prescrever analgésico e/ou sedativo. No entanto, deve ser claramente entendido que este sinal normalmente significa que o suporte ventilatório não está adequado, mesmo com valores gasométricos satisfatórios.

O desconforto respiratório pode ser em função de dor e/ou agitação, o que deve ser reconhecido e tratado se presente. Porém, mais comumente reflete um suporte ventilatório inadequado. Normalmente, o ajuste da PEEP e/ou PIP proporcionará um suporte mais adequado. Assim como, prolongar o Te pode permitir que a frequência respiratória da criança retorne a valores mais fisiológicos. A analgesia com opioides deve ser usada de forma criteriosa. Evidência recente indica que, enquanto a administração de opioides alivia a dor em neonatos ventilados, pode também aumentar o risco de resultados neurológicos adversos e prolongar a duração da ventilação.

RN mantém hipoxemia persistente ($SpO_2 < 90\%$ ou $PaO_2 < 50$ mmHg)

- Verifique a necessidade de readequar o volume pulmonar. Avalie os campos pulmonares por meio da radiografia de tórax. Se volume pulmonar inferior a oito costelas e opacificação difusa dos campos pulmonares, reinicie a manobra de recrutamento alveolar ajustando a PEEP até que consiga manter a $FiO_2 < 0,30$. Identifique o ponto de inflexão inferior na curva P-V e mantenha os valores de PEEP acima deste nível. Se utilizar níveis acima de 8 cmH_2O atente para as repercussões hemodinâmicas.
- Se necessário ajuste a PIP, até obter volume corrente desejado e/ou uma elevação da caixa torácica de cerca de 0,5 cm.
- Considere uso do surfactante exógeno caso haja evidências de comprometimento do parênquima pulmonar na avaliação radiológica.
- Se, apesar dos ajustes acima, o RN mantiver hipoxemia, afaste hipertensão pulmonar persistente neonatal. Considere uso de vasodilatadores pulmonares (óxido nítrico inalatório, milrinona ou sildenafil) e VAF. Procure evitar uso prolongado de concentrações de oxigênio acima de 60% em virtude dos riscos de atelectasia por lavagem de nitrogênio e de lesão pulmonar por excesso de radicais livres.
- Solicite avaliação ecocardiográfica: se houver disfunção do ventrículo direito, considere o uso da milrinona, se houver disfunção do ventrículo esquerdo, considere dobutamina, adrenalina ou milrinona.

RN mantém hipercapnia persistente ($PaCO_2 > 65$ mmHg)

- Verifique a permeabilidade das vias aéreas: posicionamento da cânula traqueal, oclusão ou semioclusão da cânula por secreção.
- Verifique a intensidade de escape de gás em volta da cânula e sua variação de acordo com o posicionamento da cabeça do bebê. Se necessário considere a troca de cânula.
- Afaste as seguintes condições: edema pulmonar por PCA, enfisema intersticial e pneumotórax e atelectasia.
- Afaste hiperinsuflação pulmonar: volume pulmonar > 9 costelas na radiografia de tórax e sinais de hiperinsuflação na curva P-V
  - Afaste auto-PEEP, se necessário diminua a FR para permitir um tempo de exalação suficiente.

- Ajuste a PIP até a adequação da expansibilidade torácica e do VC.
- Caso não haja melhora após os ajustes acima, aumente a FR. Atente para os limites mínimos dos tempos inspiratórios e expiratórios a fim de evitar a hipoventilação e o aparecimento do fenômeno do auto-PEEP. Caso o ajuste da FR fique acima de 80 cpm, diminua nível da PEEP para 2 cmH_2O. Ao optar por essa estratégia muitas vezes é necessário aumentar o PIP para manter a ventilação minuto.
- Se, apesar dos ajustes acima, o RN mantiver hipercapnia, considere uso da VAF.
- Se a radiografia de tórax mostrar campos pulmonares com comprometimento heterogêneo, redirecione a estratégia ventilatória para doenças pulmonares obstrutivas.

RN apresenta piora súbita do estado cardiorrespiratório (hipoxemia, bradicardia, palidez, má perfusão, agitação e apneia)

- Interrompa imediatamente a ventilação mecânica e inicie a ventilação com o ventilador mecânico manual em T com oxigênio a 100%. A seguir investigue a causa da piora.
- Verifique o funcionamento do aparelho, ocluindo totalmente a via de saída para o paciente e observando o movimento do mostrador das pressões geradas pelo ventilador. Caso não se observe o movimento desse mostrador, cheque os seguintes problemas: escape de gás pelo circuito ou pelo jarro-umidificador, válvula exalatória mal ajustada ou furada, sistema elétrico desligado, rede de gases com pressão insuficiente para a ciclagem do ventilador, defeito interno do ventilador por problemas na parte fluídica ou no sistema de microprocessamento dos ajustes do aparelho. Nesses casos, procure corrigir o eventual problema ou, se necessário, troque de aparelho.
- Afaste os problemas clínicos que ocasionam deterioração aguda, como hipoventilação, obstrução parcial ou total da cânula traqueal, deslocamento da cânula traqueal (extubação ou intubação seletiva), enfisema intersticial, pneumotórax e complicações clínicas extrapulmonares, como sepse, choque e HPIV.

O que fazer quando o RN responde à ventiloterapia?

Lembre-se que a ventilação mecânica no período neonatal é um processo dinâmico no qual os ajustes devem ser feitos com a mesma intensidade não só quando o paciente não vai bem, mas também quando há melhora da insuficiência respiratória. À medida que o paciente melhora do quadro respiratório, procure diminuir os parâmetros ventilatórios para evitar a hiperventilação. Muitas vezes a demora na correção da hipocapnia ou hiperóxia pode ser mais lesiva do que a persistência de hipoxemia ou hipercapnia moderadas. Ao reduzir o suporte ventilatório, dê preferência às mudanças pequenas e constantes do que aos decréscimos grandes e esporádicos dos parâmetros do ventilador. Normatize o processo de retirada da ventilação invasiva e policie constantemente os sinais de hiperventilação. A seguir estão listados os parâmetros de alerta e os ajustes do suporte ventilatório:

SEÇÃO IV – SISTEMA RESPIRATÓRIO

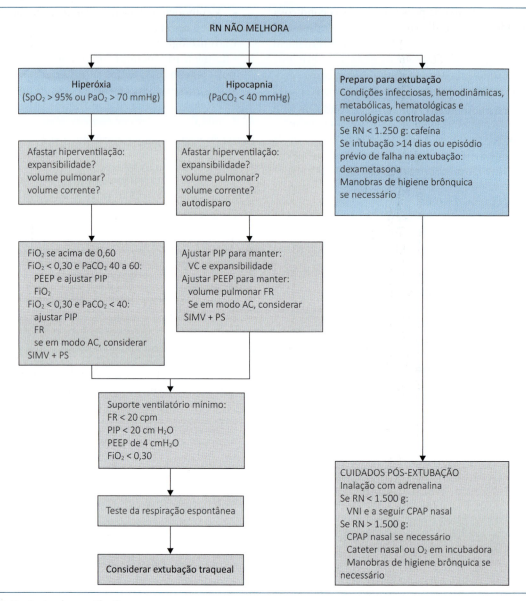

Figura 66.8. Reajuste de ventilação.
Fonte: Desenvolvida pela autoria.

- expansibilidade torácica acima de 0,5 cm: diminua a PIP;
- VC acima de 8 mL/kg: diminua a PIP;
- volume pulmonar na radiografia torácica > 9 costelas: diminua a PEEP;
- PaO_2 acima de 70 mmHg: diminua inicialmente a FiO_2 (até 0,30) e a seguir a PIP/PEEP;
- SpO_2 pela oximetria de pulso acima de 95%: diminua inicialmente a FiO_2 (até 0,30) e a seguir a PIP/PEEP;
- $PaCO_2$ abaixo de 40 mmHg: diminua os parâmetros na seguinte sequência, a PIP, a FR e a PEEP. Se no modo SIMV + PS, lembre-se de reduzir também o nível de pressão da PS.

RN mantém hiperóxia persistente
(SpO_2 > 95% ou PaO_2 > 70 mmHg)

- Afaste hiperventilação, observando a expansibilidade torácica, VC e volume pulmonar na radiografia de tórax. Caso o RN esteja no modo AC, afaste as condições que desencadeiam a autociclagem e considere passar para o modo SIMV + PS.
- Se FiO_2 > 0,60, diminua a concentração de oxigênio em cerca de 10%, a cada 15 a 30 minutos até 0,30. Evite reduções abruptas da FiO_2, pois pode desencadear vasoconstrição pulmonar e hipoxemia de difícil reversão (efeito "flip-flop"). Mantenha VC nos valores desejados.
- Se FiO_2 < 0,30 e $PaCO_2$ entre 40 e 60 mmHg, reduza a PEEP em 1 a 2 pontos por vez, a cada 15 a 30 minutos, até o mínimo de 4 cmH_2O. Mantenha VC nos valores desejados.
- Se FiO_2 < 0,30 e $PaCO_2$ < 40 mmHg, ajuste PIP para manter VC nos valores desejados. Se o volume corrente e a expansibilidade torácica estiverem adequados, diminua a FR em 2 a 4 pontos por vez a cada 15 a 30 minutos até no máximo 20 cpm. Verifique os níveis de PS e, se necessário, reduza os seus valores. Continue com a dimi-

nuição da FiO_2 sempre que possível. Afaste as condições que desencadeiam o autodisparo.

RN mantém hipocapnia (PaCO₂ < 40 mmHg)

- Afaste hiperventilação, observando a expansibilidade torácica, VC e volume pulmonar na radiografia de tórax. Caso o RN esteja no modo AC, afaste as condições que desencadeiam a autociclagem e considere passar para o modo SIMV + PS.
- Se PIP > 25 cmH_2O, afaste hiperinsuflação pulmonar: verifique VC e volume pulmonar. Se possível diminua a pressão em cerca de 1 a 2 cmH_2O por vez a cada 15 a 30 minutos, procurando sempre manter o VC nos valores desejados.
- Se PIP < 25 cmH_2O e VC nos valores desejados, reduza a FR em 2 a 4 pontos por vez a cada 15 a 30 minutos, até 20 movimentos por minuto.
- Se PIP < 25 cmH_2O, FR < 20 ciclos por minuto, ajuste a PIP para manter VC nos valores desejados. Verifique os níveis de PS e, se necessário ajuste os seus valores. Afaste os fatores que desencadeiam o autodisparo.
- Falha na retirada da ventilação invasiva: em alguns pacientes, especialmente, os prematuros abaixo de 1.000 g, à medida que se procede a redução da FR do aparelho observa-se episódios de queda de saturação e bradicardia. Geralmente, esses episódios ocorrem quando a frequência é ajustada abaixo de 30 cpm. A principal causa é o aumento do trabalho respiratório imposto pela alta resistência da cânula traqueal (n. < 3) que resulta em volumes correntes irregulares. Nessas situações, e caso não seja possível a extubação traqueal, considere o uso da SIMV + PS, ajustando os níveis de pressão de suporte entre 5 a 10 cmH_2O acima da PEEP. Outro fator responsável pelas oscilações nos níveis de saturação de oxigênio são os episódios de apneia (mais frequente nos períodos de sono), quando o suporte ventilatório cai abruptamente se a FR ajustada no aparelho estiver muito distante da frequência espontânea do bebê. Nesses casos, ajuste a FR do aparelho em cerca de 5 a 10 abaixo da frequência total do bebê.

Como proceder a extubação traqueal?

Procure estabelecer um protocolo para a extubação traqueal. Siga as seguintes coordenadas:

- Considere a extubação traqueal se o RN mantiver o quadro respiratório estável, por no mínimo 6 horas, com os seguintes parâmetros ventilatórios: FR < 20 cpm, PIP < 20 cmH_2O, PEEP de 4 cmH_2O e FiO_2 < 0,30.
- O paciente deve estar estável em relação aos seguintes sistemas:
  - **Hemodinâmico:** PA, perfusão periférica e FC devem situar-se nos limites da normalidade sem suporte ou sob infusão mínima de drogas vasoativas.
  - **Infeccioso:** se o paciente apresenta o diagnóstico de sepse e/ou meningite e/ou enterocolite necrosante, estas infecções devem estar controladas.
  - **Hematológico:** o RN deve ter um hematócrito mínimo de 35% para preservar a capacidade carreadora de oxigênio.

- **Metabólico:** o paciente deve estar euglicêmico e com níveis normais de sódio, potássio, cálcio e magnésio.
- **Neurológico:** verificar se o RN é capaz de manter a respiração espontânea de maneira rítmica e regular. Se o paciente é portador de alguma lesão cerebral, a extensão da afecção não deve comprometer o funcionamento do centro respiratório.

Teste da respiração espontânea

São candidatos a realizar o teste os recém-nascidos prematuros abaixo de 1.250 g em ventilação invasiva e que se encontram estáveis (SpO_2 entre 90 e 95%) nos seguintes parâmetros: $FiO_2 \leq 0,40$, FR < 30 cpm, PIP < 20 cmH_2O e PEEP $\leq$ 6 cmH_2O. Antes de iniciar o teste, assegure-se que a cânula traqueal esteja pérvia e a sua ponta esteja bem posicionada. Coloque em CPAP traqueal com a mesma FiO_2 e PEEP durante 3 minutos. Considere falha do teste, se FC < 100 bpm por mais de 15 segundos e/ou SpO_2 abaixo de 85% e sem resposta com 15% de aumento da FiO_2. O teste pode ser complementado calculando a relação entre a ventilação minuto (VM pré) antes do início do teste e a ventilação minuto durante o período do CPAP traqueal (VM CPAP). Considere falha se a VM pré/VM CPAP for inferior a 0,80. Caso ocorra alguma dessas intercorrências retornar imediatamente a ventilação com os parâmetros prévios. O teste apresenta alto valor preditivo positivo e negativo. Pode-se utilizar o teste na tomada de decisão para extubação traqueal em conjunto com os dados clínicos e laboratoriais.

- Caso o bebê esteja em estado de hipercatabolismo com perda persistente de peso e desnutrição grave, procure adiar a extubação traqueal até a estabilização do quadro. Estabeleça um planejamento nutricional (parenteral e enteral) mantendo um suporte ventilatório que evite oscilações nos níveis de oxigenação arterial. Nesse período evite uso de FR abaixo de 20 cpm. Utilize o modo AC ou SIMV + PS com ajuste da FR cerca de 5 a 10 ciclos abaixo da respiração espontânea do bebê e a PIP para manter VC nos valores desejados. Programe a retirada da ventilação invasiva somente a partir do momento em que se conseguir a progressão da dieta enteral.

Utilize citrato de cafeína (5 a 8 mg/kg/dia, por via oral ou endovenosa) para estímulo do centro respiratório e aumento da contratilidade da musculatura respiratória. Nos bebês abaixo de 1.250 g, sempre que possível, procure iniciar a cafeína no 1º dia de vida logo após a estabilização das condições cardiorrespiratórias pela diminuição do risco de DBP e um melhor resultado neuromotor em longo prazo.

- Administre corticoide para prevenir o edema de laringe e/ou subglótico nos RN que permaneceram intubados por períodos superiores a 2 semanas ou que apresentaram, previamente, falha na extubação em função da obstrução de vias aéreas superiores. Inicie com dexametasona 0,10 a 0,25 mg/kg por dose a cada 8 horas, cerca de 12 a 24 horas antes da extubação e mantendo-a por 24 a 48 horas pós-extubação. Nos casos de extubação não planejada e que se deseje manter o RN em suporte não invasivo, ministre a primeira dose logo após a extubação e as três doses subsequentes a cada 8 horas.

SEÇÃO IV – SISTEMA RESPIRATÓRIO

Quais os cuidados pós-extubação?

- Mantenha o jejum por cerca de 2 horas após o procedimento.
- Realize inalação com 1 mL da solução milesimal de L-adrenalina, imediatamente após a extubação, repetir se necessário a cada 4 horas. Monitore o paciente cuidadosamente em relação aos efeitos sistêmicos da adrenalina como taquicardia, arritmias cardíacas e hipertensão arterial, entre outros.
- Utilize os seguintes suportes ventilatórios após a extubação traqueal:
  - Se o peso for inferior a 1.500 g, coloque o RN em VNI. Ajuste os parâmetros nos seguintes níveis: PIP entre 15 e 20 cmH$_2$O, FR entre 15 e 20 cpm, Ti entre 0,5 e 0,7 segundos, PEEP entre 4 e 6 cmH$_2$O (ou maior de acordo com o volume pulmonar na radiografia de tórax) e FiO$_2$ suficiente para manter a SpO$_2$ entre 90 e 95%. Diminua os parâmetros gradativamente, se o RN estiver estável com PIP < 10 cmH$_2$O e FR < 10 cpm, inicie CPAP nasal com pressão de 4 a 6 cmH$_2$O (ou maior de acordo com o volume pulmonar na radiografia de tórax) e FiO$_2$ suficiente para manter a SpO$_2$ entre 90 e 95%. Se o RN apresentar episódios de apneias mesmo com ajustes da CPAP, considere o retorno à ventilação não invasiva.
  - Se peso for superior a 1.500 g, opte por CPAP nasal ou cateter nasal, de acordo com a evolução da doença de base, o grau de desconforto respiratório, as alterações gasométricas e o estado hemodinâmico.

Ventilação de alta frequência

Embora a ventilação convencional tenha contribuído decisivamente para a redução da mortalidade dos RN com SDR, em cerca de um terço dos bebês ventilados observam-se complicações, como a síndrome de escape de ar e a DBP. Na tentativa de reduzir a morbimortalidade relacionada à ventilação e à própria prematuridade surgiu a ventilação de alta frequência (VAF). A VAF é uma técnica que opera com frequências respiratórias entre 300 e 900 ciclos por minuto e volumes correntes próximos ou abaixo do volume do espaço morto anatômico. Dentre as várias formas de VAF descritas, a mais estudada em neonatologia é a ventilação de alta frequência oscilatória (VAFO). Em nosso meio o equipamento mais utilizado é o híbrido (ventilação convencional + alta frequência) Babylog 8000 plus® (Dräger) e o VN500® (Dräger). As vantagens da VAF sobre a ventilação convencional foram comprovadas em pesquisas com modelos experimentais. O uso da VAF resultou em insuflação pulmonar mais homogênea, melhor oxigenação e menor intensidade da lesão pulmonar. Tais fatos criaram a expectativa de que essa modalidade, quando instituída precocemente no curso da insuficiência respiratória do RN, poderia prevenir ou reduzir a lesão pulmonar, melhorando, assim, o prognóstico desses pacientes. A revisão sistemática (Cools et al., 2015) dos estudos clínicos controlados que avaliaram a eficácia do uso eletivo da VAF em modificar a evolução clínica dos pacientes portadores de SDR não comprovou claramente essa tese. Observou-se uma pequena vantagem

da VAF sobre a ventilação convencional no sentido de reduzir a incidência de DBP. Entretanto, a VAF não alterou a mortalidade e, além disso, observou-se uma tendência ao aumento de complicações como síndrome de escape de ar. Foram observados efeitos adversos nos resultados neurológicos de curto prazo em alguns estudos, mas esses efeitos não são significativos no geral. A maioria dos estudos que relatam resultados em longo prazo não identificou nenhuma diferença. Baseado na falta de evidências conclusivas de que a VAF seja superior à convencional como modo primário de assistência respiratória e na possível associação dessa modalidade com complicações neurológicas, no momento, esta técnica deve ser reservada para as situações de falha da ventilação convencional como estratégia de resgate. Esta situação ocorre com maior frequência na síndrome de escape de ar – enfisema intersticial pulmonar grave (EIP) e pneumotórax (Ptx) com fístula de alto débito, SDR grave, SAM acompanhada de hipertensão pulmonar, pneumonias congênitas e na síndrome do pulmão hipoplásico (hérnia diafragmática). Recomenda-se iniciar a VAF quando:

- índice de oxigenação (IO) ≥ 20 [IO = MAP × FiO$_2$ × 100/PaO$_2$];
- índice de saturação de oxigênio (ISO) > 10 [ISO = MAP × FiO$_2$ × 100/SpO$_2$ × pré-ductal];
- necessidade de PIP > 25 cmH$_2$O (RN pré-termo) e 28 cmH$_2$O (RN a termo) para manter a oxigenação arterial (SpO$_2$ entre 90 e 95%), em FiO$_2$ acima de 0,60; hipercapnia grave: PaCO$_2$ > 70 mmHg.

Parâmetros controlados na VAF

Enquanto na ventilação convencional oito variáveis são controladas, na VAFO somente três parâmetros determinam a ventilação oscilatória.

- **Pressão média de vias aéreas (MAP):** da mesma maneira que na ventilação convencional, na VAF a MAP é a que determina a oxigenação arterial por meio do controle do volume pulmonar. Para cada paciente e para cada situação na evolução da doença pulmonar existe uma MAP "ótima", que promove o máximo de recrutamento alveolar adequando em relação à ventilação-perfusão, sem provocar efeitos hemodinâmicos. O sucesso da VAF relaciona-se diretamente no encontro desta pressão, assim, a sua busca deve ser uma constante, procurando sempre ajustá-la de acordo com as mudanças na mecânica pulmonar. Nos aparelhos que trabalham exclusivamente com alta frequência, o ajuste da MAP é realizado diretamente. Enquanto nos híbridos, o seu controle é feito pelo botão de ajuste da pressão (CPAP ou PEEP). Na prática, os valores da MAP são controlados de acordo com a expansibilidade pulmonar e os níveis de oxigenação arterial. A avaliação clínica da expansibilidade pulmonar é difícil, já que durante a VAF não se observa variações do diâmetro da caixa torácica entre as fases inspiratória e expiratória. Assim, o volume pulmonar é avaliado por meio do exame radiológico de tórax. Considera-se uma boa expansibilidade quando a cúpula diafragmática direita alcança entre 8 e 9 costelas posteriores na linha hemiclavicular.

- **Amplitude (ΔP):** a amplitude determina o volume corrente e, consequentemente, a ventilação e a eliminação do CO_2. A amplitude é definida pelo grau de oscilação da pressão nas vias aéreas (Δ Pressão = PIP − PEEP) em torno da MAP. Deve-se lembrar que essa variável é a que mais sofre com as mudanças de resistência de vias aéreas. Ou seja, o aumento da resistência atenua a transmissão das oscilações para as vias aéreas distais, diminuindo o grau de ventilação alveolar. Tal efeito é marcante quando se utiliza cânulas traqueais de diâmetros reduzidos, chegando a uma atenuação de quase 90% da pressão de oscilação proximal nas cânulas 2,5. O seu ajuste pode ser realizado diretamente nos aparelhos ou por meio da percentagem (0 a 100%) do diferencial entre o pico de pressão inspiratória máxima e a MAP ajustada no equipamento. Na prática, controla-se a amplitude observando a vibração da caixa torácica e abdome, que deve ser bem visível até o nível da cicatriz umbilical.
- **Frequência respiratória:** a frequência dada em Hertz (1 Hz = 60 cpm) define o volume minuto. A sua manipulação na VAF produz menos efeitos a nível da ventilação alveolar do que na técnica convencional, já que na alta frequência, o grau de ventilação é mais dependente das variações do volume corrente do que da frequência [$DCO_2 = FR \times (VC)^2$]. Contudo, as mudanças na frequência afetam indiretamente o volume oscilatório, na razão inversa. Isto é, a elevação da frequência respiratória diminui o volume, enquanto a sua redução aumenta o volume oscilatório efetivo. Na prática, o intervalo de ajuste da frequência respiratória varia de 5 a 15 Hz. A sua manipulação leva em consideração o tamanho do paciente e a doença pulmonar de base. Como regra, recomenda-se frequências de 5 a 10 Hz nos neonatos a termo e naqueles casos em que há necessidade de volumes correntes elevados. No recém-nascido prematuro e nas situações em que se deseja volumes correntes baixos indica-se frequências entre 10 e 15 Hz.
- Outros parâmetros:
  - **Fluxo:** o fluxo pode ser controlado diretamente nos aparelhos de alta frequência exclusivos, enquanto nos híbridos o seu ajuste é realizado automaticamente pelo aparelho, de acordo com a MAP, a amplitude e a frequência de oscilação ajustados. Quando for possível o seu controle, procurar manter entre 10 e 15 L/min no recém-nascido pré-termo e entre 15 e 20 L/min no termo.
  - **Relação I/E:** pode ser controlada diretamente ou de forma automática em alguns aparelhos híbridos. O aumento da relação (aumento da % do tempo inspiratório) eleva o volume corrente. Entretanto, na prática a sua modificação raramente é realizada, a não ser nos casos extremos onde se deseja aumentar o volume corrente, mesmo após os ajustes máximos na amplitude e na frequência.
  - **Parâmetros da ventilação convencional:** só é possível nos aparelhos híbridos que possibilitam a ventilação combinada (IMV + VAF). A associação de ciclos ventilatórios convencionais tem o objetivo de fornecer suspiros durante a VAF para promover o recrutamento alveolar. Os parâmetros da ventilação convencional que podem ser controlados são: frequência respiratória, pressão inspiratória e o tempo inspiratório. Procurar manter a frequência de ciclagem por volta de seis ciclos por minuto, a pressão inspiratória de 2 a 5 cmH_2O acima da utilizada na convencional e o tempo inspiratório por volta de 0,5 segundo.

Estratégias de otimização do volume pulmonar

Atualmente, é um consenso na literatura de que a melhor resposta à VAF se dá quando se trabalha com volumes pulmonares otimizados ("pulmão aberto"). Dentre as várias técnicas descritas para reexpansão dos alvéolos atelectasiados, a mais utilizada é a que adota o aumento progressivo da MAP/PEEP fundamentada no fenômeno da histerese entre as curvas de insuflação e deflação pulmonares (Figura 66.9). De acordo com gráfico pressão-volume, para cada valor de pressão observa-se dois níveis de volumes pulmonares, isto é, o inspiratório e o expiratório. Assim, para uma mesma pressão trabalhando no ramo expiratório o volume pulmonar será maior. A manobra de recrutamento alveolar tem como objetivo deslocar a faixa de trabalho, durante a ventiloterapia, para o ramo expiratório.

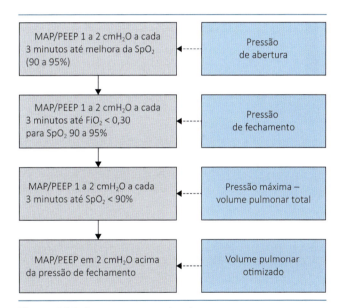

Figura 66.9. Recrutamento alveolar.
Fonte: Desenvolvida pela autoria.

Tal prática, consiste em aumentar progressivamente a MAP/PEEP (1 a 2 cmH_2O a cada 3 minutos) e reduzir a FiO_2 até 0,30 ou menos, mantendo a SpO_2 pré-ductal entre 90 e 95%. Proceder essa manobra até que não consiga redução adicional da FiO_2 (após dois aumentos consecutivos) ou até que haja piora da oxigenação (necessidade de ↑ FiO_2). Ao chegar nesse ponto o pulmão atingiu o volume máximo (volume pulmonar total). A seguir, procede-se a redução gradativa da pressão (1 a 2 cmH_2O a cada 3 minutos) até que ocorra piora da oxigenação (pressão de fechamento) e, finalmente, ajusta-se a MAP em 2 cmH_2O acima deste ponto (otimização do volume pulmonar). Portanto, procura-se trabalhar com a pressão de fechamento e não a de abertura das vias aéreas.

Deve-se lembrar que as manobras de recrutamento alveolar não visam otimizar somente a ventilação, mas também a perfusão pulmonar. Visto que, a resistência vascular pulmonar (RVP) relaciona-se diretamente com o grau de insuflação dos pulmões (Figura 66.10). A RVP é mínima quando o volume pulmonar se encontra ao nível da capacidade residual funcional (CRF) normal e alta nos dois extremos, ou seja, nas situações de hipo e hiperinsuflação pulmonares. Em termos funcionais, a rede vascular pulmonar pode ser dividida em dois grandes compartimentos: o intra-acinar, que engloba os pequenos vasos (arteríolas, vênulas e capilares) situados na zona respiratória dos pulmões, e o pré-acinar, composto de grandes vasos localizados na porção condutora das vias aéreas.

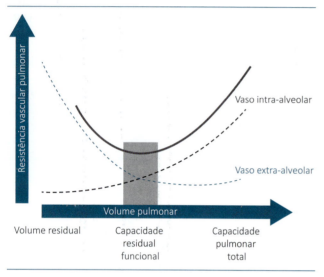

Figura 66.10. Relação entre volume pulmonar e resistência vascular pulmonar.
Fonte: Desenvolvida pela autoria.

Sabe-se que os vasos do compartimento pré-acinar são mais sensíveis à variação da pressão intersticial, já os intra-acinares são mais suscetíveis à alteração da pressão intra-alveolar. Em situações de baixo volume pulmonar, os alvéolos tornam-se instáveis e tendem ao colapso. Nessa condição, as forças de tração intersticial desaparecem e a área seccional dos vasos pré-acinares diminui, elevando a RVP. À medida em que ocorre aumento do volume pulmonar, observa-se o retorno das forças de tração radial e aumento da área seccional dos vasos, reduzindo a RVP. Se, no entanto, o volume pulmonar ultrapassa o valor ótimo, alcançando os níveis de hiperinsuflação, o aumento da pressão alveolar comprime os vasos intra-acinares, resultando novamente no aumento da RVP. Assim, tanto as situações de sub como de hiperinsuflação pulmonar propiciam aumento da RVP, sendo mínimo nas condições de volume pulmonar ótimo.

Estratégias de ventilação de alta frequência

As estratégias para manipulação dos parâmetros da VAF dependem basicamente das características do acometimento pulmonar.

Comprometimento pulmonar homogêneo

Insere-se neste grupo os pacientes que apresentam SDR, pneumonias congênitas, em especial por estreptococo beta-hemolítico do grupo B, hemorragia pulmonar difusa e SDR tipo adulto. O processo fisiopatológico comum nessas doenças é a diminuição da capacidade residual funcional decorrente da redução da complacência pulmonar por atelectasia e/ou edema. Este quadro ocasiona a alteração da relação ventilação-perfusão que gera a hipoxemia e a hipercapnia. Desse modo, o principal objetivo da ventiloterapia é o de promover a insuflação pulmonar, otimizando o seu volume, mantendo-o constante durante os ciclos respiratórios, melhorando, assim, a complacência e a relação ventilação-perfusão, sem comprometer o débito cardíaco. Essa tese foi confirmada tanto em estudos utilizando modelos experimentais como nos ensaios clínicos realizados em recém-nascidos humanos. Portanto, a melhor estratégia nos casos de comprometimento pulmonar homogêneo é a que emprega volumes pulmonares otimizados, por meio das técnicas de recrutamento alveolar (ver estratégias de otimização do volume pulmonar).

Comprometimento pulmonar heterogêneo

Insere-se aqui os neonatos que cursam com síndrome de aspiração de mecônio (SAM), pneumonias focais, DBP e outras síndromes aspirativas. Trata-se de um grupo com doença pulmonar de acometimento extremamente heterogêneo, apresentando áreas com alterações predominantemente obstrutivas e aumento da CRF, cercadas por regiões de complacência pulmonar e CRF diminuídas ou pouco alteradas. Essas características limitam o sucesso de qualquer estratégia ventilatória, inclusive da VAF, visto que a expansão de áreas atelectásicas ocasiona a hiperinsuflação das regiões pouco ou não comprometidas, com riscos da ocorrência de baro/volutrauma e agravamento das condições hemodinâmicas. Tais fatos são confirmados por dados de literatura. Ou seja, em neonatos com SDR grave, a VAF previne a necessidade de ECMO em cerca de 80 a 90% dos casos, enquanto que nos portadores de SAM esses níveis atingem somente a 50%. Assim, apesar da VAF ser uma opção terapêutica para os casos que cursam com insuficiência respiratória grave, a taxa de insucesso não é infrequente. Desse modo, deve-se atentar para os sinais de possível falha da VAF, não insistindo nessa modalidade ventilatória, para não incorrer em iatrogenias.

Procure ajustar os parâmetros da alta frequência com objetivo de melhorar as trocas gasosas com o mínimo de suporte de pressão. Deve-se utilizar com cautela a manobra de recrutamento alveolar para evitar a hiperinsuflação. Os parâmetros iniciais utilizados são a MAP igual ou inferior em 1 a 2 cmH$_2$O (volume pulmonar na radiografia de 8 a 9 arcos costais) à pressão que estava sendo fornecida na ventilação convencional, a amplitude suficiente para que a oscilação atinja a cicatriz umbilical e a frequência respiratória entre 6 e 8 Hz. O manejo posterior dos parâmetros ventilatórios é realizado de acordo com a expansibilidade pulmonar observada na radiografia de tórax, nível de oxigenação e as condições cardiovasculares. Procure manter os valores

CAPÍTULO 66 – VENTILAÇÃO MECÂNICA – INVASIVA E NÃO INVASIVA (PRINCÍPIOS, MODALIDADES, ESTRATÉGIAS E INDICAÇÕES)

dos gases sanguíneos no segmento pré-ductal nos seguintes níveis, SpO_2 entre 90 e 95%, PaO_2 entre 50 e 70 mmHg, $PaCO_2$ entre 45 e 60 mmHg e pH acima de 7,25. Se houver dificuldades para manter a oxigenação, procurar afastar hipertensão pulmonar e considerar o uso de óxido nítrico inalatório e de surfactante exógeno. Além disso, as condições cardiovasculares devem ser monitoradas continuamente (ecocardiografia, pressão arterial média e tempo de enchimento capilar), e a qualquer sinal de deterioração hemodinâmica o paciente deve retornar para a ventilação convencional.

Síndrome do pulmão hipoplásico

A hérnia diafragmática congênita (HDC) é o exemplo mais importante no grupo das hipoplasias pulmonares, além disso, citam-se outras como as secundárias ao oligoâmnio por amniorrexe prolongada e à hidropisia fetal. Neste grupo, a característica comum é o pulmão subdesenvolvido tanto estrutural como funcionalmente (deficiência de surfactante). Afora isso, observa-se também alterações vasculares como a hipertrofia e progressão da camada muscular para regiões intra-acinares, normalmente não muscularizadas. A insuficiência respiratória decorre basicamente da falta de tecido pulmonar para suportar as trocas gasosas e do quadro de hipertensão pulmonar. Dependendo do grau de hipoplasia, de hipertensão pulmonar e da associação com outras malformações, esses pacientes evoluem com um quadro respiratório irreversível apesar de terapias agressivas, incluindo-se aí a VAF. Neste grupo de pacientes, pode-se considerar o uso da VAF como modo primário de assistência ventilatória. Esta indicação é baseada somente na vantagem teórica da VAF sobre a convencional em causar menos lesão pulmonar. Como regra, os manejos dos parâmetros da VAF devem ser conduzidos visando oferecer um suporte com o mínimo de pressão.

Inicie com MAP igual ou inferior em 1 a 2 cmH_2O à pressão que estava sendo fornecida na ventilação convencional, amplitude o suficiente para que a oscilação seja bem visível em nível da cicatriz umbilical, frequência respiratória entre 8 e 10 Hz.

Realize os ajustes posteriores de acordo com a expansibilidade pulmonar observada ao exame radiológico de tórax, o nível de oxigenação e as condições cardiovasculares. Neste grupo, a avaliação radiológica das dimensões dos pulmões é mais complicada, sendo muitas vezes subjetiva. Considere um bom volume pulmonar quando a cúpula diafragmática alcança a contagem de oito costelas posteriores, apresenta-se retificada ou tendendo à inversão ou quando os campos pulmonares estão hipertransparentes. A qualquer sinal de hiperinsuflação, diminua a MAP em 1 cmH_2O por vez até a correção do volume pulmonar. Se houver piora das condições de oxigenação arterial, pode-se optar em diminuir a frequência de oscilação em 1 a 2 Hz por vez ou diminuir a relação I/E (1:2 ou 1:3), para aumentar o tempo de exalação e, assim, reduzir o auto-PEEP. Procure manter os valores dos gases sanguíneos no segmento pré-ductal nos seguintes níveis, SpO_2 entre 90 e 95%, PaO_2 entre 50 e 70 mmHg, $PaCO_2$ entre 45 e 60 mmHg e pH acima de 7,25. Neste grupo, os cuidados hemodinâmicos

devem ser redobrados. Durante a tentativa de ajuste dos parâmetros da VAF, a qualquer sinal de piora das condições hemodinâmicas, suspender a VAF e retornar para ventilação convencional. Em caso de resposta negativa, com volume pulmonar adequado na radiografia de tórax, afaste hipertensão pulmonar e considere o uso de óxido nítrico inalatório.

Síndrome de escape de ar

Dentre os vários quadros que fazem parte deste grupo, assumem importância pela frequência e gravidade o enfisema intersticial pulmonar e o pneumotórax hipertensivo com fístula de alto débito. O primeiro é mais frequente nos neonatos pré-termos, enquanto que o segundo é mais observado entre os recém-nascidos a termo. A característica em comum nos dois casos é o aumento do espaço morto fisiológico com redução da ventilação efetiva, ocasionando o desequilíbrio da relação ventilação-perfusão. Além disso, a compressão vascular pela coleção de gás extra-alveolar aumenta a RVP gerando o quadro de hipertensão pulmonar. Pode-se observar, ainda, o comprometimento importante do débito cardíaco consequente à diminuição do retorno venoso pelo aumento da pressão intratorácica. O emprego da ventilação convencional para tentar expandir os pulmões, em geral, intensifica o extravasamento de gás. Já que as oscilações de pressão durante o ciclo respiratório, associadas ao mecanismo valvular do local da coleção, fazem com que grande parte do gás inspirado se dirija para a região extra-alveolar, agravando o acúmulo de gás e a compressão do parênquima pulmonar. Nos casos de coleções abertas como no pneumotórax com fístula de alto débito drenado, a mesma situação se repete. Ou seja, apesar de drenado, na ventilação convencional, o fluxo inspiratório dirige-se preferencialmente para a coleção de gás, não expandindo os pulmões em função da redução da ventilação efetiva.

Para tentar reverter tal quadro, a alternativa terapêutica é o uso da VAF. Como o volume pulmonar mantém-se relativamente constante entre as duas fases do ciclo respiratório, a instalação da VAF reduz o volume da coleção de gás sem provocar o colapso alveolar. Antes da instalação da VAF, deve-se avaliar cuidadosamente se o quadro predominante é o de extravasamento de ar com compressão do parênquima ou de insuflação pulmonar insuficiente. Se o último quadro predominar, inicie o manejo da VAF de forma semelhante ao da SDR. Entretanto, como regra, o manejo dos parâmetros da VAF deve ser conduzido visando oferecer um suporte com o mínimo de pressão. Inicie com MAP igual ou inferior em 1 a 2 cmH_2O à pressão que estava sendo fornecida na ventilação convencional; e utilize volumes oscilatórios baixos, ajustando os valores da amplitude de pressão abaixo dos do pico de pressão utilizado na convencional e da frequência respiratória acima de 10 Hz.

Os ajustes posteriores devem ser realizados de acordo com a expansibilidade pulmonar e o volume da coleção extra-alveolar observada na avaliação radiológica de tórax, o nível de oxigenação e as condições cardiovasculares. Procure aceitar valores gasométricos piores, ou seja, PaO_2 próximos de 40 mmHg, $PaCO_2$ por volta de 60 mmHg e pH entre 7,25 e 7,30. As manobras de insuflação pulmonar in-

483

SEÇÃO IV – SISTEMA RESPIRATÓRIO

termitente são contraindicadas. Sempre procure dar prioridade à redução das pressões em detrimento da FiO_2. Nos casos de enfisema intersticial pulmonar unilateral ou localizado, pode-se tentar o decúbito preferencial com o lado acometido na posição dependente. Manter a VAF de 24 a 48 horas após a reabsorção da coleção de gás extra-alveolar.

Considerações finais

A busca de melhores resultados nos cuidados de bebês ventilados de forma invasiva ou não exige empenho e requer uma vigilância constante. Em ambientes tão complexos, como numa UTI neonatal, altamente dependentes de uma ação multidisciplinar, as inúmeras transferências de informações entre os profissionais são inerentes. Combinadas a uma rotina de trabalho baseada em turnos, as falhas de comunicação com perdas de informações críticas são ocorrências comuns, resultando em decisões inoportunas e inapropriadas. Assim, a correção dos processos voltados para o aprimoramento do trabalho em equipe com foco na comunicação efetiva, compartilhamento de informações, cooperação e otimização dos recursos disponíveis, pode reduzir eventos inesperados como extubação não planejada, pneumonia associada à ventilação, à lesão nasal pelo CPAP, aos episódios intermitentes de hipóxia e hiperóxia e ao prolongamento do tempo de exposição à ventilação invasiva e ao oxigênio.

LEITURAS COMPLEMENTARES

Alexiou S, Panitch HB. Physiology of non-invasive respiratory support. Semin Fetal Neonatal Med. 2016 Jun;21(3):174-80. Doi: 10.1016/j.siny.2016.02.007.

Belteki G, Lin B, Morley CJ. Weight-correction of carbon dioxide diffusion coefficient (DCO_2) reduces its inter-individual variability and improves its correlation with blood carbon dioxide levels in neonates receiving high-frequency oscillatory ventilation. Pediatr Pulmonol. 2017 Oct;52(10):1316-22. Doi: 10.1002/ppul.23759.

Bhandari V. Nasal intermittent positive pressure ventilation in the newborn: Review of literature and evidence-based guidelines. J Perinatol. 2010 Aug;30(8):505-12. Doi: 10.1038/jp.2009.165.

Brix N, Sellmer A, Jensen MS, Pedersen LV, Henriksen TB. Predictors for an unsuccessful INtubation-SURfactant-Extubation procedure: A cohort study. BMC Pediatr. 2014 Jun 19;14:155. Doi: 10.1186/1471-2431-14-155.

Casey JL, Newberry D, Jnah A. Early bubble continuous positive airway pressure: Investigating interprofessional best practices for the NICU team. Neonatal Netw. 2016;35(3):125-34. Doi: 10.1891/0730-0832.35.3.125.

Cools F, Offringa M, Askie LM. Elective high frequency oscillatory ventilation versus conventional ventilation for acute pulmonary dysfunction in preterm infants. Cochrane Database Syst Rev. 2015 Mar 19;(3):CD000104. Doi: 10.1002/14651858.CD000104.pub4.

Cummings JJ, Polin RA. Committee on Fetus and Newborn, American Academy of Pediatrics. Noninvasive respiratory support. Pediatrics. 2016 Jan;137(1). Doi: 10.1542/peds.2015-3758.

Dargaville PA, Gerber A, Johansson S, De Paoli AG, Ka mLin CO, Orsini F, Davis PG. Australian and New Zealand Neonatal Network. Incidence and outcome of CPAP failure in preterm infants. Pediatrics. 2016 Jul;138(1). pii: e20153985. Doi: 10.1542/peds.2015-3985.

Dargaville PA. CPAP, Surfactant, or both for the preterm infant resolving the dilemma. JAMA Pediatrics. 2015;169:715-7. Doi: 10.1001/jamapediatrics.2015.0909.

Davis PG, Henderson-Smart DJ. Nasal continuous positive airways pressure immediately after extubation for preventing morbidity in preterm infants. Cochrane Database Syst Rev. 2003;(2):CD000143. Doi: 10.1002/14651858.CD000143.

Dawson L, Klingman KL, Marrazzo J. Addressing standards of care in resource-limited settings. J Acquir Immune Defic Syndr. 2014 Jan 1;65(Suppl 1):S10-4. Doi: 10.1097/QAI.0000000000000033.

De Jaegere A, van Veenendaal MB, Michiels A, van Kaam AH. Lung recruitment using oxygenation during open lung high-frequency ventilation in preterm infants. Am J Respir Crit Care Med. 2006 Sep 15;174(6):639-45. doi:10.1164/rc cm.200603-351OC.

Ferguson KN, Roberts CT, Manley BJ, Davis PG. Interventions to improve rates of successful extubation in preterm infants: A systematic review and meta-analysis. JAMA Pediatr. 2017 Feb 1;171(2):165-74. Doi: 10.1001/jamapediatrics.2016.3015.

Fischer C, Bertelle V, Hohlfeld J, Forcada-Guex M, Stadelmann-Diaw C, Tolsa JF. Nasal trauma due to continuous positive airway pressure in neonates. Arch Dis Child Fetal Neonatal Ed. 2010 Nov;95(6):F447-51. Doi: 10.1136/adc.2009.179416.

Fisher & Paykel Healthcare®. Disponível em: https://www.fphcare.com.br/produtos/canula-nasal-optiflow-junior/.

Greenough A, Murthy V, Milner AD, Rossor TE, Sundaresan A. Synchronized mechanical ventilation for respiratory support in newborn infants. Cochrane Database Syst Rev. 2016 Aug 19;(8):CD000456. Doi: 10.1002/14651858.CD000456.pub4.

Guay JM, Carvi D, Raines DA, Luce WA. Care of the neonate on nasal continuous positive airway pressure: A bedside guide. Neonatal Netw. 2018 Jan 1;37(1):24-32. Doi: 10.1891/0730-0832.37.1.24.

Guinsburg R, de Almeida MF, de Castro JS, Silveira RC, Caldas JP et al. Death or survival with major morbidity in VLBW infants born at Brazilian neonatal research network centers. J Matern Fetal Neonatal Med. 2016 Mar;29(6):1005-9. Doi: 10.3109/14767058.2015.1031740.

Gupta S, Donn SM. Continuous positive airway pressure: To bubble or not to bubble? Clin Perinatol. 2016;43:647-59. Doi: 10.1016/j.clp.2016.07.003.

Herting E, Härtel C, Göpel W. Less invasive surfactant administration (LISA): Chances and limitations. Arch Dis Child Fetal Neonatal Ed. 2019 Nov;104(6):F655-F659. Doi: 10.1136/archdischild-2018-316557.

Imbulana DI, Manley BJ, Dawson JA, Davis PG, Owen LS. Nasal injury in preterm infants receiving non-invasive respiratory support: A systematic review. Arch Dis Child Fetal Neonatal Ed. 2018 Jan;103(1):F29-F35. Doi: 10.1136/archdischild-2017-313418.

Isayama T, Chai-Adisaksopha C, McDonald SD. Noninvasive ventilation with vs without early surfactant to prevent chronic lung disease in preterm infants. A systematic review and meta-analysis. JAMA Pediatr. 2015;169:731-9. Doi: 10.1001/jamapediatrics.2015.0510.

Jasani B, Ismail A, Rao S, Patole S. Effectiveness and safety of nasal mask versus binasal prongs for providing continuous positive airway pressure in preterm infants – A systematic review and meta-analysis. Pediatric Pulmonology. 2018;1-6. Doi: 10.1002/ppul.24014.

Jensen EA, DeMauro SB, Kirpalani H. Has enough evidence accumulated to consider CPAP a first-line standard of care in developing countries? Arch Dis Child Fetal Neonatal Ed. 2014 Nov;99(6):F443-4. Doi: 10.1136/archdischild-2014-305991.

Keszler M. Mechanical ventilation strategies. Semin Fetal Neonatal Med. 2017 Aug;22(4):267-74. Doi: 10.1016/j.siny.2017.06.003.

Klingenberg C, Wheeler KI, McCallion N, Morley CJ, Davis PG. Volume-targeted versus pressure-limited ventilation in neonates. Cochrane Database of Systematic Reviews. 2017;(10)CD003666. Doi: 10.1002/14651858.CD003666.pub4.

Lemyre B, Davis PG, De Paoli AG, Kirpalani H. Nasal intermittent positive pressure ventilation (NIPPV) versus nasal continuous positive airway pressure (NCPAP) for preterm neonates after extubation. Cochrane Database of Systematic Reviews. 2017;(2): CD003212. Doi: 10.1002/14651858.CD003212.pub3.

Lemyre B, Laughon M, Bose C, Davis PG. Early nasal intermittent positive pressure ventilation (NIPPV) versus early nasal continuous positive airway pressure (NCPAP) for preterm infants. Cochrane Database of Systematic Reviews. 2016;(12): CD005384. Doi: 10.1002/14651858.CD005384.pub2.

Lissauer T, Duke T, Mellor K, Molyneux L. Nasal CPAP for neonatal respiratory support in low and middle-income countries. Arch Dis Child Fetal Neonatal Ed. 2017 May;102(3):F194-F196. Doi: 10.1136/archdischild-2016-311653.

Mahmoud RA, Roehr CC, Schmalisch G. Current methods of non-invasive ventilatory support for neonates. Paediatr Respir Rev. 2011;12:196-205. Doi: 10.1016/j.prrv.2010.12.001.

Manley BJ. Nasal high flow: Going viral? Arch Dis Child Fetal Neonatal Ed. 2016 Jul;101(4):F282-3. Doi: 10.1136/archdischild-2015-310269.

Mann B, Sweet M, Knupp AM, Buck J, Chipps E. Nasal continuous positive airway pressure: A multisite study of suctioning practices within NICUs. Adv Neonatal Care. 2013 Apr;13(2):E1-9. Doi: 10.1097/ANC.0b013e3182863eaf.

March of Dimes, PMNCH, Save the Children, Who. Born Too Soon: The Global action report on preterm Birth. eds Howson CP, Kinney MV, Lawn JE. World Health Organization. Geneva; 2012. Disponível em: https://www.who.int/maternal_child_adolescent/documents/born_too_soon/en/.

Martin S, Duke T, Davis P. Efficacy and safety of bubble CPAP in neonatal care in low-and-middle-income countries: A systematic review. Arch Dis Child Fetal Neonatal Ed. 2014 Nov;99(6):F495-504. Doi: 10.1136/archdischild-2013-305519.

MS/SVS/DASIS – Sistema de Informações sobre Nascidos Vivos – SINASC. Disponível em: http://www2.datasus.gov.br/DATASUS/index.php?area=0205.

Newnam KM, McGrath JM, Estes T, Jallo N, Salyer J, Bass WT. An integrative review of skin breakdown in the preterm infant associated with nasal continuous positive airway pressure. J Obstet Gynecol Neonatal Nurs. 2013 Sep-Oct;42(5):508-16. Doi: 10.1111/1552-6909.12233.

Polin RA, Carlo WA and Committee on Fetus and Newborn. Surfactant replacement therapy for preterm and term neonates with respiratory distress. Pediatrics 2014; 133:156-163. Doi: 10.1542/peds.2013-3443.

Roehr CC, Yoder BA, Davis PG, Ives K. Evidence support and guidelines for using heated, humidified, high-flow nasal cannulae in neonatology: Oxford Nasal High-Flow Therapy Meeting, 2015. Clin Perinatol. 2016 Dec;43(4):693-705. Doi: 10.1016/j.clp.2016.07.006.

Schmolzer GM, Kumar M, Pichler G, Aziz K, O'Reilly M, Cheung PY. Non-invasive versus invasive respiratory support in preterm infants at birth: Systematic review and meta-analysis. BMJ 2013; 347:f5980. Doi: 10.1136/bmj.f5980.

Stoll BJ, Hansen NI, Bell EF, Walsh MC, Carlo WA et al. Eunice Kennedy Shriver National Institute of Child Health and Human Development Neonatal Research Network. Trends in care practices, morbidity, and mortality of extremely preterm neonates, 1993-2012. JAMA. 2015 Sep 8;314(10):1039-51. Doi: 10.1001/jama.2015.10244.

Subramaniam P, Ho JJ, Davis PG. Prophylactic nasal continuous positive airway pressure for preventing morbidity and mortality in very preterm infants. Cochrane Database Syst Rev. 2016;(6):CD001243. Doi: 10.1002/14651858.CD001243.

Sweet DG, Carnielli V, Greisen G et al. European consensus guidelines on the management of respiratory distress syndrome – 2016 Update. Neonatology. 2017;111:107-25. Doi: 10.1159/000448985.

Sweet M, Armbruster D, Bainbridge E, Reiner B, Tan A, Chipps E. A pilot study of responses to suctioning among neonates on bubble nasal continuous positive airway pressure. Adv Neonatal Care. 2017 Dec;17(6):E3-E11. Doi: 10.1097/ANC.0000000000000442.

Thukral A, Sankar MJ, Chandrasekaran A, Agarwal R, Paul VK. Efficacy and safety of CPAP in low- and middle-income countries. J Perinatol. 2016 May;36(Suppl 1):S21-8. Doi: 10.1038/jp.2016.29.

Travers CP, Carlo WA. How to save 1 million lives in a year in low-and--middle-income countries. Neonatology. 2017;111(4):431-436. Doi: 10.1159/000460512.

United Nations Inter-Agency Group for Child Mortality Estimation (UN IGME). Levels & Trends in Child Mortality: Report 2019, Estimates developed by the United Nations Inter-Agency Group for Child Mortality Estimation. United Nations Children's Fund, New York; 2019. Disponível em: https://data.unicef.org/wp-content/uploads/2019/09/UN-IGME--Child-Mortality-Report-2019.pdf.

Vapotherm®. Disponível em: https://vapotherm.com/docs/Vapotherm%20Precision%20Flow%20Technical%20Service%20Manual.pdf.

Vento M, Bohlin K, Herting E, Roehr CC, Dargaville PA. Surfactant Administration via Thin Catheter: A Practical Guide Neonatology. 2019;116(3):211-26. Doi: 10.1159/000502610.

Wang C, Guo L, Chi C, Wang X, Guo L et al. Mechanical ventilation modes for respiratory distress syndrome in infants: a systematic review and network meta-analysis. Crit Care. 2015 Mar 20;19:108. Doi: 10.1186/s13054-015-0843-7.

WHO recommendations on interventions to improve preterm birth outcomes: Evidence base. Disponível em: https://www.who.int/reproductivehealth/publications/maternal_perinatal_health/preterm-birth--guideline/en/.

Wilkinson D, Andersen C, O'Donnell CPF, De Paoli AG, Manley BJ. High flow nasal cannula for respiratory support in preterm infants. Cochrane Database of Systematic Reviews. 2016;(2):CD006405. Doi: 10.1002/14651858.CD006405.pub3.

Wright CJ, Sherlock LG, Sahni R, Polin RA. Preventing continuous positive airway pressure failure: Evidence-based and physiologically sound practices from delivery room to the neonatal intensive care unit. Clin Perinatol. 2018 Jun;45(2):257-71. Doi: 10.1016/j.clp.2018.01.011.

Yoder BA, Manley B, Collins C, Ives K, Kugelman A, Lavizzari A, McQueen M. Consensus approach to nasal high-flow therapy in neonates. J Perinatol. 2017 Jul;37(7):809-813. Doi: 10.1038/jp.2017.24.

67

Apneia no Período Neonatal

Paulo de Jesus Hartmann Nader

A apneia no período neonatal é uma intercorrência das mais prevalentes encontradas nas unidades de terapia intensiva neonatal (UTIN), com várias etiologias, acometendo principalmente, prematuros com idade gestacional inferior a 34 semanas.

Definição

A apneia pode ser definida como uma parada dos movimentos respiratórios por um período igual ou superior a 15 segundos acompanhada por bradicardia ou queda de saturação. Episódios mais curtos de parada respiratória com queda de saturação e/ou bradicardia também podem ser considerados como apneia. Pausas respiratórias com mais de 20 segundos de duração, mesmo sem alterações clínicas, também devem ser consideradas como apneia. Deve ser diferenciada da respiração periódica do recém-nascido (RN), que é traduzida como uma parada respiratória em tempo menor que 15 segundos, sem alterações cardiovasculares (bradicardia ou queda de saturação), podendo estar associada à alimentação ou à evacuação. Podem ocorrer episódios de queda de saturação e bradicardia não associados à apneia em situações de cardiopatias e displasia broncopulmonar, estando associado à hipoventilação *shunts* intrapulmonares da direita para esquerda.

Fisiopatologia

Em RN a termo, as causas de apneia estão relacionadas a doenças, ao contrários dos prematuros. No Quadro 67.1 podem ser vistas as prováveis causas de apneia no recém-nascido a termo. As apneias do prematuro podem ser classificadas como: central, obstrutiva ou mista. Na apneia central ocorre parada dos movimentos respiratórios, sem evidência de obstrução. A fisiopatologia deste processo está relacionada à imaturidade do centro cardiorrespiratório do prematuro. A apneia da prematuridade (AP), está diretamente relacionada à imaturidade dos centros respiratórios e também às respostas dos sensores responsáveis pela ventilação dos prematuros (resposta à hipercapnia e hipoxemia). No Quadro 67.1 encontram-se os mecanismos associados à apneia da prematuridade. Do mesmo modo, os prematuros possuem em seu diafragma um número menor de fibras resistentes à fadiga, facilitando os episódios de apneia. Existe uma relação inversa em relação à idade gestacional, ou seja, quanto menor for a idade gestacional, maior será a incidência de AP. Na literatura é reportado uma incidência de 60% em prematuros com peso inferior a 1.500 g e de 85% nos prematuros abaixo de 28 semanas de idade gestacional. Em prematuros com idade igual ou maior do que 34 semanas está descrito uma incidência ao redor de 10%.

SEÇÃO IV – SISTEMA RESPIRATÓRIO

Quadro 67.1 Etiologia da apneia da prematuridade.	
Mecanismo	*Consequência*
Menor número de sinapses, arborização dendrítica escassa, mielinização incompleta.	Dificuldade de despolarização dos neurônios e menor velocidade de propagação dos impulsos.
Pequeno diâmetro da laringe, faringe sem suporte rígido, arcos costais com excesso de cartilagem, diminuição de tônus da musculatura intercostal, menor número de fibras resistentes à fadiga.	Dificuldade em manter a via aérea permeável.
Menor sensibilidade dos receptores ao CO2, redução da ventilação com aumento do CO2.	Pouca resposta a hipoventilação e aumento de CO2.
Maior tempo de sono REM.	Inibição dos músculos posturais, redução do volume pulmonar.
Diminuição de resposta à dopamina e à serotonina.	Diminuição da resposta dos quimiorreceptores centrais e periféricos.

Fonte: Desenvolvido pela autoria.

Na respiração periódica do recém-nascido as pausas respiratórias ocorrem em menor período de tempo (< 15 segundos) e sem redução da frequência cardíaca ou queda da saturação. Usualmente em períodos que duram entre 5 a 10 segundos. Está presente em até 80% dos recém-nascidos a termo, chegando a 100% nos prematuros extremos. A respiração periódica ocorre mais durante o sono, principalmente no sono REM.

Causas

A apneia no RN é consequente a múltiplas doenças, principalmente nos bebês a termo. A causa mais comum de apneia é a prematuridade associada à imaturidade do sistema respiratório, conforme apresentado no Quadro 67.1. No Quadro 67.3 estão listadas as doenças associadas à apneia do prematuro. Sempre que estivermos com casos de apneia do prematuro, devemos avaliar a existência de outras doenças associadas. Uma vez afastadas outras causas de apneia no prematuro, podemos defini-la como AP. Portanto, sempre que um prematuro apresentar apneia devemos excluir outros eventos, antes de iniciar o tratamento específico para apneia da prematuridade. Na apneia dos RN a termo está afastada a hipótese de imaturidade do sistema respiratório, sendo um sinal associado à doença, portanto, deve ser imediatamente investigada. No Quadro 67.2 estão listadas as etiologias e as doenças correspondentes da apneia do RN a termo.

Quadro 67. 2 Etiologia da apneia em recém-nascidos a termo.	
Etiologia	*Doenças/consequências*
Asfixia perinatal	Hipoxemia, acidose metabólica
Medicações depressoras do sistema nervoso central no parto	Depressão do sistema nervoso central (narcóticos, anestesia geral e sulfato de magnésio)
Obstrução das vias aéreas	Atresia de coanas, sequência de Pierre-Robin, traqueomalácia, estenose de traqueia
Distúrbios neuromusculares	Neuropatias, miopatias congênita (alteração do distúrbio da deglutição ou respiração)
Trauma	Tocotraumatismo (hemorragia cerebral, paralisia do nervo frênico, lesão de medula)
Infecção	Pneumonia, meningite, sepse
Lesões do sistema nervoso central	Malformações do sistema nervoso central (Arnold-Chiari, Dandy-Walker)
Distúrbios metabólicos	Hipoglicemia, hiponatremia

Fonte: Desenvolvido pela autoria.

Quadro 67.3 Associação de outras morbidades com apneia do prematuro.
<ul><li>Lesão SNC (HPIV, convulsões)</li><li>Infecções (sepse, NEC, meningite, localizadas)</li><li>Flutuação da temperatura ambiente (hipo ou hipertermia)</li><li>Cardíaco (ductus, insuficiência cardíaca)</li><li>Distúrbios da glicose, cálcio, sódio</li><li>Fármacos (prostaglandina-PGE1, magnésio, anestesia geral, opioides)</li><li>Anemia</li><li>Obstrução de via aérea superior (macroglossia, micrognatia, atresia de coanas)</li><li>Distensão abdominal (enterocolite necrosante)</li><li>Doença pulmonar crônica</li></ul>

Fonte: Desenvolvido pelo autor.

Classificação

A apneia é classificada em três categoria. Apneia central, obstrutiva e mista. Na apneia central existe uma parada do esforço inspiratório, sem sinais de obstrução. Na apneia obstrutiva o RN tenta respirar contra uma via aérea alta obstruída, havendo movimentos do tórax sem fluxo de ar nasal durante todo o período da apneia. O processo obstrutivo está localizado na faringe, na laringe, ou em ambos os locais. Na apneia mista ocorre um processo obstrutivo (apneia obstrutiva) seguido de pausa respiratória central.

Método de avaliação na UTI neonatal

As formas de avaliação são feitas por meio de monitorização dos movimentos respiratórios, de alterações da frequência cardíaca e saturação de pulso (consequência das apneias). Podem ser usados os seguintes equipamentos:

a) **Monitor de apneia:** nesta situação os eletrodos são colocados no tórax do paciente, na parte lateral. Os movimentos respiratórios serão detectados pela variação da impedância torácica, registrando também os batimentos cardíacos. Como fator limitante deste método, pode haver registro de frequência respiratória nos casos em que o recém-nascido esteja se movimentando.

b) **Monitor de frequência cardíaca:** usa os mesmos eletrodos do monitor de apneia. Faz o registro da frequência cardíaca e do traçado eletrocardiográfico. Com limitações no seu uso, pois o diagnóstico de apneia é feito nos episódios de bradicardia que ocorrem após um episódio de apneia prolongada.

c) **Oxímetro de pulso:** avalia a saturação de hemoglobina e a frequência cardíaca captada por meio do sensor colocado nas extremidades (pé ou mão). A queda de saturação pode representar um episódio de apneia. Do mesmo modo que o monitor cardíaco, o oxímetro apresenta limitações no seu uso, pois o diagnóstico de apneia é feito nos episódios de bradicardia, que ocorrem após um episódio de apneia prolongada. Nos casos de má perfusão, o saturômetro não registra adequadamente os parâmetros, não podendo ser usado como método diagnóstico. Nestes casos o uso de monitor cardíaco é indicado.

Manuseio

O tratamento da apneia no RN a termo está centrado na doença associada à apneia.

Quanto ao tratamento específico das apneias do prematuro, podemos dividir em medidas gerais e farmacológicas.

Medidas gerais

No prematuro é importante manter o ambiente térmico neutro, sem variações bruscas de temperatura e impedir que o pescoço fique fletido, o que pode ocasionar apneia central e obstrutiva, respectivamente. Deve ser mantido a monitorização constante para que o diagnóstico seja precoce resultando em imediata intervenção. Na grande maioria das vezes o estímulo tátil pode reverter o quadro e apneia. O uso do CPAP nasal ou ventilação não invasiva pode estar indicado associado às medidas farmacológicas.

Medidas farmacológicas

O uso de metilxantinas é o principal tratamento farmacológico. A droga de escolha é a cafeína, podendo, em situações especiais, ser usado a teofilina que apresenta mais efeitos colaterais e grande variação de nível sérico. A cafeína reduz o número de apneias atuando em vários locais; aumentando a ventilação minuto, melhorando a resposta ao aumento do CO2, reduzindo os episódios de depressão respiratória por hipoxemia e melhorando a atividade do diafragma. Estes mecanismos estão ligados a processos de antagonismo competitivo da adenosina (inibidor neuroregulador do sistema nervoso central). A escolha da cafeína em relação a outras xantinas está relacionada a menos efeitos colaterais, com maior limiar entre nível terapêutico e tóxico, com nível sérico mais estável, não necessitando monitorização do mesmo. Os efeitos colaterais da cafeína podem ser vistos no Quadro 67.4. Sendo destacado a taquicardia, hiperglicemia e vômitos. O tratamento com a cafeína deve durar até o prematuro atingir 34 semanas de idade gestacional corrigida e estar 7 dias sem apresentar apneias. Em situações de prematuridade extrema (idade gestacional menor que 28 semanas), pode ser necessário a manutenção do tratamento por um tempo maior.

Indicações da cafeína

- Em prematuros com apneia da prematuridade (usualmente com menos de 34 semanas).
- Redução do risco de intubação em prematuros com idade gestacional menor que 32 semanas.
- Facilitação da extubação em prematuros com idade gestacional menor que 32 semanas.
- Redução no tempo de ventilação mecânica.
- Aumento nas taxas de sucesso de extubação nos prematuros.
- Redução do risco de displasia broncopulmonar.
- O uso profilático de cafeína no prematuro ainda necessita de mais estudos para sua indicação.

Dosagem e administração

- **Dose de ataque:** 20 mg/kg de citrato de cafeína (10 mg/kg de cafeína base).
- **Manutenção:** 5 mg/kg de citrato de cafeína a cada 24 horas. Iniciando 24 horas após a dose de ataque. Pode ser aumentado a dose de manutenção para 10 mg/kg se persistirem as apneias.
- **Administração:** no Brasil, a apresentação de cafeína existente é feita para administração intravenosa ou oral (Peyona), contendo na ampola de 1 mL, 20 mg de citrato de cafeína. Pode ser usada intravenosa (IV) e por via enteral (via oral ou sonda nasogástrica). Na administração IV pode ser infundida sem diluir, lentamente, por 30 minutos em bomba de infusão. Quando o volume a ser infundido é muito pequeno pode ser usado soro fisiológico ou soro glicosado a 5%. Nos casos de apresentações de cafeína manipulada as doses de administração são as mesmas, porém a diluição e as apresentações irão variar de acordo com a recomendação da farmácia de manipulação. O uso de fármacos manipulados apresenta riscos em relação à segurança do medicamento, sendo regulamentado pela Anvisa.

Quadro 67.4
Efeitos colaterais das xantinas.
- Taquicardia - Convulsões - Sonolência - Hiperglicemia - Irritabilidade - Náuseas - Hiperreflexia - Vômitos - Tremores - Hematêmese - Opistótono

Fonte: Desenvolvido pela autoria.

LEITURAS COMPLEMENTARES

Eric C. Eichenwald and Commitee on Fetus and Newborn. Apnea of Prematurity. Pediatrics 2016;137:1-6.

Henderson-Smart DJ, English M. Caffeine Versus Theophylline for apnea in preterm infants. Cochrane Database Syst Rev. 2010;Jan 20(1):CD000273.

Kua KP, Lee SW. Systematic review and meta-analysis of clinical outcomes of early caffeine therapy in preterm neonates. Br J Clin Pharmacol. 2017 Jan;83(1):180-91.

Park HW, Lim G, Chung SH, Chung S, Kim KS, Kim SN et al. Ealy Caffeine Use in Very Low Birth Weigth Infants and Neonatal Outcomes: A Systematic Review and Mata-Analysis. J Korean Med Sci. 2015 Dec30;(12):1828-35.

Powell MB, Ahlers-Schmidt CR, Engel M, Bloom BT. Clinically significant cardiopulmonar events and the effect of definition standardization on apnea of prematurity management. J Perinatol. 2017;Jan 37(1):88-90.

Schmidt B, Roberts RS, Davis P, Doyle LW, Barrington KJ, Ohlsson A et al. Caffeine therapy for apnea of prematurity. N Engl J Med. 2006May18;354(20):2112-21.

Sweet DG, Carnielli V, Greisen G, Hallman, M, Ozek E, Plavke R et al. European Consensus Guidelines on the Management of Respiratory Distress Syndrome. 2016 Update. Neonatology. 2017;111:107-25.

Taha D, Kirkby S, Nawab U, Dysart KC, Genen L, Greenspan JS, Aghai ZH. Early caffeine therapy for prevention of bronchopulmonary dysplasia in preterm infants. J Matern Fetal Neonatal Med. 2014Nov;27(16):1698-702.

SEÇÃO V
Sistema Cardiovascular

Ecocardiografia no Diagnóstico Pré-Natal das Cardiopatias Congênitas

Ana Paula Damiano

O coração fetal encontra-se em um período de desenvolvimento com características típicas desta fase, e o entendimento da fisiologia cardiovascular fetal, bem como o das modificações que ocorrem ao nascimento, é importante para o diagnóstico e tratamento das doenças cardíacas. Na circulação fetal, ambos os ventrículos ejetam o sangue para a aorta descendente consequentemente ao *shunt* pelo canal arterial, caracterizando a "circulação em paralelo". O ventrículo direito (VD) bombeia maior quantidade de sangue sob maior pressão e é, portanto, mais hipertrófico e dominante neste sistema. O VD também recebe o sangue com menor teor de oxigênio e retorna grande parte deste fluxo para a aorta descendente, enquanto o ventrículo esquerdo (VE) recebe o sangue com maior teor de oxigênio e direciona-o para os órgãos com maior taxa metabólica (cérebro e coração). A circulação fetal também se caracteriza pela presença de outras comunicações (*shunts*) entre os territórios sistêmico, pulmonar e placentário e entre os dois lados do coração. Além do canal arterial, esses pontos são o ducto venoso, a artéria umbilical e o forame oval.

Na circulação em paralelo, apenas um ventrículo é necessário para manter a estabilidade hemodinâmica e, após a formação das estruturas cardíacas, as alterações anatômicas e/ou funcionais presentes podem resultar na modificação do fluxo de sangue que, por sua vez, determina remodelamento de câmaras e vasos cardíacos e novas alterações funcionais. Entretanto, a grande maioria das cardiopatias congênitas é bem tolerada pelo feto e os sintomas só estarão presentes após o parto e o início do período de transição. Nos primeiros minutos após o parto, ocorre queda da resistência vascular pulmonar levando ao aumento do fluxo pulmonar, modificação do padrão de ejeção cardíaca para a "circulação em série" com o início do fechamento do ducto venoso, forame oval, canal arterial e interrupção da passa-

gem pela artéria umbilical, e o grande aumento do débito cardíaco imposto pela nova condição de respiração e termorregulação. Essas modificações continuam de maneira menos abrupta nos próximos dias.

A incidência de malformações cardiovasculares fetais não é precisamente conhecida, e a ultrassonografia realizada durante a gestação permite a avaliação das características estruturais e funcionais e do ritmo do coração fetal. Em alguns casos, na suspeita de anormalidade ou na presença de determinados fatores de risco relacionados à malformação cardíaca, um exame mais minucioso poderá ser indicado mediante a ecocardiografia fetal. O diagnóstico pré-natal permite o acompanhamento do feto, a indicação de medidas terapêuticas ainda durante a gestação e o aconselhamento com relação aos cuidados perinatais necessários e evolução pós-natal, sempre com a atuação de uma equipe multidisciplinar. Muitos autores demonstraram o impacto desse método na melhora da sobrevida desses pacientes. O ecocardiograma fetal é, geralmente, realizada entre a 18ª e a 22ª semanas de gestação, mas, em alguns casos, pode ser realizado ainda com menor sensibilidade diagnóstica, e por via transvaginal, a partir da 11ª semana de gestação. Pode ser indicado por causas materna, familiar ou fetal.

Com relação às causas maternas, a presença de cardiopatia congênita na mãe claramente aumenta o risco de uma malformação estrutural cardiovascular no feto. Entretanto, a herança genética das malformações cardíacas congênitas ainda não é bem compreendida. A exposição materna a teratógenos cardiovasculares conhecidos pode afetar o coração fetal em desenvolvimento como é o caso dos anticonvulsivantes, álcool, ácido retinoico, inibidores da enzima conversora de angiotensina (IECA), lítio entre outros. Infecções virais maternas podem estar associadas com malformações estruturais (p. ex., rubéola, ensejando a persistência do canal arterial ou estenose da artéria pulmonar) ou cardiomiopatia (p. ex., parvovírus ou coxsackievírus). O diabetes *mellitus* é uma desordem metabólica materna que aumenta o risco das malformações cardiovasculares fetais, mais comumente do tipo ventrículo único, síndromes heterotáxicas, tronco arterial comum e transposição das grandes artérias. Também pode estar relacionado à cardiomiopatia hipertrófica transitória do recém-nascido nos casos de mau controle glicêmico no 3º trimestre. Fenilcetonúria materna está associada com um risco aumentado de tetralogia de Fallot, lesões obstrutivas do coração esquerdo e defeitos do septo ventricular. Gestantes portadoras de doença do tecido conjuntivo, como lúpus eritematoso sistêmico (LES) e síndrome de Sjögren, têm maior risco de bloqueio atrioventricular fetal e de cardiomiopatia observado na presença de anticorpos maternos específicos anti-SSA/Ro e anti-SSB/La, sendo maiores os níveis de anticorpo relacionados a maior chance de bloqueio.

As indicações familiares se baseiam na característica genética do defeito com risco aumentado de recorrência de cardiopatia congênita entre irmãos e indivíduos da mesma família. Em geral, o risco de recorrência em parentes de 1º grau é aproximadamente 2 a 5 vezes e pode ser ainda maior se houver história de um feto anterior ou se o defeito tiver herança conhecida autossômica dominante. Nos casos de familiar de 2º grau não sindrômico afetado por patologia cardíaca congênita, o risco é pouco aumentado e a realização do ecocardiograma fetal pode ser considerada. Não está indicada avaliação fetal se a cardiopatia for em familiar de 3º grau. História familiar de síndrome genética com herança mendeliana (p. ex., Noonan, Marfan, DiGeorge, Holt-Oram, Willians e QT longo), bem como de outra malformação congênita extracardíaca, aumenta o risco de cardiopatia fetal. Na maioria dos casos de recorrência, o mesmo defeito se repete. No entanto, mesmo no caso de famílias com defeitos de gene único confirmado, a penetrância e a expressão fenotípica podem ser bastante variável.

A indicação fetal depende de um adequado rastreamento cardíaco realizado na ultrassonografia morfológica. A associação do corte das quatro câmaras cardíacas aos tratos de via de saída e, mais recentemente, ao corte das grandes artérias no plano dos três vasos e traqueia atinge taxas de detecção de cardiopatia fetal de até 90%. Na suspeita de alteração cardíaca, a gestante deverá ser encaminhada para realização de um ecocardiograma fetal. A presença de malformações extracardíacas, principalmente no caso de onfalocele, hérnia diafragmática, atresia duodenal, fístula traqueoesofágica, higroma cístico e artéria umbilical única também, é considerada fator de risco para cardiopatia fetal. Muitas anormalidades cromossômicas estão associadas com malformações congênitas cardiovasculares, sendo a mais comum a trissomia do cromossomo 21, e o tipo de cardiopatia mais comum depende da síndrome encontrada. Por sua vez, alguns tipos de cardiopatia têm maior correlação com alterações genéticas: defeito do septo atrioventricular; coarctação e/ou interrupção de aorta; dupla via de saída de VD; tetralogia de Fallot; e tronco arterial comum. A translucência nucal alterada mesmo que de forma isolada é fator de risco para cardiopatia fetal, e o risco será maior se houver associação com insuficiência tricúspide ou um padrão de fluxo anormal no ducto venoso. A gravidez de gêmeos monozigóticos com síndrome de transfusão feto-fetal demonstra maior incidência de cardiopatia congênita, predominando o acometimento do feto receptor por miocardiopatia hipertrófica e lesões obstrutivas da artéria pulmonar. Anasarca ou hidropsia fetal está relacionada com anormalidades cardiovasculares estruturais (p. ex., heterotaxias, defeitos do septo atrioventricular e síndrome de hipoplasia do coração esquerdo) e funcionais (p. ex., arritmias), embora a causa principal seja a anemia fetal, além de anormalidades genéticas e erros inatos do metabolismo. Por sua vez, a regurgitação valvar severa tricúspide ou mitral pode causar aumento das pressões de enchimento atrial e hidropsia fetal.

As alterações do ritmo cardíaco fetal (taquicardia, bradicardia ou ritmos irregulares) estão presentes em aproximadamente 2% das gestações e, na maioria dos casos, a arritmia é transitória e não requer qualquer intervenção. Ritmo cardíaco anormal é definido como frequência sustentada abaixo de 100 ou acima de 180 batimentos/minuto e deve ser investigada. Em muitos casos não há um distúrbio primário do ritmo e a taquicardia decorre de infecção, anemia fetal, distúrbio metabólico materno ou sofrimento fetal; mas, nesses casos, a frequência cardíaca costuma ser inferior a 200 bpm. A taquicardia fetal primária mais comum é supraventricular por mecanismo atrioventricular reentrante seguida pelo *flutter* atrial. As taquicardias com rápida duração e pouco frequentes costumam ser bem toleradas pelo feto e não demandam terapia específica. Taquicardias frequentes e/ou sustentadas têm grande chance de causar insuficiência cardíaca fetal e necessitam de tratamento imediato mediante administração de antiarrítmicos para a mãe com passagem transplacentária para o feto e, nos casos em que a gestação estiver próxima do termo, pode-se considerar a interrupção para tratamento após o parto. Os medicamentos mais comuns em nosso meio usados para tratamento de arritmia fetal e que têm passagem transplacentária são a digoxina, sotalol e amiodarona. A dose oral administrada à mãe costuma ser alta em virtude de maior volume circulante e de aumento do *clearence* renal materno. Efeitos colaterais podem ocorrer sobre a mãe e sobre os demais órgãos fetais. Após o parto, a reavaliação do RN pelo especialista mediante exames complementares permite definir o diagnóstico preciso, se há necessidade de terapia medicamentosa ou de terapia intervencionista, bem como se será feito o seguimento pós-natal. É recomendado que o RN permaneça em observação sob monitorização cardíaca durante este período.

Entre as causas de bradicardia fetal, encontram-se as extrassístoles atriais bloqueadas ou não, com evolução comumente benigna e resolução espontânea, sem necessidade de terapia específica. As formas mais graves são causadas por bloqueio atrioventricular de graus avançados associados ou não à cardiopatia estrutural e síndrome do QT longo. O bloqueio atrioventricular (BAV) fetal pode ocorrer com cardiopatia estrutural em até 50% dos casos (síndrome heterotáxica, L-TGA e defeitos do septo atrioventricular). Nos casos em que o distúrbio do ritmo se apresenta de forma isolada, é comum a associação com colagenosa materna (lúpus ou síndrome de Sjögren), que deve ser investigada durante a gestação. O BAV pode ser classificado em 1º grau, 2º grau tipo I ou II e 3º grau (BAV total), conforme avança em relação à porção do feixe de condução acometida. O BAV de 1º grau costuma ter evolução benigna e não necessita de tratamento específico, exceto nos casos de lúpus quando o uso de corticosteroides maternos está indicado pela possibilidade de evolução para BAV total. O BAV total pode ensejar a hidropsia fetal que ocorre nos casos com menor frequência de resposta ventricular. Nos fetos portadores de BAV total com frequência ventricular abaixo de 55 bpm ou sinais de insuficiência cardíaca congestiva (ICC), existe risco de descompensação pós-natal, e a equipe neonatal deverá estar preparada para iniciar medidas de controle da frequência cardíaca com aminas beta-1 estimulantes e/ou implante de marcapasso logo após o parto. A bradicardia assintomática e persistente é um dos sintomas mais comuns da síndrome do QT longo fetal; porém, esse diagnóstico só costuma ser confirmado após o parto. Pela possibilidade de evolução com taquicardia ventricular (*torsades de pointes*), deve-se evitar o uso para a gestante de anestésicos que prolonguem o intervalo QT.

A terapia das cardiopatias congênitas intraútero já é possível para algumas poucas patologias com indicações restritas e realizada em centros altamente especializados. A dilatação valvar aórtica pode ser feita por via transuterina e demonstrou aumento nas correções biventriculares melhorando o fluxo através das câmaras esquerdas. O mesmo procedimento está sendo realizado ainda de forma esporádica para os casos de estenose valvar pulmonar, bem como septostomia na síndrome de hipoplasia de VE, porém ainda com resultados iniciais.

Devemos sempre lembrar que, na avaliação do coração fetal, algumas lesões são de difícil identificação em virtude de características fisiopatológicas, além de limitações da aquisição das imagens que podem ser causadas pela posição fetal e biotipo materno. O forame oval e o canal arterial estarão pérvios, não havendo critérios que predigam seu fechamento no período pós-natal. A permeabilidade do canal arterial fetal e o istmo aórtico já naturalmente estreito também dificultam o diagnóstico de coarctação de aorta. Pequenos defeitos do septo interventricular ou estenose leve das válvulas atrioventricular ou semilunares podem não ser detectados pelo ecocardiograma fetal, bem como detalhes minuciosos da anatomia valvar. Também não é possível excluir completamente a drenagem parcial anômala de veias pulmonares ou identificar anomalias coronarianas menos severas. O caráter evolutivo de algumas lesões, podendo piorar principalmente nos casos das obstruções valvares e/ou presença de insuficiência cardíaca, deve ser sempre considerado.

O diagnóstico pré-natal tem papel no planejamento da via de parto e idade gestacional, bem como da estrutura necessária para o atendimento inicial do recém-nascido. Fetos com anormalidades cardíacas estruturais, alteração da função cardíaca ou arritmias podem apresentar sinais de baixo débito e alteração dos exames pré-natais que necessitam de intervenção ou antecipação do parto. De maneira geral, não costuma ser necessária a antecipação do parto do feto cardiopata e a via de parto pode ser indicada conforme características obstétricas da paciente. Entretanto, na presença de sinais de insuficiência cardíaca fetal ou distúrbios do ritmo com repercussão, considerar a via de parto com menor potencial para sofrimento fetal. Nos fetos com fisiologia univentricular, alguns estudos mostraram ser melhor não retardar o parto de fetos portadores de cardiopatias críticas, cuja estabilidade clínica esteja associada à manutenção da permeabilidade do canal arterial. Nos casos em que pode ser necessária a realização de atriosseptostomia precoce em decorrência de um forame oval restritivo (p. ex., obstrução tricúspide ou pulmonar com septo integro, síndrome de hipoplasia do coração esquerdo e transposição simples das grandes artérias), é recomendado o parto em que o procedimento esteja rapidamente disponível. Os fetos com lesão tipo *shunt*, cardiopatia congênita dependente de canal sem possível instabilidade precoce e arritmias controladas podem seguir a rotina de reanimação neonatal habitual, com ressalva ao valor da saturação-alvo, que deve ser mantida em torno de 80% nas cardiopatias dependentes de canal.

No aconselhamento da gestação de um feto cardiopata, devemos lembrar que o resultado final não depende somente do diagnóstico fetal adequado, mas também dos achados e da evolução pós-natal, resultados cirúrgicos se for o caso e da presença de outras anomalias extracardíacas e/ou síndromes genéticas.

LEITURAS COMPLEMENTARES

Allan LD, Cook AC, Huggon IC. Fetal Echocardiography: A Practical Guide. New York, NY: Cambridge University Press; 2009.

Araujo et al. Perinatal outcomes and intrauterine complications following fetal intervention for congenital heart disease: Systematic review and meta-analysis of observational studies. Ultrasound Obstet Gynecol. 2016;48:426.

Costello JM et al. Gestational age at birth and outcomes after neonatal cardiac surgery: An analysis of the Society of Thoracic Surgeons Congenital Heart Surgery Database. Circulation. 2014;129:2511.

Divanovic A et al. Intrauterine fetal demise after prenatal diagnosis of congenital heart disease: assessment of risk. Prenat Diagn. 2016; 36:142.

Donofrio MT, Moon-Grady AJ, Hornberger LK et al. Diagnosis and treatment of fetal cardiac disease: A scientific statement from the American Heart Association. Circulation. 2014;129:2183.

Lopes LM et al. Perinatal outcomes of fetal atrioventricular block: One-hundred-sixteen cases from a single institution. Circulation. 2008;118:1268-75.

Marek J et al. Prenatal ultrasound screening of congenital heart disease in an unselected national population: A 21-year experience. Heart. 2011;97:124-30.

Sklansky MS et al. Prenatal screening for major congenital heart disease. J Ultrasound Med. 2009;28:889-99.

Strasburger et al. Perinatal arrhythmias: Diagnosis and management. Clin Perinatol. 2007;34:627-52.

Yagel S, Gembruch U, Silverman NH (ed). Fetal Cardiology: Embryology, Genetics, Physiology, Echocardiographic Evaluation, Diagnosis and Perinatal Management of Cardiac Disease. London, United Kingdom: Informa Healthcare; 2008.

Uso da Ecocardiografia na Avaliação Hemodinâmica Não Invasiva do Recém-Nascido

Jorge Yussef Afiune

O objetivo principal de qualquer método de avaliação hemodinâmica é o de verificar a adequação da perfusão e oxigenação tecidual em um determinado momento. Do ponto de vista clínico, esta avaliação se faz por meio do monitoramento constante ou intermitente de alguns sinais, como frequência cardíaca, pressão arterial, débito urinário, tempo de enchimento capilar e nível sérico de lactato. Infelizmente esta avaliação clínica pode não ser suficiente para definir o mecanismo principal da instabilidade hemodinâmica, que deve ser o foco principal da tomada de decisão terapêutica. Como sabemos, alterações da pré-carga, contratilidade miocárdica, pós-carga e pressão de perfusão tecidual são os principais mecanismos envolvidos na gênese de uma instabilidade hemodinâmica, que podem ter um cenário clínico bastante semelhante entre si. A ecocardiografia tem sido cada vez mais utilizada para avaliar e monitorar o estado hemodinâmico de pacientes em unidades de terapia intensiva (UTI), seja ela neonatal (UTIN), pediátrica ou adulta. É um exame não invasivo, realizado à beira do leito, de fácil execução e repetição, e que permite uma avaliação das alterações fisiológicas hemodinâmicas em tempo real. Uma avaliação clínica adequada, acrescida da avaliação ecocardiográfica de um bebê em UTI, pode ser muito mais eficiente para definir adequadamente os alvos terapêuticos a serem atingidos em situações críticas, situações estas em que o tempo para tomada de decisão é fundamental.

Estudos recentes demonstraram que no manuseio do paciente em choque, o uso da ecocardiografia modifica a decisão terapêutica em até 60% dos casos, sendo, portanto, considerada atualmente uma ferramenta fundamental para o manuseio hemodinâmico adequado nas UTI pediátricas e de adultos. Em recém-nascidos, diante da dificuldade em

se conseguir uma adequada monitorização clínica, a ecocardiografia tem sido utilizada cada vez mais frequentemente, inclusive com a realização do exame pelo próprio pediatra ou neonatologista.

Neste capítulo, faremos uma revisão dos principais parâmetros ecocardiográficos utilizados para realizar uma adequada avaliação hemodinâmica de recém-nascidos e crianças que estejam em UTI.

Planos ecocardiográficos

O ecocardiograma é realizado a partir da obtenção de imagens da região precordial e proximidades. Os quatro cortes ecocardiográficos principais são os apical, paraesternal, subcostal e supraesternal. As imagens obtidas nesses cortes podem ser analisadas nos planos longitudinal, transverso e sagital. Nas Figuras 69.1 e 69.2 pode-se observar o posicionamento correto do transdutor no tórax e as imagens ecocardiográficos obtidas nesses cortes em um exame ecocardiográfico dentro dos limites da normalidade. Conhecer bem o aspecto normal do exame ecocardiográfico é fundamental para o aprendizado dessa técnica e para o reconhecimento de situações patológicas.

Avaliação da função e contratilidade cardíaca

A avaliação clínica da função cardíaca de recém-nascidos que apresentam instabilidade hemodinâmica é difícil, mesmo quando realizada por examinadores experientes. Diante de um bebê em choque, o reconhecimento rápido da presença de disfunção miocárdica tem demonstrado que terapias específicas são iniciadas mais precocemente, o que pode ter reflexos positivos em relação ao desfecho final do quadro.

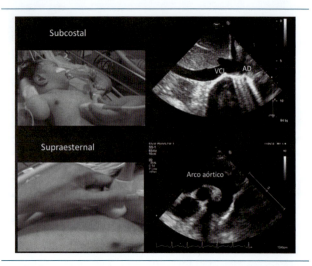

Figura 69.1. Transdutor de ecocardiograma posicionado no tórax de um recém-nascido durante realização de ecocardiograma. No corte subcostal, o transdutor é posicionado na região epigástrica próximo ao apêndice xifoide e a imagem ecocardiográfica mostra a chegada da veia cava inferior (VCI) no átrio direito (AD). No corte supraesternal, o transdutor é posicionado na região supraesternal e a imagem ecocardiográfica mostra o arco aórtico.

Fonte: Acervo da autoria.

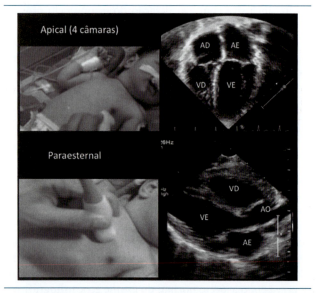

Figura 69.2. Transdutor de ecocardiograma posicionado no tórax de um recém-nascido durante realização de ecocardiograma. No corte apical quatro-câmaras, o transdutor é posicionado no 5º espaço intercostal e linha médio-clavicular esquerda e a imagem ecocardiográfica mostra as quatro cavidades cardíacas no mesmo plano (AD: átrio direito; VD: ventrículo direito; AE: átrio esquerdo; e VE: ventrículo esquerdo). No corte paraesternal longitudinal, o transdutor é posicionado na região paraesternal esquerda média, e esse plano é o utilizado para fazer medidas das dimensões do ventrículo esquerdo (VE) para o cálculo da fração de encurtamento e ejeção ventricular.

Fonte: Acervo da autoria.

A função ventricular esquerda e direita podem ser avaliadas de forma rápida pela simples observação da contratilidade cardíaca nos planos apical quatro-câmaras e paraesternal eixos longo e curto. A avaliação qualitativa das dimensões cardíacas e da contratilidade das paredes ventriculares já pode nos indicar possíveis mecanismos fisiopatológicos envolvidos no cenário clínico, mas alguns parâmetros objetivos são necessários para quantificar adequadamente à função cardíaca.

Os parâmetros ecocardiográficos mais comumente utilizados na avaliação da função cardíaca são as frações de encurtamento (FEC) e de ejeção (FEJ) para o ventrículo esquerdo e o deslocamento longitudinal sistólico do anel tricúspide (TAPSE) e a fração de encurtamento de área (FAC) para o ventrículo direito.

Fração de encurtamento (FEC) e fração de ejeção (FEJ) do ventrículo esquerdo

A geometria elíptica do ventrículo esquerdo permite que possamos realizar facilmente algumas medidas de diâmetros desse ventrículo e, a partir de fórmulas matemáticas que transformam diâmetros em volumes, podemos estimar a fração de ejeção ventricular, que é um parâmetro muito fidedigno da função ventricular sistólica.

A FEC do VE reflete a variação percentual do diâmetro do VE diastólico e o sistólico e é facilmente aferida pela análise desses diâmetros no modo M ou bidimensional, nos planos paraesternal eixo longitudinal ou transverso. A FEJ do VE, por sua vez, reflete a variação de volumes do VE durante diástole e sístole, podendo ser calculada a partir dos diâmetros ventriculares obtidos pelo modo M, ou pelo método de Simpson modificado (delineamento das bordas endocárdicas diastólica e sistólica do VE no apical quatro--câmaras e duas-câmaras).

A fórmula para o cálculo da FEC utiliza as medidas dos diâmetros diastólico (DDVE) e sistólico (DSVE) do ventrículo esquerdo, e, para o cálculo da FEJ, utilizam-se as medidas dos volumes diastólico (VDVE) e sistólico (VSVE) do ventrículo esquerdo. Na Figura 69.3, podemos observar as medidas dos diâmetros do ventrículo esquerdo utilizadas para o cálculo dessas frações. As fórmulas utilizadas para realizar esses cálculos estão mostradas a seguir, e a maioria dos equipamentos de ecocardiografia já realiza esse cálculo de forma automática:

- Fração de encurtamento do VE (FEC%) = [(DDVE–DSVE)/DDVE] × 100
- Fração de ejeção do VE (FEJ%) = [(VDVE–VSVE)/VDVE] × 100

A partir dos valores de fração de encurtamento e de ejeção obtidos, podemos graduar a função sistólica esquerda da seguinte forma:

- FEC entre 28 e 45%: função sistólica normal.
- FEJ maior que 55%: função sistólica normal.
- FEJ entre 40 e 55%: disfunção sistólica discreta.
- FEJ entre 30 e 40%: disfunção sistólica moderada.
- FEJ menor que 30%: disfunção sistólica acentuada.

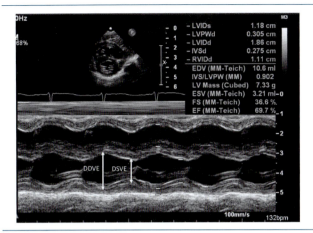

Figura 69.3. Imagem ecocardiográfica obtida com o modo M no corte paraesternal transverso (eixo curto). Neste corte, podemos realizar as medidas de diâmetro diastólico (DDVE) e sistólico (DSVE) do ventrículo esquerdo e, a partir disso, obter os valores da fração de encurtamento e de ejeção ventricular. Neste recém-nascido, o DDVE é de 1,86 cm e o DSVE é de 1,18 cm, sendo a fração de encurtamento de 36,6% e a de ejeção de 69,7%.
Fonte: Acervo da autoria.

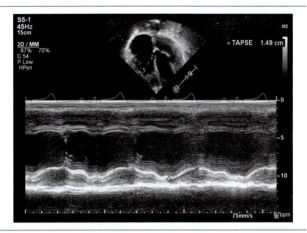

Figura 69.4. Imagem ecocardiográfica obtida no corte apical quatro-câmaras, utilizando-se o modo M para avaliar a movimentação longitudinal do anel lateral da valva tricúspide. A amplitude do deslocamento sistólico máximo da valva tricúspide (TAPSE), neste caso, foi de 14,9 mm. Em situações de disfunção ventricular direita, observa-se redução dos valores do TAPSE.
Fonte: Acervo da autoria.

Avaliação da função do ventrículo direito

A geometria do ventrículo direito (VD) torna a avaliação objetiva de sua função mais difícil que a do ventrículo esquerdo (VE). As medidas dos diâmetros do VD não são indicadas para realizar cálculos de FEC ou FEJ como no ventrículo esquerdo. A avaliação qualitativa do tamanho e da contratilidade das paredes VD no apical quatro-câmaras pode nos dar uma adequada impressão da função ventricular direita.

Alguns índices mais objetivos têm sido utilizados para avaliar a função do VD, como o deslocamento longitudinal sistólico do anel tricúspide (TAPSE) e a fração de encurtamento de área do VD (FAC).

Deslocamento longitudinal sistólico do anel tricúspide (TAPSE)

Esta medida tem mostrado uma ótima correlação com a fração de ejeção do VD e é facilmente obtida pela utilização do modo M no anel lateral da valva tricúspide (apical quatro-câmaras), como se vê na Figura 69.4, e aferindo o deslocamento sistólico longitudinal desse anel (medida feita em milímetros). Ela não depende da geometria do ventrículo direito, porém pode ser artificialmente reduzida pela frequência cardíaca elevada. Na presença de disfunção ventricular direita, observa-se redução acentuada das medidas do TAPSE. Valores normais de TAPSE para recém-nascidos estão entre 6 e 12 mm, e em crianças maiores entre 10 e 25 mm.

Fração de encurtamento de área (FAC do VD)

Ao analisar as cavidades cardíacas no plano apical quatro-câmaras, podemos realizar a planimetria endocárdica do ventrículo direito na sístole e diástole e calcular a fração de encurtamento dessas áreas (FAC). Essa medida tem mostrado certa relação com a fração de ejeção do VD e tem sido mais utilizada recentemente para avaliação da função do VD. Considera-se como normal, valores de FAC acima de 30% (Figura 69.5).

Avaliação da pré-carga ventricular

A avaliação da pré-carga ventricular é realizada examinando-se a veia cava inferior, o coração direito e o ventrículo esquerdo. Uma simples avaliação visual do coração no plano apical quatro-câmaras pode ajudar a definir se estamos diante de um quadro de hipervolemia ou de hipovolemia. Geralmente as dimensões do ventrículo direito (VD) são um pouco menores do que as do ventrículo esquerdo (VE). A presença de uma dilatação das cavidades direitas (átrio direito e VD) com desvio dos septos atrial e ventricular para a esquerda pode indicar aumento da pré-carga do VD (hipervolemia) ou hipertensão pulmonar. Contudo, uma redução das dimensões ventriculares (VE e VD), com obliteração das cavidades, é muito sugestiva de hipovolemia.

A avaliação das dimensões da veia cava inferior e dos seus índices de colapsabilidade e distensibilidade respiratória pode ajudar a estimar a medida da pressão de átrio direito, o estado de volemia do indivíduo e a possível resposta clínica à infusão de volumes. Essa análise é realizada no plano subcostal por meio dos modos M e bidimensional. Em geral, podemos dizer que bebês hipovolêmicos apresentam a veia cava inferior "colabada" e bebês hipervolêmicos tendem a apresentar a veia cava inferior bastante dilatada (Figura 69.6). Essa afirmação só é verdadeira quanto o bebê se encontra em respiração espontânea, pois a presença de ventilação mecânica com pressão positiva altera completamente o comportamento ecocardiográfico da veia cava inferior.

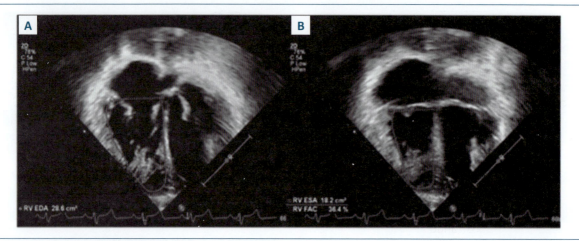

Figura 69.5. Imagem ecocardiográfica obtida no corte apical quatro-câmaras, em diástole (A) e em sístole (B). Realizando-se a planimetria das bordas endocárdicas do ventrículo direito (VD), pode-se calcular a área do VD na diástole (28,6 cm^2) e na sístole (18,2 cm^2) e calcular a fração de encurtamento da área (FAC) que foi de 36,2%. São considerados como valores normais de FAC aqueles acima de 30%.
Fonte: Acervo da autoria.

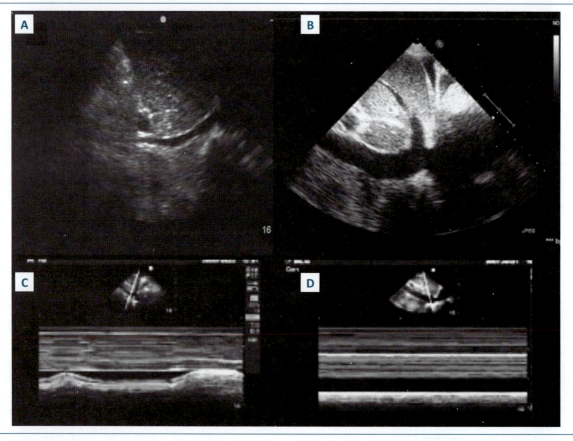

Figura 69.6. Imagem ecocardiográfica obtida no corte subcostal mostrando um paciente com a veia cava inferior de pequeno calibre (A) e com acentuada variação respiratória do seu diâmetro (C), além de outro paciente em que se observa dilatação da veia cava inferior (B) e com pequena variação respiratória (D).
Fonte: Acervo da autoria.

Os índices de distensibilidade e colapsabilidade da VCI são calculados a partir das medidas máxima e mínima da VCI durante o ciclo respiratório (Figura 69.7). Um índice de colapsabilidade > 55% e um índice de distensibilidade > 18% têm sido reportados como preditores de boa resposta à infusão de fluidos em adultos.

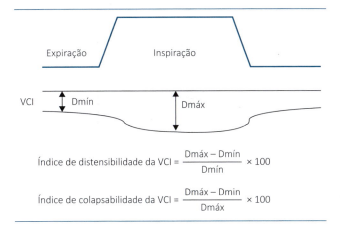

Figura 69.7. Esquema mostrando a forma de se realizar o cálculo dos índices de distensibilidade e de colapsabilidade da veia cava inferior em relação à variação de seus diâmetros durante o ciclo ventilatório.
VCI: veia cava inferior; Dmin: diâmetro mínimo da VCI; Dmáx: diâmetro máximo da VCI.
Fonte: Acervo da autoria.

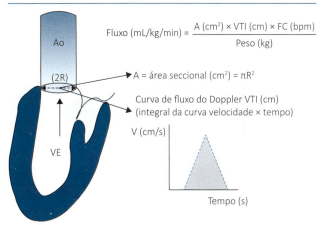

Figura 69.8. Esquema mostrando a fórmula utilizada pelo ecocardiograma para o cálculo de fluxo sanguíneo na via de saída do ventrículo esquerdo (fluxo sistêmico ou aórtico).
Ao: aorta; VE: ventrículo esquerdo; R: raio da via de saída do VE; VTI: integral da curva velocidade/tempo obtida pelo Doppler pulsado na via de saída do VE; V: velocidade de fluxo ao Doppler; FC: frequência cardíaca.
Fonte: Acervo da autoria.

Avalição de fluxos e débito cardíaco

Uma das medidas mais importantes para o manuseio de um paciente em situação crítica é o débito cardíaco sistêmico. Em pacientes adultos, o uso de cateteres tipo Swan Ganz permite a aferição deste parâmetro de forma fácil e segura. Em crianças, a aferição invasiva do débito cardíaco é bem mais difícil, principalmente em recém-nascidos.

O ecocardiograma pode avaliar fluxos sanguíneos em vias de saída ventricular ou vasos arteriais e venosos utilizando-se de uma fórmula que leva em consideração a curva de fluxo obtida com Doppler pulsado (VTI), a área seccional do local avaliado e a frequência cardíaca (Figura 69.8). Com essa fórmula, podemos calcular o fluxo sanguíneo nas vias de saída ventriculares (direita ou esquerda) e estimar o débito cardíaco sistêmico ou pulmonar. As medidas de fluxo obtidas por esse método têm mostrado ótima correlação com as medidas obtidas por outros métodos, como cateterismo ou ressonância, e podem ser utilizadas na prática clínica.

Alguns cuidados são necessários para que possamos realizar aferições de fluxo sanguíneo acuradas com o ecocardiograma. A medida da área seccional é derivada da medida do diâmetro aferido ao modo bidimensional. Pequenos erros na medida do diâmetro acarretarão grandes erros no cálculo final do fluxo sanguíneo. A medida do VTI do fluxo deve ser realizada com a amostra do Doppler espectral posicionada no exato local em que foi feita a medida da área seccional, além de manter um ângulo de insonação do cursor da ultrassonografia menor do que 10° (Figura 69.9). Mesmo assim, a variabilidade interobservador e intraobservador é relativamente alta, chegando a 20%. Sendo assim, apesar de o ecocardiograma poder aferir o débito cardíaco, o ecocardiografista deve estar sempre atento às possibilidades de erro durante a realização dessa medida e procurar reduzir a chance desses erros mediante realização de medidas adequadas e repetidas.

Na prática clínica, uma adequada aferição do fluxo sanguíneo na região subpulmonar ou subaórtica, na ausência de cardiopatias com *shunt*, refletirá o débito cardíaco. Embora a avaliação pontual do débito cardíaco seja importante, uma avaliação seriada desse parâmetro, paralelamente às medidas terapêuticas tomadas, é bem mais importante. Nessa avaliação, como a área seccional não apresenta variação, a simples aferição do VTI e da frequência cardíacas seriadas pode apresentar uma correlação linear com a variação do débito cardíaco, ou seja, quanto maior o valor do VTI, maior o valor do débito cardíaco.

Avaliação da pressão pulmonar

Pressão sistólica de artéria pulmonar (PSAP)

A PSAP pode ser adequadamente estimada por meio da análise ecocardiográfica. A forma mais utilizada é a análise da curva de Doppler contínuo obtida do jato de regurgitação tricúspide, que está presente em cerca de 70 a 80% do recém-nascidos. A curva de Doppler contínuo pode ser obtida no apical quatro-câmaras ou no paraesternal eixo curto, buscando-se um ângulo de insonação próximo de zero e uma curva com traçado contínuo. Por meio da equação de Bernoulli, pode-se calcular o gradiente de pressão entre o VD e o átrio direito, utilizando-se a velocidade máxima do jato de regurgitação tricúspide (RT). Na ausência de estenose pulmonar ou da via de saída do VD, esse gradiente acrescido do valor da pressão do AD corresponderá à pressão sistólica do VD, que, por sua vez, corresponderá à PSAP (Figura 69.10).

$$\text{PSAP} = \text{PSVD} = 4 \times (\text{velocidade máxima RT})^2 + \text{Pressão de AD (5 a 10 mmHg)}$$

SEÇÃO V – SISTEMA CARDIOVASCULAR

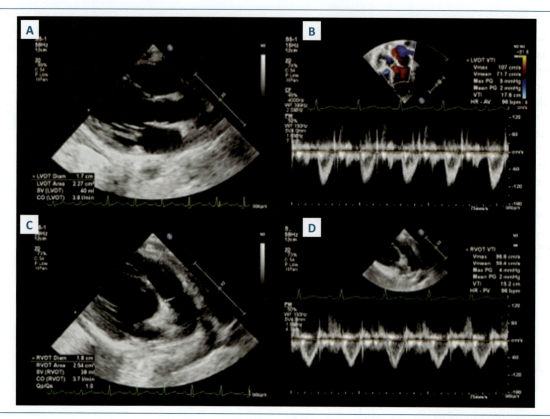

Figura 69.9. Imagens ecocardiográficas demonstrando a medida de fluxo sistêmico (A e B) e fluxo pulmonar (C e D). Na figura A observa-se o local de medida da via de saída do ventrículo esquerdo (1,7 cm) e na figura B a medida do VTI nesta região (17,5 cm). Na figura C observa-se o local de medida da via de saída do ventrículo direito (1,8 cm) e na figura D a medida do VTI nesta região (15,2 cm). O débito sistêmico (A) foi de 3,8 L/min e o débito pulmonar (B) foi de 3,7 L/min.
Fonte: Acervo da autoria.

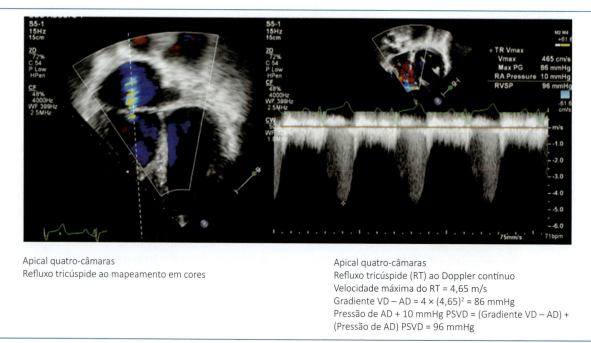

Apical quatro-câmaras
Refluxo tricúspide ao mapeamento em cores

Apical quatro-câmaras
Refluxo tricúspide (RT) ao Doppler contínuo
Velocidade máxima do RT = 4,65 m/s
Gradiente VD – AD = $4 \times (4,65)^2$ = 86 mmHg
Pressão de AD + 10 mmHg PSVD = (Gradiente VD – AD) + (Pressão de AD) PSVD = 96 mmHg

Figura 69.10. Imagens ecocardiográficas mostrando um jato de regurgitação tricúspide ao mapeamento em cores, além da curva de Doppler contínuo deste jato de regurgitação, local onde podemos aplicar a equação de Bernoulli para o cálculo da PSVD (pressão sistólica de ventrículo direito) e PSAP (pressão sistólica de artéria pulmonar).
Fonte: Acervo da autoria.

Avaliação do fluxo através do canal arterial e forame oval

A análise do fluxo através de um forame oval (FO) ou de um canal arterial persistente (PCA) pode nos dar uma estimativa da relação entre as pressões pulmonar e sistêmica. Em situações normais, resistência e pressão arterial sistêmicas são maiores do que a pulmonar, e o fluxo através do FO e do PCA tem direção esquerda-direita, ou seja, do lado esquerdo (átrio esquerdo ou aorta) para o lado direito (átrio direito e artéria pulmonar), tanto na sístole como na diástole. Diante de situações patológicas que acarretem um aumento da resistência e pressão pulmonar (p. ex., hipertensão pulmonar persistente do RN [HPPRN], síndrome do desconforto respiratório neonatal, pneumonia neonatal, asfixia perinatal etc.), pode ocorrer uma mudança na direção desses fluxos. A análise desses fluxos é realizada mediante mapeamento de fluxo em cores em conjunto com o Doppler pulsado e contínuo (Figura 69.11).

No PCA, a presença de um fluxo bidirecional sugere que a pressão pulmonar é semelhante à sistêmica, porém a resistência vascular pulmonar ainda é menor do que a sistêmica. Caso o fluxo seja exclusivamente da direita para a esquerda, resistência e pressão pulmonares provavelmente estão maiores do que a sistêmica (Figura 69.12). O gradiente de pressão entre aorta e pulmonar pode ser medido pela fórmula de Bernoulli citada anteriormente. Desse modo, podemos estimar a medida momentânea da pressão pulmonar pelo seguinte cálculo:

$$PSAP = PAS - 4 \times (\text{Vel sistólica do fluxo entre Ao–AP pelo PCA})^2$$

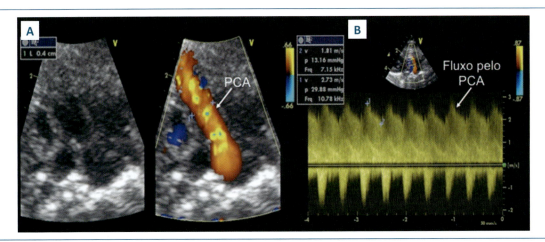

Figura 69.11. Imagem ecocardiográfica de um recém-nascido pré-termo (28 semanas) apresentando persistência do canal arterial (PCA). (A) Observam-se o mapeamento de fluxo em cores no PCA e a medida de 4 mm na extremidade pulmonar. (B) Observa-se a curva de Doppler contínuo com fluxo sistólico e diastólico direcionado da esquerda para direita.
Fonte: Acervo da autoria.

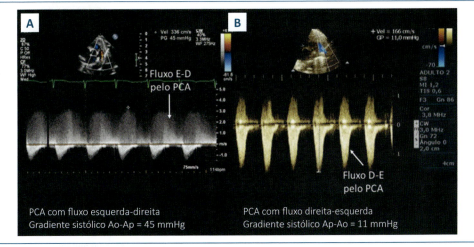

Figura 69.12. Imagens ecocardiográficas de recém-nascidos portadores de PCA (persistência do canal arterial), e um deles apresenta fluxo contínuo esquerda-direita (A), com gradiente sistólico entre aorta (Ao) e pulmonar (Ap) de 45 mmHg, e o outro (B) apresenta hipertensão pulmonar acentuada com fluxo direita-esquerda através do canal arterial e gradiente sistólico entre pulmonar (Ap) e aorta (Ao) de 11 mmHg.
Fonte: Acervo da autoria.

SEÇÃO V – SISTEMA CARDIOVASCULAR

Já no FO, a presença de fluxo bidirecional ocorre frequentemente nos casos de HPPRN, mas o achado de fluxo exclusivamente direita-esquerda através do FO deve nos alertar para a possibilidade de uma cardiopatia congênita do tipo conexão anômala total de veias pulmonares, cujo quadro clínico é muito semelhante ao de HPPRN.

LEITURAS COMPLEMENTARES

Alverson DC, Eldridge M, Dillon T, Yabek SM, Berman W Jr. Noninvasive pulsed Doppler determination of cardiac output in neonates and children. J Pediatr. 1982;101:46-50.

De Boode WP, Singh Y, Gupta S, Austin T, Bohlin K, Dempsey E et al. Recommendations for neonatologist performed echocardiography in Europe: consensus statement endorsed by European Society for Paediatric Research (ESPR) and European Society for Neonatology (ESN). Pediatr Res. 2016;80:465-71.

Groves AM, Chiesa G, Durighel G, Goldring ST, Fitzpatrick JA, Uribe S et al. Functional cardiac MRI in preterm and term newborns. Arch Dis Child Fetal Neonatal Ed. 2011;96:F86-91.

Kluckow M, Seri I, Evans N. Functional echocardiography: An emerging clinical tool for the neonatologist. J Pediatr. 2007;150:125-30.

Koestenberger M, Nagel B, Ravekes W, Urlesberger B, Raith W, Avian A et al. Systolic right ventricular function in preterm and term neonates: reference values of the tricuspid annular plane systolic excursion (TAPSE) in 258 patients and calculation of Z-score values. Neonatology. 2011;100:85-92.

Ranjit S, Aram G, Kissoon N, Ali MK, Natraj R, Shresti S et al. Multimodal monitoring for hemodynamic categorization and management of pediatric septic shock: a pilot observational study. Pediatr Crit Care Med. 2014;15:e17-26.

Singh Y, Gupta S, Groves AM, Gandhi A, Omson J, Qureshi S et al. Expert consensus statement 'neonatologist-performed echocardiography (NoPE) – Training and accreditation in UK. Eur J Pediatr. 2016;175:281-7.

Singh Y. Echocardiographic evaluation of hemodynamics in neonates and children. Front Pediatr. 2017;5:201. Doi: 10.3389/fped.2017.00201.

Tsai-Goodman B, Martin RP, Marlow N, Skinner JR. Repeatability of echocardiographic determination of right ventricular output in the newborn. Cardiol Young. 2001;11:188-94.

Diagnóstico e Tratamento Clínico das Principais Cardiopatias Congênitas Cianóticas e Acianóticas

Ana Paula Damiano

A malformação cardíaca é a anomalia congênita mais frequente, com prevalência em torno de 1% dos recém-nascidos (RN) vivos, podendo corresponder a até 50% dos óbitos por malformações. As causas são diversas e podem estar presentes de forma associada, sendo classificadas em cromossômicas, mendelianas, teratogênicas e multifatoriais. Postula-se que cada cardiopatia seja causada por um defeito de um único gene, mutações diferentes causam as mesmas cardiopatia e mutações em único loco podem causar diferentes cardiopatias. Alguns fatores podem aumentar a ocorrência de cardiopatia congênita (CC), como prematuridade, história familiar de CC, síndromes genéticas, doenças maternas (lúpus, diabetes *mellitus*, fenilcetonúria), uso de medicações cardioteratogênicas durante a gestação, técnicas de reprodução assistida, infecções intrauterinas etc.

Algumas cardiopatias podem se manifestar logo após o nascimento favorecendo grande instabilidade clínica, e seu rápido reconhecimento e tratamento adequados têm impacto na sobrevida desses RN. Cardiopatia congênita crítica está presente em 25% dos casos e é definida como aquela que necessita de tratamento invasivo, por cateterismo ou cirurgia, ainda no 1º ano de vida. Essa categoria inclui cardiopatias com fisiologia "canal-dependente", cardiopatias cianogênicas bem como cardiopatias graves que não são dependentes do canal arterial. A variedade de CC é ampla em virtude de muitas combinações de defeitos, que podem afetar as várias estruturas cardíacas.

Existem diversas classificações que procuram englobar os muitos tipos de CC. Segundo o mecanismo fisiopatológico, pode haver predomínio de cianose, sinais clínicos de baixo débito sistêmico ou fluxo pulmonar aumentado. Entretanto, tais características se sobrepõem durante a evolução, sendo mais utilizadas como guia para a terapêutica inicial até a confirmação diagnóstica. Fatores externos como a pressão pulmonar, a idade do RN e a presença de outras malformações associadas também podem ter grande influência no quadro clínico. Os principais grupos de CC com manifestação no período neonatal podem ser divididos em:

a) cardiopatias com risco de colapso cardiocirculatório precoce se não tratadas prontamente. Nestes casos, pode haver necessidade da manutenção do canal arterial pérvio para mistura de sangue oxigenado e não oxigenado como na transposição das grandes artérias (TGA). O fluxo sistêmico pode ser dependente do canal arterial como na coarctação/interrupção de aorta (CoAo/IAAo), estenose aórtica (EAo) e síndrome de hipoplasia do coração esquerdo/atresia mitral (SHCE, complexo de Shone). O fluxo pulmonar pode ser dependente de canal arterial como na atresia pulmonar (AP) ou estenose pulmonar (EP) severa. Também inclui patologias que não são canal-dependentes, mas que necessitam de abordagem precoce como a drenagem anômala total (DATVP) obstrutiva de veias pulmonares e o tronco arterial comum (TAC).

b) cardiopatias com repercussão, porém sem risco de colapso precoce – comunicação interventricular (CIV), defeito septal atrioventricular total (DSAV), comunicação interatrial (CIA) e tetralogia de Fallot (TOF) com boa anatomia da artéria pulmonar e ventrículo único sem obstrução grave da via de saída. A persistência do canal arterial em recém-nascidos prematuros, embora não seja considerada uma CC, pode ter repercussões hemodinâmicas significativas neonatais e será abordada em capítulo específico.

c) cardiopatias sem repercussão clínica – malformações sem significado funcional e clínico. Incluem CIV pequena, CIA ou estenose pulmonar leve, somente detectável pela ecocardiografia e sem necessidade de tratamento.

O início e a gravidade dos sintomas clínicos dependem da natureza e da severidade do defeito anatômico, o padrão da lesão intrauterina e das alterações da circulação neonatal durante o período de transição, com o fechamento funcional do canal arterial ou também denominado "ducto arterial e queda da resistência vascular pulmonar". Após o parto, a placenta deixa de ser responsável pela oxigenação, que passa a ocorrer nos pulmões, resultando no aumento acentuado no retorno venoso para o átrio esquerdo e no fechamento da fossa oval. Os ventrículos direito (VD) e esquerdo (VE) se tornam funcionalmente independentes, porém o fechamento do canal arterial pode ser retardado se o bebê apresentar cianose e acidose significativas e persistentes.

Em alguns casos, com o advento da ecocardiografia fetal, o diagnóstico pode ser feito antes do nascimento, possibilitando planejamento adequado do parto e abordagem inicial ideal para o paciente cardiopata. Entretanto, cardiopatias que envolvem comprometimento das vias de saída, como a TGA e a TOF, são de diagnóstico mais difícil no período fetal.

O diagnóstico diferencial de CC deve ser feito com erro inato do metabolismo, sepse neonatal, hipertensão pulmonar persistente do recém-nascido (HPPRN) e outras condições pulmonares. A anamnese investigando fatores perinatais relacionados a maior risco de cardiopatia e já mencionados anteriormente auxilia na suspeita diagnóstica.

Os sinais clínicos mais relevantes nos pacientes cardiopatas são o aumento da frequência respiratória (FR), cianose e/ou sinais de perfusão sistêmica comprometida. O sopro cardíaco, precórdio hiperdinâmico ou ritmo de galope, pulsos finos ou assimétricos também são importantes achados do exame físico. No entanto, menos de 50% dos pacientes com CC apresenta sopro e este não é um achado comum a todas as cardiopatias graves. O exame físico pode ser completamente normal no RN com CC crítica e canal arterial patente. Com a constrição do canal, nos pacientes com fluxo sistêmico dependente deste *shunt*, ocorre aumento da FR, piora da perfusão, redução de pulsos, oligúria, acidose até colapso circulatório e óbito. Nos pacientes com fluxo pulmonar dependente do canal, a cianose é o sintoma mais precoce e acentuado em virtude da restrição de fluxo para os pulmões. Nos casos que não apresentam melhora após oferta de oxigênio a 100%, é mais provável a existência de uma doença cardíaca do que pulmonar. Devemos lembrar ainda que a cianose pode ser de difícil detecção se for leve (saturação periférica acima de 80%), se houver anemia ou em RN de pele escura, sendo necessária a confirmação pela saturimetria de pulso.

As cardiopatias com fisiologia não dependentes do canal arterial podem se tornar sintomáticas a partir da 2ª semana de vida, após a queda da pressão pulmonar, aumento de resistência vascular sistêmica e consequente aumento do fluxo pulmonar. Situação particular pode ocorrer no caso de persistência do canal arterial em RN prematuro, que costuma já demonstrar sintomas clínicos ainda na 1ª semana de vida.

A triagem para CC crítica por intermédio do teste da oximetria de pulso aumentou significativamente as taxas de diagnóstico neonatal, com impacto direto na mortalidade e nos resultados terapêuticos. Dados da literatura demonstra-

vam até 30% de alta hospitalar sem diagnóstico de CC crítica, o que justificaria a implementação deste *screening*. O teste da oximetria também detecta a baixa oxigenação presente em patologias não cardíacas como na pneumonia, sepse, hipertensão pulmonar persistente, síndrome de aspiração de mecônio, pneumotórax e hemoglobinopatias.

O teste deve ser realizado após as primeiras 24 horas de vida, o mais próximo da alta hospitalar, utilizando-se um oxímetro de pulso com controle de movimentação. O profissional treinado afere a saturação de oxigênio no membro superior direito (pré-ductal) e em um dos membros inferiores (pós-ductal). Não se deve aferir a saturação do membro superior esquerdo em virtude da proximidade com o fluxo originado no canal arterial. O teste será considerado positivo em qualquer destas três situações: se pelo menos uma das medidas for inferior a 90%; pelo menos uma das medidas for inferior a 95% em duas diferentes ocasiões, aferidas com intervalo mínimo de uma hora entre elas ou se o diferencial entre a saturação pré-ductal e a pós-ductal for superior a 3%.

Na cianose diferencial, a metade superior do corpo tem coloração rosada e saturação adequada, enquanto a metade inferior é cianótica e apresenta menor medida de saturação periférica. Isso pode ocorrer em bebês com CoAo crítica, IAAo ou EAo crítica. Nessas lesões, o fluxo de sangue desoxigenado passa pelo duto arterioso em direção à aorta descendente, e o fluxo sanguíneo oxigenado do coração esquerdo supre a parte superior do corpo através dos vasos proximais ao local da obstrução do arco. Esse diferencial também pode estar presente no RN com coração estruturalmente normal e com hipertensão pulmonar persistente (HPPRN). A cianose diferencial reversa é um achado raro que pode ocorrer em pacientes com TGA associada à coartação ou hipertensão pulmonar. Nestas crianças, a saturação de oxigênio é maior na extremidade inferior, e não na extremidade superior, pois o fluxo mais oxigenado é bombeado pelo VE para a artéria pulmonar e também através do ducto.

O RN com teste positivo deverá permanecer em observação e realizar um ecocardiograma e uma avaliação cardiológica para descartar possível CC. A normalização do teste nos dias subsequentes e a identificação de outra provável justificativa para o *screening* alterado tornam bem menos provável a identificação de uma cardiopatia. Entretanto, o teste da oximetria pode ser negativo em lesões obstrutivas esquerdas, principalmente no caso de CoAo bem como nas lesões de *shunt* que não cursam com cianose, como é o caso da CIV. A equipe médica e a família devem estar cientes de que o teste não exclui completamente a possibilidade de uma cardiopatia grave.

O RN sintomático deverá ser submetido rapidamente à avaliação diagnóstica que inclui exame físico completo com especial atenção aos sinais sugestivos de CC. São dignos de nota o aspecto geral, pele rendilhada, palidez, cianose, padrão respiratório e uso de musculatura acessória, palpação de extremidades com avaliação da perfusão periférica e temperatura, presença e característica dos pulsos distais. Pulsos distais reduzidos falam a favor de obstruções do arco aórtico e, neste caso, pode ser realizada a medida da pressão arterial (PA) diferencial entre os membros superiores e inferiores, e valores superiores a 10 mmHg podem estar associados às patologias obstrutivas da aorta.

No exame cardiológico, avaliar a frequência cardíaca (FC), sua regularidade e variabilidade. A ausculta diferenciada das bulhas cardíacas também auxilia no diagnóstico, pois o desdobramento da B2 é o achado esperado, significando a existência de duas valvas semilunares. A 2ª bulha é formada pelo fechamento das valvas aórtica e pulmonar, sendo o som do componente aórtico minimamente mais adiantado que o pulmonar. Por um lado, nas situações de hiperfluxo pulmonar, o fechamento da valva pulmonar será atrasado e a 2ª bulha se apresenta desdobrada. Por outro lado, na ausência de um dos componentes valvares (atresia ou estenose crítica de aorta ou valva pulmonar), a 2ª bulha será única. A 2ª bulha única também pode estar presente na má posição dos grandes vasos (p. ex., TGA), onde o som do fechamento aórtico abafa o componente da valva pulmonar situada posteriormente em relação à valva aórtica. O ritmo de galope pode ser difícil de diferenciar da 4ª bulha normal no RN taquicárdico, entretanto pode significar *shunt* E-D significativo ou disfunção miocárdica. *Clicks* ou frêmito torácico durante a ejeção podem sugerir estenose valvar pulmonar ou aórtica, e um precórdio hiperdinâmico sugere *shunt* E-D de grande magnitude. A presença de sopro cardíaco, sua localização e intensidade podem ajudar no diagnóstico da CC e estão relacionados à obstrução valvar ou à do trato de via de saída, à regurgitação da valva AV ou ao *shunt* através de um defeito septal ou pelo canal arterial. Características patológicas do sopro cardíaco são a maior magnitude, sopro rude, presença de frêmito ou sopro diastólico.

Considerando-se os achados do exame físico inicial, as cardiopatias podem ser divididas em acianogênicas e cianogênicas; e também quanto ao fluxo pulmonar, em hiperfluxo, normofluxo e hipofluxo. Entretanto, no período neonatal precoce, a caracterização do fluxo pulmonar pode ser de difícil caracterização, uma vez que a resistência vascular pulmonar é mais elevada, pode haver doenças pulmonares associadas como é o caso da membrana hialina.

Alguns exames complementares podem ser realizados para auxiliar no diagnóstico definitivo E diferencial e na conduta inicial a ser tomada. A radiografia de tórax não é um exame que define o diagnóstico, porém é de especial valia, permitindo observar os diversos padrões de silhueta cardíaca, bem como o padrão de fluxo pulmonar (hiperfluxo, normofluxo ou hipofluxo), classificando as cardiopatias em grandes grupos, além de auxiliar a descartar patologia pulmonar associada. A silhueta cardíaca pode apresentar características mais comuns a determinadas patologias, como é o caso da TGA (pedículo vascular estreito e área cardíaca em formato oval), tetralogia de Fallot (fluxo pulmonar reduzido e arco médio escavado-silhueta em bota) e drenagem anômala total supradiafragmática de veias pulmonares (alargamento do mediastino superior em imagem de "boneco de neve"). Cardiomegalia importante pode ser observada na anomalia de Ebstein grave e na estenose aórtica crítica. Nas síndromes heterotáxicas (p. ex., isomerismos), devemos ter especial atenção à posição do fígado e bolha gástrica e na morfologia dos brônquios fontes.

O eletrocardiograma (ECG) pode trazer importantes informações para o diagnóstico da cardiopatia e também na investigação de arritmias isoladas ou associadas a ela. O padrão normal do ECG no período neonatal é de nítida dominância das câmaras direitas com desvio do eixo para direita, refletindo ainda o papel de ventrículo sistêmico executado pelo VD na circulação fetal. O achado de sobrecarga ventricular esquerda no RN é altamente sugestivo da presença de CC nesta faixa etária. Na interpretação do ECG neonatal, devemos identificar a FC e o ritmo, eixo das ondas P, QRS e T, intervalos de condução intracardíaco, evidências de sobrecarga ou dilatação de cavidades, evidência de doença pericárdica, isquemia, infarto ou anormalidade metabólica. Os padrões do ECG do RN prematuro são diferentes dos padrões do RN a termo, com maior desvio do eixo para esquerda.

O teste de hiperóxia é outro exame de simples execução e, embora não seja diagnóstico, serve como método auxiliar na diferenciação com patologias de origem pulmonar e hemoglobinopatias. A PaO_2 é medida por gasometria coletada no membro superior direito (MSD), inicialmente em ar ambiente e, se possível, após ofertar O_2 a 100% por pelo menos 10 minutos. Se a PaO_2 atingida for maior do que 200 mmHg, o teste será considerado positivo e o diagnóstico mais provável é de patologia primária pulmonar. Se a PaO_2 for inferior a 200 mmHg, será sugestiva de cardiopatia congênita ou HPPRN. Nos casos com PaO_2 inferior a 100 mmHg, o diagnóstico mais provável é de cardiopatia canal dependente com hipofluxo pulmonar ou HPPRN severa e, nos casos de PO_2 entre 100 e 200 mmHg, a suspeita é de CC com mistura intracardíaca e fluxo pulmonar aumentado, como observado no ventrículo único.

O ecocardiograma é um método altamente sensível e deverá ser realizado em todo RN com sinais clínicos de possível cardiopatia. É o método de eleição para o diagnóstico definitivo, possibilitando a avaliação minuciosa da anatomia cardíaca bem como avaliação funcional e da pressão pulmonar. Pode ser utilizado também para guiar procedimentos invasivos de atriosseptostomia por cateter-balão necessária para ampliação do *shunt* pela CIA em algumas cardiopatias específicas. O ecocardiograma não deve ser postergado em pacientes com sinais clínicos de CC, mesmo se o ECG e a radiografia de tórax estiverem aparentemente normais. Em algumas patologias, o ecocardiograma não consegue definir completamente os detalhes anatômicos necessários para o tratamento, e outro método poderá ser necessário, como é o caso da angiotomografia na investigação da CoAo e de anomalias de drenagem venosa pulmonar.

O cateterismo cardíaco é um método invasivo que necessita de sedação e de analgesia para sua realização. No período neonatal, é cada vez menos utilizado como método diagnóstico, mas passou a ter papel fundamental como método terapêutico em algumas cardiopatias, como nas dilatações de valva pulmonar ou aórtica e no implante de próteses no canal arterial para manutenção do fluxo sistêmico ou pulmonar.

A seguir, algumas considerações sobre cardiopatias que necessitam de intervenção no período neonatal:

SEÇÃO V – SISTEMA CARDIOVASCULAR

a) **Coarctação de aorta:** ocorre um estreitamento da parte distal do arco aórtico comumente próximo ao ducto arterioso, frequentemente acompanhado por hipoplasia ou estreitamento difuso do arco. Geralmente, a metade inferior do corpo é dependente do canal e os sintomas se desenvolvem quando ele começa a se fechar. Pode ser associada a outras malformações cardíacas em até 40% dos casos, mais comumente a CIV e válvula aórtica bicúspide. Na apresentação grave ocorrem acidose, ICC, comprometimento renal até colapso cardiovascular e morte. Há diferença de saturação entre os membros superiores e inferiores, e o diagnóstico diferencial principal nesse caso é a HPPRN. Pode haver também um diferencial pressórico, porém, se o RN estiver chocado, todos os pulsos serão reduzidos.

b) **Interrupção de arco aórtico:** há falha do desenvolvimento em uma porção do arco aórtico e ausência de conexão direta entre a aorta ascendente e a descendente. A circulação da metade inferior do corpo é totalmente dependente do fluxo pelo ducto. A interrupção pode ser distal à artéria subclávia esquerda (tipo A), entre a carótida comum esquerda e a artéria subclávia esquerda (tipo B) ou entre a artéria inominada e a artéria carótida esquerda (tipo C). Em todos os casos, há associação com outras patologias (p. ex., CIV, *truncus arteriosus*, janela aortopulmonar ou outras anomalias complexas). O tipo B é comumente associado à deleção 22q11 (síndrome de DiGeorge). Ocorre rápida deterioração clínica quando o canal começa a se fechar, com taquidispneia progressiva, ICC, acidose, colapso cardiovascular e morte em poucos dias.

c) **Estenose valvar aórtica:** a valva aórtica é estreita e com mobilidade reduzida, geralmente pequena e displásica e frequentemente bicúspide. No RN, observamos a forma mais grave da lesão, com obstrução severa ao fluxo aórtico. Graus mais leves podem ser assintomáticos por muitos anos. O VE pode estar acentuadamente dilatado com contração comprometida ou hipertrofiado com função sistólica preservada. Em alguns casos, o ventrículo é pouco desenvolvido, semelhante ao espectro da SHCE. Os sintomas clínicos dependem inteiramente do grau de obstrução e de anormalidades associadas.

d) **Síndrome de hipoplasia do coração esquerdo:** definida como a incapacidade de VE em manter a circulação sistêmica. Geralmente, há atresia da válvula aórtica e atresia ou hipoplasia mitral. O VE é subdesenvolvido ou até rudimentar. O arco aórtico também é hipoplásico e a aorta ascendente é muito pequena, funcionando apenas como ponto de comunicação do canal com as artérias coronárias. É necessária a presença de um forame oval patente para o retorno venoso pulmonar atingir a circulação sistêmica, ocorrendo mistura de sangue do átrio esquerdo para o direito causando cianose discreta. Toda a circulação sistêmica e coronariana é dependente do canal arterial e, após o nascimento, com o seu fechamento, ocorrerão

deterioração circulatória, acidose metabólica e choque. O aumento do fluxo pulmonar resulta em aumento da pressão atrial esquerda e subsequente edema pulmonar. Observa-se insuficiência cardíaca precoce evoluindo até a morte por colapso circulatório.

e) **Atresia pulmonar:** a valva pulmonar está fechada e não há conexão direta entre o VD e os pulmões. Divide-se em dois tipos principais, atresia pulmonar com comunicação interventricular (AP com CIV) e atresia pulmonar com septo ventricular íntegro (AP/SIV). A AP com CIV também é conhecida como "tetralogia de Fallot com AP" e, geralmente, há dois ventrículos de tamanho favorável, com grande CIV subaórtica e fonte variável de suprimento arterial pulmonar. Alguns pacientes têm apenas o canal arterial para suprir os pulmões e outros apresentam colaterais aortopulmonares (CSP) emergindo da aorta descendente e irrigando os pulmões. O manejo da AP com CIV depende do suprimento sanguíneo pulmonar. A AP também pode estar presente em malformações cardíacas complexas, como na TGA congenitamente corrigida (L-TGA ou TCGA), síndrome heterotáxica ou ventrículo único. Na AP/SIV, a valva tricúspide e o VD geralmente são severamente subdesenvolvidos, mas as artérias pulmonares são relativamente bem desenvolvidas e supridas pelo canal. Trata-se de cardiopatia canal dependente com predomínio de cianose.

f) **Drenagem anômala total de veias pulmonares:** as quatro veias pulmonares conectam-se e/ou drenam para o átrio direito e não para o do átrio esquerdo. Pode ser do tipo supracardíaco (50%) drenando para a veia inominada, tipo infradiafragmático (20%) para a veia hepática ou porta, tipo cardíaco (20%) para o seio coronário, ou mista (10%) combinando qualquer tipo. O tempo e o modo de apresentação dependem do tipo e grau de obstrução nos pontos de conexão das veias pulmonares. O tipo infracardíaco é comumente obstrutivo e pode ter manifestações graves. O retorno venoso pulmonar se mistura ao sangue do AD, culminando na dessaturação sistêmica. Na forma obstrutiva, a cianose é progressiva, acompanhada de desconforto respiratório e a B2 é única. O diagnóstico diferencial se faz com doença pulmonar parenquimatosa, hipertensão pulmonar, síndrome do desconforto respiratório e linfangiectasia pulmonar. Se houver uma grande CIA, os sintomas podem não estar presentes imediatamente após o nascimento, mas a maioria dos bebês afetados evoluirá para uma combinação de cianose, insuficiência cardíaca e deterioração progressiva.

g) **Transposição das grandes artérias com septo interventricular íntegro:** observamos concordância atrioventricular e discordância ventriculoarterial (a aorta emerge do VD e o tronco pulmonar emerge do VE). Em 50% dos casos, a TGA é um achado isolado, denominada "TGA simples". A transposição complexa inclui todos os casos com malformações coexistentes, como CIV, EP, obstrução da via de saída do VE, anomalias do arco aórtico e retorno venoso sistêmico. A circulação pulmonar recebe sangue oxigenado e a sistêmica (aorta) o desoxigenado. Se o septo ventricular estiver intacto ou a CIA for restritiva, a mistura é limitada causando uma cianose progressiva e profunda nas primeiras horas de vida. Sua gravidade e início dependem do grau de mistura entre as duas circulações, que ocorrerá através do ducto e do forame oval. Na ausculta, a B2 é única, porém não há nenhum sopro específico ou pode haver um discreto sopro sistólico de fluxo pelo canal. O RN evolui com dispneia, cianose progressiva não responsiva à oxigenoterapia, ICC, acidose, hipocalcemia e hipoglicemia. Se houver uma grande CIV ou PCA, a ICC será o sintoma predominante.

h) **Defeitos com *shunt* E-D ou bidirecional:** nos casos não dependentes de canal arterial, há um aumento do fluxo sanguíneo pulmonar. São exemplos deste mecanismo fisiopatológico os defeitos septais amplos (atriais, ventriculares, atrioventriculares ou ventrículo único) e as comunicações entre as grandes artérias (TAC, janela aortopulmonar, canal arterial). A saturação de oxigênio, embora às vezes levemente diminuída, não costuma causar cianose clínica. O principal sintoma nesses pacientes é a taquipneia e, em alguns casos, outros sinais e sintomas da síndrome de insuficiência cardíaca. Neste caso, a ICC é de "alto débito" com aumento também do fluxo sanguíneo sistêmico. O precórdio é hiperdinâmico, porém não se observa edema periférico uma vez que as pressões venosas não aumentam e a hepatomegalia é um achado bastante comum. Observa-se baixo ganho ponderal com aumento das necessidades calóricas associadas ao aumento do consumo de oxigênio e à diminuição da ingesta calórica.

O início imediato de medidas terapêuticas gerais é necessário para prevenir e/ou reverter a deterioração clínica. A abordagem geral para um RN a termo ou prematuro com doença cardíaca deve seguir as diretrizes habituais para o manejo de um lactente potencialmente doente e informações mais detalhadas sobre o tratamento cirúrgico específico e cuidados do pós-operatório serão fornecidas em capítulo específico. Os cuidados gerais incluem acesso vascular, manejo das vias aéreas, inotrópicos, controle da sepse, equilíbrio acidobásico, eletrolítico, controle de temperatura e suporte nutricional. Devemos estabelecer alguns parâmetros-alvos com base em aspectos da fisiopatologia e conforme o diagnóstico da CC ou suspeita clínica. A saturação de oxigênio, pressão arterial e FC são determinantes para manutenção da adequada perfusão sistêmica e repercussão nos demais órgãos. Idealmente, os parâmetros hemodinâmicos devem se situar na faixa de normalidade para a idade e a saturação atingida refletindo-se na ausência de acidemia e manutenção dos demais parâmetros sistêmicos.

Embora alguns aspectos da terapia sejam específicos para determinada patologia, é possível agrupar algumas CC que necessitam de abordagem inicial semelhante em lesões com circulação pulmonar dependente do canal arterial, circulação sistêmica dependente do canal arterial, fluxos transpostos sem obstrução significativa das vias de saída e CC não dependentes do canal.

Na CC com fluxo pulmonar dependente do canal arterial, representada principalmente pela AP ou EP acentuada com fluxo pulmonar na maior parte realizado através do canal arterial pérvio, o RN apresenta cianose central de intensidade dependente do tamanho do ducto. Nestes casos, é necessário infusão imediata de PGE1 (alprostadil) para manutenção do canal aberto. A PGE1 também diminui a resistência vascular pulmonar, aumentando o desvio do fluxo em direção aos pulmões (*shunt* da esquerda para a direita pelo canal) e, consequentemente, melhorando a saturação. A dose intravenosa inicial de alprostadil é de 0,05 a 0,1 µg/kg/min e, após a estabilização do RN, a dose de manutenção é de 0,01 a 0,4 µg/kg/min. Apneia, bradicardia, hipotensão, desequilíbrios hidreletrolíticos, irritabilidade, febre e rubor cutâneo são potenciais efeitos colaterais da PGE1, portanto o cuidado com a via aérea é essencial. O uso prolongado está associado à hiperostose cortical e, embora não haja CC em que o uso da PGE1 seja contraindicado, nos casos de DATVP obstrutiva pode haver piora clínica em virtude da vasodilatação pulmonar associada ao fluxo aumentado pelo canal arterial.

Na CC com fluxo sistêmico dependente do canal arterial, representada principalmente pela SHCE, CoAo e EAo aórtica severa e suas variantes, o fluxo pelo canal arterial da direita para esquerda mantém a perfusão dos demais órgãos. Com a constrição do ducto, ocorrem sinais de má perfusão, diminuição dos pulsos em MMII, podendo evoluir para choque. A suplementação de oxigênio pode acelerar o fechamento do canal arterial, piorando a condição clínica do paciente e não devemos aumentar a oferta de oxigênio até que a PGE1 tenha sido iniciada, tolerando saturações mais baixas, em torno de 85%. A PGE1 mantém a permeabilidade do canal, mas também devemos ter atenção especial para o equilíbrio de fluxo entre a circulação pulmonar e a sistêmica, buscando a relação 1:1. O aumento do fluxo sanguíneo pulmonar resulta em diminuição do fluxo sistêmico e miocárdico, refletindo-se em oligúria, acidose metabólica e disfunção miocárdica. Estratégias ventilatórias devem visar o aumento da resistência vascular pulmonar para controlar o fluxo de sangue pelos pulmões. Este objetivo pode ser alcançado por um ajuste meticuloso da pressão expiratória final positiva (PEEP entre 4 e 6 cm H_2O), tempo inspiratório, pressões e volume corrente para manutenção de uma pCO_2 arterial em torno de 45 mmHg, evitar a alcalose respiratória e o excesso de oxigênio, mantendo a saturação arterial alvo em torno de 80%. Nos casos em que os parâmetros de perfusão sistêmica estão adequados, não há consenso na literatura sobre a necessidade de iniciar ventilação mecânica para atingir esses alvos, podendo o RN permanecer em monitorização contínua e, a qualquer sinal de piora clínica, instituir este suporte.

Aminas vasoativas que atuam na resistência vascular sistêmica (p. ex., dopamina, adrenalina, norepinefrina) podem ser associadas, em doses baixas, para controlar a circulação pulmonar excessiva. O uso do milrinone para vasodilatação sistêmica também pode ser considerado, entretanto, nos casos em que a vasodilatação pulmonar ocorrer de forma mais significativa, essa medicação deverá ser descontinuada. Apesar de todos esses esforços, se o baixo débito cardíaco persistir, a adequação da infusão de prostaglandina, o volume intravascular e a presença de anemia devem ser reavaliados e corrigidos.

A CC com fluxos transpostos sem obstrução significativa das vias de saída é representada basicamente pela TGA sem CIV e pela dupla via de saída de VD tipo Taussig-Bing. Na presença de grande *shunt* pelo canal arterial, o RN pode se apresentar assintomático logo após o parto, todavia, com o fechamento do canal, evolui com dispneia e cianose progressivas nas primeiras 24 horas de vida. O canal arterial pode não ser um *shunt* suficiente para adequada mistura de sangue venoso e arterial e, nesses casos, mesmo após a infusão de PGE1, a saturação não atinge o parâmetro-alvo de 80%. Será necessário, então, a ampliação do forame oval como ponto de mistura sanguínea, o que pode ser feito por meio de uma atriosseptostomia por cateter-balão guiado à beira do leito pelo ecocardiograma. A atriosseptostomia também é um procedimento que pode ser necessário em casos de obstrução de fluxo pulmonar ou aórtico em que a passagem de sangue entre as câmaras cardíacas é insuficiente através dos *shunts* associados (CIA e/ou CIV). Nos pacientes criticamente doentes, será necessária a manipulação dos parâmetros da ventilação mecânica e associação de aminas para ajuste de fluxo pulmonar e sistêmico.

Após a estabilização do paciente, um período de recuperação é necessário para restabelecimento das funções cerebral, renal e hepática. Nos casos refratários, mesmo com a constatação da abertura do canal arterial e *shunt* adequado, ou com disfunção miocárdica severa ou regurgitação acentuada da valva atrioventricular poderá ser indicado o suporte extracorpóreo mecânico (ECMO) até a cirurgia definitiva.

Nas CC não dependentes de canal arterial, mas com grande *shunt*, como na CIV ampla, DSAV, ventrículo único sem obstrução, janela aortopulmonar e tronco arterial comum, poderão ocorrer sinais de insuficiência cardíaca também com desbalanço de fluxo pulmonar e sistêmico ainda no período neonatal. Ha sinais de congestão pulmonar e comprometimento de perfusão sistêmica com pouca ou nenhuma cianose. Devemos ter atenção à oferta hídrica parenteral que pode ser reduzida a até 70% das necessidades basais e ajuste volêmico com uso de diuréticos. Os vasodilatadores auxiliam no desvio do fluxo em direção à circulação sistêmica. Nos casos mais graves, pode ser necessário o uso de aminas para ajuste da relação de fluxo pulmonar e sistêmico. Fatores associados à descompensação como anemia, distúrbios acidobásicos e eletrolíticos, dor e infecção também devem ser prontamente corrigidos. Nos pacientes sem condição clínica para correção definitiva do defeito, ainda é possível a realização de um procedimento paliativo (bandagem pulmonar), reduzindo-se o aporte sanguíneo para os pulmões.

LEITURAS COMPLEMENTARES

Artman M, Mahony L, Teitel DF. Initial evaluation of the newborn with suspected cardiovascular disease. In Neonatal Cardiology. 2nd ed. McGraw-Hill; 2011.

Ewer AK, Middleton LJ, Furmston AT et al. Pulse oximetry screening for congenital heart defects in newborn infants (PulseOx): A test accuracy study. Lancet. 2011;378:785-94.

Fillipps DJ, Bucciarelli RL. Cardiac evaluation of the newborn. Pediatr Clin North Am. 2015;62(2):471-89.

Holland BJ, Myers JA, Woods CR Jr. Prenatal diagnosis of critical congenital heart disease reduces risk of death from cardiovascular compromise prior to planned neonatal cardiac surgery: A meta-analysis. Ultrasound Obstet Gynecol. 2015;45(6):631-8.

Mellander M. Diagnosis and management of life-threatening cardiac malformations in the newborn. Seminars in Fetal and Neonatal Medicine. 2013;18(5):302-10.

Sanapo L, Moon-Grady AJ, Donofrio MT. Perinatal and delivery management of infants with congenital heart disease. Clin Perinatol. 2016;43(1):55-71.

Tratamento Cirúrgico e Mediado por Cateter das Principais Cardiopatias Congênitas no Período Neonatal

Fernando Antoniali

Como já citado em capítulos anteriores, a incidência de cardiopatia congênita na população está entre 0,8 e 1% dos nascidos vivos. Desses casos, cerca de 80% das crianças necessitarão de correção cirúrgica ou, ao menos, de procedimentos paliativos que poderão ser realizados com cirurgia cardíaca aberta ou com técnicas endovasculares. Considerando a taxa de natalidade de 1,4% da população brasileira, teremos em torno de 25 a 30 mil recém-nascidos com cardiopatia congênita por ano em nosso país, e desses, 20 a 25 mil crianças precisarão de algum procedimento cirúrgico. Infelizmente, estima-se que menos de 40% desses tratamentos são realizados atualmente.

Entre as causas de mortalidade infantil (até 1 ano de idade), as mortes por malformações congênitas aparecem como a segunda causa de óbito perdendo apenas para as complicações perinatais. Quando consideramos as mortes por malformações, as cardiopatias congênitas são as maiores responsáveis pelos casos de óbitos. Nem todos os casos necessitarão de cirurgia ou de algum procedimento paliativo no período neonatal, mas naqueles casos em que a cardiopatia congênita interfere de forma significativa, seja na parte hemodinâmica ou na de oxigenação dos tecidos, condutas erradas podem ter resultados clínicos e cirúrgicos desastrosos e o neonato certamente falecerá ou ficará com graves sequelas. Nesse sentido, o tratamento da cardiopatia congênita, desde o período neonatal, é extremamente necessário quando pensamos em política de saúde pública pois pode reduzir de forma significativa a mortalidade infantil.

As abordagens quanto aos aspectos diagnósticos da cardiopatia congênita bem como os melhores tratamentos clínicos iniciais já foram realizadas em outros capítulos deste livro. Vale a pena reforçar que o manejo inicial correto desses neonatos cardiopatas pode garantir que eles tenham acesso aos centros de referência em cirurgia cardíaca infantil nas melhores condições clínicas e com maiores chances de sobrevida. Apesar dos esforços das equipes cirúrgicas, se o neonato chegar com sequelas neurológicas pela hipóxia, disfunção de órgãos por má perfusão tecidual e/ou infecção estabelecida, infelizmente os resultados serão ruins, com um tempo de internação prolongado e uma morbimortalidade elevada. Essas considerações são importantes, pois atualmente existe uma tendência mundial de que o tratamento das cardiopatias congênitas seja realizado de forma primária sempre que possível. Em outras palavras, deve-se evitar tratamentos paliativos quando o "definitivo" for factível. Nesse caso, a palavra "definitivo" ficou entre aspas porque muitas vezes outras cirurgias serão necessárias para correções de complicações precoces ou tardias e mesmo para a adequação de condutos e próteses que poderão ficar pequenos com o crescimento da criança. Como exemplo, podemos citar a bandagem do tronco pulmonar, que atualmente é realizada de forma muito seletiva em casos em que não existe outra possibilidade cirúrgica, pois, de outra forma, esta conduta deve ser evitada.

Nesse contexto, a atuação do neonatologista é de suma importância quando discutimos o tratamento das cardiopatias congênitas. É claro que nem todas as crianças cardiopatas serão tratadas de forma cirúrgica no período neonatal. Na verdade, a maioria dos casos envolve situações sem repercussão hemodinâmica ou com repercussão hemodinâmica, mas sem risco de colapso cardiocirculatório ou pulmonar. Se considerarmos a comunicação interventricular (CIV), que corresponde entre 25 e 30% das cardiopatias congênitas, seu tratamento cirúrgico de forma isolada será uma conduta muito excepcional no período neonatal. Entre outros motivos, para não se operar precocemente a criança portadora de CIV, estão os riscos relacionados à realização

SEÇÃO V – SISTEMA CARDIOVASCULAR

de circulação extracorpórea (CEC), que é necessária para esses casos e para a maioria das cardiopatias congênitas. Os riscos na realização da CEC são inversamente proporcionais ao peso da criança. Os neonatos que estejam com menos de 2 kg e necessitem de CEC para seu tratamento cirúrgico estarão em uma situação de risco muito elevado, sendo menor entre 2 e 3 kg e bem mais seguro com peso acima de 3 kg. Sendo assim, nos casos em que seja possível aguardar o ganho de peso sem descompensação clínica ou perda de função de outros órgãos, a realização da cirurgia ocorrerá fora do período neonatal. Outro aspecto importante está relacionado ao padrão fetal da circulação pulmonar, e muitos grupos cirúrgicos optam por aguardar até o 4° ou 5° dia de vida para que, durante a realização da cirurgia, a perfusão pulmonar seja mais fácil na saída de CEC e não gere complicações graves por baixa oxigenação e disfunção do ventrículo direito. Todavia, cabe ressaltar que, em algumas cardiopatias congênitas, a perda do padrão fetal pode ocasionar descompensações clínicas significativas, sendo muito importante o manejo adequado desses neonatos com drogas vasoativas e técnicas de ventilação quando necessárias.

No Capítulo 70 – Diagnóstico e Tratamento Clínico das Principais Cardiopatias Congênitas Cianóticas e Acianóticas, foram apresentadas as cardiopatias congênitas críticas que representam risco de colapso cardiocirculatório precoce e discutidos os aspectos relacionados ao tratamento clínico e métodos complementares de diagnóstico. No Quadro 71.1, estão listadas as cardiopatias mais prevalentes e que se encaixam nesta classificação de risco. Neste capítulo atual, pretende-se abordar as questões cirúrgicas relacionadas a essas doenças descrevendo tratamentos com procedimentos cirúrgicos abertos e, também, técnicas endovasculares.

Doenças específicas e seus tratamentos com cateter ou cirurgia aberta

Transposição de grandes artérias

A transposição das grandes artérias (TGA) ocorre quando temos uma discordância entre os ventrículos e as principais artérias do coração, ou seja, a aorta e a artéria pulmonar. A aorta está conectada ao ventrículo direito e a artéria pulmonar, ao ventrículo esquerdo. Dessa maneira, a circulação sistêmica fica separada da circulação pulmonar funcionando de forma paralela e não sequencial. O sangue que está retornando ao coração pelas veias cavas passa pelo átrio direito (AD) e ventrículo direito (VD), sendo novamente bombeado para o corpo pela aorta sem ser oxigenado. Da mesma maneira, o sangue oxigenado que retorna dos pulmões ao coração pelas veias pulmonares passa pelo átrio esquerdo (AE) e ventrículo esquerdo (VE), sendo bombeado de volta para os pulmões pelo tronco e ramos pulmonares. Sendo assim, a única forma de os neonatos portadores de TGA permanecerem vivos após o nascimento é quando existem locais de mistura entre o sangue da circulação sistêmica e pulmonar. Esses locais são o canal arterial, que deve ser mantido aberto com o uso de prostaglandina (PGE 1 – Alprostadil), e a comunicação interatrial (CIA) que pode ser pequena, com menos de 3 mm, configurando-se, na verdade, em um forâmen oval pérvio. Quando a CIA é pequena e restritiva, normalmente a saturação do recém-nascido fica abaixo de 80% e torna-se necessário realizar um procedimento endovascular denominado "atriosseptostomia" ou "procedimento de Rashkind". Com auxílio de ecocardiograma à beira do leito ou com radioscopia em uma sala de hemodinâmica, introduz-se

---

Quadro 71.1
Divisão das cardiopatias congênitas que necessitam de tratamento cirúrgico neonatal, conforme o risco de colapso cardiocirculatório e pulmonar.

a) Necessitam manter canal arterial aberto para aumentar mistura de sangue oxigenado com não oxigenado:
- Transposição de grandes artérias
- Dupla via de saída de ventrículo direito tipo Taussig-Bing

b) Necessitam manter canal arterial aberto para aumentar o fluxo pulmonar
- Tetralogia de Fallot com má anatomia
- Estenose pulmonar valvar severa
- Atresia de valva pulmonar
- Hipoplasia de ramos pulmonares ou tronco pulmonar

c) Necessitam manter canal arterial aberto para aumentar o fluxo sistêmico
- Coarctação crítica da aorta
- Interrupção do arco aórtico
- Síndrome da hipoplasia do coração esquerdo
- Estenose valvar aórtica e/ou valvar mitral severas (síndrome de Shone)

d) Não necessitam de canal arterial aberto, mas apresentam obstrução importante na drenagem pulmonar
- Drenagem anômala total de veias pulmonares
- Cor *triatriatum* com orifício restritivo

e) Não necessitam de canal arterial aberto, mas apresentam hiperfluxo pulmonar severo
- Tronco arterial comum (*Truncus arteriosus*)
- Janela aortopulmonar
- Ventrículo único sem estenose infundíbulo valvar pulmonar

f) Bradiarritmias importantes
- Bloqueio atrioventricular 2:1
- Bloqueio atrioventricular total (BAVT)

Fonte: Desenvolvido pela autoria.

um cateter-balão pela veia umbilical ou femoral da criança e, após passar pelo septo interatrial, chegando ao AE, o balão é insuflado e tracionado de volta ao AD, rompendo a membrana da fossa oval e ampliando a CIA (Figura 71.1). Nos casos em que está associado à TGA, o neonato tem uma CIV, a mistura entre o sangue venoso e arterial se faz de forma mais significativa, não sendo necessário realizar a atriosseptostomia.

A presença da CIV nos casos de TGA também pode garantir que as pressões entre os ventrículos estejam equilibradas e permitam até a realização da correção cirúrgica de forma mais eletiva, estando o neonato com algumas semanas de vida. No entanto, quando não existe a CIV, além da baixa saturação, existe o risco da desadaptação do VE na evolução da criança, principalmente após a queda do padrão fetal. Após 2 ou 3 semanas, o VE pode estar desadaptado a bombear sangue contra a resistência da circulação sistêmica e podem surgir complicações durante a cirurgia. Assim, é muito importante a avaliação da função e do formato do VE com um ecocardiograma realizado próximo ao dia da cirurgia.

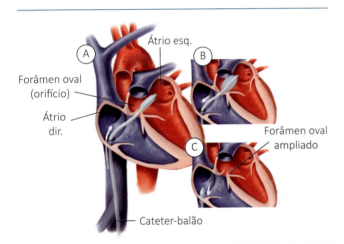

Figura 71.1. Atriosseptostomia com cateter balão ou procedimento de Rashkind.

(A) Um cateter-balão é inserido através da veia femoral ou veia umbilical até o átrio direito. Guiado por ecocardiograma ou radioscopia, esse cateter é introduzido no átrio esquerdo passando pelo forâmen oval. (B) O balão do cateter é insuflado e é tracionado de volta para o átrio direito, rompendo a membrana da fossa oval e ampliando a comunicação interatrial. (C) O balão é desinsuflado e o cateter, removido.

Fonte: Desenvolvida pela autoria.

A técnica mais utilizada é a cirurgia de Jatene; quando por esternotomia e utilização de CEC, realiza-se a secção da aorta e da pulmonar acima do plano valvar e, após a troca das posições desses vasos, procede-se à sua sutura deixando-os em concordância com os respectivos ventrículos. As valvas permanecem no mesmo lugar e habitualmente são denominadas "valva neoaórtica" e "valva neopulmonar". Além desse passo cirúrgico, também é necessário realizar a transferência das coronárias, retirando os óstios coronarianos da raiz aórtica e transferindo-os para a raiz da neoaorta. Essa transferência deve ser feita com muita cautela, pois lesões ou torções dos vasos coronarianos resultarão em isquemia e infarto miocárdico ensejando falência cardíaca na saída da CEC. Como o correto posicionamento das coronárias se torna um passo fundamental na cirurgia de Jatene ou *arterial switch* (termo também encontrado em publicações científicas), o conhecimento da anatomia coronariana antes da realização do procedimento ajuda no planejamento cirúrgico. Na maioria das vezes, essa anatomia pode ser avaliada durante a realização do ecocardiograma, dispensando a necessidade de um cateterismo diagnóstico. As malformações associadas à TGA são corrigidas no mesmo tempo cirúrgico como a CIA, CIV, estenoses valvares ou infundibulares e o canal arterial é ligado e seccionado.

Em alguns casos, se a anatomia coronariana for desfavorável para a realização da cirurgia de Jatene ou se o VE estiver desadaptado, a opção para o tratamento cirúrgico seria a troca das drenagens dos átrios em relação aos ventrículos; quando através de *patchs* e suturas dentro dos átrios, faz-se a conexão do AD no VE e do AE no VD. Assim, o sangue venoso chegando ao AD irá para o VE e será bombeado para os pulmões, enquanto o sangue arterial passará pelo AE e VD até chegar à aorta e ser distribuído para todo o corpo. Para realizar essa cirurgia de inversão atrial também denominada *atrial switch*, existem duas técnicas distintas denominadas "cirurgia de Mustard" e "cirurgia de Senning". A crítica a essas técnicas é que o VD não será capaz de manter a circulação sistêmica por muito tempo, podendo evoluir com falência na fase adulta. Essa falência do VD também ocorre em pacientes portadores de transposição corrigida dos grandes vasos (TCGA), quando as crianças nascem com uma discordância ventriculoarterial e também átrioventricular. Normalmente, se não há outras malformações significativas associadas à TCGA, o diagnóstico não é feito no período neonatal, pois são assintomáticas. Como a falência do VD e também arritmias atriais podem ser graves complicações tardias nas técnicas de inversão atrial, quando existe uma desadaptação do VE nos casos de TGA sem CIV, com anatomia coronariana favorável, pode ser tentado o preparo do VE realizando uma bandagem do tronco pulmonar algumas semanas antes da cirurgia de Jatene.

Dupla via de saída de VD com CIV subpulmonar (Taussig-Bing)

A dupla via de saída de ventrículo direito (DVSVD) ocorre quando existe a presença de uma CIV associada à dextroposição da aorta maior do que 50%, ou seja, mais de 50% da valva aórtica está relacionada à via de saída do VD. De acordo com a posição da CIV em relação à aorta e à artéria pulmonar, existirá uma fisiopatologia diferente. Se a CIV estiver logo abaixo da valva aórtica, o fluxo de sangue oxigenado será para a aorta e não ocorrerá baixa oxigenação sistêmica. No entanto, quando a CIV é subpulmonar, o fluxo de sangue vindo do VE será direcionado para a valva pulmonar e o sangue venoso bombeado pelo VD irá preferencialmente para a aorta. Nessa condição de DVSVD e CIV subpulmonar, também chamada de "anomalia de Taussig-Bing", o neonato apresentará baixa oxigenação

SEÇÃO V – SISTEMA CARDIOVASCULAR

sistêmica e um quadro clínico muito semelhante a uma TGA. Felizmente, por existir uma CIV, ocorrerá uma boa mistura entre sangue venoso e arterial, resultando em uma dessaturação mais leve. Caso também exista uma CIA, provavelmente não será necessária a utilização de prostaglandinas para manter o canal arterial aberto. Se a CIA for pequena e a criança estiver com baixa oxigenação, a realização de uma atriosseptostomia pode ser discutida. A utilização de prostaglandinas para manter o canal arterial aberto é mais indicada quando existe uma estenose pulmonar infundíbulo-valvar significativa associada à DVSVD, causando um baixo fluxo de sangue para os pulmões.

A correção cirúrgica da anomalia de Taussig-Bing é realizada com a técnica de Jatene, sendo necessários os mesmos passos descritos no tratamento da TGA. O fechamento da CIV direciona o fluxo do VE para a valva pulmonar que, após a cirurgia de Jatene, será a valva neoaórtica e estará conectada à aorta. Será necessário que a anatomia coronariana favoreça a correção cirúrgica com esta técnica e os riscos com isquemia e infarto do miocárdio também são uma preocupação. A aorta ascendente e o tronco pulmonar estão localizados em posição lado a lado e não anteroposterior como na TGA e normalmente existe uma desproporção no calibre desses vasos, sendo a aorta menor. Além disso, podem estar presentes outras alterações como coarctação de aorta e hipoplasia de arco aórtico. Esses fatos exigem maior habilidade cirúrgica para que seja realizada a correção total dessa cardiopatia congênita complexa no período neonatal.

Cabe lembrar que, nos casos de DVSVD em que existe uma estenose pulmonar infundíbulo valvar importante resultando em hipofluxo pulmonar, independentemente da posição da CIV, pode ser necessária a realização de um *shunt* sistêmico-pulmonar para melhorar a saturação arterial do neonato. Nessas crianças, os vasos pulmonares são pequenos e a correção total da cardiopatia congênita só será possível, caso ocorra um aumento dos vasos com o aumento do fluxo pulmonar.

Tetralogia de Fallot com má anatomia

A tetralogia de Fallot corresponde à associação das seguintes quatro malformações cardíacas: CIV; dextroposição da aorta em menos de 50%; hipertrofia do VD; e estenose infundíbulo-valvar pulmonar. Trata-se da cardiopatia congênita cianogênica mais prevalente, mas nem sempre é necessário o tratamento cirúrgico no período neonatal. Nos casos em que a hipóxia não é tão importante com oximetrias de pulso superiores a 80% em ar ambiente, as crianças respondem bem ao tratamento clínico, habitualmente com o uso de betabloqueadores, e a cirurgia pode ser postergada para a idade entre 6 e 12 meses, com pesos próximos a 10 kg.

Considera-se que um neonato tem tetralogia de Fallot de má anatomia quando o grau de obstrução da via de saída do ventrículo direito (VSVD) é muito importante ou os vasos pulmonares são hipoplásicos, gerando um fluxo reduzido de sangue aos pulmões, baixa oxigenação sistêmica e necessidade de uso de alprostadil (PGE 1) para manter o canal

arterial aberto e garantir uma boa perfusão pulmonar. Nesses casos, não será possível a alta hospitalar sem uma intervenção cirúrgica. Embora a realização de um *shunt* sistêmico-pulmonar, como na cirurgia de Blalock-Taussig modificado, seja uma maneira de substituir o fluxo de sangue do canal arterial para os pulmões, sendo possível interromper o uso da prostaglandina, a correção total da tetralogia de Fallot também tem se mostrado factível no período neonatal e, dessa maneira, pode-se evitar as complicações relacionados à trombose desses enxertos ou desbalanço entre o fluxo sistêmico e o pulmonar. Quando se realiza a correção total, o procedimento cirúrgico é efetuado com CEC e pinçamento da aorta, utilizando-se substâncias cardioplégicas (cardioplegia cristaloide ou sanguínea) para deixar o coração em repouso. Corrige-se a CIV utilizando-se *patchs* para seu fechamento, amplia-se a VSVD com ressecção muscular e, caso necessário, também se realiza a ampliação do anel, da valva e do tronco pulmonar (TP). A utilização de *patchs* monocúspides em neonatos para ampliar a valva pulmonar não é muito interessante pela baixa durabilidade como um enxerto valvulado. Mesmo que seja necessário deixar uma pequena estenose valvar, com gradientes inferiores a 30 mmHg, nota-se uma melhor evolução em comparação a aberturas amplas do anel valvar pulmonar e utilização de enxertos monocúspides.

Caso o neonato não tenha peso suficiente para a realização da CEC com segurança ou os ramos pulmonares ou anel valvar pulmonar não tiverem tamanhos adequados, deve-se optar pelo *shunt* sistêmico-pulmonar ou implante de *stent* no canal arterial por técnicas endovasculares quando a anatomia deste for favorável. A experiência da equipe cirúrgica pode permitir também a realização de técnicas para ampliação da VSVD sem necessariamente realizar-se a correção total da tetralogia de Fallot. Em crianças prematuras extremas com peso muito baixo em virtude do alto risco de procedimentos com CEC e pequeno calibre de vasos para enxertos ou *stents*, opta-se por manter o canal arterial aberto com o uso contínuo do alprostadil até que atinjam um peso em torno de 2 kg.

Estenose pulmonar valvar

Se o neonato for portador de estenose pulmonar valvar (EPV), ele poderá ter diferentes quadros clínicos conforme a gravidade da obstrução na região infundíbulo valvar. Caso a estenose seja leve ou moderada, fato que ocorre na maioria dos casos, a criança terá poucos sintomas, sendo possíveis a alta hospitalar e a programação cirúrgica de forma eletiva. Alguns casos se beneficiam do uso de betabloqueador, principalmente se ocorrer uma estenose infundibular pelo aumento da musculatura na região subvalvar. No entanto, se a estenose for crítica, o fluxo de sangue para os pulmões será muito baixo e o neonato apresentará hipóxia, sendo necessário o uso de alprostadil (PGE 1) para manter o canal arterial aberto e melhorar a perfusão pulmonar. Outro sintoma que pode aparecer são sinais de insuficiência cardíaca direita com estase jugular, hepatomegalia, ascite e edema, acompanhado de sinais de baixo débito sistêmico e isso ocorre quando a EPV é muito significativa e o neonato não tem CIV ou CIA, havendo apenas um forâmen oval pérvio. Como o sangue venoso fica retido no lado direito do coração, resulta em uma sobrecarga das câmaras direitas e uma pré-carga muito baixa para o VE. Caso seja possível realizar a abertura da valva, não é necessário ampliar a abertura do septo interatrial e, com a melhora do fluxo de sangue para os pulmões, pode ser suspenso o uso do prostim, ocorrendo fechamento progressivo do canal arterial.

A abertura da valva pulmonar ocorre na imensa maioria dos casos por utilização de um cateter-balão, ou seja, com um procedimento endovascular sem a necessidade da abertura do tórax. O acesso vascular de preferência é a veia femoral comum, mas também pode-se utilizar outras veias calibrosas como as veias jugulares. Após a medida do tamanho do anel pulmonar, escolhe-se um balão com um diâmetro 20 a 30% maior do que o anel valvar, introduz-se esse cateter-balão pelo acesso vascular e realiza-se a insuflação do mesmo quando este estiver na posição correta. Como o enchimento do balão é feito com soro fisiológico e contraste, torna-se possível visualizar a formação de uma "cintura" no balão que, ao se desfazer, indica a abertura da valva.

Quando a valvoplastia percutânea não tem bom resultado, torna-se necessário o tratamento com cirurgia aberta, sob utilização de CEC, mas não necessariamente com o pinçamento da aorta. É possível realizar esse procedimento de valvoplastia pulmonar com o "coração batendo". Algumas vezes, aproveita-se para fazer uma ressecção muscular no VD e diminuir ainda mais o gradiente entre VD e TP. Se o VD estiver com disfunção ou apresentar um tamanho reduzido, pode ser que a cirurgia aberta ou o cateter-balão não resolvam a questão de hipofluxo pulmonar e baixa oxigenação, sendo necessária a confecção de um *shunt* sistêmico-pulmonar. Além disso, nesses casos com disfunção mais significativa do VD, também é necessário a abertura de uma CIA para se garantir uma pré-carga ao VE e evitar-se um baixo débito sistêmico diante da dificuldade do fluxo de sangue através do VD.

Atresia de valva pulmonar

A atresia da valva pulmonar (AP) se caracteriza pela ausência completa do anel valvar pulmonar ou pela presença do anel pulmonar e até das cúspides valvares, mas sem nenhuma abertura. Obrigatoriamente, nesses casos, os neonatos necessitarão do uso do alprostadil (PGE 1) para manter o canal arterial aberto e garantir o fluxo de sangue aos pulmões. Diferentemente dos casos de tetralogia de Fallot ou estenose valvar pulmonar, na presença da atresia valvar, o procedimento cirúrgico será realizado na maioria dos casos ainda no período neonatal. Apenas se os ramos ou tronco pulmonar forem muito hipoplásicos (menores do que 3 mm) e existirem colaterais sistêmico-pulmonares significativas é que não se realiza cirurgia cardíaca no período neonatal. Quando a valva tem um anel de tamanho superior a 5 mm e cúspides formadas, apesar de completamente fechadas, pode ser possível a realização de procedimento endovascular com cateter-balão, mas é necessária a abertura da valva pulmonar com emprego de radiofrequência, o que dificulta o tratamento adequado. Apesar de mais agressivo, o tratamento mais realizado nesses casos contempla a cirurgia cardíaca aberta realizando-se valvoplastia e ampliação da VSVD, quando o VD, o anel pulmonar e a TP tiverem tamanho compatível com a manutenção de um fluxo anterógrado pelas câmaras direitas ou realizando a confecção de um *shunt* sistêmico-pulmonar, o que acontece na maioria dos casos.

A confecção de um *shunt* sistêmico-pulmonar utilizando-se um enxerto tubular de PTFE (politetrafluoretano) pode garantir o fluxo adequado de sangue para os pulmões, sendo possível interromper o uso da prostaglandina ou até ligar o canal arterial. Esses procedimentos podem ser feitos por toracotomias laterais, mas a maioria dos cirurgiões opta por esternotomia mediana, permitindo melhor acesso aos vasos pulmonares. Também denominada "cirurgia de Blalock-Taussig modificada", a configuração mais realizada é a interposição do enxerto entre o tronco braquiocefálico e o ramo pulmonar direito (Figura 71.2), mas também é possível utilizar outras artérias como as subclávias, carótidas ou até a própria aorta ascendente. Quando a anatomia for desfavorável à realização da anastomose nos ramos pulmonares, pode-se utilizar o próprio tronco pulmonar. Esses procedimentos podem ser realizados com ou sem utilização de CEC, principalmente se existirem estenoses nos ramos.

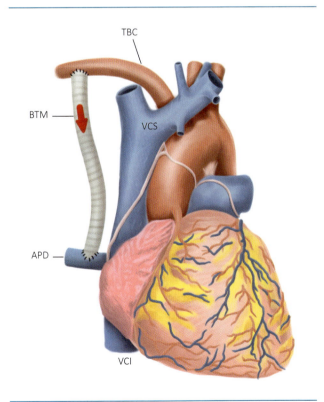

Figura 71.2. *Shunt* sistêmico-pulmonar ou cirurgia de Blalock-Taussig modificada.

Nota-se que uma comunicação foi estabelecida entre a circulação sistêmica e a pulmonar com um enxerto de PTFE.

APD: artéria pulmonar direita; BTM: Blalock-Taussig modificado; TBC: tronco braquiocefálico; VCS: veia cava superior; VCI: veia cava inferior.

Fonte: Desenvolvida pela autoria.

SEÇÃO V – SISTEMA CARDIOVASCULAR

Um fato importante relacionado à atresia da valva pulmonar está relacionado à presença ou não de uma CIV. Quando o neonato tem atresia da valva pulmonar e não tem CIV, geralmente o VD é bastante hipoplásico, podendo existir inclusive fístulas coronariocavitárias (p. ex., fístulas entre coronária direita e VD), que estão muito relacionadas a infarto e morte súbita dessas crianças. Nesses casos, a condução cirúrgica será no sentido de deixar o paciente com uma circulação univentricular, ou seja, após a confecção do *shunt* sistêmico-pulmonar no período neonatal será feito entre 6 meses e 1 ano, uma derivação cavopulmonar parcial (cirurgia de Glenn) e, depois, entre 3 e 4 anos, dependendo das condições clínicas da criança, a derivação cavopulmonar total (cirurgia de Fontan). Se existirem fístulas coronariocavitárias, é muito importante que esses neonatos não fiquem hipotensos e hipovolêmicos pelo risco de hipofluxo coronariano, isquemia e infarto. Pelo mesmo motivo, evita-se a utilização de CEC nesses casos. Quando existe a CIV, normalmente existe um desenvolvimento do VD e, caso essa câmara apresente boa função, pode-se substituir o *shunt* sistêmico-pulmonar, confeccionado no período neonatal, por um tubo valvado VD-TP associado ao fechamento da CIV (cirurgia de Rastelli).

Hipoplasia de tronco e ramos pulmomares

Embora possa parecer apenas uma variável das situações previamente descritas, existem casos em que os neonatos nascem sem atresia ou estenose valvar pulmonar, mas com hipoplasia de tronco e ramos pulmonares. Mesmo existindo a valva pulmonar com uma boa abertura e funcionamento, o anel pulmonar e a árvore arterial podem ser pequenos, ocasionando baixo fluxo sanguíneo para os pulmões e hipóxia, sobretudo nos primeiros dias de vida com o padrão fetal de circulação pulmonar. Geralmente essa situação de hipoplasia de tronco e ramos pulmonares está associada a outras malformações cardíacas, como atresia ou estenose valvar tricúspide, hipoplasias ventriculares ou câmara ventricular única (ventrículo único), com ou sem má posição dos grandes vasos. Caso não sejam necessárias intervenções cirúrgicas por outras alterações, habitualmente aguarda-se a queda do padrão fetal e avalia-se o grau de hipofluxo pulmonar retirando-se o alprostadil que foi introduzido para melhorar a hipóxia dos primeiros dias de vida. Se a saturação permanecer acima de 80% sem a necessidade de O_2 suplementar, pode-se adiar o tratamento cirúrgico e não serem realizadas intervenções no período neonatal. Com saturações mais baixas, geralmente a opção é pela confecção de um *shunt* sistêmico-pulmonar ou ampliação da VSVD e TP. Lembrando que para a confecção do *shunt* será necessário que os ramos pulmonares ou TP tenham pelo menos 3 mm de diâmetro, sendo muito difícil se tiverem entre 2 e 3 mm e impossível com estruturas menores do que 2 mm.

Casos com ramos pulmonares e TP muito pequenos (< 3 mm) geralmente estão associados à presença de grandes colaterais sistêmico-pulmonares e o fluxo para os pulmões acaba sendo suficiente para manter os neonatos com saturação acima de 80%, mesmo sem O_2 suplementar ou uso de alprostadil, ou seja, não dependem de um canal arterial aberto. Esses neonatos não necessitam de cirurgia e podem ser liberados para seguimento clinicoambulatorial. Alguns casos podem evoluir com queda da saturação com o avanço da idade, sendo necessárias intervenções mais simples e paliativas como dilatações endovasculares e uso de vasodilatadores pulmonares ou serem candidatos a cirurgias mais agressivas como a unifocalização de colaterais sistêmico-pulmonares na tentativa de reconstruir uma árvore arterial pulmonar para o paciente.

Coarctação de aorta

A coarctação de aorta (CoAo) se caracteriza por um estreitamento da aorta descendente que ocorre após a saída da artéria subclávia esquerda. Como se trata de uma cardiopatia congênita acianogênica e que pode não ter sopro, o grande risco para os neonatos é a falta de diagnóstico antes da alta hospitalar. O diagnóstico intrauterino não é de fácil realização, pois o arco aórtico não permite boas imagens ultrassonográficas no período fetal. Desse modo, é fundamental a realização do teste da oximetria ou do teste do coraçãozinho (ver Capítulo 66), pois a diferença de saturação entre os membros superiores e inferiores será evidente nos casos de coarctação de aorta crítica. Isso ocorre porque sendo o estreitamento na aorta importante, a perfusão da parte inferior do corpo é feita através do canal arterial que permite passagem de sangue venoso do tronco pulmonar para a aorta descendente. Quando o neonato recebe alta sem o diagnóstico, ao ocorrer o fechamento do canal arterial, a perfusão dos membros inferiores e dos órgãos abdominais passa a ficar insuficiente e o paciente retorna ao hospital em quadro de choque circulatório com insuficiência renal e franca acidose. Nessas situações, é necessária a imediata instalação da prostaglandina E1 (alprostadil) para induzir a reabertura do canal arterial. Felizmente, muitos neonatos recebem o diagnóstico de CoAo nos primeiros dias de vida e, caso seja importante, receberão o alprostadil até o tratamento cirúrgico. Quando existem lesões associadas como CIV e estenose valvar aórtica – tem bastante associação com valva aórtica bicúspide –, existe a presença do sopro cardíaco resultando na realização de um ecocardiograma e geralmente o diagnóstico é realizado. Se existirem dúvidas sobre a anatomia da aorta, pode ser necessária a realização de angiotomografia com múltiplos canais.

Nem todas os neonatos portadores de CoAo são operados no 1º mês de vida. Nos casos em que a obstrução da aorta é menor do que 50% de sua luz, o gradiente pressórico será menor do que 20 ou 30 mmHg, não haverá dependência do fluxo pelo canal arterial e a criança pode ser operada após um período de seguimento clínico inicial. Gradientes superiores a 30 mmHg (alguns serviços consideram 20 mmHg) podem desencadear insuficiência cardíaca congestiva no neonato e, independentemente da questão do fluxo de sangue pelo canal arterial, deve-se programar a cirurgia para as primeiras semanas de vida. A correção cirúrgica se faz com uma toracotomia lateral esquerda, pinçamento da aorta antes e após o local de obstrução, ressecção da região coarctada e anastomose termino-terminal. O tempo de pinçamento não deve ser longo, geralmente inferior a 40 minutos e, neste momento, é importante que a temperatura corpórea seja reduzida (em torno de 34 °C) e a pressão arterial seja mantida discretamente elevada para se minimizar a isquemia dos órgãos abdominais e da medula espinhal, evitando complicações graves como isquemia mesentérica, insuficiência renal e paraplegia. Existem técnicas que utilizam *flaps* da artéria subclávia esquerda para fazer a correção, nem sempre sendo necessária a ressecção da área coarctada. Algumas técnicas, como a cirurgia de Waldhausen, interrompem o fluxo normal para o membro superior esquerdo, que passa a ser nutrido por colaterais, já outras, como proposta pelo brasileiro prof. dr. José Teles de Mendonça, preservam a passagem do sangue pela artéria subclávia esquerda. Nos casos com lesões associadas como estenose valvar aórtica ou grandes CIV, o tratamento também pode ser realizado por esternotomia e CEC. No entanto, caso a doença valvar não seja crítica, normalmente os cirurgiões optam por uma abordagem lateral e bandagem do tronco pulmonar para controle do hiperfluxo pulmonar, deixando a correção da CIV para um momento mais tardio e de maior peso da criança.

A utilização de cateteres-balão para realizar angioplastias em coarctações nativas fica restrita aos casos em que o neonato retorna ao hospital em choque circulatório e o uso do alprostadil não resulta em abertura do canal arterial. Essa angioplastia de resgate pode permitir estabilização clínica da criança, e a cirurgia cardíaca por toracotomia pode ser realizada em um segundo tempo. Não se deve realizar a intervenção cirúrgica com o pinçamento da aorta em neonatos com quadros clínicos críticos, pois o índice de complicações graves é extremamente elevado. Contudo, a angioplastia com cateter-balão é o procedimento de escolha para os casos de recoarctação da aorta que infelizmente ocorrem, ainda no 1º ano de vida, em cerca de 50% dos casos submetidos à cirurgia corretiva no período neonatal.

Interrupção de arco aórtico

Se para a coarctação de aorta, o diagnóstico precoce é importante, nos casos de Interrupção de arco aórtico (IAAo), ele é fundamental. Da mesma maneira, o diagnóstico intrauterino é difícil, mas como na maioria dos casos existe uma CIV, a presença do sopro no período neonatal culmina na realização do ecocardio pós-natal e com a suspeita da interrupção do arco, o alprostadil (PGE1) é iniciado e os riscos de complicações são minimizados. De fato, o diagnóstico correto da interrupção do arco aórtico é feito com a realização de uma angiotomografia com múltiplos canais, pois a interrupção da aorta ocorre em diferentes locais do arco classificando a IAAO em três tipos [ver Capítulo 66 – Ventilação Mecânica – Invasiva e Não Invasiva (Princípios, Modalidades, Estratégias e Indicações)] e o conhecimento da anatomia é necessário para o planejamento cirúrgico.

A cirurgia é realizada no período neonatal, com esternotomia, CEC com dupla canulação arterial, pois é necessário perfundir a parte superior e inferior do corpo da criança, hipotermia profunda e parada circulatória total ou perfusão cerebral seletiva. Como o arco aórtico deve ser aborda-

do e geralmente ampliado, é necessário que a circulação esteja totalmente parada ou apenas a perfusão cerebral seja feita pelo tronco braquiocefálico de forma seletiva. Utiliza-se um fragmento do próprio pericárdio da criança como *patch* para ampliar o arco. Em alguns casos, dependendo da anatomia, é necessária a secção da artéria subclávia esquerda para permitir que a aorta descendente seja tracionada em direção à parte proximal do arco. A correção simultânea da CIV pode ser realizada, mas a opção pela bandagem do tronco pulmonar e correção total em dois tempos também é aceita, principalmente nos neonatos com mais tempo de vida, que já apresentem sinais de hipertensão pulmonar (HP). Caso existam outras malformações como tronco arterial comum ou janela aortopulmonar, essas alterações devem ser corrigidas no mesmo tempo cirúrgico. Essas cirurgias normalmente estão relacionadas a tempos prolongados de CEC e, assim, se torna fundamental que, no período de pós-operatório, sejam tomados cuidados relacionados a quadros de SIRS como diálise peritoneal precoce, manejo de DVA, ventilação mecânica (VM) e controle de taquiarritmias. Nos casos em que o tratamento for mais tardio e existirem sinais de HP, o uso de vasodilatadores pulmonares no pós-operatório pode ser necessário.

Síndrome da hipoplasia de coração esquerdo

Certamente a síndrome da hipoplasia de coração esquerdo (SHCE) está entre as cardiopatias congênitas mais complexas e com maior risco de óbito no período neonatal. Infelizmente, poucos centros no Brasil realizam cirurgia corretiva para essa cardiopatia congênita, o que causa um problema ainda maior, pois as crianças perdem o melhor momento para realizar o tratamento cirúrgico. De fato, os riscos de óbito não são pequenos e estão relacionados à hipóxia, má perfusão tecidual e principalmente isquemia miocárdica e ao infarto. Cabe lembrar que na SHCE, não só o VE é hipoplásico, mas todas as estruturas do lado esquerdo são pequenas como átrio, valva mitral, valva aórtica, aorta ascendente e arco aórtico. Assim, existe risco elevado de baixo fluxo na aorta ascendente, baixo fluxo coronariano e infarto, principalmente nas situações de hipotensão importante. Quanto à possibilidade de isquemia de outros órgãos, existe a necessidade de manter o uso contínuo de alprostadil (PGE1) para que o canal arterial fique aberto e garanta o fluxo sistêmico pelo tronco pulmonar. No entanto, diferente da CoAo ou IAAo, em que a preocupação de isquemia está relacionada à parte inferior do corpo, nos casos de SHCE também há necessidade de se preservar o fluxo sanguíneo para o arco aórtico e aorta ascendente, de forma retrógrada, caso a valva aórtica ou mitral sejam atrésicas. Com relação à hipóxia, pode-se ter um AE pequeno com uma CIA restritiva que impeça o fluxo adequado de sangue para o AD, gerando um pulmão congesto – falta drenagem das veias pulmonares – e menor mistura do sangue arterial com o venoso nas cavidades direitas. Porém, não deve ser uma regra a realização da atriosseptostomia nos casos de SHCE, pois a abertura da CIA também pode trazer graves consequências para o fluxo sistêmico, uma vez que desviará o fluxo de sangue para os ramos pulmonares.

Além do uso do alprostadil, é necessário que a VM seja realizada mantendo as pressões de vias aéreas elevadas e a PCO_2 acima de 45 mmHg, assim evita-se que ocorra aumento do fluxo pulmonar (Qp) e redução do fluxo sistêmico (Qs). O controle rigoroso do lactato e da acidose permite reavaliações frequentes para que se atinja a melhor relação Qp:Qs possível.

O tratamento da SHCE é cirúrgico e deve ser realizado no período neonatal e com poucos dias de vida. A queda do padrão de circulação fetal pode desencadear maior fluxo pulmonar e desequilibrar a relação Qp:Qs. Quanto às possibilidades de tratamento cirúrgico, há duas abordagens: o tratamento híbrido; e a correção com cirurgia de Norwood.

No tratamento híbrido, opta-se por realizar a bandagem dos ramos pulmonares deixando-os com calibre em torno de 3 mm e colocando um *stent* com técnicas endovasculares no canal arterial. A abordagem é por esternotomia, mas não há necessidade da realização de CEC. O *stent* no canal pode ser colocado no mesmo ato cirúrgico com uma punção direta do TP, ou por meio de punções em vasos femorais em um segundo momento e isso permite que seja interrompido o uso do alprostadil. Essa opção pelo tratamento híbrido cria a necessidade de realizar a cirurgia de Norwood quando a criança estiver com 3 a 4 meses de vida. Nesse período de espera, a morbimortalidade não é baixa e a criança necessita de seguimento próximo com cardiopediatra e hemodinamicista pediátrico, pois novos procedimentos endovasculares serão necessários, como a abertura da malha do *stent* para permitir melhor fluxo para o arco aórtico e aorta ascendente, caso ocorra sua obstrução.

Pode-se também optar pela realização da cirurgia de Norwood como primeira abordagem ainda no período neonatal. Essa cirurgia é feita por esternotomia, com CEC e hipotermia profunda, e consiste em separar o tronco dos ramos pulmonares, conectar a aorta ascendente ao tronco pulmonar e esses dois ao arco aórtico, ampliando-o com *patch* de pericárdio autólogo. O canal arterial é removido e o fluxo de sangue proveniente do VD atinge a circulação sistêmica e também a aorta ascendente e as coronárias pelo tronco pulmonar. A CIA é aberta para não causar restrição à drenagem dos pulmões e estes passam a receber sangue por um *shunt* sistêmico-pulmonar confeccionado com enxerto tubular de PTFE, como uma cirurgia de Blalock-Taussig. Nessa situação, denomina-se "Norwood clássico", mas o prof. dr. Shunji Sano sugeriu uma modificação colocando um enxerto do mesmo material, mas um pouco mais calibroso, conectado diretamente à parede anterior do VD e irrigando os ramos pulmonares. Essa técnica denomina-se "Norwood-Sano".

Existem trabalhos que comparam as duas diferentes técnicas e resumidamente as vantagens da técnica clássica seriam maior facilidade na realização e menor lesão cicatricial no VD (ventrículo sistêmico), mas com maior instabilidade no pós-operatório imediato e maior risco de isquemia miocárdica pela baixa pressão diastólica causada pelo *shunt*. Já o Norwood-Sano tem menor instabilidade no pós-operatório, mas em longo prazo pode ter mais disfunção do VD pela cicatriz criada no mesmo. Do mesmo modo, foram feitas comparações entre a realização do Norwood e do tratamento híbrido, e os resultados oscilam conforme experiência do grupo com a realização de cada tipo de cirurgia. Cirurgiões que preferem fazer Norwood optam às vezes pelo tratamento híbrido quando a criança não está compensada clinicamente ou tem baixo peso (< 2 kg).

Com relação ao período de pós-operatório, é importante que a relação Qp:Qs seja mantida, evitando hiperfluxo pulmonar e elevação do lactato por baixa perfusão sistêmica. Habitualmente, essas crianças necessitam permanecer com o esterno aberto, pois ocorre um edema miocárdico e também distensão pulmonar que impede o fechamento. O tempo de CEC é prolongado, com período de hipotermia profunda e, da mesma maneira que para a IAAo, é importante o controle das complicações decorrentes do quadro de SIRS. Apesar de ser uma cirurgia complexa na sua execução, o resultado cirúrgico está muito mais relacionado aos cuidados de pós-operatório do que a técnica utilizada. Em alguns casos, será necessário o emprego de *extracorporeal membrane oxygenation* (ECMO) para permitir a compensação clínica e fazer investigação de lesões residuais no pós-operatório. Após a realização da cirurgia de Norwood, são necessárias, ao menos, mais duas abordagens cirúrgicas: a derivação cavopulmonar parcial ou cirurgia de Glenn realizada em torno de 4 a 6 meses de vida; e a cirurgia de Fontan ou derivação cavopulmonar total quando a criança está com 3 a 4 anos. Quando é feita a opção pelo tratamento híbrido, normalmente ao se realizar a cirurgia de Norwood com 3 a 4 meses, realiza-se em conjunto a cirurgia de Glenn.

Estenose valvar aórtica severa

Diferentemente dos casos com SHCE, os neonatos portadores de estenose valvar aórtica severa têm melhores prognóstico e evolução, principalmente se possuírem cavidade ventricular esquerda de bom tamanho, sem hipoplasia do anel valvar e da aorta ascendente. Normalmente, o ventrículo esquerdo apresenta hipertrofia, mas pode ter um tamanho reduzido sendo classificado como *borderline*. Nesses casos, é importante que outras estruturas como anéis valvares, via de saída do VE (VSVE), aorta ascendente sejam medidas de forma mais detalhada, pois, assim, pode-se classificar o VE como funcional ou se será necessário conduzir a criança como um caso univentricular. Nos casos mais extremos – mas não com SHCE –, pode ocorrer também a estenose valvar mitral apresentando aparelho subvalvar em paraquedas. Nesses casos, com obstrução sequencial das estruturas das cavidades esquerdas, denomina-se "síndrome de Shone", e o tratamento cirúrgico passa a ser mais complicado. O diagnóstico acaba sendo precoce pela presença do sopro sistólico evidente (estenose valvar aórtica) ou pelo quadro clínico instável. Quando há uma obstrução importante, seja apenas na valva aórtica, seja de forma sequencial nas estruturas das câmaras esquerdas, pode ser necessária a utilização de alprostadil para manter o canal arterial aberto e garantir um fluxo sistêmico adequado proveniente do VD e tronco pulmonar de forma semelhante aos casos de SHCE.

Nos casos de estenose valvar aórtica isolada, o tratamento será realizado no período neonatal se a estenose for crítica, podendo ser feito com cateter-balão ou esternotomia e CEC. A opção pela valvoplastia com cateter-balão sempre será a primeira escolha se o neonato estiver instável e dependente de alprostadil, tendo em vista a maior agilidade em realizar esse procedimento. Apesar de não ser uma regra rígida, quando o neonato está relativamente estável, em muitos serviços a escolha é feita pela abordagem com cirurgia aberta de forma inicial. Assim, pode-se realizar a plastia valvar aórtica com maior atenção à alteração anatômica existente, geralmente realizando-se uma abertura das fusões comissurais (comissurotomia) e ampliação da aorta ascendente com *patch* de pericárdio autólogo, reservando o tratamento com cateter-balão para os casos de reestenose. Nos neonatos portadores de síndrome de Shone, não há opção pelo tratamento com cateter-balão, pois será necessária a plastia valvar mitral de forma associada ao tratamento da valva aórtica. Se existirem dúvidas sobre o tamanho adequado e funcionalidade do VE, pode-se optar pela realização do tratamento híbrido inicialmente, como na SHCE, e uma nova abordagem em 3 a 4 meses conforme a evolução do VE.

Drenagem anômala total de veias pulmonares

A drenagem anômala total de veias pulmonares (DATVP) é uma cardiopatia congênita com indicação de tratamento cirúrgico no período neonatal. Infelizmente, algumas crianças não têm sintomatologia importante e, por não existir um sopro cardíaco, podem ficar sem diagnóstico e o tratamento apenas ser realizado com 2 a 3 meses de vida. Trata-se de uma malformação me que todas as veias pulmonares se conectam a uma câmara posterior ao coração e não fazem nenhuma conexão com o AE. Assim, o sangue oxigenado ao retornar dos pulmões necessita fazer um trajeto passando pelo AD até chegar, via uma comunicação interatrial (CIA), ao AE. Nota-se que a CIA é fundamental para que essas crianças permaneçam vivas. Quando o trajeto do sangue arterial se faz por uma veia vertical ascendente que sai da câmara posterior, passa pela veia inominada e chega à veia cava superior, classifica-se a DATVP como supracardíaca. Se a drenagem for pelo seio coronário, será a forma cardíaca e, nos casos em que existe uma veia vertical descendente com o sangue passando pelo fígado e, depois, pela veia cava inferior, a classificação é como forma infracardíaca. Felizmente, a forma infracardíaca é a menos frequente, pois acaba sendo a de maior gravidade tendo em vista o grau de obstrução ao fluxo sanguíneo proveniente dos pulmões, que, nesta forma, é sempre mais importante e ocorre na região hepática. Quando há obstrução a esse retorno venoso, seja nas veias verticais, seja na CIA, haverá uma congestão pulmonar e o nível de saturação ficará mais baixo. Tratamentos endovasculares venosos para dilatar possíveis obstruções não são tão efetivos. Já a atriosseptostomia com cateter-balão pode ser muito útil se a obstrução for pela CIA restritiva. Em alguns casos, a lesão pulmonar é tão grave, que pode ser necessária a utilização de ECMO no período pós-operatório para aguardar a recuperação dos pulmões e, nos casos em que a ECMO for utilizada antes da cirurgia, não se deve retardar o tratamento cirúrgico completo, já que a congestão pulmonar permanecerá e não se resolverá com a assistência circulatória.

Quanto às técnicas cirúrgicas utilizadas nesses casos, basicamente corrige-se o defeito criando uma comunicação entre a câmara posterior e o AE e realiza-se a ligadura da veia vertical ascendente ou descendente. Quando a DATVP é da forma cardíaca, o procedimento cirúrgico é feito com a abertura do teto do seio coronário para dentro do AE e o fechamento da CIA é feita deixando-se a drenagem do seio para o lado esquerdo. É claro que esses procedimentos são realizados sob CEC e cardioplegia para deixar o coração em repouso durante a cirurgia. O fechamento da CIA é realizado em todas as formas, mas nos casos com diagnóstico mais tardio ou em que já exista importante lesão pulmonar, é importante deixar uma CIA residual para que exista um fluxo do AD para o AE se a pressão na artéria pulmonar estiver muito elevada. A utilização de vasodilatadores pulmonares no período pós-operatório, como sildenafil e óxido nítrico, podem ser necessários nos casos com hipertensão pulmonar, mas deve ser evitada no período pré-operatório, pois pode piorar ainda mais a congestão nos pulmões. Assim como em outras cardiopatias congênitas, o seguimento tardio dessas crianças é muito importante porque, sendo as veias pulmonares formadas de forma anômala, existe grande incidência de estenoses ostiais desses vasos, exigindo tratamento endovascular de maior complexidade ou até nova abordagem cirúrgica aberta.

Cor *Triatriatum*

O cor *triatriatum* ocorre quando dentro do AE existe uma membrana dividindo essa câmara em duas: uma parte mais posterossuperior, contendo as veias pulmonares; e outra mais anteroinferior com a aurícula esquerda e valva mitral. Assim como na DATVP, a sintomatologia dependerá do grau de obstrução que exista na comunicação entre essas duas câmaras. Se o orifício for pequeno, poderá haver congestão pulmonar e dessaturação. Como normalmente existe uma CIA ou pelo menos um forâmen oval pérvio (FOP), ocorre um fluxo de sangue venoso do AD para a porção do AE que contém a valva mitral garantindo uma pré-carga ao VE, mas gerando uma dessaturação importante. Existem variações anatômicas associando drenagens anômalas de veias pulmonares e o cor *triatriatum*. Uma vez feito o diagnóstico, a indicação de tratamento cirúrgico aberto é imperativo e não há opções viáveis para procedimentos endovasculares, pois a membrana que divide o AE é espessa e fibroelástica. A cirurgia é realizada instalando-se a CEC, realizando-se cardioplegia e, através da abertura do AD e depois do septo interatrial, se torna possível o acesso ao AE. Identifica-se a membrana e, tomando cuidado para não perfurar o AE, mesma é possível ressecá-la. Nos casos mais complexos com patologias associadas, caso seja possível, deve-se optar pela correção total das outras alterações. A cirurgia será realizada fora do período neonatal e em crianças maiores nos casos em que não ocorre obstrução no retorno do sangue vindo dos pulmões, pois a sintomatologia será pouco evidente e o diagnóstico, mais tardio.

Tronco arterial comum

O tronco arterial comum (TAC) ou *truncus arteriosus* corresponde a uma malformação cardíaca em que existe uma grande CIV e a conexão ventrículo-arterial é única através de uma grande valva denominada "valva truncal". Diferentemente da atresia valvar pulmonar, em que também só existe uma conexão ventrículo-arterial, nos casos de TAC o fluxo de sangue proveniente dos dois ventrículos passa pela valva truncal – que pode ter de 3 a 6 cúspides – e pode fluir tanto para o corpo pela continuação da aorta como para os ramos da artéria pulmonar. De acordo com a conformação da saída desses ramos pulmonares, classifica-se o TAC em tipo I, em que existe um pequeno tronco pulmonar (TP) e, depois, existe a divisão entre dois ramos; o tipo II, que não tem TP e a saída dos dois ramos pulmonares ocorre na face posterior do tronco arterial estando bem próximos e, muitas vezes, com um orifício único; e, por fim, o tipo III com a presença de dois ramos pulmonares saindo de dois orifícios separados e em faces laterais opostas do TAC. Não há a presença de um canal arterial, exceto que exista uma IAAo associada ao TAC e, por isso, não se justifica a utilização de alprostadil (PGE 1) nos casos isolados de *truncus*, sendo diferente da atresia pulmonar com CIV em que a manutenção do canal arterial aberto é necessária na maioria das vezes para permitir a perfusão pulmonar.

Quanto ao tratamento cirúrgico, este deve ser realizado no período neonatal, e alguns serviços apenas aguardam a redução da pressão pulmonar com a perda do padrão de circulação fetal que ocorre entre o 4° e o 5° dia de vida, para realizar a cirurgia com menos risco de complicações pulmonares. Nos casos com diagnóstico tardio ou quando a cirurgia é adiada por outros motivos, a pressão pulmonar também pode estar bastante elevada, pois não há restrições ao fluxo pulmonar até que ocorra a correção cirúrgica. Sendo assim, torna-se muito importante o manejo pré-operatório desses neonatos. Deve-se evitar a hiperventilação caso esteja em VM, e o controle rigoroso da volemia da criança pode evitar uma maior congestão pulmonar. A perfusão periférica e de outros órgãos dependerá desse equilíbrio com a perfusão pulmonar e o controle do lactato sistêmico pode ajudar bastante. A dificuldade no tratamento cirúrgico está diretamente relacionada ao tipo do TAC e ao grau de displasia da valva truncal. Quando o caso é tipo I, pode-se usar o TP para se realizar a correção da via de saída do VD (VSVD). Realiza-se uma abertura na parede livre do VD, através da qual se faz a correção da CIV e, com um tubo valvado, conecta-se esta abertura ao TP. Uma técnica sem a necessidade do uso do tubo valvado, e sim apenas de um *patch* monocúspide, foi descrita pelo prof. dr. Miguel Lorenzo Barbero-Marcial. Evitando o uso do tubo valvado, pode-se adiar a necessidade de reoperação dessas crianças. Nos casos tipo II e tipo III, o uso do tubo valvado é praticamente obrigatório, e, no tipo III, também é necessária a reconstrução da junção dos ramos pulmonares. A abertura do tronco arterial comum permite fechar a comunicação deste com os ramos pulmonares e também avaliar a valva truncal quanto ao grau de displasia, realizando plastias valvares se existir estenose ou insuficiência da valva. Quando a valva truncal é muito malformada, os resultados cirúrgicos são piores e a necessidade de reoperações precoces muito maior. No período de pós-operatório, o controle da pressão pulmonar é fundamental, principalmente se houver disfunção de VD. Ao contrário do pré-operatório, deve-se manter a PCO^2 mais baixa, e o uso de vasodilatadores pulmonares como milrinone, sildenafil ou óxido nítrico pode ajudar no manejo desses neonatos.

Janela aortopulmonar

Consideramos que um neonato tem uma janela aortopulmonar quando existe uma grande comunicação entre a aorta ascendente e o TP ou algum dos ramos pulmonares. Diferentemente do canal arterial, não existe uma estrutura vascular que faça essa comunicação, e sim uma falha na parede da aorta e do vaso pulmonar. As descrições mais comuns são da parede lateral da aorta com o tronco pulmonar ou da parede posterior daquela com o ramo pulmonar direito. Por não haver nenhuma restrição ao fluxo pulmonar, o neonato pode evoluir com um quadro de insuficiência respiratória e cardíaca de forma muito mais precoce do que nos casos com canal arterial calibroso.

O tratamento dos casos de janela aortopulmonar é obrigatoriamente cirúrgico, sendo realizado com CEC para permitir a separação dos vasos e o fechamento dos orifícios com *patch* de material exógeno (sintético/biológico) ou pericárdio autólogo. Existem técnicas que descrevem a utilização de parte da parede do TP para corrigir a aorta, mas é necessário que tanto a aorta como o TP não fiquem com distorções ou lesões residuais nas valvas correspondentes, pois esses são os fatores que mais influenciam as taxas de reoperações. Um cuidado importante do intraoperatório deve ser tomado quando se faz a cardioplegia porque, se os ramos pulmonares não forem clampeados, toda a solução cardioplégica irá para os pulmões e a proteção miocárdica será imperfeita, gerando disfunção ventricular no PO. Da mesma maneira que nos casos de TAC, se o diagnóstico ou o tratamento forem tardios, pode ser necessário um cuidado maior com a pressão pulmonar já que esta pode estar elevada.

VU sem estenose na valva pulmonar

Nos casos que apresentam ventrículo único (VU) sem estenose na valva pulmonar ou no tronco e ramos, ocorre um excesso de fluxo de sangue para os pulmões (hiperfluxo pulmonar) porque tanto a aorta como o tronco pulmonar estão conectados ao mesmo ventrículo e este gerará maior fluxo para o vaso que estiver com menor pressão. Sendo assim, a partir do 4° ou 5° dia de vida do recém-nascido, haverá uma queda na pressão pulmonar com a perda do padrão fetal e, dessa maneira, o VU gerará um hiperfluxo pulmonar. Em alguns casos, um dos vasos da base do coração (aorta ou tronco pulmonar) pode ter origem em uma câmara rudimentar havendo algum grau de restrição ao fluxo sistêmico ou pulmonar. Se o fluxo de sangue para os pulmões estiver equilibrado com o fluxo sistêmico, a criança apresentará uma saturação aceitável entre 80 e 90%, e não será necessária a realização de tratamento cirúrgico no período neonatal. Quando há baixo fluxo pulmonar, é necessário fazer uma ampliação dessa valva ou um *shunt* sistêmico-

-pulmonar, assunto tratado em outras partes deste capítulo. Porém, quando ocorre hiperfluxo pulmonar, torna-se necessária a realização de tratamento cirúrgico ainda no período neonatal para o controle desse excesso de sangue aos pulmões, evitando que a criança evolua com insuficiência cardíaca ou respiratória. Quanto aos cuidados pré-operatórios, deve-se evitar hiperventilação pulmonar porque ela dilata os vasos pulmonares e compromete o fluxo sistêmico. Pelo mesmo motivo, deve-se evitar drogas que produzam vasodilatação pulmonar. O controle volêmico é importante para não ocorrer congestão pulmonar, bem como o uso de vasodilatadores periféricos e diuréticos. Em casos extremos, com grande hiperfluxo pulmonar e baixa perfusão periférica, a entubação e ventilação mecânica com pressões mais elevadas podem ajudar a equilibrar melhor essas duas circulações.

Nos casos de VU sem estenose na valva pulmonar e que cursam com hiperfluxo pulmonar, a indicação é o tratamento cirúrgico com uma bandagem do tronco pulmonar. Essa situação representa uma das poucas vezes que a bandagem não tem como ser substituída por outro procedimento e, por isso, sempre é utilizada. A cirurgia pode ser realizada por esternotomia ou toracotomia (anterior ou posterior), não é necessária a realização de CEC e o risco cirúrgico é baixo. Utilizam-se diversos materiais para realizar a bandagem do tronco pulmonar, sendo possíveis desde uma simples fita cardíaca até tiras de PTFE, as quais são muito interessantes nos casos em que haverá necessidade de remoção futura da bandagem, pois o PTFE não se adere às estruturas adjacentes, em especial ao tronco pulmonar. Essa preocupação com a retirada da bandagem não ocorre nos casos de VU, pois, na sequência das cirurgias paliativas, primeiro será realizada a derivação cavopulmonar parcial ou cirurgia de Glenn em que normalmente não se retira a bandagem – algumas vezes é necessário apertá-la. Sabe-se que manter um fluxo pulsátil na artéria pulmonar é interessante para o desenvolvimento desses vasos. Após o Glenn, realiza-se a cirurgia de Fontam ou a derivação cavopulmonar total quando o tronco pulmonar usualmente é seccionado e ligado. Com relação à bandagem do tronco pulmonar em neonatos, o objetivo do procedimento é deixar a pressão sistólica na artéria pulmonar 50% do valor arterial sistólico sistêmico, mas mantendo-se uma boa saturação (ou seja, em torno de 80%). É importante fixar bem a bandagem no tronco pulmonar para que ela não se desloque e acabe ocluindo um ramo pulmonar.

Bradiarritmias

Certamente a bradicardia fetal, na maioria das vezes, significa uma situação de risco de morte eminente do feto. Nessas condições, caso o feto tenha possibilidade de sobreviver fora do útero materno (mais do que 22 semanas de gestação), quase sempre se indica uma cesárea de urgência e a interrupção da gestação. No entanto, existe uma situação extrema, na qual o feto pode apresenta importante bradicardia, mas que a interrupção da gestação comprometerá de forma significativa a evolução deste recém-nascido: trata-se do bloqueio atrioventricular total (BAVT) congênito. Se o diagnóstico da bradicardia fetal é feito no começo da gestação, a suspeita diagnóstica de BAVT congênito acaba sendo investigada, pois não há como interrompê-la. A realização de um ecocardiograma fetal demonstra a diferença de frequência nos batimentos dos átrios e dos ventrículos definindo o BAV, que pode ser total ou não. Existem casos em que o bloqueio não é total, podendo ser de 2° grau tipo 2:1 e, assim, a frequência cardíaca fetal pode ficar superior a 70 ou 80 bpm e não trazer grandes consequências. Já nos casos de BAVT congênito, ocorrem frequências abaixo de 70 ou até 60 batimentos ventriculares por minuto, podendo o feto evoluir para um quadro grave de insuficiência cardíaca e hidropsia. Os bloqueios congênitos estão muito associados a doenças autoimunes maternas sendo o lúpus eritematoso sistêmico (LES) uma situação bem emblemática. Algumas doenças infecciosas maternas também podem afetar o sistema de condução fetal e, entre elas, a rubéola seria a mais relacionada. Nesse sentido, sempre que a indicação da cesárea de urgência for uma bradicardia fetal persistente, a hipótese diagnóstica de BAVT congênito deve ser pensada, principalmente em uma gestante que não estava em adequado acompanhamento pré-natal ou que tenha antecedentes de doenças autoimunes ou rubéola durante a gestação.

Após o nascimento de uma criança com BAVT congênito, na maioria das vezes, haverá a indicação da instalação de um marca-passo definitivo. Normalmente, não se trata de um procedimento de emergência, pois o recém-nascido apresenta frequência cardíaca compatível com a manutenção da sua vida, mas pouca resposta cronotrópica se consegue com o uso de drogas vasoativas. O uso de alguns inotrópicos como dopamina, dobutamina, milrinone ou adrenalina pode aumentar a contratilidade ventricular e, em casos de instabilidade clínica da criança, esses inotrópicos devem ser utilizados, mas geralmente não são necessários. O implante do marca-passo definitivo pode ser programado pelo cirurgião cardíaco pediátrico conforme a evolução clínica do recém-nascido, que deve permanecer em regime de terapia intensiva e sob monitorização contínua. Raramente essas crianças apresentam frequências cardíacas superiores a 80 bpm e têm condições de receber alta hospitalar sem o marca-passo. Existem diferentes técnicas para o implante dos eletrodos e gerador de marca-passo em crianças recém-nascidas, mas não é possível que os eletrodos sejam endovasculares e que o gerador fique na parede torácica como se faz em adultos. Habitualmente, os geradores são unicamerais – para estimulação apenas dos ventrículos (VVI) – e ficam implantados em lojas na parede abdominal. Já os eletrodos são de contato e necessitam ser suturados na parede do VD ou VE. Como os geradores bicamerais são maiores e necessitam do implante de eletrodos atriais para uma estimulação tipo DDD – sentindo o átrio e estimulando o ventrículo –, normalmente o uso desse tipo de dispositivo fica reservado para crianças maiores, sendo o uso mais complicado em neonatos. Nos casos de prematuros que tenham pesos menores do que 2 kg, mesmo os marca-passos unicamerais podem ser muito grandes e pode haver dificuldade em seu implante. Para essas crianças de baixo peso, uma opção factível seria o uso de fios epicárdicos de marca-passo provisório – implantados cirurgicamente –, mas os riscos relacionados à perda de comando e infecção são bem elevados.

Considerações finais

Ao considerarmos que a incidência de cardiopatias congênitas corresponde a 1% das crianças nascidas vivas e que esses recém-nascidos necessitarão de cuidados dentro de uma UTI neonatal, podemos concluir que os intensivistas neonatais, obrigatoriamente, devem saber como manejá-los, para evitar complicações e até a morte. O conhecimento relacionado ao período de pós-operatório, até pode ficar restrito a neonatologistas envolvidos em um serviço de referência em cardiologia e cirurgia cardíaca pediátrica. No entanto, o tratamento inicial e a estabilização de um recém-nascido com cardiopatia congênita podem ser necessários em qualquer UTI neonatal, haja visto que ainda não ocorre diagnóstico intrauterino em 100% dos casos. Com a realização do ecocardiograma fetal, é possível se diagnosticarem as malformações cardíacas, programando o nascimento em um local adequado e com retaguarda cardiológica. Mas, infelizmente, isso não é uma realidade em todos os lugares. Sendo assim, durante a formação do neonatologista, faz-se necessário o treinamento com cardiopatias congênitas.

As situações de maior risco, equivalem a 25% dos casos que nascem com malformações cardíacas e são chamadas de cardiopatias congênitas críticas. Essas alterações já foram citadas e basicamente se dividem em casos em que é necessário manter o canal arterial aberto, seja para aumentar a mistura entre sangue venoso e arterial, seja para aumentar o fluxo pulmonar ou garantir o fluxo sistêmico. Outros casos não são dependentes da perviabilidade do canal arterial, mas também ensejam grande risco porque podem apresentar dificuldades nas drenagens dos pulmões ou excesso de sangue nestes. Por fim, temos os casos com FC baixa. Dentro das variações, encaixa-se a grande maioria das cardiopatias congênitas críticas que necessitarão de tratamento cirúrgico no período neonatal. Porém, mais de 50% das crianças nascidas com malformações cardíacas necessitarão de cirurgia apenas quando estiverem com alguns meses ou até alguns anos de vida. De fato, os casos com hiperfluxo pulmonar leve ou moderado, crianças com pouca restrição de fluxo pulmonar ou sistêmico, situações em que exista um equilíbrio entre a circulação sistêmica e pulmonar sem gerar hipóxia acentuada, certamente não serão submetidos à cirurgia cardíaca no período neonatal. São as chamadas cardiopatias congênitas graves, moderadas ou simples. Nessas situações, o controle clínico será feito conforme a necessidade da criança, geralmente com o uso de diuréticos, vasodilatadores periféricos, inotrópicos positivos e cronotrópicos negativos.

Outro aspecto importante a ser lembrado é que podem ocorrer diferentes combinações entre as cardiopatias congênitas culminando em quadros respiratórios e hemodinâmicos complexos. Um exemplo seria o defeito do septo trioventricular (DSAV) forma total, que é muito comum em crianças com síndrome de Down e que habitualmente são operadas entre o 4º e o 5º mês de vida. No entanto, caso um neonato com DSAV apresente uma restrição importante ao fluxo pulmonar ou sistêmico, certamente necessitará de uma intervenção ainda no período neonatal. Como regra geral, caso seja necessário manter o canal arterial aberto, deve-se instalar a prostaglandina contínua (PGE 1 – Alprostadil); se o problema for o hiperfluxo pulmonar severo, o controle volêmico e, muitas vezes, a ventilação mecânica apropriada desses pacientes pode ajudar a reduzir o excesso de sangue nos pulmões; já neonatos que estiverem com dependência de fluxo pela comunicação interatrial podem depender de uma atriosseptostomia urgente para ampliar a abertura no septo se esta estiver restritiva.

Diante de uma criança com cardiopatia congênita crítica, ter um acesso venoso central é fundamental e a cateterização da veia umbilical deve ser realizada. Em alguns casos, existe a necessidade de um controle mais rigoroso da pressão arterial média e também de coletas de gasometrias arteriais com maior frequência e, por isso, acessos arteriais como um cateter na artéria umbilical ou em uma artéria periférica (radial ou pediosa) podem ser muito úteis. Contudo, infelizmente, quadros infecciosos resultam em graves descompensações e os cuidados, portanto, devem ser rigorosos. Ou seja, nos casos de cardiopatia congênita crítica e em casos complexos, o trabalho do neonatologista deve ser intenso e será de extrema importância para manter essas crianças vivas e prontas para o ato cirúrgico. Soma-se a isso, o fato de que, muitas vezes, esses neonatos necessitarão de um transporte para um centro de referência em cirurgia cardíaca neonatal, e esse deslocamento só será possível caso a criança esteja estável.

LEITURAS COMPLEMENTARES

Croti UA, Mattos SS, Pinto Jr. VC, Aiello VD, Moreira VM. Cardiologia e cirurgia cardiovascular pediátrica. 2.ed. São Paulo: Roca; 2012.

França EB, Lansky S, Rego MAS, Malta DC, França JS, Teixeira R et al. Principais causas da mortalidade na infância no Brasil, em 1990 e 2015: Estimativas do estudo de Carga Global de Doença. Rev. Bras. Epidemiol. 2017;20(Supl. 1):46-60.

Jacobs JP, O'Brien SM, Pasquali SK, Kim S, Gaynor JW, Tchervenkov CI et al. The importance of patient-specific preoperative factors: An analysis of the Society of Thoracic Surgeons congenital heart surgery database. Ann Thorac Surg. 2014;98:1653-9.

Jonas RA. Comprehensive surgical management of congenital heart disease. 2.ed. Boca Raton, Florida: CRC Press; 2014.

Koshnood B, Lelong N, Houyel L, Thieulin AC, Jouannic JM, Magnier S et al. Prevalence, timing of diagnosis and mortality of newborns with congenital heart defects: A population-based study. Heart. 2012;98:1667-73.

Marba STM, Guinsburg R, Almeida MFB, Nader PJH, Vieira ALP, Ramos JRM, Martinez FE. Transporte do recém-nascido de alto risco: Diretrizes da Sociedade Brasileira de Pediatria. São Paulo: Sociedade Brasileira de Pediatria; 2011.

Pinto Junior VC, Rodrigues LC, Muniz CR. Reflexões sobre a formulação de políticas de atenção cardiovascular pediátrica no Brasil. Rev Bras Cir Cardiovasc. 2009;24(1):73-80.

Somerville J. Congenital heart disease: Changes in form and function. Br Heart J. 1979;41(1):1-22.

Stewart DL, Hersh JH. The impact of major congenital malformations on mortality in a neonatal intensive care unit. J Ky Med Assoc. 1995;93:329-32.

Taxa Bruta de Natalidade por mil habitantes – Brasil – 2000 a 2015. [Acesso 2020 fev]. Disponível em: https://brasilemsintese.ibge.gov.br/populacao/taxas-brutas-de-natalidade.html.

Cuidados Pré e Pós-Operatórios nas Cardiopatias Congênitas

Fabio Carmona
Paulo Henrique Manso
Ana Paula de Carvalho Panzeri Carlotti

A incidência estimada de cardiopatias congênitas é de 8 a 10 para cada mil nascidos vivos, ou seja, em torno de 1%. Estima-se que cerca de 50% dessas crianças necessitem de algum tipo de procedimento cirúrgico durante o 1º ano de vida. As cardiopatias congênitas mais críticas requerem intervenção cirúrgica ainda no período neonatal. Dessa maneira, é nesta faixa etária que o manejo intensivo é mais difícil e que a morbimortalidade é maior.

Para haver sucesso e bons desfechos em programas de cirurgia cardíaca pediátrica, o trabalho em equipe é de suma importância, devendo incluir ecocardiografista fetal, obstetra, neonatologista ou intensivista pediátrico, cardiologista, cirurgião cardíaco, hemodinamicista, anestesiologista, perfusionista, enfermeiro, fisioterapeuta, farmacêutico clínico e psicólogo.

Os cuidados com o recém-nascido portador de cardiopatia congênita devem ser "pan-operatórios", ou seja, incluir os períodos pré, intra e pós-operatório.

Cuidados pré-operatórios

A atenção pré-operatória começa com a definição da via do parto, do local do nascimento e do tempo de gestação. Após o nascimento, devem-se concentrar esforços na estabilização clínica do paciente, suporte hemodinâmico e ventilatório, quando indicados, além do suporte nutricional adequado e outros que se façam necessários. Anomalias genéticas ou cromossômicas e a presença de morbidade no sistema nervoso central (SNC) podem ser importantes para se definirem os limites de atuação.

O diagnóstico anatômico específico e detalhado deve ser firmado tão logo quanto possível utilizando-se, para isso, exames de imagem, com destaque para a ecocardiografia, mas podendo incluir angiografia por cateterismo cardíaco, angiotomografia e outros. A compreensão das alterações anatômicas sobre o sistema circulatório e outros sistemas, incluindo o desempenho miocárdico, resistência vascular pulmonar e sistêmica, gradientes, estenoses ou obstruções, entre outros, é fundamental para o manejo clínico adequado do paciente.

Uma vez determinado o diagnóstico anatômico, um plano terapêutico cirúrgico detalhado deve ser elaborado, preferencialmente em consenso com a equipe multiprofissional. Devem ser incluídos nesse plano os aspectos técnicos, os possíveis defeitos residuais e suas repercussões, e os principais problemas esperados no período pós-operatório.

Cuidados intraoperatórios

O cuidado intraoperatório começa no transporte do recém-nascido desde a unidade de terapia intensiva (UTI) neonatal ou pediátrica até o centro cirúrgico. Idealmente, a equipe de transporte deve ser composta por enfermeiro, médico (neonatologista, intensivista pediátrico ou anestesiologista) e fisioterapeuta.

Durante o transporte, o recém-nascido deve estar monitorizado (oximetria de pulso, eletrocardiografia contínua e pressão arterial não invasiva, no mínimo), e especial atenção deve ser dada às condições cardiorrespiratórias, mantendo-se oxigenação e ventilação adequadas e infusão contínua ininterrupta de drogas vasoativas.

Para a ventilação do recém-nascido, não é recomendado o uso de dispositivo fluxo-inflável (Baraka), pois fornece oxigênio a 100%, o que pode ser prejudicial nas cardiopatias do tipo ventrículo único ou naquelas dependentes do canal arterial, e também porque o dispositivo fluxo-inflável não funciona em caso de interrupção do fornecimento de oxigênio. Por isso, recomenda-se o uso de dispositivos do tipo bolsa-valva autoinflável (Ambu).

O médico responsável pelo paciente deve informar o cirurgião e o anestesiologista sobre as condições clínicas do recém-nascido, incluindo tendências de sinais vitais, últimos exames laboratoriais, intercorrências, composição de soros e nutrição parenteral e doses de medicamentos de infusão contínua.

Outros fatores intraoperatórios que podem interferir nos resultados incluem: circulação extracorpórea (CEC) bem executada (p. ex., perfusão tecidual, equilíbrio acidobásico, cardioplegia e proteção miocárdica, hipotermia profunda ou perfusão carotídea etc.), uso de corticosteroides e manejo anestésico.

Corticosteroides são rotineiramente utilizados em pacientes submetidos à cirurgia cardíaca com CEC na tentativa de se prevenir a síndrome da resposta inflamatória sistêmica (SRIS) e suas consequências. Na maioria dos serviços, doses elevadas (até 30 mg/kg de metilprednisolona) podem ser utilizadas, resultando em retenção hídrica, hiperglicemia, imunossupressão, deficiência de cicatrização e supressão do eixo hipotálamo-hipófise-adrenal.

Ao final da cirurgia, enquanto se prepara o paciente para o transporte de volta à UTI, a equipe cirúrgica deve entrar em contato com a equipe da UTI para relatar, resumidamente, o procedimento realizado, incluindo complicações, condições clínicas do paciente e medicamentos em uso, incluindo suas respectivas doses. Com essas informações, a equipe da UTI pode se preparar para receber o paciente, deixando antecipadamente preparados medicamentos e equipamentos que serão utilizados.

O transporte do recém-nascido desde o centro cirúrgico até a UTI deve ser realizado por equipe semelhante à que fez o transporte inicial, acrescida de cirurgião cardíaco e perfusionista.

Cuidados pós-operatórios

Os cuidados pós-operatórios começam com a chegada do paciente à UTI. Inicialmente, faz-se a transferência do paciente para o leito definitivo, bem como das conexões com equipamentos, incluindo ventilador mecânico, monitor multiparamétrico e bombas de infusão.

Os membros da equipe que participaram do procedimento cirúrgico devem fazer um relato detalhado de todo o processo, incluindo:

- **Anestesia:** manejo de vias aéreas, obtenção de acessos venosos e arteriais, agentes anestésicos e drogas vasoativas utilizados e balanço hídrico.
- **Cirurgia:** descrição detalhada da técnica, dificuldades encontradas, alterações no plano inicial, uso de dispositivos ou próteses, proteção miocárdica, recuperação da função miocárdica, sinais vitais e pressões intracardíacas ao final do procedimento, presença de lesões residuais e complicações, incluindo arritmias, sangramentos, dificuldades no fechamento do esterno, entre outras. Devem ser informados ainda abertura das cavidades pleural ou peritoneal, a localização de drenos e cateteres e o uso de agentes hemostáticos tópicos (p. ex., membrana hemostática absorvível).
- **Perfusão:** duração da CEC, da parada anóxica (ou pinçamento aórtico) e da parada circulatória total (com ou

sem perfusão carotídea), uso de vasodilatadores, corticosteroides, manitol, heparina ou outro anticoagulante, valores de exames laboratoriais, incluindo lactato, hemoglobina e coagulograma, uso de ultrafiltração modificada e balanço hídrico.

O neonatologista ou intensivista pediátrico deve realizar uma avaliação rápida do recém-nascido, que poderá ser complementada posteriormente. Essa avaliação deve incluir: **exame físico rápido**, com ênfase nos sistemas circulatório e respiratório; e **sinais vitais**, incluindo temperatura periférica e central, frequência cardíaca (FC), ritmo cardíaco, frequência respiratória (FR), pressão arterial (PA), pressão venosa central (PVC), pressão de átrio direito (PAD), pressão de átrio esquerdo (PAE), pressão de artéria pulmonar (PAP), saturação arterial de O_2 (SaO_2) e, se disponíveis, saturação venosa central ($SvcO_2$), débito cardíaco (DC) e espectroscopia próxima ao infravermelho (NIRS).

Após a avaliação inicial, devem ser obtidos: **eletrocardiograma completo**, com a finalidade de se observar o ritmo cardíaco e a presença de novas anormalidades pós-operatórias, como bloqueio de ramo direito em pacientes submetidos ao fechamento de comunicação interventricular ou alterações do segmento S-T, sugestivas de isquemia miocárdica; **radiografia de tórax**, comparando-se às imagens pré-operatórias, buscando-se mudanças na forma e no tamanho da área cardíaca, alterações no parênquima pulmonar, espaço pleural e volumes pulmonares; localização precisa de todos os tubos (endotraqueal, gástrico, torácicos) e cateteres venosos centrais e intracardíacos, dispositivos esternais e de marca-passo; **gasometria arterial e venosa central**, obtida de cateter posicionado em veia cava superior, caso a monitorização contínua não esteja disponível, para cálculo da diferença arteriovenosa de oxigênio ($D_{av}O_2$); e **exames laboratoriais gerais**, incluindo sódio, potássio, cálcio, cloro, magnésio, glicemia, ureia, creatinina, lactato arterial, hemoglobina, hematócrito, leucograma, plaquetas e coagulograma. Alguns exames laboratoriais (gasometria, eletrólitos, glicemia, lactato e hemoglobina/hematócrito) devem ser repetidos rotineiramente a cada 6 a 8 horas nas primeiras 24 a 48 horas e, depois, a critério clínico.

Prescrição pós-operatória

- **Jejum:** na primeira noite pós-operatória, podendo-se considerar introdução de suporte nutricional no dia seguinte. **Nutrição enteral** deve ser iniciada tão logo seja possível, desde que o quadro hemodinâmico esteja estável e o trânsito gastrointestinal esteja adequado. **Nutrição parenteral** total deve ser iniciada depois das primeiras 24 horas pós-operatórias, caso não seja possível introduzir alimentação enteral, ou após uma semana de nutrição enteral malsucedida.
- **Fluidos e eletrólitos:** soro de manutenção com volume restrito a 30 a 50% das necessidades basais estimadas (regra de Holliday-Segar), contendo pouco ou nenhum sódio (< 40 mEq/L) e quantidades habituais de potássio (40 a 80 mEq/L), cálcio (2 mEq/kg/dia) e glicose (1 a 2 g/kg/dia). Suspender quando for iniciado suporte nutricional enteral ou parenteral.

CAPÍTULO 72 – CUIDADOS PRÉ E PÓS-OPERATÓRIOS NAS CARDIOPATIAS CONGÊNITAS

- **Bolus de fluidos:** na presença de hipovolemia, administrar bolus de fluidos cristaloides (soro fisiológico) ou coloides (albumina a 5%) em alíquotas de 5 mL/kg em 5 a 15 minutos.
- **Hemoderivados:** na presença de sangramento ativo, administrar concentrado de hemácias e, dependendo do estado de coagulação do paciente, plasma fresco congelado, crioprecipitado e plaquetas. Manter hemoglobina > 12 g/dL para otimizar o transporte de oxigênio.
- **Inotrópicos:** iniciar precocemente, logo após o fim da cirurgia ou na admissão à UTI. Haverá deterioração do débito cardíaco após 9 a 12 horas após a cirurgia. Iniciar milrinona (0,1 a 1 μg/kg/min) para todos os casos, como profilaxia da síndrome do baixo débito cardíaco (SBDC), e outras drogas conforme o estado hemodinâmico: dopamina; dobutamina; epinefrina; norepinefrina; nitroprussiato de sódio etc.
- **Sedação e analgesia:** pacientes intubados submetidos à ventilação mecânica devem ser mantidos com sedação e analgesia por infusão contínua. As drogas mais utilizadas são: midazolam (0,05 a 0,5 mg/kg/h) associado a um opioide, geralmente fentanil (1 a 5 μg/kg/h) ou morfina (10 a 40 μg/kg/h). Agentes alternativos com propriedades sedativas e analgésicas podem ser usados: clonidina (0,2 a 2 μg/kg/h) e dexmedetomidina (0,2 a 2 μg/kg/h). Doses adicionais de sedativos e analgésicos devem ser administradas em bolus a pacientes intubados, antes de cada aspiração de cânula traqueal, para prevenção de crise de hipertensão pulmonar durante o procedimento. Em pacientes extubados, a analgesia é feita com tramadol (1,25 mg/kg/dose), administrado lentamente em 30 a 60 minutos, a cada 6 horas.
- **Relaxante muscular:** uso indicado em pacientes com hipertensão pulmonar grave e no pós-operatório de cirurgia de Norwood (primeiro estágio do tratamento da síndrome da hipoplasia do coração esquerdo) para o controle da ventilação e manutenção de níveis adequados de $PaCO_2$. As drogas mais utilizadas são vecurônio (0,1 mg/kg/dose ou 1 a 10 μg/kg/min) e rocurônio (0,6 a 1,2 mg/kg/dose ou 5 a 12,5 μg/kg/min).
- **Antibioticoprofilaxia:** deve ser iniciar a indução anestésica antes da incisão na pele, e mantida por 24 horas. Cada instituição deve ter um protocolo de antibioticoprofilaxia para diferentes tipos de cirurgias, baseado na prevalência local de micro-organismos. As drogas mais utilizadas são: a) esquema convencional – cefazolina – 80 mg/kg na indução anestésica, 40 mg/kg (repique) após 3 horas e, em seguida, 40 mg/kg a cada 8 horas; b) esquema especial – vancomicina (20 mg/kg na indução anestésica e, após 12 horas, 10 mg/kg/dose a cada 6 horas) e amicacina (7,5 mg/kg na indução anestésica e, após 12 horas, 7,5 mg/kg a cada 12 horas). As indicações desse esquema especial são: internação hospitalar > 72 horas, internação prévia em UTI e uso prévio de antibiótico.
- **Heparina:** na ausência de sangramento ativo no pós-operatório imediato, heparina em dose profilática (10 UI/kg/h) está indicada após realização cirúrgica de *shunts* sistêmico-pulmonares (p. ex., Blalock-Taussig).

Após início da alimentação por via oral ou enteral, suspende-se a heparina e inicia-se o ácido acetilsalicílico (5 mg/kg/dia). A heparina deve ser suspensa 2 horas antes da remoção de cateteres intracardíacos ou da realização de procedimentos invasivos. O uso de heparina profilática não constitui contraindicação para remoção ou inserção de drenos torácicos.

- **Manutenção de cateteres:** todos os cateteres arteriais, venosos centrais e transtorácicos devem ser mantidos com solução de heparina (2 UI/mL, a 1 a 3 mL/h), pelo alto risco de trombose associada à permanência de cateteres intravasculares, com exceção daqueles que já estejam recebendo heparina em dose profilática ou terapêutica.

Monitorização da temperatura

A temperatura central deve ser monitorada por sensor esofágico, com extremidade posicionada atrás da sombra cardíaca na radiografia de tórax. Manter temperatura central normal (36 a 37 °C). Na chegada à UTI, os pacientes, em geral, estão hipotérmicos e devem ser aquecidos. Contudo, a hipertermia aumenta o consumo miocárdico de oxigênio e deve ser tratada agressivamente, com medidas apropriadas (antitérmicos, resfriamento com colchão térmico, bolsas de gelo etc.). Lembrar que hipertermia central com extremidades frias é sinal de baixo débito cardíaco.

Ventilação mecânica

O manejo ventilatório deve ser individualizado, considerando as interações cardiopulmonares, a fisiologia da doença de base, os problemas específicos do pós-operatório e as condições hemodinâmicas do paciente. A ventilação com pressão positiva melhora o desempenho do ventrículo esquerdo, ao reduzir sua pós-carga, mas piora o desempenho do ventrículo direito, pois reduz sua pré-carga e, em menor grau, aumenta sua pós-carga. Recém-nascidos e lactentes jovens submetidos a cirurgias complexas (p. ex., transposição de grandes artérias, *truncus arteriosus communis*, conexão anômala total de veias pulmonares, síndrome da hipoplasia do coração esquerdo) devem ser mantidos em ventilação mecânica eletiva nas primeiras 24 horas. Extubação precoce é indicada para pacientes submetidos a cirurgias mais simples ou que acometem o lado direito do coração (p. ex., tetralogia de Fallot).

Os critérios para extubação incluem:

- Trocas gasosas adequadas (SaO_2 > 90% após correções totais e 75 a 85% após operações paliativas) com fração inspirada de oxigênio (FiO_2) ≤ 50%, pressão positiva ao final da expiração (PEEP) ≤ 5 cmH_2O e pressão inspiratória de pico ≤ 20 cmH_2O.
- Ausência de distúrbio importante do equilíbrio acidobásico (pH > 7,30).
- *Drive* respiratório e nível de consciência adequados.
- Radiografia de tórax sem sinais de congestão pulmonar significativa, atelectasia ou efusão pleural.
- Estabilidade hemodinâmica.
- Ausência de sangramento.
- Ausência de distúrbio eletrolítico.

SEÇÃO V – SISTEMA CARDIOVASCULAR

Recém-nascidos e lactentes jovens que evoluem com disfunção sistólica pós-operatória devem ser colocados de forma eletiva, após a extubação, em ventilação não invasiva com pressão positiva contínua de vias aéreas (CPAP), por meio de prongas nasais.

Complicações e manejo

Oligúria

Sonda vesical de demora deve ser colocada imediatamente antes da cirurgia para monitoração da diurese no intraoperatório e no pós-operatório. Nas primeiras 2 a 4 horas após a cirurgia, a maioria dos pacientes submetidos à CEC apresenta diurese > 1 mL/kg/h (em decorrência de administração de volume no intraoperatório e de diurese osmótica por hiperglicemia e/ou uso de manitol no final da cirurgia). Após esse período inicial, a diurese usualmente diminui, em decorrência de ações do hormônio antidiurético e de lesão renal aguda secundária à CEC prolongada.

Em caso de oligúria, após descartar obstrução da sonda vesical, avaliar a pré-carga (PAE e PVC), a pressão arterial sistêmica e o débito cardíaco. Fazer expansão de volume e ajustar drogas vasoativas, se necessário. Se o paciente persistir com oligúria mesmo após adequação da volemia, da pressão arterial e do débito cardíaco, administrar furosemida em bolus (1 mg/kg) ou por infusão contínua (0,01 a 1 mg/kg/h). A administração de furosemida por infusão contínua promove diurese mais constante e maior estabilidade hemodinâmica. As doses podem ser aumentadas a cada 2 horas, com cautela, pois há risco de poliúria, hipovolemia e obstrução de *shunts* sistêmico-pulmonares. Pacientes com hipoalbuminemia que não respondem às doses usuais da furosemida podem se beneficiar da administração de furosemida contínua em solução de albumina (0,5 a 1 g/kg/dia). Caso o paciente persista com oligúria, sem resposta satisfatória ao uso de diuréticos, considerar a instalação de terapia de substituição renal.

Arritmias

Arritmias são complicações comuns no período pós-operatório imediato de cirurgias cardíacas para correção de cardiopatias congênitas, em decorrência de: predisposição individual; procedimentos invasivos prévios; intervenção cirúrgica com manipulação de tecidos cardíacos (incisões e suturas); drogas; CEC; aumento do tônus adrenérgico (intrínseco ou por uso de drogas vasoativas); e distúrbios hidreletrolíticos. Constituem causa importante de instabilidade hemodinâmica no período pós-operatório imediato. Sua incidência após cirurgia cardíaca varia de 15 a 48%. Assim, é obrigatória a colocação de fios de marca-passo externo (provisório) após a realização de cirurgias cardíacas com CEC.

Por esse motivo, os pacientes devem obrigatoriamente ser monitorados com monitor cardíaco contínuo e eletrocardiogramas (ECG) seriados.

As arritmias cardíacas mais comuns após cirurgia cardíaca em recém-nascidos são: bradiarritmias (bradicardia sinusal, disfunção do nó sinusal, bloqueios atrioventriculares de graus variados); e taquiarritmias (taquicardia sinusal, taquicardias supraventriculares [de reentrada, por feixe anômalo, atrial ectópica], *flutter* atrial, fibrilação atrial, taquicardia atrial ectópica, taquicardia juncional ectópica [JET], taquicardia ventricular com pulso). Está fora do escopo deste capítulo detalhar o tratamento de cada uma dessas arritmias. Resumidamente, bradiarritmias sintomáticas após cirurgia cardíaca devem ser prontamente tratadas com marcapasso cardíaco externo utilizando-se eletrodos implantados no ato cirúrgico ou a via transcutânea (pás adesivas). A implantação transvenosa de marca-passo não é realizada rotineiramente na faixa etária pediátrica.

No caso das taquiarritmias, o tratamento mais eficaz depende do diagnóstico preciso do ritmo anormal. Taquiarritmias supraventriculares por reentrada (Wolff-Parkinson-White, taquicardia por reentrada nodal), fibrilação atrial e *flutter* atrial podem ser prontamente revertidos com cardioversão elétrica sincronizada (0,5 a 1 J/kg, podendo chegar a 2 J/kg, nas cargas subsequentes) e/ou adenosina (0,1 a 0,2 mg/kg/dose; máximo de 6 mg na 1ª dose e 12 mg nas doses subsequentes, com dose máxima total de 30 mg), ou ainda amiodarona (ataque 5 mg/kg via endovenosa [EV] em 30 a 60 minutos; manutenção 5 a 20 mg/kg/dia EV, em infusão contínua). Outras taquiarritmias (taquicardia intra-atrial de reentrada, taquicardia atrial ectópica) respondem melhor a drogas como amiodarona e betabloqueadores. Taquicardia ventricular com pulso deve ser prontamente tratada com cardioversão elétrica sincronizada e drogas como amiodarona e lidocaína.

Taquicardia juncional ectópica (JET) é a arritmia mais comum no pós-operatório de cirurgia cardíaca para correção de cardiopatias congênitas, particularmente após a correção de tetralogia de Fallot, comunicação interventricular (CIV), defeito do septo atrioventricular total e cirurgias próximas ao nó atrioventricular e ao feixe de His. É causada pelo aumento da automaticidade do feixe de His, em decorrência de irritação ou trauma. Geralmente, inicia-se nas primeiras 48 horas pós-operatórias e é autolimitada, desaparecendo 2 a 8 dias após a cirurgia. O complexo QRS é estreito, acompanhado por dissociação atrioventricular, com frequência ventricular maior do que a atrial e, frequentemente, resulta na deterioração hemodinâmica pela elevada frequência cardíaca e perda da sincronia atrioventricular. Raramente responde à adenosina ou à cardioversão elétrica. No entanto, adenosina pode auxiliar a diferenciar JET de taquicardia supraventricular ou *flutter* atrial. Diminuição da temperatura do paciente (temperatura central de 34 a 35 ºC) e correção de distúrbios hidreletrolíticos e metabólicos parece ser o melhor tratamento. Se possível, diminuir o uso de inotrópicos, principalmente catecolaminas. Além disto, amiodarona e procainamida têm sido usadas, com bons resultados.

A redução da temperatura central deve ser usada com parcimônia, em casos selecionados (recém-nascidos submetidos à cirurgia com CEC prolongada, uso de parada circulatória total em hipotermia profunda, taquiarritmias, como JET, taquicardia atrial ou taquicardia supraventricular, ou disfunção diastólica confirmada pelo ecocardiograma). A hipotermia, nesses casos, visa manter a frequência cardíaca dentro dos limites normais para a idade e reduzir o consumo cerebral e total de oxigênio. A hipotermia está contraindicada quando há sangramento ativo, bradiarritmias, tamponamento cardíaco ou infecções não controladas.

Sangramentos

A perda sanguínea pode atingir 5 a 10% da volemia nas primeiras 4 horas (4 a 8 mL/kg/h), mas deve diminuir progressivamente, não excedendo 4 mL/kg/h nas 4 horas seguintes, e não mais do que 2 mL/kg/h após 8 horas. Se houver sangramento excessivo, verificar: a) heparinização – suspender infusões contendo heparina e, se necessário, usar protamina segundo esquema exposto na Tabela 70.1; b) plaquetas – se < 100.000/mm³, transfundir concentrado de plaquetas (1 U/5 kg); c) coagulograma – tempo de protrombina e tempo de tromboplastina parcial ativada – se aumentados, transfundir plasma fresco congelado (10 a 20 mL/kg) e crioprecipitado (1 U/5 kg).

Uso de sulfato de protamina para neutralizar a ação da heparina: após administração endovenosa, a neutralização ocorre em 5 minutos. A dose do sulfato de protamina se baseia na quantidade de heparina recebida nas últimas 2 horas, segundo o esquema na Tabela 72.1. A dose máxima de sulfato de protamina é 50 mg, independentemente da quantidade de heparina recebida. O sulfato de protamina deve ser administrado em concentração de 10 mg/mL, não excedendo a velocidade de 5 mg/min, pois infusões rápidas podem causar hipotensão arterial. Sangramento excessivo que persiste após a correção dos distúrbios de coagulação indica a necessidade de toracotomia para revisão da hemostasia.

Tabela 72.1. Doses de sulfato de protamina para neutralização da heparina.

Tempo desde a última dose de heparina ou o término da infusão	Dose de protamina por 100 UI de heparina não fracionada recebida (máximo 50 mg/dose)
< 30 minutos	1 mg
30 a 60 minutos	0,5 a 0,75 mg
61 a 120 minutos	0,375 a 0,5 mg
> 120 minutos	0,25 a 0,375 mg

Fonte: Desenvolvida pela autoria.

Síndrome do baixo débito cardíaco

Pacientes em pós-operatório de cirurgia cardíaca para correção de cardiopatias congênitas, especialmente recém-nascidos, apresentam, nas primeiras 9 a 12 horas, redução do desempenho miocárdico e redução do débito cardíaco, resultando na SBDC. Isso resulta em deterioração clínica do paciente na primeira noite pós-operatória. A etiologia da SBDC é multifatorial, podendo incluir: defeitos residuais; manutenção da disfunção ventricular pré-operatória; disfunção miocárdica associada à lesão de isquemia-reperfusão; proteção miocárdica inadequada; episódios hipotensivos ou isquêmicos durante o procedimento cirúrgico e síndrome da resposta inflamatória sistêmica secundária à CEC; disfunção endotelial com extravasamento capilar decorrente da reação inflamatória secundária à CEC; tipo de procedimento cirúrgico (realização de ventriculotomia); complicação da cirurgia (p. ex., isquemia miocárdica por comprometimento da perfusão coronariana); arritmias cardíacas (p. ex., taquicardia ectópica juncional, bloqueio atrioventricular total); hipertensão pulmonar; e sepse.

A medida direta do débito cardíaco raramente pode ser realizada na prática clínica. Assim, a presença de SBDC deve ser investigada clinicamente com muita atenção mediante verificação de parâmetros hemodinâmicos e laboratoriais e do exame físico. Alterações ao exame físico são tardias e, quando presentes, devem ser prontamente valorizadas, incluindo: alterações no estado mental; alterações nos sinais vitais (palidez, hipotensão, taquicardia ou bradicardia, taquipneia, hipoxemia, dissociação entre temperatura central e periférica); perfusão periférica lentificada (> 2 segundos); e alterações em pressões intracardíacas (PAE, PAD, PVC, PAP).

Quando PAE, PAD e/ou PVC estão baixas (< 6 a 8 mmHg), suspeita-se de **hipovolemia** e, quando elevadas (> 12 a 14 mmHg), de **disfunção ventricular**, diminuição da complacência ventricular e tamponamento cardíaco. O diagnóstico de **hipertensão pulmonar** é feito quando PAP > 25 mmHg ou > 50% da pressão arterial sistêmica, sendo causa importante de disfunção ventricular direita e baixo débito cardíaco no pós-operatório.

Exames laboratoriais que indicam adequação da oferta de oxigênio aos tecidos alteram-se antes do que o exame físico e devem ser realizados rotineiramente.

Os principais achados clínicos e laboratoriais indicativos de SBDC incluem:

- **Saturação venosa mista** (artéria pulmonar) ou **saturação venosa central** (veia cava superior ou átrio direito desde que não haja *shunt* intracardíaco residual): baixa decorrente de baixo fluxo sanguíneo tecidual (< 70% após correções totais ou < 50% após cirurgias paliativas) e $D_{av}O_2$ aumentada (> 30%). O aumento na $D_{av}O_2$ é um dos sinais mais precoces de baixo débito cardíaco, surgindo antes do aumento do lactato arterial e de manifestações clínicas.
- **Lactato arterial:** concentrações iniciais elevadas na admissão à UTI (> 2 mmol/L) e que não diminuem ou que aumentam em medidas seriadas indicam hipóxia tecidual e metabolismo anaeróbico decorrente de baixo débito cardíaco.
- **Equilíbrio acidobásico:** acidose metabólica (pode ser sinal tardio de baixo débito cardíaco).
- **Débito urinário:** < 1 mL/kg/h em recém-nascidos e lactentes ou < 12 mL/m²/h em crianças e adolescentes.
- **Ureia, creatinina e potássio:** concentrações elevadas, por diminuição do fluxo sanguíneo renal e da taxa de filtração glomerular. São achados tardios.
- **Radiografia de tórax:** aumento da área cardíaca (secundário à diminuição da função sistólica, sobrecarga de volume ou efusão pericárdica), alterações do fluxo sanguíneo pulmonar (aumentado na presença de grande *shunt* esquerda-direita ou diminuído na estenose pulmonar grave ou hipertensão pulmonar), edema pulmonar.
- **Eletrocardiograma:** ritmo diferente do sinusal (a sincronia atrioventricular é fundamental à manutenção do débito cardíaco).

- **Ecocardiograma:** comprometimento da função sistólica ou diastólica, defeitos residuais e presença de complicações (p. ex., efusão pericárdica).
- **Marcadores bioquímicos,** como troponina I cardíaca (cTnI) e peptídeo natriurético tipo B (BNP ou NT-proBNP): não são amplamente disponíveis, tendo maior utilidade prognóstica.

Manejo da SBDC

A ocorrência de SBDC pode ser prevenida com o uso de **milrinona** (0,1 a 1 µg/kg/min), que deve ser sempre utilizada, salvo nos casos com hipotensão grave associada à vasodilatação; corrigir agressivamente hipovolemia, hipocalcemia, hipertermia e arritmias; manter sedação e analgesia adequadas.

Na presença de SBDC, o manejo farmacológico pode ser feito conforme a seguir:

- SBDC com hipotensão arterial: associar **epinefrina** (0,01 a 0,3 µg/kg/min), **dopamina** (5 a 10 µg/kg/min) e/ou **norepinefrina** (0,01 a 0,2 µg/kg/min, principalmente se houver vasodilatação); considerar suspensão da milrinona se hipotensão grave.
- SBDC com pressão arterial normal: associar **dobutamina** (5 a 15 µg/kg/min) ou a combinação de **dopamina** (5 a 10 µg/kg/min) e **nitroprussiato de sódio** (0,5 a 1 µg/kg/min); considerar uso de levosimendana (0,1 a 0,2 µg/kg/min), em casos refratários (infusão por 24 horas a cada 1 a 2 semanas).
- Considerar necessidade de hidrocortisona em pacientes com choque refratário às catecolaminas, conforme esquema a seguir:
  - Dose de ataque: 10 mg/kg em recém-nascidos, 50 mg em lactentes, 100 a 150 mg em crianças maiores e adolescentes.
  - Dose de manutenção: 100 mg/m^2/dia a cada 6 horas (com redução gradual da dose a partir do 3º dia; tempo total de tratamento de 5 dias).

O **cálcio** é potente inotrópico positivo; portanto, hipocalcemia deve ser prontamente corrigida com 1 mL/kg de gluconato de cálcio a 10% (diluído ao meio com água destilada), em bolus.

Em pacientes com necessidade de altas doses de drogas vasoativas, sobretudo catecolaminas, ou necessidade de uso de mais de uma droga simultaneamente, deve ser realizado **ecocardiograma** de urgência para avaliar a presença de **lesão anatômica residual** (pode ser complementado por estudo hemodinâmico, angiotomografia, ressonância magnética cardíaca) e a **necessidade de reoperação** em pacientes que não estão evoluindo conforme o esperado. Além disso, faz-se a avaliação da função miocárdica, das valvas atrioventriculares e a estimativa da PAP.

A abertura do esterno está indicada quando há compressão da via de saída do ventrículo direito ou edema miocárdico importante resultando em restrição do coração no mediastino. Esse procedimento pode ser realizado na própria UTI.

Nos casos em que foi usada membrana hemostática absorvível, pode haver compressão de estruturas cardíacas, pois o material se expande ao absorver sangue. Se houver suspeita clínica, deve ser feita a revisão cirúrgica imediata do mediastino e retirada da membrana hemostática absorvível.

Hipertensão pulmonar

Alguns pacientes apresentam fatores de risco para hipertensão pulmonar no pós-operatório de cirurgia cardíaca, incluindo: recém-nascidos, nos primeiros dias de vida; portadores de hipertensão arterial pulmonar preexistente; lesões com hipertensão venosa pulmonar (p. ex., conexão anômala total das veias pulmonares obstrutiva, estenose mitral, disfunção grave do ventrículo sistêmico com pressão diastólica final elevada); e lesões com *shunt* esquerdo-direito com hiperfluxo pulmonar de longo prazo (p. ex., comunicação interventricular grande, transposição das grandes artérias com comunicação interventricular não corrigida, *truncus arteriosus*, defeito do septo atrioventricular total).

O diagnóstico de hipertensão pulmonar é feito com base nos critérios seguintes:

- Pressão na artéria pulmonar (PAP) ≥ 25 a 30 mmHg ou > 50% da pressão arterial sistêmica, por medida direta da pressão por cateter em artéria pulmonar.
- Aumento da pressão em átrio direito.
- Queda acentuada da saturação de oxigênio às manipulações com retorno demorado à linha de base, acompanhada de hipotensão arterial e sinais de baixo débito cardíaco.
- Sinais ecocardiográficos indiretos (regurgitação tricúspide, pressão elevada em ventrículo direito, fluxo direito-esquerdo por defeitos septais e da aorta para a artéria pulmonar pelo canal arterial).

O tratamento da hipertensão pulmonar inclui:

- sedação e analgesia e considerar bloqueio neuromuscular;
- oxigenação adequada;
- manter a PaCO$_2$ em torno de 35 mmHg; evitar hiperventilação intensa (PaCO$_2$ < 25 a 30 mmHg), pelo risco de vasoconstrição cerebral;
- bicarbonato de sódio, se necessário, para manter o pH em torno de 7,40;
- otimizar a ventilação mecânica, mantendo volumes pulmonares normais (evitar hiperdistensão e atelectasias);
- **óxido nítrico inalatório (NOi):** iniciar com 20 ppm, com desmame gradual após melhora clínica (reduzir 5 ppm a cada 6 horas, pelo risco de HP rebote). Monitorar as concentrações de meta-hemoglobina diariamente; se > 20 a 30%, administrar azul de metileno 1 a 2 mg/kg/dose, EV em 5 minutos, até de a cada 4 horas (máximo de 15 mg/lg/dia; doses maiores podem induzir hemólise). Não deve ser usado em pacientes com déficit de glicose 6-fosfato-desidrogenase (G6PD);
- **sildenafila:** iniciar com 0,25 a 0,5 mg/kg a cada 4 a 8 horas, via oral, ajustando de acordo com a resposta; dose máxima de 2 mg/kg a cada 6 horas;
- **bosentana:** inicialmente 15,6 mg/dose, uma vez ao dia, via oral, com aumento da dose a cada 4 semanas;
- **suporte inotrópico: milrinona** (0,1 a 1 µg/kg/min) é a droga de escolha, por também apresentar efeito vasodilatador pulmonar. Se pressão arterial sistêmica baixa, administrar dopamina (até 10 µg/kg/min) ou epinefrina (até 0,3 µg/kg/min);

Situações especiais

Cirurgia de Jatene (troca das artérias)

A cirurgia para a correção da transposição das grandes artérias consiste na transecção da aorta e da artéria pulmonar e na troca das artérias, com reimplante das coronárias na neoaorta.

O manejo inclui ventilação mecânica eletiva nas primeiras 24 horas, dosagem seriada de enzimas cardíacas (CK-MB e troponina I cardíaca) e uso profilático de nitroglicerina (0,25 a 1 µg/kg/min) em virtude do risco de insuficiência coronariana.

Os principais problemas pós-operatórios estão relacionados ao ventrículo esquerdo despreparado (síndrome do baixo débito cardíaco, disfunção sistólica ou diastólica), à anastomose das artérias coronárias (arritmias, isquemia e/ou disfunção miocárdica), ou à anastomose das grandes artérias (estenose supravalvar aórtica ou pulmonar, ou sangramentos).

Cirurgia de Norwood e Norwood-Sano

O estágio I da cirurgia da síndrome da hipoplasia do coração esquerdo consiste na ligadura e secção do canal arterial, na desconexão da artéria pulmonar do ventrículo direito e ampliação do arco aórtico utilizando-se o tronco pulmonar, conectando-se a via de saída do ventrículo único à aorta, e na confecção de *shunt* sistêmico-pulmonar. Na cirurgia de Sano, em vez da confecção de *shunt* sistêmico-pulmonar, coloca-se o tubo entre o ventrículo único e a confluência das artérias pulmonares, o que garante menor variação do fluxo sanguíneo pulmonar, embora se associe a maior disfunção ventricular em decorrência da ventriculotomia.

O manejo inclui ventilação mecânica eletiva nas primeiras 24 horas, heparinização profilática (10 UI/kg/h), dosagem seriada de enzimas cardíacas (CK-MB e troponina I cardíaca), ênfase na redução significativa da resistência vascular sistêmica (RVS) com vasodilatação (nitroprussiato de sódio: 0,1 a 5 µg/kg/min) e uso de inotrópicos: milrinona (0,1 a 1 µg/kg/min), dopamina (5 a 10 µg/kg/min) ou epinefrina (0,01 a 0,3 µg/kg/min), correção agressiva de acidose metabólica com bicarbonato de sódio.

A monitoração do débito cardíaco deve incluir saturação venosa central de O_2 (sangue colhido de cateter em veia cava superior): deve ser > 40% nas primeiras horas pós-operatórias e > 50%, após 24 horas, com diferença arteriovenosa de O_2 de 25 a 30%. Importa também assegurar a distribuição adequada do débito cardíaco entre as circulações sistêmica e pulmonar, o que se traduz por uma razão entre o fluxo pulmonar e o sistêmico (Qp/Qs) próxima de 1, conforme a Equação 70.1:

$$Qp/Qs = \frac{S_{arterial}O_2 - S_{venosa\ central}O_2}{S_{venosa\ pulmonar}O_2 - S_{arterial}O_2}$$

Considera-se $S_{venosa\ pulmonar}$ = 96%.

Uma gasometria arterial pós-operatória ideal deve assemelhar-se a: PaO_2 35 a 40 mmHg, pH 7,35 a 7,40, $PaCO_2$ 40 a 45 mmHg, BE –2 a 0, e SaO_2 70 a 80%.

Os principais problemas pós-operatórios relacionam-se às extensas suturas (sangramentos, estenose da neoaorta), ao *shunt* sistêmico-pulmonar (muito grande, com hiperfluxo pulmonar e hipofluxo sistêmico, ou muito pequeno, com hipofluxo pulmonar e hipoxemia refratária), à má distribuição do débito cardíaco entre as circulações sistêmica e pulmonar (Qp/Qs ≠ 1) e à inadaptação do ventrículo único em manter um débito cardíaco adequado, resultando em SBDC, hipoxemia ou hiperoxemia.

As possíveis causas para **SBDC** incluem:

- Desempenho inadequado da bomba cardíaca (neste caso, utilizar inotrópicos).
- Aumento do Qp/Qs (neste caso, utilizar vasodilatadores sistêmicos ou aumentar a resistência vascular pulmonar).
- Aumentam a resistência vascular pulmonar e diminuem o fluxo sanguíneo pulmonar: diminuição da fração inspirada de oxigênio (FiO_2) para até 21%, do volume-minuto respiratório e da frequência respiratória, aumento da $PaCO_2$ (45 a 50 mmHg) e da PEEP (5 a 15 cmH_2O).
- Regurgitação da valva atrioventricular (diagnosticada por ecocardiograma; neste caso, indicar reoperação).
- Obstrução do arco aórtico (diagnosticado por ecocardiograma; neste caso, indicar reoperação).

Possíveis causas para **hipoxemia** incluem:

- dessaturação venosa pulmonar (pneumotórax, efusão pleural, edema pulmonar, pneumonia);
- dessaturação venosa sistêmica (anemia, estados de consumo elevado de O_2, baixo débito cardíaco sistêmico);
- diminuição do fluxo sanguíneo pulmonar (aumento da resistência vascular pulmonar, comunicação interatrial restritiva, distorção de artéria pulmonar, *shunt* sistêmico-pulmonar insuficiente ou obstrução do tubo do ventrículo direito para a confluência das artérias pulmonares);
- se fluxo sanguíneo pulmonar inadequado: aumentar FIO_2 até 100%, diminuir $PaCO_2$ até 30 mmHg; infundir fenilefrina (1 a 5 µg/kg/min); pode ser necessária a colocação de um *shunt* sistêmico-pulmonar maior ou a troca do tubo do ventrículo direito para a confluência das artérias pulmonares.

Quando o paciente se apresenta "muito rosado", por baixa resistência vascular pulmonar ou alta resistência vascular sistêmica, com fluxo sanguíneo pulmonar maior do que o sistêmico, a SaO_2 encontra-se muito elevada, em torno de 90% (**hiperoxemia**). Neste caso, realizar manobras para aumentar a resistência vascular pulmonar, descartar obstrução do arco aórtico e reduzir a resistência vascular sistêmica.

Conexão anômala total de veias pulmonares

A conexão anômala de veias pulmonares caracteriza-se por veias pulmonares conectadas ao átrio direito ou à veia cava superior, drenando o sangue venoso pulmonar para o lado direito do coração. Pode ser de diferentes tipos: total ou parcial; supracardíaca; intracardíaca; infracardíaca; e mista. Pode apresentar-se com obstrução venosa pulmonar, em geral por estenose da veia vertical, resultando em hipertensão pulmonar, diminuição do fluxo sanguíneo pulmonar, aumento do *shunt* direita-esquerda, hipoxemia grave e baixo débito cardíaco; ou pode apresentar-se de forma não obstrutiva, com hiperfluxo pulmonar e sobrecarga de câmaras direitas provocando insuficiência cardíaca congestiva. A cirurgia de correção da forma total consiste na anastomose da confluência venosa pulmonar no átrio esquerdo. A cirurgia das formas parciais envolve anastomose direta das veias pulmonares ao átrio esquerdo, ou direcionamento do fluxo para o átrio esquerdo por meio da colocação de desvios intra-atriais (*baffles*).

O manejo inclui ventilação mecânica eletiva nas primeiras 24 horas e, eventualmente, fechamento tardio do esterno.

Os principais problemas pós-operatórios estão relacionados à baixa complacência das câmaras cardíacas esquerdas (síndrome do baixo débito cardíaco), à obstrução venosa pulmonar prévia ou residual (edema pulmonar cardiogênico, hipertensão pulmonar) e a arritmias supraventriculares (até 20% dos casos). No caso de suspeita de obstrução residual da drenagem venosa pulmonar, confirmar por ecocardiograma ou cateterismo cardíaco. Utilizar óxido nítrico (5 a 20 ppm), mas, na presença de obstrução venosa pulmonar residual, pode agravar o quadro.

Truncus arteriosus communis

O *truncus arteriosus communis* caracteriza-se por tronco arterial único que sai do coração, cavalga o septo interventricular e origina a aorta, as artérias coronárias e a artéria pulmonar. Podem estar presentes também regurgitação da valva truncal, interrupção do arco aórtico, anomalias de artérias coronárias, artérias pulmonares não confluentes, e conexão anômala total das veias pulmonares. Síndrome de Di George está presente em 30% dos casos. Caracteriza-se por deficiência da imunidade celular por hipoplasia ou ausência do timo, hipocalcemia por hipoparatireoidismo, anomalias faciais e cardiopatia congênita. Há risco de doença do enxerto *versus* hospedeiro por administração de hemoderivados. Portanto, recomenda-se utilizar concentrado de hemácias e plaquetas irradiadas. A cirurgia consiste na remoção das artérias pulmonares da raiz truncal, fechamento da comunicação interventricular com direcionamento do sangue do ventrículo esquerdo para a neoaorta e interposição de tubo valvado entre o ventrículo direito e a artéria pulmonar.

O manejo inclui ventilação mecânica eletiva nas primeiras 24 horas e, eventualmente, fechamento tardio do esterno.

Os principais problemas pós-operatórios incluem hipertensão pulmonar, síndrome do baixo débito cardíaco (por baixa complacência e disfunção do ventrículo esquerdo), disfunção do ventrículo direito (se for hipertrófico), hipoxemia, arritmias, estenose ou insuficiência da valva truncal, comunicação interventricular residual e hipocalcemia (pela síndrome de Di George).

Tetralogia de Fallot

A cirurgia consiste na ampliação da via de saída do ventrículo direito, usualmente com ventriculotomia e fechamento da comunicação interventricular.

O manejo inclui busca ativa de lesões residuais, extubação precoce e evitar uso de doses elevadas de inotrópicos (especialmente catecolaminas).

Os principais problemas pós-operatórios incluem síndrome do baixo débito cardíaco (principalmente por disfunção do ventrículo direito), comunicação interventricular residual (geralmente mal tolerada em virtude da coexistência de regurgitação pulmonar e ventrículos pouco complacentes), obstrução residual da via de saída do ventrículo direito (pode ser necessária reoperação) e arritmias.

Lesões obstrutivas do arco aórtico

As lesões obstrutivas do arco aórtico incluem a coarctação da aorta, a hipoplasia do arco aórtico e a interrupção do arco aórtico. Todas essas lesões têm em comum a presença de hipertensão no segmento arterial proximal à obstrução e a perfusão dependente do canal arterial na aorta distal à obstrução. Constituem a principal causa de choque cardiogênico em recém-nascidos. A cirurgia consiste na remoção do segmento obstruído e/ou plastia do arco aórtico, com anastomose terminolateral da aorta e ligadura do canal arterial.

O manejo inclui controle da hipertensão arterial sistêmica com vasodilatadores (milrinona é excelente escolha).

Os principais problemas pós-operatórios incluem hipertensão arterial sistêmica (desregulação dos barorreceptores carotídeos e aumento da liberação de renina), que deve ser tratada agressivamente com nitroprussiato de sódio (0,5 a 10 µg/kg/min) e/ou captopril (1,5 a 2 mg/kg/dose, a cada 8 horas), hipertensão pulmonar, síndrome do baixo débito cardíaco (disfunção do ventrículo esquerdo), síndrome pós-coarctectomia (dor e distensão abdominal, febre e leucocitose, resultante de arterite mesentérica secundária ao aumento súbito da pressão arterial nos vasos abaixo da coarctação; o tratamento consiste no controle da hipertensão arterial), hipocalcemia e obstrução residual do arco aórtico (confirmar por ecocardiograma, pode ser necessária reintervenção cirúrgica), compressão do brônquio-fonte esquerdo pela raiz e arco aórticos, e lesão de estruturas próximas ao arco aórtico (nervo laríngeo recorrente, duto torácico e nervo frênico).

Shunt sistêmico-pulmonar

Esta cirurgia é realizada quando há limitação ao fluxo sanguíneo pulmonar (p. ex., atresia pulmonar, atresia tricúspide, tetralogia de Fallot grave). Especialmente em pacientes com cardiopatias complexas ou ventrículo único, o equilíbrio entre a circulação pulmonar e a sistêmica (Qp/Qs) podem ser muito difíceis de se atingir.

O manejo inclui manter hidratação adequada e evitar o uso agressivo de diuréticos, heparinização profilática e manter saturação de O_2 75 a 85%, com PaO_2 em torno de 40 mmHg.

Os principais problemas pós-operatórios incluem hipofluxo ou hiperfluxo pulmonar. Hipofluxo pulmonar é, em geral, causado por aumento da resistência vascular pulmonar (requer óxido nítrico 20 ppm e ventilação adequada), vasoplegia sistêmica (requer noradrenalina 0,05 a 0,3 µg/kg/min), estenose da artéria pulmonar ou de seus ramos ou obstrução parcial ou total do *shunt* (requer reintervenção cirúrgica ou por cateterismo cardíaco), problemas pulmonares (atelectasias, efusões pleurais, pneumotórax), ou ainda baixo débito cardíaco (usar inotrópicos). Hiperfluxo pulmonar é, em geral, causado por colocação de um *shunt* muito calibroso, com $SaO_2 > 85\%$; pode ser controlado com aumentos na viscosidade sanguínea (hematócrito 40 a 45%, diuréticos), redução da resistência vascular sistêmica (milrinona, nitroprussiato de sódio), redução da FiO_2 ou reoperação com clipagem parcial do *shunt* ou troca por um tubo de menor calibre.

LEITURAS COMPLEMENTARES

Bohn D. Objective assessment of cardiac output in infants after cardiac surgery. Semin Thorac Cardiovasc Surg Pediatr Card Surg Annu. 2011;14(1):19-23.

Bronicki RA, Penny DJ, Anas NG, Fuhrman B. Cardiopulmonary Interactions. Pediatr Crit Care Med. 2016;17(8):S182-93.

Bronicki RA, Taylor M, Baden H. Critical Heart Failure and Shock. Pediatr Crit Care Med. 2016;17(8):S124-30.

Carlotti APCP, Carmona F (ed). Rotinas em Terapia Intensiva Pediátrica. 2.ed. São Paulo: Blucher; 2015.

Checchia PA, Laussen PC, Macrae D, Bohn D, Chang AC, Wessel DL. Pediatric Cardiac Intensive Care. Pediatr Crit Care Med. 2016; 17(8):S110-1.

Epting CL, McBride ME, Wald EL, Costello JM. Pathophysiology of post-operative low cardiac output syndrome. Curr Vasc Pharmacol. 2016;14(1):14-23.

Giglia TM, Witmer C. Bleeding and Thrombosis in Pediatric Cardiac Intensive Care. Pediatr Crit Care Med. 2016;17:S287-95.

Mills KI, Kaza AK, Walsh BK, Bond HC, Ford M, Wypij D et al. Phosphodiesterase Inhibitor-Based Vasodilation Improves Oxygen Delivery and Clinical Outcomes Following Stage 1 Palliation. J Am Heart Assoc. 2016;5(11):1-14.

Oishi P, Fineman JR. Pulmonary Hypertension. Pediatr Crit Care Med. 2016;17(4):S140-5.

Smith AH. Arrhythmias in Cardiac Critical Care. Pediatr Crit Care Med. 2016;17(8):S146-54.

ECMO –
Princípios Teóricos e Práticos e Sua Utilização no Período Neonatal

Fernando Antoniali

Definição e conceitos

Extracorporeal membrane oxygenation (ECMO) se trata de uma técnica de assistência circulatória em que se torna possível substituir a função do coração e/ou dos pulmões de um paciente quando estes estão muito comprometidos. A melhor tradução para o português seria "assistência circulatória com oxigenação por membrana extracorpórea", porém o termo "ECMO" já está bem consolidado em nosso meio, bem como em outros países com diferentes idiomas. Outra sigla relacionada a esse tipo de terapia é ECLS que significa *extracorporeal life support*, mas nesse termo incluem-se outros tipos de assistência como ventrículos artificiais e membranas para remoção de CO_2.

No emprego da ECMO, utiliza-se um conjunto de tubos e conectores associados a uma bomba propulsora e a um oxigenador de membrana conectados ao paciente por meio de cânulas. Este conjunto de tubos, bomba propulsora, seja uma bomba centrífuga, seja de roletes, e o oxigenador é denominado "circuito". No circuito, a bomba tem a função de substituir o coração do paciente fazendo a circulação do sangue e o oxigenador de membrana substituir os pulmões, realizando as trocas gasosas com a retirada do CO_2 e oxigenação do sangue. Esta substituição de funções pode ser parcial ou total, pode ocorrer de forma isolada ou em conjunto, e pode durar por alguns dias, semanas ou meses, não existindo um tempo máximo que limite sua utilização.

Existem diferentes tipos de circuitos de ECMO, com diferentes modelos e marcas de seus componentes. No entanto, atualmente a maioria das bombas são centrífugas e os oxigenadores de membrana feitos de polimetilpenteno (PMP). A substituição progressiva das bombas de rolete pelas bombas centrífugas decorre da maior facilidade de uso e de menores complicações. Com relação ao tipo da membrana, no passado utilizou-se muito a de silicone, mas como as membranas de PMP têm menor resistência ao fluxo de sangue e mantêm a efetividade por longos períodos, praticamente não se utilizam mais os modelos de silicone. Um ponto importante a ser comentado diz respeito aos oxigenadores de membrana utilizados nas máquinas de circulação extracorpórea (CEC), no momento da realização de uma cirurgia cardíaca. Os oxigenadores utilizados na CEC são feitos de polipropileno e são muito efetivos para remoção de CO_2 e oxigenação do sangue, no entanto não conseguem manter essa efetividade por muito tempo, demonstrando-se inadequados para a realização da ECMO.

As indicações para a instalação da ECMO basicamente se resumem em falência cardíaca e/ou falência pulmonar. Nas situações em que existe a necessidade de substituir apenas a função dos pulmões, pode-se utilizar uma modalidade denominada "ECMO VV" ou "ECMO venovenosa". Nessa situação, o sangue é drenado do leito venoso do paciente através de cânulas específicas e, passando pelo circuito, consegue-se remover o excesso de CO_2 e oxigenar este sangue, que, então, é devolvido para o mesmo leito venoso do paciente em um local mais próximo ao átrio direito. Dessa maneira, embora a ECMO permita devolver ao paciente um sangue com características arteriais, é necessário que o coração do paciente esteja com uma função adequada para garantir a circulação pulmonar e sistêmica. Se existir falência cardíaca, seja de câmaras direitas, seja esquerdas, será necessário o emprego de ECMO VA ou ECMO venoarterial. Nessa modalidade, o sangue é drenado do leito venoso mas infundido no leito arterial, já com pressão suficiente para garantir a circulação sistêmica e com os níveis adequados de CO_2 e oxigenação. Sendo assim, na ECMO VV, o débito cardíaco depende da função do coração, enquanto na ECMO VA, existe um auxílio ou substituição completa do débito cardíaco nativo pelo fluxo da bomba. Existem algumas variações entre estas duas modalidades, podendo ser ECMO VAV ou VVA, mas, em suma, são situações específicas em que o retorno do sangue ocorre tanto no leito venoso como no arterial e geralmente estão relacionadas a transições entre as modalidades VV e VA.

Embora seja possível substituirmos as funções do coração e dos pulmões do paciente com a utilização da ECMO, cabe salientar que esta técnica, por si só, não consegue tratar estes órgãos. A ECMO serve como uma ponte para permitir a recuperação do coração e dos pulmões com tratamento clínico ou cirúrgico, permitir a realização de transplantes destes órgãos ou utilização de dispositivos de substituição cardíaca como ventrículos artificiais. A ECMO também pode ser um mecanismo para garantir a manutenção da vida até que se tomem decisões sobre as causas da falência cardiorrespiratória do paciente e as possibilidades e viabilidades de tratamento para o caso em questão. Já está bem demonstrado que a ECMO é capaz de salvar muitas vidas, mas deve-se lembrar que, sozinha, não trata ninguém.

História

O dr. Robert H. Bartlett é considerado o pai da ECMO, pois realiza trabalhos relacionados a esta técnica desde a década de 1960. Sendo ele um cirurgião cardíaco, já estava envolvido com a utilização de circulação extracorpórea (CEC) para realização de cirurgias cardíacas e, sob a autorização de seu chefe, dr. Robert E. Gross, passou a trabalhar com a manutenção da circulação e oxigenação extracorpórea por longa duração. Nessa época, o desenvolvimento da CEC, iniciado por John Gibbon na década de 1930, já havia passado por oxigenadores de discos, circulação cruzada e finalmente chegado ao oxigenador de bolhas desenvolvido por Richard DeWall e muito difundido por Walton Lillehei, um grande cirurgião cardíaco da década de 1950.

Com relação aos neonatos, o primeiro caso foi da bebê "Esperanza", que evoluiu com um quadro de insuficiência respiratória após aspiração de mecônio e necessitou de suporte com ECMO por 72 horas, em 1975.

Em 1989, foi fundada a ELSO pelo dr. Bartlett e um grande grupo de profissionais envolvidos com a utilização de ECMO para o suporte de pacientes com indicações respiratórias ou cardíacas. Entre os objetivos dessa organização, estão a preocupação em providenciar educação e treinamento para utilização de ECMO, desenvolver diretrizes com indicações e orientações para situações específicas, manter um banco de dados com o registro de todos pacientes submetidos à ECMO em centros filiados à organização, realizar pesquisas e relatos estatísticos com esses dados e disponibilizar essas informações por meio do livro *The ELSO Red Book*, além de um manual mais sucinto e do próprio site da organização.

Após o surgimento da ELSO, apareceram os capítulos regionais vinculados a ela, sendo a EuroELSO a primeira a ser fundada em 2011, seguida pela Asia-Pacific ELSO e Latin American ELSO em 2012 e, por fim, a South and West Asian ELSO em 2013. O primeiro centro latino-americano de ECMO reconhecido pela ELSO foi a Pontifícia Universidade Católica do Chile, em Santiago. No Brasil, até 2012 não havia centros certificados pela ELSO; os três primeiros foram a Clínica Cardiocirúrgica Campinas (centro n. 274), o INCOR-SP (centro n. 276) e o Hospital Santo Antônio, em Porto Alegre (centro n. 281).

Indicações para assistência respiratória

Em algumas situações extremas de insuficiência respiratória, neonatos podem necessitar de suporte com ECMO quando diferentes tipos de ventilação mecânica ou uso de drogas vasodilatadoras pulmonares falharem na estabilização desses pacientes. Entre as possíveis causas de quadros respiratórios que evoluam com a necessidade de suporte com ECMO temos:
- síndrome da Aspiração de Mecônio (SAM);
- hipertensão Pulmonar Persistente do Neonato (HPPN);
- pneumonia/sepse (com etiologia viral, bacteriana ou fúngica);
- doença da membrana hialina;
- hérnia diafragmática congênita (HDC).

Segundo os registros da ELSO, as maiores taxas de sobrevida após a utilização de ECMO ocorrem no grupo de neonatos, sendo os melhores resultados em pacientes com SAM e os piores relacionados a recém-nascidos com HDC. De uma forma geral, houve uma redução na utilização de ECMO em neonatos após o advento de novas terapias como a reposição de surfactante, ventiladores de alta frequência (VOAF) e utilização de óxido nítrico (NO). Situações como a doença da membrana hialina, se bem conduzidas com reposição adequada de surfactante, raramente necessitam de ECMO. No entanto, casos de HDC, SAM e HPPN ainda correspondem a mais de 75% dos casos de ECMO em neonatos, relatados pelos centros vinculados a ELSO (Figura 73.1).

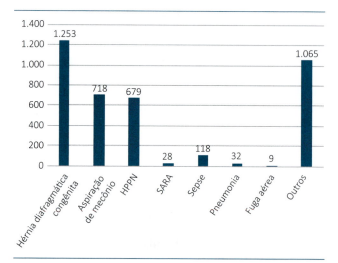

Figura 73.1. Distribuição por causa de falência respiratória entre os neonatos submetidos à ECMO nos últimos 5 anos segundo o banco de dados da ELSO.
Fonte: Desenvolvida pela autoria.

Nesse sentido, saber quando indicar a instalação da ECMO se tornou fundamental para os serviços que dispõe dessa terapia. Sabe-se que a indicação tardia pode piorar a sobrevida dos neonatos submetidos à ECMO, prolongar seu tempo de utilização, além de aumentar as taxas de complicações, de doenças pulmonares crônicas e sequelas neurológicas. A utilização de ECMO deixou de ser apenas uma "última tentativa para evitar a morte" e passou a ter importância na redução de morbidades nessas crianças. A maioria dos serviços utiliza o índice de oxigenação (IO) como o principal critério para indicação da instalação de ECMO. Embora o termo "índice de oxigenação" possa sugerir o contrário, é importante salientar que quanto maior o IO, pior é a situação de falência respiratória do paciente. Sendo assim, se o IO estiver maior ou igual a 20, deve-se considerar a necessidade de ECMO e se estiver maior ou igual a 40, a ECMO deve ser indicada caso o paciente tenha condições de ser canulado e não tenha contraindicações. Segundo estudos publicados, neonatos que receberam ECMO quando estavam com IO > 25 e IO < 40, apresentaram maior sobrevida, menores taxas de complicações e menores custos, principalmente para pacientes com SAM.

O cálculo do índice de oxigenação pode ser feito de maneira simples com a seguinte fórmula:

$$IO = \frac{PMVA \times FiO2 \times 100}{PaO_2 \text{ pós-ductal}}$$

Nessa fórmula, a pressão média de vias aéreas (PMVA) pode ser obtida diretamente nos aparelhos de ventilação mecânica mais modernos ou calculada utilizando esta outra fórmula:

$$PMVA = (PPI - PEEP) \times \left(\frac{Tinsp}{Tinsp + Texp} \right) + PEEP$$

Tinsp + Texp = 60/FR e PPI = pressão de pico inspiratório

Ainda sobre a fórmula do IO, a FiO_2 deve ser colocada em número absoluto e não em porcentagem, e a questão de ser uma medida de PO_2 pós-ductal está mais relacionada a crianças com cardiopatias congênitas, em que o canal arterial possa estar pérvio e interferindo na oxigenação dos membros inferiores.

Outros critérios para se indicar ECMO em neonatos com insuficiência respiratória podem ser:

- PO_2 < 40 mmHg por descompensação e que não responde a medidas terapêuticas por 2 a 12 horas. Não deve ser usado para casos de cardiopatia cianogênica.
- pH < 7,25 arresponsivo por 2 horas ou mais. A acidemia pode estar relacionada à acidose metabólica pela hipotensão e choque ou relacionada à retenção de CO_2 com acidose respiratória.
- Hipertensão pulmonar persistente e progressiva. Deve estar apresentando sinais de disfunção de VD e necessidade de inotrópicos de forma progressiva.

Contraindicações para realização de ECMO em neonatos

De modo geral, as contraindicações para realização de ECMO em neonatos estão relacionadas ao peso e à idade gestacional, à presença de lesões graves e irreversíveis em órgãos nobres e a malformações cromossômicas letais. Assim, consideram-se contraindicações para ECMO nesta faixa etária:

- peso inferior a 2 kg;
- idade gestacional < 34 semanas;
- hemorragia intracraniana grau III ou IV;
- lesão cerebral grave;
- Cromossomopatias letais como trissomia do 13 (síndrome de Patau) ou trissomia do 18 (síndrome de Edwards);
- lesões irreversíveis em órgãos importantes sem possibilidade de transplante;
- tempo de ventilação mecânica superior a 14 dias antes da ECMO;
- falência múltipla de órgãos.

Com relação ao tempo de ventilação, nota-se um número cada vez maior de pacientes que sobreviveram à ECMO, mesmo estando com mais de 14 dias de ventilação. Neste sentido, existe uma tendência a não mais considerar o tempo de ventilação prolongada como uma contraindicação.

As questões relacionadas ao peso e à idade gestacional não estão ligadas apenas às dificuldades técnicas para instalação e manutenção da ECMO, mas também ao maior risco de sangramento cerebral e de complicações com essas crianças. Com o avanço tecnológico, esses limites estão sob questionamento e podemos dizer que o peso inferior a 2 kg e a idade gestacional menor do que 34 semanas seriam contraindicações relativas. Embora já existam estudos sobre uma placenta artificial para prematuros extremos, os trabalhos realizados utilizando o banco de dados da ELSO relatam índices muito baixos de sobrevida em neonatos com menos de 1,6 kg e 32 semanas. Talvez esses novos números sejam de fato contraindicações absolutas.

Os neonatos que já se encontrarem com falência múltipla de órgãos não devem ser colocados em ECMO. Principalmente nos pacientes com falência cardiovascular, a indicação precoce é de extrema importância, pois evita que esses bebês se mantenham com baixo débito cardíaco e evoluam com falência de órgãos.

Indicações para assistência circulatória

A melhor maneira para se realizar o tratamento de um neonato que esteja em uma situação de choque circulatório, quando o uso de drogas vasoativas e reposição volêmica já não forem efetivos, é a instalação de uma assistência circulatória mecânica. Embora para crianças maiores seja possível a utilização de dispositivos do tipo ventrículo artificial e balão intraaórtico, para os neonatos a maneira mais utilizada de assistência circulatória é a ECMO. Existem ventrículos artificiais e bombas centrífugas que podem ser usadas em neonatos, mas, normalmente, opta-se por instalar a ECMO no início, pois é provável também haver algum grau de comprometimento pulmonar e, além disso, tem menor custo quando comparada aos ventrículos artificiais. Não há balões intra-aórticos disponíveis para se utilizar em neonatos.

Entre as possíveis causas de choque circulatório que necessitem de instalação de ECMO e que podem ocorrer em um neonato, temos:

- cardiopatias congênitas complexas (estabilização no pré-operatório);
- falha no desmame da circulação extracorpórea (correção de malformações);

SEÇÃO V – SISTEMA CARDIOVASCULAR

- síndrome do baixo débito cardíaco no período pós--operatório;
- miocardiopatia dilatada e hipertrófica;
- arritmias cardíacas com grave comprometimento funcional;
- tumores cardíacos com componente obstrutivo significativo;
- parada cardiovascular arresponsiva e de curta duração (ECPR).

Considerando a presença de cardiopatia congênita complexa, alguns neonatos podem necessitar de ECMO no período pré-operatório para estabilização cardiorrespiratória, seja por um quadro de falência circulatória, seja por grave hipoxemia arresponsiva ao tratamento convencional. No entanto, deve-se evitar manter o paciente por tempo prolongado em ECMO caso exista uma doença estrutural para ser reparada. Por exemplo, os neonatos com drenagem anômala total das veias pulmonares na forma obstrutiva podem necessitar de ECMO pré-operatória se estiverem em uma situação de colapso cardiorrespiratório, mas a ECMO não reduzirá a resistência na drenagem das veias pulmonares, e é fundamental a realização de cirurgia precoce. A ECMO pós-cardiotomia se caracteriza pela necessidade de instalação da assistência seja por não haver possibilidades de reduzir o fluxo e remover a circulação extracorpórea (CEC) durante a cirurgia cardíaca, seja por um quadro de choque cardiogênico e ou falência respiratória no pós-operatório recente. Na maioria dos casos de indicação pós--cardiotomia em neonatos, a ECMO será venoarterial e central, embora a canulação periférica (cervical) e a assistência apenas para melhorar a oxigenação com uma ECMO venovenosa também possam ser utilizadas nos pacientes com lesão e sangramento pulmonar. A incidência de ECMO pós-cardiotomia varia entre 1 e 7%, podendo chegar a números mais elevados como 10% em casos de hipoplasia do coração esquerdo submetidos à cirurgia de Norwood. Existe uma discussão sobre o melhor momento da instalação da ECMO pós-cardiotomia, mas certamente a precocidade evita piora da acidose, elevação do lactato e lesão de órgãos. Embora a transição da CEC diretamente para a ECMO, ainda no centro cirúrgico, ser a maneira mais segura e precoce de instalarmos a assistência circulatória, esta decisão não é tão simples assim e trabalhos não têm conseguido demonstrar diferença nos resultados.

Nos casos com indicação de ECMO por falência cardíaca em neonatos, não há um número para seguirmos como o índice de oxigenação para os casos de falência respiratória. Desse modo, a lista seguinte sugere cuidados para se indicar corretamente a ECMO nestes pacientes.

- Evitar várias tentativas da retirada da CEC. A instalação precoce permitirá que o coração se recupere e a equipe descanse.
- Não manter níveis elevados de drogas vasoativas (DVA) como milrinone, epinefrina, norepinefrina, dopamina e dobutamina ou a combinação de vários desses agentes inotrópicos e vasopressores. A instalação da ECMO permitirá a redução das DVA e melhora da perfusão periférica e de órgãos.
- Indicar a instalação da ECMO antes de surgirem vários sinais de baixo débito cardíaco como os listados no Quadro 73.1.

Quadro 73.1 Sinais, sintomas e dados que indicam baixo débito cardíaco.	
Sinais clínicos	<ul><li>Baixa perfusão periférica</li><li>Queda do débito urinário</li><li>Importante diferença de temperatura central e periférica</li></ul>
Dados laboratoriais	<ul><li>Elevação do lactato</li><li>Presença de acidose</li><li>Saturação venosa baixa (taxa de extração elevada)</li><li>Aumento da diferença arteriovenosa de PCO_2</li></ul>
Monitorização	<ul><li>Baixa amplitude na onda de pulso</li><li>Baixa perfusão tecidual em aparelhos como NIRS ou outros</li><li>Queda da capnografia</li></ul>

Fonte: Desenvolvido pela autoria.

Além das cardiopatias congênitas complexas e de todos os fatores envolvendo o período perioperatório para o tratamento das mesmas, os neonatos também podem apresentar miocardiopatias, sendo a dilatada e a hipertrófica as mais frequentes no período neonatal. Raramente haverá recém-nascidos com miocardiopatias por causa infecciosa (miocardite) ou por causa medicamentosa, possivelmente reversíveis. Desse modo, a instalação de ECMO para neonatos com miocardiopatias necessita do envolvimento ou da transferência para centros maiores, especializados em dispositivos de assistência ventricular (VAD) e transplante cardíaco. Uma causa reversível e que pode se beneficiar da assistência circulatória por um tempo curto são as arritmias cardíacas que evoluem com comprometimento funcional, seja pela frequência cardíaca elevada, seja pelo efeito cardiodepressor dos antiarrítmicos. O desmame da ECMO pode ocorrer assim que a arritmia for controlada; as doses dos medicamentos, ajustadas; e a função, recuperada. Outra causa reversível, mas bem pouco frequente são os tumores cardíacos normalmente relacionados à questão hormonal materna e que, após o nascimento, podem causar obstrução na via de saída ventricular, resultando em comprometimento circulatório. Com a retirada do efeito hormonal materno, esses tumores normalmente reduzem de tamanho, configurando-se uma exceção a necessidade de remoção cirúrgica.

A ECMO já faz parte do *guidelines* da American Heart Association (AHA) como uma opção durante as manobras de ressuscitação cardiopulmonar (RCP). Chamada de ECPR (*extracorporeal cardiopulmonar ressuscitation*), a ECMO utilizada nessas situações deve seguir protocolos específicos e *guidelines* bem definidos como o da AHA – Advanced Cardiovascular Life Support (ACLS) e Pediatric Advanced Life Support (PALS). Para que um hospital tenha um programa de ECPR com resultados satisfatórios, é necessário que já esteja fazendo ECMO com uma equipe bem treinada e com disponibilidade para rápido atendimento e instalação da assistência durante as manobras de RCP. O treinamento com simulações realísticas é fundamental e muda os resultados. No caso de neonatos, a disponibilidade de cirurgiões capacitados para realizar a canulação é fundamental, devendo estar 24 horas por dia/7 dias no hospital ou a menos de 15 minutos de distância. Os resultados são piores nos casos em que a ECPR é instalada com mais de 40 minutos de reanimação.

Preparo do paciente antes da instalação

Previamente à instalação da ECMO, todo paciente necessita estar bem monitorado com cardioscopia, oximetria de pulso, controle de temperatura corpórea, ter um bom acesso venoso (se possível com controle de PVC) e um controle de pressão invasiva. Embora mais comum em adultos e crianças maiores, a instalação de pressão arterial média (PAM) invasiva não é tão frequentemente utilizada em neonatos pelas dificuldades técnicas existentes. No entanto, existe a necessidade da PAM invasiva, seja para uma ECMO VA, seja para ECMO VV, antes da instalação da assistência para controle pressórico e gasométrico desde o início. Além disso, todo procedimento invasivo que possa ser feito prévio à heparinização deve ser realizado para evitarmos complicações hemorrágicas. Pode ser utilizada a artéria umbilical, mas caso seja necessária a cateterização da artéria radial, deve-se fazer no membro superior esquerdo. Essa preocupação com o lado de cateterização da artéria radial está relacionada ao fato de que a canulação dos neonatos ocorre nos vasos cervicais do lado direito na imensa maioria dos casos. Se a gasometria do paciente for coletada na radial direita com canulação da carótida direita (a ponta da cânula fica no tronco braquiocefálico), este exame não representará o estado gasométrico do paciente e será igual à gasometria coletada na linha pós-membrana, pois o fluxo para o membro superior direito estará vindo todo da ECMO.

Com relação aos exames laboratoriais prévios à instalação da ECMO, embora uma avaliação completa com um amplo painel de exames possa ser interessante, são fundamentais ao menos a dosagem da hematimetria, avaliação da coagulação e contagem plaquetária, dosagem do nível eletrolítico (principalmente cálcio e potássio) e um controle gasométrico permitindo ajustes antes do início do processo de canulação e evitando intercorrências neste momento. Quanto aos exames de imagens, além da radiografia do tórax, a realização de ultrassonografia transfontanela permitirá avaliar a presença de alterações do parênquima cerebral, em especial sinais de sangramento que podem até contraindicar a instalação da ECMO, dependendo do seu tamanho e graduação. Apesar de não ser fundamental, a realização de Doppler vascular dos vasos cervicais e da veia cava superior pode ser um exame interessante em neonatos com manipulações prévias desses vasos (cateterizações ou procedimentos cirúrgicos) porque permite avaliarmos seu calibre e perveabilidade.

Não deve ser esquecida a obrigatoriedade da conversa com os pais da criança para informá-los sobre a necessidade da assistência e os riscos relacionados ao procedimento. Nesse momento, deve-se abordar as questões relacionadas a possibilidades de lesões neurológicas, riscos de sangramentos e necessidade de transfusões maciças, as dificuldades de se determinar um tempo de duração da ECMO e, por fim, a questão de se tratar de uma ponte para recuperação e o tratamento de órgãos específicos, ressalvando-se que poderá surgir a necessidade de interrupção da assistência caso a reversão da falência cardíaca e/ou respiratória não seja possível e não haja a possibilidade de um transplante.

Canulação

Assim como o acesso às vias aéreas é um dos primeiros passos para atendimento em protocolos de ATLS e ACLS, nos casos de ECMO a canulação é fundamental e deve ser muito bem executada para garantir uma boa assistência. Em adultos e crianças maiores, existem diferentes sítios de canulações, podendo ser utilizados vasos como as femorais e as subclávias, mas, em neonatos, além da canulação central (relacionada a casos pós-cardiotomia), o único sítio de canulação é a região cervical utilizando-se a artéria carótida comum e a veia jugular interna.

Quando a canulação é central, utiliza-se uma cânula arterial na aorta e uma venosa no átrio direito e, usualmente, os neonatos ficam com esterno aberto. Como a maioria desses casos está relacionada à cirurgia cardíaca, a instalação da ECMO, denominada "ECMO pós-cardiotomia", é feita no centro cirúrgico por impossibilidade de desmame da circulação extracorpórea em virtufde da falência cardíaca e/ou pulmonar. Nessas situações, o neonato já chega à UTI com as cânulas bem fixadas e o esterno fica aberto conforme a técnica de cada serviço e seguindo protocolos específicos. Em casos em que o desmame da CEC é possível, mas existe instabilidade hemodinâmica ou uma baixa saturação, normalmente os pacientes permanecem com o esterno aberto e as bolsas de canulação já podem ficar prontas, sendo retiradas ou amarradas no momento do fechamento do esterno. Nesses casos, a canulação geralmente ocorre na própria UTI com técnicas de antissepsia, podendo ser mais complicado se o esterno estiver fechado ou em casos de ECPR. A indicação precoce, evitando situações de parada cardíaca e muitas vezes realizando a transição da CEC para a ECMO no próprio centro cirúrgico, tem demonstrado melhores resultados.

A canulação periférica em neonatos deve ser feita utilizando-se os vasos cervicais do lado direito, sendo muito mais complicado embora não impossível realizarmos a canulação à esquerda. A dificuldade existe no posicionamento da cânula venosa porque ela precisará passar pela veia inominada para chegar à veia cava superior. É claro que em pacientes com dextrocardia e a veia cava superior posicionada à esquerda, a canulação será mais fácil do lado esquerdo do pescoço. Deve-se evitar a canulação da veia cava superior esquerda persistente, pois wl drena no seio coronário e existe grande risco de lesão do mesmo. O conhecimento da anatomia dos grandes vasos da criança é fundamental e o ecocardiograma, realizado para investigação diagnóstica da falência cardiorrespiratória, já fornece esSas informações.

A criança deve ser posicionada com um coxim na altura dos ombros e com hiperextensão cervical, expondo o lado direito para o procedimento. A canulação dentro de uma incubadora se torna um procedimento muito difícil e com altos riscos, sendo necessário passar o neonato para um berço aquecido deixando-se a cabeça na parte inferior para a região cervical ficar mais exposta para o cirurgião. A criança deve ser anestesiada e todas as técnicas de antissepsia devem ser seguidas. O procedimento cirúrgico para dissecção dos vasos cervicais deve ser feito com a utilização de eletrocautério e deve-se fazer uma rigorosa hemostasia local, principalmente antes da heparinização. Após exposição e isolamento dos vasos, a heparinização da criança com 100 UI a 200 UI de heparina não fracionada deve ser feita 5 a 10 minutos antes de qualquer punção, pinçamento ou ligadura dos vasos cervicais.

Se a canulação for apenas da veia jugular para realização de uma ECMO VV, com utilização de uma cânula de duplo lúmen, pode-se apenas dissecar a veia jugular interna e realizar a punção sob visão direta do vaso. A utilização de guias e de dilatadores permite a introdução de cânulas adequadas ao peso da criança (Tabela 73.1). Essa técnica é denominada "semi-Seldinger" e permite deixarmos a cânula saindo por contra-abertura, fechando totalmente a incisão. Quando utilizamos cânulas de duplo lúmen, o posicionamento final destas é fundamental para seu funcionamento adequado. Dependendo do modelo da cânula, sua inserção deve ser auxiliada por ecocardiograma e radioscopia, sendo normalmente realizada no centro cirúrgico ou na sala de hemodinâmica. Quando a canulação for para realização de ECMO VA, deve-se fazer a canulação dos vasos cervicais, em neonatos, sob visão direta e, para tal, deve-se dissecar a carótida comum e a veia jugular interna. A incisão longitudinal na borda anterior do músculo esternocleidomastóideo expõe bem esses vasos que devem ser reparados com fios cirúrgicos. A escolha do calibre da cânula arterial e venosa baseia-se no peso do neonato (Tabela 73.1), e, quanto maior for a cânula arterial, menor será o gradiente de pressão por ela e menores serão as pressões do circuito. A cânula venosa geralmente será de 2 a 4 Frenchs maior do que a cânula arterial e, em virtude de maior complacência e calibre da jugular em relação à carótida, não é complicado seguir esta regra. A carótida deve ser ligada distalmente e, após pinçamento e abertura do vaso, a cânula arterial é introduzida sem a necessidade de fio-guia, mas com um introdutor de ponta romba em seu interior para evitar a lesão da parede do vaso. Não se coloca uma cânula para perfusão distal da carótida, pois a irrigação cerebral será garantida pelas artérias vertebrais e pela outra carótida através do polígono de Willis. Com relação à canulação da veia jugular, pode-se ligá-la à região proximal colocando-se a cânula sob visão direta em direção ao átrio direito ou se utilizar uma segunda cânula venosa (2 Frenchs menor do que a principal), posicionada em direção ao bulbo jugular, denominada "cânula cefálica" e que ajuda na drenagem cerebral fornecendo maior quantidade de sangue venoso ao sistema da ECMO. Essa cânula é introduzida de 2 a 3 cm apenas para ficar próxima ao bulbo jugular; a outra cânula venosa deve ser introduzida de 7 a 8 cm para ficar no interior do átrio direito; e a cânula arterial, de 3 a 4 cm ficando com a extremidade posicionada no tronco braquiocefálico, evitando-se ficar no interior da aorta. A colocação dessas cânulas por contra-abertura se torna um procedimento mais complicado, mas permite o fechamento completo da pele com menores complicações infecciosas e de sangramento (Figura 73.2). As cânulas devem sem fixadas nos próprios vasos com suturas circulares, mas também na pele para evitar seu deslocamento das mesmas.

Tabela 73.1. Tamanhos de cânulas conforme peso da criança para canulação cervical.

ECMO VA	Cânula arterial	Cânula venosa
Peso menor 2,5 kg	6 a 8 Fr	8 a 12 Fr
Peso 2,5 a 5 kg	8 a 10 Fr	10 a 14 Fr
Peso 5 a 8 kg	10 a 12 Fr	12 a 16 Fr
ECMO VV	Cânulas de duplo lúmen	
Peso menor 2,5 kg	Muito difícil introduzir a cânula 13 Fr (fazer ECMO VA)	
Peso 2,5 a 3,5 kg	13 Fr	
Peso 3,5 a 5 kg	16 Fr	
Peso 5 a 8 kg	19 Fr	

Fonte: Desenvolvida pela autoria.

A conexão com o circuito da ECMO deve ser feita retirando-se todo o ar da cânula e do conector, manobra realizada com a ajuda de uma seringa com soro fisiológico. Deve-se ter atenção neste momento para conectar as linhas arteriais e venosas às suas respectivas cânulas. Caso exista uma segunda cânula venosa (p. ex., cânula cefálica), utiliza-se um conector em "Y" na linha de drenagem. Mesmo estando com o neonato heparinizado, pode ocorrer formação de coágulos no interior das cânulas caso estas permaneçam pinçadas ou sem fluxo por muito tempo. Uma conduta adequada para evitar a formação de trombos nas cânulas seria preenchê-las com soro fisiológico após a canulação ou proceder à rápida conexão com o circuito e ao início imediato da assistência com a ECMO.

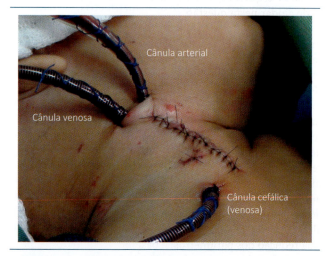

Figura 73.2. Posição das cânulas introduzidas por contra-abertura e com incisão na região cervical. Note a posição da cânula cefálica direcionada para a região superior do pescoço.
Fonte: Acervo da autoria.

Início da ECMO

No momento de início da ECMO, podem ocorrer alterações pressóricas e de ritmo cardíaco que muitas vezes estão relacionadas à composição e temperatura do líquido contido no circuito denominado *priming*. Nesse sentido, é importante que o *priming* esteja aquecido (entre 35,5 e 36,5 °C), corrigido em relação ao equilíbrio acidobásico e composição eletrolítica – normalmente há cálcio baixo e potássio elevado – e com hematócrito adequado, pois, no caso de ECMO para neonatos, não se deve começar o procedimento com um *priming* cristaloide. Mesmo em situações de urgência, a formação do *priming* deve conter concentrado de hemácias e plasma fresco congelado e, se isso não for possível, deve-se aguardar até que ao menos os hemoderivados estejam na UTI para que, logo após o início da ECMO, já seja possível realizar as transfusões. Para realizar esses ajustes, a coleta de uma gasometria completa do *priming* pode ser suficiente.

Com relação à infusão de drogas vasoativas (DVA), o que se observa é que, com o início da ECMO, após um período de estabilização em relação ao *priming* que pode durar alguns minutos, existe uma tendência do neonato apresentar hipertensão arterial, sendo possível a redução e até a retirada total das DVA, em especial os vasoconstrictores como norepinefrina e vasopressina. A redução dos inotrópicos como epinefrina, milrinone, dopamina e dobutamina deve ocorrer de forma mais lenta e gradual, lembrando que na ECMO VV não está sendo realizada assistência circulatória e o coração deve continuar com bom funcionamento. Nos casos de ECMO VA com disfunção cardíaca, pode acontecer de, após o início da assistência, a curva de PAi fique achatada e sem onda de pulso. Essa situação não é adequada, pois o coração deve continuar ejetando, com a valva aórtica abrindo e evitando-se, assim, a distensão das câmaras esquerdas e formação de coágulos em seu interior. Embora algumas vezes possa ser necessária a drenagem das câmaras esquerdas, o correto manuseio dos inotrópicos pode ajudar nesta questão.

Quanto à ventilação desses pacientes em ECMO, a recomendação é que se faça uma ventilação protetora com FiO_2 reduzida (0,3 a 0,4), baixos volumes correntes (2 a 3 mL/kg), baixa pressão de pico e pressão positiva expiratória final (PEEP) um pouco mais elevada (8 a 12 mmHg), fazendo diminuindo a pressão de distensão. Nos casos de ECMO VV, é fundamental que o pulmão "descanse" e assim possa apresentar uma recuperação mais rápida. Na ECMO VA, também devemos deixar o pulmão com parâmetros baixos e protetores, mas evitar que fiquem tão baixos que possam comprometer a oxigenação de uma pequena quantidade de sangue que passará pelos pulmões e que, ao retornar para o AE e depois para o VE, possa oxigenar mal as coronárias e piorar ainda mais a função miocárdica. Importante esclarecer que, pela redução dos parâmetros, é bastante comum que os pulmões fiquem brancos nos primeiros dias, mas progressivamente voltam a apresentar uma boa expansão e aeração.

Após cerca de 30 a 60 minutos do início da assistência, recomenda-se coleta de exames para avaliar a anticoagulação e também realizar controle gasométrico e correção de distúrbios eletrolíticos e do equilíbrio acidobásico. Muitas vezes, observa-se a necessidade de repor cálcio, pois o aumento do volume de distribuição e o uso de hemoderivados com quelantes de cálcio resultam na sua diminuição. Do mesmo modo, com a melhora da perfusão sistêmica, em especial na ECMO VA, existe uma tendência de melhora da acidemia, mas inicialmente pode ser necessária uma maior reposição de bicarbonato de sódio para regularização do Ph. Deve-se evitar manter o paciente em acidose durante a ECMO, mas, no caso dos neonatos, principalmente prematuros, a reposição de bicarbonato deve ser feita com alguma cautela, pois já estão com heparinização plena e existe risco para sangramento no sistema nervoso central. Outro ponto importante é que, com a redução das drogas vasoconstrictoras, melhora da acidose e perfusão, a criança passe a apresentar hipotensão e, nesse momento, deve-se evitar retornar com DVA, e sim realizar um ajuste na volemia do paciente. A reposição de volume pode ser feita com cristaloides, mas se o controle laboratorial da hematimetria demonstrar níveis abaixo de 35%, a preferência será a reposição com concentrado de hemácias.

Manutenção da ECMO

Durante a assistência com a ECMO, será necessário mantermos o controle das funções dos demais órgãos e, por isso, habitualmente se faz a coleta diária de exames gerais avaliando função renal, hepática, estado nutricional e infeccioso. A avaliação neurológica pode ser feita por meio do exame físico e, em especial no grupo dos neonatos, com a uma ultrassonografia transfontanela à beira do leito, que poderá ser realizada diariamente ou a cada 48 ou 72 horas, dependendo da disponibilidade em cada serviço. Será imprescindível a realização desse exame ou até de uma tomografia de crânio, caso ocorram sinais de complicações neurológicas como crises convulsivas ou alterações do exame físico.

Com relação à evolução da função cardíaca, a realização de ecocardiogramas se torna fundamental, pois permitirá avaliar se está ocorrendo melhora da contratilidade ou, se ao contrário, o coração está com as câmaras esquerdas dilatadas e necessitando de uma descompressão. Embora exames como a radiografia de tórax no leito possa sugerir piora cardíaca, com sinais de congestão pulmonar, o ecocardiograma sempre será necessário. Além disso, não é incomum que após a instalação da ECMO, com a mudança dos parâmetros de ventilação, o exame radiológico do tórax revele pulmões com pouco aeração. Isso ocorre principalmente nos quadros de falência respiratória quando estamos usando parâmetros bem agressivos com picos de pressão e FiO_2 elevados e, após o início da assistência, reduzimos a ventilação para parâmetros protetores. Com relação a essa questão de aeração pulmonar, é importante que se mantenha a conduta de ventilação protetora e se aguarde de 3 a 7 dias para que uma melhora ocorra.

O controle dos níveis de oxigenação e remoção de CO_2 será realizado com gasometrias que devem ser colhidas a cada 3 a 4 horas. Realiza-se uma gasometria venosa (linha venosa – pré-membrana), uma arterial do circuito (linha arterial – pós membrana) e uma arterial do paciente (cateter de controle da PAM – radial, femoral ou pediosa/tibial posterior). Os objetivos desses exames serão: analisar a função da membrana em relação à capacidade de oxigenação e remoção do CO_2; checar como está a qualidade da assistência com a ECMO; e avaliar o paciente quanto a equilíbrio acidobásico, oxigenação e retenção de CO_2. A

SEÇÃO V – SISTEMA CARDIOVASCULAR

gasometria pós-membrana, independentemente do tipo de ECMO, refletirá a função da membrana. Caso a PO_2 esteja abaixo do valor esperado, deve-se elevar a FiO_2 no *blender* do circuito da ECMO; da mesma maneira, se estiver acima do limite deve-se reduzir a FiO_2. Com relação à função de remoção do CO_2, se a PCO_2 nessa gasometria pós-membrana estiver elevada, deve-se aumentar o fluxo de gás pelo *blender*, mas se estiver abaixo do limite, a correção será feita com a redução desse fluxo. Nos casos de ECMO VA, a gasometria coletada na linha venosa reflete a saturação venosa do paciente (caso não exista nenhuma ponte no circuito) e pode ser usada para se analisar a qualidade do suporte. Se a saturação venosa estiver baixa, com uma diferença entre saturação arterial e venosa acima de 30%, pode-se considerar que a assistência está aquém do desejado e deve-se aumentar o fluxo de sangue na bomba. Se for um caso de ECMO VV, a saturação da linha venosa não é a melhor forma de se avaliar a assistência, pois pode estar ocorrendo recirculação que aumenta "falsamente" a saturação venosa sugerindo uma boa perfusão periférica. Nesses casos, avalia-se a qualidade do suporte pelo resultado da gasometria arterial do paciente já que a assistência é pulmonar, e não cardíaca. Caso a saturação arterial do paciente não esteja adequada, pode-se aumentar o fluxo de sangue na bomba. Com relação à gasometria colhida do cateter de PAM do paciente, o ideal é que esse exame seja o mais completo possível, pois, além dos dados gasométricos, pode-se também avaliar o nível do lactato, a glicemia, hematimetria e distúrbios eletrolíticos que o neonato possa estar apresentando. A Tabela 73.2 mostra uma sugestão de resultados gasométricos a serem seguidos, mas cada serviço pode estabelecer seus valores de referência com base no tipo de ECMO, idade do paciente e modelo de equipamento utilizado.

Tabela 73.2. Resultados gasométricos esperados para neonatos em ECMO.

	Ph	PO_2	PCO_2	Sat
ECMO VA				
Paciente – arterial	7,35 a 7,45	> 90	35 a 45	> 95%
Linha arterial (pós-membrana)	7,35 a 7,45	100 a 200	35 a 45	100%
Linha venosa (pré-membrana)	7,35 a 7,45	36 a 44	35 a 45	70 a 85%
Cânula cefálica	7,35 a 7,45	30 a 38	45 a 50	55 a 65 %
ECMO VV				
Paciente – arterial	7,35 a 7,45	50 a 80	35 a 45	> 80%
Linha arterial (pós-membrana)	7,35 a 7,45	100 a 200	> 30	100%
Linha venosa (pré-membrana)	7,35 a 7,45	40 a 50	40 a 50	75 a 85%
Cânula cefálica	7,35 a 7,45	30 a 35	45 a 50	55 a 60%

Fonte: Desenvolvida pela autoria.

Com relação ao controle da anticoagulação, o exame mais realizado em todos os serviços é a dosagem do tempo de coagulação ativado (TCA), pois se trata de um exame de baixo custo, realizado à beira do leito e que fornece o resultado de forma imediata. Existem diferentes equipamentos que permitem avaliar o TCA, sendo importante no grupo de neonatos que o volume de sangue utilizado seja o menor possível para se evitar transfusões de sangue excessivas, tendo em vista que normalmente esse exame é repetido a cada 2 horas. A faixa de anticoagulação mais seguida fica entre 180 e 220 segundos, mas esses valores podem mudar de acordo com o fluxo na ECMO, presença de coágulos no circuito e sinais de sangramento no paciente. Embora seja o mais utilizado, o TCA não é o melhor exame, pois apresenta grande variação em seus resultados. Uma conduta bastante adotada seria a realização de exames para avaliação do tempo de tromboplastina parcial ativada (TTPA) a cada 6 ou 8 horas, comparando os resultados com o TCA coletado ao mesmo tempo. Infelizmente existe muita variação do TTPA em crianças e neonatos, mas é habitual que os valores aceitos sejam entre 60 e 90 segundos (relação entre 2 e 3) para pacientes sem hemorragia e 45 a 60 segundos (relação de 1,5 a 2) em casos de sangramento. No entanto, o exame é considerado padrão-ouro para monitorizarmos a anticoagulação com a heparina não fracionada e a dosagem do nível do fator anti-Xa, pois esse exame avalia de fato a atividade da heparina. Trata-se de um exame de alto custo e que não faz parte da rotina laboratorial da grande maioria de hospitais brasileiros e no exterior. Nos casos de ECMO, o valor esperado do fator anti-Xa seria entre 0,3 e 0,7 UI/mL. Exames como tromboelastograma e dosagem de antitrombina III também podem ajudar em casos específicos, mas não são feitos de forma rotineira. No caso da antitrombina III, vale a pena ressaltar que sua deficiência impede a ação da heparina e assim sua reposição, seja com o fator isolado (alto custo), seja com plasma fresco congelado (baixa concentração), se torna imprescindível quando altas doses de heparina estão sendo necessárias. Esses exames relatados estão relacionados ao controle da anticoagulação, mas, para evitarmos complicações como sangramento, devemos dosar a atividade e o tempo de protrombina, mantendo o RNI abaixo de 2, o fibrinogênio acima de 100 mg/dL e as plaquetas acima de 80.000/μL.

Desmame

A definição sobre o melhor momento para desmame da ECMO envolve uma avaliação diária com os profissionais responsáveis pelo caso, considerando que manter o paciente em assistência poderia implicar riscos superiores aos benefícios de permanecer em ECMO por mais algum tempo. Sendo assim, se considerarmos casos com indicação cardiológica, necessitamos de uma avaliação com ecocardiograma demonstrando a recuperação cardíaca. Entre os parâmetros avaliados por esse exame, tem-se a integral de velocidade e tempo (VTI) na valva aórtica que, se estiver maior do que 12, é a que melhor indica a possibilidade de o desmame ser bem-sucedido. No momento da realização do ecocardiograma, deve-se reduzir o fluxo da bomba e, se necessário, repor volume, evitando-se uma situação de baixo volume sistólico por hipovolemia. Com relação aos casos respiratórios, necessitamos que o pulmão esteja radiologicamente sem alterações significativas e que seja possível realizar uma ventilação adequada com parâmetros baixos.

Além das condições cardíacas e pulmonares, é importante que o paciente não se encontre com edema significativo, embora algumas vezes seja necessário manter algum método dialítico mesmo após descanulação.

Nos casos com indicação respiratória e que foram canulados para ECMO VV com uma cânula de duplo lúmen na veia jugular, o desmame pode ser feito reduzindo-se progressivamente a FiO$_2$ e o fluxo de gás no *blender* do circuito, sem alterar o fluxo de sangue. Deve-se deixar, nesses casos, o fluxo de sangue no valor que seria o mínimo para o circuito e membrana, lembrando que fluxos muito baixos propiciam hemólise por estase e aumentam o risco de formação de trombos e fibrina. Com a redução da assistência, é necessário aumentar os parâmetros ventilatórios e a FiO$_2$ do respirador, evitando uma ventilação agressiva. O desmame completo ocorre quando o fluxo de gás no *blender* do circuito da ECMO estiver zerado, podendo ser mantido o fluxo de sangue na bomba por 12 a 24 horas. Assim, pode-se monitorizar as condições de oxigenação e remoção de CO$_2$ pelos pulmões e indicar a decanulação com maior segurança. É claro que a anticoagulação com heparina deve ser mantida e, caso exista piora respiratória, o retorno do fluxo de gás e FiO$_2$ na ECMO permite o retorno à assistência ao paciente.

Nos casos de ECMO VA, por falência cardíaca ou mesmo falência pulmonar, o desmame da assistência deve ocorrer com a redução progressiva do fluxo da bomba. O fluxo de gás e a FiO$_2$ do *blender* no circuito são mantidos sem redução e, conforme o protocolo de cada serviço, reduzem-se 10 a 20 mL/kg/min no fluxo de sangue a cada 1 ou 2 horas. Deve-se ajustar os parâmetros de ventilação e também pode-se associar ou elevar a dose de drogas inotrópicas, evitando atingir níveis críticos. A redução do fluxo da bomba em crianças maiores e também nos adultos permite atingirmos valores abaixo de 50 mL/kg/min. No entanto, no grupo neonatal, fluxos menores que 50 mL/kg/min podem ser um risco para trombose de todo o circuito da ECMO caso não exista uma ponte permitindo manter um fluxo maior do que 150 a 200 mL/min. Inclusive, fluxos abaixo de 100 mL/min podem ser um risco para trombose das linhas e cânulas que estejam além da ponte. Sendo assim, normalmente é feito uma avaliação com novos exames gasométricos e, se possível, ecocardiograma quando se atinge o valor de 50 mL/kg/min. Caso não ocorra piora clínica, laboratorial e de imagem, reduz-se o fluxo para valores abaixo de 30 mL/kg/min ou até interrompe-se o fluxo pinçando as linhas por 1 a 2 minutos e observam-se os dados hemodinâmicos e oximétricos do paciente. Não se deve permanecer por mais de 2 minutos com o circuito pinçado ou com fluxo muito baixo (menor do que 100 mL/min) e o TCA deve estar acima de 180 segundos. Caso seja possível a decanulação, retorna-se o fluxo para pelo menos 50 mL/kg/min e programa-se com a equipe cirúrgica a retirada das cânulas.

Quando há uma falha na tentativa de desmame da ECMO, seja no modo VV, seja no VA, habitualmente programa-se uma nova tentativa em 24 horas permitindo uma recuperação pulmonar e cardíaca nesse período. Existem situações como sangramento no sistema nervoso central, em que necessitamos desmamar a ECMO mesmo que as condições não sejam ideais. No entanto, caso não exista urgência na retirada da ECMO, o processo de desmame deve ser feito com segurança para evitarmos complicações graves no momento final da assistência.

Resultados esperados

Entre os neonatos, a ECMO continua sendo uma terapia que permite aumentar a sobrevida e diminuir morbidade em casos de falência cardíaca e ou respiratória em que as outras modalidades de tratamento tenham falhado. Embora tenha se reduzido o número de bebês canulados, principalmente pelas melhorias que ocorreram em relação a modalidades de ventilação e uso do surfactante, ainda muitos casos de neonatos estão sendo assistidos com a utilização de ECMO. Observa-se uma diminuição dos casos respiratórios, mas um aumento nos casos por falência cardíaca. Pelo relatório da ELSO de janeiro de 2019, o total de pacientes submetidos à ECMO e reportados para essa organização internacional, até esta data, era de 112.231, e, desses casos, 41.707 são neonatos e com uma grande maioria de casos respiratórios: 31.591. Nos últimos 5 anos, foram relatados para a ELSO 7.036 casos de ECMO neonatal. A sobrevida média geral com retorno desses pacientes adultos, crianças e recém-nascidos, para suas casas é de 55%, mas no grupo de neonatos com falência respiratória esse número é melhor: 73%. Infelizmente, para os neonatos com problemas cardíacos ou que foram submetidos a ECPR, os valores de sobrevida são inferiores à média geral ficando em 42% e 41%, respectivamente.

Avaliando o grupo de neonatos com ECMO respiratória, observa-se que, dependendo da causa da falência pulmonar, existe uma grande diferença na taxa de sobrevida e alta hospitalar. Nos casos que necessitam de ECMO por aspiração de mecônio, a sobrevida pode chegar a 95% sendo de apenas 50% para os casos de hérnia diafragmática congênita (HDC). Em estudo publicado por Lazar et al., demonstrou-se que, após 10 anos utilizando-se ECMO para casos de hipertensão pulmonar persistente no neonato, a prematuridade (37 semanas), a acidose (pH 7,2) e a hipoxemia profunda no momento da instalação da ECMO estão relacionadas a menor sobrevida, ao passo que a duração da assistência em um prazo inferior a 7 dias implica uma taxa de mortalidade menor. O diagnóstico de HDC também está relacionada a piores resultados em longo prazo, e as maiores taxas de sobrevida tardia ocorrem em pacientes vítimas de aspiração de mecônio.

Os casos com indicação de ECMO por falência cardíaca, primária ou pós-cardiotomia, têm piores resultados em relação ao desmame da assistência, sobrevida e alta hospitalar quando comparados aos casos respiratórios. Apesar disso, está ocorrendo um aumento do número de neonatos submetidos à ECMO VA por falência cardíaca, o que decorre da maior complexidade dos casos submetidos ao tratamento cirúrgico das cardiopatias congênitas. A dificuldade no desmame da CEC gera necessidade da ECMO e, mesmo que a mortalidade seja próxima a 50%, certamente é menor do que a mortalidade de pacientes que necessitam de altas doses de DVA e/ou ventilação com parâmetros elevados no pós-operatório de cirurgias cardíacas. Os pacientes univentriculares que necessitam de ECMO pós-cardiotomia são os que têm os piores resultados, e os casos de síndrome da hipoplasia do coração esquerdo representam 17% dos casos submetidos à ECMO no pós-operatório de cirurgias cardíacas segundo o banco de dados da Sociedade Norte-Americana de Cirurgiões Torácicos (STS) e infelizmente apresentam uma mortalidade de 57%. Nos casos de indicação primária como as miocardites virais, os resultados são muito bons em crianças maiores suportadas pela ECMO. No entanto, nos casos neonatais as miocardites infecciosas por enterovírus não têm boa evolução e, do mesmo modo, as miocardiopatias dilatadas e hipertróficas, que necessitam de ECLS (ECMO ou ventrículos artificiais) como ponte para transplante, acabam não evoluindo bem pela baixa disponibilidade de órgãos na faixa etária neonatal. Nas situações de ECPR, McMullan et al. analisaram 641 neonatos a termo e pré-termo que necessitaram de ECMO durante a reanimação cardíaca e encontram uma sobrevida de 39%. Nesse trabalho, os autores revelam que o baixo peso e a prematuridade aumentam o risco de óbito e de haver cardiopatia congênita univentricular, de haver baixo índice de oxigenação no momento pré-ressuscitação ou existirem complicações durante a ECMO. Outros trabalhos discutem a questão do tempo entre o início da reanimação e a instalação da ECMO, mas aparentemente a qualidade da reanimação parece ser mais importante do que o tempo. De qualquer forma, para que um serviço tenha bons resultados com a ECPR, independentemente da faixa etária, é necessário que já haja um programa de ECMO bem estabelecido e que siga um protocolo rígido quanto ao tempo, geralmente de cinco minutos, entre o início das manobras de reanimação e a ativação da equipe de especialistas em ECMO e de profissionais responsáveis pela canulação, que, no grupo neonatal, obrigatoriamente devem ser cirurgiões. Infelizmente, a taxa de lesão neurológica em crianças submetidas à ECPR é de 22%, e a mortalidade também se eleva nos pacientes que sofrem lesão neurológica chegando a 89%.

Os resultados em longo prazo estão muito relacionados às complicações que os neonatos possam apresentar durante o curso da ECMO, entre as quais as mais comuns são sangramento, infecção, lesão neurológica aguda, complicações mecânicas do circuito e falha na recuperação do órgão afetado. Entre elas, as complicações neurológicas por isquemia ou sangramento comprometem muito a qualidade e a quantidade de vida dessas crianças em longo prazo. Segundo o relatório da ELSO publicado em janeiro de 2019, os neonatos submetidos à ECMO por causa cardíaca apresentaram 9,6% de sangramento cerebral e 2,9% de isquemia; enquanto para os casos respiratórios, essas taxas foram de 10,1% e 3,2% respectivamente. Existe uma correlação do estado clínico dessas crianças previamente à instalação da ECMO, como baixo débito cardíaco, hipoxemia severa, eventos de parada cardiorrespiratória com o aparecimento de complicações neurológicas. Sendo assim, é de suma importância que exista uma preocupação com o quadro neurológico desses pacientes antes, durante e após a realização da ECMO. O diagnóstico e o tratamento de tais complicações podem melhorar os resultados em médio e longo prazo.

LEITURAS COMPLEMENTARES

Allan CK, Thiagarajan RR, del Nido PJ et al. Indication for initiation of mechanical circulatory support impacts survival of infants with shunted single-ventricule circulation supported with extracorporeal membrane oxygenation. J Thorac Cardiovasc Surg. 2007;133(3):660-7.

Barret CS, Bratton SL, Salvin JW et al. Neurological injury after extracorporeal membrane oxygenation use to aid pediatric cardiopulmonary resuscitation. Pediatr Crit Care Med. 2009;10:445-51.

Bartlett RH, Gazzaniga AB, Fong SW et al. Extracorporeal membrane oxygenation support for cardiopulmonary failure. Experience in 28 cases. J Thorac Cardiovasc Surg. 1977;73(3):375-86.

Bartlett RH, Roloff DW, Cornell RG et al. Extracorporeal circulation in neonatal respiratory failure: a prospective randomized study. Pediatrics. 1985;76(4):479-87.

Bartlett RH. Esperanza. Trans Am soc Artif Intern Organs. 1985;31:723-35.

Billie Short e Lamia Soghier. Neonatal Respiratory Diseases. In: Extracorporeal Life Support: The ELSO Red Book. 5th ed. Ann Arbor, Michigan; 2017. p.123-31.

Bryner B, Gray B, Perkins E et al. An extracorporeal artificial placenta supports extremely premature lambs for 1 week. J Pediatr Surg. 2015;50(1):44-9.

Davies A, ANZIC ECMO Investigators et al. Extracorporeal membrane oxygenation for 2009 influenza A (H1N1) acute respiratory distress syndrome. JAMA. 2009;304:1888-95.

de Caen Ar, Berg MD, Chameides L et al. Part 12: Pediatric Advanced Life Support: 2015 American Heart Association guidelines update for cardiopulmonary resuscitation and emergency cardiovascular care. Circulation. 2015;132(18 Suppl 2):S526-542.

Denise Suttner. Indications and Contraindications for ECLS in Neonates with Respiratory Failure. Em: Extracorporeal Life Support: The ELSO Red Book. 5th ed. Ann Arbor, Michigan; 2017. p.151-8.

Derby CD, Kolcz J, Kerins PJ et al. Aristotle score predicts outcome inpatients requiring extracorporeal circulatory support following repair of congenital heart disease. ASAIO J. 2007;53(1):82-6.

ELSO Guidelines for Neonatal Respiratory Failure, Extracorporeal Life Support Organization; 2017 December. Version 1.4. Disponível em: www.elso.org

Extracorporeal Life Support Organization (ELSO): ECLS Registry Report International Summary. Ann Harbor, MI; 2019 January. Disponível em: www.elso.org.

Ford M, Gauvreau K, McMullan DM et al. Factors associated with mortality amongst neonates requiring extracorporeal membrane oxygenation for cardiac disease. Analysis of data from the extracorporeal life support organization registry. Pediatric Critical Care Medicine. 2016;17(9):860-70.

Hill JD, O'Brien TG, Murray JJ et al. Prolonged extracorporeal oxygenation for acute post-traumatic respiratory failure (shock-lung syndrome): Use of the Bramson Membrane Lung. N Engl J Med. 1972;286(12):629-34.

Hintz SR, Suttner DM et al. Decreased use of the neonatal extracorporeal membrane oxygenation (ECMO): How new treatment modalities have affected ECMO utilization. Pediatrics. 2000;106(6):1339-43.

Igushi A, Ridout DA, Galan S et al. Long-term survival outcomes and causes of late death in neonates, infants and children treated with extracorporeal life support. Pediatr Crit Care Med. 2013;14(6):580-6.

James Fortenberry e Roberto Lorusso. The History and Development of Extracorporeal Support. Em: Extracorporeal Life Support: The ELSO Red Book. 5th ed. Ann Arbor, Michigan; 2017. p.1-15.

Lazar DA, Cass DL, Olutoye OO et al. The use of ECMO for persistente pulmonar hypertension of the newborn: A decade of experience. J Surg Res. 2012;177(2):263-67.

Lindsay Ryerson e Michael McMullan. Indications and Contraindications for ECLS in Neonates and Children with Cardiovascular Disease. In: Extracorporeal Life Support: The ELSO Red Book. 5th ed. Ann Arbor, Michigan; 2017. p.339-46.

Mascio CE, Austin EH, Jacobs JP et al. Perioperative mechanical circulatory support in children: an analysis of the Society of Thoracic Surgeons Congenital Heart Surgery Database. J Thorac Cardiovasc Surg. 2014;147(2):658-64. Discussion: 664-665.

McMullan DM, Thiagarajan RR, Smith KM et al. Extracorporeal cardiopulmonary resuscitation in term and premature neonates. Pediatr Crit Care Med. 2014;15: e9-e16.

Morris AH, Wallace CJ, Menlove RL et al. Randomized clinical trial of pressure-controlled inverse ratio ventilation and extracorporeal CO2 removal for adult respiratory distress syndrome. Am J Resp Crit Care Med. 1994;149(2 Pt 1):295-305.

Mugford M, ElbourneD, Field D. Extracorporeal membrane oxygenation for severe respiratory failure in newborns infants. Cochrane Database of Syst Rev. 2008;16(3):CD001340.

Noah MA, Peek G, Finney S et al. Referral to an extracorporeal membrane oxygenation center and mortality among patients with severe 2009 influenza A (H1N1). JAMA. 2011;306(15):1659-68.

O'Rourke PP, Crone RK, Vacanti JP et al. Extracorporeal membrane oxygenation and conventional medical therapy in neonates with persistent pulmonary hypertension of the newborn: A prospective randomized study. Pediatrics. 1989;8(6):957-63.

Peek GJ, Mugford M, Tiruvoipati R et al. Efficacy and economic assessment of conventional ventilator support versus extracorporeal membrane oxygenation for severe adult respiratory failure (CESAR): A multicenter randomized controlled trial. Lancet. 2009;374(9698):1351-63.

Polito A, Barrett CS, Peter RT et al. Acute neurologic injury in neonates supported with extracorporeal membrane oxygenation: An analysis of the ELSO registry data. Intensive Care Med. 2012;38:S57.

Radhakrishnan RS, Lally PA, Lally KP et al. ECMO for meconium aspiration syndrome: Support for relaxed entry criteria. ASAIO J. 2007;53(4):489-91.

Ramachandrappa A, Rosenberg ES, Wagoner S et al. Morbility and mortality in late preterm infants with severe hypoxic respiratory failure on ECMO. J Pediatr. 2011;159(2):192-8.

Rozmiarek AJ, Qureshi FG, Cassidy L et al. How low can you go? Effectiveness and safety of extracorporeal membrane oxygenation in low-birth-weight neonates. J Pediatr Surg. 2004;39(6):845-7.

Sawyer T, Burke C, McMullan DM et al. Impacts of a pediatric extracorporeal cardiopulmonar resuscitation (ECPR) simulation training program. Acad Pediatr. 2019 Jan 23 [Epub ahead of print]. Doi: 10.1016/j.acap.2019.01.005.

Schumacher RE. Extracorporeal membrane oxygenation. Will this therapy continue to be as efficacious in the future? Pediatr Clin N Amer.1993;40(5):1005-22.

Shervin ED, Gauvreau K, Scheurer MA et al. Extracorporeal membrane oxygenation after stage 1 palliation for hypoplastic left heart syndrome. J Thorac Cardiovasc Surg. 2012;144(6):1337-43.

Turek JW, Andersen ND, Lawson DS et al. Outcomes before and after implementation of a pediatric rapid-response extracorporeal membrane oxygenation program. Ann Thorc Surg. 2013;95(6):2140-6. Discussion: 2146-2147.

UK Collaborative ECMO Trial Group. UK collaborative randomized trial of neonatal extracorporeal membrane oxygenation. Lancet. 1996;348(9020):75-82.

Zabrocki LA, Brogan TV, Staller KD et al. Extracorporeal membrane oxygenation for pediatric respiratory failure: Predictors of mortality. Crit Care Med. 2011;39:364-70.

Insuficiência Cardíaca

Maria Cecilia Knoll Farah
Gislayne Castro e Souza de Nieto
Cristina Terumy Okamoto

O conceito de insuficiência cardíaca (IC) tem sido expresso de diversas maneiras e, de modo geral, indica a inabilidade do sistema cardiovascular em manter a perfusão tecidual, a oferta de nutrientes e oxigênio adequados à demanda metabólica dos tecidos. É uma condição clínica de fisiopatologia multifatorial. Os fatores envolvidos na sua gênese podem ser primários ao coração ou secundários a causas extracardíacas. Quando a IC se instala, respostas de adaptação ocorrem na tentativa de readequar a perfusão dos tecidos e envolvem diversos órgãos e sistemas. Entre esses mecanismos, destacam-se os renais, autonômicos, metabólicos, respiratórios além dos mecanismos compensatórios cardíacos. A principal peculiaridade da IC no recém-nascido (RN) advém do fato de que tanto o coração como os demais órgãos e sistemas que participam dos mecanismos de compensação hemodinâmica apresentam eficiência limitada pela sua fase de desenvolvimento. Nos recém-nascidos prematuros (RNP), as funções desses órgãos e sistemas são minimamente eficientes para uma situação basal normal, hemodinamicamente equilibrada e estável. Quanto mais prematuro, maior a limitação dos mecanismos de adaptação, portanto menor a reserva cardíaca. Na vigência de um agravo de causa cardíaca, metabólica, volêmica, infecciosa ou outras, o quadro de IC instala-se precoce e rapidamente em virtude da ineficiência dos mecanismos de compensação hemodinâmica. Além disso, as afecções próprias da prematuridade somam-se à IC, mesclando seus sinais e sintomas e multiplicando seus efeitos deletérios. Um exemplo comum é a coexistência da permeabilidade do canal arterial com doenças respiratórias como o distresse respiratório agudo neonatal, broncodisplasia ou hipertensão pulmonar. Portanto, ao pensar em IC no RN, precisamos considerar a idade gestacional (IG) na avaliação dos sinais e sintomas, na consideração diagnóstica clínica e/ou complementar e na indicação terapêutica.

Desenvolvimento da função cardíaca e os mecanismos de compensação

Aproximadamente ao fim da 8ª semana de vida, as estruturas cardíacas, as valvas, artérias, veias e a configuração geométrica dos átrios e ventrículos já estão formadas, mas o desenvolvimento, o funcionamento e a inter-relação dessas estruturas com os outros órgãos e sistemas se modificam continuamente.

Embora este não seja o foco principal deste capítulo, é relevante relembrar alguns conceitos a respeito desta etapa.

Circulação fetal

A circulação fetal ocorre em paralelo. Ambos os ventrículos ejetam fluxo para a circulação sistêmica. O ventrículo direito é responsável por dois terços do débito cardíaco fetal. Com os alvéolos pulmonares preenchidos por líquido e as artérias pulmonares contraídas, aproximadamente apenas 8 a 10% do débito cardíaco direito perfunde os pulmões. Todo o restante se direciona para a aorta descendente e placenta através do canal arterial. Contudo, o débito cardíaco do ventrículo esquerdo perfunde as coronárias, os segmentos superiores e cefálico. Observe-se que ambos os ventrículos ejetam contra a resistência vascular sistêmica, já que a artéria pulmonar deságua preferencialmente na aorta, através do canal arterial. A presença dos sítios de *shunts* intracardíacos fisiológicos – placenta, ducto venoso, forâmen oval e canal arterial – possibilitam que o coração fetal se adapte na presença de defeitos cardíacos congênitos, garantindo a sobrevivência intrauterina de grande parte desses fetos.

Volemia e débito cardíaco

O débito cardíaco (DC) é o produto da frequência cardíaca (FC) e do volume sistólico (VS) ejetado também representado pela "fração de ejeção" (FEj). São fatores determinantes do VS: 1) pré-carga, modulada pelo volume diastólico final dos ventrículos; 2) **pós-carga**, influenciada pela resistência vascular arterial contra a qual o sangue será ejetado, 3) **função miocárdica**, determinada pela força intrínseca de contração miocárdica (função sistólica) e pela sua capacidade de relaxamento e distensão (função diastólica). Existe uma inter-relação entre esses fatores, de modo que a alteração de um deles exige pronta adaptação dos demais para que seja mantido o DC. Por exemplo, no adulto o DC se mantém adequado à perfusão dos tecidos mesmo com uma ampla variação da FC. A taquicardia aumenta o DC até que um limite fisiológico, no qual o tempo diastólico se torne muito reduzido, diminuindo o enchimento diastólico ventricular final, prejudicando a pré-carga. Em uma situação inversa, na vigência de FC baixa, ocorre a maior duração da diástole e o DC se mantém com o aumento compensatório do enchimento ventricular diastólico, até que o limite fisiológico da distensibilidade máxima das fibras miocárdicas seja alcançado. Assim, o DC é relativamente constante ao longo de uma ampla faixa de variação desses fatores, como uma FC de 70 bpm/min em repouso, ao aumento da FC para 150 bpm/min ao esforço ou a sua diminuição para 50 bpm/min ao sono. Sob esse prisma, algumas considerações a respeito dos recém-nascidos (RN) são importantes.

Padrão de contração, relaxamento ventricular e frequência cardíaca neonatal

Ao nascimento, considerando-se sua fase de desenvolvimento, o miocárdio encontra-se ainda "imaturo" se comparado com o miocárdio de crianças maiores ou adultos e continuará a se desenvolver ainda até 6 meses após o nascimento. Nessa fase, o miocárdio apresenta menor número de elementos contráteis (miócitos) em relação aos não contráteis (colágeno) e os miócitos contêm menor proporção de mitocôndrias. Há menos cálcio intracelular e uma grande dependência do fluxo transarcolemal de cálcio. Além disso, a elevada complacência da caixa torácica, a redução da capacidade residual funcional, a presença de consumo de O_2 e a taxa metabólica aumentados exigem um débito cardíaco elevado em situações basais. O miocárdio pode ser acentuadamente deprimido por anormalidades como hipoxemia, acidemia, anemia, septicemia, hipoglicemia, hipocalcemia e policitemia. Uma demanda adicional no débito cardíaco pode ultrapassar sua reserva cardíaca tanto na sua função sistólica (contrátil) como na sua função diastólica (relaxamento e complacência). A frequência cardíaca é um mecanismo útil para controlar e aumentar o débito cardíaco e esta dependência do DC relacionada à FC torna o coração do RN intolerante à bradicardia. A taquicardia é um sinal precoce de IC. No entanto, a capacidade de obter aumento adicional da FC é limitada, pois sua FC basal já é normalmente elevada. Esses fatos explicam parcialmente por que o RN, tanto prematuro como a termo, rapidamente desenvolvem insuficiência cardíaca frente a um agravo.

Sistema nervoso autonômico (SNA) no RN

O SNA tem papel marcante no sistema cardiovascular, seja ele eficiente ou não. Dentro de limites fisiológicos, sua atuação adequada pode compensar a existência de baixo débito cardíaco ou baixa volemia, assim como sua inadequação pode ser causa de IC. Estudos de variabilidade da frequência cardíaca (VFC) têm sido utilizados para avaliar a integridade do SNA e demonstrar sua eficiência entre indivíduos saudáveis, quando comparados com portadores de doenças crônicas. Interessante observar que RN e idosos têm menor VFC do que indivíduos jovens normais, indicando a presença de um SNA ainda imaturo no RN e limitado pelo envelhecimento no idoso.

Por esse método, também já foi demonstrado que RNP tem controle autonômico menos complexo, com menor VFC do que os RN a termo (RNT), indicando maior dificuldade em modular os sistemas simpáticos e parassimpáticos. RNP com menor tônus vagal apresentaram maior risco para enterocolite necrosante.

Etiopatogenia da IC

A Diretriz de IC de 2014 (3) didaticamente divide as causas de IC neonatal conforme a causa e a situação hemodinâmica resultante:

1. **Defeitos cardíacos congênitos:** causam modificações no fluxo sanguíneo intracavitário e/ou arterial que podem estar relacionados à circulação sistêmica e/ou pulmonar. Ao impedir o fluxo sanguíneo normal, causarão a dificuldade de perfusão no leito vascular correspondente e consequente desvio (aumento) do fluxo para o outro leito vascular.

    a) **Cardiopatias com baixo débito sistêmico:** fazem parte desse grupo as cardiopatias congênitas que apresentam obstrução acentuada ao fluxo sistêmico que, na maioria dos casos, é dependente da permeabilidade do canal arterial. Entre as cardiopatias mais frequentes estão a síndrome da hipoplasia do coração esquerdo, coarctação de aorta crítica, interrupção do arco aórtico, estenose aórtica critica.

    b) **Cardiopatias com hiperfluxo pulmonar:** no RN, a resistência vascular pulmonar (RPV) é elevada e, em circunstâncias normais, diminui durante as primeiras 2 semanas de vida. Na presença de condições de grande *shunt* esquerda-direita, a RVP demora a cair, o que ocorre geralmente até 4 a 8 semanas de idade. Isso limita o volume do *shunt* esquerda-direita através dos defeitos congênitos como comunicação interatrial, comunicação interventricular ou persistência do canal arterial de modo que a instalação de IC é retardada. A situação é bastante diferente em RNP, nos quais RVP é mais baixa desde o início e sua queda ocorre mais rapidamente. Assim, o RNP com um grande duto e/ou cardiopatia congênita desenvolverá IC grave mais precocemente. Fazem parte desse grupo as malformações cardíacas ou vasculares que cursam com aumento do fluxo pulmonar em decorrência de *shunt* esquerda-direita ou *shunt* misto bidirecional (esquerda-direita e direita-esquerda). No grupo de *shunts* esquerdo-direita estão os defeitos septais (comunicação interventricular, defeito do septo atrioventricular, janela aortopulmonar, túnel ventrículo esquerdo-aorta), persistência do canal arterial, fístulas arteriovenosas pulmonares ou sistêmicas por hemangiomas cerebrais, incluindo o da veia de Galeno, ou hepáticos e drenagem anômala de veias pulmonares. No grupo com *shunt* misto, ocorrem no ventrículo único funcional, sem estenose pulmonar, tronco arterial comum, conexão anômala total de veias pulmonares, transposição das grandes artérias associada à comunicação interatrial, comunicação interventricular ou persistência de canal arterial com grande *shunt*.

2. **Arritmias:** mesmo corações anatomicamente normais, como discutido anteriormente, se tornam ineficientes em suprir as demandas metabólicas na vigência de frequências cardíacas muito baixas ou muito altas. As arritmias provocam, inicialmente, baixo débito sistêmico e, em sequência, evoluem com congestão venosa pulmonar e sistêmica. A instalação da palidez e cianose periférica indica a ação da vasoconstrição periférica, provocando o aumento da resistência vascular sistêmica necessária para manutenção pressão arterial adequada. A velocidade de instalação dos sinais e sintomas é variável e depende do grau e velocidade do aceleramento ou desaceleramento da FC.

   a) **Taquicardias:** a taquicardia pode ser sinusal, um mecanismo compensatório fisiológico, para fazer frente à necessidade de aumento do débito cardíaco e/ou de aumento da demanda metabólica ou pode ser patológica e causa da IC. Dentre estas, podem ser de origem ventricular (TV) ou supraventricular (TSV), por via acessória ou *flutter* atrial.

   b) **Bradicardias:** definidas como uma frequência cardíaca inferior a 90 bpm. A bradicardia sinusal no período neonatal por doença do nó sinusal é muito rara e geralmente está associada com a imaturidade do sistema nervoso central (SNC), razão por que é mais frequente em RNP. As causas mais frequentes de bradicardia sinusal patológica são hipóxia e o uso de medicamentos. O bloqueio atrioventricular total (BAVT) com frequência é diagnosticado no feto, ou logo após o nascimento, antes mesmo da instalação dos sintomas de IC, cuja manifestação está relacionada à frequência ventricular.

3. **Disfunção miocárdica:** em uma visão ampla deste grupo vamos encontrar RN com doença intrínseca do miocárdio (cardiomiopatias) ou com miocárdio a princípio normal que sofre agressão isquêmica ou metabólica.

   a) **Cardiomiopatias primárias:** fibroelastose miocárdica, cardiomiopatia hipertrófica familiar, cardiomiopatia dilatada familiar e ventrículo esquerdo com miocárdio não compactado quando ocorrem em suas formas graves e precoces. Essas condições podem manifestar-se isoladamente ou coexistir com malformação congênita.

   b) **Cardiomiopatias secundárias:**
   - **Isquêmicas:** por asfixia neonatal ou decorrente da origem anômala de artéria coronária do tronco pulmonar.
   - **Miocardites:** os vírus são os agentes mais frequentes e potencialmente quase todos acometem o miocárdio. A infecção pode ser adquirida via transplacentária ou pós-natal. Entre os mais frequentes, estão os enterovírus com mortalidade entre 10 e 25%, particularmente o coxsackievírus grupo B, parvovírus B19, herpes-vírus, citomegalovírus, adenovírus, echovírus, vírus sincicial respiratório, vírus da rubéola, do sarampo e da influenza. Menos frequentemente, a toxoplasmose congênita pode causar miocardite e hidropsia fetal.
   - **Metabólicas:** neste grupo podemos ter distúrbios metabólicos permanentes (doenças de depósito) como a doença de Pompe em sua forma infantil. Entre os pacientes com erro inato, e subdividindo-os pelo tipo de miocardiopatia, encontramos: na miocardiopatia hipertrófica, 50% dos diagnósticos por doença de Pompe; na miocardiopatia dilatada, 40% dos diagnósticos por deficiência de carnitina e 40% por defeito do metabolismo mitocondrial dos ácidos graxos; na forma mista/outras, 70% por defeito do metabolismo mitocondrial dos ácidos graxos. Distúrbio adquirido por doença metabólica materna como nos casos das mães diabéticas (miocardiopatia hipertrófica) ou com hipotireoidismo, e distúrbios metabólicos sistêmicos transitórios desde que prontamente tratados como hipoglicemia, acidose, distúrbios eletrolíticos, sepse. Disfunção ventricular ocorre também por distúrbio eletrolítico, hipoglicemia, acidose, processo inflamatório (sepse). O miocárdio na infância precoce é particularmente sensível a fatores inotrópicos negativos como hipóxia, acidose, hipocalcemia, hipomagnesemia e hipoglicemia. As situações descritas podem ser causa ou agravante de IC já instalada. Esse efeito é ainda maior em prematuros. Hipocalcemia ou hipomagnesemia isoladamente podem causar disfunção ventricular e insuficiência cardíaca.
   - **Tamponamento cardíaco:** complicação pela presença de ar ou líquido no espaço pericárdico. No RN, especialmente no prematuro, pequena quantidade é suficiente para o tamponamento. Ocorre quando o aumento da pressão intrapericárdica se eleva a ponto de produzir o colabamento das estruturas cardíacas, principalmente veias e átrios, dificultando o enchimento diastólico atrial e ventricular. Pode ocorrer por complicações da ventilação mecânica, processos inflamatórios e/ou infecciosos e,

mais recentemente, como complicação do uso de acessos venosos, seja pelo cateter umbilical, seja por inserção periférica de cateter central (PICC). A necessidade de acesso venoso para administração de fluidos por períodos prolongados tornou a PICC rotineira nas UTI neonatais. A migração do PICC após sua inserção em posição central pode ocorrer e é facilitada pelo movimento do braço, quando a PICC é feita no membro superior. Entre os riscos inerentes ao procedimento, existe a possibilidade de erosão vascular com acúmulo do líquido de infusão em locais inapropriados, incluindo o pericárdio. Embora seja uma complicação rara, apresenta alta mortalidade se não forem tomadas medidas imediatas. Um estudo (Beardsall et al., 2003) avaliou 46 mil linhas inseridas em unidade neonatais na Inglaterra, o tamponamento ocorreu em 1,8/100 das linhas centrais inseridas. Os trinta óbitos detectados representaram 0,7/1.000 linhas inseridas, mas 36,58% dos casos de tamponamento.

Quadro clínico

Os sinais e sintomas de IC são inespecíficos no RN, extrapolam os sinais clássicos de taquidispneia, taquicardia, cardiomegalia e hepatomegalia descritos para IC em lactentes e crianças maiores. Frequentemente se confundem com as manifestações clínicas de outras comorbidades neonatais. Evoluem muito rapidamente desde a sua instalação até a fase descompensada da IC, o que justifica o fato de o diagnóstico de IC frequentemente só ser suspeitado quando já se instalou o choque cardiogênico. A taquicardia, como já foi dito, é um sinal precoce e presente na maioria dos casos.

Tabelas de classificação de severidade da IC com o intuito de padronizar diagnóstico, estratificar severidade e riscos e determinar a intervenção terapêutica são clássicas em adultos, como a estabelecida pela New York Heart Association. Foram adaptadas para lactentes e crianças, mas ainda assim são de pouca aplicabilidade para RN.

A definição dos valores de pressão arterial normal e de hipotensão ainda não foram bem estabelecidos nos RN, principalmente nos prematuros. Estudos indicam pressão arterial média < 30 mmHg como hipotensão em RN prematuros. Muitos serviços definem a hipotensão quando o valor da pressão arterial média em mmHg é menor do que a idade gestacional em semanas. E quando esse valor está associado à má perfusão capilar, caracterizam-se a presença de IC e o estado de choque.

Quando a IC se instala, os sinais e sintomas associados poderão indicar a causa provável.

1. **Defeitos cardíacos congênitos:** a semiologia de cada cardiopatia congênita (CC) é muito específica, não será estudada neste capítulo. Os defeitos congênitos serão considerados em grupos conforme sua fisiopatologia e apresentação clínica.
   a) **CC que evolui com baixo débito sistêmico:** manifesta-se principalmente por palidez, acrocianose, perfusão capilar > 3 segundos, principalmente em membros inferiores, oligúria, acidose metabólica. Esse quadro pode ser confundido com sepse e a hipótese de IC deve ser lembrada quando surgem os sintomas de congestão venosa sistêmica (hepatomegalia) ou pulmonar. A congestão pulmonar manifesta-se por: 1) taquidispneia e esforço respiratório no RN em respiração espontânea; 2) necessidades crescentes de aumento dos parâmetros do respirador no RN que está em ventilação mecânica; 3) a dificuldade de realizar o desmame do respirador. O exame precordial é variável e pode ser "inocente", sem sopro cardíaco ou este pode ser audível apenas no dorso. Na palpação dos pulsos (nos quatro membros), os inferiores podem ser impalpáveis, finos ou normais, mesmo em caso de coarctação grave, na dependência do fluxo sanguíneo que atinge a circulação sistêmica através do canal arterial pérvio, nutrindo a porção distal da aorta. Importante aferir e comparar as pressões arteriais e oximetria do membro superior direito com um dos membros inferiores, principalmente se for possível utilizar dois monitores cardíacos simultâneos. A presença de saturação de O_2 em membro inferior < 3% do que a encontrada em membro superior direito indica a presença de desvio de fluxo da artéria pulmonar para a aorta. Observe-se que, no RN, não se espera encontrar edema periférico por congestão venosa sistêmica, já que a cápsula hepática é bastante distensível e a hepatomegalia costuma ser suficiente para amortecer o aumento da pressão venosa sistêmica.

   b) **CC que evolui com hiperfluxo pulmonar:** o quadro clínico principal será de aumento do trabalho respiratório (taquidispneia) que se agrava à medida que ocorre redução da resistência vascular pulmonar e aumento considerável do fluxo pulmonar. Os sintomas respiratórios, taquipneia e/ou dispneia, surgem inicialmente ao esforço, chorar ou mamar, ou podem se instalar rapidamente manifestando-se mesmo em repouso. Nos RN em ventilação mecânica, como já mencionado, observam-se necessidades crescentes de aumento dos parâmetros do respirador e ainda a dificuldade do desmame. Em curto prazo, pode haver ganho excessivo de peso; em médio prazo, pode haver dificuldade no ganho de peso para os RN que estão em aleitamento materno e interrompem frequentemente a mamada por cansaço. Embora os sítios de *shunt* estejam presentes, a manifestação de sopro cardíaco pode não existir nos primeiros dias quando a pressão pulmonar ainda é alta. À medida que a pressão pulmonar diminui, o *shunt* se estabelece em toda a sua magnitude, com maior turbilhonamento do fluxo pela diferença de pressão entre as cavidades/estruturas envolvidas, só então o sopro se torna audível. Quando o sítio do *shunt* é muito largo, as pressões dos dois lados se equalizam e não há turbilhonamento do fluxo, portanto não se ausculta o sopro. Nesses casos, a hiperfonese de bulhas é mais frequente. Quando o *shunt* é misto (bidirecional), adiciona-se a possibilidade de cianose central, geralmente discreta e pode ser mascarada se houver anemia associada. Quando a IC coexiste com problemas respiratórios específicos: distresse respiratório agudo neonatal, broncodisplasia e/ou pneumonia, o desafio é entender a interação da fisiopatologia cardíaca e respiratória. Nesse momento, o ecocardiograma funcional é imprescindível.

2. **Arritmias:** na IC secundária a arritmias, os sinais clínicos iniciais são de baixo débito sistêmico, que podem rapidamente evoluir para choque cardiovascular. Nesses casos, é relevante notar que o comportamento da FC é que nos leva ao diagnóstico.

   a) **Taquiarritmias:** ao observarmos a presença de taquicardia em um RN com IC, precisamos refletir se a taquicardia em questão é causa ou consequência da IC. Quando a taquicardia é sinusal e fisiológica, observamos que existe grande variabilidade na FC, que oscila constantemente, embora esteja sempre acelerada. Já nas taquiarritmias, observa-se uma FC praticamente constante apesar de o RN estar acordado, alerta em repouso ou chorando. Neste caso, a suspeita deve ser esclarecida com a realização de eletrocardiograma.

   b) **Bradicardias:** frente a um RN em bradicardia persistente, a suspeita de bradiarritmia é imediata, já que este não é um mecanismo fisiológico de adaptação. A segurança do diagnóstico diferencial entre a bradicardia sinusal e o bloqueio atrioventricular está na realização e análise do eletrocardiograma. A história materna de lúpus eritematoso sistêmico (LES) sugere a possibilidade de bloqueio atrioventricular (BAV), embora esse diagnóstico no RN possa ser a primeira manifestação de LES materno. Coexistência ou antecedente de hipóxia, efeito colateral de medicamentos, distúrbios metabólicos ou hidreletrolíticos e hipertensão intracraniana devem ser investigados.

3. **Disfunção miocárdica:** os sintomas apresentados por este grupo de RN são de baixo débito sistêmico associado a quadro de congestão pulmonar, independentemente de se tratar de cardiomiopatias primárias ou secundárias. Alguns dados da anamnese são importantes: mãe com diabetes *mellitus* ou hipotireoidismo não tratado adequadamente, diagnóstico fetal de hidropisia, relato de anóxia neonatal ou comorbidades com risco de distúrbios metabólicos ou eletrolíticos,

   a) **Cardiomiopatias primárias:** relato de familiares de 1º grau com cardiomiopatias, filhos anteriores com óbito neonatal ou na infância associado ou não ao diagnóstico de fácies típico de síndromes genéticas, alterações sistêmicas sugestivas de erros inatos de metabolismo e/ou doenças de depósito. Os sintomas podem estar presentes desde o 1º dia de vida ou surgirem posteriormente, de modo isolado ou associado a outras comorbidades. O diagnóstico pode ser antecipado ao se detectar hipotireoidismo ou diabetes *mellitus* materno não tratados na gestação. Se o RN evolui com instabilidade hemodinâmica e piora súbita,

deve-se suspeitar de depressão miocárdica isquêmica por origem anômala de artéria coronária esquerda (OAACE), distúrbio metabólico ou mecanismo obstrutivo por tamponamento cardíaco. A OAACE manifesta-se inicialmente por choro e irritabilidade desencadeada pela dor precordial da isquemia, às vezes confundida com cólica, mas que evolui como choro inconsolável, seguido dos sintomas de baixo débito.

   b) **Cardiomiopatias secundárias:** distúrbios metabólicos transitórios por hipoglicemia, acidose, distúrbio eletrolítico incluindo hipocalcemia e hipomagnesemia são observados no RN que frequentemente percebe-se que "não vai bem" e passa a apresentar sintomas de IC. Hipoglicemia pode ser suspeitada se existirem fatores predisponentes, por exemplo, no RN de mãe diabética ou ser detectada exclusivamente nos exames laboratoriais rotineiros. As miocardites geralmente cursam com outros sintomas sistêmicos que indicam a presença de quadro infeccioso como febre e manifestações cutâneas.

   c) O quadro obstrutivo por tamponamento cardíaco deve ser considerado em qualquer recém-nascido que, estando com cateter venoso central e estável, apresente rápida e inesperada deterioração clínica. Um período de taquicardia e vasoconstricção periférica precede essa condição e é seguido por completo colapso circulatório. Essa condição é uma emergência médica, e o diagnóstico é sugerido pela queda da pressão arterial, redução da pressão de pulso, hipofonese de bulhas cardíacas e elevação da pressão venosa central. Quando a compressão não é aliviada, a evolução para o óbito é rápida. Radiografia de tórax mostra aumento da área cardíaca. O ecocardiograma é importante para o diagnóstico, se estiver disponível.

Exames complementares auxiliares no diagnóstico da IC

Após a abordagem inicial, exames laboratoriais como eletrólitos – sódio, potássio, cloro, cálcio, magnésio, glicemia, hormônios tireoidianos, hemograma, gasometria arterial, ureia, creatinina, transaminases – devem ser realizados para monitorar fatores associados à IC.

Diversos exames têm sido utilizados na elucidação diagnóstica e/ou prognóstica da IC, citaremos sem uma ordem de importância, mas correlacionando suas indicações e resultados:

   a) **Radiografia de tórax:** apresenta alta especificidade e valor preditivo negativo, ou seja, se a área cardíaca for normal, é improvável a existência de cardiopatia. Porém, a sensibilidade e o valor preditivo positivo podem ser baixos, ou seja, se a área cardíaca parecer aumentada à radiografia, existe chance de errarmos em dizer que o recém-nascido tem cardiomegalia. Alguns fatores práticos colaboram para isso: quando a radiografia é realizada na incidência anteroposterior com o RN deitado em decúbito dorsal, como acontece com RN em incubadoras, ou quando a ra-

SEÇÃO V – SISTEMA CARDIOVASCULAR

diografia registra o momento da expiração, pode resultar em um falso aumento da silhueta cardíaca. O coração do recém-nascido é normalmente mais horizontalizado e a sombra tímica pode se somar à sombra cardíaca, causando a falsa impressão de cardiomegalia à radiografia. O cálculo do índice cardiotorácico é válido para radiografias realizadas em posição ortostática e em incidência posteroanterior e o valor normal é ≤ 0,60 para RN. Apesar disso, o achado de cardiomegalia na radiografia de tórax deve induzir a procura de sinais ou sintomas que possam sugerir acometimento cardíaco e/ou IC. Ausência de cardiomegalia não afasta IC no RN sintomático. A avaliação da área pulmonar também é útil. O padrão de transparência pulmonar visualizado pode indicar comprometimento primário pulmonar, padrão de hiperfluxo ou congestão pulmonar. Indica, entre outras, a presença de comorbidades como pneumotórax, hérnia diafragmática, dextrocardia. Idealmente deve-se correlacionar achados radiológicos com a clínica e a ecocardiograma.

b) **ECG (12 derivações):** não é específico, mas frequentemente anormal em crianças com IC. A identificação do padrão de ritmo, de sobrecarga ventricular e/ou atrial, alterações de segmento ST-T, intervalo QTc, padrões de isquemia miocárdica e distúrbios de condução atrioventricular ou bloqueios atrioventriculares podem corroborar ou indicar a hipótese diagnóstica e, no caso de arritmias, indicar o tratamento.

c) **Ecocardiograma colorido com Doppler:** importante instrumento diagnóstico e deve realizar avaliação anatômica e funcional. Determina a anatomia a partir da análise sequencial e segmentar das estruturas cardíacas, demonstra a presença ou ausência de cardiopatias congênitas ou adquiridas. Pode demonstrar o estado hemodinâmico determinando a pressão do átrio direito, ventrículo direito e pressão arterial pulmonar sistólica e diastólica, pressão venocapilar pulmonar, pressão do ventrículo esquerdo, débito cardíaco, índice cardíaco, fração de ejeção, fluxo sanguíneo na aorta, artéria pulmonar, carótida esquerda e veia cava superior, artéria mesentérica e veia cava inferior.

d) **Holter:** útil para a avaliação de arritmias e análise do risco de eventos e morte súbita.

e) **Marcadores de lesão miocárdica:** a especificidade das troponinas para a ICC em crianças é limitada, principalmente em RN, em que a faixa de normalidade é extremamente variável. A troponina I pode estar elevada em cardiomiopatias, mas não há níveis preditores de morbidade e mortalidade. Os níveis de troponina T normalmente são elevados na IC, em consequência do quadro de miocardite aguda ou miocardiopatia isquêmica. O valor normal para crianças é menor do que 0,02 ng/mL, valores maiores que > 0,03 ng/mL representam injúria miocárdica. Os níveis de CK e CK-Mb elevados podem ser úteis na identificação da IC associada à anóxia neonatal. O peptídeo natriurético cerebral (BNP) e o fragmento aminoterminal de seu precursor NT-pró-BNP são produzidos pelos ventrículos em resposta à sobrecarga de volume, pressão e tensão na parede ventricular. Níveis séricos de BNP ou NT-pró-BNP são úteis na diferenciação da IC e demais doenças respiratórias e não cardíacas na população infantil e podem predizer a existência de IC em crianças com sepse.

f) **Triagem para erro inato do metabolismo:** fundamental para definir o diagnóstico das principais doenças metabólicas que causam miocardiopatia, definir orientações e tratamento das principais doenças metabólicas. O monitoramento por meio de biomarcadores deve ser consultado na I Diretriz Brasileira de Insuficiência Cardíaca e Transplante Cardíaco, no Feto, na Criança e em Adultos com Cardiopatia Congênita, da Sociedade Brasileira de Cardiologia.

g) **Estudo hemodinâmico, angiografia e cateterismo, ressonância magnética e a tomografia computadorizada:** são modalidades diagnósticas que fornecem informação adicional na avaliação do paciente, principalmente na avaliação hemodinâmica, estrutural do coração e da vasculatura torácica. Delimita as cavidades ventriculares, permitindo análise funcional global e segmentar ventricular e de caracterização tecidual do miocárdio. São exames úteis em casos específicos de IC por cardiopatias congênitas cujas imagens ecocardiográficas e demais exames são insuficientes para decisão cirúrgica.

Tratamento

Medidas gerais

a) **Manuseio inicial:** envolve a avaliação das vias aéreas, respiração e circulação e deve-se proceder conforme protocolo reanimação neonatal. Providenciar acesso venoso, exames laboratoriais para avaliar eletrólitos, gasometria, creatinina, função hepática, hemograma incluindo hemocultura, teste de proteína C-reativa (PCR). Considerar a sepse como causa e a indicação do uso empírico de antibióticos. Monitorar o paciente com o objetivo de acompanhar a FC, ritmo cardíaco, oximetria, temperatura, balanço hídrico, oscilações no peso.

b) **Início das medidas terapêuticas:** é necessário identificar o estado hemodinâmico do paciente, presença de congestão venosa sistêmica e/ou pulmonar, perfusão capilar periférica adequada e a existência de causa removível para o quadro agudo de IC. Os padrões de apresentação da IC aguda podem ser representados em um diagrama 2 × 2 como mostra Figura 74.1. Desse modo, podemos classificar o quadro clinico do RN em quatro grupos: A – hemodinamicamente compensado e assintomática; B – com evidência de congestão pulmonar e/ou sistêmica; C – com evidência de má perfusão capilar sistêmica e/ou a congestão pulmonar; D – sem sinais de congestão pulmonar, mas com sinais de má perfusão capilar sistêmica. Esse entendimento pode orientar o passo inicial do tratamento. Essa proposta de avaliação IC já foi validada em

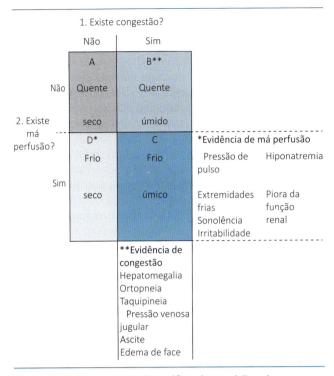

Figura 74.1. Representação gráfica dos padrões de apresentação clínica da IC aguda.

Fonte: Adaptada de diagrama copiado da I Diretriz Brasileira de Insuficiência Cardíaca e Transplante Cardíaco, no Feto, na Criança e em Adultos com Cardiopatia Congênita, 2014.

adultos e tem sido extrapolada para crianças, com ressalva nas diferenças dos sinais clínicos de IC, com o objetivo de instituir uma terapêutica mais racional. A princípio, os pacientes do grupo A (quente e seco) apresentam-se hemodinamicamente compensados. Os RN do grupo B (quente e úmido) apresentam sobrecarga de volume associada à congestão e beneficiar-se-ão do uso de diurético. Os do grupo C (frio e úmido) apresentam congestão associada a baixo débito e, além do diurético, necessitarão de inotrópicos/aminas vasoativas e/ou medidas específicas relacionadas as causas. Os do grupo D (frio e seco) apresentam baixo débito e não têm congestão, podem precisar de expansão hídrica (protocolo de choque), inotrópicos/aminas vasoativas e talvez medidas específicas relacionadas à causa. Com a terapêutica, os pacientes podem migrar de um grupo para outro. Pacientes que estão bem compensados (grupo A) podem migrar para o grupo B com sobrecarga volumétrica e apresentar sinais e sintomas de congestão venosa sistêmica ou pulmonar. Ao surgirem sinais de baixo débito, migram para o grupo C. Com a utilização de diuréticos, geralmente, os pacientes dos grupos C e B retornam para o grupo A. Entretanto, alguns permanecem mal perfundidos, apesar de reestabelecida a normovolemia (grupo D), necessitando de suporte inotrópico e/ou mecânico.

c) **Provável causa:** identificá-la com base no quadro clínico, nos sinais e sintomas conforme discutido anteriormente.

d) **Manejo volêmico:** será realizado de acordo com o preconizado para peso, idade gestacional e comorbidades. Infusão endovenosa de volume extra deverá ser realizada criteriosamente, levando-se em conta a existência de hipotensão na ausência de sinais de congestão e falha na resposta farmacológica. Para os que manifestam congestão, pode ser necessária restrição hídrica para 80% do volume de manutenção. Lembrar da possibilidade de coexistência de insuficiência supra renal e necessidade de uso de corticosteroide.

e) **Controle metabólico:** é importantíssima a correção de hipoglicemia, acidose e distúrbios eletrolíticos, incluindo hipomagnesemia, tão logo tenham sido diagnosticados.

f) **Suporte ventilatório:** a função principal de ventilação é otimizar a troca gasosa pulmonar e tem um papel importante em pacientes com edema pulmonar. A ventilação com pressão positiva é uma ferramenta importante em lactentes com IC. Ventilar com baixas pressões e extubação precoce são úteis em pacientes com disfunção ventricular diastólica. O uso de suplemento de óxido nítrico e oxigênio pode ser indicado para reduzir a resistência vascular pulmonar em crianças com doença cardíaca e hipertensão pulmonar, mas deve ser evitado em pacientes com IC em virtude de um fluxo sanguíneo pulmonar aumentado. Esses vasodilatadores pulmonares podem aumentar o grau de edema pulmonar ao elevar ainda mais o fluxo sanguíneo pulmonar.

Manejo farmacológico

A abordagem terapêutica farmacológica da IC aguda do RN tem menos foco no aumento direto da contratilidade miocárdica. Em vez de usar inotrópicos específicos, drogas com efeitos diretos na vasculatura periférica têm sido empregadas. Os objetivos são otimizar a pós-carga, diminuindo a resistência vascular sistêmica, e aumentar a contratilidade miocárdica com doses mais baixas de inotrópicos e, portanto, evitar aumentos indesejados na resistência vascular e do consumo de oxigênio do miocárdio.

a) **Inotrópicos e amina vasoativas:** catecolaminas e inibidores da fosfodiesterase são o pilar do tratamento.
- **Catecolaminas:** a adrenalina aumenta a frequência cardíaca e a contratilidade miocárdica, mas em doses altas faz aumentos de resistência vascular sistêmica, embora o efeito seja imprevisível. Noradrenalina causa vasoconstrição sistêmica e é útil em pacientes com vasodilatação extrema, mas deve ser evitada em pacientes com disfunção ventricular. A dopamina aumenta a contratilidade miocárdica, a FC e o tônus vascular. É útil em doses mais baixas em lactentes com disfunção ventricular. Dobutamina aumenta a contratilidade miocárdica e a frequência cardíaca e reduz a resistência vascular sistêmica, sendo benéfica ao RN em doses mais baixas. Em geral, a resposta às catecolaminas é, muitas vezes, imprevisível, em parte como consequência dos múltiplos efeitos fisiológicos. No entanto, eles

SEÇÃO V – SISTEMA CARDIOVASCULAR

continuam parte da 1ª linha de terapia na insuficiência circulatória aguda.

- **Inibidores da fosfodiesterase:** apresentam ambos os efeitos inotrópico e vasodilatador, são classificadas como "inodilatadores". A milrinona, no uso comum, é usada para o tratamento da insuficiência circulatória aguda com baixo débito ou prevenção em casos de alto risco com disfunção ventricular. É um agente inotrópico com propriedades vasodilatadoras, melhorando o índice cardíaco, reduzindo a pressão capilar pulmonar e a resistência vascular periférica. Em lactentes e crianças, previne a síndrome de baixo débito no pós-operatório de cirurgia cardíaca. Pode causar dilatação periférica e deve ser usada com cautela em pacientes hipotensos. Levosimendan, outro inodilatador, pode ter um efeito superior na contratilidade miocárdica em lactentes.

b) **Diuréticos:** agentes de 1ª linha para reduzir a congestão pulmonar e sistêmica. Diuréticos de alça têm sido amplamente utilizados em IC, embora em algumas situações, outros tipos de diuréticos têm um papel importante. Furosemida é administrado por via intravenosa na dose de 1 a 2 mg/kg ou 1 a 2 mg/h de infusão. Para uso crônico, são usados 1 a 4 mg/kg de furosemida ou 20 a 40 mg/kg de hidroclortia-

zida em doses divididas. Os pacientes que não respondem a diuréticos de alça isolados podem se beneficiar da associação com um agente tiazídico. Infusão contínua de diuréticos é recomendada em casos de IC aguda descompensada. Hipocalemia e hiponatremia induzida por diurético de alça são raras em crianças, mas comuns em RN. Hiperaldosteronismo secundário ocorre em crianças com IC. A espironolactona conserva potássio, a adição de dose única de 1 mg/kg a outros diuréticos que expoliam potássio é interessante.

c) **Infusão de PGE1 (alprostatil, prostin):** está indicada quando são diagnosticadas lesões dependentes de canal arterial ou quando estas não podem ser afastadas no momento, pela impossibilidade de realizar o ecocardiograma. A ausência de pulsos femorais ou a inabilidade de aumentar a PO_2 acima de 150 mmHg, após a oxigenação adequada, sugerem lesão ductal dependente, e PGE1 deve ser providenciada. Dose: 0,05 a 0,1 mcg/kg/min via endovenosa (EV). Apresentação: ampolas com 500 mcg/mL. Após conseguir o efeito desejado, reduzir a dose para 0,05 a 0,025 e 0,01 mcg/kg/min. Se não responsivo, a dose pode ser aumentada para 0,4 mcg/kg/min. O Quadro 74.1 ilustra as principais drogas usadas no tratamento da insuficiência cardíaca aguda.

Quadro 74.1 Principais medicamentos utilizados para tratamento da IC aguda.		
Categoria	*Medicamento*	*Dosagem*
Agonista beta-adrenérgico	Dobutamina	2 a 15 µg/kg/min
	Adrenalina	**Parada:** 10 µg/kg SC/EV/IM IC 0,01 a 0,1 µg/kg/min
	Dopamina	IC 1 a 20 µg/kg/min
Inibidores da fosfodiesterase III (inodilatador)	Milrinona	**Dose de ataque:** 50 µg/kg/min, infusão por 15 minutos IC 0,25 a 0,75 µg/kg/min **Dose máxima:** 1,1 µg/kg/min
Vasodilatadores	Nitroglicerina	IC 05 a 10 µg/kg/min
	Nitroprussiato de sódio	0,5 a 4 µg/kg/min **Dose máxima:** Neonato 6 µg/kg/min Crianças 12 µg/kg/min
	Nesiritide	**Dose de ataque:** 1 µg/kg/min IC 0,01 µg/kg/min **Aumentar** 0,005 µg/kg/min q 3 horas até máximo de 0,03 µg/kg/min
Sensibilizador dos canais de cálcio	Levosimendana	**Dose de ataque:** 12 µg/kg/min IC 0,05 a 0,1 µg/kg/min por 24 a 48 horas
Diuréticos de alça	Furosemida	EV 0,5 a 2 mg/kg/dose q 6 a 12 horas VO 1 a 2 mg/kg/dose q 6 a 12 horas IC 0,1 a 0,4 mg/kg/h
Diuréticos tiazídicos	Hidroclorotiazida	1 a 4 mg/kg/dia q 12 horas Máximo 50 mg
Medicamentos que agem no canal arterial	Prostaglandina E1	0,025 a 0,5 µg/kg/min
	Indometacina	0,2 mg/kg seguido de 2 doses de acordo com a idade

EV: (via) endovenosa; IC: infusão contínua; IM: intramuscular; IR: insuficiência renal; SC: (via) subcutânea.

Fonte: Adaptado de I Diretriz Brasileira de Insuficiência Cardíaca e Transplante Cardíaco, no Feto, na Criança e em Adultos com Cardiopatia Congênita, da Sociedade Brasileira de Cardiologia, 2014.

Medidas específicas

a) **Tratamento cirúrgico das cardiopatias congênitas:** as cardiopatias com fluxo sistêmico dependente da permeabilidade do canal arterial, após estabilização com uso da prostaglandina e suporte, devem ser encaminhadas para tratamento cirúrgico em serviço especializado. As cardiopatias congênitas com *shunt* e hiperfluxo pulmonar são estabilizadas clinicamente e a indicação de tratamento cirúrgico depende do controle clínico evolutivo, do ganho de peso e do risco de evoluir para hipertensão pulmonar.

b) **Tratamento das arritmias:** o tratamento das taquiarritmias pode ser realizado com cardioversão farmacológica com adenosina no caso de taquicardia supraventricular, ou por cardioversão elétrica no caso de *flutter* atrial. O tratamento dos casos de bloqueio atrioventricular será definido com base no quadro clínico, eletrocardiograma e holter. Deverão ser encaminhados para serviço de eletrofisiologia para avaliar a indicação e o momento do implante de marca-passo.

c) **Tamponamento com colapso:** punção mesmo na ausência de eco. De modo ideal, o diagnóstico imediato por meio da ecocardiografia se impõe. Além do diagnóstico, o exame guia o tratamento – a realização de pericardiocentese. O sucesso desse procedimento é elevado, com baixo índice de complicações (pneumotórax, lesão de câmara cardíaca). Em situações extremas, pode ser necessário realizar a punção pericárdica com agulha após a constatação radiológica de ar no espaço pericárdico. Em caso de suspeita clínica, se não for possível a realização de um exame complementar, a punção pericárdica não deve ser postergada.

d) **Tratamento das fístulas:** as fístulas arteriovenosas sistêmicas, como os hemangiomas quando muito volumosos, podem, no início, ser tratadas clinicamente com uso oral de propranolol. Quando a intervenção está indicada, pode ser tratada por embolização do vaso que nutre a fístula e é considerado o tratamento de escolha em casos favoráveis ao procedimento.

Considerações finais

A IC é uma entidade complexa e multifatorial e, especialmente no período neonatal, exige um olhar cuidadoso e aguçado para avaliação clínica do RN, tanto visando a construção do diagnóstico como a elaboração do planejamento terapêutico, incluindo a observação e a reavaliação contínua. O trabalho conjunto do neonatologista intensivista e do cardiopediatra otimiza as tomadas de decisões. A labilidade hemodinâmica, principalmente dos prematuros, exige perspicácia, atenção e reavaliações constantes. A evolução tecnológica dos aparelhos de ultrassom tanto para diagnóstico de imagem e função cardíaca como para avaliação e aferição de fluxo de veias e artérias cerebrais, abdominais e periféricas e sua inserção na rotina da terapia intensiva neonatal muito nos ensinará a respeito do melhor manejo desses pacientes.

LEITURAS COMPLEMENTARES

Agha HM, Zakaria R, Mostafa FA, Hamza H. Regression of a Large Congenital Hepatic Arteriovenous Malformation. Tex Heart Inst J 2015;42(2):184-7.

Aliku TO, Lubega S, Peter Lwab P. A case of anomalous origin of the left coronary artery presenti ng with acute myocardial infarction and cardiovascular collapse. African Health sciences. 2014 March; 14(1).

Baker E. Non-reumatic inflammatory disease of the heart. In: Anderson RH et al. Pediatric Cardiology. 3.ed. Churchill Livi Ngstone, Elservier; 2010. Cap.53, p.1081-3.

Beardsall et al. Pericardial effusion and cardiac tamponade as complications of neonatal long lines: Are they really a problem? Arch Dis Child Fetal Neonatal Ed. 2003 Jul;88(4):F292-5.

Doheny KK, Travagli R, Browni ng KN, Jairath P, Liao D, He F, Palmer C. Diminished Vagal Tone is a Predictive Biomarker of Necrotizi ng Enterocolitis-risk in Preterm Infants. Neurogastroenterol Motil. 2014 June;26(6):832-40. Doi: 10.1111/nmo.12337.

Elisha N, Paret G, Rubinsthein M, Salem I. Enteroviral Myocarditis Requiri ng Extracorporeal Membranous Oxygenation in a 2 Week Old Girl. IMAJ. 2013;15: 387-8.

Fernandez E et al. Incidence, management and outcomes of cardiovascular insufficiency in critically ill term and late preterm newborn infants. Am J Perinatol. 2014 November;31(11):947-56.

I Diretriz Brasileira de Insuficiência Cardíaca e Transplante Cardíaco, no Feto, na Criança e em Adultos com Cardiopatia Congênita, da Sociedade Brasileira de Cardiologia. Arq Bras Cardiol. 2014;103(6Suppl.2):1-126.

Jayaprasad N. Heart Failure in Children. Heart Views. 2016 Jul-Sep;17(3):92-9.

Kim EH, Koh KN, Park M, Kim BE, Im HJ, Seo JJ. Clinical features of infantile hepatic hemangioendothelioma. Korean J Pediatr. 2011;54(6):260-6.

Lauxa D, Bessièresb B, Houyelc L, Bonnièreb M, Magnyd JF, Bajolle F, BoudjemLinea Y, Bonneta D. Early neonatal death and congenital left coronary abnormalities: Ostial atresia, stenosis and anomalous aortic origin. Archives of Cardiovascular Disease. 2013;106: 202-8.

Lin CW – Diagnostic Accuracy of NT-ProBNP for Heart Failure with Sepsis in Patients You nger than18 Years. PLOS ONE; 2016 January 26. Doi: 10.1371/journal.pone.0147930.

Lipshultz SE, Rifai N, Sallan SE te al. Predictive value of troponin T in pediatric patients at risk for myocardial injury. Circulation. 1997; 96:2641-8.

Nadroo AM et al. Changes in Upper Extremity Position Cause Migration of Peripherally Insert Central Catheters in neonates. Pediatrics. 2002 July;110(1):21:461.

Park M. Miscellaneous Congenital Cardiac Conditions. Anomalous origin of the left coronary artery from the pulmonar artry. 5th ed. In: Pediatric Cardiology for Practitioners. Philadelphia: Mosby Elservier; 2008. p.392-2.

Peyneau D. Tamponamento cardíaco no recém-nascido. Disponível em: http://www.hgb.rj.saude.gov.br/ciencia/pediatria/tamponamento/.

Rigby ML. Best practice critical cardiac care in the neonatal unit. Journal. Disponível em: www.elsevier.com/ locate/earlhumdev.

Rudolf A. The fetal circulation. In: Rudolf A. Congenital Diseases of the Heart: Clinical-Physiological Considerations. 3th ed. Wiley&Blackwell's, San Francisco; 2009. Chap.1, p.1-32.

Selig FA, Tonolli ER, Silva EVCM, Godoy MF. Variabilidade da Frequência Cardíaca em Neonatos Prematuros e de Termo. Arq Bras Cardiol; 2011. [Online]. Ahead print.

Stranak Z et al. International survey on diagnosis and management of hypotension in extremely preterm babies. Eur J Pediatr. 2014;173:793-8.

Vanderlei LCM, Pastre CM, Hoshi RA, Carvalho TD, Godoy MF. Noções básicas de variabilidade da frequência cardíaca e sua aplicabilidade clínica. Rev Bras Cir Cardiovasc. 2009;24(2):205-17.

Wang T, Wang Y, Liang Y, Lu G. Infantile Hepatic Hemangioendothelioma Associated with Congestive Heart Failure Two Case Reports With Different Outcomes. Medicine. 2015;94(52):e2344. Disponível em: www.md-journal.com.

Zamorano MMB. Anatomofisiologia do coração, das grandes artérias e dos pulmões. In: Santana MVT. Cardiopatias congênitas do recém-nascido. Diagnóstico e tratamento. São Paulo; Atheneu; 2000.

75

Choque Neonatal

Lígia Maria Suppo de Souza Rugolo
Maria Regina Bentlin
Maria Otília Bianchi

O choque neonatal é um grande desafio para o neonatologista e acarreta muitos dilemas não apenas quanto ao alvo terapêutico, mas em todos os aspectos, desde o diagnóstico, passando pela conduta terapêutica e até o prognóstico.

São vários os motivos para a maior dificuldade na abordagem do choque no período neonatal, incluindo:

- peculiaridades hemodinâmicas nos primeiros dias de vida;
- diferenças fisiológicas na hemodinâmica de recém-nascidos (RN) a termo e prematuros, sendo estes últimos os mais susceptíveis aos distúrbios hemodinâmicos;
- limitações nos recursos de monitoramento hemodinâmico no período neonatal;
- escassez de estudos específicos com RN, o que limita o conhecimento sobre a fisiopatologia do problema no período neonatal e propicia que a conduta seja norteada por consenso de especialistas, com pouca evidência sobre as melhores práticas.

Esses aspectos precisam ser considerados e serão abordados neste capítulo, para que se possa melhor entender os dilemas do alvo terapêutico no tratamento do choque neonatal.

Definição e fases do choque

Choque é um distúrbio hemodinâmico agudo e grave, o que dificulta a realização de estudos clínicos.

É definido como uma síndrome clinica complexa caracterizada por falência circulatória aguda com inadequada perfusão de órgãos e tecidos, comprometendo a oferta de substratos e oxigênio aos tecidos, bem como a remoção de produtos metabólicos. Isso resulta em disfunção e eventualmente morte celular, comprometendo a função de órgãos.

A despeito de ser um distúrbio agudo, o choque evolui em três fases:

- **Compensada:** geralmente essa fase passa despercebida, pois, em virtude de mecanismos neuroendócrinos, a extração tecidual de oxigênio aumenta e a pressão arterial é mantida. Também ocorre redistribuição do fluxo sanguíneo, priorizando órgãos vitais, cuja função é preservada. Pode haver taquicardia e diminuição da diurese.
- **Descompensada:** quando ocorrem hipotensão e diminuição da perfusão de todos os órgãos, caracterizadas pela presença de acidose lática.
- **Irreversível:** nesta fase ocorrem falência energética e morte celular, com lesão irreversível caracterizada clinicamente pela disfunção de múltiplos órgãos e associada ao risco de morte.

Tipos de choque no recém-nascido

Alguns tipos de choque têm causas peculiares no período neonatal, como se observa no Quadro 75.1.

SEÇÃO V – SISTEMA CARDIOVASCULAR

Quadro 75.1 Tipos de choque, mecanismos etiopatogênicos e principais causas no recém-nascido.		
Tipo	*Mecanismo etiopatogênico*	*Principais causas*
Distributivo	Alteração no tônus do leito vascular (vasodilatação)	Sepse, enterocolite necrosante, vasodilatadores
Cardiogênico	Falha na bomba (disfunção do miocárdio)	Asfixia, falha na circulação de transição, cardiopatia congênita, arritmias
Hipovolêmico	Inadequada volemia	Sangramento agudo (placenta prévia, descolamento prematuro de placenta), prolapso de cordão
Obstrutivo	Restrição ao fluxo sanguíneo	Pneumotórax, tamponamento cardíaco, hipertensão pulmonar persistente
Dissociativo	Inadequada liberação de oxigênio	Meta-hemoglobinemia, anemia grave

Fonte: Adaptado de Singh et al., 2018.

Os choques distributivo (causado pela sepse) e cardiogênico (decorrente da asfixia ou da falha na circulação de transição) são os mais frequentes no período neonatal, e os principais mecanismos etiopatogênicos incluem disfunção do miocárdio e alteração do tônus vascular, podendo ter como mecanismo adicional, no prematuro extremo, a insuficiência adrenal transitória.

Conceitos de fisiologia circulatória

A adequada circulação implica a capacidade do sistema cardiovascular proporcionar adequado fluxo sanguíneo sistêmico, fornecendo quantidade suficiente de oxigênio aos tecidos para atender suas demandas metabólicas. Assim, para nortear a conduta terapêutica e entender os efeitos do tratamento no choque, há que se considerar alguns conceitos de fisiologia circulatória:
- A pressão arterial depende do débito cardíaco e da resistência vascular periférica.
- Débito cardíaco = volume sistólico × frequência cardíaca.
- O volume sistólico depende da pré-carga, da contratilidade do miocárdio e da pós-carga.
O equilíbrio entre pré-carga, contratilidade e pós-carga é fundamental para a adequada circulação.
- **Pré-carga:** representa o volume diastólico final e depende da volemia e do retorno venoso. O volume sistólico depende da pré-carga. Os inotrópicos atuam na pré-carga produzindo vasoconstrição venosa periférica e assim melhorando o retorno venoso.
- **Contratilidade (inotropismo):** representa a força de contração do miocárdio, modulada pela concentração de cálcio intracelular, sendo o sistema nervoso simpático o principal controlador do fluxo de cálcio para as células do miocárdio. Os inotrópicos atuando nos receptores $\alpha 1$ e $\beta 1$ aumentam a contratilidade e o volume sistólico.
- **Pós-carga:** depende do tônus vascular das arteríolas periféricas controlado por fatores autócrinos, parácrinos, endócrinos e neuronais, incluindo vasopressina, óxido nítrico, eicosanoides, endotelina e catecolaminas, os quais promovem o balanço entre forças vasoconstritoras e vasodilatadoras por meio da alteração na concentração de cálcio citosólico.
A estimulação de receptores adrenérgicos $\alpha 1$ e $\alpha 2$ vasculares causa vasoconstrição com aumento na resistência vascular sistêmica, que pode prejudicar o volume sistólico. Assim, a estimulação adrenérgica pode ter efeitos conflitantes no fluxo sistêmico, conforme predomine seu efeito no inotropismo ou na pós-carga.

Peculiaridades e limitações hemodinâmicas do recém-nascido

No recém-nascido, o sistema cardiovascular encontra-se em desenvolvimento e apresenta várias peculiaridades e limitações que o colocam em maior risco de instabilidade cardiovascular:
- Frequência cardíaca basal alta com pouca possibilidade de aumentar o débito cardíaco.
- Presença de *shunts* pelo forame oval ou canal arterial.
- Miocárdio imaturo com menor quantidade de miofibrilas, retículo sarcoplasmático imaturo, menor estoque de energia e dependência dos estoques extracelulares de cálcio, baixa reserva contrátil, e maior sensibilidade ao aumento da pós-carga.

No prematuro, além dessas peculiaridades existem outras limitações, como: inervação adrenérgica cardíaca diminuída com menor expressão de receptores, principalmente $\beta 1$, o que pode explicar a sua pior função cardiovascular e menor resposta aos inotrópicos; e nos vasos a expressão de receptores α é mais precoce do que a dos receptores β, propiciando tônus basal aumentado e resposta vasoconstritora exacerbada às catecolaminas.

Essas peculiaridades, especialmente a imaturidade do miocárdio, podem dificultar a fisiologia da transição circulatória ao nascimento, quando ocorre diminuição da resistência vascular pulmonar e aumento na resistência vascular sistêmica com consequente aumento na pós-carga do ventrículo esquerdo. Essa transição pode ainda ser complicada pela presença de sofrimento fetal e depressão neonatal, causando acidose metabólica que piora a função do miocárdio.

No prematuro extremo, as limitações do sistema cardiovascular aliadas a práticas assistenciais como o clampeamento precoce do cordão umbilical e o uso de ventilação mecânica com pressão positiva expiratória final (PEEP) alta (que diminuem a pré-carga de ventrículo esquerdo) propiciam falha na circulação de transição e ocorrência de baixo fluxo sistêmico no 1º dia de vida, associado ou não à hipotensão, podendo evoluir com diminuição do débito cardíaco e choque.

Monitorização hemodinâmica do recém-nascido

A adequação circulatória pode ser avaliada pela monitorização do débito cardíaco, da pressão arterial (PA) e da resistência vascular sistêmica. Entretanto, no recém-nascido, a avaliação direta do débito cardíaco por técnicas invasivas como termodiluição não é viável e também não é acurada em razão da presença dos *shunts* pelo forame oval ou canal arterial.

Contudo, a PA pode ser monitorada de forma contínua, preferencialmente por técnica invasiva. Assim, na prática clínica, a hipotensão é geralmente o primeiro sinal que alerta para a presença de distúrbio hemodinâmico no recém-nascido. Porém, por vários motivos, esse não é bom parâmetro para ser usado isoladamente no diagnóstico do distúrbio, nem na decisão terapêutica.

A definição de hipotensão é difícil, pois a PA varia de forma diretamente proporcional com a idade gestacional e pós-natal, e os valores de referência disponíveis são provenientes de estudos pequenos e com problemas metodológicos. Não há um critério claro e uniforme, sendo adotadas várias definições. O critério mais utilizado, embora com pouca evidência científica para apoiar seu uso, considera como ponto de corte para hipotensão nos primeiros 3 dias de vida o valor da pressão arterial média (PAM) igual à idade gestacional em semanas, critério este proposto por consenso de especialistas da Associação Britânica de Medicina Perinatal; porém, uma limitação dessa definição é não considerar o efeito da idade pós-natal nos valores da PA. Outra definição de hipotensão bastante usada é PAM < 30 mmHg, com base em alguns estudos que sugeriram ser esse o limite para perda da autorregulação cerebral e ocorrência de lesão de substância branca, entretanto essa definição não considera o efeito da idade gestacional na PA.

Atualmente tem sido proposta a avaliação da pressão sistólica e diastólica conforme os percentis das curvas de referência para a idade gestacional, valorizando-se principalmente os valores abaixo do percentil 3 (Quadro 75.2). Essa avaliação parece refletir melhor a condição do fluxo sistêmico. A pressão sistólica reflete a contratilidade do ventrículo esquerdo e o débito cardíaco e, assim, pressão sistólica baixa sugere baixo volume sistólico; enquanto a pressão diastólica reflete a resistência vascular sistêmica e a volemia.

- Pressão sistólica diminuída traduz aumento na pós-carga e pode ocorrer nas seguintes situações:
  - circulação de transição;
  - sepse precoce (choque frio);
  - hipertensão pulmonar;
  - asfixia e hipotermia terapêutica;
  - policitemia.
- Pressão diastólica baixa traduz redução na pré-carga e pode ocorrer nas seguintes situações:
  - Hipovolemia;
  - choque séptico quente;
  - enterocolite necrosante;
  - persistência do canal arterial;
  - ventilação mecânica.
- Pressão sistólica e diastólica baixa indica falência circulatória associada a:
  - Sepse;
  - choque cardiogênico;
  - hipertensão pulmonar grave;
  - pneumotórax;
  - tamponamento cardíaco.

Quadro 75.2 Percentil 3 dos valores de pressão arterial em prematuros.			
Idade gestacional (semanas)	Pressão sistólica (mmHg)	Pressão diastólica (mmHg)	Pressão média (mmHg)
24	32	15	26
25	34	16	26
26	36	17	27
27	38	17	27
28	40	18	28
29	42	19	28
30	43	20	29
31	45	20	30
32	46	21	30
33	47	22	30
34	48	23	31
35	49	24	32
36	50	25	32

Fonte: McNamara et al., 2016.

Um aspecto importante a ser considerado é que há pouca correlação entre PA e fluxo sanguíneo nos primeiros dias de vida, o que pode ser entendido considerando-se que o fluxo sanguíneo é dependente de dois fatores: PA e resistência vascular sistêmica, conforme a fórmula:

$$\text{Débito cardíaco} = \frac{\text{PA}}{\text{Resistência vascular sistêmica}}$$

Com base nesse conceito, na vigência de hipotensão o fluxo sanguíneo sistêmico pode estar normal se a resistência vascular for baixa. Entretanto, mesmo com a PA normal, o fluxo sanguíneo poderá estar diminuído se a resistência vascular estiver aumentada. Assim, um prematuro hipotenso pode, por um lado, ter adequado fluxo sanguíneo sistêmico; e por outro, ter PA normal, o que não garante adequado fluxo sistêmico. O fluxo sanguíneo é melhor indicador da perfusão tecidual do que a pressão arterial, e por isso tem sido utilizada a avaliação do fluxo na veia cava superior, por meio da ecografia funcional, como indicativo do fluxo sanguíneo sistêmico, embora haja questionamentos quanto à validade dessa avaliação em razão da variabilidade intra e interobservador.

Dados a complexidade e o caráter dinâmico da fisiologia cardiovascular neonatal, a adequação circulatória no recém-nascido não pode ser adequadamente avaliada por um único parâmetro, recomendando-se que vários marcadores sejam analisados em conjunto, incluindo os parâmetros:

a) **clínicos:** PA, frequência cardíaca, pulsos e tempo de enchimento capilar;
b) **laboratoriais:** pH arterial, lactato, ureia e creatinina;
c) **indicativos da função de órgãos:** débito urinário, nível de consciência e tônus muscular

Segundo de Boode, para caracterizar a disfunção cardiovascular no recém-nascido, a melhor associação seria do tempo de enchimento capilar ≥ 4 segundos e lactato sérico > 4 mmol/L, que apresenta sensibilidade de 50%, especificidade de 97%, valor preditivo positivo de 80% e valor preditivo negativo de 88%. É recomendada a dosagem seriada dos níveis de lactato para acompanhar a evolução do choque, e a diminuição rápida de seus valores sugere resolução da hipóxia tecidual e está associada à menor mortalidade.

Novas tecnologias biomédicas estão surgindo para o monitoramento contínuo e não invasivo da condição hemodinâmica do recém-nascido incluindo: cardiometria elétrica e ressonância magnética cardíaca para avaliação não invasiva do débito cardíaco; espectroscopia do infravermelho próximo (NIRS) para avaliação da perfusão de órgãos, especialmente o cérebro; espectroscopia da luz visível para avaliar a saturação de oxigênio capilar nos órgãos. Essas opções são bastante promissoras, mas ainda necessitam ser validadas e não estão disponíveis na prática diária.

Um aspecto fundamental para que a interpretação dos dados obtidos no monitoramento seja correta e de relevância clínica é que o médico conheça os princípios e as peculiaridades da hemodinâmica no período neonatal.

Entre os recursos tecnológicos atualmente disponíveis para monitorização do recém-nascido, destaca-se a ecografia funcional, um procedimento não invasivo realizado à beira do leito, que avalia a condição hemodinâmica em tempo real e tem trazido grande contribuição à prática clínica, pois fornece informação sobre a fisiopatologia do distúrbio; aumenta a acurácia diagnóstica; orienta quanto à opção terapêutica; permite monitorar a resposta ao tratamento e avaliar a interação da droga utilizada com a doença; e evita o tratamento desnecessário. Existem programas de treinamento para habilitar os neonatologistas na realização desse exame e, assim, o uso da ecografia funcional tem sido crescente nas unidades neonatais.

A importância da ecografia tem sido enfatizada na avaliação e condução do choque neonatal, permitindo afastar cardiopatia congênita, avaliar a presença e características do canal arterial patente, bem como orientar quanto à fisiopatologia do choque. Esse exame permite avaliação da pré-carga seja de forma qualitativa (visualização do enchimento das quatro-câmaras), seja quantitativa (medidas de volume do ventrículo esquerdo e índice de colapsabilidade da veia cava inferior) e, assim, caracterizar condição de hipovolemia. A relação entre diâmetro da veia cava inferior e aorta parece promissora na avaliação da condição volêmica, sendo descrito que em crianças normovolêmicas o valor dessa relação é aproximadamente 1, enquanto o valor de 0,8 tem 86% de sensibilidade na caracterização de desidratação. A ecografia seriada permite monitorar a resposta à infusão de fluidos, e a presença de dilatação de átrio direito é sugestiva de sobrecarga hídrica. Ecografia funcional possibilita também avaliar a função de ventrículo esquerdo e direito, a perfusão sistêmica (estimada pelo débito de ventrículo esquerdo ou fluxo na veia cava superior) e a presença de hipertensão pulmonar.

Em resumo, a ecografia funcional é um adjuvante útil na avaliação do choque neonatal, fornecendo informações anatômicas e funcionais que podem complementar a avaliação clínica e auxiliar em muito na conduta terapêutica.

Diagnóstico do choque neonatal

O diagnóstico precisa ser feito rapidamente, pois o atraso no tratamento aumenta a chance de óbito, e baseia-se no conjunto de alterações clínicas, hemodinâmicas e bioquímicas indicativas de inadequada perfusão, incluindo letargia, pele fria, pulsos finos, hipotensão, tempo de enchimento capilar aumentado (> 3 segundos), oligúria, acidose e aumento do lactato sérico (> 2 mmol/L).

Entretanto, a caracterização clínica nem sempre é fácil e a decisão de tratar um neonato hipotenso sem a associação de outros sintomas, principalmente o prematuro no pós-natal imediato, continua sendo um grande desafio. Esse quadro, descrito como hipotensão transitória do recém-nascido, é possivelmente resultante da adaptação às mudanças circulatórias que ocorrem rapidamente após a ligadura do cordão umbilical e o desligamento da circulação placentária de baixa resistência. Essa situação muito comum nas unidades de terapia intensiva neonatal (UTIN) invariavelmente deflagra uma variabilidade de condutas que contam com pouco respaldo científico.

Conduta e alvo-terapêutico

Cuidados básicos iniciais no choque

- Obter acesso vascular.
- Garantir a ventilação.
- Identificar e corrigir distúrbios metabólicos e anemia.
- Iniciar antibióticos na suspeita de choque séptico, pois o atraso no início da antibioticoterapia pode favorecer a evolução para a disfunção de múltiplos órgãos.

Expansão

A administração de 10 mL/kg de soro fisiológico, em 10 a 15 minutos no recém-nascido a termo e em 30 minutos no prematuro, é a 1ª opção terapêutica no tratamento do choque, com a justificativa de melhorar a pré-carga, corrigindo a hipovolemia absoluta ou relativa. A expansão pode ser repetida se for caracterizada a situação de hipovolemia. Entretanto, há que se considerar que, na etiopatogenia do choque neonatal, a disfunção do miocárdio é frequente e, assim, o aumento na pré-carga pode piorar a função cardíaca, especialmente no recém-nascido asfíxico e no prematuro. Em prematuros, há pouca evidência de benefício da expansão na disfunção cardiovascular e, ainda, a administração de fluidos em bolus pode aumentar o risco de hemorragia perintraventricular.

Drogas vasoativas

No tratamento do choque, é fundamental entender sua fisiopatologia, o mecanismo de ação das drogas vasoativas e titular o tratamento para obter o efeito desejado.

O Quadro 75.3 mostra de forma resumida e simplificada os distúrbios hemodinâmicos do recém-nascido agrupados conforme o tempo de vida em que se manifestam, o que facilita considerar qual a causa mais provável, as alterações cardiovasculares associadas e a opção terapêutica mais apropriada em função da fisiopatologia.

CAPÍTULO 75 – CHOQUE NEONATAL

Quadro 75.3			
Principais distúrbios hemodinâmicos, alterações cardiovasculares associadas e opções terapêuticas, conforme o tempo de vida.			
Quando/quem	*Causa*	*Alterações cardiovasculares*	*Opção terapêutica*
1º dia PT extremo	Falha na circulação de transição	↓ Fluxo sistêmico PA normal ou ↓	1ª Dobutamina 2ª Adrenalina
1º dia A termo ou PT	Asfixia perinatal*	Vasoconstrição hipóxica → ↑RVS Disfunção do miocárdio→ ↓ Débito VE → ↓Fluxo sistêmico PA normal ou ↓	1ª Dobutamina 2ª Adrenalina
1º dia A termo ou PT	Sepse precoce (estreptococos do grupo B)	Hipertensão pulmonar ↑RVS Lesão e disfunção do miocárdio	Óxido nítrico Dobutamina
≥ 2º dia A termo ou PT	Sepse/NEC	SIRS → ↓Tônus vascular → ↓ PA Disfunção de VE	1ª Dopamina 2ª Dobutamina

* Hipotermia terapêutica ↑ RVS e pode mascarar o diagnóstico de hipotensão.

PT: pré-termo; RVS: resistência vascular sistêmica; VE: ventrículo esquerdo; NEC: enterocolite necrosante; SIRS: síndrome da resposta inflamatória sistêmica.

Fonte: Desenvolvido pela autoria.

A seguir, são apresentadas algumas considerações sobre as drogas vasoativas mais frequentemente utilizadas no período neonatal.

Dobutamina

Geralmente se inicia com infusão de 5 mcg/kg/min, titulando-se a dose conforme a resposta.

É uma catecolamina sintética que estimula receptores α e β-adrenérgicos, sendo relativamente seletiva para os receptores β1 cardíacos, com menor afinidade para receptores α1 e β2 vasculares. Por esse motivo, tem efeito predominante inotrópico e aumenta o débito cardíaco por aumentar o volume sistólico. Em dose de 5 a 10 mcg/kg/min, melhora o débito de ventrículo esquerdo, enquanto a dose de 10 a 20 mcg/kg/min aumenta o fluxo sistêmico. Taquicardia é um efeito adverso frequente na população neonatal, que pode comprometer o débito cardíaco por redução do volume de enchimento ventricular.

Dopamina

É uma catecolamina endógena, precursora da noradrenalina, com propriedades simpatomiméticas. Atua por estimulação direta de receptores dopaminérgicos, adrenérgicos e serotoninérgicos e tem ação indireta, pois aproximadamente 25% da droga administrada é convertida em noradrenalina nas terminações nervosas. Seu efeito varia conforme os receptores estimulados e em recém-nascidos atua predominantemente nos receptores α1. É a primeira opção no tratamento da hipotensão do recém-nascido. Há grande variabilidade na resposta da PA com a infusão da dopamina, mas a maioria dos recém-nascidos responde a doses < 10 mcg/kg/min, recomendando-se evitar doses > 20 mcg/kg/min pelo risco de excessiva vasoconstrição periférica comprometendo o débito cardíaco. Com doses entre 10 e 20 mcg/kg/min, ocorre importante aumento na PA sem alteração no débito cardíaco e no fluxo sistêmico. Assim, a administração de dopamina deve ser iniciada com dose baixa, geralmente 5 mcg/kg/min e titulada conforme a resposta. Seus efeitos colaterais incluem necrose tecidual quando ocorre extravasamento, taquicardia, arritmias, aumento do consumo de oxigênio, hiponatremia e hipertensão.

Adrenalina

Recomendada em dose de 0,05 a 0,3 mcg/kg/min. É uma catecolamina endógena liberada pela glândula adrenal em resposta ao estresse. Estimula os receptores α, β1 e β2 e seu efeito é dose-dependente. Em doses baixas (0,01 a 0,1 mcg/kg/min), estimula os receptores β1 e β2 cardíacos e vasculares, causando aumento do inotropismo, cronotropismo e vasodilatação periférica. Em doses maiores do que 0,1 mcg/kg/min estimula também os receptores α1 vasculares e cardíacos causando vasoconstrição e aumento do inotropismo. Os efeitos da estimulação de receptores α2 são menos proeminentes.

Estudos em recém-nascidos são limitados e a casuística estudada é pequena. Um ensaio clínico (Pellicer et al., 2005) randomizado mostrou que a dopamina e a adrenalina tiveram eficácia similar em aumentar a pressão arterial e o fluxo sanguíneo cerebral. No entanto, os recém-nascidos que receberam adrenalina tiveram mais efeitos colaterais como aumento dos níveis de lactato sérico e hiperglicemia.

Em resumo, deve ser utilizada com extrema cautela, preferencialmente em baixas doses, por sua intensa ação vasoconstritora. Como já foi visto, a adrenalina melhora o débito cardíaco e perfusão miocárdica, com aumento da resistência vascular, porém, com o incremento da dose, pode ocorrer comprometimento do débito cardíaco, taquicardia e hipertensão com piora da perfusão periférica e acidose metabólica.

Corticosteroide

Cerca de 25% dos prematuros hipotensos não respondem a doses moderadas a altas de vasopressores, o que pode decorrer da insuficiência adrenal transitória ou da desregulação (*downregulation*) dos receptores adrenérgicos. Esses pacientes respondem à administração de glicocorticosteroide.

O mecanismo de ação do corticosteroide é complexo e multifatorial. Aumenta o cálcio intracelular e, consequentemente, a contratilidade do miocárdio e do músculo liso dos vasos em resposta às catecolaminas; aumenta a expressão de receptores β-adrenérgicos, dopaminérgicos e da angiotensina II, reverte a dessensibilização dos receptores associada ao uso prolongado de catecolaminas, inibe a produção de óxido nítrico e de prostaciclina nos vasos e aumenta as catecolaminas circulantes.

Vários estudos mostram melhora da PA com o uso de baixas doses de hidrocortisona, permitindo reduzir as outras drogas inotrópicas/vasopressoras. Entretanto, há preocupação com os efeitos adversos do corticosteroide, embora a hidrocortisona pareça ser mais segura do que a dexametasona. Em revisão sistemática (Ibrahim et al., 2011) da Cochrane, a hidrocortisona foi efetiva no tratamento da hipotensão refratária, sem efeitos adversos em curto prazo, mas não há dados sobre a segurança em longo prazo, motivo pelo qual não se recomenda o uso rotineiro de corticosteroide no tratamento da hipotensão do prematuro.

Atualmente, dois esquemas parecem ser os mais adequados e seguros para o uso de hidrocortisona na hipotensão refratária do prematuro:

- Ng (2016) recomenda:
  - Após atingir a dose máxima das drogas vasoativas, colher sangue para dosar o cortisol e administrar hidrocortisona 1 a 2 mg/kg (dose de ataque) e avaliar a resposta em 6 a 8 horas (PA e débito urinário).
  - O esquema de manutenção deve ser feito conforme o valor do cortisol basal:
    - Se < 7,2 mcg/dL, manter 1 mg/kg/dose a cada 8 horas por 5 dias (dose de estresse). Se cortisol entre 7,2 e 12,7 mcg/dL, manter 0,5 mg/kg/dose a cada 12 horas por 3 dias.
- Watterberg (2016) propõe um esquema mais simples e prático, pois não requer a dosagem do cortisol basal.
  - Dose teste de 1 mg/kg de hidrocortisona e observar resposta (melhora da PA) em 2 a 4 horas. Se não houver resposta, parar o tratamento. Se responder, manter 0,5 mg/kg a cada 12 horas nos prematuros < 34 semanas e 0,5 mg/kg a cada 6 a 8 horas nos recém-nascidos a termo e prematuros tardios.

Noradrenalina

É uma catecolamina endógena e uma opção ainda pouco estudada e utilizada no tratamento do choque neonatal; produz aumento mais significativo da resistência vascular sistêmica do que a dopamina e a adrenalina. Pode ser considerada uma alternativa nos casos hipotensão resistente a dopamina.

Milrinona

Um inibidor seletivo de PDE-III pouco usado nos pacientes neonatais; no entanto, tem espaço entre casos selecionados de recém-nascidos submetidos à cirurgia cardíaca e entre aqueles com quadro de hipertensão pulmonar. Sua ação ocorre pelo aumento dos níveis de AMP cíclico que resulta em melhora da contratilidade, relaxamento miocárdico e diminuição do tônus vascular sistêmico e pulmonar com diminuição da disfunção ventricular sem comprometimento do consumo de oxigênio.

Vasopressina

Dentro do arsenal terapêutico, novas drogas e possibilidades têm sido testadas recentemente, como a vasopressina, um hormônio com potente ação vasoconstritora. Baixas doses de vasopressina podem ter espaço na terapia de resgate para melhorar a PA diante da falha das outras drogas vasoativas combinadas ou não com hidrocortisona.

A Tabela 75.1 apresenta as principais drogas vasoativas, seus receptores, doses e efeitos.

Tabela 75.1. Drogas vasoativas, receptores, doses e efeitos.

Droga	Sítio de ação (receptores)	Dose (µg/kg/min)	Efeitos
Dopamina	Dopa (1 2) α β	1 a 4 4 a 10 11 a 20	Vasodilatação renal e mesentérica Inotrópico Vasopressor: ↑RVS
Dobutamina	β1 e β2	5 a 20	Inotrópico, ↑DC, ↑RVS
Adrenalina	β1 e β2 α1	0,03 a 0,3 0,1 a 2	Inotrópico, ↑RVS Vasopressor: ↑RVS
Noradrenalina	α1 e α2	0,1 a 1	Vasopressor: ↑↑RVS
Milrinona	Inibidor PDE III	0,35 a 0,75	↑DC, ↑RVS
Hidrocortisona	–	4 mg/kg/d 2 a 3 dias	Efeito nos inotrópicos circulantes
Vasopressina	V1	–	↑↑RVS

RVS: resistência vascular sistêmica; DC: débito cardíaco.
Fonte: Desenvolvida pela autoria.

Alvo terapêutico

Como a sepse é a causa mais frequente de choque em todas as faixas etárias, o foco da literatura tem sido a conduta no choque séptico.

A proposta do alvo terapêutico no choque séptico surgiu em 2001 com o objetivo de diminuir a mortalidade de pacientes adultos atendidos em pronto-socorro com choque séptico. Essa proposta consiste na sistematização da conduta em um período crítico de tempo visando normalizar alguns parâmetros hemodinâmicos (alvos terapêuticos) e tem sido apresentada nos *guidelines* da Surviving Sepsis Campaign, para adultos e crianças. Trata-se de um protocolo para administração de fluidos, drogas vasoativas e transfusão sanguínea, nas primeiras 6 horas do choque visando atingir valores pré-determinados da PA, pressão venosa central, saturação venosa central e hemoglobina. Os resultados iniciais com o uso desse protocolo em adultos foram animadores, mas, posteriormente, ensaios clínicos randomizados multicêntricos e estudos de metanálise não confirmaram a redução da mortalidade com essa prática e ainda alguns estudos mostraram aumento no tempo de suporte vasoativo e nos custos do tratamento.

Com relação às crianças e recém-nascidos, o Colégio Americano de Cuidados Críticos em Medicina (ACCM), visando promover as melhores práticas clínicas, elaborou em 2002 um *guidelines*, que tem sido periodicamente atualizado, para o suporte hemodinâmico no choque séptico pediátrico e neonatal, com recomendações de conduta visando alvos terapêuticos pré-determinados em um período crítico de tempo. Na última versão do *guidelines*, em 2014, foram propostos *bundles* para: 1) rápida identificação da criança com suspeita de choque séptico; 2) ressuscitação e estabilização; 3) monitoramento do desempenho. As recomendações são apresentadas com números (1 = forte; 2 = fraca) e letras que indicam o nível de evidência da literatura

(A = vários ensaios clínicos randomizados e meta-análise; B = um ensaio clínico randomizado; C = coorte ou caso-controle; D = relato de caso ou opinião de especialista).

Há que se destacar que, no *guidelines* 2014 do ACCM, as recomendações para recém-nascidos são específicas para os nascidos a termo e direcionadas para o choque na sepse precoce, como descrito a seguir:

a) Suspeitar de choque séptico quando o recém-nascido apresentar taquicardia, desconforto respiratório, palidez, hipotonia, diminuição da alimentação, alteração da perfusão; principalmente se houver fator de risco materno (rotura prematura de membranas, corioamnionite).

b) Diferenciar o choque séptico do cardiogênico (cardiopatia congênita complexa dependente do canal arterial). Se houver sinais de choque e hepatomegalia, sopro, cianose, diferença de pulsos em membros superiores e inferiores, iniciar a infusão de prostaglandina E1 até a realização do ecocardiograma.

c) **1ª hora de ressuscitação**
   - **Meta (evidência 1C):** manter vias aéreas, ventilação e oxigenação; manter perfusão, frequência cardíaca e pressão arterial normais.
   - **Alvo terapêutico (evidência 1C):**
   - tempo de enchimento capilar < 3 segundos; pulsos normais; extremidades quentes; diurese > 1 mL/kg/h; PA normal; glicemia e cálcio normais; estado de consciência normal;
   - diferença de saturação pré e pós ductal < 5%;
   - SpO_2 95%.

Quanto às vias aéreas, ventilação e circulação (evidência 1D):
- Ofertar oxigênio inalatório ou por cânula de alto fluxo. Intubar conforme o grau de desconforto respiratório.
- Garantir acesso vascular, preferencialmente cateterismo umbilical.

Quanto à expansão (evidência 1C):
- Bolus de 10 mL/kg de soro fisiológico em 10 a 15 minutos, podendo ser necessário administrar até 40 mL/kg em 1 hora para normalizar a PA e perfusão.

Quanto ao suporte hemodinâmico (evidência 1C):
- Pode ser iniciado após a primeira expansão, com dopamina < 10 mcg/kg/min (evitar dose > 10 mcg/kg/min em virtude do efeito vasoconstritor pulmonar); e, se necessário, acrescentar dobutamina (≤ 10 mcg/kg/min). Se não responder, iniciar adrenalina (0,03 a 0,5 mcg/kg/min) para normalizar a PA e perfusão.

Se houver hipertensão pulmonar utilizar óxido nítrico inalatório (evidência 1B).

d) **Estabilização após a 1ª hora:**
   - Meta: (evidência 1C)
     - manter adequada frequência cardíaca (110 a 160 bpm), PA, perfusão, saturação venosa central de O_2 > 70%, índice cardíaco > 3,3 L/min/m² ou fluxo na veia cava superior > 40 mL/kg/min.
   - **Alvo terapêutico (evidência 1C):**
     - Tempo de enchimento capilar < 3 segundos, PA e pulsos normais, extremidades quentes,

diurese > 1 mL/kg/h, estado de consciência normal.
- Saturação de O_2 > 95%.
- Diferença na saturação pré e pós ductal < 5%.
- Saturação venosa central de O_2 > 70%.
- Sem sinais de hipertensão pulmonar no ecocardiograma.
- Glicemia, cálcio ionizado, ânion gap e lactato normais.
- Fluxo na veia cava superior > 40 mL/kg/min ou índice cardíaco > 3,3 L/min/m².

Há que se considerar que o alvo terapêutico no choque séptico ainda é pouco estudado em recém-nascidos e os alvos propostos são extrapolados de estudos com crianças e adultos. Assim, não se pode garantir que atingir o alvo terapêutico melhore o prognóstico de recém-nascidos com choque séptico.

Vários dilemas podem ser apontados em relação aos alvos terapêuticos no período neonatal, incluindo:
- em primeiro lugar, o fato de não haver estudos que tenham validado seu uso no recém-nascido.
- alguns alvos (p. ex., a pressão venosa central e a saturação venosa central de O_2) implicam a monitorização invasiva nem sempre disponível na prática diária.
- outros alvos como a pressão arterial precisam ter seus limites críticos de normalidade mais bem estabelecidos.
- a saturação-alvo de O_2 proposta é alta (≥ 95%) e maior do que os valores atualmente recomendados para recém-nascidos (90 a 95%).
- a proposta do alvo terapêutico é específica para o choque séptico no recém-nascido a termo, não se aplica ao choque de outras etiologias e nem ao prematuro.

Uma proposta de conduta no choque séptico do recém-nascido a termo, com base na recomendação do ACCM está apresentada de forma resumida na Figura 75.1.

Com relação ao choque no prematuro, a literatura é bastante escassa, e uma importante contribuição foi trazida por Wynn e Won em 2010, que propuseram modificações no *guidelines* da ACCM, acrescentando critérios específicos para o diagnóstico de sepse e choque séptico no prematuro e apresentando também uma proposta de conduta no choque séptico do prematuro, conforme mostra a Figura 75.2.

Um grande dilema no período neonatal é que a manifestação do choque pode ser modificada pelas alterações fisiológicas da circulação de transição logo após o nascimento, e os efeitos das medicações podem diferir em função do grau de maturidade do recém-nascido. Assim, um problema no uso de protocolos que recomendam administração sistematizada de fluidos, seguida por doses crescentes de drogas vasoativas visando normalizar parâmetros hemodinâmicos, é que esses protocolos não levam em consideração a condição fisiopatológica de base rapidamente mutável no recém-nascido.

Contudo, considerando o caráter agudo e grave do choque, é recomendável que os serviços de neonatologia tenham protocolos de conduta, estabelecidos com base na melhor evidência disponível, levando em consideração a fisiologia do período neonatal e a fisiopatologia do choque, para orientar no diagnóstico precoce e na conduta adequada.

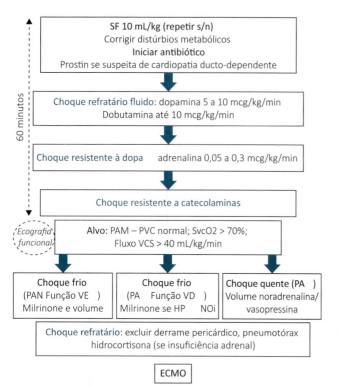

Figura 75.1. Conduta no choque séptico do recém-nascido a termo.
PAM: pressão arterial média; PVC: pressão venosa central; VCS: veia cava superior; HP: hipertensão pulmonar.
Fontes: Adaptada de Wynn e Wong, 2010; e Davis et al., 2017.

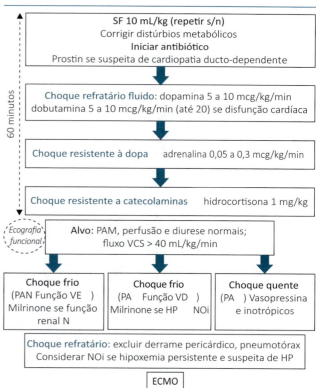

Figura 75.2. Conduta no choque séptico do recém-nascido pré-termo.
PAM: pressão arterial média; VCS: veia cava superior; HP: hipertensão pulmonar.
Fonte: Adaptada de Wynn e Wong, 2010.

Por todos esses aspectos, a abordagem do choque neonatal deve ser orientada por protocolos de conduta, mas individualizada com base na fisiopatologia do distúrbio. Os recursos de monitorização hemodinâmica disponíveis devem ser otimizados, tanto no diagnóstico como na avaliação da resposta ao tratamento. A meta do tratamento não deve restringir-se à obtenção de alvos hemodinâmicos que indicam a restauração da oxigenação tecidual em curto prazo, mas sim ter impacto positivo na sobrevida do recém-nascido e no seu prognóstico em curto e longo prazo.

LEITURAS COMPLEMENTARES

Angus DC, Barnato AE, Bell D, Bellomo R, Chong CR, Coats TJ et al. A systematic review and meta-analysis of early goal-directed therapy for septic shock: The ARISE, ProCESS and ProMISe Investigators. Intensive Care Med. 2015;41(9):1549-60.

Batton B, Li L, Newman NS, Das A, Watterberg KL, Yoder BA et al. Evolving blood pressure dynamics for extremely preterm infants. J Perinatol. 2014;34(4):301-5.

Bhat BV, Plakkal N. Management of Shock in Neonates. Indian J Pediatr. 2015;82(10):923-29.

Bravo MC, Lopez-Ortego P, Sanchez L, Riera J, Madero R, Cabañas F, Pellicer A. Randomized, placebo-controlled trial of dobutamine for low superior vena cava flow in infants. J Pediatr. 2015;167(3):572-8.

Cecconi M, De Backer D, Antonelli M, Beale R, Bakker J, Hofer C et al. Consensus on circulatory shock and hemodynamic monitoring. Task force of the European Society of Intensive Care Medicine. Intensive Care Med. 2014;40(12):1795-815.

Chen L, Hsiao A, Langhan M, Riera A, Santucci KA. Use of bedside ultrasound to assess degree of dehydration in children with gastroenteritis. Acad Emerg Med. 2010;17(10):1042-7.

Davis AL, Carcillo JA, Aneja RK, Deymann AJ, Lin JC, Nguyen TC et al. The American College of Critical Care Medicine Clinical Practice Parameters for Hemodynamic Support of Pediatric and Neonatal Septic Shock. Crit Care Med. 2017;45(6):1061-93.

de Boode WP. Advanced Hemodynamic Monitoring in the Neonatal Intensive Care Unit. Clin Perinatol. 2020;47(3):423-34.

de Boode WP. Clinical monitoring of systemic hemodynamics in critically ill newborns. Early Hum Dev. 2010;86(3):137-41.

Dellinger RP, Levy MM, Rhodes A, Annane D, Gerlach H, Opal SM et al. Surviving sepsis campaign: international guidelines for management of severe sepsis and septic shock, 2012. Intensive Care Med. 2013;39(2):165-228.

Dempsey EM. Challenges in treating low blood pressure in preterm infants. Children. 2015;2(2):272-88.

Dempsey EM, Barrington KJ, Marlow N, O'Donnell CP, Miletin J, Naulaers G et al. HIP Consortium. Management of hypotension in preterm infants (The HIP Trial): A randomised controlled trial of hypotension management in extremely low gestational age newborns. Neonatology. 2014;105(4):275-81.

Dempsey EM. What Should We Do about Low Blood Pressure in Preterm Infants? Neonatology. 2017;111(4):402-7.

El-Khuffash A, McNamara PJ. Hemodynamic assessment and monitoring of premature infants. Clin Perinatol. 2017;44(2):377-93.

Escourrou G, Renesme L, Zana E, Rideau A, Marcoux MO, Lopez E et al. How to assess hemodynamic status in very preterm newborns in the first week of life? J Perinatol. 2017;37(9):987-93.

Evans K. Cardiovascular transition of the extremely premature infant and challenges to maintain hemodynamic stability. J Perinat Neonat Nurs. 2016;30(1):68-72.

Giesinger RE, McNamara PJ. Hemodynamic instability in the critically ill neonate: an approach to cardiovascular support based on disease pathophysiology. Semin Perinatol 2016;40(3):174-88.

Gupta S, Donn SM. Neonatal hypotension: Dopamine or dobutamine? Semin Fetal Neonatal Med. 2014;19(1):54-9.

Ibrahim H, Sinha IP, Subhedar NV. Corticosteroids for treating hypotension in preterm infants. Cochrane Database Syst Rev. 2011 Dec 7;(12):CD003662. Doi: 10.1002/14651858.CD003662.pub4.

Johnson PJ. Normal saline bolus infusion for hypoperfusion in the newborn. Neonatal Netw. 2013;32(1):41-5.

Kim MY, Finch AM, Lumbers ER, Boyce AC, Gibson KJ, Eiby YA, Lingwood BE. Expression of adrenoceptor subtypes in preterm piglet heart is different to term heart. PLoS One. 2014;9:e92167. Doi: 10.1371/journal.pone.0092167. eCollection 2014.

Kluckow M, Seri I, Evans N. Functional echocardiography: An emerging clinical tool for the neonatologist. J. Pediatr. 2007;150(2):125-30.

McNamara PJ, Weisz DE, Giesinger RE, Jain A. Hemodynamics. In: MacDonald MG, Seshia MMK et al. (ed). Avery's Neonatology: Pathophysiology and Management of the Newborn. Philadelphia: Wolters Kluwer; 2016. p.457-86.

Ng PC. Adrenocortical insufficiency and refractory hypotension in preterm infants. Arch Dis Child Fetal Neonatal Ed. 2016;101:F571-76.

Nguyen HB, Rivers EP, Knoblich BP, Jacobsen G, Muzzin A, Ressler JA, Tomlanovich MC. Early lactate clearance is associated with improved outcome in severe sepsis and septic shock. Crit Care Med. 2004;32(8):1637-42

Noori S, Seri I. Evidence-based versus pathophysiology-based approach to diagnosis and treatment of neonatal cardiovascular compromise. Semin Fetal Neonatal Med. 2015;20(4):238-45.

Noori S, Seri I. Neonatal blood pressure support: The use of inotropes, lusitropes, and other vasopressor agents. Clin Perinatol. 2012;39(1):221-38.

Osborn D, Evans N, Kluckow M. Randomized trial of dobutamine versus dopamine in preterm infants with low systemic blood flow. J. Pediatr. 2002;140(2):183-91.

Osborn DA, Evans N. Early volume expansion for prevention of morbidity and mortality in very preterm infants. Cochrane Database Syst Rev. 2004;(2):CD002055.

Pellicer A, Valverde E, Elorza MD, Madero R, Gaya F, Quero J et al. Cardiovascular support for low birth weight infants and cerebral hemodynamics: A randomized, blinded, clinical trial. Pediatrics. 2005;115(6):1501-12.

PRISM Investigators, Rowan KM, Angus DC, Bailey M, Barnato AE, Bellomo R, Canter RR et al. Early, Goal-Directed Therapy for Septic Shock – A Patient-Level Meta-Analysis. N Engl J Med. 2017;376(23):2223-34.

Rabe H, Rojas-Anaya H. Inotropes for preterm babies during the transition period after birth: friend or foe? Arch Dis Child Fetal Neonatal Ed. 2017;102(6):F547-50.

Rugolo LMSS, Luca AKC. Uso de medicamentos vasopressores em neonatologia. In: Procianoy RS, Leone CR (org). Sociedade Brasileira de Pediatria. PRORN – Programa de Atualização em Neonatologia: Ciclo 15. Porto Alegre: Artmed Panamericana; 2018. p.11-61. (Sistema de Educação Continuada a Distância, v. 3).

Schwarz CE, Dempsey EM. Management of Neonatal Hypotension and Shock. Semin Fetal Neonatal Med. 2020;21:101121.

Seri I. Management of hypotension and low systemic blood flow in the very low birth weight neonate during the first postnatal week. J Perinatol. 2006;26(Suppl 1):S8-13; discussion S22-3.

Shead SL. Pathophysiology of the cardiovascular system and neonatal hypotension. Neonatal Netw. 2015;34(1):31-9.

Singh Y, Katheria AC, Vora F. Advances in diagnosis and management of hemodynamic instability in neonatal shock. Front Pediatr. 2018;6:2. Doi: 10.3389/fped.2018.00002. eCollection 2018. Review.

Sinniah D, Subramaniam T, Soe-Hsiao MM. Shock in the neonate. IeJSME. 2013;7(2):17-28.

Stark AR. Risks and benefits of postnatal corticosteroids. NeoReviews. 2006;6:e99-103.

Toth-Heyn P, Cataldi L. Vasoactive compounds in the neonatal period. Curr Med Chem. 2012;19(27):4633-9.

Watterberg KL. Hydrocortisone Dosing for Hypotension in Newborn Infants: Less Is More. J Pediatr. 2016;174:23-6.e1.

Weiss SL, Fitzgerald JC, Balamuth F, Alpern ER, Lavelle J, Chilutti M et al. Delayed Antimicrobial Therapy Increases Mortality and Organ Dysfunction Duration in Pediatric Sepsis. Crit Care Med. 2014;42(11):2409-17.

Wynn JL, Wong HR. Pathophysiology and treatment of septic shock in neonates. Clin Perinatol. 2010;37(2):439-79.

Persistência do Canal Arterial no Recém-Nascido Prematuro

Lilian dos Santos Rodrigues Sadeck

O canal arterial é uma estrutura vascular fetal que, durante a vida intrauterina, desvia o sangue da circulação pulmonar para a circulação sistêmica. Durante o avanço da maturidade fetal, ocorrem modificações na parede do canal arterial, diminuindo os fatores vasodilatadores e aumentando os fatores vasoconstritores. Os fatores vasodilatadores, que predominam até a idade gestacional de 34 semanas, são: nível elevado de prostaglandinas (PG), a maior parte produzida pela placenta imatura; maior sensibilidade na parede do canal à ação vasodilatadora das PG; menor sensibilidade à ação vasoconstritora do oxigênio.

O nascimento e o clampeamento do cordão umbilical desencadeiam uma série de modificações cardiovasculares em virtude da queda progressiva da resistência vascular pulmonar e da pressão de artéria pulmonar e em virtude do aumento da resistência vascular sistêmica. Concomitante a isso, ocorre uma vasoconstrição do canal arterial, determinada pela melhora da oxigenação, que é um potente vasoconstritor no canal.

O fechamento do canal arterial ocorre em dois estágios. Logo após o nascimento, começa a constrição funcional e, mais tarde, o fechamento anatômico. Até o completo fechamento anatômico, persiste o potencial para reabrir. No estágio de constrição funcional, alterações como sobrecarga hídrica, tensão do oxigênio e nível sérico de prostaglandina podem influenciar a constrição.

Nos recém-nascidos de termo ou pré-termo tardio, a presença do canal arterial pérvio após 72 horas é consequência de má-formação da parede muscular do vaso. Enquanto, nos recém-nascidos pré-termo, com idade gestacional menor do que 34 semanas, a persistência do canal arterial pérvio pode ser decorrente do desbalanço entre os fatores de vasoconstrição e vasodilatação do canal. Nas duas primeiras semanas de vida, nível elevado de prostaglandina PGE2 parece ser o fator mais importante para a manutenção do canal aberto.

O risco de canal arterial pérvio evoluir com repercussões hemodinâmicas é maior quanto mais imaturo for o recém-nascido (RN). Portanto, para uma atenção adequada ao RN pré-termo (RNPT), é indispensável a identificação dos que apresentam canal arterial pérvio com risco de descompensação clínica precoce.

Em RN com idade gestacional menor de que 30 semanas ou peso de nascimento menor do que 1.000 gramas, a prevalência de canal arterial (PCA) pérvio encontrada é de até 65%, especialmente quando associado à síndrome de desconforto respiratório (SDR). Esse grupo de RN apresenta justificativas para o tratamento de PCA. No entanto, atualmente, com base nos dados validados sobre o benefício do tratamento de PCA em curto e longo prazo, especialmente em relação ao desenvolvimento neurológico, os resultados são escassos, e as estratégias de tratamento ideais para recém-nascidos com PCA continuam sujeitas a várias controvérsias. As atuais estratégias para o manejo da PCA em recém-nascidos prematuros englobam medidas conservadoras, inibidores de prostaglandinas e ligadura cirúrgica.

Incidência

É inversamente proporcional à idade gestacional (IG), como se constata no Quadro 76.1 e, no Quadro 76.2, observa-se a incidência de PCA com repercussão hemodinâmica, de acordo com o peso de nascimento.

Quadro 76.1
Incidência de PCA (%) de acordo com a idade gestacional, a idade pós-natal e a presença de síndrome de desconforto respiratório.

	0 a 24 horas		24 a 48 horas		48 a 72 horas		72 a 96 horas	
	s/SDR	c/SDR	s/SDR	c/SD/R	s/SDR	c/SDR	s/SDR	c/SDR
> 40 seg	55%	–	0	–	0	–	0	–
38 a 40 seg	85%	–	0	–	0	–	0	–
34 a 37 seg	96%	–	42%	–	12%	–	4%	–
30 a 33 seg	87%	87%	31%	56%	13%	25%	0	11%
< 30 seg	80%	88%	40%	84%	20%	77%	7%	65%

PCA: persistência de canal arterial; SDR: síndrome de desconforto respiratório.
É inversamente proporcional ao peso de nascimento.
Fonte: Adaptado de Clyman, 2006.

Quadro 76.2
Incidência de PCA com repercussão hemodinâmica, de acordo com o peso de nascimento.

Peso de nascimento (g)	PCA com repercussões hemodinâmicas
< 1.000	42%
1.000 a 1.500	21%
1.500 a 1.750	7%

PCA: persistência de canal arterial.
Fonte: Ellison et al., 1983.

Fisiopatologia

Se o canal arterial não fechar dentro dos primeiros 3 dias de vida aproximadamente, após a queda da resistência pulmonar, ocorre fluxo da esquerda para a direita que pode causar hiperfluxo pulmonar, aumento do retorno sanguíneo pelas veias pulmonares para o átrio e o ventrículo esquerdos. Um grande *shunt* ductal de esquerda para a direita (Qp/Qs >> 1.5) tem sido associado a várias condições clínicas adversas, como edema pulmonar, diminuição da complacência pulmonar, hemorragia pulmonar e, finalmente, dependência do ventilador mecânico, predispondo à displasia broncopulmonar. A Figura 76.1 esquematiza a fisiopatologia da descompensação hemodinâmica, decorrente da persistência de canal arterial e de hiperfluxo pulmonar.

O RNPT com idade gestacional menor do que 34 semanas apresenta particularidades que predispõem a descompensação cardíaca mais precocemente, ainda na 1ª semana, a saber:
- Músculo cardíaco:
  - com menor inervação simpatomimética;
  - menor massa contráctil;
  - maior quantidade de água entre as fibras musculares.
- Ventrículos com menor distensão, portanto com menor força contrátil por grama de músculo.
- Menor resistência da vascularização pulmonar.
- Uso de surfactante modificando mais rapidamente a resistência pulmonar.
- Menor pressão oncótica.
- Maior permeabilidade capilar.

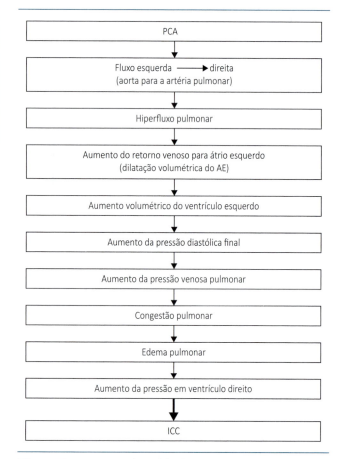

Figura 76.1. Fisiopatologia da descompensação hemodinâmica, decorrente da persistência de canal arterial e de hiperfluxo pulmonar.
Fonte: El Khusffash et al., 2019

Os RNPT com canal arterial com repercussões clínicas, sem tratamento medicamentoso ou cirúrgico, apresentam pior prognóstico, com maior morbimortalidade. O canal de repercussão hemodinâmica aumenta o risco de insuficiência cardíaca, prolonga o tempo de ventilação mecânica, aumenta a ocorrência de hemorragia intraventricular, displasia broncopulmonar e enterocolite necrosante. Embora outros fatores possam influenciar o prognóstico do RNPT, a detecção e intervenção do canal arterial, naqueles que apresentam descompensação clínica e ecocardiográfica, são importantes, podendo diminuir morbimortalidade e tempo de internação. O desafio é identificar quais são esses RN.

Quadro clínico

Inspeção

- Precórdio hiperdinâmico.

Palpação

- Pulsos amplos;
- Ictus desviado para esquerda e impulsivo pelo aumento de;
- frêmito sistólico ou contínuo no 2º espaço intercostal esquerdo (EICE) e supraclavicular esquerdo.

Ausculta

Sopro de ejeção sistólico audível em todo precórdio, sendo mais alto na borda superior esquerda do esterno e nas áreas infraclaviculares do lado esquerdo, com irradiação para o dorso.

À medida que a resistência vascular diminui, a intensidade do sopro aumenta, tornando-se contínuo mais tarde (isto é, estende-se através da 2ª bulha cardíaca).

Posteriormente, sopro contínuo com nítido crescimento em torno da 2ª bulha, sopro em maquinaria com dois componentes:

1. Componente sistólico: em geral rude, com estalidos variáveis, provavelmente gerados pelo turbilhonamento do sangue no encontro dos fluxos da aorta para a pulmonar, são os chamados *eddie sounds*.
2. Componente diastólico: mais suave e pode ocupar ou não toda a diástole.

O diagnóstico clinico se baseia em achados de descompensação cardíaca conforme mostrado no Quadro 76.3.

Quadro 76.3
Manifestação clínica em recém-nascidos pré-termo.

- Taquicardia, taquipneia e pulsos amplos
- Precórdio hiperdinâmico com íctus visível e palpável
- Piora clínica ou não melhora em RN com SDR
- Edema agudo de pulmão se outras manifestações de ICC grave
- Sopro cardíaco variável
- Rebaixamento de fígado

RN: recém-nascido; SDR: síndrome do desconforto respiratório; ICC: insuficiência cardíaca congestiva.
Fonte: Desenvolvido pela autoria.

Estudo de Yeh et al. relacionaram os achados clínicos e radiológicos com exame ecocardiográfico em RNPT. Estabelecendo um escore útil para avaliar a repercussão hemodinâmica da PCA e a sua evolução, objetivando sinais clínicos e radiológicos. Escore maior ou igual a 3 está associado com *shunt* esquerdo-direito importante (Quadro 76.4).

Quadro 76.4 Escore clinicorradiológico para avaliação da repercussão hemodinâmica em RNPT com PCA.			
Achados	*Escore*		
	0	1	2
FC (batimentos/min)	< 160	160 a 180	> 180
Sopro	Ausente	Sistólico	Contínuo
Pulsos periféricos	Normais	Amplos mmss	Amplos 4 mm
Ictus	Normal	Palpável	Visível
Radiografia de tórax (relação cardiotorácica)	< 0,6	0,6 a 0,65	> 0,65

Fonte: Yeh et al., 1981.

Diagnóstico

1. **Sopro: contínuo** (maquinaria/locomotiva), no 2º EICE, rude e intenso, com acentuação perto de B2 e irradiação para dorso. É o mais típico, presente em 90 a 95% dos casos, mas dificilmente é detectado nos primeiros dias de vida. Na presença de hipertensão pulmonar, o componente diastólico pode estar ausente. Outros tipos de sopros: **sistólico**, rude, no 2º EICE, ou no foco pulmonar.
2. **ECG:** inicialmente é normal – ritmo sinusal, eixo de QRS para trás, para baixo e para a direita. Nos casos com repercussão por período prolongado: eixo desviado para a esquerda, com sobrecarga das câmaras esquerdas. Às vezes, há sobrecarga de ventrículo direito por hipertensão pulmonar importante. Quando há sobrecarga de átrio esquerdo, o *shunt* é importante. Pode ocorrer BAV de 1º grau em alguns casos.
3. **Radiografia de tórax:** Inicialmente é normal. Com o decorrer do tempo, ocorre o aumento da área cardíaca (câmaras esquerdas) e da trama vascular pulmonar (hiperfluxo e congestão). Às vezes, há aumento de ventrículo direito por hipertensão pulmonar importante. Quando há aumento de átrio esquerdo, o *shunt* é importante. Pode aparecer imagem anômala da aorta na região do istmo, por dilatação da aorta ao nível do ducto.
4. **Ecocardiograma:** aumento de câmaras esquerdas, indiretamente avaliado pela relação átrio esquerdo-aorta (AE/Ao) > 1,6. Visualização direta do canal e do *shunt* esquerdo-direito (por intermédio do Doppler) e sua direção, avaliação de hipertensão pulmonar e lesões associadas. A determinação do diâmetro do canal arterial é de extrema importância, e diâmetro maior ou igual a 1,5 mm está associado com repercussão clínica. A ecocardiografia também é útil para seguimento.

Diagnóstico diferencial

- Fístula arteriovenosa.
- Janela aórtico-pulmonar.

Abordagem terapêutica

O manejo da PCA vem se modificando muito durante as últimas décadas, não havendo consenso na literatura. Considerando-se que a persistência do canal arterial após o nascimento, em RN prematuros, é decorrente da imaturidade, consequente ao desbalanço entre os fatores vasodilatadores e vasoconstritores, muitos RN fecharão o canal espontaneamente, em especial os com idade gestacional acima de 30 semanas e que não apresentaram síndrome de desconforto respiratório. Até alguns anos atrás, a indicação de tratamento medicamentoso era bem mais ampla, com indicações de tratamento profilático e pré-sintomático, considerando-se que o início precoce de drogas inibidoras de prostaglandinas propicia maior sucesso de fechamento, menor risco de reabertura e menor necessidade de ligadura cirúrgica. Mas as análises mais recentes mostraram que o fechamento precoce do canal arterial não parece modificar os desfechos mortalidade, displasia broncopulmonar ou desenvolvimento neurológico em longo prazo. Esses achados incentivaram os pesquisadores a serem mais restritivos nas indicações terapêuticas.

A grande variedade de condutas frente à PCA na literatura corrobora a dificuldade de se instituírem diretrizes, pois o grande desafio é identificar qual o RNPT que se beneficiará com tratamento medicamentoso, superando os efeitos adversos da droga escolhida. Além da dificuldade em determinar quem deve ser tratado, existe a dúvida do melhor momento para iniciar esquema terapêutico e qual deve ser instituído.

A seguir, descrevemos as várias condutas descritas na literatura e que podem ser aplicadas em nosso meio. A decisão de qual conduta é mais adequada para o RN deve se basear em dados como fatores que aceleram o fechamento do canal (restrição de crescimento intrauterino e uso de corticosteroide antenatal) e fatores que retardam, a exemplo de idade gestacional abaixo de 28 semanas, presença de síndrome de desconforto respiratório, uso de surfactante. Além disso, deve se considerar a presença de sinais clínicos e achados ecocardiográficos de descompensação hemodinâmica.

Tratamento conservador

A abordagem conservadora objetiva tratar as repercussões da descompensação hemodinâmica, possibilitando que o próprio RN consiga fechar o canal arterial espontaneamente. Para isso deve ser instituído tratamento de suporte nos casos com insuficiência cardíaca. No Quadro 76.5 estão descritas as medidas que devem ser iniciadas, quando indicadas.

Quadro 76.5 Medidas de suporte.
- Restrição hídrica: restringir 20% da necessidade básica
- Diuréticos: furosemida: 1 a 4 mg/kg/dia
- Droga inotrópica
- Dobutamina: 5 a 20 µg/kg/min
- Manutenção da oxigenação adequada
- Manutenção do transporte de O_2, Ht ≥ 40%
- Monitorização hidroeletrolítica
- Correção dos distúrbios hidreletrolíticos e acidobásico

Fonte: Desenvolvido pela autoria.

Critérios de indicação para tratamento medicamentoso

- RN com: **IG < 34 semanas**
  - com até 15 dias de vida;
  - com controle de plaquetas, ureia e creatinina normais;
  - sem diástese hemorrágica.
- Sem distensão abdominal ou suspeita de enterocolite.
- Débito urinário maior de 0,6 mL/kg/h nas últimas 8 horas.

GRUPO 1 – Tratamento precoce (pré-sintomático)

- RN com PN < 1.000 gramas e/ou IG < 30 em ventilação mecânica ou CPAP.
- **Sem** sinais clínicos, radiológicos e gasimétricos.
- Realizar ecocardiograma entre 72 e 96 horas de vida.
- Indicação do tratamento pré-sintomático
  - se PCA > 1,5 mm;
  - fluxo esquerdo – direito;
  - relação AE/Ao > 1,4.

GRUPO 2 – Tratamento tardio (sintomático)

- Com sinais clínicos e/ou radiológicos e/ou gasimétricos.
- Realizar ecocardiograma para confirmar a PCA e afastar outras cardiopatias.
- Se PCA com repercussão → tratamento sintomático.

Tratamento medicamentoso – inibidores de prostaglandinas

Vários autores compararam o ibuprofeno e indometacina por via endovenosa, quanto à eficácia e segurança no fechamento da PCA em RNPT, analisando RN com idade gestacional variando de 24 a 32 semanas, com PCA com repercussão hemodinâmica importante, confirmado pela ecocardiografia.

A Cochrane Database of Systematic Reviews, em um estudo de metanálise (Ohlsson et al., 2018), não encontrou diferença estatisticamente significante no fechamento do canal arterial comparado a indometacina e o ibuprofeno. Com relação à segurança das duas drogas, existem vários estudos que mostraram que o ibuprofeno minimiza os efeitos colaterais renais transitórios, apesar de poder elevar os níveis de creatinina, parece apresentar menor toxicidade gastrointestinal, com menor risco de desenvolver enterocolite necrosante e hipoperfusão cerebral. A indometacina pode provocar uma vasoconstrição em artérias renais e território esplênico com repercussões na função renal e trato gastrointestinal, podendo ensejar oligúria transitória, distúrbios eletrolíticos, aumento de creatinina sérica e distensão abdominal. As duas drogas alteram a adesividade plaquetária, aumentado o risco de fenômenos hemorrágicos.

Considerando-se os dados de literatura, pode-se utilizar como tratamento medicamentoso qualquer uma das duas drogas, via endovenosa (EV), desde que se observem controles e as contraindicações.

Esquemas terapêuticos

Indometacina EV

Dose:
- Peso nascimento > 1.250 g **ou** idade pós-natal > 7 dias de vida: 1ª e 2ª doses 0,2 mg/kg com intervalo de 24 horas.

Repetir ecocardiograma se persiste fluxo pelo canal e não houver contraindicações, fazer a 3ª dose 0,2 mg/kg com intervalo de 24 horas (Quadro 76.6).

- Peso nascimento < 1.250 g **e** idade pós-natal < 7 dias de vida: 1ª dose 0,2 mg/kg, 2ª com intervalo de 24 horas, se não apresentar oligúria, distensão abdominal ou sangramentos. Repetir ecocardiograma se persiste fluxo pelo canal e não houver contraindicações, fazer a 3ª dose 0,1 mg/kg com intervalo de 24 horas.
- Repetir ecocardiograma 24 horas após o término do tratamento (Quadro 76.6).

Quadro 76.6 Indometacina EV 1ª, 2ª e 3ª doses.			
Indometacina EV		**mg/kg/dose**	
PN e Idade pós-natal	1ª	2ª	3ª
PN < 1.250g e Idade pós natal < 7 dias	0,20	0,10	0,10
PN ≥ 1.250 g ou Idade pós-natal ≥ 7 dias	0,20	0,20	0,20

Fonte: Clyman, 1996.

Via: endovenosa
Tempo de infusão: 2 horas
Jejum: 3 horas antes da medicação
12 horas após a medicação
Falha ou recorrência:
- Ecocardiograma com PCA > 1,5 com repercussão hemodinâmica
  - repetir o ciclo de 3 doses até no máximo com 15 dias de vida;
  - indicação de novo tratamento: discutir com cardiologista;
  - controle de ecocardiograma após a 3ª dose de indometacina.
  Diluição (EV):
  1 mL de Indocid = 1 mg de indometacina

1 mL de indocid
9 mL de água destilada } solução A: 1 mL = 0,1 mg

Solução A – X mL
AD qsp 5 mL } EV em 2 horas

Reações adversas:
- oligúria transitória;
- distúrbios eletrolíticos;
- diminuição da função das plaquetas;
- hipoglicemia;
- distensão abdominal.
Uso profilático da indometacina: não está indicado, pois trataria um grande número de RN que fecharia espontaneamente o canal arterial.
- Diminui a incidência de PCA hemodinamicamente significativo.
- Diminui o risco de HIV grave (Grau III/IV), provavelmente pela ação direta sobre os vasos cerebrais, com vasoconstrição e melhora da autorregulação, diminuindo o risco de hemorragia perintraventricular. Essa ação é independente da ação sobre o fechamento do canal arterial.

Mas o uso profilático mostrou um aumento na necessidade de oxigênio e menor perda de peso dos RN, aumentando o risco de displasia broncopulmonar.

Ibuprofeno Lysine EV

Dose: 1ª dose 10 mg/kg, 2ª e 3ª doses de 5 mg/kg a cada 24 horas (Overmeire et al., 2000; Arno, Rajneesh e Sachn, 2009).
Via: endovenosa
Tempo de infusão: 30 minutos
Jejum: suspender uma mamada após a medicação.
Falha ou recorrência:
- Ecocardiograma com PCA > 1,5 com repercussão hemodinâmica.
  - repetir o ciclo de 3 doses até no máximo com 15 dias de vida;
  - indicação de novo tratamento: discutir com cardiologista;
  - controle de ecocardiograma após a 3ª dose de indometacina.
  Uso profilático de ibuprofeno não está indicado:
- Diminui a incidência de PCA hemodinamicamente significativo.
- Não modificou a prevalência de HIV grave (grau III/IV).
- Aumentou os casos de hipertensão pulmonar e aumento de bilirrubina indireta livre.

Ibuprofeno Lysine enteral

Dose: 1ª dose 10 mg/kg, 2ª e 3ª doses de 5 mg/kg a cada 24 horas (Gokmen et al., 2010).
Via: enteral
Indicação: nos casos de PCA, em RNPT abaixo de 34 semanas de IG e com menos de 15 dias de vida, com sinais clínicos de descompensação cardíaca e que estejam recebendo **no mínimo dieta enteral trófica.**

Se ocorrer falha de tratamento ou recorrência, isto é, se o diâmetro do canal arterial estiver > 1,5 e apresentar repercussões clínicas, deve-se repetir o esquema de tratamento com ibuprofeno lysine enteral. Cerca de 24 horas após o término do esquema, deve-se fazer controle de ecocardiograma.

Na literatura, encontram-se alguns estudos que dão suporte ao tratamento do canal arterial pérvio com o ibuprofeno enteral. Foram publicados dois ensaios clínicos randomizados, comparando o uso de ibuprofeno EV e via oral (VO) para o fechamento de PCA, demonstrando que a via enteral pode ser uma opção, pois encontraram-se taxas de fechamento até maiores do que nos casos de ibuprofeno EV, mesmo nos RNPT com idade gestacional abaixo de 30 semanas (Gokmen et al., 2011; Ohlsson et al., 2010).

Contraindicação para uso de inibidor de prostaglandina

- Oligúria: débito urinário (≤ 0,6 mL/kg/h nas 8 horas precedentes).
- Plaquetopenia < 100.000 plaquetas/mm³.
- Ureia ≥ 60 mg/dL.
- Creatinina sérica ≥ 1,6 mg/dL.

Presença de sangramento ativo (hemorragias pregressas estáveis não contraindicam o tratamento com indometacina).

Nos casos de hemorragia periventricular graus 3 ou 4, o uso de inibidor de prostaglandina deve ser cauteloso, certificando-se da estabilidade do quadro com USG crânio e controle de hematócrito.

- Evidência radiológica ou clínica de enterocolite necrosante.
- Evidência de aumento de hemorragia intraventricular.

Paracetamol enteral

Desde 2014 estão sendo publicados estudos comparando o paracetamol enteral com o ibuprofeno EV ou enteral no tratamento de PCA em RNPT. São poucos ensaios clínicos randomizados, mas os resultados têm mostrado que apresentam taxas de fechamento do CA semelhantes, podendo ser uma opção terapêutica. Os efeitos adversos do paracetamol estão relacionados à função hepática, o que muitas vezes pode permitir o uso de tratamento medicamentoso naqueles que apresentam contraindicação do ibuprofeno.

Dose: 15 mg/kg a cada 6 horas por 3 dias (Oncel et al., 2014)
Via: enteral
Indicação: nos casos de PCA em RNPT com IG abaixo de 28 semanas ou com 29 a 30 semanas, cuja mãe não recebeu corticosteroide antenatal, e com menos de 15 dias de vida, com sinais ecocardiográficos e clínicos de descompensação cardíaca e que estejam recebendo **no mínimo dieta enteral trófica**.

Nos casos de:

- falha do tratamento ou contraindicação do Ibuprofeno;
- avaliação da função hepática com controle prévio de TGO, TGP, BTF e após o término do tratamento. Fazer controle de ecocardiograma 24 horas após a última dose do esquema.

Tratamento cirúrgico

O fechamento cirúrgico do canal arterial não deve ser a 1ª opção, pois está associado a várias complicações em curto e longo prazo (Clyman, 2012). Entre as complicações logo após o procedimento, encontram-se paralisia de corda vocal, hipertensão arterial sistêmica ou pulmonar, pneumotórax, infecção do sítio cirúrgico. Observou-se também que os RN que passaram pela correção cirúrgica antes de 10 dias de vida apresentaram piores resultados neurológicos na avaliação com 18 a 36 meses de idade corrigida para a prematuridade.

A indicação de ligadura cirúrgica atual é em RNPT com idade gestacional menor do que 28 semanas, com sinais ecocardiográficos, com repercussão hemodinâmica e dependência de ventilação mecânica após o 14º dia de vida e que foi contraindicado ou teve insucesso no tratamento farmacológico.

Considerações finais

A persistência do canal arterial é o problema mais frequente entre os RN com idade gestacional abaixo de 34 semanas. A maioria, cerca de 70% dos RN com idade gestacional abaixo de 29 semanas, apresentará fluxo pelo canal arterial da aorta para a artéria pulmonar, no final da 1ª semana de vida. Isso resultará em hiperfluxo e conges-

tão pulmonar, acompanhados de hipofluxo sistêmico, com hipoperfusão dos órgãos cuja irrigação situa-se após o ducto.

A PCA está associada com mortalidade e várias morbidades, entretanto a relação de causa e efeito entre sua presença e os desfechos em curto ou longo prazo ainda não foi comprovada. O impacto das várias abordagens terapêuticas sobre a morbimortalidade não está claro na literatura e, portanto, está justificada a grande variedade de condutas entre os serviços de terapia intensiva neonatal. Novos estudos poderão esclarecer qual RNPT com PCA deve ser abordado, quando e como.

LEITURAS COMPLEMENTARES

Aikio Early paracetamol treatment associated with lowered risk of persistent ductus arteriosus in very preterm infants. J Matern Fetal Neonatal Med. 2014;27(12):1252-6.

Clyman RI. Patent ductus arteriosus, its treatments, and the risks of pulmonary morbidity. Semin. Perinatol. 2018 Jun;42(4):235-42.

Clyman RI. Mechanisms regulating the ductus arteriosus. Biol Neonate. 2006;89:330-5.

Clyman, RI. Recommendations for the postnatal use of indomethacin: An analysis of four separate treatment strategies. J Pediatr. 1996;128:601-7.

El Khuffash A, Weisz DG, McNamara PJ. Reflections of the changes in patente ductus arteruiosus management during the last 10 years. Arch Dis Child Fetal Neonatal. 2016;101(5):F474-8

El Khusffash AF, McNamara PJ, Noori S. Diagnosis, evaluation, and monitoring of patente ductus arteriosus in the very preterm infant. In Seri I, Kluckow M (consultor). Polin RA (ed). Hemodymamics and cardiology: Neonatology questions and controvesies. 3.ed. Philadelphia: PA. Elsevier Inc.; 2019.

Ellison RC, Peckham GJ, Lang P, Talner NS, Lerer TJ, Lin L, Dooley KJ, Nadas AS. Evaluation of the preterm infant for patent ductus arteriosus. Pediatrics.1983;71(3):364-72.

Erdeve O, Yurttutan S, Altug N, Ozdemir R, Gokmen T, Dilmen U, Oguz SS, Uras N. Oral versus intravenous ibuprofen for patent ductus arteriosus closure: a randomised controlled trial in extremely low birthweight infants. Arch Dis Child Fetal Neonatal Ed. 2012;97:F279-F283.

Gokmen T, Erdeve O, Altug N, Oguz SS, Uras N, Dilmen U Efficacy and safety of oral versus intravenous ibuprofen in very low birth weight preterm infants with patent ductus arteriosus. J Pediatr. 2011 Apr;158(4):549-54.

Ohlsson A, Walia R, Shah SS. Ibuprofen for the treatment of patent ductus arteriosus in preterm or low-birth-weight (or both) infants. Cochrane Database of Systematic Reviews; 2018

Ohlsson A, Walia R, Shah SS. Ibuprofen for the treatment of patent ductus arteriosus in preterm and/or low birth weight infants.Cochrane Database of Systematic Reviews. 2010;(4):CD003481. Doi: 10.1002/14651858.CD003481.pub4.

Oncel MY, Yurttutan S, Oguz SS, Erdeve O, Canpolat FE, Uras N, Dilmen U, Altug N. Oral Paracetamol versus Oral Ibuprofen in the Management of Patent Ductus Arteriosus in Preterm Infants: A Randomized Controlled Trial J Pediatr; 2014

Rath C, Kluckow M. Pathophysiology based management of the hemodynamically significant ductus arteriosus in the very preterm neonate. In Seri I, Kluckow M (consultor). Polin RA (ed). Hemodymamics and cardiology: Neonatology questions and controvesies. 3. ed. Philadelphia: Elsevier Inc.; 2019.

Schmidt B, Roberts RS, Fanaroff A, Davis P, Kirpalani HM, Nwaesei C, Vincer M, TIPP Investigators. Indomethacin prophylaxis, patent ductus arteriosus, and the risk of bronchopulmonary dysplasia: further analyses from the Trial of Indomethacin Prophylaxis in Preterms (TIPP). J Pediatr. 2006 Jun;148(6):730-4.

Smith A. Seminars in Fetal and Neonatal Medicine; 2018. Doi: 10.1016/j.siny.2018.03.008.

van Overmeire B, Smets K, Lecoutere D, van de Broek H, Weyler J, Degroote K, Langhendries JP. A comparison of ibuprofen and indomethacin for closure of patent ductus arteriosus. N Engl J Med. 2000 Sep 7;343(10):674-81.

Wickremasinghe AC, Rogers EE, Piecuch RE, Johnson BC, Golden S, Moon-Grady AJ, Clyman RI. Neurodevelopmental Outcomes Following Two Different Treatment Approaches (Early Ligation and Selective Ligation) for Patent Ductus Arteriosus. J Pediatr. 2012 Dec;161(6):1065-72.

Yeh TF. Patent ductus arteriosus in preterm infants. HK J Paediatr (New Series). 1997;2:9-17.

Yeh TF, Raval D, Luken J, Thalji A, Lilien L, Pildes RS. Clinical evaluation of premature infants with patent ductus arteriosus: A scoring system with echocardiogram, acid-base, and blood gas correlations. Crit Care Med. 1981 Sep;9(9):655-7.

Arritmias Cardíacas do Período Neonatal –
Patogênese, Diagnóstico e Tratamento

Ana Paula Damiano

Arritmia compreende qualquer distúrbio do ritmo cardíaco ocasionado por alteração na formação e/ou condução do estímulo cardíaco. A incidência estimada no recém-nascido (RN) é de 0,4 a 1,2%. O sistema de condução cardíaco é imaturo, o estímulo elétrico origina-se no nó sinoatrial e é conduzido através do nó atrioventricular (AV), feixe de His e feixes fasciculares, ramificando-se pelos ventrículos. A frequência cardíaca (FC) é modulada por diversos fatores como temperatura corporal, sistema nervoso autonômico, pressão arterial e catecolaminas circulantes e é fator determinante na manutenção do débito cardíaco (DC) adequado. Dois mecanismos principais estão envolvidos na fisiopatologia das arritmias, a formação e a condução anormal do impulso, tendo implicação direta na resposta terapêutica. Distúrbios do ritmo são classificados em bradicardia, taquicardia ou ritmos irregulares e podem ser originados no tecido dos átrios, nó atrioventricular e ventrículos.

São fatores de risco para arritmias no período neonatal a hipoxemia, distúrbios endocrinometabólicos, afecções do sistema nacional central (SNC), processos infecciosos, doenças do colágeno, intoxicações exógenas e cardiopatia congênita corrigida ou não, como anomalia de Ebstein, L-TGA e comunicação interatrial (CIA). Álcool, anticolinérgicos (antidepressivos tricíclicos, anti-histamínicos, atropina e fenotiazinas) e os simpatomiméticos (cafeína, anfetamina, cocaína e teofilina) resultam no aumento da FC e os barbitúricos, β-bloqueadores, colinérgicos, digitálicos, hipnóticos-sedativos e narcóticos culminam na sua redução.

Os sintomas dependem da idade do paciente, FC, duração dos episódios e presença de doença cardíaca associada. O DC comprometido manifesta-se por irritabilidade, choro monótono, dificuldade de alimentação até sinais francos de choque cardiogênico. O eletrocardiograma (ECG) deverá ser sempre realizado, podendo-se aumentar a velocidade de registro para 50 mm/s ou mais e utilizarem-se maiores voltagens (2N) para melhor avaliação da morfologia do traçado. Deve-se localizar a onda P (derivações DII e V1), seu eixo e morfologia, determinar a frequência atrial e ventricular e estabelecer a relação da onda P com o complexo QRS, avaliar a morfologia e eixo do QRS, identificar o intervalo QT e QT corrigido e o padrão de repolarização ventricular.

A arritmia sinusal é a mais comuns após o parto, geralmente não é patológica e podem ser identificados fatores relacionados. Ocorre uma variação fásica na formação do estímulo pelo nó sinusal que geralmente está relacionada à respiração. O ECG mostra onda P com polaridade positiva em DI e negativa em AvR (ritmo sinusal), duração do QRS normal (< 0,09 ms), PR é constante, intervalo R-R variável com a respiração (a maior FC é até 100% superior à menor para faixa etária, geralmente estando abaixo de 220 bpm). O tratamento baseia-se no controle do fator causador do distúrbio e não costuma ser necessária medida específica para controle da FC.

Ritmos irregulares

Os ritmos irregulares incluem as extrassístoles que podem ter origem no tecido atrial mais frequente (até 30% dos RN normais) ou ventricular. Na extrassístole supraventricular, observa-se onda P distinta do padrão sinusal e a condução para o ventrículo se dá por QRS normal ou aberrante. Alguns estímulos atriais podem não ser capturados pelo ventrículo, caracterizando extrassístoles não conduzidas para o ventrículo e refletindo-se em uma FC reduzida para a idade. Pode ser causada por hiperatividade adrenérgica, hipertireoidismo, lesões do SNC, medicamentos, distúrbios metabólicos e estimulação da parede atrial diretamente por cateter central. Costuma desaparecer espontaneamente, não sendo necessária terapêutica específica ou, se houver sinal de repercussão hemodinâmica, deve-se controlar possíveis fatores desencadeantes. Na forma ventricular, apresenta QRS prematuro e aberrante, não precedido por despolarização atrial e deve ser investigado para descartar distúrbio metabólico, síndrome do QT longo, miocardite, tumores e outras alterações cardíacas estruturais. A forma monomórfica e isolada costuma ter resolução espontânea até o 2º mês de vida, entretanto, nos casos que houver persistência além dessa fase ou a morfologia for polimórfica, o RN deverá ser acompanhado.

Taquiarritmias

As taquiarritmias são classificadas conforme a sua origem anatômica em supraventriculares (TSV) e ventriculares (TV). As TSV, forma mais frequente, têm duração do QRS até 0,09 segundos (estreito) e são consideradas TV para terapia inicial aquelas com duração do QRS superior (largo). Geralmente ocorrem em corações estruturalmente normais. A história é inespecífica e costuma ter início e término abruptos, não variando com a movimentação do RN. A onda P está ausente ou tem morfologia anormal e a FC costuma ser superior a 220 bpm no lactente. Nas taquiarritmias sustentadas, pode ocorrer evolução para disfunção cardíaca denominada "taquicardiomiopatia".

A terapêutica se baseia na reversão do episódio agudo com controle da FC e, posteriormente, na profilaxia das recorrências. A escolha do tratamento depende do mecanismo e do tipo de arritmia, bem como dos sinais de comprometimento hemodinâmico.

Deve-se garantir a via aérea e ventilação adequadas, se necessário com oxigenoterapia suplementar, acesso venoso, suporte circulatório e monitorização eletrocardiográfica contínua. Realizar ECG para avaliação da duração e da morfologia do QRS e avaliar clinicamente sinais de instabilidade hemodinâmica. Taquicardias com QRS estreito (≤ 0,09 segundos) deverão ser conduzidas como origem atrial e as com QRS largo (acima de 0,09 segundos) como originadas no ventrículo.

Na TSV, pode-se tentar a manobra vagal, que deprime a condução pelo nó AV, até que se prepare a cardioversão elétrica (CVE) ou farmacológica, que não devem ser retardadas nos pacientes instáveis. Nos RN e lactente, aplica-se gelo na face por 10 a 15 segundos, tomando-se o cuidado de não obstruir as vias aéreas, podendo ser repetida mais uma vez ou utilizar outros métodos (manobra de Valsalva provada pela indução do reflexo do vômito por meio da aspiração gástrica com sonda ou colocação de espátula na base da língua). A massagem do seio carotídeo e a compressão ocular podem causar complicações e não devem ser utilizadas.

A cardioversão química e/ou elétrica são os procedimentos de escolha para os pacientes com sinais de hipoperfusão sistêmica e devem ser realizados o mais rapidamente possível. Na presença de acesso venoso seguro, a cardioversão química é realizada com adenosina, droga eficaz e altamente segura, podendo ser utilizada com outros antiarrítmicos e em pacientes com disfunção miocárdica. Deve ser administrada em acesso venoso próximo do coração, pela técnica de injeção seguida de soro fisiológico em bolus, na dose de 0,15 mg/kg, com possibilidade de repetir a dose. A adenosina bloqueia completamente a condução pelo nó AV por cerca de 10 segundos, indicando que sua administração foi adequada. Nas arritmias confinadas ao átrio, com a redução transitória da resposta ventricular, são possíveis, em alguns casos, a identificação da onda P e a definição sobre o ritmo de base.

As taquicardias cujo mecanismo envolve o nó AV (p. ex., taquicardia por feixe anômalo) costumam responder à manobra vagal e a agentes que agem no nó AV (p. ex., adenosina, propranolol e digoxina). Nas taquicardias cujo mecanismo está restrito ao átrio (p. ex., taquicardia atrial ectópica, *flutter* atrial e fibrilação atrial), a manobra vagal ou adenosina são pouco efetivas. O verapamil não deve ser utilizado no período neonatal pelo risco de depressão miocárdica, hipotensão e parada cardíaca. Nas demais, é possível a utilização de drogas que atuam no tecido atrial ou anômalo como amiodarona, procainamida, propafenona e flecainide. Na TSV existe alto risco de recorrência e é recomendada a manutenção de antiarrítmico profilático para a maioria dos neonatos.

A taquicardia com QRS largo deve ser tratada como de origem ventricular (TV) e é definida por três ou mais batimentos consecutivos que se originam nos ventrículos com uma frequência mínima 20% acima do ritmo sinusal basal e será sustentada quando durar mais de 30 segundos. Quando houver sinais de baixo débito, é considerada maligna e deve ser prontamente tratada. A TV costuma estar associada a condições predisponentes como síndrome do QT longo, intoxicação ou uso de drogas (p. ex., cocaína, anfetamina, antidepressivo tricíclico, halotano, descongestionantes orais, antraciclinas, organofosforados, macrolídeos, antiarrítmicos como propranolol, amiodarona e procainamida) e a cardiopatias congênitas ou adquiridas (p. ex., miocardite, contusão miocárdica por traumatismo ou manipulação de catéteres intracardíacos, cardiomiopatia hipertrófica ou dilatada e displasia arritmogênica do ventrículo direito).

No lactente, o QRS alargado, geralmente entre 60 e 110 ms, pode não ser facilmente percebido em virtude de FC basal mais elevada, porém a morfologia do QRS na TV é diferente daquela observada durante o ritmo sinusal. Não se identifica a onda P ou ela está dissociada do QRS. Geralmente o intervalo RR é regular, mas pode ter amplitude variável com aspecto polimórfico sugerindo TV do tipo *torsades de pointes*. Nesses pacientes, é comum a síndrome do QT longo. O QT corrigido (QTc) pode ser calculado pela fórmula de Bazett: $QTc = QT/(R-R)^2$ (atenção: utilizar valores em segundos).

Pode ser difícil a diferenciação com TSV associada à condução aberrante e também é necessário o diagnóstico diferencial com o ritmo idioventricular acelerado, em que o QRS encontra-se alargado e monomórfico, porém a FC não costuma ser maior do que 10% do ritmo sinusal, e observa-se uma transição gradativa entre o ritmo sinusal e o ritmo idioventricular. Trata-se de uma arritmia que costuma ser assintomática e não necessita de terapia específica, desaparecendo em alguns meses.

CAPÍTULO 77 – ARRITMIAS CARDÍACAS DO PERÍODO NEONATAL – PATOGÊNESE, DIAGNÓSTICO E TRATAMENTO

Na TV sintomática, causas controláveis e distúrbios metabólicos devem ser corrigidos. A CVE sincronizada é o tratamento de escolha no paciente instável com pulso presente. A cardioversão química com amiodarona ou procainamida pode ser tentada nos RN que já têm acesso venoso. A CVE sincronizada deve ser realizada após sedação e analgesia e quando necessária, ventilação assistida, além de monitorização da PA e possibilidade de marca-passo externo. A carga inicial é de 1 a 2 J/kg e pode ser repetida por mais uma ou duas vezes com energia dobrada. Se o paciente estiver razoavelmente estável, podemos administrar amiodarona (5 mg/kg em 20 a 60 minutos), procainamida (15 mg/kg em 15 minutos) ou esmolol (dose inicial de 50 mcg/kg/min). Nos casos de *torsades de pointes* recorrente, devemos realizar também magnésio (25 a 50 mg/kg em 10 a 20 minutos).

Após a reversão da arritmia, devemos introduzir drogas de manutenção para evitar novos episódios. As drogas de manutenção mais comumente utilizadas, a depender do mecanismo da arritmia, bloqueadores beta-adrenérgicos, soltalol e amiodarona. O paciente deverá ser sempre encaminhado para acompanhamento especializado e realizar avaliação anatômica e funcional cardíaca detalhada.

Bradiarritmias

Bradiarritmia é definida por FC abaixo de 80 bpm no neonato acordado e abaixo de 60 bpm dormindo. Pode haver sinais de comprometimento da perfusão sistêmica, hipotensão ou falência cardíaca secundária. A principal causa de bradicardia no RN é o tônus vagal aumentado seguida pela hipoxemia secundária à apneia. Outras causas para a bradicardia sinusal são a hipotermia, hipotireoidismo, síndrome do QT longo, acidose, hipoglicemia, uso de droga cronotrópica negativa, alterações do SNC com hipertensão intracraniana, distensão abdominal importante etc.

Todo RN com FC abaixo de 60 bpm, após as manobras iniciais de reanimação, deverá ser prontamente avaliado e monitorizado continuamente em UTI neonatal. O ECG permite a diferenciação em ritmo sinusal (onda P positiva em DI, DII e aVF) ou não sinusal e determina o intervalo PR e padrão de condução atrioventricular, classificando o bloqueio atrioventricular (BAV) em 1º, 2º (tipos I e II) e 3º graus. O valor normal do intervalo PR no neonato é de 160 mseg no 1º dia de vida e, a partir do 2º dia de vida, de 140 mseg.

No caso de BAV, o distúrbio pode se originar em qualquer nível do feixe de condução (nó sinusal, nó AV, feixe de His e feixes fasciculares). No BAV de 1º grau, o intervalo PR está aumentado, porém o estímulo é sempre conduzido ao ventrículo (relação 1:1 entre P e QRS). Geralmente é assintomático e não requer tratamento. No BAV de 2º grau, ocorre perda da condução AV de forma intermitente e pode ser classificado em Mobitz I ou II. No Mobitz I (bloqueio AV do tipo Wenckebach), ocorre alargamento gradual do intervalo PR até que o estímulo atrial seja totalmente bloqueado. Trata-se de um ritmo benigno que costuma ser secundário ao tônus vagal aumentado e também não requer tratamento. No BAV de 2º grau Mobitz II, ocorre falha súbita na condução para o ventrículo, sem que haja aumento

dos intervalos PR precedentes e pode evoluir para BAV total (BAVT), devendo ser acompanhado com cautela. No BAV de 3º grau, o estímulo é totalmente bloqueado, havendo dissociação entre a onda P e o complexo QRS. A frequência atrial é normal e responde aos estímulos cronotrópicos habituais.

O BAV pode estar associado à cardiopatia congênita em até 50% dos casos, mais comumente a L-TGA, síndrome heterotáxica e defeito do septo atrioventricular. Nos casos de BAV sem cardiopatia estrutural associada, deve-se investigar colagenose materna, como lúpus eritematoso sistêmico e síndrome de Sjögren, que podem culminar na doença cardíaca do RN. A presença dos anticorpos anti-La e anti-Ro no sangue materno representa risco de BAV fetal em 5% das gestações.

A abordagem terapêutica específica imediata depende da gravidade dos sinais e dos sintomas e da presença de cardiopatia congênita (CC) associada. O RN deverá ser monitorizado continuamente para determinação do padrão de resposta ventricular e realizar exames complementares (radiografia de tórax, ECG e ecocardiograma) para avaliação diagnóstica e funcional. O ECG de 24 horas (Holter) documenta a FC máxima e a mínima e a presença de outras arritmias associadas. O QRS pode ser estreito se o ritmo de escape se origina próximo ao nó AV ou largo se a origem for abaixo do feixe de His.

Na bradicardia sinusal, a terapêutica é direcionada para o controle dos possíveis fatores relacionados, podendo ser necessário, nos pacientes com sinais de perfusão sistêmica comprometida, o uso de drogas vasoativa beta e alfa-andrenérgicas até a resolução do fator desencadeante. Pausas sinusais superiores a 3 segundos devem ser cuidadosamente avaliadas.

Pacientes com BAV congênito e coração estruturalmente normal podem ser completamente assintomáticos, especialmente se a FC de escape for maior e houver boa resposta cronotrópica à estimulação. O BAV pode ser congênito, relacionado a modificações do tônus vagal ou adquirido, secundário à isquemia, infarto ou fibrose, uso de medicamentos ou drogas, toxinas, pós-operatório de cirurgia cardíaca, ou à doenças inflamatórias do miocárdio como miocardite, cardiomiopatia dilatada ou hipertrófica. A presença de outras anormalidades do ritmo, particularmente as arritmias ventriculares, é considerada fator de risco.

Embora a maioria dos BAVT congênitos seja bem tolerada e não necessite de intervenção neonatal, os seguintes fatores estão relacionados à indicação de implante de marca-passo precoce: sinais de ICC intrauterina ou logo após o parto; cardiomegalia ou disfunção miocárdica; FC basal inferior a 55 bpm; QRS de duração anormal; FC com resposta insatisfatória à estimulação adrenérgica e presença de malformações cardíacas associadas.

No pós-operatório de cirurgias com risco de BAV, como nos casos que necessitam de circulação extracorpórea ou com manipulação da região dos feixes de condução, eletrodos de superfície são implantados no epicárdio dos átrios e ventrículos e podem ser conectados a um gerador para estimulação cardíaca artificial e controle dos distúrbios do ritmo cardíaco. A estimulação atrial pode ser usada se a condução AV estiver preservada, porém é mais seguro

575

garantir a estimulação ventricular até que o controle definitivo da FC seja instituído. Em algumas situações, pode ser indicada a estimulação cardíaca artificial permanente. Nos casos de BAV como complicação do pós-operatório de cirurgia cardíaca, pode se aguardar um período de 2 semanas para implante do marcapasso definitivo. Lembramos que o uso de cardioversão e desfibrilação pode danificar o marca-passo, resultando na perda de comando. Nesses casos, deve-se proteger o gerador de pulsos mediante o posicionamento invertido das placas de descarga elétrica, ou com a colocação de um ímã sobre o gerador de pulsos. Ressonância magnética também é contraindicada para os pacientes portadores de marca-passo definitivo.

No bradicardia aguda, com sinais de hipoperfusão sistêmica, o tratamento deve ser imediato por meio da adequada ventilação, oxigenação e massagem cardíaca. Epinefrina é a droga de escolha durante a reanimação na maioria das situações e pode ser feita por via intravenosa, intraóssea ou intratraqueal. A atropina é a 1ª opção nos casos de bloqueio cardíaco por estimulo vagal, também podendo ser usado o isoproterenol. Quando não houver resposta ao tratamento medicamentoso, em casos selecionados de BAV total ou função anormal do nó sinusal, poderá ser necessário o marca-passo transitório de emergência. Nesses casos, a estimulação cardíaca artificial neonatal se dá por eletrodos externos, aderidos à pele do paciente. Após a ressuscitação inicial, se o paciente mantiver FC abaixo do valor normal para idade e acima de 60 bpm, mas ainda com hipoperfusão tecidual ou bradicardia recorrente, considerar a injeção contínua de epinefrina, dopamina ou isoproterenol.

LEITURAS COMPLEMENTARES

Allan RC et al. Pediatric Advanced Life Support: 2015 American Heart Association Guidelines Update for Cardiopulmonary Resuscitation and Emergency Cardiovascular Care. Circulation. 2015;132(2):526-42.

Brugada J et al. Pharmacological and non-pharmacological therapy for arrhythmias in the pediatric population: EHRA and AEPC-Arrhythmia Working Group joint consensus statement. Europace. 2013;15:1337-82.

Christopher W. Cardiac arrhythmias in the fetus and newborn. Seminars in Fetal & Neonatal Medicine. 2006;11:182-90.

Damiano AP et al. Arritmias cardíacas em terapia intensiva pediátrica. In: Lopes CE, Brandão MB, Vilela R. Terapia intensiva em pediatria. São Paulo: Sarvier; 2010. p.193-223.

Goldenberg I, Zareba W, Moss AJ. Long QT syndrome. Curr Probl Cardiol. 2008;33(11):629-94.

Magalhães LP et al. Diretriz de Arritmias Cardíacas em Crianças e Cardiopatias Congênitas – SOBRAC e DCC-CP. Arq Bras Cardiol. 2016;107(1Supl.3):1-58.

Alterações Hemodinâmicas e Injúria Cerebral

Mauricio Magalhães

A neonatologia é sem dúvida uma das especialidades médicas com os maiores avanços das últimas décadas. O advento do surfactante, do óxido nítrico e da ventilação protetora foi capaz de promover importante redução da morbimortalidade neonatal, entretanto essa redução, muitas vezes, não foi acompanhada de uma redução de eventos e sequelas neurológicas. Perante esse fato, um dos maiores desafios atuais da neonatologia reside em associar a redução da mortalidade a uma qualidade de vida livre de sequelas neurológicas.

O recém-nascido pode ser acometido de uma série de problemas no sistema nervoso central (SNC), por exemplo:

1. Malformações cerebrais e cerebrovasculares.
2. Infecções congênitas virais, bacterianas ou ainda por protozoário, como a toxoplasmose congênita.
3. Encefalopatia hipoxicoisquêmica (EHI) de alta incidência, em 1 a 6 a cada mil nascidos vivos.
4. Hemorragia peri e intraventricular que acomete prematuro, cuja incidência é inversamente proporcional a idade gestacional.
5. Leucomalácia periventricular – geralmente após insulto hipoxicoisquêmico ou pós-hemorrágico.

Para isso, é fundamental entender os possíveis mecanismos de lesão cerebral a fim de evitar que tal dano aconteça ou simplesmente fazer o diagnóstico precoce e poder relacioná-lo com futuras sequelas neurológicas. Portanto, o uso de tecnologia e de métodos para melhor acessar a injúria cerebral de forma precoce está em grande desenvolvimento para o período neonatal. Dessa maneira, o objetivo é conseguir um manejo mais fino em relação ao sistema nervoso central (SNC), tanto com uma monitorização eficiente como para cuidados e tratamentos neuroprotetores.

Com relação à monitorização cerebral como arsenal mais utilizado hoje em dia, há os recursos que abordamos a seguir.

Ultrassonografia transfontanelar

Exame simples de ultrassonografia realizado através da fontanela anterior e posterior do bebê. Podemos visualizar algumas estruturas cerebrais e diagnosticar problemas como hemorragia intra e periventricular, hidrocefalia, cistos aracnoides, alterações no corpo caloso e alterações de fluxo de alguns vasos sanguíneos cerebrais com o uso do Doppler. No caso de forte suspeita clínica de alguma alteração não captada pelo método, ou se o método captou de forma insatisfatória alguma alteração, outros exames de imagem podem ser necessários, visto que o exame apresenta limitações em relação à tomografia computadorizada e, principalmente, à ressonância nuclear magnética (RNM) para avaliação do encéfalo.

Tomografia axial computadorizada

A TAC é uma técnica que analisa as radiografias por meio de um computador que gera uma imagem bidimensional de alta resolução assemelhada a um corte anatómico do cérebro ou de qualquer outro órgão estudado. Com a TAC, é possível detectar muitos tipos de anomalias cerebrais e espinais com tal precisão que esta técnica revolucionou a prática da neurologia e contribuiu para melhorar a qualidade da assistência neurológica.

Ressonância magnética (RM) cerebral ou da medula espinhal

Efetua-se colocando-se a cabeça ou o corpo do doente em um espaço muito reduzido em que se submetem essas estruturas a um campo magnético intenso. A técnica proporciona imagens das estruturas anatómicas de excelente resolução. As imagens da RM podem tornar-se, inclusive,

SEÇÃO V – SISTEMA CARDIOVASCULAR

mais nítidas administrando-se ao doente uma injeção endovenosa de um meio de contraste. Os novos modelos de RM podem fazer medições do funcionamento cerebral ao incorporarem um processamento especial por computador das imagens obtidas com a RM.

EEG e o eletroencefalograma de amplitude integrada (aEEG)

Novo método em nosso meio de monitorização cerebral contínua à beira do leito, não invasivo e de fácil interpretação. Seu uso é amplamente difundido em UTI neonatal em todo o mundo.

Estudos clínicos demonstram grande aplicabilidade clínica dentro da UTI, na avaliação prognóstica e neurológica de recém-nascidos com:

- **Asfixia perinatal:** certamente é a patologia em que o uso de aEEG é o mais consagrado. Devemos lembrar que o aEEG em RN com EHI traz informações precoces em relação à atividade elétrica e possível injúria cerebral, devendo ser instalado ainda nas primeiras horas de vida. Estudos da era pré-hipotermia avaliaram especificidade e sensibilidade de aproximadamente 90% para prognóstico neurológico em RN com EHI por meio da avaliação do traçado do aEEG no período entre 3 e 6 horas de vida. Após o advento da hipotermia terapêutica, o aEEG ainda se mostra como potente preditor prognóstico e estudos demonstram que RN que não recuperam traçado contínuo até 36 a 48 horas de vida têm prognóstico neurológico pior.

Alguns grandes centros e estudos utilizaram o traçado do aEEG como critério adicional de indicação de hipotermia terapêutica. Entretanto, mesmo que não seja considerado critério obrigatório para indicação de hipotermia, a avaliação eletroencefalográfica traz importantes informações acerca do estado neurológico do recém-nascido asfixiado.

A avaliação da função cerebral de prematuros e identificação de crises convulsivas são apenas algumas das utilidades desta ferramenta propedêutica.

Near-infrared espectroscopia (NIRS)

É uma nova e importante tecnologia que chegou ao Brasil e mostra uma grande promessa para uma série de pesquisas e aplicações clínicas porque é não invasiva, é portátil e usa a luz não ionizante seguro, permite usos impraticáveis ou simplesmente impossíveis com modalidades como RM e tomografia por emissão de pósitron. Em decorrência de se configurar em uma tecnologia relativamente barata, uma base muito mais ampla de pacientes pode tirar proveito de sua funcionalidade, como tratar o choque do recém-nascido com base não somente em pressão arterial, frequência cardíaca e perfusão periférica, mas também na perfusão tecidual esplâncnico e principalmente cerebral.

Terapia neuroprotetora

Hipotermia

Como terapia neuroprotetora, até recentemente o tratamento clínico HIE consistiu basicamente de suporte de terapia intensiva neonatal, da correção dos distúrbios metabólicos e hemodinâmicos e do uso de anticonvulsivantes. No entanto, estudos publicados nos últimos anos têm demonstrado, individual ou coletivamente, a eficácia do uso de hipotermia para o tratamento HIE, promovendo, assim, o aumento da sobrevida sem sequelas neurológicas, com menor morbidade e mortalidade. Desde o tempo de Hipócrates, a hipotermia terapêutica tem sido aplicada a várias condições clínicas. Em um livro de autoria de Sir John Floyer, médico e escritor do século XVII, descreve-se um procedimento no qual um bebê natimorto foi imerso em água fria para induzir a respiração espontânea. A história da ciência moderna inclui tentativas periódicas para padronizar o uso de hipotermia terapêutica para uma variedade de lesões cerebrais; este movimento foi acelerado pelos avanços na ressuscitação cardiopulmonar, e ensaios clínicos randomizados sobre a eficácia da hipotermia terapêutica em pacientes adultos após parada cardíaca têm mostrado melhora da sobrevida e os resultados neurológicos.

A hipotermia reduz lesão cerebral por meio de seu impacto sobre vários processos biológicos. Isso reduz o edema vasogênico, hemorragia e infiltração de neutrófilos. Ela limita a liberação dos neurotransmissores excitatórios e o acúmulo de cálcio intracelular. A produção de radicais livres é limitada por hipotermia e, assim, as células e organelas são protegidas da degradação oxidativa durante a reperfusão. Além disso, reduz a ativação de citocinas e as cascatas de coagulação, aumentando a concentração de interleucina-10, uma citocina anti-inflamatória, e a redução de necrose neuronal. Além disso, a hipotermia ajuda a manter o metabolismo cerebral durante e após injúrias cerebrais, por diminuir a taxa de metabolismo da glicose e oxigênio. Mediante redução da atividade da caspase-3 e do aumento da expressão da proteína antiapoptótica Bcl-2, entre os recém-nascidos, esta terapia consiste em reduzir a temperatura do corpo de 3 a 4 graus Celsius (hipotermia moderada), com início no prazo de 6 horas após o nascimento e continuando por 72 horas. A eficácia e a segurança do tratamento foram confirmadas em outros estudos e metanálises, o que resultou na introdução de protocolos terapêuticos na prática clínica diária em muitas unidades neonatais no mundo. Nosso serviço de neonatologia utiliza a hipotermia neuroprotetora como uma prática clínica de rotina desde 2009 e foi uma das pioneiras na introdução de um protocolo de hipotermia em unidades neonatais do Brasil, com a participação efetiva de todos os profissionais envolvidos no cuidado do recém-nascido de alto risco, desde o nascimento na sala de parto até o acompanhamento na unidade terapia intensiva neonatal.

Insultos cerebrovasculares

Nos prematuros, os insultos cerebrovasculares são a principal causa de danos para o cérebro no RNPT e contribuem para a alta prevalência de déficits motores, cognitivos e comportamentais nos sobreviventes. A incidência e a gravidade de lesões isquêmicas e hemorrágicas aumentam quanto menor for a idade gestacional, o que sugere que existe um papel fundamental que correlaciona imaturidade circulatória e danos cerebrais. Apesar do enorme impacto da lesão cerebral na população de sobreviventes da prematuridade, a compreensão dos complexos mecanismos que relacionam imaturidade circulatória e lesão cerebral em prematuros permanece incompleta. Os mecanismos envolvidos são diferentes em cérebros imaturos, portanto *guidelines* existentes não podem ser aplicados a esta população. Se o principal objetivo é a neuroproteção, algumas lacunas de conhecimento ainda precisam ser mais bem abordadas. O objetivo aqui é revisar conhecimentos atuais sobre perfusão cerebral e seu controle, sobretudo em RNPT doentes, cuja regulação hemodinâmica é insatisfatória, o que afeta diretamente o suprimento de oxigênio e glicose para o cérebro. Normalmente, o sistema cardiovascular fornece à vasculatura cerebral um complexo sistema de autorregulação intrínseca para preservar a integridade das células cerebrais. Este sistema de autorregulação serve de mecanismo compensatório para manter adequado fornecimento de oxigênio durante as flutuações de pressão sistêmica e distribui o fluxo sanguíneo de acordo com a demanda. Sem um adequado sistema de autorregulação compensatório pode haver falhar e causar danos ao cérebro.

A resposta vascular cerebral começa a se desenvolver no feto durante a segunda metade da gestação e o aparecimento desta vasorreatividade intrínseca coincide com a aceleração do crescimento cerebral do 3º trimestre. Em RNPT, esta responsividade cerebrovascular pode estar pouco desenvolvida para lidar com instabilidades hemodinâmicas. Na transição para a vida extrauterina, ocorrem mudanças notáveis na circulação de oxigenação, na demanda de oxigênio e na demanda metabólica, o que torna este período de transição de alto risco para o dano cerebral.

Os cuidados intensivos neonatais avançaram drasticamente, entretanto esta população de prematuros ainda sofre com os poucos conhecimentos existentes a respeito da hemodinâmica cerebral e carece de uma otimização na monitorização ao pé do leito para o controle de fluxo sanguíneo cerebral.

O fluxo sanguíneo cerebral responsável pelo fornecimento de uma adequada perfusão cerebral, estabelecendo um gradiente de pressão entre a pressão sistêmica e a pressão venosa central. No sistema circulatório do prematuro, situações de queda da pressão arterial ou de aumento da pressão venosa central não são incomuns e podem fornecer uma perfusão cerebral inadequada. Estudos recentes enfatizam critérios de prevenção de dano cerebral em prematuros, mas medidas de pressão cerebral ainda não estão acessíveis. O controle normal do débito cardíaco é dependente da frequência cardíaca e da contratilidade miocárdica. O controle da resistência vascular periférica é fundamental para manter a pressão arterial, que é mediada pelo sistema nervoso simpático.

O desenvolvimento do sistema nervoso autônomo não é sincronizado. O miocárdio imaturo apresenta limitações de contratilidade, o que acarreta déficits de volume nos prematuros, consequentemente, durante esses períodos de baixo debito cardíaco, os RNPT ficam altamente dependentes da frequência cardíaca associada à imaturidade do SN simpático em otimizar a frequência cardíaca. Com o SN simpático e a contratilidade do miocárdio operando abaixo da capaci-

dade, os RNPT respondem pobremente à transição da circulação intrauterina (baixa resistência para alta resistência).

Barorreceptores e quimiocepetores são importantes para a regulação da oxigenação e da perfusão cerebral, mas não estão muito bem desenvolvidos nos prematuros o que causa um declínio na sensibilidade destes. A transição anatômica da circulação fetal para a pós-natal é mais prolongada em prematuros, o que aumenta a prevalência do ducto patente. Por essas razoes, não é surpreendente que uma significativa proporção de RNPT tenham baixo débito cardíaco durante horas, na vida pós-natal.

O desenvolvimento anatômico da vascularização cerebral não está completa nos prematuros o que gera zonas vulneráveis de parênquima. A contínua vascularização que ocorre com o avançar da gestação impede tal vulnerabilidade para lesões hipóxico-isquêmicas. Essa imaturidade vascular está relacionada com hemorragia intraventricular. Esta frágil vasculatura é acometida principalmente da substância branca, durante períodos de hipoperfusão, e sofre fácil ruptura com as oscilações da pressão de perfusão.

Estudos recentes sugerem um maior risco para baixo fluxo cerebral em RNPT, durante as primeiras 12 a 24 horas de vida, o que aumenta as chances de hemorragia da matriz germinativa e, mais tardiamente, acometendo o desenvolvimento neuropsicomotor. A habilidade dos vasos responderem a diversos estímulos, dependem diretamente da resistência vascular e da responsividade do músculo liso. Durante a maturação cerebral, somente as camadas mais periféricas do parênquima estão mais bem vascularizadas. O que expõe algumas áreas a uma maior fragilidade capilar durante os períodos de hipoperfusão.

O termo "autorregulação cerebral" é utilizado amplamente para incluir uma série de estímulos fisiológicos que envolvem a resistência vascular cerebral. Os mecanismos envolvidos: miogênicos, neurogênicos e metabólicos. A via final comum para todas as formas de vasorreatividade cerebral, no entanto é uma mudança no tônus da musculatura lisa e no calibre dos vasos cerebrais, que é mantido por canal iônico – K. Esses canais dependentes de potássio servem de mediadores de várias substâncias vasoativas. As substâncias vasoativas são as seguintes:

- vasodilatadoras: óxido nítrico (NO), prostanoides (prostaciclina), adenosina, CO produzidos por meio de reflexos como hipotensão, hipoxemia e hipercarbia;
- vasoconstritoras: endotelina, tromboxano e outras.

Vasodilatadores

Os vasodilatadores são produzidos e liberados em resposta a estímulos como hipotensão, hipoxemia e hipercarbia. O NO é formado a partir da enzima NO-sintetase (NOS) do endotélio (eNOs) e neurônio (nNOs). O NO gerado a partir da eNOs tem um papel importante na autorregulação do vaso disparada por mecanismos de baixo fluxo. O nNOs é a maior fonte de NO durante hipotensão e hipoxemia.

Nos RN, a prostaciclina é o principal vasodilatador endotelial. Com a maturação, NO começa a aumentar e torna-se dominante no adulto. A adenosina é um vasodilatador e permite um aumento na perfusão de regiões de maior utilização de ATP (p. ex., metabolismo anaeróbico e atividade neuronal).

Vasoconstritoras

A endotelina é um potente vasoconstritor, que não contribui diretamente para a vasorregulação basal, mas participa em processos patológicos (p. ex., eventos hipoxicoisquêmicos e hiperoxia).

Mecanismos específicos de autorregulação cerebral

Embora uma variedade de estímulos fisiológicos e patológicos seja capaz de provocar resposta cerebrovascular, esta discussão é limitada a cinco estímulos específicos:

- mudanças na pressão de perfusão cerebral;
- mudanças na oxigenação;
- CO_2;
- glicose;
- ativação neuronal.

Autorregulação da pressão sanguínea cerebral

O fluxo sanguíneo cerebral é mantido constante por mecanismos cerebrovasculares intrínsecos. Os limites para esse platô ainda são imprecisos e podem se alterar com mudanças no calibre dos vasos.

Características da autorregulação do fluxo cerebral são influenciadas por múltiplos fatores: maturação do cérebro; natureza da mudança de pressão; fatores sistêmicos e cerebrais fisiologia cerebral.

Técnicas recentes de aferição de fluxo cerebral, como Doppler e espectroscopia, são utilizadas para estudar essa autorregulação. As características da pressão cerebral dependem da natureza do estímulo, do nível de maturação cerebral e variam em estudos animais, em adultos saudáveis e em prematuros. Medidas de débito cardíaco são mais confiáveis do que medidas de pressão sanguínea, quando queremos determinar a perfusão cerebral e os níveis de oxigenação. As medidas de fluxo na veia cava superior também são úteis e estão associadas a dano cerebral quando em situações de baixo fluxo. Sabe-se que baixo fluxo por mais de 24 horas está relacionado à hemorragia ventricular.

A resposta cerebral inicial para uma queda no CO_2 é a vasoconstrição. Conforme aumentam os níveis de CO_2, ocorre vasodilatação. Modificações no pH extracelular também causam respostas vasculares, resultando em hiperpolarização direta, na inibição dos canais Ca-dependentes e na ativação de substâncias vasoativas.

A principal meta da circulação cerebral é manter uma adequada oxigenação e suprimir as necessidades cerebrais. Hipoxemia é um potente estimulador para a vasodilatação. Qualquer forma de redução do conteúdo de oxigênio arterial (redução da hemoglobina, alteração na afinidade da oxi-hemoglobina, alteração na pressão parcial de oxigênio), altera o fluxo cerebral.

Hipocapnia severa está associada a danos cerebrais por causar uma sustentada vasoconstrição.

A vasorreatividade cerebral responde a modificações na oxigenação arterial. Hipoxemia exerce efeito direto na musculatura lisa e NO exerce um papel importante na vasodilatação hipoxêmica.

Com relação à glicose, a vasodilatação cerebral ocorre em níveis abaixo de 30 mg/dL, o que é rapidamente reversível com administração de glicose, pois o cérebro imaturo responde com muita facilidade às baixas taxas dessa substância. Os mecanismos e os mediadores envolvidos na vasodilatação hiperglicêmica ainda estão sendo estudados. A hipoglicemia severa interrompe o fluxo e a autorregulação fica prejudicada.

Considerações finais

A vasorregulação cerebral pode falhar em casos de alterações sustentadas na hemodinâmica cerebral. Os insultos hipoxicoisquêmicos podem causar lesões diretas no parênquima cerebral e nos sistemas de regulação cerebrovascular. Está ocorrendo um grande progresso no entendimento da hemodinâmica cerebral em RNPT. A maioria das formas de dano cerebral é responsável direta por sequelas nos sobreviventes.

LEITURAS COMPLEMENTARES

Badawi N, Kurinczuk JJ, Keogh JM, et al. Intrapartum risk factors for newborn encephalopathy: the Western Australian case-control study. BMJ. 1998;317(7172):1554-8.

Cowan F, Rutherford M, Groenendaal F et al. Origin and timing of brain lesions in term infants with neonatal encephalopathy. Lancet. 2003;361(9359):736-42.

Gluckman PD, Wyatt JS, Azzopardi D et al. Selective head cooling with mild systemic hypothermia after neonatal encephalopathy: Multicentre randomised trial. Lancet. 2005;365(9460):663-70.

Gunn AJ. Cerebral hypothermia for prevention of brain injury following perinatal asphyxia. Curr Opin Pediatr. 2000;12(2):111-15.

Kurinczuk JJ, White-Koning M, Badawi N. Epidemiolology of neonatal encephalopathy and hypoxic-ischaemic encephalopathy. Early Hum Dev. 2010;86(6):329-38.

Magalhães M, Rodrigues FPM et al. Neuroprotective body hypothermia among newborns with hypoxic ischemic encephalopathy: Three-year experience in a tertiary university hospital. A retrospective observational study. Sao Paulo Med J. 2014;1516-3180.

Perlman M, Shah PS. Hypoxic-ischemic encephalopathy: Challenges in outcome and prediction. J Pediatr. 2011;158(2 Suppl):e51-4.

Plessis AJ. Cerebrovascular Injury in Premature Infants: Current Understanding and Challenges for Future Prevention. Clin Perinatology. 2008;35:609-21.

Procianoy RS, Silveira RC. Síndrome hopóxico-isquêmica [Hypoxic-ischemic syndrome]. J Pediatr (Rio J). 2001;77(Suppl.1):S63-S70.

Stimbruner G, Mittal RA, Rohlmann F, Muche R. neo.nEURO.network Trial Participants. Systemic hypothermia after neonatal encephalopathy: Outcomes of neo.nEURO.network RCT. Pediatrics. 2010; 126(4):e771-8.

Wu TW, Tamrazi B et al. Hemodynamic Changes During Rewwarming Phase os Whole-Body Hypothermia Therapy in Neonates with Hypoxic-ischemic Encephalopaty. J Pediatric; 2018. p.1-7.

Wyatt JS, Robertson NJ. Time for a cool head-neuroprotection becomes a reality. Early Hum Dev. 2005;81(1):5-11.

79

Hidropsia Fetal

Jamil Pedro de Siqueira Caldas

A hidropsia fetal refere-se ao acúmulo excessivo de líquido no compartimento intersticial do feto, envolvendo edema subcutâneo e acúmulo em pelo menos uma das cavidades corporais como ascite, derrame pleural e pericárdico, configurando um quadro de anasarca. Trata-se de um evento incomum, com uma parcela significativa dos casos sem uma etiologia definida. A doença está relacionada a comprometimento fetal-neonatal grave e com alta taxa de morbidade e mortalidade.

Classificação

Pode ser classificada como de origem imune e não imune. A de origem imune está relacionada principalmente à isoimunização-Rh, doença de fácil prevenção pela administração de anticorpo anti-D às gestantes Rh-negativas não sensibilizadas. Atualmente, a forma não mediada por anticorpos (não imune) corresponde de 75% a mais de 90% dos casos.

Causas da hidropsia não imune

Origem cardiovascular:
- arritmia cardíaca;
- miocardiopatia;
- anomalias estruturais (anomalia de Ebtein, fechamento precoce do forame oval);
- obstrução vascular (tumor, estrutural, fibroelastose);
- malformação vascular e hemangioma.

Origem genética:
- displasias esqueléticas e miopatias;
- doenças metabólicas (Gaucher, GM1 gangliosidose GM1, mucopolisacaridose);
- doenças autossômicas (síndromes de Nooan, *prune belly* e Fanconi);

- anormalidades cromossômicas (trissomia 21, 18, 13, síndrome de Turner);

Infecções congênitas:
- vírus (citomegalovírus, parvovírus B19, rubéola, varicela, herpes;
- toxoplasmose;
- sífilis;
- doença de Chagas.

Doenças hematológicas:
- anemia não imune;
- alfatalassemia;
- outros (leucemia).

De origem placentária:
- síndrome da transfusão feto-fetal;
- alterações no cordão umbilical.

Miscelânia:
- malformações respiratórias e torácicas (sequestro pulmonar, doença adenomatoide cística, quilotórax, tumores torácicos);
- malformações geniturinárias (uropatia obstrutiva, displasia renal, cistos renais, trombose, síndrome nefrótica);
- malformações gastrointestinais (atresia duodenal/jejunal, imperfuração anal, peritonite);
- malformações do sistema nervoso central (encefalocele, hemorragia intracraniana, aneurisma cerebral);
- tumores (teratoma sacrococcígeo, neuroblastoma, hepatoblastoma);

Causas múltiplas (presença de uma ou mais das causas associadas).

Idiopática: sem etiologia definida.

De acordo com revisão sistemática realizada por Bellini et al., a incidência das causas de hidropisia não imune é a seguinte: origem cardiovascular (21,7%); anormalidades cromossômicas (13,4%); doenças hematológicas (10,4%);

infecções (6,7%); massas intratorácicas (6%); displasias de vasos linfáticos (5,7%); síndrome da transfusão feto-fetal e causas placentárias (5,6%); outros quadros sindrômicos (4,45); malformações do trato urinário (2,3%); erros inatos de metabolismo (1,1%); tumores extratorácicos (0,7%); distúrbios gastrointestinais (0,5%); miscelânea (3,7%); e idiopática (17,8%).

Fisiopatologia

Na hidropsia ocorre um desbalanço no movimento normal de fluidos entre os espaços intersticial e vascular. Habitualmente, o líquido intersticial extravasado retorna para a circulação pela reabsorção pelos vasos capilares e pela drenagem pelos vasos linfáticos. Embora cerca de 90% do fluido extravasado seja reabsorvido pelos capilares, o papel dos vasos linfáticos é importante porque capta o restante dos fluidos e permite que moléculas maiores que não podem ser absorvidas pelos capilares sanguíneos também sejam reabsorvidas.

Assim, na hidropsia, ocorre um aumento da presença de líquido no interstício sem a adequada reabsorção linfática, resultando em edema nos órgãos e tecidos e efusão nas cavidades corporais, originando ascite e derrame pleural e pericárdico.

Quatro mecanismos explicam esse acúmulo de líquidos, agindo individual ou simultaneamente, a depender da causa da hidropsia.

1. Aumento na pressão hidrostática capilar provocado por insuficiência cardíaca primária ou secundária ou obstrução ao retorno venoso.
2. Redução na pressão osmótica plasmática – por redução na produção ou aumento de perda de albumina, como ocorre na insuficiência hepática, síndrome nefrótica, lesão capilar ou no quilotórax.
3. Obstrução do fluxo linfático, resultante de malformação congênita dos vasos linfáticos, compressão externa dos vasos por tumores ou por vasos sanguíneos ingurgitados na insuficiência cardíaca grave ou ainda diminuição do fluxo linfático secundária à hipomotilidade fetal.
4. Dano à estrutura do vaso capilar secundária à anemia fetal, insuficiência uteroplacentária ou liberação de mediadores inflamatórios em quadros infecciosos.

Diagnóstico

O diagnóstico envolve dois passos: a identificação do acúmulo de líquidos e as etapas para a definição da etiologia do processo.

Modernamente, uma proporção significativa de casos de hidropsia já tem diagnóstico intrauterino, ou seja, o acúmulo de líquido corporal é detectado por ultrassonografia fetal. Ao nascimento, o edema periférico deve chamar a atenção do examinador para a detecção de acúmulo em cavidades corporais e início ou prosseguimento da investigação. Deve ser lembrado ainda que algumas situações de hidropsia são extremamente graves e pode ocorrer morte fetal ou ainda ter suas causas diagnosticadas apenas por necropsia após o nascimento.

No processo de diagnóstico da etiologia da hidropsia, considerar inicialmente a história materna completa: antecedente de doenças do colágeno; transplante de órgãos; doenças sexualmente transmissíveis; distúrbios da tireoide; coagulopatias; diabetes *mellitus*; infecções virais; agentes teratogênicos ocupacionais; coabitação com animais de estimação; icterícia em filho anterior; uso de medicações (indometacina, diclofenaco sódico e outros teratógenos); uso de hemoderivados; uso de drogas ilícitas; etnia e risco de hemoglobinopatia; gemelaridade com transfusão feto-fetal e fetomaterna.

Em seguida, considerar a solicitação de exames laboratoriais maternos e do feto/recém-nascido, como: tipagem sanguínea com teste de Coombs; hemograma; teste de Kleihauer; eletroforese de hemoglobina; sorologias; alfafetoproteína; anticorpos maternos para colagenose; cariótipo e análise de DNA; ultrassonografia fetal e pós-natal; ecocardiograma fetal e do recém-nascido; testes para erros inatos de metabolismo; radiografia corporal total (corpograma); ressonância nuclear magnética; entre outros. Em casos de óbito fetal ou neonatal, é importante a solicitação de necropsia. Uma discussão pormenorizada do assunto pode ser obtida na revisão de Bellini et al. (2009).

Tratamento

Não existe tratamento específico para a condição em si. Ele deve ser direcionado para a causa básica que gerou a condição, como correção de arritmia fetal com digitalização materna, ablação placentária em casos de síndrome da transfusão feto-fetal, tratamento das infecções congênitas.

O prognóstico depende da gravidade da situação clínica no momento do diagnóstico, do acesso às possibilidades terapêuticas disponíveis e da própria etiologia da condição e daí decorre a variação na taxa de mortalidade nas crianças afetadas, e que usualmente costuma ser elevada.

LEITURAS COMPLEMENTARES

Bellini C, Hennekam RCM, Bonioli E. A diagnostic flow chart for non-immune hydrops fetalis. Am J Med Genet A. 2009;149(5):852-3.

Bellini C, Hennekam RCM, Fulcheri E, Rutigliani M, Morcaldi G, Boccardo F, Bonioli E. Etiology of nonimmune hydrops fetalis: A systematic review. Am J Med Genet A. 2009;149A(5):844-51.

Mascaretti RS, Falcão MC, Silva AM, Vaz FA, Leone CR. Characterization of newborns with nonimmune hydrops fetalis admitted to a neonatal intensive care unit. Rev Hosp Clin Fac Med Sao Paulo. 2003 May-Jun;58(3):125-32.

Phibbs R. Hydrops fetalis. In: SPITZER AR – Intensive care of the fetus and neonate. St Louis: Mosby-Year Book;1996. p.149.

Poeschmann RP, verheijen RH, Van Dongen WJ. Differential diagnosis and causes of nonimmunological hydrops fetalis: a review. Obst and Gynecol Survey. 1991;46(4):223-231.

Randenberg AL. Nonimmune hydrops fetalis part I: Etiology and pathophysiology. Neonatal Netw. 2010;29(5):281-95.

Seção VI
Trato Geniturinário

80

Desenvolvimento do Rim e do Trato Urinário no Período Perinatal

Vera Maria Santoro Belangero

Embora a compreensão da formação dos rins e trato urinário esteja evoluindo, várias lacunas ainda existem nesse complexo processo. Inclusive, o conhecimento da influência ambiental, da genética e da epigenética no período perinatal tem crescido e mostrado interessantes aspectos associados à doença renal crônica (DRC) da criança e do adulto. Vários agravos presentes ao binômio mãe-feto podem modificar o complexo sistema de nefrogênese, ocasionando diminuição no número de néfrons e risco de DRC.

O desenvolvimento dos rins representa um modelo clássico de indução sequencial e recíproca entre epitélio e mesênquima. No ser humano, o desenvolvimento dos rins (primórdios) se inicia na 5ª semana de gestação e termina aproximadamente entre a 34ª a 36ª semana de gestação. A partir desse momento, o número de néfrons presentes é definitivo para o resto da vida.

Pelos processos de diferenciação celular (transformação de células ou tecidos indiferenciados em células ou tecidos especializados), morfogênese (aquisição do padrão tridimensional por células e/ou tecidos) e de regulação do número de células (proliferação e apoptose programadas) os rins são formados.

Fases do desenvolvimento dos rins e vias urinárias

Há tres fases principais no desenvolvimento dos rins: a formação dos pronefros, dos mesonefros e dos metanefros.

Fase 1 – Pronefros

Originam-se da crista urogenital e têm como principais genes envolvidos o WT1 (*Wilms Tumor Supressor 1*), o *DAX1* e o fator esteroidogênico e receptor nuclear 1 (SF1).

Os pronefros são estruturas semelhantes a dutos tubulares bilaterais, transitórios, que surgem na quarta semana intrauterina (SI), indo em sentido craniocaudal e se abrem na cloaca, juntamente com o intestino primitivo e o alantoide. Não são funcionantes em mamíferos, mas têm função em larvas de peixes e anfíbios. Os pronefros degeneram-se rapidamente e a maioria dos dutos são utilizados para a segunda fase de desenvolvimento renal.

Fase 2 – Mesonefros

Iniciam-se em torno da 5ª ou 6ª semana IU, degeneram-se no final da 12ª semana, e produzem urina transitoriamente. Seus componentes evoluem para estruturas definitivas como apresentado na Quadro 80.1. Em espécies inferiores os mesonefros evoluem como rins definitivos.

Quadro 80.1
Evolução de estruturas embrionárias do sistema urogenital.

Estrutura embrionária	Homem	Mulher
Gonada indiferenciada	Testículos	Ovários
Córtex	Túbulos seminíferos	Folículos ovarianos
Medula	Rede testis	Rete ovarii
Gubernáculo	Gubernáculo testis	Ligamento redondo do útero
Dutos e túbulos mesonéfricos	Duto eferente dos testículos Duto ejaculador Apêndice do epidídimo	Epoóforo Apêndice vesicular
Stalk do brotoureteral	Ureter, pelvis, cálices e duto coletores	
Duto paramesonéfrico	Apêndice dos testículos	Hydatid (de Morgagni)
Seio urogenital	Bexiga, uretra (exceto a fossa navicular), utrículo prostático, próstata e glândulas bulbouretrais	Bexiga, uretra e glândulas parauretrais, glândulas vestibulares
Seio tubercular	Colículo seminal	Hímen
Phallus primordial	Pênis, corpo cavernoso e corpo esponjoso	Clítoris, glândulas do clítoris
Pregas urogenitais	Face ventral do pênis	Lábios menores
Swellings labioescrotal	Escroto	Lábios maiores

Fonte: Bates et al., 2016.

Fase 3 – Metanéfros

No ser humano, os rins definitivos originam-se de dois tecidos, o broto ureteral e o mesênquima metanéfrico, a partir da 5ª semana IU, seguindo indução recíproca que ao mesmo tempo que leva o broto ureteral a crescer em sentido ao mesenquima metanéfrico, faz com que o mesenquima metanéfrico inicie a formação dos néfrons progenitores.

A nefrogênese ocorre como um processo altamente complexo e harmônico, seguindo um padrão radial, com os primeiros néfrons formados localizando-se na região justamedular e os últimos localizados na cortical periférica dos rins.

Durante o período neonatal, cada néfron aumenta de tamanho e complexidade à medida que ocorre sua maturação, fruto da especialização das células que depende de sua localização: nos túbulos proximais, por exemplo, o epitélio passa do tipo colunar ao cuboide, com desenvolvimento de microvilosidades, o que eleva substancialmente a área absortiva desta porção dos túbulos renais. No feto, as alças de Henle são curtas, localizadas quase exclusivamente nas corticais, mas com a maturação em recém-nascidos (RN) a termo, tornam-se mais longas, atingindo a região medular. A maturação pós-natal continua, com a potencialidade funcional dos rins sendo atingida de forma completa não antes do 2º ano de vida. As repercussões clínicas desta imaturidade funcional serão abordadas adiante, neste mesmo capítulo.

A diferenciação e o desenvolvimento dos rins são regulados por grande número de fatores moleculares, expressados por inúmeros genes: gene supressor do tumor de Wilms (WT1), GDNF (*Glial-derived neurotropic factor*), fator de crescimento do hepatócito (HGF), fator de cresciemnto fibroblástico-2 (FGF2), expressão de Pax2, Eya1, Sall1, vHNF1b e c-ret são algumas da vias envolvidas. Revisões recentes podem ser consultadas para maior esclarecimento desse tema.

Volume do líquido amniótico – Após 16ª semana IU, a produção de urina fetal já é significativa na produção do líquido amniótico (LA) e a partir da 20ª a 22ª semana IU, corresponde à maior fonte do LA. Oligoâmnio diagnosticado após a 18ª a 20ª semana pode sugerir obstrução ou má função renal.

Composição da urina fetal

A produção de urina fetal aumenta da 12ª semana IU até o nascimento, com volumes sugeridos de 30 a 40 mL/h no terceiro trimestre. A concentração de creatinina é desprezível e a de sódio e cloreto variam em média de 89 mEq/L (67 a 112) e de 81 mEq/L (55 a 105 mEq/L), respectivamente.

Na Figura 80.1 são apresentadas as fase da formação do sistema urinário e algumas de suas repercussões funcionais.

Desenvolvimento da função renal pós-natal

Mesmo com a nefrogênese completada, entre 34ª a 36ª semana intrauterina, a função renal, mesmo no RN a termo saudável, é bastante reduzida se comparada àquela do final do 1º mês de vida e mais ainda se a referência for a função renal após o 2º ano de vida, que passa a ser semelhante à do adulto.

Alterações marcantes ocorrem na transição da vida intra para a extrauterina. Ao contrário das adaptações cardiovasculares e pulmonares que são rápidas, aquelas referentes aos rins, são lentas.

Dentre as inúmeras modificações que ocorrem ao longo da vida, pode-se salientar as seguintes, por terem grande repercussão funcional e elevada expressão na prática clínica:

- **Aumento do fluxo sanguíneo renal (FSR):** o aumento do FSR é consequência da diminuição da resistência vascular (arteríolas aferentes), que ocorre por efeito da somatória da influência dos seguintes mediadores: angiotensina II, catecolaminas (vasoconstritores da arteríola

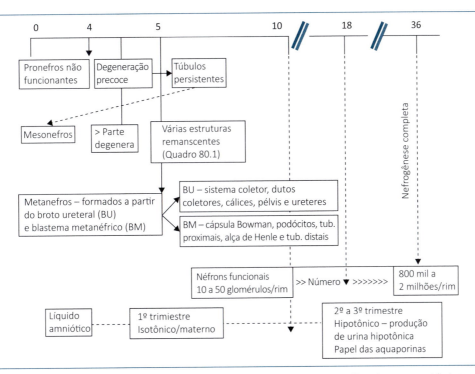

Figura 80.1. Esquema das fases do desenvolvimento dos rins e algumas repercussões durante a vida intrauterina.
Fonte: Adaptada de Bellomo et al., 2004.

aferente), prostaglandinas e óxido nítrico (potentes vasodilatadores). O aumento do FSR é o fator mais importante para o aumento do ritmo de filtração glomerular que ocorre ao longo do período pós-natal. O aumento do FSR não segue um padrão linear e é muito mais intenso em RN com idade gestacional acima de 36 semanas do que em pré-termos menores que esta idade.

- **Aumento do fluxo plasmático renal efetivo (FPRE):** aumento pós-natal ocorre principalmente nos néfrons localizados na cortical externa (néfrons mais antigos), seguindo os mesmos determinantes do aumento do FSR.
- **Aumento do ritmo de filtração glomerular (RFG):** na prática, corresponde ao *clearance* de creatinina que tem interpretação restrita, especialmente no período neonatal. A melhora do RFG, especialmente nas primeiras semanas de vida, deve-se ao aumento dos parâmetros anteriormente descritos e também à elevação do coeficiente de ultrafiltração (Kf), com aumento da superfície de troca e da permeabilidade hidráulica dos capilares glomerulares.
- **Redistribuição dos volumes intra e extracelular e diminuição da água corporal total:** desde a concepção até à vida adulta ocorre diminuição da porcentagem de água com relação ao peso corporal (Tabela 80.1). Ao nascimento e nos primeiros dias de vida, há importante contração do volume extracelular, correspondendo à perda de peso de 7 a 15%. A intensidade de contração do volume extracelular é inversamente proporcional à idade gestacional: de 5 a 7% no RN a termo; 10 a 15% em pré-termos menores de 1.500 g. As razões para essa grande perda de volume são as perdas renais (por imaturidade dos túbulos renais), as perdas pelo trato gastrointestinal, as perdas insensíveis do trato respiratório, mas especialmente as perda transepidérmica, que é claramente maior quanto menor for a idade gestacional do RN. Fatores ambientais e maior área de superfície corporal com relação ao peso corporal também afetam a intensidade de perda de água.
- **Concentração e diluição da urina:** o RN tem boa capacidade de concentrar e diluir a urina, mantendo o balanço hídrico em larga faixa de adaptação. Assim, quando ocorre aumento da osmolaridade plasmática há aumento da produção de vasopressina (AVP) e aumento da concentração urinária, embora a capacidade máxima de concentração urinária (proteção à hipovolemia) somente seja atingida em torno do 6º mês de vida e seja significativamente menor em pré-termos (osmolaridade máxima de 600 a 700 mOsmol/L). No entanto, ambos RN a termo e pré-termo podem excretar urina diluída na mesma intensidade que as crianças maiores. Como consequências desses dados, pode-se sugerir que:
  - a falta de perda de peso pós-natal ou ganho de peso imediatamente após o nascimento é indicativo de excesso de fluido provavelmente secundário à menor excreção de sódio e água;
  - a hiponatremia deve sugerir excesso de água; a hipernatremia, ao contrário, déficit de água;
  - a avaliação do débito urinário é parâmetro importante: valores < que 1 mL/kg/h ou > 6 a 7 mL/kg/h necessitam de investigação.
- **Balanço ácido-base:** geralmente os RN a termo saudáveis têm capacidade adaptativa adequada para manutenção dos parâmetros ácido-base, havendo um equilíbrio entre os sistemas tampões, os rins e o sistema respiratório. Os sistemas tampões e de secreção tubular de bicarbonato para o RN a termo são bem desenvolvidos, inclu-

SEÇÃO VI – TRATO GENITURINÁRIO

sive são capazes de se adequar a problemas respiratórios ou metabólicos que induzam acidemia.

Os valores de normalidade para o RN a termo são muito semelhantes aos dos RN prematuros (< 28 semanas), como pode ser observado a seguir, em que os valores dos RN prematuros são colocados entre parêntesis: pH = 7,30 (7,28), pCO2 = 40 a 50 (40 a 50), Bicarbonato (HCO3) 20 a 24 (18 a 24), e pO2 50 a 70 (50 a 65).

- **Sistema renina-angiotensina-aldosterona (SRAA):** no feto, a transformação da angiotensina I para II ocorre em grande parte na placenta e tem papel importante na regulação da pressão arterial intrauterina. No RN, a atividade do SRAA é 5 a 10 vezes maior do que a do adulto, iniciando seu declínio durante o 1º mês de vida e alcançando os níveis do adulto somente entre os 6 e 9 anos de idade.

Na Tabela 80.1 são apresentados as variações dos valores de alguns importantes parâmetros da função renal, discutidos anteriormente, do período intrauterino à adultície, como exemplos das modificações funcionais que ocorrem entre esses períodos.

Particularidades associados à prematuridade

- Em nascimentos prematuros é considerado que a nefrogênese dure no máximo por 40 dias, independente da idade gestacional ao nascimento, podendo então representar fator significativo para DRC em longo prazo, especialmente no prematuro extremo, com 3/4 dos rins ainda não formados.
- Tanto a diminuição do FSR, como a da perfusão renal e a do RFG que ocorrem em RN saudáveis a termo, tendem a ser mais intensas e com melhora mais lenta em prematuros. Isso ocorre em função da diminuição da resistência vascular renal ser mais lenta em prematuros.
- RN prematuro com menos de 35 semanas tende a ter balanço hidrossalino negativo nas primeiras 3 semanas pós-natal. Isto ocorre em função da menor reabsorçao

tubular distal de sódio, acrescido de maiores perdas gastrointestinais e especialmente à perda transepidérmica.

- Hiperpotassemia é geralmente evidente em prematuros, secundária à imaturidade dos túbulos distais para secretar potássio. É possível também que haja maior permeabilidade peritubular e luminal ao K. Imediatamente após ao nascimento, há, no prematuro, desvio de potássio do intracelular para o extracelular.
- Balanço ácido-base é pouco alterado, com leve tendência à acidose metabólica. Inclusive deve-se sempre alertar para os riscos do uso do bicarbonato de sódio em prematuros, visto sua associação à hemorragia intraventricular e piora da função miocárdica.

Determinantes perinatais para o desenvolvimento da DRC

De acordo com a hipótese revolucionária de David Barker, situações de estresse ou ambientes com falta ou excesso de nutrientes obrigam o feto a optar por *developmental programming choices*. Estas adaptações ocorrem mesmo que possam cursar com aumento de risco de doenças crônicas em longo prazo.

Estudos experimentais demonstraram que um ambiente adverso intrauterino pode ser induzido por restrição ou excesso de calorias, por restrição proteica ou por ligadura arterial ocasionando insuficiência placentária. Nestas situações, a prole pode desenvolver rins com número reduzido de néfrons, e ao longo da vida desenvolver hipertensão arterial e proteinúria, especialmente se submetida a eventos nefrotóxicos ou dieta com sobrecarga de sódio e/ou proteína.

Dados observacionais e experimentais e em seres humanos têm demonstrado que prematuros (IG < 36 semanas) e neonatos pequenos para a idade gestacional têm risco aumentado para DRC, incluindo hipertensão arterial e microalbuminúria ao longo da vida. A prevalência de microalbuminuria em crianças de 8 a 11 anos de idade, da cidade de Goiânia, no

---

Tabela 80.1. Comparação dos valores do fluxo sanguíneo renal (FSR) (% do débito cardíaco), do fluxo plasmático renal efetivo (FPRE), do ritmo de filtração glomerular (RFG), da % de água corporal total com relação ao peso corporal, da % do volume extracelular (VEC) em relação ao peso, dos valores da gasometria e da atividade do sistema renina-angiotensina-aldosterona (SRAA) do período intrauterino (IU) à adultície.

Período / Parâmetro	IU	RNT	28 dias a 2 anos de idade		Adultície
FSR % do débito cardíaco	3 a 7	10	–		25
FPRE mL/min	45	83	300 a 650		650
RFG mL/min/1,73 m²	Insignificante	5 a 40 na 1ª semana	70 a 100		100 a 120
RFG no prématuro mL/min/1,73 m²		0,5 a 1 com > de 4 a 5 × se > 35 semanas	–		
% água corporal total/peso corporal	92 a 78	78	72 a 60		55 a 60
% volume extracelular/peso corporal	60 a 45	44 de 78	20 a 30 ~3 meses volume extracelular < que o intracelular!		20
SRAA	Ativo	> atividade renina	Atividade renina = 5 a 10 X > /adultos	Semelhante aos adultos entre 6 a 9 anos idade	–

Fontes: Avner et al., 2016; Botwinski, 2014; Cerqueira Braz e Castiglia 2000; Kastl, 2017; Lindower, 2017; e Sulemanji e Vakili, 2015.

Brasil, foi significativamente maior em crianças que tinham antecedente de baixo peso ao nascimento. (Salgado et al., 2009)

Os aspectos relativos à saúde pré-concepção necessitam ser considerados em termos de saúde pública. Estudos experimentais consistentemente demonstram que má nutrição no período pré-concepção e/ou medicações podem ocasionar a redução no número de néfrons e a predisposição do RN a DRC.

Hsu et al., em 2014, em base a um estudo caso-controle, com casuística bem elaborada, demonstraram que a presença de baixo peso ao nascimento (OR: 2,88), diabetes *mellitus* materno (OR: 1,54) e sobrepeso materno (OR: 1,24) estavam associados ao aumento de risco de DRC antes da idade de 21 anos.

Em resumo, o complexo processo da morfogênese pode ser afetado por inúmeras circunstâncias, cujos determinantes podem ser de origem genética, epigenética ou adquirida pré ou durante a gestação

Correlações clínicofisiológicas do período neonatal

Decorrente da relativa imaturidade da função renal, os aspectos a seguir deverão estar em mente na análise da adequação da função renal no recém-nascido:

- 90% dos RN urinam nas primeiras 24 horas;
- proteinúria de nível não nefrótico pode ocorrer, de forma fisiológica, nos primeiros dias de vida;
- a avaliação da função renal pela medida da creatinina sérica, considerada não ideal, mas com validade prática já reconhecida em crianças maiores e adultos, é cercada de vieses adicionais no período neonatal. Um balanço dinâmico entre o menor RFG fisiológico, do período neonatal, o aumento fisiológico do RFG nas primeiras semanas, a imaturidade dos túbulos renais que aumentam a secreção da creatinina, além da idade gestacional, que atua como um determinante geral da maturidade renal, todos os fatores anteriores atuam de forma não colinear para o valor final da creatinina sérica. Desse modo, em RN, a creatinina ao nascimento, reflete a creatinina materna. Após 1 a 2 dias, a creatinina sérica tende a aumentar no RN prematuro e a diminuir no RN a termo saudável. A partir do 5º ao 7º dia, os valores do RN pré--termo tendem a cair, lentamente, até o final do 1º mês de vida. A queda da creatinina pós-natal em RN a termos é mais precoce e mais rápida. Em qualquer das situações, em função dos vieses citados, a melhor forma de interpretar a medida da creatinina é sua avaliação longitudinal, realizada em um único laboratório com método enzimático para a sua determinação.

LEITURAS COMPLEMENTARES

Abdennadher W, Chalouhi G, Dreux S, Rosenblatt J, Favres R, Guimiot J, Salomon LJ, OuryF, Ville Y, Muller F. Fetal urine biochemistry at 13-23 weeks of gestation in lower urinary tract obstruction: criteria for in-utero treatment. Ultrasound Obstet Gynecol. 2015;46(3):306-11.

Avner ED, Harmon WE, Niaudet P, Yoshikawa N, Emma F, Goldestein SL. (ed). Pediatric Nephrology. 7.ed. New York London: Springer Heidelberg; 2016.

Bagby SP. Prenatal origins of chronic kidney disease. In: Kimmel P, Rosenberg M (ed). Chronic renal disease. New York: Elsevier; 2015. p.783-801.

Bates C, Ho J, Sims-Lucas S. Embryonic Development of the Kidney. In: Avner ED, Harmon WE, Niaudet P, Yoshikawa N, Emma F, Goldestein SL (ed). Pediatric Nephrology. 7.ed. New York: Springer Heidelberg; 2016.

Baum M. Neonatal Nephrology. Curr Opin Pediatr. 2012;24:181.

Botwinski C. Transition to Posnatal Renal Function. J Perinat Neonat Nurs. 2014;28(2):150-4.

Brophy P. Maternal determinants of renal mass and function in the fetus and neonate. Seminars in Pediatric Surgery. 2013;22(2):195-8.

Cerqueira Braz JR, Castiglia YMM. In: Temas de Anestesiologia. 2.ed.; 2000. ISBN: 8571393230.

Fanos V, Loddo C, Puddu M, Gerosa C, Fanni D, Ottonello G, Gavino F. From ureteric bud to the first glomeruli: Genes, mediators, kidney alterations. Int Urol Nephrol. 2015;47:109-16.

Hsu CW, Yamamoto KT, Henry RK, De Roos AJ, Flynn JT. Prenatal risk factors for childhood CKD. J Am Soc Nephrol. 2014;25(9):2105-11.

Kastl JT. Renal function in the fetus and neonate. The creatinine enigma. Semin Fetal Neonatal Med. 2017;22(2):83-9.

Lindower J. Water balance in fetus and neonate. Seminars in Fetal & Neonatal Medicine. 2017;22:71e75.

Little MH, Combes AN; Takasato M. Understanding kidney morphogenesis to guide renal tissue regeneration. Nature Reviews-Nephrology; 2016. Disponível em: www.nature.com/nrneph.

Salgado CM, Jardim PC, Teles FB, Nunes MC. Influence of low birth weight on microalbuminuria and blood pressure of school children. Clin Nephrol. 2009;71:367e74.

Sulemanji M, Vakili J. Neonatal renal physiology. Seminars in Pediatric Surgery. 2013 Nov;22(4):195-8. Ultrasound Obstet Gynecol. 2015;46:306-11.

Avaliação da Função Renal no Feto e no Recém-Nascido

Daniela Marques de Lima Mota Ferreira
Heloísio dos Reis
Cláudia Lúcia Carneiro

Na vida intrauterina a homeostase dos fluidos corporais fetais é mantida, principalmente, pela placenta que transporta, da mãe para o feto, inúmeras substâncias contra um gradiente de concentração. A principal função dos rins fetais é a formação e excreção de urina para a manutenção da quantidade adequada de líquido amniótico.

Após o nascimento, ocorre uma maturação renal progressiva e a adaptação à vida extrauterina depende da habilidade dos rins em manter a homeostase da composição corporal.

Diante de qualquer insulto perinatal, a adaptação dos rins no recém-nascido a termo, é muito mais apropriada do que no recém-nascido pré-termo. Consequentemente, deve-se ter muita atenção ao volume e à composição dos fluidos corporais, em especial no pré-termo de muito baixo peso ao nascer, para fazer os ajustes necessários de acordo com a função renal.

O conhecimento da fisiologia renal é essencial para o manejo correto do recém-nascido.

Desenvolvimento renal normal

A nefrogênese inicia-se com 9 semanas e é concluída com 32 a 36 semanas de gestação. Ocorre um aumento exponencial dos néfrons, principalmente, no final do 2º trimestre e no 3º trimestre, quando 60% deles são formados.

Os néfrons não têm capacidade de regeneração e o número funcional diminui gradualmente com o passar do tempo, correlacionando-se ao declínio da taxa de filtração glomerular observado em idosos.

Nos recém-nascidos pré-termo, a nefrogênese continua após o nascimento. Entretanto, estudos realizados em menores de 1.000 g sugerem que a formação é interrompida com, aproximadamente, 40 dias de vida. Além disso, há evidências de que os néfrons formados após o nascimento apresentam anormalidades estruturais e são, particularmente, vulneráveis à disfunção.

A produção de urina fetal também se inicia com 9 a 10 semanas de gestação e torna-se a principal contribuinte para o líquido amniótico com 16 a 20 semanas, com a produção de aproximadamente 300 mL/kg de peso fetal/dia.

Determinantes fetais da doença renal crônica

De acordo com a teoria da programação nutricional, o ambiente intrauterino hostil promove uma adaptação à escassez de nutrientes às custas de um aumento na suscetibilidade às doenças crônicas na idade adulta.

De forma semelhante, tem sido proposto que a redução no número de néfrons ao nascimento, por alterações congênitas/genéticas ou impacto ambiental, poderia explicar a maior suscetibilidade de alguns indivíduos à hipertensão arterial e à doença renal crônica com o passar da idade. Isso porque com a redução no número de néfrons a taxa de filtração glomerular seria mantida com a sobrecarga dos mesmos, resultando em dano renal progressivo.

Impacto da prematuridade

Estudos experimentais e observacionais têm demonstrado um aumento no risco de doença renal crônica nos recém-nascidos pré-termo, mesmo sem anomalias renais específicas ao nascer, decorrente da redução no número e função dos néfrons.

Esses mesmos estudos mostram prevalência elevada de doença renal crônica em recém-nascidos pré-termo (12%), mas também em pequenos para a idade gestacional (14%), baixo peso ao nascer (17%) e recém-nascidos com necessidade de cuidado intensivo (40%).

Determinantes maternos de doença renal crônica

O estado nutricional materno antes e durante a gestação tem sido correlacionado à redução no número de néfrons no recém-nascido.

Há evidências crescentes, por exemplo, de que a deficiência de vitamina A pode afetar negativamente o ambiente intrauterino e impactar significativamente a nefrogênese.

O baixo peso ao nascer e o diabetes materno pré-gestacional foram associados ao aumento de displasia/aplasia renal e ao baixo peso ao nascer, o diabetes gestacional e sobrepeso/obesidade maternas foram associados à uropatia obstrutiva. Esses dados sugerem fortemente que fatores pré-natais, especialmente dietas restritivas ou em excesso, podem predispor ao desenvolvimento de doença renal crônica.

O status psicossocial e socioeconômico também podem interferir no número final de néfrons.

Fluxo sanguíneo renal

O rim imaturo recebe uma baixa percentagem do débito cardíaco na vida fetal (2 a 4%) e logo após o nascimento (6%) em comparação ao adulto.

O baixo fluxo renal está relacionado à alta resistência vascular decorrente da atividade aumentada do sistema renina-angiotensina-aldosterona e sistema nervoso simpático.

O fluxo sanguíneo renal aumenta rapidamente após o nascimento, atingindo 8 a 10% do débito cardíaco com uma semana de vida e alcança valores de 20 a 25% aos 2 anos de idade. Esse aumento progressivo ocorre pela redução da resistência vascular e aumento do débito cardíaco e pressão de perfusão.

Qualquer redução no fluxo sanguíneo renal determinado por agravos que ocorreram pré, peri ou pós-natal podem comprometer a função renal. Além disso, a autorregulação do fluxo sanguíneo renal não é tão eficiente, como no adulto, diante de alterações na pressão de perfusão, pois não há relação significativa entre a pressão arterial média e a taxa de filtração glomerular em recém-nascidos pré-termo de muito baixo peso ao nascer.

Regulação hídrica e eletrolítica

A reabsorção de água e a capacidade de concentração urinária estão comprometidas ao nascimento resultando no aumento da diurese que, naturalmente, ocorre nas primeiras semanas de vida. A osmolalidade urinária máxima neste período é de 800 mOsm/L para os recém-nascidos de termo e 500 mOsm/L para os pré-termo.

A baixa capacidade de concentração urinária é atribuída à redução da tonicidade do interstício medular renal, à baixa expressão de aquaporinas e à relativa insensibilidade tubular ao hormônio antidiurético (ADH).

A excreção de sódio é maior durante a vida fetal em comparação ao recém-nascido e aos adultos e parece estar relacionada às altas concentrações circulantes de sódio, à alta sensibilidade aos fatores natriuréticos, ao grande volume de líquido extracelular, à insensibilidade relativa à aldosterona e à imaturidade da reabsorção tubular de sódio.

Em contraste com o adulto, no feto o sódio é principalmente reabsorvido na porção distal dos túbulos imaturos. A excreção de sódio diminui com o aumento da idade gestacional e, a seguir, na vida pós-natal.

Com relação ao potássio, o feto requer um balanço positivo deste eletrólito para o crescimento normal. Em recém-nascidos pré-termo, a hipercalemia é, geralmente, evidente em função da imaturidade dos túbulos distais e, além disso, a permeabilidade peritubular e luminal do potássio parece contribuir para o equilíbrio positivo fisiológico.

Logo após o nascimento há um deslocamento de potássio do compartimento intracelular para o extracelular, e com a adaptação do rim ao ambiente extrauterino, há o início da diurese, que facilita a excreção e a regulação dos níveis séricos de potássio.

Finalmente, o recém-nascido tem um limiar diminuído para a excreção renal de bicarbonato.

Taxa de filtração glomerular

A taxa de filtração glomerular em recém-nascidos de termo, ao nascimento, é baixa com valor aproximado de 30 mL/min/1,73 m^2 e no pré-termo é ainda mais baixa podendo ser inferior a 15 mL/min/1,73 m^2, dependendo da idade gestacional.

Apenas após 1 ano de idade os valores observados nas crianças alcançarão os valores normais do indivíduo adulto de 100 a 120 mL/min/1,73 m^2.

A creatinina tem sido usada na prática clínica para estimar a taxa de filtração glomerular (TFG), não apenas em função das suas propriedades bioquímicas, mas também da facilidade e ampla disponibilidade dos métodos de análise no soro.

Estimativa da taxa de filtração glomerular pelo *clearance* de creatinina

A creatinina é uma substância endógena de baixo peso molecular (113 Da) produzida por meio do catabolismo muscular proporcionalmente à massa muscular total. É livremente filtrada no glomérulo, não é ligada às proteínas plasmáticas, nem é metabolizada pelo rim. Essas propriedades a tornam uma molécula útil na estimativa da TFG, principalmente por meio do uso de fórmulas que medem ou aproximam diretamente o volume de plasma do qual a creatinina deve ser removida, conhecido como *clearance* de creatinina.

Há, no entanto, outras propriedades da creatinina que dificultam a estimativa da TFG por meio do seu *clearance*. Como exemplo, a eliminação extraglomerular da creatinina por meio da secreção no túbulo proximal pode representar uma proporção significativa da depuração geral, especialmente em pacientes que têm uma TFG relativamente diminuída, como é o caso de muitos recém-nascidos.

Assim, o valor da TFG determinado pela creatinina sérica pode ser superestimado uma vez que a fração secretada é inapropriadamente atribuída como filtrado glomerular. Isso, por sua vez, pode mascarar mudanças modestas na depuração da creatinina glomerular que ocorrem precocemente na lesão renal aguda; um efeito que pode ser significativo mesmo quando 25 a 50% da função renal basal foi perdida.

De fato, a elevação da creatinina sérica, geralmente, não é detectável em recém-nascidos até 24 a 72 horas após o insulto renal inicial.

Creatinina sérica na população neonatal

A interpretação dos níveis de creatinina sérica representa um dilema adicional nos recém-nascidos pois eles apresentam maior risco de variações na composição hídrica, no catabolismo proteico e na função hepática, especialmente, quando internados na unidade de terapia intensiva neonatal. Além disso, nos primeiros dias de vida, os níveis de creatinina séricos refletem mais a função renal da mãe do que da criança, principalmente, pela transferência placentária de creatinina.

Nos recém-nascidos a termo, o nível de creatinina sérica diminui gradualmente de 1,1 mg/dL para 0,4 mg/dL nas primeiras 2 semanas de vida.

Entretanto, nos recém-nascidos pré-termo, a creatinina sérica pode aumentar nos primeiros dias após o nascimento, sendo o grau e a duração do aumento proporcionais ao grau de prematuridade. Acredita-se que esse aumento na creatinina seja secundário à reabsorção tubular da creatinina pelo rim imaturo, agravado pela perda total de fluidos corporais e pela contração do volume intravascular.

A reabsorção tubular significativa da creatinina pode persistir por até 3 semanas em alguns recém-nascidos pré-termo, o que, por sua vez, promove a subestimação da TFG. Isso contrasta, fortemente, com a tendência mencionada acima de superestimar a TFG na maioria das outras populações de pacientes, em que predomina a secreção tubular de creatinina.

Após o aumento inicial na creatinina sérica, os recém-nascidos pré-termo, tipicamente, demonstrarão uma diminuição mais gradual nos níveis de creatinina do que os recém-nascidos a termo, em função da imaturidade da função glomerular e diminuição da massa funcional de néfrons.

Dessa maneira, crianças nascidas a termo chegam prontamente aos níveis basais de creatinina sérica dentro de 2 semanas de idade. Contudo, mesmo crianças prematuras relativamente saudáveis podem demorar até 3 a 8 semanas para que ocorra a estabilização.

Sabe-se que tanto o *clearance* de creatinina como a TFG estão positivamente correlacionadas com a idade pós-natal, aumentando progressivamente ao longo dos primeiros meses de vida. Além disso, quando os valores médios do *clearance* de creatinina e da TFG são comparados entre grupos de crianças com diferentes idades gestacionais, os valores para o grupo com maior idade gestacional superam os do grupo com menor idade gestacional, independentemente do dia pós-natal em que são comparados. Da mesma maneira, existe uma ampla gama de valores "normais" de creatinina na infância, relacionados às variações nas taxas de maturação renal que são proporcionais à idade gestacional e pós-natal.

Fórmulas para estimar a TFG por meio da creatinina sérica

A fórmula mais frequentemente utilizada em pediatria para estimar a TFG é a fórmula de Schwartz:

$$TFG = k\,(A/Cr_s)\ mL/min/1,73\ m^2$$

Em que, A é a altura da criança em centímetros, Cr_s é a concentração sérica de creatinina em mg/dL e k é uma constante de correlação com os seguintes valores:

- RNPT < 1 ano: 0,33;
- RNT < 1 ano: 0,45.

Não existem parâmetros bem estabelecidos para definir a TFG adequada para as crianças nas diferentes faixas etárias e muito menos para os recém-nascidos pré-termo que ainda apresentam as diferenças de acordo com a idade gestacional.

Injúria renal aguda

A injúria renal aguda (IRA) é definida por um declínio abrupto na capacidade de eliminar os resíduos e manter a homeostase fluida e eletrolítica.

As definições clínicas de IRA foram classicamente baseadas no aumento da creatinina sérica e na diminuição da produção de urina, e apenas mais recentemente tem-se procurado critérios para estratificar a gravidade do dano renal.

Em 2004, o *Acute Dialysis Quality Initiative Group* publicou um sistema de classificação de consenso para IRA conhecido como critério RIFLE (Figura 81.1).

RIFLE é um acrônimo para os critérios que definem três graus de gravidade de IRA: risco de lesão renal (R), injúria renal (I) e falência renal (F).

Além disso, há ainda duas classes de evolução: perda (L) e estágio final (E).

Esse critério utiliza a equação original de Schwartz [$TFG = k(A/Cr_s)$] para separar as alterações da TFG da linha de base, a fim de estratificar graus crescentes de lesão renal. Uma dificuldade para essa estratificação é o desconhecimento da função basal que pode ser resolvida atribuindo-se um valor empírico inicial à TFG ou à creatinina nos recém-nascidos com base em sua idade gestacional.

Alguns autores determinaram os níveis críticos de creatinina sérica (Cr_s) estratificados pela idade gestacional (em semanas) acima dos quais foram observados aumento do risco de mortalidade e comprometimento do desenvolvimento neurológico aos 2 anos de idade:

- 24 a 27 semanas: Crs > 1,6 mg/dL;
- 28 a 30 semanas: Crs > 1,1 mg/dL;
- 30 a 32 semanas: Crs > 1 mg/dL.

Em 2012, o grupo de trabalho sobre Doenças Renais: Melhorando os Resultados Globais (KDIGO) publicou uma definição de IRA que combinava aspectos das definições anteriores. O KDIGO define a IRA como qualquer uma das seguintes alterações: aumento da creatinina sérica em 0,3 mg/dL; aumento da creatinina sérica em 1,5 vezes a linha de base anterior; e volume urinário menor que 0,5 mL/kg/h por 6 horas.

No entanto, a aplicação dessa definição a recém-nascidos continua sendo um desafio em função das características fisiológicas renais normais descritas acima. Espera-se que os níveis séricos de creatinina aumentem nos primeiros dias

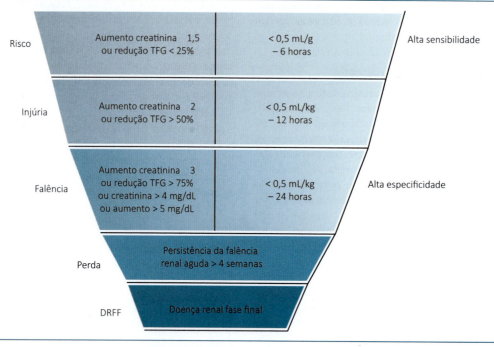

Figura 81.1. Critério de RIFLE para classificação de insuficiência renal aguda.
Fonte: Adaptada de Bellomo et al., 2004.

após o nascimento antes de diminuírem gradativamente, além do que, muitos neonatos podem não se tornar oligúricos, apesar da diminuição da TFG em função da reabsorção de sódio e da capacidade de concentração urinária prejudicadas.

Recentemente, uma classificação modificada de IRA foi proposta para recém-nascidos como consenso geral por especialistas da área (Tabela 81.1).

Tabela 81.1. Definição de injuria renal aguda de acordo com o grupo neonatal de trabalho sobre doenças renais (KDIGO).

Estágio em 24 horas	Creatinina sérica (Crs) débito urinário
0. Nenhuma alteração na Cr$_s$ ou aumento < 0,3 mg/dL	> 1 mL/kg/h
1. Aumento Crs > 0,3 mg/dL em 48 horas ou aumento Crs ≥ 1,5 a 1,9 em relação à referência dos últimos 7 dias	> 0,5 e ≤ 1 mL/kg/h
2. Aumento Cr$_s$ ≥ 2 a 2,9 em relação à referência dos últimos 7 dias	> 0,3 e ≤ 0,5 mL/kg/h
3. Aumento Crs ≥ 3 em relação à referência dos últimos 7 dias ou Crs ≥ 2,5 mg/dL	≤ 0,3 mL/kg/h

Fonte: Adaptada de Nada et al., 2017.

Novos marcadores para determinação da taxa de filtração glomerular

Diante das limitações com o uso da creatinina sérica, novos marcadores têm sido pesquisados para determinar a TFG.

A cistatina C é um desses marcadores pois ela é livremente filtrada nos glomérulos e quase completamente reabsorvida e catabolizada nos túbulos proximais. Tem uma vida média menor e permite detecção de alterações menores na TFG do que a creatinina. Além disso, não atravessa a placenta e indica melhor a função renal do recém-nascido do que a creatinina.

Outros marcadores em estudo incluem a interleucina 18 (IL-18), a molécula 1 de lesão renal (KIM-1) e a lipocaína neutrofilgelatinase associada (NGAL).

As limitações desses novos marcadores estão relacionadas ao fato de não estarem facilmente disponíveis para uso clínico e ao custo elevado.

Espectroscopia no infravermelho próximo para a monitorização renal

A monitorização não invasiva da oxigenação tecidual renal utilizando a espectroscopia no infravermelho próximo (NIRS – *Near-Infrared Spectroscopy*) surge como uma estratégia diagnóstica para a detecção precoce de comprometimento da circulação renal e reconhecimento de injúria renal antes mesmo das alterações na creatinina sérica e no débito urinário.

Com os esforços progressivos para o estabelecimento dos valores normais de oxigenação tecidual renal estudos têm sido desenvolvidos com a monitorização de recém-nascidos pré-termo para predizer a repercussão hemodinâmica da persistência do canal arterial, da sepse e das transfusões sanguíneas, além de estudos em outros grupos de recém-nascidos com risco elevado de injúria renal como asfixia perinatal, restrição de crescimento intrauterino, cardiopatias congênitas, dentre outros.

Apesar de uma ferramenta promissora, mais estudos são necessários para avaliar a relação entre a monitorização tecidual renal e os marcadores atuais de injúria renal como a taxa de filtração glomerular, creatina e cistatina séricas, além de estudos em longo prazo para correlacionar as medidas de oxigenação tecidual no recém-nascido com a função renal na infância e na vida adulta.

LEITURAS COMPLEMENTARES

Abitbol CL, De Freitas MJ, Strauss J. Assessment of kidney function in preterm infants: Lifelong implications. Pediatric Nephrology; 2016.

Al-Wassia H, Alshaikh B, Sauve R. Prophylactic theophylline for the prevention of several renal dysfunction in term and post-term neonates with perinatal asphyxia: A systematic review and meta-analysis of randomized controlled trials. Journal of Perinatology; 2013.

Bellomo R, Ronco C, Kellum JA, Mehta RL, Palevsky P, ADQI Workgroup. Acute renal failure – Definition, outcome measures, animal models, fluid therapy and information technology needs: The Second International Consensus Conference of the Acute Dialysis Quality Initiative (ADQI) Group. Critical Care; 2004.

Brophy P. Maternal determinants of renal mass and function in the fetus and neonate. Seminars in Fetal & Neonatal Medicine; 2017.

Filler G, Bhayana V, Schott C, Díaz⊠González de Ferris ME. How Should We Assess Renal Function in Neonates and Infants? Acta Paediatrica; 2020.

Harer MW, Chock VY. Renal Tissue Oxygenation Monitoring – An Opportunity to Improve Kidney Outcomes in the Vulnerable Neonatal Population. Frontiers in Pediatrics; 2020.

HummLer H. Near-Infrared spectroscopy for perfusion assessment and neonatal management. Seminars in Fetal and Neonatal Medicine; 2020.

Iacobelli S, Bonsante F, Ferdinus C, Labenne M, Gouyon J-B. Factors affecting postnatal changes in serum creatinine in preterm infants with gestational age < 32 weeks. Journal of Perionatology; 2009.

Jetton JG, Askenazi DJ. Acute kidney injury in the neonate. Clinics in Perinatology; 2014.

Kandasamy Y, Smith R, Wright IMR, Lumbers ER. Extrauterine renal growth in preterm infants: oligonephropathy and prematurity. Pediatric Nephrology; 2013.

Kastl JT. Renal function in the fetus and neonate – The creatinine enigma. Seminars in Fetal & Neonatal Medicine; 2017.

KDIGO Clinical Practice Guideline for Acute Kidney Injury, Kidney International Supplements; 2012.

Martin RJ, Fanaroff AA, Walsh MC. Fanaroff and Martin's Neonatal-Perinatal Medicine. 10.ed. 2014. 2 v.

Nada A, Bonachea EM, Askenazi DJ. Acute kidney injury in the fetus and neonate. Seminars in Fetal & Neonatal Medicine; 2017.

Polin RA, Abman SH, Rowitch D, Benitz WE. Fetal and Neonatal Physiology. 5.ed. 2016.

Selewski DT, Charlton JR, Jetton JG, Guillet R, Mhanna MJ, Askenazi DJ et al. Neonatal acute kidney injury. Pediatrics; 2018.

Sutherland M, Ryan D, Black MJ, Kent AL. Long-term renal consequences of preterm birth. Clinics in Perinatology; 2014.

Vieux R, Hascoet J-M, Merdariu D, Fresson J, Guillemin F. Glomerular filtration rate reference values in very preterm infants. Pediatrics; 2010.

Yanik M, Askenazi D, Ambalavanan N. Acute kidney injury in neonates. NeoReviews; 2015.

Edema –
Origem e Tratamento

Daniela Marques de Lima Mota Ferreira
Cláudia Lúcia Carneiro

O edema é uma condição clínica caracterizada por aumento no volume de líquido intersticial, com aumento dos tecidos, que pode ser localizado ou generalizado.

No recém-nascido, o edema ocorre em associação com uma variedade de condições, incluindo asfixia perinatal, insuficiência respiratória, insuficiência cardíaca, sepse, insuficiência renal e infecções congênitas. Concomitante a todas as circunstâncias em que há edema, encontra-se uma alteração no equilíbrio da quantidade total de água e solutos corporais, quer isso ocorra como um evento primário ou secundário.

Embora as alterações renais ou hormonais possam não ser diretamente responsáveis pela formação do edema, quase todas as condições associadas apresentam distúrbios nesses sistemas, e a resolução do edema ocorre apenas quando o controle normal renal e hormonal é restabelecido, assim como o equilíbrio de fluidos e eletrólitos.

Água corporal total

A água é o maior constituinte corporal. O balanço hídrico é um processo dinâmico e a fração da água corporal, que compõe o líquido intersticial, diminui durante o desenvolvimento fetal.

A água corporal total é representada como uma percentagem do peso corporal e varia com a idade. No início da gestação, quase 90% do peso corporal fetal consiste de água. Recém-nascidos pré-termo têm o conteúdo de água corporal total de 75 a 80% do peso corporal, dependendo da idade gestacional. Esse volume diminui rapidamente para 70% em recém-nascidos a termo (RNT) e para 60% com 1 ano de idade.

A água corporal total é distribuída em dois compartimentos no corpo: líquido intracelular (LIC) e líquido extracelular (LEC).

A relação entre o LIC e o LEC também é dependente da idade. O feto tem uma proporção maior de LEC em comparação ao LIC. Após o nascimento, um aumento na produção de urina provoca uma contração progressiva do componente intersticial do LEC. Com 1 mês de idade o LIC e o LEC são equivalentes e, daí em diante, há um aumento no LIC como resultado do crescimento celular contínuo.

Contração do líquido extracelular

Durante os primeiros dias de vida, todos os recém-nascidos apresentam contração do LEC. O mecanismo desse fenômeno fisiológico ainda não é totalmente conhecido, mas está associado a um aumento na excreção urinária de sódio e água e na perda ponderal.

Todos os recém-nascidos experimentam uma perda ponderal com relação ao peso de nascimento, durante os primeiros 5 dias de vida, com uma relação inversa entre a magnitude da perda de peso e o peso ao nascer sendo de aproximadamente 10% nos RNT e até 15% nos recém-nascidos de muito baixo peso ao nascer (RNMBP). Essa relação inversa entre maturidade e perda de peso pós-natal se dá em função do volume do LEC, que, também, é inversamente proporcional à idade gestacional. A perda ponderal estabiliza até o final da 1ª semana e, a partir de então, ocorre aumento do peso refletindo o estado anabólico e o crescimento posteriores do recém-nascido.

É importante o conhecimento dessas alterações iniciais para a prescrição das soluções de fluidos e eletrólitos, pois elas devem permitir a ocorrência dessa transição fisiológica.

A taxa de sobrevivência de RNMBP melhorou significativamente durante as últimas décadas. Infelizmente, os resultados do desenvolvimento neuropsicomotor dos sobreviventes, particularmente, aqueles com extremo baixo peso ao nascer, não melhoraram, em parte, em função da persistência de morbidades neonatais agudas, como enterocolite necrosante (NEC), sepse tardia e displasia broncopulmonar (BPD). Essas morbidades têm se mostrado associadas a piores desfechos do desenvolvimento neural. Embora a patogênese dessas morbidades seja multifatorial, o excesso de ingestão de líquidos e sódio durante a 1ª semana de vida impede a contração do líquido extracelular, ocasionando um aumento do risco dessas complicações. Assim, na busca para melhorar os desfechos dessas crianças de alto risco, o manejo adequado de fluidos e eletrólitos é essencial como parte das estratégias gerais de tratamento.

O cálculo da necessidade de fluidos em RNMBP é essencialmente uma estimativa da quantidade de fluidos necessária para repor as perdas normais, que incluem, a perda insensível de água, a perda de água por meio dos rins, como urina, e a perda de água nas fezes. Em RNMBPN, durante a 1ª semana de vida, a perda de água nas fezes é mínima e pode ser ignorada no cálculo. Em uma criança em crescimento, a provisão de fluido para manter um balanço hídrico positivo é essencial para o crescimento, e cada grama de tecido novo requer aproximadamente 0,7 mL de acréscimo positivo de água. Como o crescimento não é um problema durante a 1ª semana, essa provisão também não é necessária no cálculo. Assim, os principais itens que precisam ser considerados no cálculo da necessidade de fluidos de manutenção durante a 1ª semana de vida são a perda insensível de água (pele e pulmões) e a perda renal. Os fatores que influenciam a perda insensível de água estão descritos no Quadro 82.1.

Quadro 82.1 Fatores que influenciam a perda insensível de água.	
Aumentam	**Diminuem**
Baixa maturidade	Maior maturidade
Ambiente com baixa umidade relativa	Aumento da idade pós-natal
Temperatura ambiente elevada	Ambiente umidificado
Defeitos na pele (onfalocele, gastrosquise)	Ventilador com umidificação
Fototerapia e calor radiante	–

Fonte: Desenvolvido pela autoria.

Componentes do LEC e a formação de edema

A linfa, o líquido cefalorraquidiano, o humor aquoso e vítreo, o líquido sinovial e o fluido seroso compõem o LEC. Esses fluidos, entretanto, contribuem em pequena proporção no estado fisiológico, mas em estados patológicos, podem aumentar como ocorre, por exemplo, nos casos de ascite.

Asfixia perinatal, insuficiência hepática, insuficiência cardíaca, infecções congênitas e sepse podem causar um aumento anormal do componente intersticial do LEC, ocasionando formação de edema.

O volume sanguíneo, principal componente do LEC, pode estar reduzido em condições como desidratação, hipoalbuminemia e anemia, e, nas duas últimas situações, também, pode ocasionar a formação de edema.

Solutos corporais

O LIC e o LEC variam na composição de solutos. Os solutos são classificados em eletrólitos (sais inorgânicos, ácidos, bases e algumas proteínas) ou não-eletrólitos (glicose, lipídios, creatinina e ureia). O sódio é o principal cátion e o cloreto é o principal ânion no LEC. Em comparação com o LEC, o potássio é o principal cátion e o fosfato é o principal ânion no LIC. Ânions orgânicos e proteínas estão predominantemente presentes no LIC, enquanto, os níveis de sódio e cloreto são baixos nesse compartimento.

O sódio é importante para manter o volume do LEC, que, por sua vez, é essencial para manter a pressão arterial e a entrega de nutrientes essenciais às células. Como no metabolismo da água, a manutenção da homeostase do sódio requer um equilíbrio entre o aporte e a excreção de sódio. As alterações no volume do LEC fornecem feedback para manter o teor total de sódio, aumentando ou diminuindo a excreção de sódio na urina (Tabela 82.1).

Tabela 82.1. Composição de eletrólitos do líquido extra e intracelular.

Eletrólito (mEq/L)	Líquido extracelular		Líquido intracelular
	Plasma	*Interstício*	
Sódio	140	143	13
Potássio	4	4	140
Cálcio	5	–	–
Magnésio	4	–	7
Cloreto	104	114	3
Bicarbonato	24	29	10
Proteínas	14	–	40
Fosfato	2	–	107

Fonte: Desenvolvida pela autoria.

A taxa de filtração glomerular (TFG) é um fator importante no controle da excreção de sódio. Os rins filtram uma grande quantidade de sódio em 1 dia, e assim espera-se que pequenos aumentos na TFG possam causar um aumento significativo no sódio filtrado. No entanto, a reabsorção de sódio nos túbulos proximais aumenta à medida que aumenta o sódio filtrado (realimentação tubuloglomerular), diminuindo, assim, a excreção de sódio. Outro mecanismo clássico para regular a excreção de sódio é por meio da aldosterona. O baixo volume do LEC estimula a liberação de renina, que transforma o angiotensinogênio em angiotensina I. A angiotensina I é convertida em angiotensina II e age como um potente vasoconstritor, além de aumentar a reabsorção de sódio nos túbulos renais proximais. A angiotensina II também ocasiona o aumento da produção de aldosterona, que causa reabsorção de sódio nos túbulos coletores e resulta na retenção de sal e água e restauração do volume do LEC. Além da ação da TFG e da aldosterona, que regulam a excreção de sódio, há outros fatores que desempenham um papel menor. Esses fatores incluem a redistribuição do fluxo sanguíneo intrarrenal, prostaglandinas renais e hormônios natriuréticos, como o peptídeo natriurético atrial (Figura 82.1).

CAPÍTULO 82 – EDEMA – ORIGEM E TRATAMENTO

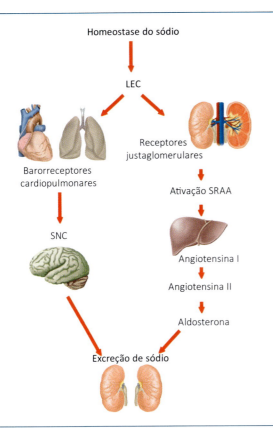

Figura 82.1. Fluxograma da regulação do sódio em resposta às alterações no volume do líquido extracelular (LEC).
SNC: sistema nervoso central; SRAA: sistema renina-angiotensina-aldosterona.
Fonte: Adaptada de Jain, 2015.

Equilíbrio dos compartimentos do LEC

O movimento da água e nutrientes do compartimento vascular para o fluido intersticial é governado pelo endotélio capilar.

Existe um estado de equilíbrio entre os fluidos intravascular e intersticial. Três forças principais são responsáveis pelo movimento de fluidos entre os compartimentos intravascular e intersticial através da membrana capilar. Primeiro, a pressão hidrostática proporcionada pela ação de bombeamento do coração faz com que os fluidos se movam da extremidade arterial para a extremidade venosa. Segundo, a pressão oncótica proporcionada pelo alto teor de proteína (albumina) no compartimento intravascular faz com que o fluido se mova para o espaço vascular. Terceiro, a própria permeabilidade capilar determina o movimento de fluidos através da membrana capilar. Essas três forças estão envolvidas na manutenção do equilíbrio de Starling (Figura 82.2).

O equilíbrio entre a pressão hidrostática e a pressão oncótica mantém o volume intravascular, que é importante para a perfusão de todos os tecidos e órgãos.

O aumento da pressão hidrostática ou da permeabilidade capilar levará o fluido a sair do espaço intravascular. Contudo, uma diminuição na pressão oncótica também fará com que o fluido saia do compartimento intravascular e entre no compartimento intersticial determinando a formação de edema.

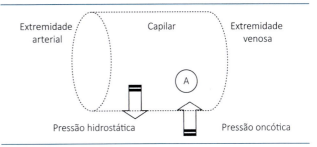

Figura 82.2. Equilíbrio de Starling.
Fonte: Adaptada de Jain, 2015.

Vasos linfáticos

Os vasos linfáticos estão presentes na maioria dos tecidos e o aumento no volume de líquido intersticial pode ocorrer em decorrência da incapacidade do sistema linfático de remover líquidos por meio da microcirculação. Considerando o equilíbrio de fluidos, os linfáticos servem para transportar não apenas água, mas também proteínas de volta à circulação.

A drenagem linfática pode ser considerada um fator de prevenção à formação de edema. A pressão intersticial está intimamente associada ao fluxo linfático, mas outros fatores também influenciam a depuração linfática. Um dos mais importantes é a presença de válvulas dentro dos vasos linfáticos que direcionam o fluxo. A linfa é impulsionada por fatores extrínsecos, como as contrações musculares, e intrínsecos que são aqueles associados à contração e relaxamento espontâneos dos vasos linfáticos. Os movimentos associados à respiração e à pulsação dos vasos sanguíneos também contribuem para o fluxo linfático.

Diagnóstico e tratamento do edema

O diagnóstico do edema baseia-se em uma abordagem cuidadosa da patogênese de sua formação. Uma vez estabelecido o diagnóstico, o tratamento específico do distúrbio subjacente deve ser proposto.

Manejo hídrico

De modo geral, o tratamento inicial consiste na restrição de fluidos e eletrólitos, principalmente, do sódio.

Diuréticos

Os diuréticos são amplamente utilizados no período neonatal para o tratamento de condições em que ocorre sobrecarga de fluidos e edema em função do aumento na eliminação de sódio e água pela urina que eles promovem. Entretanto, a utilização no período neonatal é controversa e não há evidências que justifiquem o seu uso rotineiro.

Infusão intravenosa de albumina

A hipoalbuminemia ocorre em várias situações clínicas que cursam com aumento da sobrecarga de fluidos e edema.

A infusão de albumina intravenosa é, frequentemente, utilizada no tratamento de hipoalbuminemia em recém-nascidos

SEÇÃO VI – TRATO GENITURINÁRIO

gravemente enfermos para aumentar a pressão osmótica plasmática, na expectativa de que ocorra diminuição do fluxo de fluidos para fora dos capilares.

A albumina é um derivado do sangue e, portanto, um recurso terapêutico escasso, de custo elevado e com risco potencial de infecções e efeitos adversos. Além disso, estudos têm demonstrado que o extravasamento capilar não é alterado pela infusão de albumina e que o aumento da quantidade de albumina intravascular pode, inclusive, aumentar o fluxo de líquidos da circulação para os tecidos, aumentando o edema.

Portanto, até o momento não há evidências de ensaios randomizados que justifiquem o uso rotineiro de infusão de albumina em neonatos com albumina sérica baixa e edema.

Considerações sobre a formação de edema no feto

Um feto edemaciado, independentemente da etiologia, é diagnosticado com hidropsia fetal.

O termo hidropsia fetal descreve o acúmulo anormal de líquido em pelo menos dois compartimentos fetais diferentes. Geralmente, apresenta-se como edema subcutâneo acompanhado de derrame em duas ou mais cavidades serosas incluindo abdome, pleura e pericárdio. A hidropsia, geralmente, é reconhecida pela primeira vez pelo exame ultrassonográfico durante a gestação que pode mostrar aumento da espessura placentária. Coleções de líquido pouco significativas podem não ser visualizadas no exame de rotina de ultrassonografia.

A diminuição dos movimentos fetais, a presença de polidrâmnio e a pré-eclâmpsia materna podem levantar a suspeita de hidropsia.

No passado, a hidropsia fetal era causada, principalmente, pela isoimunização Rhesus (Rh). No entanto, desde a década de 1970, a profilaxia eficaz com a imunoglobulina anti-Rh ocasionou um declínio significativo na prevalência de hidropsia imunológica. Atualmente, a hidropsia fetal não imune (HFNI) constitui até 90% de todos os casos de hidropsia fetal.

A HFNI indica comprometimento fetal significativo e está associada às altas taxas de mortalidade perinatal e neonatal.

O fator mais importante no desenvolvimento da hidropsia fetal é sua fisiopatologia, ou seja, o desequilíbrio da regulação do movimento de fluidos entre os espaços vascular e intersticial.

Dessa maneira, a HFNI é o resultado de um aumento na produção de fluido intersticial ou de uma obstrução ao retorno linfático. A anemia é outra condição fetal, frequentemente, associada à hidropsia.

O feto apresenta, particularmente, maior risco de acúmulo de líquido intersticial em função do aumento da permeabilidade capilar e da complacência do compartimento intersticial, além da considerável influência da pressão venosa na drenagem linfática. A hidropsia fetal não é, portanto, uma doença, mas o ponto final de diversos distúrbios.

Assim, é esperado que várias patologias possam estar relacionadas ao desenvolvimento de hidropsia fetal como alterações cromossômicas, malformações congênitas, desordens cardiovasculares, gastrointestinais, renais e hematológicas, transfusão feto-fetal e erros inatos do metabolismo.

Essas condições estão associadas a alterações como aumento da pressão intratorácica, anemia, hipoxemia, falência hepática e enteropatia perdedora de proteínas que cursam com aumento da pressão venosa central, obstrução ao fluxo linfático e redução da pressão oncótica plasmática determinando o acúmulo de fluido intersticial e a hidropsia fetal.

Estudos têm demonstrado que as causas mais frequentes de hidropsia fetal são as cardiopatias congênitas, as alterações cromossômicas e as infecções congênitas, principalmente, pelo citomegalovirus e parvovírus.

LEITURAS COMPLEMENTARES

Arish J. Body Fluid Composition. Pediatrics in Review. 2015;36(4);141-51.

Baliga RA, Lewy JE. Pathogenesis and treatment of edema. Pediatric Clinics of North America. 1987;34(3):639-48.

Bauer K, Brace RA, Stonestreet BS. Fluid and electrolyte metabolism. In: Abman SH, Fox WW, Polin RA. Fetal and neonatal physiology. 4th ed. WB Saunders; 2011.

Bell EF, Acarregui MJ. Restricted versus liberal water intake for preventing morbidity and mortality in preterm infants. Cochrane Database of Systematic Reviews. 2014(12).

Bell EF, Warburton D, Stonestreet BS, Oh W. Effect of fluid administration on the development of symptomatic patent ductus arteriosus and congestive heart failure in premature infants. New England Journal of Medicine. 1980;13;302(11):598-604.

Bell EF, Warburton D, Stonestreet BS, Oh W. High-volume fluid intake predisposes premature infants to necrotising enterocolitis. The Lancet. 1979;14;314(8133):90.

Bellini C, Hennekam RC, Bonioli E. A diagnostic flow chart for non‐immune hydrops fetalis. American Journal of Medical Genetics Part A. 2009;149(5):852-3.

Bellini C, Hennekam RC, Fulcheri E et al. Etiology of nonimmune hydrops fetalis: A systematic review. American Journal of Medical Genetics Part A. 2009;149(5):844-51.

Bellini C, Hennekam RC. Non‐immune hydrops fetalis: A short review of etiology and pathophysiology. American Journal of Medical Genetics Part A. 2012 Mar;158(3):597-605.

Carlton DP. Pathophysiology of edema. In: Abman SH, Fox WW, Polin RA. Fetal and neonatal physiology. 4th ed. WB Saunders; 2011.

Chemtob S, Kaplan BS, Sherbotie JR, Aranda JV. Pharmacology of diuretics in the newborn. Pediatric Clinics of North America. 1989;36(5):1231-50.

Demling RH, Will JA, Perea A. Effect of Albumin infusion on pulmonary microvascular fluid and protein transport. Survey of Anesthesiology. 1980;24(6):355.

Hammarlund K, Sedin G, Strömberg B. Transepidermal water loss in newborn infants: VIII. Relation to Gestational Age and Post‐natal Age in Appropriate and Small for Gestational Age Infants. Acta Pædiatrica. 1983 Sep;72(5):721-8.

Jardine LA, Jenkins-Manning S, Davies MW. Albumin infusion for low serum albumin in preterm newborn infants. Cochrane database of systematic reviews. 2004;3.

Jetton JG, Sorenson M. Pharmacological management of acute kidney injury and chronic kidney disease in neonates. Seminars in Fetal and Neonatal Medicine. 2017;22(2):109-15.

Joles JA, Rabelink TJ, Braam B et al. Plasma volume regulation: Defences against edema formation (with special emphasis on hypoproteinemia). American Journal of Nephrology. 1993;13(5):399-412.

Kumar M, Jha V, Singh A. Nonimmune hydrops fetalis: Factors which predict outcome. The Journal of Obstetrics and Gynecology of India. 2018;68(3):197-203.

Lorenz JM. Fetal and neonatal body water compartment volume with reference to growth and development. In: Abman SH, Fox WW, Polin RA. Fetal and neonatal physiology. 4th ed. WB Saunders; 2011.

Oh W. Fluid and electrolyte management of very low birth weight infants. Pediatrics & Neonatology. 2012;53(6):329-33.

Simpson J, Stephenson T. Regulation of extracellular fluid volume in neonates. Early Human Development. 1993;34(3):179-90.

Sridhar S, Baumgart S. Water and electrolyte balance in newborn infants. In: Hay WW, Thureen PJ (ed). Neonatal nutrition and metabolism. 2nd ed. Cambridge, UK: Cambridge University Press; 2006.

Stevens T, Garcia JG, Shasby DM et al. Mechanisms regulating endothelial cell barrier function. Am J Physiol Lung Cell Mol Physiol. 2000;279:L419-22.

Wareing TH, Gruber MA, Brigham KL et al. Increased plasma oncotic pressure inhibits pulmonary fluid transport when pulmonary pressures are elevated. Journal of Surgical Research. 1989;46(1):29-34.

Witte CL, Witte MH. On the causation of edema: A lymphologic perspective. Perspectives in Biology and Medicine. 1997;41(1):86-97.

83

Insuficiência Renal Aguda no Período Neonatal

Vera Maria Santoro Belangero
Cássio Rodrigues Ferrari

A insuficiência renal aguda neonatal (IRAN) é definida classicamente pela abrupta diminuição da função renal ocasionando graves consequências no balanço hidreletrolítico e na eliminação de escórias. Embora estudos recentes tenham substituído o termo por lesão renal aguda (LRA), manteremos no texto o termo clássico de insuficiência renal aguda (IRA).

Nos últimos anos tem sido demonstrada uma clara relação entre episódios de insuficiência renal aguda e aumento da incidência de DRC em médio e longo prazo, tanto em crianças como em adultos. Dados recentes sugerem que essa associação também ocorre quando a IRA ocorre no período neonatal, enfatizando a importância de condutas preventivas e terapêuticas adequadas nesta fase da vida.

As bases do diagnóstico da IRA no período neonatal (IRAN) modificaram-se recentemente, possibilitando melhor uniformização do seu diagnóstico. Como decorrência, faltam ainda estudos robustos em casuística que embasem, com evidência científica, aspectos epidemiológicos e terapêuticos da IRA no período neonatal. Neste capítulo, utilizamos estudos recentes de revisão do tema, mas que ainda não apresentam conclusões definitivas em vários aspectos, o que certamente é um estímulo à pesquisa científica.

Incidência

O período neonatal tem características de fisiologia renal que por si só podem facilitar a instalação da IRAN: imaturidade funcional renal, elevada atividade do sistema renina-angiotensina-aldosterona, que induz aumento da resistência vascular nas arteríolas renais, taxa reduzida de filtração glomerular, menor reabsorção tubular de sódio e intensa movimentação da água corporal total dentre os diferentes espaços corporais, nos primeiros dias de vida.

Dessa maneira, a IRAN é frequente na unidade de terapia intensiva neonatal, embora as estatísticas disponíveis na literatura tenham grande variação, especialmente em função de critérios, até recentemente, amplamente aceitos para o diagnóstico dessa situação.

Em geral, é verdadeiro afirmar que a incidência de IRA aumenta diretamente com a gravidade da situação clínica do RN. Exemplos de frequência de IRA no período neonatal, segundo Selewski DT et al. (2015), são apresentados na Tabela 83.1.

Tabela 83.1. Incidência de insuficiência renal aguda no período neonatal.

População	Incidência IRA (%)	Critério IRA
Pré-termos com muito baixo peso	18	KDIGO modificado
Pré-termo com baixo peso extremo	12,5	Idem
RN a termo com patologias	18	Idem
RN com asfixia	38	Idem
RN com septicemia	26	Idem
Necessidade de ECMO	71	RIFLE
Neonatos após cirurgia cardíaca	62	Critério do AKIN

Fonte: Adaptada de Selewski et al., 2015.

Conclui-se que a incidência da IRAN é bastante elevada, especialmente em pré-termos e em RN com intercorrências neonatais que necessitam de suporte ventilatório e/ou observação em unidade de terapia intensiva. Deve-se também salientar a elevada frequência de IRAN nos RN com malformações do trato urinário, especialmente nas patologias obstrutivas.

Etiologia

Do ponto de vista didático, pode-se classificar a IRA em pré-renal, renal e pós-renal, embora essa estratégia seja criticada por alguns autores que veem uma incoerência desta divisão clássica com os novos critérios de diagnóstico de IRA. No entanto, consideramos que essa divisão é oportuna, por ser abrangente e possibilitar a apresentação dos diferentes fatores e causas associados à IRA no período neonatal (Quadro 83.1).

Quadro 83.1 Etiologia da lesão renal aguda em neonatos.		
Pré-renal		
< real do volume intravascular	Desidratação	
	Perdas gastrointestinais	
	Perda salina renal, doenças da adrenal	
	Diabetes *insipidus* central ou nefrogênico	
	Perda para o 3º espaço (sepses, traumas)	
< do volume sanguíneo efetivo	Insuficiência cardíaca	
	Pericardite, tamponamento cardíaco	
Lesão vascular	Trombose de veia ou artéria renal	
Renal		
NTA	Insultos secundários à hipoxemia ou isquemia	
	Induzida por fármacos: aminoglicosídeos, contraste, anti-inflamatórios não hormonais	
	Induzida por toxinas: rabdomiólise, hemoglobinúria	
Nefrite intersticial	Induzida por antibióticos, anticonvulsivantes, diuréticos (furosemida)	
Lesões vasculares	Necrose cortical	
	Trombose de artéria renal	
	Trombose venosa renal	
	Malformações arteriovenosas	
Causa infecciosa	Septicemia	
	Pielonefrite	
Pós-renal		
Uropatias obstrutivas	Pieloureteral Ureteral	
	Pós-vesical – válvula uretra posterior	
Outras doenças congênitas	Displasias	
	DPAR/DPAD (doença policística autossômica recessiva/dominante)	
	Outras doenças císticas	

Fonte: Adaptado de Andreoli, 2004.

De acordo com revisão recente (Selewski et al., 2015), em RN a termo, as principais etiologias são as malformaçoes dos rins e trato urinário e complicações após cirurgia cardíaca. Nos RN pré-termos predominam os eventos hipóxicos, septicemia, enterocolite necrotizante, acrescidos das malformações cardíacas e da necessidade de fármacos nefrotóxicos.

Fisiopatologia

Como em outros momentos da vida, a fisiopatologia da IRA inclui, isolada ou associadamente, vários mecanismos fisiopatológicos:

Redução da perfusão renal

A esse insulto a resposta fisiológica é a ativação do sistema renina-angiotensina-aldosterona (SRAA), liberação de catecolaminas e do hormônio antidiurético (ADH). Esses três mecanismos causarão aumento da reabsorção de sódio, água e ureia nos túbulos renais, com aumento da osmolaridade urinária e diminuição do volume urinário. Caso não haja reestabelecimento da volemia e melhora da perfusão renal, há a lesão tubular propriamente dita. Contudo, o mecanismo compensatório anteriormente descrito causa redistribuição do fluxo sanguíneo renal, com priorização da região cortical em detrimento do fluxo medular e subsequente lesão por hipóxia, principalmente na alça de Henle. Este fator é particularmente importante no neonato visto que fisiologicamente existe estimulação importante do SRAA e tendência à redução da água corporal total em função do reequilíbrio dos compartimentos, ambas as situações favorecendo a redução da perfusão renal, tudo sendo potencializado pela imaturidade fisiológica dos glomérulos e túbulos renais nessa fase da vida.

Lesão parênquima renal

Os recentes conhecimentos da fisiopatologia admitem a IRA como um processo dinâmico e multifatorial. Quando o organismo sofre uma agressão (isquêmica, infecciosa ou estrutural) há o desencadeamento de resposta inflamatória, com a ativação de citocinas "pró-inflamatórias" e inibição de citocinas "anti-inflamatórias". As citocinas relacionadas à lesão renal diretamente são o fator de necrose tumoral α (TNFα) e a interleucina 1β (IL – 1β).

Um fator recentemente reconhecido como potencializador ou causador de IRA é a ventilação mecânica, terapêutica extremamente frequente em terapia intensiva neonatal. O processo ocorre por três vias concomitantes: hemodinâmica, inflamatória e neuro-humoral. A via hemodinâmica ocorre pelo efeito da ventilação em diminuir o retorno venoso, por aumento da pressão na caixa torácica. Isso causa liberação de NO-sintetase, queda da pressão arterial e diminuição do fluxo sanguíneo renal. A via inflamatória é causada pelo trauma barométrico do processo de ventilação que incita lesão tecidual e liberação de citocinas inflamatórias (TNF α e IL-1β), secundárias ao aumento de pressão no sistema. A via neuro-humoral é estimulada via receptores localizados nos pulmões, que quando ativados liberam va-

Obstrução ao fluxo urinário

Na IRA pós-renal, a obstrução do fluxo urinário causa um aumento temporário do fluxo sanguíneo renal do rim afetado, acompanhado de vasoconstrição posterior. Após aproximadamente 5 horas do início da obstrução há aumento da resistência vascular intrarrenal, mediado por moléculas vasoconstritoras (angiotensina II, tromboxano A2 e ADH), além da diminuição de óxido nítrico. Este mecanismo é bastante frequente em neonatos com malformações do trato urinário.

Efeito da hipervolemia

Outro fator importante a considerar na fisiopatologia da IRA é o excesso de líquidos, reconhecido por meio de balanço hídrico positivo. A relação entre excesso de líquidos intersticial e lesão renal aguda foi considerada como de causa e efeito. Há referências de que o excesso de líquidos causa lesão renal por várias maneiras: pelo acúmulo de cloreto; pela lesão endotelial; pela diminuição do fluxo renal por síndrome compartimental; pela lesão pulmonar e por retardar a detecção do aumento de creatinina. A hipervolemia não é tão comum em prematuros, pois pela imaturidade renal a capacidade de concentração urinária está diminuída, mas quando ela ocorre, principalmente em pós-operatório de cirurgia cardíaca, aumenta muito a mortalidade.

Nefrotoxicidade

Ao nascimento, como a filtração glomerular e a função tubular estão ainda subdesenvolvidas funcionalmente, os principais mecanismos de eliminação de fármacos, estão deficientes. Por isso, os efeitos nefrotóxicos de fármacos (aminoglicosídeos, diuréticos e ibuprofeno, entre outros) são potencializados, principalmente quando utilizados em associação.

Suspeita de IRAN

A principal suspeita de IRA é, do ponto de vista clínico, a diminuição ou falta de débito urinário. Considera-se que 90% dos RN urinem nas primeiras 24 horas e que o débito seja maior que 1 mL/kg/h.

As situações associadas à presença de muito baixo peso, extremo baixo peso, asfixia pré e/ou neonatal, antecedente gestacional de oligoâmnio ou suspeita de malformação do trato urinário na ultrassonografia pré-natal, presença de cardiopatias congênitas, uso materno de fármacos nefrotóxicos, situações de instabilidade hemodinâmica, infecção ou necessidade de procedimentos invasivos, significativamente, aumentam o risco de IRA. Nesses casos, o monitoramento do débito urinário, da função renal, da função cardiovascular, dos distúrbios hidreletrolíticos e ácido-base

são obrigatórios. O monitoramento do fluxo urinário e da creatinina sérica deveriam ser guiados pela normatização do nKDIGO (ver adiante).

Diagnóstico da IRAN

Os primeiros critérios para diagnóstico da IRAN foram baseados em valores absolutos da creatinina (sérica ou plasmática), acima dos quais o diagnóstico era firmado. Entre as décadas de 1990 e 2000, era frequente considerar-se o valor > 1,5 mg/dL da creatinina (sérica ou plasmática) como valor de corte. Em 2000, houve a sugestão do aumento diário da creatinina, e para os prematuros extremos o valor de 0,5 mg/dL no 1º dia de vida e de 0,3 mg/dL para a 1ª semana de vida.

Em 2004 um grupo de nefrologistas e intensivistas fundaram a ADQI (Acute Dialisys Quality Initiative) que propôs uma classificação da IRA baseada na diminuição do volume urinário e no aumento dos valores séricos de creatinina, com o acrônimo de RIFLE (em que R: risco; I: injúria; F: falência; L: perda de função; e E: doença renal crônica) para caracterizar a evolução do acometimento renal agudo em adultos. A importância de se definir os estágios está no fato de se poder diagnosticar precocemente o início da instalação da IRA e de se ter uma oportunidade para bloquear a evolução para estágios mais graves.

Após a sugestão do grupo ADQI, passou-se a chamar a IRA de lesão renal aguda (LRA). Em 2007 foi proposto uma modificação da classificação RIFLE para adequá-la ao uso em pediatria, utilizando-se as mesmas categorias, mas com critérios diferentes para defini-las: o volume de diurese é avaliado a cada 8 horas e não há a avaliação do aumento de creatinina sérica, mas sim do *clearance* estimado de creatinina. Este último foi denominado pRIFLE (Tabela 83.2). Em 2013, um estudo realizado em Fortaleza (Bezerra et al., 2013), no Brasil, sugeriu uma adequação do pRIFLE ao período neonatal, constituindo o nRIFLE. Os autores demonstraram que utilizando os mesmos parâmetros do pRIFLE com relação ao aumento da creatinina, mas definindo-se novos parâmetros para o débito urinário, poder-se-ia ter um *escore* mais adequado ao período neonatal. A razão para o aumento do valor de corte para o débito urinário é justificada pelo aumento da água corporal total e imaturidade tubular dessa fase da vida (Tabela 83.3).

Tabela 83.2. Categorias e critérios do *escore* pRIFLE.

Categorias	Clearance de creatinina estimado	Débito urinário
Risco	Diminuído em 25%	< 0,5 mL/kg/h por 8 horas
Injúria	Diminuído em 50%	< 0,5 mL/kg/h por 16 horas
Falência	Diminuído em 75% ou < 35 mL/min/1,73 m²	< 0,5 mL/kg/h por 24 horas ou anúria por 12 horas
Perda	Falha persistente por 4 semanas	–
IRC	Falência por 3 meses	–

Fonte: Adaptada de Jetton e Askenazi, 2014.

SEÇÃO VI – TRATO GENITURINÁRIO

Tabela 83.3. Comparação do parâmetro diurese do RIFLE, pRIFLE (pediatric) e nRIFLE (neonatal).

Categoria	Débito urinário e duração		
	RIFLE	pRIFLE	nRIFLE*
Risco (R: *risk*)	≤ 0,5 mL/kg/h (6 horas)	< 0,5 mL/kg/h (8 horas)	< 1,5 mL/kg/h (24 horas)
Injúria (I: *injury*)	≤ 0,5 mL/kg/h (12 horas)	0,5 mL/kg/h (16 horas)	< 1 mL/kg/h (24 horas)
Falência (F: *failure*)	≤ 0,3 mL/kg/h (24 horas) ou anuria (12 horas)	< 0,3 mL/kg/h (24 horas) ou anuria (12 horas)	< 0,7 mL/kg/h ou anuria (12 horas)
Perda de função (L: *limitation*)	Perda da função renal por 4 semanas		
Doença crônica (E: *end stage*)	Perda da função renal por mais de 3 meses		

Fonte: Adaptada de Jetton e Askenazi, 2014.

Proposta do KDIGO

KDIGO (*kidney disease improvment global outcomes*) foi uma criação da National Kidney Foundation para a normatização de vários aspectos da doença renal aguda e crônica, inicialmente para adultos. Em 2012, foi publicado o documento do KDIGO para IRA, considerando-se três estágios para os quadros agudos: leve, moderado e grave, numa sequência de piora dos níveis de creatinina sérica, diminuição do débito urinário e tempo de observação. Em 2014, a publicação de Jetton & Askenazi sugeriu uma adequação do KDIGO ao período neonatal, referido como nKDIGO, para ser utilizado até a idade de 120 dias. Como pode ser observado (Tabela 83.4), a primeira categoria deste critério considera o aumento da creatinina sérica > 0,3 mg/dL/dia, o que já representa um aumento significativo, considerando-se a massa muscular do RN. Outra questão ainda sem resposta é a de como devem ser considerados os aumentos menores de 0,3 mg/dL/dia, que de acordo com o nKDIGO estão na classe zero, isto é, considerados ainda dentro da normalidade.

Como esta proposta é relativamente recente, não existem, ainda, estudos com grandes casuísticas para a sua validação, o que já ocorre para adultos e crianças fora do período neonatal. No entanto, é o critério também sugerido no consenso promovido pala NIH em 2015, para a normatização da IRAN. O nKDIGO é citado como o critério mais utilizado no momento para o diagnóstico da IRAN (Tabela 83.4).

Tabela 83.4. Classificação da lesão renal aguda em neonatos baseada no nKDIGO.

Estágio da IRA	Creatinina sérica	Débito urinário
0	Nenhuma alteração ou < 0,3 mg/dL	≥ 0,5 mL/kg/h
1	≥ 0,3 mg/dL em 48 horas ou > de 1,5 a 1,9 vezes o valor de referência	< 0,5 mL/kg/h por 6 a 12 horas
2	> 2 a 3 vezes o valor de referência	< 0,5 mL/kg/h por ≥ 12 horas
3	≥ 3 vezes o valor de referência ou > 2,5 mg/dL ou necessidade de TSR	< 0,3 mL/kg/h por ≥ 24 horas ou anuria por ≥ 12 horas

Valor de referência: ao menor valor da creatinina prévia; TSR: terapia de substituição renal.
Fonte: Adaptada de Selewski et al., 2015.

O aumento da creatinina é conhecidamente um indicador subótimo da função renal, especialmente no período neonatal. O conhecido retarde no aumento da creatinina sérica, após um insulto agudo da função renal, a dificuldade de sua interpretação em função dos valores fisiologicamente decrescentes na 1ª semana de vida e a maior reabsorção tubular dessa substância nesta fase da vida constituem vieses para um marcador de função renal. No RNT a creatinina sérica atinge valores de 0,7 a 1 mg/dL no 1º dia de vida, com redução posterior até 0,35 a 0,40 mg/dL, ao fim da 1ª semana. No RNPT o pico de creatinina é mais tardio (entre o 1º e 2º dia de vida em RN > 28 semanas e entre o 2º e 4º dia em RN < 28 semanas), por reabsorção tubular, atingindo valores mais elevados que no RNT. Posteriormente, os valores diminuem até 0,35 a 0,40 mg/dL, a um ritmo inversamente proporcional à IG. No entanto, na prática, a evolução da creatinina sérica ainda se constitui no parâmetro mais utilizado para indicar lesão renal.

Para RN com muito baixo peso (500 a 1.500 g), a aplicação do nKDIGO mostrou que casos classificados como tendo IRA tiveram aumento significativo de mortalidade, a priori sugerindo que o nKDIGO tem acurácia para determinar o risco de vida, quando indicando IRA.

Deve-se considerar que mesmo os estágios 1 e 2 do nKDIGO estão associados ao aumento de mortalidade, não, geralmente, em função de distúrbios eletrolíticos, mas sim de sobrecarga de volume frequentemente presente nessas circunstâncias.

Contudo, considerando-se as inconsistência do uso da creatinina, existe um grande número de estudos com objetivo de identificar marcadores séricos ou urinários com melhor desempenho para o diagnóstico da IRAN. Dentre os marcadores urinários com potencial para o diagnóstico precoce de lesão renal aguda, pode-se citar a cistatina C sérica ou urinária, a Lipocalina associada à gelatinase de neutrófilo (NGAL), a proteína ligadora do retinol (RBP), a molécula de injúria renal-1 (KIM-1) e o fator transformador de crescimento (TGF-β1). As propostas mais recentes sugerem a criação de um painel de biomarcadores para a detecção de lesão tubular precoce.

Investigação etiológica da IRAN

Como já mencionado, considerando-se que as principais causas de IRAN são do tipo pré-renal, um grande empenho para buscar fatores que possam piorar a perfusão renal deve ser realizado. Assim, é importante afastar causas de hipotensão que possam estar produzindo hipoperfusão renal: hemorragia (placenta prévia, avulsão de cordão, hemorragia intraventricular ou de suprarenal etc.; presença de hipoxemia; septicemia; persistência do duto arterial; insuficiência adrenal; enterocolite necrotizante; cardiopatias congênitas (< volume sanguíneo efetivo); perdas excessivas pela pele (prematuridade, gastrosquise) e estar sempre alerta ao uso de diuréticos potentes. O uso de medicações potencialmente nefrotóxicas deve ser fortemente evitado.

Esteja atento aos antecedentes maternos, gestacionais e neonatais, que possam sugerir estado prévio de hipoxemia, ou ter informações sobre malformações do trato urinário. Por isso, a necessidade de solicitação de US de rins e vias urinárias, com Doppler, visando confirmar ou excluir malformações dos rins e vias urinárias (MFTURV) e vasculares, e de ecocardiograma é de suma importância. Lembrar que grande número das MFTURV é do tipo obstrutiva e pode necessitar de conduta de urgência para desobstrução e melhora da função renal.

Uma sequência sugerida de investigação da IRAN seria (Figura 83.1):

a) **reconhecer os casos de risco de IRAN** (ver anteriormente);

b) **iniciar a classificação de gravidade para IRAN (nKIGO):**
   - determinar o balanço hídrico diário e peso seriado;
   - determinar a creatinina sérica diária;
   - determinar o volume urinário em mL/kg/h a intervalos de 6 a 12 horas.

c) **excluir malformações do trato urinário:** com os dados da US gestacional, avaliação clínica de bexigoma, presença de mielomeningocele, ou de sinais clínicos de síndromes com envolvimento renal. A maioria das MFTU não cursam com oligúria, com exceção das obstruções graves pós-vesicais;

d) **identificar o tipo da IRAN: pré-natal e IRA renal.**

e) Além dos dados de antecedentes pessoais, gestacionais e maternos, da história clínica perinatal e dos dados clínicos, o aspecto mais importante é a diferenciação entre a IRA pré-renal e a IRA renal, lembrando-se que, na maioria das vezes, a IRA renal é uma evolução da pré-renal e da possibilidade da coexistência de fatores. Para este fim os dados da Tabela 83.5 podem auxiliar.

O cálculo da fração de excreção de sódio utiliza a fórmula clássica e deve ser feito com amostra isolada de urina com coleta concomitante dos dados:

$$FENa\ (\%) = 100 \times \left[\frac{Na\ urinário}{sódio\ sérico} \div \frac{creatinina\ urinária}{creatinina\ sérica} \right]$$

A interpretação segue a ideia de que quando a lesão é ainda somente do tipo pré-renal, os túbulos estão ávidos para a reabsorção de sódio e água para restabelecer a volemia (e a perfusão renal), resultando em valores menores da FENa do que quando a lesão atinge propriamente os túbulos renais e perde a capacidade de adaptação. O mesmo raciocínio justifica os valores da osmolaridade urinária e do sódio urinário isoladamente. Deve-se salientar que a medida do sódio urinário é mais sujeita a falsos positivos e negativos.

No entanto, no RNT, no final da 1ª semana de vida, o valor de corte da FENa do tipo pré-renal é o mesmo que o das crianças maiores (≤ 1%). Para os RNPT, o valor de corte da FENa do tipo pré-renal se mantém ainda menor até a 2ª ou 3ª semana pós-natal.

Outra estratégia utilizada na diferenciação da IRA pré-renal e a renal é a chamada prova de volume. A prova está indicada em situações onde o RN está com diminuição do volume urinário e não apresenta sinais clínicos de edema, aumento do peso corporal ou hipertensão arterial. É realizada uma infusão de 10 a 20 mL/kg de peso, de solução fisiológica, em 1 a 2 horas. A resposta diurética deve ocorrer em até 2 horas após, com volume ≥ 1 mL/kg. Se não houver diurese e o RN não apresentar sinais clínicos de sobrecarga de volume, pode-se repetir a infusão (máximo total de duas infusões). A resposta diurética adequada sugere IRA do tipo pré-renal. Mesmo com essa resposta, deve-se atentar que em muitas situações, não existe propriamente déficit de volume, mas sim má distribuição dos compartimentos, o que pode necessitar de outras condutas e não exclusivamente de reposição de volume.

Da Tabela 83.5 pode-se observar que os valores de corte para o RNPT são bastante diferentes, justificados pela maior imaturidade da função glomerular e tubular nesta situação. Contudo, a capacidade de diluição da urina no RNT é bem desenvolvida, alcançando os mesmos limites

Tabela 83.5. Parâmetros úteis na diferenciação entre insuficiência renal aguda pré-renal ou renal.

Acometimento	Osmolaridade urinária (mOsmol/kg)	Fração de excreção de sódio (%) (FENa)	Sódio urinário em amostra (UNa) mEq/L	Prova de volume (1 ou 2 tentativas)
Pré-renal				
RNT	> 600	≤ 2,5	< 20 a 30	diurese > 1 mL/kg/h
RNPT	> 400	≤ 6	–	–
Renal				
RNT	< 600	> 2,5	> 40	diurese < 1 mL/kg/h
RNPT > 31 sem	< 400	> 3	> 80 (< 32 semanas)	–
RNPT de 29 a 31 semanas	–	> 6	–	–

Fonte: Adaptada de Consenso Clínico em Lesão Renal Aguda no Recém-Nascido. Produção da Sociedade Portuguesa de Pediatria.

inferiores das crianças e adultos (50 mOsmol/kg). No entanto, por apresentar menor função do ritmo de filtração glomerular, a eliminação de sobrecargas hídricas é mais lenta, predispondo-o à intoxicação hídrica e hiponatremia.

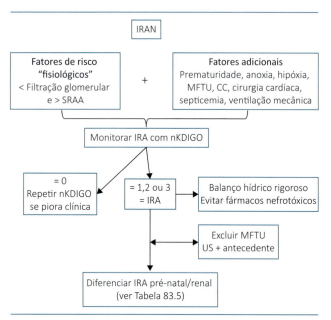

Figura 83.1. Esquema da sequência para diagnóstico da insuficiência renal aguda no período neonatal.
IRAN: insuficiência renal aguda no período neonatal; MFTU: malformação do trato urinário; CC: cardiopatia congênita; US: ultrassonografia
Fonte: Desenvolvida pela autoria.

Conduta da IRAN

Todos os neonatos que tenham diagnóstico de IRA, no estadio 1 do nKDIGO, já podem apresentar distúrbio do balanço hídrico e devem ser cuidadosamente monitorados.

A abordagem inicial das causas da IRAN deve ser complementada ao diagnóstico do nKDIGO, orientando-se pela história gestacional, materna e neonatal. Completar a investigação clínica e laboratorial de acordo com os fatores de risco (hemograma, hemocultura, urina tipo I, urocultura, albuminemia, avaliação da adequação ventilatória, proteína C-reativa e sorologias) e inclusive com exames de imagem (US de rins e vias urinárias e outros exames de imagem na suspeita de malformações do trato urinário). A repercussão da IRA também necessita monitoramento, com avaliação seriada de eletrólitos (ureia, creatinina, Na, K, Ca, P, Mg, gasometria).

Manter a homeostase hidroeletrolítica e ácido-base

A arte do balanço hídrico! Possibilitar nutrição, medicamentos e transfusões, mantendo a homeostase sem desidratação ou sobrecarga de volume.

A sobrecarga de volume tem recebido grande atenção em função de ser fator significativo de aumento de mortalidade em IRA. O aumento do fluido intersticial ocasiona edema pulmonar, piora da ventilação, com necessidade de aumento das pressões ventilatórias, diminuição do retorno venoso, com piora do débito cardíaco e perfusão renal. Da mesma maneira, restrição de volume em situações de IRAN do tipo pré-renal deve ser evitada.

O conhecimento da fisiologia neonatal com relação às perdas hidrossalinas insensíveis e a necessidade de reposição hidroeletrolítica é essencial à manutenção da homeostase neonatal. Para esse fim, sugerimos revisões bastante minuciosas e atualizadas.

Restrição de oferta em casos de oligúria é essencial. Não existe protocolo para o uso de furosemida e nem estudos comparativos com uso intermitente ou contínuo da medicação. Em geral o furosemida é utilizado na IRA oligúrica (< 1,5 a 1 mL/kg/h), em doses habituais, em neonatos com balanço hídrico positivo. É pouco provável que haja resposta diurética em casos de volume urinário menor que o citado acima.

A frequência de distúrbios hidreletrolíticos é elevada e já discutida no Capítulo 80 – Desenvolvimento do Rim e do Trato Urinário no Período Perinatal. A presença de hiponatremia é frequente e na maioria das vezes reflete excesso de água mais do que perda de sódio. Dados referentes à idade gestacional, intercorrências e ganho de peso sugere sobrecarga hídrica. Nesses casos, não havendo hiponatremia grave (Na < 120 mEq/L), a conduta básica é a restrição hídrica.

A hiperpotassemia deve ser especialmente pesquisada na IRA oligúrica. Já no primeiro estágio do diagnóstico de IRA, deve-se retirar toda a oferta de potássio das infusões endovenosas. Avaliar sempre a hiperpotassemia com a gasometria. Níveis acima da normalidade necessitam de avaliação do eletrocardiograma, lembrando-se que as primeiras alterações correspondem a ondas T elevadas, em tenda, seguido do prolongamento do intervalo PR. A abrangência da conduta da hiperpotassemia depende dos níveis da potassemia, conforme observado no Quadro 83.2.

Quadro 83.2 Conduta terapêutica da hiperpotassemia na Insuficiência renal aguda.	
K (mEq/L)	*Condutas terapêuticas*
nKDIGO 1,2 ou 3	Suspender oferta de potássio
6 a 6,5	Retirar aporte endovenoso e via oral > excreção urinária – Furosemida Resina de troca K/Ca – 0,5 a 1 g/kg/dose, a cada 6 horas se necessário, via oral em glicose a 5% ou via retal em SF* Monitorar potassemia a cada 4 horas
6,6 a 7 ou onda T em pico e >	Acrescentar às medidas anteriores: • gluconato de cálcio – 0,5 a 1 mL/kg endovenoso, em 10 a 20 minutos • outras possibilidades – insulina endovenosa, bicarbonato de sódio* e de salbutamol
> 7 ou arritmias, alterações ECG	Todas as medidas anteriores + solicitação de diálise peritoneal

* Existem restrições por poderem apresentar efeitos colaterais.
Fonte: Consenso Clínico em Lesão Renal aguda no Recém-Nascido. Produção da Sociedade Portuguesa de Pediatria.

Outros distúrbios metabólicos podem ocorrer, dependendo do tempo mais longo da IRA, como hiperfosfatemia e hipocalcemia. Condutas específicas destes distúrbios podem necessitar de avaliação do nefropediatra.

Manter suporte nutricional

A restrição da oferta de volume impõe frequentemente restrição da oferta calórico-proteica. Essa condição somente pode ser aceita por tempo restrito, visto que a IRA é condição altamente catabólica, e que mais que em outros períodos da vida, necessita do crescimento e desenvolvimento para sua melhor evolução. A necessidade de se restringir a oferta nutricional adequada é indicação de terapia de substituição renal. Manter nível adequado de hemoglobina e albuminemia > 2,5 g%.

Controle adequado da pressão arterial

Este item é discutido no Capítulo 85 – Hipertensão Arterial Sistêmica no Recém-Nascido.

Rever todas as possibilidades de nefrotoxicidade

Estar alerta à necessidade de ajustar dose de antibióticos com potencialidade nefrotóxica ou que possam ter nível excessivo e prejudicial pela falta de excreção urinária.

Indicações de terapia de substituição renal

O início precoce (adequado) da TSR diminui a mortalidade na IRA.

As principais modalidades incluem a diálise peritoneal, hemodiálise intermitente e terapias contínuas. Historicamente a modalidade mais praticada é a diálise peritoneal pela sua relativa facilidade e simplicidade.

A indicação da TSR deve ser definida caso a caso, tendo como parâmetros principais os seguintes:

- sobrecarga de volume sem resposta a diuréticos e/ou com repercussão cardiovascular;
- distúrbios eletrolíticos graves, sem resposta a medidas habituais: hipercalemia, acidose grave;
- necessidade de restrição calórico-proteica pela restrição de volume.

Prognóstico e repercussão em longo prazo

A evolução em curto prazo depende da idade gestacional e da etiologia da IRA, sendo pior quanto menor a idade gestacional e nos casos de IRA secundária à septicemia e portadores de cardiopatia congênita grave (idem). Apesar de tratamento adequado, a mortalidade varia de 25 a 50%. Deve-se lembrar que como os critérios diagnósticos foram até o momento muito variados é possível que as estatísticas menos otimistas se refiram a casos mais graves ou com diagnóstico tardio. A recente padronização do diagnóstico da IRAN pode mostrar resultados diferentes no futuro.

A evidência de sequelas renais em médio e longo prazo após IRAN é crescente na literatura e diretamente proporcional à gravidade do evento agudo. Diminuição do ritmo de filtração glomerular, proteinúria, hipertensão arterial foram citadas. No entanto, estudos com casuística robusta não existem e poderão ser realizados, tendo em conta a melhor padronização do diagnóstico da IRAN.

O seguimento em longo prazo dos neonatos que tiveram episódio de IRAN é obrigatório, para a detecção precoce das possíveis sequelas. Determinação da função renal (ureia e creatinina), microalbuminúria e evolução do crescimento renal deveriam ser realizadas periodicamente.

LEITURAS COMPLEMENTARES

Akcan-Arikan A, Zappitelli M, Loftis LL, Washburn KK, Jefferson LS, Goldstein SL. Modified RIFLE criteria in critically ill children with acute kidney injury. Kidney International. 2007;71:1028-35.

Andreoli SP. Acute Renal Failure in the Nwborn. Seminars in Perinatology. 2004;28(2):112-23.

Bezerra CTM, Vaz Cunha LC, Libório AB. Defining reduced urine output in neonatal ICU: Importance for mortality and acute kidney injury classification. Nephrol Dial Transplant. Doi: 10.1093/ndt/gfs604; 2013.

Consenso Clínico em Lesão Renal aguda no Recém-Nascido. Produção da Sociedade Portuguesa de Pediatria. Disponível em: https://www.sp-neonatologia.pt/wp-content/uploads/2016/11/2013-Lesao_renal_aguda_no_RN.pdf.

De Freitas MJ, Seeherunvong W, Katsoufis CP, Ramachandra S, Duara S, Yasin S. Longitudinal patterns of urine biomarkers in infants across gestacional ages. Pediatric Nephrology. 2016;31(8):1179-88.

Guignard JP, Drukker A. Why do newborn infants have a high plasma creatinine? Pediatrics. 1999;103(4).

Jetton JG, Askenazi DJ. Acute Kidney Injury in the Neonate. Clin Perinatol; 2014. Doi: 10.1016/j.clp.2014.05.001.

Lindower JB. Water balance in the fetus and neonate. Seminars in Fetal & Neonatal Medicine. 2017;22:71-5.

Malbrain MLNG, Van Regenmortel N, Saugel B, De Tavernier B, Van Gaal PJ, Joannes-Boyau O, Teboul JL, Rice TW, Mythen M, Monnet X. Principles of fluid management and stewardship in septic shock: It is time to consider the four D's and the four phases of fluid therapy. Ann Intensive Care. 2018;22;8(1):66-76.

Nagaraja N, Berwala PK, Srinivasb A, Berwala A, Nada A, Bonachea EM, Askenazi DJ. Acute kidney injury in the fetus and neonate. Seminars in Fetal & Neonatal Medicine; 2016. Doi: 10.1016/j.siny.

Pandey V, Kumar D, Vijayaraghavan P, Chaturvedi Y, Raina R. Non-dialytic management of acute kidney injury in newborns. J Renal Inj Prev. 2017;6(1):1-11.

Selewski DT, Charlton JR, Jetton JG, Guillet R, Mhanna MJ, Askenazi DJ, Kent AL. Neonate Acute Kidney Injury. Pediatrics. 2015 August;136(2).

Schreuder MF, Bueters RRG, Allegaert K. The interplay between drugs and the kidney in premature neonates. Pediatr Nephrol. 2014;29(11):2083-91.

Selewski DT, Charlton JR, Jetton JG, Guillet R, Mhanna MJ, Askenazi DJ, Kent AL. Neonatal Acute Kidney Injury. Pediatrics. 2015;136(2):463-73.

Strazdins, V, Watson AR, Harvey B. Renal replacement therapy for acute renal failure in children: European guidelines. Pediatr Nephrol. 2004;19(2):199-207.

Sulemanji M, Vakili K. Neonatal renal physiology. Seminars in Pediatric Surgery. 2013;22:195-8.

Malformações Congênitas do Trato Urinário

Márcio Lopes Miranda
Rafaella Dini Miyaoka

Diagnóstico pré-natal e papel da medicina fetal

A dilatação do sistema coletor urinário, denominada de hidronefrose, é a principal anomalia congênita detectada pela ultrassonografia pré-natal e representa 50% de todas as anormalidades, ocorrendo com frequência em torno de 1 em cada 330 nascimentos e presente em até 2% de todos os exames obstétricos realizados.

A ultrassonografia obstétrica e, consequentemente, o diagnóstico pré-natal na década de 1980 foram decisivos para a evolução no atendimento das crianças portadoras de uropatia. Certamente, o diagnóstico e o tratamento precoces evitam o dano renal, pois as células renais não regeneram após uma injúria.

A avaliação ultrassonográfica detalhada e minuciosa da anatomia fetal, em gestações únicas e de baixo risco no 1º trimestre, tem uma sensibilidade de 50% para detecções de malformações fetais, subindo para 92,8% com uma nova avaliação no 2º trimestre. Com o maior conhecimento da fisiopatologia fetal e dos avanços tecnológicos nos métodos de imagem, a ultrassonografia e a ressonância nuclear magnética permitiram ampliar o diagnóstico e as possibilidades de aconselhamento e intervenção fetal.

Diversas são as causas das dilatações urinárias, e as apresentações clínicas e os grupos etários pediátricos se diferenciam tanto na apresentação quanto na terapêutica.

Dentre as causas mais comumente encontradas de hidronefrose fetal estão:

1. hidronefrose transitória: 48%;
2. estenose da junção ureteropiélica: 12%;
3. refluxo vesicoureteral: 9%;
4. válvula de uretra posterior: 1%;
5. outras malformações do trato urinário: 30%.

As hidronefroses leves, também chamadas de hidronefroses transitórias, podem se manifestar como uma pieloectasia e regredirem espontaneamente. Entretanto, os recém--nascidos com US fetal mostrando diâmetro anteroposterior da pelve renal ≥ 4 mm no 2º trimestre e ≥ 7 mm no 3º trimestre devem ser investigados no período neonatal. A maioria dos investigadores aceitam o valor de 10 mm como indicativo de confirmação pós-natal.

A dilatação leve do sistema coletor renal ou pieloectasia corresponde aos graus I e II de hidronefrose, de acordo com o esquema proposto pela Sociedade de Urologia Fetal (SFU) para classificação da gravidade da dilatação da pelve (Figura 84.1):

- **Grau 0:** sem dilatação;
- **Grau I:** somente a pelve renal é visibilizada;
- **Grau II:** visibilizada pelve renal e alguns cálices;
- **Grau III:** hidronefrose com quase todos os cálices visibilizados;
- **Grau IV:** hidronefrose com quase todos os cálices visibilizados, acompanhada de atrofia do parênquima renal.

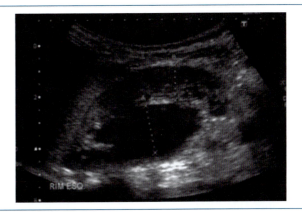

Figura 84.1. Exame ultrassonográfico demonstrando espessura do parênquima preservada e aumento do diâmetro anteroposterior (Grau III).
Fonte: Acervo da autoria.

Os neonatos com diagnóstico pré-natal de hidronefrose devem ser investigados após 48 horas de vida, pois a perda de líquidos e baixa ingesta podem ocultar o diagnóstico. A ultrassonografia deve determinar o grau de hidronefrose, a presença de cistos corticais, a hiperecogenicidade do parênquima, a visualização dos ureteres e a espessura da parede vesical e seu esvaziamento. A uretrocistografia retrógrada e miccional deve ser realizada precocemente na suspeita de válvula de uretra posterior (VUP).

Em 2014, uma nova classificação foi proposta para as dilatações do trato urinário (UTD – *urinary tract dilation*) em um consenso multidisciplinar (Nguyen et al., 2014) envolvendo oito sociedades que participam do diagnóstico e seguimento dos pacientes com hidronefrose. Tal classificação tem o objetivo de padronizar a nomenclatura utilizada no período pré e pós-natal, facilitando a condução dos casos.

O novo sistema propõe a avaliação de seis parâmetros ultrassonográficos: 1) diâmetro anteroposterior da pelve renal; 2) dilatação de cálices renais, com a distinção entre a dilatação de cálices centrais e periféricos; 3) espessura do parênquima renal; 4) aspecto do parênquima renal; 5) avaliação da bexiga; e 6) avaliação dos ureteres. No feto, a avaliação quantitativa do líquido amniótico também entra na avaliação no período pré-natal. Estudos recentes, que publicaram os resultados usando a nova classificação, mostram vantagens com relação às anteriores em detectar os pacientes com maiores riscos de adquirir infecção urinária e necessitar de cirurgia. Estudos controlados e randomizados estão em andamento nos principais centros de tratamento de patologias do trato urinário.

A detecção de alterações no feto possibilitou o tratamento de algumas malformações do trato urinário ainda no período pré-natal. Os grupos de medicina fetal foram criados para tratar o feto de forma multidisciplinar e foram gradativamente invadindo a cavidade uterina, inicialmente com punções de líquido amniótico, em seguida com punções de urina fetal e dosagens de eletrólitos e proteína e, finalmente, com cirurgias fetais a céu aberto para realização de vesicostomias ou fetoscopia para o tratamento da mielomeningocele.

Historicamente, a cirurgia fetal era realizada exclusivamente para condições letais, mas atualmente, a cirurgia intrauterina tem sido realizada em fetos com condições não letais, para diminuir as sequelas no período pós-natal.

Pesquisa multicêntrica (Antiel et al., 2017) americana realizada por meio de questionários com especialistas na área (cirurgiões pediátricos, neonatologistas e especialistas em medicina fetal) mostrou que cerca de 50% dos médicos participantes não concordaram em indicar cirurgia que salvaria a vida do feto, que de outra forma não sobreviveria, se tal condição resultasse em um paciente com graves sequelas no período pós-natal. Contudo, a grande maioria dos participantes recomendaria a cirurgia fetal para diminuir sequelas de uma condição não letal no período pós-natal, mesmo sabendo que a cirurgia aumentaria o risco de prematuridade e óbito fetal.

No caso do tratamento das dilatações do trato urinário, a cirurgia fetal atualmente tem papel apenas nos casos de obstrução urinária baixa (LUTO – *lower urinary tract obstruction*), em que a morbimortalidade pós-natal é alta e a

intervenção tem o objetivo de diminuir a lesão renal e a hipoplasia pulmonar associadas. A obstrução do trato urinário inferior congênita ocorre em 2,2:10.000 nascimentos e é muito mais comum em pacientes do sexo masculino do que feminino. O principal diagnóstico de patologia urinária obstrutiva é a válvula de uretra posterior (VUP), que pode ser parcial ou total, sendo raramente encontrados válvula de uretra anterior, ureterocele e estenose ou atresia de uretra.

As possibilidades de tratamento incluem vesicocenteses, amnioinfusões, cistoscopia fetal e cauterizações anterógradas da válvula (*laser*), *shunt* ou derivações vesicoamnióticas e vesicostomias por histerotomia (cirurgia com abertura uterina). O tratamento fetal tem como principal objetivo descomprimir a bexiga fetal obstruída e restaurar o volume e a dinâmica do líquido amniótico, prevenindo o oligoâmnio e a consequente displasia renal e pulmonar.

Os critérios para indicação da intervenção fetal ainda não estão bem definidos entre os diversos centros de tratamento. Recomenda-se coleta de cariótipo fetal para excluir anomalias cromossômicas concomitantes.

A conduta pré-natal pode ser orientada pelos seguintes critérios morfofuncionais: LUTO estágio I (forma leve) – caracterizado por volume de líquido amniótico normal após 18 semanas de gestação, ecogenicidade renal normal e sem evidência de displasia renal, com exames bioquímicos urinários fetais favoráveis, em amostras colhidas entre 18 e 30 semanas. A conduta expectante é recomendada. LUTO estágio II – caracterizado por oligoâmnio/anidrâmnio, hiperecogenicidade renal, mas sem presença de cistos renais corticais ou evidências de displasia renal, com exames bioquímicos fetais favoráveis. A cistoscopia fetal ou a derivação vesicoamniótica são indicadas para preservação da função renal. LUTO estágio III: oligoâmnio/anidrâmnio, hiperecogenicidade renal e evidências de displasia renal, com exames urinários fetais seriados desfavoráveis. A derivação vesicoamniótica pode prevenir hipoplasia pulmonar, mas não falência renal. LUTO estágio IV: caracterizado por insuficiência renal fetal, definida por anidrâmnio e sinais ultrassonográficos de displasia renal severa, e está associado à alta taxa de mortalidade e à insuficiência renal terminal no pós-natal. A terapia fetal não está indicada.

A avaliação da função renal fetal é feita por meio da análise da urina fetal e da morfologia renal. O cloro, o sódio, a osmolaridade e a beta2 microglobulina podem ser dosados e determinam o grau de displasia renal fetal e predizem a função pós-natal. O principal procedimento que se mostrou efetivo e com baixa morbidade foi a derivação vesicoamniótica. A cistoscopia fetal teoricamente teria vantagem com relação ao *shunt*, por permitir uma drenagem mais fisiológica da bexiga obstruída e exame endoscópico da uretra posterior para determinação etiológica da uropatia obstrutiva, evitando a infusão amniótica. Entretanto, ainda existe uma maior associação de complicações relacionadas quando comparada à derivação vesicoamniótica.

O procedimento de derivação urinária consiste na punção do abdome materno até a bexiga fetal com o auxílio da ultrassonografia e colocação de um cateter de Harrison para drenar a urina fetal para a cavidade amniótica.

A cirurgia fetal envolve muitos aspectos éticos e deve ser avaliada e discutida pela equipe médica em conjunto com a família. Trata-se de um campo ainda em desenvolvimento, que utiliza procedimentos invasivos, envolvendo pelo menos dois pacientes, feto e gestante, com taxas de sucesso difíceis de mensurar. Pelos riscos associados à gestante e ao feto e pela impossibilidade de garantia de sucesso do tratamento, trata-se de opção para um pequeno número de malformações, estando reservada para alterações que resultem em sequelas irreversíveis ou nas quais a sobrevida pós-natal não seria possível sem o procedimento. Envolve uma equipe médica especializada, em centros de referência escassos em todo o mundo.

Hidronefrose pós-natal

Válvula de uretra posterior (VUP)

A VUP é uma anomalia congênita que causa obstrução ao fluxo urinário infravesical e tem como consequências a dilatação de todo o trato urinário, a displasia renal e o comprometimento vesical (bexiga de válvula). Incide no sexo masculino em 1 a cada 5.000 nascimentos. A gravidade está associada não somente à intensidade da obstrução, mas também à infecções urinárias no período neonatal.

Existem variações anatômicas nas suas apresentações e, consequentemente, manifestações clínicas como formas leves de insuficiência renal e até falência renal intrauterina.

As três formas mais comumente encontradas são (classificação de Young):
- Tipo 1: pregas mucosas que se estendem lateral e distalmente ao verumontano, presas às paredes anterolaterais da uretra (95%).
- Tipo 2: pregas mucosas proximais ao verumontano.
- Tipo 3: diafragma transverso ao plano uretral distal ao verumontano.

O achado pré-natal de hidronefrose bilateral com bexiga dilatada e até oligodrâmnio são compatíveis com obstrução infravesical e a primeira hipótese é de feto portador de válvula de uretra posterior (Figura 84.2). O feto pode apresentar-se também com hipoplasia pulmonar, anomalias faciais e pés tortos. Os principais diagnósticos diferenciais são a síndrome de *prune belly*, que apresenta hipoplasia da parede abdominal (megabexiga), ureterohidronefrose e criptorquidia, e a atresia uretral, que pode ocorrer no sexo feminino promovendo um *prune belly like*.

O neonato com VUP pode apresentar-se em bom estado geral, mas também com alteração do jato urinário e globo vesical palpável. Nos casos graves, a obstrução precoce ocasiona displasia renal e insuficiência renal neonatal. A hidropsia, a ascite urinária, a alteração da ecogenicidade do parênquima renal, o espessamento vesical e a persistência da creatinina sérica elevada são fatores de mau prognóstico.

O tratamento pode ser feito intrauterino com derivação vesico-amniótica ou ablação endoscópica da válvula em centros que possuem um grupo de medicina fetal, entretanto, a morbimortalidade materno fetal deve ser levada em conta para a decisão do tratamento intrauterino.

A condução no período neonatal é a mais recomendada e resume-se na confirmação pós-natal do diagnóstico fetal por meio da uretrocistografia. Este exame deve ser executado

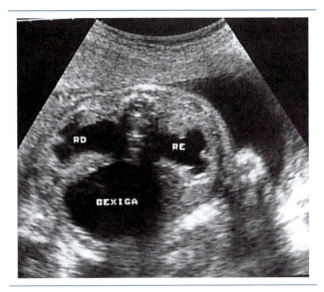

Figura 84.2. Ultrassonografia fetal demonstrando megabexiga e dilatação piélica bilateralmente.
Fonte: Acervo da autoria.

por radiologista experiente após sondagem vesical e com a introdução do contraste radiopaco. Avalia-se a capacidade vesical, a presença de divertículos, o refluxo vesicoureteral e, principalmente, a fase miccional com a dilatação da uretra posterior e afilamento abrupto distalmente à válvula (Figura 84.3).

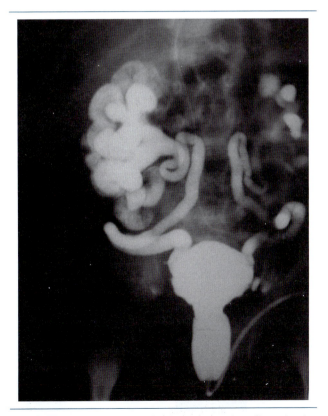

Figura 84.3. Uretrocistografia demonstrando refluxo de alto grau bilateral (intrarrenal à direita). Bexiga com paredes irregulares e dilatação da uretra posterior compatível com VUP.
Fonte: Acervo da autoria.

A ultrassonografia e dosagens seriadas de ureia e a creatinina auxiliam na conduta. O primeiro passo após a ultrassonografia é a sondagem vesical de demora para a descompressão do sistema urinário, a qual deverá ser mantida até a decisão da conduta, seja ela a ressecção ou a derivação urinária. A diminuição da hidronefrose após 48 horas e a queda das escórias urinárias (ureia e creatinina) conduzem para a ressecção endoscópica transuretral da válvula de uretra (Figura 84.4).

Em contrapartida, a manutenção destas, prediz uma insuficiência renal e, portanto, as derivações urinarias (pielostomias, ureterostomias ou vesicostomias) estão indicadas para a descompressão do sistema. A presença de refluxo maciço para uma unidade displásica (lei de Hoover), ascite urinosa ou grandes divertículos diminui a pressão do sistema e pode conferir um melhor prognóstico, pois preserva o trato urinário (mecanismo de *pop off*).

No acompanhamento, estes meninos podem desenvolver a bexiga de válvula e alguns poderão necessitar de cateterismo intermitente limpo, fármacos bloqueadores de receptores alfa (uretra e colo vesical) e até de ampliação vesical para diminuir as pressões do sistema urinário.

A avaliação urodinâmica é realizada para mensurar a capacidade, complacência, micção (fluxo) e resíduo. Estes meninos se beneficiam com terapia medicamentosa para diminuir a espasticidade e promover o relaxamento do colo vesical e assim, melhorar o armazenamento e o esvaziamento.

Apesar do tratamento precoce, um quarto destas crianças desenvolverá insuficiência renal e necessitará de terapia de substituição renal (diálise e transplante renal).

Obstrução da junção pieloureteral

As hidronefroses podem ser **obstrutivas** ou **refluxivas** e a estenose da junção ureteropiélica (JUP) é a causa mais comum. Sua incidência gira em torno de 1 para 1.500 nascimentos e a apresentação fetal é a mais frequente. Existem formas de apresentação tardias, sendo geralmente ocasionadas pela compressão extrínseca de um vaso polar renal inferior. A forma precoce (obstrução intrínseca) pode ser em função de hipoplasia da musculatura da junção ou de aderências formando acotovelamentos da mesma (Figura 84.5).

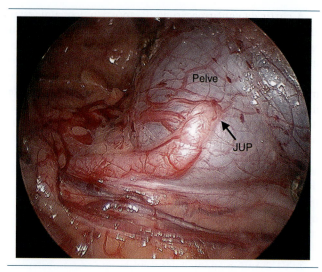

Figura 84.5. Visão laparoscópica da junção pieloureteral. Obstrução intrínseca.
Fonte: Acervo da autoria.

A presença de hidronefrose de alto grau com comprometimento do parênquima renal (afilamento, hiperecogenicidade ou displasia cística) prediz uma diminuição da filtração glomerular.

A obstrução bilateral da JUP pode necessitar de um tratamento precoce neonatal, entretanto, a grande maioria se beneficia com a conduta conservadora. As derivações urinarias altas (pielostomias) devem ser preconizadas no período neonatal, nos casos de hidronefroses bilaterais com comprometimento dos parênquimas e na coexistência de hidronefose de alto grau com displasia renal contralateral (multicistico).

O diagnóstico é suspeitado no período pré-natal e confirmado no pós-natal com uma avaliação ultrassonográfica do trato urinário completa e dinâmica. A classificação da hidronefrose por meio dos graus (SFU) prediz a conduta. As hidronefroses de baixo grau (I e II) raramente necessitarão de intervenção cirúrgica. Já as de alto grau, cursam com infecção urinária e lesão renal e poderão necessitar de intervenção.

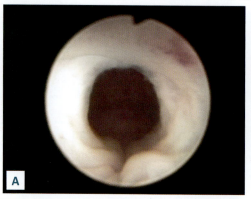 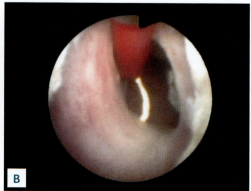

Figura 84.4. Visão endoscópica da válvula de uretra (A) e ressecção transuretral (B).
Fonte: Acervo da autoria.

A partir da confirmação do diagnóstico neonatal, estas crianças deverão receber antibióticos profiláticos e serem encaminhadas para equipe multidisciplinar pediátrica (nefrologia, cirurgia e enfermagem).

A cintilografia renal introduzida na década de 1990, modificou a conduta das hidronefroses obstrutivas. Antes da introdução deste método de avaliação, praticamente todas as hidronefroses de alto grau eram operadas. Em contrapartida, a avaliação da função tubular pelo DMSA-99Tc e da função glomerular pelo DTPA-99Tc proporcionaram um conhecimento da função na presença da obstrução e até mesmo a ausência de obstrução na presença de dilatação, trazendo objetividade e quantificando a obstrução. Estes métodos deram suporte ao tratamento conservador da obstrução da JUP (Figura 84.6).

A cintilografia renal estática (DMSA) e a dinâmica (DTPA) devem ser realizadas após o 1º mês de vida para evitar a imaturidade renal neste período.

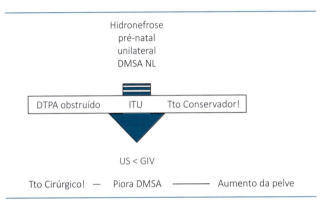

Figura 84.6. Acompanhamento da hidronefrose com diagnóstico pré-natal.
Fonte: Desenvolvida da autoria.

A uropatia obstrutiva pode ser conduzida conservadoramente na presença de obstrução ao DTPA se a função tubular (DMSA) estiver preservada. Inicia-se a antibioticoprofilaxia (1/4 da dose), orienta-se as medidas de higiene e estimula-se a micção programada e evacuação diária.

A piora da função tubular, aumento da pelve renal na ultrassonografia ou o aparecimento de infecção urinária indicam a mudança do rumo e apoiam o tratamento cirúrgico. As estenoses e aderências prepuciais diminuem a colonização prepucial por *Proteus* sp. e consequentemente, a incidência de infecção nos meninos com malformação do trato urinário.

O tratamento cirúrgico consiste na desobstrução da junção. Se esta for causada pela obstrução intrínseca da JUP, a pieloplastia desmembrada à Anderson Hynes é preconizada. Resume-se na ressecção da junção e anastomose pieloureteral ampla e utilização do cateter de duplo jota como molde. Entretanto, se a obstrução for causada por um vaso polar (extrínseca), a pelve e o ureter podem sofrer uma herniação sobre o vaso e assim comprimir o ureter (Figura 84.7). Esta anomalia pode ser corrigida com a correção da herniação piélica e fixação cranial do vaso polar (*vascular hitch*) sem a necessidade de anastomose urinária. Atualmente, o acesso minimamente invasivo, seja por mini-lombotomia posterior, laparoscópico ou robótico, é o mais desejado, tanto pelas famílias quanto pelos seus resultados de pouca dor pós-operatória, alta precoce e cicatrizes inaparentes. Os resultados funcionais são semelhantes nos diferentes acessos e giram em torno de 95%.

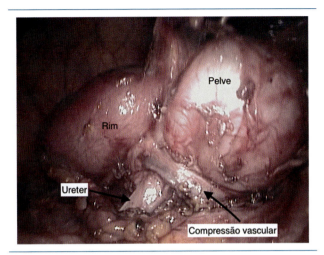

Figura 84.7. Visão laparoscópica da compressão vascular, causando herniação da pelve e acotovelamento do ureter.
Fonte: Acervo da autoria.

O acompanhamento pós-operatório deve ser realizado até que a dilatação do sistema seja resolvida e a função esteja preservada. O nefrologista pediátrico participa do acompanhamento com atenção aos níveis pressóricos e proteinúria.

O estudo renal estático (DMSA) e o dinâmico (DTPA) devem ser realizados no 3º mês de pós-operatório para comprovação da eficácia do procedimento e o exame de ultrassonografia deve ser realizado até que a hidronefrose esteja resolvida.

A obstrução da junção ureterovesical (JUV), também chamada de megaureter obstrutivo, deve ser sempre afastada quando estamos diante de uma hidronefrose obstrutiva. O exame ultrassonográfico minucioso revela a presença da dilatação ureteral e a cintilografia renal dinâmica pode colaborar com a contrastação do ureter. A urografia excretora não acrescenta informações e o contraste iodado pode lesar ainda mais o rim do lactente. A ressonância nuclear magnética acrescenta informações anatômicas importantes e não depende da função renal, porém sua utilização nas crianças é limitada pela necessidade de anestesia para realização do exame.

A indicação cirúrgica assemelha-se a da JUP e o tratamento cirúrgico é o reimplante ureteral com plástica do ureter terminal.

Refluxo vesicoureteral

A hidronefrose refluxiva é causada pelo retorno da urina da bexiga para o ureter e para a pelve renal causando dilatação do sistema, infecção urinária e dano renal. Pode ser encontrada em 1% da população infantil e em até 50% das crianças com infecção urinária.

O refluxo pode ser suspeitado no período pré-natal e deverá ser confirmado no neonato. Podemos classificá-lo como primário, ou seja, quando não existe anomalia anatômica associada e em geral é benigno e limitado. Já o refluxo secundário, pode estar associado às anomalias de implantação ureteral, à duplicidade do sistema, à obstrução infravesical, à bexiga neurogênica (mielomeningocele) e à disfunção vesical não neurogênica.

Raramente será necessário uma conduta mais agressiva no período neonatal, porém deve-se iniciar a profilaxia com antibiótico precocemente com o intuito de diminuir as infecções urinarias recorrentes e a urosepse.

Os neonatos com refluxo e infecção urinaria podem apresentar vômitos, baixo ganho ponderal, apatia e anorexia. Os episódios não tratados prontamente podem desenvolver urosepse e comprometimento do sistema nervoso central. O exame de urina tipo 1 e a urocultura devem sempre ser realizados de preferência por coleta da urina por meio de sondagem vesical ou punção suprapúbica. A coleta por saco coletor pode ser usada como triagem.

Os sintomas de disúria e polaciúria são mais frequentes nos escolares que algumas vezes chegam a relatar dor abdominal, hipogástrica ou lombar. A associação de urgência e incontinência urinaria podem sugerir a existência de disfunção miccional. A constipação intestinal deve sempre ser questionada e tratada, pois as eliminações disfuncionais comumente estão associadas ao refluxo vesicoureteral principalmente nas meninas.

Novamente o exame ultrassonográfico é importante para se determinar o grau de dilatação do sistema e a existência de anormalidades associadas. No entanto, a uretrocistografia retrógrada e miccional (UCM) é fundamental para o diagnóstico (Figura 84.8).

De acordo com a Sociedade Internacional para o Estudo do Refluxo, podemos classificá-lo radiologicamente:
- Grau 1: o contraste fica limitado ao ureter;
- Grau 2: atinge o sistema coletor sem dilatação;
- Grau 3: todo o sistema coletor dilatado;
- Grau 4: a dilatação deforma os cálices.
- Grau 5: ocorre inversão papilar.

Os refluxos de baixo grau (1 e 2) em geral são benignos, causam pouco ou nenhum dano renal e desaparecem espontaneamente com as medidas clínicas. Já o refluxo de alto grau (3, 4 e 5) cursam com infecção de repetição, dano renal (cicatrizes) e menor taxa de resolução espontânea. A cistocintilografia radioisotópica também necessita de sondagem uretral para sua realização, apresenta sensibilidade comparada ao método radiológico e tem como principal vantagem a baixa irradiação gonadal. Entretanto, este método não avalia a morfologia do trato urinário (uretra), portanto deve ser utilizado somente para o acompanhamento.

A avaliação da função tubular (DMSA-99Tc) deve determinar se as infecções urinárias causaram lesão do parênquima renal (nefropatia de refluxo), determinando cicatrizes e perda da função. Estas lesões podem ser progressivas e independente da conduta adotada.

A avaliação urodinâmica deverá ser realizada após evidência clínica de disfunção miccional neurogênica ou não neurogênica. As contrações vesicais não inibidas e a hiperatividade do detrusor deverão ser tratadas com medicações anticolinérgicas e até fisioterapia perineal (*biofeedback*).

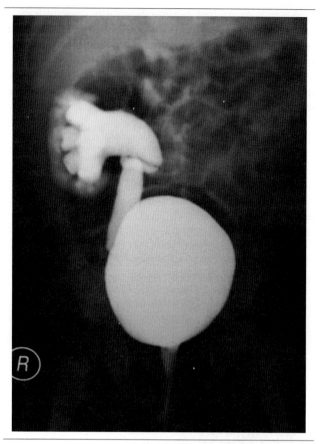

Figura 84.8. Uretrocistografia demonstrando o refluxo vesicoureteral de alto grau à direita (refluxo intrarrenal).
Fonte: Acervo da autoria.

O tratamento do refluxo vesicoureteral (RVU) deve, principalmente, evitar novos episódios de infecção urinária e pielonefrite que podem causar lesão renal.

A profilaxia com antibióticos (apesar de controversa) ainda é a base de sustentação do tratamento conservador, sendo a cefalexina, a nitrofurantoina e o sulfametoxazol os mais utilizados. Recentemente os probióticos (*Lactobacillus acidophilus*) e alguns fitoterápicos (*cramberry*) têm mostrado eficácia na prevenção destas infecções.

O tratamento da disfunção miccional, assim como da constipação intestinal são fundamentais e necessários para o sucesso terapêutico. O uso de fármacos anticolinérgicos para a estabilização vesical, drogas alfa-bloqueadoras para melhorar o esvaziamento, fisioterapia perineal para coordenar o relaxamento esfincteriano no momento da contração vesical e uso de fibras e laxativos aumentaram as taxas de cura espontânea e do sucesso cirúrgico do RVU. Os refluxos de alto grau dos lactentes masculinos apresentam altas taxas de resolução e o tratamento conservador deve ser sempre estimulado.

As crianças portadoras de bexiga neurogênica, em que o principal grupo é a mielomeningocele, são conduzidas na primeira infância com cateterismo intermitente limpo e anticolinérgicos. As lesões medulares altas (neurônio motor superior) cursam com bexigas espásticas, hiperreflexas e pressões de perda altas e constituem o grupo das bexigas de alto risco para lesão do trato urinário superior. Elas apresentam refluxos de alto grau com lesão renal e se não tratadas (diminuição das pressões) desenvolvem doença renal terminal (Figura 84.9). A derivação urinária (vesicostomia) interrompe o ciclo de infecção e lesões e não interfere na qualidade de vida do neonato.

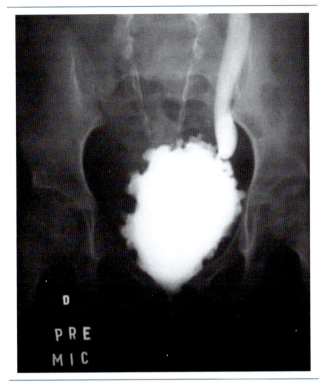

Figura 84.9. Uretrocistografia demonstrando o defeito ósseo sacral (mielomeningocele), a bexiga trabeculada e o refluxo secundário.
Fonte: Acervo da autoria.

A presença de novas cicatrizes, as impossibilidades de profilaxia antibiótica e as infecções urinárias na vigência de tratamento conduzem para intervenção cirúrgica do RVU.

O tratamento poderá ser endoscópico ou cirúrgico propriamente dito. Os refluxos de baixo grau, que não apresentam dilatação ureteral ou meatal, beneficiam-se com o método endoscópico. Este, resume-se na realização de uma endoscopia das vias urinárias e a injeção submeatal (ureteral) de substâncias que promovem a expansão tecidual (bolus) sem causar processo inflamatório. As melhores são os bioimplantes (dextrano + AC. Hialurônico), que promovem o fechamento parcial do meato refluxivo e não causam obstrução. Estes procedimentos endoscópicos são bem tolerados e com baixa morbidade, e sua eficácia pode chegar a 80% de sucesso. Entretanto, existem relatos de recidivas em longo prazo e, portanto, devem ser acompanhados e investigados se ocorrer o retorno dos sintomas.

O tratamento cirúrgico é preconizado para as crianças portadoras de RVU de alto grau, com dilatação ureteral e após a resolução do fator causal do refluxo (refluxo secundário). Os ureteres refluxivos alcançam o interior da bexiga perpendicularmente e não possuem túnel suburotelial, assim, com aumento das pressões intravesicais, a urina retorna facilmente ao ureter. O reimplante ureteral faz com que o ureter entre superolateralmente na musculatura detrusora e percorra um trajeto suburotelial até alcançar o trígono. Quando a bexiga se repleta, o ureter é comprimido e a urina não retorna. As principais técnicas utilizadas por via transvesical são a de Politano-Leadbetter e Cohen. Resumem-se na abertura da bexiga longitudinalmente e na dissecção dos meatos e dos ureteres transvesical e até extravesical. Os ureteres dilatados são reduzidos e na técnica de Politano, estes são reposicionados superolateralmente na bexiga e os meatos confeccionados na posição original. No reimplante à Cohen, os ureteres cruzam a linha media (suburotelial) e os meatos confeccionados posicionados contralateralmente. A bexiga é fechada e mantida com sondagem por 3 a 5 dias. O reimplante extravesical não desmembrado à Lich-Gregoir reposiciona o ureter na parede da bexiga sem a abertura do urotélio, diminuído a hematuria e necessidade de drenagem vesical. Todas as técnicas devem obedecer a regra de Paquin, em que o comprimento do túnel deve ser cinco vezes o diâmetro do ureter.

Recentemente, com a introdução do acesso minimamente invasivo, seja ele endoscópico, mini-incisões, laparoscópico ou robótico, as crianças ganharam muito com a diminuição da dor pós-operatória, diminuição das complicações com a ferida, rápida recuperação e retorno às atividades e diminuição das cicatrizes. O ônus certamente ficou com o cirurgião, que necessita de mais treinamento e equipamentos específicos para atingir a excelência no atendimento.

O antibiótico profilático pode ser suspenso no 1º mês e o acompanhamento das crianças submetidas ao reimplante ureteral é feito com exames de urina mensais; função renal, se já existe comprometimento; ultrassonografia com 1 mês, UCM ou cistocintilografia (1 a 3 meses) para avaliar o refluxo, as capacidades e esvaziamento; cintilografia renal estática em 3 a 6 meses para avaliar as cicatrizes e a função tubular e o DTPA se existir a suspeita de obstrução ureteral pós-reimplante. O nefrologista pediátrico deve participar do acompanhamento, com medidas dos níveis pressóricos e a avaliação de proteinúria.

O refluxo vesicoureteral neonatal agressivo, ou seja, com dilatação importante, comprometimento do parênquima e infecção urinaria recorrente, necessita também de uma terapêutica mais agressiva. A maioria dos serviços sugerem as derivações urinarias temporárias em vez do reimplante ureteral, em função da facilidade de realização da primeira e alto índice de complicações com baixa eficácia da segunda.

Duplicidade pieloureteral

A duplicidade do trato urinário alto é uma malformação resultante do desenvolvimento de dois brotos ureterais ipsilaterais (ducto mesonéfrico) que interagem com o blastema metanéfrico dando origem à duplicidade renal. Este sistema duplicado possui fusão do parênquima renal e vascularização segmentar, com dois sistemas coletores. Estes sistemas desembocam na bexiga segundo a lei de Weigert-Meyer, em que o meato ureteral do polo superior é ínfero-medial e do inferior é superolateral. Esta ectopia ureteral pode ocasionar refluxo para o sistema inferior e obstrução com ureterocele para o sistema superior. O sistema superior obstruído geralmente apresenta ureterohidronefrose e displasia do parênquima renal. O sistema inferior refluxivo em geral está preservado. O ureter do polo superior pode ainda ser ectópico e desembocar no útero, vagina ou membrana himenal, e nos meninos na vesícula seminal, próstata e uretra. A ectopia pode se manifestar tardiamente como incontinência urinária de difícil diagnóstico.

O diagnóstico pré-natal da duplicidade é possível pela visualização de duas unidades renais com diferentes graus de hidronefrose e pela visualização de ureterocele (Figura 84.10). Quando a ureterocele é volumosa, poderá obstruir o colo vesical necessitando de punção da mesma no período neonatal.

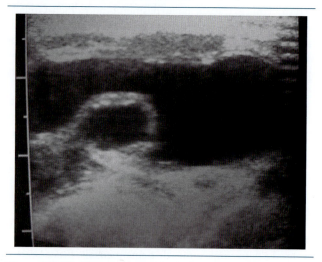

Figura 84.10. Ultrassonografia de bexiga demonstrando a ureterocele tópica.
Fonte: Acervo da autoria.

Existem duplicidades sem hidronefrose obstrutiva ou refluxiva e, portanto, são consideradas variações da normalidade. No entanto, as que apresentam dilatação do sistema e ou infecção urinária devem ser avaliadas como descrito anteriormente (US, UCM, DMSA e DTPA).

A conduta cirúrgica deve seguir o tipo de malformação associada. A ureterocele deve ser puncionada endoscopicamente e os sistemas reavaliados. As unidades sem função podem ser removidas por meio da heminefrectomia laparoscópica. As unidades com função (obstrutivas ou refluxivas) podem ser reimplantadas em conjunto, seguindo as técnicas descritas anteriormente. Na ectopia com incontinência e sem refluxo da outra unidade, a anastomose proximal do ureter do polo superior com a pelve do polo inferior resolve o problema.

As condutas cirúrgicas na criança evoluíram no sentido de diminuição da agressão, seja ela cirúrgica ou até de exames com altas taxas de irradiação, e proporcionaram uma melhor qualidade de vida. A prevenção ainda é a melhor forma de evitar a falência e, consequentemente, a terapia de substituição renal.

LEITURAS COMPLEMENTARES

Antiel RM, Curlin FA, Lantos JD, Collura CA, Flake AW, Johnson MP, Rintoul NE, Brown SD, Feudtner C. Attitudes of paediatric and obstetric specialists towards prenatal surgery for lethal and non-lethal conditions. J Med Ethics. 2017;0:1-5.

Anumba DO, Scott JF, Plant ND, Robson SC. Diagnosis and outcome of fetal lower urinary tract obstruction in the northern region of England. Prenat Diagn. 2005;25:7-13.

Chow JS, Koning JL, Back SJ, Nguyen HT, Phelps A, Darge K. Classification of pediatric urinary tract dilation: the new language. Pediatr Radiol. 2017;47:1109-115.

Guidelines – Paediatric Urology. [Acesso 2016 jan 29]. Disponível em: http://uroweb.org/wp-content/uploads/EAU-Guidelines-Paediatric-Urology-2015.pdf.

Hamilton BE, Martin JA, Ventura SJ. Births: Preliminary data for 2012 U.S. Department of Health and Human Services, Centers for Disease, Control and Prevention, National Center for Health Statistics, National Vital Statistics System. Natl Vital Stat Rep. 2013;62:1-20.

Maselli KM, Badillo A. Advances in Fetal Surgery. Ann Transl Med. 2016;4(20):394.

Miranda ML, Pereira LH, Cavalaro MA, Pegolo PC, de Oliveira-Filho AG, Bustorff-Silva JM. Laparoscopic Transposition of Lower Pole Crossing Vessels (Vascular Hitch) in Children with Pelviureteric Junction Obstruction: How to Be Sure of the Success of the Procedure? J Laparoendosc Adv Surg Tech A. 2015 Oct;25(10):847-51.

Nguyen, Hiep T et al. Multidisciplinary consensus on the classification of prenatal and postnatal urinary tract dilation (UTD classification system). Journal of Pediatric Urology 2014;10(6):982-98.

O´Connor K. Ethics of Fetal Surgery. The Embryo Project Encyclopedia; 2012. p.11-20.

RIVUR Trial Investigators, Hoberman A, Greenfield SP, Mattoo TK, Keren R, Mathews R, Pohl HG, Kropp BP, Skoog SJ, Nelson CP, Moxey-Mims M, Chesney RW, Carpenter MA. Antimicrobial prophylaxis for children with vesicoureteral reflux. N Engl J Med. 2014 Jun 19;370(25):2367-76.

Ruano R, Dunn T, Braun MC, Angelo JR, Safdar A. Lower urinary tract obstruction: fetal intervention based on prenatal staging. Pediatr Nephrol. 2017;32:1871-8.

Ruano R, Sananes N, Sangi-Haghpeykar H, Hernandez-Ruano S, Moog R, Becmeur F, Zaloszyc A, Giron AM, Morin B, Favre R. Fetal intervention for severe lower urinay tract obstruction: a multicenter case-control study comparing fetal cystoscopy with vesicoamniotic shunting. Ultrasound Obstet Gynecol. 2015;45:452-8.

Society for Fetal Urology. Disponível em: http://www.sfu-urology.org.

Souka AP, Pilalis A, Kavalakis I et al. Screening for major structural abnormalities at the 11 to 14 week ultrasound scan. Am J Obstet Gynecol. 2006;194:393-6.

Hipertensão Arterial Sistêmica no Recém-Nascido

Sumara Zuanazi Pinto Rigatto

Em 1879 houve o primeiro relato de medida de pressão arterial (PA) em recém-nascido e em 1978, Adelman et al. notificaram pela primeira vez a hipertensão arterial neonatal (HAN). Desde então, muitos estudos colaboraram para o entendimento da evolução da pressão arterial nesta faixa etária.

Entretanto, apesar dos avanços nesta área, revisões recentes ainda demonstram a necessidade de melhorar a precisão do diagnóstico de HAN, estabelecendo valores de referência apropriados para recém-nascidos (RN) a termo e prematuros, com métodos de medida fidedignos e padronizados, além de estudos prospectivos para avaliação da terapêutica e evolução em longo prazo.

Determinantes da PA neonatal

É bem aceito que existe um comportamento normal e distinto na evolução da PA entre recém-nascidos a termo e prematuros. Nos RN até 31 semanas de idade gestacional a PA aumenta acentuadamente nas primeiras semanas de vida, enquanto no RN a termo saudável a PA aumenta e estabiliza geralmente até o 4º dia.

Considera-se como fatores determinantes na avaliação da PA neonatal, a idade gestacional (IG), a idade pós-concepção (IG corrigida: IGc), a idade pós-natal e o peso de nascimento com relação à idade gestacional, além das condições maternas e fatores perinatais. Dentre alguns destes últimos, cujo impacto ainda é pouco conhecido, estão idade materna, hipertensão materna e medicações recebidas nas imediações do parto, como corticosteroides.

Zubrow et al., em importante estudo multicêntrico, demonstraram que a idade pós-concepção e o peso são fatores determinantes na avaliação da PA. Elevação da PA sistólica (PAS) de até 2,7 mmHg por dia é relatada na 1ª semana de vida, sendo este aumento bem mais proeminente em prematuros. Entre outros, Pejovic et al. também demonstraram em RN estáveis de 25 a 42 semanas de gestação, no 1º dia de vida, que a PA aumenta com a idade gestacional e com o peso de nascimento. Entretanto, a correlação da PA é mais forte com a idade pós-conceptual do que com o peso de nascimento. Comportamento similar foi observado nos prematuros extremos em um estudo (Batton et al., 2014), porém com maior variabilidade da PA. Já o RN prematuro pequeno para idade gestacional representa um subgrupo diferente, em que ocorre correlação inversa entre PA e peso de nascimento na 1ª semana de vida.

Fatores envolvidos na PA e no desenvolvimento do sistema cardiovascular e renal

A pressão arterial é determinada pelo débito cardíaco e pela resistência arterial periférica. O débito cardíaco depende da volemia, rigorosamente controlada pelos rins, que estão ainda imaturos no neonato, principalmente nos prematuros, o que os torna muito mais susceptíveis às repercussões catastróficas na hipovolemia ou hipervolemia. A resistência arterial periférica é dependente do tônus vascular, o que demanda uma formação adequada da estrutura da sua parede, com integridade de tecido endotelial, elástico, muscular liso e dos receptores adrenérgicos, além das vias nervosas aferente e eferente. A PA sistólica (PAS) é determinada por volume de "golpe", frequência cardíaca e distensibilidade arterial, e a PA diastólica (PAD) é determinada pela PAS, resistência periférica total, frequência cardíaca e recuo elástico arterial.

Entre os fatores envolvidos no sistema cardiovascular e renal, a noradrenalina e epinefrina exercem papel relevante. Atuam na homeostase da glicose, adaptação cardiovascular, regulação de temperatura, liberação de surfactante e são reguladoras do tônus da musculatura lisa. Após o nascimento, aumenta significativamente o consumo de oxigênio, que é suportado por ação de catecolaminas e hormônios tireoidianos. Os níveis de catecolaminas são elevados após o nascimento até a 1ª semana de vida ocasionam um aumento do inotropismo. Estudos sugerem que o neonato é mais dependente da estimulação simpática para estabilidade hemodinâmica. Entretanto, nos bebês prematuros o sistema simpatoadrenal não está completamente desenvolvido, sendo demonstrado menor nível de epinefrina e noradrenalina em sangue de cordão e menor capacidade de secretá-las na asfixia, o que aumenta o risco de episódios hipotensivos. Também, o hormônio tireoidiano na vida fetal é importante para o desenvolvimento dos receptores beta-adrenérgicos no miocárdio e melhora do débito cardíaco pós-natal. Por sua vez, os glicocorticoides aumentam elastina e colágeno das artérias durante a gestação e são muito importantes na adaptação das principais artérias à elevação da PA pós-natal, tanto por efeito mineralocorticoide na excreção de sódio e água, como por aumentar a reatividade vascular das substâncias vasoativas, provavelmente por induzir expressão de receptores adrenérgicos nas paredes vasculares e no miocárdio.

Contudo, o sistema renina-angiotensina-aldosterona (SRAA) atua na maturação renal e cardiovascular e tem um papel imprescindível na nefrogênese. A nefrogênese ocorre entre 6ª e 36ª semana de gestação, sendo significativa entre 28ª e 32ª semana e completa até a 42ª semana. Após o nascimento, acredita-se que não há aumento do número de néfrons, mas aumento do volume glomerular e comprimento dos túbulos. Ambos, nefrogênese e maturação, dependem deste sistema. Dada a sua importância, fármacos que bloqueiam o SRAA são contraindicados na gestação e devem ter uso muito criterioso na terapêutica neonatal, embora possam contrapor um mecanismo potencial de hipertensão arterial, como em situações de hipóxia, obstrução vascular ou obstrução do trato urinário, em que há liberação de renina no aparelho justaglomerular e vasoconstricção.

Ainda, com papel não menos importante, temos as endotelinas, que apresentam forte efeito vasoconstrictor. Exercem papel fisiológico no desenvolvimento embrionário e neonatal, na angiogênese, homeostase renal e manutenção do tônus vascular. Pode também exercer ação patológica, como angiogênese tumoral, aterosclerose, hipertensão pulmonar e remodelação cardíaca.

Segundo Simeoni et al., um conjunto de fatores intrauterinos, de origem fetal e materna, e posteriormente, influenciado por fatores externos pós-natais, vai providenciar um sistema circulatório com dimensões e respostas apropriadas à manutenção de uma pressão arterial estável, com oscilações fisiológicas conforme a demanda do organismo ou um sistema com respostas inapropriadas e evolução para injúria endotelial, cardiovascular, lenta e progressiva. A prematuridade e o baixo peso podem implicar em inadequações de mecanismos endócrinos, atividade aumentada do eixo hipotálamo-hipófise-adrenal, superexpressão do SRAA, estresse oxidativo, angiogênese incompleta, densidade vascular alterada, baixa complacência arterial, vasodilatação reduzida dependente do endotélio e oligonefronia (número reduzido de néfrons). Situações adversas perinatais e até mesmo *catch up* pós-natal acentuado podem agravar estas condições e traçam um panorama de risco de desenvolvimento de doença crônica, as chamadas doenças do adulto programadas na vida fetal, alertando para a necessidade de acompanhamento desta população em longo prazo, incluindo avaliação periódica de PA e perfil metabólico.

Incidência de hipertensão arterial

A incidência de HAN é variável, sendo em torno de 0,2% em bebês saudáveis e quase 3% em terapia intensiva neonatal. Porém, esta incidência pode estar subestimada conforme publicação recente do Neonatal Kidney Collaborative (NKC) (Kraut et al., 2018). Por meio de dados extraídos do estudo AWAKEN (coorte multicêntrico retrospectivo epidemiológico para insuficiência renal aguda neonatal em centros nos Estados Unidos, Canadá, Índia e Austrália) observou-se HA diagnosticada em 1,8% de 2.162 neonatos e outros 3,7% de hipertensos não diagnosticados, mas que apresentavam mais de 50% das medidas de PA acima do percentil 95 para idade gestacional.

A HAN parece ocorrer em dois picos: precocemente, nas primeiras semanas de vida, e mais tarde naqueles que desenvolveram doença crônica.

Definição de HAN

A definição HA no neonato é um grande desafio e se dá em base a um corte estatístico como nas crianças maiores, porém ainda mais questionável em virtude da casuística pequena e heterogênea de poucos estudos.

O diagnóstico pressupõe a utilização de técnicas de medidas preconizadas e avaliação nas bases de referência para cada um dos principais fatores determinantes da pressão arterial.

Dessa maneira, define-se HAN quando há PA > percentil 95 para idade gestacional, idade pós-concepção e peso ao nascer, com média de três medidas a intervalos de 2 minutos, por período de 6 a 12 horas. Segundo uma revisão atual (Harer e Kent, 2018), a mais utilizada tem sido a definição de PAS ou PAD > percentil 95 para idade gestacional corrigida.

Métodos de medidas da PA

O aperfeiçoamento dos métodos de medidas de PA tem permitido maior confiabilidade nos valores aferidos. Na criança maior, o método auscultatório com aparelho de coluna de mercúrio é o método indireto padrão-ouro, porém não é recomendado para o período neonatal, pois só deve ser utilizado quando for possível ausculta fidedigna dos sons Korotkoff.

Nos neonatos o padrão-ouro é a medida intra-arterial direta e dentre os métodos indiretos não invasivos, os oscilométricos são os mais amplamente utilizados.

Métodos invasivos

- **Medida intra-arterial direta**: método padrão-ouro, porém indicado somente para crianças criticamente doentes em unidade de terapia intensiva, pois envolve os riscos de cateterização arterial, sendo a mais utilizada a artéria umbilical ou, se necessário, a artéria radial ou tibial posterior. Registra a PAS, PAD e a pressão arterial média (PAM). Apresenta como fatores de erro de leitura: cateter muito fino que superestima a PAS, presença de bolhas de ar, espasmo arterial ou posição errônea do transdutor, que deve estar na altura do coração.

Métodos não invasivos

- **Oscilométrico automático**: método em que um *cuff* de tamanho apropriado é insuflado um pouco acima da PAS estimada e na desinsuflação fornece a PAM, pois funciona como um transdutor que capta as oscilações na artéria. As PAS e PAD são calculadas por algorítmico definido no aparelho pelo fabricante, o qual deve estar validado para uso em neonatos.

A fidedignidade das medidas ainda é discutível: há relatos de medidas de PA com significativas diferenças com relação aos métodos diretos, enquanto outros relatam boa correlação entre as medidas oscilométricas e as pressões da artéria radial, inclusive em prematuros. Diferenças significativas na PA na mesma criança em diferentes aparelhos também são descritas. Ainda, uma atenção especial é necessária na interpretação das medidas de PA, que são subestimadas no RN de baixo peso e superestimadas nos neonatos gravemente doentes, o que pode atrasar condutas importantes. Quase sistematicamente superestima a PA quando comparadas ao método auscultatório em crianças maiores e pode perturbar a criança pela insuflação periódica do *cuff*. Apesar destas constatações, ainda é o recurso mais fácil e disponível para medidas seriadas e não invasivas de PA.

- **Doppler (US)**: método que fornece PAS por detecção do início do fluxo sanguíneo. Apresenta boa correlação com os métodos diretos, mas vem sendo substituído pelos aparelhos oscilométricos que apresentam maior facilidade de uso.

- **Oximetria de pulso**: método simples (segue o mesmo princípio do *flush*), porém ainda não validado.

Outros métodos utilizados no passado e que ainda podem ser úteis em locais onde não haja recursos, são o da **palpação**, que subestima PAS em até 5 a 10 mmHg abaixo do real e o **método do *flush***, técnica simples e de baixo custo, em que após isquemia transitória obtida por enfaixamento do membro, observa-se o momento da reperfusão periférica na desinsuflação do manguito, o que infere a PAM; sofre influência de anemia, hipotermia e edema, por dificultar a avaliação da perfusão periférica.

Técnicas de medida da PA neonatal

Técnicas de medida adequadas são muito importantes para evitar diagnósticos errôneos e condutas equivocadas. Há variabilidade fisiológica na PA, como ritmo circadiano, descrito em RN a termo, sendo os valores mais altos em vigília (PAS de 5 a 7 mmHg mais elevada), após alimentação, choro ou dor e também no exame físico, como na posição joelho-tórax.

Recomenda-se seguir as orientações de Nwankwo et al. (mod.) e Mistry e Gupta (mod.):

- 1,30 hora após refeição ou procedimento/intervenção médica;
- após 15 minutos da colocação do *cuff*;
- *cuff* de tamanho apropriado: no neonato, a largura deve ser entre 0,45 e 0,70 da circunferência do braço (geralmente 2 a 3 cm) e o comprimento em torno de 80% da circunferência do membro;
- aparelho posicionado no membro superior direito;
- 15 minutos de repouso até dormir ou estar quieto;
- 3 medidas sucessivas a cada 2 minutos;
- se a primeira medida for mais elevada, considerar a média das duas últimas, pois essa primeira medida elevada pode não estar qualificada.

Valores de referência

Os dados normativos ainda são questionáveis, pois são necessários mais estudos padronizados e com casuística expressiva.

As curvas de Zubrow et al. são bases de referência nos primeiros dias de vida para prematuros. Neste importante estudo multicêntrico de 1995 (Philadelphia Neonatal Blood Pressure Study Group), os autores mediram a PA de 608 bebês, incluindo 14 UTI neonatais, por meio de oscilometria e construíram curvas de PA com relação à idade gestacional, à idade pós-menstrual e ao peso corporal (Gráfico 85.1).

Já a partir de 2 semanas vida, uma tabela com compilação de dados, de Dionne, Abitbol e Flynn, fornece a PA com relação à idade pós-conceptual nos percentis 50, 95 e 99 para RN de 26 a 44 semanas (Tabela 85.1).

SEÇÃO VI – TRATO GENITURINÁRIO

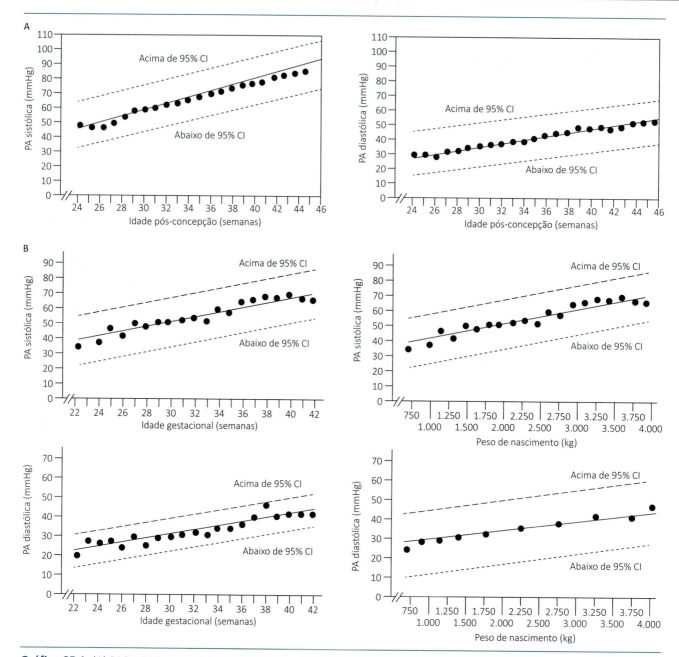

Gráfico 85.1. (A) PAS e PAD *versus* idade pós-concepção. (B) PAS e PAD *versus* idade gestacional e peso de nascimento.
Fonte: Adaptado de Zubrow et al.,1995.

Tabela 85.1. Percentis de PA de RN de 26 a 44 semanas pós-conceptual, com 2 semanas de vida.

IGc	PA	P50	P95	P99
44 semanas	PAS	88	105	110
	PAM	63	80	85
	PAD	50	68	73
42 semanas	PAS	85	98	102
	PAM	62	76	81
	PAD	50	65	70
40 semanas	PAS	80	95	100
	PAM	60	75	80
	PAD	50	65	70

(continua)

(continuação)
Tabela 85.1. Percentis de PA de RN de 26 a 44 semanas pós-conceptual, com 2 semanas de vida.

IGc	PA	P50	P95	P99
38 semanas	PAS	77	92	97
	PAM	59	74	79
	PAD	50	65	70
36 semanas	PAS	72	87	92
	PAM	57	72	77
	PAD	50	65	70
34 semanas	PAS	70	85	90
	PAM	50	65	70
	PAD	40	55	60
32 semanas	PAS	68	83	88
	PAM	49	64	69
	PAD	40	55	60
30 semanas	PAS	65	80	85
	PAM	48	63	68
	PAD	40	55	60
28 semanas	PAS	60	75	80
	PAM	45	58	63
	PAD	38	50	54
26 semanas	PAS	55	72	77
	PAM	38	57	63
	PAD	30	50	56

IGc: idade gestacional corrigida; PA: pressão arterial; P: percentil; PAS: pressão arterial sistólica; PAD: pressão arterial diastólica; PAM: pressão arterial média.
Fonte: Adaptada de Dionne, Abitbol e Flynn, 2012.

As curvas do estudo de Kent et al., que avaliaram, por meio do método oscilométrico, a PA de 406 RN a termo de 1 a 4 dias de vida são também fontes recomendadas (Gráfico 85.2).

Os valores normativos para os RN a termo até 12 meses de idade ainda utilizados são os dados da Second Task Force Report (1987), mas envolvem medidas por Doppler e uma casuística pequena (Tabela 85.2). Nesta faixa etária, dados de quatro estudos com o método oscilométrico foram agrupados por Mistry e Gupta (Tabela 85.3) e podem ser referência mais comparável à prática atual, segundo Harer et al.

Tabela 85.2. Pressão arterial de RN a termo.

RN a termo	HA significante (mmHg)	HA grave (mmHg)
7 dias de vida	PAS ≥ 96	PAS ≥ 106
8 a 30 dias de vida	PAS ≥ 104	PAS ≥ 110

Fonte: Adaptada de Second Task Force on Blood Pressure in Children.

Tabela 85.3. Valores de PA para RN a termo.

RN a termo	Percentil 50	Percentil 95
1 mês de vida	77/50	87/58
6 meses de vida	102/63	120/75

Fonte: Adaptada de Harer-Kent, 2018, com dados de Mistry e Gupta.

Triagem para hipertensão arterial neonatal e fatores de risco

A triagem para hipertensão arterial neonatal não é recomendada para bebês saudáveis, pois é rara, em geral transitória e de difícil precisão diagnóstica. Entretanto, há relato questionando esta orientação.

Recomenda-se triagem para os neonatos com fatores de risco, como prematuridade, terapia intensiva, acessos vasculares (cateterização umbilical), uso de fármacos vasoativos, oxigenação extracorpórea, hemorragia intracraniana, drogas na gestação (cocaína ou heroína), corticosteroides perinatal ou naqueles portadores de patologias, como síndromes genéticas, malformações ou doenças renais, cardiovasculares, pulmonares, endócrinas e neurológicas. Especial atenção deve haver para os casos de displasia broncopulmonar, em que a HA pode se iniciar mais tarde (50% dos casos após a alta) e também para a injúria renal aguda.

Em um estudo da database nacional de 36 centros terciários nos Estados Unidos, Blowey et al., com quase 80 mil registros, afastadas as cardiopatias congênitas, demonstraram risco de HAN cerca de 36 vezes maior nos neonatos gravemente doentes, quatro vezes maior em oxigenação extracorpórea e 2,4 vezes maior na falência renal.

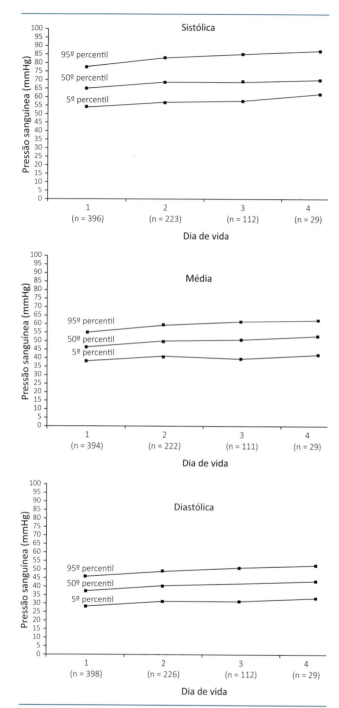

Gráfico 85.2. PA sistólica, média e diastólica de 406 RN > 36 semanas com 1 a 4 dias de vida.
Fonte: Adaptado de Kent et al., 2007.

Uma publicação atual da Neonatal Kidney Collaborative (NKC) (Kraut et al., 2018) alerta para a injúria renal aguda como fator de risco importante para HAN e traz outros ainda não considerados, como hiperbilirrubinemia, parto vaginal, raça caucasiana e cardiopatia congênita. Como fatores protetores observaram: gestações múltiplas, pequeno para idade gestacional e esteroides para a maturação fetal, dados que certamente necessitam interpretação mais cuidadosa.

Etiologia

A etiologia é variável (Quadro 85.1), mas predominam as causas renais congênitas e as renovasculares, geralmente de fácil diagnóstico.

Quadro 85.1
Etiologia da hipertensão arterial neonatal.

Renovascular	Medicações/intoxicações
▪ Tromboembolismo	▪ Neonato
▪ Estenose de artéria renal	▪ Dexametasona
▪ Coarctação de aorta média	▪ Agentes adrenérgicos
▪ Trombose de veia renal	▪ Intoxicação por vitamina D
▪ Compressão de artéria renal	▪ Teofilina
▪ Calcificação arterial idiopática	▪ Cafeína
▪ Síndrome da rubéola congênita	▪ Pancurônio
	▪ Fenilefrina
Doenças do parênquima renal	▪ Materna
Congênitas	▪ Cocaína
▪ Doença renal policística	▪ Heroína
▪ Displasia renal multicística	
▪ Esclerose tuberosa	**Neoplasias**
▪ Obstrução da JUP	▪ Tumor de Wilms
▪ Hipoplasia renal unilateral	▪ Nefroma mesoblástico
▪ Síndrome nefrótica congênita	▪ Neuroblastoma
▪ Disgenesia tubular renal	▪ Feocromocitoma
Adquiridas	**Neurológicas**
▪ Necrose tubular aguda	▪ Dor
▪ Necrose cortical	▪ Hipertensão intracraniana
▪ Nefrite intersticial	▪ Convulsões
▪ Síndrome hemolítico-urêmica	▪ Disautonomia familiar
▪ Obstrução (cálculos, tumores)	▪ Hematoma subdural
Pulmonares	**Miscelânea**
▪ Displasia broncopulmonar	▪ Nutrição parenteral prolongada
▪ Pneumotórax	▪ Fechamento de defeito de parede Abd
Cardíacas	▪ Hemorragia adrenal
▪ Coarctação de aorta	▪ Hipercalcemia
Endócrinas	▪ Tração
▪ Hiperplasia adrenal congênita	▪ Oxigenação extracorpórea
▪ Hiperaldosteronismo	▪ Asfixia neonatal
▪ Hipertireoidismo	▪ Nefrocalcinose
▪ Pseudo-hipoaldosteronismo tipo II	

Fonte: Adaptado de Batisky, 2014.

A doença renal congênita que cursa com HAN mais frequentemente é a doença renal policística, e menos comumente, as uropatias obstrutivas, como válvula de uretra posterior, síndrome de Prunne Belly e as displasias renais, como o rim multicístico e a hipoplasia renal unilateral. Nas adquiridas, destaca-se a injúria renal aguda, como necrose tubular aguda, necrose cortical, nefrite intersticial, além da síndrome hemolítica-urêmica. Todas impõem a necessidade de seguimento. Além da ultrassonografia gestacional, alguns sinais e sintomas podem ser sugestivos de doenças renais, como a presença de edema, oligúria, hematúria, proteinúria, anemia, massa abdominal palpável, fácies de Potter, anomalias genitais e alterações lombo-sacras. Anemia e plaquetopenia podem sugerir síndrome hemolítico-urêmica, disfunção renal ou trombose.

Dentre as causas renovasculares, a maioria está relacionada à cateterização de artéria umbilical, em que provavelmente a injúria endotelial ocasiona trombose de aorta e vasos renais, tromboembolismo e isquemia renal. Este risco aumenta com o maior tempo de permanência do cateter e não é diferente com relação à sua posição, mas há menor

CAPÍTULO 85 – HIPERTENSÃO ARTERIAL SISTÊMICA NO RECÉM-NASCIDO

risco de eventos isquêmicos e enterocolite necrotizante nas linhas altas (supradiafragmáticas).

A coarctação de aorta é uma causa importante de HA, de fácil diagnóstico por meio da palpação de pulsos, medida de PA nos quatro membros (diferença $\geq$ 20 mmHg) e eco-dopplercardiograma. É bom lembrar que este exame pode não detectar coarctações fora do arco aórtico. Se houver alta suspeita clínica é importante persistir na busca deste diagnóstico.

Dentre as doenças endócrinas, são mais citadas a hiperplasia adrenal congênita, a hiperaldosteronismo, a síndrome de Cushing, o hipertireoidismo e o pseudo-hipoaldosteronismo. O quadro clínico, as dosagens hormonais e a avaliação da natremia e potassemia podem sugerir o diagnóstico, juntamente com as dosagens de aldosterona e renina, apesar das dificuldades de interpretação nesta faixa etária. Já a presença de taquicardia e picos de hipertensão remetem às neoplasias, como feocromocitoma ou deslocamento de coágulos.

Muito citada, a displasia broncopulmonar, primeiramente descrita por Abman et al., pode cursar com HAN em 5 a 40% dos casos. Um estudo com 65 lactentes no momento da alta da UTI observou HA em 45% dos bebês com displasia broncopulmonar e em 4,5% daqueles sem esta patologia. Houve correlação com a gravidade da doença pulmonar e a necessidade de oxigênio e maior uso de diuréticos e broncodilatadores. Quando há nefrocalcinose, muitas vezes relacionada ao uso de diuréticos (furosemida) há maior risco de HA de início tardio (Dionne et al., 2012).

Afastadas estas causas e na ausência de dados que norteiem o diagnóstico, é necessário avançar na propedêutica de investigação, embora a etiologia não identificada tenha sido relatada em até 57% casos.

Estudos de sete séries com 144 casos (de 1978 a 1994) encontraram como etiologia da HAN: cateter de artéria umbilical (69%); trombose artéria renal ou aorta (30%); doença renal ou renovascular (22%); coarctação de aorta (5%); tumor neurogênico (2%) e outras causas ou indefinidas em > 40% dos casos. Em outro estudo realizado em UTI neonatal (Chicago, Estados Unidos), a HAN foi predominantemente associada à displasia broncopulmonar, à persistência de canal arterial, à cateterização arterial umbilical e à hemorragia intraventricular.

Quadro clínico de HAN

HAN é comumente um achado na monitorização de rotina, mas pode se apresentar de forma grave, como insuficiência cardíaca congestiva, choque cardiogênico, disfunção renal, taquipneia inexplicável, apneia, letargia, irritabilidade, convulsões, retinopatia hipertensiva ou de forma mais insidiosa, como dificuldade na alimentação e atraso de crescimento.

Investigação da HAN

Nas crianças com PA persistentemente $\geq$ percentil 99, torna-se necessária a investigação etiológica e a discussão terapêutica.

Uma sequência de investigação sugerida envolve os seguintes passos:

a) Conferir boa prática dos métodos e técnicas de medida da PA.

b) Avaliar a PA e pulsos nos quatro membros, pesquisar sopro cardíaco, massa abdominal (tumores, doença policística, uropatia obstrutiva), sopro epigástrico (estenose de artéria renal), anomalias lombossacrais e do sistema nervoso central, sintomas de hipertireoidismo (baixo peso, taquicardia, *rash*), síndrome de Cushing, ambiguidade genital e sinais dismórficos. A síndrome de Turner, neurofibromatose tipo 1 e síndrome de Williams, entre outras, podem cursar com HA.

c) Afastar causas iatrogênicas e identificar fatores de risco envolvidos, como uso de cocaína/heroína na gestação, efeito adverso de medicamentos, sobrecarga hidrossalina, problemas cardíacos, renovasculares (cateterização umbilical), renais, respiratórios (displasia broncopulmonar) ou alterações do sistema nervoso central.

d) Iniciar a avaliação básica com urina tipo 1, urocultura, hemograma, ureia, creatinina, sódio, potássio, cálcio, fração de excreção de sódio e potássio, relação proteína/creatinina urinária, microalbuminúria e ultrassonografia abdominal e renal com Doppler. O achado de sódio baixo pode sugerir a possibilidade de hipertensão renovascular ou endócrina, e hipopotassemia e renina baixas podem sugerir doença relacionada à mineralocorticoide.

e) Em casos selecionados e de acordo com a suspeita clínica, pode ser necessária a realização de outros exames: cintilografia renal dinâmica com DTPA, cintilografia renal estática com DMSA, angiografia renal para doenças renais e renovasculares ou atividade de renina plasmática, aldosterona, cortisol, função tireoidiana, 17-cetoesteróides e 17-hidroxiesteróides urinários para investigar doenças endócrinas ou ainda, catecolaminas e seus metabólitos na urina (ácido vanilmandélico e ácido homovanílico) para feocromocitoma. Também, ultrassonografia do sistema nervoso central, avaliação de retina (fundo de olho) e ecodopplercardiograma podem fornecer indícios de lesão em órgão-alvo, como também corroborar para o diagnóstico.

Tratamento da HAN

Não há estudos clínicos baseado em evidências no período neonatal para orientar o tratamento.

A frequência de utilização de drogas anti-hipertensivas no período neonatal foi recentemente avaliada (Blowey et al., 2011). Quase 60% dos neonatos hipertensos utilizaram medicação e 45% necessitaram associação de múltiplos fármacos anti-hipertensivos (até quatro fármacos). Os vasodilatadores (principalmente a hidralazina) foram os mais utilizados (quase 65% dos casos), seguido pelos inibidores do SRAA (captopril ou enalapril) e depois, pelos bloqueadores do canal de cálcio (predominantemente a amlodipina) e os alfa e beta-bloqueadores (propranolol, labetalol e atenolol, em menor frequência). Quase 17% dos casos utilizaram também diuréticos. O uso foi iniciado entre 8 e 24 dias de vida pós-natal (média de 15 dias) por período que variou de 4 a 27 dias

SEÇÃO VI – TRATO GENITURINÁRIO

(média de 10 dias), o que infere a temporariedade da hipertensão neste período da vida e um bom prognóstico na maioria dos casos.

A indicação terapêutica deve ser uma decisão de bom senso, de acordo com o quadro clínico e experiência do prescritor, preferencialmente um consenso entre o neonatologista e o nefropediatra.

O primeiro passo é classificar a gravidade da HAN e resolver as causas secundárias: promover analgesia para dor, corrigir hipervolemia ou balanço positivo de sódio, suspender ou reduzir dose de medicamentos potencialmente relacionados à elevação da PA, remover cateter de artéria umbilical, e assim que possível, corrigir as causas cirúrgicas de hipertensão arterial.

Em sequência, recomenda-se uma postura observacional naqueles pacientes assintomáticos com medidas de PA entre os percentis 95 e 99, evitando o uso desnecessário de drogas anti-hipertensivas, pois geralmente há resolução espontânea e são pouco conhecidas as consequências de longo prazo da HA e dos anti-hipertensivos nesta idade. Entretanto, esta conduta exige bom senso e deverá ser reavaliada caso haja persistência de valores elevados, piora nos níveis de PA, manifestação clínica ou sinais indiretos de repercussão em órgão-alvo.

O tratamento farmacológico estará indicado nas seguintes situações (Quadro 85.2):

a) PA > percentil 95 com lesão de órgão-alvo;
b) PA persistentemente acima do percentil 99 no período de 6 a 12 horas de observação;
c) emergência hipertensiva – PAS > 120 ou PAD > 90 (RN a termo) ou PAD > 80 (RN prematuro).

O objetivo do tratamento, extrapolado das recomendações de crianças maiores, será trazer a PA para abaixo do P90 naqueles casos com lesão de órgão-alvo ou com doença renal crônica, porém é importante iniciar com doses baixas pelo risco maior de hipotensão, principalmente nos prematuros.

A escolha inicial do fármaco deve levar em conta o quadro clínico e fisiopatológico da HAN, considerando-se as classes de fármacos existentes (Quadro 85.3):

- vasodilatadores diretos;
- inibidores de ECA/ bloqueadores do receptor ATII;
- bloqueadores do canal de cálcio;
- alfa e beta-antagonistas;
- beta-antagonistas;
- alfa-antagonistas;
- alfa-agonistas centrais;
- diuréticos.

Quadro 85.2 Estágios da HAN e indicação terapêutica.					
Estágio HAN	*Percentil PA para IGc*	*Estado clínico*	*Lesão de órgão-alvo*	*Tratamento*	*Tipo de tratamento*
Leve	P95 a 99	Bom	Não	Observar	–
		Hospitalizado ou DRC	Não	Considerar tratar	Oral
Moderada	P95 a 99	Bom	Sim	Tratar	Oral
		Hospitalizado ou DRC	Sim	Tratar	Oral ou IV
Grave	> P99	Bom	Não	Tratar	Oral
		Bom, hospitalizado ou DRC	Sim	Tratar	IV
Emergência hipertensiva	PAS > 120 ou PAD > 90 RNT ou > 80 RNPT	Bom, hospitalizado ou DRC	–	Tratar	Infusão IV

Lesão de órgão-alvo: hipertrofia ventricular, alteração neurológica ou disfunção renal aguda.
Fonte: Adaptado de Harer et al., 2018.

Quadro 85.3 Opções terapêuticas.			
Classe de fármacos	*Medicação (via)*	*Dosagem e intervalo*	*Comentários*
Vasodilatadores diretos	Nitroprussiato de sódio (IV)	Inicial: 0,25 µg/kg/min Máximo: 8 µg/kg/min	Hipotensão, taquicardia toxicidade cianeto Risco na insuficiência renal
	Hidralazina (IV)	0,20 a 1 mg/kg/dose cada 4 a 6 horas	Taquicardia e retenção fluida
	(VO)	0,25 a 1 mg/kg/dose	Agranulocitose e diarreia
Inibidores ECA	Captopril (VO)	Inicial: 0,01 mg/kg/dose cada 6 a 8 horas	Hipotensão, insuficiência renal aguda (IRA) e hipercalemia
		Máximo: 1,5 mg/kg/dose	Complicações neurológicas
Bloqueadores canal de cálcio	Nicardipina (IV)	0,5 a 4 µg/kg/min linha central	Hipotensão, taquicardia e *flush* Cuidado na asfixia perinatal
	Amlodipina (VO)	Inicial: 0,1 mg/kg/dose cada 12 a 24 horas	Edema e taquicardia
		Máximo: 0,6 mg/kg/dose	Hipertrofia gengival
	Nifedipina (VO)	Inicial: 0,25 mg/kg/dose cada 4 a 6 horas	Hipotensão e taquicardia
		Máximo: 2,5 mg	Complicações neurológicas

(continua)

(continuação)

		Quadro 85.3 Opções terapêuticas.		
Classe de fármacos	**Medicação (via)**	**Dosagem e intervalo**	**Comentários**
Alfa e beta-antagonistas	Labetalol (IV)	0,2 a 1 mg/kg/dose ataque	Hipotensão e hipercalemia Cuidado na pneumopatia bloqueio cardíaco e falência cardíaca instável Bradicardia e edema Hiperglicemia
		0,25 a 3 mg/kg/h infusão	
	Labetalol (VO)	1 a 10 mg/kg/dose cada 12 horas	
	Carvedilol (VO)	0,05 a 0,4 mg/kg/dose cada 8 a 12 horas	
Beta-antagonistas	Esmolol (IV)	125 a 1.000 µg/kg/min infusão	Hipotensão e bradicardia
	Propranolol (IV)	0,01 a 0,15 mg/kg/dose	Cuidado na pneumopatia e na falência cardíaca instável
	Propranolol (VO)	0,5 a 6 mg/kg/dose	
Alfa-antagonistas	Prazosin (VO)	Inicial: 5 µg/kg/dose cada 6 a 8 horas	Hipotensão e sonolência
		25 a 400 µg/kg/dose	
Alfa-agonista central	Clonidina (VO)	2 a 10 g/kg/dose cada 6 horas	Hipotensão, bradicardia, hipertensão rebote, sonolência e xerostomia
Diuréticos	Amiloride (VO)	0,4 a 0,625 mg/kg/dose cada 12 a 24 horas	Hipercalemia, cuidado na ins. renal
	Furosemida (VO)	1 a 6 mg/kg/dose cada 6 a 24 horas	D. metab., nefrocalcinose e ototoxic.
	Hidroclorotiazida	1 a 3 mg/kg/dose 1 a 2 vezes	Hiponatremia, hipocalemia e alcalose
	Espironolactona	1 a 3 mg/kg/dose cada 8 a 12 horas	Hipercalemia Cuidado na insuficiência renal

Fonte: Adaptado de Batisky, 2014.

Diuréticos, embora não sejam a primeira linha de tratamento, devem ser o fármaco de escolha para os casos em que há hipervolemia ou balanço positivo de sódio. A furosemida, diurético potente, deve ser reservada para os casos de hipervolemia moderada a grave, falência cardíaca congestiva e na tentativa de promoção de diurese na insuficiência renal, pois cursa com muitos efeitos adversos, principalmente distúrbios metabólicos e pode favorecer o desenvolvimento de nefrocalcinose, devendo-se evitar uso prolongado. A hidroclorotiazida, diurético menos potente que a furosemida, é útil nos casos menos graves de retenção hidrossalina e pode apresentar efeito benéfico na HA relacionada à displasia broncopulmonar. Também exige controle metabólico. Já a espironolactona é diurético fraco, considerado ineficaz para hipertensão arterial.

Dentre os vasodilatadores, a hidralazina é uma opção muito utilizada para uso agudo ou crônico na hipertensão arterial moderada ou grave. Disponível para administração oral ou intravenosa, orienta-se evitar o uso em bolus, pelo risco de hipotensão e isquemia de SNC. Por seu efeito vasodilatador dado o relaxamento da musculatura lisa vascular, pode promover taquicardia reflexa, o que torna um betabloqueador uma boa opção de associação, caso necessário.

O propranolol é uma opção para uso crônico, seguro, mas exige atenção para o risco de bradicardia e hipoglicemia com mascaramento de sintomas. Também não é opção viável nas doenças respiratórias, em que pode haver piora de padrão respiratório obstrutivo. Pode ser útil nos hipertensos com atividade aumentada do sistema adrenérgico ou do sistema renina.

Esmolol, bloqueador seletivo beta-1-adrenérgico, com início de ação em 60 segundos e duração de 10 a 20 minutos, é indicado no pós-operatório de coarctação de aorta.

Inibidores de enzima de conversão de angiotensina, embora já consagrados em crianças maiores e adultos, devem ser evitados no período neonatal, principalmente antes de 44 semanas IG corrigida. Em gestantes, comprometem a nefrogênese e maturação renal do feto. Pode ser útil nas uropatias obstrutivas, displasias renais e nas causas cardíacas de hipertensão arterial. Essa opção terapêutica deve ser muito discutida e seu uso muito criterioso, sabendo-se que doses 10 vezes menores que a dose mínima para crianças já são efetivas, além de apresentar efeito mais prolongado em neonatos. Exige monitorização frequente da função renal e da potassemia. Há relatos de hipotensão grave, com queda abrupta de mais de 40% da PA, isquemia cerebral com dano neurológico e insuficiência renal aguda.

Do mesmo modo, os bloqueadores de receptor de angiotensina II (losartan, valsartan), também comprometem a nefrogênese e maturação renal, sendo relatado insuficiência renal pré-natal e oligoâmnio em humanos.

Os antagonistas do canal de cálcio têm sido muito utilizados no período neonatal para uso crônico ou agudo. Particularmente, a amlodipina é descrita em série de caso em neonatos com bom resultado e permite diluição para uso oral sem comprometer sua farmacocinética de efeito lento e prolongado. Já a nifedipina não apresenta dose segura, requer extração do líquido da cápsula gelatinosa e pode causar hipotensão grave.

Por fim, os fármacos alfa-adrenérgicos centrais, como a clonidina, comumente disponível por seu uso na síndrome de abstinência, pode causar sonolência, hipotensão e hipertensão rebote. A alfa-metildopa, embora em desuso e sem estudos em neonatos, é utilizada em gestantes, o que pode inferir segurança. Promove redução lenta da PA e melhora a taquicardia por reduzir fluxo adrenérgico. Pode causar sonolência, principalmente na 1ª semana, o que poderia comprometer o ganho neurológico do RN.

Emergência hipertensiva

Na emergência hipertensiva, frequentemente manifesta-da com falência cardíaca congestiva, alterações neurológicas ou outras complicações com risco de vida, a medicação deve ser iniciada rapidamente. Entretanto, recomenda-se a redução lenta da PA, evitando queda abrupta e risco de isquemia e hemorragia cerebral, principalmente nos prematuros, em que há maior imaturidade da sua circulação periventricular e da autorregulação cerebral. A sugestão mantida em publicação atual sobre este tema é de reduzir a PA em 1/3 do planejado nas primeiras 6 horas, 1/3 em 24 a 36 horas e os restantes 1/3 nas 48 a 72 horas seguintes até chegar abaixo do percentil 95.

Nesta situação, são indicados, preferencialmente, os fármacos de infusão contínua. Se a medicação não estiver prontamente disponível, a hidralazina via oral ou intravenosa ou os bloqueadores do canal de cálcio podem ser alternativas.

O uso de fármacos intravenosos (Quadro 85.3), como o nitroprussiato de sódio em bomba de infusão, sob rigorosa monitorização em unidade de terapia intensiva, é uma escolha segura por ser possível titular a dose gota a gota, dado a sua meia-vida extremamente curta. Entretanto, apesar de amplamente utilizada, pode causar intoxicação por tiocianato, principalmente em lactentes com função renal comprometida, devendo-se evitar o uso prolongado (> 72 horas). Labetalol, alfa e betabloqueador, apresenta ação rápida para uso intravenoso contínuo ou intermitente, sendo eficaz na emergência hipertensiva, principalmente relacionadas às catecolaminas. Nicardipina, bloqueador do canal de cálcio, promove diminuição da PA por redução da resistência vascular sistêmica e tem apresentado bons resultados em uso contínuo endovenoso no período neonatal, inclusive em prematuros, sendo considerada fármaco de eleição, mas pode causar choque em neonatos com asfixia. Estas alternativas, porém, são pouco disponíveis em nosso meio.

Evolução e prognóstico

O prognóstico é pouco conhecido e variável de acordo com a etiologia. Não há dados de seguimento renal ou cardiovascular em longo prazo. Em geral, a HAN relacionada à trombose de artéria renal e à displasia broncopulmonar apresenta resolução espontânea, esta última após alguns meses (média de 8 meses) e a maioria antes dos 2 anos de idade. A cronicidade da HA está mais relacionada às doenças renais crônicas. Nos diversos estudos, tem sido relatado HAN em quase 9% de crianças na alta da unidade de terapia intensiva, quase metade em uso de anti-hipertensivos e no seguimento, cerca de menos de 3% persistem hipertensas. Entretanto, os prematuros extremos e os pequenos para idade gestacional poderão evoluir com hipertensão arterial anos mais tarde ou na vida adulta.

LEITURAS COMPLEMENTARES

Alves, Martins T, Neves AL, Rodrigues E, Teixeira A, Afonso C, Pinto H. Should first blood pressure measurement be performed in the newborn? Rev Port Cardiol. 2018;37(7):625.e1-625.e5.

Batisky DL. Neonatal hypertension. Clin. Perinatol. 2014;41:529-42.

Batton B, Li L, Newman NS, Das A, Watterberg KL, Yoder BA, Faix RG, Laughon MM, Stoll BJ, Higgins RD, Walsh MC. Evolving blood pressure dynamics for extremely preterm infants. J Perinatol. 2014;34:301-305

Blowey DL, Duda PJ, Stokes P, Hall M. Incidence and treatment of hypertension in the neonatal intensive care unit. Journal of the American Society of Hypertension. 2011;5(6):478-83.

Dionne JM, Abitbol CL, Flynn JT. Hypertension in infancy: diagnosis, management and outcome. Pediatr Nephrol. 2012;27:17-32.

Dionne JM, Flynn JT. Management of severe hypertension in the newborn. Arch Dis Child. 2017;0:1-4.

Gouyon JB, Geneste B,Semama DS, Françoise M, Germain JF.Intravenous nicardipine in hypertensive preterm infants. Arch.Disease in Childhood. 1997;76:F126-F127.

Harer MW, Kent AL. Neonatal hypertension: an educational review. Pediatric Nephrology; 2018. [online].

Kent AL, Kecskes Z, Shadbolt B, Falk MC. Normative blood pressure data in the early neonatal period. Pediatr Nephrol. 2007;22:1335-41.

Kraut,EJ, Boohaker LJ, Askenazi DJ, FletcherJ, Kent A, on behalf of the Neonatal Kidney Collaborative (NKC). Incidence of neonatal hypertension from a large multicenter study [Assessment of Worldwide Acute Kidney Injury Epidemiology in Neonates – AWAKEN]. Ped Research; 2018. [online].

Luyckx VA, Perico N, Somaschini M, Manfellotto D, Valensise H, Cetin I, Simeoni U, Allegaert K, Vikse BE, Steegers EA,Adu D, Montini G, Remuzzi G, Brenner BM. For the writing group of the Low Birth Weight and Nephron Number Working Group. A developmental approach to the prevention of hypertension and kidney disease: a report from the Low Birth Weight and Nephron Number Working Group. Lancet. 2017;390:424-28.

National High Pressure Education Program Working Group (1996) on Hypertension Control in Children and Adolescents; Uptade on the 1987. Task Force Report. Pediatrics. 1996;98:649-59.

Nwankwo MU, Lorenz JM, Gardner JC. A standard protocol for blood pressure measurement in the newborn. Pediatrics. 1997;99(6):e10.

Pandey R, Koshy RG, Dako J. Angiotensin converting enzyme inhibitors induced acute kidney injury in newborn. J Matern Fetal Neonatal Med. 2017;30(6):748-50.

Pejovic B, Peco-Antic A. Marinkovic EJ. Blood pressure in non-critically ill preterm and full-term neonates. Pediatr Nephrol. 2007;22: 249-157.

Pinet F. What is the role of endothelin system? Med.Sciences. 2004;20:339-45.

Sasidharan P. Role of Corticosteroids in Neonatal Blood Pressure Homeostasis Clinics in Perinatology. 1998;25(3):723-39.

Sharma D, Farahbakhsh N, Shastri S, Sharma P. Neonatal hypertension. J Matern Fetal Neonatal Med. 2017;30(5):540-50.

Simeoni U, Ligi I, Buffat C, Boubred F. Adverse consequences of accelerated neonatal growth: cardiovascular and renal issues. Pediatr Nephrol. 2011;26:493-598.

Snauwaert E, Walle JV, Bruyne PD. Therapeutic efficacy and safety of ACE inhibitors in the hypertensive pediatric population: A review. Arch Dis Child. 2017;102:63-71.

The Fourth Report on the Diagnosis, Evaluation, and Treatment of High Blood Pressure in Children and Adolescents. Pediatrics. 2004;14(2): 555-76.

Zubrow AB, Hulman S, Kushner H, Falkner B. Determinants of blood pressure in infants admitted to neonatal intensive care units: A prospective multicenter study. Philadelphia Neonatal Blood Pressure Study Group. J Perinatol. 1995;15(6):470.

Diuréticos no Recém-Nascido –
Usos e Controvérsias

Paulo Roberto Margotto

Os diuréticos são um dos medicamentos mais frequentemente prescritos na unidade neonatal de terapia intensiva (UTIN). Clark et al. relataram que a furosemida era o sétimo medicamento mais comumente prescrito na unidade de terapia intensiva neonatal (UTIN), com mais de 8% dos pacientes expostos a este agente.

Os diuréticos são frequentemente usados *off-label* (sem indicação precisa da FDA – Food and Drug Administration) em recém-nascidos (RN) prematuros, particularmente na prevenção ou tratamento da displasia broncopulmonar (DBP).

No estudo de coorte retrospectivo de Laughon et al., envolvendo 107.542 recém-nascidos com idade gestacional < 32 semanas e peso ao nascer < 1.500 g, envolvendo 333 UTIN na Flórida, entre 1997 e 2011, 39.357 (37%) crianças foram expostas a pelo menos um diurético durante a internação, com o principal objetivo de reduzir ou tratar a DBP. Os expostos foram aqueles com menor idade gestacional e peso ao nascer (66% < 1.000 g). A primeira exposição ao diurético ocorreu em média aos 18 dias (9 a 33 dias) e a duração média foi de 6 dias (2 a 24 dias). Houve um aumento de 10% entre 1997 (29%) e 2005 (39%), mantendo-se estável a seguir (36% em 2010).

O diurético mais usado tem sido a furosemida (93%), sendo também o mais frequente em número de cursos e dias de uso. Em seguida estão a espironolactona, a clorotiazida, a hidroclorotiazida, a bumetanida e a acetazolamida. A combinação de diuréticos ocorreu em torno de 1/3 dos pacientes (19 e 6% usaram, simultaneamente, dois e três diuréticos, respectivamente), sendo mais frequente furosemida + espironolactona, seguido por furosemida + clorotiazida e clorotiazida + espironolactona. A maioria dos RN que recebeu diuréticos não estava em assistência ventilatória mecânica.

Apesar de nenhuma indicação da FDA e poucos dados de segurança a respeito, mais de 1/3 dos prematuros nesta população foi exposto a um diurético, muitos com suporte respiratório mínimo.

Para o uso racional dos diuréticos torna-se importante o conhecimento do desenvolvimento da fisiologia renal dos pré-termos, assim como o conhecimento dos mecanismos de ação dos vários diuréticos e seus efeitos adversos, principalmente da furosemida, o diurético mais usado.

Diuréticos: classes e mecanismo de ação

Os diuréticos podem ser classificados por tipo, mecanismo de ação e estrutura química. Aqui serão discutidos os principais diuréticos usados nos recém-nascidos. Os inibidores de anidrase carbônica, como acetazolamida, bloqueiam a absorção de bicarbonato, ocasionando diminuição da recaptação de sódio e diurese leve. Têm sido previamente sugeridos como terapia para o hidrocéfalo pós-hemorrágico (ver adiante).

A furosemida é um diurético de alça e atua inibindo a reabsorção de sódio e cloreto no néfron, no nível da alça descendente de Henle. Por atuar no receptor localizado no lúmen tubular, induz efeito diurético somente se secretada no lúmen tubular. O seu efeito farmacológico não é percebido até que ela atinja o túbulo proximal (ou seja, é preciso que seja secretada). No interior do túbulo (lúmen) ela age inibindo a reabsorção ativa de Na^+, K^+ e Cl^-. O acúmulo desses íons afeta a carga de membrana, inibindo a reabsorção passiva de potássio, cálcio e magnésio. Ela também atua inibindo a reabsorção de NaCl a nível de túbulo proximal e distal por mecanismos indeterminados envolvendo a anidrase carbônica.

O aumento de sal e água na luz tubular resulta num acréscimo do fluxo urinário intratubular, o que parece ser

SEÇÃO VI – TRATO GENITURINÁRIO

intuitivamente necessário para deslocar células e debris do bordo em escova, acumulados na luz após injúria isquêmica, provocando obstrução.

Portanto, a furosemida é um diurético de alça que tem um mecanismo direto que provoca aumento na excreção de sal e de água e, em decorrência, possui benefícios indiretos na insuficiência renal aguda, contribuindo para a recuperação celular, reduzindo o gasto energético, promovendo a secreção de prostaglandina e provocando um *clearance* de debris tubulares.

Mais de 98% da furosemida administrada se liga à proteína e somente pequena fração do fármaco pode ser filtrado por meio dos glomérulos. Esta ligação da furosemida às proteínas plasmáticas facilita a secreção tubular renal e o seu efeito diurético. Na presença de hipoalbuminemia ou de fármacos que se ligam altamente às proteínas ocorre uma redução da secreção tubular da furosemida, e assim diminui o efeito diurético, aumentando o seu *clearance* metabólico. Portanto, esta é uma situação que contribui para a resistência ao efeito diurético da furosemida. Esta é a razão do uso da furosemida concomitantemente à albumina em situações clínicas de hipoalbuminemia (ver adiante).

O rim do bebê prematuro é anatômica e funcionalmente imaturo, com uma glomerulogênese incompleta e baixa taxa de filtração glomerular (esta última aumenta com o avanço da idade gestacional, assim como muitos aspectos da função tubular, incluindo o teor de sódio proximal e distal).

A eliminação da furosemida é notavelmente lenta no recém-nascido e está associada aos seus efeitos diuréticos e saliuréticos prolongados. A meia-vida de eliminação plasmática (t½) da furosemida está em torno de 7,7 a 26,8 horas, em comparação com 33 a 100 minutos em jovens saudáveis, sendo o dobro com relação ao recém-nascido a termo.

Administrando 1 mg/kg de furosemida em um RN de 950 g com 18 dias de vida, a meia-vida de eliminação plasmática foi de 16,6 horas *versus* 1,6 horas em uma criança de 3 meses com a mesma dose.

Os diuréticos tiazídicos são derivados de sulfonamida que diferem dos diuréticos de alça pelo mecanismo e locais de ação, eficácia e efeitos colaterais. Exercem sua ação no lúmen dos túbulos distais inibindo o cotransportador de Na/Cl. Em oposição aos diuréticos de alça, os diuréticos tiazídicos não aumentam a perda urinária de cálcio ou magnésio, podendo aumentar a absorção do cálcio no túbulo distal.

Indicações e controvérsias

Persistência do canal arterial (PCA)

Lee et al., avaliando o efeito da furosemida na função renal nos pré-termo recebendo indometacina para fechamento precoce do canal arterial, relataram maior aumento significativo na incidência de insuficiência renal aguda (creatinina sérica > 1,6 mg/dL) no grupo da furosemida do que no grupo controle (p < 0,001).

A excreção urinária de prostaglandina aumentou significativamente com o uso da furosemida por um mecanismo que pode refletir um aumento na síntese de prostaglandina ou uma diminuição do metabolismo renal ou ambos, aumentando a incidência de PCA em prematuros com síndrome do desconforto respiratório.

Esses achados indicam que a furosemida não deve ser administrada rotineiramente após cada dose de indometacina para prematuros durante o período neonatal inicial, assim como não há evidência para o uso rotineiro de diurético para a prevenção ou mesmo tratamento da insuficiência cardíaca congestiva causada por PCA hemodinamicamente significativa.

Taquipneia transitória do recém-nascido

A taquipneia transitória do recém-Nascido (TTRN) representa uma retenção do fluido pulmonar fetal, sendo conhecida também como doença do pulmão úmido. A TTRN ocorre quando há uma remoção lenta ou incompleta do líquido do pulmão fetal. É observada particularmente em nascimento por cesariana (principalmente cesariana eletiva). O tratamento convencional envolve a administração adequada de oxigênio e a pressão positiva contínua das vias aéreas em alguns casos. Acelerar a depuração do líquido pulmonar pode diminuir a duração dos sintomas e reduzir as complicações. A análise da Cochrane (Kassab et al., 2015) englobando dois estudos com 100 recém-nascidos, demonstrou que **o uso** de diuréticos, tanto oral quanto endovenoso não pode ser recomendado como tratamento para TTRN, não devendo ser utilizado (a furosemida não é efetiva na promoção da reabsorção do fluido pulmonar).

Síndrome do desconforto respiratório (SDR)

Os pulmões dos RN com SDR podem conter excesso de fluido, podendo agravar distúrbios respiratórios. Além disso, estes RN podem apresentar redução de diurese. Assim, o uso de diurético poderia resultar em melhora tanto na função respiratória como na renal transitoriamente. A revisão da Cochrane em 2011 (Stewart et al. 2011) de sete estudos, dos quais seis foram realizados antes do uso de esteroide pré-natal, surfactante pulmonar e restrição hídrica, não demonstrou evidência suficiente que apoie o uso de diuréticos de forma rotineira na SDR. Há, inclusive, risco de persistência do canal arterial e instabilidade hemodinâmica.

Transfusão sanguínea

A furosemida tem sido usada antes da transfusão sanguínea para evitar a sobrecarga circulatória associada, em função da preocupação com a sobrecarga de volume e do consequente aumento do risco de insuficiência cardíaca. Há dois pequenos estudos em pré-termo: o de Sarkar et al., catalogou 12 RN (25,8 ± 1,4) tratados com furosemida após a transfusão sanguínea (1 mg/kg) e oito RN do grupo controle que receberam solução salina (26,2 ± 1,3). O estudo foi interrompido prematuramente em função de muito pouco benefício estatisticamente significativo com o uso da furosemida, avaliado por parâmetros pulmonares (complacência, resistência pulmonar), parâmetros clínicos (saturação de oxigênio, frequência cardíaca e taxa de respiração espontânea) e parâmetros ventilatórios (PIP, PEEP, FiO_2, PaO_2, $PaCO_2$); o segundo estudo de Balegar et al. envolveu 21 RN (27,2 ± 1,8) que receberam furosemida antes da transfusão sanguínea (1 mg/kg) e 19 controles com solução salina (26,6 ± 1,7), sendo mostrados benefícios mínimos. Portanto o uso rotineiro de furosemida, tanto antes como depois da transfusão deve ser equilibrado com efeitos potencialmente adversos. Uma metanálise da Cochrane (Sarai e Tajani et al., 2015) englobando 100 pacientes (adultos e crianças) recebendo diurético de alça (furosemida foi o único estudado) que foram submetidos à transfusão sanguínea, mostrou insuficiente evidência em determinar se a pré-medicação com diurético de alça na transfusão sanguínea previne importante morbidade clínica relacionada à transfusão.

Dilatação ventricular pós-hemorrágica

Evidentemente, que a melhor abordagem do hidrocéfalo pós-hemorrágico é a prevenção do nascimento prematuro ou, quando não for possível, a prevenção da severa hemorragia intraventricular. A efetividade das intervenções propostas na prevenção do hidrocéfalo pós-hemorrágico é muito discutida como, por exemplo, a efetividade de fármacos que diminuem a produção liquórica, principalmente nas hidrocefalias não comunicantes. A acetazolamida é um inibidor da anidrase carbônica, diminui a produção do liquor cefalorraquidiano (LCR) por volta de 50%. A furosemida também diminui a produção do LCR. Em função dos efeitos colaterais, como distúrbio do equilíbrio acidobásico/hidreletrolítico, distúrbios gastrointestinais, nefrocalcinose e letargia, dois estudos controlados e randomizados foram analisados pela Biblioteca Cochrane (Whitelaw et al., 2003). Nenhum dos estudos evidenciou diminuição do risco para a derivação ventrículo-peritoneal ou morte no grupo que fez uso da terapia diurética. No grupo do diurético no maior ensaio clínico, ocorreu um leve aumento do déficit motor no 1º ano de vida (OR: 1,27; IC: 1,02 a 1,58), assim como maior risco para nefrocalcinose (OR: 5,31; IC: 1,9 a 14,84). No estudo do International PHVD Drug, a mortalidade foi maior no grupo do diurético (20% *versus* 12%), assim como maior necessidade de colocação da derivação (48% *versus* 45%) e maior desabilidade neurológica com 1 ano de idade (77% *versus* 60%) Assim, a terapia com a acetazolamida e furosemida não é nem segura nem efetiva para o tratamento da dilatação ventricular pós-hemorrágica, portanto, não pode ser recomendada como terapia para o hidrocéfalo pós-hemorrágico. O único tratamento estabelecido para o hidrocéfalo pós-hemorrágico persistente e progressivo com aumento da pressão intracraniana é a derivação do liquor cefalorraquidiano.

Hipercalcemia

A hipercalcemia produz poliúria ao diminuir a reabsorção tubular renal máxima da água. Portanto, a maioria dos pacientes com graus significativos de hipercalcemia apresenta evidência clínica de depleção de volume intravascular. O tratamento inicial com soluções salinas isotônicas intravenosas para reverter o esgotamento do volume geralmente diminuirá o cálcio sérico de 1 a 2 mg/dL como consequência da expansão do espaço intravascular. Em função da redução da reabsorção de cálcio na alça de Henle, os diuréticos de alça, como a furosemida, aumentam a calciúria, tendo sido indicados na hipercalcemia. No entanto, a literatura de adulto tem mostrado que a furosemida não deveria ser recomendável, a menos que seja indicada para reverter a oferta excessiva de fluidos. Deve-se ter grande cuidado no uso da furosemida, uma vez que a diurese excessiva pode ocasionar depleção de volume, hipocalemia e piora da hipercalcemia.

Displasia broncopulmonar (DBP)

A razão para o uso de diuréticos é baseada na fisiologia de prematuros nas primeiras semanas de vida pós-natal. A falta de perda de peso, geralmente em função da administração excessiva de fluido e/ou sódio está associada a um risco aumentado de DBP. Diante do nascimento de bebês prematuros com abundância de fluido extracelular os neonatologistas usam diuréticos para potencializar a perda de peso natural. Esta justificativa se estende além das primeiras semanas pós-natal até a administração crônica (> 1 mês) de diuréticos com o objetivo de diminuir o edema e melhorar a complacência pulmonar e a oxigenação. Essa abordagem poderia reduzir a exposição à ventilação mecânica e à incidência da DBP.

A administração de diurético ao RN pré-termo com DBP tem sido usada há mais de 30 anos (desde 1983, com o estudo de Kao et al., mostrando a diminuição aguda da resistência das vias aéreas nos RN com doença pulmonar crônica). Há uma variação entre as instituições quanto ao tempo de uso: 86% em um tempo curto (≤ 5 dias) e 40% em um tempo longo (> 5 dias). A furosemida tem sido o diurético mais prescrito (85%), embora a clorotiazida tenha sido o diurético de maior tempo de uso (mediana de 21 dias).

Os estudos sobre o uso de diurético na DBP têm se concentrado em duas classes: diuréticos de alça, como a furosemida, e diuréticos que atuam no túbulo distal, como a tiazida ou espironolactona.

Em 1983, Kao L. C. et al. evidenciaram que 1 hora após a administração de furosemida ocorre a diminuição da resistência das vias aéreas, especificamente a condutância das vias aéreas e o aumento da complacência pulmonar, com melhora da dinâmica pulmonar, requerendo menores parâmetros ventilatórios. Os autores atribuíram a melhora da obstrução da via aérea à remoção do edema pulmonar intersticial. Outras ações da furosemida incluem: produção de prostaglandina ocasionando vasodilatação pulmonar, inibição da contração da musculatura lisa brônquica e diminuição de fatores mediadores inflamatórios.

A tiazida e a espironolactona, atuando no túbulo distal, causam menores anormalidades eletrolíticas, quando usadas isoladamente (não aumentam a excreção de cálcio). A espironolactona é um esteroide sintético que atua como um antagonista competitivo do receptor de aldosterona. Ao inibir a aldosterona, a espironolactona atenua a reabsorção de sódio e provoca pouca perda de potássio, sendo um diurético usado em combinação com a tiazida, por esta característica. No entanto, quando usadas juntas, associam-se com hipercalciúria.

Hoffman et al., analisando 33 crianças que receberam por 2 semanas tiazida com espironolactona *versus* apenas tiazida, concluíram que não houve diferença nos eletrólitos séricos, na necessidade de reposição de sódio e potássio, assim como na mecânica pulmonar. Os autores explicam este achado com a resposta parcial do túbulo distal a aldosterona. A inefetividade da espironolactona, um antagonista da aldosterona, em preservar o potássio pode estar relacionada ao desenvolvimento renal destes pequenos prematuros. A função renal no prematuro antes de 34 semanas é limitada durante as primeiras semanas. A hiponatremia da prematuridade pode ser em função da resposta parcial do néfron distal à aldosterona (a função da aldosterona é aumentar a reabsorção de sódio e excretar potássio). A espironolactona age somente na presença de aldosterona. Se o néfron distal não responde à aldosterona, especula-se que também não responda ao antagonista da aldosterona, resultando assim, numa perda de potássio.

Kao et al., em um estudo randomizado, duplo-cego e controlado com placebo em dez pacientes não ventilados, relataram que a combinação de clorotiazida (20 mg/kg/dose) e espironolactona (1,5 mg/kg/dose), administradas 2 vezes ao dia via oral, por 7 dias, resultou em diminuição significativa da resistência das vias aéreas e na complacência dinâmica pulmonar em comparação ao placebo. Os autores relatam aumento da excreção de fósforo e potássio.

Engelhardt et al. randomizaram 21 crianças com DBP em respiração espontânea para receberem espironolactona + hidrocolorotiazida (3 mg/kg/dia de ambas) por 6 a 8 dias. Não foi relatada melhora na mecânica pulmonar ou na oxigenação. Houve aumento da diurese, questionando-se assim se o aumento da diurese por si só foi o responsável pela melhora da função pulmonar.

Em 1994, Kao et al., com 43 pacientes com DBP recebendo clorotiazida e espironolactona ou placebo até 30 dias, relataram melhora da resistência das vias aéreas (31%; P < 0,05) e da complacência dinâmica pulmonar (46%; P < 0,001). No entanto, não houve redução no total de dias requerendo oxigênio e a melhora na função pulmonar associada ao uso do diurético não se manteve após a sua descontinuação.

Apesar do uso generalizado de diurético na DBP há poucos dados que avaliam o valor significativo desta terapia. Todas as revisões sistemáticas da Cochrane, avaliando os riscos e benefícios dos diuréticos na DBP (furosemida, tiazida + espironolactona) mostraram que o uso do diurético representa melhora na oxigenação e na complacência pulmonar, mas esses benefícios fisiológicos em curto prazo não se traduzem em nenhum benefício clínico significativo como mortalidade, duração da ventilação mecânica, dependência de oxigênio e internação hospitalar.

Antes de se indicar o uso rotineiro de diuréticos sistêmicos na DBP recomenda-se estudos que demonstrem efeitos em longo prazo, como sobrevivência, duração da oxigenação, dependência do ventilador e duração da internação, além do estudo das complicações.

Na prática clínica reservamos o uso de diuréticos para casos de edema pulmonar (a furosemida diminui o edema pulmonar, diminuindo a resistência vascular pulmonar), na dose de 1 mg/kg/dia).

De todas as terapias adjuntas no prematuro com DBP, a terapia diurética é uma das mais abusadas, sem evidência de benefícios substanciais.

Quando se observa ampla variabilidade do uso de diurético na DBP na prática clínica e não existe um padrão verdadeiro, é uma declaração sobre a falta de profundidade do nosso conhecimento nessa aplicação.

Quanto ao uso de furosemida inalatória: em função da furosemida em aerossol parecer inibir a broncoconstrição, sem aumento da diurese, sugerindo um efeito local, Kugelman et al. não relataram melhora da mecânica pulmonar em resposta a 1 mg/kg de furosemida em 2 mL de soro fisiológico inalada com 1 e 2 horas em pacientes com DBP. Metanálise da Cochrane (Brion et al., 2006) envolvendo oito estudos com pré-termo acima de 3 semanas com DBP mostrou melhora progressiva da mecânica pulmonar com uma única dose de furosemida inalada. No entanto, em função da falta de dados e ensaios randomizados quanto aos efeitos em importantes resultados clínicos, não pode ser recomendado o uso de diuréticos de alça aerossóis nos lactentes com DBP.

Lesão renal aguda

Na lesão renal aguda (LRA), se administrada em um momento adequado, a furosemida pode converter a LRA oligúrica em não oligúrica. A LRA não oligúrica se associa a um prognóstico melhor, o que sugere que os pacientes que respondem à furosemida apresentam LRA menos severa.

Por meio de uma ação mediada por prostaglandina, a furosemida pode potencialmente reverter a nefropatia vasomotora, aumentando o fluxo sanguíneo renal, especialmente após a administração de uma grande dose em bolus.

Antes de usar furosemida para o tratamento da LRA oligúrica, deve ser corrigida a hipotensão arterial e significante acidose, podendo ser necessária infusão de volume (10 a 20 mL/kg, inicialmente com soro fisiológico e se necessária nova expansão, fazê-lo com solução de albumina). A manutenção do equilíbrio de fluido é crítica.

A furosemida é contraindicada em casos de hipovolemia. Uma vez que a furosemida atua inibindo a atividade de transporte no ramo ascendente da alça de Henle, o aumento do fluxo urinário após a sua administração pode ocorrer somente na presença de alguma filtração glomerular residual e lesão tubular insignificante. Assim, a resposta à furosemida pode servir como sinal prognóstico no que diz respeito à severidade da lesão renal; qualquer benefício potencial provavelmente ocorrerá naqueles pacientes que responderem ao fármaco. A furosemida não deve ser usada na prevenção da LRA, devendo ser usada em situações clínicas específicas, com um objetivo definido e no contexto do entendimento do mecanismo fisiopatológico envolvido. A resposta à furosemida pode ser vista em 2 a 5 minutos após a administração intravenosa da droga, com efeito de pico dentro de 30 minutos, desde que haja função renal normal. Na LRA, desde que seja dada uma dose suficiente, uma resposta seria esperada dentro de 2 a 4 horas.

A dose de 0,5 a 1 mg/kg pode não ser suficiente no recém-nascido doente. O efeito farmacológico da droga só é exercido se atingir o túbulo proximal. Com a redução da perfusão renal e competição com ácidos orgânicos, há uma redução da chegada da furosemida no túbulo renal proximal. Assim, doses maiores podem ser necessárias, como **2 a 5 mg/kg**, como dose de ataque e infusão máxima de **4 mg/kg/min**. Em pacientes com LRA não há indicação de infusão contínua, a menos que haja resposta depois de uma dose inicial de furosemida em bolus. Nos que respondem à terapia, a infusão contínua pode ser mais efetiva e associa-se com menor toxicidade do que a administração em bolus. Na ausência de resposta inicial não há justificativa para usar doses sucessivas de furosemida. Nos RN a termo, o fármaco pode ser administrado a cada 6 horas e nos RN ≥ 32 semanas, a cada 12 horas, e nos RN < 32 semanas a cada 24 horas, em função da longa vida-média de eliminação, com maior risco de ototoxicidade.

Cirurgias cardíacas abertas

O uso de *bypass* cardiopulmonar para cirurgias de coração aberto associa-se à resposta inflamatória sistêmica (aumento da permeabilidade capilar, com edema generalizado) e à disfunção de múltiplos órgãos, condição que é conhecida como síndrome pós-perfusão (5 a 30% destas crianças apresentam LRA que se manifesta com retenção de fluido e oligúria, com prejuízos decorrentes da sobrecarga hídrica comprometendo a função cardíaca e pulmonar). O resultado desta condição é instabilidade hemodinâmica e o prolongamento da ventilação mecânica. Para estes pacientes tem sido preconizado o uso da furosemida, de preferência, em forma de infusão contínua.

Hipoalbuminemia

Pelo fato da furosemida estar altamente ligada à proteína, o que facilita a sua excreção tubular renal e seu efeito diurético, a redução da ligação à albumina em situações de hipoalbuminemia ou na presença de fármacos com alta ligação à proteína, como wafarim e fenitoína, o efeito diurético é diminuído, além do aumento de seu *clearance* metabólico.

A resistência à ação da furosemida em situações de hipoalbuminemia ocasionou o uso concomitantemente à albumina. Frequentemente a albumina tem sido administrada com furosemida em neonatos hipoalbuminêmicos com quadros edematosos, principalmente na presença de lesão pulmonar. Esta prática nunca foi testada em recém-nascidos. Os resultados desta combinação vêm de estudos em adultos com lesão pulmonar aguda necessitando de ventilação mecânica associada à hipoalbuminemia, ficando demonstrado melhora da função pulmonar sem, contudo, alterar o prognóstico do paciente. Estudo (Martin et al., 2005) controlado e randomizado da furosemida com ou sem albumina em pacientes com lesão pulmonar aguda em 2005 evidenciou melhora significativa da oxigenação, com balanço hídrico negativo e melhor estabilidade hemodinâmica, porém sem significante efeito na mortalidade e tempo de internação.

Em 2012, estudo retrospectivo feito por Doungngern et al., em adultos críticos na unidade de cuidados intensivos que receberam furosemida continuamente com ou sem infusão de albumina a 25%, demonstrou que o efeito da coadministração de furosemida e albumina não foi maior do que o uso isolado da furosemida.

Metanálise de Kitios et al., envolvendo oito estudos sobre uso concomitante de albumina e furosemida em adultos demonstrou que os efeitos natriuréticos e diuréticos estatisticamente significativos foram transitórios e de significância clínica limitada. Assim não há qualquer justificativa para o uso rotineiro de furosemida e albumina para vencer a resistência diurética nos pacientes hipoalbuminêmicos.

Em situações de resistência ao diurético estudo feito em população adulta em 2009, Asare K. sugere um bloqueio sequencial do néfron. Isso é feito combinando diuréticos que atuam em diferentes segmentos do néfron, geralmente um de alça e um diurético tiazídico, resultando em inibição da reabsorção em múltiplos sítios. Este fenômeno de sinergismo diurético está bem documentado na literatura de adulto.

Oxigenação por membrana extracorpórea (ECMO)

A ECMO tem sido usada em várias situações neonatais como síndrome de aspiração meconial, hérnia diafragmática, hipertensão pulmonar persistente do recém-nascido e sepse/pneumonia. Assim como o uso de *bypass* cardiopulmonar para cirurgias de coração aberto, este procedimento desencadeia importante reação inflamatória com perda de líquido capilar, resultando em hipovolemia e hipoperfusão renal. Nestes pacientes, a furosemida tem sido usada de forma contínua em 78% dos casos, embora não haja vantagem documentada do seu uso contínuo *versus* intermitente. No entanto, devem ser estudados novos regimes de dose para a infusão contínua em pacientes tratados com ECMO.

Lesão aguda induzida pela transfusão sanguínea

O diagnóstico da lesão pulmonar aguda associada à transfusão sanguínea é feita em pacientes sem doença pulmonar preexistente a transfusão. Ocorre como resultado de lesão do endotélio pulmonar e subsequente aumento da permeabilidade capilar. Estes pacientes desenvolvem lesão pulmonar aguda, primariamente edema pulmonar não cardiogênico, dentro de 6 horas (às vezes, 2 horas) após receber o produto sanguíneo. Apresentam piora do desconforto respiratório, cianose, hipotensão e febre. A radiografia de tórax mostra opacificação pulmonar. Não há disfunção cardíaca e sobrecarga de volume, razão pela qual os diuréticos não são indicados.

Complicações
Ototoxicidade

Esta complicação pode ser transitória ou permanente com o uso da furosemida, estando associada a fatores perinatais adversos, assim como a administração prolongada do fármaco, especialmente em associação com os aminoglicosídeos. A furosemida ocasiona diminuição do potencial endococlear e diminuição do potencial do oitavo par craniano, com diminuição dos níveis de potássio na endolinfa. Torna-se importante a avaliação auditiva destes recém-nascidos, pois a perda auditiva pode ser tardia, sendo na maioria dos casos, bilateral e grave.

Robertson et al. relataram risco de deficiência neurossensorial de 6,8 vezes mais nos recém-nascidos que receberam terapia diurética acima de 14 dias.

Nefrocalcinose/doença metabólica óssea

O uso crônico de furosemida em recém-nascidos de baixo peso pode ocasionar calcificações intrarrenais (nefrocalcinose). Quantidades significativas de cátions divalentes, como o Ca^{++}, são reabsorvidos na alça de Henle por mecanismos passivos que dependem do transporte ativo de cloreto de sódio. A administração de furosemida pode resultar em hipercalciúria, desmineralização óssea e calcificações renais. Uma dose acumulativa de 10 mg/kg de peso aumenta o risco em 48 vezes de nefrocalcinose (por mmol/L de cálcio urinário, o risco aumenta 4,5 vezes). A furosemida deve ser estritamente limitada e usada com cautela e com muita atenção ao cálcio urinário e à excreção de fósforo. O provável mecanismo da nefrocalcinose é a hipercalciúria ocasionada pela furosemida, não sendo este efeito diminuído pelo uso concomitante de tiazídicos e espironolactona.

Recentes recomendações nutricionais para os recém-nascidos de baixo peso incluem ingestão de cálcio e fósforo em grandes quantidades, para um ótimo crescimento e mineralização óssea, além de maior ingesta de sódio para prevenir a hiponatremia. Com o uso de diuréticos, a ingestão de grande quantidade destes minerais pode aumentar o risco de nefrocalcinose, bem como doença metabólica óssea. Este fenômeno ocorre não somente com a furosemida, mas também com os diuréticos alternativos, como hidroclorotiazida e espironolactona. Para os recém-nascidos recebendo diurético por longo tempo, torna-se necessária a monitorização da ingestão e excreção de minerais, além do acompanhamento renal pela ultrassonografia e densitometria óssea.

Enterocolite necrosante

Em adultos, uma diminuição do volume intravascular pode contribuir para a fisiopatologia da isquemia mesentérica não oclusiva secundária à hipoperfusão. Assim, o uso de diuréticos está contraindicado de forma absoluta em pacientes adultos com risco de isquemia intestinal (isto é, sepse, pancreatite aguda grave ou cirurgia aórtica recente).

Análise retrospectiva de Cole MA et al. mostrou que a administração de diurético de alça não constituiu um fator de risco para enterocolite necrosante (ECN). No entanto, em subanálise efetuada, 75% dos recém-nascidos com ECN clínica foram expostos a diuréticos antes do diagnóstico, assim como 100% daqueles com ECN cirúrgica (P: 0,04). Os autores concluem que a administração de diuréticos na ECN clínica pode estar associada à progressão da severidade da ECN e da ECN clínica para a cirúrgica.

Fraturas ósseas

Heo et al. mostraram haver aumento significativo do risco de fraturas duas vezes mais em crianças com doença cardíaca congênita que receberam furosemida de forma crônica com relação às que não receberam, além de ocorrer menor tempo para a sua ocorrência. A deficiência de vitamina D pode constituir um fator de risco nesses pacientes. O uso de diuréticos tiazídicos pode ter efeitos benéficos quanto a riscos de fraturas ósseas, uma vez que esses diminuem a perda óssea pela diminuição da excreção urinária de cálcio e pela facilitação da absorção intestinal de cálcio e sua retenção no esqueleto. A *odds ratio* da ocorrência de fratura quando se associa à furosemida com os inibidores da bomba de prótons foi 1,6 vezes maior. Um dos mecanismos sugeridos da ação dos inibidores da bomba de prótons no osso é que esses atuam na bomba de prótons dos osteoclastos e diminuem a

acidificação da reabsorção da lacuna. Também podem afetar negativamente o metabolismo ósseo e reduzir a densidade mineral óssea por meio de absorção deficiente de cálcio ou indução do hiperparatireoidismo secundário.

Infusão (contínua ou intermitente)

Luciani et al., em um estudo prospectivo randomizado em 26 pacientes abaixo de 6 meses, compararam a eficácia da infusão contínua *versus* a intermitente em neonatos e crianças submetidas à cirurgia de coração aberto, iniciando 6 horas após a descontinuação do *bypass* cardiopulmonar:

- **Infusão contínua:** 11 pacientes receberam 0,1 mg/kg/h, dobrando a dose a cada 2 horas, atingindo no máximo 0,4 mg/kg/h, se débito urinário menor que 1 mL/kg/h. Antes da infusão foi usada uma dose em bolus de 0,1 mg/kg) (Grupo I).
- **Infusão intermitente:** 15 pacientes receberam uma dose em bolus de 1 mg/kg a cada 4 horas, sendo a dose aumentada de 0,25 mg/kg até o máximo de 2 mg/kg, se débito urinário menor que 1 mL/kg/h (Grupo II).

Os autores relatam maior débito urinário no grupo II. No entanto, o débito urinário foi maior no Grupo I após correção da dose de furosemida administrada, além de maior variabilidade do débito urinário no Grupo II, situação esta que exigiu maior quantidade de reposição fluida. Houve menor perda de eletrólitos urinários com a infusão contínua. O uso intermitente da furosemida pode causar imprevisíveis flutuações na concentração sérica da droga, expondo o paciente a maior risco de ototoxicidade e nefrotoxicidade.

Mudanças agudas no volume intravascular e no tônus vascular associadas à administração intermitente da furosemida podem ser deletérias tanto em adultos como em crianças com condições hemodinâmicas instáveis após procedimentos cirúrgicos cardíacos.

No estudo citado houve maior estabilidade hemodinâmica no grupo da infusão contínua da furosemida.

Mais do que a rota de administração da furosemida, o mais importante fator determinante da resposta ao diurético é o tempo em que o fármaco leva para chegar ao receptor. Os efeitos dos diuréticos de alça aumentam com o aumento do tempo de infusão.

Achados semelhantes a este estudo foram relatados por Singh N et al. utilizando furosemida contínuo *versus* intermitente (semelhantes doses) em crianças em pós-operatório cardíaco que estavam hemodinamicamente estáveis.

Embora existam muitos desafios, estudos adicionais devem ser realizados para garantir que os diuréticos sejam seguros e eficazes em bebês prematuros.

LEITURAS COMPLEMENTARES

Andreoli SP. Acute renal failure in the newborn. Semin Perinatol. 2004;28(2):112-23.

Asare K. Management of loop diuretic resistance in the intensive care unit. Am J Health Syst Pharm. 2009;66(18):1635-40.

Atkinson SA, Shah JK, McGeeC, Steele BT. Mineral excretion in premature infants receiving various diuretic therapies. J Pediatr. 1998;113540-5.

Avery ME. Transient tachypnea of newborn. Possible delayed o fluid at birth. Am J Dis Child. 1966;111(4):380-6.

Balegar V KK, Kluckow M. Furosemide for packed red cell transfusion in preterm infants: A randomized controlled trial. Journal of Pediatrics. 2001;159(6):913-8.

Betremieux P, Hartnoll G, Modi N. Should furosemide be prescribed after packed red cell transfusions in the newborn? Eur J Pediatr. 1997;156(2):88-9.

Brion LP, Campbell DE. Furosemide for symptomatic patent ductus arteriosus in indomethacin-treated infants. Cochrane Database Syst Rev. 2001;(3):CD001148.

Brion LP, Primhak RA, Ambrosio-Perez I. Diuretics acting on the distal renal tubule for preterm infants with (or developing) chronic lung disease. Cochrane Database Syst Rev; 2002. p.CD001817.

Brion LP, Primhak RA, Yong W. Aerosolized diuretics for preterm infants with (or developing) chronic lung disease. Cochrane Database Syst Rev; 2006. p.CD001694.

Brion LP, Yong SC, Perez IA, Primhak R. Diuretics and chronic lung disease of prematuriry. J Perinatol. 2001;21(5):269-71.

Clark RH, Bloom BT, Spitzer AR et al. Reported medication use in the neonatal intensive care unit: data from a large national data set. Pediatrics. 2006;117(6):1979-87.

Cole MA, DeRienzo C, Kutchibhatla M, Cotten CM, Adibe OO. Necrotizing enterocolitis and the use of loop diuretics in very low birth weight neonates. Am J Surg. 2016;(4):645-8.

Donn SM. Bronchopulmonary dysplasia: Myths of pharmacologic management. Semin Fetal Neonatal Med. 2017;22(5):353-58.

Doungngern T, Huckleberry Y, Bloom JW, Erstad B. Effect of albumin on diuretic response to furosemide in patients with hypoalbuminemia. Am J Crit Care. 2012;21(4):280-6.

Ejaz AA, Mohandas R.Are diuretics harmful in the management of acute kidney injury? Ejaz AA, Mohandas R. Curr Opin Nephrol Hypertens. 2014;23(2):155-60.

Engelhardt B, Elliott S, Hazinski TA. Short- and long-term effects of furosemide on lung function in infants with bronchopulmonary dysplasia. J Pediatr. 1986;109(6):1034-9.

Friedman Z, Demers LM, Marks KH et al. Urinary excretion of prostaglandin E following the administration of furosemide and indomethacin to sick low-birth-weight infants. J Pediatr. 1978;93(3):512-5.

Gimpel C, Krause A, Franck P et al. Exposure to furosemide as the strongest risk factor for nephrocalcinosis in preterm infants. Pediatr Int. 2010;52(1):51-6.

Gupta S, Som,T, Iyer L, Agarwal R. Transfusion related acute lung Injury in a neonate. Indian J Pediatr. 2012;79(10):1363-5.

Heo JH, Rascati KL, Lopez KN, Moffett BS. Increased Fracture Risk with Furosemide Use in Children with Congenital Heart Disease. J Pediatr. 2018;199:92-8.

Ho KM, Power BN. Benefits and risk of furosemide in acute kidney injury. Anaestesia. 2010;65(3):283-93.

Hoffman DJ, Gerdes JS, Abbasi S. Pulmonary function and electrolyte balance following spirolactone treatment in preterm infants with chronic lung disease: A double-blind, placebo-controlled, randomized trial. J Perinatol. 2000;20(1):41-5.

Jensen EA, White AM, Liu P, Yee K, Waber B, Monk HM et al. Determinants of severe metabolic bone disease in very low-birth-weight infants with severe bronchopulmonary dysplasia admitted to a Terciary Referral Center. Am J Perinatol. 2016;33(1):107-13.

Kao LC, Durand DJ, McCrea RC, Birch M, Powers RJ, Nikerson BG. Randomized trial of long-term diuretic therapy for infants with oxygen-dependent bronchopulmonary dysplasia. J Pediatr. 1993;24(3):772-81.

Kao LC, Warburton D, Sargent CW, Platzker ACG, Keens TG. Furosemide acutely decreases airways resistance in chronic bronchopulmonary dysplasia. J Pediatr. 1983;103(4):624-9.

Kassab M, Khriesat WM, Anabrees J. Diuretics for transient tachypnoea of the newborn. Cochrane Database Syst Rev. 2015;(11):CD003064.

Kitsios GD, Mascari P, Ettunsi R, Gray AW. Co-administration of furosemide with albumin for overcoming diuretic resistance in patients with hypoalbuminemia: A meta-analysis. Journal of Critical Care. 2014;29(2):253-9.

Kugelman A, Durand M, Garg M. Pulmonary effect of inhaled furosemide in ventilated infants with severe bronchopulmonary dysplasia. Pediatrics. 1997;99(1):71-5.

Laughon MM, Chantala K, Aliaga S, Herring AH, Hornik CP, Hughes R et al. Diuretic exposure in premature infants from 1997 to 20111. Am J Perinatol. 2015;32(1):49-56.

Lee BS, Byun SY, Chung ML et al. Effect of furosemide on ductal closure and renal function in indomethacin-treated preterm infants during the early neonatal period. Neonatology. 98(2):191-9.

LeGrand SB, Leskuski D, Zama I. Ann Intern Med. 2018;19;149(4):259-63.

Lethaby D, Cyriac J, Bockenhauer D Question 1: Is the use of furosemide beneficial in the treatment of acute kidney injury in the paediatric population including neonates? Arch Dis Child. 2015;100(7):713-5.

Luciani, GB, Nichani S, Chang AC, Wells WJ, Newth CJ, Starnes V. Continuous versus intermitent furosemide infusion in critically infants after open heart operations. Ann Thorac Surg. 1997;64(4):1133-9.

Maier JD, Levine SNJ. Hypercalcemia intensive Care Unit: A review of pathophysiology, diagnosis, and modern therapy. Intensive Care Med. 2015;30(5):235-52.

Margotto PR. Displasia broncopulmonar. In. Margotto PR. Assistance ao Recém-Nascido de Risco. 3.ed. Brasília: ESCS; 2013. p.249-58.

Martin GS, Mangialardi RJ, Wheeler AP, Dupont WD, Morris JA, Bernard GR. Albumin and furosemide therapy in hypoproteinemic patients with acute lung injury. Crit Care Med. 2002;30(10):2175-82.

Martin GS, Moss M, Wheeler AP, Mealer M, Morris JA, Bernard GR. A randomized, controlled trial of furosemide with or without albumin in hypoproteinemic patients with acute lung injury. Crit Care Med. 2005;33(8):1681-87.

Moghal NE, Shenoy M. Furosemide and acute kidney injury in neonates. Arch Dis Child Fetal Neonatal Ed. 2008;93(4):F313-6.

Nair S, Nair SG, Borade A, Ramakrishnan K. Indian J Pediatr. 2009;76(11):1155-7.

Pacifici GM. Clinical pharmacology of the loop diuretics furosemide and bumetanide in neonates an infants. Pediatrics Drug. 2012;14(4):233-46.

Rashid N, Al-Sufayan F, Seshia MMK, Baier RJ. Post transfusion lung injury in the neonatal population J Perinatol. 2013;33(4):292-6.

Reyes C, Formiga F, Coderch M, Hoyo J, Ferriz G, Casanovas J, Monteserín R et al. Use of proton pump inhibitors and risk of fragility hip fracture in a Mediterranean region. Bone. 2013;52(2):55-61.

Robertson CM, Tyebkhan JM, Peliowski A et al. Ototoxic drugs and sensorineural hearing loss following severe neonatal respiratory failure. Acta Paediatr. 2006;95(2):214-23.

Sarai M, Tajani AM. Loop diuretics for patients receiving blood transfusions. Cochrane Database Syst Rev. 2015;(2):CD010138.

Sarkar S, Dechert RE, Becker M, Attar MA, Schumacher RE, Donn SM. Double blind randomized placebo-controlled trial of furosemide therapy after packed red blood cell transfusion in preterm infants. Toronto, Canada: Pediatric Academic Societies' Annual Meeting; 2007. [Acesso 2017 dez 01]. Disponível em: Double-masked, randomized, placebo-controlled trial of furosemide.

Segar JL. Neonatal diuretic therapy: Furosemide, thiazides, and spironolactone. Clin Perinatol. 2012;39(1):209-20.

Singh NC, Kisson N, Mofada S, Bennett M, Bphn DJ. Comparison of continous versus intermitent furosemide administration in posperative pediatric cardiac patients. Critc Care Med. 1992;20(1):17-21.

Slaughter JL, Stenger MR, Reagan PB. Variation in the use of diuretic therapy for infants with bronchopulmonary dysplasia. Pediatrics. 2013;131(4):716-23.

Stewart A, Brion LP, Ambrosio-Perez I. Intravenous or enteral loop diuretics for preterm infants with (or developing) chronic lung disease. Cochrane Database Syst Rev; 2001. p.CD001817.

Stewart A, Brion LP, Soll R. Diuretics for respiratory distress syndrome in preterm infants. Cochrane Database Syst Rev. 2011;(12):CD001454.

Sulyok E, Varga F, Németh M, Tényi I, Csaba IF, Ertl T et al. Furosemide-induced alterations in the electrolyte status, the function of renin--angiotensin-aldosterone system, and the urinary excretion of prostaglandins in newborn infants. Pediatr Res. 1980;14(5):765-8.

Tin W, Wiswell T. Drugs therapies in bronchopulmonary dysplasia: debating the myths. Seminars in Fetal & Neonatal Medicine. 2009;14(6):383-90.

Uhing MR. The albumin controversy. Clin Perinatol. 2004;31(3):475-88.

van der Vorst MM, Wildschut E, Houmes RJ, Gischler SJ, Kist-van Holthe JE, Burggraaf J et al. Maria MJ van der Vorst. Evaluation of furosemide regimens in neonates treated with extracorporeal membrane oxygenation. Critical Care. 2006;10(6):R168.

Whitelaw A et al. Diuretic therapy for newborn infants with posthemorrhagic ventricular dilatation. Cochrane Rev; 2003.

Whitelaw A et al. Posthaemorrhagic ventricular dilatation: a new mechanisms and new treatment. Acta Paedatr. 2000;444(Suppl 93): 11-4.

Xiao X, Xu Y, Wu Q. Thiazide diuretic usage and risk of fracture: A meta-analysis of cohort studies. Osteoporos Int. 2018;29(7):1515-24.

Young Ho Shin, Hyun Sik Gong, Goo Hyun Baek. Lower trabecular bone score is associated with the use of proton pump inhibitors. Clin Densitom. 2018;4:S1094-6950(18)30068-4.

Yu CW, Sung RY, Fok TF, Wong EM. Effects of blood transfusion on left ventricular output in premature babies. J Paediatr Child Health. 1998;34(5):444-6.

SEÇÃO VII
Sistema Hemocitopoiético

Desenvolvimento Eritropoiético no Período Fetal e Neonatal

Abimael Aranha Netto

Formação dos eritrócitos

O eritrócito é o elemento celular encarregado do transporte e da manutenção metabólica da hemoglobina, cuja função é carrear o oxigênio dos pulmões para os tecidos e o dióxido de carbono de volta aos pulmões, mantendo o meio interno em constante estabilidade bioquímica.

As diferenças hematológicas entre o recém-nascido, a criança e o adulto são profundas, especialmente em relação aos glóbulos vermelhos. Esse fato se correlaciona diretamente com o desenvolvimento embriológico do feto, as inter-relações entre o feto e a mãe e as mudanças necessárias para a adaptação ao meio ambiente extrauterino.

A produção de células vermelhas, eritropoiese, começa muito precocemente na gestação e tem sido detectada tão cedo quanto 19 dias de idade gestacional. As ilhas de sangue, encontradas no 1º mês de vida fetal, constituem as primeiras células sanguíneas do embrião e localizam-se no mesênquima do saco vitelino. São predominantemente eritroblastos primitivos, também chamados hemocitoblastos, caracteristicamente nucleados, macrocíticos e formados no espaço intravascular. As células periféricas dessas ilhotas, por sua vez, dão origem às paredes dos primeiros vasos sanguíneos do embrião.

Os hemocitoblastos entram em circulação por volta do vigésimo dia de vida intrauterina, coincidindo com o início da atividade de contração do tubo cardíaco, e não se desenvolvem para eritrócitos maduros. Aparecem muito precocemente, elaboram hemoglobina e, então, desaparecem, sendo substituídos por células normoblásticas que se diferenciam em eritrócitos. Durante esse período, é importante salientar, a eritropoietina não parece exercer nenhuma ação reguladora, como ocorre mais tarde na gestação.

A eritropoiese no saco vitelino, ou período mesoblástico, começa a diminuir por volta da 6ª semana e cessa por completo no fim do 3º mês de gestação. Na 5ª semana gestacional, a hematopoiese já está presente no fígado, que se torna o principal órgão hemopoiético do 5º ao 6º mês de gestação. A transição é devida principalmente à migração das células-matrizes do saco vitelino para outros tecidos, onde encontram ambientes mais favoráveis ao seu desenvolvimento. Nesta ocasião, inicia-se a produção dos eritroblastos definitivos, com os precursores da série vermelha representando perto de metade das células nucleadas presentes nas estruturas hepáticas no 4º mês gestacional.

Na metade da vida fetal, o baço e os linfonodos começam a desempenhar funções hemopoiéticas em grau menor do que aquele apresentado pelo fígado, que persiste como órgão dominante. Entre a 10ª e a 11ª semanas de vida embrionária, a eritropoiese começa a ser desenvolvida na medula óssea, que incrementa rapidamente sua atividade, tornando-se o principal sítio de hemocitopoiese após a vigésima 24ª semana. A celularidade atinge o seu auge na 30ª semana, mas o volume da medula ocupada por tecido hemopoiético continua a aumentar até o final da gestação. Ao término da gestação, praticamente toda eritropoiese é realizada na medula óssea, sendo apenas uma pequena parte executada em outros locais. Esta produção residual extramedular cessa pouco tempo depois do nascimento.

Diferenciação dos eritrócitos

Os glóbulos vermelhos são originários basicamente de duas linhagens distintas: da eritropoiese megaloblástica primitiva e da eritropoiese normoblástica definitiva, ambas séries derivadas dos hemocitoblastos também designados células pluripotenciais ou *stem cells*.

As *stem cells*, a partir de certas influências ambientais, desenvolvam-se em comitês de células progenitoras, denominadas "células formadoras de colônia" (CFC). A seguir,

SEÇÃO VII – SISTEMA HEMOCITOPOIÉTICO

todos os elementos figurados do sangue apresentariam o mesmo processo de diferenciação com suas respectivas células precursoras e fatores estimulantes. As características do crescimento, o tipo de resposta a fatores estimulantes de crescimento e o tamanho da colônia relacionam-se intimamente à célula precursora original. Dessa maneira, os precursores eritroides seriam formados a partir de células progenitoras eritropoéticas, em resposta à eritropoietina e ao fator estimulante de colônia ou CSF; assim como seriam formados os megacariócitos, linfócitos e demais células sanguíneas a partir das suas unidades formadoras de colônias e sob a ação dos respectivos fatores estimulantes de colônia.

Regulação da produção de eritrócitos no feto e recém-nascido

Controle da eritropoiese no período fetal

A eritropoiese fetal é primariamente controlada pelo feto, sendo influenciada apenas em parte por fatores maternos. A eritropoietina é o regulador primário da eritropoiese em adultos e talvez o principal fator controlador da eritropoiese fetal no final da gestação. O hormônio durante a vida fetal provavelmente não atravessa a placenta, assim a supressão da eritropoiese materna por politransfusão não suprime a eritropoiese fetal. Do mesmo modo, estimulação da eritropoietina materna não estimula proliferação celular fetal.

O local exato da produção de eritropoietina na vida fetal não é conhecido. Em fetos de algumas espécies animais, a nefrectomia não altera a produção fetal do hormônio, o que sugere que o fígado fetal pode sintetizar a eritropoietina durante grande parte da gestação, até que a produção renal esteja em atividade.

A hipóxia representa o maior estímulo para a produção de eritropoietina em todas as fases da vida; entretanto, na vida fetal, a sensibilidade hepática à queda de tensão de oxigênio é menor quando comparada à renal, havendo, portanto, necessidade de estímulos hipóxicos diferentes para o mesmo nível de produção hormonal entre os dois sítios.

A hipóxia tecidual induz à formação de eritropoietina, que cruza o plasma até os sítios de formação eritrocitária, em geral a medula óssea, estimulando a produção de mais eritrócitos. O seu modo de atuação baseia-se na indução à proliferação do comitê de células precursoras localizadas na medula óssea, na diferenciação desta em pronormoblastos, encurtamento do tempo da geração de normoblastos e, por fim, liberação mais precoce de reticulócitos no sangue.

Embora a hipóxia seja o principal fator controlador, outros hormônios ou fatores são descritos como coadjuvantes nessa produção ou nos seus efeitos. Esses fatores incluem: testosterona; estrógeno; hormônio tireoidiano; prostaglandinas; e vitamina E.

O nível e a efetividade da eritropoietina aumentam com a idade gestacional. Em sangue de cordão de recém-nascidos humanos, foi demonstrado aumento gradual dos níveis de eritropoietina de acordo com a maturidade fetal, o que pode estar relacionado com incremento de sua síntese ou com a diminuição do *clearence*. Concomitantemente, há uma elevação do número de células precursoras dos eritró-

citos sensíveis à sua ação, gerando, em consequência, um aumento na efetividade do hormônio no 3º trimestre da gestação.

É importante destacar, por fim, que os valores de eritropoietina sofrem influência de uma série de acontecimentos perinatais. Assim, têm sido encontradas concentrações elevadas na hipóxia fetal crônica, em filhos de mães diabéticas, em isoimunização Rh, nas crianças com asfixia aguda grave com repercussão neurológica e nos recém-nascidos policitêmicos.

Controle da eritropoiese no período neonatal

Em qualquer fase do desenvolvimento, o número de eritrócitos é regulado no organismo pela mudança no ritmo de produção de novas células, uma vez que o ritmo de destruição não varia consideravelmente no indivíduo normal.

O incremento da produção celular ocorre nas situações em que o transporte de oxigênio para os tecidos está prejudicado. Em geral, decorre de estados anêmicos, doenças cardíacas e respiratórias ou baixas tensões de oxigênio no ar em locais de grande altitude. Em contrapartida, a produção pode estar diminuída quando o indivíduo é politransfundido ou está exposto a altas concentrações de oxigênio.

A regulação do mecanismo eritropoiético no período neonatal é mais complexa do que em qualquer outro momento da vida. Imediatamente após o nascimento, a eritropoiese é reduzida de forma considerável, presumivelmente em função de uma adaptação à vida extrauterina, gerando um nível de produção de eritrócitos muito baixo nas primeiras semanas de vida. Durante aproximadamente 2 meses, na maior parte das vezes, não se detecta nenhuma eritropoietina, e o aparecimento desta após esse período coincide com a maior atividade da medula óssea encontrada nessa idade.

A ausência temporária de eritropoietina e consequente supressão de eritropoiese na medula óssea, apesar de universal no recém-nascido, tem especial importância no prematuro, em que ocorre uma queda significativa e inversamente proporcional à idade gestacional, dos níveis de hemoglobina, nas primeiras 12 semanas de vida, determinando o que se convencionou chamar anemia fisiológica do prematuro. As crianças prematuras, no entanto, têm se mostrado hábeis a produzir grande quantidade de eritropoietina na presença de estresse hipóxico como aquele associado a cardiopatias congênitas cianóticas ou a dificuldades respiratórias, demonstrando que seus sítios de produção e ação da eritropoietina são normais e prontos a responder quando solicitado.

Síntese da hemoglobina

Hemoglobina (Hb), principal componente do eritrócito, é um conjugado proteico que serve como veículo para o transporte de oxigênio e gás carbônico e representa cerca de 95% das proteínas do glóbulo vermelho. É formada basicamente de dois pares de cadeias desiguais de polipeptídeos ou globinas e quatro grupos prostético heme, cada um contendo um átomo de ferro ferroso. Localizado perto da superfície da molécula, o heme, reversivelmente, combina-se com oxigênio ou dióxido de carbono.

640

A eritropoiese fetal resulta na evolução de uma série de diferentes hemoglobinas. Cada uma é expressão de um gene e reflete uma bem orquestrada manifestação do desenvolvimento das hemoglobinas, embrionária, fetal e adulta.

A fase embrionária é caracterizada pela produção de Hb Gower-1, que representa a hemoglobina mais importante do embrião com menos de 6 semanas de gestação, enquanto a fase fetal tem a predominância de síntese da hemoglobina F ou Fetal, que constitui aproximadamente 90 a 95% do total de hemoglobina de fetos até a 34ª semana de idade gestacional e cuja característica principal é a grande afinidade pelo oxigênio.

A síntese de hemoglobina A, por sua vez, tem sido provada em fetos tão jovens quanto 9 semanas. Sua produção está presente em todo o feto normal acima de 11 semanas, com porcentagens sempre crescentes sobre a síntese total das hemoglobinas. Após a 34ª semana, à medida que cresce sua produção, decresce a da hemoglobina F. Portanto, a quantidade total de hemoglobina F pode variar amplamente no recém-nascido a termo, com valores entre 53 e 95%.

Durante o período de anemia fisiológica, há uma depressão da síntese de cadeias gama, presentes na hemoglobina F, associada a uma síntese predominante de hemoglobina adulta nas células que entram em circulação. Esses fatos explicam o pequeno platô na proporção de hemoglobina fetal/hemoglobina adulta que ocorre logo após o nascimento e a predominância de células contendo hemoglobina do tipo adulto durante o 2º e 3º meses de vida.

É relevante notar um possível atraso na passagem da produção de hemoglobina fetal para adulta em algumas circunstâncias, uma vez que isso implica também a variação dos valores dessas hemoglobinas no recém-nascido. Essa modificação tem sido descrita em condições de hipóxia materna (Bard et al., 1970), em crianças pequenas para idade gestacional e em filhos de mães diabéticas.

Maturação eritropoética e valores eritrocitários no período fetal e neonatal

A eritropoiese normoblástica, que sucede a primitiva, inicia-se na 6ª semana de vida intrauterina e, por volta da 10ª semana, perto de 90% dos eritrócitos circulantes pertencem a esse tipo celular. O eritrócito maduro, por sua vez, difere de forma importante das outras células do organismo. Isso porque não tem núcleo e, então, não é capaz de se multiplicar. Do mesmo modo, não apresenta mitocôndrias, nem ribossomos, não sintetiza o ácido ribonucleico ou desoxirribonucleico. Também não dispõe do ciclo de Krebs para o metabolismo intermediário, nem para o transporte de elétrons para a fosforilação oxidativa. Mesmo assim, é uma célula complexa, metabolicamente ativa, com uma vida média, no adulto, de aproximadamente 120 dias. Durante esse período, vai gradativamente envelhecendo; certas atividades enzimáticas diminuem; e, finalmente, é destruída por fagócitos no sistema reticuloendotelial.

Os eritrócitos do feto humano, no entanto, diferem fundamentalmente das hemácias produzidas por lactentes mais velhos e pelos adultos. São diferentes, sobretudo, em relação às propriedades da sua membrana, ao tipo de hemo-globina incorporado, ao seu perfil metabólico e à sobrevida média, em geral mais baixa

As cifras hematológicas no período perinatal tendem a manter um padrão geral de comportamento. Assim, no início da gestação, o número de eritrócitos, os níveis de hemoglobina e o volume celular total são muito baixos quando comparados a outras épocas da vida intra e extrauterina. Com o passar do tempo, essas cifras começam a aumentar, ao mesmo tempo que o tamanho médio das células, a hemoglobina corpuscular média, a porcentagem de células imaturas e a espessura média das hemácias tendem a diminuir.

As maiores alterações ocorrem entre a 12ª e a 34ª semanas de gestação quando: a hemoglobina passa de 8 g/dL para 15 g/dL, o hematócrito eleva-se de 33 para 47%, a hemoglobina corpuscular média reduz de 60 pg para 38 pg e o volume corpuscular médio das hemácias diminui de 180 fl para 118 fl. A taxa de reticulócitos cai de 40% para valores entre 3 e 10% e, do volume das hemácias em circulação, apenas 0,3% apresentam-se nucleadas, contra aproximadamente 8% do início da gravidez. Alguns autores observaram aumento da hemoglobina nas últimas semanas de gestação, continuando a aumentar mesmo após a 40ª semana, atingindo valores médios em sangue de cordão de 18 g/dL na 42ª semana. Hoje, no entanto, é consenso que a partir da 34ª semana os valores de todas as cifras tendem a se estabilizar, com discreta elevação apenas dos valores de hemoglobina e hematócrito. Ao nascimento, em geral, os valores médios de hemoglobina obtidos em sangue de cordão variam de 15,7 a 17,9 g/dL, com uma média de aproximadamente 16,8 g/dL e limite inferior de 13,5 g/dL. No fim da 1ª semana de vida, a hemoglobina tende a se manter no mesmo nível encontrado no cordão umbilical, diminuindo progressivamente após esse período, com valores mínimos normais variando entre 13 e 14,5 g/dL na 3ª semana, mas podendo atingir até 11 g/dL entre a 8ª e a 12ª semanas pós-natal, durante o período de anemia fisiológica do lactente.

O hematócrito em sangue de cordão também tem valores que variam conforme o estudo, permanecendo em geral na faixa de 51 a 56%. O valor médio do final do 1º dia situa-se entre 58 e 62%, diminuindo, no entanto, para 53 e 54% no final do 7º dia de vida.

Fatores que influenciam os valores eritrocitários no período neonatal

Local da coleta do sangue

A literatura vem discutindo a importância do local da coleta de sangue na variabilidade dos valores de hematócrito e hemoglobina. A importância dessas diferenças ainda não é consenso, pois alguns autores encontraram diferenças significativas, com níveis de hemoglobina mais elevados em sangue capilar colhido por punção cutânea do calcanhar quando comparados aos obtidos por punções venosas, enquanto outros observaram diferenças ao redor de apenas 2,5%. Em adição, observou-se que sítios venosos periféricos diferentes: jugular externa, jugular interna, femural e couro cabeludo, não tiveram diferenças significativas.

Tratamento dos vasos umbilicais e tempo de vida

Intrauterinamente, o feto e a placenta mantêm um volume sanguíneo relativamente independente, cujo balanço estabiliza-se segundo um gradiente de pressão e resistência vascular. Sob circunstâncias normais, ao nascer, o recém-nascido recebe de 25 a 30% do volume total que poderia receber da placenta nos primeiros 15 segundos de vida, somente 10% adicionais nos próximos 30 segundos e, o restante do volume, se o cordão não for ligado pelos próximos 135 segundos. O ritmo de transfusão placentária ao longo do tempo segue uma curva exponencial e, desse modo, o volume sanguíneo da criança pode aumentar em até 61%, se for esperado o esvaziamento completo antes do pinçamento umbilical.

Na maior parte da vezes, as artérias umbilicais contraem-se logo após o nascimento, impedindo a passagem de sangue do recém-nascido para a mãe, ao passo que a veia umbilical permanece dilatada, permitindo o fluxo do sangue sob a ação da gravidade.

O aumento da volemia em crianças com transfusão placento-fetal determina uma variabilidade nos valores do hematócrito nas primeiras 24 horas de vida, com um fenômeno de hemoconcentração por transudação, cujo ápice ocorreria na 1ª meia hora e se reverteria lentamente entre 4 e 24 horas, adquirindo a partir daí estabilidade, com valores proporcionais aos valores que foram transfundidos.

Vitalidade fetal e crescimento intrauterino

Vários estudos têm sido publicados mostrando aumento na massa de células vermelhas em recém-nascidos com retardo de crescimento, em situações de estresse crônico e asfixia intrauterina. De tal forma, que é possível muitas vezes estabelecer correlação negativa entre o Apgar e o pH do sangue de cordão e o volume sanguíneo. O mecanismo fisiopatológico dessas modificações não está bem definido, sugerindo que, no sofrimento fetal crônico, os períodos de hipóxia são intercalados por períodos de recuperação que podem resultar em vasodilatação, semelhantes aos períodos de rubor que seguem as isquemias. Outra provável explicação são as alterações vasculares e pressóricas. A asfixia prolongada provoca aumento da resistência vascular placentária e constrição arterial umbilical. Isso transferiria o sangue da placenta para o feto em volumes que excederiam o fluxo feto-placentário pelas artérias.

LEITURAS COMPLEMENTARES

Christensen RD. Hematopoiesis in the fetus and neonate. Pediatr. Res. 1989;26:531-5.

Dalman PR. Erythropoietin and the anemia of prematurity. J. Pediatr. 1984;105:756.

DeGowin RL. Erythroid differentiation during stem cell proliferation. J. Lab. Clin. Med. 1967;70:23-35.

Demarsch QB, Windle WF, Alt HL. Blood volume of newborn infant in relation to early and late clamping of umbilical cord. Am. J. Dis. Child. 1942;63:1123-5.

Finne PH, Halvorsen S. Regulation of erythropoiesis in the fetus and newborn. Arch. Dis. Child. 1972;47:683-87.

Forestier F, Daffos F, Catherine N, Renard M, Andreux JP. Developmental Hematopoiesis in Normal Human Fetal Blood. Blood. 1991;77:2360-3.

Gatti RA. Hematocrit values of capillary blood in the newborn infant. J. Pediatr. 1967;70:117-8.

Jacobsen LO. The effect of transfusion-induced polycythemia in the mother of the fetus. Blood. 1959;14:694.

Javert CT. The occurrence and significance of nucleated erythrocytes in the fetal vessels of the placenta. Am. J. Obstet. Gynecol. 1939;37:184-7.

Lasplasas MB. Valores hematológicos normales durante el primer año de vida, medidos con sistemas automatizados de contaje, en niños nacidos a término. Rev. Esp. Pediatr. 1990;46:223-7.

Linderkamp O, Nelle M, Kraus M, Zilow EP. The effect of early and late cord-clamping on blood viscosity and other hemorheological parameters in full-terms neonates. Acta Paediatr. 1992;81:745-50.

Linderkamp O, Versmold HT, Riegel KP, Betke K. Contributions of red cells and plasma to blood viscosity in preterm and full-term infants and adults. Pediatrics. 1984a;74:45-51.

Low JA, Kerr ND, Cochon AR. Plasma and blood volume of the normal newborn infant and patterns of adjustment in initial 24 hours of neonatal period. Am. J. Obst. & Gynec. 1963;86:886-92.

Miale JB. The reticuloendothelial system. I. Hemopoiesis and cell destruction. In: Miale, JB (ed.). Laboratory Medicine: Hematology. 4.ed. Saint Louis CV: Mosby Company; 1972. p.1-22.

Nelson DA, Davey FR. Hematopoiesis. In: Todd JC, Sanford AH, Dadidsohn I (ed.). Clinical diagnosis and management by laboratory methods. N Y: WB Saunders; 1984. p.626-49.

Oski FA, Naiman JL. Valores hematológicos normais no recém-nascido. In: Oski F, Naiman JL (ed.). Hematologia do Recém-nascido. 3.ed. São Paulo: Manole; 1984a. p.1-32.

Schwartz E, Gill FM. Hematology of the newborn. In: Willians JW, Beutler E, Erslev AJ, Rundles RW (ed.). Hematology. 2.ed. New York: McGraw-Hill Book Company; 1977. p.37-48.

Stockman III JA, DeAlarcon PA. Hematopoiesis and granulopoiesis. In: Pelin RA, Fox W W (ed.). Fetal and Neonatal Physiology. WB Saunders; 1992. p.1327-29.

Weiss L. The blood cells and hematopoietic tissues. In: Weiss L, Greep RO (ed.). Histology. 4.ed. New York: McGraw-Hill Book Co.; 1977. p.70-90.

Widness JA, Garcia JA, Oh W. Cord serum erythropoietin values and disappearance rates after birth in polycythemic newborns. Pediatr Res. 1982;16:218A.

Wintrope MM, Schumacker HB. Comparison of hematopoiesis in the fetus and during recovery from perniciosus anemia. J Clin Invest. 1935;14:837.

Zipursky A, Blachette V. Hematologia Neonatal. In: Gordon A (ed.). Neonatologia-Fisiologia e Cuidados do Recém-Nascido. São Paulo: Artes Médicas; 1978.

Patogênese e Diagnóstico Diferencial das Anemias no Recém-Nascido

Vitoria Regia Pereira Pinheiro

O período neonatal pode ser caracterizado como uma transição durante a qual o neonato deixa o ambiente relativamente hipóxico no útero e emerge em uma situação fisiológica diferente. Para efetivamente fazer a transição, é obrigatório ocorrerem modificações em vários órgãos e sistemas. A hematopoiese no neonato é um constante estado de mudança e evolução para haver a sua adaptação ao novo ambiente.

A anemia no neonato é definida pela queda de mais de duas derivações padrão da hemoglobina e do hematócrito abaixo da referência para a idade pós-natal.

Os valores de referência da hemoglobina, hematócrito, índices hematimétricos (VCM, HCM, CHCM) e dos reticulócitos para o neonato e durante as primeiras semanas de vida podem ser influenciados por diversas variáveis: idade gestacional (termo ou pré-termo); procedimento utilizado pelo laboratório; tratamento do cordão umbilical (ligação precoce ou tardia); e local da coleta da amostra (capilar ou venoso). Valores hematológicos de referência são publicados como demonstrado na Tabela 88.1.

Tabela 88.1. Valores dos glóbulos vermelhos nas 12 primeiras semanas de vida.

Idade	N. de casos	Hb (g/dL) ± SD	RBC (× 10^6/mm³) ± SD	Htc (%) ± SD	VCM (fL) ± SD	CHCM (g/dL) ± SD	Reticulócitos (%) ± SD
Dias							
1	19	19 ± 2,2	5,14 ± 0,7	61 ± 7,4	119 ± 9,4	31,6 ± 1,9	3,2 ± 1,4
2	19	19 ± 1,9	5,15 ± 0,8	60 ± 6,4	115 ± 7	31,6 ± 1,4	3,2 ± 1,3
3	19	18,7 ± 3,4	5,11 ± 0,7	62 ± 9,3	116 ± 5,3	31,1 ± 2,8	2,8 ± 1,7
4	10	18,6 ± 2,1	5,0 ± 0,6	57 ± 8,1	114 ± 7,5	32,6 ± 1,5	1,8 ± 1,1
5	12	17,6 ± 1,1	4,97 ± 0,4	57 ± 7,3	114 ± 8,9	30,9 ± 2,2	1,2 ± 0,2
6	15	17,4 ± 2,2	5,0 ± 0,7	54 ± 7,2	113 ± 10	32,2 ± 1,6	0,6 ± 0,2
7	12	17,9 ± 2,5	4,86 ± 0,6	56 ± 9,4	118 ± 11,2	32 ± 1,6	0,5 ± 0,4
Semanas							
1 a 2	32	17,3 ± 2,3	4,80 ± 0,8	54 ± 8,3	112 ± 19	32,1 ± 2,9	0,5 ± 0,3
2 a 3	11	15,6 ± 2,6	4,20 ± 0,6	46 ± 7,3	111 ± 8,2	33,9 ± 1,9	0,8 ± 0,6
3 a 4	17	14,2 ± 2,1	4 ± 0,6	43 ± 5,7	105 ± 7,5	33,5 ± 1,6	0,6 ± 0,3
4 a 5	15	12,7 ± 1,6	3,60 ± 0,4	36 ± 4,8	101 ± 8,1	34,9 ±1,6	0,9 ± 0,8
5 a 6	10	11,9 ± 1,5	3,55 ± 0,2	36 ± 6,2	102 ± 10,2	34,1 ± 2,9	1 ± 0,7
6 a 7	10	12 ± 1,5	3,40 ± 0,4	36 ± 4,8	105 ± 12	33,8 ± 2,3	1,2 ± 0,7

(continua)

SEÇÃO VII – SISTEMA HEMOCITOPOIÉTICO

(continuação)

Tabela 88.1. Valores dos glóbulos vermelhos nas 12 primeiras semanas de vida.

Idade	N. de casos	Hb (g/dL) ± SD	RBC (× 10⁶/mm³) ± SD	Htc (%) ± SD	VCM (fL) ± SD	CHCM (g/dL) ± SD	Reticulócitos (%) ± SD
7 a 8	17	11,1 ± 1,1	3,40 ± 0,4	33 ± 3,7	100 ± 13	33,7 ± 2,6	1,5 ± 0,7
8 a 9	13	10,7 ± 0,9	3,40 ± 0,5	31 ± 2,5	93 ± 12	34,1 ± 2,2	1,8 ± 1
9 a 10	12	11,2 ± 0,9	3,60 ± 0,3	32 ± 2,7	91 ± 9,3	34,3 ± 2,9	1,2 ± 0,6
10 a 11	11	11,4 ± 0,9	3,70 ± 0,4	34 ± 2,1	91 ± 7,7	33,2 ± 2,4	1,2 ± 0,7
11 a 12	13	11,3 ± 0,9	3,70 ± 0,3	33 ± 3,3	88 ± 7,9	34,8 ± 2,2	0,7 ± 0,3

Hb: hemoglobina; Hct: hematócrito; RBC: glóbulo vermelho; VCM: volume corpuscular médio; HCM: hemoglobina corpuscular média.
Fonte: Matoth et al., 1971.

Diversas situações podem ser responsáveis pela anemia no período neonatal, por isso é necessária uma abordagem baseada na história familiar, materna e do neonato detalhada, exame físico e testes laboratoriais confirmatórios.

História familiar, materna e do neonato

Uma história materna cuidadosa pode ser altamente esclarecedora em algumas condições que antecederam ou tenham sido exacerbadas pela gestação. O relato de icterícia, litíase biliar, esplenectomia e transfusão na família faz pensar em doenças genéticas autossômicas dominantes, como esferocitose, diseritropoiese congênita, deficiência enzimática (glicose-6--fosfato-desidrogenase – G6PD, deficiência de piruvatoquinase).

Especial atenção deve ser dada ao período que antecede o parto com relação ao uso de medicação, infecções recorrentes ou adquiridas, história de trauma físico, sangramento vaginal ou qualquer achado alterado constatado na amniocentese, ultrassonografia ou na análise sérica.

No período do parto é especialmente relevante investigar o método utilizado, presença de hemorragia materna (vaginal ou placentária), evidência de desconforto fetal, múltiplas gestações, patologia da placenta e do coto umbilical. Finalmente, a história do neonato é essencial para o diagnóstico e para a definição da etiologia, em particular quanto à idade gestacional, tempo de vida no momento da apresentação da anemia, sexo e etnia/raça (deficiência de G6PD e talassemia).

Exame físico

O exame físico pode proporcionar significante compreensão da causa da anemia, devendo ser dada particular atenção à presença de anomalias congênitas, sinais de infecção intrauterina, hemorragia interna e hepatoesplenomegalia.

Na anemia por hemorragia aguda, com perda da volemia total de 15 a 20%, os sinais mais comumente encontrados são taquicardia, hipotensão, falência cardíaca e desconforto respiratório.

Quando a anemia é decorrente de hemorragia crônica, pode não haver alteração nos sinais vitais, a despeito da significante depleção intravascular. Nesses casos, é importante a observação de outras áreas como pele, particularmente se houver palidez ou icterícia. O achado de palidez é importante na anemia de qualquer etiologia, mas icterícia na presença de anemia é frequentemente resultado de um processo hemolítico, em que podem estar ativados o sistema reticuloendotelial e a hematopoiese extramedular, resultando em hepatoesplenomegalia.

Investigação laboratorial

A história e o exame físico darão subsídios para direcionar a investigação laboratorial e determinar a causa da anemia. Entretanto, é frequente a dificuldade em decidir quais testes solicitar, assim como sua interpretação. Por esse motivo, é importante proceder à investigação passo a passo, evitando testes desnecessários que possam retardar ou confundir o diagnóstico correto (Figura 88.1).

Inicialmente, a anemia deve ser constatada pela dosagem da hemoglobina e concentração do hematócrito – anemia é definida, como anteriormente descrito, pela queda de mais de duas derivações padrão abaixo da referência para a idade pós-natal.

Uma vez constatada a anemia, é necessário estabelecer sua causa e, para isso, é fundamental a interpretação exata de outros testes, como contagem de reticulócitos, índices hematimétricos (VCM, HCM, CHCM), análise do esfregaço do sangue periférico e índices de hemólise (bilirrubinas total e indireta, desidrogenase láctica (LDH) – e Coombs direto e indireto).

Como um marcador da produção do glóbulo vermelho, o reticulócito proporciona informação essencial para direcionar a investigação da anemia. Reticulócitos são células vermelhas imaturas referidas como uma porcentagem da contagem total dos eritrócitos. As contagens, absoluta e percentual do reticulócito no neonato são de 250.000/mm³ e 5%, respectivamente.

Durante as primeiras 2 semanas de vida, a contagem de reticulócitos cai para valores aproximadamente de 0 a 1%. Na vigência de anemia, a medula óssea responde, frequentemente, aumentando a atividade eritropoiética, resultando no aumento dos reticulócitos.

Em condições em que há suspeita de comprometimento da produção medular, os reticulócitos permanecerão baixos. Nesse caso, devem ser investigadas etiologias específicas como infecção por parvovírus B19 e deficiência de vitaminas.

Em caso de anemia com contagem de reticulócito normal ou elevada, deverá ser investigado processo hemolítico. A investigação laboratorial para anemia hemolítica imunomediada deve ser iniciada pela determinação da tipagem sanguínea materna e do neonato. A seguir, realizar o teste de Coombs direto no neonato com o objetivo de detectar a presença de anticorpos ligados à superfície do eritrócito.

Se o teste de Coombs for positivo no neonato, fica caracterizada a hemólise imunomediada (incompatibilidade

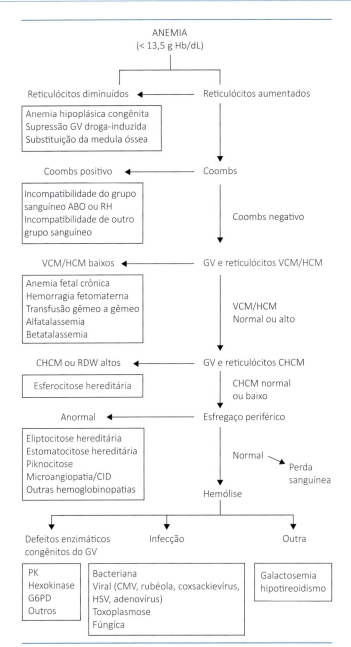

Figura 88.1. Abordagem diagnóstica para anemia no neonato.
Coombs: teste direto de antiglobulina; VCM/HCM: volume corpuscular médio/hemoglobina corpuscular média; CHCM: concentração de hemoglobina corpuscular média; RDW: amplitude de distribuição do glóbulo vermelho; CID: coagulação intravascular disseminada; PK: piruvatoquinase; G6PD: glicose-6-fosfato desidrogenase; CMV: citomegalovírus; HSV: herpes-vírus simples.
Fonte: Desenvolvida pela autoria.

Quando o VCM, a contagem dos reticulócitos e o teste de Coombs não ajudarem no diagnóstico, a análise do esfregaço do sangue periférico pode dar a resposta. O esfregaço do sangue periférico é uma importante ferramenta na avaliação da anemia, podendo revelar informações acerca da morfologia e do tamanho do eritrócito, presença de inclusões celulares e evidência de hemólise (células fragmentadas, policromasia).

Contudo, um esfregaço do sangue periférico normal com anemia confirmada pode indicar perda aguda de sangue ou pode não fornecer nenhum dado pertinente.

Na maioria dos casos, a história, o exame físico e a análise do hemograma completo são suficientes para determinar a causa da anemia.

Uma abordagem prática que utiliza a contagem de reticulócitos e índices celulares para auxiliar no diagnóstico da anemia está listada na Figura 88.1.

Etiopatologia da anemia no neonato

Ao nascimento, ocorrem alterações fisiológicas na eritropoiese, que provocam, no neonato a termo, uma anemia transitória denominada "anemia fisiológica da infância". O neonato prematuro pode apresentar uma anemia fisiológica exagerada em decorrência de fatores endógenos e exógenos.

Anemia fisiológica da infância

Após a primeira respiração do neonato, maior quantidade de oxigênio está acessível para se ligar à hemoglobina, ocorrendo aumento da saturação de oxigênio da hemoglobina de –50% para ≥ a 95%.

No desenvolvimento normal, a interrupção da síntese da hemoglobina fetal e sua substituição pela hemoglobina do adulto geram maior liberação do oxigênio ligado à hemoglobina para os tecidos, pela menor afinidade do oxigênio com a hemoglobina do adulto.

Após o nascimento, o aumento no conteúdo de oxigênio no sangue e nos tecidos provoca redução na produção da eritropoetina (EPO), resultando na supressão da eritropoiese. A concentração da hemoglobina continua diminuindo até que a necessidade de oxigênio nos tecidos seja maior do que o oxigênio liberado. Como a hipóxia é detectada pelos sensores de oxigênio renais ou hepáticos, a produção da EPO aumenta e a eritropoiese é restabelecida. Normalmente, isso ocorre entre a 6ª e a 12ª semanas de idade, quando a concentração da hemoglobina está entre 9,5 e 11 g/dL. No neonato a termo, o estoque de ferro é suficiente para a síntese da hemoglobina, mesmo na ausência de ingesta, até a 20ª semana de idade. Anemia fisiológica é saudável no neonato a termo e é essencialmente benigna, assintomática e não é necessário tratamento.

Uma maneira de facilitar a identificação da etiologia da anemia neonatal é dividir em três grandes categorias: anemia por perda sanguínea; anemia resultante de um processo hemolítica; e anemia secundária à produção diminuída de eritrócitos (Quadro 88.1).

ABO, Rh ou de grupos sanguíneos menores). Se o teste for negativo, deve ser investigada outra causa da anemia.

Semelhantemente à hemoglobina e concentração do hematócrito, o volume corpuscular médio (VCM), que é a medida do volume do eritrócito, também varia de acordo com a idade do neonato (Tabela 88.1). Um VCM baixo no contexto da anemia do neonato é uma condição rara e deve ser investigada alfatalassemia ou perda sanguínea crônica intraútero.

SEÇÃO VII – SISTEMA HEMOCITOPOIÉTICO

Quadro 88.1
Causas de anemia no período neonatal.

Perda sanguínea
Perda de sangue oculto antes do nascimento
- Feto-materna (malformação ou tumores placentários, espontâneos etc.)
- Gêmeo a gêmeo

Causas obstétricas
- Descolamento prematuro de placenta
- Placenta prévia
- Ruptura de cordão umbilical normal
- Ruptura de vasos anormais
- Cesariana
- Manipulação intrauterina
- Incisão da placenta na cesariana

Hemorragia interna e sangramento no período neonatal
- Intracraniana decorrente de várias causas (prematuridade, segundo gêmeo, hipóxia etc.)
- Retroperitoneal
- Ruptura do baço ou fígado
- Céfalo-hematoma gigante
- Sangramento gastrointestinal

Destruição aumentada (hemólise)
Distúrbios hereditários do glóbulo vermelho
- Desordens da membrana do glóbulo vermelho (esferocitose, eliptocitose etc.)
- Defeitos da enzima do glóbulo vermelho (deficiência de G6PD, deficiência de piruvatoquinase etc.)
- Hemoglobinopatias (talassemias α e β e anormalidades estruturais de cadeia)
- Imune
- Incompatibilidade ABO
- Incompatibilidade Rh
- Incompatibilidade de grupos sanguíneos menores
- Doenças autoimunes maternas (lúpus, anemia hemolítica etc.)
- Anemia hemolítica droga-induzida

Adquirida
- Infecções
- Coagulação intravascular disseminada
- Anemia micro ou macroangiopática (estenose da artéria renal, hemangioma cavernoso)
- Anemias nutricionais (deficiência de vitamina E)

Produção diminuída
Anemia fisiológica da infância
Anemia da prematuridade
Anemia de Blackfan-Diamond
Anemia congênita ou tumor
Síndrome de Down
Síndrome de Pearson
Osteopetrose
Infecções (rubéola, parvovírus B19, citomegalovírus, adenovírus)

Fonte: Desenvolvido pela autoria.

Anemia por perda sanguínea

Pode ocorrer no período pré-natal, no momento do parto e nos primeiros dias de vida.

Hemorragia pré-natal

- Hemorragia feto-materna: ocorre em aproximadamente 50% de toda gestação, em volume insignificante na maioria dos casos, podendo ser encontradas na circulação materna quantidades muito pequenas de sangue do feto, em torno de 0,01 a 0,1 mL. No entanto, aproximadamente em 1 a cada 400 gestações ocorre hemorragia feto materna de 30 mL ou mais e 1 a cada 2 mil gestações é associada a hemorragias transplacentárias de 100 mL ou mais. Para detectar a hemorragia feto-materna, a citometria de fluxo é muito sensível, quantificando o eritrócito com hemoglobina fetal na circulação materna.

- Transfusão entre gêmeos: ocorre em 5 a 30% das gestações gemelares monocoriônicas. Na transfusão aguda, os gêmeos geralmente têm tamanhos similares, mas a concentração da hemoglobina varia até mais do que 5 g/dL. Na transfusão crônica, o gêmeo que doa torna-se progressivamente anêmico e com retardo no crescimento, enquanto o gêmeo receptor torna-se policitêmico, macrossômico e, algumas vezes, hipertenso. Ambos podem desenvolver hidropsia fetal – o doador, pela anemia profunda; e o receptor, pela hipervolemia, causando insuficiência cardíaca congestiva. Após o nascimento, o gêmeo doador pode necessitar de transfusão, apresentar neutropenia, insuficiência cardíaca e hipoglicemia. O gêmeo receptor é frequentemente o mais debilitado dos dois, com cardiomegalia hipertrófica, hiperviscosidade, desconforto respiratório, hipocalcemia, hipoglicemia e risco de 20 a 30% de lesão neurológica cerebral.

Hemorragia perinatal

Complicações obstétricas como placenta prévia, descolamento prematuro de placenta, incisão ou laceração da placenta, assim como anormalidades do cordão umbilical (tortuosidade vascular, aneurisma arterial, inflamação do cordão), podem resultar em significante perda sanguínea do neonato.

Hemorragia pós-natal

Anemia que aparece nas primeiras 24 a 72 horas após o nascimento, sem associação com icterícia, é comumente secundária à hemorragia interna. Já é bem conhecido que o trauma no parto e o uso do fórceps podem causar hemorragias em vários locais como pescoço, cérebro (subdural ou subaracnoide), pulmão, fígado, baço, rim, glândula adrenal ou retroperitônio. Os hematomas subgaleais e subperiosteais (céfalo-hematomas) são os tipos mais comuns de hemorragia craniana no neonato, os quais cursam com severidade muito variável, desde uma hemorragia assintomática a uma hemorragia maciça, causando choque hipovolêmico.

Anemia resultante de um processo hemolítico

A vida média do eritrócito no neonato a termo é de aproximadamente 70 dias. Os eritrócitos são naturalmente removidos da circulação periférica pelo sistema reticuloendotelial. Algumas anormalidades intrínsecas, extrínsecas, congênitas ou adquiridas do eritrócito podem acelerar esse processo, resultando na sua destruição prematura (hemólise) e anemia importante.

Anemia hemolítica imunomediada

A hemólise imunomediada ocorre quando o eritrócito fetal com diferentes antígenos de superfície daqueles do eritrócito materno entra na circulação materna (hemorragia fetomaterna, aminiocentese) e estimula uma resposta humoral na mãe, ensejando a produção de anticorpo IgG. O anticorpo IgG atravessa a placenta, entra na circulação fetal e liga-se aos eritrócitos do feto e esses são removidos pelo sistema reticuloendotelial. A causa mais comum de incompatibilidade de grupos sanguíneos resulta do sistema ABO

CAPÍTULO 88 – PATOGÊNESE E DIAGNÓSTICO DIFERENCIAL DAS ANEMIAS NO RECÉM-NASCIDO

com incompatibilidade presente em mais que 20% dos neonatos. Contudo, em decorrência de os anticorpos anti-ABO serem predominantemente da classe IgM, a maioria não atravessa a placenta. Em adição, os antígenos A e B não são bem desenvolvidos nos eritrócitos do feto. Isso resulta em baixa taxa de doença hemolítica clinicamente grave pela incompatibilidade ABO.

Diferentemente da doença Rh, a hemólise pode ocorrer durante a primeira gestação, pois a mãe pode ser previamente exposta aos antígenos A e B, que estão presentes em certos alimentos e bactérias.

O antígeno Rh é uma proteína do eritrócito que compreende vários sítios antigênicos (C, c, D, E, e) dos quais o D é o mais significante. Aqueles que não têm o antígeno D em seus eritrócitos são denominados "Rh-negativos". Quando ocorre exposição durante a primeira gestação com feto Rh-positivo via hemorragia feto-materna ou procedimentos obstétricos, há sensibilização para o antígeno D. A segunda gestação com feto Rh-positivo pode resultar em uma resposta mediada por IgG para o eritrócito do feto que, na presença de grande quantidade de anticorpos maternos, culmina em significante hemólise.

A hemólise produzida pela sensibilização Rh pode afetar o feto e o neonato. No período neonatal imediato, hemólises podem resultar em anemia e hiperbilirrubinemia significante pela ausência do fígado materno para fazer o *clearance* dos pigmentos biliares. Felizmente, com o uso do RoGAM (anti-RhD) em mulheres Rh-negativas na 28ª semana de gestação e 72 horas após o parto, a incidência de sensibilização de Rh tem reduzido significativamente para < 0,11%. Em adição, a doença Rh como causa de hidropsia fetal tem se reduzido de 80% para 20% com o uso do RoGAM e transfusão intrauterina.

Defeito da membrana do eritrócito

Na membrana do eritrócito existem várias proteínas que formam o citoesqueleto da célula vermelha e, assim sendo, tem um papel importante na manutenção da estabilidade e na forma do eritrócito, bem como facilitar a mobilidade e a função adequadas. Um defeito na membrana do eritrócito pode causar alteração na forma da célula vermelha, propiciando a sua retirada da circulação periférica pelo sistema reticuloendotelial. Apesar de existirem várias doenças secundárias às alterações nas proteínas do citoesqueleto do eritrócito, a esferocitose hereditária e a eliptocitose são as mais comuns.

A esferocitose hereditária é uma doença autossômica dominante em que alterações das proteínas estruturais da célula vermelha causam a perda de áreas da membrana da superfície da célula, resultando em uma forma esférica e hiperdensa com vida média mais curta.

A frequência da esferocitose particularmente em neonatos brancos descendentes do norte da Europa é de 1:1.000 a 2.000 nascimentos.

Como toda doença relativamente incomum, o primeiro passo para identificar esta doença é considerá-la no diagnóstico diferencial e, portanto, é fundamental que o pediatra tenha conhecimento básico da doença.

A tríade de anemia, icterícia e esplenomegalia encontrada em crianças mais velhas e adultos é rara em neonatos. A maioria dos neonatos com esferocitose não é anêmico na 1ª semana de vida, e esplenomegalia é raramente encontrada.

Aproximadamente 50% dos neonatos afetados apresentam moderada hemólise e icterícia com nível de bilirrubina elevado nos primeiros dias de vida. O diagnóstico de esferocitose hereditária deve ser considerado em um cenário de hiperbilirrubinemia sem evidência de hemólise imunomediada. Em 65% dos neonatos com esferocitose, os pais têm esferocitose. Por esse motivo, é importante averiguar a história familiar de anemia e/ou icterícia, esplenomegalia ou litíase biliar precoce.

Outra condição decorrente também do defeito em proteínas estruturais do eritrócitos é a eliptocitose hereditária, doença autossômica dominante que dá ao glóbulo vermelho uma forma elíptica. Os eliptócitos são células instáveis hemolisadas pelo sistema reticuloendotelial. Essa condição é mais comum entre os povos descendentes do Mediterrâneo e africanos e raros casos apresentam anemia e hiperbilirrubinemia no período neonatal. O diagnóstico é facilitado pela presença de eliptócitos no sangue periférico em adição à história familiar da doença.

Deficiência enzimática do eritrócito

O eritrócito é o responsável por importante atividade enzimática – não somente para manter a função celular normal –, mas também para proteger o eritrócito de danos. No período neonatal, a deficiência das enzimas glicose-6-fosfato-desidrogenase (G6PD) e piruvatoquinase (PK) pode causar anemia hemolítica significante. G6PD é a mais comum deficiência enzimática hereditária do glóbulo vermelho, sendo uma doença recessiva ligada ao cromossomo X. É uma doença benigna e raramente sintomática no período neonatal, entretanto, na presença de estresse oxidante externo, como infecção e certos medicamentos, pode ocorrer hemólise.

Piruvatoquiinase é uma enzima no eritrócito responsável pela geração de adenosina trifosfato (ATP), assim sendo, a deficiência de PK resulta em redução na produção de energia celular e morte celular prematura. É uma doença de caráter autossômico recessivo que pode culminar em hemólise e hiperbilirrubinemia no período neonatal e necessitar de exsanguinotransfusão.

Defeito da hemoglobina do eritrócito

O eritrócito no neonato contém 60 a 80% de Hb fetal (HbF). Defeito ou deficiência na produção da cadeia da globina (p. ex., na talassemia) pode resultar na formação de hemoglobina instável, com alta afinidade pelo oxigênio e tendência à hemólise. No período neonatal, o defeito na cadeia alfa da globina é mais comum e mais grave. A produção da cadeia alfa é regulada por quatro genes específicos. Anemia hemolítica é vista somente na associação com deleção de três (doença da Hgb H) ou quatro (alfatalassemia homozigótica) desses genes regulatórios. O resultado é uma anemia hemolítica microcítica e, em caso da alfatalassemia homozigótica, pode ocorrer hidropsia fetal.

Diminuição na produção do eritrócito

Congênita

A medula óssea é o local principal da hematopoiese ao longo de 6 meses de gestação até a idade adulta. Na medula óssea, células progenitoras hematopoiéticas, sob o controle de fatores de crescimento específico, diferenciam-se em células maduras que são liberadas para a circulação periférica. Alteração na produção ou diferenciação das células progenitoras e precursoras pode resultar em pancitopenia (anemia de Fanconi) ou em redução na produção de uma linhagem específica (anemia de Blackfan Diamond).

Durante o período neonatal, as anemias por alteração na produção dos eritrócitos são raras, com exceção da anemia da prematuridade. A anemia de Blackfan Diamond pode ser diagnosticada ao nascimento, mas caracteristicamente não é reconhecida até após 2 a 3 meses de idade. É uma condição que cursa com anemia macrocítica e reticulocitopenia causada por falência apenas da eritropoiese. Muitos neonatos podem ter anomalias congênitas associadas (~ 30%), como microcefalia, fenda palatina e anormalidade dos polegares.

A anemia de Fanconi raramente se manifesta no período neonatal. É caracterizada por falência medular e anomalias congênitas, como pigmentação da pele, anomalias gastrointestinal, renal e de membros superiores. Aproximadamente um terço dos pacientes não tem anomalias congênitas óbvias e a anemia é menos comum do que a trombocitopenia e a leucopenia.

Geralmente, quando a anemia de Fanconi é reconhecida no neonato é em decorrência das anomalias congênitas e não das anormalidades hematológicas.

Anemia diseritropoiética congênita é outra condição rara, caracterizada por eritropoiese inefetiva e anemia megaloblástica.

Adquirida

O comprometimento adquirido da produção do glóbulo vermelho no neonato não é frequente, mas pode resultar de infecção ou deficiência nutricional. Infecção congênita pelo parvovírus B19 pode induzir à aplasia da célula vermelha. A infecção primária materna pelo parvovírus carrega o risco de transmissão transplacentária de aproximadamente 33%.

O vírus se liga a um antígeno de superfície da célula precursora eritroide fetal, provocando interrupção da diferenciação celular. Isso pode ensejar hidropsia fetal intrauterina e, caso o feto sobreviva, ocorre grave anemia ao nascimento.

Deficiência nutricional pode também resultar na supressão da produção do eritrócito e é a causa mais comum de anemia na criança em todo o mundo, porém é raro ocorrer no período neonatal. Deficiência de ferro no neonato pode estar associada à perda sanguínea iatrogênica ou patológica e a deficiência de folato pode ocorrer em neonatos prematuros.

LEITURAS COMPLEMENTARES

Bizzarro MJ, Colson E, Ehrenkranz RA. Differential diagnosis and management of anemia in the newborn. Pediatr Clin N Am. 2004;51:1087-107.

Brugnara C, Platt OR. The Neonatal Erythrocyte and its disorders. In: Nathan and Oski's hematology of infancy and childhood. 7.ed. Philadelphia: Saunders Elsevier; 2009. Cap. 2. p. 21-66.

Christensen RD, Baer VL, Henry E. Neonatal subgaleal hemorrhage multihospital healthcare system: Prevalence, associations, and outcomes. J Neona Res. 2011;1(1):4-11.

Christensen RD, Ohls RK. Anemias unique to the fetus and neonate. In: Wintrobe's clinical hematology. 13.ed. Philadelphia: Lippincott Williams & Wilkins; 2014. p.1018-31.

Christensen RD, Yaish HM, Gallagher PG. A pediatrician's practical guide to diagnosing and treating hereditary spherocytosis in neonates. Pediatrics. 2015;135(6):1107-14.

Colombatti R, Sainati L, Trevisanuto D. Anemia and transfusion in the neonate. Semin Fetal Neonatal Med. 2016;21:2-9.

Delaney M, Matthews DC. Hemolytic disease of the fetus and newborn: Managing the mother, fetus, and newborn. Hematology Am Soc Hematol Educ Program. 2015(1):146-51.

Luchtman-Jones L, Schwartz AL, Wilson DB. The blood and hematopoietic system. In: Neonatal-perinatal medicine. Disorders of the fetus and infant. 7.ed. St. Louis (MO): Mosby Elsevier; 2002. p.1182-254.

Matoth Y, Zaizov R et al. Postnatal changes in some red cell parameters. Acta Paediatr Scand. 1971;60:317.

Oski FA, Brugnara C, Nathan DG. A diagnostic approach to the anemic patient. In: Hematology of infancy and childhood. 5.ed. Philadelphia: WB Saunders Company; 1998. p.375-84.

Oski FA. Normal blood values in the newborn period. In: Hematologic problems in the newborn. 2.ed. Philadelphia: WB Saunders Company; 1972. p.13.

89

Anemia do Prematuro

Maria Cândida Ferrarez Bouzada Viana
Priscila Cezarino Rodrigues

O decréscimo dos níveis de hemoglobina em recém-nascidos pré-termo (RNPT) ocorre de forma mais pronunciada e mais precoce do que nos recém-nascidos a termo, sendo denominado "anemia da prematuridade". Essa entidade clinica é frequente durante as internações do RNPT, principalmente abaixo de 32 semanas, tanto nas unidades neonatais como no período pós-alta hospitalar, mais comumente entre 3 e 12 semanas (Garcia-Prats, 2018). Podendo os níveis de hemoglobina alcançar de 7 a 8 mg/dL, mesmo nos RNPT que não submetidos à flebotomias (Stockman, 1980).

Após o nascimento, como resultado da oxigenação tecidual causada pelo início da respiração e do fechamento do canal arterial, há redução da produção de eritropoietina com consequente redução da eritropoese. Além disso, há a curta vida da hemácia que é de 45 a 50 dias no recém-nascido de extremo baixo peso (Kaplan, 1961). Nessa fase, pode ser detectada queda dos níveis de hemoglobina, hematócrito e reticulocitopenia, em geral abaixo de 2%.

A causa principal da anemia da prematuridade é a baixa produção de eritropoietina que ocorre após o nascimento do RNPT (Garcia-Prats, 2018).

Mas, além da eritropoietina, há outros fatores que contribuem para seu surgimento e exacerbação como a imaturidade do sistema hematopoiético, deficiências nutricionais, infecções, perdas sanguíneas relacionadas às espoliações por coletas repetidas de sangue ou sangramentos e hemólises (Bain, 2014).

Portanto, a anemia em RNPT deve ser abordada em múltiplas aspectos buscando minimizar suas consequências (New 2016).

Os sinais e sintomas são dependentes do tipo de perda, se aguda ou crônica. Pode ocorrer taquicardia, não ganho de peso, dificuldade de sucção ao seio, apneia, acidose e necessidade de suporte ventilatório (Garcia-Prats, 2018).

Eritropoietina

A eritropoietina (EPO) é uma proteína cuja função primária é regular a produção de eritrócitos. Sua produção, em adultos, depende da oxigenação tecidual e da saturação da hemoglobina. Em prematuros, é produzida pelo fígado fetal e pelo rim em resposta à hipóxia (Garcia-Prats, 2018). Ela não ultrapassa a barreira placentária (Malek, 1994) e sua produção aumenta conforme a idade gestacional. Baixos níveis de eritropoietina geram a estimulação da sua produção pelas células renais (Ohls, 2000). A prematuridade, porém, causa deficiência de produção que somente será corrigida por volta da 40ª semana pós-concepcional. Assim, quanto menor a idade gestacional, mais intensa e precoce será a anemia, independentemente do controle dos demais fatores.

Deficiência de ferro

As reservas de ferro do organismo são formadas ao longo de todo o período gestacional, mas se intensificam no 3º trimestre. A quantidade de ferro no organismo fetal não é influenciada pela reserva materna, a não ser em casos extremos. O RNPT apresenta menor reserva de ferro em virtude de menor estoque tecidual, menor taxa de hemoglobina ao nascimento e aumento da espoliação sanguínea, posto que 70 a 80% do ferro se encontra nas hemácias (Brugnara e Platt, 2003). A depleção dos depósitos de ferro não está diretamente relacionada à anemia da prematuridade, porém tem impacto direto na sua abordagem, bem como em seu tratamento.

Diagnóstico

A anemia é uma condição clinicolaboratorial que ocorre quando a taxa de hemoglobina é inferior a 11 g/dL e/ou hematócrito inferior a 33% (WHO, 2004). Esses valores, porém, são aceitos a partir dos 6 meses aos 5 anos de idade.

Recém-nascidos a termo apresentam, habitualmente nas primeiras semanas de vida, redução dos níveis de hemoglobina, atingindo os menores níveis por volta de 8 a até 12 semanas de vida pós-natal, nos prematuros extremos.

Não há um marcador ideal para diagnóstico de anemia da prematuridade. Rotineiramente tem sido utilizada a contagem absoluta de reticulócitos e os níveis de hemoglobina e hematócrito (Andersen, 2015), além de ser normocítica, normocrômica e com baixos níveis de eritropoietina (Garcia-Prats, 2018).

Prevenção

As condições de saúde da gestante são fatores importantes na prevenção do parto prematuro e todos os esforços a fim de se chegar ao termo devem ser empreendidos. Mas se o nascimento é inevitável, desde a sala de parto algumas medidas podem ser implementadas com a finalidade de minimizar as condições que contribuem para o agravamento da anemia. O planejamento da assistência ao recém-nascido pré-termo (RNPT) é essencial para minimizar o quadro de anemia, bem como a realização de transfusões de concentrado de hemácias. Na sala de parto, a prevenção da hipotermia é uma das formas de se evitar muitas morbidades que podem acometer o RNPT e deve ser observada como um desses fatores protetores. Sua ocorrência está relacionada à hipoglicemia, sepse neonatal, persistência do canal arterial, as quais, direta ou indiretamente, ocasionarão maior tempo de permanência nas unidades de tratamento neonatal, potencialmente elevando o número de coletas de sangue para exames, bem como o risco de infecções, o que, em última análise, resulta na espoliação de células sanguíneas.

Outro fator importante na prevenção da anemia da prematuridade é o atraso na laqueadura do cordão umbilical, o que reduz a necessidade de transfusão de hemácias, reduz hemorragia intraventricular e enterocolite necrosante quando comparado à ligadura precoce (Cochrane, 2012). A ligadura de cordão com mais de 60 segundos em recém-nascidos pré-termos tem evidência A na redução da mortalidade (Fogarty, 2017) e da necessidade de transfusão (Rabe, 2012) em duas revisões sistemáticas com metanálises citadas no *Evidence Summaries – EBM*, de 2017.

Durante a internação na unidade Neonatal, o planejamento da realização dos exames, tendo em vista minimizar a espoliação sanguínea, bem como a programação dietética do RNPT, respeitando seus períodos de crescimento mais acelerado e intercorrências, terá impacto positivo na redução do número de transfusões e na menor depleção das reservas de ferro (Stockman, 1984). São fatores que reduzem a espoliação sanguínea nos recém-nascidos internados: indicação criteriosa de exames, ainda que facilitadores da coleta, como presença de cateter central ou mesmo punções de outros acessos com facilidade para o fluxo retrógrado de sangue; utilização de técnicas de microcoleta; monitorização não invasiva e hemostasia adequada após o término da coleta. Planejar as coletas e determinar seu melhor momento são, sem dúvidas, medidas que não só reduzem a dor e o desconforto do recém-nascido, como também contribuem ativamente para sua menor exposição a riscos transfusionais de qualquer natureza (New, 2016).

Se a despeito das medidas citadas, o RNPT apresentar anemia – e esta é uma possibilidade real, as formas de tratamento descritas a seguir podem ser utilizadas, isolada ou separadamente, para seu tratamento da anemia.

Tratamento

Transfusão de eritrócitos

Os gatilhos transfusionais para neonatos dependem do contexto clínico de sua idade gestacional. Os estudos que envolvem este tema, em geral, foram realizados no âmbito das unidades neonatais, em rotinas de cuidados de prematuros de muito baixo peso e menores que 28 semanas. Esta população, especialmente, tem grande probabilidade de receber transfusão nas primeiras 4 semanas de vida (New, 2016).

O produto a ser transfundido é sempre o concentrado de hemácias deleucocitado e irradiado, buscando minimizar a transmissão do citomegalovírus, reduzir a aloimunização aos antígenos HLA e reduzir a incidência de reações febris não hemolíticas (Roseff, 2002; New, 2016).

O British Committee for Standards in Haematology sugere um volume de transfusão de hemácias de 10 a 20 mL/kg em recém-nascidos (Gybson, 2004).

O hematócrito das bolsas de sangue doado varia entre os bancos de sangue, mas é sugerido que por volta de 6 horas após a transfusão de células vermelhas na dose de 10 mL/kg, o hematócrito aumenta em cerca de 11% (Glatstein, 2005) a 15% (Pilania, 2017). A transfusão de 10 a 15 mL/g de hemácias eleva a concentração da hemoglobina em cerca de 2 a 3 g/dL. É usualmente administrada em 1 a 2 horas e deve ser completada em, no máximo, 4 horas. A velocidade de infusão deve ser ajustada de acordo com as condições clínicas e necessidade do paciente (Roseff, 2002; New, 2016).

A transfusão de eritrócitos tem sido implicada com diversos efeitos colaterais como aumento transitório de minerais, como zinco, ferro e cobre (Kizilgun, 2016), além do aumento da ocorrência de enterocolite necrosante, o que pode ser atribuído ao aumento da viscosidade sanguínea (Arash, 2016). Não são muitos os estudos disponíveis nesta área e recomenda-se que as unidades neonatais tenham protocolos específicos de transfusões de sangue, buscando minimizar o contato de recém-nascido com múltiplos doadores e minimizando a ocorrência de reações transfusionais, mais difíceis de serem diagnosticadas nesta fase (Mallett, 2016; Hyung, 2016; Andersen, 2015; Rosseff 2002).

No Quadro 89.1, são propostos critérios para indicação de transfusão de hemácias que devem ser individualizadas e não serem baseadas em critérios estritos (SBP, 2012).

Quadro 89.1
Critérios restritos de indicações de transfusões de hemácias com base na taxa de hematócrito ou hemoglobina e condições clínicas do recém-nascido.

Hematócrito < 40% ou Hb < 13 g/dL:
- Cardiopatia congênita cianótica
- Choque hipovolêmico refratário a expansão volume
- ICC refratário a drogas

Hematócrito < 35% ou Hb < 12 g/dL:
- VM com MAP > 8 cmH$_2$O
- ICC ou choque
- Necessidade de transporte em RN ventilado
- Cirurgias de grande porte

Hematócrito < 30% ou Hb < 10 g/dL:
- VM com MAP < 8 cmH$_2$O
- Halo ou CPAP com FiO$_2$ > 0,35
- Cirurgias de pequeno/médio porte

Hematócrito < 25% ou Hb < 8 g/dL:
- Halo ou CPAP com FiO$_2$ < 0,35
- Mais de 6 episódios de apneia em 12 horas ou 2 em 24 horas com necessidade de ventilação com balão e máscara, sem causa aparente
- FC > 180 bpm ou FR > 80 rpm por 24 horas sem causa aparente
- Ganho de peso < 10 g/dia por 4 dias, com oferta calórica >
- 100 kcal/kg/dia

Hematócrito < 20% ou Hb < 7 g/dL:
- Assintomático com reticulócitos < 100.000 u/mm ou < 2%

Hb: hemoglobina; ICC: insuficiência cardíaca congestiva; VM: ventilação mecânica; MAP: pressão média de vias aéreas; RN: recém-nascido; CPAP: pressão positiva contínua em vias aéreas; FiO$_2$: fração inspirada de oxigênio; bpm: batimentos por minuto; rpm: respirações por minuto.
Fonte: Sociedade Brasileira de Pediatria, 2012.

Quadro 89.2
Recomendação de suplementação medicamentosa de ferro do Departamento Científico de Nutrologia Pediátrica da SBP.

Situação	Recomendação
Recém-nascido a termo, de peso adequado para a idade gestacional em aleitamento materno	1 mg de ferro elementar/kg peso/dia a partir do 6º mês (ou da introdução de outros alimentos) até 24º mês de vida
Recém-nascido a termo, de peso adequado para a idade gestacional, em uso de 500 mL de fórmula infantil	Não recomendado
Recém-nascido pré-termo e recém-nascido de baixo peso até 1.500 g, a partir do 30º dia	2 mg/kg peso/dia, durante 1 ano. Após este prazo, 1 mg/kg/dia mais 1 ano
Recém-nascido pré-termo com peso entre 1.500 e 1.000 g	3 mg/kg peso/dia, durante 1 ano e posteriormente 1 mg/kg/dia mais 1 ano
Recém-nascido pré-termo com peso menor que 1.000 g	4 mg/kg peso/dia, durante 1 ano e posteriormente 1 mg/kg/dia mais 1 ano

Fonte: Sociedade Brasileira de Pediatria, 2012.

Eritropoietina

A anemia da prematuridade é caracterizada pela baixa produção de eritropoetina e julgou-se que sua reposição, ensejando a estimulação da eritropoese, seria o tratamento adequado para esta condição clínica. Sua utilização na prevenção da anemia e na redução da necessidade de transfusões de glóbulos tem sido proposta em alguns estudos (Shannon et al., 1987; Ochiai 2017).

Embora bem estabelecido como sendo efetivo, seu uso não é disseminado e traz benefícios limitados (Cochrane, 2017). O custo do medicamento, bem como controvérsias relacionadas ao aumento da incidência de algumas complicações da prematuridade, devem ser considerados quando da implementação do protocolo de administração estabelecido pela instituição (Kandasamy, 2014; Chou, 2017).

Suplementação de ferro

A suplementação de ferro deve ser realizada em RNPT, de acordo com a idade e o tipo de dieta enteral utilizada. O leite materno contém menores níveis de ferro do que a maioria das fórmulas lácteas para RNPT e essas diferenças devem ser ponderadas no momento da prescrição. Não há diferenças entre a reposição oral e a parenteral de ferro, porém a última tem maior custo e não se justifica em RNPT que podem receber alimentação por via enteral, ficando reservada para aqueles que têm distúrbios de absorção comprovados (Haiden, 2006; Meyer, 1996).

No Quadro 89.2 são explicitadas as recomendações da Sociedade Brasileira de Pediatria sobre a utilização do ferro em crianças

O momento ideal para o início da reposição de ferro não é estabelecido de forma rígida. Há estudos que apontam tanto para o início precoce da suplementação como para o início tardio, sem consenso sobre a idade ideal. Todos mostram redução do número de transfusões de concentrado de hemácias e de deficiência de ferro nos RNPT que receberam suplementação. Embora controversa, não há estudos que determinem explicitamente a suspensão da utilização de ferro suplementar não dietético em prematuros após transfusão de sangue. Estudos no quais foram comparados os níveis séricos de zinco, cobre e ferro, realizados em RNPT antes e após transfusão, demonstraram elevação desses minerais no período pós-transfusional, embora sem caracterizar sobrecarga (Ludstrom, 1977; Franz, 2000; Kizilgun, 2016). Na prática clínica, a suplementação de ferro em RNPT tem variado de acordo com a rotina dos serviços. A manutenção da suplementação medicamentosa pós-transfusional deverá levar em conta o quadro clinico e as condições associadas. A avaliação das reservas de ferro deverá ser realizada com periodicidade, que varia de acordo com as rotinas do serviço e deverão ser realizados hemograma, contagem de reticulócitos, ferritina e saturação de transferrina. Caso seja confirmado o diagnóstico de anemia ferropriva, esta deverá ser tratada de 4 a 6 meses, permitindo não só o reestabelecimento dos níveis de hemoglobina, como também a recomposição das reservas de ferro (Stockman, 1984; Shannon, 1987; Meyer, 1996; Berseth, 2004; Haiden 2006).

Considerações finais

A anemia da prematuridade, que está ligada à produção de eritropoietina, é uma entidade bem estabelecida e pode, associada a outros fatores, resultar na indicação e no aumento do número de transfusões no período neonatal. O uso da eritropoietina recombinante, embora comprovadamente relacionado à redução do número de transfusões na maioria dos estudos, não tem indicação rotineira no nosso meio, seja pelo custo, seja por controvérsias relacionadas a algumas complicações da prematuridade.

O estabelecimento de protocolos de coleta de sangue e de suplementação não dietética de ferro bem como a avaliação do grau de ferropenia dos prematuros têm impacto positivo na redução do número de transfusões de concentrado de hemácias causada pela ferropenia. A determinação de critérios restritivos para a indicação da transfusão de concentrado de hemácias e a sensibilização das equipes sobre questões relacionadas à hemovigilância ensejam o uso racional do sangue e o consequente impacto positivo na vida destas crianças.

LEITURAS COMPLEMENTARES

Andersen CC, Keir AK, Kirpalani HM, Stark MJ. Anemia in the premature infant and red blood cell transfusion: New approaches to an age-old problem. Current Treat Options Peds. 2015;1:191-201.

Bain A, Blackburn S. Issues in transfusing preterm infants in the NICU. J. Perinat. Neonatal Nurs. 2004;18:170-82.

Berseth CL, Van Aerde JE, Gross S, Stolz SI, Harris CL, Hansen JW. Growth, efficacy, and safety of feeding an iron-fortified human milk fortifier. Pediatrics. 2004;114(6):e699. Epub 2004 Nov 15.

Brugnara C, Platt OS. The Neonatal erythrocyte and its disorders in Nathan DG Orkin SH Ginsburg D Look AT Nathan and Oski's Hematology of Infancy and Childhood. 6th ed. WB Sauders Company. 2003;1:16-56.

Chou HH, Chung MY, Zhou XZ, Lin HC. Early Erythropoietin Administration does not Increase the Risk of Retinopathy in Preterm Infants. Pediatrics and Neonatology. 2017;58:48e56.

Christensen RD, Yaish HM. Hemolysis in Preterm Neonates. Clin Perinatol. 2016;43:233-40.

Franz AR, Mihatsch WA, Sander S, Kron M, Pohlandt F. Prospective randomized trial of early versus late enteral iron supplementation in infants with birth weigt of less than 1301 grams. Pediatrics. 2000; 106(4):700-6.

Garcia-Prats JA. Anemia of prematurity. Uptodate Kandasamy Y, Kumar P, Hartley L. The effect of erythropoietin on the severity of retinopathy of prematurity. Eye (Lond). 2014;28:814e8.

Gibson BE, Todd A, Roberts I, Pamphilon D, Rodeck C, BoltonMaggs P, Burbin G, Duguid J, Boulton F, Cohen H, Smith N, McClelland DB, Rowley M, Turner G. British Committee for Standards in Haematology Transfusion Task Force: Writing group Transfusion guidelines for neonates and older children. Br J Haematol. 2004;124(4):433-53.

Haiden N, Schwindt J, Cardona F, Berger A, Klebermass K, Wald M, Kohlhauser-Vollmuth C, Jilma B, Pollak A. Effects of a combined therapy of erythropoietin, iron, folate, and vitamin B12 on the transfusion requirements of extremely low birth weight infants. Pediatrics. 2006;118(5):2004.

Hyung N, Capwala I, Bosovic DS, Slater L, Asmerom Y, Holden MS, Angeles DN, Gollin G. The relationship of red blood cell transfusion to intestinal mucosal injury in premature infants. Journal of Pediatric Surgery. 2017;52:1152-55.

Kaplan E, HSU KS. Determination of erythrocyte survival in newborn infants by means of Cr51-labelled erythrocytes. Pediatrics. 1961;27:354.

Kizilguna M, Takcib S, Erkekgluc P, Ascic A, Balcic A, Yigitb S, Kocer--Gumuselc B. Copper, zinc and iron levels in premature infants follo-

wing red blood cell transfusion. Journal of Trace Elements in Medicine and Biology. 2016;38:126-30.

Leuchter RH, Gui L, Poncet A, Hagmann C, Lodygensky GA, Martin E et al. Association between early administration of high-dose erythropoietin in preterm infants and brain MRI abnormality at term-equivalent age. JAMA. 2014;312:817e24.

Lundstrom U, Siimes MA, Dallman PR. At what ages does iron supplementation become necessary in low birth weight infants? J Pediatr. 1977;91(6):878-83.

Malek A, Sager R, Eckardt KU et al. Lack of transport of erythropoietin across the human placenta as studied by an in vitro perfusion system. Pflugers Arch. 1994;427:157.

Mallett mLH, Govande VP, Shetty A, Beeram MR. Safety and efficacy of packed red blood cell transfusions at different doses in very low birth weight infants. Proc (Bayl Univ Med Cent). 2016;29(2):128-30.

McAdams RM, McPherson RJ, Mayock DE, Juul SE. Outcomes of extremely low birth weight infants given early high-dose erythropoietin. J Perinatol. 2013;33:226e30.

Meyer MP, Haworth C, Meyer JH, Commerford A. A comparison of oral and intravenous iron supplementation in preterm infants receiving recombinant erythropoietin. J Pediatr. 1996 Aug;129(2):258-63.

New HV, Berryman J, Bolton-Mags PHB, Cantwell C, Chalmers EA, Davies T, Gottstein R, Kelleher A, Kumar S, Morley SL, Stanworth S. Guidelines on transfusion for fetuses, neonates and older children. British Journal of Haematoloy. 2016;175:784-828.

Ochiai M, Hiroaki K, Inoue H, Tanaka K, Matsushita Y, Fujiyoshi J, Wakata Y, Kato K, Taguchi T, Takada H. An elevation of serum ferritin level might increase clinical risk for persistence of patente ductus arteriosus, sepsis and broncopulmonary dysplasia in erythropoietin-treated very low birth weigt infants. Neonatology. 2017;111:68-75.

Ohls R. Red blood cell transfusions in the newborn. Uptodate Stockman JA, Oski FA: Red blood cell values in low birth weight infants during the first seven weeks of life. Am J Dis Child. 1980;134:945.

Roseff SD, Luban NLC, Manno CS. Guidelines for assessing appropriateness of pediatric transfusion. Transfusion. 2002;42:1398-413.

Sayari AJ, TAshiro J, Sola JE, Perez EA. Blood Transfusions, increasea rates fo surgical NEC and lower survival: A propensity scores-match analysis. Journal of Pediatric Surgery. 2016;51:927-31.

Shannon KM, Naylor GS, Torkildson JC, Clemons GK, Schaffner V, Goldman SL, Lewis K, Bryant P, Phibbs R. Circulating erythroid progenitors in the anemia of prematurity. N Engl J Med. 1987;317(12):728.

Sociedade Brasileira de Pediatria. Anemia ferropriva em lactentes: revisão com foco em prevenção. São Paulo; 2012. [Acesso 2018 abr 21]. Disponível em: http://www.sbp.com.br/fileadmin/user_upload/2015/02/Documento_def_ferro200412.pdf.

Sociedade Brasileira de Pediatria. Indicações de transfusões de hemácias no prematuro. São Paulo; 2012. [Acesso 2018 abr 21]. Disponível em: http://www.sbp.com.br/fileadmin/user_upload/2015/02/INDICACOES_TRANSFUSOES_HEMACIAS-SBP.pdf.

Stockman JA, Graeber JE, Clark DA, McClellan K, Garcia JF, Kavey RE. Anemia of prematurity: Determinants of the erythropoietin response. J Pediatr. 1984;105(5):786.

World Health Organization Iron deficiency anaemia: Assessment, prevention and control. A guide for programme managesrs. Geneva: WHO; 2001. 114p.

Trombocitopenias e Outras Alterações Plaquetárias

Vagner de Castro

As plaquetas são originárias da fragmentação do citoplasma de megacariócitos localizados principalmente na medula óssea e apresentam-se, quando inativas, como células anucleadas discoides de aproximadamente 2 micrômetros de diâmetro, em número de 150 a 400 mil por microlitro de sangue periférico. Embora a megacariopoiese fisiológica no feto tenha algumas particularidades distintas das apresentadas nas demais fases da vida, a contagem de plaquetas e sua vida média são similares às encontradas no adulto. A vida média plaquetária é de 9 dias e as plaquetas podem ser detectadas na circulação fetal a partir da 5ª a 6ª semana gestacional. As plaquetas apresentam como função principal controle da hemostasia primária, por meio da interação das glicoproteínas de membrana com elementos do endotélio lesado, como o colágeno. Essa interação pode ocorrer diretamente ou por intermédio de ligantes como o fator de von Willebrand (Quadro 90.1).

Essa interação induz uma série de sinais intracelulares resultando na ativação e agregação plaquetárias, que culminam na formação do agregado plaquetário e na degranulação das plaquetas, o que fornecerá substrato para ativação de vias da coagulação, bem como de vias para regeneração da parede endotelial. Além desse papel, recentemente vem sendo demonstrada a participação da plaqueta na inflamação, nas respostas imunes inata e adaptativa e em doenças como as cardíacas, autoimunes e mesmo no câncer.

O feto e o recém-nascido saudáveis têm capacidade de gerar e manter plaquetas circulantes precocemente na gestação como em adultos, porém diferenças de processo e da regulação da megacariocitopoiese fetal e neonatal demonstradas em estudos recentes podem predispor o feto e o neonato doentes à trombocitopenia.

Incidência

A trombocitopenia – tp (contagem de plaquetas – CP menor do que 150×10^9/L ou 150.000/mm³) é a alteração hematológica mais frequentemente observada em fetos e recém-nascidos (RN), com uma incidência de 1 a 5% dos neonatos, dependendo da população avaliada. Ela é considerada *leve* (CP < 150×10^9/L ou 150.000/mm³ e 100×10^9/L ou 100.000/mm³), *moderada* (entre 50 e 100×10^9/L) ou *grave* (CP < 50×10^9/L ou 50.000/mm³). A trombocitopenia grave tem uma incidência dez vezes menor – entre 0,1 e 0,5% – nos recém-nascidos. Em um estudo prospectivo (Castro et al., 2007) consecutivo realizado no Brasil, avaliando mais de 9 mil recém-nascidos não selecionados durante um período de 3 anos, foi descrita uma incidência de tp clinicamente relevante (CP < 100×10^9/L ou 100.000/mm³) de 1,5%. Em pacientes admitidos em unidades de cuidados intensivos neonatais, a incidência é maior, sendo detectada em 18 a

Quadro 90.1 Principais glicoproteínas presentes na membrana plaquetária.			
Glicoproteínas	Gp Ia-IIa (a2β1 ou VLA-2)	Gp Ib-IX	Gp IIb-IIIa (aIIbβ3)
Ligantes	Colágeno	Fator de von Willebrand (FvW)	Fibrinogênio fibronectina, vitronectina, FvW
Função principal	Adesão	Adesão	Agregação
Número de cópias por plaqueta	3 a 5.000	≈ 60.000	50 a 80.000
Deficiência*	–	Síndrome de Bernard-Soulier	Trombastenia de Glanzmann

* Ver mais detalhes no texto a seguir.
Fonte: Curtis e McFarland, 2014.

35% dos pacientes. Nessas unidades, a incidência é variável de acordo com a gravidade da tp: a grave ocorre em aproximadamente 25% dos casos, com maior risco de complicações hemorrágicas como sangramento em sistema nervoso central (SNC) (aproximadamente 5% dos casos), no trato digestivo (1 a 5%), pulmonar (0,6 a 5% dos casos) ou hematúria. Nos demais 75%, a tp apresenta intensidade moderada a leve, com menor risco de sangramento.

Na identificação de um paciente apresentando tp, é importante afastar-se o quadro de pseudotrombocitopenia causada pela formação de agregados plaquetários pelo uso do anticoagulante EDTA para a coleta das amostras destinadas à CP. Na pseudotrombocitopenia, uma tp extremamente grave é verificada sem que haja, no entanto, manifestações hemorrágicas compatíveis. Nesses casos, é possível observar-se um grande número de agregados plaquetários no esfregaço de sangue periférico, o que permite diferenciar o quadro de tp.

Classificação

A tp neonatal pode ser classificada de acordo com sua intensidade, o período de sua detecção e de acordo com a causa do desenvolvimento da tp.

II-a: De acordo com a intensidade

A tp pode ser classificada, como já mencionado anteriormente em leve (CP < 150 × 10^9/L ou 150.000/mm^3 e 100 × 10^9/L ou 100.000/mm^3), moderada (entre 50 e 100 × 10^9/L) ou grave (CP < 50 × 10^9/L ou 50.000/mm^3).

II-b: De acordo com o período de detecção

A tp pode ser classificada em tp fetal, quando detectada no período intrauterino; tp precoce, quando detectada nas primeiras 72 horas após o nascimento; e tp tardia, quando detectada após 72 horas do nascimento. As principais causas relacionadas a cada um desses períodos são descritas no Quadro 90.2.

II-c: De acordo com a causa da tp

A tp neonatal (tpn) pode ser classificada também de acordo com os fatores predisponentes que geram diminuição da contagem de plaquetas no sangue periférico. Essas causas envolvem mecanismos que ensejam o consumo das plaquetas, a diminuição da sua produção ou a associação de ambos.

As principais causas serão discutidas a seguir.

II-c-1: Causas imunológicas

Púrpura trombocitopênica aloimune fetal-neonatal – PTAFN

A PTAFN é a causa imunológica mais frequente de tp grave em RN e deve ser investigada em todos os casos de pacientes que apresentem tp inexplicada.

Quadro 90.2			
Causas mais frequentes de tp de acordo com o período de detecção.			
Período		*Causa*	
Fetal (antenatal)			
Imunes	Aloimune	PTAFN	–
	Autoimune	PTI materna LES materno etc.	–
	Doença hemolítica grave (Rh)	–	–
Não imunes	Infecciosas	Infecção congênita	CMV Toxoplasmose HIV etc.
	Congênitas	Aneuploidia	Trissomias 18, 13, 21, triploidia
		Síndrome de Wiskott-Aldrich	–
Precoce (< 72 horas)			
Maternas/ Placentárias	Insuficiência placentária Pré-eclâmpsia/eclâmpsia Síndrome HELLP hipertensão diabetes gestacional	–	–
Imunes	Aloimune Autoimune	PTAFN	–
		PTI materna LES materno etc.	–
Não imunes	Congênitas	Trissomia do 13, 18, 21 Síndrome TAR Trombocitopenia amegacariocítica congênita Síndrome de Wiskott-Aldrich	–

(continua)

(continuação)

Período				
Quadro 90.2 Causas mais frequentes de tp de acordo com o período de detecção.				
Período			*Causa*	
			Síndrome de Bernard-Soulier Doenças associadas ao MYH9 Erros inatos do metabolismo (doença de Gaucher, acidemia metilmalônica e propriônica) Kasabach Merrit, hemangioendotelioma	
		Infecciosas	Infecção congênita	CMV Toxoplasmose HIV Rubéola Enteroviroses Dengue Chikungunya Zika Parvovírus B19
		–	Infecção perinatal	*E. coli*, EGB, *Haemophilus influenzae*
		Outras	CID	–
			Trombose	HIT PTT Trombose de veia renal
			Invasão de medula óssea	Leucemia congênita, osteopetrose, LHH
Tardia (> 72 horas)				
	Imune	Autoimune	–	–
	Não imune	Enterocolite necrotizante	–	–
		Infecciosas	Infecção congênita	CMV Toxoplasmose HIV Rubéola Enteroviroses Dengue Chikungunya Zika Parvovírus B19
			Sepse	Fungos Bactérias
		Congênitas	Síndrome TAR Trombocitopenia amegacariocítica congênita Erros inatos do metabolismo (acidemia metilmalônica e propriônica) Kasabach Merrit	–

CMV: citomegalovírus; CID: coagulação intravascular disseminada; EGC: estreptococo do grupo B; HELLP: hemólise, elevadas enzimas hepáticas (*liver*), baixa (*low*) contagem de plaquetas; HIT: trombocitopenia induzida por heparina; HIV: vírus da imunodeficiência humana; LES: lúpus eritematoso sistêmico; LHH: linfo-histiocitose hemofagocítica; PTAFN: púrpura trombocitopênica aloimune fetal/neonatal; PTI: púrpura trombocitopênica imunológica; PTT: púrpura trombocitopênica trombótica; TAR: trombocitopenia, ausência do rádio.

Fonte: Roberts e Chakravorty, 2013.

Na PTAFN, a incompatibilidade materno-fetal para um antígeno plaquetário humano (HPA) causa a produção de anticorpos IgG que cruzam a barreira placentária e vão destruir as plaquetas fetais, resultando na trombocitopenia. Esse quadro é considerado análogo plaquetário da doença hemolítica perinatal, mas pode ocorrer na primeira gestação em aproximadamente 50% dos casos. Os aloantígenos plaquetários são expressos na plaqueta do feto a partir de 16 a 18 semanas de gestação e os anticorpos antiplaquetários maternos podem cruzar a barreira placentária a partir da 14ª semana gestacional. Assim, a trombocitopenia ou o sangramento podem ser detectados precocemente na gravidez.

Sua incidência é de 1 caso a cada 1.000 a 2.000 nascimentos em caucasoides, sendo menor em orientais (1/5.000 a 10.000) e tem uma incidência no Brasil de 1 caso para cada 1.500 nascimentos.

A PTAFN tem como etiologia anticorpos dirigidos contra os HPAs, originários de polimorfismos das glicoproteínas da membrana plaquetária. Esses polimorfismos foram designados de acordo com sua ordem de descrição na literatura, sendo os alelos "a" aqueles de maior frequência na população caucasoide, onde foram primeiramente identificados. Na Tabela 90.1, estão apresentados os HPA mais frequentemente envolvidos na PTAFN.

Tabela 90.1. Frequência de anticorpos envolvidos nos casos de PTAFN em caucasoides.

HPA	Frequência (%) de anticorpos na PTAFN
HPA-1a	85
HPA-5b	9
HPA-1b	2
HPA-5a	2
HPA-15a	0,7
HPA-3a	0,6
HPA-15b	0,5
HPA-3b	0,3
HPA-2a	< 0,5
HPA-2b	< 0,5
HPA-4a	< 0,1
HPA-4b	< 0,1

Fonte: Curtis, 2015.

Em orientais, o sistema HPA-4 tem maior relevância do que o HPA-1 (nessa população, a frequência do alelo HPA-1b é menor do que 1%, diferindo dos demais grupos étnicos).

A tp geralmente é grave com contagens frequentemente < 30×10^9/L e manifestações hemorrágicas. As manifestações clínicas no período antenatal ocorrem em 10% dos casos, a partir da 16ª semana gestacional. A presença de coleções líquidas visualizadas à ultrassonografia obstétrica no feto, particularmente em SNC, deve levantar a suspeita desse quadro. Da mesma maneira, a presença de hidrocefalia fetal à ultrassonografia obstétrica pode indicar sequela de um sangramento prévio em consequência da PTAFN, devendo ser investigada. No período perinatal, manifestação clínica mais frequente da PTAFN é o sangramento leve, principalmente cutaneomucoso (púrpura) observado ao nascimento, em aproximadamente 90% dos casos. Hematomas são observados em 66% dos casos e sangramentos de trato digestivo, em 33% dos casos. No entanto, em aproximadamente 10% dos casos, a PTAFN pode ser assintomática.

A sua complicação mais grave é o sangramento em SNC, que ocorre em 10 a 20% dos casos, resultando em sequelas em aproximadamente 20% dos pacientes e causando o óbito em aproximadamente 10% dos casos.

O diagnóstico da PTAFN baseia-se na pesquisa e na identificação de anticorpos antiplaquetários no soro materno e, quando possível, do RN, associadas à genotipagem HPA do RN, pai e mãe.

O tratamento preconizado atualmente para a PTAFN no **período antenatal** é não invasivo, realizado por meio da infusão de imunoglobulina intravenosa (IgIV) na gestante, na dose de 1 g/kg/semana, a partir da 16ª semana de gestação até o termo. Apesar de controverso, a maior parte dos serviços associa o uso materno de corticosteroides (prednisona 0,5 mg/kg/dia) à IgIV. Nesses casos, a via de parto habitualmente definida é a cesárea na 37ª à 38ª semana de gestação. No período perinatal, o tratamento consiste na transfusão de plaquetas ao RN arbitrariamente quando a sua contagem de plaquetas é inferior a 30×10^9/L ou quando há sangramento importante. A transfusão pode ser realiza-

da com concentrado de plaquetas (CP) de painel compatíveis (geralmente HPA-1bb, HPA-5aa, que atenderá a mais de 90% dos casos) ou CP randômicas na indisponibilidade de plaquetas de painel. Outra alternativa é a transfusão de CP maternas lavadas (para a remoção dos anticorpos anti-HPA). A transfusão pode ser associada à IgIV com a finalidade de aumentar o rendimento transfusional. A recorrência da PTAFN em outras gestações é alta (> 99%) e geralmente com maior gravidade.

Trombocitopenia autoimune

A tp autoimune ocorre mais frequentemente em RN cujas mães apresentam doenças autoimunes como a púrpura trombocitopênica imunológica (PTI), lúpus eritematoso sistêmico (LES), que resultam na produção de autoanticorpos dirigidos contra antígenos presentes nas plaquetas. Esses anticorpos cruzam a barreira placentária e vão destruir as plaquetas fetais. Sua incidência é de 1-2:1.000 gestações. A tp grave ocorre em aproximadamente 10% dos casos, com contagens de plaquetas < 20×10^9/L em 5% dos casos. O risco de sangramentos graves, incluindo em SNC, é baixo (< 1%). Atualmente, a maioria dos serviços não recomenda via de parto cesárea em função do baixo risco de sangramento, independentemente da contagem de plaquetas maternas. É importante a contagem de plaquetas do RN ao nascimento. Quando há tp, é recomendado o monitoramento da contagem de plaquetas a cada 2 a 3 dias. Habitualmente, observa-se o aumento na contagem em torno de 7 dias após o nascimento (em alguns casos a tp pode persistir por até 12 semanas). Em casos de tp grave (< 30 × 10^9/L na 1ª semana e < 20 × 10^9/L nas subsequentes), o uso de IgIV (400 mg/kg/dia por 5 dias ou 1 g/kg/dia por 2 dias) habitualmente tem boa resposta.

II-c-2: Causas maternas

Além das doenças autoimunes maternas anteriormente descritas, algumas outras circunstâncias relacionadas à mãe podem causar tp no RN. Entre elas, pode ser mencionada a insuficiência placentária, que acarreta uma hipóxia fetal crônica. A insuficiência placentária é resultante de condições maternas como o diabetes, a hipertensão ou pré-eclâmpsia. Os mecanismos exatos que geram a tp e outras alterações hematológicas como neutropenia e aumento da eritropoiese (eritroblastos circulantes, sem policitemia), nesse caso, ainda não são claros.

II-c-3: Causas infecciosas

Infecções congênitas

Infecções congênitas associadas a vírus ou toxoplasmose podem causar tp. Os vírus mais frequentemente descritos são o citomegalovírus (CMV) e a rubéola. No entanto, outros vírus podem também estar associados à tp aguda grave, como enterovírus (coxsackie A, B e ecovírus) e, em alguns casos, infecções por adenovírus, caxumba, parvovirus B19, dengue, chikingunya, zika, herpes simples. A tp secundária a infecções virais congênitas é geralmente grave, presente nos primeiros dias de vida e vem frequentemente associada a outras manifestações clínicas sugestivas de infecções congênitas como calcificações intracranianas, hepatoesplenomegalia, icterícia, linfócitos ativados no esfregaço de sangue periférico.

A soroprevalência para CMV no Brasil é alta (em torno de 95%) e a infecção materna primária ou secundária durante a gestação pode causar infecção fetal em 1 a 2% dos casos, podendo atingir 30 a 40% dos casos. As manifestações clínicas relacionadas à infecção são detectadas em 20 a 25% dos pacientes e a tp pode ser grave e persistir por meses.

A toxoplasmose tem no Brasil uma das maiores prevalências mundiais – em torno de 56%, dependendo da região avaliada. A toxoplasmose congênita apresenta uma prevalência variável de 5 a 20 casos/10.000 nascimentos no país e de 1:2.000-1:3.000 RN em geral. A tp é encontrada em aproximadamente 40% dos RN afetados pela doença.

Infecções perinatais

As infecções perinatais ocorrem em aproximadamente 3,5/1.000 nascimentos e estão frequentemente associadas à ruptura prolongada das membranas placentárias. Geralmente são causas por estreptococos do grupo B e por *Escherichia coli*. A tp ocorre em aproximadamente 50% dos casos.

Sepse tardia e enterocolite necrosante

A sepse tardia (ST) (inicia-se após 72 horas do nascimento) e a enterocolite necrosante (NEC) são as complicações mais graves de RN nascidos pré-termo, ocorrendo em 16 a 25% e 10% dos RN prematuros, respectivamente. Esses quadros são responsáveis pela maioria (> 70%) das tp graves de início tardio. Habitualmente, a tp inicia-se abruptamente 48 horas após os primeiros sinais do quadro e tem duração prolongada. A CID associada ocorre em menos de 10% dos casos, não sendo, portanto, causa frequente da tp nesses pacientes. A ST/NEC apresenta sangramentos graves em SNC com frequência, que podem se iniciar antes mesmo da detecção da tp. Os mecanismos que resultam em tp nesses casos ainda não são claros.

II-c-4: Causas congênitas

As causas congênitas de tp geralmente são consequência de megacariocitopoiese ineficiente (geralmente secundária a defeitos na maturação de células pluripotentes em megacariócitos) e em alguns casos relacionados à baixa sobrevida plaquetária.

Alterações cromossômicas

A aneuploidia apresenta associação frequente com tp. A trissomia do cromossomo 21 (síndrome de Down) está associada a uma doença mieloproliferativa transitória, presente em 10% dos casos, que cursa com uma tp geralmente leve e assintomática, mas pode apresentar quadro mais agressivo secundário à infiltração hepática por megacariócitos anormais e blastos culminando em fibrose hepática fulminante. Essa mieloproliferação pode evoluir para leucemia megacariocítica aguda em 30% dos casos, nos primeiros 5 anos de vida. Esse quadro ocorre por mutações somáticas no fator de transcrição megacariocítico GATA1, quando presentes na trissomia do 21. A tp pode estar associada também à trissomia do cromossomo 18 em 86% dos casos, de 13 em 31% dos casos, à triploidia em 75% dos casos e à síndrome de Turner em 31% dos casos.

Trombocitopenias congênitas

Um grande número de doenças hereditárias pode apresentar tp fetal ou neonatal, porém essas doenças geralmente são raras. O desenvolvimento de novas tecnologias de investigação genética, como *next generation sequencing*, *whole exome sequencing* (WES) e *whole genome sequencing* (WGS) vem permitindo o reconhecimento de alterações genéticas relacionadas à tp. Neste capítulo, serão descritas algumas dessas doenças.

- *Síndrome de Wiskott-Aldrich (WAS) e trombocitopenia ligada ao cromossomo X (XLT)*

A WAS e a XLT resultam de mutações no gene da proteína WAS (WASP) localizado na banda Xp11-12 (braço curto do cromossomo X). Essa proteína tem papel central na polimerização de actina nas células hematopoiéticas. As mutações resultam na retirada prematura das plaquetas da circulação e na liberação ectópica prematura de plaquetas na medula óssea. A WAS clássica apresenta, além da microtp, eczema, infecções bacterianas e virais recorrentes e propensão ao desenvolvimento de doenças autoimunes em meninos. As manifestações clínicas habitualmente ocorrem no 1º ano de vida e podem ser graves, com sangramento digestivo e púrpura.

- *Síndrome de Bernard-Soulier (SBS)*

A SBS é uma doença autossômica recessiva, que se apresenta com quadro de tp leve a moderada, plaquetas gigantes, defeitos quantitativos e qualitativos nas plaquetas, resultantes de alterações no gene das glicoproteínas Ib-IX (receptor do fator de von Willebrand). Geralmente não cursa com sangramentos graves, porém são persistentes, podendo causar anemias importantes. O tratamento com transfusão de plaquetas é eficiente, mas deve ser utilizado nos casos em que haja grande risco ao paciente, tendo em vista o risco de formação de aloanticorpos contra a GpIb-IX.

- *Síndrome de Chediak-Higashi (SCH)*

A SCH é uma doença autossômica recessiva causada por mutações no gene do regulador do tráfico lisossomal (LYST). É caracterizada por albinismo oculocutâneo parcial, predisposição a infecções piogênicas, grânulos grandes anormais em vários tipos de células, disfunção plaquetária e, mais tardiamente, tp. O sangramento ocorre normalmente de forma mais tardia na infância como reflexo da disfunção plaquetária associada ao defeito no *pool* de armazenamento.

- *Síndrome de trombocitopenia e ausência de rádio (TAR)*

A síndrome TAR tem uma herança complexa de um polimorfismo de único nucleotídeo (SNP) de baixa frequência com o alelo nulo raro do gene RBM8A que codifica o Y14, um componente do complexo junção-exon onipresente em células, que está envolvido no processamento do RNA. Há hipótese de que essa alteração provoque baixa expressão do Y14, que afetaria a sinalização da MPL (receptor de trombopoetina), causando alterações na diferenciação megacariocítica. Os RN apresentam ausência bilateral do rádio, porém com os polegares presentes. A tp geralmente ocorre na 1ª semana de vida, sendo grave, acompanhada de leucocitose em 90% dos pacientes (que se confunde com leucemia aguda congênita). Há alta frequência de alterações associadas, como dimorfismo facial, intolerância a leite de vaca, alterações nos membros inferiores e casos com alterações cardiológicas. O índice de mortalidade é variável, podendo chegar a 30%. As crianças que sobrevivem após 1 ano do nascimento, geralmente melhoram da tp apresentando contagens plaquetárias no limite inferior da normalidade.

- *Trombocitopenia amegacariocítica associada à sinostose radioulnar (ATRUS)*

A ATRUS resulta de alterações no gene HOXA11 que codifica proteínas que se ligam ao DNA da família Homeobox, envolvidas na regulação precoce da hematopoiese e afetando a megacariocitopoiese *in vitro*. A doença se apresenta com tp grave ao nascimento associada à ausência de megacariócitos na medula óssea e a alterações musculoesqueléticas características – sinostose radioulnar, clinodactilia e acetábulo raso.

- *Trombocitopenia amegacariocítica congênita (CAMT)*

A CAMT ocorre por mutações bialélicas no gene MPL que codifica o receptor para trombopoetina, interrompendo a sinalização necessária para a induzir a diferenciação da célula hematopoiética pluripotente (SC) para a linhagem megacariocítica, bem como para a renovação e manutenção dessa SC pós-natal. A CAMT apresenta tp grave isolada com plaquetas morfologicamente normais, ausência de megacariócitos na medula óssea e demais celularidades normais e alterações físicas do RN em 50% dos casos. Observa-se uma evolução para aplasia de medula em 50% dos pacientes, podendo também haver progressão para mielodisplasia ou leucemia aguda (é considerada uma doença pré-leucêmica).

- *Trombocitopenia ligada ao cromossomo X (XLT) por mutações do gene GATA-1*

O GATA-1 é um fator de transcrição que regula vários genes que têm papel fundamental na megacariocitopoiese como GP1BA, GP1BB, ITGA2B, PF4, MPL, e NFE2 e na eritropoiese como HBB, ALAS1 e BCL2L1. Mutações do gene GATA-1 podem causar duas outras formas de XLT nas quais há, além da tp, produção de plaquetas dismórficas e disfuncionais. A tp presente pode ser grave ao nascimento, associada a sangramentos importantes. Ao esfregaço do sangue periférico, podem ser visualizadas megaplaquetas e anemia diseritropoiética, que pode ser importantes, dependentes de transfusões.

- *Trombocitopenia relacionada ao gene MYH9*

O gene MYH9 codifica a cadeia pesada da miosina IIa não muscular, uma miosina citoplasmática envolvida em processos de geração quimiomecânica de força pela actina do citoesqueleto. As mutações causam macrotrombocitopenia induzida por múltiplos defeitos na formação de pró--plaquetas e possível liberação ectópica prematura de plaquetas na medula óssea. Outras manifestações além da tp (geralmente moderada) podem ser vistas inclusões nos leucócitos, há risco de desenvolvimento de nefropatia, cegueira e cataratas na infância ou vida adulta. As doenças relacionadas ao gene MYH9 incluem condições anteriormente conhecidas como síndrome de Flechtner, Epstein e de Sebastian.

II-c-5: Outras causas

Asfixia perinatal

A asfixia perinatal ou encefalopatia hipóxica isquêmica é caracterizada pela angústia respiratória fetal, acidemia, encefalopatia neonatal associada à baixa pontuação no Apgar. O mecanismo exato que gera a tp não é bem estabelecido, podendo estar relacionado a alterações nos antígenos de superfície da plaqueta pela hipotermia fetal. A tp geralmente é grave e prolongada.

Doenças metabólicas

A tp está comumente associada a vários erros inatos do metabolismo como acidemia propiônica, metilmalônica, isovalérica, deficiência de transaldolase, deficiência de mevalonatoquinase, erros inatos de absorção e metabolismo da cobalamina. A tp pode ser vista também na doença de Gaucher e de Niemann-Pick tipo C, síndrome de Pearson e hemocromatose neonatal.

Síndrome de Kasabach-Merritt (SKM)

A SKM geralmente se apresenta por meio de tp grave, anemia microangiopática, CID e lesões vasculares dilatadas. O diagnóstico costuma ser fácil pela presença dos hemangiomas cutâneos, que podem estar presentes em vísceras também em 20% dos casos. A tp é resultante do consumo de plaquetas no endotélio vascular tumoral e CID. O tratamento com corticosteroides seguidos de interferon ou vincristina enseja a resolução dos hemangiomas e da tp em 50% dos casos.

Doenças trombóticas

Doenças trombóticas que podem ocorrer no período neonatal como a púrpura trombocitopênica trombótica, a trombocitopenia induzida por heparina, entre outras, estão associadas à tp, habitualmente por consumo das plaquetas.

Investigação da trombocitopenia

A investigação deve ser o mais racional possível visando, assim, evitar a realização de investigação desnecessária de casos de baixo risco, autolimitados.

Ao se deparar com uma contagem no número de plaquetas baixa, é importante avaliar como estão a forma e o tamanho das plaquetas, as outras séries hematológicas (celularidade, forma/tamanho, presença de achados anormais como inclusões etc.). Devem ser observados o tempo de aparecimento dessa tp (precoce, tardio) e achados de exame físico – presença de dimorfismos, achados sugestivos de processos infecciosos etc., para que assim se norteie a investigação apropriada (Figura 90.1).

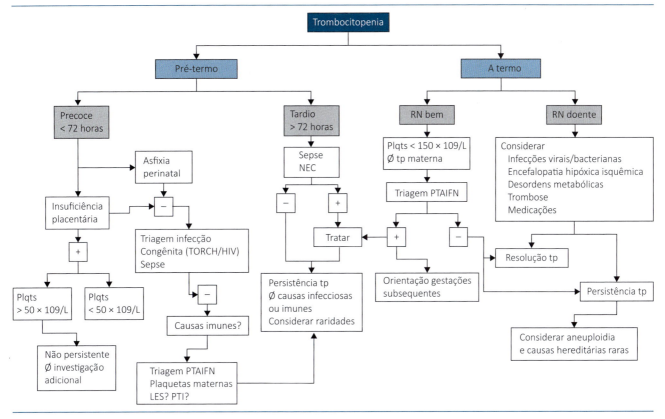

Figura 90.1. Algoritmo sugerido para investigação da trombocitopenia neonatal.
HIV: vírus da imunodeficiência humana; LES: lúpus eritematoso sistêmico; Plqts: contagem de plaquetas; PTAIFN: púrpura trombocitopênica aloimune fetal/neonatal; PTI: púrpura trombocitopênica imunológica; RN: recém-nascido; TORCH: toxoplasmose, rubéola, citomegalovírus, herpes.
Fontes: Adaptada de Cremer et al., 2016; e Roberts e Chakravorty, 2013.

Considerações finais

A trombocitopenia é uma manifestação frequente em pacientes no período neonatal, merecendo atenção uma vez que pode ser o primeiro sinal de quadros mais complexos e graves envolvendo o recém-nascido. Assim, o reconhecimento rápido das causas envolvidas na tp pode permitir uma ação médica mais rápida e, em consequência, diminuição da morbidade e ou mortalidade associadas. A interação das especialidades médicas é bastante produtiva para permitir maior compreensão da complexidade do RN trombocitopênico.

LEITURAS COMPLEMENTARES

Castro V, Kroll H, Origa AF, Falconi MA, Marques SB, Marba ST et al. A prospective study on the prevalence and risk factors for neonatal thrombocytopenia and platelet alloimmunization among 9332 unselected Brazilian newborns. Transfusion. 2007;47(1):59-66.

Chiurazzi F, Villa MR, Rotoli B. Transplacental transmission of EDTA-dependent pseudothrombocytopenia. Haematologica. 1999;84(7):664.

Christensen RD, Sola MC, Rimsza LM, McMahan MJ, Calhoun DA. Pseudothrombocytopenia in a preterm neonate. Pediatrics. 2004;114(1):273-5.

Cremer M, Sallmon H, Kling PJ, Buhrer C, Dame C. Thrombocytopenia and platelet transfusion in the neonate. Seminars in fetal & neonatal medicine. 2016;21(1):10-8.

Curtis BR. McFarland JG. Human platelet antigens – 2013. Vox sanguinis. 2014;106(2):93-102.

Curtis BR. Recent progress in understanding the pathogenesis of fetal and neonatal alloimmune thrombocytopenia. Br J Haematol; 2015.

Del Vecchio A. Evaluation and management of thrombocytopenic neonates in the intensive care unit. Early Hum Dev. 2014;90(Suppl 2):S51-5.

Dubey JP, Lago EG, Gennari SM, Su C, Jones JL. Toxoplasmosis in humans and animals in Brazil: High prevalence, high burden of disease, and epidemiology. Parasitology. 2012;139(11):1375-424.

Hohlfeld P, Forestier F, Kaplan C, Tissot JD, Daffos F. Fetal thrombocytopenia: A retrospective survey of 5,194 fetal blood samplings. Blood. 1994;84(6):1851-6.

Karwowski MP, Nelson JM, Staples JE, Fischer M, Fleming-Dutra KE, Villanueva J et al. Zika Virus Disease: A CDC Update for Pediatric Health Care Providers. Pediatrics. 2016;137(5).

Metcalfe P, Watkins NA, Ouwehand WH, Kaplan C, Newman P, Kekomaki R et al. Nomenclature of human platelet antigens. Vox sanguinis. 2003;85(3):240-5.

Noris P, Pecci A. Hereditary thrombocytopenias: A growing list of disorders. Hematology Am Soc Hematol Educ Program. 2017;2017(1):385-99.

Nurden AT. Polymorphisms of human platelet membrane glycoproteins: Structure and clinical significance. Thromb Haemost. 1995;74(1):345-51.

Ohto H, Miura S, Ariga H, Ishii T, Fujimori K, Morita S et al. The natural history of maternal immunization against foetal platelet alloantigens. Transfus Med. 2004;14(6):399-408.

Risson DC, Davies MW, Williams BA. Review of neonatal alloimmune thrombocytopenia. J Paediatr Child Health. 2012;48(9):816-22.

Roberts IAG, Chakravorty S. Thrombocytopenia in the newborn. In: Michelson AD (ed.). Platelets. 3rd ed. San Diego, CA, USA: Academic Press, Elsevier Science; 2013. p. 929-51.

Semple JW, Italiano JE Jr., Freedman J. Platelets and the immune continuum. Nat Rev Immunol. 2011;11(4):264-74.

Winkelhorst D, Murphy MF, Greinacher A, Shehata N, Bakchoul T, Massey E et al. Antenatal management in fetal and neonatal alloimmune thrombocytopenia: A systematic review. Blood. 2017; 129(11):1538-47.

Yamamoto AY, Mussi-Pinhata MM, Cristina P, Pinto G, Moraes Figueiredo LT, Jorge SM. Congenital cytomegalovirus infection in preterm and full-term newborn infants from a population with a high seroprevalence rate. Pediatr Infect Dis J. 2001;20(2):188-92.

Zdravic D, Yougbare I, Vadasz B, Li C, Marshall AH, Chen P et al. Fetal and neonatal alloimmune thrombocytopenia. Seminars in fetal & neonatal medicine. 2016;21(1):19-27.

Coagulopatias Hereditárias e Adquiridas no Período Neonatal

Jorge David Aivazoglou Carneiro
Erich Vinicius de Paula

O neonatologista frequentemente se defronta com um bebê com sangramento ou trombose. A avaliação, neste contexto, consistirá de história clínica detalhada, exame físico e solicitação de exames para avaliação da hemostasia. O grande desafio destes casos é verificar se os sintomas do paciente são compatíveis com o estresse hemostático sofrido (p. ex., manifestações reacionais) ou se será necessária uma investigação adicional de doença hemostática pré-existente. Em qualquer destes cenários, o conhecimento da fisiologia da hemostasia no neonato é essencial para o diagnóstico correto e o tratamento apropriado.

Durante a evolução filogenética, os seres vivos desenvolveram o sistema hemostático como forma de proteção do sistema cardiovascular e da vida. Nos seres humanos, a hemostasia apresenta a ontogênese peculiar, isto é, consiste em um processo evolutivo dinâmico profundamente influenciado pela idade. No entanto, o sistema hemostático do recém-nascido (RN) é eficaz, uma vez que os neonatos saudáveis não apresentam incidência aumentada de sangramentos ou de tromboses. Portanto, as diferenças entre a hemostasia do RN e do adulto devem ser consideradas fisiológicas.

Contudo, os neonatos são mais vulneráveis às complicações hemostáticas graves derivadas tanto das causas congênitas como adquiridas, e todos os diagnósticos em relação aos componentes do sistema hemostático devem ser feitos no contexto de faixas de valores laboratoriais fisiológicos dependentes da idade. O termo *developmental hemostasis* é utilizado desde os anos 1980 para descrever as mudanças idade-dependentes do sistema hemostático.

Neste texto, faremos uma breve revisão da fisiologia da hemostasia do feto e do RN. Depois, examinaremos as doenças hemorrágicas que comumente e, por vezes, quase exclusivamente ocorrem no neonato. Adicionalmente, faremos a abordagem das complicações tromboembólicas comuns no período neonatal.

Fisiologia da hemostasia

O sistema hemostático é composto por uma série de eventos integrados que envolvem os vasos sanguíneos, as plaquetas, as proteínas da coagulação, o sistema fibrinolítico e os anticoagulantes naturais. A formação do coágulo de fibrina no sítio de lesão endotelial representa processo crítico para a manutenção da integridade vascular. Os mecanismos envolvidos nesse processo, constituintes do sistema hemostático, devem ser regulados de modo a contrapor-se à perda excessiva de sangue e simultaneamente evitar a formação de trombos intravasculares decorrentes de formação excessiva de fibrina.

Quando ocorre uma lesão vascular, há exposição de colágeno tipos I e III do subendotélio com consequente ligação do fator von Willebrand. As plaquetas aderem e agregam-se aos sítios lesados onde expõem suas superfícies fosfolipídicas para ativação das proteínas da coagulação. A via do fator tecidual da coagulação sanguínea é iniciada quando o sangue é exposto ao fator tecidual, uma proteína da membrana celular expressa nas porções internas da parede vascular, mas que também pode estar presente nas células endoteliais estimuladas e nos monócitos. O fator tecidual liga-se ao fator VII ativado (FVIIa), e o complexo resultante ativa os fatores X e IX. O fator IX ativado (FIXa) combina-se ao fator VIII ativado (FVIIIa) para formar uma segunda via de ativação do fator X. Em seguida, o fator Xa une-se ao fator V ativado (FVa), formando o complexo protrombinase, o qual age sobre a protrombina para gerar trombina, a enzima-chave da hemostasia. Na etapa final da cascata da coagulação, a trombina cliva o fibrinogênio produzindo monômeros de fibrina, os quais sofrem polimerização, são estabilizados pelo fator XIII ativado (FXIIIa) e juntamente com o tampão plaquetário formam o coágulo estável. A trombina participa também da amplificação do processo descrito ao ativar os fatores VIII e V.

O processo de deposição de fibrina é limitado pela presença de mecanismos anticoagulantes naturais: a antitrombina (AT); o sistema proteína C (PC)/proteína S (PS); e o inibidor da via do fator tecidual (TFPI). A manutenção do fluxo sanguíneo e a regulação da atividade na superfície celular limitam o acúmulo de enzimas da coagulação ativadas no sítio de lesão. A AT é o inibidor primário da trombina e também exerce efeito inibitório sobre diversas outras enzimas da coagulação, incluindo os fatores IXa, Xa e XIa. Adicionalmente, a AT acelera a dissociação do complexo fator VIIa/fator tecidual e impede sua reassociação. Dessa maneira, a AT elimina qualquer atividade enzimática pró-coagulante excessiva ou indesejável. A molécula de heparan-sulfato, uma proteoglicana presente na membrana das células endoteliais acelera as reações catalisadas pela AT. A atividade inibitória da AT sobre a coagulação é também acelerada de modo potente pela heparina, um polissacarídeo linear estruturalmente similar ao heparan-sulfato.

Outra importante via de anticoagulação do sangue é o sistema da proteína C ativada (PCa). A proteína C, quando ligada ao seu receptor no endotélio (EPCR – *endotelial protein C receptor*) é ativada após a ligação da trombina ao receptor endotelial trombomodulina. A PCa inibe a coagulação clivando e inativando os fatores Va e VIIIa. Esse processo é potencializado pela proteína S (PS), que atua como cofator não enzimático nas reações de inativação. O inibidor da via do fator tecidual (TFPI) é uma proteína plasmática associada a uma lipoproteína que forma um complexo quaternário com o fator tecidual, o fator VIIa e o fator Xa, inibindo a via do fator tecidual.

Finalmente, a fibrina é digerida pelo sistema fibrinolítico, cujos principais componentes são o plasminogênio e o ativador do plasminogênio do tipo tecidual (t-PA). Esses dois componentes são incorporados dentro da fibrina polimerizada, onde interagem para gerar a plasmina, a qual, por sua vez, atua sobre a fibrina para dissolver o coágulo pré-formado, originando os produtos de degradação da fibrina e, entre estes, o dímero-D. O sistema fibrinolítico também é regulado por inibidores da fibrinólise. A inibição do sistema fibrinolítico ocorre em nível dos ativadores do plasminogênio mediante ação de inibidores específicos (PAI – *plasminogen activator inhibitors*), cujo principal representante é o PAI –1, e diretamente sobre a plasmina, função inibitória exercida pela α_2-antiplasmina.

Características fisiológicas do recém-nascido e do lactente

- **Plaquetas:** exercem papel importante na fase primária da hemostasia. As contagens plaquetárias e os volumes médios plaquetários nos RN são semelhantes às dos adultos, isto é, 150 a 450 × 10^9/L e 7 a 9 fL, respectivamente. A vida média plaquetária do recém-nascido, 7 a 10 dias, também não difere do adulto. Grande parte dos estudos de função plaquetária em RN foram realizados em sangue de cordão em virtude do volume de sangue necessário à sua realização. Recentemente, a citometria de fluxo facilitou o estudo das plaquetas coletadas diretamente dos RN mostrando diferenças na função plaquetária entre as plaquetas de cordão e do recém-nascido. Em geral, melhora na função plaquetária já é observada 2 horas após o nascimento com normalização completa da agregação plaquetária em 48 horas.

- **Sistema de coagulação:** as proteínas que participam dos sistemas de coagulação e da fibrinólise não atravessam a barreira placentária e são detectadas no plasma fetal a partir da décima semana de gestação. Faixas de valores normais dessas proteínas são disponíveis para crianças de termo e prematuros (Tabela 91.1). Os mecanismos propostos para explicar as diferenças existentes entre o sistema de hemostático do RN e do adulto incluem: redução na síntese e aumento na depuração das proteínas; ativação da coagulação ao nascimento com consumo dos fatores de coagulação; e a síntese de formas fetais de proteínas menos ativas (p. ex., fibrinogênio, plasminogênio). As proteínas da coagulação podem ser subdivididas em subgrupos específicos conforme a estrutura e a função:
  a) **Fatores de coagulação dependentes de vitamina K:** as alterações hemostáticas mais conhecidas no recém-nascido envolvem as proteínas dependentes de vitamina K: fator II; fator VII; fator IX; fator X; proteína C; e proteína S. Na síntese dessas proteínas, a vitamina K participa da gamacarboxilação de resíduos de ácido glutâmico, os quais são essenciais para ligação com o íon cálcio na superfície fosfolipídica e consequente atividade catalítica. As concentrações plasmáticas das quatro proteínas coagulantes dependentes de vitamina K estão diminuídas ao nascer e assim permanecem até o 6º mês de vida. Se as proteínas forem funcionalmente anormais em razão da deficiência de vitamina K, a coagulação sofrerá um prejuízo muito grande e RN estará sob risco hemorrágico.
  b) **Fatores de contato:** as concentrações plasmáticas dos quatro fatores de contato (fator XI, fator XII, pré-calicreína e cininogênio de alto peso molecular) estão, de modo análogo às proteínas dependentes de vitamina K, diminuídas ao nascer e aumentam gradualmente até os 6 meses de idade, quando atingem os valores do adulto. O tempo de tromboplastina parcial ativado (TTPA) prolongado durante os primeiros meses de vida reflete os níveis fisiologicamente baixos dos fatores de contato.
  c) **Outras proteínas coagulantes:** ao nascimento, as concentrações de fibrinogênio, fator V e fator XIII são semelhantes aos valores do adulto. Em contraste, os níveis de fator VIII e de fator von Willebrand estão aumentados. Além disso, os RN normais apresentam aumento na proporção dos multímeros de fator von Willebrand de alto peso molecular com consequente melhora na interação das plaquetas com a parede vascular, resultando em tempo de sangramento igual ou encurtado em relação ao adulto.

CAPÍTULO 91 – COAGULOPATIAS HEREDITÁRIAS E ADQUIRIDAS NO PERÍODO NEONATAL

Tabela 91.1. Valores de referência para parâmetros da coagulação no neonato de termo saudável.

	1º dia de vida	180º dia de vida	Adulto
Fatores da coagulação			
TP (s)	13 ± 1,43	12,3 ± 0,79	12,4 ± 0,78
TTPA (s)	42,9 ± 5,80	35,5 ± 3,71	33,5 ± 3,44
TT (s)	23,5 ± 2,38	25,5 ± 2,86	25 ± 2,66
Fibrinogênio (g/L)	2,83 ± 0,58	2,51 ± 0,68	2,78 ± 0,61
Fator II (U/mL)	0,48 ± 0,11	0,88 ± 0,14	1,08 ± 0,19
Fator V (U/mL)	0,72 ± 0,18	0,91 ± 0,18	1,06 ± 0,22
Fator VII (U/mL)	0,66 ± 0,19	0,87 ± 0,20	1,05 ± 0,19
Fator VIII (U/mL)	1 ± 0,39	0,73 ± 0,18	0,99 ± 0,25
Fator vW (U/mL)	1,53 ± 0,67	1,07 ± 0,45	0,92 ± 0,33
Fator IX (U/mL)	0,53 ± 0,19	0,86 ± 0,25	1,09 ± 0,27
Fator X (U/mL)	0,40 ± 0,14	0,78 ± 0,20	1,06 ± 0,23
Fator XI (U/mL)	0,38 ± 0,14	0,86 ± 0,24	0,97 ± 0,15
Fator XII (U/mL)	0,53 ± 0,20	0,77 ± 0,19	1,08 ± 0,28
PK (U/mL)	0,37 ± 0,16	0,86 ± 0,15	1,12 ± 0,25
HMWK (U/mL)	0,54 ± 0,24	0,82 ± 0,23	0,92 ± 0,22
Fator XIIIa (U/mL)	0,79 ± 0,26	1,04 ± 0,29	1,05 ± 0,25
Fator XIIIb (U/mL)	0,76 ± 0,23	1,10 ± 0,30	0,97 ± 0,20
Inibidores da coagulação			
AT (U/mL)	0,63 ± 0,12	1,04 ± 0,10	1,05 ± 0,13
Proteína C (U/mL)	0,35 ± 0,09	0,59 ± 0,11	0,96 ± 0,16
Proteína S (U/mL)	0,36 ± 0,12	0,87 ± 0,16	0,92 ± 0,16
Componente da fibrinólise			
PLG (U/mL)	1,95 (1,25 a 2,65)	3,01 (2,21 a 3,81)	3,36 (2,48 a 4,24)
TPA (ng/mL)	9,60 (5 a 18,9)	2,80 (1 a 6)	4,90 (1,40 a 8,40)
α_2AP (U/mL)	0,85 (0,55 a 1,15)	1,11 (0,83 a 1,39)	1,02 (0,63 a 1,35)
PAI (U/mL)	6,40 (2 a 15,1)	8,1 (6 a 13)	3,6 (0 a 11)

TP: tempo de trombina; TTPa: tempo de tromboplastina parcial ativado; TT: tempo de trombina; PK: pré-calicreína; HMWK: cininogênio de alto peso molecular; AT: antitrombina; PLG: plasminogênio; TPA: ativador do plasminogênio tecidual; α_2AP: α_2 antiplasmina; PAI: inibidor do ativador do plasminogênio.
Fonte: Adaptada de Andrew et al., 1987.

- **Inibidores da coagulação:** as concentrações plasmáticas de dois inibidores diretos da trombina – a antitrombina (AT) e o cofator II da heparina – estão diminuídos ao nascer e são semelhantes aos valores de adultos heterozigotos que desenvolvem complicações trombóticas (Tabela 91.1). Em contraste, as concentrações plasmáticas do terceiro inibidor direto da trombina, a α_2-macroglobulina, estão aumentadas ao nascer e durante a infância (o dobro do adulto). A inibição da trombina pela α_2-macroglobulina parece compensar os níveis baixos de antitrombina nos RN. Os níveis plasmáticos de proteína C estão diminuídos ao nascimento, com valores usualmente abaixo daqueles reportados em adultos heterozigotos para a deficiência de proteína C. Quanto à proteína S, os níveis totais ao nascer também estão reduzidos, porém a atividade total permanece semelhante à do adulto uma vez que a proteína S existe somente na forma livre (forma ativa) em virtude da ausência de proteína ligante C4b no neonato. Com relação ao inibidor da via do fator tecidual (TFPI), sabe-se apenas que as concentrações plasmáticas deste inibidor em sangue de cordão estão diminuídas e não há informação sobre a influência da idade no TFPI.
- **Sistema fibrinolítico:** como ocorre com a regulação da trombina, existem diferenças importantes, dependentes da idade, no sistema fibrinolítico do RN (Tabela 91.1). Os níveis plasmáticos de plasminogênio ao nascer são reduzidos a 50% dos valores do adulto e os níveis de α_2-antiplasmina correspondem a 80% do valor do adulto. O plasminogênio fetal existe em duas formas com quantidades elevadas de manose e ácido siálico e, quando ativado, produz plasmina "fetal" com atividade enzimática reduzida. Em síntese, a capacidade do sistema fibrinolítico fetal de produzir plasmina em resposta a um estímulo com agente trombolítico é reduzida quando comparada com os adultos.

SEÇÃO VII – SISTEMA HEMOCITOPOIÉTICO

Avaliação clínica e laboratorial da hemostasia do neonato

Na avaliação do recém-nascido com quadro hemorrágico, o estado clínico do paciente é essencial para o raciocínio diagnóstico. Embora as alterações adquiridas sejam as mais comuns, em um RN em bom estado geral e sem outros agravos além da manifestação hemorrágica, as alterações congênitas se tornam mais prováveis em relação ao recém-nascido doente, isto é, com outros sintomas e agravos associados ao quadro hemorrágico.

A apresentação clínica dos RN com deficiência congênita de fatores de coagulação difere dos RN com doenças hemorrágicas adquiridas. No primeiro caso, sítios comuns de sangramento incluem o coto umbilical, os locais de punção venosa, os locais de injeção intramuscular (vitamina K, vacinas), céfalo-hematomas e o local de circuncisão. Uma proporção pequena, porém importante dos neonatos pode apresentar hemorragia intracraniana. O sangramento articular, típico em crianças e adultos com deficiência congênita dos fatores de coagulação, raramente ocorre em RN.

O neonato com doença hemorrágica adquirida em geral apresenta sangramentos nas mucosas, no trato urinário ou gastrointestinal. A hemorragia intracraniana também pode ocorrer, em especial nas crianças gravemente enfermas (p. ex., coagulação intravascular disseminada, hepatopatas, síndrome de desconforto respiratório).

A avaliação laboratorial de um recém-nascido com sangramento é um desafio em virtude da limitação no volume de sangue que pode ser coletado para os testes. Deve-se evitar a coleta de catéteres endovenosos em virtude do risco de contaminação com heparina e os testes de coagulação são mais fidedignos quando realizados com amostras colhidas de punção venosa imediata. Outro cuidado consiste na correção da quantidade de anticoagulante utilizado no tubo de coleta de acordo com o hematócrito (Ht), sempre que Ht > 55% ou Ht < 25%, para que seja mantida a proporção adequada entre o volume de anticoagulante e o volume de plasma coletado.

Uma vez que os testes de triagem para hemostasia e os ensaios para dosagem dos fatores de coagulação sofrem influência de muitas variáveis como a metodologia do teste, os reagentes e equipamentos; os laboratórios deveriam, sempre que possível, estabelecer seus próprios valores de referência para os neonatos normais. Contudo, a dificuldade em se obter um grupo-controle adequado de RN pode dificultar esta abordagem e os valores de referência são utilizados com base em dados de literatura. Os principais testes de triagem para hemostasia neonatal e sua interpretação estão descritos no Quadro 91.1.

Em caso de resultados anormais, há necessidade de se realizarem testes mais específicos, os quais devem incluir dosagens específicas dos fatores de coagulação, dosagens dos produtos da fibrinólise e testes para avaliar a função plaquetária. As atividades do fator XIII e da α_2-antiplasmina não são avaliados nos testes de triagem e, se necessário, devem ser solicitados de modo individualizado.

Quadro 91.1 Testes de triagem para avaliação da hemostasia neonatal.	
Teste laboratorial	**Comentários**
Avaliação plaquetária: contagem e morfologia	Observar se há microagregados plaquetários
Tempo de protrombina (TP)	Prolongado nas deficiências dos fatores dependentes de vitamina K
Tempo de tromboplastina parcial ativada TTPA)	Prolongado no neonato saudável em virtude dos níveis fisiologicamente reduzidos dos fatores dependentes de vitamina K e de contato
Tempo de trombina (TT)	Prolongado comparado com o TT do adulto por causa do fibrinogênio fetal
Dosagem de fibrinogênio	Valores semelhantes aos dos adultos. Discrepâncias entre os ensaios imunológicos e funcionais auxiliam no diagnóstico das disfibrinogenemias

Fonte: Williams et al., 2002.

Principais alterações da hemostasia associadas a sangramento no neonato

Alterações plaquetárias

A abordagem das alterações plaquetárias no período neonatal encontra-se detalhadas no Capítulo 90 – Trombocitopenias e Outras Alterações Plaquetárias.

Hemofilias e doença de von Willebrand

O RN de sexo masculino com sangramento, especialmente se clinicamente bem e cujos testes de triagem mostraram unicamente aumento acentuado do TTPA, é de grande risco para hemofilia. Em razão da herança ligada ao cromossomo X, ambas as hemofilias A e B usualmente acometem crianças do sexo masculino. A deficiência de fator VIII é quatro vezes mais frequente do que a deficiência de fator IX e cerca de dois terços dos pacientes têm história familiar. O sangramento no período neonatal é mais frequente nos sítios de punção venosa, injeção intramuscular ou no local de circuncisão. Mais raros, os sangramentos umbilical e intracraniano também podem ocorrer. Nos casos graves e moderados, as dosagens dos fatores de coagulação específicos confirmarão o diagnóstico. Contudo, os pacientes com deficiência leve requererão a repetição dos exames após os 6 meses de idade em virtude da sobreposição dos valores de fator VIII e fator IX no deficiente leve com os valores do neonato normal.

A deficiência de fator XI (também denominada "hemofilia C") é herdada de modo autossômico recessivo e raramente é diagnosticada no período neonatal. É comum em judeus asquenaze e, de modo diferente das outras hemofilias, a correlação entre o grau de deficiência de fator XI e os sintomas hemorrágicos é limitada. O sangramento excessivo ocorre tipicamente no contexto pós-traumático e pós-operatório, em áreas com taxa elevada de fibrinólise. A confirmação diagnóstica de deficiência de fator XI deve ser realizada após o 6º mês de vida uma vez que, no período neonatal, os níveis de fator XI estão fisiologicamente reduzidos. O diagnóstico de deficiência de fator XI homozigótica em RN também pode ser difícil se utilizarmos ensaios funcionais, pois ocorre sobreposição entre o limite inferior fisiológico (0,20 U/mL) e o valor obtido no portador de deficiência grave de fator XI.

Com relação à doença de von Willebrand, somente as formas graves caracterizadas por baixa concentração plasmática de fator VIII e de fator von Willebrand poderão ser diagnosticadas no período neonatal.

Outras deficiências congênitas de fatores de coagulação

Os diagnósticos de homozigotos para deficiências de fator II e de fator X por intermédio de ensaios funcionais podem ser problemáticos no período neonatal, pois ocorre superposição entre os limites inferiores dos valores fisiológicos dessas proteínas com os valores característicos dos estados de deficiência. Em contraste, RN homozigotos para deficiência de fator VII são diagnosticados facilmente ao nascer porque as concentrações dessas proteínas estarão abaixo do limite normal fisiológico para a idade. Os RN homozigotos para as deficiências de fator V, fator XIII e de fibrinogênio poderão ser diagnosticados facilmente ao nascer uma vez que as concentrações destas proteínas estarão claramente abaixo do limite fisiológico para a idade.

Diferentemente dos pacientes com hemofilia, mais de 80% dos neonatos com deficiência homozigótica de fator XIII manifestam hemorragia tardia no sitio de cicatrização após queda do coto umbilical. Mais do que 30% desses pacientes podem manifestar hemorragia intracraniana em algum momento da vida, bem como dificuldade de cicatrização de feridas e abortamentos espontâneos de repetição. Em virtude da herança autossômica recessiva, a história familiar, em geral, não é útil para o diagnóstico. A avaliação laboratorial tem como características os testes de triagem normais, os níveis anormalmente baixos de fator XIII ou a instabilidade do coágulo do paciente quando mantido em solução de ureia 5 molar.

As deficiências dos fatores I, II, V, VII e X, bem como as disfibrinogenemias também, se manifestam na forma de hemorragias no período neonatal. Nessas doenças, o sangramento umbilical e a hemorragia intracraniana são mais frequentes em relação às hemofilias. A herança para todas essas doenças, exceto a disfibrinogenemia, é autossômica recessiva e, desse modo, são doenças raras que podem estar associadas com consanguinidade.

Concentrados de fatores de coagulação seguros estão disponíveis para o tratamento das deficiências de fator VIII, fator IX, fator VII e doença de von Willebrand. As outras deficiências podem ser tratadas com plasma fresco congelado (10 a 20 mL/kg). O fibrinogênio e o fator XIII podem ser repostos com a infusão dos concentrados específicos (concentrado de fator XIII – concentrado de fibrinogênio) ou de crioprecipitado. As doses e o intervalo entre as mesmas dependerão da vida média do fator de coagulação específico deficiente e da gravidade do evento hemorrágico.

Doença hemorrágica do recém-nascido

A apresentação clínica da deficiência de vitamina K pode ser classificada de acordo com o tempo de apresentação em clássica, precoce e tardia. Na forma clássica, o sangramento apresenta-se entre o 2º e o 7º dias de vida, nos neonatos de termo alimentados exclusivamente com leite materno. As etiologias incluem a pobre transferência transplacentária de vitamina K, o baixo teor de vitamina K no leite materno (< 20 mg/L), a ingesta inadequada de leite e a flora intestinal ausente. A deficiência de vitamina K raramente ocorre nas crianças alimentadas com fórmulas lácteas, as quais são suplementadas com vitamina K (830 mg/L). A forma precoce da deficiência de vitamina K ocorre nas primeiras 24 horas de vida e está ligada ao uso materno de medicamentos específicos que interferem nos estoques e na função da vitamina K (p. ex., anticonvulsivantes). A forma tardia apresenta-se entre a 2ª e a 8ª semanas de vida e relaciona-se com doenças que comprometem o suprimento de vitamina K ao organismo.

Os estudos laboratoriais que auxiliam no diagnóstico são o tempo de protrombina, as dosagens específicas dos fatores de coagulação (II, VII, IX e X), ensaios específicos para detecção das formas descarboxiladas das proteínas vitamina K-dependentes produzidas na ausência de vitamina K (PIVKA) e a medida direta do nível sérico de vitamina K. A Associação Americana de Pediatria recomenda que todos os RN recebam profilaxia com vitamina K_1 0,5 a 1 mg parenteral (intramuscular ou subcutâneo) ou 2 a 5 mg via oral. Crianças em uso de nutrição parenteral, em uso prolongado de antibióticos ou com síndrome de mal absorção devem receber vitamina K_1 mensalmente. A doença hemorrágica do recém-nascido é tratada com vitamina K_1 endovenosa ou subcutânea. A confirmação do diagnóstico não deve retardar o tratamento. Os níveis dos fatores de coagulação elevam-se em 2 horas após o tratamento e a correção completa ocorre em 24 horas. Sangramentos graves devem ser tratados com plasma fresco congelado (10 a 20 mL/kg). No contexto de hemorragia com risco de morte, o complexo protrombínico pode ser utilizado.

Doença hepática

A grande maioria dos fatores de coagulação é sintetizada no fígado e a lesão hepática pode resultar em níveis baixos dessas proteínas com consequente manifestação clínica hemorrágica. Os níveis de fator VIII estão elevados nas hepatites, ao passo que, na coagulação intravascular disseminada (CID), o consumo geral dos fatores de coagulação é o esperado. O fator VIII e o fator von Willebrand têm seus níveis elevados na doença hepática crônica. A depuração hepática alterada dos produtos de degradação de fibrina (PDF) causa a elevação destes no plasma. A hipofibrinogenemia pode ocorrer na doença hepática crônica com cirrose, contudo os achados laboratoriais mais comuns são concentrações normais de fibrinogênio com resíduos anormais de ácido siálico nas moléculas resultando em disfibrinogenemia. Finalmente, a disfunção hepática pode associar-se à CID, dificultando a interpretação dos resultados dos testes laboratoriais.

Coagulação intravascular disseminada

A coagulação intravascular disseminada (CID) é caracterizada por ativação da coagulação, ativação da fibrinólise e consumo das proteínas anticoagulantes, frequentemente associados com evidências bioquímicas de lesão orgânica. Esta síndrome ocorre sempre como evento secundário em que várias etiologias estão envolvidas (Quadro 91.2). A incidência é particularmente alta no período neonatal, em especial nos prematuros. De acordo com a capacidade individual de compensação, o espectro clínico poderá variar desde pacientes assintomáticos e que apresentam somente evidências laboratoriais de CID, até pacientes com CID fulminante caracterizada por hemorragias e tromboses. Os resultados laboratoriais típicos incluem tempos de coagulação prolongados (TP, TTPA e TT), redução do nível plasmático de fibrinogênio, trombocitopenia e aumento no dímero-D (ou dos produtos de degradação de fibrina). As dosagens dos níveis plasmáticos de fator V e de fator VIII podem ser úteis na diferenciação da CID de outras coagulopatias adquiridas no período neonatal.

Quadro 91.2
Doenças associadas com CID neonatal.

Fetais/neonatais	Maternas/obstétricas
Hipóxia/acidose: asfixia, SDR*	Gemelar morto
Infecções: bactérias, vírus, fungos, protozoários	Descolamento placentário
Enterocolite necrosante	Pré-eclâmpsia grave
Aspiração meconial, líquido amniótico	–
Trauma cerebral	–
Hipotermia	–
Hemólise	–
Síndrome Kasabach-Merritt	–
Deficiência homozigótica de proteína C/S	–
Neoplasia	–

* CID: coagulação intravascular disseminada; SDR: síndrome de desconforto respiratório.
Fontes: Corrigan, 1979; e Schmidt, 1992.

Com relação ao tratamento da CID, a intervenção terapêutica mais importante consiste no tratamento da doença de base. A reposição com hemocomponentes está indicada no tratamento do paciente com manifestações hemorrágicas. O plasma fresco congelado (10 a 20 mL/kg) fornece as proteínas pró-coagulantes e os inibidores naturais (proteína C, proteína S e antitrombina). O crioprecipitado (10 mL/kg) contém maior concentração de fator VIII e de fibrinogênio em relação ao plasma fresco congelado e, desse modo, é útil na presença de hipofibrinogenemia. A transfusão de concentrado de plaquetas (10 a 15 mL/kg) pode ser necessária para manutenção de contagem plaquetária acima de 50×10^9/L. A trombose pode ser tão problemática quanto o sangramento na CID e a heparina deverá ser utilizada no neonato com evidências de trombose grave. O uso de concentrados de antitrombina ou de proteína C não é recomendado no tratamento de rotina da CID neonatal uma vez que não se conhece ainda se os resultados obtidos em adultos serão aplicáveis nos neonatos.

Principais alterações da hemostasia associadas a tromboses no neonato

Os neonatos constituem a população pediátrica de maior risco para a ocorrência de tromboembolismo venoso (TEV). Fatores de risco relacionados ao neonato (agravos perinatais, procedimentos médicos invasivos, inflamação sistêmica, catéteres venosos centrais, flutuações no balanço hídrico e infecções) e fatores de risco maternos (infecções, diabetes *mellitus*, hipertensão, pré-eclâmpsia e trombofilias hereditárias) contribuem para a elevada incidência de TEV nos RN (75 para 10 mil internações) (Figura 91.1).

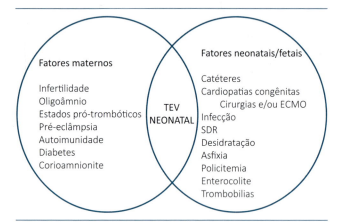

Figura 91.1. Fatores de risco para o tromboembolismo venoso (TEV) em neonatos.
Fonte: Desenvolvida pela autoria.

O TEV neonatal comumente ocorre no hospital, na unidade de terapia intensiva neonatal (UTIN), como resultado ou efeito de contexto clínico grave. No período neonatal, a apresentação do TEV é variável. Os sinais e sintomas dependerão da localização e do tamanho do trombo. A trombose associada ao cateterismo vascular, a trombose espontânea da veia renal e a *Púrpura fulminans* merecem destaque em razão de sua frequência e/ou gravidade. Embora relativamente frequente, não abordaremos o tromboembolismo arterial ou venoso de SNC por tratar-se de tema muito específico e extenso para os objetivos desse capítulo.

A **trombose relacionada ao cateterismo vascular** pode ser assintomática. Os sinais e sintomas, quando presentes, são variáveis dependendo do local e da extensão da trombose e incluem: edema e dor do membro acometido; edema de face, da região cervical ou torácica; sintomas respiratórios na embolia pulmonar; quilotórax; síndrome da veia cava superior e síndrome pós-trombótica. Outras alterações que justificam a investigação para se descartar trombose venosa secundária ao cateterismo incluem: falência respiratória; apneia; bradicardia; plaquetopenia; e septicemia persistentes.

A trombose da veia renal geralmente ocorre antes do nascimento, o que explica o fato de manifestar-se nos primeiros dias de vida. Os sintomas e achados clínicos dependem da extensão (acometimento bilateral ou da veia cava inferior) e da velocidade de formação do trombo. Os RN geralmente apresentam massa abdominal palpável, hematúria, proteinúria, plaquetopenia, hipertensão arterial e disfunção do rim acometido.

A *Purpura fulminans* é uma condição rara nos RN, grave e com risco de morte, caracterizada por CID e necrose cutânea hemorrágica visível nas primeiras 24 a 48 horas de vida. Em geral, é consequência de deficiência, em homozigose ou heterozigose composta, de proteína C ou proteína S; consistente com a observação de consanguinidade em algumas famílias acometidas. A *Púrpura fulminans* pode, também, resultar de deficiência adquirida de proteína C secundária à coagulopatia de consumo causada por infecções graves como a meningococcemia.

Os exames de imagem para diagnóstico do TEV neonatal dependerão das manifestações clínicas e da localização do trombo. Em geral, utilizamos os exames menos invasivos como a ultrassonografia com Doppler e o ecocardiograma. Contudo, os exames citados apresentam limitações para avaliação de vasos sanguíneo profundos (território ilíaco, cava inferior, vasos intratorácicos e SNC) e são dependentes do operador. Assim, em situações específicas utilizam-se a tomografia computadorizada ou a ressonância magnética nuclear contrastadas.

Terapia antitrombótica no período neonatal

Antes do início da terapia antitrombótica, testes de coagulação devem ser realizados para determinar se a criança tem condições de receber a terapia com o mínimo risco hemorrágico e para comparação com testes futuros no monitoramento do tratamento. Os testes devem incluir o hemograma com plaquetas, o tempo de tromboplastina parcial ativada, o tempo de protrombina e a concentração de fibrinogênio plasmático. Recomenda-se sempre a realização de ultrassonografia de crânio para a descartar a presença de hemorragia intracraniana no recém-nascido com TEV e que tem indicação de terapia anticoagulante. As plaquetas deverão ser mantidas acima de 50.000/mm^3 e o fibrinogênio, acima de 100 mg/dL.

O manejo do TEV neonatal é extrapolado dos estudos realizados nos adultos e as informações relativas à segurança e à eficácia dos agentes terapêuticos antitrombóticos nos neonatos são escassas. A abordagem do recém-nascido deve considerar os riscos hemorrágicos dos medicamentos antitrombóticos *versus* o benefício clínico do tratamento.

Na trombose assintomática, as diretrizes recomendam cuidados de suporte e monitoramento do tamanho do trombo. Se o trombo for associado ao cateterismo venoso, o cateter deve ser removido. Se ocorrer aumento do trombo, sugere-se o tratamento antitrombótico. O tratamento inicial com anticoagulação também poderá ser utilizado se a remoção do cateter venoso não for possível em razão da condição clínica do neonato. Em caso de trombose sintomática, recomenda-se o tratamento com agentes anticoagulantes ou com agentes fibrinolíticos.

A duração da terapia dependerá da localização e extensão do trombo, em geral recomendam-se de 6 semanas a 3 meses. A trombectomia cirúrgica raramente é realizada nos recém-nascidos. O uso de terapia trombolítica deverá ser decidido de modo individualizado nos casos de risco de morte, perda de órgão ou de membros. A decisão deverá ser multidisciplinar com a participação do neonatologista, do hematologista pediatra, do cirurgião pediátrico/vascular, do neurologista. O consentimento informado da família deverá ser obtido.

Os agentes antitrombóticos mais utilizados nos neonatos são: a heparina não fracionada; a heparina de baixo peso molecular; o ativador do plasminogênio do tipo tecidual; e o ácido acetilsalicílico. Para detalhes relativos aos mecanismos de ação, indicações, doses, monitoramento e efeitos adversos dos agentes antitrombóticos diretrizes clínicas publicadas periodicamente estão disponíveis.

LEITURAS COMPLEMENTARES

Andrew M, Bhogal M, Karpatkin M. Factors XI and XII and prekallikrein in sick and healthy premature infants. N. Engl. J. Med. 1981;305:1130-3.

Andrew M. et al. Development of the human coagulation system in the full-term infant. Blood. 1987;70:165-72.

Collins PW et al. von Willebrand factor as a marker of endothelial cell activation following BMT. Bone Marrow Transplant. 1992;10:499-506.

Corrigan JJ. Activation of coagulation and disseminated intravascular coagulation in the newborn. Am. J. Pediatr. Hematol. Oncol. 1979;1:245-9.

Franco R. Fisiologia da coagulação, anticoagulação e fibrinólise. Med. Ribeirão Preto; 2001.

Kuhle S, Massicotte P, Chan A, Mitchell L. A case series of 72 neonates with renal vein thrombosis. Data from the 1-800-NO-CLOTS Registry. Thromb. Haemost. 2004;92:729-33.

Lane PA, Hathaway WE. Vitamin K in infancy. J. Pediatr. 1985;106:351-9.

Mitchell L, Piovella F, Ofosu F, Andrew M. Alpha-2-macroglobulin may provide protection from thromboembolic events in antithrombin III-deficient children. Blood. 1991;78:2299-304.

Monagle P et al. Antithrombotic therapy in neonates and children: Antithrombotic Therapy and Prevention of Thrombosis. 9th ed. American College of Chest Physicians Evidence-Based Clinical Practice Guidelines. Chest. 2012;141:e737S-e801S.

Mull MM, Hathaway WE. Altered platelet function in newborns. Pediatr. Res. 1970;4:229-37.

Price VE, Ledingham DL, Krümpel A, Chan AK. Diagnosis and management of neonatal purpura fulminans. Semin. Fetal Neonatal Med. 2011;16:318-22.

Raffini L, Huang YS, Witmer C, Feudtner C. Dramatic increase in venous thromboembolism in children's hospitals in the United States from 2001 to 2007. Pediatrics. 2009;124:1001-8.

Schmidt BK, Vegh P, Andrew M, Johnston M. Coagulation screening tests in high risk neonates: A prospective cohort study. Arch. Dis. Child. 1992;67:1196-7.

Schwarz HP, Muntean W, Watzke H, Richter B, Griffin JH. Low total protein S antigen but high protein S activity due to decreased C4b--binding protein in neonates. Blood. 1998;71:562-5.

Suarez CR et al. Neonatal and maternal platelets: Activation at time of birth. Am. J. Hematol. 1988;29:18-21.

Toulon P. Developmental hemostasis: Laboratory and clinical implications. Int. J. Lab. Hematol. 2016;38(Suppl 1):66-77.

Versteeg HH, Heemskerk JWM, Levi M, Reitsma PH. New fundamentals in hemostasis. Physiol. Rev. 2013;93:327-58.

Vietti TJ, Murphy TP, James JA, Pritchard JA. Observations on the prophylactic use of vitamin K in the newborn infant. J. Pediatr. 1960;56:343-6.

von Kries R, Hanawa Y. Neonatal vitamin K prophylaxis. Report of Scientific and Standardization Subcommittee on Perinatal Haemostasis. Thromb. Haemost. 1993;69:293-5.

Williams MD, Chalmers EA, Gibson BES. Haemostasis and Thrombosis Task Force, British Committee for Standards in Haematology. The investigation and management of neonatal haemostasis and thrombosis. Br. J. Haematol. 2002;119:295-309.

Uso de Hemoderivados no Período Neonatal

Giselle Mendes de Oliveira
Priscila Coimbra Roma
Lucia Helena Leite Bueno

Embora o número de transfusões em recém-nascidos (RN) de extremo baixo peso tenha diminuído progressivamente nos últimos anos, a sobrevida desses pacientes tEm aumentado muito na última década e, quando gravemente doentes, eles são muito transfundidos.

É necessário estabelecer critérios transfusionais adequados, levando em conta as necessidades específicas dessa fase. As profundas modificações hematológicas características das primeiras semanas de vida, as alterações fisiopatológicas próprias do período perinatal, a interação do feto com a placenta, bem como a imaturidade dos órgãos e sistemas, os deixam especialmente vulneráveis aos efeitos colaterais de uma transfusão, como alterações metabólicas, riscos imunológicos e infecciosos, como doença do enxerto *versus* hospedeiro.

A falta de evidências científicas para formular recomendações de alto grau baseada em estudos controlados torna a medicina transfusional no período neonatal predominantemente um consenso de opiniões entre especialistas.

Os consensos visam uniformizar as indicações e não criar um guia com indicações absolutas.

Transfusão de sangue total

O uso de **sangue total** é bastante restrito e em geral está ligado à manipulação de alterações volêmicas agudas com reposição das perdas sanguíneas abruptas com descompensação hemodinâmica (15 a 20 mL/kg de peso) ou tratamento das doenças hemolíticas graves com uso de exsanguinotransfusão, que é a sua principal indicação.

Em geral, o sangue total é reconstituído (pela mistura de concentrado de hemácias com plasma fresco congelado).

Nos casos de isoimunização, o sangue deve ser compatível com o soro da mãe e com o grupo ABO da criança. Deve ser previamente aquecido (a 37 °C), de preferência irradiado (se isso não atrasar muito o procedimento), com sorologia negativa para CMV e com menos de 5 a 7 dias de estocagem, pois a quantidade de sangue utilizado em relação à volemia do receptor pode propiciar riscos de distúrbios metabólicos graves (p. ex., hiperpotassemia).

Exanguinotransfusão

A exsanguinotransfusão remove hemácias ligadas a anticorpos e reduz o nível sérico da bilirrubina livre (reduzindo o risco de encefalopatia bilirrubínica). Seu uso tem sido cada vez menos frequente em virtude da profilaxia materna com imunoglobulina anti-D, da fototerapia de alta intensidade e do uso de imunoglobulina pós-natal.

É realizada com sangue total reconstituído através de acesso vascular único, a veia umbilical. Quando não pode ser feita dessa maneira, utilizam-se dois acessos para a retirada e introdução simultâneas de sangue.

O volume de troca deve ser ao redor de 5 mL/kg com velocidade máxima de infusão de 2 a 3 mL/kg/min para evitar flutuação de fluxo cerebral. A dose de 160 mL/kg (para RN a termo) e 200 mL/kg (para prematuros) remove 90% das hemácias e 50% da bilirrubina.

A mortalidade é baixa (0,6%), mas pode ter vários efeitos colaterais (trombose de veia umbilical, plaquetopenia, hipo ou hipercalemia, hipo ou hiperglicemia, hipernatremia e enterocolite necrosante). Devem ser feitos controles de eletrólitos e plaquetas para avaliar eventual necessidade de reposição.

Transfusão de concentrado de hemácias

Os recém-nascidos de muito baixo peso têm hemoglobina e hematócrito ao nascimento mais baixos do que os bebês nascidos a termo e geralmente precisam de transfusão com mais frequência (em razão das coletas frequentes de exames associadas à menor produção de hemácias), além de serem mais susceptíveis aos efeitos colaterais da transfusão em decorrência da imaturidade dos órgãos.

Não existe marcador específico e confiável que estabeleça padronização racional para indicar transfusões de **concentrado de hemácias**, para anemia, no período neonatal, especialmente no prematuro. Seu uso deve levar em consideração, além do hematócrito, o período de doença aguda, as condições de estabilidade clínica do paciente e a gravidade do distúrbio respiratório agudo. Esses dilemas se estendem a várias condições, como na persistência de canal arterial, em que a elevação abrupta do hematócrito pode aumentar resistência vascular pulmonar e acelerar o fechamento do canal, porém a transfusão excessiva pode precipitar insuficiência cardíaca congestiva.

Em prematuros com distúrbio respiratório crônico e/ou "sintomáticos", as transfusões devem ser consideradas nos casos em que a anemia possa contribuir na gênese de: taquipneia, apneia, taqui/bradicardia, dificuldade de alimentação, letargia ou baixo ganho ponderal. A decisão da transfusão nessas circunstâncias deve ser ponderada pela equipe médica entre a importância das manifestações clínicas e o seu risco. Nos RN encaminhados para procedimento cirúrgico, a indicação deve ser precedida da avaliação do porte cirúrgico e do risco efetivo de sangramento.

Assim valores específicos de indicação sempre devem ser acompanhados de características clínicas e estabelecimento de padronizações dentro de cada serviço (Tabela 92.1).

A literatura a respeito tem adotado valores mais baixos de hematócrito para indicação de transfusão em virtude de risco de efeitos colaterais (como hemorragia peri-intraventricular e enterocolite) associado ao fato de que não há benefício em curto ou longo prazo de transfundir com valores mais elevados de hematócrito. Uma revisão sistemática da Cochrane, Whyte e Kirpalani, em 2011 (Tabela 92.2), mostrou redução pequena na transfusão utilizando-se critérios mais restritivos sem diferença significativa na mortalidade e morbidade e ressalta que ainda há muitas incertezas tanto em relação aos limites seguros mais baixos para indicar a transfusão como aos benefícios de manter um hematócrito mais elevado.

Outras medidas podem ser tomadas para reduzir a necessidade de múltiplas transfusões, como a coleta consciente de exames laboratoriais, utilização de microtécnica e de tubos de amostra com volumes menores. Além disso, a exposição a múltiplos doadores pode ser minimizada utilizando-se doador único em bebês que têm previsão de necessitar de mais de um episódio de transfusão dentro do prazo de validade da bolsa de sangue.

Indicações gerais

Perda aguda > 10% da volemia em 72 horas; Ht < 35 a 40% com doença cardiorrespiratória aguda necessitando assistência ventilatória e Ht < 25% sem doença aguda, porém com sinais compatíveis com anemia.

Tabela 92.1. Recomendações do British Comitte for Standards in Haematology.

Idade	Hemoglobina Indicativa de Transfusão (g/L)		
	Em ventilação	Com oxigênio/CPAP	Em ar ambiente
Primeiras 24 horas	< 120	< 120	< 100
1ª semana	< 120	< 100	< 100
2ª semana	< 100	< 95	< 75 a 85 dependendo da clínica
Acima de 14 dias		< 85	

Fonte: The New British Committee for Standards in Haematology. Blood Transfusion Task Force (BCSH). Transfusion Guidelines for Neonates and Older Children. Disponível em: http://www.bcshguidelines.com.

Tabela 92.2. Indicações de transfusão em políticas mais restritivas.

Idade	Suporte ventilatório	Sem suporte ventilatório
1ª semana	115 g/L	100 g/L
2ª semana	100 g/L	85 g/L
3ª semana	85 g/L	75 g/L

Fonte: Whyte e Kirpalani, 2011.

Características do concentrado de hemácias

O concentrado de hemácias deve ser:

- **CMV-seguro:** em casos de transfusão intrauterina de hemácias e plaquetas, peso de nascimento ≤ 1.500 g, idade gestacional ≤ 30 semanas, RN com imunodeficiência congenital ou adquirida, deve-se utilizar sangue com risco reduzido de transmissão de CMV. Para tal, utiliza-se doador sabidamente CMV-negativo ou concentrado leucodepletado. Mesmo utilizando-se a combinação das duas estratégias, o risco ainda existe.
- **Leucodepletado:** reduz o risco de reações transfusionais febris não hemolíticas, de aloimunização e de transmissão de CMV.
- **Irradiado:** para reduzir o risco de doença do enxerto *versus* hospedeiro em RN nascidos com menos 1.500 e/ou 30 semanas ou que estiverem recebendo doação de parentes de 1º grau ou portadores de imunodeficiência conhecida ou suspeita de células T, como a síndrome de DiGeorge. Nesses casos, utilizar no máximo após 14 dias da coleta (e de preferência imediatamente após a irradiação).
- Com hematócrito final de 70%.

O volume administrado varia de 10 a 20 mL/kg infundidos em 2 a 4 horas (5 mL/kg/h) e pode ser calculado pela seguinte fórmula: a transfusão de 10 mL/kg eleva a concentração de hemoglobina em 3 g/dL.

Transfusões de grande volume (equivalentes a uma volemia – 80 mL/kg) geralmente são necessárias em cirurgia cardíaca neonatal. Nesse caso, o tempo máximo de armazenamento deve ser de 5 dias para reduzir o risco de hiperpotassemia.

Testes pré-transfusionais

- **Sangue da mãe (se disponível):** tipagem sanguínea ABO e Rh, Coombs indireto. Na primeira transfusão, se possível pesquisar anticorpos irregulares no sangue materno.

Se a pesquisa for positiva, utilizar concentrado de hemácias sem os antígenos encontrados.

- **Sangue do RN:** tipagem sanguínea ABO e Rh, Coombs direto, eluato (se Coombs direto positivo), pesquisa de anticorpos irregulares e prova cruzada. É importante lembrar que pode haver erro na determinação do tipo sanguíneo do RN porque o exame é baseado na identificação dos antígenos A e B, pois as isoaglutininas anti-A-B estão ausentes no período neonatal.

Transfusão neonatal de plaquetas

A plaquetopenia severa (< 50.000) é comumente encontrada em recém-nascidos internados em UTI neonatal, principalmente em prematuros doentes. Não está clara a relação entre gravidade da plaquetopenia e maior sangramento. A maioria das transfusões de plaquetas ocorre de maneira profilática, na ausência de sangramentos.

No período neonatal, a indicação profilática é plaquetas < 30.000 em crianças estáveis; < 50.000 em crianças com instabilidade clínica (uso de drogas vasoativas, instabilidade respiratória com uso de ventilação ou oxigênio acima de 40%, CIVD, RNPT < 1.500 g na 1ª semana de vida).

Na existência de sangramento ativo, a indicação é de < 50.000 plaquetas, mesma indicação na preparação para cirurgia. Para sangramentos significativos ou cirurgias maiores (neurocirurgia), a indicação é abaixo de 100 mil plaquetas.

Características do concentrado de plaquetas

A infusão de 1 U/10 kg de plaquetas pode aumentar em aproximadamente $50.000/mm^3$ a contagem de plaquetas, porém a resposta clínica é variável de acordo com o receptor e a patologia de base. As apresentações convencionais de plaquetas contêm em 1 U aproximadamente $5,5 \times 10^{10}$ diluídos em 20 a 50 mL.

A dose habitualmente usada é de 10 a 20 mL/kg. Não há evidências de que a contagem de plaquetas seja maior ao se transfundir um volume maior de plaquetas (15 a 20 mL/kg × 10 mL/kg), e a taxa de infusão deve ser de 5 a 10 mL/kg/h. O aumento na contagem de plaquetas pode ser medido após 10 minutos a 3 horas do término da transfusão.

As plaquetas devem ser:
- ABO idêntico ou compatível;
- antígeno plaquetário humano (HPA)-compatível no caso de plaquetopenia aloimune;
- deleucocitadas/CMV negativo;
- irradiadas, se indicado.

No caso de plaquetopenia aloimune, usar plaquetas sem HPA contra o qual a mãe produziu anticorpos específicos e, na ausência desses doadores, usar plaquetas maternas obtidas por aférese, lavadas e irradiadas. Na ausência de plaquetas HPA-compatíveis, administrar imunoglobulina junto do concentrado de plaquetas de doador aleatório.

- A transfusão deve ocorrer assim que o produto chegar à unidade.
- O concentrado de plaquetas não pode ser armazenado na geladeira.

- Ter acesso venoso exclusivo.
- Monitorar os sinais vitais antes e durante a transfusão.
- Iniciar a transfusão lentamente e aumentar gradualmente (caso não ocorra reação) no tempo máximo de 1 hora.

Plasma fresco congelado, crioprecipitado, albumina e fator anti-hemofílico

O **plasma fresco congelado** contém todos os fatores de coagulação, porém apresenta risco de transmissão de hepatite B e C e citomegalovirose.

Neonatos têm valores de referência diferentes para testes de coagulação comparados com crianças maiores e adultos, o que complica o diagnóstico de coagulopatia. Os fatores de coagulação dependentes de vitamina K representam, ao nascimento, 40 a 50% dos níveis de adultos e são mais baixos em recém-nascidos prematuros.

O plasma fresco congelado (PFC) não deve ser usado como expansor de volume para tratamento de hipotensão, na prevenção de hemorragia peri-intraventricular e nem nos casos de teste de coagulação alterados na ausência de sangramento.

As recomendações para transfusão de plasma fresco congelado (PFC) são:
- Deficiência de vitamina K com sangramento ativo.
- Coagulação intravascular disseminada (CIVD) com sangramento.
- Recém-nascidos com coagulopatia significante (tempo de protrombina e tempo de tromboplastina parcial acima e nível de fibrinogênio abaixo do limite de normalidade para idade gestacional e idade pós-natal) e que serão submetidos a procedimentos invasivos.
- Deficiência de fatores da coagulação quando não há concentrado específico disponível (deficiência de fator V).

A dose de ataque é 10 mL/kg e a manutenção é de 20 mL/kg, em infusão de até 2 horas. O intervalo entre as transfusões é entre 6 e 8 horas. A correção é imprevisível e os testes de coagulação devem ser repetidos após a transfusão.

O **crioprecipitado** é composto de proteínas plasmáticas (incluindo fibrinogênio), os fatores VIII:C (pró-coagulante), VIII:WF (fator von Willebrand) e XIII e têm uma maior concentração de fibrinogênio que o PFC, sendo indicado nos casos de hipofibrinogenemia (< 0,8 a 1 g/L), em vigência de sangramento. A dose recomendada é de 5 a 10 mL/kg em até 2 horas.

A **albumina** está indicada nas hipoalbuminemias graves e agudas, na oligúria secundária a síndrome nefrótica, enteropatias, grandes queimados, insuficiência hepática ou hipovolemia com hipoproteinemia. A dose é de 0,5 a 1 g/kg. Os frascos apresentam concentrações de 20 e 25%, devendo ser diluídos de SG 5% ou SF para obter-se a concentração final de 4 a 5%.

O **fator anti-hemofílico** (VIII) apresenta-se na forma liofilizada. Dependendo do fabricante, o produto apresenta pureza e atividade variável (10 a 90%), com meia-vida entre 12 e 18 horas. O liofilizado de fator IX contém também os fatores II, VII e X, todos em quantidade, atividade e grau de pureza variáveis, dependentes da origem.

- Na hemofilia A, 1 U/kg de fator VII eleva em 2% os níveis plasmáticos, com meia-vida de 8 a 12 horas.
- Na hemofilia B, 1 U/kg de fator IX eleva o nível de atividade em 1,5%, com meia-vida entre 12 e 40 horas. Deve-se calcular o número de unidades necessários para atingir o nível de atividade desejado *in vivo*.

Transfusão de granulócitos

Consiste na administração de granulócitos coletados de doadores saudáveis, que receberam estímulo com fator estimulador de colônias de granulócitos (GCSF) e corticosteroide em receptores neutropênicos, na vigência de infecção não responsiva a tratamento específico.

Atualmente não há evidências para o uso nos recém-nascidos com neutropenia secundária à sepse, sendo necessários mais estudos para autorizar o seu uso fora de protocolos de pesquisa.

LEITURAS COMPLEMENTARES

Bifano EM, Curran TR. Minimizing donor blood exposure in the neonatal intensive care unit. Current trends and future prospects. Clin. Perinatol. 1995;22:657-69.

Blood Transfusion Task Force (BCSH). Guidelines for the administration of blood products: Transfusion of infants and neonates. Transfusion Medicine. 1994;4:63-9.

Coté JC. Tratamento com sangue, coloide e cristaloide. Clínicas de Anestesiologia da América do Norte. 1991;4:829-48.

Levy GJ, Strauss RG, Hume H et al. National survey of neonatal practices: I. Red blood cell therapy. Pediatrics. 1993;91:523-9.

McClure G. The use of plasma in the neonatal period. Arch Dis Child. 1991;66:373-5.

Meyer J, Sive A, Jacobs P. Empiric red cell transfusion in asymptomatic preterm infants. Acta Paediatr. 1993;82:30-4.

Oski FA, Naiman JL. Coagulação sanguínea e seus distúrbios no recém-nascido. In: Oski FA, Naiman JL (ed.). Hematologia do recém-nascido. 3.ed. São Paulo: Ed. Manole; 1984. p.142-80.

Stehling L, Luban NLC, Anderson KC et al. Guidelines for blood utilization review. Transfusion. 1994;34:438-48.

The New British Committee for Standards in Haematology. Blood Transfusion Task Force (BCSH). Transfusion Guidelines for Neonates and Older Children. Disponível em: http://www.bcshguidelines.com.

Whyte R, Kirpalani H. Low versus high haemoglobin concentration threshold for blood transfusion for preventing morbidity and mortality in very low birth weight infants. Cochrane Database of Systematic Reviews. 2011;(11).

Policitemia Neonatal

Abimael Aranha Netto

Durante a vida intrauterina, em virtude da baixa tensão sanguínea de O_2, a manutenção de oxigenação adequada aos tecidos fetais determina uma intensa estimulação da eritropoietina, indução de proliferação do comitê de células precursoras e aumento da produção eritrocitária, propiciando que os recém-nascidos (RN) tenham valores de hematócrito e hemoglobina acima dos encontrados em qualquer outra faixa etária. Policitemia neonatal é definida como uma alteração hematológica decorrente do aumento da contagem eritrocitária, acima desses patamares fisiológicos elevados, sendo associada a uma série de manifestações clínicas e metabólicas importantes, que podem propiciar danos neurológicos permanentes em parte dos acometidos

A primeira referência da doença foi feita em 1955, a partir de estudos de transfusões intrauterinas entre gêmeos, seguindo-se descrições de pletora, insuficiência cardíaca e convulsões em RN com hematócrito elevado. Desde então, extensa bibliografia foi acumulada a respeito, sendo desenhado, em meados da década de 1960, um modelo de fisiopatogenia que envolvia não somente o aumento eritrocitário, mas também a elevação da viscosidade sanguínea. Dez anos mais tarde, a partir desses princípios, introduziu-se uma denominação alternativa, a chamada síndrome do sangue espesso, englobando os dois conceitos, embora, fundamentalmente, não sejam patologias exatamente superponíveis.

Ainda que a doença apresente múltiplas facetas, os fatores etiológicos mais importantes para o seu desencadeamento provêm, em grande parte, da insuficiência placentária e de quadros de hipoxemia intrauterina e o consequente aumento da eritropoiese fetal. Embora a hipóxia seja o principal fator controlador da liberação da eritropoietina, outros hormônios ou fatores são descritos como coadjuvantes nesse processo, incluindo insulina, testosterona, estrógenos, hormônio tireoidiano, prostaglandinas, vitamina E e lipoproteínas. Isso explica a maior incidência da doença em casos de retardo de crescimento fetal, hipertensão e diabetes materna, doenças tireoidianas, cardiopatias congênitas e algumas síndromes genéticas.

Pode-se observá-la também na transfusão feto-fetal, materno-fetal ou associada ao excesso de transfusão sanguínea nos episódios de sofrimento fetal agudo. Nesse caso, a asfixia determina o aumento da resistência vascular placentária e constrição arterial umbilical, causando transferência do sangue da placenta para o feto em volumes que excedem o fluxo feto-placentário pelas artérias. Além disso, no período pós-natal é descrita frequentemente em associação com partos alternativos ou domiciliares, em razão da ligadura tardia de cordão umbilical.

A hiperviscosidade no período neonatal, está fundamentalmente associada ao aumento do hematócrito, porém pode ser observada em outras condições que propiciem aumento ou mudanças de composição das proteínas séricas, como nos casos de hiperfibrinogenemia e elevação dos níveis de imunoglobulinas nas síndromes inflamatórias. Não raramente, também tem sido descrita em associação com episódios de hipoxemia, hipotermia grave e choque por aumento da agregação celular. Entretanto, ainda que os quadros de macroglobulinemia, doenças do colágeno, mieloma múltiplo, leucemias, hiperlipidemia e doença de células falciformes possam desencadear alterações na viscosidade sanguínea, são encontrados mais frequentemente na criança mais velha ou no adulto.

Em função da complexidade de fatores que envolvem os diversos aspectos da policitemia neonatal, como o padrão de diagnóstico, as características da população estudada, a maturidade e adequação peso/idade gestacional, são descritas incidências que variam em uma faixa muito ampla, desde 1,8% até 20%, enquanto para hiperviscosidade, os números situam-se entre 2,9 e 6,7% do total de nascimentos.

Em virtude da vinculação do diagnóstico a um critério laboratorial estritamente numérico, a demarcação em que finda a condição de normalidade e começa a patologia é representada por linha imprecisa, de tal forma que policitemia neonatal ainda permanece com grande número de definições. O marcador tradicionalmente mais utilizado refere-se ao hematócrito $\geq 65\%$, sendo, porém, descritos valores discriminatórios bastante heterogêneos, que variam de 60 a 77%, dependendo do estudo de referência. Esta heterogeneidade resulta, em grande parte, das diferenças nas metodologias das pesquisas, das características das populações estudadas e do próprio conceito matemático empregado sobre a associação entre a contagem de eritrócitos e a viscosidade sanguínea. Pode estar sujeito, igualmente, a inúmeros outros fatores que vão desde a técnica e o local escolhido para a coleta da amostra de sangue, o método de processamento do material, até o tempo de vida, no momento do diagnóstico.

Nesse sentido, deve-se ressaltar a importância fundamental do tempo de vida para a determinação do diagnóstico, já que a hemoconcentração observada entre 2 e 4 horas de vida estabelece que os valores do hematócrito sejam significativamente mais elevados nesse período. Com base na variabilidade do hematócrito, nas primeiras 24 horas de vida, foi proposta uma definição dinâmica para a doença, com valores-limites diferenciados em função do tempo de vida, pois apenas um terço das crianças que apresentam elevação anormal do hematócrito na 2ª hora de vida permaneciam com valores elevados ao final do 1º dia de vida, sem considerado o limite de 65%.

Frente a esses dados, torna-se difícil encontrar um critério diagnóstico único e definitivo para policitemia neonatal. A leitura das diferentes definições não se afasta muito dos valores entre 65 e 70% que foram inicialmente descritos, na década de 1950, e que até agora aparecem como os valores mais utilizados, tanto em pesquisa como em prática clínica diária.

Embora o hematócrito seja universalmente utilizado para determinar a ocorrência da doença, alguns autores entendem que a viscosidade apresenta-se como um marcador mais confiável para estimar a isquemia orgânica e, portanto, para predizer o dano tecidual. Infelizmente a imensa maioria dos serviços de neonatologia não utiliza viscosímetro como método diagnóstico, embora a sua especificidade pareça ser melhor, pois pode-se encontrar uma série de RN com hematócrito abaixo de 65% com manifestações atribuíveis à hiperviscosidade.

Portanto, principalmente do ponto de vista de pesquisas clínicas, além da poliglobulia, o estudo da viscosidade sanguínea reveste-se de suma importância, notadamente para algumas populações em que a elevação de alguns componentes do plasma, em especial do fibrinogênio, ou a alteração das características de filtração, agregação e deformação dos eritrócitos podem alterar de forma significativa as condições reológicas do sangue e suas condições hemodinâmicas. Esses estados podem ocorrer nos RN com retardo de crescimento intrauterino, filhos de mãe diabética, especialmente quando submetidos à condição de hipóxia, em que se observa poliglobulia, aumento relativo da hemoglobina fetal e hiperfibrinogenemia, além de diminuição da deformação celular, enquanto na sepse podem ocorrer aumento da agregação da células vermelhas e diminuição da capacidade de filtração dos leucócitos.

Manifestações clínicas

Há grandes variações atinentes à incidência de manifestações clínicas da síndrome de policitemia e hiperviscosidade. Provavelmente essas diferenças devem ser atribuídas ao emprego de distintos critérios diagnósticos, assim como à aplicação de padrões diferenciados quanto à classificação dos casos nas categorias sintomáticos e assintomáticos.

A morbidade produzida pela policitemia está exaustivamente descrita nos últimos anos. Em muitas publicações têm sido descritas múltiplas manifestações clínicas anormais e alterações bioquímicas, como hipoglicemia, hipocalcemia e trombocitopenia. Os estudos não desenhados para avaliar frequência de sinais e sintomas associados mostram que a maioria dos RN é assintomática, ao passo que outros encontram mais de 50% de crianças com sintomas sugestivos da doença.

As manifestações clínicas descritas são extremamente polimórficas e incluem praticamente todos os órgãos e sistemas. Encontram-se em ordem decrescente de frequência: problemas alimentares; pletora; letargia; cianose; dificuldade respiratória; tremores; hipotonia; e sopro cardíaco. A falta de sintomas, todavia, é muito variável, modificando-se a prevalência de um autor para outro. Entre os achados laboratoriais, a hipoglicemia é o mais frequente, seguidos de hiperbilirrubinemia e trombocitopenia. A prevalência desses achados entre os pacientes também é variável e, em muitos pacientes, a única alteração encontrada é a elevação do hematócrito venoso.

É importante salientar, contudo, a dificuldade de análise da correlação entre a presença de sinais/sintomas e a doença. Parece não ser possível encontrar diferenças entre crianças normais e policitêmicas a partir de um único sinal clínico. A diferenciação, segundo alguns, só foi encontrada quando o recém-nascido apresentava dois ou mais sinais, cuja frequência foi, então, maior nos indivíduos doentes.

Os efeitos da elevação do hematócrito ao nível dos capilares sanguíneos têm propiciado especulações a respeito do papel das alterações de perfusão e insuficiência da microcirculação como fatores responsáveis pela morbidade associada ao quadro de policitemia neonatal, principalmente no que se correlaciona ao sistema nervoso central (SNC).

É preciso ainda esclarecer, baseando-se particularmente em estudos sobre fisiopatogenia, quais repercussões podem ocorrer em uma criança cuja única alteração é a elevação do hematócrito, pois comumente a policitemia acompanha outras condições clínicas anormais que, isoladamente, podem explicar uma série de sinais e sintomas também atribuíveis à patologia hematológica.

Tratamento

A técnica-padrão para a terapia da "síndrome de sangue espesso" tem sido, há muito tempo, a exsanguinotransfusão parcial com uso de plasma humano fresco congelado ou solução de albumina a 5% e, mais raramente, soluções cristaloides como solução salina isotônica ou solução de Ringer. Sem dúvida, essa técnica decresce substancialmente o hematócrito e a viscosidade, mas se trata de uma terapêutica agressiva, não isenta de uma série de riscos, com vários trabalhos questionando as suas consequências, mormente no que se refere ao desencadeamento de enterocolite necrosante, enquanto outros não mostraram qualquer tipo de complicação, especialmente em curto prazo.

O problema mais complexo prende-se à decisão de qual criança deve ser tratada, sobretudo no grupo de recém--nascidos assintomáticos ou que apresentam sintomas irrelevantes. Idealmente, o tratamento instituído tem como alvo o alívio dos sintomas agudos e a prevenção de sequelas tardias, especialmente do SNC. Infelizmente ainda não há dados seguros a respeito da aplicação do tratamento em indivíduos assintomáticos, ou dados que demonstrem que este grupo se beneficia dele, principalmente na prevenção e diminuição das complicações e sequelas neurológicas

Certos autores ponderam que nesses neonatos assintomáticos o tratamento deve ser individualizado e com base no nível do hematócrito, em geral > 70%, na precisão e certeza da condição clínica e na idade do recém-nascido. Porém as divergências em relação ao custo/benefício do procedimento ainda estão por ser melhor entendidas.

Prognóstico

O prognóstico dos RN com policitemia depende, pelo menos em parte, das consequências imediatas e tardias diretamente relacionadas com a causa primária da síndrome. O prognóstico em longo prazo pode ser dividido em dois grupos: os estudos de recém-nascidos, que foram identificados como policitêmicos em razão dos seus sintomas, revelam que aproximadamente 25% têm anormalidades neurológicas e evolutivas significantes; já aqueles identificados por triagem, em geral, têm muito menos sintomas e, provavelmente por isso, têm prognósticos diferentes.

É essencial assinalar também que o uso de exsanguino-transfusão não necessariamente modifica ou previne o dano neurológico e, até hoje, o consenso está longe de ser conseguido

Em linhas gerais, no entanto, acredita-se que o prognóstico possa ser modificado favoravelmente mediante medidas de prevenção que tendam a evitar as situações obstétricas que favoreçam a policitemia, bem como estabelecendo-se diagnóstico precoce e tratamento adequado e oportuno quando a síndrome estiver presente.

LEITURAS COMPLEMENTARES

Bada HS, Korones SB, Kolni HW et al. Partial plasma exchange transfusion improves cerebral hemodynamics in symptomatic neonatal polycythemia. Am J Med Sci. 1986;291:157.

Bada HS, Korones SB, Pourcyrous M et al. Asymptomatic syndrome of polycythemic hyperviscosity: Effect of partial plasma exchange transfusion. J Pediatr. 1992;120:579.

Black VD, Lubchenco LO. Neonatal polycythemia and hyperviscosity. Pediatr Clin North Am. 1982;29:1137.

Black VD, Rumack CM, Lubchenco LO, Koops BL. Gastrointestinal injury in polycythemic term infants. Pediatrics. 1985;76:225.

de Waal KA, Baerts W, Offringa M. Systematic review of the optimal fluid for dilutional exchange transfusion in neonatal polycythaemia. Arch Dis Child Fetal Neonatal Ed. 2006;91:F7.

Dempsey EM, Barrington K. Short and long term outcomes following partial exchange transfusion in the polycythaemic newborn: A systematic review. Arch Dis Child Fetal Neonatal Ed. 2006;91:F2.

Drew JH, Guaran RL, Grauer S, Hobbs JB. Cord whole blood hyperviscosity: Measurement, definition, incidence and clinical features. J Paediatr Child Health. 1991;27:363.

Ergenekon E, Hirfanoglu IM, Turan O et al. Partial exchange transfusion results in increased cerebral oxygenation and faster peripheral microcirculation in newborns with polycythemia. Acta Paediatr. 2011;100:1432.

Gross GP, Hathaway WE, McGaughey HR. Hyperviscosity in the neonate. J Pediatr. 1973;82:1004.

Hein HA, Lathrop SS. Partial exchange transfusion in term, polycythemic neonates: Absence of association with severe gastrointestinal injury. Pediatrics. 1987;80:75.

Kumar A, Ramji S. Effect of partial exchange transfusion in asymptomatic polycythemic LBW babies. Indian Pediatr. 2004;41:366.

Lowe GD. Rheological influences on thrombosis. Baillieres Best Pract Res Clin Haematol. 1999;12:435.

Maertzdorf WJ, Tangelder GJ, Slaaf DW, Blanco CE. Effects of partial plasma exchange transfusion on cerebral blood flow velocity in polycythaemic preterm, term and small for date newborn infants. Eur J Pediatr. 1989;148:774.

McDonald SJ, Middleton P, Dowswell T, Morris PS. Effect of timing of umbilical cord clamping of term infants on maternal and neonatal outcomes. Cochrane Database Syst Rev; 2013. p.CD004074.

Mimouni FB, Merlob P, Dollberg S et al. Neonatal polycythaemia: Critical review and a consensus statement of the Israeli Neonatology Association. Acta Paediatr. 2011;100:1290.

Ozek E, Soll R, Schimmel MS. Partial exchange transfusion to prevent neurodevelopmental disability in infants with polycythemia. Cochrane Database Syst Rev; 2010.

Ramamurthy RS, Berlanga M. Postnatal alteration in hematocrit and viscosity in normal and polycythemic infants. J Pediatr. 1987;110:929.

Ramamurthy RS, Brans YW. Neonatal polycythemia: I. Criteria for diagnosis and treatment. Pediatrics. 1981;68:168.

Rosenkrantz TS, Oh W. Cerebral blood flow velocity in infants with polycythemia and hyperviscosity: effects of partial exchange transfusion with Plasmanate. J Pediatr.1982;101:94.

Schimmel MS, Bromiker R, Soll RF. Neonatal polycythemia: Is partial exchange transfusion justified? Clin Perinatol. 2004;31:545.

Shohat M, Reisner SH, Mimouni F, Merlob P. Neonatal polycythemia: II. Definition related to time of sampling. Pediatrics. 1984;73:11.

Wiswell TE, Cornish JD, Northam RS. Neonatal polycythemia: Frequency of clinical manifestations and other associated findings. Pediatrics. 1986;78:26.

SEÇÃO VIII
Síndromes Ictéricas no Período Neonatal

Icterícia no Período Neonatal –
Metabolismo da Bilirrubina, Fisiopatogenia, Aspectos Clínicos e Repercussão

Cecília Maria Draque
Maria Fernanda Branco de Almeida

A icterícia é um dos sinais clínicos mais frequentes no período neonatal e corresponde à expressão clínica da hiperbilirrubinemia indireta e/ou direta. A hiperbilirrubinemia neonatal é definida como a concentração sérica de bilirrubina indireta (BI) maior do que 1,5 mg/dL ou de bilirrubina direta (BD) superior a 1 mg/dL, independentemente da bilirrubina total (BT). Na prática, 98% dos recém-nascidos apresentam níveis séricos de BI acima de 1 mg/dL durante a 1ª semana de vida.

A hiperbilirrubinemia indireta costuma se manifestar clinicamente quando atinge valores superiores a 5 mg/dL, que acomete cerca de 60% dos recém-nascidos a termo e 80% dos pré-termo na 1ª semana de vida, permanecendo por 30 dias ou mais em cerca de 20% dos lactentes em aleitamento materno.

Com base em estudos, estima-se que 1 a 8% dos recém-nascidos podem evoluir com hiperbilirrubinemia significante, considerada BT ≥ 17 mg/dL, possibilitando o aparecimento em 25 mil a 200 mil recém-nascidos ao ano no Brasil.

Na maioria das vezes, a icterícia reflete uma adaptação neonatal ao metabolismo da bilirrubina e é denominada "fisiológica". Por outras vezes, decorre de um processo patológico, podendo alcançar concentrações elevadas e ser lesiva ao cérebro, instalando-se o quadro de encefalopatia bilirrubínica aguda, que pode evoluir para óbito ou para encefalopatia bilirrubínica crônica (*kernicterus*). Em países desenvolvidos, o risco de *kernicterus* é de 1 em cada 17 recém-nascidos (RN) com BT > 25 mg/dL e de 1 em cada 7 casos que atingem BT > 30 mg/dL.

Este capítulo visa descrever os aspectos etiológicos, fisiopatológicos e clínicos relacionados à hiperbilirrubinemia indireta.

Metabolismo da bilirrubina

Várias são as limitações do metabolismo da bilirrubina que explicam a icterícia no período neonatal, como a sobrecarga de bilirrubina ao hepatócito e a menor capacidade de captação, conjugação e excreção hepática da bilirrubina.

A sobrecarga de bilirrubina ao hepatócito decorre da produção e da circulação êntero-hepática aumentadas de BI. O recém-nascido produz 2 a 3 vezes mais bilirrubina do que o adulto em virtude da menor vida média das hemácias, que é de 70 a 90 dias e da maior quantidade de hemoglobina. Uma vez que o catabolismo de 1 grama de hemoglobina fornece 34 mg de bilirrubina, a produção diária de bilirrubina no RN é de 8 a 10 mg/kg, sendo 75% derivados do catabolismo dos eritrócitos e 25% do heme livre, das proteínas hepáticas e da destruição de eritrócitos imaturos.

A circulação êntero-hepática elevada de bilirrubina decorre da escassa flora intestinal e da maior atividade da enzima betaglicorunidase na mucosa intestinal. Existe diminuição da conversão de mono e diglicuronídeos de bilirrubina em urobilinogênio em virtude da pequena quantidade de bactérias intestinais, tornando os glicuronídeos suscetíveis à desconjugação pela betaglicorunidase. Isso se reflete na entrada da bilirrubina não conjugada pela circulação êntero-hepática e na sobrecarga de bilirrubina ao hepatócito.

O recém-nascido apresenta captação hepática limitada de bilirrubina nos primeiros 3 a 4 dias devido à deficiência de ligandina, principal proteína carreadora da bilirrubina dentro do hepatócito. Além disso, a conjugação hepática deficiente decorre da atividade diminuída da glicuroniltransferase. Entre 17 e 30 semanas de gestação, a atividade dessa enzima hepática corresponde a 0,1% dos valores do adulto, atingindo 1% entre 30 e 40 semanas. Após o nascimento, aumenta de forma exponencial independentemente da idade gestacional e alcança níveis de adulto entre 6 e

14 semanas. A excreção hepática de bilirrubina também é limitada, ocorrendo contra o gradiente de concentração, uma vez que o nível biliar é muito superior ao citoplasmático no hepatócito. Assim, o recém-nascido apresenta várias limitações no metabolismo da bilirrubina que culminam com a fração indireta aumentada.

Hiperbilirrubinemia indireta "fisiológica"

Classicamente a hiperbilirrubinemia "fisiológica" é definida em RN de termo norte-americanos alimentados com fórmula láctea como um nível de BT sérica que aumenta após o nascimento, atinge seu pico médio ao redor de 6 mg/dL no 3º dia de vida e declina em 1 semana. Porém, valores médios de BT variam conforme a população estudada e o tipo de alimentação oferecida ao RN.

Além do nível médio, a concentração máxima de BT considerada "fisiológica" também é discutida na literatura. Pesquisas realizadas com RN norte-americanos saudáveis com peso ao nascer superior a 2.500 g e alimentados com fórmula láctea constataram que o valor excedeu 12,9 mg/dL em apenas 5 a 6% deles, tornando-se o valor 13 mg/dL o limite superior aceitável de "icterícia fisiológica". No entanto, os valores médio e máximo de BT têm sido atualmente reconsiderados, uma vez que na última década houve um grande aumento de recém-nascidos que recebem leite materno com possíveis repercussões no metabolismo da bilirrubina.

Em nosso meio, a história natural (Draque et al., 2011) da hiperbilirrubinemia foi verificada em 223 RN (46% brancos, 34% pardos e 20% negros) de termo saudáveis em aleitamento materno, que apresentaram média de BT transcutânea ao redor de 5,5 mg/dL entre o 3º e 5º dias de vida, com declínio até 3 mg/dL no 12º dia de vida. Enquanto o percentil 95 correspondeu à BT de 12 mg/dL entre o 3º e o 5º dias de vida e de 8,5 mg/dL no 12º dia de vida (Figura 94.1). Esses 223 RN de termo (37 a 41 semanas) caracterizaram-se por iniciar o aleitamento na sala de parto, permanecer em alojamento conjunto contínuo, mamar em livre demanda, ter perda máxima de peso de 5% em relação ao de nascimento entre o 2º e o 3º dias de vida e alta hospitalar entre 48 e 72 horas, além de recuperar o peso ao nascer, em média, no 5º dia de vida.

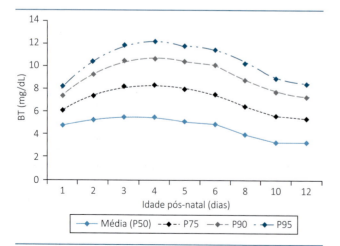

Figura 94.1. História natural da hiperbilirrubinemia (BT) em recém-nascidos de termo em aleitamento materno exclusivo.
Fonte: Adaptada de Draque et al., 2011.

Ressalta-se que a administração do leite materno de forma adequada acelera o tempo de trânsito intestinal e facilita a eliminação de mecônio com redução da circulação êntero-hepática da bilirrubina e diminuição de BI sérica. Além disso, a amamentação precoce e frequente promove oferta hídrica e calórica suficiente, diminui a perda de peso fisiológica e o tempo de recuperação do peso de nascimento.

Dessa maneira, a presença de icterícia antes de 24 a 36 horas de vida ou de valores de BT ≥ 12 mg/dL, independentemente da idade pós-natal, alerta para a investigação dos fatores de risco para desenvolvimento de hiperbilirrubinemia significante em RN de termo e a determinação da sua etiologia.

Fatores de risco epidemiológicos para hiperbilirrubinemia significante

Estudos epidemiológicos realizados de modo pioneiro na Califórnia evidenciaram que fatores epidemiológicos, populacionais, familiares e maternos interferem de forma consistente nos níveis de bilirrubina em RN de 35 semanas ou mais de idade gestacional (IG) (Quadro 94.1).

Pacientes asiáticos de termo e próximos ao termo apresentam uma chance de evoluir com BT ≥ 25 mg/dL, respectivamente, duas e três vezes maior quando comparados aos de cor branca, assim como estes têm o dobro do risco se comparados aos de raça/cor negra. Também a ocorrência de icterícia é mais frequente em determinadas famílias, pois o risco é cinco vezes maior de um RN evoluir com hiperbilirrubinemia significante, se existe irmão prévio com icterícia neonatal tratado com fototerapia. Esses fatores étnico-raciais e familiares decorrem do possível polimorfismo genético associado à atividade reduzida da glicuroniltransferase, com consequente diminuição da conjugação hepática.

Recém-nascidos de mães diabéticas insulinodependentes, considerados grandes para a idade gestacional ou com proporção peso/comprimento elevada, apresentam níveis mais altos de bilirrubina do que os controles, atribuídos à grande quantidade de hemácias fetais.

Além dos fatores populacionais e maternos, algumas condições neonatais têm sido implicadas na gênese da hiperbilirrubinemia indireta nas primeiras horas de vida: tempo de gestação; sexo; presença de traumas de parto; tempo de clampeamento de cordão umbilical; tipo de dieta; perda de peso; e tempo de permanência hospitalar.

Independentemente do peso ao nascer, os pacientes com IG de 35, 36, 37 e 38 semanas têm, respectivamente, dez, oito, seis e quatro vezes o risco de desenvolver BT ≥ 25 mg/dL quando comparados aos recém-nascidos de 40 semanas. Quanto menor for a idade gestacional, mais reduzida será a capacidade de conjugação hepática da bilirrubina e maior é a dificuldade na sucção e deglutição para manter uma oferta adequada de leite materno.

O sexo masculino tem sido associado consistentemente com níveis mais altos de BT em diversas investigações, embora seja desconhecido o motivo, ressaltando-se que, entre os casos de encefalopatia bilirrubínica norte-americano, 70% são do sexo masculino.

Os traumas de parto, céfalo-hematoma e equimoses, são três a quatro vezes mais frequentes nos pacientes com BT superior a 25 mg/dL do que naqueles inferiores a esse nível. Além dessas condições, deve-se lembrar que o clampeamento de cordão umbilical após 60 segundos do nascimento em recém-nascidos saudáveis também está associado à hiperbilirrubinemia com necessidade de tratamento.

Entre os fatores neonatais, aparecem os aspectos relacionados à prática do aleitamento materno, em especial a perda de peso e o tempo de permanência hospitalar, que podem interferir de forma significativa na bilirrubinemia. A denominada icterícia pelo aleitamento "inadequado" na 1ª semana de vida caracteriza-se por perda de peso no 3º dia de vida em relação ao peso de nascimento maior do que 7% nos neonatos em aleitamento materno. A explicação mais provável para a sua ocorrência é a ingestão inadequada de leite acarretando em aumento na circulação êntero-hepática de bilirrubina.

A icterícia pelo aleitamento materno "inadequado" também tem sido associada à alta hospitalar antes de 48 horas de vida. A maior parte dos recém-nascidos reinternados após a saída da maternidade está em aleitamento materno exclusivo, sendo problemas com a oferta láctea e a desidratação a principal causa da hiperbilirrubinemia. A explicação para tal achado se baseia no fato de que o tempo de internação hospitalar talvez afete a habilidade de a mãe assimilar e processar as informações que recebem quanto à amamentação e aos cuidados com o seu filho, desfavorecendo a prática adequada do aleitamento materno. A primeira publicação norte-americana sobre a notificação voluntária de 90 casos de encefalopatia bilirrubínica ocorridos na década de 1990 evidenciou que, dos 61 readmitidos na 1ª semana de vida, todos estavam em aleitamento materno e receberam alta hospitalar, em média, com 18 horas de vida. Em um terço destes, nenhuma causa para explicar a hiperbilirrubinemia foi encontrada, sendo comum a perda de peso superior a 10% e 15% em relação ao de nascimento, respectivamente, em 26% e 13% dos 61 neonatos.

Assim, os fatores epidemiológicos supracitados devem ser identificados logo após o nascimento, pois permitem detectar a possibilidade de desenvolvimento de hiperbilirrubinemia significante em RN próximo ao termo e de termo na 1ª semana de vida.

> **Quadro 94.1**
> Fatores epidemiológicos identificados logo após o nascimento de risco para hiperbilirrubinemia significante em recém-nascidos ≥ 35 semanas de gestação.
>
> - Icterícia nas primeiras 24 a 36 horas de vida (especial atenção para incompatibilidade materno-fetal Rh e/ou ABO)
> - IG de 35, 36 e 37 semanas (independentemente do peso ao nascer)
> - Aleitamento materno com dificuldade ou perda de peso > 7% em relação ao peso de nascimento
> - Irmão com icterícia neonatal tratado com fototerapia
> - Presença de céfalo-hematoma ou de equimoses
> - Clampeamento de cordão umbilical 60 segundos após o nascimento
> - Ascendência asiática
> - Mãe diabética
> - Sexo masculino

Fonte: Desenvolvido pela autoria.

Etiopatogenia e aspectos clínicos da hiperbilirrubinemia indireta

As causas de hiperbilirrubinemia indireta são descritas de acordo com as fases do metabolismo da bilirrubina neonatal e, do ponto de vista didático, compreendem aquelas decorrentes de sobrecarga de bilirrubina ao hepatócito ou de conjugação hepática deficiente (Quadro 94.2).

> **Quadro 94.2**
> Etiologia da hiperbilirrubinemia indireta no período neonatal.
>
> **Sobrecarga de bilirrubina ao hepatócito**
> Doenças hemolíticas
> - Hereditárias:
>   - Imunes: incompatibilidade Rh (antígeno D), ABO ou antígenos irregulares (c, e, E, Kell, outros)
>   - Enzimáticas: deficiência de G-6-PD, piruvato-quinase, hexoquinase
>   - Membrana eritrocitária: esferocitose, eliptocitose
>   - Hemoglobinopatias: alfatalassemia
> - **Adquiridas:** infecções bacterianas (sepse, infecção urinária) ou virais
>   - Coleções sanguíneas extravasculares
>   - Céfalo-hematoma, hematomas, equimoses
>   - Hemorragia intracraniana, pulmonar, gastrointestinal
>   - Policitemia
>   - Recém-nascido pequeno para a idade gestacional
>   - Recém-nascido de mãe diabética
>   - Transfusão feto-fetal ou materno-fetal
>   - Clampeamento após 60 segundos ou ordenha de cordão umbilical
>   - Circulação êntero-hepática aumentada de bilirrubina
>   - Anomalias gastrointestinais: obstrução, estenose hipertrófica do piloro
>   - Jejum oral ou baixa oferta enteral
>   - Icterícia por "oferta inadequada" de leite materno
> - **Deficiência ou inibição da conjugação de bilirrubina**
>   - Hipotireoidismo congênito
>   - Síndrome da icterícia pelo leite materno
>   - Síndrome de Gilbert
>   - Síndrome de Crigler-Najjar tipos 1 e 2

Fonte: Desenvolvido pela autoria.

As **doenças hemolíticas imunes** incluem a incompatibilidade sanguínea materno-fetal quanto ao fator Rh, ao sistema ABO e aos antígenos irregulares. Na **doença hemolítica por incompatibilidade Rh** (antígeno D), a hemólise perinatal ocorre quando as hemácias fetais e/ou neonatais, portadoras do antígeno D ou D fraco, são destruídas por anticorpos maternos IgG anti-D. A gravidade do acometimento fetal é progressiva nas gestações subsequentes. Em 25% dos pacientes, ocorre hemólise leve, com hiperbilirrubinemia mínima e anemia acentuada entre 1 e 3 meses de idade. Em 50% dos casos desenvolvem-se anemia, hepatoesplenomegalia e hiperbilirrubinemia precoce, com grande possibilidade do desenvolvimento de encefalopatia bilirrubínica entre 2º e 3º dias de vida. A forma grave é caracterizada pela presença de hidropsia fetal com hiperbilirrubinemia.

O diagnóstico materno compreende a ausência do antígeno D eritrocitário e a presença de anticorpos séricos anti-D detectados no teste de Coombs indireto. Recomenda-se a coleta de sangue de cordão de todos os RN de mãe Rh negativo para a realização da tipagem sanguínea (ABO, D e D fraco) e do Coombs direto. Este, quando positivo, permite afirmar que as hemácias estão recobertas com anticorpos maternos. Além disso, no sangue de cordão determina-se a BT com as frações, a hemoglobina e o hematócrito, além da contagem de reticulócitos e eritroblastos. Valores de bilirrubina acima de 4 mg/dL e/ou de hemoglobina inferior a 12 g/dL em cordão umbilical associam-se à gravidade da doença hemolítica perinatal. A contagem de reticulócitos pode ser tão elevada quanto 30 a 40%.

O exame físico ao nascimento e a evolução clínica no decorrer das primeiras horas de vida são imprescindíveis para a determinação de uma das três formas da doença. De acordo com o quadro clínico, dosa-se a BT e o hematócrito a cada 6 ou 8 horas até 36 horas de vida, a fim de se calcular a velocidade de hemólise, ou seja, o aumento de bilirrubina em mg/dL/h. Valores acima de 0,5 a 1 mg/dL/h denotam gravidade e permitem estabelecer a terapêutica.

A **doença hemolítica por incompatibilidade ABO** é limitada a RN tipo A ou B de mães tipo O e pode ocorrer na primeira gestação. O diagnóstico compreende a evolução clínica e a investigação laboratorial, sendo o quadro clínico variável. A principal manifestação é a icterícia que aparece nas primeiras 24 a 36 horas de vida, evoluindo de forma errática e persistindo por 2 semanas. Muitas vezes, o valor sérico de BI pode alcançar 20 mg/dL, já entre o 3º e o 5º dias de vida, podendo ser diagnosticada a encefalopatia após a alta hospitalar.

A comprovação da doença é difícil, sendo a suspeita realizada com base na evolução do quadro clínico. Os níveis de hemoglobina e hematócrito podem ser discretamente diminuídos com a presença de esferócitos e reticulócitos entre 10 e 30% no sangue periférico acompanhada de policromasia. O Coombs direto pode ser positivo em apenas 20 a 40% dos casos, porém a positividade não se associa à hemólise grave. A pesquisa de anticorpos anti-A ou B no soro materno é desnecessária, pois estes são naturalmente adquiridos. A detecção de anticorpos anti-A ou anti-B no sangue de cordão ou do RN (teste do eluato) apenas denota que existem anticorpos acoplados às hemácias, não tendo associação com a gravidade da doença. Porém a negatividade do teste do eluato significa que não existem anticorpos anti-A ou anti-B ligados ao eritrócito do recém-nascido. Os principais diagnósticos diferenciais incluem a doença hemolítica por incompatibilidade Rh (antígeno D) ou por antígenos eritrocitários irregulares, deficiência de glicose-6-fosfato-desidrogenase e microesferocitose, entre outras causas.

A **doença hemolítica por antígenos eritrocitários irregulares** do sistema Rh (*c, C, e, E, cc, Ce*) e outros pertencentes aos sistemas Kell (*K, k*) Duffy (*Fya*), Kidd (*Jkª, Jkᵇ*), e MNSs (*M, N, S, s*) também podem ocasionar hemólise grave. Mulheres que não apresentam determinado antígeno eritrocitário, quando recebem alguma transfusão de sangue, podem apresentar a resposta primária e produzir imunoglobulina G para esse antígeno. Ao engravidarem, se o concepto tem esse mesmo antígeno em sua hemácia e existe a passagem de anticorpos específicos através da placenta, ocorre a hemólise fetal. Entre os antígenos do sistema Rh, a imunização aos antígenos *E* e *c* ocorre mais frequentemente após a sensibilização ao antígeno D.

O quadro clínico do RN engloba as formas anêmica, ictérica e hidrópica semelhante à doença hemolítica pelo antígeno D do sistema Rh. O diagnóstico pode ser realizado durante o pré-natal. Mulheres multigestas ou que tenham recebido alguma transfusão sanguínea anterior à gestação devem ser pesquisadas quanto à tipagem sanguínea ABO e Rh (antígeno D) e à presença e titulação sérica de anticorpos antiantígenos irregulares realizada por meio do Coombs indireto específico. Ao nascimento, além da tipagem sanguínea em cordão, realiza-se o Coombs direto. Deve-se suspeitar da doença quando não existe incompatibilidade materno-fetal ABO ou Rh (antígeno D) e o sangue do RN apresenta Coombs direto positivo. Reticulocitose e aumento de eritroblastos também podem ser encontrados no esfregaço dos eritrócitos.

As doenças hemolíticas enzimáticas incluem a **deficiência de glicose-6-fosfato-desidrogenase (G-6-PD)**, piruvatoquinase e hexoquinase. Entre estas, a mais importante e frequente é a deficiência de G-6-PD, que é uma doença genética associada ao cromossomo X e pode afetar indivíduos dos dois sexos, devendo ser pesquisada em todo RN que apresenta uma icterícia não fisiológica. No período neonatal existem duas formas da doença: a hemolítica aguda com rápida ascensão da BI desencadeada por agentes oxidantes (quemicetina, sulfas, anti-inflamatórios, antimaláricos, sulfonamidas, sulfonas, analgésicos, anti-helmínticos, vitamina K sintética, pós-mentolados, além de fava e naftalina, entre outros) e a hemolítica leve associada ao polimorfismo genético com expressão reduzida da glicuroniltransferase e conjugação limitada da bilirrubina, sem a presença de anemia. Provavelmente, há a interação de dois genes: o que impede uma função normal da enzima eritrocitária e o que impede a conjugação hepática adequada através da glicuroniltransferase – variante UGT1A1(TA)7.

A icterícia ocorre após as 24 horas de vida e pode intensificar-se no decorrer das 1ª e 2ª semana de vida, desencadeando o quadro clínico de encefalopatia bilirrubínica. Estima-se que a deficiência pode atingir até 7% da população brasileira, sendo o diagnóstico realizado mediante triagem neonatal realizada em papel de filtro ou da dosagem sanguínea de G-6-PD. Formas jovens de hemácias G-6-PD deficientes podem apresentar atividade adequada e acompanhar-se de reticulocitose, resultando em dosagem falsamente normal da G-6-PD.

Na **esferocitose**, uma doença hereditária de membrana eritrocitária, cerca de 50% dos casos apresentam hemólise com anemia e icterícia, acompanhadas de reticulocitose e esferocitose em sangue periférico com prova da fragilidade osmótica alterada. Entre as hemoglobinopatias, a alfa-talassemia está associada à anemia grave com hidropsia fetal, e a betatalassemia e a anemia falciforme não têm expressão clínica no período neonatal. Além dessas, algumas doenças adquiridas, como **infecções pré ou pós-natais** causadas por vírus, bactérias ou protozoários, também podem ocasionar hemólise. Essas infecções podem apresentar aumento de BI e BD.

As causas que levam à sobrecarga de bilirrubina ao hepatócito e ocasionam icterícia prolongada compreendem as **coleções sanguíneas extravasculares:** hemorragia intracraniana, pulmonar ou gastrointestinal; o céfalo-hematoma;

os hematomas e as equimoses; e o sangue deglutido. A **policitemia** presente em recém-nascidos pequenos para a idade gestacional, filhos de mãe diabética, transfusão feto-fetal, transfusão materno-fetal, **clampeamento do cordão após 60 segundos** do nascimento ou a **ordenha de cordão** também resultam na hiperbilirrubinemia indireta.

Além das supracitadas, as condições a seguir **aumentam a circulação êntero-hepática de bilirrubina** e sobrecarregam o hepatócito: malformações do trato gastrointestinal como obstrução, estenose hipertrófica do piloro; jejum oral ou baixa oferta láctea enteral. Nesse caso, como previamente citado, encontra-se a entidade denominada icterícia pelo aleitamento materno "inadequado", quando as mães referem dificuldades na amamentação e seus RN apresentam número reduzido de mamadas, diminuição na eliminação de mecônio, perda de peso e icterícia intensa na 1ª semana de vida, podendo alcançar valores elevados de BT com o desenvolvimento de encefalopatia bilirrubínica.

Outro grupo de causas de icterícia, porém eventuais, pode decorrer da **deficiência ou inibição da conjugação hepática de bilirrubina**, tanto hereditária quanto adquirida. A deficiência congênita de glicuroniltransferase apresenta duas formas clínicas: a **síndrome de Crigler-Najjar I e II**. A primeira é rara, autossômica recessiva com ausência completa da atividade da enzima e manifesta-se nos primeiros dias com BI de 25 a 35 mg/dL, ocorrendo com frequência a encefalopatia bilirrubínica. A tipo II é autossômica dominante, com presença mínima de glicuroniltransferase.

A atividade da glicuroniltransferase também está diminuída nos pacientes com **hipotiroidismo congênito**, podendo assim permanecer por semanas ou meses. A icterícia prolongada pode ser o único sinal do hipotiroidismo congênito. O diagnóstico é confirmado mediante dosagem sanguínea diminuída de tiroxina (T4) e elevada de hormônio estimulante da tireoide (TSH), que é realizada no exame rotineiro de triagem neonatal em papel de filtro (exame do pezinho).

Adicionalmente, existe a **síndrome da icterícia pelo leite materno**, que é aparente desde a 1ª semana de vida com persistência por 2 a 3 semanas, chegando até 3 meses. Estudo recente (Maisels et al., 2014) mostrou que 43% dos RN em aleitamento materno predominante apresentam valores de BT transcutânea > 5 mg/dL com 21 dias, estando 34% deles ainda clinicamente ictéricos. Com 28 dias, a BT transcutânea ainda era superior a 5 mg/dL em 34% dos pacientes com icterícia em 21% deles. Nessa síndrome, chamam atenção o bom estado geral do RN e o ganho adequado de peso, sendo várias hipóteses levantadas para explicar essa condição: presença de um metabólito da progesterona no leite materno que é um potente inibidor da glicuroniltransferase *in vitro*; concentrações aumentadas de ácidos graxos não esterificados no leite materno responsáveis pela inibição da atividade da glicuroniltransferase *in vitro*; atividade elevada da betaglicuronidase no leite com aumento da oferta de bilirrubina na circulação êntero-hepática; e, mais recentemente, presença da mutação no gene UGT1A1, que determina a estrutura da enzima uridina difosfato glicuroniltransferase, responsável pela conjugação da bilirrubina. O diagnóstico é feito por exclusão após afastar causas patológicas de aumento de BI.

Com relação à etiopatogenia, consideração especial deve ser dirigida aos **RN pré-termo com IG ≤ 34 semanas**, pois praticamente todos apresentam hiperbilirrubinemia indireta na 1ª semana de vida, sendo mais intensa e tardia do que a icterícia do RN de termo, com concentrações de BT entre 10 e 12 mg/dL no 5º dia, podendo não atingir valores normais até o final do 1º mês. Entre as causas de hemólise, a doença materno-fetal pelo antígeno D (Rh) é a mais frequente em nosso meio, em virtude de interrupção da gravidez pelo sofrimento fetal em consequência da anemia intensa não controlada. Uma das causas frequentes compreende os extravasamentos sanguíneos nesse grupo, seja por hematomas extensos em membros decorrentes de parto traumático ou por hemorragia intraperiventricular, que é diagnosticada à ultrassonografia transfontanelar. Outra causa importante é o jejum prolongado que favorece a absorção da bilirrubina em nível intestinal e seu maior aporte para a circulação sanguínea.

Assim, constata-se que a hiperbilirrubinemia indireta neonatal decorre de diversos processos etiológicos, e que a investigação deve incluir exames realizados rotineiramente em bancos de sangue e laboratórios clínicos (Quadro 94.3).

Quadro 94.3
Exames laboratoriais para investigar a etiologia da hiperbilirrubinemia indireta no recém-nascido.

- Bilirrubina total e frações indireta e direta
- Hemoglobina e hematócrito com morfologia de hemácias, reticulócitos e esferócitos
- Tipo sanguíneo da mãe e recém-nascido para sistemas ABO e Rh (antígeno D)
- Coombs direto no sangue de cordão ou do recém-nascido
- Pesquisa de anticorpos anti-D (Coombs indireto) se mãe Rh (D) negativo
- Pesquisa de anticorpos maternos para antígenos irregulares (anti-c, anti-e, anti-E, anti-Kell, outros) se mãe multigesta/transfusão sanguínea anterior e recém-nascido com Coombs direto positivo
- Dosagem sanguínea quantitativa de glicose-6-fosfato desidrogenase (G-6-PD)
- Dosagem sanguínea de hormônio tireoidiano e TSH (exame do pezinho)
- Ultrassonografia cerebral em recém-nascido pré-termo

Fonte: Desenvolvido pela autoria.

Acompanhamento clínico-laboratorial de recém-nascidos com IG ≥ 35 semanas

A icterícia por hiperbilirrubinemia indireta apresenta progressão cefalocaudal. Em RN de termo saudáveis, a constatação de icterícia somente na face (zona 1 de Kramer) está associada a valores de BI que variam de 4 a 8 mg/dL, enquanto a presença de icterícia desde a cabeça até o umbigo (zona 2) corresponde a valores desde 5 até 12 mg/dL. Já pacientes de termo com icterícia até os joelhos (zona 3) podem apresentar BI superior a 15 mg/dL. A ampla variabilidade de valores encontrada em cada zona demonstra que não existe boa concordância entre a avaliação clínica da icterícia por médicos e/ou enfermeiros e valores de BI sérica. A visualização da icterícia depende da experiência do profissional, da pigmentação da pele do recém-nascido e da luminosidade, sendo subestimada em peles pigmentadas e em ambientes muito claros, e prejudicada em locais com pouca luz.

Apenas a estimativa clínica não é suficiente para detectar os pacientes com BI ≥ 12 mg/dL, recomendando-se a dosagem rotineira da bilirrubina sérica ou transcutânea quando os pacientes apresentaram icterícia ≥ zona 2.

A determinação adequada da bilirrubina sérica depende de instrumentos laboratoriais que sejam constantemente calibrados com soro humano enriquecido com bilirrubina não conjugada próximo a 25 mg/dL. A amostra de sangue coletado deve permanecer em frasco ou capilar envolto em papel alumínio para evitar o contato com a luz e a degradação da bilirrubina.

A disponibilidade de micrométodo permite fazer a análise com 50 microlitros de sangue, em capilar heparinizado. Por meio de centrífuga de micro-hematócrito, separa-se o plasma (5 minutos) e, então, é feita a leitura do hematócrito e, a seguir, a medição da coloração do plasma em bilirrubinômetro, com determinação da BT. No RN pré-termo, a BT deve ser colhida por micrométodo para evitar a anemia espoliativa.

A avaliação da bilirrubina transcutânea é realizada de preferência no esterno. Atualmente estão disponíveis no mercado nacional os equipamentos importados BiliCheck® (Philips) e JM-103® (Dräger). Esses instrumentos apresentam coeficiente elevado de correlação (0,80 a 0,85) com a BT sérica até valores de 13 a 15 mg/dL em RN com IG > 35 semanas, independentemente da coloração da pele, sendo úteis para triagem. Ressalta-se que valores iguais ou maiores que 13 mg/dL devem ser confirmados pela mensuração sérica de BT.

Nos RN pré-termo, o coeficiente de correlação da bilirrubina transcutânea com a sérica (0,70) é inferior ao encontrado nos estudos com RN de termo e pré-termo tardio e não existe um consenso quanto ao melhor local de aferição da bilirrubina transcutânea. Por essas razões, esse método não é rotineiramente utilizado na prática clínica em RN de muito baixo peso.

Como nas duas primeiras semanas de vida, os níveis de BT refletem os valores da bilirrubina indireta, a evolução e o tratamento da icterícia podem ser realizados por meio da dosagem seriada da BT, sendo a fração direta determinada se houver suspeita de colestase neonatal.

A concentração de BT tem sido utilizada para prever o desenvolvimento de valores elevados de BT na 1ª semana de vida. O nomograma mais utilizado é o de Bhutani et al. (Figura 94.2) com base nos percentis (P) 40, 75 e 95 da primeira BT sérica obtida entre 18 e 72 horas de vida de 13 mil RN norte-americanos com IG de 35 semanas ou mais e peso ao nascer superior a 2.000 g. Pelo nomograma, o paciente é classificado de acordo com o risco de hiperbilirrubinemia significante, aqui considerada como BT > 17,5 mg/dL. RN com BT > percentil 95 apresentam risco de 40% de atingirem esse valor, enquanto aqueles entre os percentis 75 e 95, o risco é de 13%. Já nos pacientes entre percentis 40 e 75, o risco cai para 2% e naqueles abaixo do percentil 40, o risco é praticamente inexistente. Ressalta-se que esse nomograma não representa a história natural da hiperbilirrubinemia neonatal.

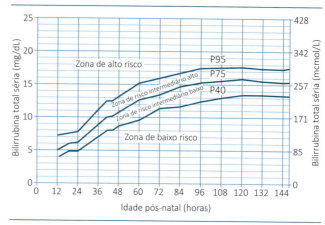

Figura 94.2. Nomograma com percentis 40, 75 e 95 de bilirrubinemia sérica total, segundo a idade pós-natal em horas, em RN ≥ 35 semanas e peso ao nascer ≥ 2.000 g.
Fonte: Bhutani et al., 1999.

Assim, desde o nascimento e no decorrer da internação em todos os RN com IG > 35 semanas, recomenda-se a conduta a seguir (Figura 94.3).

- Avaliar os fatores epidemiológicos de risco para hiperbilirrubinemia (Tabela 94.1).
- Examinar o RN a cada 8 a 12 horas para detectar a icterícia.
- Se a icterícia é visualizada antes de 24 a 36 horas, determinar a BT e identificar o risco de hiperbilirrubinemia significante (Figura 94.2), e considerar o uso de fototerapia.
- 36 horas após o nascimento, se a icterícia atingir o umbigo ou mais, determinar a BT para identificar o risco de hiperbilirrubinemia significante **e**:
  - considerar o uso de fototerapia se BT > percentil 95;
  - continuar a internação e observar a evolução da icterícia se risco intermediário superior (entre percentis 75 e 95); determinar a BT a cada 12 a 24 horas e considerar o uso de fototerapia;
  - alta hospitalar se nível de risco intermediário inferior ou mínimo (abaixo do percentil 75) e retorno ambulatorial em 48 a 72 horas.
- Após 48 horas de vida, se RN sem icterícia, ou icterícia somente em face, e em condições clínicas adequadas, agendar retorno ambulatorial para 72 horas após a alta hospitalar.

Sempre que houver fatores de risco epidemiológicos e/ou laboratoriais para hiperbilirrubinemia significante, deve-se ponderar o risco e o benefício da alta hospitalar, tendo como principal objetivo evitar a reinternação em decorrência da progressão da icterícia.

O pediatra deve realizar a primeira consulta após a saída da maternidade, no máximo, até o 5º dia de vida, para avaliação das condições de amamentação, além da icterícia e outras possíveis intercorrências.

Acompanhamento clinicolaboratorial de recém-nascidos com IG ≤ 34 semanas

Recém-nascidos pré-termo em cuidados intensivos podem apresentar a associação de fatores facilitadores da

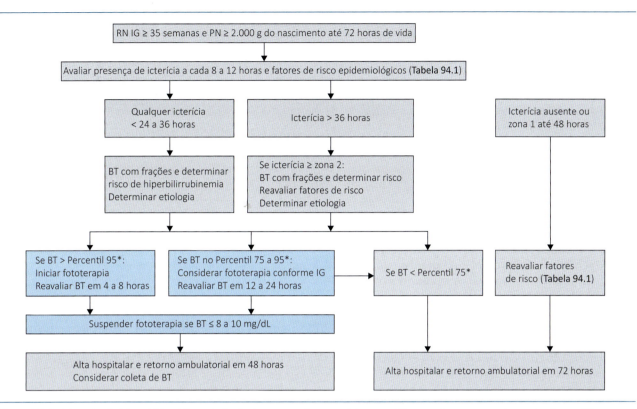

Figura 94.3. Manejo da hiperbilirrubinemia indireta em recém-nascido com 35 ou mais semanas de gestação na 1ª semana de vida.
Fonte: Brasil, Ministério da Saúde, 2011.

impregnação bilirrubínica em nível cerebral, que incluem asfixia, instabilidade na temperatura, sepse, acidose e hipoalbuminemia < 2,5 g/dL (Quadro 94.4).

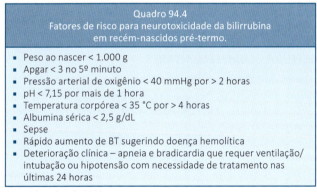

Fonte: Bhutani et al., 2016.

A prevalência da disfunção neurológica induzida pela bilirrubina nos sobreviventes com as novas práticas neonatais é desconhecida, assim como o valor de BT que culmina nessa condição. Estudo retrospectivo multicêntrico (Oh et al., 2003) de seguimento aos 22 meses em uma coorte de 2.575 RN de extremo baixo peso ao nascer (< 1.000 g) encontrou associação entre pico de BT (5 a 12 mg/dL) e morte ou alteração de desenvolvimento neurológico e deficiência auditiva. Em outro estudo holandês (Govaert et al., 2003), cinco prematuros doentes (25 a 29 semanas) com um pico de BT entre 8,7 e 11,9 mg/dL apresentaram alterações clássicas de *kernicterus* na ressonância magnética.

Existe discussão na literatura de como avaliar o risco da hiperbilirrubinemia na lesão neuronal no prematuro. Isso porque os quadro clínico, laboratorial e de imagem não são totalmente compreendidos, sendo a encefalopatia bilirrubínica subdiagnosticada. Assim, no RN pré-termo, em especial os de muito baixo peso, a prevenção e o tratamento da hiperbilirrubinemia indireta dependem da avaliação periódica da BT, que, de preferência, deve ser feita com micrométodo para evitar a anemia espoliativa. O tempo ideal para a primeira determinação não está bem estabelecido, recomendando-se, em geral, entre as primeiras 12 e 24 horas de vida, seguindo-se a avaliação a cada 12 a 24 horas até a estabilidade da bilirrubina.

Repercussões da encefalopatia bilirrubínica

A repercussão mais devastadora da hiperbilirrubinemia neonatal é a evolução para o óbito. No Brasil, entre 2007 e 2017, a icterícia e/ou doença hemolítica ou *kernicterus* foram notificadas como causa básica em cerca de 2.200 óbitos infantis (Tabela 94.1). Dos 137 óbitos ocorridos no ano de 2017, 72% deles foram nas regiões Norte e Nordeste e 75% dos óbitos aconteceram até o 6º dia de vida. Ressalta-se que para cada RN que evolui a óbito, vários sobrevivem com as sequelas neurológicas, desconhecendo-se a real magnitude desse problema em nosso país.

SEÇÃO VIII – SÍNDROMES ICTÉRICAS NO PERÍODO NEONATAL

Tabela 94.1. Óbitos infantis entre 2007 e 2017 – Brasil. Categoria CID-10 (OMS): P55, P56, P57, P58 e P59.

	2007	2008	2009	2010	2011	2012	2013	2014	2015	2016	2017*	Total
Doença hemolítica feto e RN	66	60	70	61	67	64	48	63	46	58	38	641
Hidrópico por hemólise	22	21	22	14	–	25	23	12	20	29	16	204
Kernicterus	53	54	56	45	47	33	36	48	36	34	28	470
Outra hemólise	39	38	38	31	28	23	21	24	35	24	17	318
Icterícia de outras causas	58	65	53	47	56	60	38	45	48	44	38	552
Total	238	238	239	198	198	205	166	192	185	189	137	2.185

* Dados preliminares.
Fonte: Brasil, Ministério da Saúde, 2018.

Na fase aguda, a encefalopatia bilirrubínica pode ser reversível se tratada agressivamente, sendo considerada uma situação de "emergência médica" na assistência neonatal. Os RN de termo ictéricos com a doença neurológica evoluem inicialmente com hipotonia e sucção débil progredindo para irritabilidade, hipertonia, opistótono, olhar em sol poente, hipertermia, convulsões e choro agudo. Nessa fase, 70% dos pacientes podem evoluir para óbito em consequência de parada respiratória. Ao progredir para a encefalopatia bilirrubínica crônica ou *kernicterus,* apresentam, em período variável, movimentos atetoides ou distônicos, alteração no processo auditivo, alterações oculomotoras, displasia do esmalte dentário e até hipotonia e ataxia decorrentes de envolvimento cerebelar.

A bilirrubina enseja lesão neuronal pelos mecanismos de apoptose e necrose e afeta o metabolismo energético mitocondrial. A neurotoxicidade da bilirrubina é altamente seletiva e atinge neurônios do sistema nervoso central (SNC), sendo as alterações de movimento, distonia e atetose resultantes das lesões dos gânglios da base (globo pálido e núcleo subtalâmico) e do cerebelo. Lesões do núcleo do tronco cerebral ocasionam prejuízo na função auditiva, vestibular e oculomotora, além da hipotonia.

Como a sistema auditivo é muito sensível à neurotoxicidade bilirrubínica, o potencial evocado auditivo de tronco cerebral (BERA) é considerado um método objetivo para detectar a disfunção ocasionada pela bilirrubina na fase aguda. As primeiras alterações aparecem no intervalo entre as ondas I-III e I-V e, conforme a doença progride, as ondas III e V desaparecem e, finalmente, também a onda I.

Outro exame que pode ser realizado na fase aguda é a ressonância magnética que, após poucos dias do pico de bilirrubina, revela sinal anormal bilateral nas subdivisões dos gânglios da base, globo pálido e núcleo subtalâmico. Imagens de tomografia computadorizada e de ultrassonografia cerebral são geralmente normais.

Na fase crônica, pode haver melhora do BERA, mas sem retorno à normalização do sistema auditivo. O aparecimento de globo pálido anormal com ou sem alteração subtalâmica é quase patognomônico de *kernicterus* à ressonância magnética.

Considerações finais

A encefalopia bilirrubínica é uma doença prevenível e sua prevenção engloba várias intervenções desde a assistência pré-natal às gestantes de Rh (D) negativo até o acompanhamento da icterícia neonatal após a alta hospitalar.

Com relação aos RN com IG ≥ 35 semanas, reforçamos que as ações médicas consistem em:

- Avaliar o risco epidemiológico de o RN evoluir com níveis de BT elevados.
- Promover apoio, assistência e supervisão contínua ao aleitamento materno desde o nascimento, durante a internação e após a alta hospitalar no 1º mês de vida.
- Orientar os pais e profissionais de saúde quanto ao manejo da icterícia neonatal com elaboração de folhetos, entre outros.
- Realizar a alta hospitalar somente após 48 horas de vida e o retorno ambulatorial em 48 a 72 horas para acompanhamento da icterícia, aleitamento materno, entre outras intercorrências.

No âmbito da vigilância municipal, estadual e nacional, é necessário monitorar as maternidades quanto ao retorno ambulatorial na 1ª semana de vida dos RN com icterícia neonatal e instituir a notificação da hiperbilirrubinemia grave e sua evolução, com a finalidade de promover políticas públicas para prevenir as sequelas da encefalopatia bilirrubínica.

LEITURAS COMPLEMENTARES

Almeida MF, Draque CM. Síndrome ictérica no recém-nascido: Diagnóstico diferencial. In: Procianoy RS, Leone CR (org.). Sociedade Brasileira de Pediatria. PRORN. Porto Alegre: Artmed/Panamericana; 2004. p.43-77.

Almeida MF, Draque CM. Sociedade Brasileira de Pediatria [homepage on the Internet]. Icterícia no recém-nascido com idade gestacional ≥ 35 semanas. [Citado 2018 Dec 17]. Disponível em: http://www.sbp.com.br/fileadmin/user_upload/2015/02/Ictericia_sem-DeptoNeoSBP--11nov12.pdf.

Almeida MF, Nader PJH, Draque CM. Icterícia neonatal. In: Campos Jr D, Burns DAR, Lopez FA (ed.). Tratado de Pediatria. 3rd ed. São Paulo: Manole; 2014. p.1515-26.

American Academy of Pediatrics. Subcommittee on hyperbilirubinemia. Management of hyperbilirubinemia in the newborn infant 35 or more weeks of gestation. Pediatrics. 2004;114:297-316.

Bhutani VK, Johnson L, Sivieri EM. Predictive ability of a predischarge hour-specific serum bilirubin for subsequent significant hyperbilirubinemia in healthy-term and near-term newborns. Pediatrics. 1999;103:6-14.

Bhutani VK, Johnson L. Kernicterus in the 21st century: Frequently asked questions. J Perinatol. 2009;(Suppl 1):S20-4.

Bhutani VK, Johnson LH, Maisels MJ, Newman TB, Phibbs C, Stark AR et al. Kernicterus: Epidemiological strategies for its prevention through systems-based approaches. J Perinatol. 2004;24:650-62.

Bhutani VK, Wong RJ, Stevenson DK. Hyperbilirubinemia in preterm neonates. Clin Perinatol. 2016;43:215-32.

Brasil. Ministério da Saúde. DATASUS [homepage on the Internet]. Informações de Saúde. Estatísticas Vitais. Mortalidade e Nascidos Vivos: Nascidos vivos desde 1994 [Citado 2018 Dec 16]. Disponível em: http://tabnet.datasus.gov.br/cgi/deftohtm.exe?sinasc/cnv/nvuf.def.

Brasil. Ministério da Saúde. Icterícia. Atenção à saúde do recém-nascido: Guia para os profissionais de saúde. Brasília: Ministério da Saúde. 2011;1:59-77.

Costa HPF. Sociedade Brasileira de Pediatria [homepage on the Internet]. Tempo de permanência hospitalar do recém-nascido a termo saudável. [Citado 2018 Dec 16]. Disponível em: http://www.sbp.com.br/pdfs/doc_tempo-permanencia_rn.pdf.

De Carvalho M et al. Frequency of breastfeeding and serum bilirubin concentration. Am J Dis Child. 1982;136:737-8.

Draque CM, Almeida MFB. Análise crítica das características da icterícia no recém-nascido pré-termo e seu tratamento. In: Procianoy RS, Leone CR (org.). Sociedade Brasileira de Pediatria. PRORN. Porto Alegre: Artmed/Panamericana; 2017. p.61-85.

Draque CM, Sañudo A, de Araujo Peres C, de Almeida MF. Transcutaneous bilirubin in exclusively breastfed healthy term newborns up to 12 days of life. Pediatrics. 2011;128:e565-71.

Govaert P, Lequin M, Swarte R, Robben S, De Coo R, Weisglas-Kuperus N, De Rijke Y, Sinaasappel M, Barkovich J. Changes in globus pallidus with (pre)term kernicterus. Pediatrics. 2003;112(6 Pt 1):1256-63.

Johnson L, Brown AK. A pilot registry for acute and chronic kernicterus in term and near-term infants. Pediatrics. 1999;104(Suppl):736-9.

Kramer LI. Advancement of dermal icterus in the jaundiced newborn. Am J Dis Child. 1969;118:454-8.

Le Pichon JB, Riordan SM, Shapiro SM. Hyperbilirrubinemia and the risk for brain injury. In: Perlman JM, Cilio MR (ed.). Neurology: Neonatology questions and controversies. 3rd ed. Philadelphia: Elsevier; 2019. p.163-96.

Mah MP, Clark SL, Akhigbe E, Englebright J, Frye DK, Meyers JA et al. Reduction of severe hyperbilirubinemia after institution of predischarge bilirubin screening. Pediatrics. 2010;125:e1143-8.

Maisels MJ, Bhutani VK, Bogen D, Newman TB, Stark AR, Watchko JF. Hyperbilirubinemia in the newborn infant > or =35 weeks' gestation: An update with clarifications. Pediatrics. 2009;124:1193-8.

Maisels MJ, Clune S, Coleman K, Gendelman B, Kendall A, McManus S et al. The natural history of jaundice in predominantly breastfed infants. Pediatrics. 2014;134:e340-5.

Maisels MJ, Watchko JF, Bhutani VK, Stevenson DK. An approach to the management of hyperbilirubinemia in the preterm infant less than 35 weeks of gestation. J Perinatol. 2012;32:660-4.

Maisels MJ. Neonatal hyperbilirubinemia and kernicterus – Not gone but sometimes forgotten. Early Hum Dev. 2009;85:727-32.

Maisels MJ. Noninvasive measurements of bilirubin. Pediatrics. 2012;129:779-81.

Maruo Y, Nishizawa K, Sato H, Sawa H, Shimada M. Prolonged unconjugated hyperbilirubinemia associated with breast milk and mutations of the bilirubin uridine diphosphate glucuronosyltransferase gene. Pediatrics. 2000;106:e59.

McDonald SJ, Middleton P, Dowswel lT, Morris PS. Effect of timing of umbilical cord clamping of term infants on maternal and neonatal outcomes. Evid Based Child Health. 2014;9:303-97.

Newman TB, Escobar GJ, Gonzales VM, Armstrong MA, Gardner MN, Folck BF. Frequency of neonatal bilirubin testing and hyperbilirubinemia in a large health maintenance organization. Pediatrics. 1999;104:1198-203.

Newman TB, Xiong B, Gonzales VM, Escobar GJ. Prediction and prevention of extreme neonatal hyperbilirubinemia in a mature health maintenance organization. Arch Pediatr Adolesc Med. 2000;154:1140-7.

Oh W, Tyson JE, Fanaroff AA, Vohr BR, Perritt R, Stoll BJ et al. National Institute of Child Health and Human Development Neonatal Research Network. Association between peak serum bilirubin and neurodevelopmental outcomes in extremely low birth weight infants. Pediatrics. 2003;112:773-9.

Watchko JF, Maisels MJ. The enigma of low bilirubin kernicterus in premature infants: why does it still occur,and is it preventable? Semin Perinatol. 2014;38:397-406.

Watchko JF. Bilirubin-induced neurotoxicity in the preterm neonate. Clin Perinatol. 2016;43:297-311.

Tratamento da Icterícia por Hiperbilirrubinemia Indireta no Período Neonatal

Clery Bernardi Gallacci

O tratamento de escolha para a hiperbilirrubinemia indireta há mais de seis décadas é a fototerapia. Desde o início 1990, as diretrizes para indicação da terapêutica da hiperbilirrubinemia indireta com fototerapia tem seus alicerces na relação horas de vida do recém-nascido *versus* nível sérico de bilirrubina associado a fatores de risco para nível elevado de bilirrubina.

A ação da fototerapia decorre da absorção de fótons de luz pela molécula de bilirrubina na pele que produz o efeito terapêutico mediante reações fotoquímicas. A fototerapia faz a conversão da bilirrubina em fotoisômeros que são mais lipofílicos, o que facilita sua excreção. A fotoisomerização ocorre rapidamente durante a fototerapia e estes isômeros são encontrados no plasma sanguíneo, assim que iniciado o tratamento.

O comprimento de onda da luz utilizada próximo de 460 nm permite absorção pela bilirrubina, as propriedades ópticas da bilirrubina e da pele determinam os comprimentos de onda de luz que diminuem o nível de bilirrubina, são encontrados nas lâmpadas azuis. Há uma relação direta entre a irradiação e a eficácia da fototerapia e está inversamente relacionada com a distância entre o RN e a fonte de luz utilizada. Outro fator importante para o sucesso desta terapia é a superfície de área exposta que nos dará o poder espectral (poder espectral é medido pela irradiação espectral média através de uma área de superfície nW/nm). A irradiação (poder incidente sobre uma área de superfície corpórea medida em W/cm^2) utilizada tem forte relação com a eficácia do tratamento, assim recomenda-se seu controle durante o período de utilização da fototerapia.

A eficácia da fototerapia dependerá da fonte de luz utilizada, da distância da fonte de luz ao RN, da superfície corpórea exposta, intensidade da fototerapia utilizada para o tratamento. As fontes de luz disponíveis para uso podem ser tubos fluorescentes (brancos ou azuis), lembrando que os azuis especiais fornecem mais irradiação (a especificação de tubos rotulados F20T12/BB ou TL52/20W); lâmpadas halógenas (pouca superfície exposta e risco de lesões de pele); fibra óptica, diodos emissores de luz (LED) permitem alta irradiação com pouca geração de calor e aquecimento do RN.

O tratamento da icterícia causada pela bilirrubina indireta com fototerapia deve ser indicado e praticado utilizando-se dose para nível terapêutico, que deve ser controlada por radiômetros e espectroradiômetros disponíveis para uso de controle clínico. A intensidade da luz deve ser verificada por meio da irradiância espectral medida com radiômetros específicos para cada fonte de luz, halógena, fluorescente ou LED. Devemos lembrar que a medida realizada no centro da fonte de luz será maior, assim recomenda-se a medição em quatro pontos das extremidades e no centro, tirando-se a média do valor encontrado. Deve-se iniciar com 8 a 10 $\mu W/cm^2/nm$ de irradiância espectral, podendo-se atingir até 30 $\mu W/cm^2/nm$ denominada de alta intensidade.

Durante a fototerapia a hidratação do recém-nascido é importante para a eliminação da lumirrubina produzida durante o tratamento, sendo necessária uma boa diurese.

A atenção à oferta de leite materno com frequência ajudará a eficácia da fototerapia colaborando para uma boa diurese e evacuações frequentes, diminuindo o ciclo entero-hepático da bilirrubina.

É indicada a proteção ocular durante o tratamento com a fototerapia porque a luz é tóxica para a retina.

A indicação do uso da fototerapia como tratamento da hiperbilirrubinemia deve seguir as diretrizes recomendadas pela Sociedade Brasileira de Pediatria/AAP com base na relação nível sérico de bilirrubina *versus* horas de vida do RN, observando-se os fatores de risco para a neurotoxicidade como doença hemolítica isoimune, deficiência de glicose-6-fosfatodesidrogenase, asfixia, acidose metabólica, nível de albumina inferior a 3 mg/dL, prematuridade, quadro de sepse neonatal (Figuras 95.1 e 95.2).

Atualmente este procedimento representa 0,20% dos casos de tratamento da hiperbilirrubina indireta, porém podendo chegar a 20% entre os prematuros (Tabela 95.1). A indicação é restrita a casos com bilirrubina acima de 4 mg/dL e ou hemoglobina inferior a 12 mg/dL da amostra do cordão umbilical ao nascimento. Após esse período, ainda a elevação de bilirrubina maior ou igual a 0,5 a 1 mg/dL/h nas primeiras 36 horas de vida.

Tabela 95.1. Indicação da fototerapia e exsanguinotransfusão em recém-nascidos com idade gestacional menor do que 35 semanas.

Idade gestacional (semanas)	Fototerapia Bt (mg/dL)	Exsanguinotransfusão Bt (mg/dL)
< 28	5 a 6	11 a 14
28 0/7 a 29 6/7	6 a 8	12 a 14
30 0/7 a 31 6/7	8 a 10	13 a 16
32 0/7 a 33 6/7	10 a 12	15 a 18
34 0/7 a 34 6/7	12 a 14	17 a 19

Fonte: Maisels et al., 2012.

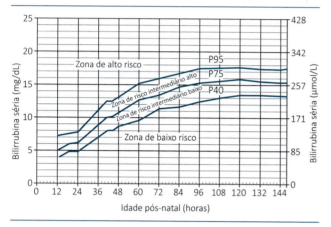

Figura 95.1. Indicação de fototerapia nomograma de Bhutani.
Fonte: Adaptada de Bhutani et al., 1999.

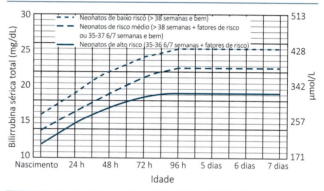

Figura 95.3. Indicação de exsanguinotransfusão.
Fonte: Adaptada de AAP, 2004.

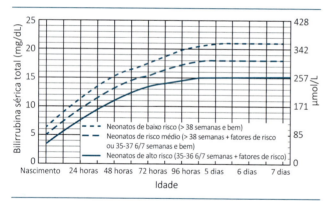

Figura 95.2. Indicação fototerapia.
Fonte: Adaptada de Guidelines. Pediatrics, 2004.

Outros fatores a serem considerados são o histórico familiar de icterícia, a raça do leste asiático, presença de cefalo-hematoma e ou hematomas, perda excessiva de peso.

A prática da exsanguinotransfusão vem diminuindo em virtude do uso criterioso da fototerapia, entretanto em alguns poucos casos ainda é indicada para remoção da bilirrubina, remoção de anticorpos e troca de glóbulos vermelhos, correção da anemia, remoção de anticorpos maternos e remoção de outros subprodutos tóxicos nos processos hemolíticos. É realizada a troca de duas vezes a volemia (cerca de 170 mL/kg) durante o procedimento dividido em alíquotas pequenas de 10 a 20 mL. Complicações relacionadas ao procedimento da exsanguinotransfusão permeiam no campo cardiovascular, hematológico, gastrointestinal, distúrbios hidreletrolíticos, infeccioso até a apneia e hipotermia.

O tratamento medicamentoso com os derivados das porfirinas, metaloporfirinas, mesoporfirinas ainda não está disponível em nosso país. A ação específica é na inibição da hemeoxigenase, enzima usada para a conversão do heme em biliverdina, um dos primeiros passos para a formação de bilirrubina, entretanto esses derivados podem apresentar efeitos colaterais, entre os quais o eritema transiente e sangramento.

O uso de imunoglobulinas nas doenças hemolítica Rh e ou ABO tem mecanismo de ação ainda desconhecida; porém, nos casos em uso de fototerapia de alta intensidade e a bilirrubina estiver próxima dos níveis para indicação de exsanguinotransfusão, há indicação do uso da imunoglobulina (dose de 500 a 1.000 mg/kg endovenoso durante 2 a 4 horas por 3 dias). Entretanto, algumas revisões científicas demonstraram a associação com complicações clínicas.

Assim, a fototerapia aplicada de forma adequada é o tratamento de eleição para os casos de hiperbilirrubinemia avaliada por meio dos nomogramas existentes de correlação nível sérico de bilirrubina *versus* hora de vida dos recém-nascidos com idade gestacional acima de 35 semanas. A indicação para tratamento com fototerapia em RN com idade gestacional inferior a 35 semanas segue sugestões de acordo com semanas estratificadas de idade gestacional e relação com nível sérico de bilirrubina.

LEITURAS COMPLEMENTARES

American Academy of Pediatrics (AAP). Pratice Guidelines. Subcommittee On Hyperbilirrubinemia – Management of Hyperbilirrubinemiain the new born infant 35 or more of gestation. Pediatrics. 2004; 114(1):297-316.

Bhutani VK, Jhonson LH. Jaundice Technologies: Prediction of Hyperbilirubinemia in term and Near-Term Newborns. Journal of Perinatology. 2001;21:576-882.

Bhutani VK, Jhonson L, Sivieri EM. Predictive Ability of a predischarge hour-specific sérum bilirubin for subsequent significant hiperbilirrubinemia in healthy term and near term newborns. Pediatrics. 1999,103;6-14.

Cuperus FJC, Hafkamp AM, Hulzebos CV et al. Pharmacological therapies for unconjugated hyperbilirubinemia. Cur Pharm Des. 2009; 15:2927.

Guidelines. Subcommittee On Hyperbiloirrubinemia Management of hyperbilirrubinemia in the new born infant 35 weeks or more of gestation. Pediatrics. 2004;114(1):297-316.

Kappas A. A method for interdicting the development of severe jaundice in newborns by inhibiting the production of bilirubin. Pediatrics. 2004;113:119.

Maisels JM, Clune S, Coleman K et al. The natural history of Jaundice in predominantly breastfed infants. Pediatrics. 2014;134:340-7.

Maisels JM, Watcho JF. Neonatal Hyperbilirubinemia in Klaus & Fanaroff, Hihg Risk in Neonatology. 6.ed. p.310-48.

Maisels MJ, Watcho JF, Bhutani VK, Stevenson DK. An approach to the management of hyperbilirubinemia in the preterm infant less than 35 weeks of gestition. J Perinatol. 2012;32:660-4.

Doença Colestática

Maria Ângela Bellomo Brandão
Gabriel Hessel

O termo "colestase" é utilizado para descrever a diminuição ou obstrução do fluxo biliar em qualquer nível a partir do hepatócito até a árvore biliar extra-hepática. Nos primeiros meses de vida, a conjugação entre ácido biliar no hepatócito e excreção de bile é imatura e a captação de ácidos biliares e outros ânions orgânicos pelos hepatócitos é ineficiente. A imaturidade da função excretora do fígado no período neonatal gera condições para que haja dificuldades de excreção secundárias a lesões de causas metabólicas e infecciosas, que muitas vezes favorecem uma sobreposição de agentes agressores.

A icterícia neonatal é um achado bastante comum, geralmente secundária à hiperbilirrubinemia não conjugada ou indireta e muitas vezes de origem fisiológica. Porém sempre deve ser suspeitada e investigada a hiperbilirrubinemia direta ou conjugada, denominada colestase, nos casos de icterícia de início muito precoce (menos de 24 horas de vida), ou que se prolongue após os 14 dias de vida, pois a abordagem precoce se reflete diretamente no prognóstico, como em casos de infecção ou atresia biliar. De acordo com as sociedades Europeia e Norte Americana de Gastroenterologia, Hepatologia e Nutrição pediátricas, denomina-se "colestase", do ponto de vista laboratorial, quando o valor de bilirrubina direta excede 1 mg/dL, adicionalmente, também considera "neonatal" nos casos de pacientes que apresentam icterícia colestática até os 3 meses de idade.

Etiologia

A colestase é frequentemente classificada por origem 1) biliar, referente a anormalidades estruturais e obstrução de ductos biliares extra-hepáticos ou intra-hepáticos; ou 2) hepatocelular, resultante de comprometimento do transporte de bile, anormalidades genéticas ou metabólicas e infecção. O número de doenças associadas à colestase é muito extenso e as principais causas são apresentadas no Quadro 96.1.

Quadro 96.1 Causas de colestase neonatal.	
Alterações dos ductos biliares extra-hepáticos	<ul><li>Atresia biliar</li><li>Cisto de colédoco</li><li>Coledocolitíase</li><li>Perfuração espontânea das vias biliares extra-hepáticas</li><li>Colangite esclerosante neonatal</li><li>Doença de Caroli</li><li>Obstrução por lesão expansiva ou estenose</li></ul>
Infecciosa	<ul><li>Bacteriana: sepse, listeriose, sífilis, tuberculose</li><li>Viral: rubéola, citomegalovírus, herpes, coxsackie, echovírus, hepatite B e C, vírus da imunodeficiência humana e parvovírus B19</li><li>Protozoário: toxoplasmose, doença de Chagas</li></ul>

(continua)

SEÇÃO VIII – SÍNDROMES ICTÉRICAS NO PERÍODO NEONATAL

(continuação)

Quadro 96.1 Causas de colestase neonatal.	
Genéticas – metabólicas	<ul><li>Distúrbios do metabolismo dos carboidratos: galactosemia, intolerância hereditária à frutose, glicogenose tipo IV</li><li>Deficiência de alfa-1-antitripsina</li><li>Mucoviscidose</li><li>Tirosinemia</li><li>Distúrbios do metabolismo dos lipídios: doença de Wolman (deficiência da lipase ácida lisossomal), doença de Niemann-Pick tipo C, doença de Gaucher</li><li>Síndrome de Down, síndrome de Donahue</li><li>Síndrome de Alagille</li><li>Colestase intra-hepática familiar progressiva dos tipos 1, 2 e 3</li><li>Erros inatos do metabolismo dos sais biliares</li><li>Doença de Zellweger</li><li>Defeito no ciclo da ureia: deficiência de citrina, deficiência de ornitinatranscarbamilase</li></ul>
Doenças endocrinológicas	<ul><li>Pan-hipopituitarismo</li><li>Hipotireoidismo</li></ul>
Miscelânea	<ul><li>Drogas</li><li>Nutrição parenteral</li><li>Choque</li><li>Histiocitose das células de Langerhans</li><li>Obstrução intestinal</li><li>Lúpus neonatal</li><li>Síndrome da artrogripose-disfunção renal distúrbio congênito da glicolisação</li><li>Idiopática</li></ul>

Fontes: Adaptado de Dellert e Balistreri, 2000; e Fawaz et al., 2017.

Quadro clínico

Os principais sinais clínicos de colestase são icterícia, colúria e hipocolia/acolia fecal. Menos frequente, observam-se prurido e esteatorreia. A abordagem inicial deve ser relacionada com a identificação do diagnóstico anatômico. Alagille tem valorizado quatro itens sugestivos de AB: 1) peso de nascimento normal; 2) início da acolia precoce (média de 16 dias); 3) persistência da acolia; e 4) aumento da consistência do fígado.

Além disso, outros dados de história e exame físico podem orientar na identificação da etiologia: 1) problemas semelhantes com pais ou entre irmãos – indicação de doença genética (deficiência de alfa-1-antitripsina, colestase intra-hepática familiar progressiva, síndrome de Alagille e fibrose cística); 2) consanguinidade – risco de doença genética que apresenta herança autossômica recessiva; 3) doença infecciosa durante a gravidez – sugestão de infecção congênita (sífilis, toxoplasmose, rubéola, citomegalovírus, herpes); 4) antecedente de septicemia no período neonatal e(ou) emprego de nutrição parenteral prolongada e(ou) uso de antibióticos hepatotóxicos e(ou) ressecção intestinal – sugestão de colestase multifatorial; 5) vômitos persistentes – sugestão de doença metabólica; 6) disposição – a irritabilidade pode estar associada a algumas doenças metabólicas. Criança que dorme muito, letárgica – pode ser hipotireoidismo ou pan-hipopituitarismo; 7) dextrocardia ou *situs inversus totalis* – indicação de atresia biliar embriônica; 8) sopro cardíaco – se sopro sistólico no foco pulmonar sugestão de estenose pulmonar que pode estar associada com a síndrome de Alagille; 9) microcefalia, hidrocefalia: infecções congênitas; 10) prurido intenso: síndrome de Alagille e colestase familiar progressiva; 11) osteocondrite, periostite: sífilis congênita; 12) hipodesenvolvimento de genitália e anormalidade facial da linha média com fissura palatina ou hipoplasia do nervo óptico: hipopituitarismo; 13) história de íleo meconial: fibrose cística; e 14) ascite biliosa: perfuração biliar.

Diagnóstico

Além das bilirrubinas, habitualmente são solicitadas as enzimas hepáticas, a eletroforese de proteínas séricas e o coagulograma. As enzimas que indicam lesão hepatocelular (aspartato aminotransferase e alanina aminotransferase) estão elevadas em intensidade variável e não discriminam entre colestase intra-hepática e colestase extra-hepática. A gama-glutamiltransferase (GGT) pode ser útil se os níveis obtidos se situarem acima de 10 vezes o limite superior da normalidade com uma sensibilidade de 56,3%, especificidade de 91,5% e acurácia de 75,7%.

A dosagem sérica de metaloproteinase de matriz 7 (em inglês *Matrix metalloproteinase 7* – MMP-7) tem sido estudada, sendo um método bastante promissor, mostrando superioridade sobre a GGT no diagnóstico diferencial de atresia biliar.

Estudos especiais para diferenciar colestase extra--hepática (CEH) da colestase intra-hepática (CIH)

Os exames subsidiários específicos são: tubagem duodenal; cintilografia hepatobiliar; colangiopancreatografia endoscópica retrógrada; colangiorressonância; ultrassonografia abdominal; e biópsia hepática. É recomendado que o paciente seja submetido a um ou dois exames que apresentem boa acurácia e que, nos serviços, esteja disponível e seja realizado com rapidez. **A tubagem duodenal** é feita com paciente em jejum de pelo menos 4 horas e sem sedação prévia. É um exame de fácil execução com sensibilidade variando de 91 a 100% e especificidade variando de 43 a

694

100%. É um exame útil nas situações nas quais outros testes não estejam disponíveis. A **cintilografia hepatobiliar** é realizada empregando-se os derivados iminodiacéticos marcados com tecnécio, sendo a acurácia melhor quando realizada a pré-medicação com fenobarbital. A sensibilidade é alta, mas a especificidade é baixa. A **colangiopancreatografia endoscópica retrógrada** é um procedimento invasivo, de alto custo e requer grande habilidade do endoscopista. Há risco de lesões mecânicas, colangite e pancreatite. Pode ser empregado quando permanecer a dúvida do diagnóstico anatômico da colestase após realização de outros exames específicos. A **colangiorressonância magnética** surgiu com o objetivo de excluir AB com base na visualização do ducto biliar extra-hepático. Contudo, Siles et al., 2014, relatam que esse exame não conseguiu visualizar a via biliar extra-hepática em 37,5% de crianças normais e, portanto, o uso desse exame está comprometido para excluir o diagnóstico de AB.

A **ultrassonografia abdominal** é um exame útil para identificar anormalidades anatômicas e para distinguir atresia biliar de outras causas de colestase neonatal. A sensibilidade varia de 73 a 100% e a especificidade varia de 67 a 100%. A **biopsia hepática** é o exame mais empregado no diagnóstico anatômico de colestase. A sensibilidade varia de 89 a 99% e a especificidade de 82,5 a 98%.

No serviço de hepatologia pediátrica do Hospital de Clínicas da Faculdade de Ciências Médicas da Unicamp, inicialmente, damos prioridade em estabelecer o diagnóstico diferencial entre CIH e CEH. Essa fase deve durar, no máximo, 3 dias (Figura 96.1).

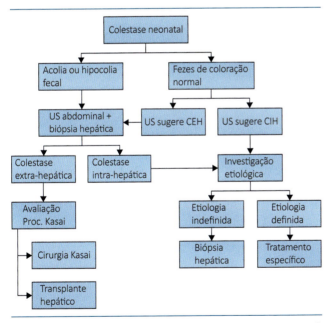

Figura 96.1. Algoritmo de investigação da colestase neonatal.
Fonte: Desenvolvida pela autoria.

Tratamento

O tratamento pode ser dividido em: 1) tratamento de suporte; e 2) tratamento específico da etiologia. No tratamento de suporte, o objetivo é controlar as complicações decorrentes da colestase como a má absorção de gordura, a desnutrição, a deficiência de vitaminas lipossolúveis, o prurido e a hipertensão portal.

As doenças colestáticas conduzem a uma importante diminuição na digestão e absorção de triglicerídios de cadeia longa e, consequentemente, com diminuição de aporte calórico efetivo e desnutrição. Adicionalmente, a absorção das vitaminas lipossolúveis é comprometida de forma importante agravando ainda mais o quadro de desnutrição. Os princípios que devem nortear a terapêutica nutricional são oferecer calorias em quantidade adequada e triglicerídios de cadeia média (TCM) cuja absorção não é afetada pela diminuição ou ausência de ácidos biliares no duodeno. Assim, o primeiro passo é prescrever uma ingestão calórica com 20 a 50% acima do recomendado para a idade. Contudo, muitos pacientes não conseguem ingerir a quantidade de calorias recomendadas e evoluem para desnutrição. Desse modo, o próximo passo a ser adotado é a alimentação complementar por meio de nutrição enteral. Se o paciente não apresentar resposta favorável, deve-se indicar a nutrição parenteral. Sullivan et al., 2012, relatam a experiência de 25 crianças com AB que foram submetidas à nutrição parenteral por falha da nutrição enteral.

Tratamento do prurido

Muitos pais se queixam que o prurido é o sintoma mais incapacitante da criança interferindo no sono e nas atividades habituais. A terapia disponível inclui principalmente o ácido ursodeoxicólico na dose de 15 a 20 mg/kg/dia dividida em duas doses e, se necessário, a rifampicina na dose de 10 mg/kg/dia também dividida em duas doses.

Vitaminas

Devem-se fornecer todas as vitaminas lipossolúveis e a dose necessária situa-se de duas a quatro vezes maior do que a recomendada para crianças normais. No Quadro 96.2, são apresentadas as recomendações para reposição de vitaminas lipossolúveis. As vitaminas hidrossolúveis devem ser repostas com o dobro da dose basal (Santos et al., 2012).

Quadro 96.2 Vitaminas lipossolúveis no manejo da criança colestática.		
Vitamina	*Requerimento diário*	*Método de administração*
Vitamina A	Forma hidrossolúvel 5.000 a 25.000 UI/dia	Oral
	Formulação aquosa: 100.000 UI	IM – 2/2 meses
Vitamina D	Colicalciferol: 800 UI/dia Calcitriol: 0,25 mcg/dia	Oral
Vitamina E	TGPS: 15 a 25 UI/kg/dia Tocoferol: 50 UI/kg/dia	Oral
Vitamina K	2 mg/dia semanalmente	Oral
	5 a 10 kg: 5 mg > 10 kg: 10 mg	IM Usar quando INR > 1,5 Se normal, fazer profilático (1 vez por mês)

TGPS: D-alfatocoferil polietilenoglicol 1.000 succinato; IM: intramuscular.
Fontes: Adaptado de Baker, 2007; e Santos, 2012.

LEITURAS COMPLEMENTARES

Alagille D. Prolonged obstructive jaundice including calculous and noncalculous gallbladder conditions. In: Roy CC, Silverman A, Alagille, D. Pediatric Clinical Gastroenterology. 4.ed. St. Louis, Mosby; 1995. p.636-83.

Baker A, Stevenson R, Dhawant A, Gonçalves I, Socha P, Sokal E. Guidelines for nutritional care for infants with cholestatic liver disease before liver transplantation. Pediatr Transplantation. 2007;11:825-34.

Balistreri WF, Grand R, Hoofnagle JH et al. Biliary atresia: Current concepts an research directions: summary of a symposium. Hepatology. 1996;23:1682-92.

Balistreri WF, Heubi JE, Suchy FJ. Immaturity of the enterohepatic circulation in early life: Factors predisposing to 'physiologic' maldigestion and cholestasis. J Pediatr Gastroentrol Nut. 1983;18: 346-54.

Carvalho ED, Santos JL, Silveira TR, Kieling CO, Silva LR, Porta G, Miura IK, De Tommaso AM, Bellomo-Brandão MA, Ferreira AR, Macedo JR, Almeida Neto JT. Grupo de Estudos em Hepatologia Pediátrica do Brasil – Biliary atresia: The Brazilian experience. J Pediatr. 2010;86(6):473-9.

Colestase em lactentes: Um tema do Pediatra. Guia Prático de Atualização Departamento Científico de Hepatologia. 2017 Março;(1). [Acesso 2018 fev 04]. Disponível em: http://www.sbp.com.br/fileadmin/user_upload/publicacoes/Hepatologia-Colestase-em-lactentes--24mar17-corrigido.pdf.

Dellert SF, Balistreri WF. Neonatal cholestasis. In: Walker WA, Durie PR, Hamilton JR, Walker-Smith JA, Watkins JB. Pediatric Gastrointestinal Disease. 3.ed. Canada: BC Decker; 2000. p.880-94.

Fawaz R, Baumann U, Ekong U et al. Guideline for the Evaluation of Cholestatic Jaundice in Infants: Joint Recommendations of the North American Society for Pediatric Gastroenterology, Hepatology, and Nutrition (NASPGHAN) and the European Society for Pediatric Gastroenterology, Hepatology, and Nutrition (ESPGHAN). J Pediatr Gastroenterol Nutr. 2016;64(1):154-68.

Hartley JL, Davenport M, Kelly DA. Biliary atresia. Lancet. 2009; 374:1704-13.

Karrer FM, Lilly JR, Stewart BA et al. Biliary atresia registry, 1976-1989. J Pediatr Surg. 1990;35:1076-81.

Lane E, Murray KF. Neonatal Cholestasis. Pediatr Clin North Am. 2017 Jun;64(3):621-39. Doi: 10.1016/j.pcl.2017.01.006. Review.

Leeuwen L, Magoffin AK, Fitzgerald DA, Cipolli M, Gaskin KJ. Cholestasis and meconium ileus in infants with cystic fibrosis and their clinical outcomes. Arch Dis Child. 2014;99:443-7.

McKiernan PJ, Baker AJ, Kelly DA. The frequency and outcome of biliary atresia in the UK and Ireland. Lancet. 2000;355(9197):25-9.

Moyer VA, Ahn C, Sneed S. Accuracy of clinical judgment in neonatal jaundice. Arch Pediatr Adolesc Med. 2000;154:391-4.

Ohi R. Surgery for biliary atresia. Liver. 2001;21:175-82.

Santos JL, Carvalho E, Seixas RBPM. Colestase neonatal. In: Silva LR, Ferreira CT, Carvalho E. (ed.). Hepatologia em pediatria. São Paulo: Manole; 2012. p.219-62.

Saron ML, Godoy HT, Hessel G. Nutritional status of patients with biliary atresia and autoimmune hepatitis related to serum levels of vitamins A, D and E. Arq Gastroenterol. 2009;46(1):62-8.

Schreiber RA, Barker CC, Roberts EA et al. Biliary atresia: The Canadian experience. J Pediatr. 2007;151(6):659-65, 665.e1.

Sheechan AG, Martin SR, Stephure D, Scott RB. Neonatal cholestasis, hypoglycemia and congenital hypopituitarism. J Pediatr Gastroenterol Nutr. 1992;14:426-30.

Siles P, Aschero A, Gorincour G, Bourliere-Najean B, Roquelaure B, Delarue A, Petit P. A prospective pilot study: Can the biliary tree be visualized in children younger than 3 months on Magnetic Resonance Cholangiopancreatography? Pediatr Radiol. 2014;44:1077-84.

Suchy FJ, Balistreri WF, Heubi JE, Searcy JE, Levin RS. Physiologic cholestasis: Elevation of the primary serum bile acid concentration in normal infants. Gastroenterology. 1981;80:1037-41.

Sullivan JS, Sundaram SS, Pan Z, Sokol R. Parenteral nutrition supplementation in biliary atresia patients listed for liver transplantation. Liver Transpl. 2012;18:121-9.

Weisbrodt NW. Bile production, secretion and storage. In: Johnson LR. Gastrointestinal physiology. St Louis-Toronto-London: Mosby Company; 1981. p.84-92.

SEÇÃO IX
Sistema Nervoso

Desenvolvimento do Sistema Nervoso no Período Perinatal

Saskia Maria Wiegerinck Fekete

O desenvolvimento do sistema nervoso central intraútero se divide em dois períodos: embrionário e fetal. O período embrionário de 56 dias ou 8 semanas é dividido em embriogênese até a 4ª semana de gestação e organogênese da 4ª a 8ª semana. O período fetal se estende da 9ª a 40ª semanas.

O período embrionário é muito vulnerável. Apresenta uma alta frequência de malformações de aproximadamente 2,5% que diminui para cifras menores que 0,1% após a 8ª semana de gestação. Este dado não é surpreendente pois a maioria dos órgãos e sistemas desenvolvem as linhas mestras neste intervalo. No período fetal observam-se crescimento e diferenciação das estruturas.

Desenvolvimento do tubo neural

Neurulação primária

O embrião humano é formado de três camadas de células distintas nos primeiros dias de seu desenvolvimento, quer sejam endoderma, mesoderma e ectoderma. A neurulação primária inicia-se com a presença de moléculas sinalizadoras que são produzidas na notocorda e induzem o espessamento do ectoderma dorsal a partir de 18 dias de gestação, formando a placa neural. As bordas da placa neural engrossam e movem-se para cima formando as pregas neurais e há também uma invaginação em forma de U na região média, denominada sulco ou goteira neural. Esta estrutura dobra-se até as pontas entrarem em contato e se fundirem dando origem a um cilindro oco. Assim sendo, forma-se a primeira estrutura neural bem definida: o tubo neural.

O fechamento do tubo neural acontece em duas fases, e a primeira fusão ocorre no centro. O segmento rostral ou neuroporo anterior e o caudal ou neuroporo posterior são os últimos a se fecharem com 25 e 27 dias, respectivamente. A adesão dos lábios opostos das pregas neurais parece estar relacionada à presença de glicoproteínas de superfície que ocasionam o reconhecimento de célula a célula em uma interação adesiva. A sua deficiência está associada a fatores genéticos e nutricionais. Os defeitos de fechamento são comuns e têm uma prevalência de aproximadamente 1/500 nascimentos viáveis.

Após o fechamento do tubo neural ocorrerá a diferenciação da medula espinhal e do cérebro. A interação do tubo neural com o mesoderma ao seu redor dá origem à dura-máter, ao esqueleto axial, ao crânio e às vértebras.

Neurulação secundária

A indução neural primária não dá origem à parte mais caudal do tubo neural. Esta virá a partir da neurulação secundária. A formação do tubo neural caudal acontece entre 28 e 32 dias. Ocorre a coalescência das células mesenquimatosas e desenvolvimento de pequenos vacúolos escavando uma estrutura sólida nos segmentos sacrais e coccígeos convertendo-a em tubular. Esta estrutura posteriormente fará contato com o canal central da porção anterior do tubo neural. O processo de canalização ascendente mantém-se até 7 semanas com progressiva regressão. As estruturas remanescentes formarão o cone medular e o *filum* terminal.

Desenvolvimento do prosencéfalo, mesencéfalo e rombencéfalo

O crescimento das paredes do tubo neural não é uniforme, possibilitando sua divisão em áreas motoras ou lâminas basais e áreas sensitivas ou lâminas alares.

Os neuroblastos das placas basais na porção ventral originam os neurônios motores eferentes somático geral, visceral geral e visceral especial, enquanto os neuroblastos das placas alares na porção dorsal surgem com o sulco limitante originando quatro tipos de neurônios: aferentes visceral geral, visceral especial, somático geral e somático especial.

- **A partir da 4ª semana:** com 23 dias a extremidade cefálica dilata-se formando as três vesículas primitivas: o prosencéfalo (cérebro anterior), o mesencéfalo (cérebro médio) e o rombencéfalo (cérebro posterior) seguido da futura medula espinhal.
- **Na 5ª semana:** com 28 dias, o estágio de 5 vesículas acontece em função da divisão do prosencéfalo em três segmentos distintos: o diencéfalo e as cavidades telencefálicas. Com o fechamento do neuroporo anterior, aparecem duas invaginações laterais de cada lado do encéfalo anterior, as vesículas ópticas que são expansões direta do tubo neural, primórdios das retinas e dos nervos ópticos.
- **Entre 4ª e 8ª semana:** surgem as três flexuras: a flexura cefálica que é o sulco limitante entre o prosencéfalo e o mesencéfalo; a flexura cervical, na junção do rombencéfalo com a medula espinhal situada na face ventral; e a flexura pontina. Esta fica na direção oposta das duas anteriores e separa o mesencéfalo do mielencéfalo (Figura 97.1).

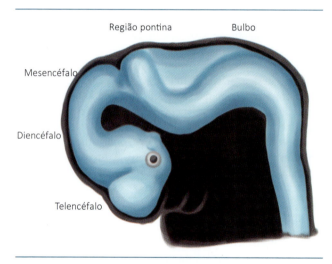

Figura 97.1. Corte esquemático sagital do tubo neural na 5ª semana de gestação evidenciando as três flexuras e as diferentes regiões do cérebro anterior, médio e posterior.
Fonte: Adaptada de Schoenwolf et al., 2016.

Prosencéfalo

O prosencéfalo divide-se em segmentos denominados prosômeros que dão origem ao diencéfalo e ao prosencéfalo secundário. Este por sua vez desenvolve-se em vesículas telencefálicas, vesículas ópticas e hipófise posterior.

Diencéfalo

O diencéfalo desenvolve-se a partir do aparecimento de três saliências que crescem nas paredes laterais do terceiro ventrículo, o epitálamo, o tálamo e o hipotálamo. O tálamo evolui rapidamente e reduz o terceiro ventrículo a uma estreita fenda. Os tálamos encontram-se e fundem-se por meio da aderência intertalâmica. O hipotálamo origina-se da proliferação de neuroblastos nas paredes do diencéfalo com formação de vários núcleos. O epitálamo vai reduzindo-se proporcionalmente de tamanho, dando origem à glândula pineal que cresce como um divertículo na linha média na parte caudal do teto diencefálico. O corpo pineal e o tálamo dorsal originam-se a partir da região alar, enquanto o tálamo ventral e o hipotálamo da parte basal.

A hipófise tem dupla origem, sendo a neuro-hipófise originária da região ventral do diencéfalo e a adeno-hipófise a partir do ectoderma. Este invagina-se para o mesênquima e transforma-se em lobo anterior da hipófise e parte intermédia. Esta região perde contato com o ectoderma e se transforma em células gonadotróficas que são produtoras de hormônios.

Telencéfalo

O telencéfalo desenvolve-se a partir de dois divertículos laterais que vão formar os hemisférios cerebrais. A interrupção do processo de clivagem e evaginação pode ocasionar uma malformação denominada de holoprosencefalia. Os divertículos expandem-se semelhantes a balões que se inflam até se encontrarem na linha média, quando originarão os hemisférios cerebrais e a fissura longitudinal ou inter-hemisférica. Eles recobrem sucessivamente o diencéfalo, o mesencéfalo e o rombencéfalo.

O desenvolvimento das vesículas telencefálicas a partir do 2º mês traduz-se por um crescimento posterior importante induzindo uma dobra no hemisfério, de tal modo que a extremidade caudal vai ficar abaixo da extremidade cefálica. Assim, forma-se o lobo temporal que tem o seu lugar definitivo no 4º mês, mas fica separado do lobo frontal e parietal pelo sulco lateral. A expansão dos hemisférios não é uniforme e a região entre os polos frontal e temporal fica deprimida, constituindo a ínsula. O mesênquima aprisionado na fissura longitudinal entre eles dá origem à foice do cérebro. O crescimento mais rápido do hemisfério com relação ao assoalho dá-lhe a forma de C. Durante o 3º mês de desenvolvimento, o corpo estriado no assoalho de cada hemisfério forma-se a partir de dois núcleos: o núcleo caudado e o núcleo lenticular separados pelas fibras da cápsula interna. O núcleo lenticular em forma de pirâmide acomoda-se na cavidade do núcleo caudado, sendo dividido em uma lâmina medular lateral, o putâmen, e uma lâmina medular medial, o globo pálido de origem diencefálica.

Do ponto de vista funcional, estes núcleos são centros moduladores da atividade cortical motora. O núcleo caudado juntamente com o putâmen forma o neostriatum. O globo pálido é constituído por neurônios, cujos axônios formam as vias eferentes dos corpos estriados em direção ao córtex e aos centros dos núcleos subtalâmicos e substância negra. O corpo amigdaloide situado abaixo do núcleo lenticular e anterior ao núcleo caudado tem origem telencefálica e diencefálica e pertence ao sistema límbico.

A expansão dos hemisférios ocorre também nas cavidades ventriculares com a formação do corno anterior, posterior e inferior ou temporal. Na linha média, as faces internas das vesículas telencefálicas juntam-se, ficando separadas pelo septo pelúcido.

Mesencéfalo

Diferentemente das regiões do mielencéfalo e do metencéfalo, o tubo neural do mesencéfalo não se expande durante o seu desenvolvimento, mas guarda uma forma tubular com uma cavidade cilíndrica no seu interior, o aqueduto cerebral. A sua parede modifica-se em função da migração celular e da passagem das fibras descendentes.

As lâminas fundamentais basais constituem a parte cefálica das colunas motoras do tronco cerebral e darão origem aos núcleos dos pares cranianos III e IV situados perto da linha média.

As lâminas alares dão origem a vários grupos celulares e formarão a parte sensitiva do mesencéfalo. Dentre esses núcleos, temos a parte sensitiva do nervo trigêmeo perto da linha média, e os núcleos estratificados que se sobressaem na face dorsal e levantam o teto, o que determina a formação de quatro folículos (tubérculos quadrigêmeos). Estes núcleos são centros de reflexos associados aos órgãos dos sentidos da visão e audição.

O restante das células derivadas das lâminas alares migra na posição ventral para constituir dois grupos celulares importantes caracterizados por pigmentos no corpo dos neurônios, o núcleo vermelho, centro de retransmissão entre o controle do tônus muscular e a coordenação dos movimentos e a substância negra (*locus niger*), células ricas em melanina que formam uma lâmina disposta na borda do manto. Estas células secretam dopamina, modulam a atividade do estriatum e estão relacionadas ao controle do início dos movimentos.

O crescimento de fibras cerebrais descendentes na região ventral, corticoespinhais e corticonucleares formam os pedúnculos cerebrais direito e esquerdo, juntamente com a substância negra e o tegmento.

Rombencéfalo

O rombencéfalo divide-se em metencéfalo e mielencéfalo.

Metencéfalo

As paredes do metencéfalo formam o cerebelo e a ponte. A cavidade central transforma-se na parte superior do quarto ventrículo.

As lâminas basais dão origem aos núcleos motores do VI par craniano para motricidade ocular, núcleos do V e VII para a mastigação, inervação dos músculos da faringe e laringe e núcleo salivar superior para a inervação simpática das glândulas salivares. As lâminas alares dão origem aos seguintes núcleos sensoriais: dorsal do X, parte sensitiva dos VII, V e VIII pares cranianos.

Ainda no metencéfalo, no 2º mês, as lâminas alares formam, de cada lado, uma expansão laterodorsal que vai dar origem à placa cerebelar.

Cerebelo

A partir da 12ª semana, a placa cerebelar desenvolve-se rapidamente e evidencia-se na face dorsal do metencéfalo. O crescimento não é homogêneo e faz aparecer uma expansão de cada lado do hemisfério cerebelar, enquadrando ao centro um local menos desenvolvido, o verme cerebelar. Ao mesmo tempo, as células originadas das lâminas alares migrarão para a superfície e constituirão a substância cinzenta na periferia.

No 5º e 6º mês de desenvolvimento, as migrações celulares sucessivas a partir da zona ventricular determinam a formação do córtex cerebelar definitivo disposto em três camadas: a primeira camada molecular externa de células estreladas, a segunda camada de células de Purkinje de tamanho muito grande e a terceira camada de grânulos ou pequenas células. As células da camada granular externa originadas da parte dorsal dos lábios romboides dão origem a células granulares que migram para o interior do cerebelo, constituindo a futura camada granular interna.

O desenvolvimento filogenético do cerebelo nos conduz a distinguir três territórios funcionais do cerebelo, quais sejam o arquicerebelo, centro do equilíbrio vestibular; o paleocerebelo, centro de controle do tônus e da postura dos músculos estriados e o neocerebelo, centro de controle da coordenação automática dos movimentos.

O cerebelo liga-se ao mesencéfalo, à ponte e ao bulbo pelos pedúnculos cerebelares superior, médio e inferior, respectivamente.

Ponte

É a conexão entre os córtices cerebral e cerebelar. A ponte reenvia sinais que ligam a medula espinhal e o córtex cerebral ao cerebelo. Contém os núcleos pontinos, cocleares e vestibulares, os núcleos sensitivos do nervo trigêmeo e núcleo do nervo facial.

Mielencéfalo

O mielencéfalo dará origem ao bulbo. Posteriormente formar-se-ão mediamente o núcleo grácil e o núcleo cuneiforme lateralmente. Na região central teremos as fibras dos tratos corticoespinhais que formarão as pirâmides. A cavidade do mielencéfalo é a porção inferior do quarto ventrículo e é coberta dorsalmente por uma fina lâmina, o véu medular, para onde os vasos sanguíneos se invaginam, formando os plexos coroides. As lâminas alares e basais ficam dispostas no assoalho do encéfalo posterior.

Desenvolvimento de outras estruturas

No período fetal ocorre um grande crescimento cerebral com aumento do volume do córtex de 50 g, com 20 semanas, para 400 g, com 40 semanas, e diferenciação das principais partes do encéfalo. As fissuras e os sulcos aparecem em um calendário preciso, sendo um ótimo método para identificar a idade gestacional. A fissura lateral ou de Sylvius é uma fenda profunda que se inicia na base do cérebro, lateralmente, separando o lobo frontal do lobo temporal. Ela é visível com 12 semanas, aparece como uma suave depressão na 17ª semana e fica bem marcada na 24ª. Os sulcos parieto-occipital e calcarino podem ser identificados inicialmente com 18,5 semanas, mas estarão bem visíveis na 21ª a 22ª semana. O giro do cíngulo estará presente na 26ª semana. Os sulcos secundários, isto é, as ramificações dos sulcos primários, aparecem após a 30ª semana e os terciários após a 36ª.

Comissuras

São responsáveis pela conexão de áreas correspondentes dos hemisférios cerebrais. Na parede do diencéfalo existem três comissuras: a comissura anterior, a posterior e a inter-habenular. Acima do diencéfalo as comissuras são maiores e continuam a crescer durante o desenvolvimento das áreas cerebrais, sendo elas, o fórnix (comissura do hipocampo) e o corpo caloso. Este aparece a partir da 9ª a 12ª semana e completa-se até a 20ª semana. É a comissura mais volumosa, em forma de arco e disposta longitudinalmente por cima do fórnix, constituindo o assoalho da fissura inter-hemisférica que conecta os lobos frontais, lobos parietais e grande parte dos lobos temporais.

Plexo coroide

Formam-se quatro plexos coroide responsáveis pela formação do líquido cefalorraquidiano. A tela coroide desenvolve-se a partir de capilares oriundos das artérias da pia-máter recobertos com células cuboides epiteliais. O epitélio do plexo coroide é contínuo com a camada de células ependimárias que revestem os ventrículos. Estas se dobram em inúmeros vilos criando tufos de plexo coroide que se projetam para dentro dos ventrículos. Estruturas semelhantes desenvolvem-se no teto do terceiro ventrículo e nas paredes medianas dos ventrículos laterais.

Forâmens de comunicação

Durante o período fetal, o delgado teto do quarto ventrículo faz saliência e rompe-se para formar orifícios em três localizações. A abertura mediana é chamada forâmen de Magendie; as aberturas laterais são os forâmens de Luschka que permitem a passagem do líquido cefalorraquidiano para o espaço subaracnoideo e posterior reabsorção nas vilosidades aracnóideas que se projetam nos seios durais.

Vascularização

A circulação aferente ou arterial desenvolve-se no fim do 1º mês conjuntamente com as vesículas cerebrais. O prosencéfalo recebe os ramos da artéria carótida interna enquanto o rombencéfalo e o mesencéfalo são irrigados pelo tronco basilar. A partir do 2º mês, as grandes artérias formam-se e instalam-se no seu lugar definitivo concomitante à formação do cérebro, do cerebelo e do tronco. O polígono de Willis e os ramos da carótida interna irrigam os dois terços anteriores do cérebro e o sistema vertebrobasilar, o terço posterior.

A circulação eferente ou venosa aparece no 3º mês de desenvolvimento e é constituída pelos seios venosos na dura-máter, na foice e tenda.

Do ponto de vista histológico

Os eventos de organização ocorrem desde o 5º mês de gestação até vários anos após o nascimento.

Matriz germinativa e neuroblastos

A evolução do neocórtex em mamíferos é considerada como a chave do avanço das funções cognitivas e pode va-

riar em forma, tamanho e número de neurônios. Estas diferenças presumivelmente dependem da organização e do comportamento das células progenitoras durante o desenvolvimento embrionário.

No embrião, quando o tubo neural está completo, as células neuroepiteliais revestem a cavidade cilíndrica central em uma única camada também denominada matriz germinativa. Conforme o cérebro torna-se maior e mais complexo, a forma da cavidade muda e transforma-se no sistema ventricular. A matriz germinativa, sede das células progenitoras, será então denominada zona ventricular. Com o aparecimento de células ependimárias revestindo os ventrículos, esta zona torna-se subventricular. As células progenitoras são responsáveis pelo crescimento do sistema nervoso dando origem aos neurônios, às células ependimárias e às células da glia. A produção de neurônios inicia-se na sétima semana. O primeiro passo é o aumento de população de progenitores neurais por mitoses simétricas e o segundo passo é a divisão assimétrica com produção de um neurônio e de uma célula progenitora a cada mitose.

Migração neuronal – zona marginal e subplaca

Os neuroblastos migrarão desta camada de células progenitoras (matriz germinativa) até a sua localização definitiva na futura substância cinzenta da medula espinhal, do cerebelo e do córtex cerebral. A migração das células acontece segundo uma cronologia bem definida e o seu bom desenvolvimento é o resultado da coordenação de eventos no qual o controle genético vem sendo cada vez mais estudado.

A primeira camada a migrar é a pré-placa que dá origem a duas novas camadas com grande importância, a zona marginal e a subplaca. Ambas são temporárias e desaparecem no final do período fetal, mas têm uma função decisiva no desenvolvimento do córtex.

A zona marginal, localizada logo abaixo da pia-máter, é formada por células volumosas denominadas células de Cajal-Retzius que controlam a posição correta dos neurônios chegando ao córtex. Elas sinalizam, por meio de produção de uma molécula, o momento em que o neurônio deve parar a sua migração e tomar posição no córtex. Cada onda de neurônios ultrapassa a onda anterior assumindo uma posição mais superficial. Os neurônios da subplaca não participam na organização das camadas corticais, mas terão a sua importância no desenvolvimento das vias sensoriais.

A migração dos neurônios faz-se de duas formas: por meio de células que as guiam até o córtex cerebral e por migração tangencial.

As células da glia radial servem de guia até o córtex cerebral. Elas têm um prolongamento que constitui um suporte sobre o qual os neuroblastos em migração se prendem e escorregam até a região cortical. Estas células andaimes são, diferentemente do que se acreditava antigamente, células progenitoras que após ter gerado vários ciclos de neurônios e de células gliais radiais por divisão assimétrica dão origem a um neurônio. Estudos recentes mostram que o desenvolvimento do neocórtex humano envolve não somente as células gliais radiais, mas também uma linhagem de células progenitoras intermediárias e amplificadoras que formam a zona subventricular externa. A célula progenitora intermediária amplificadora também participa da divisão celular assimétrica gerando neuroblastos e neurônios. Isso resulta em um aumento exponencial do números de neurônios que vão migrar com o auxílio de fibras radiais adicionais também produzidas por essas células intermediárias (Figura 97.2). Os neurônios pulam então de uma fibra para a outra e geram um aumento dramático da superfície cerebral. À medida que o crescimento prossegue, desenvolve-se um padrão de sulcos e giros por causa do grande aumento de superfície cortical.

O mapa formado pelas unidades proliferativas no córtex cerebral pode ser influenciado por estímulos talâmicos que definem áreas corticais variáveis em tamanho, composição celular e função. No final do período embrionário acredita-se que existem moléculas sinalizadoras nas regiões neocorticais em proliferação que estimulam diferentes propriedades das áreas sensoriais ou motoras. Mas a organização fundamental ocorre mais tardiamente no período fetal tardio e o desenvolvimento estrutural e funcional dessas áreas básicas do cérebro mantêm-se maleáveis e sujeitos à influência de experiências do ambiente.

A migração tangencial é outro tipo de deslocamento dos neurônios que promove a dispersão das células por camadas, por exemplo, na região subventricular ou na zona subventricular externa até os núcleos subcorticais e do tronco cerebral.

A migração dos neurônios no neocórtex em desenvolvimento resulta na formação de seis camadas bem organizadas. Os neuroblastos tornam-se neurônios maduros nos próximos meses encontrando o seu destino final por migração e adquirindo as características morfológicas e funcionais próprias aos neurônios por meio de um processo de diferenciação.

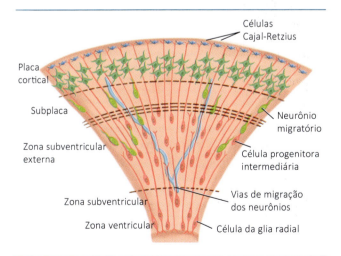

Figura 97.2. Modelo de migração neuronal demonstrando zona subventricular externa, células intermediárias progenitoras, células da glia radial e o caminho que percorrem os neurônios durante a migração para o corte cerebral.
Fonte: Adaptada de Lui et al., 2011.

Diferenciação neuronal, axônios, dendritos e sinapses

As diferentes camadas do córtex contêm diferentes tipos de neurônios. As células progenitoras neurais são capazes de produzir qualquer tipo de neurônios, mas com o desenvolvimento tornam-se cada vez mais restritos. Uma vez que os neurônios já migraram, eles deverão tornar-se parte da rede de informação e para isso necessitam desenvolver processos neuronais, os axônios e os dendritos que permitem a comunicação. O axônio é o principal meio de enviar informações, enquanto os dendritos são vias de recebimento. Cada célula apresenta vários dendritos que formam uma árvore densa, bem próxima a ela, enquanto os axônios percorrem distâncias variáveis. A célula lança um prolongamento que se estende guiado por moléculas sinalizadoras que estimulam ou inibem o crescimento do axônio em direção ao seu alvo pela sua extremidade, chamado cone de crescimento. Alguns sinais são de atração e outras de repulsa. Quando o axônio encontrar o seu objetivo serão formadas sinapses que permitem a transmissão de informações eletroquímicas.

O desenvolvimento de sinapses difere segundo a região cerebral. As primeiras sinapses ocorrem com a subplaca, zona marginal e a região do hipocampo em torno de 15 a 16 semanas. A sinaptogênese da placa cortical é mais ativa no período pós-natal. No córtex visual, por exemplo, será com 2 a 4 meses pós-termo.

O progresso de diferenciação dendrítica e axonal depende do estabelecimento de estímulo funcional. A diferenciação neuronal depende de fatores de crescimento e de neuropeptídeos liberados por células-alvo. Os hormônios circulantes com ação direta também são importantes, assim como as citocinas e os fatores de crescimento. Acompanhando a elaboração de ramificações dendríticas e axonais, aparecem o desenvolvimento de neurofibrilas e um aumento de retículo endoplasmático no citoplasma das células.

A partir do 6º mês, a estratificação acentua-se com a repartição de neurônios segundo a sua forma e com uma alternância de camadas ricas em corpos celulares com camadas ricas em prolongamento de axônios. A parte profunda da zona intermediária transforma-se em substância branca, enquanto a superficial, rica em corpos celulares, transforma-se em substância cinzenta. Os neurônios, conforme a sua diferenciação, assumem diferentes formas com predomínio de células piramidais nas zonas motoras e células granulares nas zonas sensitivas.

Importância da subplaca

Duas importantes vias de informações sensório-motoras são os tratos talamocortical e corticotalâmico. O trato talamocortical transmite informações sensoriais e motoras dos receptores da retina, cóclea, músculo ou pele para as regiões do neocórtex por meio da maior região de retransmissão subcortical: o tálamo. A via corticotalâmica completa a retroalimentação, transmitindo de volta as informações do córtex para o tálamo. Estas vias começam a se formar no fim do 2º trimestre e completam-se com 26 semanas. As células da camada transitória da subplaca têm um papel essencial nestas conexões. Quando os axônios das fibras

talamocorticais

talamocorticais chegam ao córtex em desenvolvimento com 22 semanas, elas não fazem conexões imediatas com os neurônios da camada quatro, mas antes fazem conexão com a subplaca. Os neurônios da subplaca elaboram uma árvore dendrítica que recebe estímulos das vias aferentes ascendentes do tálamo e de locais corticais mais distantes. Os neurônios da subplaca estabelecem sinapses funcionais entre os neurônios do tálamo e do córtex, enquanto estes aguardam as sinapses definitivas. Os neurônios da subplaca podem exercer uma ação trófica nos neurônios-alvo pela liberação de neuropeptídeos ou aminoácidos excitatórios. Se a subplaca não existir estes neurônios se degeneram e não ocorre a ligação final. No outro sentido, o axônio do neurônio da subplaca entra no tálamo guiando o axônio que vem das camadas 5 e 6 do córtex para fazer as sinapses em direção às regiões do tálamo subcortical e do corpo caloso.

Existe também envolvimento da subplaca em organização cerebral cortical. Quando as vias estão completas e desenvolvidas, a subplaca desaparece. Cada região pode ter diferentes momentos de pico e desaparecimento. A subplaca da região frontal apresenta um pico entre 22 e 34 semanas. A morte celular programada destas camadas parece iniciar-se tardiamente no 3º trimestre e aproximadamente 90% dos neurônios da subplaca terão desaparecido após 6 meses de vida pós-natal.

Células da glia

Considerada durante muito tempo um tecido de sustentação, a glia tem o maior componente celular perfazendo 80% de todas as células do sistema nervoso central. Os glioblastos diferenciar-se-ão mais tardiamente, a partir dos mesmos precursores que os neurônios.

A neuroglia compreende células não neurais no tecido neural que suprem várias funções de suporte para os neurônios. Elas geralmente são menores em tamanho e variam de estrutura dependendo das suas funções. Diferente da maioria dos neurônios, as células da glia podem se dividir por mitose.

- **Astrócitos:** células multipolares que apresentam numerosos prolongamentos. Têm um papel nutritivo e de sustentação em relação à homeostase do neurônio. Favorece a reação a insultos metabólicos e estruturais.
- **Oligodendrócitos:** células com pequenos corpos celulares e grandes prolongamentos que se enrolam em torno dos axônios de vários neurônios com formação de mielina a partir do 4º mês.
- **Células ependimárias:** células de revestimento das cavidades ventriculares e do canal medular.
- **NG2-glia:** células distintas de astrócitos, oligodendrócitos e microglia. Podem ser precursores de oligodendrócitos, mas também têm um papel modulador em desenvolvimento e regeneração de outras células do sistema nervoso central.
- **Células da microglia:** macrófagos que desenvolvem funções do sistema imune no sistema nervoso central. Atua na poda das sinapses na fase de desenvolvimento, influenciando a conectividade na fase de grande exuberância de sinapses.

Morte celular

Enquanto a maioria dos eventos envolve a proliferação dos elementos neuronais, dois importantes processos ocorrem com perda, a morte de neurônios na fase pré-natal e a eliminação de 50% de conexões com morte de células da glia na fase pós-natal. A eliminação seletiva de processos neuronais e de sinapses é considerada um ajuste quantitativo, mas também a eliminação de projeções incorretas e aberrantes com o refinamento de conexões sináptica, sendo essencial para o desenvolvimento cerebral. Outra função é eliminar populações de células com um papel transitório (zona marginal ou subplaca). Este processo ocorre durante o período de organização do desenvolvimento e diminui a plasticidade cerebral após ser completado. É provável que os mecanismos regressivos sejam modificados ou retidos quando ocorrer uma injúria cerebral para ajudar a preservar a função. Os graus de intensidade de morte celular são variáveis, em algumas regiões até 50% de neurônios morre antes de maturação final. Todos os neurônios e progenitores neuronais têm um mecanismo de suicídio determinado por expressão de genes específicos influenciados por fatores intrínsecos e ambientais. Eles estão relacionados de algum modo à competição por quantidade limitada de fatores tróficos gerados. Os neurônios que estabelecem conexões efetivas são capazes de obter mais fatores neurotróficos e sua sobrevivência é mais provável. Assim, uma importante função da morte celular no cérebro em desenvolvimento é o seu papel em regular o estabelecimento de circuitos neuronais efetivos e funcionais. Os determinantes da eliminação de sinapses são parecidos com a morte celular. Cada região tem um mecanismo diferente de eliminação seletiva.

Proliferação e migração de células da glia ocorrem em grande parte na via pós-natal e a diferenciação e a maturação destas células ocorrem durante a infância. A total abrangência da interação neurônio glia não está plenamente definida, mas está claro que estas interações têm um papel importante na organização funcional dos circuitos neurais na vida pós-natal.

Mielinização

O processo de mielinização inicia-se na vida intrauterina 1 mês antes do nascimento, tem o seu pico com 6 meses de idade pós-natal e prossegue durante vários anos após o nascimento. A produção da mielina é realizada pelos oligodendrócitos no sistema nervoso central com mielinização dos neurônios sensitivos antecedendo os motores. O oligodendrócito forma um prolongamento envolvendo os axônios em múltiplas camadas fortemente amarradas. Estes prolongamentos citoplasmáticos são preenchidos por uma bainha de mielina isolante rica em lipídios (colesterol, fosfolípides e glicolipídios) que permite aumentar a velocidade dos sinais elétricos que passam pelos axônios de 2,3 m/s até 120 m/s. Cada oligodendrócito projeta vários prolongamentos com a possibilidade de mielinizar algumas dezenas de axônios que estão próximo a ele. No período inicial de mielinização, vários oligodendrócitos em excesso vão sofrer apoptose logo após a diferenciação. O número de oligodendrócitos que sobrevive depende da área de superfície axonal. Este processo geneticamente programado é extremamente sensível a carências nutricionais e agressões externas como tabaco, drogas e álcool.

As interações funcionais entre oligodendrócitos e neurônios vão muito além dos efeitos elétricos. Elas têm fatores tróficos que contribuem com a integridade, diâmetro do axônio, tamanho e sobrevida do neurônio.

Influência de fatores genéticos e ambientais

Fatores genéticos

O material genético, passado de geração em geração, contido no DNA de cada núcleo, é um dos produtos essenciais na codificação de proteínas sinalizadoras. Elas interagem em um complexo processo suportando e guiando o desenvolvimento cerebral. A proliferação, a migração, a diferenciação dos neurônios e a orientação dos axônios estão sob controle deste programa genético. A alteração da expressão de um gene implicado neste transcurso pode conduzir a anomalias de desenvolvimento.

Fatores ambientais

O padrão de organização neuronal ocorre inicialmente no período embrionário e se mantém moldável por um longo período. Experiências pré e pós-natais são necessárias para a emergência de padrões normais de organização neocortical. Em idades posteriores, o desenvolvimento de SNC continua necessitando de estímulos para se desenvolver funcionalmente. O ambiente externo pode exercer uma função reguladora importante sobre a atividade dos neurotransmissores e influenciar na organização do neocórtex, seja por enriquecimento ou privação de estímulos. O local enriquecido de estímulos aumenta o número de sinapses, o número de células de contenção e a complexidade do sistema vascular.

A plasticidade do sistema nervoso em desenvolvimento pode estender a capacidade de evolução de diferentes padrões de organização frente a uma perda por injúria. Contudo, pode ocorrer também a desorganização estrutural de uma área sensorial primária em função de uma experiência precoce inadequada.

A epigenética estuda as mudanças na atividade dos genes que não envolvem alterações no código genético, mas que, apesar disso, podem ser passados para a nova geração. Estas mudanças consistem na alteração da transcrição genética em função da metilação do DNA. Elas podem ser desencadeadas por fatores ambientais como separação da mãe, cuidados intensivos em UTI, nutrição pré-natal e estresse.

Uma última consideração a se fazer é que o desenvolvimento é sequencial. A integridade do processo de desenvolvimento obedece a uma ordem absoluta na disponibilidade dos elementos neurais apropriados, aparecendo no curso do desenvolvimento. Dependendo da época que o estímulo aparece pode ter um impacto distinto.

LEITURAS COMPLEMENTARES

Alves CMS, Júnior EA, Nardozza LMM et al. Fetal brain fissures development a three-dimensional ultrasonography study. Rev Bras Ginecol Obstet. 2011;33(3):111-7.

Corbett-Detig J, Habas PA, JA et al. Three dimensional global and regional patterns of human fetal subplate growth determined in utero. Brain Structure and Function. 2011;215:255-63.

Hardwick LJ, Ali FR, Azzarelli R, Philpott A. Cell cycle regulation of proliferation versus differentiation in the central nervous system. Cell Tissue Res. 2015;359:187.

Lui JH, Hansen VD, Kriegtein AR. Development and Evolution of the Human Neocortex, Cell. 2011;146:18-36.

Rabineau D, Dupont JM, Plateaux P. Chapter 15: Développement du système nerveux central et de ses dérivés. Campus d' Embryologie humaine – Collège universitaire et hospitalier des histologistes, embryologistes, cytologistes et cytogénéticiens (CHEC); 2014. [Acesso 2017 dez 15]. Disponível em: http://campus.cerimes.fr/histologie-et-embryologie-medicales/ enseignement/embryo_15/site/html/cours.pdf.

Rouleau C, Faculté de Médecine Montpellier-Nîmes Histologie du Système nerveux; 2009. [Acesso 2018 jan 10]. Disponível em: http://www.youscribe.com/catalogue/documents/education/etudes--superieures/1er-cycle-pcem2-histologie-histogenese-annee-universitaire-1663495.

Schoenwolf GC et al. Desenvolvimento do Sistema Nervoso central. In: Larsen Embriologia Humana. 5th ed. Rio de Janeiro: Elsevier; 2016. p.197-231.

Shiota K. Theratothanasia: Prenatal loss of abnormal conceptuses and the prevalence of various malformations. Birth Defects. 1993;29(1)189-99.

Stiles J, Jernigan TL. The Basics of Brain Development. Neuropsychol. 2010;20(4):327-48.

Szyf M, Weaver I, Meaney M. Maternal care, the epigenome and phenotypic differences in behavior. Reprod Toxicol. 2007;24(1):9-19.

Volpe JJ. Neural tube formation and prosencephalic development. In: Neurology of the newborn. 3rd ed. Philadelphia: WB Saunders Company; 1994. p.3-42.

Volpe JJ. Neuronal proliferation, migration, organization, and myelination. In: Neurology of the newborn. 3rd ed. Philadelphia: WB Saunders Company; 1994. p.43-92.

Asfixia e Síndrome Hipóxico-Isquêmica

Regina Paula Guimarães Vieira Cavalcante da Silva

Aspectos epidemiológicos

A asfixia perinatal é causada pela falta de oxigenação de órgãos e sistemas em função de um insulto hipóxico e/ou isquêmico que ocorre próximo ao momento do parto (periparto) ou durante o parto (intraparto). No recém-nascido, a falta de oxigênio pode resultar em falência de múltiplos órgãos, sendo mais preocupante o dano cerebral, com consequente encefalopatia hipóxico-isquêmica. Na maior parte dos casos, outros órgãos e sistemas também são acometidos, incluindo coração, rins, pulmões e fígado.

Apesar dos importantes avanços nos cuidados perinatais que ocorreram nas últimas décadas, a asfixia perinatal continua sendo uma condição clínica grave, que contribui de modo significativo para morbidade e mortalidade neonatal.

A asfixia ao nascimento tem uma incidência estimada de 1 a 6 para cada mil nascidos vivos entre os recém-nascidos a termo. Entre os recém-nascidos prematuros, por ser uma condição mais difícil de identificar, a incidência é incerta e alguns autores reportam valores entre 1,4 e 9 para cada 1.000 nascidos vivos com idade gestacional entre 31 e 36 semanas. Não estão disponíveis dados quanto à incidência de asfixia entre os prematuros extremos.

Nos dias atuais, as complicações intraparto persistem como causa importante de mortalidade infantil e respondem por uma das três causas mais frequentes de óbito neonatal, sendo responsáveis por cerca de 0,7 milhão de óbitos ao ano, acompanhadas da prematuridade (1 milhão de óbitos ao ano) e das infecções (0,6 milhão de óbitos ao ano). A magnitude do problema é subestimada quando apenas os recém-nascidos vivos são considerados, já que ocorrem aproximadamente 1,02 milhão de óbitos no período intraparto relacionadas às complicações do parto, resultando em fetos natimortos.

Na última década, os eventos intraparto e a asfixia ao nascimento foram responsáveis por cerca de 25% dos óbitos neonatais no mundo. Países de baixa e média renda, sobretudo na África e na Ásia, concentram 98 a 99% destes óbitos, com taxas de óbitos neonatais relacionadas à asfixia de até 11,8 para cada mil nascidos vivos. Contudo, em países de alta renda, a mortalidade neonatal decorrente de asfixia perinatal ocorre em 0,5 para cada mil nascidos vivos e corresponde a 7,1% dos óbitos neonatais, considerando-se todas as idades gestacionais.

No Brasil, onde se registra cerca de três milhões de nascimentos ao ano, dados estatísticos do Ministério da Saúde revelam que a asfixia perinatal esteve relacionada a pelo menos 23,4% dos óbitos neonatais precoces em 2010, variando de 28,5% na região Nordeste a 16,7% na região Sul. Em 2018, a asfixia perinatal foi causa de pelo menos 13,3% dos óbitos neonatais precoces, variando de 16,7% na região Nordeste a 8,9% na região Sul do Brasil.

Contudo, apesar da melhora progressiva destes indicadores, um estudo brasileiro (Almeida et al., 2017) recente identificou que ainda ocorrem cerca de quatro óbitos por dia decorrentes de asfixia perinatal em recém-nascidos de baixo risco (recém-nascidos com peso de nascimento > 2.500 g e sem malformações congênitas) e que, neste grupo, a asfixia perinatal ainda é causa de 40% dos óbitos.

Além de importante causa de mortalidade, sabe-se que em médio e longo prazo, as complicações intraparto resultam em morbidades significativas. Entre os recém-nascidos que sobrevivem à asfixia perinatal, estima-se que, anualmente, cerca de 1,15 milhão desenvolverão distúrbios neurocognitivos, conhecidos como encefalopatia neonatal. A encefalopatia neonatal é a segunda causa prevenível de incapacidade na infância ao redor do mundo, com profundo impacto psicossocial e econômico para as crianças, para suas famílias e para a sociedade.

SEÇÃO IX – SISTEMA NERVOSO

Assim, a atenção às complicações intraparto e à asfixia, protegendo o recém-nascido e evitando o dano cerebral no momento do nascimento, é prioridade para atingir melhores indicadores de saúde global. São urgentes intervenções que propiciem a melhoria do cuidado antenatal e periparto e que visem a implementação mais eficiente da ressuscitação neonatal na sala de parto. Para Lawn et al., 2014, o nascimento seguro e um início de vida saudável são o coração do capital humano e do progresso econômico mundial.

Definições e terminologias

O termo asfixia refere-se a uma condição em que a troca gasosa em um indivíduo encontra-se prejudicada, resultando em hipóxia, hipercarbia e acidose progressivas. A asfixia perinatal ocorre quando há comprometimento da troca gasosa realizada pela placenta e/ou pelo pulmão do recém-nascido. As repercussões clínicas dependerão da extensão e da duração da condição que ocasionou o processo de asfixia.

Os termos "asfixia", "hipóxia" e "isquemia" são frequentemente utilizados como sinônimos no contexto da asfixia perinatal e da síndrome hipóxico-isquêmica, porém há sutis diferenças entre eles que os tornam diferentes do ponto de vista de fisiopatologia. A hipóxia ocasiona a **hipoxemia** que, por definição, consiste em uma baixa quantidade de oxigênio no sangue, resultando em oferta insuficiente de oxigênio aos tecidos (**hipóxia tecidual**) e, consequente, metabolismo anaeróbico, com produção de ácido láctico, inicialmente nos tecidos periféricos (músculos e coração) e, posteriormente, no cérebro.

Já a **isquemia** é definida por insuficiência ou ausência de fluxo sanguíneo para um órgão, afetando-o parcial ou completamente. A isquemia pode ser tanto causa de hipóxia (quando o fluxo sanguíneo é insuficiente para entrega adequada de oxigênio aos tecidos), como resultado dela (uma vez que a hipóxia e a acidose podem deprimir a função miocárdica, ocasionando hipotensão). A isquemia tende a ser um insulto mais grave, pois além de comprometer a entrega de oxigênio aos tecidos, interrompe também a oferta de substratos necessários para produção de energia (resultando, por exemplo, em deprivação de glicose) e traz prejuízos à remoção de produtos do metabolismo (como o dióxido de carbono e o ácido láctico).

A lesão asfíxica pode acometer virtualmente todos os órgãos e sistemas, porém a encefalopatia hipóxico-isquêmica (EHI) é a condição clínica mais estudada em razão do potencial para sequelas graves e permanentes.

Etiologia da asfixia perinatal

Tanto durante a vida fetal, assim como durante o trabalho de parto e o parto, a interrupção do fluxo sanguíneo placentário é a principal causa de asfixia. Diversos fatores podem comprometer o fluxo sanguíneo placentário, incluindo condições maternas, da placenta e/ou do cordão umbilical.

Doenças maternas como o diabetes, a hipertensão ou a pré-eclâmpsia podem alterar a vasculatura placentária e

reduzir o fluxo sanguíneo local. A hipotensão materna relacionada, por exemplo, ao choque, a efeitos medicamentosos ou à anestesia espinhal, pode reduzir a perfusão placentária e ser transferida ao feto.

Fatores placentários como o descolamento prematuro de placenta, hemorragia feto-materna e presença de infecções ou reações inflamatórias podem comprometer o fluxo sanguíneo. A corioamnionite e a funisite são complicações intimamente ligadas a alterações placentárias e à asfixia.

Compressões extrínsecas do cordão umbilical, como circulares apertadas de cordão, prolapso ou nó verdadeiro podem estar envolvidos na interrupção do fluxo sanguíneo placentário.

Finalmente, fatores relacionados exclusivamente ao recém-nascido podem ser responsáveis pela asfixia, como anomalias congênitas das vias aéreas, alterações graves de sistema nervoso central ou de medula espinhal, cardiopatias congênitas críticas, uso de medicações sedativas ou outras condições que interfiram no estabelecimento da respiração e circulação adequadas.

No Quadro 98.1 encontram-se listadas as causas maternas, placentárias e neonatais mais frequentemente associadas à asfixia perinatal.

Quadro 98.1 Causas de asfixia perinatal.		
Maternas	*Placenta/Cordão umbilical*	*Neonatais*
Diabetes *mellitus*	Descolamento prematuro de placenta	Anomalias de vias aéreas
Hipertensão arterial	Hemorragia feto-materna	Distúrbios neurológicos
Pré-eclâmpsia	Compressão de cordão umbilical (prolapso, circular de cordão, nó)	Doenças cardiopulmonares graves
Hipotensão/ choque	Infecção/inflamação	Comprometimento circulatório grave (hemorragia, choque séptico)
Ruptura uterina	Inserção velamentosa do cordão	Infecção
Anemia grave	Insuficiência placentária	Depressão por medicamentos
Doença cardiopulmonar	–	–
Infecção	–	–

Fonte: Adaptado de Rainaldi e Perlman, 2016.

Fisiopatologia

Oxigenação e circulação no feto normal

O feto humano vive em condições de hipoxemia relativa, embora isso não represente um estado patológico, uma vez que vários mecanismos permitem que seu desenvolvimento ocorra adequadamente nestas circunstâncias. A alta afinidade da hemoglobina fetal pelo oxigênio permite a pronta difusão deste a partir da circulação materna, facilitando sua

CAPÍTULO 98 – ASFIXIA E SÍNDROME HIPÓXICO-ISQUÊMICA

transferência, apesar de um menor gradiente de concentração. Soma-se a isso, a presença de níveis aumentados de hemoglobina, comparados aos encontrados em adultos e crianças. Estes fatores aumentam a capacidade do sangue fetal de carregar o oxigênio e garantir sua entrega aos tecidos. Ao mesmo tempo, o gasto energético fetal em vários processos metabólicos, como por exemplo, na termorregulação e no trabalho respiratório, é menor do que o do recém-nascido.

Adaptações circulatórias também são importantes no sentido de garantir a oxigenação adequada. Deste modo, o sangue oxigenado pela placenta, com uma PaO_2 aproximada de 40 a 50 mmHg, retorna para o feto pela veia umbilical e segue em sua maior parte pelo ducto venoso até o átrio direito, passando para as câmaras esquerdas do coração através do forame oval. Ao sair do ventrículo esquerdo pela artéria aorta, chega às artérias carótidas e coronárias. Assim, o feto supre o cérebro e o coração, preferencialmente com sangue mais oxigenado. O sangue menos oxigenado da veia cava inferior alcança as câmaras direitas do coração e é então direcionado aos pulmões, através da artéria pulmonar. Cerca de 10% do fluxo sanguíneo que chega à artéria pulmonar é direcionado à perfusão do tecido pulmonar fetal, porém 90% se desvia dos pulmões através do ducto *arteriosus* (canal arterial) e segue para artéria aorta, distal à saída das artérias carótidas e coronárias, para a circulação sistêmica. A mistura de sangue, com PaO_2 entre 15 e 20 mmHg, retorna da circulação sistêmica à placenta pelas artérias umbilicais.

Nas situações patológicas nas quais evidencia-se um prejuízo da troca gasosa e consequente asfixia, ocorrem uma série de mecanismos adaptativos no feto, de natureza circulatória e não circulatória.

Respostas circulatórias à asfixia

As alterações circulatórias decorrentes da asfixia envolvem a redistribuição do débito cardíaco, a fim de proteger os órgãos considerados mais nobres, principalmente, cérebro, coração e glândulas adrenais. Conhecidas como "reflexo do mergulho", estas alterações na distribuição do fluxo sanguíneo ocorrem às custas da diminuição do fluxo sanguíneo de órgãos considerados menos nobres, como rins, intestinos, pele e músculos.

Entre os mecanismos envolvidos na modificação da circulação, sabe-se que os quimiorreceptores das artérias carótidas detectam a hipoxemia por meio de seus sensores, o que resulta em liberação de catecolaminas. O pico de catecolaminas, por sua vez, ocasiona vasoconstricção periférica e centralização do fluxo sanguíneo. A hipoxemia também causa vasoconstrição pulmonar, com redução do fluxo sanguíneo pulmonar decorrente do aumento da resistência vascular pulmonar e *shunt* direita-esquerda, através do forame oval, na tentativa de enviar o sangue mais oxigenado para o coração esquerdo e, a partir daí, direcioná-lo preferencialmente para o cérebro e o miocárdio. Concomitantemente, há diminuição da resistência vascular cerebral em

decorrência da hipoxemia, permitindo o aumento do fluxo sanguíneo cerebral e compensando a redução da oferta de oxigênio na fase inicial da asfixia.

Assim, a preservação do fluxo sanguíneo para órgãos considerados "críticos" ocorre às custas de redução do fluxo sanguíneo de outros órgãos, ditos "não críticos" (Figura 98.1). Com a queda progressiva da pressão arterial sistêmica, estes mecanismos compensatórios falham e a circulação cerebral não se mantém, havendo, finalmente, redução da oferta de oxigênio e instalação de lesão cerebral.

Respostas não circulatórias à asfixia

Além das alterações circulatórias, diversos outros fatores biológicos contribuem para preservar a viabilidade de órgãos críticos durante e após a asfixia. A taxa metabólica cerebral fetal é menor que no período neonatal ou na vida adulta, o que favorece a adequação do suprimento de energia. Além disso, o cérebro neonatal tem a capacidade de utilizar fontes energéticas alternativas, quando necessário. Assim, em situações de depleção de oxigênio e glicose, substratos energéticos como o lactato e as cetonas tornam-se críticos para o metabolismo cerebral.

Também o miocárdio fetal e neonatal é mais resistente à hipóxia e isquemia do que o miocárdio do adulto.

Outros efeitos protetivos são encontrados na hemoglobina fetal, que favorece uma maior tolerância a um ambiente hipóxico. Na vigência de acidose, ocorre um desvio para esquerda da curva de dissociação do oxigênio da hemoglobina pelo efeito Bohr, com redução da afinidade destes, facilitando a entrega do oxigênio aos tecidos.

Distúrbio da troca gasosa e fisiopatologia da acidose

A redução da troca de oxigênio e de dióxido de carbono através da placenta é o aspecto principal que caracteriza a asfixia perinatal. Ambos os gases são trocados por difusão simples e o comprometimento da troca de cada um deles contribui para o surgimento da acidose.

O oxigênio, oriundo do fluxo sanguíneo materno que chega à placenta, é transportado para o feto por difusão passiva. Quando as demandas de oxigênio fetais excedem a oferta placentária, as células passam a realizar metabolismo anaeróbico para suprir as necessidades energéticas, resultando em acúmulo de ácido láctico, com consequente redução do pH (acidose metabólica).

Já o dióxido de carbono é produzido pelo feto e transportado no sangue de três formas: 1) nas hemácias, na forma de bicarbonato; 2) na hemoglobina, na forma de carbamato e 3) como gás dissolvido, que é a forma em que ocorre a maior parte da transferência placentária, já que sua difusão é 20 vezes mais rápida do que a do oxigênio.

Assim, a acidose fetal ocorre tanto pelo acúmulo de ácido decorrente do excesso de dióxido de carbono (e, consequentemente, de ácido carbônico), quanto pelo excesso de ácidos não carbônicos, como os ácidos láctico, úrico e cetoácidos.

709

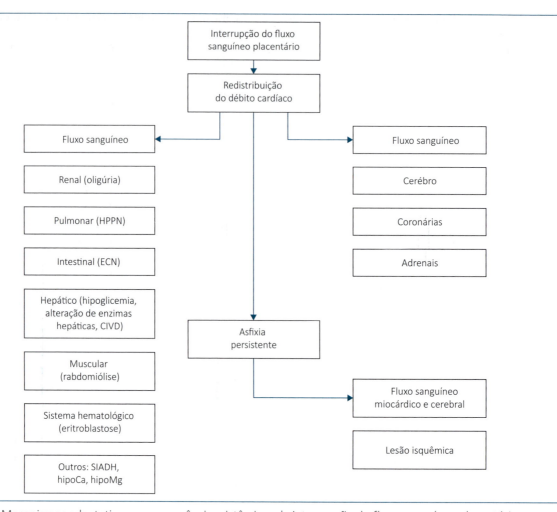

Figura 98.1. Mecanismos adaptativos e consequências sistêmicas da interrupção do fluxo sanguíneo placentário.
HPPN: hipertensão pulmonar persistente neonatal; ECN: enterocolite necrosante; CIVD: coagulação intravascular disseminada; SIADH: secreção inapropriada de ADH.
Fonte: Adaptada de Rainaldi e Perlman, 2016.

Enquanto as alterações do pH fetal decorrentes do acúmulo do dióxido de carbono ocorrem e se resolvem de maneira rápida, em função da eliminação pelos pulmões maternos, o mesmo não ocorre no que se refere ao acúmulo de ácidos não carbônicos. Estes se difundem lentamente através da placenta, para posterior eliminação pelos rins maternos, o que resulta em uma acidemia mais prolongada.

O principal ácido não carbônico presente na asfixia perinatal é o ácido láctico, resultante da glicólise anaeróbica, havendo uma correlação entre o acúmulo deste e outros ácidos com a gravidade e duração do insulto hipóxico-isquêmico, uma vez que a acidose deprime a função miocárdica e resulta em hipotensão sistêmica.

Entretanto, o grau de acidose ou a medida do pH arterial umbilical que melhor definem a asfixia permanecem imprecisos e ainda são controversos. Atualmente, a maior parte dos autores admite que a asfixia seja definida pela presença de pH no sangue de artéria umbilical < 7,20, considerando o pH < 7 como marcador de um grau de acidose em que o risco de sequelas neurológicas adversas se encontra aumentado.

Respostas respiratórias à asfixia

Além das alterações cardiovasculares que ocorrem com a asfixia, mudanças características do padrão respiratório fetal são observadas. Após 30 segundos de asfixia, ocorre inicialmente um período de aumento da frequência respiratória, seguido de apneia com duração de 30 a 60 segundos (apneia primária). A frequência cardíaca mantém-se normal e a pressão arterial aumenta levemente durante a apneia primária. Este quadro é reversível por meio de estímulo táctil leve ou da exposição do recém-nascido ao oxigênio, havendo o reinício da respiração.

Entretanto, se a hipóxia persiste, o feto reinicia movimentos respiratórios que são assincrônicos e não efetivos, semelhante a soluços, denominados *gaspings*, que se tornam gradualmente mais espaçados e superficiais, até evoluírem para apneia secundária. Esta é acompanhada de diminuição progressiva da frequência cardíaca e da pressão arterial, associando o componente isquêmico ao processo hipóxico. A apneia secundária não é reversível com estímulo táctil, culminando em óbito se não for iniciada a ventilação com pressão positiva intermitente no recém-nascido.

CAPÍTULO 98 – ASFIXIA E SÍNDROME HIPÓXICO-ISQUÊMICA

O conhecimento destes mecanismos fisiopatológicos mostrou-se relevante nas recomendações da ressuscitação na sala de parto, quando se prioriza a ventilação do recém-nascido em apneia e/ou bradicárdico.

Fisiopatologia da encefalopatia hipóxico-isquêmica

Mecanismos celulares de dano neuronal na asfixia

Quando os mecanismos compensatórios são insuficientes e o fluxo sanguíneo cerebral não consegue mais atender às demandas, uma cascata de eventos bioquímicos complexos e interrelacionados é desencadeada, podendo culminar na morte neuronal, caso não haja uma intervenção para interromper o processo de asfixia.

Durante a fase aguda do insulto hipóxico-isquêmico, a oferta insuficiente de substratos, como oxigênio e glicose, resulta em metabolismo anaeróbio, com consequente redução dos suprimentos neuronais de metabólitos ricos em energia, como a adenosina-trifosfato (ATP). A carência de ATP (falha de energia) ocasiona falência das bombas de íons de membrana, em particular da Na^+/K^+ ATPase, resultando em influxo celular de sódio e água (com edema celular) e em despolarização neuronal, com consequente liberação de neurotransmissores excitatórios, principalmente o glutamato, o qual ativa os receptores NMDA (N-metil-D-aspartato) na fenda sináptica.

Observa-se também o aumento das concentrações do íon cálcio (Ca^{2+}) no meio intracelular, que contribui para a ocorrência de edema e lise celular. As concentrações citoplasmáticas tóxicas do Ca^{2+} têm origem em vários mecanismos, entre os quais, a falência de bombas e transportadores (por exemplo da bomba de Na^+/Ca^{2+}, dependente de ATP para seu funcionamento), a liberação de estoques celulares decorrentes de lesões mitocondriais e do retículo endoplasmático e a ativação excessiva dos receptores NMDA e AMPA (a-amino-3-hidroxi-5-metil-4-isozazol-ácido-propiônico) pelo glutamato, os quais, por sua vez, aumentam o influxo de Ca^{2+} para o interior da célula, resultando em um ciclo excitotóxico.

As concentrações elevadas de Ca^{2+} intracelular desencadeiam outras cascatas neurotóxicas e determinam a ativação de algumas enzimas, como a óxido-nítrico sintetase e a fosfolipase. A ativação óxido-nítrico sintetase gera compostos ativos de óxido nítrico, que em altas concentrações podem reagir como superóxido e produzir o peroxinitrito, envolvido na peroxidação e nitrosilação de lipídios de membrana e consequente disfunção mitocondrial e dano às membranas celulares. Já a ativação da fosfolipase citosólica aumenta a liberação de eicosanoides que ocasiona inflamação.

Morte neuronal após asfixia

A morte neuronal ocorre por dois mecanismos principais a saber: necrose ou apoptose. A necrose caracteriza-se por edema celular, ruptura de organelas e perda da integridade da membrana fosfolipídica, com lise celular, acompanhada de reação inflamatória intensa. Decorre da perda grave e abrupta da função celular, que ocorre após um in-

sulto hipóxico-isquêmico primário e é um processo irreversível e sem consumo de energia.

A morte celular por apoptose, ou seja, a morte celular programada, envolve outros mecanismos. Pode ser induzida por transcrição gênica (caspase-independente) ou ser um processo caspase-dependente. Quando as vias da apoptose são iniciadas, o ATP passa a ser utilizado para "desmontar" as células, transformando-as em seus componentes "consumíveis". Neste processo, as células se encolhem e o núcleo se torna pequeno e denso em função da maior condensação da cromatina e da fragmentação do DNA. Ao mesmo tempo, ocorre invaginação da membrana plasmática com vacuolização do citoplasma e fragmentação da célula em corpos apoptóticos múltiplos e pequenos que são fagocitados por células vizinhas saudáveis. Assim, a apoptose é um processo celular ativo, que requer vias bioquímicas específicas, consumo de energia e transcrição genética. É observada após a ressuscitação, durante a fase conhecida como lesão de reperfusão.

Fases da injúria hipóxico-isquêmica na encefalopatia

Fase aguda

Durante a fase aguda (fase primária) do insulto hipóxico-isquêmico, algumas células evoluem para morte celular, com maior ou menor magnitude, a depender da gravidade e da duração do evento que desencadeou a asfixia perinatal. Nesta fase, predominam as alterações do metabolismo celular, com falência das bombas de Na+/K+ e Ca^{2+}, dependentes de ATP (falência de energia primária), e as suas consequências, conforme já descrito.

Fase latente

Após a reperfusão, quando ocorre a retomada da oferta de oxigênio e fluxo sanguíneo para o cérebro, inicia-se a chamada fase latente, com recuperação parcial das fontes de energia.

Nesta fase, o edema citotóxico induzido pela hipóxia e o acúmulo de aminoácidos excitatórios se resolvem parcialmente em 30 a 60 minutos, com aparente recuperação do metabolismo oxidativo cerebral. A cascata neurotóxica é amplamente inibida, oferecendo neste momento uma "janela terapêutica", em que se busca interromper as lesões subsequentes. Estudos de ressonância magnética com espectroscopia indicaram que a duração da fase latente se correlaciona inversamente com a gravidade do insulto, com duração de 1 a 6 horas após a instalação do mesmo. O reconhecimento das fases da lesão hipóxico-isquêmica cerebral no recém-nascido asfixiado, especialmente da fase latente, permitiu a proposição da hipotermia terapêutica.

Fase secundária

Entre 6 e 24 horas após o insulto hipóxico-isquêmico, há deterioração do metabolismo oxidativo cerebral, iniciando a chamada fase secundária (ou falência de energia secundária). Nesta fase, ocorre uma extensão das reações decorrentes do insulto primário, com inflamação, geração de radicais livre de oxigênio e morte celular por apoptose.

711

Observa-se novamente a redução dos estoques de ATP e aumento dos níveis de lactato cerebral, apesar da oxigenação e circulação adequadas.

Os principais mecanismos neurotóxicos envolvidos nesta fase são:

- o acúmulo de aminoácidos excitatórios (principalmente do glutamato) com hiperativação dos receptores NMDA, que ocasionam o influxo excessivo de Ca^{2+} intracelular (lesão excitotóxica);
- a ativação das enzimas envolvidas na degradação celular (lipases, fosfolipases, proteases e endonucleases) e também das enzimas xantina oxidase (envolvida na produção de prostaglandinas) e óxido nítrico sintetase (envolvida na produção de radicais livres), decorrentes do acúmulo de Ca^{2+} intracelular;
- a peroxidação dos lipídios de membrana e dano às estruturas proteicas e ao DNA em razão do aumento das concentrações de radicais livres;
- a presença de reação inflamatória, caracterizada pelo influxo de leucócitos (incluindo neutrófilos e monócitos), macrófagos e ativação da micróglia, com produção de quimiocinas e citocinas;
- a falência mitocondrial, resultante das concentrações elevadas de Ca^{2+} intracelular e do excesso de radicais livres.

A fase secundária é marcada pelo início de convulsões, decorrentes de edema citotóxico, acúmulo de citocinas e falência mitocondrial, que é o principal mecanismo envolvido na morte celular tardia por apoptose.

Fase terciária

Existem evidências de que os processos patológicos persistem ativos por semanas, meses e até anos após a instalação do insulto hipóxico-isquêmico, período que se denomina fase terciária da lesão cerebral. Os mecanismos da lesão persistente envolvem a presença de gliose, ativação persistente de receptores inflamatórios e alterações epigenéticas. A Figura 98.2 ilustra a representação esquemática dos eventos descritos anteriormente.

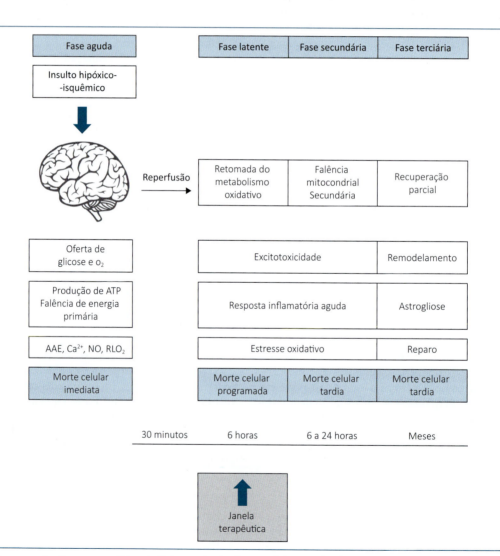

Figura 98.2. Representação esquemática da fisiopatologia da encefalopatia hipóxico-isquêmica.
ATP: adenosina trifosfato; AAE: aminoácidos excitatórios; Ca^{2+}: íon cálcio; NO: óxido nítrico, RLO_2: radicais livres de oxigênio.
Fontes: Adaptada de Hassel et al., 2015; e Douglas-Escobar e Weiss, 2015.

Momento do insulto hipóxico-isquêmico e fatores de risco

A asfixia pode ocorrer a qualquer momento antes, durante ou após o parto. Eventos anteparto, como hipotensão ou trauma materno respondem por 4 a 20% dos casos de asfixia perinatal, enquanto eventos intraparto, como descolamento prematuro de placenta ou prolapso de cordão umbilical, são observados em 56 a 80% dos casos. Em aproximadamente 10% dos casos, um insulto pós-natal é responsável pela asfixia perinatal, geralmente causado em decorrência de anormalidade cardiopulmonar grave ou de complicações relacionadas à prematuridade. No Quadro 98.2 encontram-se listados fatores de risco associados à asfixia nos períodos anteparto, intraparto e pós-natal.

Embora os eventos intraparto sejam os mais prevalentes como antecedentes da asfixia perinatal, evidências de anormalidades intraparto, como, a presença de líquido amniótico meconial ou de anormalidades graves da frequência cardíaca fetal, ocorrem em apenas 10 a 35% dos casos e, na maioria das vezes, associados a algum fator de risco antenatal, como o diabetes *mellitus* materno, a pré-eclâmpsia ou a restrição de crescimento intrauterino.

É comum encontrar dificuldade em estabelecer o tempo de início, a duração, a magnitude e até mesmo a natureza única ou repetitiva do insulto hipóxico-isquêmico.

Destaca-se ainda que o processo de asfixia, assim como sua recuperação, pode ocorrer inteiramente no período de vida fetal, muito antes do nascimento, não havendo manifestações agudas típicas no período neonatal imediato.

Critérios diagnósticos

São inúmeras as controvérsias a respeito dos critérios diagnósticos de asfixia perinatal. Diferentes parâmetros têm sido utilizados, incluindo a presença de padrões de frequência cardíaca fetal não tranquilizadores, evidências de trabalho de parto e parto prolongado, presença de mecônio no líquido amniótico e, mais frequentemente, de *escores* de Apgar baixos e de acidose moderada a grave no recém-nascido logo após o nascimento.

O uso isolado do *escore* de Apgar para o diagnóstico de asfixia perinatal é impreciso, uma vez que a idade gestacional e o uso materno de medicações anestésicas e sedativas influenciam as respostas dos recém-nascidos ao nascimento. Assim, sabe-se que escores de Apgar são caracteristicamente mais baixos em prematuros, quando comparados a recém-nascidos a termo, em função da presença mais frequente de hipotonia, menor irritabilidade reflexa e maior dificuldade de iniciar e manter a respiração de modo efetivo. Portanto, a presença de *escores* de Apgar baixos e/ou a necessidade de ressuscitação na sala de parto em recém-nascidos prematuros pode refletir as condições relacionadas à prematuridade em si e não significar, necessariamente, a presença de um evento hipóxico-isquêmico.

Para recém-nascidos com idade gestacional > 35 semanas, um conjunto hierarquizado de critérios tem sido proposto para o diagnóstico, logo após o nascimento, de um evento hipóxico-isquêmico. Em geral, estes incluem a identificação de um evento capaz de prejudicar a troca gasosa fetal ou de uma evidência objetiva de alteração da troca gasosa fetal, verificada por meio da alteração nos gases sanguíneos e no equilíbrio acidobásico, entre outros marcadores bioquímicos. A identificação precoce da asfixia perinatal, segundo os critérios diagnósticos estabelecidos, justifica-se na urgência de instituir medidas terapêuticas apropriadas, como a hipotermia terapêutica.

Neste contexto, as diretrizes da Sociedade Brasileira de Pediatria caracterizam a asfixia perinatal grave em recém-nascidos com idade gestacional > 35 semanas se houver:

1. Evidência de asfixia perinatal:
   - gasometria arterial de sangue de cordão ou sangue coletado na 1ª hora de vida com pH < 7 ou BE ≤ -15 mmol/L **ou**
   - história de evento agudo perinatal (descolamento abrupto de placenta, prolapso de cordão) **ou**
   - escore de Apgar ≤ 5 no 10º minuto de vida **ou**
   - necessidade de assistência ventilatória ao recém-nascido (ventilação com pressão positiva) além do 10º minuto de vida.

   E

2. Evidência de encefalopatia moderada a grave antes da 6ª hora de vida (p. ex., convulsões, alteração do nível de consciência, de postura tônus e reflexos). O recém-nascido deve ser avaliado a cada hora nas primeiras 6 horas de vida por médico neonatologista e equipe de interconsultores.

Quadro 98.2 Fatores de risco para asfixia perinatal.		
Condições anteparto	*Condições intraparto*	*Condições pós-natais*
Alterações da oxigenação materna (anemia grave, doença cardiopulmonar)	Interrupção da circulação umbilical (nó verdadeiro, prolapso de cordão, avulsão do cordão)	Hipertensão pulmonar persistente do recém-nascido
Perfusão placentária e/ou troca gasosa inadequadas (hipertensão materna, hipotensão grave, insuficiência placentária por doença vascular)	Perfusão placentária e/ou troca gasosa inadequadas (descolamento prematuro de placenta, ruptura uterina, hipotensão materna grave, contrações uterinas anormais)	Insuficiência circulatória grave (perda sanguínea aguda, choque séptico)
Infecções ou anomalias congênitas	Parto traumático (distocia de ombro, extração pélvica difícil)	Cardiopatia congênita grave
	Oxigenação materna anormal (edema pulmonar)	Malformação de vias aéreas ou sistema nervoso central

Fonte: Adaptado de Stark, 2017.

Entretanto, o diagnóstico de asfixia perinatal como causa de encefalopatia neonatal já estabelecida é mais complexo. A encefalopatia neonatal é uma síndrome clínica que cursa com disfunção cerebral e que apresenta múltiplas etiologias, incluindo a hipóxia-isquemia.

Considerando a frequência com que o diagnóstico de asfixia perinatal é inapropriadamente atribuído como causa de disfunção do sistema nervoso central e atraso do neurodesenvolvimento em crianças, o Colégio Americano de Ginecologia e Obstetrícia propôs, em 2014, critérios para o diagnóstico de insulto hipóxico-isquêmico agudo intraparto ou periparto, os quais foram subsequentemente endossados pela Academia Americana de Pediatria.

De acordo com este consenso, para recém-nascidos com idade gestacional ≥ 35 semanas, a associação entre um evento hipóxico-isquêmico intraparto ou periparto com encefalopatia neonatal deve ser considerada na presença dos seguintes critérios:

- Sinais neonatais consistentes com um evento hipóxico-isquêmico agudo intraparto ou periparto:
  - escore de Apgar < 5 no 5º e no 10º minuto de vida;
  - acidose em sangue de artéria umbilical, com pH < 7 e/ou *base excess* ≤ –12 mmol/L;
  - evidência de lesão cerebral aguda compatível ao insulto hipóxico-isquêmico, identificada por estudo de neuroimagem (ressonância magnética nuclear ou ressonância magnética com espectroscopia) obtida preferencialmente entre 24 e 96 horas de vida;
  - falência de múltiplos órgãos e sistemas, incluindo lesão renal, lesão hepática, anormalidades hematológicas, disfunção cardíaca, anormalidades metabólicas, lesão gastrointestinal ou uma combinação destas.
- Fatores contribuintes consistentes com evento hipóxico-isquêmico agudo intraparto ou periparto:
  - presença de evento sentinela hipóxico e/ou isquêmico imediatamente antes ou durante o trabalho de parto e o parto (ruptura uterina, descolamento de placenta grave, prolapso de cordão umbilical, embolia amniótica com hipotensão e hipoxemia maternas graves e prolongadas, colapso cardiovascular materno, exsanguinação fetal secundária a *vasa previa* ou hemorragia feto-materna maciça);
  - evidência de alterações da frequência cardíaca fetal consistentes com um evento de hipóxia aguda intraparto ou periparto (particularmente padrão de frequência cardíaca fetal categoria I, que evolui para categoria III, taquicardia com desacelerações recorrentes ou variabilidade mínima com desacelerações recorrentes);
  - lesão cerebral com padrão, cronologia e evolução compatíveis com evento hipóxico-isquêmico intraparto ou periparto, observada em estudos de imagem (alterações de substância cinzenta em zonas profundas – gânglios da base ou tálamo; lesão cortical tipo *watershed*);
  - ausência de outros fatores envolvidos como causas possíveis de encefalopatia (crescimento fetal anormal, infecção materna, hemorragia feto-materna, sepse neonatal, lesões placentárias crônicas).

- Desenvolvimento na evolução de paralisia cerebral com quadriplegia espástica ou do tipo discinética.

O Quadro 98.3 resume os critérios atuais para diagnóstico de encefalopatia neonatal de etiologia hipóxica-isquêmica relacionados à asfixia perinatal.

Quadro 98.3
Critérios para diagnóstico de encefalopatia neonatal de etiologia hipóxica-isquêmica relacionados à asfixia perinatal.

I. Sinais neonatais:
a) escore de Apgar < 5 no 5º e no 10º minuto de vida;
b) acidose metabólica em sangue de artéria umbilical, obtido no momento do parto, com pH < 7 e *base excess* ≤ –12 mmol/L;
c) evidência de lesão cerebral aguda compatível com insulto hipóxico-isquêmico, identificada por estudo de neuroimagem (ressonância magnética nuclear ou ressonância magnética com espectroscopia), obtida preferencialmente entre 24 e 96 horas de vida.
d) falência de múltiplos órgãos e sistemas.

II. Tipo e cronologia de fatores contribuintes para caracterizar o evento hipóxico-isquêmico intraparto ou periparto:
a) evento sentinela hipóxico e/ou isquêmico imediatamente antes ou durante o trabalho de parto e o parto;
b) evidência de alterações da frequência cardíaca fetal consistentes com um evento de hipóxia aguda intraparto ou periparto;
c) cronologia, evolução e padrão de lesão cerebral observado em estudos de imagem consistentes com etiologia de evento hipóxico-isquêmico intraparto ou periparto;
d) exclusão de outras etiologias identificáveis de encefalopatia, como trauma, distúrbios de coagulação, infecções ou doenças genéticas.

III. Evolução da encefalopatia
A paralisia cerebral se apresenta na forma de quadriplegia espástica ou do tipo discinética.

Fontes: Brasil. Ministério da Saúde, 2014; e Sarnat e Sarnat, 1976.

O consenso atual tem como objetivo principal a apresentação de critérios que permitam a distinção mais clara da encefalopatia hipóxico-isquêmica de outras formas de encefalopatia neonatal. Contudo, possui limitações no que tange ao diagnóstico de asfixia perinatal, como por exemplo a incorporação da avaliação da evolução clínica da encefalopatia em longo prazo. A inclusão de estudos de imagem como critério diagnóstico dentre os sinais neonatais de asfixia intraparto/periparto pode ser de difícil aplicabilidade, especialmente em locais com poucos recursos e difícil acesso às tecnologias de diagnóstico por imagem.

Apresentação clínica e diagnóstico

Encefalopatia hipóxico-isquêmica

A EHI é a manifestação clínica de asfixia perinatal mais estudada e mais amplamente descrita na literatura. Possui incidência de 1 a 8 para cada mil nascidos vivos, em países com bons índices de desenvolvimento, e de até 26 para cada mil nascidos vivos em países de baixa renda. Consiste atualmente na principal causa de dano neurológico e incapacidade em recém-nascidos a termo.

Sua apresentação clínica é variável, de acordo com a extensão e distribuição da lesão isquêmica cerebral e depende também da gravidade e duração do insulto, assim como da maturidade cerebral. Nos recém-nascidos prematuros, a identificação da EHI é mais difícil do que no recém-nascido a termo, pois nos primeiros, algumas manifestações clínicas de depressão cerebral podem ser em função da imaturidade do sistema nervoso central.

Os achados são inespecíficos e incluem diminuição do nível de consciência (letargia, torpor ou coma), alteração do tônus muscular (hipotonia ou flacidez), diminuição dos movimentos espontâneos, perda de reflexos primitivos (sucção e Moro), alteração de reflexos profundos e dificuldade de iniciar ou manter a respiração. As convulsões podem estar presentes como única manifestação neurológica após um insulto asfíxico. Geralmente iniciam nas primeiras 24 horas de vida, são prolongadas e resistentes ao tratamento anticonvulsivante.

O quadro clínico costuma agravar-se durante os primeiros 3 dias de vida e o óbito não é incomum entre 24 e 72 horas de vida. Inicialmente, o recém-nascido asfixiado pode apresentar uma fase de hiperexcitabilidade com aumento do tônus simpático. Nos casos mais leves, pode recuperar-se totalmente. Quando a asfixia é mais grave, detecta-se a progressão para letargia, hipotonia e predomínio do tônus parassimpático, podendo, nos casos extremos evoluir com decorticação. Fontanela anterior abaulada e tensa e hipertermia de origem central são ma-

nifestações tardias na EHI, indicativas de edema cerebral grave, aumento da pressão intracraniana e necrose cerebral extensa.

Sarnat e Sarnat (Quadro 98.4) estabeleceram critérios para a classificação da gravidade da EHI. De acordo com estes autores, no estágio I o recém-nascido apresenta-se hiperalerta, com aumento do tônus muscular, podendo apresentar tremores, dificuldade na alimentação e frequência respiratória normal ou aumentada. Tipicamente, o quadro clínico mantém-se por 24 a 48 horas e a evolução costuma ser favorável, sem sequelas, caracterizando, assim, uma asfixia leve.

No estágio II, o recém-nascido encontra-se letárgico, com dificuldade para se alimentar, podendo apresentar episódios de apneia, ocasionalmente, e convulsões, frequentemente. O quadro, em geral, se resolve em até 1 semana. A asfixia é moderada, havendo 30% de chance de incapacidade no futuro e 6% de evolução para o óbito.

No estágio III, ocorre torpor ou coma e o recém-nascido permanece hipotônico e inconsciente. As convulsões podem ser persistentes e são frequentes os episódios de apneia. A evolução ocorre em semanas e a criança pode não se recuperar. A asfixia é grave e as chances de óbito chegam a 60%, e os sobreviventes desenvolvem sequelas graves.

Quadro 98.4 Estágios de encefalopatia hipóxico-isquêmica.			
	Estágio I (leve)	*Estágio II (moderado)*	*Estágio III (grave)*
Nível de consciência	Hiperalerta	Letargia	Torpor, coma
Controle neuromuscular	Super-reativo	Movimentos espontâneos diminuídos	Movimentos espontâneos diminuídos ou ausentes
Tônus muscular	Normal	Hipotonia leve	Flácido
Postura	Flexão distal suave	Flexão distal forte	Descerebração intermitente
Reflexos tendinosos	Super-reativo	Super-reativo, desinibido	Diminuído ou ausente
Mioclonia segmentar	Presente ou ausente	Presente	Ausente
Reflexos complexos	Normal	Suprimido	Ausente
Sucção	Ativa ou pouco fraca	Fraca ou ausente	Ausente
Reflexo de Moro	Vivo	Fraco, limiar alto	Ausente
Oculovestibular	Normal	Exacerbado	Fraco ou ausente
Tonicocervical	Leve	Forte	Ausente
Funções autonômicas	Simpáticas generalizadas	Parassimpáticas generalizadas	Ambos os sistemas deprimidos
Pupilas	Midríase, reativas	Miose, reativas	Médias, pouco reativas, anisocoria
Respiração	Espontânea, regular	Periódica	Periódica, apneias
Ritmo cardíaco	Normal ou taquicardia	Bradicardia	Variável, bradicardia
Secreções em vias aéreas	Escassas	Profusas	Variáveis
Motilidade intestinal	Normal ou diminuída	Aumentada, diarreia	Variável
Convulsões	Ausentes	Frequentes: focal ou multifocal	Frequentes: descerebração
EEG	Normal (desperto)	Baixa voltagem, padrão periódico (desperto)	Periódico, com fases isoelétrico ou totalmente isoelétrico
Duração dos sintomas	< 24 horas	2 a 14 dias	Horas a semanas
Seguimento	100% normal	80% normal, anormal se sintomas por mais de 5 a 7 dias	50% óbito, sobreviventes com sequelas graves

Fonte: Adaptado de Sarnat e Sarnat, 1976.

É importante observar que o uso rotineiro da hipotermia terapêutica alterou o curso clínico das manifestações neurológicas da EHI.

Além da avaliação clínica, exames laboratoriais e outros exames complementares são necessários para avaliação e manejo do recém-nascido asfixiado.

Há evidência importante entre associação de acidose metabólica precoce, agravo hipóxico-isquêmico e acometimento neurológico. Por este motivo, é mandatório que uma amostra de sangue seja coletada precocemente para realização de gasometria. A coleta pode ser realizada a partir do cordão umbilical na sala de parto ou de amostra arterial colhida na unidade de cuidados neonatais, sendo indispensável que a coleta ocorra dentro da 1ª hora de vida. Embora ainda sejam incertos os parâmetros que definem a presença de lesão cerebral, considera-se que a acidose metabólica grave, com pH < 7 e déficit de base ≥ 12 mmol/L, seja o melhor indicador de asfixia intraparto.

A ultrassonografia craniana (USC) com Doppler, a tomografia computadorizada (TC) e a ressonância magnética nuclear (RMN) são os exames de imagem mais frequentemente utilizados na avaliação da EHI.

A USC é amplamente utilizada nas unidades neonatais, por consistir em uma técnica conveniente, não invasiva, segura e rápida. Por meio desta, é possível avaliar o parênquima cerebral e o sistema ventricular de modo seriado, sem necessidade de transportar o recém-nascido para unidade de radiologia e sem causar dor ou desconforto significativos. A USC na avaliação do recém-nascido asfixiado, quando realizada por profissional experiente, é útil para exclusão de anormalidades estruturais, para detecção de cistos, calcificações, atrofia, hemorragia cerebral ou ventriculomegalia. Edema cerebral pode ser evidenciado pelo aumento da ecogenicidade do parênquima, borramento dos sulcos cerebrais e colapso dos ventrículos laterais. Nos casos graves de EHI, pode haver aumento da ecogenicidade de tálamo e gânglios da base. Contudo, a USC frequentemente é normal, mesmo em casos de asfixia grave ao nascimento. Assim, embora possa ser útil como exame de triagem e quando houver restrições para o transporte do recém-nascido clinicamente instável para fora da unidade neonatal, a USC possui valor diagnóstico limitado na avaliação da EHI e apresenta baixa sensibilidade e especificidade em predizer uma evolução neurológica desfavorável.

A velocidade do fluxo sanguíneo cerebral pode ser medida por Doppler durante a USC e permite uma avaliação da dinâmica vascular e da integridade da autorregulação cerebral. Alterações do índice de resistência e da velocidade de fluxo final na diástole na artéria cerebral anterior podem estar presentes no recém-nascido asfixiado. A redução do índice de resistência para valores < 0,55 está associada a um pior prognóstico após a asfixia perinatal.

A TC de crânio já foi indicada no passado para avaliação de recém-nascidos a termo com EHI. Contudo, atualmente sabe-se que este exame tem baixa sensibilidade, e, especificidade, quando comparado à RMN, sua indicação tem sido questionada, sobretudo diante do risco da exposição roti-neira do recém-nascido à radiação ionizante. Apesar destas limitações, na prática diária, a TC ainda é realizada por algumas unidades como método de imagem para avaliar o recém-nascido com EHI, por ser um exame mais fácil de realizar do que a RMN nos pacientes instáveis ou criticamente enfermos e, muitas vezes, o único disponível em locais com dificuldades de acesso à RMN.

Indiscutivelmente, a RMN é o exame de imagem de escolha para avaliação da lesão cerebral hipóxico-isquêmica, sendo também o método mais sensível para detectar anormalidades associadas a outras causas de encefalopatia neonatal, como disgenesia cerebral, infecções, acidentes vasculares, entre outros.

Nos recém-nascidos a termo com diagnóstico de EHI, a RMN deve ser realizada idealmente entre 3 e 5 dias de vida. As alterações encontradas vão variar de acordo com a duração e com a gravidade da isquemia. Neste grupo de pacientes, a asfixia profunda resulta em lesão dos gânglios da base e do tálamo, enquanto a asfixia prolongada e parcial causa lesão difusa de substância branca (padrão *watershed*). A combinação de ambas as lesões ocorre quando a injúria é máxima, caracterizando o padrão de lesão cerebral total. O envolvimento de tronco cerebral é incomum e presumivelmente reflete a alta mortalidade associada a esse tipo de lesão.

Nos recém-nascidos prematuros, a RMN frequentemente é realizada apenas quando a idade corrigida está próxima do termo. Neste grupo, as alterações encontradas apresentam um padrão diferente das observadas em recém-nascidos a termo e consistem em anormalidades do sinal em substância branca, leucomalácia periventricular difusa, com perda de volume, cistos, aumento de ventrículos, redução da espessura do corpo caloso e atraso de mielinização.

A presença de lesão na RMN nas primeiras 2 semanas de vida possui valor prognóstico e prediz com alta sensibilidade e especificidade a ocorrência de sequelas em longo prazo. Técnicas avançadas de RMN, como as com imagens por tensor de difusão (DTI) e espectroscopia são promissoras e permitem observar a progressão da lesão cerebral de modo mais objetivo.

A RMN por espectroscopia tem sido utilizada de forma crescente como uma ferramenta quantitativa para avaliação clínica da lesão hipóxico-isquêmica e como indicador prognóstico. Consiste em uma técnica que avalia os sinais de metabólitos como colina, creatina, N-acetilaspartato (NAA) e lactato (Lac) em regiões pré-definidas do cérebro. Por meio deste exame, verificou-se que os níveis de Lac aumentam nas primeiras 24 horas após a lesão cerebral, enquanto os níveis de NAA mostram-se reduzidos nos primeiros 3 dias que sucedem a lesão cerebral. Assim, razões Lac/NAA elevadas têm se mostrado úteis na detecção precoce de recém-nascidos com evolução desfavorável.

A NIRS (*near-infrared spectroscopy*) ou espectroscopia de infravermelho próximo é um método de monitorização não invasiva da oxigenação tecidual que tem sido utilizado para avaliar a hemodinâmica e oxigenação cerebral em tempo real e à beira de leito. No recém-nascido em estado crítico, tem sido empregada (a espectroscopia)

CAPÍTULO 98 – ASFIXIA E SÍNDROME HIPÓXICO-ISQUÊMICA

para avaliar o equilíbrio entre a oferta e o consumo de oxigênio tecidual. Tem sido investigada também como um método auxiliar para determinação de prognóstico em curto e longo prazo. Sabe-se, por exemplo, que um pior prognóstico da EHI é observado em recém-nascidos cuja a oxigenação cerebral regional (rScO$_2$) e o volume sanguíneo cerebral são mais elevados no 1º dia de vida e naqueles em que a fração de extração de oxigênio tecidual cerebral (FTOE) diminui após 24 horas de vida.

Assim como os exames de imagem, o eletroencefalograma (EEG) e o eletroencefalograma de amplitude integrada (aEEG) são ferramentas fundamentais para o manejo clínico adequado e a avaliação da gravidade da EHI.

O aEEG é um método que tem sido utilizado de forma crescente. Neste, o sinal do EEG convencional é captado, amplificado, filtrado para minimizar artefatos e, em seguida, comprimido no tempo. A maior parte dos equipamentos de aEEG utilizam um único canal (com três eletrodos) ou dois canais (com cinco eletrodos), simplificando seu uso e permitindo a monitorização contínua na unidade de terapia intensiva neonatal.

Os achados no aEEG levam em conta a amplitude da voltagem cerebral e o padrão de atividade de base (Quadro 98.5). Também é útil na detecção de 1/3 das crises convulsivas isoladas e 2/3 das crises convulsivas de repetição. Embora as crises curtas e originadas em regiões mais profundas possam não ser detectadas, verificou-se que o aEEG é claramente superior à avaliação clínica isoladamente na detecção de convulsões no período neonatal.

Estudos mostram que o traçado do aEEG nas primeiras 6 horas de vida é um excelente preditor de evolução desfavorável no futuro, assim como a duração do tempo de recuperação da atividade de fundo e o início do ciclo sono-vigília.

Quadro 98.5
Sistemas de classificação do aEEG.

Classificação por voltagem
- Normal (superior > 10 µV, inferior > 5 µV)
- Moderadamente anormal (superior > 10 µV, inferior ≤ 5 µV)
- Gravemente anormal (superior < 10 µV, inferior < 5 µV)

Classificação por padrão
- Voltagem contínua normal
- Voltagem descontínua
- Surto supressão*
- Voltagem contínua baixa*
- Traçado plano*

* Significativamente anormais.
Fonte: Adaptado de Mehar e Chau, 2016.

O aEEG não substitui, entretanto, o EEG convencional na avaliação do recém-nascido com EHI. O EEG multicanais ainda é o padrão-ouro para o diagnóstico de crise convulsiva neonatal. Porém, é um exame de maior complexidade e requer a presença constante de um técnico, o que inviabiliza seu uso contínuo. A presença de padrões de surto supressão no EEG é preditiva de mortalidade ou da presença de sequelas graves.

A evolução do traçado eletroencefalográfico apresenta relação prognóstica importante nos recém-nascidos com asfixia. Após o insulto hipóxico-isquêmico, é possível avaliar o tempo decorrente até que a atividade elétrica de base normalize. Alguns autores utilizam o aEEG para realizar esta análise e intitulam este período como "tempo para traçado normal" (TTN).

A identificação de biomarcadores que possam detectar precocemente a lesão cerebral na EHI tem sido alvo de inúmeras investigações, com objetivo de auxiliar na avaliação da resposta às intervenções terapêuticas e determinar o prognóstico evolutivo, visando a obtenção de informações mais precisas inclusive para aconselhamento dos pais. Até o momento, não existe um biomarcador específico e confiável que possa ser utilizado com este propósito, embora vários venham sendo propostos.

A utilidade da contagem de células vermelhas nucleadas tem sido avaliada como parâmetro na predição da evolução neurológica em recém-nascidos asfixiados, uma vez que a hipóxia, tanto aguda quanto crônica, é causa bem conhecida do aumento destas células. Um estudo recente (Rai et al., 2014) evidenciou que tanto a contagem absoluta de reticulócitos, quanto a contagem para cada 100 leucócitos mostraram-se elevadas em pacientes com convulsões nas primeiras 12 horas de vida e naqueles que evoluíram com EHI grau III.

Novos biomarcadores também têm sido investigados, como a *glial fibrillary acidic protein* (GFAP) e a ubiquitina carboxi-terminal hidrolase L1 (UCH-L1), normalmente expressas tanto em neurônios e quanto em astrócitos. Estes são marcadores de apoptose neuronal facilmente mensuráveis, pois são liberados na circulação sanguínea após dano à barreira hematoencefálica causada pela hipóxia. Alguns estudos têm demonstrado a associação de níveis elevados destes marcadores, com a ocorrência de lesão cerebral grave ou morte na EHI.

A proteína B ligadora de cálcio S100 (S100B) é sintetizada por células da astroglia e apresenta níveis sanguíneos elevados após a morte destas células. Sua concentração sérica se eleva muito precocemente após o insulto asfíxico, cerca de 2 horas após o nascimento. Sabe-se ainda que seus níveis urinários se mostraram elevados em recém-nascidos com EHI, com alto valor preditivo de óbito se concentrações > 1 µg/L.

Outros marcadores parecem úteis na avaliação da lesão neuronal como a enolase neurônio-específica (NSE), produzida normalmente por neurônios centrais e periféricos, cujas concentrações séricas se elevam imediatamente após o nascimento em recém-nascidos com forma moderadas a graves de EHI. A creatina-quinase cerebral (CK-BB), normalmente presente em astrócitos e neurônios, e as citocinas pró-inflamatórias, como a interleucina 6 (IL-6), têm sido amplamente investigadas.

Envolvimento de múltiplos órgãos e sistemas

Todos os órgãos podem ser afetados pela asfixia perinatal que se manifesta no recém-nascido como síndrome hipóxico-isquêmica (SHI). A lesão cerebral, que resulta em EHI é a mais estudada, já que cursa com as sequelas mais

SEÇÃO IX – SISTEMA NERVOSO

graves. Em contraste à lesão neurológica persistente, as disfunções de outros órgãos e sistemas são transitórias e geralmente se resolvem antes da alta hospitalar.

Raramente (em menos de 15% dos casos), o cérebro é o único órgão que apresenta disfunção após a ocorrência de asfixia. Na maior parte dos casos, as consequências do insulto hipóxico-isquêmico se estendem a outros órgãos e sistemas.

Alterações cardiovasculares

O coração encontra-se entre os órgãos possivelmente acometidos na SHI. A asfixia grave associa-se à disfunção miocárdica no recém-nascido, podendo haver redução significativa do débito cardíaco e do volume sistólico.

As causas da disfunção miocárdica são multifatoriais e envolvem a presença de menores frequências cardíacas encontradas nos recém-nascidos asfixiados (secundária provavelmente ao aumento do tônus parassimpático) e a redução da contratilidade miocárdica, associada à acidose e à isquemia decorrente da diminuição da perfusão coronariana.

A isquemia miocárdica geralmente é transitória, mas pode resultar em infarto agudo do miocárdio, insuficiência miocárdica de gravidade variável, miocardiopatia isquêmica e necrose do músculo papilar da válvula tricúspide.

O ventrículo direito do recém-nascido é o mais suscetível à lesão isquêmica, uma vez que a resistência vascular pulmonar se eleva em decorrência da hipóxia e da acidose, resultando em sobrecarga de câmaras direitas e aumento da propensão à isquemia e à necrose.

A disfunção cardíaca associada à SHI tem incidência incerta, variando de 30 a 78% na literatura. Sua apresentação clínica é variável, podendo manifestar-se como um quadro leve de desconforto respiratório ou até mesmo como colapso cardiovascular, com choque cardiogênico e óbito.

Ao exame físico, os recém-nascidos afetados podem apresentar taquicardia, taquipneia e hepatomegalia, sugerindo a presença de insuficiência cardíaca.

Está descrita a presença de hipotensão e prolongamento do tempo de enchimento capilar, refletindo diminuição da perfusão periférica. Contudo, a pressão arterial pode estar dentro da faixa de normalidade, mesmo em recém-nascidos que apresentem redução do débito cardíaco, em razão da elevação da resistência vascular periférica.

A presença de sopro sistólico mais audível em bordo esternal esquerdo baixo pode estar presente e tipicamente é decorrente de insuficiência tricúspide, secundária à hipertensão pulmonar persistente ou necrose de músculo papilar.

O diagnóstico de lesão miocárdica no recém-nascido asfixiado representa um desafio ao neonatologista e requer a realização de exames laboratoriais, radiografia de tórax, eletrocardiograma e ecocardiograma.

A dosagem dos níveis séricos de creatina-quinase (CK) e de sua fração MB no sangue de recém-nascidos asfixiados já foi proposta para diagnóstico de isquemia miocárdica. Contudo, sabe-se que estes não são marcadores confiáveis de lesão cardíaca no recém-nascido, não tendo se mostrado úteis para distinguir os recém-nascidos com e sem asfixia. Além disso, níveis elevados de CK-MB no 1º dia de vida não

são específicos para lesão miocárdica e suas concentrações podem variar em função da gestação, sexo, peso de nascimento e tipo de parto.

Contudo, a elevação dos níveis séricos de troponina cardíaca T e I mostrou-se específica para a disfunção cardíaca no recém-nascido. Seu pico ocorre entre 8 e 12 horas após o insulto coronariano agudo, permanecendo alterado por até 21 dias. Estudos sugerem que os níveis de troponina T mostram correlação com a gravidade da asfixia, com o neurodesenvolvimento aos 18 meses, além de serem capazes de predizer a mortalidade com elevada especificidade e sensibilidade.

A radiografia de tórax no recém-nascido com disfunção miocárdica hipóxico-isquêmica tipicamente evidencia cardiomegalia. Pode se verificar um padrão de opacidade difusa em campos pleuropulmonares e congestão venosa pulmonar, se houver predomínio de insuficiência ventricular esquerda. Se o ventrículo direito for mais afetado, o padrão de congestão pode estar ausente.

Alterações no eletrocardiograma foram descritas em até 73% dos recém-nascidos com asfixia perinatal. Sinais de isquemia, como alterações do segmento ST e da onda T, entre os quais infradesnivelamento de ST, inversão ou achatamento de onda T, podem estar presentes. Estas alterações possuem caráter transitório e quando persistem até 72 horas de vida, estão relacionadas a um risco aumentado de mortalidade.

O ecocardiograma deve ser realizado em todo recém-nascido com suspeita de disfunção miocárdica. Esta pode ser confirmada diante de alguns achados, como diminuição da fração de ejeção e da fração de encurtamento do ventrículo esquerdo. O ecocardiograma também é essencial para exclusão de cardiopatia estrutural e para avaliação da presença de hipertensão pulmonar persistente do recém-nascido (HHPRN).

A ecocardiografia funcional e outras técnicas avançadas de ecocardiografia (índice de performance de miocárdio) mostram-se promissoras, uma vez que parecem mais sensíveis que o ecocardiograma convencional na identificação de alterações cardíacas em recém-nascidos asfixiados.

O diagnóstico e manejo adequados da disfunção miocárdica relacionada à asfixia perinatal são fundamentais a fim de evitar o comprometimento adicional do suprimento sanguíneo para outros órgãos, causando dano irreversível e aumentando a mortalidade.

Alterações renais

A disfunção renal acompanha a asfixia perinatal em 50 a 70% dos recém-nascidos, manifestando-se como insuficiência renal aguda oligúrica e/ou não oligúrica. A insuficiência renal está presente em pelo menos 1/3 dos recém-nascidos com EHI e associa-se ao aumento da mortalidade nestes casos.

Sua forma de apresentação e curso clínico dependem da gravidade e duração do evento hipóxico-isquêmico. A insuficiência renal pode ser secundária à diminuição do débito cardíaco, mas na asfixia grave mais frequentemente decorre de disfunção tubular difusa e necrose tubular aguda. Formas mais leves podem se apresentar como perda transitória da capacidade renal de concentrar a urina.

CAPÍTULO 98 – ASFIXIA E SÍNDROME HIPÓXICO-ISQUÊMICA

A insuficiência renal deve ser suspeitada na presença de oligúria (diurese < 0,5 a 1 mL/kg/h) e/ou dosagem sérica de creatinina > 1,5 mg/dL. Contudo, cerca de 50% dos recém-nascidos podem cursar com insuficiência renal não oligúrica. Ressalta-se ainda que os níveis de creatinina considerados alterados são ainda controversos e arbitrários, havendo interferência dos níveis de creatinina materna e grande variação nos primeiros dias de vida.

A dosagem urinária de NGAL (*neutrophil gelatinase-associated lipocalin*) tem sido investigada como marcador de insuficiência renal aguda após asfixia perinatal, mas os resultados ainda são inconclusivos. Outros marcadores que têm sido investigados são a beta-2 microglobulina urinária e a cistatina C sérica, cujos níveis encontram-se respectivamente aumentado e diminuído na presença de lesão renal isquêmica.

É importante o diagnóstico diferencial com secreção inapropriada de ADH, que pode ocorrer em razão de disfunção hipofisária secundária à agressão isquêmica. Nestes casos, há intensa reabsorção de água livre pelo túbulo distal, resultando em oligúria, edema e hiponatremia.

Alterações pulmonares

Após a asfixia perinatal, apneia ou hipoventilação podem ocorrer secundárias à EHI e convulsões. Em casos graves, o recém-nascido pode evoluir para o óbito por apneia terminal se não for adequadamente reanimado.

Vários distúrbios pulmonares encontram-se associados à asfixia perinatal, entre os quais o edema pulmonar, a síndrome de desconforto respiratório, a hipertensão pulmonar persistente do recém-nascido (HPPRN) e a síndrome de aspiração meconial (SAM).

O edema pulmonar é decorrente de disfunção miocárdica e falência de ventrículo esquerdo. Cursa com manifestações de insuficiência respiratória, associadas a sinais de disfunção cardíaca. Apresenta-se clinicamente com cianose, taquipneia, gemência, batimento de aletas nasais, acompanhados de sinais de insuficiência cardíaca. A radiografia de tórax evidencia uma área cardíaca aumentada, volume pulmonar normal ou aumentado e vasos proeminentes peri-hilares.

A síndrome de desconforto respiratório pode estar presente no recém-nascido que sofreu asfixia perinatal e tem fisiopatologia semelhante à síndrome do desconforto respiratório agudo que ocorre em crianças mais velhas e adultos. Nestes casos, evidencia-se o aumento da permeabilidade capilar pulmonar às proteínas plasmáticas, ocasionando inativação do surfactante no espaço alveolar. A apresentação clínica consiste em cianose e sinais típicos de desconforto respiratório. Diminuição do volume pulmonar com opacificação alveolar difusa bilateral e broncogramas aéreos são achados na radiografia de tórax.

Complicação frequente na SHI, a HPPRN ocorre quando a resistência vascular pulmonar persiste anormalmente elevada após o nascimento, resultando em *shunt* direita-esquerda pelo canal arterial e/ou forame oval, com consequente hipoxemia grave, que pode não responder ao suporte ventilatório convencional. Comumente resulta de má adaptação vascular pulmonar, na presença de condições adversas perinatais, como a asfixia, que ocasionam a vasoconstrição pulmonar, interferindo com a redução fisiológica da resistência vascular pulmonar. Em outros casos, pode estar associada a causas subjacentes de asfixia, que resultam no mau desenvolvimento da vasculatura pulmonar, caracterizado pelo espessamento da camada muscular de arteríolas pulmonares, em um pulmão que se desenvolveu normalmente. Os mecanismos pelos quais ocorre a hipertrofia arteriolar pulmonar não estão bem esclarecidos, mas parecem envolver a presença de mediadores vasculares e fatores genéticos. Algumas condições associadas ao mau desenvolvimento vascular pulmonar estão relacionadas à asfixia perinatal, como o parto pós-termo e a SAM.

Um estudo recente (Lakshminrusimha et al., 2018) encontrou uma prevalência de hipertensão pulmonar persistente em 22% dos recém-nascidos com EHI moderada a grave. Esta foi mais frequente na presença de SAM, de hemorragia pulmonar, de acidose pós-natal persistente, nos casos de sepse comprovados por hemocultura, de hipotensão sistêmica e disfunção cardíaca.

O estresse crônico intrauterino encontra-se associado à passagem de mecônio para o líquido amniótico e aspiração deste pelo feto ou pelo recém-nascido. Assim, a SAM pode se apresentar como uma complicação adicional no recém-nascido que sofreu asfixia perinatal. A passagem de mecônio ocorre em função do aumento da peristalse e relaxamento do esfíncter anal, secundários ao aumento do tônus vagal que ocorre quando há compressão do cordão umbilical, ou à descarga simpática durante episódios de hipóxia. O mecônio presente no líquido amniótico pode ser aspirado durante os *gaspings* fetais ou nos movimentos respiratórios iniciais logo após o nascimento. Sabe-se ainda que a hipóxia prolongada predispõe os fetos à ocorrência de *gaspings*, aumentando o risco de broncoaspiração. A SAM manifesta-se como insuficiência respiratória de intensidade variável, cujos mecanismos fisiopatológicos envolvidos são a obstrução de vias aéreas, pneumonite química, inflamação, infecção e inativação de surfactante.

Alterações gastrointestinais

Alterações no fluxo sanguíneo intestinal podem ocorrer em decorrência do reflexo do mergulho desencadeado pelo insulto hipóxico-isquêmico na asfixia perinatal. Tais alterações podem persistir por até 3 dias e comumente ocasionam isquemia, com subsequente desenvolvimento de enterocolite necrosante.

A intolerância alimentar, caracterizada por distensão abdominal, retardo do esvaziamento gástrico e resíduo gástrico é frequente nos recém-nascidos asfixiados e parece relacionada à perda transitória da regulação neural intestinal.

Alterações hepáticas

A lesão hepática na SHI mais provavelmente encontra-se associada à isquemia e não à hipóxia. As alterações hepáticas decorrentes da asfixia interferem nas funções de síntese, excreção e desintoxicantes habitualmente desempenhadas pelo fígado.

A redução da síntese de fatores de coagulação pode aumentar o risco de sangramento em recém-nascidos asfixiados. Recomenda-se a dosagem sérica destes, e também das transaminases, cujos níveis podem permanecer elevados por vários dias.

Alterações hematológicas

Recém-nascidos com asfixia perinatal podem apresentar manifestações hemorrágicas. Estas frequentemente encontram-se associadas à coagulação intravascular disseminada (CIVD), a distúrbios da síntese de fatores de coagulação e à plaquetopenia.

A CIVD nestes recém-nascidos parece estar associada à lesão tecidual secundária à hipóxia-isquemia, coagulopatia de consumo e aos níveis mais baixos de fatores anticoagulantes, tais com a antitrombina e a proteína C.

A plaquetopenia, definida por contagem de plaquetas < 100.000/mm³, é comum em recém-nascidos com diagnóstico de asfixia ao nascimento. O mecanismo pelo qual ocorre permanece incerto, mas parece provável que haja um efeito direto da hipóxia sobre a formação de plaquetas.

Distúrbios metabólicos

Distúrbios do metabolismo da glicose podem estar presentes em recém-nascidos asfixiados. Incialmente, há uma hiperglicemia em função do aumento na liberação de catecolaminas e cortisol. Em seguida, podem ocorrer episódios de hipoglicemia causados pelo consumo excessivo dos depósitos de glicogênio hepático e, em alguns casos, por hiperinsulinismo tardio e aumento da utilização da glicose.

Recém-nascidos com asfixia perinatal frequentemente apresentam hipocalcemia – definida para o recém-nascido a termo ou prematuro com peso de nascimento > 1.500 g pela dosagem de cálcio sérico < 8 mg/dL ou de cálcio ionizado < 4,4 mg/dL. Este distúrbio metabólico geralmente se apresenta precocemente, nas primeiras 48 a 72 horas de vida e encontra-se associado à hiperfosfatemia causada pelo catabolismo tecidual, aumento da concentração sérica de calcitonina, insuficiência renal e diminuição da ingesta decorrente de jejum prolongado.

Avaliação complementar e diagnóstico diferencial

As seguintes avaliações são recomendadas para a investigação da encefalopatia neonatal, diagnóstico diferencial da encefalopatia hipóxico-isquêmica e apoio ao manejo terapêutico:

- gasometria arterial na 1ª hora de vida para determinação de pH e déficit de base, com avaliações subsequentes conforme indicação clínica;
- exame macro e microscópico da placenta e do cordão umbilical em busca de evidências de causas subjacentes (alterações vasculares, inflamatórias, infecciosas ou trombóticas);
- hemograma completo (avaliar possibilidade de infecção, hemorragia e/ou trombocitopenia);
- hemocultura e culturas virais nos casos em que há fatores de risco para sepse bacteriana ou viral;
- dosagens séricas de cálcio, magnésio, glicose, sódio e potássio para diagnóstico de distúrbios metabólicos e eletrolíticos e para manejo terapêutico;

- dosagens de creatinina sérica e enzimas hepáticas para identificar lesão de outros órgãos-alvo;
- testes de coagulação como tempo de protrombina (TP), tempo de tromboplastina parcial (PTT) e D-dímero se houver sangramentos para avaliar a presença de coagulopatias e CIVD;
- punção lombar se houver suspeita de infecção de sistema nervoso central, uma vez que a meningite pode mimetizar os sinais de encefalopatia neonatal;
- EEG para detecção de crises clínicas ou eletrográficas e avalição de atividade de base. Deve ser realizado preferencialmente no 1º dia de vida, recomendando-se a monitorização contínua pelo menos por 24 horas ou enquanto houver crises eletrográficas. O aEEG é uma metodologia útil para esta avaliação diagnóstica;
- RMN cerebral, preferencialmente entre o 4º e o 7º dia de vida. Achados específicos podem ser úteis no diagnóstico diferencial da encefalopatia;
- testes específicos para triagem de erros inatos de metabolismo em casos selecionados. Podem incluir dosagem de amônia, lactato, piruvato e aminoácidos séricos, ácidos orgânicos urinários e exames citogenéticos nos casos que apresentam aspectos dismórficos ao exame físico ou anomalias congênitas.

Considerações finais

A cada ano, cerca de dois milhões de óbitos ocorrem durante o nascimento ou nos primeiros dias de vida decorrentes de asfixia perinatal. Mais de 1 milhão de recém-nascidos que sobrevivem aos insultos hipóxico-isquêmicos perinatais evoluem com graves disfunções e incapacidades cerebrais.

É fundamental a adoção de estratégias que possam reduzir as alarmantes morbidade e mortalidade associadas à asfixia perinatal. Entre estas, destacam-se as medidas de prevenção primária, que englobam a melhoria da saúde materna, incluindo o estado nutricional, o reconhecimento do risco gestacional no período neonatal, a atenção especializada ao parto e, particularmente, o reconhecimento precoce de complicações gestacionais e obstétricas e o manejo pronto e oportuno das mesmas.

A prevenção secundária ocorre após o evento e tem como objetivo a ressuscitação adequada do recém-nascido que nasce "sem respirar".

Finalmente, a prevenção terciária visa a redução de complicações agudas no recém-nascido, visando minimizar as consequências da asfixia perinatal, os danos cerebrais e a outros órgãos e sistemas e, sobretudo as sequelas tardias, como a paralisia cerebral.

LEITURAS COMPLEMENTARES

Almeida MF, Kawakami MD, Moreira LM, Santos RM, Anchieta LM, Guinsburg R. Early neonatal deaths associated with perinatal asphyxia in infants ≥ 2500 g in Brazil. J Pediatr (Rio J). 2017;93(6):576-84.

American Academy of Pediatrics. Statement of Endorsement: Neonatal Encephalopathy and Neurologic Outcome. 2nd ed. Pediatrics. 2014;133(4):e1482-8.

Antonucci R, Porcella A, Pilloni MD. Perinatal asphyxia in the term newborn. J Pediatr Neonat Individual Med. 3(2):e030269. Doi: 10.7363/030269, 2014.

Brasil. Ministério da Saúde. Portal da Saúde DATASUS: estatísticas vitais. [Acesso 2020 out 30]. Disponível em: http://www2.datasus.gov.br/DATASUS/index.php?area=0205.

Brasil. Ministério da Saúde. Secretaria de Atenção à Saúde. Departamento de Ações Programáticas Estratégicas. Atenção à Saúde do Recém-nascido: Guia para os Profissionais de Saúde. 2.ed. Brasília: Ministério da Saúde; 2014. p.135-46.

Costa S, Zecca E, De Rosa G, De Luca D, Barbato G, Pardeo M et al. Is serum troponin T a useful marker of myocardial damage in newborn infants with perinatal asphyxia? Acta Paediatr. 2007;96(2):181-4.

Douglas-Escobar M, Weiss MD. Hypoxic-Ischemic Encephalopathy: A Review for the Clinician. JAMA Pediatrics. 2015;169(4):397-403.

Hassel KJ, Ezzati M, Alonso-Alconada D, Hausenloy DJ, Roberston NJ. New horizons for newborn brain protection: Enhancing endogenous neuroprotection. Arch Dis Child Fetal Neonatal Ed. 2015;100(6);F541-52.

Kurinczuk JJ, White-Koning M, Badawi N. Epidemiology of neonatal encephalopathy and hypoxic-ischaemic encephalopathy. Early Hum Dev. 2010;86(5):329-38.

Lakshminrusimha S, Shankaran S, Laptook A, McDonald S, Keszler M, van Meurs K et al. Pulmonary Hypertension Associated with Hypoxic-Ischemic Encephalopathy – Antecedent Characteristics and Comorbidities. J Pediatr. 2018;196:45-51.

Laptook AR. Birth Asphyxia and Hypoxic-Ischemic Brain Injury in the Preterm Infant. Clin Perinatol. 2016;43(3):529-45.

Lawn JE, Bahl R, Bergstrom S, Bhutta ZA, Darmstadt GL et al. Setting Research Priorities to Reduce Almost One Million Deaths from Birth Asphyxia by 2015. PLoS Med. 2011;8(1):e1000389. Doi: 10.1371/journal.pmed.

Lawn JE, Blencowe H, Oza S, You D, Lee ACC, Waiswa P et al. for The Lancet Every Newborn Study Group. Every Newborn: Progress, priorities, and potential beyond. The Lancet. 2014;384(9938):189-205.

Lawn JE, Lee AC, Kinney M, Sibley L, Carlo WA, Paul VK et al. Two million intrapartum-related stillbirths and neonatal deaths: Where, why, and what can be done? Int J Gynaecol Obstet. 2009;107(Suppl 1):S5-19.

Lehtonnen L, Gimeno A, Parra-Llorca A, Vento M. Early neonatal death: A challenge worldwide. Semin Fetal Neonatal Med. 2017;22(3):153-60.

Liu L, Oza S, Hogan D, Perin J, Rudan H, Lawn JE et al. Global, regional, and national causes of child mortality in 2000-13, with projections to inform post-2015 priorities: an updated systematic analysis. The Lancet. 2015;385(9966):430-40.

Martinello K, Hart AR, Yap S, Mitra S, Roberston N. Management ans investigation of neonatal encephalopathy: 2017 update. Arch Dis Child Fetal Neonatal Ed. 2017;102(4):F346-F358.

Matter M, Abdel-Hady H, Attia G, Hafez M, Seliem W, Al-Arman M. Myocardial Performance in Asphyxiated Full-Term Infants Assessed by Doppler Tissue Imaging. Pediatr Cardiol. 2010;31(5):634-42.

Merhar S, Chau V. Neuroimaging and Other Neurodiagnostic Tests in Neonatal Encephalopathy. Clin Perinatol. 2016;43(3):511-27.

Polglase GR, Ong T, Hillman NH. Cardiovascular Alterations and Multiorgan Dysfunction After Birth Asphyxia. Clin Perinatol. 2016;43(3):469-83.

Procianoy RS, Silveira RCS. Asfixia Perinatal. In: Burns DAR, Campos Jr D, Silva LR, Borges WG. Tratado de Pediatria. Sociedade Brasileira de Pediatria. 4.ed. Barueri: Manole; 2017. p.1897-916.

Rai R, Tripathi G, Singh DK. Nucleated RBC Count as Predictor of Neurological Outcome in Perinatal Asphyxia. Indian Pediatrics. 2014;51(3):231-2.

Rainaldi MA, Perlman JM. Pathpphysiology of Birth Asphyxia. Clin Perinatol. 2016;43(3):409-22.

Rajakumar, PS, Vishnu Bhat B, Sridhar MG, Balachander J, Konar BC, Narayanan P et al. Electrocardiographic and Echocardiographic Changes in Perinatal Asphyxia. Indian J Pediatr. 2009;76(3):261-4.

Report of the American College of Obstetricians and Gynecologists' Task Force on Neonatal Encephalopathy. Neonatal Encephalopathy and Neurologic Outcome, Second Edition. Obstet Gynecol. 2014;123(4):896-901.

Sarnat HB, Sarnat MS. Neonatal encephalopathy following fetal distress: A clinical and eletroencephalographic study. Arch Neurol. 1976;33(10):696-705.

Selewski DT, Jordan BK, Askenazi DJ, Dechert RE, Sarkar S. Acute Kidney Injury in Asphyxiated Newborns Treated with Therapeutic Hypothermia. J Pediatr. 2013;162(4):725-9.

Sociedade Brasielira de Pediatria. Departamento de Neonatologia. Documento Científico. Hipotermia Terapêutica; 2020 jun. [Acesso 2020 out 20]. Disponível em: http://www.sbp.com.br.

Sociedade Brasileira de Pediatria. Departamento Científico de Neonatologia. Manual de Orientação. Monitoramento do recém-nascido com asfixia perinatal; 2020 set. [Acesso 2020 out 20]. Disponível em: https://www.sbp.com.br.

Wei Y, Xu JX, Xu T, Fan J, Tao SY. Left Ventricular Systolic Function of Newborns with Asphyxia Evaluated by Tissue Doppler Imaging. Pediatr Cardiol. 2009;30(6):741-6.

Tratamento da Encefalopatia Hipóxico-Isquêmica –
Uso de Hipotermia e Outros Fatores de Neuroproteção

Mauricio Magalhães

Hipotermia neuroprotetora

Asfixia perinatal consiste na diminuição metabólica e nutricional da mãe para o feto, causando baixa perfusão tecidual fetal, hipóxia, hipercapnia e acidose. Uma de suas principais consequências é a encefalopatia hipóxico-isquêmica (EHI), que ocorre em 1 a 3 casos por mil recém-nascidos a termo. Os desfechos da EHI variam desde a sobrevida intacta até a morte. O espectro da morbidade em longo prazo entre os sobreviventes varia de déficits motores e cognitivos leves à paralisia cerebral e déficits cognitivos graves. Acreditava-se que a EHI fosse causada por eventos intraparto, como prolapso do cordão umbilical, apresentação pélvica, parto a fórceps e febre materna. Entretanto, fatores intraparto têm sido a causa de EHI em apenas 4% dos recém-nascidos afetados, enquanto 69% desses casos mostraram evidências de fatores de risco pré-natais, como pré-eclâmpsia grave, doença tireoidiana materna, infecção viral, moderada a grave hemorragia vaginal durante a gravidez e hipertensão materna. A restrição do crescimento intrauterino primário e secundário também apresentou uma forte associação com EHI. No entanto, pouca evidência de dano pré-natal foi observada na ressonância magnética (RM) cerebral realizada em estágio inicial em neonatos portadores de HIE. Até recentemente, o tratamento clínico da HIE consistia basicamente em suporte neonatal de terapia intensiva, correção de distúrbios respiratórios, hemodinâmicos, metabólicos e uso de anticonvulsivantes. Entretanto, estudos publicados na última década demonstraram individual ou coletivamente a eficácia do uso da hipotermia no tratamento da EHI, promovendo aumento da sobrevida sem sequelas neurológicas ou com menor morbimortalidade. Desde o tempo de Hipócrates, a hipotermia terapêutica tem sido aplicada a várias condições clínicas. Em um livro escrito por sir John Floyer, médico e escritor no século XVII, descreve-se um procedimento no qual um natimorto estava imerso em água fria para induzir a respiração espontânea. Porém, estudos recentes, oriundos de observação por autores principalmente do Reino Unido, mostraram que a hipotermia corpórea é capaz de bloquear a segunda fase da lesão neuronal com morte celular em massa. Ensaios clínicos randomizados sobre a eficácia da hipotermia terapêutica mostraram melhorias na sobrevida e nos desfechos neurológicos. Há pelo menos dez estudos clínicos randomizados descritos na literatura que sugerem uma diminuição na mortalidade e na ocorrência de desabilidades neurológicas graves nos pacientes com encefalopatia hipóxico-isquêmica tratados com a técnica de hipotermia. Estudos de metanálise mostraram que diminui em 19% o risco de morte e/ou acometimento neurológico aos 2 anos de idade e aumenta a sobrevida sem paralisia cerebral em 53%. Resultados semelhantes têm sido mostrados nos pacientes acompanhados até 5 a 7 anos de idade que foram submetidos à hipotermia terapêutica.

Mecanismo de ação

A hipotermia reduz a lesão cerebral por meio do seu impacto em vários processos biológicos. Reduz o edema vasogênico, a hemorragia e a infiltração de neutrófilos. Limita a liberação de neurotransmissores excitatórios e o acúmulo de cálcio intracelular. A produção de radicais livres é restrita pela hipotermia e, portanto, as células e organelas são protegidas do dano oxidativo durante a reperfusão. Além disso, reduz a ativação de citocinas e cascatas de coagulação, aumentando a concentração de interleucina-10, uma citocina anti-inflamatória, reduzindo o fator de necrose tumoral-alfa. Além disso, a hipotermia ajuda a manter o metabolismo cerebral durante e após os ataques cerebrais, diminuindo a taxa metabólica de glicose e oxigênio. Ao reduzir a atividade da caspase-3 e aumentar a expressão da proteína antiapoptótica BCL-2, a hipotermia limita a morte apoptótica neuronal. Entre os recém-nascidos, essa terapia consiste em reduzir a temperatura corporal em 3 a 4 °C em até 6 horas após o nascimento, continuando por 72 horas e reaquecendo numa velocidade de 0,2 a 0,5 °C por hora. Este protocolo de hipotermia deve ser iniciado em até 6 horas de vida, na janela terapêutica antes do início da segunda fase de lesão e morte celular em massa. Estudos têm mostrado que o início antes de 3 horas tem melhores resultados dos que o início após 3 horas de vida, mas lembrando que temos até 6 horas para iniciar a hipotermia. A eficácia e a segurança desse tratamento foram confirmadas em outros estudos e metanálises, o que ocasionou a introdução de protocolos terapêuticos de hipotermia na prática clínica diária em muitas unidades neonatais em todo o mundo. Nosso serviço de neonatologia tem usado a hipotermia como prática clínica rotineira desde 2009 e é um dos pioneiros na introdução de um protocolo de hipotermia nas unidades neonatais brasileiras, com participação efetiva de todos os profissionais envolvidos no atendimento de alto risco ao recém-nascido, desde o nascimento na sala de parto até os procedimentos de terapia intensiva na unidade neonatal.

Protocolo

A hipotermia pode ser: corpórea total ou da cabeça, não existe estudos randomizados para sabermos qual o melhor método, porém comparando os dois grupos parece existir vantagem em fazer a corpórea total, mas a literatura não é clara neste sentido.

Seleção dos casos:

1. crianças com asfixia perinatal ou suspeita;
2. idade gestacional > ou igual a 35 semanas;
3. peso maior que 1.800 g;
4. gasometria de cordão umbilical ou na 1ª hora de vida sugerindo asfixia com protocolos usando pH < 7 e/ou BE < –16, outros PH < 7,1 e/ou BE < –12, sendo o mais importante o comprometimento do SNC;
5. encefalopatia moderada ou grave pela classificação de Sarnat & Sarnat modificada por Levene;
6. em pacientes borderline o uso do aEEG pode contribuir para a indicação.

Critérios de exclusão:

- sangramento ativo muito importante antes do início da hipotermia;
- hipertensão pulmonar não controlada (com saturação baixa) mesmo usando todo arsenal terapêutico;
- choque refratário sem controle com todo arsenal terapêutico disponível ou bradicardia persistente (FC < 60) que não melhore com uso de atropina;
- pacientes com peso < 1.800 g;
- malformações graves e/ou incompatíveis com a vida.

Procedimento

a) Início da hipotermia: até 6 horas de vida.
b) Duração da hipotermia: manter por 72 horas.

c) Método de resfriamento: resfriamento corporal total.
d) Dispositivos de resfriamento: colchão térmico ou *ice packs.*
e) Controle da temperatura: monitorização contínua da temperatura retal ou esofágica.
f) Temperatura-alvo: entre 33 e 34 °C retal ou esofágica (33,5 °C).
g) Reaquecimento: aquecimento numa taxa média de 0,2 a 0,5 °C por hora até atingir entre 36,4 e 36,8 °C.
h) Monitorização rigorosa por até 24 horas após reaquecimento.
i) Dispositivo de monitorização cerebral: vídeo aEEG/EEG (se disponível).

Cuidados com o paciente em hipotermia

Sempre, quando temos um paciente asfixiado, uma pergunta deve ser feita: o paciente apresentou asfixia pelas condições de nascimento ou ele tem alguma doença de base e por isso ele apresentou asfixia, como por exemplo um recém-nascido com infecção bacteriana congênita que não tolera um parto normal e nasce doente, ou então uma doença metabólica?

Outro ponto importante a se destacar é que o cuidado do paciente em hipotermia deve ser cuidadoso em se evitar hipóxia, hiperóxia, hipocapnia, hipercapnia, hipoglicemia, hiperglicemia e evitar excesso de volume.

Alteração do metabolismo de fármacos pode estar alterada quando essa metabolização usa a via do citocromo p450, como fenobarbital, midazolam, vecurônio e fentanil, aumentando o nível sérico.

Os pacientes devem receber sedação, restrição hídrica, controle rigoroso de infecção e cuidados com o decúbito, ficando somente de dorsal ou ventral, pelo risco de lesões de pele cujos vasos sanguíneos estão em contrição pela hipotermia. Realização de ultrassonografia cerebral no 1º dia de vida, avaliação de Sarnat diariamente e ressonância magnética entre o 4º e 11º dia de vida são aconselháveis, pois têm um ótimo valor prognóstico. E a monitorização e controle de possível crise convulsiva que acontece principalmente entre 12 e 24 horas e no reaquecimento que tem um novo pico de aumento de incidência.

Efeitos adversos

Arritmia cardíaca, normalmente bradicardia sinusal sem repercussão, uma vez que o metabolismo é diminuído durante o procedimento. Temperaturas menores de 32 °C podem ocasionar arritmia patológicas que necessitem tratamento. Hipertensão pulmonar persistente piora e dificulta o tratamento quando o paciente está em hipotermia e por vezes é impeditivo de continuar com o tratamento. Outra possibilidade é alteração do número de plaquetas ou mesmo alteração do coagulograma, porém não tem relação com sangramentos neste período.

Outros estudos têm sido realizados sobre hipotermia, como idade gestacional abaixo de 35 semanas e temperatura-alvo menor e por tempo prolongado, porém nenhum outro resultado, até o presente, tem mostrado repercussão satisfatória para mudança na prática atual.

Outras terapias neuroprotetoras estão sendo estudadas e podem entrar na prática clínica no futuro, associando-se à hipotermia:

1. eritropoetina recombinante humana;
2. xenon;
3. células-tronco;
4. melatonina;
5. sulfato de magnésio;
6. varredores outros radicais livres.

LEITURAS COMPLEMENTARES

Perlman JM, Wyllie J, Kattwinkel J, Atkins DL, Chameides L, Goldsmith JP et al. Part 11: neonatal resuscitation: 2010 international consensus on cardiopulmonary resuscitation and emergency cardiovascular care science with treatment recommendations. Circulation. 2010;122:S516-S538.

Tagin MA, Woolcott CG, Vincer MJ. Stinson Hypothermia for neonatal hypoxic ischemic encephalopathy: An updated systematic review and meta-analysis. Arch Pediatr Adolesc Med. 2012;166:558-66.

Magalhães M, Rodrigues FP, Chopard MR, Melo VC, Melhado A, Oliveira I, Gallacci CB, Pachi PR, Lima Neto TB. Neuroprotective body hypothermia among newborns with hypoxic ischemic encephalopathy: Three-year experience in a tertiary university hospital. A retrospective observational study. São Paulo: Med. J. 2015 Jul-Aug;133(4):314-9.

Drury PP, Bennet L, Gunn AJ. Mechanisms of hypothermic neuroprotection. Semin Fetal Neonatal Med. 2010;15:287-92.

Parikh P, Juul SE. Neuroprotective Strategies in Neonatal Brain Injury. J Ped. 2018;92:26-32.

Silveira RC, Procianoy RS. Hypothermia therapy for newborns with hypoxic ischemic encephalopathy J Pediatria. 2015 Nov-Dec;91(6, Suppl 1):S78-S83.

Shankaran S, Laptook AR, Pappas A, McDonald SA, Das A, Tyson JE et al. Effect of depth and duration of cooling on deaths in the NICU among neonates with hypoxic ischemic encephalopathy: A randomized clinical trial. JAMA. 2014;312:2629-39.

Shankaran S, Laptook AR, Tyson JE, Ehrenkranz RA, Bann CM, Higgins RD et al. Evolution of encephalopathy during whole body hypothermia for neonatal hypoxic-ischemic encephalopathy J Pediatr. 2012;160:567-72.

Variane GFT, Magalhães M, Gasperine R, Alves HCBR, Scoppetta TLPD, Figueredo RJG, Rodrigues FPM, Netto A, Mimica MJ, Gallacci CB. Early amplitude-integrated electroencephalography for monitoring neonates at high risk for brain injury. J Pediatr (Rio J). 2017 Sep-Oct;93(5):460-6.

100

Avaliação Ecográfica Morfológica e da Circulação Cerebral nas Diversas Patologias no Período Neonatal

Paulo Margotto

Malformações cerebrais

Os recém-nascidos com grandes lesões cerebrais podem estar em grande risco de apresentarem desabilidade no neurodesenvolvimento. A detecção precoce das grandes lesões pode alertar tanto os clínicos como os pais e referendar uma intervenção apropriada e precoce.

Segundo Lyon, as anormalidades do desenvolvimento podem ser convenientemente divididas em malformações que se iniciam antes de 20 semanas de idade gestacional, e aquelas que se iniciam após a 20ª semana (ocorrem em função de necrose isquêmica, hemorrágica e ou por ação de agentes infecciosos que constituem a maior causa de paralisia cerebral). Durante as primeiras 20 semanas de gestação, o tubo neural fecha e são formadas as vesículas telencefálicas. As células nervosas são geradas na matriz germinativa, adjacente às cavidades intracerebrais e migram para as suas posições finais. No telencéfalo, a inteira população neuronal é gerada entre a 5ª e a 20ª semana de gestação, aproximadamente 100 dias.

Agenesia do septo pelúcido (displasia septo-óptica: síndrome de Morsier)

A displasia septo-óptica é uma rara anomalia (2 a 3/100.000) de etiologia desconhecida, caracterizada pela ausência do septo pelúcido e hipoplasia do disco óptico. Os indivíduos afetados têm deficiência visual (às vezes cegueira) e disfunção do eixo hipotálamo-hipófise. Outros achados podem ser encontrados: anomalias craniofaciais, como hipotelorismo e lábio leporino, ventriculomegalia, retardo mental e hemiparesia. Este termo foi dado em função de Morsier que associou a hipoplasia do nervo óptico à ausência do septo pelúcido. Para o diagnóstico, a ressonância magnética é de grande importância, assim como a oftalmoscopia do nervo óptico (a presença da hipoplasia óptica é decisiva para o diagnóstico: a papila é pequena, pálida e muitas vezes com duplo contorno). As convulsões e o retardo mental são frequentes, assim como a hemiplegia, atetose, autismo, epilepsia, déficit no aprendizado e déficits de atenção.

Na ecografia transfontanelar (Figuras 100.1 e 100.2) e na ressonância magnética (Figura 100.3) visualizamos a ausência do septo pelúcido e uma aparência quadrangular dos cornos frontais fundidos; no plano sagital, vemos um corpo caloso hipoplásico (adelgaçado). A ultrassonografia não permite avaliar os canais e nervos ópticos, embora seja possível, em alguns casos, demonstrar a dilatação dos recessos ópticos e das cisternas suprasselar e quiasmática.

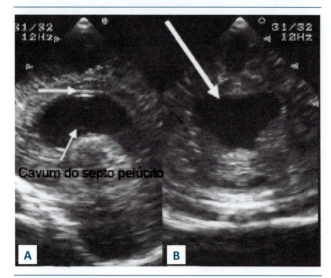

Figura 100.1. A ecografia transfontanelar mostra a ausência do septo pelúcido. No plano sagital (A), observamos o corpo caloso hipoplásico fino (seta). No plano coronal (B) observamos uma aparência quadrangular típica dos cornos frontais fundidos (seta). Observe o cavum do septo pelúcido.
Fonte: Adaptada de Margotto, 2021.

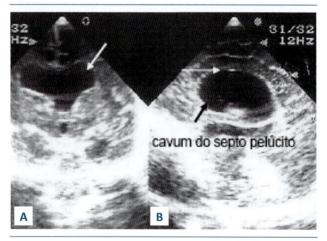

Figura 100.2. Recém-nascido pré-termo, 725 g, 29 semanas, com aspecto ecográfico sugestivo de displasia septo-óptica. Em (A), US no plano coronal com aspecto quadrangular dos cornos frontais. Em (B), no plano sagital, mostrando o corpo caloso fino.
Fonte: Margotto, 2021.

No entanto, pode ocorrer ausência do septo pelúcido independente da síndrome de Morsier, constituindo um achado de autópsia, um elemento que acompanha a agenesia do corpo caloso (o desenvolvimento do septo pelúcido está bem ligado àquele do corpo caloso), ou consequência de hidrocefalias progressivas. Pode ocorrer uma deficiência isolada do hormônio do crescimento e um panhipopituitarismo global (Figura 100.3).

Neurologicamente podem ser crianças normais, embora seja frequente o retardo mental e convulsões. O retardo do crescimento ocorre mais tardiamente.

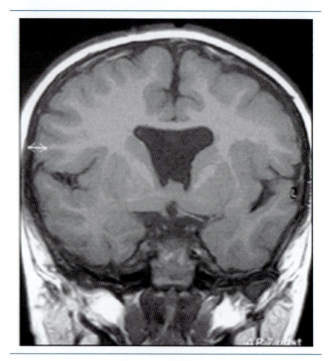

Figura 100.3. Ressonância magnética no corte coronal evidenciando ausência do septo pelúcido, hipoplasia do corpo caloso, hipoplasia bilateral das vias ópticas e hipófise de pequeno tamanho.
Fonte: Rubio-Díaz, 2008.

Agenesia do corpo caloso

O corpo caloso é a mais larga comissura conectando os hemisférios cerebrais. É uma placa extensa de densas fibras mielinizadas localizadas profundamente na fissura longitudinal, que reciprocamente interconecta regiões do córtex a todos os lobos com correspondentes regiões do hemisfério oposto. O seu desenvolvimento é um evento mais tardio na ontogênese cerebral (12 a 18 semanas de gestação). O corpo caloso está muito relacionado à anatômica e embriologicamente ao septo pelúcido.

A agenesia do corpo caloso pode ser completa ou parcial (neste último caso, é conhecida como disgenesia do copo caloso, na qual a porção caudal – esplênio e corpo – está faltando). A agenesia do corpo caloso distorce a arquitetura intracraniana. Os ventrículos laterais tendem a serem maiores que o normal, principalmente a nível do átrio e dos cornos occipitais. Os cornos frontais dos ventrículos laterais são de tamanho normal, mas são mais separados do que o normal (aspecto de "chifre de touro"). O terceiro ventrículo é frequentemente alongado superiormente. Os sulcos cerebrais médios se dispõem radialmente em torno do teto do terceiro ventrículo (disposição tipo "raios de sol"). Os plexos coroides ficam em posição paralela. Sob condições normais, o ramo da artéria calosa anterior corre ao longo da superfície superior do corpo caloso, delineando uma alça semicircular. Quando o corpo caloso está ausente, esta alça é perdida e os ramos da artéria cerebral anterior são observados ascendendo linearmente (Figuras 100.4 a 100.6).

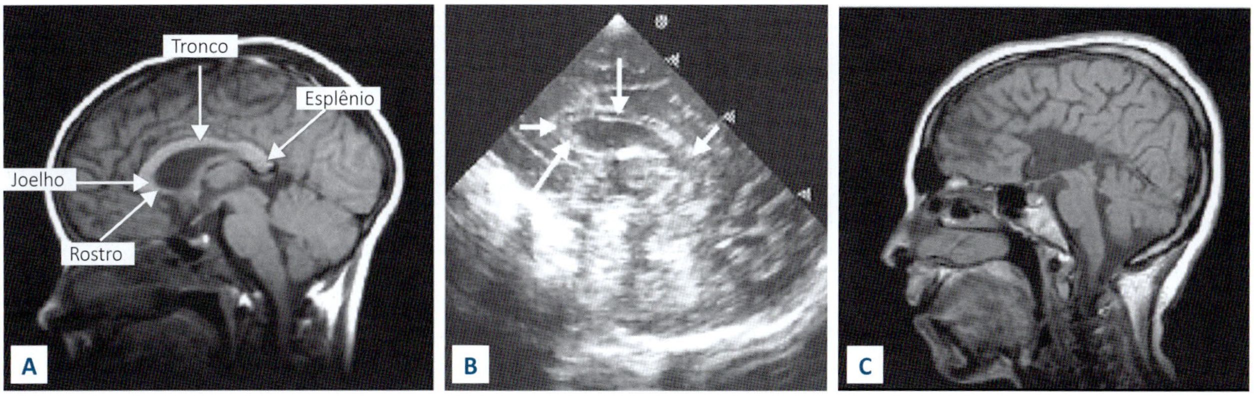

Figura 100.4. Aspectos anatômicos do corpo caloso. (A) Ressonância magnética. (B) US no plano sagital na linha média, imagem correspondente a (A): as setas mostram o rostro, joelho, tronco e esplênio. (C) A ressonância magnética mostra a ausência do corpo caloso.
Fonte: Margotto, 2021.

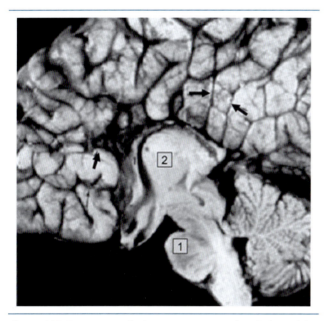

Figura 100.5. Peça anatômica no corte sagital na linha média, evidenciando agenesia completa do corpo caloso; observamos a disposição dos giros em forma de raios de sol que terminam no teto do terceiro ventrículo (setas); (1) fórnix; (2) terceiro ventrículo (para cima e para frente).
Fonte: Atlas et al., 1985.

Há uma alta frequência de malformações associadas à ausência do corpo caloso, sugerindo que a agenesia do corpo caloso faz parte de um distúrbio do desenvolvimento mais generalizado. A anomalia mais frequentemente encontrada é a malformação de Dandy-Walker. A agenesia do corpo caloso tem sido encontrada em 3% de todos os fetos com ventriculomegalia e em quase 10% dos fetos com leve ventriculomegalia. Anomalias no cariótipo podem ser encontradas em 20% (a trissomia do 18 foi relatada ocorrendo em 30%, a trissomia do 8 e do 13 em 20% cada). Postula-se que os cromossomos 8, 13 e 18 influenciam diretamente o desenvolvimento do corpo caloso.

Glass et al. relataram uma prevalência de agenesia do corpo caloso e hipoplasia do corpo caloso de 1,8/10.000 nascidos vivos. A prematuridade esteve associada quatro vezes mais e a idade materna maior ou igual há 40 anos, seis vezes mais. A cromossomopatia ocorreu em 17,3% Na ecografia transfontanelar observamos o corpo caloso, no plano sagital, como uma banda sonolucente demarcada superior e inferiormente por duas linhas ecogênicas.

Uma distinção deve ser feita entre agenesia completa e parcial do corpo caloso. A agenesia completa resulta de uma embriogênese defeituosa e a agenesia parcial pode representar uma verdadeira malformação como resultado de um evento que interrompeu o seu desenvolvimento em qualquer tempo da gestação. A agenesia parcial da porção anterior do corpo caloso provavelmente é ocasionada pela encefalomalácia focal, enquanto a agenesia parcial da porção posterior provavelmente decorre de formação incompleta do corpo caloso. Os eventos cerebrais associados à agenesia do corpo caloso parcial são mais sutis.

Quanto ao neurodesenvolvimento dos recém-nascidos com agenesia do corpo caloso: o seguimento de 30 RN com diagnóstico pré-natal isolado de agenesia do corpo caloso (ou seja, sem outras malformações demonstradas e com cariótipo normal) mostrou, na idade de 11 meses, um desenvolvimento normal ou *boderline* em 26 de 30 RN, ou seja, 87%. Nos casos com severo comprometimento do desenvolvimento, outras malformações estavam associadas.

Deve ser lembrado que a agenesia do corpo caloso é a única condição que, mesmo na presença de inteligência normal, é associada a achados neurológicos peculiares e déficits cognitivos sutis.

O diagnóstico de agenesia de corpo caloso no feto aumenta a preocupação quanto à presença de outras síndromes genéticas e erros inatos do metabolismo. No entanto, não requer qualquer modificação do cuidado obstétrico padrão. A falha de progressão do trabalho de parto, requerendo cesariana pode estar relacionada à alta frequência de macrocrania nestas crianças com agenesia calosa.

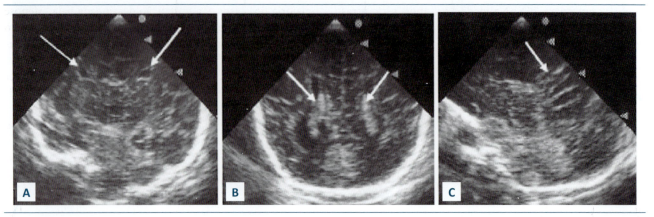

Figura 100.6. Agenesia do corpo caloso em um recém-nascido com cromossomopatia. (A) No plano coronal, observamos afastamentos dos cornos frontais dos ventrículos laterais (setas) com aspecto de "chifre de touro". (B) No plano coronal posterior, observamos os plexos coroides paralelos (setas). (C) No plano sagital, observamos o aspecto em raios de sol dos giros (seta).
Fonte: Margotto, 2021.

Avaliação do crescimento do corpo caloso

Anderson et al. avaliaram o crescimento do corpo caloso e do vérmis cerebelar (Figura 100.7) em um estudo longitudinal de 61 RN de muito baixo peso e examinaram o desenvolvimento neurocomportamental destes RN aos 2 anos de idade corrigida, correlacionando à taxa de crescimento do corpo caloso. O efeito do nascimento prematuro no crescimento do corpo caloso é detectável em 6 semanas após o parto em bebês prematuros nascidos em gestações de 23 a 33 semanas. O crescimento reduzido do corpo caloso nas semanas 2 a 6 coloca esses bebês em risco elevado de atraso psicomotor posterior e paralisia cerebral. O corpo caloso foi medido do joelho ao esplênio, como na Figura 100.7. O corpo caloso cresce 0,2 a 0,27 mm/dia. Os autores relataram diminuição do crescimento do corpo caloso após 2 semanas de vida, nos RN entre 23 e 35 semanas de idade gestacional. O crescimento do vérmis cerebelar correlacionou-se fortemente com o crescimento do corpo caloso ($r^2 = 0,68$) o crescimento do corpo caloso explica o crescimento do vérmis

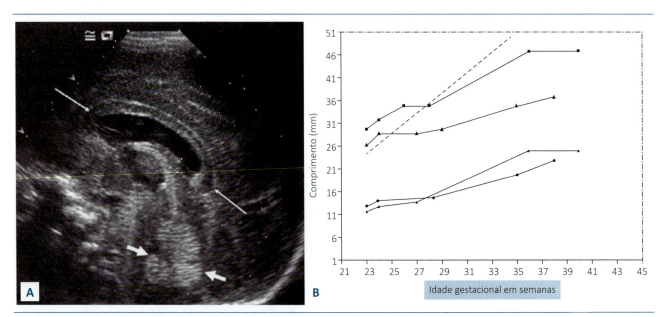

Figura 100.7. (A) US no plano sagital na linha média evidenciando a medição do corpo caloso (setas finas) e do vérmis cerebelar (setas grossas). A forma do gráfico para o corpo caloso e vérmis cerebelar é semelhante. (B) A evolução de dois RN de 23 semanas. ▲: RN de 23 semanas que desenvolveu paralisia cerebral e severa deficiência no escore de Bayley (escore de desenvolvimento mental e psicomotor); ■: outro RN que desenvolveu leve paralisia cerebral com moderado escore de Bayley. A taxa esperada de crescimento do corpo caloso é de 0,2 a 0,27 mm/dia, a partir de dados pré-natais.
Fontes: Anderson et al. 2005; e Anderson et al., 2006.

cerebelar em quase 70%. Na idade de 2 anos, sério atraso motor e paralisia cerebral associaram-se com deficiente crescimento do corpo caloso (comprimento) entre 2 e 6 semanas após o nascimento.

Malformação de Arnold-Chiari

Nesta anomalia (descrita por Arnold-Chiari nos anos de 1890) observa-se o deslocamento caudal do cerebelo e do quarto ventrículo para dentro do canal vertebral, havendo concomitantemente certo grau de displasia cerebelar.

- **Tipo I:** simples alongamento e discreto deslocamento inferior das tonsilas cerebelares, sem o deslocamento do quarto ventrículo ou da medula.
- **Tipo II:** pronunciado deslocamento caudal do cerebelo (do segmento inferior do vérmis), do bulbo, da região inferior da ponte e do quarto ventrículo para o interior do canal vertebral. É a mais comum e de maior importância clínica em função da sua associação quase universal com a mielomeningocele.
- **Tipo III:** deslocamento anormal de todo o cerebelo para uma grande espinha bífida cervical (é uma encefalomeningocele cervical alta, na qual se situa a medula oblonga, o quarto ventrículo e quase todo o cerebelo)
- **Tipo IV:** hipoplasia cerebelar sem a ocorrência do deslocamento significativo do conteúdo da fossa posterior para o interior do canal vertebral (hipoplasia cerebelar severa).

Atualmente não tem incluído os tipos III e IV na categoria de malformações de Arnold-Chiari.

A presença de hidrocefalia é muito comum, ocorrendo com frequência desde o nascimento. A causa, na grande maioria dos casos, é a obstrução ocasionada pela estenose (40 a 75% dos casos), a atresia (10%) ou compressão do aqueduto de Sylvius (estiramento e posteriormente estreitamento pelo deslocamento caudal do cerebelo). Em uma menor percentagem de casos, a hidrocefalia pode ocorrer após a correção da mielomeningocele, em função da modificação da dinâmica liquórica.

Estas crianças com malformação de Arnold-Chiari tipo I podem apresentar mais tarde cefaleia, distúrbios do sono e apneia central (esta pode ocorrer em função da compressão ou isquemia do centro respiratório, disfunção da ativação do sistema reticular medular ascendente). Estas anormalidades podem ocorrer sem sintomas neurológicos e normalizaram rapidamente após a cirurgia (descompressão da fossa posterior). Estudos sugerem haver um componente hereditário (Szewka AJ et al. descreveram três famílias com pelo menos dois casos de Arnold Chiari tipo I sintomáticos).

Na ultrassonografia (Figuras 100.8 e 100.9) observamos a posição bastante baixa do cerebelo e a perda da sonolucência normal da cisterna magna em sua superfície inferior. No corte sagital, consegue-se demonstrar o cerebelo se estendendo através do forame magno profundamente na coluna cervical superior. Os ventrículos laterais mostram-se aumentados mais nos cornos occipitais do que nos cornos anteriores (colpocefalia). Os cornos frontais mostram-se pontiagudos anterior e inferiormente. O corpo caloso geralmente está ausente. O plexo coroide mostra-se grande e muitas vezes lobulado. O terceiro ventrículo mostra-se aumentado, mas a sua região posterior pode ser encoberta pela proeminente massa intermédia. O aspecto é de "asas de morcego".

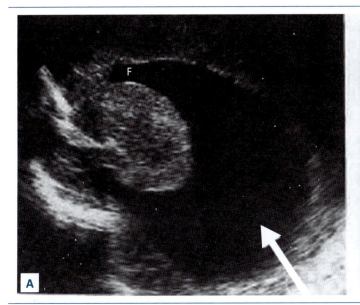
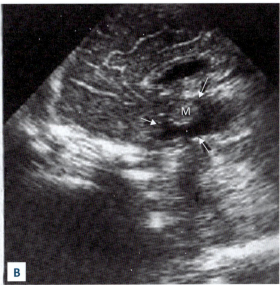

Figura 100.8. Malformação de Arnold-Chiari tipo II. (A) Plano sagital colpocefalia, dilatação desproporcional da porção do ventrículo lateral (seta). (B) Plano sagital, proeminente massa intermédia (M) no terceiro ventrículo dilatado (cabeça de seta).
Fonte: Cohren, 1996.

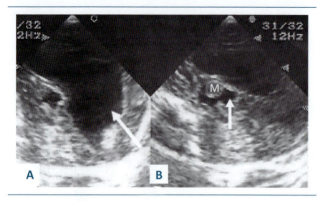

Figura 100.9. Aspectos ultrassonográficos no plano sagital da malformação de Arnold-Chiari tipo II. (A) Colpocefalia (seta). (B) Dilatação do terceiro ventrículo (seta) e proeminente massa intermédia (M).
Fonte: Margotto, 2021.

Complexo Dandy-Walker e aumento da cisterna magna

O complexo Dandy-Walker inclui a malformação clássica Dandy-Walker, a variante Dandy-Walker e a megacisterna magna, cada uma associada a defeito no desenvolvimento do teto do quarto ventrículo e estão frequentemente associadas a outras anomalias intracranianas (agenesia do corpo caloso – Figura 100.13), holoprosencefalia, esquizencefalia e cefaloceles posteriores.

Esta anormalidade consiste na dilatação cística do quarto ventrículo, consequente à atresia dos foramens de Magendie e de Luschka e pode ocorrer algum grau de disgenesia verminiana. Ocorre também aumento do terceiro ventrículo e dos ventrículos laterais, além do aumento do quarto ventrículo.

Outras malformações podem ser encontradas (50 a 70% dos casos), como a agenesia do corpo caloso, cistos porencefálicos, encefaloceles e holoprosencefalia, rins policísticos, defeitos cardiovasculares e lábio leporino. A ultrassonografia cerebral revela nitidamente grande fossa posterior, pequeno resquício cerebelar e um exuberante quarto ventrículo (Figuras 100.10 e 100.12). A estimativa de incidência é de 1/30.000 nascidos, sendo responsável por 4 a 12% dos hidrocéfalos infantis. Os fatores genéticos desempenham importante papel (as anomalias cromossômicas são descritas em 20 a 50% dos casos e incluem as trissomias do 13, 18 e 21). A recorrência é de 1 a 5%. A hidrocefalia obstrutiva difusa ocorre em até 80% dos casos. Outras malformações associais incluem hérnia diafragmática, gastrointestinais, cardíacas, geniturinárias, musculares e esqueléticas.

A malformação de Dandy-Walker dever ser distinguida da variante de Dandy-Walker (caracteriza-se por hipoplasia variável do vérmis cerebelar e comunicação entre o quarto ventrículo e a cisterna magna; o quarto ventrículo mostra aumento discreto e variável, a fossa posterior exibe tamanho normal; não há hidrocefalia associada.; ocorre duas vezes mais do que a malformação clássica de Dandy Walker; em até 30% dos casos podem estar presentes anomalias cromossômicas e anomalias do SNC) e da megacisterna magna (grande cisterna magna, maior que 10 mm sem disgenesia cerebelar; variante normal sem efeito de massa e não se associa ao desenvolvimento de hidrocefalia; representa 54% das malformações císticas posteriores; tem sido ligada à trissomia do 18) (Figura 100.11).

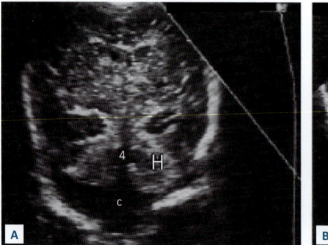
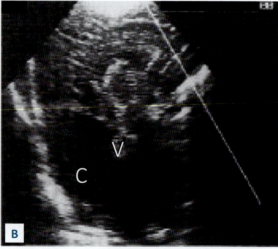

Figura 100.10. (A) Plano coronal evidenciando malformação de Dandy-Walker. Observamos uma proeminente área cística posteriormente (C) na região da cisterna magna. A área cística representando fluido cerebroespinhal em um quarto ventrículo obstruído pode ser vista estendendo-se à porção mais anterior do quarto ventrículo (4) via um defeito no vérmis cerebelar (H) que faz parte da anomalia. Não há significante ventriculomegalia neste momento, mas o hidrocéfalo se desenvolverá poucas semanas mais tarde. (B, plano sagital) (V) vérmis disgenético.
Fonte: Cohen, 1996.

A malformação clássica de Dandy-Walker e a megacisterna magna devem ser diferenciadas de um cisto subaracnoide da fossa posterior pela falta de comunicação entre o cisto e o quarto ventrículo. O quarto ventrículo, o vérmis e o cerebelo normais são deslocados pelo cisto aracnoide.

A manifestação clássica refere-se aos sintomas de hidrocéfalo que ocorre geralmente no 1º ano de vida. O desenvolvimento intelectual destes pacientes é controverso: 40% morre no período neonatal e 70% dos sobreviventes apresenta déficits cognitivos. O prognóstico da variante de Dandy-Walker e megacisterna magna é incerto, não havendo dados disponíveis. Ambas as condições podem ser assintomáticas.

Ao nascimento, deve ser feita cuidadosa procura de malformações associadas, assim como cuidadoso seguimento destes RN com suspeita de variante de Dandy-Walker ou com cisterna magna maior que 10 mm.

A terapia para a malformação de Dandy-Walker inclui a derivação ventriculoperitoneal, que descomprimirá os ventrículos laterais, mas não o cisto da fossa posterior.

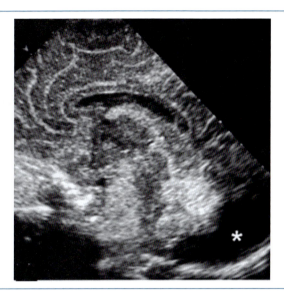

Figura 100.11. Plano sagital evidenciando megacisterna magna (asterisco).
Fonte: Correa et al., 2008

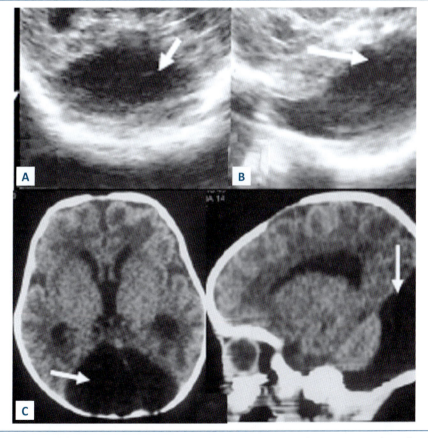

Figura 100.12. (A) Plano coronal. (B) Plano sagital evidenciando formação cística na fossa posterior (setas) e dilatação biventricular. (C) Tomografia computadorizada mostrando fossa posterior aumentada e quase totalmente ocupada por formação cística que determina a elevação do tentório; os hemisférios cerebelares são hipoplásicos e há agenesia do vérmis cerebelar, permitindo a livre comunicação entre o quarto ventrículo e o cisto de fossa posterior; discreta hidrocefalia supratentorial; parênquima encefálico com coeficiente de atenuação normal; sulcos cerebrais com dimensões e aspectos normais; tronco encefálico sem anormalidades. O aspecto é compatível com malformação de Dandy-Walker associada à discreta hidrocefalia supratentorial.
Fonte: Margotto, 2021.

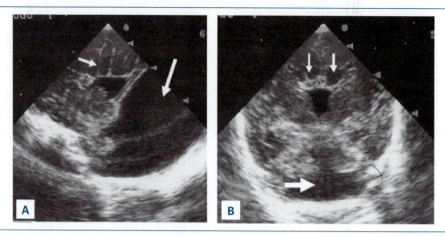

Figura 100.13. US evidenciando a presença de agenesia calosa (setas curtas demonstrando as características ultrassonográficas da agenesia calosa) e malformação Dandy-Walker, tanto no plano sagital (A), como no plano coronal (B) (seta longa e seta grosa).
Fonte: Margotto, 2021.

Holoprosencefalia

A holoprosencefalia (ocorre em 1/11.000 a 1/20.000 nascidos vivos) é ocasionada por uma **falha parcial ou completa do prosencéfalo primitivo em formar o telencéfalo (hemisférios cerebrais, ventrículos, putâmen e núcleo caudado) e o diencéfalo (tálamo, hipotálamo, terceiro ventrículo e *globus pallidus*)** entre a 4ª e a 8ª semana de gestação. Nos casos mais extremos podemos ter deformidades como ciclopia e nos casos mais brandos, hipotelorismo (a face fetal se desenvolve no mesmo período do cérebro). Muitas destas crianças também apresentam anomalias na linha média (fenda palatina, narina única).

A principal causa da holoprosencefalia é o distúrbio cromossômico, ocorrendo entre 40 e 50% dos casos. **A trissomia do 13 isoladamente ocorre em 75% dos cariótipos anormais.** Vários casos familiares sugerem uma etiologia mendeliana com transmissão autossômica dominante (risco de recorrência de 6%).

A holoprosencefalia se subdivide basicamente nas formas alobar, semilobar e lobar.
- **forma alobar** (64%), a mais severa, há um único ventrículo, os tálamos são fundidos na linha média e há uma ausência do terceiro ventrículo.
- **variedade semilobar** (24%), os dois hemisférios são parcialmente separados posteriormente, mas há ainda uma simples cavidade ventricular.
- **holoprosencefalia lobar** (12%), a desorganização do cérebro é mais sutil.

O cérebro é dividido em dois distintos hemisférios, com a única exceção que é a ocorrência de variável grau de fusão a nível do *girus* cingulado e dos cornos frontais dos ventrículos laterais. O septo pelúcido é sempre ausente.

Na ultrassonografia e na tomografia (Figura 100.14) há o diagnóstico diferencial da holoprosencefalia lobar com hidrocefalia associada à lesão secundária do septo pelúcido. Na holoprosencefalia lobar podemos observar o fórnice na linha média, visualizado dentro do terceiro ventrículo.

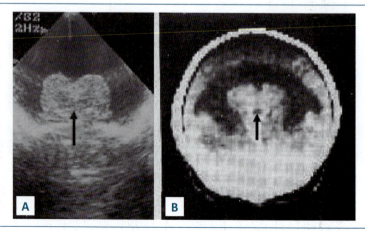

Figura 100.14. (A) US no plano coronal mostrando holoprosencefalia alobar (único ventrículo e fusão dos tálamos – seta). (B) Tomografia computadorizada mostrando a malformação holoprosencefalia em que observamos ventrículo lateral único e fusão talâmica (seta).
Fontes: Margotto, 2020; e Volpe, 1995.

Tanto a forma alobar como a semilobar apresentam prognóstico ruim, sendo oferecida à gestante a opção da interrupção da gestação antes do limite de viabilidade. Para as gestações que continuam, recomenda-se o tratamento estritamente conservador.

Quanto ao prognóstico da holoprosencefalia lobar, é incerto; os indivíduos afetados podem ter vida normal, mas o retardo mental e sequelas neurológicas ocorrem com frequência.

A displasia do aqueduto de Sylvius presumivelmente está presente em muitos casos, ocasionando hidrocefalia.

O manto cortical frequentemente apresenta heterotopias e outros sinais de distúrbios na migração neuronal. O corpo caloso é geralmente ausente.

O cariótipo deve ser sempre realizado nestes casos (associação comum à trissomia do 13 e trissomia do 18), sendo importante na formulação do risco de recorrência em futuras gestações. Na ultrassonografia: na forma alobar, não se visualiza a foice do cérebro e há um único ventrículo central e volumoso. Os tálamos são fundidos.

Na forma semilobar, o ventrículo único costuma ser um pouco menor em relação à forma alobar (o terceiro ventrículo é praticamente incorporado ao ventrículo único).

Na forma lobar, observa-se um desenvolvimento variável dos lobos cerebrais e os cornos frontais exibem conformação com base achatada. O septo pelúcido está ausente.

Esquizencefalia

É uma rara anomalia congênita da migração neuronal caracterizada pela presença de fendas que se estendem da margem ventricular à superfície cortical. É uma malformação do SNC relacionada à organização cortical. É descrita como fendas hemisféricas na região primárias de fissuras, particularmente a fissura de Sylvius com envolvimento da substância cinzenta. Geralmente está associada a outras malformações cerebrais, como agenesia calosa, displasia septo-óptica, ventriculomegalia, polimicrogiria, paquigiria, heterotopia e lissencefalia.

Normalmente, após a migração neuronal da região periventricular para a região cortical, local de seu destino final, por meio das ligações interneuronais (sinaptogênese), estes neurônios devem se relacionar com outros neurônios semelhantes em estrutura e função. Durante esta migração e organização ocorre a apoptose (morte neuronal programada), para que os demais neurônios possam ter espaço suficiente para emitir o maior número de prolongamentos possíveis e relacionar-se com o maior número de células semelhantes; finalmente com o processo de mielinização (formação de uma capa protetora) teremos o pleno funcionamento cerebral.

Na esquizencefalia, observa-se a formação de fendas que vão desde a superfície do cérebro, até sua região mais interna ou central, chamada de ventrículos, e como a substância cinzenta (local final dos neurônios) nos hemisférios cerebrais é externa, esta substância cinzenta (córtex) cobre a fenda. Esta substância cinzenta (córtex) nesta situação não está em seu lugar correto (neste caso ela está heterotópica, isto é, fora do lugar), portanto sua função não será normal.

A esquizencefalia é classificada em dois tipos: **tipo I (lábios fechados)**: fenda pequena e simétrica, com seus lábios fundidos, não contendo liquor cefalorraquidiano; **tipo II (lábios abertos)**: defeito cortical maior, permitindo a comunicação do ventrículo lateral com o espaço subaracnoideo (as fendas geralmente ocorrem nos lobos parietal e temporal, sendo mais frequentemente simétrica e bilateral) (Figuras 100.15 a 100.17).

A migração neuronal ocorre entre 7 e 16 semanas. Evento, como insulto vascular, interrompe a migração dos neuroblastos da matriz germinativa ao córtex cerebral, dando origem à esquizencefalia.

A clínica dos pacientes inclui a epilepsia, microcefalia, distúrbio motores. Na dependência da quantidade do envolvimento cortical, a inteligência pode variar de normal a severo retardo mental.

O diagnóstico diferencial deve ser feito com holoprosencefalia (como vimos, esta se caracteriza por uma cavidade ventricular única e tálamos fundidos), hidranencefalia (ausência total do cérebro), cisto aracnoide (não se comunicam com os ventrículos laterais e são assimétricos).

O diagnóstico pós-natal com a ultrassonografia cerebral é feito raramente em função da dificuldade em avaliar a periferia do cérebro, podendo ser avaliado com maior precisão pela ecografia transfontanelar 3D (Araújo Junior et al.). A demonstração da comunicação do ventrículo lateral com o espaço subaracnoideo é essencial na confirmação do diagnóstico (esquizencefalia de lábios abertos) (Figura 100.15).

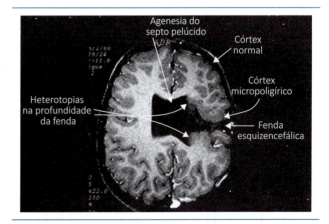

Figura 100.15. Esquizencefalia de lábios abertos.
Fonte: Imagem da web; Thays Sanches: patologia de órgãos e sistemas biomedicina.

A seguir, ecografia transfontanelar e tomografia de crânio (Figura 100.16) de um recém-nascido de 34 semanas, nascido no HRAS com suspeito de malformação cerebral intraútero (dados sugestivos de holoprosencefalia lobar + Dandy-Walker). O diagnóstico foi compatível com esquizencefalia de lábios abertos.

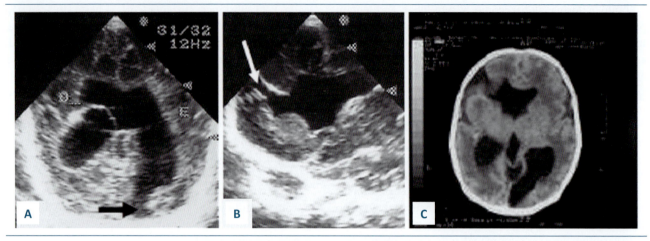

Figura 100.16. (A e B) US no plano coronal mostrando dilatação biventricular, ausência do septo pelúcido; comunicação do ventrículo com o córtex (corno frontal direito e occipital esquerdo). (C) Tomografia computadorizada do mesmo recém-nascido evidenciando comunicação do espaço subaracnoide com o espaço subependimário do corno frontal direito e corno occipital esquerdo compatível com esquizencefalia. Os giros corticais dos lábios frontais apresentam pobreza de sulcos intergirais compatível com paquigiria/lissencefalia e ausência do septo pelúcido.
Fonte: Margotto, 2021.

A infecção pela citomegalia tem sido relacionada, em alguns pacientes, à esquizencefalia, devendo ser incluída a pesquisa da citomegalia quando os exames genéticos derem negativos. Também tem sido descrita associação à mielomeningocele e à onfalocele.

No geral, a criança pode ter um desenvolvimento variável: ter algum grau de retardo mental, deficiências motoras variáveis, hidrocefalia e, mais comum, ocasionado pela heterotopia, uma "epilepsia" que tem seu grau de controle variável de acordo com a extensão, local e grau da heterotopia e alteração da arquitetura do córtex. Para os pais, são feitas as seguintes sugestões: aos que queiram aumentar a família, fazer um estudo profundo das causas, incluindo a genética; trabalhar o melhor possível o controle das crises convulsivas e a qualidade de vida do filho (a), investindo em terapia ocupacional, em várias formas de fisioterapia (equoterapia, hidroterapia, musicoterapia, fisioterapia etc.), cuidar do ambiente familiar e social do filho e do envolvimento social e emocional, independente do grau de comprometimento e ser feliz.

Lesões cerebelares

Segundo Bodensteiner e Johnsen, o cerebelo é um tecido particularmente vulnerável entre 25 e 28 semanas de gestação, podendo ser mais predisposto à lesão isquêmica ou hipóxico-isquêmica em relação a outras partes do cérebro. Grave lesão cerebelar como complicação da prematuridade tem sido descrita em crianças com o diagnóstico de paralisia cerebral. As características clínicas incluem marcante comprometimento motor e variados graus de ataxia e atetose ou distonia, que representa um tipo distinto de paralisia cerebral. Várias crianças são severamente lesadas, com distúrbios de linguagem, distúrbios cognitivos e atrasos motores. Os estudos de neuroimagem demonstram ausência de grandes porções do cerebelo que envolve o vérmis cerebelar inferior e os hemisférios.

Entre as lesões cerebelares, Messerschmidt et al. destacam (Figuras 100.17 e 100.18):

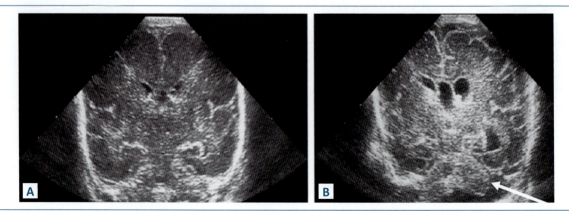

Figura 100.17. US no plano coronal (A) evidenciando cerebelo normal. Em (B), US no plano coronal, mostrando reduzido volume cerebelar.
Fonte: Messerschmidt et al., 1967.

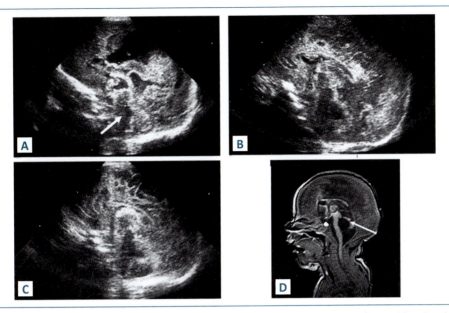

Figura 100.18. US no plano sagital linha média de um RN pré-termo de 26 semanas e 3 dias evidenciando desaparecimento do vérmis cerebelar com sucessivos alargamentos do quarto ventrículo (setas): em (A) (57 dias), em (B) (86 dias) e (C) (106 dias). Em (D), ressonância magnética com 15 semanas de vida (cerebelo visto como uma pequena estrutura longitudinal (seta).
Fonte: Messerschmidt et al., 1967.

- redução simétrica do volume dos hemisférios cerebelares que estavam flutuando imediatamente abaixo do tentório, e um vérmis pequeno, com forma preservada;
- redução simétrica do volume dos hemisférios cerebelares com aumento do quarto ventrículo e vérmis deformado;
- forma normal do cerebelo com dimensões reduzidas.

Embora a redução do volume cerebelar represente a característica mais comum, a ressonância magnética evidencia diferentes partes envolvidas do cerebelo (Figura 100.19).

Na Figura 100.19 observamos o desaparecimento do vérmis cerebelar com alargamento do quarto ventrículo em um RN pré-termo com diagnóstico intraútero de atrofia cerebelar.

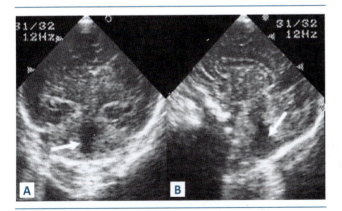

Figura 100.19. US de RN pré-termo evidenciando em (A) (plano coronal) e em (B) (plano sagital) ausência de vérmis cerebelar com alargamento do quarto ventrículo.
Fonte: Margotto, 2021.

A **hipoplasia cerebelar** consiste de um pequeno vérmis com estrutura normal e hemisférios cerebelares hipoplásicos ou mais. Não há aumento da fossa posterior e o quarto ventrículo é normal. A hipoplasia cerebelar pode ocorrer esporadicamente ou associada a uma variedade de síndromes, podendo ser encontrada em pacientes com agenesia calosa.

Ultrassonografia Doppler cerebral no recém-nascido

A imagem da ultrassonografia em tempo real combinado ao sistema de Doppler pulsado constitui um exame não invasivo e de beira de leito, de relativo baixo custo, seguro, de rápida execução, permitindo a quantificação de velocidade de fluxo sanguíneo cerebral (VFSC) em recém-nascido (RN), com extrapolação das medidas de volume. A velocimetria Doppler não representa mensuração do volume absoluto de fluxo sanguíneo para a área perfundida pela artéria em estudo, mas é útil para quantificar variações relativas do fluxo sanguíneo cerebral (FSC) em determinado período de tempo.

Medida da velocidade do fluxo sanguíneo cerebral: índice de resistência ou índice de Pourcelot

A patogênese de várias condições neuropatológicas do RN está relacionada a distúrbios no fluxo sanguíneo cerebral. Há uma grande dificuldade em acessar a circulação cerebral. Assim, a ultrassonografia Doppler é uma técnica de grande interesse.

A quantificação da velocidade da VFSC é baseada principalmente no cálculo do índice de resistência (IR) ou índice de Pourcelot, e da área sob a curva de velocidade (Figura 100.20).

SEÇÃO IX – SISTEMA NERVOSO

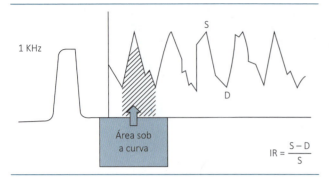

Figura 100.20. Medida de velocidade de fluxo cerebral.
S: velocidade máxima da sístole (reflete a força de ejeção cardíaca);
D: velocidade final da diástole (reflete a resistência circulatória).
Fonte: Adaptada de Volpe, 1995.

Valores normais do IR ou índice de Pourcelot

Deeg e Rupprecht estudaram 121 RN pré-termos e RN a termo saudáveis com ultrassonografia Doppler pulsado, utilizando transdutor de 5 MHz e determinaram os valores normais do IR: **na artéria cerebral anterior: 0,73 ± 0,8**; artérias carótidas internas: 0,77 ± 0,08; artéria basilar: 0,72 ± 0,09. Perlman e Volpe relacionaram valores de 0,66 ± 0,06 em RN de 30 a 40 semanas sem evidência de doença cardíaca, respiratória ou intracraniana.

Relação entre velocidade do fluxo sanguíneo cerebral (VFSC), fluxo sanguíneo cerebral (FSC) e resistência cerebrovascular

Os dois determinantes da VFSC são o FSC e a resistência cerebrovascular, e assim a medida da VFSC pode nos fornecer informação tanto do fluxo volêmico como da resistência. A área sob a curva é a medida que melhor correlaciona com o FSC. Certos aparelhos de ultrassonografia determinam eletronicamente a velocidade média, que também reflete a área sob a curva de velocidade. Volpe cita como principal dificuldade em usar a velocidade média para estimar alterações no FSC, a inabilidade para medir a área do corte transversal dos vasos sanguíneos usados. Segundo Bada, a determinação da velocidade média é afetada pelo ângulo de insonação. Assim, o IR passa a ser o indicador mais apropriado para alterações relativas no FSC.

Artéria insonada: **artéria pericalosa** (ramo da artéria cerebral anterior na região em frente ao terceiro ventrículo) (Figura 100.21).

À medida em que o índice de resistência aumenta, a velocidade diastólica diminui tendendo a zero e assim, o IR tende a 1.

O valor do IR denota o grau de resistência do FSC, sendo sugerido como índice clínico de resistência cerebrovascular. Estudos, tanto em animais, como em RN, têm evidenciado boa correlação entre as medidas da VFSC por ultrassonografia Doppler e as medidas do FSC por outras técnicas. Portanto:

$$\text{Baixo IR} = \frac{\text{Diminuição da resistência}}{\text{Alta velocidade do fluxo sanguíneo cerebral}}$$

$$\text{Alto IR} = \frac{\text{Aumento da resistência}}{\text{Baixa velocidade do fluxo sanguíneo cerebral}}$$

Vejamos dois exemplos: na asfixia perinatal grave, o baixo IR é em função do aumento da velocidade do fluxo sanguíneo diastólico, pela vasodilatação secundária às alterações bioquímicas induzidas pela asfixia; seguindo à hemorragia peri/intraventricular, o padrão do fluxo diastólico mostra um valor de zero, em função da vasoconstricção que ocorre após a hemorragia peri/intraventricular.

Aplicações clínicas

Várias condições clínicas cursam com alterações na velocidade do fluxo sanguíneo cerebral, entre as quais:

Encefalopatia hipóxico-isquêmica

A ultrassonografia Doppler cerebral tem se mostrado útil como índice prognóstico no RN com síndrome hipóxico-isquêmica. Os RN severamente asfixiados apresentam menor IR que permanece baixo por vários dias. A ultrassonografia Doppler seriada é um método útil não invasivo na precoce detecção e *follow-up* das consequências da severa asfixia perinatal (Figura 100.22).

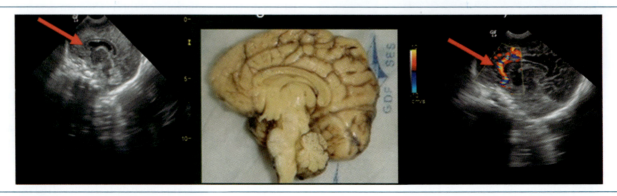

Figura 100.21. Doppler de artéria pericalosa.
Fonte: Margotto, 2021.

CAPÍTULO 100 – AVALIAÇÃO ECOGRÁFICA MORFOLÓGICA E DA CIRCULAÇÃO CEREBRAL NAS DIVERSAS PATOLOGIAS...

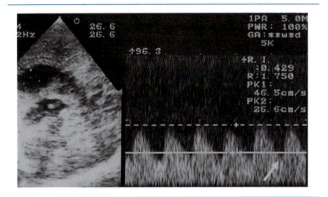

Figura 100.22. Síndrome hipóxico-isquêmica. RN a termo com grave asfixia. US cerebral Doppler evidenciando IR de 0,429 (muito baixo em função do aumento do fluxo sanguíneo cerebral evidenciando pelo aumento da diástole – seta).
Fonte: Margotto, 2021.

Segundo Bada et al., um baixo IR nestes RN é sugestivo de aumento da velocidade diastólica final e este aumento da amplitude diastólica indica vasodilatação, provavelmente em função de hipóxia, acidose ou hipercapnia. A persistente vasodilatação após a recuperação da asfixia ou hipóxia, reflexo da deficiente autorregulação da FSC, mantém o IR persistentemente baixo (perfusão de luxúria).

Segundo Deeg et al., a hipóxia e a hipercapnia resultam em um aumento da perfusão do cérebro que pode ser visto como um mecanismo protetor para a manutenção de funções vitais, particularmente na região do tronco cerebral.

Experimentos com animais mostraram que, pós-asfíxico, a circulação cerebral aumenta em até 500% dos valores iniciais.

Os estados asfixiantes mais duradouros e mais graves ocasionam um estado edema citotóxico progressivo e perda da autorregulação da circulação cerebral. Essa perda de autorregulação resulta em uma perfusão cerebral passiva à pressão arterial, causando dramática diminuição da perfusão cerebral com a queda da pressão arterial, particularmente nas regiões de circulação que limitam a área da substância branca posterior parassagital.

Doppler mostrando ausência da diástole (IR: 1, significando ausência de perfusão, o paciente pode sobreviver se adequadamente tratado) ou diástole retrógrada, implicando IR > 1 (sem presença de canal arterial pérvio) reflete péssimo prognóstico, sendo patognomônico de redução da perfusão cerebral que ocorre na severa síndrome hipóxico-isquêmica) (Figura 100.23).

Segundo Nishimaki et al., ao realizar o Doppler na artéria cerebral anterior e concomitantemente na artéria basilar (atrás da ponte), a demonstração de maior IR na artéria basilar traduz redistribuição do sangue para o tronco cerebral, às expensas da região cortical, encéfalo ou plexo coroide durante a asfixia. A artéria basilar fornece ao tronco cerebral sangue rico em oxigênio. Um aumento da VFSC na artéria basilar pode representar o fluxo de sangue redistribuído para o tronco cerebral em crianças severamente asfíxicas. Os fluxos na artéria basilar correlacionam-se com o grau de asfixia neonatal e podem ser úteis para prever o resultado do neurodesenvolvimento (Figura 100.24).

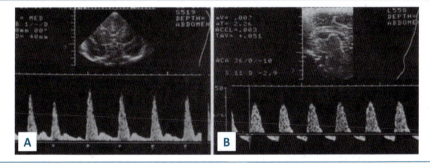

Figura 100.23. (A) Flutuação dos picos sistólicos e diastólicos. (B) Diástole reversa.
Fonte: Deeg et al., 1990.

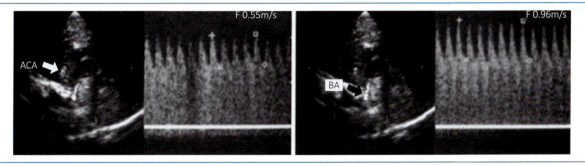

Figura 100.24. Doppler na artéria cerebral anterior (ACA) e artéria basilar (BA) no recém-nascido com grave asfixia.
Fonte: Margotto, 2021.

A persistência da vasodilatação ocasiona o aumento do FSC, resultando em rotura dos frágeis capilares da matriz germinativa e do plexo coroide, com consequente hemorragia.

Estudo controlado de Low et al. sobre a VFSC em RN a termos com asfixia perinatal evidencia significante aumento da VFSC após 24 horas, devendo estes RN terem a VFSC monitorizada por mais de 24 horas de vida, para determinar o efeito da asfixia perinatal.

Segundo Van Bel e Walther, o IR na artéria cerebral provê uma estimativa de resistência vascular cerebral estando relacionado às mudanças na velocidade de fluxo diastólico. Um IR anormalmente baixo nos dias 2 a 4 sugere extrema vasodilatação cerebral, dando suporte à deficiente autorregulação do FSC.

Stark et al. têm evidenciado severo atraso neurocomportamental na idade de 3 a 32 meses em RN com asfixia perinatal com IR < 60.

Levene et al. Relataram alta VFSC com IR de 0,55 e acreditam que a alta VFSC representa vasoplegia de artérias cerebrais e que representa uma forma irreversível de injúria cerebral.

Rosenbaum et al. têm observado significante correlação entre FSC e QI na infância, estando o alto FSC associado ao menor QI (*follow-up* de 4 a 12 anos). O maior FSC nos pacientes com pior prognóstico neurológico e intelectual pode ser o reflexo de maior perda da autorregulação cerebrovascular.

No estudo de Archer et al., a acurácia da predicção do prognóstico do RN com asfixia perinatal utilizando a ultrassonografia Doppler foi de 86%.

O maior achado do estudo de Skranes et al. Foi que o IR durante a hipotermia não tem valor prognóstico. O IR decresce tanto em pacientes com bom ou pior prognóstico durante a hipotermia, normalizando-se após o reaquecimento nos pacientes de bom prognóstico e se mantendo alterado (≤ 0,55) nos de pior prognóstico. Portanto, o IR mantém o seu valor prognóstico após o reaquecimento (durante a hipotermia ocorre vasoconstricção cerebral, protegendo o cérebro dos danos da reperfusão e assim, o IR estará aumentado e não se associará ao prognóstico da mesma maneira que na normotermia).

Hipercapnia/hipocapnia

O CO_2 é um vasodilatador cerebral e a hipercapnia, portanto, aumenta o FSC independente da elevação da pressão arterial. O IR diminui em função do aumento do fluxo diastólico como observado na Figura 100.25.

O FSC aumenta 7 a 8% por cada mmHg de aumento da $PaCO_2$. A acidose respiratória ou hipóxia e acidose em conjunto, resultam em significante vasodilatação, efeito reversível com correção dos gases arteriais. A diminuição da resistência vascular cerebral parece ser em função de uma tentativa do leito vascular cerebral preservar o FSC durante o estresse. Contudo, a hipocapnia reduz significativamente o FSC, na ordem de 0,6 mL/100g/min por cada mmHg de redução da $PaCO_2$, portanto há o aumento do índice de resistência.

Noori et al. Realizaram estudo para determinar níveis de CO_2 acima dos quais o impacto no fluxo sanguíneo cerebral pode ser exagerado, em RN menor ou igual a 30 semanas,

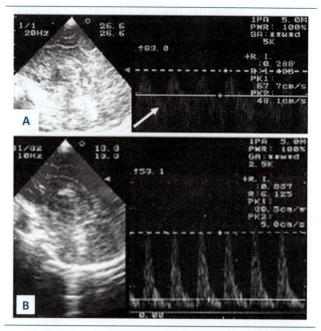

Figura 100.25. US Doppler de um RN com hérnia diafragmática. (A) Com hipercapnia evidenciando IR de 0,28 (muito baixo em função do aumento do fluxo sanguíneo cerebral, evidenciado pelo aumento da diástole – seta). (B) 12 dias depois, em normocapnia (IR normal de 0,83).
Fonte: Margotto, 2021.

nos primeiros 3 dias de vida, verificaram um ponto de inflexão (> 52 mmHg), acima do qual ocorre aumento do FSC, com alto risco de lesão cerebral. À luz das evidências parece-nos prudente aceitar para os bebês de muito baixo peso uma $PaCO_2$ no máximo de 55 mmHg com pH > 7,20 (**nos primeiros 3 a 4 dias, 50 mmHg**), mantendo um limiar inferior de 45 mmHg (ou seja: 45 a 55 mmHg).

Hiperoxemia

Niijima et al. Detectaram queda do FSC em 15 de 17 RN pré-termos, sem significantes alterações na $PaCO_2$ ou pressão arterial, assim como em todos os RN a termo. Interessante foi a demora observada nos RN pré-termos em retornar o FSC ao normal após o período de hiperoxemia, sendo esta demora provavelmente atribuída a menor eficiente controle das arteríolas cerebrais. Esta redução de FSC e a demora para retornar ao normal nos RN pré-termos podem estar associadas a maior risco de retinopatia da prematuridade.

Policitemia/hiperviscosidade/exsanguineotransfusão

Estudando 11 RN com policitemia e hiperviscosidade, antes e após exsanguineotransfusão, Rosenkrantz e Oh relataram redução da resistência vascular e aumento significativo da VFSC após a exsanguineotransfusão (ET) voltando aos valores normais de controle. Este estudo evidenciou que a policitemia e a hiperviscosidade cursam com a diminuição da VFSC e o aumento da resistência vascular cerebral. Nos estudos de VFSC pela ultrassonografia Doppler, o hematócrito deve ser sempre analisado.

Van der Bor et al. Relataram alterações no VFSC durante a ET em RN estáveis, a termo e próximo do termo com doença hemolítica pelo Rh, sendo secundário a alterações da pressão arterial (diminui na retirada do sangue e aumenta na infusão do sangue).

Anemia

Younkin et al. Relataram inversa relação entre hematócrito e FSC, estudando 15 RN pré-termos estáveis com a técnica do xenônio 133 na determinação do FSC: para cada 5% da diminuição do hematócrito, houve um aumento de FSC na ordem de 11 mL/100 g/min. Os autores atribuem esta inversa relação entre hematócrito e FSC às alterações no conteúdo arterial de O_2 e à viscosidade sanguínea, sendo mais provável, o primeiro mecanismo (o FSC aumenta para manter a entrega de O_2 ao cérebro). Nos RN pré-termos, este aumento no FSC pode ser de considerável importância no desencadeamento de hemorragia peri/intraventricular.

Hipoglicemia

Quando a glicemia atinge níveis menores de 30 mg% ocorre significativo aumento do FSC na ordem de 2 a 3 vezes mais; 30 minutos após o tratamento da hipoglicemia, o FSC diminui em média 11,3% mais ainda foi 37,5% maior que nos controles. Skov sugere que capilares cerebrais previamente não perfundidos são recrutados para manter a oferta de glicose ao cérebro; o rápido ajuste às alterações nos níveis de glicose indica a existência de um sensor cerebral para a glicose (Figura 100.26).

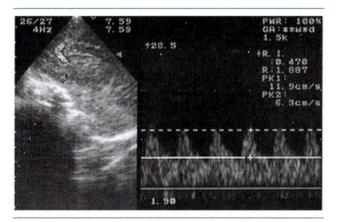

Figura 100.26. Recém-nascido PIG assimétrico com glicemia de 30 mg% (IR: 0,47).
Fonte: Margotto, 2021.

Doença da membrana hialina (DMH)

Analisando 50 RN com DMH sob ventilação mecânica nos primeiros dias de vida, Perlman et al. Detectaram significante relação entre flutuação da VFSC, assim como da pressão arterial e o subsequente desenvolvimento da hemorragia peri/intraventricular. Relataram também na conversão do padrão flutuante da VFSC para o estável da VFSC (Figura 100.27).

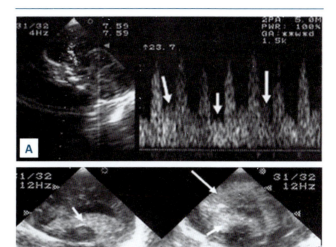

Figura 100.27. RN de 30 semanas, em ventilação mecânica. US Doppler cerebral em (A) evidenciando fluxo sanguíneo flutuante (setas). Apesar das correções necessárias no respirador e nos gases sanguíneos, o RN evoluiu com hemorragia intraventricular grau III (setas curtas) bilateral e infarto hemorrágico periventricular à direita (seta longa) em (B), na US cerebral no plano sagital.
Fonte: Margotto, 2021.

A variabilidade da VFSC foi significativamente maior nos RN que respiravam fora de sincronia com o respirador, no estudo de Rennie et al. Se o RN respira sincronicamente com o respirador (respiração espontânea coincide com a inflação) as alterações nas pressões intratorácicas são menores. Assim, ventilação assincrônica ocasiona grandes flutuações na VFSC e, como vimos no estudo de Perlman et al., a flutuação da VFSC aumenta o risco de hemorragia peri/intraventricular.

Cowan e Thoresen relataram alterações na VFSC com o uso de diferentes pressões de insuflação pulmonar (PIP): não ocorreram alterações ventilando o RN com PIP de 14 cmH_2O e alterações entre 5,6 a 12,3%, com o aumento da PIP para 18 cmH_2O; semelhantes variações foram observadas a nível venoso. Os autores sugerem manter a PIP em níveis menores possíveis, principalmente nestes RN pré-termos extremos nos primeiros dias de vida quando o risco de hemorragia peri/intraventricular é maior e sugerem o uso da ultrassonografia Doppler regularmente para verificar se a VFSC está sendo afetada pela PIP.

Hidrocefalia

A ultrassonografia Doppler, pode ser de auxílio na identificação de RN com aumento da pressão intracraniana, assim como na determinação da necessidade e do melhor momento para realizar uma derivação.

Seibert et al. relataram, inicialmente em animais, que o IR correlaciona-se linearmente com o aumento da pressão intracraniana. Assim que a pressão intracraniana aumenta, o fluxo tende a ser afetado mais durante a diástole do que na sístole, resultando em maior IR. A colocação de *shunt* diminui significativamente o IR.

Segundo Hill e Volpe, o aumento da resistência ao fluxo na artéria cerebral anterior no hidrocéfalo infantil é mais provavelmente pelo estiramento e compressão destas artérias pelos ventrículos dilatados. A diminuição dos ventrículos pela ventriculostomia ou *shunt* ventriculoperitoneal foi acompanhado de queda do IR.

Pople et al. Correlacionaram o IR com o aumento da pressão intracraniana em crianças com bloqueio no *shunt* ventriculoperitoneal e um IR elevado, teve uma sensibilidade de 56% e especificidade de 97% na predicção de bloqueio de *shunt* ventriculoperitoneal.

Goh et al. Relataram significante correlação entre pressão intracraniana e IR, com queda significante do IR após ventriculostomia e *shunt* ventriculoperitoneal.

Couture et al. Relataram fluxo diastólico reverso com alto IR na hipertensão intracraniana, sendo indicada a derivação ventriculoperitoneal.

Taylor e Madsen relataram significante correlação entre alteração no IR durante a compressão da fontanela e elevada pressão intracraniana: o IR aumentou significativamente nos RN com aumento da pressão intracraniana e já no RN sem hipertensão intracraniana, o IR se alterou muito pouco. Estes autores não detectaram alteração no IR após remoção do liquor, assim como não detectaram correlação entre IR e hipertensão intracraniana. Segundo Taylor, a explicação desta resposta se baseia na hipótese de Monro-Kellie, segundo o qual o volume do cérebro, o líquido cefalorraquidiano, o conteúdo vascular e outros componentes intracranianos são constantes. Durante a compressão (compressão leve do transdutor sobre a fontanela por 3 a 5 segundos), em crianças normais, o liquor e o sangue se distribuem em outros compartimentos para compensar o aumento de volume resultante da compressão com consequente aumento da pressão intracraniana (nestes casos, o IR muda muito pouco); já nas crianças com hidrocefalia e hipertensão intracraniana, esta compensação não ocorre, havendo aumento importante da hipertensão intracraniana com alteração da perfusão cerebral e aumento do IR (Figura 100.28).

Os autores concluem que a mudança do IR durante a compressão da fontanela é um melhor indicador de hipertensão intracraniana do que o IR obtido sem a compressão da fontanela, podendo esta técnica ser usada na monitorização da efetividade de terapias não cirúrgicas nas crianças com hidrocefalia (Figura 100.28).

Convulsões

Perlman e Volpe relataram importante aumento da VFSC em 12 RN com convulsões utilizando a ultrassonografia Doppler, primariamente relacionado ao aumento na velocidade do fluxo diastólico, com significante queda no IR durante a convulsão, retornando a valores normais dentro de 5 minutos após. Os possíveis mecanismos do aumento

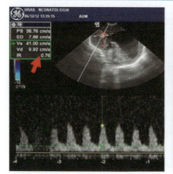 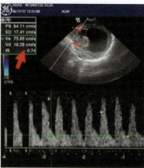

Antes da compressão   Depois da compressão

Figura 100.28. Doppler cerebral antes e depois da compressão da fontanela, não sendo evidenciado aumento do IR, portanto sem hipertensão intracraniana.
Fonte: Margotto, 2021.

do FSC com convulsões são: aumento da produção de lactato (e consequentemente aumento da concentração de H+ perivascular) pela excessiva atividade neuronal das convulsões com consequente vasodilatação; e aumento da pressão arterial sistêmica (a pressão arterial pode aumentar dramaticamente, mesmo com componente motor insignificante).

Em RN pré-termos, este aumento da VFSC pelas convulsões pode ocasionar rotura dos frágeis vasos da matriz germinativa ocasionando hemorragia peri/intraventricular ou infarto hemorrágico.

Aspiração do tubo traqueal

Perlman e Volpe relataram aumento da VFSC utilizando a ultrassonografia Doppler com a aspiração do tubo traqueal primariamente relacionado ao aumento da velocidade do fluxo diastólico, havendo grande aumento na pressão arterial sistêmica. Exemplificando com um RN: o IR passou de 65 para 46 durante a aspiração do tubo endotraqueal, para 56 com 2 minutos de aspiração e 62 após a aspiração. Esta resposta pressora sistêmica pode ocorrer na hipoxemia (comum durante a aspiração). Em função da deficiente autorregulação do fluxo sanguíneo cerebral nos RN pré-termos, este aumento da pressão arterial sistêmica ocasiona um aumento do fluxo sanguíneo cerebral, expondo os frágeis vasos capilares da matriz germinativa à rotura, com desencadeamento da hemorragia peri/intraventricular.

Morte cerebral

McMenamin e Volpe relataram as alterações na VFSC na artéria pericalosa em RN com critérios de morte cerebral, definindo uma característica sequência da deterioração da VFSC na artéria cerebral anterior. Vejam: inicialmente há perda do fluxo diastólico seguido do aparecimento do fluxo retrógrado durante a diástole e por fim, diminuição do fluxo sistólico até não ser mais detectado (Figura 100.29).

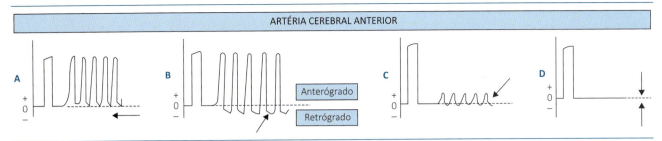

Figura 100.29. Alterações na velocidade do fluxo sanguíneo na artéria pericalosa em RN com critérios de morte cerebral. (A) Desaparecimento do fluxo diastólico (seta). (B) Aparecimento do fluxo diastólico retrógrado (seta). (C) Diminuição do fluxo sistólico (seta) até não ser mais detectado. (D) (setas).
Fonte: McMenanin e Volpe, 1983.

Os autores atribuem estes achados ao aumento progressivo da resistência cerebrovascular e, em consequência, uma progressiva diminuição da pressão cerebral secundária à necrose cerebral difusa e edema, documentados pós-morte. Assim, a ultrassonografia Doppler é um complemento útil, juntamente com a clínica e EEG (eletroencefalograma) na determinação da morte cerebral do RN.

Acompanhem este caso clínico: recém-nascido com síndrome hipóxico-isquêmica 38 semanas, peso ao nascer de 2.364 g, PIG assimétrico, Apgar de 2, 4, 4 em ventilação mecânica. A primeira ultrassonografia com 2 dias de vida foi normal. Com 5 dias de vida detectamos fluxo sanguíneo cerebral reverso e área hiperecogênica na região parieto-occipital e com 13 dias de vida, sugiram cistos porencefálicos na mesma região com desaparecimento do fluxo diastólico. Com 21 a 25 dias de via, aumento dos cistos porencefálicos difusos. A autópsia mostrou áreas de necrose e hemorragia com dilatação dos ventrículos cerebrais (setas amarelas) e formação de áreas císticas parenquimatosas (setas brancas). Na microscopia, necrose difusa do parênquima cerebral (Figura 100.30).

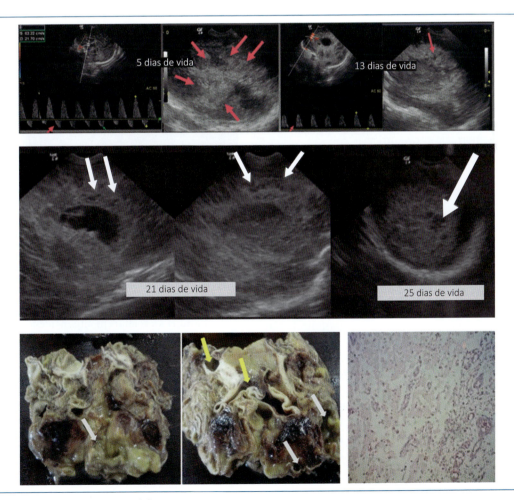

Figura 100.30. Hemorragia e necrose difusa.
Fonte: Margotto, 2021.

Hemorragia peri/intraventricular (HP/HIV)

Na evolução de um RN pré-termo com distúrbio respiratório, sob assistência ventilatória, a constatação do VFSC flutuante pode, como citado anteriormente, assinalar risco aumentado para hemorragia peri/intraventricular.

Bada et al. descreveram nos RN com HP/HIV, aumento do IR com fluxo diastólico zero, isto é, vasoconstricção como tem ocorrido em adultos com hemorragia intracraniana, traduzindo severa isquemia cerebral, podendo ser um indicador prognóstico.

Mires et al. relataram significativamente maior IR no RN com HP/HIV grau III ou IV, mas sem diferença nos RN com HP/HIV grau I ou II.

Na Figura 100.31, recém-nascido pré-termo com hemorragia intraventricular grau III. A US Doppler cerebral mostrou um alto IR (0,92).

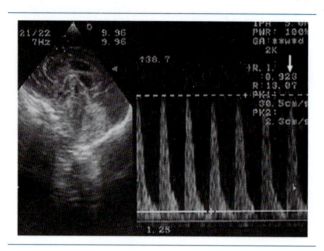

Figura 100.31. Hemorragia intraventricular.
Fonte: Margotto, 2021.

Pneumotórax

Hill et al. descreveram grandes alterações na VFSC usando a ultrassonografia Doppler na artéria cerebral anterior com a ocorrência e resolução do pneumotórax em RN pré-termos sob ventilação mecânica. A diminuição do IR quando ocorreu o pneumotórax reflete grande aumento da velocidade do fluxo diastólico que por sua vez é o reflexo dos efeitos hemodinâmicos do pneumotórax (aumento da pressão arterial sistêmica, principalmente diastólica). Na presença de deficiente autorregulação do FSC, a chegada de grande quantidade de sangue aos capilares imaturos da matriz germinativa, associada ao deficiente retorno venoso com aumento da pressão venosa cerebral, coloca estes RN em alto risco para hemorragia peri/intraventricular. O IR em um RN passou de 0,63 (antes do pneumotórax) para 0,32 por ocasião do pneumotórax e 0,66 com a resolução do pneumotórax. A HP/HIV ocorreu entre meia hora até 24 horas após a ocorrência do pneumotórax.

Batton et al., em estudo experimental, evidenciaram que a rápida evacuação de um grande pneumotórax ocasiona um rápido aumento da pressão arterial sistêmica que é transmitido diretamente à circulação cerebral, podendo este ser um fator desencadeante de hemorragia peri/intraventricular.

Leucomalácia periventricular

Mires et al. descreveram aumento do IR na artéria cerebral média entre 48 e 72 horas de idade no RN com leucomalácia cística. Os RN com persistente hiperecogenicidade periventricular (*flares*) apresentaram significante aumento do IR na artéria cerebral anterior e na artéria cerebral média. Os autores concluem que a ultrassonografia Doppler pode ser utilizada na identificação do RN com patologia cerebral isquêmica (Figura 100.32).

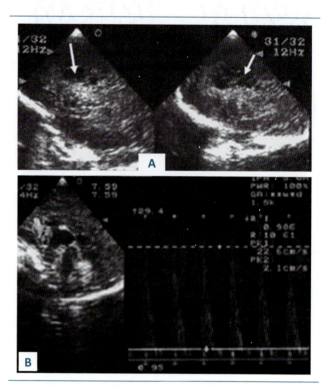

Figura 100.32. Recém-nascido com 960 g, 10 dias de bolsa rota, sepse fúngica. (A) US cerebral no plano sagital evidenciando cistos na substância branca (setas). (B) US cerebral Doppler cerebral mostrando alto IR (0,90).
Fonte: Margotto, 2021.

Shortland et al. relataram alta incidência de fluxo retrógrado na artéria cerebral anterior durante a diástole nos RN com leucomalácia periventricular, colocando os RN com canal arterial pérvio em alto risco para o desenvolvimento de leucomalácia periventricular.

Sepse precoce

Em 90 recém-nascidos com fatores de risco para corioamnionite, Basu et al. detectaram sepse precoce em 55 e em 35 recém-nascidos assintomáticos. Nos RN com sepse, o IR foi significativamente mais baixo (0,43 ± 0,13 *versus* 0,88 ± 0,18 nos recém-nascidos assintomáticos). Os autores atribuem o aumento do fluxo sanguíneo cerebral (FSC) nos RN sépticos a uma resposta precoce à sepse. Dentro do grupo séptico, o FSC foi maior naqueles que morreram ou que apresentaram hemorragia peri/intraventricular. O maior FSC foi documentado antes do aparecimento clínico de características francas da sepse, significando que a resposta ao processo inflamatório afetou a circulação cerebral muito antes do envolvimento de outros órgãos. Portanto, a alteração pode ser usada como um marcador precoce da resposta inflamatória sistêmica e na identificação de neonatos que irão desenvolver sepse de início precoce.

Persistência do canal arterial (PCA)

A PCA e o seu tratamento têm profundo efeito na VFSC. A PCA aumenta o IR (o fluxo diastólico praticamente cessa). A diminuição do fluxo diastólico é em função dos efeitos hemodinâmicos sistêmicos da PCA. Na presença da PCA, *shunting* de sangue da aorta para a circulação pulmonar por meio do ductos resulta na queda da pressão sanguínea diastólica; em função da circulação cerebral ser um sistema de baixa resistência (tem um importante componente diastólico do fluxo sanguíneo), ocorre a diminuição da velocidade do fluxo sanguíneo diastólico na artéria cerebral anterior na presença da PCA, e esta diminuição, decorre da falha dos mecanismos compensatórios da circulação cerebral para diminuir a resistência nos vasos cerebrais distais e, assim, manter a velocidade do fluxo sanguíneo. Esta falha reflete a deficiente autorregulação do FSC no RN pré-termo, predispondo-o à injúria cerebral tanto hemorrágica (em função da flutuação da VFSC, acompanhando a abertura e o fechamento da PCA; aumento da amplitude de cada pulso, ou seja, a diferença entre velocidades do fluxo sistólico e diastólico) como isquêmica (em função do *steal phenomena*: escape diastólico). Os RN com leucomalácia periventricular têm significantemente maior incidência de fluxo retrógrado na artéria cerebral anterior. Com o fechamento da PCA, houve rápido aumento da VFSC, retornando aos valores normais.

Outros autores, utilizando a ultrassonografia Doppler, descreveram fluxo diastólico retrógrado, inclusive em RN a termo normal, enfatizando a vulnerabilidade da perfusão cerebral em todos os RN face aos eventos hemodinâmicos.

No exemplo a seguir (Figura 100.33A) RN 1º gêmeo, idade gestacional de 29 semanas com 975 g, apresentou fluxo diastólico retrógrado (IR > 1) na ultrassonografia Doppler na artéria pericalosa e o ecocardiograma confirmou a presença de canal arterial pérvio.

O RN foi tratado com ibuprofeno na dose de 10 mg/kg e 5 mg/kg com 24 e 48 horas via oral (não dispomos de ibuprofeno endovenoso) e observem o retorno da velocidade do fluxo diastólico no final de 72 horas após o uso do ibuprofeno (Figura 100.33B); contrário ao que ocorre com a indometacina, o ibuprofeno não tem efeito adverso na hemodinâmica cerebral, assim como na renal (Figura 100.33).

Uso de aminofilina

Rosenkrantz e Oh, utilizando a ultrassonografia Doppler, relataram diminuição da VFSC de 21% (com 60 minutos) e 17% (com 120 minutos) após a administração de aminofilina, sendo esta diminuição provavelmente secundária à diminuição da $PaCO_2$ e não por um efeito direto da aminofilina na vasculatura cerebral.

A diminuição do FSC pela aminofilina em RN pré-termos estáveis não afetou o potencial evocado visual, o que sugere que esta redução do FSC não induza efeitos adversos na função cerebral.

Interessante, que com a cafeína o mesmo não ocorreu. Saliba et al., utilizando a ultrassonografia Doppler em 7 RN pré-termos estáveis com apneia, relataram que usando cafeína na dose de 20 mg/kg, como é a dose preconizada, não se observou efeitos no FSC.

RN pequeno para a idade gestacional (PIG)

Nos fetos com restrição do crescimento intrauterino, tem sido evidenciado a redistribuição circulatória: IR reduzido na artéria cerebral anterior e maior IR na aorta descendente e artéria umbilical, sugerindo uma redução compensatória de sangue aos outros órgãos e placenta, com um aumento do suprimento sanguíneo ao cérebro

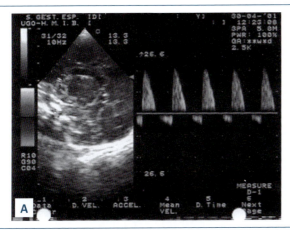 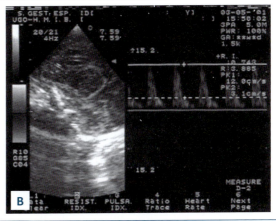

Figura 100.33. (A) US Doppler com refluxo retrógrado. (B) Retorno da velocidade do fluxo diastólico.
Fonte: Margotto, 2021.

fetal: interessante que o IR na artéria cerebral anterior não se altera quando a restrição do crescimento foi associada a anormalidades estruturais ou cromossômicas.

Uma vez nascido, as alterações cerebrovasculares persistem; no 1º dia de vida, há um significante menor IR nestes RN, sugerindo aumento de FSC. Os autores especulam que estes achados sejam em função da continuação da situação fetal em que a hipóxia crônica possivelmente causa vasodilatação prostaglandina induzida (Figura 100.34).

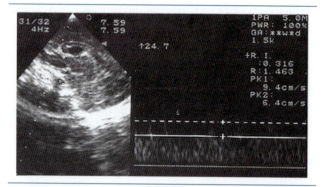

Figura 100.34. Recém-nascido com grave restrição do crescimento intrauterino.
Fonte: Margotto, 2021.

Esta redistribuição circulatória pode predispor o RN com restrição do crescimento intrauterino a complicações como enterocolite necrosante com maior mortalidade neonatal, como evidenciado por Hackett et al., comparando dois grupos de RN com equivalente idade gestacional e peso abaixo de 2.000 g (um grupo com ausência de diástole e outro com diástole na aorta fetal).

Em Campinas, no CAISM (Centro de Assistência Integral à Saúde da Mulher), Netto evidenciou FSC significativamente menor no RN PIG, atribuindo provavelmente a diversidade de padrão encontrado na literatura à influência da idade gestacional, aos eventos perinatais, ao tipo de RN com restrição do crescimento intrauterino (simétrico/assimétrico), à etiologia ou até mesmo à artéria em que se realizou a mensuração. Basu et al. relataram também maior IR e menor pico da velocidade sistólica nos RN a termo com restrição do crescimento (50 recém-nascidos) *versus* recém-nascidos a termo adequados para a idade gestacional havendo associação com maior hematócrito (3 RN dos grupos restrição do crescimento intrauterino apresentaram características de neurodesenvolvimento com encefalomalácia evidenciadas na ressonância magnética).

Infarto cerebral

Messer et al. descreveram a VFSC em dois RN com infarto cerebral usando a ultrassonografia Doppler: uma diminuição da VFSC foi observada na artéria cerebral anterior e artéria carótida interna do lado afetado. A realização precoce do exame permitiu distinguir entre o infarto perinatal (sinal Doppler completamente ausente nos primeiros dias de vida) e o pré-natal (sinal Doppler reduzido, mas presente).

Velocidade do fluxo sanguíneo cerebral e prognóstico

Van Bel et al. relataram os resultados de 2 anos de *follow-up* em 47 RN com idade gestacional menor que 34 semanas, em relação ao IR: os RN com deficiência neurocomportamental tinham IR maior nos primeiros 7 dias de vida *versus* crianças com desenvolvimento normal. O maior IR nestes RN foi em função do aumento de fluxo sistólico, que pode estar associado à congestão e à edema da substância branca.

Deeg et al. relataram grave prognóstico em seis RN com edema cerebral que apresentavam diminuição do fluxo diastólico (quatro faleceram, dois com déficit severo por leucomalácia policística e atrofia cerebral e um com problemas psicomotores menores).

Malformação arteriovenosa da veia de Galeno

De todas as malformações arteriovenosas no período neonatal, as que envolve a veia de Galeno são as mais comuns. Um aneurisma da veia de Galeno pode ocasionar insuficiência cardíaca (95% dos casos apresenta-se como insuficiência cardíaca congestiva) e hidropsia fetal não imune.

Dean LM et al. descreveram a anatomia venosa normal intracraniana ao Doppler como podemos ver na Figura 100.35.

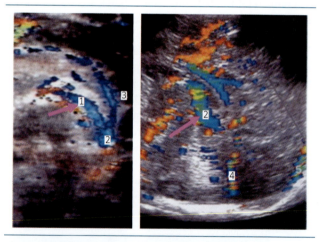

Figura 100.35. (A) US no plano sagital na linha média mostra veia cerebral interna (1) cursando sobre o terceiro ventrículo e juntando-se à veia de Galeno (2 e seta). Seio sagital inferior (3) pode ser visto se juntando à veia de Galeno (2 e seta) atrás do esplênio do corpo caloso. (B) O US na linha sagital média mostra a veia de Galeno (2) continuando posteriormente como seio reto (4).
Fonte: Dean e Taylor, 1995.

Na malformação arteriovenosa de Galeno, a ultrassonografia Doppler revela significativo aumento da VFSC. Deeg e Scharf descreveram esta malformação em um RN com insuficiência cardíaca, como uma grande estrutura cística atrás do terceiro ventrículo e a placa quadrigeminal; o cisto comprimia a parte posterior do terceiro ventrículo e o aqueduto, causando hidrocefalia obstrutiva. Com a ultrassonografia Doppler colorida, foi evidenciado fluxo dentro do aneurisma, assim como artérias originado das artérias cerebrais posterior e média. Tessler et al. relataram excelente correlação entre a ultrassonografia Doppler colorida com a angiografia na detecção destas malformações arteriovenosas (Figura 100.36).

Abaixo, a ultrassonografia Doppler de um RN que deu entrada na unidade de neonatologia do HMIB com quadro de insuficiência cardíaca congestiva e uma informação de um "grande cisto em plexo coroide" na ultrassonografia pré-natal. Realizamos a ultrassonografia cerebral, sendo detectado uma estrutura cística na região da veia de Galeno. A adição do Doppler mostrou turbilhonamento do fluxo sanguíneo, evidenciando o caráter vascular da lesão. A ausculta do crânio evidenciou sopro contínuo, mais evidente na região posterior do crânio. A tomografia computadorizada confirmou o achado (Figura 100.37).

Na Figura 100.38, RN 2º gemelar, "hidrocefalia intraútero"; cesariana, 38 semanas de gestação; peso ao nascer de 2.155 g; Apgar de 9 e 10. Alta em boas condições, no 3º dia de vida. Com 9 dias de vida deu entrada na unidade de neonatologia do HRAS com grave quadro de insuficiência cardíaca congestiva.

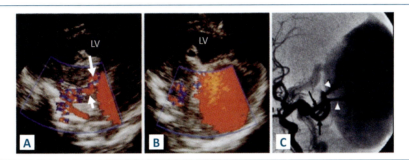

Figura 100.36. (A) Doppler colorido no plano sagital evidenciando vasos alimentadores (setas). LV: ventrículo dilatado. (B) Transdutor angulado mais posteriormente mostrando a veia de Galeno dilatada (totalmente preenchida com cor). A cor amarela indica jato de alta velocidade dos ramos alimentadores. (C) Projeção lateral do angiograma da carótida interna direita, mostrando os ramos coroidais posteriores alimentando a veia de Galeno (setas); os jatos de alta velocidade (cabeça de seta) correspondem à zona amarela vista na ultrassonografia Doppler colorida vista em (A).
Fonte: Tessler et al., 1989.

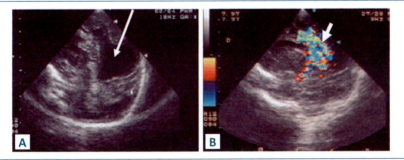

Figura 100.37. Malformação da veia de Galeno. (A) US no plano sagital mostrando uma estrutura cística na região da veia de Galeno (seta). (B) Doppler mostrando turbilhonamento do fluxo sanguíneo, caracterizando a lesão como vascular (seta).
Fonte: Margotto, 2021.

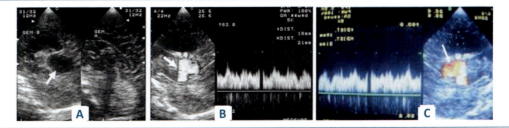

Figura 100.38. Malformação da veia de Galeno em dois RN gêmeos. (A) US cerebral no plano sagital na linha média dos RN gêmeos, evidenciando no gêmeo B estrutura cística a nível de veia de Galeno (seta). (B) Doppler no gêmeo B mostrando a malformação da veia de Galeno (turbilhonamento do fluxo sanguíneo – seta), com a reprodução em cores (C).
Fonte: Margotto, 2021.

Considerações finais

Apesar das medidas de VFSC não representarem mensurações do volume absoluto do FSC, os estudos evidenciam que a análise da VFSC é útil para quantificar variações relativas do FSC em um determinado período de tempo.

O Quadro 100.1 resume várias situações nas quais a ultrassonografia Doppler pode ser clinicamente viável; esta técnica pode ser útil na demonstração da cessação do FSC (morte cerebral) ou na distribuição para uma artéria cerebral maior (infarto cerebral). A medida do IR é de valor no prognóstico de RN com encefalopatia hipóxico-isquêmica e no manuseio de alguns casos de hidrocéfalo pós-hemorrágico (principalmente a ultrassonografia Doppler com compressão da fontanela). A detecção de um fluxo diastólico retrógrado na PCA é de grande importância na definição do risco da injúria isquêmica cerebral.

A detecção de flutuação da VFSC é um indicador de risco para hemorragia peri/intraventricular.

A ultrassonografia Doppler é um procedimento não invasivo, podendo ser realizado no leito do nosso pequeno doente, trazendo-nos grandes informações sobre a repercussão hemodinâmica de patologias e procedimentos na circulação cerebral, além de auxiliar no prognóstico e ter como objetivo a diminuição da morbimortalidade decorrente de complicações do sistema nervoso central.

LEITURAS COMPLEMENTARES

Anderson NG, Laurent I, Cook N, Woodward L, Inder TE. Growth rate of corpus callosum in very premature infants. AJNR Am J Neuroradiol. 2005;(10):2685-90.

Anderson NG, Laurent I, Woodward L, Inder TE. Detection of impaired growth of the corpus callosum in premature infants. Pediatrics. 2006;118:951-60.

Araujo Júnior, Leite PA, Pires CR et al. Postnatal evaluation of schizencefaly by transfontanellar three-dimensional sonography. J Clin Ultrasound. 2007;35:351.

Archer LN, Evans DH et al. Controlled hypercapnia and neonatal cerebral artery. Doppler ultrasound waveforms. Pediatr Res. 1986;20:218-21.

Archer LN, Leven MI, Evans DH. Cerebral artery Doppler ultrasonography for prediction of outcome after perinatal asphyxia Lancet. 1986;2(8516):1116-8.

Quadro 100.1 Alterações na velocidade do fluxo sanguíneo cerebral em diversas patologias neonatais.		
Estado patológico	Velocidade	Índice de resistência ou índice de Pourcelot $\frac{(IR = S - D):\ IR\ \ VFSC}{S\quad IR\ \ VFSC}$
Encefalopatia hipóxico-isquêmica	↑↓	↓↑
Hipercapnia	↑	↓
Hipoxemia	↑	↓
Hipocapnia	?	–
Hiperoxemia	↓	–
Policitemia	↓	↑
Exsanguineotransfusão	↑/↓	–
Hipoglicemia	↑	–
Pressão de insuflação pulmonar alta	↑	–
Assincronia com o respirador	↑/↓	–
Hidrocefalia	↓	–
Convulsões	↑	–
Aspiração do tubo traqueal	↑	↓
Morte cerebral	↓	–
Hemorragia peri/intraventricular	↓	↑
Pneumotórax	↑	↑
Leucomalácia periventricular	↑	↓
Hiperecogenicidade periventricular (flares)	↓	↑
Canal arterial pérvio	↓	↑
Aminofilina	↓	–
Cafeína	S/alteração	-
RN PIG (pequeno para idade gestacional)	↑	-
Infarto cerebral	↓↓ a 0	↓
Malformações arteriovenosas	↑	-

Fonte: Desenvolvido pela autoria.

Atlas SW, Shkolnik A, Naidich TP. Sonographic recognition of agenesis of the corpus callosum. AJR Am J Roentgenol. 1985;145:167-73.

Bada HS, Miller J et al. Intracranial pressure and cerebral arterial pulsatile flow measuremente in neonatal intraventricular hemorrhage. J Pediatr. 1982;100:291-6.

Bada HS, Hajjar W et al. Noninvasive diagnosis of neonatal asphyxia and intraventricular hemorrhage by Doppler ultrasound. J Pediatr. 1979;95:755-9.

Bada HS. Intracranial monitoring. It's role and application in neonatal intensive care. Clin Perinatol. 1983;10:223-36.

Bada SH, Summer S. Transcutaneous Doppler ultrasound: Pulsatility index mean velocity, end diastolic flow velocity and cerebral blood flow. J Pediatr. 1984;104:395-7.

Basu S, Dewangan S, Barman S, Shukla RC, Kumar A. Postnatal changes in cerebral blood flow velocity in term intra-uterine growth-restricted neonates. Paediatr Int Child Health. 2014;34:189-93.

Basu S, Dewangan S, Shukla RC, Anupurva S, Kumar A. Cerebral blood flow velocity in early-onset neonatal and its clinical significance. Eur J Pediatr. 2012;171:901-9.

Batton DG, Hellmann J et al. Effect of pneumothorax induced systemic blood pressure alterations on the cerebral circulation in newborn dogs. Pediatrics. 1984;74:350-3.

Bodensteiner JB, Johnsen SD. Cerebellar injury in the extremely premature infant: Newly recognized but relatively common outcome. Child Neurol. 2014;19:139.

Bucciarelli RL, Eitzman D. Cerebral blood flow during acute acidosis in perinatal goats. Pediatr Res. 1979;13:178-80.

Cohen HL. Neurosonography of the infant: Diagnosis of abnormalities. In: Timor-Tritsch IE, Monteagudo A, Cphen HL. Ultrasonography of the prenatal and neonatal brain. Connecticut, USA: Appleton & Langue Stamford; 1996. p.259-85.

Correa F, Enríquez G, Rosselló J, Lucaya J, Piqueras J, Aso C, Vázquez E, Ortega A, Gallart A. Use of posterior fontanelle in the ultrasound diagnosis of intraventricular/periventricular hemorrhage. J Pediatr (Rio J). 2008;84:503-8.

Couture A, Veyrac C, Baud C, Saguintaah M, Ferran JL. Advanced cranial ultrasound: Transfontanellar Doppler imaging in neonates. Eur Radiol. 2001;11:2399-410.

Cowan F, Thoresen M. The effects of intermitent positive pressure ventilation on cerebral arterial and venous blood velocities in the newborn infant. Acta Paediatr. 1987;76; 239-47.

Daven JR, Milstein JM, Guthrie RD. Cerebral vascular resistance in premature infants. Am J Dis Child. 1983;137:328-31.

Dean LM, Taylor GA. The intracranial venous system in infants: Normal and abnormal findings on duplex and color Doppler sonography. AJR Am J Roentgenol. 1995;164:151-6.

Deeg KH, Rupprecht TR, Zeilinger G. Dopplersonographic classification of brain edema in Infants. Pediatr Radiol. 1990;20:509-14.

Deeg KH, Rupprecht TR. Pulsed Doppler sonographic measurement of normal values for the flow velocity in the intracranial arteries of healthy newborns. Pediatr Radiol. 1989;19:71-8.

Deeg KH, Scharf J. Color Doppler imaging of arteriovenous malformation of the vein of Galen in a newborn. Neuroradiology. 1990;32:60-3.

Degani S, Lewensky R. Fetal neonatal circulation. In: Timor Tritsch IE, Monteagudo A, Cohen H. Ultrasonography of the Prenatal and Neonatal Brain. Stanford, Connecticut: Appleton Lange; 1996. p.387-402.

Effects of prophylactic ibuprofen on cerebral and renal hemodynamics in very preterm neonates. Clin Pharmacol Ther. 2000;67:676-83.

Glass HC, Shaw GM et al. Agenesis of corpus callosum in California 1983-2003: A population-based study. Am J Med Genet A. 2008;146A:2495-500.

Glenn OA, Goldstein RB, Li KC, Young SJ, Norton ME, Busse RF, Goldberg JD, Barkovich AJ. Fetal magnetic resonance imaging in the evaluation of fetuses referred for sonographically suspected abnormalities of the corpus callosum. J Ultrasound Med. 2005;24:791-804.

Goh D, Minns RA, Pye SD. Transcranial Doppler (TCD) ultrasound as a noninvasive means hydrocephalus. Eur J Pediatr Surg. 1991;1(Suppl 1): 14-7.

Greisen G, Johausen K et al. Cerebral blood flow in the newborn infant: Comparison of Doppler ultrasound and Xenon clearance. J Pediatr. 1984;104:411-8

Hackett GA, Campbel S et al. Doppler studies in the growth retarded fetus and prediction of neonatal necrotising interocolitis, hemorrhage, and neonatal morbidity. Br Med J (Clin Res ed). 1987;294:13-6.

Harisen N, Stonestreet BS et al. Validity of Doppler measurements of anterior cerebral artery blood flow velocity: Correlation with brain blood flow in piglets. Pediatrics. 1983;72:526-31.

Hausen NB, Brubakk AM et al. Brain blood flow response to CO_2 in newborn piglets. Pediatr Res. 1983;17:316 A.

Hayden CK, Swischuk LE. Ultrassonografia pediátrica. Rio de Janeiro: Revinter; 1990. p.55-8.

Hill A, Perlman JM, Volpe JJ. Relationship of pneumothorax to the occurence of intraventricular hemorrhage in the preterm newborn. Pediatrics. 1982;69:144-8.

Hill A, Volpe JJ. Changes in pulsatile flow in the anterior cerebral arteries in infantile hydrocephalus. Ann Neurol. 1980;8:216.

Iannetti P, Nigro G, Spalice A, Faiella A, Boncinelli E. Cytomegalovirus infection and schizencephaly: Case reports. Ann Neurol. 1998;43:123-7.

Levene MI, Feniton AC et al. Severe birth asphyxia and abnormal cerebral blood flow velocity. Dev Med Child Neurol. 1989;31:427-34.

Lim AST, Lim TH. Holoprosencephaly: An antenally-diagnosed care series and subject review. Ann Acad Med Singapore. 2008;37:594-7.

Lipman B, Serwer GA, Brazzy JE. Abnormal cerebral hemodynamics in preterm infants with patent ductus arteriosus. Pediatrics. 1982;69: 778-81.

Liu J,Cao HY, Huang XH, Wang Q. The pattern and early diagnostic value of Doppler ultrasound for neonatal hypoxic-ischemic encephalopathy. J Trop Pediatr. 2007;53:351-4.

Lou HC, Friis-Hausen. Arterial blood pressure elevations during motor activity and epileptic seisures in the newborn. Acta Paediatr S Cand. 1979;68:803-6.

Low JA, Galbraith RS et al. Cerebral blood flow velocity in term newborns following intrapartum fetal asphyxia. Acta Paediatr. 1994;83:1012-6.

Lyon G. Congenital malformations of the brain. In: Levene MI, Lilford RJ. Fetal and Neonatal Neurology and Neurosurgery. 2nd ed. London: Churchill Livingstone; 1995. p.193-213.

Margotto PR. Neurossonografia Neonatal – Hospital Materno Infantil de Brasília/Secretaria Estadual de Saúde do Distrito Federal. 2.ed. Brasília; 2021.

Martin CG, Snyder R et al. Abnormal cerebral blood low patterns in pre-term infants with a large patent ductus arteriosus. J Pediatrics. 1982;101:587-93.

McGahan JP, Nyberf DA, Mack LA. Sonography of facial Features of alobar and semilobar holoprosencephally. AJR. 1990;154:143.

McMenamin JB, Volpe JJ. Doppler ultrasonography in the determination of neonatal brain death. Ann Neurol. 1983;14:302-7.

Messer J, Haddad J, Casanova R. Transcranial Doppler evaluation cerebral infarction in the neonate. Neuropediatrics. 1991;22:147-51.

Messerschmidt A, Peter C, Brugger P, Boltshauser E et al. Disruption of cerebellar development: Potential complication of extreme prematurity. Am J Neuroradio; 1967. p.1659-67.

Mires GJ, Patel NB et al. Neonatal cerebral Doppler flow velocity wave forms in the pre-term infant with cerebral pathology. Early Human Dev. 1994;36:213-22.

Murray C, Seton C et al. Arnold Chiari type 1 malformation presenting with sleep disordered breathing in well children. Arch Dis Child. 2006;91:342-3.

Netto AA. Fluxo sanguíneo cerebral no primeiro dia de vida de recém--nascidos AIG e PIG. Campinas: CAISM-Unicamp; 1998.

Niijima S, Shortland DB et al. Transient hyperoxia and cerebral blood flow velocity in infants born prematurely and at full term. Arch Dis Child. 1998;63:1126-30.

Nishimaki S, Iwasaki S, Minamisawa S, Seki K, Yokota S. Blood flow velocities in the anterior cerebral artery and basilar artery in asphyxiated infants. J Ultrasound Med. 2008;27:955-60.

Noori S. Mudanças na circulação e hemorragia intracraniana. 22º Congresso Brasileiro de Perinatologia, de 19 a 22 de novembro de 2014. Brasília. [Acesso 2018 jul 18]. Disponível em: www.paulomargotto. com.br.

Patel J, Roberts I et al. Randomized double – Blind controlled trial comparing the effects of ibuprofen with indomethacin on cerebral hemodynamics in preterm infants with patent ductus arteriosus. Pediatr Res. 2000;47:36-42.

Perlman J, Volpe JJ. Suctioning in the preterm infant: Effects on cerebral blood flow velocity, intracranial pressure, and arterial blood pressure. Pediatrics. 1983;72:329-34.

Perlman JM, Hill A, Volpe JJ. The effect of patent ductus arteriosus on flow velocity in the anterior cerebral arteries: Ductal steal in the premature newborn infant. J Pediatr. 1981;99:767-71.

Perlman JM, McMenain JB, Volpe J. Fluctuating cerebral blood flow velocity in respiratory distress syndrome. New Eng J Med. 1983;309: 204-9.

Perlman JM, Volpe JJ. Seizures in the preterm infant: Effects on cerebral blood flow velocity, intracranial pressure, and arterial blood pressure. J. Pediatr. 1983;102:288-93.

Perlman JM. Neonatal cerebral blood flow velocity measurement. Clin Perinatol. 1985;12:179-93.

Pilu G, Perolo A, David C. Midline anomalies of the brain. In: Timor--Tritsch IE, Monteagudo A, Cohen HL. Ultrasonography of the prenatal and neonatal brain. Connecticut, USA: Appleton & Langue Stamford; 1996. p.241-58.

Pople IK, uin MK et al. The Doppler pulsatility index as a screening test for blocked ventriculo-peritoneal shunts. Eu J Pediatr Surg. 1991;1 (Suppl):27.

Pryds O, Christensen NJ, Friis-Hausen B. Increased cerebral blood flow and plasma epinephrime in hypoglycemic, preterm neonates. Pediatrics. 1990;85:172-6.

Pryds O, Schneider S. Aminophylline reduces cerebral blood flow in stable preterm infants without affecting the visual evoked potential. Eur J Pediatr. 1991;150:366-69.

Rennie JM, South M, Morley CJ. Cerebral blood velocity variability in infants receiving assisted ventilation. Arch Dis Child. 1987;62:1247-54.

Rosenbaum JL, Almli CR et al. Higher neonatal cerebral blood flow correlates with worse childhood neurologic outcome. Neurology. 1997;49:1035-41.

Rosenkrantz TS, Oh W. Aminophylline reduces cerebral blood flow velocity in low birth weight infants. Am J. Dis Child. 1984;138:489-91.

Rosenkrantz TS, Oh W. Cerebral blood flow velocity in infants with polycythemia and hyperviscosity: Effects of partial exchange transfusion with plasmanate. J Pediatr. 1992;101:94-8.

Rubio-Díaz JJ, González-Carrilo CP et al. Displasia septótica (síndrome de Morsier): A propósito de um caso. Rev Neurol. 2008;47:247-8.

Rumack CM, Drose JA. Exame cerebral do recém-nascido e do lactente. In. Rumack CM, Wilson SR, Charboneau JW, Levine D. Tratado de Ultrassonografia Diagnóstica. Rio de Janeiro: Elsevier; 2012. p.1558-636. v.2.

Saliba E, Autret E et al. Effect of caffeine on cerebral blood flow velocity in preterm infants. Biol Neonate. 1989;56:198-203.

Sanches T. Patologia de órgãos e sistemas biomedicina. [Imagens da internete].

Scoffings DJ, Kurian KM. Congenital and acquired lesions of the septum pellucidum. Clin Radiol. 2008;63:210-9.

Seibert JJ, McCowan TC et al. Duplex pulsed Doppler US versus intracranial pressure in the neonate: clinical and experimental studies. Radiology. 1989;171:155-9,

Shortland DB, Gibson NA, et al. Patent ductus arteriosus and cerebral circulation in preterm infants. Dev Med Child Neurol. 1990;32:386-93.

Siegel MJ. Cérebro. 3.ed. Rio de Janeiro: Guanabara Koogan; 2003.

Sirry HW, Anthony MY, Whittle MJ. Doppler assessment of the fetal and neonatal brain. In: Levene MI, Lilford R. Fetal and neonatal neurology and a neurosurgery. 2nd ed. London; 1995. p.129-44.

Skov L, Pryds O, Capillary recruitment for preservation of cerebral glicose influx in hypoglicemic preterm newborns: Evidence for a glucose sensor. Pediatrics. 1992;90:193-5.

Skranes JH, Elstad M, Thoresen M, Cowan FM, Stiris T, Fugelseth D. Hypothermia makes cerebral resistance index a poor prognostic tool in encephalopathic newborns. Neonatology. 2014;106:17-23.

Stark JE, Seibert JJ. Cerebral artery Doppler ultrasonography for prediction of outcome after perinatal asphyxia. J Ultrasound. 1994;13: 595-600.

Szewka AJ, Walsh LE et al. Chiari in the family: Inheritance of the Chiari I malformation. Pediatr Neurol. 2006;34:481-5.

Taylor GA, Madsen JR. Neonatal hydrocephalus: Hemodynamic response to fontanelle compression correlation with intracranial pressure and need for shunt placement. Pediatr Radiol. 1996;201:685-9.

Taylor GA. Recent advances in neonatal cranial ultrasound and Doppler techniques. Clin Perinatol. 1997;27:677-91.

Tessler FN, Dion J et al. Cranial arteriovenous malformations in neonates: Color Doppler imaging with angiographic correlation. AJR Am J Roentgenol. 1989;153:1027-30.

van Bel F, den Ouden L et al. Cerebral blood flow velocity during the first week of live of preterm infants and neurodevelopment at two years. Dev Med Child Neurol. 1989;31:320-8.

van Bel F, Walther FJ. Myocardial dysfunction and cerebral blood flow velocity following birth asphyxia. Acta Paediatr. 1990;79:759-62.

van Bel, van de Bor et al. Decreased cerebrovascular resistance in small for gestational age infants. Eur J Obstet Gynecol Reprod Biol. 1986;23:137-44.

van de Bor M, Manon JNL et al. Cerebral blood volume change during exchange transfusions in infants born at or near term. J Pediatr. 1994;125:617-21.

Varvarigou A, Bardin CL et al. Early ibuprofen administration to prevent patent ductus arteriosus in premature newborn infants. JAMA. 1996;275:539-44.

Volpe JJ. Neurology of Newborn. 3rd ed. Philadelphia: WB Sanders Company; 1995. p.403-63.

Volpe JJ. Intraventricular hemorrhage and brain injuring in the premature infant-neuropathology and pathogeneses. Clin Perinatol. 1989;16:361-86.

Volpe JJ. Neural tube formation and prosencephalic development. In: Volpe JJ. Neurology of Newborn. 3rd ed. Philadelphia: WB Saunders Company; 1995. p.3-42.

Volpe JJ. Neuronal proliferation, migration, organization, and myelination. In: Volpe JJ. Neurology of Newborn. 3rd ed. Philadelphia: WB Saunders Company; 1995. p.43-92.

Waghmare TP, Sathe PA, Goel NA, Kandalkar BM. Alobar Holoprosencephaly Associated with Meningomyelocoele and Omphalocoele: An Unusual Coexistence. J Clin Diagn Res. 2016;10:ED23-ED24.

Wang LW, Huang CC. Yeh TF. Major brain lesions detected on sonographic screening of apparently normal term neonates. Neuroradiology. 2004;46:368-73.

Wilcox WD, Carrigan TA et al. Range gated pulsed Doppler ultrasonographic evaluation of carotid arterial blood flow in small preterm infants with patent ductus arteriosus. J. Pediatr. 1983;102:294-8.

Wright L, Baker KR et al. Cerebral blood flow velocity in term newborn infants changes associated with ductal flow. J Pediatr. 1988;112: 768-73.

Younkin DP, Reivich M, Jaggi JL, Obrist WD, Delivoria-Papadopoulos M. The effect of hematocrit and systolic blood pressure on cerebral blood in newborn infants. J Cereb Blood Flow Metab. 1987; 7:295-9.

Hemorragia Peri-Intraventricular

Sérgio Tadeu Martins Marba
Luis Eduardo de Figueiredo Vinagre

Apesar dos avanços na assistência ao recém-nascido pré-termo (RNPT) com consequente aumento de sua sobrevida, a hemorragia peri-intraventricular continua sendo uma importante complicação neurológica da prematuridade, ocasionando, nas suas formas extensas, déficit motor, cognitivo, visual, auditivo entre outros, além do risco de hidrocefalia pós-hemorrágica.

Sua incidência apresentou uma diminuição significativa desde a década de 1980, em função do melhor conhecimento a cerca desta patologia associado aos progressos tecnológicos e instituição de boas práticas na assistência aos RNPT. No entanto, na última década ela tem se mantido estável. A ocorrência varia amplamente entre os diferentes serviços neonatais bem como entre as diferentes idades gestacionais analisadas. Em dados da Rede Brasileira de Pesquisas Neonatais (RBPN) de 2019, considerando 20 unidades neonatais universitárias, a taxa de HPIV variou de 15 a 50% entre os diferentes centros e a taxa global foi de 31%, entre 1.220 recém-nascidos abaixo de 1.500 g. Considerando-se a HPIV grave, graus III e IV a taxa global foi de 9%.

A morte relacionada à HPIV está associada à extensão do sangramento. No entanto, os recém-nascidos de risco para a HPIV apresentam, muitas vezes, concomitantemente outros agravos clínicos e a hemorragia torna-se apenas mais um componente associado a esse desfecho.

Fisiopatologia

A origem da HPIV ocorre em uma região denominada matriz germinativa, localizada na parede inferior dos ventrículos laterais, sobrepondo-se à cabeça do núcleo caudado. Trata-se de uma estrutura embrionária, local de formação dos glioblastos e neuroblastos, que irão migrar para região cortical e subcortical. Terminado o processo de migração celular, a matriz germinativa involui e desaparece por volta de 35 semanas de idade gestacional. Esta é uma área ricamente vascularizada por finos capilares com uma atividade metabólica intensa em função da proliferação dos precursores celulares neurais. As células do endotélio desses capilares sinusoidais estão unidas entre si por um tipo de ligação denominada *tight-junction*, participando desta maneira da barreira hemato-cefálica. Esse tipo de junção torna o endotélio mais rígido, o que faz sofrer maior impacto da pressão hidrostática e osmótica, o que facilita a distorção e alteração da permeabilidade celular com resultante ruptura. Além disso, a membrana basal é imatura e descontínua, os pericitos são esparsos e o mesênquima é gelatinoso, sem estrutura de sustentação. Essas características causam uma fragilidade intrínseca dessa vasculatura, propiciando o sangramento (Figura 101.1).

Além da fragilidade inerente da vasculatura da matriz germinativa, o RNPT apresenta uma falha na autorregulação do fluxo sanguíneo cerebral (FSC), aumentando a chance de sangramento. A autorregulação do FSC é uma propriedade do cérebro baseada no controle de tono vascular, para mantê-lo constante, independentemente das variações pressóricas, proporcionando o suprimento adequado de oxigênio e nutrientes necessários para o funcionamento cerebral. Nessa situação de falta do controle vascular, chamada de circulação cerebral por pressão passiva, ocorre a transmissão do estado pressórico do recém-nascido, quer seja hipertensão ou hipotensão, para os capilares cerebrais. Quanto menor a idade gestacional e as morbidades do RN maior são os períodos de tempo de circulação cerebral por pressão passiva.

Consequente a essa falha da autorregulação do FSC, o mesmo apresenta um padrão flutuante, caracterizado por oscilações com pico e nadir. Esse fenômeno contribui fortemente para a HPIV. Várias situações clínicas, entre elas os distúrbios respiratórios, cuidados com o recém-nascido e aspiração do tubo traqueal estão associadas à alteração do FSC.

SEÇÃO IX – SISTEMA NERVOSO

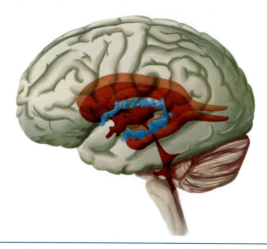 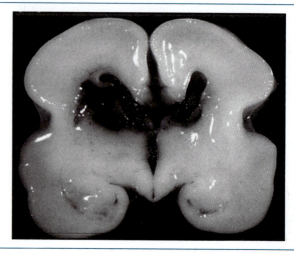

Figura 101.1. (A) Esquema do cérebro com matriz germinativa. (B) Peça anatômica de RNPT com hemorragia cerebral.
Fonte: Acervo da autoria.

Outro ponto importante na gênese da HPIV, a matriz germinativa serve de ponto de confluência para o sistema de drenagem venosa cerebral para formar a veia terminal. Essa, ao passar por dentro da matriz germinativa, tem seu trajeto mudado de sentido, passando de posteroanterior para direção oposta, o que propicia a estase e congestão venosa local. O sangramento da matriz germinativa causa obstrução desta veia terminal, favorecendo a formação de um infarto venoso hemorrágico.

Outro mecanismo envolvido decorre da liberação de prostaciclina pelas células endoteliais durante o insulto isquêmico. Essa substância atua como potente vasodilatador das arteríolas e inibidor da agregação plaquetária. Somando a isso, também contribui o fato dos RNPT tenderem à plaquetopenia com distúrbio de sua função e apresentarem tempo de sangramento aumentado.

O período crítico do evento hemorrágico acontece em mais de 50% dos casos, no 1º dia de vida, o que sugere que eventos perinatais estejam operando na gênese do sangramento; e em 90% dos casos nas primeiras 72 horas de vida. A intensidade estende-se desde sangramento petequial confinado à matriz germinativa, podendo, a partir desta região, romper o epêndima e estender-se para dentro ventrículos laterais inundando-os. Quando o sangramento é volumoso, ocasiona aumento da pressão intraventricular com consequente dilatação dos mesmos. O sangue de dentro dos ventrículos segue o fluxo liquórico e alcança a cisterna basal através dos forames de Luschka e Magendi.

Vários fatores de risco podem contribuir para o desencadeamento do sangramento cerebral. Entre eles encontram-se corioamnionite materna, trabalho de parto prolongado, apresentação pélvica, asfixia perinatal e ausência de uso antenatal de corticoide. Quanto aos fatores pós-natal inclui a necessidade de transporte neonatal, insuficiência respiratória, persistência do canal arterial, ventilação com pressão positiva, pneumotórax, hipóxia, hipercapnia, acidemia, infusão intravenosa de bicarbonato de sódio, expansão de volume, hipotensão, sepse, entre outros.

Há controvérsia na literatura em relação à melhor via de parto para prevenção da hemorragia. Alguns estudos evidenciaram que o parto cesáreo diminui o risco de sangramento extenso, especialmente em idade gestacional menor que 28 semanas. No entanto, outros estudos não evidenciaram que o parto cesariana tenha efeito protetor. Da mesma maneira, há limitadas evidências da associação do trabalho de parto e HPIV grave.

Quadro clínico e diagnóstico

A manifestação clínica depende da perda do volume de sangue e da disfunção neurológica. Muitos dos sintomas podem ser confundidos com outras morbidades concomitantes. Cerca de 70% desses RN são assintomáticos, em que está associado com sangramento localizado. Os casos de sangramento extenso evoluem com piora clínica importante com hipotonia, hipertonia, estupor ou coma, convulsões, postura de descerebração, fontanela anterior tensa e abaulada, distermias, queda do hematócrito e hipotensão, configurando a deterioração catastrófica.

Em função da limitada sintomatologia, o diagnóstico clínico torna-se prejudicado. Dessa maneira, a investigação baseia-se no rastreamento ultrassonográfico cerebral. Com o uso de aparelho de ultrassom portátil, em tempo real e de alta resolução, realiza-se o exame à beira do leito, não necessitando de sedação (Figura 101.2). Tem como vantagem o fato de não emitir radiação ionizante e ser de relativo baixo custo, facilitando a realização de exames seriados. Utiliza-se como janela acústica a fontanela anterior e por meio dos planos coronal, sagital e parassagital, obtêm-se assim imagens com satisfatória definição do sistema ventricular, núcleo caudado, tálamo, plexo coroide, corpo caloso, do forame de Moro e da fossa posterior. Essa técnica é mais sensível em diagnosticar pequenas hemorragias intraventriculares ou subependimárias que a tomografia de crânio, não indicada para esse diagnóstico. A hemorragia é identificada à ultrassonografia como uma imagem hiperecogênica formada pelo coágulo sanguíneo.

CAPÍTULO 101 – HEMORRAGIA PERI-INTRAVENTRICULAR

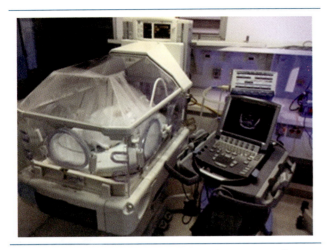

Figura 101.2. Imagem do aparelho de ultrassonografia para realização de exame à beira do leito.
Fonte: Acervo da autoria.

Recomenda-se a realização da ultrassonografia cerebral para todos os RN com peso inferior a 1.500 g de nascimento ou idade gestacional inferior a 34 semanas. O primeiro exame deve ser realizado preferencialmente nas primeiras 72 horas de vida, período de ocorrência de 90% dos casos. Um segundo exame é necessário com 1 semana de vida. Nos casos em que é diagnosticada a hemorragia, exames seriados devem ser repetidos com intervalos menores no intuito de identificar evolução para hidrocefalia pós-hemorrágica.

Existem vários sistemas de classificação da hemorragia peri-intraventricular, sendo a de Papile et al. (1978), adaptada por Volpe (1985) para imagens ultrassonográficas, a mais difundida. Nesta classificação existem quatro graus de hemorragia, com aumento crescente da gravidade do sangramento de acordo com elevação do grau (Figura 101.3):

- Grau I: hemorragia restrita à matriz germinativa.
- Grau II: hemorragia ventricular, ocupando menos de 50% da cavidade ventricular no plano sagital, incluindo as originadas do plexo coroide.
- Grau III: hemorragia ventricular, ocupando mais que 50% da cavidade ventricular no plano sagital.
- Grau IV: hemorragia parenquimatosa de localização frontal, média posterior e temporal. Para este grau, por haver dificuldade técnica em se distinguir se a origem é hemorrágica ou isquêmica e se a localização é periventricular, cortical ou na substância branca, sugere-se descrever separadamente, de forma a detalhar mais precisamente o comprometimento parenquimatoso cerebral.

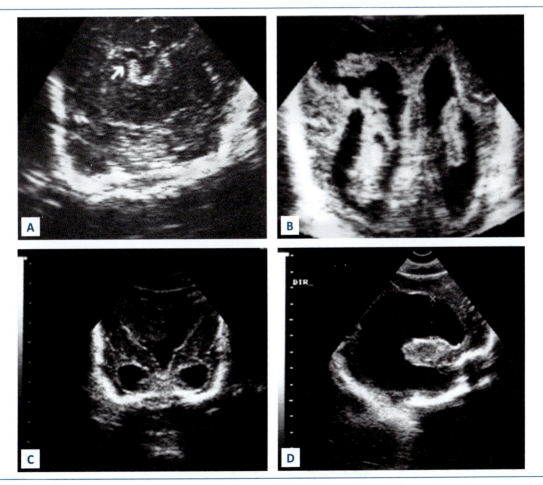

Figura 101.3. Imagens de HPIV à ultrassonografia em diferentes graus de evolução. (A) Grau I em plano coronal. (B) Grau III e grau IV plano coronal posterior. (C) Grau III e grau IV plano coronal anterior. (D) Dilatação ventricular em plano sagital.
Fonte: Acervo da autoria.

Prognóstico

A evolução neurológica dos portadores de hemorragia graus I e II é similar a dos recém-nascidos pré-termo que não foram acometidos pela doença. Entretanto, nas hemorragias extensas, isto é, graus III e parenquimatosa, o prognóstico neurológico é mais desfavorável, com comprometimento motor e cognitivo.

Dentre as sequelas neurológicas, as alterações motoras são as mais frequentes. Esse predomínio de lesões motoras é atribuído à destruição da substância branca periventricular, incluindo as fibras descendentes do trato corticoespinhal. Em função das fibras motoras correspondentes aos membros inferiores estarem mais próximas da matriz germinativa, ocorre maior acometimento de hemiparesias espástica ou quadriparesia assimétrica.

Nas hemorragias grau III existe o potencial risco de hidrocefalia como fator complicador. Esta decorre da evolução de uma aracnoidite química obliterante causada pela presença do sangue e substância inflamatória no líquido cefalorraquidiano ou, menos frequentemente, da obstrução do fluxo liquórico por coágulo ou material necrótico, representando a hidrocefalia não comunicante. A dilatação ventricular surge em torno da 3ª semana após o sangramento. Sinais e sintomas de hipertensão intracraniana não são frequentes e, quando presente, ocorrem em uma fase mais tardia, em função da complacência do cérebro neonatal e do não fechamento das suturas.

Tratamento e prevenção

Não existe um tratamento específico para a doença. O tratamento da HPIV se confunde com o cuidado neonatal dentro dos princípios das boas práticas assistenciais incluindo estabilização clínica, suporte ventilatório e hemodinâmico, adequado equilíbrio hidreletrolítico e aporte nutricional. Eventualmente, há necessidade de transfusão sanguínea que deve ocorrer mediante protocolo de cada unidade neonatal, lembrando que a própria transfusão pode estar associada ao aumento da incidência de HPIV bem como a sua progressão. O controle de plaquetas também deve ser realizado e deve-se avaliar a necessidade de transfusão plaquetária. Especial atenção devemos dar às convulsões.

No tratamento agudo da HPIV incluem-se também as questões éticas, levando-se em consideração os péssimos resultados neurológicos em longo prazo nos casos mais graves. No entanto, os dados clínicos, laboratoriais e de imagem muitas vezes não permitem um prognóstico acurado de cada recém-nascido em particular. No entanto, devemos levar em consideração as medidas heroicas de tratamento em crianças muito pequenas e com hemorragias cerebrais maciças.

Assim, a abordagem se baseia na prevenção. A estratégia deve ser direcionada em fortalecer a vasculatura da matriz germinativa e estabilizar o fluxo sanguíneo cerebral. A implementação dos procedimentos de melhores práticas no atendimento ao RNPT tem contribuído na redução da sua ocorrência. Para isso são realizadas medidas antenatal, intraparto e no cuidado ao recém-nascido. Recentemente as unidades neonatais têm trabalhado com a estratégia de estabelecer *bundles* ou um conjunto de medidas para o RNPT visando a diminuição da HPIV.

Intervenções antenatais

- **Prevenção do parto prematuro:** é uma das intervenções mais importantes. Deve-se oferecer à gestante o seguimento de pré-natal adequado em que se identifique e ofereça o tratamento para as patologias obstétricas associadas à prematuridade, com cuidado especial na vigilância das infecções maternas. Algumas medidas de prevenção do parto prematuro podem envolver o uso de uterolíticos, dose semanal de hidroxiprogesterona (IM) a partir da 16ª a 24ª semana em gestação única ou com histórico de prematuridade, uso de progesterona vaginal nos casos de cérvice curta ≤ 20 mm e cerclagem em gestantes com cérvice ≤ 25 mm com 18 a 22 semanas com antecedente de nascimento prematuro. O uso de pessário ainda está em discussão. Considerando que 1 semana a mais na idade gestacional do recém-nascido aumenta de maneira significativa a sua sobrevida com qualidade, essas estratégias podem potencializar o uso de corticoide antenatal bem como podem permitir a programação do nascimento do RNPT em local adequado para o seu cuidado integral. O nascimento deve ser direcionado para centros terciários, em que se otimize os cuidados obstétricos no sentido de considerar a melhor forma de realização do parto, normal ou vaginal.

- **Administração de corticoide antenatal (CAN):** seu uso tem comprovado efeito protetor em reduzir tanto a gravidade quanto a incidência da hemorragia peri-intraventricular. Segundo o Colégio Americano de Obstetrícia e Ginecologia, um ciclo único de CAN é recomendado para gestantes entre 24 e 33 semanas de idade gestacional com risco de parto prematuro dentro de 7 dias. Um novo ciclo deve ser considerado em gestantes < 34 semanas de idade gestacional na mesma condição anterior com intervalo de 7 a 14 dias. Os mecanismos protetores do corticoide antenatal estão ligados à redução da incidência da síndrome de desconforto respiratório do RN bem como por ações diretas do medicamento na diminuição da proliferação dos vasos sanguíneos da matriz germinativa e aumento do pericito dando maior consistência ao endotélio vascular. As doses preconizadas são de betametasona IM 12 mg – duas doses com intervalos de 24 horas ou dexametasona IV 6 mg – quatro doses a cada 6 horas.

- **Sulfato de magnésio:** a administração de MgSO4 para neuroproteção fetal deve ser considerada em gestantes com risco iminente de nascimento prematuro (≤ $33_{6/7}$ semanas) pelas Sociedade Canadense e Colégio Americano de Obstetrícia e Ginecologia. As doses preconizadas são um ataque de 4 g sulfato de magnésio em 20 minutos, seguindo de manutenção de 1 g/h. Os mecanismos envolvidos na neuroproteção são: atenuar o efeito excitatório do glutamato, diminuir a produção de radicais livres e apoptose neuronal e determina vasodilatação cerebral com melhor perfusão cerebral e consequente redução da

Intervenções neonatais

- **Clampeamento oportuno do cordão:** esse procedimento está associado à diminuição da taxa de transfusão sanguínea, menor uso de surfactante e de ventilação mecânica, estabilização hemodinâmica, menor mortalidade e menor incidência de HPIV. O programa de reanimação neonatal da Sociedade Brasileira de Pediatria recomenda o clampeamento do cordão em crianças com idade gestacional abaixo de 34 semanas no período entre 30 e 60 segundo desde que a criança esteja ativa e respirando ou chorando ao nascimento.
- **Assistência neonatal realizada por equipe treinada em reanimação neonatal:** o programa de reanimação neonatal da Sociedade Brasileira de Pediatria recomenda o treinamento de toda equipe médica no curso de reanimação para RN com idade menor que 34 semanas.
- **Assistência neonatal realizada por equipe de especialistas treinados no manejo do RNPT:** trata-se de um conjunto de medidas que são preconizadas visando a prevenção da HPIV que inclui a manutenção da pressão arterial dentro dos limites da normalidade para reduzir a flutuação no fluxo cerebral, evitar infusão rápida de líquidos para correção da hipotensão bem como o uso cauteloso de fármacos vasoativos, manutenção dos valores glicêmicos, gasométricos e de temperatura dentro da normalidade, evitar uso de sódio e bicarbonato de sódio nos primeiros dias de vida e avaliar criteriosamente o suporte ventilatório necessário ao RN optando, sempre que possível, para ventilação não invasiva.
- **Rotinas de manipulação mínima do cuidado neonatal:** nesse item é importante considerar os componentes ambientais onde o RN se encontra com redução de ruídos e luminosidade. Os cuidados de rotina como troca de fraldas, exame físico e cuidados em geral devem ser realizados de forma individualizada, no sentido de minimizar a dor e o estresse no recém-nascido, e consequentemente redução nas flutuações do fluxo sanguíneo cerebral. Alguns procedimentos como aspiração de vias aéreas e da cânula traqueal e coleta de exames, como punção liquórica devem ser postergados na medida do possível. O posicionamento da criança deve ser, preferencialmente, realizado em decúbito dorsal e em posição neutra. Importante ressaltar a presença dos pais na rotina da unidade neonatal.
- **Tratamentos medicamentosos:** uma série de fármacos foram pesquisados para a prevenção da HPIV. Entre eles podemos citar o fenobarbital, vitamina K, etansilato, vitamina E, pancurônio e ibuprofeno. Todos sem evidências científicas robustas que os sustentem. A indometacina demonstrou-se eficaz em reduzir a incidência e gravidade do sangramento, porém sem apresentar melhora na evolução neurológica em longo prazo, além de possuir efeitos colaterais consideráveis e não ser disponível em nosso país.

Tratamento da hidrocefalia pós-hemorrágica

As formas de aparecimento da hidrocefalia pós-hemorrágica variam e dependendo dessa classificação a conduta terapêutica pode variar.

Na dilatação ventricular lenta em que ocorre um aumento ventricular moderado, sem sinais de elevação da pressão intracraniana e que tem uma duração menor que 4 semanas, a conduta é de vigilância permanente com a realização de exames ultrassonográficos sequenciais, acompanhamento clínico e medida do perímetro cefálico. Caso o tamanho ventricular se estabilize, deve-se realizar o seguimento durante o 1º ano de vida.

Na ocorrência de dilatação ventricular rapidamente progressiva em que existe um aumento ventricular diário, sinais evidentes de aumento da pressão intracraniana com abaulamento de fontanela anterior, disjunção de suturas, aumento do perímetro cefálico maior que 2 cm/semana, comprometimento neurológico e/ou apneia, a conduta pode ser a punção liquórica, ainda que bastante discutível na literatura. A chance de sucesso é pequena, sobretudo pela dificuldade em se retirar quantidades de liquor suficientes para conter o processo. Desse modo, está mais indicada a drenagem ventricular como medida eficaz no controle da doença. A drenagem se sobrepõe ao *shunt* definitivo nos casos em que o recém-nascido é muito pequeno ou muito enfermo para suportar o tempo cirúrgico. Também está indicada nas condições em que há sangue em grande quantidade ou elevada concentração proteica, capazes de obstruir o cateter. Os procedimentos de drenagem mais comuns são a direta, a com tunelização ou com utilização de reservatórios. Raramente este procedimento impede a derivação definitiva, a qual pode ser realizada em um momento mais oportuno, com o recém-nascido em melhores condições clínicas e sem risco de obliteração do cateter. Importante lembrar que o uso de diuréticos (acetazolamida e furosemida) não tem sido mais preconizado para conter a progressão da dilatação ventricular pós-hemorrágica, pois são ineficazes e associados a distúrbios metabólicos frequentes.

LEITURAS COMPLEMENTARES

Ballabh P, Braun A, Nedergaard M. Anatomic analysis of blood vessels in germinal matrix, cerebral cortex, and white matter in developing infants. Pediatr Res. 2004;56:117-24.

Ballabh P. Pathogenesis and prevention of intraventricular hemorrhage. Clin Perinatol. 2014 Mar;41(1):47-67. Epub 2013 Dec 12. Review.

Bejar R, Curbelo V, Coen RW, Leopold G, James H, Gluck L. Diagnosis and follow-up of intraventricular and intracerebral hemorrhages by ultrasound studies of infant's brain through the fontanelles and sutures. Pediatrics. 1980;66:661-73.

Beverley DW, Chance GW, Coates CF. Intraventricular haemorrhage – Timing of occurrence and relationship to perinatal events. Br J Obstet Gynaecol. 1984; 91:1007-13.

Blickstein I, Reichman B, Lusky A, Shinwell ES, Neonatal Network. Plurality-dependent risk of severe intraventricular hemorrhage among very low birth weight infants and antepartum corticosteroid treatment. Am J Obstet Gynecol. 2005;194:1329-33.

Carteaux P, Cohen H, Check J, George J, McKinley P, Lewis W et al. Evaluation and development of potentially better practices for the prevention of brain hemorrhage and ischemic brain injury in very low birth weight infants. Pediatrics. 2003; 111:e489-96.

Chiruvolu A, Tolia VN, Qin H, Stone GL, Rich D, Conant RJ, Inzer RW. Effect of delayed cord clamping on very preterm infants. Am J Obstet Gynecol. 2015 Nov;213(5):676.e1-7.

Crowley PA, Prophylactic corticosteroids for preterm birth (Cochrane Review). In: Cochrane Library. 2008;(4). Oxford: Update.

Crowley PA. Antenatal corticosteroid therapy: A meta-analysis of the randomized trials, 1972 to 1994. Am J Obstet Gynecol. 1995;173:322-35.

Dani C, Cecchi A, Bertini G. Role of oxidative stress as physiopathologic factor in the preterm infant. Minerva Pediatr. 2004;56:381-91.

De Vries LC, Rennie JM. Preterm brain injury. In: Rennie J. Roberton's Textbook of neonatology. 4th ed. London: Elsevier Churchill Livingstone; 2005. p.1489-69.

Gamaleldin I, Harding D, Siassakos D, Draycott T, Odd D. Significant intraventricular hemorrhage is more likely in very preterm infants born by vaginal delivery: A multi-centre retrospective cohort study. J Matern Fetal Neonatal Med; 2017 Oct 10. p.1-6.

Goldstein GW, Donn SM. Periventricular and intraventricular hemorrhages. Topics in neonatal neurology; 1984. p.83-108.

Hambleton G, Wigglesworth JS. Origin of intraventricular haemorrhage in the preterm infant. Arch Dis Child. 1976;51:651-9.

Hellmann J, Vannucci RC. Intraventricular hemorrhage in premature infants. Semin Perinatol. 1982;6:42-53.

Levene MI, Fawer CL, Lamont RF. Risk factors in the development of intraventricular haemorrhage in the preterm neonate. Arch Dis Child. 1982; 57:410-7.

Leviton A, Kuban KC, Pagano M, Allred EN, Van Marter L. Antenatal corticosteroids appear to reduce the risk of postnatal germinal matrix hemorrhage in intubated low birth weight newborns. Pediatrics. 1993;91:1083-8.

Leviton A; Pagano M; Kuban KC; Krishnamoorthy KS, Sullivan KF, Allred EN. The epidemiology of germinal matrix hemorrhage during the first half-day of life. Dev Med Child Neurol. 1991;33:138-45.

Lou HC, Lassen NA, Friis-Hansen B. Impaired autoregulation of cerebral blood flow in the distressed newborn infant. J Pediatr. 1979;94:118-21.

Luu TM, Ment LR, Schneider KC, Katz KH, Allan WC, Vohr BR. Lasting effects of preterm birth and neonatal brain hemorrhage at 12 years of age. Pediatrics. 2009 Mar;123(3):1037-44.

Marba STM, Vinagre LEF. Ultrassonografia neonatal. In: Moura-Ribeiro MVL, Gonçalves VMG. Neurologia do desenvolvimento da criança. Rio de Janeiro: Revinter; 2006. p.423-35.

Marba STM. Fatores de risco para hemorragia peri-intraventricular em recém-nascidos de muito baixo peso [tese de doutorado]. Campinas (SP): Universidade Estadual de Campinas; 1995.

Marba STM. Fatores de risco para hemorragia peri-intraventricular em recém-nascidos de muito baixo peso [tese de doutorado]. Campinas: Faculdade de Ciências Médicas, Unicamp; 1995.

Perlman JM, McMenamin JB, Volpe JJ. Fluctuating cerebral blood-flow velocity in respiratory-distress syndrome. Relation to the development of intraventricular hemorrhage. N Engl J Med. 1983;309:204-9.

Riskin A, Riskin-Mashiah S, Bader D, Kugelman A, Lerner-Geva L, Boyko V, Reichman B. Delivery mode and severe intraventricular hemorrhage in single, very low birth weight, vertex infants. Obstet Gynecol. 2008 Jul;112(1):21-8.

Riskin A, Riskin-Mashiah S, Bader D, Kugelman A, Lerner-Geva L, Boyko V, Reichman B. Delivery mode and severe intraventricular hemorrhage in single, very low birth weight, vertex infants. Obstet Gynecol. 2008:112:21-8.

Shankaran S, Lin A, Maller-Kesselman J et al. Maternal race, demography and health care disparities impact risk for IVH in preterm neonates. The Journal of pediatrics. 2014;164(5):1005-1011.e3. Doi: 10.1016/j.jpeds.2014.01.036.

Soul JS, Hammer PE, Tsuji M, Saul PJ, Bassan H, Limperopoulos C et al. Fluctuating pressure-passivity is common in the cerebral circulation of sick premature infants. Pediatr Res. 2007;61(4):467-73.

Volpe JJ. Intracranial hemorrhage: Periventricular intraventricular hemorrhage of the premature infant. In: Neurology of the newborn. 5th ed. Philadelphia: WB Saunders Company; 2008. p.517-88.

Werner EF, Han CS, Savitz DA, Goldshore M, Lipkind HS. Health outcomes for vaginal compared with cesarean delivery of appropriately grown preterm neonates. Obstet Gynecol. 2013 Jun;121(6): 1195-200.

Leucomalácia Periventricular

Sérgio Tadeu Martins Marba
Luis Eduardo de Figueiredo Vinagre

A leucomalácia, também conhecida como lesão da substância branca, é a forma de lesão cerebral mais importante que acomete o recém-nascido pré-termo (RNPT) e está associada a sequelas neurológicas graves, que incluem encefalopatia crônica não progressiva, também denominada paralisia cerebral, deficiência intelectual, distúrbios visuais e auditivos entre outros.

Acomete principalmente o recém-nascidos com idade gestacional abaixo de 32 semanas. O recém-nascido a termo gravemente enfermo, que tenha experimentado insulto intrauterino, pode sofrer também uma lesão na mesma localização, o que apresenta alguns aspectos semelhantes ao o que ocorre com o RNPT.

Existe uma dificuldade para estabelecer a sua real incidência em função da grande variabilidade dos critérios adotados para sua definição, do método de diagnóstico e da inclusão apenas dos sobreviventes ou estudos de autópsia. Ao considerar apenas a apresentação cística, sua incidência varia de 3 a 10%. Com relação à forma difusa, esse número pode chegar a 26%. A incidência declina com o aumento da idade gestacional do recém-nascido.

Fisiopatologia

A leucomalácia periventricular é um infarto isquêmico com consequente necrose da substância branca que pode se localizar, preferencialmente, no lobo frontal, *centrum semiovale*, ângulos externos dos ventrículos laterais próximo ao forame de Monro, lobo occipital e em menor extensão da corona radiata. Microscopicamente corresponde a áreas de necrose de coagulação com perda da citoarquitetura e edema axonal com ativação da micróglia. Após 2 semanas, pela atividade macrofágica podem surgir as cavitações teciduais.

A leucomalácia apresenta-se de duas formas: a cística, em que a necrose focal é macroscópica e evolui para múltiplos cistos; e na forma não cística, em que ocorre necrose microscópica e progressão para cicatriz glial.

Não existe um momento específico de aparecimento da doença. Eventos perinatais, como retardo de crescimento intrauterino, gestação múltipla, corioamnionite, ruptura prematura de membranas, morte de um dos gêmeos, sangramento periparto, entre outros, estão associados à forma precoce, com surgimento da lesão ao final da 1ª semana de vida. Em contrapartida, situações como distúrbio respiratório, insulto hipóxico-isquêmico, ventilação mecânica, infecção, inflamação, choque, apneia, bradicardia, hipotensão, enterocolite necrosante, estresse oxidativo, imaturidade dos mecanismos antioxidantes, entre outras, contribuem no desenvolvimento da forma tardia que se manifesta algumas semanas após o nascimento.

A patogênese da leucomalácia é multifatorial e não completamente compreendida. Fatores maturação-dependentes estão presentes na gênese da lesão, como a vulnerabilidade intrínseca dos precursores dos oligodendrócitos, fatores vasculares desta região e distúrbio da autorregulação cerebrovascular, associados a condições metabólicas específicas, além de infecção.

A substância branca localiza-se em uma área limítrofe entre duas zonas de irrigação arterial em processo de vascularização. Durante a angiogênese do parênquima cerebral, os vasos perfurantes longos – ramos da artéria cerebral média – penetram pela superfície pial de forma perpendicular para atingir a substância branca. Antes de 32 semanas de idade gestacional esses vasos apresentam-se em menor número e comprimento, além de possuírem poucas anastomoses entre si e entre os vasos perfurantes curtos. Dessa maneira, surge campo arterial distal com relativa insuficiente vascularização, tornando essa região mais vulnerável à queda de pressão de perfusão. Assim, quanto mais imaturo e doente for o recém-nascido, menor será o grau de isquemia necessária para desencadear a lesão necrótica.

Além disso, o RNPT apresenta períodos em que há uma falha na autorregulação do fluxo sanguíneo cerebral, passando a ser chamada circulação cerebral por pressão passiva. A autorregulação é necessária para manter uma adequada pressão sanguínea cerebral. Dessa maneira, esse comprometimento do controle do tônus vascular pode resultar em reduzido fluxo sanguíneo cerebral em situações em que ocorra uma hipotensão sistêmica. A ausência de camada muscular das arteríolas perfurantes cerebral propicia essa imaturidade do mecanismo vasorregulador. Quanto menor a idade gestacional, maior o tempo que o recém-nascido fica exposto aos danos da pressão passiva, favorecendo a isquemia nesta região.

Os precursores dos oligodendrócitos, os pré-oligodendrócitos, diferentemente de outras células neurais, são especialmente vulneráveis à hipotensão e à isquemia. Os fatores associados a essa predisposição devem-se ao fato de que essas células se encontram em uma fase de diferenciação e de intensa atividade metabólica para o processo de mielinização do SNC. Precisam, nesse período crítico, de uma elevada demanda de oxigênio e nutrientes, tornando-se sensíveis à queda de seu fornecimento. Durante a isquemia, essas células se tornam suscetíveis à ação lesiva do glutamato, das citocinas e das espécies reativa do oxigênio e do nitrogênio. Esses radicais livres são gerados pela micróglia ativada em decorrência de infecção, inflamação e reperfusão, enquanto as citocinas são produzidas em resposta à hipóxia-isquemia e também à infecção. O fator de necrose tumoral, liberado em resposta à endotoxina, produz hipotensão, fator ativador de plaquetas e distúrbio de coagulação. Também promove a destruição do oligodendrócito e a proliferação de astrócitos.

Na leucomalácia cística observa-se que a necrose acomete geralmente todos os componentes celulares e localiza-se predominantemente na região mais profunda da substância branca; enquanto na forma difusa, atinge predominantemente uma linhagem celular específica, o pré-oligodendrócito.

Sinais clínicos

Os sinais clínicos muitas vezes são inespecíficos. Na fase aguda observa-se hipotonia e letargia. Posteriormente, desenvolve hipertonia significativa com aumento da flexão dos membros superiores e extensão crural, além da irritabilidade de difícil controle, tremores, reflexo de Moro exacerbado, distúrbio de sucção-deglutição, microcefalia e baixo ganho ponderal. Possui prognóstico comprometido com déficits cognitivo, comportamental, de atenção e socialização, além da paralisa cerebral.

É importante o conhecimento dos fatores de risco associados à LPV.

Entre os fatores de risco materno destacamos a corioamnionite materna, a rotura prematura das membranas ovulares, a funiculite e outras condições infecciosas maternas próximas ao parto.

Entre os fatores neonatais temos a asfixia perinatal, hipovolemia, sepse precoce, hipocarbia, presença de canal arterial e apneias recorrentes acompanhadas de bradicardia.

Diagnóstico por imagem

Exames de imagens são necessários para realizar o diagnóstico. A ultrassonografia, por ser portátil e mais acessível às unidades neonatais, torna-se o método padrão inicial. Recomenda-se a realização da ultrassonografia cerebral para os recém-nascidos com idade gestacional inferior a 32 semanas ou peso de nascimento menor que 1.500 g. No primeiro exame a ser realizado entre 5 e 7 dias pode não se observar lesão. Deve-se repeti-lo com 4 semanas ou no momento da alta.

Os achados ultrassonográficos devem conter (Figura 102.1):
- lesões císticas maiores de 0,5 cm de diâmetro, distribuídas de forma bilateral e localizadas próximas aos ângulos externos dos ventrículos laterais;
- imagens ecodensas de forma difusa e que persistem por mais que 14 dias sem formação cística;
- hiperecogenicidade parenquimatosa unilateral ou cistos porencefálicos consequentes aos infartos isquêmicos e hemorrágicos;
- dilatação ventricular sem progressão e sem hemorragia cerebral. Essa dilatação ventricular é proveniente de cistos de pequenas dimensões que, com a progressão da gliose e crescimento encefálico, entram em retração e desaparecem em 1 a 3 meses, resultando às vezes em ventriculomegalia.

A classificação da LPV é dada por graus, mas não é unanimemente aceita:
- **Grau I:** presença de áreas de ecogenicidade aumentada periventricular durante 7 dias ou mais.
- **Grau II:** presença de áreas de ecogenicidade aumentada periventricular e pequenos cistos frontoparietais.
- **Grau III:** presença de áreas de ecogenicidade aumentada periventricular com lesões císticas extensas na substância branca frontoparietal e occipital.
- **Grau IV:** presença de áreas de ecogenicidade aumentada na substância branca mais profunda com formação de extensos cistos subcorticais.

O exame ultrassonográfico, porém, tem limitada resolutividade em relação à forma difusa e à detecção de cistos inferiores a 0,5 cm. Desse modo, a ressonância magnética, com sensibilidade maior, torna-se o exame de escolha para a detecção desta lesão, que é a mais comum em RNPT. A leucomalácia no período neonatal é visualizada na ressonância magnética como sinal anormal tanto em área focal ou mais difusa em T1 *weighted* e T2 *weighted*. Essas alterações podem ser detectadas precocemente, antes mesmo da evolução cística ser evidente à ultrassonografia. Também pode demonstrar alargamento do espaço subaracnoide, redução da substância branca, ventriculomegalia e alteração no desenvolvimento giral.

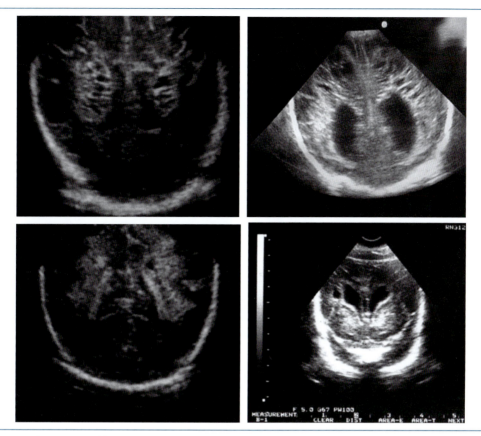

Figura 102.1. Exame ultrassonográfico com imagem de leucomalácia periventricular cística.
Fonte: Acervo da autoria.

Tratamento e prevenção

Não existe tratamento especifico para a LPV. Desse modo, intervenções preventivas podem contribuir para redução de sua incidência. No entanto, apesar da evolução tecnológica na assistência neonatal, não houve avanços significativos em sua prevenção. A melhor prevenção continua sendo evitar o parto prematuro, o que nem sempre se mostra possível.

A administração de antibiótico intraparto e periparto nas gestantes com trabalho de parto prematuro pode reduzir a resposta inflamatória fetal e diminuir a possibilidade de aparecimento da LPV.

O uso de antenatal de betametasona, mas não a dexametasona, em gestantes com risco de parto prematuro parece diminuir o risco de leucomalácia cística. A repetição do ciclo do glicocorticoide, apresenta potencial risco de interferir no crescimento cerebral, por isso não deve ser realizada.

Nos recém-nascidos, algumas estratégias visam bloquear a resposta inflamatória produzida pela infecção intrauterina, como agentes que reduzam a produção de radicais livres, antioxidantes, substâncias lavadoras de radicais livres, antagonistas do glutamato e agentes que possam prevenir a ativação microglial pelos produtos da infecção.

Também devemos empregar esforços na prevenção de insultos isquêmicos com a manutenção da oxigenação e perfusão adequadas, manutenção do RNPT em normotermia, adequado balanço hidreletrolítico e equilíbrio acido-básico, oferecer nutrição parenteral precoce e tratamento de convulsões quando diagnosticadas.

Uma vez estabelecidas as sequelas, predominantemente quadriplegia e diplegia, déficit visual, atraso cognitivo e de desenvolvimento, o tratamento com uma equipe multidisciplinar deve ser iniciado, com objetivo de melhorar as condições desses pacientes e de suas famílias e também prevenir deformidades secundárias.

LEITURAS COMPLEMENTARES

Back SA. White matter injury in the preterm infant: Pathology and mechanisms. Acta Neuropathol. 2017;134(3):331-49.

Baud O, Foix-L'Helias L, Kaminski M, Audibert F, Jarreau PH, Papiernik E, Huon C, Lepercq J, Dehan M, Lacaze-Masmonteil T. Antenatal glucocorticoid treatment and cystic periventricular leukomalacia in very premature infants. N Engl J Med. 1999 Oct 14;341(16):1190-6.

Carlo WA, McDonald SA, Tyson JE, Stoll BJ, Ehrenkranz RA, Shankaran S, Goldberg RN, Das A, Schendel D, Thorsen P, Skogstrand K, Hougaard DM, Oh W, Laptook AR, Duara S, Fanaroff AA, Donovan EF, Korones SB, Stevenson DK, Papile LA, Finer NN, O'Shea TM, Poindexter BB, Wright LL, Ambalavanan N, Higgins RD. Eunice Kennedy Shriver National Institute of Child Health and Human Development Neonatal Research Network. Cytokines and neurodevelopmental outcomes in extremely low birth weight infants. J Pediatr. 2011 Dec;159(6):919-25.

de Vries LS, Volpe JJ. Value of sequential MRI in preterm infants. Neurology. 2013 Dec 10;81(24):2062-3.

Elitt CM, Rosenberg PA. The challenge of understanding cerebral white matter injury in the premature infant. Neuroscience. 2014 Sep 12;276:216-38.

Fanaroff AA, Hack M. Periventricular leukomalacia-prospects for prevention. N Engl J Med. 1999 Oct 14;341(16):1229-31.

Haynes RL, Baud O, Li J, Kinney HC, Volpe JJ, Folkerth DR. Oxidative and nitrative injury in periventricular leukomalacia: a review. Brain Pathol. 2005 Jul;15(3):225-33.

Haynes RL, Sleeper LA, Volpe JJ, Kinney HC. Neuropathologic studies of the encephalopathy of prematurity in the late preterm infant. Clin Perinatol. 2013 Dec;40(4):707-22.

Inder TE, Anderson NJ, Spencer C, Wells S, Volpe JJ. White matter injury in the premature infant: a comparison between serial cranial sonographic and MR findings at term. AJNR Am J Neuroradiol. 2003 May;24(5):805-9.

Khwaja O, JJ Volpe. Pathogenesis of cerebral white matter injury of prematurity. Arch Dis Child Fetal Neonatal Ed; 2008 October 17.

Kinney HC. The late pre-term (near-term) human brain and risk for periventricular leukomalacia: A review. Semin Perinatol. 2006;30:81-8.

Krägeloh-Mann I, Petersen D, Hagberg G, Vollmer B, Hagberg B, Michaelis R. Bilateral spastic cerebral palsy-MRI pathology and origin. Analysis from a representative series of 56 cases. Dev Med Child Neurol. 1995 May;37(5):379-97.

Lasry O, Shevell MI, Dagenais L. REPACQ Consortium. Cross-sectional comparison of periventricular leukomalacia in preterm and term children. Neurology. 2010 Apr 27;74(17):1386-91.

Lou HC, Lassen NA, Friis-Hansen B. Impaired autoregulation of cerebral blood flow in the distressed newborn infant. J Pediatr. 1979 Jan;94(1):118-21.

lumenthal I. Periventricular leucomalacia: A review. Eur J Pediatr; 2004 Aug;163(8):435-42.

Mathur A, Inder T. Magnetic resonance imaging-insights into brain injury and outcomes in premature infants. J Commun Disord. 2009 Jul-Aug;42(4):248-55.

Mathur AM, Neil JJ, Inder TE. Understanding brain injury and neurodevelopmental disabilities in the preterm infant: The evolving role of advanced magnetic resonance imaging. Semin Perinatol. 2010 Feb;34(1):57-66.

Perlman JM, Risser R, Broyles RS. Bilateral cystic periventricular leukomalacia in the premature infant: Associated risk factors. Pediatrics. 1996 Jun;97(6 Pt 1):822-7.

Perlman JM, Rollins N. Surveillance protocol for the detection of intracranial abnormalities in premature neonates. Arch Pediatr Adolesc Med. 2000 Aug;154(8):822-6.

Pierson CR, Folkerth RD, Billiards SS, Trachtenberg FL, Drinkwater ME, Volpe JJ, Kinney HC. Gray matter injury associated with periventricular leukomalacia in the premature infant. Acta Neuropathol. 2007 Dec;114(6):619-31.

Soul JS, Hammer PE, Tsuji M, Saul JP, Bassan H, Limperopoulos C, Disalvo DN, Moore M, Akins P, Ringer S, Volpe JJ, Trachtenberg F, du Plessis AJ. Fluctuating pressure-passivity is common in the cerebral circulation of sick premature infants. Pediatr Res. 2007 Apr;61(4):467-73.

Takashima S, Tanaka K. Development of cerebrovascular architecture and its relationship to periventricular leukomalacia. Arch Neurol. 1978 Jan;35(1):11-6.

Volpe JJ. Brain injury in premature infants: A complex amalgam of destructive and developmental disturbances. Lancet Neurol. 2009;8(1):110-24.

Volpe JJ. Brain injury in the premature infant-current concepts. Prev Med. 1994 Sep;23(5):638-45.

Volpe JJ. Hypoxic-ischemic Encephalopathy: Neuropathology and Pathogenesis. In: Neurology of the newborn. 5th ed. Philadelphia: WB Saunders Company; 2008. p.347-99.

Wellmann S, Bührer C, Schmitz T. Focal necrosis and disturbed myelination in the white matter of newborn infants: a tale of too much or too little oxygen. Front Pediatr. 2015 Jan 12;2:143.

Wu YW, Colford JM Jr. Chorioamnionitis as a risk factor for cerebral palsy: A meta-analysis. JAMA. 2000 Sep 20;284(11):1417-24.

Hidrocefalia e Defeitos da Circulação Liquórica – Causas, Diagnóstico e Estratégias de Manuseio

Cleiton Formentin
Enrico Ghizoni
Carlos Eduardo Vasconcelos Miranda
Luis Eduardo de Figueiredo Vinagre
Humberto Belém de Aquino

Hidrocefalia é uma condição grave e comum, de etiologia multifatorial, associada à morbidade e mortalidade fetal e neonatal significativas. Possui uma incidência relatada de 0,48 a 0,81 por mil nascidos vivos. É definida como uma distensão ativa do sistema ventricular em função de uma inadequada passagem do líquido cefalorraquidiano (LCR) através das vias de circulação, desde o local de produção dentro dos ventrículos cerebrais até o local de absorção na circulação sistêmica. Essa definição incorpora a noção de hidrocefalia como um processo progressivo; no entanto, a progressão não precisa ser tão rápida ou implacável de forma a causar sintomas clínicos ou requerer intervenção cirúrgica.

A importância da doença é substancial: a hidrocefalia pode ter um efeito sobre o desenvolvimento, bem como um impacto na qualidade de vida. Alguns estudos sugerem que até 78% dos pacientes com hidrocefalia congênita ou neonatal sofrem com déficits neurológicos residuais, outros indicam que as taxas de incapacidade estão diminuindo e atingem 28% atualmente.

Fisiopatologia

O sistema ventricular (SV) é formado pelos ventrículos laterais, terceiro e quarto ventrículos, e revestido pelo epêndima. O epêndima, em conjunto com o plexo coroide, é responsável pela secreção permanente de LCR, com uma produção ao redor de 0,33 a 0,36 mL/min (~ 500 mL por dia em adultos).

O LCR circula lentamente de forma unidirecional através do SV, sai do quarto ventrículo para o espaço subaracnoideo, para então ser absorvido junto às vilosidades aracnóideas de Paccioni, em direção aos seios venosos durais.

A capacidade total de LCR dentro do sistema nervoso central (SNC) é de aproximadamente 60 mL nos recém nascidos. Assim, qualquer fator que possa interferir no equilíbrio existente entre a produção, circulação e absorção do LCR, pode resultar em um acúmulo do mesmo e consequente aumento da pressão intracraniana (PIC).

Classificação

As hidrocefalias podem ser classificadas em adquiridas (secundárias), decorrentes de causas extrínsecas como hemorragias, infecções e tumores, e congênitas (intrínsecas), sem uma causa extrínseca definida. Entretanto, essa classificação não pode ser considerada de maneira absoluta, pois hemorragia e infecções podem ocorrer no período pré-natal e causar hidrocefalias consideradas congênitas. Além disso, algumas formas genéticas de hidrocefalia não são evidentes ao nascimento, mas desenvolvem-se ao longo do tempo.

Em 1913, Dandy classificou a hidrocefalia em comunicante ou não obstrutiva e não comunicante ou obstrutiva. Essa classificação foi extremamente útil para a compreensão da hidrocefalia, bem como para orientar a busca de opções terapêuticas para a condição. A hidrocefalia comunicante refere-se ao acúmulo de LCR em função da absorção prejudicada ou, menos comumente, da produção excessiva. Nesses casos, os exames de imagem mostram todos os ventrículos dilatados: hidrocefalia tetraventricular (Figura 103.1A). Já na hidrocefalia não comunicante ou obstrutiva, geralmente observa-se assimetria entre alguns dos ventrículos, revelando obstrução no fluxo liquórico (foramens de Monro, aqueduto de Sylvius, cisternas basais, foramens de Lushka e Magendie) dentro do sistema ventricular (Figura 103.1B). Locais de obstrução mais comuns podem ser observados na Figura 103.2.

Geneticistas tradicionalmente dividem a hidrocefalia em formas sindrômicas e não sindrômicas, dependendo da presença de anomalias congênitas adicionais.

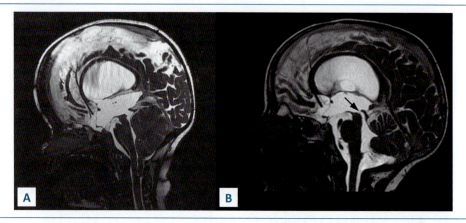

Figura 103.1. Exemplos de hidrocefalia comunicante e obstrutiva. (A) Hidrocefalia comunicante sem evidências de obstrução com todos ventrículos dilatados. (B) Hidrocefalia obstrutiva com quarto ventrículo de tamanho normal e dilatação ventricular a montante, com evidências de estenose de aqueduto por fina membrana (seta).
Fonte: Acervo do autor Enrico Ghizoni.

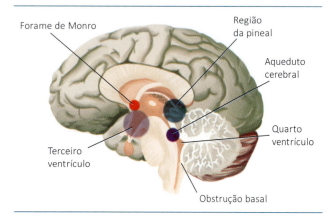

Figura 103.2. Representação dos principais locais de obstrução da circulação liquórica.
Fonte: Desenvolvida pela autoria.

Causas

Hidrocefalia congênita

A hidrocefalia congênita pode resultar de malformações do SNC (que incluem distúrbios não sindrômicos e sindrômicos), infecções, hemorragia intraventricular, defeitos genéticos, traumatismos e teratógenos.

- **Defeitos do tubo neural:** mielomeningocele é a principal causa de hidrocefalia congênita e representa 15 a 25% desses casos. Entre 85 e 90% dos pacientes com MMC tem hidrocefalia em função da obstrução do fluxo de saída do quarto ventrículo ou do fluxo liquórico através da fossa posterior secundária à malformação de Chiari tipo II. Esse tipo de hidrocefalia tende a ter um componente obstrutivo e um componente comunicante. Entretanto, apenas 1 em cada 6 crianças portadoras de mielomeningocele (MMC) nasce com sinais de HIC, a maioria desenvolve após a correção do defeito, durante as 2 a 3 primeiras semanas de vida. Aproximadamente 50% dos pacientes com encefalocele occipital têm hidrocefalia.
- **Malformações do SNC:** estão frequentemente associadas à hidrocefalia.

Na **malformação de Chiari**, porções do tronco encefálico e do cerebelo são deslocadas caudalmente para o canal medular cervical, causando obstrução do fluxo liquórico na fossa posterior e, consequentemente, hidrocefalia (Figura 103.3A). A malformação de Chiari tipo II, presente na espinha bífida, é acompanhada de outras características de imagem, como agenesia do corpo caloso, *kinking* medular, deslocamento caudal do bulbo, ruptura tectal e heterotopias.

A **malformação de Dandy-Walker** consiste em um aumento no volume da fossa posterior com agenesia total ou parcial do *vermis* cerebelar e dilatação cística do quarto ventrículo (Figura 103.3B). A hidrocefalia desenvolve-se em 70 a 90% dos pacientes com essa malformação e é causada pela atresia dos forames de Luschka e Magendie. A malformação de Dandy-Walker é uma desordem heterogênea, alguns pacientes têm a forma sindrômica com anomalias congênitas associadas, incluindo agenesia de corpo caloso, deformidades orofaciais, cardiopatias e anormalidades dos sistemas geniturinário e gastrointestinal.

A **malformação da veia de galeno** caracteriza-se por múltiplos *shunts* arteriovenosos que drenam para um coletor venoso mediano dilatado. É uma causa rara de hidrocefalia, secundária à hipertensão venosa. A apresentação no período neonatal geralmente inclui insuficiência cardíaca.

A **hidranencefalia** é uma condição pouco comum, na qual os hemisférios cerebrais não estão presentes e são substituídos por uma cavidade cheia de LCR, podendo ou não apresentar hipertensão intracraniana (Figura 103.3C). A **holoprosencefalia** é um transtorno do desenvolvimento do prosencéfalo, que consiste na falha da vesícula telencefálica em se dividir para dentro de dois hemisférios cerebrais, com a formação de uma cavidade única central (Figura 103.3D). O grau de falha de clivagem varia de alobar (um único ventrículo, sem fissura inter-hemisférica) até semilobar e lobar (menos graves). A associação com displasia

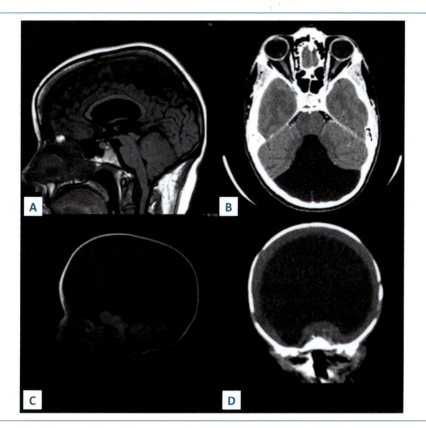

Figura 103.3. Malformações do SNC. (A) Malformação de Chiari II. (B) Malformação de Dandy-Walker. (C) Hidranencefalia. (D) Holoprosencefalia alobar.

Fontes: (A) Case courtesy of A. Prof. Frank Gaillard, Radiopaedia.org, rID: 16050. (B) Case courtesy of A. Prof. Frank Gaillard, Radiopaedia.org, rID: 4593. (C) Case courtesy of Dr. Arthur Daire, Radiopaedia.org, rID: 31006. (D) Case courtesy of Dr. Hani Salam, Radiopaedia.org, rID: 8329.

faciocerebral mediana é comum. Ambas malformações são graves e com prognóstico ruim e reservamos o tratamento para pacientes com aumento progressivo do perímetro cefálico (PC) com a finalidade de auxiliar os pais nos cuidados com a criança.

- **Formas sindrômicas:** a hidrocefalia pode ser parte de síndromes associadas a características dismórficas e com outras anormalidades congênitas. Os distúrbios citogenéticos mais frequentes incluem trissomias 13, 18, 9 e 9p, bem como triploidias. A síndrome de Walker-Warburg é um distúrbio autossômico recessivo raro caracterizado por distrofia muscular congênita, lissencefalia, malformações cerebelares, anomalias oculares e hidrocefalia progressiva.
- **Infecções intrauterinas:** infecções por rubéola, citomegalovírus, toxoplasmose, sífilis, herpes e Zika vírus podem causar hidrocefalia congênita. O mecanismo é a inflamação do epêndima do sistema ventricular e das meninges no espaço subaracnoideo. Isso pode ocasionar uma absorção prejudicada de LCR e obstrução do fluxo liquórico através do aqueduto ou cisternas basais.
- **Papiloma ou carcinoma de plexo coroide:** podem causar hidrocefalia comunicante por aumento da secreção liquórica.
- **Hidrocefalia isolada:** frequentemente causada por estenose aquedutal, em função do estreitamento congênito do aqueduto ou secundária a uma infecção intrauterina.
- **Hidrocefalia ligada ao X:** corresponde à forma genética mais comum de hidrocefalia congênita, representando 5% dos casos, e ocorre por estenose aquedutal. É causada por mutações no gene na codificação Xq28 para L1, uma molécula de adesão celular. Está associada a anormalidades do SNC, como agenesia de corpo caloso, paquigiria, polimicrogiria e ausência do trato piramidal. Aproximadamente 50% dos meninos afetados apresentam polegares aduzidos.

Hidrocefalia adquirida

- **Hidrocefalia pós-hemorrágica:** ocorre em 25 a 30% dos pré-termos com hemorragia intraventricular, mais comumente entre os graus III e IV. A hidrocefalia inicia em 1 a 3 semanas após a hemorragia intraventricular. Entretanto, a apresentação clínica de aumento do PC e os sinais de hipertensão intracraniana ocorrem tardiamente no curso da doença e usualmente aparecem dias a semanas após a dilatação ventricular ser observada em estudos de imagem. Na maioria dos casos, a hidrocefalia é comunicante, causada por reabsorção prejudicada do LCR em função da aracnoidite química desencadeada pelo sangue. Menos frequentemente, os neonatos podem exibir uma hidrocefalia não comunicante, secundária à obstrução aguda do forame de Monro ou do aqueduto por coágulo ou cicatrização subependimária.

SEÇÃO IX – SISTEMA NERVOSO

- **Infecções SNC:** a hidrocefalia pode ocorrer como consequência de infecções do SNC (por exemplo, meningite bacteriana ou infecções virais, como caxumba). O mecanismo pode envolver obstrução do fluxo e/ou perda da absorção de LCR.

Diagnóstico

Apresentação clínica

O quadro clínico da hidrocefalia depende do alargamento e estiramento do SV, em função do efeito compressivo exercido em estruturas neurais e vasculares adjacentes, com consequente aumento da PIC. Assim, para cada faixa etária, sinais e sintomas diferentes podem se manifestar, e devem ser rapidamente reconhecidos, como demonstrado no Quadro 103.1. Os bebês e crianças com hidrocefalia leve podem estar assintomáticos. Os sintomas da hidrocefalia são inespecíficos e independentes da etiologia.

Quadro 103.1 Principais sinais e sintomas relacionados à hidrocefalia por faixa etária.		
Prematuros	*Lactente a termo*	*Escolar*
Apneia	Macrocefalia	Cefaleia persistente
Bradicardia	Irritabilidade	Letargia
Fontanela ampla e tensa	Náuseas e vômitos	Borramentos da visão
Distensão das veias	Distensão das veias	Atraso escolar
Aumento do PC	Paralisia do reto lateral	Náuseas e vômitos
–	Sinal de Parinaud	Diplopia
–	Papiledema – raro	Paralisia do reto lateral
–	–	Papiledema

Fonte: Desenvolvido pela autoria.

A hidrocefalia deve ser suspeitada em um recém-nascido cujo PC está aumentado ao nascimento, bem como quando houver aumento progressivo do PC em medidas seriadas. Ao exame físico, observa-se a fontanela anterior abaulada e tensa, suturas mais amplamente divididas, bossa frontal e proeminência das veias do couro cabeludo.

A HIC pode causar comprometimento do olhar ascendente por compressão do teto mesencefálico. Isto é referido como "olhar do sol poente" pela visibilidade da esclera acima da íris e pode ser parte de uma constelação maior de sinais neuro-oftalmológicos conhecidos como síndrome de Parinaud. Outros sinais e sintomas incluem vômitos, sonolência, irritabilidade e crises epilépticas. O fundo de olho deve ser realizado para avaliar papiledema, entretanto, lactentes com suturas abertas são menos propensos a apresentar papiledema em comparação com crianças maiores.

Exames complementares

No **período pré-natal**, a ultrassonografia é uma modalidade eficaz para detectar ventriculomegalia. A ressonância magnética (RM) pré-natal está tornando-se uma prática comum atualmente e é frequentemente usada para avaliar as anormalidades ventriculares detectadas pela ultrassonografia. Durante o período fetal, uma largura atrial < 10 mm é considerada normal; entre 10 e 15 mm, a ventriculomegalia é classificada como leve a moderada, enquanto uma medida > 15 mm é classificada como grave. A porção posterior dos ventrículos laterais é normalmente maior que a porção anterior do feto, e a discrepância torna-se menos acentuada à medida que o feto se aproxima do termo. Esta configuração só é anormal se persistir na vida pós-natal (uma condição denominada colpocefalia). A colpocefalia, portanto, é um aumento anormal do corno occipital do ventrículo lateral, sendo a agenesia do corpo caloso a malformação mais frequentemente associada (Figura 103.4).

Estudos de imagem para investigação da hidrocefalia no período pós-natal incluem ultrassonografia cerebral transfontanelar (USTF), tomografia computadorizada (TC) de crânio e RM de crânio.

O **USTF** é a ferramenta de escolha para acompanhamento do tamanho ventricular no período neonatal, pois evita a radiação ionizante, não requer sedação/anestesia e geralmente é prontamente disponível e portátil. Essa técnica pode ser utilizada enquanto a fontanela anterior (bregma) ainda fornecer uma boa janela acústica. Na imagem ultrassonográfica cerebral deve-se avaliar o grau de dilatação ventricular e monitorar seu alargamento. Existe na literatura referência a vários tipos de índices e medidas, sendo o índice ventricular de Levene um dos mais aceitos. Pelo plano coronal, mede-se à distância entre a foice cerebral e o limite externo da parede ventricular, no plano em que os forames de Monro são visualizados. Interpreta-se comparando a um gráfico expresso em percentis e idade gestacional. O USTF é também sensível e específico para a detecção de hemorragia subependimária, hemorragia intraventricular e anormalidades congênitas intracranianas (Figura 103.5). A portabilidade e a capacidade de executar imagens rapidamente, com o paciente no leito, são vantagens definitivas em comparação à TC de crânio. Entretanto, o USTF não permite uma avaliação detalhada da fossa posterior e a precisão do diagnóstico ultrassonográfico também depende da experiência do examinador. Este exame fornece informações suficientes para a indicação e a realização da maioria dos procedimentos de neurocirurgia para tratamento da hidrocefalia.

A **TC de crânio** fica reservada aos casos de urgência em pacientes com fontanela fechada ou com janela insuficiente, casos de trauma e em que há a suspeita ou a confirmação de hematomas. Desvantagem da TC inclui a exposição à radiação ionizante.

A **RM de crânio** é o exame de escolha para definição etiológica da hidrocefalia, sendo fundamental na indicação da modalidade de tratamento nas hidrocefalias complexas. Fornece visualização superior de processos patológicos, bem como importantes informações sobre anatomia ventricular e dinâmica do fluxo liquórico. Neonatos e crianças pequenas geralmente requerem sedação ou anestesia para a realização do exame.

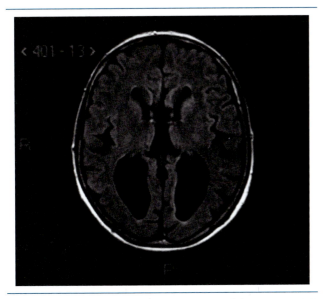

Figura 103.4. Colpocefalia: aumento anormal do corno occipital do ventrículo lateral secundária à agenesia do corpo caloso.
Fonte: Case courtesy of Dr. Sajoscha Sorrentino, Radiopaedia.org, rID: 14782.

Investigação etiológica

A investigação etiológica da hidrocefalia fetal inclui classicamente o rastreamento de infecções congênitas, análise cromossômica e, mais recentemente, RM de crânio. Anticorpos antiplaquetários devem ser pesquisados quando a hemorragia intracraniana encontrada é considerada atípica e não relacionada à prematuridade.

Tratamento

A maioria dos casos de hidrocefalia é progressiva, o que significa que a deterioração neurológica ocorrerá se a hidrocefalia não for tratada. A necessidade e o momento da intervenção cirúrgica em pacientes com hidrocefalia são determinados pela gravidade dos sintomas, mais do que pelos achados de neuroimagem. Para a maioria dos pacientes, o tratamento mais eficaz é a drenagem cirúrgica, usando um *shunt* ou terceiro ventriculostomia endoscópica.

A decisão inicial sobre indicar a intervenção cirúrgica é muitas vezes difícil, visto que uma vez implantado um sistema de derivação ventricular, o paciente estará sujeito às implicações de se tornar dependente deste sistema por toda sua vida. A decisão cirúrgica deve levar em conta todos os riscos e benefícios do procedimento e nos casos limítrofes, uma conduta conservadora inicial pode ser escolhida. Portanto, o tratamento deve ser individualizado na apresentação clínica, etiologia e características de imagem.

O tratamento está indicado em pacientes com aumento ventricular progressivo e consequente aumento do PC, sinal de aumento da PIC. A resolução precoce da HIC é o objetivo principal do tratamento, devendo ser realizada de forma definitiva quando possível ou temporária em casos selecionados.

Uma consideração ao uso de um método temporário de drenagem liquórica é que um dado número de recém-nascidos pré-termos desenvolve hidrocefalia pós-hemorragia intraventricular e enterocolite necrosante com perfuração intestinal. Se um cateter peritoneal estiver presente quando isso ocorre, pode ocorrer ventriculite por Gram-negativos, com efeitos devastadores no cérebro. Por esta razão, um *shunt* ventriculoperitoneal não deve ser inserido até que o bebê esteja alimentando-se bem, além do estágio em que a enterocolite possa se desenvolver. Isso geralmente ocorre quando a criança atinge um peso superior a 2 kg e, portanto, geralmente não inserimos uma derivação ventriculoperitoneal (DVP) até que esse marco seja atingido. As formas de tratamento temporário são: punções lombares, punções ventriculares, derivação ventricular externa, reservatório ventricular (Ommaya) e derivação ventrículo subgaleal (Figura 103.6). Cabe ressaltar que a derivação ventricular externa (DVE) apresenta alto risco de infecção que resulta em ventriculite, em especial por germes Gram-negativos, e assim deve ser evitada sempre que possível.

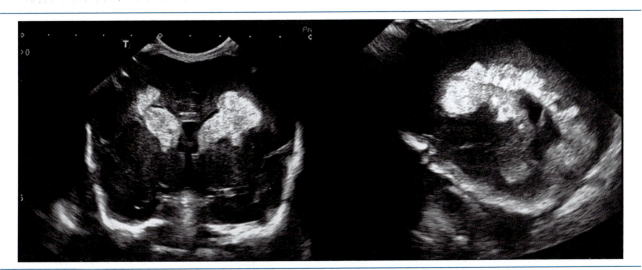

Figura 103.5. USTF demonstrando hemorragia intraventricular grau III com acentuada ventriculomegalia. Observe o material ecogênico intraventricular que corresponde ao sangue.
Fonte: Acervo da autoria.

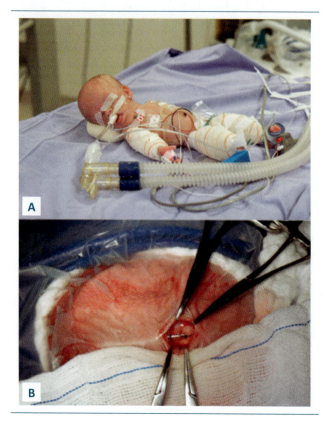

Figura 103.6. Exemplo de manejo temporário da hidrocefalia em recém-nascido com peso inferior a 2.000 g, por meio de derivação ventrículo subgaleal. Neste procedimento é criada uma loja no espaço subgaleal em que o LCR ventricular drenado através de um cateter será coletado e absorvido.
Fonte: Acervo da autoria.

A DVP é a forma de tratamento definitivo da hidrocefalia mais utilizada. No procedimento, um cateter é implantado dentro do sistema ventricular (cateter ventricular ou proximal), conectado a um componente com uma válvula para controle de pressão. A válvula é acoplada a um cateter que passa pelo espaço subcutâneo, do crânio ao abdome, que é implantado dentro da cavidade peritoneal (cateter peritoneal ou distal). Diversos sistemas de válvula estão disponíveis no mercado, válvulas de pressão fixa e de pressão regulável com ou sem mecanismo antisifão, ficando a escolha dependente da experiência do cirurgião. A derivação ventrículo atrial (DVA) é recomendada para os casos em que há dificuldades no abdome, como malformações abdominais, gastrostomia ou mal absorção do LCR após repetidas cirurgias.

Durante o 1º ano após implante do sistema de DVP a taxa de falha é de aproximadamente 40% e a de infecção de 10%. O risco de infecções parece ser maior em recém-nascidos em comparação com bebês e crianças maiores. A maioria das infecções ocorre nos primeiros 6 meses após a colocação do sistema. O tratamento de escolha nos casos de infecção é a retirada de todo o sistema de derivação permanente e a troca por um sistema de derivação temporário quando necessário; tratamento com antibióticos escalonados de acordo com a etiologia isolada por 21 dias; e reintrodução de um novo sistema de derivação permanente após confirmação por cultura e análise de LCR da resolução do quadro infeccioso. As principais complicações mecânicas são: hiperdrenagem de LCR causando a síndrome de ventrículo em fenda, hiperdrenagem com hematoma subdural, obstrução do cateter proximal pelo plexo coroide e formação de pseudocisto abdominal.

Hidrocefalias diagnosticadas claramente como obstrutivas (estenose do aqueduto de Sylvius, tumor de fossa posterior, cisto aracnoide, estenose do forame de Monro) podem ser tratadas com terceiro ventriculostomia endoscópica (TVE). Entretanto, em crianças abaixo de 1 ano de idade, o risco de falha da TVE é alto. Portanto, o uso da TVE no período perinatal deve ser exercido com cautela, tendo em vista o maior risco de insucesso, o que deve ser veiculado nas discussões com as famílias. Esta técnica realiza uma comunicação, sob visualização endoscópica, entre o assoalho do terceiro ventrículo (túber cinéreo) e a cisterna interpeduncular, fazendo com que o LCR acumulado volte a circular pelo espaço cisternal e assuma seu fluxo natural podendo então voltar a ser absorvido nas granulações aracnoideas (Figura 103.7).

LEITURAS COMPLEMENTARES

Beni-Adani L, Biani N, Ben-Sirah L, Constantini S. The occurrence of obstructive vs absorptive hydrocephalus in newborns and infants: Relevance to treatment choices. Childs Nerv Syst. 2006;22(12):1543-63.

Blackburn BL, Fineman RM. Epidemiology of congenital hydrocephalus in Utah, 1940-1979: Report of an iatrogenically related "epidemic". Am J Med Genet. 1994;52:12-9.

Cesmebasi A, Loukas M, Hogan E, Kralovic S, Tubbs RS et al. The Chiaris Malformation: A Review with Emphasis on Anatomical Traits. Clin Anat. 2015;28(2):184-94.

Frawley GP, Dargaville PA, Mitchell PJ, Tress BM, Loughnan P. Clinical course and medical management of neonates with severe cardiac failure related to vein of Galen malformation. Arch Dis Child Fetal Neonatal Ed. 2002;87:F144–F149.

Gailloud P O'Riordan DP, Burger I, Levrier O, Jallo G, Tamargo RJ et al. Diagnosis and Management of Vein of Galen Aneurysmal Malformations. Journal of Perinatology. 2005;25:542-51.

Garel C. Fetal cerebral biometry: Normal parenchymal findings and ventricular size. Eur Radiol. 2005;15:809-13.

Graf WD, Born DE, Sarnat HB. The pachygyria-polymicrogyria spectrum of cortical dysplasia in X-linked hydrocephalus. Eur J Pediatr Surg. 1998;8(Suppl 1):10-4.

Jeng S, Gupta N, Wrensch M, Zhao S, Wu YW. Prevalence of congenital hydrocephalus in California, 1991-2000. Pediatr Neurol. 2011; 45(2):67-71.

Kirkpatrick M, Engleman H, Minns RA. Symptoms and signs of progressive hydrocephalus. Arch Dis Child. 1989;64:124.

Kulkarni AV, Sgouros S, Constantini S. Investigators I (2016) International infant hydrocephalus study: initial results of a prospective, multicenter comparison of endoscopic third ventriculostomy (ETV) and shunt for infant hydrocephalus. Childs Nerv Syst. 2016;32:1039-48.

Levene MI. Measurement of the growth of the lateral ventricles in preterm infants with real-time ultrasound. Arch Dis Child. 1981;56:900-4.

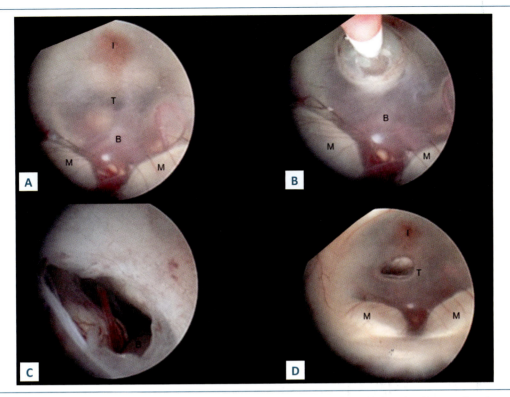

Figura 103.7. Imagens endoscópicas de uma terceiro ventriculostomia endoscópica. (A) Visão do assoalho do terceiro ventrículo, com identificação dos corpos mamilares (M), do túber cinéreo (T), do recesso infundibular (I) e da artéria basilar (B – dentro da figura). (B) Visão do cateter de Fogarty, utilizado na perfuração e distensão do túber cinéreo. (C) Visão da comunicação do terceiro ventrículo com a cisterna interpeduncular e confirmação de abertura das membranas de aracnoide. (D) Visão final do procedimento.
Fonte: Acervo da autoria.

McAllister II JP. Pathophysiology of congenital and neonatal hydrocephalus. Seminars in Fetal & Neonatal Medicine. 2012;17:285-94.

McCrea HJ, Ment LR. The Diagnosis, Management, and Postnatal Prevention of Intraventricular Hemorrhage in the Preterm Neonate. Clin Perinatol. 2008;35(4):777-92.

Murphy BP, Inder TE, Rooks V, Taylor GA, Anderson NJ et al Posthaemorrhagic ventricular dilatation in the premature infant: Natural history and predictors of outcome. Arch Dis Child Fetal Neonatal Ed. 2002;87(1):F37-41.

Nomura ML, Barini R, de Andrade KC, Milanez H, Simoni RZ et al. Congenital hydrocephalus: Gestational and neonatal outcomes. Arch Gynecol Obstet. 2010;282:607-11.

Noorani PA, Bodensteiner JB, Barnes PD. Colpocephaly: Frequency and associated findings. J Child Neurol. 1988;3:100.

Rekate HL. A consensus on the classification of hydrocephalus: Its utility in the assessment of abnormalities of cerebrospinal fluid dynamics. Childs Nerv Syst. 2011;27:1535-41.

Rekate HL. The definition and classification of hydrocephalus: A personal recommendation to stimulate debate. Cerebrospinal Fluid Research. 2005;5:2.

Sasaki-Adams D, Elbabaa SK, Jewells V, Carter L, Campbell JW et al. The Dandy-Walker variant: A case series of 24 pediatric patients and evaluation of associated anomalies, incidence of hydrocephalus, and developmental outcomes. J Neurosurg Pediatr. 2008;2(3):194-9.

Schrander-Stumpel C, Fryns JP. Congenital hydrocephalus: Nosology and guidelines for clinical approach and genetic counselling. Eur J Pediatr. 1998;157(5):355-62.

Tully HM, Dobyns WB. Infantile hydrocephalus: A review of epidemiology, classification and causes. Eur J Med Genet. 2014;57(8):359-68.

Vajsar J, Schachter H. Walker-Warburg syndrome. Orphanet Journal of Rare Diseases. 2006;1:29.

Volpe JJ, Pasternak JF, Allan WC. Ventricular dilation preceding rapid head growth following neonatal intracranial hemorrhage. Am J Dis Child. 1977;131(11):1212-5.

Malformações do Sistema Nervoso Central e Defeitos do Fechamento do Tubo Neural

Cleiton Formentin
Helder José Lessa Zambelli

As malformações do sistema nervoso central (SNC) são um importante problema da neurologia infantil, associado a significativa morbidade e mortalidade perinatal. O termo malformação significa qualquer anormalidade morfológica do SNC que data do período embrionário ou fetal, independentemente do mecanismo de origem. Os defeitos do tubo neural (DTN) são responsáveis pela maioria das malformações do SNC e resultam da falha do fechamento espontâneo do tubo neural entre a terceira e a quarta semana do desenvolvimento embrionário.

Avanços na genética e biologia molecular ocasionam uma melhor compreensão do desenvolvimento do SNC. É possível classificar as anormalidades do SNC de acordo com os estágios de desenvolvimento em que ocorrem. A avaliação cuidadosa dos pacientes com essas anormalidades é importante para fornecer aconselhamento genético, bem como para determinação do prognóstico.

Defeitos do tubo neural

Os DTN são defeitos congênitos graves do SNC que se originam durante a embriogênese e resultam da falha do processo morfogenético do fechamento do tubo neural. O tubo neural é gerado por processos que moldam, dobram e fundem a placa neural, e a fusão na linha média dorsal veda progressivamente o tubo neural. Entretanto, se o fechamento não for concluído, o neuroepitélio permanece exposto ao ambiente e, consequentemente, sujeito à degeneração e ao déficit neuronal. O tipo e a gravidade dos DTN variam de acordo com o nível do eixo do corpo afetado. A incidência média de DTN é estimada em 1/1.000 nascidos vivos.

A etiologia é multifatorial, resultante de uma contribuição aditiva de fatores genéticos e ambientais. A deficiência de ácido fólico é a principal carência nutricional associada aos DTN. O estudo MRC resultou na recomendação de que todas as mulheres que planejam engravidar devem consumir 0,4 mg de folato por dia e que mulheres com alto risco de DTN devem receber de 4 a 5 mg por dia. Uso de fármacos antiepilépticos (principalmente ácido valproico), obesidade e diabetes *mellitus* incluem outros fatores de risco conhecidos.

Embriologia

Durante o desenvolvimento normal, a **neurulação primária** ocorre entre o 18º e o 27º dia pós-fertilização. Este processo é dirigido por fatores liberados pela notocorda em desenvolvimento e induz ao fechamento do tubo neural. Interrupções nesse processo de neurulação primária resultam em lesões abertas, como craniorraquisquise, anencefalia e espinha bífida aberta.

No começo da 3ª semana gestacional, a notocorda induz o ectoderma a se diferenciar no especializado neuroectoderma. Este é plano e também chamado de placa neural e se continua lateralmente com o remanescente do ectoderma. Por volta do 18º dia, a placa neural começa a invaginação ao longo do seu eixo central para formar o sulco neural, bem como as pregas neurais em cada lado.

As pregas neurais crescem progressivamente em tamanho e se flexionam para se aproximar uma das outras, até se fundirem eventualmente na linha média para formar o tubo neural (Figura 104.1). O final cranial do tubo neural (neuroporo anterior) fecha primeiro, no dia 25, e o final caudal (neuroporo posterior) fecha mais tarde, no dia 27, terminando, assim, o processo da neurulação primária.

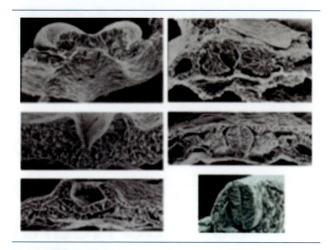

Figura 104.1. Processo normal de neurulação.
Fonte: Grupo de Medicina Fetal da Universidade Estadual de Campinas (Unicamp).

A **neurulação secundária** envolve um processo de canalização e regressão de células da massa caudal, começando no 48º dia pós-fertilização. Durante a neurulação secundária, um segundo tubo neural é formado caudalmente ao neuroporo posterior. Uma massa de células totipotenciais indiferenciadas (massa celular caudal) inicialmente aparece como resultado da fusão do neuroectoderma com a porção mais baixa da notocorda. Múltiplos vacúolos pequenos formam-se na massa celular caudal e progressivamente coalescem para formar o canal central (canalização). Esse tubo neural secundário irá se fundir com o canal formado durante a neurulação primária e as células envolventes irão se diferenciar em neurônios. A atrofia do tubo neural caudal forma o *filum terminal*, que une o cone ao vestígio coccígeo. As malformações resultantes de anormalidades da neurulação secundária são fechadas (cobertas por pele), conhecidas pelo espectro de espinha bífida oculta.

Algumas malformações do SNC resultam de **defeitos pós-neurulação**, como é o caso da encefalocele.

Características clínicas

A gravidade clínica dos DTN varia muito. Lesões abertas que afetam o cérebro (anencefalia, craniorraquisquise) são invariavelmente letais durante o período pré-natal ou logo após o nascimento.

Espinha bífida é o termo mais comumente usado para os DTN e é definida como uma falha embriológica da fusão de um ou mais arcos vertebrais. Os subtipos de espinha bífida baseiam-se no grau e no padrão de malformação associado ao envolvimento neuroectodérmico.

Os principais DTN compatíveis com a vida incluem espinha bífida oculta, meningocele, mielomeningocele e encefalocele. A **espinha bífida oculta** consiste em um defeito na linha média dos corpos vertebrais, sem protrusão da medula espinhal ou meninges, de forma que a maioria dos indivíduos é assintomática. A **meningocele** ocorre quando as meninges se estendem através do defeito nos arcos vertebrais posteriores, mas sem anormalidades nos tecidos neurais, representando cerca de 5% dos casos de espinha bífida aberta. A **mielomeningocele** representa a forma mais grave de disrafismo espinhal e é caracterizada por um defeito congênito nos arcos vertebrais com dilatação cística das meninges e anormalidade estrutural ou funcional na medula espinhal ou na cauda equina, compreendendo 80 a 90% dos casos de espinha bífida aberta. A **encefalocele** corresponde à herniação de tecido encefálico para fora da caixa craniana, de forma que o conteúdo pode ser representado por cérebro normal ou tecido gliótico.

Mielomeningocele

A mielomeningocele representa uma alteração congênita classificada como espinha bífida aberta, resultante do fechamento incompleto do tubo neural durante a neurulação primária. Caracteriza-se por um placódio não recoberto por tecido meníngeo e exposto aos agentes externos.

A mielomeningocele pode estar localizada em qualquer local ao longo do neuroeixo, no entanto, a região lombossacra é responsável por 80% dos casos. Ao nascimento, a criança apresenta, na região dorsal, a clássica malformação cística, que pode ser fechada (sem saída de liquor do saco meníngeo) ou aberta (com saída de liquor do espaço dural); e, como consequência do déficit dos músculos da loja anterior da perna, o recém-nascido pode apresentar pé torto (Figuras 104.2 e 104.3).

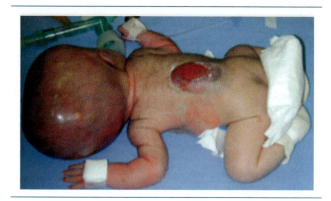

Figura 104.2. Recém-nascido com mielomeningocele toracolombar extensa acompanhada de hidrocefalia acentuada.
Fonte: Grupo de Medicina Fetal da Universidade Estadual de Campinas (Unicamp).

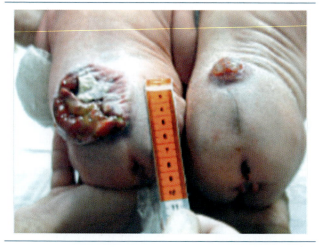

Figura 104.3. Mielomeningocele em gemelares, com clássica lesão em região dorsal.
Fonte: Grupo de Medicina Fetal da Universidade Estadual de Campinas (Unicamp).

Características clínicas

As principais características da mielomeningocele são:

- Anomalias espinhais, como a ausência de fechamento dos arcos espinhais posteriores, promovendo a exteriorização da placa neural ou placódio.
- Cistos de liquor constituídos, em parte, por fina membrana de aracnoide, que se confunde medialmente com o placódio e excede os limites do canal vertebral.
- Coexistência da malformação de Arnold-Chiari tipo II.
- Associação extremamente frequente com hidrocefalia: cerca de 80% das crianças com mielomeningocele.

Os distúrbios da função neurológica dependem do nível de lesão. Deve-se atentar, particularmente, aos exames de motricidade, de sensibilidade e à função esfincteriana.

- **Função motora:** a avaliação do nível funcional da lesão permite a realização de estimativas acerca das capacidades potenciais futuras. Quanto mais caudal a lesão, menor o déficit neurológico. Lesão com a borda superior acima de T12 geralmente resulta em paraplegia flácida. A maioria dos pacientes com lesões abaixo de S1 é capaz de caminhar sem ajuda, enquanto aqueles com lesões acima de L2 são usualmente dependentes de cadeiras de rodas. O segmento acometido é também importante determinante da propensão de desenvolvimento de escoliose. A maioria dos pacientes com lesões acima de L2 exibe, em última análise, significante escoliose, ao passo que essa complicação não é usual em pacientes com lesões abaixo de S1.
- **Função esfincteriana:** a maioria das crianças com espinha bífida é incontinente urinário, com uma continência urinária vista em apenas 6 a 17% das crianças. Entretanto, 85% é socialmente continente, utilizando uma combinação de cateterização intermitente e uso de medicações, e uma porcentagem similar tem continência fecal social.
- **Cognição:** a maioria dos pacientes tem cognição normal, embora 60% tenha dificuldade de aprendizado.

Hidrocefalia e Chiari

A maioria das crianças com mielomeningocele (cerca de 80 a 85%) desenvolvem hidrocefalia, necessitando de derivação liquórica. O período mais comum de ocorrência de hidrocefalia, acompanhada de sinais clínicos evidentes, é na 2ª ou 3ª semana após o nascimento. A hidrocefalia associada à malformação de Arnold-Chiari provavelmente é resultado de uma ou duas causas básicas. A primeira refere-se à malformação do rombencéfalo que bloqueia tanto a saída do quarto ventrículo quanto o fluxo liquórico através da fossa posterior. A segunda refere-se à estenose aquedutal, que pode estar associada à malformação de Arnold-Chiari em aproximadamente 40 a 75% dos casos.

O mau funcionamento da derivação, principalmente em razão de problemas mecânicos ou infecção, é complicação frequente, de forma que esses pacientes são submetidos a múltiplas abordagens para revisão do sistema. As infecções associadas aos sistemas de derivação têm influência negativa no desenvolvimento intelectual desses pacientes, piorando significativamente o prognóstico neurológico.

A mielomeningocele é quase uniformemente associada à malformação de Arnold-Chiari tipo II, que consiste na protrusão descendente da tonsila cerebelar abaixo do forame magno. A malformação de Arnold-Chiari é central para a ocorrência tanto de déficits relacionados à disfunção do tronco cerebral quanto para a ocorrência de hidrocefalia. As anomalias clínicas relacionadas à disfunção da porção inferior do tronco cerebral são: paralisia das pregas vocais com estridor, anormalidades ventilatórias dos tipos obstrutivo e central (especialmente durante o sono), fala cianótica e disfagia. 40 a 80% dos pacientes apresenta siringomielia.

Diagnóstico

Técnicas invasivas e não invasivas são utilizadas no diagnóstico pré-natal. Técnicas não invasivas incluem dosagem sérica de alfa-fetoproteína (AFP), ultrassonografia (US) e ressonância magnética (RM). A técnica invasiva utilizada é a amniocentese.

- **Alfa-fetoproteína:** a dosagem de AFP é amplamente utilizada para a detecção de DTN, tanto no líquido amniótico quanto no sangue. O aumento de sua concentração é consequência da fístula existente entre o defeito aberto do tubo neural e o líquido amniótico, o que não ocorre nos disrafismos fechados. A dosagem sérica de AFP como *screening* inicial pode ser realizada no início do 2º trimestre de gestação (16 a 18 semanas de idade gestacional). Com uma sensibilidade de 75%, altos níveis de AFP estão diretamente relacionados com defeitos abertos do tubo neural, principalmente anencefalia e mielomeningocele. No entanto, um aumento na dosagem sérica materna de AFP não é especifico para DTN (outras condições como gestações múltiplas e alterações fetais como onfalocele podem produzir aumentos semelhantes), nem pode detectar malformações espinhais na presença de pele intacta como em algumas mielomeningoceles e meningoceles classificadas como fechadas. Um aumento na dosagem sérica materna de AFP deve ser prontamente repetida, e se a segunda medida estiver aumentada, a ultrassonografia fetal deve ser realizada.
- **US de alta resolução:** a ultrassonografia fetal de alta resolução tem uma sensibilidade de quase 100% para DTN (ver Figura 104.4). Na ultrassonografia fetal, pode-se, frequentemente, observar duas anormalidades cranianas características associadas à hidrocefalia e à Chiari tipo II. O primeiro, conhecido como o **sinal do limão**, consiste no recorte dos ossos frontais, em uma visão biparietal, com uma aparência côncava e está presente em 80% dos fetos com mielomeningocele. O segundo, conhecido como **sinal da banana**, consiste em uma aparência alongada do cerebelo, e está presente em 93% dos fetos com mielomeningocele.
- **RM pré-natal:** a RM fetal provê maior resolução anatômica das estruturas e melhor definição dos tecidos em comparação à ultrassonografia. É útil para diferenciar os disrafismos abertos dos fechados. Além disso, é capaz de fornecer dados relativos à localização e à extensão da lesão, informações sobre a malformação de Chiari e demais malformações associadas, dados fundamentais ao planejamento das correções intrauterinas da MMC.

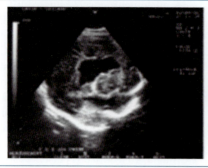 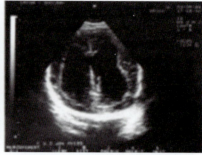

Figura 104.4. Ultrassonografia transfontanelar demonstrando hidrocefalia em paciente com mielomeningocele.
Fonte: Grupo de Medicina Fetal da Universidade Estadual de Campinas (Unicamp).

- **Amniocentese:** a amniocentese pode ser indicada se o nível de AFP e os exames de imagem sugerirem a presença de um DTN. O nível amniótico de acetilcolinesterase (AChE) é usado para aumentar a precisão diagnóstica do nível amniótico de AFP, porque este último pode ter uma alta taxa de falso-positivo (Shurtleff e Lemire, 1995). Os níveis de AFP e AChE no líquido amniótico tiveram uma precisão de 99% e uma taxa de falso-positivo de 0,34% em um grande estudo.

Tratamento

Grande parte dos estudos defende a realização de cesárea previamente ao início do trabalho de parto, alegando que, desse modo, seriam evitadas as lesões traumáticas decorrentes do parto vaginal e as lesões mecânicas em função do trabalho de parto. Entretanto, alguns estudos recentes contestam essa conduta, apresentando dados que não indicam vantagem em médio e longo prazo.

Após o parto, um curativo de gaze estéril e umedecida com solução salina deve ser usado para cobrir o placódio neural e precauções de látex devem ser usadas uniformemente. Antibioticoprofilaxia é recomendada e a duração depende do momento da correção do defeito. A criança deve ser posicionada em decúbito ventral ou lateral, a fim de evitar pressão sobre o placódio neural. Embora anomalias importantes dos sistemas cardiopulmonar, gastrointestinal ou geniturinário sejam raras em neonatos com mielomeningocele, um exame minucioso deve ser feito para identificar quaisquer malformações adicionais que possam requerer um atraso no reparo da mielomeningocele ou afetar a sobrevida do lactente.

A correção da lesão dorsal tem como objetivo eliminar a perda de LCR, prevenir infecção, preservar as funções neurais e prevenir o ancoramento secundário da medula ao local de reparo cirúrgico. O ideal é que o reparo seja feito nas primeiras 72 h de vida, após avaliação inicial geral e neurológica do recém-nascido. O procedimento cirúrgico consiste em três passos: separação do tecido nervoso na mielomeningocele, dissecção da dura-máter e a aproximação das camadas dos tecidos até a linha média, criando um saco dural para prevenir ancoramento secundário. Quando o defeito na pele é largo, técnicas de cirurgia plástica podem ser necessárias para permitir aproximação sem tensão dos tecidos na linha média. Em casos particulares, há anomalias acompanhando a mielomeningocele, como cifose grave, diastematomielia ou ancoramento do filamento terminal. Estas requerem procedimentos cirúrgicos adicionais, como cifectomia, remoção do osso ou da fibrose ou secção do filamento terminal caudal à mielomeningocele no primeiro fechamento. Aproximadamente 15% dos pacientes com espinha bífida tem cifose ao nascimento. Em casos de cifose severa, cifectomia pode ser necessária para permitir fechamento do defeito.

Cirurgia intrauterina

Vários autores defendem que a correção intraútero da mielomeningocele deve ser realizada em pacientes selecionados, constituindo uma alternativa adicional para o tratamento de fetos portadores de mielomeningocele. A intervenção precoce do feto pode melhorar futuros déficits neurológicos, bem como reduzir a malformação de Arnold-Chiari tipo II, limitando o uso de derivações ventriculoperitoneais (DVP).

Depois de anos de experiências em animais no laboratório de cirurgia fetal da Unicamp, foi feita a primeira cirurgia intraútero para correção de mielomeningocele em dezembro de 2002 na Unicamp (Figura 104.5). Barini et al., em 2006, relataram esta correção intrauterina, que resultou em descolamento de placenta e morte fetal durante a cirurgia, ilustrando fatores que influenciaram nos riscos materno-fetais no procedimento cirúrgico. Um ano depois deste início pouco animador, foi realizado o segundo caso de correção intraútero de MMC na Unicamp, num feto de 24 semanas com lesão lombar. Nascimento com 36 semanas de gestação, sem intercorrências anestésicas ou cirúrgicas e com boa evolução clínica. Durante o seguimento, o paciente apresentava paraparesia moderada, bexiga neurogênica, inteligência preservada, com leve dilatação da porção posterior dos ventrículos laterais, sem necessidade de DVP até o momento.

Em 2011, Adzick et al. publicaram um estudo prospectivo, multicêntrico e randomizado, conhecido como MOMS *(Management of Myelomeningocele Study)* com o objetivo de avaliar a segurança e a eficácia da correção pré-natal da mielomeningocele em comparação à correção pós-natal padrão. Como conclusão, a correção pré-natal entre 19 e 26 semanas de idade gestacional esteve associada a menor necessidade de DVP, melhor função motora e mental dos pacientes, menor gravidade da herniação tonsilar, maior capacidade de deambulação, maior risco de parto pré-termo e maior número de complicações maternas/gestacionais. Os critérios de inclusão e exclusão estão resumidos no Quadro 104.1.

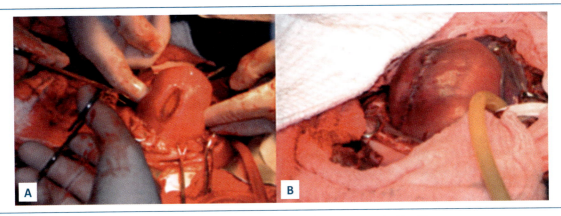

Figura 104.5. Intraoperatório de cirurgia fetal para correção de mielomeningocele (A e B).
Fonte: Grupo de Medicina Fetal da Universidade Estadual de Campinas (Unicamp).

Quadro 104.1
Critérios de inclusão e exclusão do estudo MOMS
(Management of Myelomeningocele Study).

Critérios de inclusão	Critérios de exclusão
Gestação única	Anomalia fetal não relacionada a MMC
Limite superior entre T1 e S1	Cifose severa
Evidência de herniação rombencéfalo	Risco de parto pré-termo
IG 19 a 25,9 semanas	Ruptura de placenta
Cariótipo normal	IMC ≥ 35
Idade materna > 18 anos	Contraindicação à cirurgia

Fonte: Modificado de Adzick et al. 2011.

Complicações

Complicações do fechamento da mielomeningocele incluem deiscência da ferida operatória, fístula liquórica, infecção e tumores de inclusão dermoide.

A complicação precoce mais comum após o reparo da MMC é a deiscência superficial de ferida, associada ou não com fístula liquórica. É comumente vista quando há dificuldade de fechamento do defeito ou quando a hidrocefalia não tratada resulta em fístula liquórica. É importante monitorar por sinais de hidrocefalia com medidas seriadas de PC, avaliação da fontanela e da ferida operatória.

A maioria das crianças com mielomeningocele (80 a 85%) desenvolve hidrocefalia, necessitando de derivação liquórica, havendo aumento da necessidade de derivação quanto mais alta for a lesão. O mau funcionamento da derivação, principalmente em razão de problemas mecânicos ou infecção, é complicação frequente, sendo comum a necessidade de diversas revisões do sistema. A meningite e outras infecções relacionadas à DVP têm influência negativa no desenvolvimento intelectual desses pacientes. A terceiro ventriculostomia endoscópica geralmente não é recomendada como uma intervenção inicial em pacientes com espinha bífida, pois apresenta baixa taxa de sucesso em neonatos.

Aproximadamente 30% dos pacientes com malformação de Arnold-Chiari tipo II torna-se sintomático, principalmente com estridor e apneia obstrutiva. Os sintomas podem ser provocados ou piorados pelo mau funcionamento da DVP. A revisão de derivação geralmente alivia os sintomas. O mau funcionamento do *shunt* deve ser excluído definitivamente antes de considerar um diagnóstico e uma intervenção alternativos.

Deterioração progressiva da função motora, alterações na função do trato urinário, escoliose progressiva e dor sugerem a possibilidade de uma síndrome da medula presa, que é um distúrbio funcional causado pela fixação anormal da medula espinhal. Em pacientes com mielomeningocele, a medula presa é tipicamente causada por tecido cicatricial no local do fechamento prévio. O tratamento cirúrgico é efetivo, mas é comum a recidiva do quadro.

Com relação às complicações do trato urinário, vale dizer que estas são as maiores causas de morte após os primeiros anos de vida e que a avaliação urodinâmica do recém-nascido é o exame com maior valor preditivo acerca da descompensação do trato urinário. Terapias subsequentes, como medicação anticolinérgica e cateterização intermitente, resultaram em continência em torno de 85% dos pacientes.

Anticorpos anti-látex podem ser detectados no sangue de 20 a 60% de pacientes com espinha bífida. Precauções com látex devem ser usadas para todos os pacientes com espinha bífida, especialmente porque isso demonstrou reduzir a incidência de reações ao látex para 0 a 0,3%.

Prognóstico

Aproximadamente 75% dos pacientes submetidos à correção cirúrgica de mielomeningocele na infância sobrevivem até o início da idade adulta. O prognóstico em longo prazo é dependente dos seguintes fatores: nível de mielomeningocele (defeitos torácicos e lombares altos estão associados a maior incapacidade e maior risco de mortalidade), gravidade da malformação de Chiari II (maior grau de herniação do rombencéfalo está associado a pior prognóstico), presença ou ausência de hidrocefalia (a hidrocefalia está associada a maior incapacidade e maior mortalidade).

Uma intervenção precoce e uma atitude terapêutica ativa permitem, em até 75% dos casos, que a criança consiga deambular com a ajuda de aparelhos. A maioria das crianças tem cognição normal, embora 60% tenha dificuldade de aprendizado.

Disrafismo oculto

O disrafismo espinal oculto é caracterizado por falha de fusão dos arcos vertebrais posteriores, com tecido neural não exposto, de forma que a pele que cobre o defeito está intacta. Os lipomas localizados junto ao cone medular e *filum terminal* são as formas mais comuns de disrafismo espinal oculto.

As manifestações clínicas variam de anomalias benignas ou assintomáticas a graves alterações neurológicas, geniturinárias, gastrointestinais ou musculoesqueléticas. A idade no diagnóstico pode variar do período pós-natal aos 14 anos de idade (média de 2 anos).

Os sinais e sintomas clínicos envolvem: alteração funcional nos membros inferiores (motora ou sensitiva), sintomas urológicos, problemas ortopédicos, lesões cutâneas (*dimples*, hipertricose, nevos, hiper/hipopigmentação e hemangiomas) e massa cutânea no dorso.

Malformações estruturais da fossa posterior

No final da quarta semana de gestação, o tubo neural divide-se nas três principais vesículas cerebrais – o prosencéfalo, o mesencéfalo e o rombencéfalo. Este último se subdivide ainda no metencéfalo e no mielencéfalo. Os hemisférios cerebelares (neocerebelo) são derivados principalmente do metencéfalo, enquanto o *vermis* (paleocerebelo) é derivado do mesencéfalo.

As malformações das estruturas da fossa posterior incluem aplasia ou hipoplasia dos hemisférios cerebelares (que podem ser combinadas com anormalidades do tronco encefálico). Pode haver anormalidades do *vermis*, que incluem:

a) **Malformação de Dandy-Walker:** consiste em agenesia completa ou parcial do *vermis*, dilatação cística do quarto ventrículo e aumento da fossa posterior.

b) **Síndrome de Joubert:** distúrbio autossômico recessivo caracterizado por ausência ou hipoplasia da parte posteroinferior do *vermis*, radiologicamente conhecido pelo clássico "sinal do dente molar".

Outras malformações congênitas

- **Agenesia do corpo caloso:** a agenesia calosa "verdadeira" deve ser distinguida dos tipos secundários, que estão associados a malformações maiores do prosencéfalo, como a holoprosencefalia. A agenesia do corpo caloso pode ser completa ou parcial. O aumento associado dos cornos occipitais dos ventrículos laterais é conhecido como colpocefalia. Quando a agenesia do corpo caloso é a única lesão, pode ser assintomática, embora os testes de percepção e linguagem possam demonstrar distúrbios de integração da função hemisférica. No entanto, alguns pacientes têm retardo mental, epilepsia ou paralisia cerebral.

- **Esquizencefalia:** é um distúrbio raro de migração neuronal no qual uma ou mais fendas preenchidas por LCR no hemisfério cerebral comunicam-se com o ventrículo lateral. Pode ser unilateral ou bilateral e frequentemente é visto em associação com microcefalia e outras anomalias cerebrais. A epilepsia é comum e pode haver hemiparesia, tetraparesia e dificuldades de aprendizagem de grau variável.

- **Porencefalia:** os cistos porencefálicos congênitos aparecem como uma cavidade preenchida por fluido no hemisfério cerebral. No 3º trimestre, acredita-se que os cistos resultem de dano vascular parenquimatoso isquêmico, seguido de necrose e subsequente liquefação. Os cistos porencefálicos são revestidos por substância branca, ao contrário da esquizencefalia, que é revestida por substância cinzenta heterotópica. Eles são intra-axiais, em contraste com os cistos aracnoides, que são extra-axiais (isto é, não surgem do cérebro).

- **Hidranencefalia:** é um defeito cerebral congênito no qual cavidades cheias de LCR substituem os hemisférios cerebrais. Parece ser o resultado do infarto cerebral maciço secundário à oclusão da artéria carótida bilateral ou da agenesia primária da parede neural. O cerebelo, o mesencéfalo, o tálamo e os gânglios da base geralmente são preservados. Na hidranencefalia, algumas estruturas da linha média (foice cerebral, fissura inter-hemisférica, terceiro ventrículo) estão presentes, enquanto estão ausentes na holoprosencefalia. O córtex cerebral está ausente na hidranencefalia, mas deslocado na holoprosencefalia. A face geralmente é normal na hidranencefalia, enquanto a dismorfismo facial da linha média é comum na holoprosencefalia.

- **Holoprosencefalia:** desenvolve-se a partir da falha do prosencéfalo em se dividir em dois hemisférios cerebrais entre a 4ª e a 8ª semana de gestação, com formação de uma cavidade única central. A incidência é maior em abortos do que em nascidos vivos. Os três principais tipos de holoprosencefalia são, em ordem decrescente de gravidade, alobar, semilobar e lobar. Graus variáveis de dismorfismo facial podem estar presentes.

LEITURAS COMPLEMENTARES

Abergel A, Lacalm A, Massoud M, Massardier J, des Portes V et al. Expanding Porencephalic Cysts: Prenatal Imaging and Differential Diagnosis. Fetal Diagn Ther. 2017;41(3):226.

Adzick NS, Thom EA, Spong CY, Brock JW, Burrows PK et al. A Randomized Trial of Prenatal versus Postnatal Repair of Myelomeningocele. N Engl J Med. 2011;364:993-1004.

Au KS, Ashley-Koch A, Northrup, H. Epidemiologic and genetic aspects of spina bifida and other neural tube defects. Dev Disabil Res Rev. 2010;16(1):6-15.

Barini R, Barreto MW, Cursino K, Zambelli H, Prando A et al. Abruptio placentae during fetal myelomeningocele repair. Fetal Diagn Ther. 2006;21(1):115-7.

Bayer AS, Altman J, Russo RJ, Zhang X. Embryology. In: Duckett S (ed.). Pediatric Neuropathology. Baltimore: Williams and Wilkins; 1995. p.54-107.

Birnbacher R, Messerschmidt AM, Pollak AP. Diagnosis and prevention of neural tube defects. Curr Opin Urol. 2002;12(6):461-4.

Bowman RM, McLone DG, Grant JA, Tomita T, Ito JA. Spina bifida outcome: A 25-year prospective. Pediatr Neurosurg. 2001;34(3):114.

Braga AFA, Rousselet MS, Zambelli H, Sbragia L, Barini, R. Anestesia para correção intra-Útero de mielomeningocele. Relato de caso. Rev Bras Anestesiol. 2005;55:3:329-35.

Brock DJH. Amniotic fluid tests for fetal neural tube defects. Br Med Bull. 1983;39:373-7.

Burke R, Liptak GS, Council on Children with Disabilities. Providing a primary care medical home for children and youth with spina bifida. Pediatrics. 2011;128(6):e1645.

Chan A, Robertson EF, Haan EA, Rabueru E, Keane Rj. The sensitivity of ultrasound and serum alpha-fetoprotein in population-based antenatal screening for neural tube defects, South Australia 1986-1991. Br J Obstet Gynaecol. 1995;102:370-6.

Cragan JD, Roberts HE, Edmonds LD, Khoury MSPHMJ, Kirby RS et al. Surveillance for anencephaly and spina bifida and the impact of prenatal diagnosis – United States, 1985-1994. In: MMWR CDC. Surveill Summ. 1995;44(SS-4):1-13.

Frey L, Hauser WA. Epidemiology of neural tube defects. Epilepsia. 2003;44(Suppl 3):4-13.

Greene MF, Benacerraf B, Crawford JM. Hydranencephaly: US appearance during in utero evolution. Radiology. 1985;156(3):779.

Icenogle DA, Kaplan AM. A review of congenital neurologic malformations. Clin Pediatr (Phila). 1981;20(9):565.

Lary JM, Edmonds LD. Prevalence of spina bifida at birth – United States 1983-1990: A comparison of two surveillance systems. In: MMWR CDC. Surveill Summ. 1996;45:15-26.

Lemire RJ, Loeser JD, Leech RW, Ellsworth CA Jr (ed.). Normal and Abnormal Development of the Human Nervous System. Hagerstown, Maryland: Harper and Row; 1975. p.71-83.

Lewis D, Tolosa JE, Kaufmann M, Goodman M, Farrell C et al. Elective cesarean delivery and long-term motor function or ambulation status in infants with meningomyelocele. Obstet Gynecol. 2004;103(3):469-73.

Luthy DA, Wardinsky T, Shurtleff DB et al. Cesarean section before the onset of labor and subsequent motor function in infants with myelomeningocele diagnosed antenatally. N Engl J Med. 1991;324:662-6.

McComb JG. A practical clinical classification of spinal neural tube defects. Childs Nerv Syst. 2015;31:1641-57.

McLone DG. Care of the neonate with a myelomeningocele. Neurosurg Clin N Am. 1998;9(1):111.

Messing-Jünger M, Röhrig A. Primary and secondary management of the Chiari II malformation in children with myelomeningocele. Childs Nerv Syst. 2013;29(9):1553-62.

MRC Vitamin Study Research Group. Prevention of neural tube defects: Results of the Medical Research Council Vitamin Study. Lancet. 1991;20;338(8760):131-7.

Naidich TP, McLone DG, Fulling KH. The Chiari II malformation: Part IV. The hindbrain deformity. Neuroradiology. 1983;25(4):179-97.

Nakahara T, Uozumi T, Mondem S, Muttagin Z, Kurisu K et al. Prenatal diagnosis of open spina bífida by MRI and ultrasonography. Brain Dev. 1993;15:75-8.

Nievelstein RA, Hartwig NG, Vermeij-Keers C, Valk J. Embryonic development of the mammalian caudal neural tube. Teratology. 1993;48(1):21-31.

Page LK, Brown SB, Gargano FP, Shortz RW. Schizencephaly: A clinical study and review. Childs Brain. 1975;1(6):348.

Perry VL, Albright AL, Adelson PD. Operative nuances of myelomeningocele closure. Neurosurgery. 2002;51(3):719-23.

Quinn TM, Adzick NS. Fetal surgery. Obstet Gynecol Clin North Am. 1997;24(1):143-57.

Sadler TW. Mechanisms of neural tube closure and defects. Ment Retard Dev Disabil Res Rev. 1998;4:247-53.

Salomão JFM. Contribuição aos estudos dos disrafismos espinais císticos cervicais e torácicos altos com proposta de classificação [tese de doutorado]. São Paulo (SP): Universidade Federal de São Paulo, Escola Paulista de Medicina; 2002.

Shurtleff DB, Lemire RJ. Epidemiology, etiologic factors and prenatal diagnosis of open spinal dysraphism. Neurosurg Clin N Am. 1995;6(2):183-93.

Soonawala N, Overweg-Plandsoen WC, Brouwer OF. Early clinical signs and symptoms in occult spinal dysraphism: a retrospective case study of 47 patients. Clin Neurol Neurosurg. 1999 Mar;101(1):11-4.

Sutton LN, Adzick NS, Johnson MP. Fetal surgery for myelomeningocele. Childs Nerv Syst. 2003;19(7-8):587-9.

van Allen MI, Kalousek DK, Chernoff GF, Juriloff D, Harris M, McGillivray BC et al. Evidence for multi-site closure of the neural tube in humans. Am J Med Genet. 1993;47(5):723-43.

Verity C, Firth H, Ffrench-Constant C. Congenital abnormalities of the central nervous system. J Neurol Neurosurg Psychiatry. 2003;74(Suppl I): i3-i8.

Wald NJ, Cuckle H, Brock JH, Peto R, Polani PE et al. Maternal serum-alpha-fetoprotein measurement in antenatal screening for anencephaly and spina bifida in early pregnancy. Report of U.K. collaborative study on alpha-fetoprotein in relation to neural-tube defects. Lancet. 1977;1(8026):1323-32.

Walsh DS, Adzick NS, Sutton LN, Johnson MP. The Rationale for in utero repair of myelomeningocele. Fetal Diagn Ther. 2001;16(5): 312-22.

Weprin BE, Oakes WJ. Occult spinal dysraphism: The clinical presentation and diagnosis Oper Tech Plast Reconstr Surg. 2000;7(2):39.

Yamada S, Won DJ, Yamada SM. Pathophysiology of tethered cord syndrome: correlation with symptomatology. Neurosurg Focus.2004;16(2):E6.

Youmans JR. Neurological Surgery. 4th ed. Philadelphia: WB Saunders Company; 2011.

105

Convulsões –
Causas, Diagnóstico e Tratamento

Katia Maria Ribeiro Silva Schmutzler

As convulsões representam a emergência neurológica mais comum no período neonatal ocorrendo entre 1 e 5 por mil nascidos vivos, com elevadas taxas de morbidade e mortalidade podendo acarretar dano neurológico posterior, sendo de suma importância a precocidade de seu diagnóstico. Estudos clínicos e experimentais mostram evidências que as crises neonatais *per se* produzem efeitos neurológicos deletérios de longo prazo.

Em contraste com outras faixas etárias, a maioria das convulsões neonatais é sintomática de um quadro agudo com etiologia subjacente documentada ou suspeita; pode ser somente eletrográfica ou associada a manifestações clínicas. Em torno de 20 a 50% dos recém-nascidos (RN) que apresentam crises (principalmente estado de mal) pode evoluir para posterior epilepsia.

Caracterizam-se clinicamente por alterações paroxísticas das funções clínicas (motora, comportamental e autonômica), em decorrência de descargas elétricas excessivas síncronas com despolarização de neurônios, nos primeiros 28 dias após o nascimento de um RN a termo (RNT) ou antes de 44 semanas de idade gestacional no RN pré-termo (RNPT).

Dentre as razões para a maior predisposição de convulsões no RN, temos que o último trimestre de gestação e o período neonatal caracterizam-se pelo rápido crescimento e desenvolvimento cerebral, tanto estrutural quanto funcionalmente, ocorrendo, em curto período de tempo, mudanças que exigem expressivas demandas metabólicas. Em adição, há a relativa maior excitabilidade nesse período, quando se comparam crianças com adultos. As bases neuroanatômicas e neuroquímicas, que explicam tal excitabilidade, são resumidas no Quadro 105.1.

Quadro 105.1
Fatores neuroanatômicos e neuroquímicos relacionados ao aumento da excitabilidade do cérebro imaturo.

Aumento de mecanismos excitatórios (excitação):
- elevada voltagem de *input* da membrana neuronal; pequenas correntes implicam grandes flutuações do potencial da transmembrana;
- glia imatura ocasionando estado de hiperexcitação por maior acúmulo de potássio extracelular decorrente da lentidão nos sistemas enzimáticos da membrana glial, com consequente menor depuração de neurotransmissores excitatórios do meio extracelular;
- maior proporção de sinapses excitatórias que inibitórias;
- maior desenvolvimento de receptores sinápticos para neurotransmissores excitatórios;
- substância negra que funciona, nesta fase, como propagadora de descargas para a periferia em vez de inibidora, como habitualmente.

Redução dos mecanismos inibitórios (desinibição):
- menor proporção de sinapses inibitórias;
- menor desenvolvimento de receptores sinápticos para neurotransmissores inibitórios;
- neurotransmissores inibitórios com papel excitatório em certas áreas do encéfalo (p. ex., subst. negra) durante o período neonatal.

Assim os prováveis mecanismos geradores de crises epilépticas no RN são:
- falência da bomba de sódio e potássio decorrente da diminuição de ATP, o que ocorre na hipóxia, isquemia e hipoglicemia;
- excesso de neurotransmissores excitatórios que ocorre na hipóxia, isquemia e hipoglicemia;
- deficiência de neurotransmissores inibitórios que ocorre na dependência de piridoxina;
- alteração na membrana neuronal, com aumento na permeabilidade ao sódio que ocorre na hipocalcemia e na hipomagnesemia.

Fonte: Desenvolvido pela autoria.

Causes

A crescente disponibilidade de testes genéticos tem possibilitado a expansão do número de epilepsias neonatais com etiologias genéticas e metabólicas, porém, a encefalopatia hipóxico-isquêmica (EHI) continua sendo a principal causa de convulsões no RN, como mostra o Quadro 105.2.

Quadro 105.2
Etiologia das crises convulsivas no período neonatal.

- Encefalopatia hipóxico-isquêmica – 35 a 45%
- Infartos e hemorragia intracraniana – 20 a 30%
- Distúrbios metabólicos – 7 a 20%
- Infecções – 5 a 20%
- Malformações cerebrais – 5 a 10%
- Genéticas e síndromes epilépticas – 6 a 10%
- Outras/desconhecida – 10%

Fonte: ILAE, 2017.

A pesquisa de doenças neurometabólicas, como a desordem do transporte de glicose (cujo tratamento é a administração de dieta cetogênica), deve ser sempre levantada no caso de refratariedade às DAE (drogas antiepilépticas), assim como a deficiência de piridoxina, creatina, tiamina, biotina e ácido folínico, pois são etiologias tratáveis.

É essencial a obtenção do máximo de informações sobre as condições gerais do paciente por meio de rigorosa investigação clínica e laboratorial para se determinar a etiologia.

No período de 1996 a 2000, permaneceram internadas, na unidade de terapia intensiva neonatal da Unicamp, 111 crianças que apresentaram crises convulsivas, e a incidência foi 6,7/1.000 RN vivos, sendo crianças de baixo peso, 40%; de muito baixo peso, 20%; e RN pré-termo, 40%. Nesse trabalho epidemiológico, foram identificadas as seguintes etiologias: encefalopatia hipóxico-isquêmica em 34%; infecções do SNC em 14%, e hemorragia intracraniana e acidente vascular cerebral em 13%. As manifestações epilépticas ocorreram em até 72 horas após o nascimento, em 58% (sendo em 33% nas primeiras 24 horas). A crise convulsiva foi única em 47% e variou de 2 a 10 episódios em 34% e mais de dez vezes em 16%. As crises foram do tipo focal e clônica (46%) e sutis (26%) ou mais de um tipo clínico (33%). O óbito ocorreu em 14,5% dos pacientes e o estado de mal epiléptico em 9%.

A ILAE (*International League Against Epilepsy*) em 1989 reconhecia as seguintes síndromes epilépticas no período neonatal: a encefalopatia epiléptica infantil precoce ou síndrome de Ohtahara, a encefalopatia mioclônica precoce, a convulsão neonatal benigna familiar e a convulsão neonatal benigna idiopática (crise do 5º dia). As duas primeiras de evolução mais grave; e as outras, de evolução mais benigna, que normalmente cursam com desenvolvimento neurológico normal e baixo risco de epilepsia. Em 2010, no relatório da comissão da ILAE de classificação e terminologia, para organização de crises e epilepsias, a convulsão neonatal benigna idiopática passou para o grupo de "condições com crises epilépticas que não são tradicionalmente diagnosticadas como uma forma de epilepsia por si só", como crises neonatais benignas, juntamente às crises febris e; as três primeiras foram classificadas dentro das síndromes eletroclínicas organizadas por faixa etária de início no período neonatal: epilepsia familial neonatal benigna, encefalopatia mioclônica precoce (EEG padrão surto-supressão, associada ao EIM) e a síndrome de Ohtahara (encefalopatia epiléptica precoce com padrão de surto-supressão ao EEG, associada a alterações estruturais cerebrais).

A epilepsia neonatal familiar benigna é associada aos genes EBN1 (lócus 20q13.3) e EBN2 (lócus 8q24) que codificam as mutações do canal de potássio KCNQ2 e KCNQ3 respectivamente. Dados recentes de novas famílias com essa entidade e outros tipos de crises têm sido descritos, como a associação de crises no lactente e epilepsia benigna centrotemporal, com pontas centrotemporais aos 3 anos de idade, crises refratárias desde o nascimento e, ainda, associação com outras síndromes epilépticas.

Atualmente os testes genéticos são relevantes para o reconhecimento de encefalopatias epilépticas; e mutações do canal de potássio KCNQ2 podem determinar variáveis malignas como a encefalopatia KCNQ2, e variantes patogênicas no gene SCN2A estão associadas a uma variedade de fenótipos de neurodesenvolvimento que incluem epilepsia neonatal e infantil benigna (autolimitada) e encefalopatias epilépticas e de desenvolvimento mais graves que também se manifestam na primeira infância.

O reconhecimento precoce dessas encefalopatias e diferenciá-las da grande maioria das convulsões neonatais autolimitadas é primordial para o prognostico e o desenvolvimento do RN. O conhecimento do tipo de mutação e das consequências funcionais pode orientar a terapia de precisão. Os bloqueadores dos canais de sódio podem ser medicamentos antiepilépticos eficazes no ganho de função nas apresentações neonatais e infantis.

A definição de que uma forma de epilepsia é geneticamente determinada permite a utilização mais racional dos exames complementares, evitando a repetição de exames de imagem ou de estudos neurofisiológicos e permite melhor planejamento do tratamento

Diagnóstico

Apesar dos anos, o que permanece um dos grandes desafios das convulsões nesse período é o seu reconhecimento, que não é fácil sem o auxílio do vídeo (EEG), em função das crises sutis e das eletrográficas, sem correspondência clínica.

A investigação diagnóstica deve ser iniciada precocemente e deve priorizar os seguintes aspectos:
- identificação de recém-nascidos de risco;
- reconhecimento das crises;
- confirmação das crises.

Identificação de recém-nascidos de risco

Desde o estudo prospectivo do *National Collaborative Perinatal Project* em que 277 neonatos de 54 mil gestantes entre 1959 e 1966 apresentaram pelo menos uma crise epilética (5,1 por mil nascidos vivos), há uma forte constatação

CAPÍTULO 105 – CONVULSÕES – CAUSAS, DIAGNÓSTICO E TRATAMENTO

de que a incidência aumenta em RNPT ou de baixo peso ao nascimento, e o risco de crise varia inversamente ao peso de nascimento: 57,5/1.000 < 1.500 g e 2,8/1.000 > 2.500 g.

O *National Neonatal Perinatal Database (NNPD; 2002-03)*, coletou dados de 18 unidades de terapia intensiva e registrou uma incidência de 10,3 por mil nascidos vivos. Houve um aumento da incidência de crises com a diminuição da idade gestacional e do peso de nascimento (o RNPT apresentou quase o dobro da incidência do RNT: 20,8 *versus* 8,4 por mil nascidos vivos), enquanto os de muito baixo peso apresentam uma taxa de incidência quatro vezes maior (36,1 por 1.000 nascidos vivos).

Crianças com antecedentes de intercorrências nos períodos pré, peri e pós-natal imediato devem ser observadas com critério pelo neonatologista, por serem de risco para crises.

O estudo das diretrizes, observou maior frequência no sexo masculino do que no feminino, maior ocorrência em negros do que em outras etnias, e maior frequência em prematuros.

Reconhecimento das crises

A semiologia das crises convulsivas caracteriza-se pela dificuldade no seu reconhecimento, uma vez que as crises generalizadas são menos frequentes que em outras faixas etárias, porque no RN as conexões transemisféricas ainda estão em desenvolvimento. Por esse motivo, no passado, as crises epilépticas foram consideradas de forma independente daquela proposta pela Liga Internacional Contra a Epilepsia – ILAE. Em 2010, a comissão sobre classificação e terminologia da ILAE propôs que as crises neonatais não sejam mais consideradas como entidade separada.

As manifestações motoras são frequentemente focais ou multifocais, e, ainda, as manifestações ditas sutis, envolvendo posturas, movimentos e automatismos, podem ser mascaradas dentro do repertório motor normal do RN. No Quadro 105.3 apresentamos a classificação eletroclínica das crises epilépticas em neonatos. As manifestações clínicas podem ocorrer de forma isolada ou em combinações diferentes, sendo variada a frequência de cada tipo. As crises sutis parecem ser as mais frequentes, as apneias associadas às crises sutis são acompanhadas por, pelo menos, um dos demais fenômenos anteriormente descritos. As crises de desvio lateral tônico do olhar são entendidas, por Volpe, como exemplo de crise sutil, enquanto Mizrahi e Kellaway as consideram como tônicas focais. As crises tônicas generalizadas relacionam-se com anormalidades graves do SNC, sendo frequentes no RN pré-termo. As crises clônicas focais sugerem comprometimento focal do SNC e são mais frequentes no RN a termo, com tocotraumatismos, encefalopatia hipóxico-isquêmica e em pacientes com infartos cerebrais. As multifocais caracterizam-se por movimentos clônicos das extremidades, que migram de forma anárquica. As crises mioclônicas são mais raras e conferem um prognóstico mais reservado.

Em 1983, Kellaway e Hrachovy sugeriram que os diversos tipos de crises epilépticas neonatais poderiam ser classificados, em relação à fisiopatologia, em crises de origem epiléptica e não epiléptica.

Segundo a classificação de Mizrahi e Kellaway (1998) as crises em que a manifestação clínica é acompanhada por descargas críticas no EEG (**eletroclínicas**) incluem, principalmente, a focal clônica (unifocal, multifocal, hemiconvulsiva e axial), a mioclônica (generalizada ou focal), a tônica focal (postura assimétrica do tronco ou dos membros e desvio ocular sustentado) e as crises de espasmos (flexor, extensor e misto), e apresentam origem epiléptica. Algumas manifestações clínicas de convulsão não apresentam correspondência eletrográfica (**crises clínicas sem correlato eletrocortical consistente**). Seriam episódios relacionados com as crises tônicas generalizadas, lembrando descerebração, as quais podem ser provocadas ou intensificadas por estimulação, assim como suprimidas por restrição ou reposicionamento, sendo sua patofisiologia, provavelmente, crise de origem não epiléptica, assim como as crises sutis que mimetizam automatismos motores (com movimentos orobucolinguais, oculares, movimentos de progressão ou complexos). Scher e Painter (1989), num estudo da correlação entre a observação clínica e o EEG, constataram que apenas 10% dos episódios classificados como crises apresentaram correspondência eletrográfica. A maioria dos episódios discordantes era de fenômenos sutis. Essa situação parece ser mais frequente em indivíduos comatosos, em que a atividade eletrocerebral se encontra deprimida no contexto de extensas lesões supratentoriais, como isquemia e edema cerebral difusas ou grandes hemorragias.

As crises **eletrográficas** – descargas críticas ao EEG com duração superior a 10 segundos, sem manifestações clínicas de crises epilépticas – parecem ocorrer nos neonatos com encefalopatias mais graves ou naqueles que foram submetidos a tratamento com DAE. São mais comuns em RN a termo, sendo consideradas como uma dissociação entre a atividade epileptogênica e a função de áreas responsáveis pelas manifestações clínicas das crises. Estão associadas a um prognóstico reservado e forte relação com a etiologia hipóxico-isquêmica. Os espasmos infantis guardam as mesmas características semiológicas da síndrome de West.

Quadro 105.3
Classificação eletroclínica das crises convulsivas no período neonatal.

Crises com correlação eletrográfica consistente:
- crises clônicas (focal, hemicorporais, multifocais ou erráticas);
- crises mioclônicas (focais, multificais ou generalizadas);
- crises tônicas focais (flexão assimétrica do tronco, desvio dos olhos);
- crises sutis (apneia sem bradicardia).

Crises não relacionadas ou relacionadas de forma inconsistente a descargas eletrográficas:
a) Automatismos motores:
  - movimentos orobucolinguais;
  - sinais oculares;
  - movimentos progressivos – natatórios ou rotatórios;
  - movimentos propositados complexos.
b) Crises tônicas generalizadas
c) Crises mioclônicas

Espasmos infantis

Crises eletrográficas não acompanhadas de manifestações clínicas.

Fonte: Desenvolvido pela autoria.

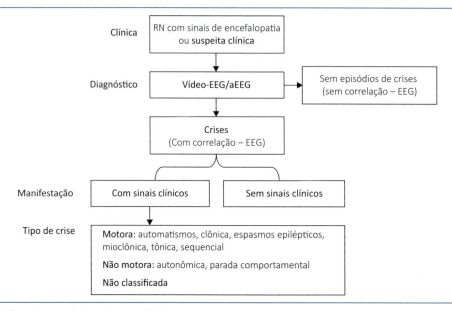

Figura 105.1. Classificação atual das crises epilépticas neonatais
Fonte: Desenvolvida pela autoria.

Em 2017 foi realizado estudo (Pressler et al., 2017) para modificação da classificação das crises neonatais. Uma nova revisão propõe uma classificação com os seguintes objetivos:
- integrar-se à classificação de crises epilépticas da ILAE;
- enfatizar o papel fundamental do EEG no diagnóstico de convulsões neonatais (Figura 105.1);
- ter implicações na gestão e tratamento de eventos;
- ser aplicável em todas as configurações de cuidados de saúde.

Nessa nova classificação os descritores são determinados pela característica clínica predominante e divididos em **motor e não motor:** com manifestações clínicas motoras (automatismos, clônicas, mioclônicas, espasmos infantis, tônicas e sequencias) ou não motoras (autonômicas ou parada comportamental) ou sem manifestações clínicas (somente eletrográficas), como mostrado na Figura 105.1.

O objetivo é que a nova classificação possa ser útil na prática clínica em auxiliar na determinação da etiologia. Certas etiologias estão associadas a determinados tipos de crises, por exemplo: a maioria dos neonatos com etiologias genéticas têm convulsões tônicas e/ou convulsões sequenciais, os RNT com encefalopatia hipóxico-isquêmica (EHI) têm crises eletrográficas, no acidente vascular cerebral predominam as convulsões clônicas focais. As convulsões mioclônicas estão associadas aos erros de metabolismo. As manifestações ictais sequenciais: sequência de manifestações, muitas vezes com a mudança da lateralização dentro ou entre as convulsões, estão associadas a canalopatias como na epilepsia familiar benigna ou KCNQ2, de etiologia genética.

A triagem do KCNQ2 e do SCN2A deve ser incluída na investigação diagnóstica de crises refratárias neonatais de origem desconhecida (Quadro 105.4).

Situações que merecem a investigação genética:
1. encefalopatia epiléptica, como síndrome de Ohtahara, além de outras formas de epilepsia grave, de início neonatal;
2. epilepsia mioclônica progressiva, como as ceroides lipofuscinoses neuronais.

Quadro 105.4 Relevância clínica dos tipos de crises e etiologia provavel.		
	Contexto clínico das crises	*Revisão de dados*
Automatismos	Comum EHI e RNPT	Isolada < 1% (rara)
Clônica	Sintoma agudo em AVC/hemorragia	Típica de etiologia vascular em RNT e EHI
Mioclônica	Encefalopatia mioclônica precoce ou epilepsias genéticas, EIM e EHI	Típica de EIM
Manifestação ictal sequencial	Canalopatia (BFNE) ou KCNQ2	Etiologia genética
Espasmos	Associado a EIM ou Ohtahara	Rara associada geralmente aos EIM
Tônica	Típica de Ohtahara e outras encefalopatia epilépticas	Típica de etiologias genéticas
Autonômica	Hemorragia intraventricular	Muito rara isolada, 1%
Parada comportamental	Imobilização e congelamento	Muito rara isolada < 1%
Eletrográfica	Típica do RNPT e EHI	Comum RNPT, EHI e infecção

Fonte: ILAE, 2017.

Confirmação das crises

Os métodos de diagnóstico que dispomos para ter certeza da crise são:

a) observação prolongada do RN;
b) monitorização poligráfica em UTIN;
c) EEG digital;
d) Vídeo-EEG;
e) EEG de amplitude integrada (aEEG).

Graças ao uso sistemático do EEG, seja como registro poligráfico (**considerado padrão-ouro**) ou de vídeo-EEG prolongado, muito se tem avançado no conhecimento das crises epilépticas neonatais, por permitir melhor diferenciação entre os fenômenos epilépticos e os não epilépticos, além do diagnóstico das crises eletrográficas, e por oferecer parâmetros na avaliação da lesão transitória ou permanente do sistema nervoso central.

A videopoligrafia é o método de escolha para o estudo eletroclínico, detectando maiores informações do que o EEG isolado. O traçado poligráfico requer avaliação simultânea, além do EEG, de outros parâmetros fisiológicos, como o eletro-oculograma (EOG), o eletromiograma (EMG) e o eletrocardiograma (ECG), do padrão respiratório e oximetria. Tais parâmetros são essenciais à análise da função encefálica e do ciclo vigília-sono (por meio da análise de variáveis comportamentais), o qual exibe, no RN, variações dinâmicas em curto período de tempo. A avaliação das proporções de cada tipo de sono no EEG do neonato, nas diversas faixas de idade gestacional e pós-concepcional, permite a discriminação de RN, normal e anormal. Permite, também, o registro gráfico de fenômenos anormais, como apneias, bradicardia, arritmias cardíacas, movimentos associados a crises epilépticas (oculares, no EOG; e cefálicos, no EMG), além de determinar alterações autonômicas de natureza epiléptica. Um sistema de vídeo sincronizado *(videolink)* permite o reconhecimento de artefatos que podem simular elementos eletrográficos anormais (p. ex., artefatos de movimentos mastigatórios, respiratórios, soluços etc.).

A videopoligrafia deve ser solicitada o mais precocemente possível em todo RN com suspeita de encefalopatia, principalmente no caso da EHI pelo elevado risco de crises eletrográficas. Exames seriados têm valor prognóstico e monitorizam o controle das crises.

No Quadro 105.5 resumimos as alterações de caráter epiléptico observadas no EEG do RN.

No EEG neonatal a presença de espículas ou de ondas agudas nem sempre é associada a evento epiléptico, pois estas podem ser elementos transitórios fisiológicos associados a padrões maturacionais. Observamos atividades rítmicas ou pseudorrítmicas nas faixas alfa, delta, teta, delta-*like*, ou descargas de ritmos lentos denominadas de padrão dicrótico ou depressão da atividade de base como atividades críticas. A presença, no traçado EEG, de elementos rítmicos de duração inferior a 10 segundos, semelhantes às miniaturas de crises eletrográficas, é denominada "breves descargas rítmicas ictais/interictais" (do inglês, BIRD: *brief inter/ictal rhythmic discharges*), e sua presença associa-se à história de crises. A associação de crises eletrográficas, eletroclínicas e o BIRD, em um mesmo EEG, é comum em crises neonatais não controladas. Oliveira et al. (2000), estudando estas descargas breves, concluíram que estas contribuem para o diagnóstico de crises convulsivas, sendo correlacionadas com risco aumentado para prognóstico neurológico reservado.

O registro contínuo do sinal de um ou mais canais de EEG pode ser mantido por horas ou dias, sendo esse sinal modificado por filtragem, compressão temporal e retificação, de forma a permitir avaliar de modo contínuo a tendência da diferença entre a amplitude máxima e a mínima do EEG em cada momento, denominando esta tendência EEG de amplitude integrada (**aEEG).** Ao contrário do que acontece com o EEG padrão, os padrões registrados são relativamente simples de interpretar pelo neonatologista, ficando sempre guardada a informação do EEG de base para que eventuais dúvidas possam ser esclarecidas posteriormente com o neurofisiologista. As suas aplicações no RN estão bem estabelecidas, sendo útil no diagnóstico e monitorização da resposta ao tratamento das convulsões neonatais, assim como na monitorização de RN com encefalopatia neonatal.

Tratamento

Nos últimos anos temos presenciado considerável avanço na farmacologia das drogas antiepilépticas (DAE), na monitorização EEG contínua usando sistema digital compacto com videogravação simultânea, detecção automatizada das convulsões, neuroimagem e pesquisas a respeito do mecanismo celular da injúria cerebral e o efeito das DAE.

Quadro 105.5
Alterações de caráter epiléptico ao EEG neonatal.

São alterações observadas no EEG neonatal:
- Atividade rítmica nas faixas delta, teta, alfa ou beta em uma ou mais faixas de frequência em uma ou mais regiões corticais, com envolvimento progressivo ou flutuante com duração igual ou maior que 10 segundos (crise eletrográfica).
- BIRD: breves descargas rítmicas interictais, com duração menor que 10 segundos – não definem um fenômeno crítico, porém, quando associadas a quadro clínico tornam-se fortemente sugestiva.
- Ondas pontiagudas transitórias com frequência maior ou igual a três por minuto têm forte relação com crises epilépticas.

Atividades ictais:
- Em frequências rápidas ou lentas, chegam à teta e delta (mais lentas que a de crianças e adultos). Podem ter a morfologia da onda mantida durante toda a crise ou ter diminuição de sua frequência com aumento de amplitude.

Fonte: Desenvolvido pela autoria.

SEÇÃO IX – SISTEMA NERVOSO

Porém, alguns aspectos do tratamento das crises convulsivas neonatais pouco mudaram ao longo dos últimos 50 anos. Mais recentemente, o grupo de desenvolvimento de diretrizes (GDG) organizado pela ILAE e OMS em 2011, com o objetivo de orientar e padronizar o manejo das crises neonatais, determinou diretrizes, em que o fenobarbital ainda é a medicação mais indicada, seguida pela fenitoína. Em alguns algoritmos mais recentes, o levetiracetam endovenoso (EV) vem ganhando espaço como segunda opção. No Brasil ainda não temos a apresentação EV. Fármacos de terceira linha como topiramato e mais recentemente o bumetanida têm sido discutidos.

O manejo adequado das crises consiste na identificação e no tratamento da etiologia de base e o uso de intervenção farmacológica adequada, na eliminação de crises eletrográficas e eletroclínicas, que possibilita significativa melhora do desenvolvimento neurológico.

A abordagem imediata consiste em:

1. Estabilização das funções vitais: liberação de vias aéreas, manutenção da ventilação/circulação, manutenção da normotermia, estabelecimento de acesso venoso.
2. Propedêutica inicial: eletrólitos, hemograma, PCR e LCR.
3. Correção dos distúrbios hidreletrolíticos; afastar as causas infecciosas e metabólicas instituindo imediatamente o tratamento corretivo e a DAE.

No caso de hipoglicemia, administrar solução de glicose a 10%: 2 mL/kg por via endovenosa (EV), mantendo-se a infusão de até 0,5 g/kg/h. Nos pacientes com hipocalcemia, indica-se a correção com gluconato de cálcio, solução a 5%, na dose de 4 mL/kg EV, com manutenção VO de 500 mg/kg/dia. Quando houver hipomagnesemia, deve-se administrar sulfato de magnésio, solução a 50%, na dose de 0,2 mL/kg IM, com manutenção de 0,2 mL/kg IM. O magnésio VO pode causar diarreia.

1. Uso de métodos diagnósticos específicos no auxílio da decisão terapêutica.
2. Decisão de manutenção da terapia conforme etiologia ou manutenção da crise.

A prevalência de hipoglicemia em neonatos com crises epilépticas é de 3 a 7,5%. A prevalência de hipocalcemia varia nos diferentes estudos, com redução após o melhor manejo nutricional que é feito atualmente. Cálcio intravenoso pode ocasionar efeito deletério grave, não sendo possível predizer risco *versus* benefício para o seu uso empírico.

Quanto aos casos de causa infecciosa, caso haja suspeita clínica deve-se utilizar medicações por via endovenosa para cobertura do SNC.

De acordo com as diretrizes, o tratamento com piridoxina deve ser considerado antes do tratamento com DAE. A epilepsia por dependência à piridoxina é uma doença rara. O diagnóstico pode ser estabelecido clinicamente por melhora das crises após a administração da piridoxina. A não identificação dessa entidade pode causar efeitos deletérios para o paciente.

Uso de drogas antiepilépticas (DAE)

Não encontramos estudos controlados e randomizados ou observacional bem conduzidos comparando os efeitos do tratamento em pacientes em uso de DAE com aqueles que não utilizam. Apesar da falta de estudos, os efeitos benéficos de um tratamento curto e adequado com DAE superam possíveis danos ou efeitos colaterais da medicação.

Crises epilépticas devem ser tratadas se tiverem duração maior que 3 minutos ou quando forem curtas, mas em salvas. Nos serviços especializados nos quais a realização do EEG é disponível, todas as crises eletrográficas devem ser tratadas, mesmo na ausência de manifestação clínica.

Os neonatos apresentam variações individuais no *clearance* e em outras variáveis da farmacocinética, e o *clearance* aumenta durante as primeiras semanas. Tradicionalmente, o fenobarbital e a fenitoína são os mais usados como drogas de primeira e segunda escolha, respectivamente, na fase inicial ao tratamento, quando a administração é endovenosa.

De acordo com as diretrizes, o fenobarbital deve ser utilizado como medicação de primeira linha em crises neonatais com nível de recomendação forte. A segunda opção é a fenitoína. Existe apenas um único estudo, de pouca qualidade, controlado e randomizado comparando a eficácia desses dois fármacos; todavia, apenas 55% dos neonatos respondem ao uso de um ou ambos os fármacos.

O fenobarbital é de fácil administração podendo ser usado apenas uma vez ao dia. A fenitoína tem mais efeitos colaterais que o fenobarbital (alterações cardíacas e extravasamento). Além disso, o nível terapêutico e o tóxico são próximos, sendo necessárias dosagens séricas mais frequentes que as do fenobarbital. Lembrando que em função do pH gástrico alcalino, não há absorção satisfatória na administração VO, portanto, não é uma opção como fármaco de manutenção nesse período. O fenobarbital tem a vantagem do menor custo e possui maior disponibilidade.

Para crises neonatais que não responderam à dose máxima de fenobarbital ou de fenitoína, há um estudo observacional comparando midazolam com fenitoína (Conde et al., 2005). A qualidade de evidência do estudo é fraca. Existe benefício significativo no uso de midazolam como droga de segunda linha para controle das crises. Todavia, não foram observadas diferenças quanto ao desenvolvimento neurológico em longo prazo.

Dois estudos avaliaram os efeitos da lidocaína e benzodiazepínicos no controle das crises. A qualidade de evidência foi baixa. Não houve diferença significativa entre os fármacos. Apesar de não ser disponibilizada em nosso meio, vale mencionar que, comparada aos benzodiazepínicos, a lidocaína tem nível terapêutico estreito e necessita de monitorização cardíaca enquanto está sendo administrada. Em contrapartida, benzodiazepínicos possuem alto risco de depressão respiratória.

Temos poucas opções na fase de transição do endovenoso para a via oral (VO) ou gástrica no caso dos pacientes mais graves. Recentemente tem sido proposto o levetiracetam na dose de 50 mg/kg EV, seguido por manutenção de

10 a 60 mg/kg dia (dividido em duas tomadas) em opção à fenitoína EV, em função de pouca absorção da fenitoína VO e gástrica. Infelizmente não temos no Brasil a opção EV do levetiracetam.

Neonatos responsivos à monoterapia com fenobarbital apresentam menor risco de sequelas neurológicas, o EEG geralmente evolui para a normalidade e o prognóstico é mais favorável do que o observado quando é necessária a associação da fenitoína. O fenobarbital e a fenitoína associadamente apresentam uma eficácia em torno de 50 a 60% *versus* 45% isoladamente. Essa associação é menos efetiva nas crises eletrográficas, que geralmente ocorrem na presença de encefalopatia, sendo optado pelo uso do midazolam.

Na ausência de crises epilépticas em neonatos com EHI, não é necessário ser fornecido tratamento profilático com fenobarbital (nível de recomendação forte).

Uma crescente preocupação é o efeito das DAE no cérebro em desenvolvimento. Novos estudos têm evidenciado aumento da degeneração apoptótica no cérebro de ratos em desenvolvimento após a exposição ao fenobarbital, à difenillhidantoína e aos benzodiazepínicos. O ácido valproico é tóxico ao cérebro em desenvolvimento, como evidenciado pela síndrome fetal do valproato, que acompanha riscos de distúrbios no aprendizado e desenvolvimento.

Novos agentes como o topiramato e levetiracetam parecem mais promissores com respeito a estas alterações, não havendo evidência experimental de neurotoxicidade nos cérebros em desenvolvimento, em concentrações anticonvulsivantes. O topiramato tem a vantagem adicional de poder prolongar a janela de tempo na qual a terapia com hipotermia é efetiva.

Recentemente o bumetanida, amplamente usado como diurético e que tem um bom perfil de segurança, suprime convulsões em ratos neonatais. Há um grande entusiasmo na realização de um ensaio de bumetanida como droga antiepilética no RN. A retigabina como DAE tem mostrado ser promissora para uso nessa fase de desenvolvimento em estudos experimentais.

As DAE que atuam nos canais de sódio, incluindo carbamazepina e fenitoína, devem ser consideradas como tratamento de primeira linha em pacientes com encefalopatia KCNQ2. Os canais de sódio e potássio dependentes de voltagem colocam-se na membrana neuronal. Portanto, a eficácia dos medicamentos que atuam como bloqueadores dos canais de sódio pode estar associada ao seu efeito modulador em ambos os canais. O tipo de mutação KCNQ2 pode influenciar a resposta da DAE, bem como o resultado do desenvolvimento. O reconhecimento precoce da encefalopatia KCNQ2 seguido pelo tratamento mais apropriado e eficaz pode ser importante para reduzir o comprometimento do neurodesenvolvimento associado a esse distúrbio.

Maeda T et al. (2014) mostraram exacerbação da epilepsia neonatal familiar benigna induzida com maciças doses de fenobarbital e midazolam. Portanto, a triagem do KCNQ2 deve ser incluída na investigação diagnóstica de crises refratárias neonatais de origem desconhecida. Outro gene, o BRAT1, também deve ser adicionado à lista crescente de genes relacionados à encefalopatia epiléptica infantil grave neonatal precoce.

A dieta cetogênica no período neonatal é indicada nas epilepsias farmacorresistentes e especificamente para síndrome de Ohtahara, deficiência do Glut-1, deficiência de piruvato desidrogenase, mitocondriopatias, nas epilepsias focais (enquanto é aguardada a neurocirurgia), síndrome de West e canalopatias.

Fenobarbital sódico

É o fármaco de primeira escolha, em solução aquosa, a dose de ataque é 20 mg/kg de peso por via endovenosa (EV), podendo ser completada com mais 20 mg/kg (totalizando 40 mg/kg de peso). Segundo Volpe, nos RN que sofreram síndrome hipóxico-isquêmica grave, a suplementação pode ocasionar, mais facilmente, intoxicações, sendo desaconselhada. A manutenção pode ser iniciada de 12 a 24 horas após a dose de ataque, com doses de 3 a 5 mg/kg/dia podendo ser administrada VO ou VG. Existe tendência ao acúmulo do fármaco, na metade da 1ª semana, posteriormente, ocorre o inverso.

Fenitoína

É o fármaco de segunda escolha, na dose de 20 mg/kg EV (velocidade de 1 mg/kg/min), podendo ser incrementada até 30 mg/kg, diluído em solução fisiológica ou água destilada

A dose de manutenção é de 5 a 10 mg/kg/dia EV. O controle do nível sérico é fundamental, uma vez que o RN pode apresentar oscilações nesse período; nunca administrar IM ou VO, pois a absorção é errática e imprevisível.

Sempre observar a tolerância clínica do RN. As doses de manutenção devem ser estabelecidas com base nos níveis séricos. Os níveis máximos tolerados são de 20 mg/mL de fenitoína e 40 mg/mL do fenobarbital. Havendo persistência de crises epilépticas resistentes ao fenobarbital e à fenitoína, na sequência, usar as drogas de terceira linha.

Midazolam

É a droga de escolha nos casos refratários de crises eletroclínicas e eletrográficas: ataque de 0,15 mg/kg e manutenção de 0,1 a 0,4 mg/kg/h em bomba de infusão contínua.

No caso de estado de mal eletrográfico, tem sido sugerida como primeira escolha, em razão do alto risco de dano neurológico associado a esse tipo de crise.

Apesar de ser benzodiazepínico, não contém o benzoato sódico, que desacopla o complexo bilirrubina-albumina, aumentando o risco de kernicterus.

Diazepam

A dose de 0,3 a 1 mg/kg é cada vez menos recomendável pelo efeito depressor cumulativo no SNC e por causar depressão respiratória quando usado juntamente com o fenobarbital, além da meia-vida curta. É contraindicado, também, pelo fato de o seu veículo para a administração EV conter benzoato sódico que pode alterar a conjugação da bilirrubina.

Nitrazepam

Utilizado na dose de 0,25 a 1 mg/kg/dia a cada 12 horas VO, nas encefalopatias epilépticas, e como fármaco de substituição na retirada do midazolam.

Clobazam

No RN muito usado nos casos de abstinência (recomenda-se 0,5 a 1 mg/kg/dia).

Lorazepam

Não dispomos da apresentação EV utilizada em outros países na dose de 0,05 mg/kg a cada 12 horas.

Vitaminas

A piridoxina, na dose de 100 mg EV, deve ser tentada em todos os casos de crises resistentes, o que pode definir a síndrome da dependência à piridoxina.

Não dispomos atualmente da via EV, somente administração VO. Deve-se utilizar, de preferência, o fosfato de piridoxina na administração VO, 30 a 50 mg/kg/dia. O uso de vitaminas como a tiamina na dose de 600 mg/dia VO, a biotinidase 5 a 10 mg/dia VO, o ácido folínico 3 a 5 mg/kg/dia, que é mais transportado no sistema nervoso central que o ácido fólico, é imperativo nos casos de crises refratárias.

Tiopental

A dose de ataque de 1mg/kg com infusão EV lenta cuja utilização, assim como o uso do midazolam, exige que a criança esteja monitorizada do ponto de vista respiratório e hemodinâmico, pois a depressão respiratória é frequente e intensa. As doses de manutenção são variáveis e dependem do controle das crises: 0,01 até 0,1 mg/kg/min em infusão continua. O controle eletrencefalográfico é imperativo, pois a criança entra em coma barbitúrico.

Depois de 24 a 48 horas sem crises, a medicação deve ser reduzida e, a seguir, suspensa, em função das reavaliações do ponto de vista clínico-terapêutico.

Em outros países, pode-se recorrer ao lorazepam EV 0,05 mg/kg, à lidocaína e ao paraldeído, antes do tiopental.

No período neonatal, DAE que são utilizadas regularmente em outras faixas etárias não tiveram sua real eficácia ainda estabelecida. A carbamazepina na dose de 10 mg/kg a cada 12 horas, com manutenção de 10 a 35 mg/kg, mostrou-se efetiva e tem sido indicada principalmente para a encefalopatia epiléptica infantil precoce associada a mutações KCNQ2; o valproato de sódio não tem sido recomendado pelo risco de hiperamonemia, além da já reconhecida hepatotoxicidade e tendência a trombocitopenia e neutropenia. A vigabatrina tem sido mencionada nos casos de crises de espasmos, podendo causar hiperpotassemia. Falta evidência de qualidade que permita respaldar seu uso na população neonatal, a não ser, nos casos de esclerose tuberosa. A desvantagem é a retinopatia GABAérgica. Para a lamotrigina também não há suficiente evidência para o seu uso na população neonatal. A desvantagem é o risco do *rash* cutâneo.

fármacos como o topiramato, e o levetiracetam têm sido relatados com resultados promissores. Silvertein e Ferriero (2008), durante o *Annual Meeting of the Child Neurology Society* – 2007, aplicaram questionário a neuropediatras sobre o uso de "novas" DAE para as crises refratárias. Apesar da ausência de dados sobre a sua farmacocinética neonatal e da variação nas doses utilizadas, ambas as medicações foram consideradas eficazes na maioria dos casos.

A tendência atual é a de dividir as DAE nesse período em dois grupos:

- fármacos clássicos: fenobarbital, fenitoína, diazepínicos e lidocaína;
- fármacos novos: levetiracetam, topiramato, vigabatrina, lamotrigina e bumetanida.

Levetiracetam

Uma ampla eficácia como medicamento de segunda linha em RNT e RNPT. Pode usar na forma oral (VO ou SNG) e EV. A dose EV recomendada tem sido de 50 mg/kg, com manutenção de 10 a 60 mg/kg/dia. O mecanismo de ação do levetiracetam ainda permanece por elucidar completamente. Experiências *in vitro* e *in vivo* sugerem que o levetiracetam não altera as características básicas da célula nem a neurotransmissão normal. Estudos *in vitro* mostram que o levetiracetam afeta os níveis de Ca2+ intraneuronais. Adicionalmente, reverte parcialmente as reduções nas correntes de entrada do GABA e da glicina, induzidas pelo zinco e pelas beta-carbolinas. Infelizmente, no Brasil, ainda não dispomos da apresentação EV, somente da VO. Não há registro de efeitos colaterais significativos nesse período. Tem sido a medicação de preferência em gestantes epilépticas por seu baixo efeito teratogênico ou para o uso de possíveis crises convulsivas intrauterinas fetais.

Topiramato

O topiramato parece ser o mais promissor dos fármacos de terceira linha, é um bloqueador do receptor de glutamato e tem mostrado, em estudos de ratos neonatais, potente efeito anticonvulsivo nas crises induzidas por hipóxia, além de propriedades neuroprotetoras e ausência de neurotoxicidade em neurônios em desenvolvimento. Temos utilizado essa medicação somente nas convulsões secundárias à EHI, com crises refratárias, na dose de 0,5 a 5 mg/kg/dia com controle de crises eletroclínicas e eletrográficas, com cuidado quanto aos possíveis efeitos colaterais (acidose metabólica, nefrolitíase, interferência na fala e na atenção).

Bumetamida

Já tem sido usado há mais de 30 anos em RN como diurético. Atualmente está em estudo sua ação anticonvulsiva: inibe o cotransformador Na+ K+ 2CL–, NKCC1 na célula piramidal imatura. Tem os efeitos adversos de um diurético (desidratação, hipotensão, taquicardia, alterações hidroeletrolíticas), poderia causar ototoxicidade, mas os estudos atualmente em curso consideram um medicamento útil no futuro.

Na Figura 105.2, apresentamos algoritmo para tratamento das convulsões no período neonatal (Westas et al., 2015).

CAPÍTULO 105 – CONVULSÕES – CAUSAS, DIAGNÓSTICO E TRATAMENTO

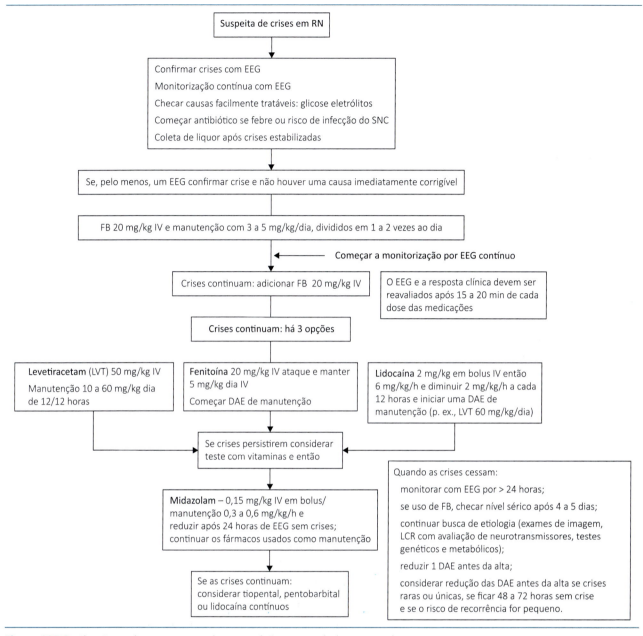

Figura 105.2. Algoritmo do tratamento das convulsões no período neonatal.
Fonte: Westas et al., 2015.

Avaliação do prognóstico

Crises de curta duração não parecem ocasionar a dano cerebral importante em cérebros imaturos; contudo, as crises repetitivas com acidose e hipoperfusão podem ocasionar dano neuronal.

A sequela neurológica é diretamente associada à presença de crises eletrográficas e de anormalidades interictais e do ritmo de base. Portanto, a gravidade da evolução é relacionada à gravidade das anormalidades do EEG.

A intervenção terapêutica efetiva tem possibilitado melhora significativa do desenvolvimento neurológico. O risco de desenvolver epilepsia após a ocorrência de crises convulsivas neonatais é variável (10 a 30%). A relação entre neonatos que apresentam convulsões e o risco de desenvolvimento de epilepsia tem sido estudada. A incidência de epilepsia referida é de 22% aos 12 meses e de 28,6% aos 36 meses, em que o EEG interictal normal e o exame neurológico normal são relacionados de forma significativa à ausência de epilepsia.

Os medicamentos usados para as convulsões sintomáticas na fase aguda no período neonatal normalmente não funcionam em epilepsias genéticas. Portanto, a distinção precoce entre convulsões agudas e epilepsia de início neonatal tem implicações terapêuticas e prognósticas.

Retirada de DAE

A decisão de descontinuar a terapêutica é baseada em três pontos principais: exame neurológico, causa da convulsão e EEG. Se o exame neurológico for normal, descontinuar a medicação. Se anormal, com EEG normal ou causa metabólica transitória, descontinuar o tratamento. Se o EEG for alterado, manter a DAE com reavaliações periódicas do exame neurológico e do EEG.

Nos casos mais resistentes, o fenobarbital costuma ser a droga de escolha para a manutenção, e o seu tempo de uso dependerá do contexto etiológico em que as crises ocorreram.

A suspensão das DAE deve ser sempre individualizada e considerada ao longo dos primeiros meses, por sua possível interferência num cérebro em desenvolvimento.

Segundo as diretrizes, em neonatos cujo controle foi adquirido com múltiplas DAE, as medicações devem ser interrompidas uma de cada vez, com o fenobarbital sendo o último fármaco a ser retirado.

Não existe nenhuma informação a respeito do tempo de controle das crises e o início da suspensão da medicação. O tempo sugerido nas diretrizes é de 72 horas, baseando-se em opinião de especialistas. A recomendação sugere que em neonatos com exame neurológico normal e/ou EEG sem alterações, deve-se considerar interromper o uso da DAE na ausência de crises por 72 horas. Em caso de recorrência, retornar com a medicação. Estudos observacionais sugerem que a maioria dos neonatos nos quais há controle das crises e que possuem exame neurológico, EEG e neuroimagem sem alterações apresentam um baixo risco (< 10%) de recorrência das crises.

LEITURAS COMPLEMENTARES

Bassan H, Bental Y, Shany E et al. Neonatal seizures: Dilemmas in workup and management. Pediatric Neurology. 2008;38:415-21.

Bittigau P. Antiepileptic drugs and apoptotic neurodegeneration in the developing brain. Proc Natl Acad Sci USA. 2002;99(23):15089-94.

Conde RC, Borges AAH, Martínez ED et al. Midazolam in neonatal seizures with no response to Phenobarbital. Neurology. 2005;64:876-79.

Cowan BE, Young RSK, Briggs RW et al. The effect of hypotension on brain energy state during prolonged neonatal seizure. Pediatric Research. 1987;21:357-61.

Da Costa JC. Neonatal seizures. In: Clinical and neurophysiological aspects of the newborn. XV International Congress of Clinical Neurophysiology. Buenos Aires; 2001. p.16-20.

Fernandes MFF, Moura-Ribeiro MV. Crises epilépticas neonatais. In: Guerreiro CAM, Guerreiro MM, Cendes F et al. (ed.). Epilepsia. São Paulo: Lemos Editorial; 2000. p.173-82.

Forcelli PA, Soper C, Lakhkar A, Gale K, Kondratyev A. Anticonvulsant effect of retigabine during postnatal development in rats. Epilepsy Res. 2012 Aug;101(1-2):135-40.

Furwentsches A. Levetiracetam in the treatment of neonatal seizures: A pilot study. Seizure. 2010;19:185-9.

Garcias Da Silva LF, Nunes ML, Da Costa JC. Risk factors for developing epilepsy after neonatal seizures. Pediatr Neurol. 2004;30:271-77.

Kellaway P, Hrachovy RA. Status epilepticus in newborn: A perspective on neonatal seizures. In: Delgado Escueta AV (ed.). Advances in neurology. New York: Raven Press; 1983. Chap. 34. p.93-9.

Khan RL, Puerta-Raya J, Fürst MG et al.Valor Prognóstico do EEG neonatal em recém-nascido de alto risco. J Epilepsy Clin Neurophysiol. 2008;14(1):11-6.

Lanska MJ, Lanska DJ, Baumann RJ et al. A population-based study of neonatal seizures in Fayette County, Kentucky. Neurology. 1995;45:724-32.

Lombroso CT. Gaps between laboratory and clinic about CNS damage from neonatal seizures. Clinical and neurophysiological aspects of the newborn. International Congress of Clinical Neurophysiology. Buenos Aires; 2001. p.16-20.

McBride MC, Laroia N, Guillet R. Electrographic seizures in neonates correlate with poor neurodevelopmental outcome. Neurology. 2000;55:506-13.

McCabe B K, Silveira DS, Cilio MR et al. Reduced neurogenesis after neonatal seizures. J of Neuroscience; 2001;21(6):2094-103.

Mikati M. Pharmacokinectics and pharmacodynamics of antiepileptic drugs and the neonatal. In: Abstracts from the 24th International Epilepsy Congress. Buenos Aires; 2001. p.13-18.

Miller SP, Weiss J, Barnwel A et al. Seizure-associated brain injury in term newborns with perinatal asphyxia. Neurology. 2002;58:542-48.

Mizrahi EM, Kellaway P. Characterization and classification. Diagnosis and management of neonatal seizures. Philadelphia: Lippincott–Raven; 1998. p.15-20.

Mizrahi EM, Kellaway P. Incidence and epidemiology. Diagnosis and management of neonatal seizures. Philadelphia: Lippincott-Raven; 1998. p.7-19.

Mizrahi EM, Kellaway P. Therapy. Diagnosis and management of neonatal seizures. Philadelphia: Lippincott-Raven; 1998. p.61-85.

Moshé SL. Seizures early in life. Neurology. 2000;55:S15-S20.

Nunes ML, Martins MP, Menke Barea BM et al. Neurological outcome of newborns with neonatal seizures. A cohort study in a tertiary university hospital. ArqNeuropsiquiatr. 2008;66:168-74.

Oliveira AJ, Nunes ML, Da Costa JC. Polysomnograhy in neonatal seizures. Clinical Neurophysiology. 2000;111(Suppl. 2):S74-S80.

Painter MJ, Pippenger C, Wasterlain C et al. Phenobarbital and phenytoin in neonatal seizures. Neurology. 1981;31:1107.

Pisano T, Numis AL, Heavin SB, Weckhuysen S, Angriman M, Suls A, Podesta B, Thibert RL, Shapiro KA, Guerrini R, Scheffer IE, Marini C, Cilio MR. Early and effective treatment of KCNQ2 encephalopathy. Epilepsia. 2015 May;56(5):685-91.

Pressler RM, Cilio MR, Mizrah EM, Moshé SL, Nunes ML, Plouin P, Vanhatalo S, Yozawitz E, Zuberi SM. The ILAE Classification of Seizures & the Epilepsies: Modification for Seizures in the Neonate. Proposal from the ILAE Task Force on Neonatal Seizures. Epilepsia; 2017. p.6-39.

Scher MS, Aso K, Beggarly ME et al. Electrographic seizures in preterm and full-term neonates: Clinical correlates, associated brain lesions, and risk for neurologic sequelae. Pediatrics. 1993;91:128-34.

Scher MS, Painter MJ. Controversies concerning neonatal seizures. Pediatr Clin North Am. 1989;36:281.

Silvertein FS, Ferriero DM. Off-label use of antiepileptic drugs for the treatment of neonatal seizures. Pediatri Neurol. 2008;39(2):77-9.

Singh B, Singh P, Al Hifzi I et al. Treatment of neonatal seizures with carbamazepine. J Child Neurol. 1996;11(5):378-82.

Sirsi D, Nangia S, LaMothe J et al. Successful management of refractory neonatal seizures with midazolam. J Child Neurol. 2008;23:706-9.

Sulzbacher S, Farwell JR, Temkin N et al. Late cognitive effects of early treatment with phenobarbital. Clin PediatrPhilad. 1999;38(7):387-94.

Tekgul H, Gauvreau K, Soul J et al. The current etiologic profile and neurodevelopmental outcome of seizures in term newborn infants. Pediatrics. 2006;117:1270-80.

Volpe JJ. Neonatal Seizures. Neurology of the newborn. 4th ed. Philadelphia: WB Saunders; 2001.

Weckhuysen S, Mandelstam S, Suls A, Audenaert D, Deconinck T, Claes LR, Deprez L, Smets K, Hristova D, Yordanova I, Jordanova A, Ceulemans B, Jansen A, Hasaerts D, Roelens F, Lagae L, Yendle S, Stanley T, Heron SE, Mulley JC, Berkovic SF, Scheffer IE, de Jonghe P. KCNQ2 encephalopathy: Emerging phenotype of a neonatal epileptic encephalopathy; Ann Neurol. 2012 Jan;71(1):15-25.

Westas L H, Boylan G, Agren J. Systematic review of neonatal seizure management strategies provides guidance on anti-epileptic treatment. Foundation Acta Pædiatrica. Published by John Wiley & Sons. 2015;104:123-9.

Who Library Organiation. Guideline of neonatal seizures; 2011.

Wolff M, Brunklaus A, Zuberi SM. Phenotypic spectrum and genetics of SCN2A-related disorders, treatment options, and outcomes in epilepsy and beyond. Epilepsia. 2019 Dec;60(Suppl 3):S59-S67.

Síndrome do Recém-Nascido Hipotônico

Mônica Aparecida Pessoto
Maria Valeriana Leme de Moura-Ribeiro

Tono muscular é a condição de permanente estado de contração do músculo que permite vencer a gravidade e manter a postura do indivíduo. Em cada etapa de desenvolvimento da criança estão devidamente catalogados os parâmetros normais do tono em tronco e membros.

A manutenção do tono normal depende da integridade do sistema nervoso central (SNC), do sistema nervoso periférico (SNP) e dos músculos com características próprias viscoelásticas direcionadas à execução de movimentos.

Assim, o tono muscular pode estar diminuído (hipotonia) ou aumentado (hipertonia).

A hipotonia neonatal se manifesta pela alteração na resistência passiva e ativa do músculo esquelético associada ou não à diminuição da força ou fraqueza muscular. Pode refletir um comprometimento envolvendo várias estruturas do sistema motor, desde o córtex cerebral até o próprio músculo. Nestas estão incluídos os tratos corticoespinhais, corticobulbares, gânglios da base, cerebelo, tratos bulboespinhais, neurônio motor inferior (nervos cranianos, células do corno anterior da medula espinal), nervos periféricos, junção neuromuscular e músculos.

Como há doenças nas quais a hipotonia é um sinal predominante, para o esclarecimento etiológico, é fundamental a realização de completa e detalhada anamnese. Dessa maneira, pesquisar nos antecedentes familiares consanguinidade, outros casos de hipotonia, miastenia, artrogripose e atraso de desenvolvimento motor; questionar a mãe sobre intercorrências e complicações na gestação e parto; envolvendo detalhes sobre movimentos fetais (época de início e quantidade de movimentos); drogas e medicações usadas na gravidez e no parto (identificar no prontuário materno uso de medicações no trabalho de parto e durante a anestesia); resultado dos exames laboratoriais; das ecografias e monitorizações fetais. Valorizar também sinais de malfor-

mações, polidrâmnio, e características da placenta, do cordão umbilical e do líquido amniótico. Avaliar cuidadosamente as condições de nascimento, evidências de sofrimento fetal, necessidade de reanimação, vitalidade ao nascimento e traumas no parto. O pediatra deve, ainda, realizar exame físico minucioso do RN, determinar com precisão a idade gestacional, uma vez que quanto mais imaturo o RN menor o tono muscular; avaliar o estado nutricional; procurar sinais dismórficos, alterações cardíacas, insuficiência respiratória, hepatomegalia, outras malformações maiores e sinais e sintomas de infecção. É imprescindível, também, cuidadoso e completo exame neurológico que possa indicar qual o mais provável local acometido do sistema motor. Dar especial atenção à avaliação do músculo, em relação ao tamanho, tono, força muscular e fasciculações; reflexos osteotendinosos; reflexos primitivos; sinais de miastenia; distúrbios da sucção-deglutição, presença de assimetrias e convulsões, sensibilidade e exame do crânio e coluna vertebral. Em algumas situações é importante a avaliação do neuropediatra e geneticista.

As causas básicas da síndrome hipotônica estão relacionadas a fatores genético-metabólicos, nutricionais, endócrinos, infecciosos e outros. Assim, as possíveis causas etiológicas a serem pesquisadas incluem:

- **Distúrbios metabólicos:** alterações eletrolíticas, acidemia, hipoglicemia, hipercalcemia, hipermagnesemia etc.
- **Alterações cerebrais:** encefalopatia hipóxico-isquêmica, hemorragia intracraniana, acidente vascular cerebral, malformações, infecção congênita (CMV, rubéola, toxoplasmose etc.) e infecções adquiridas (meningites, meningoencefalites etc.).
- **Alterações da medula espinal:** malformações (disrafismos), traumas (secção medular por trauma de parto), amiotrofia espinal progressiva e poliomielite;

SEÇÃO IX – SISTEMA NERVOSO

- **Alteração da junção neuromuscular:** miastenia neonatal transitória, miastenia congênita, botulismo infantil.
- **Miopatias:** distrofia muscular, distrofia miotônica congênita, poliomiosite, miopatias metabólicas, mitocondriopatias, miopatia nemalínica, miopatia congênita tipo Fukuyama etc.
- **Erros inatos do metabolismo:** aminoacidopatias (p. ex., hiperglicinemia não cetótica), galactosemia, glicogenose, deficiência de carnitina etc.
- **Síndromes genéticas:** trissomia 21, síndrome de Prader-Willi, oculocerebrorenal, cerebrohepatorenal etc.
- **Alteração endócrina:** hipotireoidismo.
- **Fármacos administrados à mãe durante a gestação ou parto:** sulfato de magnésio, benzodiazepínicos, opiáceos, barbitúricos, carbonato de lítio, prometazina, propranolol etc.; ou fármacos administrados ao RN: hipnóticos, sedativos, anticonvulsivantes etc.
- **Hipotonia congênita benigna:** diagnóstico de exclusão e evolutivo. Os critérios para esse diagnóstico são hipotonia generalizada com reflexos osteotendinosos presentes; ausência de asfixia; desenvolvimento motor fino e mental adequado para a idade; ausência de doenças sistêmicas coexistentes; enzimas musculares e avaliação tireoidiana normais e melhora progressiva do tono muscular no acompanhamento por vários meses.

A combinação dos dados encontrados pode auxiliar na elaboração das prováveis hipóteses diagnósticas (sindrômico, topográfico e etiológico) e assim direcionar e racionalizar a investigação armada. Desta maneira, diante das hipóteses diagnósticas formuladas, avaliar quais os exames que deverão ser realizados. Contudo, em algumas situações o diagnóstico de certeza poderá não ficar estabelecido e será necessário acompanhamento cuidadoso em longo prazo visando, por meio da história natural, obter a definição etiológica.

Dentre os exames laboratoriais, de neuroimagem e outros que podem contribuir para a elucidação diagnóstica destacam-se: eletrólitos, glicemia, sorologias para infecções congênitas (sífilis, toxoplasmose, citomegalovírus, rubéola, herpes, Zika vírus etc.), análise do líquido cefalorraquidiano, enzimas musculares, T4, TSH, cariótipo, análise de DNA, pesquisa de erros inatos do metabolismo, ecografia cerebral e/ou tomografia cerebral de crânio (TC), RM de crânio, radiografia de coluna (na suspeita de trauma medular), fundo de olho, eletromiografia, biópsia muscular e avaliação genética.

A conduta na síndrome hipotônica consiste no tratamento da causa etiológica (quando possível), tratamento e prevenção de complicações; medidas de habilitação física desenvolvida por fisioterapeuta especializado; e acompanhamento ortopédico e fisiátrico para correção de artrogri-

poses, luxações e contraturas. Seguimento com fonoaudiólogo se a criança apresentar distúrbio da sucção-deglutição. Apoio psicológico e aconselhamento genético para a criança e família sempre que necessário. Suporte nutricional para evitar obesidade e desnutrição.

LEITURAS COMPLEMENTARES

Birdi K, Prasad AN, Prasad C, Chodirker B, Chudley AE. The floppy infant: retrospective analysis of clinical experience (1990-2000) in a tertiary care facility. J Child Neurol. 2005;20:803-8.

Campos-Castelló J. Hipotonia neonatal. Neurologia. 2001:16:241-4.

Carboni P, Pisani F, Crescenzi A, Villani C. Congenital hypotonia with favorable outcome. Pediatr Neurol. 2002;26:383-6.

Darras BT, Volpe JJ. Levels Above Lower Motor Neuron to Neuromuscular Junction. In: Volpe JJ, Inder TE, Darras BT, de Vries LS, du Plessis AJ, Neil JJ, Perlman JM (ed.). Volpe's neurology of the newborn. 6.ed. Philadelphia: Elsevier; 2018. p.887-921.

Darras BT, Volpe JJ. Muscle Involvement and Restricted Disorders. In: Volpe JJ, Inder TE, Darras BT, de Vries LS, du Plessis AJ, Neil JJ, Perlman JM (ed.). Volpe's neurology of the newborn. 6.ed. Philadelphia: Elsevier; 2018. p.922-970.

Harris SR. Congenital hypotonia: Clinical and developmental assessment. Dev Med Child Neurol. 2008;50(12):889-92.

Inder TE, Volpe JJ. Stroke in the newborn. In: Volpe JJ, Inder TE, Darras BT, de Vries LS, du Plessis AJ, Neil JJ, Perlman JM (ed.). Volpe's neurology of the newborn. 6.ed. Philadelphia: Elsevier; 2018. p.564-89.

Johnston HM. The floppy weak infant revisited. Brain Dev. 2003; 25:155-8.

Laugel V, Cossée M, Matis J, deSaint-Martin A, Echaniz-Laguna A, Mandel JL, Astruc D, Fischbach M, Messer J. Diagnostic approach to neonatal hypotonia: Retrospective study on 144 neonates. Eur J Pediatr. 2008;167(5):517-23.

Martins Jr CR, Ferreira LS, França Jr MC, Nucci A. Síndrome da criança hipotônica. In: Condutas em neurologia infantil. 3.ed. Rio de Janeiro: Thieme Revinter publicações; 2017. p.85-93.

Paro-Panian D, Neubauer D. Congenital hypotonia: Is there an algorithm? J Child Neurol. 2004;19(6):439-42.

Prasad AN, Prasad C. The floppy infant: Contribution of genetic and metabolic disorders. Brain Dev. 2003 Oct;25(7):457-76.

Shuper A, Weitz R, Varsano I, Minouni. Benign congenital hypotonia. Eur J Pediatr. 1987;146:360-2.

Sparks SE. Neonatal hypotonia. Clin Perinatol. 2015 Jun;42(2):363-71.

Vannucci RC. Differential diagnosis of diseases producing hypotonia. Pediatr Ann. 1989;18:404-10.

Vasta I, Kinali M, Messina S, Guzzetta A, Kapellou O, Manzur A, Cowan F, Muntoni F, Mercuri E. Can clinical signs identify newborns with neuromuscular disorders? J Pediatr. 2005;146:73-9.

Zafeiriou DI, Pitt M, de Sousa C. Clinical and neurophysiological characteristics of congenital myasthenic syndromes presenting in early infancy. Brain Dev. 2004;26:47-52.

Acidente Vascular Cerebral no Recém-Nascido

Maria Valeriana Leme de Moura-Ribeiro
Mônica Aparecida Pessoto

O acidente vascular cerebral (AVC) constitui anormalidade vascular que acomete o neonato a partir da 20ª semana de gestação até o final do 1º mês de vida.

É reconhecido como período crítico para o AVC, o 2º trimestre e particularmente o 3º trimestre da gestação; diferentes agentes agressores podem comprometer o sistema vascular de fetos e neonatos.

Os fatores de risco e causas têm sido pesquisados com cuidado nos últimos anos envolvendo fatores maternos, placentários e do próprio neonato.

Desenvolvimento do sistema vascular cerebral

O sistema nervoso origina-se do **ectoderma** primitivo (3ª semana pós-concepção) quando a placa neural está se desenvolvendo, formando o tubo neural. A partir do **mesoderma,** no embrião, os angioblastos são os precursores celulares do endotélio vascular em várias regiões do tecido nervoso formando plexos que sofrem reabsorções e desenvolvem redes tubulares. A combinação seletiva de vários plexos, em concomitância com reabsorção de outros, configura a futura rede vascular do indivíduo adulto.

No 24º dia de gestação se forma a artéria carótida primitiva, a partir do primeiro arco aórtico (embrião com 3 mm); na sequência, forma-se o 2º e 3º arco que fazem ligação do coração primitivo com a carótida interna. Com 28 dias, duas artérias plexiformes longitudinais, aparecem como precursoras da artéria basilar (artéria carótida primitiva, e comunicante posterior).

Com 29 a 30 dias de gestação, novas remodelações acontecem; com 33 dias de gestação se identifica a formação dos hemisférios cerebrais e diencéfalo podendo se reconhecer a artéria carótida interna e ramos, bem como artéria oftálmica, artéria cerebral média, artéria coroideia posterior (embrião com 9 mm).

Relembrar que o peso cerebral do recém-nascido a termo é de 330 g, o peso do cérebro do lactente com 12 meses é 930 g, envolvendo aceleradas modificações estruturais e ultraestruturais bem conhecidas no transcorrer do neurodesenvolvimento. Portanto, o AVC na infância distingue-se daqueles ocorridos em adultos com relação à fisiopatologia, fatores de risco, apresentação clínica, diagnóstico, tratamento e prognóstico. É relevante sinalizar o diagnóstico de AVC: fetal; perinatal; infância e adolescência.

AVC fetal

Ocorre a partir da 14ª semana gestacional. No AVC fetal a lesão pode ser detectada *in* útero por ultrassonografia ou tomografia computadorizada (TC) precoces. O AVC que ocorre no período fetal precoce, em geral, apresenta-se com lesões cavitárias circundadas por áreas de malformação cortical. A ressonância nuclear magnética (RNM) realizada na mãe gestante é eficaz para detectar o AVC no feto.

AVC perinatal

Constitui "grupo de condições heterogêneas nas quais há disfunção focal do fluxo sanguíneo cerebral secundário à trombose cerebral (arterial ou venosa) ou embolização, ocorrendo entre 20 semanas de gestação e 28 dias de vida pós-natal, confirmada por estudos de neuroimagem ou estudo neuropatológico". São inseridas nesta definição os AVC arteriais isquêmicos (AVCI), as tromboses venosas profundas e AVC hemorrágicos (AVCH). Apresenta incidência de 1 para 4.000 nascidos vivos por ano, com o aumento nas últimas décadas atribuído à melhoria do diagnóstico por imagem e ao aumento da sobrevida de pacientes com doenças que podem predispor o AVC perinatal. Ocorrem em recém-nascidos a termo e pré-termo, com predominância no sexo masculino; comprometimento da artéria cerebral média em mais de 50% dos recém-nascidos e discreto predomínio lesional no hemisfério cerebral esquerdo, possivelmente relacionado ao mecanismo de oclusão, e direção preferencial do trombo.

Os fatores de risco podem ser identificados em 60 a 70% dos neonatos com AVC perinatal. Entre os fatores de risco **maternos** destacam-se hipertensão arterial sistêmica, diabetes, anormalidades cardíacas, pré-eclâmpsia, gestações múltiplas, restrição de crescimento intrauterino, uso de drogas ilícitas, infertilidade, líquido amniótico meconial, corioamnionite, tocotraumatismo, parto cesárea, hipoglicemia; anormalidades **placentárias**. Entre os fatores de risco do **recém-nascido** merecem realce os distúrbios hematológicos, de coagulação, doenças cardíacas, malformações, infecções (meningite e sepse), traumas, desidratação e outros. A presença de fatores pró-trombóticos em pacientes com AVC perinatal estão associados a pior prognóstico neurológico.

Na prática clínica o AVC perinatal constitui anormalidade subdiagnosticada e subvalorizada. Trata-se de emergência estressante para a mãe que ao nascimento acolheu bebê com reações vitais normais e após 48 horas, o neonato se torna apático com sucção débil hiporreativo.

Em ambiente neonatal, a enfermagem reconhece a hiporreatividade, informa o neonatologista que providencia imediato rastreamento de fatores infecciosos, metabólicos, hidreletrolíticos e imagem para detectar alteração vascular cerebral, e, na sequência, outros exames pertinentes.

Dessa maneira, a conscientização de profissionais da saúde, familiares, cuidadores motivados, sobreviventes e voluntários deve ser sensibilizada em tarefas de divulgação do tema.

AVC perinatal: avaliação clínica neurológica

O AVC perinatal, de maneira geral, apresenta sintomas após 48 horas de vida e está relacionado a anormalidades do parto, embolismo placentário, tocotraumatismo e a outros fatores. Os AVC neonatais **tardios** ocorrem entre 4 e 28 dias de vida e estão associados a doenças cardíacas, infecções pós-natais ou outros eventos.

No AVC perinatal arterial isquêmico, as crises epilépticas ocorrem em 70% de neonatos, podem ser sutis, breves, ocasionando atraso; podem apresentar apneia, letargia, dificuldade de sucção e hipotonia. O AVC perinatal **presumido** pode ser diagnosticado em lactentes ou crianças jovens por meio de neuroimagem que documentam lesões estruturais compatíveis com AVC.

Tardiamente (entre 4 e 6 meses de idade), os familiares enfatizam a preferência manual precoce e o uso diminuído de uma das mãos, alterações do tono em membros inferiores. Na evolução, podem ocorrer crises epilépticas recorrentes, déficits motores, cognitivos, comportamentais e de aprendizado.

A trombose de seio venoso em neonatos ocorre nas primeiras 48 horas de vida. Também, os sintomas são sutis e incluem crises epilépticas, irritabilidade, letargia, desconforto respiratório, apneia e dificuldade de sucção. Algumas comorbidades específicas estão presentes: desidratação, meningite, sepse, defeitos cardíacos em recém-nascidos pré-termo ou a termo. Além de exames laboratoriais pertinentes, recomenda-se a avaliação cardiológica, de fatores pró-trombóticos e ultrassonografia transfontanela (Figura 107.1).

A TC de crânio, é utilizada com frequência para confirmar o AVC perinatal. No entanto, além da radiação ionizante, apresenta baixa sensibilidade para detectar lesões isquêmicas nas primeiras horas após o evento (Figura 107.1). A imagem por RM apresenta maior sensibilidade e é considerada o padrão-ouro (Figura 107.1).

Tratamento

A principal terapêutica na fase aguda do AVC é o tratamento das convulsões, pois tanto dados experimentais quanto clínicos indicam que as convulsões neonatais podem

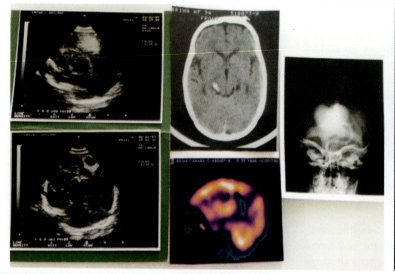
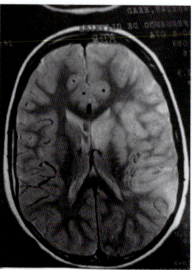

Figura 107.1. AVC perinatal (imagens de ultrassonografia, SPECT e tomografia).
Fonte: Acervo da autora Maria Valeriana Leme de Moura-Ribeiro.

determinar ou aumentar a lesão cerebral. Também são de fundamental importância o tratamento de suporte e controle de comorbidades, como manutenção da oxigenação e da homeostase da glicemia, controle hídrico e de distúrbios metabólicos, prevenção de trombocitopenia e administração profilática de vitamina K, quando indicada.

A trombólise não é recomendada, pois nem a eficácia nem a segurança foram demonstradas em recém-nascidos. Em situações específicas, como trombose intracardíaca ou em grande vaso sistêmico ou dissecção da artéria carótida, há recomendação para heparinização convencional ou uso de enoxaparina, por um período de meses em alguns casos. Para os demais quadros de AVC, anticoagulação ou terapia antiplaquetária não é recomendada, pois o risco de recorrência do acidente vascular é baixo.

Após a alta hospitalar, o tratamento deve ser direcionado para a reabilitação das sequelas motoras, cognitivas, comportamentais, com equipe multiprofissional.

LEITURAS COMPLEMENTARES

Chabrier S, Husson B, Dinomais M, Landrieu P, Nguyen The Tich S. New insights (and new interrogations) in perinatal arterial ischemic stroke. Thromb Res. 2011 Jan;127(1):13-22.

Ciasca SM, Moura-Ribeiro MVL. Avaliação neuropsicológica em criança com diagnóstico de DCV. Arq Neuropsiq. 2001;59(Suppl 1): 120-2.

Cole L, Dewey D, Letourneau N, Kaplan BJ, Chaput K, Gallagher C, Hodge J, Floer A, Kirton A. Clinical Characteristics, Risk Factors, and Outcomes Associated with Neonatal Hemorrhagic Stroke: A Population-Based Case-Control Study. JAMA Pediatr. 2017 Mar 1;171(3): 230-8.

Cowan F, Mercuri E, Groenendaal F, Bassi L, Ricci D, Rutherford M, de Vries L. Does cranial ultrasound imaging identify arterial cerebral infarction in term neonates? Arch Dis Child Fetal Neonatal Ed. 2005 May;90(3):F252-6.

Darmency-Stamboul V, Chantegret C, Ferdynus C, Mejean N, Durand C, Sagot P,Giroud M, Bejot Y, Gouyon JB. Antenatal factors associated with perinatal arterial ischemic stroke. Stroke. 2012 Sep;43(9):2307-12.

Darmency-Stamboul V, Cordier AG, Chabrier S. [Neonatal arterial ischemic stroke in term or near-term newborns: Prevalence and risk factors]. Arch Pediatr. 2017 Sep;24(9S):9S3-9S11.

Debillon T, Ego A, Chabrier S. Clinical practice guidelines for neonatal arterial ischaemic stroke. Dev Med Child Neurol. 2017 Sep;59(9): 980-981.

Dinomais M, Marret S, Vuillerot C. [Brain plasticity and early rehabilitative care for children after neonatal arterial cerebral infarction]. Arch Pediatr. 2017 Sep;24(9S):9S61-9S68.

Dudink J, Mercuri E, Al-Nakib L, Govaert P, Counsell SJ, Rutherford MA, Cowan FM. Evolution of unilateral perinatal arterial ischemic stroke on conventional and diffusion-weighted MR imaging. AJNR Am J Neuroradiol. 2009 May;30(5):998-1004. Doi: 10.3174/ajnr.A1480. Epub 2009 Feb 4. PMID: 19193752; PMCID: PMC7051645.

ESHRE Capri Workshop Group. Venous thromboembolism in women: A specific reproductive health risk. Hum Reprod Update. 2013 Sep--Oct;19(5):471-82.

Fluss J, Dinomais M, Chabrier S. Perinatal stroke syndromes: Similarities and diversities in aetiology, outcome and management. Eur J Paediatr Neurol. 2019 May;23(3):368-83

Govaert P, Dudink J. Neonatal Stroke: Clinical Presentation, Imaging, Treatment, and Prognosis. In: Buonocore G, Bracci R, Weindling M (ed.). Neonatology. Springer, Cham; 2016. Doi: 10.1007/978-3-319-18159-2_276-1.

Govaert P, Ramenghi L, Taal R, De Vries L, Deveber G. Diagnosis of perinatal stroke I: definitions, differential diagnosis and registration. Acta Paediatr. 2009 Oct;98(10):1556-67.

Günther G, Junker R, Sträter R, Schobess R, Kurnik K, Heller C, Kosch A, Nowak-Göttl U. Childhood Stroke Study Group. Symptomatic ischemic stroke in full-term neonates: role of acquired and genetic prothrombotic risk factors. Stroke. 2000 Oct;31(10):2437-41.

Ichord RN, Benedict SL, Chan AK, Kirkham FJ, Nowak-Göttl U. Paediatric cerebral sinovenous thrombosis: findings of the International Paediatric Stroke Study. Arch Dis In Child.2015;100:174-9.

Inder TE, Volpe JJ. Stroke in the newborn. In: Volpe JJ, Inder TE, Darras BT, de Vries LS, du Plessis AJ, Neil JJ, Perlman JM (ed.). Volpe's neurology of the newborn. 6.ed. Philadelphia: Elsevier; 2018. p.564-89.

Kenet G, Lütkhoff LK, Albisetti M, Bernard T, Bonduel M, Brandao L, Chabrier S, Chan A, deVeber G, Fiedler B, Fullerton HJ, Goldenberg NA, Grabowski E, Günther G, Heller C, Holzhauer S, Iorio A, Journeycake J, Junker R, Kirkham FJ, Kurnik K, Lynch JK, Male C, Manco-Johnson M, Mesters R, Monagle P, van Ommen CH, Raffini L, Rostásy K, Simioni P, Sträter RD, Young G, Nowak-Göttl U. Impact of thrombophilia on risk of arterial ischemic stroke or cerebral sinovenous thrombosis in neonates and children: A systematic review and meta-analysis of observational studies. Circulation. 2010 Apr 27;121(16):1838-47.

Lee S, Mirsky DM, Beslow LA, Amlie-Lefond C, Danehy AR, Lehman L, Stence NV, Vossough A, Wintermark M, Rivkin MJ. International Paediatric Stroke Study Neuroimaging Consortium and the Paediatric Stroke Neuroimaging Consortium. Pathways for Neuroimaging of Neonatal Stroke. Pediatr Neurol. 2017 Apr;69:37-48.

Lehman LL, Rivkin MJ. Perinatal arterial ischemic stroke: Presentation, risk factors, evaluation, and outcome. Pediatr Neurol. 2014 Dec;51(6):760-8.

Li C, Miao JK, Xu Y, Hua YY, Ma Q, Zhou LL, Liu HJ, Chen QX. Prenatal, perinatal and neonatal risk factors for perinatal arterial ischaemic stroke: A systematic review and meta-analysis. Eur J Neurol. 2017 Aug;24(8):1006-15.

Lõo S, Ilves P, Männamaa M, Laugesaar R, Loorits D, Tomberg T, Kolk A, Talvik I, Talvik T, Haataja L. Long-term neurodevelopmental outcome after perinatal arterial ischemic stroke and periventricular venous infarction. Eur J Paediatr Neurol. 2018 Nov;22(6):1006-15.

Lynch JK. Epidemiology and classification of perinatal stroke. Semin Fetal Neonatal Med. 2009 Oct;14(5):245-9.

Martinez-Biarge M, Cheong JL, Diez-Sebastian J, Mercuri E, Dubowitz LM, Cowan FM. Risk Factors for Neonatal Arterial Ischemic Stroke: The Importance of the Intrapartum Period. J Pediatr. 2016 Jun; 173:62-8.

Moura-Ribeiro MVL, Schmutzler KMRS. Afecções vasculares na infância: abordagens médica, fisioterápica, fonoaudiológica, psicológica e odontológica. In: Moura-Ribeiro MVL, Ferreira LS, Schmutzler KMRS (ed.). Condutas em Neurologia Infantil. 3.ed. Rio de Janeiro: Thieme Revinter Publicações; 2017. p.149-74.

Nguyen The Tich S. [Place of EEG in the management of arterial ischemic stroke newborn]. Arch Pediatr. 2017 Sep;24(9S):9S41-9S45.

Olivé G, Agut T, Echeverría-Palacio CM, Arca G, García-Alix A. Usefulness of Cranial Ultrasound for Detecting Neonatal Middle Cerebral Artery Stroke. Ultrasound Med Biol. 2019 Mar;45(3):885-90.

Pessoto MA, Marba STM. AVC perinatal: Aspectos clínicos e neurológicos. In: Ribeiro MVLM. Doença cérebro vascular na infância e adolescência. Rio de Janeiro: Tieme Revinter Publicações; 2021.

Raju TN, Nelson KB, Ferriero D, Lynch JK. NICHD-NINDS Perinatal Stroke Workshop Participants. Ischemic perinatal stroke: Summary of a workshop sponsored by the National Institute of Child Health and Human Development and the National Institute of Neurological Disorders and Stroke. Pediatrics. 2007Sep;120(3):609-16.

Rattani A, Lim J, Mistry AM, Prablek MA, Roth SG, Jordan LC, Shannon CN, Naftel RP. Incidence of Epilepsy and Associated Risk Factors in Perinatal Ischemic Stroke Survivors. Pediatr Neurol. 2019 Jan; 90:44-55.

Rodrigues SD, Ciasca SM, Guimarães IE, Elias KMIF, Oliveira CC, Moura-Ribeiro MVL. Does stroke impair learning in children? Stroke Res Treat. 2011;2011:369836.

Rodrigues SD, Ciasca SM, Moura-Ribeiro M. Ischemic cerebrovascular disease in childhood: cognitive assessment of 15 patients. Arq Neuropsiquiatr. 2004;62:802-7.

Saliba E, Debillon T. Recommandations accident vasculaire cérébral (AVC) neonatal. In: Auvin S, Baud O, Biran V, Chabernaud JL, Chabrier S, Cneude F, Cordier AG, Darmency-Stamboul V, Diependaele JF, Debillon T, Dinomais M, Durand C, Ego A, Favrais G, Gruel Y, Hertz-Pannier L, Husson B, Marret S, N'Guyen The Tich S, Perez T, Saliba E, Valentin JB, Vuillerot C. [Neonatal arterial ischemic stroke: Review of the current guidelines]. Arch Pediatr. 2017 Feb;24(2):180-8.

van der Aa NE, Benders MJ, Groenendaal F, de Vries LS. Neonatal stroke: a review of the current evidence on epidemiology, pathogenesis, diagnostics and therapeutic options. Acta Paediatr. 2014 Apr;103(4):356-64.

Vuillerot C, Marret S, Dinomais M. [Long term outcome of perinatal stroke]. Arch Pediatr. 2017 Sep;24(9S):9S51-9S60.

Monitorização por Amplitude Integrada EEG na UTI Neonatal

Gabriel Fernando Todeschi Variane

A neonatologia é, sem dúvida, uma das especialidades médicas que apresentou os maiores avanços científicos nas últimas décadas. O advento de medicamentos como surfactante e óxido nítrico e da ventilação protetora foi capaz de promover importante redução da mortalidade neonatal. Entretanto, muitas vezes, esse acontecimento não foi acompanhado da diminuição de insultos neurológicos.

Diante deste fato, um dos maiores desafios atuais da neonatologia reside em associar a redução da mortalidade à qualidade de vida livre de sequelas neurológicas. Para isso, torna-se fundamental o uso de tecnologia e de métodos capazes de avaliar a lesão neurológica de forma precoce.

Se considerarmos que em questão de monitoramento neonatal, vários parâmetros fisiológicos como eletrocardiograma (ECG), frequência cardíaca, saturação de oxigênio, pressão arterial e temperatura, há muito já foram integrados em sistemas de unidade de terapia intensiva, o monitoramento do eletroencefalográfico (EEG), responsável por refletir diretamente a função cerebral, também se torna um parâmetro a ser avaliado dentro da UTI. Isto é especialmente importante uma vez que a vasta maioria das crises epilépticas no período neonatal ocorre sem nenhuma manifestação clínica. Entretanto, a implantação eletrográfica contínua e rotineira no ambiente da terapia intensiva ainda enfrenta importantes desafios como a necessidade de *expertise* para interpretação dos traçados, frequente presença de artefatos no ambiente da UTI e a dificuldade técnica da instalação e manutenção dos eletrodos.

O eletroencefalograma de amplitude integra (aEEG) é uma técnica de monitoramento eletrográfico não invasivo, à beira leito, representa alternativa interessante para avaliação simplificada e contínua do monitoramento da atividade elétrica cerebral em pacientes de alto risco e tem seu uso cada vez mais disseminado em unidades de terapia intensiva neonatal. Este método foi usado pela primeira vez para monitorar recém-nascidos após a asfixia perinatal, e mais recentemente seu uso foi estudado e expandido para monitoramento em um número maior de bebês em outras situações de risco como prematuros e cardiopatas por exemplo. Neste capítulo, temos por objetivo introduzir os princípios básicos desta metodologia, associado a suas aplicabilidades clínicas.

Histórico

A metodologia aEEG não é exatamente nova. Ela foi iniciada em 1969, quando Maynard et al. descreveram o método pela primeira vez, em adultos. Nos anos 1970 e 1980, o método foi cada vez mais utilizado em crianças. Nos anos 1990, com a adição de tecnologia digital e associação da leitura do EEG bruto em sua interpretação, o aEEG experimentou melhora significativa em sua aplicabilidade clínica.

O seu uso foi ainda amplamente disseminado pelo mundo a partir de sua utilização como critério de elegibilidade para inclusão de bebês asfixiados, em alguns importantes estudos clínicos randomizados que avaliaram a eficácia da hipotermia terapêutica, como o Cool-Cap Trial.

Princípios básicos

O aEEG constitui uma técnica de registro eletroencefalográfico que geralmente se utiliza de apenas um ou dois canais, em que a tendência do EEG e as amplitudes mínima e máxima são analisadas ao longo das horas. De forma simplificada, o sinal eletroencefalográfico é captado por meio dos eletrodos colocados na cabeça do paciente, filtrado, retificado e plotado em um gráfico por meio de uma escala semilogarítmica e comprimido no tempo, na velocidade de 6 cm/h.

A amplitude do sinal eletroencefalográfico é exibida em escala semilogarítmica, o que significa que, inicialmente, a escala de amplitudes (medida em μV) vai de **1 a 10 μV de maneira linear**, e de **10 a 100 μV de forma logarítmica** (Figura 108.1). A razão para que isso ocorra é que as amplitudes de interesse para avaliação e as diferenças nos RN estão localizadas, aproximadamente, entre 0 e 20 μV. A **compressão da tendência do EEG no tempo** é padronizada a 1 mm/min e, assim, a 6 cm/h. A representação do traçado do aEEG, em escala semilogarítmica e comprimido no tempo, pode ser vista na Figura 108.1, a seguir.

A disposição dos eletrodos deve obedecer ao sistema internacional 10 a 20, e a posição em que os eletrodos serão dispostos irá variar conforme o número de canais adotados. Para o método aEEG, frequentemente é preconizado o uso de um ou dois canais.

Para o uso de apenas um canal, os eletrodos devem ser inseridos nas posições P3 e P4 (instalação de um canal P3-P4), conforme demonstra a Figura 108.2, a seguir. Desse modo, será avaliada a atividade elétrica global do cérebro.

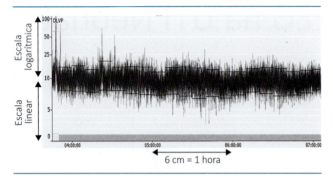

Figura 108.1. Representação da tendência aEEG em escala semilogarítmica e comprimido no tempo a 6 cm de registro por hora.
Fonte: Acervo da autoria.

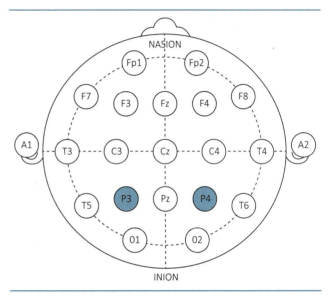

Figura 108.2. Representação da instalação de um canal P3-P4.
Fonte: Acervo da autoria.

Montagem preconizada

Para a adequada eficácia do método o posicionamento adequado dos eletrodos é um passo fundamental. Embora o posicionamento de eletrodos em regiões frontais seja tecnicamente mais fácil (menor presença de cabelos e localização mais visível), o monitoramento por meio de eletrodos frontais apresenta menor acurácia para detecção de crises neonatais.

Para o uso de dois canais, duas disposições são mais comumente descritas – C3-P3; C4-P4 ou F3-P3; F4-P4, como se observa na Figura 108.3. Dessa maneira, será avaliada a **atividade elétrica do hemisfério esquerdo e do hemisfério direito**.

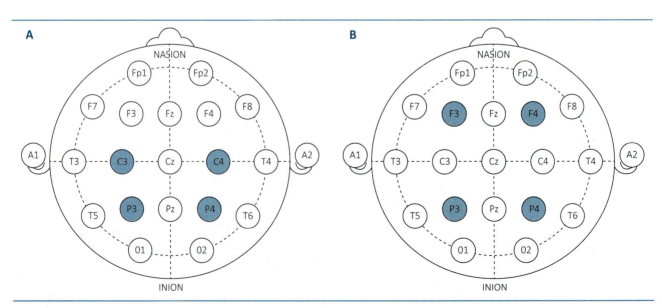

Figura 108.3. (A) Representação da instalação de canais C3-P3. C4-P4; (B) Representação da instalação de canais F3-P3; F4-P4.
Fonte: Acervo da autoria.

Parâmetros avaliados pelo aEEG

O aEEG permite avaliar informações relacionadas à função cerebral, à maturidade e à triagem de crises epilépticas, sendo três os parâmetros básicos avaliados:
1. atividade elétrica de base;
2. ciclo sono e vigília;
3. atividade epiléptica.

Atividade elétrica de base

A avaliação da atividade elétrica de base é o primeiro parâmetro avaliado ao aEEG e serve para avaliação global da função cerebral.

Existem dois sistemas de classificação comumente usados para a atividade de segundo plano do aEEG. O sistema de classificação Hellström-Westas é baseado em padrões e voltagens e usa uma terminologia similar àquela usada para descrever EEG convencional (voltagem normal contínua, voltagem normal descontínua, baixa voltagem contínua e traçado plano) enquanto o sistema Al Naqeeb usa critérios baseados em voltagem e separa traçados em três categorias (amplitude normal, amplitude moderadamente anormal e amplitude severamente anormal).

Em sua publicação de 2006, Hellström-Westas et al. propuseram uma **classificação de padrões** para a atividade elétrica de base que hoje é universalmente reconhecida e utilizada:
- padrão de voltagem contínuo (C);
- padrão de voltagem descontínuo (DC);
- padrão surto-supressão (SS);
- padrão contínuo de baixa voltagem (CBV);
- padrão isoelétrico (I).

O padrão de voltagem contínuo (C) é reconhecido como de normalidade em RN a termo. Apresenta amplitude mínima > 5 µV e máxima > 10 µV (geralmente entre 10 e 25/50 µV). Um exemplo desse padrão é observado na Figura 108.4, a seguir.

O padrão de voltagem descontínuo (DC), dependendo da idade gestacional (IG), também é considerado padrão de normalidade e apresenta amplitude mínima < 5 µV e máxima > 10 µV.

O padrão surto-supressão (SS) é um traçado de característica descontínua que apresenta amplitude com variabilidade mínima entre 0 e 1/2 µV, mas com surtos de amplitude > 25 µV. SS+ indica padrão de surto-supressão com densidade de surtos ≥ 100 surtos/h; SS− indica padrão de surto-supressão com densidade de surtos ≤ 100 surtos/h.

O padrão contínuo de baixa voltagem é um traçado contínuo que apresenta amplitude mínima < 5 µV e máxima < 10 µV.

O padrão isoelétrico é representado por um traçado suprimido, indicando inatividade elétrica com amplitude sempre abaixo de 5 µV.

Com relação à classificação proposta por **Al Nageeb** a atividade de base pode ser classificada em:
a) **Normal:** apresenta amplitude mínima > 5 µV e máxima > 10 µV.
b) **Moderadamente anormal:** o padrão de voltagem descontínuo (DC), dependendo da idade gestacional (IG), também é considerado padrão de normalidade e apresenta amplitude mínima < 5 µV e máxima > 10 µV.
c) **Severamente anormal:** O padrão contínuo de baixa voltagem é um traçado contínuo que apresenta amplitude mínima < 5 µV e máxima < 10 µV.

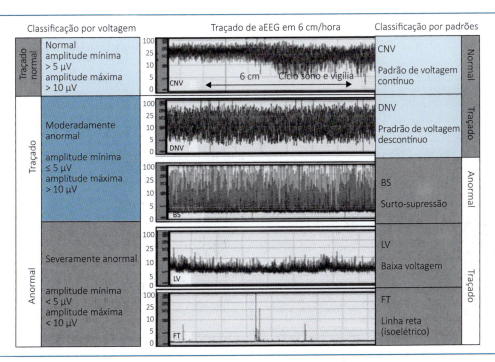

Figura 108.4. Classificação de cinco exemplos de traçado de aEEG utilizando a classificação por padrões proposta por Hellström-Westas (à direita) e classificação por voltagem proposta por Al Nageeb (à esquerda).
Fonte: Thoresen et al., 2010.

Ciclo sono e vigília

A presença de ciclo de sono e vigília (CSV), no aEEG, é caracterizada por variações cíclicas suaves e padrão sinusoidal das bandas de amplitude entre as margens inferior e superior do traçado. Períodos em que a banda de amplitude apresenta largura maior (amplitudes mínimas e máximas mais afastadas) representam a atividade mais descontínua durante o sono profundo, e as partes mais estreitas do traçado (amplitudes mínimas e máximas mais próximas) correspondem ao momento de vigília ou sono superficial (atividade cerebral mais intensa).

De forma geral, pode-se classificar o traçado, em relação ao CSV, em três categorias, descritas a seguir:

- **Ausência de CSV:** não são observadas variações sinusoidais no traçado do aEEG.
- **CSV imaturo:** são observadas algumas variações sinusoidais entre as bandas de amplitude, mas não de forma completamente clara e desenvolvida.
- **CSV desenvolvido:** alterações sinusoidais claramente identificáveis ao traçado do aEEG com duração do ciclo superior a 20 minutos.

A seguir a representação gráfica de ciclo sono e vigília (Figura 108.5).

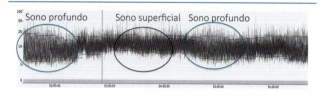

Figura 108.5. Representação gráfica de ciclo sono e vigília desenvolvido visualizado ao aEEG.
Fonte: Acervo da autoria.

Atividade epiléptica

A crise epiléptica pode ser visualizada ao aEEG por meio de um súbito aumento das amplitudes mínima e máxima (algumas vezes, somente da amplitude mínima) do traçado (Figura 108.6).

As crises epilépticas, visualizadas no aEEG, podem ser classificadas em:

- **Convulsão isolada:** não mais do que uma crise epiléptica por cada período de 30 minutos de análise.
- **Convulsões repetitivas:** mais de uma crise epiléptica eletrográfica por período de análise de 30 minutos, separadas pelo intervalo de dez minutos.
- **Estado de mal epiléptico:** atividade epiléptica contínua com duração superior a 30 minutos, frequentemente presente como "padrão em dente de serra" (Figura 108.7) ou como aumento contínuo das amplitudes mínimas e máximas.

Os equipamentos modernos de aEEG trazem o recurso de associação de EEG bruto ao aEEG. Esse recurso é fundamental para a correta identificação de crises epilépticas e diferenciação de artefatos, aumentando a sensibilidade e a especificidade da metodologia para identificação de crises.

Em linhas gerais, um padrão de crise epiléptica, no EEG bruto, é caracterizado por **ondas rítmicas e estereotipadas**, e a crise apresenta início, pico e fim. Não há critérios específicos quanto à duração mínima de uma crise epiléptica, embora o período de dez segundos seja bem aceito em vários estudos.

Se possível, deve-se associar o traçado com as imagens obtidas por meio de videogravação (Figura 108.8).

Além dos três parâmetros básicos avaliados pelo aEEG, em montagens em que se utilizam, pelo menos, dois canais, é possível avaliar se há simetria entre os padrões visualizados ao aEEG. As causas comuns de assimetria envolvem **malformações cerebrais ou lesões unilaterais** (Figura 108.9).

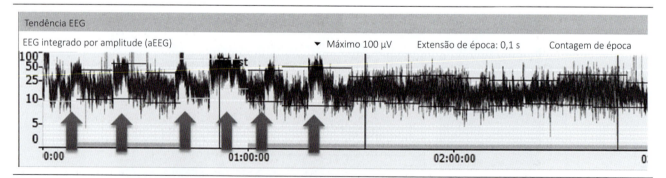

Figura 108.6. Representação gráfica (setas) de crises epilépticas ao aEEG.
Fonte: Acervo da autoria.

CAPÍTULO 108 – MONITORIZAÇÃO POR AMPLITUDE INTEGRADA EEG NA UTI NEONATAL

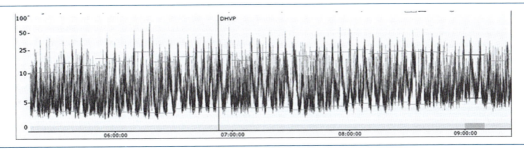

Figura 108.7. Representação gráfica de estado de mal epiléptico (padrão em "dente de serra") visualizada ao aEEG.
Fonte: Acervo da autoria.

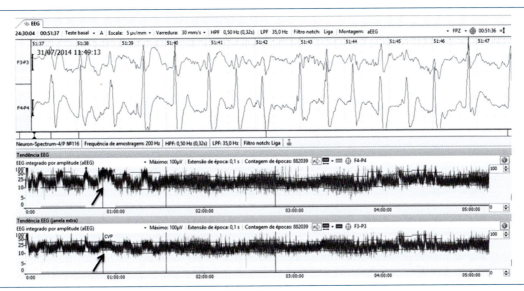

Figura 108.8. Representação gráfica do aEEG de dois canais (F3-P3; F4-P4) associado ao EEG bruto. Na parte inferior da figura é visualizada aEEG com crise epiléptica (setas pretas) com representação desse traçado ao EEG bruto no padrão de atividade contínuo ritmada espícula-onda, com duração superior a 10 segundos.
Fonte: Acervo da autoria.

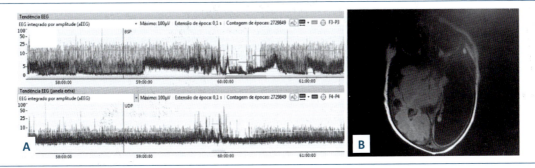

Figura 108.9. (A) Representação de aEEG de dois canais (F3-P3; F4-P4) em que se observa evidente assimetria entre traçados do aEEG, entre hemisfério direito e esquerdo. (B) Exame de ressonância magnética de crânio evidenciando importante malformação cerebral e que justifica assimetria da função cerebral.
Fonte: Acervo da autoria.

Artefatos

O ambiente de uma unidade de terapia intensiva é extremamente hostil para a realização de monitoramento cerebral contínuo, de forma que, frequentemente, o traçado eletroencefalográfico será afetado pela presença de artefatos.

Os artefatos podem ser classificados em **biológicos** (movimentos, tremores e ECG), e **externos**, oriundos de ventilação mecânica, interferência eletrônica, infusão endovenosa etc.

A presença de artefatos pode gerar súbito aumento das amplitudes mínimas e máximas visualizadas ao aEEG e confundi-las com crises epilépticas. Para a diferenciação, é necessária a avaliação do EEG bruto; e a anotação dos eventos pela equipe cuidadora e o uso de videoimagem também podem ser úteis (Figura 108.10).

Aplicabilidade em unidades de tratamento intensivo neonatal

Asfixia perinatal e encefalopatia hipóxico-isquêmica

Dentre as diversas patologias estudadas no período neonatal, certamente foi na avaliação de bebês com encefalopatia hipóxico-isquêmica (EHI) que o uso de aEEG foi mais consagrado, estudado e difundido. Em virtude de seu importante valor preditivo, traçados patológicos visualizados ao aEEG foram utilizados como critério de inclusão obrigatório para alguns estudos que avaliaram a eficácia da hipotermia terapêutica (como por exemplo no caso do Cool-Cap Trial).

O racional para uso de monitoramento contínuo na asfixia consiste em correlacionar alterações graves na perfusão e na oxigenação do cérebro com a diminuição da atividade elétrica cerebral (o que pode ser avaliado pelo aEEG). As alterações observadas podem ser utilizadas de forma preditiva e prognóstica, além de auxiliarem na avaliação da presença de crises epilépticas (extremamente comuns em recém-nascidos asfixiados e de ocorrência frequentemente subclínica).

O padrão eletroencefalográfico se correlaciona bem com o EEG convencional, e os resultados, na literatura, em RN a termo asfixiados mostraram bom valor preditivo entre a avaliação da atividade de base e o prognóstico neurológico. Uma metanálise publicada, Spitzmiller et al., em 2007 evidenciou sensibilidade de 91% do uso do aEEG para predizer lesão neurológica nessa população.

Após o insulto hipóxico-isquêmico, além de avaliar a atividade elétrica de base inicial, também é importante avaliar o tempo decorrente até que a atividade elétrica de base se normalize novamente. Alguns autores intitulam esse período como **tempo para traçado normal (TTN)**.

Em estudos conduzidos previamente à implementação de hipotermia terapêutica, Van Rooij et al. demonstraram que a recuperação do traçado dentro de 24 horas deve ser avaliada como fator de bom prognóstico.

Thoresen et al. mostraram que, em combinação com o tratamento de hipotermia, há bom prognóstico neurológico de pacientes que apresentam recuperação da atividade de base normal até 48 horas de vida, evidenciando um número maior de pacientes com bom prognóstico. Esse fato pode ser considerado como provável efeito benéfico do tratamento de hipotermia, uma vez que uma nova janela de pacientes (que antes teriam prognóstico desfavorável) passa a não ter sequelas neurológicas importantes. Em uma recente revisão sistemática realizada por del Rio et al., 17 estudos foram avaliados e o melhor valor preditivo em bebês, que fizeram hipotermia terapêutica, foi encontrado com 72 horas de vida (probabilidade pós-teste de 95,7%).

A avaliação do CSV após asfixia também provou ser um componente importante para o prognóstico. Após o evento hipóxico, quanto mais tempo demorar para que o CSV seja

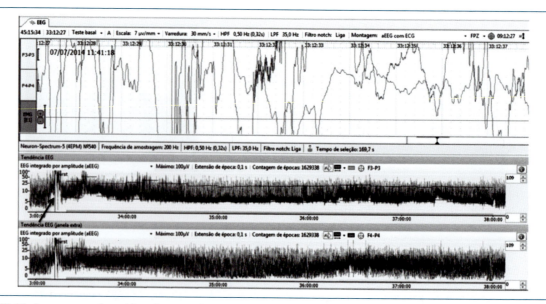

Figura 108.10. Representação gráfica de aEEG de dois canais (F3-P3; F4-P4). Na parte inferior do traçado observa-se súbito aumento da amplitude mínima e máxima ao aEEG (seta preta) com representação desse traçado ao EEG bruto com atividade elétrica totalmente desorganizada, compatível com artefato referente à manipulação do recém-nascido.
Fonte: Acervo da autoria.

evidenciado, provavelmente maior será o grau de EHI e, portanto, pior o prognóstico. Osredkar et al. encontraram correlação entre o aparecimento de CSV com média de 7,33 e 62 horas de vida e a avaliação de encefalopatia clínica pela escala de Sarnat estágio I, II e III, respectivamente.

Estudos revelam que a presença de crises epilépticas visualizadas ao aEEG e maior TTN, em RN com asfixia, estiveram associadas a lesões de moderada à grave intensidade, visualizadas em ressonância nuclear magnética (RNM) de crânio. Estudo anterior de Shah et al. também encontrou associação entre atividade epiléptica e severidade de achados em RNM de crânio (OR: 5).

Alguns grandes centros e estudos utilizaram o traçado do aEEG como critério adicional na avaliação e indicação de hipotermia neuroprotetora em asfixiados. Entretanto, mesmo que não seja considerado critério obrigatório para indicação de hipotermia, a avaliação eletroencefalográfica traz importantes informações acerca do estado neurológico do paciente, e seu uso é preconizado em todos os bebês com asfixia perinatal submetidos à hipotermia terapêutica.

Recém-nascidos pré-termo

Para o correto entendimento da avaliação e da aplicabilidade do aEEG em RN prematuros, é fundamental lembrar que a maturidade cerebral está associada à IG e que, da mesma maneira, o padrão da atividade eletroencefalográfica está intimamente relacionado ao grau de maturidade cerebral. Portanto, o padrão de atividade de base do aEEG de um RN pré-termo extremo fatalmente será diferente de um RN a termo.

Em linhas gerais, pode-se assumir que os RN pré-termos (RNPT) muito jovens apresentam padrão descontínuo e com amplitudes mínimas mais baixas. Conforme eles avançam na IG, progressivamente as amplitudes mínimas passam a ter valores mais elevados e atingem um padrão contínuo.

O mesmo ocorre em relação à presença de CSV. RN com idade de 24 semanas raramente apresentarão qualquer traçado compatível com esse ciclo; entretanto, com a maturidade, passarão a apresentar um padrão de CSV imaturo e, mais tarde, CSV desenvolvido.

A avaliação precoce da monitorização cerebral com o aEEG pode ter valor prognóstico precoce e futuro. Hemorragias importantes, sepse grave e estado de choque podem ocasionar alteração da perfusão cerebral e crises epilépticas, que agudamente estão relacionadas a alterações eletroencefalográficas. Portanto, o uso do aEEG pode promover uma avaliação mais "fina" em relação ao estado de saúde do sistema nervoso central em RN prematuro.

Estudos revelam que a presença de atividade elétrica de base patológica (considerada como padrão contínuo de baixa voltagem, surto-supressão ou isoelétrico), em RNPT com IG inferior a 31 semanas, esteve associada à hemorragia peri-intraventricular (HPIV) grau III e IV ou à morte dentro do período neonatal.

Soubasi et al. mostraram 89% de sensibilidade e 80% de especificidade para associação de atividade de base patológica ou presença de padrão descontínuo de baixa voltagem e alterações ultrassonográficas graves (HPIV grau III e IV e leucomalácia) ou morte.

Estudos também relacionam alterações precoces visualizadas ao aEEG com pior prognóstico neurológico acessado com 2 anos de idade. Além disso, a incidência de crises epilépticas em RNPT extremos também é bem elevada.

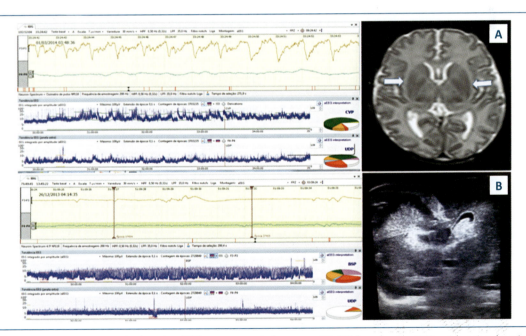

Figura 108.11. Associação entre achados do aEEG e exames de imagem. (A) RN apresenta aEEG evidenciando crise epiléptica em F3-P3 e RM de crânio evidenciando lesão de moderada intensidade em gânglios da base e tálamo. (B) RN prematuro extremo apresenta atividade de base com traçado patológico (variando de contínuo de baixa voltagem a surto supressão) com ultrassonografia de crânio evidenciando hemorragia peri-intraventricular grau III à esquerda e grau IV à direita.
Fonte: Acervo da autoria.

Crises epilépticas

Uma das grandes justificativas para a utilização de metodologias de monitoramento cerebral contínuo, dentro da unidade de tratamento intensivo neonatal, culmina na importante prevalência de crises convulsivas neonatais.

Sabzehei et al. encontraram 9,1% de incidência de crises epilépticas em uma coorte de 1.112 RN admitidos na UTIN. Destaca-se o fato de que **até 80% das crises epilépticas e, até mesmo, estados de mal epiléptico, dentro da UTI neonatal, são completamente subclínicos.**

Em 2008, Murray et al. descreveram uma coorte de 12 RN com asfixia e observaram 526 episódios de atividade epiléptica. Nessa coorte, 179 episódios foram identificados como crises convulsivas clínicas. Entretanto, desses 179 episódios, somente 48 correspondiam a reais crises epilépticas visualizadas ao EEG e 131 foram erroneamente caracterizados. Esse estudo mostra e conclui que a **avaliação clínica da atividade epiléptica não é confiável.**

Estudos revelam que o uso do aEEG aumentou a acurácia do tratamento de crises convulsivas, sendo capaz de detectar 100% dos casos de mal epiléptico subclínicos e também a grande maioria das crises epilépticas repetitivas.

O uso do aEEG de dois canais associado à leitura do EEG bruto e ao uso de vídeo imagem, aumenta, de forma significativa, a sensibilidade e a especificidade para identificação de crises epilépticas. Também merece destaque, a experiência significativa dos avaliadores para o aumento da acurácia na interpretação de crises epilépticas.

Cardiopatia congênita

RN com cardiopatia congênita complexa, como hipoplasia de ventrículo esquerdo, transposição das grandes artérias e coarctação da aorta, são considerados bebês de alto risco para lesão cerebral, uma vez que essa lesão pode decorrer de hipóxia ou hipofluxo e acontecer no pré, intra ou pós-operatório.

Estudos avaliaram alta incidência de crises convulsivas nessa população e relação prognóstica relacionada aos achados do aEEG. Em 2012, Gunn et al. estudaram e monitorizaram com aEEG uma coorte de 150 bebês com cardiopatia congênita durante o período perioperatório e encontraram 30% de prevalência de crises epilépticas (sendo um quarto de crises com manifestação clínica). Além disso, encontraram bom valor prognóstico em bebês que, após cirurgia cardíaca, tiveram recuperação da atividade elétrica de base para padrão de voltagem contínuo em até 48 horas.

Resposta à medicação

O aEEG também pode ser bastante útil na avaliação da resposta a medicamentos, em especial, os anticonvulsivantes e os sedativos.

RN com crises convulsivas clínicas frequentemente mantêm crises eletrográficas após o uso de anticonvulsivante. Esse fenômeno é denominado **dissociação eletroclínica**.

Scher et al. avaliaram uma coorte de 50 RN com crises convulsivas confirmadas por EEG. Dessa população, 26 pacientes mantiveram crises epilépticas após o uso da primeira dose de medicamento anticonvulsivante e, destes, 58% cessaram as manifestações clínicas e mantiveram crises apenas eletrográficas.

O uso de monitoramento cerebral contínuo, portanto, melhora substancialmente a avaliação de pacientes com crises convulsivas.

A Figura 108.12 mostra aEEG evidenciando estado de mal epiléptico subclínico e resposta após administração de medicamento anticonvulsivante.

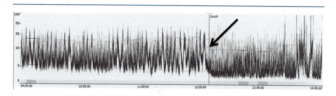

Figura 108.12. Exame de aEEG evidenciando estado de mal epiléptico subclínico e resposta após administração de medicação anticonvulsivante (seta).
Fonte: Acervo da autoria.

Outros grupos

Considerando que o aEEG é uma metodologia não invasiva, que pode ser utilizada de forma contínua, à beira do leito e que provê informação em tempo real, é racional considerar que existe um grande número de RN que pode se beneficiar de sua utilização.

Outros grupos de RN com alto risco para lesão cerebral podem ter indicação de monitoramento com EEG/aEEG. Os estudos revelam os benefícios da aplicação do aEEG em bebês com:

- sepse;
- meningite;
- hemorragia peri-intraventricular;
- choque;
- instabilidade ventilatória grave;
- malformações do SNC;
- acidente vascular cerebral (AVC);
- erros inatos do metabolismo;
- distúrbios metabólicos;
- outros.

Alterações hemodinâmicas e ventilatórias graves frequentemente estão relacionadas a alterações na perfusão e oxigenação cerebral, o que reflete em alterações na função cerebral e, portanto, são passíveis de avaliação ao aEEG.

A Figura 108.13, a seguir, traz a representação do aEEG de RN durante piora e melhora hemodinâmica.

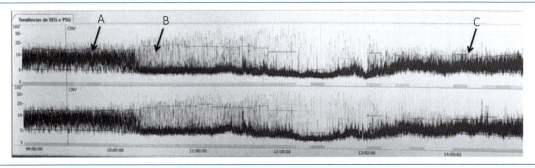

Figura 108.13. Representação do aEEG de dois canais (F3-P3; F4-P4) de recém-nascido a termo em tratamento de sepse em que se observam alterações da atividade elétrica de base ao longo do tempo. (A) Paciente com boa perfusão periférica e PA média = 46 mmHg. (B) Paciente evolui com instabilidade hemodinâmica, piora de perfusão periférica e PA média = 25 mmHg, (neste momento foi observada depressão da atividade elétrica de base no aEEG). (C) Após expansão volumétrica e introdução de fármacos vasoativos, paciente evolui com melhora hemodinâmica, melhor perfusão periférica e PA média = 50 mmHg (neste momento foi observada recuperação da atividade elétrica de base do aEEG).
Fonte: Acervo da autoria.

Limitações

O aEEG é uma metodologia de avaliação da tendência eletroencefalográfica, que geralmente é montado por meio da análise de um ou dois canais, geralmente posicionados em regiões centrais e parietais. O maior número de crises no período neonatal é oriundo destas regiões de modo que as crises epilépticas que surgem de outras áreas do cérebro podem não ser detectadas. Além disso, convulsões breves ou de baixa amplitude podem ser difíceis de identificar no traçado comprimido.

A instalação clássica em um EEG convencional envolve 19 canais e, portanto, é capaz de prover uma quantidade maior de informações. Idealmente, todo RN que é avaliado pelo aEEG deveria ser avaliado ao menos uma vez pelo EEG convencional de 1 hora. O padrão-ouro para avaliação contínua é o videoeletroencefalograma contínuo. O aEEG e o EEG convencional são métodos complementares. A realização de um exame não exclui a indicação do outro. O aEEG apresenta boa correlação com os achados do EEG convencional e excelente representação da atividade elétrica de base e avaliação de CSV. Crises breves e focais podem não ser visualizadas ao aEEG. Entretanto, como descrito anteriormente, o uso de aEEG de dois canais, associado à leitura do aEEG bruto e à videoimagem, e a experiência dos avaliadores aumentam significativamente a sensibilidade e a especificidade para identificação de crises, sendo encontrada sensibilidade de 100% para casos de mal epiléptico.

Considerações finais

O aEEG é um método de avaliação da função cerebral em tempo real, que se mostra como forma de monitoramento eletroencefalográfico contínuo em UTI, de caráter não invasivo e que pode ser feito à beira do leito. Sua aplicabilidade vem ganhando importante força como evidência científica.

O ambiente de UTIN é um local com elevado número de RN que apresentam alterações clínicas com alto risco para lesão cerebral, associado ao fato da alta incidência de crises convulsivas e da grande maioria dessas crises ocorrer de forma subclínica. Isso torna o aEEG uma ferramenta muito útil no manejo de RN críticos.

LEITURAS COMPLEMENTARES

Abend NS, Wusthoff CJ, Goldberg EM, Dlugos DJ. Electrographic seizures and status epilepticus in critically ill children and neonates with encephalopathy. Lancet Neurol. 2013;12:1170-9.

al Naqeeb N, Edwards AD, Cowan FM et al. Assessment of neonatal encephalopathy by amplitude-integrated electroencephalography. Pediatrics. 1999;103:1263-71.

al Naqueeb N, Edwards AD, Cowan FM, Azzopartdi. Assessment of neonatal encephalopathy by amplitude-integrated electroencephalography. Pediatrics. 1999;103:1263-71.

Csekő AJ, Bangó M, Lakatos P, Kárdási J, Pusztai L, Szabó M. Accuracy of amplitude-integrated electroencephalography in the prediction of neurodevelopmental outcome in asphyxiated infants receiving hypothermia treatment. Acta Paediatr. 2013;102:707-11.

Del Río R, Ochoa C, Alarcon A, Arnáez J, Blanco D, García-Alix A. Amplitude Integrated Electroencephalogram as a Prognostic Tool in Neonates with Hypoxic-Ischemic Encephalopathy: A Systematic Review. PloS one. 2016;11(11):e0165744. Doi: 10.1371/journal.pone.0165744.

Frenkel N, Friger M, Meledin I, Berger I, Marks K, Bassan H et al. Neonatal seizure recognition – Comparative study of continuous-amplitude integrated EEG versus short conventional EEG recordings. Clin Neurophysiol. 2011;122:1091-7.

Gluckman PD, Wyatt J, Azzopardi DV, Ballard R, Edwards AD, Ferriero DM et al. Selective head cooling with mild systemic hypothermia after neonatal encephalopathy: Multicenter randomized trial. Lancet. 2005;365:663-70.

Gunn JK, Beca J, Hunt RW, Olischar M, Shekerdemian LS. Perioperative amplitude-integrated EEG and neurodevelopment in infants with congenital heart disease. Intensive Care Med. 2012; 38:1539-47.

Hellstöm-Westas L, Rosén I, Vries LS, Greisen G. Amplitude-integrated EEG – Classification and Interpretation in preterm and term infants. Neo Reviews. 2006;7: e76-87.

Klebermass K, Olischar M, Waldhoer T, Fuiko R, Pollak A, Weninger M. Amplitude-integrated EEG pattern predicts further outcome in preterm infants. Pediatr Res. 2011;70:102-8.

Maynard D, Prior PF, Scott DF. Device for continuous monitoring of cerebral activity in resuscitated patients. Br Med J. 1969;4(5682):545-6.

Murray DM, Boylan GB, Ali I, Ryan CA, Murphy BP, Connolly S. Defining the gap between electrographic seizure burden, clinical expression and staff recognition of neonatal seizures. Arch Dis Child Fetal Neo- natal Ed. 2008;93:F187-91.

Olischar M, Klebermass K, Kuhle S, Hulek M, Kohlhauser C, Pollak A, et al. Reference values for amplitude-integrated electroencephalographic activity in preterm infants younger than 30 weeks' gestational age. Pediatrics. 2004;113:e61-66.

Osredkar D, Toet MC, van Rooij LG, van Huffelen AC, Groenendaal F, de Vries LS. Sleep-wake cycling on amplitude- integrated electroencephalography in term newborns with hypoxic-ischemic encephalopathy. Pediatrics. 2005;115;327-2.

Sabzehei MK, Basiri B, Bazmamoun H. The etiology, clinical type, and short outcome of seizures in newborns hospitalized in Besat Hospital/Hamadan/Iran. Irã J Child Neurol. 2014;8:24-8.

Scher MS, Alvin J, Gaus L, Minnigh B, Painter MJ. Uncoupling of EEG--clinical neonatal seizures after antiepileptic drug use. Pediatr Neurol. 2003; 28:277-80.

Shah DK, Mackay MT, Lavery S, Watson S, Harvey AS, Zempel J et al. Accuracy of bedside electroencephalographic monitoring in comparison with simultaneous continuous conventional electroencephalography for seizure detection in term infants. Pediatrics. 2008;121:1146-54.

Shah DK, Wusthoff CJ, Clarke P, Wyatt JS, Ramaiah SM, Dias RJ et al. Electrographic seizures are associated with brain injury in newborns undergoing therapeutic hypothermia. Arch Dis Child Fetal Neonatal Ed. 2014;99:F219-24.

Shellhaas RA, Barks AK. Impact of amplitude-integrated electroencephalograms on clinical care for neo- nates with seizures. Pediatr Neurol. 2012;46:32-5.

Soubasi V, Mitsakis K, Sarafidis K, Griva M, Nakas CT, Drossou V. Early abnormal amplitude-integrated electroencephalography (aEEG) is associated with adverse short-term outcome in premature infants. Eur J Paediatr Neurol. 2012;16:625-30.

Spitzmiller RE, Phillips T, Meinzen-Derr J, Hoath SB. Amplitude-integrated EEG is useful in predicting neurodevelopmental outcome in full-term infants with hypoxic–ischemic encephalopathy: A meta--analysis. J Child Neurol. 2007;22:1069-78.

Thoresen M, Hellström-Westas L, Liu X, Linda S, Vries LS. Efect of hypothermia on amplitude-integrated electroencephalogram in infants with asphyxia. Pediatrics 2010;126:e131-9.

Toet MC, Hellström-Westas L, Groenendaal F, Eken P, Vries LS. Amplitude integrated EEG 3 and 6 hours after birth in full term neonates with hypoxic-ischaemic encephalopathy. Arch Dis Child Fetal Neonatal Ed. 1999;81:F19-23.

Toet MC, van der Meij W, Vries LS, Uiterwaal CS, van Huffelen KC. Comparison between simultaneously recorded amplitude integrated electroencephalogram (cerebral function monitor) and standard electroencephalogram in neonates. Pediatrics. 2002;109: 772-9.

van Rooij LG, Toet MC, Osredkar D, van Huffelen AC, Groenendaal, Vries LS et al. Recovery of amplitude electroencephalographic background pa erns within 24 hours of perinatal asphyxia. Arch Dis Child Fetal Neonatal Ed. 2005;90:F245-51.

Variane GF, Magalhães M, Gasperine R, Alves HC, Scoppetta TL, Figueiredo RJ et al. Early amplitude-integrated electroencephalography for monitoring neonates at high risk for brain injury. J Pediatr (Rio J). 2017;93:460-6.

Vesoulis ZA, Inder TE, Woodward LJ, Buse B, Vavasseur C, Mathur AM. Early electrographic seizures, brain injury, and neurodevelopmental risk in the very preterm infant. Pediatr Res. 2014; 75:564-9.

Uso da Ressonância Magnética na Avaliação do Recém-Nascido com Risco de Injúria Cerebral

Fabiano Reis
Marília Maria Vasconcelos Girão

Aspectos gerais da RM

Atualmente, a ressonância magnética (RM) tem papel imprescindível na neurorradiologia, e não é diferente na avaliação do sistema nervoso central (SNC) dos neonatos. Com relação aos outros métodos de imagem, notadamente a ultrassonografia (US) transfontanelar e a tomografia computadorizada (TC) de crânio, é um método menos disponível, embora sua acessibilidade venha melhorando cada vez mais. Tem a desvantagem de ser um exame bem mais demorado (cerca de 20 a 30 minutos para obtenção das sequências básicas) e com necessidade de remoção do berçário; contudo, tem excelente resolução espacial e tecidual. A US transfontanelar ainda tem espaço como método de avaliação inicial nos casos de sangramentos, principalmente da matriz germinativa nos casos de neonatos, e de calcificações intraparenquimatosas, encontradas em algumas infecções congênitas, por exemplo. Já a tomografia só é superior à RM para avaliação da calota craniana, em geral pós-trauma (uso de fórceps etc.) e para diagnóstico de cranioestenoses, além de sua utilidade em detectar calcificações intraparenquimatosas, com o sério inconveniente de utilizar radiação ionizante.

Para a realização do exame de RM de crânio, o recém-nascido é envolto por lençóis como uma espécie de casulo para evitar artefatos de movimentação nas imagens; e, portanto, não é necessária sedação. O exame dura cerca de 20 a 30 minutos e é realizado sem a injeção intravenosa de meio de contraste. Um protocolo sugerido é:

> **Axial, sagital e coronal ponderadas em T1 e T2 + axial FLAIR, difusão, mapa de ADC e SWI, com ou sem sequências com saturação de gordura.**

As sequências spin eco ponderadas em T1 têm excelente resolução espacial e, portanto, são úteis para avaliar a anatomia do cérebro, caracterizar o padrão de mielinização e detectar malformações supratentoriais. As disgenesias do corpo caloso, associadas a muitas alterações supra e infratentoriais, também são mais bem identificadas nos cortes sagitais. De modo simples, destaca-se que ar e osso têm baixo sinal em T1, enquanto estruturas contendo gordura, hemorragias (alguns dos produtos de degradação da hemoglobina), ocitocina, melanina e algumas lesões hiperproteicas têm alto sinal.

As sequências spin eco ponderadas em T2, inclusive o FLAIR (*fluid attenuation inversion recovery*), são sequências com boa resolução tecidual e úteis para avaliar lesões. O FLAIR funciona como uma sequência-triagem, destacando que a maioria das lesões tem alto sinal nessa aquisição, sendo importante para avaliação do espaço subaracnoide (inclusive para detectar hemorragia subaracnoide), das leptomeninges e de lesões hidratadas, que têm alto sinal no FLAIR. O T2, entre outras utilidades, é importante para avaliar região infratentorial.

A difusão (DWI – *diffusion weighted imaging*) é uma sequência avançada da RM que também é ponderada em T2/FLAIR e avalia o coeficiente de difusibilidade da água no ambiente extracelular. Áreas com restrição à difusão possuem alto sinal nessa sequência e representam áreas com pouco espaço para as moléculas de água se movimentarem no espaço extracelular, como ocorre nos processos isquêmicos em função do edema citotóxico (célula fica ingurgitada, reduzindo o interstício intercelular), em casos de aumento da celularidade regional, como em alguns casos de processos inflamatórios/infecciosos e também em distúrbios tóxicos e metabólicos (como por exemplo a hipoglicemia). O mapa de ADC (*apparent diffusion coefficient*) ajuda a confirmar se a restrição à difusão das moléculas de água é verdadeira ou apenas um efeito T2, já que as lesões com restrição verdadeira apresentam baixo sinal no mapa de ADC.

A sequência gradiente-eco ponderada em suscetibilidade magnética (SWI – *susceptibility-weighted imaging*) é uma sequência que se utiliza para pesquisar áreas com marcado baixo sinal, que são estruturas ferromagnéticas, notadamente produtos de degradação da hemoglobina, como hemossiderina (focos hemorrágicos) e calcificações.

Mielinização fisiológica

A mielinização do sistema nervoso central inicia-se ainda na vida intrauterina e é concluída por volta do 3º ano de vida. Ocorre no sentido caudocranial e posteroanterior; no cérebro, inicia-se pelos lobos occipitais e parietais e avança aos lobos temporais e frontais. A RM é o método de escolha para a avaliação da mielinização, uma vez que as áreas já mielinizadas apresentam hipersinal em T1 e hipossinal em T2, em função do aumento do conteúdo lipoproteico (mielina) em detrimento da água. Ao nascimento, espera-se que o pedúnculo cerebelar médio e os braços posteriores das cápsulas internas já estejam mielinizados, por exemplo (Figura 109.1). O conhecimento da mielinização fisiológica permite avaliar se está adequada para a faixa etária ou se está atrasada, que por vezes pode ser o único indício de um evento patológico.

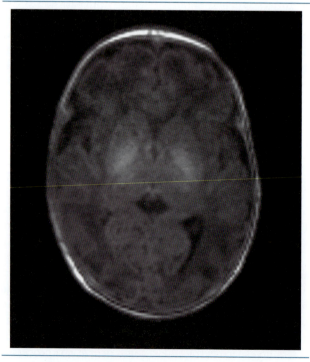

Figura 109.1. Mielinização fisiológica no recém-nascido a termo. Imagem de RM axial ponderada em T1, demonstrando alto sinal nos braços posteriores da cápsula interna bilateral, compatível com áreas mielinizadas.
Fonte: Acervo da autoria.

Fatores de risco para injúria cerebral neonatal e papel geral da RM na avaliação do neonato

Os fatores de risco para injúria cerebral neonatal se sobrepõem nas diferentes etiologias da lesão cerebral e podem ser divididos em maternos, fetais e obstétricos. Entre os maternos destacam-se: febre materna/corioamnionite, doenças hipertensivas específicas da gravidez (pré-eclâmpsia, eclampsia, síndrome HELLP), desordens trombóticas, uso de drogas ilícitas, ruptura prolongada de membrana (mais de 24 horas), descolamento de placenta, parto prolongado, gestação múltipla e tratamento para infertilidade. Fatores do feto: prematuridade, baixo peso, Apgar baixo, asfixia neonatal, trombofilias hereditárias, transfusão feto-fetal, policitemia, doença cardíaca congênita, restrição de crescimento intrauterino, infecções. Fatores obstétricos incluem: trauma obstétrico e parto prolongado.

A presença de alguns desses fatores de risco e, principalmente, de sinais e sintomas de acometimento do SNC como irritabilidade, hipotonia, convulsão, atraso no desenvolvimento neuropsicomotor, alterações de reflexos, micro/macrocefalia e inabilidade de sucção, somados a alterações laboratoriais ou em exames de imagem do crânio de menor definição anatômica (TC, US transfontanelar e US obstétrica) devem alertar o neonatologista quanto à necessidade de uma avaliação do crânio por ressonância magnética. Esses sinais e sintomas ocorrem em pacientes com encefalopatia neonatal e podem ser um sinal de distúrbios metabólicos reversíveis, lesões estruturais ou malformações. Como causas potencialmente reversíveis podem ser citadas hipoglicemia, hipocalcemia, hiponatremia e hiperbilirrubinemia, e o uso da ressonância magnética pode ajudar a distinguir essas causas de eventos hipóxico-isquêmicos e outras formas de doença metabólica ou genética.

Mecanismos de injúria cerebral em RN

O espectro de dano cerebral nos neonatos, principalmente nos pré-termos, é vasto e inclui não apenas lesão hipóxico-isquêmica, mas lesão de substância branca, hemorragia de matriz germinativa, infarto hemorrágico, hemorragia intraventricular, entre outros. Paralelamente, são observados danos cerebrais associados a infecções congênitas, distúrbios metabólicos e eletrolíticos. Neste capítulo são destacados e ilustrados alguns dos mais importantes.

Lesões hipóxico-isquêmicas

Infartos localizados

Os infartos localizados são mais comumente resultantes de oclusão arterial. São raros em neonatos e se apresentam de modo semelhante ao acometimento dos adultos, afetando mais comumente pacientes com uma doença de base, como síndromes de hipercoagulabilidade, anemia falciforme e cardiopatias com *shunt* direito-esquerdo. Nas fases agudas, a principal sequência é a difusão, mostrando uma área de restrição à difusão em um território arterial bem definido.

Hemorragias intracranianas

Neonatos pré-termo (< 37 semanas)

A hemorragia intracraniana em prematuros em geral ocorre nos primeiros 3 dias de vida e tem origem na matriz germinativa em mais de 90% dos casos (Figura 109.2), normalmente em recém-nascidos de baixo peso com idade gestacional menor que 32 a 34 semanas. A matriz germinativa localiza-se na zona subventricular cerebral e é uma região fonte de neuroblastos e glioblastos altamente vascularizada, possuindo um leito celular frágil, que pode romper com facilidade, além de alta demanda metabólica e perfusional, tornando-a suscetível a insultos hipóxico-isquêmicos, aumento da pressão venosa, como o parto, ou coagulopatia. O local mais comum de hemorragia é no sulco caudadotalâmico, a última área da matriz a involuir. Pode complicar com ventriculite química ou ependimite, caso a hemorragia se estenda para o ventrículo; em alguns casos, a obstrução do forame de Monro pode ocasionar hidrocefalia. Outra complicação importante é hemorragia parenquimatosa associada, em geral secundária a infartos hemorrágicos de veias medulares. Em geral esse tipo de hemorragia não determina danos neurológicos em longo prazo, a não ser em casos de complicações ou de hemorragia intraparenquimatosa.

O método de *screening* costuma ser a ultrassonografia transfontanelar, mas a RM é o método mais sensível e específico, detectando até pequenos focos de hemorragia que apresentam marcado hipossinal na sequência de suscetibilidade magnética; a RM também pode identificar com facilidade hemorragia subaracnoide ou intraparenquimatosa associada, além das outras complicações.

Neonatos a termo (> 37 semanas)

Nos neonatos a termo, e até mesmo os nascidos após 34 semanas, a causa mais comum de hemorragia é trombose de seio venoso, sendo os seios reto e sagital superior os mais afetados.

Dano hipóxico-isquêmico difuso

A hipoxemia sistêmica prolongada resulta em hipóxia cardíaca, a qual determina redução do débito cardíaco, resultando em hipoperfusão cerebral global e isquemia. A isquemia global ocorre quando a perfusão cerebral não consegue mais suprir a sua demanda metabólica normal. Os achados de imagem relacionados à hipoperfusão encefálica global são denominados dano hipóxico-isquêmico difuso (DHI). O DHI é uma das muitas causas da encefalopatia neonatal e é um dos principais contribuintes para a morbidade e mortalidade em lactentes e crianças. O diagnóstico de DHI requer evidências de um evento que resulte em isquemia e hipóxia antes, durante ou após o nascimento. Os achados de imagem do DHI perinatal variam com a gravidade e a duração do insulto, bem como com a idade gestacional. É importante o conceito de vulnerabilidade seletiva: diferentes regiões do cérebro têm diferentes suscetibilidades a lesões isquêmicas dependendo do seu estágio de maturação, de modo que os achados de imagem nos recém-nascidos prematuros diferem daqueles nascidos a termo.

Neonatos pré-termo (< 37 semanas)

O DHI é mais comum nos neonatos pré-termo do que naqueles nascidos a termo e é responsável por até metade de todos os casos de paralisia cerebral. Nos casos graves agudos são afetados preferencialmente os tálamos, o tronco encefálico e o braço posterior da cápsula interna, pois são regiões precocemente mielinizadas e metabolicamente ativas.

História de insulto subagudo/crônico pode ocasionar lesão da substância branca associada à prematuridade, que em último estágio corresponde à leucomalácia periventricular, provavelmente relacionada à vulnerabilidade seletiva das células precursoras dos oligodendrócitos tardios dessa topografia. Pode ser não cavitada, mais comum, ou cavitada com cistos porencefálicos (Figura 109.3).

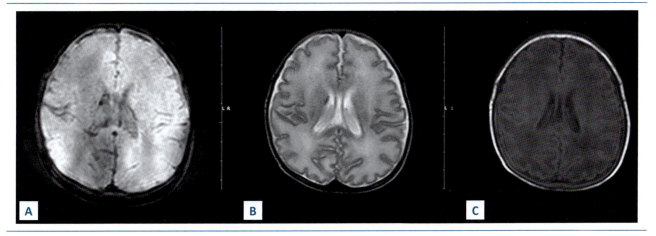

Figura 109.2. Hemorragia da matriz germinativa em RN pré-termo. Imagens de RM axial ponderadas em SWI (A) demonstrando áreas de marcado hipossinal na topografia do sulco caudadotalâmico direito e margeando o corno posterior do ventrículo lateral direito que correspondem a áreas de hemorragia (produtos de degradação da hemoglobina); e sequências ponderadas em T2 (B) e T1 (C) nos mesmos cortes com difícil individualização das áreas de hemorragia, mostrando a superioridade da sequência de suscetibilidade magnética.
Fonte: Acervo da autoria.

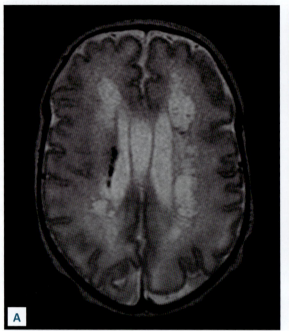 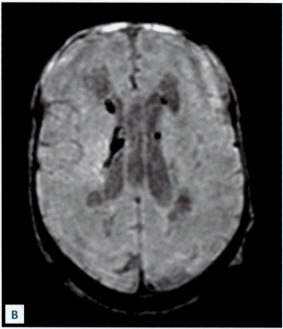

Figura 109.3. (A) Leucomalácia periventricular cística em RN pré-termo. Imagens axiais de RM ponderadas em T2 (A) mostrando cistos porencefálicos com alto sinal na região periventricular (leucomalácia periventricular cística) como sequela de evento hipóxico-isquêmico e SWI (B) demonstrando evento hemorrágico prévio caracterizado por marcado hipossinal periventricular bilateral.
Fonte: Acervo da autoria.

Na RM, as anormalidades à difusão podem ser detectadas a partir de 15 minutos da ocorrência do evento (hipersinal no DWI com hipossinal correspondente no mapa de ADC), com ou sem hemorragia associada (hipossinal em T2 e artefatos de suscetibilidade magnética com marcado hipossinal SWI). As sequências spin eco demonstram hipointensidade periventricular em T1 e hiperintensidade em T2/FLAIR após alguns dias. Nos estágios finais, pode haver encefalomalácia extensa da substância branca, com ventrículos laterais apresentando margens irregulares ou endentadas (Figura 109.4).

Neonatos a termo (> 37 semanas)

O DHI leve a moderado se apresenta preferencialmente com lesões corticossubcorticais acometendo as regiões posteriores do cérebro e zonas de fronteira, tendendo a poupar núcleos da base e tronco encefálico; o esplênio do corpo caloso costuma ser afetado.

O DHI grave afeta preferencialmente áreas com alta demanda metabólica por mielinização ativa, que inclui a substância cinzenta profunda, destacando-se o aspecto posterior dos putames e ventrolateral dos tálamos, o tronco encefálico dorsal e o córtex perirrolândico.

Assim como no acometimento em pré-termos, a sequência mais sensível na 1ª semana é a difusão, que mostra áreas de restrição e correspondente redução no mapa de ADC nas áreas afetadas, principalmente nos núcleos da base e nos tálamos nos casos mais graves. A partir de 1 dia pode ser observada hiperintensidade em T2/FLAIR. Tardiamente, podem ser observadas áreas de encefalomalácia/gliose nas zonas de fronteira.

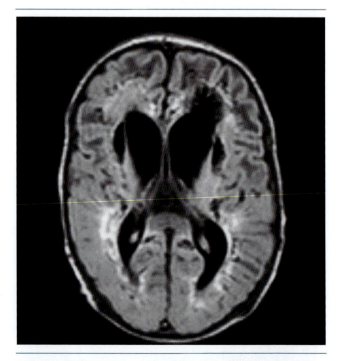

Figura 109.4. Leucomalácia periventricular cística em RN pré-termo com irregularidades ventriculares. Imagem de RM axial FLAIR demonstrando corno anterior do ventrículo lateral esquerdo com aspecto endentado característico do estágio final (crônico) de evento hipóxico-isquêmico.
Fonte: Acervo da autoria.

Hipoglicemia

A hipoglicemia neonatal costuma ser definida por níveis de glicose abaixo de 30 a 35 mg/dL nas primeiras 24 horas após o nascimento e 40 a 45 mg/dL nos dias subsequentes. Os principais fatores de risco são RN grandes para a idade gestacional (GIG), estresses metabólicos diversos e, principalmente, diabetes *mellitus* materno, pois o RN passa a viver um estado de hiperinsulinemia intrauterina que se perpetua após o nascimento, resultando em hipoglicemia neonatal. A encefalopatia costuma ocorrer nos primeiros 3 dias de vida e quanto mais baixos os níveis de glicose e mais prolongada a hipoglicemia, maiores os danos neuronais.

O acometimento do SNC é mais proeminente nas regiões cerebrais posteriores, notadamente no córtex parieto-occipital e nos núcleos da base, assim como ocorre nos adultos e nas crianças mais velhas, e é caracterizado à RM de crânio por áreas habitualmente simétricas hipointensas em T1 e hiperintensas em T2/FLAIR. Outras regiões que podem estar acometidas são a substância branca subcortical, os tálamos, o esplênio do corpo caloso e o cerebelo. Essas áreas, nas fases agudas, comumente apresentam restrição à difusão das moléculas de água, simulando o aspecto de edema citotóxico isquêmico, porém, têm distribuição que costuma ser bilateral e simétrica nas regiões supradescritas.

Nas fases subagudas, as áreas afetadas podem apresentar efeito expansivo por edema. Se a hipoglicemia grave persistir cronicamente, pode haver necrose coagulativa neuronal, evoluindo com encefalomalácia, às vezes cística, e atrofia das regiões acometidas, principalmente do córtex parieto-occipital.

Encefalopatia por hiperbilirrubinemia

A hiperbilirrubinemia em neonatos pode causar espectros de injúria cerebral: a disfunção neurológica induzida pela bilirrubina, nos casos mais leves, e a encefalopatia bilirrubínica (EB), também conhecida como *kernicterus*, nos casos mais severos. Acredita-se que a bilirrubina indireta (insolúvel) em excesso na corrente sanguínea possa atravessar a barreira hematoencefálica imatura ou comprometida e depositar-se em algumas estruturas cerebrais, causando danos agudos ou crônicos.

A RM é o método de escolha. Na EB aguda são observadas hiperintensidades nas imagens ponderadas em T1 simétricas bilaterais nos globos pálidos e nos núcleos subtalâmicos. Outras estruturas que também podem demonstrar alteração de sinal são os hipocampos, os núcleos denteados e a substância negra mesencefálica. Nos estágios crônicos, podem ser observadas hiperintensidades em T2/FLAIR nessas mesmas regiões (Figura 109.5). Não há restrição à difusão nas fases crônicas.

O principal diagnóstico diferencial é a lesão hipóxico-isquêmica aguda.

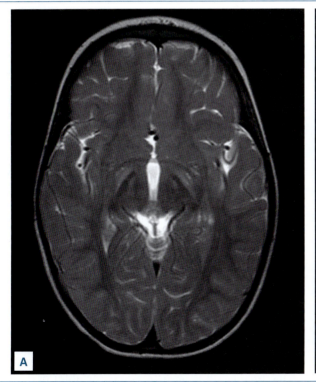 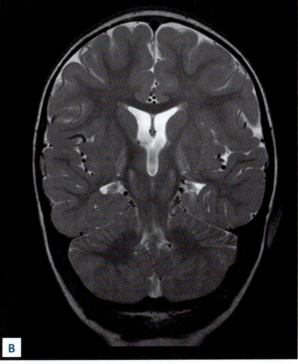

Figura 109.5. Encefalopatia bilirrubínica crônica em criança de 2 anos. Imagens de RM ponderadas em T2 axial (A) e coronal (B) demonstrando hipersinal simétrico nos globos pálidos, núcleos subtalâmicos e hipocampos, compatíveis com alterações decorrentes de encefalopatia bilirrubínica crônica.
Fonte: Acervo da autoria.

Outras encefalopatias metabólicas

Desordens metabólicas hereditárias por deficiências enzimáticas podem simular insulto hipóxico-isquêmico neonatal por promoverem dificuldade de amamentação e convulsões, podendo cursar também com letargia ou mesmo hipertonia, normalmente após os primeiros dias de vida. Cabe destacar três doenças autossômicas recessivas raras: a doença do xarope de bordo, a deficiência do cofator de molibdênio e a deficiência de sulfito oxidase.

A doença do xarope de bordo (nome dado pelo odor característico da urina desses pacientes) ou encefalopatia da leucina é uma desordem do metabolismo dos aminoácidos de cadeia ramificada em que há acúmulo de leucina e outros aminoácidos leucotóxicos. A RM demonstra hiperintensidades em T2/FLAIR bilaterais e simétricas na substância branca do braço posterior da cápsula interna, tálamo, tronco encefálico dorsal e cerebelo, com restrição à difusão das moléculas de água. Na espectroscopia há um pico em 0,9 a 1 ppm em função do acúmulo de cetoaminoácidos de cadeia ramificada.

Nas deficiências do cofator de molibdênio e de sulfito oxidase também ocorre o acúmulo de aminoácidos neurotóxicos, principalmente à base de enxofre, determinando deterioração neurológica progressiva com atrofia cerebral, cavitações e hiperintensidade em T2/FLAIR, principalmente na substância branca lobar cerebral, identificadas pela RM, achados que podem ser similares aos danos relacionados à encefalopatia hipóxico-isquêmica. Manifesta-se nos primeiros dias de vida, pode haver convulsões, dificuldade de alimentação e microcefalia. Na deficiência do cofator de molibdênio pode se associar disgenesia do corpo caloso, polimicrogiria ou agiria focais, alargamento da cisterna retrocerebelar, bem como proeminente pico de lipídio-lactato em 1,3 ppm com redução dos demais metabólitos, inclusive colina, à espectroscopia por RM. Na deficiência isolada de sulfito oxidase também podem ser identificadas hiperintensidades em T2/FLAIR e restrição à difusão das moléculas de água na substância branca periventricular, no córtex cerebral, nos núcleos da base, nos tálamos e no tronco encefálico, apresentando pico de lipídio-lactato (em 1,3 ppm) e redução de todos os demais metabólitos à espectroscopia.

Infecções

TORCH/ZTORCH

As infecções por TORCH (*toxoplasma gondii*, rubéola, citomegalovírus – CMV e herpesvírus) constituem a maioria das infecções neonatais e perinatais, sendo as maiores causas de infecção do SNC o CMV e o vírus herpes simples (HSV). Nos últimos anos, entretanto, surgiu um novo micro-organismo potencialmente devastador para o SNC, o Zika vírus, possivelmente tornando o novo mnemônico para infecções congênitas ZTORCH (Zika e outros como o HIV, varicela, sífilis, toxoplasmose, rubéola, citomegalovírus, herpes). Os achados de imagens dependem em grande parte da idade do feto no momento do insulto, uma vez que a resposta imuno-mediada que contribui para os danos nos tecidos em idade posterior está ausente ou diminuída no feto.

Neuroinfecção por citomegalovírus (CMV) congênita

Os achados de imagens são variáveis dependendo do grau e da cronicidade da lesão e podem incluir calcificações intracranianas, ventriculomegalia, alterações na substância branca, defeitos migracionais neuronais, hipoplasia cerebral e microcefalia. Na ausência de calcificação, a TC pode ser normal em um grande número de pacientes. A ressonância magnética fetal ou pós-natal imediata pode ser benéfica no diagnóstico precoce. As calcificações são tipicamente periventriculares com aparência espessa e grosseira, sendo bem identificadas como áreas de marcado hipossinal no SWI. Outras áreas envolvidas incluem os núcleos da base e a substância branca, que pode apresentar cistos ou alterações císticas principalmente nos lobos temporais. As malformações corticais e os distúrbios migratórios neuronais estão presentes em até metade dos casos e são bem caracterizados pela RM, especialmente pelas sequências mais anatômicas (principalmente T1 puro), podendo ser observadas fendas, esquizencefalia, disgenesias com padrão giral simplificado e até mesmo lisencefalia.

Vírus herpes simples (HSV) perinatal

A infecção pelo HSV em neonatos é mais frequentemente adquirida durante o parto vaginal, embora possa ser adquirida com parto cesáreo, e ocorre predominantemente pelo HSV-2. Os achados de imagem são em geral difusos e bilaterais, com perda da diferenciação entre substância branca e substância cinzenta, e acomete com frequência os tálamos. Ao contrário dos adultos, em que o envolvimento do lobo temporal é um achado comum com preservação de núcleos da base, a infecção neonatal é um processo mais difuso, sugerindo que o cérebro em desenvolvimento é mais suscetível à infecção por HSV. Estudos demonstraram o DWI como uma sequência importante na representação do envolvimento precoce do SNC, podendo mostrar áreas de restrição à difusão. Em alguns casos, o HSV causa insulto isquêmico com distribuição nas áreas de fronteira vascular, fazendo diagnóstico diferencial com lesões hipóxico-isquêmicas.

Neurotoxoplasmose congênita

A tétrade clássica consiste em coriorretinite, convulsões, hidrocefalia e calcificações cerebrais, as quais apresentam padrão aleatório, o que auxilia na diferenciação das calcificações relacionadas ao CMV, as quais costumam ser subependimárias.

Infecção congênita por Zika vírus

A anormalidade fetal mais marcante relacionada ao vírus Zika é a microcefalia. Embora os dados de imagem sejam limitados, múltiplas anormalidades cerebrais têm sido descritas: calcificações intracranianas, muito bem observadas em imagens tomográficas, ventriculomegalia e transtornos de migração neuronal, como lisencefalia e paquigiria (Figura 109.6), achados muito semelhantes ao CMV congênito. Outras anomalias descritas incluem alterações oculares e dobras cutâneas redundantes e proeminentes principalmente na região parieto-occipital.

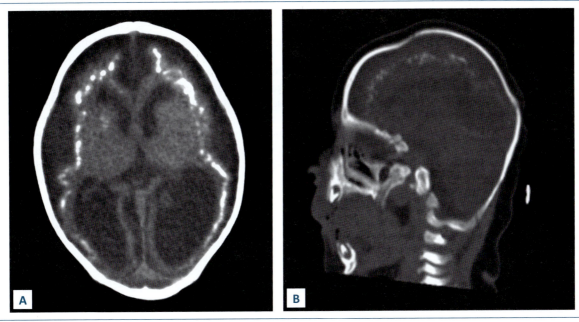

Figura 109.6. Neuroinfecção por Zika vírus em RN. Tomografia computadorizada axial (A) demonstrando calcificações grosseiras confluentes na junção corticomedular de ambos os hemisférios cerebrais, calcificações em núcleos da base, sulcação rara e escassa (padrão agírico/paquigírico) e dilatação ventricular. Imagem de TC sagital (B) evidencia microcefalia e redundância de pele na região occipital/nucal.
Fonte: Acervo da autoria.

Encefalite por parechovírus

A encefalite neonatal causada por parechovírus (previamente considerados enterovírus) é mais comum em pacientes a termo e pode cursar com alteração no nível de consciência, como letargia e irritabilidade, convulsão, apneia, entre outros. O aspecto de imagem típico por RM é de alteração de sinal em T2/FLAIR e restrição à difusão das moléculas de água em DWI reversível na substância branca subcortical e periventricular, principalmente na região frontal, além do corpo caloso e das cápsulas interna e externa, tendendo a poupar os lobos occipitais, os núcleos da base, os tálamos e as regiões infratentoriais. O principal diagnóstico diferencial é com insulto hipóxico-isquêmico.

Meningite

Os principais agentes causadores da meningite neonatal incluem *Streptococcus* do grupo B, *Escherichia coli* e *Listeria monocytogenes*.

O *Streptococcus* do grupo B (GBS) é um colonizador frequente do canal vaginal materno, e os neonatos se infectam mais frequentemente durante a passagem por esse canal durante o parto. Os sintomas costumam ocorrer nos primeiros 7 dias de vida. Uma vez que a clínica em neonatos é inespecífica, a imagem adquire importância nesse contexto. A TC é frequentemente normal e pode ser útil para descartar contraindicações para a punção liquórica, sendo a RM com uso de gadolínio o exame de escolha.

Os achados de RM na meningite neonatal se assemelham àqueles em crianças mais velhas e adultos. É observado hipersinal em sulcos na sequência FLAIR (Figura 109.7), compatível conteúdo espesso não suprimido, realce leptomeníngeo após injeção de contraste, e, em alguns casos, alargamento de fissuras inter-hemisféricas e do espaço subaracnoide. Nesses casos, é importante incluir no protocolo uma sequência adicional FLAIR pós-contraste para tornar os achados ainda mais evidentes. As sequências em difusão são úteis por demonstrar a característica restrição à difusão no conteúdo purulento. De grande utilidade é a avaliação das complicações pela RM, que incluem doença cerebrovascular (vasculite, fenômenos trombóticos), hidrocefalia, ventriculites, abscessos e empiemas epidurais e subdurais.

As sequências mais importantes na identificação de abscessos são a difusão (DWI) e a sequência ponderada em T1 pós-contraste paramagnético. A restrição das moléculas de água é visualizada nas sequências DWI no conteúdo de necrose/pus no centro do abscesso; a sequência pós-contraste costuma mostrar uma lesão com realce anelar, além de empiemas (extra-axiais).

Padrões especiais de destruição encefálica perinatal: porencefalia e hidranencefalia

Porencefalia e hidranencefalia são padrões de injúria cerebral perinatal secundários principalmente aos efeitos isquêmicos ou hemorrágicos, que caracteristicamente ocorrem ainda na vida intrauterina.

Essas lesões podem ser consideradas como parte de um espectro, sendo a menos severa a porencefalia e a mais severa a hidranencefalia.

Porencefalia (do grego *poros*: uma passagem, poro) foi originalmente descrita como uma falha no tecido cerebral

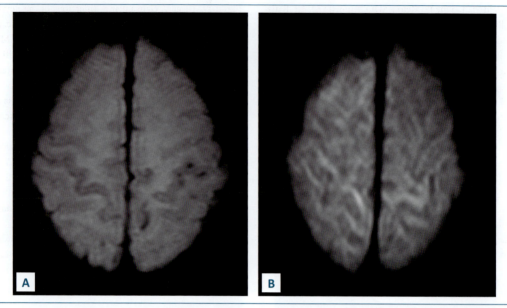

Figura 109.7. Meningite neonatal. Imagens axiais de RM em FLAIR (A) e difusão (B) demonstrando obliteração e discreto hipersinal entre sulcos da alta convexidade frontal compatível com conteúdo espesso/purulento que não é totalmente suprimido no FLAIR e restringe a difusão das moléculas de água.
Fonte: Acervo da autoria.

que cria uma comunicação entre os ventrículos cerebrais e o espaço subaracnoideo. Atualmente, a definição é mais ampla e corresponde a qualquer cavidade cheia de líquido no encéfalo fetal ou neonatal, podendo apresentar uma membrana fina separando a cavidade do ventrículo lateral ou do espaço subaracnoideo. A maioria dos casos começa como infartos isquêmicos que posteriormente cavitam, e geralmente estão localizados no território da artéria cerebral média. Lesões semelhantes podem ocorrer em infecções congênitas que resultam em necrose cerebral. A patogênese da porencefalia não é diferente das lesões necróticas que surgem na gestação tardia ou no período neonatal. A principal diferença é que as lesões que surgem no início da gestação não apresentam gliose. Contudo, as lesões que surgem mais tardiamente estão associadas a gliose, a reação de macrófagos e calcificação.

Hidranencefalia se caracteriza pela substituição dos hemisférios cerebrais por uma cavidade cística cheia de líquido e com paredes finas. Não é uma malformação, mas uma interrupção causada provavelmente por isquemia intrauterina nos territórios das artérias carótidas internas. O aqueduto geralmente é atrésico, e o aumento da pressão do líquor faz com que o cisto, e também a cabeça do bebê, aumentem de dimensões (macrocefalia). O acometimento da porção basal dos lobos frontais, dos lobos temporal e occipital, dos núcleos da base e do diencéfalo é variável. O tronco encefálico e o cerebelo são geralmente preservados. Os bebês com hidranencefalia podem parecer normais inicialmente porque o tronco encefálico está intacto, entretanto, a cavidade craniana não tem tecido cerebral. Alguns casos mais severos de encefalopatia hipóxico-isquêmica neonatal perinatal possuem aspectos semelhantes aos da hidranencefalia.

Considerações finais

A lesão cerebral neonatal geralmente é de difícil diagnóstico, especialmente em crianças prematuras, porque faltam sinais óbvios ou porque os sinais que estão presentes são atribuídos à imaturidade do desenvolvimento. Além de definir padrões de lesões, a neuroimagem, em especial a RM, pode ajudar a determinar o tempo, possivelmente a causa da lesão, sua extensão e seu prognóstico. Os achados de RM estão associados proporcionalmente aos déficits de desenvolvimento neurológico futuro dos pacientes. O reconhecimento precoce de recém-nascidos em risco lesão cerebral por meio de métodos avançados de RM, combinado a um plano de intervenção racional, pode resultar na prevenção ou na redução da incidência de deficiências ao longo da vida, como paralisia cerebral, epilepsia e transtornos comportamentais e de aprendizagem. Entretanto, as vantagens da neuroimagem não tornam menos importante a necessidade da avaliação clínica do paciente, pois a realização precoce desses métodos de imagem nem sempre é prontamente disponível, além de que nem todas as crianças seguem o curso patológico de forma homogênea como previsto pela imagem.

LEITURAS COMPLEMENTARES

Amarnath C, Mary TH, Periakarupan A, Gopinathan K, Philson J. Neonatal parechovirus leucoencephalitis-radiological pattern mimicking hypoxic-ischemic encephalopathy. European Journal of Radiology. 2016;85(2):428-34.

Anderson PJ, Cheong JL, Thompson DK. The predictive validity of neonatal MRI for neurodevelopmental outcome in very preterm children. Seminars in perinatology. 2015;39(2):147-58.

Bhatia A, Pruthi S. Imaging of Pediatric Infection Within the Central Nervous System. Current Radiology Reports. 2016;4(10):56.

de Oliveira-Szejnfeld PS, Levine D, Melo ASDO, Amorim MMR, Batista AGM, Chimelli L et al. Congenital brain abnormalities and Zika virus: What the radiologist can expect to see prenatally and postnatally. Radiology. 2016;281(1):203-18.

Dublin AB, Hald JK, Wootton-Gorges SL. Isolated sulfite oxidase deficiency: MR imaging features. American Journal of Neuroradiology. 2002;23(3):484-5.

Durmaz MS, Özbakır B. Molybdenum cofactor deficiency: Neuroimaging findings. Radiology Case Reports. 2018;13(3):592-5.

Eichler F, Tan WH, Shih VE, Grant PE, Krishnamoorthy K. Proton magnetic resonance spectroscopy and diffusion-weighted imaging in isolated sulfite oxidase deficiency. Journal of Child Neurology. 2006;21(9):801-5.

Ferriero DM. Neonatal brain injury. New England Journal of Medicine. 2004;351(19):1985-95.

Jain A, Jagdeesh K, Mane R, Singla S. Imaging in classic form of maple syrup urine disease: a rare metabolic central nervous system. Journal of Clinical Neonatology. 2013;2(2):98.

Osborn AG. Encéfalo de Osborn. São Paulo: Artmed; 2014.

Parikh V, Tucci V, Galwankar S. Infections of the nervous system. International jornal of critical illness and injury Science. 2012;2(2):82.

Ricci D, Guzzetta A, Cowan F, Haataja L, Rutherford M, Dubowitz L et al. Sequential neurological examinations in infants with neonatal encephalopathy and low Apgar scores: relationship with brain MRI. Neuropediatrics. 2006;37(03):148-53.

Scafidi J, Gallo V. New concepts in perinatal hypoxia ischemia encephalopathy. Current neurology and neuroscience reports. 2008;8(2):130-38.

Takazono PS, Golin MO. Asfixia Perinatal: Repercussões neurológicas e detecção precoce. Revneurocienc. 2013;21(1):108-17.

van Handel M, Swaab H, De Vries LS, Jongmans MJ. Long-term cognitive and behavioral consequences of neonatal encephalopathy following perinatal asphyxia: A review. European Jornal of Pediatrics. 2007;166(7):645-54.

Woodward LJ, Anderson PJ, Austin NC, Howard K, Inder TE. Neonatal MRI to predict neurodevelopmental outcomes in preterm infants. New England Journal of Medicine. 2006;355(7):685-94.

Nascimento Prematuro e Suas Repercussões sobre o Desenvolvimento do Sistema Nervoso Central

Gabriel Fernando Todeschi Variane
Mauricio Magalhães

A incidência de nascimentos prematuros e de muito baixo peso ao nascer aumentou nas últimas décadas. Aproximadamente 15 milhões de bebês prematuros nascem anualmente e sua incidência cresce em todo o mundo.

Não surpreendentemente, o aumento na taxa de sobrevivência de bebês prematuros tem sido associado a um aumento nas complicações neonatais, incluindo lesões cerebrais, que têm sido mais comuns entre os bebês menores e menos maduros.

Neste cenário há fortes evidências de que o nascimento prematuro tem consequências negativas sobre o funcionamento motor, cognitivo e comportamental destes pacientes. Este capítulo tem por objetivo discutir as repercussões do nascimento prematuro sobre o neurodesenvolvimento e as estratégias utilizadas para minimizar o seu impacto.

Alterações na estrutura cerebral resultantes da prematuridade

A avaliação precisa *in utero* para a série de eventos que resultam no desenvolvimento cerebral normal é algo tecnicamente desafiador, uma vez que os estudos de imagem são complicados pelo movimento fetal e pelas limitações de resolução em função dos tecidos maternos intervenientes.

Considerando que ambas, a privação ou a realização de estímulos sensoriais, têm efeitos permanentes na maturação das vias neuronais, na formação de sinapses e na diferenciação celular, é razoável considerar que a experiência extrauterina precoce pode interferir na progressão normal da maturação cerebral.

Complicações neonatais associadas à injúria cerebral

Além do próprio nascimento prematuro diversas complicações neonatais estão associadas à lesão cerebral ao bebê prematuro, sendo necessário uma série de abordagens específicas para sua prevenção e diagnóstico precoce.

Hemorragia peri-intraventricular

A hemorragia periventricular/intraventricular (HPIV) é uma complicação frequente da prematuridade, resultando em lesão cerebral. Sua incidência diminuiu desde a década de 1980, mas em função das melhorias nos cuidados neonatais que resultaram no aumento da sobrevida de prematuros extremos, o número absoluto de casos continua alto. Em alguns estudos, a incidência relatada em bebês com extremo baixo peso (< 1.000 g) chega a 45%. Em bebês prematuros, a HPIV resulta de sangramento na matriz germinativa, uma camada altamente celular e vascularizada localizada entre o núcleo caudado e o tálamo no nível do forame de Monro, de onde surgem neurônios e células gliais durante o desenvolvimento fetal. A matriz germinal começa a involuir por 28 semanas e geralmente é ausente em bebês a termo. A extrema friabilidade dos capilares na matriz germinativa combinada à sua incapacidade de autorregulação do fluxo sanguíneo cerebral torna os recém-nascidos prematuros suscetíveis à HPIV.

A gravidade da HPIV é comumente descrita de acordo com a classificação modificada do Papile, da seguinte forma: grau 1, a HPIV refere-se ao sangramento confinado à matriz germinativa; grau 2 indica HPIV ocupando ≤ 50% do volume do ventrículo lateral; grau 3, HPIV ocupa > 50% do volume do ventrículo lateral, geralmente ocasionado distensão e dilatação dos ventrículos; e HPIV de grau 4 indica presença de infarto e/ou hemorragia na substância branca periventricular (intraparenquimatosa) ipsilateral a uma grande HPIV.

Em função da natureza da lesão, o prognóstico de resultados de longo prazo do desenvolvimento neurológico em prematuros com HPIV tem sido objeto de pesquisa. Sabe-se que a HPIV leve, classificada em graus 1 e 2, não aumenta o risco de comprometimento do neurodesenvolvimento, além do risco associado à prematuridade isoladamente. No entanto, estudos recentes têm desafiado esse conceito, apresentando divergentes achados. Contudo, manifestações mais graves de HPIV (graus 3 e 4) são bem conhecidas por estarem associadas ao neurodesenvolvimento inadequado, mas também há achados divergentes relatados.

Leucomalácia periventricular

A leucomalácia periventricular (LPV) é a lesão cerebral isquêmica mais comum em prematuros. A isquemia ocorre na zona de fronteira no final das distribuições vasculares arteriais. A isquemia da leucomalácia periventricular ocorre na substância branca adjacente aos ventrículos laterais. As características diagnósticas usuais da leucomalácia periventricular revelam-se como ecodensidades periventriculares ou cistos detectados pela ultrassonografia craniana, como mostrado a seguir. Mais recentemente, estudos de ressonância magnética demonstraram uma forma difusa não cística relativamente comum de leucomalácia periventricular em prematuros. O diagnóstico de leucomalácia periventricular é importante porque uma parcela significativa de bebês prematuros sobreviventes desenvolve paralisia cerebral (PC), deficiência intelectual ou distúrbios visuais.

Estudos epidemiológicos indicam que a incidência de LPV está altamente correlacionada à prematuridade e menos à corioamnionite. A hipocapnia e a hipotensão neonatal aumentam a incidência de LPV em prematuros.

O registro por meio de espectroscopia de infravermelho próximo (*near infrared spectroscopy* – NIRS) demonstra episódios frequentes de falha na autorregulação arteriolar da perfusão cerebral em prematuros doentes; isso aumenta sua vulnerabilidade à isquemia do prosencéfalo quando a pressão arterial sistêmica diminui como resultado de sepse ou outras causas diversas. A vulnerabilidade da substância branca periventricular à perfusão prejudicada em prematuros é agravada pela relativa dispersão da vascularização periventricular durante o 3º trimestre de gestação.

Os neurônios subplacares, que ficam logo abaixo do córtex cerebral em desenvolvimento até serem removidos por um processo normal de apoptose programada durante o 3º trimestre de gestação, têm um papel essencial no direcionamento axonal requerido para a formação de conexões talamocorticais maduras. Esses neurônios, como a oligodendroglia premielinizante, são vulneráveis à isquemia, e a perda acelerada de neurônios da subplaca na LPV pode contribuir substancialmente para déficits motores, visuais e cognitivos subsequentes.

Infecções, sepse e meningite

Não é infrequente recém-nascidos com muito baixo peso e extremo baixo peso apresentarem pelo menos um episódio de infecção de início precoce ou tardio durante a internação inicial. Infecções neonatais, meningite e enterocolite necrosante estão associadas a um aumento do risco de comprometimento do neurodesenvolvimento.

Outras complicações neonatais como anemia, hipoglicemia e outros distúrbios metabólicos, hiperbilirrubinemia, instabilidade ventilatória e hemodinâmica também impõem risco significativo ao cérebro prematuro.

Diferenças no volume cerebral do pré-termo

Estudos demonstram diferenças importantes no tamanho do cérebro de recém-nascidos. Bebês nascidos com < 32 semanas de idade gestacional apresentam volume cerebral reduzido, particularmente nas regiões frontotemporais e hipocampo, e estão associados a fatores pós-natais incluindo sepse, displasia broncopulmonar, hemorragia intraventricular, exposição a esteroides pós-natal, oxigenoterapia e sedação.

Mesmo os recém-nascidos prematuros moderados e tardios estão sobre risco de redução no tamanho total do cérebro, corpo caloso, substância cinzenta e cerebelo quando comparados aos bebês nascidos a termo. Além disso, o nascimento pré-termo, de moderado a tardio, está associado à redução da mielinização no braço posterior da cápsula interna e padrão giral imaturo mesmo na ausência de lesão neurológica óbvia na ressonância magnética.

Diferenças no volume total do cérebro e no tamanho de várias regiões cerebrais persistem até a adolescência e a idade adulta, e o quociente de inteligência (QI) se correlaciona com o tamanho de regiões selecionadas naqueles nascidos prematuramente.

Alterações motoras e paralisia cerebral (PC)

A exposição prematura ao ambiente extrauterino, incluindo a gravidade e experiências sensoriais, altera o desenvolvimento do sistema nervoso e musculoesquelético, alterando a trajetória de desenvolvimento motor para crianças saudáveis. As complicações perinatais em crianças muito prematuras e com muito baixo peso, como a HPIV, aumentam ainda mais o risco de comprometimento motor. Durante os primeiros 2 anos, as taxas de obtenção de marcos são altamente dependentes da idade gestacional no nascimento.

A PC é um distúrbio do desenvolvimento motor e da postura secundária a uma lesão não progressiva no cérebro em desenvolvimento. É mais comum que crianças prematuras apresentem paralisia cerebral bilateral, na qual a diplegia espástica é o subtipo mais frequente. O estudo francês de coorte populacional EPIPAGE (estudo epidemiológico em prematuros) avaliou bebês nascidos entre 22 e 32 semanas de gestação em nove regiões da França em 1997. Este estudo revelou que aos 2 anos de idade, a prevalência de PC foi 20% naqueles nascidos com 24 a 26 semanas de gestação em comparação com 4% naqueles nascidos com 32 semanas.

Os fatores de risco para o desenvolvimento da PC incluem menor idade gestacional, baixo peso ao nascer, gestação múltipla, infecção intrauterina, descolamento prematuro da placenta, parto prematuro ou ruptura prolongada das membranas, desconforto respiratório, corticosteroides pós-natais e sepse neonatal.

CAPÍTULO 110 – NASCIMENTO PREMATURO E SUAS REPERCUSSÕES SOBRE O DESENVOLVIMENTO DO SISTEMA...

As lesões cerebrais identificadas por ultrassonografia craniana em bebês nascidos entre 24 e 32 semanas de gestação foram os mais importantes preditores encontrados pelo estudo EPIPAGE. Em particular, as chances de desenvolver PC aumentaram em 30 vezes em crianças com anormalidades na substância branca compatíveis com leucomalácia periventricular cística ou hemorragia intraparenquimatosa. Este estudo e outros também encontraram o sexo masculino como um fator de risco independente para PC.

Os prematuros também apresentam alta prevalência de disfunção motora leve e alterações na coordenação que podem não atender ao critério diagnóstico de paralisia cerebral. Essas crianças podem ser diagnosticadas com transtorno de coordenação do desenvolvimento, que é um déficit motor em coordenação, equilíbrio, controle motor bruto e fino, e integração motora visual, mas não consistente com paralisia cerebral.

As deficiências motoras consideradas mais leves também têm efeitos em longo prazo no desempenho acadêmico, participação em atividades extracurriculares, autoestima e saúde mental. Essas deficiências continuam na adolescência e na idade adulta, demonstrando que não são apenas um atraso na aquisição de habilidades.

Identificar pacientes com risco de alterações no neurodesenvolvimento é importante para iniciar a terapia precoce e mais eficaz associando-se a melhor capacidade de plasticidade neuronal.

Desenvolvimento cognitivo

O desenvolvimento cognitivo é dependente da interação de diversos processos complexos de desenvolvimento. Ferramentas utilizadas para sua avaliação envolvem o desempenho escolar, o QI e o funcionamento executivo.

Estudos demonstram que aos 6 anos de idade, as crianças nascidas com < 26 semanas IG apresentaram comprometimento da função motora, sensorial, déficit de planejamento, inibição e persistência motora que contribuem para prejuízos cognitivos e baixo desempenho em sala de aula. Algumas alterações cognitivas mais leves podem ser difíceis de detectar, já que algumas crianças sem sinais de comprometimento do neurodesenvolvimento na primeira infância terão deficiências que só se manifestam na idade escolar e podem persistir até a idade adulta.

A coorte do estudo EPIPAGE encontrou déficits cognitivos em 31% das crianças sobreviventes aos 8 anos de idade. Neste estudo pessoas nascidas prematuramente apresentaram QI mais baixo, menor funcionamento executivo e menor velocidade de processamento do que os controles nascidos a termo. Diminuição da idade gestacional, diminuição do peso ao nascer, complicações neonatais, presença de lesões cerebrais, sexo masculino, falta de aleitamento materno e baixo nível socioeconômico contribuíram para déficits cognitivos que persistem na primeira infância e podem não ser amenizados por programas de intervenção fora da infância.

A coorte do estudo ELGAN (*Extremely Low Gestational Age Newborn*) observou no acompanhamento de 10 anos em crianças sem deficiência intelectual (QI verbal e não verbal > 70) um aproveitamento em matemática 27% menor.

Esta elevada taxa de incapacidade de aprendizado, particularmente na matemática, estava presente mesmo após o status socioeconômico ser considerado. O nível mais alto de educação concluído também é afetado; com o decréscimo da IG ao nascimento, há um risco crescente da criança não concluir o ensino médio.

Visão

Retinopatia da prematuridade (ROP) é um fator de risco tradicionalmente identificado para a deficiência visual em bebês prematuros e é monitorado de perto em unidades de terapia intensiva neonatal. Além disso, relembramos que a prematuridade afeta o desenvolvimento macular e a função visual.

A maturação biológica dos sistemas relacionadas à visão pode ser influenciada pela experiência visual atípica que o nascimento prematuro proporciona. A função visual envolve a via ventral (o "quê" da experiência visual envolvendo o reconhecimento que conecta o córtex visual primário com o córtex temporal inferior) e a via dorsal (o "como" da experiência visual envolvendo controle motor visual, atenção espacial, percepção de movimento que conecta córtex visual primário ao córtex parietal posterior). A via dorsal parece ser mais vulnerável à prematuridade, potencialmente em função da combinação de sensibilidade à lesão periventricular e de substância branca, e à experiência visual prematura.

A implicação das regiões cerebrais descritas no funcionamento visual e de redução do volume cerebral em pessoas nascidas prematuramente, previamente descritas, ajudam a explicar por que a prematuridade pode alterar o desenvolvimento visual independente da presença ou não de ROP.

Desenvolvimento auditivo

A admissão na UTI neonatal por um período superior a 5 dias é um fator independente de risco para perda auditiva. Outros fatores de risco para perda auditiva na UTI incluem o uso prolongado de oxigênio, a cirurgia gastrointestinal, a ligadura do canal arterial e o baixo índice socioeconômico.

O desenvolvimento auditivo está intimamente ligado a habilidades tardias de linguagem e aquisição da fala, tornando-se um pilar do desenvolvimento cognitivo durante toda a infância. O desenvolvimento auditivo fetal ocorre em ambiente acústico úmido de baixa frequência. O córtex auditivo passa por uma organização funcional surpreendentemente precoce. Com 32 semanas de idade gestacional por exemplo, os bebês já podem perceber diferenças na voz masculina e feminina. Estudos em humanos e animais revelaram que a experiência acústica alterada influencia a maturação cortical, a expressão do neurotransmissor e o desenvolvimento da percepção da linguagem.

O ambiente altamente ruidoso em volume e frequência da UTI neonatal pode alterar o desenvolvimento da via auditiva e, sem dúvida, tem efeitos fisiológicos mais amplos. Ruídos altos resultam em elevação na frequência cardíaca e pressão arterial, bem como incremento na frequência respiratória e na saturação de oxigênio. Os sons altos podem também interferir no sono e resultar em choro demasiado, o que pode aumentar a pressão intracraniana.

Se por um lado o ruído excessivo parece ser prejudicial, a exposição à voz e à fala humana tem papel fundamental para o desenvolvimento da linguagem, de modo que os esforços para reduzir a exposição ao ruído devem ser opostos à exposição ao idioma. Neste cenário, o que impera é a qualidade da experiência acústica para o desenvolvimento adequadamente esperado. Estudos associaram a exposição à voz materna ao aumento do volume do córtex auditivo em comparação à exposição ao ruído ambiente da UTI neonatal, sendo a exposição pós-natal à voz da mãe considerada um promotor da plasticidade cortical.

Até quase 7% dos bebês nascidos com 24 semanas de vida necessitam eventualmente de amplificação auditiva. Essencialmente, todos os bebês prematuros apresentam risco e precisam de acompanhamento, mesmo que a avaliação inicial da audição seja normal.

Linguagem

O desenvolvimento e a comunicação da fala requerem uma interação complexa de habilidades auditivas, sociais, motoras e cognitivas, e dependem do ambiente social no qual o bebê é cuidado. Esses fatores são afetados pelo nascimento prematuro e resultam em comprometimento da linguagem que apresenta sinais detectáveis precocemente, além de efeitos duradouros.

Estudos de neuroimagem funcional avaliaram o desenvolvimento da linguagem em prematuros. A conectividade funcional das vias relacionadas à linguagem frequentemente é alterada pelo nascimento prematuro e está relacionada ao desenvolvimento da fala.

O desenvolvimento da comunicação começa com a exposição à voz, que, conforme discutido anteriormente, pode ser uma limitação na UTI neonatal, e confundido pela exposição a outros ruídos. Intervenções destinadas a limitar o ruído do ambiente e a aumentar a exposição da voz, podem ser benéficas. Estudos demonstraram que a exposição à voz materna foi observada no aumento do tamanho do córtex auditivo em bebês prematuro. A exposição à linguagem entre 32 e 36 semanas está associada a melhores medidas de desenvolvimento, de QI e habilidades de linguagem aos 18 meses.

O risco de atrasos de linguagem é possivelmente detectável na avaliação de habilidades pré-verbais de atenção conjunta e acompanhamento de olhar em bebês prematuros. A intervenção precoce com voz materna pode ser um fator importante para maximizar o desenvolvimento. Alguns estudos revelam que a musicoterapia pode facilitar a comunicação entre pais e filhos, aliviar o estresse do bebê e do cuidador, além de melhorar o comportamento alimentar. A orientação e estímulos dos pais e cuidadores após a alta hospitalar também é fator crítico para o desenvolvimento da linguagem.

Olfato e gustação

Os sistemas gustativo e olfativo são funcionais no 2º trimestre. Esses dois sistemas trabalham juntos para estabelecer o comportamento alimentar e as vias neurais que regulam o controle hormonal do apetite. Há evidências de que a experiência alterada com o paladar e o funcionamento motor-oral, como pode ser observado com a necessidade de alimentação por sonda gástrica/enteral, pode retardar a obtenção de alimentos orais, alterar a resposta imunológica e afetar os hábitos alimentares em longo prazo.

Contudo, estudos revelam que a exposição prematura ao colostro e ao leite materno pode estar associada à diminuição do tempo necessário para atingir dieta enteral plena e, em última análise, reduzir o tempo para a alta hospitalar.

Deficiências sociais e psiquiátricas

Diversos autores descreveram um "fenótipo comportamental do pré-termo" que inclui uma tendência a internalizar traços (ansiedade e depressão), desatenção e dificuldades sociais. Comportamentos externalizantes, incluindo agressão, também são mais comuns em crianças nascidas prematuras. Enfermidades críticas e cuidados com a UTIN também alteram a interação dos pais e podem afetar os hábitos parentais de longo prazo, o que pode contribuir para o desenvolvimento social alterado. Sobreviventes da prematuridade têm um risco 3 a 4 vezes maior de transtornos psiquiátricos, o que enfatiza a importância do rastreamento nessa população.

As características desse "fenótipo comportamental do pré-termo" são mensuráveis desde a idade pré-escolar até a idade adulta. A "personalidade prematura" acarreta um risco aumentado de autismo e distúrbios psiquiátricos. O risco psiquiátrico também é afetado pelo comprometimento cognitivo, que é mais comum após o nascimento prematuro.

O risco de transtorno do espectro autista (TEA) em indivíduos prematuros está associado à diminuição da idade gestacional, restrição de crescimento e exposição a estados inflamatórios, como infecção materna, com maior risco em crianças nascidas < 1.500 g e < 28 semanas IG. A presença de hemorragia intraventricular aumenta ainda mais o risco de TEA. Estudos americanos revelaram a prevalência de autismo na população de 1,5%, enquanto a prevalência de autismo em crianças nascidas entre 23 e 27 semanas de idade foi de 7,1%, com base nos critérios da *Autism Diagnostic Observation Scale*.

Além do autismo, outras alterações psiquiátricas estão associadas à prematuridade. Várias condições obstétricas contribuem para o risco de esquizofrenia, incluindo prematuridade, infecção e pré-eclâmpsia – as duas últimas são as principais causas de prematuridade. Transtornos do humor (ansiedade, depressão e bipolaridade) também são mais comuns em indivíduos pré-termo.

Manejo do paciente prematuro crítico na UTI

Certamente uma série de medidas no cuidado do paciente prematuro são fundamentais para preservação neurológica após o nascimento. Apesar de não ser o objetivo deste capítulo descrever em detalhes cada uma dessas abordagens, vale lembrar que as medidas como a reanimação neonatal adequada, a preservação da temperatura corpórea, a manipulação mínima nas primeiras 72h horas de vida, a nutrição precoce e aleitamento materno, o suporte ventilatório e hemodinâmico adequado, a prevenção de infecções, a atenção à anemia, a promoção de cuidados com os pais e a neuroestimulação precoce têm papel fundamental para preservação neurológica.

Recentes tecnologias podem ter papel importante na avaliação e no diagnóstico precoce e podem auxiliar no tratamento de insultos cerebrais na população prematura.

Técnicas de ressonância magnética (RM) avançadas, estudo eletrográfico contínuo na UTI e uso de espectroscopia de infravermelho próximo (NIRS) vêm sendo amplamente estudados.

Técnicas avançadas de RM permitem a comparação direta de marcadores de maturação cerebral e conectividade de rede entre bebês prematuros e fetos de IG equivalente.

A avaliação eletrográfica contínua, como por exemplo com a eletroencefalografia de amplitude integrada, pode fornecer informações importantes sobre a função cerebral, apresentar relação prognóstica e pode auxiliar na detecção de crises epilépticas. Relembrando que cerca de 80% de todas as crises epilépticas não apresenta manifestação clínica e frequentemente está associada a insulto cerebral agudo; a avaliação eletrográfica contínua é de peculiar importância em momentos de injúria cerebral importante, como por exemplo hemorragia intraventricular grave.

Uma metodologia recém-introduzida na prática clínica na UTI neonatal e ainda alvo de muito estudo é a espectroscopia de infravermelho próximo (*near infrared spectroscopy* – NIRS). A metodologia permite uma avaliação não invasiva na perfusão e oxigenação tecidual, apresentando-se como biomarcador precoce de alterações hemodinâmicas teciduais. Seu uso pode ter relação com diagnóstico precoce de insultos cerebrais.

Estímulo dos pais e método mãe canguru

Para promoção de um ambiente sensorial positivo na UTI, a presença dos pais do recém-nascido prematuro tem fundamental papel. Promover o contato precoce entre pais e recém-nascido tem importante relação para criação de vínculo, experiência materno-afetiva e está relacionado a melhor neurodesenvolvimento.

Neste ambiente destaca-se a presença do método mãe canguru (MMC). É um método suave e eficaz que evita a agitação vivenciada rotineiramente em uma ala ocupada com bebês prematuros, que foi criado na Colômbia, em 1979, pelo médico Edgar Rey Sanabria e desenvolvido por Hector Martinez Gómez, no Instituto Materno-Infantil de Bogotá. Estes inovaram na assistência tradicional aos recém-nascidos prematuros e de baixo peso, gerando uma nova e ampla abordagem que vem sendo aplicada em diversos continentes.

O MMC consiste em um modelo de assistência neonatal que implica contato pele a pele precoce entre mãe e recém--nascido de baixo peso, de forma crescente e pelo tempo que ambos entenderem ser prazeroso e suficiente, permitindo, desse modo, uma inserção dos pais no cuidado ao filho.

Trata-se de método muito interessante e de fácil implementação para promover a saúde e o bem-estar de bebês nascidos pré-termo e a termo. Suas principais características são: contato pele a pele precoce, contínuo e prolongado entre a mãe e o bebê; amamentação exclusiva (idealmente); esta prática inicia-se dentro do hospital e continua em casa;

bebês pequenos podem ter alta hospitalar mais precocemente; as mães em casa precisam de apoio e acompanhamento adequados;

Os benefícios do método incluem redução da morbidade e do período de internação dos bebês, melhoria na incidência e duração da amamentação e contribui para o senso de competência dos pais. Estudos demonstram que o método mãe canguru é pelo menos equivalente aos cuidados convencionais (incubadoras), em termos de segurança e proteção térmica e em relação a taxas de mortalidade. Ao facilitar a amamentação, oferece vantagens notáveis em casos de morbidade grave, contribui para a humanização da assistência neonatal e para uma melhor ligação entre mãe e bebê em países de baixa e alta renda. O MMC é, neste aspecto, um método moderno de atendimento em qualquer ambiente, mesmo quando tecnologia e cuidados adequados estão disponíveis.

Considerações finais

Enquanto a sobrevivência de nossos bebês mais jovens cresce, o comprometimento do desenvolvimento neurológico representa desafio expressivo durante toda a vida de parcela significativa de sobreviventes. Estão em andamento estudos para examinar os mecanismos de desenvolvimento neural alterado, além de novas metodologias para diagnóstico precoce de injúria cerebral que auxiliarão no desenvolvimento de melhores formas de prevenir e amenizar a incapacidade em longo prazo. Merece importante destaque o estimulo neurossensorial positivo fortalecido e otimizado pelo contato e vínculo precoce com os pais dentro da UTI e após a alta hospitalar.

LEITURAS COMPLEMENTARES

Allen KA. Music therapy in the NICU: Is there evidence to support integration for procedural support? Adv Neonatal Care. 2013;13(5):349-52.

American Academy of Pediatrics, J.i.C.o.I.H. Position statement: Principles and guidelines for early hearing detection and intervention programs. Pediatrics. 2007;120(4):898-921.

Ancel PY, Livinec F, Larroque B, Marret S, Arnaud C, Pierrat V et al. Cerebral palsy among very preterm children in relation to gestational age and neonatal ultrasound abnormalities: the EPIPAGE cohort study. Pediatrics. 2006;117(3):828-35.

Arpi E, Ferrari F. Preterm birth and behaviour problems in infants and preschool-age children: A review of the recent literature. Dev Med Child Neurol. 2013;55(9):788-96.

Asztalos EV, Church PT, Riley P, Fajardo C, Shah PS, Canadian Neonatal Network and Canadian Neonatal Follow-up Network Investigators. Association between primary caregiver education and cognitive and language development of preterm neonates. Am J Perinatol. 2017; 34(4):364-71.

Bjuland KJ, Rimol LM, Løhaugen GCC, Skranes J. Brain volumes and cognitive function in very-low-birth-weight (VLBW) young adults. Eur J Paediatr Neurol. 2014;18(5):578-90. [This study is one of the few that performed neuroimaging in adults born prematurely.]

Bloomfield FH, Alexander T, Muelbert M, Beker F. Smell and taste in the preterm infant. Early Hum Dev. 2017;114:31-4.

Bracewell M, Marlow N. Patterns of motor disability in very pre- term children. Ment Retard Dev Disabil Res Rev. 2002;8(4):241-8.

Braddick O, Atkinson J, Wattam-Bell J. VERP and brain imaging for identifying levels of visual dorsal and ventral stream function in typical and preterm infants. Prog Brain Res. 2011;189:95-111.

Burnett AC, Anderson PJ, Cheong J, Doyle LW, Davey CG, Wood SJ. Prevalence of psychiatric diagnoses in preterm and full-term children, adolescents and young adults: a meta-analysis. Psychol Med. 2011;41(12):2463-74.

Dalman C, Allebeck P, Cullberg J, Grunewald C, Köster M. Obstetric complications and the risk of schizophrenia: A longitudinal study of a national birth cohort. Arch Gen Psychiatry. 1999;56(3):234-40.

De Schuymer L et al. Preverbal skills as mediators for language outcome in preterm and full-term children. Early Hum Dev. 2011;87(4):265-72.

Fallang B, Hadders-Algra M. Postural behavior in children born preterm. Neural Plast. 2005;12(2-3):175-82. discussion 263-72.

Greenough WT, West RW, DeVoogd TJ. Subsynaptic plate perforations: Changes with age and experience in the rat. Science. 1978;202(4372):1096-8.

Hirschberger RG et al. Co-occurrence and severity of neurodevelopmental burden (cognitive impairment, cerebral palsy, autism spectrum disorder, and epilepsy) at age ten years in children born extremely preterm. Pediatr Neurol. 2018;79:45-52.

Hubel DH, Wiesel TN. Ferrier lecture. Functional architecture of macaque monkey visual cortex. Proc R Soc Lond B Biol Sci. 1977;198(1130):1-59.

Jaekel J, Baumann N, Bartmann P, Wolke D. Mood and anxiety disorders in very preterm/very low-birth weight individuals from 6 to 26 years. J Child Psychol Psychiatry. 2018;59(1):88-95.

Johnson S, Marlow N. Preterm birth and childhood psychiatric disorders. Pediatr Res. 2011;69(5 Pt 2):11R-8R.

Joseph RM, Korzeniewski SJ, Allred EN, O'Shea TM, Heeren T, Frazier JA et al. Extremely low gestational age and very low birthweight for gestational age are risk factors for autism spectrum disorder in a large cohort study of 10-year-old children born at 23- 27 weeks' gestation. Am J Obstet Gynecol. 2017;216(3):304.e1-304.e16.

Joseph RM, O'Shea TM, Allred EN, Heeren T, Hirtz D, Paneth N et al. Prevalence and associated features of autism spectrum disorder in extremely low gestational age newborns at age 10 years. Autism Res. 2017;10(2):224-32.

Kuzniewicz MW, Wi S, Qian Y, Walsh EM, Armstrong MA, Croen LA. Prevalence and neonatal factors associated with autism spectrum disorders in preterm infants. J Pediatr. 2014;164(1):20-5.

Lejeune F, Parra J, Berne-Audéoud F, Marcus L, Barisnikov K, Gentaz E et al. Sound interferes with the early tactile manual abilities of preterm infants. Sci Rep. 2016;6:23329.

Lipchock SV, Reed DR, Mennella JA. The gustatory and olfactory systems during infancy: implications for development of feeding behaviors in the high-risk neonate. Clin Perinatol. 2011;38(4):627-41.

Lloyd RO et al. Electrographic seizures during the early postnatal period in preterm infants. J Pediatr. 2017;187:18-25.e2.

Mahmoudzadeh M, Dehaene-Lambertz G, Fournier M, Kongolo G, Goudjil S, Dubois J et al. Syllabic discrimination in premature human infants prior to complete formation of cortical layers. USA: Proc Natl Acad Sci. 2013;110(12):4846-51.

Markham JA, Greenough WT. Experience-driven brain plasticity: beyond the synapse. Neuron Glia Biol. 2004;1(4):351-63.

Marlow N, Hennessy EM, Bracewell MA, Wolke D, for the EPICure Study Group. Motor and executive function at 6 years of age after extremely preterm birth. Pediatrics. 2007;120(4):793-804.

Marlow N, Wolke D, Bracewell MA, Samara M, EPICure Study Group. Neurologic and developmental disability at six years of age after extremely preterm birth. N Engl J Med. 2005;352(1):9-19.

Marret S, Marchand-Martin L, Picaud JC, Hascoët JM, Arnaud C, Rozé JC et al. Brain injury in very preterm children and neuro- sensory and cognitive disabilities during childhood: The EPIPAGE cohort study. PLoS One. 2013;8(5):e62683.

McMahon E, Wintermark P, Lahav A. Auditory brain development in premature infants: the importance of early experience. Ann N Y Acad Sci. 2012;1252:17-24.

Meldrum SJ et al. Autism spectrum disorder in children born preterm--role of exposure to perinatal inflammation. Front Neurosci. 2013;7:123.

Meyer U, Feldon J, Dammann O. Schizophrenia and autism: Both shared and disorder-specific pathogenesis via perinatal inflammation? Pediatr Res. 2011;69(5 Pt 2):26R-33R.

Robertson CM et al. Permanent bilateral sensory and neural hearing loss of children after neonatal intensive care because of extreme prematurity: A thirty-year study. Pediatrics. 2009;123(5):e797-807.

Serenius F, Ewald U, Farooqi A, Fellman V, Hafström M, Hellgren K et al. Neurodevelopmental outcomes among extremely preterm infants 6.5 years after active perinatal care in Sweden. JAMA Pediatr. 2016;170(10):954-63.

Shoemark H, Hanson-Abromeit D, Stewart L. Constructing optimal experience for the hospitalized newborn through neuro-based music therapy. Front Hum Neurosci. 2015;9:487.

Standley J. Music therapy research in the NICU: an updated meta-analysis. Neonatal Netw. 2012;31(5):311-6.

Taylor NM, Jakobson LS, Maurer D, Lewis TL. Differential vulnerability of global motion, global form, and biological motion processing in full-term and preterm children. Neuropsychology. 2009;47(13):2766-78.

van Dokkum NH, de Kroon MLA, Bos AF, Reijneveld SA, Kerstjens JM. Attainment of gross motor milestones by preterm children with normal development upon school entry. Early Hum Dev. 2018;119:62-7.

van Dommelen P, Verkerk PH, van Straaten HLM, Baerts W, von Weissenbruch M, Duijsters C et al. Hearing loss by week of gestation and birth weight in very preterm neonates. J Pediatr. 2015;166(4):840-3.e1.

van Haastert IC, de Vries LS, Helders PJM, Jongmans MJ. Early gross motor development of preterm infants according to the Alberta Infant Motor Scale. J Pediatr. 2006;149(5):617-22.

Wachman EM, Lahav A. The effects of noise on preterm infants in the NICU. Arch Dis Child Fetal Neonatal Ed. 2011;96(4):F305-9.

Walsh JM, Doyle LW, Anderson PJ, Lee KJ, Cheong JLY. Moderate and late preterm birth: effect on brain size and maturation at term-equivalent age. Radiology. 2014;273(1):232-40.

Webb AR, Heller HT, Benson CB, Lahav A. Mother's voice and heartbeat sounds elicit auditory plasticity in the human brain before full gestation. USA: Proc Natl Acad Sci. 2015;112(10):3152-7.

Acompanhamento do Neurodesenvolvimento em Longo Prazo do Prematuro Extremo

Rita de Cassia Silveira

Os avanços tecnológicos no cuidado intensivo neonatal no mundo e inclusive no Brasil resultaram em maior sobrevida de prematuros menores, são os **prematuros extremos**, aqueles com idade gestacional abaixo de 28 semanas. Na literatura internacional são descritos como ELGAN (*extremely low gestational age newborns*). No Brasil, a prematuridade contribui para 45% das mortes entre os recém-nascidos e suas complicações são as principais causas de mortalidade e morbidade neonatal.

Os principais problemas no desenvolvimento do prematuro extremo podem ser resumidos conforme a faixa etária; nos primeiros 2 anos predominam distonias transitórias, menores *escores* nos testes de desenvolvimento, deficiências sensoriais, atraso na linguagem e paralisia cerebral. Veremos que a cognição é pobremente avaliada nessa fase. Já na idade escolar observa-se um pior desempenho acadêmico, principalmente em matemática, leitura e ortografia; problemas comportamentais, especialmente hiperatividade e déficit de atenção; menor fluência verbal, deficiência cognitiva e de memória; problemas motores sutis; e maior necessidade de escola especial.

A longa permanência na neonatologia envolve um contexto de vulnerabilidade associado à imaturidade em geral, e, portanto, esse prematuro extremo necessitará de um acompanhamento sistematizado e multidisciplinar em ambulatório de seguimento especializado que atenda a todas as suas demandas, incluindo adequado acompanhamento neurológico. O acompanhamento envolve o tipo de necessidade definida pelas morbidades que impactam no desfecho neurológico dessa criança. Assim, é fundamental o detalhado conhecimento de todo histórico neonatal.

Na sequência, serão apresentadas as principais morbidades neonatais que apresentam repercussões em curto e em longo prazo no neurodesenvolvimento.

Morbidades neonatais que impactam no neurodesenvolvimento após a alta

Além do grau de prematuridade, ou seja, quanto mais prematuro maior é o risco de apresentar algum atraso no desenvolvimento, há diversas doenças as quais prematuros extremos estão vulneráveis durante a sua longa permanência na UTI neonatal que resultam em problemas neurológicos em níveis variados no seguimento.

Veremos a seguir, alguns exemplos.

Lesão da substância branca cerebral ou leucomalácia periventricular que se divide basicamente em dois tipos: componente cístico e não cístico ou difuso

Leucomalácia periventricular componente difuso

Está relacionada a dificuldades cognitivas, comportamentais e sociais que impedem a adaptação e a aprendizagem na escola, isto porque a leucomalácia periventricular não cística ou lesão difusa da substância branca periventricular é caracterizada pela perda da pré-mielinização dos oligodendrócitos, astroglicose e infiltração microglial, resultando em acometimento difuso de áreas cerebrais relacionadas ao comportamento e às emoções. Alterações na percepção visoespacial estão associadas à hipertrofia ventricular e redução da substância branca nas regiões parieto-occipitais, já déficits na atenção e nas funções executivas são mais associados a uma lesão frontal anterior. A patogênese da leucomalácia periventricular e a função dos oligodendrócitos de mielinização do cérebro em desenvolvimento cerebral explicam essa associação entre a lesão difusa da substância branca cerebral com a prematuridade e o atraso cognitivo.

Leucomalácia periventricular cística

Está associada à lesão motora, particularmente diplegia espástica, embora o comprometimento cognitivo possa estar presente. A paralisia cerebral espástica do tipo diplégica (PC-D) é frequentemente relacionada à leucomalácia periventricular (LPV) pois essa região do cérebro afeta fibras motoras descendentes do córtex de associação e fibras de associação das funções visuais, auditivas e somestésicas. Alteração nas habilidades linguísticas também podem associar-se à leucomalácia periventricular cística, especialmente quando associada à sepse neonatal por estafilococo coagulase negativa.

Infecção

O atraso na linguagem acomete cerca de 40% dos recém-nascidos prematuros com peso de nascimento inferior a 1.000 g, especialmente quando a causa do nascimento prematuro está diretamente relacionada à infecção perinatal e à leucomalácia. Dados de estudo brasileiro (Hentges et al., 2014) apontaram que a sepse neonatal tardia está associada ao atraso no neurodesenvolvimento nos primeiros 2 anos de vida em recém-nascidos prematuros de muito baixo peso, particularmente à infecção por germes Gram-positivos cujo risco é seis vezes maior para atraso motor nessa população.

As crianças com menores idades gestacionais têm maior prevalência de infecção tardia na UTIN que aquelas nascidas prematuramente, mas acima de 34 semanas de idade gestacional. Aos 10 anos de idade, o déficit neurocognitivo foi mais prevalente entre os prematuros extremos que tiveram infecção entre a 2ª e a 4ª semana de vida; principalmente nas habilidades cognitivas, de linguagem e de função executiva.

Enterocolite necrosante

É uma infecção devastadora para o prematuro com elevada morbimortalidade neonatal, déficit de crescimento e atraso do neurodesenvolvimento, especialmente os casos de enterocolite necrosante (ECN) cirúrgica. Estudo multicêntrico (Hintz et al., 2005) evidenciou *escores* mental e motor pela escala Bayley significativamente menores aos 18 a 22 meses de idade corrigida de prematuros extremos.

Hemorragia periventricular (HPIV)

Os graus leves (graus 1 e 2) têm um desfecho de desenvolvimento melhor do que os quadros de HPIV grave (graus 3 e 4), nesses últimos as taxas de sequelas motoras, cegueira e surdez são muito superiores, embora quando se trata de prematuros extremos, mesmo quadro leves de HPIV apresentam comprometimento neurológico.

Existem vários mecanismos pelos quais HPIV pode causar lesão cerebral; áreas periventriculares são vulneráveis à lesão no prematuro e podem estender-se, afetando a estrutura e função do córtex cerebral, com manifestações frequentes de convulsões e mais tarde, dificuldades de aprendizagem na linguagem e no comportamento além de transtornos de personalidade. As diferentes áreas do córtex cerebral são pouco usadas nos primeiros meses de vida de uma criança e, por isso, pode demorar todo o 1º ano de vida até que os problemas de desenvolvimento decorrentes do dano ao córtex cerebral se tornem evidentes. Isso enfatiza a necessidade de acompanhamento do desenvolvimento em longo prazo para prematuros de alto risco. Outro mecanismo direto de lesão é ao nível de neurônio motor na região periventricular, afetando a condução neurônio-músculo e podendo haver espasticidade, hipertonia ou hipotonia. A criança pode experimentar movimentos motores involuntários, sem propósitos (movimentos coreoatetoides), esse comprometimento voluntário dos músculos é genericamente descrito como "paralisia cerebral". O tipo e a gravidade da paralisia cerebral dependem do número e localização das vias do nervo motor que são danificadas pela hemorragia. A paralisia cerebral geralmente pode ser detectada em uma idade mais precoce que as anormalidades cognitivas, tipicamente nos primeiros 1 a 2 anos de vida.

Além dessas morbidades referidas e suas repercussões clássicas, há outras complicações em longo prazo, como alimentação por sonda ou gastrostomia, necessidade de oxigênio suplementar, condição socioeconômica e acesso a apoio terapêutico que demonstraram associação com taxas de atraso do desenvolvimento. A sobrevivência "intacta" geralmente se refere à sobrevivência sem principais complicações médicas ou do neurodesenvolvimento, inclusive deficiência visual ou auditiva e atrasos motores grosseiros ou déficits na capacidade cognitiva em níveis variados, ou seja, é raro entre prematuros extremos.

Para o pediatra ou neonatologista que faz o acompanhamento, uma questão fundamental é: como suspeitar de atraso precocemente no acompanhamento do prematuro? Suspeita-se de atraso de desenvolvimento por meio da observação atenta na consulta médica, desde a entrada da criança em sala e de sua família e cuidadores. Anamnese e exame físico devem ser criteriosos.

Anamnese: a história clínica detalhada será fundamental para orientar a avaliação do desenvolvimento do prematuro, pois possibilitará a identificação dos fatores de risco para atraso no desenvolvimento e sinais de alerta precoces. Devemos conhecer e resgatar todo o histórico da internação neonatal para estabelecer correlações com possíveis sequelas neurossensoriais e motoras e "saber o que buscar" na avaliação do exame físico.

Exame físico: é acompanhado de exame neurológico detalhado, em que são avaliados, nos primeiros meses após a alta, todos os marcos de neurodesenvolvimento, a postura, o tônus e a presença de reflexos primitivos e demais reflexos. O exame físico é na sequência craniocaudal conforme a aquisição motora e orientado para a avaliação diagnóstica e intervenção específica em cada situação apresentada. No entanto, independente da habilidade e conhecimento de quem o realize, esse exame é insuficiente para detecção precoce de atraso no neurodesenvolvimento do prematuro. São necessárias avaliações sistemáticas por meio de testes de triagem do desenvolvimento e escalas de avaliação especificamente empregadas de acordo com as diversas faixas etárias. Assim, usamos a idade corrigida para adequar a avaliação à imaturidade da criança.

Uso da idade corrigida (IC): a correção reflete a necessidade de ajuste da idade cronológica em função do grau de prematuridade, uma vez que o neurodesenvolvimento depende fundamentalmente da idade gestacional. Em outras palavras: quanto maior o grau de prematuridade, maior o atraso. Portanto, para a correta avaliação faz-se necessário a subtração da idade cronológica às semanas que faltaram para a idade gestacional atingir 40 semanas (termo equivalente). **Não há consenso acerca de durante quanto tempo deve ser corrigida a idade do prematuro. A maioria dos autores utiliza a IC até 2 anos de vida nos testes de triagem e na aplicação das escalas de avaliação.**

No Quadro 111.1 estão resumidas as principais alterações neurocognitivas conforme faixa etária.

Quadro 111.1 Anormalidades neurocognitivas em crianças nascidas prematuras de muito baixo peso.	
Até 2 anos	*Idade escolar*
Dificuldades alimentares	Comprometimento cognitivo
Distonias transitórias	Dist. coordenação motora
Atraso na linguagem	Alteração na percepção visoespacial
Surdez	TDAH
Cegueira	TBH
Baixo escore nos testes	Alterações auditivas e oftalmológicas e estrabismo
PC	Necessidade de educação especial

Fonte: Adaptado de Marlow, 2004.

Avaliação do desenvolvimento

A maioria dos testes aplicados são ferramentas de *screening* na avaliação do desenvolvimento e não fornecem o diagnóstico de atraso, apenas alertam para o problema e poderão orientar o tipo de teste necessário ou escala específica a ser utilizada. Já as diversas escalas disponíveis permitem avaliar o neurodesenvolvimento do prematuro nas suas diversas faixas etárias e em domínios amplos: motor, cognitivo e social ou comportamental, de modo a fornecer um diagnóstico.

O déficit motor geralmente aparece mais cedo, ainda nos dois primeiros anos de vida, empregando-se o conceito de idade corrigida nessas avaliações. Incluem paralisia cerebral (PC), desordem da coordenação do desenvolvimento (DCD) e outros distúrbios do movimento. As dificuldades cognitivas e comportamentais, em geral, somente são observadas após o 1º ano, sendo a qualidade da assistência nas consultas de seguimento o maior determinante da suspeita diagnóstica precoce. A observação atenta do comportamento da criança e da família nas consultas, a aplicação do teste de DENVER, embora seja apenas de triagem para desenvolvimento, e, principalmente, a **sensibilidade** durante a consulta são fundamentais no diagnóstico precoce das diversas condições que resultam em atraso do desenvolvimento.

Uma das maiores dificuldades na prática diária é a escolha da melhor escala para cada suspeita diagnóstica e de acordo com a etapa evolutiva da criança. É fundamental que os serviços de seguimento para prematuros de risco estabeleçam estratégias para avaliação e acompanhamento do desenvolvimento motor amplo, motor fino, cognitivo e linguagem para prematuros.

Principais testes e escalas disponíveis

O monitoramento do desenvolvimento infantil tem sido baseado em marcos (*milestones*); habilidades motoras, linguísticas, cognitivas, sociais, pessoais/adaptativas que se espera que todas as crianças atinjam em cada idade especifica. Com base em médias e desvios-padrão de um grupo foi possível determinar a idade em que cada marco é esperado ao longo do desenvolvimento daquela criança, os diferentes testes aplicados permitem construir um parâmetro de referência para descrever uma trajetória considerada normal. Entretanto, sabe-se que existe significativa variabilidade em relação ao momento em que esses marcos são atingidos, mesmo entre crianças "normais", com desenvolvimento típico, o que torna a interpretação dos resultados complexa. A seguir descrevo principais escalas e testes disponíveis e validados.

Teste de Denver

É mais utilizado para triagem de atrasos porque é considerado de fácil execução; oferece um manual para treinamento e orientações quanto à sua utilização, podendo ser aplicado por vários profissionais da saúde, inclusive na consulta pediátrica. O resultado da avaliação é distribuído em três faixas: normal, suspeito ou atraso. Na avaliação de pré-termos de muito baixo peso a limitação do uso do teste de DENVER é a discrepância de resultados conforme a idade considerada para avaliação: se empregado a idade cronológica, há elevado índice de falso positivo para anormalidade e, contudo, a idade corrigida poderá superestimar normalidade.

Test of infant motor performance (TIMP)

É um teste aplicado a partir de 32 a 34 semanas de idade gestacional, ainda durante a internação neonatal até os 4 meses de idade corrigida. Avalia a postura e movimentos funcionais característicos do 1º trimestre de idade corrigida, de acordo com a teoria maturacional, inicialmente esperando obter o controle de cabeça, seguido do controle seletivo dos membros. Deve ser realizado em várias posições e com estímulos visuais e auditivos. A principal limitação do mesmo é o curto seguimento.

Alberta infant motor scale (AIMS)

A escala Alberta foi concebida para avaliar e discriminar o repertório infantil de movimentos espontâneos do nascimento até a marcha independente. Avalia os principais componentes de movimento: alinhamento postural, transferência de peso e movimentos antigravitacionais, para tal avaliação utiliza 58 itens, os quais avaliam os padrões motores e posturais usando os critérios: alinhamento postural, movimentos antigravitacionais e superfície de contato (sustentação de peso). As subescalas são determinadas por posturas prona, supina, sentada e em pé.

Em contraste com o exame neurológico tradicional, a escala enfatiza as habilidades funcionais e a qualidade do movimento. É uma ferramenta de avaliação indicada para identificar comportamentos motores atípicos na população de prematuros e, nesse caso, consegue predizer atraso motor com maior acurácia quando são realizadas pelo menos três avaliações ao longo dos 18 meses de idade corrigida e todas apresentando atraso, em vez de apenas uma única avaliação. Como protocolo ideal, realizar avaliações aos 4, 8, 12 e 18 meses de idade corrigida. Avaliação aos 4 meses é fundamental para predizer deficiências motoras aos 4 anos, incluindo PC.

Gross motor function classification system (GMFCS)

Escore de avaliação motora ampla que classifica em graus de comprometimento (paralisia cerebral) com base nas capacidades funcionais da criança; como sentar, mobilidade ativa, caminhar com ou sem auxílio de instrumentos como muletas ou cadeira de rodas. As habilidades funcionais são avaliadas a partir de 2 anos de idade corrigida e classificadas em níveis de I a V, sendo o nível I aquela criança com menos comprometimento funcional, capaz de caminhar sem restrições, mas pode apresentar alguma dificuldade em realizar tarefas que exijam velocidade ou coordenação e/ou equilíbrio aprimorados. Essa é a escala que apresenta melhor acurácia para predizer o grau de paralisia cerebral entre 2 e 4 anos.

Além da GMFCS, o exame neurológico convencional para paralisia cerebral é categorizado pelo tipo (discinética, espástica, distônica); conforme sua topografia (membros envolvidos); e pela sua extensão e número de membros envolvidos (monoplegia, diplegia, hemiplegia, quadriplegia). Em prematuros extremos o tipo mais frequentemente encontrado é a diplegia espástica. O subtipo de PC espástico ocorre em 96% dos prematuros; e 60% são diplegia espástica (três vezes superior às taxas de quadriplegia espástica). Nessa metanálise (Himpens et al., 2008) a taxa global de paralisia cerebral para prematuros de 22 a 27 semanas de gestação foi de 14,6%, sem diferenças nas taxas entre 24 e 26 semanas e 27 semanas incompletas. Entretanto após 27 semanas as taxas de PC caem substancialmente com cada semana a mais de idade gestacional.

Dificuldades na motricidade ampla, fina, na coordenação visual e espacial são observadas mais tarde na infância (após 3 anos de idade) e podem estar presentes em prematuros sem diagnóstico de PC, recebendo o nome genérico de desordens do desenvolvimento da coordenação. Os pais descrevem crianças como desajeitadas, com diminuição da coordenação mão-olho, pobre controle motor de seus membros, entre outras características. Embora essas dificuldades motoras sejam consideradas "menores" se comparadas ao diagnóstico de PC, impactam significativamente na cognição. O desafio para o pediatra e neonatologista é extrair relatos objetivos, claros e verdadeiros (sem interpretações) por parte dos cuidadores da criança.

Relatório dos pais das habilidades para crianças – revisado

PARCA-R, da sigla em inglês *parent report of children's abilities* é usado para identificar se a criança está em risco de atraso no desenvolvimento global, incapacidade de aprendizagem (deficiência intelectual) ou problemas de linguagem. Nos casos em que o PARCA-R não é considerado adequado; por exemplo, em função da falta de compreensão da língua inglesa ou de a criança estar fora da faixa etária validada que é de 22 a 26 meses, a sugestão é o uso de um questionário alternativo que os pais possam responder.

Escalas Bayley (BSDI-III – Bayley scales of infant development III)

São as escalas mais utilizadas na literatura para determinar as taxas de atraso no desenvolvimento de prematuros extremos. A terceira versão foi lançada no ano de 2006 para complementar a versão anterior que avaliava globalmente as áreas mental (MDI) e motora (PDI). A subescala MDI foi separada em mental e linguagem. Avalia várias habilidades, identificando áreas de atraso ou inadequação em crianças de 1 até 42 meses e com isso possibilita o diagnóstico precoce de anormalidades no desenvolvimento. Apresenta ainda um caráter interventivo, pois a própria aplicação da escala na presença de pais ou cuidadores orientará os mesmos para as "brincadeiras" que promovem estimulação precoce. No entanto, os pontos de corte para anormalidade da escala Bayley-III parecem subestimar atraso do desenvolvimento, ou seja, mais prematuros parecem melhores do que realmente são em termos de cognição, linguagem e habilidades motoras.

Apesar de nas escalas Bayley-III cognitivo e linguagem, aos 2 anos de idade, estarem associados à função cognitiva aos 4 anos, os pontos de corte que identificam atraso aos 2 anos têm uma sensibilidade baixa para predizer atraso cognitivo aos 4 anos o que reforça a importância de mais estudos colaborativos entre prematuros extremos para predizer a trajetória do desenvolvimento e/ou pontos de corte mais efetivos pela escala Bayley. Alguns autores recomendam que *escores* da escala Bayley III cognitivo e de linguagem < 85 ou *escores* combinados da Bayley III < 80 fornecem melhor definição de atraso moderado a severo que o *escore* equivalente pela Bayley II < 70. Contudo, estudos já modificaram o limiar para categorização de atraso cognitivo, definindo como atraso moderado *escores* 70 a 84, atraso grave *escore* 70 e atraso profundo 54 nas escalas Bayley III.

A aquisição da linguagem e de seus marcos pré-verbais são avaliados de modo consistente pelas escalas Bayley. Entretanto, há instrumentos de avaliação específicos como o Inventário de MacArthur de desenvolvimento comunicativo, PPVT-R (Peabody picture vocabulary test-revised), CAT/CLAMS (Cognitive adaptative test/clinical linguistic auditory milestone scale) e a escala ELM (Early language milestones).

Inventário de MacArthur

Compreende dois formulários: o primeiro designado *Palavras e gestos* mede a compreensão, produção lexical e uso de gestos em crianças de 8 a 16 meses. O segundo, *Palavras e sentenças*, mede a produção lexical de crianças de 16 a 30 meses. Esse instrumento foi adaptado e normatizado para a língua portuguesa.

PPVT-R

Consiste em teste de múltipla escolha, aplicado em crianças a partir de 3 anos, que avalia o vocabulário receptivo, ou seja, o conhecimento das palavras, por meio da identificação da figura que corresponde à palavra falada pelo examinador. O *escore* obtido corresponde ao total de respostas corretas.

CAT/CLAMS

É aplicado na faixa etária de 3 a 36 meses, com duração de 15 a 20 minutos. Avalia a capacidade visomotora e de resolução de problemas, bem como a linguagem expressiva e receptiva, fornecendo um quociente de desenvolvimento. É bastante específico, mas pouco sensível.

ELM

É um teste de triagem que avalia o desenvolvimento da linguagem e da fala na faixa etária de 0 a 36 meses. Tem boa sensibilidade e abrange as áreas auditiva-expressiva, auditiva-receptiva e visual.

Modified check list for autism in toddlers (M-CHAT)

É uma escala que permite rastreamento precoce para autismo na idade de 18 a 24 meses, para os prematuros extremos deve ser usada a idade corrigida no momento da avaliação. A escala M-CHAT não apresenta valor de diagnóstico, mas é capaz de selecionar casos suspeitos para uma posterior avaliação. Os prematuros extremos apresentam taxas elevadas de diagnóstico de autismo. O estudo (Kuban et al., 2009) ELGAN investigou as taxas de *screening* positivo, comparando com nascidos a termo e verificou que metade dos casos de *screening* positivo poderiam ser atribuídos a outras desordens neurológicas associadas à prematuridade; ainda assim o risco foi quatro vezes maior em comparação com pares a termo.

Wechsler intelligence scale for children (WISC) III

É uma escala empregada a partir de 6 anos de idade cuja terceira atualização foi efetivada em 2014. A versão infantil permite avaliar as habilidades cognitivas e intelectuais até os 16 anos de idade. Adolescentes com histórico de prematuridade apresentam baixa performance na WISC, piores funções executivas e de memória que aqueles adolescentes nascidos a termo.

Há inúmeros testes e escalas aplicados para diversas avaliações de áreas do desenvolvimento infantil. Independente do teste empregado para o seu diagnóstico, o atraso motor da criança prematura está relacionado aos fatores biológicos envolvidos com a prematuridade, como menor idade gestacional, mais baixo peso de nascimento, lesão da substância branca cerebral, hemorragia cerebral, presença de convulsões, retinopatia, perda auditiva entre outros. Além disso, condições socioculturais adversas podem agravar o risco das crianças prematuras há um prognóstico desfavorável ao seu desenvolvimento. O nascimento prematuro desafia o desenvolvimento do controle motor e, como resultado, uma das mais frequentes sequelas é a falta de um controle postural adequado durante as atividades motoras o que irá impactar diretamente nas habilidades cognitivas, no comportamento e nas emoções dessa criança.

Desse modo, é fundamental que os profissionais de saúde estejam vigilantes aos diferentes fatores de risco e aos sinais de alerta precoce, de modo a detectar os desvios precocemente e encaminhar a criança e sua família para intervenção precoce.

Monitorização do neurodesenvolvimento no seguimento do prematuro extremo

Uma questão que é muito impositiva para todo neonatologista que coordena o seguimento de prematuros extremos é por quanto tempo deve ser monitorizado o desenvolvimento do prematuro e a otimização do recurso multiprofissional no gerenciamento desse acompanhamento. Nesse sentido a seleção do tipo de escala a ser empregada nas avaliações deve seguir a idade de cada criança a fim de estimar e/ou diagnosticar os déficits o mais precoce possível. A avaliação do desfecho cognitivo nos anos pré-escolares pode ser difícil, pois as crianças menores são naturalmente mais imaturas, menos colaborativas e costumam apresentar uma capacidade de atenção limitada. Além disso, nas escalas de avaliação o que é "média" com base na distribuição normal observada em uma população, em geral não pode ser "média" para a população de crianças nascidas prematuramente.

Sinais de alerta para atraso do desenvolvimento: em geral sinais de alerta para o componente motor de atraso podem estar presentes e indicar de modo muito precoce alterações existentes. Nos primeiros 12 meses de idade corrigida, dividimos em trimestres para facilitar a monitorização.

1. **Primeiros 3 meses de idade corrigida:** pouco interesse aos estímulos visuais e auditivos; ausência do reflexo de fuga; mãos cerradas e polegar incluso na palma da mão de forma persistente; exagero da hipertonia flexora dos membros superiores e inferiores, com muita dificuldade para a movimentação destes segmentos; hipotonia dos membros superiores e inferiores com ausência de resistência durante a movimentação destes segmentos; cotovelos dirigidos excessivamente para trás na postura sentada e em prono; e reflexos exacerbados, ausentes ou com respostas assimétricas.

2. **De 4 a 6 meses de idade corrigida (2º trimestre):** pode ser observado não ocorrência do controle cefálico e presença de hipertonia persistente dos membros que impede a exploração normal de seu corpo e a movimentação antigravitacional. O prematuro com comprometimento significativo não brinca ou segura

os pés aos 5 a 6 meses de idade corrigida, nem consegue rolar, passando de decúbito lateral para prono e vice-versa. Ausência de desenvolvimento do controle flexor completo até o final do 6º mês de IC significa atraso motor. A presença de reflexos primitivos em geral, aos 6 meses, é preocupante, assim como a criança que não interage com o meio social.

3. **De 7 a 9 meses de idade corrigida (3º trimestre):** o controle pobre do tronco é um sinal de alerta importante para atraso motor nessa fase uma vez que a aquisição deve ser obtida entre 7 e 9 meses de idade corrigida. Na avaliação do controle motor a queda do tronco para frente sugere um quadro de hipotonia axial; e a queda para trás sugere um desequilíbrio do tônus axial e hipertonia dos membros inferiores. As reações de proteção dos membros superiores surgem quando a postura sentada é adquirida e podem ser avaliadas deslocando lateralmente e de maneira brusca o ombro da criança. A ausência ou o retardo na resposta extensora, ou ainda assimetria na resposta direita-esquerda pode ser sinal de algum dano neurológico. De modo geral, os sinais de alerta para atraso no final do 3º trimestre são: controle pobre de tronco (queda exagerada para frente ou para trás), ausência ou assimetria de respostas na reação de paraquedas (extensão protetora dos membros superiores), ausência de respostas na reação de Landau (combinação de reação de retificação com reflexos tônicos) e persistência de reflexos primitivos.

4. **De 10 a 12 meses de idade corrigida (quarto trimestre):** ausência de interesse na exploração do ambiente, observada naquela criança com dificuldade de mobilidade (engatinhar) e que aceita pouco os estímulos e brincadeiras (não busca brinquedos fora de seu alcance) e ausência de linguagem simbólica ("pa-pa, ma-ma") são sinais de alerta não apenas para atraso motor, mas também cognitivo e dificuldades na linguagem que podem estar associadas a problemas de audição. Dificuldade na transferência de peso para os membros inferiores quando posicionado em pé e presença de um padrão reflexo de apoio dos membros inferiores e de marcha são sinais para atraso motor grave, além da clássica "marcha em tesoura", muito característica de sequela de HPIV grave. Qualquer sinal de hipertonia, distonias ou outras alterações de tônus podem se tornar mais evidentes nesta fase.

As crianças que nasceram prematuras apresentam menores desempenhos cognitivo, motor e acadêmico e maior pontuação em avaliações comportamentais indicativas de problemas e parecem mais prováveis de serem diagnosticados com TDAH do que crianças nascidas a termo. Nos subtestes empregados, quanto menor a idade gestacional maior é o atraso observado. Prematuros ficam atrás de seus pares a termo em memória de trabalho e velocidade de processamento, sem intervenção adequada não melhoram com a idade, persistindo após a idade escolar, o que pode ter possíveis efeitos negativos sobre o desempenho acadêmico. Por essas razões a monitorização sistemática é fundamental para todos os prematuros.

Déficit de atenção e hiperatividade (TDAH) é quatro vezes mais frequente em prematuros quando comparado com crianças a termo. Essa diferença pode ser evidente na infância precocemente, porém se amplia com o passar dos anos com repercussão significativa na idade escolar. Revisão sistemática e metanálise (Franz et al., 2018) recentemente publicada confirmaram que quanto menor o peso de nascimento e menor a idade gestacional, maior é a prevalência de TDAH. Assim, a monitorização para os possíveis sinais de desatenção ou de hiperatividade deve ser precoce e continuada. O componente da falta de atenção pode ser observado mais cedo e em função dos relatos dos pais.

Desordens emocionais, como ansiedade e depressão também são mais frequentes. O estudo EPICURE relatou uma prevalência de 9% de desordens emocionais em prematuros extremos, com um risco relativo 4,6 vezes maior do que naquelas crianças nascidas a termo.

As famílias devem ser aconselhadas a ingressar em acompanhado por serviços universais de triagem e vigilância para todas as crianças prematuras nos dois primeiros anos de idade corrigida; para aqueles nascidos com 28 + 0 semanas de gestação deve haver garantia de que também receberão avaliação de desenvolvimento adicional aos 4 anos (idade não corrigida). Após os 4 de idade, as avaliações deverão ser realizadas de acordo com os sinais de alerta observados. Todas as preocupações de desenvolvimento relatadas por pais ou cuidadores, ou observadas durante a visita ou a avaliação anterior devem ser consideradas para direcionamento das avaliações subsequentes, considerando mais investigação ou encaminhamento se um problema de desenvolvimento ou desordem é suspeito ou presente.

As dificuldades neurossensoriais, cognitivas, motoras, comportamentais podem ou não ser permanentes, e algumas desordens permanentes podem ser modificáveis com programas de intervenção precoce apropriados que podem iniciar dentro da unidade de neonatologia no maior momento de plasticidade neurossensorial. Revisão da Cochrane (Spittle et al., 2015) de 25 estudos de qualidade, ainda que heterogêneos quanto ao tipo de estimulação precoce realizada, evidenciou benefício cognitivo e motor pelo menos no seguimento até os 5 anos de idade de prematuros extremos.

A prematuridade e suas morbidades impactam no seguimento em longo prazo de prematuros extremos com graus variáveis de comprometimento neurológico. O acompanhamento sistemático permite definir as necessidades individuais e deve ser realizado de forma multidisciplinar e antecipatória.

LEITURAS COMPLEMENTARES

Almeida MF, Guinsburg R, Martinez JE, Procianoy RS, Marba SM, Rugolo LM et al. Fatores perinatais associados ao óbito precoce em prematuros nascidos nos centros da Rede Brasileira de Pesquisas Neonatais. J Pediatr (Rio J). 2008;84:300-07.

Bolisetty S, Dhawan A, Abdel-Latif M, Bajuk B, Stack J, Lui K. New South Wales and Australian Capital Territory Neonatal Intensive Care Units' Data Collection. Intraventricular hemorrhage and neurodevelopmental outcomes in extreme preterm infants. Pediatrics. 2014;133(1): 55-62.

Bright HR, Babata K, Allred EN, Erdei C, Kuban KCK, Joseph RM, O'Shea TM, Leviton A, Dammann O. ELGAN Study Investigators. Neurocognitive Outcomes at 10 Years of Age in Extremely Preterm Newborns with Late-Onset Bacteremia. J Pediatr. 2017;187: 43-49.e1.

Edwards J, Berube M, Erlandson K et al. Developmental coordination disorder in school-aged children born very preterm and/or at very low birth weight: A systematic review. J Dev Behav Pediatr. 2011;32(9): 678-87.

Franz AP, Bolat GU, Bolat H, Matijasevich A, Santos IS, Silveira RC, Procianoy RS, Rohde LA, Moreira-Maia CR. Attention-Deficit/Hyperactivity Disorder and Very Preterm/Very Low Birth Weight: A Meta--analysis. Pediatrics. 2018 Jan;141(1). pii: e20171645.

Fuentefria RDN, Silveira RC, Procianoy RS.Motor development of preterm infants assessed by the Alberta Infant Motor Scale: Systematic review article. J Pediatr (Rio J). 2017;93(4):328-42.

Hemels MA, Nijman J, Leemans A, van Kooij BJ, van den Hoogen A, Benders MJ et al. Cerebral white matter and neurodevelopment of preterm infants after coagulase-negative staphylococcal sepsis. Pediatr Crit Care Med. 2012;13:678-84.

Hentges CR, Silveira RC, Procianoy RS, Carvalho CG, Filipouski GR, Fuentefria RN, Marquezotti F, Terrazan AC. Association of late-onset neonatal sepsis with late neurodevelopment in the first two years of life of preterm infants with very low birth weight. J Pediatr (Rio J). 2014;90(1):50-7.

Himpens E, Van den Broeck C, Oostra A, Calders P,Vanhae-sebrouck P. Prevalence,type,distribution,and severity of cerebral palsy in relation to gestational age: A meta-analytic review. Dev Med Child Neurol. 2008;50(5):334-40.

Hintz SR, Kendrick DE, Stoll BJ, Vohr BR, Fanaroff AA, Donovan EF, Poole WK, Blakely ML, Wright L, Higgins R. NICHD Neonatal Research Network. Neurodevelopmental and growth outcomes of extremely low birth weight infants after necrotizing enterocolitis. Pediatrics. 2005;115(3):696-703.

Johnson S, Hollis C, Kochhar P, Hennessy E, Wolke D, Marlow N. Psychiatric disorders in extremely preterm children: Longitudinal finding at age 11 years in the EPICure study. J Am Acad Child Adolesc Psychiatry. 2010;49(5):453-63.e1.

Johnson S, Moore T, Marlow N. Using the Bayley-III to assess neurodevelopmental delay: which cut-off should be used? Pediatr Res. 2014;75(5):670-4.

Kuban KC, O'Shea TM, Allred EN, Tager-Flusberg H, Gold-stein DJ, Leviton A. Positive screening on the Modified Checklist for Autismin Toddlers(M-CHAT) in extremely low gestational age newborns. J Pediatr. 2009;154(4):535-40. e1.

Luu TM, Ment L,Allan W, Schneider K,Vohr BR. Executive and memory function in adolescents born very preterm. Pediatrics. 2011;127(3):e639-e646.

Månsson J, Stjernqvist K, Bäckström M. Behavioral outcomes at corrected age 2.5years in children born extremely preterm. J Dev Behav Pediatr. 2014;35(7):435-42.

Manual da Sociedade Brasileira de Pediatria: Seguimento do Prematuro de Risco. Silveira RC et al. (coord). Disponível em: www.sbp.com.br/documentos cientificos/manuais.

Marlow N. Neurocognitive outcome after very preterm birth. Arch Dis Child Neonatal Ed. 2004;89:F224-F228.

National Institute for Health and Social Care Excellence. Guideline scope. Developmental follow-up of preterm babies; 2015. [Acesso 2017 nov]. Disponível em: www.nice.org.uk/guidance/ng72/documents/developmental-followup-ofpreterm-babies-final-scope2.

Palisano RJ, RosenbaumP, BartlettD, Livingston MH. Content validity of the expanded and revised Gross Motor Function Classification System. Dev Med Child Neurol. 2008;50(10):744-50.

Robins DL, Fein D, Barton ML, Green JA. The Modified Checklist for Autism in Toddlers: An initial study investigating the early detection of autism and pervasive developmental disorders. J Autism Dev Disord. 2001;31(2):131-44.

Rogers EE, Hintz SR. Early neurodevelopmental outcomes of extremely preterm infants. Semin Perinatol. 2016;40(8):497-509.

Silveira RC, Filipouski GR, Goldstein DJ, O'Shea TM, Procianoy RS. Agreement Between Bayley Scales Second and Third Edition Assessments of Very Low-Birth-Weight Infants. Arch Pediatr Adolesc Med. 2012;24:1-2.

Silveira RC, Procianoy RS. Corioamnionite e repercussões sobre o sistema nervoso central do recém-nascido. In: Programa de Atualização em Neonatologia. PRORN –Programa de atualização médica continuada. Artmed/Panamericana Editora Ltda. 2014;11(3):77-108.

Silveira RC, Procianoy RS. Lesões Isquêmicas Cerebrais no recém-nascido pretermo de muito baixo peso J Pediatr (Rio J). 2005;81(1 S):S23-S32.

Spittle A, OrtonJ, Anderson PJ, Boyd R, Doyle LW. Early developmental intervention programmes provided posthospital discharge to prevent motor and cognitive impairment in preterm infants. Cochrane Database Syst Rev. 2015;11:CD005495.

Spittle AJ, Orton J. Cerebral palsy and developmental coordination disorder in children born preterm. Semin Fetal Neonatal Med. 2014;19(2):84-9.

Van Haastert IC, de Vries LS, Helders PJ, Jongmans MJ. Early Gross Motor Development of preterm infants according to the Alberta Infant Motor Scale. J Pediatr. 2006;149 (5):617-22.

Vohr BR. Neurodevelopmental outcomes of extremely preterm infants. Clin Perinatol. 2014;41(1):241-55.

Seção X
Olho, Vias Lacrimais e Sistema Auditivo

Desenvolvimento do Olho e da Visão

Giovana Martini
Heloisa Gagheggi Ravanini Gardon Gagliardo

Os conhecimentos advindos de inúmeras pesquisas sobre o desenvolvimento da visão nos primeiros anos de vida revelaram que a função visual engloba vários aspectos, que apresentam diferentes períodos de maturação, e que o sistema visual inclui diversas áreas corticais e subcorticais, cada uma com um papel específico no processamento de determinados aspectos da informação visual.

A visão é um sentido altamente complexo, cujas especificidades se centram no campo da oftalmologia. Contudo, profissionais da área da saúde que se dedicam ao cuidado de lactentes e crianças necessitam compreender as funções das principais estruturas oculares e neurológicas da visão para entender o seu funcionamento. Assim, com base na literatura, este capítulo tem como propósito oferecer conhecimentos necessários para essa compreensão por parte desses profissionais.

Estrutura e funcionamento da visão

Cada uma das funções visuais, assim como a visão funcional, depende de estruturas oculares específicas, que desempenham seu papel em conjunto com outras estruturas do olho. O olho é um órgão receptor que capta a luz do ambiente, a qual é transformada em estímulo elétrico (impulso nervoso) pela retina e conduzida ao córtex occipital, onde esse estímulo é interpretado. Nesse trajeto, estímulo luminoso e estímulo elétrico passam por diferentes estruturas oculares e neurológicas, cuja integridade determina a qualidade da visão.

A luz do ambiente passa pela córnea, humor aquoso, pupila, cristalino, humor vítreo e chega até a retina. Na retina, células fotorreceptoras, denominadas cones e bastonetes, transformam esse estímulo luminoso em estímulo elétrico, que, então, é conduzido pelo nervo óptico até o quiasma óptico, de onde é transportado pelas radiações ópticas até a fissura calcarina, localizada no córtex occipital.

Externamente, o olho possui uma membrana branca e opaca, a esclera, que tem como principal função a proteção ocular. A córnea, estrutura transparente, avascular, localizada à frente da íris (parte colorida do olho), protege o olho de agressões, permite a entrada da luz e direciona os raios luminosos para outras estruturas. Internamente à esclera, situa-se a coroide, uma camada de tecido conjuntivo e vasos sanguíneos, intensamente pigmentada, a qual absorve a luz e é responsável pela nutrição do olho.

O humor aquoso é constituído por um líquido transparente, que preenche o espaço entre a córnea e a íris, bem como entre a íris e o cristalino. Sua função é nutrir essas estruturas. A íris, parte colorida do olho, é responsável por controlar a entrada de luz. No centro da íris, situa-se um orifício, a pupila. A íris controla os níveis de luz que entram no olho por meio da retração (miose) e da expansão (midríase) da pupila. Esses processos acontecem, respectivamente, quando existe muita luz no ambiente ou em espaços escuros.

O cristalino, considerado a lente biológica, é uma estrutura avascular, biconvexa e translúcida, situado logo atrás da pupila. Tem como função direcionar os raios luminosos para a retina (refração). Além disso, dependendo da distância entre o objeto e o observador, fibras musculares, denominadas corpo ciliar, permitem que o cristalino se torne mais esférico e aumente seu poder de refração, para que a imagem do objeto se mantenha nítida sobre a retina. Esse fenômeno é denominado acomodação visual.

A estrutura responsável pela manutenção da forma do olho é denominada humor vítreo. Localiza-se entre o cristalino e a retina, é gelatinosa e transparente.

A camada sensitiva interna do olho é denominada retina. É a estrutura para a qual todas as imagens captadas são focadas para serem nitidamente visualizadas. Na retina, localizam-se as células fotorreceptoras, denominadas cones e bastonetes. Na parte posterior e interna do olho, denominada fundo do olho, há duas importantes formações da retina, a papila óptica e a mácula. A papila óptica ou disco óptico é o local de entrada do nervo óptico. Nesse pequeno disco de aspecto esbranquiçado, também aparecem vasos sanguíneos que nutrem o olho. A mácula é uma pequena depressão de coloração amarelo-clara, no centro da qual se encontra a fóvea, região de máxima acuidade visual. Portanto, para uma visão nítida, os olhos automaticamente dirigem a imagem diretamente para esse ponto da retina.

Os cones são as células fotorreceptoras, densamente localizadas na fóvea e responsáveis pela visão de cores e máxima acuidade visual. Exercem suas funções em ambientes com muita luz (visão fotóptica). Os bastonetes são os fotorreceptores que predominam na periferia da retina e permitem a visão noturna, tendo seu funcionamento relacionado a ambientes com baixa intensidade de luz (visão escotópica). Na retina, os fotorreceptores realizam sinapses com as células bipolares, e estas as realizam com as células ganglionares, cujos axônios passam pelo nervo óptico, trato óptico e terminam no corpo geniculado lateral, localizado no tálamo. Em seu trajeto até o córtex occipital, as fibras nasais do nervo óptico se cruzam, constituindo o quiasma óptico, e a parte temporal continua seu trajeto, estabelecendo o trato óptico. No corpo geniculado lateral, essas fibras (parte nasal de uma retina e parte temporal de outra) fazem bilateralmente sinapses com células que constituirão o trato geniculocalcarino. Pequena parte dos axônios das células ganglionares, dirigem-se para a área pré-tectal, onde controlam o reflexo pupilar à luz e os movimentos oculares.

Desenvolvimento da visão

O desenvolvimento das estruturas oculares inicia-se muito cedo no período gestacional, em um momento crítico do desenvolvimento do sistema nervoso. Assim, por volta do 21º dia de gestação em humanos, enquanto o tubo neural ainda está aberto, o primeiro sinal do desenvolvimento do olho é visto, o sulco óptico; e, por volta do 25º ou 26º dia, são formadas as vesículas ópticas. A formação da vesícula óptica desempenha significativo papel na indução e na determinação do tamanho da fissura palpebral, da órbita e das estruturas perioculares.

O desenvolvimento estrutural do sistema visual é ordenado. Embora imaturo ao nascimento, ele é funcional, mas necessita de experiências visuais oportunas para seu pleno desenvolvimento. Dramáticas mudanças na estrutura anatômica e maturação neurológica ocorrem no sistema visual durante o 1º ano de vida da criança, porém seu desenvolvimento completo ocorre durante toda a infância.

Os olhos estão geneticamente determinados para a visão normal, mas são necessárias experiências visuais oportunas, em períodos críticos durante o processo de maturação do sistema visual, para que as possibilidades genéticas possam se manifestar completamente. O 1º ano de vida é crítico para o desenvolvimento das funções visuais e a privação de estímulos visuais pode provocar alterações anatômicas e funcionais irreversíveis.

No desenvolvimento de lactentes, logo no período neonatal, observa-se o início de comportamentos que requerem a mediação aferência-eferência do sistema nervoso central (SNC), e profundas mudanças podem ocorrer no tecido neural como resultado da experiência ambiental.

Assim, ao nascimento, os aspectos fisiológicos, anatômicos e o sistema neurológico da visão ainda não se encontram plenamente desenvolvidos. Parte desse desenvolvimento ocorre muito rapidamente, visto que é justamente nos primeiros meses de vida que ocorrem importantes modificações no comportamento visual de todo lactente; essas modificações sofrem influências de fatores de maturação neurológica e de experiências ambientais.

Nesse sentido, o sistema neurológico da visão, ao nascimento, encontra-se imaturo e necessita de experiências visuais oportunas nos períodos críticos de desenvolvimento para que as funções visuais se estabeleçam.

Nos primeiros anos de vida, a maturação neurológica tem influência marcante sobre o desenvolvimento das funções visuais. Durante as primeiras semanas após o nascimento, a retina, as vias ópticas e o córtex visual desenvolvem seus contatos celulares e, à medida que chegam os estímulos, sinapses são realizadas pelas células neurais, favorecendo a função visual e tornando-a permanente Após o período crítico, porém, as conexões sinápticas existentes tornam-se estáveis e muito menos suscetíveis a mudanças.

O desenvolvimento visual humano fundamenta-se nas mudanças biológicas, tanto das estruturas visuais periféricas como das centrais. De um lado, as mudanças desenvolvimentais no espaçamento dos cones da retina fornecem um limite absoluto no poder de resolução espacial do sistema visual. De outro lado, a alta resolução na retina é pouco útil, a menos que a precisão das conexões com as estruturas visuais centrais, particularmente o núcleo geniculado lateral e o córtex visual primário, esteja adequada para processar os *inputs* visuais com alta resolução.

O funcionamento visual envolve um processo neurológico complexo e diferentes funções, como: reação à luz; fixação visual; seguimento visual; acomodação visual; sensibilidade ao contraste; acuidade visual; campo visual; visão de cores; coordenação binocular; e percepção visual.

Com relação ao desenvolvimento das funções visuais, a reação à luz, definida como capacidade de localizar a fonte de luz, está ativa desde o 1º dia de vida. O lactente volta a sua cabeça em direção a um estímulo luminoso que recebe do ambiente, por exemplo em direção a um facho de luz. Esse comportamento pode ser caracterizado por breves imobilizações, movimentos laterais de cabeça e dos olhos em direção ao estímulo visual recebido do ambiente. A busca e a localização visual têm início com as habilidades de percepção e projeção da luz, que permitem identificar a origem do estímulo luminoso. Portanto, envolve o movimento de busca, a localização do estímulo visual, para, posteriormente, poder fixá-lo. Os padrões desse comportamento são influenciados pela idade, pela maturidade neurológica (melhor controle da posição dos olhos e da cabeça e uma correta coordenação do sistema oculomotor), pelo interesse individual, pelo estímulo em si e pela atenção visual. Essas funções se iniciam nos primeiros dias de vida.

A atenção visual pode ser observada em recém-nascidos pelo comportamento que exibem como reação ao estímulo luminoso. Seu desenvolvimento se baseia no progressivo controle da posição dos olhos e da cabeça e da correta coordenação do sistema motor ocular. A integração dessas habilidades permitirá o desenvolvimento da capacidade de fixação visual. A fixação visual, referente à habilidade de dirigir o olhar para determinado ponto e mantê-lo dessa maneira, e o seguimento visual, a habilidade de seguir o objeto em movimento em diferentes trajetórias, são funções oculomotoras presentes já no 1º mês de vida, cujo desenvolvimento dependerá de um adequado desenvolvimento da atenção visual. Portanto, trata-se de uma integração entre processos visuais e cognitivos.

A fixação visual é uma função primária/pré-requisito para a aquisição de todas as outras funções oculomotoras e, caso não se desenvolva adequadamente, possivelmente outras funções não terão o seu refinamento adequado.

No 1º mês de vida pós-natal, essa função se apresenta instável, o que reflete, ainda, pouco controle oculomotor. No 3º mês de vida, diante de um maior refinamento dessa função e de um maior controle oculomotor e postural, é esperado que a fixação visual seja realizada de maneira estável, firme e direta.

Com relação ao seguimento visual, observa-se, primeiramente, o desenvolvimento na trajetória horizontal, presente já no 1º mês de vida, ainda sem constância de movimento. A uma distância de aproximadamente 15 cm, o lactente fixa o objeto e logo o segue em movimento com o seu olhar. No 2º mês de vida, espera-se um seguimento horizontal coordenado e frequente e um seguimento vertical ainda sem constância do movimento. Ao final do 3º mês, o seguimento visual pode ser verificado de modo frequente e coordenado, nas trajetórias horizontal e vertical em esferas visuais diferentes (distância de 30 a 50 cm, na qual a criança apresenta reação visual a determinado objeto). Assim como a fixação visual, essa função oculomotora constitui a base para o desenvolvimento de outras funções visuais, aperfeiçoadas ao longo dos primeiros anos de vida.

A acomodação visual, a habilidade de ajuste visual para focalizar objetos a diferentes distâncias, é resultante da mudança do poder refrativo do cristalino. Esse aumento é produzido por maior convexidade das faces do cristalino.

Outra função visual, a sensibilidade ao contraste, entendida como a capacidade de detectar diferenças de brilho entre duas superfícies adjacentes, apresenta-se muito pobre ao nascimento e melhora rapidamente nos primeiros meses de vida. Esse processo se estende além dos primeiros meses, podendo perdurar por vários anos. Quanto menor o limiar de contraste, maior a sensibilidade do sistema visual, e vice-versa.

A acuidade visual, definida como a medida da resolução visual, ou seja, a capacidade do sujeito de detectar detalhes, separar e discriminar um objeto no espaço, é uma das funções visuais mais estudadas durante os primeiros anos de vida e pode ser mensurada/quantificada, por diferentes medidas, dependendo do tipo de teste que se utiliza para avaliá-la. Além disso, existem diferentes tipos de acuidade visual. O mais conhecido de todos é a acuidade de reconhecimento, a habilidade de identificar corretamente letras ou formas, que se mede tipicamente com uma tabela de letras, como a conhecida tabela de Snellen. A habilidade do sujeito em resolver padrões listrados ou em formatos de xadrez é uma tarefa visual definida como acuidade de resolução de grades e pode ser medida tanto por métodos comportamentais como por métodos eletrofisiológicos.

A acuidade visual de grades se desenvolve nos primeiros anos de vida, e seu curso de desenvolvimento depende da técnica de medida utilizada. Assim, os valores de acuidade obtidos podem ser especificamente chamados de acuidade de olhar preferencial (OP) e acuidade de potencial visual evocado (PVE).

A possibilidade de avaliar diferentes aspectos da função visual, como a acuidade visual, campo visual ou atenção visual, longitudinalmente desde o período neonatal, permitiu estabelecer o início e a maturação de cada um desses aspectos em bebês normais, fornecendo dados normativos dependentes das idades.

O tempo de maturação da acuidade visual é interessante em si mesmo, mas se torna ainda mais em razão da existência de implicações terapêuticas, ou mesmo preventivas, quanto ao conhecimento da duração do período de sensibilidade crítica ou suscetível do lactente humano, durante o qual os neurônios corticais mostram mudanças em resposta ao ambiente visual. Dessa maneira, a pobre acuidade visual ao nascimento é provavelmente causada tanto pela imaturidade no tamanho e no arranjo dos cones da retina quanto pelas limitações adicionais além da retina. Mesmo aos 45 meses, quando a fóvea está quase como a de um adulto, os segmentos externos do cone permanecem menores que os dos adultos.

A mácula imatura do recém-nascido é caracterizada pelo amplo espaço interfotorreceptor, condizente com a pobre acuidade medida durante os primeiros 2 meses de vida, quando comparada com a do adulto.

Estudos usando três diferentes técnicas, potencial visual evocado, olhar preferencial e nistagmo optocinético, têm demonstrado que a acuidade visual e a sensibilidade ao contraste são pobres no neonato e crescem durante o 1º ano de vida. Alguns atribuem as pobres acuidade e sensibilidade à imaturidade da retina central no neonato.

A acuidade visual de grades desenvolve-se rapidamente do nascimento aos 6 meses de vida e continua a se desenvolver mais lentamente, atingindo na idade de 3 a 5 anos os valores próximos aos de um adulto. Esses dados são de extrema importância, pois parecem ter relevância particular no desenvolvimento da ambliopia.

A aplicação desses testes permitiu a organização de um calendário do início e da maturação de vários aspectos da função visual para ser descrito no 1º ano de vida após o nascimento. Isso mostra que a idade ao redor dos 4 aos 5 meses é crucial na maturação da função visual, já que representa o início do período de maior maturação de aspectos corticais, como a habilidade de mudar a atenção numa situação de competição ou processar a informação numa orientação de reversão.

Em relação à outra função visual, o campo visual, compreendido como o espaço específico percebido pelos olhos, até a idade de 3 meses a criança reage mais prontamente a objetos vistos no campo de 60 graus. Por volta dos 6 meses, reage com rapidez também no campo periférico da visão, utilizando o campo de 180 graus.

Apesar de profundos estudos e inúmeras pesquisas, a visão de cores, que diz respeito à habilidade em preferir, discriminar/parear cores/tonalidades, em lactentes ainda não é totalmente compreendida. Sabe-se, porém, que, por volta do 2º e do 3º mês, o lactente demonstra reagir mais prontamente às cores amarela, laranja e vermelha. O interesse maior do lactente, durante as primeiras semanas de vida, é por figuras em preto e branco, de alto contraste, com formas geométricas simples. A partir dos 2 meses, o lactente mostra grande interesse por figuras complexas e novas, demonstrando um nítido interesse pela novidade.

A visão binocular é a fusão em nível cortical das informações provenientes de ambos os olhos, causando a percepção de profundidade e a noção de distância. As bases neurológicas da visão binocular já estão presentes ao nascimento, mas desenvolvem-se até por volta dos 4 anos de idade. Para que se efetive a binocularidade, é necessário que a criança utilize os dois olhos da mesma maneira.

Essas funções são realizadas por complexas estruturas e encaminham-se para um fim único, a visão, fenômeno produzido no córtex cerebral, e a percepção visual, referente à habilidade de reconhecimento da direção, da forma, da textura e do movimento.

Procedimentos de avaliação do desempenho visual em lactentes

Avanços nos conhecimentos sobre o processo de desenvolvimento das funções visuais trouxeram a possibilidade de avaliar longitudinalmente diferentes aspectos das funções visuais desde o período neonatal. Isso permitiu estabelecer o início da maturação de cada um dos aspectos da função visual do lactente típico, a termo, provendo dados normativos idade-dependentes. Além disso, técnicas eletrofisiológicas e de neuroimagem ajudaram a elucidar a correlação entre diferentes aspectos da função visual e diferentes áreas cerebrais.

Considerando que a visão é aprendida, que se modifica rapidamente no 1º ano de vida, e que suas alterações trazem profundas repercussões para o desenvolvimento infantil, a visão deve ser avaliada já nas primeiras 24 horas após o nascimento, por meio do Teste do Reflexo Vermelho. Esse teste se tornou obrigatório no Estado de São Paulo por meio da Lei n. 12.551, de 5 de março de 2007, que determina sua realização por maternidades e estabelecimentos hospitalares congêneres, sob orientação do pediatra. No decorrer da infância, a Sociedade Brasileira de Oftalmologia Pediátrica (SBOP) indica um exame oftalmológico a cada 6 meses nos 2 primeiros anos de vida, e depois, se tudo estiver normal, um exame anual até por volta dos 10 anos de idade, quando termina o desenvolvimento da visão.

No campo da avaliação da visão da criança, com relação à terminologia adotada, verifica-se na literatura a utilização de "Avaliação Funcional da Visão" e "Avaliação da Visão Funcional". Optamos por utilizar o segundo, com base nos estudos de Colenbrander, que objetivou explorar a distinção entre "Funções Visuais" e "Visão Funcional" e promover consistência terminológica. Nesse sentido, com base na Classificação Internacional da Funcionalidade, Incapacidade e Saúde (CIF), o autor definiu que função visual se refere ao modo como o olho funciona e que visão funcional diz respeito ao modo como a pessoa realiza as atividades relacionadas à visão.

Os testes de função visual são geralmente realizados por oftalmologistas, em ambiente controlado (iluminação, contraste etc.), com variação de parâmetros, como tamanho de formas, no caso da acuidade visual. A visão funcional, normalmente avaliada por profissionais da reabilitação, busca verificar o desempenho visual de lactentes, por meio de testes de triagem para detectar possíveis alterações e avaliar as respostas visuais espontâneas do lactente por meio da observação do comportamento visual quando o diagnóstico oftalmológico foi realizado. Tais procedimentos têm como propósito prevenir alterações funcionais futuras e promover o desenvolvimento infantil com a intervenção oportuna quando indicado.

Além da avaliação clínica oftalmológica, vários testes e procedimentos de avaliação visual do bebê foram descritos na literatura nas últimas décadas. Instrumentos específicos permitem avaliar a visão e mensurar a acuidade visual de crianças pré-verbais. Entre os testes de acuidade visual de olhar preferencial, Lea Gratings é um teste utilizado para avaliar a acuidade visual de bebês e crianças jovens e tem o mesmo princípio dos Cartões de Acuidade de Teller (CAT). Desenvolvido pela oftalmologista Lea Hyvärinen, apresenta três raquetes portáteis com linhas de grade pretas e brancas com larguras variadas impressas em ambos os lados e uma raquete-controle com um cinza homogêneo. Além disso, apresenta vantagens em custo-benefício quando comparado com o CAT

Com relação à avaliação das funções visuais, o Método de Avaliação da Conduta Visual de Lactentes é composto por provas específicas, que avaliam as funções oculomotoras e apendiculares no 1º trimestre de vida, caracterizando-se como um método subjetivo para a avaliação do comportamento visuomotor. Quando realizado por profissional treinado, constituiu um instrumento de triagem visual, permitindo a detecção de possíveis alterações visuomotoras e encaminhamento oportuno para avaliação diagnóstica.

LEITURAS COMPLEMENTARES

Assembleia Legislativa do Estado de São Paulo. Lei n. 12.5551, de 05 de março de 2007. [Acesso 2017 nov 28]. Disponível em: http://www.al. sp.gov.br/repositorio/legislacao/lei/2007/alteracao-lei-12551-05.03.2007.html.

Barret KE, Barman SM, Boitano S, Brooks HL. Fisiologia Médica de Ganong. 24.ed. McGraw-HILL Interamericana; 2014. p.177-99.

Colenbrander A. Aspects of visual loss – Visual functions and functional vision. Vis Impair Res. Dec. 2003;5(3):115-36.

Cook CS, Sulik KK, Wrigth KW. Normal development-Embriology. In: Wright KW, Spiegel PH. Pediatric Ophthalmology and Strabismus. 2.ed. New York: Springer; 2003. p.3-38.

Costa MN, Kara-José N. Oftalmologia para o clínico. Rio de Janeiro: Cultura Médica; 2008.

Eustis HS, Guthrie E. Normal development-Postnatal Development. In: Wright KW, Spiegel PH. Pediatric Ophthalmology and Strabismus. 2.ed. New York: Springer; 2003. p.39-53.

Gagliardo HGRG, Ruas TCB. A promoção e o acompanhamento do desenvolvimento de um bebê prematuro extremo. In: Ruas TCB. Prematuridade extrema: Olhares e experiências. Barueri: Manole; 2017. p.127-46.

Gagliardo HGRG. Desenvolvimento da coordenação visuomotora. In: Moura-Ribeiro MVL, Gonçalves VMG. Neurologia do desenvolvimento da criança. Rio de Janeiro: Revinter; 2006. p.297-312.

Hyvärinen L. Considerations in evaluation and treatment of the child with low vision. Am J Occup Ther. 1995;59(9):891-97.

Kandel ER, Schwartz JH, Jessel TM. A experiência sensorial e a formação dos circuitos visuais. In: Kandel ER, Schwartz JH, Jessel TM. Fundamentos da neurociência e do comportamento. Rio de Janeiro: Prentice-Hall; 1997. p.376-8.

Martini et al. The LEA Grating Test in assessing detection grating acuity in normal infants less than 4 months of age. J AAPOS. Dec. 2014;18(6):563-6.

Mercuri E, Baranello G, Romeo DMM, Cesarini L, Ricci D. The development of vision. Early Hum Dev. 2007;83:795-800.

Mody K, Trilok M, Kothari, Chatterjee. Comparison of Lea Gratings (LG) with Cardiff Acuity Cards for Vision Testing of Preverbal Children. Pediatric Ophthalmology Session. AIOC 2010 Proceedings.

Ottar-Pfeifer W. When should children have their eyes checked? Insight: The Journal of ASORN. 2005 apr-jun;30(2):17-20.

Salomão SR, Ventura DF. Large-sample population age norms for visual acuities obtained with Vistech-Teller acuity cards. Invest Ophthalmol Vis Sci. 1995;36:657-70.

Salomão SR. Desenvolvimento da acuidade visual de grades. Psicol USP. 2007;18(2):63-81.

Sociedade Brasileira de Oftalmologia Pediátrica. [Acesso 2017 nov 28]. Disponível em: http://www.sbop.com.br/webforms/Lista.aspx?secao_id=147&Idioma_id=1.

Wiesel TN. The postural development of the visual cortex and the influence of environment. (Nobel Lecture). Biosci Rep.1982;2:351-77.

Avaliação Ocular no Recém-Nascido Normal e Prematuro

Luís Eduardo Mateus Duarte
Maurício Abujamra Nascimento
Ana Cristina Lavôr Holanda de Freitas

Desde o nascimento, o sentido da visão já está presente no recém-nascido. Uma visão inicialmente de vultos vai se desenvolvendo até chegar a uma visão para longe semelhante à de um adulto, o que ocorre por volta dos 4 anos de idade. Várias patologias presentes ao nascimento podem prejudicar o apropriado desenvolvimento visual. Muitas dessas patologias são tratáveis quando diagnosticadas a tempo. O exame ocular do recém-nascido por parte do médico neonatologista é fundamental para a detecção e o tratamento precoce de várias patologias oculares. Mais de 60% das causas de cegueira e severo comprometimento visual infantis são preveníveis ou tratáveis.

Todo recém-nascido deve ter seus olhos examinados antes da alta hospitalar. O exame conhecido como exame do reflexo vermelho pode ser realizado por pediatra treinado e é simples, rápido e indolor. O exame também deve ser repetido a cada consulta pediátrica, pois algumas doenças se manifestam tardiamente. O exame do reflexo vermelho é realizado incidindo-se uma luz em direção à pupila (oftalmoscópio direto ou lanterna). O reflexo deve ser avaliado simultaneamente nos dois olhos. O exame pode ser feito sem dilatação ocular. Em casos duvidosos, pode ser feita a dilatação com uso de colírios (tropicamida e fenilefrina). Se o reflexo vermelho estiver ausente ou diferente de um olho para outro, uma avaliação com oftalmologista deve ser indicada. Várias doenças podem alterar o reflexo vermelho, entre elas catarata congênita, retinoblastoma, infecções congênitas etc.

Além dos recém-nascidos com reflexo vermelho alterado, também devem passar por avaliação com oftalmologista os prematuros e os que têm histórico familiar de retinoblastoma, doenças genéticas e infecções congênitas. No caso de doenças genéticas, achados oculares como coloboma, luxação do cristalino, hipoplasia de nervo óptico e alterações pigmentares podem auxiliar no diagnóstico da síndrome.

Catarata congênita

Catarata congênita é a presença de qualquer opacidade no cristalino do recém-nascido. Ocorre em aproximadamente 3 em cada 10.000 nascidos vivos, sendo bilateral na maior parte dos casos. Várias podem ser as causas: mutação genética autossômica dominante (mais frequente), anormalidades cromossômicas (síndrome de Down), distúrbios metabólicos (galactosemia) e agressões intrauterinas (infecção por rubéola, toxoplasmose, sífilis).

A catarata provoca alteração no reflexo vermelho. Qualquer alteração ou assimetria no teste do reflexo vermelho deve ser encaminhada para avaliação por oftalmologista. O diagnóstico e o tratamento precoce (quando necessário) são fundamentais para evitar sequelas visuais irreversíveis no futuro.

O tratamento vai depender da localização e da intensidade da opacidade do cristalino. Casos mais leves poderão ser acompanhados clinicamente com avaliações periódicas ou com o uso de colírios midriáticos, óculos e oclusão ocular. Casos mais severos precisarão de cirurgia precoce, entre o 2º e o 3º mês de vida. Casos malconduzidos poderão evoluir com ambliopia por privação visual. Ambliopia consiste na deficiência do desenvolvimento normal do sistema visual de um ou de ambos os olhos durante o período de maturação do sistema nervoso central (até os 6 ou 7 anos de idade).

Retinoblastoma

É o tumor intraocular maligno primário mais frequente na infância. Ainda assim é raro, ocorrendo 1 caso em cada 20.000 nascidos vivos. Origina-se de células primitivas da retina, por isso raramente é visto após os 3 anos de idade. Pode ocorrer de maneira hereditária ou esporádica.

O retinoblastoma hereditário corresponde a 40% dos casos e muitas vezes é bilateral. Esses pacientes herdaram um alelo modificado em todas as células do corpo. Quando um segundo evento mutagênico acomete o segundo alelo, a célula sofre transformação maligna. Há risco aumentado para tumores extraoculares (pineal, osteossarcoma). O risco de transmitir o gene mutante é de 50% e, em razão da alta penetrância, 40% da prole de um sobrevivente de retinoblastoma hereditário desenvolverá o tumor.

O retinoblastoma não hereditário responde por 60% dos casos. É unilateral, não transmissível para as gerações seguintes e não aumenta o risco de outros tumores extraoculares.

A alteração do reflexo vermelho (reflexo branco) é a apresentação mais comum. Outros achados também podem estar presentes: estrabismo, glaucoma secundário e inflamação orbitária. Em caso de qualquer alteração no exame do reflexo vermelho, o paciente deve ser encaminhado ao oftalmologista. Alguns exames complementares podem auxiliar no diagnóstico: ultrassonografia, tomografia computadorizada, ressonância nuclear magnética, além de outros exames para detectar envolvimento sistêmico.

O tratamento depende da localização e da extensão do tumor. Tumores menores podem ser tratados com termoterapia transpupilar com *laser*, crioterapia e braquiterapia. Tumores maiores poderão necessitar de quimioterapia e enucleação (remoção do globo ocular).

O diagnóstico precoce é fundamental para a preservação da visão, do globo ocular e da vida da criança. É recomendável que ela passe por um exame oftalmológico a cada 6 meses nos 2 primeiros anos de vida e, se tudo estiver normal, deve fazer um exame anual até os 8 ou 10 anos de idade, época em que termina o desenvolvimento da visão.

O diagnóstico diferencial inclui várias patologias: retinopatia da prematuridade, persistência do vítreo primário hiperplásico, doença de Coats, toxocaríase, displasia retiniana, entre outras manifestações oculares de infecções intrauterinas.

Infecções congênitas

As infecções congênitas mais frequentes são sumarizadas pela sigla TORCH (toxoplasmose, outras, rubéola, citomegalovírus e herpes simples). "Outras" incluem sífilis, varicela-zóster, vírus Epstein-Barr e HIV. Esses agentes, que na mãe geralmente produzem um quadro clínico pouco sintomático, podem ser transmitidos por via transplacentária ao feto, produzindo efeito tóxico direto. No 1º trimestre de gestação, com os órgãos fetais ainda imaturos, esses agentes podem ter efeito teratogênico. O diagnóstico geralmente pode ser feito pela detecção de níveis elevados de anticorpos IgM e IgA.

Cicatrizes coriorretinianas são a manifestação ocular mais frequente da toxoplasmose congênita. O exame neonatal em bebês suspeitos auxilia no diagnóstico e pode definir o início precoce do tratamento caso haja lesões ativas. Essas cicatrizes podem causar danos severos à visão (acometimento da mácula) ou ser assintomáticas (cicatrizes periféricas). Outras manifestações graves também podem ser encontradas: atrofia de nervo óptico, microcórnea, catarata, descolamento de retina, vitreíte etc.

De modo semelhante ao que ocorre em outras infecções congênitas, no caso da rubéola congênita, quanto mais no início da gestação, mais graves serão as manifestações oculares. Catarata, glaucoma, retina com aspecto em "sal e pimenta" e microftalmo podem estar presentes.

Nas infecções por citomegalovírus, os achados incluem opacidades corneanas, catarata, cicatrizes coriorretinianas, hipoplasia e coloboma de nervo óptico. A infecção congênita por herpes simples pode causar alterações no segmento anterior do olho (conjuntivite, ceratite, atrofia iriana e catarata), coriorretinite, neurite e atrofia do nervo óptico e microftalmia.

Em casos de infeção congênita por Zika vírus, foram encontradas alterações retinianas (depósitos pigmentares e atrofia macular) e do nervo óptico (hipoplasia, palidez e aumento da escavação).

Retinopatia da prematuridade

A retinopatia da prematuridade é uma das principais causas de cegueira no mundo. É uma patologia que acomete a retina de crianças pré-termo de baixo peso ao nascer, as quais foram expostas a ambiente com alta concentração de oxigênio.

A retina é um tecido único, ela não possui vasos sanguíneos até o 4º mês de gestação. A vascularização retiniana se completa cerca de 1 mês após o parto a termo. O mecanismo patológico da retinopatia da prematuridade ainda não é completamente compreendido. Acredita-se que essa retina incompletamente vascularizada presente nos prematuros seja sensível a dano por altos níveis de oxigênio. A retinopatia é mais frequente e mais grave quanto menor for a idade gestacional, o peso ao nascer e quanto maiores forem as flutuações nos níveis de saturação de oxigênio.

De acordo com os dados expostos no I Workshop de Retinopatia da Prematuridade, a Sociedade Brasileira de Pediatria, o Conselho Brasileiro de Oftalmologia e a Sociedade Brasileira de Oftalmologia Pediátrica recomendam as seguintes diretrizes a serem adotadas, em todas as unidades neonatais do país:

Critérios para encaminhar o RN a exame com oftalmologista:

a) peso ao nascer ≤ 1.500 g e/ou idade gestacional ≤ 32 semanas;

b) presença de fatores de risco: síndrome do desconforto respiratório, sepse, transfusões sanguíneas, gestação múltipla e hemorragia intraventricular.

O primeiro exame deverá ser realizado entre a 4ª e a 6ª semana de vida. Deve-se ter atenção no sentido de reduzir o desconforto e efeitos sistêmicos causados pela realização do exame: instilação de colírio anestésico, auxílio de uma enfermeira ou auxiliar de enfermagem experiente para posicionar e conter o prematuro, assim como considerar o uso de solução glicosada por via oral durante o exame.

O exame deve ser realizado por oftalmologista com experiência em exame de mapeamento de retina em prematuros e conhecimento da doença para identificar as alterações retinianas características. O exame é feito sob dilatação pupilar (colírios de fenilefrina e tropicamida), com o uso de oftalmoscópio binocular indireto. A retinopatia será classificada de acordo com a gravidade, a localização e a extensão da doença. O agendamento dos exames subsequentes será determinado pelos achados da avaliação inicial.

Felizmente, a maioria dos casos é leve e se resolverá espontaneamente. Esses casos serão acompanhados com exames periódicos até que se complete a vascularização retiniana. Casos mais graves, que atinjam critérios para tratamento, serão tratados com fotocoagulação a *laser* ou crioterapia das áreas isquêmicas. Em 2020, a Anvisa liberou, em casos específicos, o tratamento com injeções intravítreas de medicações antiangiogênicas. Os casos que evoluírem com descolamento de retina podem ser tratados com cirurgia de vitrectomia posterior, tendo um prognóstico visual muito pobre.

Dada a importância do sentido da visão, além do fato de a maioria das doenças causadoras de baixa visão e cegueira serem tratáveis, é importante que toda criança passe por uma avaliação inicial com oftalmologista antes de completar 1 ano de idade.

LEITURAS COMPLEMENTARES

American Academy of Ophthalmology. Preferred Practice Pattern Guidelines: Conjunctivitis. San Francisco, CA: American Academy of Ophthalmology; 2013. [Acesso 2016 out 13]. Disponível em: http://www.aao.org/preferred-practice-pattern/conjunctivitis-ppp–2013.

American Academy of Pediatrics. Section Ophthalmology. Red reflex examination in infants. Pediatrics. 2002;109(5):980-1.

Dynamed Plus. Record n. 114334, Neonatal conjunctivitis [Internet]. Ipswich (MA): EBSCO Publishing; 2016. [Atualizado 2015 dez 22]. [Acesso 2016 out 07, via Sistema de Bibliotecas da Universidade Federal do Rio Grande do Sul (UFRGS)]. Disponível em: http://www.dynamed.com/topics/dmp~AN~T114334/Neonatal-conjunctivitis.

Endriss D, Ventura LMVO, Diniz JR, Celino AC, Toscano J. Doenças oculares em neonatos. Arq. Bras Oftalmol. 2002;65(5):551-55.

Graziano RM. Exame oftalmológico: Quando e como examinar a criança. Revista Paulista de Pediatria. 2001;19:148-54.

Kanski JJ. Oftalmologia clínica. 5.ed. Rio de Janeiro: Elsevier; 2004.

Lima MCMP, Barbarini GCO, Gagliardo HGRG, Arnais MAO, Gonçalves VMG. Observação do desenvolvimento de linguagem e função auditiva e visual em lactentes. Revista de Saúde Pública. 2004; 38(3):106-12.

Matejcek A, Goldman RD. Treatment and prevention of ophthalmia neonatorum. Ontario: Canadian Family Physician. 2013 nov;59(11): 1187-90.

Mets MB, Holfels ELS, Boyer KM, Swisher CN, Roizen N, Stein L et al. Eye manifestations of congenital toxoplasmosis. Am J Ophthalmol 1996;122:309-24.

Rodrigues-Alves CA. Oftalmopediatria: noções básicas para o pediatra. In: Sucupira AC. Pediatria em consultório. 5.ed. São Paulo: Sarvier; 2010. p.893-908.

Ryan JB. Pediatric primary care vision examination. Optom Clin. 1996;5:1-34.

Vaughan D, Asbury T, Riordan-Eva P. Oftalmologia Geral. 15.ed. São Paulo: Atheneu; 2003.

Ventura CV, Maia M, Bravo-Filho V, Góis AL, Belfort R Jr. Zika virus in Brazil and macular atrophy in a child with microcephaly. Lancet. 2016;387:228.

Wasilewski D, Zago RJ, Bardal AMC, Heusi TM, Carvalho FP, Maciel LF, Moreira H, Gehlen ML, Shwetz E. A. Importância da avaliação visual oftalmológica em recém-natos. Jornal de Pediatria. 2002;78(3):209-11.

Principais Patologias dos Olhos e Anexos no Período Neonatal

Andrea Araujo Zin
Júlia Dutra Rossetto
Lorena de Melo Haefeli

Conjuntivite neonatal

Conjuntivite neonatal é a inflamação da conjuntiva de recém-nascidos nos primeiros 28 dias de vida. De modo geral, há edema e hiperemia das pálpebras e da conjuntiva, podendo haver secreção clara ou purulenta.

Podem ser de origem bacteriana, viral ou química (decorrente do uso de agentes tóxicos, como nitrato de prata). Além do quadro local, as infecções podem ter repercussão sistêmica, por isso a importância de diagnóstico e tratamento precoces.

Alguns fatores contribuem para a conjuntivite neonatal, como infecções maternas na gestação e no parto, exposição dos recém-nascidos a organismos infecciosos, profilaxia inadequada e trauma ocular decorrente do trabalho de parto.

Em razão da grande variabilidade na apresentação clínica, a etiologia não pode ser determinada apenas com base no quadro clínico. A investigação laboratorial é imprescindível para a definição do agente etiológico [Gram, Giemsa, imunofluorescência direta ou cultura para clamídia, cultura para gonococo (meio de Thayer-Martin), cultura para bactéria (ágar sangue ou chocolate), cultura para *Herpes simplex virus* (HSV), PCR (reação em cadeia de polimerase), imunofluorescência direta]. Contudo, cerca de 50% das conjuntivites neonatais têm resultados de cultura negativos.

A profilaxia tem papel importante na redução do número de pacientes acometidos, e o tratamento da conjuntivite levará em conta o agente causador.

Conjuntivite química

A conjuntivite química está associada ao método de Credé, que corresponde ao uso tópico do nitrato de prata a 1% na prevenção da conjuntivite gonocócica neonatal. Os sintomas em geral se restringem a hiperemia conjuntival leve e autolimitada, tendo início em 24 a 36 horas após o parto. Em decorrência de sua ação tóxica, o nitrato de prata pode causar lesões epiteliais que propiciam a invasão de outros agentes infecciosos. O quadro ocular normalmente se resolve em alguns dias com o uso de lágrimas artificiais.

É importante ressaltar que, em muitas maternidades do Brasil, a profilaxia da oftalmia neonatal é realizada com vitelinato de prata a 10% (argirol), por ser mais disponível do que o nitrato de prata a 1%. Contudo, o vitelinato de prata a 10% se mostrou inferior ao nitrato de prata a 1% e às pomadas de antibiótico. Outras opções para profilaxia que geram menos reação inflamatória são eritromicina a 0,5%, tetraciclina a 1% e iodopovidona a 2,5%.

Estudos apontam a iodopovidona como a mais eficaz e mais segura para a profilaxia dos recém-nascidos, além de ter o menor custo e ser de fácil aplicação. Inclusive, diretrizes nacionais e internacionais recomendam a iodopovidona tópica a 2,5% como primeira escolha na profilaxia da oftalmia neonatal.

Conjuntivites bacterianas

Conjuntivite gonocócica

A *Neisseria gonorrhoeae* é um diplococo Gram-negativo capaz de penetrar o epitélio corneano intacto e causar lesões corneanas graves, inclusive perfuração. A taxa de transmissão do gonococo aumenta para 68% se a mãe também estiver infectada por clamídia. Trata-se de uma conjuntivite hiperaguda, agressiva, com início nas primeiras 24 a 48 horas após o parto, associada a importante edema palpebral, quemose (edema conjuntival) e secreção purulenta abundante. A infecção sistêmica pode causar sepse, meningite e artrite.

O diagnóstico é dado pela identificação do diplococo Gram-negativo intracelular em raspado conjuntival. A sensibilidade do Gram é de 86%; e a especificidade, de 90%. Em decorrência da coinfecção frequente por clamídia, Giemsa e cultura para clamídia devem ser realizados.

Recém-natos cujas mães têm diagnóstico de infecção por *Neisseria gonorrhoeae* devem ser tratados profilaticamente, independentemente de a conjuntivite se desenvolver ou não. O tratamento com antibiótico sistêmico [ceftriaxona 25 a 50 mg/kg intramuscular (IM), ou cefotaxima 100 mg/kg (IM)] é indicado, e antibiótico tópico (colírio de tobramicina) pode ser utilizado se houver acometimento corneano. Irrigação abundante com soro fisiológico está recomendada. A mãe e seu(s) parceiro(s) sexual(ais) também devem ser tratados.

Conjuntivite não gonocócica

Geralmente é causada por bactérias Gram-positivas, como *Estafilococos aureus, Streptococcus pneumoniae, Streptococcus viridans* e *Sthaphylococcus epidermidis*, ou Gram-negativas, como *Escherichia coli, Klebsiella pneumoniae, Enterobacter* sp. e *Haemophilus* sp. Apesar de *Pseudomonas* sp. ser um agente pouco frequente, pode causar ulceração corneana, com perfuração e endoftalmite, assim como a *N. gonorrhoeae*. Edema palpebral, quemose, hiperemia conjuntival e secreção estão presentes entre 5 e 14 dias após o nascimento e podem ser unilateral ou bilateral.

O diagnóstico pode ser confirmado por meio de cultura em ágar sangue ou chocolate e, em geral, o quadro é controlado apenas com o uso de antibiótico tópico.

Conjuntivite por *Chlamydia trachomatis*

A conjuntivite por *C. trachomatis* ocorre em torno de 5 a 14 dias após o parto. O quadro ocular é caracterizado por secreção leve a moderada, edema palpebral, hiperemia conjuntival e formação de pseudomembrana (Figura 114.1). O acometimento pode ser unilateral.

A infecção pode ser diagnosticada por meio de cultura do raspado conjuntival ou por outros métodos, como teste imunoenzimático (ELISA), testes de detecção de DNA ou imunofluorescência direta.

Ademais, o recém-nascido pode apresentar rinite, otite média, proctite e vulvite. A pneumonia associada pode ocorrer entre 60 e 90 dias após o parto, sendo precedida pela conjuntivite em 50% dos casos. O tratamento sistêmico (eritromicina 50 mg/kg via oral dividida em 4 doses por 14 dias, ou azitromicina 20 mg/kg/dia por 3 dias via oral) é indicado pelo alto risco dessas complicações. Caso não seja tratada, a conjuntivite por *C. trachomatis* pode acarretar cicatrização conjuntival e infiltrados corneanos de várias extensões. A mãe e seu(s) parceiro(s) sexual(ais) também devem ser tratados.

Conjuntivites virais

Conjuntivite herpética

Herpes simplex virus (HSV) raramente causa conjuntivite neonatal, mas, quando ocorre, em geral é causada pelo HSV tipo 2. A transmissão pode ocorrer via transplacentária, via

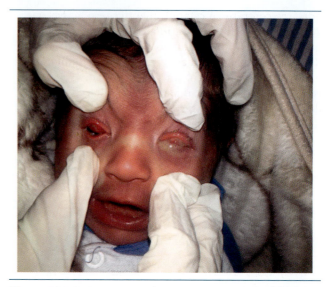

Figura 114.1. Ectoscopia de conjuntivite neonatal bilateral (hiperemia de conjuntivas bulbar e tarsal e secreção mucopurulenta).
Fonte: Acervo da autoria.

ascendente, se a mãe apresentar herpes genital, ou durante a passagem do feto pelo canal vaginal. O risco é muito maior quando a mãe tem primoinfecção em relação às infecções recorrentes. Manifestações oftalmológicas como vesículas palpebrais, ceratite e ceratouveíte podem estar associadas à conjuntivite e geralmente estão presentes em 5 a 14 dias após o parto. Ceratoconjuntivite neonatal tipicamente ocorre concomitantemente à doença sistêmica. As infecções herpéticas *in utero* também podem causar microftalmia, catarata, retinocoroidite, atrofia óptica, além de pneumonite, cardiopatia e encefalite. O olho pode ser o sítio primário de infecção herpética ou ser infectado secundariamente a partir de uma infecção do sistema nervoso central (SNC), presente em 30% dos casos. O diagnóstico diferencial é muito importante, pois, nesse caso, a mortalidade pode ser elevada.

Em caso de suspeita de ceratoconjuntivite, deve-se solicitar cultura de HSV (raspado de conjuntiva, córnea ou das vesículas de pele), análise do liquor, incluindo PCR e testes de função hepática. Sorologia para HSV não é útil no neonato.

Recém-nascidos assintomáticos, nascidos de parto vaginal de mães com herpes genital primário no momento do nascimento, devem ser tratados profilaticamente com antiviral sistêmico. Recém-nascidos com infecção herpética neonatal devem ser tratados com antiviral sistêmico (aciclovir 60 mg/kg divididos em 3 doses via intravenosa) por 14 ou 21 dias (em caso de comprometimento do SNC). Tratamento profilático deve ser mantido por mais 6 meses após a alta hospitalar pelo alto risco de recorrência.

Catarata congênita

A catarata é definida como a opacidade do cristalino, que impede a formação nítida das imagens na retina, causando diminuição da acuidade visual e redução da sensibilidade ao contraste. A catarata infantil é responsável por 5 a 20% dos casos de cegueira infantil no mundo. Estima-se que 200 mil crianças no mundo sejam cegas em decorrência de catarata e que, a cada ano, em torno de 30 mil crianças nasçam com catarata congênita. A catarata infantil pode ser congênita ou adquirida, unilateral ou bilateral, e a maioria dos casos pode ser tratada. Sua detecção precoce e o encaminhamento para tratamento são cruciais para um melhor prognóstico visual.

Doenças sistêmicas associadas

A catarata congênita pode estar associada a inúmeras condições sistêmicas: anomalias cromossômicas, distúrbios metabólicos ou infecções intrauterinas. Em 50% das cataratas bilaterais, a etiologia pode ser estabelecida, e a principal é a mutação genética, normalmente autossômica dominante (AD). Com relação às cataratas unilaterais, geralmente são esporádicas, sem associação a doenças sistêmicas. As principais associações sistêmicas podem ser encontradas no Quadro 114.1.

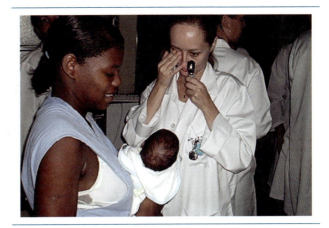

Figura 114.2. Ilustração da realização do teste do reflexo vermelho em recém-nascido usando o oftalmoscópio direto.
Fonte: Acervo da autoria.

Quadro 114.1 Causas de catarata na infância.	
Desordens metabólicas	Anomalias cromossômicas
Galactosemia	Trissomia 21
Hipocalcemia	Síndrome de Turner
Hipoglicemia	Trissomia 13
Diabetes *mellitus*	Trissomia 18
Infecções intrauterinas	Doenças sistêmicas
Toxoplasmose	Dermatite atópica
Rubéola	Síndrome de Lowe
Varicela	Síndrome de Stickler
Herpes simples	Síndrome de Alport
Trauma	Ictiose congênita
	Incontinência pigmentar

Fonte: Desenvolvido pela autoria.

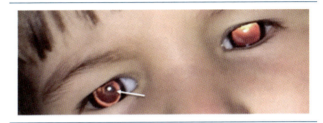

Figura 114.3. Ectoscopia de paciente com alteração no teste do reflexo vermelho decorrente da opacificação do cristalino (catarata) no olho direito (seta branca).
Fonte: Acervo da autoria.

Diagnóstico

O diagnóstico da catarata congênita pode ser feito ainda na maternidade, por meio do "teste do olhinho" (teste do reflexo vermelho). O examinador deve estar entre 50 cm e 1 m, aproximadamente, de distância dos olhos da criança. O reflexo deve ser avaliado em relação a cor, brilho, simetria e centralidade, com o uso do oftalmoscópio direto, em ambiente escurecido (Figura 114.2). Dessa maneira, é possível detectar opacidades cristalinianas ou corneanas e assimetrias do reflexo vermelho, que podem ser causadas por anisometropias, anisocoria, opacidades discretas e lesões extensas de polo posterior (Figura 114.3). Em caso de dúvida em relação ao exame, ou se o exame for alterado, a avaliação deverá ser feita por um oftalmologista, que por meio da biomicroscopia poderá avaliar a localização da opacidade e também a densidade, morfologia e outras alterações oculares do segmento anterior que podem estar associadas à opacidade do cristalino. Quando a catarata é densa a ponto de não permitir a visualização da retina por meio da oftalmoscopia indireta, a ultrassonografia ocular (ecografia B) é utilizada para detectar anomalias de segmento posterior.

Tratamento

O tratamento cirúrgico da catarata congênita nem sempre é necessário no momento do diagnóstico, a depender da localização e do tamanho da opacidade. Para determinar a melhor conduta, é importante avaliar o possível acometimento da função visual decorrente da catarata. Geralmente, opacidades anteriores não são danosas à função visual, a não ser que ocupem todo o eixo pupilar. Ao contrário, opacidades posteriores, com diâmetro maior que 3 mm e densas, podem causar comprometimento visual importante (Figura 114.4).

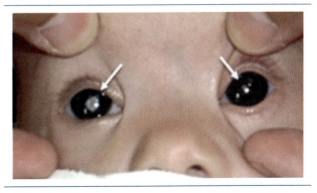

Figura 114.4. Ectoscopia de paciente com leucocoria bilateral por catarata congênita (setas brancas).
Fonte: Acervo da autoria.

Alguns achados no exame clínico, como o estrabismo na catarata unilateral e o nistagmo na bilateral, são indicadores de que a opacidade é visualmente significativa e que a visão está comprometida. Ainda que esses achados indiquem que o tempo ideal para tratamento tenha passado, a cirurgia com a remoção da catarata pode melhorar a função visual desses pacientes.

Por volta dos 2 meses de idade, a criança já apresenta o reflexo de fixação. Nesse momento, a avaliação do comportamento de fixação monocular é importante para fornecer evidências do comprometimento visual causado pela catarata. Outros testes, como o do olhar preferencial e o potencial visual evocado (PEV), também proporcionam informações úteis nesse sentido.

Quando a cirurgia é indicada, o próximo passo é determinar quando será realizada e se será implantada uma lente intraocular. Idealmente, cataratas unilaterais devem ser removidas antes de 6 semanas de vida, e as bilaterais, antes de 10 semanas. O implante de lente intraocular ainda é controverso e geralmente é indicado em crianças maiores de 2 anos de idade. As crianças deixadas afácicas (sem a lente intraocular) devem utilizar correção óptica com o uso de óculos ou lentes de contato até o implante secundário da lente intraocular. Além disso, todos os pacientes submetidos a cirurgia devem ser acompanhados regularmente, pelo risco de desenvolverem outras patologias, como glaucoma e estrabismo.

Para cataratas que inicialmente não tenham indicação cirúrgica, o uso de colírio midriático pode ser útil, principalmente em casos bilaterais em que a opacidade é central e a pupila é miótica.

Nas últimas décadas, o resultado visual após a cirurgia de catarata congênita melhorou muito, em decorrência da identificação precoce (encaminhamento ao oftalmologista após o teste do reflexo vermelho alterado), da evolução da técnica cirúrgica e do uso de correção óptica adequada (óculos, lente de contato, lente intraocular), bem como do tratamento da ambliopia (uso de oclusor). O resultado visual depende de uma série de fatores: idade de aparecimento da catarata, idade em que a cirurgia foi realizada, condições sistêmicas associadas e aderência ao tratamento óptico e da ambliopia (oclusão). Crianças que desenvolvem catarata após o pleno desenvolvimento da visão têm um melhor prognóstico.

Diagnóstico diferencial

Causas de alteração do reflexo vermelho (leucocoria), como retinopatia da prematuridade, retinoblastoma e descolamento de retina, devem ser consideradas como diagnóstico diferencial da catarata congênita.

Glaucoma congênito

O glaucoma congênito é responsável por 5% dos casos de cegueira infantil no mundo e é caracterizado pelo aumento da pressão intraocular decorrente do desenvolvimento anormal das estruturas da câmara anterior. O glaucoma infantil é classificado como primário, no qual ocorrem alterações na formação do ângulo camerular, responsável pela drenagem do humor aquoso, e secundário, no qual o escoamento do humor aquoso é reduzido por doenças oculares adquiridas ou congênitas, além de desordens sistêmicas. O glaucoma primário infantil inclui o glaucoma congênito primário (GCP) e o glaucoma juvenil de ângulo aberto. O GCP pode ser classificado em: neonatal, presente desde o nascimento até o 1º mês de vida; o infantil, diagnosticado entre 1 e 24 meses de vida; e de início tardio, diagnosticado após os 2 anos de idade.

O GCP, principal tipo de glaucoma na infância, é predominantemente hereditário, esporádico, com uma incidência de 1 em cada 10.000 nascidos vivos, podendo variar dependendo da região estudada. História familiar positiva é relatada em 10 a 40% dos casos, em associação a herança autossômica recessiva, com penetrância variando de 40 a 100%. Consanguinidade dos pais, especialmente se primos, parece ser responsável por maior prevalência em certas populações. A associação entre o GCP e a mutação do citocromo P450 do gene *CYP1B1* já é conhecida há mais de uma década. Atualmente, mais de 147 diferentes mutações já foram reportadas no mundo. Em 80% dos casos, o quadro é tipicamente bilateral, podendo ser assimétrico. O GCP ocorre com mais frequência em pacientes do sexo masculino, em comparação às ocorrências no sexo feminino.

Diagnóstico

A apresentação clássica do glaucoma congênito é composta pela tríade: lacrimejamento, fotofobia e blefaroespasmo. Tais achados estão, porém, presentes no primeiro exame em menos de 10% dos pacientes. Contudo, opacidade, aumento do diâmetro corneanos e buftalmo (aumento do globo ocular) são os sinais mais comuns no momento do diagnóstico, presentes em 40% dos pacientes (Figura 114.5). Outros sinais menos frequentes são: anomalias pupilares, nistagmo e falta de contato visual.

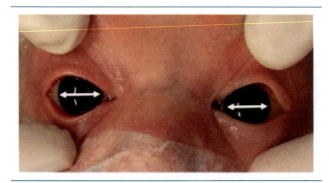

Figura 114.5. Ectoscopia de paciente com glaucoma congênito bilateral com buftalmo (aumento do diâmetro corneano) e opacidade corneana.
Fonte: Acervo da autoria.

O exame clínico, que pode ser feito com a criança acordada ou sob sedação, deve incluir avaliação dos reflexos pupilares, medida do comprimento axial e da espessura cornena, ceratometria (medida da curvatura corneana), medida da pressão intraocular, refração e fundo de olho. Outro parâmetro importante é a medida do diâmetro corneano. Em recém-nascidos, o diâmetro horizontal corneano pode variar de 9,5 a 10,5 mm; assim, diâmetros maiores que 11,5 mm em recém-nascidos, ou maiores que 13 mm em crianças de qualquer idade, devem ser considerados suspeitos. Além disso, é importante a inspeção da córnea, que pode apresentar edema, cicatrizes e estrias de Haab (rupturas de uma das camadas da córnea, denominada membrana de Descemet), tipicamente horizontais e no centro da córnea. A gonioscopia, exame utilizado para a avaliação do seio camerular, fornece informações importantes referentes ao mecanismo do glaucoma e auxilia na programação cirúrgica.

A avaliação do nervo óptico é importante, porém depende da transparência dos meios e geralmente é dificultada quando há importante opacidade corneana. Quando visível, geralmente mostra aumento da escavação do nervo óptico, que implica em comprometimento da camada de fibras nervosas. Ao contrário do que acontece em adultos, geralmente a escavação é reversível se a redução da pressão ocorrer antes da atrofia óptica. Quanto mais nova a criança, maior o potencial para reversão da escavação. Novos métodos, como a tomografia de coerência óptica, podem ser utilizados para a avaliação do nervo e das fibras nervosas retinianas, além de permitirem o monitoramento da progressão da doença.

Tratamento

O tratamento do glaucoma congênito ainda é um desafio para os oftalmologistas no mundo todo e, em razão de sua característica nociva à visão do recém-nascido, seu tratamento deve ser considerado uma urgência oftalmológica.

O tratamento medicamentoso tópico do GCP é limitado por se tratar de uma patologia que apresenta alterações anatômicas que dificultam o escoamento do humor aquoso. Pode ser importante, porém, para o controle temporário da pressão intraocular antes da cirurgia e com frequência é utilizado como terapia adjunta após os procedimentos cirúrgicos. Alguns fármacos, como os betabloqueadores, inibidores de anidrase carbônica (utilizados também de modo sistêmico) e análogos de prostaglandinas, podem ser utilizados isoladamente ou em combinações.

O principal tratamento do GCP ainda é a cirurgia. As cirurgias angulares, geralmente realizadas como primeira escolha, tentam reestabelecer o fluxo do humor aquoso pelo canal de Schlemm. A goniotomia, procedimento que aborda o ângulo pela câmara anterior, necessita de meios transparentes (córnea clara) para sua realização. Ao contrário, a trabeculotomia pode ser realizada mesmo em casos de opacidade corneana importante. Outras técnicas cirúrgicas, como a trabeculectomia, o implante de sistemas de drenagem e a cicloablação do corpo ciliar, são reservadas para casos mais avançados ou de difícil controle.

Diagnóstico diferencial

Patologias que causam alterações corneanas em seu diâmetro (megalocórnea e alta miopia) ou em sua transparência (distrofia endotelial hereditária congênita e ceratites virais) são importantes confundidoras no diagnóstico do glaucoma congênito, assim como as disfunções das vias lacrimais, como a obstrução do canal lacrimal, que podem causar epífora.

Infecções intrauterinas e perinatais

Toxoplasmose

A toxoplasmose é uma doença infecciosa causada pelo parasita *Toxoplasma gondii*, que afeta pelo menos um terço da população mundial.

A prevalência de anticorpos na população brasileira é variada, atingindo cerca de 60 a 80% da população. No Brasil, ainda não foram feitos estudos em larga escala para avaliar a prevalência da toxoplasmose congênita. Em estudos menores já realizados, a prevalência varia de 3 a 20 casos a cada 10.000 nascidos vivos.

A toxoplasmose pode ser congênita ou adquirida. A taxa de infecção fetal e a gravidade da doença variam de acordo com a fase da gestação: no 1º trimestre, a transmissão vertical é menor, porém as alterações clínicas são mais graves; no 3º trimestre, a transmissão vertical pode chegar a 75%, mas as alterações clínicas são mais leves.

No Brasil, o Ministério da Saúde recomenda triagem pré-natal por meio do exame sorológico a cada trimestre. O tratamento da gestante tem sido preconizado por reduzir a taxa de transmissão vertical e/ou de sequelas em recém-nascidos. Dos indivíduos afetados na forma congênita, aproximadamente 80% apresentam lesões oculares, que são bilaterais na maioria dos casos.

A apresentação da toxoplasmose congênita pode ser dividida em: subclínica, doença neonatal e doença pós-natal. Na subclínica, forma mais frequente de apresentação, o principal achado ocular é a cicatriz retinocoroidiana (Figura 114.6), geralmente acometendo a região macular (lesão em roda de carroça). Além disso, alterações neurológicas, como calcificações intracranianas, podem ser encontradas em exame de imagem. A doença neonatal é a apresentação mais grave, com alta incidência de sequelas oculares e/ou neurológicas. Em mais da metade dos casos, as lesões estão cicatrizadas, porém não é incomum a visualização de retinocoroidite em atividade. Em caso de lesão ocular ativa, além do tratamento sistêmico específico, está indicado esteroide via oral. As principais sequelas oculares são: cicatrizes e descolamento de retina, catarata, microftalmia, estrabismo, atrofia óptica e nistagmo. A doença pós-natal é caracterizada por ausência de alterações ao nascimento e aparecimento das manifestações relacionadas à infecção pelo *T. gondii*, como lesões de retinocoroidite (decorrentes do rompimento de cistos quiescentes na retina) e retardo do desenvolvimento em qualquer época da vida. O tratamento pré-natal e no 1º ano de vida do paciente diminui o risco de acometimento visual.

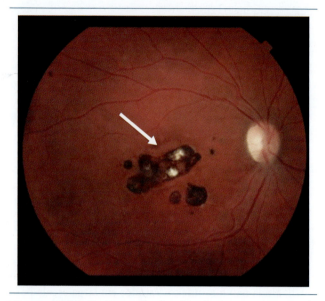

Figuras 114.6. Retinografia de olho direito com cicatriz de retinocoroidite macular por toxoplasmose (seta branca).
Fonte: Acervo da autoria.

Sífilis

A sífilis é causada pelo *Treponema pallidum* e sua transmissão é principalmente sexual. Estima-se que 50% dos nascidos vivos de mães não tratadas, ou tratadas de modo inadequado, são assintomáticos ao nascimento. A Organização Mundial da Saúde estima uma incidência anual de 1,4 milhão de casos de sífilis congênita em crianças com menos de 15 anos de idade, sendo 90% em países em desenvolvimento.

A sífilis congênita, que é dividida entre precoce e tardia, ocorre pela infecção transplacentária ou pela contaminação da criança durante o parto vaginal. A taxa de transmissão é estimada em até 100% nas mães portadoras de sífilis primária e secundária e em cerca de 30% na sífilis terciária.

Na sífilis congênita precoce, as principais lesões oculares acometem a retina na forma de coriorretinite ativa com vasculite associada, ou na forma de cicatrizes atróficas com alterações pigmentares descritas como "fundo em sal e pimenta". Além disso, pode haver o acometimento corneano (ceratite intersticial), palpebral (cancro palpebral), do nervo óptico (atrofia óptica), do cristalino (catarata e afacia), entre outros.

As manifestações clínicas da sífilis congênita tardia são resultantes das sequelas de um processo inflamatório crônico e podem ocorrer após 2 anos de vida. Consistem de surdez neural, alterações ósseas, dentárias e ceratite intersticial. Além da ceratite, as demais alterações oculares são coriorretinite, catarata, uveíte anterior e atrofia óptica. Até 40% das crianças com sífilis congênita desenvolverão ceratite intersticial entre 5 e 20 anos, sendo bilateral em 80% dos casos. É uma ceratite tanto infecciosa quanto por hipersensibilidade, podendo ocorrer mesmo depois do tratamento com antibiótico intravenoso e pode necessitar de tratamento com esteroide tópico.

Rubéola

A síndrome da rubéola congênita é definida pela combinação de alterações cardíacas, auditivas, ósseas, oculares, hepatoesplenomegalia, diabetes, alterações da tireoide, além de microcefalia e atraso no desenvolvimento.

A catarata é geralmente bilateral e afeta de 20 a 30% das crianças infectadas. Pode ocorrer também microftalmia, glaucoma e opacidade corneana (pela presença do vírus no humor aquoso, regredindo espontaneamente em semanas ou meses após o nascimento) (Figura 114.7). Outras alterações menos frequentes são: atrofia de nervo óptico, iridociclite granulomatosa crônica, coloboma iriano, sinequias posteriores, anisocoria e persistência da membrana pupilar. A alteração ocular mais comum, que ocorre em 40% dos pacientes, é a retinopatia pigmentar bilateral, descrita como retinopatia em "sal e pimenta", caracterizada por alterações pigmentares da retina. Histologicamente, ocorre uma despigmentação do epitélio pigmentado da retina (EPR), sem inflamação.

Os últimos casos de transmissão de rubéola e da síndrome da rubéola congênita no Brasil foram em 2008 e 2009, respectivamente. Em dezembro de 2015, o Ministério da Saúde recebeu da Organização Mundial da Saúde o certificado de erradicação da doença.

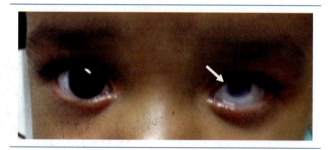

Figura 114.7. Ectoscopia de paciente com microftalmia do olho esquerdo (redução do diâmetro do globo ocular e do diâmetro corneano).
Fonte: Acervo da autoria.

Citomegalovírus

A transmissão do citomegalovírus (CMV) para o feto ou recém-nascido pode ocorrer pela placenta, pelo contato com o canal vaginal durante o parto ou pela ingestão do leite ou de secreções maternas. Apenas 10% dos recém-nascidos com a infecção congênita são sintomáticos.

Alterações oculares são incomuns e incluem: ceratopatia, glaucoma, catarata, microftalmia, atrofia, hipoplasia e coloboma de nervo óptico. A coriorretinite está presente em aproximadamente 20% dos recém-nascidos sintomáticos. As lesões retinianas geralmente são bilaterais, caracterizadas por áreas de atrofia de EPR e hemorragias. A lesão pode ter evolução progressiva ou pode evoluir para cicatriz. As cicatrizes coriorretinianas podem ser as únicas manifestações sistêmicas da infecção congênita pelo CMV. Comprometimento visual pode ser decorrente da coriorretinopatia, atrofia óptica ou deficiência visual cortical.

O risco de transmissão vertical é mais alto quando a infecção primária ocorre no 3º trimestre, mas o risco de morte fetal é maior no 1º trimestre. Infecção no 1º trimestre está associada à baixa taxa de transmissão para o feto.

Administração pré-natal de agentes antivirais comumente usados no tratamento da infecção por CMV não reduz a taxa de transmissão materno-fetal.

Herpes simples

A transmissão do vírus herpes simples (HSV) para o recém-nascido ocorre geralmente durante sua passagem pelo canal de parto. Além disso, em 4% dos casos a infecção pode ocorrer através da placenta, durante a viremia materna ou via ascendente após ruptura precoce das membranas amnióticas. A maioria das infecções neonatais são causadas pelo HSV tipo 2.

O acometimento ocular pode ser palpebral (formação de vesículas nas margens palpebrais), corneano (ceratite e formação de dendritos epiteliais), de segmento anterior (iridociclite, atrofia iriana, sinequia e catarata) e de segmento posterior (lesões retinianas, embainhamento vascular, hemorragias retinianas, vitreíte e cicatrizes pigmentadas) (Figura 114.8). Microftalmia pode estar associada à microcefalia e retardo do crescimento intrauterino.

meio de picada do vetor (mosquito da espécie *Aedes*), relação sexual, transplante de órgão, transfusão sanguínea e durante o período perinatal, principalmente via transplacentária.

O acometimento fetal pode causar inúmeras malformações congênitas. A Síndrome Congênita do Zika Vírus é caracterizada por alterações estruturais (morfologia craniana, alterações cerebrais, alterações oculares, contraturas congênitas) e alterações funcionais (comprometimento neurológico) decorrentes da infecção. Alterações oftalmológicas incluem função visual ruim, nistagmo, estrabismo, microftalmia, catarata, glaucoma, colobomas retinianos e de nervo óptico e alterações coriorretinianas, sendo as últimas as mais prevalentes (Figura 114.9). Por meio da avaliação do fundo de olho, é possível detectar lesões atróficas coriorretinianas, cicatrizes maculares, alterações pigmentares (moteado pigmentar), além de alterações de nervo óptico, como atrofia e hipoplasia, que podem ocorrer de maneira isolada ou em combinação com alterações retinianas.

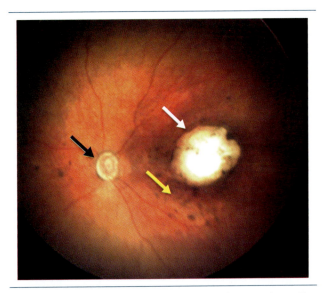

Figura 114.9. Retinografia de olho esquerdo com alterações oculares congênitas pela infecção pelo Zika vírus: atrofia coriorretiniana (seta branca), moteado pigmentar (seta amarela) e hipoplasia de nervo óptico com sinal do duplo anel (seta negra).
Fonte: Acervo da autoria.

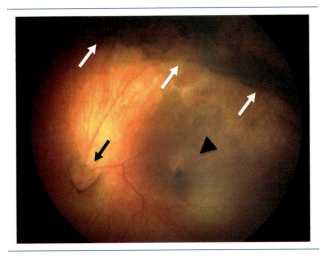

Figura 114.8. Retinografia de olho esquerdo com alterações oculares congênitas pela infecção por herpes simples: nervo óptico malformado tipo coloboma-like (seta preta), alterações de pigmentação macular (cabeça de seta) e em arcada superior (setas brancas).
Fonte: Acervo da autoria.

Zika vírus

O Zika vírus (ZIKV) é um membro do gênero *Flavivirus*, da família *Flaviviridae*. Em fevereiro de 2016, a Organização Mundial da Saúde declarou o ZIKV uma emergência internacional em saúde pública, em razão da associação da infecção pelo vírus a malformações congênitas, incluindo microcefalia e condições neurológicas, como a síndrome de Guillain-Barré. A transmissão do vírus pode ocorrer por

Estudos sugerem que as lesões oftalmológicas são mais frequentes em infecções no 1º trimestre, entretanto alterações oculares isoladas também são reportadas em infecções no 3º trimestre, possivelmente pelo fato de a retina e outras estruturas oculares ainda estarem em processo de desenvolvimento após o nascimento. A fisiopatologia das alterações oculares ainda não é totalmente conhecida, porém se acredita que esteja associada a lesão direta do vírus ou a sequela inflamatória.

Até 50% dos lactentes com microcefalia decorrentes de infecção confirmada ou presumida pelo ZIKV apresentam algum achado ocular. Contudo, alterações oculares podem ocorrer mesmo sem microcefalia ou outras alterações do sistema nervoso central, podendo ser, inclusive, o único achado inicial em infecções congênitas pelo vírus. Todos os recém-nascidos com potencial exposição ao vírus durante a gestação devem ser submetidos a uma avaliação oftalmológica ainda na maternidade ou em até 1 mês após o nascimento.

Alterações palpebrais congênitas

Ptose

A blefaroptose ou ptose palpebral é o deslocamento inferior da pálpebra superior. Esse deslocamento pode afetar reversivelmente o campo visual superior e até mesmo a visão central nos casos graves.

A ptose congênita tem como principal causa a deficiência do músculo levantador da pálpebra superior (causa miogênica) (Figura 114.10). O histórico familiar de ptose pode estar presente, porém não há padrão de herança bem definido.

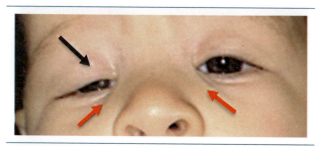

Figura 114.10. Ectoscopia de paciente com ptose palpebral congênita no olho direito (seta negra) e epicanto inverso em ambos os olhos (setas vermelhas).
Fonte: Acervo da autoria.

Na avaliação do paciente com ptose, é importante detectar o arqueamento das sobrancelhas (pelo uso excessivo do músculo frontal), a presença de uma posição viciosa de cabeça para permitir um eixo visual livre (geralmente com elevação do mento), a presença de anomalias inervacionais faciais, como na síndrome de Marcus Gunn (sincinesia anormal entre o levantador da pálpebra superior e, geralmente, o músculo pterigoide lateral; a pálpebra afetada geralmente é ptótica, mas eleva-se quando o maxilar é aberto).

Parâmetros importantes ao exame oftalmológico são a presença da prega palpebral superior (a ausência dela indica uma função ou inserção anormal da aponeurose do levantador da pálpebra superior), a distância entre o reflexo corneano da luz e a margem da pálpebra superior, a extensão vertical da fenda palpebral e a função do músculo levantador da pálpebra superior (avaliada ao se quantificar o deslocamento vertical da margem palpebral superior durante a excursão palpebral entre a infra e a supraversão, tendo-se o cuidado de anular a ação do músculo frontal ipsilateral). São também fundamentais a avaliação da presença de lagoftalmo e da função pupilar, pois existe associação de ptose a síndrome de Horner e paralisia do oculomotor, por exemplo. Exame oftalmológico completo com acuidade visual e refração deve ser realizado em todas as crianças com ptose congênita, uma vez que a ambliopia ocorre em cerca de 20% desses pacientes (Figura 114.11).

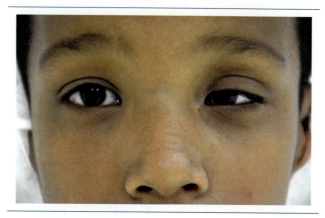

Figura 114.11. Ectoscopia de paciente com ptose palpebral congênita à esquerda, associada a estrabismo convergente esquerdo.
Fonte: Acervo da autoria.

Exames complementares se fazem necessários apenas na presença de outros achados, como na síndrome de Horner, paralisia oculomotora e outras causas de ptose adquirida.

A ptose leve, sem acometimento do eixo visual e sem associação a astigmatismo ou ambliopia, pode ser acompanhada clinicamente ou, no desejo de simetrizar as pálpebras, tratada cirurgicamente. Nos casos mais severos, como os associados à oclusão do eixo visual ou torcicolo, o tratamento cirúrgico deve ser realizado com urgência.

A correção cirúrgica da ptose congênita é desafiadora, exige experiência na avaliação clínica, domínio da técnica cirúrgica e da anatomia palpebral. A anamnese e o exame oftalmológico determinam a necessidade e o melhor momento para a cirurgia em cada caso. Durante a programação cirúrgica, é fundamental informar aos pais/responsáveis e à própria criança a possível necessidade de procedimentos futuros, pela possibilidade de recorrência.

As técnicas mais usadas na correção da ptose congênita são a ressecção do tendão do músculo levantador da pálpebra superior e a suspensão ao frontal, ambas via transcutânea. Esta é usada nos casos de função pobre ou ausente do músculo levantador da pálpebra superior e consiste na transmissão da força do músculo frontal conectando-o à pálpebra superior. A conexão é feita com material sintético (silicone) ou fáscia lata autógena.

Outras anomalias palpebrais

Blefarofimose

A síndrome da blefarofimose é uma doença hereditária autossômica dominante, caracterizada pela presença de telecanto, epicanto inverso (dobra da pele no canto nasal que se estende da pálpebra inferior à superior) e ptose severa. Outros possíveis achados incluem ectrópio palpebral, ponte nasal pouco desenvolvida, hipertelorismo e elevação do mento (Figura 114.12).

CAPÍTULO 114 – PRINCIPAIS PATOLOGIAS DOS OLHOS E ANEXOS NO PERÍODO NEONATAL

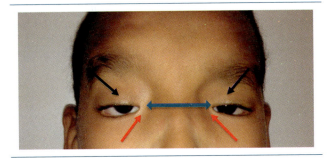

Figura 114.12. Ectoscopia de paciente com síndrome de blefarofimose: telecanto (seta azul), ptose severa (setas pretas) e epicanto inverso em ambos os olhos (setas vermelhas).
Fonte: Acervo da autoria.

A blefarofimose pode apresentar-se isoladamente ou associada a outras síndromes. O desenvolvimento neuromotor dessas crianças pode apresentar atraso em decorrência de hipotonia. A síndrome alcoólica fetal, presença de retardo do crescimento, microcefalia e comprometimento cognitivo, é uma das associações mais comuns da blefarofimose.

Foram definidos dois tipos clínicos de blefarofimose causados por variantes no gene *FOXL2* no cromossomo 3: o tipo 1, com presença de irregularidade menstrual e infertilidade por insuficiência ovariana nas mulheres afetadas; e o tipo 2, com transmissão por ambos os sexos e sem infertilidade associada.

A síndrome de Ohdo é geralmente esporádica e caracteriza-se por blefarofimose, hipoplasia dental, surdez parcial e retardo mental. Síndromes cromossômicas e blefarofimose apresentam associações à deleção do cromossomo 3p.

A correção pode exigir múltiplas cirurgias e o momento ideal para a cirurgia baseia-se na função e na aparência palpebral. A ptose severa com acometimento do eixo visual deve ser abordada prontamente. O reparo da ptose geralmente requer suspensão ao frontal e zetaplastias e alongamento do tendão cantal medial para correção do telecanto e do epicanto.

Criptoftalmia

A criptoftalmia é condição rara de ausência do desenvolvimento da abertura de pálpebra, sobrancelha e cílios e apresenta-se como a continuidade da pele da testa para a bochecha. Na criptoftalmia completa, o epitélio, que normalmente é diferenciado em córnea e conjuntiva, torna-se também parte da pele. Geralmente, os globos oculares são microftálmicos. Na forma incompleta, uma pálpebra rudimentar e saco conjuntival estão presentes.

A criptoftalmia pode ser um achado isolado ou presente como parte da síndrome de Fraser (doença autossômica recessiva que associa criptoftalmia, hipoplasia dos genitais, estenose laríngea e hipoplasia ou agenesia renal).

Ablefaria

A ablefaria é uma falha no desenvolvimento que resulta na ausência das pálpebras. Pode ocorrer em associação a algumas síndromes, como a síndrome de Neu-Laxova (retardo do crescimento intrauterino, sindactilia, microcefalia e defeitos cerebrais graves), na síndrome Ablefaria-Macrostomia, doença autossômica dominante (pálpebras ausentes ou rudimentares, nariz hipoplásico, genitália ambígua e macrostomia), ou na síndrome de Say-Barber (hipertricoses das costas, macrostomia, ectrópio e, às vezes, ablefaria).

Coloboma

O coloboma palpebral caracteriza-se pela presença de falhas ou fissura nas pálpebras, porém não apresenta relação embriológica com os demais colobomas oculares, estes sim decorrentes do defeito de fechamento da fissura embrionária. São mais frequentes na porção nasal da pálpebra superior, podendo ocorrer em outras áreas, e apresentam formato triangular de extensão variável, com a base voltada para a margem palpebral (Figura 114.13A).

A causa dos colobomas palpebrais permanece incerta, porém há a sugestão de que fatores intrauterinos possam desempenhar um papel importante na sua etiologia. O coloboma da pálpebra superior associa-se à síndrome de Goldenhar (displasia óculo-aurículo-vertebral); e o da pálpebra inferior, à síndrome de Treacher Collins.

O globo ocular pode ser normal ou apresentar alterações, desde opacidades de córnea, colobomas retinianos, até microftalmia e anoftalmia.

A reconstrução cirúrgica é necessária e a técnica varia de acordo com a extensão da falha. A proteção do globo ocular contra a exposição é imperativa até a reconstrução cirúrgica (Figura 114.13B).

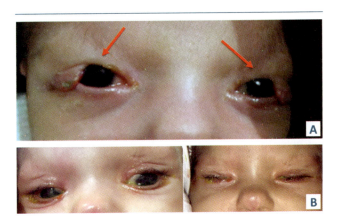

Figura 114.13. (A) Ectoscopia de paciente com coloboma palpebral superior bilateral (ausência de dois terços mediais de ambas as pálpebras superiores). (B) Ectoscopia após correção cirúrgica do coloboma de pálpebra superior bilateral.
Fonte: Acervo da autoria.

Anquilobléfaro

Anquilobléfaro é uma fusão parcial ou completa das margens palpebrais inferior e superior. Trata-se de malformação esporádica e isolada e pode ser facilmente corrigida por procedimento cirúrgico (eliminação da aderência com tesoura após uso de pinça hemostática).

Em casos específicos, pode apresentar herança autossômica dominante ou ocorrer em associação a defeitos ectodérmicos e fissura labial/palatina na síndrome de Hay-Wells, ou à trissomia do cromossomo 18.

Entrópio

O entrópio congênito consiste na inversão da margem palpebral e no mau posicionamento da placa tarsal em direção ao globo ocular (Figura 114.14). Geralmente, acomete a pálpebra inferior e deve ser distinguido do epibléfaro, no qual há dobra cutânea e mau direcionamento dos cílios, porém sem alteração na posição da placa tarsal.

A etiologia do entrópio congênito é controversa. A presença de hipertrofia do músculo orbicular e a desinserção dos retratores da pálpebra inferior podem estar entre os fatores predisponentes. O entrópio pode também ser secundário à falta de suporte posterior nos casos de enoftalmia e microftalmia.

Nos casos de ceratite recorrente e dano corneano, a correção cirúrgica se faz necessária. Os procedimentos cirúrgicos envolvem ressecção de pele e do músculo orbicular pré-tarsal ou reinserção dos retratores nos casos mais severos.

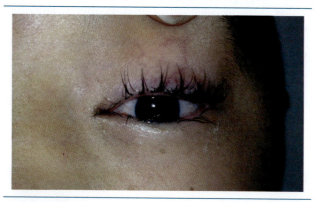

Figura 114.14. Ectoscopia de paciente com entrópio congênito da pálpebra inferior esquerda e com os cílios tocando a córnea.
Fonte: Acervo da autoria.

Ectrópio

O ectrópio é a eversão anormal da pálpebra causada pela insuficiência vertical da lamela palpebral anterior e ocorre mais comumente na pálpebra inferior. O ectrópio congênito raramente ocorre isoladamente e suas principais associações são à síndrome da blefarofimose, à síndrome de Down e à ictiose.

Os sinais e sintomas incluem epífora crônica e ceratite de exposição. O tratamento geralmente é conservador, com lubrificantes, e a correção cirúrgica é indicada nos casos de exposição corneana severa. Nestes casos, a correção consiste no alongamento da lamela palpebral anterior por meio de enxerto de pele total e do reforço do tendão cantal lateral.

Distiquíase

A distiquíase é a presença de uma fileira extra de cílios localizada sobre os orifícios das glândulas meibomianas, ou seja, posterior à sua localização anatômica usual. Trata-se de condição rara, por vezes hereditária. Origina-se quando as unidades pilossebáceas embrionárias se diferenciam indevidamente em folículos pilosos e dão origem aos cílios extranumerários.

O tratamento conservador com lubrificantes costuma ser suficiente, porém nos casos refratários e com lesão corneana o tratamento cirúrgico se faz necessário. Entre as opções terapêuticas, temos a eletrólise, a epilação ou a remoção cirúrgica dos folículos anormais.

Epicanto

Epicanto palpebral (ou prega epicantal) é uma dobra de pele no canto nasal que se estende da raiz da pálpebra inferior à porção interna da pálpebra superior. O epicanto é comum em neonatos de todas as origens étnicas, principalmente em asiáticos, e nas crianças com uma ponte nasal plana. É, geralmente, bilateral e tende a desaparecer com a idade. É frequente também nos pacientes como trissomia do cromossomo 21.

O epicanto inverso é uma dobra de pele que surge na porção medial da pálpebra inferior, arqueia-se em direção à pálpebra superior, sobrepondo-se ao canto palpebral medial, e é classicamente associado à síndrome de blefarofimose.

A presença do epicanto pode resultar em aparência de esotropia (pseudoestrabismo) pela redução da exposição da esclera nasalmente. Geralmente, nenhum tratamento do epicanto se faz necessário.

Telecanto

O telecanto é definido como uma distância entre o canto interno de ambos os olhos maior do que dois desvios-padrão acima da média para idade, sexo e etnia. O telecanto é comumente associado ao hipertelorismo (aumento da distância entre as órbitas). Apresenta associação à síndrome de Waardenburg tipo 1, doença autossômica dominante, caracterizada por telecanto, poliose, heterocromia de íris e perda auditiva sensorial.

Epibléfaro

O epibléfaro é uma prega cutânea redundante nas pálpebras superior ou inferior, por vezes direcionando os cílios para a córnea, porém sem alteração na posição da placa tarsal (Figura 114.15). Há tendência familiar e ocorre com mais frequência nas crianças asiáticas.

O epibléfaro geralmente tem resolução espontânea nos primeiros 2 anos de vida, como resultado do crescimento da criança. Ocasionalmente, na presença de ceratite, a correção cirúrgica com remoção de pele e do músculo orbicular pré-tarsal econômica se faz necessária.

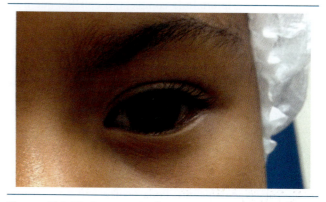

Figura 114.15. Ectoscopia de paciente com epibléfaro da pálpebra inferior esquerda, sem toque corneano dos cílios.
Fonte: Acervo da autoria.

Euribléfaro

Euribléfaro é um alargamento horizontal, unilateral ou bilateral, da fenda palpebral, associado à inclinação inferior da porção lateral da pálpebra (aspecto antimongoloide), em decorrência do deslocamento inferior do tendão cantal lateral. O euribléfaro pode ocorrer na síndrome da blefarofimose.

O quadro geralmente é assintomático, porém o lagoftalmo, o piscar e o fechamento palpebral deficientes podem resultar em ceratite de exposição. Quando sintomático, a correção pode ser realizada com o reposicionamento do tendão cantal lateral, elevando o canto palpebral lateral.

Sistema lacrimal

Anatomia

O conhecimento da anatomia do sistema lacrimal de drenagem é fundamental para sua avaliação e para a compreensão da fisiopatologia de suas doenças e seu tratamento.

Existem dois pontos lacrimais na porção medial de cada pálpebra, um superior e outro inferior, e ambos devem estar em contato com o globo. A parte proximal do canalículo tem uma porção vertical de cerca de 1 a 2 mm de comprimento, seguida de uma porção horizontal que se direciona medialmente. Os canalículos superiores e inferiores então se unem para formar o canalículo comum, que desemboca na porção lateral do saco lacrimal, onde se encontra a válvula de Rosenmüller, que evita o refluxo da lágrima para o canalículo.

O saco lacrimal localiza-se na fossa lacrimal óssea e se estende superiormente sob o tendão cantal medial, onde termina em fundo de saco. A partir da sua extremidade inferior, parte o ducto nasolacrimal, que apresenta direção descendente, lateral e ligeiramente posterior. O ducto nasolacrimal tem extensão de cerca de 12 mm e termina na válvula de Hasner, localizada na parede do meato inferior do nariz. A imperfuração desse óstio é, na maioria dos casos, a causa da obstrução congênita das vias lacrimais.

Estenose ou atresia do ponto lacrimal

O ponto lacrimal deve ser cuidadosamente examinado para a detecção de anomalias congênitas, como a atresia, estenose ou oclusão membranosa do ponto. Deve-se examinar a margem medial das pálpebras, de preferência com alguma magnificação, e assim se pode diferenciar a agenesia da presença de membrana ocluindo o ponto. Essas membranas geralmente podem ser abertas sem dificuldade com uma sonda ou agulha de fino calibre. Nesses casos, a intubação temporária ou a colocação de um plugue de silicone é recomendada para evitar a recorrência.

Na ausência de um ponto lacrimal, pode-se realizar sondagem a partir do ponto patente; se ambos os pontos estiverem ausentes, deve-se acessar o saco lacrimal e realizar sondagens retrógradas. No entanto, agenesia do ponto lacrimal comumente se associa à agenesia do canalículo subjacente. A ausência completa do ponto e do sistema canalicular requer tratamento com uma conjuntivodacriocistorrinostomia.

Dacriocele congênita

A dacriocele ou dacriocistocele congênita é um abaulamento localizado no canto medial em decorrência do aprisionamento de líquido amniótico ou muco no saco lacrimal. A apresentação geralmente inclui inchaço tenso, não pulsátil, e coloração cutânea azulada inferior ao canto medial, presente ao nascimento ou logo depois (Figura 114.16).

Exames de imagem de rotina são desnecessários, já que o diagnóstico é geralmente clínico. Entre os diagnósticos diferenciais a serem excluídos, estão os defeitos de linha média, como meningoencefalocele, meningocele, cisto dermoide ou hemangioma capilar. Nesses casos, a ressonância magnética pode ser útil para excluir outras patologias e identificar o saco dilatado.

O conteúdo da dacriocistocele é inicialmente estéril, e o tratamento inicial, portanto, envolve a observação e massagem local durante as primeiras 2 semanas de vida. A maioria dos casos tem resolução espontânea nesse período. Nos demais casos, na presença de dacriocistite ou obstrução respiratória, faz-se necessário tratamento que inclui a sondagem da via lacrimal, associada ou não à excisão da mucosa nasal sobrejacente. Se estiver presente infecção, antibióticos intravenosos devem ser administrados antes da cirurgia.

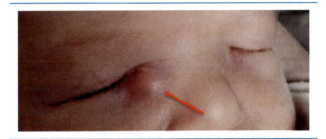

Figura 114.16. Ectoscopia de paciente com dacriocele (aumento do volume do saco lacrimal de coloração violácea).
Fonte: Acervo da autoria.

Obstrução do canal lacrimal

A obstrução congênita do ducto nasolacrimal representa um atraso na maturação do sistema lacrimal, com imperfuração da porção terminal do ducto nasolacrimal por uma obstrução membranosa sobre a válvula de Hasner. Trata-se de anormalidade isolada, porém é mais frequente em pacientes com outras doenças, como síndrome de Down e associação CHARGE (coloboma, defeitos cardíacos, atresia de coanas nasais, retardo do desenvolvimento, anormalidades genitais e urinárias, anormalidades da orelha e surdez).

O quadro clínico é caracterizado por epífora ou acúmulo de secreção presente desde as primeiras semanas de nascimento, geralmente unilateral, podendo ser bilateral. Outros sinais, como olho vermelho ou fotofobia, estão ausentes.

Ao exame, o menisco lacrimal encontra-se aumentado (teste de Milder positivo), pode haver acúmulo de secreção nos cílios e olho calmo. A expressão do saco lacrimal pode resultar na saída de secreção através dos pontos lacrimais, caracterizando a obstrução baixa. O teste com a fluoresceína sódica a 1%, instilada no fórnice conjuntival inferior,

SEÇÃO X – OLHO, VIAS LACRIMAIS E SISTEMA AUDITIVO

evidencia o menisco aumentado; e a ausência do contraste no meato nasal demonstra a obstrução das vias lacrimais.

Na sua história natural, a obstrução congênita das vias lacrimais está presente em aproximadamente 50% dos recém-nascidos, e a maioria delas apresenta resolução espontânea em 4 a 6 semanas após o nascimento. Dessa maneira, a obstrução torna-se evidente em apenas 2 a 6% dos bebês nascidos a termo, com 3 a 4 semanas de idade. Aproximadamente 90% de todas as obstruções congênitas se resolvem espontaneamente no 1º ano de vida.

Dessa maneira, na ausência de complicações como dacriocistite e obstrução respiratória, o tratamento é conservador durante o 1º ano de vida, com higiene local e massagem do saco lacrimal.

Nos casos persistentes, o tratamento cirúrgico se faz necessário. Tal tratamento cirúrgico varia de acordo com o caso e com a experiência do cirurgião com cada técnica. O tratamento inicial é realizado geralmente sob anestesia geral e inclui a sondagem das vias lacrimais, seguida de irrigação. A intubação da via lacrimal com silicone pode ser feita no caso de insucesso da sondagem, em crianças maiores ou na presença de estenose ou cicatrização excessiva, embora possa ser considerada inclusive em associação à sondagem primária. Podem ainda serem feitas a fratura do corneto inferior e a dacriocistorrinostomia, geralmente nos casos refratários ou em crianças maiores.

LEITURAS COMPLEMENTARES

American Academy of Ophthalmology. Basic and Clinical Science Course. Section 6. Pediatric Ophthalmology and Strabismus; 2016-2017.

American Academy of Ophthalmology. Basic and Clinical Science Course. Section 7. Orbit, Eyelids, and Lacrimal System; 2016-2017.

Basile K, Kok J, Dwyer DE. Zika virus: What, where from and where to? Pathology; 2017 (February 2016). p.1-9.

Bowling B, Kanski J. Oftalmologia clínica. 7.ed. Elsevier; 2012.

Chan JYY, Choy BN, Nh AL, Shum NW. Review on the Management of Primary Congenital Glaucoma. J Curr Glaucoma Pr. 2015;9:92-9.

Brasil. Ministério da Saúde. Diretrizes de Atenção à Saúde Ocular na Infância: Detecção e Intervenção Precoce para a Prevenção de Deficiências Visuais. Ministério da Saúde; 2016. p.1-42.

Foster A, Gilbert C, Rahi J. Epidemiology of cataract in childhood: A global perspective. J Cataract Refract Surg. 1997;23:601-4.

Gilbert C, Foster A. Childhood blindness in the context of VISION 2020 – The Right to Sight. Bull World Health Organ. 2020;79(3):227-32.

Isenberg SJ, Apt L, Wood M. A controlled trial of povidone-iodine as prophylaxis against ophthalmia neonatorums. N Engl J Med. 1995;332:562-6.

Johnson GJ, Minassian DC, Weale RA, West SK. Epidemiology of eye disease. 2nd ed. London: Arnold; 2003.

Lambert SR, Lyons CJ. Taylor and Hoyt's Pediatric Ophthalmology and Strabismus. 5th ed. Elsevier; 2017.

Lim ME, Buckley EG, Prakalapakorn SG. Update on congenital cataract surgery management. Curr Opin Ophthalmol. 2017;28:87-92.

Mansoor N, Mansoor T, Ahmed M. Eye pathologies in neonates. Int J Ophthalmol. 2016;9(12):1832-8.

Marquezan MC, Ventura C V, Sheffield JS, Golden WC, Omiadze R, Belfort R et al. Ocular Effects of Zika Virus – A review. Surv Ophthalmol. 2017;21.

Moore CA, Staples E, Dobyns WB, Pessoa A, Ventura C V, Fonseca EB et al. Congenital Zika Syndrome: Characterizing the Pattern of Anomalies for Pediatric Healthcare Providers. JAMA Pediatr. 2018;171(3):288-95.

Moore DB, Tomkins O, Ben-Zion I. A review of primary congenital glaucoma in the developing world. Surv Ophthalmol. 2013;58(3):278-85.

Nakanami C, Zin A, Belfort Jr R. Oftalmopediatria. São Paulo; 2010.

Nogueira V, Liverani M. Toxoplasmose ocular. Rev da Soc Port Oftalmol. 2014;38:225-32.

Orefice F, Arcoverde Freitas Neto C, Monteiro de Castro V, Telöken Diligenti F, Lambert Oréfice J. Serie Oftalmologia Brasileira - Uveites. 4.ed. Rio de Janeiro: Cultura Medica; 2016. 568p.

Oréfice F. Uveíte Clínica e Cirúrgica: Atlas e Texto. Rio de Janeiro; 2000.

Passos AF, Agostini FS. Conjuntivite neonatal com ênfase na sua prevenção. Rev Bras Oftalmol. 2011;70(1):57-67.

Paula B, Ventura CV, Maia M, Belfort Jr R. Zika virus and the eye. Curr Opin Ophthalmol. 2017;28:1-5.

Rodrigues CS, Guimarães MDC. Positividade para sífilis em puérperas: Ainda um desafio para o Brasil. Rev Panam Salud Pública. 2004;16(3):168-75.

Samant M, Medsinge A, Nischal KK. Pediatric Glaucoma: Pharmacotherapeutic Options. Pediatr Drugs; 2016.

Schaller UC, Klauss V. Is Credé's prophylaxis for ophthalmia neonatorum still valid? Bull World Health Organ. 2001;79(3):262-3.

Sheeladevi S, Lawrenson JG, Fielder AR, Suttle CM. Global prevalence of childhood cataract: a systematic review. Eye. 2016;30(9):1160-9.

Tongue AC, Cibis GW. Brückner Test. Ophthalmology. 1981;88(10):1041-4.

Vasavada AR, Vasavada V. Current Status of IOL implantation in pediatric eyes: An update. Expert Rev Med Devices. 2017;14(1):65-73.

Vasconcelos-Santos DV, Azevedo DOM, Campos WR, Oréfice F. Congenital Toxoplasmosis in Southeastern Brazil: Results of Early Ophthalmologic Examination of a Large Cohort of Neonates. Ophthalmology. 2009;116(11):2199-205.

Yanoff M, Duker JS. Ophthalmology. 3rd ed. Mosby Elsevier; 2009.

Yeung HH, Walton DS. Clinical Classification of Childhood Glaucomas. Arch Ophthalmol. 2010;128(6):680-4.

Zin AA, Tsui I, Rossetto J, Vasconcelos Z, Adachi K, Vinicius M et al. Screening Criteria for Ophthalmic Manifestations of Congenital Zika Virus Infection. JAMA Pediatr. 2017;171(9):847-54.

Retinopatia da Prematuridade

Andrea Araujo Zin
Júlia Dutra Rossetto
Luiza Maceira de Almeida Neves

A retinopatia da prematuridade (ROP) é uma patologia vasoproliferativa decorrente da imaturidade da vascularização retiniana do recém-nascido (RN) prematuro. Reconhecidamente, é uma das principais causas de cegueira infantil prevenível no mundo.

A sua incidência varia de acordo com o nível de desenvolvimento socioeconômico e de recursos em saúde de cada país. A incidência de ROP grave, aquela com indicação de tratamento, é um indicador do nível de cuidado neonatal e também varia: é estimada em 7,5% (0 a 34,8%) nos países de alto desenvolvimento econômico e em 13,5% (1,3 a 44,9%) nos de médio e baixo desenvolvimento. Além disso, essa heterogeneidade também ocorre dentro da mesma cidade: por exemplo, no Rio de Janeiro, a incidência de ROP grave pode variar entre 2,1 e 7,8%, dependendo da unidade neonatal avaliada.

Nesse sentido, são historicamente descritas três epidemias de ROP:

c) A primeira, na década de 1940, ocorreu em razão do uso indiscriminado do oxigênio para tratar distúrbios pulmonares em prematuros, associado a recursos limitados na assistência neonatal. Naquela época, a ROP era mais prevalente em RN com peso de nascimento (PN) acima de 1.000 gramas, uma vez que a taxa de sobrevivência dos RN abaixo desse peso era em torno de 5 a 8%.

d) A segunda epidemia ocorreu na década de 1960, nos países de alta renda, em razão da maior sobrevivência dos RN com menos de 1.000 gramas (em torno de 50 a 60%), resultante do aperfeiçoamento dos cuidados neonatais, incluindo o uso ponderado do oxigênio.

e) A terceira se deu no início dos anos 1990 em países de renda média, como os da América Latina, Ásia e Europa Oriental, também em consequência da melhoria na assistência neonatal dessas regiões, ocorrida mais tardiamente. Atualmente, essas regiões são responsáveis por 65% dos casos de deficiência visual pela ROP no mundo e por 40% dos casos de atraso do neurodesenvolvimento pela prematuridade.

A partir de estudos realizados em escolas para cegos, Gilbert et al. (2008) estimaram que cerca de 50 mil crianças seriam cegas por ROP no mundo, com maior percentual presente na América Latina. Blencowe et al. (2013) estimaram que, em 2010, 185 mil RN prematuros desenvolveram ROP em todo o mundo e que 42.300 sobreviveram com algum grau de deficiência visual. A prevalência é menor em países de baixa renda, principalmente na África Subsaariana, uma vez que a taxa de mortalidade infantil (TMI) permanece alta nesses países: cerca de 60 por 1.000 nascidos vivos. E é mais alta nos países em desenvolvimento em razão de o acesso ao cuidado neonatal ser crescente, porém ainda deficiente. Em países desenvolvidos, mesmo com baixa taxa de TMI (menos de 9 por 1.000 nascidos vivos), a proporção de crianças com deficiência visual por ROP é menor, provavelmente pela combinação de excelente qualidade do cuidado neonatal e acesso ao diagnóstico e tratamento de ROP, assim como pela presença de programas de seguimento.

No Brasil, estima-se que cerca de 13.500 RN com PN inferior a 1.500 gramas necessitem de exame de diagnóstico e que pelo menos 1 mil RN precisarão de tratamento a cada ano. Compreender a epidemiologia da ROP é crucial para planejar programas de triagem e garantir o cuidado apropriado para esta que é uma das principais causas de deficiência visual no Brasil e no mundo.

Fisiopatologia

O desenvolvimento vascular da retina inicia-se na 16ª semana de gestação, a partir do tecido mesenquimal. Os vasos crescem de forma centrífuga a partir do nervo óptico, alcançando a periferia da retina nasal em torno de 36 semanas e a periferia da retina temporal com 40 semanas (Figura 115.1). Desse modo, o RN prematuro não possui uma vascularização retiniana completa, estando suscetível a desenvolver ROP.

Essa doença, essencialmente do período pós-natal, pode ser dividida em duas fases.

Na primeira (fase 1), ocorre uma redução do crescimento vascular retiniano, além de uma involução de vasos já formados. Isso se justifica pelo fato de o recém-nascido prematuro ser exposto a um ambiente de hiperóxia, com níveis de pressão arterial parcial de oxigênio (PaO_2) maiores do que os níveis intraútero, que são de 60 a 70%. Assim, há redução do mediador fator de crescimento vasculoendotelial (VEGF) e supressão do hormônio eritropoietina (EPO), ambos responsáveis pela angiogênese, entre outras funções. Somada a isso, há deficiência de nutrientes que seriam transferidos da mãe para o feto ao longo do último trimestre de gestação, como o hormônio de crescimento, *insulin-like growth factor* 1 (IGF-1), *insulin-like growth factor* 1 *biding protein* 3 (IGF-1BP3) e ácidos graxos tipo ômega 3. Esses nutrientes contribuem tanto para o desenvolvimento vascular adequado da retina quanto para a sobrevivência de células neuronais e de fotorreceptores, que são células retinianas especializadas na formação da visão.

Na segunda fase (fase 2), normalmente após 32 semanas de idade gestacional (IG) corrigida, os processos consequentes da hiperóxia que levaram à fase 1 provocam uma hipóxia retiniana. Com isso, e também pela maior demanda metabólica das células retinianas, há produção de fatores angiogênicos, sobretudo VEGF e EPO, resultando na vasoproliferação. Esse crescimento de células endoteliais ocorre de maneira desorganizada, para fora do plano da retina, com expansão delas para o vítreo (substância que ocupa o segmento posterior do olho). Estes são denominados neovasos e, evolutivamente nos estágios da doença, podem se contrair, tracionar a retina e causar descolamento de retina, além de hemorragias vítreas e intrarretinianas.

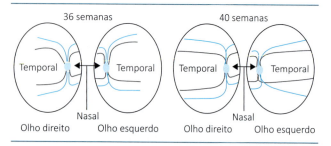

Figura 115.1. Desenho esquemático do desenvolvimento normal da vascularização retiniana. Com 36 semanas, há vascularização nasal completa e, com 40 semanas, há vascularização temporal completa.
Em azul claro: nervo óptico; em cinza: ramos arteriais retinianos; em azul: ramos venosos retinianos.
Fonte: Acervo da autoria.

Fatores de risco

Existem muitos fatores de risco associados ao desenvolvimento da ROP e também de sua forma grave, que necessita de tratamento rápido. A imaturidade da vascularização retiniana, gênese da doença, é mais comumente medida pela IG e pelo PN. Assim, a prematuridade e o baixo peso ao nascer são os dois principais fatores de risco pré-natais envolvidos, orientam a triagem e o seguimento da doença.

A exposição ao oxigênio também é um reconhecido fator de risco, porém ainda hoje não se sabe precisamente qual o intervalo alvo de saturação mais seguro para os prematuros. Em 1973, Cross evidenciou que a restrição do uso de oxigênio, embora tenha reduzido os casos de ROP, aumentou a mortalidade dos prematuros, com 16 falecimentos para cada caso de cegueira prevenida. Níveis de saturação de oxigênio inferiores a 90%, nas primeiras semanas de vida, aumentam o risco de morte, paralisia cerebral, patência do ducto arterial e apneia; já níveis superiores a 90% aumentam o risco de ROP e de doença crônica pulmonar. O estudo multicêntrico Metanálise Prospectiva da Oxigenação Neonatal (NeoPROM) evidenciou que o alvo de SpO_2 85 a 89% dentro das primeiras 24 horas do parto até 36 semanas de IG corrigida (IGC) está associado a maior risco de óbito [risco relativo (RR) 2,8%, intervalo de confiança (IC) 95% 0,6 a 5%] e de enterocolite necrosante [RR 2,3% (IC 95% 0,8 a 3,8%)] quando comparado com o alvo SpO_2 91 a 95%. Contudo, o alvo SpO_2 85 a 89% está associado a uma menor taxa de ROP grave [diferença de risco de −4% (IC 95% −6,1 a −2%)]. Além disso, sabe-se que flutuação na saturação com dessaturações frequentes também aumenta o risco de ROP grave.

Atualmente, recomenda-se evitar episódios de hipoxemia e manter a SpO_2 entre 90% e 94% em prematuros extremos de países de alto desenvolvimento econômico e entre 88% e 94% em prematuros de países de médio desenvolvimento, os quais costumam ser maiores e mais maduros. São necessários, porém, mais trabalhos para confirmar esses achados em longo prazo.

Recentemente, outros fatores de risco, pós-natais, também têm sido aventados, como baixo ganho de peso pós-natal, baixos níveis de IGF-1 e de ácidos graxos poli-insaturados, submissão à ventilação mecânica, presença de hemorragia intraventricular e histórico de transfusões sanguíneas. O uso de eritropoietina para prevenir anemia neonatal também foi apontado como fator de risco, porém a última revisão Cochrane (Ohlsson e Aher, 2017) não encontrou essa tendência. Estudos recentes sugerem que algumas mutações também possam estar envolvidas no aumento da incidência da ROP, como mutações da via Wnt e dos genes Norrrin, Frizz-led 4 e Lrp5.

É interessante apontar que a taxa de ROP grave também varia de acordo com a relação leito neonatal por enfermeira neonatal: em unidades cuja relação é de 2:1, a taxa de ROP grave foi de 4% e, em unidades cuja relação é de 17:1, essa taxa triplicou para 12%. Isso ratifica como o cuidado do RN prematuro é multidisciplinar, envolvendo enfermeiras neonatais, fisioterapeutas, nutricionistas, neonatologistas e oftalmologistas.

Classificação

A classificação correta da ROP é fundamental para o acompanhamento e o tratamento adequados, reduzindo os riscos de complicações graves, como o descolamento de retina e a hemorragia vítrea. Ela foi revisada em 2021, no estudo denominado The International Classification of Retinopathy of Prematurity Revisited (IC ROP).

A classificação se dá em relação a localização, severidade e extensão da retinopatia.

Localização

Para localizar a lesão, a retina é, didaticamente, dividida em três zonas concêntricas, cujo centro é o nervo óptico (Figura 115.2). A zona I é um círculo com raio igual a duas vezes a distância do nervo óptico ao centro da mácula. A zona II também é um círculo, que se estende centrifugamente até a ora serrara nasal (retina periférica medial). Ela é dividia em zona II posterior (que se estende até 2 diâmetros de disco) e em zona II anterior (após os 2 diâmetros de disco). Quanto mais posterior a lesão, maior à proximidade com áreas nobres da retina e maior a gravidade da doença. E a zona III corresponde à região temporal residual, além da zona II, em forma de crescente. O termo *notch* é usado para descrever uma incursão da lesão de ROP com extensão de 1-2 horas de relógio para uma região mais posterior, e, se presente, determinará a localização da classificação.

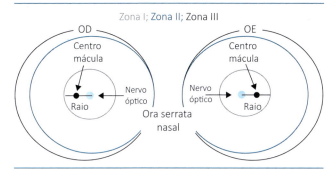

Figura 115.2. Desenho esquemático da classificação da retinopatia da prematuridade quanto à localização (zonas) e extensão (horas).

Em cinza: zona I; em azul: zona II; em preto: zona III.

Fonte: Adaptada de The International Classification of Retinopathy of Prematurity Revisited, 2005.

Severidade

a) Estágio 1: formação de uma linha de demarcação plana e acinzentada que separa a retina vascular da avascular (Figura 115.3).
b) Estágio 2: a linha do estágio 1 aumenta de volume e cresce em direção ao vítreo, formando uma crista (Figura 115.4).
c) Estágio 3: presença de neovasos associados à crista do estágio 2. Esses neovasos podem se estender sobre a crista ou para o vítreo (Figura 115.5).
d) Estágio 4: descolamento de retina subtotal, sendo 4A quando poupa a mácula (zona central e mais nobre da retina) e 4B quando acomete essa região (Figura 115.6).
e) Estágio 5: descolamento de retina total, sendo 5A quando o nervo óptico pode ser visualizado (funil aberto), 5B quando o nervo óptico não é observado (funil fechado ou tecido fibrovascular retrolental) e 5C quando o estágio 5B é acompanhado por alterações do segmento anterior).
f) ROP agressiva [*Agressive ROP* (A-ROP)]: forma grave e agressiva da doença, caracterizada por progressão rápida, localização frequentemente no polo posterior (região central da retina) e com doença *plus* intensa (descrita a seguir). Normalmente, não respeita a progressão evolutiva característica dos estágios (Figura 115.7).

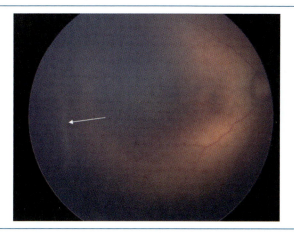

Figura 115.3. Retinografia de olho direito com retinopatia da prematuridade estágio 1. A seta branca mostra a linha de demarcação que separa a retina vascular da avascular.
Fonte: Acervo da autoria.

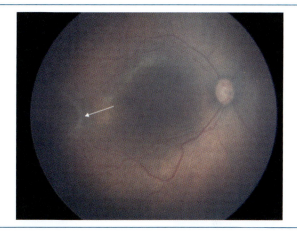

Figura 115.4. Retinografia de olho direito com retinopatia da prematuridade estágio 2. A seta branca mostra a crista que separa a retina vascular da avascular.
Fonte: Acervo da autoria.

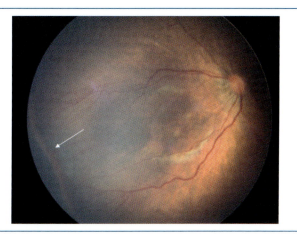

Figura 115.5. Retinografia de olho direito com retinopatia da prematuridade estágio 3. A seta branca mostra a proliferação fibrovascular que separa a retina vascular da avascular.
Fonte: Acervo da autoria.

SEÇÃO X – OLHO, VIAS LACRIMAIS E SISTEMA AUDITIVO

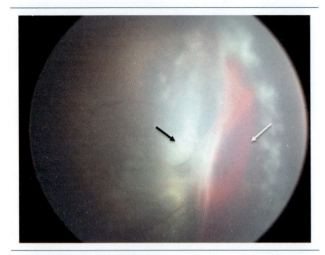

Figura 115.6. Retinografia de olho esquerdo com retinopatia da prematuridade estágio 4A. A seta preta mostra descolamento de retina periférico que não acomete a mácula. A seta branca mostra área de hemorragia intrarretiniana e pré-retiniana.
Fonte: Acervo da autoria.

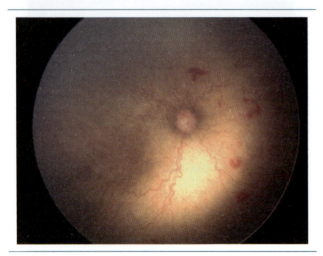

Figura 115.7. Retinografia de olho direito com retinopatia da prematuridade agressiva posterior com doença *plus* (tortuosidade arteriolar e ingurgitamento venular) em zona 1 e hemorragias intrarretinianas nasais e *shunts* arteriovenosos.
Fonte: Acervo da autoria.

g) Doença *plus*: tortuosidade e ingurgitamento vasculares, sobretudo próximo ao nervo óptico na zona I (Figura 115.7). Tardiamente, pode haver ingurgitamento dos vasos irianos, má dilatação pupilar e turvação vítrea (perda da transparência do vítreo), indicativos de mau prognóstico.
h) Doença pré-*plus*: alterações da vasculares que ainda não cumprem os critérios de doença *plus* (Figura 115.8).
i) Regressão: nesta fase, inicialmente, há estabilização da ROP, quando a doença não evolui para os próximos estágios. Em seguida, a regressão pode ocorrer, por exemplo, com mudanças da coloração da crista (de salmão para branco), da localização das lesões (de zonas I ou II para III) e ainda de uma fase vasoproliferativa para uma fase fibrótica. Podem existir, inclusive, sequelas desse processo de involução, como alterações da pigmentação retiniana, anormalidades vasculares e até tração macular, denominada *dragging* macular, que pode resultar em baixa visão e estrabismo.
j) Reativação: pode ocorrer após o tratamento, com surgimento de novas lesões.

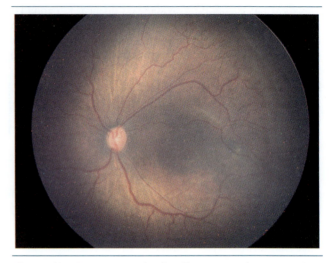

Figura 115.8. Retinografia de olho esquerdo com retinopatia da prematuridade com pré-*plus* (alterações vasculares que não cumprem critérios de doença *plus*), além de estágio 3.
Fonte: Acervo da autoria.

Extensão

A extensão da ROP é calculada em horas de relógio (Figura 115.2) e cada hora corresponde a 30 graus.

Triagem e seguimento

As indicações de triagem dos pacientes prematuros com risco de desenvolverem ROP variam entre as referências e, sobretudo, entre os países, em decorrência do diferente nível de cuidado neonatal.

No Brasil, a recomendação atual é de uso de uma gota de colírio anestésico (proximetacaína), seguida de uma gota de fenilefrina a 2,5% e de tropicamida a 0,5% ou a 1% 2-3 vezes, separadas por 5 minutos. O exame deve ser realizado em 30-40 minutos após a última instilação.

De acordo com a Academia Americana de Pediatria (AAP) e com a Academia Americana de Oftalmologia, a triagem para a ROP é indicada nos prematuros com IG menor ou igual a 30 semanas ou PN menor ou igual a 1.500 gramas. Também deve ser considerado o exame em recém-nascidos com curso clínico instável – em suporte cardiorrespiratório – e/ou com mais de 30 semanas ou com peso entre 1.500 e 2.000 g.

No Brasil e em outros países de renda média, o critério de triagem deve ser mais amplo, pela diferença na qualidade do cuidado neonatal. Em 2007, a Sociedade Brasileira de Pediatria, a Sociedade Brasileira de Oftalmologia Pediátrica e o Conselho Brasileiro de Oftalmologia recomendaram a triagem nos casos de IG menor ou igual a 32 semanas ou PN menor ou igual a 1.500 gramas. Deve-se considerar também em casos de síndrome de desconforto respiratório, sepse, hemorragia intraventricular, transfusão sanguínea e gestações múltiplas. Em 2010, um trabalho (Zin et al., 2010) avaliando a triagem de ROP em sete unidades neonatais no Rio de Janeiro sugeriu o critério de IG menor ou igual a 35 semanas e PN menor ou igual a 1.500 gramas caso a taxa de sobrevida de RN prematuros na maternidade seja inferior a 80% (Quadro 115.1).

Quadro 115.1
Indicações de triagem da ROP pela Sociedade Brasileira de Pediatria, pela Sociedade Brasileira de Oftalmologia Pediátrica e pelo Conselho Brasileiro de Oftalmologia.

Triagem da ROP	
Quando realizar o 1º exame?	Entre 4 e 6 semanas do nascimento
Quem deve ser examinado?	• IG menor ou igual a 32 semanas • PN menor ou igual a 1.500 gramas • Considerar em recém-nascidos com curso clínico instável*

* Síndrome de desconforto respiratório, sepse, hemorragia intraventricular, transfusão sanguínea e gestações múltiplas. Considerar também caso a taxa de sobrevida de RN prematuros seja inferior a 80%.
Fonte: Desenvolvido pela autoria.

Os exames de seguimento devem ser recomendados pelo oftalmologista especialista em ROP, de acordo com os achados do primeiro exame. Casos mais graves devem ser examinados em um tempo menor. O seguimento é realizado conforme descrito a seguir:
a) Exame em 1 semana ou menos nos casos de:
  - vascularização incompleta em zona I, sem ROP;
  - vascularização incompleta se estendendo para zona II;
  - ROP zona I, estágio 1 ou 2;
  - ROP zona II, estágio 3;
  - presença ou suspeita de ROP agressivo posterior.
b) Exame em 1 a 2 semanas:
  - vascularização incompleta em zona II posterior;
  - ROP zona II, estágio 2;
  - ROP em regressão, zona I.
c) Exame em 2 semanas:
  - vascularização incompleta em zona II, sem ROP;
  - ROP zona II, estágio 1;
  - ROP em regressão, zona II.
d) Exame em 2 a 3 semanas:
  - ROP zona III, estágios 1 ou 2;
  - ROP em regressão zona III.

O término do seguimento deve ocorrer de acordo com os seguintes achados:
- vascularização em zona III, sem ROP em zonas I ou II;
- vascularização completa 360º;
- idade gestacional corrigida de 45-50 semanas pós-menstrual e ausência de ROP em zona II estágio 3 ou ROP zona I;
- regressão da ROP.

Tratamento – fotocoagulação e farmacológico

O tratamento da retinopatia da prematuridade (ROP) consiste na eliminação do estímulo de proliferação vascular decorrente da retina avascular periférica. A hipóxia na periferia avascular da retina prematura no segundo estágio da doença ocasiona o aumento na liberação do VEGF e o crescimento vascular desordenado. Ao se eliminar esse estímulo, reduz-se a proliferação vascular e o risco de descolamento de retina.

O primeiro tratamento da periferia retiniana, proposto em 1968, foi a fotocoagulação com *laser* de xenônio, porém dificuldades técnicas abriram espaço para o tratamento com crioterapia. Nos anos subsequentes, múltiplos estudos compararam o tratamento com crioterapia com a fotocoagulação com *laser* de argônio ou diodo. O tratamento com *laser* provou-se local e sistemicamente menos traumático do que a crioterapia, além de aumentar as chances de um desfecho visual melhor, anatômico e funcional. O *laser* também apresentou um melhor custo em relação à sua eficácia.

Atualmente, com o advento de unidades de *laser* mais portáteis, o tratamento de escolha é a fotocoagulação transpupilar com *laser* diodo acoplado ao oftalmoscópio indireto. O tratamento geralmente é realizado com o paciente sob anestesia geral, dura cerca de 2 horas e toda a retina periférica avascular de ambos os olhos é tratada com marcas adjacentes de *laser* (Figura 115.9).

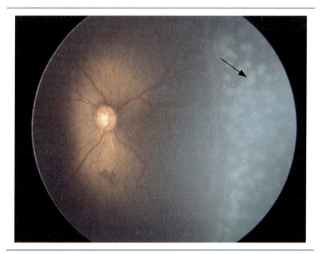

Figura 115.9. Retinografia pós-tratamento de olho direito com retinopatia da prematuridade estágio 3, doença pré-*plus*, mostrando cicatrizes de fotocoagulação a *laser* (seta preta) em periferia de retina nasal.
Fonte: Acervo da autoria.

Os casos de ROP grave que necessitam de tratamento com fotocoagulação a *laser* incluem: qualquer estágio da doença com *plus* ou doença no estágio 3 mesmo sem *plus* na zona 1; e estágios 2 e 3 em zona 2 com *plus*. O tratamento deve ser realizado em até 72 horas. Nos casos de ROP 4 e 5, nos quais o descolamento de retina está presente, a realização de cirurgia vitreorretiniana dependerá da disponibilidade imediata de um cirurgião experiente nesses casos. Do contrário, a intervenção cirúrgica pode piorar o prognóstico visual.

Recentemente, há a opção do tratamento da ROP com injeção intravítrea de medicamentos anti-VEGF (uso *off-label*) em monoterapia ou associado ao tratamento com *laser*. Apesar de não apresentarem um período de seguimento longo, estudos mostram evidências de que a terapia anti-VEGF intravítrea é tão efetiva quanto a fotocoagulação a *laser* no tratamento da ROP aguda. O fármaco mantém os níveis de VEGF suprimidos por cerca de 8 a 12 semanas após a injeção.

Entre as vantagens do anti-VEGF, estão a rapidez da aplicação da medicação, a melhora mais rápida da doença *plus*, a menor agressão da retina periférica e a menor probabilidade do desenvolvimento de miopia e astigmatismo. Entre as desvantagens, encontram-se a incerteza de dosagem e volume a serem usados, os potenciais efeitos sistêmicos do fármaco, a necessidade de um seguimento mais longo em decorrência do retardamento da vascularização retiniana, maior recorrência da doença e a possibilidade da retração dos vasos retinianos. Revisão recente da Cochrane (Sankar et al., 2018) concluiu, com baixa qualidade de evidência, que o anti-VEGF usado como monoterapia reduz o risco de erros refrativos durante a infância, porém não reduz o risco de descolamento de retina ou a recorrência de ROP grave.

Os efeitos sistêmicos da redução dos níveis séricos de VEGF nos demais órgãos em desenvolvimento são ainda desconhecidos, por isso muitos trabalhos comparam o neurodesenvolvimento de crianças submetidas ao tratamento com anti-VEGF com crianças submetidas à fotocoagulação com *laser*. Alguns autores não encontraram diferenças entre os dois grupos comparados, porém outros apontam que o uso de anti-VEGF aumenta a chance de atraso no neurodesenvolvimento após os 18 meses de idade.

Assim sugere-se o tratamento com injeção intravítrea nos olhos com a doença em zona 1, com ROP posterior agressivo, ou em RN com instabilidade clínica que não possam ser submetidos a um procedimento mais prolongado. Enquanto o BEAT-ROP sugeriu um seguimento dos prematuros até 54 semanas de IGC, o artigo de Jennifer Hu et al. estende esse período para 72,3 semanas.

Complicações

A ROP pode apresentar regressão espontânea e, como consequência, a criança pode desenvolver miopia, ambliopia, deslocamento temporal da mácula (*dragging*), catarata, glaucoma e descolamento de retina tardio. O seguimento oftalmológico ambulatorial deve ocorrer dentro de 4 a 6 meses após a alta para identificação dessas complicações.

Complicações relacionadas com o tratamento com *laser* incluem: desenvolvimento de miopia elevada, constrição do campo visual, opacidades do cristalino, catarata, hifema, atrofia de íris, hipotonia ocular, isquemia de segmento anterior, provavelmente induzida pelo dano às artérias ciliares, hemorragia vítrea e progressão do descolamento de retina tracional.

As complicações do tratamento intravítreo com anti-VEGF incluem: progressão do descolamento de retina tracional por contração dos tecidos vasoproliferativos, roturas na retina, descolamento de retina, endoftalmite, hemorragia vítrea, oclusão venosa da retina, neovascularização tardia e atraso no desenvolvimento neuropsicomotor.

A cirurgia vitreorretiniana está associada a complicações como: erros refrativos, cicatriz conjuntival, hifema, hipotonia, glaucoma, catarata, hemorragia vítrea, roturas retinianas, descolamento de retina tracional ou regmatogênico e endoftalmite.

Novas perspectivas de prevenção, prognóstico e diagnóstico

A melhora na qualidade da assistência neonatal é fundamental para a prevenção da ROP. Postula-se que o uso antenatal de corticosteroide em até 48 horas do parto prematuro possa ajudar na maturação pulmonar. Isso reduziria a síndrome do desconforto respiratório do RN e, provavelmente, a necessidade de terapia com oxigênio e o risco de ROP.

Outro importante tópico do cuidado neonatal, já discutido anteriormente no capítulo, é o alvo da saturação de oxigênio, até hoje ainda não bem definido. O que se indica, atualmente, é manter acima de 90% e abaixo de 95%, sobretudo em prematuros.

A suplementação de ácidos graxos insaturados, como ômega 3 PUFA e 4DHA, também tem sido discutida como prevenção na neovascularização retiniana. Uma vez que eles têm efeito anti-VEGF e normalmente são transferidos da mãe para o feto durante o 3º trimestre, o RN prematuro perderia esse suprimento, tornando-se ainda mais suscetível à ROP. Outra suplementação com potencial efeito protetor no desenvolvimento de ROP grave é a cafeína.

Os fatores de risco de progressão da ROP estudados até agora incluem ganho de peso pós-natal, níveis séricos de IGF-1 e alterações quantificáveis dos vasos na retina. A taxa de ganho de peso destaca-se por correlacionar-se com os níveis séricos de IGF-1, tendo se tornado importante preditor de gravidade da doença. Uma vez que menores níveis de IGF-1 se traduzem em um menor ganho de peso, há redução do crescimento e desenvolvimento do prematuro e aumento do seu risco de ROP grave. Há ainda evidências de fatores genéticos também ligados ao risco de progressão da doença, e o rastreio genético pode, futuramente, aprimorar a triagem da ROP.

Atualmente, a triagem para a ROP baseia-se na IG e no PN dos RN, critérios que apresentam alta sensibilidade, porém baixa especificidade em identificar prematuros em risco de desenvolverem ROP grave. Apenas 10% dos bebês examinados necessitam de tratamento, denotando um alto percentual de exames desnecessários e que geram estresse nos RN. Assim, muitos trabalhos procuram outros critérios que possam aumentar essa especificidade.

Um deles, o mneumônico WINROP [peso (*Weight*), níveis IGF-1, Neonatal, ROP] é um algoritmo de vigilância desenvolvido na Suécia. Nele, os níveis de IGF-1 e peso foram quantificados semanalmente desde o nascimento até 36 semanas de vida. Esse estudo (Lundgren et al., 2013) diferenciou corretamente os bebês com ROP grave que exigiriam tratamento daqueles com ROP de baixo risco. O ganho de peso isoladamente também se provou eficaz na identificação dos pacientes com ROP com necessidade de tratamento, com sensibilidade de 100% e especificidade de 84,5%.

Outro algoritmo para predizer o risco de determinados RN prematuros desenvolverem ROP grave é o The Children's Hospital of Philadelphia Retinopathy of Prematurity (CHOP ROP) Model, que inclui as variáveis PN, IG e taxa de ganho de peso e que recentemente foi validado em uma coorte multicêntrica (Binenbaum et al., 2017). Ele pode ser usado em dois cenários: o primeiro, para se reduzir em 34,3% o número de exames de RN, embora nesse caso 2,5% dos RN com ROP possam não ser identificados. O segundo cenário, garantindo uma sensibilidade de 100% e identificando todos os casos de ROP, pode reduzir em 28,4% o número de exames em RN de baixo risco.

O ROP Score é um algoritmo criado por um grupo de brasileiros que inclui IG, PN, ganho de peso com 6 semanas de vida, além de informações sobre transfusão sanguínea e ventilação mecânica. Com um *cut-off* de 14,5, o algoritmo identifica ROP grave com uma sensibilidade de 96% e uma especificidade de 56%.

Existem aparelhos especializados para capturarem a imagem da retina de bebês prematuros com um sistema de câmeras digitais, denominados retinógrafos digitais portáteis. Estudos documentaram uma boa acurácia na capacidade de detecção de ROP grave com imagens digitais, demonstrando, inclusive, custo-efetividade em relação à oftalmoscopia indireta.

A combinação da retinografia via telemedicina com a oftalmoscopia em casos suspeitos pode ampliar a triagem, sobretudo em localidades desprovidas de profissionais capacitados e/ou onde o acesso à triagem ainda não seja universal. Além disso, também é possível documentar e padronizar o exame, melhorando a qualidade da avaliação dos bebês com ROP; educar pais e cuidadores sobre a doença, garantindo adesão ao seguimento dela; e reduzir o custo de oportunidade de oftalmologistas especialistas em ROP.

A análise de imagens feitas com câmeras digitais de grande ângulo, com a disponibilidade de novos softwares, tem sido utilizada para quantificar a tortuosidade arterial. Foi demonstrado que a curvatura venosa e arteriolar, o diâmetro e o índice de tortuosidade são todos aumentados nos pacientes com doença *plus*. Estudos comprovaram que a taxa dessas alterações venosas se associou ao desenvolvimento da doença *plus*.

Novos aparelhos de imagem podem auxiliar na compreensão da fisiopatologia e da anatomia da ROP. Entre eles, está a tomografia de coerência óptica (OCT), método que proporciona uma seção transversal e reconstrução tridimensional da imagem da retina dos prematuros. Maldonado et al. (2013) mostraram o desenvolvimento foveal (relativo à fóvea, a região mais central e nobre da mácula) dos prematuros com a utilização de OCT e encontraram alterações que complementam a gênese da doença, como a presença de edema intrarretiniano, possivelmente pela liberação de altos níveis de VEGF. Outros trabalhos mostraram esse edema macular transitório em alguns pacientes prematuros sem ROP e ausência de edema em bebês a termo, além de a presença do edema ter se correlacionado a maior severidade de ROP. Esses achados apontam para um possível papel patogênico do edema macular da prematuridade. A OCT também ajudará a compreender melhor como funciona a lesão *popcorn*, massas fibrovasculares posteriores à crista que ainda não representam o estágio 3 e que estão mais as-

sociadas ao risco de desenvolvimento de doença *plus*. Dessa maneira, pode-se avaliar as alterações anatômicas e vasculares, permitindo o detalhamento da fisiopatologia da doença e, futuramente, novas terapias.

A OCT pode ser analisada em conjunto com outra modalidade de imagem chamada angiografia fluoresceínica, exame que permite o monitoramento do fluxo vascular. Esse exame evidencia padrões anormais de vascularização, área avasculares, neovascularização e vazamento de fluido intravascular.

Todas essas inovações na triagem tendem a ampliar a detecção dos bebês prematuros em risco por profissionais não médicos, que então encaminharão apenas esses pacientes para o oftalmologista para o tratamento precoce. Dessa maneira, reduz-se o custo e amplia-se a área de assistência ao prematuro.

Finalmente, a ROP é uma doença complexa que precisa de um apoio multidisciplinar – enfermeiro, fisioterapeuta, neonatologista e oftalmologista –, além da presença e do entendimento dos pais, para um adequado seguimento e melhora do seu desfecho. A prevenção primária, com melhorias na assistência pré-natal e neonatal, e a secundária, com identificação dos RN em risco de ROP grave para tratamento adequado, são fundamentais para reduzir a morbidade visual da ROP.

LEITURAS COMPLEMENTARES

AKFS, MXR. Randomized Comparison of Diode Laser Photocoagulation Versus Cryotherapy for Threshold ROP 7 years Am J Ophthalmol. 2001;132(1):76-80.

Askie LM, Brocklehurst P, Darlow BA, Finer N, Schmidt B, Tarnow-Mordi W et al. NeOProM: Neonatal Oxygenation Prospective Meta-analysis Collaboration study protocol. BMC Pediatr. 2011;11:6.

Binenbaum G, Ying GS, Quinn GE, Dreiseitl S, Karp K, Roberts RS et al. A clinical prediction model to stratify retinopathy of prematurity risk using postnatal weight gain. Pediatrics. 2011;127(3):e607-14.

Binenbaum G, Ying GS, Quinn GE, Huang J, Dreiseitl S, Antigua J et al. The CHOP postnatal weight gain, birth weight, and gestational age retinopathy of prematurity risk model. Arch Ophthalmol. 2012;130(12):1560-5.

Binenbaum G, Ying GS, Tomlinson LA, Postnatal G, Retinopathy of Prematurity Study G. Validation of the Children's Hospital of Philadelphia Retinopathy of Prematurity (CHOP ROP) Model. JAMA Ophthalmol. 2017;135(8):871-7.

Blencowe H, Lawn JE, Vazquez T, Fielder A, Gilbert C. Preterm-associated visual impairment and estimates of retinopathy of prematurity at regional and global levels for 2010. Pediatr Res. 2013;74(Suppl 1):35-49.

Castillo-Riquelme MC, Lord J, Moseley MJ, Fielder AR, Haines L. Cost-effectiveness of digital photographic screening for retinopathy of prematurity in the United Kingdom. Int J Technol Assess Health Care. 2004;20(2):201-13.

Chavala SH, Farsiu S, Maldonado R, Wallace DK, Freedman SF, Toth CA. Insights into advanced retinopathy of prematurity using handheld spectral domain optical coherence tomography imaging. Ophthalmology. 2009;116(12):2448-56.

Chiang MF, Quinn GE, Fielder AR, Ostmo SR, Paul Chan RV, Berrocal A, Binenbaum G, Blair M, Peter Campbell J, Capone A Jr, Chen Y, Dai S, Ells A, Fleck BW, Good WV, Elizabeth Hartnett M, Holmstrom G, Kusaka S, Kychenthal A, Lepore D, Lorenz B, Martinez-Castellanos MA, Özdek Ş, Ademola-Popoola D, Reynolds JD, Shah PK, Shapiro M, Stahl A, Toth C, Vinekar A, Visser L, Wallace DK, Wu WC, Zhao P, Zin A. International Classification of Retinopathy of Prematurity, Third Edition. Ophthalmology. 2021 Oct;128(10):e51-e68. doi: 10.1016/j.ophtha.2021.05.031. Epub 2021 Jul 8. PMID: 34247850.

Cross KW. Cost of preventing retrolental fibroplasia? Lancet. 1973; 2(7835):954-6.

Darlow BA, Husain S. Primary prevention of ROP and the oxygen saturation targeting trials. Semin Perinatol. 2019;43(6):333-40.

Eckert GU, Fortes Filho JB, Maia M, Procianoy RS. A predictive score for retinopathy of prematurity in very low birth weight preterm infants. Eye (Lond). 2012;26(3):400-6.

Ells A, Guernsey DL, Wallace K, Zheng B, Vincer M, Allen A et al. Severe retinopathy of prematurity associated with FZD4 mutations. Ophthalmic Genet. 2010;31(1):37-43.

Fierson WM, American Academy of Pediatrics Section on O, American Academy of O, American Association for Pediatric O, Strabismus, American Association of Certified O. Screening examination of premature infants for retinopathy of prematurity. Pediatrics. 2018;142(6):e20183061

Fierson WM, Capone A Jr., American Academy of Pediatrics Section on O, American Academy of Ophthalmology AAoCO. Telemedicine for evaluation of retinopathy of prematurity. Pediatrics. 2015;135(1):e238-54.

Fleck BW, Stenson BJ. Retinopathy of prematurity and the oxygen conundrum: Lessons learned from recent randomized trials. Clin Perinatol. 2013;40(2):229-40.

Geloneck MM et al. Refractive Outcomes Following Bevacizumab Monotherapy Compared with Conventional Laser Treatment: A Randomized Clinical Trial. JAMA Ophthalmol. 2014;132(11):1327-1333. Doi: 10.1001/jamaophthalmol.2014.2772.

Gilbert C, Fielder A, Gordillo L, Quinn G, Semiglia R, Visintin P et al. Characteristics of infants with severe retinopathy of prematurity in countries with low, moderate, and high levels of development: implications for screening programs. Pediatrics. 2005;115(5):e518-25.

Gilbert C, Rahi J, Eckstein M, O'Sullivan J, Foster A. Retinopathy of prematurity in middle-income countries. Lancet. 1997;350(9070):12-4.

Gilbert C. Retinopathy of prematurity: A global perspective of the epidemics, population of babies at risk and implications for control. Early Hum Dev. 2008;84(2):77-82.

Good WV, Hardy RJ, Dobson V, Palmer EA, Phelps DL, Quintos M et al. The incidence and course of retinopathy of prematurity: Findings from the early treatment for retinopathy of prematurity study. Pediatrics. 2005;116(1):15-23.

Hellstrom A, Smith LE, Dammann O. Retinopathy of prematurity. Lancet. 2013;382(9902):1445-57.

Hu J, Blair MP, Shapiro MJ, Lichtenstein SJ, Galasso JM, Kapur R. Reactivation of retinopathy of prematurity after bevacizumab injection. Arch Ophthalmol. 2012;130(8):1000-6.

International Committee for the Classification of Retinopathy of P. The International Classification of Retinopathy of Prematurity revisited. Arch Ophthalmol. 2005;123(7):991-9.

Jackson KM, Scott KE, Zivin JG, Bateman DA, Flynn JT, Keenan JD et al. Cost-Utility Analysis of Telemedicine and Ophthalmoscopy for Retinopathy Prematurity Managment Kevin Jackson. Arch Ophthalmol. 2008;126(4):439-9

Kumar P, Sankar MJ, Deorari A, Azad R, Chandra P, Agarwal R et al. Risk factors for severe retinopathy of prematurity in preterm low birth weight neonates. Indian J Pediatr. 2011;78(7):812-6.

Kychenthal A DP. Retinopathy of Prematurity: Current Diagnosis and Management; 2017.

Lambert SR LC. Taylor & Hoyt's Pediatric Ophthalmology and Strabismus. 5th Ed; 2017.

Lien R, Yu M-H, Hsu K-H, Liao P-J, Chen Y-P, Lai C-C et al. Neurodevelopmental Outcomes in Infants with Retinopathy of Prematurity and Bevacizumab Treatment. PLoS ONE. 2016;11(1):e0148019. Doi: 10.1371/journal.pone.0148019.

Lofqvist C, Chen J, Connor KM, Smith AC, Aderman CM, Liu N et al. IGFBP3 suppresses retinopathy through suppression of oxygen-induced vessel loss and promotion of vascular regrowth. Proc Natl Acad Sci USA. 2007;104(25):10589-94.

Lundgren P, Stoltz Sjostrom E, Domellof M, Kallen K, Holmstrom G, Hard AL et al. WINROP identifies severe retinopathy of prematurity at an early stage in a nation-based cohort of extremely preterm infants. PLoS One. 2013;8(9):e73256.

Maldonado RS, Toth CA. Optical coherence tomography in retinopathy of prematurity: looking beyond the vessels. Clin Perinatol. 2013;40(2):271-96.

Mintz-Hittner HA, Kennedy KA, Chuang AZ, Group B-RC. Efficacy of intravitreal bevacizumab for stage 3+ retinopathy of prematurity. N Engl J Med. 2011;364(7):603-15.

Morin J, Luu TM, Superstein R et al. Neurodevelopmental Outcomes Following Bevacizumab Injections for Retinopathy of Prematurity. Pediatrics. 2016;137(4):e20153218. Doi: 10.1542/peds.2015-3218.

Natarajan G, Shankaran S, Nolen TL et al. Neurodevelopmental Outcomes of Preterm Infants with Retinopathy of Prematurity by Treatment. Pediatrics. 2019;144(2):e20183537.

Ohlsson A, Aher SM. Early erythropoiesis-stimulating agents in preterm or low birth weight infants. Cochrane Database Syst Rev. 2017;11:CD004863.

Ophthalmology AAO. Pediatric Ophthalmology and Strabismus; 2016-2017.

Reynolds JD, Dobson V, Quinn GE, Fielder AR, Palmer EA, Saunders RA et al. Evidence-based screening criteria for retinopathy of prematurity: Natural history data from the CRYO-ROP and LIGHT-ROP studies. Arch Ophthalmol. 2002;120(11):1470-6.

Roberts D, Brown J, Medley N, Dalziel SR. Antenatal corticosteroids for accelerating fetal lung maturation for women at risk of preterm birth. Cochrane Database Syst Rev. 2017;3:CD004454.

Sankar MJ, Sankar J, Chandra P. Anti-vascular endothelial growth factor (VEGF) drugs for treatment of retinopathy of prematurity. Cochrane Database Syst Rev. 2018;1:CD009734.

Schmidt B, Roberts RS, Davis P et al. Long-term effects of caffeine therapy for apnea of prematurity. N Engl J Med. 2007;357:1893-902.

Smith LE, Hard AL, Hellstrom A. The biology of retinopathy of prematurity: How knowledge of pathogenesis guides treatment. Clin Perinatol. 2013;40(2):201-14.

VanderVeen DK, Melia M, Yang MB, Hutchinson AK, Wilson LB, Lambert SR. Anti-Vascular Endothelial Growth Factor Therapy for Primary Treatment of Type 1 Retinopathy of Prematurity: A Report by the American Academy of Ophthalmology. Ophthalmology. 2017;124(5):619-33.

Verzoni D da S, Zin AA, Barbosa ADM. Causes of visual impairment and blindness in children at Instituto Benjamin Constant Blind School, Rio de Janeiro. Rev Bras Oftalmol [Internet]. 2017;76(3). [Citado 2020 Sep 13]. Disponível em: http://www.gnresearch.org/doi/10.5935/0034-7280.20170028.

Zin A, Florencio T, Fortes Filho JB, Nakanami CR, Gianini N, Graziano RM et al. Brazilian guidelines proposal for screening and treatment of retinopathy of prematurity (ROP). Arq Bras Oftalmol. 2007;70(5):875-83.

Zin A, Gole GA. Retinopathy of prematurity-incidence today. Clin Perinatol. 2013;40(2):185-200.

Zin AA, Magluta C, Pinto MF, Entringer AP, Mendes-Gomes MA, Moreira ME et al. Retinopathy of prematurity screening and treatment cost in Brazil. Rev Panam Salud Publica. 2014;36(1):37-43.

Zin AA, Moreira ME, Bunce C, Darlow BA, Gilbert CE. Retinopathy of prematurity in 7 neonatal units in Rio de Janeiro: Screening criteria and workload implications. Pediatrics. 2010;126(2):e410-7.

116

Sistema Auditivo e Principais Causas Congênitas e Adquiridas da Perda Auditiva no Período Neonatal

Maria Francisca Colella-Santos
Paula Maria Martins-Duarte
Carolina Lino Novelli

Neste capítulo, apresentamos o sistema auditivo periférico e central – anatomia, fisiologia e desenvolvimento embriológico e maturacional, assim como as principais causas congênitas e adquiridas de perda auditiva no período neonatal.

Sistema auditivo

O sistema auditivo é constituído de estruturas sensoriais e conexões centrais responsáveis pela audição. Esse sistema pode ser dividido em duas porções distintas, inter-relacionadas, definidas como sistema auditivo periférico e sistema auditivo central.

Sistema auditivo periférico

As estruturas periféricas relacionadas à audição estão localizadas na região temporal da cabeça, constituída pelo osso temporal. Compreendem estruturas da orelha externa, orelha média, orelha interna, sistema nervoso periférico e nervo coclear (Figura 116.1).

O funcionamento do sistema auditivo periférico envolve: 1) captação e transmissão da onda sonora pela orelha e pelo meato acústico externo (MAE); 2) transdução sonora na membrana timpânica, na cadeia ossicular e nos músculos intratimpânicos; 3) processamento da informação auditiva na cóclea e no nervo coclear (Figura 116.1).

Sistema auditivo central

O sistema auditivo central refere-se às vias auditivas localizadas no tronco encefálico e em áreas corticais. É formado principalmente pelas seguintes estruturas: núcleo coclear, complexo olivar superior, lemnisco lateral, colículo inferior, corpo geniculado medial, formação reticular e córtex auditivo (Figura 116.2).

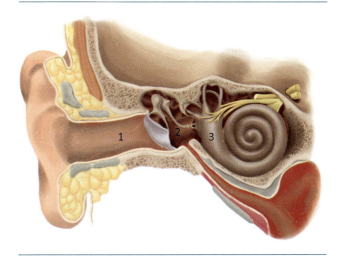

Figura 116.1. Sistema auditivo periférico e suas estruturas.
Fonte: Desenvolvida pela autoria.

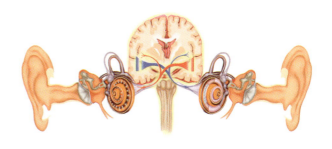

Figura 116.2. Sistema auditivo central e suas estruturas.
Fonte: Desenvolvida pela autoria.

SEÇÃO X – OLHO, VIAS LACRIMAIS E SISTEMA AUDITIVO

Seu funcionamento envolve o processamento auditivo central, ou seja, uma série de processos relacionados com a análise e a interpretação de sons que culmina no reconhecimento de sons complexos, como os da fala.

Desenvolvimento embriológico e maturacional do sistema auditivo

O desenvolvimento embrionário do sistema auditivo tem início com 4 semanas de gestação, quando aparecem os traços de sua formação; desenvolve-se em grande escala a partir da 9ª semana, sendo completado, em média, ao final da 11ª semana. O amadurecimento dos componentes estruturais de tal sistema está assegurado no 5º mês da gravidez.

Uma das primeiras diferenciações do embrião é a formação de três placas sobrepostas, as camadas germinativas. São denominadas ectoderma, mesoderma e endoderma. Podemos observar que as porções externa e interna da orelha se desenvolvem a partir do tecido ectodérmico, enquanto os ossículos da orelha média e o osso que envolve a orelha interna se originam do tecido mesodérmico.

A orelha começa a se desenvolver durante a vida inicial do embrião, concomitantemente à formação do tubo neural (9ª semana de gravidez). O pavilhão auditivo desenvolve-se ao redor do primeiro sulco branquial (porção dorsal); o tecido que vai formá-lo é fornecido pelo mesênquima do primeiro e do segundo arcos branquiais. O meato acústico externo é derivado do primeiro sulco branquial entre o arco mandibular e hioideo. O epitélio no fundo desse sulco mantém-se em contato com o endoderma da primeira bolsa faríngea. O tecido conjuntivo deriva da mesoderme e vai tornar-se a camada fibrosa da membrana timpânica, e, em torno do 3º mês, vai ossificar-se e formar o anel timpânico.

Com relação ao desenvolvimento da orelha média, devemos dizer que é estrutura endodérmica e que tem seu desenvolvimento iniciado por volta da 3ª semana gestacional. A cavidade timpânica, a mastoide e a tuba auditiva têm origem a partir de uma expansão do fundo da primeira e possivelmente da segunda bolsas faríngeas. A endoderme da bolsa faríngea aparece precocemente e está bem definida no embrião de 3 semanas. Os ossículos são formados a partir do tecido do primeiro (martelo e bigorna) e do segundo (estribo) arcos branquiais. Em torno da 9ª semana, eles já apresentam uma configuração muito semelhante à que apresentam no adulto. A ossificação do martelo e da bigorna se inicia na 16ª semana; e a do estribo, na 19ª semana. O músculo tensor do tímpano é derivado do primeiro arco branquial; e o músculo do estribo, do segundo.

O labirinto membranoso é a primeira parte da orelha interna a se formar. Essa estrutura aparece no embrião de 3 semanas como um pequeno espessamento do ectoderme de cada lado da cabeça, dorsal ao primeiro sulco branquial. Esse pequeno espessamento logo se invagina, e suas extremidades formam um saco fechado denominado vesícula ótica, a qual dará origem ao ducto endolinfático e ao ducto coclear. Todos os órgãos sensoriais periféricos da orelha interna são originários de áreas epiteliais da vesícula ótica das quais cresceram fibras nervosas terminais dos gânglios vestibular e coclear. Esse conjunto de células nervosas formará o oitavo nervo craniano, o vestibulococlear. As áreas epiteliais sensoriais são divididas em dois grupos, sendo um deles o que forma a cóclea, que se desenvolve do epitélio ao longo da parede posterior do ducto labiríntico, no local de entrada das fibras do nervo coclear. A cóclea aparece no início da vida fetal e atinge sua forma adulta no meio da idade gestacional. A cápsula ótica da cóclea, modíolo central e escalas timpânica e vestibular começam a se diferenciar no início da 8ª semana. A formação do labirinto ósseo dá-se a partir do tecido de origem mesodérmica que envolve o labirinto membranoso e ocupa o intervalo entre este e a camada periosteal envolvente da cápsula ótica.

Ao nascer, o lactente consegue discriminar a voz da mãe e se comporta de maneira a dar preferência a ela em detrimento da voz de outra mulher; portanto, a habilidade de discriminar sons está presente desde o nascimento. A localização sonora tem início aos 4 meses e evolui com o aumento da idade, assim como as habilidades de reconhecimento e compreensão auditiva.

Assim, a integridade anatômica e funcional do sistema auditivo periférico e central e a estimulação auditiva constituem aspectos fundamentais para o desenvolvimento infantil. Perdas auditivas podem acarretar déficits na linguagem e no desenvolvimento cognitivo, intelectual, cultural e social.

O diagnóstico precoce é uma ferramenta essencial para que a intervenção ocorra de modo eficiente e em tempo adequado para minimizar ou evitar o atraso do desenvolvimento da criança. Pode ser realizado ainda nos primeiros meses de vida por meio de programas de saúde auditiva (triagem auditiva, diagnóstico audiológico e médico da perda auditiva, monitoramento do desenvolvimento auditivo e reabilitação) dos quais trataremos no próximo capítulo. Uma etapa importante da triagem auditiva neonatal é a identificação dos possíveis fatores etiológicos da perda auditiva, que nortearão os procedimentos de triagem auditiva, assim como a conduta a ser adotada.

Perda auditiva

Classificação quanto ao tipo

A perda auditiva pode ser classificada quanto ao tipo em: condutiva, sensório-neural ou mista.

Na perda condutiva, há interferência na transmissão do som no meato acústico externo à orelha interna. A orelha interna tem função normal, mas a vibração sonora não é capaz de estimular a cóclea pela via aérea normal de condução, por uma alteração na orelha externa e/ou na orelha média. A perda do tipo condutiva é caracterizada por uma perda dos sons de condução aérea, enquanto são percebidos normalmente os sons conduzidos diretamente à orelha interna, pelos ossos do crânio e pelo osso temporal. Caracteriza-se basicamente pela diminuição da audição aos sons graves. Os indivíduos com perda condutiva podem apresentar zumbido, falam em voz baixa, apresentam limiares ósseos normais e índice de reconhecimento de fala quase sempre de 100%. É o tipo de perda mais comum em crianças, frequentemente resultante de infecções otológicas em curso.

A perda auditiva sensório-neural ocorre quando há comprometimento das estruturas da orelha interna (cóclea e nervo coclear). É quase sempre permanente e irreversível. Pode ser uni ou bilateral, simétrica ou assimétrica, flutuante, progressiva ou súbita. Nesse tipo de perda, os limiares auditivos da condução aérea e óssea são os mesmos. Suas causas são diversas, nem sempre bem conhecidas e de difícil diagnóstico. As características gerais dos pacientes são voz alta, zumbido e reconhecimento de fala afetado, o qual piora ainda mais em ambientes ruidosos.

As perdas auditivas mistas ocorrem quando apresentam características condutivas e sensório-neurais. Os limiares auditivos são elevados para a via óssea, porém muito mais elevados para a via aérea, havendo, portanto, um *gap*, ou seja, um diferencial aéreo-ósseo.

A perda auditiva central é uma forma de perda sensório-neural causada por uma lesão/disfunção das vias auditivas. Quando a lesão/disfunção ocorre no córtex auditivo primário, é chamada surdez cortical. Como características, observam-se limiares auditivos normais, baixos índices de reconhecimento de fala e desempenho ruim em procedimentos que usam material de fala.

O espectro da neuropatia auditiva é caracterizado como um distúrbio que afeta o processamento neural do estímulo auditivo, podendo haver redução da capacidade do indivíduo para a compreensão da fala, além de poder afetar a habilidade de detectar sons de diferentes intensidades. Ocorre em razão de disfunção das células ciliadas internas e/ou alteração na sinapse entre células ciliadas internas e o nervo coclear, podendo ainda haver alteração no nervo coclear. Esses pacientes mostram evidências clínicas de funcionamento normal das células ciliadas externas.

Causas congênitas e adquiridas da perda auditiva neonatal

No período neonatal, as perdas auditivas podem ter sua etiologia em fatores congênitos (pré-natais) ou adquiridos (perinatais e pós-natais). Esses fatores foram definidos e revisados pelo Joint Committee on Infant Hearing (JCIH) em 2007. Devem ser pesquisados em prontuário e/ou anamnese com a família e levados em consideração desde a triagem auditiva neonatal até o diagnóstico ou o programa de monitoramento auditivo.

A partir da década de 2000, no mundo inteiro, as unidades de cuidados intensivos neonatais experimentaram um grande desenvolvimento, o que envolveu também um aumento na disponibilidade e na qualificação dos recursos humanos. Esses fatores contribuíram para que houvesse uma redução da mortalidade neonatal e, assim, aumento da incidência de prematuridade e baixo peso ao nascer, além da morbidade neonatal relacionada aos indicadores de risco para perda auditiva.

Listamos a seguir os fatores congênitos e adquiridos, indicadores de risco, assim como breve descrição de cada um deles.

- Preocupação dos pais com relação ao desenvolvimento da audição, fala ou linguagem da criança.
- Histórico familiar de perda auditiva permanente na infância.

- Consanguinidade dos pais.
- Permanência em Unidade de Terapia Intensiva (UTI) Neonatal por mais de 5 dias.
- Ocorrência de ventilação mecânica assistida.
- Exposição a medicamentos ototóxicos ou diuréticos de laço.
- Hiperbilirrubinemia que requeira exatransfusão.
- Infecções intraútero, como citomegalovírus, herpes, rubéola, sífilis e toxoplasmose.
- Anomalias craniofaciais, incluindo aquelas que envolvem orelha e osso temporal.
- Achados físicos associados a síndromes que expressam deficiência auditiva.
- Doenças neurodegenerativas, como a síndrome de Hunter, ataxia de Friedreich e síndrome de Charcot-Marie-Tooth.
- Infecções bacterianas ou virais pós-natais, como citomegalovírus, herpes, sarampo, varicela e meningite.
- Traumatismo craniano.
- Quimioterapia.

Causas da perda auditiva congênita

Genéticas

As desordens genéticas que provocam perdas auditivas podem estar presentes desde o nascimento ou se manifestar tardiamente. As perdas auditivas provocadas por alterações genéticas podem ser tanto sensório-neurais quanto condutivas ou mistas, dependendo da fisiopatologia da deficiência, e podem apresentar etiologia cromossômica, monogênica (autossômica dominante ou recessiva, monogênica ligada ao sexo dominante ou recessivo) ou mitocondrial. Essas perdas auditivas podem se apresentar isoladamente ou em associação a outras anomalias.

As principais síndromes ou anomalias genéticas que incluem a perda auditiva como um de seus sinais característicos são:

- **Síndrome de Michel:** caracteriza-se pela aplasia ósseo-membranosa da orelha interna.
- **Síndrome de Mondini:** apresenta desenvolvimento ósseo membranoso incompleto do labirinto.
- **Displasia de Sheibe:** o osso labiríntico é normal, assim como o utrículo e os canais semicirculares, porém a parte inferior (sáculo e ducto coclear) é representada por um grupo de células indiferenciadas e a membrana tectória apresenta-se com tamanho reduzido. É a alteração mais comum de surdez hereditária, presente em cerca de 70% dos casos, e pode ocorrer isoladamente ou como parte de muitas outras síndromes com múltiplas anomalias associadas.
- **Síndrome de Waardenburg:** diagnosticada pela presença das seguintes características: perda auditiva sensório-neural, hipopigmentação do cabelo, anomalia da íris e deslocamento lateral do canto medial e do ponto lacrimal (*dystopia canthorum*).
- **Síndrome de Treacher Collins:** tem como característica as malformações craniofaciais, como hipoplasia simétrica e bilateral dos ossos malares, do rebordo infraorbitário e da mandíbula. Muitas vezes são detectadas anormalidades da orelha externa, como microtia ou anotia, atresia do

canal auditivo externo e malformações da cadeia ossicular, o que pode causar perda auditiva condutiva.

- **Síndrome de Usher:** doença autossômica recessiva, caracterizada por retinose pigmentar e perda auditiva sensório-neural bilateral.
- **Síndrome de Pendred ou bócio:** é um transtorno endócrino-metabólico, por vezes encontrado já ao nascimento e cujas manifestações auditivas podem ser variáveis, e, na maior parte, apresenta-se como perda auditiva sensório-neural de moderada a profunda. Seu risco de ocorrência é de cerca de 1:14.500.
- **Síndrome de Alport:** transtorno renal associado a anomalias oculares, como a catarata, e à perda auditiva sensório-neural progressiva, que ocorre em 40 a 60% dos casos, sendo bilateral, de comprometimento leve a severo e de aparecimento na pré-adolescência.
- **Síndrome de Pierre Robin:** trata-se de um transtorno craniofacial-esquelético, com alterações orais como fenda labiopalatina e micrognatia e, em alguns casos, retardo mental. Quanto à perda auditiva, pode ser sensório-neural ou condutiva, por anomalias da orelha média.
- **Síndrome de Down ou trissomia do 21:** síndrome caracterizada por atraso no desenvolvimento e retardo mental, associada a alta incidência de perda auditiva; isso decorre de algumas anormalidades ou malformações da orelha externa e/ou média, que podem estar presentes, como MAE estreito e desenvolvimento anormal da tuba auditiva. Além disso, crianças portadoras dessa síndrome são mais suscetíveis a infecções das vias aéreas superiores, o que facilita o aparecimento de otite média com efusão, uma das causadoras da perda auditiva condutiva; por vezes, pode também haver comprometimento sensório-neural.

Destacamos, a seguir, alguns dos fatores que predispõem às anomalias genéticas citadas: parentes consanguíneos com anomalias congênitas e/ou deficiência intelectual; parentes consanguíneos com uma anomalia de origem genética; um dos genitores portador de uma doença genética ou de um gene que possa causar uma doença genética; parentes consanguíneos com anomalia semelhante; genitores com algum grau de consanguinidade; genitores pertencentes a um grupo racial de risco para determinada anomalia genética; genitores que, além da criança com anomalia, apresentam história de abortamento habitual; mãe com mais de 35 anos de idade, ou pai com mais de 55 anos; a criança é filha de casal em que pelo menos um dos genitores esteve ou está exposto a radiações, produtos químicos diversos, uso crônico de fármacos ou medicamentos potencialmente teratogênicos.

No que diz respeito à maioria das perdas auditivas genéticas isoladas, estas possuem um padrão de herança autossômica recessiva. Cerca de 50% das perdas auditivas com esse tipo de herança são isoladas e podem ser congênitas ou tardias.

As congênitas, em sua maior parte, são sensório-neurais, decorrentes de alterações estruturais e/ou funcionais do ouvido interno. O estudo histopatológico é a única maneira de identificar o local da lesão primária que compromete a parte óssea ou membranosa do labirinto, podendo resultar de alterações dos centros corticais cerebrais.

Já as perdas auditivas isoladas de etiologia genética, que aparecem tardiamente, são causadas pela degeneração progressiva do órgão de Corti, que já estava completamente desenvolvido. As principais são causadas por hereditariedade, otosclerose e presbiacusia. Geralmente, essas perdas auditivas acometem crianças a partir da pré-puberdade.

Infecções

É conhecida a associação entre algumas infecções congênitas e a perda auditiva, sendo as mais conhecidas a rubéola, o citomegalovírus, os vírus do herpes e da sífilis e a toxoplasmose. Recentemente, os recém-nascidos portadores do vírus HIV também foram incluídos nesse grupo de risco. Existe ainda uma recomendação para maior atenção à infecção congênita pelo Zika vírus.

Todas essas infecções terão consequências mais sérias se ocorrerem no 1º trimestre de gestação.

- **Rubéola:** o vírus da rubéola infecta a placenta e é transmitido para o feto, disseminando-se para múltiplos órgãos e tecidos. Ele tem um efeito denominado citolítico, com habilidade de inibir o crescimento e a maturação da célula. O primeiro efeito no desenvolvimento do feto consiste na redução da taxa de desenvolvimento e divisão celular. Essa inibição altera o crescimento e o desenvolvimento de todos os sistemas do organismo. A deficiência auditiva geralmente envolve a orelha interna, sendo mais frequente a ocorrência de lesão na estria vascular, membrana de Reissner e membrana tectória, resultando em deficiência auditiva sensório-neural uni ou bilateral, sendo, na maioria das vezes, bilateral, de grau severo para profundo.
- **Citomegalovírus:** a infecção congênita por citomegalovírus é umas das principais causas de defeitos e deformidades no feto. A infecção pode ser assintomática ou pode causar perda auditiva profunda, além de microcefalia, hidrocefalia e danos neurológicos. Como outros vírus da família Herpesviridae, causa uma infecção primária e permanece latente no organismo. A infecção secundária tem uma taxa de transmissão vertical de 1%; já a infecção primária, de 30 a 40%.
- **Herpes:** a herpes é uma das doenças sexualmente transmissíveis mais comuns e apresenta dois tipos de vírus que infectam os seres humanos. O HSV-I, ou herpes labial, e o HSV-II, o chamado herpes genital, geralmente adquirido na adolescência ou na vida adulta. Sua transmissão para o feto se dá durante o parto, caso a mãe esteja ativamente infectada. Os lactentes infectados demonstram sintomas que variam de lesões cutâneas localizadas a infecções generalizadas e, entre as complicações neurológicas e sensoriais, pode estar a perda auditiva sensório-neural.
- **Sífilis congênita (SC):** resultado da transmissão do *Treponema pallidum* da gestante sem tratamento ou tratada de maneira inadequada. A frequência da transmissão vertical nas fases primária e secundária da doença varia entre 70 e 100%. A SC está associada a uma série de situações clínicas e sequelas graves. Em 80% dos casos, os desfechos são desfavoráveis: 40% resultam em óbito fetal; 20%, em morte perinatal; e os 20% restantes, em infecção

congênita. A SC pode estar relacionada às anormalidades do sistema nervoso central, com consequente déficit no sistema vestibular e perda auditiva sensório-neural, sendo bilateral e de grau severo a profundo. A perda auditiva pode não estar presente logo ao nascimento, sendo geralmente observada no começo da infância, o que a caracteriza como uma perda auditiva progressiva.

- **Toxoplasmose:** o *Toxoplasma gondii é* associado a lesão das vias auditivas, com demonstração de depósitos de cálcio (similares às calcificações encontradas nos cérebros das crianças com toxoplasmose congênita) no ligamento espiral e na cóclea. O déficit auditivo tem sido relatado em cerca de 20% dos casos de toxoplasmose congênita, principalmente nas crianças não tratadas ou tratadas por período muito curto.
- **HIV:** sua principal forma de contágio para crianças é a transmissão vertical, de mãe para filho, que pode ocorrer durante o período intrauterino através da circulação materna, intraparto, por aspiração de sangue ou outras secreções, e pós-parto, em razão do aleitamento. Em 65% dos casos, o contágio ocorre no momento do parto; e em 35%, a transmissão ocorre intraútero e durante a amamentação. Inúmeras infecções podem acometer as crianças com o vírus. As que acometem as vias aéreas superiores, principalmente as sinusites e otites externa e média, são responsáveis pela alta incidência de alterações auditivas condutivas. Além disso, o comprometimento da audição pode ter relação com o uso de medicamentos ototóxicos e a ação lesiva viral sobre as estruturas nervosas periféricas e centrais.
- **Zika vírus:** A infecção por esse vírus durante a gestação pode causar no feto graves anomalias cerebrais e microcefalia. Essa infecção vem sendo relacionada com danos estruturais no sistema visual e também disfagia, perda auditiva sensório-neural e epilepsia, além de prejuízos na área motora, incluindo hipertonia e sinais extrapiramidais. Atualmente, não há evidências sugerindo a associação entre perda auditiva de aparecimento tardio e a infecção pelo Zika vírus.

Malformações de cabeça e pescoço

São relacionadas de maneira significativa às alterações auditivas, tanto periféricas quanto centrais. Em diferentes estudos, essa variável responde por 11 a 16% dos casos de perda auditiva, aumentando em até cinco vezes o risco de essas crianças apresentarem a alteração.

Distúrbios neurodegenerativos

Síndromes ou neuropatias sensório-motoras, como:
- **Ataxia de Friedreich:** transtorno progressivo do sistema nervoso, cujas características mais comuns são anomalias oculares e cardíacas; além disso, a perda auditiva sensório-neural, também progressiva, é bilateral e acomete principalmente as frequências médias.
- **Síndrome de Hunter:** síndrome que acomete apenas indivíduos do sexo masculino e cujas características envolvem retardo do crescimento e mental, sendo acompanhada de perda auditiva do tipo mista em cerca de metade dos casos.

- **Síndrome de Charcot-Marie-Tooth:** neuropatia sensorial e motora hereditária, que afeta crianças e adultos, sendo transmitida com mais frequência como traço autossômico dominante. Caracterizada por fraqueza e desgaste distal progressivo, perda de reflexos dos músculos das pernas e diminuição da sensibilidade distal. Os pacientes apresentam perda auditiva do tipo sensório-neural, no entanto não é consenso entre os estudos existentes a proporção de pacientes com audição comprometida pela doença.

Causas da perda auditiva adquirida

Anóxia

O cérebro é mais sensível à anóxia do que o sistema auditivo. No entanto, a encefalopatia hipóxico-isquêmica grave é fator de risco importante para perda auditiva, já que a falta de oxigenação da cóclea resulta em danos às suas células ciliadas. A participação da asfixia nos achados de perda auditiva pode ser minimizada ou até mesmo abolida com o controle dessa doença, o que pode ser conseguido com o treinamento das equipes que dão assistência ao recém-nascido em sala de parto.

Prematuridade e permanência na UTI por mais de 5 dias

A prematuridade e a permanência na UTI por mais de 5 dias classificam-se como indicadores de risco para perda auditiva, não pelo quadro em si, mas pelos cuidados especiais na UTI neonatal que o recém-nascido pré-termo geralmente necessita, como uso de medicação ototóxica, ventilação mecânica invasiva e atendimentos especializados.

Em estudo (Colella-Santos et al., 2013) realizado em UTI neonatal na cidade de Campinas, observou-se incidência de perda auditiva em aproximadamente 4% dos neonatos: 1,4% deles apresentaram perda auditiva sensório-neural; 2,2%, perda auditiva condutiva; e 0,24%, espectro da neuropatia auditiva.

Baixo peso ao nascimento

A literatura vigente considera fator de risco para perda auditiva peso menor do que 1.500 g ao nascimento, embora esse achado não seja constante e o seu maior ou menor significado dependa das diferenças das populações avaliadas, bem como das condições de atenção perinatal.

Infecções pós-natais

- **Meningite bacteriana:** doença infecciosa aguda, que afeta o sistema nervoso central, podendo resultar em dano cerebral irreversível ou morte; uma de suas complicações mais comuns é a perda auditiva sensório-neural, variando de severa a profunda na maioria das vezes. Em países onde a imunização e o tratamento da meningite não são totalmente acessíveis, essa infecção é a principal causa de perda auditiva sensório-neural em crianças.
- **Sarampo:** infecção viral que acomete o sistema respiratório e que pode invadir a orelha interna, pela corrente sanguínea, pelo sistema nervoso central ou por labirintite purulenta secundária a otite média supurativa.
- **Varicela:** o vírus da varicela pode causar duas doenças: a catapora e o herpes-zóster. A infecção da orelha interna

por herpes-zóster resulta da reativação do vírus no gânglio geniculado, no gânglio espiral e/ou no vestibular. Clinicamente, observa-se zumbido associado a perda súbita da audição, vertigem, paralisia facial periférica e lesões cutâneas no meato auditivo externo.

- **Outras:** herpes e citomegalovírus, já descritas anteriormente.

Hiperbilirrubinemia

A hiperbilirrubinemia implica em risco de desenvolver encefalopatia, com óbito ou sequelas permanentes, entre as quais a mais frequente é a surdez. O JCIH destaca nesses casos a necessidade de acompanhamento audiológico posterior em situações de hiperbilirrubinemia intensa, já que o resultado de triagem auditiva normal logo após o nascimento não exclui a possibilidade de perda auditiva neonatal tardia ou progressiva. Considera para essa indicação o nível de bilirrubina indireta ≥ 18 mg/dL, para o recém-nascido com peso superior a 2.500 gramas. Nesses casos, o monitoramento audiológico deve ser feito a cada 6 meses, até os 3 anos de vida. As consequências dos níveis elevados de bilirrubina são mais relevantes para o sistema nervoso central. Neste local, a impregnação de cor amarelada é mais intensa nos núcleos da base subtalâmico e pálido, mas também está presente no hipocampo, corpos geniculados, núcleos vestibular, coclear e oculomotor, assim como no cerebelo e no cordão espinal. Clinicamente, a encefalopatia hiperbilirrubínica pode resultar em óbito, no seu extremo, ou determinar sequelas neurológicas permanentes, principalmente surdez, retardo mental, déficit motor e atetose. Há casos, porém, em que ocorre apenas a neuropatia auditiva por hiperbilirrubinemia e a cóclea permanece preservada.

Exposição a medicamentos ototóxicos

A perda auditiva sensório-neural, em decorrência do uso prolongado de certos medicamentos, não é incomum; tem comprometimento bilateral simétrico e varia quanto ao grau; além disso, sua suscetibilidade é individual e imprevisível. Visto que alguns medicamentos são depurados mais lentamente dos líquidos da orelha interna do que da corrente sanguínea, a alta concentração deles na perilinfa pode surtir efeitos prolongados, mesmo após sua suspensão. Os ototóxicos mais comumente usados são os da família dos antibióticos aminoglicosídeos, usados em múltiplos casos, ou em combinação com diuréticos como furosemida, gentamicina, amicacina, vancomicina, furosemida e indometacina.

Traumatismo craniano, incluindo a região do osso temporal

As fraturas do osso temporal podem se dividir em longitudinais e transversais, e as primeiras frequentemente resultam em perda auditiva sensório-neural, cujo padrão audiométrico se assemelha ao do trauma acústico; nos casos em que há acometimento das orelhas externa ou médias, pode ou não haver perda auditiva, sendo, neste caso, do tipo condutiva. Já uma fratura transversal pode passar através do vestíbulo da orelha interna e causar perda completa da função coclear e/ou vestibular, estando associada a vertigem e paralisia do nervo facial.

Quimioterapia

Trata-se de uma das modalidades básicas no tratamento do câncer. Entre seus efeitos colaterais, destaca-se a perda auditiva causada pela ototoxicidade. Os medicamentos utilizados na quimioterapia são de diferentes classes, e alguns são considerados ototóxicos. São eles: aminoglicosídeos, agentes antineoplásicos, antibióticos, anti-inflamatórios não esteroidais, diuréticos e anti-hipertensivos. Os medicamentos do grupo da platina são os mais devastadores e geram sintomas auditivos, como zumbido e alteração da sensibilidade da audição. Os ototóxicos são capazes de atingir o órgão de Corti e os epitélios neurossensoriais do labirinto posterior, por meio dos líquidos labirínticos. Estes comprometem principalmente as células ciliadas externas e podem gerar sintomas cocleares; porém, também são observadas alterações vestibulares. A perda auditiva geralmente é bilateral e irreversível, com zumbido associado e alteração nas altas frequências.

Necessidade de ventilação mecânica

A ventilação mecânica por mais de 5 dias tem associação significativa a alterações auditivas. Vários aspectos têm sido relacionados a esse indicador de risco, incluindo o nível de ruído dos aparelhos, a duração da ventilação mecânica, além das patologias pulmonares envolvidas, como a displasia broncopulmonar e a hipertensão pulmonar persistente. Tanto as condições de anóxia e hipóxia quanto as de hiperóxia são prejudiciais às células ciliadas da orelha interna.

Considerações finais

A audição desempenha papel fundamental para que o processo de desenvolvimento de linguagem ocorra de maneira natural e saudável. As perdas auditivas na infância, quando não identificadas precocemente, acarretam prejuízos irreparáveis no desenvolvimento global da criança.

Determinar a etiologia da perda auditiva não é tarefa simples e é frequente a não detecção do fator de dano ao sistema auditivo. Assim, faz-se imprescindível uma investigação detalhada dos indicadores de risco para a perda auditiva, por parte do profissional de saúde. A anamnese com os responsáveis deve ser realizada, de modo a afastar possíveis causas e indicadores não identificados durante o período neonatal, além de permitir investigar possíveis preocupações deles com o comportamento auditivo da criança.

LEITURAS COMPLEMENTARES

Adebanjo T, Godfred-Cato S, Viens S, Fischer M, Staples E, Kuhnert-Tallman W et al. MMWR Morb Mortal Wkly Rep. 2017;66:1089-99.

Castro Pérez F, Sanabria Negrín JG, Menédez García R. Síndrome de Waardenburg: Clasificación clínica de una familia. Rev Ciências Médicas. 2012;16(3):161-71. Disponível em: http://scielo.sld.cu/scielo.php?script=sci_arttext&pid=S1561-31942012000300014&lng=es.

Chakraborty R, Luck S. Syphilis is on the increase: The implications for child health. Archives of Disease in Childhood. 2008;93:105-9.

Chu K, Elimian A, Barbera J, Ogburn P, Spitzer A, Quirk JG. Antecedents of newborn hearing loss. Obstet Gynecol. 2003;101:584-8.

Cianciarullo MA, Durante AS, Carvalho R, Voegels R, Takahashi G, Vaz FAC. Perda auditiva neonatal associada a hiperbilirrubinemia por deficiência de glicose-6-fosfato desidrogenase: Relato de caso. Pediatria. 2005;27(2):126-32.

Colella-Santos MF, Sartorato EL, Tazinazzio TG, Françozo MFC, Couto CM, Castilho, AM et al. An auditory health program for neonates in ICU and/or intermediate care settings. Braz J Otorhinolaryngol. 2013;79(6).

Colella-Santos MF, Souza GL, Diniz TA, Triagem Auditiva Neonatal em UTI. In: Boechat EM et al. (org). Tratado de Audiologia. 2.ed. Rio de Janeiro: Guanabara Koogan; 2015. p.366-94.

Colella-Santos MF. Triagem auditiva neonatal e diagnóstico audiológico de lactentes de UTI e/ou Cuidados Intermediários [tese de livre-docência]. Campinas: Universidade Estadual de Campinas; 2014.

Fanaroff, Martin. Medicina Neonatal e Perinatal: Doenças do Feto e Infantil. 10.ed. trad. dig. Elsevier Health Edu; 2016.

Feirn R, Sutton G, Parker G, Sirimanna T, Lightfoot G, Wood S. Newborn Hearing Screening and assessment: Guidelines for the Assessment and Management of Auditory Neuropathy Spectrum Disorder in Young Infants; 2013. Disponível em: http://hearing.screening.nhs.uk/audiologyprotocols#fileid16503.

Hood LJ, Keats BJB. Genetics of Childhood Hearing Loss. In: Comprehensive Handbook of Pediatric Audiology. 2nd ed. San Diego (CA): Plural; 2017. p.133-48.

Joint Committee on Infant Hearing (JCIH); 2007. Year 2007 Position statement: Principles and guidelines for early hearing detection and intervention programs. Pediatrics. 2007;120(4):898-921.

Naddeo F, Passos-Castilho AM, Granato C. Cytomegalovirus infection in pregnancy. J. Bras. Patol. Med. Lab. 2015;51(5):310-4. Disponível em: http://www.scielo.br/scielo.php?script=sci_arttext&pid=S1676-24442015000500310&lng=en. Doi: 10.5935/1676-2444.20150050.

Neto OMS, Périco RAN. Neuropatia Auditiva. In: Novo Tratado de Fonoaudiologia. 3.ed. Barueri (SP): Manole; 2013. p.223-35.

Northern JL, Downs MP. Audição em crianças. 5.ed. Rio de Janeiro: Guanabara Koogan; 2005.

Redondo, MC. Perda auditiva de origem genética. In: Novo Tratado de Fonoaudiologia. 3.ed. Barueri (SP): Manole; 2013. p.15-36.

Rubio González T, Norbet Vázquez L, Paz Rosales A. Enfermedad de Charcot-Marie-Tooth en numerosos miembros de una familia. Medisan. 2016;20(2):215-21. Disponível na internet em: http://scielo.sld.cu/scielo.php?script=sci_arttext&pid=S1029-30192016000200011&lng=es.

Solís Alfonso L, Agramonte Centelles I. Síndrome de Treacher Collins en una familia cubana. Presentación de caso. Rev haban cienc méd. 2016;15(3):408-17. Disponível em: http://scielo.sld.cu/scielo.php?script=sci_arttext&pid=S1729-519X2016000300010&lng=es.

Triagem Auditiva no Período Neonatal

Maria Francisca Colella-Santos
Thais Antonelli Diniz-Hein
Caroline Donadon
Maria Cecilia Marconi Pinheiro Lima

A perda auditiva é o déficit sensorial mais frequente presente ao nascimento. A prevalência da perda auditiva bilateral sensório-neural é de 1 a 5:1.000 nascimentos. Essa prevalência aumenta para 1 a 4% para neonatos com indicadores de risco, como permanência em unidade de terapia intensiva. É uma alteração de grande impacto no desenvolvimento infantil, pois o funcionamento normal da audição fornece experiências auditivas que capacitam a criança para a aquisição da linguagem oral. A detecção precoce da perda auditiva seguida pela intervenção multiprofissional adequada pode minimizar seus efeitos no desenvolvimento da fala, linguagem e habilidades sociais, cognitivas e acadêmicas, influenciando diretamente a qualidade de vida de uma criança.

A triagem auditiva neonatal é um método que possibilita identificar precocemente a perda auditiva congênita em neonatos e lactentes. Nas décadas de 2000 e 2010, tornou-se o padrão de cuidado em muitos países em todo o mundo.

Neste capítulo, apresentamos aspectos gerais sobre a triagem auditiva neonatal e o processo referente ao programa de saúde auditiva desenvolvido no Centro de Atenção Integral à Saúde da Mulher (CAISM) e no Centro de Estudos e Pesquisa em Reabilitação Pro Dr. Gabriel Porto (Cepre), bem como as inovações no processo de diagnóstico audiológico infantil.

Triagem auditiva neonatal

A triagem auditiva neonatal (TAN) é o principal meio para detectar-se precocemente perdas auditivas. Como em todo programa de triagem, o procedimento deve ser rápido, simples e selecionar aqueles com mais probabilidade de uma alteração na função testada. Deve ser a primeira etapa de um programa de saúde auditiva neonatal, sendo essencial para o sucesso das outras fases, que possibilitam o diagnóstico e a intervenção precoces.

No cenário mundial, em países desenvolvidos, como Estados Unidos, a triagem auditiva está amplamente difundida e sua abrangência é de praticamente 100%. Nos países em desenvolvimento, há vários fatores que dificultam a cobertura universal dessa triagem.

No Brasil, levando em conta o impacto da perda auditiva na população brasileira, assim como suas consequências, a Lei Federal n. 12.303, publicada em 2010, tornou obrigatória a realização do exame denominado Emissões Otoacústicas Evocadas nas crianças nascidas nas dependências de todos os hospitais e maternidades. No entanto, essa lei não foi eficiente para modificar a cobertura da triagem auditiva em âmbito nacional. Estimativas mostraram que apenas 10% dos recém-nascidos têm acesso a esse procedimento. A dimensão territorial, associada às diversidades regionais, econômicas e sociais, falta de infraestrutura de pessoal nas maternidades e outras dificuldades relevantes contribuem para que a ampliação da cobertura da triagem auditiva seja um desafio.

As recomendações que se destacaram para o estabelecimento das diretrizes de implantação dos programas de TAN foram propostas pelo Joint Committee on Infant Hearing (JCIH) e foram endossadas no Brasil pelo Comitê Multiprofissional em Saúde Auditiva (COMUSA) e pelas Diretrizes de Atenção à Triagem Auditiva Neonatal elaboradas pelo Ministério da Saúde. Em 2019, nova recomendação foi publicada pelo JCIH.

Preconiza-se que seja universal, ou seja, realizada em mais de 95% dos recém-nascidos. Deve ser organizada em duas etapas: teste; e reteste, para aqueles que não passarem no teste. Recomenda-se que o teste seja aplicado preferencialmente antes da alta hospitalar; e o reteste, em no máximo 30 dias. O processo de diagnóstico da perda auditiva deve ocorrer em até 3 meses e o processo de intervenção deve iniciar-se até os 6 meses. Esses prazos garantem o contato da criança com o mundo sonoro ainda no período de grande plasticidade do sistema nervoso central, 1º ano de vida, permitindo o aumento das conexões nervosas e possibilitando melhores resultados na reabilitação auditiva e no desenvolvimento geral da criança acometida pela perda auditiva.

Atualmente, o uso do registro dos indicadores de risco não é mais recomendado para selecionar as crianças que devem ser submetidas à triagem auditiva. Estudos comprovaram que apenas 50% da população pediátrica com perda auditiva congênita seriam identificados por esse procedimento. No entanto, é fundamental conhecer os indicadores de risco para perda auditiva, porque um lactente com qualquer um desses fatores na história neonatal tem mais riscos de apresentar perda auditiva. Além disso, é por meio da identificação da presença ou ausência de indicadores que o procedimento de triagem auditiva é selecionado. Esses indicadores foram preconizados por comitês nacionais e internacionais que estudaram a audição infantil (JCIH e COMUSA) e foram descritos no Capítulo 106 – Sistema Auditivo e Principais Causas Congênitas e Adquiridas da Perda Auditiva no Período Neonatal.

Assim, recomenda-se a aplicação do teste de emissões otoacústicas (EOA) nos recém-nascidos que não apresentam indicadores de risco na sua história clínica. A técnica mais utilizada é a das emissões otoacústicas por transientes, por detectar perdas auditivas acima de 35 dB. As crianças que apresentarem um ou mais indicadores de risco para perda auditiva são mais suscetíveis à perda auditiva com envolvimento de estruturas retrococleares, como o nervo auditivo e o tronco encefálico. Nesses casos, o procedimento de triagem ideal é o potencial evocado auditivo de tronco encefálico automático (PEATE-A). Ambos os procedimentos são indicados para triagem auditiva por terem boa sensibilidade e especificidade para identificar perda auditiva superior a 30/35 dB. São aplicados por meio de equipamentos portáteis, de fácil manuseio, com coleta e análise automática de resposta. Os registros são analisados por meio de algoritmos internos, com análise estatística, que contribuem para diminuir os erros de interpretação do examinador, além de diminuir o tempo de realização do teste.

As emissões otoacústicas são sons de frequências específicas, gerados pela cóclea e transmitidos para a orelha média e o meato acústico externo (MAE), por meio da atividade de micromecânica não linear das células ciliadas externas, geradas como resposta a uma estimulação acústica. Existem duas maneiras de se avaliar a função coclear: as emissões otoacústicas transientes e por produto de distorção. Em ambos os casos, são captadas no MAE, com um dispositivo de sonda que deve apresentar um transdutor, para emissão do estímulo, e um microfone, para captação das EOA (Figura 117.1).

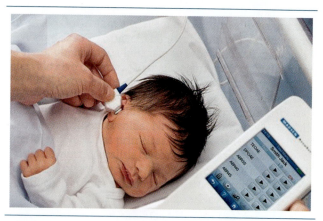

Figura 117.1. Método de triagem auditiva em neonato sem indicador de risco: teste de emissões otoacústicas.
Fonte: Acervo dos autores.

Alguns fatores (como o estado de consciência do neonato – sendo indicado sono leve ou profundo; a colocação da sonda – sendo necessária correta vedação do MAE; e o local do exame – sendo indicado ambiente silencioso) devem ser controlados ou minimizados pelo examinador para que não prejudiquem a correta captação das EOA.

O potencial evocado auditivo de tronco encefálico automático (PEATE-A), como procedimento de triagem, avalia o sistema auditivo até as estruturas de tronco encefálico, por meio de um critério estatístico de aprovação. As respostas sofrem menos influência das alterações da orelha média que as EOA e possuem baixas taxas de falso-negativo. Por meio de fones auriculares e de eletrodos de hidrogel, inseridos na testa e nas mastoides do neonato, o equipamento fornece médias ponderadas do ruído, com base em algoritmos preestabelecidos, com critérios de passa/falha, analisados automaticamente por testes estatísticos. A captação das respostas neurais ao estímulo auditivo se dá por meio de uma sequência de estímulos, geralmente cliques numa intensidade que pode variar entre 30 e 45 dB. Uma resposta clara (Passa) indica que foi detectada uma resposta auditiva do tronco encefálico a um estímulo de banda larga, na intensidade em que o teste foi realizado. Esse método testa principalmente as frequências de 2 a 4 kHz, as quais trazem as informações acústicas mais importantes para o desenvolvimento da fala (Figura 117.2).

Programa de saúde auditiva infantil desenvolvido no CAISM/Unicamp

O Centro de Atenção Integral à Saúde da Mulher (CAISM-Unicamp) é um hospital universitário terciário/quaternário, considerado a maior unidade hospitalar de atenção à saúde da mulher do interior do Estado de São Paulo e centro de referência de maior complexidade no Sistema Único de Saúde (SUS). Sua área de cobertura

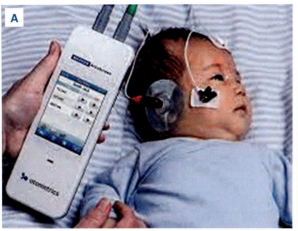 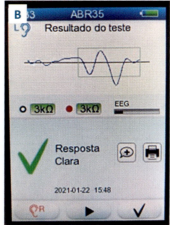 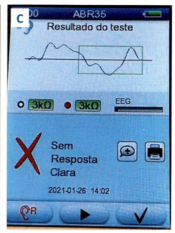

Figura 117.2. Método de triagem auditiva neonatal em neonatos com indicador de risco: potencial evocado auditivo de tronco encefálico.
(A) Preparação do neonato finalizada para realização do teste. (B) Resposta passa: indica uma resposta auditiva de tronco encefálico mediante o estímulo de banda larga, com intensidade de 35 dB. (C) Resposta falha: pode indicar uma perda auditiva, devendo o neonato ser encaminhado para o reteste.
Fonte: Acervo da autoria.

abrange a região metropolitana de Campinas, o Sul de Minas e o Norte do Paraná. A área de neonatologia do CAISM atende cerca de 3 mil recém-nascidos por ano, possui 30 leitos divididos em terapia intensiva e cuidados intermediários e 24 leitos de alojamento conjunto. A triagem auditiva neonatal nos recém-nascidos (RN) internados em terapia intensiva e cuidados intermediários é realizada desde 2000 e em neonatos que permanecem em alojamento conjunto a partir de 2002. Os procedimentos têm sofrido modificações ao longo dos anos, objetivando ampliar a sua cobertura e atingir os critérios de qualidade preconizados. Atualmente, a cobertura da triagem auditiva está em torno de 90%. É realizada por profissional fonoaudiólogo contratado pelo serviço e também por fonoaudiólogos residentes e aprimorandos, sob supervisão docente, como atividade prática curricular.

A triagem dos neonatos do alojamento conjunto, que comumente não apresentam indicadores de risco em suas histórias, ocorre sempre que possível antes da alta hospitalar, por meio das emissões otoacústicas transientes. Quando necessário, é agendada para ser realizada no CEPRE/Unicamp. Já os neonatos da terapia intensiva e cuidados intermediários são triados no CAISM, preferencialmente antes da alta hospitalar, quando o neonato está com o quadro clínico estabilizado, por meio do PEATE-A. Geralmente, possuem mais que um indicador de risco presente em suas histórias clínicas. Nos casos de neonatos transferidos em alguma condição em que o sistema auditivo possa vir a ser afetado, por exemplo, pelo uso de ototóxicos, a triagem auditiva não é realizada antes da transferência e ocorre um agendamento realizado pela equipe médica.

Os neonatos que falham na triagem auditiva neonatal são encaminhados para reteste, que ocorre por volta de 15 dias após a primeira avaliação, com o mesmo procedimento utilizado no teste, ainda na maternidade. Já os neonatos que passam na triagem auditiva, mas possuem indicador de risco para perda auditiva tardia ou progressiva são acompanhados no Programa de Monitoramento Auditivo e de Linguagem do CEPRE/DDHR/FCM-Unicamp para acompanhamento do desenvolvimento auditivo e de linguagem até o 2º ano de vida.

No caso de falha no reteste, ocorre encaminhamento para o diagnóstico audiológico realizado nos Laboratórios de Audiologia do Departamento de Desenvolvimento Humano e Reabilitação/FCM. Esse processo envolve a aplicação de uma bateria de procedimentos eletroacústicos, eletrofisiológicos e comportamentais para verificar o funcionamento do sistema auditivo. A partir da análise conjunta dos resultados obtidos no potencial evocado auditivo de tronco encefálico, emissões otoacústicas transientes e por produto de distorção e imitanciometria, é realizado o diagnóstico audiológico. No caso de perda auditiva sensório-neural, ocorre encaminhamento para avaliação otorrinolaringológica e intervenção fonoaudiológica. A intervenção fonoaudiológica consiste na seleção e na adaptação da prótese auditiva, orientação à família e reabilitação com estimulação auditiva e de linguagem. Nos casos em que a prótese auditiva não fornece o ganho auditivo adequado, há possibilidade de encaminhamento para o implante coclear. O protocolo pode ser observado na Figura 117.3.

No alojamento conjunto, os indicadores de risco mais frequentes são: histórico familiar de perda auditiva, compreendendo 22,8% dos casos; infecções congênitas (toxoplasmose, sífilis, rubéola, citomegalovírus, herpes, HIV), com 18,2%; e hiperbilirrubinemia (valor acima de 14 mg/dL sem necessidade de exsanguinotransfusão), com 12,8%. A incidência da perda auditiva de grau severo ou profundo, em 14.882 neonatos triados que permaneceram em alojamento conjunto, no período de 2002 a 2014, foi de 0,05%, ou seja, 5 casos em 10.000 (Lima et al., 2015).

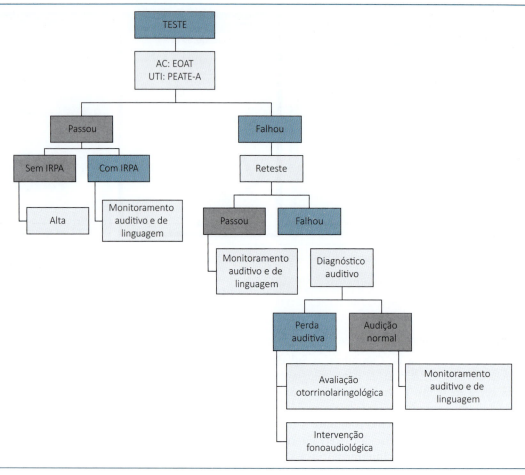

Figura 117.3. Protocolo de triagem auditiva neonatal desenvolvido no CAISM-Unicamp.
Fonte: Desenvolvida pela autoria.

Um dos grandes desafios de um Programa de Triagem Auditiva Neonatal é a adesão das famílias no processo de diagnóstico, quando há falha reteste. Por ser uma deficiência invisível, os pais não percebem que o neonato não escuta, e isso causa uma demora no processo de diagnóstico. Apesar de ser realizada uma busca incessante pelo retorno da família, apenas cerca de 60% comparecem ao diagnóstico realizado no CEPRE.

Para os RN que permaneceram em UTI, verificam-se como indicadores de risco mais frequentes: permanência maior que 5 dias em UTI, ventilação mecânica e uso de medicamentos ototóxicos, prematuridade, peso ao nascimento inferior a 1.500 gramas e Apgar menor que 4 no 1º minuto. A incidência da perda auditiva em 2018 e 2019 foi de 1,3%.

Novas perspectivas

A busca por métodos eficazes no diagnóstico audiológico é uma grande preocupação para os profissionais da área. O teste de emissões otoacústicas utilizado na triagem auditiva identifica disfunções nas células ciliadas externas que afetam a cóclea. No entanto, a medição é influenciada pelas condições da orelha média. Novos procedimentos estão sendo estudados para avaliar com precisão a função da orelha média, melhorando o valor preditivo na identificação de alterações que afetam tanto as emissões otoacústicas quanto os potenciais evocados. Os resultados obtidos nesses testes poderão contribuir para melhor compreensão da falha na triagem auditiva e alteração no diagnóstico audiológico, propiciando condutas precoces e assertivas.

A timpanometria de banda larga tem como objetivo detectar disfunções discretas da orelha média não detectadas à timpanometria convencional, por meio da apresentação de um estímulo complexo. O uso do estímulo de banda larga, de 226 a 8.000 Hz, tem se mostrado mais eficiente na detecção de alterações condutivas, principalmente em neonatos. Um dos resultados obtidos nesse exame é a absorvância, que é a quantidade de energia absorvida em relação à energia total que incidiu no sistema e é medida em porcentagem, por frequência. Pode ser obtida em pressão ambiente, ou seja, sem pressurização do sistema, o que facilita a realização em neonatos, por não haver necessidade de uma perfeita vedação e causar menos desconforto, podendo auxiliar como uma informação complementar no momento da triagem auditiva, principalmente em neonatos que falharam no teste. Pode ser realizada também com pressurização. Nesse caso, a pressão de melhor absorvância é inserida no meato acústico externo. Fornece informações para o diagnóstico diferencial das alterações de orelha média, como disfunção tubária e efusão de orelha média (Figura 117.4).

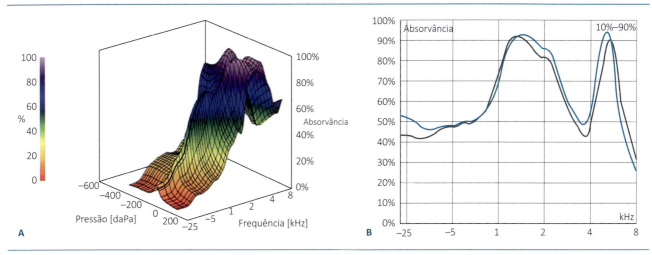

Figura 117.4. (A) Exemplo de timpanometria de banda larga realizado em um neonato sem alteração de orelha média. (B) Resultado da absorvância em pressão ambiente (linha cinza) e no pico de pressão (linha azul) do mesmo neonato.
Fonte: Acervo da autoria.

A pressurização pode também ser utilizada na captação das emissões otoacústicas. Assim, após a detecção da pressão de melhor absorvância obtida na timpanometria de banda larga, realiza-se a pesquisa das emissões otoacústicas, mantendo tal pressão no meato acústico externo. Esse procedimento se torna importante no caso de pressão negativa na orelha média, para minimizar a interferência dessa condição, tanto na propagação do som que é emitido para estimular as células ciliadas como no retorno das emissões otoacústicas provenientes das células ciliadas externas, para análise pelo sistema do equipamento. Dessa maneira, avalia-se o funcionamento das células ciliadas externas da cóclea, sem interferência das condições da orelha média. Isso pode auxiliar a triagem auditiva, fornecendo informação adicional em alguns casos em que antes se obtinha resultados falso-positivos, por se achar que o neonato poderia ter uma perda auditiva quando na verdade ele estava com a pressão da orelha média negativa. Infelizmente, a pressurização não tem auxiliado do mesmo modo em outras alterações de orelha média, como rigidez da cadeia ossicular e efusão de orelha média.

Considerações finais

A triagem auditiva neonatal é fundamental para o diagnóstico precoce da perda auditiva. Há evidências científicas de que essa ação traz benefícios para o desenvolvimento e a qualidade de vida das crianças. A cobertura universal e os demais indicadores de qualidade preconizados poderão ser atingidos a partir da participação efetiva de equipe multidisciplinar neonatal constituída pelo fonoaudiólogo, pelo médico e pela equipe de enfermagem.

LEITURAS COMPLEMENTARES

Aithal S, Kei J, Driscoll C, Khan A, Swanston A. Wideband absorbance outcomes in newborns: a comparison with high-frequency tympanometry, automated brainstem response, and transient evoked and distortion product optoacoustic emissions. Ear and Hearing. 2015;36(5):237-50.

Brasil. Lei n. 12.303, de 2 de agosto de 2010. [Acesso 2015 jul 5]. Disponível em http://www.planalto.gov.br/ccivil_03/_Ato2007-2010/2010/Lei/L12303.htm.

Colella-Santos MF, Sartorato EL, Tazzinazzio TG, Françozo MFC, Couto CM, Rosa IRM et al. An auditory health program for neonates in ICU and/or intermediate care settings. Brazilian Journal of Otorhinolaryngology (Impresso). 2013;79:709-15.

Diretrizes de Atenção à Triagem Auditiva Neonatal, 2012. [Acesso 2018 fev 15]. Disponível em: http://bvsms.saude.gov.br/bvs/publicacoes/diretrizes_atencao_triagem_auditiva_neonatal.pdf.

GN Otometrics A/S. MADSEN AccuScreen OAE & ABR Screener. User Manual. Denmark; 2015. Disponível em: http://www.otometrics.com/~/media/DownloadLibrary/Otometrics/Extranet/Products,-sp-,and,-sp-,Software/Screening/MADSEN,-sp-,AccuScreen/Manuals/7-50-0920-US_09.ashx?la=en.

Joint Committee on Infant Hearing (US JCIH). Year 2007 posi on statement: principles and guidelines for early hearing detec on and interven on programs. Pediatrics. 2007;[S.l.]120:898-921.

Lewis DR, Marone SAM, Mendes BCA, Cruz OLM, Nobrega M. Comitê multiprofissional em saúde auditiva COMUSA. Braz J Otorhinolaryngol. 76(1):121-8.

Lima MCMP, Rossi TRF, Françozo, MFC, Collela-Santos MF, Correa CR. Analysis of neonatal hearing screening program performed on an outpatient basis: Analysis of an outpatient hearing screening program. International Journal of Pediatric Otorhinolaryngology. 2015;79:2227-33.

Year 2019 Position Statement: Principles and Guidelines for Early Hearing Detection and Intervention Programs. Journal of Early Hearing Detection and Intervention. 2019;4(2):1-44.

SEÇÃO XI
Pele

118

Lesões Traumáticas Relacionadas ao Parto

Juliana Paula Ferraz dos Santos
Lucia Helena Leite Bueno
Maria Aparecida Brenelli
Michelle Marchi de Medeiros

No processo de nascimento, durante o trabalho de parto, o parto ou logo após ele, podem ocorrer lesões, com ou sem prejuízos das funções e estruturas do corpo do recém-nascido, especialmente naqueles que precisam de algum tipo de assistência para reanimação.

O espectro dessas lesões é amplo, desde as pequenas e autolimitadas até as graves, que resultam em morbidade neonatal significante, e podem ser evitáveis ou inevitáveis, apesar de uma assistência obstétrica adequada.

Epidemiologia

A incidência dos traumas relacionados a partos vem se reduzindo, em decorrência dos cuidados no pré-natal e na assistência ao parto. Estima-se ser de 2 a 3,5% nos partos vaginais e 1,1% nas cesáreas.

Fatores de risco

Muitos são os fatores de riscos relacionados aos traumas de parto e eles podem ser divididos em três categorias:

Fatores relacionados ao feto

- **Macrossomia:** relacionada a distocia de ombro, fraturas de clavículas e costelas, céfalo-hematoma e bossa serossanguínea. O risco pode ser dobrado quando o peso de nascimento é maior que 4.000 g e ainda mais elevado quanto maior o peso do recém-nascido.
- **Prematuridade:** pode predispor a contusões, assim como a hemorragias intra e extracranianas.
- **Apresentação anormal:** fetos em apresentação transversa, de face, testa ou complexa (pé, mão) podem sofrer lacerações, contusões e hemorragias retinianas.

- **Apresentação pélvica:** pode causar lesões de plexo braquial, hemorragia intracraniana e lacerações de glúteo, além de fraturas de ossos longos.
- **Parto precipitado:** pode explicar ocorrência de hemorragia retiniana.

Fatores relacionados ao mecanismo do parto

- Partos vaginais com instrumentos como fórceps e vácuo apresentam, respectivamente, risco de lesões 3 e 4 vezes maior quando comparados com partos vaginais sem instrumentos. Céfalo-hematoma pode ocorrer de 4 a 11 vezes mais com o uso de instrumentação.

Fatores relacionados à mãe

- **Idade:** idades extremas (menores de 16 e maiores de 35 anos).
- **Número de gestações:** primípara.
- **Anatomia da pelve:** desproporção cefalopélvica, baixa estatura materna e anormalidades pélvicas.

Lesões por localidade

Lesões de pele e partes moles

São as lesões mais comuns relacionadas ao nascimento e incluem as equimoses, petéquias, lacerações e adiponecrose.

Equimoses

Caracterizadas como manchas arroxeadas na pele, decorrentes de sangramentos no tecido subcutâneo, geralmente causadas por contusões, são comuns nos recém-nascidos e podem ocorrer em qualquer seguimento do corpo. Atingem mais frequentemente a cabeça, nos partos operatórios com uso de alavanca, fórceps ou vácuo-extrator, e a região genital, nádegas e membros, naqueles nascidos de apresentação pélvica.

Uma equimose arredondada pode ser vista no couro cabeludo de bebês nascidos com o auxílio do vácuo-extrator, no local onde este foi locado. As equimoses geralmente desaparecem espontaneamente dentro de poucos dias, porém, em alguns casos, quando muito extensas e em bebês prematuros, podem causar anemia e hiperbilirrubinemia, em decorrência da reabsorção de sangue dessas áreas.

A máscara equimótica é uma coloração arroxeada da face que, com frequência, é encontrada em bebês em apresentação de face, pélvicos ou com circular de cordão cervical justa.

Petéquias

São máculas puntiformes avermelhadas na pele, decorrentes de pequenas hemorragias. Podem ser encontradas na cabeça, no pescoço e no dorso e, frequentemente, após partos de apresentação pélvica, em prematuros, bem como nos casos de circular apertada de cordão, podendo estar associadas à máscara equimótica.

Sendo localizadas, não progressivas e sem sangramentos em outros locais, não há motivo para preocupação, e contagem de plaquetas pode ser solicitada para diagnóstico diferencial. Para as petéquias traumáticas, não há tratamento específico e elas desaparecem em 2 a 3 dias.

Lacerações

As lacerações acidentais têm sido reportadas como as lesões mais comuns nos partos cesarianos, geralmente geradas pelo bisturi. Podem ocorrer em qualquer parte do corpo, mais comumente no couro cabeludo e na face. A maior parte dessas feridas é superficial e as margens podem ser aproximadas com o uso de curativo de pontos-falsos. Quando profundas e com sangramento profuso, devem ser suturadas, necessitando de um cirurgião de acordo com o local, como face e região ocular. Após o reparo, essas feridas devem ser mantidas abertas, exceto se estiverem localizadas em áreas contaminadas, como o períneo, e a cicatrização ocorre de maneira rápida.

Adiponecrose do recém-nascido ou necrose da gordura subcutânea

Entidade rara, que pode acometer recém-nascidos a termo que sofreram hipóxia ou algum outro tipo de estresse perinatal, como a hipotermia terapêutica. É uma lesão subcutânea caracterizada por nódulos firmes, móveis e placas, que podem aparecer imediatamente após o nascimento ou até a 2ª semana de vida. Podem ser focais ou extensas, com tamanhos que variam de 1 a 10 cm e, geralmente, são precedidas por edema no local, sem, no entanto, haver aumento da temperatura ou da sensibilidade. A pele sobre a lesão torna-se eritematosa, depois violácea, mas em alguns casos permanece com aspecto normal. Os locais mais acometidos são dorso, nádegas, coxas, bochechas e braços.

O mecanismo fisiopatológico é incerto, mas acredita-se que seja resultado de uma combinação de hipóxia com pressão mecânica no tecido adiposo, geralmente adjacente às estruturas ósseas. Outra hipótese seria a grande quantidade de ácido palmítico e esteárico presente na gordura neonatal, o que predispõe o tecido à cristalização em baixas temperaturas.

O diagnóstico é clínico e a histopatologia mostra necrose do tecido adiposo com infiltrado inflamatório granulomatoso, contendo células gigantes, tipo corpo estranho, com deposição de cristais que se assemelham ao colesterol.

A lesão tem evolução benigna e resolução espontânea em poucas semanas. O grande risco é a hipercalcemia, que pode estar associada em 30 a 60% dos casos. Esta pode ser assintomática ou apresentar-se como irritabilidade, hipotonia, anorexia, vômitos ou com manifestações mais graves. Apesar da etiologia não totalmente conhecida, descreve-se aumento da produção de prostaglandinas, com consequente aumento da reabsorção de cálcio no osso e produção extrarrenal de 1,25 OH vitamina D pelas células granulomatosas da adiponecrose. O tratamento da hipercalcemia consiste na redução da oferta de cálcio e vitamina D, hiper-hidratação endovenosa, uso de diuréticos de alça e, em alguns casos, corticoterapia. O monitoramento dos níveis sérios de cálcio deve ser realizado por vários meses nos bebês acometidos. Há relato de hipercalcemia em crianças 6 meses após o aparecimento das lesões de pele.

Lesões extracranianas

Geralmente ocorrem durante o trabalho de parto e são decorrentes de edema ou sangramentos nas diferentes áreas entre o couro cabeludo e ossos do crânio.

Bossa serossanguínea (*caput succedaneum*)

Derrame serossanguíneo localizado entre o couro cabeludo e o periósteo, acima da gálea aponeurótica, é decorrente da estase circulatória regional ocasionada pela pressão contínua exercida pelo útero, canal de parto ou vácuo-extrator no polo cefálico do bebê. Geralmente já está presente no nascimento ou se desenvolve nas primeiras horas de vida. Caracteriza-se por ser depressível e por não respeitar as linhas das suturas, não ficando, portanto, restrita à área de um único osso. Tem resolução rápida e espontânea em poucos dias e não há necessidade de nenhum tratamento (Quadro 118.1). Suas complicações são raras, mas podem estar associadas lesões necróticas, alopecia e infecção secundária.

Céfalo-hematoma

Coleção sanguínea localizada na região subperiostal, causada pela ruptura de pequenos vasos do periósteo. Caracteriza-se como uma tumefação mais mole no centro e endurecida nas bordas, geralmente unilateral, a qual não se estende além das suturas de um único osso em razão da sólida aderência do periósteo aos ossos do crânio. Com ocorrência estimada em 1 a 2% dos partos, é mais comum quando utilizado fórceps ou vácuo-extrator. Aparece no 2º ou no 3º dia de vida, podendo ser mascarado por uma bossa serossanguínea suprajacente; aumenta de volume durante 2 a 3 dias, permanece estacionária por 2 a 3 semanas e depois regride dentro de 3 meses (Quadro 118.1).

CAPÍTULO 118 – LESÕES TRAUMÁTICAS RELACIONADAS AO PARTO

A reabsorção sanguínea dos céfalo-hematomas pode contribuir para a hiperbilirrubinemia. Fraturas cranianas estão associadas em pouco mais de 5% dos céfalo-hematomas, sendo geralmente lineares e não deprimidas. A calcificação ou ossificação do hematoma pode ocorrer ocasionalmente, resultando em deformidades do crânio. Em alguns casos, cirurgias para exérese desses hematomas calcificados são necessárias.

Outras complicações dos céfalo-hematomas são infecção e sepse. O agente mais citado é *Escherichia coli* e se manifesta por sinais focais de infecção sobre o céfalo-hematoma, como hiperemia, calor, aumento de volume e flutuação. O tratamento dos céfalo-hematomas infectados consiste na drenagem e no curso prolongado de antibiótico de amplo espectro. Osteomielite pode ser uma complicação nesses casos.

Hematoma subgaleal

É o acumulo de sangue no espaço entre a gálea aponeurótica e o periósteo do crânio. A lesão ocorre quando as veias emissárias entre os ossos do crânio e os seios durais são rompidas, resultado de uma tração do couro cabeludo durante o parto. A incidência é em torno de 4 em 10.000 partos vaginais espontâneos e 59 a cada 10.000 partos com uso de vácuo-extrator. Estima-se que nesse espaço pode ser acumulado de 50 a 260 mL de sangue, o que representa uma grande porcentagem da volemia de um recém-nascido, podendo ocasionar choque hipovolêmico e coagulopatia. A mortalidade pode atingir taxas de 12 a 25% nesses casos.

Essa lesão se caracteriza como um edema difuso e flutuante do couro cabeludo. Dependendo da extensão, pode ocorrer dissecção posterior progressiva em direção ao pescoço e disseminação lateral em torno das orelhas, deslocando-as anteriormente (Quadro 118.1).

A hemorragia subgaleal deve ser suspeitada em todo recém-nascido que apresenta queda do hematócrito e sinais de hipoperfusão após tentativa ou êxito de um parto com auxílio de vácuo-extrator, mesmo se não houver massa detectável logo após o nascimento. O tratamento consiste em ressuscitação volêmica com cristaloide, concentrado de hemácias ou plasma fresco congelado, até o controle do sangramento e correção da coagulopatia. As lesões de grande volume podem causar compressão cerebral e necessidade de drenagem cirúrgica.

Lesões intracranianas

A prevalência de hemorragias intracranianas sintomáticas em crianças a termo é de aproximadamente 5,1 a 5,9 por 10 mil nascidos vivos. Os principais fatores de risco são cabeças excessivamente moldadas em trabalhos de parto prolongados, apresentação pélvica e uso do fórceps. Recém-nascidos de baixo peso e prematuros apresentam risco aumentado dessas hemorragias ocorrerem intraútero pela instabilidade hemodinâmica.

Os sintomas mais comuns são apneias e convulsões. Cerca de 87% das crianças com hemorragia apresentam sintomas nas primeiras 48 horas de vida. Como algumas crianças são assintomáticas, a sua prevalência pode estar subestimada.

Hemorragia epidural

É muito rara, observada em 2,2% das necropsias de crianças com hemorragia intracraniana. Ocorre entre a dura-máter e o crânio por lesão da artéria meníngea média; frequentemente está associada a céfalo-hematoma ou fratura óssea. Como nos ossos do crânio dos recém-nascidos não há sulco da artéria meníngea média, essa artéria é menos sujeita a lesões e, por isso, a hemorragia epidural é muito rara. As manifestações clínicas são sintomas neurológicos difusos, como aumento da pressão intracraniana e abaulamento da fontanela, ou mais localizados, como convulsões focais e desvio ocular. O diagnóstico é feito por meio de tomografia ou ressonância magnética. O tratamento da maioria dos recém-nascidos é a drenagem cirúrgica, mas pode ser expectante naqueles com lesões pequenas e clinicamente estáveis.

Hemorragia subdural

É a mais comum hemorragia intracraniana relacionada a trauma obstétrico, correspondendo a 73% desse tipo de trauma. A prevalência é de 2,9 por 10 mil nascidos vivos em partos vaginais e de 8 a 10 por 10 mil nascidos vivos em partos instrumentais (vácuo ou fórceps).

Ocorre por lesão de veias ou seio venoso em quatro locais:

1. laceração do tentório, com ruptura do seio, da veia de Galeno ou das veias infratentoriais, causando coágulos na fossa posterior e compressão cerebral;

Quadro 118.1 Características das lesões extracranianas decorrentes de traumas de parto em recém-nascidos.			
Características	*Bossa serossanguínea*	*Céfalo-hematoma*	*Hematoma subgaleal*
Localização	Entre o couro cabeludo e o periósteo	Região subperiostal	Espaço entre a gálea aponeurótica e o periósteo
Tempo de aparecimento	Presente ao nascimento ou nas primeiras horas de vida Desaparece em 48 a 72 horas	Aumenta do nascimento até o 2º ou 3º dia de vida Maioria se resolve em até 3 meses	Progressivo após o nascimento Resolução em 2 a 3 semanas
Aspecto	Depressível; não respeita as suturas	Endurecida nas bordas e mole no centro Não se estende além das suturas de um único osso	Edema difuso e flutuante do couro cabeludo Bordas mal definidas Pode haver crepitação
Volume sanguíneo	Mínimo	Raramente grande	Pode ser maciço

Fonte: Desenvolvido pela autoria.

SEÇÃO XI – PELE

2. laceração da foice, com ruptura do seio sagital inferior, causando coágulo na fissura cerebral longitudinal;
3. laceração da veia cerebral superficial, causando sangramento sobre a convexidade cerebral;
4. diástase occipital, com ruptura do seio occipital, resultando em sangramento na fossa posterior.

O sinal clínico inicial mais comum é apneia. Outros sintomas são convulsões, déficits neurológicos focais, como pupilas assimétricas, desvio do olhar ou hemiparesia, além de letargia e hipotonia. O início dos sintomas ocorre geralmente nas primeiras 24 horas, porém alguns bebês podem apresentar sintomas 4 a 5 dias após o nascimento. Alguns recém-nascidos são assintomáticos e o diagnóstico é feito incidentalmente.

O diagnóstico é realizado por tomografia, porém a ecografia transfontanela pode ser útil em alguns casos e a ressonância magnética pode delinear hematomas de fossa posterior com mais clareza. Como a hemorragia subdural pode estar associada a distúrbios de coagulação, a investigação de coagulopatia deve ser considerada, especialmente em recém-nascidos com hemorragia extensa e sem história de trauma no parto.

Muitos recém-nascidos podem ser tratados de maneira conservadora, pois a maleabilidade dos ossos cranianos permite que haja certa expansão, sem desenvolver aumento da pressão intracraniana. A necessidade de cirurgia depende do tamanho da lesão e da presença de sintomas de compressão cerebral. O sangramento em fossa posterior pode causar compressão do tronco cerebral por ser uma área com menor maleabilidade dos ossos. A retirada do sangramento nesse local pode salvar a vida do recém-nascido, embora não seja efetiva nos casos de hemorragia extensa. A derivação ventriculoperitoneal pode ser necessária quando há consequente hidrocefalia progressiva e o prognóstico depende do tamanho da lesão e da presença de lesão intraparenquimatosa. Algumas vezes, a hemorragia subdural pode estar associada a infarto cerebral.

Quando não há lesão intracerebral, a maioria das crianças evolui com desenvolvimento normal. Nos casos mais graves, pode haver atraso variado no desenvolvimento.

Hemorragia subaracnóidea

É a segunda hemorragia intracraniana mais comum, com prevalência de 1,3 por 10 mil nascidos vivos em partos vaginais e de 2 a 3 por 10 mil nascidos vivos em partos instrumentais, sendo maior nos casos de prematuridade e asfixia. O mecanismo do sangramento ocorre pela ruptura de veias do espaço subaracnoideo ou pequenos vasos da leptomeninge. A ruptura de aneurismas é rara em recém-nascidos.

O sintoma mais comum são convulsões que aparecem geralmente no 2º dia de vida, podendo haver também apneias e depressão respiratória; o exame neurológico frequentemente é normal, mas pode ser encontrada irritabilidade ou depressão do nível de consciência.

A punção lombar para análise do liquor mostra aumento do número de hemácias, e o diagnóstico é feito por meio de tomografia. O tratamento habitual é conservador. Geralmente não há sequelas futuras, porém quando a hemorragia é extensa pode ocorrer hidrocefalia pós-hemorrágica.

Hemorragia intraventricular

É muito menos frequente em crianças a termo, estando normalmente associada a partos prematuros. A hemorragia ocorre geralmente por sangramento do plexo coroide ou como extensão de hemorragia talâmica ou da matriz germinativa. A maioria das hemorragias se resolve espontaneamente e sem sequelas quando não associada a distúrbio de coagulação ou asfixia grave. É importante realizar acompanhamento por haver risco de o sangramento estender-se para o parênquima cerebral e evoluir para hidrocefalia pós-hemorrágica.

Hemorragia retiniana

Sua etiologia é incerta. Como é pouco frequente em cesáreas, sugere-se que ocorra pela pressão exercida na cabeça do feto durante a passagem pelo canal do parto. Pode ser detectada nas primeiras 24 horas de vida se for realizado exame de fundo de olho.

Fraturas

Fratura de clavícula

É a fratura mais comum em recém-nascidos, com prevalência de 0,3 a 2,9%. A maioria das fraturas acontece em recém-nascidos normais, em partos não complicados, e é uma ocorrência não previsível. Os fatores de risco são macrossomia, segundo estágio do trabalho de parto prolongado, distocia de ombro e partos instrumentais. As fraturas podem ser completas ou incompletas, muitas são assintomáticas, principalmente se forem incompletas, e até 40% das fraturas de clavícula não são identificadas até a alta hospitalar. O terço médio clavicular é a área fraturada mais comum e ocorre com maior frequência do lado direito.

O principal sintoma é a diminuição do movimento do braço do lado acometido, e o exame físico revela crepitação, anormalidade na palpação óssea, edema e alteração da coloração da pele no local da fratura.

O diagnóstico é confirmado por radiografia, e os diagnósticos diferenciais são fratura de úmero, luxação de ombro e lesão do plexo braquial.

As fraturas incompletas assintomáticas não necessitam de tratamento. Fraturas completas são tratadas com imobilização do braço por 7 a 10 dias, fixando-se a manga do braço afetado à camisa, com o cotovelo fletido a 90 graus. Geralmente a recuperação da fratura de clavícula é completa e sem sequelas, porém algumas fraturas podem estar associadas a lesões de plexo braquial e evoluir com sequelas permanentes.

Fratura de ossos longos

São incomuns, muitas vezes associadas a necessidade de forças mecânicas em partos difíceis. A incidência varia de 0,12 a 0,18 (femoral) a 0,2 (umeral) por mil nascidos vivos. Os fatores de risco são apresentação pélvica, parto cesárea e baixo peso ao nascer.

A maioria das fraturas de úmero ocorre no terço proximal do osso, são transversas e completas. Os sintomas são diminuição da movimentação do membro afetado, edema, dor à movimentação passiva e crepitação. O obstetra pode sentir ou ouvir o estalar no momento do parto e algumas vezes a fratura não é identificada no exame inicial após o nascimento. O diagnóstico é feito por radiografia, porém, como as epífises não são calcificadas ao nascimento, algumas vezes pode não ser identificada a separação da epífise umeral ou femoral e, nesses casos, a ultrassonografia ajuda no diagnóstico. Fraturas da diáfise podem estar associadas a osteogênese imperfeita ou osteoporose.

O tratamento é feito por meio de imobilização e talas. Redução fechada e gesso são necessários apenas quando os ossos estão desalinhados. Fraturas proximais de fêmur podem necessitar de suspensório de Pavlik. A formação do calo ósseo ocorre em 7 a 10 dias e a consolidação da fratura é estabelecida em 4 semanas. As sequelas em longo prazo são raras.

Fraturas cranianas

A presença de suturas não ossificadas e a mineralização reduzida fazem os ossos cranianos serem menos rígidos e mais maleáveis às distorções, mas, mesmo assim, fraturas podem ocorrer.

A fratura de parietal é a mais comum e frequentemente está associada a céfalo-hematoma. O mecanismo da lesão é pela compressão do osso pelo fórceps ou contra a sínfise ou o ísquio maternos.

Normalmente as lesões ósseas que são lineares não apresentam sinais clínicos e não necessitam de tratamento. O diagnóstico é feito por meio de radiografia. Raramente podem estar associadas a cistos meníngeos, que devem ser suspeitados quando o crescimento do perímetro cefálico é muito rápido e a radiografia mostra o aumento da largura da fratura.

As fraturas com depressão ocorrem pelos mesmos mecanismos. As do tipo bola de pingue-pongue são as mais comuns e muitas se resolvem espontaneamente, sem sequelas. Sempre é necessário complementação da investigação com tomografia craniana na pesquisa de lesões intracranianas. Nesse caso, ou se a depressão for maior que 1 cm, deve ocorrer avaliação de um neurocirurgião, e haverá indicação de cirurgia quando existir evidência de fragmentos ósseos no cérebro, presença de déficit neurológico, sinais de aumento da pressão intracraniana ou presença de liquor subgaleal. A conduta é não cirúrgica nos casos de depressões menores que 1 cm de largura e depressões acima do seio venoso sem sintomas neurológicos.

Lesões neurológicas periféricas e da medula espinhal

Lesão de plexo braquial

A incidência da lesão do plexo braquial é pequena, sendo descritas taxas de 0,04 a 0,3%. São considerados fatores de risco a macrossomia (peso fetal superior a 4.000 g), distocia de ombro, sofrimento fetal, partos instrumentais (fórceps e vácuo), apresentação anômala do feto, diabetes e obesidade materna, anomalias pélvicas, parto induzido; no entanto, a distocia de ombro foi o único desses fatores realmente comprovado.

A causa da lesão na distocia de ombro é o estiramento, com flexão lateral extrema ou mal aplicada e tração da cabeça. Entretanto, sua ocorrência em partos não traumáticos sugere outras possíveis etiologias intrauterinas, como anormalidades ou tumores que resultem em mal posicionamento e compressão fetal. Hematomas musculares e fraturas de clavícula e úmero podem estar presentes em qualquer dos casos de paralisia do plexo braquial e, em algumas situações, até serem a causa. Na maioria dos casos, a lesão é unilateral, mas em aproximadamente 5% é bilateral, geralmente na apresentação pélvica.

Os principais tipos de lesão do plexo braquial são:

- **Paralisia de Erb:** envolve fibras nervosas em nível de C5 e C6; e corresponde a aproximadamente 50% dos casos. O ombro permanece em adução com rotação interna do braço, extensão do cotovelo e mãos e pulso com movimentos preservados. O reflexo bicipital é ausente, o de Moro é assimétrico e a preensão palmar está presente. Pode ocorrer associação à lesão do nervo frênico, que é inervado por fibras de C3 a C5.
- **Paralisia de Erb estendida:** atinge nível de C5, C6 e C7 e ocorre em 35% dos casos. Além das manifestações já mencionadas, ocorre flexão do pulso e dedos, sendo chamada de "postura de gorjeta de garçom".
- **Paralisia completa do plexo:** nela estão envolvidas as fibras nervosas de C5 a T1; corresponde a aproximadamente 10% dos casos e resulta na paralisia do membro superior, podendo haver algum comprometimento na flexão dos dedos.
- **Paralisia de Klumpke:** lesão das fibras de C8 e T1; corresponde a menos de 1% dos casos. Resulta na paralisia isolada da mão e flexores do pulso e dedos. O reflexo de preensão palmar está ausente, mas o bicipital está presente. Quando acompanhada da lesão de fibras simpáticas T1, é associada à Síndrome de Horner ipsilateral (com ptose, miose e anidrose), sendo o tipo mais grave e de pior prognóstico.

O diagnóstico de lesão do plexo braquial deve ser iniciado pela história materna e perinatal, além do exame clínico e neurológico. A associação a contratura e subluxações articulares sugere lesão anterior ao parto; e a associação a outros achados neurológicos indica lesão do sistema nervoso central. Radiografias de ombro e braço devem ser feitas para avaliar a presença de fraturas; e outras investigações, como eletrodiagnóstico, neuroimagem (RNM, CT e US), podem ser úteis para decisões terapêuticas, como a necessidade de reconstrução nervosa, bem como para determinação do momento em que ocorreu a lesão.

O tratamento inicial é conservador; o braço deve ser imobilizado, cruzando o abdome superior, para minimizar o desconforto durante a 1ª semana. Após esse período, visando prevenir contraturas, deve ser iniciada fisioterapia, com exercícios passivos de amplitude de movimento nos ombros, cotovelos e pulsos; esses exercícios devem ser ensinados aos pais, para que façam com frequência. Caso não ocorra a recuperação em 2 a 3 meses, a criança deve ser encaminhada a um serviço especializado e, na persistência do quadro, com 3 a 9 meses a intervenção cirúrgica pode ser considerada. No entanto, a recuperação espontânea acorre em aproximadamente 90% das lesões de plexo braquial.

Paralisia do nervo facial

Ocorre em aproximadamente 0,1 a 0,7% dos nascimentos e os fatores de risco incluem o parto fórceps e período expulsivo prolongado. A lesão traumática do nervo facial é causada pela compressão da porção periférica do nervo, quando este sai do forâmen estilomastóideo, ou quando passa sobre o ramo da mandíbula, pelo fórceps ou pela pressão prolongada contra o promontório sacral da mãe. Na maioria das vezes, não há ruptura das fibras nervosas, apenas compressão e edema ao redor do nervo. Ocorre diminuição da movimentação da musculatura facial superior e inferior, com apagamento do sulco nasolabial e fechamento parcial do olho no lado afetado; ao choro, fica evidente a dificuldade para enrugar a testa ou fechar o olho, com desvio da boca para o lado não acometido. Pode ocorrer lesão de apenas um ramo do nervo facial e a paralisia pode ser limitada a testa, sobrancelha ou boca. Em muitos casos, a paralisia facial acompanha sinais de trauma externo na cabeça e na face, como lacerações e hematomas.

O diagnóstico diferencial se faz necessário em relação a paralisias não traumáticas, associadas a síndromes como Moebius, Goldenhar's, Poland's e Di George, e ainda a lesão intracraniana, quando a paralisia facial é acompanhada por outros achados neurológicos.

O prognóstico é bom, sendo a recuperação espontânea e completa em 90% das ocorrências e muitos casos com recuperação parcial. A maioria tem normalização nas primeiras 2 semanas de vida. O tratamento indicado é apenas proteção do olho envolvido com aplicação de lágrima artificial e tampão para prevenir lesão de córnea. Em razão da alta probabilidade de recuperação, cirurgias só devem ser consideradas após 1 ano sem resolução.

Lesão do nervo frênico

O nervo frênico emerge de C3 a C5 e sua lesão resulta em paralisia do diafragma homolateral. Em 80 a 90% dos casos, vem associada a lesão de plexo braquial, sendo geralmente unilateral e causada pela tração do pescoço e do braço durante o parto. Ocorre com mais frequência em parto de apresentação pélvica.

As manifestações clínicas incluem desconforto respiratório, com ruídos respiratórios diminuídos do lado afetado, e podem surgir no 1º dia de vida ou mais tardiamente. Nas radiografias de tórax, observa-se elevação do diafragma afetado, com deslocamento do mediastino para o lado oposto. Nas crianças em ventilação mecânica, podem não ser evidentes, sendo necessário realizar ecografia e fluoroscopia, que evidenciam a movimentação paradoxal do diafragma durante a inspiração.

O tratamento consiste em suporte respiratório, e a maioria dos casos tem recuperação espontânea em 6 a 12 meses; naqueles mais graves, a paralisia do nervo frênico pode ser tratada cirurgicamente pela plicatura do diafragma.

Lesão do nervo laríngeo

A lesão do nervo laríngeo recorrente causa a paralisia de corda vocal, e de 5 a 26% das paralisias ocorrem por trauma ao nascimento, com aumentada incidência nos partos com o uso de fórceps. Geralmente, é unilateral, com acometimento mais frequente do lado esquerdo e histórico de tração excessiva da cabeça durante o parto. Os sinais clínicos são desconforto respiratório, estridor, choro rouco, disfagia e broncoaspiração. O diagnóstico pode ser confirmado na laringoscopia direta.

O tratamento é sintomático e grande parte de resolução espontânea. Paralisias bilaterais podem ser mais graves e necessitar de traqueostomia.

Lesão da medula espinhal

Extremamente rara, com incidência de 0,14 por 1.000 nascidos vivos. As lesões cervicais superiores são mais comuns que as cervicotorácicas e as toracolombares. A lesão cervical alta está mais associada ao uso do fórceps de rotação nos partos vaginais cefálicos e a cervical inferior e torácica ao parto pélvico. O dano é causado pela tração longitudinal ou rotação da medula em partos traumáticos e costuma ser muito grave, com mau prognóstico. A lesão medular pode ainda ocorrer intrauterinamente, por mal posicionamento do feto ou isquemia.

Lesões abdominais

Roturas ou hemorragias intra-hepáticas, de baço ou suprarrenais ocorrem muito raramente, sendo a lesão hepática a mais comum. A incidência das lesões intra-abdominais aumenta em partos complicados, prematuros, com presença de hepatoesplenomegalia, distúrbios de coagulação e asfixia. Podem ocorrer por trauma direto, compressão do tórax contra a superfície do baço ou fígado, rompendo suas inserções ligamentárias.

O quadro clínico depende do grau da hemorragia, e nas roturas de baço e fígado podem ocorrer palidez súbita, choque e distensão abdominal; nos hematomas subcapsulares, os sintomas podem ser insidiosos, com anemia progressiva, inapetência, taquipneia e taquicardia.

O diagnóstico é mais facilmente realizado por ecografia abdominal, em função da facilidade de ser realizada à beira do leito, já que a tomografia necessita de transporte do paciente. A radiografia pode demonstrar líquido em cavidade ou hepatomegalia; e a paracentese pode demostrar hemoperitônio.

O tratamento é de suporte e correção do choque hemorrágico. Nos pacientes hemodinamicamente estáveis e na presença de hematomas subcapsulares, o tratamento deve ser conservador; já nas roturas ou instabilidade hemodinâmica, será necessária laparotomia para controle do sangramento. Hemorragias de suprarrenal podem ser desde pequenas e assintomáticas a até muito graves, exigindo terapia hormonal; nas unilaterais, pode haver massa abdominal palpável.

LEITURAS COMPLEMENTARES

Ariyawatkul T, Worawuthangkul K, Chotigavanichaya C, Kaewpornsawan K, Chalayon O, Eamsobhana P. Potential risk factors for birth fractures: A case control study. International Orthopaedics. 2017;41:2361-64.

Basha A, Amarin Z, Abu-Hassan F. Birth-associated long-bone fractures. International Journal of Gynecology and Obstetrics. 2013;123:127-30.

Chang H-Y, Peng CC, Kao H-A, Hsu C-H, Hung H-Y, Chang J. Neonatal subgaleal hemorrhage: Clinical presentation, treatment, and predictors of poor prognosis. Pediatrics International. 2007;49:903-07.

Colditz MJ, Lai MM, Cartwright DW, Colditz PB. Subgaleal haemorrhage in the newborn: A call for early diagnosis and aggressive management. Journal of Paediatrics and Child Health. 2015;51:140-46.

Fanaroff AA, Martin RJ, Walsh CM. Medicina Neonatal e Perinatal: doenças do feto e do neonato. Tradução de Adriana de Siqueira. 10.ed. Rio de Janeiro: Elsevier. 2017;130-98.

Gleason CA, Devaskar SU. Neurologic System. In: Avery´s diseases of the newborn. 9th ed. Philadelphia: Elsevier; 2012. p.882-6.

Iskender C, Kaymak O, Erkenekli K, Ustunyurt E, Uygur D, Yakut HI, Danisman N. Neonatal injury at cephalic vaginal delivery: A retrospective analysis of extent of association with shoulder dystocia. PlosOne. 2014;9(8):e104765. Doi: 101371/journal.pone.0104765.

Kancherla R, Sankineani SR, Naranje S, Rijal L, Kumar R, Ansari T, Trikha V. Birth-related femoral fracture in newborns: Risk factors and management. J Child Orthop. 2012;6:177-80.

Lurie S, Wand S, Golan A, Sadan O. Risk factors for fractured clavicle in the newborn. Journal of Obstetrics and Gynaecology Research. 2011;37(11):1572-4.

McKee-Garrett TM. Neonatal birth injuries. UptoDate; 2017 out.

Morris S, Cassidy N, Stephens M, McCormack D, McManus F. Birth associated femoral fractures: incidence and outcome. Journal of Pediatric Orthopaedics. 2002;22(1):27-30.

Nachtergaele P, Calenbergh FV, Lagae L. Craniocerebral birth injuries in term newborn infants: A retrospective series. Childs Nerv Syst. 2017;33:1927-35.

Ojumah N, Ramdhan RC, Wilson C, Loukas M, Oskouian RJ, Tubbs RS. Neurological neonalta birth injuries: A literature review. Cureus. 1938;9(12):e1938. Doi: 107759/cureus.

Ouzounian JG. Shoulder dystocia: Incidence and risk factors. Clinical Obstetrics and gynecology. 2016;59(4):791-94.

Schierholz E, Walker SR. Responding to traumatic birth: Subgaleal hemorrhage, assessment, and management during transport. Advances in Neonatal Care. 2010;10(6):311-15.

Spain JE, Frey HA, Tuuli MG, Colvin R, Macones GA, Cahill AG. Neonatal morbidity associated with shoulder dystocia maneuvers. Am J Obstet Gynecol. 2015;212(3):353.e1-353.e5. Doi: 101016/j.ajog. 2014.10001.

Uhing MR. Management of birth injuries. Clinics in Perinatology. 2005;32:19-38.

Principais Características da Pele do Recém-Nascido e Sua Importância no Controle Térmico e Metabólico no Período Neonatal

Elisa Nunes Secamilli
Juliana Yumi Massuda Serrano
Renata Ferreira Magalhães

A pele e seus anexos formam uma barreira protetora para a perda de fluidos, protegem da invasão de micro-organismos patogênicos e regulam a temperatura por meio da sudorese. Fornecem, também, proteção mecânica e atuam na reparação de feridas por meio das células pluripotentes presentes nos folículos pilosos. Além disso, possuem função imunológica.

A pele do recém-nascido é imatura, não exerce essas funções de maneira eficaz e, portanto, está mais sujeita a infecções, danos químicos, toxicidade a agentes tópicos e doenças inflamatórias.

É importante entender as diferenças estruturais e fisiológicas entre a pele do recém-nascido (RN) e a do adulto para o melhor cuidado da barreira cutânea tanto do RN a termo quanto do pré-termo.

Este capítulo visa esclarecer essas diferenças e sugerir estratégias para o cuidado da pele do RN a termo e do prematuro.

Estrutura normal da pele

A pele consiste em três camadas principais: o estrato córneo (EC), a epiderme viável e a derme, além das células especializadas presentes no interior delas, conforme ilustrado na Figura 119.1.

O EC está em contato direto com o ambiente e é a principal barreira à perda de água em sua fase líquida e à penetração de agentes exógenos. Permite, porém, que o vapor de água (água transepidérmica) seja liberado. O EC é responsável por muitas das funções de proteção. Possui cerca de 16 camadas de células achatadas (corneócitos), unidas por ligações moleculares chamadas desmossomos, como mostra a Figura 119.2.

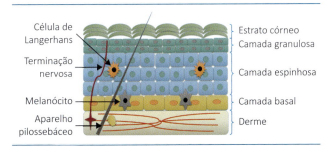

Figura 119.1. Estrutura da pele: estrato córneo, epiderme e derme.
Fonte: Desenvolvida pela autoria.

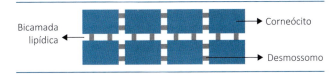

Figura 119.2. Estrutura no estrato córneo.
Fonte: Desenvolvida pela autoria.

Os queratinócitos são as células que compõem a epiderme abaixo do EC. As células migram superiormente a partir da camada basal e se tornam corneócitos por meio de um processo programado. Cerca de 28 dias são necessários para que uma célula saia da camada basal e se desprenda do EC externamente.

Os lipídios (colesterol, ácidos graxos, ceramidas) são secretados pelos corpos lamelares nos espaços entre os corneócitos para formar uma construção, simulando um muro com tijolos (células) e cimento (lipídios). Os lipídios formam uma estrutura regular de dupla camada ordenada, alternando com água entre as células. Os corpos lamelares têm lipídios polares, glicoesfingolipídios, esteróis livres (colesterol), fosfolipídios, enzimas e β-defensina humana, um peptídeo antimicrobiano. Os níveis de colesterol são mais elevados na epiderme fetal e infantil do que na de adultos.

A epiderme se restitui e reabastece o EC continuamente à medida que as células mais externas são liberadas da superfície pelo processo fisiológico de descamação. Além disso, fornece uma barreira protetora contra agressões do ambiente e possui a capacidade de reparar lesões teciduais. Sob condições normais, cerca de uma camada celular é liberada da parte mais externa do EC diariamente por meio da descamação. A descamação do estrato córneo é um processo bem regulado. Proteases, inibidores de protease e o pH da pele interagem para causar descamação. Na síndrome de Netherton, causada pela perda de função do inibidor da serina peptidase, o gene SPINK5 é um exemplo clássico de como uma mutação pode causar interrupção da função de barreira por alteração da descamação normal.

As queratinas são as proteínas dos queratinócitos que fornecem integridade ao EC. As queratinas 5 e 14, por exemplo, estão na camada basal em proliferação. As queratinas 1, 2, 9 e 10 estão nas camadas espinhosa e granulosa, onde a diferenciação ocorre.

Proteínas específicas formam os envelopes das células do EC. A involucrina é um precursor do envelope e aparece nas camadas espinhosa, granular e no EC. Os envoltórios do EC são estruturas insolúveis que conferem resiliência mecânica. Compõe o envelope uma bicamada contendo ceramida, que é ligada à involucrina, à envoplaquina e à periplaquina na superfície celular. A principal proteína, loricrina, combina com a pequena proteína rica em prolina para produzir um andaime sobre outras proteínas estruturais (p. ex., filamentos de queratina que podem se anexar). A filagrina agrega filamentos de queratina do EC. Mais tarde, ela sofre proteólise para formar uma mistura de pequenas moléculas conhecida como fator de hidratação natural (FHN). O FHN é responsável por manter a água associada ao EC, facilitando a hidratação da pele, a flexibilidade e a descamação normais.

As células de Langerhans, células apresentadoras de antígenos, são encontradas na epiderme e servem como primeira linha de defesa se o EC é violado. Fazem parte do sistema imune inato e promovem proteção contra infecções. Os queratinócitos da epiderme sinalizam para a proliferação dessas células.

Os melanócitos são células dendríticas que residem na camada basal, ou seja, na porção inferior da epiderme. Produzem melanina, o pigmento responsável em parte pela cor da pele inerente. Quando há exposição à luz solar, ou seja, à radiação ultravioleta, os melanócitos são ativados e transportam melanina para funcionar como um escudo para as células epidérmicas, protegendo seu DNA. O escurecimento da pele é um resultado desse processo. O sistema pigmentar é também influenciado por irritação e inflamação, seja com produção de mais pigmento (hiperpigmentação) ou com desativação (hipopigmentação).

A derme está abaixo da epiderme e fornece estrutura mecânica por meio de uma rede de tecido conjuntivo, incluindo proteínas estruturais como o colágeno e a elastina. Os folículos pilosos, as glândulas sebáceas, os nervos sensoriais e a vasculatura estão contidos na derme.

Embriologia cutânea

O conhecimento da embriologia cutânea é fundamental para os neonatologistas, especialmente quando o RN é prematuro, para que o médico possa considerar a imaturidade cutânea anatômica e funcional no cuidado desse paciente.

A pele é um órgão essencial ao desenvolvimento do embrião, e alterações que impedem a formação completa da epiderme ou derme são letais. Apesar disso, podem ocorrer formas em mosaico ou focais, como a hipoplasia dérmica focal da síndrome de Goltz ou a *aplasia cutis*.

A epiderme é derivada da camada ectodérmica, que se forma após a gastrulação. Inicialmente, ela recobre o cordão central da neuroectoderme, que posteriormente forma o tubo neural e se separa da epiderme.

Durante o 1º mês de gestação, a epiderme é formada por uma camada simples. A partir da 8ª semana de gestação, ela é coberta por uma estrutura chamada periderme até que ocorra a queratinização (aproximadamente na 21ª semana), quando, então, esta se destaca para o líquido amniótico e participa do vérnix caseoso. A periderme é composta por células que possuem microvilosidades nas superfícies apicais e postula-se que elas tenham um papel na difusão ou troca de substâncias através da pele fetal.

A estratificação da epiderme se inicia entre a 8ª e a 9ª semana de gestação, com a formação de uma camada intermediária, chamada *stratum intermedium*. Nesse mesmo momento, há o aparecimento de proteínas relacionadas ao envelope cornificado: involucrina, loricrina e filagrina. O *stratum intermedium* é altamente proliferativo e, em torno da 22ª à 24ª semana de gestação, a epiderme apresenta de 4 a 5 camadas, além da periderme em degeneração.

A queratinização se inicia pela cabeça, face, palmas e plantas e, por volta da 24ª semana de gestação, o EC é composto por algumas poucas camadas de células cornificadas, que possuem poucos grânulos de querato-hialina e corpos lamelares, além de ainda apresentarem dissolução incompleta das organelas. Esse processo sofre maturação ao longo da evolução da gestação, e na segunda metade do 3º trimestre, por volta da 34ª semana gestacional, essas células se tornam terminalmente diferenciadas e morfologicamente similares às da pele adulta.

Portanto, RN prematuros, especialmente aqueles nascidos antes de 28 semanas de gestação, apresentam EC imaturo, com maior risco de infecções, perda de água transepidérmica e absorção excessiva de medicamentos tópicos.

Quanto ao desenvolvimento da derme, este é menos compreendido. A derme não se forma de um único folheto: o mesênquima dérmico da face e do couro cabeludo anterior é derivado do ectoderma da crista neural; o mesênquima dérmico do dorso se origina do dermomiótomo do somito embrionário; e o mesênquima dérmico das extremidades e da porção ventral do tronco é derivado do folheto lateral do mesoderma.

Entre a 6ª e a 8ª semana de gestação, as células dérmicas já estão situadas abaixo da epiderme. Essa derme embrionária é composta por fibrilas (componentes do colágeno – I, III e IV – e microfibrilas das fibras elásticas), e a relação entre o colágeno III e o colágeno I é de 3:1, o inverso do que é visto nos adultos. Este é um dos fatores que pode explicar por que os fetos, até o final do 2º trimestre, se restauram de uma agressão sem a formação de cicatrizes.

Em torno dos 60 dias de gestação, o mesênquima superficial já se distingue das condensações esqueléticas. Entre a 12ª e a 15ª semana de gestação, inicia-se a distinção da derme papilar para a derme reticular, com o acúmulo progressivo de fibras colágenas grandes na derme reticular durante o 2º e o 3º trimestre. É possível detectar as primeiras fibras elásticas definitivas a partir da 22ª à 24ª semana de gestação. Portanto, a matriz extracelular semelhante a um gel, típica do embrião, vai se modificando e sendo substituída por uma rede fibrosa mais rígida, mas mantém-se, ao nascimento, mais fina e mais celular que a derme do adulto. A vascularização dérmica se inicia no fim do 1º trimestre e sofre remodelamento durante toda a gestação e após o nascimento. A inervação dérmica também se inicia nesse período e acompanha o padrão vascular.

Os melanócitos são as células responsáveis pela produção de melanina e são derivados da crista neural. Eles migram pelo mesênquima em direção à epiderme por uma trajetória peculiar: lateralmente e depois ventralmente até a linha média no tronco; anteriormente no couro cabeludo e na face; e distalmente ao longo dos membros superiores e inferiores. Já estão presentes na epiderme a partir dos 50 dias de idade gestacional, porém só se tornam funcionantes no 2º trimestre: a produção de melanina a partir do 3º ao 4º mês de gestação; e a transferência de melanossomas para os queratinócitos a partir do 5º mês. A pele do RN, porém, continua a pigmentar após o nascimento. A persistência dos melanócitos na derme causa o aparecimento dos nevos azuis e das melanocitoses dérmicas.

Quanto ao desenvolvimento dos anexos, as primeiras placas ectodérmicas dos folículos pilosos são vistas a partir dos 75 aos 80 dias de gestação. A seguir, há sinalização para condensação da derme subjacente para formação da papila dérmica. A placa, então, se aprofunda e, em torno da 12ª à 14ª semana de gestação, envolve a papila e forma o bulbo capilar, que é a matriz germinativa. Esse folículo apresenta duas proeminências na parte superficial: a superior formará a glândula sebácea, e a inferior será o ponto de inserção do músculo eretor do pelo e onde estão as células-tronco foliculares (*bulge*). Então, há diferenciação dos folículos nas suas diversas camadas: bainha radicular externa, bainha radicular interna, cutícula, córtex e medula. O canal piloso está formado por volta da 19ª à 21ª semana.

Os pelos lanugos, que são finos, macios e pouco pigmentados, típicos do período fetal, já são evidentes e abundantes entre a 17ª e a 20ª semana. No período perinatal, ocorre a troca deles por pelos mais grossos, os velos. Há migração dos melanoblastos para o bulbo, que depois se diferenciam em melanócitos e transferem a melanina para o pelo em formação. Os músculos eretores do pelo se diferenciam a partir do mesênquima que circunda o folículo, formados por fibras musculares lisas, que ligam o folículo piloso à derme papilar. Quando contraídos, dão o aspecto arrepiado da pele.

O desenvolvimento da glândula sebácea está intimamente ligado ao desenvolvimento do folículo piloso. Ela é vista primariamente entre a 13ª e a 16ª semana, na proeminência superior previamente descrita. A camada externa origina os sebócitos, que produzem lipídios e sebo, e se desintegram quando estão terminalmente diferenciados, secretando estes produtos no canal folicular.

A formação das glândulas sudoríparas palmoplantares inicia-se nos coxins mesenquimais palmoplantares em torno da 14ª à 16ª semana de gestação, ao longo dos cones ectodérmicos, que são estruturas que formam os dermatóglifos (impressões digitais). Os brotos adentram o coxim mesenquimal, formam a glândula secretora na parte terminal, e o componente dérmico do ducto sofre canalização. O componente epidérmico se canaliza até a 22ª semana. Já as glândulas sudoríparas interfoliculares e as apócrinas só vão se formar a partir da 21ª semana. As glândulas écrinas não funcionam intraútero e só sofrem maturação para se tornar funcionais após o nascimento. As glândulas apócrinas funcionam de maneira transitória no 3º trimestre e depois se tornam quiescentes no RN.

As unhas das mãos iniciam sua formação a partir da 10ª semana de gestação, e as dos pés, por volta da 14ª. A placa ungueal é delimitada proximalmente pelo eponíquio, lateralmente pelas pregas laterais ungueais e distalmente, abaixo da borda livre, pelo hiponíquio. As lâminas só atingem a ponta dos quirodáctilos em torno da 32ª semana e a ponta dos pododáctilos por volta da 36ª semana.

Fisiologia e desenvolvimento do recém-nascido

Fisiologia da pele neonatal

No período neonatal, a pele necessita adaptar-se à mudança radical de um ambiente intraútero quente, úmido, estéril e sem fricção para um ambiente extrauterino oxigenado, seco e desconfortável. Para isso, sofre um processo de maturação funcional e estrutural que se inicia, no RN a termo, no momento do nascimento e termina no 1º ano de vida. Já o RN pré-termo inicia essa maturação 2 a 3 semanas após o nascimento.

A função de barreira é exercida principalmente pelo EC. A epiderme está adequadamente cornificada a partir das 34 semanas de gestação, então neonatos pré-termo, ao nascimento apresentam redução da espessura da epiderme e do EC. De maneira similar, o complexo de ancoragem da junção dermoepidérmica, formado pelos hemidesmossomos dos queratinócitos basais, pelos filamentos de ancoragem que ligam o hemidesmossomo à membrana basal e pelas fibrilas de ancoragem que ligam a membrana basal à derme, não está plenamente desenvolvido no RN pré-termo: existem menos estruturas de ancoragem, as fibrilas de colágeno são menores e a junção dermoepidérmica está edemaciada.

A glândula sebácea sofre estímulo androgênico intraútero e, consequentemente, os níveis de sebo na 1ª semana são altos e declinam até os 6 meses de idade, quando a secreção sebácea atinge níveis baixos que persistem no lactente. A proliferação celular epidérmica está aumentado e há descamação fina, mais intensa nas áreas menos seborreicas e pouco evidente na área da fralda, por seu efeito oclusivo.

As glândulas sudoríparas écrinas não estão completamente formadas até as 36 semanas de idade gestacional, e os neonatos nascidos antes dessa idade apresentam anidrose total ao nascimento e começam a sudorese com estímulo térmico a partir da 2ª semana de vida, com pouca capacidade de termorregulação no princípio. Por sua vez, os RN a termo apresentam capacidade de sudorese desde o nascimento, tanto por estímulo térmico quanto por estímulo emocional (causado por medo, dor ou ansiedade).

Os melanócitos não estão plenamente funcionantes até os primeiros meses de vida. Por isso, nos neonatos e nos lactentes há menor concentração de melanina em comparação com a pele adulta. A melanina forma um filtro que protege os queratinócitos e a derme dos danos causados pela radiação ultravioleta, e esses danos já se iniciam no primeiro verão da vida, aumentando o risco futuro de câncer de pele. Para minimizá-lo, devem ser usadas barreiras físicas para evitar as queimaduras solares, e os protetores solares infantis são considerados seguros após os 6 meses de idade.

O pH da pele do neonato é mais alcalino do que o da pele adulta. Enquanto a pele adulta tem pH entre 5 e 5,5, a pele do neonato apresenta valores de pH entre 6,34 e 7,5, a depender da região anatômica. Isso acontece pela exposição intraútero ao líquido amniótico alcalino. A acidificação da pele no período neonatal é um mecanismo de proteção da barreira cutânea e ocorre principalmente por geração de ácidos graxos livres dos fosfolípides e geração de ácido cisurocânico pela degradação da histina. Outros mecanismos incluem a produção de lactato pelas glândulas sudoríparas e hidrólise dos triglicerídios sebáceos pelas bactérias da microbiota.

Perda de água transepidérmica (PATe)

A PATe é parte da perda insensível de líquidos e é medida por meio de equipamentos que estimam o gradiente de água por uma sonda de canal aberto. A pele do RN demonstra uma função de barreira razoável imediatamente após o nascimento, com baixa taxa de PATe. No entanto, a adaptação da pele ao ambiente extrauterino é um processo contínuo durante o 1º ano de vida. A hidratação dos corneócitos cai rapidamente durante o 1º dia pós-natal e aumenta gradualmente nas semanas seguintes, muitas vezes excedendo a taxa de acumulação de umidade da pele adulta. Depois disso, há uma diminuição constante na hidratação do EC para níveis adultos aos 12 meses de idade. A capacidade de retenção de água da pele também aumenta durante esse período. As características morfológicas da pele neonatal que contribuem para sua fisiologia única estão sendo esclarecidas. Além do aumento da PATe em repouso, o EC neonatal possui maior teor de água e absorve/perde água mais rapidamente do que a pele adulta.

A integridade da barreira, aferida pela PATe, permanece baixa durante esse período. A pele recém-nascida é mais seca do que a pele de 1, 2 e 6 meses e a pele materna. É importante reconhecer que a PATe tende a variar de acordo com o sítio corpóreo também. Nas palmas, plantas e no antebraço, a PATe diminui ou é estável e não atinge níveis de adulto por aproximadamente 12 meses. Em contraste, a fronte, o abdome e a parte superior da perna atingem os níveis adultos de PATe rapidamente, muitas vezes dentro da

1ª semana de vida. Há, também, após a 1ª semana de vida, maior perda na região da fralda, o que sugere que a umidade reduza a habilidade de barreira do local.

Em lactentes, o EC é 30% mais fino, e a epiderme suprapapilar, 20% mais fina. Essas diferenças arquiteturais podem contribuir para a PATe mais elevada no EC neonatal. Os corneócitos infantis também são menores e exibem maior taxa de renovação do que os corneócitos adultos. As diferenças dérmicas também foram descritas. Especificamente, as bordas entre a derme papilar e reticular não são distinguíveis usando microscopia confocal de varredura na pele neonatal como em adultos, em decorrência de feixes de fibras de colágeno mais finas na derme reticular superior. O processo de adaptação da pele neonatal varia de acordo com o sítio do corpo e se baseia nas exposições que o local particular experimenta. As áreas cobertas da fralda, por exemplo, adaptam-se a uma taxa diferente da das áreas descobertas.

Aspectos imunológicos da pele

Sobre a barreira imunológica, as células de Langerhans são os principais componentes desse sistema. Estímulos antigênicos podem aumentar com uma barreira prejudicada ou disfuncional. Estudos demonstram que a função epidérmica protetora interrompida tem efeito sobre alergias e predisposições alérgicas. Foi encontrada uma associação entre mutações da filagrina e sensibilidade por contato ao níquel em um grupo de mais de 1.000 adultos, especialmente em mulheres. Além disso, crianças com mutação da filagrina e asma bem controlada mostraram ser mais propensas a apresentar exacerbações da asma do que crianças com asma sem a mutação da proteína. Assim, as mutações da filagrina têm múltiplos efeitos clínicos. Trabalho (Kubo et al., 2012) recente mostrou resultados diretos de uma barreira física interrompida em indivíduos com mutações na filagrina. Essas mutações causam ictiose vulgar e podem aumentar o risco de dermatite atópica.

A imunidade inata do RN também envolve a pele. Vários peptídeos antimicrobianos foram aferidos em quantidades significativas na pele neonatal. No prepúcio neonatal, a catelicidina e a β-defensina humana 2 estão presentes em quantidades significativas. Ao exame de proteínas obtidas por amostragem em fita adesiva da pele da fronte e do dorso do RN durante as primeiras 24 horas de vida, foram detectadas lisozima e lactoferrina. Portanto, embora a imunidade neonatal não seja elaborada, as vias celular-mediada e inata contribuem para auxiliar a defesa pela pele.

O microbioma cutâneo também desempenha um papel na função da barreira cutânea. É formado por diversos micro-organismos que são inócuos ou contribuem ativamente para a proteção da pele, evitando a invasão de bactérias patogênicas. A diversidade aumenta com a idade e os componentes são específicos de cada local. O método de parto (vaginal *versus* cesárea) também influencia o microbioma. Alguns RN de parto vaginal desenvolveram microflora na pele semelhante à cultivada na vagina de sua mãe. A microflora observada inicialmente nesses bebês foram as espécies de *Lactobacillus, Prevotella, Atopobium* e *Sneathia*. Bebês nascidos via cesariana desenvolveram colonização semelhante à pele adulta, incluindo espécies de *Staphylococcus*, *Corynebacterium* e *Cutibacterium*. Em comparação à pele adulta, a pele do neonato, por ser mais hidratada, tem maior quantidade de espécie de *Staphylococcus* que a pele adulta, além de *Firmicutes*, *Actinobacteria*, *Protobacteria* e *Bacteroidetes*. Aparentemente, o microbioma de uma criança evolui no 1º ano de vida em vários sítios. Portanto, a suscetibilidade a infecções altera também. Enquanto o microbioma cutâneo continua a ser explorado, o conhecimento dessas mudanças provavelmente terá um efeito direto sobre o cuidado da pele infantil.

A colonização inicial da pele pode afetar as comunidades microbianas de outros locais, incluindo o intestino. A amamentação também demonstrou influenciar a colonização intestinal. Populações de anaeróbios podem alcançar níveis semelhantes aos dos adultos na 1ª semana de vida.

A colonização fúngica também está presente precocemente no RN. As espécies de *Malassezia* demonstraram ser transmitidas da mãe para o bebê. Semelhantemente ao que ocorre com as espécies bacterianas, a colonização por *Malassezia* evolui com o tempo, apresentando diferentes proporções de *M. restricta* e *M. globosa*. Em neonatos, a proporção dessas espécies é relativamente igual. A proporção de *M. restricta* tende a ser maior no 30º dia de vida, o que é semelhante a descobertas em adultos. O excesso de crescimento da *Malassezia* está associado à pustulose cefálica neonatal. A identificação de *Malassezia* nessas lesões tem dirigido alguns clínicos a tratar a condição com terapia antifúngica tópica quando necessário.

Vérnix caseoso (VC)

Além da própria pele, o RN nasce com um revestimento branco denominado vérnix caseoso (VC). Ele é exclusivo dos seres humanos e tem uma variedade de papéis importantes, muitos dos quais somente recentemente foram identificados.

Durante o último trimestre da gestação, o VC começa a cobrir a pele do bebê da cabeça aos pés e de frente para trás. O revestimento do vérnix protege a epiderme da exposição à água do líquido amniótico e cria uma condição mais seca, que pode permitir que a barreira protetora do EC se forme. O VC é composto de 80% de água, 10% de proteína e 10% de lipídios. Seu alto conteúdo de água está associado às células e aos hormônios da mãe, e a placenta provavelmente controla sua formação. A mistura de células lipídicas do VC é lançada através da haste do cabelo para a epiderme e se espalha sobre toda a superfície. O VC é hidrofóbico, em função dos lipídios que cobrem as células hidratadas.

O vérnix é altamente celular, e seus corneócitos são únicos na medida em que não possuem anexos desmossômicos e exibem redes escassas de filamentos de queratina que têm pouca orientação pelos tonofilamentos. O componente proteico do VC inclui uma variedade de proteínas com funções conhecidas, como a lisozima, a lactoferrina, a UGRP-1 e a cistatina. Algumas das proteínas representam famílias de peptídeos antimicrobianos, como as catelicidinas e as defensinas (peptídeos de neutrófilos humanos). O VC também contém outras proteínas com funções antimicrobianas, como a calprotectina, o inibidor de protease secretora leucocitária e a psoriasina, entre outras. Contém

as citocinas interleucina-1 alfa e beta (IL-1α, IL-1β), fator de necrose tumoral alfa (TNFα), IL-6, IL-8 e a proteína quimiotáxica de monócito-1 (MCP1), bem como colesterol, ceramidas e uma série de ácidos graxos (incluindo oleico, espécies linoleicas e de cadeia longa). Ácidos graxos, particularmente o linoleico, que tem propriedades anti-inflamatórias, ativam o receptor-alfa ativado pelo proliferador de peroxissomo (PPARa), o que aumenta a taxa de formação de barreiras.

O vérnix também possui altas concentrações de aminoácidos livres, especialmente a asparagina e a glutamina. Sabe-se que o líquido amniótico aumenta a turvação durante o 3º trimestre, o que pode refletir os efeitos dos níveis crescentes de surfactante pulmonar no VC. Esse vérnix destacado é deglutido pelo feto. A glutamina pode atuar como um fator trófico para o desenvolvimento do intestino fetal e, portanto, altos níveis de glutamina no VC destacado podem ajudar no seu desenvolvimento.

A proteína surfactante D (um membro da família da colectina) e outras partículas antimicrobianas podem prevenir a colonização no útero e controlar ou direcionar a colonização da pele por flora comensal no período neonatal imediato. Uma observação adicional é que a aparência do VC e do EC alteram as propriedades elétricas da pele fetal, criando uma superfície de pele com alta impedância, o que pode, de maneira eficaz, isolar eletricamente o feto no útero. Isso pode ser importante para o desenvolvimento da autonomia fetal. O VC também mostrou funcionar como um higienizador da pele. A quantidade e a distribuição do vérnix variam muito dependendo de diversos fatores, incluindo idade gestacional, via de parto, etnia e exposição ao mecônio.

Adicionalmente, a maior parte da água está contida nos corneócitos, que estão incorporados numa matriz lipídica e hidrofóbica, espessa e amorfa. Isso faz o VC ter uma tensão superficial muito semelhante à do petrolato, e não à da água. No entanto, em vez de ser completamente oclusivo, como uma pomada, o vérnix tem uma taxa de PATe muito maior, provavelmente por seus lipídios não estarem dispostos de modo lamelar.

Outras pesquisas mostraram que o tratamento com VC na pele do antebraço de adultos aumentou a capacidade de ligação da água no EC e o tratamento com vérnix nativo em feridas do EC ajudou no reparo da barreira em relação aos controles, demonstrando suas propriedades curativas em feridas. Em modelos, o VC aumentou a formação do EC sem aumentar a espessura epidérmica. Filmes de vérnix impediram a penetração da enzima exógena quimotripsina (encontrada em mecônio) e manteve a atividade de enzimas nativas, necessárias para o desenvolvimento epidérmico, *in vitro*.

As evidências sugerem que a retirada do VC deve ser reconsiderada. Um estudo (Visscher et al., 2005) descobriu que a retenção do vérnix, em comparação com sua remoção imediatamente após o nascimento, resultou em uma hidratação da pele significativamente maior, 24 horas após o nascimento, bem como em níveis mais baixos de pH da pele, sugerindo que o VC auxilia no desenvolvimento do manto ácido. A retenção do vérnix aparentemente não afeta a manutenção da temperatura neonatal. Além disso, foi levantada a hipótese de que o VC pode ser uma fonte de feromônios, o que poderia facilitar a ligação materno-fetal.

Em resumo, o VC facilita o desenvolvimento da barreira do EC em bebês normais a termo por meio de uma variedade de mecanismos protetores e adaptativos, conforme resumido na Quadro 119.1. Esses achados apoiam a prática da retenção do vérnix durante pelo menos 6 horas após o nascimento, conforme recomendado pela Organização Mundial da Saúde.

Quadro 119.1
Funções do vérnix caseoso (VC).

1. Por ser hidrofóbico, o VC protege a epiderme do líquido amniótico e permite a formação da barreira do estrato córneo.
2. O VC destacado contém glutamina, que, ao ser deglutida pelo feto, auxilia no desenvolvimento intestinal.
3. Favorece o isolamento elétrico do feto, permitindo melhor desenvolvimento da autonomia.
4. Age como um emoliente semelhante ao petrolato, porém não é oclusivo. Auxilia na manutenção do manto ácido.
5. Atua como um higienizador da pele.
6. Dentro do componente proteico, estão várias substâncias que auxiliam na defesa do organismo: lisozima, lactoferrina, peptídeos antimicrobianos (catelicidinas, defensinas, calprotectina, entre outras), citocinas (IL-1 α e β, TNFα, IL-6, IL-8) e ácidos graxos (como o ácido linoleico).
7. Apresenta propriedades cicatrizantes.
8. Possível fonte de ferormônios, favorecendo a ligação materno-fetal.

Fonte: Desenvolvido pela autoria.

Cuidados com a pele do recém-nascido

Recém-nascido a termo

O cuidado da pele neonatal é desafiador: poucos estudos de impacto são realizados nessa faixa etária, especialmente quando se diz respeito aos neonatos nascidos a termo. Portanto, muitos dos protocolos têm como base os cuidados tradicionais associados às evidências científicas disponíveis.

Logo após o nascimento, o neonato a termo deve ser limpo gentilmente, mantendo-se o vérnix caseoso. Estudos não mostram malefícios do banho em relação à limpeza seca em termos de morbidade ou alteração dos sinais vitais, mas recomenda-se que seja dado após as primeiras 6 horas de vida e que a água esteja a 37 °C para evitar hipotermia.

Desencoraja-se o uso de sabões alcalinos e recomenda-se o uso de sabonetes *syndet*, que contêm menos sabões e têm o pH equivalente ao da pele, ou exclusivamente água. Essas medidas ajudam na acidificação do EC. Esse regime de limpeza não parece afetar a colonização bacteriana normal da pele, que se inicia entre o 2º e o 3º dia de vida. O banho em banheira parece ser melhor tolerado que o banho com esponjas ou compressas. A frequência do banho varia conforme a necessidade e o hábito cultural (de uma vez ao dia até uma vez por semana), porém se ressalta que a limpeza do coto umbilical, com clorexidina ou álcool etílico a 70°, e da área das fraldas deve ser diária.

Os hidratantes e emolientes ainda não foram bem estudados na pele dos neonatos, porém em pacientes de alto risco para desenvolvimento de eczema, como filhos de pais atópicos, o uso de emolientes (como óleo de girassol, petrolato ou cremes hidratantes desenvolvidos para peles sensí-

veis) parece reduzir a probabilidade do aparecimento de eczema em relação aos controles não tratados. O emoliente ideal deve ser espesso, com pH neutro ou levemente ácido, sem fragrância, coloração ou conservantes.

A oclusão da região das fraldas pode resultar em maceração por absorção de urina e excesso de umidade, desregulando a barreira cutânea e predispondo à dermatite das fraldas. Portanto, o cuidado com a área das fraldas é essencial: recomenda-se o uso de fraldas descartáveis com polímeros e/ou materiais superabsorventes e cobertura externa semipermeável, que devem ser trocadas frequentemente. Para limpeza das fezes e da urina, recomenda-se o uso de tecido macio e uma loção do tipo óleo em água para auxiliar na remoção da sujeira. Os cremes de barreira recomendados são à base de óxido de zinco e sugere-se evitar substâncias sensibilizantes, como lanolina ou bálsamo do peru. O Quadro 119.2 resume os cuidados necessários na área da fralda.

Quadro 119.2
Regra do ABCDE do cuidado com as fraldas.

A	Ar (*Air*)	A maceração diminui a barreira cutânea e predispõe à dermatite das fraldas. Recomenda-se a troca frequente, além de períodos sem fraldas ao longo do dia.
B	Barreira (*Barrier*)	São recomendados os cremes de barreira à base de óxido de zinco. Evitar substâncias sensibilizantes, como lanolina ou bálsamo do peru. A remoção deve ser feita com solução oleosa.
C	Higienizador (*Cleanser*)	A urina é eliminada com a água. Para a limpeza de fezes, recomenda-se o uso de sabonetes *syndet*, que limpam sem alcalinizar a pele, favorecendo a colonização por bactérias não patogênicas.
D	Fraldas (*Diaper*)	As fraldas recomendadas são as descartáveis, de material superabsorvente e cobertura externa semipermeável.
E	Educação (*Education*)	Deve-se evitar o uso de corticoides tópicos, que podem favorecer o aparecimento do granuloma glúteo. Tratar candidose, quando presente. Atenção às infecções bacterianas, como a estreptocócica, que costuma acometer a região perianal. Lesões persistentes devem ser biopsiadas para excluir histiocitose de células de Langerhans.

Fontes: Lawton, 2014; e Shin, 2014.

Recém-nascido prematuro (menor que 37 semanas)

O cuidado inicial é similar ao RN a termo: deve-se remover o sangue e o mecônio gentilmente, sem retirar o VC quando este está presente. O neonato pré-termo apresenta maior risco de instabilidade após o banho e, por isso, recomenda-se um banho a cada 4 dias. O banho deve ter duração menor do que 5 minutos e preferencialmente ser dado com água esterilizada. O coto umbilical deve ser limpo com soro fisiológico. O uso de emolientes traz resultados conflitantes nos neonatos pré-termo, pois diminuem a PATe e melhoram a integridade cutânea, porém podem aumentar o risco de infecções nosocomiais, entre elas a de estafilococos coagulase-negativos. Eles não são indicados de rotina, porém podem ser utilizados em casos selecionados.

O RN prematuro até 27 semanas apresenta fragilidade cutânea marcada e deve-se atentar à retirada cuidadosa das fitas adesivas, pelo risco de exulcerações e perda da barreira cutânea. A permeabilidade cutânea também está alterada e deve-se evitar o uso de antissépticos que contenham álcool, principalmente em locais sob oclusão, pois eles podem causar queimaduras e até necrose hemorrágica. O uso de soluções iodadas também deve ser evitado, uma vez que sua absorção percutânea pode causar sobrecarga de iodo e hipotireoidismo transitório grave. O uso de anestésicos tópicos também deve ser evitado, pois a prilocaína pode causar meta-hemoglobinemia e a tetracaína pode causar dermatite de contato. O uso de ácido lático ou ácido salicílico topicamente na pele pode causar intoxicações sistêmicas.

Aproximadamente 50% das mortes neonatais tardias são causadas por sepse ou infecções graves, e a barreira cutânea deficiente é um dos fatores causais. O risco de infecções nas unidades de terapia intensiva neonatal é maior em neonatos que necessitem de cateter venoso central. Para evitá-las, recomenda-se a lavagem rotineira das mãos da equipe assistente a cada paciente, além do uso de géis alcoólicos.

Considerações finais

O médico, ao realizar a atenção à saúde dos neonatos, deve levar em consideração as peculiaridades desse momento da vida, como a rápida adaptação ao ambiente extrauterino. Além disso, deve conhecer as diferenças entre os recém-nascidos a termo e pré-termo, pois substâncias comuns, como álcool etílico, podem ser tóxicas aos prematuros cuja barreira cutânea não esteja plenamente desenvolvida.

Trata-se de uma faixa etária em que poucos estudos de impacto são realizados, porém o cuidado com os neonatos deve ser aperfeiçoado por meio de pesquisas científicas futuras.

LEITURAS COMPLEMENTARES

Afsar FS. Skin care for preterm and term neonates. Clin Exp Dermatol. 2009;34(8):855-8.

Coughlin CC, Taïeb A. Evolving concepts of the neonatal skin. Pediatr Dermatol. 2014;31(Suppl 1):5-8.

Dyer JA. Newborn skin care. Semin Perinatol. 2013;37(1):3-7.

Hoath SB, Pickens WL, Visscher MO. The biology of vernix caseosa. Int J Cosmet Sci. 2006;28(5):319-33.

Kubo A, Nagao K, Amagai M. Epidermal barrier dysfunction and cutaneous sensitization in atopic diseases. J Clin Invest. 2012;122:440-7.

Lawton S. Nappy rash: Diagnosis and treatment. Journal of Family Health Care. 2014;24(5):36-40.

Loomis CA, Koss T, Chu D. Embriology. En Bolognia JL, Jorizzo JL, Rapini RP. Dermatology textbook. 2nd ed. Londres: Mosby Elsevier; 2008. p.37-47.

Newborn care until the first week of life: Clinical practice pocket guide. World Health Organization. [Acesso 2014 March 13]. Disponível em: http://www.wpro.who.int/immunization/documents/newborncare_final.pdf. [Published 2009].

Oranges T, Dini V, Romanelli M. Skin physiology of neonate and infant: Clinical implication. Adv Wound Care. 2015;4(10):587-95.

Visscher M, Vivek N. Neonatal Infant Skin: Development, Structure e Function. Newborn Infant Nurs Rev. 2014:135-41.

Shin HT Diagnosis and management of diaper dermatitis. Pediatric Clinics of North America. 2014;61(2):367-82. Doi: 10.1016/j.pcl.2013.11.009.

Visscher MO, Adam R, Brink S, Odio M. Newborn infant skin: physiology, development, and care. Clin Dermatol. 2015;33(3):271-80.

Visscher MO, Narendran V, Pickens WL, La Ruffa AA, Meinzen-Derr J, Allen K, Hoath SB. Vernix caseosa in neonatal adaptation. J Perinatol. 2005;25(7):440-6.

Manutenção da Integridade da Pele no Recém-Nascido Prematuro

Aline Nunes Grise
Elenice Valentim Carmona
Norma Mejias Quinteiro
Beatriz Pera de Almeida-Hamasaki
Maria Helena Baena de Moraes Lopes

Na assistência ao recém-nascido (RN), a pele tem papel crucial enquanto foco de cuidado. Sob tal perspectiva, o nascimento se configura como circunstância de rápida mudança de ambiente. Portanto, a criança precisa adaptar-se à transição entre o meio aquático do ventre, com uma temperatura constante, e o nosso meio, com características de baixa umidade, variações de temperatura, contato com superfícies rígidas e outras diferenças em relação ao meio intrauterino. A pele é de vital importância, principalmente no período neonatal, em razão de sua função de barreira contra micro-organismos patogênicos e substâncias tóxicas, bem como de manutenção do equilíbrio térmico e hidreletrolítico.

Os neonatos estão particularmente propensos a infecções em decorrência da imaturidade do seu sistema imunológico, e esse risco é potencializado quando a integridade da pele está comprometida, podendo ocorrer sepse se houver proliferação bacteriana no leito de uma ferida, por exemplo. Dessa maneira, proporcionar atenção à saúde neonatal segura requer conhecimento sobre cuidados para a manutenção da integridade da pele e sobre a diversidade de tratamentos possíveis para feridas, o que abrange os produtos disponíveis e sua adequação para a pele dessa clientela.

Mesmo na ausência de fatores adicionais predisponentes à formação de lesões, como a prematuridade, o perfil clínico desses pacientes faz com que sejam submetidos a muitos procedimentos ao longo da hospitalização, sendo mais propensos a complicações em razão do grau de fragilidade de sua pele. Independentemente do motivo da internação, a pele do neonato sofre agressões constantes, decorrentes de fatores como uso de dispositivos médicos, adesivos, incisões cirúrgicas, estomas, pressão, umidade, fricção, cisalhamento, contato com soluções tópicas (lesão química), banho precoce e ação da flora bacteriana hospitalar. Por isso, bebês hospitalizados geralmente apresentam alterações na pele que aqueles que estão com suas famílias, no domicilio, não apresentariam.

Os pacientes admitidos em uma Unidade de Terapia Intensiva Neonatal (UTIN) são aqueles em que os riscos mencionados estão presentes com maior intensidade, considerando o risco de ruptura da pele decorrente da necessidade de procedimentos invasivos e da delicadeza dessa estrutura, sobretudo quando prematuros. A solução da continuidade da pele aumenta o tempo de internação hospitalar por acarretar complicações como dor, sepse, cicatrizes, podendo até mesmo resultar em morte. Portanto, deve haver um plano de cuidados padronizados para avaliar riscos, prevenir injúrias ou minimizá-las, o que depende de estratégias e equipamentos adequados para o cuidado e da educação da equipe.

No presente capítulo, são discutidas particularidades da pele do RN prematuro, bem como a prevenção e o tratamento de algumas lesões mais comuns nessa clientela. Entende-se como prematuro aquele nascido antes de serem completadas 37 semanas de idade gestacional. A Organização Mundial da Saúde (OMS) classifica a prematuridade, de acordo com a idade gestacional, em três subcategorias: prematuro extremo (menor ou igual a 27 semanas e 6 dias de gestação), muito prematuro (de 28 semanas a 31 semanas e 6 dias) e prematuro moderado a tardio (de 32 semanas a 36 semanas e 6 dias). Embora existam especificidades para cada categoria, neste capítulo são abordados cuidados com a pele pertinentes às diferentes categorias.

O tratamento de lesões de pele não se dá sem contemplar também cuidados relacionados ao desenvolvimento neurológico e ao manejo da dor, o que será discutido em outros capítulos.

Pele do recém-nascido prematuro

O bebê prematuro tem muito menos camadas de estrato córneo em comparação com o RN a termo, o que difere conforme a idade gestacional. Na 23ª semana de gestação, o estrato córneo é praticamente inexistente, desenvolvendo apenas algumas camadas cornificadas por volta da 26ª semana de gestação, até atingir barreira relativamente bem formada por volta da 34ª à 35ª semana de gestação. Essa imaturidade do estrato córneo resulta em grandes perdas de calor por fluido e evaporação nas primeiras semanas de vida, o que pode ocasionar alterações hidroeletrolíticas, como hipernatremia e desidratação.

A pele do prematuro tem maior risco de dano pelo fato de todas as suas camadas serem relativamente mais finas, por haver uma atenuação dos cones epiteliais (*rete ridges*) e pela produção imatura de lipídios. Em prematuros, há menos fibrilas do que na epiderme a termo ou adulta, com espaços amplos entre os pontos de conexão. À medida que os prematuros amadurecem, essas fibrilas aumentam em número e força. A menor coesão entre a epiderme e a derme coloca o RN prematuro em risco de lesão da pele quando adesivos aderidos à pele são removidos. Em especial, quando são utilizados adesivos de alta aderência à pele, a ligação entre o adesivo e a epiderme pode ser mais forte do que aquela existente entre a epiderme e a derme, resultando em descamação da camada epidérmica e diminuição da função de barreira cutânea.

Por essa razão, o planejamento do cuidado deve considerar que o estrato córneo subdesenvolvido, bem como a diminuição da estabilidade do colágeno na derme, pode favorecer toxicidade sistêmica por agentes tópicos, aumento da perda de líquidos e calor, maior risco de lesão traumática, infecção, aumento do risco de desenvolvimento de edema e redução do fluxo sanguíneo para a epiderme. Assim, as características da pele do prematuro (Quadro 120.1) representam desafios significativos para manter a sua integridade e protegê-lo de complicações relacionadas ao tratamento, sobretudo no contexto da UTIN.

Perda de água transepidérmica (PATe)

Um estrato córneo considerado dentro dos padrões de normalidade não é totalmente impermeável, portanto é esperada a difusão passiva de água pela pele. A PATe consiste na taxa de perda de água através das camadas da pele para o meio ambiente. É um indicador, de maneira geral, da preservação da função da pele como barreira e de sua integridade, sendo considerado normal que a PATe esteja entre 4 e 8 g/m²/h. Um valor menor que este intervalo pode ser inferido como uma condição de barreira do estrato córneo efetiva; e valores maiores inferem uma barreira danificada ou malformada.

Em nível microscópico, existem diferenças estruturais entre a pele adulta e a pele do RN. As células menores e as camadas mais finas do estrato córneo da pele do neonato podem ser responsáveis pela função de barreira de água prejudicada.

Em decorrência da imaturidade da estrutura da pele e da maior razão entre superfície corpórea e peso, prematuros têm maior suscetibilidade a altas PATe, as quais podem aumentar o risco de desidratação, alteração no balanço hidreletrolítico e hipotermia. Prematuros podem chegar a ter uma PATe dez vezes maior do que a de recém-nascidos a termo.

A PATe diminui conforme a idade gestacional de nascimento aumenta: quanto mais avançada a gestação, maior capacidade tem o estrato córneo do recém-nascido. Após o nascimento, o estrato córneo do prematuro continua a se desenvolver em ambiente extrauterino, principalmente se equipamentos adequados forem utilizados, como incubadoras aquecidas com regulação de umidade, pois a umidade do ambiente influencia na taxa e na qualidade da maturação da barreira do estrato córneo.

Mesmo após 1 mês de nascimento, a PATe no prematuro pode ainda ser significativamente maior do que a observada no recém-nascido a termo. Observa-se, em prematuros menores de 30 semanas, pele aparentemente mais hidratada ao nascimento e nos primeiros dias a seguir, decorrente da

	Quadro 120.1	
Comparação entre as características de algumas estruturas da pele do recém-nascido pré-termo e do recém-nascido a termo.		
Características da pele	*Prematuro – 3º trimestre*	*Recém-nascido a termo*
Espessura	0,9 mm	1,2 mm
Superfície epidérmica	Cornificação, algum vérnix	Cornificação, pode ter mais vérnix
Espessura epidérmica	50 a 60 mcm	50 a 60 mcm
Espessura do estrato córneo	4 a 5 mcm	9 a 10 mcm
Barreira do estrato córneo	Permeável, torna-se similar ao neonato a termo em 2 a 3 semanas pós-natais	Permeabilidade mais seletiva
Melanócito	Início da melanogênese	Maior concentração de melanossomos
Estruturas pilossebáceas	Folículo do pelo lanugo, desenvolvimento de glândulas sebáceas, aparecimento do cabelo	Folículo do pelo lanugo, pelo 2º, grande atividade das glândulas sebáceas
Glândulas sudoríparas e sebáceas	Sudoríparas presentes na derme	Função das glândulas ainda não bem estabelecida
Hipoderme	Lóbulos gordurosos subcutâneos	Camada gordurosa, dependendo do grau de nutrição

Fonte: Consenso de Cuidados com a Pele do Recém-Nascido da Sociedade Brasileira de Pediatria (SBP), 2015.

grande quantidade de água que atravessa a pele nesse período. Após 5 dias do nascimento, porém, observa-se uma diminuição dessa percepção, indicando maturação da barreira do estrato córneo mesmo em ambiente extrauterino.

PH da pele

O pH da pele do RN a termo é neutro ao nascimento, tornando-se fisiologicamente ácido (5,4 a 5,9) com 1 semana de vida. Os recém-nascidos prematuros podem demorar semanas após o nascimento para desenvolver essa acidez na superfície cutânea. Prematuros de 24 a 34 semanas de idade gestacional têm o pH da pele superior a 6, atingindo um pH inferior a 5 com cerca de 3 semanas após o nascimento.

O pH ácido da superfície cutânea tem efeito protetor contra micro-organismos, contribuindo para o estrato córneo em sua função imune e inibindo a colonização por patógenos. Nos prematuros, a tendência da pele a pH neutro ou básico faz com que exista uma diminuição significativa da defesa contra a excessiva proliferação microbiana, podendo também promover maior PATe, o que demonstra limitações na função da barreira epidérmica.

A literatura sugere que cuidados relacionados ao pH da pele estão associados à prevenção de doenças de pele e complicações, como dermatites atópicas, dermatites de contato e retardo na cicatrização de lesões. Por isso, também se faz relevante discutir o banho.

Considerações sobre o banho do recém-nascido

É durante o período de transição fisiológica da pele, do ambiente intrauterino para a vida extrauterina, que se dá geralmente o primeiro banho. Tradicionalmente, algumas práticas de banho têm por base fatores culturais, populacionais e regionais. No contexto da atenção à saúde, o primeiro banho deve ser adiado até que as funções cardiorrespiratórias e termorreguladoras estejam estáveis por 2 a 4 horas. A OMS recomenda que nunca ocorra antes de 6 horas de vida.

O banho de imersão tem sido uma preferência, pois há menor perda de calor e menor variação de sinais vitais. A temperatura ideal da água pode variar entre 37 e 37,5 ºC, e o tempo para o procedimento não deve ultrapassar 10 minutos. Quanto à frequência, a Association of Women's Health, Obstetric and Neonatal Nurses (AWHONN) recomenda dias alternados. Inúmeros protocolos institucionais podem ser identificados a respeito desse tema, mas ainda carecem de estudos que os sustentem.

A água de torneira é considerada segura na maioria dos países, porém, se houver lesão na pele, água destilada estéril pode ser recomendada. Agentes de limpeza podem ser utilizados, desde que tenham um pH de 5,5, sobretudo para que possam auxiliar a manter a pele nesse pH. Com relação ao banho com antissépticos, como a clorexidina, existem controvérsias na literatura quando se trata de pacientes neonatais, em razão de sua possível toxicidade à exposição diária de toda a superfície corpórea.

Para o prematuro, o banho pode ocasionar uma série de reações indesejadas, como a hipotermia, estresse respiratório, instabilidade de sinais vitais, aumento do consumo de oxigênio e prejuízo na organização comportamental. A AWHONN recomenda que o banho de prematuros, quando estáveis clinicamente, ocorra a cada 2 ou 4 dias.

Identificação de fatores de risco para lesão e avaliação das condições da pele

A prevenção de injúrias na pele do neonato relacionadas à assistência hospitalar está atrelada ao conhecimento dos fatores de risco e mecanismos de lesão, bem como a avaliação individualizada e registro diários. A AWHONN desenvolveu uma diretriz de prática clínica com base em evidências para o cuidado da pele infantil, intitulada *Neonatal Skin Care Guideline*, em que apontou os principais fatores de risco para lesão de pele no neonato:

- características do neonato (p. ex., idade gestacional menor que 32 semanas, peso menor que 2.500 g ao nascer e imobilidade);
- alterações fisiológicas (p. ex., edema, desidratação, desnutrição, hipotensão e diarreia);
- uso de determinados medicamentos (p. ex., vasopressores, sedativos e corticoides);
- equipamento de monitoramento que requer o uso de sondas e/ou eletrodos (p. ex., monitorização cardiorrespiratória, saturação de oxigênio, monitores de eletroencefalografia-EEG);
- suporte cardiorrespiratório (p. ex., pressão positiva nas vias aéreas, ventilação de alta frequência, oxigenação por membrana extracorpórea);
- dispositivos médicos (p. ex., cânula endotraqueal, cateteres nasogástricos ou orogástricos, dispositivos de acesso vascular, dispositivos de resfriamento);
- hipotermia terapêutica;
- feridas operatórias ou dispositivos cirúrgicos (p. ex., traqueostomia, gastrostomia, colostomia, ileostomia, vesicostomia).

Além da avaliação dos fatores de risco para lesão, pode-se utilizar uma ferramenta de avaliação válida e confiável para fornecer uma medida objetiva da condição da pele. Entre uma gama de instrumentos disponíveis para tal, foi desenvolvida a Neonatal Skin Condition Score (NSCS), estando já traduzida e validada também para o português do Brasil, chamando-se assim Escala de Condição da Pele do Recém-Nascido (ECPRN). Esse instrumento consiste em uma escala de nove pontos que classifica ressecamento, eritema e perda da barreira cutânea (Quadro 120.2). Ao utilizá-la, pontua-se cada item (ressecamento, eritema e ruptura), conforme a avaliação realizada, de 1 a 3. O resultado consiste na somatória da pontuação de cada item, e 3 seria o resultado ideal e 9 seria o pior resultado.

SEÇÃO XI – PELE

Quadro 120.2		
Escala de Condição da Pele do Recém-Nascido (ECPRN).		
Ressecamento	*Eritema*	*Ruptura/lesão*
1 = Pele normal, nenhum sinal de pele seca 2 = Pele seca, descamação visível 3 = Pele muito seca, rachaduras/fissuras	1 = Não há evidência de eritema 2 = Eritema visível, < 50% da superfície corporal 3 = Eritema visível, ≥ 50% da superfície corporal	1 = Nenhuma visível 2 = Pequena, em áreas localizadas 3 = Extensa
Resultado ideal = 3 Pior resultado = 9		

Fonte: Schardosim et al., 2014.

O uso de escalas e instrumentos em geral auxilia a avaliação da pele, mas sua aplicação não deve ser considerada de maneira isolada: deve fazer parte de uma visão holística das condições do paciente, dos fatores de risco inerentes a ele, bem como de suas respostas ao cuidado prestado.

Prevenção e tratamento de diferentes tipos de lesões de pele em recém-nascidos prematuros

A avaliação frequente da pele é essencial para a prevenção e o tratamento do rompimento desse órgão, bem como para a manutenção de sua função. Além disso, a formação de uma equipe interdisciplinar de cuidados com a pele pode favorecer a identificação precoce de lesões em neonatos hospitalizados, considerando protocolos institucionais com base nas melhores evidências científicas e recomendações de especialistas. Embora não seja o objetivo deste capítulo, deve-se mencionar que não há cuidado que seja adequado sem a criteriosa lavagem das mãos dos profissionais envolvidos, bem como a realização de procedimentos que respeitem as recomendações relacionadas a técnicas assépticas, sempre que se fizerem necessárias.

O manejo holístico da ferida visa controlar ou eliminar fatores causadores das lesões, além de curá-las. Avaliar a origem da ferida permite definir como lidar com fatores predisponentes, além de contribuir para a gestão dos cuidados, no intuito de otimizar fatores relacionados ao paciente que podem interferir nesse processo, como a função cardiopulmonar, fatores nutricionais e outros fatores conhecidos por impedirem ou retardarem a cicatrização de feridas, como a administração de corticosteroides.

Até o presente, foram desenvolvidos poucos estudos comparativos com produtos usados para tratar lesões de pele em neonatos. Compreender os princípios de cicatrização úmida de feridas, da limpeza suave e da prevenção de trauma mecânico, bem como escolher e aplicar corretamente o curativo adequado, proporciona melhores resultados.

No processo de acompanhamento das condições da pele, a avaliação e a comunicação podem ser aprimoradas pelo uso de uma ferramenta que direcione e facilite o registro. Assim, alguns fatores que devem ser considerados na avaliação de feridas são: etiologia; fases da cicatrização; localização anatômica; dimensões (comprimento, largura e profundidade); descolamentos; túneis; tipo de tecido do leito da ferida; exsudato (considerando sua quantidade, características, cor e odor); sinais de infecção; condições da pele adjacente; e bordas da ferida.

É imprescindível determinar os possíveis mecanismos de lesões na pele no intuito de eliminá-las:

- mecânicos (p. ex., remoção de adesivo, abrasão/fricção, locais de pressão);
- térmicos (p. ex., cobertores de resfriamento, dispositivos de aquecimento);
- químicos (p. ex., dermatite de fraldas, limpeza com soluções irritantes, lesão por extravasamento);
- congênitos (p. ex., epidermólise bolhosa);
- infecções: (é preciso identificar a presença de infecções e prontamente tratá-las. Todas as feridas são consideradas colonizadas, mas nem todas as feridas estão infectadas. No entanto, se uma ferida for além da colonização e se tornar infectada, essa condição prolonga o processo inflamatório e retarda a cicatrização);
- comprometimento vascular (p. ex., grandes hemangiomas, eventos tromboembólicos).

Boas práticas para prevenção de lesões de pele no recém-nascido

A seguir são discutidos alguns tipos de lesões que são pertinentes ao contexto neonatal, sua prevenção e seu tratamento.

Lesão por pressão

A Lesão por Pressão (LPP) é um dano localizado na pele e/ou em tecidos moles subjacentes, geralmente sobre uma proeminência óssea, ou relacionado ao uso de dispositivos médicos ou a outro artefato. A lesão pode se apresentar em pele íntegra ou como uma úlcera aberta, podendo ser dolorosa. Ocorre como resultado da pressão intensa e/ou prolongada em combinação com o cisalhamento. A tolerância do tecido mole à pressão e ao cisalhamento pode também ser afetada pelo microclima, pela nutrição, por perfusão, comorbidades e pela sua condição.

Essas lesões seguem o sistema de classificação de LPP, contemplando os estágios 1, 2, 3 e 4, bem como o estágio não classificável, segundo a Associação Brasileira de Estomaterapia (SOBEST) e a Associação Brasileira de Enfermagem em Dermatologia (SOBENDE).

No estágio 1, a pele ainda se apresenta íntegra, mas com eritema que não embranquece; no estágio 2, verifica-se perda de pele em sua espessura parcial, com exposição da derme; no estágio 3, há perda de pele em sua espessura total, na qual a gordura é visível e, frequentemente, tecido de granulação está presente; no estágio 4, observa-se perda de pele em sua espessura total, associada a perda tissular, com exposição ou palpação direta da fáscia, músculo, tendão, ligamento, cartilagem ou osso. Já no estágio "não classificável", verifica-se perda da pele em sua espessura total e perda tissular não visível. A extensão do dano não pode ser confirmada porque está encoberta por esfácelo ou escara. Geralmente, após o esfácelo ou a escara serem retirados, pode-se identificar LPP em estágio 3 ou 4.

Alguns exemplos desses estágios podem ser observados nas Figuras 120.1 a 120.3.

CAPÍTULO 120 – MANUTENÇÃO DA INTEGRIDADE DA PELE NO RECÉM-NASCIDO PREMATURO

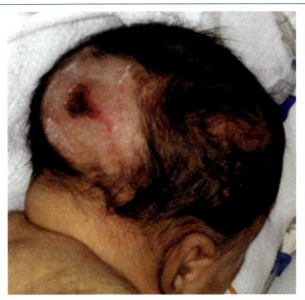
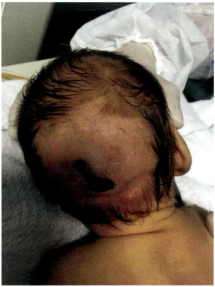

Figura 120.1. Estágio de lesão por pressão em região cefálica de recém-nascido – não classificável.
Fonte: Acervo da autoria, com autorização de familiar.

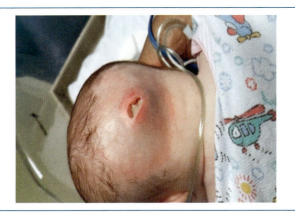

Figura 120.2. Estágio de lesão por pressão em região cefálica de recém-nascido – estágio 3.
Fonte: Acervo da autoria, com autorização de familiar.

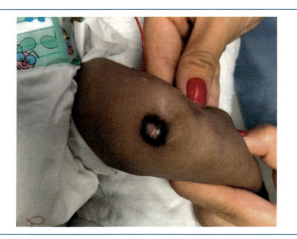

Figura 120.3. Estágio de lesão por pressão em membro inferior de recém-nascido – estágio 2.
Fonte: Acervo da autoria, com autorização de familiar.

Prevenção

Para a prevenção de LPP, recomenda-se:

- Avaliar as superfícies da pele do RN, da cabeça aos pés, diariamente, estabelecendo frequência individualizada para cada situação e cliente. Quanto à frequência, a literatura aponta que essa avaliação deve ocorrer, no mínimo, a cada 12 horas ou mais frequentemente.
- Familiarizar-se com locais comuns para lesões na pele, incluindo cabeça, face, região nasal, orelhas e membros inferiores. Considerar que a incidência e a localização de lesões podem variar entre as instituições e a clientela, não se limitando a avaliação aos locais citados.
- Realizar mudanças de decúbito para oferecer conforto, bem como avaliar a pele, principalmente em pontos de pressão pelo uso de dispositivos médicos ou em proeminências ósseas.
- Garantir posicionamento adequado no leito, no intuito de promover estabilidade clínica e conforto (Figuras 120.4 e 120.5).
- Proteger com coberturas/produtos as áreas da pele que apresentem alto risco para LPP (p. ex., região occipital, joelhos) para clientes sob manipulação mínima ou que sejam mantidos preferencialmente em determinado decúbito para promoção da estabilidade clínica. Podem ser utilizados produtos como: espumas hidrocelular ou poliméricas; coxins; colchões de água, de ar ou de gel (Figuras 120.6 e 120.7).
- Evitar a colocação de dispositivos sobre locais com LPP prévia ou existente.
- Garantir posicionamento do neonato que promova estabilidade clínica, posicionamento adequado de dispositivos e ausência de áreas de pressão.
- Fornecer suporte nutricional adequado.

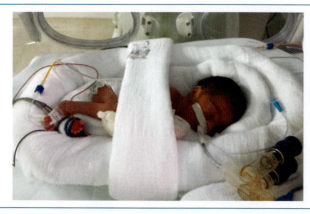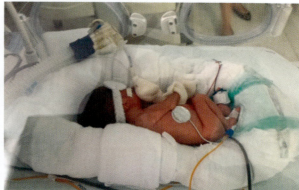

Figura 120.4. Recém-nascidos posicionados em decúbito lateral.
Fonte: Acervo da autoria, com autorização de familiar.

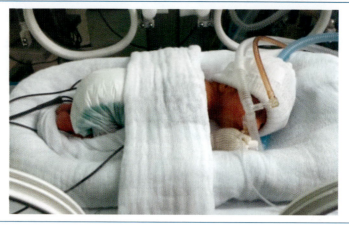

Figura 120.5. Recém-nascido posicionado em decúbito ventral.
Fonte: Acervo da autoria, com autorização de familiar.

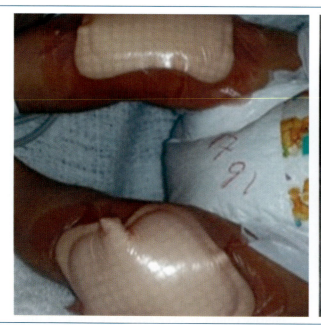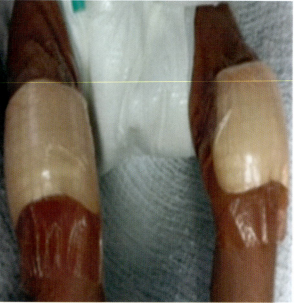

Figura 120.6. Espuma hidrocelular em joelhos para prevenção de lesão por pressão.
Fonte: Acervo da autoria, com autorização de familiar.

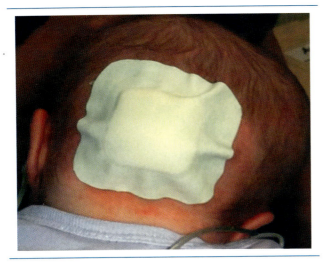

Figura 120.7. Espuma hidrocelular em região cefálica para prevenção de lesão por pressão.
Fonte: Acervo da autoria, com autorização de familiar.

Tratamento

Na presença de LPP, é imprescindível avaliar o estágio da lesão ou estado de cicatrização, no intuito de empregar estratégias de gestão específicas ao tipo de lesão, à fase do processo de cicatrização, à quantidade de umidade e à presença de escara ou infecção.

O objetivo da higienização da ferida é romper a ligação entre o tecido e partículas de detritos, bactérias ou sujeira, assim como auxiliar na remoção de tecido necrótico. O tecido necrótico impedirá a cicatrização, além disso a remoção é importante para reduzir o nível de contaminação bacteriana. Atentar para o fato de que o trauma mecânico pode ocorrer por tentativas excessivas de higienização da ferida, ao esfregá-la, o que retarda o processo de cicatrização.

Realiza-se a limpeza da área afetada com solução salina a 0,9%, em temperatura próxima à temperatura corporal, podendo essa solução ser diluída 1:1, com água estéril ou não. Pode-se utilizar uma seringa de 20 a 60 mL, com uma agulha romba (40 mm × 1,2 mm), para limpeza da área com exsudado. Embora a presença da agulha seja questionável, considerando risco de acidentes para o profissional, ela é importante para proporcionar a pressão necessária para remoção de resíduos do leito da ferida.

A tomada de decisão sobre o tratamento ideal deve considerar os seguintes aspectos:

- Escolher um produto que favoreça a fase do processo de cicatrização em que a ferida se encontra.
- Avaliar diariamente a presença de exsudato, uma vez que coberturas saturadas podem macerar a borda da ferida, bem como causar lesões na pele adjacente.
- Usar curativos de película em locais não exsudativos.
- Usar curativos de espuma em feridas exsudativas.
- Manter hidratação apropriada na interface entre pele e curativo.
- Usar curativos não aderentes ao leito da ferida, para que não causem trauma mecânico às trocas, de modo a não ocorrer remoção de tecido viável. Além disso, esse cuidado diminuirá significativamente a dor durante o procedimento.
- Avaliar o leito da ferida para escolher o produto, considerando o tipo de tecido (granulação, esfacelo-necrose úmida ou escara-necrose seca).
- Remover o tecido desvitalizado, a cada mudança de curativo, utilizando o desbridamento autolítico, químico ou mecânico, para favorecer o processo de cicatrização. Por exemplo, hidrogéis consistem em 80 a 90% de água, o que os torna suaves para a pele, mantendo a ferida úmida. Esses produtos facilitam o desbridamento autolítico da ferida, reidratando o tecido da descamação e aumentando a taxa de autólise. Hidrogéis podem secar mais rapidamente ao serem utilizados em pacientes que estão em incubadoras com maior calor e menor umidade, situações nas quais pode ser necessária a reaplicação ou a reavaliação com maior frequência do que a observada em adultos e outros pacientes pediátricos.
- Evitar o uso de produtos que resultem em descamação ou lesão da pele ao redor.

Lesão por pressão relacionada ao uso de dispositivos médicos

A lesão por pressão relacionada ao uso de dispositivos médicos resulta do uso de dispositivos desenvolvidos e aplicados para fins diagnósticos e terapêuticos. Esse tipo de lesão geralmente apresenta a forma do dispositivo (Figuras 120.8 a 120.11), sendo categorizada usando-se o sistema de classificação de LPP, já mencionado.

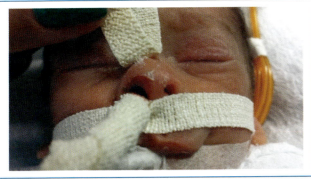 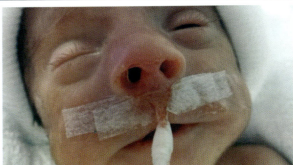

Figura 120.8. Recém-nascidos com lesão por pressão relacionada ao uso de dispositivos médicos – fixação de cateter nasogástrico.
Fonte: Acervo da autoria, com autorização de familiar.

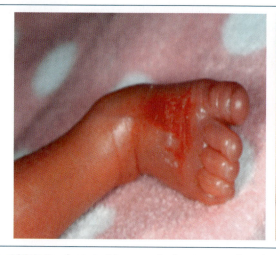 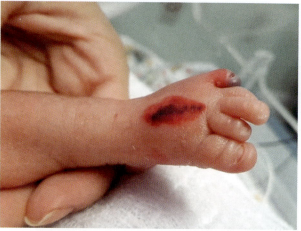

Figura 120.9. Recém-nascidos com lesão por pressão relacionada ao uso de dispositivos médicos – oxímetro de pulso.
Fonte: Acervo da autoria, com autorização de familiar.

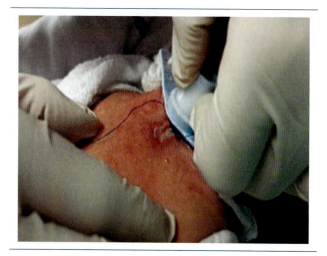

Figura 120.10. Recém-nascido com lesão por pressão relacionada ao uso de dispositivos médicos – cânula de traqueostomia.
Fonte: Acervo da autoria, com autorização de familiar.

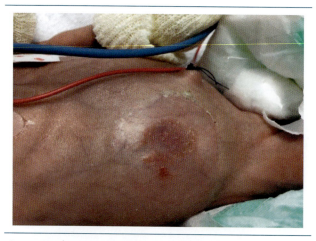

Figura 120.11. Recém-nascido com lesão por pressão relacionada ao uso de dispositivos médicos – sensor de temperatura de incubadora aquecida.
Fonte: Acervo da autoria, com autorização de familiar.

Prevenção

Para a prevenção de lesão por pressão relacionada ao uso de dispositivos médicos, recomenda-se:

- Escolher o tamanho adequado do(s) dispositivo(s) médico(s) a ser(em) utilizado(s) e promover fixação que o ajuste ao paciente para exercer sua função, sem compressão desnecessária. Por exemplo, peça nasal para Continuous Positive Airway Pressure (CPAP), máscaras, cânulas e cateteres (Figura 120.12).
- Evitar a colocação de dispositivo(s) sobre locais com LPP prévia ou existente.
- Inspecionar a pele que está em contato com o dispositivo diariamente, individualizando a frequência da avaliação, de modo a evitar manipulação excessiva, bem como identificar precocemente áreas de pressão e prejuízo à integridade da pele.
- Atentar para a presença de edema sob o(s) dispositivo(s), visto que aumenta o potencial para a quebra da continuidade da pele.
- Utilizar produtos sem álcool e sem odor.
- Em caso de oxigenoterapia, realizar rodízio entre o uso de peça nasal para CPAP, máscara e/ou períodos de ausência de dispositivos, conforme a resposta clínica do RN e discussões com a equipe médica.
- Realizar mudanças de decúbito para oferecer conforto, bem como avaliar pontos de pressão secundários ao uso de dispositivos médicos ou a proeminências ósseas.
- Realizar rodízio do posicionamento de sensores que ficam em contato com a pele, evitando-se lesões por pressão, queimaduras ou lesões relacionadas a adesivos.
- Educar a equipe sobre o uso adequado dos dispositivos, sua fixação e a prevenção de lesões da pele.
- Como para LPP, é importante familiarizar-se com locais comuns para lesões na pele, considerando que a incidência e a localização de lesões podem variar entre as instituições e a clientela.

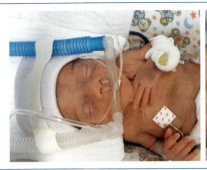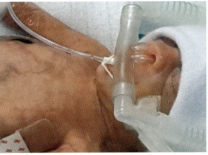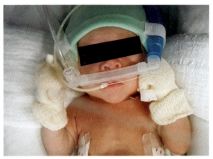

Figura 120.12. Recém-nascidos com peça nasal para CPAP posicionada adequadamente.
Fonte: Acervo da autoria, com autorização de familiar.

Tratamento

O tratamento de lesão por pressão relacionada ao uso de dispositivos médicos segue as mesmas diretrizes preconizadas para LPP.

Lesão por pressão em mucosas

A lesão por pressão em membranas mucosas é encontrada quando há histórico de uso de dispositivos médicos no local do dano. Em razão da anatomia do tecido, essas lesões não podem ser categorizadas como as de pele (Figura 120.13).

Tratamento

Para o tratamento de lesão por pressão em mucosas, recomenda-se retirar as fontes de pressão e manter a umidade adequada da pele.

Deiscência

Deiscência é a separação não intencional das camadas de uma ferida operatória que foram cirurgicamente aproximadas (Figuras 120.14 a 120.16).

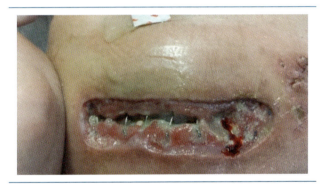

Figura 120.14. Deiscência cirúrgica em recém-nascido submetido a cirurgia cardíaca.
Fonte: Acervo da autoria, com autorização de familiar.

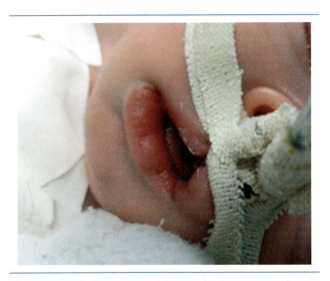

Figura 120.13. Recém-nascido com lesão por pressão em membranas mucosas.
Fonte: Acervo da autoria, com autorização de familiar.

Prevenção

Para a prevenção de lesão por pressão em mucosas, recomenda-se:
- Avaliar as superfícies da pele do RN, da cabeça aos pés, diariamente, estabelecendo frequência individualizada para cada situação e cliente. Quanto à frequência, a literatura aponta que essa avaliação deve ocorrer, no mínimo, a cada 12 horas ou mais frequentemente.
- Fixar cateteres e sondas sem que exerçam pressão sobre as mucosas.

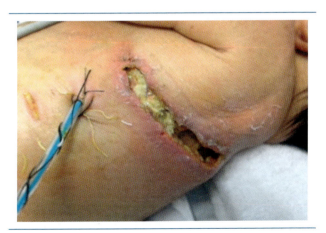

Figura 120.15. Deiscência cirúrgica em recém-nascido submetido a cirurgia cardíaca.
Fonte: Acervo da autoria, com autorização de familiar.

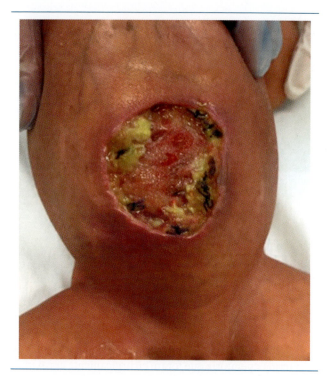

Figura 120.16. Deiscência cirúrgica em recém-nascido submetido a cirurgia de correção de gastrósquise.
Fonte: Acervo da autoria, com autorização de familiar.

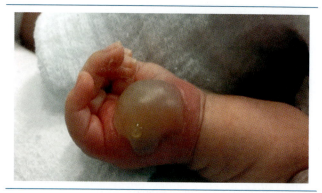

Figura 120.17. Mão de recém-nascido acometido por extravasamento de nutrição parenteral – flictena.
Fonte: Acervo da autoria, com autorização de familiar.

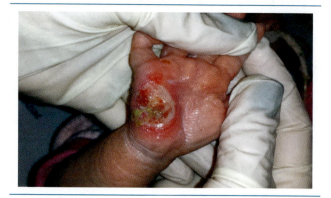

Figura 120.18. Mão de recém-nascido acometido por extravasamento de nutrição parenteral – após rompimento de flictena.
Fonte: Acervo da autoria, com autorização de familiar.

Prevenção

Para a prevenção da deiscência é relevante:
- Prevenir contaminação, utilizando técnica asséptica e curativos estéreis.
- Minimizar fontes de tensão e de pressão.
- Promover analgesia.
- Posicionamento adequado no pós-operatório, atendendo às especificidades de cada cirurgia.

Tratamento

O tratamento da deiscência segue as mesmas diretrizes recomendadas para LPP, listadas anteriormente. Deve-se dar atenção especial para deiscências abdominais, mediante a possibilidade de evisceração e fístulas.

Infiltração e extravasamento

A infiltração é definida como um vazamento inadvertido de uma substância não vesicante no tecido circundante, por exemplo, fluidos isotônicos, como dextrose a 5%, solução salina a 0,9%, ou sangue. Já o extravasamento envolve o vazamento de uma substância vesicante no tecido circundante, como soluções de aminoácidos, sais de cálcio e vasopressores. As lesões por extravasamento (Figuras 120.17 e 120.18) são geralmente caracterizadas por dor e edema próximo ao cateter intravenoso, podendo progredir para branqueamento, sinais de diminuição de perfusão, formação de flictena (bolha), descoloração, ulceração e escara.

Prevenção

A prevenção demanda monitorização frequente, o que requer a inserção de cateteres que sejam mantidos com curativos estéreis transparentes, que permitem visualização e estabilização, além da utilização de acessos venosos centrais para a administração de fluidos e medicamentos potencialmente irritantes e/ou vesicantes.

Tratamento

Não existe consenso sobre o tratamento de infiltração e extravasamento em neonatos. Diversos procedimentos e fármacos, como elevação do membro acometido, técnicas de múltiplas punções, lavagem com solução salina, lipossucção, fentolamina e hialuronidase, foram relatados como úteis, embora sejam necessários mais estudos em recém-nascidos. A literatura sugere a premência de pesquisas na avaliação da eficácia e da segurança dos tratamentos *versus* nenhum tratamento para extravasamentos, o que inclui o momento da intervenção, a natureza da solução infundida e a gravidade da lesão no momento da intervenção. O cuidado da ferida com curativos que empregam hidrocoloide ou hidrogel pode promover a cicatrização e ajudar a minimizar a formação de queloide.

Queimadura química

A queimadura química é uma lesão de tecidos resultante da exposição excessiva a agentes químicos, como álcool e clorexidina alcoólica. Os efeitos variam de acordo com o tipo, a duração e a intensidade do agente, bem como a parte do corpo envolvida. Podem ser efeitos locais, resultando em lesão celular ou morte, necrose da pele e tecido subjacente, e podem envolver choque primário ou secundário.

Prevenção

A lesão pode ser prevenida se for aguardado certo tempo para permitir que o álcool da preparação evapore, antes que a pele seja coberta em procedimentos invasivos, bem como que seja removido cuidadosamente o seu excesso. Em prematuros extremos, a solução de clorexidina aquosa pode ser utilizada para minimizar o risco de lesão.

Tratamento

Para o tratamento dessas lesões, pode-se utilizar uma das seguintes opções, conforme mais apropriado:
- soro fisiológico a 0,9%, sem realizar fricção do local;
- placa de hidrocoloide;
- ácidos graxos essenciais (AGE).

Dermatites associadas à umidade

As dermatites associadas à umidade, cujo termo na nomenclatura internacional é Moisture-Associated Skin Damage (MASD), são classificadas em quatro tipos: dermatite associada à incontinência (DAI), dermatite por umidade periestomal, dermatite por umidade periferida e dermatite intertriginosa.

A DAI é uma forma de dermatite irritante que se desenvolve pela exposição crônica a urina ou fezes líquidas; a intertriginosa está relacionada à perspiração; a periestomal ocorre pela exposição ao efluente do estoma; e a dermatite periferida, pela exposição ao exsudato da ferida. Neste capítulo, não é discutida a dermatite intertriginosa, por não ser frequente na clientela neonatal.

A DAI, também conhecida popularmente como assadura, dermatite irritativa de fraldas, dermatite perineal, entre outras expressões, é uma manifestação clínica de lesões na pele por umidade. A exposição prolongada da pele a fezes e urina, combinada ao uso de fraldas, age como um irritante, ocasionando então a dermatite. Quanto maior o tempo de exposição a esses agentes, maior o dano causado à pele (Figura 120.19).

A dermatite por umidade periestomal apresenta-se como inflamação e erosão da pele em um raio de 10 cm ao redor do estoma, em decorrência da exposição ao efluente que provém do estoma (Figura 120.20).

Por fim, a dermatite periferida pode ser descrita como inflamação e erosão da pele em um raio de 4 cm da margem da ferida, decorrente da exposição ao exsudato da ferida, causado pela presença de infecção ou por traumatismo na remoção de adesivos.

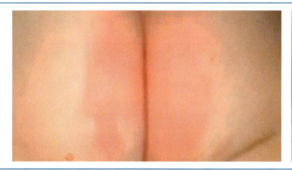 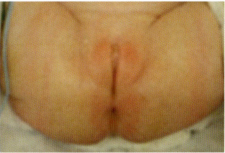

Figura 120.19. Recém-nascidos com dermatite associada à incontinência.
Fonte: Acervo da autoria, com autorização de familiar.

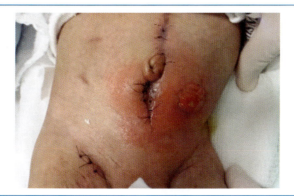

Figura 120.20. Dermatite por umidade periestomal em recém-nascido.
Fonte: Acervo da autoria, com autorização de familiar.

Prevenção

Para prevenir a presença de dermatites relacionadas à umidade, recomenda-se:
- Identificar aumento da frequência de eliminação e alteração da consistência das fezes (diarreia), de modo a iniciar precocemente o uso de cremes de barreira em região perianal e periestoma.
- Identificar condições em que há maior risco de DAI, incluindo, mas não se limitando a:
  - fezes líquidas frequentes (p. ex., intestino curto, diarreia infecciosa);
  - uso de antibióticos;
  - uso de glicose oral a 50%;
  - síndrome de má absorção;
  - retirada de opiáceos;
  - tônus anormal do esfíncter retal (p. ex., extrofia da bexiga, espinha bífida);
  - alergias (p. ex., a alimentos).
- Usar pomadas à base de vaselina ou barreiras cutâneas contendo óxido de zinco a cada troca de fralda em bebês com risco de desenvolver DAI.
- Realizar avaliação específica da pele usando uma ferramenta válida e confiável.
- Optar por fraldas descartáveis superabsorventes como uma alternativa às fraldas com menor poder de absorção, especialmente para bebês com sinais de dermatite das fraldas.
- Identificar o aumento do exsudato de feridas, investigando sua causa e estabelecendo precocemente o tratamento, bem como realizar trocas mais frequentes da cobertura da lesão quando saturada.
- Realizar os cuidados de higiene e conforto ao longo de banho e/ou higiene íntima com água morna, bolas de algodão ou tecido de algodão macio, sem o emprego de fricção.
- Adequar a frequência da troca de fraldas à necessidade de cada paciente, sem seguir horários rígidos.
- Garantir ambiente térmico neutro e nutrição adequada.
- Incentivar e apoiar a amamentação.

Tratamento

O tratamento das dermatites relacionadas a umidade inclui:
- Implementar estratégias para reduzir a gravidade da dermatite em questão.
- Incentivar e apoiar a amamentação.
- Considerar o uso de fraldas sem corantes para evitar contato com alérgenos em circunstâncias especiais, como uma criança com dermatite de contato alérgica conhecida.
- Usar métodos apropriados para limpar suavemente a área da fralda, com base na idade gestacional do recém-nascido. Algumas sugestões incluem:
  - usar panos macios e/ou algodão e água morna para higiene;
  - limpar com muita delicadeza;
  - utilizar fraldas descartáveis;
  - considerar o uso de produtos que foram testados quanto à segurança em RN;
  - evitar esfregar vigorosamente a pele durante a higienização, porque a remoção completa dos produtos de barreira da pele não é necessária;
  - usar hidratantes emolientes (produto separado ou incorporado aos agentes higienizantes específicos para DAI), porque hidratam o estrato córneo;
  - usar protetores de pele sem álcool para fornecer uma barreira entre a pele e a urina ou fezes em crianças com mais de 28 dias.
- Identificar e tratar a dermatite das fraldas com base no tipo e no grau de ruptura da pele: proteger toda a pele que possa estar exposta a agentes irritantes ou mostrar sinais de lesão de pele, com aplicações espessas de um creme ou pasta de barreira, como óxido de zinco. O uso de compressa com emulsão de petrolato sobre a barreira pode ajudar a evitar que a fralda grude no local.
- Limpar suavemente, sem remoção total da barreira, o que diminuirá o atrito e a lesão grave na área afetada.
- Obter uma cultura de pele quando necessário, para auxiliar no diagnóstico de contaminação fúngica e direcionar o tratamento de maneira mais eficaz.

Lesão por remoção de adesivos

A lesão por remoção de adesivos (Figura 120.21) é uma lesão mecânica, resultante do uso de dispositivo adesivo, aplicado na pele do recém-nascido para fins terapêuticos. A retirada de adesivos nessa clientela pode resultar em remoção inadvertida do estrato córneo, dor, inflação, edema, com consequente falha da função de barreira e aumento da perda hídrica transepidérmica. Como já mencionado, para o prematuro, a aderência entre adesivos e a epiderme pode ser mais forte do que a existente entre a epiderme e a derme de sua pele, o que pode ocasionar extensa perda tecidual após a remoção de adesivos.

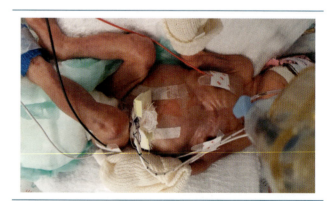

Figura 120.21. Lesão por remoção de adesivo em recém-nascido.
Fonte: Acervo da autoria, com autorização de familiar.

Prevenção

Para prevenir lesão por remoção de adesivo, recomenda-se:
- Reconhecer e considerar em suas ações que os adesivos alteram a função de barreira da pele e causam trauma tecidual em recém-nascidos, incluindo descolamento epidérmico e escoriações da pele.
- Empregar extrema cautela na seleção e na utilização de adesivos, com base em sua finalidade, localização anatômica e condições da pele onde serão aplicados. Isso im-

plica em determinar o tamanho da área a ser coberta, bem como critérios para a retirada do adesivo. Deve-se evitar a remoção por questões estéticas ou preferências pessoais dos profissionais de saúde, realizando-a por propósitos clínicos e de segurança da assistência.

- Considerar o uso de adesivos que causam o menor volume de trauma tecidual:
  - **Acrilatos:** os adesivos à base de acrilato incluem produtos como papel, plástico e fitas de tecido macio. Esses tipos de adesivos têm baixa permeabilidade ao exsudato da ferida, aumentam as propriedades adesivas ao longo do tempo e podem deixar um resíduo na pele após a remoção. No entanto, aderem de maneira eficaz à pele e aos dispositivos médicos, sendo comumente usados em ambientes de terapia intensiva. Filmes de poliuretano com adesivos de acrilato, como adesivos transparentes, permitem a visualização de locais de inserção de cateteres e são permeáveis ao vapor de água, oxigênio e dióxido de carbono.
  - **Hidrocoloides:** a literatura aponta que os hidrocoloides causam trauma cutâneo igual ao da fita acrílica quando removidos antes de 24 horas. Estudos também relataram diminuição da função de barreira da pele, com aumento de eritema sob hidrocoloides. No entanto, ainda são usados porque absorvem umidade, moldam-se bem à superfície da pele e servem como uma camada de base para outros adesivos.
  - **Hidrogéis:** consistem em adesivos de baixo trauma e altamente respiráveis, com alto conteúdo de água que pode ter um efeito de resfriamento ou analgésico nas feridas. Adesivos de hidrogel, porém, não devem ser usados em feridas quando a aderência é crítica, pois o adesivo absorve o exsudato e pode se desalojar. O uso de adesivos de hidrogel mostrou reduzir o trauma associado à remoção do eletrodo.
  - **Silicones:** adesivos à base de silicone demonstraram reduzir traumas cutâneos e o desconforto aos pacientes quando são removidos, o que pode ser considerado uma tecnologia promissora. Entretanto, adesivos de silicone não aderem bem aos dispositivos plásticos, como cateteres nasogástricos e cânulas, o que pode limitar seu uso na fixação de alguns dispositivos médicos. Além disso, esses adesivos também não aderem a pele úmida (como a de prematuros) e possuem alto custo. Assim, mais investimento e pesquisas são necessários para seu aprimoramento.
- Considerar o uso de removedores de adesivo à base de silicone.
- Na ausência de removedores de adesivos, remover lentamente e com cuidado usando gaze umedecida com água e sabão.
- Para facilitar a remoção, ao colocar o adesivo, fazer uma dobra em uma das pontas.
- Fazer a remoção dorso sobre dorso, paralelamente à pele e segurando a pele.
- Evitar usar produtos que possam ser absorvidos e causar toxicidade sempre que possível:
  - Como mencionado, o risco potencial de absorção e toxicidade é maior em recém-nascidos prematuros em decorrência do imaturo estrato córneo, bem como à grande proporção de superfície corporal em relação ao peso.
- Os produtos à base de álcool e orgânicos dissolvem os componentes adesivos. O álcool pode ser absorvido pela pele e contribui para sua desidratação excessiva, irritação e ardor. Em prematuros extremos pode causar queimadura química.
- Os solventes à base de óleo desfazem a ligação entre a pele e o adesivo, tendo em sua composição extratos de parafina ou óleo cítrico. No entanto, estes não evaporam quando aplicados, deixam um resíduo na pele semelhante ao óleo mineral ou petrolato e podem ser potencialmente absorvidos, com efeitos desconhecidos. O resíduo deixado na pele pode impedir que outros dispositivos e coberturas sejam fixados à pele adequadamente.
- A aplicação de bloqueadores de sangramento adesivos deve ser evitada sempre que possível. A pressão manual por 5 minutos, com uma bola de algodão ou gaze seca, pode ser suficiente para interromper o sangramento após a coleta de sangue, por exemplo.
- Embora a anetodermia, caracterizada por flacidez bem circunscrita e atrofia da pele, seja um achado incomum na literatura, é frequentemente identificada na região do tórax e associada ao uso de eletrodos de monitoração e de eletrocardiografia. Esses adesivos podem contribuir para alterações cutâneas de longa duração, incluindo hipo e hiperpigmentação, bem como desfiguração.

Tratamento

O tratamento de lesão por remoção de adesivo inclui:

- Higienizar o local com soro fisiológico (concentração de 0,9%) em jato.
- Limpar suavemente o local, sem remoção total da barreira, o que diminuirá o atrito e não intensificará a lesão na área afetada.
- Aplicação local de ácidos graxos essenciais, sem fricção.
- Outra possibilidade, após higienização, é a manutenção no local de placa de hidrocoloide, de acordo com tempo e condições indicados pelo fabricante. Geralmente, esse tipo de placa pode ser mantido pelo tempo em que houver adesão adequada ao local.

Considerações finais

A pele exerce funções protetoras que são fundamentais para a saúde do RN, sobretudo quando hospitalizado e prematuro. Portanto, a equipe de saúde que atende essa clientela deve se instrumentalizar para o desafio de promover a integridade da pele, prevenir lesões, bem como manejar adequadamente feridas visando sua cicatrização, por meio do controle e da eliminação de fatores que as desencadeiam, além do manejo clínico das condições do neonato que interferem de maneira negativa nesse processo. Para atingir tais objetivos, faz-se necessária a avaliação holística e sistemática do paciente, além de educação permanente da equipe.

Avanços significativos têm ocorrido na assistência neonatal. No entanto, muitas intervenções que são realizadas no cuidado à pele desses pacientes ainda não apresentam nível de evidência científica que lhes ofereça suporte e garantias quanto à segurança dos pacientes. Algumas das prioridades de investigação envolvem: desenvolvimento contínuo de instrumentos confiáveis e válidos para avaliação da pele; teste de intervenções para prevenir lesões cutâneas relacionadas a dispositivos médicos; avaliação da eficácia da limpeza de banhos e fraldas, enquanto manutenção da saúde da pele atual e em longo prazo; avaliação de fatores associados ao desenvolvimento de dermatite atópica e não atópica; e avaliação da eficácia e segurança, em curto e em longo prazo, de antissépticos específicos, de modo a determinar produtos mais adequados para bebês a termo e prematuros.

As questões éticas devem ser observadas para que ocorram estudos confiáveis que possam embasar a prática clínica, sobretudo quanto à escolha e à aplicação de produtos na pele de prematuros. Isso ainda se mostra um desafio, em razão da escassez desse tipo de pesquisa e de limitações éticas. Nesse sentido, relatos de experiências bem delimitados ainda podem ser uma alternativa para o registro de resultados, até que existam fontes com níveis de evidência que possam ser amplamente aplicadas.

LEITURAS COMPLEMENTARES

Associação Brasileira de Estomaterapia (Sobest)/Associação Brasileira de Enfermagem em Dermatologia (Sobende). Classificação das lesões por pressão – Consenso NPUAP 2016 – Adaptada culturalmente para o Brasil. [Acesso 2018 out 27]. Disponível em: http://www.sobest.org.br/textod/35.

Association of Women's Health, Obstetric and Neonatal Nurses (AWHONN). Neonatal Skin Care: Evidence-Based Clinical Pratice Guideline. 4th ed. Washington, DC: AWHONN; 2018.

Chimentão DMN, Domanski RC. Prevenção de lesões de pele associadas à umidade. In: Domanski RC, Borges EL. Manual de prevenção de lesões de pele: Recomendações baseadas em evidências. 2.ed. Rio de Janeiro: Rubio; 2014. p.93-120.

Consenso de Cuidados com a Pele do Recém-nascido – Sociedade Brasileira de Pediatria; 2015 mar 31. [Acesso 2018 ago 11]. Disponível em: https://www.sbp.com.br/publicacoes/cientificas/consenso-de-cuidado-com-a-pele-do-recem-nascido/.

Cooper P. Appeel˙ Sterile Sachet: Helps remove pain from a dressing change. Wounds UK. 2010;6(2):100-6.

Cousins Y. Wound care consideration in neonates. Nurs Standard. 2014;28(46):61-70.

Danby SG, Bedwell C, Cork MJ. Cuidado da pele neonatal e toxicologia. In: Eichenfield LF, Frieden IJ, Mathes E, Zaenglein A. Dermatologia neonatal e infantil. 3.ed. Rio de Janeiro: Elsevier; 2016. p.46-56.

Dyer JA. Newborn skin care. Semin Perinatol. 2013;37(1):3-7.

Eichenfield LF, Hardaway CA. Neonatal dermatology. Curr Opin Pediatr.1999;11(5):471-4.

Fox MD. Wound care in the neonatal intensive care unit. Neonatal Netw. 2011;30(5):291-303.

Jensen CD, Galbraith SF. Lesões iatrogências e traumáticas. In: Eichenfield LF, Frieden IJ, Mathes E, Zaenglein A. Dermatologia neonatal e infantil. 3.ed. Rio de janeiro: Elsevier; 2016. p.77-93.

Kelleher MM, O'Carroll M, Gallagher A, Murray DM, Dunn Galvin A, Irvine AD, Hourihane JO. Newborn transepidermal water loss values: A reference dataset. Pediatr Dermatol. 2013;30:712-6.

Krol AL, Krafchik BR. Erupções na área da fralda. In: Eichenfield LF, Frieden IJ, Mathes E, Zaenglein A. Dermatologia neonatal e infantil. 3.ed. Rio de janeiro: Elsevier; 2016. p.245-64.

Kuller JM. Update on newborn bathing. Newborn Infant Nurs Rev. 2014;14:166-170.

Lund CH, Osborne JW. Validity and reliability of the neonatal skin condition score. J Obstet Gynecol Neonatal Nurs. 2004;33(3):320-7.

Mathes EF, Willians M. Pele do recém-nascido prematuro. In: Eichenfield LF, Frieden IJ, Mathes E, Zaenglein A. Dermatologia neonatal e infantil. 3.ed. Rio de Janeiro: Elsevier; 2016. p.36-45.

McNichol LL, Ayello EA, Phearman LA, Pezzella PA, Culver EA. Incontinence-associated dermatitis: state of the science and knowledge translation. Adv Skin Wound Care. 2018;31(11):502-13.

Ness MJ, Davis DMR, Carey WA. Neonatal skin care: a concise review. Int J Dermatol. 2013;52:14-22.

Schardosim JM, Ruschel LM, Motta GCP, Cunha MLC. Cross-cultural adaptation and clinical validation of the Neonatal Skin Condition Score to Brazilian Portuguese. Rev Latino-Am Enfermagem. 2014;22(5):834-41.

Schultz GS, Barillo DJ, Mozingo DW, Chin GA, Wound Bed Advisory Board Members. Wound bed preparation and a brief history of TIME. Int Wound J. 2004;1(1):19-32.

Stamatas GN, Nikolovski J, Luedtke MA et al. Infant skin microstructure assessed in vivo differs from adult skin in organization and at the cellular level. Pediatr Dermatol. 2010;27:125-31.

Vance DA, Demel S, Kirksey, Moynihan M, Hollis K. A Delphi study for the development of an infant skin breakdown risk assessment tool. Adv Neonatal Care. 2015;15(2):150-7.

Visscher MO, Adam R, Brink S, Odio M. Newborn infant skin: physiology, development and care. Clin Dermatol. 2015;33:271-80.

World Health Organization (WHO). Preterm birth. Acesso 2018 dez 17]. Disponível em: https://www.who.int/news-room/fact-sheets/detail/preterm-birth.

World Union of Wound Healing Societies (WUWHS). Advances in wound care: The triangle of wound assessment wound international. Position document. Florence congress: WUWHS; 2016. 32p.

World Union of Wound Healing Societies (WUWHS). Principios de las mejores prácticas: Exudado en las heridas y utilidad de los apósitos. Un documento de consenso. London: WUWHS; 2007. 12p. [Acesso 2014 ago 10]. Disponível em: www.woundsinternational.com.

Dermatoses do Recém-Nascido

Stefânia Lucizani Pacífico
Andréa Eliana Cassone Lovato
Elisa Nunes Secamilli
Renata Ferreira Magalhães

As manifestações cutâneas são observadas na quase totalidade dos recém-nascidos, em mais de 95%. Em sua maioria, são consideradas fisiológicas, de caráter benigno e transitório. Torna-se importante reconhecer essas alterações, quer para impedir procedimentos diagnósticos e terapêuticos desnecessários, quer para tranquilizar os pais. Contudo, algumas condições dermatológicas congênitas ou adquiridas, incluindo infecções, lesões vasculares e doenças inflamatórias, podem estar presentes desde o nascimento em diferentes graus de severidade, requerendo abordagem específica.

A evolução das lesões dermatológicas depende da maturidade do recém-nascido e de seu estado nutricional.

Alterações transitórias da pele do recém-nascido

Vérnix caseoso

O vérnix é uma substância gordurosa esbranquiçada, composta principalmente por células mortas e secreções sebáceas, que formam uma barreira mecânica com atividade comprovada contra patógenos fúngicos e bacterianos comuns, além de atuar como isolamento térmico e lubrificante da pele, facilitando a passagem do bebê pelo canal de parto.

O vérnix é composto por proteínas (10%), lipídios (10%) e água (80%). Sua produção aumenta no 3º trimestre, e está associado ao aumento da turbidez do líquido amniótico, assim como ao amadurecimento fetal.

Não deve ser retirado da pele após o nascimento por pelo menos 6 horas, como recomendado pela Organização Mundial da Saúde (OMS) desde 2009. Desaparece durante as primeiras semanas de vida, espontaneamente, com os banhos.

Descamação fisiológica

A descamação ocorre nas primeiras semanas de vida e pode perdurar no 1º mês. Em geral, são escamas finas, mas em bebês pós-datas essas escamas podem ser grandes e laminares. Nos prematuros, a descamação ocorre mais tardiamente e tende a ser mais intensa. Quando a descamação se inicia desde o nascimento e muito intensa, deve ser considerado diagnóstico diferencial com ictiose.

Bolhas de sucção

As bolhas surgem em decorrência da sucção intrauterina e ocorrem em menos de 1% dos recém-nascidos. As lesões são bolhas de conteúdo seroso, medem entre 5 e 20 mm e localizam-se no dorso das mãos, pulsos, polegares e antebraços. Essas lesões desaparecem sem deixar sequelas. Deve-se tomar cuidado para não ocorrer infecção secundária (Figura 121.1).

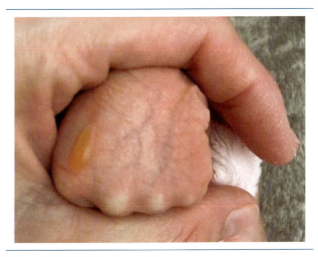

Figura 121.1. Bolha de sucção.
Fonte: Acervo da autoria.

Cutis marmorata

A pele de alguns recém-nascidos expostos ao frio pode adquirir um aspecto rendilhado, marmóreo, principalmente no tronco e em extremidades. Isso ocorre em razão de uma resposta imatura fisiológica ao frio, resultando na dilatação dos capilares e vênulas, e usualmente desaparece com o reaquecimento do bebê. Esse fenômeno ocorre durante as primeiras 2 a 4 semanas de vida e tem maior prevalência em prematuros.

Pérolas de Epstein

Trata-se de cistos de inclusão queratinizados de coloração branco-amarelada, que se localizam nas gengivas e no palato, geralmente na rafe mediana. A causa permanece desconhecida. As pérolas de Epstein ocorrem em até 85% dos recém-nascidos, mas geralmente se rompem logo após o nascimento ou desaparecem espontaneamente após 1 a 2 semanas de vida.

Eflúvio telógeno neonatal

Ao nascimento, o cabelo do recém-nascido encontra-se na fase anágena, ou seja, na fase de crescimento ativo. Nos primeiros dias de vida, porém, as raízes capilares entram subitamente na fase telógena (período de repouso antes da queda). Consequentemente, há significativa queda de cabelos durante os primeiros 3 a 4 meses de vida, fenômeno conhecido por eflúvio telógeno. A alopecia é mais acentuada na região occipital do escalpo em razão da fricção e da pressão de dormir em decúbito dorsal.

Nenhum tratamento é necessário. A queda é um processo fisiológico e o cabelo volta a crescer entre 6 e 12 meses.

Eritema tóxico neonatal

Trata-se de uma dermatose benigna, autolimitada e idiopática. Ocorre em 40 a 70% dos recém-nascidos a termo, surgindo entre o 1º e o 4º dia de vida. Caracteriza-se por máculas eritematosas com vesículas, pústulas ou pápulas centrais, que se distribuem em fronte, face, tronco e membros, tendendo a poupar palmas das mãos e plantas dos pés. As lesões são assintomáticas e duram de 2 a 7 dias, sem deixar sequelas. Em casos mais severos, o óxido de zinco pode ser usado.

O diagnóstico é clínico. Em caso de dúvida, pode-se realizar biópsia de pele, que evidenciará vesículas intradérmicas preenchidas com eosinófilos. O esfregaço de uma vesícula com corante Wright revela numerosos eosinófilos e a coloração de Gram sempre será negativa (Figura 121.2).

Arlequim

É um fenômeno raro, súbito e transitório, que ocorre mais comumente do 2º ao 5º dia de vida, podendo continuar até a 3ª semana de vida. Caracteriza-se por uma demarcação nítida e avermelhada que envolve metade do corpo do bebê, em contraste com o pálido da parte superior, dividindo-o em dois hemicorpos. Ocorre preferencialmente quando o RN se encontra em decúbito lateral, com duração de 1 a 30 minutos, revertendo-se para o lado oposto. Mais comum nos bebês de termo, é raro em prematuros. A etiologia permanece desconhecida, mas a imaturidade do centro hipotalâmico que controla a dilatação dos vasos sanguíneos periféricos pode estar envolvida. Não tem significado patológico e não requer tratamento específico.

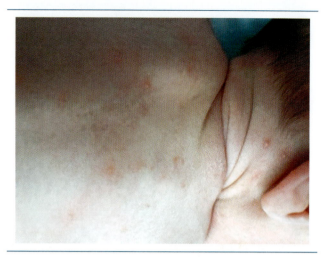

Figura 121.2. Eritema tóxico neonatal.
Fonte: Acervo da autoria.

Melanose pustulosa neonatal transitória

A melanose é uma dermatose benigna, de causa desconhecida, mais frequente em bebês de etnia negra. Caracteriza-se por três estágios de lesão.

As vesicopústulas superficiais, de diferentes tamanhos, podem surgir intraútero, estando frequentemente presentes ao nascimento, e se rompem facilmente. Nas lesões rotas, há presença de um halo descamativo ao redor (colarinho), que evoluem para máculas hiperpigmentadas acastanhadas, podendo demorar de semanas a meses para regredir, sem necessidade de terapêutica específica. Todas as áreas do corpo podem ser acometidas, inclusive palmas das mãos e plantas dos pés.

O diagnóstico é clínico. Na biópsia, há vesículas intraepidérmicas preenchidas com neutrófilos e lesões hiperpigmentadas, com leve hiperceratose e hiperpigmentação basal. O esfregaço de Wright mostra numerosos neutrófilos e a coloração de Gram é negativa (Figura 121.3).

Miliária

Miliária é uma dermatose neonatal comum, resultante da obstrução dos condutos sudoríparos, por imaturidade das glândulas (Figura 121.4). Ocorre igualmente em meninos e meninas.

O suor se acumula e depois escapa para o tecido circunjacente, formando vesículas. As pequenas vesículas surgem a partir da 2ª semana de vida, sendo mais frequentes na época de calor, após fototerapia e uso de roupas em excesso. Na maioria das vezes, o problema desaparece sozinho, sendo importante manter o ambiente fresco e ventilado, além de usar roupas leves, preferencialmente de algodão ou fibra natural.

CAPÍTULO 121 – DERMATOSES DO RECÉM-NASCIDO

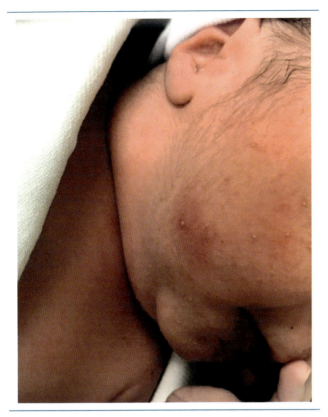

- **Miliária cristalina (sudâmina):** a obstrução é superficial, extracórnea. Clinicamente, observam-se vesículas superficiais e transparentes, medindo de 1 a 2 mm de diâmetro, sem hiperemia ao redor, contendo somente suor. O início das lesões ocorre entre 6 e 7 dias de vida. As regiões mais acometidas são: intertriginosas, cervical, axilas e tronco.
- **Miliária rubra (brotoeja):** a forma rubra é o tipo de miliária mais frequente, decorrente da ruptura intraepidérmica do conduto, manifestando-se como pequenas pápulas eritematosas ou papulovesículas, muitas vezes pruriginosas. Às vezes, pode ocorrer infecção secundária, e as vesículas transformam-se em pústulas (miliária pustulosa). Acomete as áreas intertriginosas, mas pode também afetar face e couro cabeludo.
- **Miliária profunda:** nessa condição, a obstrução do conduto sudoríparo ocorre no nível subdermo-epidérmico. É muito rara no neonato.

Milium

São pápulas de 1 a 2 mm, branco-peroladas ou amareladas, causadas por retenção de queratina na derme. Podem ocorrer em até 50% dos recém-nascidos de termo, mais frequentemente em fronte, ponte nasal e bochechas. Desaparecem espontaneamente no 1º mês de vida, embora em alguns casos possam persistir até o 2º ou 3º mês. Seu curso é autolimitado, não necessitando de tratamento.

Figura 121.3. Melanose pustulosa neonatal – Pústulas sobre máculas acastanhadas localizadas na face.
Fonte: Acervo da autoria.

Hiperplasia de glândulas sebáceas

Trata-se de pápulas pequenas, de 0,5 a 1 mm, brancas ou amareladas, agrupadas, decorrentes da dilatação do infundíbulo folicular, com tamponamento de queratina, localizadas ao redor do nariz, lábio superior e áreas malares. São causadas pela estimulação das glândulas sebáceas por hormônios maternos androgênicos intraútero. As lesões desaparecem dentro do 1º mês de vida de maneira espontânea.

Eczemas

Decorrentes de causas endógenas

Dermatite seborreica

Ocorre entre a 3ª semana de vida e os primeiros meses. Caracterizada por placas eritematosas cobertas por escamas finas, gordurosas e amareladas, acomete face e couro cabeludo (crosta láctea), podendo afetar outras regiões, como tronco, virilha, axila e área atrás das orelhas. O prurido é leve ou ausente. A condição é autolimitada, desaparecendo dentro de semanas, o que a diferencia da psoríase e da dermatite atópica. A etiologia ainda é desconhecida, no entanto flutuações hormonais e a colonização por *Malassezia furfur* podem explicar a distribuição das lesões (Figura 121.5).

A maioria dos casos não requer intervenção. Para casos mais graves, pode-se usar óleo mineral no couro cabeludo, seguido por xampu neutro para remoção de crostas. Para lesões cutâneas inflamadas ou recorrentes, avalia-se o uso de corticoides de baixa potência (hidrocortisona 1%) e antifúngicos (cetoconazol 2%).

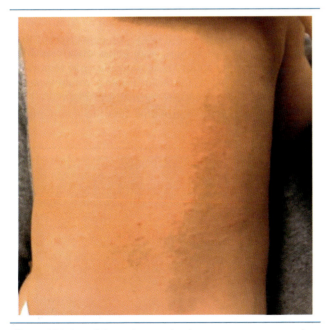

Figura 121.4. Miliária rubra – Pápulas eritematosas e vesículas localizadas no tórax posterior.
Fonte: Acervo da autoria.

As lesões clínicas variam de acordo com o nível da obstrução do ducto écrino na pele, podendo ser classificadas em:

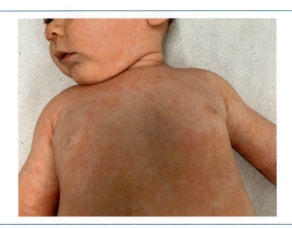

Figura 121.5. Dermatite seborreica – Múltiplas placas eritemato descamativas de coloração eritemato alaranjada localizadas em todo tegumento e couro cabeludo.
Fonte: Acervo da autoria.

Dermatite atópica

É rara nos recém-nascidos por comumente surgir a partir dos 3 meses de idade. Tem etiologia desconhecida.

O quadro clínico caracteriza-se por criança saudável com prurido intenso, eritematoso, erupções simétricas nas bochechas, superfícies de dobras dos membros, áreas da fralda, bem como lesões irregulares no couro cabeludo e tronco. Há história familiar de atopia (Figura 121.6).

O tratamento deve ser individualizado e envolver medidas para preservação da eficiência da barreira da pele, com o uso diário de hidratantes, esteroides tópicos nos quadros mais avançados, medidas ambientais, eliminação do prurido e educação familiar.

Vários estudos têm demonstrado que a manifestação de início precoce, um padrão associado à sensibilização precoce de IgE ao leite de vaca, ou às proteínas do ovo de galinha ou a alérgenos inalatórios, apresenta risco aumentado de desenvolvimento posterior de asma.

Recém-nascidos com dermatite atópica são propensos a dermatite de contato irritativa. A aparência clínica é similar; no entanto, a dermatite atópica é mais resistente ao tratamento e há prurido intenso.

Decorrentes de causas exógenas

Dermatite de fralda irritativa (assadura)

Refere-se a desordens de pele que ocorrem na área da fralda, região do sulco glúteo, nádegas, áreas perianais e púbicas, além de abdome inferior e raiz de coxas. Estima-se que sua prevalência esteja entre 7% e 35% das crianças entre 1 e 2 meses de vida.

Caracteriza-se por eritema e inflamação da pele envolvendo a área da fralda, restrita ao local do contato, em vários níveis de gravidade: do *rash* assintomático, com mínima maceração, até inflamação severa, caracterizada por eritema extenso de aspecto lustroso, erosões dolorosas, pápulas e nódulos granulomatosos (associados a inflamação crônica), autoeczema (dermatite fora da área primária da fralda), infecção secundária bacteriana ou fúngica (que pode incluir *Staphylococcus, Streptococcus, Cândida*).

A doença está relacionada à exposição direta da pele a urina, fezes, micro-organismos, a umidade prolongada, se for baixa a frequência de troca das fraldas, bem como a defeitos hereditários na barreira funcional. Episódios de gastroenterites virais e outras condições associadas a aumento do volume de fezes e pH podem desencadear dermatite severa (Figura 121.7).

O manejo da dermatite de contato tem dois grandes objetivos: acelerar a cura da pele lesada e prevenir a recorrência do *rash*. No entanto, a chave para o manejo eficiente é a prevenção. Propõe-se:

- A (*Air*): remoção da fralda por períodos de tempo, permitindo que a pele seque ao ar livre.
- B (*Barrier*): uso de cremes de barreira (a maioria contém óxido de zinco e/ou petrolato), que formam um filme lipídico na superfície da pele, reparando o estrato córneo e protegendo contra a dermatite; tem papel significativo na cicatrização de feridas, ação antisséptica e adstringente. Devem ser aplicados densamente e não removidos antes de cada nova aplicação; evitar a combinação de pomadas com antibióticos, agentes antifúngicos e esteroides tópicos. Outros produtos úteis incluem pomadas

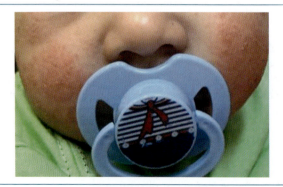

Figura 121.6. Dermatite atópica – Placas compostas por pápulas, vesículas, crostas e descamação em colarete localizadas na face.
Fonte: Acervo da autoria.

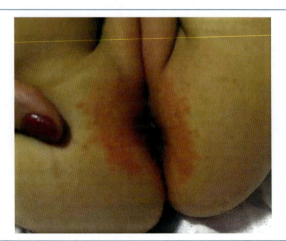

Figura 121.7. Dermatite irritativa da fralda – Pápulas eritematosas agrupadas associadas à descamação localizadas na região perianal.
Fonte: Acervo da autoria.

CAPÍTULO 121 – DERMATOSES DO RECÉM-NASCIDO

com vitaminas A e D, dexpantenol, e solução de Burow (solução de acetato de alumínio a 5%).

- C (*Cleansing*): a higienização da área da fralda deve ser feita de maneira suave, com água morna, sabão de pH neutro e algodão; evitar esfregar ou friccionar a área; lenços umedecidos podem ser usados, desde que não contenham fragrâncias nem álcool.
- D (*Diaper*): o uso de fraldas descartáveis e superabsorventes, com trocas a cada 2 a 3 horas, contribui para minimizar a exposição aos irritantes e manter a integridade da pele.
- E (*Education*): a educação dos pais inclui a instrução nos cuidados com a pele e a escolha de produtos adequados.

Dermatite alérgica de contato

É uma reação inflamatória na pele decorrente da exposição a um agente capaz de causar alergia. Embora muito menos comuns que a dermatite de fralda irritativa, reações alérgicas podem resultar do uso de fragrâncias, cremes hidratantes, medicamentos tópicos, emulsificantes, bandas elásticas e corantes de fraldas. Essa reação usualmente se desenvolve após repetidas exposições a um produto novo, mas é possível que demore de 1 a 3 semanas, ou até mesmo meses, para a sensibilização, o que costuma dificultar a identificação do agente. O acometimento ocorre na região exposta ou a distância. Uma vez identificado o desencadeante, lesões podem persistir por outras 2 a 4 semanas após sua descontinuação.

Os sintomas são variáveis, de ardor ou queimação a prurido. As lesões comumente se iniciam com formação de vesículas, que posteriormente se rompem, dando lugar a lesões eczematosas; podem formar crostas espessas e fissuras locais.

Um dos primeiros passos inclui a higienização com água para remover qualquer vestígio do irritante ou alérgeno. Quando as lesões estão muito úmidas, geralmente na fase aguda, pode-se utilizar compressas conhecidas como *wet dressings* ou *wet wraps*, associadas a hidratantes para restaurar a barreira cutânea. Cremes ou pomadas de corticosteroides são utilizados para reduzir a inflamação da pele. Nas fases de resolução, quando a pele começa a descamar e secar, hidratantes ajudam a mantê-la úmida e também auxiliam em sua reparação e proteção.

Dermatite de contato infectada: candidíase

Candidíase é a micose superficial mais comum nos recém-nascidos, sendo também complicação frequente nas dermatites de contato irritativas ou alérgicas preexistentes, quando diagnosticada na área da fralda.

Pode acometer a pele, sendo o sítio mais envolvido a área da fralda, com um típico *rash* eritematoso e descamativo, com pápulas-satélites e pústulas. No acometimento mucoso, a candidíase oral caracteriza-se por placas esbranquiçadas sobre um fundo eritematoso, que pode ser exposto pela remoção delas.

O diagnóstico é clínico pelo aspecto das lesões, podendo ser confirmado por esfregaço ou cultura, sendo a *Candida albicans* o principal agente isolado.

Para o tratamento, utilizam-se agentes antifúngicos tópicos, cuja taxa de sucesso é alta: nistatina, miconazol, fluconazol e clotrimazol. Agentes antifúngicos sistêmicos são raramente necessários.

Desordens genéticas da pele

Epidermólise bolhosa (EB)

Faz parte de um grupo heterogêneo de doenças hereditárias caracterizado por diferentes graus de fragilidade da pele e das mucosas, com formação de bolhas aos mínimos traumas e até mesmo espontaneamente. Decorre de mutações envolvendo proteínas estruturais da pele, responsáveis pela coesão entre as diferentes camadas.

Em 2008, a EB foi classificada em quatro grupos principais, sendo a gravidade da doença determinada pelo nível da formação de bolhas e o tipo de mutação envolvida. As formas recessivas tendem a ser mais graves.

- **EB simples:** o nível da clivagem é intraepidérmico.
- **EB juncional:** o nível de clivagem é na junção dermoepidérmica.
- **EB distrófica:** o nível de clivagem é intradérmico.
- **Síndrome de Kindler:** a clivagem pode ocorrer em qualquer nível.

O diagnóstico pode ser feito por meio de biópsia e, utilizando técnicas de microscopia eletrônica ou imunofluorescência, é possível evidenciar o nível da clivagem.

Não há terapêutica específica; os cuidados baseiam-se em:

- prevenção de traumas, manuseio cuidadoso do paciente, uso de roupas sem costura, evitar uso de adesivos;
- cuidados com as lesões, que incluem a aplicação de ácidos graxos essenciais (há no mercado membranas de celulose capazes de substituir temporariamente a pele; são curativos inertes, isentos de adesivos, atóxicos, com textura extremamente fina e com alta resistência no estado úmido; o custo elevado, porém, limita seu uso);
- alívio da dor com medidas farmacológicas e não farmacológicas;
- prevenção de complicações (p. ex., infecção bacteriana), higiene adequada das lesões e, em caso de infecções, iniciar antibioticoterapia;
- nutrição adequada (esses pacientes apresentam perdas proteicas e de eletrólitos através das lesões);
- reabilitação.

Ictiose

As ictioses são um grupo heterogêneo de doenças hereditárias que têm como característica comum a diferenciação anormal da epiderme, causada por mutações dos genes que codificam a proteína filagrina, uma das moléculas responsáveis pela impermeabilidade e pela hidratação da pele. Defeitos em diferentes passos e aspectos desse processo promovem um resultado similar: camada córnea anormal, descamação, eritema e hiperceratose.

A ictiose lamelar tem incidência de 1/200.000-300.000 nascimentos, igual distribuição entre os gêneros e envolve uma mutação no gene *TGM1* no cromossomo 14. A ictiose lamelar é aparente ao nascimento, e o neonato geralmente está envolvido por uma membrana de material córneo que descama nos próximos 10 a 14 dias ("bebê colódio"). Após essa fase, aparece um eritema difuso, que evolui para escamas espessas, às vezes escuras, que se distribuem num padrão em mosaico por toda a superfície corporal, com predomínio em áreas flexoras. Ocorre ectrópio e eclábio associado a distrofias ungueais e alopecia. Na maioria dos casos, o diagnóstico é clínico, podendo ser realizada biópsia de pele. A avaliação histológica, entretanto, não é obrigatória.

O tratamento visa a hidratação, lubrificação, queratólise e modulação da diferenciação celular epidérmica. Podem ser utilizados cremes e loções emolientes, hidratantes ou queratolíticos tópicos (ácido salicílico 3 a 6%, isolado em óleo e vaselina ou associado a ureia). Infecções bacterianas e fúngicas são comuns e devem ser tratadas especificamente com antibióticos e antifúngicos tópicos ou sistêmicos (Figura 121.8).

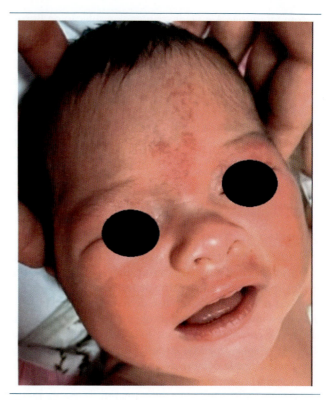

Figura 121.9. Mancha salmão – Mancha eritematosa salmão localizada na glabela e na fronte.
Fonte: Acervo da Disciplina de Dermatologia da Universidade Estadual de Campinas (Unicamp).

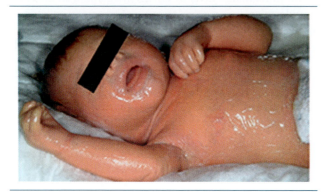

Figura 121.8. Bebê colódio.
Fonte: Adaptada de Eichenfield et al., 2016.

Alterações vasculares

Mancha salmão

Malformação capilar muito frequente, com prevalência de até 82% nos recém-nascidos. Caracteriza-se por manchas presentes ao nascimento, maculares de coloração rosada ou avermelhada, planas e de bordas irregulares, observadas preferencialmente em linha média: nuca, pálpebras e glabela. São assintomáticas. A intensidade de sua coloração aumenta ao esforço e ao choro, pois é causada por imaturidade vascular. Quando presentes na pálpebra/face ou na nuca são popularmente conhecidas como beijo de anjo e mordida de cegonha, respectivamente. A maioria das lesões regride durante os primeiros meses de vida, sem necessidade de tratamento (Figura 121.9).

Mancha vinho do porto

A mancha vinho do porto é uma malformação capilar e permanente. Caracteriza-se por mancha de coloração vinhosa intensa e homogênea que não se altera pelo esforço. Pode aparecer em qualquer parte do corpo, porém a localização mais frequente é a facial. Quando a mancha se localiza na região inervada pelo ramo oftálmico do trigêmeo,

deve-se investigar a síndrome de Sturge-Weber, caracterizada pela tríade clássica: mancha vinho do porto, alterações oculares (glaucoma, anomalias coroides, atrofia óptica) e alterações vasculares meníngeas (convulsões, retardo mental e hemiparesia) (Figura 121.10).

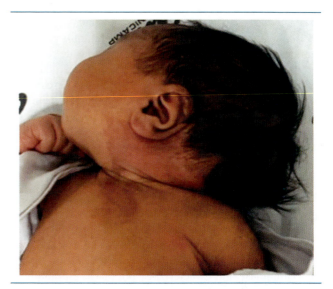

Figura 121.10. Mancha em vinho do Porto – Mancha eritematovinhosa localizada na região occipital esquerda, cervical esquerda e região esternal.
Fonte: Acervo da Disciplina de Dermatologia da Universidade Estadual de Campinas (Unicamp).

Alterações pigmentares
Mancha mongólica

Trata-se da lesão pigmentar mais comum vista ao nascimento, mais frequente em africanos e asiáticos. Caracteriza-se por manchas ovais ou irregulares, de coloração azul-esverdeada ou cinza, localizadas principalmente na região lombossacral, mas pode acometer nádegas, flancos, ombros e extremidades. O tamanho varia de poucos a vários centímetros, com manchas únicas ou múltiplas, que tendem a desaparecer com o tempo, sendo raras após os 6 anos. Sua causa é um defeito na migração dos melanócitos da crista neural para a derme durante o desenvolvimento embrionário (Figura 121.11).

pode estar associada a defeitos na calota craniana, síndrome de Adams-Olivier e trissomia do 13. Lesões pequenas requerem apenas acompanhamento clínico, e as mais extensas podem necessitar de tratamento cirúrgico. A maioria das alterações cutâneas presentes nos neonatos saudáveis é benigna e/ou transitória, e o exame clínico e evolutivo frequentemente é suficiente para o diagnóstico, sob a avaliação de um dermatopediatra (Figuras 121.12 e 121.13).

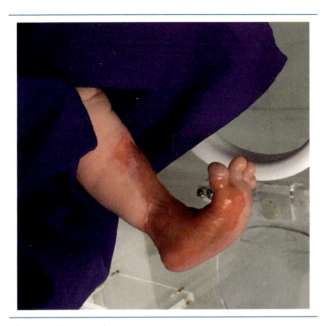

Figura 121.12. Aplasia cutis.
Fonte: Acervo da autoria.

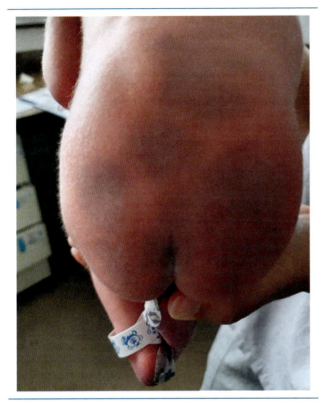

Figura 121.11. Mancha mongólica.
Fonte: Acervo da autoria.

Manchas café com leite

As manchas café com leite são lesões homogêneas, bem delimitadas, de coloração castanho-clara ou marrom. Geralmente solitárias, podem variar em tamanho, de milímetros a vários centímetros, e são encontradas principalmente no tronco. Deve-se considerar a possibilidade de neurofibromatose tipo 1 em presença de seis ou mais manchas maiores que 1,5 cm.

Anomalias de desenvolvimento da pele do RN
Aplasia cútis

A aplasia cutis congênita é uma ausência localizada e bem demarcada da pele e de tecidos subcutâneos. Em geral, está localizada no couro cabeludo e é lesão isolada, mas

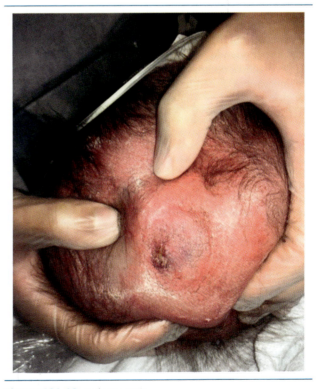

Figura 121.13. Aplasia cutis.
Fonte: Acervo da autoria.

Alterações dermatológicas nas infecções congênitas

Rubéola congênita

A síndrome da rubéola congênita pode ocorrer em até 85% dos neonatos cujas mães desenvolveram a infecção nas primeiras 4 semanas de gestação. As manifestações clínicas compreendem retardo de crescimento intrauterino, microcefalia, microftalmia e alterações cutâneas.

Entre as alterações cutâneas observadas no RN, encontram-se a icterícia, as petéquias e um exantema papular de coloração purpúrica, denominado *Blueberry Muffin baby*. Essas lesões purpúricas, que acometem tipicamente a cabeça, o pescoço e o tronco, demonstram a presença de eritropoiese extramedular. O diagnóstico diferencial deve ser feito com doença de inclusão citomegálica.

Varicela congênita e neonatal

A infecção materna pelo vírus *Varicella zoster* (VVZ) no 1º ou no 2º trimestre da gestação pode resultar em embriopatia. Particularmente nas primeiras 16 semanas de gestação, há risco maior de lesões graves ao feto, incluindo baixo peso ao nascer, malformações das extremidades, cicatrizes cutâneas, microftalmia, catarata e retardo mental.

Na Síndrome da Varicela Congênita, as anomalias cutâneas incluem lesões cicatriciais da pele, que correspondem a uma distribuição em dermátomo, muitas vezes associada a hipoplasia de tecidos subjacentes. Não há necessidade de isolamento do RN.

A varicela perinatal apresenta-se com quadro que pode variar conforme o momento do acometimento materno: se tiver ocorrido entre 6 e 21 dias antes do parto, o quadro no recém-nascido será leve; mas, se ocorrer em menos de 5 dias até 2 dias após o parto, 25 a 50% dos recém-nascidos podem ser afetados, e a doença neonatal será de extrema gravidade.

Os sintomas aparecem entre 5 e 10 dias de vida: ocorre febre, lesões cutâneas (mácula e pápulas que evoluem para vesículas), podendo haver dificuldade respiratória e cianose em decorrência de um quadro de pneumonia, ou ainda lesões necróticas disseminadas nas vísceras, sendo esta última forma fatal. O tratamento indicado para os RN afetados é aciclovir 20 mg/kg/dose endovenoso.

Sífilis congênita

A sífilis congênita é consequente à infecção do feto pelo *Treponema pallidum*, por via placentária. A doença apresenta amplo espectro clínico e revela-se por meio de abortamentos (raros), natimortos (muitas vezes, hidrópicos), neonatos com quadro séptico, ou mantém-se sob a forma subclínica em recém-nascidos assintomáticos que poderão apresentar alterações nas fases subsequentes da vida.

Na sífilis congênita precoce, as lesões cutâneas caracterizam-se por exantema maculopapular, que é mais frequente nas regiões perioral, dorsal, plantar e palmar. O pênfigo palmoplantar corresponde a lesões bolhosas ricas em treponemas. Também podem apresentar condiloma plano e placas sifilíticas nos lábios, língua e palato. A rinite sifilítica apresenta secreção amarelo-avermelhada, rica em treponemas, a qual surge ao final da 1ª semana de vida.

O tratamento deve ser iniciado com penicilina, conforme protocolo do Ministério da Saúde (2016) (Figura 121.14).

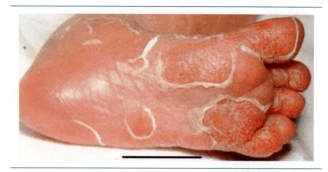

Figura 121.14. Sífilis neonatal.
Fonte: Acervo da autoria.

Herpes

Herpes simples é a infecção pelo vírus herpes e, no período neonatal, pode ter evolução grave se não diagnosticada e tratada precocemente. Pode ser adquirida intraútero, no período perinatal ou pós-natal. O risco é aumentado quando a primo infecção ocorre durante a gestação e será menor nos casos de parto cesárea.

As lesões são vesículas, pápulas eritematosas e pústulas, que evoluem para crostas hemáticas. O acometimento sistêmico é frequente, com envolvimento de múltiplos órgãos, incluindo sistema nervoso central.

O exame do conteúdo das vesículas com esfregaço de Tzanck demonstra a presença de células de inclusão viral, e o PCR (reação em cadeia da polimerase) identifica o vírus no esfregaço da vesícula, assim como no liquor e no sangue. Na suspeita clínica, o tratamento deve ser iniciado o mais breve possível, mesmo sem a confirmação laboratorial, com aciclovir (60 mg/kg/dia por 21 dias), a fim de minimizar a possibilidade de disseminação viral.

Alterações cutâneas secundárias a infecção bacteriana

Impetigo

O impetigo bolhoso está relacionado a infecção estafilocócica e é caracterizado por vesículas, pústulas ou bolhas flácidas em bases eritematosas que rompem com facilidade, deixando uma fina faixa de descamação na margem de uma erosão úmida. Pode surgir logo no 2º ou no 3º dia de vida, acometendo a área da fralda, virilhas, axilas e dobras do pescoço. Essas lesões apresentam rápida reepitelização e não deixam cicatrizes.

As infecções localizadas podem ser tratadas com limpeza local, com água e sabão, e um antibiótico tópico, como a mupirocina. Lesões mais disseminadas necessitam de tratamento sistêmico (Figura 121.15).

Síndrome de Ritter ou síndrome da pele escaldada

A síndrome da pele escaldada ocorre quando há quebra das barreiras protetoras da pele, o que facilita a infecção pelo *Staphylococcus aureus* do grupo II, principalmente o tipo 71. Essas bactérias têm a capacidade de produzir duas exotoxinas esfoliativas, A e B, que se ligam à zona granulosa da epiderme, causando uma clivagem superficial intraepidérmica.

CAPÍTULO 121 – DERMATOSES DO RECÉM-NASCIDO

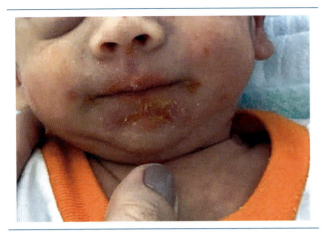

Figura 121.15. Impetigo – Crostas melicéricas e descamação localizadas na região perinasal e peribucal.
Fonte: Acervo da Disciplina de Dermatologia da Universidade Estadual de Campinas (Unicamp).

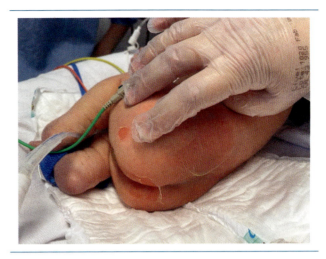

Figura 121.17. Síndrome da pele escaldada.
Fonte: Acervo da autoria.

A doença inicia-se subitamente, com exantema escarlatiniforme difuso, descamação superficial da pele aos pequenos toques (sinal de Nikolsky), deixando superfícies avermelhadas, úmidas e dolorosas. As mucosas são poupadas nessa patologia. Os recém-nascidos doentes apresentam comprometimento do estado geral, distúrbios hidreletrolíticos e distermia, comportando-se como um grande queimado.

O tratamento requer suporte intensivo, antibioticoterapia sistêmica, analgesia e cuidados com as lesões (compressas com gazes não aderentes embebidas em soluções de regeneração dérmica) (Figuras 121.16 e 121.17).

Onfalite

A onfalite é uma infecção da pele e tecidos moles do umbigo e regiões circundantes. A idade média de aparecimento é entre o 5º e o 9º dia de vida, sendo rara nos países desenvolvidos e estimando-se que a incidência nos países em desenvolvimento seja superior a 6%. O gênero masculino, a prematuridade, o baixo peso ao nascer e o parto sem assepsia são fatores de risco associados a pior prognóstico.

A doença localizada caracteriza-se por drenagem purulenta ou com cheiro fétido através do coto umbilical, associada a edema, eritema e maior sensibilidade cutânea na região periumbilical. A hemorragia do coto umbilical pode ocorrer em razão do atraso na obliteração dos vasos umbilicais.

A infecção pode estender-se pela parede abdominal até aos flancos, dorso e períneo, apresentando a pele uma coloração violácea, eritema, edema, por vezes vesículas e bolhas, crepitação, petéquias e progressão da celulite. Sinais sistêmicos como letargia, irritabilidade, recusa ou intolerância alimentar e febre são sugestivos de complicação ou infecção grave, associada a maior mortalidade.

Tratamento consiste em antibioticoterapia via parenteral com cobertura para bactérias Gram-positivas e Gram-negativas.

LEITURAS COMPLEMENTARES

Araújo T, Schachner L. Benign vesicopustular eruptions in the neonate. Na Bras Dermatol. 2006;4:359-66.

Brasil. Ministério da Saúde. Manual Técnico para Diagnóstico da Sífilis. [Internet]. Brasília; 2016. [Acesso 2018 dez 20]. Disponível em: http://www.aids.gov.br/pt-br/pub/2016/manual-tecnico-para-diagnóstico-da-sifilis.

Carvalho VO, Solé D, Antunes AA, Bau AEK, Kuschni FC, Mallozi MC et al. Updated practical guide on atopic dermatitis – Part II: Treatment approach. Joint position paper of the Brazilian Association of Allergy and Immunology and the Brazilian Society of Pediatrics. Arq Asma Alerg Imunol. 2017;1(2):157-82.

Casas ES. Dermatología neonatal. [Internet]. Madrid; 2012. [Acesso 2018 dez 20]. Disponível em: http://cursosaepap.exlibrisediciones.com/files/49-113-fichero/9º%20Curso_Dermatología%20neonatal.pdf.

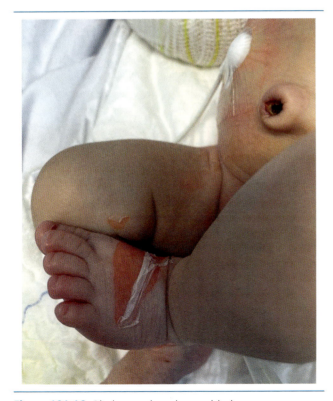

Figura 121.16. Síndrome da pele escaldada.
Fonte: Acervo da autoria.

Cohen B. Differential Diagnosis of Diaper Dermatitis. Clin Pediatr (Phila). 2017 May;56(Suppl. 5):16S-22S.

Craiglow BG. Ichthyosis in the newborn. Semin Perinatol. 2013 Feb;37(1):26-31.

Dyer JA. Newborn skin care. Semin Perinatol. 2013 Feb;37(1):3-7.

Eichenfield LF, Frieden IJ, Mathes EF, Zaenglein AL. Dermatologia neonatal e infantil. 3. ed. Arruda ACBB (trad). Rio de Janeiro: Elsevier; 2016.

Fernandes ND, Badri T. Herpes, Simplex, Congenital. 2018 Oct 27. StatPearls [Internet]. Treasure Island (FL): StatPearls Publishing; 2018 Jan-. Disponível em: http://www.ncbi.nlm.nih.gov/books/NBK507897/

Ghosh S. Neonatal pustular dermatosis: An overview. Indian J Dermatol. 2015 Mar-Apr;60(2):211.

Gonzales ME. Evaluation and treatment of the newborn with epidermolysis bullosa. Semin Perinatol. 2013 Feb;37(1):32-9.

Gupta D, Thappa DM. Mongolian spots. Indian J Dermatol Venereol Leprol. 2013 Jul-Aug;79(4):469-78.

Hussain S., Venepally M., Treat JR. Vesicles and pustules in the neonate. Semin Perinatol. 2013 Feb;37(1):8-15.

Klunk C, Domingues E, Wiss K. An update on diaper dermatitis. Clin Dermatol. 2014 Jul-Aug;32(4):477-87.

Kolmann TR, Dobson SRM. Syphilis. In: Wilson CB, Nizet V, Maldonado YA, Remington JS, Klein JO (ed). Infectious diseases of the fetus and newborn. 8th edition. Philadelphia: Saunders; 2016. p.512-43.

Lan JM, Wong L. Distúrbios capilares. In: Zaengleing A, Mathes E, Frieden IJ, Eichenfield LF. Dermatologia neonatal e infantil. 3.ed. Arruda ACBB (trad). Rio de Janeiro: Elsevier; 2016,517-8.

Mebazaa A, Khaddar Kort R, Cherif F, Mokni M, Haouet S, Ben Osman A. Transient pustular eruption in neonates. Arch Pediatr. 2011 Mar; 18(3):291-3.

Methlouthi J, Mahdhaoui N, Bellalah M, Ayache H, Nouri S, Seboui H. La varicelle périnatale: risques et prise em charge foetale et néonatale. Pan Afr Med J. 2017 Nov;28:233.

Muzy G, Lellis RF, Mayor SAS. Subcutaneous fat necrosis of the newborn: Clinical and histopathological correlation. An Bras Dermatol. 2018;93(3):412-4.

O´Connor NR, McLaughlin MR, Ham P. Newborn skin: Part I. Common Rashes. Am Fam Physician. 2008 Jan 1;77(1):47-52.

Oberlin KE. Vesiculobullous as Pustular Diseases in Newborns. Cutis 2017 Oct;100(4):E18-E21.

Patrizi A, Neri I, Ricci G, Cipriani F, Ravaioli GM. Advances in pharmacotherapeutic management of common skin diseases in neonates and infants. Expert Opin Pharmacother. 2017 May;18(7):717-25.

Rato M, Catarino A, Claro C, Viana I. Cutaneous complication of perinatal hypoxia. Dermatol Online J. 2018 Mar 15;24(3).

Reginatto FP, DeVilla D, Muller FM, Peruzzo J, Peres LP, Steglich RB et al. Prevalence and characterization of neonatal skin disorders in the first 72h of life. J Pediatr (Rio J). 2017 May-Jun;93(3):238-45.

Reginatto FP, Muller FM, Peruzzo J, Cestari TF. Epidemiology and Predisposing Factors for Erythema Toxicum Neonatorum and Transient Neonatal Pustular: A Multicenter Study. Pediatr Dermatol. 2017 Jul;34(4):422-6.

Reginatto FP, Villa DD, Cestari TF. Benign skin disease with pustules in thenewborn. An Bras Dermatol. 2016 Apr;91(2):124-34.

Rozas-Muñoz E, Frieden IJ, Roé E, Puig L, Baselga E. Vascular Stains: Proposal for a Clinical Classification to Improve Diagnosis and Management. Pediatr Dermatol. 2016 Nov;33(6):570-84.

São Paulo. Secretaria de Estado da Saúde de São Paulo. Coordenadoria de Controle de Doenças. Centro de Referência e Treinamento DST/AIDS. Programa Estadual de DST/AIDS de São Paulo. Guia de bolso para manejo da sífilis em gestantes e sífilis congênita. [Internet]. São Paulo; 2016. [Acesso 2018 dez 20]. Disponível em: https://issuu.com/crtdstaidsspcrtaids/docs/guia_de_bolso_da_s__filis_-_2___edi

Shah KN. The diagnostic and clinical significance of café-au-lait macules. Pediatr Clin North Am. 2010 Oct;57(5):1131-53.

Šikić Pogačar M, Maver U, Marčun Varda N, Mičetić-Turk D. Diagnosis and management of diaper dermatitis in infants with emphasis on skin microbiota in the diaper area. Int J Dermatol. 2018 Mar;57(3):265-75.

Taïeb A. Skin barrier in the neonate. Pediatr Dermatol. 2018 Mar; 35(Suppl 1):s5-s9.

Tüzün Y, Wolf R, Bağlam S, Engin B. Diaper (napkin) dermatitis: A fold (intertriginous) dermatosis. Clin Dermatol. 2015 Jul-Aug;33(4):477-82.

Visscher MO, Adam R, Brink S, Odio M. Newborn infant skin: Physiology, development, and care. Clin Dermatol. 2015 May-Jun;33(3):271-80.

Zuniga R, Nguyen T. Skin conditions: common skin rashes in infants. FP Essent. 2013 Apr;407:31-41.

Seção XII
Infecções

Uso do Hemograma e dos Biomarcadores na Detecção de Sepse Precoce e Tardia

Jamil Pedro de Siqueira Caldas

A sepse neonatal, tanto na forma precoce como na tardia, apresenta-se ainda como causa frequente de morte e de morbidades neonatais importante. Seu diagnóstico advém de uma identificação correta de fatores de risco e de sinais clínicos e da utilização adequada de exames laboratoriais como o hemograma e outros biomarcadores para detecção de infecção.

Vários exames laboratoriais foram propostos e testados para o diagnóstico e acompanhamento terapêutico da sepse neonatal, com graus variáveis de acurácia à qual deveria ser a mais elevada possível a fim de determinar com precisão os verdadeiramente doentes. Para tanto, algumas características devem sejam levadas em conta para que um exame laboratorial seja considerado como um marcador ideal de infecção.

Entre elas estão:

1. Um valor de corte ótimo e único, obtido pela construção da curva ROC (*receiver operator characteristic*). Ela é um meio particularmente valioso de comparar testes para o mesmo diagnóstico e a acurácia total de um teste pode ser descrita percentualmente como a área sob a curva e quanto maior esta área, melhor o teste.
2. Índices de sensibilidade e de valor preditivo negativo o mais alto possível para garantir que as crianças verdadeiramente infectadas sejam identificadas e tratadas e permitir que o médico esteja suficientemente seguro de que o tratamento antibiótico de uma criança com um teste negativo seja realmente desnecessário.
3. Especificidade e valor preditivo negativo maiores que 85%.
4. Precocidade de diagnóstico: é imprescindível que estes marcadores biológicos sejam detectados rapidamente no curso da doença, no momento da suspeita clínica e, assim, permitam um diagnóstico mais precoce.
5. Guiar a duração do tratamento antibiótico, ou seja, permitir a suspensão dos antimicrobianos assim que o teste normalizar.
6. Monitorizar o tratamento, visando detectar complicações (como formação de abcessos e coleções).
7. Ter algum aspecto prognóstico, ou seja, valores muito elevados poderiam significar evolução para doença mais grave.
8. Com relação às características laboratoriais também são importantes: composto estável, ou seja, que apresente uma relação temporal estável para permitir a coleta adequada – aumento ou decréscimo mantido por pelo menos 48 horas após o início das manifestações clínicas; medidas quantitativas (não aquelas que são semiquantitativas ou qualitativas); requerer pequeno volume de sangue para dosagem; método de dosagem fácil e exequível em locais não especializados; tempo de execução rápido; e resultados comparáveis entre laboratórios e baixo custo.

Como se pode depreender, muitos dos testes laboratoriais atualmente em uso clínico não preenchem todas as características mencionadas.

Os exames laboratoriais podem ser divididos em três tipos: microbiológicos, laboratoriais inespecíficos (hematológicos e bioquímicos) e moleculares.

Exames microbiológicos

O isolamento de microrganismos em líquidos orgânicos normalmente estéreis é considerado o teste mais apropriado para o diagnóstico da sepse neonatal, especialmente a hemocultura, à qual é considerada o padrão-ouro, e a cultura de líquido cefalorraquidiano.

Com relação à hemocultura, alguns pontos importantes devem ser levados em conta.

SEÇÃO XII – INFECÇÕES

1. É importante que sejam colhidas duas amostras a fim de que resultados positivos concordantes indiquem uma maior probabilidade de que o agente isolado represente o responsável pela sepse, já que o isolamento de um agente em apenas uma amostra poderia ser sugestivo de contaminação por flora cutânea habitual no momento da coleta. Além disso, o volume de sangue é essencial nas chances de positividade da amostra, recomendando-se um volume de 1 mL em cada amostra.

2. Existe um intervalo de tempo mínimo para que os resultados das culturas estejam disponíveis, o que, mesmo nos sistemas modernos de culturas, demanda cerca de 48 horas para o isolamento da maioria dos patógenos.

3. O índice de positividade do exame varia amplamente, de 50 a 87%. Ressalta-se ainda que as culturas de sangue podem ser negativas mesmo em presença de pneumonia, meningite ou quadros sépticos comprovados por necropsia, bem como pelo uso prévio de antimicrobianos pela mãe e/ou recém-nascido.

4. Técnica de coleta obedecendo rigores de assepsia.

A obtenção de líquido cefalorraquidiano para análise citobioquímica e cultura também é importante na avaliação de um recém-nascido séptico em função da possibilidade de invasão do sistema nervoso central a partir de um ponto de bacteremia. A coleta é considerada obrigatória nos casos de sepse tardia, mesmo sem sinais neurológicos evidentes. Caso a condição clínica da criança não permita, a coleta deve ser realizada posteriormente, após a melhora clínica e sem implicar em atraso no início do uso de antimicrobianos (permitindo ao menos a análise citobioquímica neste caso). O isolamento de um micro-organismo no líquido cefalorraquidiano é considerado como evidência de meningite, independente de alteração citobioquímica, e um número significativo de até 30% de recém-nascidos pré-termo e de muito baixo peso pode ter sepse com cultura de líquido cefalorraquidiano positiva, apesar da hemocultura negativa.

A cultura de urina não tem indicação nos casos de sepse precoce, porém, é muito importante nos casos de sepse tardia, uma vez que a apresentação de sepse e infecção urinária são similares e a manifestação inicial de um quadro de malformação de vias urinárias pode ser a de infecção. A amostra deve ser obtida por punção suprapúbica ou por cateterização uretral, já que o espécime colhido por saco coletor pode apresentar contaminação de coleta. Como a amostra percutânea não é fácil de ser obtida em função do tamanho pequeno da bexiga e da ausência de diurese nos casos graves de sepse, o tratamento não pode ser adiado até que se obtenha a amostra.

Exames laboratoriais inespecíficos

Em virtude do tempo de espera dos resultados das culturas, houve contínuo interesse em se encontrar um teste diagnóstico que auxilie na detecção de recém-nascidos sépticos, até que se aguarde o resultado das culturas.

No entanto, alguns exames como alfa 1-antitripsina, fibronectina, haptoglobina, lactoferrina, neopterina, velocidade de hemossedimentação e orosomucoide, foram suplantados por outros exames melhores e mais sofisticados ou abandonados por apresentarem uma série de inconvenientes, como acurácia diagnóstica limitada, exigirem manuseio especial e não poderem ser encontrados nos laboratórios clínicos rotineiros.

Como a sepse induz potente reação inflamatória, alguns dos mediadores presentes no fenômeno, sejam humorais ou celulares, são utilizados como marcadores diagnósticos. Podem ser citados, entre outros, o leucograma, a proteína C-reativa (PCR), as citocinas (interleucinas 8, 1β, 6 e o fator de necrose tumoral-α) e a procalcitonina.

O leucograma foi o primeiro exame e ainda é o mais largamente utilizado para o diagnóstico de sepse neonatal. No entanto, sua avaliação correta esbarra em dois pontos principais: a definição dos valores de normalidade e os problemas com relação à leitura das lâminas.

A definição dos valores de normalidade do leucograma para o período neonatal ainda não foi perfeitamente definida. Os valores estabelecidos por Manroe et al. (1979) são os mais utilizados mundialmente, embora críticas possam ser feitas pois a população hoje atendida nas unidades de terapias intensivas é bastante diversa à daquela época. Outros autores estabeleceram outros padrões de contagem neutrofílica, notando-se uma tendência normal dos recém-nascidos de muito baixo peso ao nascer, "normais" e "saudáveis" sob outros aspectos, a se mostrarem "neutropênicos", isto é, com valores de neutrófilos totais menores que os apresentados por Manroe et al.

A própria obtenção de uma população "saudável" e "normal" de recém-nascidos, especialmente entre os prematuros, já é uma situação clínica difícil, uma vez que a própria prematuridade já traz em si alguma complicação que ocasionou a interrupção da gestação. Deste modo, inúmeros distúrbios da gravidez, do trabalho de parto e complicações neonatais alteram a dinâmica leucocitária em maior ou menor extensão, especialmente nos primeiros dias de vida. São citados como modificadores da dinâmica e contagem leucocitária: hipertensão materna, trabalho de parto prolongado, ruptura prolongada de membranas, febre materna, asfixia perinatal, pneumotórax, crises de apneia, hemorragia intracraniana e estado pós-operatório.

A leitura da lâmina do leucograma também pode apresentar uma ampla variabilidade interpessoal na avaliação do esfregaço sanguíneo e está sujeita assim à subjetividade do examinador.

Os índices de acurácia do teste variam amplamente nos trabalhos, uma vez que a cinética leucocitária no período neonatal ainda não está perfeitamente esclarecida e variações normais dos índices leucocitários ocorrem amplamente, de acordo com a idade do recém-nascido, local de coleta da amostra e inclusão de sepse provável (não confirmada por cultura) nos trabalhos, entre outros fatores confundidores.

A proteína C-reativa é uma proteína da fase aguda produzida no fígado, cuja síntese é estimulada por vários fatores, principalmente pela interleucina-1 e interleucina-6 e o fator de necrose tumoral-α. Ela tem função importante na defesa contra patógenos bacterianos e fúngicos, e na remoção de células necróticas e apoptóticas. Sua meia-vida em recém-nascidos é de 21 horas, muito próxima ao valor encontrado em adultos –19 horas. Como não ocorre passagem transplacentária da proteína, a elevação dos níveis séricos no recém-nascido representa síntese endógena.

CAPÍTULO 122 – USO DO HEMOGRAMA E DOS BIOMARCADORES NA DETECÇÃO DE SEPSE PRECOCE E TARDIA

Os valores séricos iniciais da proteína são normalmente baixos na suspeita do quadro séptico, o que faz com que ela não seja considerada um marcador precoce da doença. No entanto, a ascensão que se segue em 12 a 24 horas é característica e a proteína atinge valores séricos bem elevados no transcorrer da sepse, decaindo os níveis com a cura do processo, e normalização a partir do 3º a 5º dia, quando a evolução é satisfatória. A manutenção de níveis séricos elevados indica complicação ou falha terapêutica. Assim, a coleta seriada tem sido utilizada tanto para se firmar o diagnóstico como para monitorar o tratamento e indicar a suspensão de antimicrobianos quando a avaliação seriada mostra-se seguidamente normal.

Seus níveis séricos se alteram durante fenômenos inflamatórios e sepse e, com relação ao leucograma, ela se mostrou um exame mais útil, principalmente depois do desenvolvimento de técnicas quantitativas precisas para sua medição. Porém, ela também sofre influências importantes de condições próprias da idade como parto normal complicado, asfixia perinatal grave, pneumonite por aspiração meconial, hemorragia peri e intraventricular, ruptura prolongada de membranas e sofrimento fetal agudo.

Os níveis séricos da PCR ascendem logo após o nascimento, atingem um pico entre 24 e 36 horas de vida e normalizam em 48 horas. Isso presumivelmente exprime algum mecanismo fisiológico de adaptação, uma vez que as alterações são mais pronunciadas no parto normais do que nos cesarianos eletivos.

Após o 3º dia de vida, o valor habitualmente aceito como "normal" tem sido 1 mg/dL. Em estudo extenso envolvendo 1.002 episódios de suspeita de infecção precoce e 184 de quadros tardios, Benitz et al. (1998) mediram a concentração de PCR por nefelometria e construíram uma curva ROC para o marcador. O ponto de corte de 1 mg/dL foi o que apresentou a sensibilidade mais elevada.

Na literatura, os valores dos índices diagnósticos variam amplamente também, oscilando a sensibilidade entre 39 e 97,5%, a especificidade entre 47 e 100%, o valor preditivo positivo entre 6,7 e 100% e o valor preditivo negativo entre 80 e 99%.

A interleucina-6 é uma citocina envolvida no processo séptico. Ela é produzida por fibroblastos, monócitos, macrófagos, linfócitos T e B, células endoteliais e por outros tipos celulares. Tem ação multifuncional e interativa e está envolvida em uma série de eventos fisiológicos e fisiopatológicos, como estimulação da hematopoiese, ativação e diferenciação de linfócitos T, maturação de linfócitos B em plasmócitos e possui ainda atuação importante nos processos inflamatórios. Sua síntese é estimulada pelo TNF-α, IL-1, IL-3, lipopolissacarídeo bacteriano, interferon-β, fatores estimuladores de formação de colônias granulocíticas, RNA, vírus e bactérias.

A citocina é a principal indutora da síntese de proteínas da fase aguda nos hepatócitos, agindo em sinergismo com TNF-α, IL-1 e glicocorticoides. Exerce um efeito importante na contrarregulação inflamatória por inibir a síntese de TNF-α (seu indutor), e age também na indução da febre, em ação conjunta com IL-1 e TNF-α. Ela tem sido referida como um marcador precoce de sepse uma vez que os níveis

séricos da citocina encontram-se mais alterados no início dos sintomas e essa seria a sua grande vantagem como marcador diagnóstico. Porém, ao contrário do comportamento da PCR, os níveis plasmáticos caem rapidamente para a normalidade em 24 a 48 horas em função da sua meia-vida curta e eles podem não ser mais detectáveis então, gerando resultados falso-negativos. Em vista disso, a acurácia da citocina tem sido considerada alta no momento da suspeita clínica, e mais elevada que a apresentada pelo leucograma. NG et al. (1997), apontam uma sensibilidade de 89% e especificidade de 96% e Rite Gracía et al. (2003) demonstraram valores de 91,6 e 77,2%, respectivamente.

A interleucina-8 é uma citocina pró-inflamatória produzida por monócitos, macrófagos e células endoteliais e está envolvida no recrutamento e ativação de leucócitos nos sítios de inflamação. Ela foi avaliada em alguns estudos de sepse tardia, e apesar de seu importante papel na fisiopatologia da doença, a citocina não tem se mostrado um bom marcador diagnóstico. Gonzales et al. (2003) demonstraram que os níveis da IL-8 em pacientes com sepse neonatal confirmada por cultura não diferiram daqueles apresentados pelos recém-nascidos não infectados, em dois momentos de coleta.

O fator de necrose tumoral-α é uma citocina secretada por monócitos e macrófagos em resposta a estímulos inflamatórios, com receptores presentes virtualmente em todos os tipos celulares do corpo e sendo considerado um mediador importante na sepse. O mediador é responsável (ou corresponsável) por grande parte dos sintomas associados à infecção: piloereção, cefaleia, náuseas, vômitos, febre, calafrios, "aspecto de doente", mialgia e taquicardia. A depender da dose, o mediador ocasiona a instalação de quadro semelhante ao do choque séptico: hipotensão, depressão miocárdica, dano vascular generalizado, lesão tissular extensa, estímulo da cascata da coagulação, pneumonite intersticial, necrose tubular aguda e hemorragia gastrointestinal, adrenal e pancreática.

Os níveis séricos da citocina também apresentam uma relação temporal importante e eles se encontram mais alterados no início do quadro, momento este em que o desempenho diagnóstico do marcador tem sido referido como bom e com valores de sensibilidade elevados, variando de 82 a 98%, e com especificidade variável, 43 a 100%.

Como o desempenho de cada marcador individualmente pode sofrer limitações em seu poder discriminatório, cada vez mais tem sido preconizado a associação de marcadores a fim de que se possa garantir uma acurácia diagnóstica mais elevada. Por exemplo, como a PCR apresenta sua melhor acurácia após 12 a 24 horas de iniciado o processo séptico, e a IL-6 e o TNF-α são mais úteis no momento do início dos sintomas, a associação dos exames nesses momentos poderia fortalecer (ou afastar) com mais segurança e fidedignidade o diagnóstico.

Além da busca de melhores marcadores diagnósticos para a sepse, os trabalhos mais recentes, tanto em população adulta como pediátrica, têm procurado mostrar se tais testes laboratoriais possuem a capacidade de determinar o estadiamento evolutivo da doença de modo a serem utilizados como indicadores de complicações como choque, coagulação intravascular disseminada, disfunção orgânica múltipla e óbito. Tais estudos esbarram na dificuldade de padronização dos métodos de dosagem dos testes e também na falta de estandardização dos escores de gravidade na faixa etária pediátrica, especialmente a neonatal. Entre os possíveis candidatos de serem considerados como indicadores prognósticos na sepse estão a IL-6, o TNF-α e procalcitonina. Esta última tem se mostrado útil no diagnóstico pois seus níveis ascendem rapidamente no curso da doença.

Marcadores moleculares

Mais recentemente, a melhora das técnicas de detecção de bactérias e fungos por técnicas de reação de cadeia de polimerase possibilitou o diagnóstico precoce de sepse neonatal precoce e tardia, com detecção em até 5 a 6 horas depois da coleta, com valores elevados de sensibilidade e especificidade. No entanto, o valor elevado do teste, a ausência de disponibilidade do exame nos laboratórios clínicos comuns e a complexidade da técnica são fatores que dificultam a sua utilização. Além disso, o benefício dessa rápida detecção do patógeno deve ser pesado contra o risco considerável de contaminação de coleta e a perda da informação do padrão de sensibilidade antimicrobiana fornecida pelo antibiograma.

LEITURAS COMPLEMENTARES

Baltimore RS. Neonatal sepsis – epidemiology and management. Pediatr Drugs. 2003;5(11): 723-40.

Benitz WE, Han MY, Madan A, Ramachranda P. Serial serum C-reactive levels in the diagnosis of neonatal infection. Pediatrics. 1998;102(4)e41.

Beutler B, Cerami A. Cachetin: more than a tumor necrosis factor. N Engl J Med. 1987;316(7):379-85.

Buck C, Bundschu J, Gallati H, Bartmann P, Pohlandt F. Interleukin-6: A sensitive parameter for the early diagnosis of neonatal bacterial infection. Pediatrics. 1994;93(1):54-5.

Caldas JP, Marba ST, Blotta MH, Calil R, Morais SS, Oliveira RT. Accuracy of white blood cell count, C-reactive protein, interleukin-6 and tumor necrosis factor alpha for diagnosing late neonatal sepsis. J Pediatr (Rio J). 2008 Nov-Dec;84(6):536-42.

Chiesa C, Signore F, Assuma M, Buffone M, Tramontozzi P, Osborn JP et al. Serial measurements of C-reactive protein and interleukin-6 in the immediate postnatal period: Reference intervals and analysis of maternal and perinatal confounders. Clin Chem. 2001;47(6):1016-22.

Ehl S, Gering B, Bartmann P, Högel J, Pohlandt F. C-reactive protein is a useful marker for guiding duration of antibiotic therapy in suspected neonatal bacterial infection. Pediatrics. 1997;99(2):216-21.

Ehl S, Gering B, Pohlandt F. A detailed analysis of changes in serum C-reactive protein levels in neonates treated for bacterial infection. Eur J Pediatr. 1999;158(3):238-42.

Gerdes JS. Clinicopathologic approach to the diagnosis of neonatal sepsis. Clin Perinatol. 1991;18(2):361-81.

Gerdes JS. Diagnosis and management of bacterial infections in the neonate. Pediatr Clin North Am. 2004;51(4):939-59.

Gonzales BE, Mercado CK, Johnson L, Brodsky NL, Bhandari V. Early markers of late-onset sepsis in premature neonates: clinical, hematological and cytokine profile. J. Perinat. Med. 2003;31:60-8.

Jaye DL, Waites KB. Clinical applications of C-reactive protein in pediatrics. Pediatr Infect Dis J. 1997;16(8):735-46.

Kaufman D, Fairchild KD. Clinical microbiology of bacterial and fungal sepsis in very low-birth weight infants. Clin Microbiol Rev. 2004;17(3): 638-80.

Lloyd BW, Otto A. Normal values for mature and immature neutrophils in very preterm babies. Arch Dis Child. 1982;57(3):233-5.

Manroe BL, Weinberg AG, Rosenfeld CR, Brown R. The neonatal blood count in health and disease I. Reference values for neutrophilic cells. J Pediatr. 1979;95(1):89-98.

Michie HR, Spriggs Dr, Revhaug A, O´Dwyer S, Dinarello CA. Detection of circulating tumor necrosis factor after endotoxin administration. N Engl J Med. 1988;318(23):1481-6.

Mouzinho A, Rosenfeld C, Sanches P, Risser R. Revised references ranges for circulating neutrophils in very-low birth-weight neonates. Pediatrics. 1994;94(1):76-82.

NG PC, Cheng SH, Chui Km, Fok TF, Wong MY, Wong W et al. Diagnosis of late onset neonatal sepsis with cytokines, adhesion molecule, and C-reactive protein in preterm very low birthweight infants. Arch Dis Child Fetal Neonatal Ed. 1997;77(3):F221-7.

NG PC, LI K, Wong RPO, Chui K, Wong E, LI G, Fok TF. Proinflammatory and anti-inflammatory cytokine responses in preterm with systemic infections. Arch Dis Child Fetal Neonatal Ed. 2003;88:F209-13.

NG PC. Diagnostic markers of infection in neonates. Arch Dis Child Fetal Neonatal Ed. 2004;89(3):F229-35.

Panero A, Pacifico L, Rossi N, Mamcuso G, Stegagno M, Chiesa C. Interleukin 6 in neonates with early and late onset infection. Pediatr Infect Dis J. 1997;16(4):370-5.

Pfeffer K. Biological functions of tumor necrosis factor cytokines and their receptors. Cytokine Growth Factor Rev. 2003;14:185-91.

Pizzini C, Mussap M, Plebani M, Fanos V. C-reactive protein and sérum amyloid A protein in neonatal infections. Scand J Infect Dis. 2000;32(3):229-35.

Rite Gracia S, Grasa Ulrich JM, Cuesta Martin CR, Grasa Biec JM, Rebage Moisés V, Marco Tello A et al. Interleucina-6 y factor de necrosis tumoral-α como marcadores de infección neonatal de transmisión vertical. An Pediatr (Barc). 2003;59(3):246-51.

Rodwell RL, Taylor KM, Tudehope DI, Gray PH. Hematologic scoring system in early diagnosis of sepsis in neutropenic newborns. Pediatr Infect Dis J. 1983;12(5):372-6.

Roman J, Fernandez F, Velasco F, Rojas R, Roldan MR, Torres A. Serum TNF levels in neonatal sepsis and septic shock. Acta Paediatr. 1993;82:352-4.

Silva O, Ohlsson A, Kenyon C. Accuracy of leukocyte indices and C--reactive protein for diagnosis of neonatal sepsis: A critical review. Pediatr Infect Dis J. 1995;14(5):362-66.

Silva-Junior WP, Martins AS, Xavier PC, Appel KL, Oliveira Junior SA, Palhares DB. Etiological profile of early neonatal bacterial sepsis by multiplex qPCR. J Infect Dev Ctries. 2016 Dec 30;10(12):1318-24.

Silveira RC, Procianoy RS. Evaluation of interleukin-6, tumour necrosis factoralpha and interleukin-1 beta for early diagnosis of neonatal sepsis. Acta Paediatr. 1999;88(6):647-50.

Stoll B, Hansen N, Fanaroff AA, Wright LL, Carlo WA, Ehrenkranz RA et al. To tap or not to tap: high likelihood of meningitis without sepsis among very low birth weight infants. Pediatrics. 2004;113(5):1181-6.

Straub J, Paula H, Mayr M, Kasper D, Assadian O, Berger A et al. Diagnostic accuracy of the ROCHE Septifast PCR system for the rapid detection of blood pathogens in neonatal sepsis-A prospective clinical trial. PLoS One. 2017 Nov 8;12(11):e0187688.

Volanakis JE. Human C-reactive protein: expression, structure, and function. Mol Immunol. 2001;38(2-3):189-97.

Volante E, Morreti S, Pisani F, Bevilacqua G. Early diagnosis of bacterial infection in the neonate. J Matern Neonatal Med. 2004;16(2):S13-6.

Sepse Bacteriana no Período Neonatal –
Causas, Fatores Predisponentes, Aspectos Clínicos e Tratamento

Maria Regina Bentlin
Ligia Maria Suppo de Souza Rugolo

O avanço tecnológico evidenciado nas últimas décadas vem propiciando o aumento da sobrevida de recém-nascidos com idade gestacional e peso de nascimento cada vez menores, atingindo taxas de até 70% de sobrevida naqueles com mais de 25 semanas de idade gestacional. Com o aumento da sobrevida destes pequenos prematuros, outro desafio começa a fazer parte do dia a dia de todos os profissionais que se dedicam aos cuidados destes pacientes: a redução da morbidade e a consequente melhora na qualidade de vida.

É nesse contexto que a sepse neonatal surge como uma das grandes responsáveis pelo aumento da morbimortalidade, prolongando o tempo de internação, elevando os custos sociais e econômicos e comprometendo o prognóstico dos recém-nascidos. Destaca-se ainda que a sepse é uma das principais causas de óbito neonatal a partir da 2ª semana de vida. Recém-nascidos sépticos apresentam três vezes mais chance de morrer do que aqueles que não desenvolvem sepse, mesmo após ajustes para fatores como idade gestacional, sexo e outras morbidades. Os que sobrevivem são de alto risco para desenvolver outras morbidades como displasia broncopulmonar, para permanecerem mais tempo internados e são também de maior risco para alterações de desenvolvimento.

Definição e classificação

A sepse neonatal classicamente é definida como uma síndrome clínica que se manifesta no 1º mês de vida, caracterizada por sinais clínicos e laboratoriais de infecção e acompanhada frequentemente de bacteremia. Essa definição é muito ampla e, portanto, atenção especial deve ser dada aos recém-nascidos que apresentem deterioração de parâmetros clínicos que sugira infecção grave. Constituem sinais de gravidade: alteração do estado de consciência (irritabilidade, choro inconsolável ou sonolência, hiporreatividade), tempo de enchimento capilar prolongado > 3 segundos, oligúria (débito urinário < 1 mL/kg/h), aumento do lactato e acidose metabólica.

Considera-se precoce a infecção de provável origem materna, que ocorre nas primeiras 48 (critérios do Center for Disease Control – CDC e Agência Nacional de Vigilância Sanitária – Anvisa) ou 72 horas de vida (critérios de redes internacionais de pesquisas e da Rede Brasileira de Pesquisas Neonatais) e após esses períodos, infecção tardia ou de origem ambiental.

A sepse pode ainda ser classificada como confirmada quando há identificação do agente etiológico em fluidos estéreis especialmente o sangue, ou clínica quando não houver isolamento do agente.

Epidemiologia

A incidência da sepse neonatal varia de < 1 a > 35% a depender da idade gestacional e do momento do diagnóstico, e a mortalidade está em torno de um milhão de recém-nascidos em todo o mundo. A incidência mostrou-se inversamente proporcional à idade gestacional e ao peso de nascimento, sendo maior nos prematuros e de muito ou extremo baixo peso ao nascer, < 1.500 g e < 1.000 g, respectivamente.

Após a recomendação do CDC para a quimioprofilaxia intraparto contra o *Streptococcus agalactiae,* a incidência da sepse precoce nos Estados Unidos caiu para 0,23/1.000 nascidos vivos, com redução em torno de 80% desde o início da década de 1990.

A mortalidade atribuída à sepse precoce é inversamente proporcional à idade gestacional, ocorrendo em 1 a 2% dos recém-nascidos a termo, mas chegando até 25% dos prematuros.

A literatura mundial, inclusive brasileira, mostra ainda alta incidência de sepse tardia. Estudo de coorte realizado pelo National Institute of Child Health and Human Development Neonatal Research Network (NICHD) entre 1991 e 1993, incluindo 6.911 recém-nascidos de muito baixo peso ao nascer, de 12 centros terciários americanos, mostrou incidência de sepse tardia confirmada por hemocultura de 24,5%, variando de 11,5 a 32,4% entre os centros. Outro estudo de coorte do NICHD, desta vez com 15 centros, mostrou incidência de 21% (1.313/6.215) no período de 1998 a 2000. A mortalidade foi semelhante nos dois períodos, variando entre 17 e 18%.

Estudo de coorte em oito centros da Rede Brasileira de Pesquisas Neonatais (RBPN), publicado em 2014, com 1.507 recém-nascidos de muito baixo peso mostrou incidência média de sepse tardia com hemocultura positiva de 23,7%, com variação de 15,6 a 39% e mortalidade de 26,6%. O mesmo estudo destacou algo preocupante na casuística brasileira, que foi a incidência de 22,9% de sepse clínica com mortalidade de 34,2%. Esta condição vem ganhando destaque nos estudos nacionais, pois tem incidência semelhante à das infecções confirmadas por hemocultura, e também alta mortalidade, mostrando sua importância e gravidade.

Etiologia e fatores de risco

Apesar da implementação da quimioprofilaxia intraparto para prevenção da infecção pelo estreptococo do grupo B (EGB), este ainda permanece sendo a causa mais frequente da sepse precoce em recém-nascidos a termo, enquanto a *E. coli* tem maior ocorrência em prematuros de muito baixo peso. Outros agentes incluem enterobactérias que colonizam o trato genital materno e a *Listeria monocytogenes*, menos frequente, mas que pode causar doença de início precoce e grave.

Os principais fatores de risco encontrados na sepse precoce são mostrados no Quadro 123.1.

Quadro 123.1 Fatores de risco associados à sepse precoce.	
Maternos	*Fetais/neonatais*
Rotura prematura de membranas ≥ 18 horas	Prematuridade
Colonização ou bacteriúria por EGB ou filho prévio com infecção confirmada por EGB, sem profilaxia adequada intraparto	Baixo peso ao nascer
Infecção trato genital, febre intraparto, corioamnionite (febre materna, taquicardia materna e ou fetal, leucócitos > 15.000/mm³, útero doloroso, líquido amniótico fétido)	Sexo masculino
Trabalho de parto prematuro sem causa aparente (< 35 semanas)	Apgar de 5 minutos < 7
Baixa condição socioeconômica, ausência pré-natal ou pré-natal tardio	Taquicardia fetal
Procedimentos durante a gestação (cerclagem, amniocentese)	Anomalias congênitas

Fonte: Desenvolvido pela autoria.

Na sepse tardia os patógenos diferem de acordo com cada unidade. As bactérias Gram-positivas são responsáveis por aproximadamente 70 a 80% dos quadros sépticos, sendo os estafilococos coagulase-negativa, em especial o *Staphylococcus epidermidis,* os agentes mais frequentes, respondendo por 48 a 60% de todas as hemoculturas positivas em prematuros com muito baixo peso ao nascer. Outros agentes incluem o *Staphylococcus aureus,* que no estudo da RBPN foi responsável por 12% dos quadros de sepse tardia em prematuros de muito baixo peso, além do enterococos e do próprio EGB. A mortalidade relacionada à infecção por bactérias Gram-positivas é a menor entre os possíveis patógenos, variando de 6 a 18%.

As bactérias Gram-negativas relacionam-se em geral a casos mais graves, evoluindo mais frequentemente para choque e óbito. Os principais patógenos desse grupo são *Escherichia coli, Klebsiella* sp., *Pseudomonas* sp., *Enterobacter* sp., *Serratia* sp., entre outros.

Os fungos são mais frequentes em prematuros extremos e de extremo baixo peso ao nascer, chegando a corresponder a 18% dos quadros sépticos nessa população. A *Candida albicans* é a mais prevalente e a mortalidade é elevada, variando de 22 a 52%.

Os principais fatores de risco para sepse tardia são mostrados no Quadro 123.2.

Quadro 123.2 Fatores de risco associados à sepse tardia.		
Neonatais	*Práticas assistenciais*	*Infraestrutura*
Prematuridade	Cateteres vasculares e nutrição parenteral	Superlotação das unidades
Baixo peso ao nascer	Intubação e ventilação mecânica	Recursos humanos insuficientes
Sexo masculino	Drenagens e cirurgias	–
Infecções prévias	Jejum prolongado	–
Internação prolongada	Exposição precoce a antibióticos, uso pós-natal de corticoide, uso de bloqueadores H_2	–

Fonte: Desenvolvido pela autoria.

Manifestações clínicas

A suspeita clínica de infecção envolve sintomatologia muito variável em função da idade gestacional e da gravidade da doença. O paciente pode apresentar desde ganho de peso insuficiente e hipoatividade, até quadros graves de disfunção cardiovascular e de múltiplos órgãos e sistemas. Pode ocorrer instabilidade térmica (mais frequentemente hipotermia; hipertermia pode ocorrer em recém-nascidos de mães com febre no momento do parto), taquicardia ou bradicardia, apneia ou desconforto respiratório, distensão abdominal, vômitos, resíduo gástrico, instabilidade glicêmica, tremores ou convulsões, entre outros. Tais manifestações são inespecíficas, inclusive nos casos de meningite, uma vez que condições como distúrbios metabólicos e eletrolíticos, hemorragia peri-intraventricular, imaturidade do trato gastrointestinal, síndrome do desconforto respiratório e asfixia perinatal podem também manifestar-se dessa

CAPÍTULO 123 – SEPSE BACTERIANA NO PERÍODO NEONATAL – CAUSAS, FATORES PREDISPONENTES, ASPECTOS...

forma. Mais recentemente a monitorização contínua da frequência cardíaca tem mostrado que a diminuição da sua variabilidade e as desacelerações podem ser sinais precoces de infecção e sepse, ocorrendo até 24 horas do início do quadro.

Com relação ao aparecimento de sinais clínicos em função da idade gestacional, prematuros frequentemente apresentam apneia, bradicardia e cianose (65,8%) como primeiros sinais de infecção. A incidência de hipoatividade e letargia também é alta (48,7%), seguida do esforço respiratório (43%). Já nos recém-nascidos a termo a insuficiência respiratória é de manifestação frequente, principalmente nos quadros de sepse precoce, e, em geral, ocorre nas primeiras 24 horas de vida, especialmente nas primeiras 6 horas.

Atenção especial deve ser dada aos sinais de gravidade como: alteração do estado de consciência (irritabilidade, choro inconsolável ou sonolência, hiporreatividade), tempo de enchimento capilar prolongado > 3 segundos, oligúria (débito urinário < 1 mL/kg/h), aumento do lactato e acidose metabólica.

Manifestações laboratoriais

Os exames laboratoriais auxiliam o diagnóstico clínico, porém também podem ser inespecíficos, ocasionando dificuldades e atraso no diagnóstico. O marcador ideal seria aquele que pudesse ser realizado com pequenas amostras de fluido corporal, fosse um método rápido e de baixo custo, além de ser altamente sensível e específico, com alto valor preditivo negativo, permitindo, assim, diagnóstico e tratamento precoces. Até o momento, nenhum exame laboratorial foi identificado como sendo o ideal para o diagnóstico da sepse neonatal. A maioria dos estudos mostra que a acurácia dos testes diagnósticos aumenta quando esses são associados e analisados em conjunto.

Exames específicos

O padrão-ouro é a cultura positiva em fluidos corporais estéreis, em especial a hemocultura, identificando o agente etiológico. A coleta deve seguir normas de antissepsia da pele na venopunção ou do cateter quando esta é colhida de um acesso central, e prioritariamente, deve ser realizada antes do início da antibioticoterapia. É importante também a obtenção de duas amostras, objetivando aumentar a sensibilidade e reduzir a ocorrência de falsos positivos, especialmente em casos de agentes contaminantes da pele.

A positividade é influenciada pelo método de coleta, densidade bacteriana, uso prévio de antibióticos e volume de sangue de cada amostra. Estudos mostram que 25% dos recém-nascidos apresentam bacteremia com baixa contagem de colônias bacterianas (< 4 unidades formadoras de colônia – UFC) e que em 68% dos pacientes com menos de 2 meses essa contagem é menor que 10 UFC, e destes 48% apresenta apenas 1 UFC. Assim, 0,5 mL é insuficiente para detectar essas colônias, fazendo com que nesse volume, até 60% das hemoculturas seja falsamente negativa. Recomenda-se, portanto, volume mínimo de 1 mL.

É necessário também diferenciar o crescimento de um agente contaminante ou patógeno na amostra obtida, observando o tempo de crescimento das colônias e o isolamento em mais de uma amostra. Os germes contaminantes, entre eles os estafilococos coagulase-negativa, podem estar positivos apenas em amostras coletadas de cateteres ou em uma única amostra de hemocultura, indicando colonização, e, geralmente, nesses casos, exibem crescimento lento, mais que 48 horas, no método automatizado.

A cultura de urina é outro exame específico. Recém-nascidos com sepse precoce não precisam ser investigados com urocultura de forma rotineira, apenas se houver sintomatologia ou na presença de malformação do trato geniturinário, uma vez que a positividade é baixa (em torno de 1,6%). Já na sepse tardia essa positividade pode atingir 7,4% e deve, portanto, fazer parte da investigação. A cultura deve ser realizada preferencialmente por punção suprapúbica ou por sondagem vesical. A cultura de urina por saco coletor não tem valor diagnóstico (sensibilidade de 100%, porém especificidade baixa, variando de 14 a 84%), sendo utilizada apenas como exame de triagem.

Outro exame promissor é a reação em cadeia de polimerase, que pode ser realizada em tempo real, identifica o agente, mas no momento não está disponível na prática diária. Metanálise (Pammi et al., 2017) com 35 estudos, incluindo recém-nascidos com sepse precoce e tardia, comparou a análise molecular com a cultura microbiana na identificação do agente. A análise molecular mostrou boa acurácia com sensibilidade e especificidade superiores a 90% e vantagens em relação ao tempo de realização do teste, sendo considerado um exame promissor. Vale ressaltar, entretanto, que a hemocultura é insubstituível, uma vez que há necessidade de isolados puros para realização do padrão de sensibilidade microbiana, fundamental para adequada antibioticoterapia, e que para análise molecular são necessários laboratórios e/ou equipamentos específicos o que dificulta a sua disponibilidade nos serviços.

A cultura de liquor é mandatória nos quadros de sepse, desde que não haja contraindicações à punção lombar, como instabilidade hemodinâmica e condições que predispõem a sangramentos. A associação de sepse com meningite pode ocorrer em até 25% dos casos, e até 38% dos pacientes com cultura de liquor positiva tem hemocultura negativa. Uma vez diagnosticada a meningite, a punção liquórica deverá ser repetida em torno de 48 horas após o início do tratamento. Não é recomendado realizar coleta de liquor em prematuros < 1.500 g nas primeiras 72 horas de vida pelo alto risco de hemorragia peri-intraventricular grave.

Exames inespecíficos

O hemograma é um exame amplamente utilizado na prática diária. Isoladamente, a contagem de leucócitos apresenta baixo valor preditivo positivo; os neutrófilos têm o seu pico por volta de 12 a 24 horas de vida (7.800 a 14.500/mm^3), entre 72 a 240 horas de vida o percentil 5 está em torno de 2.700/mm^3 e o percentil 95 de 13.000/mm^3; a neutropenia tem boa especificidade (> 85%); o pico máximo dos neutrófilos

SEÇÃO XII – INFECÇÕES

imaturos ocorre nas primeiras 12 horas de vida (1.100 a 1.500/mm³); índices leucocitários, principalmente a relação formas imaturas por neutrófilos totais (I/T), podem ter valor preditivo negativo de 99%, mas valor preditivo positivo baixo, de 25%; a contagem plaquetária é pouco sensível e especifica.

A utilização de escores pode auxiliar no diagnóstico de quadros infecciosos, e o escore de Rodwell é um dos mais utilizados (Quadro 123.3).

Quadro 123.3
Escore de Rodwell.

- Leucocitose ou leucopenia (considerar leucocitose ≥ 25.000/mm³ ao nascimento, ≥ 30.000/mm³ entre 12 e 24 horas de vida ou acima de 21.000/mm³ ≥ 48 horas. Considerar leucopenia ≤ 5.000/mm³
- Neutrofilia ou neutropenia
- Elevação de neutrófilos imaturos
- Índice neutrofílico aumentado
- Razão dos neutrófilos imaturos sobre os segmentados ≥ 0,3
- Alterações degenerativas dos neutrófilos com granulações tóxicas e vacuolizações
- Plaquetopenia < 150.000/mm³

Escore ≥ 3: sensibilidade 96%; especificidade 78%; valor preditivo negativo 99%.

Fonte: Adaptado de Rodwell et al., 1988.

Os valores de neutrófilos para recém-nascidos até 28 dias de vida são mostrados na Tabela 123.1.

Os reagentes de fase aguda são os principais exames complementares ao hemograma no processo diagnóstico, porém também são inespecíficos, uma vez que se alteram em outras condições inflamatórias. A proteína C-reativa (PCR) é produzida no fígado após estímulos por citocinas pró-inflamatórias (p. ex., Interleucina 6 – IL-6) e tem seu pico após 2 a 3 dias do início do processo. Apenas 16% dos recém-nascidos apresentam PCR positiva nas primeiras 24 horas do quadro infeccioso. Esse percentual aumenta para 90% com 48 horas. Se dosada juntamente à própria IL-6, a sensibilidade da PCR chega a 100%, porém tal associação não está disponível na prática clínica. Ressalta-se ainda que a persistência de valores negativos de PCR em coletas seriadas tem valor preditivo negativo de até 99%, tornando-se exame útil na exclusão do diagnóstico de infecção.

A procalcitonina (PCT) é um pró-hormônio precursor da calcitonina, produzido usualmente pelas células C da tireoide, porém nos quadros infecciosos pode ser produzida por outras células do organismo como hepatócitos e monócitos, refletindo a atividade inflamatória. A vantagem sobre a PCR está no fato de que seu aumento é mais precoce, podendo positivar em até 4 horas da infecção; o pico ocorre em torno de 8 horas e sua redução em até 24 horas do quadro. Metanálise (Pontrelli et al., 2017) publicada em 2017, incluindo 17 estudos, com 1.408 pacientes, sendo 1.086 recém-nascidos com sepse precoce e tardia, mostrou que no ponto de corte entre 2 a 2,5 ng/mL a procalcitonina pode ser útil no diagnóstico, com sensibilidade de 85% (76 a 90%) e com especificidade de 54% (38 a 70%). Recomenda-se que sua utilização esteja associada a outros marcadores, como o hemograma e a PCR, para melhora da acurácia diagnóstica.

Mediadores inflamatórios como as interleucinas, entre elas a IL-1, IL-6, IL-8 e fator de necrose tumoral α (TNF-α), também podem ser úteis no diagnóstico da sepse, mas não estão disponíveis na prática diária. O TNF-α é considerado iniciador da resposta inflamatória, com aumento precoce e relacionado à evolução para choque; a IL-1 induz a liberação de pirógenos endógenos e relaciona-se a processos febris; a IL-6 aumenta precocemente, induz a produção de proteína C-reativa, porém apresenta meia-vida curta; a IL-8 é uma citocina com atividade quimiotática, tem meia-vida mais longa que a IL-6 e pode ser dosada em outros fluidos corporais. As IL-6 e IL-8, quando em associação à proteína C-reativa ou procalcitonina, apresentam boa acurácia no diagnóstico de sepse com sensibilidade que varia de 80 a 100% e especificidade entre 87 a 96%.

Novas alternativas diagnósticas em estudo incluem a análise genômica e proteômica, os biomarcadores genéticos e antígenos de superfície bacteriana para agentes específicos, entre eles a *E. coli* e EGB.

Abordagem do recém-nascido com risco infeccioso para sepse precoce

Recentemente a Academia Americana de Pediatria (AAP) propôs abordagens diferenciadas, em função da idade gestacional, para recém-nascidos com risco infeccioso para sepse precoce, considerando os ≥ 35 semanas e os ≤ 34 semanas.

Tabela 123.1. Valores de neutrófilos em recém-nascidos.

	Neutropenia (/mm³)		Neutrofilia (/mm³)		↑Neutrófilos imaturos#* (/mm³)	↑Imaturos/ totais#*
	< 1,5 kg*	> 1,5 kg#	< 1,5 kg*	> 1,5 kg#	–	–
Nascimento	< 500	< 1.800	> 6.300	> 5.400	> 1.100	> 0,16
12 horas	< 1.800	< 7.800	> 12.400	> 14.500	> 1.500	> 0,16
24 horas	< 2.200	< 7.000	> 14.000	> 12.600	> 1.280	> 0,16
36 horas	< 1.800	< 5.400	> 11.600	> 10.600	> 1.100	> 0,15
48 horas	< 1.100	< 3.600	> 9.000	> 8.500	> 850	> 0,13
60 horas	< 1.100	< 3.000	> 6.000	> 7.200	> 600	> 0,13
72 horas	< 1.100	< 1.800	> 6.000	> 7.000	> 550	> 0,13
4º ao 28º dia	< 1.100	< 1.800	> 6.000	> 5.400	> 500	> 0,12

Fontes: Adaptada de #Manroe et al., 197; e *Mouzinho et al., 1994.

Abordagem para os recém-nascidos com idade gestacional ≥ 35 semanas

Para esses pacientes a AAP propõe três estratégias diferentes:

Avaliação por categoria de risco

A proposta de avaliação é mostrada na Figura 123.1. Nessa avaliação, o risco é muito variável, podendo ser mais baixo e até muito mais alto do que a população de base, a depender da idade gestacional, tempo de rotura prematura de membranas e tempo e número de doses de antibióticos administrados. Pode haver tratamento empírico de muitos recém-nascidos de baixo risco.

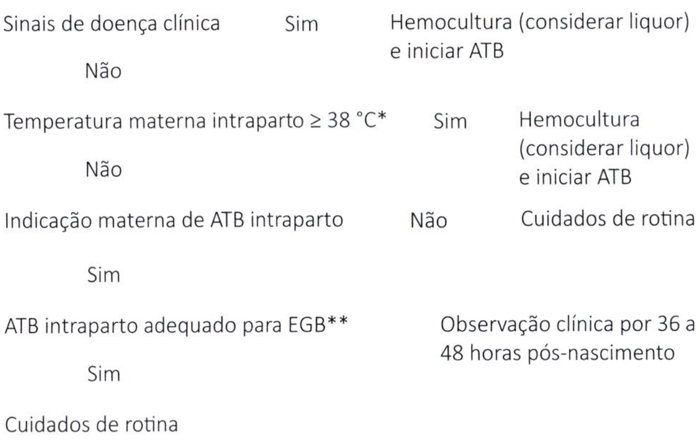

Sinais de doença clínica	Sim	Hemocultura (considerar liquor) e iniciar ATB
Não		
Temperatura materna intraparto ≥ 38 °C*	Sim	Hemocultura (considerar liquor) e iniciar ATB
Não		
Indicação materna de ATB intraparto	Não	Cuidados de rotina
Sim		
ATB intraparto adequado para EGB**		Observação clínica por 36 a 48 horas pós-nascimento
Sim		
Cuidados de rotina		

Figura 123.1. Avaliação por categoria de risco.
ATB: antibióticos; *: substituto de infecção intra-amniótica; **: ATB intraparto adequado: penicilina cristalina, ampicilina ou cefazolina, mínimo duas doses, mínimo 4 horas antes do parto.
Fonte: Adaptada de Puopolo et al., 2019.

Avaliação multivariada de risco (calculadora de sepse precoce)

A calculadora é um modelo de predição de risco de sepse precoce para recém-nascidos com idade gestacional ≥ 35 semanas. O modelo inicia-se com a probabilidade prévia de infecção e prediz todas as causas de infecção precoce, não só aquelas causadas pelo estreptococo do grupo B. Combina fatores de risco individuais da mãe e do recém-nascido assim como sua condição clínica. O risco é definido pela clínica nas primeiras 12 horas de vida e categorizado por gravidade, representada por cores (Figura 123.2):
- **Vermelha:** hemocultura e antibióticos
- **Amarela:** hemocultura.
- **Verde:** cuidados de rotina.

O não conhecimento da prevalência de sepse, assim como a falta de conhecimento da colonização materna pelo estreptococo do grupo B e a ausência da rotina da quimioprofilaxia são condições que podem fazer com que recém-nascidos de menor risco recebam antibióticos por essa avaliação.

Avaliação do risco baseada na condição clínica do recém-nascido

Baseia-se na abordagem dos sinais clínicos de doença que identificam o recém-nascido de alto risco (Figura 123.3). Há que se considerar que recém-nascidos a termo com boas condições ao nascimento, apresentam até 70% menos risco de desenvolver infecção precoce, enquanto aqueles que parecem doentes ao nascer ou que desenvolvem sinais de doença nas primeiras 48 horas de vida são os mais propensos a receberem antibióticos empiricamente.

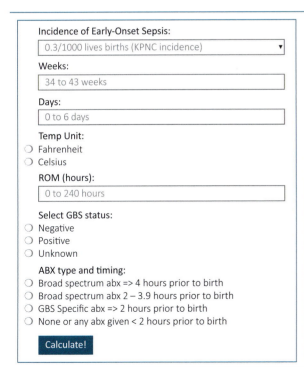

Figura 123.2. Calculadora de risco e avaliação clínica.
Fonte: Disponível em: http://newbornsepsiscalculator.org.

SEÇÃO XII – INFECÇÕES

Sinais de doença clínica	Sim	Hemocultura (considerar liquor) e iniciar ATB
Não		
Temp. mãe intraparto ≥ 38 °C ou ATB intraparto inadequado	Sim	EF seriado e SSVV por 36 a 48 horas Hemocultura (considerar liquor) ATB empírico se sinais de doença
Não		
Cuidados de rotina		

Figura 123.3. Avaliação do risco baseada na condição clínica do recém-nascido.

ATB: antibiótico; Temp.: temperatura; EF: exame físico; SSVV: sinais vitais.
Fonte: Adaptada de Puopolo et al., 2019.

Abordagem para os recém-nascidos com idade gestacional ≤ 34 semanas

Nesses pacientes a AAP também propõe três abordagens em função da categorização de risco do prematuro, que são mostradas de forma esquemática na Figura 123.4.

(A) RN de alto risco (TPP, RPM, IIA)	Sim	Hemocultura (considerar liquor) e iniciar ATB
Não		
(C) RN por indicação materna ou fetal, nascido via vaginal ou cesariana após indução	Sim	Se houver ao menos um dos seguintes achados: 1) quimioprofilaxia intraparto indicada e inadequada*; 2) preocupação com IIA; 3) RN com instabilidade respiratória ou cardiovascular	Sim em pelo menos uma situação	Hemocultura (considerar liquor) e iniciar ATB
Não		
(B) Indicação materna ou fetal, cesariana na ausência de TP ou RM no momento do parto	Sem investigação, sem ATB, monitorização clínica	

Figura 123.4. Abordagem para os recém-nascidos de risco para sepse precoce com idade gestacional ≤ 34 semanas.

RN: recém-nascido; TPP: trabalho de parto prematuro; RPM: rotura prematura de membranas; IIA: infecção intra-amniótica; ATB: antibióticos; TP: trabalho de parto; RM: rotura de membranas; * ATB intraparto adequado: penicilina cristalina, ampicilina ou cefazolina, mínimo de duas doses, ao menos 4 horas antes do parto.

Fonte: Adaptada de Puopolo et al., 2019.

Prematuro de alto risco para infecção precoce

Nessa categoria são incluídos recém-nascidos de mães com insuficiência cervical, trabalho de parto prematuro, rotura prematura de membranas, infecção intra-amniótica ou outra forma aguda e inexplicável de nascimento. A AAP orienta a coleta de hemocultura e o início de antibióticos (Figura 123.4A). Entretanto faz-se necessário comentar que a antibioticoterapia intraparto pode reduzir o risco de infecção e que nessa categoria não há distinção da idade gestacional dos prematuros, presença ou não de sintomas, o que pode, em algumas situações de menor risco, induzir ao uso desnecessário de antibióticos.

Prematuro de baixo risco para infecção precoce

São incluídos nascimentos por indicações maternas e ou fetais como as doenças hipertensivas gestacionais, doenças maternas não infecciosas, insuficiência placentária, restrição de crescimento intrauterino, parto cesariana na ausência de trabalho de parto ou após tentativas de indução. Nesses casos, sugere-se nenhuma avaliação laboratorial e nenhum antibiótico empírico, ou coletar hemocultura e monitorizar clinicamente. Para os recém-nascidos que não melhoram após estabilização inicial e/ou aqueles com grave instabilidade sistêmica, a antibioticoterapia empírica é razoável, mas não obrigatória (Figura 123.4B). Importante ressaltar que prematuros podem desenvolver distúrbios hemodinâmicos de etiologia não infecciosa (falha de transição, hipotensão do prematuro) e se essa instabilidade for o motivo de entrada de antibióticos, é importante a retirada dos antibióticos o mais precocemente, se possível até 48 horas.

RN por indicação materna ou fetal, mas nascidos por via vaginal ou cesárea após esforços para induzir trabalho de parto e ou rotura de membranas ao nascimento

A AAP sugere avaliar se o antibiótico materno intraparto estava ou não indicado e em caso afirmativo se administração foi adequada (uso de penicilina cristalina, ampicilina ou cefazolina, ao menos duas doses, ≥ 4 horas nascimento) ou se houve outra preocupação com infecção durante o nascimento. Nessas circunstâncias considerar o recém-nascido como de alto risco, caso contrário monitorizar e observar clinicamente (Figura 123.4C).

É importante que cada serviço faça uma análise crítica e veja qual a melhor opção de abordagem para sua realidade, lembrando sempre de otimizar seus recursos em prol da melhor assistência aos seus pacientes.

Tratamento

O diagnóstico precoce e a pronta instituição da terapêutica antimicrobiana, assim como a estabilização do recém-nascido, são fundamentais para se evitar a progressão para o choque e óbito.

Medidas gerais

As medidas gerais incluem a manutenção da temperatura corporal, a monitorização continua dos sinais vitais como frequência cardíaca, respiratória e pressão arterial, o controle da diurese, o controle glicêmico, hidreletrolítico e metabólico com infusão de soluções hidroeletrolíticas e o suporte nutricional. A sepse é doença hipercatabólica e a oferta calórica é imprescindível, seja por via parenteral ou enteral. A via enteral deve ser utilizada assim que houver estabilidade clínica e hemodinâmica, inicialmente na forma de nutrição enteral trófica, preferencialmente com leite materno.

Suporte ventilatório

O suporte ventilatório é fundamental, para melhora da oxigenação, do volume pulmonar e para estabilização de caixa torácica assim como para controle das apneias que são frequentes em prematuros sépticos. A decisão de intubar deve ser baseada na clínica de esforço respiratório, na instabilidade hemodinâmica e na hipoxemia, mas atualmente as opções de ventilação não invasiva como CPAP nasal e ventilação com pressão positiva nasal intermitente devem ser consideradas. Recomenda-se manter a saturação de oxigênio entre 91 e 95%.

Suporte cardiovascular

O suporte cardiovascular deve ser considerado quando houver repercussão hemodinâmica, como tempo de enchimento capilar prolongado, hipotensão, diminuição do débito urinário entre outros sinais. A reposição volêmica se faz preferencialmente com solução cristaloide isotônica 10 mL/kg (em 30 minutos no prematuro e em 5 a 10 minutos no termo), observando a ocorrência de hepatomegalia ou o aumento do esforço respiratório. Nessa situação, suspende-se a infusão. Outro aspecto importante a ser considerado é que a maioria das hipotensões nos prematuros ocorre com volume circulante normal, portanto é importante que a reposição volêmica seja utilizada com cautela nesses pacientes uma vez que o excesso de volume pode associar-se à hemorragia peri-intraventricular, à persistência do canal arterial, à displasia broncopulmonar e até mesmo à morte.

O uso de fármacos vasoativos está indicado quando não há resposta ao tratamento volêmico e as opções são dopamina associada ou não a dobutamina. No caso de não resposta, utiliza-se a adrenalina em doses baixas 0,05 a 0,3 mcg/kg/min.

Antibioticoterapia

O tratamento empírico endovenoso deve ser iniciado precocemente em recém-nascidos sépticos, logo após a coleta de hemoculturas. Os antibióticos devem ser direcionados para os agentes mais frequentemente encontrados na sepse precoce e na sepse tardia.

Na sepse precoce, ou seja, naquela que ocorre nas primeiras 48 a 72 horas de vida, a cobertura antimicrobiana deve visar a cobertura de agentes como o EGB, *E. coli*, *Listeria monocytogenes* e outras enterobactérias do trato genital materno. A recomendação é a utilização de uma penicilina (penicilina cristalina ou ampicilina) associada ao aminoglicosídeo. Nos casos de infeção por EGB e de meningite as doses das penicilinas deverão ser maiores que as habituais.

Outro esquema possível para meningite é a associação de cefalosporina de terceira geração (cefotaxima é a preconizada) com uma penicilina (penicilina cristalina ou ampicilina).

A antibioticoterapia para a sepse tardia deve abranger os estafilococos coagulase-negativa e bactérias Gram-negativas de acordo com a prevalência em cada unidade. A utilização da oxacilina com aminoglicosídeo (amicacina) é altamente recomendada, uma vez que são antibióticos potentes, com baixa indução de resistência, de baixo custo e boa disponibilidade. Nos casos de meningite sem isolamento do agente, a recomendação é o uso de cefalosporinas de terceira ou quarta geração, de acordo com o perfil microbiológico da unidade.

Deve-se evitar o uso empírico de vancomicina e cefalosporinas de terceira e quarta geração, por induzirem a emergência de bactérias multirresistentes e fungos. A vancomicina pode ser utilizada de forma empírica quando, na unidade em questão, houver alta prevalência de *S. aureus* resistentes à meticilina/oxacilina, mas deverá ser suspensa quando o resultado da hemocultura indicar o crescimento de outro agente ou descalonada para oxacilina se o *S. aureus* for sensível à oxacilina.

O estafilococo coagulase-negativa (ECN), em especial o *S. epidermidis,* um dos agentes mais frequentes da sepse tardia, pode ter sensibilidade bastante reduzida à oxacilina em alguns locais. Entretanto, sua evolução clínica é insidiosa, a evolução para choque séptico é baixa, em média 8,5%, assim como é baixa a mortalidade (7 a 11%). Estudo retrospectivo (Karlowicz et al., 2000) avaliou a ocorrência de sepse fulminante e o impacto da restrição ao uso empírico da vancomicina em UTI neonatal, num período de 10 anos, com dois esquemas terapêuticos. Embora os estafilococos coagulase-negativa tenham sido os agentes mais frequentes de sepse, a frequência de sepse fulminante foi de 1%, enquanto para agentes Gram-negativos como a *Pseudomonas* sp. foi de 56%. No primeiro período a terapia empírica para sepse tardia era realizada com vancomicina e cefotaxima e no segundo, oxacilina e amicacina. A mudança do esquema terapêutico não mudou o percentual de mortes e a sepse fulminante por ECN permaneceu em 1%, reforçando a recomendação de que é possível aguardar o resultado de culturas para iniciar a vancomicina.

Após o isolamento do agente etiológico e do conhecimento do antibiograma, o descalonamento antimicrobiano deve ser sempre realizado.

O tempo de tratamento deve ser o menor possível (5 a 7 dias) dependendo da evolução clínica e culturas, sendo prolongado nos casos de meningite (14 a 21 dias) a depender do agente etiológico, da evolução clínica e laboratorial e da persistência da positividade em culturas. Outro ponto importante, é a suspensão dos antibióticos no caso de não confirmação de infecção (risco infeccioso e clínica equivocada). Nessa situação, a recomendação é que o antibiótico seja suspenso em até 48 horas, período em que é possível saber, em mais de 90% dos casos, se há ou não crescimento bacteriano em culturas, mesmo que o resultado definitivo demore mais tempo a sair. Lembrar que o uso prolongado de antibióticos, especialmente em prematuros, aumenta a incidência de novas infecções além de contribuir para resistência microbiana, disbiose, aumento do tempo de internação e dos custos sociais e econômicos.

Imunoterapia

Ensaios clínicos e metanálises, incluindo grande número de recém-nascidos com sepse clínica e confirmada, não mostraram redução na mortalidade hospitalar e na morte ou desabilidades maiores, aos 2 anos de idade, após o uso da imunoglobulina endovenosa, não sendo, portanto, recomendado seu uso rotineiro.

Os fatores estimulantes de colônia de granulócito e granulócito-macrófago, são citocinas que estimulam a produção de neutrófilos pela medula óssea, melhorando seu número e função. Entretanto os estudos não mostraram redução da infecção quando utilizados de forma profilática ou tão pouco aumento da sobrevida quando da utilização terapêutica. Portanto, até o momento não existem evidências que suportem o seu uso na prática diária.

A pentoxifilina é um fármaco que restaura a microcirculação e reduz a concentração de TNF-α, muito associado à sepse e choque séptico. Ensaios clínicos randomizados, com recém-nascidos com sepse confirmada, mostraram que aqueles que receberam pentoxifilina apresentaram maior taxa de sobrevida, entretanto ainda são necessários mais estudos para confirmação desses resultados.

Prevenção

A prevenção da infecção precoce inicia-se com a realização de pré-natal adequado, vigiando os fatores de risco materno, fazendo quimioprofilaxia para o EGB quando indicada, diagnosticando e tratando precocemente infecções maternas. Revisão sistemática (Mercer, 2012) mostrou que o uso de antibióticos em gestantes com rotura prematura de membranas de pré-termo reduziu a incidência de corioamnionite e de infecção neonatal, embora ainda não seja rotina amplamente utilizada nos serviços.

O American College of Obstetricians and Gynecologists recomenda a investigação do EGB nas seguintes situações:

- triagem universal, vaginal/retal entre 36 a 37 semanas de idade gestacional;
- trabalho de parto prematuro;
- rotura prematura de membranas < 37 semanas.

Vale ressaltar que se a cultura de urina for positiva para EGB não há necessidade de repetir a investigação, apenas realizar a quimioprofilaxia no momento oportuno do parto.

Na pesquisa do EGB, pode ser utilizado o meio de cultura enriquecido ou o teste de amplificação do ácido nucleico (NAAT). O NAAT pode ainda ser realizado em tempo real, nos casos de trabalho de parto com colonização desconhecida, entretanto não é exame disponível na prática diária.

Dentre as condições para a indicação da quimioprofilaxia contra o EGB encontram-se: triagem universal positiva, bacteriúria por EGB, mães que tiveram filhos anteriores com infecção documentada por EGB (desde que nessas situações, não ocorra a cesariana sem trabalho de parto), situações de risco com colonização desconhecida como no trabalho de parto prematuro e rotura prematura de membranas < 37 semanas. Na rotura prematura de membranas em gestações ≥ 37 semanas, a quimioprofilaxia está indicada se houver febre materna ≥ 38 °C, se a rotura for ≥ 18 horas ou nos casos de NAAT positivo.

A proteção do feto chega a ser próxima a 100%, quando realizada a quimioprofilaxia adequada, ou seja, ao menos duas doses de penicilina, ampicilina ou cefazolina, com intervalo de 4 horas do parto.

As principais medidas para prevenção da sepse tardia e da resistência antimicrobiana são descritas a seguir:

- **Prevenir infecção:** iniciar precocemente dieta enteral ou a colostroterapia; uso criterioso de cateteres vasculares com equipe de inserção e manutenção e retirada dos mesmos tão logo seja possível.
- **Diagnosticar e tratar infecção:** otimizar os exames laboratoriais, utilizar PCR quantitativa e seriada para excluir infecção e controle de cura, coletar duas hemoculturas para evitar tratamento de contaminação especialmente por estafilococo coagulase-negativa.
- **Uso racional de antimicrobianos:** seguir protocolos, evitar uso empírico de vancomicina e cefalosporinas, não prolongar desnecessariamente o tratamento, descalonar, tratar infecção e não contaminação, suspender antibióticos em até 48 horas quando a infecção não se confirmar e evitar cultura de ponta de cateteres.
- **Prevenir a transmissão:** higienização das mãos sempre com água e sabão ou álcool gel. Com certeza a medida mais simples, mais eficaz e mais difícil de ser obtida.

LEITURAS COMPLEMENTARES

Agência Nacional de Vigilância Sanitária (Anvisa). Critérios diagnósticos de infecção associados à assistência à saúde. Neonatologia; 2017. 65p.

Associação Paulista de Epidemiologia e Controle de Infecção Relacionada a Assistência à Saúde (APECIH). Diagnóstico e prevenção de IRAS em neonatologia; 2011. 289p.

Bentlin MR, Rugolo LMSS. Late-onset sepsis: Epidemiology, evaluation and outcome. NeoReviews. 2010;11:426-35.

Camacho-Gonzalez A, Spearman PW, Stoll BJ. Neonatal Infectious Diseases: Evaluation of Neonatal Sepsis. Pediatr Clin North Am. 2013;60:367-89.

Connell TG, Rele M, Cowley D, Buttery JP, Curtis N. How reliable is a negative blood culture result? Volume of blood submitted for culture in routine practice in a children's hospital. Pediatrics. 2007;119:891-6.

Davis AL, Carcillo JA, Aneja RK, Deymann AJ, Lin JC, Nguyen TC et al. American College of Critical Care Medicine Clínical Practice Parameters for Hemodynamic Support of Pediatric and Neonatal Septic Shock. Crit Care Med. 2017;45:1061-93.

De Souza Rugolo LM, Bentlin MR, Mussi-Pinhata M, de Almeida MF, Lopes JM, Marba ST et al. Late-onset sepsis in very low birth weight infants: A Brazilian Neonatal Research Network Study. J Trop Pediatr. 2014;60:415-21.

Delanghe JR, Speekahert MM. Translational research and biomarkers in neonatal sepsis. Clin Chim Acta. 2015;451:46-54.

Downey LC, Smith B, Benjamin Jr DK. Risk Factors and Prevention of Late Onset Sepsis in Premature Infants. Early Hum Dev. 2010;86(Suppl 1):7-12.

Fairchild KD, O'Shea TM. Heart rate characteristics: physiomarkers for detection of late-onset sepsis. Clin Perinatol. 2010;37:581-98.

Hornik CP, Fort P, Clark RH, Watt K, Benjamin DK Jr, Smith PB et al. Early and late onset sepsis in very-low-birth-weight infants from a large group of neonatal intensive care units. Early Hum Dev. 2012;88:S69-S74.

Karlowicz MG, Buescher ES, Surka AE. Fulminant late-onset sepsis in a neonatal intensive care unit, 1988-1997, and the impact of avoiding empiric vancomycin therapy. Pediatrics. 2000;106:1387-90.

Kellogg JA, Ferrentino FL, Goodstein MH, Liss J, Shapiro SL, Bankert DA. Frequency of low level bacteremia in infants from birth to two months of age. Pediatr Infect Dis J. 1997;16:381-5.

Manroe BL, Weinberg AG, Rosenfeld CR. The neonatal blood count in health and disease. I. Reference values for neutrophilic cells. J Pediatr. 1979;95:89-98.

Mercer B. Antibiotics in the management of PROM and preterm labor. Obstet Gynecol Clin North Am. 2012;39:65-76.

Mouzinho A, Rosenfeld CR, Sanchez P, Risser R. Revised reference ranges for circulating neutrophils in very-low-birth-weight neonates. Pediatrics. 1994;94:76-82.

Ohlsson A, Lacy JB. Intravenous immunoglobulin for suspected or proven infection in neonates. Cochrane Database Syst Rev Mar. 2015;27;(3):CD001239.

Pammi M, Flores A, Versalovic J, Leeflang MM. Molecular assays for the diagnosis of sepsis in neonates. Cochrane Database Syst Rev. 2017;25;2:CD011926.

Pontrelli G, De Crescenzo F, Buzzetti R, Jenkner A, Balduzzi S, Calò Carducci F et al. Accuracy of serum procalcitonin for the diagnosis of sepsis in neonates and children with systemic inflammatory syndrome: a meta-analysis. BMC Infect Dis. 2017;17:302.

Puopolo KM, Benitiz WE, Zaoutis TE, Committee on fetus and newborn, Committee on infectious disease. Management of neonates born at ≥ 35 0/7 weeks" gestation with suspected or proven early-onset bacterial sepsis. Pediatrics. 2018;142(6):e20182894.

Puopolo KM, Lynfield R, Cummings JJ, Committee on fetus and newborn, Committee on infectious disease. Management of infants at risk for Group B Streptococcal Disease.Pediatrics. 2019;144(2):e20191881.

Rodwell RL, Leslie A, Tudehope D. Early diagnosis of neonatal sepsis using a hematologic scoring system. J Pediatr. 1988;112:761-7.

Saez-Llorenz X, Mc Cracken GH. Sepsis syndrome and septic shock in pediatrics: Current concepts of terminology, pathophysiology and management. J Pediatr. 1993;123:497-508.

Shane AL, Sánchez PJ, Stoll BJ. Neonatal sepsis. Lancet. 2017;14;390: 1770-80.

Siegel JD, Mc Cracken GH. Sepsis Neonatorum. N Engl J Med. 1981; 12:642-7.

Simonsen KA, Anderson-Berry AL, Delair SF, Davies HD. Early-onset neonatal sepsis. Clin Microbiol Rev. 2014;27:21-47.

Sola A, Mir R, Lemus L, Farina D, Ortiz Javier, Golombek S on behalf of members of the 10th SIBEN Clínical Consensus. Suspected neonatal sepsis: Tenth Clínical Consensus of the Ibero-American Society of Neonatology (SIBEN). Neoreviews. 2020;21(8):e505-e534.

Stoll BJ, Gordon T, Korones SB, Shankaran S, Tyson JE, Bauer CR et al. Late-onset sepsis in very low birth weight neonates: A report from the National Institute of Child Health and Human Development Neonatal Research Network. J Pediatrics. 1996;129:63-71.

Stoll BJ, Hansen N, Fanaroff AA, Wright LL, Carlo W, Ehrenkranz RA et al. Late-Onset Sepsis in Very Low Birth Weight Neonates: The Experience of the NICHD Neonatal Research Network. Pediatrics. 2002;110:285-91.

Stoll BJ, Hansen NI, Bell EF, Walsh MC, Carlo WA, Shankaran S et al. Eunice Kennedy Shriver National Institute of Child Health and Human Development Neonatal Research Network. Trends in Care Practices, Morbidity, and Mortality of Extremely Preterm Neonates, 1993-2012. JAMA. 2015;314:1039-51.

Stoll BJ, Hansen NI, Sanchez PJ, Faix RG, Poindexter BB, Van Meurs KP et al. Early onset neonatal sepsis: the burden of Group B streptococcal na E. coli continues. Pediatrics. 2011;127:817-26.

Stoll BJ, Puopolo KM, Hansen NI, Sanchez PJ, Bell EF, Carlo WA et al. Early-onset neonatal sepsis 2015 to 2017, the rise of Escherichia coli and the need for novel prevention strategies. JAMA Pediatr. 2020;174(7):e200593.

Stoll BJ, Hansen N. Infections in VLBW infants: studies from the NICHD Neonatal Research Network. Semin Perinatol. 2003;27:293-301.

Testoni D, Hornick CP, Guinsburg R, Clark RH, Greenberg RG, Benjamin DK Jr et al. Early lumbar puncture and risk of intraventricular hemorrhage in very low birth weight infants. Early Hum Dev. 2018;117:1-6.

Vergnano S, Sharland M, Kazembe P, Mwansambo C, Heath PT. Neonatal sepsis: an international perspective. Arch Dis Child Fetal Neonatal Ed. 2005;90:F220-F4.

Weiss SL, Peters MJ, Alhazzani W, Agus MSD, Flori HR, Inwald DP et al. Surviving sepsis campaign international guidelines for the management of septic shock and sepsis –Associated organ dysfuntion in children. Pediatr Crit Care Med. 2020;21(2):e52-106.

Protocolo de Profilaxia para *Streptococcus* do Grupo B

Roseli Calil
Jamil Pedro de Siqueira Caldas

A sepse neonatal de início precoce é causada principalmente pela transmissão vertical de micro-organismos da mãe para o recém-nascido (RN).

Os fatores de risco para a doença incluem: corioamnionite, colonização materna por estreptococo do grupo B (EGB), prematuridade e ruptura prolongada de membranas.

A doença por estreptococos do Grupo B (*Streptococcus agalactiae*) é a principal infecção neonatal de início precoce, transmitida para o feto pelo canal de parto ou ascensão do EGB para a cavidade uterina, e pode ser prevenida com a identificação dos fatores de risco maternos e a administração de profilaxia intraparto.

Infecção por EGB ocorridas na 1ª semana de vida dos RN são definidas como doença de início precoce. Já a infecção tardia ocorre em crianças com idade > 1 semana de vida, com a maioria das infecções evidente nos primeiros 3 meses de vida.

A doença estreptocócica do grupo B tem sido uma das principais causas de morbidade e mortalidade neonatal desde a década de 1970. A colonização materna com EGB no trato geniturinário ou gastrointestinal e consequente transmissão para o RN durante o trabalho de parto e parto é o principal fator de risco para doença invasiva por EGB de início precoce. Na ausência de alguma intervenção, estima-se que 1 a 2% das crianças nascidas de mães colonizadas desenvolvem infecção de início precoce por EGB.

Aproximadamente 10 a 30% das gestantes são colonizadas por EGB na vagina ou no reto, e são 25 vezes mais propensas a ter um filho com infecção precoce do que as mulheres com culturas negativas no pré-natal. A identificação de colonização materna através de triagem universal com base na cultura e na instituição de antibioticoprofilaxia intraparto para mulheres com resultados positivos de triagem foram recomendados em 2002 e revisados pelo Centers for Disease Control and Prevention (CDC) em 2010 e 2020.

Essa estratégia, endossada pela Academia Americana de Pediatria (AAP) e pelo Colégio Americano de Ginecologistas e Obstetras (ACOG, em inglês) tem sido amplamente adotada nos Estados Unidos e resultou em uma estimativa de redução de 80% da infecção por EGB de início precoce. No entanto, não apresentou impacto na redução das infecções por EGB de início tardio (Figura 124.1).

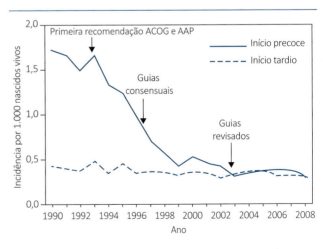

Figura 124.1. Incidência de doença estreptocócica do grupo B invasiva (GBS) de início precoce e tardio entre os anos de 1990 e 2008.
ACOG: Colégio Americano de Obstetrícia e Ginecologia; APP: Academia Americana de Pediatria.
Fonte: Verani et al., 2010.

Fatores de risco para infecção neonatal precoce por EGB

- Colonização materna por EGB.
- Infecção urinária por EGB durante a gestação atual.
- História pregressa de filho com doença invasiva por EGB.
- Rotura prolongada de membranas amnióticas (> 18 horas).
- Trabalho de parto prematuro.
- Febre materna intraparto (≥38 °C)/corioamnionite.

Corioamnionite

É um importante fator de risco para doença por EGB de início precoce. Além da via ascendente, o EGB pode penetrar no líquido amniótico. A doença pode ter seu começo ainda no ambiente intrauterino se o feto deglutir líquido amniótico infectado.

Febre intraparto é um sinal de corioamnionite em mulheres parturientes e tem sido associada à falha da profilaxia antibiótica intraparto na prevenção da doença EGB no RN.

O critério essencial para o diagnóstico clínico da corioamnionite é a febre materna. Outros critérios são relativamente insensíveis.

O diagnóstico de corioamnionite clínica baseia-se tipicamente na presença de febre materna (temperatura 38 °C a 38,9 °C) e pela presença de pelo menos dois dos seguintes critérios: leucocitose materna (maior que 15.000/mm³), taquicardia materna (superior a 100 bpm), taquicardia fetal (superior a 160 bpm), sensibilidade uterina ao toque, e/ou odor fétido do líquido amniótico ou líquido amniótico purulento. Adicionalmente, de acordo com a definição atualizada da ACOG 2017, além do critério acima, pode ser considerado critério clínico de corioamnionite a presença de febre como achado isolado, quando temperatura materna intra parto for ≥ 39 °C. Embora a febre seja comum em mulheres que recebem anestesia epidural (15 a 20%), a evidência histológica de corioamnionite aguda é muito comum nessa condição (70,6%).

Bacteriúria por EGB

O EGB é encontrado na urina em 2 a 7% das mulheres grávidas e a bacteriúria por EGB (incluindo crescimento puro e predominante de EGB na urina) tem sido associada à colonização do trato geniturinário, além de um aumento do risco de doença de início precoce no RN.

Embora algumas mulheres sejam tratadas em virtude da bacteriúria por EGB durante a gravidez, os antibióticos não eliminam o agente do aparelho geniturinário e do trato gastrointestinal e, após um ciclo de antibióticos, pode ocorrer recolonização, permanecendo o risco de infecção do RN.

Parto cesariana realizada sem trabalho de parto em uma mulher com membranas amnióticas intactas

O parto cesáreo não impede a transmissão de mãe para filho de EGB porque essa bactéria pode atravessar a membrana amniótica intacta. Entretanto, tanto estudo retrospectivo isolado como estudo nacional de base populacional da Suécia e, ainda, uma revisão da vigilância ativa e com base na população com dados do CDC indicaram que quando o parto cesariano é realizado antes do início do trabalho de parto em uma mulher com membranas amnióticas intactas, o risco de doença de início precoce do EGB em RN a termo é extremamente baixo. Dados sobre o risco de transmissão para o RN pré-termo nascidos por cesariana na situação clínica anteriormente descrita são limitados. Contudo, o risco de transmissão é provavelmente muito menor do que na vigência de parto vaginal ou parto cesáreo após a rotura de membranas amnióticas ou início do trabalho de parto.

Prevenção da doença estreptocócica do Grupo B de início precoce

O uso de profilaxia antibiótica intravenosa intraparto para prevenir a doença de início precoce por EGB no RN foi avaliado desde a década de 1980. Ensaios clínicos e observacionais bem desenhados mostraram que a profilaxia antibiótica intraparto reduz a transmissão vertical de EGB por redução da colonização ou por proteção contra o início precoce da doença.

Estudos iniciais sugeriram eficácia de 100% dessa prática na prevenção da doença em crianças nascidas de mulheres com colonização por EGB. Estudos observacionais subsequentes mostraram taxas menores de eficácia, variando entre 86 e 89% (Quadro 124.1).

Quadro 124.1 Estreptococo do grupo B – Estratégias de prevenção adotadas.			
Órgão	*Recomendação*	*Prevenção (%)*	*Tratamento (%)*
AAP	Triagem 26 a 28 semanas e ATB para portadores com fatores de risco	50,7	3,4
ACOG	ATB se for de risco intraparto	68,8	18,3
CDC	Triagem 35 a 37 semanas e ATB se (+) ou fatores de risco	86	26,7

Fonte: AAP, ACOG, CDC.

Triagem universal para EGB

É recomendada a triagem da gestante para pesquisa de colonização por EGB durante o acompanhamento pré-natal entre $36^{0/7}$ e $37^{6/7}$ semanas, ou antes em virtude da amniorrexe prematura ou do trabalho de parto prematuro.

Considerando que o estado de colonização do EGB pode mudar ao longo do curso da gravidez e pode ser transitória, a colonização no início da gravidez não é preditiva de doença de início precoce pelo EGB. A colonização ao final do 3º trimestre tem sido utilizada como preditor de colonização intraparto. O valor preditivo negativo da cultura para EGB realizada ≤ 5 semanas antes do parto é de 95 a 98%; no entanto, a utilidade clínica diminui quando a cultura pré-natal é realizada há mais de 5 semanas antes do parto, por declínio do valor preditivo negativo.

CAPÍTULO 124 – PROTOCOLO DE PROFILAXIA PARA *STREPTOCOCCUS* DO GRUPO B

A coleta de espécimes por meio de *swab* do introito vaginal e porção inferior do reto aumenta o rendimento da cultura substancialmente. Além disso, foram desenvolvidas técnicas mais rápidas para identificar diretamente o EGB utilizando meio seletivo de cultura (*Stuart* ou *Amie*), ou testes de amplificação de ácidos nucleicos (*nucleic acid amplification test* – NAAT), como a reação em cadeia da polimerase.

Recomendações de medicamentos para a profilaxia intraparto

- A penicilina G cristalina continua sendo o agente de escolha para a profilaxia antibiótica intraparto, e a ampicilina intravenosa é uma alternativa aceitável.
- Mulheres com baixo risco de alergia à penicilina devem receber cefazolina.
- Mulheres com alto risco de alergia à penicilina e alto risco de anafilaxia devem receber clindamicina se o EGB isolado for suscetível, ou vancomicina se o EGB for intrinsecamente resistente à clindamicina. A definição de alto risco inclui a presença de história de *rash* pruriginoso, urticária, vermelhidão imediata, hipotensão, angioedema, desconforto respiratório ou anafilaxia após administração de penicilina ou cefalosporina.
- A definição adequada de profilaxia intraparto consiste no uso de, no mínimo, uma dose 4 horas antes do parto de penicilina G, ampicilina ou cefazolina. A dose intravenosa inicial de penicilina G é de 5 milhões de unidades e para ampicilina e cefazolina a dose inicial é de 2 g.

Observação: Todos os outros antibióticos, doses ou durações são considerados inadequados para os objetivos do manejo neonatal (AIII).

As doses de penicilina G e ampicilina utilizados para a profilaxia intraparto tem como objetivo alcançar níveis séricos satisfatórios na circulação fetal e no líquido amniótico.

A clindamicina, embora utilizada muitas vezes na profilaxia para EGB em gestantes com histórico de "alergia à penicilina", não é considerada eficaz na prevenção da doença do início precoce do EGB por não atingir níveis adequados na circulação fetal ou no líquido amniótico, além do aparecimento de proporção crescente de cepas de EGB resistentes a essa droga. Nos Estados Unidos, de 2006 a 2009, a prevalência de resistência entre isolados invasivos de EGB variou de 25 a 32% para eritromicina e de 13 a 20% para clindamicina. Perfil de resistência semelhante aos dois antibióticos também foi identificado em estudos realizados no Brasil. Além disso, o antibiótico concentra-se fracamente na urinária e não é recomendado para tratamento de infecção ou bacteriúria por EGB.

Outras estratégias para reduzir a colonização materna e a transmissão para o feto e RN foram estudadas, incluindo a profilaxia com antibiótico intramuscular intraparto, o uso de antibiótico oral ou intramuscular durante o pré-natal e o uso de clorexidina para toque vaginal ou duchas. No entanto, nenhuma dessas estratégias provaram ser eficazes na prevenção da doença de início precoce.

Indicações de uso para profilaxia intraparto para prevenção de infecção por EGB

De acordo com as recomendações de 2020 do CDC, aprovadas pelo Colégio Americano de Obstetrícia e Ginecologia (ACOG) e Academia Americana de Pediatria (AAP), a profilaxia intraparto para prevenção de infecção para estreptococo do grupo B está indicada:

- História pregressa de filho com doença invasiva por estreptococo do grupo B.
- Bacteriúria por EGB durante qualquer trimestre da gravidez atual[1].
- Cultura vaginal-retal positiva para EGB obtida com $36^{0/7}$ semanas de gestação na gravidez atual (exceto se o parto ocorrer por cesariana realizada com membranas amnióticas intactas e sem trabalho de parto).
- Estado de cultura para EGB desconhecido no início do trabalho de parto (cultura não realizada ou resultado desconhecido) e qualquer um dos seguintes fatores:
  - Parto com idade gestacional menor que $37^{0/7}$ semanas.
  - Rotura de membranas ≥ 18 horas.
  - Temperatura materna intraparto ≥ 38 °C.
  - Teste NAAT (teste de amplificação de ácido nucleico) intraparto positivo para EGB[2].
  - Cultura positiva para EGB na gestação anterior, sem testagem na gestação atual.

A profilaxia intraparto para prevenção de infecção por EGB **não está indicada**.

- Colonização por EGB durante gestação anterior, exceto se o estado de colonização na gestação atual é desconhecido no início do trabalho de parto a termo.
- Cultura retovaginal negativa para EGB obtida com $36^{0/7}$ semanas ou mais na gestação atual, independentemente dos fatores de risco intraparto.
- Parto cesárea realizada antes do início do trabalho de parto em mulher com membranas amnióticas intactas, independentemente do estado de colonização por EGB ou idade gestacional.
- Estado de colonização desconhecido no início de trabalho de parto, testes NAAT (do inglês, *nucleic acid amplification tests*) negativo e ausência de fatores de risco presente intraparto (ver anteriormente).

No contexto da doença provocada pelo estreptococos do grupo B, a conduta diante do RN com risco de sepse tem merecido por parte da Academia Americana de Pediatria (AAP) uma série de recomendações e abordagens em função das condições clínicas maternas e da idade gestacional do RN. O detalhamento sobre esse tema está no Capítulo 123 – Sepse Bacteriana no Período Neonatal.

---

1 Se há suspeita de corioamnionite, a antibioticoterapia de amplo espectro que inclui um agente sabidamente ativo contra EGB deve substituir a profilaxia.

2 O teste NAAT para EGB é opcional e pode não estar disponível em todos os locais. Se o teste for negativo, mas há qualquer outro fator de risco intraparto (parto < 37 semanas de gestação, rotura de membranas ≥ 18 horas ou temperatura ≥ 38 °C está presente), então a profilaxia está indicada.

LEITURAS COMPLEMENTARES

Benitz WE, Wynn JL, Polin RA. Reappraisal of guidelines for management of neonates with suspected early-onset sepsis. J Pediatr. 2015 Apr;166(4):1070-4.

Campbell N, Eddy A, Darlow B, Stone P, Grimwood K; New Zealand GBS Consensus Working Party. The prevention of early-onset neonatal group B streptococcus infection: Technical report from the New Zealand GBS Consensus Working Party. N Z Med J. 2004 Aug 20; 117(1200):U1023.

Cantoni L, Ronfani L, Da Riol R, Demarini S. Perinatal Study Group of the Region Friuli-Venezia Giulia. Physical examination instead of laboratory tests for most infants born to mothers colonized with group B Streptococcus: Support for the Centers for Disease Control and Prevention's 2010 recommendations. J Pediatr. 2013 Aug;163(2):568-73.

Clifford V, Garland SM, Grimwood K. Prevention of neonatal group B streptococcus disease in the 21st century. Paediatr Child Health. 2012 Sep;48(9):808-15.

Committee on Obstetric Practice. Committee opinion no. 712: intrapartum management of intraamniotic infection. Obstet Gynecol. 2017; 130(2):e95-e101.

Costa AL, Lamy Filho F, Chein MB, Brito LM, Lamy ZC, Andrade KL. Prevalence of colonization by group B Streptococcus in pregnant women from a public maternity of Northwest region of Brazil. Rev Bras Ginecol Obstet. 2008 Jun;30(6):274-80.

Puopolo KM, Lynfield R, Cummings JJ. Committee on Fetus and Newborn. Committee on Infectious Diseases. Management of Infants at Risk for Group B Streptococcal Disease. Pediatrics. 2019 Aug;144(2):e20191881.

The American College OF Obstetricians and Gynecologists. Revention of Group B Streptococcal Early-Onset Disease in Newborns: ACOG Committee Opinion Summary, Number 797. Obstet Gynecol. 2020 Feb;135(2):489-92.

Verani JR, McGee L, Schrag SJ; Division of Bacterial Diseases, National Center for mmunization and Respiratory Diseases, Centers for Disease Control and Prevention (CDC). MMWR Recom Rep. 2010;59(RR-10):1-36.

Meningite –
Fatores de Risco, Diagnóstico e Opções Terapêuticas

Maria Regina Bentlin

A meningite é considerada doença de alta morbidade no período neonatal. Os avanços da assistência perinatal nas últimas décadas propiciaram declínio da mortalidade por meningite para taxas próximas a 10%, entretanto 20 a 58% dos sobreviventes apresentam sequelas neurológicas. Outro aspecto preocupante é a associação de sepse à meningite que tem se mantido constante e bastante elevada, com cifras de aproximadamente 25%.

A meningite é definida como inflamação aguda das meninges, espaço subaracnoideo e vasculatura cerebral, resultante de infecção. Pode ser classificada em precoce e tardia, de acordo com a presença de sinais de infecção e isolamento do organismo na cultura do líquido cefalorraquidiano num período menor ou igual a 72 horas, ou maior que 72 horas de vida, respectivamente.

Epidemiologia

A incidência de meningite varia de acordo com a localização geográfica de cada país, mas sem dúvida é maior no período neonatal quando comparado com outras fases da vida.

A incidência estimada em países desenvolvidos é de 0,2 a 0,3/1.000 nascidos vivos em recém-nascidos a termo e de 0,5 a 14/1.000 nascidos vivos em prematuros, mas possivelmente esse número está subestimado uma vez que em unidades de terapia intensiva neonatais, 30 a 50% dos recém-nascidos investigados para sepse não são submetidos à punção lombar, e quando essa é realizada, na grande maioria das vezes, a terapia antimicrobiana já foi iniciada, comprometendo o crescimento bacteriano na cultura do liquor. Nos países desenvolvidos a mortalidade por meningite neonatal varia de 10 a 15%.

Nos países em desenvolvimento, a incidência de meningite é maior, variando de 0,8 a 6,1/1.000 nascidos vivos em recém-nascidos a termo, com mortalidade entre 40 a 58%. Os dados podem estar subnotificados em determinadas regiões pela escassez de recursos e precário acesso ao sistema de saúde, assim como pela limitação na disponibilidade de testes diagnósticos.

Etiologia

A etiologia da meningite também difere em países desenvolvidos e em desenvolvimento. As razões para isso incluem diferenças populacionais, geográficas, padrão de colonização, resposta imune e possivelmente diferenças nas técnicas laboratoriais de isolamento do patógeno e registro dos dados.

A meningite que ocorre na 1ª semana de vida, particularmente nos primeiros 2 a 3 dias, sugere transmissão materna e é causada mais frequentemente pelo *Streptococcus agalactiae*, que é o estreptococo do grupo B (EGB), *E. coli* e *Listeria monocitogenes*. A despeito da quimioprofilaxia intraparto, o EGB permanece como um dos mais frequentes agentes de sepse e meningite neonatal desde a década de 1980, responsável por mais de 40% de todas as infecções precoces. A *E. coli* é o segundo agente, isolado em até 30% dos casos e, desde a década de 1990, é o principal micro-organismo da sepse e meningite em prematuros de muito baixo peso.

A meningite de ocorrência tardia, após o 3º dia de vida, em geral é de aquisição hospitalar, tendo como principal etiologia as espécies de estafilococos e os agentes Gram-negativos característicos de cada unidade, com incidência inversamente proporcional à idade gestacional e ao peso de nascimento. Estudos em países desenvolvidos comparando dados de meningite neonatal entre os períodos de 1985 e 1987 e 1996 e 1997 mostraram pouca variação entre os agentes etiológicos, sendo o EGB o mais isolado.

Entretanto, nos países em desenvolvimento as bactérias Gram-negativas são as principais causadoras de meningite.

Estudo multicêntrico francês (Gaschignard et al., 2011), analisou 444 casos de meningite neonatal, confirmados por cultura, entre os anos de 2001 a 2007. Meningite precoce foi definida como aquela de ocorrência até o 4º dia de vida e tardia do 5º ao 28º dia. O EGB foi isolado em 59% dos casos e a *E. coli* em 28%. O EGB foi o mais encontrado, tanto na forma precoce (77% *versus* 18% *E. coli*) quanto na tardia (55% *versus* 33% *E. coli*). Entre os prematuros, a *E. coli* foi o agente mais frequente (45% *versus* 32% EGB), especialmente nos muito prematuros (54%). A mortalidade foi de 13%, chegando a 26% nos prematuros, a despeito da etiologia.

Patogênese

Os principais mecanismos envolvidos na patogênese da meningite neonatal são:
- infecção primária de corrente sanguínea com disseminação hematogênica secundária ao sistema nervoso central (SNC);
- presença de um foco infeccioso com infecção secundária de corrente sanguínea e disseminação hematogênica (p. ex., osteomielite);
- presença de um foco infeccioso com extensão direta para SNC;
- infecção primária de SNC resultante de quebra de barreira hematoencefálica como traumas, hemorragias, neurocirurgias, defeitos congênitos.

O mecanismo mais comum é a infecção primária de corrente sanguínea, e é por isso que epidemiologia e etiologia são semelhantes à da sepse neonatal.

Na infecção precoce, micro-organismos presentes no trato genital materno podem alcançar e infectar o líquido amniótico pela rotura das membranas amnióticas. Também pode haver colonização da pele e mucosa do recém-nascido durante a passagem pelo canal de parto com posterior infecção, e finalmente, a infeção pode ser transmitida via transplacentária.

Já nos quadros tardios, a não higienização adequada das mãos pelos profissionais da saúde é um dos principais responsáveis pela transmissão de micro-organismos entre recém-nascidos infectados e não infectados. Procedimentos invasivos como reservatórios ventriculares, *shunts* ventriculares, cânulas endotraqueais, cateteres vasculares também podem contribuir para a infecção. A exposição a antibióticos, seja precocemente nos primeiros dias de vida pelo chamado fator de risco, seja em cursos prolongados para tratamento empírico de infecção, também resulta em aumento da sepse tardia e consequentemente na meningite.

A sequência da invasão bacteriana ao SNC e a resposta do hospedeiro é mostrada no Quadro 125.1.

Quadro 125.1 Neurotropismo bacteriano e defesa do hospedeiro.		
Estágio neurotrópico da bactéria	*Defesa do hospedeiro*	*Estratégia do patógeno*
Colonização ou invasão mucosa	IgA secretora Atividade ciliar Epitélio da mucosa	Secreção de IgA protease Ciliostase Pili adesivo
Sobrevida intravascular	Complemento	Evasão da via alternativa pela cápsula de polissacarídeo
Passagem pela barreira hematoencefálica	Endotélio cerebral	Pili adesivo
Sobrevida no liquor	Baixa atividade opsônica	Replicação bacteriana

Fonte: Adaptado de Polin e Harris, 2001.

A lesão cerebral na meningite resulta da combinação de quatro eventos:
- alteração no fluxo sanguíneo cerebral (edema cerebral, vasoespasmo e trombose);
- liberação de mediadores inflamatórios solúveis e infiltração celular;
- varredores de radicais livres;
- aminoácidos excitatórios.

Fatores de risco

Os fatores de risco para meningite neonatal são semelhantes àqueles para sepse neonatal e encontram-se no Quadro 125.2.

Quadro 125.2 Principais fatores de risco para meningite neonatal precoce e tardia.	
Meningite precoce	*Meningite tardia*
Prematuridade Baixo peso ao nascer Sexo masculino	
Colonização materna por EGB sem quimioprofilaxia adequada	Infecções prévias
Rotura prematura de membranas > 18 horas	Internação prolongada
Trabalho de parto prematuro < 35 semanas	Cateteres vasculares e nutrição parenteral
Infecção urinaria < 72 horas do nascimento	Intubação e ventilação mecânica
Corioamnionite	Exposição precoce a antibióticos
Procedimentos de medicina fetal	Superlotação de unidades e recursos humanos insuficientes
Baixa condição socioeconômica, ausência de pré-natal ou pré-natal tardio	Presença de dispositivos externos como reservatórios e *shunts* de sistema nervoso central

Fonte: Desenvolvido pela autoria.

Quadro clínico

Na maioria das vezes os sinais de meningite neonatal são sutis e inespecíficos. Sinais meníngeos, convulsões, irritabilidade, abaulamento de fontanela, rigidez de nuca são menos comuns, tardios e associam-se a pior prognóstico.

Os principais achados clínicos são mostrados no Quadro 125.3.

Quadro 125.3 Achados clínicos na meningite neonatal.	
Distermia	*Irritabilidade ou letargia*
Icterícia	Hipotonia
Diarreia	Convulsões
Intolerância alimentar e vômitos	Tremores
Distensão abdominal	Abaulamento de fontanela
Apneia	Rigidez de nuca
Bradicardia	Hipotensão
Insuficiência respiratória	Tempo de enchimento capilar prolongado

Fonte: Desenvolvido pela autoria.

Os sinais de meningite também variam de acordo com idade gestacional e peso de nascimento. Estudo realizado no Instituto da Criança (Krebs e Costa, 2007) entre 1994 e 2004, com 87 recém-nascidos, sendo 34 com peso ao nascer < 2.500 g e 53 com peso ≥ 2.500 g, mostrou que sinais inespecíficos como apneia, distensão abdominal, icterícia foram mais frequentes nos recém-nascidos de baixo peso, enquanto sinais neurológicos como irritabilidade, convulsões e abaulamento de fontanela foram mais encontrados nos ≥ 2.500 g.

Diagnóstico

Punção lombar

Muito embora a punção lombar, necessária para a análise do liquor, faça parte dos *guidelines* de investigação de sepse, na prática diária esse procedimento muitas vezes é adiado por preocupações com eventos adversos ou por contraindicações ao procedimento. Como é um procedimento invasivo com riscos, muitas vezes é difícil definir qual neonato deve ser puncionado na investigação da sepse. Sabe-se que entre recém-nascidos com hemocultura positiva, até 30% apresentam concomitantemente cultura positiva no liquor. Entretanto, quando se considera a meningite confirmada, entre 15 e 38% dos pacientes tem hemocultura negativa. Em raros casos as culturas de sangue e liquor são discordantes.

A incidência de meningite entre neonatos assintomáticos com fator de risco é muito baixa, menos de 1%. Quando os sinais clínicos podem ser atribuídos a outras causas não infecciosas como síndrome do desconforto respiratório, taquipneia transitória, a decisão de puncionar é clínica. Estudo (Eldadah et al., 1987) mostrou que entre 238 prematuros admitidos com síndrome do desconforto respiratório,

sem outros sintomas, 17 (7%) tiveram hemocultura positiva e nenhum deles meningite.

Estudo retrospectivo (1997 a 2015) (Testoni et al., 2018), multicêntrico, para avaliar se a punção lombar realizada nos primeiros 3 dias de vida estaria associada à hemorragia peri-intraventricular grave em prematuros de muito baixo peso, mostrou que dentre 106.461 prematuros incluídos, 754 foram puncionados no D0 (zero dias de vida), 640 no D1 de vida, 559 no D2 e 483 no D3. As hemorragias graus III e IV ocorreram em 4% dos prematuros sem punção lombar e em 9% daqueles puncionados, sendo a OR de 2,64 (1,96 a 3,54) no D0; 2,21 (1,61 a 3,04) no D1; 1,55 (1,03 a 2,34) no D2 e 2,25 (1,50 a 3,38) no D3. Mecanismos como variações no fluxo sanguíneo cerebral em decorrência de alterações posturais e da diminuição do líquido cefalorraquidiano, além da dor, podem explicar essa associação.

Por esses questionamentos a recomendação da punção lombar em todo recém-nascido com suspeita de sepse precoce é controvérsia. A punção lombar deve, entretanto, ser realizada em todo recém-nascido estável com suspeita de sepse precoce ou tardia e que esteja mostrando sinais de infecção, e não apenas que tenha fator de risco, se possível antes da administração de antibióticos, considerando os riscos e benefícios especialmente nos primeiros 3 dias de vida em prematuros de muito baixo peso.

O Quadro 125.4 mostra as indicações e contraindicações de punção lombar em recém-nascidos.

Quadro 125.4 Punção lombar em recém-nascido.	
Indicações	Recém-nascidos sintomáticos com suspeita de sepse Hemocultura positiva
Contraindicações	Instabilidade hemodinâmica Trombocitopenia
Controvérsias	Assintomático com fator de risco Prematuros de muito baixo peso nos primeiros 3 dias de vida

Fonte: Adaptado de Polin e Haris, 2001.

Líquido cefalorraquidiano – liquor

O padrão-ouro para o diagnóstico de meningite é o isolamento do agente no liquor, por meio de cultura. Recém-nascidos expostos à antibioticoterapia intraparto ou à terapia antimicrobiana empírica antes da punção lombar podem apresentar resultados falso-negativos na cultura. Nesses casos, parâmetros liquóricos podem ser úteis no diagnóstico de meningite.

Os parâmetros liquóricos variam de acordo com a idade gestacional e dias de vida. Estudo (Kestembaum et al., 2010) para determinar valores de leucócitos no liquor de acordo com a idade foi realizado nos Estados Unidos entre 2005 e 2007. Foram selecionados pacientes com idade ≤ 56 dias de vida que tiveram punção lombar em unidades de emergência. Foram excluídos pacientes com punção lombar traumática, infecções congênitas, convulsões, *shunt* ventricular e enteroviroses. De um total de 1.064 pacientes, 380 (35%)

foram incluídos. A média de leucócitos em recém-nascidos sem meningite foi significativamente maior nos ≤ 28 dias de vida (3/mm³, percentil 95: 19/mm³), comparado com aqueles entre 29 e 56 dias (2/mm³, percentil 95: 9/mm³). Em estudo (Garges et al., 2006) com 9.111 pacientes ≥ 34 semanas de idade gestacional, o ponto de corte de leucócitos no liquor de 20/mm³ resultou em omissão do diagnóstico de meningite em 13% das crianças com diagnóstico confirmado por cultura de liquor. Muitos pacientes com meningite confirmada tiveram parâmetros liquóricos normais, sem bacteremia; as concentrações de proteína e glicose não foram consideradas bons preditores do diagnóstico porque houve sobreposição dos seus valores em pacientes com e sem meningite. Resultados semelhantes (Smith et al., 2008) também foram encontrados em mais de 4 mil prematuros < 34 semanas de idade gestacional.

Além da cultura e do antibiograma do liquor, que geralmente estão disponíveis em 48 horas, deve-se realizar o exame bacterioscópico. Bacilos Gram-negativos podem ser detectados até o 3º dia de tratamento.

As Tabelas 125.1 e 125.2 mostram valores liquóricos normais de leucócitos, glicose e proteína encontrados em publicações, referentes a recém-nascidos a termo e prematuros.

Tabela 125.1. Valores de parâmetros liquóricos em recém-nascidos a termo e prematuro sem meningite.

	A termo	Prematuro
Leucócitos/mm³ ± DP (mínimo-máximo)	8 ± 7 (0 a 32)	9 ± 8 (0 a 29)
Proteína mg/dL (mínimo-máximo)	90 (20 a 170)	115 (65 a 150)
Glicose (mg/dL)	> 30	> 30

Fonte: Adaptada de Volpe, 2008.

Tabela 125.2. Valores médios dos parâmetros liquóricos em recém-nascidos a termo sem meningite, em função dos dias de vida.

Idade (dias)	Leucócitos/mm³	Proteína (mg/dL)	Glicose (mg/dL)
0 a 7	15	81	46
8 a 14	5	69	54
15 a 21	7	60	47
22 a 30	5	54	54

Fontes: Adaptada de Sarff et al., 1996; e APECIH, 2011.

Vale ressaltar, entretanto, que valores dos parâmetros liquóricos dentro da normalidade, não permitem a exclusão de meningite em recém-nascidos, sendo a cultura o padrão-ouro para o diagnóstico.

A reação de cadeia de polimerase (PCR) e a PCR em tempo real, realizadas no liquor, também permitem a detecção do patógeno com resultados mais rápidos quando comparados com culturas (72 versus 48%). Entre pacientes expostos à antibioticoterapia antes da coleta do liquor, a PCR tem detectado, de forma mais frequente, a presença do patógeno (58 versus 29%). Entretanto, esses métodos ainda não estão disponíveis na prática diária.

Outras considerações na avaliação do liquor:

- atraso de mais de 2 horas no processamento e análise do liquor, reduz a concentração de glicose e leucócitos;
- o pré-tratamento não altera a contagem de leucócitos, mas aumenta a concentração de glicose e reduz a de proteína;
- a glicose > 30 mg/dL deve ser considerada dentro da normalidade desde que o recém-nascido esteja com glicemia normal e que o liquor tenha sido processado imediatamente. Caso contrário, considera-se como valor normal 2/3 da glicemia;
- não fazer diagnóstico de meningite baseado apenas na glicorraquia.

Punção traumática

A punção traumática compromete a interpretação dos valores liquóricos portanto, a análise desse liquor deve ser feita com muita cautela. Existem alguns métodos de ajuste de leucócitos após punção traumática. Estudo de coorte (Greenberg et al., 2008), com 6.374 punções lombares, mostrou que 39,5% delas foram traumáticas (> 500 hemácias/mm³) e 1,8% foram positivas para meningite; 50 recém-nascidos com punção traumática tiveram meningite. O ajuste dos leucócitos após a punção traumática, por vários métodos, não melhorou a acurácia do diagnóstico de meningite em recém-nascidos.

Repetição da punção lombar

A necessidade da repetição da punção lombar em recém-nascido com meningite tem sido discutida na literatura. Alguns autores recomendam a repetição rotineira da punção lombar em todos os pacientes após 48 horas do diagnóstico, enquanto outros sugerem repetir apenas se as condições clínicas não melhorarem após 24 a 72 horas do início da terapia.

Estudo de coorte (Greenberg et al., 2011), com recém-nascidos com meningite confirmada por cultura e submetidos à punção lombar de repetição, entre 1997 e 2004 em 150 UTI neonatais do Pediatrix Medical Group, comparou o prognóstico de pacientes com culturas de repetição positivas e negativas. Foram incluídos 118 pacientes e desses 26 tiveram culturas repetidas positivas. Recém-nascidos com culturas positivas de repetição evoluíram mais frequentemente para o óbito quando comparados àqueles com culturas negativas de repetição, 6/23 (26%) versus 6/81 (7%), p: 0,02. A persistência da cultura positiva no liquor esteve associada ao aumento mortalidade.

Tratamento

O tratamento precoce da meningite é fundamental uma vez que o atraso no seu início aumenta a morbimortalidade. É importante que a antibioticoterapia empírica tenha uma boa penetração no sistema nervoso central. Após a identificação do patógeno, os antibióticos devem ser ajustados de acordo com o antibiograma.

CAPÍTULO 125 – MENINGITE – FATORES DE RISCO, DIAGNÓSTICO E OPÇÕES TERAPÊUTICAS

A Tabela 125.3 mostra a penetração no sistema nervoso central de alguns dos antibióticos mais utilizados no tratamento da meningite neonatal.

O Quadro 125.5 mostra os antibióticos mais comumente utilizados no tratamento da meningite e a suscetibilidade bacteriana.

Tabela 125.3. Taxa de concentração no líquido cefalorraquidiano (LCR)/sérica ($C_{LCR}/C_{sérica}$) de antibióticos utilizados no tratamento de meningite *in vivo* e *in vitro*.

Antibióticos	$C_{LCR}/C_{sérica}$ (%) in vivo	$C_{LCR}/C_{sérica}$ (%) in vitro
Beta-lactâmicos		
Penicilina cristalina	5 a 10	5 a 6
Ampicilina	13 a 14	8 a 12
Cefotaxima	10,1	3 a 9
Ceftriaxona	1,5 a 9	6 a 12
Cefepima	10	16 a 22
Imipeném	8,5	3 a 13
Meropeném	21	6,4
Aminoglicosídeos		
Gentamicina	0 a 30	21 a 25
Netilmicina	21 a 26	21 a 26
Outros		
Vancomicina	7 a 14	5 a 13

Fonte: Adaptada de Polin e Haris, 2001.

Tempo de tratamento

O tempo mínimo para tratamento de meningites não complicadas é de:

- **14 dias**: EGB, *Listeria monocytogenes, S. pneumoniae, Enteroccus* sp.;
- **21 dias**: Gram-negativos e enterobactérias.

Tempo maior de tratamento é recomendado para meningites complicadas com abscesso cerebral, ventriculite ou infarto cerebral.

Terapia adjuvante

Na tentativa de melhorar o prognóstico de recém-nascidos com meningite, algumas terapias adjuvantes têm sido estudadas, entre elas o uso de antibióticos intraventricular, uso de corticoide endovenoso, de imunoglobulina endovenosa, fator estimulante de colônia de granulócito e de granulócito/monócito. Entretanto, até o momento não há evidências que justifiquem seu uso na prática diária.

Prognóstico

Recém-nascidos com meningite são considerados de risco para complicações em curto, médio e longo prazo. Até

Quadro 125.5 — Antibióticos e suscetibilidade bacteriana.

Antibióticos	Agentes	Comentários
Penicilina cristalina	EGB	Monoterapia se EGB isolado em cultura e melhora clínica Requer altas doses
Ampicilina	EGB *Listeria monocytogenes* *Enterococcus* sp. *E. coli*	Requer altas doses. 17 a 18% das *E. coli* são resistentes à ampicilina
Oxacilina	*S. aureus*	Boa penetração SNC *S. aureus* sensível à oxacilina apenas
Gentamicina	*E. coli* *Klebsiella* sp. *Enterobacter* sp. *Pseudomonas* sp. *Citrobacter* sp. *Serratia* sp.	Baixa penetração SNC Efeito sinérgico com ampicilina no tratamento da *Listeria monocytogenes* *Pseudomonas* sp. pode requerer terapia combinada
Cefotaxima	*E. coli* *Klebsiella* sp. *Enterobacter* sp. *Citrobacter* sp. *Serratia* sp.	Boa penetração SNC Pode ser utilizada no lugar da gentamicina em casos de meningite suspeita ou confirmada Não é ativa contra *Listeria monocytogenes* ou *Enterococcus* sp.
Cefepima	*E. coli* *Klebsiella* sp. *Enterobacter* sp. *Pseudomonas* sp.	Boa penetração SNC. Maioria dos *Acinetobacter* sp. é resistente Não tem atividade contra *S. aureus, Enterococcus* sp. e *Listeria monocytogenes*
Meropeném	*E. coli* *Klebsiella* sp. *Enterobacter* sp. *Citrobacter* sp. *Serratia* sp. *Pseudomonas* sp.	Boa penetração SNC Uso limitado a organismos multirresistentes, produtores de beta-lactamase espectro expandido
Vancomicina	Estafilococos coagulase negativa *S. aureus* *Enterococcus* sp.	Penetração variável SNC Efetivo contra MRSA Requer monitorização do nível sérico

Fonte: Adaptado de Ku et al., 2015.

943

SEÇÃO XII – INFECÇÕES

50% deles evoluem com alterações neurológicas, sendo 25% com desabilidades graves.

As principais sequelas da meningite bacteriana no período neonatal são:

- déficit mental;
- convulsões;
- paralisia cerebral;
- hidrocefalia;
- perda auditiva neurosensorial;
- déficit visual;
- distúrbios comportamentais;
- atraso na linguagem.

Os preditores de mau prognóstico em recém-nascidos com meningite são listados a seguir:

- convulsões por mais que 72 horas;
- coma;
- hipotensão com necessidade de suporte inotrópico;
- contagem de leucócitos no liquor $\geq 5.000/mm^3$;
- alterações no eletroencefalograma.

Alguns estudos de seguimento mostram pior prognóstico neurológico quando o agente isolado é Gram-negativo. Até 58% dos recém-nascidos com meningite por *E. coli* podem apresentar sequelas comparados com até 35% quando o agente isolado é o EGB.

Estudo prospectivo (Bedford et al., 2001) incluindo 1.717 recém-nascidos com meningite seguidos até os 5 anos de idade mostrou que esses pacientes tiveram até sete vezes mais chance de desenvolverem desabilidades moderadas (alterações motoras leves, déficit intelectual, perda auditiva moderada, perda visual de leve a moderada e epilepsia controlada) e graves (alterações motoras, déficit intelectual, convulsões e perda auditiva ou visual) quando comparados àqueles sem meningite, independente do agente, mesmo controlando para fatores como idade gestacional e peso ao nascer.

Prevenção

A quimioprofilaxia intraparto para o EGB reduziu a incidência da sepse precoce por esse agente. Estudos de fase I e II com vacinas contra o EGB já foram concluídos mostrando sua segurança e imunogenicidade. Essas vacinas poderão minimizar as oportunidades perdidas na administração da quimioprofilaxia intraparto com consequente redução da sepse e da meningite por esse agente.

As estratégias de prevenção de infecção hospitalar também são fundamentais na redução da meningite, entre elas, higienização adequada das mãos, uso criterioso de antibióticos, cuidados com a inserção e manutenção de cateteres vasculares, uso precoce de nutrição enteral para reduzir o tempo de nutrição parenteral e de cateteres vasculares, uso de ventilação não invasiva para redução do tempo de ventilação mecânica entre outras medidas.

Concluindo, a meningite neonatal é doença grave que requer alto índice de suspeita, pronto diagnóstico e rápido tratamento para reduzir a mortalidade e morbidades associadas.

LEITURAS COMPLEMENTARES

Agarwal R, Emmerson AJ. Should repeat lumbar punctures be routinely done in neonates with bacterial meningitis? Results of a survey into clinical practice. Arch Dis Child. 2001;84:451-2.

APECIH – Associação Paulista de Epidemiologia e Controle de Infecção Relacionada à Assistência à Saúde. Diagnóstico e prevenção de IRAS em neonatologia. 2.ed revi. e ampl. São Paulo: APECIH; 2011. 289p.

Bedetti L, Marrozzini L, Baraldi A, Spezia E, Lughetti L, Lucaccioni L et al. Pitfalls in the diagnosis of meningitis in neonates and young infants: The role of lumbar puncture. J Matern Fetal Neonatal Med. 2018;13:1-7.

Bedford H, de Louvois J, Halket S, Peckham C, Hurley R, Harvey D. Meningitis in infancy in England and Wales: follow up at age 5 years. BMJ. 2001;323:533-6.

Boskabadi H, Heidari E, Zakerihamidi M. Etiology, clinical findings and laboratory parameters in neonates with acute bacterial meningitis. Iran J Microbiol. 2020;12(2):89-97.

de Louvois J, Blackbourn J, Hurley R, Harvey D. Infantile meningitis in England and Wales: A two year study. Arch Dis Child. 1991;66:603-7.

De Souza Rugolo LM, Bentlin MR, Mussi-Pinhata M, de Almeida M.F, Lopes JM, Marba ST et al. Late-onset sepsis in very low birth weight infants: A Brazilian Neonatal Research Network Study. J Trop Pediatr. 2014;60:415-21.

Eldadah M, Frenkel LD, Hiatt IM, Hegyi Y. Evaluation of routine lumbar puncture in newborn infants with respiratory distress syndrome. Pediatr Infect Dis J. 1987;6:243-6.

Fielkow S, Reuter S, Gotoff SP. Cerebrospinal fluid examination in symptom free infants with risk factors for infection. J Pediatr. 1991;119:971-3.

Furyk JS, Swann O, Molyneux E. Systematic review: Neonatal meningitis in the developing world. Trop Med Int Health. 2011;16:672-9.

Galiza EP, Heath PT. Improving the outcomes of neonatal meningitis. Curr Opin Infect Dis. 2009;22:229-34.

Garges HP, Moody MA, Cotten CM, Smith PB,Tiffany KF, Lenfestey R et al. Neonatal meningitis: what is the correlation among cerebrospinal fluid cultures, blood cultures and cerebrospinal fluid parameters? Pediatrics. 2006;117:1094-100.

Gaschignard J, Levy C, Romain O, Cohen R, Bingen E, Aujard Y et al. Neonatal bacterial meningitis: 444 cases in 7 years. Pediatr Infect Dis J. 2011;30(3):212-7.

Greenberg RG, Benjamin DK jr, Cohen-Wolkowiez M, Clark RH, Cotten CM, Laughon M et al. Repeat lumbar punctures in infants with meningitis in the neonatal intensive care unit. J Perinatol. 2011;31:425-9.

Greenberg RG, Smith PB, Cotten CM, Moody MA, Clark RH, Benjamin DK Jr. Traumatic lumbar punctures in neonates: Test performance of the crebrospinal fluid whiteblood cell count. Pediatr Infect Dis J. 2008;27(12):1047-51.

Harvey D. Holt DE, Bedford H. Bacterial meningitis in the newborn: A prospectivy study of mortality and morbidity. Semin Perinatol. 1999;23(3):218-25.

Heath PT, Nik Yusoff NK, Baker CJ. Neonatal meningitis. Arch Dis Child Neonatal Ed. 2003;88:F173-F178.

Heath PT, Okike IO, Oeser C. Neonatal meningitis: Can we do better? Adv Exp Med Biol. 2011;719:11-24.

Holt DE, Halket S, de Louvois J, Harvey D. Neonatal meningitis in England and Wales: 10 years on. Arch Dis Child Fetal Neonatal Ed. 2001;84:F85-F89.

Johnson CE, Whitwell JK, Pethe K, Saxena K, Super DM. Term newborns who are at risk for sepsis: Are lumbar punctures necessary? Pediatrics. 1997;99(4):E10.

Kestembaum LA, Ebberson J, Zorc JJ, Hodinka RL, Shah SS. Defining cerebrospinal fluid white blood cell count reference values in neonates and young infants. Pediatrics. 2010;125:257-64.

Krebs VLJ, Costa GAM. Clinical outcome of neonatal bacterial meningitis according to birth weight. Arq Neuropsiquiatr. 2007;65:1149-53.

Ku LC, Boggess KA, Cohen-Wolkowiez M.Bacterial meningitis in infants. Clin Perinatol. 2015;42(1):29-45.

Oordt-Speets AM, Bolijn R, van Hoorn RC, Bhavsar A, Kyaw MH. Global etiology of bacterial meningitis: a systemtic review and meta--analysis. PloS One. 2018;11;13(6):e0198772.

Polin RA, Harris MC. Neonatal bacterial meningitis. Semin Neonatol. 2001;6:157-72.

Puopolo KM, Lynfield R, Cummings JJ, Committee on fetus and newborn, Committee on infectious disease. Management of infants at risk for Group B Streptococcal Disease. Pediatrics. 2019;144(2): e20191881.

Sarff LD, Platt LH, McCrakenJr GH. Cerebro-spinal fluid evaluation in neonates: Comparison of high risk infants with and without meningitis. J Pediatr. 1976;88:473-7.

Smith PB, Cotton CM, Garges HP, Tiffany KF, Lenfestey RW, Moody MA et al. A comparison of neonatal gram-negative rod and gram-positive cocci meningitis. J Perinatol. 2006;26:111-4.

Smith PB, Garges HP, Cotton CM, Walsh TJ, Clark RH, Benjamin DK Jr. Meningitis in preterm neonates: importance of cerebrospinal fluid parameters. Am J Perinatol. 2008;25:421-6.

Sola A, Mir R, Lemus L, Farina D, Ortiz Javier, Golombek S on behalf of members of the 10th SIBEN Clinical Consensus. Suspected neonatal sepsis: Tenth Clinical Consensus of the Ibero-American Society of Neonatology (SIBEN). Neoreviews. 2020;21(8):e505-e534.

Song B, Hua Q, Sun H, Hu B, Dong X, Sun L. Relevant analyses of pathogenic bacteria and inflammatory factors in enoantal pulent meningitis. Exp Ther Med. 2018;16(2);1153-58.

Testoni D, Hornik CP, Guinsburg R, Clark RH, Greenberg RG, Benjamin DK Jr et al. Early lumbar puncture and risk of intraventricular hemorrhage in very low birth weight infants. Erly Hum Dev. 2018;117:1-6.

Volpe J. Specialized studies in the neurological evaluation. In: Volpe J. Neurology of the newborn. 5th ed. Philadelphia: Saunders Elsevier; 2008. p.154-55.

126

Infecções Localizadas

Jamil Pedro de Siqueira Caldas

Osteomielite

Trata-se de infecção pouco frequente no período neonatal, apesar do número crescente de recém-nascidos pré-termo e dos procedimentos invasivos aos quais são submetidos.

A patogenia envolve tanto fatores sistêmicos, com implante secundário do micro-organismo no osso, como condições locais que predispõem lesão por contiguidade. Assim, são considerados como fatores de risco para a condição: prematuridade, sepse, infecção do trato urinário, cateterização de artéria umbilical, punção de calcâneo, apresentação pélvica, trauma de parto, lesão de plexo braquial associada, céfalo-hematoma, monitorização fetal intraparto por transdutor em couro cabeludo e procedimentos cirúrgicos.

A grande maioria dos casos de osteomielite são causados por *Staphylococcus aureus*, a partir de lesões de pele ou articulação, próximos à superfície óssea ou ainda a partir de disseminação hematogênica de quadros sistêmicos graves. Bacilos entéricos Gram-negativos são a segunda causa mais comum da doença, embora com uma frequência baixa, apesar da ocorrência relativamente comum de bacteremia por esses agentes em recém-nascidos. Infecções por *Streptococcus agalactiae* e *Candida* sp. também eventualmente se apresentam com manifestação óssea.

O quadro clínico pode se manifestar de dois modos:

1. A apresentação mais comum é um quadro leve com edema, vermelhidão e dor sobre uma superfície óssea e incômodo ou dor à mobilização do local acometido. Sinais sistêmicos mínimos, com febre baixa ou ausente, e estado geral preservado.
2. Quadro mais grave com manifestações sistêmicas e acometimento de vários ossos pode ocorrer, com sinais de infecção grave como estado geral comprometido, vômitos, distensão abdominal, icterícia e outros.

Em geral, o diagnóstico de acometimento ósseo aparece como um achado radiológico ou quando ocorre formação de abcesso cutâneo sobrejacente ao osso acometido.

Eventualmente a lesão óssea pode passar despercebida e ser notada ao acaso em radiografias ou tomografia computadorizada, realizadas por outras indicações.

Locais mais acometidos são fêmur, úmero e tíbia, como em outras idades. Caracteristicamente, pode haver lesão em maxilar.

O diagnóstico é frequentemente difícil, pois a lesão pode passar despercebida. A radiografia simples de ossos constitui o principal meio diagnóstico. A evolução radiológica constitui-se de: edema de partes moles sobre o osso suspeito, seguido por pequenos focos de necrose e rarefação óssea mais comumente localizada na metáfise próxima à placa de crescimento. A lesão pode ser acompanhada de distensão ou abertura da articulação próxima à área atingida, caso haja extravasamento de material purulento para a cavidade articular adjacente. Diferente da criança maior, já é possível se visualizar lesões de destruição óssea dentro de 7 a 10 dias. Com a extensão do processo inflamatório, produz-se áreas generalizadas de rarefação do osso cortical. A fase de reparação inicia-se dentro de 2 semanas do início da infecção, com formação de uma camada espessa entre o periósteo e o córtex ósseo, e continua com o depósito de novo osso sobre as áreas necróticas, levando minimamente 2 meses para se completar.

A ultrassonografia não é útil no diagnóstico da lesão óssea, porém pode mostrar anormalidades na articulação próxima. A tomografia e a ressonância magnética de áreas afetadas têm boa sensibilidade em detectar as lesões, porém implicam em transporte de recém-nascidos graves, têm custo mais elevado que as radiografias simples e, no caso da

SEÇÃO XII – INFECÇÕES

tomografia, implicam em maior carga de irradiação. A cintilografia óssea com tecnécio apresenta uma alta incidência de resultados falso-negativos e acredita-se que isso aconteça em função de diferenças na patogênese da doença no período neonatal ou da incapacidade do radioisótopo em diferenciar infecção do aumento de atividade normal nas placas de crescimento nas primeiras semanas de vida.

O tratamento envolve a identificação do agente por culturas de sangue e, se possível, do material da lesão óssea ou do abcesso cutâneo subjacente colhido por técnica asséptica. Em caso de não identificação, deve-se utilizar antimicrobianos com atividade para os agentes habituais de osteomielite no período neonatal, ou seja, *Staphylococcus aureus*, *Streptococcus agalactiae*, estreptococo do grupo e Gram-negativos entéricos.

Assim, preconiza-se o uso de oxacilina ou cefazolina para tratamento da doença por cocos Gram-positivos ou vancomicina para aqueles meticilino-resistentes. Para cobertura de bacilos Gram-negativos, as opções são aminoglicosídeos, cefalosporina de terceira geração ou cefepima, de acordo com as culturas e padrão de sensibilidade ou predominância da flora bacteriana local.

Em caso de osteomielite por *S. agalactiae,* tem sido preconizada a associação de gentamicina por 2 a 5 dias à penicilina cristalina (ou ampicilina), sendo estas últimas antimicrobianos mantidos até o final. Em caso de lesão por *S. aureus*, a associação com gentamicina é controversa.

De acordo com o resultado de culturas, sempre optar pelo tratamento com o fármaco mais seguro e mais eficaz. O tratamento deve ser feito com fármacos de administração parenteral, especificamente intravenoso pois o tratamento prolongado impede a administração intramuscular. A duração recomendada é de 4 a 6 semanas. O uso de proteína C-reativa tem sido proposto como marcador de cura e de duração de terapia. Apesar de em crianças mais velhas e sob supervisão estrita ser possível o término do tratamento com antimicrobiano oral (amoxicilina, cefalexina), não existe segurança para essa forma de tratamento em recém-nascidos em função da incerteza da absorção e da aderência ao uso do medicamento.

A drenagem cirúrgica está indicada quando há coleção nos tecidos moles sobrejacentes. A drenagem ou abertura de janelas no córtex ósseo para drenagem de pus medular é controverso e não há evidência de que tais procedimentos tenham qualquer valor em diminuir as manifestações da doença ou diminuir a destruição óssea.

A osteomielite por *Candida* sp. é rara em recém-nascidos e lactentes e costuma envolver múltiplos ossos, ocasionada, em geral, por disseminação hematogênica. O tratamento consiste de anfotericina B, em geral associado ao fluconazol ou flucitosina, ou com equinocandinas, por tratamento mais prolongado que nas lesões bacteriana e pode atingir 4 a 6 meses.

Artrite séptica

Artrite séptica primária, não decorrente de invasão a partir de foco de osteomielite próximo, ocorre por implante de micro-organismo na sinóvia durante episódio de bacteremia, ou, menos frequentemente, inoculação traumática de micro-organismo por punção de veia/artéria femoral (quadril).

Os micro-organismos envolvidos são os mesmos da osteomielite. A manifestação clínica também é semelhante, com sinais de infecção sistêmica leves ou pronunciados e sinais locais com edema e dor no local da articulação, com limitação de movimento (pseudoparalisia). Além da suspeita clínica, a ultrassonografia da articulação pode revelar coleção intra-articular, de aspecto viscoso, e edema de partes moles próximas. A ecografia pode auxiliar na punção do líquido, o que auxilia no diagnóstico de pioartrite e na identificação do agente etiológico. A radiografia simples auxilia na demonstração de sinais de osteomielite associada.

A articulação mais acometida costuma ser a do quadril (até 80% dos casos relatados), seguidos por ombro, joelho e tornozelo.

O tratamento segue as orientações preconizadas para a osteomielite, com tempo de tratamento de pelo menos 3 semanas. No caso de acometimento das articulações do quadril e da cabeça proximal do úmero no ombro, a drenagem cirúrgica aberta para alívio da pressão intra-articular é uma medida crítica, a fim de preservar a viabilidade articular e tem implicação prognóstica.

A injeção intra-articular de antimicrobianos é desnecessária, pois ocorre nível adequado no líquido sinovial dos antibacterianos e antifúngicos costumeiramente usados.

Infecção do trato urinário

A infecção do trato urinário (ITU) no 1º mês de vida não é frequente. A incidência varia de 0,1 a 1%, uma vez que o seu diagnóstico é dificultado porque a doença não tem sintomatologia específica e depende basicamente da análise da cultura de urina em amostra adequadamente colhida. Importante ressaltar que a ITU nos primeiros 3 dias de vida é extremamente rara e por isso a urinálise não faz parte da avaliação da sepse precoce.

Em recém-nascidos pré-termo, a incidência costuma ser mais alta, porém a maioria deles apresenta anatomia renal e de vias urinária normal na investigação após episódio de ITU.

São considerados fatores de risco para a doença: malformação de vias urinárias, sexo masculino, bexiga neurogênica e cateterização vesical. A circuncisão não ritual atua como fator protetor.

A *Escherichia coli* permanece o agente microbiológico mais frequentemente isolado. Outras bactérias Gram-negativas também podem ser responsáveis, como *Proteus* sp., *Klebsiella* sp., *Enterobacter* sp. e *Pseudomonas* sp. ITU por cocos Gram-positivos, como enterococo, *S. aureus, S. epidermidis* e *S. agalactiae* são raros. A candidíase urinária, isolada ou associada a quadro sistêmico, ocorre mais comumente em recém-nascidos pré-termo e crianças com malformação urinária e cateterização vesical de longa permanência. Isolamento de mais de um agente em urocultura costuma ser considerado como amostra contaminada. No entanto, em pacientes com sondagem vesical prolongada e/ou malformações urinárias ou fístula anorretal pode ocorrer o crescimento de agentes múltiplos.

As manifestações clínicas podem ser agrupadas em três categorias:

1. Sinais clínicos de sepse: quadro indistinguível daquele da sepse neonatal, com distermia, alteração do estado geral, hipoatividade, vômitos, distensão abdominal, taquicardia, palidez, entre outros.
2. Início súbito de febre, sem outros sinais: ITU com ou sem bacteremia é o quadro mais comum de infecção grave em crianças abaixo de 90 dias avaliadas por febre sem foco aparente.
3. Quadro insidioso de febre baixa ou dificuldade de ganho de peso.

O diagnóstico é realizado pela positividade da urocultura em criança com sinais clínicos de infecção, além do 3º dia de vida.

No período neonatal não há como definir localização do quadro no trato urinário (cistite, pielonefrite) e admite-se que a infecção atinja o sistema urinário como um todo.

A amostra de urina pode ser obtida por três técnicas de coleta: por saco coletor, por sondagem vesical e por aspiração por punção suprapúbica. Independentemente da forma de coleta, as amostras devem ser encaminhadas rapidamente ao laboratório para iniciar o processamento da amostra.

A amostra por saco coletor apresenta grandes chances de resultados falso-positivos em função da contaminação por bactérias presentes na região genital e perineal e qualquer resultado positivo deverá ser confirmado por coleta de urina por sondagem vesical ou aspiração percutânea da bexiga. O resultado falso-negativo atinge de 12 a 24% das amostras colhidas.

A urina colhida por sondagem vesical, usando técnica estéril, é um método apropriado para o diagnóstico e contagem de colônias $\geq 10^3$ pode representar bacteriúria significativa.

A punção suprapúbica é o método ideal de obtenção da urina para diagnóstico de ITU. Qualquer contagem de colônias obtida por essa técnica é considerada positiva, com poucos relatos de complicações (em geral, hematúria temporária). Está contraindicada, no entanto, em casos de a criança apresentar distensão abdominal ou distúrbio hemorrágicos, para se evitar perfuração de alça e sangramento importante. A punção guiada por ultrassonografia aumenta as chances de sucesso.

A análise do sedimento urinário também auxilia no diagnóstico. No entanto, até cerca de um quarto de recém-nascidos e lactentes jovens podem ter ITU comprovada por cultura e contagem de leucócitos na urina menor que 25 células/mL ou 5 células/campo em amostra centrifugada, ou 10 células/mL em amostra não centrifugada lida em câmara de contagem.

Outros exames podem colaborar no diagnóstico de infecção, mas não são específicos, como aumento da proteína C-reativa e leucograma. Importante lembrar que, uma vez que que pode ocorrer bacteremia na ITU, amostras de hemocultura devem ser colhidas naquelas crianças com história febril e manifestações sistêmicas de doença.

Após o episódio de ITU o recém-nascido deve ser submetido à pesquisa de malformação do sistema urinário, caso já não tenha sido demonstrado. A ultrassonografia de rins e vias urinárias é o primeiro exame e a realização de uretrocistografia miccional após o tratamento da doença pode ser indicada em casos selecionados – o teste pode ser dispensado em caso de normalidade de rins e bexiga em ultrassonografia realizada por médico experiente após primeiro episódio de ITU, porém deve ser sempre realizado em casos recorrentes e também nos casos em que a ultrassonografia revelou hidronefrose, cicatriz renal ou outras anormalidades que possam sugerir refluxo vesicoureteral ou uropatia obstrutiva.

O tratamento antimicrobiano é o mesmo da sepse neonatal, incluindo o uso de aminoglicosídeo – a opção de uso de cefalosporina deve ser baseada no uso prévio de antimicrobiano pelo paciente, pelo padrão de sensibilidade no antimicrobiano e pelas condições clínicas da criança (insuficiência renal). A negativação da urina ocorre, em geral, entre 24 e 48 horas de tratamento e nova amostra de cultura deve ser obtida após cerca de 48 horas de terapia para verificar sua efetividade.

O tempo de tratamento varia de 10 a 14 dias em casos não complicados. Em casos de evolução favorável, com urocultura de controle negativa, sem sinais de instabilidade hemodinâmica e hemocultura negativas, o tratamento pode ser encurtado para 7 dias.

Endocardite infecciosa

Embora continue um evento incomum em recém-nascidos e lactentes jovens, a endocardite infecciosa (EI) tem sido reconhecida mais frequentemente atualmente em função da maior taxa de sobrevivência de recém-nascidos prematuros e de pacientes com cardiopatia congênita e maior uso de cateter venoso central.

Importante ressaltar que na maioria dos casos em recém-nascidos não houve demonstração de anormalidade cardiovascular estrutural subjacente, reforçando a hipótese de dano valvar ou endocárdio mural diretamente pelos agentes infecciosos e/ou dano valvar durante o implante do cateter vascular (mesmo que na posição definitiva ele esteja extracardíaco) com formação de trombos aderidos aos folhetos e que, posteriormente, são contaminados durante episódio de bacteremia. Adesinas produzidas por cocos Gram-positivos poderiam estar envolvidas nesse processo de lesão endotelial e/ou do endocárdio, favorecendo o início do processo. Além disso, há um outro mecanismo proposto de lesão pelo cateter venoso central, qual seja, interferir com a função da valva tricúspide, ocasionando regurgitação e formação de jatos de sangue e trauma mural por alteração de velocidade de fluxo sanguíneo.

Procedimentos cirúrgicos em portadores de cirurgia cardíaca, como cirurgia a céu aberto e colocação de próteses cardíacas e vasculares também constituem fatores de risco.

Os agentes etiológicos envolvidos na EI são os mesmos da sepse tardia, especialmente cocos Gram-positivos (*S. aureus*, estafilococo coagulase-negativo, *Streptococcus viridans*, enterococos, *Streptococcus agalactiae* e *Streptococcus pneumoniae*) e menos frequentemente fungos e bacilos

Gram-negativos (*Pseudomonas aeruginosa, Serratia marcescen, Klebsiella pneumoniae, Proteus mirabilis*).

O átrio direito costuma estar envolvido mais frequentemente que o esquerdo, provavelmente relacionado ao cateter venoso central.

A suspeita da doença deve ser feita em RN com quadro séptico com cateter venoso central e aparecimento de sopro cardíaco ou mudança no padrão de ausculta de sopro pré-existente, especialmente se associados à bacteremia persistente, com ou sem sinais de insuficiência cardíaca. Comumente podem ser observados sinais de embolização séptica para pele, ossos, articulações, sistema nervoso central e vísceras abdominais. Contudo, achados característicos da EI em crianças maiores e adultos, como nódulos de Osler, manchas de Roth e lesões de Janeway e hemorragias petequiais de extremidades não foram mencionados em recém-nascidos.

O diagnóstico é realizado pela suspeita clínica e realização de ecocardiografia, à qual pode detectar vegetações tão pequenas quanto 2 mm. O exame não provê a informação de lesão infectada ou não, fornecida pela história clínica. Falso-negativo, porém, é significativo. Plaquetopenia tem sido associada à EI, mas não é característica. A elevação dos valores de proteína C-reativa serve de elemento diagnóstico (inespecífico) e de acompanhamento de cura.

O tratamento é realizado com oxacilina e aminoglicosídeo, inicialmente, e ajustado conforme resultados de culturas. O tratamento é prolongado, por 4 a 8 semanas, a depender da resposta clínica favorável, negativação das hemoculturas (em geral, tornam-se negativas de 3 a 5 dias após início de terapia antimicrobiana efetiva), redução ou desaparecimento da vegetação e normalização dos níveis de proteína C-reativa.

A EI fúngica é causada por *Candida* sp. e acomete especialmente os recém-nascidos pré-termo. Ela pode persistir com fungemia por mais tempo que a EI bacteriana, mesmo com uso de antifúngico adequado. A associação de fármacos (anfotericina + flucitosina ou fluconazol) tem sido recomendada. Além disso, a evolução para óbito também é mais elevada que nos casos de EI bacteriana.

O cateter venoso central implicado com a doença deve ser retirado o mais breve possível, assim que as condições clínicas permitam.

Avaliação cirúrgica em caso de vegetações extensas, especialmente fúngicas, eventualmente devem ser solicitadas.

Mesmo constituindo-se uma doença extremamente grave, a taxa de mortalidade da EI tem diminuído nas últimas décadas em função do diagnóstico mais precoce, tratamento antimicrobiano e cuidados gerais de terapia intensiva mais adequados.

LEITURAS COMPLEMENTARES

American Academy of Pediatrics. Subcommittee on Urinary Tract Infection. Reaffirmation of AAP clinical practice guideline: The diagnosis and management of the initial urinary tract infection in febrile infants and young children 2-24 months of age. Pediatrics. 2016;138(6): e20163026.

Baltimore RS, Gewitz M, Baddour LM, Beerman LB, Jackson MA, Lockhart PB et al. Infective Endocarditis in childhood: 2015 update: A scientific statement from the American Heart Association. Circulation. 2015 Oct 13;132(15):1487-515.

Gamaletsou MN, Kontoyiannis DP, Sipsas NV, Moriyama B, Alexander E, Roilides E, Brause B, Walsh TJ. Candida osteomyelitis: Analysis of 207 pediatric and adult cases (1970-2011). Clin Infect Dis. 2012 Nov 15;55(10):1338-51.

Johnson JA, Boyce TG, Cetta F, Steckelberg JM, Johnson JN. Infective endocarditis in the pediatric patient: A 60-year single-institution review Mayo Clin Proc. 2012 Jul;87(7):629-35.

Long SS, Klein JO. Bacterial infections of the urinary tract. In: Remington and Klein´s infectious diseases of the fetus and newborn infant. Wilson CB, Nizet V, Maldonado YA, Remington JA, Klein JO (ed). 8th ed. Philadelphia: Elsevier Saunders; 2016. p.307-18.

Muller M, Overturf GD. Bacterial infections of the bonés and joints. In: Remington and Klein´s infectious diseases of the fetus and newborn infant. Wilson CB, Nizet V, Maldonado YA, Remington JA, Klein JO (ed). 8th ed. Philadelphia: Elsevier Saunders; 2016. p.291-306.

Overtuff GD, Muller M, Nizet V. Focal bacterial infctions. In: Remington and Klein´s infectious diseases of the fetus and newborn infant. Wilson CB, Nizet V, Maldonado YA, Remington JA, Klein JO (ed). 8th ed. Philadelphia: Elsevier Saunders; 2016. p.319-49.

Pana ZD, Dotis J, Iosifidis E, Roilides E. Fungal Endocarditis in Neonates: A Review of Seventy-one Cases (1971-2013). Pediatr Infect Dis J. 2015 Aug;34(8):803-8.

Pappas PG, Kauffman CA, Andes DR, Clancy CJ, Marr KA, Ostrosky-Zeichner L, Reboli AC, Schuster MG, Vazquez JA, Walsh TJ, Zaoutis TE, Sobel JD. Clinical Practice Guideline for the Management of Candidiasis: 2016 Update by the Infectious Diseases Society of America. Clin Infect Dis. 2016 Feb 15;62(4):e1-50.

Ruangkit C, Satpute A, Vogt BA, Hoyen C, Viswanathan S. Incidence and risk factors of urinary tract infection in very low birth weight infants. J Neonatal Perinatal Med. 2016;9(1):83-90.

Samora JB, Klingele K. Septic arthritis of the neonatal hip: Acute management and late reconstruction. J Am Acad Orthop Surg. 2013 Oct;21(10):632-41.

Sankaran G, Zacharia B, Roy A, Purayil SP. Current clinical and bacteriological profile of septic arthritis in young infants: a prospective study from a tertiary referral centre. Eur J Orthop Surg Traumatol. 2018 May;28(4):573-8.

Tamim MM, Alesseh H, Aziz H. Analysis of the efficacy of urine culture as part of sepsis evaluation in the premature infant. Pediatr Infect Dis J. 2003 Sep;22(9):805-8.

Controle da Infecção e da Resistência Bacteriana na Unidade de Cuidados Intensivos

Rosana Richtmann
Lívio Augusto Andrade Vilela Dias
Pollyanna Martins Silva
Gisely Pereira Vetuche

Neste capítulo abordaremos o controle das infecções hospitalares em recém-nascidos (RN), e será utilizado o termo infecção relacionado à assistência à saúde (IRAS) por ser mais abrangente. Quando discutimos IRAS na população pediátrica, temos que nos concentrar no período neonatal, por ser o período de maior risco de aquisição de infecções, em função das características próprias desta população. As IRAS afetam mais de 30% dos neonatos, e quando comparadas à população pediátrica de maior idade, seus índices podem ser até cinco vezes maiores. Estima-se que, no Brasil, 60% da mortalidade infantil ocorra no período neonatal, sendo a sepse neonatal associada ao cateter vascular central uma das principais causas. Prevenir IRAS no RN é uma tarefa cada vez mais difícil e desafiadora, pois os RN estão nascendo cada vez mais prematuros, o que significa maior risco de complicações infecciosas e, em contrapartida, apresentam cada vez maior sobrevida graças aos recursos tecnológicos disponíveis, entretanto um maior risco de adquirir IRAS. Por todos estes motivos, temos que dispor de métodos de vigilância de IRAS nos RN, com a finalidade de comparar índices, contudo, estes critérios diagnósticos devem ser específicos e claros para que esta comparação seja fidedigna. Um dos fatores mais importantes e determinantes das IRAS na neonatologia é o peso de nascimento do RN. Não podemos comparar da mesma maneira um RN extremo prematuro, com peso de nascimento < 750 g, com um RN também prematuro com peso de 1.500 g. A estratificação por faixa de peso de nascimento é fundamental para podermos comparar índices.

RN internados em unidade de terapia intensiva neonatal (UTIN) apresentam elevado risco de aquisição de IRAS, especialmente em se tratando dos RN extremo baixo peso de nascimento. Existem vários fatores de risco inerentes aos RN prematuros, como a deficiência imunológica pela falta da proteção dos anticorpos maternos, que são passados via transplacentária a partir de 28 a 30 semanas de idade gestacional (IG). Além disso, apresentam imaturidade cutânea, sendo sua pele muito frágil e não exercendo a finalidade de barreira protetora. Muitas vezes a pele traumatizada pode funcionar como importante porta de entrada de agentes infecciosos, tornando esta população muito vulnerável a infecções. Os RN prematuros também apresentam imaturidade pulmonar, frequentemente necessitando e dependendo de ventilação mecânica no início da vida. Diante de todas as variáveis, a UTIN é uma preocupação especial para quem quiser fazer prevenção e controle de IRAS.

O avanço tecnológico e farmacêutico nas últimas décadas fez a neonatologia proporcionar sobrevida de recém-nascidos prematuros de muito baixo peso e recém-nascidos portadores de algumas malformações, considerados anteriormente como incompatíveis com a vida. O nosso arsenal terapêutico é limitado nesta população tão vulnerável. Portanto, a palavra de ordem é PREVENÇÃO e CONTROLE das infecções e não apenas o tratamento. Quando falamos em controle de infecção, o que queremos é que a infecção ou o micro-organismo não se dissemine na unidade, podendo assim tomar grandes proporções e virar um surto nosocomial.

Epidemiologia e fisiopatologia das IRAS no RN

A cadeia epidemiológica das infecções é um conceito clássico no tocante ao controle de infecção. Se todos os componentes de ligação desta cadeia estiverem presentes, a infecção se transmitirá de pessoa a pessoa. Se um elo de ligação for eliminado ou quebrado, a disseminação da infecção poderá ser prevenida ou interrompida. O local mais passível de quebra e interrupção é o modo de transmissão, sendo, assim, o ponto mais importante de compreensão e ciência dos profissionais da saúde. As portas de entrada no hospedeiro suscetível podem ser via trato respiratório, geniturinário, gastrointestinal, pele lesada, descontinuidade da barreira da pele, membrana mucosa ou placenta. Algumas características tornam os hospedeiros de maior ou menor risco para infecções, entre elas estão os extremos etários, história de doença crônica, estado nutricional, imunitário, uso de medicações, presença de queimaduras, traumas ou cirurgias. A Figura 127.1 resume as características específicas da cadeia epidemiológica das infecções no RN.

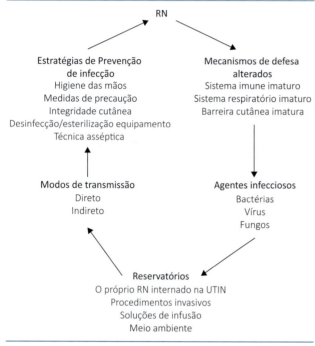

Figura 127.1. Características da cadeia epidemiológica de infecções em neonatologia.
Fonte: Desenvolvida pela autoria.

Prevenção

Prevenção de infecção associada a cateter vascular central (IACVC) ou infecção primária da corrente sanguínea (IPCS)

Os cateteres mais comumente usados na prática neonatal são cateteres umbilicais e cateteres percutâneos de inserção periférica (PICC).

A infecção da corrente sanguínea relacionada ao cateter venoso central é a mais importante causa de infecção em neonatologia e está associada à complicação grave.

Os micro-organismos podem atingir a corrente sanguínea por meio do local de inserção do cateter venoso central (CVC) ou por meio do lúmen do cateter. Patógenos podem aderir ao material do CVC e manter biofilme de substâncias poliméricas extracelulares intraluminal ou extraluminal. Bactérias ou fungos no biofilme estão relativamente protegidos dos agentes antimicrobianos circulantes. Os trombos associados ao CVC também podem atuar como um item adicional para infecção. Por estas razões, muitas vezes é necessário remover o CVC.

Há uma maior incidência de infecção em RN, especialmente em prematuros e RN de muito baixo peso, pois sua imunidade imatura e presença de um estrato córneo fino e imaturo aumentam a suscetibilidade da pele a infecções.

A incidência de infecção da corrente sanguínea relacionada a CVC pode variar de 5 a 30%. Os prematuros são a população de maior risco. Outro fator de risco é o uso prolongado de nutrição parenteral.

RN com infecção da corrente sanguínea apresentam maior mortalidade e morbidades, incluindo a necessidade de cuidados intensivos e ventilação mecânica, displasia broncopulmonar, enterocolite necrosante, retinopatia da prematuridade, disfunção hepática e hospitalização prolongada. A infecção da corrente sanguínea também é associada a taxas mais altas de vários desfechos adversos ao neurodesenvolvimento, deficiência visual e auditiva e paralisia cerebral.

Vários estudos mostram que é possível diminuir os índices de IPCS associada se protocolos forem implantados com atividades de educação médica e de enfermagem.

Medidas preventivas importantes a serem consideradas:
- higienizar as mãos antes e após a inserção, bem como para qualquer tipo de manipulação do cateter;
- usar cateter de material apropriado e dar preferência aos cateteres centrais de punção periférica (PICC);
- usar barreira máxima de precaução na inserção do cateter;
- usar curativo estéril e transparente para melhor visualização do sítio de inserção e assegurar troca do curativo, desinfecção dos conectores e cuidado do local do cateter;
- trocar sistema de infusão do cateter com intervalo apropriado;
- avaliar periodicamente o sítio de inserção dos cateteres centrais por inspeção visual e/ou palpação;
- assegurar a remoção do cateter, quando o mesmo não for mais necessário.

Tipos de CVC

O tipo de material utilizado na composição dos cateteres está relacionado à ocorrência de complicações. Os cateteres de poliuretano causam menores complicações infecciosas quando comparados aos cateteres confeccionados com cloreto de polivinil ou polietileno.

Com relação ao tipo de CVC a ser utilizado na população neonatal, é recomendado priorizar a utilização de CVC tipo PICC, sempre que houver a necessidade de acesso central ou acesso vascular por mais de 6 dias.

Recomenda-se, de forma geral, cateteres com menor número de lumens, embora a literatura sobre este tema na neonatologia seja extremamente escassa.

Embora a utilização de cateteres centrais impregnados/recobertos de minociclina/rifampicina ou clorexidina/sulfadiazina de prata de segunda geração em pacientes adultos específicos seja recomendada, a evidência disponível em neonatologia é insuficiente para guiar esta prática clínica.

Localização dos CVC

Diferentemente da população adulta, em que a localização dos CVC está diretamente relacionada ao grau de colonização bacteriana e consequente risco de IPCS, não há a mesma evidência na população neonatal. Com relação à via femoral, um estudo de metanálise (Venkataraman et al., 1997) comparando CVC na femoral *versus* não femoral não apresentou diferença estatística em relação ao risco de infecção neste sítio (3,7% *versus* 3%, para femoral e não femoral, respectivamente).

Contudo, estudos mostram um maior risco de complicação mecânica, quando usada a veia femoral. Portanto, diferentemente dos adultos, esta localização pode ser usada como opção, considerando o exposto anteriormente.

Inserção do CVC

A antissepsia efetiva da pele é fundamental para prevenir infecções hospitalares e suas sequelas. Para inserção de cateter, um agente antisséptico ideal deve ser utilizado e este deve ser eficaz contra vários micro-organismos, ter início de ação imediato, ter efeito residual, não ser inativado pela presença de material orgânico, ter efeitos tóxicos mínimos sobre a pele, sistemas e órgãos. Uma variedade de antissépticos tópicos tem sido usada em concentrações e combinações variadas. Pesquisas nos Estados Unidos, Reino Unido, Austrália e Nova Zelândia mostraram que o CHG, álcoois e povidona-iodo são os agentes mais comumente usados em unidades neonatais. A solução de clorexidina, entretanto, apresenta vantagens em relação às soluções à base de povidine.

Em maio de 2012, a Food and Drug Administration (FDA) dos Estados Unidos modificou as indicações do CHG de "não use em bebês prematuros ou com baixo peso ao nascer [...] ou crianças com menos de 2 meses de idade" para "usar com cuidado em bebês prematuros ou bebês sob 2 meses de idade".

Pontos relevantes para uma prática segura:

- programa educacional relacionado às boas práticas de prevenção para a equipe envolvida na inserção e manutenção do cateter;
- avaliação de conhecimento periódico da equipe;
- padronização de um *checklist* de inserção;
- indicadores que permitam o monitoramento dos procedimentos;
- definição de critérios claros de indicações do uso de CVC;
- utilização de kits de inserção com os insumos e materiais necessários.
- realização do preparo da pele com solução alcóolica de gluconato de clorexidina > 0,5%.

A inserção de CVC guiada por ultrassonografia (US) tem sido defendida como um complemento para a colocação de cateteres por minimizar a exposição à radiação e diminuir a carga do procedimento. O uso de ultrassonografia pode reduzir as complicações, reduzindo o número de tentativas de acesso malsucedidas. Técnicas mais antigas, como a dissecção venosa cirúrgica e a punção venosa percutânea "cega" têm muitas desvantagens: são demoradas, consomem veias e estão associadas a complicações imediatas ou tardias. A US tem apenas vantagens, dando ao profissional a possibilidade de escolher o acesso venoso mais adequado e seguro, excluir más-oclusões ou danos pleuropulmonares, durante e após o procedimento. Porém, os melhores resultados clínicos de inserção orientada por US podem ser alcançados particularmente em RN somente se o operador tiver sido adequadamente treinado nessa técnica.

Estudos envolvendo inserções guiadas por US em crianças pesando entre 590 g e 2.500 g demonstrou ser um método conveniente e eficaz para inserir CVC em bebês prematuros.

Cobertura, fixação e estabilização

Com relação aos curativos, temos disponíveis os curativos transparentes de poliuretano (semipermeável ou oclusivo) e gaze estéril. Este assunto ainda permanece controverso, não sendo até hoje demonstrado a real diferença na prevenção de IPCS associada ao CVC se usado um ou outro tipo de curativo.

É recomendada a troca da cobertura com gaze e fita adesiva estéril a cada 48 horas e a troca com a cobertura estéril transparente a cada 7 dias. Quando o risco de desalojar o cateter superar o benefício da troca do curativo, manter rotina de troca somente na presença de sujidade, umidade local ou soltura do mesmo e não mais com data pré-estabelecida. Qualquer tipo de cobertura se estiver suja, solta ou úmida deve ser trocada imediatamente. Na troca do curativo é recomendado o uso de antisséptico à base de clorexidina.

Estudos multicêntricos têm demonstrado que a utilização de esponjas impregnadas com clorexidina ou cobertura semipermeável de poliuretano com gel hidrofílico contendo clorexidina a 2% reduz as taxas de IACVC para paciente adulto, e estas coberturas têm sido recomendadas nas atualizações de boas práticas. Em neonatologia, esta recomendação ainda não está resolvida, entretanto, estes curativos impregnados com soluções antissépticas devem ser considerados na presença de elevações nas taxas de IACVC, sua troca deve ocorrer a cada 7 dias, atenção especial à reação de hipersensibilidade local. Na nossa prática, seu uso está restrito para RN > 60 dias de vida ou em uso de cateter venoso central inseridos por flebotomia.

Cateteres umbilicais

O cateter umbilical venoso deverá permanecer no local até no máximo 7 dias, a partir deste período, o risco de complicação infecciosa é bem maior.

Retirar os cateteres umbilicais assim que possível, quando não for mais necessário ou quando for observado algum sinal de insuficiência vascular nas extremidades inferiores. Idealmente, os cateteres arteriais umbilicais não devem ser deixados no local > 5 dias. Limpe o local de inserção umbilical com um antisséptico antes da inserção do cateter. Evite a tintura de iodo por causa do efeito potencial sobre a tireoide neonatal.

Recomendações para prevenção de IACVC na neonatologia:

- designar somente profissionais treinados e que demonstram competência para inserção e manutenção dos cateteres periféricos e centrais;
- assegurar adequada relação enfermagem/RN. Estudos observacionais revelaram aumento do risco de infecção relacionada a cateteres vasculares quando a relação RN/enfermeiras está insuficiente;

SEÇÃO XII – INFECÇÕES

- usar luvas não dispensa a adequada higienização das mãos, antes e após a manipulação do acesso vascular;
- usar luvas estéreis para inserção de CVC;
- usar solução antisséptica para inserção do CVC (dar preferência às soluções de clorexidina);
- não trocar o CVC de rotina com objetivo de reduzir IACVC;
- manter cateter periférico sem programação de troca;
- utilizar antisséptico apropriado (clorexidina, álcool 70% ou iodofóros) nas conexões com objetivo de minimizar risco de IACVC;
- implantar sistema de *bundles* com objetivo de checar a adesão às recomendações locais relativas à prevenção de IACVC;
- constituir grupo específico de terapia infusional para inserção e manutenção dos CVC;
- usar cateter tipo PICC sempre que estiver programada infusão endovenosa maior que 6 dias;
- usar precaução de barreira máxima, com luva, máscara, avental e campos grandes estéreis na inserção do cateter;
- designar um acesso vascular ou lúmen exclusivo para nutrição parenteral total;
- remover o cateter umbilical arterial assim que este não for mais necessário ou a qualquer sinal de insuficiência vascular de membros inferiores ou sinais de IACVC. Idealmente manter o cateter umbilical arterial por máximo de 5 dias;
- remover o cateter umbilical venoso assim que possível, podendo ser mantido no local até o máximo de 7 dias, desde que mantido de forma asséptica, e garantir que a cobertura do CVC não molhe durante o banho;
- realizar a substituição do curativo se houver presença de sangue ou se a cobertura estiver soltando;
- recomenda-se o uso de conectores sem agulhas no lugar de dânula;
- o antisséptico deve secar (de acordo com as recomendações do fabricante) antes da colocação do cateter.

Medidas gerais de prevenção de infecções respiratórias

Pneumonia associada ao uso de ventilação mecânica (PAV) é a segunda infecção mais frequente na UTIN. Sua ocorrência pode aumentar de forma significante os dias de internação, bem como o índice de morbidade e mortalidade.

Algumas recomendações específicas para a prevenção de pneumonia associada ao uso de VM na população pediátrica e neonatal podem ser encontradas no documento do Institute Healthcare Improvement (IHI) em parceria com o Pediatric Affinity Group. As principais recomendações estão descritas a seguir:

- eduque os profissionais de saúde sobre as principais medidas preventivas a serem realizadas durante o cuidado com o paciente;
- garanta vigilância epidemiológica ativa para os casos de pneumonia;
- utilize sempre que possível método de ventilação não invasiva;
- garanta práticas e políticas seguras para a realização do reprocessamento dos artigos respiratórios;

- mantenha elevação da cabeceira do neonato entre 15 e 30 graus.
- evite extubações acidentais e reintubações;
- intubação orotraqueal é mais segura em relação à intubação nasotraqueal;
- a profilaxia de úlcera péptica não está bem definida como medida preventiva eficaz na população neonatal, não sendo recomendada.

Cuidados com os equipamentos respiratórios:
- realizar higiene das mãos antes e após manipulação dos dispositivos respiratórios;
- utilizar água estéril para umidificação do sistema;
- manter o circuito do ventilador livre de condensado. Garantir remoção do condensado a cada 2 a 4 horas;
- utilizar luvas de procedimento ao remover o condensado e garantir higiene das mãos em seguida;
- realizar a troca do circuito somente quando estiver visivelmente sujo ou com mau funcionamento;
- realizar troca do dispositivo de aspiração de secreção (sistema fechado de aspiração traqueal) seguindo as recomendações do fabricante.

Limpeza e cuidados do ambiente e artigos em serviços de saúde

Apesar da transmissão de micro-organismo no ambiente hospitalar estar fortemente relacionada com as mãos dos profissionais de saúde, fontes inanimadas ambientais (ar, água e superfícies) também podem estar envolvidas. A presença de fluidos corporais, revestimentos com perda da integridade, poeira e umidade favorecem a disseminação e proliferação bacteriana no ambiente.

Recomendações para superfícies de limpeza ambiental:
- os materiais de revestimento de paredes, pisos e tetos deverão ser resistentes à lavagem e ao uso de desinfetantes;
- paredes, janelas e superfícies similares deverão ser limpas periodicamente;
- utilizar água e detergente para limpeza das superfícies ambientais. O uso de desinfetantes fica reservado para superfícies que contenham matéria orgânica ou conforme orientação do serviço de controle de infecção;
- realizar a limpeza manual com panos distintos para diferentes superfícies (p. ex., pano específico para limpeza do piso e outro específico para mobiliário).

Recomendações para superfícies de equipamentos (balança, monitores, incubadora etc.):
- o uso de estetoscópio, termômetro e manguito de pressão não invasiva deverá ser individual e deverão ser desinfetados com álcool a 70% diariamente. Quando não for possível o uso individual, realizar desinfecção entre pacientes;
- limpeza diária de todas as superfícies dos equipamentos em uso (incubadora, berço aquecido, ventilador pulmonar mecânico, bomba de infusão, monitor, equipamentos de fototerapia etc.);
- seguir as recomendações do fabricante de cada equipamento para o uso correto de detergente ou desinfetante no processo de limpeza ou desinfecção;

CAPÍTULO 127 – CONTROLE DA INFECÇÃO E DA RESISTÊNCIA BACTERIANA NA UNIDADE DE CUIDADOS INTENSIVOS

- a limpeza terminal das incubadoras deverá ser realizada entre pacientes e, no mesmo paciente, semanalmente. As incubadoras devem ser limpas com água e sabão, podendo ser utilizada ainda solução de quaternário de amônia.

Tratamento das IRAS/uso racional de antimicrobianos em neonatologia

A avaliação e a terapêutica dos RN com possíveis infecções relacionadas à assistência à saúde (IRAS) estão entre as práticas mais frequentes em UTIN. Estratégias para o diagnóstico e o tratamento são de difícil adesão e determinação. Os sinais e sintomas de sepse neonatal são inespecíficos, o sistema imunológico do RN, assim como as barreiras cutâneas e mucosas são imaturos, resultando assim na preocupação de que a demora de terapia adequada esteja associada a risco elevado de morte. Em contrapartida, a terapia presuntiva com antibióticos, baseada em alterações clínicas e laboratoriais inespecíficas resulta em número excessivo e abuso de tratamentos. Adicionalmente, testes determinantes da presença de infecção, como hemoculturas, não são rápidos e nem sempre sensíveis, e testes de rastreamento, como contagem de leucócitos e reagentes de fase aguda, como proteína C-reativa (PCR), possuem valores preditivos positivos muito variáveis e que não se aproximam de 100%. No entanto, o valor preditivo negativo do escore hematológico e da PCR é elevado e confiável. Assim, mais vale um exame normal de um RN sob suspeita de quadro infeccioso agudo, que uma análise laboratorial alterada.

A indicação precisa do uso de antibióticos é fundamental para se evitar a indução de resistência bacteriana. Para tanto, o seguimento de alguns princípios na neonatologia é fundamental:

- sempre que possível, optar por monoterapia a partir dos resultados de cultura e perfil de sensibilidade;
- o antibiótico deve ser suspenso imediatamente quando o diagnóstico de infecção for descartado;
- o uso de antibiótico profilático está indicado em cirurgias contaminadas, potencialmente contaminadas e nas cirurgias limpas com colocação de prótese. Uma concentração tecidual adequada deve estar presente no momento do procedimento e 3 a 4 horas após a incisão cirúrgica. Assim, uma única dose administrada durante a indução anestésica é suficiente, exceto em atos cirúrgicos de longa duração ou quando ocorrem sangramentos abundantes, em que há necessidade de nova dose de antibiótico com objetivo de manter níveis sanguíneos adequados. O intervalo de repetição do antibiótico dependerá da meia-vida da droga que foi usada na profilaxia.

O esquema empírico de tratamento das IRAS depende do tempo de aparecimento da infecção (precoce ≤ 48 a 72 horas de vida ou tardia > 48 a 72 horas de vida), realização prévia de procedimentos invasivos, conhecimento da flora local e padrão de resistência de cada hospital. Os micro-organismos relacionados às infecções precoces são decorrentes da exposição perinatal à microbiota vaginal e retal materna durante o trabalho de parto e o nascimento, passagem transplacentária ocasional por meio de bacteremia materna e da interação entre a bactéria e o sistema imune do neonato. Os principais agentes incluem *Streptococcus agalactiae* ou do grupo B, *Escherichia coli* e outros bacilos Gram-negativos entéricos. *Listeria monocytogenes*, adquirida pela mãe por meio de alimentos contaminados é isolada esporadicamente.

De maneira geral, o esquema empírico para o tratamento das infecções neonatais é o seguinte:

- Infecções precoce (provável origem materna):
  - penicilina ou ampicilina + gentamicina
- Infecções tardias (provável origem nosocomial):
  - oxacilina + amicacina (evitar o uso de vancomicina no tratamento empírico inicial, mesmo que seu perfil de sensibilidade dos estafilococos coagulase-negativa (ECN) seja resistente à oxacilina;
  - o uso empírico de cefalosporinas de terceira e quarta geração deve ser evitado, sendo recomendado no tratamento de meningite, presença de insuficiência renal ou nas infecções causadas por bactérias resistentes aos aminoglicosídeos.

Outros esquemas empíricos de tratamento para infecções precoces e tardias podem ser definidos de acordo com a orientação da CCIH de cada hospital.

Estratégias para melhorar a prescrição de antibióticos em unidade de terapia intensiva neonatal visando prevenção da resistência antimicrobiana

Em 2002, o Centers for Disease Control and Prevention (CDC), Estados Unidos, lançou a campanha **12 Passos para Prevenção de Resistência Antimicrobiana** para educar clínicos sobre a importância da resistência antimicrobiana, assim como fornecer ferramentas para melhorar a prática clínica, incluindo a prescrição de antimicrobianos. Contudo, estudos mostram um maior risco de complicação mecânica, quando usada a veia femoral. Portanto, diferentemente dos adultos, esta localização pode ser usada como opção, considerando o anteriormente exposto.

Sendo assim, segue algumas orientações de ordem prática, visando o uso racional de antibióticos em RN.

1. Na suspeita de infecção, identificar o agente, coletar **sempre** cultura antes de iniciar o uso de antibiótico. Caso algum antibiótico já esteja em uso, coletar culturas (p. ex., hemocultura) no "vale" ou "nadir" do antibiótico.
2. Identificar a real necessidade do uso de antibiótico, tratar infecção e não contaminação, realizando as seguintes ações:
   - usar antissépticos próprios para coleta de culturas de sangue, líquido cefalorraquidiano (LCR), urina etc.
   - coletar hemoculturas e não cultura de pele ou ponta de cateter unicamente;
   - usar métodos próprios para obter e processar todas as culturas.
3. Tratar infecção e não colonização, realizando as seguintes ações:
   - tratar pneumonia, não resultado de cultura de aspirado traqueal (especialmente se for feito apenas o método qualitativo);

955

SEÇÃO XII – INFECÇÕES

- tratar bacteremia, não resultado de cultura de ponta de cateter vascular;
- tratar infecção urinária não cultura de cateter uretral (não semear ponta de cateter uretral, não tem valor diagnóstico).

4. Interromper o tratamento antimicrobiano nas seguintes situações:
   - quando infecção estiver curada;
   - quando culturas resultarem negativas (96% das hemoculturas positivam para qualquer micro-organismo em até 48 horas de incubação) e infecção não confirmada;
   - quando for descartado o diagnóstico de infecção.

5. Saber dizer não à vancomicina realizando as seguintes ações:
   - tratar infecção e não contaminação ou colonização;
   - não indicar rotineiramente vancomicina em pacientes com febre em uso de cateter vascular.

6. Evitar usos inadequados, ditos "profiláticos" de antimicrobianos nas seguintes situações:
   - RN na UTIN, amplamente invadido e elevado risco para infecção;
   - RN com fatores de risco maternos para infecção precoce, que, no entanto, foi descartada a possibilidade de infecção presente, após resultados negativos de culturas;
   - adequar esquema antimicrobiano de acordo com o perfil de sensibilidade antimicrobiana e de acordo com a melhor droga a ser usada (considerar a farmacodinâmica e farmacocinética dos fármacos). Exemplo: após início empírico de vancomicina pelo risco de infecção, se hemocultura resultar em *S. aureus* oxacilino-sensível, trocar o esquema para oxacilina, visto ser o melhor fármaco para o paciente.

Fluconazol profilático

O uso de fluconazol profilático está indicado na literatura para RN extremo baixo peso, com < 1.000 g e sob ventilação mecânica ou acesso vascular central. A dose recomendada é de 3 a 6 mg/kg, 2 vezes por semana, durante 6 semanas. Esta medida visa prevenção de candidemia, nas UTIN que apresentem nível superior de 5% de candidemia. Este uso pode ser customizado conforme a necessidade e epidemiologia de cada serviço. Utilizamos no nosso protocolo de prevenção de infecção fúngica neonatal, o fluconazol na dose de 3 mg/kg, 2 vezes por semana, durante 3 semanas, para os RN abaixo de 750 g de peso de nascimento.

LEITURAS COMPLEMENTARES

Aly H, Herson V, Duncan A et al. Is bloodstream infection preventable among premature infants? A tale of two cities. Pediatrics. 2005;115:1513.

APECIH – Diagnóstico e Prevenção de Infecção Relacionada à Assistência à Saúde em Neonatologia. 2.ed. rev. e ampl. São Paulo; 2011.

Benjamin Jr D, Hudak ML, Duara S et al. Effect of fluconazole prophylaxis on candidiasis and mortality in premature infants. A randomized clinical trial. JAMA. 2014;311(17):1742-1749.

Brady MT, Polin RA. Prevention and management of infants with suspected or proven neonatal sepsis. Pediatrics. 2013;132(1):166-68.

Brasil. Agência Nacional de Vigilância Sanitária. Critérios Nacionais de Infecções Relacionadas à Assistência à Saúde – Neonatologia; 2017 (3ª versão).

Brasil. Agência Nacional de Vigilância Sanitária. Pediatria: Prevenção e controle de infecção hospitalar/Ministério da Saúde, Agência Nacional de Vigilância Sanitária. Brasília: Ministério da Saúde; 2006.

Brasil. Agência Nacional de Vigilância Sanitária. Segurança do Paciente em Serviços de Saúde: Higienização das Mãos. Brasília: Anvisa; 2009. 105p.

Butler-O'Hara M. An evidence-based catheter bundle alters central venous catheter strategy in newborn infants; 2012.

Centers for Disease Control and Prevention (CDC). Guidelines for the Prevention of Intravascular Catheter-Related Infections HICPAC/CDC; 2011. Disponível em: www.cdc.gov.

Cipolla D, Giufree M, Mammina C, Corsello G. Prevention of nosocomial infections and surveillance of emerging resistances in NICU. Journal Maternal-Fetal and Neonatal Med. 2011;24(S(1)):23-26.

Dellit TH, Owens RC, McGowan JE Jr et al. Infectious Diseases Society of America, Society for Healthcare Epidemiology of America. Infectious Diseases Society of America and the Society for Healthcare Epidemiology of America guidelines for developing an institutional program to enhance antimicrobial stewardship. Clin Infect Dis. 2007;44:159-77.

Dong Y, Speer CP. Late-onset neonatal sepsis: Recent developments. Arch Dis Child Fetal neonatal, 2015;100:f257-f263.

Garland JS, Alex CP, Mueller CD et al. A randomized trial comparing povidone-iodine to chlorhexidine gluconato-impregnated dressing for prevention of central venous catheter infection in neonates. Pediatrics. 2001;107:1431-6.

Hooven TA, Polin RA. Health-associated infection in the hospitalized neonate: A review. Early human Development, 2014;90S1:S4-S6.

Pediatric Affinity Group. How-to-guide pediatric supplements: Ventilator associated pneumonia. Institute for Healthcare Improvement. [Acesso 2011 abr]. Disponível em: http://www.nichq.org/pdf/VAP.pdf.

Rutala WA, Weber DJ, and the Healthcare Infection Control Practices Advisory Committee (HICPAC). Guideline for disinfection and sterilization in healthcare facilities; 2008. Disponível em: www.cdc.gov.

Shadid S, Dutta S, Symington A, Shivananda S. Standaring umbilical catheter usage in preterm infants. Pediatrics. 2014;133(6):e1742-e1752.

Smulders C, Gestel JPJ, Bos AP. Are central line bundles and ventilator bundles effective in critically ill neonates and children? Intensive Care Med. 2013;39:1352-8.

Srivastavaa S, Shetty N. Healthcare-associated infections in neonatal units: Lessons from contrasting worlds. J Hosp Infect. 2007;65:292-306.

Stevens TP, Schulman J. Evidence-based approach to preventing central line-associated bloodstream infection in the NICU. Acta Paediatrica. 2012;101(Suppl 464):1-16.

Tamma PD, Aucott SW, Milstone AM. Chlorhexidine use in the neonatal intensive care unit: Results from a national survey. Infection Control Hospital Epidemiology. 2010;31:846-9.

WHO. Guideline on Hand Hygiene in Healthcare. First Global Patient Safety Challenge Clean Care is Safer Care; 2009.

Venkataraman ST, Thompson AE, Orr RA. Femoral vascular catheterization in critically ill infants and children. Clin Pediatr (Phila). 1997 Jun;36(6):311-9.

Sífilis Congênita

Maria Aparecida Marques dos Santos Mezzacappa

A sífilis congênita é uma infecção causada pela disseminação hematogênica do *Treponema pallidum* da gestante infectada para o seu concepto, podendo ocorrer em qualquer fase da gestação. A infecção materna não tratada, sobretudo quando recente (doença com menos de 1 ano de duração; VDRL > 1:8), pode afetar profundamente a evolução da gestação resultando em abortamento, óbito fetal, hidropisia não imune, parto prematuro e morte perinatal.

De 1998 a junho de 2016, foram notificados, no Sistema de Informação de Agravos de Notificação – Sinan, do Ministério da Saúde, 142.961 casos de sífilis congênita em menores de 1 ano de idade. Em 2017, o Ministério da Saúde reconheceu que o Brasil estava vivendo uma epidemia de sífilis.

A sífilis não tratada na gestação está associada a diferentes evoluções, conforme a fase da doença materna. Quando essa tem menos de 1 ano de duração (primária e secundária) o acometimento fetal e do recém-nascido (RN) atinge 95 a 100%. Na fase latente precoce e latente tardia é descrito comprometimento de 40 e 10% dos RN, respectivamente.

Manifestações clínicas

A maior parte (60%) dos RN é assintomática ao nascimento. Entre a 3ª e 8ª semana de vida, 2/3 deles apresentam sintomas e aos 3 meses 100% dos casos são sintomáticos. A prematuridade e o retardo de crescimento intrauterino frequentemente acompanham a doença. As manifestações clínicas presentes nos primeiros 2 anos de doença (sífilis congênita precoce) são as lesões mucocutâneas (várias tipos de *rash* e rinite, 30 a 60% dos casos), lesões ósseas bilaterais e simétricas (osteocondrite, periostite, bandas epifisárias radioluscentes ou radiodensas, 70% dos casos), hepatoesplenomegalia e hepatite (33 a 100%), anemia, leucocitose,

leucopenia, trombocitopenia, monocitose, neurolues (aumento de celularidade e/ou proteínas, VDRL positivo no LCR, 40 a 60% dos casos), coriorretinite, uveíte, glaucoma, atrofia óptica, papiledema, pneumonia alba e síndrome nefrótico. A sífilis congênita tardia compreende os estigmas da doença neonatal não tratada, observados após os 2 anos de idade: fronte olímpica, nariz em sela, tríade de Hutchinson (anormalidades dos dentes, ceratite intersticial e lesão do VIII nervo craniano), tíbia em sabre, retardo mental, hidrocefalia e convulsões.

Diagnóstico

O diagnóstico da sífilis congênita depende da avaliação das sorologias, história de tratamento e do seguimento sorológico da mãe após o tratamento, além da avaliação clínica e laboratorial do RN.

Diagnóstico da sífilis materna

O diagnostico presuntivo de sífilis em atividade requer dois testes: um não treponêmico (VDRL ou teste reagínico-RPR) e um teste treponêmico confirmatório (imunofluorescência-FTA-ABS, hemaglutinação-TPHA, imunoensaios, quimioluminescência). O VDRL materno deve ser colhido na primeira consulta do pré-natal, com 28 semanas de idade gestacional e no momento do parto. Quando o VDRL é positivo recomenda-se a confirmação com teste treponêmico, entretanto se isso retardar o tratamento materno e o título do VDRL for elevado, o início da terapêutica está justificado antes mesmo da confirmação. Títulos baixos de VDRL (< 1:8) podem representar: aumento inespecífico ocorrendo pela gestação (difícil de ser comprovado ou afastado), cicatriz sorológica (história de tratamento no

SEÇÃO XII – INFECÇÕES

passado), sífilis latente, reinfecção ou falso-positivo (reação cruzada – que pode ser afastada com o teste treponêmico). O diagnóstico diferencial é difícil e, a menos que haja documentação do tratamento, recomenda-se considerar a paciente infectada e tratá-la no pré-natal, com posterior seguimento sorológico. Recentemente, no nosso meio, pode-se dispor de um teste rápido para a sífilis (teste treponêmico por punção venosa/digital realizado em 15 minutos) cuja sensibilidade é de 90%. Um teste rápido positivo deve ser confirmado com VDRL. Se houver indisponibilidade de confirmação laboratorial com teste não treponêmico e ou a gestante estiver no 3º trimestre o tratamento é recomendado apenas com o resultado positivo do teste rápido. Se a triagem para sífilis materna for feita com teste treponêmico (chamada triagem reversa) e o resultado for positivo, um teste não treponêmico deve ser realizado para identificar a necessidade de tratamento juntamente com a história de tratamento pregresso e a história do parceiro. Se o teste não treponêmico for negativo outro tipo de teste treponêmico deve ser realizado.

A avaliação do resultado do teste não treponêmico materno realizado por ocasião do parto é um requisito obrigatório para a alta hospitalar do RN.

História do tratamento materno

O fármaco de escolha é a penicilina, na dose apropriada para o estágio da doença. Raramente, a gestante apresenta manifestações clínicas da sífilis que permitam classificar a fase da doença (primária, secundária, latente ou terciária), assim a recomendação é considerar a doença como latente com duração indeterminada e tratá-la como tal. Na sífilis primária, secundária e latente precoce usa-se 2.400.000 U de penicilina benzatina IM, em dose única. Na sífilis latente tardia ou latente de duração indeterminada recomenda-se 2.400.000 U de penicilina benzatina IM, em três doses, com intervalos semanais. A dessensibilização está indicada na hipersensibilidade à penicilina. Na situação de indisponibilidade da penicilina no comércio pode ser usada a ceftriaxona 1 g/dia IM ou EV, por 8 a 10 dias. No entanto, nenhum outro fármaco que não a penicilina é considerado eficiente para tratamento do feto.

Seguimento sorológico da mãe após tratamento

Na sífilis precoce o seguimento mensal evidencia queda de quatro vezes (duas diluições) no título do VDRL em 3 meses, e queda de oito vezes (três diluições) em 6 meses. Na sífilis latente o VDRL não negativo permanece em títulos baixos (< 1:2). Pacientes com sífilis adequadamente tratada previamente à gestação devem apresentar títulos estáveis ou declinando e ≤ 1:4. O acompanhamento sorológico durante o pré-natal pode ser difícil por tempo insuficiente para seguimento durante a gestação e, mesmo com tratamento adequado, pode-se observar uma não resposta sorológica que é identificada em 12% dos casos de sífilis em não gestantes (resposta sorológica lentificada).

Avaliação laboratorial do RN

A indicação de avaliação laboratorial depende da presença de sinais e sintomas clínicos, do estágio da infecção materna, da história de tratamento da mãe e da comparação entre os títulos de anticorpos maternos no parto e os do RN, preferencialmente realizados pelo mesmo laboratório.

A avaliação do RN inclui:

1. **Exame físico.** Entre outros achados são comuns a hepatoesplenomegalia, anemia e lesões mucocutâneas. A maioria das lesões ósseas não dão manifestações clínicas, exceto a pseudoparalisia de Parrot quando a perda óssea ou até a fratura está localizada na extremidade proximal do úmero ocasionando redução da mobilidade do membro afetado consequente à dor.

2. **2-VDRL colhido no 2º ou 3º dia de vida.** Pode ser negativo quando a doença materna é de aquisição tardia na gestação, quando os títulos de anticorpos são muito elevados, inibindo a floculação (fenômeno prozona), nos RN muito prematuros e após o tratamento materno. Um VDRL positivo no RN pode representar somente passagem passiva de anticorpos. Valores superiores aos maternos, quatro vezes (ou seja, duas diluições) ou mais são muito sugestivos de doença, mas ocorrem em menos de 30% dos RN com sífilis congênita. Grande parte dos RN tem VDRL igual ou 1 a 2 diluições inferior ao da mãe. Não é recomendável a coleta do VDRL de cordão dada as possibilidades de falso-positivos (10%) e falso-negativos (5%).

3. **Citologia, bioquímica e VDRL do liquor.** Pode-se encontrar aumento de celularidade e/ou proteína. Entretanto, os limites de normalidade para os dois parâmetros não são bem definidos e frequentemente existe superposição entre os valores encontrados em RN normais e os de pacientes com suspeita da doença. Por sua vez, o VDRL no liquor pode ser negativo mesmo na presença de neurossífilis e pode ser positivo na ausência de infecção, por grande quantidade de anticorpos no soro adquiridos por passagem transplacentária.

   O Center for Disease Control considera como valores normais até 25 células/mm³ e 150 mg/dL de proteinorraquia. Alguns autores consideram os valores neonatais semelhantes aos de lactentes, ou seja, até 5 células/mm³ e até 40 mg/dL. É importante afastar outras etiologias para as alterações liquóricas observadas.

4. **Radiografia de ossos longos.** O envolvimento ósseo ocorre nos ossos longos e costuma ser bilateral e simétrico. As regiões metafisárias são especialmente atingidas, apresentando um quadro radiológico de rarefações e/ou aumento da densidade óssea, assim como áreas de destruição e fragmentação óssea (osteocondrite). Quando os contornos metafisários superiores das tíbias são destruídos bilateralmente (sinal de Wimberger) caracterizam um sinal radiológico que é considerado patognomônico da doença, embo-

ra muito raro. Tais lesões, além da periostite, são vistas em RN com sintomas ao nascer ou diagnosticados com algumas semanas de vida.

Relatos mais antigos referem que as crianças infectadas pelo *Treponema pallidum* e sintomáticas, apresentam lesões ósseas em 70% dos casos e, que em 97% dos pacientes que evoluíram para óbito, aos 6 meses de vida, as lesões ósseas típicas da doença são identificadas na necrópsia. Mais recentemente, observa-se que a avaliação radiológica, na 1ª semana de vida, em crianças nascidas a termo e assintomáticas, apresenta positividade muito menor de achados inespecíficos (0,8 a 20% dos casos). O acometimento é caracterizado por zonas (bandas) de radioluscência ou radiodensas nas epífises dos ossos longos, que indicam sofrimento ósseo intrauterino. Dada a inespecificidade dessas imagens, a radiografia contribui pouco para o diagnóstico da sífilis congênita.

5. **Outros exames.** Hemograma, contagem de plaquetas, provas de função hepática e ultrassonografia de crânio, apenas quando indicados.

6. **Avaliação oftalmológica e do potencial evocado do nervo acústico.** Indicadas nos RN sintomáticos.

Categorias diagnósticas da sífilis congênita (ver Figura 128.1)

O Center for Disease Control, em 2015, atualizou a conduta na sífilis congênita e estabeleceu quatro categorias de certeza diagnóstica:

- **Cenário 1 (RN com doença confirmada ou com alta probabilidade):** presença de sinais/sintomas **ou** VDRL do RN quatro vezes (duas diluições) superior aos títulos da mãe (ausência deste critério não exclui doença) **ou** microscopia de campo escuro positiva **ou** PCR positivo de lesões ou fluídos corporais (líquido amniótico e secreção nasal).
  - **Conduta:** liquor (citologia, bioquímica e VDRL), hemograma com contagem de plaquetas e os outros exames descritos acima, se necessário.
  - **Tratamento:** penicilina G cristalina 10 dias, 100.000 a 150.000 U/kg/dia, EV, 12/12 horas, na 1ª semana de vida e a seguir 8/8 horas ou penicilina procaína 10 dias, 50.000 U/kg/dia, IM uma dose/dia. Outros esquemas antibióticos não foram testados para tratamento da sífilis congênita, portanto não são recomendados.

Se mais do que 1 dia de terapêutica for perdido, recomenda-se reiniciar o esquema. Se houver alterações liquóricas com suspeita de neurossífilis usar penicilina cristalina.

- **Cenário 2 (doença possível):** o RN é completamente assintomático e o VDRL do RN é igual ao materno ou quatro vezes inferior, ausência de documentação do tratamento materno ou tratamento inadequado (tratamento com eritromicina ou há menos de 4 semanas antes do parto).

- **Conduta:** liquor (citologia, bioquímica e VDRL), hemograma com plaquetas e radiografia de ossos longos. Se o RN for submetido a 10 dias de tratamento com penicilina procaína/cristalina pode-se suprimir a avaliação. O tratamento com penicilina benzatina obriga a realização da investigação que deve ser normal e o seguimento do RN deve ser assegurado.

- **Tratamento:** penicilina G cristalina 10 dias, 100.000 a 150.000 U/kg/dia, EV, 12/12 horas, na 1ª semana de vida e a seguir 8/8 horas ou penicilina procaína 10 dias, 50.000U/kg/dia, IM uma dose/dia **ou** penicilina benzatina 50.000 U/kg/dia, IM, dose única. Se a doença materna for recente e não tratada recomenda-se usar 10 dias de tratamento.

- **Cenário 3 (doença menos provável):** o RN é assintomático **e** o VDRL do RN é igual ao materno ou quatro vezes inferior e a mãe teve tratamento adequado, administrado há mais de 4 semanas do parto com resposta sorológica esperada para a fase da doença. Não deve haver evidência de recidiva ou de reinfecção.
  - **Conduta:** nenhuma conduta é necessária. Se houver dúvidas quanto ao seguimento do RN, uma dose de penicilina benzatina deve ser administrada.

- **Cenário 4 (doença improvável):** o RN é assintomático **e** o VDRL do RN é igual ao materno ou quatro vezes inferior **e** o tratamento materno ocorreu antes da gestação com valores de VDRL baixos e estáveis (< 1:2).

- **Conduta:** nenhuma conduta é necessária. Como no cenário três, a penicilina benzatina pode ser usada na dúvida de seguimento do RN e o VDRL do RN é positivo.

Falta de penicilina no mercado

Na indisponibilidade da penicilina cristalina, se o RN tem evidência clínica de doença congênita (cenário 1), deve-se usar a penicilina procaína por 10 dias e na falta dessa última, para RN ≤ 30 dias, usar ceftriaxone 75 mg/kg/dia EV ou IM em dose única, por 10 a 14 dias. Pode ser necessário ajuste da dose conforme o peso ao nascer. Para RN sem evidência de infecção (cenário 2 e 3) a penicilina G cristalina deve ser substituída por 10 dias de penicilina procaína ou penicilina benzatina.

Cuidados especiais

1. RN com lesões cutaneomucosas que são altamente ricas em treponemas devem ser manuseados com luvas durante as primeiras 24 horas de tratamento, em adição às precauções universais, quando da manipulação de sangue.

2. Os casos de infecção confirmada ou suspeita devem ser notificados à vigilância epidemiológica.

3. Os RN cujas mães tenham coinfecção do HIV e sífilis devem ser tratados e acompanhados em ambulatório do mesmo modo que os demais, já que não existem evidências claras que apontem necessidade de esquema terapêutico distinto para coinfecção pelo HIV.

SEÇÃO XII – INFECÇÕES

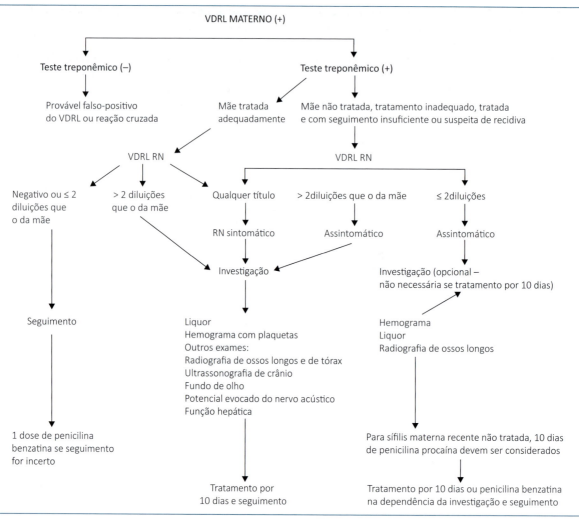

Figura 128.1. Conduta para a sífilis no período neonatal segundo o quadro clínico do RN e o tratamento materno.
Fonte: Desenvolvida pela autoria.

Acompanhamento ambulatorial

O seguimento ambulatorial é obrigatório a cada 2 a 3 meses para todos os RN com VDRL positivo ou filhos de mães com VDRL positivo. O acompanhamento clínico e laboratorial com VDRL é necessário até a negativação ou queda de quatro vezes nos títulos.

Se a criança não estava infectada (passagem transplacentária de anticorpos maternos) ou se foi adequadamente tratada, os testes não treponêmicos devem ter seu título reduzido por volta do 3º mês e negativado no 6º mês. Se, ao contrário, houver estabilização ou aumento nos títulos depois dos 6 a 12 meses a criança deve ser reavaliada com coleta de liquor e retratada com penicilina cristalina.

Não há necessidade de repetição dos testes treponêmicos antes dos 12 a 15 meses, quando estes devem ter negativado, no caso de transferência placentária apenas. Na situação de doença confirmada o teste treponêmico pode permanecer positivo, além dos 18 meses, a despeito do tratamento.

As crianças que apresentarem o teste treponêmico reagente aos 18 meses deverão realizar seguimento por longo prazo para monitoramento de possíveis alterações tardias da sífilis (visuais, auditivas e de desenvolvimento), mesmo que estas crianças tenham recebido tratamento adequado no período neonatal.

Os RN assintomáticos, cuja mãe recebeu terapêutica adequada durante a gestação, respondendo com queda adequada dos níveis sorológicos, são de risco mínimo para a doença, no entanto, devem ser seguidos até que ocorra negativação do VDRL.

Naquelas crianças que tiveram anormalidades liquóricas recomenda-se repetir a punção lombar a cada 6 meses até a normalização dos resultados que deve ocorrer até 2 anos de idade.

O seguimento de crianças tratadas, após o período neonatal, é o mesmo que para as crianças tratadas mais precocemente.

LEITURAS COMPLEMENTARES

Beeram MR, Chopde N, Dawood Y, Siriboe S, Abedin M. Lumbar puncture in the evaluation of possible asymptomatic congenital syphilis in neonates. J Pediatr. 1996;128:125-9.

Brasil. Ministério da Saúde, Secretaria de Vigilância em Saúde, Departamento de vigilância, prevenção e controle das infecções sexualmente transmissíveis, do HIV/Aids e das hepatites virais. Protocolo clínico e diretrizes terapêuticas para prevenção da transmissão vertical de HIV, Sífilis e Hepatites virais; 2017.

Brasil. Ministério da Saúde. Sífilis congênita. Boletim epidemiológico. 2016;47(35).

Center for Disease Control and Prevention. Alternatives to intravenous penicillin G for specific infections; 2004. [Acesso 2017 out 26]. Disponível em: https://www.cdc.gov/std/treatment/drugnotices/penicilling.htm.

Centers for Disease Control. Sexually transmitted diseases. Treatment guidelines 2015. MMWR. 2015;64(3):34-51.

Gomez GB, Kamb ML, Newman LM, Mark J, Broutet N, Hawkes SJ. Untreated maternal syphilis and adverse outcomes of pregnancy: A systematic review and meta-analysis. Bull World Health Organ. 2013;91(3):217-26.

Greenberg SB, Bernal, DV. Are long bone radiographs necessary in neonates suspected of having congenital syphilis? Radiology. 1992;128:637-39.

Kollmann TR, Dobson SEM. Syphilis. In: Wilson CB, Nizet V, Maldonado YA, Remington JS, Klein JO (ed). Remington and Klein's Infectious diseases of the fetus and newborn infant. 8nd ed. Philadelphia: Elsevier; 2016. p.512-43.

São Paulo, Secretaria de Estado da Saúde. Centro de Controle de Doenças Programa DST/Aids de São Paulo. Centro de Referência e Treinamento DST/Aids. Guia de bolso para o manejo da sífilis em gestantes e sífilis congênita. São Paulo: Secretaria de Estado da Saúde; 2016. 112p.

Seña AC, Zhang X, Zheng H, Yang B, Yang L, Salazar JC et al. A systematic review of syphilis serological treatment outcomes in HIV-infected and HIV-uninfected persons: Rethinking the significance of serological non-responsiveness and the serofast state after therapy. BMC Inf Dis. 2015;15:479-93.

Zenker PN, Berman M. Congenital Syphilis: Trends and recommendations for evaluation and management. Pediatr Infect Dis J. 1991;10: 516-22.

Toxoplasmose Congênita

Cristina Gardonyi Carvalheiro

A toxoplasmose é causada por um parasita intracelular obrigatório, o *Toxoplasma gondii*. Em geral, é uma infecção benigna, porém torna-se preocupante quando ocorre em pessoas imunocomprometidas e em gestantes, em função do risco de transmissão vertical. Considera-se que afete cerca de um terço da população mundial, apresentando prevalência variável em diferentes regiões em razão dos riscos específicos de exposição à infecção. No Brasil, 50 a 80% das gestantes e mulheres em idade fértil já foram infectadas, e até 5% delas pode apresentar infecção aguda durante a gestação. A incidência de infecção congênita é considerada elevada em nosso país, sendo estimada entre 5 e 23 casos para cada 10 mil nascidos vivos em diferentes locais.

Estudos recentes têm evidenciado uma elevada virulência e patogenicidade dos genótipos do *Toxoplasma* encontrados na América Latina, associadas a uma maior severidade da infecção humana. No Brasil, estes novos dados têm trazido preocupação quanto à necessidade de identificação, tratamento e acompanhamento adequados das diversas formas clínicas da toxoplasmose, particularmente da infecção congênita.

Transmissão vertical

O *Toxoplasma* é transmitido da mãe para o feto por via hematogênica transplacentária. A transmissão pode ocorrer quando há infecção primária em uma gestante previamente soronegativa ou após reativação de toxoplasmose em uma gestante imunocomprometida. Além disso, existem relatos isolados de transmissão vertical em gestantes cronicamente infectadas, que são reinfectadas por uma cepa diferente e mais virulenta do parasita.

Um dos principais fatores que determinam o risco de transmissão vertical da toxoplasmose é a idade gestacional em que a mulher adquire a infecção. O risco de passagem transplacentária do parasita aumenta de cerca de 5%, quando a infecção ocorre nas primeiras semanas, para 70 a 80%, quando é adquirida após a 37ª semana. De maneira inversa, o risco de consequências clínicas severas no feto diminui progressivamente, conforme aumenta a idade gestacional em que a infecção é adquirida. Assim, determinar o momento da gestação em que ocorreu a infecção materna é importante para planejamento da investigação e tratamento. Outros fatores que podem aumentar o risco de transmissão vertical da toxoplasmose incluem a presença de imunodeficiência materna e a ausência de tratamento gestacional, além de características do parasita, principalmente aquelas relacionadas com sua virulência.

Quadro clínico

Oitenta a 90% dos recém-nascidos infectados não apresenta sinais ou sintomas clínicos evidentes. Quando presentes, podem variar desde alterações sutis e inespecíficas até quadros graves, com sequelas neurológicas e oftalmológicas, incluindo aborto e morte fetal (Quadro 129.1). Lesões oculares são as alterações mais frequentes, e, portanto, devem ser sistematicamente buscadas por meio de exame oftalmológico completo, incluindo fundoscopia, em todos os pacientes com suspeita de infecção. Adicionalmente, é indicada avaliação por imagem do sistema nervoso central (ultrassonografia, ressonância magnética ou tomografia computadorizada), em função da possibilidade de presença de anormalidades mesmo em lactentes com exame neurológico normal. A análise do liquor (bioquímica e celularidade) é indicada em crianças que tenham diagnóstico confirmado, alterações neurológicas e/ou anormalidades nos exames de imagem. A investigação completa deve incluir também uma avaliação auditiva.

Quadro 129.1 Manifestações clínicas da toxoplasmose congênita em recém-nascidos e lactentes.		
Sinais inespecíficos	*Alterações oftalmológicas*	*Alterações neurológicas*
Hepatomegalia Esplenomegalia Icterícia colestática *Rash* cutâneo Anemia Trombocitopenia Linfadenopatia Miocardite Pneumonite Distermias Prematuridade Perda auditiva neurossensorial	Coriorretinite (cicatricial ou com sinais de atividade inflamatória) Estrabismo Nistagmo Vitrite Catarata Descolamento de retina	Dilatação ventricular Calcificações intracranianas (isoladas ou múltiplas; mais comuns em região periventricular) Micro ou macrocefalia Crises convulsivas Hipotonia Espasticidade Atrofia cerebral Alterações liquóricas (hiperproteinorraquia, hipoglicorraquia, aumento de celularidade)

Fonte: Desenvolvido pela autoria.

Considera-se que a maioria dos indivíduos com toxoplasmose congênita apresente risco de novas lesões oftalmológicas ou de reativação das lesões prévias ao longo da vida, com possibilidade de perda visual, mesmo quando assintomáticos ao nascimento. Sequelas cognitivas e motoras podem ser observadas com severidade variável, dependendo do acometimento inicial. Crianças com exames de imagem de sistema nervoso central normal ou com alterações discretas ao nascimento em geral apresentam desenvolvimento normal, quando adequadamente tratadas.

Deve-se chamar atenção para o fato de que existem diferenças na frequência e na severidade das manifestações clínicas da toxoplasmose congênita em diferentes países. No Brasil, os estudos disponíveis mostram que as anormalidades clínicas são muito frequentes: mais de 80% das crianças infectadas apresenta lesões retinianas e cerca de 35%, alterações neurológicas. Existem também evidências de que as lesões oftalmológicas em crianças brasileiras sejam mais severas, apresentem maior frequência, tamanho e número e tenham maior risco de recorrência, quando comparadas com crianças francesas, o que reforça a necessidade de acompanhamento clínico rigoroso.

Diagnóstico

A diferenciação entre toxoplasmose aguda e crônica, importante no contexto da infecção gestacional, é frequentemente difícil, pois a infecção é, em geral, assintomática ou benigna. Desse modo, o diagnóstico da infecção baseia-se, primariamente, na detecção sorológica de IgG e IgM anti--Toxoplasma e na interpretação da cinética destes anticorpos. Considerando-se que o diagnóstico depende, com

frequência, de comparação e seguimento dos títulos, devem ser utilizados, idealmente, os mesmos testes laboratoriais, realizado pelo mesmo laboratório.

Diagnóstico na gestante

A realização de rastreamento sorológico no 1º trimestre de gestação visa identificar mulheres suscetíveis (não infectadas), permitindo orientar a prevenção de aquisição da infecção. O rastreamento da toxoplasmose deve ser trimestral nas gestantes suscetíveis, sendo recomendada nova sorologia no parto ou puerpério. Esta repetição das sorologias tem como objetivo detectar a ocorrência de toxoplasmose aguda, para que seja possível iniciar investigação e tratamento adequados. O Quadro 129.2 sumariza a interpretação do rastreamento realizado durante o acompanhamento pré-natal.

Quadro 129.2 Interpretação dos resultados sorológicos para toxoplasmose realizados durante a gestação.	
Resultados sorológicos	*Interpretação*
IgG e IgM negativas	Gestante não infectada
IgG negativa e IgM positiva	Infecção aguda muito recente ou resultado falso positivo da IgM (repetir sorologias em 2 a 3 semanas para confirmação)
IgG positiva e IgM negativa	Infecção antiga ou crônica
IgG e IgM positivas	Infecção aguda recente ou infecção crônica ou resultado falso positivo da IgM
Avidez de IgG elevada (colhida antes de 12 a 16 semanas de gestação)	Infecção aguda ocorrida antes da gestação
Avidez de IgG elevada (colhida após 12 a 16 semanas de gestação)	Infecção aguda durante a gestação não pode ser excluída
Avidez de IgG baixa ou indeterminada (colhida em qualquer idade gestacional)	Infecção aguda recente (últimas 12 a 16 semanas) ou prévia (últimos 12 meses)

Fontes: Peyron et al., 2016; Maldonado, 2017; e Villard et al., 2016.

Para investigação de infecção fetal, deve ser realizada avaliação ultrassonográfica gestacional, buscando detectar a ocorrência de hidrocefalia, hepatoesplenomegalia, presença de calcificações cerebrais ou hepáticas, hidropsia, ascite ou retardo de crescimento intrauterino. A ocorrência de infecção fetal pode ser investigada também por meio da reação em cadeia da polimerase (PCR) para detecção do DNA do *Toxoplasma* em amostra de líquido amniótico, quando disponível.

São considerados casos confirmados de toxoplasmose gestacional:

- gestante com soroconversão de IgG (exame previamente negativo tornando-se positivo) documentada em duas amostras de sangue obtidas durante a gestação, com ≥ 3 semanas de intervalo, utilizando o mesmo teste laboratorial;

CAPÍTULO 129 – TOXOPLASMOSE CONGÊNITA

- detecção direta do *Toxoplasma* por meio da PCR, cultivo do parasita, bioensaios ou exames anatomopatológicos em amostra de líquido amniótico, placenta ou tecidos fetais;
- confirmação do diagnóstico na criança.

Outras situações, como um resultado baixo ou intermediário na avidez de IgG, aumento progressivo nos títulos de IgG durante a gestação com IgM positiva ou níveis de IgG muito elevados com IgM positiva, indicam uma provável infecção aguda gestacional. As demais situações sorológicas, como IgM reagente ou indeterminada acompanhada de títulos baixos ou moderados de IgG, podem ser consideradas como casos suspeitos de toxoplasmose aguda gestacional. Todas as situações suspeitas devem ser avaliadas individualmente, preferencialmente em um serviço de referência.

Diagnóstico no recém-nascido e lactente

A transferência materno-fetal de anticorpos de classe IgG por meio da barreira placentária faz com que possam ser detectados ao nascimento nos filhos de mães com IgG positiva, em títulos equivalentes aos títulos maternos quando o parto ocorre a termo. Ao longo dos primeiros meses de vida, ocorre uma degradação gradativa da IgG transferida passivamente durante a gestação. Assim, a documentação de queda progressiva dos títulos de IgG até a negativação afasta o diagnóstico de toxoplasmose congênita, na ausência de tratamento específico. É esperada uma queda de cerca de 50% dos títulos a cada 30 dias, com negativação, em geral, aos 6 ou 7 meses, podendo ser mais tardia (< 12 meses). Por outro lado, crianças infectadas apresentam síntese endógena de IgG, sendo a detecção da persistência de IgG anti-*Toxoplasma* com 1 ano de idade considerada o *padrão-ouro* para diagnóstico de toxoplasmose congênita.

Por não atravessar a placenta, a detecção de IgM anti-*Toxoplasma* em sangue periférico de um recém-nascido comprova a ocorrência de infecção congênita. No entanto, os testes sorológicos para detecção de IgM apresentam sensibilidade máxima de cerca de 80% ao nascimento, sendo ainda menor quando a infecção materna ocorreu no início da gestação e quando a mãe recebeu tratamento gestacional para toxoplasmose. Assim, a infecção não pode ser descartada em crianças com IgM negativa.

Outros testes laboratoriais têm sido utilizados na investigação de toxoplasmose congênita. A detecção de IgA anti-*Toxoplasma*, quando associada à detecção de IgM, aumenta a sensibilidade diagnóstica. A detecção do DNA do *Toxoplasma* por meio da PCR realizada em sangue periférico, liquor e/ou urina comprova a ocorrência de infecção congênita, porém tem baixa sensibilidade. Mais recentemente, a técnica de *Western-blot*, que compara os perfis de reatividade de IgG e IgM de mãe e RN, tem sido utilizada com sucesso para diagnóstico da toxoplasmose congênita.

O Quadro 129.3 resume os critérios diagnósticos de infecção congênita pelo *Toxoplasma*, independentemente da apresentação clínica.

Em recém-nascidos e lactentes com suspeita de toxoplasmose congênita, porém sem infecção comprovada (apresentando IgG positiva e IgM negativa), as sorologias devem ser repetidas a cada 1 a 2 meses, até definição do estado de infecção com 12 meses de vida.

Tratamento

Tratamento da gestante

Diferentes esquemas de tratamento são usados na gestação. As estratégias de tratamento, em geral, baseiam-se na utilização precoce de espiramicina sempre que há suspeita de infecção aguda materna. Considera-se que seu uso diminua o risco de transmissão transplacentária, principalmente quando iniciada até 3 semanas após a infecção aguda materna, devendo ser mantida até o final da gestação. Havendo constatação de infecção fetal (PCR positiva no líquido amniótico ou anormalidades detectadas na ultrassonografia), a espiramicina é trocada pela associação de sulfadiazina e pirimetamina, também mantidas até o final da gestação. O tratamento com estes fármacos visa diminuir a severidade das manifestações clínicas no feto e recém-nascido acometido pela toxoplasmose congênita. Alguns especialistas também recomendam o uso de sulfadiazina e pirimetamina quando a infecção materna ocorreu no final da gestação, em função do risco elevado de transmissão vertical.

Tratamento do recém-nascido e lactente

O esquema atual de tratamento pós-natal da toxoplasmose congênita prevê o uso contínuo de sulfadiazina e piri-

Quadro 129.3 Critérios diagnósticos de toxoplasmose congênita.	
Toxoplasmose congênita comprovada	*Toxoplasmose congênita descartada*
Presença de pelo menos um dos seguintes achados: - presença de IgM e/ou IgA e IgG; - persistência ou aumento nos títulos de IgG após 12 meses de vida, na ausência de tratamento[a]; - PCR positivo no líquido amniótico, durante investigação gestacional ou em amostras colhidas do RN.	Queda progressiva e negativação dos títulos de IgG antes de 12 meses de vida, na ausência de tratamento[a].

[a]: em crianças que receberam tratamento, o resultado da IgG só pode ser considerado definitivo 2 meses após suspensão dos medicamentos.

Fontes: Brasil. Protocolo de Notificação e Investigação. Ministério da Saúde, 2018; e Pomares e Montoya, 2016.

SEÇÃO XII – INFECÇÕES

Quadro 129.4 Tratamento pós-natal da toxoplasmose congênita.	
Fármaco	*Dose*
Sulfadiazina	100 mg/kg/dia divididos em duas doses, durante 1 ano.
Pirimetamina	1 mg/kg/dia em uma dose diária, durante 2 a 6 meses (dependendo da intensidade do acometimento). A seguir: 1 mg/kg 3 vezes por semana, até completar 1 ano.
Ácido folínico	10 a 20 mg/dose, diária ou 3 vezes por semana, dependendo da contagem de neutrófilos, durante 1 ano[a].
Prednisona ou prednisolona[b]	1 mg/kg/dia dividido em duas doses (iniciar apenas se proteinorraquia > 1.000 mg/dL ou se coriorretinite em atividade, mantendo até resolução do processo inflamatório).

[a]: manter o ácido folínico por 1 semana após a retirada da pirimetamina.

[b]: utilizar corticoides apenas em associação com sulfadiazina e pirimetamina. Após melhora do processo inflamatório, deve ser feita diminuição gradativa da dose, até retirada.

Fonte: Brasil, Ministério da Saúde, 2014.

metamina durante todo o 1º ano de vida, com objetivo de reduzir as sequelas neurológicas e oftalmológicas. No entanto, ainda não existem estudos com seguimento em médio e longo prazo de crianças tratadas no Brasil, onde a frequência e severidade das lesões oculares já é elevada ao nascimento.

O Quadro 129.4 detalha o esquema de tratamento da infecção congênita recomendado no Brasil.

Deve-se salientar que, por razões éticas, não existem estudos clínicos randomizados que avaliem a efetividade do tratamento da toxoplasmose congênita. Mesmo assim, as evidências obtidas a partir de estudos observacionais são consideradas de alta qualidade para o tratamento pré-natal, e de moderada qualidade para o tratamento pós-natal.

Monitorização do tratamento e de efeitos adversos dos fármacos

O efeito adverso mais importante da pirimetamina é a toxicidade hematológica. A neutropenia (< 1.000 neutrófilos/mm^3) ocorre em mais da metade dos lactentes que recebem sulfadiazina e pirimetamina; anemia e trombocitopenia são raras. O uso correto do ácido folínico reduz o risco de neutropenia, devendo, portanto, ser utilizado durante todo o período de tratamento. Sugere-se avaliação hematológica a cada 15 a 30 dias ao longo do tratamento, com aumento gradativo da dose do ácido folínico caso ocorra neutropenia, e suspensão temporária da pirimetamina caso a contagem de neutrófilos esteja < 500/mm^3.

Os títulos de IgG anti-*Toxoplasma* devem ser acompanhados a cada 2 ou 3 meses durante o tratamento, que pode afetar a cinética dos anticorpos. Em geral, ocorre diminuição progressiva dos títulos de IgG, podendo chegar a ocorrer negativação, mesmo em lactentes sintomáticos. Após suspensão das drogas antiparasitárias, a maioria das crianças apresenta um aumento significativo de IgG, o que alguns autores atribuem a uma reativação da infecção. Nesta situação, na ausência de lesões oftalmológicas em atividade, não é necessário manter ou reiniciar o tratamento.

Prevenção

A toxoplasmose é adquirida por meio do consumo de carne crua ou malpassada contendo cistos teciduais, da ingestão de oocistos presentes em água não tratada, frutas e vegetais contaminados e, mais raramente, da ingestão de taquizoítos presentes em leite cru. As principais medidas para evitar aquisição da infecção são:

- consumir água tratada e filtrada;
- lavar cuidadosamente as mãos após contato com gatos;
- trocar a caixa de dejetos de gatos a cada 3 dias, utilizando luvas;
- não consumir carnes cruas ou malpassadas e carnes cruas curadas;
- não consumir carnes cozidas exclusivamente no micro--ondas;
- não consumir frutos do mar crus ou pouco cozidos;
- não provar alimentos crus durante o preparo;
- lavar cuidadosamente as frutas, verduras e legumes antes do consumo;
- evitar ingesta de vegetais crus fora de casa;
- lavar cuidadosamente mãos, superfícies, tábuas de corte e utensílios após contato com carne crua e vegetais não lavados;
- não consumir leite e produtos lácteos não pasteurizados;
- lavar rigorosamente as mãos e unhas após contato com solo e jardinagem.

A orientação destas medidas preventivas em gestantes é uma intervenção simples e desejável, apesar de não haver estudos de alta qualidade que avaliem seu impacto na prevenção da infecção congênita. A realização da triagem sorológica pré-natal e da triagem neonatal de toxoplasmose ("teste do pezinho") são consideradas medidas de prevenção secundária e terciária da infecção congênita, em conjunto com a devida investigação e tratamento.

Frente aos conhecimentos atuais a respeito da elevada virulência do *Toxoplasma* no Brasil, da importância epidemiológica da água como fonte de infecção e aos questionamentos com relação à duração da imunidade contra a doença, maiores estudos são necessários para definir as medidas específicas mais adequadas para prevenção da toxoplasmose congênita em nosso meio.

LEITURAS COMPLEMENTARES

Bigna JJ et al. Global, regional, and country seroprevalence of Toxoplasma gondii in pregnant women: A systematic review, modelling and meta-analysis. Sci Rep. 2020;10(1):12102.

Brasil. Atenção à saúde do recém-nascido: Guia para os profissionais de saúde/Ministério da Saúde, Secretaria de Atenção à Saúde, Departamento de Ações Programáticas Estratégicas. 2.ed. atual. Brasília: Ministério da Saúde; 2014.

Brasil. Protocolo de Notificação e Investigação: Toxoplasmose gestacional e congênita [recurso eletrônico]/Ministério da Saúde, Secretaria de Vigilância em Saúde, Departamento de Vigilância das Doenças Transmissíveis. Brasília: Ministério da Saúde; 2018.

Di Mario S et al. Prenatal education for congenital toxoplasmosis. Cochrane Database Syst Rev. 2015(10):CD006171.

Dubey J et al. Toxoplasmosis in humans and animals in Brazil: High prevalence, high burden of disease, and epidemiology. Parasitology. 2012;139(11):1375-424.

Maldonado YA. J.S. Read, and C.O.I. Diseases, Diagnosis, Treatment, and Prevention of Congenital Toxoplasmosis in the United States. Pediatrics. 2017;139(2).

Opsteegh M et al. Intervention strategies to reduce human Toxoplasma gondii disease burden. Clin Infect Dis. 2015;60(1):101-7.

Peyron F et al. Maternal and Congenital Toxoplasmosis: Diagnosis and Treatment Recommendations of a French Multidisciplinary Working Group. Pathogens. 2019;8(1).

Peyron F et al. Toxoplasmosis, in Remington and Klein's infectious diseases of the fetus and newborn infant. In: CB Wilson et al. (ed). Philadelphia: Elsevier/Saunders; 2016. p.946-1042.

Pomares C, Montoya JG. Laboratory Diagnosis of Congenital Toxoplasmosis. J Clin Microbiol. 2016;54(10):2448-54.

Robert-Gangneux, F. It is not only the cat that did it: How to prevent and treat congenital toxoplasmosis. J Infect. 2014;68(Suppl 1):S125-33.

Villard O et al. Serological diagnosis of Toxoplasma gondii infection: Recommendations from the French National Reference Center for Toxoplasmosis. Diagn Microbiol Infect Dis. 2016;84(1):22-33.

Infecções Virais –
Diagnóstico, Tratamento e Considerações sobre Prevenção

Licia Maria Oliveira Moreira

As infecções congênitas têm enorme impacto na saúde da população, não só no crescimento e neurodesenvolvimento das crianças infectadas, mas atingem emocionalmente toda família e têm também impacto social e econômico significativo para o país. A infecção por citomegalovírus, por exemplo, representa um custo anual nos Estados Unidos de 3 bilhões de dólares.

O conhecimento da abordagem diagnóstica e terapêutica e de ações preventivas podem ser ferramentas importantes na redução da sua morbimortalidade.

Rubéola

Estima-se o nascimento anual de mais de 100 mil crianças com síndrome da rubéola congênita (SRC); em 1998 estabeleceu-se definições de caso para vigilância da SRC. Estudou-se rubéola em 214 países e destes 124 estavam usando vacina. Desde 2008 não há relato da síndrome da rubéola congênita no país. O vírus pertence à família *Togaviridae* e ao gênero Rubivírus.

É uma infecção viral que pode acontecer em qualquer período da gestação. Quando ocorre nas primeiras semanas de vida, pode resultar em múltiplas anomalias de órgãos com malformações graves, viremia intensa e grande comprometimento clínico. O risco de transmissão varia conforme a idade gestacional: primeiras 12 semanas (81%), 23 a 30 semanas (30%), 31 a 36 semanas (60%) e depois de 36 semanas pode chegar a 100%. Não se tem registrado malformações quando o feto é infectado a partir da 20ª semana.

Fatores de risco: gestante soronegativa, portanto suscetível, em contato com o agente viral.

O vírus da rubéola dissemina-se para os órgãos fetais por meio de êmbolos de células endoteliais infectadas dos vasos placentários, ocasionando hipóxia por obstrução vascular. Há inibição da mitose. A lesão anátomo patológica característica da infecção por rubéola é a angiopatia necrotizante nos pequenos vasos; observa-se uma vasculopatia generalizada.

Quadro clínico

Apenas 50% tem manifestações ao nascer. Há restrição do crescimento intrauterino (por inibição da mitose e por hipóxia), pode haver cardiopatia congênita (PCA, estenose da pulmonar), surdez neurossensorial, catarata ou glaucoma e púrpura neonatal.

Na forma aguda ocorre adenite, HEM, icterícia, lesões ósseas, encefalite, meningite, miocardite, lesões oculares, pneumonia, anemia e plaquetopenia. Pode ocorrer sepse viral, situação extremamente grave.

Manifestações tardias: déficit imunológico, defeitos da audição, autismo, retardo psicomotor, doenças da tireoide, diabetes *mellitus*.

Em geral, mais de um desses sinais e sintomas estão presentes. A manifestação clínica isolada mais frequente é o comprometimento auditivo.

Laboratório

- Isolamento viral em urina, conjuntiva, liquor, nasofaringe.
- Inibição de hemaglutinação.
- ELISA IgM e IgG.

A interpretação das sorologias do recém-nascido é fundamental para o diagnóstico: presença de anticorpos específicos IgM no sangue ou periférico. Podem ocorrer resultados falso-positivos ou falso-negativos (infecção na fase tardia da gestação).

Anticorpos específicos IgG: a positividade indica infecção, porém, pode ser apenas reflexo da simples transmissão passiva de anticorpos transplacentários da mãe. O aumento do título após 3 a 4 semanas ou a persistência em títulos altos após os 6 meses de vida confirmam a infecção.

- Reação em cadeia de polimerase (PCR) – método bem sensível e especifico.
- Liquor com hiperproteinorraquia.
- Hemograma com linfocitose.
- Avaliação oftalmológica e audiológica.
- Ecocardiograma com PCA, estenose da pulmonar.
- US transfontanela, tomografia de crânio e ressonância magnética.
- Anatomia da placenta.

Tratamento

Não há tratamento especifico. O paciente deve ser acompanhado por uma equipe multidisciplinar, sobretudo no 1º ano de vida, para detectar sinais subclínicos e oferecer um maior suporte às possíveis sequelas.

Prevenção

- Vacinar crianças com mais de 12 meses.
- Vacinar a população suscetível, sobretudo mulheres em idade fértil.
- Mulheres vacinadas devem evitar gestação nos 3 meses subsequentes.
- Gestantes devem evitar contato com indivíduos infectados particularmente crianças com rubéola congênita, pois apresentam uma virúria prolongada.
- Utiliza-se a vacina tríplice com vírus vivo atenuado.

Herpes simples

Vírus herpes simples (VHS1 e VHS2)

Fator de risco: herpes genital materno, contato com indivíduos com VHS-I.

O risco de transmissão é de 50% quando a infecção materna é primária e 5% nas infecções recorrentes. Cerca de 2% de mulheres susceptíveis faz infecção pelo HSV na gestação; quando a infecção ocorre próximo ao parto está correlacionada com maior morbidade. Cursa com elevada morbimortalidade. Aujard (2002) refere mortalidade na forma disseminada de 31% e 6 a 11% quando há encefalite isolada; a morbidade neste estudo foi de 17% na forma disseminada e 31% na forma neurológica.

Quadro clínico

Manifestações clínicas de surgimento na 2ª ou 3ª semana de vida, com lesões vesicobolhosas em pele e mucosa oral, ceratoconjuntivite ou coriorretinite. Pode haver comprometimento do SNC com abaulamento de fontanela, irritabilidade, convulsões e encefalite. Geralmente, evoluem com sequelas do tipo microcefalia, cegueira e cistos porencefálicos.

Se a infecção se apresentar de forma disseminada e grave com manifestações neurológicas (2/3 das crianças), sufusões hemorrágicas, HEM, apneia, icterícia, febre, *rash* ou púrpura, choque e colapso cardiovascular a mortalidade é grande.

Infecção intrauterina – é uma condição rara, com cicatrizes cutâneas, coriorretinite, microftalmia, hidrocefalia. Pode haver abortamento ou natimortalidade.

Diagnóstico

- Cultura e exame citológico das lesões, de secreção oral, nasofaringe, ocular e urina, sangue e liquor.
- PCR.
- ELISA IgM e IgG.
- Teste de avidez IgG.
- Imunofluorescência para anticorpos IgG e IgM.
- Estudo anatomopatológico da placenta.
- Avaliação oftalmológica e audiometria.
- Radiografia de crânio – ultrassonografia transfontanelar ou ressonância e TC de crânio.
- Os testes sorológicos podem estar com baixa titularidade ou mesmo negativos no início da doença.
- Liquor: deve ser feito em todas as formas da infecção. Apresenta-se com aumento de celularidade à custa de linfomononucleares, hiperproteinorraquia e hipoglicorraquia. Deve ser realizado também seu estudo imunológico. PCR tem mostrado grande sensibilidade (98%) e especificidade para encefalite por VHS.

Tratamento

Conduta para o RN de mãe com infecção ativa por herpes simples (PCR ou cultura positiva) deve-se considerar cesárea eletiva e não deixar bolsa rota por mais de 4 horas.
- Solicitar PCR ou cultura perianal, conjuntiva, nasofaringe e sangue e estudo do liquor com PCR ou cultura.
- Iniciar Aciclovir se sinais clínicos ou exames sem resultado em curto prazo.

Conduta para o RN de mãe com infecção recorrente, ativa no parto (PCR ou cultura positiva da lesão genital com IgG positivo):
- *Swab* perianal, conjuntiva, nasofaringe, para PCR e PCR no sangue.
- Tratar com Aciclovir se cultura ou PCR positivo ou apresentar sinais de doença.
- Aciclovir: 60 mg/kg/dia EV de 8/8 horas por 14 dias, prolongando-se para 21 dias quando houver envolvimento do SNC.
- Aciclovir ocular ou vidarabina tópico a 3%.

A toxicidade medicamentosa é incomum, porém a criança deve ser monitorada com hemograma, provas de função hepática e renal.

RN clinicamente bem cuja mãe está com herpes em atividade deverá ter seu banho liberado com maior brevidade e encaminhar para alojamento conjunto.

Caso necessite internamento deverá ser mantido isolado na incubadora.

Alojamento conjunto – solicitar sorologias para herpes simples (IgM e IgG).
- Hemograma e AP de placenta.
- Assintomático: programar reavaliação com infectologista e oftalmologista com 10 dias de vida com família orientada a procurar pediatra previamente se apresentar sinais clínicos.

970

Seguimento

Enquanto 95% dos portadores da doença de pele isolada desenvolvem-se normalmente aos 2 anos de idade, somente 40% dos sobreviventes à encefalite e 60% dos sobreviventes da doença disseminada estão normais nesta idade. As sequelas neurológicas em longo prazo incluem microcefalia, coriorretinite e porencefalia. Estas crianças necessitam de suporte multiprofissional.

Prevenção

Parto cesárea em gestantes infectadas pelo VHS genital, não deixar bolsa rota por mais de 4 horas, cuidados em sala de parto para diminuir a contaminação do recém-nascido, evitar contato com recém-nascidos infectados e familiares com herpes oral ou genital. O pessoal do berçário infectado com herpes deve ser orientado pela comissão de controle de infecção hospitalar quanto à sua atuação na unidade neonatal.

Vacina com vírus inativado tem sido recomendada para diminuir os surtos da doença. Gestantes com infecção primaria ou recorrente sintomática devem fazer uso de Aciclovir por 10 dias via oral ou endovenoso. Estudos estão avaliando o uso de Valaciclovir e Famciclovir em gestantes infectadas.

O aleitamento materno só não está indicado quando houver lesões em mamas.

Citomegalovírus

O citomegalovírus humano é um vírus DNA do grupo de agentes da família herpesvírus. Em hospedeiros imunocompetentes, as infecções geralmente são subclínicas. No entanto, quando a infecção ocorre durante a gravidez pode ter repercussões graves para o feto. Assume-se que a infecção congênita (presente ao nascimento) é decorrente da transmissão transplacentária. Nos Estados Unidos, a infecção congênita por CMV ocorre em 0, 2 a 2, 2% de todos os recém-nascidos. No entanto a incidência de infecção congênita é bastante variável nas diferentes populações. A soroprevalência entre mulheres está entre 40 e 80%.

Estudos têm demonstrado claramente que a imunidade materna preexistente não impede a reativação do CMV durante a gravidez ou a aquisição de uma nova cepa, assim como não é capaz de evitar a transmissão da infecção intrauterina sintomática. Gestantes com infecção aguda têm risco de transmissão ao concepto de 40% e quando têm reinfecção ou reativação esta transmissão vai para 1 a 2%, entretanto, nas crianças sintomáticas o risco de sequelas nas duas situações é o mesmo (50%). As infecções perinatais por CMV adquiridas naturalmente resultam da exposição a secreções genitais maternas infectadas, hemoderivados ou ao leite materno durante os primeiros meses de vida pós-natal. É a causa infecciosa mais frequente de surdez neurossensorial e de retardo psicomotor.

Quadro clínico

Cerca de 90% das crianças infectadas é assintomática ao nascer, mas 10 a 15% tem sequelas e 7% tem surdez, portanto apenas 10% dos infectados tem manifestações clínicas ao nascer; podendo ocorrer baixo peso, icterícia, função hepática anormal, pneumonite, trombocitopenia, microcefalia, calcificações periventriculares, surdez neurossensorial, hepatite e sequelas neurológicas. São caracterizadas pelo envolvimento de múltiplos órgãos, em particular o sistema reticuloendotelial e o SNC, com ou sem dano auditivo. Acredita-se que a magnitude da lesão pré-natal se reflita na ocorrência de microcefalia com ou sem calcificação, retardo no crescimento intrauterino e prematuridade. Outros achados clínicos ocasionalmente incluem hidrocefalia, anemia hemolítica e pneumonite. Entre os lactentes mais gravemente afetados as taxas de mortalidade podem ser altas, entre 10 e 30%. A maior parte das mortes ocorre no período neonatal e geralmente são decorrentes de envolvimento de múltiplos órgãos, com disfunção hepática grave, hemorragia e coagulação intravascular disseminada. A morte após o 1º ano de vida geralmente é restrita às crianças com graves lesões neurológicas e é decorrente da desnutrição, pneumonia por aspiração e infecções associadas.

A hepatomegalia é frequente no período neonatal em recém-nascidos com infecção congênita por CMV sintomática. Os testes de avaliação hepática muitas vezes são anormais e refletem disfunções hepatocelulares e colestase. A esplenomegalia geralmente persiste por mais tempo que a hepatomegalia e acredita-se que contribua para a trombocitopenia persistente em alguns pacientes. A icterícia é uma manifestação comum da infecção congênita por CMV, os níveis de bilirrubina direta e indireta podem estar elevados, mas, caracteristicamente, os componentes diretos aumentam após os primeiros dias de vida e podem constituir até 50% do nível de bilirrubina total com colestase importante. Petéquias e púrpuras: raras ao nascimento, mas muitas vezes aparecem dentro de algumas horas, e podem ser as únicas manifestações de infecção por CMV. Mais frequentemente, a hepatoesplenomegalia está associada ao achado de petéquias.

Microcefalia: é um indicador mais específico de comprometimento cognitivo futuro, junto com as calcificações cerebrais. A principal alteração relacionada com a infecção no olho por CMV é a coriorretinite, com estrabismo e atrofia óptica. Também foram descritos microftalmia, catarata, necrose e calcificação de retina, além de cegueira. O retardo do crescimento intrauterino (RCIU), ocasionalmente grave, foi relatado em até 50% dos pacientes com infecção sintomática congênita por CMV, enquanto a prematuridade ocorreu em 34% dos indivíduos.

A pneumonite intersticial não é manifestação comum do CMV, mesmo em pacientes mais gravemente afetados. É descrita, entretanto, pneumonite intersticial associada ao CMV em lactentes com infecção perinatal.

A infecção congênita por CMV também está associada a defeito do esmalte dentário, o que, até o momento, parece afetar principalmente a dentição primária. A surdez neurossensorial é o distúrbio mais comum do déficit do desenvolvimento neurológico. O CMV é considerado hoje uma das causas mais importantes de surdez na infância. A frequência e gravidade da deficiência auditiva é maior em

SEÇÃO XII – INFECÇÕES

pacientes com infecção sintomática (58%), em comparação à infecção assintomática ao nascimento (7,4%). Em geral, a perda da audição é progressiva em 50% dos casos, bilateral em 50% dos indivíduos e de aparecimento tardio em 20% dos casos.

Diagnóstico

Para estabelecer o diagnóstico de infecção perinatal por CMV é preciso primeiro excluir a infecção congênita, mostrando uma ausência de excreção viral durante as primeiras 2 semanas de vida.

- Detecção do vírus: Isolamento viral em cultura de tecidos.
- Detecção de DNA viral pela amplificação do PCR (em urina, sangue, saliva, liquor).
- Detecção da resposta imune.
- Detecção de anticorpos IgM por captura e IgG (quantitativo) – coletar do binômio.
- Exames laboratoriais.
- Hemograma, perfil hepático incluindo TP e albumina, função renal.
- Estudo do LCR (celularidade, bioquímica. Se disponível, realizar PCR para CMV).
- Neuroimagem – ultrassonografia transfontanelar, RNM de crânio ou TC.
- Avaliação oftalmológica – fundoscopia.
- Avaliação audiológica: emissões otoacústicas, BERA ou PEATE.
- Eletroencefalograma.
- Estudo anatomopatológico da placenta.

Tratamento

O tratamento da infecção congênita por CMV com antivirais deve ser instituído para recém-nascidos com evidência de envolvimento do sistema nervoso central (SNC), incluindo perda auditiva neurossensorial, deve ser considerado em crianças com doença grave em órgão-alvo (hepatite, pneumonite, colite e supressão medular).

Paciente prematuro ou imunodeprimido, com infecção perinatal, com manifestações nos 2 primeiros meses de vida deve ser considerado o tratamento com antivirais. Pacientes com coinfecção pelo HIV também devem ser tratados. A terapia com Ganciclovir (6 mg/kg de 12/12 horas), intravenoso, por 6 semanas é recomendada para os neonatos com citomegalovírus congênito, em condições muito graves quando a via enteral não é indicada. Estudos demonstram que este tratamento melhora os resultados auditivos e de neurodesenvolvimento em longo prazo. O uso do antiviral deve ser monitorado quanto à toxicidade, especialmente neutropenia, que pode ocorrer em até 60% dos pacientes. Ganciclovir intravenoso é a sua pró-droga: Valganciclovir (16 mg/kg de 12/12 horas), via oral, por 6 meses.

Seguimento

Todos os casos deverão ser encaminhados para unidades com abordagem de equipe multidisciplinar, com atenção direcionada ao crescimento e neurodesenvolvimento.

Prevenção

- Orientar cuidados de higiene para gestante.
- Isolamento: precaução padrão e de aerossóis se houver pneumonia.
- A prevenção de infecção perinatal é realizada com medidas quanto ao hemoderivados, utilizando filtros de deleucotização e doadores soronegativos.

Com relação ao leite materno em prematuros extremos ou moderados de mães com viragem sorológica na gestação, deve ser analisado com cuidado pois cerca de 2,5% evolui com sepse viral; não há métodos disponíveis para reduzir esta transmissão. O congelamento do leite materno (–20 °C) diminui a infectividade do vírus e trata-se de uma conduta promissora. A pasteurização do leite materno inativa o CMV, contudo também pode inativar outros componentes biológicos importantes deste leite. Qualquer intervenção para modificação do leite materno visando minimizar a transmissão do CMV nos prematuros extremos deve considerar o inquestionável benefício do leite materno para estes neonatos.

- Antivirais para prevenção de surdez e maior comprometimento neurológico.
- Avaliar triagem com PCR ao nascimento.
- Avaliação sorológica da gestante no 1º e 3º trimestre.

Perspectivas

Vacina, imunoglobulina e Valaciclovir na gestante.

Arboviroses

As arboviroses são viroses transmitidas por insetos, endemo-epidêmicas, originárias da África, com ampla distribuição mundial, predominando nos países tropicais da África, Ásia e Américas. O vírus da Dengue (DENV) e o vírus da Zika (ZIKV) pertencem a uma mesma família e o vírus da Chikungunya é de uma família próxima, todos transmitidos por mosquitos do gênero *Aedes*. O *Aedes aegipty* predomina nas áreas urbanas enquanto o *Aedes albopictus*, é encontrado nas áreas urbanas, suburbanas, rurais e silvestres. Ambos já com alta densidade e amplamente distribuídos pelo território nacional, o *Aedes aegipty* desde 2000, em todos os estados do país, e o *Aedes albopictus* em área menor, porém com grande dispersão na região mais populosa, o sudeste.

As medidas governamentais implementadas no Brasil no combate aos insetos, quase exclusivamente baseadas em campanhas educativas voltadas à população, para não permitir a existência de água livremente acumulada nas residências, têm se mostrado insuficientes para resolver esse grave problema de saúde pública, considerando as repetidas epidemias de Dengue e as recentes presenças de Chikungunya e Zika.

Dengue

Desde a década de 1980 do século passado que o Brasil vem sendo atingido periodicamente por grandes epidemias de Dengue, com aproximadamente um milhão de casos em vários anos: 1986, 2002, 2008, 2010 com a maior em 2013, atingindo 2 milhões. Desde 1995 o país é detentor do maior registro de casos da doença no mundo, e a partir de 2010, após a introdução em nosso território do vírus da Dengue 4, apresenta circulação ampla dos quatro tipos do vírus da Dengue (DENV): DEN 1, DEN 2, DEN 3 e DEN 4, o que torna possível que os indivíduos possam vir a ser acometido por ela em quatro episódios distintos.

Tem sido descritos casos de transmissão vertical da Dengue mostrando o vírus no feto e em amostra do sangue do cordão umbilical, demonstrando a aquisição de infecção intrauterina. Contudo, a transmissão vertical não é um modo comum de transmissão da Dengue, a probabilidade de transmissão vertical é baixa quando a mãe é infectada. Não tem sido registrado casos de Dengue congênita relacionada à infecção materna no início da gravidez. A possível justificativa é que no fim da gestação não há tempo de produção de anticorpos para transferir e proteger o neonato, conferindo imunidade passiva, então a viremia materna pode ser transferida para o feto desprotegido. Há registros de diferentes evoluções no recém-nascido, desde assintomáticos até o óbito. O período de latência do vírus é entre 3 e 15 dias, mais comumente 5 e 8 dias.

Quadro clínico

Febre, *rash* cutâneo que desaparece numa média de 3 dias após o termino da febre, hipoatividade e até mesmo sepse. Conforme viremia materno-fetal pode haver prematuridade e baixo peso.

Diagnóstico

O diagnóstico pode ser feito pelo isolamento viral durante a face febril (4 a 5 dias) ainda na 1ª semana e pela dosagem de anticorpos IgM e IgG cujo diagnóstico é vital para confirmar o diagnóstico.
- PCR.
- ELISA IgM e ELISA IgG quantitativo.
- Anatomia da placenta.
- Hemograma, função hepática e renal.
- US transfontanelar, ecocardiograma.

Pode ocorrer pancitopenia, alteração da função hepática com aumento de enzimas e de bilirrubinas e tempo de protrombina diminuído.

Tratamento

Sintomático com paracetamol, mas deve-se ficar atento à necessidade de suporte de terapia intensiva.

Prevenção

Vacinas; gestantes, quando em áreas endêmicas, devem se proteger quanto à picada de insetos.

Chikungunya

A infecção pelo vírus Chikungunya (CHIKV), família *Togaviridae*, gênero *Alphavírus*, é transmitida pelo mosquito *Aedes* o mesmo vetor responsável pela infecção da Dengue e Zika. Em setembro de 2014 foram diagnosticados os primeiros casos de Chikungunya no Amapá (Oiapoque) e Bahia (Feira de Santana), em 2015 vários outros estados foram registrados: Minas Gerais, Mato Grosso do Sul, Roraima e Distrito Federal, Pernambuco.

VÍRUS-CHIKV é um vírus envelopado e o seu genoma possui aproximadamente 11,8 kb em uma fita simples de RNA positivo, contida num capsídeo de formato icosaédrico, com diâmetro correspondente à 60 a 70 nm.

Embora sejam de tamanho pequeno e contenham um pequeno número de genes, os vírus de RNA são caracterizados por altas taxas de mutação. Isto acontece em função da falta de atividades de reparação de leitura associadas à RNA-polimerase RNA-dependente (RdRp). Como consequência do seu ciclo de replicação rápido e do grande tamanho da população, os arbovírus podem existir como populações mistas de variantes genômicas que estão intimamente relacionadas, mas não são geneticamente idênticas. A identificação deste tipo de mutação é feita a partir de técnicas de sequenciamento do código genético do vírus. Muitos métodos de detecção e identificação viral, e que auxiliam na classificação taxonômica, foram desenvolvidos durante o século XX, colaborando para o entendimento de diversas patologias, bem como auxiliando na elaboração de vacinas preventivas e terapias para as doenças virais.

Há ainda poucas informações sobre a transmissão congênita do CHIKV, mas está mais relacionada à infeção materna no último trimestre.

O risco maior de transmissão ocorre quando mulheres são infectadas durante o período de intraparto. Os recém-nascidos são geralmente assintomáticos ao nascimento e então desenvolvem febre, dor, erupção cutânea e edema. Aqueles infectados durante o período intraparto podem também desenvolver doenças neurológicas (p. ex., meningoencefalite, lesões de substância branca, edema cerebral e hemorragia intracraniana), sintomas hemorrágicos e doença do miocárdio.

Em 2017 foi publicado um relato de caso (Lyra et al., 2020) em Salvador, na Bahia, de uma paciente com quadro de cefaleia leve, astenia, *rash* macular sem febre e artralgia que estava amamentado seu filho de 3 meses de vida. Foram colhidas amostras de sangue, urina e leite materno com 3 dias após o início do quadro, todas foram positivas para CHIKV. Foi o primeiro relato da presença de partículas do vírus no leite materno por um período de 3 semanas sem transmissão para o bebê. Existem poucos relatos sobre a detecção de arboviroses no leite materno. A detecção do CHIKV no leite materno levanta questões clínicas e epidemiológicas, e mais estudos são necessários para avaliar o potencial de infectividade nesses casos

Até a presente data, não existem relatos de transmissão vertical pelo leite materno. Em função dos benefícios do aleitamento materno, mães devem ser encorajadas a amamentar mesmo nas áreas onde o CHIKV esteja circulando.

Quadro clínico

A maioria das infecções por CHIKV que ocorre durante a gravidez não resulta na transmissão do vírus para o feto. Apesar da infecção intrauterina do CHIKV ser rara no início da gestação, ela aumenta para aproximadamente 50% quando mães apresentam viremia na semana que antecede o parto. Existem também raros relatos de abortos espontâneos após a infecção materna por CHIKV. O risco maior de transmissão ocorre quando mulheres são infectadas durante o período de intraparto.

A infecção perinatal está relacionada a manifestações clínicas no recém-nascido, com febre, artralgia, *rash*, descamação da pele, hepatoesplenomegalia, pneumonia, miocardite, enterocolite, sepse, instabilidade hemodinâmica, convulsões. Meningoencefalite e óbito são menos frequentes.

Os recém-nascidos desenvolvem sintomas em torno do 4º dia de vida (média de 3 a 7 dias). Os sinais mais frequentes são febre, *rash* e edema. Podem apresentar também petéquias, trombocitopenia e linfopenia. Complicações incluem hemorragias cerebrais, status *epilepticus*, falência de múltiplos órgãos, o que pode resultar na necessidade de ventilação mecânica em 25% dos neonatos.

O acompanhamento dos pacientes tem mostrado uma diminuição da cognição com 2 anos de vida em alguns casos.

Anormalidades laboratoriais incluem alterações dos testes de função hepática, plaquetas e contagem de linfócitos reduzidos, assim como níveis de protrombina diminuídos. Neonatos que evoluem com doença neurológica geralmente desenvolvem incapacidades em longo prazo.

O seguimento destas crianças com acometimento do sistema nervoso central tem sido preocupante. Estudos têm mostrado que aos 2 anos 50% apresenta distúrbios de comportamento, autismo, comprometimento da cognição, da fala, microcefalia, estrabismo.

Diagnóstico

- Identificação viral por cultura ou PCR (padrão-ouro) na 1ª semana de vida.
- ELISA pesquisa de anticorpos IgM e IgG do binômio.
- Liquor com PCR.
- Hemograma, função hepática e renal.
- US de crânio, RM.
- Fundoscopia, audiometria por meio do PEATE.
- EEG, ecocardiograma.
- Anatomia da placenta.

Tratamento

Sintomáticos muitas vezes necessitam de suporte de terapia intensiva neonatal.

Prevenção

Gestantes, quando em áreas endêmicas, devem se proteger quanto à picada de insetos. Crianças infectadas devem fazer seguimento com equipe multiprofissional para minimizar as possíveis sequelas.

Zika

A infecção pelo vírus Zika, teve seus registros iniciais no país em 2015 acometendo inicialmente pacientes do nordeste. O país foi impactado por milhares de casos de transmissão vertical muitos deles associados à microcefalia gerando grande impacto médico social para a população brasileira.

O vírus Zika é um arbovírus, do gênero Flavivírus (família *Flaviviridae*), identificado em 1947, originário da África predominando nos países tropicais da África, Ásia e Américas, é transmitido pelo mosquito *Aedes aegipty*. Sua transmissão também ocorre por via sexual, via transplacentar, perinatal, sangue e fluidos corporais. Anomalias congênitas ocorrem em 15% das crianças cujas mães foram expostas ao vírus no 1º trimestre.

Na gravidez, o RNA do VZIK foi detectado no soro em até 107 dias após o início da doença.

A transmissão perinatal do vírus Zika foi relatada pela primeira vez durante o surto da Polinésia Francesa em 2013 e posteriormente confirmada durante o surto brasileiro. O RNA viral foi detectado no líquido amniótico de mulheres grávidas que sofreram de sintomas compatíveis com a infecção pelo Zika vírus, e, mais tarde, em cérebros fetais e produtos de abortos que apoiam a transmissão materno-fetal do vírus.

No entanto, ao contrário de outros agentes patogénicos da TORCH, o vírus Zika não causa resposta inflamatória maciça dentro da placenta, mas induz danos severos no cérebro fetal. A taxa exata de transmissão vertical e congênita ainda não está totalmente esclarecida. Apesar de a partícula viral ter sido isolada no leite materno, não há, até a presente data, evidência de transmissão pelo aleitamento materno, mesmo sendo descrita essa via de transmissão para outros flavivírus.

Quadro clínico

Irritabilidade excessiva, convulsão, clônus exacerbado, sintomas piramidais e extrapiramidais, desproporção crânio facial, disfagia, persistência de reflexos primitivos, microcefalia (75%), depressão biparietal do crânio com protusão occipital, excesso de pele na nuca, artrogripose, fenda labial e palatina, calcificações cranianas, corticais e subcorticais, ventriculomegalia, hipoplasia cerebelar, hipoplasia do corpo caloso, atrofia cortical e subcortical, retardo na mielinização, aumento da cisterna magna, desproporção craniana, baixo peso (32%), atrofia macular, anomalias do nervo óptico, glaucoma, blefaroespasmo, fotofobia, alterações oculares ocorreram em 38% dos pacientes estudados em uma serie em Salvador (Belem dos Santos et al., 2020), cardiopatia (13%) associada a defeito septal atrioventricular.

Recém-nascido pode inicialmente não apresentar alterações neurológicas, mas evoluir com significativo e progressivo comprometimento neurológico.

Diagnóstico

- Pesquisa de anticorpos IgM e IgG do binômio ELISA.
- Identificação viral por cultura ou PCR (quando genitora relatar infecção até 10 dias).
- Liquor com cultura viral e estudo imunológico-PCR.
- Hemograma (neutropenia, trombocitopenia, linfopenia).
- Função hepática e marcadores de inflamação (proteína C-reativa) estão elevados.
- US de crânio, RM.

CAPÍTULO 130 – INFECÇÕES VIRAIS – DIAGNÓSTICO, TRATAMENTO E CONSIDERAÇÕES SOBRE PREVENÇÃO

- Anatomia da placenta, estudo do líquido amniótico.
- EEG, ecocardiograma.
- Fundoscopia, audiometria (PEATE).

Tratamento

Sintomático; tratar suas complicações com suporte fisioterápico e da fonoaudiologia. Antivirais, inibidores de nucleosídeos e Interferon I ainda em estudo.

Prevenção

Ainda não há vacina disponível, deve-se orientar gestantes para proteção dos insetos, contatos com fluidos e sangue de infectados.

Pacientes devem ser seguidos por uma equipe multiprofissional para reduzir os agravos e prevenir complicações.

LEITURAS COMPLEMENTARES

Rubéola

American Academy of Pediatrics. Rubella. In: Red Book. 29.ed. Elk Grove Village; 2012. p.629-34.

Bittencourt AL. Infecções Congênitas Transplacentárias. Rio de Janeiro: Revinter; 1995. p.52-5.

Moreira LMO et al. Nível Sorológico para Rubéola em uma População de Gestantes da Cidade do Salvador. J. Bras. Ginecol. e Obstetrícia. 1982;92(6):333-4.

Permar SR. Viral Infections. In: Cloherty and Stark´s. Manual of Neonatal Care. 8.ed. Philadelphia: Wolters Kluwer; 2017. p.678-81.

Plotkin SA, Reef SE, Cooper LZ, Alford CA. Rubella. In: Remington & Klein, Infectious Diseases of the Fetus and Newborn Infant. 7.ed. Philadelphia: WB Saunders; 2011. p.861-98.

Ramos JRM, Bhering CA, Costa NDVL, Moreira LMO. Infecções Congênitas. In: Borges WG, Burns DAR, Campos Junior D, Silva LR. Tratado de Pediatria da Sociedade Brasileira de Pediatria. Barueri: Manole; 2017.

Revello MG et al. Prenatal diagnosis of rubella vírus infection by direst detection and semiquantitation of viral RNA in clinical samples by reverse transcription-PCR. J. Clin. Microbiol. Mar. 1997;35(3):708-13.

Robertson SE et al. Rubella and congenital rubella síndrome: Global update. Rwv. Panam. Salud Publica. 2003;14(5):298-99.

Herpes simples

American Academy of Pediatrics. Herpes Simplex. In: Red Book. 29. ed. Elk Grove village, AAP; 2015.

Aujard Y. Modalities of treatment local and general, medicamentous or not, controlling neonate suspected to be infected/contaminated by HSV 1 or HSV 2. Ann Dermatol Venereol. 2002;129(4):655-61.

Brown ZA et al. The acquisition of herpes simplex vírus during pregnancy. N. England J. Méd. 1997;337(8):509-15.

Gutierrez KM, Wintley R, Arvin AM. Herpes Simplex Virus Infections. In: Remington & Klein. Infectious Diseases of the Fetus and Newborn Infant. 5.ed. Philadelphia: WB Saunders; 2011. p.813-33.

Hensleigh PA et al. Genital herpes during pregnancy: Inability to distinguish and recurrent infectious clinically. Obstet Gynecol. 1997;89(6):891-5.

Leung DT. Sacks SL. Current treatment options to prevent perinatal transmission of herpes simples vírus. Expert. Opin. Pharmacother. 2003;4(10):1809-19.

Moreira LM. Tratamento do Recém Nascido Infectado. In: Bittencourt AL. Infecções Congênitas Transplacentárias. Rio de Janeiro: Revinter; 1995.

Permar SR. Viral infections in Cloherty. Stark's Manual of Neonatal Care. 8th edition. Philadelphia: Wolters Kluwer; 2017.

Citomegalovírus

Britt W. Cytomegalovirus. In: Remington & Klein. Infectious Diseases of the Fetus and Newborn Infant. 5.ed. Philadelphia: WB Saunders; 2011. p.706-55.

Marsico, Kimberlin. Italian Journal of Pediatrics. 2017;43:38. Doi: 10.1186/s13052-017-0358-8.

Pass RF, Boger RA. Maternal and fetal cytomegalovirus infection: Diagnosis, management and prevention. F1000 Research; 2018 march 02. p.1-14.

Permar SR. Viral infections in Cloherty. Stark's Manual of Neonatal Care. 8th ed. Philadelphia: Wolters Kluwer; 2017.

Red Book. American Academic of Pediatrics. 31th ed. Illinois; 2018-2021.

Resch B. Treatment for congenital Cytomegalovirus Infection: Who, for how long, with what drug regimen? J. Neonatal Biol; 2012. p.1-2.

Schleiss MR. Cytomegalovirus. In: Read & Schleiss. Congenital & Perinatal Infections. Oxford; 2018. p.003-017.

Arboviroses

Carles G, Peiffer H, Talarmin A. Effects of dengue fever during pregnancy in French Guiana. Clin Infect Dis. 1999;28:637-40.

Carles G, Talarmin A, Peneau C, Bertsch M. Dengue fever and pregnancy. A study of 38 cases in french Guiana. J Gynecol Obstet Biol Reprod (Paris). 2000;29:758-62.

Carroll ID, Toovey S, Van Gompel A. Dengue fever and pregnancy: A review and comment. Travel Med Infect Dis. 2007;5:183-8.

Maroun SL, Marliere RC, Barcellus RC, Barbosa CN, Ramos JR, Moreira ME. Relato de caso: Transmissão vertical de dengue. J Pediatr (Rio J). 2008;84:556-9.

Ribeiro CF et al. Dengue during pregnancy: Association with low birth weight and prematurity. São Paulo: Rev. Inst. Med. Trop. 2016;58:8.

Chikungunya

Edwards CJ, Welch SR, Chamberlain J et al. Molecular diagnosis and analysis of chikungunya virus. J Clin Virol. 2008;39(4):271-5.

Gérardin P, Barau G, Michault A et al. Multidisciplinary prospective study of mother-to-child chikungunyavirus infections on the island of La Réunion. PLoS Med. 2008;5(3):e60.

Lyra PR et al. Congenital Chikungunya Virus Infection after an Outbreak in Salvador, Bahia, Brazil. American Journal of Perinatology Reports. 2016;6(3).

Lyra PR, Campos GS, Sardi S. Infecção pelo vírus Chikungunya. In: Moreira LMO et al. Infecções Congênitas e Perinatais. Salvador: EDUFBA; 2020 ago. p.197-214.

Mwesige AK et al. Emerging viral infections in Sub – Saharan Africa and the Developing Nervous System: A Mini Review. Front Neurology. 2018 feb 23;9;82.

Ramful D, Carbonnier M, Pasquet M et al. Mother-to-child transmission of chikungunya virus infection. Pediatr Infect Dis J. 2007;26(9): 811-5.

Ritz N, Hufnagel M, Gérardin P. Chikungunya in children. Pediatr Infect Dis J. 2015;34(7):789-91.

Villamil-Gómez W, Alba-Silvera L,Menco-Ramos A et al. Congenital chikungunya virus infection in Sincelejo, Colombia: A case series. J Trop Pediatr. 2015;61(5):386-92.

Zika

Belém dos Santos LC, Lyra PPR, Cardeal CMM, Oliveira PR, Travassos Santiago AC, Sarno M, Moreira LMO. Clinical and epidemiological profile of the mother – Neonate binomy with microcefalia and suspected infection by zika viruses in the gestation: a sectional study. Obstet Gynecol Int J. 2020;11(4):257-65.

Besnard M, Lastère S, Teissier A, Cao-Lormeau VM, Musso D. Evidence of perinatal transmission of Zika virus, French Polynesia, December 2013 and February 2014. Euro Surveill. 2014;19:pii:20751.

Bhatnagar J et al. Zika virus RNA replication and persistence in brain and placental tissue. Emerging Infectious Diseases. 2017 march;23;3.

Campos GC, Sardi SI, Sarno M, Brites C. Zika virus infection, a new public health challenge. Brazilian Journal Infect Dis. 2016;20:227-8.

Marcondes MB, Melo Ximenes MFF. Zika virus in Brazil and the danger of infestation by Aedes (Stegomyia) mosquito. Revista da Sociedade Brasileira de Medicina Tropical. 2016 Jan-Feb;49(1):4-10.

Moraes Ferreira LL. Infecção Congênita pelo Zika vírus. In: Moreira LMO et al. Infecções Congênitas e Perinatais. Salvador: EDUFBA; 2020 ago. p.225-48.

Mwesige AK et al. Emerging viral infections in Sub – Saharan Africa and the Developing Nervous System: A Mini Review. Front Neurology. 2018 feb 23;9;82.

Ozkurt Z, Tanriverdi EC. Global Alert: Zika Virus-an Emerging Arbovirus Eurasian J Med. 2017;49:142-7.

Zanluca C, Melo VCA, Mosimann ALP, Santos GIV, Santos CND, Luz K. First report of autochthonous transmission of Zika virus in Brazil. Mem Inst Oswaldo Cruz. 2015;110:569-72.

Infecções Fúngicas na Unidade de Terapia Intensiva –
Detecção, Tratamento e Prevenção

Rosana Richtmann
Camila de Almeida Silva

Sepse fúngica neonatal também denominada de candidemia é uma condição muito grave, relacionada à elevada morbimortalidade, especialmente nos recém-nascidos muito baixo peso (RN-MBP). A candidemia é a terceira causa mais comum de sepse tardia no neonato muito baixo peso (peso de nascimento < 1.500 g) acometendo cerca de 10% desta população e de até 15% nos extremos baixo peso de nascimento (EBPN) < 1.000 g, sendo a letalidade associada a estas infecções tão elevada quanto 44%.

Estudo recente (Benjamin et al., 2006) relata a alta incidência de morte e déficit neurológico no seguimento destes RN que apresentaram candidemia no período neonatal. Neste estudo, realizado pelo National Institute of Child Health and Human Development Neonatal Reserch Network, os autores chegaram a números impressionantes no seguimento aos 18 a 22 meses de vida. Morte ou deficiência no desenvolvimento neurológico foi observado em 73% dos lactentes.

Os avanços na terapia intensiva neonatal resultaram na maior sobrevida dos RN com peso de nascimento < 1.500 g ou gravemente doentes, os quais são submetidos a procedimentos invasivos e consequente elevação do risco de infecção nosocomial, incluindo as candidemias. A prevenção das infecções hospitalares nesta situação é um desafio bastante difícil, visto que a imunidade desta população é imatura e a barreira cutânea também ineficaz e despreparada. Além disso, o diagnóstico de candidíase invasiva nesta faixa etária é extremamente difícil, necessitando ser realizado e suspeitado de forma precoce, na tentativa de melhorar o prognóstico do paciente.

Os fatores de risco relacionados à aquisição da sepse fúngica neonatal são: prematuridade; presença da colonização fúngica ao nascimento ou sua aquisição por meio do uso de antibióticos de ação seletiva na flora microbiológica normal; período de internação prolongado juntamente com o uso de procedimentos invasivos como cateter vascular central, ventilação mecânica, procedimentos cirúrgicos e uso de nutrição parenteral total.

A identificação de colonização endotraqueal e/ou colonização do trato gastrointestinal pode ser encontrada na 1ª semana de vida. Habitualmente, o relato de doença fúngica invasiva é mais comum em RN hospitalizado por mais de 4 semanas.

A candidíase disseminada também foi associada à retinopatia da prematuridade, à leucomalácia periventricular e à doença pulmonar crônica.

Espécies de *Candida* envolvidas

Existem mais de 200 espécies de *Candida* identificadas, porém uma pequena lista de aproximadamente 20 pode ser considerada de importância médica. *Candida albicans, Candida parapsilosis, Candida tropicalis, Candida glabrata, Candida krusei, Candida lusitaniae, Candida stellatoidea, Candida kefyr, Candida pseudotropicalis, Candida dubliniensis, Candida intermédia* e *Candida guilliermondii*. De forma semelhante à população adulta, *C. albicans* é a espécie mais isolada na neonatologia. No entanto, a epidemiologia está mudando, havendo diminuição na proporção de 80% para menos de 40% das candidemias causadas por *C. albicans*. Esta espécie ainda é considerada a mais virulenta, tendo sido associada a elevadas taxas de complicações de órgãos-alvo e elevada mortalidade.

Cepas do complexo *psilosis são a segunda espécie mais comum neste cenário, sendo em algumas UTI o principal agente de* candidemia. *C. parapsilosis* é a espécie mais comum encontrada nas mãos dos profissionais de saúde, sugerindo um potencial veículo de transmissão. Esta espécie está relacionada a menores taxas de mortalidade quando comparada às outras espécies de *Candida*. Todas as outras espécies, embora com importância clínica relevante, são de menor frequência. *Candida glabrata* pode estar relacionada aos RN com peso e idade gestacional maior que as outras espécies. *Candida tropicalis* apresenta aumento nos últimos anos nas UTI de neonatologia e *Candida krusei* é pouco frequente.

Patogênese

A patogênese da candidíase invasiva envolve uma sequência de eventos nos hospedeiros de risco: colonização, resultado da aderência da adesão do fungo em pele e epitélio mucoso (particularmente o TGI); penetração nas barreiras epitelial e invasão local ou disseminação sistêmica com envolvimento de órgãos-alvo. A patogênese da infecção fúngica neonatal está resumida na Figura 131.1.

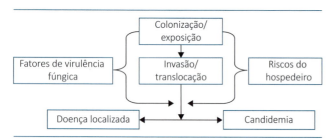

Figura 131.1. Patogênese da infecção fúngica neonatal.
Fonte: Adaptada de Eggimann et al., 2011.

Nem todos os RN colonizados desenvolvem infecção, uma combinação de fatores do hospedeiro e mecanismos de virulência do fungo resulta na persistência da colonização ou na progressão para infecção. Os principais fatores de risco para candidemia neonatal estão listados no Quadro 131.1.

A colonização do RN pode ser adquirida por transmissão vertical a partir do trato geniturinário ou gastrointestinal materno durante o período perinatal e pelas mãos dos profissionais de saúde dentro da unidade de terapia intensiva neonatal (UTIN). Limitar a exposição aos fatores de risco para infecção fúngica no RN é altamente desejável, mas raramente possível, principalmente nos RN de muito baixo peso (RN MBP < 1.500 g) e nos de extremo baixo peso (RN EBP < 1.000 g). A prematuridade é o fator-chave para candidemia, em especial nos com idade gestacional (IG) inferior a 28 semanas. Atualmente, com os avanços na tecnologia da assistência ao RN, todos os extremos prematuros possuem praticamente todos os fatores de risco para candidemia durante sua permanência na UTIN.

Virtualmente todos os prematuros recebem antibióticos no início da vida e o uso prolongado e indiscriminado de antimicrobianos de amplo espectro resulta em alterações da flora normal da pele e intestino, favorecendo o crescimento e a colonização pelas cepas de *Candida* e posterior translocação e disseminação hematogênica. O estado de imunossupressão em função da imaturidade do sistema imunológico, imunodeficiência congênita, neutropenia ou uso de corticosteroide predispõe o RN à infecção fúngica.

A presença de dispositivos invasivos como tubo endotraqueal e cateter vesical são fatores de risco para candidemia neonatal, porém a permanência de um cateter vascular central (CVC) é o mais importante. As espécies de *Candida* têm a capacidade de adesão a superfícies e formação de biofilme intraluminal nos CVC o que pode servir como fonte para candidemia ou embolização para órgãos à distância. Os CVC são mantidos por longos períodos para garantia de administração de drogas e nutrição, sendo o uso de nutrição parenteral um risco adicional, especialmente a infusão de lipídios. Fatores dietéticos estão relacionados ao desenvolvimento da enterocolite necrotizante (ECN) que é fortemente associada à candidemia pela perda da integridade da mucosa intestinal após isquemia e disseminação da flora gastrointestinal pela circulação portal.

Quadro 131.1
Fatores de risco para candidemia neonatal.

- Prematuridade, especialmente idade gestacional < 28 semanas
- Muito baixo peso de nascimento (< 1.500 g)
- Apgar escore < 5 no 5º minuto
- Perfuração intestinal espontânea
- Cirurgia abdominal
- Múltiplos sítios de colonização
- Uso prolongado de terapia antimicrobiana de amplo espectro
- Exposição à cefalosporina de terceira geração
- Uso de cateter vascular central
- Nutrição parenteral total > 5 dias
- Intubação
- Uso de emulsão lipídica > 7 dias
- Uso de bloqueadores H2
- Enterocolite necrotizante
- Uso de corticoide
- Neutropenia
- Hiperglicemia

Fonte: Adaptado de Hundalani e Pammi, 2013.

Quadro clínico

Os sintomas da candidemia nos neonatos são inespecíficos e se assemelham aos de sepse, incluindo intolerância alimentar, letargia, apneia, hiperglicemia e instabilidade térmica. Prematuros podem apresentar instabilidade hemodinâmica ou desconforto respiratório.

A partir da candidemia pode ocorrer o acometimento de vários órgãos-alvo. A *Candida* spp. pode invadir praticamente todos os tecidos do organismo, sendo a disseminação mais regra do que exceção, particularmente nos casos de candidemia persistente. O envolvimento pulmonar, ocular, renal, hepático, esplênico, articular e do sistema nervoso central são os mais frequentes. Os sintomas neurológicos podem ser inexistentes ou limitados, assim, a possibilidade de envolvimento SNC deve sempre ser investigada.

A endoftalmite ocorre em aproximadamente 6% dos RN com candidíase sistêmica segundo a literatura, embora na prática clínica detectamos com melhor frequência. O envolvimento ocular se caracteriza por lesões retinianas de aspecto algodonoso, amarelo-esbranquiçadas, normalmente múltiplas e que podem progredir e acometer o humor vítreo, sendo uni ou bilaterais. A fundoscopia deve ser realizada em todos os RN com infecção sistêmica.

As espécies de *Candida* são uma causa comum de infecção urinária em RN que frequentemente requerem cuidados intensivos. As infecções do trato urinário por *Candida* em RN de alto risco são frequentemente associadas com candidemia, necessitando assim de terapia antifúngica sistêmica. A ultrassonografia é útil no diagnóstico de candidíase renal, obstrução relacionada a "bolas fúngicas" e abcessos. Há evidências sobre o impacto da candidúria em RN EBP que demonstram risco de morte e déficit no neurodesenvolvimento semelhante ao já evidenciado pela candidíase invasiva, e a condução do caso deve ser realizada como infecção disseminada.

Diagnóstico laboratorial

Até o momento o padrão-ouro para o diagnóstico de candidemia em neonatologia é o isolamento do agente por meio de culturas de sítios estéreis. O isolamento de *Candida* spp. de sítios como aspirado traqueal, pele e fezes pode refletir apenas colonização. Os meios de cultura para isolamento de bactérias, incluindo metodologias automatizadas, são equivalentes aos meios específicos para isolamento de fungos quando o agente em questão se refere às leveduras do gênero *Candida*, porém com baixas taxas de positividade em comparação às bactérias. A sensibilidade das hemoculturas depende do número de órgãos envolvidos no processo invasivo. Em geral, a sensibilidade é menor quando existe apenas um órgão afetado, elevando-se para 80% quando quatro ou mais órgãos estão envolvidos. O volume de sangue coletado também é um fator primordial a ser analisado na eficácia de recuperação do agente em frascos de hemoculturas. A sensibilidade media da hemocultura, com volume adequado de 1 mL está por volta de 50%.

Novas tecnologias serão muito bem-vindas em breve, pois temos necessidade absoluta de melhores diagnósticos nesta população.

Prevenção de fungemia em recém-nascido de extremo baixo peso e apresentação de protocolo institucional

Diante deste cenário sombrio, todo o esforço para prevenir infecção fúngica nos neonatos, especialmente nos extremos baixo peso é muito bem-vindo. Tem-se relatado de forma crescente na literatura o uso benéfico da profilaxia com fluconazol para a prevenção da colonização e infecção por *Candida* spp. nos RN muito baixo peso com fatores de risco já citados acima. Kaufman e cols. realizaram estudo randomizado, placebo-controlado, com uso de fluconazol profilático por 6 semanas nos RN EBPN (< 1.000 g), na dose de 3 mg/kg a cada 3 dias nas primeiras 2 semanas, daí a cada 48 horas por mais 2 semanas e diário na 5ª e 6ª semana de profilaxia. Os RN no grupo fluconazol apresentaram menor colonização quando comparado ao grupo placebo (22% *versus* 60%), respectivamente e menor incidência de infecção (0% *versus* 20%). Na sequência, Kaufman e cols. realizaram outro estudo comparando a eficácia deste seu estudo inicial com o esquema de fluconazol 2 vezes por semana. As taxas de colonização e infecção não apresentaram dife-

rença significativa nos dois grupos, porém o estudo não tinha poder para demonstrar equivalência. Em ambos estudos, o fluconazol foi bem tolerado e não houve emergência de resistência no período.

Estudo (Richtmann e de Almeida Silva, 2019) pré e pós-utilização de fluconazol preemptivo em uma UTI neonatal

Período pré-intervenção (P1) de jan/2000 a set/2002, quando eram utilizadas medidas gerais de prevenção e tratamento de candidemia. Período pós-intervenção(P2): de jan/2005 a dez/2007. A determinação da colonização foi realizada por exame micológico direto e cultura (*swab* anal e secreção traqueal) no 3º, 7º, 14º e 21º dia de vida, e assim sucessivamente, desde que tenha presença de cateter vascular central (CVC) e/ou ventilação mecânica (VM). Se colonização presente, colhia-se hemocultura e iniciava-se com fluconazol 3 mg/kg, EV, por 3 semanas, se candidemia confirmada, era iniciada anfotericina B. A mortalidade relacionada à candidemia foi definida como óbito ocorrido até 7 dias após o termino da terapia antifúngica e clinicamente relacionada à candidemia.

No período pré-intervenção (P1) foram admitidos na UTIN um total de 3.759 RN de alto risco, sendo 218 (5,6% do total < 1.000 g). A incidência global de candidemia nos < 1.000 g durante o P1 foi de 6,4% (14/218 RN) e mortalidade de 11/218 (5%). No período pós-intervenção (P2): de um total de 3.150 RN admitidos na UTIN, 274 (8,6%) foram < 1.000 g. Destes, 49 (17,8%) foram excluídos por morte antes de 72 horas de vida. Dos 225, oito foram excluídos por violação de protocolo. Dos 217 estudados, 59 (27,1%) estavam colonizados e destes 57 receberam terapia preemptiva com fluconazol. Do total, que recebeu a terapia preemptiva, quatro evoluíram para candidemia. Dos 158 RN não colonizados, um apresentou candidemia e óbito em 72 horas após remoção do CVC e tratamento antifúngico adequado. A incidência total de candidemias no P2 foi de 5/274 (1,8%) e mortalidade de 3/274 (1%) (ver Tabela 131.1).

Tabela 131.1. Resultado de estudo pré e pós-utilização de fluconazol preemptivo em uma UTI Neonatal.

Período	RN alto risco < 1.000 g	Incidência candidemia	Mortalidade
P1 – Pré-intervenção	218	14/218 (6,4%)	11/218 (5%)
P2 – Pós-intervenção	274	5/274 (1,8%)	3/274 (1%)

Fonte: Adaptado de Micologia Clinica.com.br, n. 2, 2019.

A conclusão da análise dos resultados deste protocolo institucional demonstrou a vantagem do uso preemptivo do fluconazol no RN EBPN, tanto pela diminuição na incidência de candidemia quanto na mortalidade desta população.

Seguiu-se com o protocolo, porém após análise dos casos remanescentes de candidemia nas UTI neonatais dos hospitais do Grupo Santa Joana relacionados aos RN com PN < 750 g, atualizou-se o protocolo da seguinte forma:

- **RN 750 g < 1.000 g e submetido à VM e/ou com presença de CVC (uso preemptivo):** realizar cultura/micológico direto de *swab* anal e secreção traqueal (somente se intubado):
  - 72 horas de vida – *swab* anal e/ou secreção orotraqueal
  - 7º dia de vida – *swab* anal e/ou secreção orotraqueal
  - 14º dia de vida – *swab* anal e/ou secreção orotraqueal
  - 21º dia de vida – *swab* anal e/ou secreção orotraqueal

  E subsequente a cada 7 dias enquanto mantiver procedimentos invasivos. Se colonização presente, iniciar fluconazol na dose de 3 mg/kg 2 vezes por semana, por 3 semanas.
- **RN < 750 g e submetido à VM e/ou com presença de CVC:**
  - Realizar cultura/micológico direto de *swab* anal e secreção traqueal (somente se intubado) com 72 horas de vida.
  - Introduzir fluconazol profilático na dose de 3 mg/kg 2 vezes por semana, por 3 semanas INDEPENDENTE do resultado da colonização (porém se colonização positiva – coletar hemocultura para descartar candidemia).

Este protocolo resultou em diminuição progressiva da incidência e morte relacionada à candidemia, assim como o não uso de droga antifúngica empírica de forma geral, além de não termos observado nestes anos de uso do protocolo qualquer mudança nas espécies de *Candida* spp. na nossa unidade.

A seguir consta a recomendação sugerida por um Consenso Latino-Americano, acerca do manejo do uso profilático do fluconazol (Figura 131.2).

Tratamento de infecções fúngicas invasivas

O tratamento de infecções por *Candida* spp. em RN baseia-se em grande parte nos dados de adultos. Existe uma escassez de estudos randomizados ou controlados que avaliem as opções de tratamento para candidemia neonatal. Uma consideração importante é se a unidade utiliza profilaxia com fluconazol e neste caso outro fármaco deve ser utilizado como primeira opção para tratamento. Dados de farmacocinética do fluconazol, micafungina e caspofungina foram publicados, comparando com níveis em adultos e recomendando novas doses para neonatos. Contudo, novos estudos têm acrescentado dados de segurança para anfotericina B (AmB) desoxicolato, demonstrando boa tolerância do fármaco em neonatos com mínima nefrotoxicidade e sem efeitos relacionados à infusão. A concentração liquórica da anfotericina B em prematuros varia de 40 a 90% dos níveis plasmáticos, sendo superior à dos adultos (5 a 10%) pela imaturidade da barreira hematoencefálica. A AmB desoxicolato ainda é o fármaco de escolha para candidemia, candidíase disseminada ou qualquer forma de candidíase invasiva no neonato segundo recomendações da American Academy of Pediatric Commitee on Infectious Diseases, Pediatric Infectious Disease Society (PDIS) e Infectious Disease Society of America (IDSA), assim como nas "Recomendaciones para el manejo de la candidemia en neonatos en AméricaLatina" e guia do ESCMID. O nível de evidência A-II, suporta o uso de AmB desoxicolato a partir de 1 mg/kg/dia e segurança quando se aumenta até um 1,5 mg/kg/ dia, se necessário.

Estudos sobre AmB liposomal indicam que a dose inicial deve ser de 5 mg/kg e um estudo (Juster-Reicher et al., 2003) demonstrou segurança com o aumento para 7 mg/kg/dia. A vantagem destas formulações em relação à AmB desoxicolato é a possibilidade da administração de doses mais elevadas

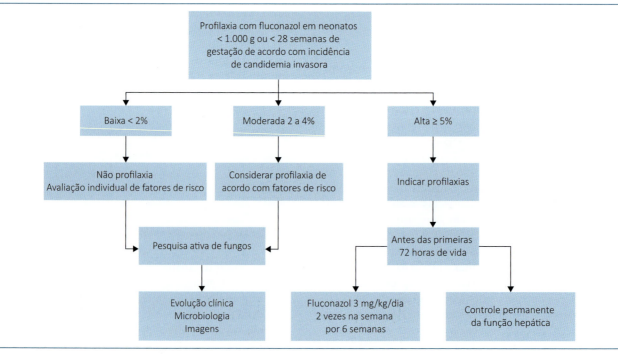

Figura 131.2. Profilaxia com fluconazol em neonatos de acordo com a idade gestacional e peso ao nascer.
Fonte: Adaptada de Santolayaa et al., 2013.

com menor toxicidade. Estas formulações devem ser consideradas em RN com doença renal preexistente e falha terapêutica com AmB desoxicolato após remoção de CVC.

As publicações recentes sobre o fluconazol demonstram que uma dose de 12 mg/kg em neonatos é comparável a dosagem no adulto, com dose de ataque de 25 mg/kg e monitorização da função hepática. O IDSA recomenda o fluconazol na dose de 12 mg/kg como fármaco alternativo à AmB desoxicolato nos casos de infecção fúngica após isolamento e identificação da espécie. O fluconazol é um excelente fármaco para tratamento de infecção isolada do trato urinário. Em função à excelente penetração liquórica, a combinação terapêutica com anfotericina é sugerida quando infecção do SNC está presente.

As equinocandinas são fármacos fungicidas para todas as espécies de *Candida* spp. e atuam inibindo a síntese da 1,3-D-glucano. Em função do mecanismo de ação ser diferente dos outros fármacos, é uma opção interessante para terapia combinada, especialmente nas infecções refratárias. Estudos de farmacocinética ainda são limitados na população neonatal e demonstram uma meia-vida mais curta e um *clearence* mais rápido que nas crianças maiores e adultos. Micafungina tem sido estudada em doses de até 15 mg/kg, mas até o momento com dados de segurança limitados, a dose sugerida nos estudos é de 10 mg/kg.

O tempo de terapêutica da candidemia neonatal é de 2 semanas após a primeira hemocultura de controle negativa, sendo esta recomendada que seja colhida com 48 a 72 horas após o início da terapia antifúngica.

Os estudos não demonstraram uma superioridade definitiva entre os fármacos. A recomendação é iniciar com a maior dose segura no 1º dia de tratamento e proceder à remoção imediata do CVC no diagnóstico da fungemia. Não existem estudos randomizados controlados comparando a monoterapia com associação de fármacos, porém alguns estudos referem boa evolução em casos de candidemia persistente, abscessos e infecção SNC.

A seguir consta o esquema de manejo terapêutico de candidíase invasiva na neonatologia, segundo o Consenso Latino-Americano.

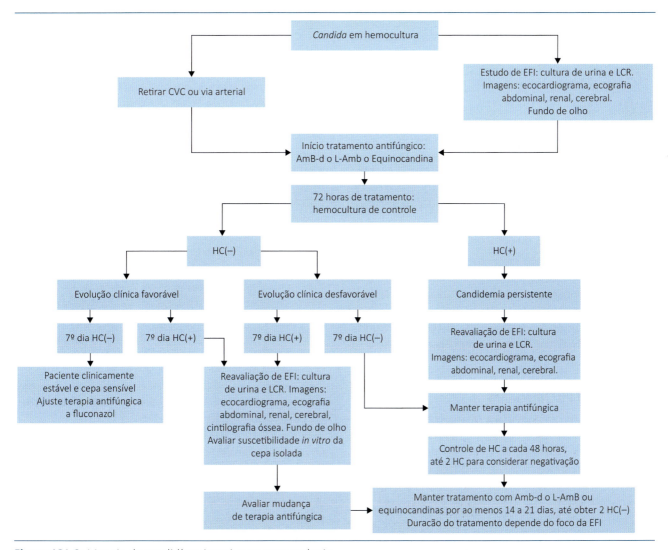

Figura 131.3. Manejo da candidíase invasiva na neonatologia.
EFI: enfermidade fúngica invasora; HC: hemocultura.
Fonte: Santolayaa et al., 2013.

SEÇÃO XII – INFECÇÕES

Quadro 131.2
Estratégias para reduzir Infecções fúngicas invasivas em UTIN (nível de evidência).

1) Use profilaxia antifúngica (fluconazol EV), enquanto um acesso está em uso (central ou periférico) para RN < 1.000 g e/ou 27 semanas de IG ou menos (A-I).
   Há evidências B-I e B-II para a profilaxia antifúngica com nistatina, mas dados limitados em crianças < 750 g e < 26 semanas de IG. Uma vez que a profilaxia com fluconazol tem maior eficácia em comparação à nistatina, evidências atualmente favorecerem o fluconazol.
2) Iniciar o tratamento de infecções documentadas com dosagem adequada de antifúngico e solicitar a remoção do cateter nos casos de candidemia (A-II).
3) Diminuir o uso de antibiótico de largo espectro (B-II). Restringir uso de cefalosporinas de 3ª e 4ª geração e carbapenêmicos para tratamento de infecções comprovadas por Gram-negativos.
4) Diminuir uso de bloqueador H2 e de inibidores de bomba de prótons (B-II). Use somente para gastrite comprovada e restrinja o uso para 3 dias ou até que os sintomas desapareceram.
5) Diminuir o uso de dexametasona pós-natal (B-II). Use somente para doença pulmonar grave.

A: boa evidência; B: moderado; C: evidência pobre. I: pelo menos um ensaio clínico randomizado; II: pelo menos um ensaio clínico bem desenhado, mas não randomizado, III: opiniões de especialistas com base na experiência ou relatos de caso.
Fonte: Desenvolvido pela autoria.

A seguir consta o resumo do manejo das possíveis complicações relacionadas à candidemia neonatal, segundo o Consenso Latino-Americano:

1. Infecção renal ou do trato urinário:
   - fluconazol, 12 mg/kg/dia.
2. Endocardite:
   - tratamento prolongado com L-AmB ou equinocandinas;
   - retirada imediata do CVC.
3. Osteomielite:
   - cirurgia;
   - tratamento prolongado com AmB-d, L-AmB ou equinocandinas, seguido por fluconazol.
4. Comprometimento ocular:
   - tratamento prolongado com AmB-d ou L-AmB.
5. Infecção do SNC:
   - Tratamento prolongado com AmB-d ou L-AmB.

Medidas preventivas de controle de infecção

As principais medidas preventivas de controle de infecção estão relacionadas à detecção e à erradicação pré-natal da candidíase vaginal materna, ao uso de medicações e ao manejo alimentar do RN e, finalmente, às boas práticas relacionadas à inserção e manutenção dos dispositivos vasculares centrais. Estas recomendações encontram-se resumidas no Quadro 131.2.

LEITURAS COMPLEMENTARES

Baley JE, Ellis F. Neonatal candidiasis: Ophthalmologic infection. Semin. Perinatol. 2003;27:401-5.

Balley JE. Neonatal candidiasis: The current challenge. Clin Perinatol. 1991;18:263-80.

Benjamin DK, Poole C, Steinbach WJ et al. Neonatal candidemia and end-organ damage: A critical appraisal of the literature using meta-analytic techniques. Pediatrics. 2003;112(3):634-40.

Benjamin DK. Stoll BJ, Fanaroff AA et al. Neonatal candidiasis among extremely low birth weight infants: Risk factors, mortality rates, and neurodevelopment outcomes at 18 to 22 months. Pediatrics. 2006;117(1):84-92.

Brian Smith P, Steinbach W.J, Benjamin D.K Jr. Invasive Candida infections in the neonate. Drug Resist Updat. 2005;8(3):147-62.

Cole GT, Halawa AA, Anaissie EJ. The role of the gastrointestinal tract in hematogenous candidiasis: From the laboratory to the bedside. Clin. Infect. Dis. 1996;22:S73-S88.

Eggimann P et al. Annals of intensive care; 2011.

Feja KN, Wu F, Roberts K et al. Risk factors for candidemia in critically ill infants: A matched case-control study. J. Pediatr. 2005;147:156-61.

Friedman S, Richardson SE, Jacobs SE et al. Systemic candida infection in extremely low birth weight infants: Short term morbidity and long-term neurodevelopment outcome. Pediatr. Infect. Dis. J. 2000;19(6):499-504.

Gordon DL, Hostetter MK. Complement and host defense against microorganisms. Pathology. 1986;18:365-75.

Heresi GP, Gerstmann DR, Reed MD. The pharmacokinetics and safety of micafungin, a novel echinocandin, in premature infants. Pediatr. Infect. Dis. J. 2006;25:1110-5.

Hope WW, Castagnola E, Groll AH et al. ESCMID Fungal Infection Study Group. ESCMID* guideline for the diagnosis and management of Candida diseases 2012: Prevention and management of invasive infections in neonates and children caused by Candida spp. Clin Microbiol Infect. 2012 Dec;18(Suppl 7):38-52.

Hundalani S, Pammi M. Invasive fungal infections in newborns and current management strategies. Expert Review of Anti-infective Therapy. 2013;11(7):709-21. Doi: 10.1586/14787210.2013.811925.

Jeon GW, Koo SH, Lee JH et al. A comparison of AmBisome to amphotericin B for treatment of systemic candidiasis in very low birth weight infants. Yonsei Med J. 2007;48:619-26.

Juster-Reicher A, Flidel-Rimon O, Amitay M et al. High-dose liposomal amphotericin B in the therapy of systemic candidiasis in neonates. Eur J Clin Microbiol Infect Dis. 2003;22:603-7.

Kaufman D, Boyle R, Hazen KC et al. Fluconazole prophylaxis against fungal colonization and infection in preterm infants. N Engl J Med. 2001;345:1660-6.

Kaufman D, Boyle R, Hazen KC et al. Twice weekly fluconazole prophylaxis for prevention of invasive Candida infection in high-risk infants of < 1.000 g birth weight. J Pediatr. 2005;147:172-9.

Kaufman D, Fairchild KD. Clinical microbiology of bacterial and fungal sepsis in very-low-birth-weight infants. Clin Microbiol Rev. 2004;17:638-80.

Kaufman D, Fairchild KD. Clinical microbiology of bacterial and fungal sepsis in very-low-birth-weight infants. Clin. Microbiol.Rev. 2004;17(3) 638-80.

Kelly MS, Benjamin DK Jr, Smith PB. The epidemiology and diagnosis of invasive candidiasis among premature infants. Clin Perinatol. 2015 Mar;42(1):105-17.

Kossoff EH, Buescher ES, Karlowicz MG. Pediatric Infect Dis J. 1998;17(6):504-8.

Le J, Adler-Shohet FC, Nguyen C et al. Nephrotoxicity associated with amphotericin B deoxycholate in neonates. Pediatr Infect Dis J. 2009;28:1061-3.

Makhoul IR, Kassis I, Smolkin T et al. Review of 49 neonates with acquired fungal sepsis: Further characterization. Pediatrics. 2001;107(1):61-6.

Pappas PG, Kauffman CA, Andes DR et al. Clinical Practice Guideline for the Management of Candidiasis: 2016 Update by the Infectious Diseases Society of America. Clin Infect Dis. 2016 Feb 15;62(4):e1-50.

Reef SE, Lasker BA, Butcher DS et al. Nonperinatal nosocomial transmission of Candida albicans in a neonatal intensive care unit: Prospective study. J. Clin. Microbiol. 1998;36:1255-9.

Richtmann R, de Almeida Silva C. Micologia Clinica.com.br, n. 2, 2019.

Rowen JL, Rench MA, Adams JM et al. Endotracheal colonization with Candida enhances risk of systemic candidiasis in very low birth weight neonates. J Pediatr. 1994;124:789-94.

Saiman L, Ludington E, Dawson JD et al. Risk factors for candidemia in neonatal intensive care unit patients, The national epidemiology of mycosis survey study group. Pediatr. Infect. Dis. J. 2000;19: 319-24.

Saiman L. Strategies for prevention of nosocomial sepsis in the neonatal intensive care unit. Curr Opin Pediatr. 2006;18:101-6.

Santolayaa ME, Matuteb TA, Queiroz Telles F, Colombo AL et al. Recomendaciones para el manejo de la candidemia en neonatos en América Latina. Revista Iberoamericana de Micologia; 2013.

Triolo V, Gari-Toussaint M, Casagrande F et al. Fluconazole therapy for Candida albicans urinary tract infections in infants. Pediatr. Nephrol. 2002;17:550-3.

Turcu R, Patterson MJ, Omar S. Influence of sodium intake on amphotericin B-induced nephrotoxicity among extremely premature infants. Pediatr Nephrol. 2009;24:497-505.

Waggoner-Fountain LA, Walker MW, Hollis RJ et al. Vertical and horizontal transmission of unique Candida species to premature newborns. Clin Infect Dis. 1996;22:803-8.

Wynn JL, Tan S, Gantz MG, Das A, Goldberg RN et al. NICHD Neonatal Research Network. Outcomes following candiduria in extremely low birth weight infants. Clin Infect Dis. 2012 Feb 1;54(3):331-9.

Doença do Coronavírus (COVID-19) no Período Neonatal

Jamil Pedro de Siqueira Caldas
João Cesar Lyra
Maria Regina Bentlin
Sérgio Tadeu Martins Marba

A COVID-19 é uma doença causada por um novo vírus da família *coronaviridae*, o SARS-CoV-2 (Severe Acute Respiratory Syndrome – Coronavírus 2), e se apresenta como uma infecção altamente transmissível e com elevada taxa de letalidade.

Essa família de vírus possui um material genômico de RNA que atua diretamente na síntese proteica da célula infectada, determinando uma maior velocidade na geração de novas cópias de vírus. Eles são envolvidos por uma capa de gordura e de proteína que se ligam fortemente à enzima conversora de angiotensina-2 (ECA2) presente nas células, o que facilita a infeção. Essa proteína que envolve o vírus determina uma conformação que lembra uma coroa, daí o nome coronavírus.

Já foram descobertos, até o momento, sete tipos de coronavírus que afetam o homem. A primeira doença importante foi a chamada Síndrome Respiratória Aguda (SARS) que ocorreu em 2002, na China, e o vírus ganhou o nome de SARS-CoV. Ela acometeu mais de 8 mil pessoas em vários países com registro de 800 mortes, sendo controlada em 2003.

Em 2012 surgiu na Arábia Saudita uma nova doença, denominada Síndrome Respiratória do Oriente Médio (MERS) sendo o vírus denominado MERS-CoV. Essa ocorrência se manteve restrita à região do Oriente Médio, Europa e África e foi observada grande letalidade.

No final de 2019, surgiu em Wuhan, na China, um novo coronavírus e que por ser muito semelhante ao SARS-CoV, foi denominado SARS-CoV-2. A doença provocada pelo novo coronavírus é oficialmente conhecida como COVID-19, sigla em inglês para *Coronavírus Disease 2019*. Desde então, a doença tem se espalhado para o mundo todo, e em março de 2020, a Organização Mundial da Saúde decretou o estado de pandemia.

Foram confirmados no mundo 240.061.454 casos de COVID-19 e 4.887.600 mortes até o inicio de outubro de 2021. Na região das Américas, 91.875.767 pessoas foram infectadas pelo novo coronavírus e 2.254.048 perderam a vida, conforme dados do mesmo período.

No Brasil, dados oficiais do Ministério da Saúde apontavam, até o mês outubro de 2021, mais de 21,5 milhões de casos e mais de 600 mil mortes, o que conferiu uma taxa de letalidade em torno de 2,8% e de mortalidade de 287,1/100.000 habitantes.

Até o momento, ainda não está claro como o novo coronavírus infectou as pessoas na China. A suspeita, segundo pesquisadores, é de que o vírus que vive no trato respiratório de morcegos tenha passado por um processo de mutação para conseguir se instalar no corpo humano.

Transmissão

A transmissão do novo coronavírus (SARS-CoV-2), de pessoa para pessoa, ocorre preferencialmente por gotículas respiratórias e por contato. É possível que exista a transmissão vertical mãe-feto, mas não há comprovação desse modo de transmissão até o momento. A exposição perinatal do recém-nascido ao vírus no momento do parto vaginal também é possível na medida em que foi encontrado o SARS-CoV-2 nas fezes de adultos infectados.

Outra forma de contaminação é em procedimentos específicos capazes de gerar aerossóis como intubação traqueal, aspiração de vias aéreas com sistema aberto, nebulização, ventilação manual, ventilação não invasiva, administração de surfactante e desconexão do ventilador, entre outras.

Para a correta proteção dos profissionais de saúde é importante a utilização dos equipamentos de proteção

SEÇÃO XII – INFECÇÕES

individual (EPI). Para a proteção de contato e gotículas, recomenda-se a roupa privativa, avental impermeável, gorro, máscara, óculos e protetores faciais. Aqueles que irão entrar em contato com as vias aéreas do recém-nascido de mãe com suspeita ou infecção por COVID-19 deverão usar proteção para aerossóis, ou seja, utilizar também máscaras N95, PFF2 ou equivalente. Importante ressaltar a necessidade da higienização frequente das mãos com água e sabonete líquido ou preparação alcoólica (70%).

Transmissão pelo leite materno e amamentação

A presença do SARS-CoV-2 no leite materno foi demonstrada em alguns poucos estudos, sendo encontrados receptores virais específicos no tecido mamário. No entanto, a possibilidade de contaminação no momento da coleta, assim como outras formas de transmissão horizontal da doença ao recém-nascido, pode ter ocorrido, o que dificulta dizer se o leite materno em si pode ser o modo de transmissão da doença. Por outro lado, houve também demonstração de presença de imunoglobulinas específicas anti-SARS-CoV-2 no leite materno de mães com COVID-19.

Diante disso, e uma vez que o leite materno é o melhor alimento para a criança e confere proteção contra inúmeras doenças, as sociedades estaduais e a Sociedade Brasileira de Pediatria, bem como o Ministério da Saúde e a Organização Mundial de Saúde, recomendam a não separação do binômio após o parto e a manutenção da amamentação em casos de mães com doença leve a moderada e que consigam amamentar o seu filho. Recomendam ainda, para diminuir a chance de transmissão horizontal, afastamento do berço em cerca de 2 m da cama da mãe, higienização adequada das mãos (água e sabão ou álcool em gel) antes e depois de cuidar da criança e uso de máscara durante a amamentação.

Quando a mãe não puder amamentar, recomenda-se que o leite seja extraído por bomba ou manualmente e oferecido à criança.

Embora a pasteurização do leite provavelmente inative o SARS-CoV-2, a doação de leite por mulheres com sintomas compatíveis com síndrome gripal, infecção respiratória ou confirmação de caso de SARS-CoV-2 é também contraindicada. A contraindicação é estendida às mulheres com contatos domiciliares de casos com síndrome gripal ou caso confirmado de SARS-CoV-2.

Infecção neonatal pelo SARS-CoV-2

Definições

As definições a seguir seguem as recomendações do Ministério da Saúde, de junho de 2020.

a) Caso suspeito no recém-nascido:
- recém-nascido de mães com histórico de infecção suspeita ou confirmada por COVID-19 entre 14 dias antes do parto e 28 dias após o parto OU;
- recém-nascido diretamente exposto a pessoas infectadas pela COVID-19 (familiares, cuidadores, equipe médica e visitantes).

b) Caso confirmado no recém-nascido:
- crianças que apresentam resultado positivo para a COVID-19, por RT-PCR, em amostras do trato respiratório com coleta de *swab* (uma amostra de cada nasofaringe e uma amostra de cavidade oral).

Quadro clínico

As manifestações descritas nos relatos de casos são inespecíficas e não parecem piorar o quadro clínico associado à prematuridade. A sintomatologia pode aparecer logo após o nascimento ou após alguns dias, o que torna a possibilidade de contaminação pós-natal possível ou até mesmo transmitida no ambiente hospitalar. São sintomas descritos em ordem de frequência: febre, vômitos, tosse, taquipneia e/ou dificuldade para respirar, diarreia, apatia, crises de cianose, intolerância alimentar, espirros e congestão nasal. No entanto, quadros ocasionais graves, com necessidade de ventilação mecânica intensiva e suporte com fármacos vasoativos foram descritos. Até agosto de 2020, não houve registro de mortes em recém-nascidos em função de COVID-19.

Embora a tomografia de tórax seja o exame com maior sensibilidade para detectar a pneumonia por SARS-CoV-2 em adultos, a sua solicitação em recém-nascido deve ser avaliada individualmente em função da necessidade de transporte da criança até a unidade radiológica e da possibilidade de coexistência de outras doenças que possam provocar as mesmas anormalidades radiológicas como síndrome do desconforto respiratório, síndrome de aspiração meconial e até mesmo microatelectasias associadas à imobilização e à atelectrauma.

Testes de biologia molecular

Testes de biologia molecular, especialmente o RT-PCR (*Real Time Polymerase Chain Reaction*), podem detectar presença viral no trato respiratório superior (nasofaringe e orofaringe), trato respiratório inferior (aspirado endotraqueal ou lavado broncoalveolar), no sangue e nas fezes. A especificidade da RT-PCR é próxima de 100%, entretanto a sensibilidade varia de 63 a 93% de acordo com o início dos sintomas, dinâmica viral e material coletado. A positividade é de aproximadamente 29% nas fezes, 63% no *swab* nasal, 93% no lavado broncoalveolar e apenas 1% no sangue.

Embora o Ministério da Saúde não preconize a realização de RT-PCR em recém-nascidos assintomáticos, cuja mãe tenha diagnóstico suspeito ou confirmado de COVID-19, é sugerido que, na dependência da disponibilidade e na logística do local, o primeiro teste seja coletado nas primeiras 24 horas de vida, por *swab* de amostras respiratórias (nasofaringe/cavidade oral), e o segundo repetido antes da alta, entre 48 e 72 horas de vida.

Testes sorológicos

Apesar de já existirem alguns estudos com avaliação sorológica em recém-nascidos, os testes sorológicos devem ser interpretados com cautela, sendo necessários mais estudos para avaliar sua real acurácia, especialmente em recém-nascidos.

Tratamento e prevenção

Até o momento não há nenhum tratamento que tenha eficácia e segurança comprovadas para a infecção por SARS-CoV-2, nem para pacientes adultos e nem tão pouco para recém-nascidos. A maioria dos casos descritos não receberam tratamento específico, e em apenas um número restrito de casos graves determinados pelo SARS-CoV-2 houve uso de fármacos antivirais, autorizado pela família.

Com relação à interferência da COVID-19 no curso clínico das morbidades associadas à prematuridade, não há descrição de piora especialmente da insuficiência respiratória e da estabilidade hemodinâmica. Deste modo, não há indicação de suporte ventilatório invasivo e ventilação mecânica em casos nos quais o suporte não invasivo por pronga ou máscara nasal sejam adequados para a condução do caso.

Importante manter a homeostase geral do paciente, cuidados de hidratação, nutrição e monitorização contínua. Utilizar antibióticos apenas se houver suspeita de coinfecção por agente bacteriano.

Cuidado ao recém-nascido no local de nascimento

Segundo as recomendações do Programa de Reanimação Neonatal da Sociedade Brasileira de Pediatria (PRN/SBP), baseadas em informações disponíveis até o momento e considerando-se as características de transmissão da doença, a preocupação do atendimento ao recém-nascido em local de parto se concentra em evitar a transmissão do SARS-CoV-2 à criança, bem como em proteger os profissionais presentes no local de nascimento.

Os profissionais responsáveis pelo atendimento ao recém-nascido devem receber treinamento específico para o atendimento à gestante com COVID-19, em função das especificidades da doença, tendo como foco a paramentação e desparamentação para evitar a contaminação da equipe de saúde e do recém-nascido, que provavelmente irá nascer sem a doença.

Importante que cada unidade de atendimento elabore seu plano operacional e determine os fluxos de acordo com cada local. Nesse sentido, a anamnese inicial da gestante é fundamental para avaliar o risco, considerando gestante com suspeita ou com COVID-19 confirmada.

Considerando o local de nascimento, é recomendado o atendimento em salas com pressão negativa e, se possível, que a gestante permaneça em uma sala e a recepção do recém-nascido se dê em outro local próximo à sala de parto propriamente dita. Quando isso não for possível, recomenda-se uma distância mínima de 2 m entre o recém-nascido e sua mãe.

O material necessário ao cuidado neonatal é o recomendado pelo PRN/SBP, orientado pelas diretrizes em reanimação para os recém-nascidos ≥ 34 semanas e prematuros menores que 34 semanas, descritos nos Capítulos 5 – Local de Nascimento e Ressuscitação do Recém-Nascido > 34 Semanas, e 142 – Cuidados em Sala de Parto ao Recém-Nascido Pré-Termo deste livro.

O uso de filtros de partículas virais pode ser considerado se houver necessidade do uso de balão autoinflável ou ventilador mecânico em T para a ventilação com pressão positiva, considerando as indicações desse procedimento durante a reanimação neonatal. Nesse caso utilizar o filtro tipo HEPA (*High Efficiency Particulate Air* – filtros de ar para partículas finas de alta eficiência) eletrostático e hidrofóbico e de tamanho adequado, de modo a não aumentar o espaço morto no circuito ventilatório. Lembrar que o uso do filtro visa evitar a não dispersão de vírus eventualmente excretados pelas vias áreas do recém-nascido e assim contaminar os profissionais de saúde que prestam cuidado a esse recém-nascido, que como já dissemos, provavelmente não nascerá com a COVID-19.

A equipe de profissionais de saúde deve ser reduzida sendo necessário sempre a presença de um médico, de preferência um pediatra/neonatologista, experiente em todos os passos da reanimação neonatal. Essa equipe deve realizar a higienização das mãos com água e sabonete líquido ou preparação alcoólica (70%) e deve estar paramentada com EPI para precauções de contato, gotículas e aerossóis já descritas anteriormente.

O clampeamento do cordão umbilical, segundo o PRN/SBP, deve ser feito de modo oportuno, entre 1 a 3 minutos em RN com idade gestacional ≥ 34 semanas desde que esteja com respiração adequada e tônus muscular em flexão ao nascimento. No RN com idade gestacional < 34 semanas que começou a respirar ou chorar e está ativo, indica-se aguardar 30 a 60 segundos antes de clampear o cordão umbilical. Em qualquer idade gestacional, se o RN não inicia a respiração ou não mostra tônus muscular em flexão, recomenda-se o clampeamento imediato do cordão.

Quanto aos cuidados aos recém-nascidos, a recomendação é de seguir as diretrizes do Programa de Reanimação Neonatal da SBP de 2016 e do Manual de Reanimação Neonatal da Academia Americana de Pediatria. Não há modificações do fluxograma da reanimação neonatal para os recém-nascidos de mães suspeitas ou infectadas pelo SARS-CoV-2.

Importante ressaltar que não há indicação de intubação traqueal imediata em RN que necessite ventilação com pressão positiva. No caso de necessidade de intubação usar cânulas sem balonetes e não utilizar cânula traqueal obstruída por qualquer dispositivo, com o objetivo de diminuir a transmissão de vírus por aerossol. O uso de videolaringoscópio neonatal com fibra ótica é uma opção, mas o uso do mesmo não diminui o risco de uma suposta e improvável contaminação do profissional de saúde, desde que paramentado de forma correta.

Quanto ao contato pele a pele e o início da amamentação, eles devem ser postergados para o momento mais rápido e oportuno em que a puérpera possa ter tomado banho no leito e ter trocado máscara, a touca, camisola e lençóis, potencialmente contaminados pelo vírus. Importante frisar que tanto o contato pele a pele como a amamentação podem ocorrer no local de nascimento, após os cuidados supracitados.

De maneira geral, o banho imediato do recém-nascido saudável filho de mãe infectada ou suspeita de COVID-19 não é necessário, ainda que seja controverso um possível efeito protetor, com literatura muito escassa que comprove esse fato. O PRN/ SBP recomenda que esse procedimento seja individualizado de acordo com as condições de cada instituição.

SEÇÃO XII – INFECÇÕES

Quanto à presença do acompanhante durante o trabalho de parto, ela está garantida pela Lei Federal n. 11.108, de 7 de abril de 2005. Sugere-se a presença do acompanhante, no caso de pessoa assintomática, com idade entre 18 e 59 anos e que não tenha tido contato domiciliar com pessoas com síndrome gripal ou infecção respiratória comprovada por SARS-CoV-2. Nesse caso deverá ser assegurado à oferta de EPI adequado para que esse acompanhante não corra risco de contaminação. Seguir as normas do plano de contingência orientadas pela Comissão de Controle de Infecção Hospitalar (CCIH) local.

Após os cuidados iniciais, o recém-nascido deverá, segundo critérios clínicos, ser encaminhado ao alojamento conjunto ou unidade neonatal, sempre em incubadora aquecida própria para recém-nascidos, devidamente higienizada, segundo as normas da CCIH implementadas em cada hospital.

Cuidados com o recém-nascido durante a permanência hospitalar

Alojamento conjunto

O recém-nascido a termo ou pré-termo tardio sem alteração clínica, filho de mãe suspeita ou confirmada para COVID-19, pode permanecer em alojamento conjunto em quarto privativo com alguns cuidados como manter distância mínima entre a cama da mãe e o berço da criança em 2 m, uso de máscara pela mãe durante a amamentação, higienização das mãos e antebraços com água e sabão ou álcool em gel, antes e depois de amamentar e de cuidar do recém-nascido. Deve-se também manter o ambiente arejado com portas fechadas, porém janelas abertas para ambiente externo. Eventualmente pode-se considerar o uso de incubadoras, ao invés de berços, ou o uso de cortinas como barreiras físicas entre a mãe e o RN.

A equipe de saúde deve utilizar precaução de contato e gotículas para cuidar do binômio mãe/filho bem como usar luvas para realização das trocas de fraldas, pelo potencial risco de eliminação de vírus pelas fezes.

O tempo de permanência habitual de, ao menos, 48 horas de vida continua sendo válido e não há indicação de alta precoce em função de suspeita de COVID-19.

Seguindo a recomendação do Ministério da Saúde em sua Nota Informativa n. 4/2020, os testes de triagem neonatal deverão ser feitos ainda nesse momento de internação e não há motivos para postergar para o fim do isolamento materno e/ou do recém-nascido a coleta do "teste do pezinho" e a realização da triagem de cardiopatia congênita e do reflexo vermelho, bem como outros testes necessários à atenção neonatal.

Quanto às visitas as mesmas devem ser evitadas e sugere-se a manutenção de acompanhante único, regular, assintomático, fora do grupo de risco, com idade entre 18 e 59 anos e sem contato domiciliar de pessoa com síndrome gripal ou infecção respiratória comprovada por COVID-19. Para essa função o acompanhante deverá ser orientado quanto à higienização das mãos e ao uso de EPI visando a sua proteção e do recém-nascido.

Após a alta, está indicado que seja completado o isolamento domiciliar da mãe durante 10 dias para os casos suspeitos e confirmados e seguir as mesmas orientações referidas durante a internação hospitalar até que ela esteja afebril por 72 horas sem uso de antipiréticos e ter transcorridos pelo menos 7 dias após o aparecimento dos primeiros sintomas ou, se realizou testes, considerar que apresente testes negativos para SARS-CoV-2 (RT-PCR) em pelo menos duas amostras consecutivas com intervalo maior que 24 horas entre as coletas.

Unidade neonatal

O recém-nascido que necessitar de internação quer seja na unidade de terapia intensiva ou na unidade de cuidado intermediário convencional, filho de mãe suspeita ou confirmada para COVID-19, deverá permanecer em quarto privativo, preferencialmente em incubadora aquecida. O quarto deve dispor de sistema de pressão negativa ou, minimamente, porta que permita o seu isolamento dos demais quartos da unidade de internação. Na ausência de quarto privativo na UTI podem ser organizadas coortes.

É importante que os profissionais de saúde obedeçam às normas estritas de paramentação definidas pela Comissão de Controle de Infecção Hospitalar e demais órgãos sanitários, no sentido de evitar a sua contaminação e evitar disseminação intra-hospitalar da doença para outras crianças e outros profissionais da saúde.

Recomenda-se a suspensão de visitas. Pai e mãe sintomáticos ou em fase de possível incubação da doença por contato próximo com pessoa com síndrome gripal não deverão ir à unidade neonatal durante o período de transmissibilidade da SARS-CoV-2 (10 a 14 dias). Nessa circunstância, os pais devem receber apoio psicológico e serem incentivados para as medidas necessárias para produção e manutenção do aleitamento materno. Importante realizar sempre a triagem diária para sintomatologia respiratória e síndrome gripal de pais e mães com perguntas específicas que devem ser feitas antes da entrada nas unidades neonatais.

Considerações finais

Frente à pandemia e ao estresse psicológico gerado por ela, recomenda-se o acompanhamento de assistentes sociais e psicólogos para os pais e os familiares, principalmente no caso de pais sintomáticos que não puderam acompanhar seus filhos internados em unidades neonatais. A equipe de saúde deve, nesses casos, implementar estratégias de aproximação dos pais e seus filhos reunindo informações transmitidas por meio telefônico ou virtual. É recomendável que os profissionais de saúde também recebam suporte psicológico.

O fluxograma para os cuidados e assistência ao recém-nascido com suspeita ou diagnóstico de COVID-19 estão sumarizados no Figura 132.1.

Importante ressaltar que, sendo a COVID-19 uma doença nova, as definições e recomendações apresentadas nesse texto são baseadas na escassa literatura disponível no período neonatal, podendo sofrer alterações à medida em que novos conhecimentos sejam incorporados.

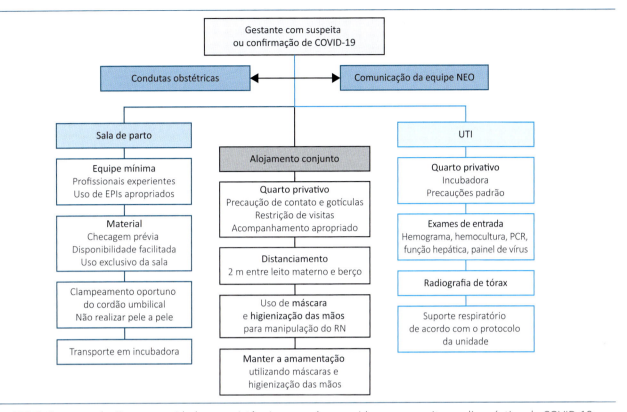

Figura 132.1. Recomendações para cuidados e assistência ao recém-nascido com suspeita ou diagnóstico de COVID-19.
Fonte: Sociedade de Pediatria de São Paulo. Recomendações para cuidados e assistência ao recém-nascido com suspeita ou diagnóstico de COVID-19 – versão 3.

LEITURAS COMPLEMENTARES

Agência Nacional de Vigilância Sanitária. Orientações para a prevenção da transmissão de Covid-19 dentro dos serviços de saúde. Nota técnica GVIMS/GGTES/Anvisa n. 07/2020 (complementar à nota técnica GVIMS/GGTES/Anvisa n. 04/2020). [Citado 2020 out 12]. Disponível em: http://portal.anvisa.gov.br/documents/33852/271858/NOTA+T%C3%89CNICA+-GIMS-GGTES-Anvisa+N%C2%BA+07-2020/f487f506-1eba-451f-bccd-06b8f1b0fed6.

Agência Nacional de Vigilância Sanitária. Orientações para serviços de saúde: Medidas de prevenção e controle que devem ser adotadas durante a assistência aos casos suspeitos ou confirmados de infecção pelo novo coronavírus (SARS-CoV-2). Nota Técnica GVIMS/GGTES/Anvisa n. 04/2020. [Citado 2020 out 12]. Disponível em: http://portal.anvisa.gov.br/documents/33852/271858/Nota+T%C3%A9cnica+n+04-2020+GVIMS-GGTES-Anvisa-ATUALIZADA/ab598660-3de4-4f14-8e6f-b9341c196b28.

American Academy of Pediatrics. Critical updates on Covid-19. [Citado 2020 out 12]. Disponível em: https://services.aap.org/en/pages/2019-novel-coronavirus-covid-19-infections/.

American Academy of Pediatrics. FAQs: Management of infants born to mother with suspect or confirmed COVID-19. [Citado 2020 out 12]. Disponível em: https://services.aap.org/en/pages/2019-novel-coronavirus-covid-19-infections/faqs-management-of-infants-born-to-covid-19-mothers/.

Anderson PO. Breastfeeding and respiratory antivirals: Coronavirus and Influenza. Breastfeed Med. 2020;15(3):128.

Brasil. Ministério da Saúde. Atenção à saúde do recém-nascido no contexto da infecção pelo novo coronavírus. Nota Técnica COCAM/CGCIVI/ DAPES/SAPS/MS n. 6/2020. [Citado 2020 out 12]. Disponível em: http://www.crn2.org.br/crn2/conteudo/nt%206.pdf.

Brasil. Ministério da Saúde. Condutas para a realização de doação de leite materno aos bancos de leite humano e postos de coleta de leite humano no contexto da infecção coronavírus (SARS-CoV-2). Nota Técnica n. 5/2020-COCAM/CGCIVI/DAPES/SAPS/MS. [Citado 2020 out 12]. Disponível em: https://www.mpba.mp.br/sites/default/files/biblioteca/saude/coronavirus-material-tecnico/legislacao/sei_ms_-_0014132552_-_nota_tecnica_doacao_de_lm.pdf.

Brasil. Ministério da Saúde. Orientações direcionadas ao Centro de Operações de Emergências para o Coronavírus (COE Covid-19) a serem adotadas pelo Sistema Único de Saúde (SUS) para a amamentação em eventuais contextos de transmissão de síndromes gripais. Nota Técnica n. 7/2020-DAPES/SAPS/MS. [Citado 2020 out 12]. Disponível em: http://www.saude.sp.gov.br/resources/instituto-de-saude/homepage/pdfs/sei_ms-0014033399-notatecnicaaleitamentoecovid.pdf.

Chen H, Guo J, Wang C, Luo F, Yu X, Zhang W et al. Clinical characteristics and intrauterine vertical transmission potential of COVID-19 infection in nine pregnant women: A retrospective review of medical records. Lancet. 2020;395:809-15.

Gregorio-Hernández R, Escobar-Izquierdo AB, Cobas-Pazos J, Martínez-Gimeno A. Point-of-care lung ultrasound in three neonates with COVID-19. Eur J Pediatr. 2020;179(8):1279-85.

Groß R, Conzelmann C, Müller JA et al. Detection of SARS-CoV-2 in human breastmilk. Lancet. 2020;395(10239):1757-58.

Hong H, Wang Y, Chung HT, Chen CJ. Clinical characteristics of novel coronavirus disease 2019 (COVID-19) in newborns, infants and children. Pediatr Neonatol. 2020;61(2):131-2.

Sociedade Brasileira de Pediatria. Aleitamento Materno em tempos de COVID-19 – Recomendações na maternidade e após a alta. [Citado 2020 out 12]. Disponível em: https://www.sbp.com.br/fileadmin/user_

upload/22467f-NA_-_AleitMat_tempos_COVID-19-_na_matern_e_apos_alta.pdf.

Sociedade Brasileira de Pediatria. Prevenção e abordagem da infecção por COVID-19 em mães e recém-nascidos, em hospitais-maternidades. [Citado 2020 out 12]. Disponível em: https://www.sbp.com.br/imprensa/detalhe/nid/prevencao-e-abordagem-da-infeccao-por-covid-19-em-maes-e-recem-nascidos-em-hospitais-maternidades/.

Sociedade Brasileira de Pediatria. Programa de Reanimação Neonatal. Recomendações para assistência ao recém-nascido na sala de parto de mãe com COVID-19 suspeita ou confirmada – Atualização 2. [Citado 2020 out 12]. Disponível em: https://www.sbp.com.br/fileadmin/user_upload/22499c-NA-Assist_RN_SalaParto_de_mae_com_COVID-19.pdf.

Sociedade de Pediatria de São Paulo. Coronavírus e recém-nascido: O que se sabe até o momento? (Atualizado 2020 jun 25). [Citado 2020 out 12]. Disponível em: https://www.spsp.org.br/PDF/SPSP-DC%20Neonatologia-Covid-vers%C3%A3o3-25.09.2020.pdf.

Sociedade de Pediatria de São Paulo. Departamento Científico de Neonatologia. Alta hospitalar do recém-nascido a termo saudável na vigência da pandemia pelo SARS-CoV 2 (Atualizado 2020 jun 25). [Citado

2020 out 12]. Disponível em: https://www.spsp.org.br/PDF/SPSP-DC-Neonatologia-Recomenda%C3%A7%C3%B5esCovid-25jun2020.pdf.

Wang J, Qi H, Bao L, Li F, Shi Y. National Clinical Research Center for Child Health and Disorders and Pediatric Committee of Medical Association of Chinese People's Liberation Army. A contingency plan for the management of the 2019 novel coronavirus outbreak in neonatal intensive care units. Lancet Child Adolesc Health. 2020;4:258-59.

Wang L, Shi Y, Xiao T, Fu J, Feng X, Mu D et al. Chinese expert consensus on the perinatal and neonatal management for the prevention and control of the 2019 novel coronavirus infection (First edition). Ann Transl Med. 2020;8:47.

Word Health Organization. Infection prevention and control during healthcare when novel coronavirus (nCoV) infection is suspected – Interim guidance. [Citado 2020 out 12]. Disponível em: https://www.who.int/publications-detail/infection-prevention-and-control-during-health-care-when-novel-coronavirus-(ncov)-infection-is-suspected-20200125.

Word Health Organization. Rational use of personal protective equipment for coronavirus disease (COVID-19) – Interim guidance. [Citado 2020 out 12]. Disponível em: https://apps.who.int/iris/handle/10665/331215.

SEÇÃO XIII
Sistema Endócrino e Metabólico

Erros Inatos do Metabolismo

Carlos Eduardo Steiner

As doenças metabólicas hereditárias, ou erros inatos do metabolismo (EIM), são condições definidas por anormalidades nos processos bioquímicos celulares. Geralmente resultam da deficiência da atividade de uma ou mais enzimas específicas ou de defeitos no transporte de proteínas, açúcares e outras substâncias (Figura 133.1). São doenças geneticamente determinadas e a maioria segue herança autossômica recessiva, mas todos os mecanismos genéticos podem ocorrer. Compreendem um grupo extremamente variado de distúrbios, com grande heterogeneidade clínica. Individualmente raros, são conhecidos cerca de 1.000 EIM, que apresentam uma frequência acumulada em torno de 1:1.000 nascimentos, sendo, entretanto, um grupo em constante crescimento e revisão.

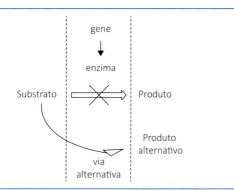

Figura 133.1. Possíveis consequências resultantes de mutações que afetam a atividade de uma enzima em uma via metabólica hipotética normal, representada pelo substrato e o produto final. O fenótipo de cada uma das doenças é uma consequência da deficiência de proteínas catalíticas ou transportadoras, a qual pode provocar o acúmulo de substrato da etapa anterior à interrompida, a ausência de um produto esperado ou o surgimento de uma rota metabólica alternativa.
Fonte: Adaptada de Vernon, 2015.

Além da alta frequência, a grande importância dos EIM consiste em representarem uma parcela das doenças genéticas para as quais há tratamento específico (Quadro 133.1).

Quadro 133.1
Tipo de alteração metabólica vista nos EIM (Figura 133.1), suas consequências e possibilidades de intervenção terapêutica.

Alteração	Consequência	Intervenção terapêutica (ex.)
Acúmulo de substrato	Toxicidade pelo substrato	• Restrição dietética (AA, açúcares) • Remoção do substrato (diálise) • Redução do substrato (nitisinona) • Inibição do substrato (miglustate)
	Ativação de via metabólica alternativa	• Restrição dietética (AA, açúcares) • Remoção dos metabólicos tóxicos (benzoato de sódio)
Mutação ou deleção gênica	Diminuição da atividade enzimática	• Estímulo de atividade enzimática residual (vitaminas e cofatores) • Chaperonas (migalastate) • Correção gênica (PTC124) • Enzima substitutiva (PAL) • Reposição enzimática (imiglucerase) • Transplante de órgãos (hepático) • Transplante de medula óssea • Terapia gênica
Deficiência do produto	Ausência da substância	• Reposição do produto (L-citrulina)

AA: aminoácidos; PAL: fenilalanina amônia liase.
Fonte: Desenvolvido pela autoria.

Embora ditos "inatos", os EIM apresentam-se com idade de instalação variável. A maioria se manifesta na faixa etária pediátrica, mas o início dos sintomas pode ocorrer em qualquer momento da vida, inclusive no período pré-natal. Estima-se que 25% apresentam manifestações no período neonatal. Assim, os pediatras, em especial os neonatologistas, podem ser os primeiros a se deparar com esses pacientes e ter a oportunidade de iniciar o tratamento em muitas dessas doenças, de maneira precoce e, consequentemente, conferindo melhor prognóstico.

De modo geral, os sintomas mantêm uma relação com o nível de atividade enzimática residual, de modo que pouca ou nenhuma enzima funcionante determina sintomas mais precoces, graves e típicos, enquanto níveis maiores de atividade enzimática residual podem determinar sintomas mais leves, tardios e inespecíficos. Essas variações fazem com que os EIM sejam tradicionalmente classificados em formas leves, moderadas e graves. Desse modo, os EIM com manifestação neonatal correspondem às apresentações mais graves e clássicas, o que facilita seu reconhecimento, porém costumam ser os mais graves e difíceis em manejo.

Classificação

Uma classificação fisiopatológica bastante útil divide os EIM em três grupos (Quadro 133.2). Essa classificação apresenta aspectos práticos em termos de raciocínio clínico e de investigação complementar.

Quadro 133.2 Classificação dos EIM segundo Saudubray.		
Grupo	Descrição	Condições
I	EIM do metabolismo intermediário (ou de pequenas moléculas)	Aminoacidopatias, acidúrias orgânicas, defeitos congênitos do ciclo da ureia, intolerância a açúcares, EIM de metais e porfirias
II	Deficiência na produção ou utilização de energia	Acidemias láticas, distúrbios de oxidação dos ácidos graxos, da glicólise, do metabolismo de glicogênio e da gliconeogênese, hiperinsulinemia
III	Distúrbios de síntese ou catabolismo de moléculas complexas	EIM de síntese do colesterol, alterações de processamento e tráfico intracelular, distúrbios peroxissômicos e doenças de depósito lisossômico (DDL)

Fontes: Saudubray et al., 2002; e 2006.

Grupo I – EIM do metabolismo intermediário

As doenças que compõe o grupo I não costumam interferir no desenvolvimento embriofetal e apresentam sintomas de intoxicação que podem ser: agudos, como vômito, coma, falência hepática e complicações tromboembólicas; ou crônicos, como baixo ganho ponderal, atraso no desenvolvimento neurológico e distúrbios de comportamento.

De modo geral, expressam-se de maneira contínua, mas podem ser intermitentes e relacionados à alimentação ou a outros fatores desencadeantes de estresse metabólico, como infecções ou jejum prolongado. Os EIM associados ao metabolismo de nutrientes, como as aminoacidopatias e os distúrbios de metabolismo dos ácidos graxos, podem resultar em dano neurológico rápido e irreversível, devendo ser manejados criticamente.

Em sua maioria, as doenças desse grupo são tratáveis por meio da remoção emergencial e imediata da toxina. Por esse motivo, a terapia nutricional é a principal base do tratamento, mas também podem ser utilizados medicamentos que auxiliam na desintoxicação, além de doses farmacológicas de vitaminas e outros cofatores que auxiliam a aumentar a eficácia da atividade enzimática (Quadro 133.1).

Grupo II – EIM de produção ou utilização energética

As condições no grupo II podem ser divididas em doenças mitocondriais e citoplasmáticas, sendo os defeitos mitocondriais mais graves e normalmente sem tratamento. Por serem doenças relacionadas à utilização energética, os sistemas mais comprometidos são exatamente os que mais dependem de energia, ou seja, o sistema nervoso (incluindo cérebro), retina, nervos cranianos e periféricos, os músculos esqueléticos e o miocárdio, bem como vísceras, especialmente fígado, pâncreas e rins. Além disso, muitas vezes interferem no desenvolvimento embriofetal e podem originar dismorfismos, displasias e malformações.

Grupo III – EIM de síntese ou catabolismo de moléculas complexas

Em contrapartida, as doenças que pertencem ao grupo III apresentam sintomas permanentes, progressivos, independentemente de eventos desencadeantes e não relacionados à alimentação. A principal característica desse grupo de doenças é o acúmulo progressivo de macromoléculas não digeridas em vários órgãos e sistemas, causando visceromegalias (especialmente hepatoesplenomegalia), alterações ósseas (disostose múltipla) e algum envolvimento neuronal ao longo do tempo, como hipotonia, atraso no desenvolvimento neurológico, convulsões, perda visual e auditiva, além de distúrbios do movimento, sintomas psiquiátricos ou involução neurológica. Outras manifestações precoces podem incluir hidropisia fetal, ictiose e hiperbilirrubinemia.

De modo geral, poucas doenças de depósito lisossômico (DDL) costumam se manifestar no período neonatal. Entretanto, algumas doenças peroxissômicas podem se apresentar imediatamente após o nascimento por dismorfias, alterações ósseas e distúrbios neurológicos.

Esse grupo de EIM tem recebido atenção particular em razão do desenvolvimento de várias estratégias de tratamento (Quadro 133.1).

Apresentação clínica neonatal

Nessa faixa etária, o diagnóstico clínico é muitas vezes difícil, pelo repertório limitado de respostas do neonato e pela sobreposição de sintomas com outras condições mais frequentes, como a sepse.

Embora não seja possível contemplar todas as condições e formas de apresentação clínica, há cinco principais grupos de sintomas neonatais que abrangem as condições mais frequentes para as quais há tratamento.

Deterioração neurológica aguda (coma, letargia)

Tipicamente se inicia em uma criança que se encontrava bem durante as primeiras horas ou dias de vida e que, uma vez enferma, não responde adequadamente às medidas de suporte usuais. Pode começar com dificuldade de sucção e recusa alimentar, passando por soluços, apneia, bradicardia e hipotermia. Na sequência, surgem sintomas neurológicos, como alteração do tônus (hipotonia ou hipertonia), movimentos involuntários, convulsões e sonolência, que pode evoluir para coma. Pode surgir um odor anormal na urina em virtude da excreção de metabólitos voláteis. As principais condições desse grupo são a doença da urina do xarope do bordo (MSUD), as acidúrias orgânicas (metilmalônica, propiônica, isovalérica), os distúrbios do ciclo da ureia e a deficiência múltipla de carboxilases. Alguns distúrbios da produção energética cursam com sintomas parecidos, porém de forma menos grave e mais variável.

Convulsões

As doenças de metabolismo intermediário citadas anteriormente costumam se manifestar com convulsões, dentro de um quadro neurológico mais florido. Os distúrbios que podem se apresentar com convulsões de maneira isolada no período neonatal incluem as convulsões dependentes de piridoxina, as convulsões responsivas ao ácido folínico, a deficiência múltipla de carboxilase responsiva à biotina e a má absorção congênita de magnésio. Todas essas quatro condições são tratáveis, respectivamente, pela administração de vitamina B6, ácido folínico, biotina e sulfato de magnésio IM. Casos de hiperglicinemia não cetótica, deficiência de sulfito oxidase e alguns distúrbios peroxissômicos podem se apresentar predominantemente por meio de convulsões em contexto de doença neurológica mais grave.

Hipotonia

Hipotonia é um sintoma comum em neonatos enfermos e, quando ocorre isoladamente, é mais frequente em doenças congênitas não metabólicas, como as distrofias musculares e a síndrome de Prader-Willi, outro diagnóstico importante a ser lembrado nessa faixa etária. São poucos os EIM que se manifestam com hipotonia isolada no período neonatal, incluindo acidemias lácticas hereditárias, hiperglicinemia não cetótica, deficiência de sulfito oxidase, deficiência da enzima trifuncional e distúrbios peroxissômicos. Em geral, o quadro clínico evolui posteriormente com outros sintomas neurológicos, como letargia, coma e convulsões. As formas graves de glicogenose tipo II (doença de Pompe) podem começar com hipotonia, embora não necessariamente no período neonatal, sendo posteriormente acompanhadas de cardiomiopatia.

Sintomas hepáticos

Hepatomegalia com hipoglicemia e convulsões podem ser sugestivas de doenças de acúmulo de glicogênio (glicogenoses), defeitos da gliconeogênese e hiperinsulinismo grave. Insuficiência hepática pode sugerir intolerância hereditária à frutose, galactosemia, tirosinemia tipo I, hemocromatose neonatal e distúrbios da cadeia respiratória. Icterícia colestática seguida de falha no desenvolvimento pode ser vista em deficiência de α-1-antitripsina, doença de Byler, EIM do ácido biliar, distúrbios peroxissômicos, doença de Niemann-Pick tipo C, distúrbios congê-

nitos da glicosilação (CDG) e defeitos da biossíntese do colesterol. A ocorrência de hepatoesplenomegalia é mais comum nas DDL.

Apresentação cardíaca

Insuficiência cardíaca aguda acompanhada de cardiomiopatia, hipotonia, fraqueza muscular e falha no desenvolvimento sugerem os distúrbios da cadeia respiratória, a doença de Pompe e os distúrbios da oxidação dos ácidos graxos. Nos CDG, pode haver efusão pericárdica causando tamponamento cardíaco e cardiomiopatia, mas costuma ocorrer mais tardiamente. Alguns defeitos de betaoxidação dos ácidos graxos de cadeia longa (LCAD) também podem se apresentar com cardiomiopatia, arritmias e outros defeitos de condução causadores de insuficiência cardíaca.

Investigação laboratorial

Nas doenças de pequenas moléculas e em alguns distúrbios da produção energética que costumam se apresentar com acidose metabólica, associada ou não a hipoglicemia, alguns exames bioquímicos iniciais são disponíveis na maioria dos serviços e feitos na rotina pediátrica. Incluem gasometria completa, dosagem de lactato sérico, glicemia e glicosúria. Idealmente também deve ser realizada dosagem de amônia sérica, embora esse exame não esteja disponível em todos os serviços. A interpretação conjunta pode ser de auxílio na pré-identificação de uma condição ou grupo de EIM específico (Figura 133.2).

A quantificação dos metabólitos anormais específicos atualmente é feita por cromatografia líquida de alta performance (HPLC) a partir de pequenas quantidades dos fluídos onde costumam se acumular, especialmente sangue, urina ou liquor. É importante, porém, que o exame seja colhido preferencialmente antes da introdução de medidas terapêuticas, pois restrições dietéticas, diálise ou administração de cofatores podem normalizar as alterações bioquímicas, produzindo resultados falso-negativos e dificultando a investigação diagnóstica posterior. Além disso, tais materiais devem ser armazenados de maneira adequada e encaminhados para laboratório de confiança e com experiência em EIM.

Em muitas situações, é possível realizar a determinação da atividade enzimática, que, em níveis causadores de doença, costuma estar reduzida em 10% ou menos do valor mínimo de referência. Valores pouco abaixo da faixa da normalidade podem ser vistos em crianças normais, enquanto níveis intermediários (p. ex., próximo a 50% de atividade enzimática) geralmente representam heterozigotos assintomáticos. Essas situações costumam ser interpretadas equivocadamente por profissionais menos experientes e não configuram indicação de tratamento.

Por serem doenças monogênicas, a confirmação final é possível por meio de técnicas de biologia molecular, com abordagens que incluem pesquisa das mutações mais frequentes na população, estudo direcionado do gene-alvo, ou técnicas de sequenciamento de nova geração. É importante mencionar que variantes em regiões não codificantes, como nos íntrons, ou deleções/duplicações, parciais ou totais, desses genes, não costumam ser detectadas por esses métodos. Nesses casos, o diagnóstico bioquímico ou enzimático é mais confiável.

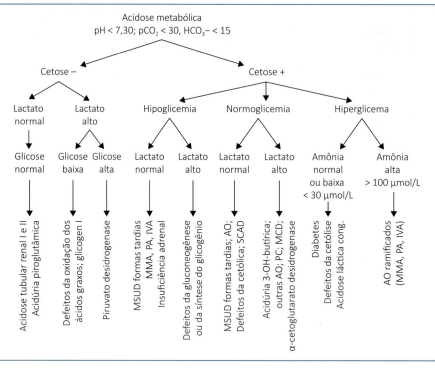

Figura 133.2. Fluxograma utilizado na identificação de alguns EIM associados a acidose metabólica.

AO: acidúria orgânica; IVA: acidemia isovalérica; MCD: deficiência múltipla de carboxilases; MMA: acidúria metilmalônica; MSUD: doença da urina do xarope do bordo; PA: acidemia propiônica; PC: piruvato carboxilase; SCAD: desidrogenase de acil-CoA de cadeia curta.

Fonte: Adaptada de Fernandes et al., 2006.

Tratamento emergencial

Com relação ao tratamento da fase aguda, não se deve aguardar a confirmação diagnóstica para iniciá-lo e as seguintes medidas deverão ser adotadas no manejo do paciente:

1. Como em qualquer paciente crítico, a prioridade deve ser dada para a manutenção das vias aéreas, ritmo respiratório e estado cardiocirculatório.
2. Iniciar antibioticoterapia de amplo espectro se houver suspeita de sepse.
3. Suspender desencadeantes dietéticos, como proteínas ou carboidratos (aminoacidopatias e doenças do metabolismo dos açúcares), ou seja, deixar o paciente em jejum por 24 a 48 horas, mantendo um aporte intravenoso com soro glicosado ou glicofisiológico.
4. Tratar a hipoglicemia (glicose 25% em bolus, 1 a 2 mg/kg), seguindo-se de fase de manutenção com soro glicosado 10 a 15% IV contínuo (8 a 10 mg/kg/min), alta o suficiente para interromper o estado catabólico. Se necessário, induzir anabolismo por suprimento contínuo e elevado de glicose. Também se necessário, corrigir a hiperglicemia com insulina 2 a 3 UI/kg.
5. Corrigir eventuais distúrbios hidreletrolíticos.
6. Corrigir a acidose metabólica: se pH < 7,2 ou HCO3 < 14mEq/L, ministrar bicarbonato de sódio 1 a 2 mEq/kg/h, especialmente se houver sintomas sugestivos de encefalopatia.
7. Em caso de acidose metabólica primária ou hiperamonemia, iniciar empiricamente L-carnitina 25 a 50 mg/kg IV em 2 a 3 minutos. Dose de manutenção de 25 a 300 mg/kg/dia IV ou VO (em média, 50 mg/kg/dia). Em caso de hiperamonemia, o diagnóstico mais provável é o de defeito no ciclo da ureia, havendo alto risco de deterioração do SNC por edema. Nesses casos, o tratamento deverá ser precoce e agressivo: acima de 500 mcg/dL, iniciar de imediato hemodiálise; não sendo possível, tentar diálise peritoneal ou exsanguinotransfusão enquanto se providencia transferência para serviço maior. Iniciar também tratamento com L-arginina, benzoato de sódio e fenilacetato de sódio IV.
8. Em convulsões neonatais de difícil controle, administrar piridoxina inicialmente por via IV na dose de 50 mg e, depois, por via oral na dose de 100 a 500 mg/dia.
9. É possível utilizar coquetel de cofatores: tiamina 5 a 20 mg/dia VO, biotina 5 a 20 mg/dia VO, riboflavina 150 a 300 mg/dia VO, cobalamina 1 a 2 mg/dia IV ou IM. Exceto para EIM específicos, o uso sistemático dessas substâncias tem base empírica.
10. Monitorizar glicemia, gasometria, lactato e eletrólitos frequentemente.

Como mencionado anteriormente, sempre que possível devem ser colhidos os exames bioquímicos para investigação diagnóstica **antes** de tratar o paciente, armazenando-os de maneira adequada até seu envio ao laboratório de referência.

Após a confirmação diagnóstica, o manejo terapêutico deverá ser individualizado e assumido por equipe com experiência nessa condição, geralmente em centro de referência.

Diagnóstico pré-sintomático

A partir do sucesso da triagem neonatal da fenilcetonúria e de seu tratamento, diversas outras condições passaram a dispor de diagnóstico pré-sintomático para manejo terapêutico, visando evitar ou ao menos atenuar sintomas.

Nem todo EIM pode ser incluído nesse tipo de abordagem, sendo necessário preencher alguns pré-requisitos, como frequência na população-alvo, possibilidade de diagnóstico nos primeiros dias de vida, tratamento comprovadamente eficaz no sentido de alterar a história natural da doença e sensibilidade/especificidade da técnica laboratorial empregada, entre outros.

Mais de 40 doenças metabólicas são atualmente passíveis de diagnóstico por espectrometria de massa em tandem (MS/MS), realizada na rotina de diversos países e em alguns laboratórios privados no Brasil. Além de algumas doenças nos grupos I e II, considera-se também incluir determinadas DDL na triagem neonatal em alguns países.

Esse assunto será detalhado no Capítulo 148 – Triagem Neonatal Biológica.

LEITURAS COMPLEMENTARES

El-Hattab, Ayman W. Inborn Errors of Metabolism. Clin Perinatol. 2015;42:413-39.

Fernandes J, Saudubray JM, van den Berghe G, Walter JH. Inborn Metabolic Diseases. Diagnosis and Treament. 4th ed. Heidelberg, Springer Medizin Verlag; 2006.

Giffoni SDA, Steiner CE, Schmutzler KMRS, Moura-Ribeiro MVL. Doenças neurometabólicas. In: Condutas em neurologia infantil, 2.ed. Rio de Janeiro: Revinter; 2010.

Saudubray JM, Nassogne MC, de Lonlay P, Touati G. Clinical approach to inherited metabolic disorders in neonates: An overview. Semin Neonatol. 2002;7:3-15.

Saudubray JM, Sedel F, Walter JH. Clinical approach to treatable inborn metabolic diseases: An introduction. J Inherit Metab Dis. 2006; 29:261-74.

Sharer JD. An overview of biochemical genetics. Current Protocols in Human Genetics. 2016;89:17.1.1-17.1.16.

Vernon HJ. Inborn Errors of Metabolism. Advances in diagnosis and therapy. JAMA Pediatrics. 2015;169(8):778-82.

Endocrinopatias no Período Neonatal –
Distúrbios da Hipófise, Adrenal e Tireoide

Angela Maria Spinola-Castro
Adriana Aparecida Siviero Miachon

Neste capítulo, serão abordadas as principais endocrinopatias do período neonatal envolvendo a hipófise, a adrenal e a tireoide. Os distúrbios da hipófise (deficiência de hormônio do crescimento – GH, isolada ou associada a múltiplas deficiências hormonais), em geral, não são diagnosticados no período neonatal, e sim mais tardiamente, na infância, a não ser que estejam associados a um defeito de linha mediana e, clinicamente, manifestem-se com icterícia prolongada, hipoglicemia neonatal e/ou micropênis. Com relação à hipófise, serão discutidos os principais genes envolvidos nas alterações da sua morfologia. Já as patologias adrenais (hiperplasia congênita da suprarrenal – HCSR) e tireoidianas (hipotireoidismo congênito – HC) fazem parte do Programa de Triagem Neonatal e comumente são diagnosticadas nesse período, mesmo que, clinicamente, os pacientes sejam assintomáticos ou pouco sintomáticos.

Distúrbios da hipófise

Considerando as endocrinopatias do período neonatal relacionadas à hipófise, serão discutidas as deficiências de GH, isoladas e associadas a deficiências hormonais múltiplas.

Hipotálamo, hipófise, suas relações anatômicas e fisiologia

A glândula hipófise está localizada na base do crânio, na porção do osso esfenoide chamada de sela turca. O quiasma óptico tem uma relação muito íntima com a sela e se posiciona anteriormente à haste hipofisária. A hipófise anterior (ou adeno-hipófise) tem origem na bolsa de Rathke, uma invaginação ectodermal da orofaringe, e

migra para se juntar à neuro-hipófise, que consiste de axônios e terminações nervosas de neurônios cujos corpos celulares residem em núcleos hipotalâmicos. As relações anatômicas entre a hipófise e o hipotálamo estão apontadas na Figura 134.1A.

O hipotálamo e a hipófise, em conjunto, exercem controle sobre diversas glândulas endócrinas e regulam várias atividades fisiológicas. O hipotálamo produz fatores estimulantes e/ou inibidores que agem em células específicas da adeno-hipófise para a síntese e a secreção dos hormônios adeno-hipofisários a seguir: o hormônio tireotrófico (TRH), que estimula a síntese e a secreção do hormônio tireoestimulante (TSH); o hormônio liberador das gonadotrofinas (GnRH ou LHRH), que estimula a síntese e a liberação das gonadotrofinas (hormônio luteinizante – LH e hormônio folículo-estimulante – FSH); o hormônio liberador de GH (GHRH) e a somatostatina, os quais, respectivamente, estimulam e inibem a síntese e a secreção de GH; e o hormônio liberador do hormônio adrenocorticotrófico (CRH), que estimula a síntese e a liberação de hormônio adrenocorticotrófico (ACTH). Os hormônios adeno-hipofisários caem na corrente sanguínea e desempenham sua ação a distância, em sítios-alvo específicos: o TSH na tireoide, estimulando a produção de hormônios tireoidianos; as gonadotrofinas nas gônadas, estimulando a produção dos esteroides sexuais; o GH no fígado, para a produção de fator de crescimento semelhante à insulina tipo 1 (IGF-1), que atua na placa de crescimento dos ossos; e o ACTH na glândula adrenal, estimulando a produção de cortisol (Figura 134.2). A prolactina é outro hormônio adeno-hipofisário, porém considerada separadamente, já que funciona sob inibição da dopamina e, portanto, de maneira inversa aos demais hormônios adeno-hipofisários, não apresentando

SEÇÃO XIII – SISTEMA ENDÓCRINO E METABÓLICO

nenhuma importância clínica na faixa etária pediátrica. O hormônio antidiurético (ADH) é um hormônio produzido pelos núcleos hipotalâmicos e armazenado e secretado na neuro-hipófise. Sofre regulação de estímulos osmóticos e hemodinâmicos e atua no rim, controlando o balanço de água e sais.

Deficiência de hormônio do crescimento isolada ou combinada

A deficiência de hormônio do crescimento (DGH) é caracterizada por alterações auxológicas, clínicas e bioquímicas do eixo GH/IGF-1, causadas pela secreção e/ou ação inadequadas desses hormônios. Pode se apresentar isoladamente ou combinada a outras deficiências hormonais hipofisárias, então conhecida como deficiência hipotalâmico-hipofisária múltipla (DHHM), sendo esporádica ou familiar.

A DHHM, também chamada de pan-hipopituitarismo, é uma condição caracterizada pela deficiência de GH e de pelo menos mais um hormônio hipofisário. Suspeita-se da DGH isolada, em geral, na ocasião em que a criança apresenta diminuição da velocidade de crescimento mais tardiamente na infância, apesar de a DGH ao nascimento poder causar hipoglicemia e morte súbita, enfatizando a necessidade de diagnóstico e tratamento precoces. A investigação diagnóstica inclui medidas da estatura em pé e sentada, concentrações dos hormônios circulantes (GH, por meio de testes de liberação e/ou estímulo, além das dosagens basais de IGF-1 e sua proteína carreadora, IGFBP-3), imagem da hipófise e/ou do crânio e da idade óssea. A história familiar é importante, pois a estatura-alvo da criança é calculada por meio da estatura de pai e mãe. Além disso, nos casos familiares, em que o déficit de crescimento acomete múltiplos indivíduos de uma mesma família, há grande chance de a causa ser genética, apesar de fatores ambientais também desempenharem um papel na expressividade e na gravidade das manifestações. No caso de não haver história familiar, o caso é dito esporádico.

Causas de deficiência de hormônio do crescimento

A etiologia da DGH pode ser dividida em causas congênitas (genéticas) e adquiridas (não genéticas). As causas adquiridas estão associadas a tumores, radioterapia cranial e processos infecciosos, inflamatórios, autoimunes ou traumáticos, envolvendo a região hipotalâmico-hipofisária.

Entre as causas congênitas, estão os insultos perinatais e alterações genéticas, apesar de, na maioria dos casos, a causa da DGH ainda permanecer desconhecida. Defeitos genéticos causam alteração no desenvolvimento da glândula hipófise e manifestações relacionadas a insuficiência dos hormônios. Manifestam-se na infância, mas não necessariamente no período neonatal, a não ser que se apresentem como hipoglicemia, micropênis e/ou icterícia prolongada.

Como o intuito deste capítulo é discutir as endocrinopatias no período neonatal, serão priorizadas as causas genéticas de DGH (Quadro 134.1).

Causas genéticas de insuficiência hipofisária

Vários fatores de transcrição foram descritos como importantes no desenvolvimento do sistema hipotalâmico-hipofisário, o que envolve um conjunto de eventos que precisam de uma ação coordenada e temporalmente regulada. Alterações nos genes que codificam esses fatores causam defeitos na diferenciação, proliferação e migração celular durante a embriogênese. Os mecanismos moleculares responsáveis pela ontogênese hipotalâmico-hipofisária têm sido elucidados por meio do estudo de modelos animais e observações clínicas. A base genética da DHHM é complexa e envolve mais de 30 genes, em uma variedade de apresentações sindrômicas e não sindrômicas. O diagnóstico molecular, incluindo o sequenciamento do exoma, é importante para prever a progressão da doença, o planejamento familiar e evitar cirurgias desnecessárias.

Na 4ª ou 5ª semana de gestação, a adeno-hipófise tem origem da bolsa de Rathke. Para que as células hipofisárias sobrevivam, tornam-se necessárias a proliferação e a diferenciação de diversos genes, como *POU1F1*, *PROP1*, *LHX3*, *LHX4*, *ISL1*, *FOXL2*, *NEUROD1*, *NEUROD4*, *HES1*, *SOX2*, *SOX3*, *PITX2*, *TBX19*, *OTX3* e *HESX1*.

Os mecanismos envolvidos na formação e na diferenciação da neuro-hipófise são menos entendidos. A neuro-hipófise é composta por neurônios magnocelulares que têm seus corpos celulares localizados nos núcleos supraóptico e paraventricular do hipotálamo. Os axônios desses núcleos se projetam em direção à haste hipofisária e terminam na neuro-hipófise, local em que secretam ADH. Para que ocorra a migração adequada, são essenciais alguns fatores de transcrição, como *HESX1*, *LHX4*, *SOX3*, *SLM1*, *AMT2*, *GSH1*, *OTP*, *BRN2*, *SHH*, *NODAL*, *GLI3* e *NKX2*. É necessário que ocorra uma interação entre a invaginação do ectoderma oral e a evaginação do neuroectoderma do diencéfalo, em estágios muito precoces da embriogênese da hipófise, para que sua formação seja adequada. Neurônios magnocelulares se alongam para a porção posterior da bolsa de Rathke para originar a neuro-hipófise; já os neurônios parvocelulares se dirigem à eminência mediana para formar o infundíbulo e a haste hipofisária. A expressão sequencial de genes de vias importantes, entre as quais a via Sonic Hedgehog (SHH), assegura uma evolução apropriada em todas as etapas da ontogênese hipotalâmico-hipofisária. Essas vias se expressam em estruturas da linha mediana, como a notocorda e o assoalho do tubo neural, tendo importante função não só na formação do sistema nervoso central, mas também no desenvolvimento hipofisário. O Quadro 134.2 resume as principais alterações clínicas e de imagem, associadas a mutações dos principais genes descritos.

A síndrome de interrupção da haste hipofisária (SIHH) se caracteriza pela ectopia da neuro-hipófise, com uma haste hipofisária fina, ausente ou interrompida e hipoplasia ou aplasia da adeno-hipófise (Figura 134.1B). Em geral, está associada a outros defeitos de linha mediana, defeitos craniofaciais, malformações cerebrais ou de outros órgãos. Nessa situação, a deficiência dos hormônios hipofisários pode variar desde DGH isolada até DHHM. O diabetes *insipidus* central (deficiência de ADH) raramente ocorre. A etiologia dessa síndrome é ainda desconhecida, na maioria dos casos. Diferentes hipóteses foram postuladas para explicar a sua natureza, e a teoria da ruptura mecânica da haste hipofisária após distocia e/ou parto pélvico foi abandonada, e a distocia ou parto pélvico foram considerados muito mais consequência do que causa da SIHH, já que o distúrbio endocrinológico pode resultar na alteração da apresentação fetal. Mais recentemente, uma etiologia genética tem sido considerada para a SIHH, apesar de apenas 5% dos pacientes apresentarem consanguinidade e um componente familial.

Existem mais de 30 genes implicados na DHHM. No entanto, em muitos pacientes (mais de 80%) não é possível realizar o diagnóstico genético. Isto porque, apesar de alterações em alguns genes sugerirem uma etiologia monogênica, há variabilidade fenotípica, penetrância incompleta e expressividade variável. Dessa maneira, a herança deve ser, muito provavelmente, poligênica e/ou fatores ambientais também devem interferir nessa condição. A ideia é que múltiplos genes contribuam para o desenvolvimento da DHHM esporádica e que existam interações sinérgicas entre esses genes e o ambiente.

Os genes mais pesquisados e historicamente mais relevantes são: *PROP1, POU1F1, HESX1, LHX3, LHX4, OTX2, GLI2, SOX2* e *SOX3*. Genes recentemente identificados e menos reportados na DHHM: *BMP4, FGF8, FGFR1, GLI3, IGSF1, PAX6, PROKR2, SHH, TCF7L1, TGIF1* e *CHD7*. Outros genes ainda aguardando causalidade e outros descobertos por sequenciamento do exoma: *HHIP, POLR3A, RBM28, WDR11, IFT172, ARNT2, ZSWIM6, GPR161, HNRNPU, PNPLA6* e *CDON*.

Mutações no *PROP1* são a causa mais frequente de DHHM e também de casos familiares, correspondendo a 11% dos casos, chegando a até 50% dos casos familiares de pan-hipopituitarismo. Nesses pacientes, a neuro-hipófise é sempre tópica, com adeno-hipófise variando de tamanho reduzido a aumentada e haste sem alterações. As mutações no *POU1F1* (anteriormente conhecido como *PIT-1*) podem ser esporádicas ou associadas a casos familiares, estando normalmente associadas a DGH, deficiência de prolactina e TSH, sem ectopia de neuro-hipófise. As alterações do *HESX1, LHX3* e *LHX4* são causas raras de hipopituitarismo, especialmente nos casos familiares (Quadro 134.2).

Nas situações em que a neuro-hipófise é ectópica, independentemente do fenótipo, o *GLI2* é o principal gene envolvido, mas há poucos relatos de casos familiares na literatura. Mutações nesse gene causam a redução da sinalização na via SHH e a holoprosencefalia, que é caracterizada pela clivagem incompleta do prosencéfalo, podendo estar associada à polidactilia e a outras anormalidades hipofisárias (Quadro 134.2).

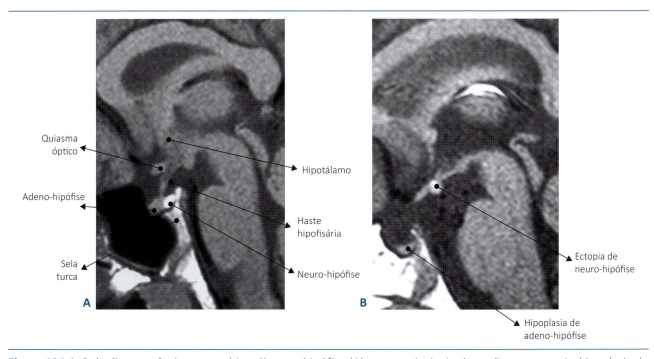

Figura 134.1. Relações anatômicas entre hipotálamo e hipófise (A) e suas principais alterações estruturais: hipoplasia de adeno-hipófise, ectopia de neuro-hipófise e ausência de haste hipofisária (B).
Fonte: Spinola-Castro et al., 2008.

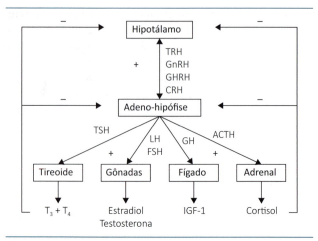

Figura 134.2. Representação esquemática dos principais eixos hormonais.

TRH: hormônio tireotrófico; GnRH: liberador de gonadotrofinas; GHRH: liberador de hormônio do crescimento (GH); CRH: liberador do adrenocorticotrófico; TSH: tireoestimulante; LH: luteinizante; FSH: folículo-estimulante; ACTH: adrenocorticotrófico; T3: tri-iodotironina; T4: tiroxina; IGF-1: fator de crescimento semelhante à insulina tipo 1.

Fonte: Spinola-Castro et al., 2008.

Quadro 134.1
Principais etiologias da deficiência do hormônio do crescimento (GH).

Defeitos congênitos/genéticos
- Linha mediana: displasia septo-óptica, lábio leporino, fenda palatina
- Alterações da região hipotalâmico-hipofisária (alterações de diversos genes envolvidos na morfogênese da hipófise): deficiência isolada de GH ou de múltiplos hormônios hipofisários
- Alterações dos genes envolvidos na síntese e na secreção de GH: GH-1, GH bioinativo

Síndromes genéticas
- Silver-Russell
- Fanconi
- Rieger
- Prader-Willi
- Noonan

Lesões destrutivas da região hipotalâmico-hipofisária
- Processos infiltrativos, infecciosos, inflamatórios
- Traumas: perinatais e acidentes
- Alterações vasculares
- Tumores selares
- Sequela pós-tratamento: radioterapia e/ou cirurgia

Idiopática

Fonte: Siviero-Miachon e Spinola-Castro, 2012.

Quadro 134.2
Aspectos clínicos e de imagem associados aos principais genes envolvidos na deficiência hipotalâmico-hipofisária (por ordem de frequência).

Gene	Herança	Deficiências hormonais	Neuro-hipófise ectópica	Alterações hipofisárias	Outras anormalidades
PROP1	AR	GH, PRL, TSH, LH/FSH, ACTH (+/−)	Ausente	AH normal, aumentada ou hipoplásica	Ausente
POU1F1	AR, AD	GH, PRL, TSH	Ausente	AH normal ou hipoplásica	Ausente
HESX1	AR, AD, p.v.	GH isolada ou GH, TSH, FSH, LH, ACTH	Presente	AH normal ou hipoplásica, haste ausente	Displasia septo-óptica
LHX3	AR	GH, PRL, TSH, LH/FSH, ACTH (+/−)	Ausente	AH hipoplásica ou aumentada, microadenoma	Rigidez da coluna cervical com ombros elevados, limitando a rotação da cabeça, surdez neurossensorial
LHX4	AD	GH, TSH, LH, FSH, ACTH	Presente/ausente	AH hipoplásica, haste ausente	Chiari-I, corpo caloso hipoplásico
OTX2	AR, AD	GH, TSH, LH, FSH, ACTH	Presente	AH normal ou hipoplásica, haste ausente	Anoftalmia ou microftalmia, Chiari-I, microcefalia, ADNPM, fenda palatina
GLI2	AD, p.v.	GH, TSH, ACTH, LH/FSH (+/−), PRL, ADH	Presente/ausente	AH hipoplásica	Holoprosencefalia, fenda palatina, polidactilia pós-axial e anoftalmia
SOX2	AR	LH/FSH, GH (+/−)	Ausente	AH hipoplásica	Microftalmia, anoftalmia, displasia septo-óptica, malformações cerebrais, hamartoma hipotalâmico, micropênis, surdez neurossensorial, defeitos gastrointestinais
SOX3	Ligada ao X	GH, TSH, LH, FSH, ACTH, PRL	Presente	AH hipoplásica, haste ausente ou fina	ADNPM, hipoplasia ou cisto do corpo caloso
GLI3	AD	GH, TSH, LH/FSH, ACTH, PRL	Ausente	AH hipoplásica	Hamartoblastoma, polidactilia pós-axial
PROKR2	AD, AR, ligada ao X	GH, TSH, LH/FSH, ACTH	Presente/ausente	AH hipoplásica, haste afilada ou ausente	Displasia septo-óptica, hipoplasia de bulbo olfatório

AR: autossômica recessiva, autossômica dominante; p.v.: penetrância variável; GH: hormônio do crescimento; TSH: hormônio tireoestimulante; LH: hormônio luteinizante; FSH: hormônio folículo-estimulante; ACTH: hormônio adrenocorticotrófico; PRL: prolactina; ADH: hormônio antidiurético; (+): presente; (−): ausente; AH: adeno-hipófise; ADNPM: atraso do desenvolvimento neuropsicomotor.

Fontes: Kelberman e Datani, 2007; Di Iorgi et al., 2009; Arnhold et al., 2015; Fang et al., 2016; e Wang et al., 2017.

Distúrbios da adrenal

Hiperplasia congênita da suprarrenal (HCSR)

A HCSR corresponde a um conjunto de doenças de herança autossômica recessiva em que se apresenta déficit na biossíntese de cortisol e, consequentemente, hipersecreção de ACTH em razão da perda do mecanismo de retroalimentação negativa exercido pelo cortisol, resultando em hiperplasia das adrenais. A incidência da forma clássica é de aproximadamente 1 a cada 10.000 a 20.000 nascimentos, variando de acordo com a etnia e a área geográfica. Trata-se de um diagnóstico importante, pois nas formas graves com perda de sal (não tratadas), além da ambiguidade genital, existe risco de morte por desidratação no período neonatal.

As mulheres afetadas pela HCSR, especialmente na deficiência de 21α-hidroxilase (21α-OH), são expostas durante o período crítico da diferenciação sexual (8 a 10 semanas de gestação) a concentrações elevadas de andrógenos adrenais, que não comprometem o desenvolvimento da genitália interna (ovário e útero), mas promovem a virilização da genitália externa, com inibição da formação do septo vesicovaginal e consequente formação de um seio urogenital com abertura única. Dependendo da gravidade do defeito enzimático, essa virilização genital pode variar desde um aumento do clitóris, com fusão labial posterior moderada e abertura uretral e vaginal normais, até o desenvolvimento de um *phallus*, com aumento significativo e formação de uma uretra peniana.

A HCSR pode ser classificada em cinco tipos, de acordo com o erro enzimático envolvido: deficiência da 21α-OH, 11β-OH, P450scc, 3β-hidroxiesteroide desidrogenase tipo II (3β-HSD-II) e 17α-hidroxilase (17α-OH) (Figura 134.3). Deve-se incluir a deficiência da P450 oxidorredutase (POR), que clinicamente exibe uma combinação da deficiência de 21α-OH e 17α-OH – 17,20 liase. Por serem as mais prevalentes e de importância no período neonatal, pois podem se apresentar como ambiguidade genital, as deficiências da 21α-OH e 11β-OH serão abordadas neste capítulo. Os defeitos enzimáticos estão resumidos no Quadro 134.3.

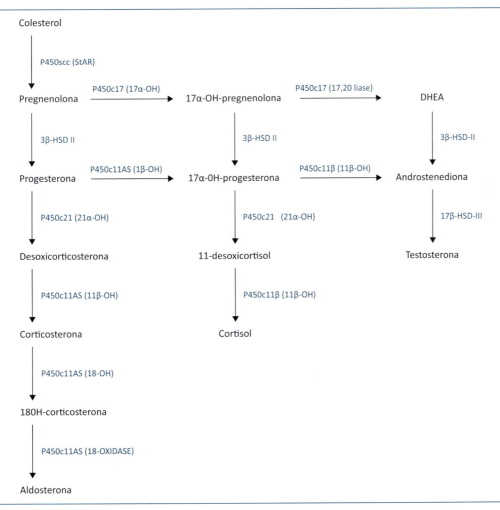

Figura 134.3. Representação esquemática da esteroidogênese adrenal.

StAR: proteína reguladora da esteroidogênese aguda (do inglês *steroidogenic acute regulatory protein*); 17α-OH: 17α-hidroxilase; 17α-OH-pregnenolona: 17 α-hidroxipregnenolona; DHEA: di-hidroepiandrosterona; 3β-HSD-II: 3β-hidroxidesidrogenase tipo II; 17α-OH-progesterona: 17α-hidroxiprogesterona; 17β-HSD-III: 17β-hidroxidesidrogenase tipo III; 21α-OH: 21α-hidroxilase; 11β-OH: 11β-hidroxilase; 18-OH: 18-hidroxilase.

Fontes: Siviero-Miachon e Spinola-Castro, 2017; e Santos et al., 2010.

Deficiência da 21α-hidroxilase (P450c21)

Etiologia/fisiopatologia

Trata-se da causa mais frequente de ambiguidade genital em crianças, bem como da forma mais comum de HCSR (93% dos casos). A 21α-OH é uma enzima microssomal do citocromo P450 e existem dois genes a ela relacionados, um ativo (CYP21, CYP21A2 ou CYP21B) e um pseudogene não funcional (CYP21A, CYP21A1P ou CYP21P), ambos localizados no cromossomo 6p21.3, no complexo de histocompatibilidade, próximos aos genes C4B e C4A, que codificam o quarto componente do complemento sérico. O pseudogene está localizado a 30 kb do CYP21 e tem aproximadamente as mesmas sequências nucleotídicas, mas não expressa enzima ativa, porque carrega mutações deletérias e oito mutações *missense*. As três principais mutações deletérias presentes no pseudogene incluem uma deleção Δ8-bp no éxon 3 (G110Δ8nt), uma mutação *nonsense* no éxon 8 (Q318X) e uma inserção nucleotídica no éxon 7 (V281L). Várias das mutações *missense* carreadas pelo pseudogene foram descritas em pacientes com HCSR por defeito da 21α-OH. Aproximadamente 90% desses alelos mutantes na HCSR resultam de recombinações entre o gene ativo e o pseudogene, seja transferindo as mutações deletérias (normalmente presentes no pseudogene) para o gene ativo (conversão gênica), seja por *miss* alinhamento e *crossover* desigual durante a meiose, resultando em deleção em larga escala do gene ativo (normalmente essa deleção também inclui o gene C4B).

Dependendo do tipo da mutação e do grau de deficiência da enzima, os pacientes podem ser divididos em três fenótipos clínicos da deficiência da 21α-OH: forma clássica perdedora de sal, forma clássica virilizante simples, ambas de manifestação no período neonatal, e a forma não clássica (tardia, de manifestação na primeira infância) (Figura 134.3 e Quadro 134.3).

Forma clássica perdedora de sal

Aproximadamente 75% dos pacientes com a forma clássica da HCSR têm perda de sal, estando prejudicada a síntese de cortisol e aldosterona em razão de deleções do gene da CYP2, ou mutações *nonsense*, que anulam completamente a atividade enzimática. Como resultado da produção deficiente de cortisol, existe uma hipersecreção de ACTH e CRH. A síntese prejudicada de aldosterona ocasiona um quadro de desidratação hiponatrêmica grave, hipercalemia, choque e hipotensão, o qual, em geral, ocorre por volta de 15 a 21 dias de vida. Assim, eletrólitos normais ao nascimento não afastam perda de sal, sendo de extrema importância o reconhecimento precoce da ambiguidade genital e a monitorização eletrolítica nessas crianças.

Forma clássica virilizante simples

Os 25% restantes têm o fenótipo virilizante simples, em que a síntese de cortisol é prejudicada, mas existe produção satisfatória de aldosterona para manter o balanço de sódio, já que esses pacientes têm ainda alguma atividade da 21α-OH (menos de 1% de atividade da enzima permite produção de aldosterona suficiente para prevenir a perda de sal). As manifestações clínicas mais importantes incluem virilização e crise adrenal em situações de estresse.

Quadro clínico

A apresentação clínica varia de acordo com a atividade da 21α-OH. Homens afetados pela forma clássica virilizante simples podem não ser diagnosticados ao nascimento, pois não apresentam ambiguidade genital, exceto hiperpigmentação escrotal e aumento do *phallus*. Esses pacientes podem apresentar, após os 2 anos de vida (ou mais tardiamente), desenvolvimento de pilificação pubiana, axilar, ou facial, odor axilar, aumento peniano, aceleração do crescimento e avanço de idade óssea. Pacientes não diagnosticados e não tratados apresentam fusão epifisária precoce, comprometimento da estatura final, testículos diminuídos e infertilidade. Os portadores da forma perdedora de sal, igualmente, podem não ser diagnosticados ao nascer, porém, em geral, apresentam na 2ª ou 3ª semana de vida a crise de perda de sal.

Mulheres afetadas pela forma clássica (perdedora de sal ou virilizante simples) apresentam virilização da genitália ao nascer, em graus variáveis. Pacientes não diagnosticadas ou inadequadamente tratadas podem desenvolver um quadro de hiperandrogenismo, caracterizado por aumento de clitóris, acne, clinicamente semelhante à síndrome dos ovários policísticos (SOP), incluindo cistos ovarianos, anovulação, amenorreia ou ciclos menstruais irregulares, infertilidade e resistência à insulina.

Diagnóstico

A forma clássica da HCSR está caracterizada por concentrações extremamente elevadas de 17α-hidroxiprogesterona (17α-OHP > 10.000 ng/dL). Pacientes com a forma virilizante simples normalmente têm concentrações de 17α-OHP menos elevadas (10.000 a 30.000 ng/dL); e a forma não clássica pode apresentar concentrações de 17α-OHP normais e/ou discretamente elevadas. O estudo molecular pode auxiliar nas situações que se sobrepõem e em que existe dúvida do diagnóstico.

Diagnóstico genético e aconselhamento

A análise molecular pode determinar a forma da HCSR, já que existe uma boa correlação entre genótipo e fenótipo clínico, inclusive na população brasileira. O teste genético inclui a pesquisa das mutações mais comuns e que causam HCSR por deficiência da 21α-OH, seguida do sequenciamento dos pacientes heterozigotos para uma das mutações avaliadas, cujos sintomas clínicos e bioquímicos sugerem HCSR por deficiência da 21α-OH. Diversas mutações no gene CYP21 foram descritas e podem ser agrupadas em três categorias: deleções ou mutações *nonsense*, que determinam a perda total da atividade enzimática e normalmente associadas às formas com perda de sal; mutações que preservam de 1 a 2% da atividade enzimática e permitem síntese adequada de aldosterona, causando a HCSR virilizante simples (uma delas é a mutação I172N, uma mutação *missense* e a mais comum na forma virilizante simples); e mutações que preservam a atividade enzimática em 20 a 60%, como a V281L, sendo as mais frequentes mutações associadas a forma não clássica da HCSR.

A heterozigose composta para duas diferentes mutações da CYP21, em geral, resulta em um fenótipo compatível com a presença do defeito mais leve. As mutações *splicing*

CAPÍTULO 134 – ENDOCRINOPATIAS NO PERÍODO NEONATAL – DISTÚRBIOS DA HIPÓFISE, ADRENAL E TIREOIDE

apresentam uma variabilidade genótipo-fenótipo, podendo variar desde a forma perdedora de sal até a virilizante simples. Mais da metade das formas não clássicas em mulheres consiste em heterozigose composta, carreando uma mutação grave do gene da CYP21 que, se combinada com outra mutação grave carreada pelo pai, pode gerar um feto afetado pela forma clássica.

Deficiência da 11β-hidroxilase (P450c11)

Etiologia/fisiopatologia

É a segunda causa mais frequente de HCSR, sendo responsável por 5 a 8% dos casos. Resulta na diminuição da produção do cortisol com acúmulo de precursores de mineralocorticoide na zona fasciculada e aumento da síntese de andrógenos adrenais na zona reticulada. Uma incidência aumentada da deficiência de 11β-OH foi descrita em judeus do Marrocos e do Irã, assim como na Arábia Saudita. O gene que codifica essa enzima é o CYP11B1, 93% idêntico ao CYP11B2, que codifica a P450c11AS (aldosterona sintase). Ambos os genes estão localizados no cromossomo 8q24.3.

A deficiência de 11β-OH causa deficiência de cortisol e excesso de produção de 11-desoxicorticosterona (DOC, com efeito mineralocorticoide) e 11-desoxicortisol (composto S). O acúmulo de DOC aumenta a absorção de sódio e a retenção hídrica, resultando em supressão da renina plasmática e diminuição da aldosterona na zona glomerulosa. A P450c11AS é expressa apenas na zona glomerulosa e medeia os três passos necessários para a síntese da aldosterona: 11β-hidroxilação, 18-hidroxilação e 18-oxidação. Ela sofre regulação do sistema renina-angiotensina. Sua deficiência causa diminuição da produção da aldosterona, com perda de sal, mas não caracteriza HCSR propriamente dita (Figura 134.3 e Quadro 134.3).

Quadro clínico

As meninas afetadas apresentam virilização da genitália externa, em graus variados. Homens afetados apresentam hiperpigmentação escrotal e, em geral, são diagnosticados na infância por virilização. Ambos os sexos apresentam genitália interna normal e experimentam virilização pós-natal, caracterizada por aceleração do crescimento, avanço da maturação óssea e adrenarca precoce. Hipertensão arterial em graus variados está presente em 75% dos pacientes de ambos os sexos; e é um sinal clínico que diferencia essa HCSR da deficiência de 21α-OH. Embora o excesso de DOC contribua para a hipertensão, talvez não seja o único fator, já que as concentrações de DOC não se correlacionam com o grau de virilização. Alguns pacientes desenvolvem crise de perda de sal antes do início da terapia glicocorticoide, cujo mecanismo ainda não é entendido. Após o início do tratamento, a crise de perda de sal ocorre em poucos pacientes, como consequência da supressão das concentrações de ACTH, de DOC, e ausência de elevação imediata na secreção de aldosterona.

Diagnóstico

As anormalidades bioquímicas incluem concentrações elevadas de composto S e DOC. A renina está suprimida, a produção de aldosterona está baixa (efeito mineralocorticoide da DOC), e a produção de cortisol é deficiente. As concentrações de 17α-OHP podem estar moderadamente elevadas, o que pode confundir com a deficiência de 21α-OH, nos casos em que DOC e composto S não forem avaliados. Hipocalemia não é um sintoma comum.

Genética

Várias mutações foram descritas, sendo a R448H a mais prevalente em judeus marroquinos. O diagnóstico pré-natal é possível nas famílias que apresentam uma mutação identificada.

Tratamento

A meta do tratamento clínico e cirúrgico da HCSR é obter uma boa qualidade de vida, crescimento normal, maturação sexual durante a infância e adolescência, função sexual normal e fertilidade na vida adulta. Os princípios do tratamento envolvem reposição apropriada dos hormônios adrenais (glicocorticoide e mineralocorticoide), supressão da produção excessiva de ACTH e dos andrógenos adrenais. Nos casos dos perdedores de sal, a reposição com mineralocorticoides e sódio é necessária para normalizar e manter o balanço hidreletrolítico. Também requer correta definição sexual dos neonatos com ambiguidade sexual, terapia psicológica para os casos com distúrbios psicossexuais, em decorrência de diagnóstico tardio ou tratamento inadequado. O tratamento cirúrgico tem como objetivo promover um reparo cosmético e funcional de acordo com o sexo estabelecido. Deve ser precoce (antes dos 18 meses de vida) para permitir a identificação sexual e a adequação psicológica da criança. Na puberdade, realiza-se a correção definitiva após rigoroso estudo anatômico com os métodos de diagnóstico por imagem necessários.

Tratamento clássico

Todos os RNs suspeitos de hiperplasia adrenal com base na presença de ambiguidade genital, diagnóstico pré-natal, triagem neonatal ou concentrações de 17α-OHP devem ser tratados com doses farmacológicas de glicocorticoides até a confirmação do diagnóstico, independentemente da presença de perda de sal. Em recém-nascidos, os sintomas de insuficiência adrenal não são evidentes enquanto as concentrações de sódio não atingem 125 mEq/L.

Em crianças, a terapia de reposição do cortisol é realizada com a hidrocortisona na dose de 8 a 12 mg/m²/dia, dividida em 2 a 3 tomadas. Essas doses excedem as concentrações fisiológicas de secreção do cortisol (6 a 7 mg/m²/dia em crianças e adolescentes, e 7 a 9 mg/m²/dia em neonatos) com o intuito de suprimir adequadamente a produção dos andrógenos adrenais e minimizar a possibilidade do desenvolvimento de insuficiência adrenal. No período neonatal e no 1º ano de vida, doses mais elevadas de glicocorticoides podem ser necessárias (até 25 mg/m²/dia). Nas crianças com perda de sal, utiliza-se o mineralocorticoide sintético, 9α-fludrocortisona, na dose de 50 a 200 μg/dia. Nessas crianças, deve ser feita também a suplementação do sódio na dose de 1 a 2 g de cloreto de sódio, diariamente, durante o período neonatal.

1005

SEÇÃO XIII – SISTEMA ENDÓCRINO E METABÓLICO

Os parâmetros clínicos e bioquímicos para a avaliação do tratamento adequado são: remissão dos sinais de virilização, ritmo de crescimento linear, idade óssea adequada, ausência de sinais de hipercortisolismo, concentrações plasmáticas normais de androstenediona, testosterona total e 17α-OHP, e esta última deve ser mantida entre 100 e 1.000 ng/dL. As concentrações de 17α-OHP, assim como as de aldosterona e a atividade plasmática da renina, podem não normalizar com o uso isolado de glicocorticoides. A utilização de mineralocorticoides, nessas condições, mesmo sem perda de sal comprovada, tem sido benéfica, porque diminui as doses necessárias de glicocorticoide, melhorando o crescimento linear. A 9α-fludrocortisona tem sido usada na dose de 0,1 mg/dia nas formas não perdedoras de sal.

Triagem neonatal para a deficiência da 21α-hidroxilase

A triagem neonatal para a HCSR por deficiência da 21α-OH está indicada, já que é uma doença facilmente diagnosticada e o tratamento precoce melhora a sua evolução. Tem especial importância nos neonatos do sexo masculino, já que não exibem a ambiguidade genital e acabavam morrendo de perda de sal, muitas vezes sem o diagnóstico da doença. Deve-se ter extrema atenção para "meninos criptorquídicos" ao nascimento, os quais, na realidade, podem ser meninas virilizadas. Apesar de as meninas apresentarem a ambiguidade genital ao nascimento, o que facilita o diagnóstico da doença, ainda hoje, em algumas situações, ela não é reconhecida, o que torna a triagem neonatal também importante para o sexo feminino.

A triagem neonatal para HCSR iniciou-se em 1997 e, atualmente, é realizada em diversos países, inclusive no Brasil, sendo recomendada a coleta da 17α-OHP após 48 a 72 horas de vida. Em São Paulo, entrou na fase IV do Programa Nacional de Triagem Neonatal, sendo obrigatória desde 2012. Um dos problemas da triagem para deficiência da 21α-OH é o excessivo número de resultados falso-positivos, em decorrências das reações cruzadas da 17α-OHP

com outros esteroides contidos no plasma neonatal. Por esse motivo, é uma tarefa difícil determinar um ponto de corte para 17α-OHP que seja considerado ideal, e este pode variar de centro para centro, dependendo da técnica utilizada e da etnia. Os valores de 17α-OHP são invariavelmente mais elevados em recém-nascidos com baixo peso (< 2.000 g) e prematuros (< 34 semanas de idade gestacional). Esse fato é decorrente da inabilidade do fígado imaturo em metabolizar adequadamente a 17α-OHP e/ou do estresse causado por intercorrências agudas comuns nessas situações. No Brasil, consideram-se os seguintes pontos de corte para reconvocação e nova coleta em papel de filtro: 17α-OHP neonatal ≥ percentil – p99,8; ou consulta imediata nos Centros de Referência e coleta dos exames confirmatórios séricos, 17α-OHP, androstenediona e testosterona total (2x p99,8), de acordo com o peso de nascimento e o tempo de coleta. Deve-se ter cuidado na interpretação da testosterona total nessa idade, no sexo masculino, já que os meninos estão na minipuberdade, apresentando, portanto, uma elevação dessas concentrações de origem testicular (Tabelas 134.1 e 134.2).

Diagnóstico pré-natal e tratamento

Por ser de herança autossômica recessiva, a probabilidade de a família ter um novo filho com HCSR é de 25%. O objetivo principal do diagnóstico pré-natal é evitar a virilização da genitália externa feminina. Tem sido realizado por meio da dosagem da 17α-OHP no líquido amniótico (aumentada na forma clássica perdedora de sal) e da tipificação do HLA nas células amnióticas, da 16ª à 20ª semana de gestação, além da biópsia do vilo corial (9ª semana de gestação), em que se pode realizar o cariótipo e a análise do DNA (do gene CYP21B). O tratamento consiste no uso de dexametasona pela mãe, na dose de 20 µg/kg/dia (1 a 1,5 mg/dia), dividida em 2 a 3 tomadas. Deve ser iniciada antes da 6ª à 7ª semana de gestação, impedindo que haja elevação dos andrógenos adrenais e evitando a virilização da genitália externa das pacientes 46,XX.

Quadro 134.3
Características das diferentes formas de hiperplasia congênita da suprarrenal.

Forma	Deficiência da 21α-hidroxilase	Deficiência da 11β-hidroxilase	Deficiência da 3β-hidroxidesidrogenase tipo II	Deficiência da 17α-hidroxilase-17,20-liase	Hiperplasia lipoide	Deficiência da P450 oxidorredutase
Gene	CYP21A2	CYP11B1	HSD3B2	CYP17	StAR CYP11A	POR
Enzima	P450c21	P450c11	3β-HSD-II	P450c17	P450scc	P450 oxidorredutase
OMIM	201910	202010	201810	202110 609300	201710 60617 118485	201750
Locus	6p21.3	8q21	1p13.1	10q24.3	8p11.2	7q11.2
Incidência	93%	5 a 8%	Rara	Rara	Muito rara	Muito rara
Apresentação clínica						
Nascimento ambiguidade genital	46,XX	46,XX	46,XY 46,XX moderada	46,XY	46,XY	46,XX 46,XY pouco masculinizado Mãe virilizada durante gestação

(continua)

CAPÍTULO 134 – ENDOCRINOPATIAS NO PERÍODO NEONATAL – DISTÚRBIOS DA HIPÓFISE, ADRENAL E TIREOIDE

(continuação)

	Quadro 134.3 Características das diferentes formas de hiperplasia congênita da suprarrenal.					
Forma	*Deficiência da 21α-hidroxilase*	*Deficiência da 11β-hidroxilase*	*Deficiência da 3β-hidroxidesidrogenase tipo II*	*Deficiência da 17α-hidroxilase-17,20-liase*	*Hiperplasia lipoide*	*Deficiência da P450 oxidorredutase*
Infância e adolescência	Virilização e aceleração do crescimento	Adrenarca precoce, aceleração do crescimento, hiperandrogenismo (SOP)	Adrenarca precoce, aceleração do crescimento, hiperandrogenismo (SOP)	46,XX sem puberdade 46,XY fenótipo feminino	46,XX sem puberdade Alta mortalidade	Malformações esqueléticas
Perda de sal	Presente	Rara	Presente	Ausente	Presente	Ausente
	Achados laboratoriais					
Cortisol	↓=	↓	↓	↓	↓	↓=
Aldosterona	↓=	↓	↓	↓	↓	↓=
Andrógenos	↑	↑	↓ em 46,XY ↑ em 46,XX	↓	↓	↓=
Na	↓=	↑	↓	↑	↑	↑=
K	↑=	↓	↑	↓	↓	↓=
APR	↑=	↓	↑	↓	↑	↓=
Metabólitos alterados	↑17α-OHP	↑DOC ↑11- desoxicortisol ↑17α-OHP	↑DHEA ↑17α-OH-Preg ↓Δ₄A ↑LH e FSH	↑Preg ↑Progesterona ↑DOC ↑Corticosterona ↑LH e FSH	Esteroides ausentes ↑LH e FSH	↑=DOC

POR: P450 oxidorredutase; OMIM: herança mendeliana no homem *on-line*; SOP: síndrome dos ovários policísticos; APR: atividade plasmática de renina; 17α-OHP: 17α-hidroxiprogesterona; DOC: desoxicorticosterona; DHEA: di-hidroepiandrosterona; 17α-OH-Preg: 17α-hidroxipregnenolona; Δ_4A: androstenediona; LH/FSH: gonadotrofinas. Preg: pregnenolona; ↓: Diminuído (a); ↑: aumentado (a); =: normal.
Fontes: Siviero-Miachon e Spinola-Castro, 2017; e Santos et al., 2010.

Tabela 134.1. Valores de 17α-hidroxiprogesterona neonatal, em papel de filtro ("exame do pezinho"), nas coletas entre 48 e 72 horas de vida.

Grupos	*Ponto de corte para recoleta em papel de filtro (p99,8)*	*Ponto de corte para consulta imediata e coleta de exames confirmatórios no soro (2 × p99,8)*
PN ≤ 1.500 g	≥ 80	≥ 160
1.501 < PN < 2.000 g	≥ 75	≥ 150
2.001 < PN < 2.500 g	≥ 37	≥ 74
PN ≥ 2.501 g	≥ 20	≥ 40

Fonte: Hayashi et al., 2017.

Tabela 134.2. Valores de 17α-hidroxiprogesterona neonatal, em papel de filtro ("exame do pezinho"), nas coletas ≥ 72 horas de vida.

Grupos	*Ponto de corte para recoleta em papel de filtro (p99,8)*	*Ponto de corte para consulta imediata e coleta de exames confirmatórios no soro (2 × p99,8)*
PN ≤ 1.500 g	≥ 172	≥ 344
1.501 < PN < 2.000 g	≥ 76	≥ 152
2.001 < PN < 2.500 g	≥ 63	≥126
PN ≥ 2.501 g	≥ 25	≥ 50

Fonte: Hayashi et al., 2017.

Distúrbios da tireoide

Síntese e regulação dos hormônios tireoidianos

A regulação dos hormônios tireoidianos ocorre por meio do eixo hipotálamo-hipófise-glândula tireoide. O TSH comanda vários efeitos no metabolismo desses hormônios ao se ligar a receptores específicos (TSHR) na glândula tireoidiana, mais especificamente na célula folicular tireoidiana, incluindo oxidação e iodinação do iodo, assim como acoplamento, síntese e liberação de hormônios e crescimento celular da glândula tireoidiana. Sob condições normais, a tireoide secreta 80% de tiroxina (T_4) e 20% de tri-iodotironina (T_3), além de tireoglobulina (Tgb) (ver Figura 134.4 para uma sequência esquemática da síntese e da secreção dos hormônios tireoidianos). Esses hormônios são carreados por proteínas, sendo a principal a globulina carreadora de tiroxina (TBG), que transporta aproximadamente 75% do T_4. Os efeitos mais importantes dos hormônios tireoidianos

SEÇÃO XIII – SISTEMA ENDÓCRINO E METABÓLICO

ocorrem via receptores nucleares para T_3, que efetivamente se liga aos receptores celulares para desempenhar suas funções biológicas. Para se ligar aos receptores de T_3, o T_4 é perifericamente convertido a T_3, por meio das deiodinases (DIOs). A biodisponibilidade de T_3 depende de três fatores: 1) transportador monocarboxilado 8 (MCT8), que é essencial para disponibilizar concentrações adequadas de T_3 no sistema nervoso central durante o desenvolvimento; 2) DIOs, que são selenoproteínas, responsáveis pela conversão periférica de T_4 a T_3; e 3) proteína carreadora da sequência de inserção 2 (SECISBP2 ou SBP2), envolvida na síntese das selenoproteínas (incluindo as DIOs).

Hipotireoidismo congênito

O hipotireoidismo congênito (HC) é uma das principais causas evitáveis de deficiência mental. A incidência da forma permanente primária é de 1:3.500 recém-nascidos. Promove alterações no crescimento e no desenvolvimento, visto que os hormônios tireoidianos, T_3 e T_4, são fundamentais para o crescimento normal durante a infância, assim como para o desenvolvimento cerebral durante a vida embrionária e nos 2 primeiros anos de vida. Os sinais e sintomas do HC resultam da alteração na termogênese e no consumo de oxigênio, no metabolismo proteico, lipídico e dos hidratos de carbono, decorrentes da falta dos hormônios tireoidianos nos diferentes tecidos do organismo. Chama-se de HC **primário** aquele cujas afecções acometem a glândula tireoide; e **central**, o HC com alterações no hipotálamo/hipófise (Quadro 134.4).

Permanente – Primário (Quadro 134.5)

Disgenesia tireoidiana

Responsável pela quase totalidade dos casos (85%) de HC primário permanente. Compreende defeitos na diferenciação das células foliculares, caracterizando a agenesia ou atireose (20% dos casos de disgenesia), ou na migração da tireoide durante a embriogênese, caracterizando a ectopia (80% dos casos de disgenesia), sendo a posição lingual a mais frequente.

O tecido ectópico tireoidiano tem uma aparência arredondada, porque não apresenta os lobos tireoidianos laterais típicos da tireoide tópica; localiza-se na linha mediana, em qualquer sítio entre o forame cego da língua e o pescoço; e caracteriza o único tecido tireoidiano presente. Quase todos os indivíduos com ectopia tireoidiana são hipotireoideos e podem, ou não, ser detectados pela triagem neonatal. Parte do espectro da disgenesia tireoidiana inclui: a hipoplasia do tecido tireoidiano normal, que se mantém na posição habitual (< 5% dos casos); e a hemiagenesia da tireoide, em que um lobo, normalmente o esquerdo, e eventualmente o istmo, estão ausentes. A hemiagenesia tireoidiana pode ser observada em 1:500 indivíduos eutireoidianos, mas contribui com cerca de 1% dos casos de HC.

- *Patogênese*

Acreditava-se, até recentemente, que a disgenesia tireoidiana era uma entidade esporádica, embora alguns casos familiares fossem reportados. Uma reavaliação sistemática da herança dessa doença na França revelou uma provável herança autossômica dominante, com penetrância variável, embora houvesse heterogeneidade genética. Herança multigênica também foi proposta. Apesar de não compatível com herança mendeliana simples, a disgenesia tireoidiana, em especial a ectopia, tem predominância no sexo feminino.

Mutações germinativas em genes que codificam fatores de transcrição reconhecidos por estarem envolvidos no desenvolvimento tireoidiano (TTF-1, TTF-2, PAX8) e no crescimento (receptor do TSH – TSHR), em ratos e em humanos, podem ser responsáveis pela doença em pacientes com disgenesia tireoidiana isolada ou associada a malformações renais, pulmonares, cerebrais e de palato. O fator de transcrição tireoidiano (TTF) tipo 1 – TFF-1 é expresso na porção ventral do encéfalo anterior (prosencéfalo) e nos pulmões; o TFF-2, no ectoderma craniofaríngeo (implicado na formação do palato) e na bolsa de Rathke; e o gene box-pareado 8 (PAX8), no ducto tireoglosso, sistema nervoso central e rins, incluindo o broto ureteral e os sistemas coletores principais. Os fatores de transcrição TFF-1, TFF-2 e PAX8 também estão envolvidos na regulação da transcrição da tireoperoxidase (TPO) e NIS (cotransportador de sódio/iodeto), ao se ligarem a sequências regulatórias específicas de DNA. Mutações no TFF-1, TFF-2, PAX8 e TSHR foram identificadas em aproximadamente 50/500 (10%) dos pacientes com disgenesia tireoidiana, o que sugere que outros genes devam estar envolvidos no desenvolvimento tireoidiano. Outros mecanismos alternativos que explicam o restante dos casos de disgenesia tireoidiana são: modificações epigenéticas, mutações somáticas que ocorrem precocemente na embriogênese da célula folicular tireoidiana, ou eventos esporádicos relacionados ao desenvolvimento.

Defeito na síntese hormonal tireoidiana (disormoniogênese)

Corresponde a 15% dos casos de HC primário permanente.

- *Patogênese*

Resulta de um defeito em uma das etapas envolvidas na biossíntese dos hormônios tireoidianos, de herança autossômica recessiva. Bócio pode estar presente em indivíduos mais velhos, mas não necessariamente no neonato. As principais etapas da síntese e liberação dos hormônios tireoidianos são as seguintes, com suas respectivas alterações (Figura 134.4):

1. Transporte de iodeto através da membrana basolateral da célula folicular tireoidiana contra um gradiente de concentração via NIS, cujo gene está localizado no cromossomo 19: a gravidade do HC é variável, bócio nem sempre está presente, e pacientes homozigotos para as mutações do NIS que apresentam uma dieta suficiente em iodo podem manter-se eutireoideos.

2. Transporte do iodeto do interior da célula para o lúmen contendo coloide via pendrina: a síndrome de Pendred é a causa mais comum de surdez neurossensorial hereditária não progressiva (10%) e está associada ao hipotireoidismo de gravidade variável. O hipotireoidismo raramente é diagnosticado no perío-

CAPÍTULO 134 – ENDOCRINOPATIAS NO PERÍODO NEONATAL – DISTÚRBIOS DA HIPÓFISE, ADRENAL E TIREOIDE

do neonatal, e a doença tireoidiana normalmente se apresenta como um bócio difuso multinodular de tamanho variável, particularmente na secunda década de vida.

3. Geração de H_2O_2 dependente de Ca^{2+}/NADPH, por meio da atividade da oxidase tireoidiana 2 (THOX2), que é considerado um passo limitante na biossíntese dos hormônios tireoidianos: o sistema oxidase tireoidiano é composto por pelo menos duas proteínas, THOX1 e THOX2, responsáveis pela oxidação do iodeto na célula folicular tireoidiana. A TPO, enzima que catalisa a oxidação do iodeto, não tem atividade biológica sem a geração de H_2O_2 por THOX. Mutações inativadoras bialélicas no gene da THOX2 podem acarretar HC; já mutações monoalélicas estão associadas ao hipotireoidismo mais brando, em geral transitório.

4. Organificação do iodeto e acoplamento, sendo ambas as etapas mediadas pela TPO: essa enzima está localizada na membrana apical da célula folicular tireoidiana e é codificada por um gene localizado no cromossomo 2p25. Mutações nesse gene são a causa mais prevalente de disormoniogênese, caracterizadas por um defeito total ou parcial na organificação do iodeto.

5. Síntese de Tgb: os dois substratos necessários para sua síntese são o iodeto e resíduos de tirosina. O iodeto vem da corrente sanguínea e a tirosina é parte da molécula de Tgb. O gene que codifica a Tgb fica no cromossomo 8q24. Ela é sintetizada na célula folicular tireoidiana e exportada para o coloide, onde sofre iodinação. Mutações no gene da Tgb são associadas a alteração na migração da Tgb e hipotireoidismo de moderado a grave, normalmente com concentrações baixas de Tgb.

Resistência no receptor do TSH

O TSHR é um receptor de membrana acoplado a proteína G, que coordena os efeitos do TSH no desenvolvimento, no crescimento e na função sintética da glândula tireoide. Foram descritas mutações inativadoras no TSHR, de herança autossômica recessiva, sendo o espectro fenotípico muito amplo, variando desde elevações assintomáticas de TSH até hipotireoidismo grave. Pacientes com defeitos parciais do TSHR apresentam concentrações elevadas de TSH, hormônios tireoidianos normais e uma cintilografia normal com baixa captação. Pacientes com defeitos graves nesse receptor apresentam hipoplasia tireoidiana grave, TSH elevado, hormônios tireoidianos diminuídos e ausência de captação da glândula na cintilografia (aparente atireose). A Tgb é normal ou elevada, provavelmente pela dispersão dos folículos desorganizados. A herança autossômica dominante também já foi descrita, mas em algumas famílias o gene envolvido na resistência ao TSH (forma leve) ainda é desconhecido. Na resistência grave, o diferencial é com atireose verdadeira, em que a Tgb não é mensurável.

Hipotireoidismo congênito permanente – Central

É secundário a alterações hipotalâmicas ou hipofisárias, normalmente associado a outros déficits hormonais. O hipotireoidismo é um sintoma clínico importante, associado à baixa estatura e déficit de crescimento, nos pacientes com mutação nos fatores de transcrição hipofisários, sejam eles: HESX1, LHX3, LHX4, PROP1 e PIT1, já discutidos anteriormente.

Síndrome de Down

Em neonatos com trissomia do 21, a distribuição de T4 e TSH na triagem neonatal pode sugerir uma forma sutil de HC primário. Alguns estudos sugerem que o tratamento pode melhorar o desenvolvimento motor aos 2 anos de idade, no entanto ainda existem controvérsias. Os mecanismos que provocam essas alterações são ainda pouco entendidos, não existem evidências de que a disgenesia tireoidiana seja mais frequente na síndrome de Down, havendo apenas alguns relatos sobre HC em virtude do defeito de síntese. Parece que existe uma alteração dopaminérgica no controle de TSH, fazendo com que suas concentrações estejam sempre mais elevadas, se comparadas à população normal. Já a forma adquirida de hipotireoidismo por autoimunidade é mais frequente nessa população.

Hipotireoidismo congênito permanente – Periférico

Transporte diminuído de hormônios tireoidianos na corrente sanguínea

Três proteínas estão envolvidas no transporte dos hormônios tireoidianos no plasma: TBG, transtirretina e albumina. Inúmeras mutações responsáveis pelo excesso ou deficiência de hormônio tireoidiano já foram descritas. No entanto, esses pacientes são eutireoidianos, pois as concentrações livres do hormônio tireoidiano são normais. A hipotebegenemia, de herança ligada ao X, que acomete meninos, deve-se a uma deficiência na TBG, resultando em uma diminuição na fração total do T_4, com frações livres normais, o que dispensa qualquer tipo de tratamento.

Transporte diminuído de hormônios tireoidianos por meio da membrana celular

O hormônio tireoidiano é importante para o desenvolvimento cerebral, sendo o T_3 sua forma realmente ativa, que é capaz de se ligar aos receptores nucleares. O MCT8 foi recentemente identificado como um transportador de membrana específico para o hormônio tireoidiano nos neurônios. Mutações nesse transportador podem ocasionar uma síndrome com retardo psicomotor grave, associado a T_3 elevado, T_4 e T_3 reverso (rT3) baixos, além de concentrações normais a moderadamente elevadas de TSH. Ainda não está definida a função desse transportador nas concentrações séricas de hormônio tireoidiano, assim como o seu papel nos diferentes tecidos.

Resistência aos hormônios tireoidianos

Caracteriza-se por TSH normal ou elevado, na presença de concentrações elevadas de T_4 livre e T_3 livre e resposta

SEÇÃO XIII – SISTEMA ENDÓCRINO E METABÓLICO

variável dos diferentes tecidos à ação do hormônio tireoidiano. Três fenótipos clínicos são habitualmente descritos: 1) resistência generalizada; 2) resistência hipofisária predominante, que pode se apresentar clinicamente como hipertireoidismo; e 3) resistência periférica, em decorrência de mutações *missense* inativadoras do receptor de T3 tipo β (TRβ1). Essa forma se apresenta clinicamente como hipotireoidismo. As mutações no TRβ1 podem ocorrer *de novo* ou serem transmitidas de forma autossômica dominante. Existem dois tipos de receptor de hormônio tireoidiano (TRα e TRβ), com distribuição variável entre os diversos órgãos. Por meio de *splicing* alternativo, formam-se pelo menos três isoformas do TRα e duas isoformas do TRβ (TRβ1 e TRβ2). TRα está amplamente distribuído entre os tecidos. TRβ1 está presente no cérebro, no coração, nos rins e no fígado, e o TRβ2 está presente apenas na hipófise e no cérebro.

Hipotireoidismo congênito transitório (Quadro 134.5)

Hipertirotropinemia transitória (elevação transitória do TSH)

Tem como etiologia causas ambientais, iatrogênicas ou maternas. A deficiência grave endêmica de iodo ainda é uma causa importante de hipotireoidismo transitório em neonatos. A sobrecarga aguda de iodo, particularmente pelo uso de antissépticos que contêm iodo (povidine) em neonatos ou mulheres grávidas ou lactantes, em especial nas áreas em que a ingesta de iodo não é adequada, pode também resultar em hipotireoidismo transitório, principalmente em prematuros que já têm baixos estoques de iodo. Nas áreas suficientes em iodo, a causa mais frequente é o uso de medicação antitireoidiana pela mãe. A passagem transplacentária de anticorpos maternos que bloqueiam o TSH é muito rara, sendo responsável por apenas 2% dos casos de HC. Essas alterações, em geral, normalizam-se espontaneamente em alguns dias ou semanas, dispensando tratamento. Considera-se, porém, terapia hormonal de curta duração naquelas crianças que apresentam alterações mais prolongadas, usualmente por mais de 4 a 6 semanas.

Hipotiroxinemia transitória (diminuição transitória do T_4)

Presente em recém-nascidos com baixo peso ao nascer, pequenos para a idade gestacional, prematuros ou anoxiados. Existem dúvidas a respeito do quanto o tratamento (ou não) possa melhorar a evolução em curto e longo prazo, mas ainda não existem evidências a favor. Parece haver uma evolução positiva em pacientes prematuros extremos (< 27 semanas de gestação). Não existe suporte para o tratamento com a intenção de reduzir a mortalidade neonatal, melhorar a evolução neuropsicomotora ou a gravidade da síndrome do desconforto respiratório agudo. Parece que a hipotiroxinemia da prematuridade representa muito mais uma adaptação ao parto prematuro do que um hipotireoidismo central (T_4 baixo e TSH normal).

Causas genéticas

Mutações de THOX2 monoalélicas (1 alelo mutado) podem acarretar alterações transitórias na função tireoidiana.

Apresentação clínica

A gravidade do quadro clínico depende da magnitude da deficiência e da idade em que se inicia o tratamento, variando desde a ausência completa de sinais e sintomas até o quadro clínico clássico do cretinismo. Importante salientar que 20% dos casos são assintomáticos ao nascimento, e os sintomas, quando presentes, são pouco expressivos ou não patognomônicos da doença. Crianças com HC nascem com estatura normal, já que os hormônios tireoidianos não interferem no desenvolvimento somático do feto. Quando o diagnóstico é tardio, o ritmo de crescimento fica comprometido.

Quando um neonato é referido por alterações na triagem neonatal, deve-se pesquisar a história familiar, consanguinidade ou a presença de qualquer familiar distante com hipotireoidismo. Também deve ser pesquisada doença tireoidiana materna e exposição recente a compostos ricos em iodo (contrastes iodados, antissépticos). No exame físico, deve-se pesquisar a presença de bócio e defeitos cardíacos, que é a única malformação consistentemente associada a disgenesia tireoidiana, além de sinais ou sintomas da deficiência de outros hormônios (hipoglicemia, micropênis ou criptorquidia) e malformações de linha mediana (fenda palatina, lábio leporino ou atrofia do nervo óptico).

Diagnóstico

Triagem neonatal

As dificuldades para o diagnóstico precoce do HC com base nos critérios clínicos fizeram com que se implantassem programas de triagem populacional. No Brasil, a triagem neonatal ("teste do pezinho") é obrigatória por lei e foi introduzida pela Associação de Pais e Amigos dos Excepcionais de São Paulo (APAE-SP), em 1986, estando atualmente na fase IV (fenilcetonúria, HC, hemoglobinopatias/doença falciforme, fibrose cística, HCSR e biotinidase). A coleta deve ser realizada ainda na maternidade, após 48 horas de vida (ideal 72 horas), em papel de filtro, por punção do calcanhar. A triagem neonatal para HC pode ser realizada por vários métodos: dosagem exclusiva de TSH, dosagem de T_4 seguida de TSH, dosagem concomitante de TSH e T_4 e dosagem exclusiva de T_4. Considerando-se que o HC primário é o mais prevalente, a dosagem de TSH é a ideal para a triagem populacional, já que a dosagem concomitante de TSH e T_4 é inviável em termos econômicos para uma triagem em massa.

Dosagem exclusiva de TSH

Utilizada nos países europeus e pelos serviços de referência em triagem neonatal no Brasil. Não detecta os casos de hipotireoidismo central (raro) e hipotireoidismo primário com aumento tardio de TSH (nos casos de tireoide ectópica). A APAE-SP tem sugerido o ponto de corte do TSH neonatal, em papel de filtro, de 15 mcUI/mL. No entanto, esse ponto de corte é controverso, podendo variar de 5 a 20 mcUI/mL, entre os diversos serviços. A Figura 134.5 apresenta uma proposta de seguimento de neonatos com TSH neonatal > 10 mcUI/mL.

Independentemente do método utilizado no diagnóstico precoce do HC, o mais importante é o acompanhamento clínico da criança e que cada método seja analisado criteriosamente. A dosagem do TSH de cordão umbilical (coleta antes das 48 horas de vida) só tem valor quando as concentrações de TSH são muito elevadas (> 50 mcUI/L), estando atualmente abandonada. Isto porque, logo após o nascimento, existe uma elevação fisiológica do TSH em virtude da hipotermia e do estresse decorrentes do parto, bem como à retroalimentação negativa estabelecida pela abrupta perda do suprimento hormonal materno.

É importante destacar que a triagem neonatal normal não exclui o diagnóstico de HC. Estima-se que 5 a 10% dos casos de HC não são identificados, independentemente do método utilizado, por erros relacionados a coleta, identificação e manipulação da amostra, problemas técnicos e também porque há neonatos com T_4 e TSH normais ao nascimento e que apresentam uma elevação tardia do TSH (especialmente nos casos de tireoide ectópica).

Exames de imagem e laboratoriais

Exame radiológico do esqueleto

Ao nascimento, um raio X anteroposterior do joelho com ausência dos centros de ossificação epifisários do fêmur e da tíbia (disgenesia epifisária cretinoide), em recém-nascidos a termo, sugere hipotireoidismo de instalação pré-natal, o que é um risco para retardo de desenvolvimento neuropsicomotor, mesmo na era da triagem neonatal. Outras alterações esqueléticas passíveis de serem encontradas: desenvolvimento pobre da base do crânio, fechamento tardio das fontanelas com suturas alargadas e ossos intersuturais, sela turca arredondada, pneumatização tardia e incompleta dos seios paranasais e osso nasal plano. Há atraso da idade óssea em relação à idade cronológica. As placas de crescimento são alargadas e irregulares, sugerindo raquitismo, e podem permanecer abertas por muito tempo. As vértebras podem mostrar deformidades.

Cintilografia de tireoide

É realizada com pertecnetato de sódio ($^{m99}TcO_4$) ou iodeto de sódio (^{123}I), geralmente após os 2 ou 3 anos de idade, quando a medicação pode ser suspensa por 4 a 6 semanas para sua realização, sem prejuízo ao desenvolvimento neurológico. Só deve ser feita ao nascimento se não retardar o início do tratamento. A ausência de captação na cintilografia sugere agenesia tireoidiana, passagem de anticorpos maternos anti-TSHR ou defeito na captação de iodo.

Ultrassonografia de tireoide com Doppler colorido

Avalia a presença ou não de tecido tireoidiano, seu volume e sua topografia. Apesar de não ser invasivo, é menos sensível, se comparado à cintilografia, e operador-dependente.

Anticorpos antitireoidianos

Podem eventualmente estar presentes em recém-nascidos.

Teste do perclorato

Útil no diagnóstico dos defeitos de síntese. Administra-se ^{131}I e, após 2 horas, perclorato de potássio ($KClO_4$) por via oral. Quando há defeito de organificação de iodo, a concentração do radiotraçador diminui em mais de 10% em relação ao seu valor basal, 2 horas depois, normalmente mais que 15%, podendo chegar a mais de 80%.

Testes genéticos

São realizados apenas para efeitos de pesquisa ou reservados àqueles pacientes com história familiar positiva ou fenótipo clássico. Coreoatetose, síndrome do desconforto respiratório agudo e hipotonia indicam mutações de TFF-1, *de novo* ou de herança autossômica dominante; fenda palatina, cabelo enrolado e fino e consanguinidade sugerem mutações de TFF-2; hipoplasia tireoidiana ou atireose isolada, herança autossômica dominante, mutações de PAX8; herança autossômica recessiva, mutações de TSHR (Quadro 134.5).

Tratamento

Constitui uma emergência endocrinológica e tem por base a reposição hormonal. A terapia deve ser iniciada nos primeiros dias de vida, com dose elevada de levotiroxina sódica (LT_4), tomada única, em jejum, mesmo na ausência de sintomas, a fim de se atingir rapidamente as concentrações de T_4 consideradas ideais para minimizar os danos cerebrais. As necessidades hormonais decrescem com a faixa etária, sendo, em média, de 100 mcg/m²/dia (Tabela 134.3). Não utilizar preparações líquidas, que são instáveis. Utilizar comprimidos (Puran T_4®, Synthroid®, Euthyrox®), que devem ser diluídos em água e imediatamente administrados, por meio de colher, à criança que não consegue deglutir. A dose deve ser ajustada conforme controles de T_4 e TSH, dosados com frequência nos primeiros 2 anos de vida (pelo menos a cada 3 a 4 meses) e a cada 6 meses a partir de então. Deve-se manter o T_4 no limite superior da normalidade e TSH baixo, mas não suprimido. Quando houver alteração na dose, nova coleta deve ser feita em 4 a 6 semanas.

Evitar excesso de T_4, o que pode promover sintomas clínicos de hipertireoidismo, avanço de idade óssea e fechamento prematuro da sutura craniana (craniossinostose). Em neonatos sem intercorrências, iniciar com dose total. Aqueles com quadro clínico grave (cardiomegalia, derrame pericárdico ou cardiopatia) devem ser internados no início do tratamento para monitorização, iniciando com metade da dose, ajustando-a semanalmente, em virtude do risco de arritmias, insuficiência cardíaca ou core anêmico. Nos pacientes com possibilidade de outros déficits hormonais, especialmente naqueles com defeito de linha mediana, atentar para a possibilidade de insuficiência adrenal aguda após o início do tratamento com LT4 (aumento na síntese e, principalmente, da degradação do cortisol, com o início do tratamento). Por esse motivo, nunca se deve iniciar tratamento com LT4 sem antes fazer avaliação do eixo adrenal. Após alguns dias do início da medicação, espera-se melhora da atividade física, e os sinais clínicos mais evidentes só desaparecem após 3 a 4 semanas.

Objetivo do tratamento

Manter o crescimento e o desenvolvimento neuropsicomotor dentro da normalidade.

Prognóstico e perspectivas

O diagnóstico tardio necessita acompanhamento fisioterápico e por equipe multidisciplinar: endocrinologista pediátrico, psicólogo, fonoaudiólogo, neurologista e assistente social. Com o advento dos programas de triagem neonatal, houve acentuada melhora no prognóstico dos lactentes afetados. Os pacientes tratados até 2 a 3 semanas de vida e a maioria das crianças tratadas até 6 semanas de vida apresentam desenvolvimento neurológico normal. Apesar disso, mesmo com tratamento correto e iniciado precocemente, disfunções cerebrais mínimas ainda podem ocorrer em alguns casos. Outra orientação importante é realizar a dosagem de hormônio tireoidiano precocemente na gestação, particularmente nas mulheres hipotireoideas, a fim de fazer os ajustes necessários e prevenir alterações no desenvolvimento cerebral desses fetos.

Um avanço é a possibilidade de iniciar tratamento intraútero nos casos de hipotireoidismo fetal documentado por cordocentese e ultrassonografia (presença de bócio), bem como nos casos familiares, o que melhoraria muito o prognóstico neurológico dessas crianças.

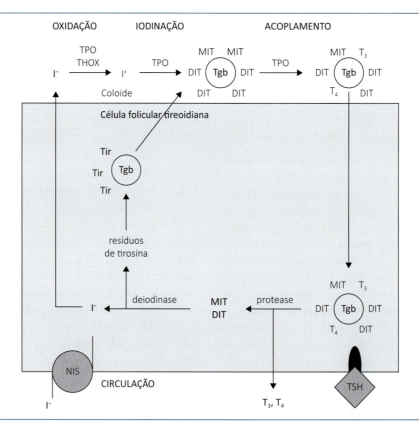

Figura 134.4. Representação esquemática das principais etapas da síntese e da secreção dos hormônios tireoidianos.

O iodeto é incorporado pelo NIS (cotransportador de sódio/iodeto) para o interior da célula tireoidiana e, depois, para o lúmen em que existe o coloide (etapa dependente da pendrina). No lúmen, sofre oxidação (perda de carga negativa), iodinação, que é a junção de moléculas de iodo aos resíduos de Tgb: 1 molécula iodo + Tgb = MIT; 2 moléculas iodo + Tgb = DIT. O acoplamento consiste na união de 2 DITs, resultando no T_4, ou 1 MIT e 1 DIT, resultando no T_3, ambos incorporados na Tgb (coloide). Todas essas etapas, oxidação, organificação e acoplamento, são dependentes da TPO, sob ação de algumas proteínas essenciais (p. ex., THOX na oxidação). MIT, DIT, T_3 e T_4 acoplados na Tgb são incorporados pela célula tireoidiana, sofrem ação da protease, liberando T_3 e T_4 para a circulação sanguínea; e MIT e DIT, após sofrer ação das deiodinases, liberam iodeto para ser reaproveitado no processo que se reinicia. Todo o processo depende da ligação do TSH ao seu receptor de membrana na célula folicular tireoidiana.

I⁻: iodeto; I⁺: iodo; Tir: resíduos de tirosina; Tgb: tireoglobulina; TPO: tireoperoxidase; THOX: sistema oxidase tireoidiano; MIT: monoiodotirosina; DIT: di-iodotirosina; T_3: tri-iodotironina; T_4: tiroxina; TSH: hormônio tireoestimulante.

Fonte: Spinola-Castro et al., 2008.

CAPÍTULO 134 – ENDOCRINOPATIAS NO PERÍODO NEONATAL – DISTÚRBIOS DA HIPÓFISE, ADRENAL E TIREOIDE

Quadro 134.4
Sinais e sintomas do hipotireoidismo.

Nascimento
- Peso ao nascer > 4.000 g
- Icterícia prolongada no RN a termo
- Fontanela posterior aberta, macrocrania
- Atraso na maturação óssea

Lactente
- Hipotonia
- Hipotermia
- Constipação intestinal
- Pele fria e seca, cabelos escassos
- Bradicardia e arritmias
- Livedo reticular
- Distensão abdominal, hérnia umbilical
- Macroglossia
- Choro rouco
- Infecções de repetição
- Episódios de cianose
- Refluxo gastroesofágico
- Dificuldade para mamar
- Obstrução nasal

Infância
- Baixa estatura
- Ritmo de crescimento diminuído
- Atraso na maturação óssea e na erupção dentária
- Retardo cognitivo e motor
- Fronte estreita
- Bochechas inchadas
- Nariz de pugilista, dorso nasal deprimido
- Pescoço grosso
- Dedos curtos e grossos
- Pernas curtas
- Fadiga
- Constipação intestinal
- Pele seca e fria
- Intolerância ao frio
- Abafamento de bulhas cardíacas
- Puberdade atrasada
- Pseudopuberdade precoce
- Hipercolesterolemia
- Bócio

Fonte: Siviero-Miachon e Spinola-Castro, 2017.

Quadro 134.5			
Características das diferentes formas de hipotireoidismo congênito (HC).			
	Características fisiopatológicas	*Prevalência*	*OMIM*
Hipotireoidismo congênito permanente: primário ($\downarrow T_4$, $\uparrow TSH$) 1:3.500 recém-nascidos			
Disgenesia tireoidiana	Inclui ectopia (80%, ♀), agenesia, hipoplasia, hemiagenesia Cintilografia $^{99m}TcO_4$ ou ^{123}I e ultrassonografia (menos sensível) Mutações conhecidas: • TTF-1: hipotonia, coreoatetose, síndrome do estresse respiratório • TFF-2: fenda palatina, cabelo enrolado • PAX8: autossômica dominante, hipoplasia de tireoide, ou aparente atireose • TSHR: autossômico recessivo, hipoplasia tireoidiana, ou aparente atireose	85% do HC permanente primário, ectopia mais comum Mutações conhecidas raras	#218700 TTF-1:+600635 TTF-2:*602617 PAX8:*167415 TSHR: #275200
Disormoniogênese tireoidiana	Mutações autossômicas recessivas na síntese de T_4 (NIS, PDS, THOX2, TPO, Tgb) Bócio TPO mais comum Surdez associada à síndrome de Pendred Teste do perclorato auxilia diagnóstico	15% do HC permanente primário, mais comum em populações *inbred*	NIS:*601843 PDS:*274600 THOX2:#607200 TPO:* 606765 Tgb:*188450
Resistência a tireotropina	Mutação do TSHR: espectro fenotípico variado, atireose forma mais grave Pseudo-hipoparatireoidismo (mutação Gα): $\downarrow$Ca $\uparrow$P, $\uparrow$PTH	Rara	TSHR: #275200 PHP: #103580

(continua)

SEÇÃO XIII – SISTEMA ENDÓCRINO E METABÓLICO

(continuação)

Quadro 134.5 Características das diferentes formas de hipotireoidismo congênito (HC).			
	Características fisiopatológicas	**Prevalência**	**OMIM**
Hipotireoidismo congênito permanente: central ($\downarrow T_4$, $\downarrow$=TSH) <1:50.000 recém-nascidos			
Defeitos de desenvolvimento	Desordens hipotalâmicas ou hipofisárias; defeitos de linha mediana	Rara	Variado
Mutações inativadoras	TRHR: hipotireoidismo isolado Subunidade β do TSH: TSH↓, exceto se ensaio medir TSH mutante Fatores de transcrição hipofisários: deficiência de múltiplos hormônios (HESX1, LHX3, LHX4, PROP1, PIT1)	Rara	TSHR:+188545 TSHβ:*188540 HESX1:*601802 LHX3:*600577 LHX4:*602146 PROP1:+601538 PIT1:+173110
Hipotireoidismo congênito permanente: periférico			
Transporte inadequado de hormônio tireoidiano para célula-alvo	Mutações no MCT8: $\downarrow T_4$, $\downarrow$ rT$_3$, $\uparrow T_3$, $\uparrow$=TSH Ligado ao X, retardo psicomotor e mental grave	Rara	*300095
Resistência ao hormônio tireoidiano	Mutações no TRβ mais comuns (85%); $\uparrow T_4$, $\uparrow$=TSH, bócio Efeitos neurológicos e cardíacos dependem da distribuição de TR α e β	Rara	+190160
Hipotireoidismo congênito transitório			
Deficiência grave de iodo	$\downarrow T_4$, $\uparrow$TSH, bócio	Mais comum Rara	ND
Sobrecarga aguda iodo	Antissépticos à base de iodo (povidine)		ND
Uso de fármaco antitireoidiano materno	$\downarrow T_4$, $\uparrow$TSH, propiltiouracil, clearance de fármaco 3 a 4 dias após parto; hipertireoidismo pode ocorrer se anticorpos presentes (TSIs)	Causa mais comum em áreas suficientes de iodo	ND
Passagem transplacentária de anticorpos anti-TSHR	$\downarrow T_4$, $\uparrow$TSH, Tgb presente, imagem pode ser negativa Produção endógena de hormônio tireoidiano estimulada pelo TSH bloqueada pelos anticorpos maternos	2% do HC	ND
Causas genéticas	Mutações em heterozigose inativando THOX2 (homozigose = HC permanente)	Rara	#607200
Hipotiroxinemia da prematuridade	$\downarrow T_4$, $\downarrow$T3, TSH=; adaptação à prematuridade, mais que hipotireoidismo central	Comum	ND

OMIM: herança mendeliana no homem *on-line*; TTF-1: fator de transcrição tireoidiano-1; TTF-2: fator de transcrição tireoidiano-2; PAX8: box-pareado 8; TSHR: receptor do hormônio tireoestimulante; NIS: cotransportador de sódio/iodeto; PDS: pendrina; THOX2: oxidase tireoidiana 2; TPO: tireoperoxidase; Tgb: tireoglobulina; TRHR: receptor do hormônio liberador do TSH; HESX1/LHX3/LHX4/PROP1/PIT1: fatores de transcrição hipofisários; TR: receptor do hormônio tireoidiano; ND: não disponível.

$\downarrow$: diminuído(a); $\uparrow$: aumentado(a); = normal.

Fonte: Siviero-Miachon e Spinola-Castro, 2012.

Tabela 134.3. Posologia de levotiroxina sódica relativa à idade cronológica.

Idade	*Levotiroxina sódica (mcg/kg/dia)*
0 a 3 meses	10 a 15
3 a 6 meses	7 a 10
6 a 12 meses	6 a 8
1 a 5 anos	4 a 6
6 a 12 anos	3 a 5
> 12 anos	2 a 4

Fonte: Siviero-Miachon e Spinola-Castro, 2017.

LEITURAS COMPLEMENTARES

Arnhold IJ, França MM, Carvalho LR, Mendonca BB, Jorge AA. Role of GLI2 in hypopituitarism phenotype. J Mol Endocrinol. 2015;54:R141-50.

Bachega TA, Billerbeck AE, Parente EB, Lemos-Marini SH, Baptista MT, Mello MP, Guerra G Jr, Kuperman H, Setian N, Damiani D, Torres N, Castro M, Mendonça BB. Estudo multicêntrico de pacientes brasileiros com deficiência da 21-hidroxilase: Correlação do genótipo com o fenótipo. Arq Bras Endocrinol Metabol. 2004;48:697-704.

de Carvalho DF, Miranda MC, Gomes LG, Madureira G, Marcondes JA, Billerbeck AE, Rodrigues AS, Presti PF, Kuperman H, Damiani D, Mendonca BB, Bachega TA. Molecular CYP21A2 diagnosis in 480 Brazilian patients with congenital adrenal hyperplasia before newborn screening introduction. Eur J Endocrinol. 2016;175:107-16.

Di Iorgi N, Secco A, Napoli F, Calandra E, Rossi A, Maghnie M. Developmental abnormalities of the posterior pituitary gland. Endocr Dev. 2009;14:83-94.

Fang Q, George AS, Brinkmeier ML, Mortensen AH, Gergics P, Cheung LY, Daly AZ, Ajmal A, Pérez Millán MI, Ozel AB, Kitzman JO, Mills RE, Li JZ, Camper SA. Genetics of Combined Pituitary Hormone Deficiency: Roadmap into the Genome Era. Endocr Rev. 2016;37:636-75.

Hayashi GY, Carvalho DF, de Miranda MC, Faure C, Vallejos C, Brito VN, Rodrigues AS, Madureira G, Mendonça BB, Bachega TA. Neonatal 17-hydroxyprogesterone levels adjusted according to age at sample collection and birthweight improve the efficacy of congenital adrenal hyperplasia newborn screening. Clin Endocrinol (Oxf). 2017;86:480-7.

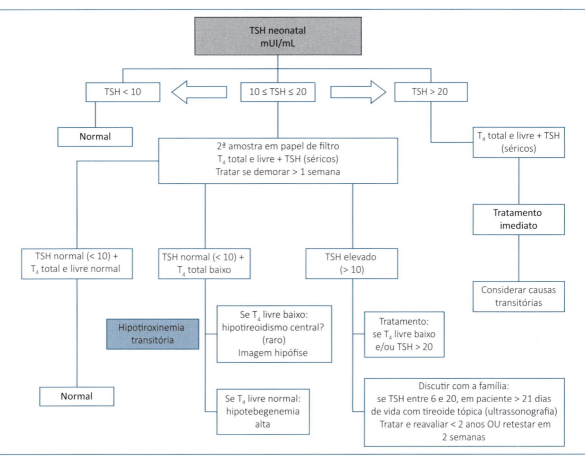

Figura 134.5. Triagem neonatal para hipotireoidismo congênito: dosagem exclusiva de TSH.
TSH: hormônio tireoestimulante; T$_4$: tiroxina.
Fontes: Maciel et al., 2013; e Léger et al., 2014.

Hughes IA, Nihoul-Fékété C, Thomas B, Cohen-Kettenis PT. Consequences of the ESPE/LWPES guidelines for diagnosis and treatment of disorders of sex development. Best Pract Res Clin Endocrinol Metab. 2007;21:351-65.

Kelberman D, Dattani MT. Hypopituitarism oddities: congenital causes. Horm Res. 2007;68(Suppl 5):138-44.

Léger J, Olivieri A, Donaldson M, Torresani T, Krude H, van Vliet G, Polak M, Butler G. ESPE-PES-SLEP-JSPE-APEG-APPES-ISPAE. Congenital Hypothyroidism Consensus Conference Group. European Society for Paediatric Endocrinology consensus guidelines on screening, diagnosis, and management of congenital hypothyroidism. J Clin Endocrinol Metab. 2014;99:363-84.

Maciel LM, Kimura ET, Nogueira CR, Mazeto GM, Magalhães PK, Nascimento ML, Nesi-França S, Vieira SE. Brazilian Society of Endocrinology and Metabolism. Congenital hypothyroidism: recommendations of the Thyroid Department of the Brazilian Society of Endocrinology and Metabolism. Arq Bras Endocrinol Metabol. 2013;57:184-92.

Santos CTM, Lemos-Marini SHV, Soardi FC, de Mello MP. Hiperplasia adrenal congênita. In: Andrea Trevas Maciel-Guerra, Gil Guerra-Junior (Org). Menino ou menina? – Distúrbios da diferenciação do sexo. 2.ed. São Paulo: Rubio. 2010;1:155-82.

Siviero-Miachon AA, Spinola-Castro AM. A criança com deficiência de hormônio do crescimento. In: de Morais MB; Campos SO; Hilário MOE (org.). Pediatria: Diagnóstico e Tratamento. 2.ed. São Paulo: Manole. 2012; 2:801-5.

Siviero-Miachon AA, Spinola-Castro AM. Hipotiroidismo congênito. In: Sato EI, Colombo AL, Borges DR, Ramos LR, Ferreira LM, Guinsburg R (org.). Atualização Terapêutica de Felício Cintra do Prado, Jairo de Almeida Ramos, José Ribeiro do Valle: Diagnóstico e Tratamento. 26. ed. São Paulo: Artes Médicas. 2017;1:396-401.

Siviero-Miachon AA, Spinola-Castro AM. Hiperplasia suprarrenal congênita. In: Brunoni D, Perez ABA (org.). Guia de Genética Médica – Série Guias de Medicina Ambulatorial e Hospitalar da EPM-Unifesp. São Paulo: Manole. 2012;1:543-59.

Siviero-Miachon AA, Spinola-Castro AM. Hiperplasia suprarrenal congênita. In: Sato EI, Colombo AL, Borges DR, Ramos LR, Ferreira LM, Guinsburg R (org.). Atualização Terapêutica de Felício Cintra do Prado, Jairo de Almeida Ramos, José Ribeiro do Valle: Diagnóstico e Tratamento. 26.ed. São Paulo: Artes Médicas. 2017;1:392-5.

Siviero-Miachon AA, Spinola-Castro AM. Hipotireoidismo Congênito. In: Brunoni D, Perez ABA (org.). Guia de Genética Médica – Série Guias de Medicina Ambulatorial e Hospitalar da EPM-Unifesp. São Paulo: Manole. 2012:1:647-63.

Speiser PW, Azziz R, Baskin LS, Ghizzoni L, Hensle TW, Merke DP, Meyer-Bahlburg HF, Miller WL, Montori VM, Oberfield SE, Ritzen M, White PC. Endocrine Society. Congenital adrenal hyperplasia due to steroid 21-hydroxylase deficiency: An Endocrine Society clinical practice guideline. J Clin Endocrinol Metab. 2010;95:4133-60.

Spinola-Castro AM, Siviero-Miachon AA, Tosta-Hernandez PDC. Sistema Endócrino. In: Puccini RF, Hilário MOE (org.). Semiologia da Criança e do Adolescente. Rio de Janeiro: Guanabara Koogan. 2008;1:197-211.

Wang CZ, Guo LL, Han BY, Su X, Guo QH, Mu YM. Pituitary Stalk Interruption Syndrome: From Clinical Findings to Pathogenesis. J Neuroendocrinol. 2017;29.

135

Desenvolvimento Sexual Normal

Gil Guerra-Júnior

Estado sexualmente neutro

Do ponto de vista embriológico, o estado sexualmente neutro inicia-se com o surgimento das saliências gonadais em torno da 4ª à 5ª semana após a fertilização. Esse processo é induzido pela migração, para essa região do mesonefro, das células germinativas primordiais, originárias da parede da vesícula umbilical próxima ao alantoide. Em torno da 6ª semana, células do epitélio celômico invadem o mesênquima, formando os cordões sexuais primitivos, que cercam as células germinativas e distribuem-se em uma região cortical e outra medular. Os dutos de Wolff ou mesonéfricos, primórdios da genitália interna masculina, são originalmente dutos de excreção dos rins medianos, sendo incorporados ao sistema genital quando a função renal passa a ser realizada pelos metanefros ou rins definitivos, e desembocam inicialmente na cloaca. Após a divisão desta pelo septo urorretal, o local de abertura dos dutos de Wolff passa a ser denominado seio urogenital. Os dutos de Müller ou dutos paramesonéfricos, primórdios do trato genital feminino, surgem de cada lado entre a saliência gonadal e o mesonefro por meio de invaginações do epitélio celômico. Suas extremidades cranianas, em forma de funil, abrem-se na cavidade peritonial; correm então paralelamente aos dutos de Wolff no sentido caudal e cruzam-no ventralmente para fundir-se na linha média, formando um canal uterovaginal em forma de Y. Esse canal penetra na parede do seio urogenital, formando uma saliência no interior dessa cavidade – o chamado tubérculo mülleriano. Os rudimentos genitais externos compreendem o tubérculo genital, as saliências labioescrotais e as pregas urogenitais, que ladeiam a membrana cloacal. Ao final da 6ª semana, essa membrana é dividida pelo septo urorretal, surgindo, assim, a membrana urogenital, que logo se rompe para formar a abertura do seio urogenital. O tubérculo genital alonga-se e é denominado falo; um sulco coronário delimita sua haste do primórdio da glande do futuro pênis ou clitóris. Um sulco uretral, revestido por endoderme, surge na superfície ventral do falo e é contínuo com a abertura do seio urogenital.

A diferenciação subsequente, para o sexo masculino ou feminino, depende do sexo genético do embrião. Na dependência dele, teremos o sexo gonadal (determinação da gônada primordial em testículo ou ovário) e a diferenciação específica dos dutos genitais internos, do seio urogenital e da genitália externa.

Estabelecimento do sexo genético

O sexo genético do zigoto é estabelecido pela fertilização de um óvulo normal por um espermatozoide contendo um cromossomo X ou um Y. Em humanos, o sexo heterogamético (XY) é masculino; e o homogamético (XX), feminino. O estudo molecular de indivíduos com sexo reverso (homens com cariótipo 46,XX nos quais o cromossomo X paterno carregava um segmento do cromossomo Y; e mulheres 46,XY com microdeleções no braço curto desse cromossomo) permitiu que se chegasse ao gene denominado *SRY* (*Sex-determining Region on the Y chromosome*), localizado na região 1A1 do braço curto desse cromossomo, que tem um papel fundamental na determinação do testículo a partir da gônada bissexual. Sabe-se, porém, que o controle da gonadogênese masculina é um processo muito complexo, dependendo de outros genes presentes nos autossomos e no cromossomo X, dentre os quais se destacam *WT1*, *SF1* (*NR5A1*), *DAX1* (*NR0B1*), *SOX9* e outros.

Diferenciação sexual masculina (Figura 135.1)

Na presença do *SRY*, associado aos outros genes e fatores de transcrição envolvidos na diferenciação testicular normal, o primeiro evento observável na gônada bissexual é a diferenciação, por volta da 7ª semana gestacional, de células epiteliais em células de Sertoli na região medular dos cordões sexuais primitivos, enquanto as células da região cortical degeneram. As células de Sertoli agrupam-se, formando cordões que englobam as células sexuais primitivas, que se tornam, assim, as espermatogônias. Esses cordões testiculares se desenvolvem para formar os túbulos seminíferos, túbulos retos e *rete testis*. Sob o epitélio, surge uma espessa cápsula fibrosa, a túnica albugínea. As células intersticiais (de Leydig), derivadas do mesênquima, podem ser observadas entre os túbulos a partir da 8ª semana e atingem um número máximo entre 14 e 18 semanas. Uma vez diferenciado, o testículo é responsável por conduzir tanto a regressão dos primórdios do trato genital interno feminino quanto a diferenciação de genitais internos e externos masculinos. A partir da 7ª semana, as células de Sertoli produzem o chamado hormônio antimülleriano (HAM), uma glicoproteína de alto peso molecular que induz a regressão dos dutos de Müller. Sua ação tem diversas peculiaridades: ela não se dá por via circulatória, e sim por difusão célula a célula (ação parácrina), de modo que cada testículo é responsável pela destruição do duto de Müller de seu lado. Além disso, esses dutos somente regridem se expostos ao HAM até a 8ª semana, ou seja, se iniciada a ação até a 8ª semana, a regressão dos dutos de Müller vai até o final mesmo se ocorrer o desaparecimento do testículo; entretanto, se a ação se iniciar após a 8ª semana, a regressão não vai ocorrer, mesmo na presença de concentrações adequadas locais de HAM. A partir da 8ª ou 9ª semana, as células de Leydig fetais produzem testosterona, que estabiliza os dutos de Wolff e permite sua diferenciação em epidídimos, canais deferentes, vesículas seminais e dutos ejaculatórios. A ação local da testosterona sobre os dutos de Wolff é muito mais importante que sua ação sistêmica. A próstata surge, por volta da 10ª semana, a partir de evaginações endodérmicas do seio urogenital, na altura do tubérculo mülleriano, e sua maturação é acompanhada pelo desenvolvimento do utrículo prostático. A testosterona é convertida pela enzima 5-α-redutase tipo 2 em di-hidrotestosterona (DHT) que viriliza os rudimentos genitais externos entre a 9ª e a 12ª semana de gestação. A partir da 9ª semana, por ação da DHT, observa-se um aumento na distância anogenital, seguido por fusão das saliências labioescrotais na linha média, originando a bolsa escrotal. O tubérculo genital dá origem à glande do pênis e alonga-se juntamente com as pregas genitais para formar o corpo do pênis. A fusão das pregas genitais, no sentido distal ao longo da superfície ventral do pênis, faz com que o sulco uretral recoberto por endoderma dê origem à uretra peniana. O orifício uretral externo desloca-se, assim, progressivamente em direção à glande, onde uma invaginação ectodérmica dá origem a um novo sulco, contínuo ao sulco uretral do pênis. O fechamento desse sulco move o orifício uretral para a extremidade da glande, unindo, assim, as porções balânica e peniana da uretra por volta da 12ª sema-

na de gestação, época em que se inicia a formação do prepúcio, o qual envolve quase por completo a glande em torno da 14ª semana. A migração dos testículos da cavidade pélvica para a bolsa escrotal inicia-se por volta da 28ª semana, completando-se, em geral, em torno da 32ª.

A gonadotrofina coriônica humana (hCG), produzida pelo sinciciotrofoblasto, estimula a secreção de testosterona pelas células de Leydig durante o período crítico da diferenciação sexual masculina, ou seja, a primeira metade da gestação. As gonadotrofinas hipofisárias do próprio feto, em especial o hormônio luteinizante (LH), são essenciais para a continuidade do crescimento e do desenvolvimento das células de Leydig após esse período crítico inicial e, portanto, para a completa descida testicular, bem como para o crescimento peniano. De fato, embora a organogênese peniana esteja completa na 12ª semana de gestação, até a 16ª semana o pênis e o clitóris são mais ou menos do mesmo tamanho.

Diferenciação sexual feminina (Figura 135.1)

Na ausência do SRY e na presença de dois cromossomos X íntegros e dos genes *DAX1 (NR0B1)*, *SOX9* e *WNT4*, entre outros, as gônadas permanecem no estádio indiferente até o final da 10ª semana gestacional. É quando se inicia, então, a diferenciação ovariana, sendo, portanto, mais tardia que a testicular e caracterizada pelo desenvolvimento da região cortical dos cordões sexuais primitivos e pela degeneração da região medular, além de uma diferenciação das células mesenquimatosas em células foliculares, que envolvem as células germinativas primordiais, as quais vão se tornar as ovogônias. Por volta da 16ª semana, são observados os folículos primordiais, que consistem de uma ovogônia envolta por uma camada de células epiteliais achatadas. A formação máxima de folículos primordiais ocorre entre a 20ª e a 25ª semana de gestação, coincidindo com o pico máximo de produção de hormônio folículo-estimulante (FSH) fetal. A partir dessa época, a gônada apresenta características morfológicas de ovário definitivo. Para a manutenção ovariana, é necessária a presença de dois cromossomos X íntegros e de vários genes e fatores de transcrição, como *SF1 (NR5A1)*, *SOX3*, *FOXL2* e *RSPO1*; caso contrário, há uma aceleração do processo de degeneração dos folículos ovarianos e a gônada torna-se disgenética, ou seja, constituída somente de tecido conjuntivo, sem elementos da linhagem germinativa. O cromossomo X contém várias regiões necessárias para a manutenção ovariana, entre as quais as mais importantes são a Xp21-p22 e a Xq13-qter. Uma vez que não há produção de HAM, os dutos de Müller se desenvolvem para formar o trato genital feminino (útero, trompas e porção superior da vagina). A não produção de testosterona determina, por sua vez, a fragmentação dos dutos de Wolff, que persistem como resquícios embrionários. Na ausência da DHT, o tubérculo genital dá origem à glande e à haste do clitóris, as pregas genitais aos pequenos lábios e as saliências labioescrotais aos grandes lábios, que se ligam, posteriormente, formando a comissura labial posterior e, anteriormente, formando o monte pubiano; o seio urogenital dá origem à uretra feminina e à porção inferior da vagina.

CAPÍTULO 135 – DESENVOLVIMENTO SEXUAL NORMAL

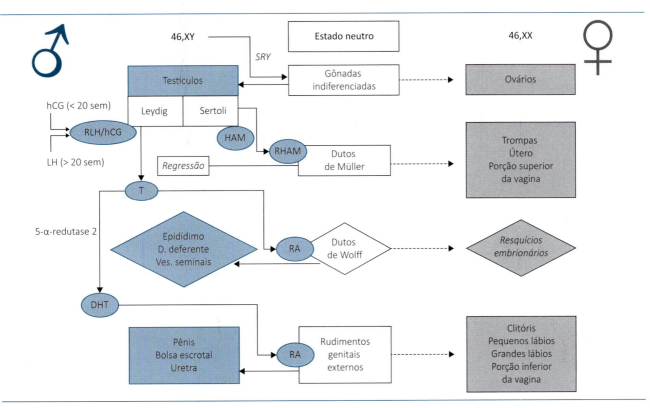

Figura 135.1. Representação esquemática do desenvolvimento sexual normal masculino e feminino.

DHT: di-hidrotestosterona; HAM: hormônio antimülleriano; hCG: gonadotrofina coriônica; LH: hormônio luteinizante; RA: receptor de andrógenos; RHAM: receptor do HAM; RLH/hCG: receptor de LH e hCG; *SRY: sex-determining region on the Y chromosome*; T: testosterona.

Fonte: Desenvolvida pela autoria.

LEITURAS COMPLEMENTARES

Eggers S, Sinclair A. Mamalian sex determination – Insights from humans and mice. Chromosome Res. 2012;20(1):215-38.

Maciel-Guerra AT, Guerra-Junior G. Determinação e diferenciação sexuais normais. In: Menino ou menina? Os distúrbios da diferenciação do sexo. Rio de Janeiro: Rubio; 2010. p.1-72.

Moore KL. Sistema urogenital. In: Embriologia Clínica. Rio de Janeiro: Elsevier; 2008. p.576-95.

Rey RA, Grinspon RP. Normal male sexual differentiation and aetiology of disorders of sex development. Best Pract Res Clin Endocrinol Metab. 2011;25(2):221-38.

Distúrbios do Desenvolvimento Sexual

Gil Guerra-Júnior

Definição

Os distúrbios do desenvolvimento sexual (DDS) constituem um grupo de condições congênitas nas quais os sexos genético, gonadal e fenotípico de um indivíduo têm composição atípica ou possuem alguma incongruência entre si. A manifestação clínica mais precoce de um paciente com DDS ocorre por meio de anatomia genital atípica, entretanto 10 a 20% dos pacientes são reconhecidos tardiamente por conta de distúrbios na puberdade ou infertilidade. Pacientes com DDS constituem um grande desafio à prática clínica pelo amplo espectro de possibilidades etiológicas envolvidas, algumas com grande morbimortalidade, pelo grau de complexidade no seu entendimento e pelo senso de urgência envolvido nas situações de indefinição sobre o sexo de uma criança. Uma abordagem especializada e multidisciplinar se faz necessária para a condução desses casos, com profissionais capacitados. A condução ordenada e individualizada do caso, mantendo os familiares bem informados e envolvidos na tomada de decisões, é capaz de aliviar o sofrimento e a ansiedade de todos os envolvidos com esses pacientes. É preciso ainda evitar que julgamentos prematuros ou infundados, que podem não ser consistentes com o diagnóstico final, atrapalhem o processo de tomada de decisões, trazendo consequências negativas na saúde psicossexual futura dessas crianças.

Epidemiologia

Cerca de 1 a cada 4.000 nascimentos traz um recém-nascido com alguma anormalidade genital que coloque em dúvida o seu sexo. Nesse grupo, estão os pacientes com genitália de aspecto francamente ambíguo, ou pacientes cujas alterações indicam a necessidade de investigação subsequente. Entretanto, a prevalência de alterações genitais pode chegar a até 1 a cada 300 nascidos vivos, a maioria delas não exigindo uma conduta diagnóstica específica. Nesse grupo, incluem-se as hipospádias distais e criptorquidias unilaterais, situações nas quais não se questiona o sexo de criação. Entre a vasta gama de etiologias dos DDS, o diagnóstico isolado mais frequente é o de hiperplasia adrenal congênita (HAC), responsável pela principal etiologia isolada dos casos de DDS com cariótipo 46,XX. Já os pacientes 46,XY constituem a maior parte dos pacientes com DDS, porém nesse grupo há um amplo espectro de etiologias envolvidas.

Classificação

Em 2005, a partir da conferência de Chicago, uma reunião de especialistas de diversas áreas envolvidas no cuidado e nos direitos de pacientes, criou-se uma nova nomenclatura e classificação dos DDS, para que os termos se tornassem mais explicativos e menos pejorativos em suas descrições. Os termos foram rapidamente aceitos e desde então são amplamente utilizados. Termos como intersexo, hermafrodita e pseudo-hermafrodita foram substituídos por termos considerados mais apropriados tanto por profissionais de saúde quanto por pacientes afetados pelas condições.

As principais causas de DDS foram divididas em três grupos:

- **DDS com anomalias de cromossomos sexuais:** pacientes com aberrações cromossômicas perfazem cerca de 20% dos casos.
- **DDS 46,XX:** indivíduos com sexo genético feminino que sofreram virilização excessiva durante a gestação e correspondem a cerca de 30% dos casos.
- **DDS 46,XY:** indivíduos com sexo genético masculino que não foram adequadamente virilizados durante a gestação e representam cerca de 40% dos casos.

Os cerca de 10% restantes correspondem aos pacientes com malformações pontuais (agenesia de pênis, extrofia de cloaca etc.) ou síndromes malformativas complexas (Smith-Lemli-Opitz, associação VACTERL etc.).

Quadro clínico

Ambiguidade genital é a forma de apresentação mais comum. Muitas vezes, o aspecto genital é francamente ambíguo, exigindo avaliação aprofundada imediata. Entretanto, muitas vezes a genitália tem aparência masculina ou feminina, mas com alguns aspectos suspeitos que indicam necessidade de maior investigação.

A escala de Prader (Figura 136.1) foi criada originalmente como uma maneira de avaliar o grau de virilização presente em meninas com HAC, mas é tão descritiva que tem sido utilizada também para pacientes com DDS por outras etiologias.

A desidratação com choque e hiponatremia é uma possível forma de apresentação para as meninas com HAC perdedora de sal cuja ambiguidade genital não foi previamente identificada, por conta de virilização extrema e registro (inadequado) como pertencente ao sexo masculino.

A avaliação da puberdade atrasada está indicada nos pacientes do sexo masculino que aos 14 anos não tenham nenhuma característica puberal, o mesmo se aplicando às meninas de 13 anos na mesma situação. Naqueles pacientes cuja evolução puberal ocorra de maneira lenta (tempo de evolução superior a 5 anos) e nas meninas que tenham amenorreia primária aos 16 anos, essa investigação também está indicada. Finalmente, nos pacientes cuja puberdade traga sinais inesperados ou incompatíveis com o sexo, há necessidade da investigação de DDS, assim como em determinados casos de infertilidade, especialmente com FSH elevado.

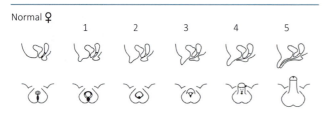

Grau 1 = genitália de aspecto feminino, com somente aumento do falo.
Grau 2 = maior aumento do falo, associado a fusão posterior das saliências labioescrotais, sem seio urogenital.
Grau 3 = importante aumento do falo, associado a fusão quase completa das saliências labioescrotais, e presença do seio urogenital com abertura perineal.
Grau 4 = falo de aspecto peniano, associado a fusão completa das saliências labioescrotais, e presença de seio urogenital com abertura perineal na base do falo.
Grau 5 = falo de aspecto peniano bem desenvolvido, associado a fusão completa das saliências labioescrotais, e presença de seio urogenital com abertura no corpo do falo ou balânica.

Figura 136.1. Classificação de Prader para ambiguidade da genitália externa.
Fonte: Acervo da autoria.

Diagnóstico clínico

Uma avaliação cuidadosa da anatomia genital está sempre indicada em todos os recém-nascidos. Além disso, nos pacientes com suspeita de DDS, devem-se avaliar o estado geral, grau de hidratação, pressão arterial e adequação ponderal. Verificar ainda possibilidades de outros dismorfismos ou malformações, especialmente do trato urinário ou intestinal, da coluna vertebral e do coração, que possam sugerir síndromes malformativas complexas.

Na anamnese, é importante questionar sobre histórico de casos semelhantes na família ou de alterações no desenvolvimento puberal e/ou fertilidade, mortes inexplicadas de recém-nascidos, consanguinidade entre os pais e virilização materna na gestação.

A aparência genital francamente ambígua não deixa dúvidas quanto à necessidade de investigação aprofundada do caso. Entretanto, alguns pacientes têm alterações mais leves que podem passar despercebidas.

A investigação de DDS está indicada nas seguintes situações:
- Genitália aparentemente feminina e:
    - hipertrofia de clitóris (diâmetro > 6 mm);
    - fusão labial posterior;
    - massa inguinal ou labial palpável.
- Genitália aparentemente masculina e:
    - criptorquidia bilateral;
    - microfálus (referência na população brasileira: recém-nascido a termo < 27 mm);
    - hipospádia perineal ou hipospádia associada à criptorquidia;
    - gônadas < 8 mm.

Diagnóstico laboratorial

A avaliação citogenética por meio do cariótipo sempre está indicada e guiará o restante da investigação e conduta, mas por si só não é suficiente para a determinação do sexo de criação, expectativa muitas vezes criada pela família. Deve-se deixar claro que nenhum exame isoladamente pode dar a resposta definitiva.

Conjuntamente à avaliação citogenética, os níveis hormonais sempre estão indicados. Em pacientes 46,XX, ou naqueles ainda sem cariótipo em que não se palpam gônadas, a investigação inicial visa a excluir a HAC por meio da avaliação sérica da 17-hidroxiprogesterona e dos androgênios adrenais.

Nos pacientes 46,XY ou naqueles em que se palpam as gônadas, a avaliação inicial deve buscar as causas de baixa produção ou ação da testosterona. Nesses casos, os níveis de LH e FSH são úteis para exclusão de hipogonadismo hipogonadotrófico quando realizadas na janela da minipuberdade (até 3 meses de vida, podendo estender-se até 6 meses em alguns pacientes). Os valores de testosterona, quando baixos, indicam defeito em sua biossíntese. Se a testosterona estiver alta, deve-se avaliar seu principal metabólito, a di-hidrotestosterona (DHT), e a relação entre esses androgênios pode indicar deficiência de 5-α-redutase tipo 2 ou situações de resistência aos androgênios. A avaliação sérica do hormônio antimülleriano (HAM), quando possível, tem sido enfatizada recentemente como marcador da função testicular.

Esses exames são considerados de primeira linha, porque são essenciais à designação do sexo de criação.

CAPÍTULO 136 – DISTÚRBIOS DO DESENVOLVIMENTO SEXUAL

Os exames considerados de segunda linha são importantes para a definição etiológica do caso, mas nem sempre são necessários para a designação do sexo de criação. Estes incluem os testes provocativos com hCG (para pacientes a partir de 4 meses de idade), medição dos outros precursores adrenais e as análises genéticas e moleculares. Quando disponíveis, ajudam na confirmação diagnóstica dos casos de DDS.

Diagnóstico por imagem

A avaliação da genitália interna deve ser realizada para determinação da presença de derivados müllerianos. A ultrassonografia pélvica (USP) realizada por profissional experiente e com aparelho adequado pode prover essas respostas. A ressonância magnética (RM) da pelve pode adicionar sensibilidade a essa pesquisa. Na procura de gônadas intra-abdominais, a USP e a RM possuem sensibilidades semelhantes, porém baixas, portanto muitas vezes a laparoscopia exploradora se torna necessária nos casos duvidosos. Na avaliação pré-operatória, especialmente para o sexo de criação feminino, uma genitografia adiciona informações úteis quanto à reconstrução indicada do trato geniturinário.

Diagnóstico histopatológico

A avaliação histopatológica das gônadas se faz necessária para a confirmação diagnóstica de certos tipos de disgenesia gonadal, especialmente naquelas com maior risco de degeneração maligna e dos casos de DDS ovotesticular (paciente que apresenta as gônadas masculina e feminina, sejam juntas – ovotéstis – ou separadas).

Diagnóstico diferencial (Quadro 136.1)

Os pacientes com DDS são um grande desafio por conta da diversidade de etiologias envolvidas e de algumas limitações no diagnóstico. Para todos os casos, o raciocínio clínico se dará um torno das seguintes informações: sexo genético, sexo gonadal, genitália interna e aspecto da genitália externa.

Podemos dividir as possibilidades etiológicas em recém-nascidos com ambiguidade genital, de maneira acadêmica, de acordo com o cariótipo dos pacientes:

Anormalidades cromossômicas (Figura 136.2)

- **Disgenesia gonadal mista:** cariótipo 45,X/46,XY, caracteriza-se por presença de testículo disgenético de um lado e uma gônada vestigial de outro, com variados graus de ambiguidade genital.
- **DDS ovotesticular:** diagnóstico histológico, caracterizado por presença de gônada masculina e feminina no mesmo indivíduo.

DDS 46,XX (Figura 136.2)

- **Hiperplasia adrenal congênita:** a deficiência da 21-hidroxilase (implicada em 95% dos casos da doença) causa insuficiência adrenal e hiperandrogenismo, resultando na ambiguidade genital no sexo feminino.
- **DDS ovotesticular:** diagnóstico histológico, caracterizado por presença de gônada masculina e feminina no mesmo indivíduo.
- **DDS testicular:** paciente 46,XX com fenótipo masculino, provavelmente em decorrência da translocação do gene *SRY* em um cromossomo X ou autossomo.

Quadro 136.1 Características clínicas das principais causas de DDS com ambiguidade genital.									
Diagnóstico	*Cariótipo*	*Genitália externa*	*Local das gônadas*	*Tipo das gônadas*	*Genitália interna*	*Testosterona*	*Puberdade espontânea*	*Fertilidade espontânea*	*Sexo de criação*
Disgenesia gonadal parcial	46,XY	A/M	Ab/I/LS	D/TD	A	↓	M?	–	F/M
Disgenesia gonadal mista	45,X/46,XY	A	Ab/I/LS	TD/T	A	↓	M?	–	F/M
DDS ovotesticular	qualquer	A	Ab/I/LS	T/O/OT	A	↓	F	+(F)	F
DDS 46,XX testicular	46,XX	A/M	I/LS	T	M	↓	M	–	M
Síndrome de regressão testicular	46,XY	A/M	–	Ŧ	M?	↓	–	–	F/M
Defeito de secreção de LH	46,XY	M	Ab/I	T	M	↓	–	–	M
Defeito de ação de LH/hCG	46,XY	A	Ab/I	T	M?	↓	–	–	F/M(?)
Defeito da síntese de testosterona	46,XY	A	Ab/I	T	M?	↓	–	–	F/M
Insensibilidade total andrógenos	46,XY	F	I/LS	T	–	N/↑	F	–	F
Insensibilidade parcial andrógenos	46,XY	A/M	I/LS	T	M?	N/↑	M?	–	F/M
Deficiência de 5-α-redutase tipo 2	46,XY	A/F	I/LS	T	M	N/↑	M	–	M
Defeito de produção ou ação do HAM	46,XY	M	I	T	A	N	M	+	M
Hiperplasia adrenal congênita	46,XX	A	Ab	O	F	↑	F	+	F
Defeito na aromatase placentária	46,XX	A	Ab	O	F	↑	F	+	F
Defeito na P450 oxidorredutase	46,XX	A	Ab	O	F	↑	F	+	F

A: ambígua; Ab: abdominal; D: disgenética; F: feminino; I: inguinal; LS: labioescrotal; M: masculino; N: normal; O: ovário; OT: ovotéstis; T: testículo; Ŧ: testículo regredido; ↑: aumentada; ↓: diminuída.
Fonte: Desenvolvida pela autoria.

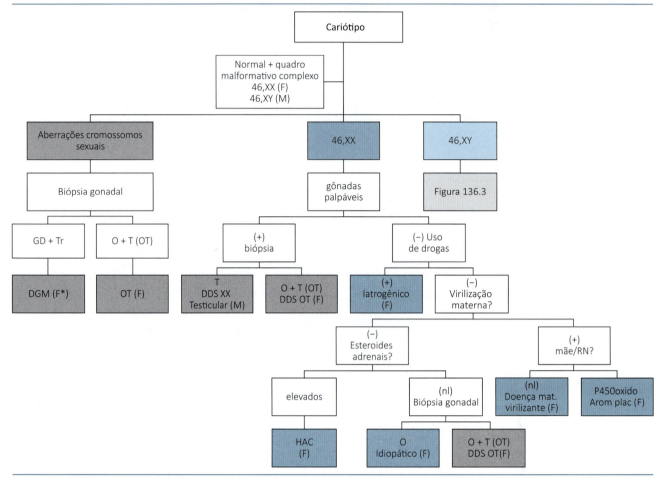

Figura 136.2. Diagnóstico diferencial dos recém-nascidos com DDS e cariótipo 46,XX ou aberração de cromossomos sexuais.
*: sexo preferencial na dependência da gravidade da ambiguidade genital; F: feminino; M: masculino; GD: gônada disgenética; O: ovário; T: testículo; OT: ovotéstis ou ovariotesticular; DDS: distúrbio do desenvolvimento sexual; Mat: materna; P450 oxido: deficiência da P450 oxidorredutase; Arom plac: deficiência da aromatase placentária.
Fonte: Desenvolvida pela autoria.

DDS 46,XY (Figura 136.3)

- Com produção normal de testosterona
  - **Deficiência de 5-α-redutase tipo 2:** é a enzima responsável pela conversão de testosterona em DHT e sua deficiência causa diferentes graus de ambiguidade genital, mas com virilização durante a puberdade.
  - **Insensibilidade androgênica:** diferentes graus de resistência à testosterona, causando a subvirilização e fenótipo variando de genitália ambígua a feminina.
- Com produção diminuída de testosterona
  - **Hipogonadismo hipogonadotrófico:** ausência de estimulação das células de Leydig por baixa produção de LH, genitália com micropênis e criptorquia, mas nunca com hipospádia.
  - **DDS ovotesticular:** apesar do cariótipo mais frequente ser o 46,XX, podem ocorrer outros cariótipos, como 46,XY ou mosaicismos.
  - **Insensibilidade ao LH/hCG:** ausência de produção de testosterona e subvirilização por mutação no receptor do LH/hCG.
  - **Disgenesia gonadal parcial:** em pacientes 46,XY, causa a ambiguidade genital em graus variáveis por alteração na função testicular.

Tratamento

O acolhimento à família é a primeira e mais importante medida terapêutica a ser tomada. Por se tratar de situação de grande ansiedade, a definição correta do sexo de criação torna-se uma emergência social. No entanto, enquanto a investigação estiver em andamento, é preciso cautela. É recomendado que se adie o registro civil do paciente. Deve-se utilizar apenas termos neutros na descrição da genitália e ao se referir à criança. A equipe multidisciplinar deve prover informações à família e esclarecer as dúvidas e questionamentos para o processo de designação do sexo de criação. É recomendável, portanto, que se evite a emissão de opiniões pessoais ou de probabilidades nesse momento, tratando o caso com imparcialidade e objetividade.

A reposição de esteroides sexuais pode se fazer necessária durante pequenos ciclos ao longo da infância, dependendo do funcionamento da gônada do paciente e do aspecto da genitália externa. Entretanto, só será considerada como tratamento contínuo em época de puberdade naqueles pacientes em que as gônadas são pouco ou nada funcionantes. A maioria dos endocrinologistas considera a reposição hormonal quando a idade óssea está acima de 12 anos, por ser mais fisiológica.

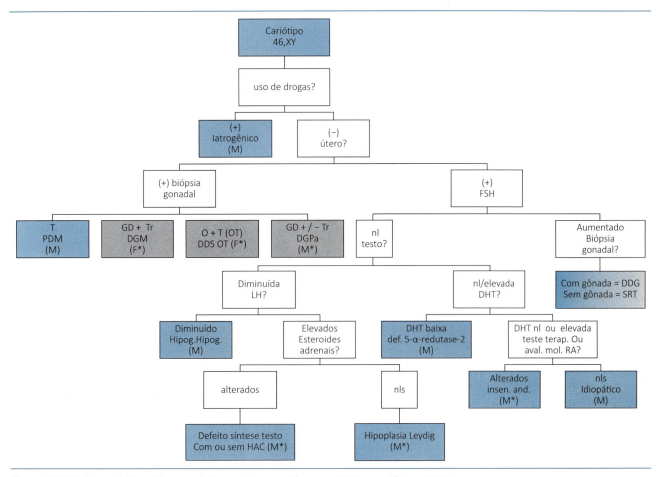

Figura 136.3. Diagnóstico diferencial dos recém-nascidos com DDS e cariótipo 46,XY.

*: sexo preferencial na dependência da gravidade da ambiguidade genital; F: feminino; M: masculino; GD: gônada disgenética; O: ovário; T: testículo; Tr: testículo rudimentar; OT: ovotéstis ou ovariotesticular; DDS: distúrbio do desenvolvimento sexual; Hipog.Hipog: hipogonadismo hipogonadotrófico; SRT: síndrome de regressão testicular; DDG: distúrbio do desenvolvimento gonadal; Teste terp: teste terapêutico; Aval mol RA: avaliação molecular do gene do receptor de andrógenos.

Fonte: Desenvolvida pela autoria.

O manejo cirúrgico é parte fundamental em muitos casos de DDS, para restaurar a anatomia genital típica, atingir funcionalidade para a prática sexual, preservar a capacidade reprodutiva e prevenir sequelas urológicas. A época apropriada para intervenção cirúrgica tem sido objeto de extenso debate, a partir da demanda de associações de pacientes com DDS. A noção de que a cirurgia precoce ajudaria a estabilizar o paciente no sexo de criação "ótimo" (muitas vezes defendida pelos pais) está em oposição aos diversos desfechos desfavoráveis relatados pelos próprios pacientes que sofreram intervenção cirúrgica precoce, em termos de perda de sensibilidade e funcionalidade. A cirurgia tardia sob consentimento do próprio paciente é uma possibilidade cada vez mais reforçada nas recomendações recentes, para evitar que as sequelas cirúrgicas desempenhem papel negativo na qualidade de vida desses pacientes. De modo semelhante, procedimentos extensos que tentam "curar" pacientes com DDS são cada vez menos utilizados, em favor de procedimentos com menor impacto estético na anatomia genital, mas tentando preservar a sensibilidade e a funcionalidade.

Paralelamente, o manejo psicológico é enfatizado nos diversos consensos sobre DDS como fundamental para a obtenção da satisfação com o sexo de criação. Inicialmente direcionada para os familiares, para facilitar a comunicação com a equipe médica, posteriormente a atenção volta-se para o paciente acometido, a fim de fortalecer a adequação de sua identidade de gênero com o sexo social estabelecido.

Determinação do sexo de criação

A determinação do sexo de criação de uma criança com DDS deve ser realizada em conjunto entre a família (que toma a decisão) e a equipe multidisciplinar (que fornece as informações para embasar a decisão familiar). O conceito mais moderno nesse sentido é, portanto, dar ferramentas aos pacientes e familiares para que a decisão seja a mais apropriada frente a seus desejos e ambições.

Nesse momento, após a realização dos exames complementares, os resultados serão discutidos com os pais da criança. Se houver uma etiologia estabelecida, devem ser levantados os dados de desfechos no longo prazo dos pacientes com quadros semelhantes.

A grande preocupação deve ser a chance de o paciente se adaptar adequadamente ao sexo sugerido. Como na maioria das vezes essa decisão é tomada sem que se saiba ao certo qual a identidade sexual que se estabelecerá no paciente, há possibilidade de erros e falhas, logo se deve manter monitoração constante.

Não se sabe ao certo o que determina a identidade sexual, mas provavelmente ocorre uma interação entre fatores genéticos, hormonais e ambientais. Nesse sentido, é preciso criar um ambiente familiar e social que facilite a adaptação do paciente.

Até o momento, não existem recomendações formais ou consensos sobre a determinação do sexo de criação de neonatos com DDS.

Os fatores que devem ser discutidos com a família na tomada de decisão são: o diagnóstico do paciente, seu sexo genético e gonadal, possibilidades de fertilidade, opções cirúrgicas e necessidade de reposição hormonal no futuro.

Para algumas condições, há recomendações em consensos sobre o sexo de criação preferencial, com base em evidências de desfechos favoráveis (p. ex., a recomendação do sexo feminino para pacientes 46,XX com HAC e 46,XY com insensibilidade androgênica completa; e sexo de criação masculino para pacientes 46,XY com deficiência de 5-α-redutase tipo 2). Para outras situações, como as disgenesias gonadais, e o DDS ovotesticular, os casos devem ser analisados individualmente dentro do contexto familiar e cultural de cada paciente.

O manejo recomendável é, portanto, holístico, centrado no paciente e, dentro do possível, com base em evidências, com ampla e clara comunicação com os familiares.

Complicações

As complicações mais temidas dos pacientes com DDS ocorrem no longo prazo. A disforia de gênero, ou não identificação com o sexo que lhe foi atribuído, é uma possibilidade, e deve-se manter vigilância constante, pois há risco de morbidade psicológica grave nesses casos. Casos de suicídio já foram relatados. Atualmente, o processo de tomada de decisões, intervenções e manejo de pacientes com DDS é sujeito a falhas, e mais estudos são necessários nesse campo de conhecimento.

Outra questão importante é o risco de transformação neoplásica de gônadas disgenéticas em certos grupos de pacientes. A observação rigorosa e a gonadectomia profilática estão indicadas nas situações consideradas de risco aumentado pela combinação entre a presença de gônadas intra-abdominais e a presença do cromossomo Y, como nas gônadas disgenéticas ou na insensibilidade androgênica parcial.

LEITURAS COMPLEMENTARES

Ahmed SF, Rodie M. Investigation and initial management of ambiguous genitalia. Best Pract Res Clin Endocrinol Metab. 2010;24(2):197-218.

Hiort O, Birnbaum W, Marshall L, Wünsch L, Werner R, Schröder T et al. Management of disorders of sex development. Nat Rev Endocrinol. 2014;10(9):520-9.

Khadilkar V, Phanse-Gupte S. Issues in the diagnosis and managemnet of Disorders of Sexual Development. Indian J Pediatr. 2014;81(1):66-75.

Lee PA, Houk CP, Ahmed SF, Hughes IA. International Consensus Conference on Intersex organized by the Lawson Wilkins Pediatric Endocrine Society and the European Society for Paediatric Endocrinology. Consensus statement on management of intersex disorders. International Consensus Conference on Intersex. Pediatrics. 2006;118(2): e488-500.

Lee PA, Nordenström A, Houk CP, Ahmed SF, Auchus R, Baratz A et al. Global Disorders of Sex Development update since 2006: Perceptions, approach and care. Horm Res Paediatr. 2016;85(3):158-80.

Maciel-Guerra AT, Guerra-Júnior G. Menino ou Menina? Distúrbios da Diferenciação do Sexo. 2.ed. Rio de Janeiro: Rubio; 2010.

Romão RLP, Pippi Salle JL, Wherrett DK. Update on the management of Disorders of Sex Development. Pediatr Clin North Am. 2012;59:853-69.

SEÇÃO XIV
Sistema Osteomuscular

Displasias Esqueléticas

Denise Pontes Cavalcanti

As displasias esqueléticas, também denominadas osteocondrodisplasias (OCD), são condições de etiologia genética cujos genes associados estão relacionados ao crescimento e ao desenvolvimento de ambos os tecidos – ósseo e cartilaginoso. Por isso mesmo, essas displasias se apresentam clinicamente com redução do comprimento (estatura) e/ou com desproporções corporais na maioria das vezes. Atualmente, são conhecidas mais de 300 condições, e cerca de um terço delas tem manifestação perinatal, portanto o diagnóstico pode ser suspeitado durante o pré-natal ou ao nascimento. O seu conhecimento é muito importante na área médica, pois elas contribuem de maneira importante para a morbimortalidade infantil, sobretudo no cenário atual, no qual as principais causas de mortalidade infantil do passado caíram significativamente e as anomalias congênitas, entre elas as OCD, passaram a ter papel relevante.

A maioria das OCD são raras, no entanto, em conjunto, elas são relativamente frequentes e têm uma prevalência estimada em torno de 3 a cada 10.000 nascimentos. Vale ressaltar que a prevalência geral das OCD reflete, na verdade, a frequência dessas condições de manifestação perinatal. Entre os natimortos, a prevalência das OCD pode atingir cifras em torno de 3 casos por cada 1.000 natimortos. Em razão da gravidade, decorrente sobretudo de complicações respiratórias secundárias à pequena e estreita caixa torácica, um número significativo de OCD é considerado letal ou mesmo semiletal, visto que em alguns casos condições muito graves, e de comportamento clínico geralmente letal, podem evoluir com uma sobrevida mais longa e às vezes sem maiores sequelas, exceto uma considerável baixa estatura, como é o caso de alguns indivíduos com a displasia de Torrance, uma colagenopatia tipo 2.

Ambos os sexos são acometidos com frequências semelhantes. Os recém-nascidos mais frequentemente são prematuros e nascem com peso mais baixo (PIG), sendo essa diferença de peso em relação a crianças saudáveis mais acentuada a partir de 30 ou 31 semanas de gestação. Quanto à vitalidade, embora a maioria dos RN com uma OCD diagnosticável precocemente nasçam vivos, cerca de metade deles não sobrevivem e morrem precocemente.

As OCD de manifestação precoce podem ser diagnosticadas no período pré-natal, na maioria das vezes por exames rotineiros de imagem, como a ultrassonografia obstétrica. Aqui vale ressaltar que se entende por diagnóstico pré-natal das OCD um diagnóstico genérico, uma vez que as imagens de ultrassonografia não oferecem qualidade/resolução suficiente, na maioria das vezes, para a classificação das displasias esqueléticas quanto ao tipo. O principal achado ultrassonográfico que permite levantar a suspeita de uma displasia esquelética é o encurtamento de ossos longos, geralmente na ausência de malformações (ver Capítulo 139 – Avaliação do Recém-Nascido Malformado). Outros achados, como encurvamentos de ossos longos, desvios de eixos (luxações) e fraturas, permitem direcionar o diagnóstico para grupos mais específicos de displasias esqueléticas. Quando o encurtamento de ossos longos é muito importante e se instala precocemente, é mais provável que o diagnóstico seja de uma displasia letal, sobretudo se esse achado se acompanha também de um estreitamento importante do tórax. Na suspeita de letalidade, uma tomografia computadorizada com reconstrução 3D pode ser indicada, pois ela pode mostrar achados mais fidedignos do esqueleto para a interpretação do tipo de displasia esquelética. Não recomendamos esse exame se a displasia não tem achados sugestivos de ser uma condição letal.

Letal ou não, para o diagnóstico de uma displasia esquelética o principal exame a ser realizado após o nascimento é a radiografia simples do esqueleto do bebê em incidência anteroposterior (AP) e em perfil. Estas podem ser feitas em uma placa única, cada incidência, dado o tamanho pequeno do feto/recém-nascido. Esse exame é conhecido pelo nome de *babygram* na literatura médica de língua inglesa. No Centro de Atenção Integral à Saúde da Mulher (CAISM), adotamos o termo corpograma. Quando as extremidades (mãos e pés, sobretudo as primeiras) não estiverem bem visualizadas, recomenda-se mais uma radiografia de mãos em AP.

Embora o fenótipo clínico possa ser muito sugestivo de um dado diagnóstico em alguns casos (p. ex., displasia tanatofórica), a radiografia do esqueleto é sempre requerida para a conclusão diagnóstica. Quando a radiografia não é suficiente para a conclusão diagnóstica, a investigação molecular se torna o exame de escolha para essa definição. Esta, no entanto, deve ser guiada pela radiografia, ou seja, a partir da(s) hipótese(s) diagnóstica(s) gerada(s) pela radiografia, os genes a serem investigados são escolhidos.

Clinicamente, a maioria das OCD se manifestam por retardo de crescimento pré e pós-natal, ou apenas pós-natal naquelas de manifestação mais tardia, e o atraso de crescimento começa a ser observado na infância. Com muita frequência, observam-se desproporções corporais, as quais podem ser identificadas já ao nascimento ou se manifestar mais tardiamente. A cognição dos indivíduos afetados não costuma ser alterada na maioria das OCD, bem como malformações estruturais externas e/ou viscerais não costumam estar presentes na maioria delas.

As OCD costumam ser classificadas entre as doenças ósseas constitucionais (Nosologia e Classificação das Desordens Esqueléticas Genéticas, revisada a cada 4 anos por um grupo de especialistas da Sociedade Internacional de Displasias Esqueléticas).

Considerando os dois principais trabalhos sobre epidemiologia das OCD, as principais displasias esqueléticas de manifestação precoce estão distribuídas nos seguintes grupos: *FGFR3* (*fibroblast growth fator receptor 3*), grupo das OI (osteogênese imperfeita), grupo das colagenopatias tipo 2, ciliopatias (antigamente, costelas curtas/polidactilia) e grupo da displasia campomélica (DC), grupo este que inclui outras OCD com encurvamento de ossos longos.

As displasias esqueléticas mais frequentes são a osteogênese imperfeita (sobretudo os fenótipos graves e letais), a acondroplasia (Ach) e a displasia tanatofórica (DT), estas últimas associadas a mutações no gene *FGFR3*. Mutações nesse gene na verdade causam um espectro de fenótipos distintos, do mais grave (DT) ao mais leve (hipocondroplasia – Hch), sendo a Ach o fenótipo clássico de mutações nesse gene.

Acondroplasia

A acondroplasia (Ach) é uma das doenças genéticas mais prevalentes, clinicamente classificada entre as displasias que cursam com uma baixa estatura, desproporcionada com membros curtos. Nestes, embora sejam curtos em toda

a sua extensão, tanto os membros superiores como os inferiores, o encurtamento é mais acentuado na parte proximal (rizomelia) e na parte distal (acromelia). Ao nascimento, as crianças costumam apresentar o comprimento dentro da normalidade nas curvas de crescimento. No entanto, a desproporção corporal com membros mais curtos, incluindo dobras de pele (sobretudo nos membros superiores), a rigidez de cotovelos, as mãos em tridente, a macrocefalia relativa com tendência à dolicocefalia e a face média hipoplásica com nariz em sela são suficientes para caracterizar o diagnóstico clínico.

Diante dessa suspeita, o corpograma deve ser realizado. Assim como ocorre com os dismorfismos clínicos, as alterações radiográficas são muito homogêneas e características (Figura 137.1), sendo suficientes para estabelecer o diagnóstico de maneira definitiva. A confirmação etiológica pode ser feita por meio do sequenciamento do gene *FGFR3*. Visto que virtualmente em 100% dos casos a mutação se encontra sempre no mesmo ponto do gene, numa região chamada transmembrana, apenas o sequenciamento do éxon 10 do gene costuma ser necessário. Em quase todos os indivíduos com Ach, a mutação encontrada é a troca de uma base G (guanina) por uma A (adenina), sempre na mesma posição – c.1138G>A; em algumas poucas vezes, o ponto é o mesmo, com troca de outra base – c.1138G>C. Ambas resultam na mesma troca de aminoácido [G380R].

Embora o diagnóstico clínico-radiológico da Ach não costume oferecer problemas, para um pequeno número de pacientes o diagnóstico diferencial pode ser feito com a hipocondroplasia (Hch) ou mesmo com outros tipos de OCD. Na Hch, o fenótipo clínico é mais suave, mas pode haver variações clínico-radiológicas mais significativas. Normalmente essa condição é mais leve e o diagnóstico costuma ser suspeitado mais tardiamente durante a infância. Outras OCD, como as colagenopatias tipo 2 e a displasia metafisária de McKusick, podem ser confundidas por profissionais menos experientes no campo das displasias esqueléticas. Elas são bem menos frequentes que a Ach, e o diagnóstico diferencial requer sempre avaliação radiológica com interpretação por profissional com experiência em displasia esquelética.

A mutação, tipo *hot spot*, no *FGFR3*, já mencionada, é observada em heterozigose, portanto tem padrão de herança autossômico dominante (AD). A mutação ocorre de maneira esporádica, *de novo*, na maioria dos indivíduos afetados (80%). Portanto, o risco de recorrência para pais clinicamente não afetados é baixo. O indivíduo afetado, na idade adulta, tem 50% de chance de passar a condição para os seus filhos, e esses casos familiares representam 20% dos indivíduos afetados por Ach. Se dois indivíduos com Ach se casam, o risco de gerar filhos afetados é de 75%, sendo 50% para a Ach clássica, semelhante ao fenótipo dos pais, mais 25% de terem um filho com o genótipo em homozigose, ou seja, os dois alelos são mutados. Nessa situação, o fenótipo é letal e se assemelha clínica e radiologicamente ao fenótipo da DT (ver descrição mais adiante).

Como na maioria das doenças genéticas com padrão de herança AD, a idade paterna é um fator de risco importante, observado em todas as populações estudadas.

CAPÍTULO 137 – DISPLASIAS ESQUELÉTICAS

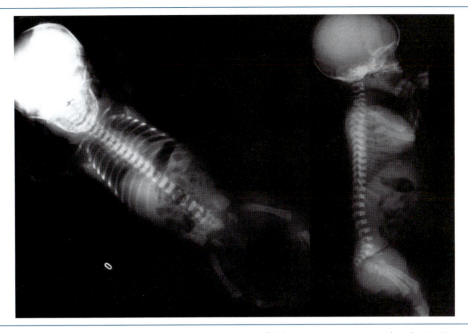

Figura 137.1. Radiografia do esqueleto (corpograma) em AP e perfil de um RN com acondroplasia. Nota-se platispondilia discreta e generalizada, com diminuição do espaço interpeduncular no sentido craniocaudal da coluna lombar, além de acentuação da lordose lombar. Observa-se ainda bacia com formato quadrangular com incisura do ciático extremamente estreita, porção superior do fêmur com área ovalada radiolucente e irregularidades nas regiões metafisárias nas porções distais dos fêmures e proximais das tíbias.
Fonte: Acervo da autoria.

No manejo da criança com Ach, as principais recomendações para o seguimento clínico são:
- avaliação por um profissional com experiência em displasias esqueléticas (no nosso meio, esse profissional costuma ser o médico geneticista);
- seguimento clínico com atenção especial ao crescimento (peso, comprimento e perímetro cefálico [PC]), de preferência com curvas específicas para indivíduos com Ach (esse seguimento pode/deve ser feito pelo pediatra que vai acompanhar o RN);
- avaliação da junção craniocervical e cerebral, com solicitação de neuroimagem (normalmente, indicam-se uma avaliação e seguimento com um neuropediatra, que deverá decidir o momento mais oportuno para a neuroimagem, bem como eventual avaliação por neurocirurgião quando for o caso);
- avaliação com fisioterapeuta, visto que hipotonia truncal não é rara nos primeiros meses de vida.

Displasia tanatofórica

A displasia tanatofórica (DT) é letal. Na maioria das vezes, o feto é natimorto e, quando nativivo, sua sobrevida costuma ser de horas ou dias. Embora letal, eventualmente alguns indivíduos apresentam sobrevida relativamente longa (meses ou, rarissimamente, anos), e nesses casos normalmente a sobrevida se dá por suporte respiratório. À diferença da Ach, nesses poucos pacientes com sobrevida longa o quadro neurológico costuma ser grave, mostrando indícios de cognição alterada.

Distingue-se, sobretudo do ponto de vista radiológico e do genótipo, dois tipos de DT – a DTI e a DTII. A DTI, muito mais frequente, confere aos indivíduos afetados um fenótipo de comprimento muito reduzido (no RN a termo, o comprimento costuma ser em torno de 37 cm) e desproporcionado, lembrando o fenótipo da Ach, porém de muito maior gravidade. Em ambas as DT, chamam a atenção o tórax muito estreito e os membros inferiores em abdução. Observam-se melhor as mãos em tridente, e a macrocefalia também costuma ser mais evidente. Em alguns fetos, pode-se notar também o crânio em trevo secundário à craniossinostose. Radiologicamente, o quadro é típico (Figura 137.2A). Na DTII, pode-se encontrar o crânio em trevo com mais frequência; no entanto, é radiologicamente que ela pode ser caracterizada (Figura 137.2B).

A mutação mais frequente na DTI é a c.742C>T (R248C), no gene *FGFR3*. Na DTII, a mutação é distinta – c.1948A>G (K650E), também no gene *FGFR3*.

Por se tratar de uma condição letal, as mutações são *de novo*, portanto o risco de recorrência para os pais de RN com DT é próximo a zero. A possibilidade de mosaicismo germinativo é teórica até o momento. Assim como ocorre na Ach, o fator idade paterna também constitui um fator de risco importante.

Durante o pré-natal, o encurtamento dos ossos longos é observado muito mais precocemente, em geral antes de 24 semanas, e logo se observa também um estreitamento de tórax importante, portanto o diagnóstico de uma displasia letal é mais plausível e não deve ser confundido com a possibilidade de uma OCD de bom prognóstico, como no caso da Ach.

SEÇÃO XIV – SISTEMA OSTEOMUSCULAR

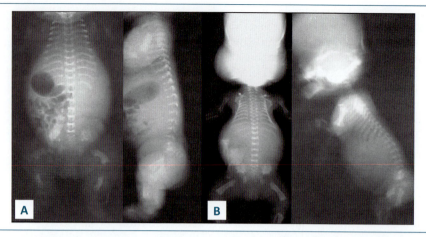

Figura 137.2. Corpogramas em AP e perfil de dois fetos com displasia tanatofórica (DT), sendo o feto da esquerda portador de DTI e o da direita portador de DTII. Em ambos, observam-se ossos longos muito encurtados, platispondilia acentuada e generalizada, sendo mais pronunciada na DTI, tórax estreito, bacia quadrangular com estreitamento pronunciado da incisura ciática, porção superior do fêmur radiolucente, com fêmures encurvados na DTI e retificados na DTII, e irregularidades metafisárias.
Fonte: Acervo da autoria.

Osteogênese imperfeita

Esse é o outro grande grupo de OCD que se destaca pela sua frequência. As formas mais graves são as que se manifestam no período perinatal, sobretudo aquelas que são classificadas no subgrupo das OI-II e a OI-III. Mais raramente, observa-se a OI-IV. Os fenótipos clínicos identificados no subgrupo II são clinicamente muito característicos. Os fetos/RN apresentam comprimento reduzido, são desproporcionados, com membros curtos e encurvados, sobretudo os membros inferiores. O tórax costuma ser estreito, o polo cefálico é completamente amolecido por falta de calcificação da calota craniana e a face costuma ser típica e de formato triangular. Escleras azuladas podem ser observadas com frequência nesse tipo de OI.

Radiologicamente, podem-se observar diferenças nítidas entre esses subtipos, OI-IIA, OI-IIB e OI-IIC. A OI-IIA é o fenótipo mais frequentemente observado ao nascimento (Figura 137.3A). Na OI-III, embora mais reduzidas, as fraturas também podem ser vistas disseminadas; e no tipo IV, muito mais leve que os dois anteriores, à osteopenia costuma se associar encurvamentos de ossos longos, antes que fraturas no período neonatal.

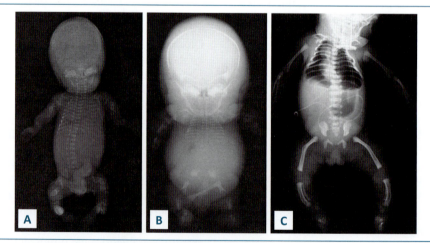

Figura 137.3. Corpograma em AP de três fetos, portadores de osteogênese imperfeita tipo IIA (OI-IIA), acondrogênese tipo II (ACG-II) e displasia campomélica (DC), respectivamente. Na figura A, com OI-IIA, observam-se osteopenia e fraturas generalizadas, calvário não calcificado, platispondilia generalizada, costelas irregulares com múltiplas fraturas, ossos longos reduzidos de tamanho, encurvados, com múltiplas fraturas, e perda da morfologia habitual. Em B, com ACG-II, nota-se hidropisia, membros muito reduzidos com encurtamento importante dos ossos longos, coluna não mineralizada, apesar de o feto ser a termo, asas do ilíaco com formato que lembra uma asa-delta, ausência de ossificação do púbis e ísquio e irregularidades metafisárias. Em C, feto com DC, notam-se encurtamento discreto de ossos longos com encurvamento de fêmures e tíbias, tórax em sino, hipoplasia de escápulas, ausência de pedículos nos corpos vertebrais da região torácica, ilíacos de aparência longilínea e ísquios afastados.
Fonte: Acervo da autoria.

As OI são mais frequentemente decorrentes de mutações em heterozigose, portanto com padrão de herança tipo AD, e os principais genes associados codificam a proteína colágeno 1, que se expressa sobretudo na região trabecular da placa de crescimento. Mutações nos genes *COL1A1* e *COL1A2* resultam na produção de um colágeno alterado, contribuindo para a formação de trabéculas ósseas irregulares, curtas e mal-ordenadas, que conferem fragilidade ao osso.

Mais recentemente, muitos outros fenótipos clínico-radiológicos de OI têm sido descritos. Geralmente são fenótipos graves, associados a outros genes e com padrão de herança AR.

Como a maioria das OI são decorrentes de mutações nos genes do colágeno 1, a investigação molecular deve começar sempre com esses genes e, se negativa, a pesquisa dos genes recessivos estaria indicada. Como os colágenos são genes grandes e difíceis de serem estudados (sequenciados), pois as mutações costumam ser "privadas" (específica de cada família), e existe hoje um grande número de genes recessivos associados às OI, a investigação molecular deve ser feita utilizando-se sequenciamento de nova geração com painéis de genes. Quando associadas a mutações nos genes do colágeno – *COL1A1* e *COL1A2*, a influência da idade paterna também é observada; o risco de recorrência para os pais não afetados de crianças afetadas é baixo, mas deve-se levar em conta que mosaicismo gonadal tem sido descrito, associado a mutações nesses genes.

Para as OI-II, mesmo que o RN nasça vivo, não há indicação de tratamento, dada a gravidade do quadro. Para a OI-III e a OI-IV, bem como para outras formas graves, não letais, além de cuidados no manuseio e analgésicos, o tratamento específico para redução das fraturas, melhora da qualidade de vida e das dores tem sido feito com fármacos como o pamidronato, ou similares, que atuam nos osteoclastos, diminuindo a reabsorção óssea e favorecendo o desenvolvimento de ossos menos frágeis.

Outras displasias letais

Outras displasias letais e semiletais, bem menos frequentes que a DT e as formas letais da OI, que se destacam são: as formas letais das colagenopatias tipo 2 – acondrogênese tipo II (ACG-II) e hipocondrogênese (HCG), a displasia campomélica (DC) e as displasias classificadas no grupo das costelas-curtas polidactilia (SRP, do acrônimo inglês *short-rib polydactyly*) e que hoje são denominadas ciliopatias, visto que todos os fenótipos estão associados a mutações em genes responsáveis pela formação e/ou manutenção dos cílios, organelas citoplasmáticas dispersas em praticamente todas as células do organismo.

Sob o nome de acondrogênese, reconhecem-se três fenótipos distintos – a AG-IA, a ACG-IB e a ACG-II. As duas primeiras são condições com padrão de herança AR, muito raras e associadas respectivamente aos genes *TRIP11* e *DTDST*; já a ACG-II é o fenótipo mais frequente e está associada a mutações no gene *COL2A1*.

As mutações no gene *COL2A1* produzem um espectro fenotípico de gravidade, variando de fenótipos letais, como ACG-II e HCG, a fenótipos leves, como síndrome de Stickler. Clinicamente, os três tipos de acondrogênese são muito semelhantes, os fetos são hidrópicos, extremamente pequenos, com membros muito curtos e tórax estreito, e este muitas vezes não é percebido clinicamente em decorrência da hidropisia. Fenda palatina pode ocorrer. Radiologicamente, os fenótipos são distintos. Na Figura 137.3B, pode-se observar o corpograma de um feto com ACG-II.

Displasia campomélica

A displasia campomélica (DC), na maioria das vezes letal, é produzida por mutações no gene *SOX9*. Por ser este também associado à cascata de genes que participam da diferenciação do sexo, crianças com essa displasia podem apresentar sexo reverso e devem ter o cariótipo analisado. Durante o pré-natal, pode-se observar encurtamento de ossos longos com certo grau de encurvamento, sobretudo nos ossos dos membros inferiores, e escápulas hipoplásicas. No entanto, não há estreitamento de tórax marcado, uma das razões pelas quais nessa fase a avaliação é de uma displasia de bom prognóstico, ou não letal. Os RN costumam ter comprimento reduzido, com membros curtos e pernas geralmente encurvadas e com fóveas na sua face anterior, pés tortos com dedos espalhados, crânio com occipito proeminente e micrognatia importante. Fenda palatina pode ocorrer. Radiologicamente, apresentam um padrão típico de alterações (Figura 137.3C).

Considerações finais

Concluindo, a suspeita de um RN com OCD no período neonatal (comprimento reduzido e/ou desproporções corporais, em geral sem malformações associadas) requer a realização de um corpograma em AP e perfil e a coleta de sangue para extração de DNA. A avaliação da radiografia requer um profissional com *expertise* em OCD. No nosso meio, como na maioria dos lugares, o médico geneticista costuma ser o profissional que mais frequentemente tem experiência com esses diagnósticos.

LEITURAS COMPLEMENTARES

Barbosa-Buck CO, Orioli IM, da Graça Dutra M, Lopez-Camelo J, Castilla EE, Cavalcanti DP. Clinical epidemiology of skeletal dysplasias in South America. Am J Med Genet A. 2012;158A:1038.

Horton WA, Rotter JI, Rimoin DL et al. Standard growth curves of achondroplasia. J Pediatr. 1978;93:435.

Mortier G, Cohn D, Cormier-Daire V, Hall C, Krakow D, Mundlos S et al. Nosology and classification of genetic skeletal disorders: 2019 revision. Am J Med Genet Part A. 2019;179:2393-419.

Stevenson DA, Carey JC, Byrne JLB, Srisukhumbowornchai S, Feldkamp ML. Analysis of skeletal dysplasias in the Utah population. Am J Med Genet.2012;Part 158A:1046.

Luxação do Quadril e Outras Alterações das Extremidades

William Dias Belangero
Isabella da Costa Gagliardi

Durante a sua atividade clínica, o neonatologista se depara com diferentes condições clínicas que envolvem o sistema musculoesquelético, em diferentes estágios de evolução. Algumas podem ser diagnosticadas no período pré-natal, como a mielomeningocele, o pé torto congênito, as hemimelias e focomelias; e outras, logo após o nascimento, como a displasia do desenvolvimento do quadril (DDQ), o pé talo vertical, o pé calcaneovalgo, entre outras. Esse primeiro atendimento é, portanto, fundamental para o diagnóstico precoce dessas diferentes condições clínicas, permitindo que o tratamento especializado possa rapidamente ser iniciado. Assim, a atuação precoce tem relevância na evolução clínica e na recuperação funcional da criança, como nas deformidades do pé e na DDQ.

A finalidade deste capítulo é apresentar algumas dessas doenças ortopédicas que acometem o recém-nascido, em função da sua frequência e do risco potencial de sequelas e de dificuldade de tratamento se não atendidas no momento ideal.

Displasia do desenvolvimento do quadril

A DDQ, conhecida também por displasia ou luxação congênita do quadril, compreende um grupo de alterações do quadril que vão desde uma condição reconhecida como quadril imaturo, porém não luxado, até a luxação irredutível da cabeça femoral. Não se trata de uma malformação, visto que a formação do quadril durante o período embrionário é normal, a não ser nos casos chamados de teratológicos. A formação do quadril inicia-se na 7ª semana de vida gestacional, a partir de um broto embrionário primitivo com células pré-cartilaginosas. Essas células se diferenciam em células cartilaginosas e, por volta da 11ª semana intrauterina, a cabeça femoral e o acetábulo cartilaginosos estão

formados. Para que ocorra a formação normal do acetábulo, é essencial que a cabeça femoral esteja perfeitamente locada ou reduzida. Trata-se, portanto, de um desenvolvimento interdependente dessas estruturas, o qual, se for interrompido durante o período intrauterino ou extrauterino, resultará na formação anormal delas, causando insuficiência do acetábulo e/ou retardo no desenvolvimento da epífise proximal do fêmur.

A DDQ é o diagnóstico ortopédico mais frequente no recém-nascido, com incidência de 2 a 10:100 dos nascidos vivos nos casos da displasia e de até 1 a 15:1.000 na luxação verdadeira. A etiologia é multifatorial, sendo relacionados fatores mecânicos, hormonais, genéticos e ambientais como causas. Quando se utiliza a ultrassonografia como exame de rotina, a incidência relatada chega a ser de 25:1.000 a 50:1.000. O gênero feminino é o mais acometido (4 a 6 vezes mais), correspondendo a praticamente 80% dos casos, provavelmente pela frouxidão ligamentar resultante da presença do hormônio materno relaxina. O quadril esquerdo é o mais envolvido, uma vez que a posição occipício anterior esquerda é a apresentação mais comum. A incidência de DDQ chega a atingir 27% das crianças com apresentação pélvica e a chance de displasia dos quadris é 12 vezes maior quando há algum parente de primeiro grau acometido. Além desses fatores, considera-se também como fatores de risco a primeira gestação, oligodrâmnio, gestação múltipla, alto peso ao nascimento, hiperextensão ou luxação dos joelhos. Algumas anormalidades ortopédicas, como o torcicolo muscular congênito e o metatarso aduto, se associam à DDQ em 20% e 10% dos casos, respectivamente.

A suspeita diagnóstica é geralmente feita pelo pediatra no berçário durante o exame do quadril realizado nas primeiras 12 horas pela manobra de Ortolani, ou no acompanhamento clínico realizado nos primeiros dias de vida da criança. A manobra ou teste de Ortolani identifica a instabilidade do quadril. A criança é colocada em decúbito supino, com os quadris e joelhos flexionados. O examinador abraça com sua mão a porção proximal do membro flexionado, de tal modo que o polegar se apoia na face medial do quadril ou proximal da coxa e os demais dedos, na face lateral do quadril e da coxa. Os quadris posicionados a 90 graus devem ser examinados separadamente e, idealmente, deve-se iniciar a manobra com leve rotação interna do quadril e suave e lenta abdução do membro, com elevação do trocanter maior. Em seguida, o examinador volta à posição inicial do exame e repete o movimento. Se houver instabilidade, ocorre um ressalto da cabeça sobre o *neo limbus*, que pode ser sentido pelo examinador. É importante lembrar que esse ressalto pode desaparecer se o exame for repetido. Isso ocorre pelo edema que se forma na região do quadril e impede que o ressalto seja novamente sentido. Se o quadril estiver luxado e for realizada essa manobra, o examinador terá a sensação de que ocorre a redução da cabeça, que é uma sensação muito mais intensa, com estalido e ressalto que pode ser audível ou visível. Geralmente, isso ocorre em crianças acima dos 15 dias de vida. Deve-se atentar para a presença de ressalto que pode ser produzido pelo músculo fáscia lata na região do joelho e trocânter e que pode confundir o diagnóstico. Neonatos com instabilidade e displasia leve podem ter evolução para cura em até 88% dos casos, em aproximadamente 2 meses de vida.

Outra maneira de diagnosticar a displasia nas crianças, a partir das 6 semanas de vida, é pela avaliação do grau de abdução dos quadris quando flexionados a 90 graus. Essa manobra é simples de ser realizada e eficiente (teste de Hart). A abdução dos quadris deve ser simétrica e geralmente é maior na menina. Se for assimétrica, o quadril com menor abdução é considerado como em risco ou anormal, podendo ser displásico, subluxado ou luxado. Se o quadril se mantém subluxado ou luxado, ocorre displasia progressiva da cabeça do fêmur e acetábulo. As estruturas capsuloligamentares adaptam-se a essa nova situação anatômica, hipertrofiam-se e acabam sendo uma barreira cada vez maior para a redução concêntrica da articulação. Cabe lembrar que essa avaliação sistemática dos quadris deve continuar sendo feita pelo pediatra em todas as avaliações clínicas até que a criança inicie a marcha. O diagnóstico realizado até os primeiros 6 meses de vida proporcionará um tratamento que resultará em um quadril completamente normal. Por essa razão, se houver mínima suspeita, pela presença dos fatores de risco, ou pelo exame clínico duvidoso ou anormal, ou ainda pelos antecedentes familiares, esse diagnóstico deverá ser afastado ou confirmado pela avaliação ultrassonográfica dos quadris. O método mais usado é o de Graf, descrito em 1980, o qual leva em consideração a anatomia ultrassonográfica do quadril, mensurando o ângulo alfa (entre o ilíaco e a parte óssea do acetábulo) e o ângulo beta (entre o ilíaco e a parte cartilaginosa do acetábulo) (Figura 138.1). O ângulo alfa é o parâmetro mais importante e, quando acima dos 60 graus, é considerado normal para qualquer idade. Entretanto, se esse ângulo estiver abaixo dos 50 graus, diagnostica um quadril anormal também para qualquer idade. A radiografia da bacia não deve ser solicitada como rotina, já que o núcleo de ossificação secundária da porção proximal do fêmur será visível somente a partir do 4º mês de vida.

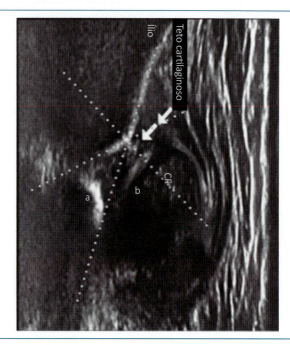

Figura 138.1. Ultrassonografia de quadril (método de Graf).
Fonte: Exame realizado pelo Departamento de Radiologia do Hospital de Clínicas da Universidade Estadual de Campinas (Unicamp).

A realização da ultrassonografia (US) em todos recém-nascidos é uma conduta discutível e não aceita, uma vez que há estudos que não comprovaram sua necessidade e sua vantagem. Apesar de ser indicado na Áustria e na Alemanha, não há evidências de que o uso da US em todos os recém-nascidos reduza o número de diagnósticos tardios e as taxas de cirurgia, o que seria o maior objetivo dessa conduta. Revisão (Shorter et al., 2011) realizada pela Cochrane Collaboration com relação ao uso de programas de triagem usando a US em todos os neonatos mostrou que a taxa de tratamento aumentou, mas sem mudança significativa na redução do número dos diagnósticos tardios. A American Academy of Pediatrics recomenda o referenciamento de crianças com teste de Ortolani positivo e/ou que tenham nascido com apresentação pélvica. Já a Neonatal and Infant Physical Examination (NIP), do Reino Unido, recomenda que neonatos sejam submetidos a exame por US dos quadris quando o exame clínico estiver alterado ou quando apresentarem os fatores de risco para DDQ. E, com base nos protocolos mencionados, quando deve ser realizado a US? De acordo com o NIP, a US deve ser indicada a partir de 2 semanas de vida na presença de sinais de DDQ. O tratamento para esse grupo só estaria indicado a partir da 8ª semana de vida se a US mostrasse apenas instabilidade. Se o exame clínico for normal, mas o neonato tiver fatores de risco, a US deve ser realizada na 6ª semana de vida.

O tratamento até os 6 meses de idade deve ser feito com as alças de Pavlik. O uso de 2 ou 3 fraldas não deve ser indicado, pois não é um método efetivo de tratamento.

O tratamento descrito por Arnold Pavlik em 1951 é um método de contenção não rígido que permite a flexão e abdução e limita a extensão e a adução dos quadris, redirecionando assim a cabeça do fêmur para o fundo do acetábulo. Quando esse tratamento falha ou a criança é diagnosticada com idade superior a 6 meses, outras opções de tratamento estão indicadas. Entretanto, essas outras opções são mais complexas e mórbidas, com resultados não tão previsíveis.

Como mensagem final, seria importante considerar que existe controvérsia com relação aos programas de triagem para a DDQ; não há consenso com relação ao diagnóstico das diferentes nuances da DDQ; na presença de fatores de risco (antecedente familiar, apresentação pélvica, associação a torcicolo congênito, pé metatarso aduto), a US deve ser realizada a partir da 2ª semana e eventualmente repetida a partir da 6ª ou da 8ª semana de vida; a US negativa tem um forte valor preditivo para descartar a DDQ.

No Serviço de Ortopedia Pediátrica do Hospital das Clínicas da Unicamp, todo neonato referido com Ortolani positivo ou que tenha fatores de risco para DDQ é reavaliado e submetido ao exame de US. Se a US for considerada normal pelos critérios de Graf, o paciente é seguido e reavaliado clinicamente com 12 semanas. Se houver alguma limitação da abdução dos quadris ou presença de sinal de Galeazzi positivo (na posição supina, avalia-se comparativamente a altura dos joelhos, com os quadris e os joelhos completamente flexionados), repete-se a US. Se a US for normal, aos 5 meses de idade é realizada radiografia da pelve na incidência anteroposterior. Se for normal, a criança é seguida até 1 ano de idade e uma nova radiografia da pelve é solicitada. Se também for normal em todos os parâmetros que avaliem a forma e a posição da cabeça, assim como a qualidade da cobertura acetabular, a criança recebe alta.

Anomalias das extremidades no recém-nascido

Pé torto congênito

O pé torto congênito (PTC) é uma condição clínica definida pela presença de deformidade em equino, cavo, varo e aduto do antepé. Do ponto de vista anatomopatológico, os músculos tibial posterior, flexor longo do hálux, dos artelhos e do tendão calcâneo estão encurtados, assim como as fáscias e a cápsula articular das articulações subtalar e tibiotársica. O colo do tálus está encurtado, com desvio medial e plantar da sua cabeça. O calcâneo apresenta deformidade em varo e em rotação interna em relação ao tálus. Os ossos navicular e cuboide encontram-se com desvio medial em relação ao longo eixo do pé. Essas deformidades podem ser causadas por doenças neuromusculares, como a mielomeningocele e a artrogripose, ou estar associadas a diferentes síndromes que entram como diagnóstico diferencial do pé torto congênito. Geralmente, nessas condições, os pés são mais resistentes ao tratamento e a chance de recidiva é maior.

O PTC idiopático constitui uma das deformidades congênitas mais comuns nos membros inferiores, com incidência variando de 1:250 a 1:1.000 nascidos vivos, dependendo da população estudada. Há uma estimativa de 4 mil casos novos por ano no Brasil. Há maior incidência no sexo masculino (2:1); e em cerca de 50% dos casos pode ser bilateral. A ocorrência de um novo caso é 16 vezes maior se um parente de primeiro grau tiver a doença; e em gêmeos univitelinos o risco é de cerca de 32%.

Sua etiologia não está completamente elucidada. Atualmente, é vista como uma anomalia do desenvolvimento, por provável causa genética, que aparece por volta da 10ª semana gestacional. Essa alteração é responsável pelo encurtamento medial das partes moles do pé, atribuído a uma combinação entre fatores genéticos (gene dominante de baixa penetrância) e condições intrauterinas.

O quadro clínico é evidente ao nascimento. O pé apresenta deformidade em cavo por flexão plantar do antepé, equino e varo do retropé e adução do médio e do antepé (Figura 138.2). O diagnóstico também pode ser feito no período pré-natal, no início do 3º trimestre, por meio da ultrassonografia morfológica (Figura 138.3), embora haja uma taxa de 0 a 29% de falso-positivo. Radiografias nos casos idiopáticos não são necessárias à época do diagnóstico.

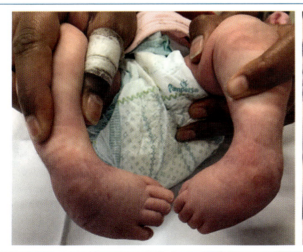 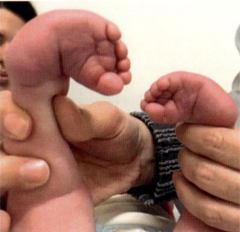

Figura 138.2. Pé torto congênito.

Fonte: Arquivo do Ambulatório de Pé Torto Congênito do Hospital de Clínicas da Universidade Estadual de Campinas (HC-Unicamp).

SEÇÃO XIV – SISTEMA OSTEOMUSCULAR

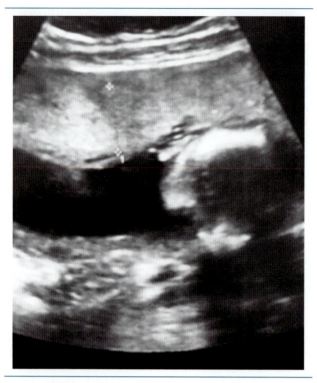

Figura 138.3. Ultrassonografia de pé torto congênito.
Fonte: Acervo da autoria.

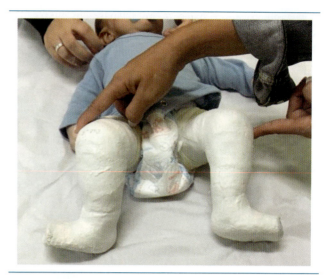

Figura 138.4 Correção de pé torto congênito.
Fonte: Acervo da autoria.

O objetivo do tratamento é obter um pé plantígrado, indolor e com boa mobilidade. A maioria dos casos de PTC idiopático é tratada pelo método descrito pelo Dr. Ignácio V. Ponseti, da Universidade de Iowa, na década de 1950 e popularizado no final da década de 1990. É hoje considerado o padrão-ouro para o tratamento dessa deformidade, com taxa de sucesso que varia de 90 a 96%. Esse método consiste na manipulação semanal do pé e imobilização por aparelho gessado inguinopodálico. Por meio dessa manipulação gentil e indolor, o pé vai sendo corrigido, pelo alongamento não traumático das estruturas posteromediais. O ideal é que o tratamento seja iniciado o mais cedo possível, por volta das 2 primeiras semanas de vida. Geralmente, são realizadas de 6 a 8 trocas de gesso e tenotomia percutânea do tendão calcâneo para correção da deformidade em equino. Assim que o pé for corrigido, a criança passa a usar órtese com 70 graus de abdução do pé por 23 horas ao dia, durante 3 meses; em seguida, passa-se ao uso por 14 horas no período noturno, até os 4 anos de idade. A principal causa de falha ou recidiva é o uso inadequado dessa órtese.

Atualmente, discute-se muito sobre os limites da utilização do método de Ponseti, visto que bons resultados estão sendo obtidos inclusive em crianças com idade mais avançada (PTC "negligenciado"). A única contraindicação formal é a presença de barras ósseas. Portanto, mesmo em casos com recidiva e nos pés "negligenciados", o tratamento inicial deve ser feito pelo método de Ponseti, porém a chance de procedimentos cirúrgicos complementares para a correção da deformidade residual nesta circunstância será maior.

Pé metatarso aduto

Essa deformidade em adução do antepé ocorre no nível das articulações tarsometatársicas. Sua apresentação varia desde uma deformidade sutil até formas mais graves e rígidas. Essa deformidade se diferencia do PTC, porque no retropé há deformidade em valgo, e não em varo e equino.

A incidência varia de 1 a 12:1.000 nascidos vivos, sem preferência por sexo, e é mais frequente quando há história familiar positiva (1:20). Acredita-se que essa deformidade tenha relação com a síndrome do empacotamento, assim como têm a DDQ e o torcicolo muscular congênito. Tanto isso é verdade que 1 em cada 4 recém-nascidos com pé metatarso aduto pode apresentar instabilidade detectada pela ultrassonografia do quadril.

O diagnóstico dessa deformidade é clínico e facilmente identificado logo após o nascimento. A forma do pé, quando observado pela face plantar, assemelha-se a de um grão de feijão ou do rim. Se o diagnóstico não for feito ao nascimento, a deformidade pode progredir e tornar-se estruturada. O tratamento varia de acordo com a intensidade da deformidade e pode ser desde uma simples observação e acompanhamento com manipulação da deformidade pela mãe até o uso de aparelhos gessados seriados e, raramente, cirurgia. Mesmo nos pés mais rígidos, a taxa de sucesso sem a necessidade de tratamento cirúrgico chega a 90% dos casos.

Pé calcaneovalgo

O pé calcaneovalgo é uma deformidade benigna, postural, caracterizada por excessiva dorsiflexão do pé no nível do tornozelo, secundária ao encurtamento ou contratura anterior dos tendões dos músculos tibial anterior, extensor longo do hálux e dos artelhos e fáscia. Ao nascimento, o diagnóstico é feito facilmente pelo fato de que o dorso do pé praticamente encosta na face anterior da tíbia. É importante lembrar que todas as estruturas do pé e do tornozelo apresentam morfogênese normal. É mais prevalente no sexo feminino e entre os primogênitos.

Durante o exame físico do recém-nascido, observa-se dorsiflexão excessiva do tornozelo, que pode ser totalmente ou parcialmente corrigida de maneira passiva pela manipulação suave (Figura 138.4). Durante a avaliação clínica, é importante atentar-se para diagnósticos diferenciais, como o pé talo vertical e a deformidade posteromedial da tíbia. No pé talo vertical, o retropé está em equino e há intensa dorsiflexão do mediopé, que é irredutível (pé em mata-borrão). Já na deformidade posteromedial da tíbia, o ápice da deformidade está na região distal da tíbia, e não no pé. O exame radiográfico é suficiente para o diagnóstico diferencial nesses casos, mas é completamente desnecessário nos casos de pé calcaneovalgo.

O tratamento deve ser precoce e baseia-se no alongamento gentil, indolor e progressivo das estruturas anteriores retraídas. Esse tratamento é geralmente realizado pelos pais e a deformidade é corrigida nos 3 primeiros meses de vida. Nos casos em que não há correção completa, há indicação do uso de aparelhos gessados. Entretanto, essa conduta é raramente indicada nessa deformidade.

Pé talo vertical

É uma deformidade menos frequente do pé no recém-nascido, resultante da luxação irredutível do navicular sobre o tálus e associada ao equino fixo do calcâneo. A etiologia é desconhecida, porém existem várias teorias, como falha no desenvolvimento embrionário entre 7 e 12 semanas. A incidência dessa deformidade é de 1:150.000, com 50% dos casos associados a doenças neuromusculares, síndromes ou aberrações cromossômicas.

Ao nascimento, nota-se deformidade no pé que lembra a aparência de um "mata-borrão" (Figura 138.5). O retropé está em equino e valgo em razão do encurtamento do tendão calcâneo e dos tendões dos músculos fibulares. A dorsiflexão do médio e antepé ocorre pela luxação do navicular e pelo encurtamento dos tendões extensor longo dos dedos, extensor longo do hálux e tibial anterior. Geralmente, essas deformidades são rígidas e de difícil correção pela manipulação. O exame radiográfico em perfil do pé com dorsiflexão e flexão plantar do tornozelo são fundamentais para confirmar o diagnóstico. Nas Figuras 138.5 e 138.6, o tálus se mantém na mesma posição vertical e praticamente paralelo à tíbia. O diagnóstico precoce é fundamental para que se possa iniciar a manipulação do pé com aparelhos gessados e assim prepará-lo para o tratamento cirúrgico.

Em 2006, Miller & Dobbs publicaram uma nova técnica de tratamento com manipulação específica do pé, denominada "Ponseti reverso", pois utiliza o tálus como fulcro da correção e realiza os movimentos inversos àqueles descritos por Ponseti. É fundamental que a criança seja encaminhada o mais cedo possível para que se possa iniciar a manipulação do pé com aparelhos gessados até que se atinja uma posição em máxima flexão plantar e inversão, proporcionando adequado alongamento dos tendões dorsolaterais e da cápsula anterior do tornozelo. Após esse procedimento, é realizada a redução cirúrgica do tálus e sua fixação no navicular. Esse tratamento reduz o tamanho do procedimento cirúrgico realizado até então e consequentemente a sua morbidade.

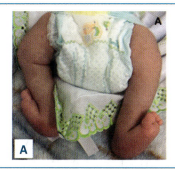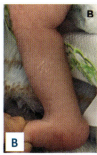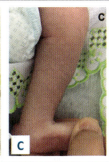

Figura 138.5. Pé calcaneovalgo. (A) Aspecto típico da deformidade. (B e C) Evidencia como é possível obter a correção parcial com a flexão plantar do tornozelo.
Fonte: Acervo da autoria.

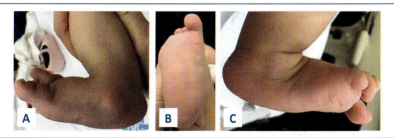

Figura 138.6. (A) Perfil do pé talo vertical. (B) Aspecto plantar do pé talo vertical. (C) Perfil do pé talo vertical em que nota-se deformidade em mata-borrão.
Fonte: Imagens do Ambulatório de Ortopedia Pediátrica do Hospital de Clínicas da Universidade Estadual de Campinas (HC-Unicamp).

Hiperextensão e luxação congênita do joelho

Essa condição clínica se caracteriza pela presença de deformidade em hiperextensão do joelho em graus variados, desde um *recurvatum* acentuado até a luxação verdadeira da articulação. Sua incidência é de aproximadamente 0,017:1.000. Ainda não há completa elucidação de sua patogênese, no entanto alguns fatores estão relacionados com a sua etiologia. Apresentação pélvica, oligodrâmnio, anormalidade em graus variados do ligamento cruzado anterior e contratura muscular do quadríceps são os principais deles.

É importante ressaltar que essa deformidade está associada à DDQ ipsilateral em mais de 70% dos casos e pode ocorrer em síndromes, como a de Larsen, ou em doenças neuromusculares.

O diagnóstico clínico é facilmente realizado pela aparência típica da deformidade (Figura 138.7). Radiografias simples do joelho na incidência de perfil são solicitadas para o diagnóstico e a classificação quanto ao grau da deformidade. O grau 1 corresponde apenas ao *recurvatum*; o grau 2, à subluxação; e o grau 3, à luxação.

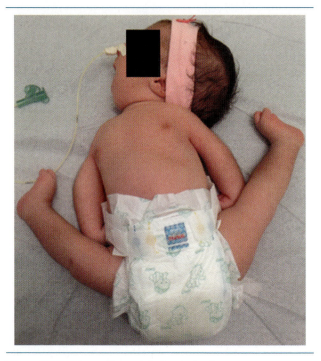

Figura 138.7. Luxação congênita do joelho.
Fonte: Acervo da autoria.

O tratamento deve ser iniciado precocemente pela manipulação e pelo uso de aparelhos gessados seriados. Inicialmente, realiza-se uma manobra manual sutil de tração, com flexão progressiva do joelho. Deve-se ter cuidado quanto à quantidade de força utilizada e respeitar os limites de arco de movimento obtidos, uma vez que manobras muito bruscas podem resultar em fraturas.

Nos casos em que há luxação completa do joelho, refratária ao tratamento conservador, o tratamento cirúrgico deve ser feito por volta dos 6 meses de vida. Quando houver displasia do quadril associada, a primeira articulação a ser tratada é o joelho.

Torcicolo muscular congênito

Essa deformidade é produzida pela retração ou encurtamento da porção clavicular do músculo esternocleidomastóideo (ECM). A causa pode estar relacionada a hereditariedade, posicionamento inadequado intraútero, interrupção do fluxo sanguíneo para o ECM, com consequente fibrose e retração desse músculo. É a terceira deformidade congênita ortopédica mais comum, com incidência de 0,4 a 1,3%. Há predileção pelo sexo feminino e pelo lado direito, que corresponde a cerca de 75% dos casos. O diagnóstico deve ser feito ao nascimento ou nos primeiros dias de vida. Geralmente, as mães informam que a criança tem dificuldade para mamar em um dos lados, que mantém fixos o olhar e a postura do pescoço e que tem o rosto e a cabeça assimétricos. Ao exame, pode ser ou não palpável nódulo indolor sobre o músculo ECM. Nota-se que o recém-nascido mantém a cabeça inclinada para o lado da lesão do músculo ECM e o queixo e o pescoço rodados para o lado oposto. Exames de imagem podem ser solicitados para afastar deformidades da coluna cervical (radiografia simples) e para confirmar ou não a presença de nódulo ou retração no músculo ECM (ultrassonografia do ECM). Como diagnóstico diferencial, deve-se pensar na deformidade de Sprengel ou na síndrome de Klippel-Feil, ambos afastados por avaliação radiográfica simples. Além disso, é obrigatória a investigação dos quadris pela ultrassonografia, mesmo diante de exame clínico normal, tendo em vista que há forte associação dessa deformidade à DDQ.

O tratamento deve ser iniciado precocemente, com manipulação e alongamento seriado do ECM. Se iniciada precocemente, a taxa de correção é alta. Caso a deformidade seja resistente ou tenha sido encaminhada tardiamente, pode haver necessidade de tratamento cirúrgico para alongamento do músculo ECM e uso de órtese específica para manter ou melhorar a correção obtida.

Banda de constrição congênita

O termo refere-se a um amplo espectro de deformidades que ocorrem em associação às bandas amnióticas e resultam em deformidade ou interrupção do desenvolvimento intrauterino dos membros.

A incidência varia de 1:1.200 até 1:15.000 nascidos vivos, sem predileção por sexo e sem predisposição genética. A apresentação clínica também é variada, podendo corresponder desde a apenas uma covinha no membro a até mesmo a amputação completa. Os dedos e artelhos são mais afetados, seguidos `por antebraços, braços e pernas. O diagnóstico é realizado com facilidade pela simples observação das zonas de constrição circulares com profundidade variável (Figura 138.8). Radiografias devem ser solicitadas para avaliar a morfologia óssea subjacente.

O tratamento é cirúrgico e precoce, para liberar as bandas de constrição por meio de zetaplastias, que devem corrigir não só a pele, mas também estruturas profundas que se fixam nos segmentos ósseos, a fim de evitar o comprometimento vascular local. Eventualmente, em alguns casos, haverá necessidade de amputação.

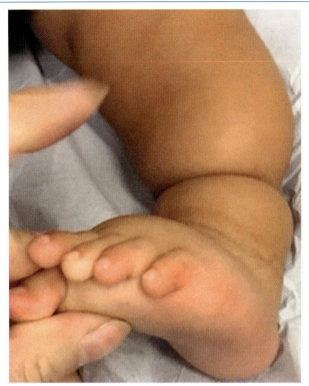
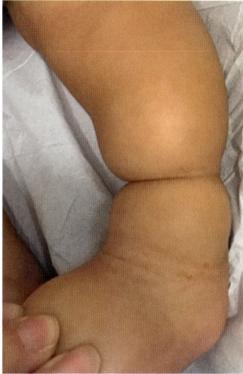

Figura 138.8. Banda de constrição congênita.
Fonte: Imagem do Ambulatório de Ortopedia Pediátrica do Hospital de Clínicas da Universidade Estadual de Campinas (HC-Unicamp).

Sindactilia dos dedos dos pés

É um defeito congênito em que os artelhos se apresentam unidos total ou parcialmente ao nascimento. Trata-se de uma consequência de apoptoses ausentes ou incompletas durante o desenvolvimento gestacional, com herança autossômica dominante. Ocorre em cerca de 1:2.000 nascimentos, sendo mais comum a união entre o 2º e o 3º pododáctilos, sem predileção por sexo. Na presença dessas deformidades, deve-se suspeitar de síndromes, como a trissomia do 21 e a síndrome de Klippel-Feil. Essa união pode ser apenas de partes moles, sendo denominada simples; ou pode apresentar união óssea, sendo então denominada complexa. O tratamento vai depender da presença de deformidades associadas ou dificuldade de usar calçados. O componente estético pode ser também determinante na indicação do tratamento.

Polidactilia

A presença de dedos extranumerários está relacionada com padrão autossômico dominante e ocorre pela falha de diferenciação do *apical ectodermal ridge* durante o 1º trimestre gestacional. É a deformidade musculoesquelética mais comum, presente em uma criança a cada 500 nascimentos, sendo mais frequente em afrodescendentes. A deformidade é definida como pós-axial quando ocorre lateral ao quinto raio do pé; central quando acomete os raios centrais; e pré-axial quando acomete o primeiro raio. O diagnóstico é facilmente realizado pela observação clínica e, de acordo com a evolução clínica, há ou não necessidade de tratamento. Nos casos em que há envolvimento dos raios centrais, pode não ser indicado o tratamento cirúrgico. Esse tratamento está geralmente indicado nas deformidades pós-axial e pré-axial, sendo esta última a partir dos 9 ou 12 meses de idade.

Oligodactilia

Caracteriza-se pela ausência congênita de um ou mais dedos dos pés (Figura 138.9) e, assim como a polidactilia, também é resultante de defeito na diferenciação do *apical ectodermal ridge*. Sua incidência isolada é menor do que a da polidactilia. Está associada a outras deformidades congênitas, como hemimelia fibular, banda de constrição congênita, síndrome de Fanconi e associação de VACTERL (defeito Vertebral, atresia Anal, anomalia Cardíaca, fístula TraqueoEsofágica, anomalia Renal e Limb). O tratamento é conservador e geralmente não há prejuízo funcional.

Gigantismo local ou macrodactilia

A macrodactilia é um gigantismo isolado de dedo(s) da mão ou do pé (Figura 138.10). É rara, de etiologia e patogênese desconhecidas, habitualmente associada a outras deformidades congênitas (neurofibromatose, síndrome de Proteus) ou adquiridas (amiloidose e tumores).

A principal queixa ou sintomatologia é a dor e o aumento de tamanho do segmento envolvido. A conduta cirúrgica será definida de acordo com o perfil da lesão e do paciente, sendo as mais utilizadas a epifisiodese (bloqueio do crescimento ósseo), redução do tamanho do segmento ósseo e a amputação.

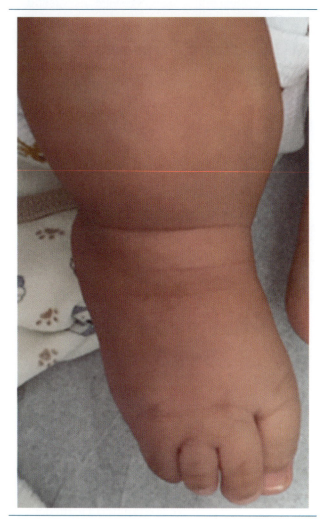

Figura 138.9. Oligodactilia.
Fonte: Acervo da autoria.

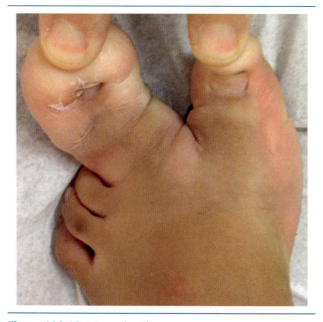

Figura 138.10. Macrodactilia.
Fonte: Acervo da autoria.

LEITURAS COMPLEMENTARES

Abdelaziz TH, Samir S. Congenital dislocation of the knee: A protocol for management based on degree of knee flexion. J Child Orthop. 2011;5:143-9.

Belthur MV, Linton JL, Barnes DA. The spectrum of preaxial polydactyly of the foot. J Pediatr Orthop. 2011 Jun;31(4):435-47.

Charters AD. Local Gigantism. J Bone Joint Surg Br. 1957 Aug;39-B(3):542-7.

Collins-Sawaragi YC, Jain K. How to use...hip examination and ultrasound in newborns? BMJ. 2017 Oct;12:1-7. Disponível em: http://ep.bmj.com.

Dobbe AM, Gibbons PJ. Common paediatric conditions of the lowe limb. J Paediatrics Child Health. 2017 Sept; 53:1077-85.

Gulati V, Eseonu K, Sayani J et al. Developmental dysplasia of the hip in the newborn: A systematic review. World J Orthop. 2013 Apr 18;4(2):32-41.

Herring, JA. Tachdjian's Pediatric Orthopaedics: From The Texas Scottish Rite Hospital For Children. Elsevier; 2014.

Joiner ER, Andras LM, Skaggs DL. Screening for hip dysplasia in congenital muscular torticollis: Is physical exam enough? J Child Orthop. 2014 Mar;8(2):115-19.

Koskimies E, Syvänen J, Nietosvaara Y et al. Congenital constriction band syndrome with limb defects. J Pediatric Orthop. 2015 Jan;35(1):100-3.

Kotlarsky P, Haber R, Bialik V. Eidelman M. Developmental dysplasia of the hip: What has changed in the last 20 years? World J Orthop. 2015 Dec;6(11):886-901.

Miller M, Dobbs MB. Congenital Vertical Talus: Etiology and Management. J Am Acad Orthop Surg. 2015 Oct;23(10):604-11.

Ponseti IV, Smoley EN. The classic: Congenital Club Foot: The Results of Treatment. 1963. Clin Orthop Relat Res. 2009 May;467(5):1133-45.

Radler C. The Ponseti method for the treatment of congenital clubfoot: Review of the current literature and treatment recommendations. Int Orthop. 2013 Sep;37(9):1747-53.

Sankar WN, Weiss J, Skaggs DL. Orthopaedic Conditions in the Newborn. J Am Acad Orthop Surg. 2009 Feb;17(2):112-22.

Shaw BA, Segal LS. AAP Section on Orthopaedics. Evaluation and Referral for Developmental Dysplasia of the Hip in Infants. Pediatrics. 2016;138(6):e20163107.

Shorter D, Hong T, Osborn DA. Screening programmes for developmental dysplasia of the hip in newborn infants. Cochrane Database of Syst Rev. 2011 Sep 7;(9):CD004595.

Yu GV, Hladik J. Residual calcaneovalgus deformity: Review of the literature and case study. J Foot Ankle Surg. 1994 May-Jun;33(3):228-38.

Seção XV
Doenças Genéticas

Avaliação do Recém-Nascido Malformado

Denise Pontes Cavalcanti
Carolina Araújo Moreno

Normalmente a avaliação do médico geneticista costuma, e deve, ser solicitada pelo neonatologista diante das seguintes situações: defeitos da morfogênese (e aqui se incluem as alterações da diferenciação do sexo), quadros de hidropisia fetal/neonatal, alterações do crescimento (restrição do crescimento ou macrossomias) e diante de sinais e sintomas que possam sugerir uma alteração metabólica, um erro inato do metabolismo. O presente capítulo é dedicado, no entanto, à avaliação dismorfológica do recém-nascido (RN) malformado em geral. Portanto, alterações do crescimento fetal e de diferenciação do sexo e suspeita de erros inatos do metabolismo são tratados nos Capítulos 133 – Erros Inatos do Metabolismo; 135 – Desenvolvimento Sexual Normal; 136 – Distúrbios do Desenvolvimento Sexual; e 137 – Displasias Esqueléticas.

Cerca de 3 a 5% da população de recém-nascidos, em qualquer lugar do mundo, apresenta um defeito congênito significativo. Esses defeitos compreendem uma causa importante dos óbitos perinatais, ocupando os primeiros lugares das causas de tais óbitos nos países desenvolvidos. Situação semelhante foi observada no Brasil nas últimas décadas do século XX.

Do ponto de vista clínico, os defeitos congênitos podem se apresentar de forma isolada (cerca de 80% dos casos) ou associados num mesmo indivíduo.

Na avaliação de um RN malformado as primeiras perguntas são: 1) qual é o diagnóstico clínico?; e 2) qual a causa (etiologia) desse quadro? Para responder a essas perguntas é preciso observar antes as informações obtidas na anamnese e no exame físico do RN e observar as anomalias presentes de modo crítico, dando importância não apenas às anomalias estruturais maiores, como também aos chamados dismorfismos menores (p. ex., inclinação das fendas palpebrais, apagamento ou outra anormalidade do filtro nasolabial, relevos e implantação das orelhas, pele e implantação do cabelo na nuca, inclinação dos dedos, presença de fóveas nos membros etc.).

Na anamnese vale ressaltar sobretudo os antecedentes obstétricos (p. ex., presença de doença materna aguda ou crônica, exposição a agentes teratogênicos, remédios ou drogas sociais/proibidas, passado obstétrico etc.) e os antecedentes familiais, como presença ou não de consanguinidade parental, seja esta referida ou suspeita (p. ex., sobrenomes raros iguais de ambos os lados familiares e local de nascimento dos pais). Outro dado de interesse nos antecedentes familiares compreende a recorrência de algumas anomalias ou doença genética na família, bem como a história de perdas gestacionais entre os familiares.

Com relação ao exame físico do RN, a interpretação dos achados requer antes um conhecimento sobre a nomenclatura utilizada em dismorfologia, visto que a partir dela o entendimento do mecanismo de várias anomalias pode ficar mais claro e ajudar a compreender o diagnóstico da criança. Além desse conhecimento, o exame físico deve ser dirigido de modo a definir, ou tentar definir o mais rápido, se o RN em questão apresenta uma anomalia estrutural isolada ou se se trata de um RN com anomalias múltiplas, um RN polimalformado.

A dismorfologia compreende uma parte do conhecimento médico que trata das anomalias estruturais do desenvolvimento humano combinando conhecimento e técnicas de três disciplinas da área médica: embriologia, genética clínica e pediatria. Ela foi concebida como especialidade médica nos anos 1960 por um pediatra norte-americano, David Smith.

Embora a dismorfologia tenha evoluído bastante nos últimos anos, muito ainda precisa ser esclarecido sobre as anomalias estruturais, de modo que numa fração ainda significativa das vezes, uma criança polimalformada representa um verdadeiro desafio diagnóstico.

Na nomenclatura utilizada na dismorfologia as anomalias congênitas estruturais são classificadas em: malformações, deformações, disrupções e displasias.

a) **Malformação:** corresponde ao resultado de uma morfogênese incompleta, redundante ou simplesmente alterada na qual a estrutura primordial do órgão ou da região corpórea afetada não se forma normalmente, seja por uma alteração intrínseca geneticamente determinada ou seja pela ação de um agente extrínseco, geralmente combinado a um ou mais fatores genéticos predisponentes. Esses fatores obviamente exercem seus efeitos antes que a referida estrutura ou órgão tenha completado sua morfogênese. Estes defeitos podem estar limitados a uma única região anatômica, envolver órgãos e/ou sistemas. As malformações geralmente requerem tratamento cirúrgico corretivo. Exemplos de malformação: fenda labiopalatina, polidactilia, ânus imperfurado, amelia, atresia de esôfago (Figura 139.1A).

b) **Deformação:** compreende as anomalias produzidas por forças biomecânicas alterando a forma final de uma região corpórea ou de um órgão cuja morfogênese inicial foi normal. As causas dessas forças biomecânicas que alteram o equilíbrio intrauterino podem ser maternas (p. ex., útero pequeno ou anômalo como útero bicorno, ou um fibroma uterino) ou fetais (p. ex., doença neurológica ou miopática que compromete a mobilidade fetal). Outras situações que podem ocasionar o aparecimento de deformações fetais são as gestações intra-abdominais, gemelaridade, oligoâmnio, apresentação anormal como a transversa, ou ainda uma malformação estrutural do feto que comprometa os seus movimentos (p. ex., espinha bífida produzindo pés tortos). Ao contrário das malformações, as deformações surgem mais tardiamente durante a vida intrauterina e, quando são leves, podem se resolver espontaneamente após o nascimento. No entanto, elas podem ser graves alterando sobremaneira a configuração corpórea e ocorrem sobretudo quando secundárias a uma doença neuromuscular do feto. Em geral, as deformações compreendem algumas anomalias osteoarticulares (p. ex., pé torto, encurvamento de tíbia, luxação do quadril, artrogripose), certas formas de micrognatia e de assimetria facial (Figura 139.1B). As deformações que comprometem gravemente as articulações necessitam de tratamento fisioterápico e/ou ortopédico para a correção.

c) **Disrupção:** os defeitos disruptivos são anomalias estruturais causadas pela destruição real de uma estrutura previamente bem formada. As disrupções podem se relacionar com forças biomecânicas anormais, fenômenos isquêmicos, hemorrágicos ou ainda pela adesão de tecidos. Esses defeitos geralmente acometem vários tecidos de uma região anatômica bem delimitada e o dano estrutural não respeita os limites conhecidos a partir do desenvolvimento embrionário normal. Pode-se dizer que as disrupções são defeitos anárquicos. Exemplos de disrupção: anomalias produzidas por bandas amnióticas como constrição dos dedos ou de outras partes dos membros, amputações, pseudossindactilias (Figura 139.1C), fendas faciais atípicas e defeitos de parede abdominal. Além dessas, podem ser exemplos de disrupções anomalias como atresias intestinais, gastrosquise ou microcefalia produzida por destruição de tecido cerebral previamente formado (p. ex., dano cerebral e consequente microcefalia que podem ser produzidos pela exposição intraútero ao Zika vírus).

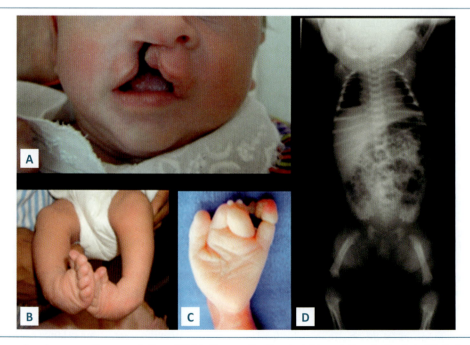

Figura 139.1. Exemplos de anomalias congênitas. (A) Malformação (fenda labiopalatina à direita). (B) Deformação (pé torto congênito tipo equinovaro, bilateral). (C) Disrupção (amputação de dedos, pseudossindactilia constrição em 5º dedo) produzida por bridas amnióticas. (D) Displasia esquelética (corpograma de um recém-nascido com acondroplasia).
Fonte: Acervo da autoria.

d) **Displasia:** este termo se refere a anomalias teciduais, ou seja, a uma histogênese anormal (p. ex., alteração da organização ou função celular) que pode alterar a morfogênese de uma estrutura ou, dependendo da gravidade e do tecido acometido, produzir uma anomalia clínica mais tardiamente. As displasias são geralmente causadas por mutações monogênicas. Uma característica importante das displasias é que a maioria delas apresenta um curso clínico progressivo, ou seja, dada a anormalidade intrínseca do tecido, os efeitos da displasia tendem a persistir ou piorar no decorrer do curso clínico da doença. Portanto, ao contrário das malformações, que são anomalias "estáticas", não se modificam com o tempo, as displasias tendem a ter um caráter progressivo. Exemplos de displasias: displasias esqueléticas, displasias ectodérmicas (Figura 139.1D).

Do ponto de vista clínico, os defeitos congênitos, como já referido anteriormente, podem se apresentar de uma forma isolada ou associados. Uma variação dos defeitos isolados compreende o que se conhece por "sequência". Quando associados, eles podem constituir uma síndrome ou associação.

Defeitos isolados

Mais frequentemente os defeitos estruturais se apresentam de forma isolada, por exemplo, fendas labiais ou labiopalatinas, cardiopatias congênitas, polidactilias ou defeitos de fechamento de tubo neural. A maioria dos defeitos isolados são de etiologia multifatorial (combinação de fatores genéticos predisponentes e fatores ambientais). Clinicamente os defeitos isolados aparentam ser idênticos aos que se encontram fazendo parte do quadro de uma síndrome. Isto implica que o "caminho" que resulta no tal defeito é único embora sejam diferentes as etiologias. Em outras palavras, a fenda labiopalatina isolada é clinicamente idêntica à fenda labiopalatina que pode estar presente numa criança portadora de síndrome de Patau.

Sequência malformativa

Embora a sequência malformativa implique na presença de mais de um defeito, como o próprio nome indica, aqui o que se observa é uma reação em cascata. A partir de uma malformação primária, as demais são secundárias, ou seja, surgem em decorrência da anomalia primária. A malformação primária ocorre, como em geral acontece, numa fase precoce do desenvolvimento embrionário, e, posteriormente, essa malformação primária interfere nos processos do desenvolvimento êmbrio-fetal de outras estruturas, provocando defeitos secundários, malformações e/ou deformações (ver mais adiante) secundárias. As sequências podem ser isoladas ou fazer parte de um quadro sindrômico. Quando isoladas, do mesmo modo que para as malformações isoladas, geralmente apresentam etiologia multifatorial ou desconhecida.

Exemplo de sequências: sequência da holoprosencefalia. Nesse caso a falta de segmentação sagital do prosencéfalo forma a holoprosencefalia, e esta induz as malformações observadas na face que variam desde o hipotelorismo ocular até a ciclopia. Outros exemplos de sequências relativamente frequentes são: a sequência de Pierre Robin e a sequência de Potter, nas quais as malformações primárias ocorrem respectivamente na mandíbula (hipoplásica) e nos rins (ausentes ou displásicos).

Defeitos associados

- **Síndrome:** quando um grupo de anomalias ocorre repetidamente como um padrão consistente e tem um mecanismo etiopatogênico comum. Exemplo: síndrome de Down, na qual o padrão fenotípico clínico bem definido é decorrente da trissomia do cromossomo 21 (etiologia).
- **Associação:** corresponde à ocorrência não casual de defeitos em crianças malformadas, os quais não são tão fortemente ligados de modo a denominá-los como síndrome. Trata-se de um conceito que encerra também uma conotação epidemiológica, ou seja, um conjunto de defeitos associando-se mais frequentemente do que seria esperado ao acaso pode ser denominado de associação. Exemplo: associação VACTERL, trata-se de um acrônimo no qual cada letra representa os defeitos que costumam aparecer de forma associada – malformação de **v**értebra, **â**nus imperfurado, **c**ardiopatia, fístula **t**raqueoesofágica, displasia **r**enal e defeitos de membros (*limbs*).

Embora a associação não compreenda um diagnóstico propriamente dito, é importante o seu conhecimento porque diante de uma criança que apresenta um ou mais defeitos de uma dada associação o médico deve procurar investigar se os demais defeitos também estão presentes.

Interpretação do conjunto de achados na anamnese e no exame físico

Se a primeira impressão, bem como o exame físico de um RN malformado, sugere tratar-se de uma anomalia isolada, os exames de imagem fazem-se importantes para confirmar/afastar anomalias internas. Por exemplo, numa criança com fenda labiopalatina isolada, uma ecocardiografia é importante para afastar/confirmar uma cardiopatia.

Para as crianças com malformações múltiplas, polimalformadas, há que se considerar se o fenótipo é conhecido e, desse modo, solicitar o(s) exame(s) de modo a confirmar o diagnóstico. Quando o fenótipo não é típico, na maioria das vezes, os exames vão depender da lista de diagnósticos diferenciais levantada.

Com relativa frequência a avaliação dismorfológica visa um RN hidrópico. A hidropisia fetal (HF) se caracteriza pelo acúmulo de fluído no meio extravascular, sendo definida pela presença de líquido em dois ou mais compartimentos: edema generalizado do subcutâneo, ascite, derrames pleural e/ou pericárdico. A HF muitas vezes é a manifestação final de uma doença grave como uma infecção congênita, uma anomalia cromossômica (p. ex., síndrome de Turner) ou de uma displasia esquelética (p. ex., acondrogênese tipo II). Do ponto de vista etiológico pode ser dividida em HF imune, secundária à incompatibilidade sanguínea materno-fetal, e HF não imune (HFNI), que abrange todas as demais condições associadas. As HFNI são etiologicamente muito heterogêneas, podendo ser de origem materna, fetal ou placentária. Entre as HFNI 14 grupos etiopatogenicamente distintos podem ser identificados (Figura 139.2A). De modo geral, os grupos mais frequentes são: os defeitos cardiovasculares, as anomalias cromossômicas e as infecções congênitas. Outros grupos menos frequentes estão listados na Figura 139.2B.

(A) Grupos etiopatogênicos
1) Cardiovascular (malformação, arritmia, miocardiopatia)
2) Cromossômico (anomalia numérica ou estrutural)
3) Infecção congênita (p. ex., STORCH, parvovírus B19, entre outras)
4) Hematológico (p. ex., hemoglobinopatias, distúrbios enzimáticos ou da membrana do eritrócito)
5) Sindrômico (excluídas as cromossomopatia e os erros inatos do metabolismo)
6) Displasia linfática
7) Erro inato do metabolismo (p. ex., doença de depósito lisossômico e defeito congênito de N-glicosilação)
8) Anomalia torácica (p. ex., malformação adenomatoide cística, displasias esqueléticas)
9) Malformação em trato urinário (rins e via excretora)
10) Tumor extratoratócico
11) Transfusão feto-fetal, anomalia em cordão umbilical ou em placenta (p. ex., trombose, corangiomatose)
12) Alteração gastrointestinal (p. ex., atresia intestinal, peritonite meconial)
13) Miscelânea (condições raras e não classificadas nas demais categorias)
14) Idiopático

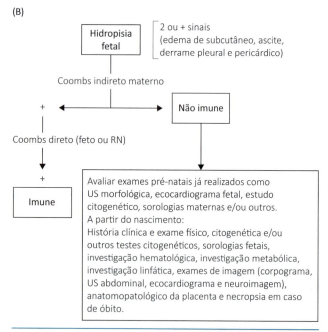

Figura 139.2. Esquema sobre a hidropisia fetal, mostrando em (A) os 14 grupos etiopatogênicos e em (B) o fluxograma de investigação. Para melhor compreensão deste fluxograma, ver no texto detalhamento sobre os exames.
Fonte: Acervo da autoria.

A detecção da HF, bem como da condição de base, pode ser feita no período pré-natal ou após o nascimento, e a investigação é feita a partir de um protocolo amplo que vai desde a investigação das causas mais frequentes, num primeiro momento, até as condições raras e complexas. O prognóstico dos RN hidrópicos costuma ser reservado evoluindo com óbito em cerca de 60% dos casos e, portanto, contribuindo para a mortalidade perinatal. De todo modo, a possibilidade de resolução espontânea da HF durante a gestação tem sido esporadicamente observada, por exemplo, quando associada à infecção por parvovírus B. O tratamento da HF depende da etiologia da doença de base.

Resumidamente, os passos necessários na abordagem da criança malformada e/ou hidrópica são listados a seguir.

1. **Análise clínica:** compreende a anamnese e o exame físico como já mencionado anteriormente. Este último, no entanto, além de valorizar os dismorfismos em geral (dismorfismos menores e malformações maiores), deve observar também os dados antropométricos, as proporções/desproporções corporais e as eventuais assimetrias. Vale ressaltar a importância da documentação fotográfica do RN e o exame físico dos familiares, quando houver suspeita de condição herdada com expressividade variável.
2. **Análise de estudos laboratoriais previamente realizados.**
3. **Síntese:** nessa fase, tenta-se reconhecer o padrão de anomalias, categorizar as malformações pelo seu poder discriminativo, proceder a busca de casos similares na literatura, quando for o caso, e, por último, formular uma lista de diagnósticos diferenciais.
4. **Solicitação de exames necessários para o diagnóstico.**

Os principais exames genéticos necessários na avaliação de RN polimalformados na atualidade são: 1) cariótipo (este tem poder resolutivo muito limitado, pois identifica apenas alterações numéricas e grandes defeitos estruturais dos cromossomos); 2) CGHa (do inglês aCGH, *microarray-based comparative genomic hybridization*) ou CMA (do inglês *chromosome microarray analysis*), exames similares e de alta resolução que podem ser usados de forma específica ou, mais comumente, como exames de triagem de anomalias cromossômicas menores ou microrrearranjos cromossômicos; e 3) FISH (do inglês *fluorescence in situ hybridization*) com utilização de sondas específicas (a solicitação de tal exame requer conhecimento mais aprofundado de modo a se saber que sonda deve ser utilizada para o exame).

Quando se suspeita de uma doença monogênica ou mendeliana, pode-se solicitar: 1) o sequenciamento de um gene específico (p. ex., *FGFR3* – gene associado à acondroplasia); 2) o sequenciamento de vários genes ao mesmo tempo, por meio de um painel de genes (p. ex., painel de genes para investigar a síndrome de Noonan e/ou outras rassopatias); ou 3) o sequenciamento completo do exoma ou do genoma.

Embora não específicos para o processo diagnóstico em geral, os exames de imagem como neuroimagem (incluindo ultrassonografia transfontanelar, tomografia computadorizada e ressonância nuclear magnética), ultrassonografia abdominal, para avaliar vísceras e sistema urogenital, e radiografia do esqueleto axial são de grande utilidade na avaliação dos RN polimalformados, seja para confirmar, seja para afastar anomalias internas.

Quando se tratar de um RN hidrópico, sendo normais o ecocardiograma (cardiopatias), o cariótipo (aneuploidias) e as sorologias materna/fetal (infecções congênitas), considerar os seguintes exames (Figura 139.2B): 1) pesquisa ampliada de infecção congênita: sorologias maternas – STORCH, parvovírus e Zika vírus. A pesquisa deve se estender ao RN em caso de positividade materna; 2) investigação hematológica: teste de Kleihauer-Betke em sangue materno para detecção de hemorragia feto-materna, e no RN: hemograma, eletroforese de hemoglobina, provas para avaliação de hemólise, enzimas eritrocitárias (glicose 6-fosfato desidrogenase, glicose 6-fosfato isomerase, piruvato quinase), investigação molecular de genes envolvidos em anemias hereditárias; 3) investigação metabólica para pesquisa de doenças de depósito lisossômico (especialmente gangliosidose GM1, MPS VII, doença do ácido siálico, galactosialidose, sialidose, Niemann-Pick C, doença de Gaucher e mucolipidose II), por meio de ensaios enzimáticos, dosagem de metabólitos e investigação molecular; 4) investigação metabólica dos defeitos congênitos de N-glicosilação (CDG), por meio do exame de focalização isoelétrica de transferrina sérica, seguida pelo sequenciamento de genes relacionados; e 5) investigação linfática: exame bioquímico das efusões cavitárias, avaliação de perda proteica (dosagem de albumina, dosagem de alfa-1-antitripsina fecal), linfocintilografia e sequenciamento de genes relacionados às displasias linfáticas.

Ainda considerando a HFNI, outros exames importantes são os exames por imagem, sobretudo o corpograma (*babygram*) e a ultrassonografia abdominal, o exame da placenta e o exame anatomopatológico em caso de óbito fetal, sobretudo nos casos sindrômicos bem como na avaliação de RN com doenças metabólicas.

5. **Confirmação diagnóstica:** esta pode ser simples e não dependente de exame complementar para fechar o diagnóstico ou pode ser muito difícil, dependendo da complexidade do quadro em questão. Aqui cabe ressaltar que em várias situações a observação do curso clínico pode ser necessária para fechar o diagnóstico.
6. **Intervenção:** inclui tratamentos que podem ser paliativos (p. ex., estimulação física com fisioterapia, fono e TO para melhorar a evolução da criança nos casos de síndrome de Down) ou específicos (p. ex., correção cirúrgica de uma fenda labiopalatina). Por último, o aconselhamento genético orienta a família quanto aos riscos reprodutivos e prognóstico, bem como às intervenções necessárias para o seguimento clínico.
7. **Seguimento:** o seguimento das famílias de uma criança polimalformada é importante por várias razões. Em algumas situações é necessário o exame laboratorial de vários membros da família para avaliação correta de eventuais riscos reprodutivos familiares. No seguimento também é possível corrigir um eventual erro diagnóstico e fazer o aconselhamento do propósito mais tardiamente.

Para finalizar, é extremamente importante lembrar dos procedimentos necessários em situações nas quais o RN morre precocemente. Seja um RN malformado, com suspeita de displasia esquelética ou de doença metabólica, todos eles devem ser avaliados clinicamente, fotografados e radiografados (corpograma = radiografia de corpo inteiro em AP e perfil). Além disso, deve-se coletar sangue para investigação citogenética (em tubo com heparina – vacutainer tampa verde) e para extração de DNA (tubo com EDTA – vacutainer tampa roxa). Para investigação específica dos erros inatos do metabolismo em RN hidrópicos, recomenda-se coleta de sangue em papel filtro, para separação de plasma e soro, além de coleta de urina (50 mL), armazenando essas amostras a –20ºC até a realização dos exames.

LEITURAS COMPLEMENTARES

Aase JM. Diagnostic dysmorphology. New York: Plenum Medical Book Company; 1990.

Bellini C, Hennekam RCM, Fulcheri E, Rutigliani M, Morcaldi G, Boccardo F, Boniolo E. Etiology of nonimmune hydrops fetalis: A systematic review. Am J Med Genet. 2009;149A:844.

Brunoni D, Martins AM, Cavalcanti DP, Cernach MCSP. Avaliação genético-clínica do recém-nascido. Sociedade Brasileira de Genética Médica. Projeto Diretrizes da Associação Médica Brasileira. Disponível em: https://diretrizes.amb.org.br/_BibliotecaAntiga/avaliacao-genetico-clinica-do-recem-nascido.pdf.

Hennekam RC, Biesecker LG, Allanson JE, Hall JG, Optiz JM, Temple IK, Carey JC. Elements of morphology: General terms for congenital anomalies. Am J Med Genet. 2013;161A:2726.

Mastroiacovo P, Cavalcanti DP, Zampino G. Approccio diagnostico al neonato con anomalie strutturali multiple. Neonatologica. 1991;(Suppl):87.

Moreno CA, Kanazawa T, Barini R, Nomura ML, Andrade KC, Gomes CP, Heinrich JK, Giugliani R, Burin M, Cavalcanti DP. Non-immune hydrops fetalis: A prospective study of 53 cases. Am J Med Genet. 2013;161A:3078.

Principais Síndromes Genéticas –
Aspectos Clínicos e Laboratoriais

Carlos Eduardo Steiner

Estima-se que existam entre 6.000 e 8.000 doenças raras, em sua quase totalidade de etiologia genética. Embora congênitas, a maioria é de início tardio ou tem seus sintomas mais bem caracterizados com a evolução clínica a partir da infância, não necessariamente apresentando sintomas neonatais específicos. Esse é o caso de condições bastante conhecidas como as síndromes de Marfan, X frágil, Ehlers-Danlos e a neurofibromatose tipo I. Outras condições com manifestação precoce são extremamente raras, de modo que este capítulo abordará as condições mais frequentes com manifestação neonatal.

Grupos nosológicos específicos foram detalhados em outros capítulos, como as osteocondrodisplasias, os erros inatos do metabolismo com manifestação neonatal, a ambiguidade genital e algumas malformações isoladas (especialmente as do SNC, cardíacas e do trato gastrointestinal). Para esses tópicos recomenda-se a leitura dos respectivos capítulos.

Anomalias cromossômicas

As anomalias cromossômicas determinam quadros malformativos que geralmente podem ser detectados no período pré ou neonatal. Além disso, são causas comuns de abortamento e de natimortalidade. Estudos prévios baseados em cariótipo convencional estimavam frequência de 50% nas perdas gestacionais e inferiores a 1% em nativivos, porém novas técnicas que usam citogenética molecular têm possibilitado a detecção de alterações que antes não eram passíveis de reconhecimento, de modo que esses valores estão sendo revistos e provavelmente deverão ser maiores.

A síndrome de Down é a mais conhecida anomalia cromossômica em nossa espécie, sendo também a principal causa de deficiência intelectual de origem genética.

Bastante familiar aos neonatologistas, pode ser identificada clinicamente por uma combinação de sinais dismórficos faciais e em membros que incluem perfil facial achatado, occipital plano, orelhas pequenas e dismórficas, fendas palpebrais oblíquas para cima, pregas epicânticas, língua protrusa, prega palmar única, hipoplasia do 5º dedo das mãos e espaço aumentado entre o hálux e o segundo artelho. Outros sinais neonatais presentes em pelo menos 80% dos casos compreendem hipotonia, diminuição do reflexo de Moro, hipermobilidade articular e excesso de pele na região cervical posterior. É importante lembrar que 40% dos casos está associado a anomalias cardíacas variadas e, em frequência menor, a malformações do trato gastrointestinal.

A síndrome de Edwards é a segunda condição malformativa mais frequente com etiologia cromossômica. O quadro clínico inclui mais de 130 alterações descritas sendo, portanto, extremamente variável e muitas vezes de difícil reconhecimento, mesmo por profissionais experientes. Manifestações pré-natais podem incluir prematuridade, polidrâmnio, placenta pequena e retardo de crescimento intraútero (RCIU). No período neonatal podem ser identificadas artéria umbilical única e hipertonia, além de características dismórficas que compreendem occipital proeminente, orelhas "pontudas", fendas palpebrais estreitas, micrognatia e boca pequena. Nos membros, uma posição característica pode ser vista nas mãos, com sobreposição do 2º sobre o 3º e do 5º sobre o 4º dedo, enquanto os pés tendem a ter calcâneo proeminente, formato de mata borrão e retroflexão dos háluces (Figura 140.1). Diversas malformações viscerais são encontradas em até 50% dos casos, incluindo cardiopatias variadas, hipoplasia diafragmática, defeitos gastrointestinais e anomalias renais.

SEÇÃO XV – DOENÇAS GENÉTICAS

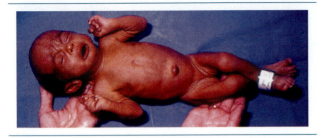

Figura 140.1. Lactente com síndrome de Edwards evidenciando face típica, orelhas dismórficas, posição característica dos quirodáctilos e hipertonia de membros inferiores.
Fonte: Cortesia do Serviço de Genética Clínica da Faculdade de Ciências Médicas da Universidade Estadual de Campinas (FCM-Unicamp).

A síndrome de Patau completa a tríade das trissomias autossômicas clássicas em humanos. Assim como as demais, também apresenta quadro clínico bastante variável. Manifestações neonatais mais comuns incluem RCIU, microcefalia (sendo frequentes as malformações cerebrais do espectro da holoprosencefalia), micro ou anoftalmia, fenda labiopalatal, polidactilia pós-axial (Figura 140.2), áreas de aplasia cútis em couro cabeludo e pele frouxa na região cervical posterior. Malformações viscerais também são comuns, especialmente os defeitos de septo atrioventricular, além de alterações gastrointestinais e renais.

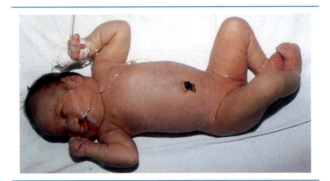

Figura 140.2. Lactente com síndrome de Patau evidenciando microcefalia, microftalmia, fenda labiopalatal bilateral, orelhas dismórficas e polidactilia pós-axial.
Fonte: Cortesia do Serviço de Genética Clínica da Faculdade de Ciências Médicas da Universidade Estadual de Campinas (FCM-Unicamp).

Entre os pediatras, a síndrome de Turner é mais facilmente reconhecida por suas manifestações tardias que incluem baixa estatura associada a sinais dismórficos, hipogonadismo e amenorreia primária. Sabe-se atualmente que a maioria dos casos compreende um fenótipo grave com óbito intraútero precoce em decorrência de hidropisia e pelas anomalias vasculares e linfáticas graves. Dos casos que sobrevivem, as seguintes características neonatais são mais comuns: RCIU e comprimento neonatal diminuído (geralmente um desvio-padrão abaixo da média), linfedema em mãos e pés, pele frouxa e em excesso na região cervical lateral (Figura 140.3) e posterior, além de cardiopatias, especialmente aórticas. Os sinais dismórficos podem ser discretos nessa idade, tornando-se mais evidentes com o passar do tempo e incluindo face triangular com micrognatia, tórax alargado, hipoplasia de metacarpos e metatarsos, cúbito valgo, implantação baixa de cabelos na nuca e excesso de nevos pigmentados, entre outros. Diferente das anomalias cromossômicas descritas anteriormente, não costuma estar associada a déficits ou outros sintomas neurológicos nesse período.

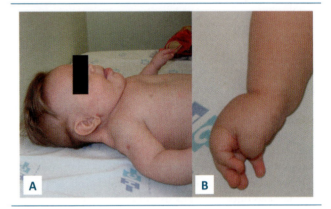

Figura 140.3. Lactente com síndrome de Turner evidenciando pescoço curto e alado, orelha de implantação baixa e peito escavado (A), além de linfedema em reabsorção no dorso da mão (B).
Fonte: Cortesia do Serviço de Genética Clínica da Faculdade de Ciências Médicas da Universidade Estadual de Campinas (FCM-Unicamp).

Um resumo dessas condições é descrito no Quadro 140.1.

Quadro 140.1		
Frequência, etiologia e métodos de investigação diagnóstica das anomalias cromossômicas mais relevantes, com suas principais características clínicas conforme faixa etária.		
Síndrome/Frequência (RN)	*Etiologia/Método diagnóstico*	*Características clínicas principais*
Down ~ 1:660	Trissomia 21 Cariótipo convencional ou citogenômica	▪ Perinatal: sinais dismórficos, hipotonia, diminuição do reflexo de Moro e malformações viscerais ▪ Infância: baixa estatura, RDNPM, personalidade afável, infecções de repetição e hipotireoidismo
Edwards ~ 1:3.300	Trissomia 18 Cariótipo convencional ou citogenômica	▪ Perinatal: sinais dismórficos, sobreposição dos dedos, hipertonia e malformações viscerais ▪ Infância: óbito precoce (> 90% no 1º ano; sobrevida média de 14 dias)
Patau ~ 1:5.000	Trissomia 13 Cariótipo convencional ou citogenômica	▪ Perinatal: sinais dismórficos, holoprosencefalia, micro ou anoftalmia, fenda labiopalatal, polidactilia pós-axial e malformações viscerais ▪ Infância: óbito precoce (> 90% no 1º ano; sobrevida média de 7 dias)

(continua)

(continuação)

Quadro 140.1
Frequência, etiologia e métodos de investigação diagnóstica das anomalias cromossômicas mais relevantes, com suas principais características clínicas conforme faixa etária.

Síndrome/Frequência (RN)	Etiologia/Método diagnóstico	Características clínicas principais
Turner ~ 1:2.500	Monossomia X Cariótipo convencional ou citogenômica	• Perinatal: RCIU, linfedema, pele frouxa e redundante, sinais dismórficos e cardiopatia • Infância: baixa estatura e sinais dismórficos • Puberdade: baixa estatura, ausência do estirão puberal, amenorreia primária, hipogonadismo e sinais dismórficos

RCIU: retardo de crescimento intrauterino; RDNPM: retardo no desenvolvimento neuropsicomotor.
Fonte: Acervo da autoria.

Além de apresentarem grande variabilidade clínica, essas alterações cromossômicas podem ocorrer de forma regular ou em mosaico, situação na qual o quadro clínico pode ser mais brando e de difícil reconhecimento. Além disso, geralmente a trissomia é do tipo livre ou a monossomia X é isolada, portanto, de ocorrência esporádica e com história familial negativa. Um percentual menor dos casos decorre de translocações dos autossomos ou outras alterações estruturais, podendo haver história familial positiva para perdas gestacionais, natimortos, malformados ou para deficiência intelectual, o que incorre em necessidade de investigação dos genitores e outros familiares e aumento do risco nas orientações de aconselhamento genético.

O diagnóstico dessas condições, que representam as principais aneuploidias identificáveis no período neonatal, pode ser confirmado por meio do exame de cariótipo convencional (bandeamento G, resolução mínima de 400 bandas e contagem de pelo menos 20 células). Além de ser mais difundido e disponível em uma maior quantidade de laboratórios, para essas situações, o cariótipo convencional representa uma forma mais barata e rápida de investigação, além de possibilitar o eventual diagnóstico de mosaicismo, o que nem sempre é possível de ser detectado com as técnicas mais modernas e caras.

Existem outras síndromes cromossômicas com quadro bem definido e uma quantidade extensa de anomalias cromossômicas individualmente tão raras que ainda não se tem um quadro sindrômico totalmente caracterizado. Além de quadros polimalformativos, essas situações costumam apresentar uma combinação de sinais comuns às cromossomopatias e que incluem RCIU e déficit de crescimento pós-natal, microcefalia, sinais dismórficos variados e malformações viscerais, especialmente cardíacas e renais. Quando há suspeita de anomalia cromossômica, mas o quadro clínico não é específico de uma condição bem conhecida, a recomendação atual é iniciar a investigação por exames de citogenômica (citogenética molecular ou puramente molecular). Estes incluem os exames de microarranjos cromossômicos (*chromossome microarray* ou CMA) ou de hibridação genômica comparativa por array (array-CGH ou SNP-array).

Síndromes com predomínio de déficit de crescimento

Excluídas as osteocondrodisplasias e as anomalias cromossômicas, das diversas doenças que cursam com nanismo, três são particularmente conhecidas dos pediatras, sendo frequentemente citadas como diagnóstico diferencial de outras condições.

A síndrome de Cornelia de Lange é uma doença caracterizada por déficit de crescimento pré e pós-natal, microcefalia, sinais dismórficos faciais, hirsutismo, cardiopatia e defeitos de membros superiores. As características faciais incluem sinofre, sobrancelhas arqueadas, cílios longos, nariz pequeno com narinas antevertidas, filtro nasolabial apagado e lábio superior fino. Os defeitos de membro podem ir desde mãos pequenas e clinodactilia do 5º dedo até falta de dedos, defeitos de redução variados ou monodactilia (Figura 140.4).

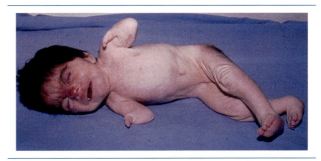

Figura 140.4. Lactente com síndrome de Cornelia de Lange evidenciando achados faciais típicos, defeito de redução com monodactilia em membros superiores e hirsutismo em face lateral de raiz de coxa.
Fonte: Cortesia do Serviço de Genética Clínica da Faculdade de Ciências Médicas da Universidade Estadual de Campinas (FCM-Unicamp).

Na evolução clínica mantém-se o crescimento abaixo de 5% e ocorre atraso no desenvolvimento neurológico podendo resultar em déficit intelectual em graus variados, além de distúrbios de comportamento. Existem variações clínicas, com formas clássicas e formas brandas, estas últimas geralmente com melhor prognóstico quanto à estatura e ao desempenho intelectual. Achados faciais semelhantes são vistos em outras condições, incluindo a síndrome fetal alcoólica, devendo ser consideradas como diagnósticos diferenciais.

É causada por mutações em hetero ou hemizigose em um de seis genes relacionados a essa condição e conhecidos até o momento, sendo quatro autossômicos (*NIPBL*, *RAD21*, *SMC3* e *BRD4*) e dois ligados ao X (*HDAC8* e *SMC1A*). O primeiro é responsável por mais da metade dos casos e geralmente determina a forma clássica, enquanto os demais estão mais relacionados com as formas brandas.

A síndrome de Russell-Silver é outra condição caracterizada por RCIU e déficit de crescimento pós-natal associada a um perímetro cefálico normal (conferindo impressão de macrocrania relativa), face triangular, clinodactilia de dos 5º quirodáctilos e, muitas vezes, assimetria corporal. Também é comum a ocorrência de hipoglicemia e de dificuldade alimentar. A inteligência costuma ser normal, porém pode haver atraso no desenvolvimento neuropsicomotor. A etiologia é complexa, principalmente relacionada a alterações de centro de *imprinting* em 11p15.5 e à dissomia uniparental materna do cromossomo 7.

Diferente das anteriores, o déficit de crescimento na síndrome de Noonan não costuma ser acentuado no período neonatal, mas torna-se evidente durante a infância. Sua importância recai no fato de ser o principal diagnóstico diferencial da síndrome de Turner, podendo acometer também os meninos, pois se trata de condição de herança autossômica. Os dismorfismos são semelhantes (e geralmente mais acentuados) em relação à síndrome de Turner, compreendendo face triangular, orelhas de implantação baixa, pregas epicânticas, ptose palpebral, pescoço alado, tórax alargado com esterno escavado ou carenado, cúbito valgo e criptorquidia, entre outros. Há associação com diversas cardiopatias, especialmente a estenose pulmonar. Muitos pacientes podem apresentar distúrbios plaquetários e de coagulação, com tendência à diátese hemorrágica. Embora geralmente ocorra de forma esporádica, o padrão de herança é o autossômico dominante, havendo diversos genes identificados, incluindo – em ordem de frequência – *PTPN11, SOS1, RAF1, RIT1, KRAS, BRAF, NRAS, MAP2KA, LZTR1* e *SOS2*. Em função dessa heterogeneidade, a melhor estratégia atualmente para investigação diagnóstica é por meio de sequenciamento de nova geração por painel gênico ou exoma.

Um resumo dessas condições é descrito no Quadro 140.2.

Síndromes macrossômicas

A síndrome de Beckwith-Wiedemann é a principal síndrome de macrossomia pré-natal em uma tríade composta ainda por macroglossia e hérnia umbilical ou onfalocele. Diversos sinais dismórficos também podem ocorrer, especialmente hemangioma em glabela e sulcos lineares no lóbulo ou na porção posterior das orelhas (Figura 140.5), além de hemi-hiperplasia corporal. É comum haver relato de polidrâmnio, prematuridade e displasia mesenquimal placentária. Podem ocorrer alterações viscerais, especialmente do trato geniturinário. Manifestações bioquímicas neonatais incluem hipoglicemia, muitas vezes refratária, e policitemia. As principais complicações se referem ao aumento do risco para tumores embrionários como tumor de Wilms, hepatoblastoma, neuroblastoma e rabdomiossarcoma, entre outros. Por essa razão, recomenda-se busca ativa para detecção de tumores com ultrassonografia abdominal até os 8 anos e dosagem de alfa-fetoproteína sérica até os 4 anos de idade.

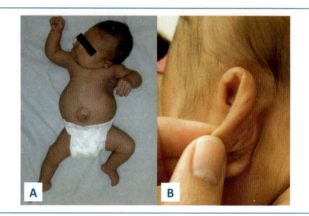

Figura 140.5. Lactente com síndrome de Beckwith-Wiedemann. Nota-se macroglossia, hérnia umbilical e abdome volumoso em função da hepatomegalia (A), além de sulcos auriculares posteriores (B).
Fonte: Cortesia do Serviço de Genética Clínica da Faculdade de Ciências Médicas da Universidade Estadual de Campinas (FCM-Unicamp).

Quadro 140.2 Frequência, etiologia e métodos de investigação diagnóstica das síndromes de déficit de crescimento mais relevantes, com suas principais características clínicas conforme faixa etária.		
Síndrome/ Frequência (RN)	**Etiologia/ Método diagnóstico**	**Características clínicas principais**
Cornelia de Lange ~ 1:50.000	AD ou LX Estudo molecular dos genes-alvo (painel multigênico ou exoma)	▪ Perinatal: RCIU, microcefalia, face característica, defeitos de membros superiores e cardiopatia ▪ Infância: RGE, baixa estatura, RDNPM, DI variável, distúrbios de comportamento e surdez
Russell-Silver ~ 1:100.000	Geralmente esporádica (raro AD ou AR) Teste de metilação; MLPA para pesquisa de deleções; citogenômica	▪ Perinatal: RCIU, macrocefalia relativa (perímetro craniano normal), face triangular, assimetria, hipoglicemia e dificuldade alimentar ▪ Infância: déficit de crescimento pós-natal, dismorfismos craniofaciais, clinodactilia dos 5º quirodáctilos, inteligência normal, manchas café com leite e hiperidrose
Noonan ~ 1:1.000 a 2.500	AD Estudo molecular dos genes-alvo (painel multigênico ou exoma)	▪ Perinatal: sinais dismórficos, cardiopatia congênita, criptorquidia e dificuldade alimentar ▪ Infância: sinais dismórficos semelhantes à síndrome de Turner, déficit de crescimento, DI em graus variados, surdez, alterações oculares e diátese hemorrágica

AD: autossômica dominante; AR: autossômica recessiva; DI: déficit intelectual; LX: ligada ao X; RCIU: retardo de crescimento intrauterino; RDNPM: retardo no desenvolvimento neuropsicomotor; RGE: refluxo gastroesofágico.
Fonte: Acervo da autoria.

Sua etiologia é complexa e pode decorrer de diferentes mecanismos como defeitos nos centros de *imprinting* IC2 e IC1, dissomia uniparental paterna da região 11p15 e mutações no alelo materno do gene *CDKN1C*. Recomenda-se encaminhamento para centro de referência visando investigação complementar e seguimento clínico multidisciplinar.

A síndrome de Sotos é outra síndrome de macrossomia neonatal bastante conhecida. Em geral, o comprimento costuma ser mais acometido do que o peso, sendo em média de 55,2 cm e 3,9 kg, e mantendo um padrão de predomínio do ganho em estatura em relação ao peso durante a infância. Outras manifestações neonatais frequentes incluem pré-eclâmpsia materna (15%), hipotonia, icterícia e dificuldades respiratórias e alimentares. Cerca de 50% dos neonatos pode apresentar macrocefalia e ao final do 1º ano de vida todos os pacientes exibem esse sinal caracterizado tipicamente por dolicocefalia com uma fronte proeminente, podendo ou não estar associada a alterações variadas de neuroimagem. A evolução clínica costuma mostrar presença de dismorfismos faciais, avanço de idade óssea, mãos e pés grandes, escoliose e risco aumentado para convulsões febris. A inteligência geralmente é normal, embora os marcos iniciais do desenvolvimento neurológico possam ser atrasados e o comportamento muitas vezes é considerado "infantilizado" por conta de seu tamanho desproporcional em relação à idade cronológica. Existe um risco aumentado para desenvolvimento de alguns tumores, mas nenhum protocolo de investigação laboratorial está indicado, sendo recomendada avaliação clínica periódica. É causada por mutações ou deleções no gene *NSD1*.

Diferente das anteriores, a macrossomia na síndrome de Prader-Willi costuma ser de início pós-natal e referente ao peso. Essa condição tem uma história evolutiva bastante conhecida e típica, caracterizada por hipotonia pré-natal importante causando diminuição dos movimentos fetais e distocia de apresentação ao nascimento. No período neonatal, a hipotonia acentuada se mantém, havendo ainda dificuldade de sucção com necessidade de gavagem. Entre 6 e 18 meses de idade o tônus começa a melhorar, assim como a capacidade de alimentação, dando origem, mais adiante, a uma compulsão alimentar que vai resultar em obesidade grave e nos transtornos associados a esta, incluindo diabetes, hipertensão, hipercolesterolemia, roncos e apneia. É acompanhada de RDNPM com DI em graus variados e distúrbios de comportamento, geralmente do tipo birra ou manipulação visando obter alimentos. O quadro clínico se completa por baixa estatura, mãos e pés pequenos, dismorfismos faciais, hipogonadismo, entre outros.

A etiologia é complexa e envolve mecanismos como perda cromossômica da região 15q11.2 do alelo paterno, dissomia uniparental materna e defeitos de centro de *imprinting* dessa região. A ocorrência é geralmente esporádica.

Um resumo dessas condições é descrito na Quadro 140.3.

LEITURAS COMPLEMENTARES

Adam MP, Ardinger HH, Pagon RA et al. Seattle ed. GeneReviews[*] [Internet]. (WA): University of Washington, Seattle; 1993-2017. Disponível em: https://www.ncbi.nlm.nih.gov/books/NBK1116/.

Brasil. Ministério da Saúde. Política Nacional de Atenção Integral às Pessoas com Doenças Raras, Diretrizes para Atenção Integral às Pessoas com Doenças Raras no âmbito do Sistema Único de Saúde (SUS). Portaria n. 199, de 30 de janeiro de 2014.

Jones KL. Smith's recognizable patterns of human malformation. 7th ed. Elsevier Saunders; 2013.

Online Mendelian Inheritance in Man, OMIM[*]. McKusick-Nathans Institute of Genetic Medicine, Johns Hopkins University (Baltimore, MD) and National Center for Biotechnology Information, National Library of Medicine (Bethesda, MD). Disponível em: http://www.ncbi.nlm.nih.gov/omim/.

Quadro 140.3		
Frequência, etiologia e métodos de investigação diagnóstica das síndromes macrossômicas mais relevantes, com suas principais características clínicas conforme faixa etária.		
Síndrome/ Frequência (RN)	**Etiologia/ Método diagnóstico**	**Características clínicas principais**
Beckwith-Wiedemann ~ 1:10.000 a 13.700	Geralmente esporádica (AD em até 15%) Teste de metilação; cariótipo; FISH; citogenômica; estudo molecular do gene-alvo	• Perinatal: polidrâmnio, prematuridade, macrossomia, macroglossia, onfalocele, hemi-hiperplasia e hipoglicemia • Infância: avanço de idade óssea, puberdade precoce, tumores e inteligência normal • Puberdade: a estatura tende a normalizar e a assimetria corporal e os dismorfismos tendem a ficar menos evidentes
Sotos ~ 1:10.000 a 14.000	AD, geralmente esporádica ("de novo") Estudo molecular do gene-alvo	• Perinatal: comprimento aumentado, macrocefalia, dificuldades respiratórias e alimentares • Infância: alta estatura, avanço da idade óssea, macrocefalia, distúrbios neurológicos e comportamentais variados • Puberdade: estirão puberal precoce com estatura final próxima ao normal
Prader-Willi ~ 1:15.000	Geralmente esporádica por del(15)(q11)pat, dis. uniparental materna ou defeitos de *imprinting* cariótipo; FISH; citogenômica; teste de metilação	• Perinatal: hipotonia importante, hipogenitalismo (criptorquidia) e dificuldade de sucção • Infância: RDNPM, DI variável, distúrbios de comportamento, compulsão alimentar, obesidade, transtornos endócrino-metabólicos e mãos e pés pequenos • Puberdade: hipogonadismo e baixa estatura

AD: autossômica dominante; del: deleção; dis.: dissomia; DI: déficit intelectual; RDNPM: retardo no desenvolvimento neuropsicomotor.
Fonte: Acervo da autoria.

SEÇÃO XVI
Prematuridade

Definição e Aspectos Epidemiológicos da Prematuridade

Maria Albertina Santiago Rego

O nascimento prematuro é uma síndrome heterogênea complexa interligada com as síndromes de natimortalidade e de restrição de crescimento fetal. Seus fenótipos estão associados a diferentes perfis de mortalidade neonatal e na infância, morbidades e eventos crônicos na vida adulta, composição corporal, crescimento e desenvolvimento neurológico.

A prematuridade e suas complicações constituem, em todo o mundo, a principal causa de mortes nos primeiros 5 anos de vida. Os recém-nascidos que sobrevivem apresentam risco aumentado de sequelas motoras, neurossensoriais e cognitivas, inversamente proporcional à idade gestacional ao nascer.

A proporção de partos prematuros no total de nascidos vivos é de cerca de 12 a 13% nos Estados Unidos e de 5 a 9% em países europeus. No Brasil, varia de acordo com a metodologia utilizada, entre 10,1 e 11,5%, compondo a lista dos dez países com maior número de pré-termos, em torno de 330 mil recém-nascidos ao ano.

Esses resultados, que podem ser modificados por estratégias de prevenção, caracterizam um grande problema de saúde pública a ser enfrentado em todo o mundo. No nível individual, o desafio é a implementação de práticas clínicas efetivas, obstétricas e neonatais, principalmente para os partos muito prematuros associados a altas taxas de mortalidade neonatal e na infância, e a sequelas das complicações da prematuridade. Além dos riscos inerentes à saúde e à qualidade de vida da criança e das famílias, o nascimento prematuro está associado a custos significativos para os sistemas de saúde

Impacto da prematuridade na saúde neonatal, na infância e na vida adulta

Fatores biológicos são determinantes na sobrevida de prematuros. A sobrevida aumenta dramaticamente a cada semana de idade gestacional e a cada incremento de 100 g no peso ao nascer. Na prática clínica isso se traduz no impacto materno-fetal e neonatal associados às intervenções efetivas obstétrica e neonatal, utilizando tecnologias perinatais disponíveis. Dentre elas, destacam-se estratégias que maximizam a sobrevida e minimizam morbidades oculares, pulmonares e neurocognitivas em RN pré-termos, principalmente nos muito prematuros: administração do corticoide antenal, antibioticoterapia para rotura precoce de membranas, sulfato de magnésio para proteção neural do feto, normas consensuadas de assistência ao nascimento, prevenção de hipotermia, suporte respiratório com utilização de CPAP precoce, transporte seguro intra e inter-hospitalar, administração de surfactante, estratégias ventilatórias fisiológicas, suporte hemodinâmico, suporte nutricional parenteral e dieta enteral desde os primeiros dias de vida, controle de níveis de saturação arterial de oxigênio, restrição ao uso de corticoides pós-natal e implementação do método mãe canguru.

Entretanto, no continuo do cuidado reprodutivo, para a implementação de práticas clínicas efetivas é fundamental, a organização dá atenção à parturiente e ao recém-nascido no modelo de atenção em rede nas diversas regiões do Brasil: acesso ao pré-natal de risco habitual com estratificação do risco ao longo da gestação, serviços de atenção secundária para o pré-natal de risco, prevendo fluxos especiais para prematuros extremos e malformados, e vinculação da gestante à maternidade de acordo com o risco para o parto, com o apoio e logística da regulação e do transporte sanitário. Isso implica fundamentalmente em ter como diretrizes a distribuição equitativa dos pontos de atenção interligados em rede e linhas-guias, e protocolos clínicos como instrumentos de comunicação da rede. Para atenção hospitalar, as redes hospitalares neonatais, implementadas no

Brasil pela Rede Brasileira de Pesquisas Neonatais, são a estratégia mais utilizada no mundo para assegurar a implantação dos processos de melhoria da qualidade da assistência, com sistematização de práticas clínicas perinatais, reduzindo a variabilidade na implementação do conhecimento. Foi, até então, a estratégia de maior impacto nos resultados dos recém-nascidos muito prematuros, com implementação das ferramentas da qualidade e de segurança na atenção hospitalar.

A morbidade relacionada à prematuridade, principalmente de pré-termos extremos, ainda é muito grande, sem redução correspondente ao desenvolvimento e disponibilidade de tecnologias perinatais. Nos países de renda média como o Brasil, o grupo de recém-nascidos muito prematuros, com IG < 28 semanas, e os muito prematuros com IG < 32 semanas, apresentam alto índice de morbidades graves: hemorragia intraventricular, enterocolite necrosante, sepse precoce e episódios de sepse tardia repetidos, doença pulmonar crônica da prematuridade – displasia broncopulmonar (DBP), retinopatia da prematuridade, deficiência auditiva, paralisia cerebral e atraso no desenvolvimento cognitivo. E, com reflexo ao longo da vida, a prematuridade influencia significativamente a programação da saúde com risco aumentado para o desenvolvimento de eventos crônicos como obesidade, hipertensão, diabetes e doenças cardiovasculares.

Conceito de prematuridade e terminologia do período perinatal

O nascimento prematuro não é uma entidade clínica única. Caracteriza-se como uma síndrome clínica complexa que consiste em vários fenótipos determinados por condições maternas, fetais ou placentárias, interrelacionados, e que demandam estratégias individualizadas e complementares para abordagem de modalidades preventivas e terapêuticas.

A OMS define prematuridade como a ocorrência do nascimento antes de 37 semanas completas de gestação, contadas a partir do 1º dia do último período menstrual. É fundamental compreender que esse é um critério vinculado ao tempo de gestação, ou seja, um indicador de maturidade fetal o mais próximo do risco de morbidades associadas à prematuridade e do risco de morte no período neonatal imediato e nos primeiros 4 anos de vida. Não leva em conta, portanto, os fatores determinantes do parto prematuro e dos diferentes fenótipos da prematuridade.

A viabilidade fetal é frequentemente definida como a idade gestacional na qual a chance de sobrevida é de pelo menos 50% ao final do período neonatal. A viabilidade em países de alta renda está entre 22 e 24 semanas, enquanto a viabilidade está mais próxima de 34 semanas em países de renda baixa. No Brasil, os índices situam-se em faixas intermediárias, dependendo da região considerada e das práticas clínicas nas unidades perinatais. Porém, mesmo em instituições universitárias, as taxas de morbidade são altas, não condizentes com a tecnologia disponível, relacionadas provavelmente à não regionalização da atenção perinatal no país e grande variação na prática clínica desde o pré-natal até assistência ao nascimento e período neonatal.

O limite inferior utilizado para distinguir nascimento e aborto varia entre os países. Para o nascido vivo, a OMS preconiza que todo recém-nascido com sinais de vida ao nascer deve ser considerado nascido vivo independente do peso ou idade gestacional. Para o nascido morto, o ponto de corte é 22 semanas e 500 g de peso ao nascer, sem sinais de vida ao nascer. As indicações de aborto terapêutico variam entre os países e regiões. De acordo com os critérios ou método utilizados, as taxas variam e confundem as estimativas de comparação entre os países e regiões, sendo necessário estratificação por peso, idade gestacional e exclusão de malformações.

O "nascimento vivo é definido como a expulsão ou extração completa do corpo da mãe, independentemente da duração da gravidez, de um produto de concepção que, depois da separação, respire ou apresente qualquer outro sinal de vida, como batimentos do coração, pulsações do cordão umbilical ou movimentos efetivos dos músculos de contração voluntária, estando ou não cortado o cordão umbilical e estando ou não desprendida a placenta. Cada produto de um nascimento que reúne essas condições, considera-se como uma criança viva". Os batimentos cardíacos precisam ser diferenciados das contrações cardíacas transitórias. Respirações precisam ser distinguidas de esforços respiratórios fugazes ou suspiros. O conceito de nascido vivo depende, exclusivamente, da presença de sinal de vida, ainda que esta dure poucos instantes. Se esses sinais cessarem, significa que a criança morreu e a declaração de óbito (DO) deve ser fornecida pelo médico do hospital. Não se trata de óbito fetal. O hospital deve providenciar também a declaração de nascido vivo (DN) para que a família promova o registro civil do nascimento e do óbito.

As proporções relativas das faixas de prematuridade, divididas em prematuros extremos, muito prematuros, moderados e tardios, variam em todo o mundo, com a maior porção deles no componente tardio, em torno de 85%. Na prática clínica, essa informação é muito importante para o planejamento da assistência de crianças com morbidade aumentada: risco aumentado de apneia, hipotermia, distúrbios metabólicos, dificuldade alimentar com desmame precoce, desidratação e infecções.

Determinação da idade gestacional

A determinação precisa da idade gestacional é vital para: 1) definição de cuidados obstétricos apropriados; 2) agendamento e interpretação de exames complementares na gestação; 3) definição da adequação do crescimento fetal; 4) projetar intervenções para prevenir partos pré-termo ou pós-termo; e 5) definir e abordar morbidades relacionadas.

A **data provável do parto** é a data em que se espera que ocorra o início espontâneo do trabalho de parto. Tradicionalmente, determinar o 1º dia do último ciclo menstrual é o primeiro passo para estabelecer a data provável do parto. Por convenção, a data provável do parto é de 280 dias (9 meses e 7 dias) após o 1º dia do último ciclo menstrual. Como essa prática pressupõe um ciclo menstrual regular de 28 dias, com a ovulação ocorrendo no 14º dia após o início do ciclo menstrual, imprecisão na data da última menstruação (DUM), irregularidades na duração do ciclo menstrual, sangramentos no início da gestação e uso de anticoncepcionais hormonais nos últimos 2 meses antes da gestação atual são fatores que alteram a acurácia do método. Nos casos em que a data da concepção é conhecida com precisão, como na fertilização *in vitro*, a data provável do parto é calculada adicionando 266 dias à data da concepção.

O consenso da American College of Obstetricians and Gynecologists (ACOG) em parceria com o American Institute of Ultrasound Medicine (AIUM) e a Society for Maternal-Fetal Medicine inclui os seguintes critérios e recomendações:

- a medição do embrião ou feto no 1º trimestre da gestação (até, e incluindo, 13 6/7 semanas) é o método mais preciso para estabelecer ou confirmar a idade gestacional;
- a idade do embrião e a data de transferência devem ser utilizadas para estimar a data provável do parto em gestações a partir de técnicas de reprodução assistida;
- uma gravidez sem um exame de ultrassonografia que confirme ou revise a DPP antes de 22 0/7 semanas de idade gestacional deve ser considerada de forma subótima;
- a idade gestacional é frequentemente determinada pela "melhor estimativa obstétrica", baseada na combinação do 1º dia do último período menstrual, exame físico da mãe, ultrassonografia pré-natal e, quando ocorre, história de reprodução assistida;
- quando a data do parto for determinada a partir dos métodos descritos, a idade gestacional representa a melhor estimativa obstétrica para fins de cuidados clínicos e deve ser registrada na certidão de nascimento.

Alguns autores consideram a idade gestacional estimada pela DUM quando a diferença da idade gestacional entre os dois métodos (US precoce e DUM confiável) for menor que 3 a 7 dias. Considera-se, portanto, nesses casos a estimativa biológica.

Existe atualmente evidência robusta de que a determinação da idade gestacional pela ultrassonografia realizada precocemente na gestação, e com técnica adequada e interpretada da biometria fetal de acordo com padrões internacionais, é mais precisa que a DUM quando esta é considerada isoladamente.

No Brasil, o acesso à ultrassonografia pré-natal precoce, até 13 semanas e 6 dias, ocorre em cerca de 50% das gestantes. Quanto mais tarde na gravidez é feita a estimativa da idade gestacional maior é a incerteza dessa estimativa.

Existe considerável heterogeneidade metodológica nos estudos de biometria fetal.

O exame físico pós-natal da criança é algumas vezes usado como método para determinar a idade gestacional se a melhor estimativa obstétrica parecer imprecisa. O mais utilizado e validado internacionalmente é o método de New Ballard, com avaliação da maturidade física e desenvolvimento neuromuscular, apresentando um erro de mais ou menos 2 semanas, em média. Portanto, os métodos para determinar a idade gestacional devem ser claramente definidos, de modo que a variabilidade inerente a essas estimativas possa ser considerada quando os resultados são interpretados.

Além da idade gestacional ao nascimento, alguns termos utilizados no período perinatal precisam ser definidos para serem utilizados como referências no acompanhamento do crescimento e desenvolvimento do pré-termo:

- **Idade pós-menstrual** é o tempo decorrido entre o 1º dia do último período menstrual e o dia atual (data da avaliação). É, portanto, a idade gestacional ao nascimento mais a idade cronológica, em semanas.
- **Idade corrigida**, expressa em semanas ou meses, representa a idade da criança a partir da data prevista para o parto, ou seja, a partir de 40 semanas.

O termo deve ser usado para crianças até 3 anos de idade que nasceram prematuras.

O alinhamento desses conceitos é fundamental para monitoramento do crescimento e desenvolvimento do pré-termo. Alguns gráficos de crescimento e testes de avaliação do desenvolvimento utilizam a idade corrigida e outros a idade pós-menstrual.

Fatores associados à prematuridade

A prematuridade pode ser o resultado final de diferentes situações clínicas: 1) maternas, placentárias ou fetais com indução do parto ou indicação de cesariana, sem trabalho de parto; 2) trabalho de parto espontâneo com membranas integras; e 3) ruptura prematura de membranas (ruptura de membranas antes do trabalho de parto) em gestação menor que 37 semanas, resultando em parto vaginal ou cesariana.

Trabalho de parto pré-termo é usualmente definido como contrações regulares acompanhados por mudança cervical antes de 37 semanas de gestação.

A patogênese do parto pré-termo não é bem compreendida, mas pode representar ativação idiopática e precoce do processo da parturição ou o resultado de insultos patológicos.

Cerca de 30 a 35% dos partos prematuros ocorrem por definição médica, 40 a 45% resultam de trabalho de parto prematuro espontâneo e 25 a 30% seguem rotura prematura de membranas antes de 37 semanas de idade gestacional.

A causa da rotura das membranas está frequentemente associada à infecção intrauterina assintomática. Fatores de risco para rotura prematura de membranas em partos prematuros são geralmente similares àqueles para partos prematuros espontâneos com membranas integras: infecções e ou outros fatores importantes como o uso de tabaco. A maior parte das gestantes com membranas rotas iniciam o parto espontaneamente dentro de alguns dias e uma proporção menor permanece sem trabalho de parto por semanas ou meses. Como as membranas são uma barreira para infecções ascendentes, uma complicação comum de rotura prematura de membranas em gestações menores que 37 semanas é o desenvolvimento de infecção intrauterina, um fator de risco importante para sepse neonatal.

História da gravidez

O risco de recorrência de prematuridade varia de 15 a mais de 50%, dependendo da paridade e da idade gestacional do(s) parto(s) prematuro(s) anterior(es). Infecções intrauterinas persistentes ou recorrentes são associadas aos nascimentos prematuros espontâneos e repetitivos. Outros fatores como diabetes, hipertensão ou obesidade frequentemente persistem entre as gravidezes.

Características da gravidez

Fatores que aumentam o risco de parto prematuro: gestações múltiplas, sangramentos vaginais no 1º e 2º trimestres da gestação, não associados ao descolamento de placenta, descolamento de placenta, alterações do volume de líquido amniótico e rotura prematura de membranas; doenças maternas: doenças da tireoide, asma, diabetes, hipertensão; anomalias uterinas, cirurgias abdominais; altos níveis de estresse psicológico ou social; uso de álcool, drogas e tabaco.

Taxas de cesarianas e prematuridade

As taxas crescentes de cesarianas no Brasil, que atingiram 55,5% em 2015, alteraram a distribuição da idade gestacional do país, resultando em números crescentes de nascimentos pré-termos tardios e termos precoces, e, inversamente, reduziram a proporção de nascimentos de termos entre 39 e 41 semanas, caracterizando uma verdadeira epidemia de prematuros, além da epidemia de cesarianas. Esforços de saúde pública para reduzir a prematuridade têm focado principalmente nesse componente da prematuridade, usando campanhas e políticas de saúde pública voltadas para a eliminação de partos eletivos ou sem indicação médica antes de 39 semanas de gestação.

A prematuridade moderada e extrema não é influenciada pela via de parto, e está relacionada, em sua quase totalidade, aos determinantes proximais biológicos associados à determinação social de doenças. As estratégias preventivas demandam sistematização das práticas efetivas nas unidades neonatais. Esses componentes, apesar de representarem a menor proporção de prematuros, em torno de 3,5% em países europeus, contribuem com mais de 50% dos óbitos e apresentam alto índice de morbidades.

Classificação do risco perinatal ao nascimento; nutrição e crescimento intrauterino

Com relação ao risco de complicações perinatais e ao longo dos primeiros anos de vida, os recém-nascidos são subdivididos em grupos e subgrupos de acordo com a OMS:

1. Relacionados ao peso ao nascer:
   a) baixo peso ao nascer, abaixo de 2.500 g;
   b) muito baixo peso ao nascer, abaixo de 1.500 g;
   c) extremo baixo peso ao nascer, abaixo de 1.000 g.
2. Relacionados à idade gestacional:
   a) prematuridade, IG < 37 semanas;
   b) prematuridade tardia, 34 a 36 semanas;
   c) prematuridade moderada, 32 a 33 semanas;
   d) prematuridade severa ou muito prematuro, 28 a 31 semanas;
   e) prematuridade extrema, < 28 semanas.
3. Relacionadas ao crescimento intrauterino, de valores obtidos entre o percentil 10 e 90 ou escore Z entre menos 2 e mais 2, do crescimento fetal:
   a) adequados para a idade gestacional: AIG;
   b) grandes para a idade gestacional: GIG;
   c) pequenos para a idade gestacional: PIG.

O peso ao nascer é considerado um indicador muito importante pela facilidade de obtenção e associação ao risco de morte, inversamente relacionado à idade gestacional, em crianças sem defeitos congênitos maiores.

A idade gestacional, isoladamente, o indicador mais sensível para a predição de complicações neonatais e ao longo da vida, exige métodos confiáveis para sua estimativa, definidos no início da gestação.

O crescimento intrauterino, avaliado pela relação entre peso e idade gestacional, medidos ao nascimento, exige a utilização de curvas padrão de crescimento fetal, construídas a partir de medidas obtidas com o acompanhamento longitudinal do crescimento fetal de mães potencialmente saudáveis durante toda a gestação. Importante ressaltar que essas definições relacionadas ao peso e à idade gestacional são limitadas e que, segundo Barros e colaboradores, pelo menos 12 fenótipos de prematuridade podem ser obtidos a partir das patologias maternas, placentárias ou fetais associadas.

Classificação recomendada de nascimentos a partir de 37 semanas de gestação

- Termo precoce: 37 0/7 semanas até 38 6/7 semanas.
- Termo completo (*full term*): 39 0/7 semanas até 40 6/7 semanas.
- Termo tardio: 41 0/7 semanas até 41 6/7 semanas.
- Pós-termo: 42 0/7 semanas e além.

Os nascimentos pré-termos podem ser subdivididos de acordo com a idade gestacional em:

- RN pré-termo extremo: < 28 semanas;
- RN muito prematuro: 28 a 31 semanas;
- RN com prematuridade moderada: 32 a 33 semanas;
- RN pré-termo tardio: 34 a 36 semanas.

Características do pré-termo extremo

O cuidado com o pré-termo extremo impõe desafios para a perinatologia: as práticas clínicas são determinantes nos resultados perinatais de sobrevida e sequelas neurológicas. Além do grau de maturidade e do fenótipo da prematuridade, somam-se o grande número de intervenções diagnósticas e terapêuticas a que são submetidos os pequenos prematuros.

Os resultados perinatais dependem da interposição e interação entre processos biológicos e uso de tecnologias: ambiência favorável ao desenvolvimento das potencialidades do pequeno prematuro, expertise clínica da equipe assistencial e recursos tecnológicos disponíveis. Mesmo em centros de excelência, 20 a 50% dos recém-nascidos pré-termos extremos, com IG < 28 semanas e peso ao nascer extremamente baixo < 1.000 g, evolui para o óbito ou evolui com sequelas.

O foco central das práticas clínicas atuais na neonatologia para minimizar lesões e preservar o crescimento do pequeno prematuro são intervenções focadas em vias anti-inflamatórias e antioxidantes, destacando-se, além do controle de infecções, a exclusão de esteroides pós-natal de rotina para abordagem de doença pulmonar crônica do prematuro e a redução das faixas-alvo de saturação de oxigênio que maximizam a sobrevida e minimizam morbidades oculares, pulmonares e neurocognitivas. Importante ressaltar que 1 semana a mais no útero impacta, de maneira impressionante, os resultados perinatais: a sobrevida de 7,1% com 24 semanas alcança 72,4% à IG de 26 semanas, com resultados melhores na Bélgica, Canadá e Japão.

A maior rede de avaliação dos desfechos em unidades neonatais ao redor do mundo, a rede Vermont Oxford (ver: <https://public.vtoxford.org/>) enfatiza a diferença nos resultados neonatais de acordo com o local onde ocorre o cuidado clínico. A experiência da rede brasileira de pesquisas neonatais (RBPN) mostra resultados muito diferentes entre centros universitários, com variações tão grandes quanto 40 a 80% para complicações pulmonares, neurológicas ou oftalmológicas graves, com piores resultados para os pré-termos extremos. Na análise dos fatores protetores, destacaram-se o uso de corticoide antenatal, sob a perspectiva obstétrica, e a estabilização na sala de parto, a minimização da hipotermia, a assistência ventilatória e a prevenção de infecções hospitalares, nas práticas neonatais.

Mesmo com os avanços na medicina neonatal focados na prevenção da lesão pulmonar e na proteção do sistema nervoso central, essa população de pré-termos extremos apresenta taxas altas e persistentes de doença pulmonar crônica, alto risco de lesão cerebral e consequentes desfechos adversos, incluindo paralisia cerebral, incapacidades cognitivas e epilepsia.

São apresentadas no Quadro 141.1 as intervenções consensuadas na literatura e recomendadas pela OMS para qualificação da assistência perinatal.

Melhoria da qualidade da assistência ao pré-termo: dois exemplos

Em todo o mundo, a sobrevida de RN muito prematuros varia de acordo com percepções de viabilidade, recursos disponíveis para assistência obstétrica e neonatal e sistematização da assistência. **A assistência aos pré-termos extremos demanda praticar medicina baseada na mais alta qualidade disponível de evidências científicas com expertise clínica, integrada aos valores da família em que está inserida a criança prematura.**

Prevenção da enterocolite necrosante (ECN) como exemplo de modelo de melhoria da qualidade da assistência perinatal

Apesar dos muitos anos de investigação da ENC, a fisiopatologia permanece incerta, impondo vários desafios à sua prevenção. O consenso atual é que a ECN é uma doença multifatorial que ocorre quando múltiplos fatores de risco e/ou estressores se sobrepõem e o diagnóstico permanece principalmente dependente de características clínicas que variam significativamente em função das múltiplas condições predisponentes. Essa heterogeneidade complica os esforços para identificar estratégias amplas para a sua prevenção como parte dos esforços de programas de qualidade da assistência. Além do desafio proporcionado pelas diferenças nas características clínicas e nos fatores predisponentes, outra dificuldade na identificação de estratégias para reduzir a ECN está relacionada ao tempo de apresentação que varia com a IG. A ECN tem um início mais tardio nas crianças mais imaturas, com um pico médio de cerca de 29 a 32 semanas de idade pós-menstrual. Assim, a prevenção da ECN exige uma política de cuidados clínicos ao pré-termo extremo, otimização da dieta enteral com leite materno e implementação do modelo de melhoria da qualidade.

O monitoramento do crescimento pós-natal de recém-nascidos pré-termos começa na incubadora

A complexidade do tema começa quando nos deparamos, na prática clínica, com os diferentes fenótipos da prematuridade, determinando diferentes padrões de morbidade, ganho de peso e composição corpórea ao crescimento.

Apesar da haver discordâncias da melhor forma de monitorar o crescimento pós-natal dos prematuros extremos, os gráficos-padrão de crescimento pós-natal de pré-termos estão cientificamente fundamentados para 90% dos pré-termos entre 32 e 37 semanas de IG.

As curvas de crescimento intrauterino, construídas com medidas sínteses de peso, comprimento e perímetro craniano, de grupos de RN de diferentes idades gestacionais, tomadas uma única vez ao nascer, refletem o crescimento fetal, e, portanto, não devem ser utilizadas para monitorar o crescimento pós-natal de pré-termos. Essas curvas devem ser utilizadas para classificar o estado nutricional e crescimento ao nascer. Representam um resumo retrospectivo do crescimento fetal que reflete o ambiente intrauterino e a eficiência geral da transferência placentária de nutrientes. O conceito de crescimento pós-natal de pré-termos, tendo como referência crescimento intrauterino, não é mais aceito cientificamente, não tendo respaldo fisiológico ou clínico. As trajetórias de crescimento fetal raramente são alcançadas na prática clínica, resultando na chamada "restrição de crescimento extrauterino", desencadeando práticas nutricionais não fisiológicas. Além disso, os mecanismos metabólicos no útero e no ambiente extrauterino não são equivalentes. O crescimento fetal precoce está relacionado principalmente ao IGF-2 e seu efeito na função placentária, enquanto o crescimento pós-natal é modulado principalmente pelo eixo GH – IFG-1.

O crescimento pós-natal, contudo, requer medidas antropométricas repetidas após o nascimento, complementadas por implementação de práticas clínicas consensuadas e baseadas no leite materno.

Práticas nutricionais e alimentares para prematuros que objetivam alcançar níveis de "crescimento fetal" resultam em ganho de peso muito rápido durante os primeiros meses de vida, com alta proporção de gordura corporal às 40 semanas de idade pós-menstrual, comparado aos recém-nascidos a termo, e, possivelmente, adiposidade aumentada na primeira infância, que podem fazer mais mal do que bem. Essas crianças que nasceram prematuras podem estar acumulando efeitos adversos à saúde em longo prazo, incluindo o aparecimento na vida adulta de componentes da síndrome metabólica e aumento do risco cardiovascular.

Os gráficos padrão de crescimento pós-natal do pré-termo, do estudo Intergrowth-21st, foram construídos a partir

SEÇÃO XVI – PREMATURIDADE

de 30% das gestações de baixo risco que resultaram em prematuridade, de mulheres saudáveis e vivendo em boas condições ambientais, em oito regiões distribuídas globalmente. A estrutura teórico-conceitual das curvas de crescimento pós-natal de pré-termos do estudo Intergrowth-21st é a mesma desenvolvida para construção das curvas da OMS para crianças termo. O uso de padrões prescritivos é justificado pelas extensas evidências biológicas, genéticas e epidemiológicas de que o crescimento esquelético é semelhante desde a concepção até a infância, entre diferentes populações geográficas, quando as necessidades de saúde, nutrição e meio ambiente são atendidas. Os gráficos de crescimento pós-natal do pré-termo devem ser utilizados até 64 semanas de idade pós-menstrual, a partir da qual a criança dever ser acompanhada nos gráficos da OMS, disponibilizados na caderneta da criança. A abordagem integrada para monitorar o crescimento e o desenvolvimento da gravidez até a idade escolar é fundamental para as práticas clínicas e resultados perinatais.

A fundamentação teórica está no site do Intergrowth nos artigos científicos (ver: <https://intergrowth21.tghn.org/>)

Outras curvas disponíveis na literatura apresentam limitações consideráveis na estimativa da idade gestacional, na obtenção das medidas, no tempo de seguimento das crianças e na descrição das práticas alimentares e morbidades, conforme documentado em uma revisão sistemática (Giuliani et al., 2016) em que foram identificadas 61 curvas para bebês prematuros.

Também na rotina clínica, são utilizadas taxas de ganho de peso para expressar crescimento: 15 g/kg/dia, 10 a 30 g/dia (para peso ou 1 cm/semana para comprimento). O crescimento não é linear ao longo do tempo o que dificulta a adequação do ritmo de crescimento. Uma adequação dessa metodologia é muito trabalhosa diante da facilidade maior de uso de gráficos padrão de crescimento.

Essas diferenças têm grandes implicações clínicas, conforme mostra o Quadro 141.1.

Quadro 141.1 Lista resumida de recomendações da OMS sobre intervenções para melhorar os resultados de parto prematuro.		
Tocolíticos para inibir o trabalho de parto prematuro	Os tratamentos tocolíticos (tratamentos agudos e de manutenção) não são recomendados para mulheres em risco de parto prematuro iminente com o objetivo de melhorar os resultados do recém-nascido	Recomendação condicional baseada em evidências de baixa qualidade
Corticosteroides antenatal para melhorar os resultados neonatais	A corticoterapia antenatal é recomendada para mulheres com risco de parto prematuro de 24 a 34 semanas de gestação quando as seguintes condições forem atendidas: • a avaliação da idade gestacional pode ser realizada com precisão; • o nascimento pré-termo é considerado iminente; • não há evidência clínica de infecção materna; • está disponível assistência adequada ao parto (incluindo a capacidade de reconhecer e gerir com segurança o trabalho de parto prematuro e o nascimento); • o recém-nascido pré-termo pode receber cuidados adequados, se necessário, incluindo ressuscitação, terapia térmica, suporte alimentar, tratamento de infecção e uso seguro de oxigênio	Recomendação forte baseada em evidências de qualidade moderada para desfechos neonatais e evidências de baixa qualidade para desfechos maternos
Sulfato de magnésio para proteção fetal de complicações neurológicas	O uso de sulfato de magnésio é recomendado para mulheres com risco de parto pré-termo iminente antes das 32 semanas de gestação para prevenção de paralisia cerebral no lactente e na criança	Recomendação forte baseada em evidências de qualidade moderada
Antibióticos para trabalho de parto prematuro	A administração rotineira de antibióticos não é recomendada para mulheres em trabalho de parto pré-termo com membranas amnióticas intactas e sem sinais clínicos de infecção	Recomendação forte baseada em evidências de qualidade moderada
	A administração de antibióticos é recomendada para mulheres com ruptura prematura das membranas	Recomendação forte baseada em evidências de qualidade moderada
	A eritromicina é recomendada como antibiótico de escolha para profilaxia em mulheres com ruptura prematura pré-termo de membranas	Recomendação condicional baseada em evidências de qualidade moderada
	O uso de uma combinação de amoxicilina e ácido clavulânico ("co-amoxiclav") não é recomendado para mulheres com ruptura prematura das membranas pré-termo	Recomendação forte baseada em evidências de qualidade moderada
Melhor via de parto	O parto de rotina por cesariana com o objetivo de melhorar os resultados de recém-nascidos prematuros não é recomendado, independentemente da apresentação cefálica ou pélvica	Recomendação condicional baseada em evidência de qualidade muito baixa
Cuidados térmicos para recém-nascidos pré-termos	O cuidado mãe canguru é recomendado para o cuidado de rotina de recém-nascidos com peso igual ou inferior a 2.000 g e deve ser iniciado em unidades de saúde assim que os recém-nascidos estiverem clinicamente estáveis	Recomendação forte baseada em evidências de qualidade moderada

(continua)

1064

(continuação)

Quadro 141.1		
Lista resumida de recomendações da OMS sobre intervenções para melhorar os resultados de parto prematuro.		
CPAP para SDR	A terapia de pressão positiva contínua nas vias aéreas é recomendada para o tratamento de recém-nascidos pré-termo com síndrome do desconforto respiratório	Recomendação forte baseada em evidências de baixa qualidade
	Terapia de pressão positiva contínua nas vias aéreas para recém-nascidos com síndrome do desconforto respiratório deve ser iniciada assim que o diagnóstico for feito	Recomendação forte baseada em evidências de baixa qualidade
Surfactante para SDR	A terapia de reposição de surfactante é recomendada para neonatos intubados e ventilados com síndrome de desconforto respiratório	Recomendação condicional (apenas em instalações de cuidados de saúde em que a intubação, o cuidado com a ventilação, a análise de gases sanguíneos, os cuidados de enfermagem ao recém-nascido e o monitoramento estão disponíveis) com base em evidência de qualidade moderada
	Em recém-nascidos pré-termo intubados com síndrome de desconforto respiratório, o surfactante deve ser administrado precocemente nas primeiras 2 horas após o nascimento, em vez de esperar pelos sintomas piorarem antes de iniciar a terapia de resgate	Recomendação condicional (somente em unidades de saúde onde a intubação, o cuidado com a ventilação, a gasometria, os cuidados de enfermagem e monitoramento estão disponíveis) com base em evidência de baixa qualidade
Oxigenoterapia e concentrações para o pré-termo	Durante a ventilação de bebês prematuros nascidos em ou antes de 32 semanas de gestação, recomenda-se começar o oxigenoterapia com 30% de oxigênio ou ar (se o oxigênio misturado não disponível), em vez de 100% de oxigênio	Recomendação forte baseada em evidências de baixa qualidade
	O uso de concentrações progressivamente maiores de oxigênio só deve ser considerado para recém-nascidos submetidos à oxigenoterapia se a frequência cardíaca for inferior a 60 bpm após 30 segundos de ventilação adequada com 30% de oxigênio ou ar	Recomendação forte baseada em evidências de baixa qualidade

Fonte: Adaptado de WHO, 2015.

LEITURAS COMPLEMENTARES

American Academy of Pediatrics. Policy Statement. Age Terminology During the Perinatal Period. Committee on Fetus and Newborn. Pediatrics 2004 November;114(5).

American College of Obstetricians and Gynecologists. Methods for estimating the due date. Committee Opinion n. 700. Obstet Gynecol. 2017;129:e150-4.

American College of Obstetricians and Gynecologists. Definition of term pregnancy. Committee Opinion n. 579. Obstet Gynecol. 2013;122: 1139-40.

Balakrishnan M, Raghavan A, Suresh GK. Eliminating Undesirable Variation in Neonatal Practice Balancing Standardization and Customization. Clin Perinatol. 2017;44:529-40

Barros FC, Papageorghiou AT, Victora CG, Noble JA, Pang R, Iams J, Ismail LC, Goldenberg RL, Lambert A, Kramer MS, Carvalho M, Conde-Agudelo A, Jaffer YA, Bertino E, Gravett MG, Altman DG, Ohuma EO, Purwar M, Frederick IO, Bhutta ZA, Kennedy SH, Villar J. For the International Fetal and Newborn Growth Consortium for the 21st Century (INTERGROWTH-21st). The Distribution of Clinical Phenotypes of Preterm Birth Syndrome Implications for Prevention. JAMA Pediatrics; 2015.

Barros FC, Rabello Neto DL, Villar J, Kennedy SH, Silveira MF, Diaz--Rossello JL, Victora CG. Caesarean sections and the prevalence of preterm and early-term births in Brazil: Secondary analyses of national birth registration. BMJ Open. 2018;8:e021538. Doi: 10.1136/bmjopen-2018-021538.

Burden of disease in Brazil, 1990-2016: A systematic subnational analysis for the Global Burden of Disease Study 2016 by GBD 2016 Brazil Collaborators Lancet. 2018 Sep 1;392(10149):760-75.

Chawanpaiboon S, Vogel JP, Moller AB, Lumbiganon P, Petzold M, Hogan D, Landoulsi S, Jampathong N, Kongwattanakul K, Laopaiboon M, Lewis C, Rattanakanokchai S, Teng DN, Thinkhamrop J, Watananirun K, Zhang J, Zhou W, Gülmezoglu AM. Global, regional, and national estimates of levels of preterm birth in 2014: A systematic review and modelling analysis. Lancet Glob Health. 2019;7:e37-46.

França EB, Lansky S, Rego MAS, Malta DC, França JS, Teixeira R, Porto D, Almeida MF, Souza MFM, Szwarcwald CL, Mooney M, Naghavi M, Vasconcelos AMN. Leading causes of child mortality in Brazil, in 1990 and 2015: Estimates from the Global Burden of Disease study. [Principais causas da mortalidade na infância no Brasil, em 1990 e 2015: Estimativas do estudo de Carga Global de Doença]. Rev Bras Epidemiol. 2017 maio;20(Suppl. 1):46-60.

Giuliani F, Cheikh Ismail L, Bertino E, Bhutta ZA, Ohuma EO, Rovelli I et al. Monitoring postnatal growth of preterm infants: Present and future. Am J Clin Nutr. 2016;103(2):635S-47S.

Glass HC, Costarino AT, Stayer SA, Cladis F, Davis PJ. Outcomes for Extremely Premature Infants. Anesth Analg. 2015 June;120(6):1337-51. Doi: 10.1213/ANE.0000000000000705.

Goldenberg RL, Culhane JF, Iams JD, Romero R. Preterm Birth1: Epidemiology and causes of preterm birth. Lancet. 2008;371:75-84.

Guinsburg R, Almeida MFB, Castro JS, Silveira RC, Caldas JPS, Fiori HH, Vale MS, Abdallah VOS, Cardoso LEMB, Alves Filho N, Acquesta MEMAL, Lopes Ferrari LS, Bentlin MR, Venzon PS, Ferri WAG, Meneses JA, Diniz EMA, Zanardi DMT, Santos CN, Duarte JLB, Rego MAS. Death or Survival with Major Morb Unfavorable outcome was defined as inhospital death dity In Vlbw Infants Born At Brazilian Neonatal Research Network Centers. The journal of maternal-fetal & neonatal medicine; 2015 March.

Iams JD, Romero R, Culhane JF, Goldenberg RL. Preterm Birth 2: Primary, secondary, and tertiary interventions to reduce the morbidity and mortality of preterm birth. Lancet. 2008;371:164-75.

Villar J, Fernandes M, Purwar M, Staines-Urias E, Di Nicola P, Ismail LC, Ochieng R, Barros F, Albernaz E, Victora C, Kunnawar N, Temple S, Giuliani F, Sandells T, Carvalho M, Ohuma E, Jaffer Y, Noble A, Gravett M, Pang R, Lambert A, Bertino E, Papageorghiou A, Garza C, Stein A, Bhutta Z, Kennedy S. Neurodevelopmental milestones and associated behaviours are similar among healthy children across diverse geographical locations. Nature Communications. Doi: 10.1038/s41467-018-07983-4.

Villar J, Giuliani F, Barros F, Roggero P, Zarco IAC, Rego MAS et al. Monitoring the postnatal growth of preterm infants: A paradigm change. Pediatrics. 2018;141(2):e20172467. Doi: 10.1542/peds.2017-2467.

Villar J, Giuliani F, Bhutta ZA, Bertino E, Ohuma EO, Ismail LC et al. Postnatal growth standards for preterm infants: The Preterm Postnatal Follow-up Study of the INTERGROWTH-21stProject. Lancet Glob Health. 2015;3(11):e681-e691.

Villar J, Giuliani F, Figueras-Aloy J, Barros F, Bertino R, Bhutta ZA, Kennedy SH. Growth of preterm infants at the time of global obesity. Arch Dis Child Month; 2018.

WHO. March of Dimes, PMNCH, Save the Children. Born Too Soon: The Global Action Report on Preterm Birth. CP Howson, MV Kinney, JE Lawn (ed). Geneva: World Health Organization; 2012.

WHO. WHO recommendations on interventions to improve preterm birth outcomes. Geneve/Swtzerland; 2015. 98p. Disponível em: www.who.int/reproductivehealth/publications/maternal_perinatal_health/preterm-birth-guideline.

World Health Organization. ICD-10: International statistical classification of diseases and related health problems. 2nd ed. 10th revision. Geneva: WHO; 2004. v.2. Disponível em: http://www.who.int/classifications/icd/ICD-10_2nd_ed_volume2.

Cuidados em Sala de Parto ao Recém-Nascido Pré-Termo

Ruth Guinsburg
Maria Fernanda Branco de Almeida

No Brasil, nascem cerca de 3 milhões de crianças ao ano, das quais 350 mil apresentam idade gestacional < 37 semanas, sendo 40 mil com peso ao nascer < 1.500 g. A maioria dos recém-nascidos pré-termo (RNPT) precisa de ajuda para iniciar a transição cardiorrespiratória ao nascer. Dados da Rede Brasileira de Pesquisas Neonatais indicam que 60% dos nascidos vivos de muito baixo peso, com idade gestacional entre 23 e 33 semanas recebe ventilação com pressão positiva e 6% recebe ventilação acompanhada de massagem cardíaca e/ou medicações na sala de parto. A elevada necessidade de ajuda para iniciar a respiração efetiva ao nascer e de reanimação propriamente dita nos RNPT se dá em função da sua imaturidade global do ponto de vista anatômico e fisiológico.

Para ajudar na transição do RNPT do ambiente intrauterino para o extrauterino, é fundamental contar com material adequado e equipe qualificada e capacitada a realizar, de forma rápida e efetiva, os procedimentos de estabilização e reanimação. As diretrizes da reanimação neonatal delineadas a seguir foram elaboradas pelo Programa de Reanimação Neonatal da Sociedade Brasileira de Pediatria por meio de um consenso de neonatologistas das 27 unidades federativas brasileiras, sendo divulgadas em janeiro de 2016. Tais diretrizes tomaram por base as revisões sistemáticas e reco-mendações elaboradas pela força tarefa neonatal do International Liaison Committee on Resuscitation e as diretrizes em reanimação neonatal da América do Norte e da Europa. O fluxograma resume os principais procedimentos que podem ser necessários para a reanimação em sala de parto (Figura 142.1).

Preparo para a assistência

O preparo para a assistência ao nascimento inclui a obtenção da anamnese materna, o preparo dos equipamentos e a disponibilização de equipe capacitada a reanimar o recém-nascido. Equipamentos para avaliar o paciente, manter a temperatura, aspirar e ventilar, além das medicações, devem estar preparados, testados e disponíveis em local de fácil acesso, antes de qualquer nascimento de um RNPT (Quadro 142.1). Quanto à equipe para atender ao RNPT, é necessária a presença de 2 a 3 profissionais de saúde aptos a realizar todos os procedimentos de reanimação neonatal, dos quais pelo menos um pediatra. A atuação coordenada da equipe, com uma comunicação efetiva entre seus membros, confere qualidade ao atendimento e segurança ao paciente. Para isso, é preciso decidir quem vai ser o líder e quais os papéis e responsabilidades dos membros da equipe antes de cada nascimento.

SEÇÃO XVI – PREMATURIDADE

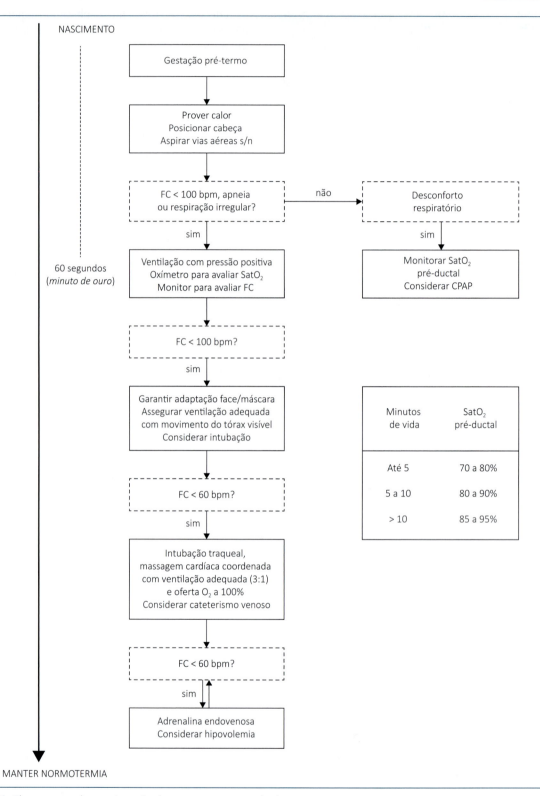

Figura 142.1. Fluxograma da reanimação do prematuro em sala de parto.
bpm: batimento por minuto; FC: frequência cardíaca; O_2: oxigênio; $SatO_2$: saturação de oxigênio.
Fontes: Guinsburg e Almeida, Sociedade Brasileira de Pediatria, 2016; e Almeida e Guinsburg; 2016.

CAPÍTULO 142 – CUIDADOS EM SALA DE PARTO AO RECÉM-NASCIDO PRÉ-TERMO

Quadro 142.1
Material necessário para reanimação do prematuro < 34 semanas na sala de parto.

Sala de parto e/ou de reanimação com temperatura ambiente de 23 a 26 °C e:
- mesa de reanimação com acesso por três lados;
- fontes de oxigênio umidificado e de ar comprimido, com fluxômetro;
- *blender* para mistura oxigênio/ar;
- aspirador a vácuo com manômetro;
- relógio de parede com ponteiro de segundos.

Material para manutenção de temperatura:
- fonte de calor radiante;
- termômetro ambiente digital;
- campo cirúrgico e compressas de algodão estéreis;
- saco de polietileno de 30 x 50 cm para prematuro;
- touca de lã ou algodão;
- colchão térmico químico 25 x 40 cm para prematuro < 1.000 g;
- termômetro clínico digital.

Material para avaliação:
- estetoscópio neonatal;
- oxímetro de pulso com sensor neonatal;
- monitor cardíaco de 3 vias com eletrodos;
- bandagem elástica para fixar o sensor do oxímetro e os eletrodos.

Material para aspiração:
- sondas: traqueais n. 6 e 8 e gástricas curtas n. 6 e 8;
- seringas de 10 mL.

Material para ventilação:
- reanimador manual neonatal (balão autoinflável com volume de cerca de 250 mL, reservatório de O_2 e válvula de escape com limite de 30 a 40 cmH$_2$O e/ou manômetro);
- ventilador mecânico manual neonatal em T com circuitos próprios;
- máscaras redondas com coxim n. 00 e 0;
- máscara laríngea n. 1 para recém-nascido > 2.000 g.

Material para intubação traqueal:
- laringoscópio infantil com lâmina reta n. 00 e 0;
- cânulas traqueais sem balonete, de diâmetro interno uniforme 2,5, 3 e 3,5 mm;
- material para fixação da cânula: fita adesiva e algodão com SF;
- pilhas e lâmpadas sobressalentes para laringoscópio;
- detector colorimétrico de CO_2 expirado.

Medicações:
- adrenalina 1/10.000 em 1 seringa de 5 mL para administração única endotraqueal;
- adrenalina 1/10.000 em seringa de 1 mL para administração endovenosa;
- expansor de volume (soro fisiológico) em duas seringas de 20 mL.

Material para cateterismo umbilical:
- campo fenestrado esterilizado, cadarço de algodão e gaze;
- pinça tipo Kelly reta de 14 cm e cabo de bisturi com lâmina n. 21;
- porta agulha de 11 cm e fio agulhado mononylon 4;
- cateter umbilical 3, 5F, 5F e 8F de PVC ou poliuretano;
- torneira de três vias.

Outros:
- luvas e óculos de proteção individual para os profissionais de saúde;
- gazes esterilizadas e álcool etílico;
- cabo e lâmina de bisturi;
- tesoura de ponta romba e clampeador de cordão umbilical.

Fontes: Guinsburg e Almeida, Sociedade Brasileira de Pediatria, 2016; e Almeida e Guinsburg; 2016.

Avaliação da vitalidade ao nascer

A frequência cardíaca (FC) é o principal determinante da decisão de indicar as diversas manobras de reanimação e deve ser avaliada inicialmente por meio da ausculta do precórdio com estetoscópio. Uma vez indicada a ventilação com pressão positiva (VPP), recomenda-se o uso do monitor cardíaco, pois permite a detecção acurada, rápida e contínua da FC. A monitorização da saturação de oxigênio (SatO$_2$) é indicada em todos os prematuros < 34 semanas

logo depois do nascimento, lembrando-se que, nos RN que não precisam de procedimentos de reanimação, a SatO$_2$ com um minuto de vida se situa ao redor de 60 a 65%, só atingindo valores entre 87 e 92% no 5º minuto (Figura 142.1).

Clampeamento do cordão umbilical

Do ponto de vista fisiológico, o clampeamento do cordão após a primeira respiração facilita a transição hemodinâmica da circulação fetal para a circulação do tipo adulto. Metanálise (Fogarty et al., 2018) de 18 ensaios clínicos controlados e randomizados indica que o clampeamento de cordão após 30 segundos da extração completa do RNPT < 37 semanas resultou em redução da mortalidade hospitalar (2.834 RNPT; risco relativo 0,68; intervalo de confiança de 95% 0,52 a 0,90). Em três ensaios clínicos com 996 RNPT ≤ 28 semanas, o clampeamento de cordão após 30 segundos também ocasionou a diminuição da mortalidade hospitalar (RR 0,70; IC 95 % 0,51 a 0,95).

Dessa maneira, sempre que possível, recomenda-se o clampeamento do cordão umbilical depois de 30 a 60 segundos do nascimento. O RN pode ser posicionado no abdome ou tórax materno durante esse período, tomando-se o cuidado de envolver a região das fontanelas e o corpo em campo estéril aquecido. Se a circulação placentária não estiver intacta ou se o RNPT apresentar bradicardia e/ou apneia e/ou hipotonia ao nascer, recomenda-se o clampeamento imediato do cordão.

Passos iniciais da estabilização/reanimação

Todos os pacientes prematuros (< 37 semanas) precisam ser conduzidos à mesa de reanimação após o clampeamento do cordão, indicando-se os seguintes passos: prover calor e manter as vias aéreas pérvias. Tais passos devem ser executados em, no máximo, 30 segundos.

Manter a temperatura corporal do recém-nascido entre 36,5 e 37,5 ºC (normotermia), evitando-se tanto a hipertermia como a hipotermia. Para diminuir a perda de calor, é importante pré-aquecer a sala de parto e a sala onde será realizado o atendimento ao RN, com temperatura ambiente de 23 a 26 ºC. Após recepcionar o RN < 34 semanas em campos aquecidos e colocá-lo sob calor radiante, sem secar, introduzir o corpo, exceto a face, dentro do saco plástico e, a seguir, realizar as manobras necessárias. O saco plástico só será retirado depois da estabilização térmica na unidade neonatal. Deve-se também cobrir a cabeça com duas toucas: uma plástica e, por cima, a de lã ou algodão. Como medida adjuvante para manter a temperatura corporal de RNPT com peso estimado < 1.000 g, pode-se usar o colchão térmico químico, cuidando para evitar a hipertermia.

Enquanto estão sendo tomadas as medidas para prover calor, locar o sensor do oxímetro na palma da mão ou pulso radial direito para monitorar a SatO$_2$ pré-ductal, lembrando que a leitura confiável da SatO$_2$ demora 1 a 2 minutos.

Manter a permeabilidade das vias aéreas, posicionando a cabeça com leve extensão do pescoço. Na sequência, se houver excesso de secreções nas vias aéreas, a boca e depois as narinas são aspiradas delicadamente.

Uma vez feitos os passos iniciais, avaliar a respiração e a FC com estetoscópio no precórdio. Se houver vitalidade adequada, com respiração rítmica e regular e FC > 100 bpm, o RN de 34 a 36 semanas pode receber os cuidados de rotina junto de sua mãe, em contato pele a pele. Quando o RN < 34 semanas apresenta FC > 100 bpm e respiração espontânea, mas está com desconforto respiratório e/ou $SatO_2$ abaixo da esperada na transição normal (Figura 142.1), pode-se aplicar pressão de distensão contínua de vias aéreas (CPAP). O CPAP é aplicado por meio da máscara conectada ao ventilador mecânico manual em T, com pressão expiratória final positiva (PEEP) de 4 a 6 cmH_2O e fluxo gasoso de 5 a 15 L/min, estando a máscara firmemente ajustada à face do paciente. A quantidade de oxigênio a ser ofertada deve ser a menor possível para manter a $SatO_2$ entre 70 e 80% nos primeiros 5 minutos e 80 e 90% entre 5 e 10 minutos de vida (Figura 142.1). Entretanto, se após os passos iniciais, o RN apresenta apneia, respiração irregular e/ou FC < 100 bpm, indica-se a VPP.

Ventilação com pressão positiva

A ventilação pulmonar é o procedimento mais importante e efetivo na reanimação do RN em sala de parto. A VPP está indicada quando, após os passos iniciais, o RN apresenta apneia, respiração irregular e/ou FC < 100 bpm. A VPP precisa ser iniciada nos primeiros 60 segundos de vida (*the golden minute*). Em RN < 34 semanas de idade gestacional, o sensor do oxímetro foi locado nos passos iniciais. Se há indicação de VPP, enquanto um profissional inicia a VPP, o outro fixa os três eletrodos do monitor cardíaco (braços, próximo ao ombro e face anterior da coxa) para acompanhar a FC.

As pesquisas ainda não responderam qual a concentração de O_2 ideal para a ventilação do RNPT < 34 semanas logo após o nascimento. Se por um lado, o uso de ar ambiente pode não ser suficiente para que tais pacientes atinjam uma oxigenação adequada, por outro lado, o emprego de O_2 a 100% pode ser excessivo e deletério. Dessa maneira, iniciar a VPP do RN < 34 semanas em sala de parto com O_2 de 30%, titulando-se a oferta de acordo com a monitoração da $SatO_2$ pré-ductal (Figura 142.1). É obrigatório, portanto, o ajuste da concentração de O_2 por meio de um *blender* de oxigênio/ar comprimido.

Para aplicar a VPP no RNPT, utiliza-se, como primeira opção, a máscara facial. Não há indicação de máscara laríngea em RNPT < 34 semanas ou peso < 2.000 g, em função da inexistência de estudos de qualidade metodológica para avaliar sua eficácia e segurança nesse grupo de neonatos. O equipamento recomendado para a VPP no RNPT é o ventilador mecânico manual em T (Figura 142.2). Trata-se de um dispositivo controlado a fluxo e limitado a pressão. Para seu funcionamento, há necessidade de uma fonte de gás comprimido. Além de seu manuseio ser relativamente fácil, o ventilador mecânico manual em T permite administrar pressão inspiratória e PEEP constantes e permite a aplicação de CPAP nos pacientes em respiração espontânea. Vale lembrar que o balão autoinflável é o único equipamento de ventilação que não necessita de fonte de gás comprimido para funcionar, devendo estar sempre disponível e pronto para uso em toda sala de parto.

Na VPP com ventilador mecânico manual em T e máscara facial, fixar o fluxo gasoso em 5 a 15 L/min, limitar a pressão máxima do circuito em 30 a 40 cmH_2O, selecionar a pressão inspiratória a ser aplicada em cada ventilação, em geral ao redor de 20 a 25 cmH_2O, ajustar a PEEP em 4 a 6 cmH_2O, e iniciar com oferta de O_2 em ar ambiente (RN ≥ 34 semanas) ou em 30% (RN < 34 semanas), guiada pela oximetria de pulso. Ventilar com frequência de 40 a 60 movimentos por minuto, que pode ser obtida com a regra prática "*ocluuui/solta/solta, ocluuui/solta/solta...*", sendo o "*ocluuui*" relacionado à oclusão do orifício da peça T do ventilador mecânico manual (Figura 142.2).

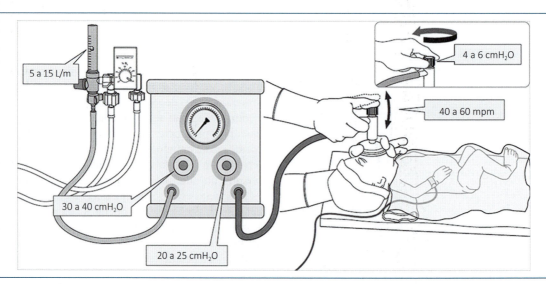

Figura 142.2 – Ventilador mecânico manual em T.
Fonte: Guinsburg e Almeida, 2016.

CAPÍTULO 142 – CUIDADOS EM SALA DE PARTO AO RECÉM-NASCIDO PRÉ-TERMO

Se, após 30 segundos de VPP com máscara, o paciente apresentar FC > 100 bpm e respiração espontânea e regular, suspender o procedimento. Considera-se como falha se após 30 segundos de VPP o RN mantiver FC < 100 bpm ou não retomar à respiração espontânea rítmica e regular. Nesse caso, verificar o ajuste entre face e máscara, a permeabilidade das vias aéreas (posicionando a cabeça, aspirando secreções e abrindo a boca do RN) e a pressão no ventilador mecânico manual em T, corrigindo o que for necessário. Se, mesmo assim, a ventilação não for efetiva, está indicada a intubação traqueal para ventilar o paciente.

Quanto ao material para a intubação traqueal do RNPT, as cânulas traqueais devem ser de diâmetro uniforme, sem balão, com linha radiopaca e marcador de corda vocal. Escolher o material de intubação de acordo com a idade gestacional ou o peso estimado ao nascer (Tabela 142.1). A ponta distal da cânula deve se localizar no terço médio da traqueia, na altura da primeira vértebra torácica. Recomenda-se usar a idade gestacional para calcular o comprimento da cânula a ser inserido na traqueia, conforme Tabela 142.2.

Na intubação traqueal existe um elevado risco de complicações como hipoxemia, apneia, bradicardia, pneumotórax, laceração de tecidos moles, perfuração de traqueia ou esôfago, além do risco de infecção. Cada tentativa de intubação deve durar, no máximo, 30 segundos. Para confirmar a posição da cânula, a detecção colorimétrica de dióxido de carbono exalado é recomendada. Em caso de insucesso, o procedimento é interrompido e a VPP com máscara deve ser iniciada, sendo realizada nova tentativa de intubação após a estabilização do paciente.

Após a intubação, inicia-se a ventilação com ventilador mecânico manual em T com os mesmos parâmetros descritos na ventilação com máscara. Há melhora se o RN apresenta FC > 100 bpm e movimentos respiratórios espontâneos e regulares. Nesta situação, a ventilação é suspensa e considera-se a possibilidade de extubar o RN. Considera-se como falha se, após 30 segundos de VPP por cânula traqueal, o RN mantiver FC < 100 bpm ou não retomar à respiração espontânea ou, ainda, a $SatO_2$ permanecer abaixo dos valores desejáveis ou não ser detectável (Figura 142.1). Nesse caso, verificar a posição da cânula, a permeabilidade das vias aéreas e a pressão que está sendo aplicada, corrigindo o que for necessário. Após essa correção, pode-se aumentar a oferta de O_2 até 60 a 100%. Se o RN mantém apneia ou respiração irregular, continuar a VPP por cânula traqueal. Se a FC está < 60 bpm, indicar a massagem cardíaca coordenada à VPP.

Tabela 142.1. Material para intubação traqueal de acordo com idade gestacional ou peso estimado ao nascer.

Idade gestacional (semanas)	Peso estimado (g)	Cânula traqueal (mm)	Sonda traqueal (F)	Lâmina reta (n.)
< 28	< 1.000	2,5	6	00
28 a 34	1.000 a 2.000	3	6 ou 8	0
34 a 38	2.000 a 3.000	3,5	8	1

Fontes: Guinsburg e Almeida, Sociedade Brasileira de Pediatria, 2016; e Almeida e Guinsburg; 2016.

Tabela 142.2. Profundidade de inserção da cânula traqueal conforme idade gestacional.

Idade gestacional (semanas)	Marca no lábio superior (cm)
23 a 24	5,5
25 a 26	6
27 a 29	6,5
30 a 32	7
33 a 34	7,5
35 a 37	8

Fonte: Kempley et al., 2008.

Massagem cardíaca

A massagem cardíaca só é indicada se, após 30 segundos de VPP com técnica adequada por cânula traqueal, a FC estiver < 60 bpm. Como a massagem cardíaca diminui a eficácia da ventilação e a última é a ação mais efetiva na reanimação neonatal, as compressões só devem ser iniciadas quando a expansão e a ventilação pulmonares estiverem bem estabelecidas.

Embora não existam dados clínicos, recomenda-se oferecer concentração de O_2 de 100% no RN que está recebendo VPP e massagem cardíaca. Para reduzir o risco de complicações associadas à hiperóxia, a oferta de O_2 suplementar deve ser reduzida assim que houver recuperação da FC. A partir desse momento, é possível ajustar a oferta de O_2 segundo as saturações-alvo (Figura 142.1).

A compressão cardíaca é realizada com a aplicação dos dois polegares sobrepostos no terço inferior do esterno, ou seja, logo abaixo da linha intermamilar e poupando o apêndice xifoide. O restante das mãos circunda o tórax, dando suporte ao dorso durante a massagem. O profissional de saúde que vai executar a massagem cardíaca se posiciona atrás da cabeça do RN, enquanto aquele que ventila se desloca para um dos lados. A profundidade da compressão deve englobar 1/3 da dimensão anteroposterior do tórax, de maneira a produzir um pulso palpável. É importante permitir a reexpansão plena do tórax após a compressão para haver enchimento das câmaras ventriculares e das coronárias; no entanto, os dedos não devem ser retirados do terço inferior do tórax. As complicações da massagem cardíaca incluem a fratura de costelas, com pneumotórax e hemotórax, e laceração de fígado.

No RN, a ventilação e a massagem cardíaca são realizadas de forma sincrônica, mantendo-se uma relação de 3:1, ou seja, três movimentos de massagem cardíaca para um movimento de ventilação, com uma frequência de 120 eventos por minuto (90 movimentos de massagem e 30 ventilações). Deve-se aplicar a massagem cardíaca coordenada à ventilação por 60 segundos, antes de reavaliar a FC. O monitor cardíaco é útil para avaliar de forma contínua e instantânea a FC, sem interromper a ventilação e a massagem. A massagem deve continuar enquanto a FC estiver < 60 bpm. Lembrar que a VPP, durante a massagem cardíaca, deve ser ministrada através da cânula traqueal para garantir a expansão pulmonar plena.

A melhora é considerada quando, após a VPP acompanhada de massagem cardíaca, o RN apresenta FC > 60 bpm. Neste momento, interromper apenas a massagem. Caso o paciente apresente respirações espontâneas regulares e a FC atinja valores > 100 bpm, suspender também a ventilação, com retirada gradual do O_2, de acordo com a SatO$_2$ verificada na oximetria de pulso. Em geral, quando o RN recebeu massagem cardíaca na sala de parto, é mais prudente transportá-lo intubado à unidade de terapia intensiva (UTI) neonatal em incubadora de transporte.

Considera-se falha do procedimento se, após 60 segundos de VPP com cânula traqueal e O_2 a 100% acompanhada de massagem cardíaca, o RN mantiver FC < 60 bpm. Nesse caso, verificar a posição da cânula, a permeabilidade das vias aéreas e a pressão de ventilação, além da técnica da massagem propriamente dita, corrigindo o que for necessário. Se, após a correção da técnica da VPP e massagem não houver melhora, considera-se o cateterismo venoso umbilical de urgência e indica-se a adrenalina endovenosa.

Adrenalina e expansor de volume

Quando a FC permanece abaixo de 60 bpm, a despeito de ventilação efetiva e de massagem cardíaca adequada, o uso de adrenalina, de expansor de volume ou ambos está indicado. A diluição, o preparo, a dose e a via de administração estão descritos na Tabela 142.3. A via preferencial para a infusão de medicações na sala de parto é a endovenosa, sendo a veia umbilical de acesso fácil e rápido. O cateter venoso umbilical deve ser inserido de emergência, assim que houver indicação do uso de medicações na sala de parto. A administração de medicações por via traqueal só pode ser usada para a adrenalina e uma única vez, sabendo-se que a sua absorção por via pulmonar é lenta, imprevisível e a resposta, em geral, é insatisfatória.

A adrenalina está indicada quando a ventilação adequada e a massagem cardíaca efetiva não elevaram a FC acima de 60 bpm. Quando não há reversão da bradicardia com o uso da adrenalina, pode-se repeti-la a cada 3 a 5 minutos (sempre por via endovenosa na dose 0,03 mg/kg) e considerar o uso de expansores de volume, caso o paciente esteja pálido ou existam sinais de choque.

A expansão de volume é feita com soro fisiológico na dose de 10 mL/kg, e pode ser repetida a critério clínico. Se não houver resposta, verificar a posição da cânula traqueal, o uso do O_2 a 100%, a técnica da ventilação e da massagem e a permeabilidade da via de acesso vascular.

A presença de assistolia aos 10 minutos de vida **é um forte preditor de morbidade** e mortalidade em todas as idades gestacionais, sendo razoável interromper os procedimentos de reanimação. Entretanto, a decisão de continuar ou interromper tais procedimentos precisa ser individualizada.

Consideração final

A ventilação pulmonar é o procedimento mais importante e efetivo na reanimação em sala de parto e, quando necessária, deve ser iniciada nos primeiros 60 segundos de vida (minuto de ouro). O risco de morte ou morbidade aumenta exponencialmente a cada 30 segundos de demora para iniciar a VPP, de modo independente do peso ao nascer, da idade gestacional ou de complicações na gravidez ou no parto. Os minutos logo antes, durante e após o nascimento determinam a vida e a morte dos RNPT e, para os que vivem, a qualidade futura de vida.

LEITURAS COMPLEMENTARES

Almeida MFB, Guinsburg R. Programa de Reanimação Neonatal da SBP: Manual didático do instrutor 2016. Rio de Janeiro: Sociedade Brasileira de Pediatria; 2016.

Brasil. Ministério da Saúde. Portal da Saúde [homepage na Internet]. Datasus: Estatísticas Vitais. [Citado 2018 Maio 17]. Disponível em: http://www2.datasus.gov.br/DATASUS/index.php?area=0205.

Ersdal HL, Mduma E, Svensen E, Perlman JM. Early initiation of basic resuscitation interventions including face mask ventilation may reduce birth asphyxia related mortality in low-income countries: A prospective descriptive observational study. Resuscitation. 2012;83(7):869-73.

Fogarty M, Osborn DA, Askie L, Seidler AL, Hunter K, Lui K et al. Delayed vs early umbilical cord clamping for preterm infants: A systematic review and meta-analysis. Am J Obstet Gynecol. 2018;218(1):1-18.

Tabela 142.3. Medicações para reanimação do recém-nascido na sala de parto.

	Adrenalina endovenosa	*Adrenalina endotraqueal*	*Expansor de volume*
Diluição	1:10.000 1 mL adrenalina 1:1.000 em 9 mL de SF	1:10.000 1 mL adrenalina 1:1.000 em 9 mL de SF	SF
Preparo	1 mL	5 mL	2 seringas de 20 mL
Dose	0,1 a 0,3 mL/kg	0,5 a 1 mL/kg	10 mL/kg EV
Peso ao nascer			
1 kg	0,1 a 0,3 mL	0,5 a 1 mL	10 mL
2 kg	0,2 a 0,6 mL	1 a 2 mL	20 mL
3 kg	0,3 a 0,9 mL	1,5 a 3 mL	30 mL
4 kg	0,4 a 1,2 mL	2 a 4 mL	40 mL
Velocidade e precauções	Infundir rápido na veia umbilical seguido por 0,5 a 1 mL de SF	Infundir na cânula traqueal e ventilar. Uso único	Infundir na veia umbilical lentamente, em 5 a 10 minutos

Fontes: Guinsburg e Almeida, Sociedade Brasileira de Pediatria, 2016; e Almeida e Guinsburg; 2016.

Gandhi B, Rich W, Finer N. Time to achieve stable pulse oximetry values in VLBW infants in the delivery room. Resuscitation. 2013;84(7):970-3.

Goldsmith JP, Kattwinkel J. The role of oxygen in the delivery room. Clin Perinatol. 2012;39(4):803-15.

Guinsburg R, de Almeida MFB. Reanimação do Prematuro < 34 semanas em sala de parto: Diretrizes 2016 da Sociedade Brasileira de Pediatria. [Citado 2018 Maio 18]. Disponível em: http://www.sbp.com.br/reanimacao/wp-content/uploads/2016/01/DiretrizesSBPReanimacao-PrematuroMenor34semanas26jan2016.pdf.

Hooper SB, Binder-Heschl C, Polglase GR, Gill AW, Kluckow M, Wallace EM et al. The timing of umbilical cord clamping at birth: Physiological considerations. Matern Health Neonatol Perinatol. 2016;2:4.

Kapadia V, Wyckoff MH. Chest compressions for bradycardia or asystole in neonates. Clin Perinatol. 2012;39(4):833-42.

Kapadia VS, Wyckoff MH. Drugs during delivery room resuscitation – What, when and why? Semin Fetal Neonatal Med. 2013;18(6):357-61.

Kempley ST, Moreiras JW, Petrone FL. Endotracheal tube length for neonatal intubation. Resuscitation. 2008;77(3):369-73.

Perlman JM, Wyllie J, Kattwinkel J, Wyckoff MH, Aziz K, Guinsburg R et al. Part 7: Neonatal resuscitation: 2015 international consensus on cardiopulmonary resuscitation and emergency cardiovascular care science with treatment recommendations. Circulation. 2015;132(16 Suppl 1):S204-41.

Rede Brasileira de Pesquisas Neonatais [homepage na Internet]. Dados [Citado 2018 Maio 17]. Disponível em: http://www.redeneonatal.fiocruz.br/.

Szyld E, Aguilar A, Musante GA, Vain N, Prudent L, Fabres J et al. Comparison of devices for newborn ventilation in the delivery room. J Pediatr. 2014;165(2):234-9.e3.

Trevisanuto D, Testoni D, de Almeida MFB. Maintaining normothermia: Why and how? Semin Fetal Neonatal Med. 2018;23(5):333-9.

Weiner GM. Zaichkin J, Kattwinkel J. Manual de Reanimação Neonatal – Edição em português do AAP/AHA Neonatal Resuscitation Textbook. 7.ed. São Paulo: Sociedade Paulista para o Desenvolvimento da Medicina; 2018.

Wyllie J, Bruinenberg J, Roehr CC, Rüdiger M, Trevisanuto D, Urlesberger B. European Resuscitation Council Guidelines for Resuscitation 2015: Section 7. Resuscitation and support of transition of babies at birth. Resuscitation. 2015;95:249-63.

Intervenções Protetivas e Limites da Assistência ao Prematuro Extremo

Jussara de Lima e Souza

Os cuidados perinatais após 2005 melhoraram a taxa de sobrevida global, mas não o resultado neurológico dos sobreviventes prematuros no limite da viabilidade.

Embora melhores resultados para crianças nascidas com mais de 23 semanas de gestação tenham sido observados em muitos países, a maioria não relatou melhora nos desfechos para lactentes nascidos de 22 a 23 semanas de gestação.

Alguns trabalhos têm associado a idade gestacional menor que 24 semanas com as deficiências do neurodesenvolvimento.

Entre 22 e 25 semanas de gestação, o feto está em um estágio extremamente rápido de desenvolvimento de muitos sistemas orgânicos essenciais para a sobrevivência extrauterina. Assim, cada dia adicional de gestação teoricamente aumenta não apenas a chance de sobrevivência, mas também a chance de um resultado saudável em longo prazo.

Mas muitos fatores além da idade gestacional podem afetar a sobrevida e morbidade do recém-nascido, embora não se saiba o quanto cada um destes fatores seja responsável por estas alterações independentemente da prematuridade por si só. Fatores relacionados à gravidez, como idade materna, saúde, nutrição, uso de substâncias e até fatores genéticos, podem alterar o crescimento, o desenvolvimento fetal e, portanto, o resultado perinatal. Além disto, complicações durante a gravidez, como corioamnionite, pré-eclâmpsia grave, restrição de crescimento intrauterino ou descolamento de placenta são eventos que também podem afetar os resultados neonatais.

Foram observados ainda fatores relacionados à criança que também podem influenciar a sobrevida e o desenvolvimento neurológico de longo prazo (entre 18 e 22 meses): sexo feminino, corticosteroides pré-natais, parto único e aumento do peso ao nascer (por incremento de 100 g) foram significativamente associados a melhores desfechos.

Discussões éticas sobre viabilidade

Alguns estudiosos discutem eticamente o cuidado dispensado às crianças no limite da viabilidade.

Alguns autores questionam se seria ética a tentativa de reanimação de crianças entre 22 e 23 semanas, considerando-se os altos custos associados a esses tratamentos e o conhecimento de que 87 a 99% destes recém-nascidos não sobreviverão ou, em caso de sobrevivência, terão comprometimento do neurodesenvolvimento.

Pais e profissionais de saúde ainda devem levar em consideração que a maioria dos recém-nascidos prematuros sobreviventes, nascidos antes de 25 semanas de gestação, terá algum grau de comprometimento do desenvolvimento neurológico e, possivelmente, problemas de longo prazo que envolva outros sistemas orgânicos.

Para crianças nascidas com 22 semanas, observaram-se taxas de comprometimento do desenvolvimento neurológico moderado ou grave de 85 a 90% e, mesmo para crianças nascidas com 23 semanas de gestação, essas taxas não foram significativamente menores.

O comprometimento do neurodesenvolvimento permanente e grave, além de outras necessidades especiais de cuidados de saúde, podem afetar tanto a criança quanto a família.

Tomada de decisão

A incerteza do prognóstico de sobrevida ou dos desfechos de morbidade neurológica para crianças nascidas na "margem de viabilidade", entre 22 e 25 semanas de gestação, nos leva a uma grande variedade de cuidados que podem ser considerados eticamente adequados: desde aqueles que promovem conforto para melhora da qualidade de vida, tratamentos mais invasivos e/ou manobras de reanimação.

SEÇÃO XVI – PREMATURIDADE

A Associação Mundial de Medicina Perinatal considera que, no caso de nascimentos no limite da viabilidade, tratamentos de suporte de vida não devem ser iniciados ou continuados se o médico não puder esperar a prevenção da morte iminente ou minimização de morbidade e maximização do estado funcional.

A Associação Britânica de Medicina Perinatal criou um guia para orientação das decisões médicas no manejo de crianças com menos de 26 semanas:

- < 23 semanas: normalmente não reanimar;
- 23 a 24 semanas: avaliar o desejo dos pais;
- 24 a 25 semanas: reanimar e reavaliar;
- > 25 semanas: reanimar e encaminhar para cuidado intensivo.

Apesar do desenvolvimento tecnológico, os limites de viabilidade, entre 22 e 23 semanas, têm se mantido estáveis entre os países desenvolvidos.

Contudo, discute-se que os recursos limitados nos países em desenvolvimento podem indicar um ponto de corte diferente, que pode ser de 26 ou até 28 semanas. E reforça-se a necessidade de que tanto países desenvolvidos quanto aqueles em desenvolvimento precisam desenvolver políticas adequadas para iniciar e retirar a terapia intensiva, de acordo com seus fatores culturais, sociais e econômicos.

Cuidados propostos

Em um estudo (Guillén et al., 2015) que avaliou as diretrizes de cuidados entre os países que eram considerados "muito desenvolvidos" de acordo com o índice de desenvolvimento humano do Programa de Desenvolvimento das Nações Unidas, dos 47 países incluídos, foram encontradas 34 diretrizes de 23 países e quatro grupos internacionais. Destes, três não indicaram recomendações de manejo.

Embora haja uma grande variação nas recomendações (especialmente entre 23 e 24 semanas), há uma concordância geral para o cuidado de conforto em 22 semanas e cuidados ativos em 25 semanas.

As taxas de sobrevida relatadas às 22 semanas de gestação em diferentes países variam drasticamente. Por exemplo, as taxas de sobrevivência são tão baixas quanto zero na Suíça, chegando a 34% no Japão.

As recomendações foram categorizadas em cinco grupos possíveis para cada idade gestacional:

1. **Cuidado de conforto:** somente cuidados de conforto; cuidados de conforto a menos que o bebê nasça vigoroso; cuidados de conforto na ausência de fatores prognósticos excepcionais e aqueles que especificam que o cuidado ativo pode ser discutido, mas deve ser desencorajado.
2. **Desejos dos pais:** recomendações que afirmavam que a escolha dos pais devia ser seguida para todos os bebês em uma determinada gestação.
3. **Individualizado:** recomendações que um médico avalie o bebê no momento do nascimento antes de tomar uma decisão, bem como a ressuscitação, somente se o bebê parecer viável no momento do nascimento.

4. **Cuidado ativo:** inclui ressuscitação completa em todos os casos ou ressuscitação completa a menos que outros fatores negativos estejam presentes.
5. **Sem recomendações.**

Nenhuma das diretrizes recomendou cuidados ativos na IG de 22 semanas, e nenhuma das diretrizes recomendou o cuidado de conforto na IG de 25 semanas. Não houve recomendações predominantes em 23 ou 24 semanas.

Às 23 semanas, as recomendações incluíram 29% (n = 9) de cuidados de conforto, 13% (n = 4) após o desejo dos pais e 35% (n = 11) de atendimento individualizado; 23% (n = 7) não fizeram recomendações e nenhum recomendou cuidados ativos nesta idade.

Às 24 semanas, as recomendações foram divididas entre 19% (n = 6) dos desejos parentais, 29% (n = 9) dos cuidados individualizados e 32% (n = 10) dos cuidados ativos; 19% (n = 6) não fizeram nenhuma recomendação, e nenhum recomendou o cuidado de conforto nesta gestação.

Argumenta-se que, em função da imprecisão das estimativas da idade gestacional, não seria lógico basear as decisões sobre o cuidado dos bebês nos limites da viabilidade usando apenas esse fator único. No entanto, outros métodos para estabelecer o tempo de gravidez com 22 a 25 semanas não são confiáveis. Além disso, o acesso materno aos cuidados de saúde em vários países muito desenvolvidos é bom o suficiente para que a avaliação pela ultrassonografia precoce seja disponível.

Decisão compartilhada

Pode-se considerar que haja um possível conflito ético sobre quem deveria decidir por essas crianças e em quais informações e valores essas decisões deveriam se basear.

Mas os serviços têm assumido que esta decisão deve ser compartilhada entre pais e equipe. Esta discussão pode ser feita durante o pré-natal, com planejamento das intervenções no momento do parto, levando-se em consideração os possíveis riscos para a mãe e seu futuro obstétrico.

Deve ser avaliado se a chance de sobrevivência ou de comprometimento neurológico moderado a grave são altas. A associação entre estas duas avaliações poderão auxiliar na tomada de decisão.

Perspectivas da qualidade de vida

Embora a discussão sobre a sobrevida e os resultados em longo prazo seja importante no aconselhamento, muitos pais não consideram as previsões quantitativas de morte ou morbidade como temas principais para a tomada de decisão. Em vez disso, religião, espiritualidade e esperança podem ser fatores mais importantes. Há também diferenças culturais em termos de preferências para a ressuscitação de recém-nascidos prematuros extremos. Precisamos compreender a importância dos valores e das experiências dos pais para a tomada de decisão compartilhada.

Embora as perspectivas possam diferir, a maioria dos pais que criaram um sobrevivente com idade gestacional extremamente baixa relatou apenas discretos aumentos nos níveis de estresse e continua a apoiar a ressuscitação agressiva para esses bebês. E mesmo quando existe uma preocupação maior com as necessidades de assistência médica, os pais, geralmente, classificam como relativamente alta a qualidade de vida da saúde de seus filhos.

Com relação aos sobreviventes, embora possam ter sérios problemas de saúde e alterações de desenvolvimento, geralmente relatam melhores resultados de saúde do que o esperado, exceto talvez durante a adolescência.

Estudo (Abraham e Hendriks, 2017) sobre decisões de fim de vida em bebês extremamente prematuros mostrou que os pais experimentam uma variedade de estressores em função da separação imediata após o nascimento, do ambiente alienante da unidade de terapia intensiva neonatal (UTIN), da distância física da criança, das incertezas médicas e das decisões futuras. Mesmo que sejam considerados pais (paternidade designada), eles não podem atuar como cuidadores. Em vez disso, eles dependem de instruções profissionais. A paternidade incorporada pode ser vivenciada apenas no final da vida, isto é, durante a trajetória de morte e após a morte da criança.

Comunicação com os pais

O principal objetivo do aconselhamento pré-natal é fornecer aos pais informações que ajudem na tomada de decisões. Este aconselhamento deve incluir não apenas os resultados esperados para o bebê, mas também uma discussão sobre as opções disponíveis (por exemplo, cuidado de conforto). Essa comunicação precisa ser sensível à diversidade religiosa, social, cultural e étnica dos pais.

Na comunicação entre pais e equipe há necessidade de construção de relações médico-pais confiáveis, fornecendo informações "equilibradas", oferecendo opções e dando tempo para pensar.

Em outro estudo, observou-se que há um desejo parental por informação não estatística ou não-médica. Estes estudos sugeriram que os profissionais de saúde tendem a se concentrar no fornecimento de dados estatísticos e objetivos e, embora os profissionais de saúde sejam consistentemente capazes de discutir informações clínicas técnicas, eles variam no grau de discussão sobre questões sociais e éticas (Cummings, 2015).

Como as circunstâncias clínicas podem mudar rapidamente com o aumento da idade gestacional, o aconselhamento deve incluir a discussão dos benefícios e riscos de várias intervenções maternas e neonatais no momento do aconselhamento. Deve haver um plano para aconselhamento de acompanhamento à medida que as circunstâncias clínicas evoluírem.

Complementar a informação verbal com informação escrita melhora o conhecimento dos pais sobre os resultados em longo prazo e pode reduzir a ansiedade dos pais. Recursos visuais, como imagens, gráficos e mensagens curtas sobre reanimação e complicações associadas à prematuridade extrema, melhoram o conhecimento dos pais sobre a sobrevivência e morbidades.

O uso de material visual também pode auxiliar na discussão sobre adequação terapêutica pós-natal, como demonstrado no estudo espanhol (Drago et al., 2018) que utilizou folhetos informativos. O cartão "Prematuridade" orienta a respeito da prematuridade e pode ser utilizado no aconselhamento pré-natal, o cartão "Ao Nascer" pode ser usado no nascimento e orienta a respeito dos equipamentos usados em reanimação neonatal; o de "Sobrevivência" descreve dados de sobrevivência por idade gestacional e o "Em longo prazo" mostra os resultados de incapacidade em longo prazo (Figura 143.1).

Outro conjunto é utilizado para apresentar informações sobre as complicações mais frequentes: broncodisplasia (BPD), hemorragia de sistema nervoso (IVH) e retinopatia da prematuridade (ROP) (Figura 143.2).

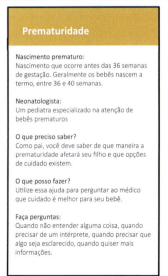
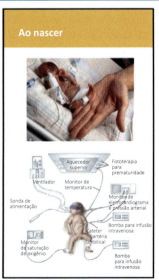
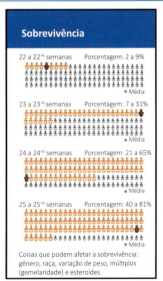
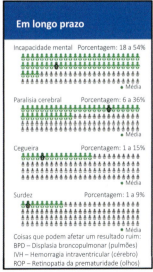

Figura 143.1. Cartões de orientação sobre prematuridade, ao nascer (no nascimento), sobrevivência e em longo prazo.
Fonte: Modificada de Drago et al., 2018.

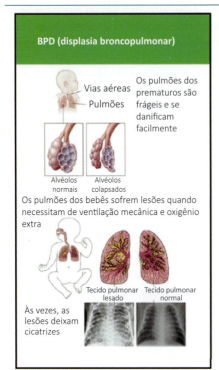 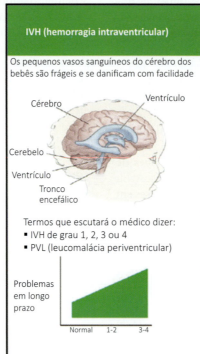 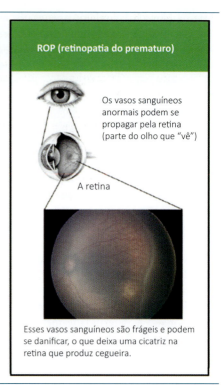

Figura 143.2. Cartões de orientações sobre broncodisplasia (BPD), hemorragia de sistema nervoso (IVH) e retinopatia da prematuridade (ROP).
Fonte: Modificada de Drago et al., 2018.

Consideração final

Dilemas éticos na tomada de decisão em torno da prematuridade extrema, anomalias congênitas e condições genéticas representam um desafio para aqueles que prestam aconselhamento pré-natal. Considerando que os limites de sobrevivência para essas populações neonatais podem continuar a evoluir, é provável que permaneça incerteza prognóstica sobre as cargas e os benefícios que uma criança e sua família experimentarão se as intervenções médicas forem escolhidas.

Apoiar os pais profissionalmente durante este processo contribui fundamentalmente para a sua percepção de ser uma família e sustenta o seu luto.

LEITURAS COMPLEMENTARES

Abraham A, Hendriks MJ. "You Can Only Give Warmth to Your Baby When It's Too Late": Parents' Bonding with Their Extremely Preterm and Dying Child. Qual Health Res. 2017 Dec;27(14):2100-15.

Berger TM. Guidelines for the management of extremely preterm deliveries in the grey zone of viability between 23 and 24 weeks' gestation vary widely in developed countries. Evid Based Med. 2015 Dec;20(6):227.

Briana DD. Survival and Neurodevelopment of Periviable Infants. N Engl J Med. 2017 May 11;376(19):1890-1.

Campbell DE, Fleischman AR. Limits of viability: Dilemmas, decisions, and decision makers. Am J Perinatol. 2001 May;18(3):117-28.

Cummings J. Committee on Fetus and Newborn. Antenatal Counseling Regarding Resuscitation and Intensive Care Before 25 Weeks of Gestation. Pediatrics. 2015 Sep;136(3):588-95.

Daboval T, Shidler S, Thomas D. Shared Decision Making at the Limit of Viability: A Blueprint for Physician Action. PLoS One. 2016 Nov 28;11(11):e0166151.

Dageville C, Bétrémieux P, Gold F, Simeoni U. The French Society of Neonatology's proposals for neonatal end-of-life decision-making. Neonatology. 2011;100(2):206-14.

Donohue PK, Boss RD, Shepard J, Graham E, Allen MC. Intervention at the border of viability: Perspective over a decade. Arch Pediatr Adolesc Med. 2009;163(10):902-6.

Drago MJ, Guillén U, Schiaratura M, Batza J, Zygmunt A, Mowes A et al. Constructing a Culturally Informed Spanish Decision-Aid to Counsel Latino Parents Facing Imminent Extreme Premature Delivery. Matern Child Health J. 2018 Jul;22(7):950-7.

Guillén Ú, Weiss EM, Munson D, Maton P, Jefferies A, Norman M et al. Guidelines for the Management of Extremely Premature Deliveries: A Systematic Review. Pediatrics. 2015 Aug;136(2):343-50.

Holtrop P, Swails T, Riggs T, De Witte D, Klarr J, Pryce C. Resuscitation of infants born at 22 weeks gestation: A 20-year retrospective. J Perinatol. 2013;33(3):222-5.

Kaempf JW, Tomlinson MW, Campbell B, Ferguson L, Stewart VT. Counseling pregnant women who may deliver extremely premature infants: Medical care guidelines, family choices, and neonatal outcomes. Pediatrics. 2009 Jun;123(6):1509-15.

Kukora SK, Boss RD. Values-based shared decision-making in the antenatal period. Semin Fetal Neonatal Med. 2018 Feb;23(1):17-24.

Milligan DW. Outcomes of children born very preterm in Europe. Arch Dis Child Fetal Neonatal Ed. 2010;95(4):F234-F240.

Ochiai M, Kinjo T, Takahata Y, Iwayama M, Abe T, Ihara K et al. Survival and neurodevelopmental outcome of preterm infants born at 22-24 weeks of gestational age. Neonatology. 2014;105(2):79-84.

Raju TN, Mercer BM, Burchfield DJ, Joseph GF. Periviable birth: Executive summary of a Joint Workshop by the Eunice Kennedy Shriver National Institute of Child Health and Human Development, Society for Maternal-Fetal Medicine, American Academy of Pediatrics, and American College of Obstetricians and Gynecologists. J Perinatol. 2014 May;34(5):333-42.

Seaton SE, King S, Manktelow BN, Draper ES, Field DJ. Babies born at the threshold of viability: Changes in survival and workload over 20 years. Arch Dis Child Fetal Neonatal Ed. 2013;98(1):F15-F20.

Stephens AS, Lain SJ, Roberts CL, Bowen JR, Nassar N. Survival, hospitalization, and acute-care costs of very and moderate preterm infants in the first 6 years of life: A population-based study. J Pediatr. 2016 Feb; 169:61-8.e3.

Swamy R, Mohapatra S, Bythell M, Embleton ND. Survival in infants live born at less than 24 weeks' gestation: The hidden morbidity of non-survivors. Arch Dis Child Fetal Neonatal Ed. 2010; 95(4): F293-F294.

Warrick C, Perera L, Murdoch E, Nicholl RM. Guidance for withdrawal and withholding of intensive care as part of neonatal end-of-life care. Br Med Bull. 2011;98:99-113.

Younge N, Goldstein RF, Bann CM et al. Survival and neurodevelopmental outcomes among periviable infants. N Engl J Med. 2017 Feb 16; 376(7): 617-28.

Yu VY. Is neonatal intensive care justified in all preterm infants? Croat Med J. 2005 Oct;46(5):744-50.

Futuro da Assistência ao Prematuro

Nelson Diniz de Oliveira

> "... toda criança recém-nascida tem o direito intrínseco à vida, a viver e se desenvolver dentro dos mais elevados padrões de saúde e a ter acesso a serviços de saúde para tratamento e reabilitação."
>
> ONU. Artigos 6 e 24 da Convenção de Direitos da Criança.

Falar sobre o futuro em neonatologia é algo sempre instigante e desafiador. Principalmente quando o foco desse futuro diz respeito à assistência ao recém-nascido prematuro extremo. Assistência essa que vem, nos últimos anos, de maneira muito contundente, mudando paradigmas e resultados. Assim, discutir um futuro que mude resultados passa pelo conhecimento de aspectos históricos importantes para o embasamento das propostas que servirão, não para particularizar a ideia de futuro da assistência ao prematuro extremo como uma situação isolada, mas sim como parte de um conjunto de atitudes que envolva todo o atendimento perinatal, do qual ele faz parte. É importante também conhecer o momento atual no contexto mundial e, particularmente, no encontrado no nosso país. E, como a proposta é ver no futuro um desafio positivo, trabalharemos com a perspectiva de atenção à saúde de forma global, apoiada em diretrizes de cuidados clinicamente evidenciados que otimizem e aprimorem essa assistência.

Conceitos e perspectiva histórica

Denomina-se prematuro extremo os recém-nascidos com menos de 28 semanas de idade gestacional e, numa referência ligada ao peso de nascimento, o termo recém-nascido de extremo baixo peso (< 1.000 g de peso ao nascer) tem sido muitas vezes usado para descrever o mesmo grupo de crianças. Em que pese, nessas circunstâncias, o viés de incluírem crianças com crescimento intrauterino restrito e que poderiam ter idade gestacional maior que 28 semanas, de uma maneira geral, estaríamos falando de crianças com praticamente um mesmo risco de mortalidade e de complicações advindas dessas condições. Há 70 anos esses termos não faziam parte do vocabulário neonatal, uma vez que, em função dos conceitos existentes e dos recursos assistenciais disponíveis, a morte era a regra para esse grupo de crianças, mesmo nos países com maiores índices de desenvolvimento sócio econômico. A partir das décadas de 1950 e 1960, com um maior conhecimento sobre fisiologia neonatal e com o aparelhamento das unidades hospitalares envolvidas no atendimento intensivo desse grupo de crianças, começaram a surgir, nas literaturas inglesa e americana, relatos de sucesso no cuidado do prematuro extremo. Esse avanço tecnológico se manteve crescente, podendo ser destacado: o uso do corticoide antenatal para a prevenção da síndrome do desconforto respiratório (SDR); o sulfato de magnésio nas gestantes, para diminuir as chances da hemorragia peri/intraventricular (HI); a maior capacitação das equipes de saúde; a melhor assistência ventilatória; o aprimoramento das técnicas de nutrição parenteral e o fortalecimento das práticas de uso do leite materno como elemento fundamental na nutrição do prematuro e a utilização de protocolos de assistência com constante reavaliação das metas obtidas. O resultado desses avanços é refletido nos produtos apresentados nas diferentes séries, oriundas de países mais ricos, onde os índices de sobrevida variam entre 59 e 86% para as crianças nascidas com 25 semanas de idade gestacional e caem, à medida que decresce essa idade, para valores entre 0 e 37% para os recém-nascidos com 22 semanas.

SEÇÃO XVI – PREMATURIDADE

Construindo um *benchmark*

Na análise mais criteriosa dessas publicações, observamos um grupo de propostas que pode ser trabalhado como modelo assistencial a ser seguido para a obtenção de um melhor prognóstico perinatal, apesar da variação nos desfechos observados, que pode, em parte, ser atribuído aos diferentes protocolos assistenciais, às características das diferentes coortes (populacional ou centro referenciada), ao período em que os estudos foram realizados e aos critérios de inclusão ou exclusão dos casos. No entanto, em que pesem essas diferenças, vários pontos comuns emergem como pilares assistenciais, e que, trabalhados de forma adequada, acreditamos poderem impactar positivamente na qualidade da atenção, como: o local de nascimento; o posicionamento proativo profissional (obstétrico e neonatal) na atenção ao pré-natal, ao parto e ao pós-parto; a apurada análise da acessibilidade ao sistema de saúde e o entendimento dos fatores raciais, culturais e socioeconômicos da população atendida. Esses aspectos procuraremos ampliar, de forma mais detalhada, na discussão de uma agenda global de atenção perinatal. É importante salientar que a procura por um modelo de referência na atenção aos prematuros extremos, não se restringe tão somente à obtenção dos menores índices de mortalidade. Ela deve ser mais ambiciosa, com o objetivo também de encontrar resultados de sobrevida que permitam uma boa qualidade de vida futura. Nesse contexto, dados que mostrem o menor índice de infecções neonatais tardias, menor uso de antibióticos nas unidades neonatais, ausência da enterocolite necrosante, ausência da retinopatia da prematuridade, ausência da doença pulmonar crônica, ausência da hemorragia peri/intraventricular, maior índice de uso do leite humano nas unidades neonatais e de aleitamento materno exclusivo à alta hospitalar, devem ser perseguidos.

Da geografia da desigualdade e do conceito de invisibilidade

Falar de futuro do prematuro de extremo baixo peso requer também o conhecimento de como essa questão é vista, não somente nos grandes centros urbanos dos países ricos, mas como é o comportamento mundial desse item delicado que é o nascer prematuro. Nesse ponto, emergem realidades complexas, oriundas dos diferentes continentes. Por isso, a razão de termos levantado no início deste capítulo a ideia de proposições que possam impactar positivamente na assistência perinatal como um todo, o que certamente impactará no futuro do prematuro extremo. Anualmente nascem 15 milhões de crianças prematuras e 32,4 milhões de crianças com o peso abaixo do percentil 10 para a referida idade gestacional. Estima-se que das 2,9 milhões de mortes neonatais anuais, um milhão é resultado de complicações decorrentes da prematuridade; 700 mil de condições adversas ligadas ao parto (entre elas a asfixia perinatal) e 600 mil decorrentes de infeções. Os países com taxa de mortalidade infantil acima de 30 por 1.000 nascidos vivos contribuem com 60% da mortalidade neonatal mundial. Aliado a isso, provavelmente 2,6 milhões de natimortos (peso ao nascer maior ou igual a 1.000 g e idade gesta-

cional maior ou igual a 28 semanas e cuja morte ocorreu no último trimestre da gravidez ou no nascimento) ocorrem anualmente. Um contingente mais difícil de ser quantificado em função das subnotificações (certamente maiores do que a dos nascidos vivos) e que sistematicamente não tem sido incluído nas metas globais de desenvolvimento (MDG) a serem atingidas, transformando-se numa população invisível. A maioria desses casos provém da África, da Ásia, de alguns países na América Latina e, numa geografia mais apurada, de outros países também onde seguramente ocorre desigualdade social. Entre os fatores associados ou predisponentes, encontramos questões como: baixa renda, baixo grau de escolaridade, desnutrição, maior número de gestantes adolescentes e ausência de programas e de locais de assistência à saúde. Apesar de nos últimos anos terem ocorrido algumas melhorias nos índices de redução anual da mortalidade neonatal numa perspectiva global (de 1,3% ao ano no período de 1990 a 2000 para 2,7% ao ano para o período de 2000 a 2012), esse índice foi bem menor do que o encontrado para o grupo de crianças entre 1 e 59 meses de idade, que foi de 4,6% ao ano para o período de 2000 a 2012. Se o declínio continuar a ocorrer nessas taxas, serão necessários mais de cem anos para que uma criança nascida no continente africano, ou em regiões que tenham a mesma condição adversa, possa ter as mesmas chances de sobrevida que uma nascida no continente europeu ou americano atualmente. Um período três vezes maior do que o ocorrido nesses países após o advento das unidades de terapia intensiva neonatal.

Brasil

A partir dos anos 1990 a mortalidade neonatal passou a ser o percentual mais expressivo da taxa de mortalidade infantil no Brasil igualando-se, qualitativamente, mas não quantitativamente, ao perfil encontrado nos países desenvolvidos. País de dimensões continentais e de diferenças marcantes na capacidade e qualidade da atenção à saúde, a quantificação exata dos dados ainda mostra algumas fraquezas quanto aos resultados obtidos. No entanto, alguns estudos apontam que as complicações relacionadas à prematuridade ocupam o primeiro lugar entre as causas de mortalidade para menores de 5 anos. Estima-se que a taxa de prematuros no Brasil gire em torno de 11,5%, com os pré-termos menores que 32 semanas contribuindo com 16% desse total. Um outro dado impactante no contexto nacional é o que se refere ao percentual de gestações em adolescentes no Brasil e a sua contribuição no percentual de nascimentos prematuros. No ano 2011, nasceram 2.913.160 crianças no Brasil, e para 27.785 (0,95%) dos nascimentos, a idade materna variou entre 10 e 14 anos. Já entre as adolescentes de 15 a 19 anos, o número de nascimentos foi de 533.103, ou seja 18,3% do total de nascidos vivos. Quando procuramos pela taxa de prematuros nesse período, observamos que entre as gestantes de 10 a 14 anos essa taxa foi de 16,5%, enquanto entre as gestantes de 20 a 34 anos o número foi de 7,1%. Quanto ao peso ao nascer, observamos um percentual de 12,6% de recém-nascidos de baixo peso para a faixa de 10 a 14 anos; 9,1% para a faixa de 15 a 19 anos e

7,7% para as mulheres adultas. No período compreendido entre os anos de 1990 e 2012, o Brasil apresentou um percentual de 5% de taxa de redução anual da mortalidade neonatal, perfilando entre os países que obtiveram melhor índice, no entanto ainda existe um longo caminho a percorrer. Relatos nacionais que mencionem fidedignamente os nascimentos de menores de 28 semanas de idade gestacional, para o país como um todo, não são encontrados. Porém, dados da Rede Brasileira de Pesquisas Neonatais, entidade que congrega 19 unidades universitárias brasileiras, e que tem como objetivo desenvolver a neonatologia nacional por meio da formação de uma base de dados assistenciais, com fomento da pesquisa, da análise apurada dos procedimentos realizados e da implantação de novas tecnologias, permite-nos conhecer alguns aspectos dessa atenção realizada aqui, em alguns centros. No seu relatório anual para o ano de 2016, a RBPN mostra que dos 1691 recém-nascidos prematuros atendidos nas UTI neonatais dos hospitais participantes 25,9% apresentaram idade gestacional menor que 27 semanas e 6,4% idade gestacional menor que 24 semanas. A sobrevida média foi de 47% para o grupo entre 24 e 27 semanas e de 17,1% para os menores de 24 semanas. Portanto, conhecer essas particularidades nacionais, contribui de sobremaneira na construção de propostas para atenção ao recém-nascido e, por conseguinte, ao prematuro extremo.

Passos para o futuro

Partindo dessa diversidade no cenário mundial e reconhecendo que no Brasil diferenças regionais também existem, falar sobre o futuro do prematuro extremo é traçar estratégias que possam assegurar padrão de qualidade ao nascimento com a garantia da perspectiva de uma vida saudável no âmbito global. Isso passa por atitudes que proponham uma igualdade de direitos à todas as crianças o que nos dizeres da OMS surge com a premissa: "Todo recém-nascido; um plano de ação para extinguir as mortes evitáveis". Com esse foco na visão do assunto, veremos que a partir da estratégia global de atenção perinatal, a particularização do que imaginamos para o futuro do prematuro extremo emerge, principalmente, porque esse item depende do primeiro. Assim, estabelecemos cinco pontos que apoiam essa visão: atitudes voltadas à promoção dos direitos e oportunidades iguais; atitudes voltadas especificamente à atenção ao prematuro; o bebê indivisível; atitudes voltadas ao monitoramento e à retroalimentação dos processos assistenciais e o futuro não para.

Atitudes voltadas à promoção dos direitos e oportunidades iguais

A geografia mundial nos mostra o maior número de mortes neonatais oriundas dos países com maiores índices de mortalidade infantil, os quais possuem maiores adversidades sociais, maiores índices de pobreza e inequidades. Comparados com os países mais ricos, os índices de nascimentos de prematuros e de crianças com retardo de crescimento intrauterino são muito maiores. Esse tipo de cenário não mudará se não houver um compromisso das nações para um maior investimento em projetos públicos. O primeiro passo para pensarmos no futuro do prematuro extremo passa por estratégias que reduzam a mortalidade infantil, o que consequentemente diminuirá os índices de nascimentos prematuros. Logo, prevenir o nascimento de prematuros e de prematuros extremos a níveis considerados mínimos é uma visão de futuro. Isso se iguala aos dizeres da OMS de extinguir as mortes evitáveis. Numa perspectiva global, várias atitudes são fundamentais para se atingir esses quesitos. Podemos listar inicialmente, entre as ações que promovem uma atuação eficiente antes do período gestacional, as seguintes: melhoria nas condições de renda; aumento do grau de escolaridade, notadamente da escolaridade materna; melhores condições da saúde nutricional das mulheres adolescentes e adultas; acessibilidade a um sistema de saúde hierarquizado e prevenção da violência de gênero. Esse conjunto de propostas permite que a gravidez ocorra numa época, inclusive etária, na qual a mulher se encontra mais bem preparada, o que, consequentemente, propiciará melhores desfechos. No que tange ao período concepcional, a acessibilidade ao sistema de saúde hierarquizado, em que os fluxos assistenciais de referência e contrarreferência funcionem, continua como premissa fundamental. A adesão precoce ao pré-natal dentro de um conceito de rede de assistência perinatal permitirá que cada gestante e, consequentemente, seu recém-nascido sejam atendidos em unidades capacitadas para oferecer o nível de intervenção necessária. No Brasil, a maior aplicação de recursos públicos em saúde, a possibilidade de acesso da população a condições adequadas de fornecimento de água e saneamento básico, assim como adesão ao pré-natal, mostraram ser elementos significativos na redução da mortalidade neonatal, enquanto o aumento das taxas de cesariana mostrou impacto negativo.

Atitudes voltadas especificamente à atenção do prematuro

Uma vez observada a possibilidade de nascimento de um recém-nascido prematuro e notadamente de um prematuro extremo, a agilidade e a qualidade da rede de atenção perinatal envolvida farão a diferença. É importante que nessa hierarquização dos cuidados, os centros de alta complexidade referenciados possuam profissionais experientes e sejam locais onde o enfrentamento das situações advindas da atenção ao prematuro extremo faça parte da rotina diária e não que ocorra de forma esporádica. Maiores índices de sobrevida, menores índices de displasia broncopulmonar e de hemorragia intraventricular são obtidos nos serviços que apresentam grande volume de nascimentos de recém-nascidos de extremo baixo peso, em comparação aos serviços com menor volume de nascimentos. Papel importante nos bons resultados tem sido associado à excelência da equipe de enfermagem. Ainda com respeito às variações quanto aos resultados obtidos, vemos que estes estão ligados ao modelo assistencial que cada centro adota. Muitos utilizam a estratégia centrada na família, o que é fundamental, e trabalham as condutas a serem tomadas (obstétrica e neonatal), pautadas nas expectativas decorrentes das idades gestacionais das crianças atendidas e dos desejos dos familiares, para definirem a tomada e mesmo a continuidade da atenção. No entanto, em algumas situações, vieses de sub e de superestimação quanto a resultados positivos e adversos, notadamente para os grupos com menor idade gestacional (22 a 25 semanas), ocorrem trazendo inconsistência nas atitudes e desfechos observados. Maiores e detalhados estudos sobre esse aspecto necessitam ser conduzidos. No entanto, apesar de todas essas discussões e controvérsias, parece que uma atitude mais pró-ativa na condução desses casos tem sido fator determinante na sobrevida desses pequenos pacientes. Ela parte desde a conduta no pré-natal, com maior liberdade no uso dos esteroides, dos agentes tocolíticos, do uso do sulfato de magnésio e da indicação de cesarianas, até a abordagem neonatal. Nesse caso, a presença de um neonatologista experiente na sala de parto, a decisão de manobras de reanimação, a intubação precoce, a manutenção da temperatura corporal do recém-nascido, as práticas do uso do surfactante exógeno e as técnicas apuradas de ventilação assistida farão a diferença. Ainda com respeito às propostas de um futuro com boa qualidade de vida, ressaltamos a crescente importância dos cuidados de neuroproteção, com o estabelecimento de unidades que promovam uma atenção especial nesse aspecto, mantendo monitoração constante dessas crianças, manuseios considerados mínimos necessários e ambientação adequada. Papel fundamental também está centrado na atenção nutricional ao recém-nascido prematuro extremo, com os avanços nas terapêuticas de nutrição parenteral e enteral, com foco sobre a importância do leite materno no crescimento dessas crianças e no seu desenvolvimento imunológico e cognitivo. Não há como deixar de destacar a relevância dada à presença dos pais na atenção dessas crianças desde antes do nascimento, com a participação nas tomadas de decisão e nas atitudes voltadas ao cuidado durante o período de permanência hospitalar, o que propicia maior vínculo afetivo, maior segurança, maiores índices de aleitamento materno e menores taxas de internação após a alta.

Noção do bebê indivisível

Num modelo de assistência em que cada vez mais observamos a fragmentação dos saberes e dos cuidados prestados ao recém-nascido prematuro e, notadamente, ao prematuro extremo por equipes multidisciplinares e especialistas de diferentes áreas da saúde, gostaríamos de chamar atenção para uma análise mais apurada dos preceitos que emergem da proposta brasileira sobre a atenção humanizada ao recém-nascido, método canguru. Resultado de um projeto nacional que já conta com mais de 18 anos de existência e com constante atualização, esse compendio figura seguramente como uma das ações mais avançadas nesse tipo de olhar, pois engloba os aspectos biológicos próprios desse grupo de crianças; particularidades do seu desenvolvimento físico, neurológico e psicoafetivo; conceito de família levado dentro da ótica Winnicottiana de que "um bebê só não existe"; além das questões sociais. Isso propicia aos perinatologistas (médicos ou não) a possibilidade do entendimento da criança como um todo, sem fragmentações. Uma ideia de abordagem holística, ou seja, o todo é muito mais importante do que as partes. Por isso, tomamos a pretensão de lançar o conceito de bebê Indivisível, ou seja, um bebê integrado em todos os seus aspectos e em que o olhar da equipe assistente não deve ser fragmentado para a sua área de expertise. Algo seguramente desafiador e futurístico, mas que já acontece no presente em alguns centros. Cada vez mais surgem estudos, trabalhos de teses de mestrado e doutorado no nosso país sobre essa temática, que acreditamos impactar positivamente na qualidade da atenção ao prematuro extremo.

Atitudes voltadas ao monitoramento e à retroalimentação dos processos assistenciais

A realização de programas assistenciais, protocolos de trabalho, propostas de pesquisas de investigação e avaliação de condutas só podem existir de maneira a mostrar processos clinicamente evidenciados a partir da análise de dados consistentes. Logo, o estabelecimento de uma cultura da coleta de estatísticas vitais permitirá o desaparecimento das subnotificações e da invisibilidade. Esse fator é indispensável para que políticas globais de enfrentamento das adversidades possam promover melhoria da saúde da mulher e da criança. Também, com papel fundamental no monitoramento da assistência perinatal, destacamos a atuação das diferentes redes de assistência perinatal, ao congregarem de maneira voluntária diferentes centros de atendimento perinatal. Essa ação permite análise criteriosa dos resultados obtidos e implementação de práticas que impactem melhor nessa assistência. Alguns países admitem que o simples fato de estabelecerem uma rede de avaliação da assistência perinatal foi fator decisivo na melhoria dos resultados obtidos no país como um todo.

O futuro não para

Apesar dos grandes avanços nas últimas décadas, é importante observar que o conceito de futuro é dinâmico, particularmente quando conversamos sobre a atenção ao recém-nascido prematuro extremo. Pesquisas voltadas para a influência do ambiente, principalmente dos microambientes, avaliam o efeito dos dispositivos usados nos cuidados diários dessas crianças, como cânulas endotraqueais, circuitos de ventiladores, dispositivos intravasculares e mesmo os usados na transfusão de hemoderivados, como possíveis causadores de dano neurológico. A mesma preocupação decorre de uma melhor análise sobre a adequação e segurança das medicações usadas nas unidades neonatais. Muito pouco se sabe de maneira específica e segura a esse respeito. Olhares atentos estão voltados ao microbioma do neonato, à influência que ele recebe de forma direta da sua mãe, daqueles que o manuseiam, dos esquemas antibióticos utilizados, do tipo de alimentação recebida e de como isso impacta diretamente sua saúde. A avaliação do desenvolvimento comportamental em curto e médio prazo mostra maior prevalência de autismo e de alterações dos perfis sensoriais em prematuros e esses fatores são mais encontrados quanto menor for a idade gestacional e quanto maior for o tempo de permanência hospitalar. São temas que entre outros ainda merecem muito da nossa atenção.

Considerações finais

O mundo percorreu uma longa estrada na melhoria do atendimento do recém-nascido prematuro e do prematuro extremo, mas ainda há muito a ser alcançado. Em função das diversidades encontradas no globo, a premissa de que "todo o recém-nascido conta" traz à tona a importância de um esforço concentrado na promoção de direitos iguais. Não é uma tarefa simples. Mais do que dotações orçamentárias, existe um sentido de solidariedade a ser buscado. A noção de atingirmos metas globais de qualidade na saúde perinatal, apoiadas em políticas públicas bem embasadas é fundamental no contexto específico do nosso tema. O ganho em tecnologias com novos aparelhos e medicamentos não substitui a atenção regionalizada e hierarquizada. O modelo de atuação das equipes, a observância de protocolos assistenciais constantemente reavaliados e a estreita participação da família nos faz pensar que o futuro não é apenas um sonho. É possível.

LEITURAS COMPLEMENTARES

Annual Report 2016. Disponível em: http://www.canadianneonatalnetwork.org/portal/.

Boland RA, Davis PG, Dawson JA. What are we telling parents of extremely preterm babies? Aust N Z J Obstet Gynaecol. 2016;56(3): 274-81.

Brasil. Ministério da Saúde. Secretaria de Atenção à Saúde. Departamento de Ações Programáticas Estratégicas. Atenção humanizada ao recém-nascido: Método Canguru: Manual Técnico. Brasília: Ministério da Saúde; 2017. 340p.:il.

Brennan AM, Murphy BP, Kiely ME. Optimising preterm nutrition: Present and future. Proceedings of the Nutrition Society. 2016;75: 154-61.

Chung SH, Bae CW. Improvement in the survival rates of very low-birth-weight infants after the establishment of the Korean Neonatal Network: Comparison between the 2005s and 2010s. J Korean Med Sci. 2017;32:1228-34.

Costeloe KL, Hennessy EM, Haider S, Stacey F, Marlow N, Draper ES. Short term outcomes after extreme preterm birth in England: Comparison of two birth cohorts in 1995 and 2006 (the Epicure studies). BMJ 2012;345:e7976.

Crozier SC, Goodson JZ, Mackay ML, Synnes AR, Grunau RE, Miller SP. Sensory processing patterns in children born very preterm. Am J Occup Ther. 2016;Jan-Feb;70(1):1-7.

Dudova I, Markova D, Kasparova M, Zemarkova J, Beranova S, Urbanek T et al. Comparisonof three screening tests for autism in preterm children with birth weights less than 1500grams. Neuropsychiatric Disease and Treatment. 2014;10:2201-8.

França EB, Lansky S, Rego MAS, Malta DC, França JS, Teixeira R et al. Principais causas da mortalidade na infância no Brasil, em 1990 e 2015: Estimativas do estudo de carga Global de Doença. Rev Bras Epidemiol. 2017 maio;20(Suppl. 1):46-60.

Gregory KE, Samuel BS, Houghteling P, Shan G, Ausbel FM, Sadreyev RI et al. Influence of maternal breast milk ingestion on acquisition of the intestinal microbiome in preterm infants. 2016;4(68):1-15.

Guinsburg R, Branco de Almeida MF, Dos Santos Rodrigues Sadek L, Marba STM, Suppo de Souza Rugolo LM, De Andrade Lopes JM. Proactive management of extreme prematurity: Disagreement between obstetricians and neonatologists. Journal of Perinatology. 2012;32:913-19.

Haward MF, Murphy RO, Lorenz JM. Message framing and perinatal decisions. Pediatrics 2008;122(1):108-18.

Horbar JD, Carpenter JH, Badger GJ, Kenny MJ, Stoll RF, Morrow KA et al. Mortality and neonatal mobidity among infants 501 to 1500grams from 2000 to 2009. Pediatrics. 2012;129(6):1019-26.

Jensen EA, Lorch SA. Effects of a birth hospital's neonatal intensive care level and annual volume of very low-birth-weight infant deliveries on morbidity and mortality. JAMA Pediatr. 2015;169(8):e151906.

Lake ET, Staiger D, Horbar J. Association between hospital recognition for nursing excellence and outcomes of very low-birth-weight infants. JAMA 2012;307(16):1709-16.

Lansky S, França E, Leal MC. Mortalidade perinatal e evitabilidade: Revisão. Rev Saúde Pública. 2002;36(6):759-72.

Lapcharoensap W, Gage SC, Kan P. Hospital variation and risk factors for bronchopulmonary dysplasia in a population-based cohort. JAMA Pediatr. 2015;169(2):e143676.

Laughon MM, Avant D, Tripathi N, Hornik CP, Cohen-Wolkowiez M,Reese H et al. Drug labeling and exposure in neonates. JAMA Pediatrics 2014;Feb;168(2):130-6.

Lawn JE, Blencowe H, Oza S, You D, Lee AC, Waiswa P et al. Every newborn: Progress, priorities, and potential beyond survival. Lancet. 2014 Jul 12;384(9938):189-205.

Leal MC, Esteves-Pereira A, Nakamura-Pereira M, Torres JA, Theme-Filha M, Domingues RMSM et al. Prevalence and risk factors related to preterm birth in Brazil. Reprod Health. 2016;13(s3):127:163-74.

Lee ACC, Katz J, Blencoue H, Cousens S, Kosuki N, Vogel JP. National and regional estimates of term and preterm births born small for gestational age in 138 low-income and middle-income countries in 2010. The Lancet Global Health. 2013;1(1):e26-e36.

March of Dimes, PMNCH, Save the Children, WHO. The global action report on preterm birth. Geneva: World Health Organization; 2012.

Matijasevich A, Silveira MF, Matos ACG, Rabello Neto D, Fernandes RM, Maranhão AG et al. Estimativas corrigidas da prevalência de nascimentos pré-termos no Brasil, 2000 a 2011. Brasília: Epidemiol Ser Saúde. 2013;22(4):557-64.

Raj A, Saggurti N, Winter M, Labonte A, Decker MR, Balaiah D. The effect of maternal marriage on morbidity and mortality of children under 5 in India: Cross sectional study of a nationally representative sample. BMJ. 2010;340:b4258.

Rawlings G, Stewart A, Reynolds EO, Strang LB. Changing prognosis for infants of very low birth weight. Lancet. 1971;(7698):516-9.

Rede Brasileira de Pesquisas Neonatais. Relatório anual 2016. Disponível em: https://www.redeneonatal.fiocruz.br/.

Restrepo-Mendez MC, Victoria GG. Maternal mortality by age: Who is most at risk? Lan Glob Health. 2014;2(3);e120-e121.

Sampaio FSCP, Novais MS, Oliveira VF, Brito MB. Clinical and social impact of Brazilian teenage pregnancy. Brazilian Journal of Medicine and Human Health. 2014 Jun;2(2):82-5.

Serenius F, Kallen K, Blennow M, Ewald U, Fellman V, Holmsrom G et al. Neurodevelopmental outcome in extremely preterm infants at 2.5 years after active perinatal care in Sweden. JAMA. 2013 May;309(17): 1810-20.

Stenberg K, Axelson H, Sheehan P, Anderson I, Gulmezoglu AM, Temmerman M et al.: Advancing social and economic development by investing in women's and children's health: a new Global Investment Framework. Lancet. 2014 Apr 12;383(9925):1333-54.

Stewart AL, Reynolds EO, Lipscomb AP. Outcome for infants of very low birth weight: Survey of world literature. Lancet. 1981;1(8228): 1038-40.

Stoll Bj, Hansen NI, Bell EF, Shankaran S, Lapstook AR, Walsh MC et al. Neonatal outcomes of extremely preterm infants from the NICHD Neonatal Research Network. Pediatrics. 2010;126(3):443-56.

Stoll BJ, Hansen NI, Bell EF, Walsh MC, Carlo WA, Shankaran S et al. Trends in care practices, morbity and mortality of extremely preterm neonates, 1993-2012. JAMA. 2015;Sep 314(10):1039-51.

Stress JL, Ward RM. Newborns, one of the last therapeutic orphans to be adopted. JAMA Pediatrics. 2014Feb;168(2):106-107.

Strostrup A, Bragg Jb, Andra SS, Curtin PC, Spear EA, Sisson DB et al. Neonatal intensive care unit phthalate exposure and preterm infant neurobehavioral performance. PLOS One. 2018 Mar 5;13(3):e0193835. PMID.

Tyson JE, Parikh NE, Larger J, Green C, Higgins R. Intensive care for extreme prematurity-moving beyond gestational age. N Eng J Med. 2008;358(16):1672-81.

Van Meurs KP, Bonifacio SL. Brain-focused care in the neonatal intensive care unit: The time has come. J Pediatr (Rio J). 2017;439-41.

Variane GFT, Magalhães M, Gasperine R, Alves HCBR, Scoppeta TLPD, Figueredo RJG. Early amplitude-integrated electroencephalography for monitoring neonates at high risk for brain injury. J Pediatr (RioJ). 2017;93(5)460-66.

Vermont Oxford Network. Disponível em: https://public.vtoxford.org/.

Volpe FM, Abrantes MM, Carpanema FD, Chaves JG. The impact of changing health indicators on infant mortality rates in Brazil, 2000 and 2005. Rev Panam Salud Publica 2009;26(6):478-84.

Wandro S, Osborne S, Enriquez C, Bixby C, Arrieta A, Whiteson K. The microbiome and metabolome of preterm infant stool are personalized and not driven by health outcomes, including necrotizing enterocolitis and late onset sepsis. mSphere3:e00104-18. Doi: 101128/mSphere.00104-18.

WHO, UNICEF. Every Newborn: An action plan to end preventable deaths. Geneva: World Health Organization; 2014.

145

Seguimento Ambulatorial do Prematuro

Silvia Maria Monteiro da Costa

Com a evolução tecnológica na área da neonatologia, mais bebês prematuros com menor peso e idade gestacional ao nascimento sobrevivem, uns com melhores condições clínicas e outros com diversas complicações em curto, médio e longo prazo.

A alta hospitalar dos prematuros tem sido mais precoce, com isso os pequenos prematuros chegam ao ambulatório de seguimento com novas demandas clínicas.

Além do acompanhamento do ganho ponderal após a alta, o prematuro requer outros tipos de cuidados como a utilização de sonda gástrica para alimentação, a necessidade de oxigênio suplementar domiciliar por meio de cateter paranasal e várias medicações importantes.

O seguimento ambulatorial do prematuro deve ser uma continuidade de todo o processo de internação, iniciando no momento de seu nascimento, passando pela UTI neonatal, pelos cuidados intermediários, pela unidade de pré-alta ou unidade canguru e evoluindo para a alta hospitalar.

É importante um olhar bem estruturado e focado nas peculiaridades, especificidades e complexidades dos prematuros, para seu seguimento ambulatorial adequado.

Equipe de seguimento

A equipe de seguimento ambulatorial deve ser multiprofissional com enfermeiro, neonatologista, fonoaudiólogo, fisioterapeuta, nutricionista, neurologista infantil, psicólogo, oftalmologista, cardiologista infantil, cirurgião pediátrico e outras especialidades acessíveis conforme a necessidade (gastropediatria, pneumopediatria, endocrinopediatria, otorrinopediatria, neurocirurgia).

Assim que o prematuro tem alta hospitalar, é muito importante um retorno precoce em até 2 a 3 dias com o enfermeiro quando é verificado o ganho de peso, esclarecimentos

de dúvidas gerais sobre aleitamento, medicações e demais necessidades.

Os bebês prematuros podem dar seguimento à quarta etapa do Programa de Atenção Humanizada ao Recém-nascido de Baixo Peso – método canguru, do Ministério da Saúde, e devem regressar ao ambulatório a cada 2 a 3 dias, continuamente até atingirem o peso de 2.500 g.

O prematuro com broncodisplasia em uso de oxigênio suplementar deve ter monitoramento de oximetria semanal ou quinzenal até que este aparato não seja mais necessário.

Aqueles prematuros que necessitam de sonda gástrica para alimentação, devem retornar ao ambulatório com a fonoaudiologia para avaliação e estimulação oral, até restauração plena da sua capacidade de coordenação da sucção e deglutição.

Organização do ambulatório

Os retornos dos prematuros no ambulatório de neonatologia podem ser organizados da seguinte forma:

- **Ambulatório de enfermagem e método canguru:** retorno a cada 2 a 3 dias até atingir o peso de 2.500 g.
- **Ambulatório de retorno de oxigênio:** avaliação médica e de enfermagem para os prematuros com broncodisplasia e necessidade de oxigênio suplementar com retorno semanal ou quinzenal até que seja possível a total retirada de oxigênio, sendo então transferido ao ambulatório de neonatologia para continuidade do seguimento.
- **Ambulatório de neonatologia:** seguimento com neonatologista ou pediatra com frequência mensal até os 6 meses, bimestral ou trimestral até 1 ano, trimestral até os 2 anos de idade corrigida, semestral até 4 anos e anual até idade escolar.

SEÇÃO XVI – PREMATURIDADE

- **Ambulatório de neurologia infantil:** acompanhamento das alterações neurológicas.
- **Ambulatório de oftalmologia:** para exame da retina (se ainda necessitar seguimento) ou outras alterações como estrabismo, nistagmo ou acuidade visual.
- **Ambulatório de cardiologia pediátrica:** avaliação e acompanhamento de persistência do canal arterial e outras alterações cardiológicas do prematuro.
- **Ambulatório de cirurgia pediátrica:** avaliação e acompanhamento de patologias cirúrgicas do prematuro.
- **Ambulatório de fonoaudiologia:** exame auditivo (se não tiver sido possível a realização durante a internação) e posterior monitoramento auditivo. Seguimento dos pacientes que tiveram alta necessitando uso de songa gástrica para alimentação até total coordenação da função de sucção e deglutição e retirada da sonda.
- **Ambulatório de fisioterapia:** fisioterapia motora e respiratória.
- **Ambulatório de psicologia:** acompanhamento de mães de prematuros e crianças com alterações de comportamento e hiperatividade.
- **Ambulatório de nutrição:** acompanhamento nutricional dos prematuros.
- **Ambulatório de outras especialidades (gastropediatria, pneumopediatria, endocrinopediatria, otorrinolaringologia, genética perinatal):** acompanhamento conforme a necessidade.

Conceito de idade corrigida

É de suma importância a utilização da **idade corrigida** para as avaliações do prematuro.

A idade corrigida é definida como a diferença da idade cronológica e a idade gestacional de nascimento que faltou para completar as 40 semanas da criança de termo.

Ou seja, se um prematuro nasceu com 32 semanas de idade gestacional, faltaram 8 semanas até as 40 semanas; se ele tem 2 meses de idade cronológica, descontando as 8 semanas que faltaram até as 40 semanas, ele tem a idade corrigida atual de 40 semanas.

> IDADE CORRIGIDA (IC) = idade cronológica –
> (40 semanas – idade gestacional ao nascimento)

A idade corrigida é utilizada para avaliação do crescimento nas curvas de crescimento, para avaliação de desenvolvimento neuropsicomotor, exame neurológico e para orientação de alimentação. Já a vacinação segue idade cronológica. A idade corrigida deve ser utilizada genericamente até os 2 anos.

Consulta médica ambulatorial

A consulta de neonatologia para os prematuros consiste em uma anamnese global das queixas clínicas, intercorrências, internações, medicações em uso, acompanhamentos de outras especialidades, necessidade ou retirada de oxigênio suplementar domiciliar, alimentação (tipo de aleitamento, retirada ou não de sonda, introdução de outros alimentos), frequência de diurese e evacuações.

O exame físico deve ser completo com atenção a todos os sistemas e à possibilidade de hérnia inguinal (mais frequente em prematuros) para encaminhamento ao cirurgião pediátrico e sua correção cirúrgica o mais breve possível.

No exame neurológico é importante observar as alterações de tônus muscular (hipotonia ou hipertonia) e simetria de tônus apendicular, sendo comum a hipertonia apendicular e a hipotonia cervicoescapular nos primeiros retornos. A hiperexcitabilidade pode estar presente nos prematuros egressos, sendo importante verificar os reflexos com martelo apropriado para uso infantil.

Avaliação do crescimento e desenvolvimento

A avaliação do crescimento e do desenvolvimento neuropsicomotor é muito importante nos primeiros 2 anos de vida e deve ser continuada até a puberdade. Algumas sequelas cognitivas são mais frequentes nos prematuros e são detectadas na fase escolar.

Como avaliar o crescimento

A avaliação do crescimento é realizada por meio das medidas de peso, comprimento e perímetro cefálico a cada consulta e comparadas por meio das curvas de crescimento para prematuros, sempre utilizando a idade corrigida nos primeiros 2 anos.

A curva de crescimento de prematuros Intergrowth (Preterm Postnatal Follow-up Study of the Intergrowth-21st Project) foi construída por meio de um estudo multirracial, multicêntrico, com número significativo de participantes e abrangendo as menores idades gestacionais, desde 27 até 64 semanas (6 meses de idade corrigida) e parece ser adequada para o seguimento dos prematuros.

A partir de 6 meses de idade corrigida, podemos monitorar o crescimento por meio da curva de crescimento para recém-nascidos a termo (WHO), utilizando a idade corrigida até os 2 anos. Após os 2 anos não há mais necessidade de utilizar a idade corrigida.

Os prematuros costumam chegar ao ambulatório de seguimento entre a fase de transição em que ocorre o término da perda de peso e há um lento aumento do perímetro cefálico e comprimento e a fase de crescimento rápido ou *catch up*.

Neste período há aumento acelerado do peso, comprimento e perímetro cefálico que depende de fatores como peso de nascimento, idade gestacional e complicações clínicas.

Nos prematuros sem complicações graves o pico máximo de *catch up* costuma ocorrer entre 36 e 44 semanas, podendo durar de 6 a 9 meses de idade pós-natal. As medidas ao final do 1º ano provavelmente estarão entre os percentis 10 e 90. Os prematuros extremos ou com complicações graves alcançam crescimento médio entre percentil 3 e 25 com 2 a 3 anos de idade.

As crianças com desnutrição intraútero simétrica podem não alcançar um crescimento adequado.

A avaliação do perímetro cefálico (PC) é a primeira a demonstrar *catch up*. É considerada como indicação indireta do crescimento cerebral e correlacionada à função cognitiva. É importante diferenciar o rápido aumento do PC com hidrocefalia e o pequeno aumento com crescimento cerebral insuficiente.

1088

Como avaliar o desenvolvimento

A avaliação de desenvolvimento neuropsicomotor pode ser realizada por meio de vários testes específicos que requerem um treinamento especializado e tempo para sua realização.

O teste mais usado para pesquisas e acompanhamento das crianças de risco é a escala de Bayley de desenvolvimento infantil, que abrange os domínios: cognitivo, linguagem (receptiva e expressiva), motor (fino e grosseiro), socioemocional e funcionamento adaptativo podendo ser utilizada de 1 a 42 meses de vida, aplicada e interpretada por psicólogos ou pediatras habilitados para esse fim.

As escalas de Bayley II e III para avaliação do desenvolvimento de prematuros de risco podem ser utilizadas dos 18 aos 24 meses. São testes mais completos, demandam mais tempo e profissionais habilitados.

O teste de Denver II, por ser um teste muito simples e rápido é comumente utilizado para a triagem de alterações do desenvolvimento na prática clínica, com avaliação das áreas motor grosseiro, motor adaptativo, linguagem e psicossocial.

A avaliação dos prematuros até os 2 anos é uma avaliação inicial do crescimento e do desenvolvimento neuropsicomotor e deve ser estendida até a idade escolar. Algumas sequelas cognitivas são mais frequentes nos prematuros e detectadas na fase escolar.

Alterações emocionais como ansiedade e depressão e alterações de comportamento como a hiperatividade e o déficit de atenção parecem ser mais frequentes nos prematuros. Os distúrbios psiquiátricos e as desordens do espectro autista têm sido mais verificados em prematuros.

Exames complementares

São necessários alguns exames laboratoriais na primeira consulta dos prematuros após a alta para avaliação de doença osteometabólica e anemia com avaliação sanguínea de cálcio, fosfatase alcalina e fósforo até 44 semanas de idade corrigida e controle hematológico para avaliar a anemia da prematuridade.

Se verificarmos um crescimento muito acentuado do perímetro cefálico, deve ser solicitada uma avaliação com ultrassonografia cerebral para investigar a possibilidade de hidrocefalia.

Outros exames podem ser necessários para acompanhamento de problemas decorrentes da fase de internação neonatal.

Encaminhamentos

Os encaminhamentos dependem das avaliações nas consultas; comumente são necessários serem relembrados e reencaminhados para as especialidades médicas e demais profissionais.

O neurologista infantil deverá avaliar e acompanhar os casos de alterações de exame neurológico.

A fisioterapia motora é muito importante quando existem alterações de tônus ou de motricidade no exame neurológico.

O monitoramento auditivo é também muito importante em função de tantas medicações recebidas durante a internação e da imaturidade do sistema auditivo.

A avaliação da retina por meio de exame de fundo de olho, possibilitou que prematuros não evoluíssem mais para cegueira. Outras alterações como estrabismo, nistagmo ou diminuição de acuidade visual também devem ser avaliadas pelo oftalmologista.

Recomenda-se o acompanhamento com pneumologista pediátrico nos casos de displasia broncopulmonar, dependência crônica de oxigênio e quadros de sibilância. Alterações da função pulmonar em crianças na idade escolar são mais comuns nos prematuros que tiveram displasia broncopulmonar.

Do mesmo modo, é importante que seja feito acompanhamento com cardiologista pediátrico nos casos de persistência do canal arterial e outras malformações congênitas e cirurgia pediátrica ao verificar hérnia inguinal ou demais alterações cirúrgicas.

Os problemas comportamentais e emocionais são frequentes em prematuros quer seja por suas reais condições clínicas, quer seja por reforços de comportamentos ou mesmo costumeiras superproteções familiares e devem ser encaminhados para os psicólogos, psiquiatras infantis ou neurologistas.

Vacinação

A atualização vacinal é outro tópico muito importante e mandatório, e normalmente já foi iniciada durante a internação neonatal.

Algumas vacinas são realizadas somente após a alta hospitalar (as vacinas de vírus vivo atenuado ou as que necessitam de peso mínimo do bebê para sua realização).

É importante enfatizar que o prematuro necessita de quatro doses da vacina de hepatite B.

A indicação de anticorpo monoclonal para vírus sincicial respiratório (Palivizumbe) é preconizada no 1º ano de vida, na época de sazonalidade do vírus.

Alimentação

As recomendações alimentares devem seguir a idade corrigida do prematuro e sempre que possível incentivar a manutenção do aleitamento materno e introdução de outros alimentos não lácteos somente após os 6 meses de idade corrigida.

Medicamentos

Vários medicamentos já prescritos na alta hospitalar dos prematuros, devem ser cuidadosamente verificados e quando do necessário, ajustados conforme seu peso.

A suplementação de vitamina A (200.000 UI/dia), vitamina C e vitamina D (400.000 UI/dia) é necessária para os prematuros no 1º ano de vida e podem ser prescritas por meio de polivitamínicos (12 gotas/dia), ou com a associação de vitamina A+D (2 gotas/dia) e vitamina C (3 gotas/dia) em separado.

SEÇÃO XVI – PREMATURIDADE

O sulfato de zinco (10 mg/mL): 0,5 a 1 mg/kg/dia pode ser benéfico desde 36 semanas até 6 meses de idade corrigida.

A suplementação de ferro deve seguir o seguinte esquema: 4 mg/kg/dia de ferro elementar para os prematuros com peso de nascimento menor que 1.000 g, 3 mg/kg/dia para os prematuros com peso de nascimento entre 1.000 e 1500 g e 2 mg/kg/dia para os prematuros nascidos acima de 1.500 g; sendo iniciada entre 15 e 60 dias de vida e mantida durante o 1º ano de vida. No 2º ano pode ser oferecida a dose de 1 a 2 mg/kg/dia.

Nos casos de hipofosfatemia na doença osteometabólica da prematuridade, é indicada suplementação do fósforo por meio de formulação de fosfato tribásico de cálcio contendo 42 mg cálcio/mL e 22 mg fósforo/mL, estimando-se uma suplementação diária de 180 a 200 mg/kg/dia de cálcio e de 90 a 110 mg/kg/dia de fósforo durante 15 dias, com controle sérico pós-tratamento.

Considerações finais

O seguimento ambulatorial dos prematuros, além de mostrar os resultados de todos os cuidados na internação neonatal, visa detectar o mais precocemente possível, alterações clínicas, do crescimento, do desenvolvimento neurológico e psicomotor, bem como alterações emocionais e comportamentais.

Os encaminhamentos clínicos específicos e multiprofissionais são de suma importância para o prematuro, visando sua reabilitação e desenvolvimento pleno de suas capacidades para uma vida com um futuro promissor.

LEITURAS COMPLEMENTARES

Atenção Humanizada ao Recém-nascido de Baixo Peso- Método Canguru – Manual Técnico. Ministério da Saúde. Secretaria de Atenção à Saúde, Departamento de Ações Programáticas Estratégicas. 2.ed. Brasília: Ministério da Saúde; 2013. Disponível em: http://bvsms.saude.gov.br/bvs/publicaçoes/atencao_humanizada_recem_nascido_canguru.pdf.

Hack M, Taylor HG, Schlichter M, Andreias L, Drotar D, Klein N. Behavioral outcomes of extremely low birth weight children at age 8 years. J Dev Behav Pediatr. 2009;30:122-30.

Hille ET, Dorrepaal C, Perenboom R, Gravenhorst JB, Brand R, Verloove-Vanhorick SP et al. Social lifestyle, risk taking behavior, and psychopathology in young adults born very preterm or with very low birth weight. J Pediatr. 2008;152:793-800.

Johnson S, Hollis C, Kochhar P, Hennessy E, Walke D, Marlow N. Autism spectrum disorders in extremely preterm children. J Pediatr. 2010;156:525-31.

Manual seguimento ambulatorial do prematuro de risco/Rita de Cássia Silveira. Porto Alegre: Sociedade Brasileira de Pediatria. Departamento Científico de Neonatologia; 2012. Disponível em: http://www.sbp.com.br/pdfs/Seguimento_prematuro_oficial.pdf.

Moore T, Johnson S, Haider S, Hennessy E, Marlow N. Relationship between test scores using the second and third editions of the Bayley Scales in extremely preterm children. J Pediatr. 2012;160:553-8.

O'Shea TM, Joseph RM, Allred EN et al. Accuracy of the Bayley-II mental development index at 2 years as a predictor of cognitive impairment at school age among children born extremely preterm. J Perinatol. 2018 Jul;38(7):908-916. Doi: 10.1038/s41372-017-0020-8. Epub 2018 may 29.

Villar J, Giuliani F, Bhutta ZA, Bertino E, Ohuma EO, Ismail LC, Barros FC, Altman DG, Victora C, Noble JA, Gravett MG, Purwar M, Pang R, Lambert A, Papageorghiou AT, Ochieng R, Jaffer YA, Kennedy SH. International Fetal and Newborn Growth Consortium for the 21(st) Century (INTERGROWTH-21(st)). Postnatal growth standards for preterm infants: The Preterm Postnatal Follow-up Study of the INTERGROWTH-21(st) Project. Lancet Glob Health. 2015 Nov;3(11):e681-91. Disponível em: https://www.ncbi.nlm.nih.gov/pubmed/26475015. Doi: 10.1016/S2214-109X(15)00163.

WHO. The WHO Child Growth Standards. World Health Organization. Disponível em: http://www.who.int/childgrowth/standards/en/.

Consequências Tardias da Prematuridade e do Baixo Peso ao Nascer

Paulo Roberto Pachi

A literatura médica das últimas décadas encontra-se repleta de evidências científicas que ligam algumas doenças da idade adulta, como a síndrome metabólica, o diabetes *mellitus* e a doença aterosclerótica, a eventos ocorridos na vida fetal e perinatal.

Observações epidemiológicas replicadas em humanos, e provas experimentais em modelos animais, sugerem que um período de plasticidade durante o desenvolvimento fetal e pós-natal imediato e mediato resulta em modificações permanentes na forma como o organismo se adapta ao ambiente intrauterino e pós-natal, provavelmente com implicações epigenéticas no tocante à regulação do ciclo celular e programação hormonal de vias metabólicas.

Um período crítico parece ser o 3º trimestre de vida fetal, o que acaba por tornar os eventos mórbidos (como a desnutrição pós e pré-natal), ocorridos quando de um nascimento prematuro, assim como nos casos de crescimento intrauterino retardado (CIUR), determinante das alterações e seus reflexos futuros.

Histórico

No final dos anos 1980, início dos anos 1990, epidemiologistas da Universidade de Southampton na Inglaterra, liderados pelo Dr. David Barker, perceberam haver uma forte correlação entre baixo peso ao nascer em cidades no norte daquele país, no início do século XX, principalmente em zonas rurais, mais pobres, em que inclusive a mortalidade perinatal e infantil era mais elevada, e o desenvolvimento de doenças degenerativas da idade adulta, postulando então que as mesmas teriam sua origem, em parte, na vida fetal, o que ficou conhecido como "a hipótese da origem fetal da doença adulta", também conhecida como Hipótese Barker. Posteriormente, Hales e Barker sugeriram

que os ambientes, fetal e infantil, hostis e carentes causariam perturbações metabólicas e estruturais permanentes, resultando em doenças adultas posteriores, incluindo o desenvolvimento do diabete tipo 2 (DM2) e da obesidade. Essas alterações, resultariam em hipoplasia pancreática com menos células β e suas consequências metabólicas na idade adulta. Existem também indícios de associações significantes entre baixo peso ao nascer e hipertensão arterial em várias idades, sendo este efeito mais perceptível entre os 64 e 71 anos de idade, quando se estima haver uma diminuição de 5,2 mmHg para cada aumento de 1 kg de peso ao nascer.

Evidências das influências perinatais e marcas tardias

O desequilíbrio de macronutrientes na dieta materna pode ter efeitos em curto e longo prazo na pressão sanguínea da prole; animais alimentados com dietas com baixa razão proteína/carboidrato apresentam elevação da pressão arterial em longo prazo.

Indícios, a partir de estudos observacionais com seres humanos adultos, apontam para a ligação entre crescimento fetal retardado seguido por um crescimento "compensatório" acelerado no peso e na altura após o nascimento e hipertensão arterial.

O mesmo é observado em crianças: as que nasceram pequenas e que posteriormente ganharam peso de maneira acentuada têm as pressões arteriais mais altas e resistência à insulina.

A complacência arterial diminuída e a elastogênese alterada parecem estar implicadas na fisiopatogenia da hipertensão nas crianças nascidas com baixo peso A elasticidade da aorta, por exemplo, guarda relação em adultos, com o tamanho ao nascer.

A diminuição da complacência arterial é encontrada naqueles com baixo peso ao nascer em função da diminuição da quantidade de elastina presente na parede do vaso resultante dos efeitos intraútero sobre a elastogênese vascular.

A exposição materna e fetal aos glicocorticoides tem sido proposta como um possível mecanismo para a associação de baixo peso ao nascer e hipertensão. A exposição excessiva do feto aos glicocorticoides foi já há muito tempo associada ao crescimento fetal retardado em humanos, bem como a exposição do feto desnutrido aos glicocorticoides maternos foi associada à hipertensão na vida adulta.

O aumento da sensibilidade aos glicocorticoides pode aumentar a atividade da enzima conversora da angiotensina e elevar a angiotensina II, o que poderia influenciar nos níveis pressóricos.

O número reduzido de néfrons, aumentando os riscos para o desenvolvimento de hipertensão também foi descrito em crianças nascidas com baixo peso; já que porcentagem considerável da nefrogênese é completada no 3º trimestre de gestação, o número reduzido de néfrons em indivíduos com baixo peso ao nascer supostamente ocasiona hiperfiltração de cada néfron e esclerose glomerular resultante, e um ciclo de aumento da pressão arterial e morte do néfron.

Com relação à resistência à insulina e ao DM2, componentes também da síndrome metabólica, em estudos com animais e constatações epidemiológicas em humanos, vem-se confirmando que o CIUR causa hipoplasia pancreática em adultos, e as evidências apontam para funções normais das células β, de onde se infere ser a resistência à insulina consequente à hipoplasia do pâncreas e não à disfunção endócrina, compreendida como falha celular.

Assim, a resistência à insulina, em vez de falha de células β, parece ser a anormalidade inicial detectável em pequenos para a idade gestacional (PIG). Em contraste com a hipótese de fenótipo adaptado, em que as alterações nutricionais ocorridas na vida fetal ocasionariam uma adaptação do feto, que, para sobreviver, adaptar-se-ia à pouca disponibilidade de oxigênio e nutrientes, promovendo modificações adaptativas, com alterações endócrino-metabólicas que culminariam com uma inabilidade em lidar com a disponibilidade maior de alimentos, aumentando seu índice de massa corpórea e desenvolvendo a síndrome metabólica (hipertensão arterial, obesidade, dislipidemias, intolerância à glicose ou mesmo DM2 e doença cardiovascular), existe a hipótese de salvamento fetal, proposta por Cutfield e Hofman, sugerindo que a má nutrição fetal, em particular a restrição de glicose, resultaria em uma redistribuição da glicose aos órgãos essenciais, como o cérebro e o coração (promovendo assim a sobrevivência fetal).

Para que isto ocorra, porém, haveria o desenvolvimento de resistências periférica e hepática à insulina e, consequentemente, o desvio da glicose aos tecidos não insulino-dependentes. Todas essas hipóteses sugerem que o ambiente metabólico/nutricional, no crítico período de vida fetal, pode alterar permanentemente ou reprogramar o organismo fetal, com implicações permanentes no desenvolvimento da estrutura de órgãos ou alterando as vias metabólicas, genéticas e/ou fisiológicas, com implicações na vida adulta. Exemplo destas evidências pode ser constatado em modelos animais de privação nutricional no útero em que anomalias no número de células β alteram a capacidade de absorção de glicose pela gordura e músculos, bem como a função e estrutura hepática Filhotes de ratos desnutridos na vida fetal demonstram absorção de glicose reduzida, bem como expressão e concentração reduzida de proteína-1 transportadora de glicose no músculo fetal, mas não no cérebro. Estes animais tornam-se obesos quando fornecida dieta com alta caloria na vida pós-natal, o que não ocorre com aqueles em que as mães não serviram de modelo de desnutrição.

Estas adaptações fisiológicas existem para que a sobrevivência fetal num ambiente inóspito possa ocorrer, e a sua persistência deve, teoricamente, ajudar na sobrevivência em um ambiente pós-natal carente em nutrientes, caso o contrário, quando há uma incompatibilidade entre a capacidade funcional programada pela carência e o ambiente pós-natal (p. ex., onde a nutrição é mais abundante), estas alterações metabólicas tornam-se inapropriadas, ocasionando resistência à insulina e doenças adultas posteriores.

A velocidade do ganho de peso após o nascimento influencia nas manifestações clínicas das mudanças adaptativas na vida fetal. Adultos com doença coronariana nascidos pequenos já apresentavam, após os 2 anos, excessivo ganho ponderal e resistência à insulina.

Existe, com o passar da idade, um aumento da secreção de insulina. Em crianças nascidas PIG, em que ocorre uma deficiência na sensibilidade a este hormônio, com o advento da puberdade e a aquisição de maior massa de gordura existe uma maior redução da sensibilidade à insulina e, portanto, um aumento compensatório da secreção de insulina. Esta necessidade de aumento da secreção do hormônio pode, desta maneira, resultar em falha funcional das células β, podendo resultar em DM2.

A influência genética pode também exercer um papel nestas anormalidades, mas estudos com gêmeos idênticos ressaltam o papel independente do baixo peso ao nascer (reflexo das privações na vida intrauterina) no desencadeamento da intolerância à glicose e DM2.

Esta hiperinsulinemia compensatória pode alterar a reabsorção de sódio, o tônus vascular, o perfil lipídico e a coagulação, modificações estas que acabam por comprometer a saúde futura da criança nascida pequena e cujo ganho ponderal pós-natal foi significativo.

Epigenética e regulação do ciclo celular

O ácido fólico e a vitamina B12, como cofatores, e a colina e a metionina, entre outros, como doadores, são componentes dietéticos necessários para a correta metilação dos genes, culminando com o bom efeito epigenético, o que pode ser impedido quando da falta destes nutrientes. As principais consequências acabam por impactar a correta expressão dos genes, culminando em anormalidades funcionais que, inclusive, são transmitidas para as próximas gerações.

Experiências em animais desnutridos mostram que existe uma alteração na expressão de transcrição de reguladores de genes implicados no desenvolvimento, com repercussões na diferenciação das células das ilhotas pancreáticas fetais, com óbvias implicações na regulação hormonal. Alterações na secreção de insulina foram documentadas em crianças submetidas a CIUR, com rápido crescimento pós-natal ao término do 1º ano de idade, e, como resultado destas reprogramações pancreáticas, a resistência à insulina já aos 5 anos de idade é demonstrada naqueles submetidos a CIUR. A resultante destas modificações é que cerca de um terço destes indivíduos desenvolvem DM2. Óbvio, também, é que fatores genéticos exercem um papel crucial no desenvolvimento de DM2, como o encontro de polimorfismo do receptor (PPAR)-y2 ligado ao metabolismo de gordura, e a resistência à insulina, encontrada naqueles com baixo peso ao nascer e que desenvolvem DM2.

Prematuridade

O tratamento intensivo neonatal evolui constantemente, com a introdução de nutrição parenteral agressiva e precoce, colostroterapia, alimentação enteral trófica precoce, maior atenção à administração de leite materno etc... o que faz com que, nos prematuros agora nascidos, fatores que podem induzir a programações metabólicas sejam diferentes daqueles vistos há algumas décadas, quando nasceram os atuais adultos, que foram também prematuros e que servem de modelos de estudos relativos às marcas impostas pela prematuridade e suas consequências. A condição de prematuridade, por si só pode também predispor a doenças na idade adulta; predisposição a índice de massa corporal (IMC) elevados e hipertensão arterial sistólica foram relatados em RN nascidos com menos de 34 semanas de idade gestacional. Já na adolescência, a resistência à insulina também foi relatada em indivíduos que, nascidos prematuros, receberam no 1º mês de vida dieta hipercalórica, fato não verificado naqueles nutridos com menos calorias e proteínas, atribuindo este fato, então, à possível resistência à insulina induzida por dietas mais ricas em fases precoces da vida. Hoffman et al. investigaram uma série de fatores neonatais que poderiam resultar na redução da sensibilidade à insulina posteriormente em prematuros. Não houve associação entre a sensibilidade à insulina e a causa da prematuridade, número de dias de ventilação, infecção, administração de corticoide antenatal ou pós-natal.

Este ponto, porém, não está muito claro, pois existem relatos de alterações na secreção de insulina nos testes de tolerância à glicose naqueles adultos cujas mães receberam corticoide antenatal. Crianças pré-púberes nascidas prematuramente (entre 24 e 32 semanas de gestação), quer sejam adequadas ou não para a idade gestacional, semelhante aos de termo nascidos pequenos para a idade gestacional, apresentam redução da sensibilidade à insulina quando comparadas com nascidos adequados para a idade gestacional e de termo, tornando-as predispostas ao desenvolvimento posterior de DM2. Privações ocorridas no 3º trimestre de gravidez parecem exercer um papel marcante nestas marcas da programação, como sugerido pelos estudos em populações concebidas e nascidas durante períodos de fome materna, em que a resistência à insulina na idade adulta foi encontrada naqueles em que a fome materna ocorrera no último trimestre da gestação.

A sensibilidade à insulina declina ao longo da vida, após manter-se relativamente constante durante a infância. Na puberdade ocorre um aumento importante desta resistência, o que se amplia ainda mais na idade adulta. Ao lado de estilo de vida inadequado quanto a atividades físicas, dieta e com o acúmulo progressivo de gordura que naturalmente ocorre, se o indivíduo já vem com este aumento da resistência desde pouca idade, os problemas metabólicos associados deste conjunto de fatores decorrentes são inevitáveis.

O ganho de gordura corporal parece ser o principal evento relacionado ao aumento da possibilidade de diminuição da sensibilidade à insulina e o risco das doenças a ela associado. As evidências apontam para se concluir que o risco de doença posterior é uma interação entre uma redução da sensibilidade à insulina e outros fatores, como acúmulo de massa de gordura. Prematuros avaliados por estudos com radiografia com absortometria apresentam, com 40 semanas de idade pós-concepcional, gordura corporal aumentada e massa magra diminuída quando pareados a RN de termo saudáveis.

Uthaya et al. também descreveram o encontro de maior quantidade de gordura visceral (ligada à resistência à insulina, hipertensão arterial e aterosclerose futuras) em prematuros ao alcançaram 40 semanas de idade pós-concepcional. Alterações na composição corporal até 1 ano idade foram observadas em crianças prematuras que apresentam um maior crescimento de recuperação (*catch up*); elas tinham maior massa de gordura (tanto total como em percentagem do peso corporal) e maior massa magra do que os menos bem nutridos.

Existem evidências que este aumento de adiposidade persiste até a adolescência e a idade adulta e o ganho ponderal acelerado no início da vida de um prematuro seria um fator considerável neste desfecho, em que a maior percentagem de gordura corporal, mais gordura abdominal e maior IMC, já aos 19 anos de idade, são perceptíveis.

Por sua vez, a obesidade em adultos está associada a um aumento da carga de filtração renal. Esse desequilíbrio entre as demandas funcionais e a filtração estruturalmente limitada naquelas com baixo peso ao nascer tende a elevar a pressão arterial para manter a homeostase sódio-volume, ou seja, a pressão-natriurese.

Considerações finais

Crianças nascidas pré-termo e aquelas com CIUR, situações semelhantes de distúrbios da nutrição no último trimestre de gestação, apresentam grande tendência à resistência à insulina, o que as obriga a manter mecanismos compensatórios, basicamente um aumento na produção daquele hormônio.

Pode-se especular que o pré-termo se comporta funcionalmente em termos de marcas metabólicas de maneira semelhante àqueles submetidos a CIUR, já que ambos têm sua nutrição impactada no último trimestre de gestação.

Nefrogênese reduzida com um limiar maior de pressão de natriurese e maior suscetibilidade à doença renal progressiva, comprometimento do desenvolvimento do endotélio e aumento da sensibilidade aos glicocorticoides, por conta de hipercortisolemia fetal, induzem ao desenvolvimento de hipertensão arterial.

Somando-se a estes desfechos, a tendência ao acúmulo de massa gorda que ambos os grupos apresentam e as mudanças programadas persistentes na regulação da glicose e da pressão arterial são a resultante. A maneira como o feto e o nascido pré-termo têm que se adaptar ao ambiente inóspito pode deixar marcas duradouras, como os distúrbios metabólicos originados em períodos críticos do desenvolvimento, com alterações epigenéticas da expressão gênica. A disponibilidade abundante de alimentos em fases posteriores aos períodos de carência pré ou pós-natal imediato e mediato, desproporcional à capacidade metabólica condicionada durante este período crítico, ocasiona alterações do IMC, distribuição patológica de massa gorda mais abundante, predispondo às alterações hormonais, estruturais e funcionais que culminam com a síndrome metabólica.

Sabe-se, no entanto, que uma nutrição inadequada do ponto de vista quantitativo e qualitativo em fases precoces da vida apresenta um impacto negativo no desenvolvimento cerebral e nas funções cognitivas.

LEITURAS COMPLEMENTARES

Arends NJ, Boonstra VH, Duivenvoorden HJ, Hofman PL, Cutfield WS, HokkenKoelega AC. Reduced insulin sensitivity and the presence of cardiovascular risk factors in short prepubertal children born small for gestational age (SGA). Clin. Endocrinol. 2005;62(1):44-50.

Atkinson SA, Randall-Simpson J. Factor influencing body composition of premature infants at term adjusted age. Ann. NY Acad.Sci. 2000; 904:393-9.

Barker DJ, Osmond C, Forsen TJ, Kajantie E, Eriksson JG. Trajectories of growth among children who have coronary events as adults. N. Engl. J. Med. 2005;353(17):1802-9.

Barker DJ. The fetal and infant origins of adult disease. BMJ. 1990;301(6761):1111.

Benediktsson R, Lindsay RS, Noble J et al. Glucocorticoid exposure in utero: New model for adult hypertension. Lancet. 1993;341:339-41.

Beringue F, Blondeau B, Castellotti MC, Breant B, Czernichow P, Polak M. Endocrine pancreas development in growth-retarded human fetuses. Diabetes. 2002;51(2):385-91.

Brenner BM, Chertow GM. Congenital oligonephropathy: An inborn cause of adult hypertension and progressive renal injury? Curr Opin Nephrol Hypertens. 1993;2:691-5.

Campbell DM, Hall MH, Barker DJP et al. Diet in pregnancy and the offspring's blood pressure 40 years later. BJOG. 1996;103:273-80.

Dalziel S, Walker NK, Parag V et al. Cardiovascular risk factors after antenatalexposure to betamethasone: 30-year follow-up of a randomised controlled trial. Lancet. 2005;365(9474):1856-62.

Eriksson JG, Lindi V, Uusitupa M et al. The effects of the Pro12Ala polymorphism of the peroxisome proliferator-activated receptor-γ2 gene on insulin sensitivity and insulin metabolism interact with size atbirth. Diabetes. 2002;51(7):2321-4.

Euser AM, Finken MJ, Keijzer-Veen MG, Hille ET, Wit JM, Dekker FW. (The Dutch POPS-19 Collaborative Study Group). Associations between prenatal and infancy weight gain and BMI, fat mass, and fat distribution in young adulthood: A prospective cohort study in males and females born very preterm. Am. J. Clin.Nutr. 2005;81(2):480-7.

Fernandez-Twinn DS, Wayman A, Ekizoglou S, Martin MS, Hales CN, Ozanne SE. Maternal protein restriction leads to hyperinsulinemia and reduced insulin-signaling protein expression in 21-month-old female rat offspring. Am. J. Physiol. Regul. Integr. Comp. Physiol. 2005; 288(2):R368-R373.

Fowden AL, Hill DJ. Intra-uterine programming of the endocrine pancreas. Br. ed. Bull. 2001;60:123-42.

Garofano A, Czernichow P, Breant B. In utero undernutrition impairs rat β-cell development. Diabetologia. 1997;40(10):1231-4.

Gererd X, Laurent S, Pannier B et al. Arterial distensibility and left ventricular hypertrophy in patients with sustained essential hypertension. Am Heart J. 1991;122:1210-4.

Gluckman PD, Cutfield W, Hofman P, Hanson MA. The fetal, neonatal, and infant environments – The long-term consequences for disease risk. Early Hum. Dev. 2005;81(1):51-9.

Gluckman PD, Hanson MA. Living with the past: evolution, development, and patterns of disease. Science. 2004;305(5691):1733-6.

Gluckman PD, Hanson MA. Maternal constraint of fetal growth and its consequences. Semin. Fetal Neonatal Med. 2004;9(5):419-25.

Hales CN, Barker DJP. The thrifty phenotype hypothesis. Br. Med. Bull. 2001;60(1):5-20.

Hales CN, Barker DJP. Type 2 (non-insulin-dependent) diabetes mellitus: The thrifty phenotype hypothesis. Diabetologia. 1992;35:595-601.

Hall JE, Brands MW, Henegar JR. Mechanisms of hypertension and kidney disease in obesity. Annals of the New York Academy of Science. 1999;892:91-107.

Hinchliffe SA, Lynch MRJ, Sargent PH et al. The effect of intrauterine growth retardation on the development of renal nephrons. BJOG. 1992;99:296-301.

Hofman PL, Cutfield WS, Robinson EM et al. Insulin resistance in short children with intrauterine growth retardation. J. Clin. Endocrinol. Metab. 1997;82(2):402-6.

Hofman PL, Regan F, Jackson WE et al. Premature Birth and later insulin resistance. N. Engl. J. Med. 2004;351(21):2179-86.

Huxley RR, Shiell AW, Law CM. The role of size at birth and postnatal catch-up growth in determining systolic blood pressure: A systematic review of the literature. J Hypertens. 2000;18:815-31.

Hypponen E, Power C, Smith GD. Prenatal growth, BMI, and risk of type 2 diabetes by early midlife. Diabetes Care. 2003;26(9):2512-7.

Irving RJ, Belton NR, Elton RA, Walker BR. Adult cardiovascular risk factors in premature babies. Lancet. 2000;355(9221):2135-6.

Jefferies CA, Hofman PL, Wong W, Robinson EM, Cutfield WS. Increased nocturnal blood pressure in healthy prepubertal twins. J. Hypertension. 2003;21:1319-24.

Lackland DT, Egan BM, Fan ZJ et al. Low birth weight contributes to the excess prevalence of end-stage renal disease in African Americans. J Clin Hypertens (Greenwich). 2001;3:29-31.

Langley-Evans SC, Jackson AA. Increased systolic blood pressure in adult rats induced by fetal exposure to maternal low protein diets. Clin Sci. 1994;86;217-22.

Langley-Evans SC. Intrauterine programming of hypertension by glucocorticoids. Life Sci. 1997;60:1213-122.

Law CM, de Swiet M, Osmond C et al. Initiative of hypertension in utero and its amplification throughout life. BMJ. 1993;306:24-7.

Martyn CH, Barker DJP, Jesperren S et al. Growth in utero, adult blood pressure, and arterial compliance. Br Heart J. 1995;73:116-21.

Martyn CN, Greenwald SE. Mechanisms in utero programming of blood pressure. In: Barker DJP (ed). Fetal Origins of Cardiovascular and Lung Disease. New York, NY: Marcel Dekker, Inc; 2001. p.49-59.

McMillen IC, Robinson JS. Developmental origins of the metabolic syndrome: Prediction, plasticity, and programming. Physiol. Rev. 2005;85(2):571-633.

Ozanne SE, Nicholas Hales C. Poor fetal growth followed by rapid postnatal catch-up growth leads to premature death. Mech. Age. Dev. 2005;126(8):852-4.

Ozanne SE, Olsen GS, Hansen LL et al. Early growth restriction leads to down regulation of protein kinase C zeta and insulin resistance in skeletal muscle. J. Endocrinol. 2003;177(2):235-41.

Ozanne SE. Metabolic programming in animals. Br. Med. Bull. 2001; 60:143-52.

Petry CJ, Ozanne SE, Wang CL, Hales CN. Effects of early protein restriction and adult obesity on rat pancreatic hormone content and glucose tolerance. Horm. Metab. Res. 2000;32(6):233-9.

Ravelli AC, van der Meulen JH, Michels RP et al. Glucose tolerance in adults after prenatal exposure to famine. Lancet. 1998;351(9097): 173-7.

Reaven GM, Lithell H, Landsberg L. Hypertension and associated metabolic abnormalities – The role of insulin resistance and the sympathoadrenal system. N. Engl. J. Med. 1996;334(6):374-81.

Reaven GM. Role of insulin resistance inhuman disease (syndrome X): An expandeddefinition. Ann. Rev. Med. 1993;44:121-31.

Reinisch JM, Simon NG, Kanuro WG. Prenatal exposure to prednisone in humans and animals retards intrauterine growth. Science. 1975;202:436-8.

Simmons RA, Flozak AS, Ogata ES. The effect of insulin, and insulin-like growth factor 1 on glucose transport in normal and small for gestational age fetal rats. Endocrinology. 1993;133:1361-8.

Singhal A, Fewtrell M, Cole TJ, Lucas A. Low nutrient intake and early growth for later insulin resistance in adolescents born preterm. Lancet. 2003;361(9363):1089-97.

Soto N, Bazaes RA, Pena V et al. Insulin sensitivity and secretion are related to catch-up growth in small-for-gestational age infants at age 1 year: Results from a prospective cohort. J. Clin. Endocrinol. Metab. 2003;88(8):3645-50.

Uthaya S, Thomas EL, Hamilton G, Dore CJ, Bell J, Modi N. Altered adiposity after extremely preterm birth. Pediatr. Res. 2005;57(2):211-5=.

Veening MA, van Weissenbruch MM, Heine RJ, Delemarre-van de Waal HA. β-cell capacity and insulin sensitivity in prepubertal children born small for gestational age: Influence of body size during childhood. Diabetes. 2003;52(7):1756-60.

Waterland RA, Jirtle RL. Early nutrition epigenetic changes at transposons and imprinted genes, and enhanced susceptibility to adult chronic diseases. Nutrition. 2004;20(1):63-8.

Weder AB, Schork NJ. Adaptations, allometry, and hypertension. Hypertension. 1994;24:141-56.

Whincup P, Cook D, Papacosta O et al. Birth weight and blood pressure: Cross sectional and longitudinal relations in childhood. BMJ. 1995;311:773-6.

SEÇÃO XVII
Tópicos Relacionados ao Cuidado Integral do Recém-Nascido

Abordagem da Dor no Recém-Nascido

Rita de Cássia Xavier Balda
Ruth Guinsburg

Globalmente, nascem a cada ano mais de 15 milhões de prematuros e vários recém-nascidos a termo doentes, comprometidos por anomalias congênitas ou por eventos adversos ocorridos no período intrauterino ou periparto, e ambos os grupos de pacientes passam suas primeiras semanas ou meses de vida internados em unidades de terapia intensiva, onde são submetidos a múltiplos procedimentos diagnósticos e/ou terapêuticos. A dor acompanha, com frequência, as diferentes terapias e procedimentos invasivos empregados para cuidar desses pacientes. Estudo (Prestes et al., 2005) realizado em 2005, em quatro universidades paulistas, constatou a realização de 3 a 5 procedimentos potencialmente dolorosos por paciente/dia. Carbajal et al., em 2008, avaliaram 430 recém-nascidos na região de Paris nos primeiros 14 dias de vida e observaram uma mediana de 10 procedimentos dolorosos por dia. Já Cignacco et al., em 2009, estudaram 120 neonatos em ventilação mecânica durante os primeiros 14 dias de vida em duas unidades suíças e encontraram 23 procedimentos dolorosos por dia. Em Roterdã, na Holanda, duas coortes de recém-nascidos foram estudadas (Simons et al., 2003 e Roofthooft et al., 2014) em períodos diferentes (2001 e 2000 a 2006), e, comparando ambos os períodos, os autores evidenciaram uma diminuição estatística, mas clinicamente modesta, no número de procedimentos dolorosos (de 14 para 11 procedimentos ao dia), maior frequência no uso e na integração de intervenções não farmacológicas e uma diminuição na prescrição de opioides em neonatos ventilados no segundo período do estudo.

Apesar desse quadro, o emprego de medidas para o alívio da dor frente aos procedimentos potencialmente dolorosos ainda é pouco frequente, pois estima-se que apenas 3% dos neonatos recebam analgesia específica para os procedimentos realizados e que somente 30% deles seja submetido a técnicas coadjuvantes para minimizar a dor. Na Espanha, estudo multicêntrico (Avila-Alvarez et al., 2015), com 30 unidades neonatais e 468 recém-nascidos, observou que 43% dos neonatos admitidos nas unidades neonatais e 70% daqueles em ventilação mecânica invasiva recebeu alguma dose de analgésico e/ou sedativo. Na Europa, coorte prospectiva multicêntrica (Carbajal et al., 2015) envolvendo 18 países, 243 unidades neonatais e 6.680 neonatos, constatou que 34% das admissões nas unidades de terapia intensiva neonatal e 82% dos recém-nascidos em ventilação mecânica receberam pelo menos uma dose de analgésico e/ou sedativo. Nesse estudo europeu, o uso de analgesia variou de zero a 100% entre os 243 centros Na mesma linha, estudo multicêntrico (Prestes et al., 2016) realizado em quatro unidades neonatais universitárias paulistas, nos anos de 2001, 2006 e 2011, observou um aumento no emprego de analgésicos para procedimentos dolorosos no decorrer dos anos do estudo. Contudo, ainda em 2011, a frequência de administração das medidas analgésicas permaneceu muito baixa, estando presente em 36% para a punção lombar; 30% para a intubação traqueal, 48% para a ventilação mecânica e 89% para o alívio da dor nos primeiros 3 dias de pós-operatório.

Uma das causas mais citadas para o subtratamento da dor no período neonatal é o lapso entre o conhecimento científico e a conduta na prática clínica, além da dificuldade de avaliar a dor no lactente pré-verbal.

A avaliação da dor na população neonatal não é tarefa fácil, pois a natureza subjetiva da experiência dolorosa e a existência de poucos instrumentos confiáveis, válidos e com aplicabilidade clínica para mensurar a presença e a intensidade da dor são barreiras difíceis de transpor.

SEÇÃO XVII – TÓPICOS RELACIONADOS AO CUIDADO INTEGRAL DO RECÉM-NASCIDO

Avaliação da dor

Segundo a Associação Internacional para o Estudo da Dor "a dor é uma experiência sensorial e emocional desagradável, associada ao dano tecidual potencial", enfatizando-se que "a incapacidade de se comunicar verbalmente não nega a possibilidade de que o indivíduo esteja sentindo dor e necessite de tratamento apropriado para o seu alívio".

Por essas razões, alguns autores propõem novas perspectivas para a definição e classificação dos termos de dor, discutindo que os relatos verbais são falhos em indivíduos incapazes da verbalização e que as alterações comportamentais causadas pela dor são as formas não verbais de expressão.

A avaliação da dor no período neonatal baseia-se nas respostas do recém-nascido frente ao estímulo nociceptivo, ou seja, nas modificações de órgãos, sistemas e comportamentos ocorridos após um evento doloroso agudo. O neonato apresenta um modo característico e específico de responder à dor; ele parece possuir uma "linguagem própria" para exprimir a dor O reconhecimento desta linguagem por parte do adulto que cuida do recém-nascido é fundamental para a avaliação adequada do fenômeno nociceptivo e para o emprego de tratamento eficaz.

As normas publicadas pela Academia Americana de Pediatria e pelo Grupo Internacional do Estudo da Dor Neonatal enfatizam a importância da avaliação da dor, sendo essa, no período neonatal, realizada por meio de três eixos básicos: mudanças fisiológicas, hormonais e comportamentais, exibidas pelos recém-nascidos em resposta a eventos dolorosos.

Contudo, para obter uma avaliação objetiva e, consequentemente, programar uma terapêutica eficaz deve-se considerar a utilização de escalas de avaliação que englobem parâmetros fisiológicos (medidas objetivas) e comportamentais (medidas subjetivas) com o objetivo de uniformizar os critérios de mensuração das variáveis e conseguir maiores informações a respeito das respostas individuais à dor e de possíveis interações com o ambiente.

Dentre as mais de 40 escalas de avaliação da dor para o recém-nascido descritas na literatura, as mais utilizadas em pesquisas e na clínica encontram-se no Quadro 147.1, modificado de Maxwell et al. Nesse quadro, encontra-se o nome abreviado da escala, a idade gestacional na qual ela foi validada, seus componentes fisiológicos e comportamentais, o tipo de dor avaliada pela escala, se há ou não ajuste para prematuridade e a variação da pontuação de cada escala.

De acordo com recente publicação da Academia Americana de Pediatria, dentre as escalas de avaliação de dor anteriormente citadas, cinco foram submetidas a rigorosos testes psicométricos: Neonatal Facial Coding System (NFCS), Premature Infant Pain Profile (PIPP), Neonatal Pain and Sedation Scale (N-PASS), Behavioral Infant Pain Profile (BIPP) e Échelle Douleur Aiguë du Nouveau-né (EDIN).

Apesar da existência dessas várias escalas unidimensionais e multidimensionais para avaliar a dor no período neonatal, ainda não há um instrumento padrão-ouro capaz de avaliar a dor neonatal nas mais variadas situações e nos neonatos de diferentes idades gestacionais.

Diante deste panorama e da natureza subjetiva das escalas disponíveis, alguns autores propõem uma abordagem mais objetiva baseada na tecnologia, utilizando medidas das atividades autonômicas, cerebrais e hormonais do neonato. Estes instrumentos incluem a variabilidade da frequência cardíaca a condutância da pele (medida da sudorese palmar e plantar), a avaliação da atividade cerebral de resposta à dor por meio do eletroencefalograma e da espectroscopia próxima ao infravermelho (NIRS) e a dosagem de biomarcadores de estresse como o cortisol. Esta abordagem tecnológica é mais atrativa e, potencialmente, pode ser um instrumento mais objetivo da avaliação da dor no período neonatal, quando comparada ao arsenal de escalas disponíveis. Contudo, a ausência de um perfil padronizado para a utilização destes instrumentos nas diferentes situações clínicas e idades gestacionais do neonato e a falta de familiaridade com estas tecnologias inviabilizam o seu uso rotineiro na prática clínica atual. Portanto, a avaliação da dor no recém-nascido até o presente momento depende da aplicação de escalas confiáveis, validadas, disponíveis e aplicáveis à beira do leito.

Dentre as escalas de avaliação da dor, serão citadas e detalhadas as mais utilizadas na literatura:

				Quadro 147.1			
				Escalas mais utilizadas na avaliação da dor no período neonatal.			
Escala	*Idade*	*Itens fisiológicos*	*Itens comportamentais*	*Tipo de dor*	*PT*	*Δ*
PIPP	28 a 40 semanas	FC e Sat	Alerta e face	Aguda e PO	S	0 a 21
CRIES	32 a 56 semanas	FC, PA e SatO$_2$	Alerta, choro e face	PO	N	0 a 10
NIPS	28 a 38 semanas	Respiração	Alerta, choro, face e movimento	Aguda	N	0 a 7
Comfort- Neo	24 a 42 semanas	Respiração, PA e FC	Alerta, agitação, face, tônus e movimento	PO e prolongada	N	8 a 40
NFCS	25 a 40 semanas	–	Face	Aguda	N	0 a 10
N-PASS	0 a 100 dias	FC, FR, PA e SatO$_2$	Alerta, agitação, face, tônus muscular	Aguda e prolongada	S	0 a 10
EDIN	25 a 36 semanas	–	Face, movimento, sono e contato	Prolongada	N	0 a 15
BPSN	27 a 41 semanas	Respiração, FC e SatO$_2$	Alerta, choro, face e postura	Aguda	N	0 a 27

Idade: idade na qual a escala é aplicada, definida em semanas para idade gestacional e em dias para idade pós-natal; FC: frequência cardíaca; FR: frequência respiratória; PA: pressão arterial; SatO$_2$: saturação de oxigênio; tipo de dor: escala validada para dor aguda ou prolongada ou dor de pós-operatório (PO); PT: presença (S) ou ausência (N) de ajuste da escala para a prematuridade; Δ: variação de pontuação de cada escala.
Fonte: Adaptado de Maxwell et al., 2013.

CAPÍTULO 147 – ABORDAGEM DA DOR NO RECÉM-NASCIDO

- **Escala NFCS (Neonatal Facial Coding System):** Sistema de Codificação Facial Neonatal (Quadros 147.2 e 147.3). Essa escala unidimensional analisa as expressões faciais do neonato frente à dor à beira do leito. O escore máximo é de oito pontos e considera-se a presença de dor quando a pontuação é superior a três (NFCS > 3).

Quadro 147.2 Neonatal Facial Coding System (NFCS).		
Movimento facial	*0 pontos*	*1 ponto*
Fronte saliente	Ausente	Presente
Olhos espremidos	Ausente	Presente
Sulco nasolabial aprofundado	Ausente	Presente
Lábios entreabertos	Ausente	Presente
Boca esticada	Ausente	Presente
Lábios franzidos	Ausente	Presente
Língua tensa	Ausente	Presente
Tremor de queixo	Ausente	Presente

Fonte: Adaptado de Grunau e Craig, 1987.

Quadro 147.3 Definições operacionais da NFCS.
- Fronte saliente: abaulamento e sulcos acima e entre as sobrancelhas.
- Olhos espremidos: compressão total ou parcial da fenda palpebral.
- Sulco nasolabial aprofundado: aprofundamento do sulco que se inicia em volta das narinas e se dirige à boca.
- Lábios entreabertos: qualquer abertura dos lábios.
- Boca esticada: vertical (com abaixamento da mandíbula) ou horizontal (com estiramento das comissuras labiais).
- Lábios franzidos: parecem estar emitindo um "úúúú".
- Língua tensa: em protrusão, esticada e com as bordas tensas.
- Tremor do queixo.

Fonte: Adaptado de Grunau e Craig, 1987.

- **Escala NIPS (Neonatal Infant Pain Scale):** Escala de Avaliação de Dor no Recém-Nascido (Quadro 147.4). Escala multidimensional composta por cinco parâmetros comportamentais e um indicador fisiológico, avaliados antes, durante e após procedimentos invasivos agudos em recém-nascidos a termo e pré-termo. Define-se a presença de dor quando a pontuação é superior a três (NIPS > 3).

Quadro 147.4 Neonatal Infant Pain Scale (NIPS).			
Indicador	*0 pontos*	*1 ponto*	*2 pontos*
Expressão facial	Relaxada	Contraída	–
Choro	Ausente	"Resmungo"	Vigoroso
Respiração	Regular	Diferente da basal	–
Braços	Relaxados	Fletidos ou estendidos	–
Pernas	Relaxadas	Fletidas ou estendidas	–
Estado de alerta	Dormindo e/ou calmo	Irritado	–

Fonte: Adaptado de Lawrence et al., 1993.

- **Escala PIPP-R (Premature Infant Pain Profile – Revised):** Perfil de Dor do Prematuro Revisado (Tabela 147.1). É instrumento válido, sensível e específico para a avaliação da dor após procedimentos agudos em recém-nascidos. Ele foi revisado, a partir do Perfil de Dor do Prematuro original, que se tratava da escala de dor mais bem validada para dor aguda, especialmente em recém-nascidos prematuros. A versão revisada da escala procurou facilitar o seu uso e a pontuação na prática clínica, mantendo a sua validação psicométrica

Tabela 147.1. Premature Infant Pain Profile Revised (PIPP-R).

Indicador	*Pontuação do indicador*				*Escore*
	0	*+1*	*+2*	*+3*	
Mudança na FC (bpm) basal: _____	0 a 4	5 a 14	15 a 24	> 24	
Mudança na SatO$_2$ (%) basal: _____	0 a 2	3 a 3	6 a 8	> 8 ou O$_2$	
Testa franzida (seg)	Nada (< 3)	Min (3 a 10)	Mod (11 a 20)	Max (> 20)	
Olhos espremidos (seg)	Nada (< 3)	Min (3 a 10)	Mod (11 a 20)	Max (> 20)	
Sulco NL profundo (seg)	Nada (< 3)	Min (3 a 10)	Mod (11 a 20)	Max (> 20)	
				* Subtotal:	
Idade gestacional (semanas + dias)	≥ 36	32 a 35$^{6/7}$	28 a 31$^{6/7}$	< 28	
Estado de alerta basal	Ativo e acordado	Quieto e acordado	Ativo e dormindo	Quieto e dormindo	
				** Total	

FC: frequência cardíaca; SatO$_2$: saturação de oxigênio; NL: nasolabial.
Fonte: Adaptada de Gibbins et al., 2014.

Para pontuar o PIPP-R, deve-se seguir os seguintes passos:
- **Passo 1:** observar o recém-nascido por **15 segundos**, em repouso e avaliar os sinais vitais (FC mais alta, SatO$_2$ mais baixa e estado de alerta).
- **Passo 2:** observar o RN por **30 segundos após o procedimento** e avaliar a **mudança** dos indicadores (FC mais alta, SatO$_2$ mais baixa e duração das ações faciais). Se o RN precisar de aumento da oferta de O$_2$ em qualquer momento, antes ou durante o procedimento, ele recebe +3 pontos no indicador SatO$_2$.
- **Passo 3:** pontuar idade gestacional e estado de alerta se o * subtotal for > 0.
- **Passo 4:** calcular o escore ** total adicionando o subtotal + idade gestacional + estado de alerta.
- **Escala BIIP (Behavioral Indicators of Infant Pain):** Indicadores Comportamentais de Dor no Recém-Nascido (Quadro 147.5). Trata-se de uma escala unidimensional, confiável, válida e acurada para avaliar a dor aguda no recém-nascido a termo e prematuro. Escores maiores ou iguais a cinco (BIIP ≥ 5) indicam a presença de dor.
- **Escala EDIN (Échelle Douleur Inconfort Nouveau-Né):** Escala de Dor e Desconforto Neonatal (Quadro 147.6). Escala multidimensional que avalia a dor prolongada em recém-nascidos prematuros. Pontuações superior a seis (EDIN > 6) devem alertar para a necessidade de introdução ou adequação da analgesia.

1101

SEÇÃO XVII – TÓPICOS RELACIONADOS AO CUIDADO INTEGRAL DO RECÉM-NASCIDO

Quadro 147.5 Behavioral Indicators of Infant Pain (BIIP).		
BIIP	*Pontos*	*Definição*
Estado de sono/vigília		
Sono profundo	0	Olhos fechados, respiração regular e ausência de movimentos das extremidades
Sono ativo	0	Olhos fechados, contração muscular ou espasmos/abalos, movimento rápido dos olhos e respiração irregular
Sonolento	0	Olhos fechados ou abertos (porém com olhar vago e sem foco), respiração irregular e alguns movimentos corporais
Acordado/quieto	0	Olhos abertos e focados, movimentos corporais raros ou ausentes
Acordado/ativo	1	Olhos abertos e movimentos ativos das extremidades
Agitado/chorando	2	Agitado, inquieto, alerta e chorando
Movimentação de face e mãos		
Fronte saliente	1	Abaulamento e presença de sulcos acima e entre as sobrancelhas
Olhos espremidos	1	Compressão total ou parcial da fenda palpebral
Sulco nasolabial aprofundado	1	Aprofundamento do sulco que se inicia em volta das narinas e se dirige à boca
Boca esticada na horizontal	1	Abertura horizontal da boca acompanhada de estiramento das comissuras labiais
Língua tensa	1	Língua esticada e com as bordas tensas
Mão espalmada	1	Abertura das mãos com os dedos estendidos e separados
Mão fechada	1	Dedos fletidos e fechados fortemente sobre a palma das mãos formando um punho cerrado/ mão fechada

Fonte: Adaptado de Holsti e Grunau, 2007.

Quadro 147.6 Échelle Douleur Inconfort Nouveau-Né (EDIN).	
Indicador	*Pontuação – definição*
Atividade facial	0 – relaxada 1 – testa ou lábios franzidos, alterações de boca transitórias 2 – caretas frequentes 3 – mímica de choro ou totalmente sem mímica
Movimento corporal	0 – relaxado 1 – agitação transitória, geralmente quieto 2 – agitação frequente, mas dá para acalmar 3 – agitação persistente, hipertonia mmii/ss ou parado
Qualidade do sono	0 – dorme fácil 1 – dorme com dificuldade 2 – sonecas curtas e agitadas 3 – não dorme
Contato com enfermagem	0 – atento à voz 1 – tensão durante a interação 2 – chora à mínima manipulação 3 – Não há contato, geme à manipulação
Consolável	0 – quieto e relaxado 1 – acalma rápido com voz, carinho ou sucção 2 – acalma com dificuldade 3 – Não acalma, suga desesperadamente

mmii/ss = membros superiores e/ou inferiores.
Fonte: Adaptado de Debillon et al., 2001.

- **Escala N-PASS (Neonatal Pain Agitation and Sedation Scale):** Escala Neonatal de Dor, Agitação e Sedação (Quadros 147.7 e 147.8). Trata-se de uma escala válida e confiável, que possui variáveis fisiológicas e comportamentais, desenvolvida para avaliar dor aguda e prolongada (crônica e/ou contínua) e sedação em lactentes gravemente doentes. É composta por duas medidas de escore: **dor/agitação** e **sedação** e, em cada uma, cinco critérios são avaliados: choro/irritabilidade; estado com-

portamental; expressão facial; tônus das extremidades; sinais vitais. O escore de dor/agitação é avaliado por meio da observação sem intervenção, com pontuação de 0 a 10. O escore de sedação é avaliado para pacientes que recebem medicamentos sedativos e requerem estimulação. Como os prematuros têm uma capacidade limitada de exibir e manter manifestações comportamentais ou fisiológicas da dor, um ponto é adicionado ao escore final de dor para os recém-nascidos com idade gestacional inferior a 30 semanas, para aproximar a sua resposta à de um neonato a termo. Indica-se introduzir ou adequar analgesia com pontuações superiores a 3 (N-PASS > 3).

Quadro 147.7 Definições operacionais para aplicação da N-PASS.	
Avaliação sedação	A sedação é pontuada de 0 a –2 para cada critério fisiológico e comportamental. • Pontuação final é descrita em números negativos (0 a –10) • Pontuação zero é dada ao RN reativo, que não apresenta sinais de sedação
Níveis de sedação	• Sedação profunda: escore de –10 a –5 • Sedação leve: escore de –5 a –2
Pontuação negativa na ausência de opioides e/ou sedativos indicam	• Resposta prolongada ou persistente à dor/estresse • Depressão neurológica, sepse ou outras
Avaliação dor/agitação	A dor é pontuada de 0 a +2 para cada critério comportamental e fisiológico e, então, somada. • Somar 1 ponto se RN com idade gestacional corrigida < 30 semanas • A pontuação total é descrita com números positivos (0 a +10) • Objetivo do tratamento é manter pontuação ≤ 3

Fonte: Adaptado de Hummel et al., 2008.

Quadro 147.8
Neonatal Pain Agitation and Sedation Scale (N-PASS).

	Sedação		Sedação/dor	Dor/agitação	
	−2	−1	0/0	1	2
Choro/ irritabilidade	Não chora c/ estímulo doloroso	Resmunga/chora c/ estímulo doloroso	Sem sinais de sedação ou dor	Irritadiço ou episódios de choro consoláveis	Choro agudo ou silencioso contínuo. Não é consolável
Comportamento	Não acorda com estímulo Sem movimento espontâneo	Acorda breve c/ estímulo Raro movimento espontâneo	Sem sinais de sedação ou dor	Inquieto, se contorce Acorda com frequência	Arqueia o corpo, fica chutando Acordado constantemente ou não acorda nem se move (não está sedado)
Expressão facial	Boca caída e aberta, sem mímica	Mínima expressão facial com estímulo	Sem sinais de sedação ou dor	Qualquer expressão de dor intermitente	Qualquer expressão de dor contínua
Tônus de extremidade	Sem reflexo de preensão Flácido	Reflexo de preensão fraco Tônus muscular ↓	Sem sinais de sedação ou dor	Mãos cerradas ou espalmadas de modo intermitente Tônus corporal relaxado	Mãos cerradas ou espalmadas de forma contínua Tônus corporal tenso
Sinais vitais: FC, FR e SatO$_2$	Sem Δ após estímulo Hipoventilação ou apneias	Δ < 10% com estímulo	Sem sinais de sedação ou dor	↑ 10 a 20% com relação ao basal SatO$_2$ de 76 a 85% com estímulo; rápida recuperação	↑ 20% com relação ao basal SatO$_2$ < 75% com o estímulo; lenta recuperação Sem sincronia com o ventilador

FC: frequência cardíaca; FR: frequência respiratória; SatO$_2$: saturação oxigênio.
Sedação: −10 a 0. Sedação profunda: −10 a −6 e Sedação leve: −5 a −1
Dor: 0 a 10 (somar 1 ponto se RN < 30 semanas IG corrigida).
Dor presente: N-PASS > 3.
Fonte: Adaptado de Hummel et al., 2008.

Diante da diversidade de escalas existentes na literatura, vários autores sugerem que cada unidade escolha um roteiro prático para a avaliação da dor no período neonatal com treinamento prático e frequente da equipe multidisciplinar neonatal. Neste contexto, a disciplina de pediatria neonatal da Escola Paulista de Medicina da Universidade Federal de São Paulo utiliza para avaliação da dor a escala N-PASS (versão traduzida), com as seguintes ações propostas à equipe médica e de enfermagem:

- **Equipe de enfermagem:** aplicar a escala de avaliação da dor, agitação e sedação neonatal – Neonatal Pain, Agitation e Sedation Scale (N-PASS) de maneira simultânea à monitorização dos sinais vitais, ou seja, a cada 1 a 3 horas, de acordo com a gravidade do paciente. Pontuações > 3 devem alertar para a necessidade de introdução ou adequação da dose de analgésicos.
- **Equipe médica:** aplicar a escala N-PASS de acordo com as situações a seguir.
  - Pontuação da **N-PASS > 3**, segundo avaliação da equipe de enfermagem.
  - Recém-nascidos submetidos à **cirurgia de qualquer porte.**
  - Pacientes submetidos à **drenagem torácica.**
  - Neonatos submetidos à **intubação traqueal e ventilação mecânica.**
  - Pacientes submetidos à **flebotomia e/ou à inserção de cateter percutâneo.**
  - Recém-nascidos com **fraturas ósseas.**
  - Neonatos com **enterocolite necrosante.**
  - Em todo **RN peso < 1.000 g.**

A frequência e duração de aplicação da escala N-PASS deve seguir o protocolo estabelecido no Quadro 147.9, de acordo com os procedimentos e/ou situações clínicas. Recomenda-se iniciar ou ajustar a analgesia sempre que a pontuação da **N-PASS** for > 3.

Quadro 147.9
Indicações e frequência para aplicação da escala N-PASS.

Procedimento e/ou doenças	Intervalo entre avaliações (h)	Período total de avaliação (h)
1º PO (qualquer cirurgia)	4/4	24
Depois do 1º PO Grandes cirurgias Pequenas cirurgias	6/6 8/8	96 48
Drenagem torácica	8/8	Enquanto presente
Intubação traqueal e ventilação mecânica	8/8	Enquanto presente
Flebotomia e/ou cateter percutâneo	8/8	24
Fraturas ósseas	8/8	72
Enterocolite necrosante	8/8	Durante a fase aguda
RN menores que 1.000 g	6/6	1ª semana de vida

Fonte: Desenvolvido pela autoria.

Vale ressaltar que, apesar das críticas aos instrumentos disponíveis para a avaliação da dor nas unidades de terapia intensiva neonatal, há evidência de que a avaliação regular e sistemática da dor nos pacientes aí internados aumenta a consciência da equipe a respeito da dor e traz à discussão a necessidade ou não de analgesia

Prevenção da dor no recém-nascido

É fundamental tentar minimizar as agressões sofridas pelo recém-nascido durante a sua permanência na unidade de terapia intensiva. Assim, é preciso controlar a incidência de luz sobre a criança, tentar diminuir o ruído à

SEÇÃO XVII – TÓPICOS RELACIONADOS AO CUIDADO INTEGRAL DO RECÉM-NASCIDO

sua volta e racionalizar a manipulação do paciente, de tal modo que os cuidados apropriados sejam realizados, mas que se preservem períodos livres para o sono. Deve-se estimular a utilização de monitoração não invasiva (oxímetro de pulso e capnografia). As coletas de sangue devem ser racionalizadas e agrupadas, e o uso de cateteres centrais estimulado. É importante utilizar pequena quantidade de esparadrapo e/ou outras fitas adesivas, quando da fixação dos acessos venosos, arteriais, cânulas traqueais e drenos torácicos, entre outros. Os procedimentos devem ser realizados de preferência pelo médico e/ou enfermeiro mais habilitado da unidade ou sob sua supervisão direta. Tão importante quanto as orientações citadas, é priorizar o contato do paciente com os pais para estimular o bem-estar do recém-nascido.

Tratamento da dor

Na última década, definiu-se o conceito de que a dor é o quinto sinal vital e, como tal, deve ser registrado. No entanto, as avaliações que resultam em um diagnóstico de dor muitas vezes são apenas documentadas nos registros clínicos e não são usadas efetivamente para ajustar o tratamento do paciente com dor.

O objetivo fundamental no tratamento da dor no recém-nascido é minimizar as experiências potencialmente desagradáveis, pois os neonatos apresentam uma capacidade limitada de evitar agentes que produzam desconforto, estresse ou dor.

Indicações de analgesia no recém-nascido

As principais indicações de analgesia no período neonatal seguem abaixo. Deve-se lembrar, entretanto, que não existem indicações absolutas para o emprego de analgésicos no recém-nascido. A decisão a respeito do alívio da dor deve ser sempre individualizada. Assim, é importante considerar a presença da dor e a necessidade terapêutica em:

- pacientes com enterocolite necrosante;
- recém-nascidos portadores de tocotraumatismo, como fraturas ou lacerações;
- procedimentos dolorosos como drenagem torácica, intubação traqueal eletiva, inserção de cateteres, punção liquórica, múltiplas punções arteriais, venosas e/ou capilares;
- procedimentos cirúrgicos de qualquer porte;
- pacientes intubados, em ventilação mecânica;
- qualquer neonato gravemente enfermo que possa necessitar de múltiplos procedimentos dolorosos.

Tratamento não farmacológico da dor

As medidas analgésicas não farmacológicas se constituem em um importante recurso para o alívio da dor de maneira isolada ou em conjunto com a terapêutica farmacológica. A sua utilização deve ser considerada em toda situação potencialmente dolorosa. Dentre as medidas ambientais e comportamentais utilizadas no contexto da dor do recém-nascido, destacam-se:

- **Contato pele a pele:** o contato físico entre mãe/pai/responsável e o seu recém-nascido tem se mostrado eficaz para diminuir a dor de procedimentos agudos. Recente

revisão sistemática (Pillai Riddell et al., 2015) com 25 estudos evidenciou redução dos escores das escalas de avaliação da dor quando o contato físico pele a pele foi aplicado em procedimentos únicos, como punções venosas, capilares, punções do calcâneo e injeção intramuscular, e avaliados por meio de escalas que utilizam indicadores fisiológicos e comportamentais (como a PIPP) e também quando avaliados por meio do comportamento da frequência cardíaca e da duração do choro. Pode-se preconizar o uso desse recurso para o alívio da dor, em neonatos saudáveis que necessitam de **procedimento doloroso isolado**, como punção capilar ou venosa ou injeção intramuscular. Recomenda-se o contato pele a pele por, no mínimo, 2 minutos antes da realização do procedimento.

- **Sucção não nutritiva:** a sucção não nutritiva inibe a hiperatividade, modula o desconforto do recém-nascido e diminui a dor de neonatos a termo e prematuros submetidos a procedimentos dolorosos agudos. A analgesia promovida pela sucção não nutritiva ocorre durante os movimentos ritmados de sucção. A revisão sistemática (Pillai Riddell et al., 2015) de sete estudos em prematuros e seis em recém-nascidos a termo permite concluir que há evidências da sua eficácia na diminuição da reatividade desencadeada pelo procedimento doloroso no período neonatal. Contudo, não se conhece a sua eficácia analgésica em recém-nascidos criticamente doentes, extremamente imaturos e submetidos a repetidos estímulos dolorosos. Esse recurso terapêutico pode ser aplicado ao neonato durante a realização de alguns procedimentos, como a coleta de sangue capilar, a punção venosa ou do calcâneo e injeções intramusculares. Recomenda-se a sucção não nutritiva com chupeta ou com o dedo enluvado 2 minutos antes da realização do procedimento doloroso. Embora existam controvérsias a respeito do uso da chupeta em unidades neonatais e a sua associação com um possível desestímulo ao aleitamento materno, a sucção não nutritiva em pacientes prematuros e submetidos à intensa manipulação parece ser de grande utilidade na organização neurológica e emocional do neonato após o estímulo agressor. Dessa maneira, acredita-se que o seu emprego deva ser estimulado, de maneira seletiva, em grupos específicos de recém-nascidos.

- **Soluções adocicadas:** vários estudos em recém-nascidos a termo e prematuros mostram que, durante a coleta de sangue por punção capilar, venosa e injeções intramusculares ou durante a realização de procedimentos como circuncisão e exame oftalmológico, as soluções adocicadas diminuem o tempo de choro, atenuam a mímica facial de dor e reduzem a resposta fisiológica à dor, comparadas à água destilada e à própria sucção não nutritiva. A sua ação parece ser ocasionada pela liberação de opioides endógenos, aliada à liberação de acetilcolina e dopamina pelas vias moduladoras da dor. Dentre as várias soluções pesquisadas, as mais utilizadas são a sacarose e a solução glicosada. A última revisão sistemática (Stevens et al., 2016) da biblioteca Cochrane analisou o uso de sacarose na concentração de 24 a 33% e na dose de 0,5 a 2 mL cerca de 2 minutos antes do procedimento dolo-

CAPÍTULO 147 – ABORDAGEM DA DOR NO RECÉM-NASCIDO

roso para alívio da dor desencadeada por procedimentos invasivos no período neonatal, e englobou 74 estudos e 7.049 recém-nascidos. Apesar do grande número de estudos, poucos puderam ser combinados em metanálise. A reunião daqueles que analisaram a punção capilar, a punção venosa e as injeções intramusculares demonstraram uma redução de cerca de dois pontos em escalas validadas de dor 30 e 60 segundos após o procedimento. Quanto à glicose, a revisão sistemática (Bueno et al., 2013) de 38 estudos, com mais de 3 mil neonatos, demonstra que glicose a 20 a 30% antes de procedimentos dolorosos (venopunção e punção calcanhar) reduz a pontuação das escalas validadas de dor, a incidência de choro e a sua duração em recém-nascidos. Assim, é possível recomendar o emprego clínico de solução glicosada a 25 a 30% para o RN a termo (2 mL) e para o prematuro (0,5 mL), administrada na porção anterior da língua cerca de 2 minutos antes de procedimentos invasivos isolados, como punções capilares ou venosas. Em recente metanálise, que incluiu 168 estudos, Harrison et al. relatam que na literatura existem várias evidências que as soluções adocicadas (sacarose, glicose) reduzem o tempo de choro e a pontuação das escalas de avaliação da dor, quando comparadas ao uso de placebo ou à ausência de tratamento. Ainda persistem dúvidas a respeito do fenômeno de tolerância, da segurança com o uso repetitivo das soluções adocicadas e do uso em pacientes prematuros extremos e neonatos gravemente doentes.

É importante ressaltar que, embora alguns autores questionem as propriedades analgésicas das soluções adocicadas, a quase totalidade dos estudos existentes e as mais recentes revisões da literatura comprovam a eficácia e a segurança destas soluções para reduzir a dor de procedimento dolorosos agudos, podendo ser combinadas com outros métodos não farmacológicos de analgesia, por exemplo, a sucção não nutritiva ou o contato pele a pele.

- **Uso combinado de medidas não farmacológicas:** o uso combinado de medidas não farmacológicas também tem sido descrito nos últimos anos. Metanálise (Liu et al., 2017) de sete estudos randomizados confirmou a eficácia da sacarose combinada com a sucção não nutritiva. Tal combinação reduziu significativamente o escore de dor, avaliada por diferentes escalas de avaliação, como PIPP, NFCS, N-PASS, e o tempo total de choro. Os autores concluem que a intervenção combinada é mais eficaz do que a intervenção simples, devendo ser considerada como diretriz para a prevenção e tratamento da dor em recém-nascidos em unidade de terapia intensiva.
- **Amamentação:** promove analgesia por múltiplos mecanismos durante um procedimento doloroso, englobando mecanismos sensoriais relacionados ao contato com a pele materna, a presença de sucção, o leite materno adocicado, além do olfato. Resultados de revisão sistemática (Shah et al., 2012) demonstram que o aleitamento materno, quando comparado à não intervenção analgésica ou a medidas como contenção/posicionamento do recém-nascido, é mais efetiva na redução da pontuação de escalas validadas de dor. Já a comparação da amamentação

com relação às soluções adocicadas, especificamente no que se refere à dor do recém-nascido, não mostra diferenças significantes entre as intervenções. Os estudos da administração do leite materno isoladamente na porção posterior da língua do recém-nascido, em pequenas doses, para o alívio da dor mostram resultados inconsistentes. Os autores concluem que se a amamentação ou o leite materno estiverem disponíveis, devem ser usados para aliviar a dor de recém-nascidos submetidos a procedimento doloroso único, mas que a administração de glicose ou sacarose apresenta eficácia semelhante à amamentação na redução da dor.

Tratamento farmacológico da dor

Analgésicos não opioides

Os anti-inflamatórios não hormonais são os principais medicamentos desse grupo e atuam por meio da inibição das prostaglandinas e do tromboxano liberados durante a agressão tecidual. Esses agentes são indicados em processos dolorosos leves ou moderados e/ou quando a dor está associada a um processo inflamatório, especialmente em situações nas quais a depressão respiratória desencadeada pelos opioides é preocupante e indesejável.

Os anti-inflamatórios não hormonais incluem o paracetamol, o ácido acetilsalicílico, o diclofenaco, o ibuprofeno, a indometacina, o naproxeno, o ketorolaco e a dipirona, entre outros. Excluindo-se o paracetamol, nenhum desses fármacos está liberado para uso analgésico no período neonatal, nem mesmo a indometacina e o ibuprofeno, que vêm sendo largamente utilizados para a indução farmacológica do fechamento do canal arterial em recém-nascidos prematuros.

- **Paracetamol:** é o único medicamento desse grupo seguro para uso no recém-nascido. Deve ser administrado na dose de 10 a 15 mg/kg a cada 6 a 8 horas no paciente a termo e 10 mg/kg a cada 8 a 12 horas no prematuro, de preferência por via oral. A via retal tem sido pouco utilizada por resultar na absorção errática do medicamento e, em nosso meio, não existem preparados para a administração parenteral do paracetamol. Esta medicação é contraindicada nos pacientes em jejum. Recente revisão sistemática (Ohlsson e Shah, 2015), incluindo 728 recém-nascidos, não conseguiu evidências suficientes para estabelecer o papel do paracetamol na redução da dor de procedimentos como a punção venosa, a punção do calcâneo e o exame oftalmológico. Nos últimos anos, na Europa e mais recentemente nos Estados Unidos, a formulação endovenosa está sendo utilizada para controle da dor pós-operatória de recém-nascidos, relatando-se como efeito benéfico do seu uso a possiblidade de atenuar de maneira considerável a exposição dos pacientes à analgesia opioide, tanto em dose cumulativa da exposição ao opioide como tempo de tratamento com o opioide, especialmente em recém-nascidos cirúrgicos.
- **Ketorolaco:** trata-se de um analgésico 250 vezes mais potente do que o ácido acetilsalicílico, sendo um dos poucos anti-inflamatórios não hormonais empregados por via endovenosa. O interesse na sua utilização provém

1105

do fato de ser um fármaco com bom efeito analgésico, que não resulta em depressão respiratória, tolerância ou dependência física, podendo vir a se constituir em uma alternativa interessante aos opioides para a analgesia no pós-operatório. A dose recomendada para toda a faixa pediátrica é, inicialmente, 1 mg/kg, seguida de 0,5 mg/kg a cada 6 horas, não devendo ser utilizado por mais do que 5 dias. O ketorolaco induz à inibição da agregação plaquetária e pode predispor ao aparecimento de úlceras gastrointestinais e nefrite intersticial, além de sua infusão ser dolorosa. Deve-se frisar, entretanto, que não existem estudos específicos a respeito da farmacocinética, farmacodinâmica, efeitos colaterais e toxicidade do ketorolaco no período neonatal.

Analgésicos opioides

Os opioides inibem a aferência da dor na medula espinal e, simultaneamente, ativam as vias corticais descendentes inibitórias da dor, ocasionando, assim, analgesia. Além de atuarem nos receptores especificamente ligados à analgesia, a interação desse grupo de fármacos com outros receptores opioides desencadeia, de maneira paralela analgesia, depressão respiratória, graus variáveis de sedação, íleo, retenção urinária, náuseas, vômitos, tolerância e dependência física. Alguns estudos também indicam que seu uso, no período neonatal e na presença de hipotensão prévia à sua administração, associa-se a pior prognóstico neurológico (aumento da frequência de hemorragia peri-intraventricular, leucomalácia periventricular e/ou óbito) em recém-nascidos prematuros de extremo baixo peso, em ventilação mecânica e que receberam morfina desde as primeiras horas de vida até cerca de 14 dias. **Portanto, nos prematuros de extremo baixo peso, após a avaliação criteriosa da dor e definida a indicação do opioide, recomenda-se só iniciar a sua administração se os pacientes apresentarem estabilidade hemodinâmica.**

Dentre os opioides utilizados no período neonatal, destacam-se a morfina, o citrato de fentanil e o tramadol. O Quadro 147.10 apresenta as doses recomendadas, os principais efeitos colaterais e o esquema de retirada de cada um deles.

É importante ressaltar que um número crescente de estudos clínicos tem mostrado associação entre o uso prolongado de morfina e alterações no crescimento e desenvolvimento do sistema nervoso central. O seguimento de prematuros expostos à morfina no período neonatal indica uma possível associação com um pior desempenho cognitivo e motor aos 8 meses. Dois estudos (de Graaf et al., 2013 e de Graaf et al., 2011) de acompanhamento em longo prazo de recém-nascidos prematuros ventilados e expostos à infusão contínua de morfina não evidenciaram diferenças na função motora, cognitiva ou comportamental aos 8 e 9 anos de idade quando comparados aos controles, no entanto, encontraram pior desempenho visual-espacial aos 5 anos de idade. Recentes estudos relatam que altas doses de morfina em prematuros com idade gestacional entre 24 e 32 semanas se associaram à redução do volume cerebelar na idade corrigida de termo e a um pior desempenho motor e cognitivo aos 18 meses. Doses cumulativas de morfina podem se relacionar a piores escores cognitivos da escala Bayley.

Quanto ao fentanil, pesquisas demonstram sua eficácia na dor aguda de neonatos em ventilação mecânica, mas não encontram o mesmo efeito para a dor persistente. Recentes estudos clínicos e experimentais evidenciam que a infusão intravenosa contínua de fentanil aumenta a apoptose (morte neuronal) de células granulares do cerebelo de porcos recém-nascidos saudáveis e diminui a habilidade de coordenação visual-motora de recém-nascidos prematuros avaliados na idade corrigida de 2 anos. Quanto maior a dose cumulativa de fentanil maior parece ser a chance de lesão cerebelar, com menor o diâmetro do cerebelo na idade corrigida de termo, sem haver demonstração de alterações na avaliação neurocomportamental aos 2 anos de idade.

É também preciso ressaltar que o uso do tramadol deve ser restrito nas unidades neonatais, uma vez que os estudos sobre a segurança da sua prescrição (farmacocinética e farmacodinâmica) existem em crianças maiores de 1 ano, adolescentes e adultos. No período neonatal, os estudos são escassos mesmo quando analisados em revisão sistemática, demonstrando fracas evidências de benefícios na dor pós-operatória e ausência de vantagens do seu uso em relação

Quadro 147.10 Posologia e efeitos colaterais da morfina, fentanil e tramadol.			
	Morfina	*Fentanil*	*Tramadol*
Dose intermitente	0,05 a 0,2 mg/kg a cada 4 horas, EV lento	0,5 a 4 mcg/kg a cada 2 a 4 horas, EV lento	5 mg/kg/dia dividido 6/6 horas ou 8/8 horas, EV ou VO
Dose contínua EV	RNPT: 2 a 10 mcg/kg/h	RNPT: 0,5 a 1 mcg/kg/h	**RNT ou RNPT** 0,1 a 0,25 mg/kg/h
	RNT: 5 a 20 mcg/kg/h	RNT: 0,5 a 2 mcg/kg/h	
Efeitos colaterais	Broncoespasmo, hipotensão arterial, depressão respiratória, náuseas, vômitos, retenção urinária, tolerância e síndrome de abstinência	Tolerância, síndrome de abstinência, depressão respiratória, rigidez de caixa torácica, íleo intestinal, náuseas, vômitos, retenção urinária e bradicardia	Obstipação intestinal, depressão respiratória, tolerância e síndrome de abstinência
Esquema de retirada do fármaco se a utilização for	≤ 3 dias: retirada abrupta 4 a 7 dias: retirar 20% da dose inicial ao dia 8 a 14 dias: retirar 10% da dose inicial ao dia > 14 dias: retirar 10% da dose inicial a cada 2 a 3 dias		< 5 dias: retirada abrupta 5 a 7 dias: retirar 20% da dose inicial ao dia 8 a 14 dias: retirar 10% da dose inicial ao dia > 14 dias: retirar 10% da dose inicial a cada 2 a 3 dias

Fonte: Desenvolvido pela autoria.

ao fentanil no que se refere à depressão respiratória e à diminuição da motilidade intestinal.

Esse corpo de pesquisas anteriormente citado e a preocupação com possíveis efeitos em longo prazo da administração de opioides para pacientes com o sistema nervoso central em formação ressaltam a importância de uma avaliação adequada da dor e necessidade de uma avaliação criteriosa da indicação de analgésicos opioides em recém-nascidos, principalmente nos prematuros e/ou criticamente doentes, com especial atenção à escolha do opioide, ao tempo de infusão e à utilização da menor dose cumulativa, quando possível.

Outros opioides, de uso menos frequente, têm sido citados na literatura neonatal, como a metadona, o remifentanil, o alfentanil e o sufentanil:

- **Metadona:** raramente utilizada como analgésico de primeira escolha no período neonatal. A sua principal indicação consiste no tratamento da síndrome de abstinência, que ocorre em recém-nascidos de mães usuárias de opioides de maneira crônica ou abusiva durante a gestação e, eventualmente, corre em função do uso prolongado da morfina e/ou de seus análogos na analgesia de recém-nascidos criticamente doentes. Para sua prescrição deve-se respeitar a bioequivalência das medicações (0,001 mg/kg/dia de fentanil endovenoso = 0,1 mg/kg/dia de metadona). Na transformação inicial do fentanil para a metadona, calcular a dose equivalente e prescrever somente 50% da dose calculada, dividida em uma (24/24 horas) ou em duas (12/12 horas) tomadas por **via oral**. Diminuir gradativamente as doses da metadona oral (10 a 20% da dose inicial a cada 1 a 3 dias) e até a sua retirada total.
- **Remifentanil:** é um agonista opioide do receptor μ de curta duração, com estrutura química semelhante à do fentanil, mas com o dobro de sua potência analgésica. Apresenta início de ação analgésica um minuto após sua administração (3 a 4 vezes mais rápido, quando comparado ao fentanil) e duração ultracurta cerca de 3 a 15 minutos. É metabolizado por esterases plasmáticas nos eritrócitos e fluidos teciduais e, portanto, sua excreção independe da função hepática e renal. Em geral, é utilizado para o alívio da dor durante procedimentos breves, como cirurgia a *laser* para retinopatia, colocação de cateter central ou intubação traqueal.
- **Alfentanil:** apresenta um terço da potência do fentanil e curta duração de ação (20 a 30 minutos). É um medicamento esporadicamente utilizado nas unidades de terapia intensiva neonatal para a analgesia durante procedimentos cirúrgicos breves. A dose preconizada é de 3 a 6 μg/kg por via endovenosa. A injeção rápida do alfentanil pode ocasionar rigidez muscular, em especial na região da caixa torácica, tornando difícil a ventilação.
- **Sulfentanil:** é empregado na dose de 1,5 a 3 μg/kg por via endovenosa, sendo utilizado principalmente como anestésico em cirurgias de grande porte. Seu emprego nas unidades de terapia intensiva neonatal é esporádico.

Anestésicos gerais

O uso de anestésicos está, em geral, limitado ao intraoperatório de pacientes portadores de patologias cirúrgicas, existindo pouca familiaridade dos neonatologistas com essa classe de fármacos. Dentre os anestésicos, existem relatos da utilização de ketamina e propofol. É importante lembrar que não existem estudos a respeito da farmacocinética, farmacodinâmica e da segurança da ketamina e do propofol em recém-nascidos a termo e prematuros. Estudos em modelos animais mostram que a exposição de lactentes a alguns anestésicos e sedativos está associada a déficits de memória e aprendizado na infância e a outras mudanças neurodegenerativas no sistema nervoso central.

- **Ketamina:** produz analgesia intensa e amnésia. Como potenciais vantagens com relação aos opioides, destaca-se o fato de estimular o sistema cardiovascular, por liberação de catecolaminas, e estimular o centro respiratório, com broncodilatação e aumento da complacência pulmonar. As desvantagens de seu uso no recém-nascido incluem a hipertensão arterial, o aumento da pressão intracraniana, o aumento da resistência vascular pulmonar em portadores de hipertensão pulmonar persistente e o aumento da quantidade de secreção brônquica e salivar, além do aparecimento de alucinações. É indicada para a analgesia durante procedimentos dolorosos em crianças com cardiopatias congênitas, doenças obstrutivas de vias aéreas, instabilidade hemodinâmica e em pacientes sem acesso venoso. A infusão da ketamina deve ser acompanhada da administração de midazolam e atropina, de acordo com o Quadro 147.11.

Quadro 147.11 Ketamina no período neonatal – posologia, início da ação e duração.			
	EV	*IM*	*VO*
Ketamina	0,25 a 0,5 mg/kg	2 a 3 mg/kg	4 a 6 mg/kg
Início da ação	0,5 a 2 minutos	5 a 15 minutos	20 a 45 minutos
Duração	20 a 60 minutos	30 a 90 minutos	60 a 120 minutos
Midazolam	0,05 mg/kg	0,05 a 0,1 mg/kg	0,5 mg/kg
Atropina	0,01 mg/kg	0,01 a 0,02 mg/kg	0,02 a 0,03 mg/kg

Fonte: Desenvolvido pela autoria.

- **Propofol**: é um potente depressor do sistema nervoso central, altamente lipofílico, apresentando rápida distribuição no tecido celular subcutâneo e sistema nervoso central, metabolização hepática e excreção renal. Com ação, rapidamente reversível, não deixa sedação residual. O início da ação ocorre, em geral, cerca de 1 a 3 minutos após a infusão do fármaco, durando ao redor de 15 a 20 minutos. Tornou-se popular como agente anestésico em crianças, mas pouco estudado em recém-nascidos. Além disso, o medicamento possui atividade antiemética, sendo indicado para a indução de sedação profunda durante procedimentos diagnósticos ou terapêuticos ou para a indução de anestesia geral em crianças maiores e adultos. O propofol não apresenta qualquer atividade analgésica, sendo sua infusão dolorosa. O fármaco resulta em depressão respiratória e hipotensão arterial, que são potencializadas pelo uso concomitante de opioides, ketamina ou óxido nitroso. É preciso extrema cautela do uso em lactentes e neonatos, pois sua metabolização, excreção e neurotoxicidade são inversamente relacionados à idade neonatal e gestacional. Existe uma variabilidade significativa na farmacocinética do propofol em prematuros e seu uso pode ocasionar hipotensão grave, com diminuição transitória da frequência cardíaca e saturação de oxigênio. Deve-se lembrar que não existem estudos a respeito da farmacocinética, da farmacodinâmica e da segurança do medicamento na população neonatal. Recomendam-se os seguintes esquemas de utilização do propofol na faixa pediátrica:

- Sedação profunda para procedimentos dolorosos, administrar:
  - 1 mg/kg de lidocaína EV ou misturar a lidocaína com o propofol;
  - fentanil EV (0,5 a 2 mcg/kg) ou ketamina EV (0,25 a 0,5 mg/kg);
  - ataque EV do propofol: 0,5 a 1 mg/kg, seguido da infusão contínua de 50 a 200 mcg/kg/min.
- Sedação profunda para procedimentos não dolorosos, administrar:
  - 1 mg/kg de lidocaína EV ou misturar a lidocaína com o propofol;
  - ataque EV do propofol: 0,5 a 1 mg/kg, seguido da infusão contínua da droga de 50 a 150 mcg/kg/min.

Em revisão sistemática da biblioteca Cochrane, Shah et al. concluíram que, com relação ao uso de propofol em neonatos, nenhuma recomendação prática poderia ser feita. São necessárias novas investigações científicas e cautela antes da disseminação do uso desse fármaco fora do ambiente cirúrgico.

Anestésicos locais

Atualmente os anestésicos tópicos disponíveis para a utilização no período neonatal são a mistura eutética de lidocaína e prilocaína e a solução de lidocaína.

- **EMLA®:** a mistura eutética de prilocaína e lidocaína pode produzir anestesia em pele intacta, desde que a área de pele coberta pelo anestésico não exceda 100 cm². Trata-se de um analgésico útil para atenuar a dor da circuncisão, da punção venosa e da punção lombar, quando associado à analgesia não farmacológica com soluções adocicadas (sacarose ou glicose). O EMLA® não alivia a dor da punção capilar, provavelmente pelo clareamento

acelerado do anestésico do calcâneo, região esta altamente vascularizada. Em termos de procedimentos múltiplos, repetidos ou mais invasivos como punções venosas, arteriais, inserção de cateteres centrais e drenos torácicos, entre outros, os dados relativos à eficácia do EMLA® são esparsos e não permitem uma conclusão definitiva. De qualquer maneira, o EMLA® é pouco utilizado nas unidades de terapia intensiva neonatal pois:

- é preciso esperar 60 a 90 minutos para se obter o efeito anestésico;
- ocasiona vasoconstrição, dificultando a punção venosa e a coleta de sangue;
- não pode ser utilizado repetidamente, pelo risco de metahemoglobinemia, devendo-se lembrar que o recém-nascido criticamente doente necessita de múltiplos "pequenos" procedimentos potencialmente dolorosos a cada dia.

- **Lidocaína:** recomenda-se a infiltração local de lidocaína em neonatos submetidos à punção liquórica, inserção de cateteres, drenagem torácica e, eventualmente, para punção arterial. A lidocaína a 0,5% **sem adrenalina** deve ser infiltrada na dose de 5 mg/kg (1 mL/kg). Se tal concentração não estiver disponível na unidade, o fármaco deve ser diluído em soro fisiológico a 0,9%. É interessante lembrar que a mistura da lidocaína com o bicarbonato de sódio (10 mL de lidocaína e 1 mL de bicarbonato de sódio a 8,4%) aumenta o pH da solução, acelerando o início da ação anestésica e eliminando a dor da infiltração. O anestésico tópico deve ser administrado por via subcutânea, após assepsia adequada, sendo o início da ação quase imediato e a duração do efeito entre 30 e 60 minutos após a infiltração. A injeção endovenosa inadvertida da lidocaína ou o uso de doses excessivas da droga podem ocasionar o aparecimento de letargia, convulsões, depressão miocárdica e disritmias cardíacas. Diante de tais manifestações clínicas, deve-se manter a permeabilidade das vias aéreas e a volemia, além de tratar as convulsões com fenobarbital sódico endovenoso.

Para resumir essa seção, no Quadro 147.12 são mostradas as indicações e a posologia da analgesia farmacológica para os procedimentos dolorosos ou doenças com componente inflamatório/doloroso frequentes na UTI neonatal.

Quadro 147.12 Analgesia farmacológica para procedimentos dolorosos ou doenças com componente inflamatório/doloroso frequentes na UTI neonatal.		
Procedimentos ou doenças	*Analgesia*	*Quando iniciar*
Enterocolite necrosante com ou sem perfuração	Tramadol: 0,1 a 0,25 mg/kg/h – EV Fentanil: 0,5 a 1 µg/kg/h – EV	Após o diagnóstico
Fraturas ósseas	Tramadol: 5 mg/kg/dia de 6/6 horas ou 8/8 horas – EV ou SOG Paracetamol: 10 a 15 mg/kg 2 a 4 vezes ao dia – SOG	Após o diagnóstico
Cateter venoso percutâneo	Tramadol: 1,3 a 1,7 mg/kg – EV	15 a 30 minutos antes
Flebotomia	Lidocaína: 0,5 a 1 mL/kg (tópica) e Tramadol: 1,3 a 1,7 mg/kg – EV ou Fentanil: 1 a 2 µg/kg – EV lento, em 10 minutos	1 a 2 minutos antes 15 a 30 minutos antes 10 minutos antes
Inserção cateter diálise	Lidocaína: 0,5 a 1 mL/kg (tópica) e Tramadol: 1,3 a 1,7 mg/kg – EV ou Fentanil: 1 a 2 µg/kg – EV lento, em 10 minutos	1 a 2 minutos antes 15 a 30 minutos antes 10 minutos antes
Punção lombar	Lidocaína: 0,5 a 1 mL/kg (tópica)	1 a 2 minutos antes

(continua)

CAPÍTULO 147 – ABORDAGEM DA DOR NO RECÉM-NASCIDO

(continuação)

Quadro 147.12		
Analgesia farmacológica para procedimentos dolorosos ou doenças com componente inflamatório/doloroso frequentes na UTI neonatal.		
Procedimentos ou doenças	*Analgesia*	*Quando iniciar*
Intubação traqueal	Fentanil: 1 a 2 µg/kg – EV ou Tramadol: 1,3 a 1,7 mg/kg – EV	10 minutos antes 15 a 30 minutos antes
Ventilação mecânica	Fentanil: 0,5 µg/kg/h – EV	Logo após o início da VM
Drenagem torácica	Lidocaína: 0,5 a 1 mL/kg (tópica) e Tramadol: 1,3 a 1,7 mg/kg – EV ou Fentanil: 1 a 2 µg/kg – EV lento, em 10 minutos	1 a 2 minutos antes 15 a 30 minutos antes 10 minutos antes
Cirurgias de pequeno porte (herniorrafia, postectomia e outras)	Tramadol: 5 mg/kg/dia de 6/6 horas ou 8/8 horas – EV ou SOG Paracetamol: 10 a 15 mg/kg 2 a 4 vezes ao dia – SOG	2 a 4 horas após a cirurgia
Cirurgias de médio porte (DVP, GTM, TQT meningomielocele)	Fentanil: 0,5 a 1 µg/kg/h – EV	2 a 4 horas após a cirurgia
Cirurgias de grande porte (laparotomia, toracotomia)	Fentanil: 0,5 a 1 µg/kg/h – EV	4 a 6 horas após o final da cirurgia

EV: endovenoso; SOG: sonda orogástrica; DVP: derivação ventrículo-peritoneal; GTM: gastrostomia; TQT: traqueostomia.
Fonte: Desenvolvido pela autoria.

Sedação no recém-nascido

Os sedativos são agentes farmacológicos que diminuem a atividade, a ansiedade e a agitação do paciente, podendo ocasionar amnésia de eventos dolorosos ou não dolorosos, **mas não reduzem a dor**. Tais medicamentos são empregados para reduzir o nível de consciência e acalmar o paciente, diminuir a sua movimentação espontânea e induzir o sono.

A indicação dos sedativos se restringe a procedimentos diagnósticos que necessitem de algum grau de imobilidade do paciente, como tomografia computadorizada e ressonância magnética, entre outros. Afora esse grupo de indicações, a administração de sedativos no período neonatal deve ser desencorajada, especialmente nos recém-nascidos de extremo baixo peso e, também, quando aplicados de maneira contínua e por períodos prolongados.

Isso porquê:

- Os sedativos não promovem analgesia. Diante de situações potencialmente dolorosas em pacientes criticamente doentes, há necessidade do uso de um analgésico, em geral o opioide. Nesse caso, há potencialização dos efeitos de depressão respiratória e hipotensão desencadeados pelos sedativos, em especial por diazepínicos, havendo necessidade da redução das doses de ambas as medicações.
- O prognóstico de recém-nascidos que recebem sedativos de forma prolongada é desconhecido, havendo indícios de que a sua aplicação não só aumenta o período de ventilação mecânica dos pacientes, mas pode elevar o risco de hemorragia peri e intraventricular nos prematuros, além de, potencialmente, interferir no desenvolvimento neurológico do paciente.

Assim, na UTI neonatal, antes da prescrição de sedativos, todas as possíveis causas de agitação devem ser pesquisadas e tratadas adequadamente, o que inclui a presença de dor, hipoxemia, hipertermia, lesões inflamatórias e outras.

Dentre os sedativos disponíveis para uso no recém-nascido, destacam-se os barbitúricos (ação curta: tiopental; ação intermediária: pentobarbital e ação prolongada: fenobarbital), os diazepínicos (diazepam, midazolam e lorazepam) e a dexmedetomidina. Vale lembrar que o hidrato de cloral foi retirado de circulação e não está disponível para uso. O mecanismo de ação, indicações, doses e principais efeitos colaterais dos principais diazepínicos usados no período neonatal estão descritos no Quadro 147.13.

Quadro 147.13		
Posologia e efeitos colaterais do midazolam e lorazepam.		
	Midazolam	*Lorazepam*
Dose intermitente	Endovenoso: 0,05 a 0,15 mg/kg a cada 2 a 4 horas, EV lento, em 2 a 5 minutos Início ação: 1 a 3 minutos Duração: 1 a 2 horas Intranasal: 0,2 a 0,3 mg/kg Início ação: 5 a 10 minutos Duração: 1 a 2 horas	Endovenoso: 0,03 a 0,05 mg/kg até 0,1 mg/kg a cada 4 a 8 horas, EV lento em 2 a 3 minutos Obs.: o preparado EV não é disponível no Brasil
Dose contínua EV	0,1 a 0,6 mcg/kg/h Início ação: 1 a 3 minutos	–
Efeitos colaterais	Depressão respiratória hipotensão arterial, convulsões com infusões rápidas ou doses altas Síndrome de abstinência Cautela com combinação de fentanil + midazolam: posturas distônicas e corioatetose (encefalopatia)	Depressão respiratória, obstrução de vias aéreas superiores, hipotensão arterial
Esquema de retirada do fármaco	Uso: ≤ 3 dias: retirada abrupta 4 a 7 dias: retirar 20% da dose inicial ao dia 8 a 14 dias: retirar 10% da dose inicial ao dia > 14 dias: retirar 10% da dose inicial a cada 2 a 3 dias	–

Fonte: Desenvolvido pela autoria.

Para procedimentos diagnósticos, pode-se utilizar o **midazolam** por via EV intermitente na dose de 0,05 a 0,15 mg/kg, lentamente, em 2 a 5 minutos, a cada 2 a 4 horas ou, ainda,

1109

a medicação pode ser instilada por via intranasal na dose de 0,2 a 0,3 mg/kg do mesmo preparado endovenoso. O fármaco endovenoso é compatível com soluções de glicose, salina, água destilada ou nutrição parenteral. O início da ação ocorre em 5 a 10 minutos e a duração do efeito sedativo é de 1 a 2 horas.

Recente revisão sistemática (Ng et al., 2017) indica que os dados disponíveis são insuficientes para promover o uso da infusão intravenosa de midazolam como sedativo para neonatos em terapia intensiva. Tal revisão levanta preocupações sobre a segurança do midazolam em recém-nascidos, pois, na análise de 148 neonatos, houve aumento de eventos neurológicos adversos com 28 dias de vida.

A administração de benzodiazepínicos pode resultar em toxicidade aguda e crônica. Agudamente, podem ocorrer desde alterações leves, como excitação paradoxal, até problemas graves, como depressão respiratória, hipotensão e coma. Quando algum desses efeitos é observado, há indicação de interromper o uso do diazepínico, manter a permeabilidade das vias aéreas, iniciar a ventilação com oxigênio, observar as condições cardiocirculatórias e administrar o antagonista dos benzodiazepínicos. O **flumazenil** é um antagonista puro dos benzodiazepínicos, apresentado comercialmente em solução injetável de 10 mL, com 0,1 mg/mL. A dose inicial do fármaco é de 0,01 mg/kg, podendo ser repetida a cada 2 minutos, até a dose total de 1 mg (10 mL). Em geral, há reversão dos efeitos indesejados em 1 a 3 minutos e a duração do efeito do flumazenil é de 45 a 60 minutos. Como a duração do efeito do antagonista é inferior à do diazepínico, o paciente deve ser sempre observado por, no mínimo, 2 horas. Deve-se lembrar que o uso deste antagonista pode desencadear convulsões em recém-nascidos que recebem diazepínicos para o controle de convulsões.

Como citado anteriormente, alguns estudos relatam a utilização de medicações anestésicas ou analgésicas com propósito sedativo como ketamina, propofol (já descritos) e a dexmedetomidina, e de maneira geral, estes não recomendados no período neonatal.

Dexmedetomidina (Precedex®)

É um potente agonista lipofílico alfa-2-adrenérgico seletivo que fornece efeitos sedativos, ansiolíticos, simpatolíticos e analgésicos. O fármaco atua nos receptores a 2 pós-sinápticos de maneira seletiva (ação alfa-2: alfa-1 = 1.600:1), ativando as proteínas G e aumentando a condutância nos canais de K+, com inibição da liberação de noradrenalina no *locus ceruleus* e no corno posterior da medula espinal. Necessita de metabolização hepática e seus metabólitos são eliminados na urina. Apesar da dexmedetomidina poder ser administrada como analgésico ou sedativo de maneira isolada, a sua maior utilização é em associação com outros analgésicos/sedativos, em função da sua ação poupadora de doses adicionais de opioides e benzodiazepínicos.

Quando da sua administração, os principais efeitos colaterais são bradicardia e hipotensão. Estudos em crianças maiores e lactentes sugerem que o fármaco tem um perfil interessante para o pós-operatório de recém-nascidos, pois

inibe a resposta endócrino-metabólica de estresse, tem propriedades cardioprotetoras, além de facilitar a extubação e poder ter atividade neuroprotetora.

Os estudos no período neonatal são esparsos, tratando-se principalmente de séries de casos que incluem uma gama de pacientes de diversas idades e condições clínicas. Estas séries de casos mostram um perfil de segurança em curto prazo, embora seja relatada a presença de bradicardia e hipotensão sistêmica, em geral, sem necessidade de intervenção terapêutica, além de haver uma diminuição da necessidade de escalonar as doses de opioides e benzodiazepínicos em uso concomitante. Os estudos retrospectivos de neonatos cardiopatas indicam segurança hemodinâmica do agente. Não há qualquer avaliação da dexmedetomidina em médio e em longo prazo. Recentes estudos em modelos animais evidenciam um efeito neuroprotetor da dexmedetomidina no cérebro de ratos recém-nascidos submetidos à hiperóxia, contudo também observam alteração do DNA no grupo controle nos quais havia ausência de hiperóxia.

Estudos de farmacocinética em lactentes e crianças maiores evidenciaram que os níveis plasmáticos produtores de sedação (0,4 a 0,8 mcg/L) são menores do que aqueles que produzem analgesia (0,6 a 1,25 mcg/L) e verificaram, como efeitos colaterais, bradicardia e hipotermia. Se houver decisão pelo uso da medicação, fazer infusão contínua, sem dose de ataque, iniciando com 0,2 mcg/kg/h, podendo a dose ser escalonada até 0,7 a 1 mcg/kg/h. Estudos em adultos e crianças maiores indicam que sua administração pode ser por via endovenosa, intramuscular, subcutânea, nasal, bucal, retal e oral, mas, exceto a via endovenosa, as outras não foram estudadas no período neonatal. Se utilizada por 72 horas ou mais, retirar lentamente para evitar a síndrome de abstinência.

Vale lembrar que se trata de medicação cara e pouco estudada no período neonatal, sendo seu perfil de segurança extrapolado de pequenas séries de casos, o que traz à tona a recomendação de uma indicação parcimoniosa e cuidadosa desse sedativo e seu uso preferencial apenas para o pós-operatório de cirurgias cardíacas no período neonatal.

Consideração finais

Apesar da disponibilidade de uma gama de instrumentos capazes de mensurar de maneira confiável e válida a dor no período neonatal, a avaliação da dor no recém-nascido é aplicada de maneira errática na maioria das unidades neonatais. Para implantar a avaliação adequada da dor de recém-nascidos criticamente doentes, faz-se necessária a adoção de rotinas escritas, com detalhamento das escalas a serem utilizadas e do tratamento proposto para a maioria dos procedimentos dolorosos realizados na unidade neonatal, com treinamento da equipe médica e de enfermagem.

A analgesia no período neonatal conta com um arsenal terapêutico reduzido, contudo alternativas relativamente seguras e eficazes estão ao alcance dos neonatologistas, desde que usadas criteriosamente e exclusivamente pelo tempo necessário. Assim, do ponto de vista médico, ético e humanitário, a dor do recém-nascido deve ser considerada e tratada.

LEITURAS COMPLEMENTARES

Alencar AJC, Sanudo A, Sampaio VMR, Góis RP, Benevides FAB, Guinsburg R. Efficacy of tramadol versus fentanyl for postoperative analgesia in neonates. Arch Dis Child Fetal Neonatal Ed [Internet]. 2012;97:F24-9. Disponível em: http://www.ncbi.nlm.nih.gov/pubmed/21471025.

Allegaert K, Anker JN van den. Neonatal pain management: still in search for the Holy Grail. Int J Clin Pharmacol Ther [Internet]. 2016;54:514-23. Disponível em: http://www.dustri.com/article_response_page.html?artId=14317&doi=10.5414/CP202561&L=0.

American Academy of Pediatrics Committee on Fetus and Newborn, American Academy of Pediatrics Section on Surgery, Canadian Paediatric Society Fetus and Newborn Committee, Batton DG, Barrington KJ, Wallman C. Prevention and management of pain in the neonate: An update. Pediatrics [Internet]. 2006;118:2231-41. Disponível em: http://www.ncbi.nlm.nih.gov/pubmed/17079598.

American Academy Pediatric Committee on Fetus and Newborn and Section on Anaesthesiology and Pain Medicine. Prevention and management of pain and stress in the neonate. American Academy of Pediatrics. Committee on Fetus and Newborn. Committee on Drugs. Section on Anesthesiology. Section on Surgery. Canadian Paediatric Society. Fetus and Newborn Committee. Pediatrics [Internet]. 2000;105:454-61. Disponível em: http://www.ncbi.nlm.nih.gov/pubmed/10654977.

American Academy Pediatric Committee on Fetus and Newborn and Section on Anaesthesiology and Pain Medicine. Prevention and Management of Procedural Pain in the Neonate: An Update. Pediatrics [Internet]. 2016;137:e20154271-e20154271. Disponível em: http://pediatrics.aappublications.org/cgi/doi/10.1542/peds.2015-4271.

Anand KJS. International Evidence-Based Group for Neonatal Pain. Consensus statement for the prevention and management of pain in the newborn. Arch Pediatr Adolesc Med [Internet]. 2001;155:173-80. Disponível em: http://www.ncbi.nlm.nih.gov/pubmed/11177093.

Anand KJS, Hall RW, Desai N, Shephard B, Bergqvist LL, Young TE et al. Effects of morphine analgesia in ventilated preterm neonates: primary outcomes from the NEOPAIN randomised trial. Lancet (London, England) [Internet]. 2004;363:1673-82. Disponível em: http://www.ncbi.nlm.nih.gov/pubmed/15158628.

Anand KJS. Defining pain in newborns: need for a uniform taxonomy? Acta Paediatr Int J Paediatr. 2017;106:1438-44.

Ancora G, Lago P, Garetti E, Pirelli A, Merazzi D, Mastrocola M et al. Efficacy and safety of continuous infusion of fentanyl for pain control in preterm newborns on mechanical ventilation. J Pediatr [Internet]. 2013;163:645-51.e1. Disponível em: http://www.ncbi.nlm.nih.gov/pubmed/23582138.

Ancora G, Lago P, Garetti E, Pirelli A, Merazzi D, Pierantoni L et al. Follow-up at the corrected age of 24 months of preterm newborns receiving continuous infusion of fentanyl for pain control during mechanical ventilation. Pain [Internet]. 2017;158:840-5. Disponível em: http://www.ncbi.nlm.nih.gov/pubmed/28240994.

Avila-Alvarez A, Carbajal R, Courtois E, Pertega-Diaz S, Muñiz-Garcia J, Anand KJS. Sedation and analgesia practices among Spanish neonatal intensive care units. An Pediatría (English Ed [Internet]. 2015;83: 75-84. Disponível em: http://linkinghub.elsevier.com/retrieve/pii/S2341287915001350.

Baudesson de Chanville A, Brevaut-Malaty V, Garbi A, Tosello B, Baumstarck K, Gire C et al. Analgesic Effect of Maternal Human Milk Odor on Premature Neonates: A Randomized Controlled Trial. J Hum Lact [Internet]. 2017;33:300-8. Disponível em: http://www.ncbi.nlm.nih.gov/pubmed/28346843.

Bueno M, Yamada J, Harrison D, Khan S, Ohlsson A, Adams-Webber T et al. A systematic review and meta-analyses of nonsucrose sweet solutions for pain relief in neonates. Pain Res Manag [Internet]. 2013;18:153-61. Disponível em: http://www.ncbi.nlm.nih.gov/pubmed/23748256.

Carbajal R, Eriksson M, Courtois E, Boyle E, Avila-Alvarez A, Andersen RD et al. Sedation and analgesia practices in neonatal intensive care units (EUROPAIN): Results from a prospective cohort study. Lancet Respir Med. 2015;3:796-812.

Carbajal R, Gréteau S, Arnaud C, Guedj R. Douleur en néonatologie. Traitements non médicamenteux. Arch Pediatr [Internet]. 2015;22:217-21. Disponível em: http://dx.doi.org/10.1016/j.arcped.2014.07.001.

Carbajal R. Epidemiology and Treatment of Painful Procedures in Neonates in Intensive Care Units. JAMA [Internet]. 2008;300:60. Disponível em: http://jama.jamanetwork.com/article.aspx?doi=10.1001/jama.300.1.60.

Carter BS, Brunkhorst J. Neonatal pain management. Semin Perinatol [Internet]. 2017;41:111-6. Disponível em: http://dx.doi.org/10.1053/j.semperi.2016.11.001.

Chana SK, Anand KJ. Can we use methadone for analgesia in neonates? Arch Dis Child Fetal Neonatal Ed [Internet]. 2001;85:F79-81. Disponível em: http://www.ncbi.nlm.nih.gov/pubmed/11517197.

Chrysostomou C, Schulman SR, Herrera Castellanos M, Cofer BE, Mitra S, da Rocha MG et al. A phase II/III, multicenter, safety, efficacy, and pharmacokinetic study of dexmedetomidine in preterm and term neonates. J Pediatr [Internet]. 2014;164:276-82.e1-3. Disponível em: http://www.ncbi.nlm.nih.gov/pubmed/24238862.

Cignacco E, Hamers J, van Lingen RA, Stoffel L, Büchi S, Müller R et al. Neonatal procedural pain exposure and pain management in ventilated preterm infants during the first 14 days of life. Swiss Med Wkly [Internet]. 2009;139:226-32. Disponível em: http://www.ncbi.nlm.nih.gov/pubmed/19418306.

Cummings L, Lewis T, Carter BS. Adequate Pain Management and Sedation in the Neonate: A Fine Balance. Curr Treat Options Pediatr [Internet]. 2018;4:108-18. Disponível em: http://link.springer.com/10.1007/s40746-018-0109-0.

de Graaf J, van Lingen RA, Simons SHP, Anand KJS, Duivenvoorden HJ, Weisglas-Kuperus N et al. Long-term effects of routine morphine infusion in mechanically ventilated neonates on children's functioning: Five-year follow-up of a randomized controlled trial. Pain [Internet]. 2011;152:1391-7. Disponível em: http://www.ncbi.nlm.nih.gov/pubmed/21402444.

de Graaf J, van Lingen RA, Valkenburg AJ, Weisglas-Kuperus N, Groot Jebbink L, Wijnberg-Williams B et al. Does neonatal morphine use affect neuropsychological outcomes at 8 to 9 years of age? Pain [Internet]. 2013;154:449-58. Disponível em: http://www.ncbi.nlm.nih.gov/pubmed/23352760.

de Jesus JAL, Tristao RM, Storm H, da Rocha AF, Campos D. Heart rate, oxygen saturation, and skin conductance: a comparison study of acute pain in Brazilian newborns. Conf Proc Annu Int Conf IEEE Eng Med Biol Soc IEEE Eng Med Biol Soc Annu Conf [Internet]. 2011;2011:1875-9. Disponível em: http://www.ncbi.nlm.nih.gov/pubmed/22254696.

Debillon T, Zupan V, Ravault N, Magny JF, Dehan M. Development and initial validation of the EDIN scale, a new tool for assessing prolonged pain in preterm infants. Arch Dis Child Fetal Neonatal Ed [Internet]. 2001;85:F36-41. Disponível em: http://www.ncbi.nlm.nih.gov/pubmed/11420320.

Durrmeyer X, Vutskits L, Anand KJS, Rimensberger PC. Use of analgesic and sedative drugs in the NICU: integrating clinical trials and laboratory data. Pediatr Res [Internet]. 2010;67:117-27. Disponível em: http://www.ncbi.nlm.nih.gov/pubmed/20091937.

Gibbins S, Stevens BJ, Yamada J, Dionne K, Campbell-Yeo M, Lee G et al. Validation of the Premature Infant Pain Profile-Revised (PIPP-R). Early Hum Dev [Internet]. 2014;90:189-93. Disponível em: http://linkinghub.elsevier.com/retrieve/pii/S0378378214000140.

Giordano V, Deindl P, Kuttner S, Waldhör T, Berger A, Olischar M. The Neonatal Pain, Agitation and Sedation Scale reliably detected oversation but failed to differentiate between other sedation levels. Acta Paediatr [Internet]. 2014;103:e515-21. Disponível em: http://www.ncbi.nlm.nih.gov/pubmed/25110233.

Gjerstad AC, Wagner K, Henrichsen T, Storm H. Skin conductance versus the modified COMFORT sedation score as a measure of discomfort in artificially ventilated children. Pediatrics [Internet]. 2008;122:e848-53. Disponível em: http://www.ncbi.nlm.nih.gov/pubmed/18829782.

Grunau R V, Craig KD. Pain expression in neonates: facial action and cry. Pain [Internet]. 1987;28:395-410. Disponível em: http://www.ncbi.nlm.nih.gov/pubmed/3574966.

Grunau R V, Johnston CC, Craig KD. Neonatal facial and cry responses to invasive and non-invasive procedures. Pain [Internet]. 1990;42:295-305. Disponível em: http://www.ncbi.nlm.nih.gov/pubmed/2250921.

Grunau RE, Holsti L, Haley DW, Oberlander T, Weinberg J, Solimano A et al. Neonatal procedural pain exposure predicts lower cortisol and behavioral reactivity in preterm infants in the NICU. Pain [Internet]. 2005;113:293-300. Disponível em: http://www.ncbi.nlm.nih.gov/pubmed/15661436.

Grunau RE, Whitfield MF, Petrie-Thomas J, Synnes AR, Cepeda IL, Keidar A et al. Neonatal pain, parenting stress and interaction, in relation to cognitive and motor development at 8 and 18 months in preterm infants. Pain [Internet]. 2009;143:138-46. Disponível em: http://www.ncbi.nlm.nih.gov/pubmed/19307058.

Hall R, Anand K. Pain Management in Newborn [Internet]. Vol. 41, Clin Perinatol; 2015. p.895-924. Disponível em: http://www.ncbi.nlm.nih.gov/pmc/articles/PMC4254489/pdf/nihms626365.pdf.

Hall RW, Kronsberg SS, Barton BA, Kaiser JR, Anand KJS, NEOPAIN Trial Investigators Group. Morphine, hypotension, and adverse outcomes among preterm neonates: who's to blame? Secondary results from the NEOPAIN trial. Pediatrics [Internet]. 2005;115:1351-9. Disponível em: http://www.ncbi.nlm.nih.gov/pubmed/15867047.

Harrison D, Bueno M, Reszel J. Prevention and management of pain and stress in the neonate. Res Reports Neonatol [Internet]. 2015;5:9. Disponível em: http://www.dovepress.com/prevention-and-management-of-pain-and-stress-in-the-neonate-peer-reviewed-article-RRN.

Harrison D, Larocque C, Bueno M, Stokes Y, Turner L, Hutton B et al. Sweet Solutions to Reduce Procedural Pain in Neonates: A Meta--analysis. Pediatrics [Internet]. 2017;139:e20160955. Disponível em: http://pediatrics.aappublications.org/lookup/doi/10.1542/peds.2016-0955.

Harrison MS, Goldenberg RL. Global burden of prematurity. Semin Fetal Neonatal Med [Internet]. 2016;21:74-9. Disponível em: http://linkinghub.elsevier.com/retrieve/pii/S1744165X15001468.

Hillman BA, Tabrizi MN, Gauda EB, Carson KA, Aucott SW. The Neonatal Pain, Agitation and Sedation Scale and the bedside nurse's assessment of neonates. J Perinatol [Internet]. 2015;35:128-31. Disponível em: http://www.nature.com/articles/jp2014154.

Holsti L, Grunau RE. Considerations for using sucrose to reduce procedural pain in preterm infants. Pediatrics [Internet]. 2010;125:1042-7. Disponível em: http://www.ncbi.nlm.nih.gov/pubmed/20403938.

Holsti L, Grunau RE. Initial validation of the Behavioral Indicators of Infant Pain (BIIP). Pain [Internet]. 2007;132:264-72. Disponível em: http://www.ncbi.nlm.nih.gov/pubmed/17382473.

Hummel P, Lawlor-Klean P, Weiss MG. Validity and reliability of the N-PASS assessment tool with acute pain. J Perinatol [Internet]. 2010;30:474-8. Disponível em: http://dx.doi.org/10.1038/jp.2009.185.

Hummel P, Puchalski M, Creech SD, Weiss MG. Clinical reliability and validity of the N-PASS: Neonatal pain, agitation and sedation scale with prolonged pain. J Perinatol [Internet]. 2008;28:55-60. Disponível em: http://www.nature.com/articles/7211861.

International Association for the Study of Pain (IASP) – Task Force on Taxonomy. Chronic Pain Syndromes and Definitions of Pain Terms. Second. Merskey H, Bogduk N (ed). Seattle: IASP Press; 1994. p.209-14.

Johnston C, Campbell-Yeo M, Disher T, Benoit B, Fernandes A, Streiner D et al. Skin-to-skin care for procedural pain in neonates. Cochrane database Syst Rev [Internet]. 2017;2:CD008435. Disponível em: http://www.ncbi.nlm.nih.gov/pubmed/28205208.

Jones L, Fabrizi L, Laudiano-Dray M, Whitehead K, Meek J, Verriotis M et al. Nociceptive Cortical Activity Is Dissociated from Nociceptive Behavior in Newborn Human Infants under Stress. Curr Biol [Internet]. 2017;27:3846-3851.e3. Disponível em: https://doi.org/10.1016/j.cub.2017.10.063.

Kocek M, Wilcox R, Crank C, Patra K. Evaluation of the relationship between opioid exposure in extremely low birth weight infants in the neonatal intensive care unit and neurodevelopmental outcome at 2 years. Early Hum Dev [Internet]. 2016;92:29-32. Disponível em: http://www.ncbi.nlm.nih.gov/pubmed/26624803.

Lago P, Garetti E, Bellieni CV, Merazzi D, Savant Levet P, Ancora G et al. Systematic review of nonpharmacological analgesic interventions for common needle-related procedure in newborn infants and development of evidence-based clinical guidelines. Acta Paediatr [Internet]. 2017;106:864-70. Disponível em: http://doi.wiley.com/10.1111/apa.13827.

Lago P, Garetti E, Merazzi D, Pieragostini L, Ancora G, Pirelli A et al. Guidelines for procedural pain in the newborn. Acta Paediatr [Internet]. 2009;98:932-9. Disponível em: http://www.ncbi.nlm.nih.gov/pubmed/19484828.

Lawrence J, Alcock D, McGrath P, Kay J, MacMurray SB, Dulberg C. The development of a tool to assess neonatal pain. Neonatal Netw [Internet]. 1993;12:59-66. Disponível em: http://www.ncbi.nlm.nih.gov/pubmed/8413140.

Liu Y, Huang X, Luo B, Peng W. Effects of combined oral sucrose and nonnutritive sucking (NNS) on procedural pain of NICU newborns, 2001 to 2016: A PRISMA-compliant systematic review and meta--analysis. Medicine (Baltimore) [Internet]. 2017;96:e6108. Disponível em: http://www.ncbi.nlm.nih.gov/pubmed/28178172.

Martin LD, Jimenez N, Lynn AM. A review of perioperative anesthesia and analgesia for infants: updates and trends to watch. F1000Research [Internet]. 2017;6:120. Disponível em: https://f1000research.com/articles/6-120/v1.

Maxwell LG, Malavolta CP, Fraga M V. Assessment of pain in the neonate. Clin Perinatol [Internet]. 2013;40:457-69. Doi: 10.1016/j.clp.2013.05.001.

McGrath PA. An assessment of children's pain: A review of behavioral, physiological and direct scaling techniques. Pain [Internet]. 1987;31:147-76. Disponível em: http://www.ncbi.nlm.nih.gov/pubmed/3324017.

McNair C, Campbell Yeo M, Johnston C, Taddio A. Nonpharmacological Management of Pain During Common Needle Puncture Procedures in Infants. Clin Perinatol [Internet]. 2013;40:493-508. Disponível em: http://linkinghub.elsevier.com/retrieve/pii/S0095510813000584.

McPherson C, Grunau RE. Neonatal Pain Control and Neurologic Effects of Anesthetics and Sedatives in Preterm Infants. Clin Perinatol [Internet]. 2014;41:209-27. Disponível em: http://linkinghub.elsevier.com/retrieve/pii/S0095510813001280.

McPherson C, Haslam M, Pineda R, Rogers C, Neil J, Inder T. Brain injury and development in preterm infants exposed to fentanyl. Ann Pharmacother [Internet]. 2015;49:1291-7. Disponível em: https://www.ncbi.nlm.nih.gov/pmc/articles/PMC4644677/pdf/nihms736005.pdf.

Meek J. Options for procedural pain in newborn infants. Arch Dis Child Educ Pract Ed [Internet]. 2012;97:23-8. Disponível em: http://www.ncbi.nlm.nih.gov/pubmed/22036713.

Mörelius E, He H-G, Shorey S. Salivary Cortisol Reactivity in Preterm Infants in Neonatal Intensive Care: An Integrative Review. Int J Environ Res Public Health [Internet]. 2016;13:337. Disponível em: http://www.mdpi.com/1660-4601/13/3/337.

Ng E, Taddio A, Ohlsson A. Intravenous midazolam infusion for sedation of infants in the neonatal intensive care unit. Cochrane database Syst Rev [Internet]. 2017;1:CD002052. Disponível em: http://www.ncbi.nlm.nih.gov/pubmed/28141899.

Oberlander T, Saul JP. Methodological considerations for the use of heart rate variability as a measure of pain reactivity in vulnerable infants. Clin Perinatol [Internet]. 2002;29:427-43. Disponível em: http://www.ncbi.nlm.nih.gov/pubmed/12380467.

Ohlsson A, Shah PS. Paracetamol (acetaminophen) for prevention or treatment of pain in newborns. Cochrane database Syst Rev [Internet]. 2015;6:CD011219. Disponível em: http://www.cochrane.org/CD011219/NEONATAL_paracetamol-acetaminophen-for-prevention-or-treatment-of-pain-in-newborns.

Pillai Riddell RR, Racine NM, Turcotte K, Uman LS, Horton RE, Din Osmun L et al. Non-pharmacological management of infant and young child procedural pain. Cochrane Database Syst Rev [Internet]. 2015;2015-7. Disponível em: http://doi.wiley.com/10.1002/14651858.CD006275.pub2.

Prestes ACY, Guinsburg R, Balda RCX, Marba STM, Rugolo LMSS, Pachi PR et al. The frequency of pharmacological pain relief in university neonatal intensive care units. J Pediatr (Rio J) [Internet]. 2005;81:405-10. Disponível em: http://www.jped.com.br/conteudo/Ing_resumo.asp?varArtigo=1392&cod=&idSecao=4

Prestes ACY, Marba STM, Pachi PR, Magalhães M, Caldas JP de S, Rugolo LMS de S et al. Painful procedures and analgesia in the NICU: What has changed in the medical perception and practice in a ten-year period? TT – Procedimentos dolorosos e analgesia em UTI Neonatal: O que mudou na opinião e na prática profissional em dez anos? J Pediatr [Internet]. 2016;92:88-95. Disponível em: http://www.scielo.br/scielo.php?script=sci_arttext&pid=S0021-75572016000100088.

Raffaeli G, Cavallaro G, Allegaert K, Wildschut ED, Fumagalli M, Agosti M et al. Neonatal Abstinence Syndrome: Update on Diagnostic and Therapeutic Strategies. Pharmacother J Hum Pharmacol Drug Ther [Internet]. 2017;37:814-23. Disponível em: http://doi.wiley.com/10.1002/phar.1954.

Rioualen S, Durier V, Hervé D, Misery L, Sizun J, Roué JM. Cortical Pain Response of Newborn Infants to Venepuncture. Clin J Pain [Internet]. 2018;34:1. Disponível em: http://insights.ovid.com/crossref?an=00002508-900000000-98958.

Rodieux F, Vutskits L, Posfay-Barbe KM, Habre W, Piguet V, Desmeules JA et al. When the safe alternative is not that safe: Tramadol prescribing in children. Front Pharmacol. 2018;9:1-13.

Roofthooft DWE, Simons SHP, Anand KJS, Tibboel D, van Dijk M. Eight Years Later, Are We Still Hurting Newborn Infants? Neonatology [Internet]. 2014;105:218-26. Disponível em: https://www.karger.com/Article/FullText/357207.

Sabir H, Dingley J, Scull-Brown E, Chakkarapani E, Thoresen M. Fentanyl Induces Cerebellar Internal Granular Cell Layer Apoptosis in Healthy Newborn Pigs. Front Neurol [Internet]. 2018;9:1-7. Disponível em: http://journal.frontiersin.org/article/10.3389/fneur.2018.00294/full.

Schnabel A, Pogatzki-Zahn E, Reichl Sylvia U, Zahn Peter K. Tramadol for postoperative pain treatment in children. Cochrane Database Syst Rev [Internet]; 2012. p.2015-7. Disponível em: http://onlinelibrary.wiley.com/doi/10.1002/14651858.CD009574/abstract.

Shah PS, Herbozo C, Aliwalas LL, Shah VS. Breastfeeding or breast milk for procedural pain in neonates. Cochrane database Syst Rev [Internet]. 2012;12:CD004950. Disponível em: http://www.ncbi.nlm.nih.gov/pubmed/23235618.

Shah PS, Shah VS. Propofol for procedural sedation/anaesthesia in neonates. Cochrane database Syst Rev [Internet]. 2011;CD007248. Disponível em: http://www.ncbi.nlm.nih.gov/pubmed/21412900.

Sifringer M, von Haefen C, Krain M, Paeschke N, Bendix I, Bührer C et al. Neuroprotective effect of dexmedetomidine on hyperoxia-induced toxicity in the neonatal rat brain. Oxid Med Cell Longev [Internet]. 2015;2015:530371. Disponível em: http://www.ncbi.nlm.nih.gov/pubmed/25653737.

Simons SHP, van Dijk M, Anand KS, Roofthooft D, van Lingen RA, Tibboel D. Do We Still Hurt Newborn Babies? Arch Pediatr Adolesc Med [Internet]. 2003;157:1058. Disponível em: http://archpedi.jamanetwork.com/article.aspx?doi=10.1001/archpedi.157.11.1058.

Slater R, Cantarella A, Franck L, Meek J, Fitzgerald M. How well do clinical pain assessment tools reflect pain in infants? PLoS Med [Internet]. 2008;5:e129. Disponível em: http://www.ncbi.nlm.nih.gov/pubmed/18578562.

Slater R, Cornelissen L, Fabrizi L, Patten D, Yoxen J, Worley A et al. Oral sucrose as an analgesic drug for procedural pain in newborn infants: A randomised controlled trial. Lancet (London, England) [Internet]. 2010;376:1225-32. Disponível em: http://www.ncbi.nlm.nih.gov/pubmed/20817247.

Slater R, Worley A, Fabrizi L, Roberts S, Meek J, Boyd S et al. Evoked potentials generated by noxious stimulation in the human infant brain. Eur J Pain [Internet]. 2010;14:321-6. Disponível em: http://www.ncbi.nlm.nih.gov/pubmed/19481484.

Smits A, van den Anker JN, Allegaert K. Clinical pharmacology of analgosedatives in neonates: Ways to improve their safe and effective use. J Pharm Pharmacol [Internet]. 2017;69:350-60. Disponível em: http://www.ncbi.nlm.nih.gov/pubmed/27364566.

Sottas CE, Anderson BJ. Dexmedetomidine: the new all-in-one drug in paediatric anaesthesia? Curr Opin Anaesthesiol [Internet]. 2017;30:441-51. Disponível em: http://www.ncbi.nlm.nih.gov/pubmed/28537937.

Stevens B, Johnston C, Petryshen P, Taddio A. Premature Infant Pain Profile: development and initial validation. Clin J Pain [Internet]. 1996;12:13-22. Disponível em: http://www.ncbi.nlm.nih.gov/pubmed/8722730.

Stevens B, Yamada J, Ohlsson A, Haliburton S, Shorkey A. Sucrose for analgesia in newborn infants undergoing painful procedures. Cochrane database Syst Rev [Internet]. 2016;7:CD001069. Disponível em: http://www.ncbi.nlm.nih.gov/pubmed/27420164.

Stevens BJ, Franck LS. Assessment and management of pain in neonates. Paediatr Drugs [Internet]. 2001;3:539-58. Disponível em: http://www.ncbi.nlm.nih.gov/pubmed/11513283.

Stevens BJ, Gibbins S, Yamada J, Dionne K, Lee G, Johnston C et al. The Premature Infant Pain Profile-Revised (PIPP-R). Clin J Pain [Internet]. 2014;30:238-43. Disponível em: http://content.wkhealth.com/linkback/openurl?sid=WKPTLP:landingpage&an=00002508-201403000-00008%0Ahttp://www.ncbi.nlm.nih.gov/pubmed/24503979.

Su F, Gastonguay MR, Nicolson SC, DiLiberto M, Ocampo-Pelland A, Zuppa AF. Dexmedetomidine Pharmacology in Neonates and Infants After Open Heart Surgery. Anesth Analg [Internet]. 2016;122: 1556-66. Disponível em: http://www.ncbi.nlm.nih.gov/pubmed/26218862.

Taddio A, Ohlsson K, Ohlsson A. Lidocaine-prilocaine cream for analgesia during circumcision in newborn boys. Cochrane database Syst Rev [Internet]. 2000;2015:CD000496. Disponível em: http://www.ncbi.nlm.nih.gov/pubmed/10796371.

Verriotis M, Fabrizi L, Lee A, Cooper RJ, Fitzgerald M, Meek J. Mapping Cortical Responses to Somatosensory Stimuli in Human Infants with Simultaneous Near-Infrared Spectroscopy and Event-Related Potential Recording. eNeuro [Internet]. 2016;3:1-15. Disponível em: http://eneuro.sfn.org/cgi/doi/10.1523/ENEURO.0026-16.2016.

Walker SM. Neonatal pain. Paediatr Anaesth [Internet]. 2014;24:39-48. Disponível em: http://www.ncbi.nlm.nih.gov/pubmed/24330444.

Weerink MAS, Struys MMRF, Hannivoort LN, Barends CRM, Absalom AR, Colin P. Clinical Pharmacokinetics and Pharmacodynamics of Dexmedetomidine. Clin Pharmacokinet [Internet]. 2017;56:893-913. Disponível em: http://link.springer.com/10.1007/s40262-017-0507-7.

Wilkinson DJC, Savulescu J, Slater R. Sugaring the pill: Ethics and uncertainties in the use of sucrose for newborn infants. Arch Pediatr Adolesc Med [Internet]. 2012;166:629-33. Disponível em: http://www.ncbi.nlm.nih.gov/pubmed/22751876.

Witt N, Coynor S, Edwards C, Bradshaw H. A Guide to Pain Assessment and Management in the Neonate. Curr Emerg Hosp Med Rep [Internet]. 2016;4:1-10. Disponível em: http://link.springer.com/10.1007/s40138-016-0089-y.

Yücel MA, Aasted CM, Petkov MP, Borsook D, Boas DA, Becerra L. Specificity of Hemodynamic Brain Responses to Painful Stimuli: A functional near-infrared spectroscopy study. Sci Rep [Internet]. 2015;5:9469. Disponível em: http://www.nature.com/articles/srep09469.

Zeiner V, Storm H, Doheny KK. Preterm infants' behaviors and skin conductance responses to nurse handling in the NICU. J Matern Neonatal Med [Internet]. 2015;29:1-6. Disponível em: http://www.tandfonline.com/doi/full/10.3109/14767058.2015.1092959.

Zwicker JG, Miller SP, Grunau RE, Chau V, Brant R, Studholme C et al. Smaller cerebellar growth and poorer neurodevelopmental outcomes in very preterm infants exposed to neonatal morphine. J Pediatr [Internet]. 2016;172:81-87e2. Disponível em: http://dx.doi.org/10.1016/j.jpeds.2015.12.024.

Triagem Neonatal Biológica

Maura M. Fukujima Goto

A triagem neonatal (TNN) biológica, popularmente conhecida como teste do pezinho, não se restringe somente ao exame, mas envolve um conjunto de ações preventivas na detecção de doenças metabólicas, genéticas, enzimáticas e endócrinas assintomáticas ou pouco sintomáticas no período neonatal e que podem ter seu curso natural modificado com a introdução do tratamento ou de outras intervenções em idade oportuna, reduzindo ou evitando morbimortalidade, incluindo as sequelas futuras.

O termo triagem tem sua origem no vocábulo francês *triage* que significa seleção e define, em saúde pública, a identificação de indivíduos em risco de desenvolver determinada doença em uma população assintomática que se beneficiariam com uma investigação adicional. Portanto, é necessário que sejam realizados exames confirmatórios específicos para se chegar ao diagnóstico da doença.

Ressalta-se ainda que um resultado de triagem normal não exclui por completo a possibilidade da presença de doença (falso-negativo), devendo-se sempre, quando houver a suspeita clínica, considerar sinais e sintomas para prosseguir a investigação. Ter esse conceito em mente pode salvar vidas.

Uma doença muito citada como modelo para a TNN é a fenilcetonúria, por seu precedente de ser a primeira a ser identificada, a ter os mecanismos fisiológicos conhecidos, bem como o tratamento estabelecido, dentre os erros inatos do metabolismo.

A fenilcetonúria foi primeiramente descrita em 1934 por Asbjorn Folling, médico e bioquímico norueguês, que a descreveu como um distúrbio metabólico caracterizado por deficiência intelectual grave, alterações motoras e de pele, tendo identificado excesso de ácido fenilpirúvico na urina de dois irmãos com deficiência intelectual grave. A fenilcetonúria é uma doença genética caracterizada por uma incapacidade em metabolizar o aminoácido fenilalanina em função de uma deficiência de fenilalanina hidroxilase.

O primeiro teste eficiente para as hiperfenilalaninemias, um ensaio microbiológico de inibição bacteriana, foi desenvolvido por Robert Guthrie em 1963 com gotas de sangue coletadas em papel filtro padronizado (cartão de Guthrie). Esse procedimento facilitou a coleta e o transporte das amostras possibilitando a triagem populacional em larga escala.

A TNN modificou de forma substancial o curso natural das doenças genéticas e metabólicas e expandiu fortemente o conceito de medicina preventiva. Nos 50 anos de história da TNN, dois grandes marcos históricos permitiram essa condição. Em primeira instância, o rastreamento de novas doenças foi sendo desenvolvido a partir dessa técnica para galactosemia, homocistinúria, doença da urina de xarope do bordo (*maple syrup urine disease*, MSUD), hipotireoidismo congênito, hiperplasia adrenal congênita, doenças falciformes, fibrose cística e deficiência de biotinidase.

A TNN e a tecnologia laboratorial tiveram grandes avanços com a introdução da focalização isoelétrica e HPLC (*high-performance liquid chromatography*) para as hemoglobinopatias, dos ensaios enzimáticos para a deficiência de biotinidase e galactosemia, da análise molecular do DNA para a fibrose cística e as hemoglobinopatias.

Uma nova era surgiu com a tecnologia do *tandem mass spectrometry* (MS/MS), inaugurando o segundo grande marco. O MS/MS trouxe a possibilidade de diagnóstico de dezenas de doenças simultaneamente ao nascimento, modificando o panorama da TNN no mundo todo. Conhecida como TNN expandida ou ampliada, possibilita o diagnóstico dos erros inatos do metabolismo como os distúrbios do catabolismo e do transporte de aminoácidos, os distúrbios do ciclo da ureia, os distúrbios da beta-oxidação dos ácidos graxos e as acidúrias orgânicas.

SEÇÃO XVII – TÓPICOS RELACIONADOS AO CUIDADO INTEGRAL DO RECÉM-NASCIDO

Critérios para seleção de doenças para a triagem neonatal

Não há consenso universal quanto às doenças que devem ser inclusas nos programas de TNN. Os critérios utilizados são muito debatidos na atualidade, resultando em programas distintos de TNN nos diferentes países.

A maioria dos países europeus consideram um número limitado de doenças, enquanto nos Estados Unidos, com o método MS/MS amplamente difundido, a recomendação é que cada programa de triagem inclua mais de 40 doenças no painel de triagem.

Os programas geralmente consideram o impacto da TNN na redução de sequelas e morbimortalidade. Nesse sentido, um estudo (Landau et al., 2017) realizado no *Boston Children's Hospital* demonstrou o efeito positivo em longo prazo da TNN expandida. Apenas 2% dos casos detectados pela TNN expandida tiveram resultados mais graves em neurodesenvolvimento comparados aos 42% daqueles diagnosticados clinicamente. No entanto, o benefício observado não é homogêneo para todas as doenças. Esse estudo ressalta que talvez o maior impacto seja causado pela introdução da análise genética na confirmação do diagnóstico, um instrumento que se tornou possível mais recentemente, e não tenha sido causado pela TNN expandida isoladamente.

A Organização Mundial da Saúde recomenda que os critérios definidos por Wilson e Jungner sejam considerados na elaboração dos programas e na seleção de doenças (Quadro 148.1).

Quadro 148.1
Critérios de Wilson e Jungner recomendados pela Organização Mundial da Saúde para seleção de doenças.

1. A condição buscada deve ser um importante problema de saúde.
2. Deve haver tratamento eficaz para o paciente e a doença ser bem conhecida.
3. Devem estar disponíveis instalações para o diagnóstico e o tratamento.
4. Deve haver uma fase precoce identificável na doença a ser triada.
5. Deve existir um teste ou exame adequado.
6. O teste deve ser aceitável pela população.
7. A história natural da doença deve ser bem conhecida.
8. Deve haver uma política estabelecida sobre quais pacientes tratar.
9. O custo da detecção de um caso (incluindo diagnóstico e tratamento dos pacientes diagnosticados) deve ser economicamente equilibrado quanto aos gastos no cuidado integral.
10. A pesquisa de casos novos deve ser um processo contínuo.

Fonte: Adaptado de Wilson e Jungner, 1968.

Critérios para coleta de amostra de sangue

À medida que novas doenças vão sendo incorporadas, aumenta-se a dificuldade para a recomendação quanto à idade ideal de coleta da amostra de sangue para a TNN uma vez que cada doença tem o seu próprio *screening window*, período em que ocorre a maior chance de diagnóstico da doença antes do aparecimento dos sintomas e de danos permanentes. Algumas doenças, como a doença da urina de xarope do bordo (MSUD), galactosemia e hiperplasia adrenal congênita, têm um *screening window* muito curto, ou seja, os analitos anormais estão presentes nos primeiros dias

de vida, os sintomas surgem geralmente antes do final da 1ª semana e o óbito pode ocorrer na 2ª semana quando não diagnosticada. Contudo, a homocistinúria não será detectada em amostras de sangue coletadas nas primeiras 24 a 48 horas de vida, considerando-se que o analito comumente utilizado para triagem, a metionina, eleva-se lentamente nas crianças afetadas e pode não estar aumentada por alguns dias até 1 semana após o nascimento.

Dessa maneira, recomenda-se que, após a seleção das doenças que serão rastreadas, a idade ideal de coleta seja determinada considerando-se as características particulares de cada uma quanto ao analito utilizado e as condições que melhor favoreçam o conjunto.

Critérios para estabelecer pontos de corte

Os testes de rastreamento separam pessoas que estão aparentemente bem, mas que apresentam uma doença ou um fator de risco para uma doença, daquelas que não os apresentam (Quadro 148.2).

Quadro 148.2
Possibilidades de resultados de um teste.

		Doença	
		Presente	*Ausente*
Teste	Positivo	Verdadeiro-positivo	Falso-positivo
	Negativo	Falso-negativo	Verdadeiro-negativo

Fonte: Desenvolvido pela autoria.

A sensibilidade é definida como a proporção dos indivíduos com a doença que têm um teste positivo para a doença; e a especificidade é definida como a proporção dos indivíduos sem a doença que têm um teste negativo.

Um bom teste de rastreamento deve ter alta sensibilidade para não perder os casos de doença (evitar casos falso-negativos) e alta especificidade para reduzir o número de indivíduos com resultados falso-positivos que serão investigados posteriormente sem necessidade, onerando o programa com esses exames confirmatórios. Sobretudo, deve ser considerado o importante ônus para a criança e para sua família causado pela convocação para realizar novos exames ainda no período neonatal. No entanto, essa condição nem sempre é possível, dificultando estabelecer os pontos de corte para um determinado teste. Torna-se, portanto, relevante que os pontos de corte dos testes sejam revistos periodicamente conforme a experiência e o aprimoramento de cada programa.

Antecedentes históricos no Brasil

No Brasil, o Estatuto da Criança e do Adolescente traz em seu escopo, no inciso III, do artigo 10, da Lei n. 8069, de 13 de julho de 1990:

> [...] os hospitais e demais estabelecimentos de atenção à saúde de gestantes, públicos e particulares, são obrigados a [...] proceder a exames visando ao diagnóstico e terapêutica de anormalidades no metabolismo do recém-nascido, bem como prestar orientações aos pais [...].

CAPÍTULO 148 – TRIAGEM NEONATAL BIOLÓGICA

Em cumprimento à legislação, o Ministério da Saúde instituiu a triagem neonatal – Teste do Pezinho – em 1992, determinando a obrigatoriedade do teste de triagem para fenilcetonúria e hipotireoidismo congênito em todos os nascidos vivos.

No ano de 2001 a TNN foi reestruturada com os objetivos de ampliação da gama de doenças triadas (fenilcetonúria, hipotireoidismo congênito, anemia falciforme e outras hemoglobinopatias e fibrose cística), de busca da cobertura de 100% dos nascidos vivos e de definição de uma abordagem mais ampla da questão. Nessa nova abordagem, considera-se a triagem neonatal um programa de saúde pública, sendo um processo que envolve várias etapas: a realização do exame laboratorial, a busca ativa dos casos suspeitos, a confirmação diagnóstica, o tratamento e o acompanhamento multidisciplinar especializado desses pacientes. Dessa maneira, em 6 de junho de 2001, o Ministério da Saúde, por meio da portaria GM/MS 822, instituiu, no âmbito do SUS, o Programa Nacional de Triagem Neonatal (PNTN).

Segundo a referida portaria, o PNTN deve ser executado de forma articulada pelo Ministério da Saúde e pelas secretarias de saúde dos estados, Distrito Federal e municípios e tem por objetivo o desenvolvimento de ações de triagem neonatal em fase pré-sintomática, acompanhamento e tratamento das doenças congênitas detectadas, inseridas no programa, em todos os nascidos vivos, promovendo o acesso, o incremento da qualidade e da capacidade instalada dos laboratórios especializados e serviços de atendimento, bem como a organização e regularização do conjunto dessas ações de saúde.

Em 14 de dezembro de 2012, a Portaria GM/MS n. 2.829 incluiu a TNN para hiperplasia adrenal congênita e deficiência de biotinidase no PNTN, habilitando o país para a realização da TNN para as seis doenças: fenilcetonúria, hipotireoidismo congênito, doenças falciformes e outras hemoglobinopatias, fibrose cística, hiperplasia adrenal congênita e deficiência de biotinidase.

Programa nacional de triagem neonatal

O PNTN está organizado em quatro setores principais sob a coordenação das secretarias estaduais de saúde: 1) redes municipais de postos de coleta situados em maternidades, nas casas de parto, nas unidades básicas de saúde, nas Casas de Saúde do Índio; 2) serviços de referência em triagem neonatal (SRTN) responsáveis pelo credenciamento de postos de coleta em sua área de abrangência e qualificação permanente dos profissionais da saúde responsáveis pela coleta, pelos laboratórios especializados no processamento desses exames, pelo sistema de busca ativa para recoleta, reteste, exames confirmatórios, agendamentos de consultas e monitoramento dos casos detectados. Em cada estado brasileiro há um SRTN, com exceção do estado de São Paulo que está contemplado com quatro SRTN em 2021; 3) rede assistencial complementar, ambulatorial e hospitalar, responsável pelo cuidado integral das crianças diagnosticadas pelo programa, incluindo tratamento medicamentoso e fórmulas nutricionais específicas, amparada por protocolos clínicos e diretrizes terapêuticas (PCDT) do Ministério da Saúde; e 4) tecnologia de informação, estabelecendo fluxo de banco de dados entre SRTN, secretaria estadual de saúde e Ministério da Saúde, com monitoramento epidemiológico e de desempenho do programa em cada estado, acompanhando indicadores como percentual de cobertura de nascidos vivos, idade de coleta, idade de inserção na rede assistencial, etc.

A organização do fluxo de coleta de amostras de sangue requer vigilância e muitos cuidados especiais para o sucesso da TNN. Recomenda-se que a coleta da primeira amostra seja realizada entre o 3º e o 5º dia de vida em função das especificidades das doenças rastreadas atualmente no país. A amostra de sangue deve ser coletada com técnica e materiais adequados, o cartão com dados cadastrais deve ser preenchido corretamente, a secagem da amostra deve obedecer às recomendações técnicas, os cartões devem ser armazenados e transportados em recipientes fechados, em local fresco e bem ventilado, sem umidade ou contato com água ou qualquer líquido e o exame deve ser processado prontamente pelos laboratórios especializados.

Cada um desses procedimentos, se executado com eficiência, contribuirá para reduzir o tempo até o diagnóstico, importante indicador de desempenho do programa.

Condições especiais para serem consideradas na interpretação dos resultados

Algumas situações clínicas influenciam os resultados de exames e devem ser observadas para tomadas de decisão caso a caso (Quadros 148.3 a 148.6).

Concluindo, o pediatra tem papel fundamental em cada etapa do programa: na exigência da coleta adequada do teste do pezinho, na cobrança e na interpretação dos resultados, no encaminhamento pronto e correto dos casos positivos, na investigação dos casos com exames negativos, mas com suspeita clínica e, especialmente, no amparo às famílias das crianças com essas doenças raras detectadas pelo programa.

Quadro 148.3 Condições maternas que afetam a interpretação dos exames da TNN.			
Condição materna	*Analito afetado*	*Resulta no RN*	*Duração da interferência*
Hipertireoidismo tratado com PTU	T4 diminuído e TSH aumentado	Hipotireoidismo transitório	1 a 2 semanas, período de excreção do medicamento
Uso inadvertido de iodo radioativo (I^{131}) antes da 8ª semana de gestação Após a 8ª semana de gestação	T4 diminuído e TSH aumentado T4 diminuído e TSH aumentado	Hipotireoidismo transitório Hipotireoidismo permanente	Duração desconhecida Por toda a vida

(continua)

SEÇÃO XVII – TÓPICOS RELACIONADOS AO CUIDADO INTEGRAL DO RECÉM-NASCIDO

(continuação)

Quadro 148.3
Condições maternas que afetam a interpretação dos exames da TNN.

Condição materna	Analito afetado	Resulta no RN	Duração da interferência
Hipotireoidismo bem controlado	Nenhum	Nenhum	Nenhum
Uso de esteroides: prednisona, dexametasona e betametasona	17OHP diminuída ou dentro dos valores de referência	Supressão da função adrenal fetal, falso-negativo para HAC	Desconhecido Depende da classe do esteroide e da dose
Hiperplasia adrenal congênita	17OHP aumentada	Falso-positivo para HAC	Desconhecido Estimado 3 a 7 dias
fenilcetonúria ou hiperfenilalaninemia sem controle	Fal aumentada; Fal/Tir dentro dos valores de referência Falso-positivo PKU	Hiperfenilalaninemia transitória	Entre 12 e 24 horas, caso a criança não tenha PKU
Esteatose hepática gestacional ou síndrome HELLP*	Acilcarnitinas aumentadas	verdadeiro-positivo	Desconhecido
Deficiência de vitamina B12	Propionil carnitina aumentada	Falso-positivo	Duração depende do tratamento com vitamina B12
Deficiência de carnitina	Carnitina diminuída	Falso-positivo	Desconhecido
Nutrição parenteral	Múltiplos aminoácidos e ácidos graxos aumentados	Falso-positivo	Entre 48 e 72 horas após término da nutrição parenteral
Transfusão de hemácias	Galactose-1-fosfato-uridil-transferase (GALT) normal em criança com galactosemia	Falso-negativo	120 dias após a última transfusão

RN: recém-nascido; PTU: propiltiouracil; HAC: hiperplasia adrenal congênita; Fal: fenilalanina; Fal/Tir: razão fenilalanina/tirosina; PKU: fenilcetonúria.

*Recém-nascidos filhos de mães com esteatose hepática gestacional ou síndrome HELLP devem ser amplamente investigados, considerando-se o risco estimado entre 20 e 30% de terem defeitos de beta-oxidação de ácidos graxos de cadeia longa do tipo hidroxiacil.

Fonte: Clinical and Laboratory Standards Institute, 2009.

Quadro 148.4
Condições do recém-nascido que afetam a triagem neonatal.

Condição do recém-nascido	Efeito na triagem neonatal	Duração da interferência
Imaturidade do eixo hipotálamo-hipófise-tireoide	T4 diminuído, TSH normal Falso-negativo para hipotireoidismo congênito	Até 6 semanas
Hipotiroxinemia da prematuridade	T4 baixo, TSH normal seguido de elevação Hipotireoidismo transitório	Até 6 semanas
Imaturidade das enzimas hepáticas	Elevação transitória da tirosina, metionina, fenilalanina e galactose	Poucas semanas
Deficiência de iodo	T4 diminuído, TSH aumentado Hipotireoidismo transitório	Até suplementação
Doença aguda	T4 diminuído, TSH aumentado, hipotireoidismo transitório e IRT aumentado	Até a recuperação
Hipóxia	IRT aumentado	Até a recuperação
Doença envolvendo fígado	Tirosina, metionina, fenilalanina e galactose aumentadas, eventualmente acilcarnitinas e IRT aumentados	Até a recuperação
Imaturidade renal	17OHP e aminoácidos aumentados	Até a recuperação
Prematuridade	Biotinidase diminuída inversamente proporcional à idade gestacional	Até completar as 40 semanas gestacionais

Fonte: Desenvolvido pela autoria.

Quadro 148.5
Procedimentos e tratamentos que podem afetar os resultados da triagem neonatal de recém-nascidos.

Tratamento	Efeito na TNN	Duração do efeito
Nutrição parenteral	Elevação de múltiplos aminoácidos	4 a 24 horas após a descontinuação
Suplementação com carnitina	Elevação das acilcarnitinas, pode mascarar os distúrbios de transporte da carnitina	Durante suplementação e semanas subsequentes

(continua)

1118

(continuação)

Quadro 148.5 Procedimentos e tratamentos que podem afetar os resultados da triagem neonatal de recém-nascidos.		
Tratamento	*Efeito na TNN*	*Duração do efeito*
Transfusão de hemácias (pré e pós-natal)	Pode resultar falso-negativos para hemoglobinopatias e galactosemia	120 dias após a última transfusão
Suporte vital extracorpóreo	O suporte vital extracorpóreo invalida os resultados de TNN para todos os analitos	Durante a utilização do suporte vital extracorpóreo todos os resultados da TNN ficam inválidos
Dopamina	Falso-negativo para HC por supressão de TSH	Até a interrupção do uso do medicamento
Esteroides	Falso-negativo para HC por supressão de TSH e de T4L Falso-negativo para HAC por supressão de 17OHP	Desconhecido; depende da classe e da dose do esteroide
Exposição ao iodo com povidine ou preparados iodados	HC transitório, TSH aumentado, T4L diminuído	Com descontinuação da exposição tópica, a interferência pode cessar em 2 a 6 semanas dependendo da dose absorvida

HC: hipotireoidismo congênito; HAC: hiperplasia adrenal congênita.
Fonte: Clinical and Laboratory Standards Institute, 2009.

Quadro 148.6 Fatores que podem influenciar no resultado da TNN.		
Doença	*Screening window*	*Fatores*
Hipotireoidismo congênito	12 a 72 horas e 2 a 6 semanas para a segunda amostra	Falso-positivo: ▪ Redução fisiológica de T4 com TSH normal por imaturidade do eixo hipotálamo-hipófise-tireoide na prematuridade ▪ Aumento fisiológico do TSH nas primeiras 12 a 24 horas de vida em todos RN em resposta à vida extrauterina ▪ Uso tópico de iodo na criança ou no seio materno pode suprimir T4 transitoriamente Falso-negativo: ▪ Elevação tardia de TSH em crianças afetadas e em prematuros ▪ Prematuridade com elevação tardia de TSH, uso de suporte vital extracorpóreo
Fenilcetonúria e outras aminoacidopatias	–	Falso-positivo: ▪ Nutrição parenteral, doenças do fígado e imaturidade das enzimas do fígado Falso-negativo: ▪ Coleta precoce em poucas horas pós-transfusão ou uso de suporte vital extracorpóreo
Doenças falciformes, beta-talassemia e doença da hemoglobina C	Nascimento a 72 horas de vida	Falso-positivo: ▪ Alguma variante com significância clínica incerta pode ser encontrada Falso-negativo: ▪ Transfusão de hemácias; ▪ Suporte vital extracorpóreo ▪ Nem todas as hemoglobinas anômalas podem ser identificadas
Fibrose cística	1 a 7 dias de vida	Falso-positivo: ▪ Hipóxia, estresse fisiológico ou respiratório e hipoglicemia ▪ Trissomia 13, 18 e 21 e disfunção renal ▪ Heterozigoto para fibrose cística Falso-negativo: ▪ Suficiência pancreática em RN com fibrose cística ▪ Íleo meconial ▪ Formas tardias da fibrose cística
Hiperplasia adrenal congênita	12 a 48 horas e 2 a 4 semanas para segunda amostra	Falso-positivo: ▪ Estresse, prematuridade, baixo peso ao nascimento e coleta precoce Falso-negativo: ▪ Tratamento materno com esteroides para prevenção de parto prematuro ▪ RN em uso de dexametasona
Deficiência de biotinidase	Nascimento a 72 horas de vida	Falso-positivo: ▪ Prematuridade e icterícia. Falso-negativo: ▪ A enzima é encontrada no soro, portanto transfusão de plasma ou de outros produtos pode afetar os níveis de biotinidase de forma transitória

Fonte: Clinical and Laboratory Standards Institute, 2009.

LEITURAS COMPLEMENTARES

Advisory Committee on Heritable Disorders in Newborns and children (ACHDNC). Recommended uniform screening panel; 2016. [Acesso 2017 set 30]. Disponível em https://www.hrsa.gov/advisory--committees/heritabledisorders/rusp/index.html.

Brasil. Ministério da Saúde. Portaria GM/MS n. 22, de 15 de janeiro de 1992.

Brasil. Ministério da Saúde. Portaria GM/MS n. 2829, de 14 de dezembro de 2012 inclui a triagem neonatal para hiperplasia adrenal congênita e deficiência de biotinidase no Programa Nacional de Triagem Neonatal.

Brasil. Ministério da Saúde. Portaria GM/MS n. 822/GM, de 06 de junho de 2001. Institui no âmbito do Sistema Único de Saúde o Programa Nacional de Triagem Neonatal.

Brasil. Secretaria de Estado da Saúde. Resolução SS n. 73, de 29 de julho de 2015. Protocolo Clínico de Diretrizes Terapêuticas e de Diagnóstico Laboratorial da Fibrose Cística do Estado de São Paulo.

Christensen FC, Mendes-dos-Santos CT, Goto MMF, Sewaybricker LE, Souza-Li LFR, Guerra-Junior G, Morcillo AM, Lemos-Marini SHV. Neonatal screening: 9% of children with filter paper thyroid-stimulating hormone levels between 5 and 10 μIU/ml have congenital hypothyroidism. J Ped. 2017;93(6):649-54.

Clinical and Laboratory Standards Institute: Newborn Screening for Preterm, Low Birth Weight and Sick Newborns. Approved Guidelines – I/LA31-A. 2009;29(24).

Corbetta C, Weber G, Cortinovis F, Calebiro D, Passoni A, Vigone MC, Preccoz PB, Chiumello G, Persani L. A 7-year experience with low blood TSH cutoff levels for neonatal screening reveals an unsuspected frequency of congenital hypothyroidism. Clin Endocrinol. 2009; 71:739-43.

Farrell PM, White TB, Ren CL, Hampstead SE, Accurso FJ, Derichs N, Howenstine M, McColley SA, Rock M, Rosenfeld M, Sermet-Gaudelus I, Southern KW, Marshall BC,Sosnay PR. Diagnosis of Cystic Fibrosis: Consensus Guidelines from the Cystic Fibrosis Foundation. J Pediatr. 2017;181S:S4-15.

Fletcher RH, Fletcher SW, Wagner EH. Epidemiologia clínica: Elementos essenciais. 3.ed. Porto Alegre: Artmed; 2003.

Guthrie R, Susi A. A simple phenylalanine method for detecting phenylketonuria in large population of newborn infants. Pediatrics. 1963;32:338-43.

Hoffmann GF, Lindner M, Loeber JG. 50 years of newborn screening. J Inherit Metab Dis. 2014;37:163-4.

Jervis GA. Deficiency of phenylalanine oxidizing system. Proceedings of the Society for Experimental Biology and Medicine. 1953;82:514-5.

Landau YE, Lichter U, Levy HL. 2014 Genomics in Newborn Screening. J Pediatr. 2004;164:14-9.

Landau YE, Waisbren SE, Chan LMA, Levy HL. Long-term outcome of expanded newborn screening at Boston children's hospital: Benefits and challenges in defining true disease. J Inherit Metab Dis. 2017;40:209-18.

Shawn E. Christ SE. Asbjorn Folling and the Discovery of Phenylketonuria. Journal of the History of the Neurosciences. 2003;12:44-54.

Wilson JM, Jungner YG. Principles and practice of mass screening for disease. Bol Oficina Sanit Panam. 1968;65(4):281-393.

Bioética no Período Neonatal

Délio José Kipper

O avanço extraordinário da ciência e da tecnologia no atendimento de recém-nascidos na sala de parto e nas unidades de terapia intensiva neonatal criou problemas novos, que são muito mais de natureza ética do que técnica: a legitimidade de iniciar ou suspender a manutenção das funções vitais no início e no fim da vida, a determinação do cenário e do momento em que a morte é bem-vinda e, a quem cabe decidir. Neste panorama complexo, várias indagações se evidenciam e devem ser compreendidas nas suas dimensões biológicas, legais, econômicas e éticas: nem tudo o que é cientificamente possível é eticamente aceitável ou só porque podemos, é o melhor que podemos fazer?

Em paralelo à evolução das ciências da saúde, a partir da segunda metade do século passado, nossa cultura e civilização começaram a conviver com o movimento em favor dos direitos humanos, inicialmente nas pesquisas envolvendo seres humanos, exigindo o consentimento livre e esclarecido do sujeito da pesquisa para sua participação como voluntário e, em seguida, com a promoção da defesa dos direitos dos enfermos, com forte ênfase na autonomia do doente, em respeito à dignidade do ser humano.

Muitos outros eventos, além do progresso das ciências, da tecnologia e do movimento em favor dos direitos humanos, que resultou na emancipação do paciente, contribuíram para o desenvolvimento de uma nova ciência, denominada bioética, incluindo a socialização do atendimento médico, o reconhecimento e o exercício do direito de todo cidadão a ser atendido na sua saúde, a medicalização da vida, a criação e o funcionamento dos comitês de bioética hospitalar e dos comitês de ética para pesquisa em seres humanos, a necessidade de um padrão moral que pudesse ser compartilhado por pessoas de moralidades diferentes e o crescente interesse da ética filosófica e da ética teológica nos temas que se referem à vida, à reprodução e à morte do ser humano.

Foi o caso Baby Doe, um bebê nascido em 1982, em Bloomington, no estado de Indiana/USA, com malformações múltiplas (trissomia do cromossomo 21 e fístula traqueoesofágica), que trouxe a reflexão bioética, com muita ênfase, para a neonatologia: os pais deste bebê se negaram a assinar um termo autorizando a cirurgia corretiva da fístula que tinha 50% de chance de lhe salvar a vida, proposta pelos médicos. Pelo conflito que se estabeleceu entre a proposta médica e a opção dos pais, a solução foi solicitada às cortes. O bebê morreu antes que estas, sucessivamente acionadas, declarassem sua decisão. Foram em casos como este, quando são dadas, e justificadas, opiniões diferentes sobre o tratamento e o destino a ser outorgado ao paciente, que se comprovou a necessidade da bioética para conciliar opiniões conflitantes na área da saúde.

A bioética procura, de maneira racional e pactuada, resolver os problemas biomédicos decorrentes de visões diferentes dos mesmos, depois de considerações sobre princípios e valores morais.

Antes de discorrer sobre como a bioética exercita as reflexões com relação aos conflitos que se apresentam na área da neonatologia, é útil esclarecer alguns conceitos, iniciando pela diferenciação entre ética, moral e direito.

Ética, moral e direito são três áreas de conhecimento que se distinguem, porém têm grandes vínculos e até mesmo sobreposições.

Tanto a moral como o direito se baseiam em regras que visam estabelecer certa previsibilidade para as ações humanas. Ambas, porém, diferenciam-se.

A moral estabelece regras que são assumidas pela pessoa, como uma forma de garantir o seu bem viver. A moral independe das fronteiras geográficas e garante uma identidade entre pessoas que sequer se conhecem, mas utilizam este mesmo referencial comum. Esta regra vem de fora para dentro.

O direito busca estabelecer o regramento de uma sociedade delimitada pelas fronteiras do Estado. As leis têm uma base territorial, elas valem apenas para aquela área geográfica onde uma determinada população ou seus delegados vivem.

A ética é o estudo geral do que é bom ou mau, certo ou errado, bonito ou feio. Um dos objetivos da ética é a busca de justificativas para as regras propostas pela moral e pelo direito. Ela é diferente de ambos – moral e direito – pois não estabelece regras. É a reflexão sobre a ação humana que a caracteriza. As justificativas são fruto da reflexão racional interior do indivíduo. Portanto, vêm de dentro para fora.

A bioética é o estudo sistemático da conduta humana, na área das ciências da vida e dos cuidados de saúde quando esta conduta é examinada à luz dos valores e dos princípios morais.

A bioética usa uma metodologia de análise dos problemas clínicos, assistenciais e de pesquisa, baseada em um diálogo aberto, interdisciplinar, sistemático e eticamente pluralista. Utiliza princípios que já eram amplamente estudados e defendidos por diferentes filósofos, mas que foram sistematizados e propostos pelo relatório Belmont como sendo três, e depois desmembrados em quatro no livro de Childress e Beauchamp, a saber: beneficência, não maleficência, autonomia (ou do respeito pela pessoa) e justiça, que podem ser definidas das seguintes maneiras.

- **Beneficência:** se caracteriza pela utilização dos conhecimentos e habilidades profissionais a serviço do paciente, pelo atendimento dos interesses importantes e legítimos dos indivíduos e pela minimização de riscos e maximização de benefícios.
- **Não maleficência:** é o princípio fundamental da tradição hipocrática e preconiza que o médico, em primeiro lugar, deve se abster de causar dano, sendo esta uma exigência moral da profissão. **É garantia de que danos serão evitados, em seu mais amplo sentido** (atuais, potenciais, individuais ou coletivos).
- **Respeito pela pessoa – autonomia:** autonomia é a capacidade de uma pessoa para decidir fazer ou buscar aquilo que julgue ser o melhor para si mesma. Para que possa exercer esta autodeterminação são necessárias duas condições fundamentais: capacidade para agir intencionalmente e liberdade. Na pesquisa e no atendimento à saúde, concretiza-se pelo seu consentimento livre e esclarecido e, quando pertinente, pela assinatura de um termo de consentimento livre e esclarecido.
- **Justiça:** equidade na distribuição de bens, riscos e benefícios entre as pessoas ou grupos. Igual consideração dos interesses envolvidos na relação médico-paciente.

Estes princípios foram construídos a partir da teoria dos princípios *prima facie*, desenvolvida por David Ross. A expressão *prima facie* indica uma obrigação que deve ser cumprida a menos que entre em conflito com uma obrigação de importância equivalente ou maior. Assim, estes princípios não têm uma hierarquia clara entre eles. Devem ser hierarquizados entre eles em cada situação específica.

O principialismo ou bioética dos princípios, como é conhecido esta metodologia de análise de problemas, conflitos ou dilemas morais, tenta buscar soluções para os problemas e as controvérsias éticas a partir de uma perspectiva negociável e aceitável pelo conjunto das pessoas envolvidas no processo, por meio da hierarquização dos princípios selecionados. Neste processo, todos os envolvidos são agentes morais válidos e têm o direito de apresentarem seus argumentos.

Embora o modelo principialista se mostre prático na obtenção de um consenso na maioria dos conflitos de natureza ética no cenário médico, ele não é isento de críticas, e existem outros modelos de análise destes problemas que não vamos analisar aqui.

Panorama geral em neonatologia

Nosso propósito neste artigo é discorrer sobre os dilemas éticos que se apresentam com mais frequência após o nascimento do bebê, restritos ao período neonatal. Incluiremos na discussão casos de recém-nascidos no limite da viabilidade, recém-nascidos com graves malformações congênitas e situações que podem ser consideradas exceções ao dever de tratar e manter a vida, como nos pacientes terminais.

A abordagem proposta inclui situações em que a tomada de decisão é complexa e penosa, exigindo da equipe de saúde e do paciente ou de seu representante legal a necessidade de optar entre dois extremos: de um lado a consideração pela sacralidade da vida, decidindo por manter a vida, mesmo que com dor ou sofrimento e, de outro lado, priorizando a qualidade desta vida. Na primeira opção podemos deslocar a decisão em direção à prática da distanásia, com medidas extraordinárias de manutenção da vida, a qualquer custo e, às vezes, com tratamentos fúteis. Na segunda, podemos considerar que uma determinada qualidade de vida não vale a pena ser vivida e tenderemos para a eutanásia. A decisão mais prudente está localizada em um ponto intermediário, que não é fácil de localizar, na qual optamos por deixar que a morte venha no momento certo, priorizando a dignidade do ser humano, com a minimização da dor e do sofrimento, como mostrado na Figura 149.1.

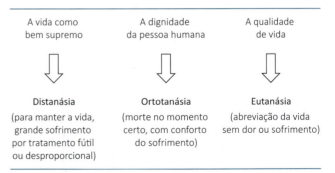

Figura 149.1. Da escolha do ato ao resultado do ato.
Fonte: Desenvolvida pela autoria.

Descobrir a opção que prioriza a dignidade do paciente não é fácil, exige muita reflexão, como proposto na Figura 149.2 e, com muita frequência, vem carregada de dúvidas.

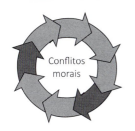

Figura 149.2. A tomada de decisão.
Fonte: Desenvolvida pela autoria.

A equipe de saúde, na tomada de sua decisão, deve considerar vários fatores, começando pela certeza do diagnóstico e do prognóstico. Todos sabemos que o diagnóstico nem sempre é claro e seguro e o prognóstico sempre é uma tentativa de antever o futuro baseado em dados estatísticos obtidos a partir de casos anteriores. Muitas vezes, as dúvidas residem exatamente em esclarecer o diagnóstico e/ou o prognóstico. Nestes casos é prudente que a equipe de saúde opte por investir no paciente até minimizar as dúvidas em relação ao diagnóstico e/ou ao prognóstico.

Aqui vale colocar a reflexão de Diego Gracia sobre a ideia de prudência, citada por Cristiane Ribeiro Ambrósio: a prudência "consiste na tomada de decisões racionais em condições de incerteza. A prudência exige reduzir a probabilidade de erro a níveis ínfimos quando está em jogo a vida das pessoas, porém não anulando completamente a possibilidade de erro, já que isso levaria a uma busca obsessiva de certeza que, além de impossível, atrasaria a tomada de decisões, tornando-a por isso mesmo imprudente. A incerteza, pois, deve reduzir-se a um mínimo [...], porém a um mínimo prudencial, não absoluto. O problema de muitos médicos é que seguem empenhados em decidir em condições de absoluta certeza ou de mínimos absolutos e, em consequência, atuam imprudentemente. Isto é o que se conhece na literatura médica com o nome de encarniçamento terapêutico".

Outra consideração importante inclui seguir a conduta científica padrão em casos semelhantes. Não seria prudente em situações extremas caminhar por uma opção sem amparo de diretrizes científicas, exigindo-se por isso, uma atualização constante das evidências disponíveis.

Alerta importante! Iniciei minha carreira de pediatra na década de 1970. Não havia surfactante. Só ventiladores para pacientes adultos, rudimentares. E já nasciam prematuros, com mais de 2.000 g de peso, perfeitos, que evoluíam com membrana hialina e muitos caminhavam para uma morte inevitável. Sentia uma dor, que não consigo esquecer, quando não podia ajudá-los. A tentação de fazer qualquer coisa era grande. Também era grande, por este impulso, o risco de usar aquele ser humano como cobaia. Se morreria mesmo, por que não tentar algo que pudesse ajudá-lo? Hoje, depois de conhecer melhor a história das pesquisas envolvendo crianças, tenho muito claro o quanto as crianças já foram agredidas em sua dignidade nos projetos de pesquisa. É louvável esta ânsia do médico virtuoso de fazer algo pelo paciente, mas há que seguir todas as normas e diretrizes técnicas, legais e éticas que protegem os sujeitos de pesquisas envolvendo seres humanos.

Como se trata, muitas vezes, de decisões de natureza moral, há que se considerar a autonomia do médico e da equipe de saúde e as normas da instituição que, por eleição de consciência, podem ter opções diferentes das do paciente e/ou seu representante legal. Destaca-se aqui a necessidade de que toda a equipe de saúde envolvida no atendimento do paciente seja esclarecida sobre as escolhas que se está fazendo e os argumentos que as sustentam. Isto é particularmente crítico quando se opta por limitar suporte de vida e quando algum membro da equipe menos esclarecido pode se sentir desconfortável com a decisão adotada.

Evidentemente qualquer que seja a alternativa escolhida, ela não pode ser ilegal. Este fato esclarece as dificuldades que envolveram a adoção da limitação de tratamentos considerados extraordinários, fúteis ou que caracterizavam um encarniçamento terapêutico em pacientes terminais, até que existissem normas legais para esta alternativa, quando proposta pelo paciente ou seu representante legal e compartilhada com o médico.

Por fim, o princípio de justiça exige, contudo, que se considere as expectativas da sociedade com relação à gestão dos limitados recursos para a área da saúde, esperando, por um lado, pela limitação de medidas que não trazem benefícios para o paciente e que ocupam leitos necessários para outros pacientes e, por outro lado, que todos os pacientes obtenham o que lhes é devido, quando necessário.

Tendo sido obtido um consenso técnico, legal e moral pela equipe de saúde, há que se considerar as opções e/ou preferências do paciente e/ou seu representante legal. Em se tratando de criança, pelo poder familiar previsto no Código Civil Brasileiro, os pais detêm a prerrogativa de decidirem pelos seus filhos, visando seu melhor interesse, direito este que só pode ser revogado quando se evidencia que suas opções são claramente contra os melhores interesses de seus filhos ou quando podem resultar em dano grave e irreversível para seus filhos. Mesmo neste último caso, exceto em situações de emergência sem tempo hábil, todos os esforços devem ser envidados para a obtenção de um consenso, podendo se auxiliar, para a mediação do conflito, da ajuda dos comitês de bioética clínica. Apenas em última instância se deve recorrer aos órgãos legais de proteção da criança e do adolescente, como os conselhos tutelares e a promotoria da infância e da juventude.

Limite da viabilidade

O texto a seguir, sobre limite da viabilidade, foi extraído e modificado do artigo *Periviable birth (Limit of viability)*, de Richard A. Ehrenkranz e Mark R Mercurio.

SEÇÃO XVII – TÓPICOS RELACIONADOS AO CUIDADO INTEGRAL DO RECÉM-NASCIDO

O limite da viabilidade é definido como o estágio de maturidade fetal que assegura uma razoável chance de sobrevivência extrauterina. Com intervenção ativa, muitas crianças nascidas com 26 semanas ou mais de gestação têm grande chance de sobrevivência e, virtualmente, nenhuma abaixo de 22 semanas sobreviverá. A probabilidade de sobreviver neste período aumenta dramaticamente nestas poucas semanas e este período é considerado o de "próximo da viabilidade". Além da grande incidência de morte neonatal imediata entre 22 e 26 semanas incompletas de gestação, há um grande risco de complicações e/ou sequelas. O conhecimento e entendimento destes dois riscos são essenciais na tomada de decisões médicas e na comunicação e aconselhamento dos pais.

Embora o fator idade gestacional seja o mais importante na determinação da viabilidade, outros fatores contribuem, como peso de nascimento (quanto maior, melhor prognóstico), sexo (melhor prognóstico no feminino), gestação única ou múltipla (pior prognóstico na múltipla) e o uso de corticoides no pré-natal, que melhora o prognóstico.

Publicações de estudos longitudinais com estas crianças evidenciam um aumento da sobrevivência ao longo da idade gestacional de 22 a 25 semanas de gestação assim como um aumento na sobrevivência de crianças deste período de gestação ao longo das décadas. Estas publicações, com as mudanças nos desfechos, enfatizam a importância em sempre basear as decisões do manejo de crianças no limite da viabilidade nas últimas evidências disponíveis.

Manejo de recém-nascidos no limite da viabilidade

Embora as decisões na condução do nascimento de prematuros extremos sejam particularmente desafiadoras e, algumas vezes, únicas, todos os serviços que cuidam de gestantes com gravidezes de alto risco devem ter uma estratégia consensual, para o manejo de prematuros extremos, que seja consistente e usada por toda a equipe de saúde. Estas diretrizes devem ser fundamentadas nos resultados anteriores e devem considerar as questões éticas relevantes. Este consenso deve ser prático e consistente em hospitais com muitos médicos e, também, equânime e consistente no aconselhamento dos pais.

A falta de um consenso, utilizado simultaneamente por obstetras e neonatologistas, aumenta a possibilidade de óbitos no 1º dia de vida e pode ocasionar conflitos com os pais.

As questões éticas que devem ser consideradas nas reflexões sobre a abordagem de recém-nascidos no limite da viabilidade incluem:

1. As manobras de manutenção das funções vitais devem ser iniciadas na sala de parto?
2. Estas medidas são eticamente contraindicadas, opcionais ou obrigatórias?
3. Até que ponto os pais podem interferir nestas decisões?
4. No que podem estas decisões ser baseadas?
5. Uma vez iniciadas as manobras de manutenção das funções vitais, como a ventilação mecânica é eticamente permissível suspendê-las?

Uma maneira racional de abordagem destas questões éticas é fortemente facilitada pelo entendimento dos desfechos e considerando as seguintes questões:

1. Qual é a solidez ou fragilidade dos dados disponíveis?
2. Quais são os princípios éticos relevantes?
3. Quais são as recomendações das organizações profissionais? Elas são baseadas nas evidências atuais e são práticas?

Interpretação dos dados disponíveis

Não pretende ser o objetivo deste artigo, mas vale destacar que, embora existam várias publicações sobre o desfecho no atendimento de recém-nascidos no limite da viabilidade, estes dados são difíceis de avaliar, pelas seguintes razões:

1. Limitada acurácia da avaliação da idade gestacional;
2. Impacto dos cuidados iniciais variáveis nas diferentes instituições;
3. Dificuldade em avaliar a morbidade em longo prazo.

Desafios éticos

Pela grande quantidade de questões éticas envolvidas nesta abordagem, existe grande debate entre eticistas e clínicos. Uma maneira de fazer esta análise ética (e certamente não a única) é considerar os direitos relevantes da criança e de seus pais e as obrigações da equipe médica.

Direitos e obrigações que podem ser considerados (mas também não limitados a eles) são:

1. A criança tem direito ao tratamento que tenha uma razoável possibilidade de salvar sua vida. Também tem direito à misericórdia, significando o direito a não ser submetida a procedimentos dolorosos e que dificilmente irão beneficiá-la (isto é, que não aumentem a sobrevida e/ou que aumentem a morbidade).
2. Os pais têm o direito às informações corretas e necessárias para tomar decisões informadas e que visem os melhores interesses de seu filho. Eles têm o direito de decidir o que deve ser feito com seu filho, mas, em raras situações, têm o direito de seus filhos revogados (p. ex., quando eles recusam um tratamento que, com certeza, pode beneficiar seu filho ou quando solicitam o que, com certeza, pode prejudicá-lo).
3. Os médicos têm o dever de fornecer aos pais as informações relevantes e ajudá-los na difícil decisão para os cuidados de seu filho. Uma apresentação honesta das informações relevantes e das alternativas (incluindo a transferência para outro hospital) é fundamental. A equipe de saúde deve reconhecer o enorme estresse que uma tomada de decisão nesta circunstância causa aos pais, e deve trabalhar com eles para achar uma solução em conjunto, baseada primeiramente na avaliação dos benefícios perceptíveis e dos danos possíveis para seu filho. Algumas vezes a equipe médica pode decidir que as opções dos pais são claramente contra os melhores interesses da criança e deve revogar suas opções por meio dos canais competentes que a ocasião permite.

Dois outros questionamentos éticos importantes a considerar são:

1. Retirada de suporte de funções vitais uma vez iniciados. Hoje existe um consenso entre os médicos e os eticistas que não existe diferença moral entre não

CAPÍTULO 149 – BIOÉTICA NO PERÍODO NEONATAL

oferecer ou retirar suportes vitais. Assim, se por uma determinada situação clínica seu prognóstico é permissível não intubar um paciente, então também é permissível extubá-lo em situação semelhante. Então, uma opção inicial de iniciar os cuidados intensivos pode ser reversível e os pais devem ter consciência disto.

2. Justiça: um princípio ético fundamental quando se tomam decisões de ressuscitação ou políticas de ressuscitação é a justiça. A justiça requer de nós que tratemos todas as pessoas de maneira igual, exceto se existir uma diferença relevante entre elas. Se para uma família for oferecida a possibilidade de ressuscitação em determinado caso, o mesmo deve ser feito com outra família em situação semelhante. Tratá-las de maneira distinta exige que exista uma diferença relevante e esta diferença pode ser, por exemplo, o prognóstico. Dados recentes mostram que, embora a IG seja o fator mais importante para determinar a viabilidade do recém-nascido, outros fatores têm importância, como o sexo, o peso, a multiparidade e o uso prévio de corticoides. De modo que, basear a abordagem com a família para a tomada de uma decisão apenas na idade gestacional, pode fazer com que a opção seja injusta.

Baseados nas abordagens e considerações éticas anteriores, as crianças no limite da viabilidade podem ser manejadas conforme três categorias baseadas no prognóstico com relação à mortalidade e morbidade:

1. O prognóstico é tão ruim para a criança que não deve ser tomada nenhuma medida de reanimação e de cuidados intensivos. Neste caso, estes procedimentos não são permitidos eticamente.
2. O prognóstico é tão bom que a ressuscitação e os cuidados intensivos podem ser iniciados, pelo menos inicialmente, e são eticamente obrigatórios.
3. O prognóstico é incerto e é difícil determinar os benefícios e os danos para a criança relativos à ressuscitação e aos cuidados intensivos. Nestes casos, tentar a reanimação na sala de parto pode ser permissível eticamente, mas não é obrigatório.

Definir os limites entre estas três categorias é difícil. Entretanto, mudar o consenso da equipe e o plano definido com os pais pela aparência do recém-nascido ao nascimento não é recomendado, porque esta avaliação é muito subjetiva e não tem valor preditivo. Uma mudança de plano só pode ser aceita quando uma informação extremamente importante for disponibilizada e que altere significativamente o prognóstico.

Padrões e recomendações profissionais

Sociedades norte-americanas, a American Academy of Pediatrics (AAP) e a American Heart Association (AHA), indicam que se o médico acredita que não existe chance de sobrevida para uma determinada criança, oferecer manobras de ressuscitação não beneficia a criança e não devem ser iniciadas. Sugerem que um exemplo desta situação é o nascimento de um bebê com idade gestacional confirmada de menos de 22 semanas. Além disto, afirmam que se houver concordância entre os pais e os cuidadores de que as

medidas intensivas não aumentam a possibilidade de sobreviver e podem antecipar danos à criança, estas medidas podem ser retiradas. Exemplos disto incluem crianças que nasceram com idade gestacional entre 22 e 24 semanas.

O consenso da American College of Obstetricians and Gynecologist (ACOG) e a Society for Maternal-Fetal Medicine recomenda a não ressuscitação abaixo de 22 semanas de gestação e recomenda que a ressuscitação pode ser considerada com os pais nos nascimentos entre 22 e 24 semanas de gestação.

A AAP – Committee on Fetus and Newborn (COFN) revisou as diretrizes para aconselhamento antenatal e recomenda que esta decisão não deve se baseada somente na idade gestacional, mas também precisa considerar relevantes fatores maternos e fetais, assim como as escolhas e os valores dos pais. As seguintes conclusões estão incluídas neste consenso:

1. Uma discussão conjunta dos pais e das equipes da obstetrícia e da neonatologia antes do nascimento do prematuro, se possível, para promover uma tomada de decisão otimizada. Nesta discussão devem ser consideradas a habilidade dos pais em entender a situação clínica, incluindo o entendimento da linguagem utilizada e a necessidade de entendimento por parte das equipes dos valores culturais e religiosos que podem afetar as escolhas dos pais.
2. Embora a idade gestacional seja um indicador impreciso de sobrevivência, gestações de 22 semanas são geralmente aceitas como sendo o limite da viabilidade. Nestes casos deve ser somente oferecido conforto.
3. Muitas crianças que nascem entre 22 e 24 semanas morrem ou apresentarão sequelas. Entretanto, os desfechos de muitos destes casos são difíceis de prever e variam de centro para centro. Como resultado, é razoável que as decisões a respeito de reanimação sejam individualizadas e centradas nas decisões dos pais.
4. Cada centro deve desenvolver uma política e procedimentos para manejar estes recém-nascidos que sejam consistentemente utilizados por toda a equipe. Além disto, deve ser estimulada a comunicação entre os membros da equipe para melhorar a tomada de decisão.

Diretrizes do Reino Unido: as diretrizes do Nuffield Council on Bioethics incluem o seguinte:

1. A ressuscitação e os cuidados intensivos não são condutas padrão para crianças nascidas com 22 semanas ou menos de idade gestacional, mas podem ser iniciadas se pais informados o solicitam e a equipe médica concordar que ela pode ser no melhor interesse da criança.
2. Para crianças com 23 semanas de gestação, pode ser dada a oportunidade aos pais de escolherem, mas a equipe de saúde não precisa reanimar a criança ou continuar os cuidados intensivos se sentir que estas não trazem benefícios para a criança.
3. Para crianças com 24 semanas de gestação, a ressuscitação e os cuidados intensivos normalmente devem se providenciados, mas podem ser retirados se, baseado na condição clínica da criança, os pais e os médicos concordarem que não são benéficos para a criança.

1125

SEÇÃO XVII – TÓPICOS RELACIONADOS AO CUIDADO INTEGRAL DO RECÉM-NASCIDO

4. Para crianças com 25 ou mais semanas de gestação, os cuidados intensivos geralmente devem ser iniciados.

Os autores do artigo, publicado no Uptodate, propõem uma abordagem baseada nas evidências disponíveis e nos valores e preferências de pais bem informados e que consideram consistente com as diretrizes revisadas da AAP e com o consenso de um grupo internacional de neonatologistas e aceitam exceções quando os médicos considerarem que existem evidências adicionais que piorem significativamente o prognóstico, como algumas anomalias congênitas e retardo significativo do crescimento.

1. Abaixo de 22 semanas de gestação: não é oferecida ou providenciada reanimação porque a chance de sobreviver é zero ou próxima de zero.
2. De $22^{0/7}$ a $22^{6/7}$ semanas de gestação: a ressuscitação é oferecida aos pais se existir pelo menos uma pequena chance de sobreviver baseado nas informações disponíveis e é providenciada somente se solicitada por pais bem informados.
3. De $23^{0/7}$ a $24^{6/7}$ semanas de gestação: a ressuscitação é oferecida aos pais e pode ser ofertada ou retirada baseada nas preferências de pais bem esclarecidos. Entretanto, se for estimado que o RN tenha uma chance maior que 50% de sobreviver sem sequelas, a ressuscitação é providenciada.
4. 25 semanas ou mais de gestação: a ressuscitação é providenciada.

Apenas para destacar, outros fatores que podem interferir de maneira inadequada no processo decisório são: o medo de processo judicial que resulta no médico praticar intervenções desnecessárias; o aumento do número de recém-nascidos frutos de reprodução assistida, que ocasiona os médicos manterem tratamentos talvez inapropriados; o fato de o médico ser treinado para salvar vidas, existindo, portanto, um conflito interno por "não fazer nada" e a inadequada resposta à solicitação dos pais para se "fazer tudo que é possível" ou "não fazer nada", pressionados por outras considerações, que não os melhores interesses do recém-nascido.

Algumas considerações sobre o princípio de justiça. Como vimos, no principialismo, este princípio destaca a equidade, isto é, o que é oferecido a um paciente deve ser oferecido a outro paciente, nas mesmas condições. Mas outras considerações são necessárias. Situação particular ocorre no planejamento antecipado, quando se combina com os pais o que será feito em casos de nascimentos no limite da viabilidade. Nesta circunstância, define-se a pequena probabilidade de sobrevivência e as possíveis sequelas antes mesmo que elas ocorram e, assim, prejulga-se o futuro do indivíduo baseado na incapacidade biológica do grupo ao qual pertence, podendo esta opção ser injusta. Também é injusta a ênfase na redução da mortalidade, com priorização de manutenção da vida, a qualquer custo. As consequências diretas desses esforços são o aumento do custo dos tratamentos, a maior complexidade exigida para os tratamentos e o aumento da morbidade posterior, com a consequente falta de leitos nas UTI neonatal e pediátrica e uma inadequada gestão dos limitados recursos para a saúde pública, resultando em injustiça social.

Malformações congênitas e final de vida

As malformações congênitas, segundo Abel e Cambra, citados por Macedo e Lopes, podem ser divididas em três grandes grupos:

1. Alterações não letais, por exemplo, crianças com trissomia do cromossomo 21.
2. Alterações letais, se não houver tratamento, como atresia de esôfago ou anal.
3. Alterações letais em médio prazo, em que se dá uma deterioração progressiva da saúde da criança até a morte, como no caso de algumas cromossomopatias, por exemplo, trissomia do cromossomo 13 ou 18, entre outras.

Vamos citar também neste grupo os pacientes com morte encefálica e os pacientes terminais.

Como já sugerimos na Figura 149.2, parte-se do consenso da equipe de saúde, considerando-se depois os desejos e valores do paciente e/ou seus representantes legais e, se houver conflito, pode ser solicitada a intervenção do comitê de bioética clínica da instituição para ajudar na obtenção de um consenso.

Graças aos grandes progressos da ciência e da tecnologia é hoje possível salvar a vida de muitos recém-nascidos com problemas congênitos graves. A rapidez da assistência prestada e a sua qualidade são essenciais para a sobrevivência e para a prevenção ou diminuição de possíveis sequelas no desenvolvimento da criança.

Algumas situações não deixam dúvidas quanto à atuação dos profissionais de saúde, como em de situações de fetos com anencefalia, acardia, porencefalia. Nestes casos será do melhor interesse da criança a omissão ou suspensão de qualquer tratamento, sendo óbvio que a sua aplicação prolongaria o sofrimento e atrasaria a morte, sem trazer qualquer outro benefício.

Para Abel e Cambra, do Instituto Borgia de Bioética – Barcelona, citados por Macedo e Lopes, as exceções ao dever de tratar e manter a vida do recém-nascido são:

1. Casos em que há progressão irreversível da doença até a morte imediata ou próxima.
2. Tratamentos claramente nocivos ou sem efeitos.
3. Casos em que a esperança de vida é curta, apesar do tratamento, e se a abstenção deste último permitir um maior conforto e melhor cuidado à criança.
4. Tratamentos que impõem excessivos sofrimentos e dor à criança, que ultrapassam de maneira significativa os benefícios que se possam assegurar.

Maria Helena Hortiguela, baseada na caracterização de Nancy Rhoden da Universidade de Ohio e citada por Macedo e Lopes, descreve as três estratégias mais utilizadas pelos neonatologistas, em diferentes partes do mundo, para tomada de decisões em situações de prognósticos incertos:

1. Esperar até a quase certeza. Consiste em tratar agressivamente todos os recém-nascidos até chegar à conclusão de que o tratamento não traz benefícios ou que é prejudicial. Esta estratégia defende a vida a qualquer custo, considerando-a o maior bem da pessoa. Neste caso corre-se o risco de incorrer em práticas distanásicas.

CAPÍTULO 149 – BIOÉTICA NO PERÍODO NEONATAL

2. Prognóstico estatístico. Trata-se de não iniciar tratamento quando o prognóstico for incerto ou mau. Esta estratégia identifica a sobrevivência de uma criança com sequelas graves como o pior resultado possível e coloca a qualidade de vida em primeiro lugar. Abre mão de um possível tratamento agressivo, que para algumas crianças significaria viver sem sequelas graves ou até sem sequelas. Este modo de atuar pode conduzir à prática da eutanásia, em casos em que a estatística não é favorável e a vida não merecerá ser vivida.

3. Prognóstico individualizado. Inicia-se sempre o tratamento e fazem-se avaliações periódicas de acordo com indicações de prognóstico clínico e com base em dados estatísticos. Se se observar que existe um aumento da possibilidade de grave incapacidade, oferece-se aos pais a opção de interromper o tratamento antes da certeza da morte da criança ou de que acabará com incapacidades tais que lhe será impossível manter a mínima relação com os outros. Esta estratégia reconhece a incerteza de prognóstico, a pluralidade dos pontos de vista sociais e a capacidade do tutor de escolher a opção de tratamento quando a relação benefício/carga é incerta. Nesta decisão, que poderíamos denominar de ortotanásica, o tratamento é de imediato iniciado, não se correndo o risco de não tratar crianças que se poderiam salvar e, por outro lado, as avaliações periódicas evitam que se prolonguem tratamentos fúteis, que só aumentariam o sofrimento do recém-nascido e da família e, simultaneamente, os custos.

Esta última opção se enquadraria no parágrafo único do artigo 41 do Código de Ética Médica: "Nos casos de doença incurável e terminal, deve o médico oferecer todos os cuidados paliativos disponíveis sem empreender ações diagnósticas ou terapêuticas inúteis ou obstinadas, levando sempre em consideração a vontade expressa do paciente ou, na sua impossibilidade, a de seu representante legal".

Morte encefálica

A morte encefálica (parada total e irreversível das funções encefálicas) equivale à morte, conforme critérios já bem estabelecidos pela comunidade científica mundial e deve ser evitado o ônus psicológico e material causado pelo prolongamento do uso de recursos extraordinários para o suporte de funções vegetativas nestes pacientes. Há a necessidade de judiciosa indicação para interrupção do emprego destes recursos e a necessidade da adoção de critérios para constatar, de modo indiscutível, a ocorrência da morte, e ainda não há consenso sobre a aplicabilidade de desses critérios em crianças menores de 7 dias de vida e em prematuros. Deste modo, só será possível considerar o paciente em morte encefálica após 7 dias de vida a 2 meses incompletos, por meio da realização de dois eletroencefalogramas com intervalo de 48 horas entre um e outro, que não mostrem atividade elétrica e a morte encefálica deverá ser consequência de processo irreversível e de causa conhecida.

Paciente terminal

A conceituação de paciente terminal não é algo simples de ser estabelecido, embora frequentemente nos deparemos com crianças em que as possibilidades de resgate das condições de saúde se esgotaram. É quando percebemos que a morte próxima parece inevitável e previsível. Talvez a dificuldade maior esteja exatamente em objetivar este momento, não em reconhecê-lo.

Estudos na literatura tentam estabelecer índices de prognóstico e de qualidade de vida, procurando definir de forma mais precisa este momento. Entretanto, estes trabalhos perdem a especificidade quando aplicados em nível individual, porque o paciente terminal está inserido num contexto particular de possibilidades reais e de posições pessoais, sejam do médico ou de sua família. Esta colocação implica em reconhecer esta definição (paciente terminal) situada além da biologia, inserida em um processo cultural e subjetivo, ou seja, humano.

Mesmo assim, é evidente que alguns critérios podem tornar este momento menos impreciso, entre eles os clínicos, os dados da experiência que a equipe envolvida tem acerca das possibilidades de evolução de casos semelhantes, os critérios que consideram as condições pessoais do paciente, a intuição dos profissionais, entre outros.

De qualquer forma, família e equipe situam-se neste ponto da evolução da doença frente às impossibilidades e aos limites, de maneira que reconhecer o fim parece ser a dificuldade maior. Denegar este conhecimento determina estragos nos que partem e nos que ficam. Morrer só, entre aparelhos, ou rodeado por pessoas às quais não se pode falar de sua angústia, determina um sofrimento difícil de ser avaliado, mas sem dúvida, suficientemente importante para ser considerado. Os que ficam, contudo, têm que se haver com a culpabilidade, a solidão e a incômoda sensação de não ter feito tudo o que poderiam.

As dificuldades no estabelecimento de um conceito preciso não comprometem os benefícios que o paciente, a família e os profissionais podem ter no reconhecimento desta condição, agora reconhecida no Código de Ética Médica, no parágrafo único do artigo 41: "Nos casos de doença incurável e terminal, deve o médico oferecer todos os cuidados paliativos disponíveis sem empreender ações diagnósticas ou terapêuticas inúteis ou obstinadas, levando sempre em consideração a vontade expressa do paciente ou, na sua impossibilidade, a de seu representante legal".

Admitir que se esgotaram os recursos para o resgate de uma cura e que o paciente se encaminha para o fim da vida, não significa que não há mais o que fazer. Ao contrário, abre-se uma ampla gama de condutas que podem ser oferecidas ao paciente e à sua família, estabelecendo-se uma nova perspectiva de trabalho, multidisciplinar, que costuma se chamar de cuidados paliativos, embora a preocupação com o alívio da dor e o conforto deva estar presente em todos os momentos do tratamento.

Para o profissional de saúde surgem questões a serem pensadas, como a própria morte e sua posição frente a ela e à vida.

Considerações finais

Em nenhuma outra circunstância um médico pode se defrontar tão de perto com o início e o fim de uma vida, como nas situações que analisamos anteriormente. São momentos que envolvem, muitas vezes, decisões dolorosas e cheias de dúvidas, mas que devem partir em primeiro lugar do médico e de sua equipe, analisando o diagnóstico, o prognóstico, as evidências da literatura, os consensos das organizações representativas e a sua legalidade. Igualmente devem ser considerados os valores da equipe de saúde, da instituição em que trabalham e a expectativa da sociedade. Mas as opções devem ser assumidas em conjunto pelo binômio pais/médicos, com todos os fatos técnicos esclarecidos e em cumplicidade ética. Atitudes assim podem reduzir a angústia dos pais e da equipe de saúde numa tomada de decisão tão difícil e de tão elevada responsabilidade ética.

LEITURAS COMPLEMENTARES

Ambrósio CR, Silva CHM, Melo EGA. Aspectos éticos do nascimento no limite de viabilidade. 2015. [Acesso 2017 out 21]. Disponível em: http://www.rmmg.org/artigo/detalhes/1864.

Beauchamp TL, Childress JF. Principles of biomedical ethics. 3rd ed. New York: Oxford University Press; 1989. p.67-119.

Brasil. Lei n. 10.406, de 10 de janeiro de 2002. Institui o Código Civil. Diário Oficial da União. 11 jan 2002. [Acesso 2012 ago 5]. Disponível em: http://www.planalto.gov.br/ccivil_03/leis/2002/ L10406compilada.htm.

Clotet J. Por que bioética? Bioética. 1993;1(1):13-9.

Conselho Federal de Medicina. Código de Ética Médica. [Acesso 2017 out 21]. Disponível em: http://www.portalmedico.org.br/novocodigo/integra_4.asp.

Conselho Federal de Medicina. Resolução n. 1.480, de 8 de agosto de 1997. A morte encefálica será caracterizada através da realização de exames clínicos e complementares durante intervalos de tempo variáveis próprios para determinadas faixas etárias. Diário Oficial da União. 21 ago 1997;(160):Seção I, p. 18.227-8.

Ehrenkranz RA, Mercurio MR. Periviable birth (Limit of viability). [Revisado 2017 Apr 06]. [Acesso 2017 set 14]. Disponível em: https://www.uptodate.com/contents/periviable-birth-limit-of-viability.

Goldin JB. Bioética: Índice Geral de Textos, Resumos, Definições, Normas e Casos. [Acesso 2017 out 21]. Disponível em: https://www.ufrgs.br/bioetica/textos.htm#conceito.

Macedo JCGM, Lopes MF. Contributo ético em neonatologia-I. Boletim do Hospital de São Marco. 2005;21(1):43-7.

Reich WT (ed). Encyclopedia of bioethics. New York: The Free Press; London: Collier Macmillan Publishers; 1978.

Cuidado Paliativo Perinatal

Jussara de Lima e Souza
Daniel Garros
Andreza Viviane Rubio
Grace Caroline van Leeuwen Bichara

Os avanços tecnológicos têm possibilitado a sobrevivência de recém-nascidos que no passado evoluíam para o óbito. Hoje sobrevivem crianças menores e mais prematuras, além daquelas com patologias graves.

No entanto, a diminuição da mortalidade não tem acompanhado a redução da morbidade.

Além de lidar com pacientes que, infelizmente, morrem, neonatologistas lidam com um grupo de pacientes que sobreviverão com sequelas graves, com deficiências físicas e mentais. Os avanços tecnológicos, embora positivos, têm, contudo, ocasionando uma deterioração na qualidade do morrer nestas unidades.

O cuidado centrado no melhor interesse dos pacientes exige que respeitemos os princípios bioéticos da beneficência, não maleficência, justiça e autonomia, e a preocupação com a qualidade de vida e de morte dos RN deve ser uma constante.

Definição de cuidados paliativos pediátricos

Desde 1998 a OMS definiu os cuidados paliativos pediátricos como "o cuidado ativo total do corpo, mente e espírito da criança, e envolve também dar apoio à família. Ele começa quando a doença é diagnosticada, e continua independentemente de haver ou não tratamento dirigido à doença. Os profissionais de saúde devem avaliar e aliviar o sofrimento físico, psicológico e social da criança". Segundo este conceito, os cuidados, curativo e paliativo, não são excludentes e incompatíveis, mas complementares (Figura 150.1), pois o objetivo é sempre melhorar a qualidade de vida, mesmo que ela seja abreviada pela doença.

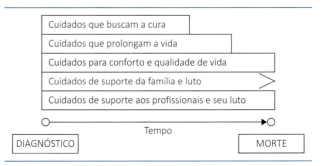

Figura 150.1. Modelo conceitual de cuidados – componentes complementares e concomitantes de cuidados.
Fonte: Adaptada de Feudtner, 2007.

Em 2017 a OMS revisou o conceito geral de cuidado paliativo (CP): "Os cuidados paliativos melhoram a qualidade de vida dos pacientes e de suas famílias que enfrentam problemas associados a doenças potencialmente fatais, sejam eles físicos, psicossociais ou espirituais".

Não consideramos mais elegíveis apenas aqueles pacientes com doenças incuráveis, mas todos que tenham uma doença ameaçadora da vida, independentemente de haver ou não possibilidade de cura. Ou seja, isso engloba uma porção considerável dos pacientes internados nas unidades de terapia intensiva.

E o CP foca na melhora da qualidade de vida, tanto do paciente quanto da família, não só no que se refere ao sofrimento físico, mas também psicossocial e espiritual.

Com este objetivo tão amplo, não teremos como oferecer este cuidado a menos que tenhamos o trabalho de uma equipe multiprofissional que atue de forma interdisciplinar.

Em 1997, a Association for Children with Life-threatening or Terminal Conditions e o Royal College of Paediatrics and Child Health haviam categorizado as doenças infantis:

1. Condições de risco de vida para as quais o tratamento curativo pode ser viável, mas pode falhar. Os cuidados paliativos são fornecidos em conjunto com tentativas de tratamento curativo. Exemplos: câncer e insuficiência irreversível de órgãos.
2. Doenças que ameaçam a vida em fases precoces, mas quando o tratamento é adequado pode prolongar a vida e proporcionar uma qualidade de vida adequada. Exemplo: fibrose cística e cardiopatia congênita complexa.
3. Condições progressivas sem opções de tratamento curativo, em que o tratamento é exclusivamente paliativo. Exemplos: algumas doenças cromossômicas, distrofia muscular e doenças metabólicas raras.
4. Condições não progressivas, irreversíveis, com necessidades de cuidados complexos de saúde, que dão origem a muitas complicações e morte prematura. Exemplos: asfixia perinatal severa, paralisia cerebral grave, lesões no cérebro ou na medula espinhal em função de trauma ou infecção.

O tempo que uma criança com uma doença ameaçadora da vida vai necessitar de CP é muito variável. E, durante o cuidado destas crianças, o tratamento curativo e o paliativo poderão coexistir, prevalecendo um ou outro dependendo do estágio da doença.

A ausência de uma terapia curativa e a presença de necessidades clínicas complexas, que exigem uma abordagem multiespecializada, são elementos que definem a elegibilidade e conduzem a efetivação de cuidados paliativos especializados.

Como o cuidado paliativo inicia-se quando o diagnóstico da doença ameaçadora da vida é feito, e a evolução da tecnologia tem possibilitado que os diagnósticos sejam feitos cada vez mais precocemente, o conceito foi ampliado de CP neonatal para CP perinatal.

Os fetos candidatos ao CP são aqueles com diagnóstico de doenças com alta morbidade ou alta mortalidade (ou seja, portadores de doença letal). Este cuidado deve ser realizado de modo a construir um planejamento do parto, com decisão compartilhada entre família e profissionais da saúde, de modo a proporcionar melhora da qualidade de vida, tanto para a criança, quanto para sua família. É importante o envolvimento da equipe multidisciplinar nessa abordagem, incluindo obstetra, neonatologista, pediatra, assistente social, psicólogo e enfermagem, além de outros.

O aconselhamento da família no período pré-natal é fundamental e complexo, e deve se concentrar no cuidado antecipatório, especialmente quando existe alto risco de natimorto, sofrimento fetal, parto prematuro ou doença que exige intervenção imediata (hidropisia fetal, hérnia diafragmática etc.).

A maior decepção para uma família seria quando, sabendo que o seu recém-nascido (RN) é de alto risco ou tem doença grave diagnosticada por ultrassonografia, não recebeu aconselhamento e preparação adequados para o dia do parto e para os dias subsequentes.

Um aspecto a ser considerado e discutido de antemão é a visualização e o contato pele a pele da mãe parturiente e do RN logo após o nascimento em casos de malformações congênitas desfigurativas. Sabe-se que as mães que não veem seus bebês – que são levados às pressas para a UTI e vem a falecer ou são natimortos, constroem uma imagem muito pior do que a realidade. A necessidade do contato e da ligação da mãe com o filho nessa hora é fundamental no processamento do luto e do período pós-parto.

Cuidados com o recém-nascido

Controle de sintomas

Os sintomas que trazem desconforto devem ser avaliados e tratados de forma exemplar. E, talvez o que traga mais "desconforto" seja a dor.

O tratamento da dor em neonatologia traz alguns dilemas, uma vez que, tanto a dor quanto o uso de opioides têm o potencial de trazer prejuízos ao desenvolvimento neuropsicomotor dos recém-nascidos. (ver capítulo referente a Dor). Mas, ao avaliarmos riscos e benefícios do tratamento sempre deveremos considerar o desconforto e o prognóstico do paciente, de modo a tratá-lo da melhor forma possível, pensando em curto, médio e longo prazo. Sem superestimar, mas sem subestimar o sintoma. Para isto, devemos quantificar a dor da melhor forma possível.

O recém-nascido é incapaz de relatar sua dor. Dessa maneira, torna-se necessário a utilização de ferramentas que auxiliem na avaliação da dor destes pacientes de modo a possibilitar um controle mais eficiente.

Apesar de existirem várias escalas de avaliação de dor, apenas cinco foram validadas por meio de testes psicométricos rigorosos:

- Neonatal Facial Coding System
- Premature Infant Pain Profile (PIPP)
- Neonatal Pain and Sedation Scale (N-PASS)
- Behavioral Infant Pain Profile
- Douleur Aiguë du Nouveau-né

A utilização de instrumentos adequados para a avaliação da dor é o primeiro passo para um tratamento efetivo, por isso a importância de se treinar a equipe de forma sistematizada, de forma a avaliar a dor como o 5º sinal vital, com o objetivo de garantir uma assistência de qualidade e humanizada.

O controle de sintomas passa ainda pelo uso de técnicas não medicamentosas e atuação da equipe multiprofissional. Por exemplo, a atuação da fonoaudiologia deve considerar que a boca, para o recém-nascido não está relacionada apenas com a alimentação, mas também é uma área de prazer, podendo ser grande aliada no controle de dor nestes pacientes.

Um estudo sistemático (Shah et al., 2012) que analisou pesquisas randomizadas relacionando sucção e controle de dor, no período de 1966 a 2011, observou que a sucção ao seio foi efetiva no controle da dor em procedimentos únicos em neonatos, bem como o uso de sacarose.

Além disto, já existem evidências do impacto negativo dos estímulos sensoriais ambientais excessivos, dor e estresse, no desenvolvimento do cérebro humano. Algumas estratégias, como o livre acesso dos pais e a proteção ao período de sono do recém-nascido, podem ser consideradas "princípios gerais de cuidado, incluindo a ideia de cuidado por *bundles* – uma vez que se abre a incubadora para administrar medicação, se faz tudo que se pode fazer naquele momento para não precisar importunar o RN múltiplas vezes durante o dia".

Além da analgesia, a sedação é aspecto importante no cuidado de neonatos na UTI. A sedação paliativa (SP) é a administração deliberada de fármacos que reduzem o nível de consciência, com o consentimento da família, que tem como objetivo aliviar adequadamente um ou mais sintomas refratários na presença de doença avançada terminal.

Este conceito já é amplamente discutido em pacientes adultos, mas a literatura médica é escassa com relação à sedação paliativa (SP) pediátrica e, em neonatologia, ainda é um tabu.

Em estudo (Henderson et al., 2017) que entrevistou médicos pediatras intensivistas, oncologistas, neonatologistas e paliativistas, observou-se que estes profissionais estavam mais confortáveis com o conceito de que o manejo de sintomas pode produzir sedação proporcional ao sofrimento causado pelo sintoma, aceitando a inconsciência como um efeito colateral previsto, mas não intencional.

Os medicamentos comumente usados na SP pediátrica incluem opioides, benzodiazepínicos, antipsicóticos e barbitúricos. Medicamentos mais novos, como propofol e dexmedetomidina, estão sendo avaliados em função do seu início de ação quase imediato, o que facilita sua titulação, e o rápido desaparecimento do efeito ao serem interrompidos.

Embora eticamente aceitável, a SP deve sempre ocorrer no contexto de uma comunicação clara e aberta com todos os membros da equipe e a família.

Um terceiro sintoma importante na neonatologia, que requer sedação paliativa é o desconforto respiratório. É um sintoma comum, mas refratário, sendo difícil de manejar.

Uma utilidade especial da SP nesse contexto seria a chamada sedação terminal. Isto se aplica em alguns pacientes com doenças ameaçadoras da vida em fase avançada e irreversível, quando a limitação ou a suspensão de procedimentos invasivos, como ventilação mecânica se faz necessária. A melhor forma de controle da dispneia, nesses casos, pode ser a sedação judiciosa e cuidadosamente administrada, obviamente evitando-se o uso de medicamentos paralisantes. A morfina é fármaco analgésico e sedativo, e pode ter o seu papel em diminuir a dispneia em doses terapêuticas usuais.

Adequação terapêutica

Em todas as etapas, devemos discutir com a equipe multidisciplinar um plano terapêutico que seja condizente com o diagnóstico, o contexto e a fase da doença, de modo a proporcionar um tratamento direcionado ao paciente e não à doença. E assim, trabalhar com o melhor interesse do paciente em mente.

Conflitos éticos

A sobrevida e os resultados da terapia neonatal têm dramaticamente melhorado nos últimos anos, mas ainda assim, para uma pequena porcentagem de RN, a sobrevivência é repleta de risco grave de complicações, tanto agudamente como em longo prazo.

Idealmente, esses riscos para os RN deveriam ser identificados já na fase pré-natal, como no caso de anomalias congênitas múltiplas, ameaça de parto extremamente prematuro, severa restrição de crescimento intrauterino ou indicações de sofrimento fetal crônico. Desse modo, a discussão com a família sobre o curso de ação a ser tomado pode começar antes do nascimento.

Infelizmente, nem sempre o cuidado pré-natal é realizado. Em estudo (Nunes et al., 2016) que avaliou a qualidade da assistência pré-natal no Brasil, observou-se que, apesar da elevação da cobertura da atenção pré-natal no período analisado, foram encontrados baixos índices de adequação, variando entre 4,5 e 66,1% em várias regiões do país.

Além disto, muitos problemas advêm durante o parto ou até mesmo são descobertos no período pós-parto.

Este elemento de incerteza clínica está sempre presente em casos complexos em UTI neonatal e torna a tomada de decisão ética ao longo do tempo muito difícil. Essa incerteza de prognóstico, aliada à falta de resposta da criança à terapia de suporte de vida administrada, contribui para as situações eticamente complexas frequentemente encontradas na UTI neonatal.

O reconhecimento da incerteza clínica de certa forma vai contra o paradigma médico científico-tecnológico da neonatologia, que é uma especialidade um tanto quanto paternalista, dedicada a salvar recém-nascidos frágeis.

Alguns exemplos de dilemas éticos em neonatologia são demonstrados a seguir.

1. Prematuridade extrema: por exemplo, criança nascida às 25 semanas, após grave sofrimento fetal, com baixo peso ao nascer, baixos índices de Apgar; alimentada por sonda, e que em ultrassonografia craniana subsequente se verifica uma hemorragia intraventricular bilateral (IVH) com dilatação ventricular. Na evolução, a RN apresenta enterocolite necrosante (NEC) com perfuração, necessitando uma colostomia; ela progride, enfim, para a síndrome do intestino curto. Apesar de tudo isso, os pais têm esperança de que tudo vai dar certo e querem levar a filha para casa.

2. Encefalopatia severa: criança que requer ressuscitação cardiopulmonar, incluindo intubação, ventilação e inotrópico IV imediatamente por choque; bom peso, mas as notas do Apgar são 1, 2 e 8 a 1, 5 e 10 min, respectivamente. O recém-nascido progride com insuficiência renal aguda; eletroencefalograma mostra convulsões multifocais e um padrão consistente com encefalopatia hipóxico-isquêmica moderada a grave; a ressonância nuclear magnética cranioencefálica mostra edema generalizado e lesão isquêmica cortical bilateral. O RN então precisa de suporte ventilatório e tem respiração espontânea irregular, está com anticonvulsivante de manutenção, permanece sem poder alimentar-se por via oral, mantendo-se em nutrição parenteral total.

3. Anormalidades congênitas/malformações severas: mãe relata diagnóstico pré-natal de restrição de crescimento intrauterino (RCIU), anomalias fetais incluindo doença cardíaca, rim único, corpo caloso

ausente. Criança desenvolve, ao nascer, cianose persistente e taquipneia. É intubada, ventilada, sendo iniciada infusão de prostaglandina. Ecocardiografia revela atresia pulmonar, ventrículo direito hipoplásico e pequeno ventrículo esquerdo. Investigações revelam rim único direito, anormalidades vertebrais e atresia esofágica. A ultrassonografia craniana confirma ausência de corpo caloso.

Como proceder nesses casos descritos anteriormente?

Eles contêm detalhes que fazem imediatamente o clínico pensar na solução baseada na evidência, e dos muitos casos semelhantes que ele já vivenciou. Porém, vale lembrar que a criança à sua frente e sua família são únicas. Ela é diferente, e o prognóstico pode variar. Além disto, o que uma família deseja para o seu filho não será o que, necessariamente, a próxima família com problema semelhante vá escolher após o seu aconselhamento.

Algumas iniciativas existem, com etapas bem caracterizadas e simples para que a equipe de saúde possa analisar e tomar decisões. Uma delas é o projeto "ouR-Hope" que, na língua inglesa representa reflexão, humildade, mente aberta, parceria, e engajamento, nas suas primeiras letras. Utilizando esses cinco princípios durante o diálogo, a equipe pode estabelecer um ótimo relacionamento com a família e progredir nas decisões que se farão necessárias. Os detalhes do projeto "ouR-Hope podem ser buscados na publicação original, pois, por limitação de espaço, somente podemos aqui citá-lo.

No diálogo com as famílias é importante considerar que a medicina evolui e patologias que uma vez foram consideradas invariavelmente letais, hoje não as são mais. Por exemplo, os RN com hipoplasia do ventrículo esquerdo, até poucos anos atrás teriam um final semelhante na realidade brasileira – cirurgia corretiva sem sucesso ou nem se tentaria operar. A morte era o único caminho, idealmente com bom cuidado paliativo (conforto, calor humano, compaixão da equipe). Porém, hoje se obtém, em centros especializados, resultados cirúrgicos excelentes, com mais de 70% de sucesso curativo após as três etapas cirúrgicas.

De forma que, o contexto é importante nessa discussão com a família. O grau de outras lesões associadas, no caso anterior, de cardiopatia, faria com que a equipe ainda assim aconselhasse medidas de conforto, com segurança de estar agindo dentro do melhor interesse dessa criança. A família, tendo condições, poderia optar por tratamento e a equipe daria seu apoio logístico, com encaminhamento de forma segura para minimização de risco.

Da mesma maneira, o recém-nascido asfixiado severo pode ser um problema para uma família, de poucos recursos, cuidar no futuro. Eles podem estar residindo num local distante, num município sem suporte hospitalar adequado etc. A equipe médica tem que considerar na discussão as preferências da família dentro desse contexto socioeconômico. Porém, no papel de advogar pelos melhores interesses da criança (papel fiduciário do médico), o profissional não pode remover suporte de vida simplesmente por que a família não poderá cuidá-lo. Instituições de assistência existem, e estas podem exercer papel importante no futuro dessa criança. Se, porventura, houver maiores complicações, um consenso de limitação de suporte ou uma ordem de não ressuscitar, por exemplo, podem ser decisões a serem propostas, discutidas com os pais e adotadas em conjunto, dentro do modelo de decisão conhecido como "decisão compartilhada".

No primeiro caso descrito, claramente, o prognóstico da criança é extremamente reservado, e praticamente sem opções razoáveis para um bom desfecho. Mas o que fazer quando a família insiste e quer "que tudo seja feito, desde ressuscitação até tratamento de todas as intercorrências e nutrição parenteral total"? Alguns princípios éticos e conceitos devem permear essa discussão:

1. Considerar que um dos maiores problemas da medicina é a incerteza. A família espera por um verdadeiro milagre (recuperação neurológica e um transplante de intestino) e a equipe médica tem quase certeza que a situação não vai mudar. Mas deve admitir que sua impressão não é o mesmo que certeza absoluta, existindo margem para erro de julgamento.

2. Considerar que a estadia na UTI vai continuar por muito tempo, com tratamentos agressivos, punções repetidas etc. causando sofrimento, impingindo danos e uma pesada carga que viola o princípio da não maleficência (evitar danos que não trazem benefício) e da proporcionalidade (tendo certeza que os benefícios não sejam maiores que os agravos e o sofrimento).

3. Considerar que o objetivo da família é um milagre, e que eles têm direito de pensar assim; mas que a equipe tem o direito de pensar de forma fisiopatológica e natural (autonomia de ambas as partes), com respeito mútuo. Em casos mais extremos, como por exemplo, continuar tratando uma criança em estado vegetativo, o "peso" negativo moral sobre a equipe médica pode fazer com que muitos desistam da profissão pelo sofrimento moral consequente à perda de sua integridade profissional.

4. Considerar que a família pode achar que qualquer qualidade de vida para eles é suficiente, preciosa e especial. O princípio do melhor interesse dessa criança pode ser advogado aqui. Cabe ressaltar, porém que esse princípio pode ser abusado pelo sistema de saúde, por exemplo, por meio do judiciário, retirando o pátrio poder (o poder de decisão dos pais) em qualquer oportunidade necessária. Essa discussão invoca o princípio da "limitação da autonomia familiar", isto é, a família, por mais que seja claramente a parte mais interessada no bem-estar da criança, nem sempre age de acordo com o melhor interesse dessa criança. O seu poder de decisão pode estar afetado por vários fatores contextuais (religião, culpa, apego excessivo que não permite raciocínio lógico – comum em filho único por fertilização *in vitro* etc.).

Este princípio tem se aplicado no caso de vacinação contra a vontade da família em algumas jurisdições, transfusões de sangue quando existe risco de vida para a criança e os pais recusam (a vertente religiosa dos "Testemunhas de Jeová") etc. O estado intervém *parens patriae* e toma a custódia da criança. Isto acontece, pois os pais teriam excedido os limites da razão em insistir numa conduta terapêutica que não viria de encontro ao melhor interesse da criança. É claro que devemos fazer todo o possível para não chegarmos a esse ponto, exercendo cautela e oportunizando mediação de conflito com a família, com instrumentos como: utilização de comitês de ética, uso de mediadores externos, oferecendo chance de uma segunda opinião, consulta a clérigos da comunidade a que a família pertence etc.

5. Considerar que o médico não trata de órgãos isolados, mas sim de um corpo como um todo, e seu dever ético e moral é restaurar a saúde de tal forma que ao menos o paciente possa experimentar o benefício do tratamento. Por exemplo, manter a criança livre de convulsão com fármacos em tal nível que ela fique letárgica e sem poder interagir com o ambiente é tratamento voltado a um problema (SNC) e não restaura ou melhora a criança como um todo.

6. Considerar que "tratar e curar" é diferente de "cuidar". Embora não seja possível curar e tratar a criança como um todo, ela nunca será abandonada do ponto de vista de cuidado. Ela será alvo de compaixão, conforto, alívio de dor e de sofrimento como prioridades, princípios esses básicos de cuidado paliativo.

7. Considerar que a família precisa de tempo para aceitar o luto da perda que se aproxima, e precisa se acostumar com a ideia. Seria desejável que se evitasse uma decisão unilateral de retirada de suporte de órgãos vitais, e quando uma decisão for feita, oferecer o tempo necessário e o ambiente adequado para que a família possa se despedir do RN de forma adequada e dignificada.

Cuidados com a família

Comunicação

É fundamental que haja uma comunicação clara e compassiva nas situações ameaçadoras da vida. Geralmente esta é uma conversa entre "aquele que não quer falar" e "aquele que não quer ouvir", o que dificulta ainda mais a comunicação. Infelizmente o ensino da comunicação ainda é uma área que tem sido negligenciada na maior parte dos cursos voltados para os profissionais da saúde. Dessa maneira, os profissionais acabam tendo que aprofundar seus conhecimentos em formações extracurriculares.

Em um estudo (Ciriello et al., 2018) feito com médicos pediatras intensivistas e paliativistas, observou-se que os profissionais da UTI passam mais tempo dando informações médicas, enquanto a equipe de CP oferece mais apoio emocional.

O ideal é que esta abordagem de comunicação seja equilibrada nas conferências familiares. Ao começar as reuniões, ter sempre em mente que primeiro deve-se ouvir o que a família tem para perguntar e, somente depois de esgotado o tempo para perguntas, passa-se a dar o parecer médico e as sugestões para as condutas que devam ser tomadas. Ao final da conversa, repetir as palavras da família de volta para eles, para certificação de que tudo ficou claro. "Então quer dizer que vocês gostariam de dar mais alguns dias para ter certeza que o quadro não vai mudar, continuaremos com a alimentação pela veia, e daí vamos conversar de novo. Seria isso?"

Cuidando dos pais

Os pais que estão com seus filhos recém-nascidos internados na unidade, em função de alguma patologia específica, por prematuridade ou ainda por alguma condição ainda não definida apresentada após o nascimento passam por um período de crise e de grandes alterações na estrutura familiar, pois toda a rotina de vida pré-estabelecida até então, acaba sendo alterada. Ainda mais, se o diagnóstico pré-natal não foi feito, o fator surpresa positiva que o nascimento de uma criança invariavelmente traria é destruído. A experiência se torna um pesadelo! O dia a dia é preenchido por idas constantes ao hospital, conversas difíceis com os médicos, cansaço, preocupação com a saúde, recuperação e sobrevivência do pequeno recém-nascido, além é claro, da vida profissional e familiar, como, por exemplo, o cuidado com outros filhos e com a casa. Além disso, a recém-parturiente ainda se recupera de uma cesariana ou mesmo de um parto normal com as suas necessidades individuais e cuidados médicos pertinentes. Assim, esses pais seguem sentindo-se isolados, inseguros, angustiados, ansiosos e com medo do futuro.

Muitas vezes, todo o estresse influenciará até mesmo os relacionamentos entre pais e mães.

O cuidado centrado na família não deve ser apenas uma possibilidade, mas uma realidade a ser buscada e efetivada nas unidades de internação neonatal.

É importante que a equipe sempre pergunte aos pais se eles estão tendo oportunidade de dormir (p. ex., se revezando), nutrindo-se adequadamente etc.

Algumas estratégias podem ser desenvolvidas no sentido de minimizar o sofrimento da família.

Estratégias de cuidado

Visitas de familiares

Estudos têm mostrado que a presença de pais, ao lado de seus filhos no ambiente da UTI neonatal pode diminuir o nível de estresse destes familiares, devendo a equipe estar focada no objetivo de estabelecer ambiente onde os pais possam passar mais tempo com seus recém-nascidos. Não se concebe outro modelo de cuidado nos dias atuais, a não ser o da livre visita aos pais das crianças, sem limitação de horário por conveniência dos profissionais de saúde.

Contato pais/recém-nascido

Algumas ações podem aproximar os pais do recém-nascido. A possibilidade do toque e segurar no colo. Podemos estimular que os pais conversem, cantem ou contem histórias para seus filhos; ou que participem dos cuidados de rotina da criança, como na troca de fraldas, no banho, na medida de temperatura, ou mesmo na alimentação, mesmo que seja por meio da sonda gástrica. Em alguns momentos a equipe pode promover momentos íntimos em que os membros da família possam estar reunidos, desfrutando a experiência de estarem juntos, com ou sem irmãos.

Em algumas situações pode ser desejável a transferência da criança para uma UTIN mais próxima do domicílio dos pais.

A internação na UTI tira dos pais parte do poder decisório sobre seus filhos, e controle sobre o seu filho, algo inerente ao papel de pais. Não são eles que escolhem o que e quando as ações devem ser realizadas.

Os pais consideram que a autonomia é um elemento-chave para a sua proximidade. A equipe da UTIN pode facilitar a autonomia, envolvendo os pais no cuidado de seus filhos o máximo possível, para reforçar o papel parental e devolver algum controle, mesmo que parcial.

Foi descrito que o estresse pós-traumático da mãe é bastante reduzido se puder ter contato frequente com seu filho doente.

A entrada livre dos pais nas unidades neonatais e seu maior envolvimento no cuidado de seus filhos são frequentes em quase todas as unidades nos Estados Unidos, Canadá, Austrália e Europa Ocidental.

Em estudo (Montes Bueno et al., 2016) que avaliou acessibilidade dos pais em 52 UTIN de 15 países latino-americanos, 63% tinha um local específico para as famílias ficarem, mas em apenas 27% os espaços estão disponíveis durante a noite. Em 31 unidades (60%) havia horários fixos para "visitas" dos pais.

Os pais não deveriam ser tratados como visitas na UTI neonatal, mas como parte do time ou da equipe, provendo o cuidado, amor e carinho, aspectos que não são o foco principal da equipe de saúde. Desse modo, não deve haver horário preestabelecido e limitado para a presença destes pais na unidade.

A presença dos pais durante a realização de procedimentos em crianças é outra situação que gera polêmica. Um estudo (Caprotta et al., 2004) realizado na Argentina mostrou que, apesar de conhecer os benefícios do apoio familiar, a maioria só permite a presença de pais em procedimentos pouco invasivos, mas sistematicamente os exclui em procedimentos mais complexos, por considerar que sua presença gera ansiedade no médico que os executa.

Embora seja considerado por muitos profissionais que é traumático para os pais presenciarem a realização de procedimentos invasivos em seus filhos, pode ser muito mais traumático não poder estar com o filho em momentos de sofrimento, dor ou estresse. Estudos recentes demonstram uma alta associação entre participação no cuidado da criança com a maior satisfação dos pais. Um aspecto importante, nesses casos que os pais preferem ficar com os filhos durante procedimentos, é ter um profissional de saúde (assistente social, capelão, técnico de enfermagem, residente) ao seu lado explicando o que está sendo feito, evitando assim respostas inadequadas.

Outro questionamento frequente é com relação à presença da família nas rodadas de discussão de caso à beira do leito ou as chamadas "visitas". Muitos médicos e funcionários temem que a presença da família possa prolongar os ciclos e aumentar a ansiedade ou o estresse familiar. Embora haja poucos estudos, as evidências atualmente disponíveis sugerem que os membros da família ficam menos estressados com sua presença durante a visita da equipe, do que com a falta de informação que sua ausência geraria. Quando dada a escolha, entre 85 e 100% dos membros da família prefeririam estar presentes nas "visitas". A evidência disponível sugere que as famílias devem ter a opção de participar de rodadas de discussão diárias.

Reunião formal entre pais e equipe durante a internação

Os pais, como parte mais interessada, necessitam participar de momentos difíceis de tomada de decisões sobre seu filho gravemente doente. Estudos sugerem que uma maneira de melhorar a experiência da família e incentivar seu envolvimento é estabelecendo uma conferência familiar formal e focada.

Estas conferências familiares podem acontecer isoladamente ou em grupo.

É recomendado que pacientes que permanecem mais de 7 dias na UTI tenham reuniões formais com a equipe pelo menos uma vez por semana, para atualização e discussão de planos de tratamento.

Outra forma de reunião seria a organização de grupos de pais de pacientes de UTI neonatal. O grupo de pais deve ser desenvolvido, com o objetivo de facilitar o processo de comunicação e construção de vínculo entre os pais e a equipe. Esta pode auxiliar os mesmos no esclarecimento de suas dúvidas, orientações sobre a unidade, compartilhamento de vivências e sentimentos que podem tirá-los do isolamento emocional e ajudá-los no desenvolvimento de novas formas de enfrentamento e fortalecimento. Vários temas podem ser abordados e o grupo deve ser conduzido por meio de diálogo informativo, das questões e demandas trazidas pelos pais naquele momento. O líder do grupo (psicólogo, assistente social, enfermeiro ou médico) deve discutir apenas aspectos gerais de UTI neonatal e assuntos de interesse geral, que se aplicariam a todos os pais do grupo. Deve se evitar entrar em aspectos e detalhes de um caso específico pertinente a somente uma família. A audiência se desinteressará e a reunião estará prejudicada.

Reunião entre pais e equipe após o óbito

Os pais continuam necessitando de cuidados imediatos após o óbito, seja quanto às orientações (p. ex., funeral e registro) ou quanto às recordações (fotos e caixas de memórias).

Levantamentos da opinião dos pais têm enfatizado a importância de um encontro posterior, para discutir a morte e o curso da criança na UTI com o neonatologista. Isto usualmente ocorre algumas semanas ou meses mais tarde. No caso de realização de necropsias, os resultados podem ser informados neste momento. Nestas reuniões os pais podem querer abordar as implicações para futuras gestações.

Cuidando dos irmãos

Em um estudo (Fanos et al., 2009) recente em que irmãos sobreviventes, agora adultos, foram entrevistados sobre sua experiência na UTIN, eles informaram que tinham desejo de se envolver com seus irmãos, e que este envolvimento foi experiência valiosa. Após 10 a 20 anos, estes adultos cujos irmãos morreram em uma UTIN lembraram sentir pesar, tristeza, decepção e desamparo; que desejaram ver e segurar o irmão falecido; que pensaram que eles haviam causado a morte dos irmãos.

As respostas das crianças à morte do irmão variam de acordo com a idade, raça/etnia e o local em que o irmão morreu. Os pais precisam saber que os comportamentos de seus filhos tendem a mudar após a morte, que podem ocorrer crises de choro, às vezes com frequência e quando as crianças estão sozinhas.

Precisam saber que crianças em idade pré-escolar e mais novas não compreenderão muito bem as consequências da morte e podem ter expectativas irreais sobre o irmão, mesmo depois de participarem de atividades funerárias. Preparar os pais para isso os ajudará a entender os comportamentos e conversas de seus filhos.

Uma prática muito comum seria a de criar um livro de recordações que pode ajudar as crianças nesta elaboração.

As crianças precisarão de atenção dos pais durante esse período difícil. Além disto, dizer e demonstrar aos filhos que eles são importantes pode ajudar com seus sentimentos de abandono.

Estratégias de cuidado

Visita dos irmãos

Os pais devem ser encorajados a promover a visita dos irmãos na UTI neonatal. Primeiramente para que eles possam fazer parte do círculo de apoio familiar, além de sua integração no contexto. A equipe da UTI neonatal deve permitir a presença e a visita periódica dos irmãos dos pacientes na UTI neonatal. Se a distância não permitir, o uso de tablets e telefones com videoconferência podem ser ferramentas valiosíssimas para estabelecer esse vínculo fraternal.

Os pais podem ter receios com relação ao impacto que esta visita poderá causar nos filhos mais velhos, mas os estudos mostram que o resultado é benéfico para aquele que visita, inclusive com redução dos comportamentos negativos.

Além disto, algumas crianças, pela gravidade de seus quadros, poderão acabar falecendo durante a internação. Os irmãos também criaram expectativas com relação à chegada de um novo membro na família. Caso eles estejam impossibilitados de visitar os recém-nascidos durante a internação, em algumas situações, acabarão não conhecendo-os enquanto eles ainda estejam vivos.

Na Noruega, considera-se tão importante a participação dos irmãos no processo de internação que, se a criança internada tiver irmãos, o governo recomenda que a unidade ofereça instalações adequadas para que os irmãos possam visitá-la.

Cuidado com os profissionais

A qualidade dos cuidados que as famílias e os RN receberão durante o período na unidade neonatal será influenciada pelo bem-estar dos profissionais que cuidam deles. O trabalho emocional de cuidar destes pacientes e suas famílias, em um ambiente estressante, pode resultar em fadiga de estresse, sofrimento moral, cansaço e fadiga por compaixão, que por sua vez são uma ameaça à qualidade do atendimento uma vez que podem desencadear a síndrome de Burnout. A resiliência e o bem-estar podem ser promovidos incentivando-se o autocuidado, com a organização de sistemas de apoio, proporcionando um ambiente de trabalho saudável, educação continuada nos aspectos éticos e oportunidades de reflexão por meio de reuniões do tipo "difusão" e "*debriefings*" quando existirem situações de morte inesperada, por exemplo.

Considerações finais

A tecnologia continuará promovendo o aumento da sobrevida dos recém-nascidos gravemente enfermos. Mas precisaremos também estar atentos ao cuidado centrado no paciente e sua família, e não somente na doença, e principalmente no controle de sintomas e na melhora da qualidade de vida.

Além disto, em algumas situações, a tecnologia poderá se tornar mais agressiva do que benéfica, principalmente frente a pacientes com lesão neurológica grave, prematuros extremos ou muito pequenos, ou pacientes com múltiplas anomalias congênitas. Nestas situações precisaremos repensar os limites da medicina, e termos conhecimentos suficientes de cuidado paliativo de maneira a cuidar de nossos pacientes e seus familiares de forma integral, demonstrando profissionalismo associado à compaixão, ao respeito e ao humanismo.

Os recém-nascidos com doença ameaçadora poderão ter tempos de vida variáveis. Alguns irão a óbito na sala de parto (ou mesmo intraútero), outros poderão se tornar cronicamente doentes e chegar à adolescência ou até mesmo à vida adulta, com mais ou menos dificuldades e sintomatologia relacionados a sequelas do período neonatal. E todos se beneficiarão de um cuidado diferenciado, no qual os profissionais enxerguem a pessoa (mesmo sendo um recém-nascido) mais do que a doença, e toda a complexidade que esta situação carrega. Torna-se fundamental o preparo dos profissionais para que estejam capacitados a comunicar-se da melhor forma possível, sabendo ouvir e interpretar as situações que irão se apresentar. Acima de tudo é imperativo saber trabalhar em equipe, com o intuito de ajudar as famílias a navegarem nesse território, muitas vezes tumultuado que é o da UTI neonatal.

LEITURAS COMPLEMENTARES

AAP Committee on Fetus and Newborn and Section on Anesthesiology and Pain Medicine. Prevention and Management of Procedural Pain in the Neonate: An Update. Pediatrics. 2016 Feb;137(2):e20154271.

Andrade LSBC. Grupo de apoio integral às gestantes e familiares de fetos com malformação: Utilização de conceitos de cuidados paliativos no atendimento em medicina fetal [tese de Livre-Docência em Obstetrícia]. São Paulo: Faculdade de Medicina da Universidade de São Paulo. Departamento de Obstetrícia e Ginecologia; 2017.

Balaguer A, Martín-Ancel A, Ortigoza-Escobar D, Escribano J, Argemi J. The model of Palliative Care in the perinatal setting: A review of the literature. BMC Pediatr. 2012 Mar 12;12:25.

Benini F, Spizzichino M, Trapanotto M, Ferrante A. Pediatric palliative care. Ital J Pediatr. 2008 Dec 1;34(1):4.

Caprotta G, Moreno RP, Araguas JL, Otero, P, Pena R. Presencia de los padres y/o cuidadores de pacientes durante la realización de procedimientos: ¿qué opinan los médicos que asisten niños? Arch Argent Pediatr. 2004;102(4):246-50.

Carbajal R, Paupe A, Hoenn E, Lenclen R, Olivier-Martin M. [APN: Evaluation behavioral scale of acute pain in newborn infants.] [Article in French]. Arch Pediatr. 1997 Jul;4(7):623-8.

Carter BS. Pediatric Palliative Care in Infants and Neonates. Children (Basel). 2018 Feb 7;5(2):pii: E21.

Ciriello AG, Dizon ZB, October TW. Speaking a Different Language: A Qualitative Analysis Comparing Language of Palliative Care and Pediatric Intensive Care Unit Physicians. Am J Hosp Palliat Care. 2018 Mar;35(3):384-9.

Conselho Federal de Medicina. Resolução n. 1.931, de 17 de setembro de 2009. Aprova o Código de Ética Médica. Diário Oficial da União 24 Setembro de 2009; Seção 1.

Davidson JE. Family presence on rounds in neonatal, pediatric, and adult intensive care units. Ann Am Thorac Soc. 2013 Apr;10(2):152-6.

De Bernardo G, Svelto M, Giordano M, Sordino D, Riccitelli M. Supporting parents in taking care of their infants admitted to a neonatal intensive care unit: a prospective cohort pilot study. Ital J Pediatr. 2017 Apr 17;43(1):36.

Deindl P, Unterasinger L, Kappler G, Werther T, Czaba C, Giordano V et al. Successful implementation of a neonatal pain and sedation protocol at 2 NICUs. Pediatrics. 2013 Jul;132(1):e211-8.

Downar J, Goldman R, Pinto R, Englesakis M, Adhikari NKJ. The "surprise question" for predicting death in seriously ill patients: A systematic review and meta-analysis. CMAJ. 2017 Apr;189(13):E484-93.

Epstein EG, Arechiga J, Dancy M, Simon J, Wilson D, Alhusen JL. Integrative Review of Technology to Support Communication with Parents of Infants in the NICU. J Obstet Gynecol Neonatal Nurs. 2017 May-Jun;46(3):357-66.

Fanos JH, Little GA, Edwards WH. Candles in the snow: Ritual and memory for siblings of infants who died in the intensive care nursery. J Pediatr. 2009;154(6):849-853

Feeley N, Genest C, Niela-Vilén H, Charbonneau L, Axelin A. Parents and nurses balancing parent-infant closeness and separation: A qualitative study of NICU nurses' perceptions. BMC Pediatr. 2016 Aug 20;16:134.

Feudtner C. Collaborative communication in pediatric palliative care: A foundation for problem-solving and decision-making. Pediatr Clin North Am. 2007 Oct;54(5):583-607.

Francisconi CF, Goldim JR, Lopes MHI. O papel dos Comitês de Bioética na humanização da assistência à saúde. Rev Bioét. 2002;10(2): 147-57.

Garros D, Austin W, Carnevale FA. Moral distress in pediatric intensive care. JAMA Pediatr. 2015;169(10):885-6.

Grunau RE, Oberlander T, Holsti L, Whitfi eld MF. Bedside application of the Neonatal Facial Coding System in pain assessment of premature neonates. Pain. 1998 Jun;76(3):277-86.

Hagen IH, Svindseth MF, Nesset E, Orner R, Iversen VC. Validation of the Neonatal Satisfaction Survey (NSS-8) in six Norwegian neonatal intensive care units: A quantitative cross-sectional study. BMC Health Serv Res. 2018 Mar 27;18(1):222.

Henderson CM, FitzGerald M, Hoehn KS, Weidner N. Pediatrician Ambiguity in Understanding Palliative Sedation at the End of Life. Am J Hosp Palliat Care. 2017 Feb;34(1):5-19.

Holsti L, Grunau RE. Initial validation of the Behavioral Indicators of Infant Pain (BIIP). Pain. 2007 Dec 5;132(3):264-72.

Kardaş Özdemir F, Küçük Alemdar D. Supporting of the Fathers to Visit Their Infants in Neonatal Intensive Care Unit Decreases Their Stress Level: A Pretest-Posttest Quasi-Experimental Study. Community Ment Health J. 2017 May;53(4):490-5.

Kiman R, Wuiloud AC, Requena ML. End of life care sedation for children. Curr Opin Support Palliat Care. 2011 Sep;5(3):285-90.

Madden K, Wolfe J, Collura C. Pediatric Palliative Care in the Intensive Care Unit. Crit Care Nurs Clin North Am. 2015 Sep;27(3):341-54.

Marba STM, Costa SMM, Souza JL, Bianchi MO. [Cuidado Paliativo em Neonatologia]. In: Marba STM, Mezzacappa Filho F. Manual de Neonatologia Unicamp. 2.ed. Rio de Janeiro: Revinter; 2009. p.425-9.

Montes Bueno MT, Quiroga A, Rodríguez S, Sola A. Miembros del Capítulo de Enfermería de SIBEN. [Family access to Neonatal Intensive Care Units in Latin America: A reality to improve]. An Pediatr (Barc). 2016 Aug;85(2):95-101.

Morita T, Tsuneto S, Shima Y. Definition of sedation for symptom relief: A systematic literature review and a proposal of operational criteria. J Pain Symptom Manage. 2002 Oct;24(4):447-53.

Nunes JT, Gomes KRO, Rodrigues MTP, Mascarenhas MDM. Qualidade da assistência pré-natal no Brasil: Revisão de artigos publicados de 2005 a 2015. Rio de Janeiro: Cad. Saúde Colet. 2016;24(2):252-61.

Oehler JM, Vileisis RA. Effect of early sibling visitation in an intensive care nursery. J Dev Behav Pediatr. 1990 Feb;11(1):7-12.

Racine E, Bell E, Farlow B, Miller S, Payot A, Rasmussen LA et al. The 'ouRHOPE' approach for ethics and communication about neonatal neurological injury. Dev Med Child Neurol. 2017 Feb;59(2):125-35.

Rocker G, Cook D, Sjokvist P, Weaver B, Finfer S, McDonald E et al. Clinician predictions of intensive care unit mortality. Crit Care Med. 2004;32(5):1149-54.

Roué JM, Kuhn P, Lopez Maestro M, Maastrup RA, Mitanchez D, Westrup B, Sizun J. Eight principles for patient-centred and family-centred care for newborns in the neonatal intensive care unit. Arch Dis Child Fetal Neonatal Ed. 2017 Jul;102(4):F364-F368.

Schneiderman L. Family demand for Futile Treatment. In: Steinberg D (ed). Biomedical Ethics: A multidsciplinary approach to moral issues in medicine and biology. Lebanon, NH: University Press of New England; 2007. p.264-6.

Shah PS, Herbozo C, Aliwalas LL, Shah VS. Breastfeeding or breast milk for procedural pain in neonates. Cochrane Database Syst Rev. 2012 Dec 12;12:CD004950.

Silva YP, Gomez RS, Máximo TA, Silva ACS. Avaliação da Dor em Neonatologia. Rev Bras Anestesiol. 2007;57(5):565-74.

Stickney CA, Ziniel SI, Brett MS, Truog RD. Family participation during intensive care unit rounds: Attitudes and experiences of parents and healthcare providers in a tertiary pediatric intensive care unit. J Pediatr. 2014 Feb;164(2):402-6.

Treherne SC, Feeley N, Charbonneau L, Axelin A. Parents' Perspectives of Closeness and Separation with Their Preterm Infants in the NICU. J Obstet Gynecol Neonatal Nurs. 2017 Sep-Oct;46(5):737-47.

Trujillo JA, Fernandez Y, Ghafoori L, Lok K, Valencia A. Interdisciplinary Family Conferences to Improve Patient Experience in the Neonatal Intensive Care Unit. Health Soc Work. 2017 Nov 1;42(4):241-6.

Veatch RM. The Basics of Bioethics. Upper Sadle River, NJ (US): Pearson Education Inc; 2003.

Warren I. Creating a Holding Environment for Caregivers. J Perinat Neonatal Nurs. 2017 Jan-Mar;31(1):51-7.

Warrick C, Perera L, Murdoch E, Nicholl RM. Guidance for withdrawal and withholding of intensive care as part of neonatal end-of-life care. Br Med Bull. 2011;98:99-113.

Weiss S, Goldlust E, Vaucher YE. Improving parent satisfaction: An intervention to increase neonatal parent-provider communication. J Perinatol. 2010 Jun;30(6):425-30.

WHO. Definition of Palliative Care for Children. [Acesso 24 Out 2020]. Disponível em: http://www.who.int/cancer/palliative/definition/en/.

WHO. Palliative Care – Key Facts. [Acesso 24 Abr 2018]. Disponível em: http://www.who.int/mediacentre/factsheets/fs402/en/.

Youngblut JM, Brooten D. Parents' report of child's response to sibling's death in a neonatal or pediatric intensive care unit. Am J Crit Care. 2013 Nov;22(6):474-81.

Drogas na Gestação e Seus Agravos –
Do Feto ao Adulto

Conceição Aparecida de Mattos Segre

O uso de drogas lícitas e ilícitas é um fenômeno que ocorre em todo o mundo e, segundo a Organização Mundial de Saúde, encontra-se entre os 20 maiores fatores de risco para problemas de saúde, em especial para as gestantes, que, sendo usuárias de drogas, passam a fazer parte de um grupo de risco, implicando em maiores cuidados na atenção pré-natal, no parto e no puerpério, submetendo seus filhos a problemas que poderiam ser totalmente evitáveis e gerando altos custos ao sistema de saúde.

O consumo de drogas, quer sejam lícitas ou ilícitas, deve ser investigado desde o pré-natal, e os profissionais de saúde desempenham papel importante ao informar mães, pais e familiares sobre os potenciais riscos para o desenvolvimento fetal, para os recém-nascidos e para o futuro da criança.

A American Society of Addiction Medicine publicou em 2014 uma série de recomendações relativas ao consumo de drogas na gestação, que estão expostas resumidamente no Quadro 151.1.

Quadro 151.1
Recomendações da American Society of Addiction Medicine (ASAM).

- Educação pré-natal sobre todas as drogas a todas a gestantes
- Triagem universal para identificação de mulheres de "risco" incluindo avaliações de seguimento
- Programas públicos de prevenção para educar o público sobre os perigos reais do uso de drogas na gestação
- Educação dos agentes de saúde nos cuidados e condutas relativos a mulheres que evidenciaram o uso de drogas antes, durante ou após a gravidez
- Admissão prioritária de gestantes usuárias de drogas em centros de desintoxicação
- Pesquisa
- Aconselhamento em reprodução e contracepção

Fonte: American Society of Addiction Medicine. Public policy statement on women, alcohol and other drugs, and pregnancy, 2014.

Algumas drogas foram selecionadas para compor este capítulo: maconha, cocaína/crack e tabaco.

Maconha

A *Cannabis sativa*, conhecida como maconha, cujo principal princípio ativo é o tetra-hidrocanabinol (THC), é a droga ilícita mais usada em todo o mundo. Nos últimos anos, o início do consumo desta droga vem se dando cada vez mais cedo, ou seja, aproximadamente 60% dos usuários a experimentara antes dos 18 anos. Entre os consumidores de maconha, os homens usam três vezes mais que as mulheres.

Importante destacar que quanto mais precoce for o início do consumo, mais frequente, prolongado e maior será a probabilidade de consequências negativas futuras.

Estima-se que de 3 a 10% das gestantes no mundo consuma *Cannabis*. Pesquisa realizada pela prefeitura da cidade de São Paulo em 2012, entre 450 gestantes consumidoras de algum tipo de droga, revelou que 29% é usuária de maconha. O consumo da droga é maior no 1º trimestre da gestação (10,7%), cai no 2º (2,8%) e 3º trimestre (2,3%).

Efeitos da maconha no recém-nascido

O THC atravessa facilmente a placenta minutos depois da sua administração, sendo a concentração no feto semelhante à materna, implicando em consequências para o recém-nascido.

São inúmeros os efeitos da maconha sobre o recém-nascido. A maioria das pesquisas mostrou uma associação entre o consumo materno da droga e alterações no desenvolvimento fetal, sendo a restrição do crescimento fetal a maior complicação da exposição à maconha, consequência das ações da *Cannabis* sobre os vasos placentários, provocando aumento do índice de resistência das artérias uterinas, causando ainda retardo do desenvolvimento do sistema nervoso fetal e possibilidade de futuros distúrbios neuro-comportamentais. O parto prematuro (e as consequências advindas ao recém-nascido prematuro) também pode ocorrer, embora haja controvérsias a respeito. O consumo de maconha na gestação altera a atividade de regiões do cérebro fetal em longo prazo, principalmente na região do lobo pré-frontal, relacionada a funções cognitivas complexas.

Além disso, podem ocorrer: irritabilidade, choro contínuo dificilmente controlável, menor sensibilidade a estímulos externos e maior necessidade de UTI.

É importante assinalar que a maconha não parece ser um teratógeno importante, embora pequenos defeitos sejam associados ao seu uso precoce na gestação.

Pequenas quantidades de maconha são detectadas no leite materno após o uso pela mãe e mostram significante absorção pelo recém-nascido.

Efeitos tardios são relatados, como: dificuldades de aprendizagem, prejuízos na memória, prejuízos na concentração, deficiência cognitiva, dificuldade de leitura, déficit de atenção e hiperatividade, agressividade, deficiência emocional e déficit nas funções executivas. A exposição pré--natal à maconha está associada ao seu uso subsequente em jovens adultos.

Vale ressaltar que os efeitos da *Cannabis* sobre o recém--nascido são sutis e que dificilmente são notados pelos pais do bebê, porém devem ser percebidos por médicos para garantirem a investigação do quadro e aplicação dos cuidados necessários.

Prevenção

São necessárias políticas públicas e programas de prevenção ao consumo de drogas ilícitas durante o período gestacional.

Essas ações devem ser contempladas nos três níveis de atenção à saúde. As equipes de saúde devem sempre informar mães, pais e familiares sobre os potenciais efeitos maléficos do uso da maconha para o desenvolvimento fetal, para os recém-nascidos e para que se projetam na vida adulta.

Cocaína

Coca é uma planta da família *Erythroxylaceae,* cujo nome científico é *Erythroxylum coca*. Dela se extrai um alcaloide com importantes efeitos farmacológicos, a cocaína. A partir do cloridrato de cocaína misturado ao bicarbonato de sódio se obtém o chamado "crack" ou "pedra".

Quanto ao uso de cocaína na gestação, alterações fisiológicas induzidas pela gravidez potencializam os efeitos da droga. Dado seu efeito vasoconstrictor, o consumo da cocaína pode provocar hipertensão arterial, taquicardia e arritmias, precipitando crises hipertensivas maternas. Seu uso durante a gestação provoca ainda várias outras alterações graves: abortamento, descolamento prematuro de placenta, ruptura prematura de membranas, contrações uterinas precoces, movimentos fetais excessivos, parto pré-termo, ruptura uterina.

A cocaína atravessa facilmente a placenta e a barreira hemoliquórica, atingindo diretamente o feto, e a magnitude desses efeitos irá depender da dosagem, do momento da gravidez e da duração da exposição.

O crack, quando fumado, rapidamente atinge o cérebro resultando em estimulação do SNC. O seu uso acha-se associado ao aumento de gravidez não planejada e doenças sexualmente transmissíveis, incluindo a infecção pelo HIV.

Efeitos no recém-nascido

Os recém-nascidos, cujas mães são usuárias de cocaína/crack, são geralmente prematuros, de baixo peso, com importante restrição de crescimento intrauterino. Verifica-se aumento da frequência cardíaca e da pressão arterial. A icterícia é mais frequente, assim como a síndrome da dificuldade respiratória, afecções possivelmente mais relacionadas à prematuridade do que ao uso de cocaína pela mãe.

Febre, redução do sono, irritabilidade, excitação, sudorese, tremores, convulsões, vômitos, diarreia, problemas alimentares, alteração no tempo de emissões e no timbre do choro, aumento do tônus muscular e da atividade, são ocasionados em função da ação central da cocaína e correspondem à síndrome de abstinência, que se inicia geralmente no 2º a 3º dia de vida.

Essas crianças eventualmente necessitam de tratamento medicamentoso e podem ter hospitalização prolongada. O recém-nascido pré-termo tem risco menor de síndrome de abstinência.

Comparando o uso isolado de cocaína com o uso de heroína + cocaína ou de heroína, o percentual de pacientes com síndrome de abstinência que necessitou de tratamento foi, respectivamente, 6, 35 e 14%.

Atualmente ainda não há estudos que tenham avaliado cuidadosamente o tratamento farmacológico de crianças com sinais atribuíveis à exposição pré-natal à cocaína. Se ocorrerem convulsões, o tratamento indicado é semelhante ao tratamento de convulsões neonatais de qualquer natureza. O diagnóstico diferencial inclui infecções, hipoglicemia, hipocalcemia, hipertireoidismo, hemorragia intracraniana, encefalopatia hipóxico-isquêmica e hiperviscosidade sanguínea. Se essas possibilidades forem descartadas, a mãe deve ser entrevistada e pesquisada sobre o uso de drogas por ela mesma e seus pares.

Alterações no eletroencefalograma surgem em 6 a 14% dos recém-nascidos. O ecocardiograma pode revelar hipertrofia de ventrículo esquerdo, em função de hipertensão. Os estudos de ultrassonografia cerebral revelam pequena porcentagem de hemorragias intracranianas, ecodensidades, lesões cavitárias em gânglios da base, lobos frontais, fossa posterior e enfartes cerebrais.

Entretanto, não foi identificado nenhum padrão de dismorfologia, como o que ocorre na síndrome alcoólica fetal.

A cocaína passa para o leite materno em quantidades variáveis, contudo, o aleitamento é permitido em mães que usaram cocaína previamente ao parto, mas cessam seu uso durante a amamentação.

CAPÍTULO 151 – DROGAS NA GESTAÇÃO E SEUS AGRAVOS – DO FETO AO ADULTO

É necessário que a equipe de saúde esclareça os riscos da droga para o recém-nascido (crises convulsivas, taquicardia, irritabilidade) e apoie a mãe que deseja suspender o uso da droga durante esse período. Por outro lado, se ela se dispõe ao uso intermitente da cocaína, a amamentação deve ser postergada até a completa eliminação da droga, o que ocorre em 24 horas. Como potencialmente essas nutrizes podem estar infectadas pelo HIV e, se positivas, o aleitamento deverá ser reavaliado. É recomendado que sejam investigadas para infecção pelo HIV.

Efeitos em longo prazo

Outros efeitos no sistema nervoso central persistem além do período neonatal. Observa-se resposta fraca a estímulos ambientais, principalmente auditivos e visuais, mostrando potenciais evocados alterados, há redução na atenção e na interação com o ambiente.

A deficiência do crescimento tem sido associada a atrasos no desenvolvimento motor, na função cognitiva, em processos metabólicos, na atividade física e em alterações no relacionamento social.

Há um consenso geral na literatura de que a cocaína isoladamente não afeta a inteligência de crianças expostas à droga na vida intrauterina, mas se associada a outros fatores de risco como prematuridade, baixo peso, cuidadores com baixo nível sociocultural, pode reduzir a capacidade intelectual dessas crianças. São também documentadas alterações de linguagem, mesmo depois do controle de outros elementos de risco, como fatores sociais ou ambientais. A síndrome da morte súbita é também associada à exposição antenatal à cocaína.

Prevenção

Deve ser feita nos três níveis de atenção à saúde.

No nível primário, procura-se evitar ou retardar a experimentação do uso de drogas principalmente desenvolvendo ações junto aos adolescentes.

No secundário, o objetivo é evitar que o uso se torne nocivo, com possível evolução para dependência. Exige a participação de equipe multiprofissional.

No terciário, torna-se mandatório o tratamento do uso nocivo ou da dependência implicando em referência a centros de referência especializados.

Fumo

O tabaco é uma planta cujo nome científico é *Nicotiana tabacum*, da qual é extraída a nicotina, seu princípio ativo. No tabaco, entretanto, encontra-se ainda um número muito grande de outras substâncias, mais de 5 mil, algumas muito tóxicas, como por exemplo: gases tóxicos (monóxido de carbono), cianetos e tiocianatos, amônia, tolueno, terebentina, arsênico, acetato de chumbo, alcatrão, níquel, benzeno, formaldeído, naftalina, para citar apenas algumas.

Das várias substâncias tóxicas e danosas à gravidez devem-se ressaltar a nicotina, o monóxido de carbono, os cianetos e os tiocianatos.

Nicotina: é um alcaloide potente e a principal substância ativa do tabaco, que resulta no vício do fumante. Atua sobre o produto da concepção de forma direta, por atravessar sem dificuldades a placenta, ou de forma indireta, pela vasoconstrição materno-placentária. Observa-se por meio da ultrassonografia que ocorre taquicardia fetal, mantida até por cerca de 60 minutos, logo após a mãe fumar um cigarro. Esses efeitos são determinantes na restrição de crescimento intrauterino.

O monóxido de carbono, por sua vez, provoca hipóxia tissular contribuindo também para o prejuízo do crescimento fetal. Taquicardia fetal, hipertrofia miocárdica e danos neurológicos relacionam-se a esse potente tóxico. Cianeto e tiocianato: ambos atravessam facilmente a placenta e atuam inibindo as funções biológicas celulares normais do feto.

Dos muitos danos que o feto pode sofrer, o mais estudado é o prejuízo no ganho de peso (aproximadamente 150 g no termo), independentemente do número de cigarros fumados pela gestante. Mesmo gestantes fumantes passivas podem colocar o feto em risco de restrição de crescimento fetal.

Efeitos no recém-nascido, na amamentação, na criança maior e no adulto

Como consequência, no recém-nascido podem-se observar: diminuição do peso ao nascer, aumento da mortalidade perinatal e morte súbita. Os efeitos teratogênicos do tabaco ainda são controversos e permanecem em estudo.

Para a amamentação: há passagem da nicotina por meio do leite e consequentes diminuição da prolactina e da secreção láctea, ocorrendo desmame precoce em função da secreção láctea insuficiente.

Para crianças maiores e adultos observam-se: maior ocorrência de asma e broncoespasmo; pior regulação autonômica; resposta auditiva pobre; problemas do sono até os 12 anos; e morte súbita da criança ou adolescente.

Prevenção

É mandatório que os possíveis danos anteriormente expostos devam ser levados ao conhecimento das gestantes e ser motivadores suficientes para desestimular qualquer grávida a fumar cigarros em função dos prejuízos causados a seu filho. Outro aspecto importante para a gestante, e que deve ser discutido com ela, é que seu parceiro também não fume.

Os métodos de reposição de nicotina (adesivos, gomas de mascar) devem ser evitados nas gestantes. Entretanto, são relevantes os métodos educativos e psicoterápicos.

A Organização Mundial de Saúde, em 2015, fez as seguintes recomendações para prevenção do hábito de fumar:

1. monitorar o uso do tabaco – adotar políticas de prevenção;
2. proteger as pessoas do uso do tabaco;
3. oferecer ajuda a quem quer parar de fumar;
4. alertar sobre os perigos do uso do tabaco;
5. reforçar o banimento das propagandas do tabaco, promoções e patrocínios;
6. aumentar as taxas sobre o tabaco.

LEITURAS COMPLEMENTARES

Corradini HB. Cocaína: Efeitos na gestante e nas crianças. São Paulo: Pediatria. 1996;19(4):171-4.

Hudak ML, Tan RC. The Committee on Drugs, and The Committee on Fetus and Newborn. Neonatal drug withdrawal. Pediatrics. 2012;129(2): e540-e560.

Lippi UG. Fumo e gravidez. In: Segre CAM, Costa HPF, Lippi UG. Perinatologia. Fundamentos e prática. São Paulo: Sarvier; 2014. p.365-7.

Martinez FD, Wright AL, Taussig LM. The effect of paternal smoking on the birthweight of newborns whose mothers did not smoke. Am J Pub Health. 1994;84(9):1489-91.

Merlob P, Stahl B, Klinger G. For Debate: Does Cannabis use by the pregnant mother affect the fetus and newborn? Pediatr Endocrinol Rev. 2017;(1):4-7.

Ribeiro HL, Oliveira ACS, Rennó Junior J. Maconha: Efeitos na gestante no feto e no recém-nascido. In: Segre CAM, Costa HPF, Lippi UG. Perinatologia. Fundamentos e prática. São Paulo: Sarvier; 2014. p.357-62.

Segre CAM. Cocaína na gravidez. In Segre CAM, Costa HPF, Lippi UG. Perinatologia. Fundamentos e prática. São Paulo: Sarvier; 2014. p.362-3.

Suzuki K, Shinohara R, Sato M, Otawa S, Yamagata Z. Association Between Maternal Smoking During Pregnancy and Birth Weight: An Appropriately Adjusted Model From the Japan Environment and Children's Study. J Epidemiol. 2016;26(7):371-7.

Warner TD, Roussos-Ross D, Behnke M. It's not your mother's marijuana: Effects on maternal-fetal health and the developing child. Clin Perinatol. 2014;41(4):877-94.

Wiles JR, Isemann B, Ward LP, Vinks AA, Akinbi H. Current management of neonatal abstinence syndrome secondary to intrauterine opioid exposure. J Pediatr. 2014;165(3):440-6.

Efeitos do Álcool sobre o Feto e o Recém-Nascido

Conceição Aparecida de Mattos Segre

A relação entre a ingestão de álcool e as alterações fetais é muito antiga, podendo ser até mesmo encontrada na Bíblia: o Livro dos Juízes (13-7) nos diz que "...conceberás, e darás à luz um filho. De agora em diante, não bebas vinho ou qualquer outra bebida fermentada..." cuja data é de 1.000 anos a.C. Na Inglaterra, nos anos 1700, por ocasião da "epidemia do gim" descreviam-se crianças de mães alcoolistas como sendo fracas, tolas, irritadiças e "murchas", talvez em uma primeira descrição de crianças com restrição de crescimento intrauterino... Entretanto, foi somente em 1967 que a Organização Mundial da Saúde (OMS) classificou o alcoolismo como doença.

Contudo, os efeitos do álcool sobre a gestante, o feto e o recém-nascido são de reconhecimento relativamente recente na literatura médica. Em 1968, na França, Lemoine et al. descreveram 127 casos de mães alcoolistas e os graves efeitos adversos do álcool apresentados por seus filhos. Cinco anos depois, em 1973 nos Estados Unidos, Jones e Smith descrevem um padrão de malformações em fetos de mães alcoolistas; apresentam critérios diagnósticos e propõem o nome síndrome alcoólica fetal (SAF) que passou a designar essa afecção.

O álcool ingerido pela gestante passa para a circulação fetal em 1 a 2 horas após a ingestão, permanecendo no líquido amniótico que se transforma em um verdadeiro reservatório de álcool no qual fica mergulhado o feto, assim submetido prolongadamente à sua ação tóxica.

Até o momento, não se conhecem níveis seguros de consumo de álcool durante a gravidez que garantam o nascimento de uma criança isenta dos efeitos tóxicos do álcool. Além disso, outros elementos podem interferir no aparecimento desses resultados, como fatores genéticos (tanto da mãe como do próprio filho), estado nutricional materno, maneira de consumo de álcool e mês da gestação. Estima-se pois, de modo geral, que 5 a 10% de mães que ingerem álcool pesadamente venham a ter filhos afetados.

Terminologia

As crianças atingidas pelo álcool na vida intrauterina podem ter problemas identificáveis ao nascer ou então nascem sem apresentar alterações aparentes, mas as consequências irão surgir mais tardiamente na vida.

Os efeitos do álcool no feto e no recém-nascido podem se apresentar, portanto, de diferentes maneiras, motivo pelo qual se faz necessário o conhecimento de terminologia adequada à cada situação. Assim, podem ocorrer as seguintes situações: 1) SAF completa – é a forma mais grave e caracterizada por alterações faciais, falência de crescimento e distúrbios do neurodesenvolvimento; 2) efeitos do álcool no feto (EAF) ou síndrome alcoólica parcial; 3) defeitos congênitos relacionados ao álcool; e 4) alterações do neurodesenvolvimento relacionadas ao álcool.

Em 2004, a National Organization on Fetal Alcohol Syndrome (NOFAS) americana reuniu representantes das instituições, também americanas, National Institute of Health, CDC e Substance Abuse and Mental Health Services Administration que propuseram que essas designações fossem agrupadas sob uma denominação comum, qual seja, espectro de alterações fetais em função do álcool, conhecida na literatura médica pela sigla em inglês FASD, que corresponde a *fetal alcohol spectrum disorders*. Em realidade, a FASD não constitui um diagnóstico em si, mas é uma designação que abrange vários diagnósticos.

Prevalência

O estudo dessa entidade é de suma importância, constituindo-se, atualmente, em um grave problema de saúde pública por ser identificada como a principal causa prevenível de retardo mental e teratogênese. Admite-se que a SAF pode ser até 100 vezes mais frequente que a fenilcetonúria. É importante assinalar, ainda, que para cada criança com SAF completa há de 3 a 10 crianças com FASD.

Recente estudo de Popova et al. avalia que no mundo 10% das mulheres consomem álcool durante a gestação, resultando que 1 em cada 67 mulheres terá um filho com SAF, ou 119.000 crianças/ano são afetadas globalmente.

A frequência da síndrome completa no mundo é estimada entre 1 e 3 casos por 1.000 nascidos vivos e para FASD de 7,7/1.000 indivíduos da população geral, mas pode variar muito, dependendo de etnia e região. A maior incidência foi constatada em algumas aldeias indígenas americanas, de cerca de 1:50 recém-nascidos vivos. Na Suécia, a síndrome ocorre de 1:300 a 1:600 recém-nascidos vivos; na Alemanha, em 1:400; e nos Estados Unidos, em 1:750. Se para cada criança com SAF, contudo, há dez vezes mais casos de alguma alteração em função do álcool, pode-se estimar que corresponderiam a 1 a 3% de crianças afetadas com alguma alteração em função do álcool na população geral.

Não há em nosso meio estatísticas oficiais sobre a incidência de SAF/FASD, embora alguns estudos e descrições pontuais de casos de SAF já tenham sido publicados. Assim, em São Paulo, uma publicação (Silva et al., 1981) descreveu a ocorrência de SAF em 13 crianças filhas de 200 mães alcoolistas (6,5%). Em 2009, Mesquita e Segre, estudando 1.964 binômios mãe-filho em uma população carente do município de São Paulo, encontraram 1,5/1.000 nascidos vivos com SAF (3/1.964), mas 38,7/1.000 nascidos vivos com FASD (76/1.964).

Quadro clínico

Crianças que nascem com SAF têm três alterações muito características: 1) na face (dismorfismos faciais) quais sejam: fissuras palpebrais pequenas, ausência de filtro nasal, borda vermelha do lábio superior fina; 2) déficit de crescimento; e 3) alterações do sistema nervoso central (Figura 152.1).

Além destas, podem ocorrer outras alterações faciais como prega do epicanto, nariz curto antevertido, retro ou micrognatia, microftalmia, implantação baixa de orelhas e, mais raramente, ptose palpebral e estrabismo. Ainda faz parte do quadro o baixo peso ao nascer (por restrição de crescimento intrauterino), podendo também ocorrer outras malformação em diferentes órgãos, como alterações no coração (comunicações interatriais e interventriculares, tetralogia de Fallot, coarctação da aorta e transposição dos grandes vasos da base); no sistema musculoesquelético e articular (exostoses tibiais, hipoplasias de unhas nos artelhos, malformações de vértebras resultando em escolioses; com menor frequência já foram descritas anomalias renais, como hipoplasia renal, hidronefrose e ectasias da pelve renal. O comprometimento do SNC é muito importante e grave, seja estrutural, como microcefalia (perímetro cefálico menor que o percentil 10) ou funcional, a tal ponto que se pode dizer até mesmo que a SAF é muito mais uma alteração cerebral do que uma síndrome de características físicas.

Ao longo do desenvolvimento da criança, o dismorfismo facial é atenuado, dificultando o diagnóstico, mas permanecendo presentes: retardo mental (o QI médio dessas crianças varia de 60 a 70), problemas de motricidade, aprendizagem (principalmente matemática), memória, fala, transtorno do déficit de atenção e hiperatividade, desordens auditivas e dificuldades para a resolução de problemas, que se mostram principalmente na escola e no relacionamento com outras pessoas. Os adultos apresentam também problemas de saúde mental (95% dos casos) como: confinamento em prisões ou em centros de tratamento de drogas ou álcool, ou em instituições para doentes mentais (55%); problemas com a lei (60%); comportamento sexual inadequado (52%); incapacidade de viver de forma independente (82%); problemas com o emprego (70%); problemas de álcool e drogas (em mais de 50% dos indivíduos do sexo masculino e 70% dos indivíduos do sexo feminino).

No Quadro 152.1 acham-se assinalados os sinais e sintomas da SAF por faixa etária.

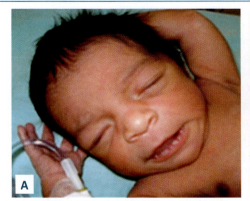 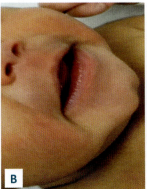 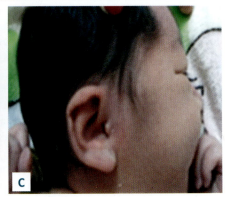

Figura 152.1. (A) Faces de recém-nascido com SAF – fissuras palpebrais pequenas, filtro nasal liso, borda vermelha do lábio superior fina. (B) Filtro nasal liso, borda vermelha do lábio superior fina. (C) Orelha de implantação baixa.
Fonte: Acervo da autoria.

Quadro 152.1
Sinais e sintomas da SAF por faixa etária.

Recém-nascido:
- Características faciais
- Baixo peso ao nascer
- Restrição de crescimento
- Microcefalia
- Hipotonia
- Irritabilidade

Lactente:
- Características faciais
- Alterações de neurodesenvolvimento do SNC
- Restrição de crescimento
- Dificuldade de vinculação

Escolar:
- Características faciais
- Alterações de neurodesenvolvimento do SNC
- Outras anormalidades comportamentais
- Restrição de crescimento

Adolescente:
- Alterações de neurodesenvolvimento do SNC
- Outras anormalidades comportamentais

Adulto:
- Alterações de neurodesenvolvimento do SNC
- Outras anormalidades comportamentais

Fonte: Thackray e Tifft, 2001.

Diagnóstico

No período neonatal o diagnóstico se baseia, inicialmente, em informações maternas obtidas por meio de perguntas diretas à gestante ou por questionários desenvolvidos para identificar ingestão alcoólica, como o denominado T-ACE especificamente destinado a ser aplicado em obstetrícia, conforme pode ser visto no Quadro 152.2.

Quadro 152.2
Estrutura e pontuação do questionário T-ACE.

T – Qual a quantidade que você precisa beber para se sentir desinibida ou "mais alegre"? (avaliar conforme o número de doses-padrão)*
Não bebo – 0 pontos
Até duas doses – 1 ponto
Três ou mais doses – 2 pontos

A – Alguém tem lhe incomodado por criticar o seu modo de beber?
Não – 0 ponto
Sim – 1 ponto

C – Você tem percebido que deve diminuir seu consumo de bebida?
Não – 0 ponto
Sim – 1 ponto

E – Você costuma tomar alguma bebida logo pela manhã para se manter bem ou para se livrar do "mal estar" do dia seguinte (ressaca)?
Não – 0 ponto
Sim – 1 ponto

T = *tolerance*; tolerância
A = *annoyed*; aborrecimento com relação às críticas de familiares e terceiros sobre o modo de beber
C = *cutdown*; perceber a necessidade de redução do consumo
E = *eye-opener*; perceber um forte desejo e compulsão para beber durante a manhã
* Consumo ocasional de 28 g ou mais de álcool absoluto corresponde ao padrão norte-americano de dois drinques-padrão, conforme o National Institute on Alcoholism and Alcohol Abuse.
0 ponto: risco ausente; 2 pontos ou mais: alta suspeição para um consumo alcoólico de risco durante a gestação.
Fonte: Fabbri et al., 2007.

A ocorrência de exposição ao álcool durante a gestação não é porém obrigatória para se fazer o diagnóstico de SAF.

Os dados clínicos poderão ser indicativos de SAF, mas esse reconhecimento exige treinamento da equipe de saúde. As características básicas, já assinaladas, que permitem um diagnóstico de SAF no período neonatal são: restrição de crescimento, dismorfismo facial, comprometimento do SNC. O diagnóstico de FASD às vezes só é feito ao longo do desenvolvimento da criança, por seu mau desempenho escolar e ocorrência de distúrbios comportamentais.

Mais recentemente foi desenvolvida a pesquisa de marcadores, quais sejam os etil ésteres de ácidos graxos no cabelo, cordão umbilical e mecônio do recém-nascido e podem identificar exposição ocorrida a partir da 20ª semana de idade gestacional. Contudo, essa metodologia não está disponível em nosso meio.

O diagnóstico precoce da doença foi identificado como fator protetor, pois os melhores resultados foram obtidos entre pacientes que tiveram seu diagnóstico feito ainda na primeira infância. Contudo, sempre se deve procurar estabelecer o diagnóstico da afecção, mesmo que tardiamente, uma vez que ainda poderá ser muito útil para familiares e cuidadores.

É preciso enfatizar que o diagnóstico de SAF/FASD nem sempre é fácil, uma vez que as alterações faciais vão esmaecendo com o crescimento e as equipes de saúde nem sempre estão preparadas para fazer o diagnóstico. Landgraf e Heinen propõem um algoritmo bastante prático para o diagnóstico de SAF (Figura 152.2), salientando que esse diagnóstico exige a presença de um médico e um psicólogo.

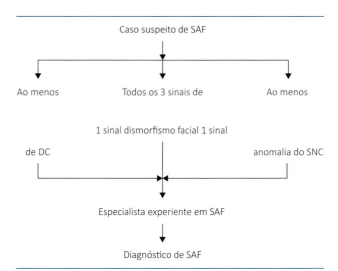

Figura 152.2. Algoritmo para o diagnóstico de SAF.
DC: déficit de crescimento; SNC: sistema nervoso central
Fonte: Desenvolvida pela autoria.

Há vários instrumentos diagnósticos conhecidos na literatura, como os critérios do Institute of Medicine (IOM) que são apresentados no Quadro 152.3 e o código de quatro dígitos, no Quadro 152.4.

SEÇÃO XVII – TÓPICOS RELACIONADOS AO CUIDADO INTEGRAL DO RECÉM-NASCIDO

Quadro 152.3
Critérios diagnósticos do IOM para a SAF e efeitos relacionados ao álcool.

Categoria 1 SAF com exposição materna ao álcool confirmada	Os pacientes desta categoria apresentam a clássica tríade de retardo de crescimento, dismorfias faciais características e anormalidades no neurodesenvolvimento. São definidos como tendo a SAF completa
Categoria 2 SAF sem a confirmação de exposição materna ao álcool	Se a tríade descrita na categoria 1 está presente, o diagnóstico de SAF é possível mesmo sem a confirmação de exposição materna ao álcool
Categoria 3 SAF parcial com exposição materna ao álcool confirmada	Os pacientes podem apresentar apenas algumas das características faciais associadas à restrição do crescimento, anormalidades do neurodesenvolvimento e/ou do comportamento cognitivo
Categoria 4 SAF com exposição materna ao álcool confirmada e defeitos de nascimento relacionados ao álcool	Os pacientes desta categoria têm algumas anomalias congênitas resultantes da toxicidade do álcool
Categoria 5 SAF com exposição materna ao álcool confirmada e desordens de neurodesenvolvimento relacionadas ao álcool	Os pacientes desta categoria têm evidências de anormalidades do desenvolvimento do SNC e/ou um complexo padrão anormal do comportamento cognitivo, mas não necessariamente têm qualquer alteração física

Fonte: Hoyme et al., 2005.

Quadro 152.4
Código de quatro dígitos para o diagnóstico de FASD.

Escala	Restrição de crescimento	Fenótipo facial da SAF	Lesão ou disfunção do SNC	Exposição gestacional ao álcool
1	Nenhum Comprimento e peso maior ou igual ao 10º percentil	Ausente Nenhuma das três características	Pouco provável Nenhuma evidência ou diminuição estrutural, neurológica ou funcional	Nenhum risco Confirmada ausência da exposição da concepção ao nascimento
2	Leve Comprimento e peso abaixo do 10º percentil	Leve Geralmente uma das três características	Possível Evidência de disfunção, mas menor que a escala 3	Desconhecido Exposição não confirmada ou ausente
3	Moderado Comprimento e peso abaixo do 10º percentil	Moderado Geralmente duas das três características	Provável Significante disfunção em três ou mais domínios	Algum risco Exposição confirmada. Nível ou exposição desconhecida ou menor que a escala 4
4	Grave Comprimento e peso abaixo do 3º percentil	Grave Todas as características: • Fissura palpebral abaixo de 2 ou maior que o desvio-padrão • Lábio fino: escore 4 ou 5 • Filtro liso: escore 4 ou 5	Definido Evidência estrutural ou neurológico	Alto risco Exposição confirmada em altos níveis

Fonte: Chudley et al., 2005.

Em 2016 os critérios do IOM americano foram revistos por Hoyme et al. (2016) segundo características obtidas em 10 mil crianças com possível FASD, dando ênfase ao comprometimento neuropsicológico para o diagnóstico, adicionando a presença de convulsões não febris como evidência de envolvimento do sistema nervoso central. No caso de exposição intrauterina não comprovada, para o diagnóstico de SAF parcial acrescentaram a ocorrência de microcefalia.

O diagnóstico diferencial no período neonatal inclui várias síndromes raras, mas, com exceção da embriopatia do tolueno, nenhuma outra síndrome conhecida possui a tríade: fissuras palpebrais pequenas, borda vermelha do lábio superior fina e filtro nasal esmaecido ou liso.

Síndrome de abstinência

Com o nascimento, o recém-nascido que foi retirado de um ambiente uterino alterado pelo álcool pode apresentar manifestações clínicas que correspondem à síndrome de abstinência alcoólica, nos primeiros 2 dias de vida. Os sintomas são inespecíficos e incluem irritabilidade, hiperexcitabilidade, hipersensibilidade, hipotonia, tremores, excessi-

va tensão muscular com opistótono, alteração do padrão do sono, estado de alerta frequente, sudorese, taquipneia e apneia, recusa alimentar e dificuldade de vínculo.

Álcool e aleitamento materno

O álcool consumido pela mulher é transferido para o leite por difusão passiva em 30 a 60 minutos após a ingestão materna.

O álcool não é galactagogo, ocorrendo mesmo ligeira redução da produção de leite, encurtando a duração da amamentação, promovendo portanto um impacto negativo para a lactação e sobre o desenvolvimento mental da criança.

Tratamento

Não há tratamento curativo. O tratamento é meramente de suporte, com base em intervenções que envolvem as autoridades de saúde, as escolas, as famílias e a sociedade como um todo. Esse tipo de tratamento deve ser programado para ser efetuado por meio de uma equipe multiprofissional e o mais precocemente possível, constituindo-se, dessa maneira, como fator protetor tendo em vista a melhoria de resultados futuros dos pacientes: da família, da escola e da sociedade, ajudando ainda a diminuir os sentimentos de falência e culpa dos familiares. Embora ocorram desabilidades persistentes, eles trazem grandes benefícios para os pacientes e suas famílias. Os defeitos congênitos desses pacientes deverão ser tratados como em qualquer outra criança, conforme indicações pertinentes.

Contudo, os profissionais de saúde devem ser treinados como perguntar à gestante sobre seus hábitos, que incluem a ingestão de bebidas alcoólicas, bem como reconhecer e diagnosticar o FASD. A identificação de gestantes alcoolistas não é fácil e deve ser feita cuidadosamente para não provocar a estigmatização e alienação dessas pacientes.

As intervenções farmacológicas são meramente sintomáticas. Medicações neurolépticas podem melhorar os resultados e o uso de medicações estimulantes é controverso.

Cuidados com as crianças com FASD, por envolverem atendimento médico, psicológico, social, ações legais e prevenção, implicam em custos muito elevados. Dados obtidos nos Estados Unidos, referentes a 2003, estimam cifras acima de 5,4 bilhões de dólares ao ano, sem incluir os custos indiretos, como perda de produtividade dos portadores da afecção. Esses dados deveriam ser usados como forte evidência científica apontando para a necessidade de políticas de saúde em relação à prevenção do FASD.

Prevenção

As alterações presentes no quadro de FASD são totalmente, ou seja 100%, preveníveis se a mulher se abstiver de ingerir álcool imediatamente antes da concepção e ao longo de toda a gestação, ou seja, a recomendação para a mulher em idade fértil é de que "se beber não engravide e se estiver grávida não beba".

Pelo não estabelecimento da quantidade segura de álcool durante a gravidez, entidades internacionais como a Organização Mundial da Saúde (OMS), o Centers for Disease Control and Prevention (CDC) americano, a Academia Americana de Pediatria (AAP) e o Colégio Americano de Obstetras e de Ginecologistas (ACOG) são muito enfáticos na recomendação de que mulheres grávidas, que planejam engravidar ou que têm risco de engravidar não ingiram bebidas alcoólicas.

Se por um lado, o conhecimento dos obstetras sobre os efeitos do álcool sobre o feto é fundamental para a prevenção da SAF/FASD, por outro, o conhecimento dos pediatras sobre a afecção é mandatório no que diz respeito ao diagnóstico precoce e à instalação de possíveis intervenções terapêuticas também precoces. Pesquisa (Smith et al., 2017) feita na Harvard Medical School de Boston entre 310 pediatras revelou que 88,2% já havia feito suspeita de FASD em seu atendimento clínico, porém apenas 11,5% se sentia seguro em seu conhecimento de FASD para fazer um diagnóstico preciso. E 89,6% indicava ser imprescindível a educação continuada sobre os conhecimentos de FASD bem como a necessidade da educação dos pacientes.

Aos profissionais de saúde cabe, portanto, não apenas diagnosticar a criança com SAF/FASD, mas informar a população sobre os malefícios da exposição do feto ao álcool,

dando ênfase à prevenção. Para tanto, há que procurar envolver a mídia e promover eventos dirigidos à população.

Se bem que entre nós não haja dados oficiais a respeito, provavelmente a situação seja semelhante àquela encontrada em outros países. Se projetarmos o nascimento de aproximadamente 3 mil crianças/ano no país, e a se considerarmos a frequência de SAF como de 1,5/1.000 nascidos vivos, teríamos no país, hipoteticamente, 4.500 crianças acometidas com SAF e 45 mil com FASD por ano!

Considerações finais

O complexo FASD é decorrente da devastadora ação do álcool sobre o feto. Uma vez estabelecido, não tem cura e seus efeitos permanecem por toda a vida do indivíduo acometido. Mulheres que consomem álcool e têm vida sexual ativa não utilizando métodos anticoncepcionais podem expor o seu filho aos efeitos do álcool, antes mesmo de saberem que estão grávidas. Porém, nunca é tarde para parar. O quanto antes parar de beber, melhor para a gestante e para seu filho.

As autoridades de saúde deveriam investir em programas de educação e sensibilização para divulgar o problema e orientar as gestantes para a não ingestão de bebidas alcoólicas, qualquer que seja a quantidade, e, ao mesmo tempo, promover o tratamento daquelas comprovadamente alcoolistas, no sentido de minimizar os efeitos do álcool sobre seus filhos.

Afinal, somos todos responsáveis pela prevenção dessa epidemia silenciosa!

Em resumo: **Tolerância ZERO para álcool e gravidez!**

LEITURAS COMPLEMENTARES

Centers for Disease Control and Prevention (CDC). Alcohol consumption among women who are pregnant or who might become pregnant – United States, 2002. MMWR Morb Mortal Wkly Rep. 2004; 53(50): 1178-81.

Chudley AE, Conry J, Cook JL, Loock C, Rosales T, LeBlanc N. Fetal alcohol spectrum disorder: Canadian guidelines for diagnosis. CMAJ. 2005;172(5S):1-21.

Fabbri CE, Furtado EF, Laprega MR. Consumo de álcool na gestação: desempenho da versão brasileira do questionário T-ACE. Rev Saúde Pública. 2007;41(6):979-84.

Goh YI, Chudley AE, Clarren SK, Koren G, Orrbine E, Rosales T, Rosenbaum C; Taskforce for the development of FASD screening tools. Development of Canadian screening tools for Fetal Alcohol Spectrum Disorder. Can J Clin Pharmacol. 2008;15(2):e344-66.

Hoyme HE, Kalberg WO, Elliott AJ, Blankenship J, Buckley D, Marais AS et al. Updated clinical guidelines for diagnosing fetal alcohol spectrum disorders. Pediatrics. 2016;138(2):e20154256.

Hoyme HE, May PA, Kalberg WO, Kodituwkku P, Gossage JP, Trujillo PM et al. Pediatrics. 2005;1151:39-47.

Landgraf MN, Heinen F. Development of evidence-and-consensus-based guideline for the diagnosis of fetal alcohol syndrome in Germany. 5th International Conference on Fetal Alcohol Syndrome. Vancouver, BC, Canada; 2013 Febuary 27-March 2.

Lange S, Probst C, Gmel G, Rehm J, Burd L, Popova S. Global Prevalence of Fetal Alcohol Spectrum Disorder Among Children and Youth: A Systematic Review and Meta-analysis. JAMA Pediatr. 2017;171(10):948-56.

May PA, Gossage JP. Estimating the prevalence of fetal alcohol syndrome: A summary. Alcohol Res Health. 2001;25(3):159-67.

Mesquita MA, Segre CA. Frequência dos efeitos do álcool no feto e padrão de consumo de bebidas alcoólicas pelas gestantes de maternidade pública da cidade de São Paulo. Rev Bras Crescimento Desenvol Hum. 2009;191:63-77.

Mesquita MA, Segre CAM. Síndrome alcoólica fetal. Pediatria Moderna. 2005;41(6);273-90.

Popova S, Lange S, Burd L, Chudley AE, Clarren SK, Rehm J. Cost of fetal alcohol spectrum disorder diagnosis in Canada. PLoS One. 2013;4;8(4):e60434.

Popova S, Lange S, Probst C, Gmel G, Rehm J. Estimation of national, regional, and global prevalence of alcohol use during pregnancy and fetal alcohol syndrome: a systematic review and meta-analysis. Lancet Glob Health. 2017;5(3):e290-e299.

Segre CAM, Costa HPF, Grinfeld H, Börder LMS, Freitas M, Mesquita MA. Efeitos do álcool na gestante, no feto e no recém-nascido. 2ª ed. São Paulo: Sociedade de Pediatria de São Paulo; 2017.

Silva VA, Laranjeira R, Dolnikoff M, Grinfeld H, Masur J. Alcohol consumption during pregnancy and newborn outcome: A study in Brazil. Neurobehav Toxicol Teratol. 1981;3:169-72.

Smith VC, Matthias P, Senturias YN, Turchi RM, Williams JF. Fetal alcohol research caring for patients with prenatal alcohol exposure: A needs assessment. J Popul Ther Clin Pharmacol. 2017;24(1):e25-e39.

Thackray H, Tifft C. Fetal alcohol syndrome. Pediatr Rev. 2001; 22(2):47-55.

Apêndice I

Medicações mais Usadas no Período Neonatal

Mônica Aparecida Pessoto
Jamil Pedro de Siqueira Caldas

Antibióticos mais usados no período neonatal

Antibiótico	Peso de nascimento				
	< 1.200 g	1.200 a 2.000 g		> 2.000 g	
	0 a 4 semanas	0 a 7 dias	> 7 dias	0 a 7 dias	> 7 dias
Ampicilina – meningite (mg/kg)	50 mg/12 horas	50 mg/12 horas	50 mg/8 horas	50 mg/8 horas	50 mg/6 horas
Ampicilina – outros (mg/kg)	25 mg/12 horas	25 mg/12 horas	25 mg/8 horas	25 mg/8 horas	25 mg/6 horas
Cefalotina (mg/kg)	20 mg/12 horas	20 mg/12 horas	20 mg/8 horas	20 mg/8 horas	20 mg/6 horas
Cefazolina (mg/kg)	20 mg/12 horas	20 mg/12 horas	20 mg/8 horas	20 mg/8 horas	20 mg/8 horas
Cefotaxima (mg/kg)	50 mg/12 horas	50 mg/12 horas	50 mg/8 horas	50 mg/12 horas	50 mg/8 horas
Ceftazidima (mg/kg)	50 mg/12 horas	50 mg/12 horas	50 mg/8 horas	50 mg/8 horas	50 mg/8 horas
Ceftriaxone (mg/kg)	50 mg/24 horas	50 mg/24 horas	50 mg/12 horas	50 mg/24 horas	50 mg/12 horas
Clindamicina (mg/kg)	5 mg/12 horas	5 mg/12 horas	5 mg/8 horas	5 mg/8 horas	5 mg/6 horas
Eritromicina (mg/kg)	10 mg/12 horas	10 mg/12 horas	10 mg/8 horas	10 mg/12 horas	10 mg/6 horas
Imipenen (mg/kg)	20 mg/12 horas	20 mg/12 horas	20 mg/12 horas	20 mg/12 horas	20 mg/8 horas
Metronidazol (mg/kg)	7,5 mg/48 horas	7,5 mg/24 horas	7,5 mg/12 horas	7,5 mg/12 horas	7,5 mg/12 horas
Oxacilina (mg/kg) – meningite	50 mg/12 horas	50 mg/12 horas	50 mg/8 horas	50 mg/8 horas	50 mg/6 horas
Oxacilina (mg/kg) – outros	25 mg/12 horas	25 mg/12 horas	25 mg/8 horas	25 mg/8 horas	25 mg/6 horas
PenicilinaG (UI/kg) – meningite	50.000/12 horas	50.000/12 horas	50.000/12 horas	50.000/8 horas	50.000/6 horas
Penicilina G (UI/kg) – outros*	25.000/12 horas	25.000/12 horas	25.000/12 horas	25.000/8 horas	25.000/6 horas
Penicilina Benzatina (UI/kg)	–	50.000/24 horas	50.000/24 horas	50.000/24 horas	50.000/24 horas
Penicilina Procaína (UI/kg)	–	50.000/24 horas	50.000/24 horas	50.000/24 horas	50.000/24 horas
Vancomicina (mg/kg) #	10 mg/12 horas	10 mg/12 horas	10 mg/12 horas	10 mg/8 horas	10 mg/8 horas

Variação de dose e intervalo de acordo com nível sérico.

* Para infecções por *Streptococcus* β *hemolítico*, prescrever 250.000 a 400.000 UI/kg/dia.

APÊNDICE I

Amicacina

Idade gestacional corrigida (semanas)	Idade pós--natal (dias)	Dose (mg/kg)	Intervalo (horas)
≤ 29	0 a 7	18	48
	8 a 28	15	36
	≥ 29	15	24
30 a 34	0 a 7	18	36
	≥ 8	15	24
≥ 35	Qualquer	15	24

Amoxicilina + clavulanato

Dose	30 mg/kg/dia
Intervalo	12/12 horas
Via de administração	Endovenosa, infusão em 5 minutos
Apresentação	Frasco 500 mg ou 1 g

Ampicilina + sulbactam

Dose	50 mg/kg/dose (calcular pela ampicilina)
Intervalo	(calcular pela ampicilina)
Via de administração	Endovenosa, infusão em bolus
Apresentação	Frasco 1,5 g (ampicilina 1 g, sulbactam 0,5 g)

Cefepima

Pré-termo e termo ≤ 14 dias de vida	Pré-termo e termo > 14 dias de vida
30 mg/kg/dose, 12/12 horas	50 mg/kg/dose, 12/12 horas

Cefoxitina

Dose	100 mg/kg/dia
Intervalo	8/8 horas
Via de administração	Endovenosa, infusão em 30 minutos
Apresentação	Frasco 1 g

Cefuroxima

Dose	50 mg/kg/dose
Intervalo	12/12 horas
Via de administração	Endovenosa, infusão em 30 minutos
Apresentação	Frasco 1 g

Gentamicina

Idade gestacional (semanas)	Idade pós--natal (dias)	Dose (mg/kg)	Intervalo (horas)
≤ 29*	0 a 7	5	48
	8 a 28	4	36
	≥ 29	4	24
30 a 34	0 a 7	4,5	36
	≥ 8	4	24
≥ 35	Qualquer	4	24

*Ou asfixia, PCA ou tratamento com indometacina.

Meropenem

Idade gestacional	< 32 semanas		≥ 32 semanas	
Tempo de vida	< 14 dias	≥ 14 dias	< 14 dias	≥ 14 dias
Dose na sepse (mg/kg)	20 mg/ 12 horas	20 mg/ 8 horas	20 mg/8 horas	20 mg/ 8 horas
Dose meningite e/ou sepse pseudomonas (mg/kg)	40 mg/ 8 horas	40 mg/ 8 horas	40 mg/ 8 horas	40 mg/ 8 horas

Teicoplanina

Dose de ataque	12 a 16 mg/kg
Dose de manutenção	6 a 8 mg/kg
Intervalo	24/24 horas
Via de administração	Endovenosa, infusão em 30 minutos ou IM
Apresentação	Frasco 200 mg ou 400 mg

Apresentações e diluições dos antibióticos

Antibiótico	Apresentação	Diluição e cuidados na administração
Amicacina	Ampola 100 mg/2 mL Ampola 500 mg/2 mL	Diluir em SG 5% para 5 mg/mL e infundir EV em 30 minutos
Amoxicilina + Clavulanato	Frasco-ampola 500 mg Frasco-ampola 1 g	Diluir 1 frasco para 50 mg/mL com água destilada, infusão EV em 5 minutos
Ampicilina	Frasco-ampola 500 mg Frasco-ampola 1 g	Diluir 1 frasco para 50 mg/mL com água destilada, infusão EV em bolus
Ampicilina – Sulbactam	Frasco 1,5 g (ampicilina 1 g e Sulbactam 0,5 g)	Diluir 1 frasco para 100 mg Ampicilina/mL com água destilada, infusão EV em bolus
Cefalotina	Frasco-ampola 1 g	Diluir 1 frasco para 100 mg/mL com água destilada, infusão EV em bolus
Cefazolina	Frasco-ampola 1 g	Diluir 1 frasco para 100 mg/mL com água destilada, infusão EV em bolus
Cefepima	Frasco-ampola 500 mg; Frasco-ampola 1 g; Frasco-ampola 2 g	Diluir em SG 5% (500 mg + 5 mL ~90 mg/mL; 1 g + 10 mL ~90 mg/mL; 2 g + 17,2 mL ~100 mg/mL) e infundir EV em 30 minutos

(continua)

1148

MEDICAÇÕES MAIS USADAS NO PERÍODO NEONATAL

(continuação)

Antibiótico	Apresentação	Diluição e cuidados na administração
Cefotaxima	Frasco-ampola 500 mg Frasco-ampola 1 g	Diluir 1 frasco para 100 mg/mL com água destilada, infusão EV em 30 minutos
Ceftazidima	Frasco-ampola 1 g	Diluir 1 frasco para 100 mg/mL com água destilada, infusão EV em 30 minutos
Ceftriaxone	Frasco-ampola 500 mg Frasco-ampola 1 g	Diluir 1 frasco para 100 mg/mL com água destilada, infusão EV em 15 a 30 minutos
Clindamicina	Ampolas 300 mg/2 mL	Diluir 1 mL em 24 mL de SG 5% (6 mg/mL), infusão EV em 30 minutos
Gentamicina	Ampolas 10 mg/1 mL Ampolas 40 mg/1 mL	Diluir em SG 5% e infundir EV em 30 minutos
Imipenen	Frasco-ampola 500 mg	Diluir em 100 mL de SG 5% e infundir EV em 30 minutos
Meropenen	Frasco-ampola 500 mg Frasco-ampola 1 g	Diluir 1 frasco para 50 mg/mL com água destilada, infusão EV em 30 minutos
Metronidazol	Frasco-ampola 500 mg/100 mL Bolsa plástica 500 mg/100 mL	Infundir EV em 60 minutos
Oxacilina	Frasco-ampola 500 mg	Diluir 1 frasco para 50 mg/mL com água destilada, infusão EV em bolus
Teicoplanina	Frasco-ampola 200 mg Frasco-ampola 400 mg	Diluir 1 frasco em 3 mL com AD, EV em 30 minutos ou IM
Vancomicina	Frasco-ampola 500 mg	Diluir 1 frasco para 5 mg/mL com SG 5% e infundir EV em 60 minutos

Nível sérico

Amicacina	Pico 15 a 25 µg/mL (30 minutos após o fim da infusão EV ou 1 hora após IM) e vale 4 a 6 µg/mL (30 minutos antes da próxima dose)
Gentamicina	Pico 5 a 10 µg/mL (30 minutos após o fim da infusão EV ou 1 hora após IM) e vale 1 a 2 µg/mL (30 minutos antes da próxima dose)
Vancomicina	Pico 20 a 40 µg/mL (30 minutos após o fim da infusão EV ou 1 hora após IM) e vale 5 a 15 µg/mL (30 minutos antes da próxima dose)

Outros antimicrobianos

Aciclovir

Dose	10 a 20 mg/kg/dose
Intervalo	8/8 horas
Via de administração	Endovenosa, infusão lenta em 60 minutos Concentração da infusão deve ser < 7 mg/mL
Apresentação	Frasco 250 mg

Obs.: ↑ o intervalo das doses em pré-termo < 34 semanas e em insuficiência renal ou hepática.

Anfotericina B

Dose	1 mg/kg/dia em 4 a 6 horas
Dose total	Infecção disseminada: 25 a 30 mg/kg Colonização de cateter sem doença: 10 a 15 mg/kg
Via de administração	Endovenosa
Apresentação	Frasco-ampola 50 mg
1ª diluição	10 mL com água destilada
2ª diluição	Com SG 5% na concentração máxima de 0,1 mg/mL

APÊNDICE I

Fluconazol

Dose de ataque	25 mg/kg/dose
Dose de manutenção	12 mg/kg/dose
Se RN < 30 sem. ou RN < 14 dias de vida com creatinina > 1 mg/dL	Dose de ataque de 12 mg/kg
Monitorar creatinina sérica	Dose de manutenção: Cr > 1 mg/dL = 6 mg/kg/dose Cr < 1 mg/dL = 12 mg/kg/dose
Intervalo	48/48 horas na 1ª semana de vida a seguir, 24/24 horas
Via de administração	Endovenosa, em 30 min, ou oral
Apresentação	Solução para uso endovenoso 2 mg/mL

Lamivudina (3TC) solução oral RN ≥ 34 semanas

Dose	2 mg/kg/dose
Intervalo	12/12 horas
Via de administração	Oral
Apresentação	10 mg/mL

Nistatina suspensão oral

Dose	100.000 a 200.000 UI/dose
Intervalo	6/6 horas
Via de administração	Oral
Apresentação	100.000 UI/mL

Espiramicina

Dose	50 mg/kg/dose
Intervalo	12/12 horas
Via de administração	Oral
Apresentação	Comprimido 250 mg

Nevirapina (NVP)

Dose segundo peso de nascimento	RN ≥ 34 semanas e < 37 semanas
1ª semana de vida 2ª semana de vida	4 mg/kg/dose 12/12 horas 6 mg/kg/dose 12/12 horas
Via de administração	Oral
Apresentação	Suspensão oral 10 mg/mL

Oseltamivir (Tamiflu)

Dose RN a termo	3 mg/kg/dose por 5 dias
Dose RN pré-termo	1 mg/kg/dose por 5 dias
Intervalo	12/12 horas
Via de administração	Oral
Apresentação	12 mg/mL

Pirimetamina

Dose inicial	2 mg/kg/dia por 1 a 3 dias
Dose de manutenção	1 mg/kg/dia, 1 vez ao dia
Via de administração	Oral
Apresentação	Comprimido 25 mg

Raltegravir (RAL) solução oral RN ≥ 37 semanas

Dose 1ª semana de vida	1,5 mg/kg 1 vez por dia
Dose da 2ª a 4ª semana de vida	3 mg/kg, 2 vezes por dia
Via de administração	Oral
Apresentação	Granulado 100 mg – diluição 10 mg/mL

Sulfadiazina

Dose	100 mg/kg/dia
Intervalo	12/12 horas
Via de administração	Oral
Apresentação	Comprimido 500 mg

Sulfametoxazol-trimetoprima para profilaxia de pneumocistose

Dose	750 mg base sulfametoxazol/m²/dia
Intervalo	12/12 horas, 3 vezes por semana, em dias consecutivos ou 2ª, 4ª e 6ª-feira
Via de administração	Oral
Apresentação	Suspensão 200 mg/5 mL sulfametoxazole 80 mg/5mL trimetropima

Zidovudina

RN ≥ 35 semanas ou mais	
Dose endovenosa	3 mg/kg/dose, de 12/12 horas
Dose via oral	4 mg/kg/dose, de 12/12 horas
RN 30 a 34 semanas	
Dose endovenosa	1,5 mg/kg/dose, de 12/12 horas, de 0 a 14 dias de vida
	2,3 mg/kg/dose, de 12/12 horas, de 15 a 28 dias de vida
Dose via oral	2 mg/kg/dose, de 12/12 horas, de 0 a 14 dias de vida
	3 mg/kg/dose, de 12/12 horas, de 15 a 28 dias de vida
RN < 30 semanas	
Dose endovenosa	1,5 mg/kg/dose, de 12/12 horas, de 0 a 28 dias de vida
Dose via oral	2 mg/kg/dose, de 12/12 horas, de 0 a 28 dias de vida

MEDICAÇÕES MAIS USADAS NO PERÍODO NEONATAL

Zidovudina (AZT)

Início do tratamento	Nas primeiras 4 horas de vida o mais breve possível, independentemente do peso de nascimento e idade gestacional
Duração do tratamento	28 dias de vida, independentemente do peso nascimento e idade gestacional
Apresentação	Suspensão oral 10 mg/mL Frasco 200 mL Ampola 10 mg/mL
Cuidados na diluição e na infusão	Diluir em SG 5% em concentração < 4 mg/mL Infusão em 60 minutos

Anticonvulsivantes

Fenitoína

Dose de ataque	20 mg/kg
Dose de manutenção	5 a 7 mg/kg/dia
Intervalo	12/12 horas
Via de administração	EV, com infusão lenta em 15 a 30 minutos
Apresentação	Ampola 250 mg/5 mL (diluir em soro fisiológico)
Nível terapêutico	10 a 20 μg/mL

Obs.: não é recomendada a administração oral em virtude da absorção errática. Dosar nível inicial após 48 horas da dose de ataque. Podem ser necessários de 5 a 10 dias para se atingir valores estáveis.

Fenobarbital

Dose de ataque	20 a 30 mg/kg com infusão EV lenta
Dose de manutenção	3 a 5 mg/kg/dia
Intervalo	12/12 horas
Via de administração	Inicialmente EV e, assim que possível, oral
Apresentação (uso EV)	Fenobarbital sódico (produto artesanal) 10 mg/mL Fenobarbital 100 mg/mL
Apresentação (uso VO)	Gotas (solução 4%, 1mL = 40 gotas) 1 mg/gota
Nível terapêutico	15 a 30 μg/mL

Midazolan (para estado de mal convulsivo)

Dose de ataque	0,15 mg/kg, infusão EV lenta (15 minutos)
Dose de manutenção	0,1 a 0,4 mg/kg/hora
Via de administração	Endovenosa contínua
Apresentação	Ampola 15 mg/3 mL

Topiramato

Dose	1 mg/kg
Via de administração	Oral
Apresentação	Comprimido 25, 50 ou 100 mg

Tiopental sódico (para estado de mal convulsivo)

Dose inicial	1 mg/kg, com infusão EV lenta
Dose de manutenção	0,01 a 0,1 mg/kg/minuto
Via de administração	Endovenosa contínua
Apresentação	Frasco 500 mg ou 1 g

Bloqueadores neuromusculares/miorelaxantes

Atracúrio

Dose de ataque	0,3 a 0,4 mg/kg
Dose contínua	5 a 10 mcg/kg/minuto
Via de administração	Endovenosa
Apresentação	Ampola 5 mg/mL ou 10 mg/mL

Clobazam

Dose	2,5 mg 1 vez ao dia por 48 horas e avaliar necessidade de ajuste da dose para 12/12 horas
Via de administração	Oral
Apresentação	Comprimido 10 mg

Pancurônio

Dose	0,05 a 0,1 mg/kg/dose
Dose contínua	0,4 a 0,6 mcg/kg/minuto
Intervalo	4/4 horas ou a critério médico
Via de administração	Endovenosa
Apresentação	Ampola 4 mg/2 mL

Rocurônio (sequência rápida para intubação traqueal)

Dose	0,6 mg/kg/dose
Via de administração	Endovenosa
Apresentação	Frasco-ampola 10 mg/mL

Succinilcolina/suxametônio (sequência rápida para intubação traqueal)

Dose	2 mg/kg/dose
Via de administração	Endovenosa
Apresentação	Frasco 100 mg

Diuréticos

Espironolactona

Dose	1,5 mg/kg/dose
Intervalo	12/12 horas
Via de administração	Oral
Apresentação	Comprimido 25 ou 100 mg

APÊNDICE I

Furosemida

Dose	0,5 a 1 mg/kg/dose (máximo 4 mg/kg/dia)
Via de administração	Endovenosa ou oral
Intervalo	Até 6/6 horas
Apresentação	Ampola 20 mg/2 mL Comprimido 40 mg

Hidroclorotiazida

Dose	1 a 2 mg/kg/dose
Intervalo	12/12 horas
Via de administração	Oral
Apresentação	Comprimido 50 mg

Fármacos de efeito cardiovascular

Adenosina

Dose	0,1 mg/kg Se não reverter: 0,2 mg/kg Se não reverter novamente: 0,2 mg/kg
Via de administração	Endovenosa em bolus rápido (usar sistema de torneira de 3 vias – infusão rápida de soro fisiológico imediatamente após a dose de adenosina) Ação imediata
Apresentação	Ampola 6 mg/2 mL

Adrenalina (1:10.000)

Dose	0,1 a 0,3 mL/kg/dose
Intervalo	Repetir de 2 a 3 vezes
Via de administração	Endovenosa ou endotraqueal
Apresentação	Ampola 1 mg/mL (1:1.000) 1:10.000: diluir 1 mL + 9 mL soro fisiológico

Adrenalina (para choque)

Dose inicial	0,1 mcg/kg/minuto
Incrementos	De 0,1 até o máximo de 1 mcg/kg/minuto
Via de administração	Endovenosa
Apresentação	Ampola 1 mg/mL
Diluição	Em soro fisiológico NaCl 0,9%

Amiodarona

Dose de ataque	5 mg/kg em 30 minutos
Dose de manutenção	10 a 20 mg/kg/dia
Via de administração	Endovenosa para fase aguda e oral para manutenção
Apresentação	Ampola 150 mg/3 mL (50 mg/mL)
	Gotas 200 mg/mL (aproximadamente 30 mg/gota)

Atropina

Dose	0,01 a 0,03 mg/kg/dose
Dose máxima	1 mg
Intervalo	Cada 2 a 5 minutos até efeito desejado
Via de administração	Endovenosa ou endotraqueal
Apresentação	Ampola 0,25 mg/mL

Captopril

Dose	0,05 a 0,2 mg/kg/dose (em casos mais graves, usar até 0,5 mg/kg/dose)
Intervalo	12/12 horas
Via de administração	Oral (1 hora antes da mamada)
Apresentação	Comprimido 12,5 mg ou 25 mg

Digoxina

Dose de manutenção	
Prematuros	3 a 4 µg/kg/dose
RN a termo	4 a 5 µg/kg/dose
Intervalo	12/12 horas
Via de administração	Oral
Apresentação	Elixir pediátrico 50 µg/mL
Nível sérico	1 a 2 ng/mL

Dobutamina

Dose	5 a 20 µg/kg/minuto
Via de administração	Endovenosa
Apresentação	Ampola 12.500 µg/mL
Diluição	Em soro fisiológico (pode ser infundida conjuntamente com dopamina)

Dopamina

Dose	Dopaminérgica: 1 a 5 µg/kg/minuto β-adrenérgica: 5 a 15 µg/kg/minuto α-adrenérgica: > 20 µg/kg/minuto
Via de administração	Endovenosa
Apresentação	Ampola 5.000 µg/mL
Diluição	Em soro fisiológico (pode ser infundida conjuntamente com dobutamina)

Esmolol

Dose	50 a 200 µg/kg/minuto
Via de administração	Endovenosa
Apresentação	Ampola 1 mL = 250 mg

Hidralazina

Dose endovenosa	0,1 a 0,5 mg/kg/dose, 6/6 horas
Dose via oral	0,25 a 1 mg/kg/dose, a cada 6 a 12 horas
Apresentação	Comprimido 25 ou 50 mg Ampola 20 mg/mL

MEDICAÇÕES MAIS USADAS NO PERÍODO NEONATAL

Hidrocortisona para choque

Dose	1 mg/kg/dose
Via de administração	Endovenosa
Intervalo	12/12 horas, 3 dias
Apresentação	Frasco 100 mg

Ibuprofeno

Dose	10 mg/kg, dose inicial 5 mg/kg/dia, 24/24 horas, 2 doses
Administração	Endovenosa em 30 minutos ou oral
Apresentação	Frasco-ampola 10 mg/mL (produto por manipulação)
	Gotas 50 mg/mL (diluir para 5 mg/mL)

Indometacina

Dose	Tempo de vida	1ª dose	2ª dose	3ª dose
	< 48 horas	0,2 mg/kg	0,1 mg/kg	0,1 mg/kg
	2 a 7 dias	0,2 mg/kg	0,2 mg/kg	0,2 mg/kg
	> 7 dias	0,2 mg/kg	0,25 mg/kg	0,25 mg/kg
Via de administração	Endovenosa em 30 minutos			
Intervalo	12/12 horas (ciclo de 3 doses)			
Apresentação	Ampola 1 mg/mL para uso EV (diluir para 2 mL com água destilada, usar imediatamente, não reaproveitar a diluição)			

Isoproterenol

Dose	Inicial 0,05 mcg/kg/minuto a 0,5 mcg/kg/minuto
Administração	Endovenosa contínua
Apresentação	Frasco-ampola 0,2 mg/mL

α-metildopa

Dose	2,5 a 10 mg/kg/dose
Intervalo	12/12 horas
Via de administração	Oral
Apresentação	Comprimido 250 mg ou 500 mg

Milrinona

Dose de manutenção	0,5 a 0,75 mcg/kg/minuto
Pré-termo < 30 semanas Dose de manutenção	0,2 mcg/kg/minuto
Via de administração	Endovenosa
Apresentação	1 mg/mL
Diluição	Em soro fisiológico ou soro glicosado 5%

Noradrenalina (para choque)

Dose	0,05 a 1 mcg/kg/minuto
Via de administração	Endovenosa
Apresentação	Ampola 1 mg/mL
Diluição	Em soro fisiológico ou soro glicosado 5%

Prostaglandina E 1 (alprostadil)

Dose	Iniciar com 0,01 µg/kg/minuto, podendo chegar a 0,1 µg/kg/minuto ou mais para se obter resposta terapêutica com aumento da PaO_2. A dose de manutenção deve ser a menor possível, para se manter o efeito desejado, com 0,01 a 0,05 µg/kg/minuto
Via de administração	Endovenosa
Apresentação	Frasco 20 µg
Diluição	Diluir cada frasco em 2 mL de soro fisiológico NaCl 0,9%

Sildenafil

Dose	0,5 a 2 mg/kg/dose
Intervalo	12/12 horas
Via de administração	Oral
Apresentação	Comprimido 25 ou 50 mg

Fármacos de atuação no aparelho respiratório

Adrenalina (para laringite pós-extubação)

Dose	1 mg diluído em 3 mL de soro fisiológico
Via de administração	Inalatória
Apresentação	Ampola 1 mg/mL

Aminofilina

Dose inicial	5 mg/kg
Dose de manutenção	2 mg/kg/dose
Intervalo	8 a 12 horas
Via de administração	Endovenosa (infusão em 30 minutos) Oral
Apresentação	Ampola 24 mg/mL Solução 10 mg/gota
Nível terapêutico	Apneia do prematuro: 7 a 12 mcg/mL

Citrato de cafeína

Dose de ataque	20 mg/kg
Dose de manutenção	5 a 10 mg/kg/dia (iniciar 24 horas após ataque)
Intervalo	24/24 horas
Via de administração	Oral
Apresentação	Solução 1% (produto artesanal 10 mg/mL)

APÊNDICE I

Cloridrato de oximetazolina (para laringite pós-extubação)

Dose	10 gotas (0,12 mg) em 4 mL de soro fisiológico
Via de administração	Inalatória
Apresentação	Solução nasal pediátrica (0,25 mg/mL)

Dexametasona para broncodisplasia

Dose	0,15 mg/kg/dia, 12/12 horas, por 3 dias 0,10 mg/kg/dia, 12/12 horas, por 3 dias 0,05 mg/kg/dia, 12/12 horas, por 3 dias
Via de administração	Endovenosa ou oral
Apresentação	Frasco-ampola 4 mg/mL Elixir 0,1 mg/mL

Dexametasona para laringite pós-extubação

Dose	0,05 mg/kg/dose
Intervalo	8/8 horas por 24 horas (3 doses)
Via de administração	Endovenosa ou oral
Apresentação	Frasco-ampola 4 mg/mL Elixir 0,1 mg/mL

Equivalência entre corticosteroides

Medicamento	Potência	Dose equivalente (20 mg)
Hidrocortisona	1	20
Acetato de cortisona	0,8	25
Prednisona	4	5
Prednisolona	5	4
Metilprednisolona	5	4
Triancinolona	5	4
Dexametasona	2	0,75
Betametasona	2	0,5

Fenoterol

Dose inalatória	1 gota para cada 3 kg
Intervalo	Dependendo do caso, usar até 3/3 horas
Apresentação	Gotas 0,25 mg/gota

Salbutamol

Dose	0,5 mg/kg/dia
Intervalo	6/6 horas
Via de administração	Oral
Apresentação	Solução oral 2 mg/5 mL Xarope 2 mg/5 mL

Terbutalina

Dose contínua	0,1 a 1 µg/kg/minuto (diluir em soro glicosado 5%)
Via de administração	Endovenosa
Apresentação	Ampola 0,5 mg/mL

Sedativos e analgésicos

Dipirona

Dose	10 a 15 mg/kg
Intervalo	6/6 horas
Via de administração	Oral ou endovenosa
Apresentação	Ampola 500 mg/mL Gotas 500 mg/mL

Fentanil

Dose de ataque	1 a 4 µg/kg (analgesia) 5 a 50 µg/kg (anestesia)
Infusão intermitente	1 a 4 µg/kg, a cada 2 a 4 horas
Infusão contínua	1 a 5 µg/kg/hora
Via de administração	Endovenosa
Apresentação	Ampola 50 µg/mL

Lorazepam

Dose	0,05 a 0,1 mg/kg/dose
Intervalo	12/12 horas
Via de administração	Oral
Apresentação	Comprimido 1 ou 2 mg

Midazolam

Infusão EV intermitente	0,05 a 0,15 mg/kg/dose, a cada 2 a 4 horas, infusão EV em 15 minutos
Infusão EV contínua	0,03 a 0,06 mg/kg/hora
Dose (oral ou sublingual)	0,3 a 0,5 mg/kg
Apresentação	Ampola 15 mg/3 mL

Para dose anticonvulsivante, observar subitem Anticonvulsivantes.

Morfina

Dose EV intermitente	0,05 a 0,20 mg/kg/dose, 4/4 horas
Dose EV infusão contínua	10 a 15 µg/kg/hora
Dose VO	0,3 a 0,6 mg/kg/dose
Apresentação	Ampola 2 mg/2 mL ou 10 mg/mL Comprimido 10 mg

Paracetamol

Dose	10 a 15 mg/kg/dose
Intervalo	6 a 8 horas
Via de administração	Oral
Apresentação	Gotas 200 mg/mL

Tramadol

Dose	0,5 a 1 mg/kg/dose
Intervalo	4 ou 6 horas
Via de administração	Oral ou endovenosa
Apresentação	Solução oral (gotas) 100 mg/mL = 40 gotas Cápsula 50 mg Ampola 50 mg/mL

Imunobiológicos

Imunoglobulina humana antivaricela-zóster

Dose	125 UI
Via de administração	Intramuscular
Apresentação	Frasco-ampola 125 UI/1,25 mL

Imunoglobulina humana específica antitetânica

Dose	250 UI
Via de administração	Intramuscular
Apresentação	Frasco-ampola 250 UI/mL

Imunoglobulina hiperimune anti-hepatite B

Dose	0,5 mL
Via de administração	Intramuscular
Apresentação	HBIG – (disponível nos centros de referência para imunobiológicos especiais – CRIE)

Palivizumabe (anticorpo monoclonal humanizado específico para vírus sincicial respiratório – VSR)

Dose	15 mg/kg
Intervalo	30/30 dias, começando 1 mês antes do início da sazonalidade do VSR (Região Sudeste: março a julho)
Via de administração	Intramuscular (face anterolateral da coxa)
Apresentação	Frasco-ampola: 100 mg

Vacina anti-hepatite B

Dose	0,5 mL
Intervalo: RN ≤ 36 semanas ou ≤ 2.000 g Demais crianças	ao nascimento, 1, 2 e 6 meses de idade ao nascimento, 1 e 6 meses de idade
Via de administração	Intramuscular (músculo vasto lateral da coxa)
Apresentação	Engerix-B® 10 μg/0,5 mL Recombivax® 5 μg/0,5 mL

Antagonistas

Flumazenil (antagonista para benzodiazepínicos)

Dose	5 a 10 mcg/kg push lento
Intervalo	Repetir a cada ± 1 minuto até RN acordar
Dose máxima	50 mcg/kg
Via de administração	EV push lento – veia grosso calibre
Apresentação	Ampola 0,1 mg/mL

Naloxone (antagonista para narcóticos opioides)

Dose	0,1 mg/kg/dose
Via de administração	Endovenosa ou intramuscular ou endotraqueal
Apresentação	Ampola 0,4 mg/mL

Neostigmine (antagonista para bloqueador neuromuscular)

Dose	0,04 a 0,08 mg/kg/dose
Via de administração	Endovenosa
Apresentação	Ampola 0,5 mg/mL

Sulfato de protamina (antagonista de heparina)

Dose	1 mg protamina para cada 100 UI heparina infundida nas últimas 4 horas Se a infusão de heparina foi suspensa há mais de 2 horas, utilizar apenas 25% da dose de protamina
Via de administração	Endovenosa, infusão lenta
Apresentação	Ampola 10 mg/mL

Miscelânea

Acetato de fludrocortisona

Dose	0,05 a 0,15 mg/dia
Intervalo	6/6 horas
Via de administração	Oral
Apresentação	Comprimido 0,1 mg

Ácido folínico

Dose	5 a 10 mg/dia
Intervalo	3 vezes por semana
Via de administração	Oral
Apresentação	Comprimido 15 mg

Albumina

Dose	0,5 a 1 g/kg
Via de administração	Endovenosa em 2 horas
Apresentação	Albumina 20% (20 g – 100 mL)
Reconstituição a 5%	Para cada 1 mL de albumina 20%, acrescentar 3 mL de soro glicosado 5%

Bicarbonato de sódio em pó

Dose para reposição	Individualizar
Intervalo	4 vezes ao dia nos intervalos das mamadas
Via de administração	Oral
Apresentação	Pó 12 mEq/grama – 1 mEq = 84 mg

Colírios cicloplégicos

Tropicamida 1%	Pingar 1 gota em cada olho, 15/15 minutos, 3 vezes
Fenilefrina 2,5% (diluir 0,25 mL do colírio 10% + 0,75 mL A D)	Pingar 1 gota em cada olho, 15/15 minutos, 3 vezes

APÊNDICE I

Cloreto de potássio

Dose para reposição	0,5 a 1 mEq/kg/dia
Intervalo	2 a 4 vezes ao dia
Via de administração	Oral, com alimentação (irritante gástrico)
Apresentação	Xarope 60 mg/mL = 0,8 mEq/mL

Dipiridamol

Dose	0,4 a 0,6 mg/kg/dose
Intervalo	12/12 horas
Total de doses	3 doses ou até desmame do óxido nítrico
Via de administração	Endovenosa em 15 minutos
Apresentação	5 mg/mL

Enoxaparina sódica

Dose para RN pré-termo	1 mg/kg/dose de 8/8 horas
Dose para RN a termo	1,5 mg/kg/dose de 12/12 horas
Via de administração	Subcutânea
Apresentação	10 mg/0,1 mL

Eritromicina (dose procinético)

Dose	10 mg/kg/dose de 6/6 horas por 2 dias
	a seguir, 4 mg/kg/dose de 6/6 horas, por 5 dias
Via de administração	Oral
Apresentação	Suspensão oral 125 mg/5 mL ou 250 mg/5 mL

Glucagon

Dose	0,2 mg/kg/dose
Via de administração	Endovenosa, intramuscular ou subcutânea
Apresentação	Frasco 1 mg

Insulina

Dose	0,05 a 0,1 UI/kg/hora
Via de administração	Endovenosa
Apresentação	Insulina regular: frasco-ampola 100 UI/mL

Obs.: Preparar a solução e aguardar de 20 a 30 minutos para iniciar a infusão.

L-tiroxina

Dose	8 a 10 µg/kg/dia
Intervalo	1 vez ao dia
Via de administração	Oral
Apresentação	Comprimido 25, 50 ou 100 µg

Metadona (abstinência a opioide)

Dose	Titular dose com base na escala de abstinência ou 0,05 a 0,2 mg/kg/dose
Intervalo	12 a 24 horas
Via de administração	VO ou EV
Apresentação	Ampola 10 mg/mL; comprimido 5 a 10 mg

Omeprazol

Dose	0,5 a 1,5 mg/kg dose
Intervalo	1 vez ao dia
Via de administração	Oral
Apresentação	Mups – comprimido 10, 20 ou 40 mg Dissolver em água, não triturar os grânulos. Não partir o comprimido. Usar em até 30 minutos.

Pancreatina (enzima pancreática)

Dose	500 mg p/cada 6 g de triglicérides (TG) cadeia longa
	Leite materno 3g TG cadeia longa/100 mL
	Fórmula semielementar – 50% TG cadeia longa
Intervalo	Imediatamente antes de cada mamada
Via de administração	VO

Pomada para proteção da pele (fórmula manipulada)

Vaselina sólida	30%
Vaselina líquida	30%
Lanolina	10%
Água destilada	30%

Passar no corpo 3 vezes ao dia, nos primeiros 15 dias de vida, nos RN < 1.250 g.

Ranitidina

Dose endovenosa	RN a termo: 1,5 mg/kg/dose, 8/8 horas RN < 32 semanas: 0,5 mg/kg/dose, 12/12 horas
	A infusão deve ser lenta (30 minutos), diluída em soro fisiológico ou soro glicosado 5%, na concentração máxima de 2,5 mg/mL
Dose via oral	2 mg/kg/dose, 8/8 horas
Apresentação	Ampola 50 mg/2 mL Ampola 50 mg/5 mL Xarope 15 mg/mL

Resina permutadora de íons (poliestirenossulfonato de cálcio)

Dose	1 g/kg/dose
Intervalo	6/6 horas
Apresentação	Sorcal: envelope 30 g
Diluição	Diluir 1 envelope em 60 mL de água

Obs.: se uso retal, realizar clister com soro fisiológico morno, 30 minutos após cada administração.

Sulfato ferroso

Uso profilático para	Todo RN com peso de nascimento < 2.000 g	
Início	A partir de 30 dias de vida	
Dose	Peso nascimento	Quantidade de ferro elementar
	1.500 a 2.000 gramas	2 mg/kg/dia
1.000 < 1.500 gramas		3 mg/kg/dia
	< 1.000 gramas	4 mg/kg/dia
Intervalo	1 ou 2 vezes ao dia	
Via de administração	Oral (nos intervalos das mamadas)	
Apresentação	Gotas: 25 mg Fe elementar/mL 1 gota ~ 1 mg Fe elementar	

LEITURAS COMPLEMENTARES

Brasil. Ministério da Saúde. Secretaria de Vigilância em Saúde. Departamento de Doenças de Condições Crônicas e Infecções Sexualmente Transmissíveis. Protocolo Clínico e Diretrizes Terapêuticas para Prevenção da Transmissão Vertical do HIV, Sífilis e Hepatites Virais/Ministério da Saúde, Secretaria de Vigilância em Saúde, Departamento de Doenças de Condições Crônicas e Infecções Sexualmente Transmissíveis. Brasília: Ministério da Saúde, 2019. Disponível em: http://www.aids.gov.br/pt-br/pub/2015/protocolo-clinico-e-diretrizes-terapeuticas-para-prevencao-da-transmissao-vertical-de-hiv.

Dawodu T, Douma C, Patnode R. Guia dos medicamentos comuns na unidade de terapia intensiva neonatal. In: Cloherty JP, eichenwald EC, Stark AR. Manual de neonatologia. 5.ed. Rio de Janeiro: Editora Guanabara Koogan AS; 2005. p.615-42.

Greenberg RG, Benjamin DK Jr. Neonate candidiasis: Diagnosis, prevention and treatment. J Infect. 2014;69(Suppl. 1):519-22.

MacDonald MG, Seshia MMK. Avery – Neonatologia Fisiopatologia e Tratamento do Recém – Nascido. 7th ed. Philadelphia: Lippincott Williams & Wilkins; 2018.

Oliveira RG. Blackbook Pediatria. 3.ed. Belo Horizonte: Black Book Editora; 2005. 640p.

Palhares DB, Figueiredo CSM, Moura AJCM. Medicamentos em neonatologia. São Paulo: Atheneu; 2001.

Prober CG, Stevenson DK, Benitz WE. The use of antibiotics in neonates weighing less than 1200 g. Ped. Infect. Dis.1990;9:111-21.

Smith PB, Cohen-Wolkowiez M, Castro LM, Poindexter B, Bidegain M, Weitkamp JH, et al., Meropenem Study Team. Population pharmacokinetics of meropenem in plasma and cerebrospinal fluid of infants with suspected or complicated intra-abdominal infections. Pediatr Infect Dis J. 2011 Oct;30 (10):844-9.

Stuart RL. Safety of imipenem in neonates. Ped. Infect. Dis. 1995; 14:804-5.

Taketomo CK, Hodding JH, Kraus DM. Pediatric & Neonatal dosage handbook with international trade names index. 19th ed. Hudson: Lexicomp; 2012. 2222p.

Wade KC, Benjamin DK Jr, Kaufman DA, Ward RM, Smith PB, Jayaraman B, Adamson PC, Gastonguay MR, Barrett JS. Fluconazole dosing for the prevention or treatment of invasive candidiasis in young infants. Pediatr Infect Dis J. 2009 Aug;28 (8):717-23.

Wade KC, Benjamin Jr DK. Clinical pharmacology of antiinfective drugs. In: Remington JS, Klein JO. Infectious diseases of the fetus & newborn infant. 8th ed. Philadelphia: WB Saunders; 2016. p.1147-202.

Yamada T, Kubota T, Nakamura M, Ochiai M, Yonezawa M, Yano T et al. Evaluation of teicoplanin concentrations and safety analysis in neonates. Int J Antimicrob Agents. 2014 Nov;44 (5):458-62.

Young TE, Mangum B. Neofax®: A manual of drugs used in neonatal care. 24rd ed. Thomson Reuters; 2011. 446p.

Apêndice II

Índice dos Valores de Normalidade

Mônica Aparecida Pessoto
Jamil Pedro de Siqueira Caldas

Valores bioquímicos sanguíneos

Valores de referência (média ± 2 DP) para cálcio ionizado em RN a termo

Idade (horas)	Ca 2+ (mmol/L)
01 a 12	1,24 ± 0,114
13 a 24	1,19 ± 0,122
25 a 48	1,21 ± 0,132
49 a 72	1,22 ± 0,138
73 a 99	1,29 ± 0,168
99 a 120	1,35 ± 0,120
121 a 144	1,37 ± 0,120
146 a 168	1,38 ± 0,158
178 a 264	1,40 ± 0,102

Fonte: Wandrup, 1989.

Valores de referência (média ± 2 DP) para cálcio ionizado em RN pré-termo

Idade (horas)	Ca 2+ (mmol/L)
05 a 12	1,21 ± 0,160
13 a 19	1,17 ± 0,124
25 a 48	1,21 ± 0,156
51 a 72	1,28 ± 0,182
77 a 99	1,34 ± 0,140
108 a 140	1,38 ± 0,128
150 a 185	1,40 ± 0,156

Fonte: Wandrup, 1989.

Concentração de creatinina sérica (média e erro padrão) nos primeiros 52 dias de vida, segundo a idade gestacional (IG)

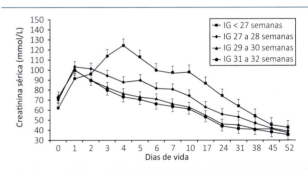

Fonte: Adaptada de Gallini et al., 2000.

Clearance de creatinina (mL/min/1,73m^2) nos primeiros 52 dias de vida, segundo idade gestacional (IG) (média e erro padrão)

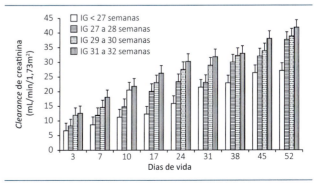

Fonte: Adaptada de Gallini et al., 2000.

APÊNDICE II

Valores de referência (IC 95%) para 21 elementos químicos em sangue de cordão umbilical de recém-nascido a termo saudável

	Sangue cordão arterial	Sangue cordão venoso
Sódio (mEq/L)	135 a 143	135 a 143
Potássio (mEq/L)	3,7 a 6,4	3,8 a 6,8
Cloro (mEq/L)	102 a 111	102 a 112
Glicose (mg/dL)	41,4 a 120,7	52,2 a 133,3
Ureia (mg/dL)	10,8 a 33,6	10,8 a 32,4
Creatinina (mg/dL)	0,50 a 1,08	0,57 a 1,09
Urato (mg/dL)	3,12 a 8,06	3,3 a 7,6
Fosfato (mg/dL)	3,8 a 6,6	4,06 a 6,7
Cálcio (mg/dL)	8,6 a 11,7	9,2 a 11,9
Albumina (g/L)	26 a 40	30 a 41
Proteína total (g/L)	43 a 67	46 a 68
Colesterol (mg/dL)	30,9 a 96,6	34,7 a 96,6
Fosfatase alcalina (U/L)	77 a 285	87 a 303
ALT (U/L)	4 a 24	4 a 27
AST (U/L)	16 a 63	17 a 59
CK (U/L)	71 a 475	82 a 528
LD (U/L)	206 a 580	201 a 494
CO_2 (mmol/L)	13 a 29	15 a 28
GGT (U/L)	20 a 302	27 a 339
Triglicéride (mmol/L)	0,10 a 1,04	0,13 a 0,97
Magnésio (mmol/L)	0,49 a 0,80	0,50 a 0,79

Fonte: Adaptada de Perkins et al., 1993.

Valores de albumina, amônia, AST, ALT, fosfatase alcalina e γGT em recém-nascidos e lactentes

	Idade	Masculino	Feminino	Todos
Albumina (g/L)	0 a 5 dias (< 2,5 kg)	20 a 36	20 a 36	–
	0 a 5 dias (> 2,5 kg)	26 a 36	26 a 36	–
	1 a 30 dias	26 a 41	27 a 43	–
	31 a 182 dias	28 a 46	29 a 42	–
	183 a 365 dias	28 a 48	33 a 48	–
Amônia (µmol/L)	1 a 90 dias	–	–	42 a 144
	3 a 11 meses	–	–	34 a 133
AST (U/L)	0 a 5 dias	–	–	35 a 140
	1 a 3 anos	–	–	20 a 60
ALT (U/L)	0 a 5 dias	–	–	6 a 50
	1 a 30 dias	1 a 25	2 a 25	–
	31 a 365 dias	4 a 35	3 a 30	–
Fosfatase alcalina (U/L)	0 a 5 dias	–	–	110 a 300
	1 a 30 dias	75 a 316	48 a 406	–
	31 a 365 dias	82 a 383	124 a 341	–
γGT (U/L)	0 a 5 dias	–	–	34 a 263
	1 a 182 dias	12 a 122	15 a 132	–
	183 a 365 dias	1 a 39	1 a 39	–

Fonte: Rosenthal, 1997.

ÍNDICE DOS VALORES DE NORMALIDADE

Níveis séricos médios de albumina, segundo a idade gestacional

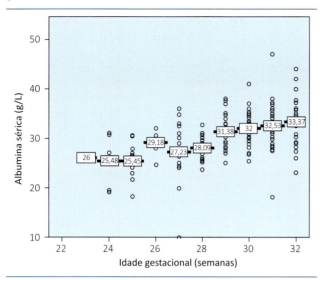

Fonte: Torer et al., 2016.

Valores hematológicos normais

Concentração de hemoglobina (g/dL) e valores de hematócrito (%) ao nascimento, segundo a idade gestacional

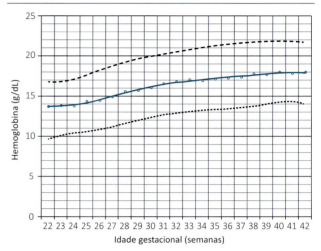

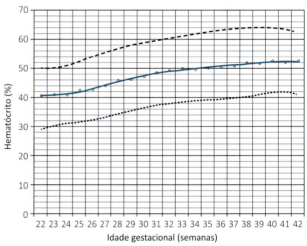

Fonte: Henry e Christensen, 2015.

Distribuição de troponina T e troponina I em recém-nascidos saudáveis, segundo o sexo

	Troponina cardíaca T (ng/L)			Troponina cardíaca I (ng/L)		
	RN sexo masculino	RN sexo feminino	Todos	RN sexo masculino	RN sexo feminino	Todos
Mínimo	0	0	0	0	0	0
Mediana	10	0	0	0	0	0
Média	17	12	14	11	7	9
Percentil 97,5	75	71	74	915	60	80
Percentil 99	93	101	97	206	94	183

Fonte: Baum et al., 2004.

Concentração de hemoglobina (g/dL) e valores de hematócrito nos primeiros 28 dias de vida para RN nascidos de 35 a 42 semanas de idade gestacional

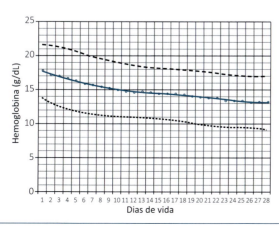

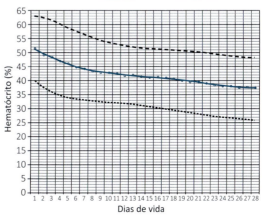

Fonte: Henry e Christensen, 2015.

APÊNDICE II

Concentração de hemoglobina (g/dL) e valores de hematócrito (%) nos primeiros 28 dias de vida para RN nascidos de 29 a 34 semanas de idade gestacional

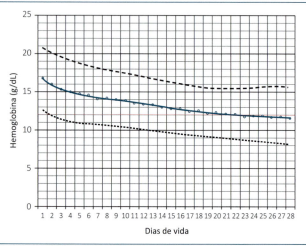
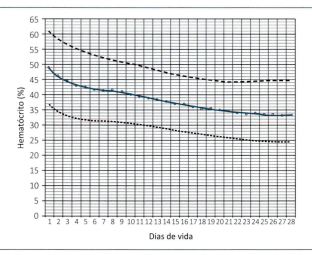

Fonte: Henry e Christensen, 2015.

Valores de MVC (fL), MCH (pg) e RDW ao nascimento, segundo a idade gestacional

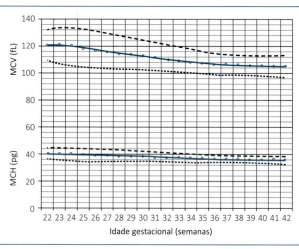
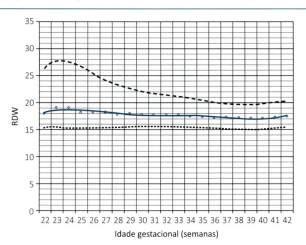

Fonte: Henry e Christensen, 2015.

Contagem de eritroblastos (*Nucleated red blood cell* – NRBC) ao nascimento, segundo a idade gestacional

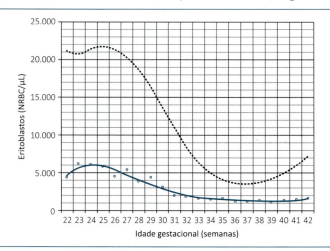

Fonte: Henry e Christensen, 2015.

ÍNDICE DOS VALORES DE NORMALIDADE

Contagem de reticulócitos (10³/μL) nos primeiros 90 dias de vida

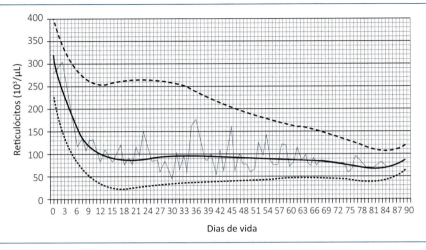

Fonte: Christensen et al., 2016.

Conteúdo de hemoglobina dos reticulócitos (CHR – %) nos primeiros 90 dias de vida

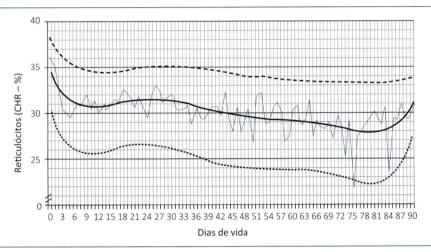

Obs.: uma concentração baixa da hemoglobina do reticulócito (CHr) é o mais forte preditor de deficiência em ferro em crianças (Baker e Greer, 2010).
Fonte: Christensen et al., 2016.

Fração de reticulócitos imaturos (IRF – %) nos primeiros 90 dias de vida

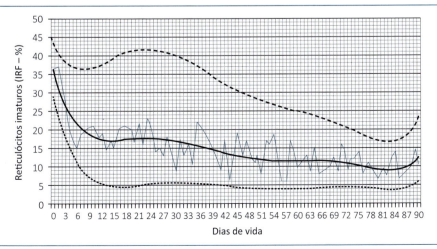

Fonte: Christensen et al., 2016.

1163

APÊNDICE II

Contagem de plaquetas ao nascimento (10³/μL), segundo a idade gestacional, e nos primeiros 90 dias de vida

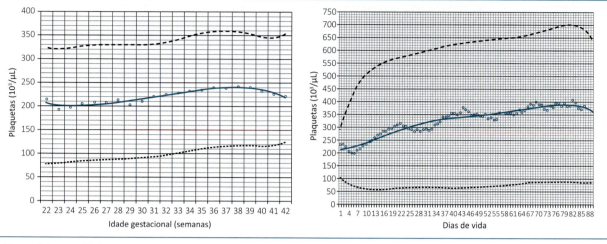

Fonte: Henry e Christensen, 2015.

Volume plaquetário médio (*Mean platelet volume* – MPV) ao nascimento, segundo a idade gestacional, e nos primeiros 90 dias de vida

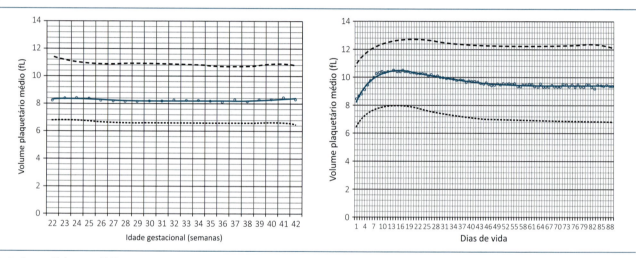

Fonte: Henry e Christensen, 2015.

Contagem de eosinófilos (10³/μL) ao nascimento, segundo a idade gestacional, e nos primeiros 40 dias de vida

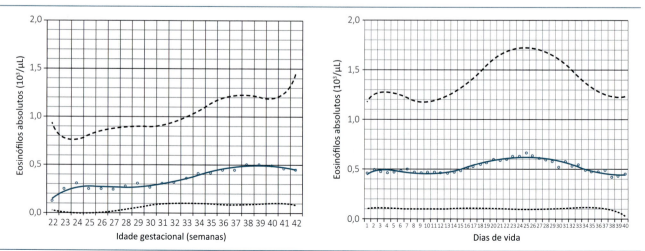

Fonte: Henry e Christensen, 2015.

ÍNDICE DOS VALORES DE NORMALIDADE

Contagem de monócitos (10³/μL) ao nascimento, segundo a idade gestacional, e nos primeiros 40 dias de vida

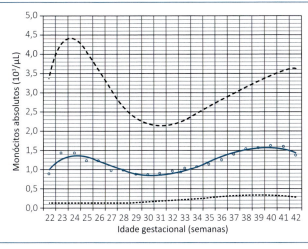 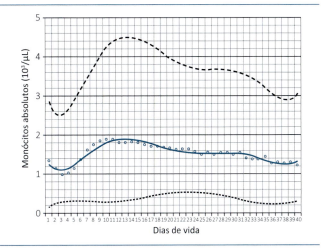

Fonte: Henry e Christensen, 2015.

Contagem de linfócitos (10³/μL) ao nascimento, segundo a idade gestacional, e nos primeiros 40 dias de vida

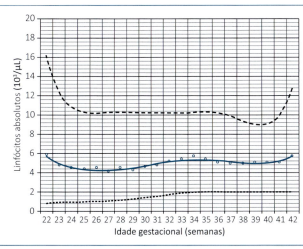 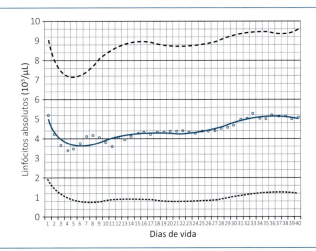

Fonte: Henry e Christensen, 2015.

Contagem de neutrófilos (10³/μL) em RN com idade gestacional ≥ 36 semanas, nas primeiras 72 horas de vida

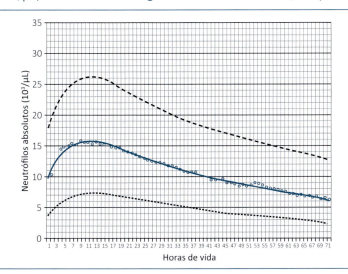

Fonte: Henry e Christensen, 2015.

1165

APÊNDICE II

Contagem de neutrófilos (10³/μL) em RN com idade gestacional de 28 a 35 semanas, nas primeiras 72 horas de vida

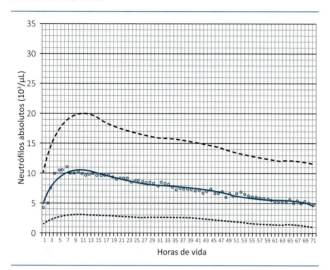

Fonte: Henry e Christensen, 2015.

Contagem de neutrófilos (10³/μL) em RN com idade gestacional < 28 semanas, nas primeiras 72 horas de vida

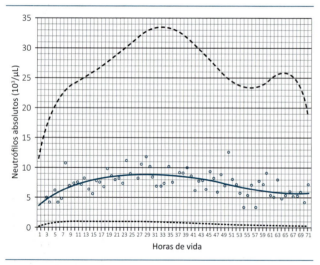

Fonte: Henry e Christensen, 2015.

Número de neutrófilos totais de 60 a 700 horas

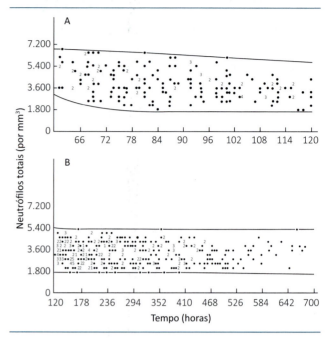

Fonte: Manroe et al., 1979.

Relação de neutrófilos imaturos/neutrófilos totais

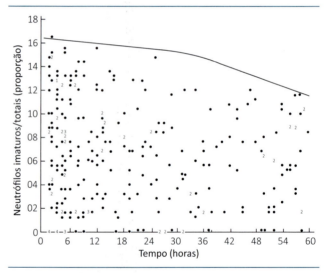

Fonte: Manroe et al., 1979.

Fatores que têm efeito significativo nos valores dos neutrófilos

Complicações	Duração do efeito anormal (horas)	Diminuição dos neutrófilos totais	Elevação dos neutrófilos totais	Imaturos totais elevados	I/T
Hipertensão materna	72	76%	0	6%	24%
Hemorragia peri-intraventricular	120	62%	23%	31%	92%
Asfixia (Apgar de 5º minuto ≤ 5)	24	14%	28%	28%	57%
Reticulocitose (após 14 dias de vida)	144	25%	10%	25%	75%
Doença hemolítica	> 28 dias	0	47%	53%	42%
Hipoglicemia assintomática (< 30 mg/dL)	24	0	44%	63%	63%
Ocitocina intraparto (≥ 6 horas)	120	0	27%	50%	77%

(continua)

ÍNDICE DOS VALORES DE NORMALIDADE

(continuação)

Complicações	Duração do efeito anormal (horas)	Diminuição dos neutrófilos totais	Elevação dos neutrófilos totais	Imaturos totais elevados	I/T
Febre materna sem doença no RN	24	0	46%	65%	77%
Pós-operatório	24	0	100%	90%	50%
Trabalho de parto difícil*	24	0	67%	81%	86%
Convulsões**	24	0	71%	71%	86%
Pneumotórax em DMH não complicada	24	0	80%	80%	80%
Síndrome de aspiração de mecônio	72	0	78%	56%	33%

* Duração do trabalho de parto ≥ 18 horas, rotação com fórcipe, extração de nádegas e segundo estágio do trabalho de parto 10 minutos.
** Não associada a hipoglicemia, hemorragia intracraniana ou asfixia.
DMH: doença de membrana hialina; I/T: relação de neutrófilos imaturos/neutrófilos totais.
Fonte: Manroe et al., 1979.

Parâmetros de ferro em RN de muito baixo peso durante as primeiras 6 semanas de vida

	Dias vida	Parâmetros de normalidade de ferro sérico, ferritina sérica e de saturação de transferrina	Percentis								
			3	5	10	25	Mediana	75	90	95	97
Ferritina (ng/mL)	3	431	27	35	48	80	140	204	279	360	504
	12 a 14	130	43	65	89	128	168	243	329	410	421
	24 a 26	128	27	44	57	93	153	234	300	355	383
	40 a 42	93	17	20	35	62	110	191	290	420	457
Ferro sérico (µmol/L)	3	181	0,8	1	1,6	3,5	7,5	13,8	18,6	22,4	26,7
Saturação de transferrina (%)	3	179	2,6	2,7	4,2	9,6	22,7	39,4	54,9	62,1	79,8

Fonte: Obladen et al., 2000.

Valores para testes de coagulação em RN a termo e pré-termo

Valores de referência para testes de coagulação em RN prematuros em sangue de cordão

Idade gestacional	< 28 semanas	28 a 34 semanas
Tempo de protrombina (segundos) (IC 95%)	14,5 a 20,9	13,9 a 20,6
Tempo de tromboplastina parcial ativada (segundos) (IC 95%)	27 a 64	30 a 57
Nível de fibrinogênio (g/L) (IC 95%)	0,71 a 5,35	0,87 a 4,70

Fonte: Christensen et al., 2014.

Valores de referência para testes de coagulação em RN prematuros saudáveis (30 a 36 semanas de gestação) durante os primeiros 3 meses de vida

	Dia 1	Dia 5	Dia 30	Dia 90
Tempo de protrombina (segundos)*	13 (10,6 a 16,2)	12,5 (10 a 15,3)	11,8 (10 a 13,6)	12,3 (10 a 14,6)
Tempo de tromboplastina parcial ativada (segundos)*	53,6 (27,5 a 79,4)	50,5 (26,9 a 74,1)	44,7 (26,9 a 62,5)	39,5 (28,3 a 50,7)
Fibrinogênio (g/L)*	2,43 (1,50 a 3,73)	2,80 (1,60 a 4,18)	2,54 (1,50 a 4,14)	2,46 (1,50 a 3,52)

* Média (IC 95%).

Fonte: Andrew et al., 1988.

Valores de referência para testes de coagulação em RN a termo saudáveis durante os primeiros 3 meses de vida

	Dia 1	Dia 5	Dia 30	Dia 90
Tempo de protrombina (segundos)*	13 ± 1,43	12,4 ± 1,46	11,8 ± 1,25	11,9 ± 1,15
Tempo de tromboplastina parcial ativada (segundos)*	42,9 ± 5,80	42,6 ± 8,62	40,4 ± 7,42	37,1 ± 6,52
Fibrinogênio (g/L)*	2,83 ± 0,58	3,12 ± 0,75	2,70 ± 0,54	2,43 ± 0,68

* Média ± 1DP.

Fonte: Andrew et al., 1987.

APÊNDICE II

Valores do líquido cefaloraquidiano (LCR)

Valores de referência para análise do LCR em recém-nascidos e lactentes jovens

Idade (dias)	Porcentil								
	5	10	15	25	50	75	85	90	95
CSF WBC – contagem (células/mm3)									
7	0,7	1,3	1,7	2,6	5	8,7	11,6	14,2	19,1
14	0,6	1	1,4	2,1	4	7	9,5	11,6	16
21	0,4	0,8	1,1	1,8	3,4	5,9	8	9,9	13,7
28	0,3	0,7	1	1,6	3	5,2	7	8,6	11,9
35	0,2	0,6	0,9	1,4	2,8	4,7	6,3	7,7	10,7
42	0,2	0,5	0,8	1,6	2,6	4,4	5,8	7,1	10
48	0,2	0,5	0,8	1,3	2,5	4,2	5,5	6,8	9,7
56	0,2	0,5	0,8	1,3	2,4	3,9	5,3	6,6	9,7
CSF – concentração de proteína (mg/dL)									
7	47	52,9	57,2	64	78,4	96	107,4	116	130,7
14	39,6	44,8	48,5	54,3	66,9	82,4	92,4	100,1	113,1
21	34,9	39,6	43	48,4	60	74,3	83,7	90,9	103,1
28	32,1	36,6	39,8	45	56,2	70,2	79,3	86,3	98,4
35	29,8	34,1	37,2	42,2	53,1	66,7	75,7	82,7	94,6
42	27,5	31,6	34,6	39,4	49,9	63,2	72	78,9	90,6
48	25,6	29,6	32,4	37,1	47,3	60,3	69	75,7	87,4
56	23,2	26,9	29,6	34	43,8	56,4	64,8	71,4	82,9
CSF – concentração de glicose (mg/dL)									
7	34,7	36,8	38,2	40,4	44,9	50,2	53,6	56,2	60,6
14	34,7	36,7	38,1	40,3	44,6	49,8	53	55,5	59,7
21	34,8	36,8	38,1	40,2	44,5	49,5	52,7	55,1	59,2
28	35,2	37,1	38,5	40,6	44,8	49,8	53	55,4	59,5
35	36	38	39,4	41,5	45,8	50,8	54	56,4	60,5
42	37	39	40,5	42,6	47	52,1	55,3	57,8	61,9
48	37,7	39,8	41,2	43,4	47,9	53,1	56,3	58,8	63
56	38,8	41	42,4	44,7	49,2	54,5	57,8	60,4	64,7

Fonte: Thomson et al., 2018.

Valores de LCR em RN com suspeita de neurossífilis, segundo recomendação do Ministério da Saúde

LCR sugestivo de sífilis no RN	LCR sugestivo de sífilis em crianças > 28 dias
> 25 cels/mm³	> 5 cels/mm³
> 150 mg/dL	> 40 mg/dL
Reagente	Reagente

LVN: limite de variação do normal.
Fonte: Adaptada de Brasil, 2018.

Valores de esteatócrito

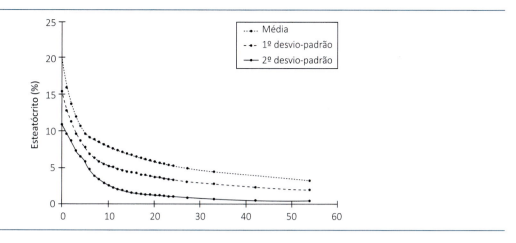

Fonte: Guarino et al., 1992.

Valores de pressão arterial

Medidas de pressão arterial sistêmica no RN, no 1º dia de vida, segundo a idade gestacional

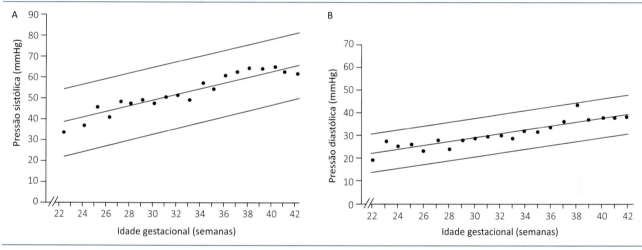

Fonte: Zubrown et al., 1995.

Medidas de pressão arterial sistêmica no recém-nascido, no 1º dia de vida, segundo o peso de nascimento

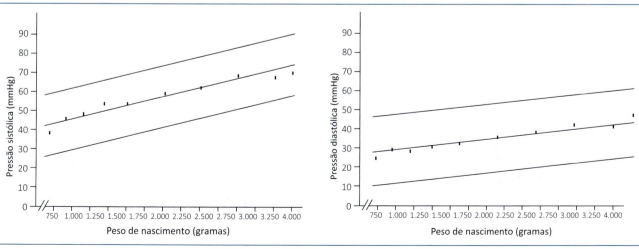

Fonte: Zubrown et al., 1995.

Medidas de pressão arterial sistêmica no recém-nascido, segundo a idade pós-conceptual

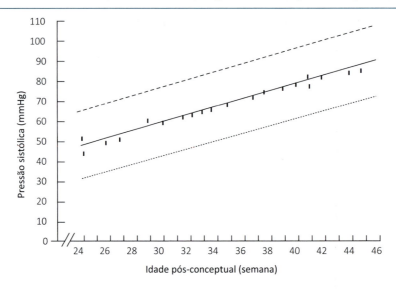

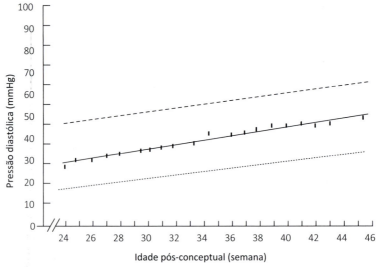

Fonte: Zubrown et al., 1995.

Valores de pressão arterial estimada após 2 semanas de idade em RN de 26 a 44 semanas de idade pós-menstrual, utilizados para diagnóstico de hipertensão arterial

Idade pós-menstrual	Percentil 50	Percentil 95	Percentil 99
44 semanas			
PAS	88	105	110
PAM	63	80	85
PAD	50	68	73
42 semanas			
PAS	85	98	102

(continua)

ÍNDICE DOS VALORES DE NORMALIDADE

(continuação)

Idade pós-menstrual	Percentil 50	Percentil 95	Percentil 99
PAM	62	76	81
PAD	50	65	70
40 semanas			
PAS	80	95	100
PAM	60	75	80
PAD	50	65	70
38 semanas			
PAS	77	92	97
PAM	59	74	79
PAD	50	65	70
36 semanas			
PAS	72	87	92
PAM	57	72	71
PAD	50	65	70
34 semanas			
PAS	70	85	90
PAM	50	65	70
PAD	40	55	60
32 semanas			
PAS	68	83	88
PAM	48	62	69
PAD	40	55	60
30 semanas			
PAS	65	80	85
PAM	48	63	68
PAD	40	55	60
28 semanas			
PAS	60	75	80
PAM	45	58	63
PAD	38	50	54
26 semanas			
PAS	55	72	77
PAM	38	57	63
PAD	30	50	56

PAS: pressão arterial sistólica; PAM: pressão arterial média; PAD: pressão arterial diastólica.
Fonte: Dionne et al., 2012.

APÊNDICE II

Gráficos de crescimento

Tabela internacional para prematuros de muito baixo peso ao nascer – Peso (kg) meninos

Weight (kg) Boys

INTERGROWTH-21st

Gestational age (weeks+days)	Centiles						
	3rd	5th	10th	50th	90th	95th	97th
24+0	0.44	0.46	0.50	0.64	0.82	0.88	0.92
24+1	0.45	0.47	0.51	0.65	0.83	0.89	0.93
24+2	0.46	0.48	0.52	0.66	0.85	0.91	0.95
24+3	0.47	0.49	0.53	0.68	0.87	0.93	0.97
24+4	0.48	0.50	0.54	0.69	0.88	0.95	0.99
24+5	0.49	0.51	0.55	0.70	0.90	0.96	1.01
24+6	0.50	0.52	0.56	0.72	0.92	0.98	1.03
25+0	0.51	0.53	0.57	0.73	0.93	1.00	1.05
25+1	0.52	0.54	0.58	0.74	0.95	1.02	1.07
25+2	0.53	0.55	0.59	0.76	0.97	1.04	1.09
25+3	0.54	0.56	0.60	0.77	0.99	1.06	1.11
25+4	0.55	0.57	0.61	0.79	1.01	1.08	1.13
25+5	0.56	0.58	0.63	0.80	1.03	1.10	1.15
25+6	0.57	0.59	0.64	0.82	1.04	1.12	1.17
26+0	0.58	0.60	0.65	0.83	1.06	1.14	1.20
26+1	0.59	0.62	0.66	0.85	1.08	1.16	1.22
26+2	0.60	0.63	0.67	0.86	1.10	1.19	1.24
26+3	0.61	0.64	0.69	0.88	1.13	1.21	1.26
26+4	0.62	0.65	0.70	0.89	1.15	1.23	1.29
26+5	0.63	0.66	0.71	0.91	1.17	1.25	1.31
26+6	0.65	0.68	0.72	0.93	1.19	1.28	1.33
27+0	0.66	0.69	0.74	0.95	1.21	1.30	1.36
27+1	0.67	0.70	0.75	0.96	1.23	1.32	1.38
27+2	0.68	0.71	0.77	0.98	1.26	1.35	1.41
27+3	0.69	0.73	0.78	1.00	1.28	1.37	1.44
27+4	0.71	0.74	0.79	1.02	1.30	1.40	1.46
27+5	0.72	0.75	0.81	1.03	1.33	1.42	1.49
27+6	0.73	0.77	0.82	1.05	1.35	1.45	1.52
28+0	0.75	0.78	0.84	1.07	1.37	1.47	1.54
28+1	0.76	0.79	0.85	1.09	1.40	1.50	1.57
28+2	0.77	0.81	0.87	1.11	1.42	1.53	1.60
28+3	0.79	0.82	0.88	1.13	1.45	1.56	1.63
28+4	0.80	0.84	0.90	1.15	1.48	1.58	1.66
28+5	0.82	0.85	0.92	1.17	1.50	1.61	1.69
28+6	0.83	0.87	0.93	1.19	1.53	1.64	1.72
29+0	0.84	0.88	0.95	1.21	1.56	1.67	1.75
29+1	0.86	0.90	0.97	1.24	1.58	1.70	1.78
29+2	0.87	0.92	0.98	1.26	1.61	1.73	1.81
29+3	0.89	0.93	1.00	1.28	1.64	1.76	1.84
29+5	0.91	0.95	1.02	1.30	1.67	1.79	1.87
29+4	0.92	0.96	1.03	1.33	1.70	1.82	1.91
29+6	0.94	0.98	1.05	1.35	1.73	1.85	1.94
30+0	0.95	1.00	1.07	1.37	1.76	1.89	1.97
30+1	0.97	1.02	1.09	1.40	1.79	1.92	2.01
30+2	0.99	1.03	1.11	1.42	1.82	1.95	2.04
30+3	1.00	1.05	1.13	1.45	1.85	1.99	2.08
30+4	1.02	1.07	1.15	1.47	1.88	2.02	2.11
30+5	1.04	1.09	1.17	1.50	1.92	2.05	2.15
30+6	1.06	1.11	1.19	1.52	1.95	2.09	2.19
31+0	1.08	1.13	1.21	1.55	1.98	2.13	2.23
31+1	1.09	1.15	1.23	1.57	2.02	2.16	2.26
31+2	1.11	1.16	1.25	1.60	2.05	2.20	2.30
31+3	1.13	1.18	1.27	1.63	2.09	2.24	2.34
31+4	1.15	1.21	1.29	1.66	2.12	2.28	2.38
31+5	1.17	1.23	1.31	1.68	2.16	2.31	2.42
31+6	1.19	1.25	1.34	1.71	2.19	2.35	2.46
32+0	1.21	1.27	1.36	1.74	2.23	2.39	2.50
32+1	1.23	1.29	1.38	1.77	2.27	2.43	2.55
32+2	1.25	1.31	1.41	1.80	2.31	2.47	2.59
32+3	1.27	1.33	1.43	1.83	2.35	2.52	2.63
32+4	1.29	1.35	1.45	1.86	2.38	2.56	2.68
32+5	1.32	1.38	1.48	1.89	2.42	2.60	2.72
32+6	1.34	1.40	1.50	1.92	2.46	2.64	2.77

ÍNDICE DOS VALORES DE NORMALIDADE

Tabela internacional para prematuros de muito baixo peso ao nascer – Peso (kg) meninas

INTERGROWTH-21st

Weight (kg) Girls

Gestational age (weeks+days)	Centiles						
	3rd	5th	10th	50th	90th	95th	97th
24+0	0.42	0.44	0.47	0.60	0.77	0.83	0.87
24+1	0.43	0.45	0.48	0.61	0.79	0.84	0.88
24+2	0.44	0.46	0.49	0.63	0.80	0.86	0.90
24+3	0.44	0.46	0.50	0.64	0.82	0.88	0.92
24+4	0.45	0.47	0.51	0.65	0.83	0.89	0.94
24+5	0.46	0.48	0.52	0.66	0.85	0.91	0.95
24+6	0.47	0.49	0.53	0.68	0.87	0.93	0.97
25+0	0.48	0.50	0.54	0.69	0.88	0.95	0.99
25+1	0.49	0.51	0.55	0.70	0.90	0.96	1.01
25+2	0.50	0.52	0.56	0.71	0.92	0.98	1.03
25+3	0.51	0.53	0.57	0.73	0.93	1.00	1.05
25+4	0.52	0.54	0.58	0.74	0.95	1.02	1.07
25+5	0.53	0.55	0.59	0.76	0.97	1.04	1.09
25+6	0.54	0.56	0.60	0.77	0.99	1.06	1.11
26+0	0.55	0.57	0.61	0.78	1.01	1.08	1.13
26+1	0.56	0.58	0.62	0.80	1.02	1.10	1.15
26+2	0.57	0.59	0.64	0.81	1.04	1.12	1.17
26+3	0.58	0.60	0.65	0.83	1.06	1.14	1.19
26+4	0.59	0.62	0.66	0.85	1.08	1.16	1.22
26+5	0.60	0.63	0.67	0.86	1.10	1.18	1.24
26+6	0.61	0.64	0.68	0.88	1.12	1.20	1.26
27+0	0.62	0.65	0.70	0.89	1.14	1.23	1.28
27+1	0.63	0.66	0.71	0.91	1.16	1.25	1.31
27+2	0.64	0.67	0.72	0.93	1.19	1.27	1.33
27+3	0.66	0.69	0.74	0.94	1.21	1.30	1.36
27+4	0.67	0.70	0.75	0.96	1.23	1.32	1.38
27+5	0.68	0.71	0.76	0.98	1.25	1.34	1.41
27+6	0.69	0.72	0.78	1.00	1.27	1.37	1.43
28+0	0.70	0.74	0.79	1.01	1.30	1.39	1.46
28+1	0.72	0.75	0.81	1.03	1.32	1.42	1.48
28+2	0.73	0.76	0.82	1.05	1.34	1.44	1.51
28+3	0.74	0.78	0.83	1.07	1.37	1.47	1.54
28+4	0.76	0.79	0.85	1.09	1.39	1.49	1.56
28+5	0.77	0.81	0.86	1.11	1.42	1.52	1.59
28+6	0.78	0.82	0.88	1.13	1.44	1.55	1.62
29+0	0.80	0.83	0.90	1.15	1.47	1.58	1.65
29+1	0.81	0.85	0.91	1.17	1.50	1.60	1.68
29+2	0.83	0.86	0.93	1.19	1.52	1.63	1.71
29+3	0.84	0.88	0.94	1.21	1.55	1.66	1.74
29+4	0.86	0.90	0.96	1.23	1.58	1.69	1.77
29+5	0.87	0.91	0.98	1.25	1.60	1.72	1.80
29+6	0.89	0.93	0.99	1.27	1.63	1.75	1.83
30+0	0.90	0.94	1.01	1.30	1.66	1.78	1.86
30+1	0.92	0.96	1.03	1.32	1.69	1.81	1.90
30+2	0.93	0.98	1.05	1.34	1.72	1.84	1.93
30+3	0.95	0.99	1.07	1.36	1.75	1.88	1.96
30+4	0.97	1.01	1.08	1.39	1.78	1.91	2.00
30+5	0.98	1.03	1.10	1.41	1.81	1.94	2.03
30+6	1.00	1.05	1.12	1.44	1.84	1.97	2.07
31+0	1.02	1.06	1.14	1.46	1.87	2.01	2.10
31+1	1.03	1.08	1.16	1.49	1.90	2.04	2.14
31+2	1.05	1.10	1.18	1.51	1.94	2.08	2.17
31+3	1.07	1.12	1.20	1.54	1.97	2.11	2.21
31+4	1.09	1.14	1.22	1.56	2.00	2.15	2.25
31+5	1.11	1.16	1.24	1.59	2.04	2.19	2.29
31+6	1.12	1.18	1.26	1.62	2.07	2.22	2.33
32+0	1.14	1.20	1.28	1.64	2.11	2.26	2.37
32+1	1.16	1.22	1.31	1.67	2.14	2.30	2.40
32+2	1.18	1.24	1.33	1.70	2.18	2.34	2.45
32+3	1.20	1.26	1.35	1.73	2.21	2.38	2.49
32+4	1.22	1.28	1.37	1.76	2.25	2.42	2.53
32+5	1.24	1.30	1.40	1.79	2.29	2.46	2.57
32+6	1.26	1.32	1.42	1.82	2.33	2.50	2.61

APÊNDICE II

Tabela internacional para prematuros de muito baixo peso ao nascer – Comprimento (cm) meninos

Length (cm) Boys

INTERGROWTH-21st

Gestational age (weeks+days)	3rd	5th	10th	50th	90th	95th	97th
24+0	27.33	27.94	28.88	32.21	35.55	36.49	37.10
24+1	27.51	28.12	29.06	32.40	35.73	36.67	37.29
24+2	27.69	28.30	29.25	32.58	35.91	36.85	37.47
24+3	27.87	28.48	29.43	32.76	36.09	37.03	37.65
24+4	28.05	28.66	29.61	32.94	36.27	37.22	37.83
24+5	28.23	28.85	29.79	33.12	36.45	37.40	38.01
24+6	28.41	29.03	29.97	33.30	36.63	37.58	38.19
25+0	28.60	29.21	30.15	33.48	36.82	37.76	38.37
25+1	28.78	29.39	30.33	33.67	37.00	37.94	38.56
25+2	28.96	29.57	30.52	33.85	37.18	38.12	38.74
25+3	29.14	29.75	30.70	34.03	37.36	38.30	38.92
25+4	29.32	29.93	30.88	34.21	37.54	38.49	39.10
25+5	29.50	30.12	31.06	34.39	37.72	38.67	39.28
25+6	29.68	30.30	31.24	34.57	37.90	38.85	39.46
26+0	29.87	30.48	31.42	34.75	38.09	39.03	39.64
26+1	30.05	30.66	31.60	34.94	38.27	39.21	39.83
26+2	30.23	30.84	31.79	35.12	38.45	39.39	40.01
26+3	30.41	31.02	31.97	35.30	38.63	39.57	40.19
26+4	30.59	31.20	32.15	35.48	38.81	39.76	40.37
26+5	30.77	31.39	32.33	35.66	38.99	39.94	40.55
26+6	30.95	31.57	32.51	35.84	39.17	40.12	40.73
27+0	31.14	31.75	32.69	36.02	39.36	40.30	40.91
27+1	31.32	31.93	32.87	36.21	39.54	40.48	41.10
27+2	31.50	32.11	33.06	36.39	39.72	40.66	41.28
27+3	31.68	32.29	33.24	36.57	39.90	40.84	41.46
27+4	31.86	32.47	33.42	36.75	40.08	41.03	41.64
27+5	32.04	32.66	33.60	36.93	40.26	41.21	41.82
27+6	32.22	32.84	33.78	37.11	40.44	41.39	42.00
28+0	32.41	33.02	33.96	37.29	40.63	41.57	42.18
28+1	32.59	33.20	34.14	37.48	40.81	41.75	42.37
28+2	32.77	33.38	34.33	37.66	40.99	41.93	42.55
28+3	32.95	33.56	34.51	37.84	41.17	42.11	42.73
28+4	33.13	33.74	34.69	38.02	41.35	42.30	42.91
28+5	33.31	33.93	34.87	38.20	41.53	42.48	43.09
28+6	33.49	34.11	35.05	38.38	41.71	42.66	43.27
29+0	33.68	34.29	35.23	38.56	41.90	42.84	43.45
29+1	33.86	34.47	35.41	38.75	42.08	43.02	43.64
29+2	34.04	34.65	35.60	38.93	42.26	43.20	43.82
29+3	34.22	34.83	35.78	39.11	42.44	43.38	44.00
29+4	34.40	35.01	35.96	39.29	42.62	43.57	44.18
29+5	34.58	35.20	36.14	39.47	42.80	43.75	44.36
29+6	34.76	35.38	36.32	39.65	42.98	43.93	44.54
30+0	34.95	35.56	36.50	39.83	43.17	44.11	44.72
30+1	35.13	35.74	36.68	40.02	43.35	44.29	44.91
30+2	35.31	35.92	36.87	40.20	43.53	44.47	45.09
30+3	35.49	36.10	37.05	40.38	43.71	44.65	45.27
30+4	35.67	36.28	37.23	40.56	43.89	44.84	45.45
30+5	35.85	36.47	37.41	40.74	44.07	45.02	45.63
30+6	36.03	36.65	37.59	40.92	44.25	45.20	45.81
31+0	36.22	36.83	37.77	41.10	44.44	45.38	45.99
31+1	36.40	37.01	37.95	41.29	44.62	45.56	46.18
31+2	36.58	37.19	38.14	41.47	44.80	45.74	46.36
31+3	36.76	37.37	38.32	41.65	44.98	45.92	46.54
31+4	36.94	37.55	38.50	41.83	45.16	46.11	46.72
31+5	37.12	37.74	38.68	42.01	45.34	46.29	46.90
31+6	37.30	37.92	38.86	42.19	45.52	46.47	47.08
32+0	37.49	38.10	39.04	42.37	45.71	46.65	47.26
32+1	37.67	38.28	39.22	42.56	45.89	46.83	47.45
32+2	37.85	38.46	39.41	42.74	46.07	47.01	47.63
32+3	38.03	38.64	39.59	42.92	46.25	47.19	47.81
32+4	38.21	38.82	39.77	43.10	46.43	47.38	47.99
32+5	38.39	39.01	39.95	43.28	46.61	47.56	48.17
32+6	38.57	39.19	40.13	43.46	46.79	47.74	48.35

Tabela internacional para prematuros de muito baixo peso ao nascer – Comprimento (cm) meninas

Length (cm) Girls

INTERGROWTH-21st

Gestational age (weeks+days)	Centiles						
	3rd	5th	10th	50th	90th	95th	97th
24+0	26.90	27.51	28.46	31.79	35.12	36.06	36.68
24+1	27.08	27.69	28.64	31.97	35.30	36.25	36.86
24+2	27.26	27.88	28.82	32.15	35.48	36.43	37.04
24+3	27.44	28.06	29.00	32.33	35.66	36.61	37.22
24+4	27.62	28.24	29.18	32.51	35.85	36.79	37.40
24+5	27.81	28.42	29.36	32.70	36.03	36.97	37.58
24+6	27.99	28.60	29.55	32.88	36.21	37.15	37.77
25+0	28.17	28.78	29.73	33.06	36.39	37.33	37.95
25+1	28.35	28.96	29.91	33.24	36.57	37.52	38.13
25+2	28.53	29.15	30.09	33.42	36.75	37.70	38.31
25+3	28.71	29.33	30.27	33.60	36.93	37.88	38.49
25+4	28.89	29.51	30.45	33.78	37.12	38.06	38.67
25+5	29.08	29.69	30.63	33.97	37.30	38.24	38.85
25+6	29.26	29.87	30.82	34.15	37.48	38.42	39.04
26+0	29.44	30.05	31.00	34.33	37.66	38.60	39.22
26+1	29.62	30.23	31.18	34.51	37.84	38.79	39.40
26+2	29.80	30.42	31.36	34.69	38.02	38.97	39.58
26+3	29.98	30.60	31.54	34.87	38.20	39.15	39.76
26+4	30.16	30.78	31.72	35.05	38.39	39.33	39.94
26+5	30.35	30.96	31.90	35.24	38.57	39.51	40.12
26+6	30.53	31.14	32.09	35.42	38.75	39.69	40.31
27+0	30.71	31.32	32.27	35.60	38.93	39.87	40.49
27+1	30.89	31.50	32.45	35.78	39.11	40.06	40.67
27+2	31.07	31.69	32.63	35.96	39.29	40.24	40.85
27+3	31.25	31.87	32.81	36.14	39.47	40.42	41.03
27+4	31.43	32.05	32.99	36.32	39.66	40.60	41.21
27+5	31.62	32.23	33.17	36.51	39.84	40.78	41.39
27+6	31.80	32.41	33.36	36.69	40.02	40.96	41.58
28+0	31.98	32.59	33.54	36.87	40.20	41.14	41.76
28+1	32.16	32.77	33.72	37.05	40.38	41.33	41.94
28+2	32.34	32.96	33.90	37.23	40.56	41.51	42.12
28+3	32.52	33.14	34.08	37.41	40.74	41.69	42.30
28+4	32.70	33.32	34.26	37.59	40.93	41.87	42.48
28+5	32.89	33.50	34.44	37.78	41.11	42.05	42.66
28+6	33.07	33.68	34.63	37.96	41.29	42.23	42.85
29+0	33.25	33.86	34.81	38.14	41.47	42.41	43.03
29+1	33.43	34.04	34.99	38.32	41.65	42.60	43.21
29+2	33.61	34.23	35.17	38.50	41.83	42.78	43.39
29+3	33.79	34.41	35.35	38.68	42.01	42.96	43.57
29+4	33.97	34.59	35.53	38.86	42.20	43.14	43.75
29+5	34.16	34.77	35.71	39.05	42.38	43.32	43.93
29+6	34.34	34.95	35.90	39.23	42.56	43.50	44.12
30+0	34.52	35.13	36.08	39.41	42.74	43.68	44.30
30+1	34.70	35.31	36.26	39.59	42.92	43.87	44.48
30+2	34.88	35.50	36.44	39.77	43.10	44.05	44.66
30+3	35.06	35.68	36.62	39.95	43.28	44.23	44.84
30+4	35.24	35.86	36.80	40.13	43.47	44.41	45.02
30+5	35.43	36.04	36.98	40.32	43.65	44.59	45.20
30+6	35.61	36.22	37.17	40.50	43.83	44.77	45.39
31+0	35.79	36.40	37.35	40.68	44.01	44.95	45.57
31+1	35.97	36.58	37.53	40.86	44.19	45.14	45.75
31+2	36.15	36.77	37.71	41.04	44.37	45.32	45.93
31+3	36.33	36.95	37.89	41.22	44.55	45.50	46.11
31+4	36.51	37.13	38.07	41.40	44.74	45.68	46.29
31+5	36.70	37.31	38.25	41.59	44.92	45.86	46.47
31+6	36.88	37.49	38.44	41.77	45.10	46.04	46.66
32+0	37.06	37.67	38.62	41.95	45.28	46.22	46.84
32+1	37.24	37.85	38.80	42.13	45.46	46.41	47.02
32+2	37.42	38.04	38.98	42.31	45.64	46.59	47.20
32+3	37.60	38.22	39.16	42.49	45.82	46.77	47.38
32+4	37.78	38.40	39.34	42.67	46.01	46.95	47.56
32+5	37.97	38.58	39.52	42.86	46.19	47.13	47.74
32+6	38.15	38.76	39.71	43.04	46.37	47.31	47.93

Tabela internacional para prematuros de muito baixo peso ao nascer – Perímetro cefálico (cm) meninos

Head circumference (cm) Boys

Gestational age (weeks+days)	\	\	Centiles	\	\	\	\
	3rd	5th	10th	50th	90th	95th	97th
24+0	19.41	19.78	20.34	22.34	24.34	24.91	25.28
24+1	19.53	19.90	20.47	22.47	24.47	25.03	25.40
24+2	19.66	20.03	20.60	22.59	24.59	25.16	25.53
24+3	19.79	20.16	20.72	22.72	24.72	25.29	25.66
24+4	19.91	20.28	20.85	22.85	24.85	25.41	25.78
24+5	20.04	20.41	20.98	22.98	24.97	25.54	25.91
24+6	20.17	20.54	21.10	23.10	25.10	25.67	26.04
25+0	20.29	20.66	21.23	23.23	25.23	25.79	26.16
25+1	20.42	20.79	21.36	23.36	25.35	25.92	26.29
25+2	20.55	20.92	21.48	23.48	25.48	26.05	26.42
25+3	20.68	21.04	21.61	23.61	25.61	26.18	26.54
25+4	20.80	21.17	21.74	23.74	25.74	26.30	26.67
25+5	20.93	21.30	21.86	23.86	25.86	26.43	26.80
25+6	21.06	21.42	21.99	23.99	25.99	26.56	26.92
26+0	21.18	21.55	22.12	24.12	26.12	26.68	27.05
26+1	21.31	21.68	22.24	24.24	26.24	26.81	27.18
26+2	21.44	21.80	22.37	24.37	26.37	26.94	27.30
26+3	21.56	21.93	22.50	24.50	26.50	27.06	27.43
26+4	21.69	22.06	22.62	24.62	26.62	27.19	27.56
26+5	21.82	22.18	22.75	24.75	26.75	27.32	27.68
26+6	21.94	22.31	22.88	24.88	26.88	27.44	27.81
27+0	22.07	22.44	23.01	25.00	27.00	27.57	27.94
27+1	22.20	22.57	23.13	25.13	27.13	27.70	28.06
27+2	22.32	22.69	23.26	25.26	27.26	27.82	28.19
27+3	22.45	22.82	23.39	25.38	27.38	27.95	28.32
27+4	22.58	22.95	23.51	25.51	27.51	28.08	28.45
27+5	22.70	23.07	23.64	25.64	27.64	28.20	28.57
27+6	22.83	23.20	23.77	25.77	27.76	28.33	28.70
28+0	22.96	23.33	23.89	25.89	27.89	28.46	28.83
28+1	23.08	23.45	24.02	26.02	28.02	28.58	28.95
28+2	23.21	23.58	24.15	26.15	28.14	28.71	29.08
28+3	23.34	23.71	24.27	26.27	28.27	28.84	29.21
28+4	23.47	23.83	24.40	26.40	28.40	28.96	29.33
28+5	23.59	23.96	24.53	26.53	28.53	29.09	29.46
28+6	23.72	24.09	24.65	26.65	28.65	29.22	29.59
29+0	23.85	24.21	24.78	26.78	28.78	29.35	29.71
29+1	23.97	24.34	24.91	26.91	28.91	29.47	29.84
29+2	24.10	24.47	25.03	27.03	29.03	29.60	29.97
29+3	24.23	24.59	25.16	27.16	29.16	29.73	30.09
29+4	24.35	24.72	25.29	27.29	29.29	29.85	30.22
29+5	24.48	24.85	25.41	27.41	29.41	29.98	30.35
29+6	24.61	24.97	25.54	27.54	29.54	30.11	30.47
30+0	24.73	25.10	25.67	27.67	29.67	30.23	30.60
30+1	24.86	25.23	25.79	27.79	29.79	30.36	30.73
30+2	24.99	25.35	25.92	27.92	29.92	30.49	30.85
30+3	25.11	25.48	26.05	28.05	30.05	30.61	30.98
30+4	25.24	25.61	26.18	28.17	30.17	30.74	31.11
30+5	25.37	25.74	26.30	28.30	30.30	30.87	31.24
30+6	25.49	25.86	26.43	28.43	30.43	30.99	31.36
31+0	25.62	25.99	26.56	28.55	30.55	31.12	31.49
31+1	25.75	26.12	26.68	28.68	30.68	31.25	31.62
31+2	25.87	26.24	26.81	28.81	30.81	31.37	31.74
31+3	26.00	26.37	26.94	28.94	30.93	31.50	31.87
31+4	26.13	26.50	27.06	29.06	31.06	31.63	32.00
31+5	26.25	26.62	27.19	29.19	31.19	31.75	32.12
31+6	26.38	26.75	27.32	29.32	31.31	31.88	32.25
32+0	26.51	26.88	27.44	29.44	31.44	32.01	32.38
32+1	26.64	27.00	27.57	29.57	31.57	32.14	32.50
32+2	26.76	27.13	27.70	29.70	31.70	32.26	32.63
32+3	26.89	27.26	27.82	29.82	31.82	32.39	32.76
32+4	27.02	27.38	27.95	29.95	31.95	32.52	32.88
32+5	27.14	27.51	28.08	30.08	32.08	32.64	33.01
32+6	27.27	27.64	28.20	30.20	32.20	32.77	33.14

Tabela internacional para prematuros de muito baixo peso ao nascer – Perímetro cefálico (cm) meninas

Head circumference (cm) Girls

INTERGROWTH-21st

Gestational age (weeks+days)	Centiles						
	3rd	5th	10th	50th	90th	95th	97th
24+0	19.16	19.52	20.09	22.09	24.09	24.66	25.02
24+1	19.28	19.65	20.22	22.22	24.22	24.78	25.15
24+2	19.41	19.78	20.34	22.34	24.34	24.91	25.28
24+3	19.54	19.90	20.47	22.47	24.47	25.04	25.40
24+4	19.66	20.03	20.60	22.60	24.60	25.16	25.53
24+5	19.79	20.16	20.72	22.72	24.72	25.29	25.66
24+6	19.92	20.28	20.85	22.85	24.85	25.42	25.78
25+0	20.04	20.41	20.98	22.98	24.98	25.54	25.91
25+1	20.17	20.54	21.11	23.10	25.10	25.67	26.04
25+2	20.30	20.67	21.23	23.23	25.23	25.80	26.17
25+3	20.42	20.79	21.36	23.36	25.36	25.92	26.29
25+4	20.55	20.92	21.49	23.48	25.48	26.05	26.42
25+5	20.68	21.05	21.61	23.61	25.61	26.18	26.55
25+6	20.80	21.17	21.74	23.74	25.74	26.30	26.67
26+0	20.93	21.30	21.87	23.87	25.86	26.43	26.80
26+1	21.06	21.43	21.99	23.99	25.99	26.56	26.93
26+2	21.18	21.55	22.12	24.12	26.12	26.68	27.05
26+3	21.31	21.68	22.25	24.25	26.24	26.81	27.18
26+4	21.44	21.81	22.37	24.37	26.37	26.94	27.31
26+5	21.57	21.93	22.50	24.50	26.50	27.07	27.43
26+6	21.69	22.06	22.63	24.63	26.63	27.19	27.56
27+0	21.82	22.19	22.75	24.75	26.75	27.32	27.69
27+1	21.95	22.31	22.88	24.88	26.88	27.45	27.81
27+2	22.07	22.44	23.01	25.01	27.01	27.57	27.94
27+3	22.20	22.57	23.13	25.13	27.13	27.70	28.07
27+4	22.33	22.69	23.26	25.26	27.26	27.83	28.19
27+5	22.45	22.82	23.39	25.39	27.39	27.95	28.32
27+6	22.58	22.95	23.51	25.51	27.51	28.08	28.45
28+0	22.71	23.07	23.64	25.64	27.64	28.21	28.57
28+1	22.83	23.20	23.77	25.77	27.77	28.33	28.70
28+2	22.96	23.33	23.89	25.89	27.89	28.46	28.83
28+3	23.09	23.46	24.02	26.02	28.02	28.59	28.95
28+4	23.21	23.58	24.15	26.15	28.15	28.71	29.08
28+5	23.34	23.71	24.28	26.27	28.27	28.84	29.21
28+6	23.47	23.84	24.40	26.40	28.40	28.97	29.34
29+0	23.59	23.96	24.53	26.53	28.53	29.09	29.46
29+1	23.72	24.09	24.66	26.65	28.65	29.22	29.59
29+2	23.85	24.22	24.78	26.78	28.78	29.35	29.72
29+3	23.97	24.34	24.91	26.91	28.91	29.47	29.84
29+5	24.23	24.60	25.16	27.16	29.16	29.73	30.10
29+6	24.36	24.72	25.29	27.29	29.29	29.85	30.22
30+0	24.48	24.85	25.42	27.42	29.41	29.98	30.35
30+1	24.61	24.98	25.54	27.54	29.54	30.11	30.48
30+2	24.74	25.10	25.67	27.67	29.67	30.24	30.60
30+3	24.86	25.23	25.80	27.80	29.80	30.36	30.73
30+4	24.99	25.36	25.92	27.92	29.92	30.49	30.86
30+5	25.12	25.48	26.05	28.05	30.05	30.62	30.98
30+6	25.24	25.61	26.18	28.18	30.18	30.74	31.11
31+0	25.37	25.74	26.30	28.30	30.30	30.87	31.24
31+1	25.50	25.86	26.43	28.43	30.43	31.00	31.36
31+2	25.62	25.99	26.56	28.56	30.56	31.12	31.49
31+3	25.75	26.12	26.68	28.68	30.68	31.25	31.62
31+4	25.88	26.24	26.81	28.81	30.81	31.38	31.74
31+5	26.00	26.37	26.94	28.94	30.94	31.50	31.87
31+6	26.13	26.50	27.07	29.06	31.06	31.63	32.00
32+0	26.26	26.63	27.19	29.19	31.19	31.76	32.13
32+1	26.38	26.75	27.32	29.32	31.32	31.88	32.25
32+2	26.51	26.88	27.45	29.44	31.44	32.01	32.38
32+3	26.64	27.01	27.57	29.57	31.57	32.14	32.51
32+4	26.76	27.13	27.70	29.70	31.70	32.26	32.63
32+5	26.89	27.26	27.83	29.83	31.82	32.39	32.76
32+6	27.02	27.39	27.95	29.95	31.95	32.52	32.89

APÊNDICE II

Tabela internacional de peso, comprimento e perímetro cefálico ao nascer (meninos)

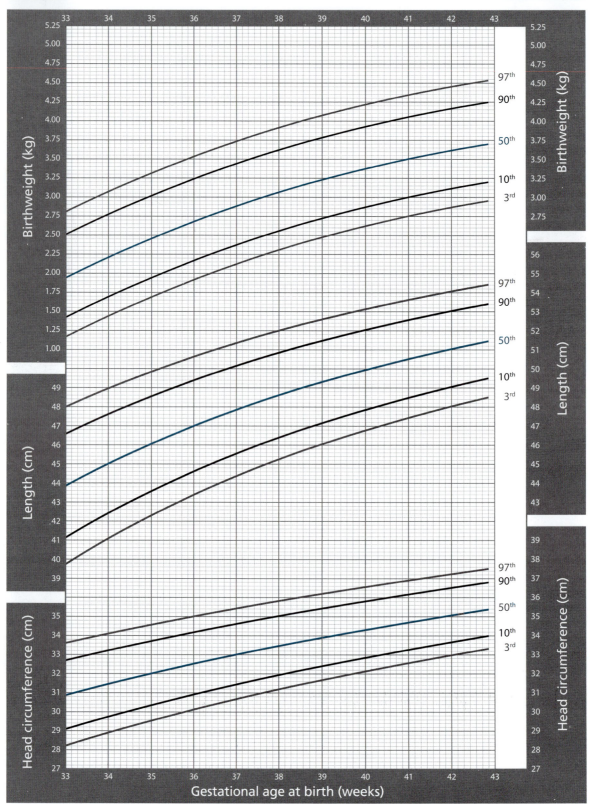

© University of Oxford

Ref: Villar J et al. Lancet 2014; 384: 857-868

Tabela internacional de peso, comprimento e perímetro cefálico ao nascer (meninas)

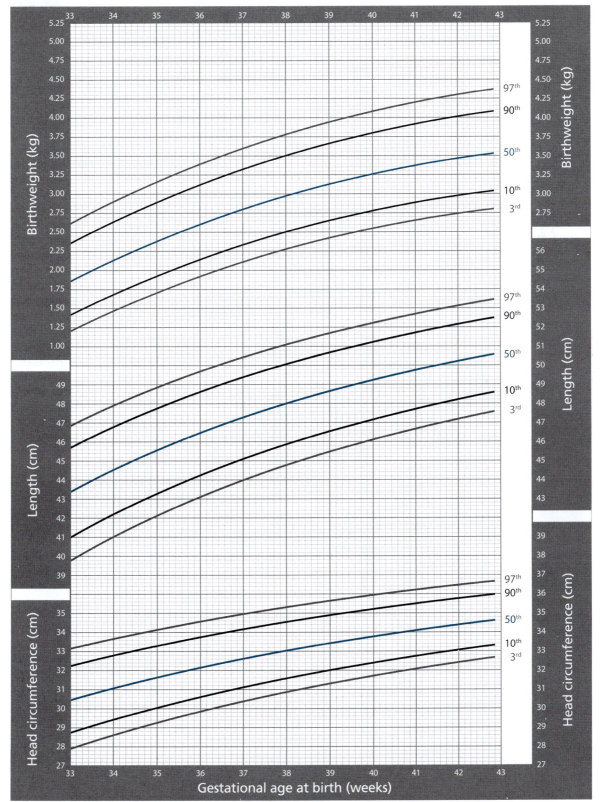

International Standards for Size at Birth (Girls)

© University of Oxford

Ref: Villar J et al. Lancet 2014; 384: 857-868

APÊNDICE II

Curva de crescimento pós-natal
Curva internacional de crescimento pós-natal para prematuros (meninos)

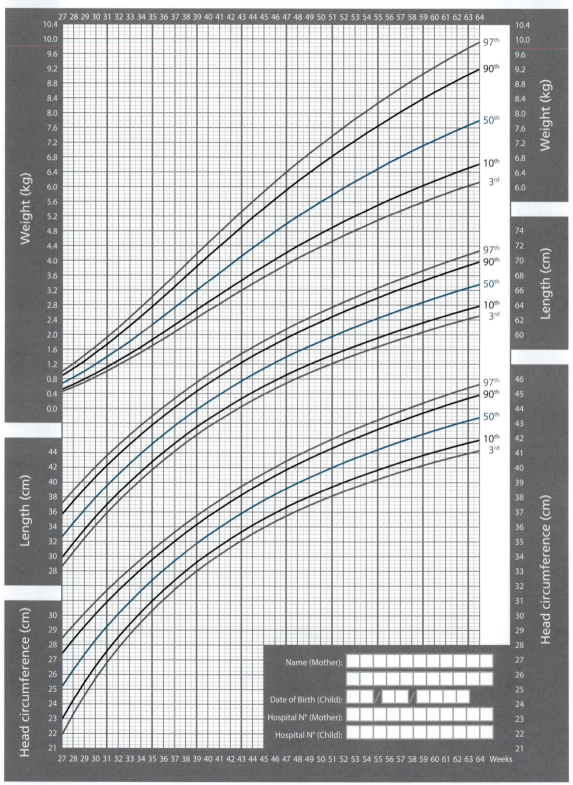

International Postnatal Growth Standards for Preterm Infants (Boys)

© University of Oxford   Ref: Villar et al Lancet Glob Heath 2015;3:e681-91.

1180

ÍNDICE DOS VALORES DE NORMALIDADE

Curva internacional de crescimento pós natal para prematuros (meninas)

International Postnatal Growth Standards for Preterm Infants (Girls)

INTERGROWTH-21st

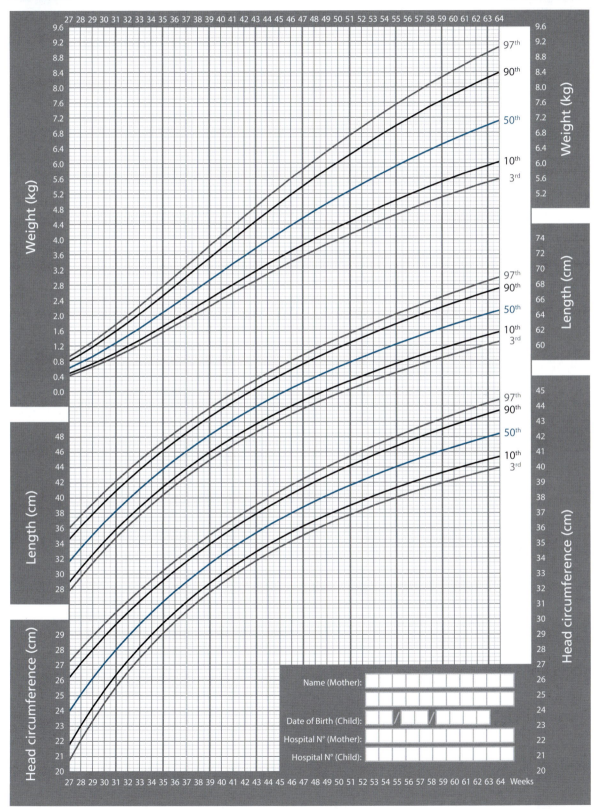

© University of Oxford

Ref: Villar et al Lancet Glob Heath 2015;3:e681-91.

Valores de tamanho de pênis segundo a idade gestacional

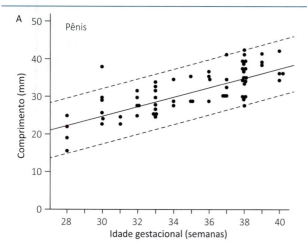

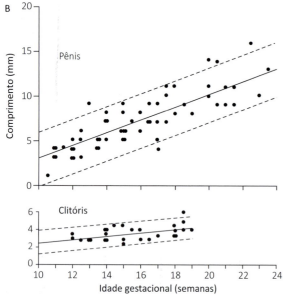

Fonte: Feldman e Smith, 1975.

LEITURAS COMPLEMENTARES

Andrew M, Paes B, Milner R, Johnston M, Mitchell L, Tollefsen DM, Castle V, Powers P. Development of the human coagulation system in the healthy premature infant. Blood. 1988;72(5):1651-7.

Andrew M, Paes B, Milner R, Johnston M, Mitchell L, Tollefsen DM, Powers P. Development of the human coagulation system in the full--term infant. Blood. 1987 Jul;70(1):165-72.

Baker RD, Greer FR; Committee on Nutrition American Academy of Pediatrics. Diagnosis and prevention of iron deficiency and iron-deficiency anemia in infants and young children (0-3 years of age). Pediatrics. 2010 Nov;126(5):1040-50.

Baum H, Hinze A, Bartels P, Neumeier D. Reference values for cardiac troponins T and I in healthy neonates. Clin Biochem. 2004 Dec;37(12):1079-82.

Brasil. Ministério da Saúde. Secretaria de Vigilância em Saúde. Departamento de Vigilância, Prevenção e Controle das Infecções Sexualmente Transmissíveis, do HIV/Aids e das Hepatites Virais. Protocolo Clínico e diretrizes terapêuticas para prevenção da transmissão vertical do HIV, sífilis e hepatites Virais. Ministério da Saúde, Secretaria de Vigilância em Saúde, Departamento de Vigilância, Prevenção e Controle das Infecções Sexualmente Transmissíveis, do HIV/Aids e das Hepatites Virais. Brasília: Ministério da Saúde; 2018.

Christensen RD, Baer VL, Lambert DK, Henry E, Ilstrup SJ, Bennett ST. Reference intervals for common coagulation tests of preterm infants (CME). Transfusion. 2014 Mar;54(3):627-32.

Christensen RD, Henry E, Bennett ST, Yaish HM. Reference intervals for reticulocyte parameters of infants during their first 90 days after birth. J Perinatol. 2016 Jan;36(1):61-6.

Dionne JM, Abitbol CL, Flynn JT. Hypertension in infancy: Diagnosis,management and outcome. Pediatr Nephrol. 2012 Jan;27(1):17-32.

Feldman KM, Smith DW. Fetal phallic growth and penile standards for newborn male infants J Pediatr. 1975;86:395-8.

Gallini F, Maggio L, Romagnoli C, Marrocco G, Tortorolo G. Progression of renal function in preterm neonates with gestational age < or = 32 weeks. Pediatr Nephrol. 2000 Nov;15(1-2):119-24.

Guarino A, Tarallo L, Greco L, Cesarano L, Guandalini S, Rubino A. Reference values of the steatocrit and its modifications in diarrheal diseases. J Pediatr Gastroenterol Nutr. 1992 Apr;14(3):268-74.

Henry E, Christensen RD. Reference Intervals in Neonatal Hematology. Clin Perinatol. 2015 Sep;42(3):483-97.

Manroe BL, Weinberg AG, Rosenfeld CR, Browne R. The neonatal blood count in health and disease. I. Reference values for neutrophilic cells. J Pediatr. 1979 Jul;95(1):89-98.

Obladen M, Diepold K, Maier RF. Venous and arterial hematologic profiles of very low birth weight infants. European Multicenter rhEPO Study Group.Pediatrics. 2000 Oct;106(4):707-11.

Perkins SL, Livesey JF, Belcher J. Reference intervals for 21 clinical chemistry analytes in arterial and venous umbilical cord blood. Clin Chem. 1993 Jun;39(6):1041-4.

Rosenthal P. Assessing liver function and hyperbilirubinemia in the newborn. National Academy of Clinical Biochemistry. Clin Chem. 1997 Jan;43(1):228-34.

Thomson J, Sucharew H, Cruz AT, Nigrovic LE, Freedman SB, Garro AC, ET al. Pediatric Emergency Medicine Collaborative Research Committee (PEM CRC) HSV Study Group.Cerebrospinal Fluid Reference Values for Young Infants Undergoing Lumbar Puncture. Pediatrics. 2018 Mar;141(3): pii: e20173405.

Torer B, Hanta D, Yapakci E, Gokmen Z, Parlakgumus A, Gulcan H, Tarcan A. Association of Serum Albumin Level and Mortality in Premature Infants. J Clin Lab Anal. 2016 Nov;30(6):867-72.

Wandrup J. Critical analytical and clinical aspects of ionized calcium in neonates. Clin Chem. 1989 Oct;35(10):2027-33.

Zubrown, AB; Hulman, S; Kushner H; Falkner, B. J Perinatol. 1975;15(6):470.

Índice Remissivo

A

Abdome, 30
Ablefaria, 851
Absorção, 138
  gastrointestinal, 137
Absortometria de raio X de dupla energia (DXA), 92
Acesso vascular, 52
Acetato de fludrocortisona, 1155
Aciclovir, 1149
Acidente vascular cerebral, 793
  fetal, 793
  perinatal, 793
    avaliação clínica neurológica, 794
Ácido
  fólico, 1092
  folínico, 1155
Acidose
  fisiopatologia da, 709
  metabólica, 115
    tratamento da, 116
  respiratória, 114
Ações básicas do PAISC, 4
Acomodação visual, 835
Acompanhamento
  ambulatorial, 25
  do neurodesenvolvimento em longo prazo do
    prematuro extremo, 823
Acondroplasia, 1030
Acrilatos, 907
Acuidade visual, 835
Adaptação(ões)
  circulatória e pulmonar ao nascer, 43
  pós-natais da água corporal, 90
Adenosina, 1152
Adenovírus, 278
Adequação terapêutica, 1131
Adiponecrose do recém-nascido, 880
Aditivos do leite humano, 202
Administração
  de surfactante, 360, 398
  do leite materno
    ordenhado fresco, 202
    processado, 202

parenteral de glicose, 133
Adrenalina, 39, 559, 1072, 1152, 1153
  endotraqueal, 399
Adrenérgicos e vasopressores, 219
Agenesia
  do corpo caloso, 728, 776
  do septo pelúcido, 727
Agentes
  diagnósticos, 222
  probióticos, 192
Água corporal, 90
  total, 597
Alberta Infant Motor Scale (AIMS), 825
Albumina, 600, 671, 1155, 1160, 1161
Alcalose
  metabólica, 115
  respiratória, 114
Álcool, 79, 1141
  e aleitamento materno, 1144
Aleitamento materno, 205
  álcool e, 1144
  benefícios do, 205
  desenvolvimento intelectual e emocional
    das crianças, 206
  drogas e, 213
  efeitos
    na economia, 207
    na saúde materna, 207
    odontológicos, 206
    protetores em longo prazo, 206
  gemelaridade, 210
  mães com plástica mamária, 210
  parto cesariano, 210
  prematuridade, 209
  problemas mais comuns, 208
  proteção e imunidade ao recém-nascido, 205
  redução da mortalidade e doenças infecciosas, 205
  relação mãe-bebê, 206
Alérgenos, 319
  alimentares, 154
Alergia alimentar, 153
  diagnóstico, 155
  elementos potencialmente associados a, 157

epidemiologia, 153
estações do ano, 157
estresse e comportamento materno, 157
etnia, 157
fisiopatologia, 154
história natural da doença, 154
prevenção, 156
quadro clínico, 155
tipos de, 154
tratamento, 155
Alfa-adrenérgicos centrais, 627
Alfa-fetoproteína, 773
Alfalactoalbumina, 191
Alfentanil, 1107
Alimentação, 1089
  enteral, 374, 417
  oral, 182
  parenteral, 237
  transpilórica, 179, 187
Alojamento conjunto, 7, 55, 988
Alprostatil, 552, 1153
ALT, 1160
Alteração(ões)
  cerebrais, 791
  congênitas
    da faringe, 428
    da laringe, 428
    da traqueia, 433
    do nariz, 426
  cromossômicas, 657
  cutâneas secundárias a infecção bacteriana, 916
  da hemostasia associadas a
    sangramento no neonato, 664
    tromboses no neonato, 666
  da junção neuromuscular, 792
  da medula espinal, 791
  das extremidades, 1035
  dermatológicas nas infecções congênitas, 916
  endócrina, 792
  hemodinâmicas, 577
  motoras e paralisia cerebral, 818
  na estrutura cerebral resultantes da prematuridade, 817
  no controle da respiração, 473
  palpebrais congênitas, 850
  pigmentares, 915
  plaquetárias, 653, 664
  transitórias da pele do recém-nascido, 909
  vasculares, 914
Alvos de saturação de oxigênio, 440
Amamentação, 1105
  citomegalovirose, 226
  doença de Chagas, 227
  em situações especiais, 209
  hanseníase, 227
  hepatite C, 226
  herpes-vírus simples, 227
  tuberculose, 227
  uso de drogas de abuso durante a, 222
  vírus
    da hepatite B, 225

    da imunodeficiência humana (HIV), 225
    linfotrófico humano de células T tipo 1 e 2
      (HTLV), 225
    varicela-zóster, 227
Ambiguidade genital, 1022
Ambulatório
  de cardiologia pediátrica, 1088
  de cirurgia pediátrica, 1088
  de enfermagem e método canguru, 1087
  de fisioterapia, 1088
  de fonoaudiologia, 1088
  de neonatologia, 1087
  de neurologia infantil, 1088
  de nutrição, 1088
  de oftalmologia, 1088
  de outras especialidades, 1088
  de psicologia, 1088
  de retorno de oxigênio, 1087
Amicacina, 1148
Aminas vasoativas, 551
Aminofilina, 745, 1153
Amiodarona, 1152
Amniocentese, 774
Amnioinfusão, 356
Amônia, 1160
Amoxicilina + clavulanato, 1148
Ampicilina + sulbactam, 1148
Amplitude, 481
Anafilaxia, 155
Analgesia, 525, 1104
Analgésicos, 216, 1154
  não opioides, 1105
  opioides, 216, 1106
Análise da radiografia, 331, 332
Anemia(s), 741
  de Blackfan Diamond, 648
  de Fanconi, 648
  diagnóstico, 649
  do prematuro, 649
  fisiológica da infância, 645
  hemolítica imunomediada, 646
  no recém-nascido, 643
  por perda sanguínea, 646
  prevenção, 650
  resultante de um processo hemolítico, 646
  tratamento, 650
Anestesia, 524
Anestésicos, 217
  gerais, 1107
  locais, 1108
Aneuploidia, 657
Anfotericina B, 1149
Angiografia, 550
Anomalia(s)
  anorretal, 275
  congênitas do esôfago, 271
    tipo A de GROSS, 272
    tipo E de GROSS, 272
  cromossômicas, 1051
  das extremidades no recém-nascido, 1037

ÍNDICE REMISSIVO

de desenvolvimento da pele do RN, 915
palpebrais, 850
Anormalidades
congênitas/malformações severas, 1131
cromossômicas, 1023
Anóxia, 867
Anquilobléfaro, 851
Ansiolíticos, 216
Antagonista(s), 1155
de heparina, 1155
do canal de cálcio, 627
dos receptores para histamina tipo 2, 374
para bloqueador neuromuscular, 1155
Anti-helmínticos, 218
Anti-hipertensivos, 218
Anti-histamínicos, 217
Anti-inflamatórios, 221
não esteroides, 216
Antiácido, 219, 374
Antiacneicos, 221
Antiagregantes plaquetários, 219
Antiarrítmicos, 218
Antiasmáticos, 219
Antibióticos, 217, 361, 371, 525, 1147
maternos, 356
Antibioticoterapia, 931
Anticoagulantes, 219
Anticonvulsivantes, 1151
Anticorpos antitireoidianos, 1011
Antidepressivos, 216
Antidiabéticos orais, 220
Antieméticos, 219
Antiepiléticos, 216
Antiespasmódicos, 220
Antifúngicos, 218
Antiglaucoma, 221
Antilipêmicos, 218
Antimaláricos, 218
Antimicrobianos, 1149
Antineoplásicos, 220
Antioxidantes, 392
Antipiréticos, 216
Antiprotozoários, 218
Antipruriginosos, 221
Antipsoriáticos, 221
Antiseborreicos, 221
Antissecretores ácidos, 219
Antissépticos padronizados, 79
Antitussígenos, 219
Antivirais, 218
Antropometria, 92
Aplasia cútis, 915
Apneia, 473
Apresentação
anormal, 879
pélvica, 879
Arboviroses, 972
Arlequim, 910
Aroma e sabor no suporte nutricional, 186

Arritmias, 526, 547, 549
cardíacas do período neonatal, 573
tratamento das, 553
Arsênico, 319
Artefatos de imagem, 336
Artéria pericalosa, 738
Artrite séptica, 948
Asfixia, 707
perinatal, 105, 578, 658
alterações
cardiovasculares, 718
gastrointestinais, 719
hematológicas, 720
hepáticas, 719
pulmonares, 719
renais, 718
aspectos epidemiológicos, 707
definições e terminologias, 708
distúrbios metabólicos, 720
envolvimento de múltiplos órgãos e sistemas, 717
etiologia, 708
fisiopatologia, 708
monitorização por amplitude integrada EEG, 802
Aspiração
após o nascimento em pacientes deprimidos, 357
do tubo traqueal, 742
realizada pelo obstetra, 357
traqueal, 369, 373
Assadura, 905, 912
Assistência
à saúde perinatal, 4
neonatal realizada por equipe
de especialistas treinados no manejo do rnpt, 757
treinada em reanimação neonatal, 757
Associação, 1047
AST, 1160
Astrócitos, 704
Ataxia de Friedreich, 867
Atectrauma, 318
Atelectasia pulmonar, 343
Ativadores e estimuladores da guanilato ciclase
solúvel, 392
Atividade
do esternocleidomastóideo, 32
elétrica de base, 799
epiléptica, 800
espontânea, 29
Atopia, 153
Atracúrio, 1151
Atresia
de coana, 427
de íleo, 251
de jejuno e íleo proximal, 250
de valva pulmonar, 515
do ponto lacrimal, 853
e estenose duodenal, 247
esofágica, 246
laríngeas, 431
pulmonar, 508

Atropina, 1152
Audição, 32
Aumento
da cisterna magna, 732
do fluxo
plasmático renal efetivo, 587
sanguíneo renal, 586
do ritmo de filtração glomerular, 587
Ausculta, 30
Ausência de ciclo sono e vigília, 800
Autonomia, 1122
Autorregulação
cerebral, 580
da pressão sanguínea cerebral, 580
Avaliação
clínica e laboratorial da hemostasia do neonato, 664
da dor, 1100
da função
do ventrículo direito, 499
e contratilidade cardíaca, 497
pulmonar, 327
renal no feto e no recém-nascido, 591
da idade gestacional, 28
da pré-carga ventricular, 499
da pressão pulmonar, 501
da sensibilidade, 34
da vitalidade ao nascer, 1069
das condições da pele, 897
de fluxos e débito cardíaco, 501
de rotina do recém-nascido e identificação de riscos
associados, 22
do crescimento
do corpo caloso, 730
e desenvolvimento, 1088
do desempenho visual em lactentes, 836
do desenvolvimento, 825
do fluxo através do canal arterial e forame oval, 503
do recém-nascido malformado, 1045
ecográfica morfológica e da circulação cerebral, 727
geral, 28
hemodinâmica não invasiva do recém-nascido, 497
na sala de parto, 27
nutricional, 28
ocular no recém-nascido normal e prematuro, 839
Avaliar, identificar, intervir, 24
Axônios, 703

B

Bacillus cereus, 367
Bacteriúria por EGB, 936
Baixo peso ao nascimento, 867
Balanço
ácido-base, 587
da água no recém-nascido prematuro, 103
do volume de líquidos e eletrólitos, 103
eletrolítico do recém-nascido, 89
hidroeletrolítico no recém-nascido pré-termo, 104
Banco de leite humano, 195
no Brasil, 196
funcionamento e recursos humanos, 197

histórico, 195
recepção no, 198
Banda de constrição congênita, 1040
Banho do recém-nascido, 897
Barotrauma, 318
Bebê
colódio, 914
indivisível, 1084
Benchmark, 1082
Beneficência, 1122
Beraprost, 391
Bicarbonato de sódio, 1155
Bioética, 1121
Bioimpedância elétrica, 91
Biomarcadores, 921
Biopsia hepática, 695
Biotrauma, 318
Blefarofimose, 850, 851
Bloqueadores neuromusculares/miorelaxantes, 1151
Bloqueio atrioventricular (BAV) fetal, 494
Boas práticas para
manutenção da amamentação, 210
para prevenção de lesões de pele no recém-nascido, 898
Boca, 30
Bolhas de sucção, 909
Bolus, 179
de fluidos, 525
Bosentano, 416, 528
Bossa
ductal, 334
serossanguínea, 29, 880
Bradiarritmias, 521, 575
Bradicardias, 547, 549
Broncodisplasias, 234
Bumetamida, 786

C

Cabeça e pescoço, 29
Cabelos, 29
Cálcio, 232
importância, 109
ionizado, 1159
nutrição parenteral, 239
Calor irradiante, 104
Canal
arterial, 503, 565
de potássio, 127
K_{ATP} nas células β-pancreáticas, 127
Candida, 977
Candidíase, 913, 978
diagnóstico laboratorial, 979
patogênese, 978
prevenção, 979
quadro clínico, 978
Canulação, 537
Capacete de O_2, 439
Captação do leite humano, 197
Captopril, 1152
Caput succedaneum, 29, 880
Carboidratos nutrição parenteral, 238

Carcinoma de plexo coroide, 765
Cardiologia pediátrica, 1088
Cardiomiopatias
  primárias, 547, 549
  secundárias, 549
    isquêmicas, 547
    metabólicas, 547
Cardiopatia(s), 229
  com baixo débito sistêmico, 546
  com hiperfluxo pulmonar, 546
  com repercussão, 505
  com risco de colapso cardiocirculatório, 505
  congênita(s), 548, 804
    cianóticas e acianóticas, 505
    que evolui com baixo débito sistêmico, 548
    que evolui com hiperfluxo pulmonar, 548
    tratamento cirúrgico das, 553
  impacto no estado nutricional dos neonatos e
    avaliação do crescimento, 229
  sem repercussão clínica, 505
Cardiotônicos, 219
CAT/CLAMS, 827
Catarata congênita, 839, 844
Catecolaminas, 551
Cateter(es)
  arterial umbilical, 439
  central de inserção periférica, 336
  nasal, 439, 463
    de alto fluxo umidificado e aquecido, 464
    de baixo fluxo, 463
  umbilicais, 953
    venoso e arterial, 335
  venoso central, 952
  vesical, 80
Cateterismo, 550
Céfalo-hematoma, 29, 880
Cefepima, 1148
Cefoxitina, 1148
Cefuroxima, 1148
Células
  da glia, 704
  da microglia, 704
  de Langerhans, 888
  ependimárias, 704
  imaturas ou indiferenciadas, 137
  mesenquimais, 382
Células-tronco intestinais, 137
Cerebelo, 701
Chegada à UTIN, 45
Chikungunya, 973
Chlamydia trachomatis, 367
Choque neonatal, 555
  definição e fases do, 555
  diagnóstico do, 558
  fase
    compensada, 555
    descompensada, 555
    irreversível, 555
Choro, 29

Ciclo sono e vigília, 800
  desenvolvido, 800
  imaturo, 800
Cintilografia
  de tireoide, 1011
  hepatobiliar, 695
Circulação
  êntero-hepática de bilirrubina, 683
  fetal, 386, 545
Circunferência craniana, 241
Cirurgia, 524
  cardíacas abertas, 633
  de Jatene (troca das artérias), 529
  de Norwood e Norwood-Sano, 529
  intrauterina, 774
  pediátrica, 1088
  segura, 81
Cisterna magna, 732
Cistos ductais e saculares, 431
Citomegalovirose, 226
Citomegalovírus, 848, 866, 971
Citrato de cafeína, 1153
Citrobacter diversus, 367
Clampeamento do cordão, 37, 44
  após 60 segundos, 683
  oportuno, 757
  umbilical, 1069
Clareadores, 221
Classificação da segurança dos medicamentos para uso
  pela nutriz, 215
Clearance de creatinina, 1159
Clobazam, 786, 1151
Cloreto de potássio, 1156
Cloridrato de oximetazolina, 1154
Coagulação intravascular disseminada, 666
Coagulopatias hereditárias e adquiridas no período
  neonatal, 661
Coarctação de aorta, 508, 516, 625
Cocaína, 1138
Coeficiente de mortalidade
  infantil, 13
  neonatal, 14
    precoce, 14
    tardia, 14
  perinatal, 14
  pós-neonatal, 14
Cognição, 773
Colangiopancreatografia endoscópica retrógrada, 695
Colangiorressonância magnética, 695
Coleções sanguíneas extravasculares, 682
Colestase, 693
  extra-hepática, 694
  intra-hepática, 694
  tratamento, 695
Coleta
  de amostra de sangue, 1116
    arterial, 439
    capilar arterializado, 439
  de exames, 80

Colírios cicloplégicos, 1155
Coloboma, 851
Colostroterapia, 186
Coluna, 31
Coma, 994
Comissuras, 702
Compartimentos de água corporal, 90
Complexo Dandy-Walker, 732
Componentes bioativos, 191
Composição corporal, 90
  no período de transição feto/recém-nascido, 89
Comprometimento pulmonar
  heterogêneo, 482
  homogêneo, 482
Comunicação, 1133
  assertiva, 82
  com a família, 47
  com os pais, 1077
Concentração(ões)
  e diluição da urina, 587
  de Ca e Mg no período neonatal, 111
Concentrado
  de hemácias, 670
  de plaquetas, 671
Condições vitais, 27
Cones, 834
Conexão anômala total de veias pulmonares, 529
Configurações do timo, 333
Conflitos éticos, 1131
Conjuntivite(s)
  bacterianas, 843
  gonocócica, 843
  herpética, 844
  não gonocócica, 844
  neonatal, 843
  por *Chlamydia trachomatis*, 844
  química, 843
  virais, 844
Consequências tardias da prematuridade e do baixo
  peso ao nascer, 1091
Conservação do leite humano cru, 198
Consulta médica ambulatorial, 1088
Contagem de
  eosinófilos, 1164
  linfócitos, 1165
  monócitos, 1165
  neutrófilos, 1165, 1166
  plaquetas, 1164
Contato
  pais/recém-nascido, 1133
  pele a pele, 1104
Contração, 546
  do líquido extracelular, 597
Contraceptivos, 220
Contratilidade, 556
  cardíaca, 497
Controle
  adequado da pressão arterial, 609
  da eritropoiese no período
    fetal, 640
    neonatal, 640

da infecção e da resistência bacteriana, 951
de qualidade
  do leite humano, 199
    físico-químico do leite humano, 199
de sintomas, 1130
do tônus vascular pulmonar, 385
metabólico, 551
microbiológico do leite humano, 199
no período neonatal, 110
térmico e metabólico, 887
Convulsão(ões), 742, 779, 995
  avaliação do prognóstico, 787
  causas, 780
  confirmação das crises, 783
  diagnóstico, 780
  identificação de recém-nascidos de risco, 780
  isolada, 800
  reconhecimento das crises, 781
  repetitivas, 800
  tratamento, 783
Cor triatriatum, 519
Corioamnionite, 936
Corticoide antenatal, 104, 756
Corticosteroides, 217, 361, 381, 559, 1154
Covid-19
  quadro clínico, 986
  transmissão, 985
    pelo leite materno e amamentação, 986
CPAP nasal, 454
  aplicações clínicas, 449
  aspectos gerais, 444
  complicações, 446, 455
  cuidados com o recém-nascido em, 446
  efeitos do, 444
  na sala de parto *versus* intubação, 449
  população-alvo, 444
  prática com, 458
  tipos de sistemas utilizados, 445
  versus ventilação nasal intermitente com pressão
    positiva, 450
Crânio, 29
Creatinina, 527
  sérica, 593, 1159
Crematócrito, 199
Crescimento
  do corpo caloso, 730
  intrauterino, 642
Crioprecipitado, 671
Criptoftalmia, 851
Crises
  eletrográficas, 781
  epilépticas, 804
Cristalino, 833
Cuidados
  com a família, 1133
  com a pele do recém-nascido, 892
  com o recém-nascido, 1130
  com os profissionais, 1135
  de conforto, 1076
  em sala de parto ao recém-nascido pré-termo, 1067

ÍNDICE REMISSIVO

integral do recém-nascido, 1097
intermediários, 55
intraoperatórios nas cardiopatias congênitas, 523
na infusão da nutrição parenteral, 240
neonatal, 3
no manuseio do leite humano, 197
no transporte propriamente dito, 53
paliativo(s)
   pediátricos, 1129
   perinatal, 1129
pós-operatórios nas cardiopatias congênitas, 524
pré-operatórios nas cardiopatias congênitas, 523
propostos, 1076
Cuidando
   dos irmãos, 1134
   dos pais, 1133
Cultura(s)
   de líquido pleural, 369
   de segurança em serviço de atenção materna e
     neonatal, 84
   de sangue e de líquido cefalorraquidiano, 369
Curva(s)
   de crescimento, 242
     pós-natal, 1180
   de referência que refletem o crescimento
     intrauterino, 243
     pós-natal, 243
Curva-padrão (longitudinal), 243
Cutis marmorata, 910

D

Dacriocele congênita, 853
Dacriocistocele congênita, 853
Dados antropométricos, 28
Dano hipóxico-isquêmico difuso, 809
Data provável do parto, 1060
Débito
   cardíaco, 546
   urinário, 527
Decisão compartilhada, 1076
Defeito(s)
   associados, 1047
   cardíacos congênitos, 546, 548
   com *shunt* E-D ou bidirecional, 509
   da circulação liquórica, 763
   da hemoglobina do eritrócito, 647
   da membrana do eritrócito, 647
   de fechamento
     da parede abdominal, 283
     do tubo neural, 771
   do tubo neural, 764, 771
   externos, 27
   isolados, 1047
   na síntese hormonal tireoidiana, 1008
   pós-neurulação, 772
Deficiência(s)
   congênitas de fatores de coagulação, 665
   da 11β-hidroxilase, 1005
   da 21α-hidroxilase, 1004

de 5-α-redutase tipo 2, 1024
da conjugação hepática de bilirrubina, 683
de fator XI, 664
de ferro, 649
de glicose-6-fosfato-desidrogenase, 682
de hormônio do crescimento, 1000
   isolada ou combinada, 1000
de síntese dos ácidos biliares, 280
enzimática do eritrócito, 647
hormonais, 118
sociais e psiquiátricas, 820
Déficit de atenção e hiperatividade (TDAH), 828
Deformação, 1046
Degelo do leite humano, 201
Deglutição, 32
Deiscência, 903
Dendritos, 703
Dengue, 972
Depleção do DNA mitocondrial, 279
Derivação ventricular
   externa, 767
   atrial, 768
   peritoneal, 767
Dermatite(s)
   alérgica de contato, 913
   associadas à umidade, 905
   atópica, 912
   de contato infectada, candidíase, 913
   irritativa de fraldas, 905, 912
   perineal, 905
   por umidade periestomal, 905
   seborreica, 911
Dermatoses do recém-nascido, 909
Derme, 887
Desafios e perspectivas atuais na organização da
   assistência neonatal no Brasil, 7
Desafios éticos, 1124
Descamação fisiológica, 909
Desconforto respiratório, 27
Descongelamento do leite humano, 199
Descongestionantes nasais, 219
Desejos dos pais, 1076
Desempenho visual em lactentes, 836
Desenvolvimento
   auditivo, 819
   cognitivo, 819
   da alimentação oral, 182
   da cultura de segurança em serviço de atenção
     materna e neonatal, 84
   da função
     cardíaca, 545
     renal pós-natal, 586
   da imunidade do recém-nascido, 143
   da motilidade, digestão e absorção
     gastrointestinal, 137
   da visão, 834
   de outras estruturas, 701
   do olho e da visão, 833
   do prosencéfalo, mesencéfalo e rombencéfalo, 699

1189

do rim e do trato urinário no período perinatal, 585
do sistema
cardiovascular e renal, 619
imune do recém-nascido, 146
nervoso no período perinatal, 699
vascular cerebral, 793
do tubo neural, 699
embriológico e maturacional do sistema auditivo, 864
eritropoiético no período fetal e neonatal, 639
normal e anormal dos pulmões, 301
pulmonar, 311, 315
renal normal, 591
sexual normal, 1017
Deslocamento longitudinal sistólico do anel
tricúspide, 499
Desordens genéticas da pele, 913
Destruição encefálica perinatal, 813
Deterioração neurológica aguda, 994
Determinação
da idade gestacional, 28, 1060
do sexo de criação, 1025
Dexametasona, 1154
Dexmedetomidina, 1110
Diabetes *mellitus*, 133
neonatal, 127
classificação do, 128
na gravidez efeitos pré-natais, 131
Diagnóstico pré-natal, 611
Diarreia
aguda, 294
crônica, 294
persistente, 294
Diazepam, 785
Diencéfalo, 700
Dieta contínua, 186
Diferenças no volume cerebral do pré-termo, 818
Diferenciação
dos eritrócitos, 639
neuronal, 703
sexual
feminina, 1018
masculina, 1018
Dificuldade(s)
de transição alimentar do prematuro extremo, 181
na alimentação do RN normal e de alto risco, 177
Digestão, 137, 138
Digoxina, 1152
Dilatação ventricular pós-hemorrágica, 631
Dimensionamento da necessidade de leitos neonatais, 7
Diminuição na produção do eritrócito, 648
Dipiridamol, 1156
Dipirona, 1154
Diretriz(es)
brasileira sobre cuidados ao recém-nascido no
momento do nascimento, 39
para o uso da posição canguru, 69
Discussões éticas sobre viabilidade, 1075
Disfunção miocárdica, 547, 549
do ventrículo direito, 387

Disgenesia
gonadal
mista, 1023
parcial, 1024
tireoidiana, 1008
Dismotilidade intestinal, 140
Displasia, 1047
broncopulmonar, 234, 377, 625, 631
fatores de risco e proteção, 379
fisiopatologia, 378
manuseio clínico, 380
novas estratégias de ventilação, 381
suporte respiratório, 380
tratamento farmacológico, 380, 381
ventilação não invasiva, 380
campomélica, 1033
de Sheibe, 865
do desenvolvimento do quadril, 1035
esqueléticas, 1029
letais, 1033
septo-óptica, 727
tanatofórica, 1031
Disrafismo oculto, 776
Disrupção, 1046
Distensão gástrica, 455
Distermia, 80
Distiquíase, 852
Distribuição do leite humano, 200
de acordo com as características do receptor, 200
Distúrbio(s)
da adrenal, 1003
da hipófise, 999
da tireoide, 1007
da troca gasosa, 709
do desenvolvimento sexual, 1021
46,XX, 1021, 1023
46,XY, 1021, 1024
classificação, 1021
com anomalias de cromossomos sexuais, 1021
definição, 1021
diagnóstico
clínico, 1022
diferencial, 1023
histopatológico, 1023
laboratorial, 1022
por imagem, 1023
epidemiologia, 1021
ovotesticular, 1023, 1024
quadro clínico, 1022
testicular, 1023
tratamento, 1024
do metabolismo, 133
metabólicos, 720, 791
neurodegenerativos, 867
Diuréticos, 219, 382, 552, 599, 627, 1151
classes e mecanismo de ação, 629
complicações, 633
indicações e controvérsias, 630
no recém-nascido, 629
tiazídicos, 630

Doadoras e doações de leite humano, 197
Dobutamina, 390, 559, 1152
Doença(s)
  alveolar difusa, 472
  autoimunes, 118
  cardíacas com
    fluxo pulmonar variável, 474
    hiperfluxo pulmonar, 473
  clinicamente tratáveis no tórax do RN, 338
  colestática, 693
    diagnóstico, 694
    etiologia, 693
    quadro clínico, 694
  da membrana hialina, 338, 741
    e asfixia perinatal, 133
  das vias aéreas superiores e inferiores, 425
  de Chagas, 227
  de Hirata, 120
  de Hirschsprung, 256, 274
  de von Willebrand, 664
  do coronavírus (COVID-19), 985
  do trato gastrointestinal, 135
  estreptocócica do grupo B de início precoce, 936
  genéticas, 1043
  hemolítica(s)
    imunes, 681
    por antígenos eritrocitários irregulares, 682
    por incompatibilidade
      ABO, 682
      Rh, 681
  hemorrágica do recém-nascido, 665
  hepática, 665
  metabólica(s), 658
    óssea, 633
  no tórax do recém-nascido, aspectos radiológicos
    normais, 331
  obstrutivas e/ou comprometimento pulmonar
    heterogêneo, 472
  renal
    congênita, 624
    crônica, 232
      determinantes fetais da, 591
      determinantes maternos de, 592
      determinantes perinatais, 588
      impacto da prematuridade, 591
  sistêmicas associadas, 845
  trombóticas, 658
Dopamina, 390, 559, 1152
Doppler (US), 621
Dor, 1100
  no mamilo, 208
  no recém-nascido, 1099
  tratamento da, 1104
    farmacológico da, 1105
    não farmacológico da, 1104
Drenagem
  anômala total de veias pulmonares, 508, 519
  do tórax, 404
Drogas
  antiepilépticas, 784
  e aleitamento materno, 213

  ilícitas, 222
  lícitas, 222
  na gestação, 1137
  vasoativas, 558
Dupla via de saída de VD com CIV subpulmonar
  (Taussig-Bing), 513
Duplicidade pieloureteral, 617

E

ECG (12 derivações), 550, 567
Echovírus, 278
Ecocardiografia, 493
  na avaliação hemodinâmica não invasiva
    do recém-nascido, 497
Ecocardiograma, 528, 567
  colorido com Doppler, 550
Ectoderma, 793
Ectrópio, 852
Eczemas decorrentes de causas
  endógenas, 911
  exógenas, 912
Edema, 597
  diagnóstico e tratamento do, 599
EEG, 578
  de amplitude integrada, 783
Efeitos
  da cocaína no recém-nascido, 1138
  da heterozigose na sensibilidade aos canais KATP
    com mutações na Kir6.2, 129
  da maconha no recém-nascido, 1137
  das mutações permanentes nos tecidos
    extrapancreáticos, 129
  do álcool sobre o feto e o recém-nascido, 1141
  tabaco no recém-nascido, na amamentação, na
    criança maior e no adulto, 1139
  em longo prazo, 133
  pós-natais, 131
Eflúvio telógeno neonatal, 910
Ejeção, 150
Elementos dietéticos, 156
Eletrocardiograma, 524, 527
Eletroencefalograma de amplitude integrada, 578, 797
Eletrólitos, 163, 170, 524
  nutrição parenteral, 239
ELM, 827
Embalagem/recipiente para leite humano, 198
Embriologia cutânea, 888
Emergência hipertensiva, 628
EMLA®, 1108
Encaminhamentos, 1089
Encefalite por parechovírus, 813
Encefalopatia(s)
  bilirrubínica, 685
  hipóxico-isquêmica, 714, 738
    fisiopatologia da, 711
    monitorização por amplitude integrada EEG, 802
    tratamento da, 723
  metabólicas, 812
  por hiperbilirrubinemia, 811
  severa, 1131

Endocardite infecciosa, 949
Endocrinopatias, 999
Endotoxinas, 319
Enfermagem, 1087
Enfisema
  intersticial, 405
  lobar congênito, 422
  pulmonar intersticial, 342
  subcutâneo, 406
Enoxaparina sódica, 1156
Enterocolite necrosante, 256, 265, 634, 657, 824
  complicações, 268
  diagnóstico, 266
  estratégias de proteção, 266
  fatores de risco, 265
  indicações cirúrgicas, 268
  patogênese, 265
  tratamento, 267
Enteropatia induzida por proteína alimentar, 155
Entrada na unidade de internação, 77
Entrópio, 852
Eosinófilos, 1164
Epibléfaro, 852
Epicanto, 852
Epiderme viável, 887
Epidermólise bolhosa, 913
  distrófica, 913
  juncional, 913
  simples, 913
Epigenética, 1092
Epinefrina, 390
Epoprostenol, 391
Equilíbrio
  acidobásico, 527
    no feto e no recém-nascido, 113
  dos compartimentos do LEC, 599
Equimoses, 879
Equipamento(s)
  de ventilação mecânica e acessórios, 373
  e materiais necessários para o transporte neonatal, 51
Equipe
  assistencial, 44
  de seguimento, 1087
  de transporte de pacientes, 50
Eritema tóxico neonatal, 910
Eritroblastos, 1162
Eritrócito(s), 639
  diferenciação dos, 639
  formação dos, 639
Eritromicina, 1156
Eritropoiese fetal, 640, 641
Eritropoietina, 649, 651
Erro(s), 75
  inatos do metabolismo, 118, 278, 792, 993
    apresentação
      cardíaca, 995
      clínica neonatal, 994
    classificação, 994
    de produção ou utilização energética, 994

  de síntese ou catabolismo de moléculas complexas, 994
  diagnóstico pré-sintomático, 997
  intermediário, 994
  investigação laboratorial, 995
  tratamento emergencial, 996
Escabicidas, 221
Escala(s)
  Bayley (BSDI-III Bayley scales of infant development III), 826
  BIIP (Behavioral Indicators of Infant Pain), 1101
  EDIN (Échelle Douleur Inconfort Nouveau-Né), 1101
  N-PASS (Neonatal Pain Agitation and Sedation Scale), 1102
  NFCS (Neonatal Facial Coding System), 1101
  NIPS (Neonatal Infant Pain Scale), 1101
  PIPP-R (Premature Infant Pain Profile Revised), 1101
Esferocitose, 682
  hereditária, 647
Esmolol, 627, 1152
Espectroscopia no infravermelho próximo para a monitorização renal, 594
Espinha bífida, 772
  oculta, 772
Espiramicina, 1150
Espironolactona, 1151
Esquizencefalia, 735, 776
Estabelecimento do sexo genético, 1017
Estabilização
  inicial do recém-nascido normal e prematuro (*golden hour*), 43
  pré-transporte, 52
Estações do ano, 157
Estado(s)
  acidobásico, 99
  de alerta, 28, 182
    1 (sono quieto), 28
    2 (sono ativo), 29
    3 (alerta quieto), 29
    4 (alerta ativo), 29
    5 (choro), 29
    6 (outro estado), 29
  de mal epiléptico, 800
  geral, 28
  hemodinâmico, 475
  hiperinsulinêmicos, 118
  sexualmente neutro, 1017
Estatura, 241
Esteatócrito, 1169
Estenose
  de abertura piriforme, 427
  do ponto lacrimal, 853
  duodenal, 247
  hipertrófica de piloro, 249
  médio-nasais e tumores, 428
  pulmonar valvar, 514
  subglótica
    congênita, 430
    pós-intubação, 434
  valvar aórtica, 508
    severa, 518

ÍNDICE REMISSIVO

Estimativa da taxa de filtração glomerular pelo *clearance* de creatinina, 592
Estímulo dos pais, 821
Estocagem final do leite humano, 200
Estratégias de administração de surfactante, 324
Estrato córneo, 887
Estresse oxidativo, 316
Estrutura, processos de cuidado e monitoramento na unidade neonatal, 9
Estudo hemodinâmico, 550
Ética, 1122
Euribléfaro, 853
Evento(s) adverso(s), 75
   relacionados à assistência, 83
Exame(s) do recém-nascido
   complementares, 46, 1089
   da placenta e do cordão umbilical, 28
   dos orifícios, 28
   físico, 21, 644
    e neurológico, 27
    específico, 29
   laboratoriais
    gerais, 524
    inespecíficos, 922
   microbiológicos, 921
   motor, 32
   neurológico, 31
   radiológico do esqueleto, 1011
Exanguinotransfusão, 669
Excesso de água corpórea total, 95
Expansão, 558
Expansor de volume, 1072
Expectorantes, 219
Exposição a medicamentos ototóxicos, 868
Exsanguineotransfusão, 740
Extração do leite e coleta, 198
Extracorporeal membrane oxygenation (ECMO), 533
   contraindicações para realização em neonatos, 535
   definição e conceitos, 533
   desmame, 540
   história, 534
   indicações para assistência
    circulatória, 535
    respiratória, 534
   início da, 538
   manutenção da, 539
   preparo do paciente antes da instalação, 537
   resultados esperados, 541
Extravasamento, 904
   de ar, 406
Extremidades, 1035
Extubação, 416
   não programada, 373
   traqueal, 479

F

Face, 29
Fácies, 29
Faringe, alterações congênitas da, 428
Farmacologia e lactação, 213

Fármacos
   administrados à mãe durante a gestação ou parto, 792
   de atuação no aparelho respiratório, 1153
   de efeito cardiovascular, 1152
   para uso oftalmológico, 221
   usados na enxaqueca, 217
Fase(s)
   alveolar, 303
   canalicular, 303
   da injúria hipóxico-isquêmica na encefalopatia, 711
   do desenvolvimento dos rins e vias urinárias, 585
   embrionária, 302
   pseudoglandular, 302
   sacular, 303
Fator(es)
   ambientais, 705
   antenatais de proteção, 305
   anti-hemofílico, 671
   associados à prematuridade, 1061
   de coagulação dependentes de vitamina K, 662
   de contato, 662
   de risco
    epidemiológicos para hiperbilirrubinemia significante, 680
    para injúria cerebral neonatal, 808
   envolvidos na pressão arterial, 619
   genéticos, 705
   inibidor da lactação, 151
   que influenciam os valores eritrocitários no período neonatal, 641
   relacionados
    à nutriz, 213
    ao lactente, 214
    ao medicamento, 213
Fendas laríngeas e laringotraqueais, 432
Fenitoína, 785, 1151
Fenobarbital, 785, 1151
Fenoterol, 1154
Fentanil, 1154
Ferro, 164, 1167
Fertilização *in vitro*, 158
Feto de referência, 89
Fibrose cística, 295
Fisiologia circulatória, 556
Fisioterapia, 1088
Fístulas arteriovenosas tratamento das, 553
Fluconazol, 956, 1150
Fluido(s), 524
   seroso, 598
Flumazenil, 1110, 1155
Fluxo, 481
   do leite, 151
   plasmático renal efetivo, 587
   sanguíneo
    cerebral, 738
    renal, 586, 592
Fonoaudiologia, 1088
Fontanelas, 29

1193

Fonte
  de fluxo, 445
  de gás, 454
Forame oval, 503
Forâmens de comunicação, 702
Forma e tamanho do tórax, 30
Formação
  de edema, 598, 600
  dos eritrócitos, 639
Fórmula
  infantil, 192
    características das, 192
    para estimar a TFG por meio da creatinina sérica, 593
Fosfatase alcalina, 1160
Fósforo, 109
  nutrição parenteral, 239
Fotocoagulação, 859
Fração
  de ejeção do ventrículo esquerdo, 498
  de encurtamento
    de área, 499
    do ventrículo esquerdo, 498
Fratura(s), 882
  cranianas, 883
  de clavícula, 882
  de ossos longos, 882
  ósseas, 634
Frequência
  cardíaca, 28, 546
  respiratória, 28, 481
  ventilatória, 360
Fricção antisséptica das mãos com preparação
  alcoólica, 79
Fumo, 1139
Função
  cardíaca, 497, 545
  do ventrículo direito, 499
  esfincteriana, 773
  motora, 773
  pulmonar, 327
    aplicabilidade dos testes de, 329
    características gerais da, 327
  renal, 591
    pós-natal, 586
Furosemida, 630, 1152
Futuro da assistência ao prematuro, 1081

G

Galactosemia, 278
Gases sanguíneos, 475
Gastrocinéticos, 219
Gastróclise, 179
Gastrosquise, 284
Gastrostomia, 179
Gavagem
  contínua, 179
  intermitente, 179
  simples, 179, 186
Gemelaridade, 210

Genitália, 31
  feminina, 31
  masculina, 31
Gentamicina, 1148
Gerador de pressão, 455
Gerenciamento
  das práticas para
    manter as vias aéreas pérvias, 460
    proteção nasal, 460
  dos problemas durante a administração do CPAP
    nasal, 459
Gigantismo local, 1041
Glândula
  mamária, 30, 149
  sebácea, 889
Glaucoma congênito, 846
Glicose, 117
Glucagon, 1156
Gluconato de clorexidina, 80
  degermante (2%), 80
Golden hour, 44
Gravidez, características da, 1062
Gross motor function classification system (GMFCS), 826
Gustação, 820

H

Halo, 439
Hanseníase, 227
Hemangioma subglótico, 432
Hematócrito, 1161
Hematoma subgaleal, 29, 881
Hemissíndrome, 34
Hemocoagulase, 399
Hemocromatose neonatal, 280
Hemoculturas, 369
Hemoderivados, 525
  no período neonatal, 669
Hemofilia(s), 664
  C, 664
Hemoglobina, 640, 1161
  dos reticulócitos, 1163
Hemograma, 921
Hemorragia(s)
  epidural, 881
  feto-materna, 646
  intracranianas, 809
  intraventricular, 882
  peri-intraventricular, 744, 753, 817
    diagnóstico, 754
    fisiopatologia, 753
    intervenções
    antenatais, 756
    neonatais, 757
    prognóstico, 756
    quadro clínico, 754
    tratamento e prevenção, 756
  perinatal, 646
  periventricular, 824
  pós-natal, 646
  pré-natal, 646

pulmonar, 397
definição, 397
diagnóstico, 403
fatores de risco, 398
fisiopatologia, 398
incidência, 397
manifestações clínicas, 397
prognóstico, 399
quadro clínico, 403
tratamento, 398, 403
conservador, 403
retiniana, 882
subaracnóidea, 882
subdural, 881
Hemostasia do neonato, 664
fisiologia da, 661
Heparina, 525
Hepatite C, 226
Hepatomegalia com hipoglicemia, 995
Hérnia
de hiato esofágico, 423
diafragmática congênita, 483
abordagem
cirúrgica, 408
técnica, 408
aspectos
cirúrgicos, 407
clínicos, 411
clínica, 407
complicações perioperatórias, 408
conduta inicial, 407
desenvolvimento embrionário, 412
diagnóstico e classificação, 412
etiologia, 411
exames diagnósticos neonatais, 407
mecanismo de desenvolvimento, 411
tratamento
perinatal, 413
pós-natal, 413
unidade de terapia intensiva/aspectos pulmonares,
414
Herpes, 866
simples, 227, 278, 849, 916, 970
Hidralazina, 627, 1152
Hidranencefalia, 764, 776, 813
Hidrato de carbono, 162, 168, 190
Hidrocefalia, 741, 763
adquirida, 765
apresentação clínica, 766
associada à malformação de Arnold-Chiari, 773
causas, 764
classificação, 763
congênita, 764
diagnóstico, 766
exames complementares, 766
fisiopatologia, 763
investigação etiológica, 767
isolada, 765
ligada ao X, 765

pós-hemorrágica, 765
tratamento da, 757
tratamento, 767
Hidroclorotiazida, 1152
Hidrocoloides, 907
Hidrocortisona para choque, 1153
Hidrogéis, 907
Hidronefrose(s)
obstrutivas ou refluxivas, 614
pós-natal, 613
Hidropsia fetal, 581, 600
classificação, 581
diagnóstico, 582
fisiopatologia, 582
não imune, 581, 600
tratamento, 582
Higienização das mãos, 77, 78
Hiperbilirrubinemia, 811, 868
indireta, 679
etiopatogenia e aspectos clínicos da, 681
"fisiológica", 680
Hipercalcemia, 631
Hipercalemia, 100, 101, 232
Hipercapnia/hipocapnia, 740
Hipercapnia persistente, 477
Hiperextensão e luxação congênita do joelho, 1040
Hiperfosfatemia, 232
Hiperglicemia, 127
Hiperinsulinismo
congênito, 121
persistente, 120
transitório, 118
Hipernatremia, 98, 232
Hiperoxemia, 740
Hiperóxia persistente, 478
Hiperplasia
adrenal congênita, 1023
congênita da suprarrenal, 1003
de glândulas sebáceas, 911
Hiperpotassemia, 588
Hipertensão
arterial
definição de, 620
etiologia, 624
evolução e prognóstico, 628
incidência de, 620
investigação da, 625
quadro clínico, 625
sistêmica no recém-nascido, 619
tratamento da, 625
pulmonar, 356, 415, 528
persistente neonatal, 385, 473
etiologia e fisiopatologia, 386
tratamento, 389
Hipertirotropinemia transitória, 1010
Hiperviscosidade, 740
Hipervolemia, 605
Hipnóticos, 216
Hipoalbuminemia, 633

PERINATOLOGIA MODERNA – VISÃO INTEGRATIVA E SISTÊMICA

Hipocalcemia, 133
Hipocalemia, 99, 100, 232
Hipocapnia, 479
Hipófise, 999
Hipoglicemia, 45, 741, 811
  definição de, 118
  epidemiologia, 118
  hiperinsulinêmicas, 119
  neonatal, 132
    persistente, 118, 119
    transitória, 118
  no período neonatal, 117, 118
  quadro clínico, 118
Hipogonadismo hipogonadotrófico, 1024
Hipomagnesemia, 133, 232
Hiponatremia, 96, 232
  abordagem da, 97
  tratamento da, 98
Hipoplasia
  cerebelar, 737
  de tronco e ramos pulmonares, 516
  pulmonar, 387, 414, 472
Hipotálamo, 999
Hipotensão neonatal, 46
Hipotermia, 45, 578
  neuroprotetora, 723
Hipotireoidismo congênito, 1008
  permanente, 1009
  transitório, 1010
Hipotiroxinemia transitória, 1010
Hipotonia, 995
  congênita benigna, 792
Hipoxemia, 437
  persistente, 477
Hipóxia, 437, 640
História
  da gravidez, 1061
  familiar, materna e do neonato, 644
  materna, 20
  neonatal, 21
HIV, 867
Holoprosencefalia, 734, 764, 776
Holter, 550
Homeostase hidroeletrolítica, 608
Hormônios tireoidianos e antagonistas, 220
Humor
  aquoso, 598, 833
  vítreo, 598

I

Ibuprofeno, 569, 1153
Icterícia
  neonatal, 679, 693
  por hiperbilirrubinemia indireta, 689
Ictiose, 913
Idade
  corrigida, 1061, 1088
  gestacional, 13, 28
    pós-natal e temperatura corporal, 104
  pós-menstrual, 1061

Identificação
  do binômio, 77
  do recém-nascido de risco, 20
Íleo meconial, 253
Iloprost, 391
Imagem
  cardiotímica, 333
  tímica, 333
Impetigo, 916
Impressão inicial, 24
Imunidade
  do recém-nascido, 143
  inata, 146, 890
Imunobiológicos, 1155
Imunoglobulina
  A, 146, 191
  hiperimune anti-hepatite B, 1155
  humana
    antivaricela-zóster, 1155
    específica antitetânica, 1155
  G, 146
Imunossupressores, 220
Imunoterapia, 931
Incidentes, 75, 83
Incremento de peso, 241
Índice
  de Pourcelot, 737, 738
  de resistência, 737
  dos valores de normalidade, 1159
Indometacina, 568
Indutores anestésicos, 217
Inervação os nervos da mama, 150
Infarto(s)
  cerebral, 746
  localizados, 808
Infecção(ões), 818, 824, 919
  bacterianas, 366
    alterações cutâneas secundárias a, 916
  congênitas, 656, 840
    alterações dermatológicas nas, 916
    por zika vírus, 812
    ZTORCH, 812
  do SNC, 766
  do trato urinário, 948
  e leite materno e humano, 225
  fúngicas, 367, 977
    invasivas, tratamento de, 980
  intrauterinas, 765, 847
  localizadas, 947
  neonatal pelo Sars-Cov-2, 986
  perinatais, 657, 847
  por TORCH, 812
  pós-natais, 317, 867, 840
  pré-natais, 317
  primária da corrente sanguínea, 952
  relacionadas à assistência à saúde, 77, 951
  virais, 278, 367, 969
Infiltração, 904
Inflamação, 316, 356

Influenza, 375
Informações referente à segurança do paciente, 85
Infusão, 634
  contínua, 179
  de PGE1, 552
  intravenosa de albumina, 599
Ingesta diária de referência, 161
Ingurgitação mamária, 209
Inibição da conjugação hepática de bilirrubina, 683
Inibidor(es)
  da coagulação, 663
  da fosfodiesterase, 552
  da rho-Kinase, 392
  de enzima de conversão de angiotensina, 627
  de prostaglandinas, 568, 569
  dos receptores da endotelina, 392
Início da nutrição parenteral, 237
Injúria
  ao pulmão do recém-nascido, 305
  cerebral, 577
    complicações neonatais associadas à, 817
  renal aguda, 593
Inositol, 382
Inotrópicos, 525, 551
Inotropismo, 556
Insensibilidade
  androgênica, 1024
  ao LH/HCG, 1024
Insuficiência
  cardíaca, 545
    etiopatogenia, 546
    exames complementares auxiliares
      no diagnóstico, 549
    manejo farmacológico, 551
    quadro clínico, 548
    tratamento, 550
  hepática aguda no período neonatal, 277
  hipofisária, 1000
  renal aguda neonatal, 231, 603
    conduta da, 608
    diagnóstico, 605
    etiologia, 604
    fisiopatologia, 604
    incidência, 603
    investigação etiológica, 606
    suspeita de, 605
Insuflação sustentada, 381
Insulina, 220, 1156
  nutrição parenteral, 238
  sérica dosável, 121
Insulinoma, 120
Insultos cerebrovasculares, 578
Interface, 445, 455
Interrupção de arco aórtico, 508, 517
Intervenções protetivas e limites da assistência ao
  prematuro extremo, 1075
Intolerância
  alimentar, 153
  hereditária à frutose, 279

Intubação
  em sala de parto, 398
  endotraqueal, 357
    e aspiração de lactentes vigorosos, 357
Intumescimento mamário, 209
Inventário de MacArthur, 827
Investigação laboratorial, 644
Isoproterenol, 1153
Isquemia, 280

J

Janela aortopulmonar, 520
Jejum, 524
Justiça, 1122, 1125

K

Ketamina, 1107
Ketorolaco, 1105
Klebsiella pneumoniae, 367

L

L-citrulina, 392
L-tiroxina, 1156
Lacerações, 880
Lactação
  das mães dos RN doentes e prematuros separados
    de suas mães, 200
  farmacologia e, 213
  fisiologia da, 149
Lactato arterial, 527
Lactoferrina, 191
Lamivudina, 1150
Laringe, alterações congênitas da, 428
Laringomalácia, 429
Lavagem das mãos, 77
Laxantes, 220
Leite humano/materno, 144, 178
  características do, 189
  classificação do, 199
  componentes nutricionais do, 189
  composição do, 144
  doadoras e doações de, 197
  hidrato de carbono no, 190
  infecções e, 225
  porcionamento e administração do, 201
  produção do, 150
Lesão(ões)
  abdominais, 884
  aguda induzida pela transfusão sanguínea, 633
  cerebelares, 736
  cianóticas e acianóticas, 229
  da medula espinhal, 884
  da substância branca cerebral, 823
  de contiguidade da pele, 105
  de pele em recém-nascidos prematuros, 879, 898
  de plexo braquial, 883
  do nervo
    frênico, 884
    laríngeo, 884
  extracranianas, 880

hipóxico-isquêmicas, 808
ianóticas, 229
intracranianas, 881
neurológicas periféricas e da medula espinhal, 883
obstrutivas do arco aórtico, 530
parênquima renal, 604
por localidade, 879
por pressão, 80, 898
  em mucosas, 903
  relacionada ao uso de dispositivos médicos, 901
por remoção de adesivos, 906
renal aguda, 632
traumáticas relacionadas ao parto, 879
  epidemiologia, 879
  fatores de risco, 879
Letargia, 994
Leucomalácia periventricular, 744, 759, 818, 823
cística, 824
componente difuso, 823
diagnóstico por imagem, 760
fisiopatologia, 759
sinais clínicos, 760
tratamento e prevenção, 761
Levetiracetam, 786
Lidocaína, 1108
Limite da viabilidade, 1123
Limpeza e cuidados do ambiente e artigos em serviços
  de saúde, 954
Linfa, 598
Linfo-histiocitose hemofagocítica, 280
Linfócitos, 1165
Linguagem, 820
Lipídios, 163, 169, 887
  no leite humano, 190
  nutrição parenteral, 238
Líquido
  amniótico meconial, 39
  cefalorraquidiano, 598, 941, 1168
  extracelular, componentes do LEC, 598
  sinovial, 598
Liquor, 941
Lisozima, 192
Local
  da coleta do sangue, 641
  de nascimento, 7
    e ressuscitação do recém-nascido > 34 semanas, 37
Lorazepam, 786, 1154
Luxação do quadril, 1035

M

Má rotação intestinal, 248
Maconha, 1137
Macrodactilia, 1041
Macrossomia, 879
Mácula, 835
Mães com plástica mamária, 210
Magnésio, 109
  nutrição parenteral, 239
Malformação, 1046
  arteriovenosa da veia de galeno, 746

cardíaca, 505
cerebrais, 727, 800
congênitas, 16, 105, 132, 776
  das vias pulmonares, 421
  do trato urinário, 611
  e final de vida, 1126
da veia de Galeno, 764
de Arnold-Chiari, 731
de cabeça e pescoço, 867
de Chiari, 764
de Dandy-Walker, 764, 776
do sistema nervoso central, 764, 771
estruturais da fossa posterior, 776
Mamas, anatomia e fisiologia, 149
Mamilos, 30
Mancha(s)
  café com leite, 915
  mongólica, 915
  salmão, 914
  vinho do porto, 914
Manejo
  da intolerância, 140
  do paciente prematuro crítico na UTI, 820
  hídrico, 599
  neonatal, 132
  volêmico, 551
Manifestações respiratórias, 155
Manipulação de secreções, 374
Manuseio
  do leite humano ordenhado, 197
  hidroeletrolítico no recém-nascido prematuro, 106
Manutenção
  da integridade da pele no recém-nascido
    prematuro, 895
  da temperatura, 52
  de cateteres, 525
Marcadores
  bioquímicos, 528
  de lesão miocárdica, 550
  moleculares, 924
Marcos históricos da organização do atendimento
  perinatal, 4
Massagem cardíaca, 39, 1071
Mastite, 209
Material(is)
  e equipamentos para o transporte, 50
  para aspiração, 40
  para avaliação, 40
  para cateterismo umbilical, 41
  para intubação traqueal, 40
  para manutenção de temperatura, 40
  para ventilação, 40
Matriz germinativa, 702
Maturação
  dos estados comportamentais, 182
  eritropoética, 641
Mecanismos
  celulares de dano neuronal na asfixia, 711
  de compensação, 545

de injúria cerebral em RN, 808
de lesão pulmonar, 315
do fluxo de água, 90
mistos, 118
molecular da sensibilidade reduzida ao ATP no K_{ATP}, 128
Mecônio, 31, 355
Medicações
  mais usadas no período neonatal, 1147
  para ressuscitação do RN, 39
Medicamentos, 1089
  compatíveis, 215
  perigosos, 215
  possivelmente perigosos, 215
  provavelmente compatíveis, 215
  que podem alterar o gosto do leite materno, 215
Medicina fetal, 611
Medida(s)
  antropométricas, 241
  da PaO_2, 439
  da velocidade do fluxo sanguíneo cerebral, 737
  de avaliação nutricional, 241
  do RN, 28
  intra-arterial direta, 621
Medula
  espinal, 791
  óssea, 648
Megacólon congênito, 256
Melanócitos, 888, 890
Melanose pustulosa neonatal transitória, 910
Melhoria da qualidade da assistência ao pré-termo, 1063
Membranas laríngeas, 431
Membros, 31
Meningite, 813, 818, 939
  bacteriana, 867
  diagnóstico, 941
  epidemiologia, 939
  etiologia, 939
  fatores de risco, 940
  patogênese, 940
  prevenção, 944
  prognóstico, 943
  quadro clínico, 941
  tratamento, 942
Meningocele, 772
Meropenem, 1148
Mesencéfalo, 699, 701
Mesoderma, 793
Mesonefros, 585
Metabolismo
  da bilirrubina, 679
  de potássio, 99
  de sódio, 96
  do cálcio, fósforo e magnésio no período neonatal, 109
  do oxigênio, 437
  do sódio e do potássio no prematuro e no recém-nascido a termo, 95
  no período perinatal, 87

Metadona, 1107, 1156
Metanéfros, 586
Metencéfalo, 701
Metilxantinas, 381
Método(s)
  Canguru, 67, 68, 70, 821, 1087
  de administração de O_2, 438
  de alimentação do recém-nascido prematuro, 185
  de avaliação da oxigenação, 439
  de estimativa de exposição do lactente aos fármacos, 214
  de função pulmonar, 328
  de medidas da pressão arterial, 621
  do *flush*, 621
  para avaliação da composição corporal e água corporal, 91
Microbioma, 173
  cutâneo, 890
Microbiota intestinal, 143
  e sistema imune, 147
Midazolam, 785, 1109, 1151, 1154
Mielencéfalo, 701
Mielinização, 704
  fisiológica, 808
Mielomeningocele, 772
Migração neuronal, 702
Miliária, 910
  cristalina (sudâmina), 911
  profunda, 911
  rubra (brotoeja), 911
Milium, 911
Milrinona, 392, 416, 528, 560, 1153
Minerais, 163, 170
Miocardites, 547
Miopatias, 792
Modelo de cuidado neonatal, 20
Modified check list for autism in toddlers (M-CHAT), 827
Modo
  assistido/controlado, 467
  ventilatório, 359
Momento do insulto hipóxico-isquêmico e fatores de risco, 713
Monitoração da oxigenoterapia, 439
Monitoramento
  de eventos adversos relacionados à assistência, 83
  do crescimento
    do bebê a termo, 241
    do RN pré-termo, 242
    pós-natal de recém-nascidos pré-termos começa na incubadora, 1063
  nutricional, 179
Monitorização, 46, 417
  da temperatura, 525
  do neurodesenvolvimento no seguimento do prematuro extremo, 827
  hemodinâmica do recém-nascido, 556
  não invasiva da oxigenação, 439
  por amplitude integrada EEG, 797

aplicabilidade em unidades de tratamento intensivo neonatal, 802
artefatos, 802
histórico, 797
limitações, 805
montagem preconizada, 798
parâmetros avaliados, 799
princípios básicos, 797
recém-nascidos pré-termo, 803
resposta à medicação, 804
Monócitos, 1165
Montelucaste, 382
Morbidades neonatais, 16
que impactam no neurodesenvolvimento após a alta, 823
Morbimortalidade neonatal, 17
Morfina, 1154
Mortalidade neonatal, 15
Morte(s)
associada ao sono, 81
celular, 704
cerebral, 742
encefálica, 1127
materna, 14
tardia, 15
neuronal após asfixia, 711
Motilidade, 137, 139
da língua, 32
facial, 32
Movimento(s)
extraoculares, 32
torácico, 30
Mucolíticos, 219
Mutações diabetogênicas na SUR1, 128

N

Naloxone, 1155
Não maleficência, 1122
Nariz, 30
alterações congênitas do, 426
Nascimento
prematuro e o desenvolvimento do sistema nervoso central, 817
vivo, 13
Near-infrared espectroscopia (NIRS), 578
Nebulização de O_2 na incubadora, 439
Necessidade(s)
calórica por via parenteral, 237
de eletrólitos e minerais, 163, 170
de hidratos de carbono, 162, 168
de lipídios, 163, 169
de oligoelementos e vitaminas, 163, 171
de proteínas, 162, 169
energéticas, 162, 168
hídricas, 162, 168
por via parenteral, 237
média estimada, 161
nutricionais, 161, 167
individuais, 161

Necrose da gordura subcutânea, 880
Nefrocalcinose, 633
Nefrogênese nos recém-nascidos a termo, 95
Nefropatias, 231
Nefrotoxicidade, 605, 609
Neisseria gonorrhoeae, 843
Neonato etiopatologia da anemia no, 645
Neonatologia, 1087, 1122
Neostigmine, 1155
Nervos cranianos, 31
Neuroblastos, 702
Neuroinfecção por citomegalovírus congênita, 812
Neurolépticos, 216
Neurologia infantil, 1088
Neurotoxoplasmose congênita, 812
Neurulação
primária, 699, 771
secundária, 699, 772
Neutrófilos, 1165, 1166
Nevirapina, 1150
NG2-glia, 704
Nicotina, 319, 1139
Nifedipina, 123
Nistatinas, 1150
Nitrazepam, 786
Noradrenalina, 560, 1153
Norepinefrina, 390
Novos marcadores para determinação da taxa de filtração glomerular, 594
Núcleos de ossificação da cintura escapular, 332
Nutrição, 135, 1088
em situações especiais, 229
enteral, 82, 179
mínima, 178
parenteral, 82, 417
complicações, 240
trófica, 178

O

Obesidade futura, 133
Óbito fetal, 13
Obstrução
ao fluxo urinário, 605
da junção
pieloureteral, 614
ureterovesical, 615
de vias aéreas, 356
do canal lacrimal, 853
duodenal, 273
intestinal no recém-nascido, 245
alta no recém-nascido, 245
baixa no recém-nascido, 251
jejuno-ileal, 274
nasal, 455
Ocitocina, 151
Octreotide, 122
Oferta
de micronutrientes, 232, 233
energética e de macronutrientes, 232, 233
hídrica, 232, 233

ÍNDICE REMISSIVO

Oftalmologia, 1088
Olfato, 31, 820
Olhos, 30, 831, 833
Oligodactilia, 1041
Oligodendrócitos, 704
Oligoelementos, 163, 171
   nutrição parenteral, 239
Oligossacarídeos, 192
Oligúria, 526
Omeprazol, 1156
Ondas rítmicas e estereotipadas, 800
Onfalite, 917
Onfalocele, 283
Opioides, 1106
Ordenha de cordão, 683
Orelhas, 30
Organização
   da assistência neonatal, 3
   do ambulatório, 1087
Oscilométrico automático, 621
Oseltamivir, 1150
Osteogênese imperfeita, 1032
Osteomielite, 947
Otimização do volume pulmonar, 481
Ototoxicidade, 633
Óxido nítrico, 390
   inalatório, 361, 381, 415, 528
Oxigenação
   e circulação no feto normal, 708
   membranosa extracorpórea, 416, 633
Oxigênio, 316, 358
Oxigenoterapia, 52, 371, 437, 438
Oximetria de pulso, 439, 621
Ozônio, 319

P

Paciente terminal, 1127
Padrão
   respiratório, 29, 30
   técnico, 331
Paladar, 32
Palivizumabe, 1155
Palpação, 621
Pâncreas anular, 248
Pancreatina, 1156
Pancurônio, 1151
Papiloma de plexo coroide, 765
Paracetamol, 570, 1105 1154
Paralisantes neuromusculares, 417
Paralisia
   cerebral, 818
   completa do plexo, 883
   de Erb, 883
     estendida, 883
   de Klumpke, 883
   de pregas vocais, 430
   do nervo facial, 884
Parâmetros da ventilação convencional, 481
Participação de pais e familiares nas estratégias
   de segurança do paciente na unidade neonatal e
   alojamento conjunto, 84

Parto
   cesariano, 210
     realizado sem trabalho de parto em uma mulher
      com membranas amnióticas intactas, 936
   precipitado, 879
Parvovírus B19, 278
Pasteurização do leite humano, 199
Patologia(s)
   do parênquima pulmonar, 387
   dos olhos e anexos no período neonatal, 843
   torácicas cirúrgicas, 421
Pé
   calcaneovalgo, 1038
   metatarso aduto, 1038
   talo vertical, 1039
   torto congênito, 1037
Peculiaridades e limitações hemodinâmicas
   do recém-nascido, 556
Pediculicidas, 221
Pele, 877
   aspectos imunológicos da, 890
   do recém-nascido, 887
     prematuro, 896
   e anexos, 29
   estrutura normal da, 887
   neonatal fisiologia da, 889
Penicilina, 959
Pequeno para a idade gestacional, 28
Perda auditiva
   adquirida, 867
   classificação quanto ao tipo, 864
   congênita, 865
   neonatal, 863, 865
Perda(s)
   de água transepidérmica, 890, 896
   de líquido e eletrólitos por imaturidade renal e
     hormonal, 105
   de peso inicial, 90
   insensíveis de água, 103
Perfusão, 524
Período
   antenatal, 656
   neonatal
     endocrinopatias no, 999
     epidemiologia no, 13
     oxigenioterapia no, 437
   perinatal, 14
Peritonite meconial, 274
Permeabilidade de vias aéreas, 52
Pérolas de Epstein, 910
Persistência do canal arterial, 105, 565, 630, 745
   abordagem terapêutica, 568
   diagnóstico, 567
     diferencial, 567
   e HP, 398
   fisiopatologia, 566
   incidência, 565
   quadro clínico, 567
   tratamento
     cirúrgico, 570
     conservador, 568
     medicamentoso, 568

1201

Pescoço, 30
Peso, 241
ao nascer, 13
Pesquisa de vírus respiratórios, 369
Petéquias, 880
PGE1, 391
pH da pele, 897
Piora súbita do estado cardiorrespiratório, 477
Pirimetamina, 1150
Piruvatoquiinase, 647
Planos ecocardiográficos, 497
Plaquetas, 653, 662
Plasma fresco congelado, 671
Pletismografia
de corpo inteiro, 328
por deslocamento de ar, 92
por indução, 328
Plexo coroide, 702
Pneumomediastino, 341, 404
Pneumonia
adquirida na comunidade, 372
associada à ventilação mecânica, 367, 954
de início
precoce, 366
tardio, 366, 367
neonatal, 365
complicações, 372
diagnóstico, 368
epidemiologia, 365
fatores de risco, 366
microbiologia, 366
patogênese, 366
patologia, 366
prognóstico da, 373
tratamento, 370
por vírus, 372
precoce, 371
tardia, 372
Pneumopericárdio, 404, 406
Pneumotórax, 341, 402, 422, 455, 744
Policitemia, 740
neonatal, 673
manifestações clínicas, 674
tratamento, 674
Polidactilia, 1041
Poluente, 319
Poluição ambiental, 157
Pomada para proteção da pele, 1156
Ponte, 701
Ponto(s)
cruciais na estabilização, 52
lacrimal, 853
Porencefalia, 776, 813
Pós-carga, 556
Posição
criança sentada, 208
de berço (*cradle position*), 207
mãe amamentando deitada, 208
tradicional, 207
Postura, 29

Potássio, 99, 527
nutrição parenteral, 239
PPVT-R, 827
Pré-carga, 556
ventricular, 499
Pré-eclâmpsia, 158
Pré-termo extremo, 1062
Prebióticos, 173, 174
Precedex®, 1110
Prematuridade, 49, 879, 1057, 1093
aleitamento materno, 209
aspectos epidemiológicos da, 1059
definição e aspectos epidemiológicos da, 1059
e terminologia do período perinatal, 1060
extrema, 1131
impacto na saúde neonatal na infância e na vida
adulta, 1059
Prematuro(s)
de alto risco para infecção precoce, 930
de baixo risco para infecção precoce, 930
de extremo baixo peso, 1082
extremos, 823, 1081
Preparo para a assistência, 37, 44, 1067
Prescrição pós-operatória, 524
Pressão
arterial, 28, 619, 1169
neonatal, determinantes da, 619
sistêmica, 389
controlada, 465
expiratória final positiva na ventilação mecânica, 360
inspiratória de pico ou volume corrente, 360
limitada, 465
média de vias aéreas, 480
positiva contínua nas vias aéreas, 359
pulmonar, 501
sanguínea cerebral, 580
sistólica de artéria pulmonar, 501
Prevenção
da dor no recém-nascido, 1103
da morbimortalidade neonatal, 17
da resistência antimicrobiana, 955
das lesões por pressão e distermia, 80
de hipotermia e hipoglicemia, 45
de infecção, 46
associada a cateter vascular central, 952
respiratória viral, 374
relacionadas à assistência à saúde, 77
respiratórias, 954
de injúrias na pele do neonato relacionadas à
assistência hospitalar, 897
de mortes associada ao sono, 81
de pneumonia associada à ventilação mecânica, 373
de quedas e transporte seguro, 81
do parto prematuro, 756
e reparação da lesão nasal, 460
Princípios
da alimentação enteral do recém-nascido normal
e de alto risco, 177
para a prescrição de medicamentos para a nutriz, 214
Probióticos, 173, 175, 192

1202

ÍNDICE REMISSIVO

Problemas
respiratórios, 49
ambientais, 319
genéticos, 319
Procedimentos
cirúrgicos, 80
de preparo para o transporte do RN, 52
invasivos, 80
Processamento do leite humano, 198
Processo de habilitação, 64
Proctite, 155
Proctocolite induzida por proteína alimentar, 155
Produção do leite materno, 150
Profilaxia intraparto para prevenção de infecção
por EGB, 937
Prognóstico, 675
estatístico, 1127
individualizado, 1127
Programa
de saúde auditiva infantil desenvolvido
no CAISM/Unicamp, 872
nacional de triagem neonatal, 1117
Progressão da dieta, 140
Pronefros, 585
Propofol, 1107
Proposta
de protocolo de *golden hour* neonatal, 47
do KDIGO, 606
Propranolol, 627
Prosencéfalo, 699, 700
Prostaglandinas, 391, 416, 1153
Prostin, 552
Proteção cerebral, 45
Proteína(s), 162, 169
coagulantes, 662
no leite humano, 189
nutrição parenteral, 238
Protocolo de profilaxia para *Streptococcus* do grupo B, 935
Prurido, tratamento do, 695
Pseudo-hiponatremia, 96
Psicologia, 1088
Ptose, 850
Pulmões evolução morfogênica dos, 302
Punção
das artérias radial, ulnar, temporal, tibial posterior ou
pediosa, 439
lombar, 941
traumática, 942
Pupila, 32
Purpura fulminans, 667
Púrpura trombocitopênica aloimune fetal-neonatal, 654

Q

Qualidade de vida, 1076
Quedas e transporte seguro, 81
Queimadura(s), 105
química, 905
Queratinócitos, 887
Quilotórax, 423
Quimioterapia, 868

R

Radiografia de tórax, 369, 403, 475, 524, 527, 549, 567
Radiologia do trato gastrointestinal, 245
Raltegravir, 1150
Ranitidina, 1156
Razão de mortalidade materna, 14
Reações adversas aos alimentos, 153
Reanimação do RN, aspectos éticos da, 39
Recém-nascido
a termo cuidados com a pele, 892
acidente vascular cerebral no, 793
anemias no, 643
choque no, 555
classificação do, 15
com base em risco, 21
de alto risco, 23
de baixo risco, 23
de risco, 19
abordagem organizada e sistematizada do, 23
doente, 23
exame físico e neurológico do, 27
filho de mãe diabética, 131
fisiologia e desenvolvimento do, 889
malformado, 1045
pequeno para a idade gestacional, 745
prematuro, cuidados com a pele, 892
sedação no, 1109
Recomendação
diária permitida de um nutriente, 161
para administração de oligoelementos, 239
Reconhecimento
das crises convulsivas, 781
do recém-nascido de risco, 19
Rede Cegonha, 5
Redistribuição dos volumes intra- e extracelular e
diminuição da água corporal total, 587
Redução
da perfusão renal, 604
do tempo de intubação e uso de ventilação não
invasiva, 373
Reflexo(s)
cutâneo plantar em extensão, 33
de apoio plantar, 34
de Babkin, 34
de ejeção, 151
de Galant, 34
de marcha, 34
de Moro, 34
de preensão
palmar, 33
plantar, 33
de sucção, 34
de voracidade, 33
osteotendinoso, 33
primitivos, 33
tonicocervical assimétrico, 34
Reflexo
gastroesofágico, 261
investigação, 262

1203

PERINATOLOGIA MODERNA – VISÃO INTEGRATIVA E SISTÊMICA

tratamento, 262
  cirúrgico, 263
vesicouretral, 615
Regionalização da atenção neonatal, 8
Registros, 47
  de informação e comunicação efetiva, 82
Regulação
  da produção de eritrócitos no feto e recém-nascido, 640
  do ciclo celular, 1092
  do metabolismo
    de glicose no período neonatal, 117
    no período fetal, 109
  hídrica e eletrolítica, 592
Relação
  com a $PaCo_2$, 312
  com a PaO_2, 312
  dos gases sanguíneos e parâmetros ventilatórios, 312
  I/E, 481
Relatório
  dos pais das habilidades para crianças (revisado), 826
  médico, 52
Relaxamento ventricular, 546
Relaxantes musculares, 217, 525
Remifentanil, 1107
Remodelação, 387
Reparo primário ou necessidade de colocação de
  prótese, 408
Repetição da punção lombar, 942
Requerimentos nutricionais do recém-nascido
  a termo, 161
  prematuro e prematuro extremo, 167
Resfriamento do leite humano, 199
Resina permutadora de íons, 1157
Resistência
  antimicrobiana, 955
  aos hormônios tireoidianos, 1009
  cerebrovascular, 738
  de vias aéreas, 312
  no receptor do TSH, 1009
Respeito pela pessoa, 1122
Respiração
  alterações no controle da, 473
  fisiologia da, 311
Respostas
  circulatórias à asfixia, 709
  não circulatórias à asfixia, 709
  respiratórias à asfixia, 710
Ressonância magnética, 92, 550
  cerebral ou da medula espinhal, 577
  de crânio, 766
  na avaliação do recém-nascido com risco de injúria
    cerebral, 807
  pré-natal, 773
Resultados esperados, 47
Reticulócitos, 1163
  imaturos, 1163
Retina, 833
Retinoblastoma, 839
Retinopatia da prematuridade, 840, 855
  classificação, 856
  complicações, 860
  diagnóstico, 860

fatores de risco, 856
fisiopatologia, 856
localização, 857
prevenção, 860
prognóstico, 860
tratamento, 859
triagem e seguimento, 858
Retorno de oxigênio, 1087
Retrações, 30
Reunião
  entre pais e equipe após o óbito, 1134
  formal entre pais e equipe durante a internação, 1134
Rim, 585
Risco
  de transporte, 52
  perinatal ao nascimento nutrição e crescimento
    intrauterino, 1062
Ritmo(s)
  de filtração glomerular, 587
  irregulares, 573
Rocurônio, 1151
Rombencéfalo, 699, 701
Roteiro do exame físico neonatal, 28
Rotina(s)
  de manipulação mínima do cuidado neonatal, 757
  do recém-nascido, 22
Rotulagem do leite humano, 198
Rubéola, 848, 866, 969
  congênita, 916

S

Sabão líquido Triclosan Irgasam DP 300, 79
Sala de parto, 44
Salbutamol, 1154
Sangramentos, 527
Sangue
  da mãe, 670
  do recém-nascido, 671
  total, 669
Sarampo, 867
Saturação venosa
  central, 527
  mista, 527
Secreção, 150
  de prolactina, 150
Sedação, 360, 525
  no recém-nascido, 1109
Sedativos, 1154
Seguimento ambulatorial do prematuro, 1087
Segurança
  do paciente, 75
  na assistência ao paciente neonatal, 75
  no uso de medicamentos e vacinas, 81
  nutricional, 82
Seleção do leite humano, 199
Selênio, 164
  nutrição parenteral, 239
Sensibilidade, 34
  facial e capacidade de mastigação, 32
Sepse, 818
  bacteriana, 925
    no período neonatal, 925

1204

INDICE REMISSIVO

neonatal
  abordagem do recém-nascido com risco infeccioso
    para, 928
  definição e classificação, 925
  epidemiologia, 925
  etiologia e fatores de risco, 926
  exames
    específicos, 927
    inespecíficos, 927
  manifestações
    clínicas, 926
    laboratoriais, 927
  prevenção, 932
  tratamento, 930
  precoce, 744, 921
  tardia, 657, 921
Sequela de enterocolite necrosante no intestino
  grosso, 256
Sequência malformativa, 1047
Sequestro broncopulmonar, 421
Serviço de unidade
  de cuidado intermediário neonatal
    canguru, 64
    convencional, 62
  de terapia intensiva neonatal, 59
Shunt sistêmico-pulmonar, 530
Sífilis, 848
  congênita, 848, 866, 916, 957, 959
  materna, 957
Sildenafil, 391, 416, 528, 1153
Silicones, 907
Sinal(is)
  da banana, 773
  da incisura ou chanfradura, 334
  da vela, 333
  do limão, 773
  vitais, 28
Sinapses, 703
Sindactilia dos dedos dos pés, 1041
Síndrome(s), 1047
  apática, 34
  com predomínio de déficit de crescimento, 1053
  congênita do zika vírus, 849
  da aspiração de mecônio, 339
  da blefarofimose, 850
  da hipoplasia de coração esquerdo, 517
  da icterícia pelo leite materno, 683
  da pele escaldada, 916
  da rolha meconial, 255
  da rubéola congênita, 848
  de abstinência, 1144
  de Alport, 866
  de aspiração de mecônio, 355
    achados radiológicos, 358
    consequências na mecânica ventilatória, 358
    fisiopatologia, 356
    gravidade, 356
    história, 355
    na UTIN, 357
    prevenção
      ao nascimento e no período periparto, 357
      durante a gravidez, 356

    sinais e sintomas, 355
    tratamento de, 358
  de Beckwith-Wiedmann, 120, 1054
  de Bernard-Soulier, 657
  de Charcot-Marie-Tooth, 867
  de Chediak-Higashi, 657
  de Cornelia de Lange, 1053
  de Crigler-Najjar I e II, 683
  de Down, 1009, 1051
  de Edwards, 1051
  de escape de ar, 401, 402, 483
    grave, 473
  de hiperexcitabilidade, 34
  de hipoplasia do coração esquerdo, 508
  de Hunter, 867
  de Joubert, 776
  de Kasabach-Merritt, 658
  de Kindler, 913
  de Michel, 865
  de Mondini, 865
  de Morsier, 727
  de Munchausen, 120
  de Ohdo, 851
  de Patau, 1052
  de Pendred ou bócio, 866
  de Pierre Robin, 866
  de Prader-Willi, 1055
  de *prune belly*, 285
  de Ritter, 916
  de Russell-Silver, 1054
  de Sotos, 1055
  de Treacher Collins, 865
  de trombocitopenia e ausência de rádio, 657
  de Turner, 1052
  de Usher, 866
  de Waardenburg, 865
  de Wiskott-Aldrich, 657
  diarreicas, 293
    classificação, 293
    etiologia, 293
  do baixo débito cardíaco, 527, 528
  do cólon esquerdo pequeno, 255
  do desconforto respiratório do recém-nascido, 105,
    133, 630, 345
    complicações, 349
    diagnóstico, 345
      clínico, 345
      laboratorial, 346
      ultrassonográfico, 346
      radiológico, 346
      post-mortem, 346
    estratégias terapêuticas e de manuseio, 346
    etiopatogenia, 345
    tratamento
      de suporte, 346
      respiratório, 347
  do intestino curto, 287
    complicações crônicas, 290
    conduta frente à nutrição enteral, 290
    definição e etiologia, 287
    evolução, 290
    fisiopatologia, 287

1205

quadro clínico, 288
  tratamento clínico e nutricional, 288
do pulmão hipoplásico, 483
do recém-nascido hipotônico, 791
genéticas, 792, 1051
hipertônica, 34
hipotônica, 34
hipóxico-isquêmica, 707
ictéricas no período neonatal, 677
macrossômicas, 1054
obstrutivas gastrointestinais, 271
Síntese
da hemoglobina, 640
e regulação dos hormônios tireoidianos, 1007
Sintomas hepáticos, 995
Sistema(s)
auditivo, 831, 863
  central, 863
  periférico, 863
cardiovascular, 30, 491, 619
coletor, 80
de fluxo
  contínuo ajustável, 465
  variável livre, 466
endócrino e metabólico, 991
fibrinolítico, 663
gerador de pressão, 445
hemocitopoiético, 637
imune, 146
  microbiota intestinal e, 147
imunológico, 146
lacrimal, 853
musculoesquelético, 31
nervoso, 697, 699
  autonômico, 546
osteomuscular, 1027
renal, 619
renina-angiotensina-aldosterona, 588
respiratório, 301
vascular cerebral, 793
Sistematização do reconhecimento do recém-nascido
de risco, 19
Sociedade Brasileira de Pediatria, 3
Sódio, 96, 598
nutrição parenteral, 239
Sofrimento fetal e hipoxia, 356
Solicitação
de consentimento, 52
de vaga, 52
Solução(ões)
adocicadas, 1104
alcoólica de clorexidina, 80
aquosa de clorexidina, 80
Solutos corporais, 598
Sonda
gástrica, 336, 374
jejunal, 336
Sondagem vesical, 80
Sopro contínuo, 567
Staphylococcus aureus, 367
Subplaca, 703

Sucção, 32, 179, 187
não nutritiva, 140, 1104
Succinilcolina/suxametônio, 1151
Sugestões para alimentação enteral do recém-nascido
normal ou de alto risco, 179
Sulfadiazina, 1150
Sulfametoxazol-trimetoprima, 1150
Sulfato
de magnésio, 756
de protamina, 1155
ferroso, 1157
Sulfentanil, 1107
Suplementação de ferro, 651
Suporte
cardiovascular, 46, 931
hemodinâmico, 361, 389, 417
nutricional, 46, 609
respiratório, 46, 389
  invasivo, 464
  não invasivo, 454
ventilatório, 404, 551, 930
  no pós-operatório, 474
  pós-extubação, 360
Surfactante(s), 323, 415
complicações do uso de, 324
funções do, 306
inativação de, 356
não invasivo, 380
naturais, 323
nos prematuros inicialmente tratados com CPAP, 457
preparações de, 323
protocolos e diretrizes, 325
sintéticos, 323
Suturas, 29

T

Tamanho da imagem tímica, 334
Tamiflu, 1150
Tamponamento
cardíaco, 547
com colapso, 553
Taquiarritmias, 549, 574
Taquicardias, 547
Taquipneia transitória do recém-nascido, 339, 351, 630
exames complementares, 352
fatores de risco, 351
fisiopatologia, 351
prognóstico, 353
quadro clínico, 352
tratamento, 352
Taxa(s)
de cesarianas e prematuridade, 1062
de filtração glomerular, 592
Técnica(s)
asséptica de aspiração, 373
de administração de surfactante, 324
de amamentação, 207
de lavagem das mãos, 79
de medida da pressão arterial neonatal, 621
de oclusão da via aérea, 329
Teicoplanina, 1148
Telecanto, 852

ÍNDICE REMISSIVO

Telencéfalo, 700
Temperatura, 28
Tempo
  inspiratório, 360
  para traçado normal, 802
Terapia
  antitrombótica no período neonatal, 667
  de substituição renal, 609
  neuroprotetora, 578
Terbutalina, 1154
Test of infant motor performance (TIMP), 825
Teste(s)
  da função pulmonar, 327
  da respiração espontânea, 479
  de biologia molecular, 986
  de coagulação, 1167
  de Denver, 825
  do perclorato, 1011
  genéticos, 1011
  pré-transfusionais, 670
  sorológicos, 986
Tetralogia de Fallot, 530
  com má anatomia, 514
Tiopental, 786, 1151
Tirosinemia hereditária tipo 1, 279
Tolerância oral aos alimentos, 154
Tomada de decisão, 1075
Tomografia computadorizada, 550
  axial, 577
  de crânio, 766
Tono, 33
Topiramato, 786, 1151
Toracocentese, 404
Tórax, 30
Torcicolo muscular congênito, 1040
Toxoplasma gondii, 847, 963
Toxoplasmose, 847, 867
  congênita, 963
    diagnóstico, 964
     na gestante, 964
    prevenção, 966
    quadro clínico, 963
    transmissão vertical, 963
    tratamento, 965
Tramadol, 1154
Transferência inter-hospitalar, 49
Transfusão sanguínea, 630
  de concentrado de hemácias, 670
  de eritrócitos, 650
  de granulócitos, 672
  de hemocomponentes, 398
  de sangue total, 669
  entre gêmeos, 646
  neonatal de plaquetas, 671
Transição no nascimento, 386
Transiluminação, 403
Transparência na divulgação de eventos adversos, 84
Transporte, 45
  diminuído de hormônios tireoidianos
    na corrente sanguínea, 1009
    por meio da membrana celular, 1009

do leite humano, 198
e entrega de oxigênio, 313
neonatal, 49
seguro, 81
Transposição de grandes artérias, 512
  com septo interventricular íntegro, 508
Traqueia, alterações congênitas da, 433
Traqueomalácia, 433
Trato
  gastrointestinal, 137, 185
  geniturinário, 583
  urinário, 585
Trauma(s)
  nasal, 455
  obstétricos, 27
Traumatismo
  craniano, 868
  mamilar, 208
Treponema pallidum, 848
Treprostinil, 391
Triagem
  auditiva neonatal, 871
  neonatal
    biológica, 1115
    para hipoglicemia, 119
  para erro inato do metabolismo, 550
  para hipertensão arterial neonatal e fatores
    de risco, 623
  universal para EGB, 936
Trissomia do 13, 734
Troca(s)
  de cateter vesical e do sistema coletor, 80
  gasosas, fisiologia das, 311
Trombocitopenia(s), 653, 658
  amegacariocítica
    associada à sinostose radioulnar, 658
    congênita, 658
  autoimune, 656
  classificação, 654
  congênitas, 657
  incidência, 653
  ligada ao cromossomo X, 657
    por mutações do gene GATA-1, 658
  relacionada ao gene MYH9, 658
Trombose
  da veia renal, 667
  relacionada ao cateterismo vascular, 666
Tronco arterial comum, 520
Troponina
  I, 1161
  T, 1161
Truncus arteriosus communis, 530
Tubagem duodenal, 694
Tuberculose, 227
Tuberculostáticos, 218
Tubo neural, 699
Tumores torácicos, 422

U

Ultrassonografia
  abdominal, 695

PERINATOLOGIA MODERNA – VISÃO INTEGRATIVA E SISTÊMICA

cerebral transfontanelar, 766
de alta resolução, 773
de tireoide com Doppler colorido, 1011
de tórax, 403
Doppler cerebral no recém-nascido, 737
fetal, 91
transfontanelar, 577
Umidade
relativa do ar, 104
de terapia intensiva, 55
abordagem cirúrgica, 418
analgesia e sedação, 417
aspectos hemodinâmicos, 416
nutrição, 417
tipo II, 60
neonatal, 7, 58, 988
Ureia, 527
Urina, 31
fetal composição da, 586
Uropatia obstrutiva, 615
Uso
combinado de medidas não farmacológicas, 1105
de drogas de abuso durante a amamentação, 222
do CPAP em neonatologia, 443
racional de antimicrobianos em neonatologia, 955

V

Vacina anti-hepatite B, 1155
Vacinação, 1089
Valores
bioquímicos sanguíneos, 1159
eritrocitários no período fetal e neonatal, 641
gasométricos, 360
hematológicos normais, 1161
Válvula de uretra posterior, 613
Varicela, 867
congênita e neonatal, 916
Vascularização, 702
Vasoconstrição, 387
Vasoconstritoras, 580
Vasodilatadores, 219, 579
pulmonares, 389, 390
Vasopressina, 390, 560
Vasos
linfáticos, 150, 599
sanguíneos, 149
umbilicais e tempo de vida, 642
Veículos para o transporte, 50
Velocidade do fluxo sanguíneo cerebral, 738, 746
Ventilação
alveolar, 312
assistida, 358
com "pulmão aberto", 468
com cânula traqueal, 38
com máscara, 38
com pressão
de suporte, 467
limitada, 465
positiva, 1070
convencional, 465
de alta frequência, 360, 415, 480, 482

direcionada por volume, 380
invasiva prática com a, 469
mandatória intermitente sincronizada, 467
mecânica, 52, 317, 340, 453, 525, 868
não invasiva, 462
displasia broncopulmonar, 380
pressão controlada, 466
sincronizada, 467
volume-alvo, 468
Ventrículo único, 520
sem estenose na valva pulmonar, 520
Vérnix caseoso, 891, 909
Via(s)
CAMP, 391
CGMP, 390
de administração
da dieta enteral, 179
da nutrição parenteral, 237
endotelina, 392
lacrimais, 831
oral, 179
Vírus
da hepatite B, 225
da imunodeficiência humana tipo 1, 225
herpes simples, 970
perinatal, 812
influenza, 372
linfotrófico humano de células T tipo 1 e 2, 225
sincicial respiratório, 374
varicela-zóster, 227
Visão, 32, 819, 833, 834
binocular, 836
estrutura e funcionamento da, 833
Visita(s)
de familiares, 1133
dos irmãos, 1135
Vitalidade
ao nascer, 1069
fetal, 642
Vitamina(s), 163, 164, 171, 221, 695, 786
A, 381
B12, 1092
nutrição parenteral, 239
Volemia, 546
Volume
corrente, 475
do líquido amniótico, 586
minuto, 312
plaquetário médio, 1164
Volutrauma, 318

W

Wechsler Intelligence Scale for Children (WISC) III, 827

Z

Zidovudina, 1150
Zika vírus, 849, 867, 974
Zinco, 164
nutrição parenteral, 239
Zona marginal e subplaca, 702